Innere Medizin
in Praxis und Klinik
Band I

Innere Medizin in Praxis und Klinik

In vier Bänden
3., überarbeitete Auflage

Herausgegeben von
H. Hornbostel, W. Kaufmann, W. Siegenthaler

Wissenschaftlicher Beirat
M. Alexander, H. Dieckmann, G. Forschbach, W. Gerok
P. W. Hartl, H. Hess, S. Heyden, H. Jesserer, R. Lüthy
M. Mumenthaler, D. Ricken, P. Schölmerich, H. P. Schuster
F. Trendelenburg, H. Valentin, H. D. Waller, M. Werner

Band I   Herz, Gefäße, Atmungsorgane, Endokrines System

Band II Niere, Wasser-, Elektrolyt- und Säure-Basen-
         Haushalt, Nervensystem, Muskeln, Knochen
         Gelenke

Band III Blut und blutbildende Organe, Immunologie
         Infektionen, Physikalische Einwirkungen

Band IV Verdauungstrakt, Ernährungsstörungen
         Stoffwechsel, Vergiftungen

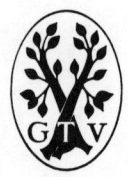

Georg Thieme Verlag Stuttgart · New York

Band I Herz, Gefäße Atmungsorgane Endokrines System

Bearbeitet von

H. F. Anschütz
M. Austgen
B.-R. Balda
F. Bender
A. J. Beuren
P. Braun
U. Brunner
K. Bühlmeyer
K. Caesar
A. Campana
A. Castano-Almendral
P. Christian
R. Dietz
S. Effert
J. Engel
G. Forschbach
M. Franke
E. Fuchs
K. H. Gänger
L. S. Geisler
G. Geyer
H. Gillmann
H. Götz
W. Gronemeyer
E. Hain
J. Hamm
J. Hammerstein
H.-J. Hauch
G. Heberer
P. Heimburg
F. Heinrich
D. Heise
A. Helber
H. Hess
H. H. Hilger
U. Hüttemann
A. Huzly
W. Kaufmann
F. J. Kessler
S. Korth-Schütz
A. Kriessmann
H.-P. Kruse
H. L. Krüskemper
F. Kuhlencordt
H.-G. Lasch
H. Ludwig
R. Lüthy
U. Matzander
R. May
T. C. Medici
R. J. Meiser
K. Micka
E. Nieschlag
G. Rau
J. Chr. Reidemeister
A. Rupprecht
A. Rüttimann
F. Saborowski
A. Schaede
K. D. Scheppokat
H. Schieffer
P. Schlimmer
K. Schmengler
R. Schmutzler
P. Schölmerich
W. Schoop
G. Schumacher
H. P. Schuster
A. Senn
G. Siegenthaler
W. Siegenthaler
G. Specht
R. Streuli
U. Theile
C. Thiel
F. Trendelenburg
H. Tschabitscher
H.-J. Viereck
I. Volkmer
J. Vollmar
T. Wegmann
M. Werner
C. Werning
H. I. Wyss
M. Zachmann
E. Zeh

299 Abbildungen, 192 Tabellen

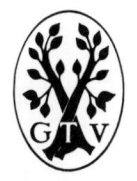

1984
Georg Thieme Verlag Stuttgart · New York

CIP-Kurztitelaufnahme der Deutschen Bibliothek

Innere Medizin in Praxis und Klinik : in 4 Bd. /
hrsg. von H. Hornbostel ... Wiss. Beirat
M. Alexander ... – Stuttgart ; New York : Thieme.
  Teilw. nur mit d. Verl. Ort Stuttgart.

NE: Hornbostel, Hans [Hrsg.]

Bd. I. Herz, Gefäße, Atmungsorgane,
Endokrines System / unter
Bearb. von H. F. Anschütz ... – 3., überarb. Aufl. – 1984.

NE: Anschütz, H. Felix [Mitverf.]

Wichtiger Hinweis:
Medizin als Wissenschaft ist ständig im Fluß. Forschung und klinische Erfahrung erweitern unsere Kenntnisse, insbesondere was Behandlung und medikamentöse Therapie anbelangt. Soweit in diesem Werk eine Dosierung oder eine Applikation erwähnt wird, darf der Leser zwar darauf vertrauen, daß Autoren, Herausgeber und Verlag größte Mühe darauf verwandt haben, daß diese Angabe genau dem **Wissensstand bei Fertigstellung des Werkes** entspricht. Dennoch ist jeder Benutzer aufgefordert, die Beipackzettel der verwendeten Präparate zu prüfen, um in eigener Verantwortung festzustellen, ob die dort gegebene Empfehlung für Dosierungen oder die Beachtung von Kontraindikationen gegenüber der Angabe in diesem Buch abweicht. Das gilt nicht nur bei selten verwendeten oder neu auf den Markt gebrachten Präparaten, sondern auch bei denjenigen, die vom Bundesgesundheitsamt (BGA) in ihrer Anwendbarkeit eingeschränkt worden sind.

1. Auflage 1973
2. Auflage 1977

Geschützte Warennamen (Warenzeichen) werden *nicht* besonders kenntlich gemacht. Aus dem Fehlen eines solchen Hinweises kann also nicht geschlossen werden, daß es sich um einen freien Warennamen handele.

Alle Rechte, insbesondere das Recht der Vervielfältigung und Verbreitung sowie der Übersetzung, vorbehalten. Kein Teil des Werkes darf in irgendeiner Form (durch Photokopie, Mikrofilm oder ein anderes Verfahren) ohne schriftliche Genehmigung des Verlages reproduziert oder unter Verwendung elektronischer Systeme verarbeitet, vervielfältigt oder verbreitet werden.

© 1973, 1977, 1984 Georg Thieme Verlag, Rüdigerstraße 14, D-7000 Stuttgart 30
– Printed in Germany –

Satz: Druckhaus Dörr, Inhaber Adam Götz, 7140 Ludwigsburg, gesetzt auf Linotype System 5 (202)
Druck: Georg Appl, 8853 Wemding

ISBN 3-13-491103-5

Anschriften

Herausgeber

Hornbostel, H., Prof. Dr.
Adolfstraße 77, 2000 Hamburg 76

Kaufmann, W., Prof. Dr.
Direktor der Medizinischen Klinik Merheim und Poliklinik der Universität Köln
Ostmerheimer Straße 200, 5000 Köln 91

Siegenthaler, W., Prof. Dr.
Direktor
Departement für Innere Medizin, Universitätsspital Zürich
Rämistraße 100, CH-8091 Zürich

Wissenschaftlicher Beirat

Alexander, Meta, Prof. Dr.,
Leiterin der Abteilung Innere Medizin des Universitätsklinikums Charlottenburg,
Spandauer Damm 130, 1000 Berlin 19

Dieckmann, H., Prof. Dr.
Chefarzt der Neurologischen Abteilung des Allgemeinen Krankenhauses Altona
Paul-Ehrlich-Straße 1, 2000 Hamburg 50

Forschbach, G., Dr.
Grawolfstraße 22, 8032 Gräfelfing

Gerok, W., Prof. Dr.
Direktor der Medizinischen Klinik der Universität Freiburg
Hugstetter Straße 55, 7800 Freiburg

Hartl, P. W., Prof. Dr.
Leitender Arzt der Rheumaklinik und des Rheumaforschungsinstitutes Aachen
Burtscheider Markt 24, 5100 Aachen

Hess, H., Prof. Dr.
Medizinische Poliklinik der Universität München
Pettenkoferstraße 8 a, 8000 München 2

Heyden, S., Prof. Dr.
2729 Montgomery Street, Durham/N. C. 27705
USA

Jesserer, H., Prof. Dr.
Vorstand der II. Medizinischen Abteilung des Kaiser-Franz-Joseph-Spitals der Stadt Wien
Kundratstraße 3, A-1100 Wien

Lüthy, R., Priv.-Doz. Dr.
Leitender Arzt
Departement für Innere Medizin
Universitätsspital Zürich
Rämistraße 100, CH-8091 Zürich

Mumenthaler, M., Prof. Dr.
Direktor der Neurologischen Klinik der Universität Bern
Inselspital, CH-3008 Bern

Ricken, D., Prof. Dr.
Direktor der Medizinischen Klinik des St.-Josef-Hospitals, Universitätsklinik der Ruhr-Universität
Gudrunstraße 56, 4630 Bochum

Schölmerich, P., Prof. Dr.
Weidmannstraße 67, 6500 Mainz

Schuster, H. P., Prof. Dr.
II. Medizinische Klinik und Poliklinik am Klinikum der Universität Mainz
Langenbeckstraße 1, 6500 Mainz

Trendelenburg, F., Prof. Dr.
Direktor der Abteilung für Pneumologie,
Medizinische Universitätsklinik und Poliklinik
6650 Homburg/Saar

Valentin, H., Prof. Dr.
Direktor des Instituts für Arbeits- und Sozialmedizin, Poliklinik für Berufskrankheiten der Universität Erlangen-Nürnberg
Schillerstraße 25/29, 8520 Erlangen

Waller, H. D., Prof. Dr.
  Ärztlicher Direktor der Abteilung Innere Medizin II, Medizinische Klinik der Universität Tübingen Otfried-Müller-Straße, 7400 Tübingen 1

Werner, M., Prof. Dr.
  Facharzt für Innere Krankheiten
  Oberer Ehmschen 101, 2084 Rellingen

Mitarbeiter

Anschütz, H. F., Prof. Dr.
  Direktor der Medizinischen Klinik Darmstadt, Grafenstraße 9, 6100 Darmstadt

Endokarditis

Austgen, M., Dr.
  Oberarzt der Abteilung für Pneumologie, Medizinische Universitätsklinik und Poliklinik 6650 Homburg/Saar

Neoplasmen der Bronchien und der Lunge

Balda, B.-R., Prof. Dr.
  Chefarzt der Klinik für Dermatologie und Allergologie am Zentralklinikum, Stenglinstraße, 8900 Augsburg

Chronische Zirkulationsstörungen im Endstrombahngebiet (funktionelle Angiolopathien)

Bender, F., Prof. Dr.
  Direktor der Medizinischen Klinik und Poliklinik der Universität Münster, Domagkstraße 3, 4400 Münster

Erregungsbildungsstörungen des Herzens

Beuren, A. J., Prof. Dr.
  Direktor der Abteilung Pädiatrische Kardiologie der Kinderklinik der Universität Göttingen, Waldweg 33, 3400 Göttingen

Primär-zyanotische angeborene Herzfehler

Braun, P., Dr.
  Direktor und Chefarzt der Zürcher Hochgebirgsklinik, CH-7272 Davos-Clavadel

Bakterielle Pneumonien

Brunner, U., Prof. Dr.
  Leiter der Abteilung für periphere vaskuläre Chirurgie des Chirurgischen Universitätsspitals Zürich, Rämistraße 100, CH-8091 Zürich

Krankheiten der Lymphgefäße

Bühlmeyer, K., Prof. Dr.
  Direktor der Kinderklinik für Herz- und Kreislauferkrankungen, Deutsches Herzzentrum München, Lothstraße 11, 8000 München 2

Angeborene Herz- und Gefäßmißbildungen: Vorbemerkung; Septale und Atrioventrikulardefekte, persistierender Ductus arteriosus; Obstruktionen im Bereich des rechten und linken Herzens ohne Shunt

Caesar, K., Prof. Dr.
  Chefarzt der Inneren Abteilung des St.-Joseph-Stifts Bremen, Schwachhauser Heerstraße 54, 2800 Bremen 1

Chronische akrale Zirkulationsstörungen

Campana, A., Prof. Dr.
  Ospedale Civico, CH-6600 Locarno

Sterilität

Castano-Almendral, A., Prof. Dr.
  Geburtshilflich-Gynäkologische Abteilung der Frauenklinik der Universität Basel, Schanzenstraße 4, CH-4056 Basel

Krankheiten der Ovarien

Christian, P., Prof. Dr.
  em. Direktor der Inneren Medizin Klinikum der Universität Heidelberg, Bergheimer Straße 58, 6900 Heidelberg 1

Kreislaufregulationsstörungen

Dietz, R., Dr.
Oberarzt der Radiologischen Klinik der
Medizinische Universitätsklinik und Poliklinik
6650 Homburg/Saar

Neoplasmen der Bronchien und der Lunge

Effert, S., Prof. Dr.
Abteilung Innere Medizin I der Technischen
Hochschule Aachen, Goethestraße 27–29,
5100 Aachen

Überleitungsstörungen; Karotissinussyndrom

Engel, J., Dr.
Oberarzt der Lungenabteilung des Allgemeinen
Krankenhauses Harburg, Eißendorfer Pferdeweg 52, 2100 Hamburg 90

Krankheiten der Pleura

Forschbach, G., Dr.
Grawolfstraße 22, 8032 Gräfelfing

Luftröhre und Bronchien

Franke, M., Prof. Dr.
Direktor des Staatlichen Rheumakrankenhauses
„Landesbad", Rotenbachtalstraße 5,
7570 Baden-Baden

Entzündliche Herzmuskelerkrankungen

Fuchs, E., Prof. Dr.
Fachbereich Allergologie, Deutsche Klinik für
Diagnostik, Aukammallee 33, 6200 Wiesbaden

Asthma bronchiale

Gänger, K. H., Dr.
Oberarzt an der Klinik für Thorax-, Herz- und
Gefäßchirurgie am Inselspital Bern,
CH-3008 Bern

Phlegmasia coerulea dolens

Geisler, L. S., Prof. Dr.
Chefarzt der Inneren Abteilung des St.-Barbara-
Hospitals, Barbarastraße 1, 4390 Gladbeck

Respiratorische Insuffizienz; Schocklunge

Geyer, G., Prof. Dr.
Vorstand der II. Medizinischen Klinik der
Universität Wien, Allgemeines Krankenhaus,
Garnisongasse 13, A-1090 Wien

Krankheiten der Nebennierenrinde im
Zusammenhang mit Glucocorticosteroiden

Gillmann, H., Prof. Dr.
Direktor der I. Medizinischen Klinik der
Städtischen Krankenanstalten, Bremserstraße 79,
6700 Ludwigshafen

Myokardinfarkt

Götz, H., Prof. Dr. Dr.
Direktor der Dermatologischen Klinik und
Poliklinik der Universität Essen,
Hufelandstraße 55, 4300 Essen

Acrodermatitis chronica atrophicans

Gronemeyer, W., Prof. Dr.
Fachbereich Allergologie, Deutsche Klinik für
Diagnostik, Aukammallee 33, 6200 Wiesbaden

Asthma bronchiale

Hain, E., Prof. Dr.
Chefarzt der Lungenabteilung des Allgemeinen
Krankenhauses Harburg, Eißendorfer Pferdeweg
52, 2100 Hamburg 90

Krankheiten der Pleura

Hamm, J., Prof. Dr.
Chefarzt der Medizinischen Klinik I der
Städtischen Krankenanstalten, Burger Straße 211,
5630 Remscheid

Interstitielle Lungenkrankheiten

Hammerstein. J., Prof. Dr.
Leiter der Abteilung für Gynäkologie, Frauenklinik am Klinikum Steglitz der Freien Universität Berlin, Hindenburgdamm 30, 1000 Berlin 46

Krankheiten der Nebennierenrinde im Zusammenhang mit Androgenen; Krankheiten der Nebennierenrinde im Zusammenhang mit Östrogenen

Hauch, H.-J., Prof. Dr.
Internist und Kardiologe, Heilwigstraße 6, 2000 Hamburg 20

Cor pulmonale

Heberer, G., Prof. Dr.
Direktor der Chirurgischen Klinik und Poliklinik der Universität, Klinikum Großhadern, Marchioninistraße 15, 8000 München 70

Dilatierende und rupturierende Arterienerkrankungen

Heimburg, P., Prof. Dr.
Chefarzt am Zentrum für Innere Medizin, Robert-Bosch-Krankenhaus, Auerbachstraße 110, 7000 Stuttgart 50

Herzinsuffizienz

Heinrich, F., Prof. Dr.
Chefarzt der Inneren Abteilung des Krankenhauses Bruchsal Fürst-Stirum-Stiftung Gutleutstraße 9–14, 7520 Bruchsal

Lungenembolie

Heise, D., Priv.-Doz. Dr.
Abteilung für Pneumologie, Medizinische Universitätsklinik und Poliklinik, 6650 Homburg/Saar

Lungenemphysem

Helber, A., Prof. Dr.
Chefarzt der Inneren Abteilung am Krankenhaus Nagold, Röntgenstraße 20, 7270 Nagold

Paraneoplastische Endokrinopathien

Hess, H., Prof. Dr.
Medizinische Poliklinik der Universität München, Pettenkoferstraße 8 a, 8000 München 2

Panarteriitiden; Endangiitis obliterans (Thrombangiitis obliterans, Morbus Buerger); Chronische obliterierende Angiopathie der Extremitätenarterien; Spasmus der muskulären Stammarterien der Extremitäten (Ergotismus); Akute und subakute akrale Ischämie-Syndrome (sekundäres Raynaud-Syndrom)

Hilger, H. H., Prof. Dr.
Direktor der Medizinischen Universitätsklinik III Köln, Josef-Stelzmann-Straße 9, 5000 Köln 41

Koronarinsuffizienz

Hüttemann, U., Prof. Dr.
Chefarzt des Kreiskrankenhauses an der Lieth, 3406 Bovenden 1

Sarkoidose

Huzly, A., Prof. Dr.
Ärztlicher Direktor der Thorax-chirurgischen Klinik Schillerhöhe der LVA Württemberg, 7016 Gerlingen

Bronchiektasen; Lungensequestration; Lungenzysten

Kaufmann, W., Prof. Dr.
Direktor der Medizinischen Klinik Merheim und Poliklinik der Universität Köln, Ostmerheimer Straße 200, 5000 Köln 91

Entzündliche Herzmuskelerkrankungen; Paraneoplastische Endokrinopathien

Kessler, F.-J., Prof. Dr.
Chefarzt der Inneren Abteilung und Abteilung für Geriatrie und Rehabilitation des Malteser-Krankenhauses, von-Hompesch-Straße 1, 5300 Bonn-Hardtberg

Krankheiten der Schilddrüse

Korth-Schütz, Sigrun, Priv.-Doz. Dr.
Wilckensstraße 5, 6900 Heidelberg

Störungen der Geschlechtsdifferenzierung (Intersexualität)

Kriessmann, A., Prof. Dr.
Chefarzt der Medizinischen Klinik, Fachbereich Kardiologie, Städtische Krankenanstalten, Hirschlandstraße 97, 7300 Esslingen a. N.

Chronischer Verschluß der Mesenterialarterien, Angina abdominalis; Akuter Verschluß der Mesenterialarterien

Kruse, H.-P., Prof. Dr.
Abteilung Klinische Osteologie der Medizinischen Klinik der Universität Hamburg, Martinistraße 52, 2000 Hamburg 20

Krankheiten der Nebenschilddrüsen

Krüskemper, H. L., Prof. Dr.
Direktor der Medizinischen Klinik und Poliklinik C der Universität Düsseldorf, Moorenstraße 5, 4000 Düsseldorf

Krankheiten der Hypophyse; Krankheiten der Schilddrüse

Kuhlencordt, F., Prof. Dr.
Direktor der Abteilung Klinische Osteologie der Medizinischen Klinik der Universität Hamburg, Martinistraße 52, 2000 Hamburg 20

Krankheiten der Nebenschilddrüsen

Lasch, H.-G., Prof. Dr. Dr. h. c.
Direktor am Zentrum für Innere Medizin der Universität Gießen, Klinikstraße 32 b, 6300 Gießen

Lungenembolie

Ludwig, H., Prof. Dr.
Direktor der Universitäts Frauen- und Poliklinik Basel, Schanzenstraße 46, CH-4031 Basel 1

Akute Phlebothrombose

Lüthy, R., Priv.-Doz. Dr.
Leitender Arzt, Departement für Innere Medizin, Universitätsspital Zürich, Rämistraße 100, CH-8091 Zürich

Mastozytosesyndrom

Matzander, U., Prof. Dr.
Chefarzt der Chirurgischen Klinik des Friedrich-Ebert-Krankenhauses, 2350 Neumünster

Krankheiten des Zwerchfells

May, R., Univ.-Doz. Dr.
Facharzt für Chirurgie, F. I. C. A., Privatkrankenhaus der Kreuzschwestern, A-6020 Innsbruck

Varikose

Medici, T. C., Prof. Dr.
Leitender Arzt, Departement für Innere Medizin, Universitätsspital Zürich, Rämistraße 100, CH-8091 Zürich

Chronische Bronchitis

Meiser, R. J., Prof. Dr.
Innere Medizin II der Medizinischen Universitätsklinik und Poliklinik, 6650 Homburg/Saar

Lungenmanifestationen hämatologischer Krankheiten

Micka, K., Dr.
Sulzbachstraße 2, 6600 Saarbrücken 3

Lungenemphysem

Nieschlag, E., Prof. Dr.
Max-Planck-Gesellschaft, Forschungsgruppe Reproduktionsmedizin, Frauenklinik der Universität Münster, Steinfurter Straße 107, 4400 Münster

Krankheiten der Testes

Rau, G., Prof. Dr.
Deutsche Klinik für Diagnostik, Aukammallee 33, 6200 Wiesbaden 1

Neurovaskuläre Kompressionssyndrome des Schultergürtels (Thoracic-outlet syndromes)

Reidemeister, J. Chr., Prof. Dr.
  Direktor der Abteilung für Herz- und
  Thoraxchirurgie der Chirurgischen Klinik und
  Poliklinik der Universität Essen, Hufelandstraße
  55, 4300 Essen

Dilatierende und rupturierende Arterienerkrankungen

Rupprecht, A., Dr.
  Facharzt für Neurologie und Psychiatrie,
  Flötzersteig 47, A-1160 Wien

Chronische obliterierende Angiopathie der extrakraniellen Hirnarterien; Akute Verschlüsse der Hirnarterien

Rüttimann, A., Prof. Dr.
  Chefarzt des Instituts für Röntgendiagnostik,
  Stadtspital Triemli, Birmensdorfer Straße 497,
  CH-8063 Zürich

Krankheiten der Lymphgefäße

Saborowski, F., Prof. Dr.
  Chefarzt der Medizinischen Klinik,
  Städtisches Krankenhaus Köln-Holweide,
  Neufelder Straße 32, 5000 Köln 80

Entzündliche Herzmuskelerkrankungen

Schaede, A., Prof. Dr.
  Kirchberg 18, 5470 Andernach

Koronarinsuffizienz

Scheppokat, K. D., Prof. Dr.
  Chefarzt der Klinik für Herz- und
  Gefäßkrankheiten des Robert-Bosch-
  Krankenhauses, von-Reden-Straße 1,
  3007 Gehrden

Mitralklappenfehler; Aortenklappenfehler

Schieffer, H., Prof. Dr.
  Lehrstuhl Innere Medizin III, Medizinische
  Universitätsklinik und Poliklinik,
  6650 Homburg/Saar

Krankheiten des Lungenkreislaufs

Schlimmer, P., Dr.
  Oberarzt der Abteilung für Pneumologie,
  Medizinische Universitätsklinik und Poliklinik,
  6650 Homburg/Saar

Neoplasmen der Bronchien und der Lunge

Schmengler, K., Priv.-Doz. Dr.
  Oberarzt der Medizinischen Universitätsklinik
  und Poliklinik, 6650 Homburg/Saar

Krankheiten des Lungenkreislaufs

Schmutzler, R., Prof. Dr.
  Leitender Medizinaldirektor und Chefarzt der
  Klinik Bergisch-Land, Im Saalscheid 5,
  5600 Wuppertal 21

Akuter Verschluß von Extremitätenarterien einschließlich Bauchaorta und Beckenarterien; Multiple arterielle Embolien

Schölmerich, P., Prof. Dr.
  Weidmannstraße 67, 6500 Mainz

Angeborene Herz- und Gefäßmißbildungen: Vorbemerkung; Kardiomyopathien; Nichtentzündliche Herzmuskelerkrankungen; Perikarderkrankungen

Schoop, W., Prof. Dr.
  Chefarzt der Aggertalklinik, Klinik für
  Gefäßerkrankungen der LVA Rheinprovinz,
  5250 Engelskirchen

Postthrombotisches Syndrom; Oberflächliche Thrombophlebitis; Sonderformen der oberflächlichen Thrombophlebitis

Schumacher, G., Dr.
  Oberarzt der Kinderklinik für Herz- und
  Kreislauferkrankungen, Deutsches Herzzentrum
  München, Lothstraße 11, 8000 München 2

Angeborene Herz- und Gefäßmißbildungen: Vorbemerkung; Septale und Atrioventrikulardefekte, persistierender Ductus arteriosus; Obstruktionen im Bereich des rechten und linken Herzens ohne Shunt

Schuster, H. P., Prof. Dr.
  Medizinische Klinik, Städtisches Krankenhaus,
  Weinberg 1, 3200 Hildesheim

Kreislaufschock

Senn, A., Prof. Dr.
  Direktor der Klinik für Thorax-, Herz- und
  Gefäßchirurgie am Inselspital Bern, CH-3008 Bern

Phlegmasia coerulea dolens

Siegenthaler, Gertrud, Dr.
  Leitende Ärztin, Departement für Innere Medizin,
  Universitätsspital Zürich,
  Rämistraße 100, CH-8091 Zürich

Karzinoidsyndrom

Siegenthaler, W., Prof. Dr.
  Direktor, Departement für Innere Medizin,
  Universitätsspital Zürich, Rämistraße 100,
  CH-8091 Zürich

Essentielle Hypertonie; Krankheiten der
Nebennierenrinde im Zusammenhang mit
Aldosteron; Krankheiten des Nebennierenmarks;
Karzinoidsyndrom; Mastozytosesyndrom;
Paraneoplastische Endokrinopathien

Specht, G., Prof. Dr.
  Chefarzt der Chirurgischen Abteilung des
  Städtischen Auguste-Viktoria-Krankenhauses,
  Rubensstraße 125, 1000 Berlin 41

Erkrankungen des Mediastinums

Streuli, R., Priv.-Doz. Dr.
  Leitender Arzt, Departement für Innere Medizin,
  Universitätsspital Zürich, Rämistraße 100,
  CH-8091 Zürich

Karzinoidsyndrom; Mastozytosesyndrom

Theile, Ursel, Prof. Dr.
  Genetische Beratungsstelle des Landes Rheinland-
  Pfalz, Hafenstraße 6, 6500 Mainz

Perikarderkrankungen; Herztraumen; Herztumoren

Thiel, Claudia, Dr.
  Fachbereich Allergologie, Deutsche Klinik für
  Diagnostik, Aukammallee 33, 6200 Wiesbaden

Asthma bronchiale

Trendelenburg, F., Prof. Dr.
  Direktor der Abteilung für Pneumologie
  Medizinische Universitätsklinik und Poliklinik,
  6650 Homburg/Saar

Lungenemphysem

Tschabitscher, H., Prof. Dr.
  Neurologisches Krankenhaus der Stadt Wien-
  Rosenhügel, I. Neurologische Abteilung,
  Riedelgasse 5, A-1130 Wien 13

Chronische obliterierende Angiopathie der
extrakraniellen Hirnarterien; Akute Verschlüsse der
Hirnarterien

Viereck, H.-J., Prof. Dr.
  Ärztlicher Direktor an der Klinik Michelsberg,
  Fachkrankenhaus des Bez. Unterfranken,
  8732 Münnerstadt/Ufr.

Erkrankungen der Thoraxwand

Volkmer, I., Dr.
  Abteilung für Herz- und Thoraxchirurgie der
  Medizinischen Universitätsklinik und Poliklinik
  6650 Homburg/Saar

Neoplasmen der Bronchien und Lunge

Vollmar, J., Prof. Dr.
  Ärztlicher Direktor der Abteilung für Thorax- und
  Gefäßchirurgie am Zentrum für Chirurgie des
  Klinikums der Universität Ulm, Steinhövelstraße 9,
  7900 Ulm

Arteriovenöse Fisteln; Blutgefäßgeschwülste

Wegmann, T., Prof. Dr.
  Chefarzt der Klinik A für Innere Medizin des
  Kantonsspitals St. Gallen, CH-9007 St. Gallen

Echinokokkose der Lunge

Werner, M., Prof. Dr.
  Arzt für Innere Krankheiten, Oberer Ehmschen 101, 2084 Rellingen

Asthma bronchiale

Werning, C., Prof. Dr.
   Chefarzt der Medizinischen Abteilung des
   St.-Katharinen-Hospitals, Akademisches
   Lehrkrankenhaus der Universität Köln,
   Kapellenstraße 1–5, 5020 Frechen/Köln

Essentielle Hypertonie; Krankheiten der
Nebennierenrinde im Zusammenhang mit
Aldosteron; Krankheiten des Nebennierenmarks

Wyss, H. I., Prof. Dr.
   Spezialarzt für Gynäkologie und Geburtshilfe
   FMH, Schützenmattstraße 54, CH-4051 Basel

Krankheiten der Ovarien; Sterilität

Zachmann, M., Prof. Dr.
   Endokrinologische Abteilung der Kinderklinik der
   Universität Zürich, Steinwiesstraße 75,
   CH-8032 Zürich

Ätiocholanolonfieber

Zeh, E., Prof. Dr.
   Direktor der II. Medizinischen Klinik des
   Akademischen Lehrkrankenhauses der Universität
   Freiburg, Klinikum, Moltkestr. 18,
   7500 Karlsruhe

Trikuspidalklappenfehler

Vorwort zur 3. Auflage

Nach Erscheinen der 1. Auflage dieses Werkes im Jahre 1973, der Anfertigung eines Nachdrucks im Jahre 1974, dem Erscheinen einer erweiterten und überarbeiteten 2. Auflage 1977 legen wir jetzt eine 3. Auflage vor.
Die rasche Änderung unseres Wissenstandes, diagnostischer und therapeutischer Zuwachs in der gesamten inneren Medizin machten eine Neuauflage notwendig. Neue oder überarbeitete Kapitel entstanden, z. T. durch neue Autoren. Die bei einem größeren Werk nicht immer zu vermeidenden Überschneidungen einzelner Sachgebiete suchten wir bei der Neubearbeitung zu vermeiden.

Den Beiräten sind wir für ihre Arbeit ebenso dankbar wie den alten und den neuen Autoren. Nicht zuletzt danken wir Herrn Dr. h. c. G. HAUFF sowie seinen Mitarbeiterinnen und Mitarbeitern für ihre mühevolle Unterstützung.
Bekanntlich haben nach Terentianus Maurus „libelli sua fata"; möge ein gutes Schicksal unser Werk begleiten.

H. HORNBOSTEL
W. KAUFMANN
W. SIEGENTHALER

Vorwort zur 1. Auflage

Die menschliche Ignoranz bleibt nicht hinter der Wissenschaft zurück. Sie wächst genauso atemberaubend wie diese.
STANISLAW JERZY LEC

Dieses Werk „Innere Medizin in Praxis und Klinik" will kein Lehrbuch und kein Handbuch im herkömmlichen Sinne sein. Es soll vielmehr eine Lücke dazwischen ausfüllen und richtet sich deshalb an den Internisten in der Praxis und Klinik, der mehr Information über ein bestimmtes Krankheitsbild erhalten möchte, als in einem Lehrbuch gegeben werden kann. Im Gegensatz zum Handbuch, das Gefahr läuft, rasch nicht mehr aktuell zu sein, ist dieses Buch von so vielen kompetenten Autoren geschrieben, daß Neuauflagen ohne allzu große Belastung des einzelnen in nützlicher Folge erscheinen können.
Um die Einheitlichkeit des Buches möglichst zu gewährleisten, sind alle Beiträge nach einem einheitlichen Schema verfaßt. Dadurch kann der Leser in jedem Kapitel die ihn interessierende Information über Pathophysiologie, Diagnostik, Differentialdiagnose, Therapie usw. ohne Mühe finden. Wenn dieses Werk den Anschluß an die heutigen Kenntnisse zu vermitteln vermag, hat es seinen Zweck erfüllt.
Unser Dank gilt vor allem den Autoren und den Beiräten für ihre Arbeit und die Einordnung ins Ganze, als auch dem Thieme-Verlag mit Herrn Dr. med. h. c. G. HAUFF und seinen Mitarbeitern für ihre tatkräftige Unterstützung.

H. HORNBOSTEL
W. KAUFMANN
W. SIEGENTHALER

Inhaltsverzeichnis

1 Krankheiten des Herzens

Herzinsuffizienz 1.2
P. Heimburg

Koronarinsuffizienz 1.20
H. H. Hilger und A. Schaede

Myokardinfarkt 1.48
H. Gillmann

Erregungsbildungsstörungen des Herzens 1.68
F. Bender

Überleitungsstörungen 1.83
S. Effert

Karotissinussyndrom 1.95
S. Effert

Angeborene Herz- und Gefäßmißbildungen 1.96
Vorbemerkung 1.96
P. Schölmerich, G. Schumacher und K. Bühlmeyer
Septale und Atrioventrikulardefekte, persistierender Ductus arteriosus 1.97
G. Schumacher und K. Bühlmeyer
   Vorhofseptumdefekt 1.97
   Ventrikelseptumdefekt 1.101
   Atrioventrikulardefekte 1.106
   Persistierender Ductus arteriosus 1.110
Obstruktionen im Bereich des rechten und linken Herzens ohne Shunt 1.115
G. Schumacher und K. Bühlmeyer
   Pulmonalstenose 1.115
   Aortenisthmusstenose 1.119
Primär-zyanotische angeborene Herzfehler 1.122
A. J. Beuren
   Fallot-Tetralogie 1.122
   Transposition der großen Gefäße 1.127
   Trikuspidalatresie einschließlich der Pulmonalatresie 1.129
   Truncus arteriosus communis 1.131
   Ursprung beider großen Gefäße aus dem rechten Ventrikel mit oder ohne Pulmonalstenose 1.133
   Gemeinsamer Ventrikel 1.134
   Dextrokardie 1.136
   Ebstein-Mißbildung der Trikuspidalklappe ... 1.137
   Pulmonales arteriovenöses Aneurysma 1.139
   Fehlender Aortenbogen 1.140

Mitralklappenfehler 1.142
K. D. Scheppokat
Mitralstenose 1.142
Mitralinsuffizienz 1.152
Mitralklappenprolaps 1.159

Aortenklappenfehler 1.167
K. D. Scheppokat
Valvuläre Aortenstenose 1.167
Aorteninsuffizienz 1.178

Trikuspidalklappenfehler 1.190
E. Zeh
Trikuspidalinsuffizienz 1.190
Trikuspidalstenose 1.193
Trikuspidalklappenprolaps 1.196

Endokarditis 1.198
H. F. Anschütz
Rheumatische Karditis 1.198
   Rheumatisches Fieber 1.198
   Rheumatische Klappenfehler, rheumatische Herzkrankheit 1.203
Bakterielle Endokarditis 1.204
   Die subakute bakterielle Endokarditis (Endocarditis lenta) 1.205
   Die akute Endokarditis 1.205
Besondere Endokarditisformen bei verschiedenen Grundkrankheiten 1.210
   Endokarditis bei Erythematodes 1.210
   Karditis bei primär-chronischer Polyarthritis (Rheumatoidarthritis) 1.210
   Endokarditis bei Spondylitis ankylopoetica ... 1.210
   Abakterielle thrombotische Endokarditis ... 1.211
   Postoperative Entzündung des Herzens 1.211

Kardiomyopathien 1.213
P. Schölmerich
   Einteilung der Kardiomyopathien 1.213
Spezifische Kardiomyopathien (Sekundäre Kardiomyopathien) 1.225
   Entzündliche Herzmuskelerkrankungen 1.225
   F. Saborowski, M. Franke und W. Kaufmann
   Nichtentzündliche Herzmuskelerkrankungen . 1.236
   P. Schölmerich

Perikarderkrankungen 1.242
P. Schölmerich und U. Theile
Entzündliche Perikardveränderungen 1.242
   Akute Perikarditis 1.242
   Chronische Perikarditis 1.251
Chronischer, nichtentzündlicher Perikarderguß . 1.256
Perikardzysten, Perikarddivertikel 1.257

Herztraumen 1.259
U. Theile

Herztumoren 1.262
U. Theile

Essentielle Hypertonie 1.268
W. Siegenthaler und C. Werning

Kreislaufregulationsstörungen 1.285
P. Christian

Kreislaufschock 1.293
H. P. Schuster

2 Krankheiten der Gefäße

Krankheiten der Arterien 2.2
Panarteriitiden 2.2
H. Hess
    Periarteriitis nodosa (Kußmaul-Maier)
    (Polyarteriitis.nodosa, nekrotisierende
    [Pan-]Angiitis) 2.2
    Hypersensitivitätsangiitis 2.4
    Wegener-Granulomatose
    (Riesenzellgranulomatöse Angiitis) 2.5
    Riesenzellarteriitiden 2.6
    Arteriitiden bei Kollagenkrankheiten 2.9
Endangiitis obliterans (Thrombangiitis
obliterans, Morbus Buerger) 2.10
H. Hess
Obliterierende Arteriosklerose
(Atherosklerose) 2.13
H. Hess
    Chronische obliterierende Angiopathie der
    Extremitätenarterien 2.13
    Chronische obliterierende Angiopathie der
    extrakraniellen Hirnarterien 2.20
    H. Tschabitscher und A. Rupprecht
    Chronischer Verschluß der
    Mesenterialarterien, Angina abdominalis ... 2.23
    A. Kriessmann
Akute arterielle Gefäßverschlüsse 2.27
    Akuter Verschluß von Extremitätenarterien
    einschließlich Bauchaorta und
    Beckenarterien 2.27
    R. Schmutzler
    Spasmus der muskulären Stammarterien der
    Extremitäten (Ergotismus) 2.32
    H. Hess
    Akute Verschlüsse der Hirnarterien 2.34
    H. Tschabitscher und A. Rupprecht
    Akuter Verschluß der Mesenterialarterien ... 2.38
    A. Kriessmann
    Multiple arterielle Embolien 2.39
    R. Schmutzler
    Akute und subakute akrale Ischämie-
    Syndrome (sekundäres Raynaud-Syndrom) ... 2.41
    H. Hess
Chronische akrale Zirkulationsstörungen 2.44
K. Caesar
    Morbus Raynaud und Raynaud-Syndrom 2.44
    Sklerodermie 2.48
    Kälteagglutininkrankheiten 2.49
    Kryoglobulinämie 2.50
Chronische Zirkulationsstörungen im
Endstrombahngebiet (funktionelle
Angiolopathien) 2.52
B.-R. Balda
    Einleitung 2.52
    Akrozyanotische Zustandsbilder 2.52
    Livedo-Erkrankungen 2.54
    Erythromelalgie (Erythermalgie, Erythralgie) .. 2.55
    Pernionen 2.56
    Morbus Osler-Weber-Rendu 2.57
Acrodermatitis chronica atrophicans 2.58
H. Götz
Dilatierende und rupturierende
Arterienerkrankungen 2.60
G. Heberer und J. Chr. Reidemeister
    Nichtdissezierende Aneurysmen 2.62
    Dissezierende Aneurysmen 2.66

Krankheiten der Venen 2.68
Akute Phlebothrombose 2.68
H. Ludwig
Phlegmasia coerulea dolens 2.74
A. Senn und K. H. Gänger
Postthrombotisches Syndrom 2.76
W. Schoop
Oberflächliche Thrombophlebitis 2.78
W. Schoop
Sonderformen der oberflächlichen
Thrombophlebitis 2.79
W. Schoop
    Phlebitis migrans (saltans) 2.79
    Mondorsche Krankheit 2.80
Varikose 2.80
R. May
    Sekundäre Varizen 2.85
    Varizen der Muskelvenen 2.86

Arteriovenöse Fisteln 2.88
J. Vollmar

Blutgefäßgeschwülste 2.95
J. Vollmar
Hämangiome des Integuments 2.96
Hämangiome innerer Organe 2.98
    Leberhämangiome 2.98
    Hämangiome des Magen-Darm-Kanales 2.98
    Hämangiome des Urogenitalsystems 2.99

**Neurovaskuläre Kompressionssyndrome
des Schultergürtels
(Thoracic-outlet syndromes)** 2.100
G. Rau

Krankheiten der Lymphgefäße 2.107
U. Brunner und A. Rüttimann
Primäre Lymphödeme 2.107
    Familiäre Lymphödeme 2.107
    Sporadische Lymphödeme 2.107
Sekundäre Lymphödeme 2.112

3 Krankheiten der Atmungsorgane

Respiratorische Insuffizienz 3.2
L. S. GEISLER

Cor pulmonale 3.16
H.-J. HAUCH

Schocklunge 3.33
L. S. GEISLER

Krankheiten des Lungenkreislaufs 3.36
K. SCHMENGLER und H. SCHIEFFER
Fehlbildungen des Lungenkreislaufs 3.36
    Aplasie und Hypoplasie der Pulmonalarterie .. 3.36
    Ektasie der Pulmonalarterie (Aneurysma der
    Pulmonalarterie, idiopathische Dilatation der
    Pulmonalarterie) 3.37
    Pulmonalarterienstenosen 3.39
    Anomalien der Lungenvenen 3.39
    Arteriovenöse Lungenfistel (pulmonale a.-v.
    Fistel, arteriovenöses Aneurysma der Lunge) .. 3.39
Entzündliche Angiopathien des Lungenkreislaufs
– sogenannte Arteriitis pulmonalis 3.41
Lungenembolie und Lungeninfarkt 3.42
Die chronische Hypertonie des kleinen
Kreislaufs 3.43
Das Lungenödem und seine
Differentialdiagnose 3.44

Lungenembolie 3.46
F. HEINRICH und H.-G. LASCH

Luftröhre und Bronchien 3.52
G. FORSCHBACH
Mißbildungen und Anomalien des
Tracheobronchialsystems 3.54
Mechanische Einflüsse peritracheobronchialer
Prozesse 3.55
    Dislokationen 3.55
    Kompressionen 3.55
Erkrankungen der Tracheobronchialwand 3.55
    Traumen von Trachea und Bronchien 3.56
Endotracheobronchiale Krankheiten 3.57
    Entzündliche Krankheiten der Schleimhaut ... 3.57
    Störungen der Sekretproduktion 3.58
    Störungen des Sekrettransports 3.59
Durch Bronchusobstruktion bedingte
Krankheitsbilder 3.61
    Lappensyndrome 3.61
    Bronchozelen 3.61
    Kompletter Bronchusverschluß 3.61

Bronchiektasen 3.63
A. HUZLY

Lungensequestration 3.68
A. HUZLY

Lungenzysten 3.70
A. HUZLY

Chronische Bronchitis 3.73
T. C. MEDICI

Lungenemphysem 3.88
D. HEISE, K. MICKA und F. TRENDELENBURG

Asthma bronchiale 3.99
E. FUCHS, W. GRONEMEYER, M. WERNER und
CL. THIEL

Echinokokkose der Lunge 3.120
T. WEGMANN

Bakterielle Pneumonien 3.125
P. BRAUN
Allgemeiner Teil 3.125
Spezieller Teil 3.131
    Pneumonien durch grampositive aerobe
    Bakterien 3.131
    Pneumonien durch gramnegative aerobe
    Bakterien 3.136
    Seltenere Pneumonien durch gramnegative
    aerobe Stäbchenbakterien 3.140
    Seltene Pneumonien durch gramnegative
    Kokken 3.143
    Pneumonien durch anaerobe Organismen 3.144
    Lues der Lungen 3.145
    Nocardiosis 3.146
    Aspirationspneumonie 3.146
    Chronische Pneumonien 3.147
    Lungenabszeß und Lungengangrän 3.147
    Pneumocystis-carinii-Pneumonie 3.149

Sarkoidose 3.151
U. HÜTTEMANN

**Neoplasmen der Bronchien und der
Lunge** 3.160
M. AUSTGEN, P. SCHLIMMER, I. VOLKMER und
R. DIETZ
Bronchialkarzinom 3.160
Lungenadenomatose 3.183
Andere Neoplasmen der Lunge 3.183

Interstitielle Lungenkrankheiten 3.186
J. HAMM
    Besonderheiten einzelner interstitieller
    Lungenerkrankungen 3.190

**Lungenmanifestationen hämatologischer
Krankheiten** 3.202
R. J. MEISER
Lungenbeteiligende Blutkrankheiten 3.203
    Störungen des erythrozytären Systems 3.203
    Störungen des thrombozytären Systems 3.204
    Störungen des leukozytären Systems 3.204
    Störungen der gesamten Hämopoese 3.205
    Leukosen und Retikulosen 3.206
Primäre Lungenaffektionen 3.207
    Pulmonale Hämoblastome 3.207
    Pulmonale Amyloidose 3.208
    Pulmonale Lymphogranulomatose 3.208

Erkrankungen des Mediastinums 3.210
G. SPECHT
    Veränderungen der Mediastinalform von
    außen her einschließlich der
    „Mediastinalhernien" 3.210
    Entzündungen des Mediastinums 3.211
    Mediastinalemphysem 3.212
    Mediastinaltumoren und Mediastinalzysten .. 3.213
Erkrankungen der Hili 3.215

Krankheiten des Zwerchfells 3.217
U. MATZANDER
Zwerchfellbrüche 3.217
Zwerchfellrelaxation 3.218

Krankheiten der Pleura 3.320
J. ENGEL und E. HAIN
Hydrothorax 3.220
Serofibrinöse Pleuritis 3.220
Pleuraempyem 3.224
Hämatothorax 3.225
Chylothorax 3.226
    Cholesterinpleuritis 3.226
    Pleuraschwarten und Fibrothorax 3.226
Benigne Tumoren 3.227
Primär maligne Pleurageschwulst 3.227
Pneumothorax 3.228

Erkrankungen der Thoraxwand 3.230
H.-J. VIERECK
Angeborene Deformitäten 3.230
    Trichterbrust 3.230
    Sternumspalte 3.231
    Rippenvarietäten 3.232
    Brustwandhernien 3.232
Erworbene Thoraxdeformitäten 3.232
    Hühnerbrust 3.232
    Kyphose 3.232
    Adoleszentenkyphose (Scheuermann) . 3.233
    Alterskyphose 3.233
    Skoliose 3.233
Tumoren und entzündliche Krankheiten der
Brustwand 3.234

4 Krankheiten des endokrinen Systems

Krankheiten der Hypophyse 4.2
H. L. KRÜSKEMPER
Adenohypophysäre Erkrankungen 4.2
    Hypophysenvorderlappeninsuffizienz .. 4.2
    Tumoren im Hypophysenbereich 4.7
Neurohypophysäre Erkrankungen 4.13
    Diabetes insipidus 4.13
    Adiuretinübersekretion (Asymptomatische
    Hyponatriämie, Syndrom der inappropriaten
    ADH-Sekretion von Schwartz-Bartter) ... 4.15

Krankheiten der Schilddrüse 4.17
F.-J. KESSLER und H. L. KRÜSKEMPER
Blande Strumen 4.17
Hypothyreosen 4.23
    Angeborene primäre Hypothyreose 4.23
    Erworbene primäre Hypothyreose 4.24
    Sekundäre (hypophysäre) Hypothyreose .. 4.27
Hyperthyreosen 4.27
    Diffuse Hyperthyreose 4.28
    Lokalisierte Hyperthyreose (autonomes
    Adenom, autonomer Knoten, autonomes
    hyperaktives Adenom, toxisches Adenom der
    Schilddrüse) 4.35
    Sogenannter Jod-Basedow; Jodexzeß ... 4.37
    Hyperthyreote Krise (thyreotoxische Krise,
    Coma basedowicum, Thyroid storm,
    Encephalopathia thyreotoxica) 4.37
Thyreoiditiden 4.39
    Akute Thyreoiditis 4.39
    Subakute Thyreoiditis granulomatosa
    (De Quervain) 4.39
    Chronische Thyreoiditiden 4.40
Maligne Strumen 4.41

Krankheiten der Nebenschilddrüsen 4.48
F. KUHLENCORDT und H.-P. KRUSE
Hyperparathyreoidismus 4.50
    Primärer Hyperparathyreoidismus 4.50
    Sekundärer Hyperparathyreoidismus .. 4.56
Hypoparathyreoidismus 4.59
Pseudohypoparathyreoidismus 4.61

Krankheiten der Nebennierenrinde 4.64
Krankheiten der Nebennierenrinde im
Zusammenhang mit Aldosteron 4.64
W. SIEGENTHALER und C. WERNING
    Hyperaldosteronismus 4.64
    Hypoaldosteronismus 4.75
Krankheiten der Nebennierenrinde im
Zusammenhang mit Glucocorticosteroiden 4.79
G. GEYER
    Krankheiten der Nebennierenrinde mit
    abnorm vermehrter Sekretion von Cortisol ... 4.79
    Nebennierenrindeninsuffizienz (mit
    chronischem und mit akutem Verlauf) 4.87
Krankheiten der Nebennierenrinde im
Zusammenhang mit Androgenen 4.93
J. HAMMERSTEIN
    Hirsutismus 4.93
Krankheiten der Nebennierenrinde im
Zusammenhang mit Östrogenen 4.103
J. HAMMERSTEIN
    Feminisierende Nebennierenrindentumoren .. 4.103
    Extraglanduläre Aromatisierung von
    adrenalem Androstendion (Δ^4-Androsten
    3,17-dion) in Östron 4.106

Krankheiten des Nebennierenmarks 4.109
C. WERNING und W. SIEGENTHALER
Überfunktion des Nebennierenmarks 4.109
    Phäochromozytom 4.109
    Neuroblastom 4.123
    Ganglioneurom 4.124
    Phäochromoblastom 4.124
    Nebennierenmarkhyperplasie 4.124
Unterfunktion des Nebennierenmarks 4.124

Krankheiten der Testes 4.126
E. NIESCHLAG
    Einleitung 4.126
Störungen im Bereich des Hypothalamus 4.127
    Hypogonadotroper Eunuchoidismus und
    Kallmann-Syndrom 4.127
    Prader-Labhart-Willi-Syndrom 4.128

Hypophyseninsuffizienz 4.128
Fertile Eunuchen 4.129
Konstitutionelle Pubertas tarda 4.129
Störungen im Bereich des Testes 4.130
Angeborene Anorchie 4.130
Erworbene Anorchie 4.130
Lageanomalien der Testes 4.131
Klinefelter-Syndrom 4.132
XXY-Syndrom 4.133
XX-Männer 4.134
Männliches Turner-Syndrom (Noonan-
Syndrom) 4.134
Morbus Addison 4.134
Germinalzellaplasie (Sertoli-cell-only-
Syndrom) 4.134
Tubuläre Insuffizienz 4.135
Endokrin aktive Hodentumoren 4.136
Enzymdefekt in der Testosteronsynthese:
Pseudohermaphroditismus masculinus 4.137
Oviduktpersistenz 4.137
Störungen im Bereich der Zielorgane 4.137
Pseudovaginale perineoskrotale Hypospadie .. 4.138
Testikuläre Feminisierung 4.138
Reifenstein-Syndrom 4.138
Androgeninsensibilität als Ursache von
Infertilität 4.139
Hodenfunktion im Alter 4.139
Therapie 4.140

Krankheiten der Ovarien 4.142
H. I. WYSS und A. CASTANO-ALMENDRAL
Tumoren des Ovars 4.142
Nichtblastomatöse Vergrößerung des Ovars .. 4.142
Blastomatöse Veränderungen des Ovars 4.143
Funktionelle Störungen des Ovars 4.149

Sterilität 4.162
H. I. WYSS und A. CAMPANA

**Störungen der
Geschlechtsdifferenzierung
(Intersexualität)** 4.169
S. KORTH-SCHÜTZ
Physiologie der Geschlechtsdifferenzierung 4.169
Störungen der Geschlechtsdifferenzierung 4.171
Einteilung und Häufigkeit 4.171
Störungen der Gonadendetermination 4.171
Störungen der Differenzierung der
Genitalstrukturen 4.177
Unklassifizierte Störungen der
Genitalentwicklung 4.182
Diagnostische Maßnahmen für die
Differentialdiagnose bei Intersexualität 4.182
Therapie bei Störungen der
Geschlechtsdifferenzierung 4.184

Karzinoidsyndrom 4.187
W. SIEGENTHALER, R. STREULI und
G. SIEGENTHALER

Mastozytosesyndrom 4.193
R. LÜTHY, R. STREULI und W. SIEGENTHALER

Paraneoplastische Endokrinopathien 4.198
A. HELBER, W. KAUFMANN und W. SIEGENTHALER

Ätiocholanolonfieber 4.205
M. ZACHMANN

Sachverzeichnis XIX
Gesamtsachverzeichnis siehe Band IV

1 Krankheiten des Herzens

Herzinsuffizienz

P. Heimburg

Definition

Es gibt keine einheitliche Definition des Begriffes „Herzinsuffizienz", die allen Formen gestörter Herzfunktion gerecht wird. Am häufigsten wird Herzinsuffizienz als ein Zustand definiert, bei dem das Herz nicht mehr in der Lage ist, die Bedürfnisse der Körperperipherie zu erfüllen. Dies wäre mit dem Leben aber nicht vereinbar.

Auch eine Abnahme des Herzzeitvolumens als Ausdruck einer Kontraktionsschwäche wird nicht regelmäßig angetroffen. So steht z. B. bei Linksherzinsuffizienz die schwere Lungenstauung oft im Vordergrund der Symptomatik, wobei das Herzzeitvolumen normal und die Versorgung der Körperperipherie ungestört sein kann. Andererseits gibt es Zustände mit sicheren klinischen Symptomen einer Herzinsuffizienz, bei denen das Herzzeitvolumen eher erhöht ist (sogenannter „high output failure"), wie etwa bei Thyreotoxikose, bei schweren Anämien oder bei arteriovenösen Fisteln, wobei allerdings die Versorgung der Peripherie trotzdem unzureichend sein kann.

Schließlich kann die Pumpleistung des Herzens aus primär nicht kardialen Ursachen ungenügend sein, wie z. B. beim hypovolämischen Schock. Hier ist mangelnde Füllung des Herzens Ursache des herabgesetzten Herzzeitvolumens, das Herz ist aber zunächst nicht insuffizient. Nach Auffüllen des Kreislaufs ist es sofort wieder in der Lage, ein normales Fördervolumen zu pumpen. Erst im protrahierten Schock wird das Herz als solches insuffizient und kann trotz Normalisierung des Kreislaufvolumens nicht wieder ein normales Herzzeitvolumen fördern.

In der angelsächsischen Literatur werden die Begriffe „cardiac failure" und „congestive heart failure" häufig synonym verwendet, wobei unter letzterem Begriff aber lediglich die chronische Herzinsuffizienz mit Stauungssymptomen zu verstehen ist. Die Bemühungen, eine einheitliche Definition der Herzinsuffizienz zu finden, haben daher das Verständnis der Situation nicht immer gefördert.

Am umfassendsten wird Herzinsuffizienz als ein Zustand eingeschränkter Leistungsfähigkeit des Herzens beschrieben, bei dem ein adäquates oder vermindertes Herzzeitvolumen nur noch unter veränderten Bedingungen durch Hinzuziehung primärer und sekundärer regulatorischer Mechanismen gefördert werden kann. Diese Mechanismen bedingen ihrerseits charakteristische Symptome und Beschwerden, wie periphere Ödeme, Lungenstauung, Dyspnoe, Leistungsminderung usw.

Die Insuffizienz kann weitgehend isoliert nur das linke oder nur das rechte Herz oder auch beide Kammern betreffen.

Schließlich können die Symptome nur unter bestimmten Bedingungen (Belastung, Anämie usw.) manifest werden, während in Ruhe oder normaler O_2-Beladung des Blutes keine Zeichen einer Herzinsuffizienz nachweisbar sind.

Ätiologie

Der Herzinsuffizienz liegt eine Vielzahl auslösender Faktoren zugrunde, die in Tab. 1.**1** zusammengefaßt sind.

Bei der Myokardinsuffizienz sind myokardiale Schäden, Veränderungen der Struktur und Veränderungen der Geometrie für das Herzversagen verantwortlich. Andererseits können Rhythmusstörungen, Klappenfehler und Herzmißbildungen die Hämodynamik so verändern, daß eine Herzinsuffizienz die Folge ist, und schließlich kann eine primär extrakardiale Störung (z. B. Hypertonie im großen oder im kleinen Kreislauf) sekundär eine Herzinsuffizienz auslösen. Beim peripheren Kreislaufversagen, z. B. im septischen oder hypovolämischen Schock, ist die verminderte Pumpleistung primär Folge des ungenügenden Rückstroms, bei langem Bestehen des Schockzustandes nimmt die Kontraktionskraft des Herzens aber rasch ab, und es entsteht die therapieresistente Herzinsuffizienz des irreversiblen Schocks. Die Berücksichtigung der verschiedenen ätiologischen Faktoren ist für den Erfolg der Therapie von entscheidender Bedeutung.

Morphologie

Bei der vielfältigen Genese der verschiedenen Formen der akuten und der chronischen Herzinsuffizienz ist ein einheitliches morphologisches Substrat nicht zu erwarten.

Nur in wenigen Fällen reicht die Masse der ausgefallenen Muskulatur aus, um das Herzversagen befriedigend zu erklären. Dies gilt z. B. für ausgedehnte Myokarditiden, große oder multiple Infarkte und Anoxie. Häufiger ist aber die Herzinsuffizienz durch Mangel an kontraktionsfähigen Muskelfasern nicht erklärbar.

Die chronische Herzinsuffizienz als Endzustand von Druck- und Volumenbelastung, chronischen Myokarditiden oder Störungen der Koronardurchblutung ist gekennzeichnet durch Narben, Nekrosen und Veränderungen des Gefüges. Charakteristisch für die chronische Insuffizienz sind Dilatation und Hypertrophie der betroffenen Herzanteile, obwohl auch bei suffizienten Herzen (z. B. Sportlerherz) Dilatation und Hypertrophie vorkommen. Die auftretenden strukturellen Umwandlungen, wie Längenwachstum der Muskelfasern, Narbenbildung und Verschiebung der einzelnen Muskelschichten gegeneinander, werden als Gefügedilatation bezeichnet.

Die oft enorme Dilatation bei chronisch insuffizienten Herzen kann durch gleichzeitige Hypertrophie nicht mehr ausreichend kompensiert werden. Die schließlich limitierenden Faktoren sind unzureichende Durchblutung der hypertrophierten Muskulatur durch fehlende Anpassung des Koronarkreislaufs und eine für die Arbeitsweise des Herzens ungünstige Geometrie bei starker Dilatation. Das Zahlenverhältnis zwischen Kapillaren und Muskelfasern ist beim hypertrophen Herzen nicht nennenswert gestört, so daß eine verlängerte Diffusionsstrecke von der Kapillare zur Muskelfaser nicht Ursache des Herzversagens sein kann. Dagegen ist die Perfusion der größeren Koronararterien vor allem durch koronarsklerotische Veränderungen beim älteren Patienten nur begrenzt zu steigern. Je nach Qualität der großen Koronararterien wird die Durchblutung des hypertrophen Muskels schließlich unzureichend, es entstehen lokale Nekrosen und Narben, die ihrerseits die Kontraktilität hemmen.

Pathophysiologie

Die Regulationsmöglichkeiten des normalen und des insuffizienten Herzens sind zwar prinzipiell identisch, aber quantitativ unterschiedlich.
Die pathophysiologische Analyse muß berücksichtigten:

1. die Funktion des Herzens als Pumpe (Hämodynamik), wobei Herzzeitvolumen, Schlagvolumen und Herzarbeit die interessierenden Parameter sind, und
2. die Funktion des Muskels selbst (Herzmechanik). Die hier interessierenden Begriffe sind Kontraktilität, Inotropie, maximale Druckanstiegsgeschwindigkeit und Kraft-Geschwindigkeits-Beziehung.

Die Regulation des Schlagvolumens und Herzzeitvolumens wird durch 5 prinzipielle Determinanten bestimmt:

1. Füllung bzw. Vordehnung der Kammern (Vorlast oder „pre-load"),
2. Kontraktilität (Inotropie),
3. Wandspannung während der Systole (Nachlast oder „after-load"),
4. Herzfrequenz und
5. Synergie der Kontraktion.

Tabelle 1.1 Ursachen von Herzinsuffizienz

A. *Kardial*
a) *Myokardiale Ursachen mit Störung der Kontraktilität*

1. Diffuse Ernährungsstörung	Anoxie, Hypoxie, Störung der koronaren Zirkulation, Anämie
2. Umschriebener Ausfall von Muskulatur:	Myokardinfarkt, multiple Narben
3. Störung der Geometrie und der mechanischen Eigenschaften:	extreme Dilatation, multiple Narben, Herzwandaneurysma
4. Andere Störungen der Kontraktilität:	Myokarditis, toxische Schädigungen, Azidose, Speicherkrankheiten, Hyperthyreose, Myxödem, Amyloidose u. a.
5. Rhythmusstörungen:	extreme Tachykardie, extreme Bradykardie

b) *Nichtmyokardiale Ursachen mit sekundärer Störung der Kontraktilität*

1. Druck- oder Volumenbelastung:	Klappenfehler, Herzmißbildungen
2. Mechanische Behinderung:	Pericarditis constrictiva, Herztamponade

B. *Extrakardial*

1. Druck- oder Volumenbelastung mit sekundärer Schädigung des Myokards:	Hypertonie im großen oder im kleinen Kreislauf, Hyperthyreose, arteriovenöse Fisteln, Anämie
2. Ungenügende Füllung mit sekundärer Schädigung des Myokards:	hypovolämischer oder septischer Schock mit unzureichender Koronardurchblutung

Frank-Starling-Mechanismus

Der Füllungsdruck des linken Ventrikels wird durch die Funktion des rechten Ventrikels bestimmt, da der Lungenkreislauf praktisch keine Reservoireigenschaften besitzt.
Die Füllung der rechten Kammer ist von der Höhe des zentralen Venendrucks abhängig, der durch das intravasale Volumen und den Venentonus reguliert wird.
Bei Vernachlässigung der Dehnbarkeit (Compliance) kann der enddiastolische Druck als ein Maß der Kammerfüllung angesehen werden. Mit steigendem Füllungsdruck und steigender Vordeh-

1.4 Krankheiten des Herzens

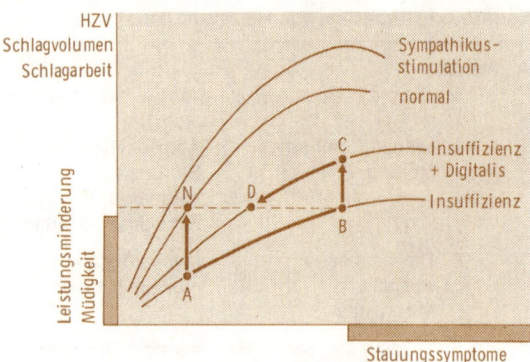

Abb. 1.1 Beispiele von Frank-Starling-Kurven. Die Kurven des insuffizienten Herzens verlaufen flacher und nach rechts verschoben. Bei Herzinsuffizienz sinkt das Herzzeitvolumen ab (A), kann aber durch Erhöhung des Füllungsdrucks wieder normalisiert werden (B). Durch Digitalis wird die Inotropie gesteigert (C), der enddiastolische Druck kann wieder gesenkt werden (D) (nach *Mason*)

nung der Kammermuskulatur („pre-load") nimmt das Schlagvolumen bis zu einem Grenzwert zu. Die graphische Darstellung dieser Beziehung ist als „Frank-Starling-Kurve" bekannt. Prinzipiell lassen sich für jeden momentanen Zustand des Herzmuskels solche Funktionskurven konstruieren.
In Abb. 1.1 sind schematisch Beispiele von Herzfunktionskurven unter verschiedenen Bedingungen dargestellt. Auf der Abszisse sind der enddiastolische Druck, das enddiastolische Volumen bzw. die enddiastolische Faserlänge eingetragen; die Ordinate kennzeichnet Herzzeitvolumen, Schlagvolumen oder Schlagarbeit. Der Scheitel der Kurve und damit die Grenze der Leistungssteigerung aufgrund des Frank-Starling-Mechanismus liegt beim normalen Herzen bei ca. 12–15 mmHg.
Die Funktionskurven des insuffizienten Herzens verlaufen flacher, der Gipfel der Kurve wird erst bei einer höheren Vordehnung mit höheren end-

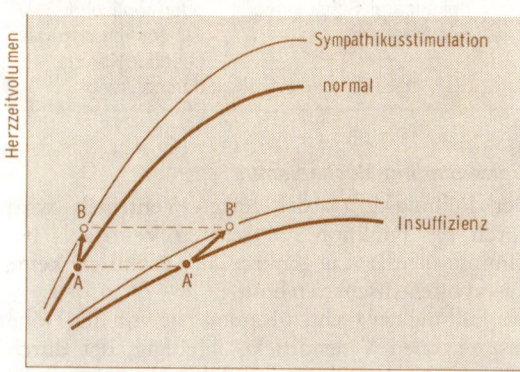

Abb. 1.2 Effekt von körperlicher Belastung bei normalem und insuffizientem Herzen. Bei Herzinsuffizienz ist allenfalls eine geringe Inotropiezunahme möglich. Es wird überwiegend nach dem Frank-Starling-Mechanismus geregelt. Der enddiastolische Druck steigt daher an

diastolischen Drucken erreicht. Das insuffiziente Herz kann ein normales oder annähernd normales Herzzeitvolumen nur bei erhöhtem enddiastolischem Druck fördern. Diese Zunahme des „preload" ist für das insuffiziente Herz charakteristisch und äußert sich klinisch in den Symptomen Dyspnoe und Lungenstauung bzw. Druckanstieg in den großen Körpervenen. Bei fehlendem Anstieg des Füllungsdruckes ist das Herzzeitvolumen bei Herzinsuffizienz erniedrigt. Die Symptome dieses „low output syndroms" sind Leistungsschwäche und rasche Ermüdbarkeit.

Bedeutung des Sympathikotonus

Steigerung des Sympathikotonus bewirkt eine Kontraktilitätszunahme, die sich in einer Verschiebung der Starling-Kurve nach oben äußert. Die Herzleistung kann dadurch ohne Zunahme des enddiastolischen Druckes gesteigert werden (positive Inotropie). Dem insuffizienten Herzen steht diese Regulationsmöglichkeit nicht mehr oder nur begrenzt zur Verfügung. Man findet im insuffizienten Herzmuskel eine Abnahme des Catecholamingehalts offenbar als Folge einer verminderten oder aufgehobenen Noradrenalinproduktion an den sympathischen Endplatten. Eine akute Anpassung an Belastung durch Stimulation der sympathischen Herznerven ist also nicht möglich. Andererseits sprechen zahlreiche Befunde für einen gesteigerten Sympathikotonus bei Herzinsuffizienz. Der Catecholaminspiegel und die Ausscheidung von Catecholaminen im Urin sind erhöht. Die Starling-Kurve bei Herzinsuffizienz beinhaltet also bereits den positiv inotropen Effekt der Sympathikusstimulation. Klinisch äußert sich die gesteigerte Catecholaminproduktion in Tachykardie, Rhythmusstörungen und Schweißneigung.
Das suffiziente Herz regelt Herzzeitvolumen bzw. Herzarbeit bei Belastung überwiegend durch eine Zunahme der Inotropie (Abb. 1.2). Der Füllungsdruck bleibt dabei normal. Das insuffiziente Herz steigert das Herzzeitvolumen bei Belastung praktisch ausschließlich über eine Zunahme des „preload" nach dem Starling-Prinzip.

After-load

Die große Bedeutung der Nachlast für die Funktion des linken Ventrikels ist erst in den letzten Jahren richtig erkannt worden. Nachlast ist die Wandspannung, die der Ventrikel zur Erzeugung eines bestimmten intraventrikulären Druckes während der Systole aufbringen muß. Sie hängt nicht nur vom systolischen Blutdruck, sondern auch vom Radius der Kammer ab. Vereinfacht gilt das Laplacesche Gesetz, nach dem die Wandspannung als Quotient von Kammerradius zu Wanddicke wiedergegeben werden kann:

$$S = \frac{P \times R_i}{h}$$

S = Wandspannung
P = Druck in der Kammer
R_i = Innenradius
h = Wanddicke

Daraus folgt, daß ein kleiner Ventrikel geringere Wandspannung zur Erzeugung eines bestimmten intraventrikulären Drucks aufbringen muß als ein großer.

Andererseits ist bei einem großen Ventrikel eine geringere Faserverkürzung notwendig, um ein bestimmtes Volumen zu fördern, als bei einem kleinen Ventrikel.

Ein großer Ventrikel arbeitet mit hohen Wandspannungen, aber kleinem Weg, ein kleiner Ventrikel mit niedrigen Wandspannungen, aber großem Weg.

Da die Spannungsentwicklung beim insuffizienten Herzen gestört ist und die Wandspannung mit zunehmendem Radius ansteigt, verschlechtert die Dilatation bei Herzinsuffizienz die mechanischen Bedingungen insbesondere am druckbelasteten Herzen.

Die Therapie der schweren Herzinsuffizienz mit Vasodilatatoren hat in diesen Überlegungen ihre rationelle Grundlage.

Kontraktilität

Die Frank-Starling-Kurven beschreiben Kontraktilitätsänderungen in Abhängigkeit von der Vordehnung, also bei unterschiedlichen Ausgangsbedingungen vor Beginn der Kontraktion. Die Verschiebung der Starling-Kurven nach links bei erhöhtem Sympathikotonus oder Digitaliseinwirkung bzw. nach rechts bei Herzinsuffizienz repräsentieren Kontraktilitätsänderungen (Zu- oder Abnahme der Inotropie), die unabhängig von der Vordehnung sind. Herzfunktionskurven sind für das Verständnis der Hämodynamik nützlich, vermitteln aber keinen Einblick in die Muskelmechanik.

Einen guten Einblick in die Muskelmechanik geben Kraft-Geschwindigkeits-Kurven, wie sie schematisch in Abb. 1.3 dargestellt sind. Beim insuffizienten Herzen sind die Spannungsentwicklung und Verkürzungsgeschwindigkeit reduziert. Eine Normalisierung der Spannungsentwicklung kann durch Ausnutzung des Frank-Starling-Mechanismus erfolgen; die Verkürzungsgeschwindigkeit bleibt aber vermindert. Durch Herzglykoside wird der Inotropiezustand gebessert, die Kontraktionsparameter werden weitgehend normalisiert, und die Kraft-Geschwindigkeits-Kurve wird der Normalkurve angeglichen. Der Frank-Starling-Mechanismus wird zunehmend entbehrlich: Der enddiastolische Druck sinkt. Die Regulation des Herzzeitvolumens ist also ein Wechselspiel zwischen Änderungen der Kontraktilität (Inotropie) und Ausnutzung des Starling-Mechanismus.

Synergie der Kontraktion

Voraussetzung für eine normale Funktion des Ventrikels ist eine koordinierte Kontraktion der einzelnen Kammerabschnitte. Ein gestörter Ablauf der elektrischen Erregung (z. B. Schenkelblock, obstruktive Kardiomyopathie) kann die Synergie der Kontraktion stören. Häufiger und schwerwiegender sind Funktionsbehinderungen als Folge einer

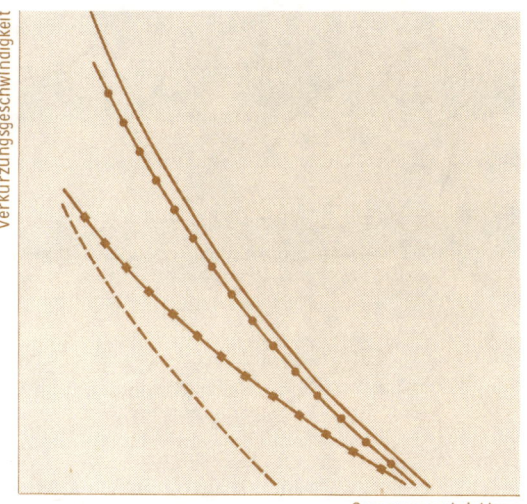

Abb. 1.3 Schematische Darstellung der Kraft-Geschwindigkeits-Beziehung unter verschiedenen Bedingungen. Bei Herzinsuffizienz sind Spannungsentwicklung und Verkürzungsgeschwindigkeit vermindert. Durch Ausnutzung des Frank-Starling-Mechanismus wird die isometrische Kraftentwicklung gesteigert. Die Kontraktionsgeschwindigkeit bleibt erniedrigt. Durch Digitalis wird die Kurve der Norm angeglichen (nach *Strauer*)

——— Normalkurve   ■—■— Starling-Mechanismus
– – – Herzinsuffizienz   ●—●— Digitalis

lokalen Kontraktionsstörung bei normalem Ablauf der elektrischen Erregung. Solche lokalen Kontraktionsstörungen sind ganz überwiegend Ausdruck einer regionalen Zirkulationsstörung bei koronarer Herzkrankheit. Hypokinesie (Kontraktionsminderung), Akinesie (Kontraktionsverlust) und Dyskinesie (systolische Auswärtsbewegung durch ein Aneurysma) repräsentieren unterschiedliche Grade einer lokalen Funktionsbehinderung (Abb. 1.4).

Konzentrische und exzentrische Hypertrophie

Ein weiterer Anpassungsmechanismus an eine Leistungsminderung ist die Entwicklung einer konzentrischen oder exzentrischen Hypertrophie. Auf chronische Druck- oder Volumenbelastung reagiert der Ventrikel mit einer Zunahme der Muskelmasse. Dabei bleibt das Kammervolumen bei Druckbelastung (z. B. Hypertonie, Aortenstenose) im kompensierten Zustand normal groß, die Wanddicke nimmt aber erheblich zu (konzentrische Hypertrophie).

Bei chronischer Volumenbelastung (z. B. Klappeninsuffizienz, Kurzschlüsse, sportliches Training) nimmt dagegen das Kammervolumen zu, während die Wanddicke etwa konstant bleibt (exzentrische Hypertrophie).

Konzentrische- und exzentrische Hypertrophie sind sinnvolle Adaptationen an eine chronische Mehrbelastung.

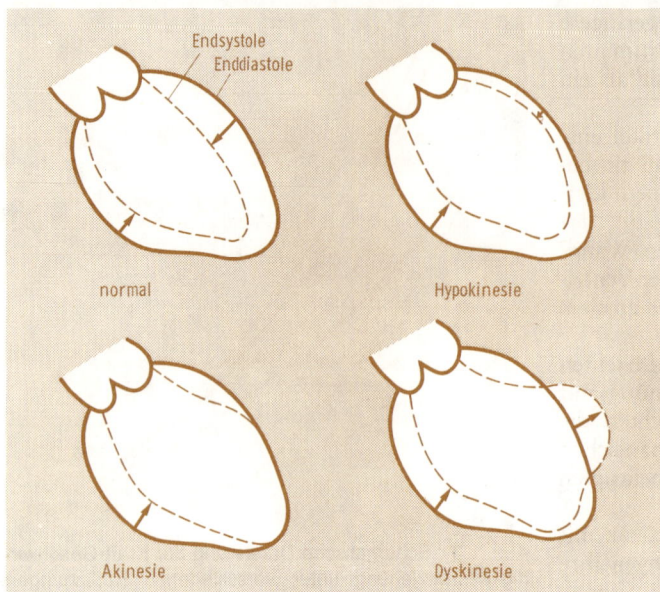

Abb. 1.4 Schematische Darstellung verschiedener Störungen der Synergie der Kontraktion

Wasser- und NaCl-Retention

Die klinische Symptomatik der Herzinsuffizienz wird geprägt
1. durch die Unfähigkeit des Herzens, ein adäquates Herzzeitvolumen zu fördern („forward-failure"), und
2. durch sekundäre Regulationen mit Zunahme des Blutvolumens und Stauungssymptomen („backward-failure").

Die Ausnutzung des Frank-Starling-Mechanismus ist bei Linksinsuffizienz akut möglich. Durch die fehlenden Reservoireigenschaften des Lungenkreislaufs kommt es beim suffizienten rechten Ventrikel sofort zu einem Druckanstieg im Lungenkreislauf und linken Vorhof. Die Vordehnung der linken Kammer nimmt zu, und das Schlagvolumen normalisiert sich. Bei Rechtsinsuffizienz kann dagegen der Füllungsdruck im rechten Ventrikel nicht ohne weiteres gesteigert werden. Die geringe Blutvolumenverschiebung vom Pulmonal- in den Körperkreislauf bedingt keinen Anstieg des zentralen Venendrucks, der akut nur über einen erhöhten Venentonus zunehmen kann.

Der für die chronische Rechtsinsuffizienz typische Anstieg des zentralen Venendrucks mit seinen klinischen Symptomen (Halsvenenstauung, Lebervergrößerung, Ödeme) ist daher nicht unmittelbare Folge des Herzversagens, sondern Ausdruck von Kochsalz- und Flüssigkeitsretention mit einer Ausdehnung des Extrazellularraums.

Die Mechanismen, die bei Rechtsinsuffizienz zu einer gesteigerten Rückresorption von Na^+ und Wasser durch die Niere führen, sind noch nicht befriedigend geklärt und sicher komplexer Natur. Bei der Mehrzahl der Patienten mit Rechtsinsuffizienz ist der Plasmaspiegel von Renin und Angiotensin II erhöht. Angiotensin II ist ein potenter Stimulator der Aldosteronsekretion. Außerdem kann bei Rechtsinsuffizienz der normale Abbau des Aldosterons in der Leber gestört sein, so daß bei einer großen Anzahl von Patienten mit Rechtsinsuffizienz eine erhöhte Aldosteronkonzentration im Serum gefunden wird.

Flüssigkeitsretention mit Anstieg des zentralen Venendrucks ist die Voraussetzung einer wirksamen Ausnutzung des Frank-Starling-Mechanismus, und es erscheint zunächst paradox, den Venendruck durch Saluretika und Aldosteronantagonisten zu senken. Die Beobachtung, daß sich die meisten Patienten unter einer diuretischen Therapie – allerdings wohl immer unter einer gleichzeitigen Digitalisbehandlung – klinisch bessern, spricht dafür, daß die Regulation oft überschießend ist, wodurch der Gipfel der Starling-Kurve überschritten wird.

Krankheitsbild

In vielen Fällen ist chronische Herzinsuffizienz gleichbedeutend mit einer Links- und Rechtsherzinsuffizienz (Globalinsuffizienz). Aus didaktischen Gründen ist aber eine getrennte Besprechung von Links- und Rechtsherzinsuffizienz zweckmäßig.

Linksherzinsuffizienz

Die Leitsymptome der Linksherzinsuffizienz sind Dyspnoe, Tachypnoe und hartnäckiger Husten („Stauungsbronchitis"), objektiv gekennzeichnet durch Hyperventilation mit respiratorischer Alkalose. Bei der Entstehung der Atemnot spielen sicher mehrere Faktoren eine Rolle, wie Vermehrung der Atemarbeit durch verminderte Dehnbarkeit der gestauten Lungen (restriktive Ventilationsstörung), Hypoxie und wahrscheinlich durch Dehnung auslösbare Reflexe, deren Rezeptoren in den Lungengefäßen vermutet werden. Darüber hinaus liegt meist eine obstruktive Ventilationsstörung vor, die z. T. durch Schleimhautschwellung in den kleineren Bronchien, anderseits durch einen echten Bronchospasmus bedingt wird. Auch hier werden Reflexbögen vom Pulmonalgefäßsystem angenommen. Vitalkapazität, Atemgrenzwert und meist auch der Atemstoßtest (Tiffeneau-Test) sind eingeschränkt.

Die Zyanose ist überwiegend Folge der gestörten Diffusion. Objektiv geht dem Grad der Lungenstauung eine Zunahme der alveolär-arteriellen O_2-Druck-Differenz ($AaDO_2$) parallel.

Je nach Grad der Lungenstauung finden sich dezente bis ausgeprägte basale oder diffuse feinblasige Rasselgeräusche bis zum Vollbild des *Lungenödems*. Die Erkennung des Lungenödems bereitet keine diagnostischen Schwierigkeiten. Charakteristisch sind ausgeprägte diffuse feinblasige Rasselgeräusche, hochgradige Atemnot und Zyanose und in schweren Fällen blutig tingierter schaumiger Auswurf. Meist ist das Rasseln ohne Stethoskop zu hören.

Das Ödem ist zunächst im Interstitium lokalisiert. Bei Zunahme des Linksherzversagens und unzureichender Lymphdrainage tritt Ödemflüssigkeit in die Alveolen aus. Erst dann können Rasselgeräusche entstehen.

Der 2. Pulmonalton ist wegen der Drucksteigerung im Lungenkreislauf betont.

Ein wenig beachtetes, aber zuverlässiges Symptom für ein Linksherzversagen ist das Auftreten eines 3. Herztones in der frühen Diastole. Er entsteht durch das rasche Einströmen von Blut in den linken Ventrikel bei hohem Druck im linken Vorhof zu Beginn der Diastole. Er fällt mit der schnellen Füllungswelle der Herzspitzenstoßkurve zusammen. Der 3. Herzton ist bei Jugendlichen physiologisch. Beweisend für eine Linksinsuffizienz ist das Neuauftreten bzw. das Verschwinden des Tones während der Behandlung. Da meist eine Tachykardie vorliegt, kann ein Galopprhythmus entstehen. Seltener ist das Auftreten eines 4. Herztones (Vorhofton), der kurz hinter der P-Zacke des EKG lokalisiert ist. Bei schneller Herzfrequenz entsteht durch Zusammenfallen des 3. und 4. Herztones ein Summationsgalopp.

Bei chronischer Linksinsuffizienz treten strukturelle Umwandlungen an den Lungengefäßen mit Verminderung der Permeabilität und eine Steigerung der Lymphdrainage auf, so daß höhere intravasale Drucke toleriert werden. Bei Mitralvitien werden Mitteldrucke im linken Vorhof von über 40 mm Hg beobachtet, ohne daß ein Lungenödem auftritt.

Ein besonders charakteristisches Symptom der Linksherzinsuffizienz ist das *Asthma cardiale*, Anfälle von Atemnot, die in der Regel nachts, also während körperlicher Ruhe, auftreten. Es kommt besonders bei arterieller Hypertonie, bei Aorten- und bei Mitralklappenfehlern vor. Der Mechanismus ist nicht sicher geklärt und wahrscheinlich nicht einheitlich. Eine Rolle spielt offenbar die flache Lagerung während des Schlafes mit Förderung des venösen Rückstroms. Möglicherweise kommt es auch zu einer nächtlichen Erhöhung des Blutvolumens bei Patienten mit latenten Ödemen durch Verlagerung von extravasaler Ödemflüssigkeit in den Intravasalraum. Dafür würde die günstige Wirkung von salzarmer Kost und Diuretika sprechen.

Der Patient erwacht mit Atemnot, Angstgefühl und Herzklopfen. Meist tritt prompte Besserung nach Aufstehen und Öffnen des Fensters ein. Dieser Effekt scheint im wesentlichen Folge einer Neuverteilung des Blutvolumens bei aufrechter Körperhaltung mit Abfall des venösen Rückstroms zu sein.

Röntgenbefunde. Röntgenologisch sind schon leichtere Formen der Linksinsuffizienz durch vermehrte periphere Gefäßzeichnung der Lunge und Erweiterung der zentralen Lungengefäße charakterisiert. Die Erweiterung betrifft zunächst die Pulmonalvenen, bei chronischer Lungenstauung auch die Pulmonalarterien. Als Vergleichsmaß dient die Pars intermedia der rechten Pulmonalarterie in Höhe des Bronchus intermedius, die auf a.-p. Bildern meist gut zu erkennen ist und einen Durchmesser von maximal 15 mm beim Erwachsenen aufweisen darf.

Feine horizontal verlaufende Linien (Kerleysche B-Linien) in den Phrenikokostalwinkeln bei chronischer Lungenstauung werden als erweiterte Lymphgefäße aufgefaßt. Seltener sind feine radiär vom Hilus nach lateral oben verlaufende Linien (Kerleysche A-Linien).

Beim Lungenödem ist eine zunehmende, mehr parahilär oder basal angeordnete fleckige Trübung nachweisbar, die Zeichen des vermehrten interstitiellen und alveolären Flüssigkeitsgehaltes ist. Bei der Entstehung der fleckigen Trübung können auch kleine hämorrhagische Lungeninfarkte beteiligt sein. Die Deutung solcher Befunde bereitet zusammen mit der klinischen Symptomatik selten Schwierigkeiten. Sehr ähnlich kann allerdings eine „fluid lung" bei Patienten mit Niereninsuffizienz und Überwässerung aussehen (s. Erkrankungen der Niere und der ableitenden Harnwege, Bd. II, Kap. 5).

Rechtsherzinsuffizienz

Die Erkennung der *akuten* Rechtsherzinsuffizienz kann sehr schwierig sein. Der Venendruck ist nur gering erhöht oder sogar normal, Stauungssymptome fehlen. Im Vordergrund steht oft eine Schocksymptomatik durch akuten Abfall des Herzzeitvolumens mit peripherer Zyanose, kalten feuchten Akren, Tachykardie und Atemnot. Das Elektrokardiogramm zeigt nur in etwa 50% der Fälle das Bild des „akuten Cor pulmonale". Einen Hinweis über den Grad des Herzzeitvolumenabfalls gibt die zentralvenöse O_2-Sättigung, die durch vermehrte periphere Ausschöpfung stark erniedrigt ist (normal 75%). Über eine peripher punktierte Vene wird ein dünner Kunststoffkatheter bis in die Gegend des rechten Vorhofs vorgeschoben, der zur Blutentnahme, Messung des zentralen Venendruckes und zur Applikation von Medikamenten benutzt werden kann. Die Messung des Herzzeitvolumens durch Indikatorverdünnungskurven ist an relativ aufwendige Apparaturen gebunden und daher für die Routinediagnostik ungeeignet.

Bei der *chronischen Rechtsherzinsuffizienz* ist die Atemnot meist geringer ausgeprägt als bei der Linksinsuffizienz mit Lungenstauung. Die Herzfrequenz ist in der Regel erhöht. Leichte Ermüdbarkeit und Leistungsminderung können das Bild beherrschen. Die meisten objektiven Symptome der chronischen Rechtsherzinsuffizienz sind Folge sekundärer regulativer Vorgänge mit Natrium- und Wasserretention und einer Drucksteigerung im venösen Körperkreislauf durch Zunahme des Blutvolumens.

Ein Maß für die Druckerhöhung in den zentralen Venen ist die *Halsvenenentstauung*. Bei langsamem Aufrichten des Patienten bis zum Verschwinden der Halsvenenfüllung kann der Venendruck durch Fällung des Lotes bis zur Höhe des rechten Vorhofes grob quantitativ bestimmt werden.

Ödeme finden sich vorwiegend an den abhängigen Körperpartien, also im Bereich der unteren Extremitäten, bei bettlägerigen Patienten außerdem im Bereich des Rückens (Os sacrum).

Die Drucksteigerung im Kapillarbereich muß den kolloidosmotischen Druck 30 mmHg überschreiten, damit Ödeme entstehen können. Da bei der chronischen Herzinsuffizienz auch der Druck in den Lymphgefäßen erhöht ist, treten Ödeme bereits bei Drucken auf, die bei einer lokalen venösen Abflußbehinderung mit intaktem Lymphsystem nicht zur Ausbildung eines Ödems führen würden.

Die *Druckerhöhung in den intestinalen Venen*, wahrscheinlich kombiniert mit einer hypoxisch bedingten Zunahme der Permeabilität, ist Ursache von Aszites, der allerdings meist wenig ausgeprägt ist und sich dem klinischen Nachweis entzieht. Auch ein Milztumor ist klinisch selten nachweisbar. Die Stauungsmilz ist weich und druckschmerzhaft und überragt kaum den linken Rippenbogen. Subjektive Symptome der gastrointestinalen Stauung sind Appetitlosigkeit, Übelkeit und seltener Erbrechen. Mit feineren Methoden lassen sich manchmal Resorptionsstörungen nachweisen, die klinisch aber in der Regel asymptomatisch bleiben. Die Resorption von Medikamenten wird aber unter diesen Bedingungen unsicher und schwer kontrollierbar, was insbesondere bei der Digitalis- und Diuretikabehandlung zu berücksichtigen ist. Inwieweit die Ausbildung einer kardialen Kachexie Folge von Resorptionsstörungen bei chronischer Rechtsinsuffizienz ist, ist nicht geklärt. Ein Eiweißverlust in den Darm (exsudative Enteropathie) ist offenbar häufig, erreicht aber ebenfalls nur selten Grade mit klinischer Symptomatik.

Die *Stauungsleber* ist weich, oft druckschmerzhaft und kann den Rippenbogen über Handbreite überragen. Bei chronischer Stauung werden von den Zentralvenen ausgehende frischere und ältere Nekrosen beobachtet, die durch Bindegewebe ersetzt werden. Die bindegewebigen Narben können schließlich einzelne Lobuli miteinander verbinden. Regenerationsherde sind im Vergleich zur postnekrotischen Leberzirrhose sehr selten. Nach Rekompensation kommen die Umwandlungsprozesse zum Stehen. Der Übergang in eine eigenständige kardiale Zirrhose ist sehr selten.

Leberfunktion. Das Serumbilirubin liegt meist im oberen Normbereich, selten über 2 mg/dl (34 µmol/l), kann aber Werte über 10 mg/dl (170 µmol/l) erreichen und zum Bild des schweren Stauungsikterus führen. Bei hohen Bilirubinwerten ist differentialdiagnostisch an Lungenembolien zu denken. Darüber hinaus werden leichte Erhöhungen der Transaminasen und der alkalischen Phosphatase und ein Abfall des Quick-Wertes beobachtet. Eine kardial bedingte Leberinsuffizienz ist eine Rarität.

Nierenfunktion. Der Urin ist konzentriert (spezifisches Gewicht über 1,020. Geringe Eiweißausscheidungen können auftreten. Seltener sind geringer Anstieg des Kreatinins und des Rest-N-Harnstoffs und eine Erniedrigung der Kreatinin-Clearance. Die Veränderungen sind reversibel. Eine schwere Einschränkung der Nierenfunktion gehört nicht zur Symptomatik der Rechtsherzinsuffizienz. In vielen Fällen ist die Urinausscheidung während der Nacht erhöht (Nykturie), da Ödemflüssigkeit verlagert und z. T. ausgeschieden wird. Beim bettlägerigen Patienten ist die nächtliche Flüssigkeitsausscheidung nicht vermehrt.

Periodische Atmung (Cheyne-Stokes-Atmung) wird gelegentlich bei schwerer Herzinsuffizienz beobachtet. Sie ist vermutlich auf regionale Zirkulationsstörungen im Atemzentrum zurückzuführen und verschwindet nach Besserung der Kreislaufsituation.

Elektrokardiogramm. Es gibt keine für die Links- oder Rechtsherzinsuffizienz charakteristischen Veränderungen des Elektrokardiogramms. Die gefundenen EKG-Veränderungen sind Ausdruck der Grundkrankheit, deren Folge das Herzversagen ist. Sie werden in den Spezialkapiteln besprochen.

Kardiogener Schock

Der kardiogene Schock ist eine Sonderform der Herzinsuffizienz, bei der die Förderleistung des Herzens aus primär kardialen Ursachen akut so stark herabgesetzt ist, daß es zu einer inadäquaten regionalen Gewebsdurchblutung mit lokaler Hypoxie und Azidose kommt.

Ursächlich kommen in Frage schwerste akute myokardiale Schädigungen (Herzinfarkt, diffuse Myokarditis), akute Rechtsüberlastung (Lungenembolie), Herztamponade und akute Veränderungen der Hämodynamik, z. B. durch Ruptur eines Sinus-Valsalvae-Aneurysmas, durch akute Mitralinsuffizienz bei Sehnenfadenriß (bakterielle Endokarditis, Herzinfarkt mit Papillarmuskelbeteiligung) oder durch Perforation des Kammerseptums bei Septuminfarkt. Auch Rhythmusstörungen (extreme Tachykardie oder Bradykardie) können Ursache eines kardiogenen Schockzustandes sein.

Klinisch ist der Zustand gekennzeichnet durch Zentralisation des Kreislaufs mit kalten, feuchten Extremitäten, Blutdruckabfall, Atemnot und Tachykardie. Das Bewußtsein ist häufig klar.

Die Prognose ist bei der Schwere der auslösenden Herzerkrankung meist schlecht. Die Mortalität des kardiogenen Schocks bei Herzinfarkt liegt z. B. heute noch bei 80–100%. Je länger der Zustand besteht, um so weniger ist er therapeutisch beeinflußbar. Symptomatik, Pathophysiologie und Therapie werden im Kapitel Schock ausführlich dargestellt.

Therapie

Allgemeinbehandlung

Falls die Ursache einer Herzinsuffizienz eruierbar ist, sollte eine kausale Therapie angestrebt werden. Zur Sofortbehandlung zwingen akute Linksinsuffizienz, Rhythmusstörungen wie extreme Tachykardie oder Bradykardie (S. 1.68), Herztamponade bei Perikarditis oder das rezidivierend auftretende Lungenödem bei hypertonen Krisen. Hyper- oder Hypothyreose, schwere Anämien, insbesondere bei älteren Menschen, können eine Herzinsuffizienz auslösen und bedürfen entsprechender Behandlung. Chronische pulmonale Infekte oder rezidivierende Lungenembolien können Ursache einer Herzinsuffizienz sein. Manchmal läßt sich eine Herzinsuffizienz erst nach operativer Korrektur eines Klappenfehlers beseitigen.

Nach erfolgter Rekompensation ist die Prophylaxe für den weiteren Verlauf entscheidend. In den meisten Fällen ist eine medikamentöse Dauerbehandlung mit sorgfältiger Überwachung der Digitalistherapie und Kontrolle des Flüssigkeits- und Elektrolythaushaltes erforderlich.

Bettruhe sollte nur bei schwer herzinsuffizienten Patienten prinzipiell gefordert werden. Die Dauer richtet sich nach dem Verlauf. Die Gefahren der Bettruhe, hypostatische Pneumonie, Thrombose und Embolie, sind durch Atem- und Bewegungsübungen nicht ganz zu bannen, so daß von manchen Autoren bei schwerer Herzinsuffizienz eine Antikoagulantienbehandlung empfohlen wird. Insbesondere bei älteren Patienten ist bei jedem Verdacht eines beginnenden Infektes eine antibiotische Behandlung gerechtfertigt.

Hochlagerung des Oberkörpers wird von den meisten Patienten angenehm empfunden und ist bei Linksinsuffizienz auch theoretisch begründet. In den meisten Fällen genügt eine weitgehende Einschränkung der körperlichen Aktivität (Lehnstuhlbehandlung).

Eine besondere *Diät* ist bei Herzkranken nicht erforderlich. Adipöse Patienten sollen aber abnehmen (800–1000 kcal bzw. 3350–4200 kJ/Tag). Lediglich eine Einschränkung der Kochsalzzufuhr ist notwendig, da eine Natriumretention ein wesentlicher Faktor der Ödementstehung ist. Eine Kochsalzrestriktion ist nur dann wirksam, wenn die Zufuhr maximal 1 g/Tag beträgt. Bei der Aufstellung eines Diätplanes muß daher der Kochsalzgehalt der einzelnen Nahrungsbestandteile berücksichtigt werden. Die kochsalzarme Diät wird von den meisten Patienten nicht eingehalten, obwohl sie durch Gewürze durchaus schmackhaft gemacht werden kann. Zahlreiche im Handel befindliche Spezialkochbücher geben Hinweise, wie eine salzarme Kost ohne zu große Opfer für den Patienten zubereitet wird. Eine *Flüssigkeitsbeschränkung* ist unter diesen Bedingungen selten erforderlich.

Durch die moderne Diuretika hat die streng kochsalzarme Ernährung (Reis- und Safttage) an Bedeutung verloren.

Kaffee, Tee und geringe Mengen Alkohol sind bei Herzinsuffizienz nicht kontraindiziert.

Glykosidbehandlung

Seit der ersten Anwendung durch WITHERING 1785 sind die herzwirksamen Glykoside wichtigster Bestandteil der Behandlung einer Herzinsuffizienz.

Pharmakologie der Glykoside

Wahrscheinlich liegt bei den durch Glykoside beeinflußbaren Formen der Herzinsuffizienz eine Störung des Ca^{2+}-Stoffwechsels in der hypertrophen Herzmuskelfaser vor, die durch Glykoside verbessert oder normalisiert wird. Calciumionen sind zur Aktivierung des kontraktilen Apparates erforderlich. Während der elektrischen Erregung der Herzmuskelzelle kommt es zu einem passiven Einstrom von Na^+- und einem Ausstrom von K^+-Ionen. In der Diastole wird durch einen aktiven Transportmechanismus K^+ in die Zelle zurückgepumpt, während Na^+ ausströmt. Durch Glykoside wird die für diesen Transport notwendige Membran-ATPase gehemmt, so daß sich der K^+/Na^+-Quotient verschiebt. Gleichzeitig kommt es zu einer Zunahme des rasch austauschbaren Ca^{2+} durch Freisetzung von Ca^{2+}-Ionen aus dem endoplasmatischen Retikulum und gesteigerten Austausch zwischen Extra- und Intrazellularraum. Die NaK-aktivierbare Membran-ATPase ist als der eigentliche Digitalisrezeptor aufzufassen.

Pharmakologisch wirken die Glykoside positiv inotrop. Insbesondere am insuffizienten Herzmuskel läßt sich im therapeutischen Bereich eine Zunahme der Kontraktilität nachweisen. Der negativ chronotrope Effekt (Frequenzverlangsamung) geht der Rekompensation parallel, ist also überwiegend eine Folge der verbesserten Kreislaufsituation. Allerdings läßt sich am isolierten Herzen auch ein direkt hemmender Einfluß auf den Sinusknoten nachweisen.

Die Refraktärzeit der Vorhof- und Kammermuskulatur wird unter Digitalis verkürzt, die Leitungsgeschwindigkeit im Vorhof und Reizleitungssystem wenig beeinflußt.

Dagegen nimmt die Leitungsgeschwindigkeit im Bereich des AV-Knotens mit steigender Dosis ab. Elektrokardiographisch werden zunehmende PQ-Verlängerungen bis zur Überleitungsblockierung im toxischen Bereich beobachtet. Die Verlangsamung der Kammerfrequenz bei Vorhofflimmern ist ebenfalls Ausdruck der Leitungshemmung im AV-Knoten.

Pharmakologische Eigenschaften der Glykoside

Der kardiale Effekt der einzelnen Glykoside ist nach heutiger Kenntnis qualitativ identisch. Nur Reinglykoside, deren pharmakologische Eigenschaften bekannt sind, sollten verwendet werden. Digoxin und seine Derivate sowie Digitoxin werden allen therapeutischen Situationen gerecht. Strophanthin wird auch in Deutschland heute kaum noch benutzt, da es bei intravenöser Applikation keine Vorteile gegenüber Digoxin bietet. Eine orale Behandlung mit Strophanthin ist wegen der geringen und inkonstanten Resorption nicht zu vertreten. Auch für den Einsatz von Digitaloiden gibt es heute keine Indikation. Sie haben bei adäquater Dosierung die gleichen Nebenwirkungen wie Digoxin und Digitoxin bei unübersichtlicher Kinetik.

Aus praktisch therapeutischen Erfordernissen soll sich die weitere Diskussion auf Digoxin und Digitoxin beschränken.

Die Anwendung eines Glykosids setzt die Kenntnis der pharmakologischen Kenndaten voraus:
a) Wirkungseintritt,
b) Resorptionsquote,
c) Wirkungsdauer (Abklingquote),
d) Wirkungsdosis.

Wirkungseintritt

Durch Messung der Kontraktionsparameter (vgl. S. 1.4) oder des Druckabfalls in der Pulmonalarterie bei Linksinsuffizienz läßt sich nachweisen, daß der kardiale Effekt nach intravenöser Injektion von β-Methyldigoxin und Strophanthin am schnellsten einsetzt. Die Wirkung von Digoxin und Digitoxin tritt etwas später ein (Tab. 1.2).

Resorptionsquote

Die Resorption der Glykoside aus dem Darm erfolgt passiv durch Diffusion. Sie ist abhängig von der Lipoidlöslichkeit des einzelnen Glykosids. β-Methyldigoxin und Digitoxin werden wegen ihrer hohen Lipoidlöslichkeit nahezu vollständig resorbiert, während die Resorption von Strophanthin nur zwischen 2–5% liegt. Acetyldigoxin wird mit ca. 80% besser resorbiert als reines Digoxin.

Die Resorption erfolgt bei den einzelnen Glykosiden unterschiedlich schnell. Besonders rasch wird Methyldigoxin resorbiert, das etwa 1 Stunde nach oraler Gabe die höchste Serumkonzentration erreicht. Sie liegt bei gleicher Dosierung wesentlich höher als bei Acetyldigoxin und Digoxin.

Wenig beachtet wurde bisher die Bedeutung der galenischen Aufbereitung der verschiedenen Digoxinpräparate. Die *biologische Verfügbarkeit*, d. h. die prozentuale Resorption des in Tablettenform zugeführten Digoxins, kann bei den einzelnen Firmenpräparaten erheblich schwanken. Eine Glykosidbehandlung kann daher am sichersten mit einem Präparat durchgeführt werden, das eine konstant hohe Resorptionsquote aufweist (Acetyldigoxin, β-Methyldigoxin, Digitoxin).

Die Resorption kann zusätzlich beeinflußt werden durch Darmmotilität, Laxantienabusus, Darmresektionen oder -fisteln. Wahrscheinlich ist die Resorption in Einzelfällen auch bei Rechtsherzinsuffizienz gestört. Eine Pankreasinsuffizienz scheint dagegen keinen Einfluß auf die Glykosidresorption zu haben.

Wirkungsdauer (Abklingquote)

Die Wirkungsdauer der Glykoside wird bestimmt durch die Ausscheidung über Niere und Darm sowie durch den Metabolismus.

Die Ausscheidung über die Niere ist um so größer, je geringer die Eiweißbindung des Glykosids ist. Strophanthin mit einer Eiweißbindung von ca. 5% wird praktisch ausschließlich über die Nieren ausgeschieden. Die Wirkungsdauer des Strophanthins ist also streng der Nierenfunktion korreliert. Bei normaler Nierenfunktion liegt der tägliche Wirkungsverlust bei ca. 40%.

Digoxin wird ebenfalls weitgehend unverändert durch die Nieren ausgeschieden, zu einem wechselnden Anteil aber auch biliär eliminiert. Seit Digoxin radioimmunologisch bestimmt werden kann, haben sich unsere Vorstellungen über die Ausscheidung des Digoxins gewandelt. Es können z. Z. keine für den Einzelfall verbindlichen Angaben über den prozentualen täglichen Wirkungsverlust gemacht werden. Zweifellos ist aber die Digoxinausscheidung ebenfalls der Nierenfunktion korreliert. Mit abfallender Kreatinin-Clearance nimmt auch die Digoxinausscheidung ab. Bei anurischen Patienten wird aber noch immer ein täglicher Wirkungsverlust durch biliäre Ausscheidung von ca. 14% gefunden. Die in der amerikanischen Literatur häufig verwendete Formel:

$$\text{täglicher Wirkungsverlust (\%)} = 14 + \frac{\text{Kreatinin-Clearance in ml/min}}{5}$$

errechnet für den Nierengesunden einen täglichen Wirkungsverlust von ca. 35%. Möglicherweise ist die biliäre Ausscheidung bei Nierengesunden aber doch geringer als 14%, so daß zu hohe Abklingquoten errechnet werden. Sicher erscheint heute, daß der tägliche Wirkungsverlust nicht, wie bisher angenommen, bei 15–20%, sondern etwa bei 25 bis 30% liegen dürfte. Hieraus ergeben sich Kon-

Tabelle 1.2 Wirkungseintritt nach i.v. Injektion eines Glykosids (nach *Larbig*)

Herzglykosid	Minuten
β-Methyldigoxin	1– 5
Strophanthin	1– 5
Digoxin	10–20
Digitoxin	10–20

Tabelle 1.3 Vollwirkdosis, Resorptionsquote, Abklingquote und Erhaltungsdosis der gebräuchlichsten Glykoside

Glykosid	Mittlere Vollwirkdosis (mg)	Resorptionsquote (%)	Abklingquote (%)	Mittlere Erhaltungsdosis (mg) oral	i.v.	Biologische Halbwertszeit	Therapeutische Serumkonzentration ng/ml (nmol/l)	Handelspräparate*
Digoxin	0,8–1,4	etwa 60	25–30	0,3–0,4	0,3	2,3 Tage	0,9–2,2 (1,2–2,8)	Digacin Lanicor
Acetyldigoxin	0,8–1,4	etwa 80	25–30	0,3	nicht im Handel, da mit Digoxin wirkungsgleich	2,3 Tage	0,9–2,2 (1,2–2,8)	Novodigal Sandolanid
β-Methyldigoxin	0,8–1,4	90–100	25–30	0,2	0,2	2,3 Tage	0,9–2,2 (1,2–2,8)	Lanitop
Digitoxin	0,8–1,4	90–100	7–12	0,1	0,1	6–9 Tage	12–28 (15–36)	Digilong Digimerck Digitoxin verschiedener Hersteller Lanatoxin Purodigin Bürger

* Die Liste der Handelspräparate erhebt keinen Anspruch auf Vollständigkeit

sequenzen bei der Errechnung der Vollwirkdosis und die Notwendigkeit, nicht schematisch, sondern individuell nach klinischen Kriterien zu dosieren. In Einzelfällen kann auf die Bestimmung des Digoxinspiegels im Serum nicht verzichtet werden. Digitoxin hat eine sehr hohe Eiweißbindung und wird in der Leber weitgehend metabolisiert, wobei zum Teil kardioaktive Metaboliten (z. B. Digoxin) entstehen. Das über die Galle ausgeschiedene Digitoxin wird zu einem wesentlichen Anteil über den enterohepatischen Kreislauf rückresorbiert, so daß der tägliche Wirkungsverlust nur bei ca. 7–12% liegt. Die Nierenfunktion braucht bei der Dosierung von Digitoxin praktisch nicht berücksichtigt zu werden.

Vollwirkdosis

Unter Vollwirkdosis versteht man die Menge Glykosid, die bei optimaler Glykosidwirkung im Körper vorhanden ist bzw. die bei einmaliger Gabe die volle Digitaliswirkung hervorruft. Nach den neueren Untersuchungsbefunden liegt die Vollwirkdosis für Digoxin und Digitoxin erheblich niedriger als früher angenommen. Sie hängt wesentlich ab vom Körpergewicht und läßt sich im „steady state" nach der einfachen Beziehung

$$\text{Wirkungsdosis (mg)} = \frac{\text{täglich resorbierte Dosis (mg)}}{\text{Abklingquote}} \cdot 100$$

berechnen.

Bei einer täglichen Gabe von 0,3 mg β-Methyldigoxin und einer Abklingquote von ca. 25% errechnet sich eine Vollwirkdosis von 1,2 mg. Die gleichen Überlegungen gelten für Acetyldigoxin und Digoxin. Bei schneller Digitalisierung besteht daher die Gefahr der Überdosierung, wenn man sich nach älteren Schemata richtet, in denen für Digoxin und seine Derivate eine Vollwirkdosis von 2,0 mg angegeben wird. Da der Verteilungsraum für Glykoside vom Körpergewicht abhängt, empfehlen amerikanische Autoren bei oraler Gabe von Digoxin eine Anfangsdosis von 8–15 μg/kg innerhalb von 12–15 Stunden. Wegen der unvollständigen Resorption muß die Dosis bei intravenöser Behandlung um 25–40% reduziert werden.
Auch für Digitoxin wird heute nicht mehr eine Vollwirkdosis von 2,0 mg, sondern von 0,8–1,4 mg entsprechend einer Abklingquote von 7–12% angenommen (Tab. 1.3).

Durchführung der Behandlung

Die individuelle Vollwirkdosis kann von Patient zu Patient um ± 50% schwanken und variiert auch beim einzelnen Patienten. Die toxische Dosis liegt für alle Glykoside etwa 50% oberhalb der individuellen Vollwirkdosis, die therapeutische Breite der Digitalisglykoside ist damit verhältnismäßig gering. Eine beginnende Digitaliswirkung ist bei 25% der Vollwirkdosis anzunehmen.
Die Wirkung der Glykoside wird vor allem durch Kalium- und Calciumionen beeinflußt. Die Wirkung ist verstärkt bei niedrigem Serumkalium und erhöhtem Serumcalcium, vermindert bei niedrigem Serumcalcium und erhöhtem Serumkalium. Auch bei normalem Serumkaliumgehalt kann die Digitalisempfindlichkeit durch einen intrazellulären Kaliummangel erhöht sein. Durch die zusätzliche Anwendung von Saluretika sind Elektrolytverschiebungen heute eine häufige Ursache von Digitalisunverträglichkeit.
Die Wahl des Glykosids und die Aufsättigungsgeschwindigkeit richten sich nach der Schwere des Einzelfalles. Bei parenteralem Beginn der Behandlung sollte ein Glykosid verwendet werden, das später oral weitergegeben werden kann. Vor- und Nachteile von Digoxin und Digitoxin sind in Tab. 1.4 zusammengestellt. Digoxin wird den an ein Glykosid gestellten Forderungen in fast allen Situation am besten gerecht. Die *schnelle Sättigung* sollte nur in Notfallsituationen durchgeführt wer-

Tabelle 1.4   Eigenschaften von Digoxin und Digitoxin

	Vorteile	Nachteile
Digoxin	Genügend rascher Wirkungseintritt in ca. 20 Min. bei i.v. Injektion. Zur Notfallbehandlung geeignet. Durch mittelschnellen Wirkungsverlust gut steuerbar. Orale Behandlung kann mit gleichem Präparat fortgesetzt werden. In Form des β-Methyldigoxins ca. 100% Resorption, so daß dann intravenöse und orale Erhaltungsdosis gleich sind. Schneller Wirkungseintritt von β-Methyldigoxin	Offenbar bei schwerer Rechtsherzinsuffizienz geringere Resorption. Bei Niereninsuffizienz Gefahr der Überdosierung
Digitoxin	Sehr gute Resorption. Intravenöse und orale Dosierung identisch. Sehr konstante Wirkspiegel wegen geringer Abklingquote. Weitgehend unabhängig von Nierenfunktion	Wegen langsameren Wirkungseintritts zur Notfallbehandlung ungeeignet. Bei Überdosierung zu langsamer Wirkungsverlust

den (akute Links- oder Rechtsinsuffizienz). Es können bis zu 50% der Vollwirkdosis langsam injiziert werden, danach wird in stündlichen Abständen eine kleine Glykosiddosis (0,25 mg Digoxin) bis zum Eintreten des therapeutischen Effektes bzw. bis zur Erreichung der Vollwirkdosis nachgegeben. Digitoxin ist für die schnelle Aufsättigung ungeeignet.

Die akute Linksinsuffizienz ist heute zunächst eine Indikation zur Anwendung von Vasodilatatoren (Nitrate, Nitroprussid), Dopamin bzw. Dobutamin und schnell wirksamen Diuretika (Furosemid). Die Digitalisbehandlung gehört nicht zu den Erstmaßnahmen, und ihr Wert beim akuten Herzversagen ist umstritten.

Die *mittelschnelle Sättigung,* bei der die Vollwirkdosis nach 3–4 Tagen erreicht ist, wird in der Praxis am häufigsten durchgeführt. Dabei ist die orale Applikation zu bevorzugen, die allein zur Dauertherapie geeignet ist. Bei Verwendung von Digoxin wird davon ausgegangen, daß die Vollwirkdosis 0,01 mg/kg Körpergewicht, maximal 0,02 mg/kg beträgt.

Bei *langsamer Sättigung* wird gleich mit der Erhaltungsdosis begonnen. Die volle Wirkung ist bei Digoxin nach ca. 8 Tagen, bei Digitoxin erst nach 4 Wochen erreicht. Für ambulante Patienten ist dies die einfachste und sicherste Form der Digitalisbehandlung und immer dann zu empfehlen, wenn der Zustand des Patienten eine zeitliche Verzögerung des Wirkungseintritts erlaubt.

Digitalisintoxikation

Wegen der geringen therapeutischen Breite ist die Gefahr einer Überdosierung besonders hoch. Es konnte in den letzten Jahren gezeigt werden, daß bis zu 5% der digitalisierten stationären Patienten toxische Glykosidwirkungen zeigen und daß bei diesen Patienten mit einer Letalität von 5–10% durch unbeherrschbare Rhythmusstörungen gerechnet werden muß.

Die Kenntnis der subjektiven und objektiven Symptome der Glykosidintoxikation ist daher Voraussetzung für jede Behandlung. In Tab. 1.5 sind subjektive Symptome einer Intoxikation zusammengestellt.

Folgende klinische Symptome weisen auf eine Digitalisintoxikation hin:

1. Fortbestehen einer Tachykardie (Ausnahmen: Cor pulmonale, Myokarditis, Hyperthyreose, Fieber, Herztamponade),
2. Zunahme der Pulsfrequenz nach vorübergehender Verlangsamung (toxische Sinustachykardie, Vorhoftachykardie, Vorhofflattern mit schneller Überleitung, Kammertachykardie),
3. Auftreten einer Arrhythmie, die vorher nicht bestanden hat (ventrikuläre Extrasystolen, oft polymorph oder in Form eines Bigeminus),
4. Pulsverlangsamung unter 50/min,
5. Verschlechterung des Allgemeinzustandes unter Digitalisbehandlung.

Tabelle 1.5   Subjektive Symptome einer Glykosidintoxikation

Allgemeinsymptome:	Müdigkeit Schwäche
Gastrointestinale Symptome:	Appetitlosigkeit Übelkeit Erbrechen Durchfälle
Zentralnervöse Symptome:	Sehstörungen Unruhe Schlaflosigkeit Schwindel Desorientiertheit Apathie

Bei Auftreten eines dieser Symptome müssen eine EKG-Kontrolle und evtl. eine Bestimmung des Serumglykosidspiegels durchgeführt werden. Elektrokardiographische Veränderungen während Digitalisbehandlung und bei Digitalisintoxikation sind in Tab. 1.6 zusammengestellt. Besondere Schwierigkeiten macht die Erkennung einer Digitalisintoxikation bei Schrittmacherpatienten, da eine Bradykardie nicht auftreten kann und ventrikuläre Extrasystolen häufig durch die Schrittmacherstimulation überspielt werden. Auch die PQ-Zeit oder Veränderungen des Kammerendteils können bei diesen Patienten nicht zur Beurteilung der Digitaliswirkung herangezogen werden.

Ein sicher beweisendes EKG-Symptom für eine Glykosidintoxikation gibt es nicht, da alle beschriebenen EKG-Veränderungen auch Ausdruck der Grundkrankheit sein können. Im Zweifelsfall sollte die Digitalisbehandlung unterbrochen und der Glykosidspiegel bestimmt werden.

Ursachen der Glykosidintoxikation. Die meisten Glykosidintoxikationen treten unter üblicher Dosierung auf und sind überwiegend Folge einer verminderten Glykosidtoleranz oder verzögerter Elimination.

Die Glykosidtoleranz ist herabgesetzt bei Kaliumverarmung, Hyperkalzämie, Hypoxie sowie bei Hypothyreose. Kaliumverluste sind am häufigsten Folge einer gleichzeitigen Behandlung mit Saluretika. Ein intrazellulärer K^+-Mangel geht nicht immer mit einer Hypokaliämie einher und ist daher oft zuverlässiger an den typischen EKG-Veränderungen (TU-Verschmelzungswellen) zu erkennen.

Eine Einschränkung der Nierenfunktion ist bei den überwiegend über die Nieren ausgeschiedenen Glykosiden Strophanthin und Digoxin in ca. 70% der Fälle die Ursache der Intoxikation. Bereits bei einer mäßigen Einschränkung der Nierenfunktion mit einem Serumkreatinin um 2,0 mg/dl (180 µmol/l) sind Kumulationseffekte gehäuft zu erwarten. Bei anurischen Patienten ist die Halbwertszeit von Digoxin auf etwa das Doppelte verlängert. Die tägliche Glykosiddosis muß auf ⅓ bzw. ¼ reduziert werden.

Die Ausscheidung von Digitoxin ist dagegen bei Niereninsuffizienz nicht meßbar eingeschränkt.

Behandlung der Digitalisintoxikation. Wegen der hohen Lealität ist eine sorgfältige Überwachung (Monitor) unbedingt zu fordern. Bei bedrohlichen, früh einfallenden ventrikulären Extrasystolen haben sich Diphenylhydantoin und Lidocain am besten bewährt.

Chinidin, Ajmalin und Propafenon sind ebenfalls zur Behandlung der Extrasystolie geeignet, können aber ebenso wie K^+-Infusionen die digitalisbedingte AV-Blockierung verstärken.

Sinkt die Frequenz durch Sinusbradykardie, sinuaurikulären Block oder totalen AV-Block unter 40/min, ist eine passagere externe Schrittmacherstimulation notwendig. Durch Beschleunigung der Frequenz können ventrikuläre Extrasystolen überspielt werden, bzw. die Behandlung mit Antiarrhythmika wird gefahrlos möglich.

Neuerdings wird Cholestyramin in der Behandlung der Digitoxinintoxikation eingesetzt. Es bindet das biliär ausgeschiedene Glykosid und unterbricht den enterohepatischen Kreislauf. Auch die Ausscheidung von Digoxin kann offenbar durch Cholestyramin beschleunigt werden. Seit kurzer Zeit stehen auch Digoxinantikörper zur Verfügung. Der noch sehr hohe Preis beschränkt aber die Anwendung auf lebensbedrohliche Vergiftungen.

Hämodialyse und Hämofiltration sind zur Behandlung der Digitalisintoxikation nicht geeignet. Die Hämoperfusion über Absorberharz ist bei der Digitoxinintoxikation am wirksamsten.

Die Indikation zur Digitalistherapie muß streng gestellt werden. Keine Indikation zur Glykosidbehandlung sind z. B. hohes Lebensalter, schwere Allgemeinerkrankungen oder geplante operative Eingriffe ohne Belastungs- oder Ruheherzinsuffizienz.

Es besteht kein Zweifel, daß Digitalis viel zu häufig und unüberlegt verordnet wird. Da eine lineare Dosis-Wirkungsbeziehung besteht, genügt oft auch eine niedrige Dosierung, um einen ausreichenden therapeutischen Effekt zu erzielen. Von manchen Autoren wird heute empfohlen, leichte Grade einer Herzinsuffizienz zunächst mit Diuretika und Vasodilatatoren zu behandeln.

Arzneimittelinteraktionen sind erst in neuerer Zeit bekannt geworden. Sie sind möglich bei der Resorption (z. B. Cholestyramin), der Elimination und durch Rezeptorbindung. Am wichtigsten ist die Beachtung der erheblich verzögerten renalen Elimination von Digoxin bei gleichzeitiger Behandlung mit Chinidin, die eine Halbierung der Digoxindosis erforderlich macht.

Diuretika

Diuretika werden von vielen Autoren heute als Alternative zur Digitalistherapie bei leichter Herzinsuffizienz empfohlen. Durch Flüssigkeitsentzug wird der Pre-load, durch Blutdrucksenkung der After-load gesenkt und die Hämodynamik verbessert. In jedem Fall sind Diuretika indiziert, wenn eine Ödemausschwemmung mit Digitalis allein und einer kochsalzreduzierten Diät (5–8 g/Tag) nicht gelingt.

Tabelle 1.6 EKG-Veränderungen während Digitalisbehandlung

	EKG-Befund
Richtige Einstellung	normale oder gering verlängerte PQ-Zeit geringe, muldenförmige ST-Senkung selten ausgeprägtere, muldenförmige ST-Senkung
Wahrscheinliche Überdosierung	AV-Block I. Grades (PQ über 0,22 s) AV-Block II. Grades Typ I (Wenckebach) Typ II (Mobitz) Vorhofflimmern mit Bradykardie Sinusbradykardie vereinzelt ventrikuläre Extrasystolen ausgeprägte, muldenförmige ST-Senkung
Toxische Dosis	ventrikulärer Bigeminus polymorphe ventrikuläre Extrasystolen sinuaurikulärer Block AV-Block III. Grades Vorhoftachykardie mit Block Kammertachykardie Schenkelblock Kammerflimmern

In den letzten Jahren sind außerordentlich wirksame Diuretika entwickelt worden, die fast immer eine Ödemausschwemmung ermöglichen. Der Erfolg einer diuretischen Therapie wird am besten durch tägliche Gewichtskontrolle überwacht. Die Messung von Ein- und Ausfuhr ist selbst bei Krankenhausbehandlung unzuverlässig, weil zwar die Trinkmenge korrekt bestimmt werden kann, der Flüssigkeitsgehalt von Obst und Speisen sowie das Oxidationswasser aber selten berücksichtigt werden. Auch bei der Messung der Ausfuhr entstehen Fehler bei der Schätzung der Perspiratio insensibilis (etwa 500 ml/Tag, zusätzlich etwa 200 ml/Grad Temperaturerhöhung). Bei starkem Schwitzen können mehrere Liter Flüssigkeit verlorengehen.

Die tägliche Gewichtsabnahme sollte 1 kg nicht überschreiten, da bei stärkerer Gewichtsabnahme durch Hämokonzentration eine erhöhte Thrombose- und Emboliegefahr besteht.

Für die Praxis sind heute nur die sogenannten Schleifendiuretika (Hauptangriffspunkt an der Henleschen Schleife), die Thiazide sowie die kaliumsparenden Diuretika von Bedeutung. Eine Übersicht über Diuretika gibt Tab. 1.7.

Schleifendiuretika wirken schnell, aber nicht sehr anhaltend. Die Wirkung ist dosisabhängig und auch bei eingeschränkter Nierenfunktion vorhanden. Die z. Zt. wirksamsten Diuretika sind Furosemid (Lasix) und Etacrynsäure (Hydromedin).

Thiazide und kaliumsparende Diuretika wirken weniger stark, aber wesentlich länger. Im Gegensatz zu den Schleifendiuretika erreicht die Dosis-Wirkungskurve rasch ein Plateau, d. h. durch Dosissteigerung ist keine Wirkungssteigerung zu erzielen. Bei eingeschränkter Nierenfunktion (Kreatinin über 2 mg/dl [> 180 µmol/l]) wirken diese Substanzen kaum diuretisch, und kaliumretinierende Diuretika sind wegen der Gefahr der Hyperkaliämie kontraindiziert.

Nebenwirkungen der Saluretika.

a) Kaliumverarmung tritt vor allem bei sehr rascher Entwässerung auf, seltener bei Dauerbehandlung mit niedriger Dosierung und fast nie bei intermittierender Behandlung. Subjektive Symptome sind Abgeschlagenheit, Schwäche und Verstopfung. Bei Kaliummangel ist die Empfindlichkeit gegenüber Digitalis heraufgesetzt, so daß Intoxikationserscheinungen bei richtiger Digitalisdosierung auf einen Kaliummangel hinweisen können. Kaliumsubstitution ist durch Obstsäfte oder Kaliumsalze (z. B. Kalinor, Rekawan) möglich.

b) Alle Saluretika haben eine potentiell diabetogene Wirkung und können Gichtanfälle auslösen. Toxische und allergische Reaktionen sind selten.

Tabelle 1.7 Diuretika und Diuretikakombinationen

Thiazide	Bendroflumethiazid	Sinesalin
	Butizid	Saltucin
	Chlortalidon	Hygroton
		Hydro-long Tablinen
		Chlortalidon Stada
	Clopamid	Brinaldix
	Cyclopenthiazid	Navidrex
	Hydrochlorothiazid	Di-Chlotride
		Esidrix
	Indapamid	Natrilix
	Mefrusid	Baycaron
	Metolazon	Zaroxolyn
	Polythiazid	Drenusil
	Quinethazon	Aquamox
	Trichlormethazid	Esmarin
	Xipamid	Aquaphor
Schleifendiuretika	Bumetanid	Fordiuran
	Etacrynsäure	Hydromedin
	Furosemid	Furosemid Stada
		Fusid
		Hydro-rapid Tablinen
		Lasix
		Sigasalur
Kaliumsparende Diuretika	Piretanid	Arelix
	Amilorid	Arumil
	Triamteren	Jatropur
	Spironolacton	Aldactone
		Osyrol
Diuretikakombinationen	Amilorid + Hydrochlorothiazid	Moduretik
	Triamteren + Bemetizid	Diucomb
	Triamteren + Hydrochlorothiazid	Dytide H, Tri.-Thiazid Stada
	Triamteren + Xipamid	Neotri
	Spironolacton + Butizid	Aldactone-Saltucin
	Spironolacton + Furosemid	Osyrol-Lasix

Gelegentlich werden unter saluretischer Therapie Schmerzen in der Muskulatur bis zu unerträglichen Wadenkrämpfen beobachtet. Ursache dieser Schmerzen sind wahrscheinlich ebenfalls Elektrolytverschiebungen.

Amilorid hat eine milde diuretische Wirkung und unterscheidet sich von den Saluretika durch eine mäßige Kaliumretention. Die Wirkung von Thiaziden und Etacrynsäure wird durch Amilorid potenziert.

Triamteren (Jatropur) zeichnet sich ebenfalls durch eine milde Kaliumretention aus und kann wie Amilorid gut mit Thiaziden kombiniert werden.

Aldosteronantagonisten (Aldactone, Osyrol) hemmen den Angriff des Aldosterons am Nierentubulus. Dadurch wirken sie natriuretisch und kaliumretinierend. Der diuretische Effekt ist bei alleiniger Anwendung meist unbefriedigend und tritt erst nach einigen Tagen ein. Sie sollten daher nur in Kombination mit einem Saluretikum angewendet werden, wobei die Kaliumretention erwünscht ist.

Vasodilatatoren

Vasodilatatoren haben in den letzten Jahren zunehmend Bedeutung in der Therapie der schweren Herzinsuffizienz erlangt. Ihr Einsatz ist pathophysiologisch gut zu begründen. Im Stadium der Herzinsuffizienz ist bei erniedrigtem Herzzeitvolumen der periphere Gefäßwiderstand erhöht. Das Herzzeitvolumen hängt bei der Linksherzinsuffizienz wesentlich vom Auswurfwiderstand ab. Durch Vasodilatation wird der Auswurfwiderstand (Afterload) erniedrigt, und das Herzzeitvolumen steigt in der Regel an. Andererseits ist beim schweren Herzversagen der Scheitel der Frank-Starling-Kurve offenbar meist überschritten. Bei Erweiterung der kapazitiven Venen sinkt die Vorlast (Pre-load). Stauungssymptome nehmen ab, und ein günstiger Bereich der Frank-Starling-Kurve kann erreicht werden.

Durch den unterschiedlichen Angriffspunkt der heute gebräuchlichen Vasodilatatoren an den Arteriolen, den kapazitiven Venen oder an beiden Abschnitten des Gefäßsystems ist eine Differentialtherapie des schweren Herzversagens möglich, die sich nach der Symptomatik und objektiven Meßdaten richtet (Tab. 1.8).

Steht ein stark erhöhter Pre-load (Halsvenenstauung, Lungenstauung) im Vordergrund, sind vorwiegend Nitrate indiziert. Am schnellsten wirken Zerbeißkapseln, Spray oder die intravenöse Infusion von Nitroglycerin (20–50 µg/min). Nitroglycerin ist heute das wirksamste Medikament zur Behandlung des Lungenödems. Na-Nitroprussid kann durch gleichzeitige Senkung des After-load einen noch günstigeren Effekt haben.

Steht der „forward failure" durch erhöhte Nachlast im Vordergrund der Symptomatik, dann ist der beste Effekt mit Hydralazin zu erwarten, das den peripheren Gefäßwiderstand senkt. In der Praxis setzen sich in der Dauerbehandlung Pharmaka durch, die ihren Angriffspunkt auf der arteriellen und venösen Seite haben (Prazosin oder Kombination von Nitraten mit Hydralazin). Die Erfahrungen mit Captopril, einem Hemmer des Angiotensin-converting Enzyms, sind noch nicht ausreichend, um Empfehlungen zur Behandlung des chronischen Herzversagens geben zu können.

Vasodilatatoren sind angezeigt in der Akutbehandlung des Lungenödems und zur Dauerbehandlung der schweren chronischen Herzinsuffizienz mit unzureichendem Ansprechen auf Digitalis und Diuretika.

Eine Toleranzentwicklung ist bei Prazosin beobachtet worden, für Nitrate und Hydralazin dagegen nicht erwiesen.

Vasodilatatoren verbessern die Situation des Patienten vorwiegend in Ruhe. Das Herzzeitvolumen kann um 20–30% ansteigen. Die Verbesserung der Belastungstoleranz ist nur gering.

Bei dem schweren Grundleiden ist eine Verbesserung der Lebenserwartung durch Vasodilatatoren wohl nicht zu erwarten.

Catecholamine in der Behandlung der Herzinsuffizienz

In der Behandlung der schweren, therapierefraktären Herzinsuffizienz und des kardiogenen Schocks haben in den letzten Jahren Dopamin, eine biologische Vorstufe des Noradrenalins und das synthetische Dobutamin Bedeutung erlangt.

Tabelle 1.8 Vasodilatatoren

Substanz	Handelspräparate	Anwendung	Angriffspunkt	
			Arterien	Venen
Nitrate	z. B. Nitrolingual Nitroglycerin Isosorbitdinitrat Isosorbitmononitrat	oral Infusion	(+)	+
Nitroprussid	Nipruss	Infusion	+	+
Prazosin	Minipress	oral	+	+
Captopril	Lopirin	oral	+	+
Hydralazin	Nepresol	oral Infusion	+	–

Dopamin stimuliert in niedriger Dosierung vorwiegend die β-Rezeptoren, es wirkt damit positiv inotrop. Die Nierendurchblutung nimmt zu, der periphere Widerstand wird aber insgesamt kaum verändert. In höherer Dosierung überwiegt die α-Stimulation mit Frequenz- und Blutdruckanstieg.
Dobutamin stimuliert hauptsächlich die $β_1$-Rezeptoren. Die Nierendurchblutung und Herzfrequenz werden wenig beeinflußt. Die Anwendung von Dopamin und Dobutamin bleibt Intensivabteilungen vorbehalten.
Dopamin wird beim kardiogenen Schock und therapierefraktärer Herzinsuffizienz in einer Dosierung von $3–10\ μg \cdot kg^{-1} \cdot min^{-1}$ (= 200–700 μg/min) infundiert, wenn gleichzeitig eine Steigerung der Nierendurchblutung erwünscht ist.
Dobutamin hat in vergleichbarer Dosierung eine fast selektive kardiale Wirkung.
Die Kombination beider Pharmaka ist möglich, wenn eine Steigerung der Nierendurchblutung ohne wesentlichen Frequenzanstieg gefordert wird.
Dopamin kann auch den Effekt einer Therapie mit Vasodilatatoren verstärken.
Seit mehreren Jahren sind auch oral wirksame Sympathikomimetika in der klinischen Erprobung (z. B. Amrinone, Pirbuterol, Prenalterol). Die bisherigen Ergebnisse sprechen dafür, daß diese Substanzen in Zukunft die Behandlung der therapierefraktären Herzinsuffizienz verbessern können.

Besondere therapeutische Probleme bei Herzinsuffizienz

Je nach Schwere und therapeutischer Ansprechbarkeit ist folgendes Vorgehen bei Herzinsuffizienz zu empfehlen:

1. Digitalisierung und körperliche Schonung, evtl. Bettruhe. Die Behandlung kann bei leichter Herzinsuffizienz auch mit einem Diuretikum eingeleitet werden.
2. zusätzlich orale Gabe eines Saluretikums,
3. zusätzlich Aldosteronantagonisten (100–200 mg/Tag) oder Triamteren (100–200 mg/Tag) oder
   Amilorid (2–4 Tabl. Moduretik/Tag = Kombination von Amilorid + Hydrochlorothiazid),
4. ergänzend Schleifendiuretika (Furosemid oder Etacrynsäure),
5. Vasodilatatoren.

Bei primär langsamer Pulsfrequenz, Überleitungsstörungen (AV-Block I. und II. Grades) und totalem AV-Block ist eine Digitalisbehandlung nur begrenzt möglich und sehr vorsichtig einzuleiten.
Vielfach ist aus Sicherheitsgründen eine temporäre Schrittmacherstimulation zu empfehlen und die Indikation zur permanenten Schrittmacherbehandlung großzügig zu stellen.
Die Prognose der Herzinsuffizienz wird durch das Grundleiden bestimmt und ist durch Schrittmacherbehandlung wahrscheinlich nicht wesentlich zu bessern.
Der totale AV-Block mit Herzinsuffizienz ist immer eine Indikation zur Schrittmachertherapie. Danach ist die Digitalisbehandlung gefahrlos möglich.
Die Tachyarrhythmie bei Vorhofflimmern ist eine klassische Indikation zur Digitalisierung. Andere Rhythmusstörungen mit schneller Pulsfrequenz und Herzinsuffizienz (supra- oder ventrikuläre Tachykardie, Vorhofflattern und Vorhoftachykardie mit schneller Überleitung) sollten wegen der erforderlichen therapeutischen Maßnahmen im Krankenhaus behandelt werden (s. Rhythmusstörungen, S. 1.68ff.).
Die Dosierung für Kinder ist pädiatrischen Lehrbüchern zu entnehmen. Besonders problematisch ist die Dosierung bei Patienten mit Niereninsuffizienz. Einerseits ist die Wirksamkeit durch den oft erhöhten Serumkaliumgehalt herabgesetzt, andererseits ist die Ausscheidung durch die Nieren gestört. Glykoside, die weitgehend unverändert durch die Nieren ausgeschieden werden, kumulieren bei Niereninsuffizienz besonders leicht.
Die Dosis für Digoxin ist bei Niereninsuffizienz sehr sorgfältig zu ermitteln. Sie beträgt beim anurischen Patienten nur etwa ¼ der normalen Erhaltungsdosis. In neuerer Zeit wird deswegen wieder Digitoxin zur Langzeitbehandlung empfohlen, da die Elimination unabhängig von der Nierenfunktion ist. Obwohl Digitoxin über die Leber abgebaut und ausgeschieden wird, ist auch bei schweren Lebererkrankungen eine Kumulation nicht zu erwarten.
Die Glykosidtherapie sollte in der Regel oral durchgeführt werden. Als Ausnahmen gelten Notfallsituationen, Digitalisbehandlung bei Frischoperierten, Patienten mit Erbrechen oder Durchfällen oder anderen Situationen, bei denen die Resorption möglicherweise gestört ist. Hierzu gehören Patienten mit schwerer Rechtsinsuffizienz, die manchmal nur durch intravenöse Glykosidtherapie zu rekompensieren sind.

Behandlung des Lungenödems

Das Lungenödem ist am häufigsten Folge eines Linksherzversagens. Andere Ursachen sind die Mitralstenose und Störungen der Kapillarpermeabilität (bei Pneumonie, Toxineinwirkung, Schocklunge u. a.).
Auch bei Lungenembolien tritt häufig ein bilaterales Lungenödem auf, dessen Entstehungsmechanismus nicht eindeutig geklärt ist. Dem hämodynamisch bedingten Lungenödem liegt eine akute Drucksteigerung in den Lungenkapillaren über den kritischen Wert von ca. 30 mm Hg zugrunde.
Die Atemnot ist ausgeprägt. Es besteht meist eine Tachykardie mit Schweißneigung und kalten, lividen Akren. Feinblasige Rasselgeräusche werden erst bei Übertritt von Flüssigkeit in die Alveolen gehört. Meist benötigt man dazu kein Stethoskop („Distanzrasseln"). Blutig tingierter Schaum wird in schweren Fällen abgehustet.
Der Gasaustausch ist insbesondere für O_2 eingeschränkt. Das akute Lungenödem ist eine Notfall-

situation, die eine wirksame Soforttherapie erfordert.
Die therapeutischen Maßnahmen haben zum Ziel:
1. Senkung des Drucks in den Pulmonalkapillaren und
2. Verbesserung des Gasaustauschs.

Die Ätiologie des Lungenödems (Linksherzversagen bei Hochdruckkrise, Aortenfehler oder Mitralstenose) ist bei der Therapieplanung zu berücksichtigen. Tab. 1.**9** faßt die Sofortmaßnahmen zusammen.

1. Die Lagerung des Patienten in eine sitzende Position vermindert den venösen Rückstrom zum rechten Ventrikel. Das Herzzeitvolumen des rechten Ventrikels und der Pulmonalarteriendruck fallen ab. Der Patient wird in der Regel diese Position von selbst wünschen.
2. Bei systolischen Blutdruckwerten über 100 mmHg werden 1–2 Zerbeißkapseln Nitroglycerin (Nitrolingual) gegeben. Diese Maßnahme kann in Abständen von 10 Minuten wiederholt werden. Nitroglycerin erweitert vorwiegend die venösen Kapazitätsgefäße, und es folgt eine Abnahme der Füllung des rechten Ventrikels.
3. Die meist sehr unruhigen Patienten hyperventilieren. Die erhöhte Atemarbeit ist aber effektlos und daher eine zusätzliche Belastung. Hier haben kleine Dosen von Morphin eine günstige Wirkung. Andere Sedativa (z. B. Diazepam) sind ebenfalls geeignet.
4. Ein schnell wirksames Diuretikum (Furosemid = Lasix 40–80 mg i. v.) senkt innerhalb von 15–30 Minuten den venösen Füllungsdruck durch Wasserentzug. Furosemid wird auch eine vasodilatatorische Wirkung zugeschrieben.
5. Die Digitalisbehandlung ist eine Zusatzmaßnahme, die an letzter Stelle der Erstversorgung steht. Insbesondere bei Vorhofflimmern mit Tachykardie ist Digitalis zur Senkung der Kammerfrequenz angezeigt (0,6–0,8 mg Methyl-Digoxin i. v.). Wenn nicht bekannt ist, ob und in welcher Dosis eine Digitalisbehandlung vorangegangen ist, dürfen nur kleine Dosen (0,2 mg) gegeben werden.
6. *Verbesserung des Gasaustausches.* Die CO_2-Elimination ist meist nicht gestört, dagegen besteht immer eine arterielle Hypoxämie. Sauerstoff wird mit einem intranasalen Katheter oder mit der Maske gegeben. Steigt der Sauerstoffdruck nicht über 50 mmHg an, sollte mit der Intubation und Überdruckbeatmung nicht gezögert werden.
Überdruckbeatmung verhindert durch Senkung der kapillär-alveolären Druckdifferenz die Neubildung von Ödem. Die bereits vorhandene Ödemflüssigkeit muß aber auf dem Lymphweg abtransportiert werden, wenn sie nicht durch Absaugen entfernt werden kann. Besonders wichtig ist die Inhalation oberflächenaktiver Substanzen, um die feinen Schaumbläschen zum Zerplatzen zu bringen. Die meisten Beatmungsgeräte haben Vorrichtungen zum Vernebeln von Inhalaten. Geeignet ist hochprozentiger Äthylalkohol oder Bisolvon.
7. In der Klinik hat sich bei systolischen Blutdruckwerten über 100 mmHg die intravenöse Infusion von Nitroglycerin unter Blutdruckkontrolle bewährt (50–100 µg/min = 3–6 mg/h). Ein besserer Kontrollparameter ist der Pulmonalarteriendruck, der auf Intensivstationen über einen Schwemmkatheter gemessen werden kann.
8. Bei der hypertensiven Krise mit Lungenödem ist eine rasche und effektive Blutdrucksenkung notwendig. Als Vasodilator mit Angriffspunkt an den Arteriolen (Senkung des Afterload) und Venen (Senkung des Pre-load) ist Na-Nitroprussid geeignet. Die Dosierung über eine Infusionspumpe richtet sich nach dem arteriellen Druck (50–200 µg/min). Als Alternative ist eine Kombination von Hydralazin (Nepresol) und Nitroglycerin möglich.

Tabelle 1.**9** Sofortmaßnahmen bei Lungenödem (Einzelheiten s. Text)

1. Lagerung in sitzende Position
2. Bei systolischem Druck > 100 mmHg: Nitroglycerin 0,8–1,6 mg sublingual
3. Sedierung: Morphin (0,01–0,02), Diazepam (Valium) 10 mg u. a.
4. Furosemid (Lasix) 40–80 mg i.v.
5. Digitalis: Digoxin 0,6–0,8 i.v.
6. Sauerstoff über Nasensonde, evtl. Intubation und Überdruckbeatmung
7. In der Klinik: Infusion von Nitroglycerin 50–100 µg/min
8. Bei hypertensiver Krise: Infusion von Na-Nitroprussid 50–200 µg/min
9. Behandlung von Rhythmusstörungen

Literatur

Aronow, W. S., M. Lurie, M. Turbow, K. Whittaker, S. Van Camp, D. Hughes: Effect of prazosin vs placebo on chronic left ventricular heart failure. Circulation 59 (1979) 344

Augustin, H. J., H. Melderis, H. Pantlen, P. v. Wichert: Hämodynamische und renovaskuläre Wirkungen von Dopamin und Dobutamin. Intensivmedizin 16 (1979) 195

Awan, N. A., M. K. Evenson, K. E. Needham, D. T. Mason: Management of refractory congestive heart failure with prazosin. Amer. Heart J. 102 (1981) 626

Awan, N. A., K. E. Needham, M. K. Evenson, D. T. Mason: Comparison of hemodynamic actions of pirbuterol and dobutamine on cardiac function in severe congestive heart failure. Amer. J. Cardiol. 47 (1981) 665

Blakeley, C., J. Tinker: Vasodilators in acute cirulatory failure. Intens. Care Med. 9 (1983) 5

Blasini, R., K. L. Froer, W. Rudolph: Wirkungsverlust von Isosorbiddinitrat bei Langzeitbehandlung der chronischen Herzinsuffizienz. Herz 7 (1982) 250

Cohn, J. N.: Vasodilators in congestive heart failure (Key references). Circulation 61 (1980) 661

Cyran, J., Ch. Kühnl, J. Zähringer, H. Bolte, B. Lüderitz: Zur Therapie der hochgradigen Linksherzinsuffizienz mit Hypotension: kombinierte Dauerinfusion mit Nitroglycerin und Dopamin. In Nitrate II. 2. Nitrat-Symposium, Berlin. Urban & Schwarzenberg, München 1980

Dodge, H. T., W. A. Baxley: Hemodynamic aspects of heart failure. Amer. J. Cardiol. 22 (1968) 24

Doenecke, P., K. Schmengler: Katecholamine in der Behandlung therapierefraktärer Herzinsuffizienz. Z. Allgemeinmed. 57 (1981) 1367

Elkayam, U., L. Weber, B. Torkan, D. Berman, S. H. Rahimtoola: Acute hemodynamic effect of oral nifedipine in severe chronic congestive heart failure. Amer. J. Cardiol. 52 (1983) 1041

Fleg, J. L., S. H. Gottlieb, E. G. Lakatta: Is digoxin really important in treatment of compensated heart failure? A placebo-controlled crossover study in patients with sinus rhythm. Amer. J. Med. 73 (1982) 244

Forman, C. S., N. A. Klein: Long-term amrinone therapy in patients with severe heart failure. Drug dependent hemodynamic benefits despite progression of the disease. Amer. J. Med. 72 (1982) 113

Franciosa, J. A., J. N. Cohn: Immediate effects of hydralazine-isosorbide dinitrate combination on exercise capacity and exercise hemodynamics in patients with left ventricular failure. Circulation 59 (1979) 1085

Genest, J., P. Granger, J. de Champlain, R. Boucher: Endocrine factors in congestive heart failure. Amer. J. Cardiol. 22 (1968) 35

Geßler, U.: Diuretika. Aesopus, München 1975

Gheorghiade, M., G. A. Beller: Effects of discontinuing maintenance digoxin therapy in patients with ischemic heart disease and congestive heart failure in sinus rhythm. Amer. J. Cardiol. 51 (1983) 1243

Gorlin, R., E. H. Sonnenblick: Regulation of performance of the heart. Amer. J. Cardiol. 22 (1968) 16

Grabensee, B., U. Peters: Therapie schwerer Digitalisvergiftungen mit spezifischen Antikörpern. Herz/Kreisl. 15 (1983) 501

Haasis, R., D. Larbig: Serumglykosidkonzentration und Digitalisintoxikation. Dtsch. med. Wschr. 100 (1975) 1768

Hayduk, K.: Therapie der Herzinsuffizienz mit Diuretika. Therapiewoche 31 (1981) 509

Heimburg, P.: Herzinsuffizienz; Pathophysiologie. Therapiewoche 25 (1975) 10

Heimburg, P.: Therapie der bradykarden Herzinsuffizienz. Therapiewoche 31 (1981) 529

Hort, W.: Morphologie der akuten und chronischen Herzdilatation. Verh. dtsch. Ges. Kreisl.-Forsch. 34 (1968) 1

Huffmann, D. H., D. L. Azarnoff: Die Anwendung von Digitalisglykosiden. Internist 16 (1975) 29

Ikram, H., A. H. Maslowski, M. G. Nicholls: Haemodynamic effects of dobutamine in patients with congestive heart failure receiving captopril. Brit. Heart J. 46 (1981) 528

Jahrmärker, H.: Digitalistherapie. Beiträge zur Pharmakologie und Klinik. Springer, Berlin 1975

Katz, A. M., F. C. Messineo: Myocardial membrane function and drug action in heart failure. Amer. Heart J. 102 (1981) 491

Klugman, S., A. Salvi, F. Camerini: Calcium antagonists in heart failure. Herz 8 (1983) 88

Larbig, D.: Herzinsuffizienz; Digitalistherapie. Therapiewoche 25 (1975) 48

Larbig, D.: Aktuelle Digitalistherapie – Klinische Gesichtspunkte. Ärztl. Forsch. 28 (1981) 3

Leier, C. V., R. D. Magorien, C. E. Desch, M. J. Thompson, D. V. Unverferth: Hydralazine and isosorbide dinitrate: comparative central and regional hemodynamic effects when administered alone or in combination. Circulation 63 (1981) 102

Leier, C. V., K. Dalpiaz, P. Huss, J. B. Hermiller, R. D. Magorien, T. M. Bashore, D. V. Unverferth: Amrinone therapy for congestive heart failure in outpatients with idiopathic dilated cardiomyopathy. Amer. J. Cardiol. 52 (1983) 304

LeJemtel, T. H., E. Keung, E. H. Sonnenblick, H. S. Ribner, M. Matsumoto, R. Davis, W. Schwartz, A. A. Alousi, D. Davolos: Amrinone: a new non-glycosidic, non-adrenergic cardiotonic agent effective in the treatment of intractable myocardial failure in man. Circulation 59 (1979) 1098

Linzbach, A. J.: Funktionelle Morphologie der akuten und chronischen Herzinsuffizienz. Verh. dtsch. Ges. Path. 51 (1967) 124

Marcus, F. I.: Digitalis (Key references). Circulation 59 (1979) 837

Marshall, J. R.: Cardiac Function in Health and Disease. Saunders, Philadelphia 1968

Maskin, C. S., J. Kugler, E. H. Sonnenblick, T. H. LeJemtel: Acute inotropic stimulation with dopamine in severe congestive heart failure: beneficial hemodynamic effect at rest but not during maximal exercise. Amer. J. Cardiol. 52 (1983) 1028

Mason, D. T.: Regulation of cardiac performance in clinical heart disease. Amer. J. Cardiol. 32 (1973) 437

Mason, D. T., N. A. Awan, A. N. DeMaria: Cardiocirculatory effects of nitrates in the treatment of clinical congestive heart failure. In Nitrate II. 2. Nitrat-Symposium, Berlin. Urban & Schwarzenberg, München 1980

Mason, D. T., R. Zelis, E. A. Amsterdam, R. A. Massumi: Clinical determination of left ventricular contractility by hemodynamics and myocardial mechanics. In Yu, P. N., J. F. Goodwin: Progress in Cardiology. Lea & Febiger, Philadelphia 1972

Massie, B. M., K. Chatterjee, W. W. Parmley: Combined Nitrate and Hydralazine therapy for chronic heart failure. In Nitrate II. 2. Nitrat-Symposium, Berlin. Urban & Schwarzenberg, München 1980

Massie, B. M., B. L. Kramer, N. Topic: Acute and long-term effects of captopril on left and right ventricular volumes and function in chronic heart failure. Amer. Heart J. 104 (1982) 1197

Mäurer, W.: Therapie des Lungenödems. Therapiewoche 31 (1981) 518

Meng, K., D. Loew: Diuretika. Chemie, Pharmakologie, Therapie. Thieme, Stuttgart 1974

Miller, R. R., A. R. Paloma, T. A. Brandon: Combined vasodilator and inotropic therapy of heart failure: experimental and clinical concepts. Amer. Heart J. 102 (1981) 500

Nelson, G. I. C., B. Silke, D. R. Forsyth, S. P. Verma, M. Hussain, S. H. Taylor: Hemodynamic comparison of primary venous or arteriolar dilatation and the subsequent effect of furosemide in left ventricular failure after acute myocardial infarction. Amer. J. Cardiol. 52 (1983) 1036

Packer, M., J. Meller, R. Gorlin, M. V. Herman: Hemodynamic and clinical tachyphylaxis to Prazosin-mediated afterload reduction in severe chronic congestive heart failure. Circulation 59 (1979) 531

Pool, P. E., E. Braunwald: Fundamental mechanism of congestive heart failure. Amer. J. Cardiol. 22 (1968) 7

Spotnitz, H. M., E. H. Sonnenblick: Structural conditions in the hypertrophied failing heart. Amer. J. Cardiol. 32 (1973) 398

Strauer, B. E.: Kriterien zur Beurteilung der Myokardkontraktilität am hypertrophierten und insuffizienten Herzen. II. Klin. Wschr. 51 (1973) 307

Rajfer, S. I., L. I. Goldberg: Dopamine in the treatment of heart failure. Eur. Heart J. 3, Suppl. (1982) 103

Risler, T., L. Seipel: Die kontrollierte Digitalistherapie. Dtsch. med. Wschr. 108 (1983) 1684

Rouleau, J. L., K. Chatterjee, W. Benge: Alterations of left ventricular function and coronary hemodynamics with captopril, hydralazine and prazosin in chronic ischaemic heart failure: a comparative study. Circulation 65 (1982) 671

Schäfer, G. E., H. Sievert: Einfluß von Diuretika auf die Myocardfunktion bei chronischer Herzinsuffizienz. Dtsch. med. Wschr. 108 (1983) 1764

Schüren, K. P., N. Rietbrock: Digitalisbehandlung in Deutschland. Dtsch. med. Wschr. 50 (1982) 107

Sharma, B., J. Hoback, G. S. Francis: Pirbuterol: a new oral sympathicomimetic amine for the treatment of congestive heart failure. Amer. Heart J. 102 (1981) 533

Taylor, C. R., J. R. C. Baird, K. J. Blackburn: Comparative pharmacology and clinical efficacy of newer agents in treatment of heart failure. Amer. Heart J. 102 (1981) 515

Tuttle, E. P.: Hormonal factors in congestive heart failure. In Hurst, J. W.: The Heart, 3rd ed. McGraw-Hill, New York 1974

Waagstein, F., S. Reiz, R. Ariniego, A. Hjalmarson: Clinical results with prenalterol in patients with heart failure. Amer. Heart J. 102 (1981) 548

Weber, K. T., V. Andrews, G. T. Kinasewitz: Vasodilator and inotropic agents in treatment of chronic heart failure: Clinical experience and response in exercise performance. Amer. Heart J. 102 (1981) 569

Wilson, J. R., M. St. J. Sutton, J. S. Schwartz, N. Ferraro, N. Reichek: Determinants of circulatory response to intravenous hydralazine in congestive heart failure. Amer. J. Cardiol. 52 (1983) 299

Wirtzfeld, A., G. Klein, F. C. Himmler, G. Schmidt, I. Kutschera, E. Sauer: Oral wirksame Vasodilatatoren bei der chronischen therapieresistenten Herzinsuffizienz. Dtsch. med. Wschr. 106 (1980) 1379

Zelis, R.: Die Behandlung des Lungenödems. Internist 16 (1975) 293

Zelis, R., S. F. Flaim, R. M. Moskowitz, S. H. Nellis: How much can we expect from vasodilator therapy (editorial). Circulation 59 (1979) 1092

Koronarinsuffizienz

H. H. Hilger und A. Schaede

Definition

Der suffiziente Koronarkreislauf vermag die Koronardurchblutung dem wechselnden Bedarf des Myokards an Blut bzw. O_2 anzupassen; der Koronardurchfluß steht in linearer Beziehung zum O_2-Verbrauch des Herzens. Bei Belastung kann das Durchströmungsvolumen des Koronarsystems bis zum 5fachen gegenüber dem Durchströmungsvolumen in Ruhe gesteigert werden. Die Koronardurchblutung stellt beim Gesunden keinen limitierenden Faktor für die maximale Herzarbeit dar.

Eine *Koronarinsuffizienz* besteht, wenn dem Herzmuskel weniger Sauerstoff zugeführt wird, als er zur vollen Deckung seines Bedarfes in Ruhe oder unter Belastung benötigt. Dabei wird vom Begriff her nicht unterschieden, ob die mangelhafte Versorgung durch ein nicht ausreichendes O_2-Angebot, durch einen überhöhten O_2-Verbrauch oder durch die Kombination von beidem bedingt ist.

Der Begriff *koronare Herzkrankheit (KHK)* stellt die mangelhafte O_2-Versorgung des Myokards durch degenerative Veränderungen der Koronargefäße in den Vordergrund, umfaßt aber auch die „Folgekrankheiten" wie Herzinfarkt, Herzinsuffizienz, Herzwandaneurysma, kardiogenen Schock und plötzlichen Herztod.

Koronarsklerose und *Koronarstenose* sind pathologisch-anatomische Diagnosen, die nicht obligat auch funktionelle Störungen beschreiben.

Koronarreserve ist die Differenz zwischen dem Koronarwiderstand in Ruhe und bei maximaler Koronardilatation; sofern der koronare Perfusionsdruck nicht verändert wird, kann als Koronarreserve auch die Differenz zwischen Ruhe- und Maximaldurchblutung bezeichnet werden.

Angina pectoris ist das häufigste, wenn auch nicht obligate Symptom einer gestörten O_2-Bilanz des Herzmuskels. Da die Störung der Bilanz meist auf einem mangelhaften O_2-Angebot infolge stenosierender Koronarsklerose beruht, wird die Symptombezeichnung Angina pectoris häufig, jedoch nicht korrekt, anstelle der Krankheitsbezeichnungen Koronarinsuffizienz oder koronare Herzkrankheit verwendet.

Prinzmetal-Angina ist eine besondere – möglicherweise durch Gefäßspasmen verursachte – Form der Angina pectoris, bei der im EKG ST-Hebungen wie beim frischen Herzinfarkt gefunden werden, die sich jedoch mit dem Abklingen der Beschwerden schnell und ohne Ausbildung von Infarktzeichen zurückbilden.

Als *Herzinfarkt* wird eine zur umschriebenen Nekrose führende Myokardischämie bezeichnet. Der Herzinfarkt ist die gefährlichste Erscheinungsform der Koronarinsuffizienz; die Letalität während der ersten Stunden des akuten Herzinfarktes liegt auch heute noch bei 30–50%.

Häufigkeit

Die koronare Herzkrankheit ist die häufigste zum Tode führende Organerkrankung. 1972 sind in der Bundesrepublik Deutschland etwa 118 000 Menschen daran gestorben; die Zahl erhöhte sich bis 1978 bis auf 141 528 und nahm in den Folgejahren wieder ab; 1979 wurden 125 035 und 1980 129 520 Todesfälle an koronarer Herzkrankheit (KHK) registriert (Statistisches Jahrbuch 1982).

Die Erkrankungshäufigkeit nimmt zu, sowohl bei Männern als auch bei Frauen. Das Manifestationsalter nimmt ab mit immer häufigerem Auftreten der KHK bereits im 5. und 4. Dezennium, gelegentlich sogar schon vor dem 30. Lebensjahr.

Die Zahl der Sterbefälle durch die koronare Herzkrankheit ist in der Bundesrepublik Deutschland von 1952 bis 1972 auf das 5fache angestiegen. Koordiniert durch die WHO wurden in 19 Gebieten von 13 europäischen Ländern sämtliche 1970 und 1971 neuaufgetretenen Fälle mit Herzinfarkt registriert. Die Gebiete in Skandinavien und auf den britischen Inseln bilden die Zonen mit dem Häufigkeitsmaximum. Zusammen mit Österreich, Ungarn, der ČSSR und den Niederlanden gehört die Bundesrepublik Deutschland zur Zone der mittleren Häufigkeit.

Die Herzkranzgefäße werden neben der Aorta am häufigsten von der Arteriosklerose befallen und erkranken zeitlich früher als alle anderen arteriellen Gefäße, die Aorta inbegriffen. Die Koronarsklerose kann in jedem Lebensalter auftreten. Selbst beim Säugling und im frühen Kindesalter hat man morphologische Veränderungen, hier vor allem im Bereich der Media, nachweisen können, die wie die Koronarsklerose des mittleren und höheren Erwachsenenalters dem Formenkreis der Arteriosklerose zuzuordnen sind.

Regionale und soziale Unterschiede und nicht vergleichbare statistische Daten machen es schwierig, über die Häufigkeit der Koronarsklerose Verbindliches auszusagen. Die Koronarsklerose befällt Männer früher als Frauen. Nach einer Statistik aus dem ersten Weltkrieg (1919) hatten die 15- bis 20jährigen zu 10,6%, die 45- bis 50jährigen zu

50% eine Koronarsklerose. Diese Zahlen korrespondieren gut mit Untersuchungen aus den Kriegen in Korea und Vietnam. Arbeiten neueren Datums zeigen, daß Männer zwischen dem 45. und 50. Lebensjahr etwa doppelt so häufig wie Frauen desselben Alters eine Koronarsklerose aufweisen. Nach der Menopause gleicht sich bei Frauen die Häufigkeit der KHK derjenigen bei Männern zunehmend an. Eine Übersicht über sämtliche Sektionsfälle eines Jahres in der Schweiz (1956) erbrachte das Vorliegen einer schweren Koronarsklerose in einem Sechstel aller Fälle; eine isolierte Koronarsklerose fand sich nur bei einem Dreißigstel des Sektionsgutes, während der Rest auch in anderen Gefäßgebieten sklerotische Veränderungen aufwies.

Anatomie und Pathophysiologie des Koronarsystems

Anatomie des Koronarsystems

Die Kenntnis der normalen Anatomie des Koronarsystems und ihrer Varianten hat für den Kliniker seit Einführung der Koronarangiographie in die Diagnostik an Bedeutung gewonnen, da sich aus den jeweiligen anatomischen Abweichungen spezielle Konsequenzen für Therapie und Prognose der Koronarerkrankung ergeben.

Aus der Aortenwurzel entspringen 2 Hauptarterien, die rechte Koronararterie aus dem rechten Sinus aortae (Valsalvae), die linke Koronararterie aus dem linken. Sie sind funktionell als Endarterien anzusprechen. Aus dem Verlauf und der Verteilung der Koronararterien ergeben sich ihre Versorgungsgebiete. Dabei ist zwischen einem Normal-, einem Links- und einem Rechtsversorgungstyp zu unterscheiden (Abb. 1.5). Ein *Normalverteilungstyp* liegt vor, wenn der dorsale Anteil des Kammerseptums von septalen Ästen der rechten Koronararterie versorgt wird und die Hinterwandäste der linken Koronararterie nicht ganz bis ins Septumgebiet reichen. Beim *Linksversorgungstyp* reichen die Hinterwandäste der linken Koronararterie zum Teil bis über das Septum hinaus und geben einige Äste zur Herzspitze ab. Von einem *Rechtsversorgungstyp* spricht man dann, wenn die rechte Koronararterie nicht nur das dorsale Septum, sondern darüber hinaus auch weitgehend die Hinter- und Seitenwand der linken Kammer versorgt. Etwa 20% aller Herzen haben keinen Normalverteilungstyp der Koronararterien. Abweichungen vom Normalversorgungstyp sind bei Stenosierung oder Verschluß von Koronararterienästen wegen des Versorgungsgebietes bedeutsam. Bei plötzlichem Verschluß eines koronaren Hauptgefäßes kann ein funktionstüchtiger Umgehungskreislauf nicht unmittelbar wirksam werden, so daß es zur Infarzierung des nachgeschalteten Versorgungsgebietes kommt. Bei langsam einsetzendem Verschluß hingegen wird die Ausbildung eines ausreichenden Kollateralkreislaufes über anatomisch präformierte Kollateralverbindungen möglich, wobei die zunächst kapillären Anastomosen in ihrem Lumen bis zur Größe kleiner Arteriolen zunehmen können.

Von den anatomischen *Varianten* des Verteilungstyps zu unterscheiden sind die *Anomalien* des Koronarsystems. Hierbei sind Fehlbildungen des Koronarabganges aus dem Sinus aortae oder dem Truncus pulmonalis und arteriovenöse Koronarfisteln zu unterscheiden. Bei monostischem Koronararterienursprung aus der Aortenwurzel kann sich diese einzelne Koronararterie in zwei gleichwertige Gefäße auftrennen (Typ I und II). Unterbleibt diese Aufteilung und wird die zweite fehlende Koronararterie nur durch atypische kleine Äste ersetzt, so liegt eine *singuläre* Koronararterie vor (Typ III). In diesen Fällen ist die Ausbildung von Anastomosen erschwert. Plötzliche Todesfälle sind dabei häufig.

Bei falschem Abgang der linken Koronararterie aus der Pulmonalarterie (Bland-White-Garland-Syndrom) entspringt diese anstatt aus der Aorta aus dem Truncus pulmonalis dicht oberhalb der Pulmonalklappen. Dies hat zur Folge, daß ihr Versorgungsgebiet unmittelbar postpartal nicht mit arterialisiertem Blut der Aorta, sondern mit venösem Blut der Pulmonalarterie durchströmt wird; außerdem ist der Perfusionsdruck vermindert. Wenn die daraus resultierende Hypoxie des abhängigen Myokardgebietes nicht zu vorzeitigem Tod im Säuglings- oder Kindesalter führt, so haben sich in ausreichendem Maße Anastomosen zur

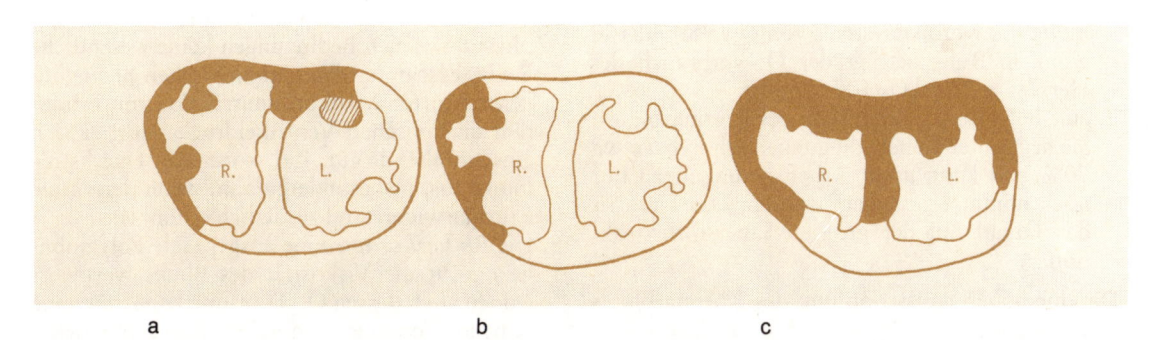

Abb. 1.5a–c   Querschnitte durch die beiden Herzventrikel zur Darstellung des Versorgungsgebietes der A. coronaria dextra (schwarz) und der A. coronaria sinistra. **a)** Normalverteilungstyp, **b)** Linksversorgungstyp, **c)** Rechtsversorgungstyp (aus *Töndury, G.:* Angewandte und topographische Anatomie, 4. Aufl. Thieme, Stuttgart 1970)

normal ausgebildeten rechten Koronararterie entwickelt. Die Wirkung dieser Anastomosen ist schließlich die, daß der arterielle Einstrom in die linke Koronararterie mehr und mehr von der unter Aortendruck stehenden rechten Koronararterie übernommen wird und so die Strömungsrichtung in der falsch entspringenden linken Koronararterie umgekehrt wird. Diese dient dann dem Abstrom des Blutes, sie verhält sich funktionell als Vene. Pathologisch-anatomisch handelt es sich um eine arterioarterielle Fistel.

Bei den arteriovenösen Koronarfisteln handelt es sich um seltene angeborene Anomalien. Man versteht darunter die abnorme Verbindung zwischen einer Kranzarterie und einer Vene (z. B. Sinus coronarius oder V. cava). Der Blutstrom umgeht das Kapillargebiet. Funktionell wirkt sich eine solche Fistel ähnlich aus wie der Abgang einer Koronararterie aus der Pulmonalarterie.

Von den *extrakardialen* Anastomosen ist ein System zu nennen, das zwischen den Arterien der Vorhöfe und denen des Mediastinums und der Lunge besteht. Die extrakardialen Anastomosen sind im Gegensatz zu den intrakardialen von den Ostien und dem Verlauf der Koronararterien weitgehend unabhängig. Es sind einzelne Obduktionsfälle beschrieben, bei denen das Myokard selbst dann noch ausreichend mit Blut versorgt war, wenn die Koronarostien verschlossen waren, so daß die Koronarperfusion ausschließlich über extrakardiale Anastomosen erfolgte.

Die Koronargefäße sind für die Entstehung von Intimaveränderungen mit sekundärer Koronarsklerose in besonderem Maße prädestiniert, was sich einerseits aus anatomischen Besonderheiten und andererseits aus Eigentümlichkeiten der Hämodynamik des Koronarsystems erklärt.

Pathophysiologie des Koronarsystems

Voraussetzung für das Verständnis und für eine rationelle Therapie der koronaren Herzkrankheit ist die Kenntnis des myokardialen Stoffwechsels und der Steuerung der Koronardurchblutung.

Der myokardiale Stoffwechsel zeigt folgende Besonderheiten:

1. einen hohen O_2-Bedarf: Bei einer Durchströmung des Koronarsystems von etwa 80 ml/100 g/min in Ruhe beträgt der O_2-Verbrauch des Herzens 8–10 ml O_2/100 ml/min,
2. eine hohe O_2-Ausschöpfung des Koronarblutes: Sie liegt unter Ruhebedingungen schon bei etwa 70% und kann unter Arbeitsbedingungen nur noch minimal gesteigert werden. Das Herz ist das Organ mit der größten Sauerstoffextraktion.

Da eine höhere Ausschöpfung des Koronarblutes nicht möglich ist, kann der O_2-Mehrbedarf, wie er unter Arbeitsbedingungen auftritt, nur über eine Steigerung des koronaren Durchströmungsvolumens gedeckt werden. Als wesentliche physikalische Faktoren, die den koronaren Durchfluß beeinflussen, sind zu nennen:

1. Der *Perfusionsdruck*: Er ergibt sich als Druckgradient zwischen den Koronarostien auf der arteriellen Seite und dem Sinus coronarius auf der venösen Seite; er stellt die treibende Kraft der Koronardurchblutung dar.
2. Der *Koronarwiderstand*: Er bestimmt als veränderliche Größe wesentlich den Strömungswiderstand, den der koronare Durchfluß zu überwinden hat; er setzt sich aus einer vasalen und einer extravasalen Komponente zusammen:

a) Der *vasale* Koronarwiderstand oder Gefäßwiderstand resultiert aus der Summe der Gefäßwiderstände; er ist abhängig vom Gefäßquerschnitt und vom Gefäßtonus der Arteriolen. Er kann durch Änderung des Arteriolentonus und durch Schwankungen des Perfusionsdruckes verändert werden. Über ihn erfolgt im wesentlichen die physiologische Regulation der Koronardurchblutung.

b) Der *extravasale* oder *myokardiale* Koronarwiderstand: Er umfaßt den vom Funktionszustand der vasalen Regulation unabhängigen Strömungswiderstand in den Koronararterien, wie er durch die rhythmisch wechselnde Myokardspannung hervorgerufen wird. Bestimmend für den phasisch wechselnden Koronardurchfluß ist der Druck in der Ventrikelwand. Der intramyokardiale Druck, der systolisch höher liegt als der arterielle Druck in der Koronararterie, verhindert während der frühen Systole den Einstrom von Blut in die intramuralen Koronararterienabschnitte. Während der Systole besteht ein intramurales Druckgefälle zwischen dem Epikard und dem Endokard; dies erklärt unter den Bedingungen der gestörten Koronardurchblutung die besondere Gefährdung der myokardialen Innenschicht. Durch die intramyokardiale Druckabnahme in der Diastole wird der koronare Einstrom gefördert. Daraus resultiert ein phasischer Einstrom. Wegen des geringeren intramuralen Druckes des rechten Ventrikels ist dessen Koronardurchblutung günstiger. Der koronare Perfusionsdruck liegt auch während der Systole höher als der intramurale Druck des rechten Ventrikels. Die myokardiale Komponente des Koronarwiderstandes spielt unter physiologischen Bedingungen keine wesentliche Rolle. Erst unter den pathologischen Bedingungen gestörter Myokardkontraktion mit erhöhtem diastolischen Ventrikeldruck wirkt er sich einschränkend auf die koronare Durchströmung aus, insbesondere dann, wenn der vasale Koronarwiderstand zusätzlich erhöht ist.

3. Die *Blutviskosität*: Eine ausgeprägte Polyglobulie erhöht die Viskosität des Blutes, vermehrt jedoch auch dessen O_2-Transportkapazität; eine schwere Anämie vermindert dagegen sowohl die Viskosität als auch die O_2-Transportkapazität des Blutes; sowohl eine Viskositätsverminderung des Blutes als auch eine Vermehrung der

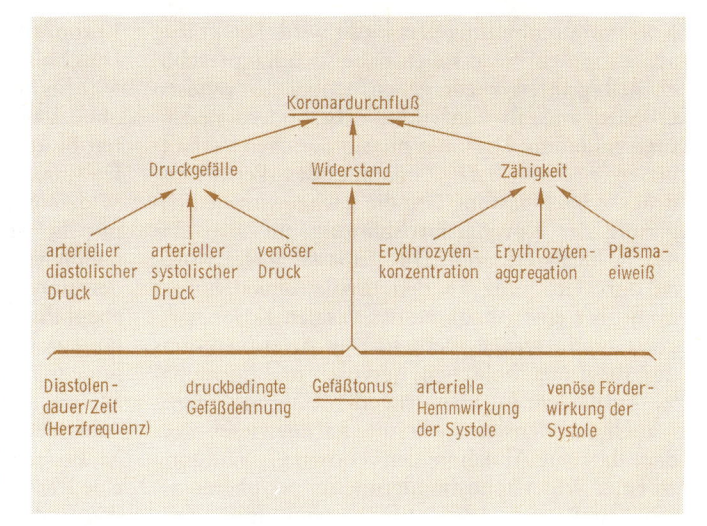

Abb. 1.6 Abhängigkeit der Koronardurchblutung von physikalischen Faktoren (aus *Bretschneider, H. J.:* Über den Mechanismus der hypoxischen Coronarerweiterung. In *Lochner, W., E. Witzleb:* Probleme der Coronardurchblutung. Springer, Berlin 1958)

Erythrozyten verbessern die myokardiale O_2-Versorgung. Es hängt also vom Grad der Anämie ab, ob der Vorteil der Viskositätsverminderung mit Verbesserung der Fließeigenschaften des Blutes bei Anämie den Nachteil der Verminderung der Sauerstoff transportierenden Erythrozyten ausgleicht, oder bei zu ausgeprägter Anämie nicht kompensiert werden kann. Analoges gilt für das Ausmaß einer Polyglobulie, bei der die Verschlechterung der Fließeigenschaft des Blutes infolge der Viskositätserhöhung bis zu einem gewissen Grad durch die Vermehrung der Erythrozyten als O_2-Träger kompensiert bzw. sogar überkompensiert werden kann, bei zu starker Viskositätserhöhung jedoch in der Bilanz eine Verschlechterung der myokardialen O_2-Versorgung bedingen kann. Bei ausgeprägter Anämie kann deshalb eine Blut- bzw. Erythrozytenkonzentrat-Transfusion sowie andererseits bei schwerer Polyglobulie eine (vorsichtige!) Aderlaßtherapie zur Behandlung einer Angina pectoris erforderlich und erfolgreich sein. Eine erhöhte Thrombozytenadhäsivität verschlechtert die Fließeigenschaften des Blutes; bei vorbestehender koronarer Herzkrankheit kann dies eine Koronarinsuffizienz verstärken.

Abb. 1.6 zeigt den Einfluß der wichtigsten physikalischen Faktoren auf die Koronardurchblutung. Wenn auch gesichert ist, daß der Koronardurchfluß in linearer Beziehung zum O_2-Verbrauch des Herzens steht und die koronarvenöse O_2-Sättigung auch bei Belastung mit etwa 25% konstant bleibt, so ist doch nach wie vor unklar, über welches Sensorsystem die Konstanterhaltung der koronarvenösen O_2-Sättigung und damit auch die Korrelation von myokardialem O_2-Verbrauch und Koronardurchblutung verläuft. Das Schema der Abb. 1.7 zeigt die Vielzahl der Faktoren, von denen die

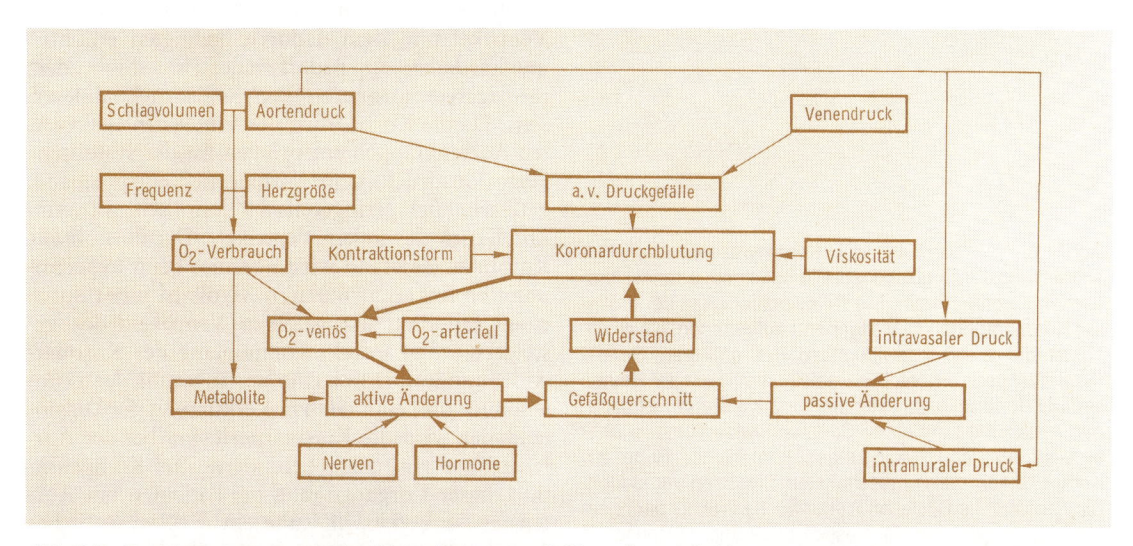

Abb. 1.7 Beziehungen zwischen den bisher bekannten Größen, die auf die Koronardurchblutung einwirken. Die stärker gezeichneten Pfeile kennzeichnen einen Regelkreis, in dem der Sauerstoffdruck des venösen Koronarblutes die Regelgröße ist (aus *Bretschneider, H. J.:* Physiologie des Koronarkreislaufes. In: Nauheimer Fortbildungslehrgänge, Bd. XXVII. Steinkopff, Darmstadt 1962)

Koronardurchblutung beeinflußt wird. Die kräftig ausgezogenen Pfeile sollen dabei den hauptsächlichen Regelkreis wiedergeben, wobei der venösen O_2-Sättigung als Einzelfaktor besondere Bedeutung zukommt. Die unter physiologischen Verhältnissen nachweisbare Zunahme des Perfusionsdruckes bei Belastung läßt die nachgewiesene Steigerung der Koronardurchblutung auf über das 4fache nicht erklären. Die Anpassung der Koronardurchströmung an den myokardialen Bedarf muß über eine Abnahme des vasalen Koronarwiderstandes geregelt werden. Der Arteriolentonus unterliegt metabolischen, nervösen und hormonalen Einflüssen. In entsprechenden Untersuchungen – auch am Menschen – konnte nachgewiesen werden, daß eine Abnahme der venösen O_2-Sättigung zu einer Widerstandsminderung im peripheren arteriellen Bereich des Koronarsystems führt, wodurch das koronare Durchströmungsvolumen gesteigert wird. Experimentell ist durch die Gabe von koronarspezifischen Pharmaka eine Steigerung der Koronardurchblutung zu erzielen. Maximale Durchblutungsgrößen des Koronarsystems von 400 bis 500 ml/100 g Herzgewicht/min konnten ohne Veränderung der hämodynamischen Faktoren Blutdruck und Herzfrequenz erreicht werden. Die maximal mögliche Abnahme des koronaren Widerstandes wird als Koronarreserve bezeichnet; mit ihr ist eine proportionale Durchblutungszunahme verbunden. Beim gesunden Menschen wurden unter der Gabe von sog. Koronardilatatoren ebenfalls Erhöhungen des Koronardurchflusses um etwa das 4fache des Ruhedurchströmungsvolumens erzielt.

Während unter physiologischen Bedingungen die Anpassung des Koronardurchflusses an die jeweilige Bedarfssituation des Herzens erfolgt, gibt es eine Reihe von pathologischen Bedingungen, unter denen die Anpassung der Koronardurchblutung nicht mehr oder nur noch begrenzt gelingt. Akuter Abfall des arteriellen Druckes in den Bereich des kritischen Perfusionsdruckes, wie er z. B. in der Situation des hypotonen Schocks vorliegt, führt zu einer druckpassiven Verminderung der Koronardurchblutung; hierdurch setzt schon nach wenigen Minuten eine Abnahme der Kontraktilität des Herzmuskels ein, die ihrerseits in eine akute irreversible Herzinsuffizienz übergehen kann. Bei der chronischen Hypotonie dagegen wird die Koronardurchblutung nicht pathologisch vermindert, sondern dem O_2-Bedarf angepaßt.

Bei arterieller Hypertonie kann die Koronardurchblutung, sofern keine Koronarstenosierung besteht, dem erhöhten myokardialen O_2-Bedarf angepaßt werden. Eine arterielle Hypertonie gehört andererseits zu den gravierenden Risikofaktoren, welche die Entstehung einer stenosierenden Koronarsklerose begünstigen.

Bei einer hämodynamisch wirksamen Aortenklappenstenose besteht primär ein Mißverhältnis zwischen dem erhöhten systolischen Druck im linken Ventrikel und dem dadurch bedingten erhöhten myokardialen O_2-Bedarf einerseits sowie dem niedrigeren koronaren Perfusionsdruck andererseits. Da die Koronararterien hinter den stenosierten Aortenklappen entspringen, ist der systolische Perfusionsdruck, dem Aortendruck entsprechend, evtl. erheblich geringer als der systolische intramurale Druck des linken Ventrikels. Der diastolische Koronarwiderstand wird überdies beim hypertrophierten linksventrikulären Myokard meist durch einen erhöhten diastolischen Ventrikeldruck gesteigert (myokardiale Komponente des Koronarwiderstandes). Durch eine Verlängerung der Systolendauer und eine relative Verkürzung der Diastolendauer wird die Koronarperfusion bei der Aortenstenose zusätzlich behindert. Zur Kompensation dieser Vorgänge muß bei Patienten mit Aortenstenose bereits in Ruhe ein evtl. wesentlicher Teil der Koronarreserve in Anspruch genommen werden. – Bei der hochgradigen Aortenklappeninsuffizienz können der diastolische Perfusionsdruck in den Koronararterien und der enddiastolische

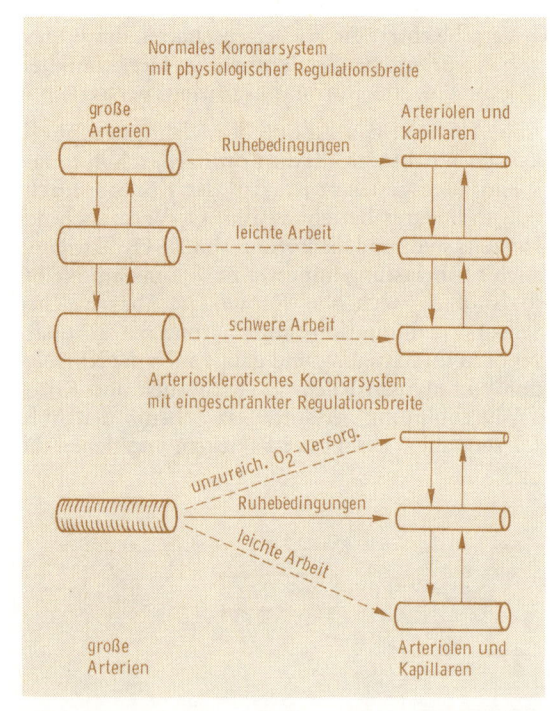

Abb. 1.8 Verminderung der Koronarreserve und Einschränkung der Regulationsbreite bei einem arteriosklerotischen Koronarsystem. Die Reaktionsfähigkeit der größeren Koronararterien ist weitgehend aufgehoben, gleichzeitig ist der Strömungswiderstand der größeren Gefäße durch Stenosen erhöht. Die Reaktionsfähigkeit der kleinen Gefäße (Präarteriolen, Arteriolen und Kapillaren) ist dagegen annähernd normal, ihr Strömungswiderstand ist aber bereits unter den Bedingungen körperlicher Ruhe zur Kompensation der vorgeschalteten Stenosen vermindert. Eine zusätzliche Dilatation ist nur noch in relativ geringem Umfang möglich. Ein Nachlassen der kompensatorischen Dilatation im Bereich der kleinen Gefäße muß zu einer unzureichenden Sauerstoffversorgung des Myokards führen (aus *Bretschneider, H. J.*: Verh. dtsch. Ges. inn. Med. 69 [1963] 583)

Druck im linken Ventrikel einander angenähert sein; hieraus kann eine Koronarinsuffizienz resultieren.

Bei der isolierten Koronarstenose wird die arterielle Strombahn von einem Strömungshindernis eingeengt. Da der koronare Widerstand im Bereich der Stenose erhöht ist, kommt es stromabwärts zu einer druckpassiven Verminderung des Durchströmungsvolumens. Die Koronarstenose einer großen Koronararterie setzt umschrieben den koronaren Widerstand so weit herauf, daß er durch Regulationsmechanismen des nachgeschalteten arteriellen Koronarsystems nicht ausgeglichen werden kann. Die daraus resultierende Verminderung der Koronarreserve verdeutlicht Abb. 1.**8**.

Auch von Beschaffenheit und Funktionsablauf des Myokards gehen wesentliche Einflüsse auf die Koronardurchblutung aus (BRETSCHNEIDER 1961, KÜBLER 1965). Der gesteigerte Myokardstoffwechsel führt über die Zunahme der Koronardurchblutung zu einer Vermehrung des O_2- und Substratangebotes (lokale metabolische Regulation der Koronardurchblutung). Wichtigstes Stellglied in diesem Regelkreis ist bei Gesunden der vasale Koronarwiderstand.

Nach der *Adenosin*-Hypothese (BERNE 1964) kann es bei einem Herzen mit reaktionsfähigem Koronarbett und normaler arterieller Sauerstoffsättigung praktisch nicht zu einem O_2-Mangel kommen, da freigesetztes Adenosin – als Mittler zwischen Myokardstoffwechsel und Koronardurchblutung – die vaskuläre Komponente des Koronarwiderstandes vermindert. Adenosin wird in der Myokardzelle aus Adenosin-Triphosphat (ATP) gebildet. Seinem Metaboliten Inosin wird heute die gefäßerweiternde Wirkung auf das Koronarsystem zugeschrieben (Abb. 1.**9**).

Die ungenügende Versorgung des Myokards mit O_2 und Substraten führt bei Zunahme der Herzarbeit zur Einschränkung der Pumpfunktion der Ventrikelmuskulatur. Im Angina-pectoris-Anfall steigen Herzfrequenz und Systemblutdruck an, die Kontraktionsgeschwindigkeit des Myokards sinkt, die diastolische Relaxationsgeschwindigkeit wird verlangsamt, der enddiastolische Druck im linken Ventrikel steigt über die Norm an, die Wandspannung der linken Kammer nimmt zu. Jetzt gewinnt die myokardiale Komponente des Koronarwiderstandes wesentlich an Bedeutung: Sie bewirkt eine weitere Verminderung des koronaren Durchströmungsvolumens. So sind die Bedingungen für einen Circulus vitiosus gegeben, der die Myokardischämie unterhält bzw. verstärkt. Wird er nicht durchbrochen, so können Herzinfarkt und/oder muskuläre Herzinsuffizienz die Folgen sein.

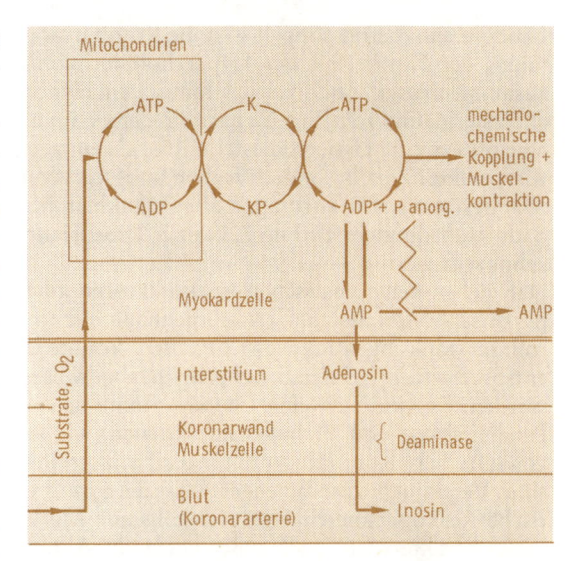

Abb. 1.9 Adenosinstoffwechsel (nach *Gercken*) ATP = Adenosintriphosphat, ADP = Adenosindiphosphat, AMP = Adenosinmonophosphat, K = Kreatin, KP = Kreatinphosphat

Epidemiologie

Anhand prospektiver epidemiologischer Untersuchungen konnte ein sicherer Zusammenhang zwischen Koronarerkrankung und erhöhten Serumcholesterinwerten mit verminderter High-density-Lipoprotein-(HDL-)Fraktion und erhöhten Low-density-Lipoprotein-(LDL-) bzw. Very-low-density-Lipoprotein-(VLDL-)Werten sowie erhöhten Blutdruckwerten, erhöhtem Zigarettenkonsum und bestimmten EKG-Veränderungen nachgewiesen werden. Ein wahrscheinlicher Zusammenhang ergab sich zwischen Koronarerkrankung und verminderter Glucosetoleranz, Übergewicht und familiärer Belastung. Die angeführten somatischen *Risikofaktoren* lassen auch Kumulationseffekte erkennen: Patienten mit 2 Risikofaktoren erleiden 3mal, solche mit 3 Risikofaktoren bereits 10mal häufiger einen Myokardinfarkt oder einen plötzlichen Koronartod als Patienten ohne die genannten Risikofaktoren, d. h. Nichtraucher mit niedrigem Blutdruck und niedrigen Cholesterinwerten im Serum. Für einzelne Risikofaktoren war ein kontinuierlicher Trend erkennbar. So wurde in der Framingham-Studie deutlich, daß es für Serumcholesterin und Blutdruckhöhe keine *kritischen* Werte gibt, oberhalb derer eine steile Zunahme der Morbidität einsetzt. Vielmehr fand sich eine Morbiditätszunahme bereits unterhalb des arithmetischen Mittelwertes mit steigenden Werten für Cholesterin und Blutdruckhöhe. Wenn man aus diesen Ergebnissen auch einerseits die Schlußfolgerung ziehen kann, daß das individuelle Risiko, eine Koronarerkrankung zu bekommen, um so größer wird, je mehr Risikofaktoren das Individuum aufweist, so ist es andererseits jedoch nicht möglich, die Wertigkeit eines einzelnen Faktors in bezug auf die individuelle Gefährdung abzuschätzen.

Daß schon das Vorhandensein eines einzigen Risikofaktors prognostisch eine erhebliche Belastung bedeuten kann, zeigte eine epidemiologische Untersuchung in Finnland. Es ließ sich nachweisen, daß die im Vergleich zu anderen skandinavischen

Ländern annähernd doppelt so hohe Koronarmortalität der Finnen mit der Hypercholesterinämie zusammenhängt. Auch bei der familiären Hypercholesterinämie vom Typ IIa nach Frederickson ist eine oft extreme Hypercholesterinämie als einziger Risikofaktor mit besonders früher und schwerer Manifestation von koronarer Herzkrankheit mit dadurch bedingtem Tod im 2. oder 3. Lebensjahrzehnt korreliert.

Daß neben den somatischen Risikofaktoren auch psychische Merkmale im Zusammenhang mit Koronarerkrankungen ins Gewicht fallen, konnte in entsprechenden Untersuchungen nachgewiesen werden. Es fand sich eine Übereinstimmung von Persönlichkeit und Verhaltensmerkmalen, wie sie gehäuft bei Koronarerkrankungen anzutreffen sind. Vereinfacht zusammengefaßt ist die hypothetische Risikopersönlichkeit durch folgende Merkmale charakterisiert: nach außen gewandte Aktivität, Risikofreudigkeit, Reizhunger, Impulsivität, Geselligkeit, Leistungsbezogenheit, Unfähigkeit, sich zu entspannen und emotionale Regungen abzuweisen.

Empirische Untersuchungen zum Krankheitsverhalten von Infarktpatienten liefern eine indirekte Bestätigung für den Begriff der Risikopersönlichkeit des Koronarkranken. So ließ sich feststellen, daß Infarktpatienten die Vorboten ihrer Krankheit – auch wenn diese subjektiv deutlich waren – gering bewerten und bagatellisieren. Im Gegensatz zu Patienten mit funktionellen Herzbeschwerden, geht der Infarktgefährdete entweder gar nicht oder erst spät zum Arzt. Dieses Verhalten entspricht durchaus dem einer leistungsbezogenen und nach außen gewandten Persönlichkeit, für welche die Beachtung subjektiver Symptome eine Störung der inneren Balance bedeuten würde.

Unter den persönlichen Gewohnheiten, die mit dem erhöhten Risiko eines plötzlichen Herztodes oder einer koronaren Herzerkrankung einhergehen, sind Zigarettenrauchen und zu reichliche Ernährung mit den Folgen Übergewicht und Hyperlipidämie, evtl. auch Diabetes mellitus, bei weitem am unheilvollsten. Das erhöhte Risiko des Zigarettenrauchers ist im Verlauf einiger Jahre reversibel, wenn er das Rauchen aufgibt.

Krankheitsbild

Klinisch wird man an das Vorliegen einer Koronarinsuffizienz denken müssen, wenn bei Männern im mittleren Lebensalter und bei Frauen nach Eintritt des Klimakteriums – sowie neuerdings auch bei jüngeren Frauen mit starkem Zigarettenkonsum und hormoneller Kontrazeption – Schmerzattacken auftreten, die durch eine bestimmte Merkmalskombination die Bezeichnung „Angina pectoris" rechtfertigen.

Die allgemeine klinische Untersuchung und die klinischen Befunde bieten wenig charakteristische Hinweise für eine Koronarinsuffizienz. Es ist jedoch daran zu denken, daß jede kardiale Leistungsminderung und Dyspnoe auch durch eine Koronarinsuffizienz verursacht sein kann. In gleicher Weise ist das Auftreten von Herzrhythmusstörungen verdächtig, insbesondere das Auftreten einer absoluten Arrhythmie nach körperlicher Belastung.

Das gewöhnliche Röntgenbild gibt bis auf den mit zunehmendem Lebensalter häufigeren Nachweis von Verkalkungen im Verlauf der Koronararterien, die bei gezielter rotierender Durchleuchtung mit Bildverstärkertechnik besonders gut in bis zu 80% der älteren Patienten mit Angina pectoris nachgewiesen werden können, keine Hinweise auf eine Koronarinsuffizienz. Bei einer myogenen Dilatation des Herzens muß auch eine Koronarinsuffizienz als Ursache differentialdiagnostisch berücksichtigt werden. Das Blutbild zeigt keine Veränderungen, es sei denn, daß ein Herzinfarkt akut eingetreten ist.

Charakteristisch für den Angina-pectoris-Schmerz sind in erster Linie seine Auslösbarkeit durch körperliche Belastung und seine Rückbildung bei nachfolgender Ruhe innerhalb weniger Minuten. Dies läßt sich differentialdiagnostisch gegenüber dem kardiovaskulären Syndrom mit seiner Belastungsunabhängigkeit und gegenüber dem Herzinfarkt mit seinem Dauerschmerz verwerten. Es muß aber hervorgehoben werden, daß anhand des Symptoms Schmerz keine zuverlässige Differentialdiagnostik betrieben werden kann.

Mit einem Anteil von über 90% steht die Koronarsklerose an der Spitze der Faktoren, die eine Angina pectoris hervorzurufen vermögen. Die durch Koronariitis bedingte Angina pectoris und Koronarinsuffizienz sind in der klinischen Diagnostik gegenüber der durch Koronarsklerose hervorgerufenen Angina pectoris nicht abgrenzbar. Anders verhält es sich mit Koronarveränderungen luischer Genese, die durch serologische Methoden gesichert werden können; sie sind im Ostiumbereich lokalisiert. Als weitere Ursachen einer Koronarinsuffizienz kommen Embolien durch Thrombenbildung im linken Herzen in Frage, am ehesten durch Endokarditis der Aortenklappen.

HOLZMANN unterscheidet 3 Formen des Angina-pectoris-Schmerzes:

1. Angina pectoris simplex,
2. Angina pectoris gravis,
3. Status anginosus.

Auf die qualitativen Unterschiede dieser 3 Formen von Angina pectoris sei im folgenden eingegangen: Bei der *Angina pectoris simplex* wird der Schmerzanfall vorwiegend durch körperliche Belastungen, wie z. B. Gehen und Steigen, aber auch durch akute psychische Alterationen – wie z. B. Ärger und Aufregung – ausgelöst. In der Regel dauert der Schmerzanfall nicht länger als 10 Minuten oder weniger und reagiert prompt auf Nitrate oder schon allein auf akute Ruhigstellung. Er entspricht der klassischen Beschreibung von HEBERDEN, die er 1768 vor dem „Royal College of Physicians" vortrug: „Es gibt eine Brustkrankheit, die sich durch heftige und eigentümliche Symptome auszeichnet. Sie ist wegen der mit ihr verbundenen Gefahr beachtenswert und gar nicht so außerordentlich selten. Ihr Sitz und das mit ihr verbundene Gefühl der Erstickung und Angst lassen den Namen ‚Angina pectoris' gerechtfertigt erscheinen."

Bei der *Angina pectoris gravis* treten bereits unter körperlicher Ruhe Schmerzanfälle auf. Sie dauern oft länger als 10 Minuten und sprechen schlechter und weniger zuverlässig auf Nitropräparate an. In einem Teil der Fälle sind sie von bleibenden EKG-Abweichungen und von postmortal nachweisbaren pathologisch-anatomischen Veränderungen begleitet, so daß man dann auch von „rudimentärem Herzinfarkt" spricht.

Die beim *Status anginosus* auftretenden Schmerzanfälle zeigen höchst unterschiedliche Dauer. Neben ständig rezidivierenden Ruheschmerzattacken von ¼ bis ½-stündiger Dauer kommen Schmerzzustände vor, die über mehrere Tage anhalten. Elektrokardiographisch findet sich vielfach ein Infarktbild. Auch die weiteren klinischen und labortechnischen Befunde bestätigen in der Regel das Vorliegen eines mehr oder minder ausgedehnten Infarktes.

Drei weitere Faktoren können zur Auslösung bzw. zur Verstärkung eines Schmerzanfalles führen:

1. Die Inspiration von kalter Luft bei niedriger Umgebungstemperatur. Aufgrund von klinischen Beobachtungen war bereits bekannt, daß im Angina-pectoris-Anfall der arterielle Blutdruck erhöht ist. Bei neueren Untersuchungen mittels Herzkatheter hat sich nachweisen lassen, daß die Inspiration von kalter Luft reflektorisch zu einer Drucksteigerung im kleinen Kreislauf führt. Die dabei auftretende vermehrte Herzarbeit erklärt die verstärkte Anfallsbereitschaft zur Angina pectoris.

2. Nach Nahrungsaufnahme kann es zu einer Verstärkung der Symptome kommen. Dieses Phänomen fällt unter den Begriff des „Roemheldschen Symptomenkomplexes" und basiert auf der Beobachtung, daß es bei überfülltem Magen zu einer Verstärkung der Angina-pectoris-Beschwerden kommt. Tierexperimentelle und klinische Studien legen folgende Erklärung nahe: Erfährt der Magen durch Füllung oder Aufblähung eine deutliche Volumenzunahme, so wird über einen Reflexmechanismus die Durchblutung des Herzens vermindert. Dies erklärt, weshalb eine latente Angina pectoris bei überfülltem Magen manifest werden kann. Häufig liegt dem Roemheldschen Symptomenkomplex eine Koronarerkrankung zugrunde.

3. Auch während des Schlafes können Angina-pectoris-Anfälle auftreten, die ein Erwachen herbeiführen. Ursächlich vermutet man stark affektgetönte Träume, die mit Blutdrucksteigerungen und motorischer Unruhe einhergehen.

Das *Durchschnittsalter* der Erstmanifestation von Angina-pectoris-Beschwerden wird von RICHARZ u. Mitarb. mit 56,6 Jahren für das männliche und mit 58,5 Jahren für das weibliche Geschlecht angegeben. Die mittlere Lebenserwartung beträgt nach Erstmanifestation noch etwa 10 Jahre, wobei aber im Einzelfall erhebliche Schwankungen in beiden Richtungen keine Seltenheit sind. Nach HOLZMANN soll es von untergeordneter Bedeutung sein, ob es im Verlauf der Angina-pectoris-Anfälle zu einem klinisch manifesten Infarkt kommt oder nicht.

Das Ausmaß der Herzschädigung wird von Häufigkeit, Schwere und Länge der Angina-pectoris-Attacken bestimmt, sofern man davon ausgeht, daß der klinischen Symptomatik pathologisch-anatomisch faßbare Veränderungen am Herzen zugrunde liegen. Der Grad der Koronarinsuffizienz wird durch das Ausmaß der Koronarstenose im Verhältnis zur geforderten Arbeitsleistung bestimmt, d. h. durch die erzwungene Überschreitung der Koronarreserve. Zusammen mit dem Zeitfaktor entscheidet die noch vorhandene Koronarreserve darüber, ob die hypoxische Myokardschädigung reversibel oder bereits irreversibel ist. Treten schwere Myokardhypoxien gehäuft auf, so

Tabelle 1.10 Morphologie der koronarinsuffizienzbedingten Schäden (aus *Müller, E.:* Pathologische Anatomie des Koronarkreislaufes. In: Nauheimer Fortbildungslehrgänge, Bd. XXVII. Steinkopff, Darmstadt 1962)

Koronarinsuffizienz			
relative		absolute	
trübe und körnige Schwellung	Faseratrophie	Herzinfarkt	Herzblock
Mitochondrienverlust	kleinfleckige Fasernekrosen	Myomalazie	Herzruptur
Faserverfettung			Herzwandaneurysma
– (reversibel)	Herzmuskelfibrose	Herzschwiele	Wandthromben (Emboliegefahr)
Erholungs- und Wiederbelebungszeit			

kommt es zur Myokardfibrose und letztlich zum Krankheitsbild der sogenannten Myodegeneratio cordis mit progredienter und schließlich letaler Herzmuskelinsuffizienz. Über die akuten und chronischen Folgen der relativen und der absoluten Koronarinsuffizienz unter pathologisch-anatomischem Gesichtspunkt informiert Tab. 1.**10**.

Vielfach tritt der Tod akut im Angina-pectoris-Anfall auf. Diesem Ereignis können folgende Ursachen zugrunde liegen:

1. Häufigste Ursache des akuten Herztodes bei Koronarinsuffizienz dürften die durch Hypoxie des Myokards ausgelösten Rhythmusstörungen sein, die über Kammerflimmern oder Asystolie zum akuten Herzversagen führen.
2. Ein arteriosklerotischer Verschluß einer Koronararterie oder ein thrombotischer Verschluß im Bereich eines stenosierten arteriellen Gefäßes führt über Ischämie und Anoxie zu einem Herzmuskelinfarkt, der seinerseits eine akute muskuläre Herzinsuffizienz und einen kardiogenen Schock zur Folge hat.
3. Wird bei bestehender Koronarstenose das Herz einer hochgradigen Arbeitsüberlastung ausgesetzt, so kommt es über eine Hypoxie zum Versagen der kontraktilen Funktion des Myokards. Folge sind auch hier kardiogener Schock und/oder Herzinsuffizienz.
4. Liegen im Bereich des Erregungsleitungssystems Narben vor, so kann es zu atrioventrikulären Blockierungen und zur Auslösung von Adams-Stokes-Anfällen mit letztlich letalen Folgen kommen.

Hinzugefügt sei noch, daß auch extrakardiale Faktoren wie z. B. hochgradige Anämie, Hyperthyreose, Fieber jeglicher Genese, hypertone Blutdruckkrisen beim Phäochromozytom und hypotone Blutdruckphasen bei Schock und Kollaps die Erstmanifestation einer Angina pectoris provozieren können oder bei bereits bestehender Angina pectoris diese hochgradig und akut zu verschlechtern vermögen, eventuell bis zum Eintritt eines Infarktes. Ferner ist zu erwähnen, daß eine durch Zwangsimmobilisation larvierte Angina pectoris in dem Augenblick manifest werden kann, in dem die zuvor erzwungene Schonhaltung verlassen wird. Diese Beobachtung macht man bei Claudicatio intermittens nach erfolgreicher Gefäßoperation.

Die Diagnose „Angina pectoris" ist aus der Anamnese bei Beachtung der geschilderten Symptomatik mit Wahrscheinlichkeit zu stellen. Jedoch muß nachdrücklich hervorgehoben werden, daß man einerseits auch in Fällen klinisch klassischer Symptomausprägung koronarographisch ein völlig intaktes Koronarsystem finden kann (Tab. 1.**11**), während andererseits koronarographisch gesicherte Fälle massiver Koronarstenose klinisch vollkommen stumm sein können. Daß dem Schmerz in seiner jeweiligen Ausprägung und Qualität durchaus nicht immer ein entsprechendes pathologisches Substrat an den Koronararterien – wie es mittels Koronarangiographie faßbar ist – zugrunde liegt, zeigt auch Tab. 1.**12**.

Die geringe Verläßlichkeit des Symptoms Schmerz in bezug auf eine vorhandene Koronarerkrankung erhellt auch aus pathologisch-anatomischen Befunden. Ein Teil der Fälle, in denen die Anamnese frei von Schmerzangaben gewesen war, zeigte bei der Sektion hochgradig ausgeprägte Stenosierungen und sogar Obturierungen größerer Koronararterienäste bei gleichzeitigem Fehlen von Narben und Infarktbezirken. Befunde dieser Art erlauben die Schlußfolgerung, daß eine ausreichende Versorgung des Myokards über einen funktionstüchtigen Kollateralkreislauf vorgelegen haben muß. In einem weiteren Teil klinisch asymptomatischer Fälle fanden sich außer Stenosierungen an den Koronargefäßen zusätzlich auch Narbenbezirke unterschiedlicher Größe in den nachgeschalteten Versorgungsgebieten. Das bedeutet, daß auch in Fällen von eindeutiger Koronarinsuffizienz – und jede nicht entzündlich bedingte Narbe ist als Folgezustand einer Koronarinsuffizienz zu werten –

Tabelle 1.**11** Koronarographischer Befund und EKG bei 40 Patienten mit Angina pectoris (aus *Schaede, A., M. Hasper, A. Düx:* Z. Kreisl.-Forsch. 53 [1964] 1209)

	Zahl der Patienten	Pathologisches Koronarogramm	Normales Koronarogramm
Infarkt-EKG	16	16	
Ischämie-EKG	14	10	4
Angina pectoris ohne Veränderungen im EKG	10	6	4
	40	32	8

Tabelle 1.**12** Typ der thorakalen Schmerzen im Verhältnis zur angiographischen Klassifizierung. Anhand klinischer Schmerzanalysen durch zwei Untersucher vorgenommene Schmerzgruppierung: I: für Angina pectoris typische Schmerzanamnese, II: aufgrund von Lokalisation, Dauer oder fehlendem Zusammenhang mit körperlicher Belastung atypische Schmerzanamnese, III: Fehlen thorakaler Schmerzen. 1–5: unauffällige bis ausgeprägt pathologische Koronarographiebefunde (aus *Paulin, A.:* Acta radiol. Suppl. 233 [1964])

Angiographische Klassifizierung	Schmerzgruppe			
	I	II	III	Gesamt
1	8	30	21	59
2	8	9	8	25
3	16	6	1	23
4	18	5	2	25
5	51	6	3	60
Gesamt	101	56	35	192

Schmerzen nicht obligat sind. Das Fehlen von Schmerzen schließt also eine Koronarinsuffizienz nicht aus.

Meist wird Hypoxie des Myokards als Ursache der Schmerzen angenommen; jedoch ist diese Hypothese nicht unbestritten. In diesem Zusammenhang erhebt sich die Frage, warum z. B. bei angeborenen Vitien mit konstanter und hochgradiger arterieller Hypoxie (z. B. Vitien mit Rechts-links-Shunt) und bei pathologisch-anatomisch nachgewiesener diffuser Fibrosierung des Myokards als Ausdruck einer chronischen Koronarinsuffizienz anamnestische Hinweise auf eine Angina pectoris in der Regel fehlen. Auch bei hochgradiger globaler Herzinsuffizienz, beim Cor pulmonale sowie bei extremer O_2-Mangelbeatmung gesunder Probanden sind Angaben über Angina-pectoris-Schmerz nur in Ausnahmefällen bekannt geworden. Schließlich treten auch zahlreiche Herzinfarkte – besonders bei jüngeren Patienten – oft plötzlich und ohne vorwarnende Angina pectoris auf. Diese Tatsachen lassen die weit verbreitete Vorstellung, nach der allein das Mißverhältnis zwischen koronarem O_2-Angebot und O_2-Bedarf des Herzmuskels zur Angina pectoris führe, als zweifelhaft erscheinen.

Während einerseits klinisch stumme Koronarerkrankungen ungleich häufiger sind als solche, die durch Angina-pectoris-Beschwerden auf sich aufmerksam machen, muß andererseits auch berücksichtigt werden, daß eine strenge Übereinstimmung zwischen klinischer Symptomatik und Schwere der ihr zugrundeliegenden Koronarerkrankung nicht besteht. Wie anhand der beiden Tabellen (Tab. 1.11 u. 1.13) ersichtlich, schließt auch ein normaler EKG-Befund das Vorliegen einer stenosierenden Koronarerkrankung – wie sie mittels der Koronarangiographie zu verifizieren ist – nicht aus. Insbesondere wird man auch bei röntgenologisch nachgewiesenen Herzvergrößerungen und bei klinischen Hinweisen auf eine Herzinsuffizienz, sofern andere Erkrankungen ursächlich ausgeschlossen werden können, an das Vorliegen einer Koronarinsuffizienz denken müssen. Prinzipiell sind alle Schmerzen im Thoraxbereich, gleichgültig, ob sie sich nun als „typische" Angina pectoris äußern oder nicht, bis zum Beweis des Gegenteils auf eine Koronarerkrankung verdächtig. Aber nur der morphologische und funktionelle Befund am Koronarsystem mittels Koronarangiographie und Koronardurchblutungsmessung mit Bestimmung der Koronarreserve wird die Koronarinsuffizienz als Schmerzursache mit größtmöglicher Sicherheit ausschließen lassen.

Differentialdiagnostisch wird man bei Angabe von Schmerzen im Thorax in erster Linie an das „Syndrom der funktionellen kardiovaskulären Störungen" denken müssen, für das die Ausdrücke „Soldier's Heart", „Effort-Syndrom" und „Da-Costa-Syndrom" synonym gebraucht werden. Gegenüber dem Angina-pectoris-Schmerz weist der Schmerz hierbei zwei Besonderheiten auf:

1. Es handelt sich um einen dumpfen, über Stunden bis Tage anhaltenden Druck in der Herzgegend. Subjektiv imponiert er in erster Linie als unanangenehme und lästige Mißempfindung, seltener als eigentlich schmerzhaft. Ausstrahlungen in herzfernere Bezirke, insbesondere in den linken Arm, sind häufig und erlauben keine Unterscheidung gegenüber der Angina pectoris.

2. Ohne subjektiv erkennbaren Grund, d. h. ohne Beziehung zu bestimmten situativen Momenten der Umwelt, treten kurze, nur Bruchteile von Sekunden dauernde, aber höchst intensive Schmerzen von stechendem Charakter in der Herzgegend auf. Eine Beziehung zu äußeren Situationen läßt sich aber insofern nachweisen, als Beschwerden der eben genannten Art sich unter körperlicher Belastung zurückzubilden vermögen und bei körperlicher Arbeit auch weniger häufig auftreten. Von den Patienten wird über eigenartige Atembeschwerden geklagt, die sich subjektiv in dem Gefühl, nicht richtig durchatmen und den Thorax dehnen zu können, äußern. Ein Ringen nach Luft und zwangsweises Gähnen sind häufig zu beobachten. Anfallsweise kann es zu einer Verstärkung der Beschwerden mit Herzklopfen, Angstzuständen, Tachykardie und nachfolgender Polyurie, seltener Bradykardie, kommen. Nicht selten werden Zeichen vegetativer Überempfindlichkeit, wie Dermographismus, Schweißausbrüche, hohe T-Zakken im EKG und abnorm niedrige Blutsenkungsreaktionen gefunden. Bei eingehender Befragung ergeben sich Hinweise für psychische Konfliktsituationen. Wird trotz dieser für das funktionelle kardiovaskuläre Syndrom so typischen Symptomatik eine Koronarangiographie durchgeführt, so kommen mitunter doch erhebliche koronarsklerotische Veränderungen zur Darstellung.

Als Ursache von Schmerzen im Thoraxbereich müssen durch entsprechende Untersuchungen auch die folgenden kardialen und nichtkardialen

Tabelle 1.13 Überblick über die bei Koronarstenosen oder -verschluß registrierten EKG-Veränderungen, bzw. deren Fehlen, sowie Zuordnung der verschiedenen Formen von Koronarveränderungen zum jeweiligen EKG-Befund (aus *Schaede, A., M. Hasper, A. Düx*: Z. Kreisl.-Forsch. 53 [1964] 1209)

	Pathologisches Koronarogramm	Infarkt-EKG	Ischämie- oder sonstige EKG-Veränderungen	Normales EKG
Nodöse Stenosen	32	16	10	6
isoliert	4		2	2
multipel	11	3	7	1
Diffuse Stenosen	9	6	1	2
Verschluß	8	7		1

Erkrankungen differentialdiagnostisch ausgeschlossen werden:
a) am Perikard: Perikarditis, perikardiale Adhäsionen,
b) vom Magen-Darm-Trakt ausgehende Störungen: Hiatushernie, Kaskadenmagen, starke Blähungen des Kolons, Ösophagusdivertikel, Ulkus, Cholezystitis und Cholelithiasis,
c) an der Aorta: Aneurysma und Ektasie der Aorta, insbesondere Aneurysma dissecans, Sinus-Valsalvae-Aneurysma, Arteriitis, Aortenbogensyndrom,
d) an Skelett und Nervensystem: Osteochondrose und Bandscheibenveränderungen im Bereich der HWS und BWS, schmerzhafte Schwellung der sternalen Knorpelansätze gewöhnlich der 1. und 2. Rippe (Tietze-Syndrom), Interkostalneuralgie, rheumatische Beschwerden,
e) an der Pleura: Pleuritis sicca, Lungenembolie, Pleuraadhäsionen, Pleuritis carcinomatosa, Pleuraendotheliom.

Aber auch dann, wenn es gelingt, eine nichtkoronarbedingte, mit Schmerzen im Thoraxbereich einhergehende Erkrankung nachzuweisen, kann man die Mitverursachung des Schmerzes durch eine Koronarerkrankung nicht mit Sicherheit ausschließen. Noch viel weniger ist es möglich, Aussagen darüber zu machen, in welchem Umfang die nichtkoronarbedingte Erkrankung einerseits und die koronarbedingte Erkrankung andererseits für Entstehung und Unterhaltung des Schmerzes anteilmäßig verantwortlich zu machen sind. In jedem Fall sollte man aber – wie es schon in der therapeutischen Absicht von ROEMHELD lag – versuchen, die Aufmerksamkeit des Patienten vom Herzen auf ein weniger lebenswichtiges und emotional weniger besetztes Organ abzulenken, dabei aber gleichzeitig auf der Regelung der Lebensweise wie bei einer Koronarerkrankung bestehen.

Diagnostik

Belastungstest

Tests zur indirekten Erfassung der koronaren Herzkrankheit beruhen auf dem Prinzip, über unterschiedliche Arten der Provokation die noch vorhandene Koronarreserve zu überschreiten und eine Myokardischämie hervorzurufen. Als wichtigstes praktisches Untersuchungsverfahren hat sich das Belastungs-EKG durchgesetzt. Außerdem werden die elektrische Vorhofstimulation, pharmakologische Belastungen und Belastungen mit statischer körperlicher Arbeit durchgeführt. Dabei werden simultan Belastungsgrad sowie evtl. auftretende anginöse Beschwerden und EKG-Veränderungen registriert.

Diesen Belastungsversuchen liegt die Vorstellung zugrunde, daß durch die Belastung eine Ischämiereaktion im EKG hervorgerufen werden kann. Das EKG registriert lediglich elektrische Erscheinungen und Veränderungen des Myokards, nicht aber Veränderungen der Koronararterien selbst. Konstant registrierbare Veränderungen der Nachschwankungen haben in bezug auf eine aktuelle Myokardischämie nur bedingte Aussagekraft; sie sind als Hinweis auf konstante Myokardveränderungen zu werten. Erst wenn EKG-Veränderungen während und kurz nach der Belastung auftreten, die unter Ruhebedingungen zuvor nicht registriert wurden, ist man berechtigt, eine aktuelle myokardiale Minderdurchblutung anzunehmen.

Als Ischämiereaktion werden im Belastungs-EKG ST-Senkungen und T-Negativierungen gewertet; hierbei kommt der ST-Senkung die größere Bedeutung zu. Diese Symptome sind aber weder spezifisch noch pathognomonisch, da sich ST-Senkungen auch bei Kammerhypertrophie und bei Digitalisbehandlung finden. Schließlich können sich auch bei „vegetativer Dystonie" ST-Senkungen einstellen trotz intaktem Koronarsystem (HOLZMANN). Auch bei entzündlichen Myokardveränderungen können die Nachschwankungen im Sinne der Ischämiereaktion verändert sein, ohne daß eine Beteiligung der Koronarien nachzuweisen wäre.

Andererseits gibt es Fälle gesicherter Koronarstenosen mit völlig unauffälligem EKG-Befund, wie dies auch aus Tab. 1.13 deutlich wird. Durch den Vergleich von Belastungs-EKG und Koronarangiographie ist es möglich, die Wertigkeit beider Untersuchungen zu beurteilen. Die Übereinstimmung pathologischer Befunde – und damit besonders der Wert des Belastungs-EKG als Screening-Methode – hängt wesentlich ab vom Ausmaß der angiographisch zu sichernden Stenosierungen, von der Belastbarkeit des Patienten und von evtl. EKG-Veränderungen schon in Ruhe. Zeigen mehrere Koronaräste Stenosen, so ist das Belastungs-EKG in über 80% der Fälle pathologisch. Ganz allgemein rechnet man bei submaximaler Belastung mit falsch-negativem Belastungs-EKG in 10–30%, mit falsch-positivem Belastungs-EKG in 10–25%. Besteht der Verdacht auf eine koronare Herzkrankheit, so ist ein Belastungs-EKG indiziert.

Das Belastungs-EKG wird mit folgendem Ziele durchgeführt:

1. Klärung der Verdachtsdiagnose „koronare Herzkrankheit",
2. Beurteilung der noch vorhandenen Leistungsfähigkeit,
3. Beurteilung der Wertigkeit von Risikofaktoren bei Patienten ohne Herzbeschwerden.

Wenn auch an der Indikation zum Belastungs-EKG und am Wert seiner prognostischen Bedeutung bei Risikopatienten kein Zweifel mehr besteht, so herrscht noch immer Unsicherheit über Qualität und Quantität der anzuwendenden Belastung. Aus der Vielzahl der angebotenen Verfahren seien einige erwähnt:

a) Kletter-Stufen-Test nach Klepzig und Kaltenbach,
b) Fahrradergometertest,
c) Laufbandergometertest.

Das Ausmaß der Belastung soll nach Alter, Geschlecht und Körperoberfläche bzw. Körpergewicht dosiert werden. Für eine sorgfältige Untersuchung sind Registrierungen linkspräkordialer Ableitungen während der Belastung und für weitere 4–6 Minuten nach deren Beendigung unter Aufsicht eines Arztes zu fordern. Bei strikter Beachtung der Kontraindikationen weist das Belastungs-EKG eine geringe Letalität von etwa 0,002% (1 Todesfall auf 42 000 Untersuchungen) und lebensbedrohliche Komplikationen bei 0,013% (1 auf 7500 Untersuchungen) auf. Als Kontraindikationen gelten das schon unter Ruhebedingungen pathologische EKG, die Angina pectoris in Ruhe, selbstverständlich der frische Infarkt und der Verdacht auf den Infarkt sowie eine manifeste Herzinsuffizienz und die schwere Aortenklappenstenose. Die akute Thrombophlebitis stellt natürlich eine absolute Kontraindikation dar. Für den Einzelfall gilt, daß ein pathologisches Belastungs-EKG eine Koronarerkrankung wahrscheinlich macht, aber nicht beweist, ein unauffälliges Belastungs-EKG eine schwerwiegende Koronarerkrankung aber nicht ausschließt.

Dipyridamoltest

Als neuer pharmakologischer Test zur Diagnose der Koronarinsuffizienz wurde der Dipyridamoltest eingeführt (TAUCHERT u. Mitarb. 1976). Nach i. v. Injektion von 0,5 mg/kg Dipyridamol (Persantin) in 10 Minuten – davon in den ersten 2–3 Minuten die Hälfte der Gesamtdosis – treten bei etwa 80% der Patienten mit KHK pektanginöse Schmerzen und/oder pathologische EKG-Veränderungen auf, die durch i. v. Injektion von 0,24 g Aminophyllin (Euphyllin) sofort beendet werden können (= positiver Test). Der Test fällt insbesondere bei Patienten mit kritischen Koronarstenosen positiv aus. In etwa 20% der Patienten mit koronarographisch nachgewiesener KHK ist der Test falsch-negativ (keine Angina pectoris und keine pathologischen EKG-Veränderungen). Aufgrund der bisherigen Erfahrungen gibt es kaum falsch-positive Testresultate und keine Gefährdung der Patienten durch die Untersuchung. Der Dipyridamoltest hat sich als Suchtest zur Diagnose der KHK bewährt. Die Angina-pectoris-Symptomatik wird wahrscheinlich vorwiegend durch einen sog. Coronary-steal-Effekt durch die maximale Dilatation der erweiterungsfähigen Koronararterien bei Bestehen einer (oder mehrerer) Koronarstenose(n) bewirkt. Aminophyllin beendet die dipyridamolinduzierte Koronardilatation momentan. Dies ermöglicht die Anwendung des Dipyridamoltests.

Vorhofstimulation und Pulmonalarteriendruckmessung

In der Klinik haben sich als *invasive* funktionelle Untersuchungsmethoden zur Erkennung und Bewertung einer KHK noch die *elektrische Vorhofstimulation* mit steigender Frequenz (über einen in den rechten Vorhof eingeführten Herzkatheter) sowie die *Druckmessung* in der Pulmonalarterie (über einen sog. Einschwemmkatheter) in Ruhe und bei Belastung (Fahrradergometer, Handgrip oder Vorhofstimulation) bewährt. Durch die Vorhofstimulation kann ggf. die „Angina-pectoris-Schwelle" ermittelt werden. Der Pulmonalarteriendruck steigt bei manifester KHK im Anginapectoris-Anfall bzw. schon kurz vorher infolge des Anstiegs des linksventrikulären enddiastolischen Drucks an. Medikamentös können Angina pectoris und Pulmonalarteriendruckanstieg evtl. beseitigt bzw. verhindert werden. Die Untersuchung ist deshalb sowohl für die Diagnostik als auch für die Therapie einer KHK von Bedeutung (s. auch Therapie der KHK, S. 1.35ff.).

Enzymdiagnostik

Beim Zelltod verliert die Zellmembran ihre Funktion als Barriere: intrazelluläre Enzyme treten in den Extrazellulärraum aus. Nekrose von Teilen der Herzmuskulatur verursacht eine Angleichung des Serumenzymmusters an das Enzymmuster des Organs Herz, so daß eine Organdiagnose aus dem Serumenzymspiegel möglich wird. Bei der Myokardischämie bestehen im Ausmaß der Herzmuskelschädigung alle Übergänge vom Mikro- bis zum Makroinfarkt, die sich klinisch nicht immer differenzieren lassen. Die jeweilige Höhe der Serumenzymwerte gestattet die quantitative Abschätzung der irreversibel geschädigten Herzmuskelmasse. Voraussetzung hierfür ist die zeitgerechte Bestimmung der einzelnen Enzyme. Nichtzeitgerechte Enzymbestimmungen sind die häufigste Ursache von falsch-negativen Resultaten. Nur dann, wenn genügend zahlreiche Enzymbestimmungen unter zeitlicher Berücksichtigung des zu diagnostizierenden Ereignisses vorgenommen werden, können falsch-negative Resultate der Serumdiagnostik vermieden werden. Tab. 1.14 zeigt, wie sich die jeweiligen Enzymaktivitäten beim Myokardinfarkt innerhalb des zeitlichen Ablaufes ändern. Als besonders empfindliche Enzymreaktion gilt die Kreatinphosphokinase-Aktivität, die aber ebenfalls nicht herzmuskelspezifisch ist.

Auch in der Skelettmuskulatur und im Gehirn finden sich hohe Aktivitäten des Enzyms. Seine Aktivität im Serum ist ebenfalls erhöht nach schwerer körperlicher Arbeit, bei Skelettmuskelerkrankungen, bei generalisierten Krampfanfällen, nach intramuskulärer Injektion, nach Kardiover-

Tabelle 1.14 Verhalten der Enzymaktivitäten im Serum nach Herzinfarkt

Enzym	Beginn des Aktivitätsanstieges (Stunden)	Maximum der Aktivität (Stunden)	Normalisierung (nach Tagen)	-fache Erhöhung des Normwertes
CPK	3– 6	24		2–30
GOT	4– 6	12–24	3– 8	1–10
LDH	7–24	48–96	8–15	2– 8
LHD$_1$ u. $_2$	8–10	24–92	10–12	

sion, bei Schädel-Hirn-Traumen, bei zerebralen Insulten, bei Meningitis, bei Schlafmittelvergiftungen, bei chronischem Alkoholismus und gelegentlich bei Lungenembolien sowie generell nach Traumatisierungen der quergestreiften Muskulatur. Mögliche Fehlerquellen müssen erst ausgeschlossen werden, ehe man erhöhten Enzymaktivitäten im Serum eine diagnostische Bedeutung beimißt. Differentialdiagnostisch müssen bei der Beurteilung der Transaminasenwerte im Serum Erkrankungen von Leber und Pankreas berücksichtigt werden. Durch Abtrennung des herzspezifischen Isoenzyms der Kreatinphosphokinase von der Totalaktivität im Serum ist es möglich geworden, in Problemfällen die Herkunft der erhöhten Enzymaktivität im Serum zu klären.

Myokard- und Ventrikelszintigraphie

Unter den nichtinvasiven Untersuchungsmethoden zur Erkennung und Bewertung einer koronaren Herzkrankheit kommt den nuklearmedizinischen Methoden eine hohe diagnostische Relevanz zu. Durch intravenöse Injektion von *Thallium 201*, das in seinen biologischen Eigenschaften weitgehend denen von Kalium entspricht, kann dessen Aufnahme in die Myokardzelle unter Ruhe- und Belastungsbedingungen im *Myokardszintigramm* sichtbar gemacht werden. Dadurch können Lokalisation und Ausdehnung ischämischer Myokardareale erkannt werden. Durch intravenöse Injektion von *Technetium 99m*, das durch Bindung an Humanserumalbumin für etwa 2 Stunden stabil in der Blutbahn verbleibt und nicht in den Herzmuskel oder andere Organe aufgenommen wird, können andererseits die Herzhöhlen und herznahen großen Gefäße szintigraphisch im sogenannten *Perfusionsszintigramm* (first-pass-Radionuklidangiokardiographie) oder *Ventrikelszintigramm* (= *Herzbinnenraumszintigraphie* oder *Radionuklidventrikulogramm*) dargestellt werden. Dies ermöglicht Aussagen über Lage, Größe, Konfiguration und systolisch-diastolische Formänderungen des Herzens.

1. *Myokardszintigraphie*. Thallium 201 verteilt sich nach intravenöser Injektion im gesamten Körper, gemäß seinen dem Kalium entsprechenden biologischen Eigenschaften. Etwa 20 Minuten nach der i. v. Injektion ist normalerweise die Organaufnahme von Thallium abgeschlossen. Es verläßt den intrazellulären Raum jedoch erst später als Kalium wieder, da es eine etwa 10fach höhere Bindungsaffinität zur Na^+-K^+-ATPase besitzt als Kalium. Die Aufnahme von Thallium in die Myokardzelle ist abhängig sowohl vom Blutstromvolumen pro Zeiteinheit in den Koronararterien als auch von der Fähigkeit des Myokards, die mit dem Koronarblut antransportierte Substanz aus dem Blut intrazellulär aufzunehmen. Es werden also nur solche Myokardareale szintigraphisch dargestellt, die ausreichend durchblutet werden und einen intakten Energiestoffwechsel besitzen; somit bleiben ischämische Areale oder Infarktnarben ausgespart, selbst wenn nach eventueller Rekanalisation eines Koronarverschlusses die Durchblutung des Narbenbezirkes wieder normal sein sollte. Analoges gilt für postmyokarditische Narbenbezirke oder primäre oder sekundäre Kardiomyopathien, die lokale Speicherdefekte infolge gestörter Thalliumextraktion bedingen können.

Die Unterscheidung von alten Narbenbezirken im Myokard und belastungsinduzierten ischämischen Funktionsstörungen vitaler Herzmuskelabschnitte ermöglicht die Durchführung einer *kombinierten Belastungs- und Ruhe-Myokardszintigraphie*. Injiziert man Thallium 201 bei Patienten mit koronarer Herzkrankheit gegen Ende einer dosierten ergometrischen Belastung, die bei ihm zu subjektiven oder objektiven Zeichen der Belastungsischämie des Myokards führt (Angina pectoris oder/und ST-Streckenveränderung im EKG), so finden sich in der Regel charakteristische Befunde im Früh- und Spätszintigramm. Das etwa 5 Minuten nach der Thallium-201-Injektion aufgenommene *Frühszintigramm* zeigt lokale Speicherdefekte in den ischämischen Myokardarealen hinter hämodynamisch relevanten Koronarstenose(n), während die ausreichend durchbluteten Herzmuskelabschnitte mit intaktem Energiestoffwechsel das Isotop gut gespeichert haben. Fertigt man etwa 2 Stunden nach diesem Frühszintigramm unter Ruhebedingungen ein weiteres Szintigramm (ohne erneute Thalliuminjektion) an, so sieht man in diesem *Spätszintigramm* bei passagerer belastungsinduzierter Myokardischämie keine lokalen Speicherdefekte mehr. Dieses *Redistribution* genannte Phänomen wird durch die verspätete Thalliumaufnahme ins Myokard in der postischämischen Phase nach Beendigung der Belastung erklärt, wenn unter Ruhebedingungen auch im poststenotischen Versorgungsgebiet der betroffenen Koronararterien wieder eine ausreichende Durchblutung mit intaktem Energiestoffwechsel der Myokardregion besteht. Die Persistenz von lokalen Speicherdefekten auch im Spätszintigramm zeigt also ischämische Myokardnekrosen oder Narbenbildungen an, während das Verschwinden von im Frühszintigramm unter Belastung nachweisbaren Speicherdefekten im Ruhe-Spätszintigramm eine belastungsinduzierte Ischämie funktionell noch intakter vitaler Myokardareale anzeigt. In Analogie zum Belastungs-EKG und zum Dipyridamoltest bei koronarer Herzkrankheit kann dieser unterschiedliche Speicherdefekt im Früh- und Spätszintigramm sowohl durch körperliche Belastung als auch durch intravenöse Dipyridamolinjektion mit dadurch induzierter passagerer regionaler poststenotischer Myokardischämie hervorgerufen werden. Die diagnostische Treffsicherheit dieses nuklearmedizinischen Verfahrens ist ebenso hoch wie die von Belastungs-EKG und Dipyridamoltest (s. oben); es hat jedoch den zusätzlichen Vorteil, die Lokalisation und Ausdehnung der bei Belastung ischämischen Myokardbezirke darzustellen.

2. *Ventrikelszintigraphie.* Technetium 99m mit seiner kurzen Halbwertszeit von 6 Stunden erlaubt gegenüber Thallium 201 (Halbwertszeit 71,1 Stunden) die Anwendung höherer Aktivitäten und dadurch eine optimale szintigraphische Bilddarstellung. Durch Bindung an Humanserumalbumin (HSA) als Trägersubstanz, das eine stabile Komplexbildung von ^{99m}Tc-HSA für die Dauer von etwa 2 Stunden ermöglicht, kann erreicht werden, daß das Radiopharmakon für diese Zeit im Intravasalraum verbleibt und nicht in den Intrazellulärraum eindringt. Dadurch können die Herzkavitäten und die großen herznahen Gefäße szintigraphisch dargestellt werden. Als Ergänzung zur Myokardszintigraphie ist so die Darstellung von Größe, Form und Pumpfunktion der Herzkammern möglich.

Die erste Passage („first pass") des Radionuklids (nach bolusartiger intravenöser Injektion in der Phase der reaktiven Hyperämie des Injektionsarmes) durch die Abschnitte des rechten und linken Herzens sowie die herznahen großen Gefäße läßt bei geeigneter Einstellung der Szintillationskamera neben der Bestimmung der zentralen Kreislaufzeiten auch die anatomische Darstellung der Lage und Größe von Vorhöfen, Kammern und herznahen großen Gefäßen sowie annähernd auch der Ventrikelauswurffraktion und der regionalen Wandbewegung zu *(„Radionuklidangiokardiographie")*. Wegen der schnellen Passage des Radionuklids ist das örtliche Auflösungsvermögen jedoch gering, so daß Ventrikelwandbewegungsanalysen bei der First-pass-Radionuklidangiokardiographie nicht exakt möglich sind. Dies wird entscheidend besser, wenn sich das injizierte Technetium-99m-HSA nach einigen Minuten im Blutpool gleichmäßig verteilt hat. Über den Herzkammern treten dann in Systole und Diastole rhythmische Änderungen der radioaktiven Impulsraten auf. Durch EKG-getriggerte hochfrequente aufsummierte Serienszintigramme zum Zeitpunkt der Enddiastole (aufsteigender Schenkel der R-Zacke im EKG) und der Endsystole (frequenzabhängig) *(„Herzbinnenraumszintigraphie")* oder jedem anderen gewünschten Zeitpunkt des Herzzyklus *(„Sequenzszintigramme")* können sowohl die Herzform und -größe als auch die systolische Auswurffraktion und die globale und regionale Wandmotilität verschiedener Ventrikelabschnitte mit ausreichender Genauigkeit ermittelt werden. So lassen sich insbesondere hypokinetische, akinetische und dyskinetische Myokardabschnitte feststellen sowie evtl. bei regionalem Aktivitätsabbruch Hinweise auf intrakavitäre Thromben oder Tumoren gewinnen. Das über ein Rechnersystem quantitativ analysierende Verfahren hat eine hohe Sensitivität von mehr als 90% zur Aufdeckung ventrikulärer Kontraktionsstörungen. Die Bestimmung der systolischen Auswurffraktion (Ejektionsfraktion) als dem Quotienten aus Schlagvolumen (enddiastolisches minus endsystolisches Volumen des linken Ventrikels) und enddiastolischem Volumen gibt ein besonders informatives Maß für die globale Kontraktionsfähigkeit des linken Ventrikels. Von diesem Funktionsparameter hängen weitgehende therapeutische Entscheidungen bei der Indikationsstellung zur operativen Therapie ab (s. dort). Vergleichsuntersuchungen zwischen Herzbinnenraumszintigraphie und direkter Lävokardiographie nach Röntgenkontrastmittelinjektion in den linken Ventrikel haben im Durchschnitt mit der Binnenraumszintigraphie eine um etwa 5% zu niedrig ermittelte Auswurffraktion ergeben, da das endsystolische Volumen mit der Ventrikelszintigraphie gering zu hoch bestimmt wird.

Ventrikelszintigraphie (mit ^{99m}Technetium) und Myokardszintigraphie (mit ^{201}Thallium) ergänzen sich sehr vorteilhaft in der Diagnostik und Differentialdiagnostik der koronaren Herzkrankheit und ihrer Folgezustände am Herzen. Der entscheidende Vorteil der Methode ist die Nicht-Invasivität bei quantitativ auswertbarer bildgebender Information mit guter Reproduzierbarkeit. Die Anwendung wird begrenzt durch die zwar geringe, aber bei Wiederholungsuntersuchungen ins Gewicht fallende Strahlenbelastung der Patienten sowie die beträchtlichen Kosten der apparativ aufwendigen Untersuchungen.

In Zukunft werden voraussichtlich zwei neue Methoden zu konkurrierenden bzw. ergänzenden diagnostischen Verfahren entwickelt werden:

1. die *digitale Subtraktionsangiokardiographie* nach intravenöser Röntgenkontrastmittelinjektion; der Vorteil gegenüber den bisherigen angiokardiographischen Verfahren liegt in der Entbehrlichkeit von invasiven Kathetertechniken für die Kontrastmitteleinbringung, da durch elektronische Bild-Subtraktionsverfahren und EKG-Triggerung auch geringe Kontrastunterschiede, wie sie nach intravenöser Kontrastmittelinjektion entstehen, im Röntgenbild deutlich sichtbar gemacht werden können;
2. die *Magnet-Kernspin-Resonanz-(Nuclear-Magnetic-Resonance [NMR])-Tomographie* oder kurz *Kernspintomographie* bietet die neue Möglichkeit, ohne Strahlenbelastung des zu untersuchenden Patienten sowohl die systolisch-diastolischen Bewegungsabläufe des Herzens und die regionale Durchblutung des Herzmuskels als auch die lokalen Stoffwechselvorgänge im Myokard bildlich darzustellen.

Beide Verfahren befinden sich zur Zeit noch in der Anfangsphase der klinischen Anwendung; sie versprechen wesentliche neue Informationen.

Koronarographie

Die selektive Koronarangiographie ermöglicht die morphologische und topographische Darstellung des extramuralen Koronarsystems und erlaubt damit in der Regel Rückschlüsse auf seinen funktionellen Zustand. So können die Gefäßabschnitte des Koronarsystems bis zu einer unteren Größe von 100 µm beurteilt werden; die kleineren intramyokardialen arteriellen Gefäßstrecken (Durchmesser unter 80 µm) können mit dieser Methode nicht dargestellt werden.

Die Koronarographie ist nicht geeignet, eine Koronarinsuffizienz als funktionelles Geschehen nachzuweisen. Sie deckt nur deren morphologisch begründete Ursachen auf.

Methodisch unterscheidet man zwischen der semiselektiven Übersichtskoronarographie und der selektiven Koronarographie. Bei der Übersichtskoronarographie wird das Kontrastmittel über einen Katheter in die proximale Aortenwurzel injiziert; beide Koronararterien werden gleichzeitig dargestellt. Bei der selektiven Koronarographie wird mit dem Katheter das Ostium jeweils einer Koronararterie sondiert und das Kontrastmittel eingespritzt. Die selektive Methode gilt heute als das alleinige Verfahren der Wahl zur kontrastreichen und aussagefähigen Darstellung. Zur Wahl stehen heute 3 unterschiedliche Techniken, die sich in ihren Ergebnissen und Risiken nur unwesentlich unterscheiden. Nach Sones wird der Zugang über die A. brachialis, nach Judkins und Bourassa über die A. femoralis gewählt.

Vor der Koronarographie oder im Anschluß daran wird eine Kontrastmitteldarstellung des linken Ventrikels (Ventrikulographie) vorgenommen, um die Formänderungen des linken Ventrikels während des Kontraktionsablaufes zu erfassen; hiermit wird es möglich, regionale Störungen im Kontraktionsablauf zu beurteilen.

Als *Hypokinesie* bezeichnet man die Verminderung der Beweglichkeit eines Teiles oder der gesamten Ventrikelwand während des Kontraktionsablaufs.

Akinesie nennt man die völlige Unbeweglichkeit eines Teiles der Kammermuskulatur während der Herzaktion.

Als *Dyskinesie* wird eine paradoxe systolische Auswärtsbewegung eines Teiles der Kammerwand bezeichnet.

Unter *Asynchronie* wird ein veränderter zeitlicher Ablauf der Ventrikelkontraktion verstanden.

Die Indikationen und Kontraindikationen zur Koronaro- und Ventrikulographie bei koronarer Herzkrankheit sind in der Tab. 1.15 zusammengestellt.

Die therapeutische Indikation trifft auf solche Patienten zu, bei denen die klinische Diagnose einer koronaren Herzkrankheit mit anderen Methoden gestellt wurde und bei denen die Möglichkeit einer operativen oder invasiven Behandlung überprüft werden soll. Die Kenntnis von Lokalisation und Ausmaß der Koronarsklerose bzw. der Koronarstenosen ist für die Therapieentscheidung und ggf. für das invasive oder operative Vorgehen eine unabdingbare Voraussetzung. Darauf wird im Abschnitt Therapie der KHK detailliert eingegangen (s. S. 1.35ff.).

Die Indikation zur Koronarographie muß gewissenhaft überprüft werden, da diese Untersuchung nicht frei von Risiken ist.

ADAMS u. Mitarb. (1973) haben in einer Sammelstatistik nachgewiesen, daß 44 000 Untersuchungen in 0,45% tödlich verliefen; in 1,5% traten schwerwiegende nichttödliche Komplikationen auf. Die Anzahl der schwerwiegenden Komplikationen war unzweifelhaft abhängig von der Anzahl der in einem Jahr von dem betreffenden Laboratorium durchgeführten Koronarographien. Je häufiger Koronarographien nach einer bestimmten Technik (Sones oder Judkins) durchgeführt wurden, desto geringer war die Komplikationsrate. So erklären sich die Schwankungen der tödlichen Komplikationen zwischen 0,05% und 8%. JUDKINS forderte – in Kenntnis dieser Untersuchungen –, die Durchführung der Koronarographie auf einige wenige Laboratorien bzw. Kliniken zu beschränken und durch deren subtile Untersuchungsweise das tödliche Risiko unter 0,1% zu senken. Abgesehen von den somatischen Komplikationen (tödlicher Ausgang, Myokardinfarkt, Kammerflimmern, arterielle Thrombose, arterielle Embolie) zählt JUDKINS zu den Hauptkomplikationen, die unzureichende Aussagefähigkeit der Ergebnisse, die nach seiner Meinung bei einigen Kliniken bis zu 100% ausmache.

Tabelle 1.**15** Die Indikationen und Kontraindikationen zur Koronaro- und Ventrikulographie bei KHK (nach *Hilger*)

I. *Therapeutische Indikationen:*
   Zur Klärung einer eventuellen

   a) Operationsindikation (aortokoronare Bypass-Operation, Myokardaneurysmektomie, Ventrikelseptumdefektverschluß, Mitralklappenersatz)

   b) Indikation zur Ballonkatheterdilatation und ggf. intrakoronaren Thrombolyse:
      1. bei konservativ therapierefraktärer Angina pectoris, insbesondere bei Crescendo-Angina und ggf. bei ganz frischem Herzinfarkt,
      2. bei postinfarziellem Myokardaneurysma(-Verdacht), Ventrikelseptumdefekt und/oder Mitralinsuffizienz

II. *Diagnostische und prognostische Indikationen* (in der Regel nur bei Patienten unter 60[–70] Jahren)
   1. bei Zustand nach Herzinfarkt, insbesondere bei erneuter Angina pectoris
   2. bei pathologischem Belastungs-EKG mit oder ohne Angina pectoris
   3. evtl. zur differentialdiagnostischen Abklärung einer unklaren Herzerkrankung.
   4. evtl. bei einer Risikofaktorenkumulation und besonderer beruflicher Gefahrenexposition des Probanden oder familiärem Vorkommen frühzeitiger Herztodesfälle

III. *Kontraindikationen* bestehen im allgemeinen:
   1. bei generalisierter stenosierender Arteriosklerose,
   2. bei frischem Herzinfarkt (sofern nicht eine invasiv-therapeutische Akutindikation abgeklärt werden muß; s. oben),
   3. bei nichtkurablen, schweren Organfunktionsstörungen (z. B. Leber, Niere),
   4. in der Regel ergeben sich bei Patienten mit einem biologischen Alter über etwa 65–70 Jahren keine operativen therapeutischen Konsequenzen bei der Behandlung einer KHK mehr; daraus leitet sich meistens eine Kontraindikation für invasive diagnostische Verfahren ab.

Durchleuchtung

Mit Hilfe hochauflösender Bildverstärker hat die Durchleuchtung für die Diagnose der *verkalkenden* Koronarsklerose zunehmende Bedeutung gewonnen. Nach angiographischen Ergebnissen ist Koronarkalk in 76% bis 97% der Fälle Hinweis auf eine höhergradige Koronarstenosierung. Auch diese einfache, nichtinvasive Untersuchungstechnik setzt spezielle Erfahrung und Kenntnisse des Untersuchers voraus.

Koronarreservenbestimmung

Durch medikamentös induzierte maximale Koronardilatation kann mit geeigneter Methodik die Koronarreserve bestimmt werden, d. h. die im Einzelfall maximal mögliche Abnahme des Koronarwiderstandes und die dadurch erzielte Koronardurchblutungszunahme. Mit Hilfe der Argon-Methode ist dies auch beim Menschen zuverlässig und gefahrlos möglich. Die Untersuchung erfordert keine Sondierung der Koronararterien, sondern nur des venösen Koronarsinus und einer peripheren Arterie während der definierten Argon-Inhalation.

Die Bestimmung der medikamentös (z. B. mit 0,5 mg/kg Dipyridamol in 10 Min. i. v.) erschließbaren Koronarreserve erlaubt Aussagen über den funktionellen Zustand des Koronarsystems. Funktionell bedeutsame Veränderungen der Koronargefäße vermindern die Koronarreserve vom 4- bis 5fachen des Ruheausgangswertes auf weniger als das 2½fache. Eine funktionell bedeutsame koronare Herzkrankheit muß angenommen werden, wenn der Ruheausgangswert der Myokarddurchblutung nicht auf mehr als das Doppelte gesteigert werden kann. Während die Koronardurchblutung in Ruhe bei Gesunden und Patienten mit KHK nicht signifikant differiert (87 ± 15 bzw. 73 ± 19 ml/min $\times$ 100 g Herzgewicht), unterscheiden sich die Koronardurchblutungswerte unter den Bedingungen der medikamentös induzierten maximalen Koronardilatation signifikant voneinander (361 ± 91 ml/min $\times$ 100 g bei Gesunden und 156 ± 57 ml bei Patienten mit koronarographisch nachgewiesener KHK (HILGER u. Mitarb. 1976). Die Koronarreserve ist um so stärker eingeschränkt, je hochgradiger die koronare Herzkrankheit ausgeprägt ist.

Die Bestimmung der Koronarreserve kann diagnostisch von besonderer Bedeutung sein, wenn Patienten mit den klinischen Zeichen einer Koronarinsuffizienz im Koronarogramm keine wesentlichen Stenosen aufweisen. Ist in diesen Fällen die Koronarreserve stark eingeschränkt, so beweist dies eine pathologische Störung der Koronardurchblutungsregulation. Da die koronarographisch darstellbaren größeren Koronararterienabschnitte nicht stenosiert sind, wird an eine Erkrankung im Bereich der kleinen Koronargefäße („small vessel disease", JAMES 1967) gedacht. Dieser Befund ist auch bei manchen Patienten mit idiopathischer Myokardhypertrophie zu erheben, deren extramurale Koronargefäße weitlumig sind. Die Kranken sind funktionell koronarinsuffizient und müssen entsprechend behandelt werden. Das Krankheitsbild ist als „atypische koronare Herzkrankheit" zu bezeichnen (Synonyma: Syndrom X, small vessel disease); sichere Kenntnisse über die Ursache der Einschränkung der Koronarreserve bei diesen Patienten fehlen bislang.

Die Bestimmung der Koronarreserve ermöglicht eine gute Beurteilung der funktionellen Bedeutung einer koronaren Herzerkrankung sowie die differentialdiagnostische Analyse von Veränderungen im Sinne einer sogenannten atypischen koronaren Herzkrankheit; sie erlaubt zudem die Überprüfung des Therapieeffektes im Einzelfall (HILGER u. Mitarb. 1976). Die Koronarreservenbestimmung ist in manchen Fällen eine wertvolle Ergänzung der übrigen invasiven diagnostischen Methoden zur Erkennung und Beurteilung einer Koronarinsuffizienz.

Therapie
Medikamentöse Behandlung

Die medikamentöse Therapie einer Koronarinsuffizienz basiert im wesentlichen auf zwei Prinzipien:
1. Verminderung des myokardialen Sauerstoffbedarfs,
2. Verbesserung der Sauerstoffzufuhr zum Myokard.

In der Tab. 1.16 sind die Therapieziele zusammengestellt, die mit den Behandlungsmaßnahmen angestrebt werden.

Die Beseitigung oder wenigstens Besserung einer Angina pectoris, die als vorrangiger Ausdruck einer KHK gewertet werden muß, ist das dringlichste Nahziel der Therapie. Damit eng verbunden ist die Verbesserung der körperlichen Leistungsfähigkeit des Patienten. Sodann gilt es, drohenden Komplikationen im Verlauf der Erkrankung zu wehren, die zu einem Infarkt oder Reinfarkt führen, schwerwiegende Herzrhythmusstörungen oder eine Herzinsuffizienz bedingen oder evtl. Embolien im großen oder kleinen Kreislauf verursachen könnten. Als prophylaktische und therapeutische Langzeitaufgabe ist die Ausschaltung oder Minderung von Risikofaktoren von hervorragender Bedeutung. Hier sind also insbesondere Nicotinabusus, Hyperlipidämie und Hypertonie als Risiko-

Tabelle 1.16 Therapieziele der Koronarinsuffizienz

1. Beseitigung oder Besserung einer Angina pectoris
2. Verbesserung der Leistungsfähigkeit
3. Therapie oder Prophylaxe von Komplikationen
    a) kritische Progredienz von Koronarstenosen
    b) Infarkt bzw. Reinfarkt
    c) bedrohliche Herzrhythmusstörungen
    d) Herzinsuffizienz
    e) Embolie
4. Ausschaltung oder Minderung von Risikofaktoren
5. Lebensverlängerung

faktoren erster Ordnung zu nennen sowie psychische Belastung, Hetze, Diabetes mellitus, Adipositas, Bewegungsarmut und Hyperurikämie als Risikofaktoren 2. Ordnung. Das kumulative Auftreten mehrerer der genannten exogenen und endogenen Risikofaktoren koinzidiert mit einer sprunghaften Zunahme der Manifestation einer KHK. Wegen der besonderen Gefährdung dieser Personengruppe ist hier konsequente Abhilfe dringlich geboten. Eine *adäquate Lebensführung* der Patienten unter Berücksichtigung der individuellen Risikofaktoren ist unerläßliche Grundlage der Behandlung einer Koronarinsuffizienz. Die Therapiemaßnahmen sind darauf ausgerichtet, die aktuelle Lebensfähigkeit des Erkrankten zu verbessern und zudem nach Möglichkeit sein Leben zu verlängern. Je nach dem Ergebnis der diagnostischen Abklärung sind dazu evtl. auch invasive oder operative Behandlungsverfahren erforderlich; darauf wird auf S. 1.42ff. näher eingegangen.

Im Gegensatz zum engumgrenzten Indikationsbereich invasiver oder operativer Therapiemaßnahmen ist die Indikation zur konservativen Therapie bei der manifesten KHK generell im Sinne der eingangs genannten Therapieziele gegeben. Dazu zählen neben den gegebenenfalls notwendigen Änderungen der Lebensführung (z. B. Nicotinabstinenz, Diät, Gewichtsnormalisierung, angemessene körperliche Bewegung und Vermeidung von psychischem Streß) evtl. bestimmte medikamentöse Behandlungsmaßnahmen, deren Indikationen in der Tab. **1.17** zusammengestellt sind.

Wie die Tab. **1.17** zeigt, sind sowohl zur Verminderung des myokardialen O_2-Bedarfs als auch zur Verbesserung der O_2-Zufuhr zum Myokard an erster Stelle die *Nitrate* aufgeführt. Diese Substanzen haben den günstigsten Soforteffekt zur Kupierung pektanginöser Beschwerden. Die vorbeugende Gabe von Nitroverbindungen in geeigneter Applikationsform (z. B. 5 mg Isosorbiddinitrat sublingual) kann außerdem in vielen Fällen das Auftreten von Stenokardien bei Patienten verhindern, die ohne diese Medikation unter bestimmten Belastungsbedingungen (Morgentoilette, Treppensteigen, Bergangehen, Aufregungen, Kaltluft u. a.) jeweils einen Angina-pectoris-Schmerzzustand verspüren. Für die therapeutische Sofortwirkung beim Angina-pectoris-Schmerz eignet sich am besten die sublinguale Applikation von Glycerintrinitrat (GTN, „Nitroglycerin"), z. B. 1–2 Kapseln Nitrolingual ` 0,8 mg zerbeißen und für einige Minuten im Mund behalten, oder ein Nitrolingualspray; auch die sublinguale Spray-Applikation von Isosorbiddinitrat (z. B. Isoket-Spray) hat bei vielen Patienten einen günstigen therapeutischen Soforteffekt. Ein über mehrere Stunden anhaltender Langzeiteffekt wird durch enterale Resorption von Isosorbiddinitrat (ISDN, z. B. Isoket retard u. a.) oder Pentaerythrityltetranitrat (z. B. Dilcoran 80) oder Nitroglycerin in Retardform (z. B. Nitro Mack Retard) erreicht. Die nach enteraler Resorption von Isosorbiddinitrat bei der Leberpassage entstehenden Metabolite 2- und 5-Isosorbidmononitrat haben ebenfalls eine langanhaltende antianginöse Wirkung (STAUCH u. Mitarb. 1975), jedoch keinen Soforteffekt beim Angina-pectoris-Anfall. Diese Befunde erklären die auch von anderen Autoren festgestellten günstigen Kurz- und Langzeiteffekte von Nitraten bei Koronarinsuffizienz (BEHRENBECK u. Mitarb. 1975, 1976, BUSSMANN u. Mitarb. 1975, HILGER 1976, KALTENBACH u. Mitarb. 1972; TAUCHERT u. Mitarb. 1973, 1975), die zuvor wegen der Metabolisierung von Nitraten nach enteraler Resorption bezweifelt worden waren (NEEDLEMAN u. Mitarb. 1972). In den letzten Jahren sind deshalb die Isosorbidmononitrate, insbesondere das länger wirksame Isosorbid-5-Mononitrat, als therapeutische Substanzen mit gutem Erfolg direkt eingesetzt worden (z. B. Ismo 20 u. a.). Vergleichbar günstige antianginöse und hämodynamisch analoge Effekte wie die Nitrate bedingt auch Molsidomin (Corvaton), was bei manchen Patienten weniger unerwünschte Nebenwirkungen, insbesondere weniger sog. „Nitro-Kopfschmerzen" auslöst.

Nach prophylaktischer Gabe von Nitroglycerin steigt der enddiastolische linksventrikuläre Druck unter Belastung sowohl bei Gesunden als auch insbesondere bei Patienten mit KHK wesentlich weniger an als ohne diese Medikation (Abb. **1.10**). Im pektanginösen Anfall senkt Nitroglycerin akut den erhöhten enddiastolischen Druck im linken Ventrikel. Außerdem bedingen die Nitrate eine Abnahme des Gefäßwiderstandes sowohl im arteriellen als auch im venösen System mit einer daraus resultierenden Drucksenkung im System- und Lungenkreislauf. Am Koronargefäßsystem wirkt Nitroglycerin lediglich gering dilatierend auf die extramuralen Gefäßabschnitte. Infolge des verminderten koronaren Perfusionsdruckes kommt es jedoch nicht zu einer absoluten Koronardurchblutungssteigerung. Wegen der arteriellen Drucksenkung, der Verminderung der Myokardspannung und des venösen Tonus mit Abnahme der diastolischen Vordehnung des Ventrikels („pre-load") und der systolischen Druckbelastung („afterload") des Herzens bewirkt Nitroglycerin eine deutliche Verminderung des myokardialen Sauer-

Tabelle 1.17 Indikationen zur medikamentösen Therapie der KHK

A. *Verminderung des myokardialen O_2-Bedarfs*
  1. Druckentlastung: Nitrate, Antihypertensiva
  2. Arbeitsökonomisierung: β-Sympathikolytika, Calciumantagonisten
  3. Rekompensation: Herzglykoside, Diuretika
  4. Rhythmisierung: Antiarrhythmika, Elektrotherapie

B. *Verbesserung der myokardialen O_2-Zufuhr*
  1. Senkung des diastolischen Ventrikeldrucks: Nitrate
  2. Rhythmisierung: Antiarrhythmika, Elektrotherapie
  3. Verminderung des Koronarwiderstandes: Calciumantagonisten, Antikoagulantien; Arteriosklerosetherapie und -prophylaxe

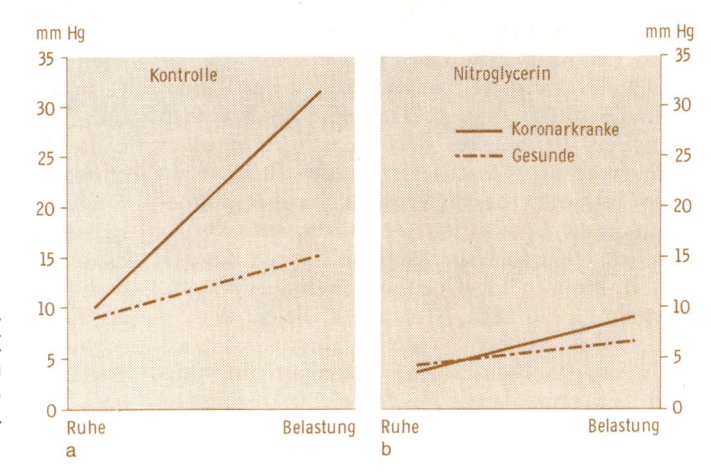

Abb. 1.10a u. b Linksventrikulärer enddiastolischer Druck bei Patienten mit KHK (ausgezogene Linien) und bei Gesunden (gestrichelte Linien) in Ruhe und bei Belastung, **a)** unbeeinflußt und **b)** nach Nitroglycerin (nach *Parker, West* u. *Di Giorgi*)

stoffverbrauchs; sie beträgt in therapeutischer Dosierung beim Menschen etwa 25%, wie wir in eigenen Untersuchungen ermitteln konnten (TAUCHERT u. Mitarb. 1975, BEHRENBECK u. Mitarb. 1976a u. b, HILGER 1976). Die Belastbarkeit nimmt deshalb nach Nitroglycerin deutlich zu, da sowohl der O_2-Bedarf des Myokards durch die Druckentlastung vermindert als auch die O_2-Zufuhr zum Myokard durch die Abnahme der myokardialen Wandspannung (mit Abnahme der myokardialen Komponente des Koronarwiderstandes) verbessert werden. Es resultiert eine relative Zunahme der Koronardurchblutung mit geringem Anstieg der koronarvenösen O_2-Sättigung trotz leichter Abnahme der Absolutwerte der Koronardurchblutung infolge des verminderten Perfusionsdruckes. Nitroglycerin bewirkt eine Normalisierung des Kontraktions- und Relaxationsablaufes im reversibel-ischämisch funktionsgestörten Myokard; dies ist verbunden mit einer Verbesserung der regionalen Myokarddurchblutung insbesondere in den bei erhöhtem enddiastolischen Ventrikeldruck minderperfundierten Innenschichtarealen des linken Ventrikels (s. Abb. 1.**11**; TAUCHERT u. HILGER 1973).

Bei Bestehen einer arteriellen Hypertonie muß durch eine geeignete antihypertensive Medikation der Blutdruck normalisiert und dadurch der erhöhte myokardiale Sauerstoffbedarf vermindert werden. Dies gilt sowohl für den Blutdruck in Ruhe als auch unter Belastungsbedingungen. ROBINSON (1968) konnte nachweisen, daß bei Patienten mit Koronarinsuffizienz ein pektanginöser Schmerzanfall jeweils bei einem individuell recht konstanten Produkt aus arteriellem Blutdruck, Herzfrequenz und Ventrikelejektionszeit auftritt. Gelingt es, durch therapeutische Maßnahmen die Belastungsreaktion des Herzens und des periphe-

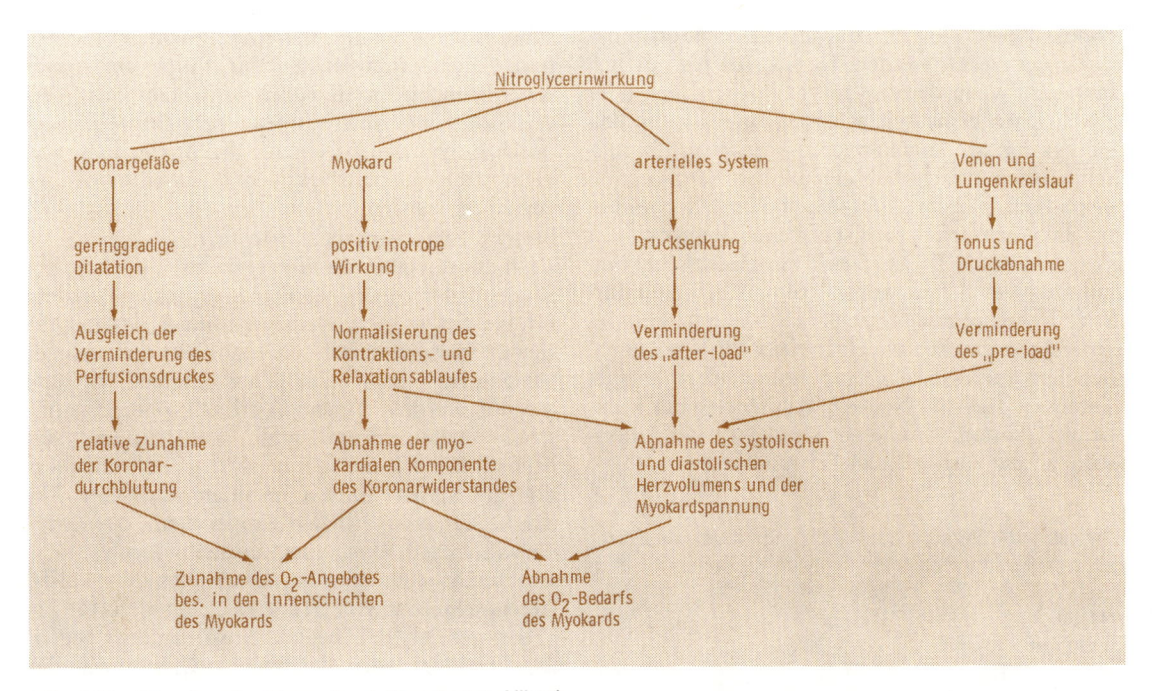

Abb. 1.11 Nitroglycerinwirkung (nach *Tauchert* u. *Hilger*)

ren Kreislaufs ökonomisch in Richtung eines verminderten Anstiegs von Herzfrequenz und arteriellem Blutdruck zu verändern, so wird der Patient leistungsfähiger, d. h. pektanginöse Beschwerden setzen erst bei höheren Belastungsstufen ein. Der Erreichung dieses eingangs genannten Therapiezieles ist bei vielen Patienten zusätzlich zur Nitratmedikation die Applikation von β-Sympathikolytika dienlich. Diese sogenannten β-*Rezeptoren-Blocker* – z. B. Propranolol (Dociton), Pindolol (Visken), Atenolol (Tenormin), Metoprolol (Beloc) u. a. – senken bei erhöhtem sympathikotonen Antrieb Herzfrequenz, Blutdruck und Myokardkontraktilität und vermindern somit den myokardialen O_2-Bedarf. Daraus resultiert ein antianginöser Effekt der β-Sympathikolytika, der insbesondere bei körperlicher Belastung sowie bei Aufregungen oder äquivalenten psychischen Alterationen zur Geltung kommt. Die β-Blocker schirmen das koronarinsuffiziente Herz in gewissem Umfang vor unökonomischen Belastungen ab. Nitrate und β-Blocker ergänzen sich in ihrer antianginösen Wirkung auf das koronarinsuffiziente Herz besonders günstig. Beide Substanzen senken den Blutdruck (BD) und den myokardialen O_2-Verbrauch (MVO_2), die β-Sympathikolytika wirken dem durch Nitro-Präparate verursachten Anstieg der Herzfrequenz (HF) entgegen, während die Nitrate andererseits den durch β-Blocker als Ausdruck der Kontraktilitätsminderung bedingten Anstieg des enddiastolischen Ventrikeldruckes (LVEDP) verhindern (Tab. 1.**18**).

Die Kombinationsbehandlung mit Nitraten und β-Sympathikolytika ist somit die Therapie der Wahl bei einer Koronarinsuffizienz mit Angina pectoris. Die Medikation soll als Langzeittherapie und nicht nur zur Anfallsbehandlung von Stenokardien erfolgen, vielmehr sollen pektanginöse Schmerzattacken durch die vorbeugende Medikation möglichst vermieden werden. Es hat sich als nützlich erwiesen, wenn der Patient vor körperlichen oder psychischen Belastungen, von denen er weiß, daß sie bei ihm zu Angina-pectoris-Beschwerden führen, eine zusätzliche sublinguale Nitratapplikation vornimmt. Diese „Akut-Prophylaxe" verhindert oft das Auftreten der sonst üblichen Stenokardien. Gegebenenfalls ist sie durch die zusätzliche Einnahme eines β-Sympathikolytikums zu unterstützen. Die so eventuell erzielbare Schmerzfreiheit des Patienten ist nicht etwa Folge einer das Warnsignal Schmerz überdeckenden symptomatischen analgesierenden Therapie, sondern Ausdruck einer wirklichen Ökonomisierung der Herzarbeit mit Anpassung an die vorhandenen Leistungsreserven.

Die Anwendung von Substanzen mit calciumantagonistischer Wirkung am Myokard, sogenannten *Calciumantagonisten*, wie z. B. Verapamil (Isoptin), Nifedipine (Adalat) oder Diltiazem (Dilzem), kann bei manchen Patienten vergleichbar günstige antianginöse Wirkung entfalten. Dies gilt insbesondere für die Verhinderung oder Beseitigung von spastischen Stenosierungen der Koronararterien, die sowohl im Bereich von nicht zirkulär einengenden atheromatösen Stenosen zusätzlich auftreten als auch alleinige Ursache von funktionellen Einengungen in organisch nicht stenosierten Koronararterien mit Angina-pectoris-Anfällen sein können. Über die Häufigkeit und Bedeutung von Koronarspasmen in der Pathogenese einer Angina pectoris fehlen noch quantitativ gesicherte Erkenntnisse. Die lange bezweifelte Existenz von Koronarspasmen konnte jedoch in den letzten Jahren von vielen Untersuchern koronarangiographisch eindeutig nachgewiesen werden. Zugleich konnte gezeigt werden, daß diese umschriebenen funktionellen Engstellungen der Koronararterien, die eine kritische Stenosierung bewirken können, nach Applikation von Calciumantagonisten und/oder Nitraten (nicht hingegen von β-Blockern!) voll reversibel sind. Der therapeutische Einsatz dieser Substanzen ist somit wohl begründet. Unerwünschte dosisabhängige Wirkungen auf Blutdruck, Herzfrequenz, Kontraktilität und elektrische Erregungsleitung im Herzen sind hier wie bei den β-Blockern individuell zu berücksichtigen. Eine latente Herzinsuffizienz kann durch Gabe von β-Blockern oder Calciumantagonisten manifest werden. Diese unerwünschte, überschießende negative Beeinflussung der Kontraktilität des Herzens kann und muß mit Herzglykosiden aufgefangen werden. Eine trotz optimaler Digitalismedikation bestehende Herzinsuffizienz stellt eine Kontraindikation für die Anwendung von β-Blockern und Calciumantagonisten dar. Auch bei spastischer Bronchitis muß wegen der Gefahr einer Verstärkung der obstruktiven Ventilationsstörung durch β-Sympathikolyse auf die Anwendung von nicht streng kardioselektiven β-Sympathikolytika verzichtet werden.

Besteht eine dekompensierte Herzinsuffizienz, so kann durch Gabe von *Herzglykosiden* die gestörte Sauerstoffbilanz des Myokards verbessert werden. Infolge der erhöhten Faserspannung des insuffizienten Herzens besteht ein erhöhter myokardialer Sauerstoffverbrauch. Dieser kann durch Glykoside gesenkt werden, indem Ventrikelgröße, diastolischer Ventrikeldruck und Faserspannung des Myokards nach digitalisinduzierter Rekompensation abnehmen. Daraus resultiert auch eine Abnahme der myokardialen Komponente des Koronarwiderstandes, vor allem in den besonders ischämiegefährdeten Innenschichten des Myokards. Untersuchungen von STRAUER u. Mitarb. (1971) haben gezeigt, daß bei Herzinsuffizienten gegenüber Herzgesunden der Sauerstoffverbrauch des linken Ventrikels pro Gewichtseinheit für eine ver-

Tabelle 1.**18** Wirkung der Nitrate und β-Sympatholytika

	HF	LVEDP	BD	MVO_2
Nitrate	↑	↓	↓	↓
β-Blocker	↓	↑	↓	↓
Nitrate + β-Blocker	=	↓	↓↓	↓↓

gleichbare Herzarbeit wesentlich erhöht ist. Aus diesem Grund werden auch die Höchstwerte des myokardialen Sauerstoffverbrauchs bei einer sehr viel geringeren Leistungsstufe erreicht als beim Herzgesunden. Insuffiziente Herzen arbeiten mithin weniger ökonomisch als gesunde. Die durch Herzglykoside bewirkte Rekompensation einer Herzinsuffizienz verursacht also keine Steigerung des myokardialen Sauerstoffverbrauchs als Folge der glykosidbedingten Kontraktionsverbesserung, sondern bewirkt eine Ökonomisierung der Herzarbeit. Das rekompensierte Herz braucht weniger Sauerstoff für die von ihm geleistete Arbeit; seine Leistungsreserve wird dadurch erhöht. Bei manifester Herzinsuffizienz besteht folglich auch beim koronarinsuffizienten Patienten eine begründete absolute Indikation zur optimalen Therapie mit Herzglykosiden. Diese Medikation ist gegebenenfalls nach den allgemeinen Regeln der Therapie der Herzinsuffizienz mit Diuretika, Aldosteronantagonisten und weiteren Maßnahmen (z. B. Vasodilatantien) zu unterstützen. Bei latenter Herzinsuffizienz ist insbesondere bei Therapie mit β-Sympathikolytika oft eine zusätzliche Digitalismedikation nützlich und erforderlich. Dies muß im Einzelfall gegebenenfalls ex juvantibus eruiert werden. Koronarinsuffiziente Patienten mit kleinem, nicht dekompensierten Herzen benötigen dagegen meist kein Herzglykosid; bei ihnen führt evtl. die nicht indizierte Glykosidapplikation über eine Steigerung der Kontraktilität und des myokardialen O_2-Verbrauchs zu pektanginösen Beschwerden. Bei diesen Patienten ist eine Glykosidmedikation kontraindiziert und stattdessen die Therapie mit Nitraten und β-Sympathikolytika oder Calciumantagonisten in der beschriebenen Weise angezeigt.

Herzrhythmusstörungen beeinflussen die Sauerstoffbilanz des Herzens ungünstig. Extrasystolen erhöhen den O_2-Bedarf des Herzens und drosseln infolge der verkürzten Diastolendauer die O_2-Zufuhr zum Myokard. Ihre Beseitigung durch *Antiarrhythmika* ist also auch aus diesem Grund beim koronarinsuffizienten Patienten geboten. Tachykarde Herzrhythmusstörungen können beim koronarinsuffizienten, vorgeschädigten Herzen einen Erschlaffungsrückstand und damit eine Zunahme der myokardialen Komponente des Koronarwiderstandes bewirken; sie bedingen in jedem Fall einen erhöhten myokardialen O_2-Verbrauch und bedürfen deshalb einer geeigneten antiarrhythmischen Therapie, z. B. mit Verapamil (Isoptin) oder einem β-Sympathikolytikum oder bei ventrikulären Extrasystolen z. B. mit Ajmalinbitartrat (Neo-Gilurytmal) oder Mexitilen (Mexitil) oder Propafenon (Rytmonorm) oder Aprindine (Amidonal). Vorhofflimmern mit absoluter Arrhythmie verringert die Koronarreserve des Herzens (HILGER u. Mitarb. 1970). Wiederherstellung eines Sinusrhythmus durch Elektrokardioversion verbessert die Koronardurchblutung. Die Beseitigung von Rhythmusstörungen ist deshalb ein wichtiges Anliegen bei der Therapie der Koronarinsuffizienz. Mit Herzglykosiden und Chinidin (z. B. Chinidin duriles) oder Verapamil (Isoptin) kann eine besonders ungünstige schnelle Form der absoluten Arrhythmie bei Vorhofflimmern zumeist mindestens in eine weniger Sauerstoff verbrauchende, normofrequente Form überführt und darin stabilisiert werden, sofern infolge des Grundleidens eine Wiederherstellung des Sinusrhythmus nicht gelingt. – Bradykarde Herzrhythmusstörungen können ebenfalls ungünstige Auswirkungen auf die myokardiale Sauerstoffversorgung haben, wenn daraus eine Pumpinsuffizienz des Herzens mit den oben beschriebenen Folgeerscheinungen resultiert. Bei der dann evtl. indizierten Elektrostimulation des Herzens mit einem Herzschrittmacher muß bei manchen koronarinsuffizienten Patienten unbedingt die für sie optimale Stimulationsfrequenz ermittelt und eingestellt werden. Dadurch wird vermieden, daß durch eine für die meisten Patienten am besten geeignete Stimulationsfrequenz von etwa 70/min, die im Einzelfall zu hoch sein kann, pektanginöse Beschwerden ausgelöst werden.

Die Steigerung der Koronardurchblutung durch Substanzen mit weitgehend selektiv koronargefäßerweiternder Eigenschaft hat primär keine antianginöse Wirkung, sondern kann sogar durch akute Perfusionsverteilungsstörungen im Myokard nach Art eines Coronary-steal-Syndroms bei gesteigerter Gesamtperfusion pektanginöse Schmerzzustände auslösen (HILGER 1971). Das Auftreten von pektanginösen Schmerzen und z. T. akuten „ischämieartigen" EKG-Veränderungen nach überhöhter intravenöser Applikation eines stark wirksamen Koronardilatators (Dipyridamol = Persantin) wurde daraufhin von uns als zusätzlicher diagnostischer Test zur Erkennung einer Koronarinsuffizienz entwickelt (TAUCHERT u. Mitarb. 1976 s. auch S. 1.29). Die in die *Koronardilatatoren* anfänglich gesetzten therapeutischen Erwartungen, über eine pharmakologisch induzierte Kollateralenentwicklung generell eine Besserung der koronaren Herzerkrankung erzielen zu können, haben sich nicht erfüllt. Tierexperimentelle Untersuchungen hatten gezeigt, daß bei langfristiger, häufiger und regelmäßiger Applikation einer genügend hohen Einzeldosis eines wirksamen Koronardilatators sich ein reichhaltiges Netz von Kollateralen und Anastomosen entwickelt, das zur funktionell ausreichenden Umgehung eines experimentellen Koronararterienverschlusses befähigte. Die daraus abgeleiteten prophylaktischen und therapeutischen Analogieschlüsse für die Behandlung der koronaren Herzkrankheit beim Menschen haben sich in praxi nicht bestätigt. Die alleinige Therapie mit Koronardilatatoren erbrachte keine befriedigenden Behandlungsresultate und erwies sich nicht als tragendes therapeutisches Prinzip zur Verbesserung der myokardialen O_2-Zufuhr. In gut dokumentierten Einzelbeobachtungen konnte zwar eine Verbesserung der Koronardurchblutung und zugleich der Leistungsfähigkeit von Patienten mit stenosierender koronarer Herzerkrankung nach hochdosierter Langzeitmedikation eines wirksamen Koronardilatators nachgewiesen werden, doch war diese Medikation nur Teil einer gezielten medikamentösen Polypragmasie (HILGER 1976). Darüber hinaus sprechen neue Untersuchungen für einen zusätzlichen stoffwechselwirksamen Effekt einer primär als „Koronardilatator" beurteilten und verwendeten Substanz (Carbocromen, Intensain), die eine partielle Umstellung der unter Hypoxie blockierten Fettsäuremetabolisierung auf eine Glucoseverbrennung bewirkt (SCHRAVEN 1976). Dadurch wird eine Verbesserung der Sauerstoffverwertung im koronarinsuffizienten Herzen erzielt. – Als weitere „Nebenwirkung" wurde bei den potenten Koronardilatatoren Dipyridamol und Carbocromen ein thrombozytenaggregationshemmender Effekt festgestellt, der dosisabhängig mit derjenigen von Acetylsalicylsäure (Aspirin, Colfarit) vergleichbar ist. Dieser antithrombotische Nebeneffekt der genannten Substanzen ergibt eine in vielen Fällen wichtige Adjuvansindikation für diese Pharmaka.

Eine *Antikoagulantien*medikation ist bei allen Patienten mit manifester Koronarinsuffizienz grundsätzlich indiziert, sofern nicht eine Kontraindikation besteht (arterielle Hypertonie ab Fundus hypertonicus II, hämorrhagische Diathese, biologisches Lebensalter über 70 Jahre, mangelnde Kontrollmöglichkeit oder Kooperation des Patienten). Das gilt vorzugsweise für Patienten mit einem bereits abgelaufenen Herzinfarkt zur Prophylaxe eines Infarktrezidivs sowie für Patienten mit einem Myokardaneurysma und bzw. oder Vorhofflimmern, bei denen die Gefahr der intrakardialen Thrombenbildung und arteriellen Embolie groß ist. Die Durchführung einer konsequenten Antikoagulantientherapie (z. B. mit Dicumarol, Marcumar) mit Einstellung der Prothrombinzeit (Quick-Test) zwischen 15% und 25% vermindert das Risiko eines Reinfarktes deutlich. Niedrigere Werte als 15% bedingen eine Blutungsgefahr (z. B. Hämaturie), höhere Werte als 25% ergeben keinen genügenden Schutz gegen intravasale Thrombenbildung in Gefäßen mit pathologischer Wandveränderung oder stagnierender Blutströmung. Bei unbefriedigender Therapieeinstellung – wenn innerhalb eines halben Jahres nach abgeschlossener Einstellungsperiode mehr als ein Viertel aller wöchentlich kontrollierten Quick-Werte außerhalb des angestrebten Bereichs (15–25%) liegen – ist hingegen kein Nutzen zu erwarten und eine Beendigung dieser Medikation anzuraten (SCHWEIZER 1969). Einige Medikamente (z. B. Phenylbutazon) bedingen eine verstärkte Freisetzung von Cumarin; hierauf ist zur Vermeidung von Überdosierungserscheinungen gegebenenfalls besonders zu achten. – Die Indikation und Durchführung einer fibrinolytischen Therapie beim akuten Herzinfarkt wird im Kapitel „Myokardinfarkt" abgehandelt.

Neben den genannten medikamentösen Maßnahmen zur Verminderung des myokardialen O_2-Bedarfs und zur Verbesserung der O_2-Zufuhr zum Myokard sind die eingangs genannten Prinzipien einer adäquaten *Lebensführung* besonders zu beachten. Nikotinabstinenz, Gewichtsnormalisierung, fett- und ggf. kohlenhydratarme Diät, angemessene körperliche Bewegung und nach Möglichkeit Vermeidung von starken psychischen Belastungen seien hier nochmals hervorgehoben. Bei innerlich gehetzten oder leicht erregbaren Patienten ist eine unterstützende Medikation von Tranquillantien zur Entspannung und leichten Sedierung oft unerläßlich; dies gilt in vielen Fällen auch für die Therapie von Hypertonikern. Diabetiker bedürfen einer optimalen diätetischen und medikamentösen Therapieeinstellung. Von besonderer Bedeutung ist auch die Behandlung einer Hyperlipidämie, die neben dem Nicotinabusus und der Hypertonie der gefährlichste Risikofaktor zur Manifestation einer stenosierenden koronaren Herzerkrankung ist. Eine je nach Hyperlipidämietyp angepaßte Diät und Medikation von z. B. Bezafibrat (Cedur) oder Etofibrat (Lipo-Merz) und Nikotinsäurepräparate (z. B. Niconacid) oder β-Pyridylcarbinol (z. B. Ronicol retard) können eine Hypertriglyzeridämie und eine Hypercholesterinämie nachhaltig vermindern. Diese Therapie sollte möglichst frühzeitig und konsequent zur Arterioskleroseprophylaxe und -therapie durchgeführt werden, wenn der Risikofaktor Hyperlipidämie festgestellt wird. Ob die in jüngster Zeit durch das von STOFFEL entwickelte Verfahren der Immun-Apherese geschaffene Möglichkeit zur selektiven Entfernung der atherogenen High-density-Lipoproteine aus dem Blut von Patienten mit besonders ausgeprägter familiärer Hyperlipoproteinämie langfristig therapeutisch erfolgreich sein wird, bleibt abzuwarten. Die bislang gemachten erst relativ kurze Zeit umfassenden Beobachtungen (STOFFEL, BORBERG, TAUCHERT u. Mitarb. 1981, 1982) mit drastischer Senkung der stark erhöhten Serumcholesterinkonzentration und Rückbildung von tuberösen Xanthomen und Xanthelasmen bei Patienten mit IIa-Hyperlipoproteinämie berechtigen zu optimistischen Erwartungen gegenüber diesem neuen Therapieprinzip bei besonders gefährdeten Patienten mit koronarer Herzkrankheit auf der Basis dieser Form der Hyperlipoproteinämie.

Ein wohl dosiertes körperliches Training vermag auch und gerade bei manifester koronarer Herzkrankheit durch seine ökonomisierenden peripheren Kreislaufwirkungen die Leistungsfähigkeit des Patienten zu steigern und damit auch sein Lebensgefühl zu verbessern. Ein körperliches Training sollte beim Koronarkranken nur unter fachkundiger Anleitung und Aufsicht begonnen werden und erforderlichenfalls durch die oben detailliert besprochene medikamentöse Therapie unterstützt werden, also insbesondere durch Nitrate und β-Sympathikolytika und/oder Calciumantagonisten. Auf beide Therapiemaßnahmen wird man jedoch dann nicht verzichten wollen und müssen, wenn diese Behandlung keine Gefährdung des Koronarkranken bedingt, hingegen seine Leistungsfähigkeit verbessert und seine Beschwerden vermindert.

Invasive Therapie

Perkutane transluminale koronare Angioplastie (PTCA). Als Ergänzung und evtl. sogar Alternative zur medikamentösen Therapie der koronaren Herzkrankheit besteht seit 1977 die Möglichkeit der intraluminalen Dilatation von Stenosen in den Koronararterien. A. GRÜNTZIG hat in Zürich speziell dafür geeignete Ballonkatheter entwickelt, die mit Hilfe von steuerbaren Führungskathetern in den stenosierten Abschnitt einer Koronararterie vorgeschoben werden können, sofern dieser einigermaßen ostiumnah, d. h. in der Nähe des Koronararterienabgangs aus der Aorta, gelegen ist. Unter Röntgendurchleuchtungskontrolle wird der etwa 20 mm lange Ballonteil des doppellumigen röntgenopaquen Katheters in der koronarographisch nachgewiesenen Stenose positioniert und dann mit Hilfe von Preßluft mit 5–6(–10) atü (0,5–0,6–[1,0] MPa) für jeweils 15–30 (–60) Sekunden Dauer auf eine definierte Lumenweite gedehnt. Dadurch wird bei geeigneter Technik die inkompressible Flüssigkeit aus dem atheromatösen Plaque in der Wand der Koronararterie so herausgepreßt, daß die Stenosierung des Lumens deutlich geringer bzw. im Idealfall völlig beseitigt wird. Auch bei partiell verkalkten Koronarstenosen läßt sich oft noch eine hämodynamisch bedeutsame Erweiterung des Gefäßlumens erzielen. Besonders geeignet für diese am wachen Patienten mit der genannten speziellen Herzkathetertechnik durchzuführende Dilatation sind isolierte proximal gelegene kurzstreckige Stenosen im R. interventricularis anterior oder im R. circumflexus der linken Koronararterie oder in der rechten Koronararterie, da diese Gefäße in der Regel am einfachsten mit der retrograd-arteriellen Kathetertechnik zu erreichen sind (von der A. femoralis oder der A. brachialis aus). Mit zunehmender Erfahrung mit dem Verfahren gelingen jedoch auch Dilatationsversuche in anderen großen Koronarästen sowie ggf. auch in einem stenosierten aortokoronaren Venenbypass nach vorausgegangener Herzoperation. Eine kritische Stenose im Stamm der linken Koronararterie bietet ein erhöhtes Dilatationsrisiko und ergibt deshalb meistens eine Indikation zur aortokoronaren Bypass-Operation (s. unten); in Absprache mit den Kardiochirurgen kann jedoch unter bestimmten Bedingungen primär ein transluminaler Dilatationsversuch gemacht werden. Prinzipiell muß gewährleistet sein, daß bei evtl. auftretenden Komplikationen (wie z. B. Gefäßwanddissektion mit Verlegung oder kritischer Obturation des Gefäßlumens) sofort eine kardiochirurgische Versorgung des Patienten erfolgen kann. Operationsbereitschaft und Operationsfähigkeit des Patienten im aktuellen Bedarfsfall sind somit Voraussetzungen zur Durchführung einer perkutanen transluminalen koronaren Angioplastie. Die Komplikationsrate des Verfahrens mit Notfall-Operationsnotwendigkeit liegt derzeit in der Hand des Geübten bei insgesamt etwa 5%, die Letalitätsquote unter 1,0% (0,6% bei KOBER u. Mitarb. 1982). Die primäre Erfolgsquote liegt je nach Lokalisation und Art der Koronarstenose sowie nach Erfahrung des ausführenden Kardiologen bei über 80% der mit dem Ballonkatheter passierten und behandelten Stenose. Innerhalb von 6 Monaten treten bei etwa 30% der primär erfolgreich dilatierten Patienten Rezidivstenosen auf. Ein erneuter Dilatationsversuch wurde daraufhin bei etwa $\frac{2}{3}$ dieser Rezidivfälle durchgeführt und verlief bei 67% dieser Patienten erfolgreich (ISCHINGER u. GRÜNTZIG 1982).

Die Indikation zur Ballonkatheterdilatation von Koronarstenosen ist prinzipiell bei symptomatischen Patienten mit Angina pectoris und/oder pathologischem Belastungs-EKG und koronarographisch nachgewiesener, für die Katheterdilatation geeigneter, hochgradiger proximaler Stenose in einem oder eventuell auch mehreren großen Koronararterienästen ohne zusätzliche höhergradige periphere Stenose in diesem Gefäß gegeben, wenn das poststenotische Myokardareal ausweislich myokardszintigraphischer und ventrikulographischer Untersuchungsergebnisse noch vital, d. h. kontraktionsfähig ist, und somit von einer verbesserten Durchblutung funktionell profitieren würde (während dies bei Narbengewebe nicht der Fall wäre). Besonders erfolgreich ist diese Therapie bei symptomatischen Patienten mit hochgradiger proximaler *Ein*gefäßerkrankung, während die Patienten mit höhergradiger operabler *Mehr*-Gefäß-Erkrankung nach derzeitigem Wissensstand eher einer Bypass-Operation zugeführt werden sollten (s. unten). Der Indikationsbereich des noch jungen PTCA-Verfahrens ist jedoch z. Zt. noch nicht exakt abgrenzbar. Eine zusätzliche Indikation zur Ballondilatation hat sich in letzter Zeit unmittelbar nach selektiver intrakoronarer Thrombolyse eines frischen thrombotischen Verschlusses bei hochgradiger Koronarstenose mit Präinfarktsyndrom oder ganz frischem manifestem Herzinfarkt ergeben. Ohne anschließende Ballondilatation der für den thrombotischen Verschluß ursächlich verantwortlichen Koronarstenose droht anderenfalls ein thrombotischer Rezidivverschluß nach Abklingen der Streptokinasewirkung. Die ersten diesbezüglichen therapeutischen Erfahrungen sind ermutigend, aber für eine zuverlässige Bewertung noch zu gering.

Zur Prophylaxe von thrombotischen Komplikationen während und nach der perkutanen transluminalen Koronarangioplastie hat sich die Applikation von Heparin und Acetylsalicylsäure zur Antikoagulation und Thrombozytenaggregationshemmung sowie die zusätzliche Gabe von Nitraten und eines Calciumantagonisten zur Vermeidung von Koronararterienspasmen bei und nach der mechanischen Manipulation und Gefäßwandalteration bewährt.

Der große Vorteil der perkutanen transluminalen

Koronarangioplastie liegt bei erfolgreicher Dilatation der die pektanginösen Beschwerden bedingenden Koronarstenose(n) in der sofortigen Wiederherstellung einer ausreichenden Myokarddurchblutung ohne thoraxchirurgischen Eingriff am Herzen, so daß der Patient in der Regel wenige Tage nach der Katheterdilatation aus der Klinik nach Haus entlassen werden kann. Bislang fehlen jedoch randomisierte Studien, die Aussagen über den Langzeiteffekt dieses neuen therapeutischen Verfahrens bei der Behandlung dafür geeigneter Patienten mit koronarer Herzkrankheit erlauben. Diese Therapiemöglichkeit ist in jedem Fall nur bei einem kleinen Teil der Patienten mit koronarer Herzkrankheit anwendbar, da die Voraussetzung einer isolierten, genügend proximal gelegenen, dilatationsfähigen Stenosierung bei der weit überwiegenden Zahl der symptomatischen Patienten nicht gegeben ist.

Operative Therapie
Werden die in der Tab. 1.16 aufgeführten Therapieziele bei koronarer Herzkrankheit durch die oben genannten allgemeinen und medikamentösen Therapiemaßnahmen nicht erreicht und besteht keine Möglichkeit und Indikation zur perkutanen transluminalen Koronarangioplastie (PTCA; s. oben), so ist bei Vorliegen der allgemeinen Voraussetzungen (Alter, Allgemeinzustand) die Indikation zur operativen Behandlung zu prüfen. Neben dem klinischen Befund der konservativ therapierefraktären Angina pectoris sind für diese Entscheidung vor allem die Befunde der selektiven Koronarangiographie und Ventrikulographie sowie die hämodynamischen Untersuchungsergebnisse von entscheidender Bedeutung. Vergleichende Verlaufsbeobachtungen bei Patienten mit konservativer und operativer Therapie bei KHK ermöglichen inzwischen eine bessere Indikationsabgrenzung für die verschiedenen Therapieverfahren. Die anfänglich oft etwas zu enthusiastische Bewertung von Frühresultaten bestimmter operativer und konservativer Behandlungsmaßnahmen hat inzwischen einer empirisch und theoretisch besser abgesicherten Beurteilung Platz gemacht.

Als operative Behandlungsverfahren stehen heute die aortokoronaren Bypass-Operationen mit Anlegung von einer oder mehreren Gefäßanastomosen zum poststenotischen und frei durchgängigen Abschnitt der betroffenen Koronararterienäste sowie ggf. die Myokardaneurysmektomie ganz im Vordergrund. Ein gut funktionierender aortokoronarer Bypass verbessert momentan die Myokarddurchblutung im vorher evtl. kritisch gedrosselten Versorgungsgebiet und beseitigt sofort die dadurch verursachten pektanginösen Beschwerden. Die Myokardaneurysmektomie führt ebenfalls zu einer akuten Entlastung des Herzens, das evtl. vorher wegen eines großen Pendelblutvolumens im linken Ventrikel zwischen dem intakten Restventrikel und einem großen Herzwandaneurysma pumpinsuffizient war. Der Verschluß eines infarktbedingten Ventrikelseptumdefektes sowie der operative Mitralklappenersatz bei postinfarzieller schwerer Mitralinsuffizienz infolge infarktbedingter Papillarmuskelnekrose gehört zu den selteneren operativen Behandlungsmöglichkeiten, die bei gutem Operationsergebnis ebenfalls zu einer sofortigen hämodynamischen Entlastung und Besserung führen. Die Indikationen zu diesen Eingriffen und die bisherigen Langzeitresultate werden im folgenden erläutert.

Gegenüber den genannten, akut wirksamen rekonstruktiven Eingriffen am Herzen sind die früher angewandten, auf eine indirekte Revaskularisation des minderperfundierten Myokardareals abzielenden Operationsverfahren völlig zurückgetreten. Bei der 1946 von VINEBERG inaugurierten Implantation einer A. thoracica interna oder beider Gefäße (zusätzlich evtl. auch der A. gastroepiploica) in einen Myokardtunnel im Versorgungsbereich des stenosierten Koronargefäßes wurde eine allmähliche Revaskularisation angestrebt, die von dem blind im Myokard endenden, von extrakardial herangeführten arteriellen Gefäß ausgehen und durch kleine, sich entwickelnde Anastomosen Anschluß an die vorhandenen Koronargefäße gewinnen soll. Es konnten also bestenfalls Späteffekte nach mehreren Monaten erwartet werden. Angiographische Nachuntersuchungen und Flußmessungen haben ergeben, daß viele dieser Implantate nicht durchgängig waren und durch die offengebliebenen nur eine sehr geringe Blutströmung von 8–10 ml/min erfolgte. Das Vinebergsche Operationsverfahren hatte bis zur Entwicklung von direkten Revaskularisationsmethoden eine weit verbreitete Anwendung und zunächst vielfach eine positive Beurteilung erfahren. Es wird heute wegen seiner unzureichenden Effektivität kaum noch angewandt und allenfalls zusätzlich zu direkt revaskularisierenden Eingriffen am Herzen oder als Begleitmaßnahme bei Aneurysmektomie durchgeführt, wenn im Koronarogramm eine bis zur Gefäßperipherie reichende generalisierte stenosierende Koronarsklerose – die eine aortokoronare Bypass-Operation ausschließt – bei noch erhaltener Myokardkontraktionsfähigkeit nachgewiesen wurde. Hier kann evtl. eine geringe Besserung der Myokarddurchblutung über die allmählich sich entwickelnden extrakardialen Anastomosen erzielt werden.

Als erste direkte Verfahren zur Durchblutungsverbesserung bei stenosierender Koronarsklerose wurden lokale Desobliterationen, evtl. ergänzt durch eine Erweiterungsplastik mit einem Venenstück (SENNING 1975), durchgeführt. Diese Operationsverfahren waren mit einem wesentlich höheren Operationsrisiko behaftet als die indirekten Vinebergschen Methoden, hatten jedoch im Erfolgsfall gute Sofortresultate und in Einzelfällen auch befriedigende Langzeitergebnisse. Diese Verfahren wurden jedoch inzwischen ebenfalls zugunsten der direkten Umgehungsanastomosenoperationen aufgegeben, die insbesondere von EFFLER und FAVALORO in der Cleveland-Clinic, Ohio, USA, entwickelt und propagiert wurden. Die inzwischen vielerorts erfolgreich angewandte aortokoronare Bypass-Operation weist in erfahrener Hand ein geringeres Operationsrisiko und ein besseres Langzeitergebnis als die direkten Desobliterationsverfahren auf. Bei diesem Eingriff wird in der Regel ein in der Größe passendes Venenstück (meist der V. saphena magna) des Patienten End-zu-Seit von der Aortenwurzel bis zum poststenotischen Abschnitt der Koronararterie eingepflanzt. Bei gutem peripheren Abfluß wird dadurch eine Durchblutung von mehr als 50 bis über 100 ml/min durch die Gefäßbrücke erzielt. Als Alternative zum „aortokoronaren Venen-Bypass" wird auch die direkte Implantation einer A. thoracica interna in den poststenotischen Abschnitt der Koronararterie durchgeführt. Dem liegt die Vorstellung zugrunde, daß Gefäßweite und -beschaffenheit dann besser übereinstimmen als bei einem Venenimplantat, so daß mit einer längeren Funktionstüchtigkeit dieser direkten Anastomose gerechnet werden könne. Der entsprechende klinische Langzeitvergleich steht noch aus.

In den letzten 10–15 Jahren wurden jedoch von mehreren Zentren sorgfältige Verlaufsbeobachtungen bei konservativ und operativ mit aortokoronaren Anastomosen versorgten Patienten mit stenosierender KHK durchgeführt. Die Ergebnisse dieser Verlaufsstudien erlauben eine Beurteilung des Behandlungseffektes und somit eine fundierte Indikationsstellung für operative Therapiemaßnahmen.

Aus der Cleveland-Clinic, Ohio, USA, wurden 1973 die Ergebnisse einer Langzeitbeobachtung über 5 bis 9 Jahre bei 590 konservativ behandelten Patienten mit koronarangiographisch gesicherter KHK mit mehr als 50%iger Stenosierung in einem oder mehreren Hauptästen der Koronararterien publiziert (BRUSCHKE u. Mitarb. 1973). Danach betrug die 7-Jahres-Überlebensrate bei den Patienten mit Stenosierung nur *eines* Gefäßes 76,1%, bei 2 Gefäßen 55,5% und bei Stenosierung von 3 Hauptästen 32,7%. Bei mehr als 50%iger Stenosierung des Hauptstammes der linken Koronararterie war die 7-Jahres-Überlebensrate mit 37,4% fast ebenso schlecht wie bei Befall von 3 Hauptästen der Koronararterien; gemeint sind 1. die rechte Koronararterie, 2. der R. descendens anterior der linken Koronararterie, synonym mit der Bezeichnung R. interventricularis anterior der linken Koronararterie, und 3. der R. circumflexus der linken Koronararterie. BURGGRAF u. PARKER aus Ontario, Canada, berichteten 1975 über vergleichbare 7-Jahres-Überlebensraten bei 266 konservativ behandelten Patienten mit Ein-, Zwei- oder Dreigefäßbefall. Bei den Patienten mit mehr als 50%iger Stenosierung nur *einer* Koronararterie fanden sie jedoch deutlich unterschiedliche Überlebensraten in Abhängigkeit von der Lokalisation dieser einen Stenose: War nur die rechte Koronararterie stenosiert, so betrug die 7-Jahres-Überlebensrate 98%, war hingegen der R. interventricularis anterior der linken Koronararterie betroffen, so überlebten nur 75% dieser Patienten 7 Jahre. Als wesentliche Zusatzkriterien für die prognostische Beurteilung erwiesen sich in dieser Beobachtung eine Stauungsinsuffizienz des Herzens (7-Jahres-Überlebensrate nur 14%) und ein erhöhter Blutdruck über 150/90 mmHg (46% 7-Jahres-Überlebensrate) gegenüber 70% Überlebenden nach 7 Jahren im konservativ behandelten Gesamtkollektiv ohne Herzinsuffizienz und ohne erhöhten Blutdruck.

MCNEER u. Mitarb. aus der Duke University, Durham, North Carolina, legten 1974 die Ergebnisse ihrer vergleichenden Studie von 781 konsekutiven Fällen mit KHK vor, von denen 402 medikamentös und 379 operativ mit mehreren oder einem aortokoronaren Bypass behandelt wurden. Die Überlebensrate nach 2 Jahren war bei beiden Gesamtgruppen sehr ähnlich: 85% bei der chirurgischen und 83% bei der konservativ behandelten Gruppe. Bei der Untergruppe mit Dreigefäßerkrankung (> 70% Stenosierung) und pathologisch gestörter Kontraktion des linken Ventrikels war die 2-Jahres-Überlebensrate bei den operativ Behandelten mit 89% jedoch deutlich besser als bei den Nichtoperierten mit 76%. Alle übrigen Untergruppen wiesen keine signifikanten Unterschiede in der 2-Jahres-Überlebensrate auf. Die Überlebensrate im 1. Behandlungsjahr war jedoch sowohl bei den Patienten mit niedrigem Risiko (394 Patienten mit Ein-, Zwei- oder Dreigefäßerkrankungen ohne pathologische Ventrikelkontraktion oder mit umschriebener Kontraktionsstörung bei nur Eingefäßerkrankung) als auch bei denjenigen mit hohem Risiko (376 Patienten mit gestörter Ventrikelkontraktion bei Zwei- und Dreigefäßstenosierung von mehr als 70% bei vermindertem Herzzeitvolumen) in der operativ behandelten Gruppe mit 92% bzw. 72% geringer als in der medikamentös behandelten mit 96% („Low-risk"-Gruppe) bzw. 79% („High-risk"-Gruppe). Die um 4% bzw. 7% höhere Sterblichkeit der Operierten im ersten Behandlungsjahr wird durch die in dieser Größenordnung liegende Operationsletalität zur damaligen Zeit bedingt. Für die Indikationsstellung zur operativen Behandlung sind diese inzwischen auch von anderen Autoren bestätigten Befunde von großer Bedeutung. Die Studie von MCNEER u. Mitarb. (1973) belegt in ihren bisher publizierten Ergebnissen nur für die Dreigefäßerkrankungen eine Überlegenheit der operativen Behandlung. Nach den Befunden anderer Autoren (LOOGEN u. Mitarb. 1975, LICHTLEN 1975, SENNING 1975 u. a.) gilt dies jedoch auch für die kritische Stenose im Stamm oder im R. interventricularis anterior der linken Koronararterie. Verlaufsbeobachtungen der letzten Jahre haben die hier referierten sorgfältigen ersten Studien im Prinzip bestätigt bei weiterer Verbesserung der Operationsletalität (auf Werte um 1% bei unkomplizierten Fällen) und der 5-Jahres-Überlebensrate (auf

93,6% im operierten Gesamtkollektiv der Erlanger Klinik).

Aus den bisherigen Erfahrungen ergeben sich die in der Tab. 1.**19** aufgeführten Indikationen zur operativen Therapie der KHK (HILGER 1976).

Die Indikation zur Anlegung eines aortokoronaren Bypass ist also prinzipiell bei allgemein operationsfähigen Patienten mit konservativ nicht befriedigend zu beeinflussender Angina pectoris und koronarangiographischem Nachweis einer hochgradigen proximalen Koronarstenose gegeben, wenn diese 1. in mehr als 2 Hauptästen oder 2. im Hauptstamm der linken Koronararterie oder 3. im R. interventricularis anterior der linken Koronararterie lokalisiert ist. Die alleinige R. interventricularis-anterior-Stenose ergibt dann eine dringliche Indikation zur invasiven Ballonkatheter- oder operativen Therapie, wenn dieser Befund zu einer Crescendo-Angina-pectoris, dem sog. Präinfarkt-Syndrom führt, d. h., wenn bei diesen Patienten die stenokardischen Beschwerden innerhalb weniger Tage oder Wochen erheblich, evtl. dramatisch zunehmen. Die rechtzeitige perkutane transluminale Ballonkatheterdilatation oder Bypass-Operation kann dann einem Herzinfarkt im Versorgungsbereich des R. interventricularis anterior vorbeugen. Die Operationsindikation besteht jeweils nur dann, wenn a) keine peripheren Koronarstenosen bestehen, die den distalen Abfluß des Bypass behindern würden, und wenn b) der regional zugehörige Myokardbezirk in seiner Kontraktionsfähigkeit nicht irreversibel schwer gestört ist, da in diesem Fall eine Durchblutungsverbesserung sinnlos wäre. Die Beurteilung der eventuellen Reversibilität einer gestörten Kontraktionsfähigkeit von Myokardarealen ist manchmal sehr schwierig. Eine Verminderung der systolischen Ventrikelejektionsfraktion unter 30% des enddiastolischen Volumens erhöht das Operationsrisiko beträchtlich, sofern dieser Funktionsstörung eine diffuse Hypo- oder Akinesie des Myokards zugrunde liegt. Besteht hingegen ein gut abgrenzbares Myokardaneurysma als Ursache einer verminderten Auswurffraktion, so ist die Indikation zur Aneurysmektomie gegeben. Die Myokardaneurysmektomie kann als alleinige operative Maßnahme indiziert sein, wenn die Dyskinesie im Aneurysmabereich progredient ist oder eine Herzinsuffizienz bedingt – evtl. mit kritischer Steigerung des myokardialen O$_2$-Verbrauchs – oder zu konservativ therapierefraktären Arrhythmien infolge Überdehnung der Aneurysmarandzonen führt. Bei Bestehen operabler proximaler Koronarstenosen außerhalb des Versorgungsgebietes des Myokardaneurysmas ist die Aneurysmektomie mit aortokoronaren Bypass-Operationen zu verbinden.

Als weitergehendes besonderes operatives Behandlungsverfahren bei KHK besteht evtl. die Möglichkeit, einen als Folge einer Septuminfarzierung entstandenen Ventrikelseptumdefekt operativ zu verschließen. Das Operationsrisiko im akuten Fall mit schwerer Herzinsuffizienz infolge des großen Links-rechts-Shunts ist hoch, die Prognose bei konservativer Therapie andererseits außerordentlich schlecht. Die Operationsindikation ist jeweils im Einzelfall aktuell abzuwägen. Ähnliches gilt für die Indikation zum Mitralklappenersatz, wenn eine infarktbedingte Papillarmuskelnekrose eine hochgradige Mitralinsuffizienz verursacht.

Die jetzigen operativen Behandlungsmöglichkeiten bei KHK stellen bei bestimmten Erkrankungsformen eine wertvolle Therapieform dar. Sie machen den Patienten oft akut beschwerdefrei und wieder leistungsfähig, wenn eine oder mehrere hochgradige proximale Koronarstenose(n) durch Bypass-Operationen erfolgreich umgangen werden können. Diese operativen Eingriffe sind aber nur Palliativmaßnahmen. Sie können nicht eine evtl. Progredienz der stenosierenden Koronarsklerose aufhalten. In manchen Fällen kann ein aortokoronarer Bypass sogar eine Progredienz der Lumenobturation in dem proximal der Anastomoseneinmündung gelegenen Koronargefäßabschnitt begünstigen, wenn die Durchströmung dieser Strecke infolge des Umgehungskreislaufs abnimmt. Die Insertionsstelle für den Bypass muß also distal der Stenose unter Berücksichtigung dieses Umstandes proximal vom Abgang größerer Seitenäste gewählt werden. Auch im Bypass selbst können sich postoperativ progrediente Stenosierungen entwickeln und dann evtl. eine Reoperation erforderlich machen (HILGER 1976). Die operative Therapie muß grundsätzlich durch die oben dargelegten konservativen Behandlungsmaßnahmen unterstützt werden, insbesondere durch die im Einzelfall notwendigen medikamentösen und allgemeinen therapeutischen und prophylaktischen Maßnahmen, die nach Möglichkeit der Progredienz der KHK Einhalt gebieten sollen.

Tabelle 1.19 Indikationen zur operativen Therapie der KHK

A. *Aortokoronare Anastomosierung (Bypass)*
   bei konservativ therapierefraktärer Angina pectoris und hochgradiger (> 75%) proximaler Koronarstenose
   1. > 2 Hauptäste
   2. Hauptstamm der linken Koronararterie
   3. R. interventricularis anterior der linken Koronararterie (insbesondere bei Präinfarkt-Syndrom)
   wenn a) guter peripherer Abfluß vorhanden
        b) Myokardfunktion regional nicht irreversibel gestört ist (EF > 30%)
        c) eine Möglichkeit zur perkutanen transluminalen koronaren Angioplastie nicht besteht.

B. *Myokardaneurysmektomie*
   bei 1. Progredienz des Aneurysmas
       2. Herzinsuffizienz
       3. therapierefraktärer Arrhythmie

C. evtl. *Verschluß eines Ventrikelseptumdefektes*
   bei großem Links-rechts-Shunt mit Herzinsuffizienz

D. evtl. *Mitralklappenersatz*
   bei schwerer Mitralinsuffizienz infolge infarktbedingter Papillarmuskelnekrose

Als extrakardiale palliative operative Behandlungsmöglichkeit ist noch die *Karotissinusnervenstimulation* anzuführen (SCHAEDE u. WAGNER 1969; WAGNER u. Mitarb. 1969). Eine über zwei implantierte Elektroden an den Karotissinusnerven beiderseits durchgeführte elektrische Stimulation führt zu einer mäßigen Blutdrucksenkung und Herzfrequenzverminderung, also einer akuten Entlastung des Herzens mit Abnahme des myokardialen O_2-Bedarfs. Der Karotissinusnervenstimulator arbeitet elektronisch-elektrisch. Er besteht aus einer implantierten und einer externen Funktionseinheit. Implantiert werden a) zwei Platiniridiumelektroden an den Karotissinusnerven beidseitig und b) eine mit den Stimulationselektroden durch Kabel verbundene Empfängerspule unter der Brusthaut. Die externe Einheit besteht aus einem kleinen batteriegetriebenen Hochfrequenzgenerator als Impulsgeber (Sender) mit einer Induktionsspule. Zur Impulsübermittlung wird die externe Induktionsspule über die implantierte Empfängerspule gelegt und dann die elektrische Energie aus dem Impulsgeber durch Induktion auf die Empfängerspule und von dort zu den Stimulationselektroden übertragen. Der Patient kann sein Taschengerät (Impulsgeber) nach eigenem Bedarf entweder bei Beginn eines Angina-pectoris-Anfalles zu dessen Koupierung einschalten oder besser noch prophylaktisch bei psychischen oder körperlichen Belastungen, die erfahrungsgemäß beim Patienten Stenokardien auslösen. Das mit dieser Behandlungsmethode angewandte therapeutische Prinzip entspricht der akuten therapeutischen oder prophylaktischen Arbeitsentlastung des Herzens durch β-Sympathikolytika. In seiner Wirkung übertrifft es bei manchen Patienten mit KHK, bei denen medikamentös keine Beschwerdefreiheit zu erzielen war, den Medikationseffekt. Die zusätzlich bei akutem Bedarf durch eigenes therapeutisches Handeln des Patienten erzielbare Senkung von Blutdruck und Herzfrequenz kann als komplexe Erklärungsmöglichkeit für den günstigen Behandlungseffekt bei geeigneten Patienten mit schwerer stenosierender KHK herangezogen werden. Die Indikation zu diesem Behandlungsverfahren ist jeweils im Einzelfall bei medikamentös therapierefraktären und ausweislich der koronarangiographischen und ventrikulographischen Befunde invasiv oder operativ nicht anzugehenden KHK zu prüfen. Sie ist evtl. gegeben bei Patienten mit generalisierter, auch die peripheren Koronararterienabschnitte erfassender stenosierender Koronarsklerose, die trotz optimaler Medikation pektanginöse Attacken haben, insbesondere dann, wenn diese mit einem Anstieg der Herzfrequenz und des Blutdrucks verbunden sind. Wegen des geringen operativen Risikos dieses keine Thorakotomie erfordernden Therapieverfahrens ist bei den genannten Bedingungen ein Behandlungsversuch angezeigt.

Literatur

Adams, D. F., D. B. Fraser, H. L. Abrams: The complications of coronary arteriography. Circulation 48 (1973) 609

Behrenbeck, D. W., M. Tauchert, H. H. Hilger: Verhalten der Koronardurchblutung und des myokardialen Sauerstoffverbrauches bei Änderung des peripheren Gefäßwiderstandes. Verh. dtsch. Ges. inn. Med. 82 (1976a) 1151

Behrenbeck, D. W., M. Tauchert, B. Niehues, H. H. Hilger: Der Einfluß einer „afterload-Verminderung" auf den Sauerstoffverbrauch des Myokards. Verh. dtsch. Ges. Kreisl.-Forsch. 42 (1976b) 1172

Behrenbeck, D. W., M. Tauchert, B. Niehues, H. H. Hilger: Der Einfluß einer „afterload-Verminderung" auf den Sauerstoffverbrauch des Myokards. Verh. dtsch. Ges. Kreisl.-Forsch. 42 (1976c) 286

Berne, R. M.: Regulation of coronary blood flow. Physiol. Rev. 44 (1964) 1

Blackburn, H.: Coronary risk factors. How to evaluate and manage them. Europ. J. Cardiol. 2 (1975) 249

Borer, J. S., J. F. Brensike: Limitations of the electrocardiographic response to exercise in predicting coronary-artery disease. New Engl. J. Med. 293 (1975) 367

Bourassa, M. G., J. Lesperance, L. Campeau: Selective coronary arteriography by the percutaneous femoral artery approach. Amer. J. Roentgenol. 107 (1969) 377

Bretschneider, H. J.: Physiologie des Coronarkreislaufes. Nauheim. Fortb.-Lehrg. 27 (1962) 34

Bruschke, A. V. G., W. L. Proudfit, F. M. Sones: Progress study of 590 consecutive nonsurgical cases of coronary disease followed 5–9 years. Circulation 47 (1973) 1147

Büchner, F.: Zur Pathogenese der Angina pectoris. Klin. Wschr. 11 (1932a) 1404

Büchner, F.: Über Angina pectoris. Klin. Wschr. 11 (1932b) 1737

Büchner, F.: Die Koronarinsuffizienz in alter und neuer Sicht. Boehringer, Mannheim 1970

Burggraf, G. W., J. O. Parker: Prognosis in coronary artery disease. Angiographic, hemodynamic and clinical factors. Circulation 51 (1975) 146

Bussmann, W. D., J. Löhner, M. Kaltenbach: Wirkung von Nitroglyzerin beim akuten Myokardinfarkt. III. Isosorbiddinitrat bei Patienten mit und ohne Linksinsuffizienz. Dtsch. med. Wschr. 100 (1975) 2003

Doyle, J. T., S. H. Kinch: The prognosis of an abnormal electrocardiographic stress test. Circulation 41 (1970) 545

Edwards, J. E.: Anomalous coronary arteries with special reference to arteriovenous-like communications. Circulation 17 (1958) 1001

von der Emde, J.: Operative Behandlung der koronaren Herzkrankung und Langzeitprognose. Z. Kardiol. 71 (1982) 593

Epstein, F. H.: Predicting coronary heart diesease. J. Amer. med. Ass. 201 (1967) 795

Felix, R., C. Winkler, A. Schaede: Die Bedeutung radiologischer und nuklearmedizinischer Methoden für die Diagnose und die Operationsindikation der coronaren Herzerkrankung. Radiologe 16 (1976) 94

Felix, R., J. Wagner, W. Pensky, P. Thurn, G. Neumann, B. Hünermann, A. Schaede, H. Simon, C. Winkler: Die Myokard-Szintigraphie mit Thallium-201 als nichtinvasive Methode. Dtsch. med. Wschr. 100 (1975) 2371

Ferlitsch, A., K. Matejcek, K. Steinbereithner: Zur differentialdiagnostischen Wertigkeit der CK-Isoenzyme beim akuten Myokardinfarkt. Dtsch. med. Wschr. 101 (1976) 312

Gauer, O. H.: Stoffwechsel und Durchblutung des Herzens. In Gauer, O. H., K. Kramer, R. Jung: Physiologie des Menschen, Bd. III. Urban & Schwarzenberg, München 1972

Gregg, D. E., L. C. Fisher: Blood supply to the heart. In:

Handbook of Physiology, Section 2. American Physiological Society, Washington 1963
Hamby, R. I., F. Tabrah: Coronary artery calcification: Clinical implications and angiographic correlates. Amer. Heart J. 87 (1974) 565
Hilger, H. H.: Coronary flow under the influence of coronary dilators in man. In Kaltenbach, M., P. Lichtlen: Coronary Heart Disease. Thieme, Stuttgart 1971 (S. 190)
Hilger, H. H.: Analyse verschiedener Formen der Koronarinsuffizienz. Therapiewoche 25 (1975) 4732
Hilger, H. H.: Indikationen zur operativen und medikamentösen Therapie der koronaren Herzerkrankung. Radiologe 16 (1976a) 110
Hilger, H. H.: Indikationen zur Koronarographie und Ventrikulographie bei koronarer Herzkrankheit. Röntgen-Bl. 29 (1976b) 13
Hilger, H. H., M. Tauchert, D. W. Behrenbeck: Koronarreserve bei koronarer Herzerkrankung. Herz 1 (1976) 49
Hilger, H. H., D. W. Behrenbeck, M. Tauchert, P. v. Smekal: Herz und Kreislauf. In Holtmeier, H. J.: Taschenbuch der Pathophysiologie, Bd. I. Fischer, Stuttgart 1974 (S. 46)
Hilger, H. H., D. W. Behrenbeck, H. Hellwig, J. Wagner, M. Grenzmann: Untersuchungen zur medikamentös erschließbaren Koronarreserve bei Herzkranken. Verh. dtsch. Ges. Kreisl.-Forsch. 36 (1970) 224
Holtmeier, H. J., W. Siegenthaler: Koronarinsuffizienz. Thieme, Stuttgart 1975
Hort, W.: Koronare Herzkrankheit – neuere Erkenntnisse zur Morphologie und Pathogenese. Ther. Ber. 47 (1975) 110
Ischinger, Th., A. Grüntzig: Sofort- und Langzeitergebnisse der transluminalen Koronardilatation. Z. Kardiol. 71 (1982) 589
Jaffe, R. B., D. L. Glancy: Coronary arterial – Right heart fistulae. Circulation 47 (1973) 133
James, T. N.: Pathology of small coronary arteries. Amer. J. Cardiol. 20 (1967) 679
Judkins, M. P.: Selective coronary arteriography. Percutaneous transfemoral technique. Radiology 89 (1967) 815
Judkins, M. P., M. P. Gander: Prevention of complications of coronary arteriography. Circulation 49 (1974) 599
Kalbfleisch, H., W. Hort: Die Verteilungsmuster der Koronararterien (Versorgungstypen) des menschlichen Herzens. Dtsch. med. Wschr. 101 (1976) 1092
Kaltenbach, M.: Die Belastungsuntersuchung von Herzkranken. Boehringer, Mannheim 1974
Kaltenbach, M., G. Kober, D. Scherer: Katheterdilatation von Kranzgefäßstenosen (transluminale koronare Angioplastie). Fortschr. Med. 100 (1982) 1384
Kaltenbach, M., I. Tiedemann, W. Schellhorn: Untersuchungen über die therapeutische Wirksamkeit von fünf verschiedenen, langwirksamen Nitroderivaten auf die Angina pectoris. Dtsch. med. Wschr. 97 (1972) 1479
Kober, G., A. Scherer, M. Schmidt, M. Kaltenbach: Indikation zur transluminalen Dilatation von Koronarstenosen. Z. Kardiol. 71 (1982) 588
Kubicek, F.: Bemerkungen zum methodischen Vorgehen beim ergometrischen Arbeitsversuch. Wien klin. Wschr. 84 (1972) 522
Lange Andersen, K., R. J. Shephard: Fundamentals of exercise testing. World Health Organization, Genf 1971
Leutner, R.: Statistiken zum Herzinfarkt. In: 4. Sozialmedizinische Arbeitstagung über das Leben nach dem Herzinfarkt. Landesversicherungsanstalt Freie und Hansestadt Hamburg, 1974
Lichtlen, P.: Indikationen zur Koronarchirurgie. Verh. dtsch. Ges. Kreisl.-Forsch. 41 (1975) 80
Lichtlen, P.: Coronary Angiography and Angina pectoris. Thieme, Stuttgart 1976
Lochner, W.: Physiologie der Coronardurchblutung als Grundlage für die Beurteilung von Coronardilatatoren. Arzneimittel-Forsch. 20 (1970) 424
Lochner, W.: Herz. In: Physiologie des Kreislaufs, Bd. I, red. von E. Bauereisen. Springer, Berlin 1971
Loogen, F., K. Bornkoel, W. Krelhaus: Indikation zur Koronarchirurgie unter Berücksichtigung hämodynamischer Resultate. Z. Kardiol. 64 (1975) 254
McNeer, J. F., C. F. Starmer, A. G. Bartel, V. S. Behar, Y. Kong, R. H. Peter, R. A. Rosati: The nature of treatment selection in coronary artery disease. Experience with medical and surgical treatment of a chronic disease. Circulation 49 (1974) 606
Meesmann, W.: Angriffspunkte der medikamentösen Therapie der Koronarinsuffizienz. In Dengler, H. J.: Die therapeutische Anwendung β-sympathikolytischer Stoffe. Schattauer, Stuttgart 1972 (S. 72)
Meyer, J., H. Schmitz, R. Erbel, Th. Kiesslich, W. Merx, B. Messmer, S. Effert: Transluminale Koronarangioplastie bei Patienten mit unstabiler Angina pectoris. In Schaper, W., M. G. Gottwik: Fortschritte in der Kardiologie. Steinkopff, Darmstadt 1981 (S. 238)
Meyer, W., A. Düx, A. Schaede, P. Thurn: Vergleich zwischen Elektrokardiogramm und Koronarogramm bei der Koronarsklerose. Dtsch. med. Wschr. 94 (1969) 756
Mörl, H.: Der stumme Myocardinfarkt. Springer, Berlin 1975
Needleman, P., S. Lang, E. M. Johnson: Organic nitrates. Relationship between biotransformation and rational angina pectoris therapy. J. Pharmacol. exp. Ther. 181 (1972) 489
Nissen-Druey, C.: Zur Bedeutung unspezifischer Veränderungen von T im Master-Elektrokardiogramm. Schweiz. med. Wschr. 104 (1974) 599
Parker, J. O., R. O. West, S. di Giorgi: The hemodynamic response to exercise in patients with healed myocardial infarction without angina. With observations on the effects of nitroglycerin. Circulation 36 (1967) 734
Prellwitz, W., D. Neumeier, M. Knedel, H. Lang, U. Würzburg, H. Schönborn, H. P. Schuster: Isoenzyme der Kreatinkinase bei extrakardialen Erkrankungen und nach diagnostischen und therapeutischen Eingriffen. Dtsch. med. Wschr. 101 (1976) 983
Reindell, H., J. Keul, E. Doll: Herzinsuffizienz, Pathophysiologie und Klinik. Thieme, Stuttgart 1968
Robinson, B. F.: Relation of heart rate and systolic blood pressure to the onset of pain in angina pectoris. Circulation 35 (1968) 1073
Ross, R. S., R. Gorlin: Cooperative study on cardiac catheterization: coronary arteriography. Circulation 37/38, Suppl. III (1968) 67
Rutishauser, W.: Koronarinsuffizienz-pathophysiologische Betrachtungen. Ther. Ber. 47 (1975) 119
Sauer, E., H. Sebening: Myokard- und Ventrikelszintigraphie. Grundlagen und klinische Anwendung. Studienreihe Boehringer, Mannheim 1980
Schaede, A.: Die Bedeutung des Koronarogramms bei den Koronarerkrankungen. Verh. dtsch. Ges. inn. Med. 69 (1963) 624
Schaede, A., J. Wagner: Beeinflussung der Angina pectoris durch Carotissinusnervenreizung. Dtsch. med. Wschr. 94 (1969) 1717
Schamroth, L.: The Electrocardiology of Coronary Artery Disease. Blackwell, Oxford 1975 (p. 135)
Scherer, D., M. Kaltenbach: Häufigkeit lebensbedrohlicher Komplikationen bei ergometrischen Belastungsuntersuchungen. Dtsch. med. Wschr. 104 (1975) 1169
Schoenmackers, J.: Koronararterien – Herzinfarkt. In Bargmann, W., W. Doerr: Das Herz des Menschen, Bd. II. Thieme, Stuttgart 1963 (S. 735)
Schoenmackers, J.: Die Blutversorgung des Herzmuskels und ihre Störungen. In Kaufmann, E.: Lehrbuch der speziellen pathologischen Anatomie, Erg.-Bd. I/1. Springer, Berlin 1969 (S. 59)

Schraven, E.: Regulation des Fett- und Kohlenhydratstoffwechsels des Herzens durch Carbocromen. Arzneimittel-Forsch. 26 (1976) 197

Schweizer, W.: Die medizinische Behandlung der koronaren Herzkrankheit. Dtsch. med. Wschr. 94 (1969) 2646

Senning, A.: Die chirurgische Behandlung der Koronarsklerose. Verh. dtsch. Ges. Kreisl.-Forsch. 41 (1975) 84

Simon, H., R. Felix, J. Wagner, W. Pensky, A. Schaede: Pathologisches Perfusionsszintigramm des Myokards bei Angina pectoris und normalem Koronarogramm. Dtsch. med. Wschr. 101 (1976) 1026

Sones, F. M., E. K. Shirey: Cine coronary arteriography. Mod. Conc. cardiov. Dis. 31 (1962) 735

Stauch, M., N. Greve, H. Nissen: Die Wirkung von 2- und 5-Isosorbid-Mononitrat auf das Belastungs-EKG von Patienten mit Koronarinsuffizienz. Verh. dtsch. Ges. Kreisl.-Forsch. 41 (1975) 182

Strauer, B. E., M. Tauchert, D. Regensburger: Untersuchungen über die Beziehungen zwischen dem O_2-Verbrauch und der Myokardspannung. In-vitro-Messungen am isolierten, chronischinsuffizienten, menschlichen Ventrikelmyokard. Klin. Wschr. 49 (1971) 665

Tauchert, M.: Koronarreserve und maximaler Sauerstoffverbrauch des menschlichen Herzens. Basic Res. Cardiol. 68 (1973) 183

Tauchert, M., H. H. Hilger: Therapie der Koronarinsuffizienz. Therapiewoche 23 (1973) 2745

Tauchert, M., D. W. Behrenbeck, J. Hötzel, H. H. Hilger: Ein neuer pharmakologischer Test zur Diagnose der Koronarinsuffizienz. Dtsch. med. Wschr. 101 (1976) 35 und 560; Verh. dtsch. Ges. inn. Med. 82 (1976) 1153

Tauchert, M., D. W. Behrenbeck, B. Niehues, H. H. Hilger: Der Einfluß von Nitraten auf Systemkreislauf und myokardialen Sauerstoffverbrauch. Z. Kardiol. Suppl. 2 (1975) 84

Wagner, J., A. Schaede, B. Kreuzberg, D. W. Behrenbeck, H. H. Hilger: Beeinflussung des Angina-pectoris-Anfalles durch elektrische Carotissinus-Stimulation. Verh. dtsch. Ges. Kreisl.-Forsch. 35 (1969) 414

WHO: Exercise tests in relation to cardiovascular function. Wld Hlth Org. techn. Rep. Ser. Nr. 388 (1968)

WHO: Ischaemic heart disease registers. Regional Office for Europe, EURO 8201/5, Kopenhagen 1971

Myokardinfarkt

H. Gillmann

Definition

Myokardinfarkt (Koronar- oder Herzinfarkt) ist eine klinische Diagnose. Das pathologisch-anatomische Korrelat ist eine umschriebene Herzmuskelnekrose infolge Unterschreitung der minimalen Sauerstoffversorgung innerhalb eines Gefäßgebietes des Koronararteriensystems.

Historischer Rückblick

Als Heberden 1768 aufgrund seiner Beobachtungen an wenigstens 100 Patienten die erste Beschreibung eines Angina-pectoris-Anfalles gab, stellte er schon wesentliche Leitsymptome einer schweren Herzdurchblutungsstörung heraus:

„Es gibt einen Brustschmerz, der wegen seiner nicht alltäglichen Beschaffenheit eine besondere Beschreibung verdient. Die Brust wird davon so beengt, daß er nicht mit Unrecht Angina pectoris genannt werden könnte. Die von dieser Krankheit Angegriffenen pflegen während des Gehens, besonders nach Besteigen einer Anhöhe oder gleich nach dem Essen, von einer höchst unangenehmen Brustbeklemmung befallen zu werden, die den nahen Tod droht, wenn sie sich vermehren oder lange dauern würde. Sobald der Kranke stillsteht, vergeht die Beklemmung in demselben Augenblick gänzlich. Der Schmerz zieht sich sehr oft von der Brust nach dem linken Ellenbogen. Männer, die über 50 Jahre alt sind, werden vorzüglich von dieser Krankheit ergriffen."

1776 wies Fothergill nach, daß die Angina pectoris ihre Ursache in Kranzgefäßveränderungen hat. 1801 fand Jenner Koronarverkalkungen bei der Sektion eines Herzens eines Angina-pectoris-Kranken: „Ich durchschnitt das Herz in der Quere nahe an der Basis desselben, wobei mein Messer auf etwas so Hartes und Sandiges geriet, daß es eine Scharte bekam." 1809 stellte Burns fest, daß „der schwere Anfall durch alkoholische Exzesse ausgelöst werden kann und ein Erblassen des Gesichtes, welches von kaltem Schweiß trieft, eine Blutleere der Extremitäten und ein Absinken der Frequenz auftreten können". 1845 wies von Dusch nach, daß „namentlich wohlhabende und reiche Leute an Angina pectoris leiden, welche den Genüssen einer reichen und luxuriösen Tafel ergeben, ohne zugleich die nötige körperliche Bewegung zu haben und eine bedeutende Fettleibigkeit erlangen". Er stellte auch fest, daß „leidenschaftliche Aufregung" dazu disponiert, und zitiert Beau u. Landereaux, die im exzessiven Tabakgenuß einen prädisponierenden Faktor sahen. 1843 wies Tiedemann erstmals auf eine entzündliche Genese der Koronarerkrankung hin. 1876 diskutierte Latham den Koronarspasmus als mögliche Ursache. Trotz dieser erstaunlich genauen Beobachtungen wurden erst 1910 durch Obrasto u. Mitarb. zwei Herzinfarkte intra vitam diagnostiziert, und erst 1920 wurde die klinische Diagnose eines Herzinfarktes durch den Nachweis typischer EKG-Veränderungen („Pardee-Q") mit Sicherheit möglich.

Pathophysiologie

Da das Herz eine nur wenige Sekunden betragende O_2-Reserve hat, ist der limitierende Faktor bei jeder koronaren Durchblutungsstörung der Sauerstoff.

Der kritische O_2-Mangel des Myokards kann folgende Ursachen haben:

1. kompletter Gefäßverschluß durch
   a) Embolie (selten),
   b) arteriosklerotischen Aufbruch mit thromboembolischem Verschluß,
   c) Intimaödem bei akuter Antigen-Antikörper-Reaktion,
   d) Ostiumverquellung bei mesaortitischen Prozessen (selten).

2. Minderdurchblutung durch
   a) Lumeneinengung infolge zunehmender Sklerosierung bei ungenügendem Anastomosensystem,
   b) Koronarspasmus unterschiedlicher Genese, der auch in sklerotischen Gefäßen möglich ist, solange kein zirkulärer Befall vorliegt,
   c) ungenügende Vaskularisation bei exzessiver Muskelhypertrophie,
   d) kritisches Absinken des Blutdruckes, insbesondere des diastolischen Blutdruckes, durch Schock, Kollaps, hochgradige Aorteninsuffizienz mit Bradykardie, extreme Verlängerung der Diastole bei längerer Asystolie, Abfall des Herzzeitvolumens durch extreme, ventrikuläre Tachykardie über 200/min oder Bradykardie unter 20–25/min,
   e) Mißverhältnis zwischen systolischem Ventrikelinnendruck und Koronardruck bei hochgradiger Aortenklappenstenose,
   f) akuten Blutverlust,
   g) Störung der Mikrozirkulation durch Steigerung der Viskosität,

3. Kritische Verminderung des O_2-Gehaltes des Blutes durch
   a) Zustand nach akutem Blutverlust mit Hämoglobinerniedrigung bei wiederaufgefülltem Volumen,
   b) plötzlichen Ausfall größerer Lungenpartien (Embolie, Pneumothorax, Bronchusverschluß),
   c) kritische O_2-Verminderung der Atemluft,
   d) Ersatz des HbO durch HbCO,
   e) starke Diffusionsstörung der Lunge,
   f) Apnoe.

4. Verlängerung der Transitstrecke. Behinderung der zwischen Kapillare und Herzmuskel liegenden Transitstrecke, welche durch das Gefäßendothel, die Basalmembranen und die dazwischen gelegene Chondroitinsulfat-Protein-Kollagen-Schicht bedingt wird.

5. Verminderte Fließfähigkeit des Blutes durch Polyglobulie, plötzlichen hochgradigen Flüssigkeitsverlust (sehr starkes Schwitzen, sehr starke Diurese) oder postprandiale Hyperlipidämie.

6. Akut oder chronisch erhöhter O_2-Bedarf durch Erhöhung der Vorlast (pre-load) infolge akuter Vermehrung des den Vorhöfen angebotenen Blutvolumens.
   Erhöhung der Nachlast (after-load) infolge Ausflußbahnstenose oder Erhöhung des arteriellen Widerstandes.
   Rhythmusänderungen (Tachykardie, Arrhythmien unterschiedlichster Art).
   Kontraktilitätsänderungen.

Die Vielfalt der Faktoren erklärt die große Variation der Kombinationsmöglichkeiten, welche im Einzelfall zur Unterschreitung der kritischen Sauerstoffschwelle führen können. Die unter Punkt 1 genannten Faktoren führen immer zum „typischen" Herzinfarkt. Die unter Punkt 2–6 genannten Faktoren können eine O_2-Mangel-Situation des Herzens auslösen, die sowohl zu passageren Störungen als auch zu O_2-Mangelzuständen mit Nekrose führen. Bei gleichzeitigem Bestehen der unter 2a und 2b genannten Faktoren wirken sie als Auslösemechanismus für einen Herzinfarkt mit einer in dem Einflußgebiet des eingeengten Gefäßes lokalisierten Herzmuskelnekrose.

Der Infarktbezirk muß jedoch nicht in jedem Falle mit dem Einflußgebiet eines Koronarastes identisch sein, da folgende Faktoren die Lokalisation der Nekrosen mitbestimmen:

1. Vorhandensein und Funktionsgröße von Kollateralen und Anastomosen.
2. Im Gebiet der Innenschicht des linken Ventrikels (und bei akuter und chronischer Belastung des rechten Herzens auch im Gebiet der Innenschicht des rechten Ventrikels) ist die Relation zwischen Koronardruck und intramuralem Druck ungünstig, zumal diese Gebiete die längste Versorgungsstrecke haben und daher gegen alle die Koronardurchblutung beeinflussenden Faktoren besonders vulnerabel sind.
3. Primäre Störungen des Elektrolytstoffwechsels und sekundäre Veränderungen der lokalen intra/extrazellulären Kalium-, Natrium- und Magnesiumgradienten; durch O_2-Mangel bedingtes Versagen derjenigen Mechanismen, welche diesen Gradienten aufrechterhalten bzw. wieder aufbauen (Transport-ATPasen, Kaliumpumpe).

Funktionelle Veränderungen und Morphologie

Bereits wenige Sekunden nach O_2-Unterbrechung entstehen funktionelle Schäden. In den befallenen Gebieten tritt ein rascher Abfall der Adenosintriphosphate und des Kreatininphosphats ein. Durch die Membranstörungen werden rapide Ionen-Milieuveränderungen mit entsprechender elektrischer Instabilität und Kontraktionsstörungen ausgelöst. Ein „Verletzungsstrom" (Abb. 1.**12a**) wird so lange nachweisbar, bis der Elektrolytgradient zwischen intra- und extrazellulärem Raum durch das völlige Erlöschen der Membranfunktion aufgehoben ist. Eisen, Calcium, Kalium und Phosphate sind vermehrt in der Randzone des Infarktes nachweisbar. In dem gleichen Zeitraum folgt ein Anstieg bestimmter Enzymaktivitäten, der experimentell im Koronarsinus schon 20 Minuten, klinisch etwa 2 Stunden nach beginnender Nekrose nachzuweisen ist.

In Tab. 1.**20** werden Sequenz und Dauer der Veränderungen der Enzymaktivitäten wiedergegeben. Das Enzymmuster läßt damit Rückschlüsse auf den Zeitpunkt des Herzinfarktes zu. Von den Isoenzymen der Creatinkinase reagiert das CK-MB am frühesten und spezifischsten.

Tierexperimentelle Untersuchungen und klinische Beobachtungen zeigen, daß die elektrophysiologisch nachweisbaren ischämiebedingten Veränderungen innerhalb der ersten 4 Minuten noch reversibel sind.

Im Gegensatz zu den sehr raschen, schon nach 8 bis 10 Sekunden eintretenden funktionellen und

Tabelle 1.**20** Enzymaktivitäten bei Herzinfarkt

Enzyme	Normwert	$t/_2$	Maximum nach Infarkt
CK	♂ bis 80 U/l ♀ bis 70 U/l	15 Std.	
CKMB	bis 6% der Gesamt-CK	12 Std.	1. Tag
GOT	♂ bis 24 U/l ♀ bis 18 U/l	18 Std.	~ 2. Tag
GPT	bis 18 U/l	48 Std.	~ 3. Tag
LDH: Isoenz. 1 = HBDH	240 U/l	160 Std.	~ 4. Tag

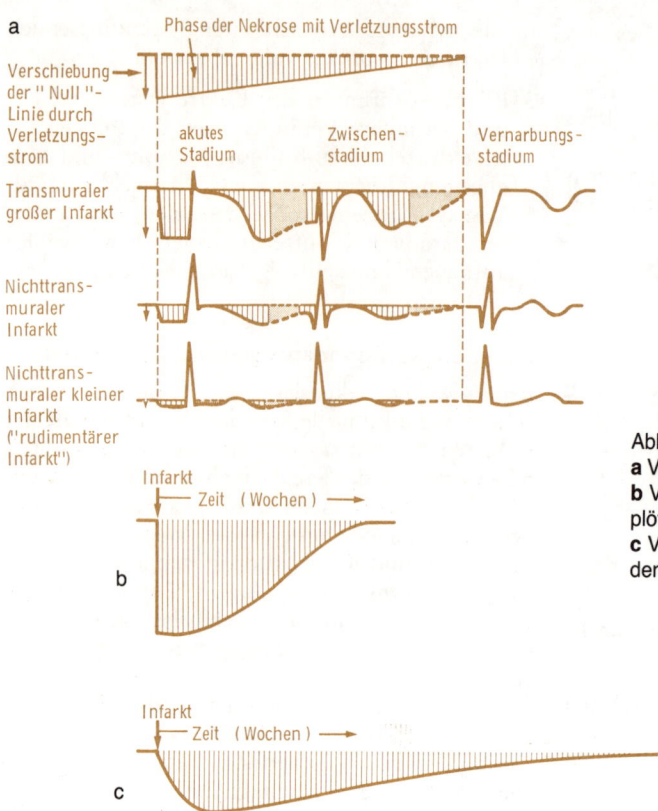

Abb. 1.12 Nekrosephasen nach Herzinfarkt
a Verletzungsstrom und Ursache der „ST-Hebung"
b Verlagerung der Nullinie = Verletzungsstrom bei plötzlichem Ausfall eines größeren Gefäßgebietes
c Verlagerung der Nullinie = Verletzungsstrom bei dem „Steppenbrandtyp" des Infarktes

biochemischen Veränderungen ist histologisch in den ersten Stunden mit der üblichen H.-E.-Färbung keine Infarktdiagnostik möglich. Dadurch ist der wichtige Umstand zu erklären, daß gerade bei den Soforttodesfällen eine große Dunkelziffer bestehenbleibt (Abb. 1.13). Klinisch ist bei Sekundenherztod (dem klassischen „Herzschlag") kein Nachweis zu erbringen, daß Kammerflimmern oder Herzstillstand durch einen Herzinfarkt bedingt waren. Pathologisch-anatomisch ist in diesen Fällen mit den üblichen Methoden der Infarkt nicht zu beweisen. Erst ein etwa 6 Stunden alter Infarkt zeigt eine vermehrte Anfärbung mit Eosin und eine beginnenden Kariolyse. Elektronenmikroskopisch sind dagegen schon nach wenigen Minuten eine Reduzierung glykogenhaltiger Granula und nach etwa 5 Minuten eine Erweiterung der extrazellulären Spalträume und nachfolgend eine Schwellung der Mitochondrien mit Leistenverlust zu erkennen (BÜCHNER u. ONISHI 1968).

Das Ausmaß der Nekrose hängt von der Vaskularisation ab. Bei gut ausgebildeten inter- und/oder intrakoronaren Kollateralen kann sie stark eingeengt werden, bei lokalen Ischämien durch Zusammentreffen verschiedener Faktoren können die Muskelnekrosen kleinflächig verstreut in demjenigen Gebiet liegen, welches die ungünstigste Kombination für die O_2-Versorgung hat. Es ist meist die Innenschicht des linken Ventrikels, welche zuletzt durchblutet wird – das Prinzip der „letzten Wiese" bei einer Bewässerung –, aber am stärksten mechanisch und druckmäßig belastet wird.
Auch bei transmuralem, d. h. die ganze Herzmuskelwand ergreifendem Infarkt (Verschluß eines großen Gefäßastes) bleiben einige subendokardiale Muskellagen, etwa 0,1–0,2 mm breit, ausgespart, da eine ausreichende O_2-Perfusion vom Kammerblut her erfolgt.
Von klinischer Wichtigkeit ist das Randgebiet, welches zu viel Blut erhält, um nekrotisch zu wer-

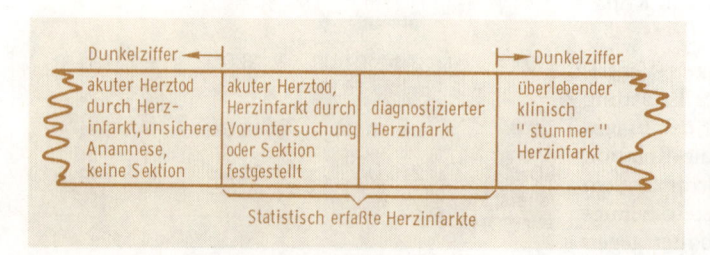

Abb. 1.13 Ursachen der Unvergleichbarkeit verschiedener Statistiken sowie der Unmöglichkeit, die tatsächliche Morbiditätsrate und Letalitätsrate des Herzinfarktes zu bestimmen

den, jedoch zu wenig, um funktionell ungeschädigt zu bleiben. Es zeigt charakteristische EKG-Veränderungen und ist durch seine relative O_2-Mangel-Versorgung sowie die Catecholamin- und die Kaliumfreisetzung aus dem nekrotisierenden Gebiet des Infarktes Ursprung von Extrasystolen und dem lebensbedrohlichen Kammerflimmern. Es ist nicht nur elektrisch instabil, sondern wird auch mechanisch überlastet.

Während die Soforttodesfälle mit Wahrscheinlichkeit durch ein in der Infarktzone ausgelöstes Kammerflimmern entstehen, sind in den späteren Phasen, in welchen das vernarbte Gebiet elektrisch inaktiv wird, die Randpartien die elektrisch instabilen und damit extrasystolisch aktiven Zonen.

Für die Hämodynamik ist entscheidend, daß unabhängig von reflektorischen Veränderungen in dem Druckzylinder des Ventrikels ein Druckverlust durch Ausfall des Infarktgebietes eintritt. Die Auswurfleistung ist dadurch reduziert und kann nur begrenzt durch eine erhöhte Frequenz, die wiederum den O_2-Bedarf erhöht, zur Aufrechterhaltung eines ausreichenden Minutenvolumens kompensiert werden.

Wie empfindlich die Kinetik der Herzwand auf Durchblutungsstörungen reagiert, hat die Ventrikulographie gezeigt. Da sie bei entsprechender Indikation in Verbindung mit der Koronarographie in allen Phasen von Herzdurchblutungsstörungen durchgeführt wird (in der Präinfarktphase zur Frage der Bypass-Indikation, im Frühstadium des Herzinfarktes zur Frage der Angioplastie bzw. der intrakoronaren Lyse, in der Rehabilitationsphase zur Frage der Rezidivvermeidung durch Bypass oder der Verbesserung der Auswurfleistung durch Aneurysmektomie) hat sich unser Wissen über die engen Zusammenhänge zwischen lokalen und diffusen Einschränkungen der Herzwandbewegung erheblich vertieft. Die Kenntnis der durch Hypokinesien, Akinesien und Aneurysmen veränderten Druckvolumenrelationen (enddiastolisches Volumen, Auswurffraktion, Restblutvolumen) ist für die Festlegung therapeutischer Maßnahmen und die Prognose sehr hilfreich. Durch nichtinvasive Maßnahmen wie Ventrikelszintigraphie, digitale Subtraktionsangiographie sowie die routinemäßig anzuwendende zweidimensionale Echokardiographie sind Verlaufskontrollen der Kinetik der Herzwandabschnitte und (orientierend) der Auswurffraktion möglich.

Die Vernarbung des Infarktgebietes erfolgt vom Rande her. Von sehr verschiedenen Faktoren abhängig, kann im Durchschnitt mit einer Vernarbungsgeschwindigkeit von 1 mm in 10 Tagen gerechnet werden.

Elektrophysiologische Veränderungen
Frühstadium

In der Ischämiezone verlieren die Membranen ihre Isolierfunktionen. Der Elektrolytgradient zwischen intra- und extrazellulärer Flüssigkeit und damit die Ursache des statischen elektrischen Feldes brechen zusammen.

Die Zellen „laufen aus", d. h. ein konstanter Strom ist so lange nachweisbar, wie der Gradient abgebaut wird: „Verletzungsstrom". Dieser Verletzungsstrom fließt ständig und führt zu einer Verlagerung der im EKG in der Diastole zu registrierenden Nullinie, die nun nicht mehr „iso"elektrisch ist (Abb. 1.12). Im EKG selbst ist diese Verlagerung direkt nicht nachweisbar, sondern nur indirekt dadurch, daß sich auf die durch den Verletzungsstrom ständig erniedrigte Linie die Systole aufbaut und nur in der Phase der Vollerregung die isoelektrische Linie als ST-Hebung imponiert.

Das Ausmaß der ST-Hebung ist Ausdruck des Verletzungspotentials (s. Abb. 1.14 u. 1.15). Ist eine ST-Hebung nicht mehr nachweisbar, so ist anzunehmen, daß kein konstanter Verletzungsstrom fließt (Abb. 1.12a).

Im Moment des völligen Erlöschens der Membranfunktion und des dadurch bedingten Elektrolytausgleiches ist der Verletzungsstrom nicht mehr vorhanden. Umgekehrt kann gesagt werden, daß eine Nekrotisierung des Muskels so lange stattfindet, wie Verletzungsströme direkt oder indirekt (durch ST-Verlagerung) nachweisbar sind.

Das Erlöschen der Muskelzellfunktion führt nicht nur zu Verletzungsströmen, sondern auch zu einem Abbau der durch Erregungsausbreitung und -rückgang gebildeten Potentiale. Je größer die einbezogenen Muskelpartien sind, desto größer ist die Veränderung der R-Phase: R-Verlust durch Ausfall der betroffenen Muskelpartien (s. Abb. 1.14 u. 1.15). Der T-Verlust macht sich in der akuten Phase nicht in gleichem Maße bemerkbar, da die T-Phase durch die in der ST-Zeit nachweisbaren Verletzungspotentiale in der Nekrosephase des Herzinfarktes zusätzlich beeinflußt wird. Klinisch wichtig ist, daß bei plötzlichem Ausfall großer Bezirke kurzfristige, d. h. nur Stunden dauernde, massive ST-Veränderungen und schnelle Abbauerscheinungen in der R-Phase auftreten. Typ: plötzlicher Verschluß eines großen Gefäßes (Abb. 1.12b, Abb. 1.14 u. Abb. 1.15). Abb. 1.14 zeigt, wie schnell die Stadien bei einem akuten Infarktereignis durchlaufen werden können. Eine Stunde nach dem stenokardischen Anfall ist die in Abb. 1.12a dargestelllte akute Phase mit ST-Hebungen in Ableitung II, III und V6 erkennbar. Bereits nach 20 Stunden ist das Zwischenstadium mit nur noch minimaler ST-Hebung und R-Verlust erreicht, nach 40 Stunden Ausbildung der terminalen T-Negativität in II, III und V4 bis V6. In Abb. 1.15 (57jähriger Mann, uncharakteristische Beschwerden seit einem Tag) ist bereits 1 Stunde nach dem stenokardischen Anfall das Vollbild des transmuralen Vorder-Seitenwand-Infarktes nachweisbar. Schon 2½ Stunden danach ist das Zwischenstadium mit komplettem R-Verlust an der Vorderwand und deutlicher Reduzierung der ST-Veränderungen eingetreten.

1.52 Krankheiten des Herzens

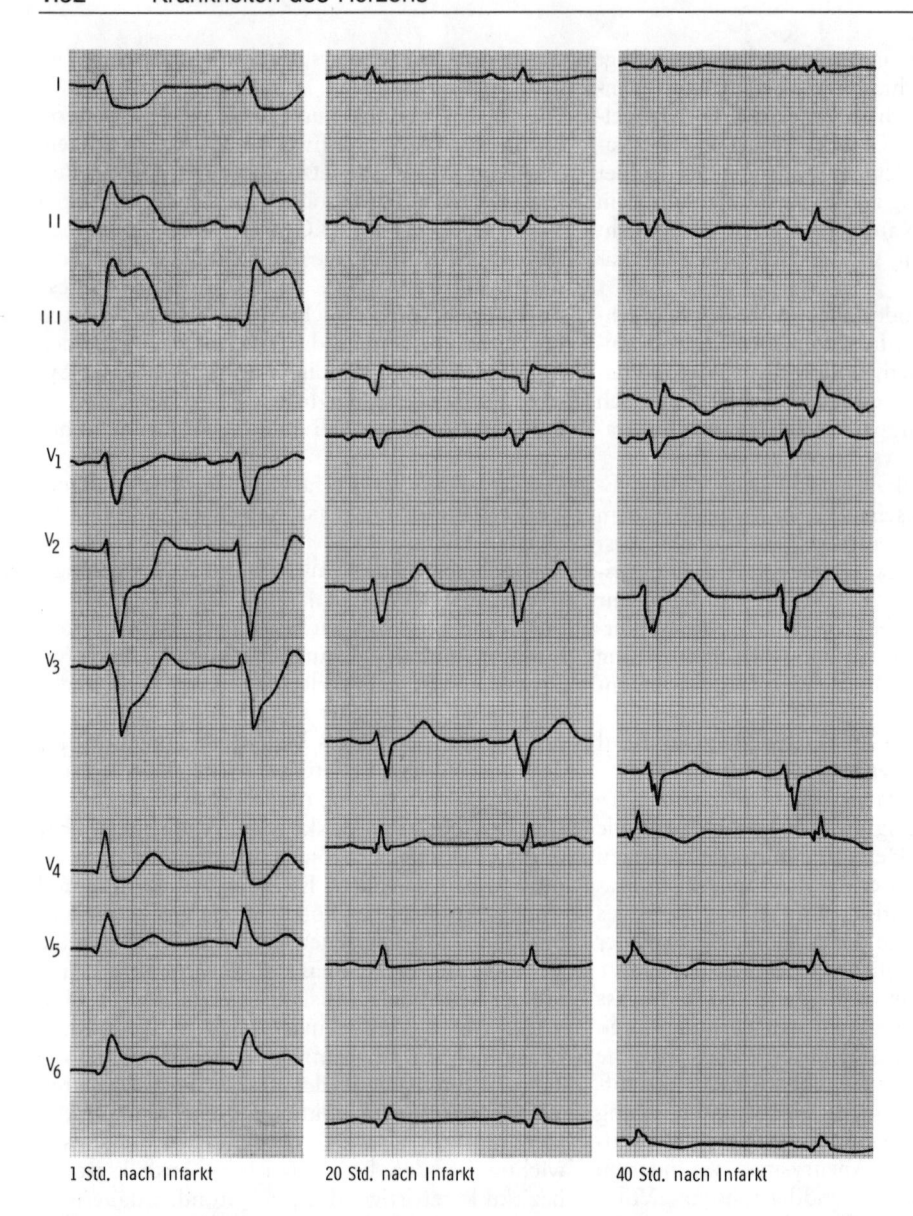

| 1 Std. nach Infarkt | 20 Std. nach Infarkt | 40 Std. nach Infarkt |

Abb. 1.**14** 60jähriger Patient mit transmuralem Posterolateralinfarkt

Dagegen sind bei länger fortschreitender Nekrose vom Typ des „Steppenbrandes" über eine längere Dauer (Tage bis 2 Wochen) ST-Veränderungen und Abbauerscheinungen der R-Phase vorhanden (Abb. 1.**12c**). Typ: diffuse Koronarsklerose mit fortschreitender Thrombosierung kleinerer Äste oder O_2-Mangel-Zustände unterschiedlicher Genese, die zu einer fortschreitenden Nekrose führen.

Vernarbungsstadium

Vernarbende Muskelsubstanz ist elektrisch inaktiv. Das EKG wird daher durch den Erregungsablauf in dem nicht betroffenen Herzmuskel und die geschädigte, aber nicht zugrundegegangene Randzone des Infarktes bestimmt. Der völlige Ausfall der infarzierten Partien führt dazu, daß die Potentiale der Erregungsausbreitung von der infarzierten Stelle wegweisen, da sie nur durch die nicht betroffenen Partien bedingt sind: R-Verlust der vorderen Brustwandableitungen bei Vorderwandinfarkt (s. Abb. 1.**15**), der seitlichen Brustwandableitungen bei Lateralinfarkt, der Ableitungen II und III bei dem (diaphragmawärts, d. h. kaudal gelegenen) Hinterwandinfarkt (Abb. 1.**14**). Da die Randzone des Infarktes geschädigt ist, tritt dort eine verzögerte Erregungsrückbildung ein (terminale T-Negativität), bei der die T-Potentiale vom Infarktgebiet fortweisen: terminale T-Negativität in I und II sowie in den vorderen Brustwandableitungen bei Vorderwandinfarkt, in den linkslateralen Ableitungen bei Lateralinfarkt, in III und D bei Hinterwandinfarkt.

Reaktive Hypertrophie

Bei ausreichender Vaskularisation der Grenzzone und nicht zu ausgedehnter Infarzierung besteht die Möglichkeit, daß die umgebenden Muskelpartien durch Hypertrophie die Narbe voll kompensieren. Elektrophysiologisch tritt eine Normalisierungstendenz sowohl der R- als auch der T-Phase ein,

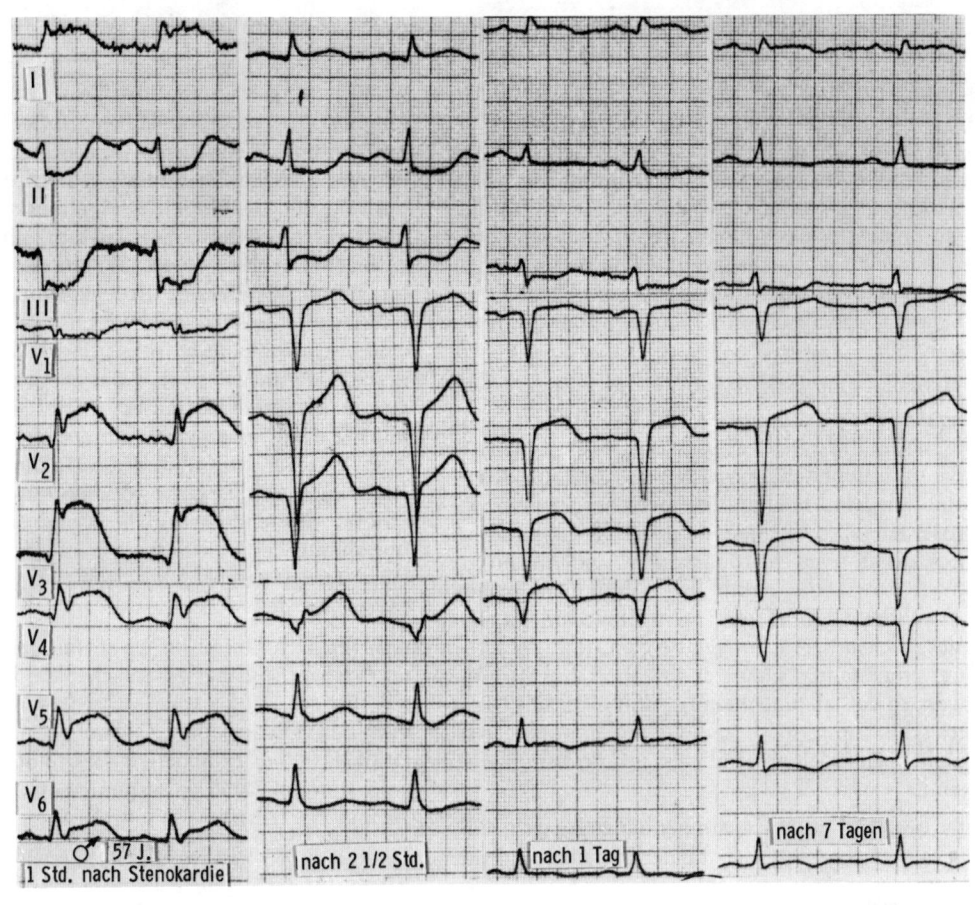

Abb. 1.15 Zeitlicher Ablauf der EKG-Veränderungen bei einem 57jährigen Mann mit transmuralem Vorder-Seitenwand-Infarkt (s. Text)

die bis zur völligen Normalisierung des EKG führen kann. Es darf dann angenommen werden, daß auch muskelmechanisch durch die reaktive Hypertrophie der den Infarkt umgebenden Muskelpartie die Ausgangssituation wiederhergestellt ist.

Befall des intraventrikulären Leitungssystems

Falls die Infarktzone Teile des Leitungssystems einbezieht, treten die verschiedenartigsten intraventrikulären Leitungsstörungen auf, die dazu führen können, daß genauere Lokalisationen der in der Arbeitsmuskulatur liegenden Infarktzone nicht möglich sind. Da bei zentral gelegenen Nekrosen im Leitungssystem selbst bei kleinen Infarktzonen erhebliche Links- oder Rechtsschenkelblockierungen auftreten können, läßt auch das Ausmaß der EKG-Veränderungen nicht auf die Infarktgröße schließen.

An das Vorliegen von Septuminfarkten muß gedacht werden, wenn ausgeprägte Q- und S-Zacken in II und III auftreten („W-Form" der QRS-Phase) oder in den vorderen Brustwandableitungen „versenkte R-Zacken" zu erkennen sind. Die QRS-Zeit kann dabei noch im Grenzbereich der Norm (bis 0,1 Sekunden) liegen. Bei überdrehtem Linkstyp in den Extremitätenableitungen und nach vorne links gerichtetem R-Vektor in den V-Ableitungen muß auf die Einbeziehung des vorderen linken Schenkels geschlossen werden (anteriorer Hemiblock links). Durch zusätzliche Einbeziehung des rechten Schenkels (stärkere Ausbildung des Wilson-Blockes und Achsendrehung) kann ein bifaszikulärer Block den Weg zum totalen Block mit allen gravierenden Konsequenzen ebnen. Bei überdrehtem Rechtstyp und negativer RS-Phase in präkordialen Ableitungen liegt ein linksposteriorer Hemiblock vor.

Ätiologie, Epidemiologie und Morbidität

Es ist schwer, die aktive Zunahme der Herzinfarkte gegen die passive Zunahme abzugrenzen, die allein dadurch bedingt ist, daß mehr Menschen das Infarktalter erreichen. Daher ist auch eine Festlegung derjenigen Faktoren, welche die Morbidität erhöhen, nur bedingt möglich.

Auch die besten Statistiken haben eine unbekannte Dunkelziffer. Abb. 1.13 skizziert das Problem.

So zeigt z. B. ein Ergebnis der „Framingham-Studie" (laufende Kontrolle der Bevölkerung des Ortes Framingham), daß Hypertonie, Nicotinabusus und Hypercholesterinämie die Infarktmorbidität gegenüber einem Vergleichskollektiv erhöhen, wenn mehr als zwei dieser Faktoren zutreffen. Offensichtlich hat der Herzinfarkt eine multifaktorielle Genese. Wie bei einem Zahlenkombinationsschloß ist die Sicherheit, einen Infarkt zu bekommen, um so höher, je mehr disponierende Faktoren im Einzelfall zutreffen:

Erbfaktor. Dieser Faktor ist schwierig gegen individuelle Faktoren, wie Umwelteinflüsse, Eßgewohnheiten, Rauchgewohnheiten, persönliche Auffassungen über Lebensstil, Arbeits- und Freizeiteinteilung, abzugrenzen, da diese disponierenden Faktoren auch familien-, umwelt- oder arbeitsplatzspezifisch sein können, ohne erblich zu sein.

Diabetes und Hyperlipidämie. Auch hier ist das exakte Ausmaß des arterioskleroseförderenden Effektes im Einzelfall nur schwer zu ermessen, da für die Infarktentstehung weniger das Arteriosklerosestadium (eine hochgradige periphere Arteriosklerose hat z. B. keinen direkten Einfluß) als die Lokalisation im Koronarsystem und die Progredienz sowie die damit eng zusammenhängende Ausbildung von Kollateralen entscheidend sind. Vergleichsuntersuchungen zeigten, daß bei einem gut eingestellten Diabetes das Risiko nicht höher war, so daß anzunehmen ist, daß nicht der Diabetes schlechthin, sondern die sekundären Folgen des nicht behandelten Diabetes infarktdisponierend sind.

Es bestehen enge Zusammenhänge zwischen bestimmten Formen der Hyperlipidämie und der zum Herzinfarkt prädisponierenden Koronarsklerose. Während die Cholesterinfraktionen niederer Dichte (very low density lipoprotein mit 1,006, die low density lipoproteins mit 1,063) einer Koronarsklerose Vorschub leisten, wirken die high density lipoproteins (Dichte 1,21) und hier gegenüber der HDL_3-Fraktion insbesondere die HDL_2-Fraktion der Ausbildung einer Koronarsklerose insofern entgegen, als sie Cholesterinablagerungen von der Arterienwand abtransportieren, die Zellwandschicht penetrieren und das stark fluktuierende Cholesterin über das Enzym LCAT in den phlegmatische Cholesterin-Ester überführen und über die Leber ausscheidbar machen.

Schilddrüsenerkrankungen. Diese spielen insofern eine Rolle, als Hypothyreosen zu einer Hypercholesterinämie, einer Übergewichtigkeit und Bewegungsarmut führen und damit der Ausbildung eines Infarktes Vorschub leisten können. Hyperthyreosen lösen zwar einen erhöhten O_2-Verbrauch aus, bei Fehlen sonstiger prädisponierender Faktoren genügt dieser Effekt jedoch nicht zur Infarktentstehung.

Hochdruck. Die Framingham-Studie ließ erkennen, daß Hypertonie ein infarktdisponierender Faktor ist. Schwer zu entscheiden ist jedoch, inwieweit die der Hypertonie zugrundeliegenden Ursachen (z. B. Catecholaminspiegelerhöhung, Arteriosklerose) in diesen, dem Hochdruck zugeschriebenen Effekt eingehen. Auch die Dauer des Hochdruckes ist entscheidend: Die reaktive Hypertrophie des linken Ventrikels führt ab 550 g Gesamtgewicht des Herzens zu einer verminderten Vaskularisation.

Herzinsuffizienz. Eine unbehandelte Herzinsuffizienz unterschiedlichster Genese kann aufgrund der ungünstigen Beeinflussung der Koronardurchblutung die O_2-Bilanz des Herzmuskels entscheidend verschlechtern. Die Therapie einer Herzinsuffizienz verbessert die O_2-Bilanz der Myokardfaser. Beruht die Herzinsuffizienz primär auf brady- oder/und tachykarden Rhythmusstörungen, so ist eine entsprechende rhythmisierende Therapie angezeigt. Beruht sie primär auf Klappenfehlern, so ist eine operative Korrektur zu erwägen. Liegt eine dilative Kardiomyopathie unterschiedlichster Genese vor, so muß durch kontraktionsfördernde Maßnahmen (Herzglykoside) die Auswurfleistung erhöht, das enddiastolische Volumen verringert und damit die Faserlänge verkürzt, der enddiastolische Druck gesenkt und die Wandspannung verringert werden.

Nicotin. Der Einfluß ist zwar nachgewiesen, dennoch ist nicht sicher zu entscheiden, welchen Anteil die – nur kurzfristige – Catecholaminerhöhung durch das Nicotin, die CO-Anreicherung der Inhalationsluft (bei Rauchern 4–5% HbCO) und die zum starken Rauchen disponierende nervöse Reaktionslage haben.

Übergewicht. In dieses disponierende Symptom gehen unterschiedliche Faktoren, wie meist reduzierte körperliche Tätigkeit, überkalorische Ernährung mit gehäufter postprandialer Hyperlipidämie und Neigung zu vorzeitiger Arteriosklerose, zu Altersdiabetes und zu Hochdruck, ein. Die Komponenten sind im Einzelfall nicht sicher gegeneinander abzugrenzen.

Eßgewohnheiten. Fettreiche Ernährung führt zu postprandialer Hyperlipidämie mit reduzierter Fließfähigkeit des Blutes und Erhöhung des Lipidspiegels bei blockierten Klärfaktoren. Überkalorische Ernährung kann eine kohlenhydratinduzierter Hyperlipidämie mit allen ihren Folgen und Übergewichtigkeit auslösen. Purinreiche Kost kann Hyperurikämie auslösen. Natriumreiche Kost wirkt über die Nebenniere und die Wasserretention. Die daraus abgeleitete und tierexperimentell gestützte These, daß natriumreiche und kaliumarme Diät infarktfördernd sei (SELYE 1960, SODIPALLARES u. Mitarb. 1962), führte zu der Konzeption, daß mit natriumarmer und kaliumreicher Diät Infarkte verhindert werden können. Durch gleichzeitige Insulingabe sollte der Kaliumtransport in die Myokardzelle gefördert werden. Großangelegte Vergleichsuntersuchungen konnten den günstigen Effekt einer Kalium-Glucose-Insulin-Therapie des frischen Herzinfarktes nicht bestätigen (Med. Res. Council). Der protektive Effekt magnesiumreicher Kost wurde noch nicht gesichert.

Psychische Faktoren. Sie sind schwer gegeneinan-

der abzugrenzen, da sehr unterschiedliche Reaktionen infarktfördernd wirken können:
   eine psychische Erregung mit entsprechend erhöhter Catecholaminausschüttung,
   ein ständiger, psychischer Streß durch Überforderung bzw. durch die Auffassung, in seiner Leistung nicht genügend anerkannt zu werden,
   eine Unausgeglichenheit, insbesondere in der Frühphase der Pensionierung (Job-Depression-Effekt),
   eine Instinktlosigkeit in bezug auf die eigenen Fähigkeiten.

Dementsprechend breit gefächert ist die „Risikopersönlichkeit" oder „Infarktpersönlichkeit". Man ist längst von der These abgekommen, daß der Infarkt die typische „Managerkrankheit" sei. Der Begriff des Managertodes hat an Bedeutung verloren, nachdem Vergleichsuntersuchungen gezeigt hatten, daß nicht der robuste Leistungstyp, sondern der überforderte oder verkannte „Mann im zweiten Glied" bzw. der exponierte Beruf (z. B. Gastwirt) stärker infarktgefährdet ist.

Hormoneller Einfluß. Ein solcher ist mit Sicherheit anzunehmen, da die Morbidität eine deutliche Geschlechtsabhängigkeit aufweist, die erst im Greisenalter eine Angleichung erfährt. Alle unterschiedlichen Angaben über die Geschlechtsrelation hängen allein vom Durchschnittsalter des untersuchten Kollektivs ab (Tab. 1.21).

Tabelle 1.21 Analyse von 3162 Patienten, die in 10 Jahren wegen akutem Herzinfarkt in die Medizinische Klinik Ludwigshafen aufgenommen wurden

Altersgruppen	♂	♀	Relation ♂ : ♀
bis 29	35	3	11,7 : 1
30–39	65	3	21,6 : 1
40–49	273	23	11,9 : 1
50–59	519	148	3,5 : 1
60–69	839	353	2,4 : 1
≧ 70	494	407	1,2 : 1
Gesamt	2225	937	2,4 : 1

Der Häufigkeitsgipfel liegt bei dem männlichen Geschlecht etwa 10 Jahre früher.

Unabhängig von diesen Faktoren sind alle bereits genannten, den O_2-Verbrauch erhöhenden und das O_2-Angebot vermindernden Faktoren sowie verschiedene humorale Faktoren geeignet, der Ausbildung eines Infarktes Vorschub zu leisten.

Krankheitsbild
Anamnese
Der Infarkt „aus heiterem Himmel" ist die Ausnahme. In diesen wenigen Fällen darf angenommen werden, daß ein Intimaödem oder eine schwere Arrythmie myokarditischer Genese auslösend waren bzw. daß der Patient aufgrund einer erheblichen Indolenz die pektanginösen Beschwerden der Vorphase nicht bemerkt hatte. Manchmal täuschen auch anamnestisch angegebene „Magenschmerzen" oder „Gallenkoliken", die in Wirklichkeit pektanginöse Beschwerden waren, eine leere Herzanamnese vor. Unabhängig davon stößt eine exakte Analyse der Anamnese auf folgende Schwierigkeiten:

a) Nicht jede Herzdurchblutungsstörung macht pektanginöse Beschwerden. Wir stellten bei einer Analyse von 3162 Patienten, die in den Jahren 1964 bis 1974 mit akutem Herzinfarkt in unserer Klinik aufgenommen wurden, fest, daß bei 29,4% keine oder nur uncharakteristische Beschwerden bestanden haben. Das Verteilungsmuster der angegebenen Beschwerden war folgendermaßen:
47,9% substernal links, 29,6% linke Thoraxseite,
24,6% linke Schulter,
24,2% linker Oberarm,
 7,4% rechter Oberarm,
 7,2% Epigastrium,
 6,7% linke Halsseite,
 6,0% rechte Schulter,
 4,7% rechter Thorax,
 1,3% rechte Halsseite.

b) Nichtkardiale Beschwerden werden häufig auf das Herz projiziert, welches in der Wertigkeitsskala und in der Gefühlsskala jedes Menschen eine Sonderstellung einnimmt.
Sofort auszuschließen sind insbesondere Lungenembolie, Spontanpneumothorax, Aneurysma dissecans der Aorta, Status asthmaticus, akute Pankreatitis, akute intestinale Blutung, Ulkuspenetration bzw. -perforation und akute Appendizitis, da sie spezielle notfalltherapeutische Maßnahmen fordern.

c) Der Einfluß des Vegetativums ist erheblich, zumal die zunehmende Erfahrung mit koronargraphischen Befunden die frühere, von PRINZMETAL auch in der Zwischenzeit aufrechterhaltene These bestätigte, daß Koronarspasmen nicht nur Ursache pektanginöser Beschwerden sein können, sondern bei länger dauernder spastischer kritischer Einengung auch zum Infarkt führen können. Die „Prinzmetal-Angina" tritt besonders in den frühen Morgenstunden mit typischen ST-Veränderungen, zum Teil vom Infarkttyp auf und spricht auf Nitropräparate und Calciumantagonisten an.
Sonderformen sind eine Belastungsangina mit pathologischem Belastungs-EKG bei normalen Koronararterien, die jedoch streckenweise (besonders im RIVA-Bereich) unter Muskelbrücken entlanglaufen. Dieses sog. „Syndrom X" spricht auf Medikamente an, welche die Tachykardie vermeiden (z. B. β-Rezeptoren-Blocker). Nur so kann die während der Muskelkontraktionsphase gedrosselte Koronardurchblutung bei diesem Syndrom, welches in Extremfällen

Tabelle 1.22a Todesursachen bei Herzinfarkt und Therapiemöglichkeit

Todesursache		Therapiemöglichkeit
1. Phase	(Sekunden bis Minuten) Sofortiges Kammerflimmern	Sofortige Entflimmerung erfolgreich, falls noch genügend funktionsfähiges Myokard vorhanden (nur möglich bei Infarkt in Praxis, Notarztwagen oder Klinik)
2. Phase	Kammerflimmern durch fortschreitende Ischämie, Schock	Entflimmerungsversuch erfolgreich, falls genügend Restmyokard vorhanden und Elektrolyt-Mineralstoffwechsel, O_2-Mangel und zu hoher Catecholaminspiegel behandelbar sind
3. Phase	Totaler Herzblock mit Herzstillstand	Herzmassage, passagerer Schrittmacher
4. Phase	Zunehmendes Pumpversagen mit Kreislaufzusammenbruch	Therapie mit Vasodilatatoren, Herzglykosiden, intraaortaler Ballonpulsation, aortokoronarer Bypass erfolgreich, falls kurzfristige schwerste Ischämiereaktion

zum akuten Herztod führen kann, verbessert werden.
Bei allen fraglichen „vegetativen Beschwerden" sollte neben eingehender klinischer Untersuchung ggf. durch Myokardszintigraphie und Koronarographie die Diagnose geklärt werden.
Viele Sektionsbefunde zeigen Herzschwielen bei Patienten, deren uncharakteristische Beschwerdeangaben immer daran denken ließen, daß „funktionelle Beschwerden" vorlagen.

Letalität

Der transmurale Herzinfarkt hat wahrscheinlich eine Sofortletalität von 30–40% („akuter Herztod"). Exakte Angaben darüber werden sich aufgrund der in Abb. 1.13 dargestellten Dunkelziffer nie machen lassen. In den ersten Stunden bis zum 2. Tag besteht in Abhängigkeit von der Zusammensetzung des Kollektivs (Transportmöglichkeit, Durchschnittsalter, Zweiterkrankung) eine Frühletalität von 10–20%. Nach dem 2. Tag besteht in den folgenden 12 Monaten eine Letalität von bis zu 15%, abhängig von Größe des Infarktbezirkes, Einbeziehung des spezifischen Muskelsystems, Therapie in der Rehabilitationsphase, Zweiterkrankung, Alter.
Tab. 1.22a zeigt die verschiedenen Phasen mit den dadurch bedingten unterschiedlichen Todesursachen.
Abb. 1.16 gibt 4 Beispiele von Übergängen in tödliches Kammerflattern bzw. Kammerflimmern wider (die Übergänge wurden auf unserer Intensivstation registriert), die Patienten mit den EKG-Kurven a, b und d konnten endgültig entflimmert werden und die Klinik verlassen, der Patient mit der Kurve c wurde mehrfach erfolgreich entflimmert und mit Intensivmaßnahmen weiterbehandelt, es kam jedoch am 3. Tag zu einem irreversiblen Kammerflimmern.

Klinische Befunde im akuten Stadium

Alle statistischen Angaben über die klinischen Befunde bei akutem Herzinfarkt werden durch folgende Fakten relativiert:

a) Es hängt vom Ausmaß des Infarktes ab (Größe, Lage und eventuelle Einbeziehung des Reizleitungssystems), welche Allgemeinreaktionen erfolgen.

b) Auch der zeitliche Ablauf ist entscheidend.
Ein akuter Verschluß eines großen Gefäßastes geht häufig mit Schocksymptomen einher (Abb. 1.12b), während ein sich langsam ausbildender Infarkt vom Steppenbrandtyp, der letztlich die gleiche Größe erreicht, geringere oder keine Schockzeichen aufweist. Auch die Allgemeinsymptome, wie Temperatur, Blutsenkung, Enzymreaktion, Blutzuckerreaktion, sind bei diesen langsam verlaufenden Infarkten wesentlich uncharakteristischer.

c) Der Verlauf und die Langzeitprognose hängen auch davon ab, ob der Infarkt auf ein vorgeschädigtes Herz bzw. einen vorgeschädigten Organismus trifft oder nicht.

Trotzdem lassen sich Leitsymptome und fakultative Symptome aus großen Kollektiven herausschälen.

Als Leitsymptome gelten:
1. Anstieg bestimmter Enzymaktivitäten (Tab. 1.20),
2. typische EKG-Veränderungen (Abb. 1.12).

Im Gegensatz zu den Enzymveränderungen lassen die EKG-Befunde Rückschlüsse auf die Lokalisation des Infarktes zu (Abb. 1.17).
Die Lokalisation wird durch das typische Verteilungsmuster der Koronararterien bedingt. Auf einen Befund sei in Abb. 1.17 besonders hingewiesen: Die „Hinterwand" des Herzens liegt nicht hinten (dort liegen die Vorhöfe), sondern diaphragmawärts, d. h. kaudal.
Immer werden diejenigen Ableitungen für die Diagnostik maßgebend sein, deren Projektionslinien am günstigsten zu den infarktbedingten Potentialveränderungen der ST-, R- und T-Phase, d. h. parallel zu ihnen, liegen. Abb. 1.17 rechts oben zeigt die jeweilige Richtung der ST-Potentiale, die

Myokardinfarkt 1.57

Abb. 1.16
a 66jähriger Patient mit Hinter-Seitenwand-Infarkt. Aus dem Sinusrhythmus entwickelt sich eine ventrikuläre Tachykardie von 160/min mit Schockzustand, auf Lidocain Wiederherstellung des Sinusrhythmus
b 51jähriger unter Schrittmacherrhythmus. Nach 2 Eigenaktionen entsteht Kammerflimmern/-flattern, Frequenz 300/min, Kardiokonversion mit 200 Ws (= J)
c 72jähriger Patient mit Vorderwandinfarkt. Aus dem Sinusrhythmus entwickelt sich eine ventrikuläre Tachykardie mit 165/min, dann ein Kammerflimmern mit 375/min. Entflimmerungsversuche 5mal gelungen, nach 3 Tagen therapieresistentes Kammerflimmern
d 53jähriger Patient mit Hinter-Seitenwand-Infarkt. Aus dem Sinusrhythmus entwickelt sich ein Kammerflimmern mit 375/min Frequenz, Kardiokonversion mit 300 Ws, der Patient konnte die Klinik verlassen

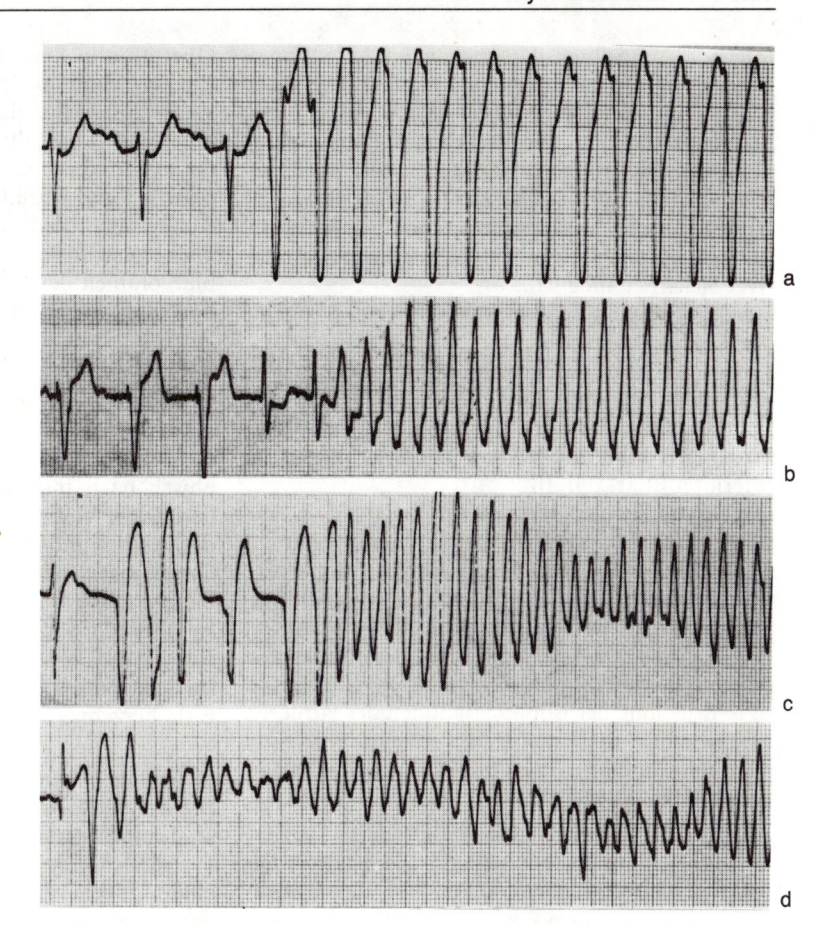

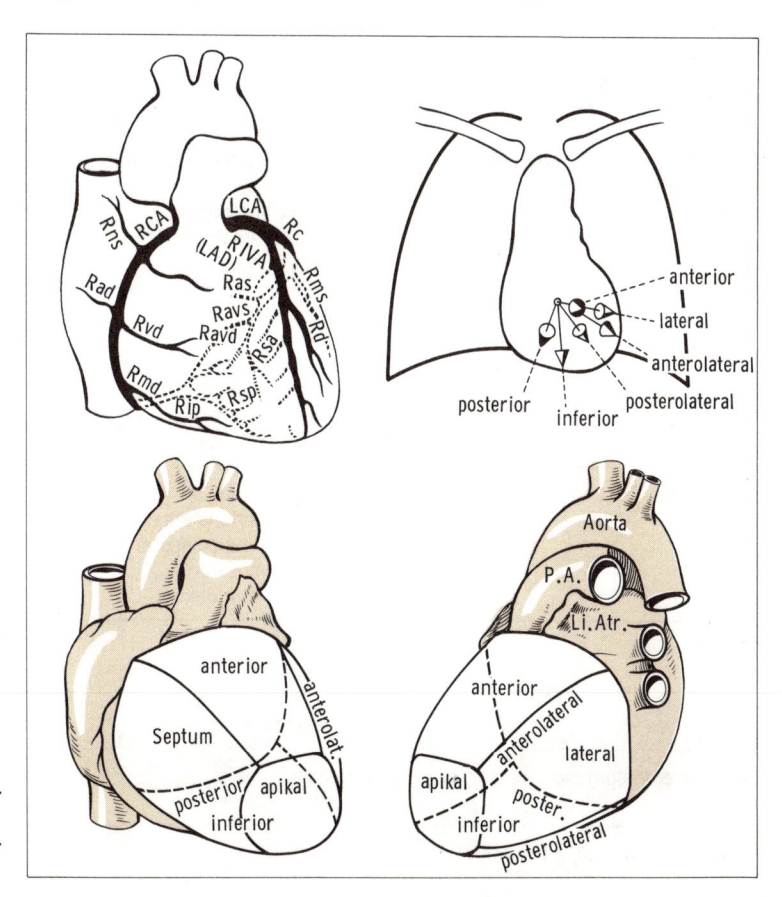

Abb. 1.17 Infarktlokalisation:
links oben: Koronarversorgung
rechts oben: Richtung der ST-Vektoren
links und rechts unten: Infarktlokalisation

folgende Aufstellung gibt diejenigen Ableitungen wieder, in welchen die ST-Veränderungen der Akutphase, die R-Reduktion durch Ausfall der Muskelpartien und die im Vernarbungsstadium auftretenden terminalen T-Negativitäten am besten wiedergegeben werden. Die Lokalisation ist aufgrund dieser Veränderungen unter Berücksichtigung der Herzlage und der Thoraxform mit relativer Sicherheit möglich.

Vorderwandinfarkt: I, AVL, V_2–V_4.
Anterolateralinfarkt: I und II, AVL, V_4–V_6.
Umschriebener Vorderwandinfarkt (nichttransmural): V_2–V_4.
Lateralinfarkt: II, III, V_5, V_6.
Posterolateralinfarkt: III, II, V_6.
Inferiorer Infarkt: II, III.

Daraus ist jedoch auch zu schließen, daß eine EKG-Infarktdiagnostik nur möglich ist, wenn ein ausreichendes Ableitungsprogramm registriert wird. Mancher „stumme Infarkt" ist lediglich deswegen stumm, weil das Ableitungsprogramm ungenügend war (z. B. nur Extremitätenableitungen bei Vorderwandinfarkt). Durch „mapping"-EKG, d. h. Erfassung der Isopotentiallinien der vorderen Brustwand durch zahlreiche Ableitungen, sind auch sehr umschriebene Vorderwandischämien zu erfassen.

3. Typische Koronarographiebefunde.
Unter bestimmten Bedingungen (24-Stunden-Bereitschaft zur Koronarographie, evtl. Operationsbereitschaft, klinisches Bild, welches auf akuten Verschluß eines großen Koronarastes schließen läßt, so daß transluminale Plastik, intrakoronare Streptokinasebehandlung oder frühzeitige Bypass-Operation in Erwägung gezogen werden können, Operationsfähigkeit des Patienten) kann schon im Akutstadium des Herzinfarktes eine Koronarographie zur Klärung durchgeführt werden. Sie erlaubt die exakteste Aussage über die anatomischen Eigenarten und pathologischen Veränderungen, evtl. Kollateralen und Anastomosenfunktionen sowie über Auswurfleistung, lokale Kinetik und Restblutvolumen des linken Ventrikels. Um vergleichbare Befunde zu ermitteln, wurde von der Amer. Heart. Ass. eine Klassifizierung vorgenommen (s. Tab. 1.22b).

4. Herzszintigraphiebefund.
Ausfälle der Herzmuskeldurchblutung können ohne wesentliche Belastung des Patienten szintigraphisch nach Injektion von ^{201}Tl festgestellt werden. Diese Methode eignet sich nicht zur Diagnose des frischen Infarktes, da nicht die Dauer, sondern nur das Ausmaß der Durchblutungsstörung gemessen wird. Nach der Akutphase des Infarktes ist sie jedoch, insbesondere durch Vergleich zwischen Ruhe- und Belastungsszintigramm, sehr gut zur Indikationsstellung zur Koronarographie und zu evtl. herzchirurgischen Maßnahmen geeignet (s. S. 1.32).

5. Weitere Befunde.
Blutdruckabfall, Frequenzsteigerung, Leukozytose, Temperaturanstieg und Blutzuckeranstieg können in den ersten Tagen sowohl reflektorisch als auch durch Catecholaminausschüttung sowie durch evtl. Begleitinfekte, denen durch Hypostase und Resistenzminderung Vorschub geleistet wird, auftreten. Da die Befunde vieldeutige Sekundäreffekte sind, haben sie gegenüber den unter 1–4

Tabelle 1.22b Klassifizierung von Koronarbefunden (Amer. Heart. Ass.)

Versorgungstyp:	N = Normalversorgung R = Rechtsversorgung L = Linksversorgung
Befalltyp:	L = lokalisiert D = diffus
Zahl der befallenen Hauptgefäße:	1 = Ein-Gefäß-Erkrankung 2 = Zwei-Gefäß-Erkrankung 3 = Drei-Gefäß-Erkrankung
Lokalisation:	I = Hauptstamm d = R. descendens anterior = R. interventricularis anterior } A. coronaria sinistra c = R. circumflexus r = A. coronaria dextra
Stenosegrad:	I = < 50% II = 50–75% III = > 75% IV = Verschluß
Sekundäre Versorgung:	K = Kollateralen A = Anastomosen
Beispiel: R/D 3, d III, c II, r I, K	

erwähnten Befunden einen diagnostisch geringeren Aussagewert.

Rhythmusstörungen

Sie sind in etwa 80–95% der Fälle, besonders in den ersten 72 Stunden, nachweisbar. Die elektrisch instabilen Zentren liegen zuerst in der Infarktzone selbst und sind damit besonders für die durch Kammerflimmern bedingten Frühtodesfälle entscheidend. Später liegen sie in den Randzonen des Infarktes und sind damit der Ausgangspunkt für ventrikuläre Extrasystolen und die Spättodesfälle durch Kammerflattern/-flimmern. Das vernarbte Infarktgebiet ist elektrisch inaktiv. Aber auch reflektorisch, durch ein perifokales Ödem, durch das Freisetzen des Kaliums der nekrotisierenden Zellen, welches zu einem Anstieg des extrazellulären Kaliums in den Grenzbezirken führt, und durch das infarktbedingte Linksversagen des Herzens (es führt über die Belastung des linken Vorhofes zu supraventrikulären Extrasystolen) – können Rhythmusstörungen ausgelöst werden.

Links- und Rechtsinsuffizienzerscheinungen

Herzvergrößerung durch Zunahme des Restblutvolumens, Amplitudenverkleinerung des I. und II. Herztons, 3. Herzton und die typischen klinischen Befunde der Herzinsuffizienz können in der akuten Phase durch den Ausfall größerer Muskelpartien, bei bereits vorgeschädigtem Herzen oder durch begleitende Komplikationen (zusätzliche diffuse Herzmuskelschädigung durch Anoxie bei Lungenprozessen oder Anämie, schwere Rhythmusstörungen mit kritischer Verminderung des Herzzeitvolumens) entstehen. Da jede Ischämie des Herzmuskels zu einer Funktionsstörung führt, hängen die Dauer (passager oder ständig) und die Lokalisation (umschrieben oder den gesamten linken Ventrikel betreffend) dieser Störung von dem Verteilungsmuster (linker Hauptstamm, linker anteriorer Ast, linker R. circumflexus, rechte Kranzarterie) und dem Stenosegrad ab. Das zweidimensionale Echokardiogramm erlaubt heute ohne Belastung des Patienten eine laufende Kontrolle der Funktion und Größe des linken Ventrikels einschließlich Veränderungen der Wandbewegung. Die im Rahmen der Koronarographie erfolgende Ventrikulographie ermöglicht eine exakteste Analyse der Wandbewegung (s. Abb. 1.**18**). Diese Analyse erlaubt in Verbindung mit dem koronarographischen Befund und dem gesamten klinischen Bild die Erfolgsaussichten für eine operative Behandlung (Bypass-Operation und evtl. Aneurysmektomie) zu ermessen.

Allgemeine Schocksymptome

Insbesondere bei plötzlichem, großflächigem Infarkt kann das klinische Bild ganz durch den Schockzustand geprägt sein. Prognostisch ist dieser therapeutisch kaum zu beherrschende Zustand äußerst ernst.

Leitsymptome eines Schockzustandes sind:
Ohne Instrumente feststellbar:

Puls	→ kaum zu tasten
Frequenz	→ über 100–120/min
Atemfrequenz	→ über 26–30/min
Haut	→ naßkalt, blaß-zyanotisch
Bewußtsein	→ normal bis eingetrübt

Mit Instrumenten feststellbar:

systolischer Druck	→ niedriger als 90 mm Hg
Amplitude	→ kleiner als 20 mm Hg
EKG	→ Tachykardie
Urinproduktion	→ weniger als 20 ml/h

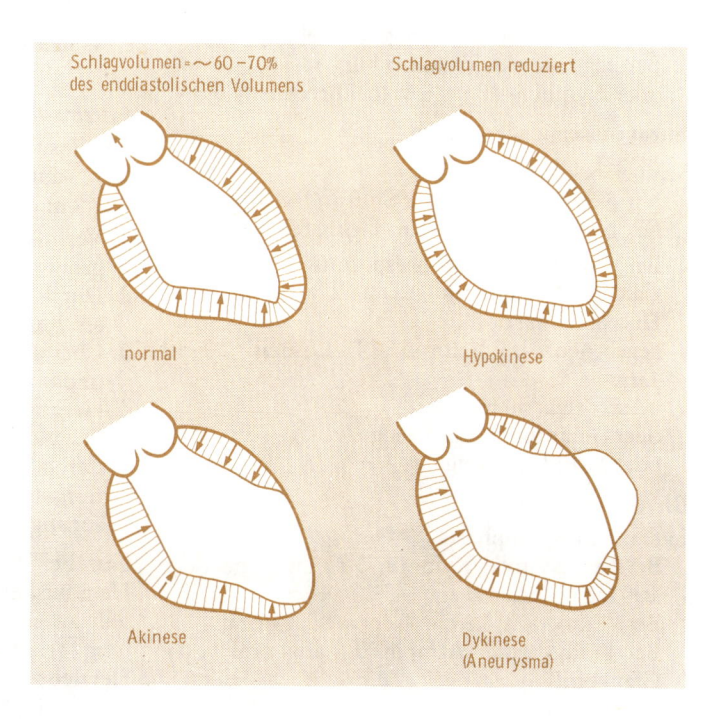

Abb. 1.**18** Verschiedene Funktionsstörungen der Kontraktionsphase

Perikardreiben
Es kann in den ersten Tagen bei transmuralem Vorderwandinfarkt oder nach 9–14 Tagen als Zeichen eines Autoaggressionssyndroms zu hören sein.

Differentialdiagnose
Differentialdiagnostisch ist eine Abgrenzung gegen Lungenembolie (Hämoptoe, S_I–Q_{III}-Typ im EKG, kein typischer Enzymanstieg, Lungenszintigramm), Pankreatitis (Lipase- und Chymotrypsinbestimmung) und eventuell auch gegen Gallenkolik und penetrierendes Ulkus notwendig. Eine Abgrenzung gegen radikuläre Schmerzen ist durch weitere Beobachtung (fehlende EKG- und Enzymveränderungen) leichter möglich, während bei Abdominalbeschwerden immer daran gedacht werden muß, daß ein Herzinfarkt durch eine Pankreatitis oder Gallenkolik ausgelöst werden kann, also möglicherweise beides vorliegt.

Therapie
Bei Berücksichtigung des Schweregrades und des klinischen Gesamtbildes, die für alle therapeutischen Maßnahmen maßgebend sind, können folgende Richtlinien aufgestellt werden:

Verdachtsdiagnose „akuter Herzinfarkt" (Frühstmögliche Klärung durch EKG- und Enzym-Verlaufsbeobachtungen)

Lagerung:
  Beengende Kleidungsstücke entfernen, Oberkörper hochlagern (außer bei Hypotonie oder Schockgefahr), Frischluft, evtl. Kälteschutz. Notarztwagen rufen (lassen). Bereitschaft zur äußeren Herzmassage (feste Unterlage) und Mund-zu-Mund/Nase-Beatmung.

Sedierung:
  Gaffer fortschicken, ruhige Umgebung, verbale Beruhigung, evtl. Valium 5 mg i. v.
  oder Psyquil 5–10 mg i. v. (bei Brechreiz).

Intravenösen Zugang legen.

Schmerzbekämpfung:
  Nitro-Spray oder Isoket-Spray (1–4 Spraystöße), Nitrolingual-Kapseln (1–3 × 0,8 mg).
  Bei Verdacht auf Koronarspasmus:
  Calciumantagonisten (Adalat 2 × 10 mg oder Dilzem 60 mg oral),
  gegebenenfalls Valoron N Lösung 20–40 Tropfen
  oder Fortral 30 mg i. v.
  oder Dolantin spezial 50 mg i. v.
  oder Morphin 10 mg i. v.

Rhythmisierung:
In der Prähospitalphase:
  Bei Extrasystolie Xylocain 300 mg i. m. oder 100 mg Lidocain i. v.
  Bei Vorhoftachykardie: Isoptin 80 mg oral.
  Bei Bradykardie: Atropin 0,5 mg oral (cave Glaukom!)

Unter klinischer Überwachung:
  Bei Extrasystolie und ventrikulären Salven:
  Xylocaininfusion 2–4 mg/min Infusion
  (bei Herzinsuffizienz und Leberschädigung 1 mg/min).
  Bei supraventrikulärer Tachykardie:
  Isoptin 5–10 mg sehr langsam i. v.,
  falls WPW-Syndrom Gilurytmal 50 mg sehr langsam i. v.
  Bei SA-Block:
  0,5 mg Atropin (keine β-Rezeptoren-Blocker, keine Calciumantagonisten).
  Bei Bradykardie unter 50:
  Atropin 0,5–1,0 mg langsam i. v.,
  evtl. passagere Schrittmachersonde.
  Bei bifaszikulärem Block mit AV-Block I. Grades, AV-Block II. Grades und III. Grades:
  passagere Schrittmachersonde, ggf. Schrittmacherimplantation.
  Bei Kammerflattern/-flimmern: Elektroschock 200–400 Ws.

Herzinsuffizienz:
  O_2-Atmung (2–4 l/min),
  Lasix 40 mg–60 mg-Infusion,
  Isoketinfusion 10 mg, ggf. Dopamin- oder Dobutamininfusion.
  Glykosidbehandlung: s. folgenden Absatz

Blutdruckkrise:
  2–3 Nitroglycerin-Spray oder Isoket-Spraystöße, oder Adalat 20 mg sublingual.
  Lasix 20–40 mg i. v.
  Unter intensivmedizinischen Bedingungen 2–5 ng/kg/min Nitroprussidnatrium („Nipruss") in 5%iger Glucoseinfusion mit laufender Blutdrucküberwachung.

Blutdruckabfall:
  s. Schockbehandlung.

Herzinsuffizienztherapie
Herzinsuffizienzerscheinungen können nach Infarkt durch unterschiedliche Faktoren ausgelöst werden:

1. Verlust der kontraktilen Myokardmasse (bei großen Infarkten).
2. Durch O_2-Mangel in der funktionell geschädigten Randzone des Myokards.
3. Überlastung des Restmyokards bei Akinesie und/oder Aneurysma.
4. Herabgesetzte Dehnbarkeit durch Narben.
5. Sekundäre Kardiomyopathie des Restmyokards durch O_2-Mangel, Hypertonie, Klappenfunktionsstörungen durch Papillarmuskelnekrose, sonstige Schädigungen.

Nur bei der unter Punkt 3 und 5 dargestellten Herzmuskelinsuffizienz ist mit Glykosiden ein Effekt zu erzielen, da der infolge Glykosidbehandlung erhöhte O_2-Bedarf durch die verbesserte Herzleistung kompensiert wird.

Dosierung: 0,4 mg Digoxin, 2–3 Tage, dann in individueller Anpassung auf 0,3 oder 0,2 mg Tagesdosis heruntergehen.
Bei Nierenfunktionsstörungen Digitoxin 3–4 Tage 0,3 mg, dann auf 0,1 mg Tagesdosis heruntergehen (evtl. 0,07 mg Tagesdosis).
Bei Herzinsuffizienzerscheinungen, die durch Hochdruckbelastung mitbedingt sind: Reduktion der Nachlast durch Dihydralazin (Nepresol 2–3 × 25 mg täglich) oder, insbesondere bei Bradykardie, Prazosin (Minipress 2 × 1 bis 2 × 2 mg täglich), aber auch mit Calciumantagonisten (2–4 × 10 mg Adalat sublingual). Massive saluretische Behandlung ist aufgrund der damit verbundenen zeitweisen Anhydrämie nur in Notfallsituationen angezeigt. Bei Herzinsuffizienz mit Hypotonie: beta-adrenerge Substanzen (Dopamin, Dobutamin).

Schockbehandlung

Laufende Puls- und Blutdruckkontrolle ist notwendig, um Schocksymptome rechtzeitig erkennen zu können. Der Herzinfarktschock ist auch heute noch mit einer sehr hohen Letalität von 80–90% belastet.
Es empfiehlt sich, sofort eine i. v. Dauertropfinfusion (z. B. 500 ml 5% [0,28 mol/l] Glucose) anzulegen, damit bei Blutdruckabfall keine Zeit durch das Suchen einer Vene bzw. die Notwendigkeit einer Venae sectio verlorengeht.

Therapieversuch bei kardiogenem Schock
Behandlung der Anoxie:
    Freimachen der Atemwege.
    O_2-Atmung (durch Nasensonde) 3–4 l/min.
    Bei Atemstillstand künstliche Beatmung,
    Kontrolle der Blutgase.
Azidosebehandlung:
    ~ 250 ml einer 8,5%igen (1 mol/l) Bicarbonatlösung,
    Bestimmung des Basendefizits.
    (x mmol Bicarbonat = Körpergewicht in kg mal 0,2 Basendefizit in mmol/l).
Diuresekontrolle:
    Dauerkatheter legen.
Rhythmisierung:
    s. S. 1.60
Behandlung der Hypotonie und Anurie:
    Dopamininfusion
    < 3,5 ng/kg/min vorwiegend β-Stimulation
    > 3,5 ng/kg/min vorwiegend α-Stimulation
    oder Dobutamininfusion (2,5–15 mg/kg/min) (geringerer Effekt auf Nierengefäße).
    1 mg Adrenalin in 5%-Glucoseinfusion
    evtl. 1–2 g Soludecortin-H.
Volumenzufuhr:
    Nur bei vermindertem Pulmonal-Kapillar-Druck (meist ist der Pulmonal-Kapillar-Druck erhöht, dann Kontraindikation!),
    vorsichtigste Volumenzufuhr.

Mechanische Kreislaufstützung:
    Intraaortale Ballonpulsation (Aufblasen des mittels Katheter von der A. femoralis in die Aorta thoracalis descendens eingeführten Ballons in der Diastole, Entleeren in der Systole) oder EKG-gesteuerte mechanische Drucksysteme, die von außen auf den gesamten unteren Körperbereich wirken („Kardiassist-System").
    Sie führen zur Erhöhung des koronaren Perfusionsdruckes und zur Verminderung der Nachlast des linken Ventrikels.

Transluminale Dilatation

Nachdem eine Ballondilatation an akut verschlossenen peripheren Gefäßen und Nierenarterien Erfolge zeigte (DOTTER) und die Erfahrung mit der Koronarkatheterisierung durch die Koronarographie erheblich zugenommen hatte, lag es nahe, eine transluminale Dilatation frischer Thrombosen auch an den Koronararterien zu versuchen. GRÜNTZIG hat diesen Weg 1977 als erster beschritten („Perkutane transluminale coronare Angioplastie" = PTCA). Der Miniatur-Ballonkatheter wird in das vorher koronarographisch ermittelte stenosierte Gefäß eingeschoben, die Stenose wird passiert und der Katheter auf 2,5–3,7 mm etwa 15–20 s lang gedehnt (Vormedikation 3 × 10 mg Nifedipin, nach Einführen des Führungskatheters 10 000 E Heparin und Infusion mit 100 mg 10%iger Dextranlösung, nach Dilatation Acetylsalicylsäure 0,5–1,5 g, 30 mg Nifedipin und 24 000 E Heparin, Nachbehandlung über Wochen und Monate mit Marcumar).
In etwa 15% kann die Stenose nicht passiert werden, in 15% eine ausreichende Dilatation nicht erreicht werden. Operationsbereitschaft muß bestehen. Die günstigsten Effekte werden bei proximaler Eingefäßerkrankung mit frischen atheromatösen Plaques erzielt.

Fibrinolytische Therapie

Sie kann mit Streptokinase (Möglichkeit allergischer Reaktionen), Urokinase oder direkter Gabe von Plasmin (Aktase bzw. Kabikinase) erfolgen. Je früher nach Infarktbeginn die Behandlung eingeleitet wird, desto eher ist mit einer Wirkung auf das thrombotische Material zu rechnen. Zur Zeit werden 3 verschiedene Therapieformen angewandt:

1. Systemische Lyse (Kontraindikation Hochdruck, Blutungsneigung jeglicher Art, Senium).
   Beginn bis 12 Stunden nach transmuralem Infarkt. Intensivüberwachung.
   Initialdosis 250 000 E in 20 min, dann 100 000 E/h über 24 Stunden.
2. Kurzlyse (SCHRÖDER) (Kontraindikation wie unter 1).
   Beginn bis 3 Stunden nach Infarkt, Vormedikation 250 mg Prednisolon,
   1,5 Mill. E Streptokinase innerhalb von 60 min infundieren. Anschließend Heparin (thrombinzeitabhängig).

3. Selektive intrakoronare Lyse (RENTROP). Kontraindikation wie unter 1 und 2. Voraussetzung vorherige koronarographisch gesicherte Lokalisation der Stenose oder des Verschlusses und evtl. Operationsbereitschaft.
Vormedikation 5000 E Heparin, 1,5–6 mg/stl. Nitroglycerininfusion und 250 mg Prednisolon, 10–20 000 E Streptokinase als Bolus. Es werden dann 200 000 E Streptokinase in 500 ml Rheomakrodex sowie 1 mg Nitroglycerin intrakoronar in das befallene Gefäß mit 5–8 ml/min über 40–100 min infundiert. Anschließend Kontroll-Koronarographie, um Effekt zu ermitteln und evtl. Indikation zur chirurgischen Behandlung (Bypass) festzulegen.

Trotz zahlreicher internationaler Studien ist der Wirkungseffekt der systemischen Streptokinasebehandlung noch nicht endgültig geklärt (günstige Beeinflussung nicht der Frühletalität, sondern der 6 Monatsletalität!). Die Kurzlyse hat den Vorteil der problemärmeren Anwendung. Die intrakoronare Lyse kann aufgrund der kurzen Erfahrungszeit in ihrem Effekt noch nicht abschließend beurteilt werden und bleibt Zentren vorbehalten, die sofortige Operationsbereitschaft haben!

Antikoagulantientherapie

Im Gegensatz zur fibrinolytischen Therapie ist die Thromboseprophylaxe mit Antikoagulantien eine vorwiegend protektive Maßnahme. Durch den nur gerinnungshemmenden, nicht fibrinolytischen Effekt, können bei bereits bestehender Thrombose zusätzliche Thrombosen bzw. ein appositionelles Wachstum vermieden werden.

Heparinbehandlung. Durch den Soforteffekt des Heparins kann der physiologische Abräummechanismus bei beginnender Thrombose entstehenden Gefäßeinengungen zuvorkommen. Die Therapie sollte sich daher an eine evtl. fibrinolytische Sofortbehandlung gleich anschließen bzw. überlappend beginnen. Sie ist auch in der Einleitungsphase der langsamer wirkenden Behandlung mit Cumarinen oder – bei Kontraindikationen zur fibrinolytischen Therapie oder Cumarinprophylaxe – als alleinige Maßnahme bei akutem Herzinfarkt angezeigt (Nebenwirkung: deutlicher Anstieg des Fettsäurespiegels). Dosierung: Heparin 25 000 E i. v. Infusion täglich. Antidot: Protaminsulfat.

Cumarinbehandlung. Nach anfänglich sehr unterschiedlichen Auffassungen über den protektiven Wert der Dicumaroltherapie ist der Wert dieser Behandlungsmethode bei Herzinfarkt nur noch nach transmuralem Infarkt unbestritten. Der Effekt auf den Prothrombinspiegel kommt erst nach 36–48 Stunden voll zur Wirkung, die Behandlung sollte daher sofort beginnen (anfänglich 3–5mal 3 mg Marcumar täglich, nach 3 Tg. in Abhängigkeit von der Prothrombinspiegelkontrolle 1,5–3 mg tgl.). Der Quick-Wert sollte auf 15–25% eingestellt bleiben. Antidot: Vitamin K_1. Kontraindikation: Hochdruck, Endokarditis, Enzephalomalazie, frische Ulzera, schwere Leber- und Nierenerkrankungen, Schwangerschaft. Schwierig ist die Entscheidung, wie lange die Therapie durchgeführt werden soll. Einigkeit besteht nur darin, sie zumindest während des stationären Aufenthaltes konsequent fortzuführen.

Behandlung mit Nitrokörpern

Der in Sekunden eintretende Effekt von lingual verabreichtem Nitroglycerin (1–3 Kapseln Nitrolingual à 0,8 mg zerbeißen oder 1–3 Spraystöße Nitrolingual oder Isoket) erreicht über das venöse „pooling" eine Reduktion des venösen Zustroms zum Herzen mit Senkung des Pulmonalarteriendruckes und des enddiastolischen Füllungsdruckes und führt damit zu einer Entlastung des linken Herzens. Der Effekt auf die Nachlast, d. h. auf den arteriellen Blutdruck, ist nur gering. Bei akutem Angina-pectoris-Anfall bleibt dieses Medikament die Methode der Wahl. Ein möglicher Nebeneffekt ist der „Nitrokopfschmerz". Ein Nichtansprechen läßt auf eine vorwiegend spastisch bedingte Ischämie oder einen akuten Herzinfarkt oder eine Fehldiagnose schließen. Die Behandlung mit Isosorbiddinitrat (Isoket retard 3 × 20–60 mg täglich) oder Isosorbidmononitrat (Ismo 2–3 × 20 mg täglich) oder Nitropflaster ist für die Dauerbehandlung nach Herzinfarkt angezeigt. Unter Intensivbedingungen kann Nitroglycerin als Infusion gegeben werden (2,5–5 mg/Std. über 1–2 Tage). Als radikaler Blutdrucksenker (Hochdruckkrisen) kann unter intensivmedizinischen Bedingungen Nitroprussidnatrium (2–5 ng/kg/min) verabreicht werden. Molsidomin (Corvaton) hat in der Langzeitbehandlung einen ähnlichen Effekt wie die o. g. Nitropräparate (2–3 × 2 mg täglich).

Behandlung mit β-Rezeptoren-Blockern

In der Nachbehandlung des Herzinfarktes haben sich die β-Rezeptoren-Blocker einen festen Platz sowohl als Monotherapie als auch in Kombination mit Nitrokörpern und Calciumantagonisten erobert. Die über die β-Blockade erfolgende sauerstoffsparende Wirkung setzt am Grundprinzip der Nachbehandlung eines Herzinfarktes an und hat sich in mehreren internationalen Studien als protektive Therapie gegen einen Re-Infarkt erwiesen (z. B. Beloc 100–300 mg tgl.; Betadrenol 100–200 mg tgl.; Prent 200–400 mg tgl.; Visken 10–15 mg tgl; Tenormin 50–150 mg tgl.). Dosierung unter Berücksichtigung der Metabolisierung.
Kontraindikationen sind stärkere Schädigungen der Arbeitsmuskulatur (Verstärkung der Herzinsuffizienz durch negativ inotropen Effekt) und der spezifischen Muskulatur (Verstärkung der Sinusfunktionsstörungen wie SA-Block, Sinusbradykardie und von AV-Leitungsstörungen wie AV-Block I., II. und III. Grades insbesondere in Verbindung mit Calciumantagonisten) sowie spastische Bronchitis.

Behandlung mit Calciumantagonisten

Durch Hemmung des Calciumeinstroms in die Myokardfasern des spezifischen und unspezifischen Herzmuskelsystems sowie in die Zellen der Gefäßmuskulatur wirken diese Substanzen antianginös (Lösen von Koronarspasmen), antihypertensiv (Tonusminderung in der Muskularis der Arterien), antiarrhythmisch (Erhöhung der Reizschwelle von Reizbildungszentren) und kardioprotektiv (O_2-Verbrauchsminderung durch Bremsung der Kontraktionsleistung). Sie sind damit für die Therapie in der Postinfarktphase besonders dann geeignet, wenn Koronarspasmen, Hochdruck oder Arrhythmien, insbesondere aus dem Vorhofbereich, vorliegen. Kontraindikationen sind alle Funktionsstörungen des Sinus- und AV-Knotens. Es handelt sich um eine Dauertherapie: Adalat (15–30 mg tgl.) oder Dilzem (120–240 mg tgl.) oder Isoptin (2 × 80 mg tgl.), welches insbesondere bei supraventrikulären Arrhythmien angezeigt ist, oder Gallopamil (Procorum 3 × 50 mg tgl.).

Behandlung mit Aggregationshemmern

Zur Rezidivprophylaxe werden zunehmend Aggregationshemmer eingesetzt. Die in der Dauertherapie risikoreiche Behandlung mit Antikoagulantien der Cumaringruppe wurde weitgehend von dieser weicheren und damit risikoärmeren Therapie verdrängt. Eine strenge Überwachung wie bei der Marcumartherapie ist nicht erforderlich. Das therapeutische Ziel ist der Versuch einer Verbesserung der Mikrozirkulation durch Verbesserung der Fließfähigkeit des Blutes, Erhöhung der Plastizität der Erythrozyten und Verminderung der Aggregationstendenz.
Beispiele: Colfarit 1–2 × 500 mg täglich, Asasantin (Persantin 75 mg + 330 mg Acetylsalicylsäure), 2–3 × 1 Tabl., Anturano 200 (200 mg Sulfinpyrazon) 2 × 1 Tabl.
Kontraindikationen: stärkere Magen-Darm-Reizungen.

Chirurgische Maßnahmen

Koronarchirurgie. Durch die Koronarographie werden Ausmaß und Lokalisation arteriosklerotischer Einengungen oder Verschlüsse sowie der Versorgungstyp und die Funktion evtl. Kollateralen und Anastomosen erfaßt. Die Indikationsstellung zur koronarchirurgischen Behandlung ist daher unter Berücksichtigung des gesamten klinischen Befundes (Alter, Zweiterkrankungen, Operationsfähigkeit und -willigkeit) möglich. In Abhängigkeit von der Lokalisation in den beiden Ästen der linken Kranzarterie oder in der rechten Kranzarterie wird von Ein-, Zwei- oder Drei-Gefäß-Erkrankung gesprochen. Je umschriebener die Befunde sind, d. h., je weniger eine diffuse Arteriosklerose vorliegt und je proximaler der Prozeß liegt (Anschlußgefäß über 1,0 mm ∅), desto günstiger sind die Voraussetzungen. Bei einer Hauptstammstenose (linke Koronararterie vor Abgang des R. interventricularis anterior) kann die Umgehung lebensnotwendig sein, da ein Verschluß zum sicheren Herztod führen würde.

Die Tab. 1.**23** gibt eine kurze Übersicht über Optimalindikation, Kontraindikation und Notfalleingriff.

Im Durchschnitt werden 3–4 (2–7) aortokoronare Kurzschlüsse angelegt. Bei der Nachbehandlung ist zu berücksichtigen, daß die übliche Therapie einschließlich Risikoprophylaxe fortgeführt wird, da das Grundleiden weiter besteht. Der operative Eingriff hat bei entsprechender Indikation einen deutlichen Effekt auf die Beschwerden, möglicherweise einen Effekt auf die Lebenserwartung.

Aneurysmektomie. Die chirurgische Entfernung eines Herzwandaneurysmas mit nachfolgender Herznaht im gesunden Muskel kann dann einen lebensrettenden Effekt haben, wenn infolge des Aneurysmas die Pumpleistungsminderung kritische Ausmaße erreicht. Die Maßnahme ist insbesondere bei umschriebenen großen Infarkten oder großen Aneurysmen in einem sonst noch funktionsfähigen Myokard angezeigt.

Tabelle 1.**23** Indikation zur Bypass-Operation (Unterschenkel- gegebenenfalls Oberschenkelvene) (Coronary artery bypass surgery = CABS)

Optimale Anzeige	Proximale, kurzstreckige, umschriebene Stenose von über 75%, insbesondere Stenose am kurzen Stamm der A. coronaria sinistra. Mittleres Lebensalter. Angina pectoris trotz konservativer Therapie. Gute Ventrikelfunktion (Auswurffraktion über 30%). Kompensierte Risikofaktoren.
Kontraindikation	Endstadium der koronaren Herzerkrankung mit diffuser Drei-Gefäß-Erkrankung oder Auswurffraktion unter 30% oder enddiastolisches Volumen über 105 ml/m^2. Linksventrikulärer enddiastolischer Druck (LVEDP) über 24 mmHg. Dekompensierte Stoffwechsellage, schwere Zweiterkrankung.
Notfalleingriff	Falls keine Kontraindikation besteht, therapieresistenter Status anginosus mit koronarographisch gesicherter akuter Ein- oder Zwei-Gefäß-Erkrankung oder ggf. im Anschluß an ineffektive koronare Streptase-Anwendung oder transluminale Plastik.

Hilfsventrikel bzw. künstliches Herz. Der Verlust an kontraktiler Myokardmasse, die Überlastung des Restmyokards oder eine zunehmende Kardiomyopathie, sind wesentliche Ursachen der Herzinfarktletalität. Eine entscheidende Besserung könnte nur durch Unterstützung der Pumpfunktion des infarktgeschädigten linken Herzens erzielt werden. Auf die Möglichkeit der kurzfristigen mechanischen Kreislaufstützung war schon bei der Therapie des kardiogenen Schocks hingewiesen worden. Alle bisherigen Systeme einer länger dauernden mechanischen Unterstützung des Herzens haben bisher die in sie gesetzten Erwartungen noch nicht erfüllt. Trotz vielversprechender Tierversuche sind die Hauptprobleme immer noch die Energiezufuhr und die Vermeidung einer zu starken Traumatisierung des Blutes.

Allgemeine Maßnahmen

Strenge Diät, d. h. leichtverdauliche, nicht blähende, fettarme Kost insbesondere in den ersten Tagen und Wochen (ungefähr 1200 kcal täglich). Schutz vor Wärmeverlust durch ausreichende Decken, aber keine Überwärmung, die zu erhöhtem O_2-Bedarf führen würde.
Stuhlregulierung.
Gespräch mit dem Patienten, um ihm die Angst vor dem Infarktereignis zwar zu nehmen, aber auch Verständnis für die erforderlichen Maßnahmen zu wecken.
Abschirmung gegen alle Irritationen der Außenwelt (berufliche und familiäre Belastungen, Telefon).
Atemgymnastische Übungen, insbesondere bei älteren Patienten, um die unterbelüfteten Lungenpartien zu ventilieren.
Abklatschen und Abreibungen zur Verbesserung der peripheren Durchblutung. Diese Maßnahmen können schon am ersten Tag vorgenommen werden.

Komplikationen

Letalität

Auf die Letalität und ihre verschiedenartigen Ursachen war schon hingewiesen worden (s. S. 1.56).
Kardiogener Schock (s. S. 1.61).
Da die wesentlichen Ursachen dieser in 80–90% letalen schwersten Komplikation der temporäre oder endgültige Ausfall von über ⅓ der Muskelmasse des Herzens ist, wird die Prognose sowohl davon bestimmt, ob und wieviel der ausgefallenen Partien nur temporär geschädigt waren, als auch davon, inwieweit man den temporären Ausfall sofort durch therapeutische Gegenmaßnahmen überbrücken konnte.

Rhythmusstörungen

Da Rhythmusstörungen sowohl in der Phase der beginnenden Durchblutungsstörung als auch bei temporären Verschlüssen in der Phase der evtl. Wiederdurchblutung als auch später in der Grenzzone zwischen vernarbenden und ungeschädigten Gebieten ausgelöst werden, können sie in allen Phasen des Infarktes auftreten und sind in der Akutphase obligat. Die Therapie richtet sich nach dem Grad der Lebensbedrohlichkeit und der Häufigkeit (s. S. 1.60).

Herzinsuffizienz

Auf die verschiedenen Ursachen der Herzinsuffizienz und ihrer Therapie wurde bereits hingewiesen (s. S. 1.60).

Periphere Embolien

Bei Innenschichtinfarkten und transmuralen Infarkten wird durch die Herzmuskelnekrose an der Ventrikelwand Gewebethrombokinase frei, die einer wandständigen Thrombenbildung Vorschub leisten kann. Thrombolytische Therapie (s. S. 1.61) oder Antikoagulantientherapie (s. S. 1.62) vermögen diese Thrombenbildung, die zu peripheren Embolien führen kann, zu verhüten.

Septumperforation, Papillarmuskelnekrose, Herzwandruptur und Herztamponade

Bei transmuralen Herzinfarkten kann es, möglicherweise gefördert durch vorher bestehende Kardiomyopathie, durch Hypertonie, Myokarditis oder hohe Cortisongaben zur Herzwandruptur (Außenwand des Ventrikels) kommen. Rascher Frequenzanstieg und schnell eintretende Herzinsuffizienz, bei Herzwandruptur mit oberer und unterer Einflußstauung und Zeichen zunehmender Herztamponade sind Anzeichen dieser in den ersten Tagen auftretenden Komplikationen. Große Rupturen führen zum Sekundenherztod. Die Septumperforation ist durch das plötzlich auftretende holosystolische Geräusch über dem 4. ICR links und rechts parasternal und die durch den Links-rechts-Shunt bedingte stark vermehrte Lungenzeichnung erkennbar. Der Auskultationsbefund kann auch durch einen Papillarmuskelriß mit einer akut auftretenden Mitralinsuffizienz entstehen, die Lokalisation (Herzspitze und vordere Axillarlinie) kann differentialdiagnostisch helfen. Die Diagnose der Septumperforation sollte durch UKG und Herzkatheter so bald wie möglich gesichert werden, da eine operative Korrektur möglich ist.

Herzwandaneurysma

Die in Abb. 1.**18** gezeigte Dyskinesie des linken Ventrikels infolge aneurysmatischer Erweiterung der Infarktnarbe führt durch den Ballonffekt zu einer zusätzlichen Verminderung der Pumpleistung des Herzens. Durch Echokardiographie und Ventrikulographie kann das Ausmaß des Aneurysmas exakt erfaßt und gleichzeitig die evtl. Indikation zur Aneurysmektomie (s. S. 1.63) gestellt werden.

Perikarditis (Pericarditis epistenocardica)

Die bei transmuralen Infarkten auftretende umschriebene Pericarditis kann bei Vorderwandinfarkt auskultiert werden. Sie klingt ohne Behandlung mit der akuten Infarktphase ab. Bei stärkeren Schmerzen sind Analgetica angezeigt. In seltenen Fällen kommt ein Übergang in hämorrhagische Pericarditis (Ultraschalldiagnose und evtl. Punktion) vor.

Postinfarktsyndrom

Dieses von DRESSLER (1959) erstmals beschriebene Syndrom kann frühestens in der 2. Woche, meist innerhalb der ersten 2 Monate auftreten. Der Auslösemechanismus ist wie bei dem Postkommissurotomiesyndrom in einem Autoaggressionsvorgang gegen Antigene, die bei myokardialer Nekrose freiwerden, zu suchen. Es geht mit Temperaturanstieg, Leukozytose, Perikarditis und Pleuritis einher. Das Syndrom hat eine gute Prognose und ist deswegen von Bedeutung, weil es mit einem Reinfarkt verwechselt werden kann.

Zerebrale Ischämiereaktionen

Durch das infarktbedingte verminderte Herzzeitvolumen kann in bereits minderdurchbluteten Gehirnpartien die kritische Schwelle unterschritten werden, und es treten zerebrale Ausfallserscheinungen auf. Die Hemiparese kann so sehr im Vordergrund des klinischen Bildes stehen, daß der ursächliche Herzinfarkt bei ungenügender Diagnostik (Nichtdurchführung von EKG und Enzymreaktionen) übersehen wird. Mit Besserung der Herzleistung bilden sich die sekundären zerebralen Erscheinungen rasch zurück („transitorische ischämische Attacke"), falls keine Nekrosen eingetreten sind.

Rehabilitation

Nach der Entlassung aus der klinischen Behandlung beginnt die für den weiteren Verlauf entscheidende Phase der Rehabilitation.
Bereits während des stationären Aufenthaltes ist der Übergang von strengster Schonung über passive Bewegungsübungen (1. Woche), Bettgymnastik und aktive Bewegungsübungen (1.–2. Woche) bis zur vorsichtigen körperlichen Belastung (2.–4. Woche) vollzogen worden. Selbstverständlich gelten diese Zeitwerte nur unter Berücksichtigung der Situation des Einzelfalles und müssen sofort korrigiert werden, wenn der Heilungsverlauf Komplikationen zeigt.
Sinnvoll wäre es jetzt, den Patienten nicht in die Belastungen des häuslichen Milieus zu entlassen, sondern durch eine gezielte Rehabilitationskur die „maßgerechte Reaktivierung" zu ermöglichen. Durch einen Aufenthalt von 6–8 Wochen in einer vernünftig geleiteten Kurklinik, die nicht zur Bestätigung ortsgebundener Kurmittel eines Kurortes dienen soll, sondern die modernen Erfahrungen der physischen und psychischen Rehabilitation nutzt, wäre dem Patienten am besten gedient (GILLMANN u. COLBERG 1969, HALHUBER 1969).
Nicht notwendig erscheint diese Maßnahme lediglich für diejenigen Patienten, bei denen häusliches Milieu und ärztliche Versorgung einen gleichen Rehabilitationseffekt ermöglichen würden.
Das Stadium stärkster Schonung (stationärer Aufenthalt) wird als Stadium IV der Rehabilitation bezeichnet.
Im Stadium III (etwa 2–3 Monate nach dem Infarktereignis) ist eine aufbauende Belastung möglich und notwendig. Die zumutbare Belastung entspricht in dieser Phase bis 75 Watt über 6 Minuten.
Im Stadium II, etwa 3–6 Monate nach dem Infarkt, sind Belastungen von 75–100 Watt über 6 Minuten adäquat.
Eine Eingliederung in sog. Koronargruppen ist in dieser Zeit angezeigt. Der Patient wird hierbei unter der Anleitung von entsprechend geschulten Ärzten und Sportlehrern nicht nur – seiner individuellen Situation gemäß – in die körperlichen Belastungen des Alltags durch dosierte Belastungsübungen eingeschleust, sondern er wird psychisch bei der Überwindung der in der Rehabilitationsphase auftretenden Schwierigkeiten gestützt und evtl. geleitet. Das Gruppenerlebnis kommt dem Bestreben, dem Patienten in jeglicher Hinsicht zu helfen, entgegen.
Im Stadium I (etwa nach dem 6. Monat) sind, in Abhängigkeit von der Gesamtsituation und dem Alter des Patienten, 100–150 Watt über 6 Minuten möglich.
Bei entsprechender Indikation, d. h. bei therapieresistenter Angina, instabiler Angina und Crescendoangina sollte im Stadium III–I durch Koronarographie gesichert werden, ob eine Indikation zur Koronarchirurgie vorliegt.
Der Zeitpunkt der völligen Wiedereingliederung in den Alltag ist nur bei Berücksichtigung aller für den Einzelfall zutreffenden Faktoren zu bestimmen. Untersuchungen ergaben, daß sich Hausfrauen bereits nach 3 Monaten, Selbständige nach 3–6 Monaten und Angestellte nach 6–12 Monaten für arbeitsfähig hielten. Als Durchschnittswert darf eine Frist von 6 Monaten angenommen werden.

Weiterer Verlauf und Prognose

Es hängt von der persönlichen Struktur des Patienten und den familiären und beruflichen Gegebenheiten ab, wie der Infarktkranke die überstandene lebensbedrohliche Situation endgültig überwindet. Unsere Untersuchungen ergaben, daß zwar die Hälfte der Patienten im Infarkt ein schicksalbestimmendes Leiden sahen, daß aber weit über die Hälfte wieder positiv zum „Leben danach" standen.
Entscheidend ist die weitere effektive Betreuung durch den Hausarzt, damit alle infarktdisponierenden Faktoren ausgeschaltet oder eingeschränkt werden.
Wie Abb. 1.**19** zeigt, ist die Sterberate nach überstandenem Infarkt im 1. Jahr besonders hoch. Sie klingt dann progredient ab (Analyse von 300 Fällen, von denen 57 Fälle am Reinfarkt verstarben).

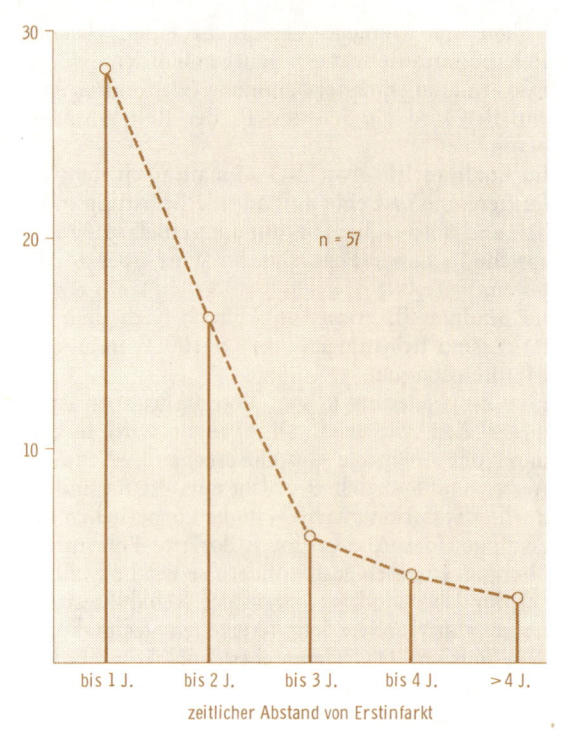

Abb. 1.19 Sterberate nach Erstinfarkt (n = 300)

Es zeigt sich, daß von seiten der Patienten, aber auch von seiten der behandelnden Ärzte, die sich nicht genügend durchsetzen konnten, entscheidende Versäumnisse in der Postinfarktphase eintreten: Rückfall in risikoreiche Präinfarktverhaltensweisen wie Nikotinabusus, ungenügende Gewichtskontrolle, unzureichende Behandlung eines bestehenden Hochdruckes, ungenügende Entspannung, aber auch ungenügende Bewegung in frischer Luft. Hier sind wesentliche Ansatzpunkte für eine konsequente Therapie und Prophylaxe von Reinfarkten vorhanden. Sie haben jedoch ein Vertrauensverhältnis zwischen Patient und Arzt zur Voraussetzung, da es z. T. um Lebensgewohnheiten geht, die erfahrungsgemäß nur dann geändert werden, wenn der Arzt sich mit seinen Argumenten durchsetzen kann.

Unsere Untersuchungen zeigten, daß Vorsichtsmaßnahmen wegen Höhenunverträglichkeit nach Herzinfarkt offensichtlich übertrieben werden. Wir stellten fest, daß Höhen bis 1500 Meter ohne weiteres vertragen werden. Es konnte jedoch auch nachgewiesen werden, daß die Wetterfühligkeit stark zunimmt (bei Männern von 25 auf 75%, bei Frauen von 45 auf 78%).

Prophylaxe

Die Prophylaxe ergibt sich aus allen bereits besprochenen Fakten:
Vermeidung aller disponierenden Faktoren wie Übergewicht, Nicotin, Überanstrengung, überschießende psychische Reaktionen, fettreiche Ernährung, falsche Tages-, Wochenend- und Urlaubsplanung.

Behandlung aller nicht vermeidbaren Faktoren wie Hochdruck, Herzinsuffizienz, Diabetes, Hyperlipidämie, Krankheitsherde (Gebiß!), Anämie, Lungenleiden.

Förderung aller vorbeugenden Maßnahmen wie regelmäßiges, leichtes körperliches Training, allgemeine roborierende Maßnahmen, Gefäßtraining (kalte Abwaschungen, Bewegung in frischer Luft), vernünftige Urlaubs- und Freizeitgestaltung, Vermeidung eines „Job-Depression-Effektes" durch „Hobbies" und Erhaltung der geistigen Regsamkeit.

Durch eine konsequente Einschränkung der Wirksamkeit disponierender Faktoren ist der multifaktoriell bedingte Herzinfarkt nicht sicher, aber mit Wahrscheinlichkeit zu vermeiden oder zumindest in seiner Häufigkeit zu reduzieren, bis das progrediente Alter des Patienten mit allen seinen Konsequenzen die prophylaktischen Möglichkeiten zunehmend einengt.

Literatur

Braunwald, E.: Effects of coronary bypass grafting on survival. New Engl. J. Med. 309 (1983) 1181

Delius, W., E. Gerlach, H. Grobecker, W. Kübler: Catecholamines and the Heart. Springer, Berlin 1981

Dorros, G., M. J. Cowley, J. Simpson, J. Bontivoglio, L. G. Block, M. Bourassa, K. Detre, A. J. Gosselin, A. R. Grüntzig, S. F. Kelsey, K. M. Kent, M. B. Mock, S. M. Mullin, R. K. Myler, E. R. Passamani, S. H. Stertzer, D. O. Williams: Percutaneous transluminal coronary angioplasty, report of complications from the National Heart, Lung and Blood Institute PTCA registry. Circulation 67 (1983) 723

Dotter, C. T., M. P. Judkins: Transluminal treatment of arteriosclerotic obstruction. Circulation 30 (1964) 654

Dressler, W.: The post-myocardial-infarction syndrome. Arch. intern. Med. 103 (1959) 28

Engel, H. J., A. Schrey, P. Lichtlen: Nitrate III. Kardiovaskuläre Wirkungen. Springer, Berlin 1981

Fleckenstein, A., G. Fleckenstein-Grün: Das schillernde Bild der Kalziumantagonisten. Herz u. Gefäße 2 (1981) 120

Gillmann, H., W. Rothenberger: Streptokinase bei akutem Herzinfarkt. Dtsch. med. Wschr. 105 (1980) 391

Gillmann, H., R. Neumann, W. Rothenberger: Prähospitalphase und Erstversorgung bei akutem Herzinfarkt. Internist 18 (1977) 329

Gleichmann, U., H. Mannebach, C. Halhuber: Die aktuelle Situation in den ambulanten Koronargruppen der Bundesrepublik Deutschland. Zschr. Kardiol. 72 (1983) 418

Grüntzig, A. R., A. Senning, W. Siegenthaler: Nonoperative dilatation of coronary artery stenosis: Percutaneous transluminal coronary angioplasty. New Engl. J. Med. 301 (1979) 61

Kaltenbach, M., A. Grüntzig, K. Rentrop, W. D. Bussmann: Transluminal Coronary Angioplasty and Intracoronary Thrombolysis. Springer, Berlin 1982

Kannel, W. B.: Der Abwärtstrend in der kardiovaskulären Letalität. J. Amer. med. Ass. 10 (1982) 573

Kober, G., D. Scherer, M. Kaltenbach: Katheterdilatation von Koronargefäßstenosen. Inn. Med. 10 (1983) 171

Neufeld, H. N., V. Goldbourt: Coronary heart disease, genetic aspects. Circulation 67 (1983) 943

Pardee, H. E. B.: An ECG sign of coronary artery obstruction. Ann. intern. Med. 26 (1920) 244

Rentrop, P., H. Blanke, H. Köstering, K. R. Warsch: Intrakoronare Streptokinase-Applikation beim akuten Infarkt

und instabiler Angina pectoris. Dtsch. med. Wschr. 105 (1980) 221
Schaper, W., M. G. Gottwik: Der frische Herzmuskelinfarkt, Herzruptur. Verh. dtsch. Ges. Kreislforsch. Bd. 45. Steinkopff, Darmstadt 1979
Schölmerich, P., H. P. Schuster, H. Schönborn, P. P. Baum: Interne Intensivmedizin, 2. Aufl. Thieme, Stuttgart 1980
Schröder, R., G. Biamino, F. R. von Leitner, Th. Linderer: Intravenöse Streptokinase-Infusion bei akutem Herzinfarkt. Dtsch. med. Wschr. 106 (1981) 294
Volger, E., W. Theiss: Antikoagulantien oder Thrombozyten-Aggregationshemmer zur Prophylaxe eines Herzinfarkt-Rezidivs? Münch. med. Wschr. 125 (1983) 285

Erregungsbildungsstörungen des Herzens

F. BENDER

Definition

Störungen der Erregungsbildung liegen bei zu schneller, zu langsamer oder unregelmäßiger Funktion des Sinusknotens und bei sämtlichen Formen der Erregungsbildung außerhalb des Sinusknotens vor. Das pathologische Verhalten des Sinusknotens wird als *nomotope Erregungsbildungsstörung,* die Übernahme der Generatortätigkeit für die Erregung durch andere Strukturen als *heterotope* Erregungsbildungsstörung bezeichnet (Tab. 1.**24**). Die normale Sinusfrequenz des Erwachsenen beträgt in Ruhe um 70 bis 80/min. Bei Schlagfolgen über 100/min spricht man von „Tachykardie". Die Sinusfrequenz ist bei Kindern höher und liegt bei der Geburt um 110 bis 150/min, mit 2 Jahren um 85–125/min, mit 4 Jahren 75–115/min, mit 6 Jahren um 65–105/min, über 6 Jahren um 60–100/min. Kammerfrequenzen unter 50/min werden als „Bradykardie" bezeichnet. Beim Sportherzen, das sogar eine Sinusbradykardie unter 40/min aufweisen kann, liegt eine physiologische, adaptative Verlangsamung der Herzschlagfolge vor. Das Syndrom des „kranken Sinusknotens" (sick sinus syndrome nach Ferrer) soll man nicht nur bei Manifestation unter Ruhebedingungen, sondern auch bei mangelhafter Zunahme der Sinusfrequenz während physischer, psychischer oder pharmakologischer Belastung annehmen. Die verschieden Erscheinungsformen des Syndroms sind in Tab. 1.**25** aufgeführt.

Tabelle 1.25 Erscheinungsformen des „kranken Sinusknotens"

Mangelnde Zunahme der in Ruhe normalen Sinusfrequenz nach Belastung (physischer, psychischer, pharmakologischer Art)
Persistierende, schwere Sinusbradykardie, evtl. mit Ersatzrhythmen oder AV-Leitungsstörungen
Vorhofflimmern infolge Sinusbradykardie
Sinusbradykardie nach Kardioversion von Vorhofflimmern oder -flattern
Bradykardie-Tachykardie-Syndrom
SA-Blockierungen

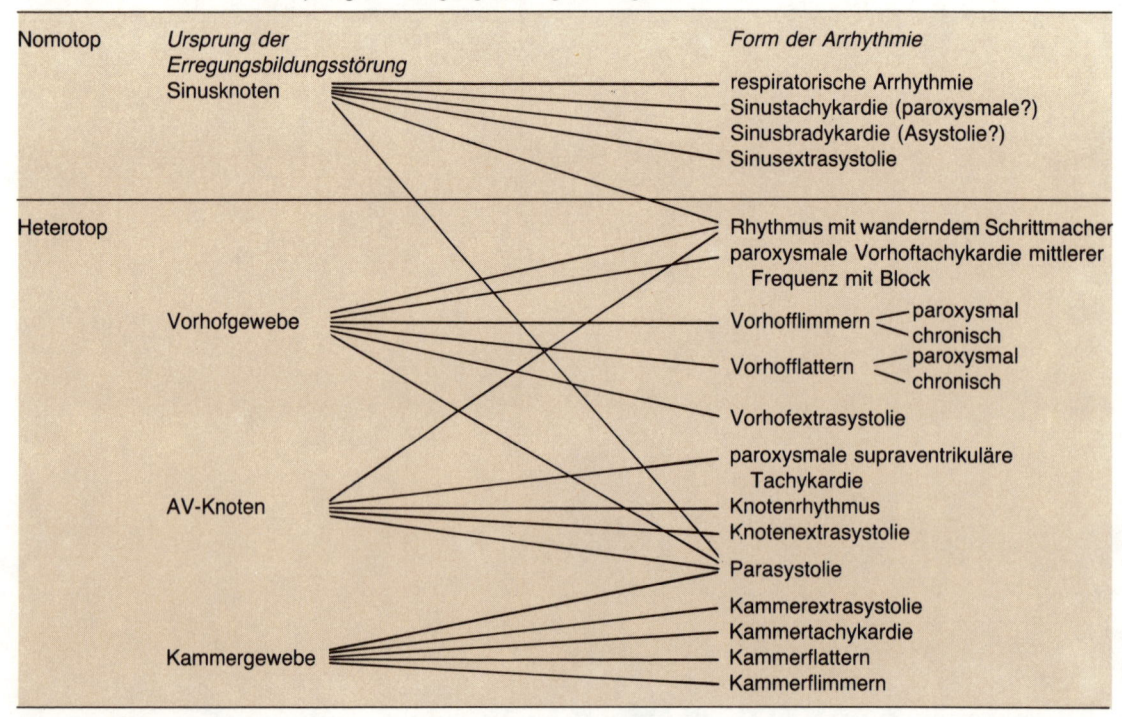

Tabelle 1.24 Formen und Ursprung der Erregungsbildungsstörung des Herzens

	Ursprung der Erregungsbildungsstörung	Form der Arrhythmie
Nomotop	Sinusknoten	respiratorische Arrhythmie Sinustachykardie (paroxysmale?) Sinusbradykardie (Asystolie?) Sinusextrasystolie
Heterotop	Vorhofgewebe	Rhythmus mit wanderndem Schrittmacher paroxysmale Vorhoftachykardie mittlerer Frequenz mit Block Vorhofflimmern – paroxysmal / chronisch Vorhofflattern – paroxysmal / chronisch Vorhofextrasystolie
	AV-Knoten	paroxysmale supraventrikuläre Tachykardie Knotenrhythmus Knotenextrasystolie Parasystolie
	Kammergewebe	Kammerextrasystolie Kammertachykardie Kammerflattern Kammerflimmern

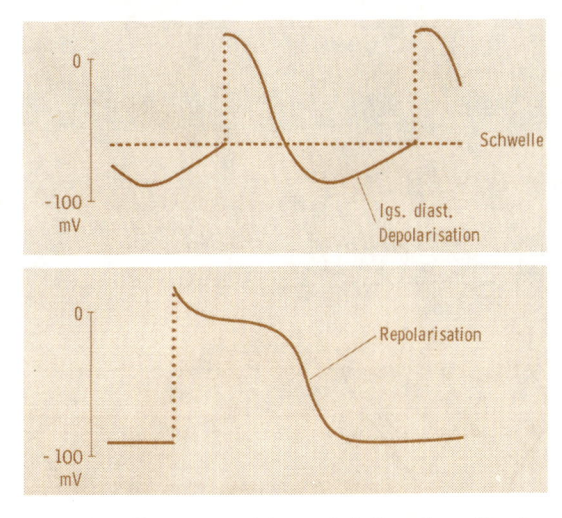

Abb. 1.20 Aktionspotentiale von Schrittmacherzellen des Sinusknotens (oben) und des Arbeitsmyokards. Die Schrittmacherzellen des Sinusknotens depolarisieren steiler, so daß sie den zur Erregung notwendigen Schwellenwert früher erreichen. Eine Beschleunigung der Impulsbildung kann auch durch Erniedrigung der Schwelle und Abnahme des maximalen diastolischen Potentials erfolgen

Abb. 1.21a Schema des Erregungsleitungssystems. Makro-Re-entry mit Einbeziehung des li. Schenkels des His-Bündels = Bezirk 1.
Mikro-Re-entry in der Peripherie des re. Schenkels = Bezirk 2.
SK = Sinusknoten, AV = Atrioventrikularknoten, Re = re. Schenkel, Li = li. Schenkel des intraventrikulären Leitungsweges. Vgl. Abb. 1.21b

Physiologie und Pathophysiologie der Erregungsbildung

Mit intrazellulären Ableitungstechniken wurden verschiedene Formen des Aktionspotentials von Schrittmacherzellen und Arbeitsmyokard festgestellt. Der Schwellenwert zur Auslösung der Erregung erreicht die normale Schrittmacherzelle infolge schnellerer diastolischer Depolarisation früher, so daß sie den Rhythmus bestimmt (Abb. 1.20). Pathologische Funktionsänderungen können aber eine Umkehr bewirken, wobei jeder sonst nachgeordneten Struktur die Potenz zur beschleunigten Bildung eines diastolischen Generatorpotentials innewohnt. Monotope oder polytope Extrasystolen und Tachykardien entstehen derart *infolge Störung der Impulsautomatie*.

Man nimmt heute an, daß ein *Wiedereintritt der Erregung (Re-entry)* den häufiger vorkommenden pathogenetischen Mechanismus darstellt (Abb. 1.21). Dieser hat eine zeitungleiche Ausbreitung der ablaufenden Erregungswelle zur Voraussetzung, wodurch wieder erregbar gewordene Herzstrukturen aus benachbarten, in der Erregung zurückgebliebenen Abschnitten erneut aktiviert werden können. Solche Einbrüche in die Front der Erregungswelle treten bei lokalisierter Hypoxie, Entzündung, bei Narben u. a. an Vorhof und Kammer auf. Sie führen über den sog. „Mikro"-Re-entry mit Beteiligung weniger benachbarter Fasern zur Extrasystolie oder bei Perpetuierung zur Tachykardie. Auch der Sinusknoten kann dabei einbezogen werden. Mit „Makro"-Re-entry bezeichnet man die Beteiligung größerer Leitungswege, wie Schenkel des Erregungsleitungssystems oder parallelstreifiger Anteile des AV-Knotens, ferner die Einbeziehung des Kentschen Bündels in den

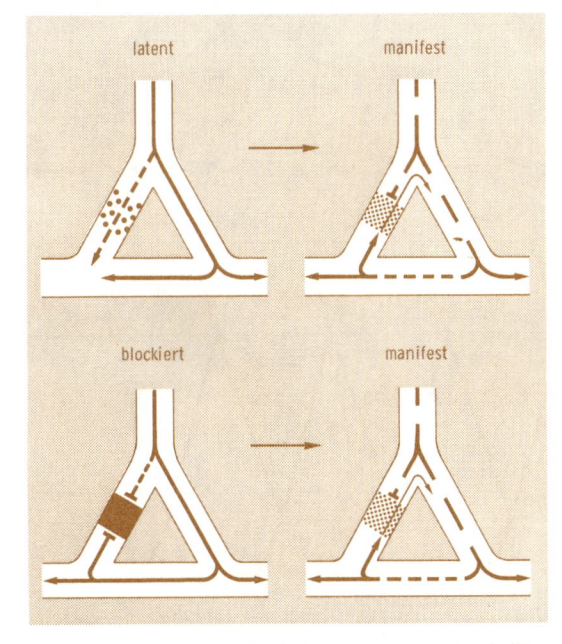

Abb. 1.21b Peripherie des Leitungssystems, etwa im Bezirk 2 der Abb. 1.22a. Makro- oder Mikro-Re-entry mit Möglichkeiten der Entstehung einer Extrasystole (bei Perpetuierung Tachykardie) durch Ausbildung eines unidirektionalen Blocks aus dem latenten Stadium (oben) oder aus dem bidirektional blockierten Stadium (unten)

Wiedereintrittsmechanismus. Die Entstehung der häufigen „paroxysmalen supraventrikulären Tachykardie" führt man heute fast ausschließlich auf die nach Extrasystolie gegenüber der orthograden Erregung verlängerten Refraktärperiode einzelner Parallelstrukturen im AV-Knoten zurück, die dann

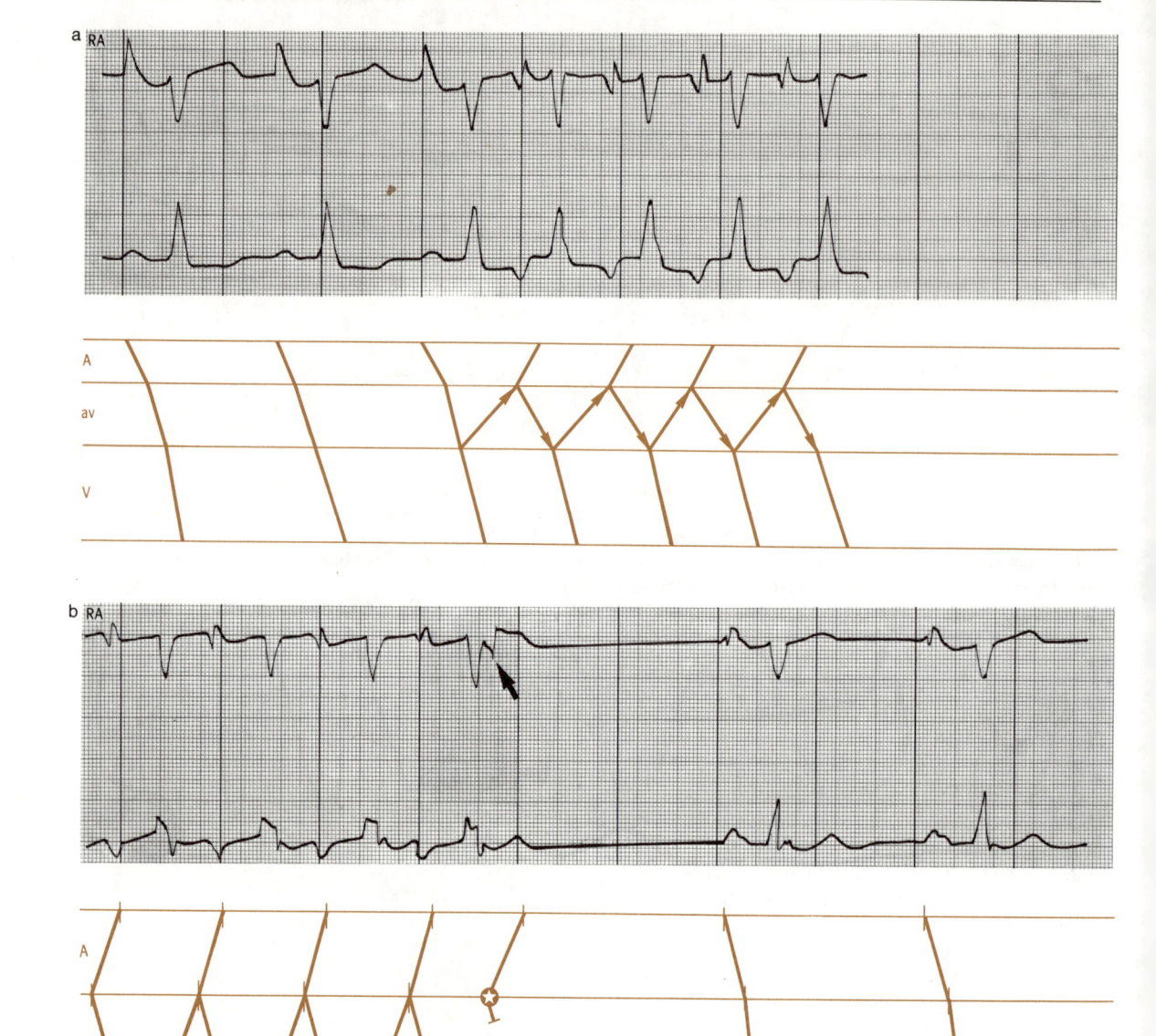

Abb. 1.**22a–c** EKG und Leiterdiagramme einer 62jährigen Patientin mit häufigen paroxysmalen Tachykardien. RA = EKG aus dem re. Vorhof, A = Atrium, av = Atrioventrikularregion, V = Ventrikel,
a Beginn der Tachykardie mit Erregungsumkehr im AV-Knoten
b Spontane Beendigung durch Vorhofextrasystole (Pfeil), die den Circulus vitiosus unterbricht
c Beendigung durch Schrittmacherimpuls. Links Funktion on demand, rechts fixfrequent durch Magnetinduktion, so daß der Wiedereintrittsmechanismus ebenfalls unterbrochen wird. * = Schrittmacherimpuls

später (s. Abb. 1.**22**) mit retrograder Erregungsleitung den Circulus vitiosus einleiten.
Die Strukturanomalie des Kentschen Bündels prädisponiert hierzu: Patienten mit Präexzitation der Kammer über dieses Bündel, die im EKG als WPW-Syndrom (Abb. 1.**23** u. 1.**24**) registriert wird, weisen in der Hälfte der Fälle paroxysmale supraventrikuläre Tachykardien auf. Da auch Kammerextrasystolen mit Rückleitung der Erregung auf den Vorhof zur Asynchronie des Ablaufs der Refraktärphasen in den Parallelstrukturen des AV-Knotens bzw. Kentschen Bündels führen und so die Tachykardie initiieren können, ist die Bezeichnung „supraventrikuläre" paroxysmale Tachykardie nicht mehr ohne Bedenken anzuwenden.

Erregungsbildungsstörungen des Herzens   **1.71**

Tabelle 1.**26** Erklärungen für verkürzte PQ-Zeiten (LGL-Syndrom)

Anatomisch kleiner Knoten
Beschleunigte Erregungsleitung im anatomisch normalen AV-Knoten
Paranodale Erregungsleitung (Jamessches Bündel)

Die bei LGL-Syndrom (LOWN, GANONG, LEVINE, 1952) in 20–30% der Fälle gehäuft vorkommenden Tachykardien lassen sich pathogenetisch weniger klar einordnen. Welche der in Tab. 1.**26** erwähnten Mechanismen an der Entstehung des Syndroms und der Tachykardien beteiligt sind, ist weitgehend unbekannt. Das LGL-Syndrom (Abb. 1.**25**) wird im EKG in 1–3% der Fälle eines gemischten Krankengutes als Verkürzung der PQ-Zeit auf 0,12 s oder weniger registriert, die allein auf eine verminderte AH-Zeit im His-Bündel-Elektrogramm zurückzuführen ist. Frauen mittlerer Altersstufen sind bevorzugt betroffen.

Häufigkeit

Unter Einbeziehung der Sinusarrhythmien und der einzelnen, harmlosen, ventrikulären Extrasystolien kommen Erregungsbildungsstörungen des Herzens *bei praktisch allen Menschen*, abhängig von Lebensalter, Konstitution, Nikotingenuß u. a., mehr oder weniger ausgeprägt vor. Die Erregungsbildungsstörungen stellen deshalb wegen ihrer Häufigkeit ein praktisch wichtiges, therapeutisches

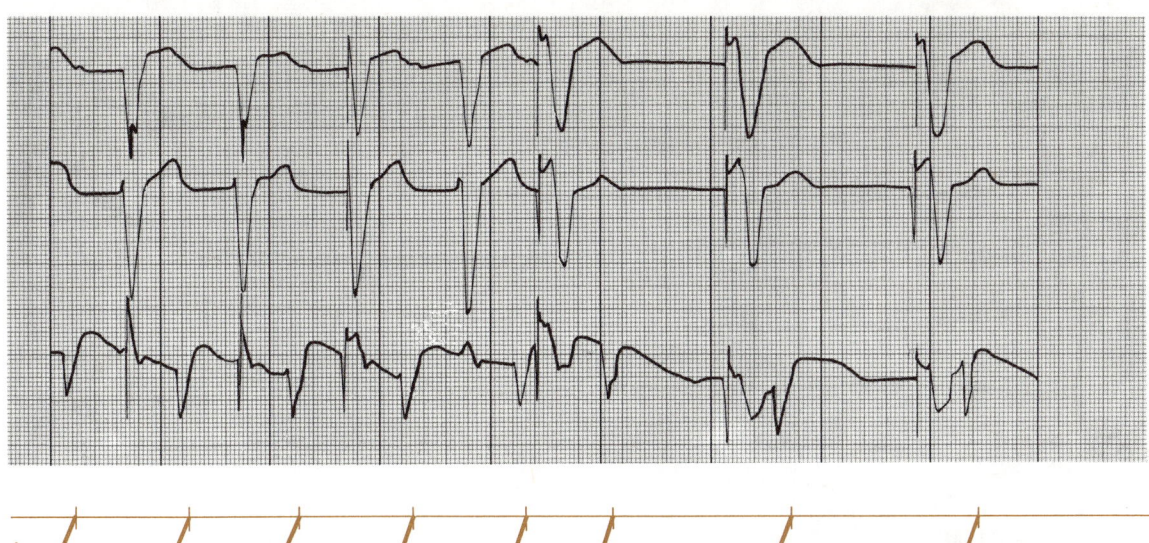

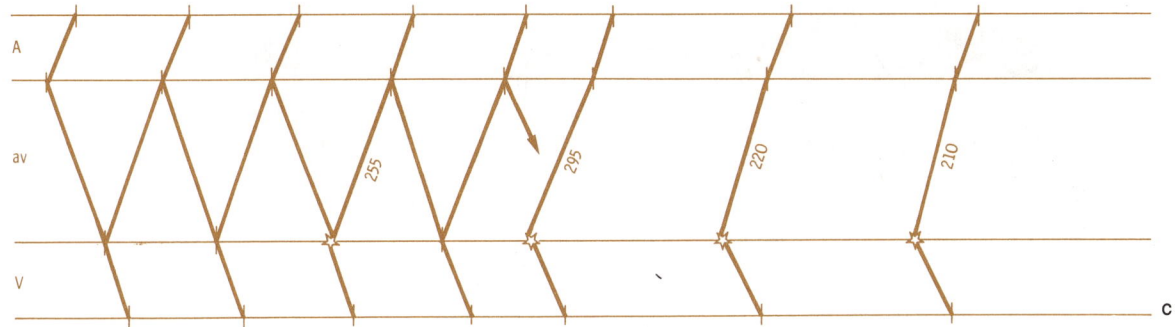

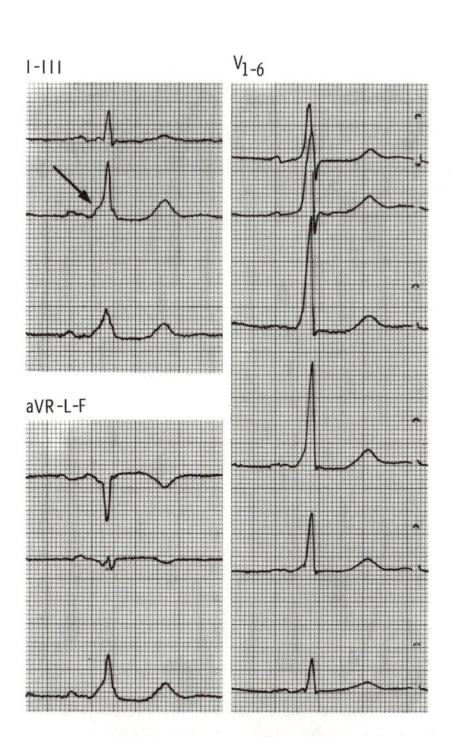

Abb. 1.**23** Typisches WPW-Syndrom bei 62jährigem Mann. Angina pectoris infolge paroxysmaler Tachykardien bei Koronarsklerose. Präexzitation der Kammern (Pfeil). PQ auf 0,11 s verkürzt. Sternal-positiver Typ (R-Zacke in V$_1$ positiv = Typ A)

1.72 Krankheiten des Herzens

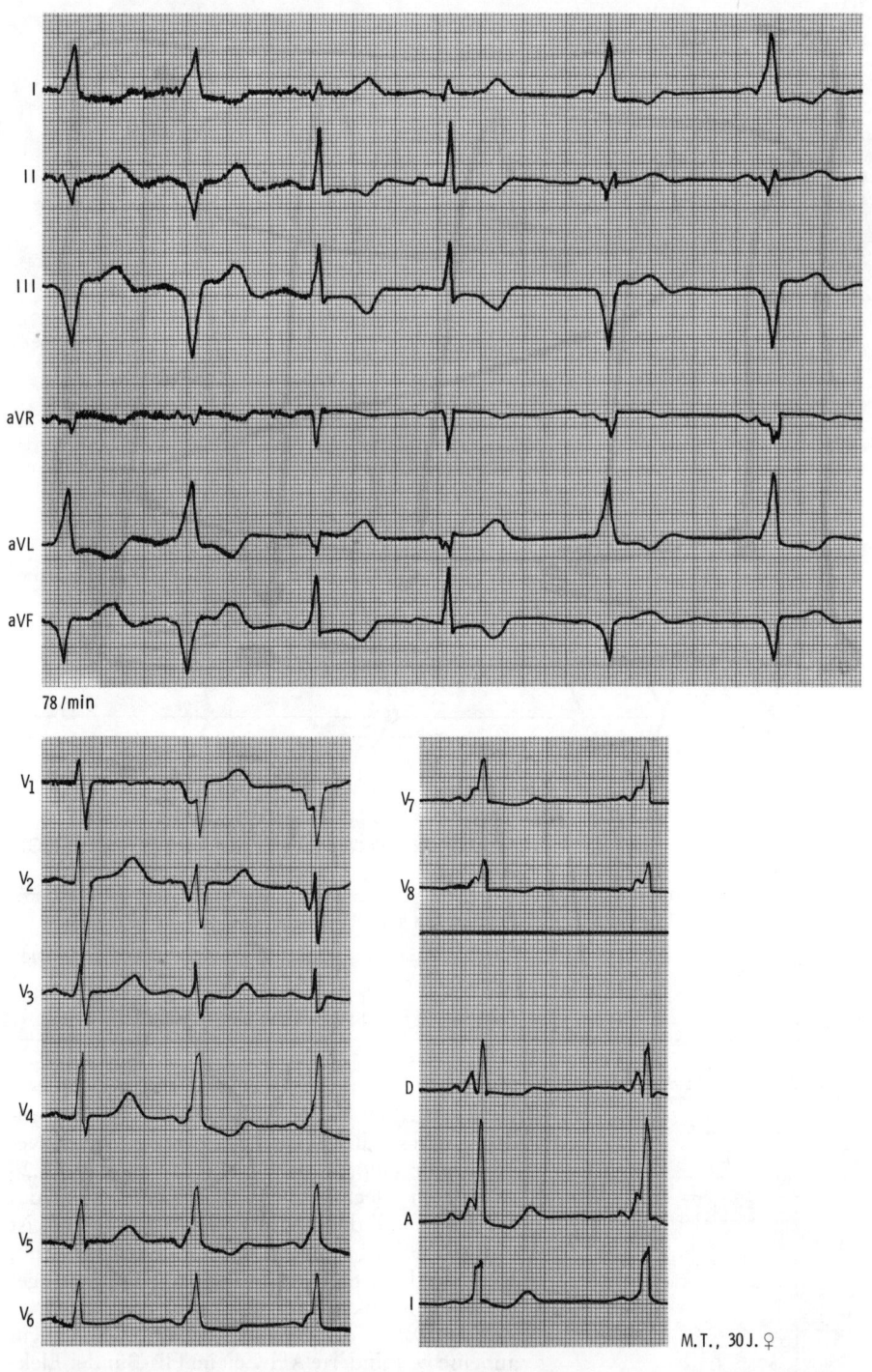

Abb. 1.24 Intermittierendes WPW-Syndrom vom sternal-negativen Typ B. In den Extremitätenableitungen (oben) nur 3. und 4. Schlag normal, sonst typische Verbreiterung von QRS mit Verkürzung von PQ. Wegen der anomalen Ventrikelerregung über das zusätzliche Leitungsbündel auch geänderte Erregungsrückbildung. In den Brustwandableitungen nur 1. Schlag normal

Problem für jeden Arzt dar. Unter der Gesamtzahl der wegen Herzbeschwerden den Arzt aufsuchenden Patienten weisen etwa 8% Vorhofflimmern auf. Vorhofflimmern ist etwa 10mal häufiger als Vorhofflattern. Das Spektrum der Patienten mit Vorhofflimmern (Abb. 1.26) umfaßt paroxysmale und chronische, essentielle und symptomatische sowie tachykarde und bradykarde Formen.
Im eigenen Krankengut der Patienten mit Herzrhythmusstörungen litten 5% an manifestem oder latentem „Syndrom des kranken Sinusknotens". Sinusextrasystolen bei instabiler Sinusknotenfunk-

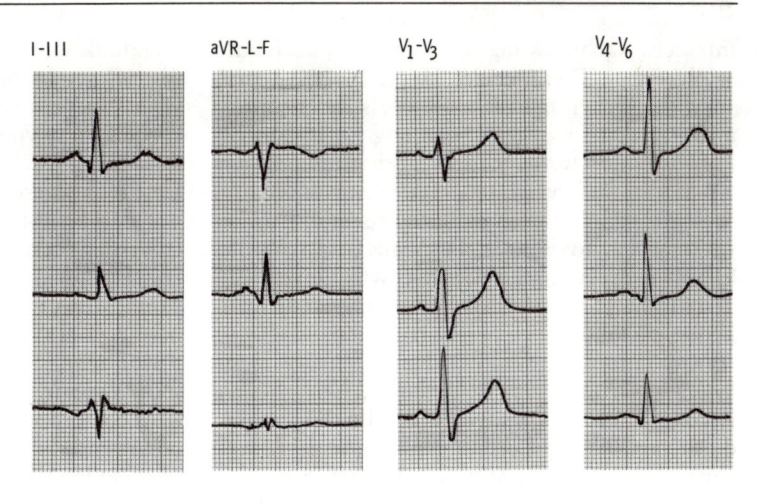

Abb. 1.25 Lown-Ganong-Levine-Syndrom (LGL) mit typischer Verkürzung von PQ auf 0,11–0,12 s. QRS unverändert

tion gehören zu den am seltensten vorkommenden Rhythmusstörungen. Für das Vorkommen von Asystolien des Sinusknotens fehlen Belege, da am Menschen keine Möglichkeit der differentialdiagnostischen Abtrennung vom sinuaurikulären Block besteht.

Vorkommen

Sinustachykardien treten im Rahmen des hyperkinetischen Herzsyndroms überwiegend bei jüngeren, Sinusbradykardien als Teil des Syndroms der „kranken Sinusknotens" ganz bevorzugt bei älteren Menschen auf. Vorhofextrasystolen, Vorhofflimmern und -flattern kommen, entsprechend dem bevorzugten Auftreten der Mitralstenose, in jüngeren Lebensjahrzehnten bei Frauen häufiger vor, während das männliche Geschlecht in höheren Altersklassen überwiegt, wobei dann die Myokardfibrose und Koronarsklerose als hauptsächliche Ursachen anzutreffen sind. Auch polytope ventrikuläre Extrasystolen und ventrikuläre Tachykardien (Kammerflattern, -flimmern) werden häufiger beim Mann angetroffen, wahrscheinlich wegen der häufiger vorkommenden koronaren Herzkrankheit mit Herzmuskelnekrosen, hypoxischen Gebieten und Aneurysmen, während supraventrikuläre paroxysmale Tachykardien bei klinisch sonst normalem Herzen häufiger bei Frauen festgestellt werden. Kurzdauernde Asystolien oder Sinusbradykardien finden sich beim hypersensitiven Karotissinussyndrom (s. dort).

Ätiologie

Fast immer entstehen die Erregungsbildungsstörungen als *Symptom einer Grundkrankheit*. Sinustachykardien werden bei vegetativen Dysregulationen (oft nur nach orthostatischer oder körperlicher Belastung), bei Hyperthyreosen, Anämien, Dysionämien, Intoxikationen, fieberhaften Erkrankungen, Phäochromozytom, Herzklappenfehlern, Herzinsuffizienz, intrakraniellen Prozessen, arteriovenösen Fisteln, Myokarditis beobachtet. Sinusbradykardien entstehen infolge Koronarsklerose, Myokarditis, erhöhten Hirndrucks, unter

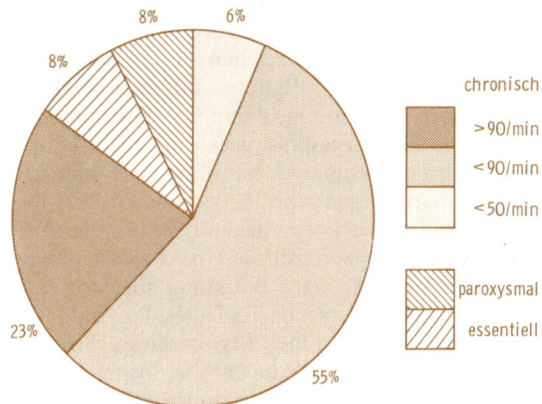

Abb. 1.26 Relative Häufigkeit der verschiedenen Erscheinungsformen des Vorhofflimmerns (Med. Universitäts-Klinik Münster)

dem Einfluß vagotoner Einstellung (medikamentös, körperliches Training), durch Einwirkung von Lokalanästhetika, bei Myxödem, Hypophyseninsuffizienz u. a. Die Instabilität der Sinustätigkeit mit meist völlig regelloser Erregungsbildung, die „Sinusextrasystolie", kommt nur bei herzkranken Patienten vor. Die Entstehung supraventrikulärer paroxysmaler Tachykardien wird durch vegetative Übererregbarkeit gefördert. Sehr oft liegt bei diesen Patienten kein nachweisbares organisches Herzleiden vor. Digitalisüberdosierung kann sich typisch als paroxysmale Vorhoftachykardie mit atrioventrikulärem Block I.–II. Grades äußern, außerdem als Extrasystolie (auch des Vorhofs), Vorhofflimmern und -flattern. Bei ventrikulären paroxysmalen Tachykardien liegen dagegen fast stets organische Herzmuskelläsionen vor, so Myokarditis, Herzinfarkt, Narben. Die Auslösung tachykarder Anfälle kann durch psychische Belastungen geschehen.

Das Vorhofflimmern (und -flattern) gehört zum typischen Bild der Mitralstenose bereits mittleren Schweregrades. Entgegen früheren Auffassungen führt die reine Mitralinsuffizienz erst in späten Stadien zum Vorhofflimmern. Dieses tritt häufig auf bei Hyperthyreose, Koronarsklerose, grippalen

Infekten. Nach Abklingen des Infektes, auch nach erfolgreicher Therapie der Hyperthyreose, persistiert die Arrhythmie nicht selten als Restsymptom und erfordert spezielle Behandlung. Sonst normale Herzbefunde werden bei Vorhofflimmern in 5–8% der Fälle festgestellt. Dabei tritt die Rhythmusstörung initial meist anfallsweise auf. Überanstrengungen, toxische Einwirkungen (Tabak, Alkohol) und psychische Affektschwankungen werden für die Auslösung der Arrhythmie verantwortlich gemacht, die auch persistieren kann.

Vorhofflattern wird außer durch primäre Herzkrankheiten auch durch Traumen, Operationen, Alkoholintoxikation sowie Digitalis- und Chinidintherapie des Vorhofflimmerns verursacht.

Vorhofextrasystolen, die von heterotopen Erregungsbildungszentren in der Muskulatur, seltener dem Atrioventrikulargewebe ausgehen, können erfahrungsgemäß als Vorzeichen der Entwicklung von Vorhofflimmern (-flattern) aufgefaßt werden, so daß sie in der Ätiologie damit übereinstimmen.

Monotope Kammerextrasystolen mit nicht häufigem Auftreten kommen oft ohne jede klinisch nachweisbare, organische Herzkrankheit vor. Ihr Verschwinden bei körperlicher Belastung spricht keineswegs für eine harmlose Ursache, wie umgekehrt ihr Auftreten nach Belastung aber auf eine sicher organische Ursache hindeutet. Polytope Extrasystolen entstehen bei Myokarditits, Herzinfarkt, Herzinsuffizienz, Alupentüberdosierung.

Zu lange Diastolendauer bei Sinusrhythmus kann Veranlassung zum Anspringen nachgeordneter Zentren mit sogenannten Ersatzsystolen geben. Die Ätiologie betrifft damit die Ursachen der Bradykardie.

Für das Kammerflimmern und -flattern gelten die bei Kammertachykardie angeführten ätiologischen Gesichtspunkte.

Ob es eine „funktionelle" Kammerextrasystolie gibt oder ob nicht doch stets organische Veränderungen kleiner Areale verantwortlich sind, kann man im Hinblick auf die heute überwiegend akzeptierte Pathogenese mit Wiedereintritt der Erregung noch nicht entscheiden.

Krankheitsbild

Da Erregungsbildungsstörungen fast stets Symptom einer Grundkrankheit sind, bestimmt diese oft das klinische Gesamtbild. Andererseits stellen die häufig vorkommenden Fälle mit „essentiellen", paroxysmalen Tachykardien und evtl. Extrasystolen (s. Pathogenese) nicht selten wegen ihrer subjektiv empfundenen Beschwerden oder feststellbaren Folgen für die Hämodynamik schon allein therapeutische Aufgaben. In der Intensivmedizin steht die unmittelbare Therapie der Erregungsbildungsstörungen – ohne Rücksicht auf die Ätiologie – sehr oft im Vordergrund.

Anamnese

Je nach Art der Rhythmusstörung sind die Angaben der Patienten sehr verschieden. Die auf die Herzfunktion zu beziehenden Angaben betreffen überwiegend Störungen der Kammertätigkeit. Sensible Patienten spüren aber auch die gestörte Synchronisation von Vorhof und Kammer bei paroxysmalen Tachykardien wenig über der normalen Frequenzgrenze. Die verlängerte Diastole und der stärkere folgende Herzschlag nach Extrasystole werden oft als „Herzstolpern" angegeben. Häufige Extrasystolen fördern bei älteren Patienten, zumal wenn sie als polytope Formen infolge organischer Herzmuskelveränderungen auftreten, die Ausbildung der Herzinsuffizienz (Atemnot, Husten, Ödeme, Leistungsschwäche). Auch Bradykardien vom Sinusknoten oder vom Atrioventrikulargewebe können bei vorgeschädigtem Herzen bereits bei Frequenzen wenig unter 50/min zur manifesten Herzinsuffizienz führen. Besonders beim Altersherz ist eine genügend hohe Frequenz zur Aufrechterhaltung eines normalen Herzzeitvolumens notwendig.

Bei paroxysmalen Vorhof- und Kammertachykardien steht meist das Symptom des Herzklopfens, gepaart mit ängstlicher Spannung, im Vordergrund. Supraventrikuläre paroxysmale Tachykardien mit rhythmischer Schlagfolge können über viele Jahrzehnte ohne Symptome der Herzinsuffizienz verfolgt werden. Bei ventrikulären paroxysmalen Formen, deren Ursache fast stets ein organisches Herzleiden ist, werden dagegen amamnestisch häufiger Zeichen der Herzdekompensation angegeben. Chronisches Vorhofflimmern tritt häufiger bei Patienten mit rheumatischem Fieber in der Anamnese auf, besonders in jüngeren Alterslassen. Es äußert sich subjektiv in unangenehm unregelmäßiger Kammertätigkeit. Bei Tachyarrhythmia absoluta können während Belastungssituationen Kammerfrequenzwerte über 200/min erreicht werden, wobei oft Zeichen der Herzinsuffizienz hinzutreten. Diese wird zuerst als Schwindel oder Atemnot bemerkt. Chronisches Vorhofflattern zeichnet sich demgegenüber durch eine festere Koppelung mit konstanteren Überleitungsraten aus, so daß die Herztätigkeit regelmäßiger ist. Bei 2 : 1-Überleitung der Vorhöfe auf die Kammern, wie sie nicht selten vorkommt, besteht bei den Patienten der Eindruck regelmäßiger Herztätigkeit, gelegentlich ohne Beschwerden. Die 1 : 1-Überleitung bei Vorhofflattern, bei der Frequenzen um 250/min beobachtet werden, führt nicht selten zu akutem Herzversagen. Entsprechend schwer ist das klinische Bild. – Paroxysmal auftretendes Vorhofflimmern trifft die Patienten meist unvorbereitet durch eine prophylaktische Medikation und beeindruckt sie deshalb entsprechend. Meist besteht dann eine Tachyarrhythmia absoluta mit Pulsdefizit.

Transitorisches Kammerflattern oder -flimmern führt zu plötzlichen Zuständen kürzerer oder längerer Bewußtlosigkeit, die nach Wiedereinsetzen der Herzfunktion scheinbar folgenlos verschwinden kann.

Befunde

Die vollständige Diagnose beruht in fast allen Fällen auf der Auswertung elektrokardiographischer Registrierungen. Nur in wenigen Fällen, z. B. bei einzelnen Extrasystolen oder der respiratorischen Arrhythmie, genügt die Pulspalpation oder die Auskultation des Herzens. Auch Vorhofflimmern läßt sich nicht sicher palpatorisch feststellen, da häufige ventrikuläre Extrasystolen bei Sinusgrundrhythmus zu gleicher arrhythmischer Kammertätigkeit führen können.

Wandern eines Vorhofschrittmachers kann erfolgen, ohne daß gleichzeitig eine Änderung der Kammerschlagfolge sichtbar wird. Bei Negativwerden von P in Ableitung II und III ist die Verkürzung von PQ auffällig, woraus auf die Übernahme der Erregungsbildung durch Zentren in Nähe des Atrioventrikularknotens zu schließen ist. Dies gilt jedoch nur unter der Voraussetzung einer konstant bleibenden Leitungsgeschwindigkeit im Vorhofgewebe. Im Kindesalter werden Elektrokardiogramme mit wanderndem Schrittmacher häufiger registriert, ohne daß dem Befund pathologische Bedeutung beigemessen wird. Liegt gleichzeitig eine Tachykardie vor ("multifokale Vorhoftachykardie"), ist die Prognose ernster zu stellen, da diese Arrhythmieform meist im Rahmen einer organischen Herzkrankheit, z. B. Myokarditis, auftritt.

Das „Syndrom des kranken Sinusknotens" tritt in verschiedenen Erscheinungsformen auf. Die latente Erkrankung kann nur durch Belastungstests erkannt werden, z. B. während Ergometrie, nach Schrittmachertachykardie (Abb. 1.**27**) oder an der mangelhaften Frequenzreaktion nach Injektion von Atropinsulfat oder Alupent. Nicht nur die schwere Sinusbradykardie gehört zur manifesten Form, sondern auch das Bradykardie-Tachykardie-Syndrom sowie Vorhofflimmern infolge Sinusbradykardie. Die sinuaurikuläre Blockierung weist Beziehungen zur schlechten Sinusknotenfunktion auf. Komplizierend kommen oft Ersatzrhythmen des Vorhofs oder der Kammer vor, besonders bei Belastung.

Die Diagnose des *Vorhofflimmerns* bereitet elektrokardiographisch selten Schwierigkeiten, da die stets wechselnden QRS-Abstände bei diastolisch sichtbaren unregelmäßigen Oszillationen, häufig kombiniert mit solchen höherer Amplitude (Flimmern-Flattern), ein charakteristisches Bild bieten. Bei Fehlen derartiger Schwankungen in Diastole, dem „Mikroflimmern", kann die Diagnose jedoch Probleme bieten, besonders wenn die QRS-Abstände nicht erheblich wechseln. Zur Klärung trägt dann das Ösophagus-EKG oder das intraatriale EKG bei. Letzteres kann mit der Einschwemmkathetertechnik registriert werden.

Es ließ sich zeigen, daß ein Pulsdefizit bei Vorhofflimmern stets bei Kammerfrequenzen über 100/min auftritt, besonders im Stehen, weniger bei leichter körperlicher Belastung, offensichtlich wegen Veränderungen des venösen Rückstroms mit Auswirkungen auf die Kammerfüllung. Im geriatrischen Krankengut kann man jahrzehntelange Verläufe beobachten, ohne daß die Prognose quoad vitam wesentlich durch diese Rhythmusstörung beeinträchtigt ist. Allerdings besteht die Gefahr arterieller Embolien, auch bei der essentiellen Form des Vorhofflimmerns.

Vorhofflattern kommt mit konstanter sowie inkonstanter, langsamer oder schneller Überleitung vor. Diagnostische Unklarheiten gegenüber paroxysmalen Tachykardien entstehen nicht selten bei schnellen Formen mit regelmäßiger Überleitung auf die Kammern. Oft führt dann der Karotissinusdruck zur Klärung, durch den via Vagusreiz eine stärkere Blockierung im Atrioventrikulargewebe erfolgt. Mit antiarrhythmischen Substanzen kann eine chemische Blockierung der Überleitung vorgenommen werden.

Vorhofextrasystolen werden in ihrer häufigsten Form an ihrer Vorzeitigkeit, dem verformten P und dem folgenden normalen QRS-Komplex er-

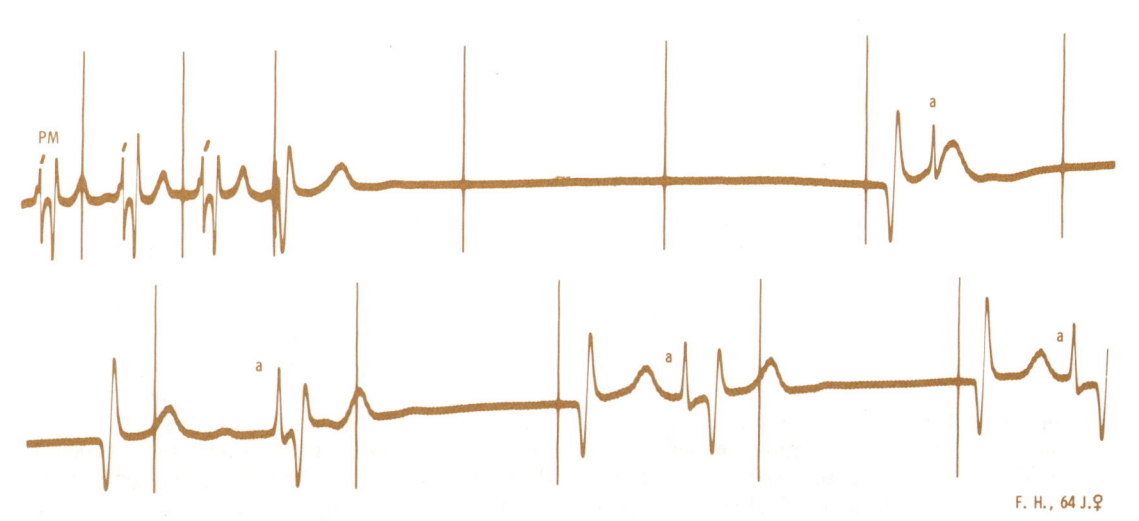

Abb. 1.27 Nachweis eines „kranken Sinusknotens" durch schnelle Vorhofstimulation. Nach Beendigung der Stimulation Asystolie über 3 s. PM = Pacemakerimpuls, a = Vorhofpotential. Intrakardiale Ableitung des EKG

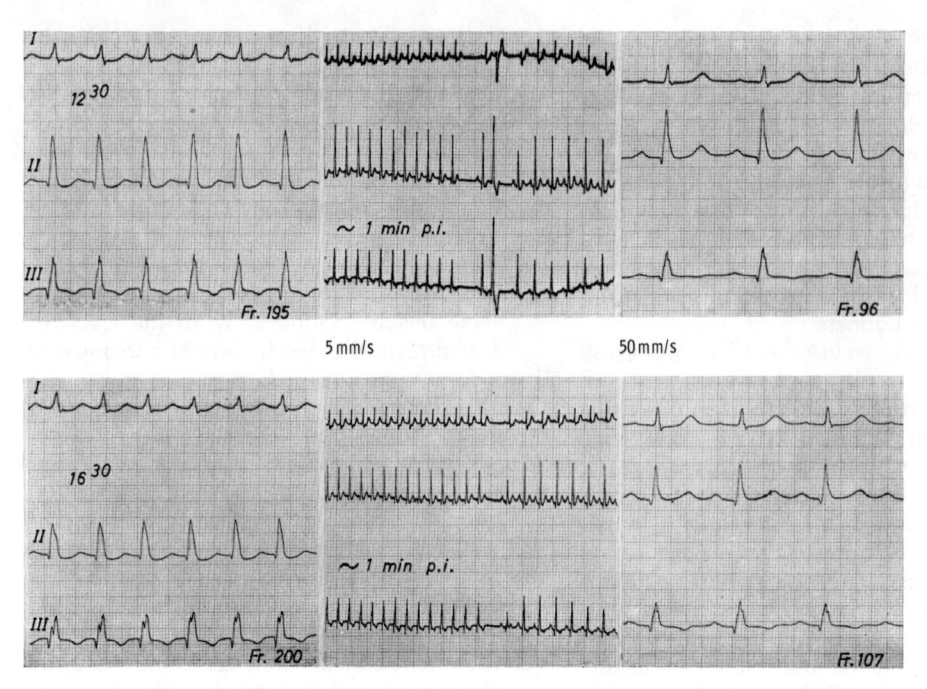

Abb. 1.28 Paroxysmale supraventrikuläre Tachykardie. Nach 5 mg Isoptin i. v. (Injektion innerhalb 20 s) sofortige Rückkehr zum Sinusrhythmus, dem in typischer Weise eine Kammerextrasystole vorausgeht. Nachmittags Rezidiv mit ebenfalls erfolgreicher Isoptinbehandlung (25jähriger Patient, sonst gesund)

kannt. Die P-Welle ist negativ in den Ableitungen II, III und AVF bei tieferem Ursprung im Vorhof.
Supraventrikuläre paroxysmale Tachykardien können von allen Strukturen der Vorhöfe ausgehen, doch läßt sich der Ursprungsort meist nicht exakt lokalisieren. Nach SPANG (1957) besteht auch kein Grund, den Sinusknoten als Ursprungsort auszuschließen. Vom Gewebe in Nähe des Sinusknotens werden die „paroxysmalen Vorhoftachykardien mit Block" ausgelöst, die meist eine mittlere Vorhoffrequenz um 160/min aufweisen. Bei 1 : 1-Überleitung auf die Kammern wechselt der PQ-Abstand nicht selten. Die P-Wellen werden oft durch die QRS- oder T-Abschnitte des EKG verdeckt und können dann nur durch ösophageale oder intraatriale Registriertechnik bzw. nach provozierter Verlängerung der PQ-Strecken (reflektorisch-medikamentös) dargestellt werden. Da Herzglykoside derartige Tachykardien auslösen können, sind Zeichen der Digitaliswirkung nicht selten gleichzeitig nachzuweisen. Das Wiedereintrittsphänomen am Beginn einer paroxysmalen supraventrikulären Tachykardie läßt sich mit klinischen Mitteln nicht nachweisen, man kann es jedoch annehmen, wenn Extrasystolen initial bemerkt werden und es gelingt, durch Extrasystolen eine Verlängerung der Refraktärphase der beteiligten Leitungswege bzw. eine Beendigung des Anfalls zu erreichen (Abb. 1.28). Die Kammerfrequenzen betragen bei paroxysmaler supraventrikulärer Tachykardie um 180–220/min, bei älteren Patienten weniger und sind evtl. nur gering höher als der normale Sinusrhythmus.

Ein Umschalten der Führung vom Sinusknoten auf den Atrioventrikularknoten unter mittlerer Frequenzsteigerung kommt gelegentlich bei jüngeren Personen während Belastungssituationen vor. Die P-Welle kann leichter erkannt werden als bei der typischen supraventrikulären paroxysmalen Tachykardie. Es ist üblich, bei P vor QRS den oberen, bei P in QRS den mittleren und bei P nach QRS den unteren Atrioventrikularknoten als Ursprungsort zu benennen. Da die Leitungsgeschwindigkeit differieren kann, entbehrt diese Einteilung der Sicherheit. Extrasystolische Formen paroxysmaler Vorhoftachykardien kommen seltener vor.
Paroxysmale Kammertachykardien können zwar als „benigne" Form auftreten, also ohne schlechte Prognose, doch sind sie meist Folge einer schweren organischen Herzerkrankung, deren Zeichen im anfallsfreien EKG erkennbar werden. Das EKG weist stets eine Verbreiterung von QRS über 0,12 Sekunden, oft mit Knotenbildungen, auf. Wie bei Kammerextrasystolen ist die T-Welle dem QRS-Vektor entgegengerichtet, ohne abgrenzbares ST-Segment. Die P-Wellen sind bei einigen Formen und guter Registriertechnik als unabhängig vom QRS-Rhythmus zu erkennen. Das EKG nach einem länger dauernden Anfall zeigt oft das „Posttachykardiesyndrom" mit Störungen der Erregungsrückbildung, die sich langsam und kontinuierlich innerhalb von Stunden bis Tagen normalisieren. Nach dem elektrokardiographischen und klinischen Bild kann man zwischen extrasystolischer, parasystolischer und rekurrierender Kammertachykardie unterscheiden. Am häufigsten ist die

extrasystolische Kammertachykardie, bei der die Kammerkomplexe identisch mit denen vorhergehender Kammerextrasystolen sind. Bei der parasystolischen Form konkurrieren zwei Erregungsbildungszentren, von denen das eine, meist ventrikuläre, nicht durch den Grundrhythmus entladen wird und so außerhalb der Refraktärphase der umgebenden Kammermuskulatur zur Systole führen kann. In der Regel kommen ventrikuläre Parasystolien bei Sinusrhythmus oder Vorhofflimmern vor. Die rekurrierende Form zeichnet sich durch kurze Intervalle mit wenigen Schlägen im Sinusrhythmus zwischen den Paroxysmen aus. Auf die Schwierigkeiten in der Differentialdiagnose der Kammertachykardien gegenüber supraventrikulären Formen wird unten näher eingegangen.

Kammerextrasystolen bilden sich im EKG mit übernormal breitem QRS bei fehlendem vorhergehendem P und diskordantem T ab. Die P-Welle folgt oft dem QRS-Komplex mehr oder weniger gut sichtbar in den konventionellen Ableitungen. Sie läßt sich mit der Ösophaguselektrode fast stets gut darstellen. Die Deformierung der QRS- und T-Abschnitte richtet sich in ihrer Form nach dem Reizursprungsort (rechter Ventrikel, linker Ventrikel, Septum). Bei Reizbildung in einem Zweig des His-Bündels ähnelt die Form dem Schenkelblockbild. Kammerextrasystolen werden als „interponiert" bezeichnet, wenn sie in der Mitte der Diastole zwischen zwei normalen Sinusschlägen einfallen, ohne daß diese im Abstand voneinander verändert sind. In einigen Fällen kann man PQ-Verlängerungen postextrasystolisch beobachten, die sich nach einem oder mehreren Schlägen zurückbilden. Meist jedoch ist ihr vorzeitiger Einfall von verzögerter normaler Sinuserregungsbildung im Sinne einer kompensatorischen Pause gefolgt, wobei der RR-Abstand zweier Normalschläge etwa 50% des Abstandes zwischen den R-Zacken vor und nach dem Extraschlag beträgt. Die Diagnose einer Kammerextrasystole ist aus folgenden Gründen aber oft in Zweifel zu ziehen: Supraventrikuläre Extrasystolen mit anomaler Erregungsausbreitung können ähnliche Deformierungen von QRS aufweisen, wobei die P-Welle im vorhergehenden T-Stück möglicherweise verborgen ist. Es besteht auch die Gelegenheit der Impulsbildung im Stamm des His-Bündels mit normaler Erregungsausbreitung, so daß ein ungestörter QRS-Komplex registriert wird. Bei variierender Koppelungszeit sollte der Verdacht auf Parasystolie gestellt werden. *Polytope (multifokale) Kammerextrasystolen* kommen bei organischen Herzerkrankungen in verschiedener Form vor. Das EKG zeigt ggf. eine Vielfalt der QRS-Abschnitte.

Kammerflattern erkennt man elektrokardiographisch an großen, schnellen, gleichmäßigen, sinusartigen Exkursionen ohne näher analysierbare QRS- oder T-Abschnitte. Es kann zwar mehrere Minuten lang ohne bleibende Folgen und auch nach wiederholtem Vorkommen überlebt werden, da eine geringe koordinierte Herzleistung noch besteht. Der Übergang in *Kammerflimmern*, das durch unregelmäßige, schnell oszillierende Potentiale charakterisiert ist, kommt häufig vor. Es kann wegen der völlig sistierenden Herzfunktion nicht länger als es der Überlebenszeit der wichtigsten von der Blutzufuhr abhängigen Organe entspricht, toleriert werden.

Besondere Untersuchungsmethoden

Die Registrierung der Rhythmusstörung im EKG ist entscheidend für die Diagnose. Gelingt diese in der Praxis nicht und scheint die Aufklärung wichtig, kann man den Patienten Miniaturtaschenbandspeicher zur Selbstauslösung des Registriervorganges mitgeben oder das EKG telefonisch übertragen lassen. Auch kurzdauernde, nur im häuslichen oder beruflichen Milieu auftretende Arrhythmien lassen sich so erfassen. In einigen Fällen müssen zur quantitativen Erfassung Dauerregistrierungen vorgenommen werden. Auch dies ist jetzt mit portablen Geräten möglich. Für die Differentialdiagnose der Tachykardien spielt die Zuordnung des P zum QRS des EKG oft eine entscheidende Rolle. Mit *Ösophaguselektroden*, noch besser mit *intrakardialen Elektroden*, können P-Wellen hoher Amplitude aufgenommen werden. Die *Einschwemmkathetertechnik* erlaubt die Anwendung der unipolaren, intrakardialen EKG-Registrierung am Krankenbett.

Mit mehreren Sonden in verschiedener Höhe des Ösophagus oder einer Sonde mit mehreren Ableitungen lassen sich oft Aufschlüsse über Ursprung und Richtung der Vorhofpotentiale gewinnen.

Sehr einfach läßt sich ein Ösophagus-EKG durch eine dünne Polyäthylensonde, die mit physiologischer NaCl-Lösung als Elektrolytbrücke gefüllt ist, erfassen. Am Sondenende wird ein Wattepfropf angebracht, der als Elektrode dient.

Neuerdings können mit Hilfe des His-Bündel-EKG, einer allerdings invasiven Methode, noch exaktere Analysen erfolgen (s. S. 1.83 f.).

Das Studium auch der retrograden Überleitung im Atrioventrikularknoten mit diesen Methoden hat die Schwierigkeiten der Differentialdiagnose paroxysmaler Tachykardien aus dem Oberflächen-EKG besonders offengelegt. Nur bei einer im Vergleich zur Vorhoffrequenz schnelleren Kammerschlagfolge kann man mit Sicherheit einen Ursprung der Reizbildungsstörungen in den Kammern annehmen. Da alle Formen der retrograden Blockierung vorkommen, darf man auch aus der zeitlich engen Beziehung von P zum QRS nicht auf eine antegrade Überleitung schließen. In den meisten Fällen wird man sich deshalb in der Klinik mit Wahrscheinlichkeitsdiagnosen begnügen müssen, wenn ätiologische Hinweise fehlen (z. B. Kontrastmittelinjektion in das Myokard bei der Herzkatheterisierung). Somit können auch die klinisch-physikalischen Zeichen, wie Auskultation der Herztöne oder Beobachtung des Jugularvenenpulses, hier nicht die Differentialdiagnose erleichtern.

Eine supraventrikulär ausgelöste paroxysmale Tachykardie kann nach elektrokardiographischen Gesichtspunkten mit Wahrscheinlichkeit angenommen werden, wenn der Beginn nach vorzeitiger oder ektopischer P-Welle erfolgt, das Intervall R-P kürzer ist, als es zur retrograden Überleitung nötig wäre (< 0,11 Sekunden), Frequenz und QRS-Komplex identisch mit früheren Anfällen sind oder Verlangsamung oder Beendigung der Tachykardie durch Vagusreiz möglich ist. Liegt der Verdacht auf ein intermittierendes oder latentes Syndrom des „kranken Sinusknotens" vor, kann in vielen Fällen durch schnelle Vorhofstimulation über einen in den rechten Vorhof perkutan eingebrachten Katheter der Nachweis geführt werden (Abb. 1.27).

Komplikationen

Wie statistische Erhebungen gezeigt haben, kommt „plötzlicher Tod" bei Patienten mit Zustand nach Herzinfarkt signifikant häufiger vor, wenn eine chronische Kammerextrasystolie mit polytopem Ursprung, frühzeitigem Einfall des Extraschlages oder als Parasystolie besteht. Die Therapie scheint hier deshalb besonders wichtig, wie man umgekehrt bei Extrasystolie älterer Menschen auf Zeichen eines überstandenen Herzinfarktes achten sollte. Unter den supraventrikulären Erregungsbildungsstörungen ist das *Vorhofflimmern* mit einer *Emboliehäufigkeit* von 20–30% behaftet, wobei Hirnembolien, Nierenembolien, reitende Embolien auf der Aortenbifurkation u. a. oft zu bleibenden und schweren Organstörungen führen oder sogar zum plötzlichen Exitus letalis. So sind 10–20% aller plötzlichen Herztodesfälle bei Mitralklappenfehlern durch Embolien bei Vorhofflimmern bedingt. In 2–3% aller plötzlichen Herztodesfälle ohne andere Erklärung werden bei Vorhofflimmern Komplikationen durch arterielle Embolien angenommen. Die Emboliehäufigkeit nach Chinidinkonversion zum Sinusrhythmus wird mit 1–2% veranschlagt.

Die Tachyarrhythmia absoluta bei Mitralstenose bewirkt eine akute Drucksteigerung im venösen System vor beiden Ventrikeln. Bei ausgeprägter Drucksteigerung im linken Vorhof und im Lungen-Kapillargebiet kann Atemnot infolge Transsudation aus den Lungenkapillaren in das Interstitium mit O_2-Austauschstörung oder auch Füllung der Alveolen mit Blutflüssigkeit, das klinische Bild des *Lungenödems,* auftreten.

Weitere, oft erhebliche Komplikationen ergeben sich im Zusammenhang mit der medikamentösen Therapie.

Jedes Pharmakon, das sich zur Beseitigung von Extrasystolen auf dem Boden des Re-entry-Mechanismus eignet, kann auch Extrasystolen und Tachykardien hervorrufen, indem z. B. eine latente

Tabelle 1.27 Häufigste Erregungsbildungsstörungen und medikamentöse Therapie (β-Rezeptoren-Blocker = β–B)

Tachykardie Rhythmusstörungen	Therapie Soforttherapie i.v.	Dauertherapie	Bemerkungen
Sinustachykardie	β–Blocker	β–Blocker	Therapie oft nicht notwendig bzw. kontraindiziert (z. B. Fieber) kausal: Sedativa, Thyreostatika, Digitalis u. a.
Vorhofextrasystolie	Isoptin, β-Blocker, Gilurytmal	Chinidin, Cordichin, Neo-Gilurytmal, Rytmonorm, Rythmodul	Therapie oft nicht notwendig, oft therapieresistent
Vorhofflimmern (Verminderung der Kammerfrequenz)	Isoptin, β–Blocker, Dilzem	Digitalis, Kombination mit β–Blocker, Isoptin, Dilzem, Regularisierung: Cordichin	Elektroschock zur Regularisierung, 90% Erfolg Cordichin, s. Text
Vorhofflattern (Verminderung der Kammerfrequenz)	Isoptin, β–Blocker, Dilzem	Digitalis, β–Blocker, Isoptin, Dilzem, Cordichin	Chinidin kontraindiziert, Regularisierung: Elektroschock
Supraventrikuläre paroxysmale Tachykardie	Isoptin, β–Blocker, Dilzem, Digitalis, Rytmonorm, Tambocor	Isoptin, β–Blocker, Dilzem, Rytmonorm, Tambocor	Dauerprophylaxe oft schwierig. Elektroschock bei erfolgloser medikamentöser Therapie
Kammerextrasystolie Kammertachykardie	Xylocain, Diphenylhydantoin, Amidonal, Tambocor, Gilurytmal, Mexitil	Tambocor, Rytmonorm, Neo-Gilurytmal, Mexitil, Cordarex, Amidonal	Bei Extrasystolie: Therapie oft nicht notwendig, oft kausale Therapie möglich. Bei Flattern, Flimmern und Tachykardie: Elektroschock

Störung der Erregungsleitung durch pharmakologische Depression manifest wird und ein unidirektionaler Block (Abb. 1.21b) entsteht. Tatsächlich wurden nach Anwendung fast aller Antiarrhythmika derartige Komplikationen schon beschrieben.

Therapie und Prophylaxe

Die *Behandlung der Grundkrankheit* einer Erregungsbildungsstörung, wie die operative Beseitigung einer Mitralstenose, eine antirheumatische und antibiotische Therapie einer Myokarditis, eine Normalisierung der Schilddrüsenüberfunktion durch Thyreostatika oder Operation bei Hyperthyreose, Absetzen von Digitalis, Psychotherapie u. a., ist anzustreben. Doch ist diese *kausale Therapie* nur in der Minderzahl der Fälle möglich. Daher muß meistens – besonders wenn ein sofortiger Therapieerfolg notwendig ist – die *symptomatische Therapie* erfolgen. Diese kann durchgeführt werden:

1. über vegetativ-nervale Reflexbahnen und mechanische Reize,
2. als medikamentöse Therapie,
3. als Elektrotherapie.

Der Fingerdruck auf den *Karotissinus,* ebenso wie andere zum Vagusreiz führende Maßnahmen (Bulbusdruck, Brechreiz, Eiswassertrinken, Pressen usw.), führen reflektorisch zur vagalen Bremsung der Herzschrittmacher im Herzvorhof, einschließlich des Atrioventrikularknotens. Die Meinung, daß Druck auf den rechten Karotissinus bevorzugt Tachykardien vom Sinusknoten und auf den linken Karotissinus solche vom Atrioventrikularknoten bessert, können wir nach eigenen Erfahrungen nicht bestätigen.

Durch *mechanische Reize* lassen sich bei Asystolien oder bedrohlichen Bradykardien fast stets Kammerkontraktionen auslösen. Bei fühlbarem Herzspitzenstoß genügt manchmal ein leichter Perkussionsschlag als Reiz, sonst muß ein kräftigerer Handkantenschlag ausgeübt werden. Auch die (früher häufiger angewandte) intrakardiale Adrenalininjektion wirkt z. T. durch den mechanischen Injektionsreiz.

Zur *medikamentösen Therapie* stehen viele Präparate zur Verfügung, deren gebräuchlichste in der Tab. 1.27 enthalten sind. Die Therapie mit ihnen ist z. T. empirisch hinsichtlich der Auswahl der Substanzen und ihrer Dosierung. Einige Leitsätze sind jedoch stets zu befolgen (modifiziert nach Spang).

1. Die Behandlung stellt sehr oft ein therapeutisches Experiment dar, besonders bei den paroxysmalen Tachykardien. Hier gilt für einige Präparate eine Art Alles-oder-Nichts-Gesetz, so für Chinidin, Isoptin, Diphenylhydantoin, bei denen eine bestimmte Dosis keine Wirkung hat, eine geringe Dosiserhöhung zum vollen Erfolg führt.

Tabelle 1.28 Nebenwirkungen der am häufigsten verwandten Antiarrhythmika

	Nicht selten	Selten
Amidonal		Gastrointestinale Symptome Agranulozytose Cholestatischer Ikterus
Chinidin	Gastrointestinale Symptome	Zentral: Ohrensausen, Schwindelgefühl, Kopfschmerzen, Sehstörungen. Allergisch: Thrombozytopenie, Urtikaria, Fieber
Gilurytmal (Neo-)	AV- und intraventrikuläre Blockierungen, Herzstillstand, Blutdrucksenkung	Allergien Cholestatischer Ikterus
Hydantoin	Bradykardie, Blutdrucksenkung	AV-Blockierungen Atemdepressionen
Isoptin		Hypotonie, neg. Inotropie
Mexitil		Zentralnervöse Störungen
Tambocor	Zu Beginn Schwindelgefühl bei hoher Dosis	Akkommodationsstörungen
Rythmodul	Negativ inotrope und anticholinerge Wirkung anderer Präparate verstärkt	
Rytmonorm	Gastrointestinale Symptome, Sehunschärfe	Cholestatischer Ikterus Agranulozytose
Xylocain		Zentral: bei Dosis 1 mg/kg Reizung, Nervosität, Benommenheit, Sehstörungen, Erbrechen, Krämpfe, Depression, Atemlähmung, Kreislaufkollaps, Herzstillstand, Dysarthrie

2. Der Wert alterprobter und neu empfohlener Mittel wird durch Häufigkeit und Schwere ihrer Nebenwirkungen mitbestimmt. Nach ihrem Auftreten ist zu fahnden (Tab. 1.**28**).
3. Das Risiko einer außergewöhnlichen Dosis muß getragen werden, wenn man in einer außergewöhnlichen Situation noch einen Erfolg erzielen will.

Außerdem ist die *besondere Wirksamkeit einzelner Substanzen auf gewisse Herzabschnitte* in therapeutischen Dosen (Tab. 1.**27**) zu beachten.
In der Indikationsstellung zur Therapie der Kammerarrhythmien richtet man sich nach der Lown-Gruppierung. Fälle mit höhergradigen Störungen, ab Lown IIb, sollen behandelt werden (Tab. 1.**29**).
Chinidin liegt seit wenigen Jahren als Depotpräparation vor. Seitdem kommen die früher gefürchteten *kardiotoxischen Störwirkungen nur noch selten* vor, da hohe Serumkonzentrationen vermieden werden. Chinidin eignet sich zur Behandlung vieler tachykarder Arrhythmien, vor allem auch als Mittel zur Beseitigung von Vorhofflimmern sowie zur Rezidivprophylaxe nach Elektrokonversion von Vorhofflimmern. Durch die niedrige Dosis von $3 \times 0,25$ bis $3 \times 0,5$ Chinidinsulfat in Depotform ließ sich bei über 70% der Patienten mit Vorhofflimmern der Sinusrhythmus wieder herstellen. Die Rezidivprophylaxe nach Vorhofflimmern und anderen tachykarden Arrhythmien soll bei einem Serumchinidinspiegel von 4–6 mg/l (12,3–18,5 µmol/l) am erfolgreichsten sein, der bei üblicher täglicher Einnahme von $3 \times 0,25$ aber meist nicht erreicht wird. Beträchtlich höhere Serumchinidinspiegelwerte entstehen bei Herzinsuffizienz und Niereninsuffizienz. Bei Patienten mit schweren diffusen Leberparenchymschäden weichen die Chinidinspiegelwerte nicht von denen der kompensierten und nichtniereninsuffizienten Herzkranken ab. Durch Kombination von $3 \times 0,25$–0,50 Chinidinsulfat als Depotpräparat mit 3×80–160 mg Isoptin kann die Erfolgsquote der Beseitigung des Vorhofflimmerns überadditiv gesteigert werden (Cordichin).
Ajmalin (Gilurytmal) vermag nach intravenöser Injektion besonders starke antifibrillatorische Eigenschaften zu entfalten, doch sollte seine enge therapeutische Breite beachtet werden. Für die orale Therapie steht mit Neo-Gilurytmal eine besonders bei Kammerextrasystolen erfolgreich einzusetzende Substanz zur Verfügung. *Novocainamid (Novocamid)* und Antazolin (Antistin u. a.) werden heute weniger verwandt. *Diphenylhydantoin (Phenhydan* u. a.) eignet sich besonders zur Therapie der durch Digitalis verursachten Arrhythmien, wozu aber andere Präparate ebenfalls verwandt werden können. Aprindin (Amidonal) erwies sich als hervorragend für die Therapie der Kammerextrasystolie geeignet. Bis zum Wirkungseintritt kann eine Latenzperiode von mehreren Tagen Dauer vorkommen. Die lange effektive Halbwertzeit von etwa 20 Stunden ist bemerkenswert. Während der letzten Jahre wurden Rytmonorm (Propafenon) und Tambocor (Flecainid) als besonders effektive Präparate eingeführt, außerdem Cordarex (Amiodaron). Letzteres ist am meisten mit Nebenwirkungen behaftet.

Das Präparat *Verapamil (Isoptin)* wurde von uns erfolgreich bei allen Formen ektoper tachykarder Arrhythmien angewandt, insbesondere bei paroxysmalen supraventrikulären und ventrikulären Tachykardien, tachykardem Vorhofflimmern und -flattern, Vorhof- und Kammerextrasystolen monotopen und polytopen Ursprungs. Wesentliche Störwirkungen wurden bei über 1000 Patienten, die intravenöse Injektionen erhielten, sowie während oraler Dauerprophylaxe bei vielen Patienten mit Rhythmusstörungen nicht beobachtet. Neben antiarrhythmischen und selektiv sympathikolytischen Effekten kann man nach Isoptin auch Steigerungen der Koronardurchblutung und bei Hypertonikern Senkungen des Blutdrucks beobachten. Die Blutdruckwerte können nach intravenöser Injektion innerhalb von 1–2 Minuten bis zur Norm zurückgehen. Ähnliche Effekte weist Dilzem (Diltiazem) auf, das wie Isoptin zur Gruppe der Calciumantagonisten gehört.

Als sehr wirksame Präparate bei vielen tachykarden Arrhythmieformen können die sogenannten β-*Rezeptoren-Blocker* angewandt werden. Nach der von ALQUIST entwickelten Theorie verfügen sie über einen kompetitiven Wirkungsmechanismus zu den körpereigenen Aminen Adrenalin und Noradrenalin, deren positiv chronotrope und dromotrope Effekte am Herzen über die sogenannten β-Rezeptoren vermittelt werden. Als Präparate stehen *Dociton, Aptin, Visken, Beloc, Prent, Sotalex, Trasicor, Betapressin* u. a. zur Verfügung, weitere befinden sich im Stadium der klinischen Prüfung. Diese Präparate unterscheiden sich in ihrer Wirkstärke, aber auch in der Art und Stärke ihrer Nebenwirkungen auf verschiedene Organe. Im Vordergrund der unerwünschten Wirkungen einzelner Präparate steht die negative Beeinflussung der Inotropie des Herzmuskels, so daß eine muskuläre Herzinsuffizienz eintreten kann, ferner die Tonuszunahme der Bronchialmuskulatur. Bei Visken u. a. ließ sich tierexperimentell eine eigensti-

Tabelle 1.**29** Klassifizierung der ventrikulären Arrhythmien nach *Lown*

Grad 0	keine Arrhythmie
Grad 1	isolierte unifokale VES < 30/h oder < 1/min
Grad 2	a) isolierte unifokale VES > 30/h oder > 1/min b) ventrikuläre Bigeminie
Grad 3	multiforme VES
Grad 4	a) gekoppelte VES Couplets b) ventrikuläre Tachykardie
Grad 5	frühzeitige VES als R-auf-T-Phänomen

mulierende Sympathikuswirkung auf den Herzmuskel nachweisen, so daß hier die Gefahr der Herzinsuffizienz geringer ist. Von den Präparaten aus der Gruppe der β-Rezeptoren-Blocker verfügen die zur Zeit erhältlichen Mittel außerdem über eine lokalanästhetische Wirkung. Die in der Arrhythmiebehandlung erzielten Erfolge werden z. T. darauf zurückgeführt. Der Dosisfrage sollte bei Verwendung von β-Rezeptorenblockern besondere Aufmerksamkeit gewidmet werden. Nach eigenen Erfahrungen genügen relativ geringe Mengen von Dociton (bis 2 mg), Trasicor (bis 3 mg) und Aptin (bis 5 mg) intravenös, um eine genügende Blockade der β-Rezeptoren zu erzielen. Läßt sich auf diese Weise keine Frequenzsenkung erreichen, so sollte die Auswahl unspezifisch wirkender Antiarrhythmika in Betracht gezogen werden. *Weniger negativ inotrop* wirken *Gilurytmal, Xylocain* und *Phenhydan*.

Die Tab. 1.**27** enthält die wichtigsten, d. h. häufigsten und schwerwiegendsten Erregungsbildungsstörungen mit der zu empfehlenden medikamentösen Therapie. Bei einigen Rhythmusstörungen ist die *Soforttherapie* angezeigt, durch die innerhalb von wenigen Minuten eine entscheidende Besserung errreicht werden soll. Die hierfür zu verwendenden Medikamente sind oft verschieden von den in der *Dauertherapie* oder der Prophylaxe wirksamen Substanzen.

Zweifellos versagt in Einzelfällen die hier abgehandelte Therapie. Neben Myokarditis, Hyperthyreose, Koronarsklerose, Herzinsuffizienz, Dysionämie u. a. sollte auch psychischen Ursachen für ein Therapieversagen Beachtung geschenkt und eventuell eine Psychotherapie eingeleitet werden.

Die *Elektroschockbehandlung* tachykarder Erregungsbildungsstörungen führte zu beträchtlichen Fortschritten. Zur Wiederherstellung des Sinusrhythmus ist sie *indiziert* bei Kammertachykardien (-flattern, -flimmern) und ektopischen Vorhoftachykardien. Bei Notfallsituationen ist die Elektroschockbehandlung wegen der Schnelligkeit und größeren Erfolgsaussicht dem Versuch der medikamentösen Therapie vorzuziehen. In den übrigen Fällen kann man zunächst eine pharmakologische Therapie anwenden, wie z. B. Chinidin bei Vorhofflimmern, Isoptin bei paroxysmaler Tachykardie. *Relative Indikationen* zur Elektrokonversion bilden Vorhofflimmern bei Myodegeneratio cordis und bei älteren, körperlich noch aktiven Patienten, Vorhofflimmern bei chirurgisch nicht korrigierten oder korrigierbaren Herzfehlern, Bradyarrhythmie bei Vorhofflimmern ohne Digitalisbehandlung. *Kontraindikationen* bestehen bei tachykarden Arrhythmien infolge Digitalisintoxikation, bei gleichzeitigem totalem AV-Block und bei körperlich inaktiven Patienten mit Vorhofflimmern oder -flattern (FRIEDEMANN). Die *apparative Ausrüstung* zur Elektroschocktherapie besteht heute meist aus Geräten, an denen Kondensatorentladungen (Gleichstromimpulse) mit einer Verzögerung von 20 ms nach R-Zacke des EKG und einer Impulsdauer von 2 bis 3 ms ausgelöst werden können. Durch die Koppelung an die R-Zacke wird die „vulnerable Phase" des Ventrikels im ansteigenden Teil der T-Welle vermieden. Ein Elektroschock während dieser Phase führt in 30–40% der Fälle zu Kammerflimmern! Gleichstromdefibrillatoren gelten als wirksamer und gefahrloser gegenüber Wechselstromgeräten. Bei Kammerflattern und -flimmern ist eine Synchronisation nicht möglich und nicht notwendig.

Die Anlage der Elektroden erfolgt dorsoventral über dem Herzen. In Einzelfällen sind auch Ösophaguselektroden verwandt worden.

Da die Kontraktion der Thoraxmuskulatur schmerzhaft empfunden wird, erhalten die Patienten eine *Kurznarkose*. Allerdings gaben 4 eigene Patienten, bei denen auf die Narkose verzichtet werden mußte, keine erheblichen Beschwerden an, so daß man bei Gefährdung durch die Narkose darauf verzichten zu können scheint. Dem *Wirkungsmechanismus der Elektroschockbehandlung* sollen komplexe Vorgänge zugrunde liegen. Neben einer Stimulation des Vagus werden depolarisierende Effekte sowie eine Abschwächung oder Stilllegung ektoper Zentren diskutiert. Der Sinusknoten soll unempfindlicher auf den heftigen elektrischen Impuls reagieren als die pathologischen Erregungsbildungszentren, so daß er die Schrittmacherfunktion wieder übernimmt.

Bemerkenswert oft, in etwa 60% der Fälle, treten innerhalb der ersten Minuten nach Wiederherstellung des Sinusrhythmus Erregungsbildungsstörungen der verschiedensten Art als Ausdruck einer elektrischen Instabilität des Herzens auf.

In der *Vorbehandlung* sind Dysionämien, besonders Hyperkaliämien, auszugleichen. Bei arterieller Embolie in der Vorgeschichte ist die Verordnung gerinnungshemmender Mittel 1–2 Wochen vorher zu empfehlen. Digitalis wird 24 Stunden vor der Elektroschocktherapie abgesetzt, da das Herz im Sinusrhythmus erfahrungsgemäß weniger Glykosid benötigt. Chinidin vermindert nicht die Häufigkeit von Erregungsbildungsstörungen unmittelbar nach dem Eingriff, doch kann sich im Falle einer zunächst unwirksamen Elektroschocktherapie der Erfolg einstellen, wenn man diese nach Chinidingabe wiederholt.

Die *Ergebnisse der Elektroschocktherapie* sind mit über 90% Wiederherstellung des Sinusrhythmus sehr zufriedenstellend. Da es sich um eine symptomatische Maßnahme handelt und die Grundkrankheit in vielen Fällen nicht zu beseitigen ist, kommen Rezidive, vor allem beim Vorhofflimmern, häufig vor. Wiederholungen des Eingriffs können ohne Bedenken vorgenommen werden. Die Rezidivgefahr läßt sich durch die monatelange prophylaktische Verordnung eines Chinidin-Depotpräparates deutlich abmildern (3 × 2 Dragées Chordichin). Die Prognose ist als günstig anzusehen, wenn das Grundleiden beseitigt wurde, die Arrhythmie kurzdauernd war und der Erfolg mit einer geringen Energiemenge (< 200 Ws) erreicht werden konnte.

Bei Tachykardie infolge eines Wiedereintrittsmechanismus mit ausgedehntem Erregungskreis (Makro-Re-entry) läßt sich nach erfolgloser Arzneitherapie eine Beendigung der Rhythmusstörung oft durch elektrische Stimulationsverfahren erzielen (Abb. **1.22**), wozu allerdings eine aufwendige apparative Ausrüstung und Notfallbereitschaft erforderlich sind. Hämodynamisch ungünstige, besonders lebensbedrohliche Kammertachykardien sollten einer entsprechend erfahrenen Klinik überwiesen werden.

Zur Therapie der Bradykardien stehen nur wenige Präparate zur Verfügung, die entweder β-Rezeptoren stimulieren (Alupent) oder den Vagus hemmen (Itrop oder Atropinsulfat). Bei akutem Herzinfarkt mit Bradykardie oder anderen akuten vagovasalen Zwischenfällen werden 1–2 mg Itrop oder bis 4 mg Atropinsulfat i. v. gegeben. Oral eignen sich die Präparate in Grenzsituationen zur Schrittmacherversorgung, die noch die Hauptrolle in der Bradykardiebehandlung einnimmt.

Bei jeder Herzrhythmusstörung muß der Zustand des Myokards als mitentscheidend für das Ausmaß der Funktionsstörung beachtet werden. Eine gute Rekompensation des Myokards dient in vielen Fällen auch der Prophylaxe der Arrhythmien.

Neue therapeutische Techniken

In Einzelfällen wurden besondere technische Verfahren mit Erfolg zur Therapie von Tachykardien eingesetzt: operative Ausschaltung arrhythmischer Zonen im Ventrikel durch subendokardiale Durchtrennung des Wiedereintrittskreises der Erregung, Implantation antitachykarder Schrittmacher, die durch automatisch getriggerte Stimulation in der erregbaren Phase den Wiedereintrittskreis außer Funktion setzen und die Ablation des Hisschen Bündels, bei der man nach Schrittmacherversorgung künstlich – über eine Elektrode an der Spitze einer perkutan eingeführten Sonde in Nähe des Bündels wird dieses verkocht – einen totalen Atrioventrikularblock erzeugt, wenn bedrohliche supraventrikuläre Tachykardien medikamentös nicht zu beheben sind. Sehr selten wurde in Europa die operative Durchtrennung des anomalen Bündels bei WPW-Syndrom mit therapieresistenten Tachykardien erforderlich. Im ersten Entwicklungsstadium befinden sich Elektrosonden im Ventrikel und die Ventrikel umfassenden Elektrokörbe zur Schocktherapie von Kammerflattern/-flimmern, so daß man deren Praktikabilität noch abwarten muß.

Literatur

Bender, F., H. Gülker, J. Thale, B. Olbing: Kalziumantagonisten und Herzrhythmusstörungen. Med. Welt 33 (1982) 1848

Braunwald, E.: Heart Disease. Saunders, Philadelphia 1980

Brisse, B., F. Bender: Autonome Innervation des Herzens. Medikamentöse Therapie bradykarder Rhythmusstörungen. Steinkopff, Darmstadt 1982

Kulbertus, H. E.: Re-entrant Arrhythmias. Mechanisms and treatment. MTP Press Limited St. Leonhard's House, St. Leonardgate Lancaster 1977

Morganroth, J., E. N. Moore, L. S. Dreifus, E. L. Michelson: The Evaluation of New Antiarrhythmic Drugs. Developments in Cardiovascular Medicine 11. Martinus Nijhoff Publishers, Amsterdam 1981

Überleitungsstörungen

S. EFFERT

Physiologie und Pathophysiologie der Erregungsleitung

Vom Sinusknoten ausgehend greift die Erregung auf die Vorhöfe über. Bestimmte Ausbreitungsrichtungen dominieren. Das Bild vom Tintentropfen auf dem Löschpapier ist also nicht ganz zutreffend, weil präformierte Muskelbündel die kürzesten Verbindungen zum linken Vorhof (Bachmann-Bündel), zum rechten Vorhof (sinurechtsaurikuläre Bahn) und zum AV-Knoten (sinukaudale Bahn) sind. Spezifische Leitungsbahnen, wie in den Kammern, existieren in den Vorhöfen nicht. Erst im Atrioventrikularsystem nahe der Vorhofkammergrenze (Abb. 1.29) findet sich wieder spezifisches Muskelgewebe. Über die His-Brücke wird die Kammerregion erreicht. Die Tawara-Schenkel und ihre Endverzweigungen, die Purkinje-Fasern, leiten schließlich die Erregungswelle zu den einzelnen Fasern des eigentlichen Arbeitsmyokards. Da die Leitungsgeschwindigkeit im spezifischen Muskelsystem – sie wird beim Menschen mit ungefähr 6 m/s angenommen – rund 6mal höher ist als im Arbeitsmyokard, benutzt die Erregungswelle diese Leitungsbahn, ohne daß eine zusätzliche „Isolierung" erforderlich oder zweckmäßig wäre. Besteht wie beim Schenkelblock ein Leitungsunterbruch, so steigt die Gesamtdauer der Erregungsausbreitung an, die QRS-Gruppe wird breiter. Man kann rechnerisch zeigen, daß die Erregungswelle den distalen Leitungsabschnitt wieder benutzt, wenn sie das Hindernis auf dem Umweg über die Arbeitsmuskulatur umgangen hat.

Ein derartiger Umweg ist jedoch an zwei Stellen nicht möglich. Der eine physiologische Engpaß befindet sich an der Sinus-Vorhof-Grenze, der andere im Bereich der Hisschen Brücke, der einzigen muskulären Verbindung zwischen Vorhöfen und Kammern. Bei einer Alteration an einer dieser beiden „schwachen Stellen" des Systems kann die Erregungswelle keinen Umweg benutzen. Gegen einen Herzstillstand ist aber insofern Vorsorge getroffen, als dann ein sekundäres bzw. tertiäres Automatiezentrum mit dem typischen niedrigeren Frequenzniveau (AV-Knotenbereich etwa 40/min; Kammerautomatie etwa 30/min) anspringt.

Sind aber die Automatiezentren ihrerseits geschädigt, so kann dieser Mechanismus versagen, und es kommt zum Stillstand des jeweiligen Herzteils, also des ganzen Herzens beim sinuaurikulären und zum Stillstand der Kammern beim atrioventrikulä-

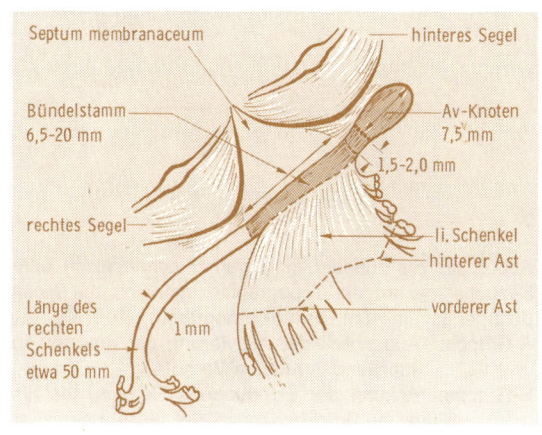

Abb. 1.29 Überleitungssystem (nach *Merideth*)

ren Block, jeweils unter dem Bild des Adams-Stokes-Syndroms (s. unten).

Die Analyse der Überleitungsstörungen mit Hilfe des Elektrokardiogramms fußt auf folgenden Meßgrößen:

1. dem PQ-Intervall (120–200 ms): Es umfaßt die Zeit vom frühesten Beginn der Vorhoferregung bis zum frühesten Beginn der Kammererregung und schließt den Durchlauf der Erregungswelle über die Vorhöfe durch den AV-Knoten und das Überleitungssystem bis zum Beginn der Kammererregung ein;
2. der intraventrikulären Erregungsleitung: Sie ergibt sich aus der QRS-Dauer und aus dem Formbild der Kammergruppen des EKG, solange die Vorhoferregung überhaupt auf die Kammer übergeleitet wird.

Ad 1. Das Aktionspotential des Sinusknotens ist nur mit spezieller Verstärkertechnik abzuleiten. Das „His-Potential" kann mit Spezialkathetern unter Anwendung der bei der venösen Herzkatheteruntersuchung üblichen Technik leicht und in geübter Hand praktisch gefahrlos registriert werden (Abb. 1.30 und 1.31).

Die Aktivierung der Vorhöfe erscheint als A-Gruppe im His-Bündel-Elektrogramm etwa zur Zeit des Gipfels der P-Welle in einem gleichzeitig an der Körperoberfläche abgeleiteten Elektrokardiogramm. Rund 100 ms später folgt die H-Gruppe als Ausdruck der Aktivierung der Hisschen Brücke. Nach weiteren 50 ms erscheint gleichzeitig mit der QRS-Gruppe die Gruppe V im His-Bündel-Elektrogramm.

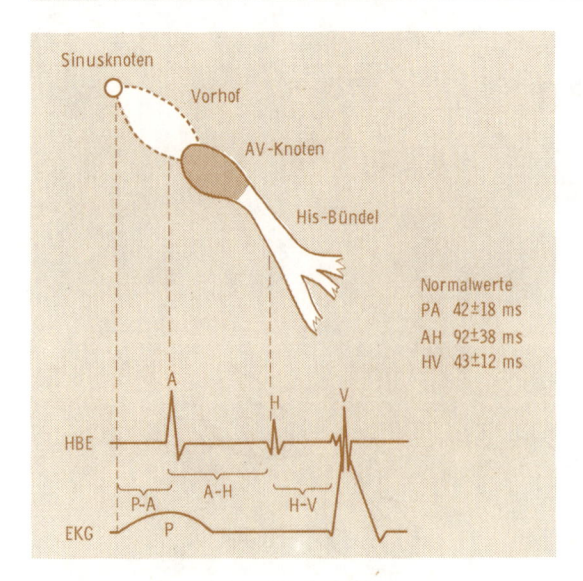

Abb. 1.30 His-Bündel-Elektrogramm schematisch unter Bezugnahme auf die Topographie synchron mit einem peripher abgeleiteten Elektrokardiogramm.
A-Gruppe: Augenblick der Aktivierung der unteren Abschnitte des rechten Vorhofs
H-Gruppe: Ankunft der Erregung im Bereich der Hisschen Brücke
V-Gruppe: Aktivierung der Kammern

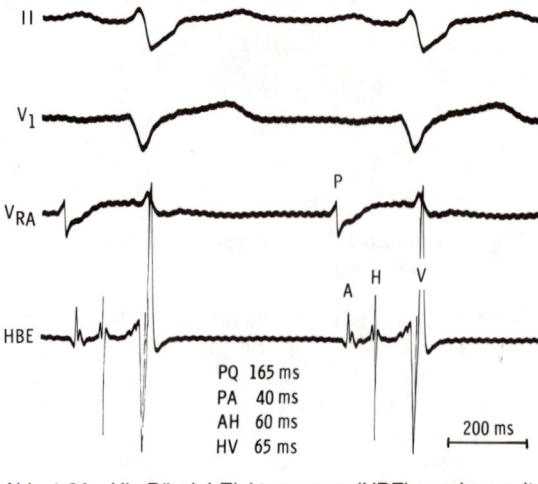

Abb. 1.31 His-Bündel-Elektrogramm (HBE) synchron mit dem EKG in Ableitung II, V_1 und einer unipolaren Ableitung aus dem rechten Vorhof V_{RA}.
Man erkennt die Aktivierung der Hisschen Brücke in Form der Gruppe H. Die intrakardiale Ableitung erfolgt mit Hilfe eines in die Einflußbahn unmittelbar unter der Trikuspidalklappe angebrachten Elektrodenkatheters

Es ergeben sich folgende Laufzeitstrecken:
PA = Laufzeit der Erregungswelle vom Beginn der Vorhoferregung bis zur Ankunft an den unteren Vorhofabschnitten (Normbereich 42 ± 18 ms).
AH = Laufzeit durch den AV-Knoten. (Normwert 92 ± 38 ms.)
HV = Laufzeit von der Aktivierung der Hisschen Brücke bis zum Beginn der Kammererregung. (Normwert 43 ± 12 ms.)

(Als grobe Gedächtnisstütze können folgende obere Normwerte benutzt werden: PA 50 ms; AH 100 ms; HV 50 ms; Gesamtintervall PQ dann 200 ms).

Unter Bezugnahme auf die anatomischen Verhältnisse lassen sich die folgenden Leitungsstörungen aufgrund verlängerter Leitungszeiten lokalisieren.
PA = intraatriale Leitungsstörung.
AH = Leitungsstörung im AV-Knoten und im proximalen Teil der Hisschen Brücke, ein „Supra-His-Block" nach der sprachlich wenig befriedigenden, aber international weitgehend eingebürgerten Terminologie.
HH-Block mit Verlängerung oder Verdoppelung der H-Gruppe = Leitungsstörung innerhalb der Hisschen Brücke, auch Intra-His-Block.
HV-Block = Leitungsstörung im Bereich der Aufzweigung der Hisschen Brücke oder doppelseitiger Schenkelblock. Im His-Bündel-Elektrogramm Verlängerung des HV-Intervalls oder Ausfall der V-Gruppe nach der H-Gruppe.

Steigerung der Herzfrequenz durch elektrische Stimulation der Vorhöfe führt zu einer kontinuierlichen Verlängerung des AH-Intervalls. Das HV-Intervall bleibt konstant. Adrenalin verkürzt sowohl das AH- als auch das HV-Intervall. Isoproterenol und Atropin verkürzen das AH-Intervall bei gleichbleibendem HV-Intervall, sofern die Herzfrequenz konstant gehalten wird. Vagusreizung, Digitalisglykoside und Propranolol verlängern das AH-Intervall. Lidocain in therapeutischen Dosen beeinflußt beide Intervalle nicht. Procainamid verlängert in erster Linie die HV-Zeit. Diphenylhydantoin dagegen verkürzt das AH-Intervall.

Ad 2. Ist der Hauptstamm eines der beiden Tawara-Schenkel unterbrochen, so erscheint im EKG das seitenspezifische Schenkelblockbild: Verlängerung der QRS-Dauer über 120 ms hinaus, Seitenverspätung in der jeweiligen Brustwandableitungsgruppe, V1/2 für den Rechtsschenkelblock, bzw. V5/6 für den Linksschenkelblock, Aufsplitterung der QRS-Gruppen, diskordantes Verhalten der ST-T-Abschnitte zur Hauptausschlagsrichtung von QRS und Anstieg der QT-Dauer um den Betrag der QRS-Verlängerung.

Die Unterbrechung eines der beiden Äste des linken Tawara-Schenkels ist aber ebenfalls dem elektrokardiographischen Nachweis zugänglich (Abb. 1.32).

Die Muskelareale, die von den beiden Ästen versorgt werden, sind relativ klein. Verlieren sie ihre Leitfähigkeit, so kommt es nur zu einem geringfügigen Anstieg der Gesamtdauer von QRS bis in den Bereich von 100–110 ms, obwohl die abhängigen Kammerabschnitte über die langsamer leitende Arbeitsmuskulatur erregt werden. Aber die Erregungsrichtung kehrt sich um. Die Erregungsfront verläuft beim linken vorderen Astblock (synonym: linker anteriorer Hemiblock) von unten

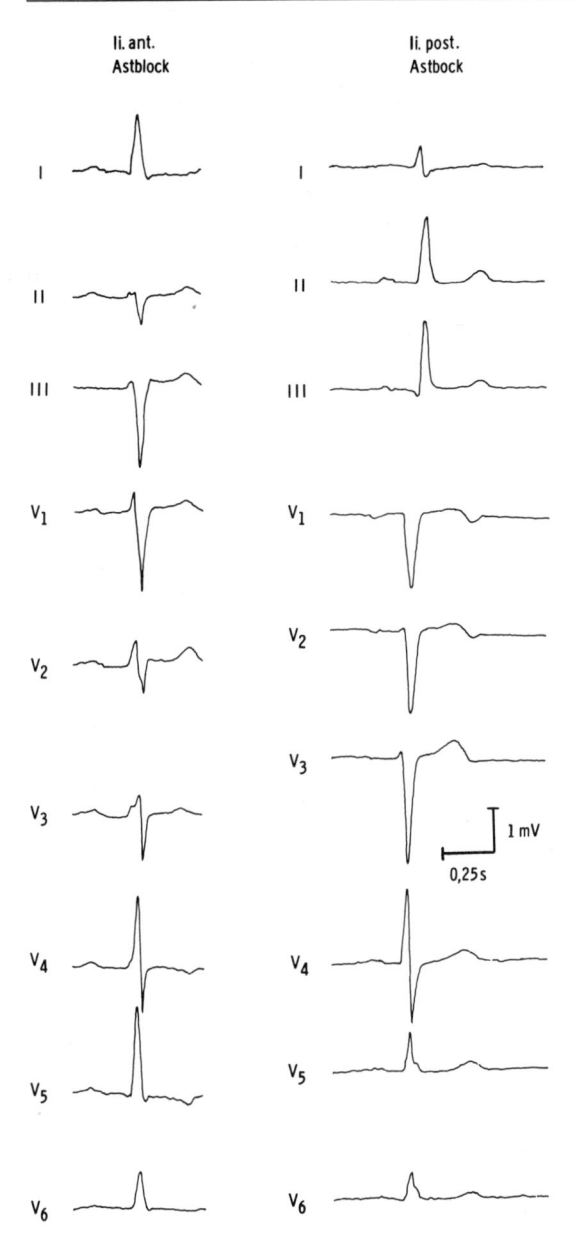

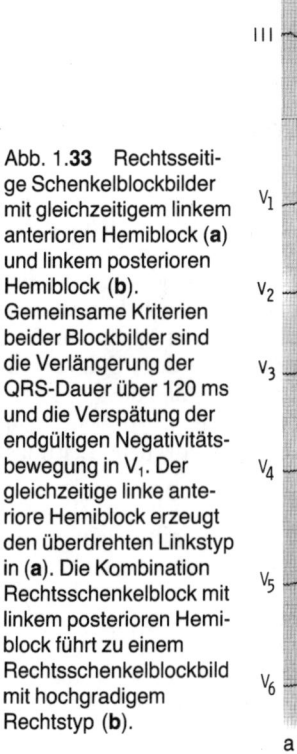

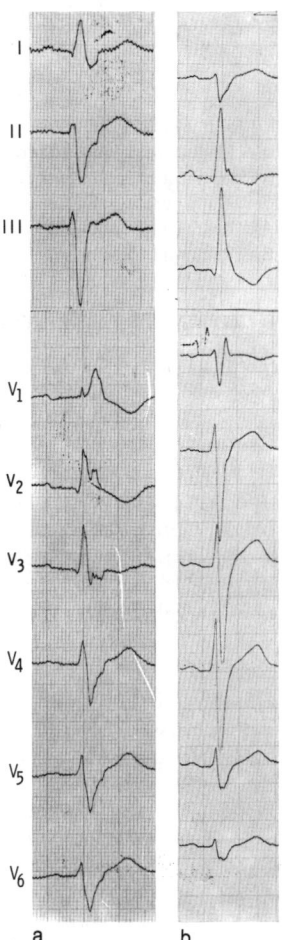

Abb. 1.33 Rechtsseitige Schenkelblockbilder mit gleichzeitigem linkem anterioren Hemiblock (**a**) und linkem posterioren Hemiblock (**b**). Gemeinsame Kriterien beider Blockbilder sind die Verlängerung der QRS-Dauer über 120 ms und die Verspätung der endgültigen Negativitätsbewegung in V_1. Der gleichzeitige linke anteriore Hemiblock erzeugt den überdrehten Linkstyp in (**a**). Die Kombination Rechtsschenkelblock mit linkem posterioren Hemiblock führt zu einem Rechtsschenkelblockbild mit hochgradigem Rechtstyp (**b**).

Abb. 1.32 Linker anteriorer und linker posteriorer Hemiblock.
Die Astblöcke des linken Tawara-Schenkels sind gekennzeichnet durch den Anstieg der QRS-Dauer bis zum obersten Normbereich und die starke Abdrehung des größten Vektors nach links oben über −30 Grad hinaus bzw. in den Bereich von +110 Grad nach rechts. Differentialdiagnose s. Text

nach links oben mit dem Effekt einer Abdrehung der späten QRS-Vektoren (zur Zeit von S in den Ableitungen II und III). Es entsteht der sogenannte „überdrehte Linkstyp". Die Vektorabdrehung geht über −30 Grad hinaus nach links und oben; sie ist ohne weiteres im EKG erkennbar, weil nicht nur Ableitung III, sondern auch Ableitung II in dieser Phase einen negativen Ausschlag aufweist.
Umgekehrt resultiert beim linken hinteren Astblock (synonym: linker posteriorer Hemiblock) eine Erregungsrichtung nach rechts und unten, ein ausgeprägter Rechtstyp. Formal ist das Bild nicht so ins Auge springend wie das des überdrehten Linkstyps. Es ergeben sich Mittelwerte für die Richtung des größten QRS-Vektors von +110 Grad mit einer Schwankungsbreite von rund 10 Grad nach beiden Seiten. Natürlich müssen andere Ursachen für einen Rechtstyp im EKG ausgeschlossen werden. Mit Sicherheit ist der linke posteriore Hemiblock nur zu diagnostizieren, wenn er in intermittierender Form auftritt.

Liegt ein Rechtsschenkelblock vor und besteht gleichzeitig ein linker anteriorer oder posteriorer Hemiblock (Abb. 1.33), erkennbar an der Kombination Rechtsschenkelblock mit angeflanschter, überdreht linkstypischer, terminaler Phase bzw. ein Rechtsschenkelblock mit überdrehtem Rechtstyp, so hängt die Erregung und damit die Kammeraktion nur noch an dem verbliebenen Ast des linken Schenkels. Dabei handelt es sich jedoch meist immer noch um ein aufgefächertes breites Längsbündel, so daß ein vollständiger Leitungsunterbruch schon von der Anatomie her eher unwahrscheinlich ist und sich als „doppelseitiger Schenkelblock" mit Kammerautomatie oder Adams-Stokes-Syndrom auch selten einstellt.

Ist die Vorhofkammerleitung vollständig unterbrochen und ein tertiäres Automatiezentrum in Aktion, so kann dieses oberhalb der Aufteilung der Tawara-Schenkel lokalisiert sein. Dann ist die QRS-Gruppe nicht verlängert, sofern nicht gleichzeitig ein Schenkelblock vorliegt. Springt aber ein Zentrum in der rechten oder linken Kammer an, so erscheint – analog zum Formbild ventrikulärer Extrasystolen – das kontralaterale Schenkelblockbild, weil die andere Kammer verspätet erregt wird. Folgerichtig ist eine Beurteilung aus dem Formbild der Kammergruppen nach Eintreten eines kompletten AV-Blocks nur möglich, wenn das EKG vor Eintritt der Blockierung bekannt ist.

Gradeinteilung und Typen. EKG-Befund
Atrioventrikulärer Block
Es ist zweckmäßig, drei Grade der atrioventrikulären Überleitungsstörungen zu unterscheiden: Die Leitungsverzögerung ohne Leitungsausfall als I. Grad, den Grad II mit einzelnen Leitungsausfällen und den III. Grad mit komplettem Leitungsunterbruch. Beim Grad II kommen zwei Typen vor: Typ 1 mit kontinuierlicher Zunahme des PQ-Intervalls bis zum Ausfall der Kammersystole, die sogenannte Wenckebachsche Periodik und Typ 2 mit konstanten Leitungsverhältnissen vor dem Leitungsausfall, Mobitz-Typ.

Der AV-Block I. Grades ist in mehr als 70% der Fälle ein AV-Knotenblock. Das gilt, solange kein Schenkel- oder Hemiblock gleichzeitig neben der PQ-Verlängerung besteht. Ist aber ein Tawara-Schenkel blockiert, so zeigt die elektrophysiologische Analyse mittels der His-Bündel-Elektrographie, daß in etwa zwei Drittel der Fälle die Leitungsverzögerung durch einen doppelseitigen inkompletten Schenkelblock bedingt ist.

Im Regelfall ist der Block II. Grades, Typ 1, mit Wenckebach-Perioden ein AV-Knotenblock: Die Verlängerung des PQ-Intervalls erfolgt zugunsten des AH-Intervalls im His-Bündel-Elektrogramm (Abb. 1.**34**).

Der AV-Block II, Typ 2, nach Mobitz mit konstanten Leitungsverhältnissen ist dagegen in der Regel ein HV- oder ein „Infra-His"-Block (Abb. 1.**35**). Beim AV-Block III. Grades kann die Leitungsunterbrechung prinzipiell im AV-Knoten, im Stamm der Hisschen Brücke oder durch doppelseitigen Schenkelblock bedingt sein (Abb. 1.**36**). Beim kompletten AV-Knotenblock folgt auf die A-Gruppe keine H-Gruppe. Die Kammergruppen sind nicht verbreitert, immer unter der Voraussetzung, daß keine zusätzliche intraventrikuläre Leitungsstörung vorliegt.

Beim kompletten Bündel-Stammblock wird die Erregung bis zur Ableitungsstelle des His-Bündel-Elektrogramms fortgeleitet. Auf die A-Gruppe folgt also die H-Gruppe. Da das Reizbildungszentrum oberhalb der Bündelteilung liegt, geht der V-Gruppe eine zweite H-Gruppe voraus. Die QRS-Gruppen sind nicht verlängert.

Beim doppelseitigen Schenkelblock folgt der A-Gruppe natürlich eine H-Gruppe. Der V-Gruppe geht aber keine H-Gruppe voraus. Die unabhängig von der Vorhofaktivierung einfallenden Kammergruppen zeigen ein Rechts- bzw. Linksschenkelblockbild in Abhängigkeit von der Lage des Automatiezentrums in der kontralateralen Kammer. Statistisch ergibt sich die Lokalisation AV-Knoten in 32%, Bündelstamm in 8% und doppelseitiger Schenkelblock in 60% der Fälle.

Sinuaurikulärer Block, Syndrom des kranken Sinusknotens
Stillstand des Sinusknotens bzw. ein kompletter Leitungsunterbruch an der Sinus-Vorhof-Grenze,

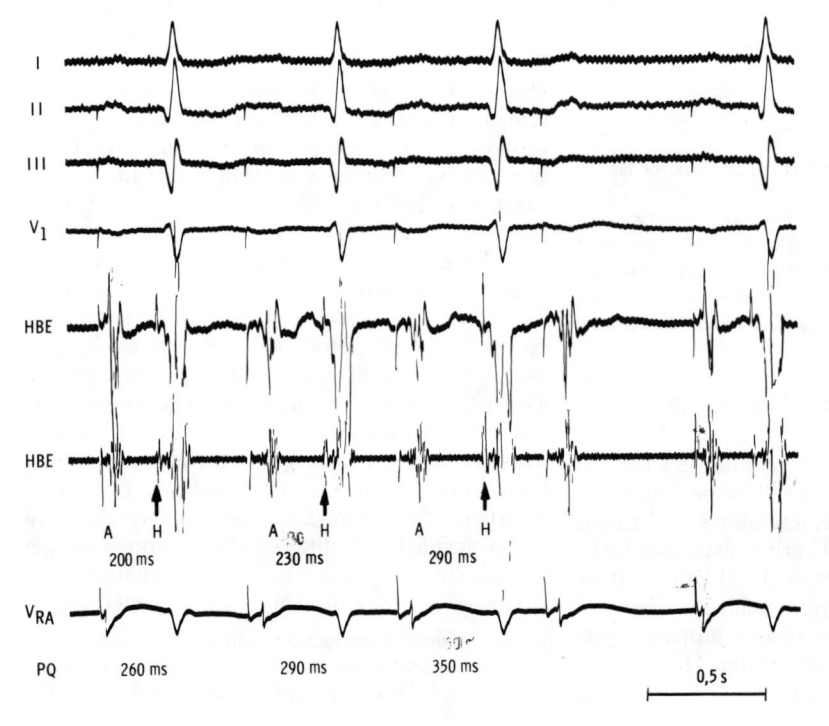

Abb. 1.**34** AV-Block II. Grades, Typ 1 (Wenckebach). Die Vorhöfe werden kontinuierlich mit einer Frequenz von 95/min elektrisch stimuliert. Darunter steigt das PQ-Intervall von 260 über 290 auf 350 ms an. Dann erfolgt der AV-Block. Das His-Bündel-Elektrogramm (HBE) zeigt, daß die Leitungsverlängerung zugunsten des AH-Intervalls erfolgt, das von 200 über 230 auf 290 ms ansteigt.

HBE = His-Bündel-Elektrogramm
V_{RA} = unipolare Ableitung aus dem rechten Vorhof

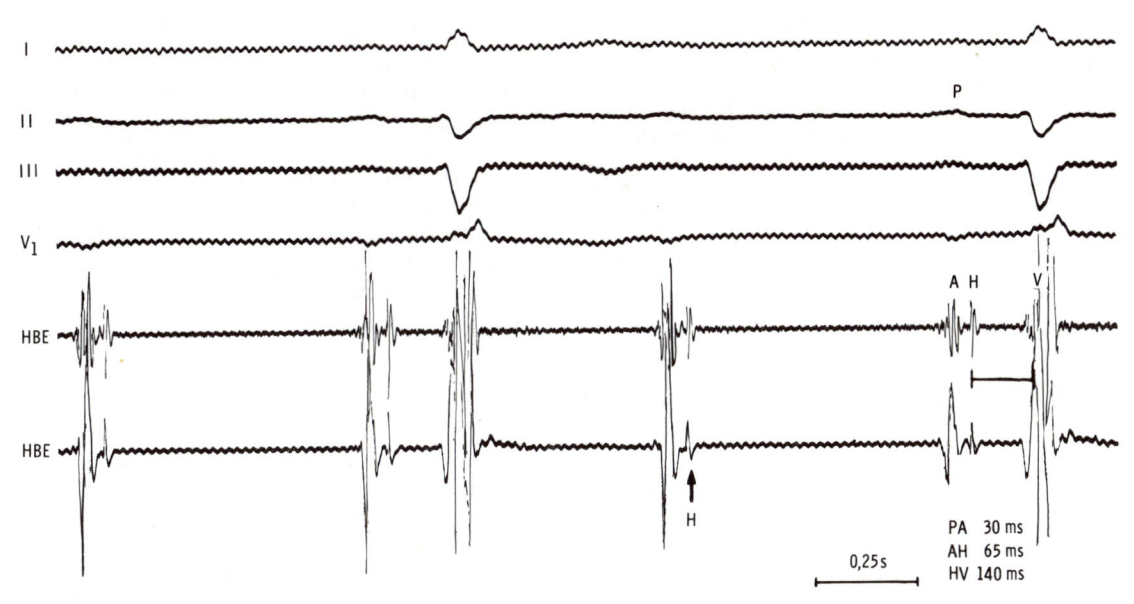

Abb. 1.35 AV-Block II. Grades, Typ 2 (Mobitz; HV-Block), Blockierungsverhältnis 2 : 1.
Man erkennt, daß die Leitungsverzögerung zugunsten des HV-Intervalls erfolgt, das über die obere Normgrenze von 50 ms auf 140 ms verlängert ist. Das Intervall AH liegt mit 65 ms im unteren Normbereich (46jähr. Patientin)

der sogenannte Austrittsblock, führt zur totalen Asystolie, bis ein Automatiezentrum einspringt. Da die Aktivierung des Sinusknotens im EKG nicht sichtbar ist, können sinuaurikuläre Leitungsstörungen nur indirekt aus dem EKG erschlossen werden, so, wenn die Pause zwischen zwei Herzaktionen einem ganzen Vielfachen des Grundintervalls entspricht. Dann handelt es sich um einen sinuaurikulären Block Grad II, Typ 2.

Die Analyse beim sinuaurikulären Block Grad II, Typ 1, ist in wenigen Fällen dann eindeutig, wenn das PP-Intervall kontinuierlich kürzer wird bis zu einer Pause, die kürzer ist als das doppelte PP-Intervall, gleichzeitig aber das längste PP-Intervall überhaupt ist. Das längste PP-Intervall folgt also auf das kürzeste, und es fehlt das „Ziehharmonika-Phänomen" der respiratorischen Arrhythmie. Durch die physiologischen Schwankungen der Sinusfrequenz bleibt die Analyse in vielen Fällen aber mehrdeutig. Hinzu kommt, daß bei den hier zugrundeliegenden Krankheitsbildern sehr häufig nicht nur der Sinusknoten selbst, sondern auch das Vorhofmyokard betroffen ist. Das Absinken der Sinusfrequenz, die sinuaurikuläre mehr oder weniger hochgradige Blockierung und die Verlangsamung der Leitungsgeschwindigkeit im erkrankten Vorhofmyokard führen dann unter Umständen zu schwerwiegenden Rhythmusstörungen, zur Sinusbradykardie, zur mehr oder weniger langanhaltenden Asystolie und auf dem Wege über kreisende Erregungswellen, Re-entry-Mechanismen, zu einer Vorhofextrasystolie oder zu Vorhofflimmern bzw. -flattern. Phasen mit langsamer Herzfrequenz wechseln mit tachykarden Rhythmusstörungen ab: Bradykardie-Tachykardie-Syndrom.

Die Diagnose kann schwierig sein, wenn die Rhythmusstörung nur intermittierend auftritt. Der Verdacht ergibt sich aus anamnestischen Angaben der Patienten über Rhythmusstörungen mit Absinken der Herzfrequenz, Auftreten von Arrhythmien, Schwindelgefühl.

Die Sinusknoten-Vorhoffunktion kann durch hochfrequente Reizung mit Hilfe einer in den rechten Vorhof eingebrachten Elektrodensonde geprüft werden. Man bestimmt die „Sinusknoten-Erholungszeit", das Intervall vom Ende der Elektrostimulation bei einer Frequenz von

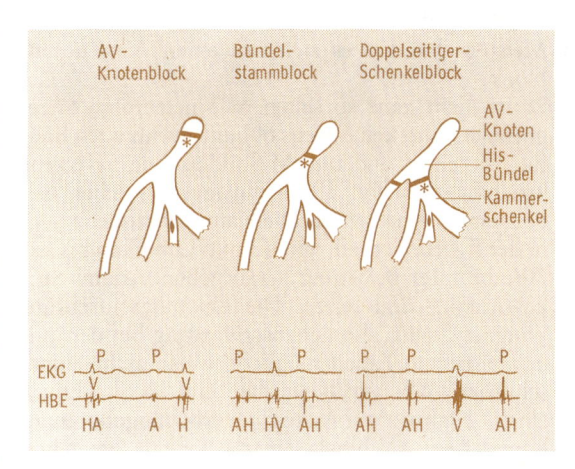

Abb. 1.36 Lokalisation der Leitungsstörung und des Automatiezentrums beim AV-Block III. Grades schematisch. Beim eigentlichen AV-Knotenblock folgt auf die A-Gruppe keine H-Gruppe. Der Kammerregung V geht eine H-Gruppe voraus. Beim Bündelstammblock folgt auf die A-Gruppe eine H-Gruppe. Eine H'-Gruppe geht der V-Gruppe voraus. Beim doppelseitigen Schenkelblock folgt die H-Gruppe der A-Gruppe mit normalem Abstand. Es fehlt eine H'-Gruppe vor der V-Gruppe. Die Kammerteile des EKG zeigen ein Schenkelblockbild durch die Lage des Automatiezentrums in der linken oder rechten Kammer.
* Jeweilige Lage des Reizbildungszentrums

etwa 80–140/min bis zum spontanen Anspringen des Sinusknotens. Sie beträgt etwa 1,2 s. Unter Bezugnahme auf das vorausgehende PP-Intervall im Sinusrhythmus kann der individuelle Normwert als „korrigierte Sinusknoten-Erholungszeit" noch präzisiert werden. Der Anteil der falsch-positiven und falsch-negativen Untersuchungsergebnisse ist allerdings relativ groß, so daß heute zur Frage einer Schrittmacher-Implantation beim Syndrom des kranken Sinusknotens auf das Langzeit-EKG (Holter-Technik) größerer Wert gelegt wird als auf die Bestimmung der Sinusknoten-Erholungszeit.

Therapie s. S. 1.93.

Ätiologie

Grob schematisch lassen sich folgende Hauptursachen herausstellen:
vagale Leitungshemmung,
angeborene Leitungsstörungen,
mechanische Destruktion,
toxische Einwirkungen,
entzündliche Einwirkungen,
ischämische Einwirkungen.

Vagale Leitungsstörung

Vagale Leitungsstörung führt in der Regel lediglich zum AV-Block I. Grades. Bei hochtrainierten Sportlern sind PQ-Intervalle bis zu 0,54 s beschrieben. Belastungsversuch und Atropingabe ermöglichen insofern keine unbedingt sichere Unterscheidung zwischen organisch und nerval bedingter Leitungsverzögerung, als sie auch bei organisch bedingter PQ-Verlängerung zu einer Verkürzung führen, wenn auch in der Regel nicht bis in den Normalbereich.

Angeborener AV-Block

Meistens handelt es sich um einen AV-Knotenblock.
Er ist nicht ganz so selten, wie gemeinhin angenommen, und keineswegs obligat, wenn auch häufig mit einer anderen Mißbildung des Herzens kombiniert. Schon 1947 wurde ein solcher Fall pränatal diagnostiziert. Die Kammerfrequenz liegt in der Regel oberhalb von 40/min und kann bis auf 70/min unter Belastung heraufgehen. Adams-Stokes-Anfälle sind selten. Die Leistungseinschränkung ist gering, die Lebenserwartung bei den unkomplizierten Fällen möglicherweise nicht eingeschränkt. Wir verfügen über eine Beobachtung eines 72 Jahre alten Arztes, der trotz angeborenem komplettem AV-Block seiner Praxis nachzugehen in der Lage ist.

Mechanische Ursachen

In Betracht kommen offene oder geschlossene Thoraxtraumen mit Commotio cordis. Solche Fälle sind sicher selten. Praktisch bedeutungsvoller sind Verletzungen des Überleitungssystems im Rahmen der Herzchirurgie, speziell bei Korrektur von hochsitzenden Ventrikelseptumdefekten, beim Ostium-primum-Defekt, bei Einsetzen von künstlichen Aortenklappen und bei der Resektion des Muskelwulstes der subvalvulären Aortenstenose. Nähte direkt durch die spezifische Muskulatur lassen sich meist vermeiden. Vielmehr drängen Hämorrhagien in diesen Fällen die Fasern des Leitungssystems auseinander und verursachen lokalisierte Nekrosen. Als weitere Ursachen für eine mechanische Überleitungsstörung kommen verkalkte Aortenklappenstenosen mit Ausdehnung der Verkalkung bis ins Septum, Herztumoren, Tumormetastasen und Morbus Paget in Betracht.

Toxische Einflüsse

Den ersten Platz nehmen die Digitalisglykoside ein. Ein AV-Block III. Grades kommt in der Regel nur bei Digitalisvergiftung vor. Bei therapeutischen Dosen werden nur die ersten beiden Grade beobachtet.
Die Kammerfrequenz ist höher als bei den meisten anderen ätiologischen Gruppen, da Digitalis die sekundären und die tertiären Automatiezentren stimuliert. Bei Überdosierung von Chinidin, Ajmalin, Calcium und bei Hyperkaliämie werden ebenfalls Überleitungsstörungen beobachtet.

Entzündliche Einwirkungen

Seit dem Zurücktreten der diphtherischen Myokarditis kommt der rheumatischen Karditis beim akuten rheumatischen Fieber in diesem Rahmen die praktisch größte Bedeutung zu. Die Häufigkeit des partiellen AV-Blocks wird hier mit 20% angenommen. Ursächlich wirksam sind die Aschoff-Knötchen im Überleitungssystem. In der Regel ist die Überleitungsstörung rasch reversibel.
Infektiös-toxische Nekrosen im Bereich des Überleitungssystems sind bei den Virusmyokarditiden und bei Riesenzellmyokarditis beschrieben. Bei bakterieller Endokarditis der Aorten- oder Mitralklappe können der AV-Knoten, das Überleitungssystem und der linke Tawara-Schenkel vom Endokard aus mit in den Krankheitsprozeß einbezogen werden.

Ischämie

Die stenosierende Koronarsklerose mit mehr oder weniger ausgedehnter Fibrose des Myokards ist die Hauptursache, jedenfalls der höheren Grade von AV-Block. Ihnen liegt in 60–70% der Fälle eine Koronarsklerose zugrunde. Systematische planimetrische Untersuchungen des Verhältnisses von Muskulatur und Bindegewebe bei Patienten mit Herzblock haben ergeben, daß die schwere diffuse Fibrosierung sowohl die Triebmuskulatur als auch das Reizleitungssystem erfaßt. Sie ist Folge einer Durchblutungsstörung durch Arteriosklerose der intramuralen Äste der Koronararterien. Gegenüber der diffusen Fibrose, die also sowohl Triebwerk als auch Leitungssystem befällt, treten Fälle mit isolierter, idiopathischer Fibrose des Leitungssystems bei mehr oder weniger unbeeinflußter Arbeitsmuskulatur ganz in den Hintergrund.
Beim akuten Herzinfarkt ohne kardiogenen Schock tritt nach den Erhebungen mittels Lang-

zeitelektrokardiographie ein AV-Block I in rund 16%, ein AV-Block II in 19% der Fälle intermittierend auf. Zum kompletten AV-Block kommt es bei rund 7% der Patienten.

AV-Blockierungen beim Hinterwandinfarkt haben eine günstigere Prognose als beim Vorderwandinfarkt, weil die Leitungsstörung in der Regel durch ein rasch rückbildungsfähiges Ödem bedingt ist. Ein AV-Block bei Vorderwandinfarkt ist dagegen oft durch Übergreifen der Nekrose auf das Leitungssystem bedingt und irreparabel. Die Konsequenzen für die Frage der temporären und permanenten Elektrostimulation liegen auf der Hand (s. unten).

Differentialdiagnostische und differentialtherapeutische Gesichtspunkte

Schenkelblock im EKG

Liegt ein isolierter Rechtsschenkelblock, ein Linksschenkelblock oder ein anteriorer bzw. posteriorer Hemiblock vor, so wird die Prognose von der verursachenden Krankheit bestimmt. Mit anderen Worten ist der Befund im klinischen Gesamtzusammenhang zu werten. Es lassen sich aber einige spezielle Gesichtspunkte herausstellen.

Der isolierte Rechtsschenkelblock ist das häufigste Blockbild überhaupt. Die morphologische Basis der Vulnerabilität ist der lange, ungeteilte Verlauf des relativ dünnen Stranges (Abb. 1.**29**). Die Prognose ist in der Regel günstig.

Beim Linksschenkelblock liegt entweder ein Leitungsunterbruch vor der Aufteilung in die beiden Äste oder ein doppelseitiger Astblock vor.

Ein Linksschenkelblock ist bei jüngeren Leuten ohne sonstige manifeste Herzerkrankung selten. Die Konsequenz ist sorgfältige Untersuchung ohne invasive Methoden und die häufige gesamtklinische Kontrolle, insbesondere zum Ausschluß einer beginnenden Kardiomyopathie.

Bei isoliertem linken anterioren Hemiblock ist die Prognose in der Regel gut. Der linke posteriore Hemiblock ist, wie gesagt, mit Sicherheit nur dann zu diagnostizieren, wenn er intermittierend auftritt. Er ist selten, weil der linke hintere Ast des linken Tawara-Schenkels in der Regel von beiden Koronararterien versorgt wird. Seine Prognose ist grundsätzlich ernster wegen der Nachbarschaft zum rechten Schenkel, zur Hisschen Brücke und zum linken anterioren Ast, also wegen der Gefahr des Auftretens eines doppelseitigen kompletten Schenkelblocks.

Diese Gefahr droht natürlich insbesondere dann, wenn ein Rechtsschenkelblock mit einem Hemiblock kombiniert ist.

Bei der Kombination Rechtsschenkelblock und linker anteriorer Hemiblock ist besonders sorgfältige Untersuchung und Beobachtung erforderlich. Ergeben sich aus der Anamnese Verdachtsmomente auf temporären doppelseitigen Schenkelblock mit Herzstillstand, z. B. Angaben über sonst nicht erklärtes Schwindelgefühl, so ist eine elektrokardiologische Abklärung mit His-Bündel-EKG, unter Umständen mit Frequenzbelastung durch Vorhofstimulation angezeigt.

Bei der Kombination Rechtsschenkelblock und linker posteriorer Hemiblock sollte in der Regel eine elektrokardiologische Untersuchung durch Langzeit-EKG und His-Bündel-EKG mit Vorhofstimulation erfolgen. Die Indikation zur Schrittmacher-Implantation ist gegeben, wenn das Auftreten eines doppelseitigen kompletten Schenkelblocks mit einer dieser Methoden nachgewiesen werden kann bzw. wenn Synkopen aufgetreten sind.

AV-Block

Beim AV-Block I. Grades (PQ > 200 ms) ist eine vagal bedingte Leitungsverlangsamung auszuschließen. Die Behandlung ist die des klinisch diagnostizierten Grundleidens, also antientzündliche Therapie bei Karditis, Reduktion der Medikamentendosis, speziell bei Digitalis und Antiarrhythmika.

Beim AV-Block II. Grades, Typ 1 (Wenckebach), sind die grundsätzlichen Überlegungen die gleichen wie beim AV-Block I. Grades. Tritt der AV-Block II. Grades, Typ 1, nach Digitalisanwendung auf, so ist er ein sicheres Zeichen der Intoxikation. Kommt es in diesem Rahmen zu einer Kammerbradykardie unter 35/min, ist die temporäre elektrische Stimulation als Überbrückungsmaßnahme die Methode der Wahl. Beim Auftreten im Rahmen eines Herzinfarktes läßt sich ein genügend hohes Frequenzniveau in der Regel durch Atropin i. v. erreichen.

Beim AV-Block II. Grades, Typ 2 (Mobitz), ist die Prognose immer dubiös. Es empfiehlt sich, die Frage nach dem Auftreten eines doppelseitigen Schenkelblocks mit temporärer Kammeraystolie durch Registrierung eines Langzeit-EKG zu prüfen. Die Analyse mittels His-Bündel-EKG ist zu erwägen; sie soll immer dann erfolgen, wenn neben dem AV-Block II. Grades, Typ 2, ein Schenkelblock vorliegt.

Kompletter AV-Block

Die klinische Wertigkeit eines kompletten AV-Blocks ist grundsätzlich verschieden, je nachdem ob Adams-Stokes-Anfälle auftreten oder nicht. Beim AV-Block III. Grades des Erwachsenen liegt die Frequenz meist zwischen 30 und 50/min. Die Kameraktion ist im Regelfall rhythmisch, die Frequenzanpassung unter Belastung gering, mit Anstiegen um 10 Schläge/min im Mittel. Die tertiären Automatiezentren werden vegetativ-nervös wenig beeinflußt. Die Vorhöfe arbeiten in ihrem jeweiligen Grundrhythmus, in der Regel also im Sinusrhythmus. Im EKG wird der komplette Leitungsunterbruch durch das Fehlen fixer zeitlicher Beziehungen zwischen Vorhof- und Kammertätigkeit erwiesen.

PP-Intervalle, zwischen die eine Kammergruppe fällt, sind in der Regel verkürzt, wahrscheinlich über eine mechanische Reizung des Sinusknotens durch die Kammeraktion. Auf den gleichen Mechanismus wird die im ganzen seltene Rhythmenangleichung bzw. Synchronisation bezogen, die Tatsache, daß sich trotz komplettem Leitungsunterbruch ein annähernd fixes Frequenzverhältnis zwischen Vorhöfen und Kammern in Ruhe ausbildet, so daß die Stellung der P-Wellen sich gegenüber den Kammerteilen nur wenig ändert. Das Herzminutenvolumen bei Patienten mit AV-Block beträgt im Mittel 2,0 l/min × m². Bei einer Frequenz von 35/min werden mit jedem Schlag etwa 60 ml/m² Körperoberfläche gefördert. Bei Steigerung der Kamerfrequenz durch Stimulation nimmt das Herzminutenvolumen zu. Bei 60–90 Schlägen/min werden die höchsten Werte erreicht. Bei Frequenzen über 90/min bleibt das Herzminutenvolumen unverändert oder nimmt sogar wieder ab. Trotz optimaler Frequenz erreicht das Herzminutenvolumen gewöhnlich nicht normale Werte, sondern steigt nur um etwa 30% an.

Auch die Reaktion auf körperliche Belastung ist durch den Myokardzustand limitiert. Bei einer maximalen Frequenzsteigerung um 8 Schläge/min nimmt das Herzminutenvolumen von 2,2 auf 3,0 mm × m² zu. Auskultatorisch imponiert die Bradykardie. Vorhoftöne sind als kurze, dumpfe, leise Schallerscheinungen in Abhängigkeit von der Vorhoffrequenz in vielen Fällen parasternal zu auskultieren. Geht der Kammerkontraktion die Vorhofkontraktion unmittelbar voraus, so sind die Segelklappen angespannt. Werden sie in diesem Zustand durch die Kammerkontraktion geschlossen, so entsteht eine laute Schallerscheinung, ein „Kanonenschlag". Kanonenschläge zeigen also, daß Vorhöfe und Kammern unabhängig voneinander schlagen. Pfropfungswellen durch Kontraktion der Vorhöfe gegen geschlossene AV-Klappen können am Venenpuls mit bloßem Auge erkennbar sein. Die Blutdruckamplitude ist vergrößert, das enddiastolische Volumen beider Kammern erhöht, das endsystolische reduziert. Außer von der Höhe der Kammerfrequenz hängt die Bedeutung für die Herzleistung vom Zustand der Muskulatur ab.

Adams-Stokes-Syndrom

Die beiden irischen Ärzte haben in der zweiten Hälfte des 19. Jahrhunderts „epileptische" Anfälle mit Pulsfrequenzverlangsamung als erste auf eine Herzkrankheit bezogen. Es handelt sich nach unserer heutigen Kenntnis um einen akuten Herzstillstand, ein plötzliches Aussetzen der Vitalfunktion des Herzens, ein Schlagvolumen zu fördern, das eine ausreichende Blutversorgung des zentralen Nervensystem gewährleistet. Schock und Kollaps mit allmählichem Versiegen der Herzfunktion sind damit abgegrenzt.

Ein solcher plötzlicher „Ausfall einer hämodynamisch wirksamen motorischen Leistung des Herzens" (HOLZMANN 1960) kann nicht nur durch eine Überleitungsstörung auftreten, sondern auch durch Kammerflattern und Kammerflimmern bzw. extrem schnelle Kammertachykardien. An dieser Stelle sind die tachykarden, „hyperdynamen" Formen nur insofern zu erwähnen, als sie als Mischformen bei Überleitungsstörungen durchaus beobachtet werden.

Setzt die Kammertätigkeit aus, so stellt sich nach etwa 3 bis 4 Sekunden Schwindelgefühl ein. Das Bewußtsein erlischt nach 10–15 Sekunden. Nach 20–45 Sekunden treten Krämpfe auf, nach etwa 1 Minute sistiert die Atmung. Die Pupillen werden weit. Die Reflexerregbarkeit nimmt ab. Beim Hund verschwinden die Herztöne, wenn der systolische Blutdruck unter 50 mm Hg absinkt. Die Auskultation ist also wenig verläßlich. Die Differentialdiagnose zwischen Kammerflimmern und Kammerstillstand ist bei geschlossenem Thorax ohne Elektrokardiogramm unmöglich. Wegleitend für die Diagnose sind also Pulslosigkeit, Apnoe und weite Pupillen. Der Anfall kann spontan enden. Jeder Anfall kann zum Tode führen.

Anfallsmechanismen

Im Regelfall hat vor dem Herzstillstand bereits ein kompletter atrioventrikulärer Block mit Kammereigenrhythmus bestanden. Die Kammerautomatie setzt plötzlich aus. Über die elektrophysiologische Basis dieses „Blocks im Block" ist wenig Konkretes bekannt. Eine Verlängerung der präautomatischen Pause bei plötzlichem oder über eine Wenckebach-Periode eingeleitetem AV-Block bzw. ein Wechsel zwischen komplettem und partiellem AV-Block ist nach Langzeitregistrierungen mittels Magnetbandspeicher der seltenere Mechanismus. Die pankardiale Form mit Stillstand sowohl der Vorhöfe als auch der Kammern wird seltener beobachtet, wenn man von den Befunden beim sterbenden Herzen absieht.

In der Regel stellt sich bei Frequenzen unter 24/min Schwindelgefühl ein, das Bewußtsein erlischt bei etwa 16/min, ohne daß die Atmung sistiert.

Wechsel zwischen extrem tachykarden und extrem bradykarden bzw. asystolischen Phasen, die beide zum Adams-Stokes-Syndrom führen, sind beim kompletten AV-Block keineswegs selten.

Therapie

Therapie beim AV-Block III. Grades

Medikamentöse Maßnahmen

Beim AV-Block III. Grades – und gelegentlich beim AV-Block II. Grades mit seltener Überleitung – geht es um die Heraufsetzung der Kammerfrequenz. Die einzig zur Anwendung gelangenden Medikamente sind die β-Stimulatoren Isoproterenol (Aludrin) und sein rechtsdrehendes Isomeres, das in Lösung stabile Orciprenalin (Alupent).

Am sichersten und schnellsten wirkt die intravenöse Alupentinfusion mit einer Richtdosis von 20 µg/min im Dauertropf. Es gelingt oft, Anfallsfreiheit zu erzielen. Ein Frequenzniveau oberhalb von 50/min sollte nicht erstrebt werden. Bei zu schneller Alupentzufuhr droht der Übergang in tertiäre tachykarde Rhythmen. Bei sehr labilem tertiärem Rhythmus empfiehlt sich wegen der Unsicherheit der Alupentmedikation die temporäre elektrische Stimulation.

Die orale Alupenttherapie ist heute im wesentlichen auf die Fälle ohne Adams-Stokes-Syndrom beschränkt. Bei letzteren ist die Schrittmacherimplantation zweifellos das Vorgehen der Wahl.

Die Wirkung von Glucocorticoiden bzw. ACTH scheint sich auf die Fälle mit AV-Block infolge Myokarditis zu beschränken.

Gegenüber der Anwendung von Digitalisglykosiden bei konstantem AV-Block bestehen keine Bedenken, die Kammerfrequenz wird in der Regel sogar angehoben. Diese Auffassung ist nicht unwidersprochen. Negative Auswirkungen auf den Kammergrundrhythmus sind vermutet worden. In jedem Falle dürfte sich die Verwendung eines Glykosids mit hoher Abklingquote empfehlen.

Streng kontraindiziert sind Novocainamid und Chinidin. Sie führen praktisch regelhaft zu Kammerflimmern, wenn ein kompletter AV-Block besteht.

Therapie des Adams-Stokes-Syndroms

Sie ist die des akuten Herzstillstandes. Es gelten die Regeln für die Wiederbelebung des Herzens, also Herzmassage am geschlossenen Thorax mit Mund-zu-Mund-Beatmung als Notfallmaßnahme. Das Wieder-in-Gang-Bringen einer effektiven Herztätigkeit durch elektrische Stimulation erfolgt erst als zweiter Schritt. Gelegentlich genügt ein Schlag gegen das Brustbein, um die Kammeraktion wieder in Gang zu bringen.

Schrittmachertherapie

Seit den berühmten Versuchen von GALVANI aus dem Jahre 1780 ist bekannt, daß ein stillstehender Muskel durch elektrische Stromstöße zur Kontraktion gezwungen werden kann, wenn die Kontraktionsfähigkeit erhalten ist. Schrittmacherimpulse sind elektrische Stromstöße, die periodisch mit der gewünschten Frequenz verabfolgt werden. Der Stromstoß dauert 0,1–1 ms. Geräte, die solche Spannungsimpulse liefern, heißen im technischen Gebrauch Impulsgeneratoren, im medizinischen Schrittmacher. Im konventionellen EKG erscheint der Schrittmacherimpuls wegen seiner Kürze als senkrechter Strich.

Er hat in Wirklichkeit eine hohe schlanke Spitze. Anschließend fällt die Spannung exponentiell. In der Impulspause ist der Spannungsverlauf gegensinnig. Die Spannung nähert sich wieder exponentiell Null. Dieses Verhalten sorgt dafür, daß der Mittelwert der Spannung über eine Periode stets Null ist. Dadurch wird eine Elektrolyse an den Elektroden weitgehend verhindert.

Temporäre elektrische Stimulation

Passagere Phasen von AV-Block im Rahmen der Grundkrankheit müssen durch elektrische Stimulation überbrückt werden. Hierzu werden externe batteriebetriebene Schrittmacher benutzt. Die Stromzufuhr kann als transthorakale elektrische Stimulation außen am Thorax, als perikardiale Stimulation mit Elektrodenapplikation am Perikard und als intrakardiale Stimulation erfolgen.

Für die transthorakale Stimulation benutzt man kreisrunde Elektroden, die entsprechend den EKG-Positionen V_1 und V_5 mit einem isolierten Haltegriff aufgesetzt werden. Es wird eine Stimulationsspannung im Bereich von 100–200 V benötigt. Die Mitkontraktion der Muskulatur der vorderen Brustwand ist schmerzhaft. Als Notfallmaßnahme ist unseres Erachtens die externe elektrische Stimulation nach wie vor die Methode der Wahl.

Wenn sie ineffektiv ist, so ist entweder die Kontraktionsfähigkeit des Herzens erloschen – dann würden auch alle anderen Techniken nicht zum Erfolg führen – oder es liegt ein methodischer Fehler vor.

Bei der perikardialen elektrischen Stimulation wird nach Perforieren der vorderen Brustwand mit einem Trokar eine Elektrode am Perikard appliziert. Diese Art der Reizung hat den Vorteil, daß die erforderlichen Stimulationsspannungen rund 10mal niedriger sind. Die Brustkorbmuskulatur kontrahiert sich nicht mit. Diese Technik ist über Stunden und Tage anwendbar. Das erforderliche Zubehör ist als kompletter Satz im Handel.

Die intrakardiale elektrische Stimulation, bei der ein Katheter von einer medialen Armvene, von einer Beinvene oder von der V. subclavia bzw. jugularis aus in die Einflußbahn der rechten Kammer eingeführt und mit einem stationären Schrittmacher verbunden wird, ist die Methode der Wahl. Die metallische Spitze muß die Ventrikelwand berühren, damit die Stimulation effektiv ist. Die Gefahr bei dieser Technik ist das Auslösen von Kammerflimmern durch den mechanischen Reiz beim Einbringen des Katheters. Ein Defibrillator für die externe Defibrillation muß also vorhanden sein.

Die Impulsgeneratoren, die stationären Schrittmacher, sollen Reizspannungen von etwa 0,1–15 V für die intrakardiale und die perikardiale Stimulation und einen zweiten, um etwa einen Faktor 10 größeren Bereich für die transthorakale elektrische Reizung liefern können.

Die typische Indikation ist nicht nur die asystolische Form des Adams-Stokes-Syndroms, der inkomplette oder komplette AV-Block mit zeitweiligem oder dauerndem Aussetzen der Kammerautomatie; auch bei der sogenannten gemischten Form mit Wechsel zwischen extremer Kammerbradykardie bis zum Stillstand und tachykarden Phasen von einzelnen Extrasystolen über Extrasystolenketten bis zum Kammerflimmern ist die elektrische Stimulation die Methode der Wahl. Mit Heraufsetzen der Kammergrundfrequenz verschwindet in der Regel auch die Neigung zu extrasystolischen bzw. hochfrequenten ventrikulären Rhythmen.

Permanente elektrische Stimulation

Die Implantation eines elektrischen Schrittmachers wird beim Adams-Stokes-Syndrom infolge AV-Block heute als Methode der Wahl angewandt. Sie hat die Therapie dieser Zustände auf eine neue Basis gestellt. In der Regel gibt der erste Adams-Stokes-Anfall Veranlassung, die Indikation zu bejahen, denn jeder neue Anfall kann zum Tode führen. Die zweite Indikation ist die Herzinsuffizienz bei bradykarder Kammeraktion, auch dann, wenn keine Adams-Stokes-Anfälle vorausgegangen sind.

Die typische Rhythmusstörung ist die bradykarde Form der absoluten Arrhythmie bei Vorhofflimmern. Mit dem Anheben der Kammerfrequenz gelingt die Rekompensation in der Mehrzahl der Fälle. Beim AV-Block im Rahmen eines akuten Herzinfarktes ist die Gefahr eines asystolischen

Herzstillstandes erfahrungsgemäß nicht groß. In der Regel bildet sich der AV-Block zurück. Prognostische Hinweise ergeben sich aus der Infarktlokalisation. Beim Hinterwandinfarkt mit AV-Block ist die Prognose, soweit sie die Rückbildung des AV-Blockes betrifft, günstiger als beim Vorderwandinfarkt, denn der Verschluß der rechten Koronararterie, der zum Hinterwandinfarkt führt, hat meist nur eine ischämische Schädigung des AV-Knotens zur Folge, die reversibel ist. Bei der Kombination AV-Block und Vorderwandinfarkt hat dagegen die Nekrose in der Regel auf das Kammerseptum übergegriffen und beide Tawara-Schenkel erfaßt. Der AV-Block bleibt dann fast ausnahmslos bestehen. Aber die Gesamtprognose ist ohnehin, der großen Ausdehnung des Infarktes entsprechend, schlecht.

Elektroden

Über die V. jugularis externa oder über die V. cephalica wird eine unipolare Elektrodensonde bis unter das Trabekelwerk der rechten Kammer vorgeschoben und subkutan zum Schrittmacher, der in der Gegend des linken oder rechten M. pectoralis major implantiert wird, verlegt. Für die 2-Sonden-Schrittmachersysteme kommt zunehmend die Technik der Punktion der V. subclavia nach Seldinger zum Einsatz. Die direkte Elektrodenapplikation außen an einem Ventrikel ist wegen der Notwendigkeit der Thorakotomie bis auf wenige Ausnahmefälle praktisch allerorts verlassen. Bezüglich der Elektrodendetailprobleme wird auf die Speziallitertur verwiesen.

Schrittmacherversionen (Abb. 1.37)

Der festfrequente Schrittmacher arbeitet unbeeinflußt vom Herzen mit einer Frequenz, die vom Hersteller im Werk eingestellt wurde. Wegen der Möglichkeit der Konkurrenz zwischen Schrittmacher und Spontanaktion werden festfrequente Schrittmacher nicht mehr implantiert. Demand-Schrittmacher arbeiten nur auf Verlangen, d. h. nur dann, wenn die Eigenfrequenz des Herzens unter eine untere kritische Grenze fällt. Steigt sie darüber hinaus, dann schaltet sich der Schrittmacher selbständig ab. Eine Modifikation ist der „Stand-by-Schrittmacher". Er „feuert" in jede R-Zacke, die er aufnimmt, einen Impuls hinein. Dieser bleibt ineffektiv, weil er in die Refraktärphase fällt. Bleibt die R-Zacke aus, bzw. wird eine kritische untere Grenzfrequenz unterschritten, so übernimmt der Stand-by-Schrittmacher die Führung des Herzens.

Bei vorhofgesteuerten ventrikelstimulierenden Schrittmachern wird die P-Welle aufgegriffen, verstärkt und zur Impulsauslösung des Schrittmachers benutzt. Die Kammern folgen also auf diese Weise dem vorauszusetzenden Sinusrhythmus. Dem theoretischen Vorteil – bei elektrischer Koordination von Vorhof- und Kammersystole ist im akuten Versuch das Herzminutenvolumen um etwa 35% höher als bei fehlender zeitlicher Zuordnung – steht die Notwendigkeit einer zusätzlichen Elektrode zur Ableitung des Vorhofelektrogramms gegenüber. Seit zuverlässig zu verankernde Vorhofelektroden zur Verfügung stehen, setzt sich die vorhofgesteuerte Kammerstimulation in zunehmendem Maße durch.

Das bifokale Schrittmachersystem bietet darüber hinaus die Möglichkeit der „sequentiellen" Vorhof-Ventrikel-Stimulation, d. h., daß zuerst die Vorhöfe und etwa 150 ms später die Kammern stimuliert werden (s. Abb. 1.37).

Moderne Schrittmacher sind „programmierbar": transkutan, damit nichtinvasiv, können Frequenz, Amplitude, Impulsdauer, Empfindlichkeit, Refraktärität und unter Umständen das Intervall von der Vorhoferregung bis zum Beginn der Kammererregung, die AV-Zeit verändert werden. Die Programmierungsmöglichkeiten wechseln von Modell zu Modell und müssen der Speziallitertur entnommen werden.

Für die verschiedenen Stimulationsorte, Steuerungssignale und Betriebsarten wird derzeit ein

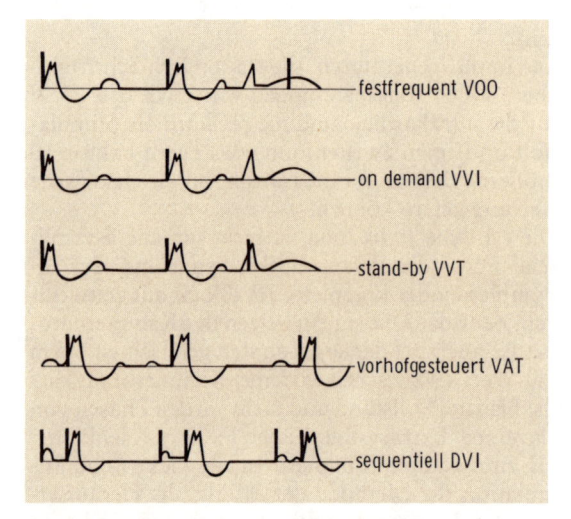

Abb. 1.37 Funktion der wesentlichen Schrittmachertypen. Festfrequenter Herzschrittmacher: Jeder Schrittmacherimpuls, der in die Diastole fällt, löst eine Herzaktion aus. Impulse während einer Spontanaktion fallen in die Refraktärphase. Gefahr des Einfalls in die vulnerable Phase im aufsteigenden Schenkel der T-Welle.
Synchronisierter Demand-Schrittmacher: Die dritte Aktion auf dem Kurvenstück ist eine Spontanaktion. Sie schaltet den Schrittmacher aus. Synchronisierter Stand-by-Schrittmacher: Die dritte Aktion auf dem Kurvenstück ist eine Spontanaktion. Sie löst einen Schrittmacherimpuls aus, der mit der R-Zacke zusammenfällt. Während der beiden ersten Aktionen besteht keine Spontanaktion. Die Schrittmacherimpulse lösen Kammererregungen aus. Vorhofgesteuerter Schrittmacher: Etwa 170 ms nach Beginn der P-Welle wird ein Schrittmacherimpuls ausgelöst. Die sukzessive Folge von Vorhof- und Kammeraktion und die Steuerung der Kammerfrequenz durch die Vorhoffrequenz sind wie beim Gesunden gewährleistet.
Sequentieller Schrittmacher: Der erste Impuls stimuliert die Vorhöfe, der zweite die Kammern.
Trotz der Festfrequenz ist die sukzessive Erregungsfolge der Vorhöfe und der Kammern gewährleistet.

Herzschrittmacher-„Code" benutzt, der, obwohl er nicht zur Verbesserung des Verständnisses und zur Vereinfachung des Sprachgebrauches beiträgt, wegen seiner Verbreitung hier angeführt sei.

Als Code-Buchstaben werden benutzt:

V = Ventrikel
A = Atrium (Vorhof)
D = Doppelt (sowohl V als auch A)
I = Inhibiert
T = Getriggert
O = Keine Steuerung

1. Buchstabe
stimulierte Kammer

2. Buchstabe
steuernde Kammer

3. Buchstabe
Betriebsart

4. Buchstabe
Variationsmöglichkeiten

Beispiele für kombinierte Benutzung der Code-Buchstaben s. Abb. 1.**37**.

Kontrolle implantierter Schrittmacher

Die Batteriekapazität moderner Schrittmacher soll bei Verwendung von Lithium-Batterien für etwa 10 Jahre ausreichen. Laufende Kontrollen sind erforderlich, damit der Schrittmacher rechtzeitig ausgewechselt wird. Ein Versagen des Schrittmachers wird von 20–40% der Patienten nicht überlebt. Ein systematisches Auswechseln nach einem fixen Zeitraum führt zu unnötigen Operationen und Kosten.

Der praktizierende Arzt hat zwei Kontrollmöglichkeiten:

1. Jeder Schrittmacherimpuls, der in die Diastole fällt, muß eine Kammeraktion auslösen, sonst liegt ein Fehler vor, den die implantierende Klinik beseitigen muß.
2. Die Schrittmacherelektronik ist heute im allgemeinen so ausgelegt, daß die Schrittmacherfrequenz sich ändert, wenn die Betriebsspannung abfällt.

Bei der Vielzahl der Schrittmacher ist aber kein einheitliches Austauschkriterium anzugeben. Detaillierte Angaben über den Frequenzabfall, bei dem ein Austausch erforderlich ist, müssen also den Datenblättern des Herstellers entnommen werden. Die implantierende Klinik gibt Patient und Arzt ein Merkblatt über das individuelle Frequenzverhalten des implantierten Schrittmachers mit.

Ist bei Verwendung eines Demand-Schrittmachers die Herzfrequenz so hoch, daß der Schrittmacher nicht in Aktion ist, so kann durch Auflegen eines Magneten auf die Haut über dem Schrittmacher auf „Festfrequenz" umgeschaltet und die Schrittmacherfrequenz ermittelt werden.

Im klinischen Rahmen erfolgt die Kontrolle ebenfalls aus dem Verhalten der Schrittmacherfrequenz. Darüber hinaus kann der Schrittmacher-Impuls außen am Brustkorb abgeleitet und nach Amplitude, Breite und Form gemessen werden.

Der apparative Aufwand beschränkt den Einsatz auf entsprechende Zentren.

Vom Prinzip her – dem Ansprechen auf elektrische Signale in einem Spannungsbereich von einigen Millivolt – sind die synchronisierten Demand-Schrittmacher auch durch äußere elektrische Felder zu beeinflussen. Der Schrittmacher kann ein solches Signal als Herzaktion werten. Dann bleibt die Impulsabgabe aus. Bleibende Schäden treten auf keinen Fall auf. Die Störung ist auf die Einwirkung begrenzt. Eine Beeinflussung durch äußere elektromagnetische Felder kann ein Umschalten auf Festfrequenz bewirken. Selbst in einer hochtechnisierten Umwelt sind die Schrittmacherträger heute aber praktisch nicht gefährdet. Dringende Vorsicht ist aber bei jeder Art von Elektrotherapie, Diathermie, Elektrokoagulation usw. am Platze. Es ist dabei erforderlich, das EKG kontinuierlich zu überwachen. Röntgendiagnostik und Therapie können gefahrlos betrieben werden. Dagegen kann energiereiche Bestrahlung jeden Schrittmacher ungünstig beeinflussen.

Zur Therapie der sinuaurikulären Überleitungsstörungen (Syndrom des kranken Sinusknotens)

Im Prinzip gelten die gleichen Überlegungen wie bei den atrioventrikulären Leitungsstörungen. Zur Heraufsetzung der Sinusfrequenz kommen einerseits β-Rezeptoren-stimulierende Substanzen wie Orciprenalin (Alupent) und auf der anderen Seite Atropin bzw. Atropin-Ester (Itrop) in Betracht. Die Prophylaxe tachykarder Rhythmusstörungen in diesem Rahmen ist deshalb besonders problematisch, weil die hier in Betracht kommenden Antiarrhythmika meistens die Sinusgrundfrequenz weiter verlangsamen. Als Konsequenz ergibt sich in den schweren Fällen die Notwendigkeit, die Herzkammern durch einen elektrischen Schrittmacher permanent zu stimulieren, denn dann ist der medikamentösen Therapie der Vorhoftachykardien keine prinzipielle Grenze mehr gesetzt.

Literatur

Bleifeld, W., W. Merx, S. Effert: Klinische Pharmakologie und Nebenwirkungen von Antiarrhythmika. Dtsch. med. Wschr. 16 (1972) 671

Blömer, H., A. Wirtzfeld, W. Delius, H. Sebening: Das Sinus-Knoten-Syndrom. Z. Kardiol. 64 (1975) 697

Dhingra, R. C., Ch. Wyndham, R. Bauernfeind, P. Denes, D. Wu, S. Swiryn, K. M. Rosen: Significance of chronic bifasicular block without apparent organic heart disease. Circulation 60 (1979) 33

Donoso, E., E. Braunwald, S. Jick, A. Grishman: Congenital heart block. Amer. J. Med. 20 (1956) 869

Holzmann, M.: Die Rhythmusstörungen des Herzens. In Schwiegk, H.: Handbuch der Inneren Medizin Bd. IX/1. Springer, Berlin 1960

Knierim, H. J., E. Finke: Morphologie und Ätiologie des totalen AV-Blocks. Urban & Schwarzenberg, München 1974

Lüderitz, B., D. W. Fleischmann, C. Naumann d'Alnoncourt, M. Schlepper, L. Seipel, G. Steinbeck: Elektrische Stimulation des Herzens. Springer, Berlin 1979

Merx, W., S. Effert: Hyperaktiver Karotis-Sinus-Reflex – Diagnostischer Wert und Prognose im höheren Lebensalter. Dtsch. med. Wschr. 106 (1981) 135

Narula, O. S., D. Gann, P. Samet: Prognostic value of H-V-intervals. In Narula, O. S.: His Bundle Electrocardiography and Clinical Electrophysiology. Davis, Philadelphia 1975 (p. 437)

Seipel, L.: His-Bündel-Elektrographie und intrakardiale Stimulation. Thieme, Stuttgart 1978

Thalen, H. J. Th., J. W. Harthorne: To pace or not to pace – controversial subjection cardiac pacing. Nijhoff, Haag 1978

Thalen, H. J. Th., C. C. Meere: Fundamentals of Cardiac Pacing. Nijhoff, Haag 1979

Wolter, H. H., R. Thorspecken, K. Paquet: Schrittmacher-EKG. Boehringer, Mannheim 1968

Karotissinussyndrom

S. Effert

Die Pressorezeptoren am Karotissinus werden durch Ansteigen des arteriellen Blutdrucks aktiviert. Der Reflexbogen verläuft von der Karotisgabel über den 11. Hirnnerven zur Medulla oblongata, der efferente Schenkel vom Kerngebiet des Vagusnerven zum Reizbildungs- und Leitungssystem des Herzens. Die Aktivierung führt normalerweise zu einer Abnahme der Sinusfrequenz.

Hyperreflexie, Überempfindlichkeit der Pressorezeptoren des Karotissinus können sowohl zur extremen Verlangsamung der Sinusfrequenz wie auch zum sinuaurikulären Block führen. Die bremsende reflektorische Wirkung kann aber auch am AV-Knoten und am Überleitungssystem angreifen, so daß kurze Phasen von nur wenigen Sekunden Dauer mit totalem Herzstillstand resultieren können.

Mit zunehmendem Lebensalter nimmt die Reflexsteigerung zu. Bei Patienten über 60 Jahre ohne klinische Symptomatologie wurde sie in rund 25% der Fälle nachgewiesen. Besondere Behandlungsmaßnahmen entfallen, denn die Prognose ist günstig. Demgegenüber ist das spontane, sogenannte „hypersensitive" Karotissinussyndrom ausgesprochen selten. Hierbei treten Anfälle mit Schwindelgefühl oder auch echte Adams-Stokessche Anfälle spontan oder bei bestimmter Kopfhaltung und Kopfbewegung, gelegentlich gefördert durch eine Kleidung mit engem Kragen, auf. Nur bei den Patienten, bei denen sichere Synkopen beobachtet wurden und bei denen auch nach sorgfältiger Untersuchung andere Ursachen als ein spontanes Karotissinussyndrom nicht gefunden werden können, ist als einzige wirksame therapeutische Maßnahme die Implantation eines elektrischen Schrittmachers indiziert, nicht aber bei gesteigerter Druckempfindlichkeit des Karotissinusbereiches. Das Vorgehen bei Verdacht auf ein spontanes Karotissinussyndrom ist in Abb. 1.**38** schematisch erläutert.

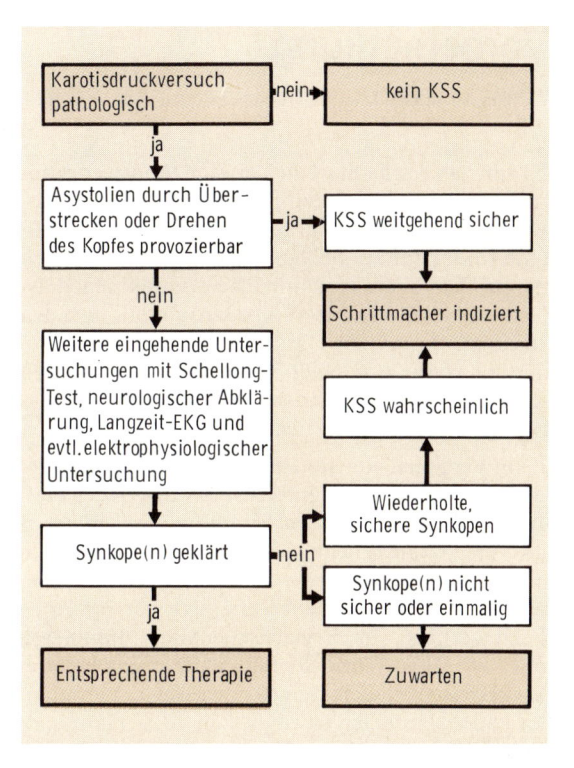

Abb. 1.**38** Entscheidungsschema bei Verdacht auf Karotissinussyndrom (KSS)

Literatur

Lüderitz, B.: Elektrische Stimulation des Herzens. Springer, Berlin 1979

Thorspecken, R., P. Hassenstein: Rhythmusstörungen des Herzens. Thieme, Stuttgart 1975

Angeborene Herz- und Gefäßmißbildungen

Vorbemerkung

P. Schölmerich, G. Schumacher und K. Bühlmeyer

Es gibt zahlreiche Systeme der Gliederung angeborener Herz- und Gefäßmißbildungen, die sich entweder an entwicklungsgeschichtlichen, anatomischen oder funktionellen Gesichtspunkten orientieren. Keine dieser zahlreichen Einteilungen ist bisher generell akzeptiert worden, so daß in vielen zusammenfassenden Darstellungen auf eine Gliederung völlig verzichtet wird und die einzelnen angeborenen Mißbildungen z. B. nach ihrer Häufigkeit abgehandelt werden.

Beim Vergleich von Statistiken über die Häufigkeit der einzelnen angeborenen Mißbildungen des Herzens und der Gefäße im Säuglingsalter einerseits und im Erwachsenenalter andererseits ergibt sich aber verständlicherweise eine erhebliche Diskrepanz in der prozentualen Verteilung der einzelnen Fehlbildungen. Im Erwachsenenalter dominieren mit fast 50% Vorhofseptumdefekte, gefolgt von Ventrikelseptumdefekten in etwa einem Viertel aller Fälle. Daran schließen sich in 15% Pulmonalstenose, in 6% offener Ductus arteriosus, in 3% die Aortenisthmusstenose und in 2% eine Fallotsche Tetralogie an. Alle anderen Herz- und Gefäßmißbildungen machen nach einer Statistik aus Boston 5% aus. Demgegenüber dominieren bei Kindern mit fast einem Drittel aller Fälle zahlreiche, auch komplexe Fehlbildungen, während Vorhofseptumdefekte in 5%, Ventrikelseptumdefekte in 19%, Pulmonalstenosen in 8% und offener Ductus arteriosus in 16% vorkommen. Die Aortenisthmusstenose umfaßt 8%, die Fallotsche Tetralogie 6%.

Schumacher und Bühlmeyer haben jüngst unter Zugrundelegung hämodynamischer Gesichtspunkte eine Einteilung vorgenommen, die 4 große Gruppen umfaßt.

1. Obstruktionen im Bereich des linken Herzens (Linksobstruktionen)

Aortenisthmusstenose im Säuglings- und Kindesalter
Unterbrochener Aortenbogen
Aortenklappenstenose
Kritische Aortenklappenstenose
Hypoplastisches Linksherzsyndrom
(Aortenatresie/Mitralatresie)
Supravalvuläre Aortenstenose
(Williams-Beuren-Syndrom)
Subvalvuläre Aortenstenose
Hypertrophe obstruktive Kardiomyopathie
(asymmetrische Septumhypertrophie = ASH, idiopathische hypertrophische Subaortenstenose = IHSS)
Mitralstenose (valvulär, sub- und supravalvulär)

2. Obstruktionen im Bereich des rechten Herzens (Rechtsobstruktionen)

Pulmonalklappenstenose
Kritische Pulmonalklappenstenose und Pulmonalklappenatresie mit intaktem Ventrikelseptum
Fallotsche Tetralogie
Pulmonalatresie mit Ventrikelseptumdefekt
Trikuspidalatresie
Ebsteinsche Anomalie

3. Septale Defekte/Vaskuläre Fehlverbindungen (Links-rechts-Shunt-Vitien)

Vorhofseptumdefekt (Sekundumtyp)
und partielle Lungenvenenfehlkonnektion
Totale Lungenvenenfehlkonnektion
Partieller und kompletter Atrioventrikulardefekt
Ventrikelseptumdefekt
Persistierender Ductus arteriosus
Aortopulmonales Fenster
Truncus arteriosus communis persistens

4. Ursprungsanomalien der großen Arterien

Komplette Transposition der großen Arterien
Angeboren korrigierte Transposition der großen Arterien
Double outlet right ventricle
Singulärer Ventrikel

In Anlehnung an diese Aufstellung werden in den folgenden Teilkapiteln einige für das Erwachsenenalter wichtige Formen besprochen, ohne daß auf allgemeine entwicklungsgeschichtliche, pathologisch-anatomische und pathophysiologische Grundprobleme angeborener Herz- und Gefäßmißbildungen eingegangen wird. Die Darstellung dieser Probleme bleibt speziellen Monographien oder pädiatrischen Lehrbüchern vorbehalten.
Dem Internisten wird sich immer seltener die Aufgabe stellen, eine Erstdiagnose angeborener Herz-

oder Gefäßmißbildungen zu stellen. Die ganz überwiegende Mehrzahl aller Fälle wird im Kindesalter diagnostisch erfaßt und auch, soweit Operabilität gegeben ist, operativ behandelt. Damit konnte die Letalität der kongenitalen Herzerkrankungen von 80 auf etwa 20% gesenkt werden (SCHUMACHER und BÜHLMEYER). Voraussetzung dieser erfolgreichen Entwicklung ist eine frühzeitige Erkennung und richtige Beurteilung des Schweregrades kardiovaskulärer Fehlbildungen, um pulmonale Hypertonie oder bleibende Myokardschädigung mit der eventuellen Folge der Inoperabilität zu vermeiden (SCHUMACHER und BÜHLMEYER).

Der Internist hat also überwiegend die Aufgabe, operierte Patienten weiter zu betreuen. In einem Teil der Fälle hat die voll korrigierende Operation nur anamnestisch-historisches Interesse (Vorhof- oder Ventrikelseptumdefekt, offener Ductus arteriosus). Zu einem Teil sind aber auch nur Teilkorrekturen oder Palliativoperationen möglich, die ein gewisses Maß an hämodynamischer Belastung oder die Gefahr bakterieller Infektionen bewirken, so daß sich die Notwendigkeit konservativer Behandlungsverfahren ergibt. Das gilt auch für die nicht sehr zahlreichen Fälle, in denen nicht reparable oder nicht rechtzeitig operierte Patienten das Erwachsenenalter erreichen.

Die in den folgenden Abschnitten gegebene Darstellung beschränkt sich auf solche Fälle, die mit einer nennenswerten Häufigkeit auch im Erwachsenenalter diagnostische oder therapeutische Probleme hervorrufen können.

Septale und Atrioventrikulardefekte, persistierender Ductus arteriosus*

G. SCHUMACHER und K. BÜHLMEYER

Vorhofseptumdefekt

Definition

Die Defekte des Vorhofseptums lassen sich nach ihrer Topographie in *Sinus-venosus-Defekte, Ostium-secundum-Defekte, persistierendes Foramen ovale* und *Ostium-primum-Defekte* einteilen (Abb. 1.**39**). Bei der häufigsten Form einer isolierten interatrialen Verbindung, dem Vorhofseptumdefekt vom *Ostium-secundum-Typ* (ASD II), entsteht durch eine Entwicklungshemmung des Septum secundum im Bereich der Fossa ovalis eine Lücke im mittleren und oberen Anteil des Vorhofseptums mit einer Grenzleiste zur Mündung des Sinus coronarius und den Atrioventrikularklappen. Der sogenannte „hohe" Vorhofseptumdefekt oder *Sinus-venosus-Defekt* liegt zwischen der Einmündung der oberen Hohlvene und der Fossa ovalis im hinteren, oberen Anteil des interatrialen Septums. In 93% der Fälle ist der Sinus-venosus-Defekt, in 25% der Ostium-secundum-Defekt mit einer partiellen *Fehlmündung einer oder mehrerer rechtsseitiger Lungenvenen*, meist des rechten Lungenoberlappens kombiniert (BEDFORD 1960, HAGER 1969). Bei sehr großem Vorhofseptumdefekt kann allerdings eine Fehlkonnektion der rechtsseitigen Lungenvenen vorgetäuscht werden, da deren Mündungen unmittelbar neben dem Defektrand im linken Vorhof liegen.

Der *Ostium-primum-Defekt* und das *Common atrium* sind entsprechend ihrer Pathogenese und ihrer Morphologie Bestandteil der Fehlbildungen aus dem Formenkreis des Atrioventrikularkanals.

Bei 25% aller Menschen bleibt das *Foramen ovale* anatomisch offen und für eine Sonde passierbar (GOOR u. LILLEHEI 1975); jedoch nur in Ausnahmefällen erlangt ein inkompetentes Foramen ovale hämodynamische Bedeutung. Häufiger dagegen wird die assoziierte „sekundäre" oder „erworbene Form" angetroffen, welche in Verbindung mit schwerwiegenden, kongenitalen kardiovaskulären Fehlbildungen durch Dehnung bei vergrößertem linken oder rechten Vorhof entsteht (TANDON u. EDWARDS 1974) und nicht selten als obligate Querverbindung, beispielsweise bei Trikuspidalatresie, Pulmonalatresie mit intaktem Ventrikelseptum, Mitral- und Aortenatresie sowie bei kompletter Transposition der großen Arterien mit intaktem Ventrikelseptum, das Überleben der Patienten ermöglicht.

Häufigkeit

Bei 7–10% aller angeborenen Herzfehler besteht ein Vorhofseptumdefekt. Das Geschlechtsverhältnis beträgt 1 ♂ : 2 ♀.

Pathophysiologie

Shunt-Größe und -Richtung über die interatriale Lücke sind weniger von der Defektgröße selbst abhängig als von der Dehnbarkeit (Compliance) bzw. dem Füllungswiderstand der beiden Ventrikel und damit von den Druckverhältnissen in den beiden Vorhöfen. Da sich vor allem in den ersten Lebensmonaten die Compliance der Ventrikel, ihre enddiastolischen Drucke und ihre Druckanstiegsgeschwindigkeiten nur gering unterscheiden, kann ein Links-rechts-Shunt auf Vorhofebene auch bei großem Defekt in diesem Alter noch sehr

---

* Für dieses Kapitel wurde ein Teil der Abbildungen in überarbeiteter Form übernommen aus SCHUMACHER, G., K. BÜHLMEYER: Diagnostik angeborener Herzfehler. Perimed, Erlangen.

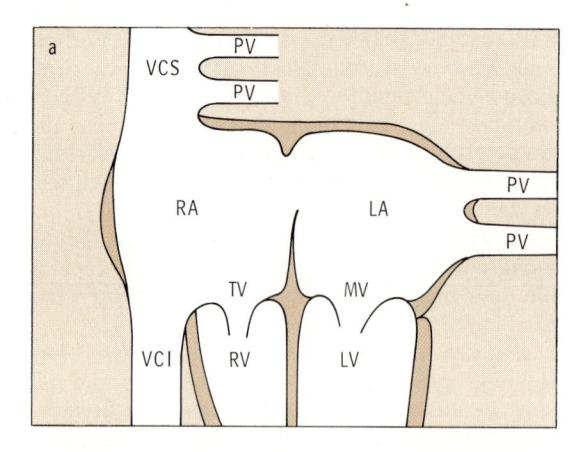

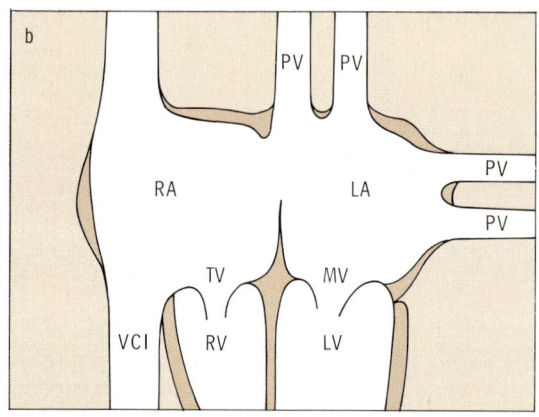

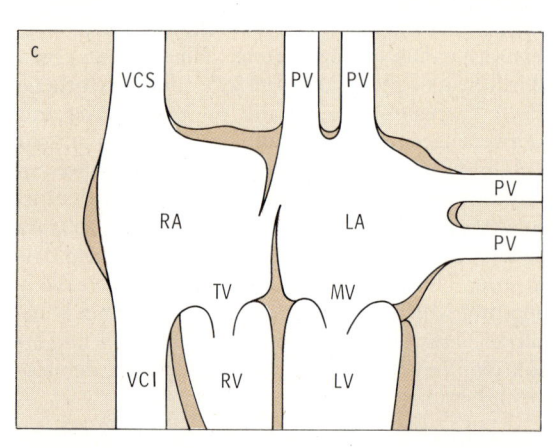

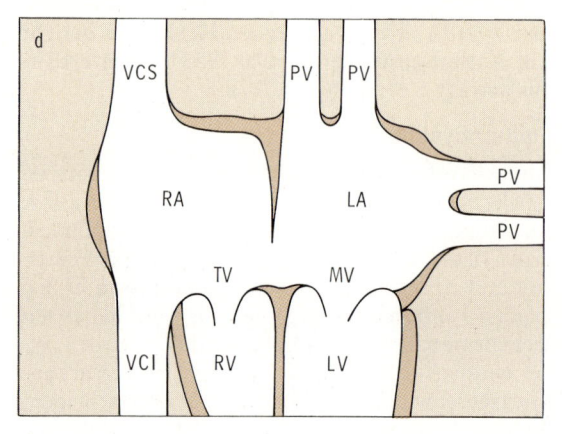

gering sein. Die klinische Symptomatik manifestiert sich daher selten vor dem 3. Lebensjahr, und die Diagnose wird oft erst in der Pubertät oder im frühen Erwachsenenalter gestellt, so daß der Ostium-secundum-Defekt zum häufigsten angeborenen Herzfehler im Erwachsenenalter wird. Nur bei rascher Zunahme der rechtsventrikulären Compliance, bei frühzeitigem Abfall des Lungengefäßwiderstandes nach der Neugeborenenperiode oder bei erniedrigter Compliance des linken Ventrikels kann es bereits im Säuglingsalter zu einem großen Links-rechts-Shunt mit schwerer Herzinsuffizienz kommen (WYLER u. RUTISHAUSER 1975).

Ein *Links-rechts-Shunt* auf Vorhofebene führt zu einer Volumenbelastung des rechten Herzens mit Dilatation und Hypertrophie des rechten Vorhofes und des rechten Ventrikels. Bei sehr großem Links-rechts-Shunt und damit kleinem Minutenvolumen im großen Kreislauf bleibt unter Umständen der linke Ventrikel in Relation zum rechten unterentwickelt; seine Auswurffraktion ist dann vermindert. Eine durch das große Shunt-Volumen bedingte pulmonale Druckerhöhung ist vor allem beim jüngeren Säugling mit großem Vorhofseptumdefekt und frühzeitiger klinischer Symptomatik nicht selten (WYLER u. RUTISHAUSER 1975); eine obstruktive Lungengefäßerkrankung dagegen entwickelt sich meist erst im frühen Erwachsenenalter und schreitet in der Regel nur langsam fort (FUSTER u. Mitarb. 1979).

Ein *Spontanverschluß* eines isoliert vorliegenden Vorhofseptumdefektes ist – im Gegensatz zum Ventrikelseptumdefekt – selten (NADAS u. FYLER 1952, TANDON u. EDWARDS 1974); er erfolgt meist im Säuglingsalter, kaum später, und zwar unabhängig vom Schweregrad der klinischen Symptomatik und der Größe des Links-rechts-Shunts.

Als weitere, den Vorhofseptumdefekt häufig *begleitende kardiovaskuläre Fehlbildungen* werden die valvuläre oder infundibuläre Pulmonalstenose, der Ventrikelseptumdefekt, ein persistierender Ductus arteriosus, eine Aortenisthmusstenose, eine links persistierende V. cava superior sowie Anomalien der Mitralklappe, vor allem in Form eines Mitralklappenprolaps-Syndroms (BETRIU u. Mitarb. 1975), einer Mitralklappeninsuffizienz, einer Mitralstenose (angeboren oder erworben, Lutembacher-Syndrom) oder von Perforation oder Spaltbildungen in der Mitralklappe angetroffen. Die Häufigkeit des Lutembacher-Syndroms wird mit 6% aller Vorhofseptumdefekte (NADAS u. FYLER 1952), die des Mitralklappenprolaps-Syndroms mit

Abb. 1.**39a–d** Einteilung der Vorhofseptumdefekte (RA/LA = rechter/linker Vorhof, TV = Trikuspidalklappe, MV = Mitralklappe, PV = Pulmonalvene, VCS/VCI = obere/untere Hohlvene, RV/LV = rechter/linker Ventrikel)

a Sinus-venosus-Defekt
b Ostium-secundum-Defekt
c Persistierendes Foramen ovale
d Ostium-primum-Defekt

8–37% (BETRIU u. Mitarb. 1975) bzw. mit 12% bei operativer Inspektion der Mitralklappe angegeben (SOMMERVILLE u. Mitarb. 1978).
Als familiäre Form des Vorhofseptumdefektes vom Sekundumtyp ist vor allem das Holt-Oram-Syndrom bekannt, welches teilweise mit einer Linksachsendeviation oder einer verlängerten und im weiteren Verlauf progredienten atrioventrikulären Überleitungszeit kombiniert ist und damit für das Erwachsenenalter von besonderer Bedeutung wird (EMANUEL u. Mitarb. 1975).

Krankheitsbild

Anamnese

Die Patienten sind in der Regel beschwerdefrei und in ihrer körperlichen Entwicklung ungestört. Der Herzfehler wird meist zufällig, z. B. anläßlich eines Infektes der oberen Luftwege oder im Erwachsenenalter im Rahmen einer Gravidität entdeckt. Nur bei sehr großem Links-rechts-Shunt (über 50%) kann es bereits im Säuglingsalter zu einer kardialen Dekompensation bzw. im Kindesalter zu einer Einschränkung der körperlichen Leistungsfähigkeit mit vorzeitiger Ermüdung, Atemnot und Herzklopfen unter Belastung kommen.

Befunde

Bei größerem Links-rechts-Shunt zeigen die Patienten einen grazilen Körperbau und ein blasses Hautkolorit mit peripherer Zyanose. Eine Belastungsdyspnoe ist selten. Ein Herzbuckel über dem rechten Ventrikel links parasternal entwickelt sich meist erst im Schulalter und nur bei sehr großem Shunt.
Palpatorisch wird der rechte Ventrikel links parasternal im 3. und 4. ICR durch vermehrte Pulsationen tastbar. Die Stärke dieser Pulsationen korreliert mit der Größe des Links-rechts-Shunts. Ein Schwirren über dem Präkordium ist selten zu tasten. Die peripheren Pulse sind bei sehr großem Shunt schlecht gefüllt und leicht unterdrückbar, der systolische Blutdruck als Ausdruck eines kleinen Herzminutenvolumens im großen Kreislauf entsprechend niedrig.
Bei der *Auskultation* fällt gelegentlich ein betonter *1. Herzton* (Trikuspidalklappenschlußton) auf. Der *2. Herzton* ist bei kleinerem Vorhofseptumdefekt atemvariabel, bei größerem breit (über 0,04 s) und fixiert gespalten infolge der verlängerten Systolendauer bei volumenbelastetem rechten Ventrikel. Ausnahmsweise kann der Pulmonalklappenschlußton (P II) gering akzentuiert sein. Ein niederfrequentes, meist rauhes spindelförmiges Systolikum mit frühsystolischem Amplitudenmaximum über dem 2.–3. ICR links parasternal entspricht einer relativen Pulmonalstenose bei normal großem, im Verhältnis zum vergrößerten Schlagvolumen jedoch zu kleinem Pulmonalklappenostium. Bei sehr großem Links-rechts-Shunt ist darüber hinaus ein mesodiastolisches, rumpelndes, mittel- bis tieffrequentes Strömungsgeräusch im 4. ICR links parasternal charakteristisch, das zum

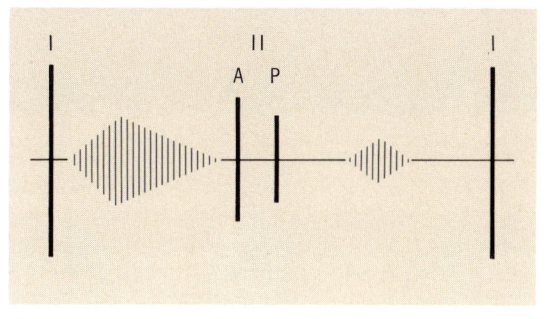

Abb. 1.40 Phonokardiogramm bei großem Vorhofseptumdefekt vom Sekundumtyp

unteren Sternalrand links und rechts fortgeleitet und bei Inspiration oder nach körperlicher Belastung lauter wird. Es entspricht einer relativen Stenose der durch die Drehung des volumenbelasteten rechten Ventrikels mehr vorne und links liegenden Trikuspidalklappe (Abb. 1.40).
Bei *pulmonaler Hypertonie* werden diese Pulmonal- und Trikuspidalklappenströmungsgeräusche leiser, bis sie schließlich ganz verschwinden. Dagegen hört man jetzt einen frühsystolischen Austreibungsclick, die noch fixierte Spaltung des II. Herztons wird enger und der Pulmonalklappenschlußton lauter. Schließlich tritt ein Pulmonalklappeninsuffizienz-Geräusch in Form eines frühdiastolischen Decrescendo mit Punctum maximum über dem 3.–4. ICR links parasternal auf.
Bei Assoziation eines *Mitralklappenprolaps-Syndroms* wird über der Herzspitze ein mesosystolischer Click, gelegentlich kombiniert mit einem spätsystolischen Geräusch, ebenfalls über der Herzspitze und mit Fortleitung zur Axilla und zum Rücken als Ausdruck einer leichten Mitralklappeninsuffizienz auskultierbar.
Auf der *Röntgenthorax-Übersichtsaufnahme* stellt sich der Herzschatten durch einen großen rechten Ventrikel, der den linken Ventrikel nach dorsal verdrängt und bis zur linken Herzkontur reicht, in der Regel mäßig vergrößert und mit angehobener Herzspitze dar. Aber selbst bei größerem Links-rechts-Shunt kann die Herzgröße noch normal sein. Das Pulmonalissegment wird durch eine Ektasie der Pulmonalis prominent. Die arterielle Gefäßzeichnung ist bis in die Lungenperipherie hin vermehrt, sie korreliert jedoch nur annähernd mit der Größe des Links-rechts-Shunts. Bei Shunt-Volumina unter 30% fehlen diese sog. „Rezirkulationszeichen" völlig. Auf der *seitlichen Thoraxaufnahme* wird das Retrosternalfeld durch den vergrößerten rechten Ventrikel und die erweiterte rechtsventrikuläre Ausflußbahn verschattet; auch hier sind die Pulmonalarterienerweiterungen erkennbar.
Im *Elektrokardiogramm* (Abb. 1.41) besteht bei Sinusrhythmus und gelegentlich verlängerter AV-Überleitung in der Regel ein Rechtslagetyp und vereinzelt auch ein P-dextrocardiale. In den Brustwandableitungen ist ein inkompletter, selten ein kompletter Rechtsschenkelblock nachweisbar. Er

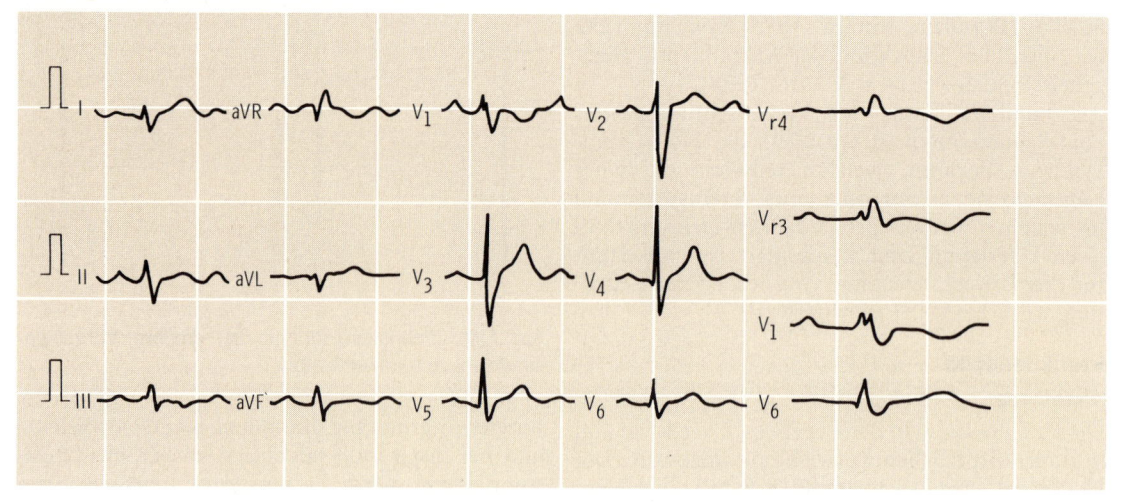

Abb. 1.41 EKG bei großem Vorhofseptumdefekt vom Sekundumtyp (Links-rechts-Shunt = 50% von Qp)

spiegelt eine rechtsventrikuläre Hypertrophie vom Typ der Volumenbelastung wider mit breitbasigen, meist nur gering überhöhten QRS-Komplexen rechtspräkordial sowie tiefen und breiten S-Zakken linkspräkordial, außerdem mit T-Abflachungen oder -Inversionen mit oder ohne ST-Senkungen rechtspräkordial. Nicht selten findet sich aber auch ein völlig normaler EKG-Befund.

Das *eindimensionale Echokardiogramm (M-Mode)* liefert nur indirekte Kriterien einer rechtsventrikulären Volumenbelastung in Form einer Vergrößerung des rechtsventrikulären Querdurchmessers, des rechtsventrikulären Ausflußtraktes und des Pulmonalishauptstammes sowie eine abnorme, sog. paradoxe Bewegung des interventrikulären Septums (RADKE u. Mitarb. 1976). Mit der *zweidimensionalen Schnittbildtechnik* dagegen können die Größe und Lage des interatrialen Defektes direkt sichtbar gemacht werden (BIERMANN u. WILLIAMS 1979).

Die *Herzkatheteruntersuchung* und *Angiokardiographie* führen zum Nachweis des Defektes und zur quantitativen Bestimmung des Links-rechts-Shunts, zum Ausschluß oder Nachweis einer Fehlmündung von Lungenvenen sowie weiterer assoziierter Herz- und Gefäßfehlbildungen, vor allem einer Mitralinsuffizienz bei Prolaps eines Mitralklappensegels. Durch selektive Kontrastmittelinjektion in die rechte obere Lungenvene im rechtsschrägen und gleichzeitig kraniokaudalen Strahlengang (sogenannter 4-Kammer-Blick) ist eine exakte angiographische Darstellung des Vorhofseptumdefektes nach Größe und Lage möglich.

Differentialdiagnose

Der kleine Vorhofseptumdefekt ist vor allem gegenüber einem akzidentellen Herzgeräusch abzugrenzen, wie es z. B. bei Trichterbrust, Flachthorax oder bei angeborenem Rechtsschenkelblock vorkommt, aber auch gegenüber einer leichten Pulmonalklappenstenose und einer isolierten partiellen Lungenvenenfehlkonnektion.

Der röntgenologische Befund einer idiopathischen Ektasie der Pulmonalarterie kann ebenfalls zur Fehldiagnose eines Vorhofseptumdefektes führen. Bei großem Vorhofseptumdefekt kommen differentialdiagnostisch vor allem Fehlbildungen des Atrioventrikularkanals, ein Cor triatriatum sinistrum mit Vorhofseptumdefekt oder partieller Lungenvenenfehlkonnektion, eine totale Lungenvenenfehlkonnektion, insbesondere vom kardialen Typ, ein linksventrikulär-rechtsatrialer Shunt (sogenannter Gerbode-Defekt), eine Ebsteinsche Anomalie und schließlich eine angeboren korrigierte Transposition der großen Arterien ohne Ventrikelseptumdefekt in Frage.

Verlauf und Prognose

Die *natürliche Lebenserwartung* bei unkompliziertem Vorhofseptumdefekt vom Sekundumtyp beträgt etwa 40 Jahre (CAMPBELL 1970, NADAS u. FYLER 1972). Eine klinische Manifestation im frühen Kindesalter ist selten; nur 8% aller Patienten zeigen innerhalb der ersten 2 Lebensjahre erste Symptome. Meist ändert sich in der 2. bis 3. Dekade das bis dahin unauffällige Befinden der Patienten: sie neigen zunehmend zur Rechtsherzdekompensation mit Trikuspidalinsuffizienz und zu Herzrhythmusstörungen, vor allem zum Vorhofflimmern, und zeigen Folgen der pulmonalen Hypertonie mit Eisenmenger-Reaktion, die sich bei 4% der Patienten vor dem 20. Lebensjahr, bei 18% zwischen dem 20. und 40. und bei 40% nach dem 40. Lebensjahr entwickelt (CAMPBELL 1970).

Therapie

Die *konservative Therapie* beschränkt sich, vor allem bei zusätzlichem Mitralklappenprolaps-Syndrom, auf eine sorgfältige *Endokarditisprophylaxe;* bei großem Links-rechts-Shunt und Herzinsuffizienz können im Kindesalter ausnahmsweise Digitalis und Diuretika erforderlich werden. Die Indikation zum *operativen Verschluß* des Defektes durch direkte Naht oder mit Patch unter Zuhilfenahme der extrakorporalen Zirkulation ergibt sich bei asymptomatischen Patienten aus einem Links-rechts-Shunt von mehr als 30% des Minutenvolumens im kleinen Kreislauf. In der Regel wird die Operation im Vorschulalter durchgeführt mit einer *Operationsletalität* unter 1%. Bei Herzinsuffizienz mit Leistungsminderung und Verzögerung der körperlichen Entwicklung ist die Operation bereits im Kleinkindesalter, ausnahmsweise auch schon im Säuglingsalter notwendig. Bei *pulmonaler Hypertonie* ist ein operativer Verschluß bis zu einer Widerstandserhöhung im Pulmonalkreislauf von 7–9 E × m², bei einem Gefäßwiderstand von 10–15 E × m² nur noch in einzelnen Fällen und dann mit einem höheren Operationsrisiko möglich und bei einem Widerstand von über 15 E × m² kontraindiziert (FUSTER u. Mitarb. 1979).

Verlauf nach operativer Therapie

Nach der Korrekturoperation im Vorschulalter kommt es fast immer zur raschen Normalisierung der Hämodynamik und zur völligen Beschwerdefreiheit der Patienten; nur in Ausnahmefällen persistiert eine Herzvergrößerung. Seltene, präoperativ nachweisbare Dysrhythmien bleiben allerdings auch postoperativ bestehen. Bei einer Operation nach dem 20. Lebensjahr häufen sich postoperativ die Herzrhythmusstörungen in Form von Vorhofflattern und Vorhofflimmern. Sie sind Ausdruck einer Myokardschädigung und treten vor allem dann auf, wenn sie bereits bis zum Zeitpunkt der Operation intermittierend oder permanent nachweisbar waren.

Ventrikelseptumdefekt

Definition

Nach ihrer Lage in den vier voneinander abgrenzbaren Anteilen des interventrikulären Septums, dem posterioren Sinus-(Einlaß-)Septum, dem Trabekel-Septum, dem interventrikulären Anteil des membranösen Septums sowie dem Infundibulum-(Auslaß-)Septum (ANDERSON 1978) lassen sich verschiedene Typen von Ventrikelseptumdefekten unterscheiden (MOULAERT 1978, ALLWORK u. ANDERSON 1979):

– posteriore bzw. paratrikuspidale Sinusseptaldefekte oder *Ventrikelseptumdefekte vom AV-Kanal-Typ,*
– zentrale, anterior und posterior apikal gelegene *muskuläre Defekte,*
– *membranöse* bzw. „perimembranöse" *Defekte* und schließlich
– *infundibuläre* (Bulbus-septal-)*Defekte.*

Die meisten dieser Defekte (70% nach BECU u. Mitarb. 1956) liegen „infrakristal" im Bereich des membranösen Septums und des Übergangs zum muskulären Septum posterior und kranial des septalen Segels der Trikuspidalklappe. Die besondere Bedeutung ihrer Differenzierung liegt im unterschiedlichen Verlauf des Reizleitungssystems und kann für das Vorgehen beim operativen Verschluß entscheidend sein.

Häufigkeit

Ein isolierter Ventrikelseptumdefekt liegt bei 20–30% aller Patienten mit angeborenen Herzfehlern vor. In Kombination mit weiteren kardiovaskulären Fehlbildungen ist er jedoch bei etwa der Hälfte aller Patienten anzutreffen, so zum Beispiel bei einem persistierenden Ductus arteriosus, einem Vorhofseptumdefekt vom Sekundum-Typ, bei AV-Defekten, bei Aortenklappen- und Aortenisthmusstenosen, bei Mitralstenose oder Mitralinsuffizienz sowie bei verschiedenen Formen der Transposition oder Malposition der großen Arterien. Er kann aber auch ein lebensrettender und damit „physiologisch vorteilhafter" (RAO 1977) Bestandteil einiger komplexer Herz-Gefäß-Fehlbildungen sein, wie der Trikuspidalatresie und der Pulmonalatresie. Das *Geschlechtsverhältnis* bei isoliertem Ventrikelseptumdefekt ist ausgeglichen.

Pathophysiologie

Für die hämodynamischen Konsequenzen ist die anatomische Lage des Ventrikelseptumdefektes in der Regel nicht entscheidend. Vielmehr spielen bei *kleinen* und *mittelgroßen Defekten* mit einem Querschnitt von etwa der Hälfte bis Dreiviertel des Aortendurchmessers allein die Größe der interventrikulären Verbindung, bei *großen Defekten* von etwa Aortendurchmesser mit systolischem Druckausgleich zwischen den Ventrikeln das Verhältnis der Gefäßwiderstände im kleinen und großen Kreislauf die entscheidende Rolle (RUDOLPH 1978). Kleinere und mittlere Defekte mit deutlicher Druckdifferenz zwischen dem linken und rechten Ventrikel führen – in Abhängigkeit von der Größe des Rezirkulationsvolumens – zu einer ausschließlichen Volumenbelastung des linken Ventrikels. Ist der Defekt dagegen groß, der Widerstand im kleinen Kreislauf jedoch noch normal, so bewirkt der große Links-rechts-Shunt, der bis zum Vierfachen des Minutenvolumens im kleinen Kreislauf betragen kann, zusätzlich auch eine Volumenbelastung des rechten Ventrikels. Nimmt der Widerstand im kleinen Kreislauf zu, verringert sich der Links-rechts-Shunt bis zur Shunt-Umkehr (Eisenmenger-Reaktion), und der rechte Ventrikel wird zunehmend druckbelastet.

Mit einem *Spontanverschluß* eines Ventrikelseptumdefektes kann – je nach Zeitpunkt der klinischen Erfassung der Patienten – in 25–50% der Fälle gerechnet werden (RUDOLPH 1978), meist schon innerhalb der ersten 3 Lebensjahre. Darüber hinaus wird in etwa 30% der Fälle eine spontane Verkleinerung beobachtet. Dabei kann sich ein Aneurysma des membranösen Septums entwickeln (NUGENT u. Mitarb. 1977) und gelegentlich zur

Ursache einer rechtsventrikulären Ausflußtraktobstruktion werden.

Durch *Prolaps eines* am Infundibulum-Septum ansetzenden *Aortenklappensegels* – überwiegend des rechten – in einen meist infundibulären Defekt wird in 3–5% aller Ventrikelseptumdefekte der dazugehörige Sinus Valsalvae erweitert, was oft zu einer mit dem Alter allmählich, unter Umständen aber auch durch eine bakterielle Endokarditis akut zunehmenden *Aorteninsuffizienz* führt (KEANE u. Mitarb. 1977, RUDOLPH 1978). Entsprechend ihrem Schweregrad verstärkt das zusätzlich zum Shunt-Volumen auftretende Pendelblut die Volumenbelastung des linken Ventrikels.

Krankheitsbild
Anamnese
Patienten mit kleinem Ventrikelseptumdefekt sind beschwerdefrei und körperlich voll leistungsfähig, dagegen klagen sie bei mittelgroßem Defekt über Atemnot unter körperlicher Belastung. Bei großen Defekten kann es bereits im Säuglingsalter zur Herzinsuffizienz, im Kindesalter zur Einschränkung der körperlichen Leistungsfähigkeit und zur Häufung von bronchopulmonalen Infekten kommen. Bei zunehmender Widerstandserhöhung im Pulmonalkreislauf und damit Abnahme des Linksrechts-Shunts gegen Ende des Säuglingsalters werden die bronchopulmonalen Infekte seltener, und die Kinder gedeihen jetzt besser. Die körperliche Belastbarkeit jedoch bleibt eingeschränkt; unter Anstrengung treten Atemnot und eine zunächst diskrete zentrale Zyanose auf. Im Adoleszentenalter machen sich dann zunehmend Symptome wie Ruhezyanose, Bluterbrechen, Rhythmusstörungen und schließlich Zeichen einer Rechtsherzinsuffizienz bemerkbar.

Befunde
Tritt im Rahmen eines großen Defektes eine Herzinsuffizienz auf, so zeigen die Patienten eine ausgeprägte *Ruhe-Tachydyspnoe* mit interkostalen und sternalen Einziehungen, eine *Ruhe-Tachykardie* und eine *Hepatomegalie*. Jenseits des Säuglingsalters entwickelt sich bei großen Defekten auch ein deutlicher *Herzbuckel*. Eine Zyanose tritt erst nach dem Kleinkindesalter nach Shunt-Umkehr im Rahmen einer pulmonalen Hypertonie auf, zunächst unter Belastung, schließlich konstant auch in Ruhe.

Vermehrt *hebende Pulsationen* über dem Präkordium sind nur bei größeren Defekten palpabel, der *Herzspitzenstoß* ist dabei deutlich nach links verlagert. Mit Fortschreiten der pulmonalen Hypertonie wird auch der rechte Ventrikel links parasternal hebend tastbar. Ein systolisches *Schwirren* findet sich bei kleinen Defekten häufig, aber eher diskret, bei mittelgroßen Defekten konstant und sehr ausgeprägt im 4.–5. ICR links parasternal, bei großen Defekten ist es weniger deutlich nachweisbar. Die peripheren *Pulse* sind bei kleinen und mittelgroßen Defekten unauffällig und imponieren nur bei großen Defekten als Pulsus celer et parvus durch ein geringes Minutenvolumen im großen Kreislauf.

Auskultatorisch sind die *Herztöne* bei kleinem Defekt unauffällig mit atemvariabler Spaltung des 2. Herztons (Abb. 1.**42a**). Bei mittelgroßen und großen Defekten sind dagegen der 1. Herzton über der Herzspitze und der Pulmonalisanteil des 2. Herztons bei atemvariabel weiter Spaltung akzentuiert (Abb. 1.**42b**). Mit Anstieg des pulmonal-vaskulären Widerstandes verengt sich die Spaltung des 2. Herztons zunehmend (Abb. 1.**42c**), bis nur noch ein singulärer knallender Pulmonalklappenschlußton (P II) und gleichzeitig ein frühsystolischer Click über der Pulmonalis sowie evtl. ein 4. Herzton (Vorhofton) über dem 3.–4. ICR links parasternal zu hören sind.

Auch das *Herzgeräusch* variiert mit der Größe des Defektes (Abb. 1.**42a–c**): Bei kleinem Defekt ist nur ein kurzes, scharfes Proto- bis Mesosystolikum über dem 3.–4. ICR links parasternal, bei mittelgroßem und großem Defekt dagegen ein lauteres, hochfrequentes, scharfes Holosystolikum an gleicher Stelle hörbar. Ein größerer Links-rechts-Shunt (über 40% des Minutenvolumens im klei-

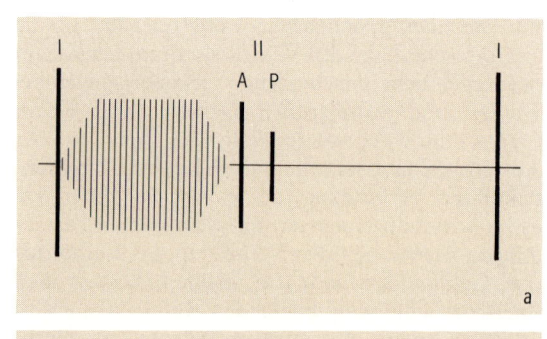

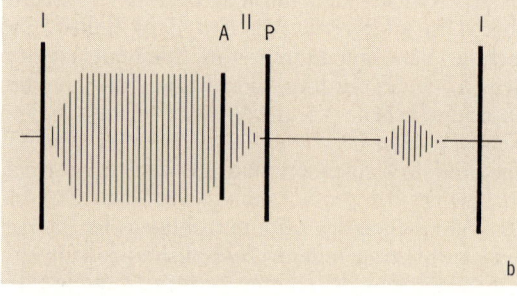

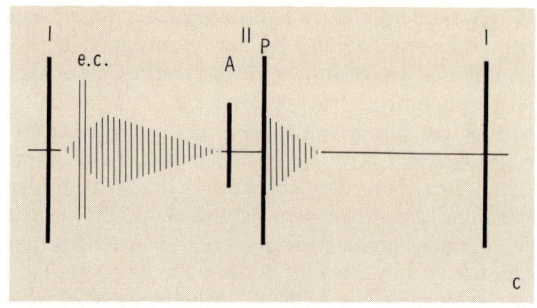

Abb. 1.**42a–c** Phonokardiogramme bei Ventrikelseptumdefekt

nen Kreislauf) verursacht ein tieffrequentes, rumpelndes, spindelförmiges Meso- bis Telediastolikum über der Herzspitze, ein sogenanntes Mitralströmungsgeräusch (Abb. 1.**42b**), das mit Abnahme des Links-rechts-Shunts durch die Entwicklung einer pulmonalen Hypertonie leiser wird und schließlich ganz verschwindet. Ebenso nehmen dann Lautstärke und Länge des systolischen Geräusches mit steigendem Druck und Widerstand im Pulmonalkreislauf ab. Ein weiches, frühdiastolisches Decrescendo über dem 2.–3. ICR links parasternal (Graham-Steel-Geräusch) ist als Pulmonalklappeninsuffizienz-Geräusch durch Überdehnung des Pulmonalklappenringes und damit als weiterer Hinweis auf eine pulmonale Hypertonie zu werten (Abb. 1.**42c**).

Bei zusätzlicher *Aorteninsuffizienz* findet sich – je nach Schweregrad – ein gießendes protodiastolisches Decrescendo unterschiedlicher Länge über dem 3.–4. ICR links parasternal und fortgeleitet zur Herzspitze.

Die *Röntgenthoraxaufnahme* zeigt bei kleinen Defekten einen normal großen oder nur gering vergrößerten *Herzschatten* mit normal weiter Aorta, Pulmonalarterie und linkem Vorhof. Die *Lungengefäßzeichnung* ist nicht eindeutig vermehrt. Bei mittelgroßen und großen Defekten (Abb. 1.**43**) ohne pulmonale Hypertonie fällt dagegen eine deutliche Verbreiterung des Herzschattens nach links mit einer nach links kaudal verlagerten Herzspitze auf. Die Pulmonalarterie tritt jetzt vermehrt hervor, die Aorta dagegen bleibt schmal. Die Vergrößerung des linken Vorhofes wird an der Spreizung der Trachealbifurkation und am links randbildenden linken Herzohr erkennbar. Die Lungengefäße sind zentral und bis in die Peripherie deutlich verbreitert. In *seitlicher Aufnahmerichtung* wird der Retrokardialraum durch eine Verlagerung des vergrößerten linken Ventrikels und des vergrößerten linken Vorhofes nach dorsal eingeengt.

Mit Entwicklung einer *pulmonalen Hypertonie* nimmt die Herzgröße ab, während das Pulmonalsegment unverändert stark prominent und die Aorta weiterhin schmal bleiben. Die Kaliber der zentral unverändert weiten Pulmonalarterien verringern sich zur Peripherie hin deutlich. Hat sich die pulmonale Hypertonie fixiert, so ist der Herzschatten noch gering vergrößert und die Herzspitze durch den vergrößerten und druckbelasteten rechten Ventrikel deutlich angehoben. Bei unverändert stark prominentem Pulmonalissegment nimmt dann auch die Größe der Aorta wieder zu. Die Lungengefäßzeichnung der Peripherie wird nun geringer, sie zeigt bei zentral weitgestellten Pulmonalisästen typische Kaliberabbrüche im perihilären Bereich; gelegentlich finden sich Hinweise auf eine interstitielle Fibrose.

Bei Ventrikelseptumdefekt und zusätzlicher, ausgeprägter *Aorteninsuffizienz* kommt es zu einer erheblichen Vergrößerung des Herzschattens durch die Dilatation des linken Ventrikels. Die Aorta ascendens ist, im Gegensatz zum isolierten, großen Ventrikelseptumdefekt, je nach Schweregrad der Klappeninsuffizienz ebenfalls erweitert.

Im *Elektrokardiogramm* (Abb. 1.**44**) findet sich neben einem regelmäßigen Sinusrhythmus überwiegend ein indifferenter oder Links-Lagetyp. Erst nach Manifestation der pulmonalen Hypertonie kommt es wieder zur Drehung der Herzachse nach rechts. Ein P-sinistrocardiale und eine Kammerhypertrophie werden bei mittelgroßen und großen Defekten überwiegend als links- oder biventrikuläre Hypertrophie, dagegen nach Entwicklung einer

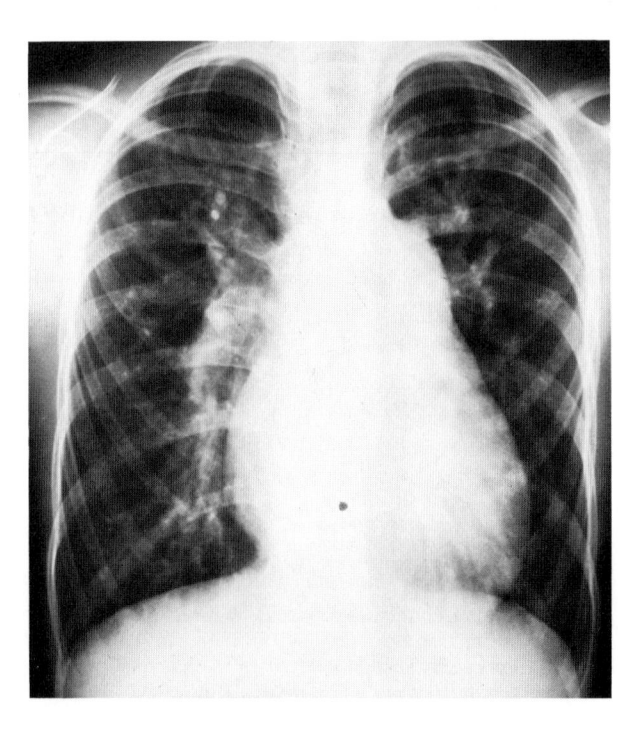

Abb. 1.**43** Großer Ventrikelseptumdefekt ohne pulmonale Hypertonie (Links-rechts-Shunt = 70% des Minutenvolumens im kleinen Kreislauf, Rp = 3,4 E × m², Rs = 21,1 E × m²) bei einem 11jährigen Patienten

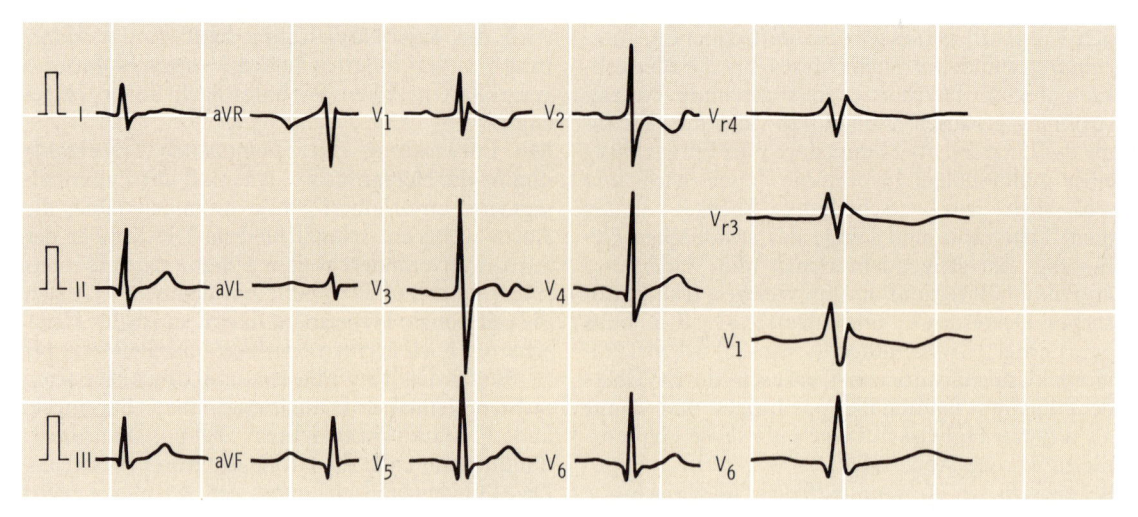

Abb. 1.44 EKG eines 5jährigen Patienten mit großem Ventrikelseptumdefekt (Links-rechts-Shunt = 55% von Qp)

pulmonalen Hypertonie ausschließlich als rechtsventrikuläre Hypertrophie registriert. Spitz-überhöhte, schmale T-Wellen linkspräkordial sind Ausdruck der diastolischen Volumenbelastung des linken Ventrikels. Erregungsrückbildungsstörungen über dem rechten Ventrikel mit ST-Senkung und T-Abflachung bzw. T-Inversion dagegen weisen auf eine pulmonale Hypertonie hin.

Im *eindimensionalen Echokardiogramm* (M-Mode) gelingt der Nachweis einer Diskontinuität von Aortenvorderwand und interventrikulärem Septum auch bei großem Defekt nur selten. Indirekte Hinweise ergeben sich aus einer Vergrößerung des Durchmessers des linken Vorhofes und einer Erhöhung der Kontraktionsamplituden des interventrikulären Septums und der linksventrikulären Hinterwand und durch Zunahme der mittleren Faserverkürzungsgeschwindigkeit als Folge der linksventrikulären Volumenbelastung (SAHN u. Mitarb. 1976). Die Bestimmung der rechtsventrikulären Zeitintervalle lassen Rückschlüsse auf den Pulmonalisdruck zu (RIGGS u. Mitarb. 1979). Mit Hilfe der *zweidimensionalen Schnittbildtechnik* dagegen kann ein Ventrikelseptumdefekt in der Regel direkt sichtbar gemacht werden.

Die *Herzkatheteruntersuchung und Angiokardiographie* dienen der Erfassung von Größe und Lage eines singulären Ventrikelseptumdefektes oder multipler Ventrikelseptumdefekte, der Berechnung der Minuten- und Shunt-Volumina sowie der Widerstände im großen und kleinen Kreislauf (Abb. 1.**45**), schließlich dem Ausschluß oder Nachweis assoziierter kardiovaskulärer Fehlbildungen. Die *angiokardiographische Darstellung* des Defektes gelingt am besten im links-anterioren Strahlengang und mit gleichzeitiger Aufrichtung des Oberkörpers um 45° (sogenannter 4-Kammer-Blick, BARGERON u. Mitarb. 1977), wodurch das Ventrikelseptum orthograd getroffen wird (Abb. 1.**46**).

Differentialdiagnose

Ein isolierter Ventrikelseptumdefekt ist vor allem gegenüber einer azyanotischen Fallotschen Tetralogie abzugrenzen, aber auch gegenüber einer infundibulären Pulmonalstenose, einem partiellen oder kompletten AV-Defekt, einem großen persistierenden Ductus arteriosus mit pulmonaler Hypertonie, einem Transpositions- und Malpositionskomplex mit Ventrikelseptumdefekt, einem Truncus arteriosus communis mit vermehrter Lungendurchblutung sowie einer Trikuspidalatresie oder einem singulären Ventrikel ohne Pulmonalstenose. Bei *Ventrikelseptumdefekt mit Aorteninsuffizienz* sind differentialdiagnostisch ein großer persistierender Ductus arteriosus, ein in den rech-

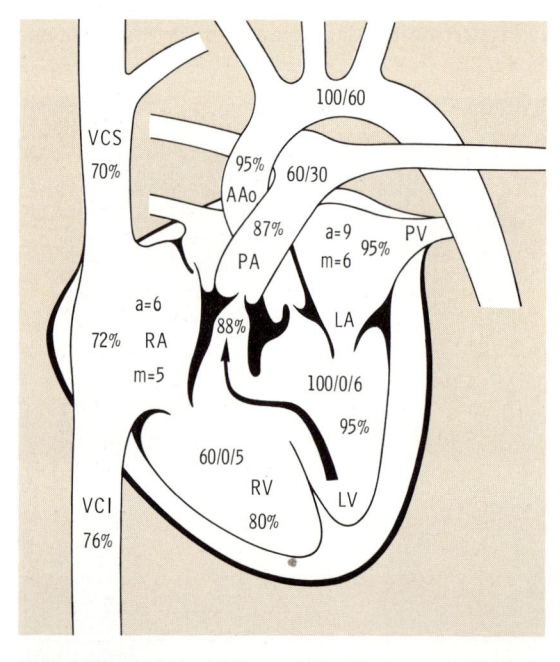

Abb. 1.**45** Druck- und Sauerstoffsättigungswerte bei großem Ventrikelseptumdefekt (Qs = 4,0 l/min/m², Qp = 11,6 l/min/m², Links-rechts-Shunt = 7,6 l/min/m² = 65% von Qp, Rs = 16,9 E × m², Rp = 2,9 E × m², Rp : Rs = 0,17 : 1)

ten Ventrikel oder rechten Vorhof perforiertes Aneurysma des Sinus Valsalvae und letztlich ein aortopulmonales Fenster bzw. eine arteriovenöse Koronarfistel differentialdiagnostisch auszuschließen.

Verlauf und Prognose

Die *durchschnittliche natürliche Lebenserwartung* bei großem Ventrikelseptumdefekt beträgt ca. 40 Jahre. Etwa 5% der Patienten sterben schon im Säuglingsalter an den Folgen einer Herzinsuffizienz oder bronchopulmonaler Infektion (KEITH 1978, RUDOLPH 1978). 90% der Patienten mit kleinem oder mittelgroßem VSD haben jedoch eine günstigere Prognose, in 25–50% sogar die Chance eines Spontanverschlusses (BECU u. Mitarb. 1956, RUDOLPH 1978) oder aber zumindest einer spontanen Verkleinerung des Defektes. Mit einer pulmonalen Druckerhöhung muß ohne Operation bei etwa 25% der Patienten gerechnet werden (KEITH 1978). Der Beginn der obstruktiven pulmonalvaskulären Erkrankungen liegt in der Regel im 2. Lebenshalbjahr; bereits gegen Ende des Säuglingsalters, in jedem Fall aber nach dem 2. Lebensjahr ist ein irreversibles Stadium mit Shunt-Umkehr und zunehmender Zyanose erreicht (NEWFELD u. Mitarb. 1977, RUDOLPH 1978). Die Lebenserwartung im Stadium der fixierten, pulmonalen Hypertonie liegt dann im Mittel bei 24 Jahren (FUSTER u. Mitarb. 1979).

In 6–11% der Fälle entwickelt sich, vor allem bei mittelgroßem Defekt, eine *infundibuläre Pulmonalstenose* (GASUL u. Mitarb. 1957), so daß die Gefahr einer pulmonalen Hypertonie auf natürlichem Wege zwar eliminiert, die Korrekturoperation allerdings durch diese zusätzliche muskuläre Hypertrophie risikoreicher wird. Auch die seltene Entwicklung einer *subvalvulären Aortenstenose* und einer *Aorteninsuffizienz* und schließlich die Neigung zu *bakterieller Endokarditis* beeinflussen die Prognose der Patienten ungünstig (RUDOLPH 1978).

Therapie

Die *konservative Behandlung* besteht in erster Linie in einer sorgfältigen *Endokarditisprophylaxe*, insbesondere bei kleinem Ventrikelseptumdefekt, beim Ventrikelseptumaneurysma sowie bei zusätzlicher Aorteninsuffizienz. Bei kardialer Dekompensation ist eine entsprechende Digitalis- und Diuretikatherapie notwendig.

Ein *operativer Verschluß* des Ventrikelseptumdefektes ist bei einem Links-rechts-Shunt von über 40% des Minutenvolumens im kleinen Kreislauf indiziert und am günstigsten im *Vorschulalter* durchzuführen; bei Defekten mit kleinerem Links-rechts-Shunt kann im Hinblick auf die Möglichkeit eines Spontanverschlusses oder aber einer Spontanverkleinerung zugewartet werden. Bei sehr großen Defekten mit Druckangleich, bei therapieresistenter Herzinsuffizienz mit Gedeihstörung und rezidivierenden pulmonalen Infektionen sowie

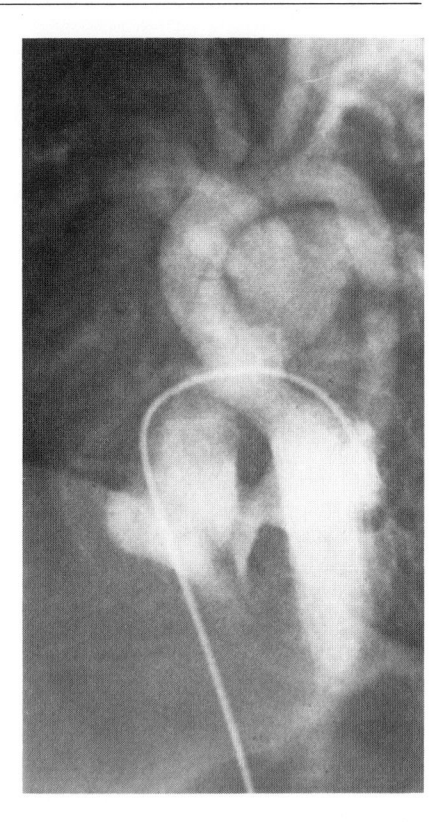

Abb. 1.46 Darstellung eines membranösen Ventrikelseptumdefektes durch Kontrastmittelinjektion in den linken Ventrikel und Aufnahme im links-schrägen Strahlengang mit Aufrichten des Oberkörpers um 45° („Vierkammerblick")

bei pulmonaler Hypertonie mit einer Widerstandserhöhung im kleinen Kreislauf auf 5 E × m^2 bzw. einem Verhältnis von Rp : Rs über 0,5 kann die *Korrekturoperation* jedoch bereits im Säuglingsalter als Alternative zur *palliativen Banding-Operation* durchgeführt und damit der Gefahr irreversibler Schäden an den Pulmonalgefäßen begegnet werden (MCNICHOLAS u. Mitarb. 1979). Bei einem pulmonalen Gefäßwiderstand von 8–13 E × m^2 ist eine Korrekturoperation nur bis zum Ende des 2. Lebensjahres und auch nur dann noch möglich, wenn der systolische Pulmonalarteriendruck während eines *Hyperoxietestes* bzw. nach *Injektion von Tolazolin* unter den systolischen Wert in der Aorta und im linken Ventrikel fällt. Bei einem Widerstand von über 8 E × m^2 und bei Überwiegen eines Rechts-links-Shuntes gilt eine Operation nach dem 2. Lebensjahr als kontraindiziert (RUDOLPH 1978, FUSTER u. Mitarb. 1979), muß doch bei diesen Patienten trotz Verschluß des Ventrikelseptumdefektes mit einem Fortschreiten der pulmonalen Gefäßerkrankung gerechnet werden. Darüber hinaus würde durch den Verschluß die körperliche Leistungsfähigkeit noch mehr eingeschränkt, da einerseits das Minutenvolumen bei fortbestehender Pulmonalsklerose nicht mehr über den Ventrikelseptumdefekt erhöht werden könnte, andererseits aber auch mit einer zunehmenden

Neigung zur Rechtsherzdekompensation gerechnet werden müßte.

Die *Operationsletalität* einer Banding-Operation bei isoliertem Ventrikelseptumdefekt liegt zwischen 9 und 16% und steigt bei später erfolgendem De-Banding mit Verschluß des Ventrikelseptumdefektes auf durchschnittlich 25% an (McNICHOLAS u. Mitarb. 1979). Bei einer *Primärkorrektur* innerhalb der ersten 2 Lebensjahre dagegen beläuft sich das Risiko auf 11%, in jüngster Zeit zwischen 2 und 4%, steigt allerdings bei Operationen im ersten Lebensjahr bzw. innerhalb der ersten 6 Lebensmonate – je nach Erfahrung des herzchirurgischen Zentrums – nicht unbeträchtlich an. Eine Primärkorrektur des unkomplizierten Ventrikelseptumdefektes ohne pulmonale Druck- und Widerstandserhöhung hat dagegen vergleichsweise nur noch ein sehr geringes Risiko, weniger als 4%.

Verlauf nach operativer Therapie

In der Regel wird bei Säuglingen mit großem Ventrikelseptumdefekt und schwer kompensierbarer Herzinsuffizienz nach einer Korrekturoperation der körperliche und statomotorische Entwicklungsrückstand rasch aufgeholt. Darüber hinaus normalisieren sich nach Defektverschluß vor dem 2. Lebensjahr in der Regel auch die Druck- und Widerstandsverhältnisse im Pulmonalkreislauf, gelegentlich auch noch bei Patienten mit pulmonaler Hypertonie und einem pulmonalen Gefäßwiderstand bis zu 10 E × m² bei Operation vor dem 3. Lebensjahr (FUSTER u. Mitarb. 1979). Bei Verschluß im späteren Kindesalter jedoch können Veränderungen in der Größe und Funktion des linken Ventrikels wie Erhöhung des linksventrikulären enddiastolischen Druckes und Volumens bestehen bleiben.

Postoperative Störungen der Erregungsleitung werden häufiger bei transventrikulärem, seltener bei transatrialem Defektverschluß beobachtet, und zwar meist in Form eines Rechtsschenkelblockes, unter Umständen kombiniert mit einem linksanterioren Hemiblock, der sich nur bei einem Teil der Patienten in den ersten 3 Monaten nach dem Eingriff spontan zurückbildet und die Spätprognose damit nicht beeinträchtigt.

Mit einem *Ventrikelseptumdefekt-Rezidiv* bzw. einem hämodynamisch signifikanten Rest-Shunt muß in etwa 10% der Fälle bei primärer Korrekturoperation und in 15% bei zweizeitigen Eingriffen (Banding und anschließend De-Banding mit Defektverschluß) gerechnet werden. Bei pulmonaler Hypertonie liegt die Rezidivrate des primären Verschlusses bei 22%.

Atrioventrikulardefekte

Definition

Bei der normalen Entwicklung des Herzens bilden die Endokardkissen das anterior-septale und das posteriore Mitralklappensegel sowie das septale und posteriore Segel der Trikuspidalklappe; durch Verschmelzung mit dem atrioventrikulären Septum teilen sie den Atrioventrikularkanal, so daß ein rechtes und ein linkes atrioventrikuläres Ostium entstehen. Eine Wachstumsstörung dieser Endokardkissen mit unvollständiger Verschmelzung und mangelhafter kraniokaudaler Ausbreitung führt zu Fehlbildungen im Bereich der Atrioventrikularklappen (AV-Klappen) mit einem abnorm tiefen, ventrikelwärts verlagerten Ansatz des Klappenrings, zu Defekten im atrioventrikulären Septum durch Fehlen des kaudalen Anteils des Vorhofseptums (Septum primum) sowie von Teilen des membranösen und des posterioren muskulären Ventrikelseptums (Einlaßseptum) und schließlich zu einem partiellen Fehlen der basalen Hinterwand des linken Ventrikels (VAN MIEROP u. Mitarb. 1962, GOOR u. LILLEHEI 1975).

Je nach Ausprägung der Fehlbildung der AV-Klappensegel werden diese, früher auch als „Endokardkissendefekte" bezeichneten „*Atrioventrikulardefekte*" (SOMERVILLE 1978) eingeteilt in *partielle Formen* mit getrennt und vollständig angelegten AV-Klappen und einem Defekt im kaudalen Anteil des Vorhofseptums und in *komplette Formen* mit gemeinsamer atrioventrikulärer Klappe und gemeinsamen anterioren und posterioren Segeln, bestehend aus Anteilen der Mitral- und Trikuspidalklappe, wobei das septale Segel der Trikuspidalklappe rudimentär angelegt sein oder fehlen kann. Bei partiellem AV-Defekt befindet sich in etwa 30% der Fälle zusätzlich ein kleinerer Ventrikelseptumdefekt, der bei der kompletten Form regelmäßig und meist in größerer Dimension vorhanden ist. Die unterschiedliche Morphologie des vorderen Segels der gemeinsamen AV-Klappe und der Ansatz ihrer Sehnenfäden erlauben wiederum eine pathologisch-anatomische Unterteilung dieser kompletten Formen (RASTELLI u. Mitarb. 1966, GOOR u. LILLEHEI 1975, UGARTE-PENA u. Mitarb. 1976, Abb. 1.47), welche auch weitgehend dem klinischen Schweregrad entspricht.

Häufigkeit

In 2–4% aller angeborenen Herzfehler besteht ein partieller oder kompletter AV-Defekt. Das Geschlechtsverhältnis ist ausgeglichen (FELDT u. Mitarb. 1977).

Pathophysiologie

Beim *partiellen AV-Defekt* führt der Links-rechts-Shunt auf Vorhofebene zur Volumenbelastung des rechten Herzens und zur Überdurchblutung der Lunge. Dabei kommt es über einen zusätzlichen Spalt im anterioren Mitralsegel und über den tiefliegenden Vorhofseptumdefekt überwiegend zu einem direkten linksventrikulär-rechtsatrialen Shunt (RUDOLPH 1978). Bedingt die Fehlbildung der Mitralklappe eine wesentliche Mitralinsuffizienz, so hat dies zusätzlich einerseits einen Reflux des Blutes aus dem linken Ventrikel in den linken Vorhof,

andererseits – durch Volumenbelastung des linken Vorhofes – eine Vergrößerung des Links-rechts-Shunts auf Vorhofebene zur Folge.
Beim *kompletten AV-Defekt* kommt es – je nach Größe der interatrialen bzw. interventrikulären Septumdefekte – bei gekreuzten Shunts auf Vorhof- und Ventrikelebene zur vermehrten Volumenbelastung aller vier Herzhöhlen mit Druckangleich auf Vorhof- sowie Ventrikelebene und zur systolischen Druckerhöhung im Pulmonalkreislauf (RUDOLPH 1978). Dies leitet frühzeitig – ab der zweiten Hälfte des Säuglingsalters – die Entwicklung einer obstruktiven pulmonalen Gefäßerkrankung mit Shunt-Umkehr (Eisenmenger-Reaktion) ein (NEWFELD u. Mitarb. 1977).
In nahezu 30–40% der Fälle sind die AV-Defekte, vor allem die kompletten Formen, mit weiteren kardiovaskulären Fehlbildungen kombiniert; bei 30–50% der Patienten liegt außerdem eine Trisomie 21 vor (BHARATI u. LEV 1973).

Krankheitsbild

Anamnese

Alle Patienten mit *partiellem AV-Defekt* werden bis Ende des 1. Lebensjahres symptomatisch. Im Kindesalter fällt neben einer deutlichen Leistungsminderung und raschen Ermüdbarkeit eine Atemnot in Ruhe und bei geringer Anstrengung auf. Nur bei Patienten mit Ostium-primum-Defekt ohne wesentliche Mitralinsuffizienz ist die Leistungsfähigkeit weniger eingeschränkt.
Bei *komplettem AV-Defekt* machen sich bereits im frühen Säuglingsalter Trinkschwierigkeiten durch Atemnot und in der Folge Gedeihstörungen mit Gewichtsstillstand als Ausdruck der kardialen Insuffizienz bemerkbar; gehäufte broncho-pulmonale Erkrankungen sind typisch.

Befunde

Größere Defekte verursachen bereits im frühen Säuglingsalter eine schwere Herzinsuffizienz mit ausgeprägter Ruhedys- und Tachypnoe, Ruhetachykardie und Hepatomegalie. Gelegentlich ist schon im ersten Lebensjahr eine leichte periphere Ruhe- und Belastungszyanose erkennbar, eine zunehmende zentrale Zyanose deutet die Entwicklung einer pulmonalen Hypertonie (Eisenmenger-Reaktion) an. Ein Herzbuckel links parasternal und lateral in Höhe der Medioklavikularlinie ist sichtbare Folge einer Kardiomegalie.
Palpatorisch fallen vermehrt hebende Pulsationen über dem gesamten Präkordium mit verbreitertem, links verlagertem und hebendem Spitzenstoß, Pulsationen über der A. pulmonalis, ein tastbarer Pulmonalklappenschlußton bei pulmonaler Druckerhöhung sowie ein systolisches Schwirren am linken Sternalrand im 3.–4. ICR, bei ausgeprägter Mitralinsuffizienz auch über der Herzspitze auf. Ein niedriger Blutdruck mit kleiner Amplitude entspricht einem Pulsus parvus; gelegentlich wird ein positiver Jugularvenenpuls sichtbar.

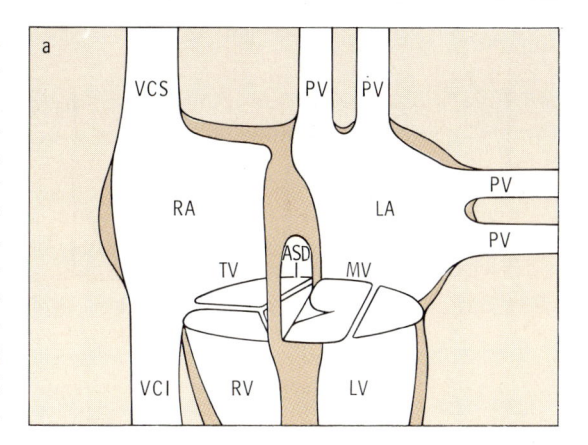

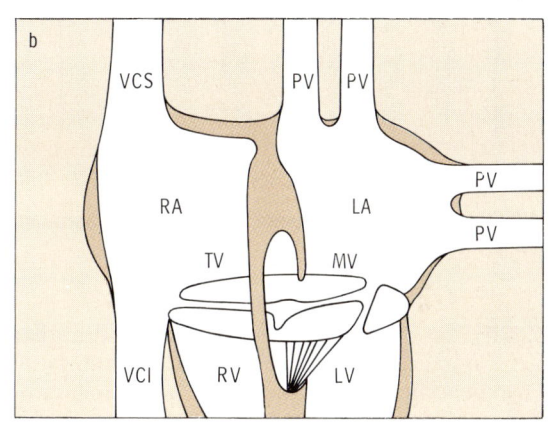

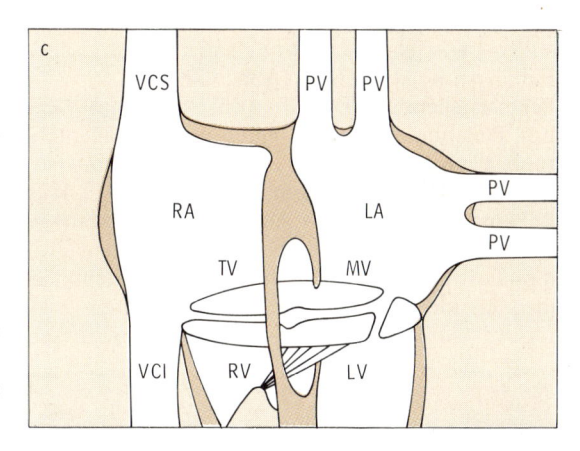

Abb. 1.47 Partielle (**a**) und komplette (**b** u. **c**) AV-Defekte nach den Definitionen von *Rastelli* u. Mitarb. 1966, *Goor* u. *Lillehei* 1975 und *Ugarte* u. Mitarb. 1976 (RA/LA = rechter/linker Vorhof, TV = Trikuspidalklappe, MV = Mitralklappe, PV = Pulmonalvene, VCS/VCI = obere/untere Hohlvene, RV/LV = rechter/linker Ventrikel)

Bei der *Auskultation* ist der *1. Herzton* normal oder gering betont, der *2. Herzton* breit und fixiert gespalten (Abb. 1.**48**), wobei die Betonung des Pulmonalklappenschlußtones (P II) dem Schweregrad der pulmonalen Hypertonie entspricht. Mit zunehmendem Lungengefäßwiderstand nimmt diese Spaltung des 2. Herztones ab und die Lautstärke des Pulmonalklappenschlußtones weiter zu, bis schließlich nur noch ein singulärer knallender

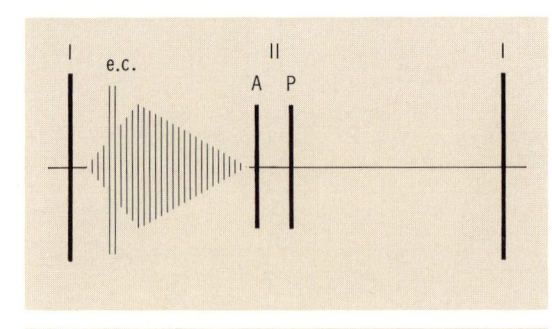

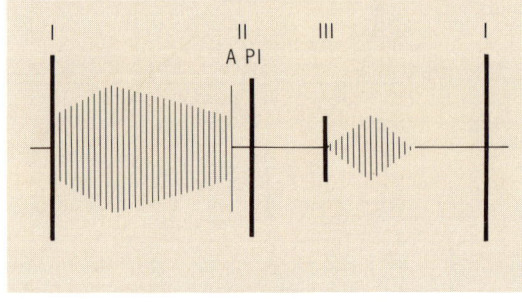

Abb. 1.48 Phonokardiogramm bei partiellem (oben) und komplettem AV-Defekt (unten)

2. Herzton am linken oberen Sternalrand hörbar ist. Zusätzlich tritt jetzt ein Pulmonaldehnungston (Ejektionsclick) auf. In der Phase eines noch großen Links-rechts-Shunt und ausgeprägter Volumenbelastung des linken Ventrikels mit Linksinsuffizienz ist ein *3. Herzton* als protodiastolischer Füllungston nachweisbar (Abb. 1.48).
Bei partiellem AV-Defekt (Abb. 1.48 oben) liegt das Punctum maximum eines niederfrequenten, rauhen und spindelförmigen *Systolikums* mit frühem Amplitudenmaximum über dem 2. bis 3. ICR links parasternal. Es ist Ausdruck einer relativen Pulmonalklappenstenose bei normal weitem Pulmonalostium, jedoch vermehrtem Minutenvolumen im kleinen Kreislauf. Bei *komplettem AV-Defekt* (Abb. 1.48 unten) hört man am linken unteren Sternalrand ein rauhes *Holosystolikum*, das fortgeleitet wird zur Herzspitze und zum 2. bis 3. ICR links parasternal, bedingt durch den linksventrikulären-rechtsatrialen bzw. den interventrikulären Shunt. Eine begleitende Mitralinsuffizienz verursacht ein weiches, blasendes, hochfrequentes Holosystolikum mit Punctum maximum über der Herzspitze, welches zur Axilla und zum Rücken fortgeleitet wird und in linker Seitenlage besonders gut hörbar ist. Ein rauhes, rumpelndes, niederfrequentes mesodiastolisches AV-Klappen-Strömungsgeräusch nach dem 3. Herzton mit Punctum maximum über dem 4. ICR links parasternal und Fortleitung zur Herzspitze läßt auf einen großen Links-rechts-Shunt schließen.

In der *Röntgen-Thorax-Übersichtsaufnahme* (Abb. 1.49) ist der Herzschatten meist erheblich vergrößert, vor allem beim kompletten AV-Defekt; die Herzform ist jedoch nicht charakteristisch. Oft fallen nur eine betonte rechte Herzkontur und eine angehobene Herzspitze auf bei nach links verlagertem und links randbildendem, volumenbelastetem rechten Ventrikel. Trotz deutlicher Mitralinsuffizienz kommt es nur selten zu einer Vergrößerung des linken Vorhofes, da durch den Links-rechts-Shunt über den Vorhofseptumdefekt keine größere Druck- und Volumenbelastung des linken Vorhofes entstehen kann. Bei schmaler Aorta tritt das Pulmonalissegment durch den erweiterten Pulmonalishauptstamm deutlich hervor. Auch die zentralen Lungenarterien sind stark dilatiert, wodurch die *perihiläre Lungenzeichnung* betont wird. Bei *pulmonaler Hypertonie* sind bei unverändert erweiterten zentralen Pulmonalarterien die peripheren Gefäße eng gestellt und verlaufen auffallend gestreckt. Auf der *seitlichen Thoraxaufnahme* ist das Retrosternalfeld durch den vergrößerten rechten Ventrikel, den stark erweiterten rechtsventrikulären Ausflußtrakt und die große A. pulmonalis verschattet, der Retrokardialraum durch den vergrößerten und gleichzeitig nach dorsal verdrängten linken Ventrikel eingeengt.

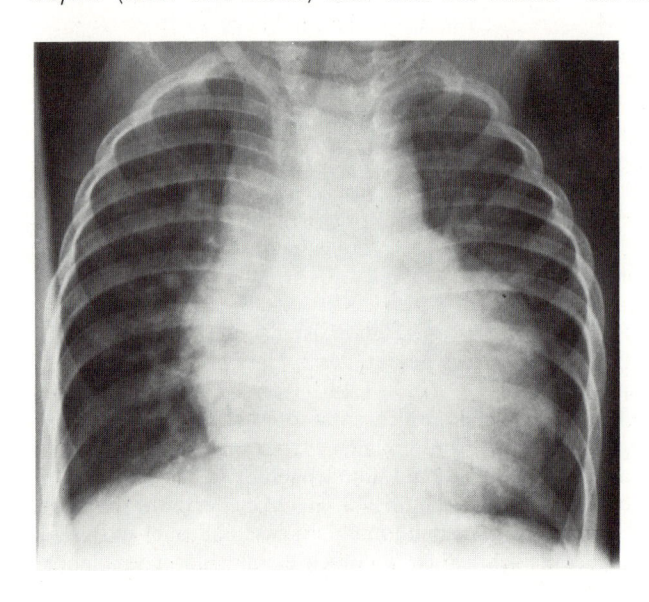

Abb. 1.49 13 Monate alter Patient mit komplettem AV-Defekt (Links-rechts-Shunt = 70% von Qp, Rp = 1,2 E × m^2, Rs = 5,6 E × m^2)

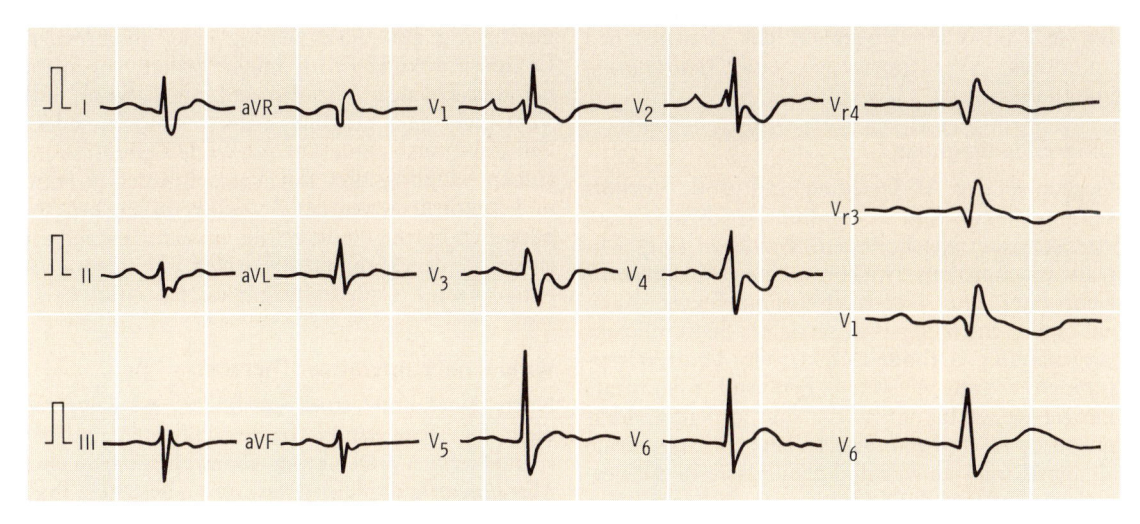

Abb. 1.50 Großer partieller AV-Defekt (Links-rechts-Shunt = 60% von Qp) bei einem 2jährigen Patienten

Im *Elektrokardiogramm* (Abb. 1.50) finden sich als sehr konstante Befunde ein AV-Block I. Grades, ein pathologischer Linkslagetyp ($Q_I S_{III}$-Typ) mit Achsenabweichungen zwischen 0 und −120 Grad, vor allem beim kompletten AV-Defekt (SOMERVILLE 1978), und schließlich ein inkompletter, seltener ein kompletter *Rechtsschenkelblock* mit Rechtsverspätung bei nur wenig überhöhten, breiten R-Zacken rechtspräkordial und breiten, tiefen S-Zacken linkspräkordial als Ausdruck einer Volumenbelastung des rechten Ventrikels. Eine biventrikuläre Hypertrophie weist auf eine zusätzliche, höhergradige Mitralinsuffizienz hin. Die T-Welle rechtspräkordial ist invertiert und linkspräkordial positiv. Bei fortschreitender *pulmonaler Hypertonie* treten zunehmend ST-Senkungen rechtspräkordial in Erscheinung.

Im *eindimensionalen Ultraschallkardiogramm* (M-Mode) kann der interatriale bzw. interventrikuläre Defekt nicht direkt dargestellt werden (BEPPU u. Mitarb. 1976). Durch die anteriore Verlagerung der Mitralklappenöffnung in den linksventrikulären Ausflußtrakt zeigen sich jedoch eine charakteristische Verlängerung der diastolischen Apposition des vorderen Mitralsegels an das interventrikuläre Septum, weiterhin eine Verschiebung des vorderen Mitralsegels in Relation zur Aortenhinterwand nach anterior und ein Abbruch des Mitralklappenechos nach der Öffnungsphase (MÜLLER u. Mitarb. 1975, KOMATSU u. Mitarb. 1976). Multiple systolische Echos und eine Reduktion der Amplitude des vorderen Mitralsegels, eine spätsystolische anteriore Bewegung der Mitralklappe und unterschiedliche AV-Klappen-Öffnungszeiten sind Hinweise auf eine Spaltbildung im vorderen Mitralsegel. Mit Hilfe der *zweidimensionalen Schnittbildtechnik* sind dagegen in der apikobasalen Schallrichtung der Vorhof- und Ventrikelseptumdefekt, die atrioventrikuläre Klappenebene mit der abnormen Anheftung ihres Klappenapparates und die Spaltbildung in den Klappensegeln gut zu erkennen (BEPPU u. Mitarb. 1976, KOMATSU u. Mitarb. 1976, HAGLER u. Mitarb. 1979).

Die *Herzkatheteruntersuchung mit Angiokardiographie* ermöglicht die schwierige Darstellung von Größe und Lage des Vorhof- und Ventrikelseptumdefektes sowie der Fehlbildung und Verlagerung der AV-Klappen und damit eine Differenzierung in partielle und komplette Formen. Die errechneten Shunt-Verhältnisse auf Vorhof- und Ventrikelebene und die Widerstände im Pulmonal- und Systemkreislauf sind ausschlaggebend für Zeitpunkt und Art der operativen Maßnahmen. Bereits bei der Sondierung des Herzens ergeben sich aus der tiefen Lage des Herzkatheters beim Passieren des Ostium-primum-Defektes und aus der direkten Sondierbarkeit des linken Ventrikels vom rechten Vorhof aus charakteristische Hinweise auf diese komplexe Fehlbildung.

Angiokardiographisch werden bei Kontrastmittelinjektion in den linken Ventrikel in der *diastolischen Phase* die im Vergleich zur Ausflußbahn deutlich verkürzte Einflußbahn und die verschmälerte, von links nach rechts schräg oder horizontal verlaufende Ausflußbahn des linken Ventrikels erkennbar. Die charakteristische „*Gooseneck*"-Deformität (BARON u. Mitarb. 1964) nach Kontrastierung der Ausflußbahn und der Aorta entsteht durch den tieferen Ansatz des Mitralklappenrings in Folge der Verkürzung der posterioren Septum- und Ventrikelwandanteile und durch die Verdrängung des anterior-superioren Mitralsegelanteils in die Ausflußbahn des linken Ventrikels während des Bluteinstroms aus dem linken Vorhof. Einkerbungen bzw. Spaltbildungen an der Mitralklappe sind als Kontrastmittelfüllungsdefekte zu erkennen.

In der *systolischen Phase* wölben sich die beiden Segmente der deformierten, nach links verlagerten und vertikal gestellten Mitralklappe nach rechts vor. Meist ist im anterioren Mitralsegel bzw. – bei komplettem AV-Defekt – zwischen dem anterioren und posterioren Segment des gemeinsamen anterioren AV-Klappensegels eine *Spaltbildung* gut zu erkennen.

Differentialdiagnose

Gegenüber den AV-Defekten sind große Vorhofseptumdefekte vom Sekundumtyp abzugrenzen, vor allem bei gleichzeitigem Vorliegen eines Mitralklappenprolaps-Syndroms, einer Mitralinsuffizienz oder eines Ventrikelseptumdefektes. Auch ein linksventrikulär-rechtsatrialer Septumdefekt (sogenannter Gerbode-Defekt), ein Ventrikelseptumdefekt vom AV-Kanal-Typ und eine totale Lungenvenenfehlkonnektion sind differentialdiagnostisch zu erwägen. Besteht eine leichte zentrale Zyanose, muß an eine Trikuspidalatresie mit vermehrter Lungendurchblutung, eine angeboren korrigierte Transposition der großen Arterien mit Ventrikelseptumdefekt, an einen singulären Ventrikel und schließlich an einen Double outlet right ventricle, jeweils ohne Pulmonalstenose, gedacht werden.

Verlauf und Prognose

Der *natürliche Verlauf* ist vom Schweregrad der Fehlbildungen an den AV-Klappen, von der Größe der intrakardialen Defekte und vom Ausmaß der pulmonal-vaskulären Erkrankung abhängig. Bei *partiellem AV-Defekt* liegt die mittlere *Lebenserwartung* zwischen 3 und 30 Jahren, bei kompletten Formen dagegen nur bei 8 Monaten bis 2 Jahren. Ursache frühzeitiger Todesfälle sind vor allem die therapieresistente Herzinsuffizienz und rezidivierende bronchopulmonale Infektionen. In späteren Lebensjahren überwiegen dann die Herzrhythmusstörungen in Form von Vorhofflattern und -flimmern, Knotentachykardien, paroxysmalen ventrikulären Tachykardien und komplettem AV-Block. Schließlich wird die Lebenserwartung durch die pulmonale Hypertonie eingeschränkt, die sich vor allem bei kompletten AV-Defekten mit Druckangleich zwischen Pulmonal- und Systemkreislauf in der zweiten Hälfte des Säuglingsalters als obstruktive pulmonale Gefäßerkrankung zu manifestieren beginnt und gegen Ende des Säuglingsalters meist in ein irreversibles Stadium mit zunehmender Zyanose bei Shunt-Umkehr (Eisenmenger-Reaktion) übergeht.

Therapie

Bei Auftreten einer Herzinsuffizienz, nicht selten schon im Säuglingsalter, ist zunächst eine *konservative Behandlung* mit Digitalis und Diuretika erforderlich. Bei allen fieberhaften Infektionen mit Verdacht auf bakterielle Verursachung muß prä- und postoperativ die Indikation zur antibiotischen Behandlung im Sinne einer *Endokarditisprophylaxe* großzügig gestellt werden.
Eine *operativ-palliative Therapie* in Form eines Bandings der Pulmonalarterie zur Beherrschung einer therapieresistenten Herzinsuffizienz und gleichzeitig zur Verhinderung einer pulmonalen Gefäßerkrankung ist im Säuglingsalter, vor allem bei den Formen mit überwiegendem Shunt auf Ventrikelebene, möglich, jedoch nicht in jedem Fall erfolgreich. Eine *korrigierende Operation* im frühen Säuglingsalter mit Verschluß der Defekte und Rekonstruktion der AV-Klappen hat bei den partiellen Formen gute Erfolgsaussichten, dagegen ist sie bei den kompletten Formen mit einem größeren Risiko (Operationsletalität bis 20%) belastet.

Verlauf nach operativer Therapie

Nach Korrektur eines *partiellen AV-Defektes* bleibt bei über der Hälfte der Patienten und bei komplettem AV-Defekt in nahezu allen Fällen eine *Mitralinsuffizienz* leichteren Grades bestehen. Eine pulmonale Druckerhöhung bildet sich nach einer Operation im ersten Lebensjahr in der Regel zurück. Intra- oder unmittelbar postoperativ auftretende Rhythmusstörungen wie AV-Dissoziation, Knotentachykardien und Vorhofflattern erfordern häufig eine antiarrhythmische Therapie, totale AV-Blockierungen nicht selten auch die Implantation eines Schrittmachers.

Persistierender Ductus arteriosus

Definition

Der distale Anteil des sechsten Kiemenbogens stellt während des fetalen Lebens als sogenannter „Ductus arteriosus Botalli" eine Kurzschlußverbindung zwischen der A. pulmonalis und der Aorta descendens dar, durch die etwa 60% des Auswurfvolumens des rechten Ventrikels (RUDOLPH 1978) unter Umgehung des Lungenkreislaufes über die Aa. umbilicales zurück zur Plazenta befördert werden. Trotz der gängigen Bezeichnung stammt die exakte Beschreibung dieser für den Fetalkreislauf obligaten Gefäßverbindung von G. C. ARANZIO und nicht von seinem Zeitgenossen L. BOTALLO.
Unter normalen Bedingungen kommt es postnatal in den ersten Lebensstunden, stimuliert durch den Anstieg der Sauerstoffspannung im Blut, zu einem funktionellen Verschluß des Duktus. Nach Tagen bis Wochen, meist bis zum Ende des 3. Lebensmonats, führen anhaltende Muskelkontraktionen der Media und Einstülpungen der verdickten Intima zu einer Obliteration mit Umwandlung in das fibröse Lig. Botalli. Bleibt aber der Ductus arteriosus zwischen dem Aortenbogen distal des Abgangs der linken A. subclavia und dem Pulmonalishauptstamm offen („persistierender Ductus arteriosus"), so sind erhebliche Variationen in seiner Länge und Weite möglich.

Häufigkeit

Ein isolierter persistierender Ductus arteriosus wird nach dem Neugeborenenalter in einer Häufigkeit von 9–14% aller kongenitalen Herzfehler angetroffen (ROWE 1978).

Pathophysiologie

Mit dem physiologischen Absinken des pulmonalen Gefäßwiderstandes nach der Geburt kommt es bei Persistenz des Ductus arteriosus zu einer Umkehr der ursprünglichen fetalen Shunt-Richtung von der Pulmonalarterie zur deszendierenden Aorta in einen Links-rechts-Shunt. Das Shunt-Volumen, das sowohl von der Weite des Duktus als auch vom Verhältnis der Drucke und Widerstände im System- und Pulmonalkreislauf abhängig ist, nimmt bei großem persistierendem Ductus arteriosus innerhalb der ersten 6 bis 8 Lebenswochen kontinuierlich zu (RUDOLPH 1978) und führt zu einer Belastung des linken Vorhofes und linken Ventrikels.

In etwa 15% der Fälle tritt der persistierende Ductus arteriosus als *komplizierende Fehlbildung* im Rahmen weiterer angeborener *Herzfehler mit Links-rechts-Shunt* in Erscheinung, so beispielsweise bei Vorhofseptumdefekt, Ventrikelseptumdefekt oder aorto-pulmonalem Fenster, aber auch mit links- oder rechtsventrikulären Ausflußtraktobstruktionen wie Aortenisthmus-, Aortenklappen-, Mitralklappen- oder Pulmonalklappenstenose; gelegentlich ist er Bestandteil eines Gefäßringes. Darüber hinaus kann der persistierende Ductus arteriosus nicht selten von lebenswichtiger, *kompensierender* Bedeutung sein bei komplexen Herz-Gefäß-Fehlbildungen, insbesondere bei *Herzfehlern mit verminderter Lungendurchblutung* infolge einer hochgradigen oder kompletten Obstruktion der Ausflußbahn des rechten Ventrikels (kritische Pulmonalstenose oder Pulmonalatresie mit und ohne Ventrikelseptumdefekt, Transposition der großen Arterien mit Pulmonalstenose oder Pulmonalatresie, Truncus arteriosus communis und Trikuspidalatresie mit verminderter Lungendurchblutung) oder aber auch bei *Herzfehlern mit vermindertem ante- oder retrogradem Aortendurchfluß* aufgrund einer höhergradigen linksventrikulären Obstruktion (Mitral- und Aortenatresie mit intaktem Ventrikelseptum, präduktale Aortenisthmusstenose mit oder ohne Transposition der großen Arterien, unterbrochener Aortenbogen). Bei Patienten, deren Überleben mit diesen komplexen kardiovaskulären Fehlbildungen von einem persistierenden Ductus arteriosus abhängig ist, wird Prostaglandin E_1 zur Dilatation des sich verschließenden persistierenden Ductus arteriosus erfolgreich als Notfallmedikament eingesetzt (HEYMAN 1976, OLLEY u. Mitarb. 1976, SCHUMACHER u. Mitarb. 1978).

Krankheitsbild

Anamnese

Nur bei sehr großem persistierendem Ductus arteriosus mit entsprechendem Links-rechts-Shunt kommt es schon im Säuglingsalter zu einer kardialen Insuffizienz mit Trinkschwäche, vermehrtem Schwitzen, Gedeihstörung und Neigung zu bronchopulmonalen Infekten. Im Kindesalter äußert sich ein großer persistierender Ductus arteriosus durch Einschränkung der körperlichen Leistungsfähigkeit, Kurzatmigkeit und Atemnot unter Belastung sowie vorzeitiger Ermüdbarkeit und Herzklopfen.

Bei kleinerem persistierendem Ductus arteriosus sind die Patienten beschwerdefrei und körperlich voll leistungsfähig. Die Diagnose wird dann meist zufällig anläßlich einer Routineuntersuchung aufgrund des typischen Herzgeräusches gestellt.

Befunde

Im Rahmen einer kardialen Insuffizienz – vor allem im Säuglingsalter – sind eine *Tachy- und Dyspnoe*, bei größerem Links-rechts-Shunt im Kindesalter eine *Belastungsdyspnoe* zu beobachten. Eine zentrale *Zyanose* tritt nur bei pulmonaler Hypertonie mit Shunt-Umkehr (Eisenmenger-Reaktion) auf. Ein *Herzbuckel* entwickelt sich nur bei großem Links-rechts-Shunt über dem linken Ventrikel nach dem Säuglingsalter.

Palpatorisch fallen bei großem Links-rechts-Shunt ein *Pulsus celer et altus*, eine große *Blutdruckamplitude* mit niedrigem diastolischem Wert nach Belastung und im Säuglingsalter zusätzlich eine herzsynchrone *Fontanellenpulsation* auf. Häufig wird über dem 2. ICR links infraklavikulär, über der A. pulmonalis und im Jugulum ein systolisches Schwirren nachweisbar. Nur bei großem persistierendem Ductus arteriosus ist der vermehrt hebende Herzspitzenstoß nach links verlagert.

Bei der *Auskultation* sind der 1. und 2. Herzton in der Regel unauffällig. Nur bei größerem persistierendem Ductus arteriosus ist der Pulmonalklappenschlußton (P II) akzentuiert, die Spaltung des 2. Herztons aber erhalten. Seine Lautstärke nimmt bei pulmonaler Hypertonie zu, während die Spaltung abnimmt. Das charakteristische, mittel- bis hochfrequente, kontinuierlich *systolisch-diastolische Crescendo-Decrescendo-Geräusch* (Lokomotiv- oder Maschinengeräusch, Abb. 1.51) über dem 2. ICR medioklavikular und mit Fortleitung zur linken Schulter und zum Rücken tritt erst nach Absinken des fetalen pulmonalen Gefäßwiderstandes auf. Bei kleinem persistierendem Ductus arteriosus wird das Geräusch in Inspiration und im Liegen oder nach körperlicher Belastung am deut-

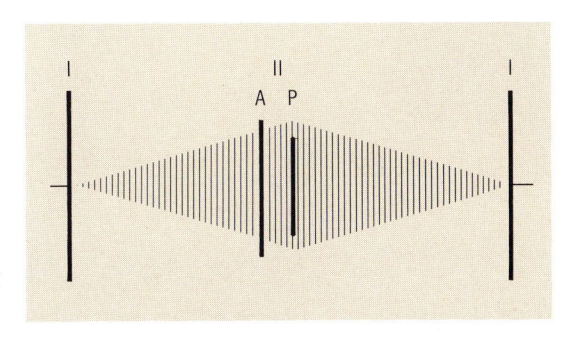

Abb. 1.**51** Phonokardiogramm bei persistierendem Ductus arteriosus

lichsten. Bei mittlerem bis großem Links-rechts-Shunt und Fehlen einer pulmonalen Druckerhöhung ist darüber hinaus ein *mesodiastolisches Mitralströmungsgeräusch* über der Herzspitze zu hören. Entwickelt sich eine pulmonale Hypertonie, so verschwindet zunächst der diastolische Geräuschanteil durch Angleich der diastolischen Drucke im Pulmonal- und Systemkreislauf, schließlich auch das Systolikum durch Angleich der systolischen Drucke in beiden Kreislaufsystemen. Ist die *pulmonale Hypertonie* fixiert, wird über dem 3. ICR links parasternal zunehmend ein hochfrequentes, blasendes, frühdiastolisches Decrescendo-Geräusch als Ausdruck einer Pulmonalinsuffizienz nachweisbar sein.

Röntgenologisch ist der Herzschatten bei kleinem persistierendem Ductus arteriosus normal groß. Bei hämodynamisch wirksamem persistierendem Ductus arteriosus kommt es zu einer Verbreiterung des Herzens nach links und kaudal bei linksrandbildendem, durch die Volumenbelastung vergrößertem linken Ventrikel (Abb. **1.52a**). Bei sehr großem persistierendem Ductus arteriosus und fehlender pulmonaler Hypertonie ist das Herz in der Phase der kardialen Dekompensation stark vergrößert. Auch der linke Vorhof wird entsprechend dem Shunt-Volumen zunehmend größer mit Spreizung der Tracheabifurkation in der p.-a. Aufnahme und Einengung des Retrokardialraumes im seitlichen Strahlengang. Nach dem Säuglingsalter fällt gelegentlich am linken Rand des oberen Mediastinums eine doppelbogige Vorwölbung auf, welche durch die bis zum Abgang des Ductus arteriosus erweiterte Aorta und die dilatierte und damit prominente A. pulmonalis hervorgerufen wird (Abb. **1.52a**). Die *Rezirkulationszeichen* sind – entsprechend der Größe des persistierenden Ductus arteriosus – durch die vermehrte Lungendurchblutung mit zentral und peripher weitgestellten Lungenarterien mehr oder weniger deutlich ausgeprägt. Bei *pulmonaler Hypertonie* ist der Herzschatten meist nur noch gering vergrößert mit jedoch weiterhin deutlich prominentem Pulmonalissegment und zentral erweiterten, peripher jedoch eng gestellten Lungengefäßen.

Das *Elektrokardiogramm* zeigt in etwa einem Drittel der Fälle einen normalen Stromverlauf. Nur bei größerem Links-rechts-Shunt ergeben sich Hinweise auf eine linksventrikuläre Hypertrophie vom Typ der Volumenbelastung mit deutlichen Q- und überhöhten R-Potentialen linkspräkordial – gelegentlich mit Verspätung des oberen Umschlagspunktes links – bei tiefen S-Zacken rechtspräkordial.

Mit dem *eindimensionalen Echokardiogramm* (M-Mode) lassen sich nur indirekte Hinweise auf einen Links-rechts-Shunt in Form einer Vergrößerung des linken Vorhofes und linken Ventrikels gewinnen. Dagegen gelingen mit der *zweidimensionalen Schnittbildtechnik* eine direkte Darstellung des persistierenden Ductus arteriosus und eine annähernd genaue Messung seines Querdurchmessers.

Die Diagnose wird gesichert durch die direkte Sondierung des persistierenden Ductus arteriosus im Rahmen der *Herzkatheteruntersuchung* (Abb. **1.52b**). Eine angiokardiographische Darstellung ist in der Regel nicht erforderlich, sofern aufgrund der Klinik assoziierte kardiovaskuläre Fehlbildungen sicher auszuschließen sind.

Abb. **1.52a** 11jähriger Patient mit großem persistierendem Ductus arteriosus ohne pulmonale Hypertonie (Links-rechts-Shunt = 58% von Qp, Rp = 1,3 E × m², Rs = 19,4 E × m²)

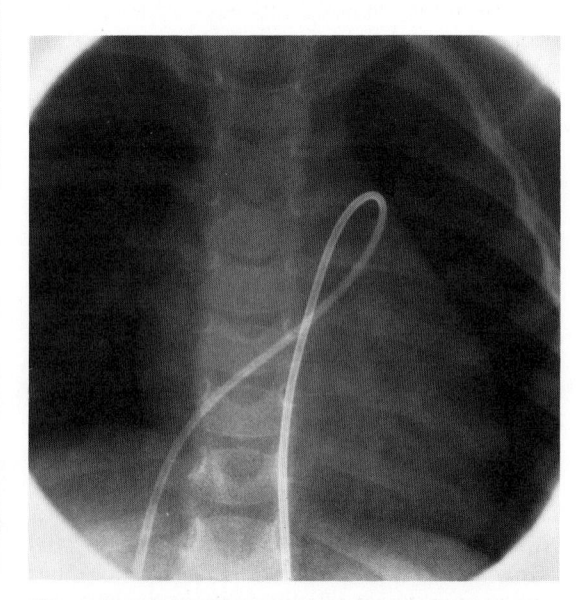

Abb. **1.52b** Katheterführung bei persistierendem Ductus arteriosus: von der unteren Hohlvene über den rechten Vorhof, rechten Ventrikel, Pulmonalarterie, persistierender Ductus arteriosus in die absteigende Aorta

Differentialdiagnose

Gelegentlich kann die Abgrenzung des typischen Auskultationsbefundes gegenüber dem *Nonnensausen*, einem kontinuierlichen zervikalen Venengeräusch mit Geräuschmaximum in der frühen Diastole und Lauterwerden während Inspiration, schwierig sein. Dieses Geräusch verschwindet jedoch im Liegen, bei Kompression der Halsvene und nach Kopfwendung.

Klinisch bedeutsamer ist die Abgrenzung eines größeren persistierenden Ductus arteriosus gegenüber dem *aortopulmonalen Fenster*. Dieser aortopulmonale Septumdefekt stellt eine Verbindung zwischen der Aorta ascendens und dem Pulmonalishauptstamm dar und wird auf eine mangelhafte Entwicklung oder auch ein vollständiges Fehlen des sogenannten Trunkusseptums zurückgeführt. Der gewöhnlich große Defekt bietet keinen wesentlichen Durchflußwiderstand zwischen Aorta und Pulmonalis und führt damit durch direkte Einwirkung des Systemdrucks auf die Pulmonalgefäße sehr frühzeitig zu einer pulmonalen Hypertonie.

Weiterhin sind aufgrund des Auskultationsbefundes folgende Herz-Gefäß-Fehlbildungen gegenüber dem persistierenden Ductus arteriosus auszuschließen: Ein Truncus arteriosus communis persistens mit vermehrter Lungendurchblutung, arteriovenöse Lungen- oder Systemfisteln, ein Sinus-Valsalvae-Aneurysma mit Ruptur in den rechten Ventrikel oder rechten Vorhof, eine Koronarfistel mit Verbindung zum rechten Vorhof, zum rechten Ventrikel, zur A. pulmonalis oder zum linken Vorhof, ein Fehlursprung der linken Koronararterie aus der Pulmonalarterie (Bland-White-Garland-Syndrom), ein Ventrikelseptumdefekt mit Aorteninsuffizienz, ein kombiniertes Aortenvitium, eine Aortenisthmusstenose mit kräftig entwickeltem Kollateralkreislauf, periphere Pulmonalstenosen, eine Pulmonalklappenaplasie und schließlich ein aorto-linksventrikulärer Tunnel.

Verlauf und Prognose

Die *natürliche Lebenserwartung* beträgt 24–36 Jahre. Ein Fünftel der Patienten erreicht nicht das 30. Lebensjahr. Die Gefahr der Entwicklung einer *pulmonalen Hypertonie* mit Shunt-Umkehr (Eisenmenger-Reaktion) nach dem 2. Lebensjahr ist relativ gering. Gefürchtet wird dagegen die subakute *bakterielle Endokarditis*, insbesondere bei kleinen persistierenden Ductus arteriosus mit hochgradig turbulenter Perfusion.

Therapie

Wichtigste *konservative Maßnahme* ist neben der Behandlung einer evtl. kardialen Dekompensation die sorgfältige *Endokarditisprophylaxe*. Die *operative Korrektur* wird wegen des Endokarditisrisikos deshalb unabhängig von der Größe des persistierenden Ductus arteriosus durchgeführt, und zwar am günstigsten im *Vorschulalter,* da zu diesem Zeitpunkt nicht mehr mit einem Spontanverschluß gerechnet werden kann. Eine Operation bereits im Säuglingsalter wird nur bei sehr großem persistierenden Ductus arteriosus und kardialer Insuffizienz bzw. bei Gefahr einer sich manifestierenden pulmonalen Hypertonie erforderlich. Das *Operationsrisiko* liegt in Abhängigkeit vom Alter des Patienten, vom kardialen Kompensationszustand und von den Widerstandsverhältnissen im Lungenkreislauf zwischen 0 und 5%.

Verlauf nach operativer Therapie

Bei Ligatur und/oder Durchtrennung des persistierenden Ductus arteriosus im Kindesalter vor Auftreten einer pulmonalen Hypertonie normalisieren sich die Kreislaufverhältnisse vollständig.

Literatur

Vorhofseptumdefekt

Bedford, D. E.: The anatomical types of atrial defect, their incidence and clinical diagnosis. Amer. J. Cardiol. 6 (1960) 568

Betriu, A., E. D. Wigle, C. H. Felderhof, M. J. McLoughlin: Prolapse of the posterior leaflet of the mitral valve associated with secundum atrial septal defect. Amer. J. Cardiol. 35 (1975) 363

Bierman, F. Z., R. G. Williams: Subxiphoid two–dimensional imaging of the interatrial septum in infants and neonates with congenital heart disease. Circulation 60 (1979) 80

Campbell, M.: Natural history of atrial septal defect. Brit. Heart J. 32 (1970) 820

Emanuel, R., K. O'Brien, J. Somerville, K. Jefferson, M. Hedge: Association of secundum atrial septal defect with abnormalities of atrioventricular conduction of left axis deviation. Brit. Heart J. 37 (1975) 1085

Fuster, V., A. J. Tajik, D. G. Ritter, D. C. McGoon: Atrial septal defect with pulmonary vascular obstruction disease – medical and surgical long-term followup. Abstract. Assoc. Europ. Paediat. Cardiol. 17th, Ann. Gen. Meeting, Madrid 1979

Goor, D. A., C. W. Lillehei: Congenital Malformations of the Heart. Grune & Stratton, New York 1975 (p. 103)

Hager, W.: Hämodynamik und Klinik des Vorhofseptumfektes. Münchn. med. Wschr. 16 (1969) 931

Lutembacher, R.: De la sténose mitrale avec communication inter-auriculaire. Arch. Mal Coeur 9 (1916) 237

Nadas, A. S., D. C. Fyler: Pediatric Cardiology, 3rd ed. Saunders, Philadelphia 1972 (p. 318)

Radtke, W. E., A. J. Tajik, G. T. Gau, T. T. Schattenberg, E. R. Giuliani, R. G. Tancredi: Atrial septal defect: echocardiographic observations; studies in 120 patients, Ann. inern. Med. 84 (1976) 246

Somerville, J., S. Kaku, O. Saravalli: Prolapsed mitral cusps in atrial septal defect. An erroneous radiological interpretation. Brit. Heart J. 40 (1978) 58

Tandon, R., J. E. Edwards: Atrial septal defect in infancy. Common association with other anomalies. Circulation 49 (1974) 1005

Wyler, F., M. Rutishauser: Symptomatic atrial septal defects in the neonate and infant. Helv. paediat. Acta 30 (1975) 399

Ventrikelseptumdefekt

Allwork, S. P., R. H. Anderson: Developmental anatomy of the membranous part of the ventricular septum in the human heart. Brit. Heart J. 41 (1979) 275

Anderson, R. H.: Embryology of the ventricular septum. In Anderson, R. H., E. A. Shinebourne: Paediatric Cardiology 1977. Churchill Livingstone, Edinburgh 1978 (p. 103)

Bargeron, L. M., L. P. Elliot, B. Soto: Axial angiocardiography in congenital heart disease. Technical and anatomic considerations. Circulation 56 (1977) 1075

Becu, L. M., R. S. Fontana, J. W. Dushane, J. W. Kirklin, H. B. Burchell, J. E. Edwards: Anatomic and pathologic studies in ventricular septal defect. Circulation 14 (1956) 349

Fuster, V., D. G. Ritter, D. C. McGoon: Ventricular septal defect with pulmonary vascular obstructive disease-medical and surgical long-term followup, Abstract. Assoc. Europ. Paediat. Cardiol., 17th Ann. Gen. Meet, Madrid 1979

Gasul, B. M., R. F. Dillon, V. Vrla, G. Hait: Ventricular septal defects. Their natural transformation into those with infundibular stenosis or into the cyanotic or noncyanotic type of tetralogy of Fallot. J. Amer. med. Ass. 164 (1957) 847

Keane, J. F., W. H. Plauth, A. S. Nadas: Ventricular septal defect with aortic regurgitation. Circulation 56, Suppl. II (1977) 72

Keith, J. D.: Ventricular septal defect. In Keith, J. D., R. D. Rowe, P. Vlad: Heart Disease in Infancy and Childhood, 3rd ed. Macmillan, New York 1978 (p. 320)

McNicholas, K., M. de Leval, J. Stark, J. F. N. Taylor, F. J. Macartney: Surgical treatment of ventricular septal defect in infancy. Primary repair versus banding of pulmonary artery and later repair. Brit. Heart J. 41 (1979) 133

Moulaert, A. J.: Anatomy of ventricular septal defect. In Anderson, R. H., E. A. Shinebourne: Paediatric Cardiology 1977. Churchill Livingstone, Edinburgh 1978 (p. 113)

Newfeld, E. A., M. Sher, M. H. Paul, N. Nikaidoh: Pulmonary vascular disease in complete atrioventricular canal defect. Amer. J. Cardiol. 39 (1977) 721

Nugent, E. W., R. M. Freedom, R. D. Rowe, H. R. Wagner, J. K. Rees: Aneurysm of the membranous septum in ventricular septal defect. Circulation 56, Suppl. I (1977) 82

Rao, P. S.: Natural history of the ventricular septal defect in tricuspid atresia and its surgical implications. Brit. Heart J. 39 (1977) 276

Riggs, T., S. Mehta, S. Hirschfeld, G. Borkat, I. Liebman: Ventricular septal defect in infancy: a combined vectorgraphic and echocardiographic study. Circulation 59 (1979) 385

Rudolph, A. M.: Ventricular septal defect – Introduction. In Anderson, R. H., E. A. Shinebourne: Paediatric Cardiology 1977. Churchill Livingstone, Edinburgh 1978

Sahn, D. J., Y. Vaucher, D. E. Williams, H. D. Allen, St. I. Goldberg, W. F. Friedman: Echocardiographic detection of large left-to-right-shunts and cardiomyopathies in infants and children. Amer. J. Cardiol. 38 (1976) 73

Atrioventrikulardefekte

Baron, M. G., B. S. Wolf, L. Steinfeld, L. H. S. van Mierop: Endocardial cushion defects. Specific diagnosis by angiocardiography. Amer. J. Cardiol. 14 (1964) 162

Beppu, S., Y. Nimura, S. Nagate, M. Tamai, H. Matsuo, M. Matsumoto, Y. Kawashima, H. Sakakibara, H. Abe: Diagnosis of endocardial cushion defect with cross-sectional and M-mode scanning echocardiography: differentiation from secundum atrial septal defect. Brit. Heart J. 38 (1976) 911

Bharati, S., M. Lev: The spectrum of common atrioventricular orifice (canal). Amer. Heart J. 86 (1973) 553

Feldt, R. H., W. H. Weidman: Defects of the atrial septum and endocardial cushion. In Moss, A. J., F. A. Adams, G. C. Emmanouilides: Heart Disease in Infants, Children and Adolescents, 2nd ed. Williams & Wilkins, Baltimore 1977

Goor, D. A., C. W. Lillehei: Congenital Malformations of the Heart. Embryology, Anatomy and Operative Considerations. Grune & Stratton, New York 1975

Hagler, D. J., A. J. Tajik, J. B. Seward, D. D. Mair, D. G. Ritter: Real-time wide-angle sector echocardiography: atrioventricular canal defects. Circulation 59 (1979) 140

Komatsu, Y., Y. Nagai, M. Shibuya, A. Takao, K. Hirosawa: Echocardiography analysis of intracardiac anatomy in endocardial cushion defect. Amer. Heart J. 91 (1976) 210

Müller, K. D., G. Schumacher, K. Bühlmeyer: Pre- and postoperative angio- and echocardiographic findings in endocardial cushion defects (ECD), 13th General Annual Meeting Assoc. Europ. Paediat. Cardiol. Marseille, 1975

Newfeld, E. A., M. Sher, M. H. Paul, H. Nikaidoh: Pulmonary vascular disease in complete atrioventricular canal defect. Amer. J. Cardiol. 39 (1977) 721

Rastelli, G. C., J. W. Kirklin, J. L. Titus: Anatomic observations on complete form of persistent common atrioventricular canal with special reference to atrioventricular valves. Mayo Clin. Proc. 41 (1966) 296

Rudolph, A. M.: Factors influencing intracardiac shunts. In Anderson, R. H., E. Shinebourne: Paediatric Cardiology 1977. Churchill Livingstone, Edinburgh 1978 (p. 464)

Somerville, J.: AV-canal malformations-Introduction. In Anderson, R. H., E. Shinebourne: Paediatric Cardiology 1977. Churchill Livingstone, Edinburgh 1978 (p. 417)

Ugarte-Pena, M., F. Enriquez de Salamanca, M. Quero-Jiménez: Endocardial cushion defects. An anatomical study of 54 specimens. Brit. Heart J. 38 (1976) 674

van Mierop, L. H. S., R. D. Alley, H. W. Kausel, A. Stranahan: The anatomy and embryology of endocardial cushion defects. J. thorac. cardiovasc. Surg. 43 (1962) 71

Persistierender Ductus arteriosus

Aranzio, G. C.: De humano foetu opusculorum, Rom 1564. In: Handbuch der Geschichte der Medizin. Neuburger und Pagel, Wien 1903 (S. 235)

Heymann, M. A.: Dilatation of the ductus arteriosus in infants with pulmonic atresia. Pediat. Res. 10 (1976) 313

Olley, P. M., F. Coceani, E. Bodach: E-type prostaglandins. A new emergency therapy for certain cyanotic congenital heart malformations. Circulation 53 (1976) 728

Rowe, R. D.: Patent ductus arteriosus. In Keith, J. D., J. Rowe, P. Vlad: Heart Disease in Infancy and Childhood, 3rd ed. Macmillan, New York 1978 (p. 418)

Rudolph, A. M.: The ductus arteriosus. In Anderson, R. H., E. A. Shinebourne: Paediatric Cardiology 1977. Churchill Livingstone, Edinburgh 1978 (p. 406)

Schumacher, G., R. Mocellin, J. G. Schöber, M. Kellner, K. Bühlmeyer: Hämodynamische und angiokardiographische Befunde bei Neugeborenen mit zyanotischen Herzfehlern und verminderter Lungendurchblutung unter der Therapie mit Prostaglandin E_1. Klin. Pädiat. 190 (1978) 465

Obstruktionen im Bereich des rechten und linken Herzens ohne Shunt*

G. Schumacher und K. Bühlmeyer

Pulmonalstenose

Definition

Eine inkomplette Obstruktion im Ausflußtrakt des rechten Ventrikels kann verursacht sein durch eine *Stenose der Pulmonalklappe,* eine *subvalvuläre infundibuläre* oder *subinfundibuläre* oder aber eine *supravalvuläre zentrale* oder *periphere Stenose* der Pulmonalarterie oder ihrer Äste. Diese Stenosen kommen isoliert, miteinander kombiniert, mit einem Vorhof- oder Ventrikelseptumdefekt assoziiert oder als Bestandteil komplexer Herz-Gefäß-Fehlbildungen vor, wie zum Beispiel bei der Fallotschen Tetralogie und den verschiedenen Formen der Transpositionen und Malpositionen der großen Arterien (Goor u. Lillehei 1975).

Häufigkeit

Eine isolierte oder assoziierte *Pulmonalstenose* findet sich bei 25–30% aller angeborenen Herzfehler (Emmanouilides 1968). Als *isolierte valvuläre Form* wird sie bei 8–12% aller angeborenen Herzfehler angetroffen, als *isolierte infundibuläre* bzw. *supravalvuläre Stenose* bei 2–3% (Emmanouilides 1968, Rowe 1978). Das *Geschlechtsverhältnis* bei valvulärer Pulmonalstenose ist ausgeglichen.

Pathologie und Pathophysiologie

Die *isolierte valvuläre Pulmonalstenose* als die häufigste Form einer rechtsventrikulären Ausflußtraktobstruktion (RVOTO) mit normalem Ursprung der Aorta wird in der Mehrzahl der Fälle durch Verwachsungen und Verklebungen der Kommissuren einer im übrigen normal geformten trikuspiden oder bikuspiden Klappe mit domförmiger Vorwölbung in der Systole und normaler Stelle der Klappensegel in der Diastole verursacht. Dabei kann die Verengung unterschiedliche Schweregrade aufweisen und von einer unbedeutenden bis hin zu einer hochgradigen, sogenannten kritischen Pulmonalklappenstenose mit asymmetrischem Restostium bei intaktem Ventrikelseptum reichen.

In selteneren Fällen (10–15% aller Pulmonalklappenstenosen, Jeffery u. Mitarb. 1972, Rowe 1978) sind die Segel bei engem Klappenring dysplastisch und verdickt, die Kommissuren jedoch nur zum Teil verschmolzen. Diese *dysplastische Form,* bei der eine Domstellung in Systole und eine poststenotische Erweiterung der Pulmonalarterie trotz des meist ausgeprägten Stenosegrades fehlt, wird überwiegend in Kombination mit weiteren kardiovaskulären Fehlbildungen angetroffen (Jeffery u. Mitarb. 1972, Goor u. Lillehei 1975).

Als Folge der Ausflußtraktobstruktion entwickelt sich eine konzentrische Hypertrophie der gesamten freien Wand des rechten Ventrikels, besonders aber an der Vorderwand des Infundibulums, so daß zusätzlich eine systolische, muskuläre Einengung des Ausflußtraktes, ein sogenanntes *kontraktiles Infundibulum* resultiert. Dies führt zunächst zu einer funktionellen endsystolischen, später auch zu einer Stenose während der gesamten Austreibungszeit, wobei jedoch in der Regel der rechtsventrikuläre Ausflußtrakt in der Diastole ausreichend weit bleibt. Das Ausmaß der *poststenotischen Dilatation* des Pulmonalishauptstammes und häufig des linken Pulmonalisastes ist weitgehend unabhängig vom Schweregrad der Stenose und nicht selten sogar deutlicher bei leichteren Klappenstenosen (Emmanouilides 1968).

Die *infundibuläre Stenose* als kurze ringförmige oder langgestreckte muskuläre Obstruktion findet man bei intaktem Ventrikelseptum isoliert sehr selten, häufiger dagegen sekundär bei höhergradiger valvulärer Pulmonalstenose und in Kombination mit einem Vorhof- oder Ventrikelseptumdefekt. Die *subinfundibuläre* bzw. *subpulmonale Stenose* liegt zwischen dem rechtsventrikulären Sinus und dem pulmonalen Konus, entweder als fibromuskuläre Enge des infundibulären Ostiums oder in Form anormaler Muskelbündel zwischen Ein- und Ausflußtrakt des rechten Ventrikels mit der Folge einer *Zweiteilung des Ventrikellumens.*

Supravalvuläre Stenosen der A. pulmonalis und ihrer Äste treten vereinzelt oder multipel auf und zwar als *zentrale Einengungen* oberhalb der Pulmonalklappe im Bereich des Pulmonalishauptstammes und seiner beiden Seitenäste oder als *periphere,* meist bilaterale *Stenosen* im Bereich der Aufzweigungen der Pulmonalisseitenäste bis in die Lappen- und Segmentarterien. Sie zeigen alle Grade der kurzen, membranösen oder langstreckigen Verengungen mit poststenotischer Erweiterung bis zur Atresie einzelner Äste. Bei einseitiger Stenose kommt es gewöhnlich zu einer kompensatorischen Dilatation der gesunden Seite (Emmanouilides 1968, Rowe 1978). Überwiegend stellen sie assoziierte Fehlbildungen der Fallotschen Tetralogie, der valvulären Pulmonalstenose, seltener des Vorhof- und Ventrikelseptumdefektes und anderer angeborener kardiovaskulärer Fehlbildungen dar. Weiterhin werden sie im Rahmen des Noonan- und des Williams-Beuren-Syndroms – dann meist kombiniert mit einer supravalvulären Aortenste-

---

* Für dieses Kapitel wurde ein Teil der Abbildungen in überarbeiteter Form übernommen aus Schumacher, G., K. Bühlmeyer: Diagnostik angeborener Herzfehler. Perimed, Erlangen.

nose – und schließlich im Rahmen der Rubeolen-Embryopathie beobachtet.

Die *idiopathische Pulmonalektasie* als Erweiterung des Pulmonalarterienhauptstammes ohne Pulmonalstenose ist ätiologisch ungeklärt.

Krankheitsbild

Anamnese

Bei leichter Pulmonalstenose (systolischer Druckgradient unter 50 mmHg) mit intaktem Vorhofseptum bestehen meist bis zum Erwachsenenalter keine Beschwerden; die körperliche Entwicklung ist ungestört, die Leistungsfähigkeit im Kindesalter normal. Etwa mit Beginn der Pubertät, bei stärkerem Stenosegrad bereits ab dem 2.–3. Lebensjahr treten Belastungsdyspnoe, rasche Ermüdbarkeit und eine periphere Zyanose auf. Bei sehr hochgradigen Stenosen kommt es gelegentlich zu präkordialen Schmerzen nach körperlicher Anstrengung.

Befunde

Patienten mit höhergradiger Stenose (Druckgradient über 80 mmHg) zeigen nicht selten ein typisches, rundliches Gesicht mit rötlichbläulichen Pausbacken. Sie entwickeln ab dem Kleinkindesalter einen Herzbuckel links parasternal über dem rechten Ventrikel. Eine periphere Zyanose bei intaktem Vorhofseptum ist durch eine vermehrte Sauerstoffausschöpfung bedingt.

Palpatorisch sind, insbesondere bei mittelgradiger Stenose (Druckgradient zwischen 50 und 80 mmHg), ein Schwirren über dem 2.–3. ICR links parasternal, evtl. auch im Jugulum und über der linken oder über beiden Karotiden, sowie hebende Pulsationen über dem rechten Ventrikel nachweisbar. In selteneren Fällen mit ausgeprägter poststenotischer Dilatation fühlt man die Pulmonalisfüllung und eine epigastrische Pulsation des hypertrophierten rechten Ventrikels. Ebenfalls nur bei höhergradiger Stenose findet man hebende Jugularvenenpulsationen und evtl. einen positiven Leberpuls als Folge einer begleitenden Trikuspidalinsuffizienz.

Bei der *Auskultation* ist der *1. Herzton* über der Pulmonalisregion leise, er kann mit einem Ejektionsclick (Pulmonaldehnungston) verwechselt werden; dieser frühsystolische Click fehlt nur bei sehr hochgradiger Stenose. Die Weite der Spaltung des *2. Herztons* und die Lautstärke des Pulmonalklappenschlußtons (P II) sind abhängig vom Schweregrad der valvulären Enge: bei geringgradiger Stenose ist der 2. Herzton atemvariabel breit gespalten, bei mittelgradiger Stenose sein Pulmonalklappenschlußton abgeschwächt, bei höhergradiger Stenose fehlt er ganz. Auch der Beginn und die Länge des rauhen scharfen oder fauchenden, spindelförmigen, systolischen *Austreibungsgeräusches* über dem 2.–3. ICR links parasternal, ausstrahlend über das ganze Präkordium, zum Hals, zur linken Axilla und zum Rücken, geben Aufschluß über den Schweregrad der Stenose (Abb. 1.**53**): bei geringgradiger Stenose beginnt es unmittelbar nach dem Click und zeigt ein proto- bis mesosystolisches Amplitudenmaximum; bei höhergradiger Stenose beginnt das jetzt lautere Systolikum später mit endsystolischem Amplitudenmaximum und endet nach dem Aortenanteil des II. Herztons. Bei extremer Stenose, vor allem in der Phase der Rechtsherzinsuffizienz kann ein systolisches Geräusch fehlen.

Bei der *infundibulären Pulmonalstenose* ist der II. Herzton normal gespalten und der Pulmonalklappenschlußton gut hörbar; das Maximum des systolischen Geräusches liegt über dem 3.–4. ICR links parasternal und wird – im Gegensatz zur valvulären Pulmonalstenose – weniger zum Rücken fortgeleitet. Bei isolierten *peripheren Pulmonalstenosen* fehlt ein Click; der 2. Herzton ist normal laut. Das systolische Austreibungsgeräusch mit Amplitudenmaximum in der späten Systole und Punctum maximum im 2. ICR links und rechts parasternal wird in die Axillen fortgeleitet; seltener ist ein kontinuierliches, systolisch-diastolisches Geräusch mit gleichem Maximum.

Röntgenologisch zeigt sich bei allen Schweregraden im Stadium der Kompensation ein meist normal großer oder nur gering vergrößerter Herzschatten. Es besteht keine gesetzmäßige Beziehung zwischen dem Schweregrad der Stenose, der Herzgröße und der Herzform. Häufigster und wichtigster Befund der valvulären Pulmonalstenose ist die *Prominenz des Pulmonalissegmentes* als Folge der poststenotischen Dilatation des Pulmonalarterienhauptstammes und seines linken Seitenastes (Abb. 1.**54**). Diese kann im sagittalen Strahlengang nur gering, im rechts-anterioren Strahlengang dagegen deutlicher zur Darstellung kommen. Bei höhergra-

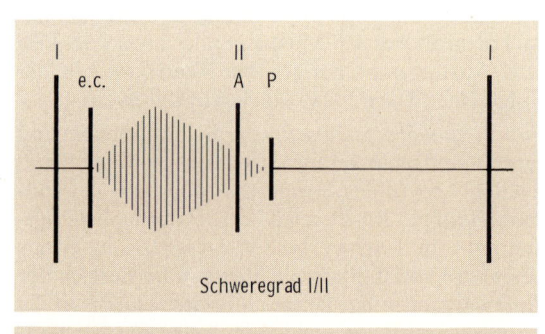

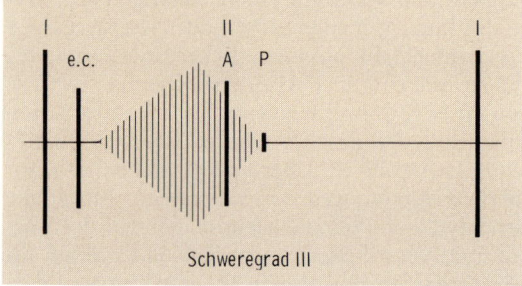

Abb. 1.**53** Auskultationsbefunde (Phonokardiogramm) bei valvulärer Pulmonalstenose verschiedenen Schweregrades

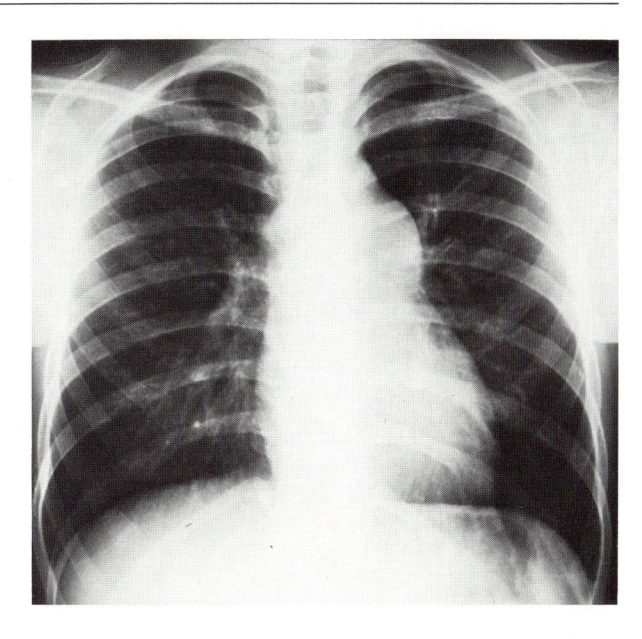

Abb. 1.54 Valvuläre Pulmonalstenose (Druckgradient = 50 mmHg) bei einem 9jährigen Patienten

diger bzw. kritischer Pulmonalklappenstenose zeigt sich – vor allem im Säuglingsalter – ein betonter rechter Vorhofbogen als Ausdruck einer sekundären Trikuspidalklappeninsuffizienz. Die Herzspitze ist vermehrt gerundet und angehoben und entspricht dem links randbildenden rechten Ventrikel, welcher konzentrisch hypertrophiert ist. Linker Vorhof, linker Ventrikel und Aorta sind regelrecht; der Aortenbogen liegt bei valvulärer Pulmonalstenose fast ausschließlich links (ROWE 1978). Das *Lungengefäßbild* ist meist unauffällig; nur selten erkennt man eine deutlich verminderte Lungendurchblutung mit dünnlumigen Hilusgefäßen und verminderter Lungengefäßzeichnung in der Peripherie. In *seitlicher Aufnahmerichtung* wird der Retrosternalraum durch den hypertrophierten rechten Ventrikel verschattet, der linke Ventrikel gelegentlich nach dorsal verdrängt.

Das *Elektrokardiogramm* (Abb. 1.55) zeigt bei geringerem Schweregrad in der Regel einen nor-

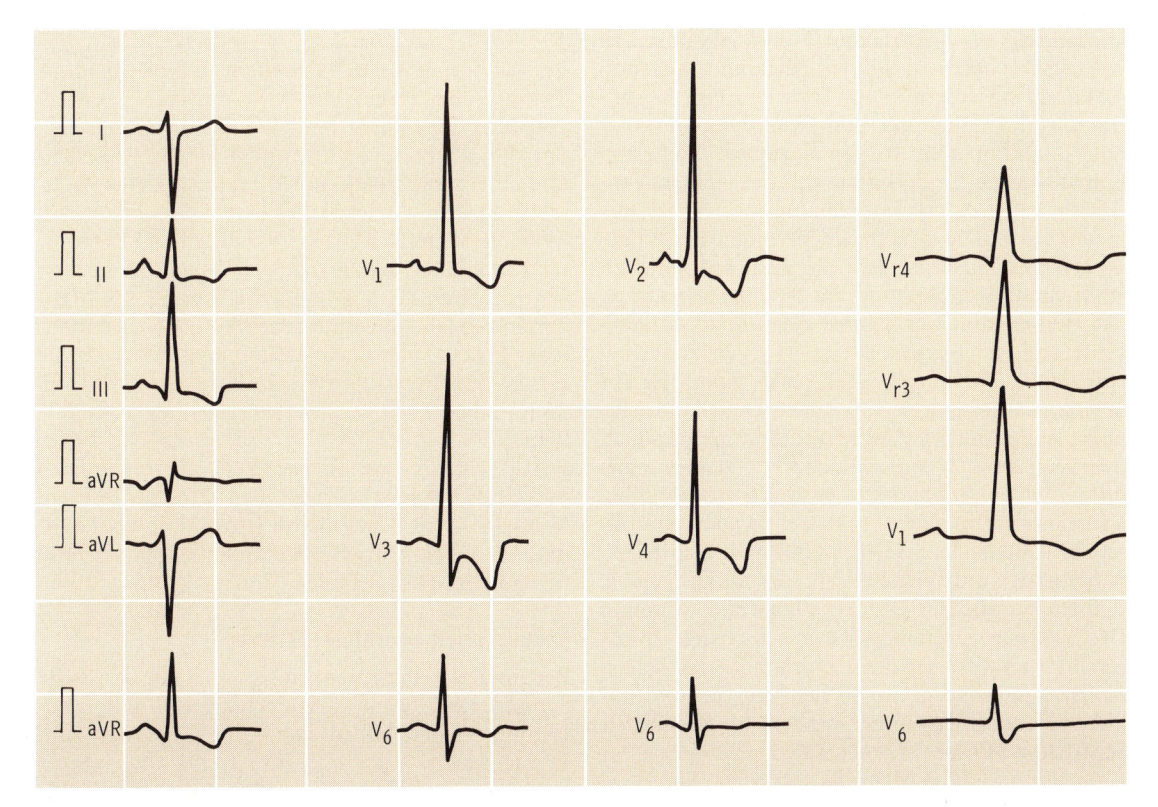

Abb. 1.55 EKG bei ausgeprägter valvulärer Pulmonalstenose (Druckgradient über die Pulmonalklappe = 200 mmHg) bei einem 5jährigen Patienten

malen Befund, häufiger jedoch einen Rechtslagetyp, gelegentlich einen inkompletten Rechtsschenkelblock mit Verspätung des oberen Umschlagspunktes sowie positive T-Wellen rechtspräkordial ohne weitere Hypertrophiezeichen. Bei höhergradiger Stenose besteht dagegen neben dem Rechtslagetyp regelmäßig eine ausgeprägte rechtsventrikuläre Hypertrophie vom Typ der Druckbelastung mit hohen, schlanken R-Zacken rechtspräkordial und Verspätung des oberen Umschlagspunktes rechts sowie diskordant negativen T-Wellen in allen Brustwandableitungen mit ST-Senkung rechtspräkordial; gelegentlich findet sich zusätzlich ein P-dextrokardiale.

Im *eindimensionalen Echokardiogramm (M-Mode)* korrelieren weder die Vertiefung der a-Welle (Vorhofkontraktionswelle) noch die verlängerte rechtsventrikuläre Ejektionszeit mit dem Schweregrad der Stenose. Dagegen besteht eine direkte Beziehung zwischen dem Ausmaß der rechtsventrikulären Hypertrophie und dem Grad der Obstruktion. Im *zweidimensionalen Schnittbild* sind die Darstellung der valvulären Pulmonalstenose und eine Differenzierung zur infundibulären Obstruktion bzw. zum kontraktilen Infundibulum leichter möglich. Bei der infundibulären Pulmonalstenose ist ein systolisches, gelegentlich bis in die Diastole reichendes Flattern der Pulmonalsegel erkennbar. Die a-Welle ist nicht oder nur gering vertieft.

Herzkatheteruntersuchung und *Angiokardiographie* ermöglichen die exakte Lokalisation und die Bestimmung des Schweregrades einer Stenose, die Darstellung der stenosierten Pulmonalklappe sowie des rechtsventrikulären Ausflußtraktes und damit die Differenzierung zwischen einem kontraktilen Infundibulum und einer fibromuskulären, infundibulären Pulmonalstenose. Weiterhin können die Größe und Funktion des rechten Ventrikels und der Trikuspidalklappe sichtbar gemacht sowie eine interatriale Verbindung nachgewiesen werden. *Manometrisch* zeigt sich eine systolische Druckerhöhung im rechten Ventrikel, welche bei intaktem Ventrikelseptum den linksventrikulären Druck sogar übersteigen kann, bei *valvulärer Pulmonalstenose* mit einer gleichschenkligen spitz-dreieckförmigen Ventrikeldruckkurve und je nach Schweregrad der Stenose auch mit verspäteter systolischer Spitze, dagegen bei *infundibulärer Pulmonalstenose* mit oder ohne Ventrikelseptumdefekt mit deutlichem systolischem Plateau. In der Rückzugskurve aus der A. pulmonalis zum rechten Ventrikel dokumentiert sich ein systolischer Druckgradient mit abruptem Druckanstieg gegenüber den meist gering erniedrigten Druckwerten in der A. pulmonalis. Die Sauerstoffsättigungswerte im Bereich des rechten und linken Herzens weisen bei intakten intrakardialen Septen keine Besonderheiten auf.

Die *angiokardiographische Darstellung* gelingt am besten im seitlichen Strahlengang bei Kontrastmittelinjektionen in den rechten Ventrikel.

Differentialdiagnose

Die isolierte valvuläre und infundibuläre Pulmonalstenose ist vor allem gegenüber der Pulmonalstenose mit Ventrikelseptumdefekt bzw. der Fallotschen Tetralogie abzugrenzen. Bei leichteren Formen sind differentialdiagnostisch die idiopathische Ektasie der A. pulmonalis und ein akzidentelles Herzgeräusch in Erwägung zu ziehen. Ein kleiner bis mittelgroßer Vorhofseptumdefekt kann vor allem auskultatorisch mit einer infundibulären Pulmonalstenose verwechselt werden. Bei supravalvulären Pulmonalstenosen sind ein persistierender Ductus arteriosus bzw. ein arteriovenöses Aneurysma, Koronararterienanomalien und ein Sinus-Valsalvae-Aneurysma auszuschließen. Bei aortopulmonalen Anastomosen im Rahmen einer Pulmonalatresie oder eines Truncus arteriosus communis mit verminderter Lungendurchblutung wird die diagnostische Abgrenzung durch die in der Regel sehr deutliche Zyanose erleichtert.

Verlauf und Prognose

Die *durchschnittliche Lebenserwartung* der valvulären Pulmonalstenose liegt bei 21 Jahren; bei kritischer Stenose sterben ohne Operation etwa 80% der Patienten im Säuglingsalter. Entscheidend für das Schicksal der Patienten und ursächlich verantwortlich für akuten Todesfälle und Herzrhythmusstörungen ist das Ausmaß der Myokardschädigung infolge der chronischen Druckbelastung des rechten Ventrikels.

Therapie

Bei asymptomatischen Patienten ist eine *operative Therapie* bei einem Druck im rechten Ventrikel von über 70 mmHg bzw. bei einem systolischen Druckgradienten von über 40 mmHg in Ruhe und von über 70 mmHg unter ergometrischer Belastung ab dem Vorschulalter bzw. vor der Pubertät indiziert. Durch frühzeitige operative Korrektur im Kindesalter lassen sich die Folgen der rechtsventrikulären Hypertrophie mit Fibrose des Myokards weitgehend vermeiden. Bei kritischer Pulmonalstenose mit kardialer Dekompensation, wie sie für das Säuglingsalter typisch ist, ist die Operation unmittelbar nach der Diagnosestellung erforderlich.

Die *Operationsletalität* liegt bei isolierter Pulmonalklappenstenose mit normal großem rechtem Ventrikel nach dem ersten Lebensjahr zwischen 0 und 4%, bei kritischer Pulmonalklappenstenose im Säuglingsalter bei etwa 17%.

Verlauf nach operativer Therapie

Bei jüngeren Patienten bessert sich die klinische Symptomatik prompt; die rechtsventrikulären Belastungszeichen bilden sich – im Gegensatz zum Erwachsenen – postoperativ, wenn auch verzögert, so jedoch in nahezu allen Fällen völlig zurück. Revisionsbedürftige Reststenosen persistieren in 3–4% der Fälle und werden meist durch eine hochgradige, nicht reversible Infundibulumhypertrophie verursacht (NUGENT u. Mitarb. 1977). Gelegentlich kommt es postoperativ zu einer leichteren Pulmonalklappeninsuffizienz, vor allem nach transventrikulärer Brockscher Sprengung und bei bikuspider Klappe. Sie wird in der Regel jedoch gut toleriert und macht später nur selten einen Klappenersatz erforderlich.

Aortenisthmusstenose

Definition

Die *Aortenisthmusstenose des Kindesalters* unterscheidet sich durch einige wesentliche hämodynamische und klinische Kriterien von der des *Säuglingsalters*. Die meist isolierte Form des Kindesalters (s. Abb. 1.56 oben), in der Regel durch eine Einstülpung der Hinterwand der Aorta gegenüber der Duktusmündung und zusätzlich durch eine membranartige Falte aus verdickter Media und Intima mit exzentrisch gelegenem Restlumen bedingt (s. Abb. 1.58), wird auch als „adulte Aortenisthmusstenose" (BONNET 1903), als „juxtaduktale Coarctation" (RUDOLPH u. Mitarb. 1972) bzw. als „postduktale Coarctation" (KEITH 1978) bezeichnet. Die komplizierte, bzw. komplexe Aortenisthmusstenose im Säuglingsalter, früher als „infantile Form" (BONNET 1903) und heute meist als „*präduktale Coarctation*" (KEITH 1978) geführt, liegt entweder als extreme zirkumskripte Stenose oder aber als abnorme Isthmusenge (SHINEBOURNE u. ELSEED 1974) mit persistierendem Ductus arteriosus und häufig weiteren assoziierten kardiovaskulären Fehlbildungen wie Ventrikelseptumdefekt (Abb. 1.56), Aortenklappenstenose oder Ursprungsanomalie der großen Gefäße vor.

Häufigkeit

Im Kindesalter ist eine Aortenisthmusstenose (CoA = Coarctatio aortae) in 5–8% aller angeborenen Herzfehler nachweisbar. Bei früher klinischer Erfassung oder bei Autopsie im Neugeborenenalter liegt ihr Vorkommen einschließlich der komplizierten und komplexen Formen allerdings bei 12–15%. Das männliche Geschlecht ist etwa doppelt so häufig betroffen wie das weibliche.

Pathophysiologie

Die *isolierte Coarctatio aortae* führt zu einer Drucksteigerung im prästenotischen Anteil der Aorta und damit zu einer arteriellen Hypertonie mit Erhöhung vor allem des systolischen Blutdrucks über die altersentsprechende Normgrenze hinaus bei durchschnittlich 80% der Patienten bis zum 18. Lebensjahr (LIEBERTHSON u. Mitarb. 1979). Gleichzeitig kommt es zu einer arteriellen Hypotonie im poststenotischen Bereich der Aorta und damit zur Abschwächung der Pulse an den unteren Extremitäten. Bei normalem linksventrikulärem Minutenvolumen und ausgeprägtem Druckgradienten an der Stenose entwickelt sich mit zunehmendem Alter ein *Kollateralkreislauf*

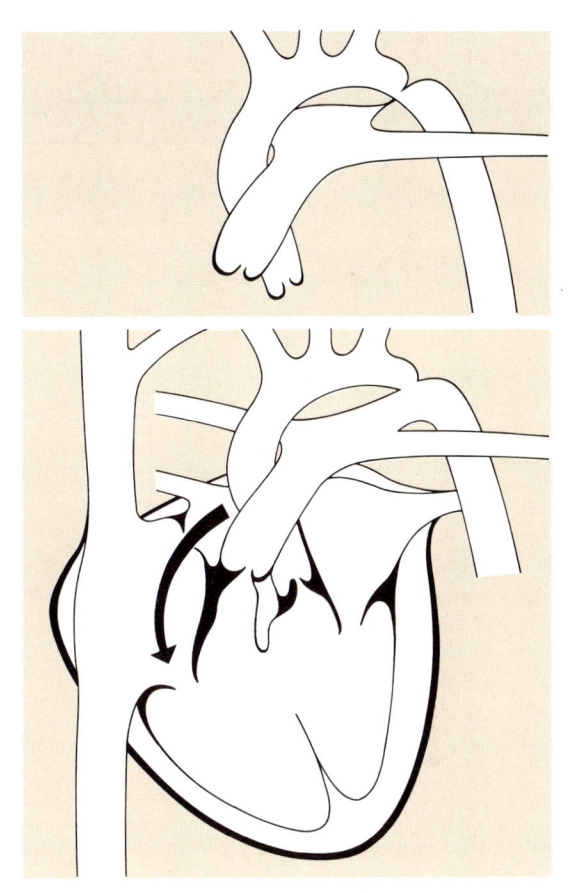

Abb. 1.56 Isolierte Coarctatio aortae des Kindesalters (oben) und komplexe Form der Coarctatio aortae im Säuglingsalter (präduktale Koarktation)

(Abb. 1.57), der von den Brachiozephalgefäßen ausgehend über die Interkostalarterien in umgekehrter Strömungsrichtung zur Aorta thoracica führt. Geht die rechte A. subclavia (A. lusoria) oder aber die linke distal der Stenose ab, so besteht eine arterielle Hypertonie nur am linken bzw. rechten Arm, und der Kollateralkreislauf bildet sich nur auf der gegenüberliegenden Körperseite. Bei den *komplexen Formen* des Säuglingsalters mit Persistenz eines Ductus arteriosus sind die arterielle Hypertonie und die Blutdruck- und Pulsdifferenz zwischen oberer und unterer Körperhälfte nicht so ausgeprägt oder werden durch den persistierenden Ductus arteriosus ganz ausgeglichen. Hier bestimmen vor allem die assoziierten kardiovaskulären Fehlbildungen die Hämodynamik und damit die klinische Symptomatik.
Stenosen des Aortenbogens proximal des Abgangs der A. subclavia links (Arkusstenose) und *Stenosen der Aorta descendens*, sogenannte atypische Koarktationen (VOLLMAR u. Mitarb. 1976), sind selten (0,5% nach ABBOT [1928]) und meist mit weiteren kardialen Fehlbildungen kombiniert.

Krankheitsbild
Anamnese

Bei *isolierter Aortenisthmusstenose* sind die Patienten bis zum Schulalter meist beschwerdefrei

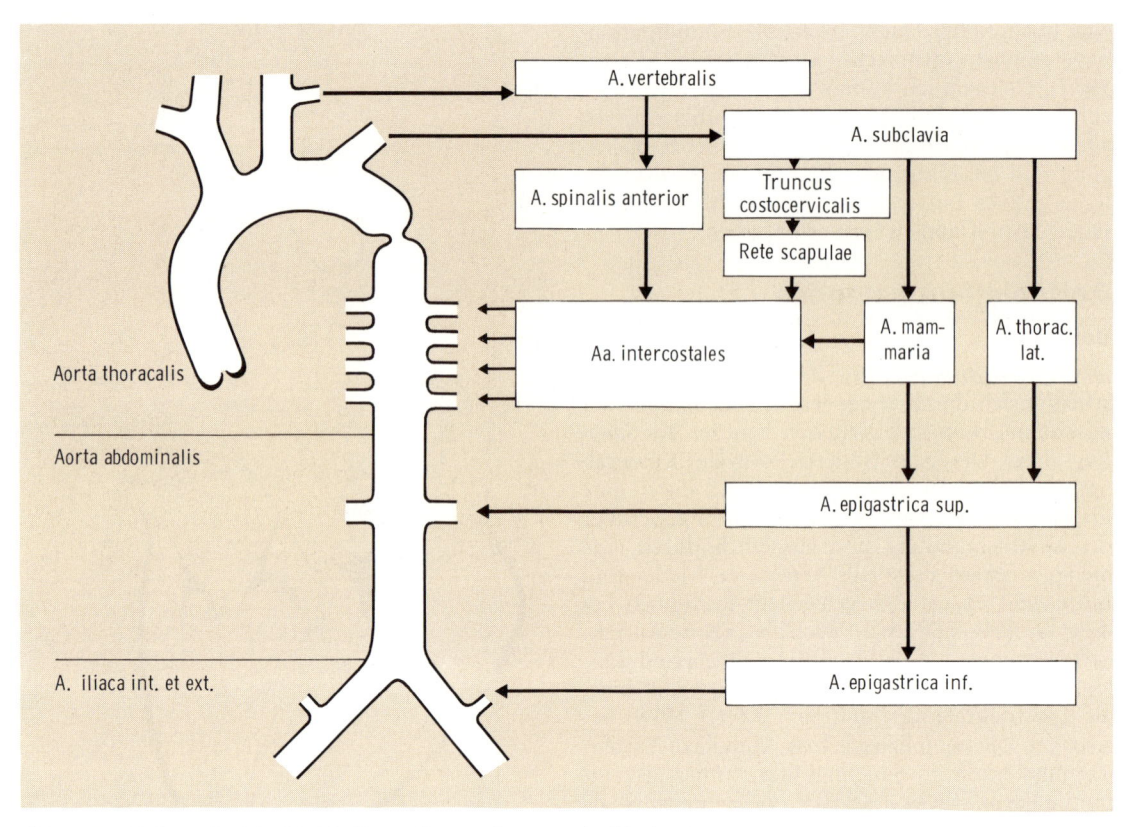

Abb. 1.57 Kollateralkreislauf bei isolierter Coarctatio aortae im Kindesalter

und voll leistungsfähig. Ihre körperliche Entwicklung ist normal. Die Verdachtsdiagnose wird durch Palpation der peripheren Pulse mit Abschwächung oder Fehlen der Fußpulse gestellt und durch Blutdruckmessung an oberen und unteren Extremitäten bestätigt. Beschwerden treten in der Regel erst nach der Pubertät auf mit Kopfschmerzen, Halspulsationen, vor allem nach körperlicher Belastung, Schwindel, Ohrensausen, Nasenbluten, kalten Füßen, Wadenschmerzen bis zum intermittierenden Hinken und allgemeiner körperlicher Leistungseinschränkung. Bei hochgradiger Stenose *(komplizierte Form)* und bei den *komplexen Formen* kommt es bereits im Säuglingsalter zur Herzinsuffizienz mit Dyspnoe, Tachypnoe, Trinkschwäche, Gedeihstörung und Gewichtsstillstand.

Befunde
Die *Inspektion* des *Kindes* deckt häufig Pulsationen am Hals und im Jugulum auf. Bei Mädchen ist auf Zeichen eines gelegentlich assoziierten Turner-Syndroms zu achten. Komplizierte und komplexe Formen des *Säuglingsalters* fallen durch eine ausgeprägte Tachykardie und Tachypnoe sowie eine geringe periphere und zentrale Zyanose auf.
Palpatorisch sind bei der *isolierten Form* ein Schwirren und verstärkte Pulsationen im Jugulum sowie über den Halsgefäßen nachweisbar. Der Herzspitzenstoß ist gering hebend, jedoch nicht nach links verbreitert. Die arteriellen Pulse an den Armen sind kräftig gefüllt, an den Beinen abgeschwächt bis fehlend. Dagegen sind bei den komplexen Formen *im Säuglingsalter* die Differenz zwischen den Arm- und Beinpulsen meist weniger ausgeprägt und die Qualität der Femoralis- und Fußpulse in Abhängigkeit von der Weite des persistierenden Ductus arteriosus auffallend wechselhaft.

Bei der *Auskultation im Kindesalter* ist ein frühsystolischer Click (Aortendehnungston) über der Herzspitze und dem linken Sternalrand, vor allem bei bikuspider Aortenklappe (50% der Fälle nach KEITH [1978]) und ein kurzes Mesosystolikum über dem 3.–4. ICR links parasternal mit Fortleitung in den Rücken zu hören. Bei den komplexen Formen *im Säuglingsalter* ist das Herzgeräusch uncharakteristisch und kann bei kardialer Dekompensation fehlen; der Pulmonalklappenschlußton ist dann meist deutlich akzentuiert.

Auf der *Röntgen-Übersichtsaufnahme des Thorax* ist bei isolierter Coarctatio aortae *im Kindesalter* der Herzschatten in Form und Größe unauffällig. *Rippenusuren* lassen sich erst etwa ab dem 6.–8. Lebensjahr nach Entwicklung eines Kollateralkreislaufes nachweisen. Gelegentlich erkennt man eine *Kerbe* in Form eines umgekehrten Epsilon in Höhe des Übergangs des Aortenbogens in die Aorta descendens, die durch Erweiterung und Verlängerung der prästenotisch entspringenden A. subclavia sinistra oder des Aortenbogens selbst und durch die poststenotische Dilatation der Aorta descendens gebildet wird. Meist ist jedoch nur die *poststenotische Erweiterung der Aorta* nachweisbar.

Im Säuglingsalter besteht in der Regel eine erhebliche Kardiomegalie mit prominenter A. pulmonalis und Lungenvenenstauungszeichen, bei gleichzeitigem persistierendem Ductus arteriosus und/oder Ventrikelseptumdefekt finden sich auch Rezirkulationszeichen.

Das *Elektrokardiogramm* weist im *Kindesalter* meist keine Besonderheiten auf. Bei indifferentem Lagetyp oder Abweichen der Herzachse nach links fehlen Hypertrophiezeichen. Im *Säuglingsalter* überwiegt eine rechtsventrikuläre Hypertrophie mit Rechtslagetyp, inkomplettem Rechtsschenkelblock sowie überhöhten R-Zacken rechtspräkordial.

Im *Ultraschallkardiogramm* läßt sich die Coarctatio aortae nur mit Hilfe der zweidimensionalen Technik und suprasternaler Einstellung direkt darstellen (SAHN u. Mitarb. 1977).

Nach Druckregistrierung, Shunt- und Widerstandsberechnungen bei assoziierten kardiovaskulären Fehlbildungen im Rahmen der *Herzkatheteruntersuchung* erfolgt die *angiographische Darstellung* der Aortenisthmusstenose durch Kontrastmittelinjektion in den linken Ventrikel (Abb. 1.58) oder die Aorta ascendens, evtl. auch bei intaktem Vorhof- und Ventrikelseptum in die Pulmonalarterie zur Darstellung im Lävogramm, wobei als Aufnahmerichtung der links-schräge Strahlengang zu bevorzugen ist.

Differentialdiagnose

Die Coarctatio aortae im *Kindesalter* ist gegen alle Formen juveniler Hypertonie abzugrenzen. Bei komplizierten oder komplexen Formen im *Säuglingsalter* sind alle Herzfehler mit hochgradiger linksventrikulärer Obstruktion, beispielsweise eine kritische Aortenklappenstenose, ein unterbrochener Aortenbogen oder eine Aorten- und/oder Mitralatresie als Formen des sogenannten hypoplastischen Linksherzsyndroms auszuschließen.

Verlauf und Prognose

Die mittlere Lebenserwartung bei *isolierter*, nicht hochgradiger *Aortenisthmusstenose* beträgt 30–35 Jahre (ABBOT 1928, CAMPBELL 1970). Plötzliche lebensbedrohliche Folgen der Hypertonie sind die Apoplexie, die Ruptur zerebraler oder aortaler Aneurysmen sowie der Myokardinfarkt. Weitere Risiken bilden die Manifestation einer bakteriellen Endokarditis mit Befall der nicht selten bikuspid angelegten Aortenklappe sowie eine Aortitis und eine Niereninsuffizienz. Bei *komplizierten* und *komplexen*, d. h. assoziierten, *Formen der Aortenisthmusstenose* liegt die Letalität bei ausschließlich konservativer Therapie im frühen Säuglingsalter bei 60–90% (KEITH 1978).

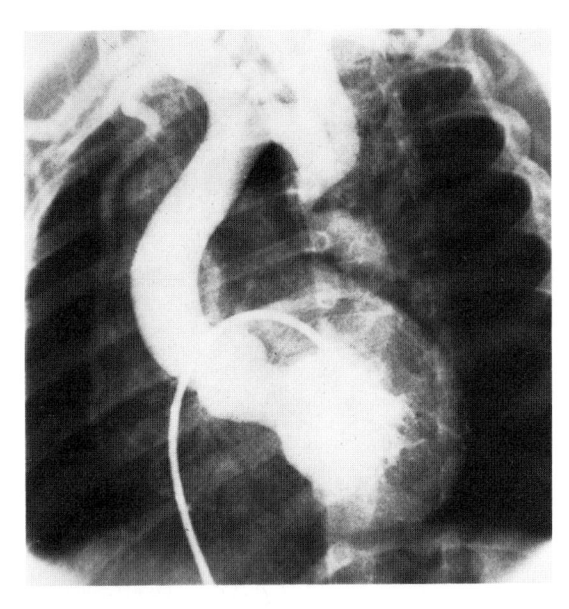

Abb. 1.**58** Isolierte, zirkumskripte Coarctatio aortae bei einem 1jährigen Patienten; Aufnahme im links-anterioren Strahlengang mit Kontrastmittelinjektion in den linken Ventrikel

Therapie

Die *operative Behandlung* der *isolierten Coarctatio aortae* sollte im 2. Lebensjahr, spätestens aber bis zum 6. Lebensjahr erfolgen, um eine postoperativ persistierende arterielle Hypertonie zu vermeiden. Das *Operationsrisiko* liegt in diesem Alter unter 1% (SCHUMACHER u. Mitarb. 1983).

Bei *komplizierten* und *komplexen Formen des Säuglingsalters* wird die Operation am günstigsten nach einer vorübergehenden medikamentösen Therapie in der Phase der kardialen Rekompensation durchgeführt, möglichst jedoch erst nach der 6. Lebenswoche. Neben der Coarctatio-aortae-Resektion mit End-zu-End-Anastomose der Aorta werden hier eine Duktusligatur, ein Banding der Pulmonalarterie oder der primäre Verschluß eines Ventrikelseptumdefektes und ggf. eine Kommissurotomie bei wirksamer Aortenklappenstenose erforderlich. Das *Operationsrisiko* beträgt innerhalb der ersten 6 Lebenswochen etwa 25%, sinkt im weiteren Säuglingsalter aber auf unter 10% (eigenes Krankengut).

Aortenstenose

s. S. 1.167ff.

Hypertrophische obstruktive Kardiomoypathie (asymmetrische Septumhypertrophie = ASH, idiopathische hypertrophische Subaortenstenose = IHSS)

s. S. 1.217ff.

Mitralstenose

s. S. 1.142ff.

Literatur
Pulmonalstenose

Emmanouilides, G. C.: Obstructive lesions of the right ventricle and pulmonary arterial tree. In A. J. Moss, F. H. Adams: Heart Disease in Infants, Children, and Adolescents. Williams & Wilkins, Baltimore 1968 (p. 451)

Goor, D. A., C. W. Lillehei: Congenital malformations of the heart. Embryology, anatomy and operative considerations. Grune & Stratton, New York 1975

Jeffery, R. F., J. H. Moller, K. Amplatz: The dysplastic pulmonary valve: a new roentgenographic entity: with a discussion of the anatomy and radiology of other types of valvular pulmonary stenosis. Amer. J. Roentgenol. 114 (1972) 322

Nugent, E. W., R. M. Freedom, J. J. Nora, R. C. Ellison, R. D. Rowe, A. S. Nadas: Clinical course in pulmonary stenosis. In Nadas, A. S.: Pulmonary stenosis, aortic stenosis, ventricular septal defect: Clinical course and indirect assessment. Report from the joint study on the natural history of congenital heart defects. Circulation, Suppl. I, vol. 55 (1977) 38

Rowe, R. D.: Pulmonary stenosis with normal aortic root. In Keith, J. D., R. D. Rowe, P. Vlad: Heart Disease in Infancy and Childhood, 3rd ed. Macmillan, New York 1978 (p. 761)

Aortenisthmusstenose

Abbot, M. E.: Coarctation of the aorta of the adult type II. A statistical study and historical retrospects of 200 recorded cases with autopsy of stenosis of obliteration ot the descending arch in subjects above the age of two years. Amer. Heart J. 3 (1928) 574

Bonnet, L. M.: Sur la lésion dite sténose congenitale des l'aorte dans la région de l'isthme. Rév. méd. 23 (1903) 108

Campbell, M.: Natural history of coarctation of the aorta. Brit. Heart J. 32 (1970) 633

Keith, J. D.: Coarctation of the aorta. In Keith, J. D., R. J. Rowe, P. Vlad: Heart Disease in Infancy and Childhood, 3rd ed. Macmillan, New York 1978 (p. 736)

Liberthson, R. R., D. G. Pennington, M. L. Jacobs, W. M. Dagett: Coarctation of the Aorta: Review of 234 patients and clarification of management problems. Amer. J. Cardiol. 43 (1979) 835

Rudolph, A. M., M. A. Heymann, U. Spitznas: Hemodynamic considerations in the development of narrowing of the aorta. Amer. J. Cardiol. 30 (1972) 514

Sahn, D. J., H. D. Allen, G. McDonald, S. J. Goldberg: Realtime cross-sectional echocardiographic diagnosis of coarctation of the aorta. Circulation 56 (1977) 762

Schumacher, G., D. Peters, R. Schreiber, H. Meisner, F. Sebening, K. Bühlmeyer: Operationsindikation und Ergebnisse bei isolierter Aortenisthmusstenose im Säuglings- und Kindesalter. Jahrestagung der Deutschen Gesellschaft für pädiat. Kardiologie, Hannover 1983

Shinebourne, E. A., A. M. Elseed: Relation between fetal flow patterns, coarctation of aorta, and pulmonary blood flow. Brit. Heart J. 36 (1974) 492

Vollmar, J., E. U. Voss, A. S. Nadjafi, B. Heymer: Die atypische Coarctatio aortae. Thoraxchirurgie 24 (1976) 107

Primär-zyanotische angeborene Herzfehler

A. J. BEUREN

Fallot-Tetralogie

Definition

Die Fallot-Tetralogie ist die klassische mit Zyanose einhergehende Herzmißbildung. Sie erhielt ihren Namen nach der Beschreibung der Anatomie und des Krankheitsbildes durch FALLOT im Jahre 1888. Die Mißbildung war jedoch vorher bereits von anderen Autoren beschrieben worden (STENSEN 1572, SANDIFORT 1777 u. a.). Als Tetralogie wurde sie benannt wegen der Kombination der 4 Mißbildungen: *Einengung des Ausflußtraktes des rechten Ventrikels,* meist in Form einer Infundibulumstenose mit oder ohne valvuläre Pulmonalstenose, *Ventrikelseptumdefekt, Hypertrophie des rechten Ventrikels* und *Dextroposition der Aorta.* Die Hypertrophie des rechten Ventrikels ist ein rein sekundäres Phänomen. Die Dextroposition der Aorta hat eine geringe Bedeutung für die Hämodynamik und das klinische Bild der Fallot-Tetralogie wie auch für die operative Behandlung. Es bleiben also der Ventrikelseptumdefekt und die Pulmonalstenose als bestimmende Elemente der Tetralogie.

Häufigkeit

Die Fallot-Tetralogie ist die *häufigste zyanotische Herzmißbildung.* Sie ist mit 11% unter den kongenitalen Herzfehlern die dritthäufigste nach dem isolierten Ventrikelseptumdefekt und dem offenen Ductus arteriosus.

Pathologie

Die *Crista supraventricularis* des rechten Ventrikels verläuft bei der Tetralogie mehr vertikal als normal und steht nicht im Zusammenhang mit dem Trikuspidalklappenring, sondern mit der Vorderwand des rechten Ventrikels. Der *Ausflußtrakt des rechten Ventrikels* ist hypoplastisch, meist mit einem engen Infundibulumkanal, der mitunter aber auch weit gestellt wie eine „dritte Kammer" imponiert. Diese Kammer wird posterior von der Crista supraventricularis, anterior durch die Vorderwand des rechten Ventrikels und links durch das Ventrikelseptum begrenzt. Das Endokard der Infundibulumkammer und des rechten Ventrikels ist mitunter fibrotisch verändert. Nach oben variiert der Infundibulumkanal oft in seiner Weite. Wenn er nur in seinem unteren Anteil eng ist und sich nach oben erweitert, ist die Pulmonalklappenbasis normal groß. Die A. pulmonalis hat dann ein normales Kaliber, oder sie ist nur mäßig hypoplastisch. Bei der klassischen Form der Fallot-Tetralogie ist der Infundibulumkanal jedoch eng bis zur Klappenbasis. Dort nimmt dann eine stenosierte A. pulmonalis ihren Ursprung, die bis zur Bifurkation hypoplastisch ist. Wenn auch der Grad der Stenose des Ausflußtraktes des rechten Ventrikels und der A. pulmonalis oft erheblich variiert, so ist eine völlige Atresie der Pulmonalarterie doch selten. In diesen Fällen gelangt Blut nur über einen offenen Ductus arteriosus oder über Bronchialarterien in die Lunge (s. Abb. 1.65).

Mitunter fehlt eine signifikante Infundibulumstenose. Es ist dann nur eine valvuläre Pulmonalstenose vorhanden. Selten finden sich zusätzlich multiple periphere Pulmonalstenosen. Die Pulmonalklappe kann auch völlig fehlen. Aplasie oder Hypoplasie einer Pulmonalarterie, gewöhnlich der linken, wird mitunter beobachtet.

Bei der Tetralogie ist der *Ventrikelseptumdefekt* meist groß. Er liegt im membranösen Ventrikelseptum, und zwar posterior zur Crista supraventricularis, etwas mehr superior als der übliche isolierte Ventrikelseptumdefekt.

Die *Aorta* ist dextroponiert und größer als die A. pulmonalis. Ihr Ursprung ist biventrikulär, d. h., sie reitet über dem Ventrikelseptumdefekt zwischen etwa 10–50%. In etwa 20% der Fälle liegt der Aortenbogen auf der rechten Seite.

Die *Hypertrophie des rechten Ventrikels* ist ein weiteres Merkmal der Tetralogie. Bei Kindern ist der rechte Ventrikel meist ebenso dickwandig wie der linke, bei älteren Patienten ist die Wand des rechten Ventrikels dicker als die des linken. In seltenen Fällen ist die Trikuspidalklappe hypoplastisch.

Bei zusätzlichem Vorhofseptumdefekt wird die Mißbildung als Fallot-Pentalogie bezeichnet.

Pathophysiologie

Von den pathologisch-anatomischen Veränderungen sind für die funktionelle Störung vor allem der Ventrikelseptumdefekt und die Pulmonalstenose verantwortlich. Je nach dem Schweregrad der Stenose kann die Hämodynamik sehr unterschiedlich sein. Bei der klassischen Form der Fallot-Tetralogie ist der Ventrikelseptumdefekt groß und die Pulmonalstenose erheblich. Nach Verschluß des Ductus arteriosus gelangt das Blut nur durch die enge Pulmonalstenose in die Lunge. Das venöse Blut erreicht aber nur z. T. die A. pulmonalis. Durch den großen Ventrikelseptumdefekt hat der rechte Ventrikel eine Art Auslaßventil, das zu überwinden er nur den Druck des linken Ventrikels aufwenden muß. Das periphere Lungengefäßbett ist schlecht geöffnet. Der Teil des venösen Blutes, der durch die Pulmonalstenose in die Lunge gelangt, kehrt nach dem Gasaustausch in den linken Vorhof zurück und gelangt über den linken Ventrikel in die Aorta. Die Aorta erhält also Blut aus beiden Ventrikeln. Im rechten Ventrikel herrscht immer Systemdruck. Das größere Körperkreislaufvolumen kehrt in den rechten Vorhof und in den rechten Ventrikel zurück, der diastolisch und systolisch überlastet ist. Das kleinere Lungenkreislaufvolumen, das in den linken Vorhof und den linken Ventrikel zurückkehrt, belastet diese beiden Herzabschnitte weniger als normal.

Für das Verständnis des klinischen Bildes der Fallot-Tetralogie ist die Tatsache wichtig, daß eine sichtbare Zyanose mit erheblicher Sauerstoffuntersättigung des arteriellen Blutes nicht nur durch den Rechts-links-Shunt auf Ventrikelebene, sondern vor allem durch die Unterdurchblutung der Lunge entsteht.

Bei milder Pulmonalstenose und großem Ventrikelseptumdefekt kommt es unter Umständen zu einem bidirektionalen oder reinen Links-rechts-Shunt auf Ventrikelebene *(azyanotische Fallot-Tetralogie).* Das klinische Bild ist dabei dem des isolierten Ventrikelseptumdefektes ähnlich. Die arterielle Sauerstoffuntersättigung bleibt dann über der Grenze sichtbarer Zyanose (80%). Bei reinem Links-rechts-Shunt ist die arterielle Sauerstoffsättigung normal. In seltenen Fällen ist der Ventrikelseptumdefekt klein und die Pulmonalstenose erheblich. Hämodynamik und klinisches Bild entsprechen dann mehr der isolierten Pulmonalstenose. Der Druck im rechten Ventrikel kann dabei den Druck des linken Ventrikels und der Aorta übersteigen.

Besondere Verhältnisse liegen bei der Fallot-Tetralogie mit Pulmonalatresie vor. Das gesamte Blut des rechten Ventrikels gelangt über den Ventrikelseptumdefekt in die Aorta, und die Lunge wird nur über den offenen Ductus arteriosus oder über Bronchialkollateralen durchblutet. Die arterielle Sauerstoffuntersättigung ist in diesen Fällen erheblich. Das hämodynamische Spektrum der Fallot-Tetralogie, wie es sich aus den verschiedenen For-

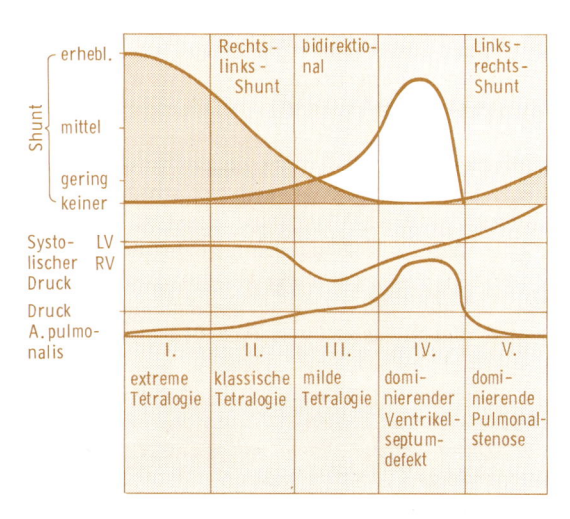

Abb. 1.59 Hämodynamisches Spektrum der Fallot-Tetralogie

men je nach dem Schweregrad der Pulmonalstenose und der Größe des Ventrikelseptumdefektes ergibt, ist in der Abb. 1.**59** dargestellt.

Krankheitsbild

Anamnese

Eine Zyanose tritt bei der Fallot-Tetralogie bei etwa 70% der Patienten in den ersten 6 Lebensmonaten auf. Oft sieht man eine Zyanose erst bei zunehmenden körperlichen Belastungen. Körperliche Belastung vergrößert in jedem Falle den Rechts-links-Shunt und damit die arterielle Sauerstoffuntersättigung. Bei einer hochgradigen Einengung des Ausflußtraktes des rechten Ventrikels sind die Patienten jedoch seit der Geburt zyanotisch.

Dyspnoe in Ruhe und in der Form plötzlicher *Anfälle mit Bewußtseinsverlust und vertiefter Zyanose* ist bei schweren Fällen im Säuglings- und Kleinkindalter das zweite hervorstechende Symptom. Diese paroxysmale Dyspnoe tritt beim Füttern, Schreien oder anderen mit Aufregung verbundenen Handlungen auf. Die Anfälle sind lebensbedrohend. Sie treten oft auch ohne jeden äußeren Anlaß mehrmals täglich auf. Am häufigsten sind diese Anfälle zwischen dem 6. und 18. Lebensmonat. Es ist anzunehmen, daß ein Spasmus oder vermehrter Tonus des Infundibulums des rechten Ventrikels die Pulmonalstenose plötzlich verstärkt, wodurch sich das Lungendurchflußvolumen weiter verringert. Dem erhöhten Tonus der Muskulatur des rechten Ventrikels soll eine Norepinephrinausschüttung vorausgehen. Jedenfalls ist eine zerebrale Hypoxämie direkt verantwortlich für die Dyspnoe.

Die arterielle Sauerstoffuntersättigung ist der Stimulus für die Entstehung der Polyzythämie. Ihr Grad ist direkt vom Ausmaß der arteriellen Sauerstoffuntersättigung abhängig. Blutbilder mit 20 g Hämoglobin/100 ml (200 g/l) Blut und 60–70% (0,60–0,70) Hämatokrit sind keine Seltenheit. Mit steigender Polyzythämie kommt es zu Störungen des Blutgerinnungsmechanismus. Als Folge langständiger Polyzythämie entstehen außerdem *Trommelschlegelfinger* und *-zehen*.

Patienten mit Fallot-Tetralogie sind häufig „Hokker". Sie hocken sich oft bereits nach dem Gehen weniger Meter hin und sind dann nach kurzer Pause wieder in der Lage, einige Schritte zu gehen. Häufig sitzen die Patienten auch in dieser Stellung und schlafen mit hoch an die Brust gezogenen Knien. Durch das Hocken nach Belastung werden der arterielle Zufluß wie auch der venöse Zufluß der unteren Körperhälfte verringert. Das nach Belastung noch gesteigerte Minutenvolumen steht dann überwiegend den lebenswichtigen Organen oder oberen Körperhälfte zur Verfügung. Hocken ist nicht unbedingt auf Fallot-Tetralogie beschränkt, es ist bei anderen zyanotischen Herzfehlern aber selten.

Befunde

Das *Herz* bei Fallot-Tetralogie ist klein oder normal groß. Oft fühlt man bei der Palpation den überaktiven rechten Ventrikel am linken Sternalrand. Ein systolisches Schwirren ist nur selten zu fühlen.

Ein *systolisches Herzgeräusch* ist praktisch immer vorhanden. Es fehlt mitunter in den ersten Lebenswochen oder auch bei Fallot-Tetralogie mit Pulmonalatresie. Das Geräusch ist laut und rauh über dem ganzen Herzen zu hören und hat seine größte Intensität im 2. und 3. linken Interkostalraum. Ein diastolisches Geräusch ist nur selten vorhanden. Bei ausgeprägten Bronchialkollateralen älterer Patienten hört man oft ein systolisch-diastolisches Geräuch im Rücken paravertebral.

Der 2. Pulmonalton ist leise und einfach. Man hört im 2. linken Interkostalraum nur die Aortenkomponente des 2. Herztones. Ein lauter einfacher 2. Herzton im 2. linken Interkostalraum ist ein Zeichen für eine extreme Dextroposition der Aorta. Bei azyanotischen Fallot-Krankheitsbildern mit Links-rechts-Shunt ist der auskultatorische Befund dem des isolierten Ventrikelseptumdefektes ähnlich. Man fühlt dann ein systolisches Schwirren im 3. und 4. linken Interkostalraum, und das systolische Geräusch ist dort am lautesten. Mitunter ist bei diesen Patienten auch eine zweite Pulmonalkomponente des 2. Herztones zu hören. Wenn der Ventrikelseptumdefekt klein ist und die Pulmonalstenose im Vordergrund steht, ist der palpatorische und auskultatorische Befund dem der isolierten Pulmonalstenose ähnlich.

Röntgenologisch ist das breit aufliegende, schuhförmige Herz mit gehobener Herzspitze als typische Fallot-Konfiguration bekannt. Das Pulmonalsegment ist konkav, und die Lungengefäßzeichnung ist deutlich vermindert. Mitunter erkennt man leicht die Lage des Aortenbogens. Bei azyanotischen Patienten mit Links-rechts-Shunt oder wenn die Pulmonalstenose im Vordergrund steht, kann das Pulmonalsegment prominent sein.

Große Bedeutung kommt dem *elektrokardiographischen Befund* zu. Bei den zyanotischen Formen finden sich ein Rechtstyp (+120 Grad bis −150 Grad) und eine Hypertrophie des rechten Ventrikels in den Brustwandableitungen. Im allgemeinen ist die Rechtshypertrophie nicht so ausgeprägt wie bei hochgradigen isolierten valvulären Pulmonalstenosen. Bei älteren Kindern und Erwachsenen finden sich hohe P-Zacken als Ausdruck einer Überlastung des rechten Vorhofes. Bei den azyanotischen Formen liegt die elektrische Herzachse zwischen +60 Grad und +90 Grad. Es kommt dann in den Brustwandableitungen zu der Rechtshypertrophie noch eine Linkshypertrophie.

Echokardiographie. Vor allem die zweidimensionale Echokardiographie ist für die nichtinvasive Diagnostik von Bedeutung. Der Ventrikelseptumdefekt kann direkt dargestellt werden. Außerdem läßt sich der Grad des Überreitens der Aorta über dem Ventrikelseptumdefekt beurteilen. Echokar-

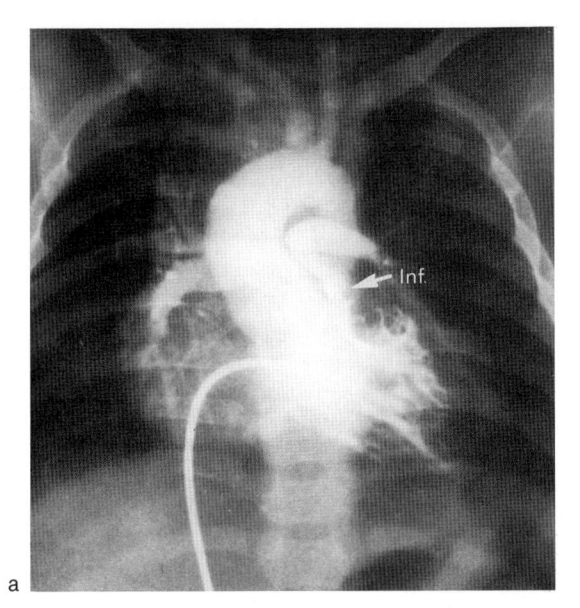

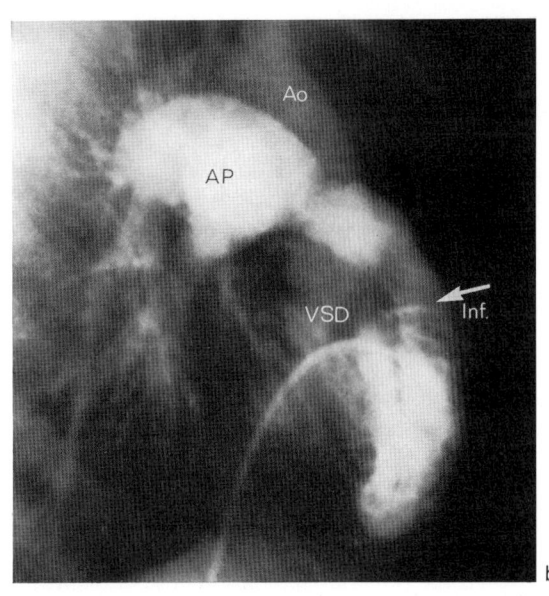

Abb. 1.60a Selektives Angiokardiogramm mit Kontrastmittelinjektion in den rechten Ventrikel. Fallot-Tetralogie, infundibuläre Stenose, hypoplastische A. pulmonalis, frühe Füllung der Aorta aus dem rechten Ventrikel, a.-p. Strahlengang.
1.60b Selektives Angiokardiogramm rechter Ventrikel, seitlicher Strahlengang. Fallot-Tetralogie, Ventrikelseptumdefekt – überreitende Aorta

diographische Untersuchungen sind vor allem für differentialdiagnostische Überlegungen wichtig. Auf die invasive Diagnostik mit Angiokardiographie kann jedoch nicht verzichtet werden.
Herzkatheterisierung. Für die Diagnostik der Fallot-Tetralogie ist die Katheterisierung des Herzens von untergeordneter Bedeutung. Durch diese Untersuchung des Herzens wird eine Tetralogie nur dann nachgewiesen, wenn es gelingt, mit dem Katheter die A. pulmonalis und die Aorta zu sondieren. Das ist in den meisten Fällen wegen der Enge der Stenose nicht möglich. Im rechten Ventrikel wird Systemdruck registriert. Wichtig sind die Bestimmung der arteriellen Sauerstoffsättigung und der Nachweis eines zusätzlichen Vorhofseptumdefektes mit Sauerstoffuntersättigung im linken Vorhof (Pentalogie). Die Druckkurve im rechten Ventrikel ist bei der Fallot-Tetralogie normalerweise in ihrem oberen Anteil aufgesplittert, im Gegensatz zur isolierten Pulmonalstenose, bei der die Druckkurve des rechten Ventrikels spitz konfiguriert ist. Dies mag ein wichtiges differentialdiagnostisches Zeichen sein, wenn keine Angiokardiographie durchgeführt wird.
Angiokardiographie. Für die Diagnose der Fallot-Tetralogie wie für die Beurteilung des anatomischen und funktionellen Schweregrades der Mißbildung ist die selektive Angiokardiographie mit Kontrastmittelinjektion in den rechten Ventrikel die wichtigste Untersuchungsmethode. Man erkennt die Art und den Schweregrad der Infundibulumstenose oder der valvulären Pulmonalstenose, die Größe der A. pulmonalis und die Beschaffenheit des peripheren Lungengefäßbettes, ebenso den Füllungsgrad der Aorta aus dem rechten Ventrikel, ihre Größe und das Ausmaß der Dextroposition der Aorta. Der Ventrikelseptumdefekt ist ebenfalls im seitlichen Strahlengang zu erkennen (Abb. **1.60a, b**).

Verlauf und Prognose

Der Zeitpunkt des notwendigen chirurgischen Eingreifens richtet sich nach dem Schweregrad der Zyanose. Die Diagnose sollte in jedem Fall nach Entdeckung des Herzfehlers sofort gesichert werden. Als Indikation zur schnellen Anastomosenoperation gilt bei Kleinkindern und Säuglingen das Auftreten hypoxämischer Anfälle und paroxysmaler Dyspnoe und Bewußtlosigkeit. Bei größeren Patienten treten diese Anfälle nicht mehr auf. Dann gilt als Indikation für ein chirurgisches Vorgehen die Höhe des Hämatokritwertes. Erreicht dieser 55–60 Vol%, (0,55–0,60), so ist eine operative Hilfe dringend angezeigt. Wenn diese Grundregeln beachtet werden, ist die Prognose gut.

Komplikationen

Durch die Polyzythämie entsteht die Gefahr der *Zerebralthrombose* und des *Gehirnabszesses*. Große Hirnthromben sind selten. Häufiger sind multiple kleine Thrombosen, die zusammen mit der dauernden zerebralen Hypoxämie zu Hirnschädigungen und zur Entwicklung eines Hirnabszesses führen können. Vor dem 2. Lebensjahr sind multiple kleine Thrombosen häufig, Abszesse dagegen selten. Die Gefahr zerebraler Komplikationen steht in direkter Korrelation zum Ausmaß der arteriellen Sauerstoffuntersättigung. Eine Besserung der arteriellen Sauerstoffsättigung durch eine Anastomosenoperation vermindert diese Gefahr und fördert auch die Rückbildung zerebraler Schäden, wenn schnell gehandelt wird.

Eine weitere Gefahr ist das Auftreten einer subakuten *bakteriellen Endokarditis*. Wenn sie rechtzeitig erkannt wird, ist sie heilbar. Zur Vermeidung bakterieller Endokarditiden ist eine Antibiotikaprophylaxe bei Infekten und Zahnextraktionen unbedingt notwendig. Auch rheumatisches Fieber mit rheumatischer Karditis ist bei Fallot-Tetralogie und anderen kongenitalen Herzfehlern häufiger und erfordert besondere Beachtung. Vor Herzoperationen sollte nach solchen schleichenden Prozessen gefahndet werden, da sie postoperativ aufflackern und zu erheblichen Komplikationen führen können.

Differentialdiagnose

Differentialdiagnostisch stehen vor allem die komplette Transposition der großen Gefäße mit Ventrikelseptumdefekt und Pulmonalstenose, der Truncus arteriosus communis und der Pseudotruncus wie die isolierte Pulmonalstenose mit Vorhofseptumdefekt zur Diskussion. Bei der Transposition der großen Gefäße mit Pulmonalstenose ist das Herz im allgemeinen eiförmig konfiguriert und etwas größer als bei der Fallot-Tetralogie. Wenn beim Trunkus oder Pseudotrunkus die Lungendurchblutung normal oder vermehrt ist, hört man immer ein kontinuierliches Geräusch, während bei verminderter Lungendurchblutung die Differentialdiagnose nur angiokardiographisch möglich ist. Bei der isolierten Pulmonalstenose mit Vorhofseptumdefekt und Zyanose (Rechts-links-Shunt auf Vorhofebene) ist das Herz immer größer als bei der Fallot-Tetralogie.

Therapie

Der *konservativen Therapie* ist nicht viel Spielraum geboten. Sie hat vor allem die Bekämpfung der Polyzythämie und ihrer Folgen und die Behandlung der Anfälle mit paroxysmaler Dyspnoe und zyanotischem Bewußtseinsverlust zur Aufgabe. Die klassische Fallot-Tetralogie bedarf nie einer Behandlung mit Herzglykosiden.
Wenn sie über die übliche Betreuung hinaus behandlungsbedürftig wird, bedeutet dies immer die Indikation zur Operation. Säuglinge und Kleinkinder mit hypoxämischen Anfällen sollte man sofort in Hockstellung bringen. Kommt der Anfall dann nicht zu einem Ende, ist die Verabreichung von 1 mg Morphin/5 kg Körpergewicht oft lebensrettend. Bei Kindern mit dauernder Neigung zu solchen Anfällen, die nicht sofort operiert werden können, vermeidet man oft durch eine laufende Sedierung mit Somnifen das Auftreten der Anfälle. Anfälle mit paroxysmaler Dyspnoe und zyanotischem Wegbleiben sind eine Indikation zur sofortigen Operation.
Die Beachtung folgender Punkte ist notwendig:
1. Dyspnoe und Anfälle mit Bewußtlosigkeit und vertiefter Zyanose sind nicht Folge von Herzinsuffizienz und können daher auch nicht durch Digitalis beeinflußt werden.
2. Die spätere Möglichkeit einer Korrekturoperation darf nicht dazu veranlassen, die unter erheblicher Zyanose leidenden Kinder zu lange konservativ zu behandeln.
3. Ein guter Erfolg der Anastomosenoperationen ist nur bei richtiger Indikationsstellung zu erwarten.
4. Die Verabreichung von Morphin bei paroxysmaler Dyspnoe mit zyanotischem Wegbleiben ist lebensrettend.
5. Eine Einschränkung der Flüssigkeitsaufnahme ist bei zyanotischen polyzythämischen Kindern schädlich. Vor allem im Sommer ist für reichlich Flüssigkeitszufuhr Sorge zu tragen.

Die *operative Behandlung* unterscheidet zwischen Palliativoperationen und der Korrekturoperation. Bei den *Palliativoperationen* handelt es sich um Anastomosenoperationen, bei denen Verbindungen zwischen Körperkreislauf und Lungenkreislauf hergestellt werden. Die Blalock-Taussig-Operation war die erste dieser Art. Bei ihr wird die A. subclavia der dem Aortenbogen gegenüberliegenden Seite mit der A. pulmonalis End-zu-Seit anastomosiert. Durch die Anastomosenoperationen wird die Lungendurchblutung vermehrt, das Gefäßbett der Lunge geöffnet und das Verhältnis arteriellen und venösen Blutes, das sich über den Ventrikelseptumdefekt in der Aorta vermischt, zugunsten des arteriellen Blutes verbessert. Die Blalock-Taussig-Anastomose bringt im 1. Lebensjahr nur wenig Erfolg, da die A. subclavia klein ist und nach der Operation nicht mehr wächst. Man hat daher früher im Säuglingsalter der Potts-Anastomose (zwischen deszendierender Aorta und A. pulmonalis) den Vorrang gegeben und zieht heute die Waterston-Cooley-Anastomose vor (zwischen aszendierender Aorta und rechter A. pulmonalis). Diese Anastomosen können „dosiert" werden, d. h. ihre Größe kann den Verhältnissen des Schweregrades der Tetralogie angepaßt werden.
Eine erfolgreiche Anastomosenoperation ermöglicht es gefährdeten Kindern, ein korrekturfähiges Alter zu erreichen. Eine *operative Korrektur* sollte nicht zu früh vorgenommen werden. Das optimale Alter für diese Operation liegt zwischen dem 3. und 6. Lebensjahr. Bei der Korrektur des Herzfehlers mit Hilfe der Herz-Lungen-Maschine werden der Ventrikelseptumdefekt verschlossen und die Stenose des Ausflußtraktes des rechten Ventrikels beseitigt. Je nach anatomischer Situation des Ausflußtraktes des rechten Ventrikels und dem Ausmaß der Hypoplasie der Pulmonalbasis sowie des Stammes der A. pulmonalis ist das Einsetzen plastischen Materials bis zur Klappenbasis oder über diese hinaus bis zur Bifurkation der A. pulmonalis notwendig. Bei einer Sprengung des Pulmonalklappenringes entsteht eine Pulmonalinsuffizienz, die prognostisch günstig zu beurteilen ist, ebenso wie der durch das Ausschneiden der Infundibulummuskulatur entstehende komplette Rechtsschenkelblock. Postoperativ ist das Herz meist

größer als normal, je nach Ausmaß der notwendig gewordenen Plastik. Die Patienten sind azyanotisch und nach kurzer Zeit gewöhnlich voll leistungsfähig. Die Spätergebnisse bleiben abzuwarten. Das Risiko der Korrekturoperation schwankt bei den einzelnen Chirurgengruppen zwischen 5–10%.

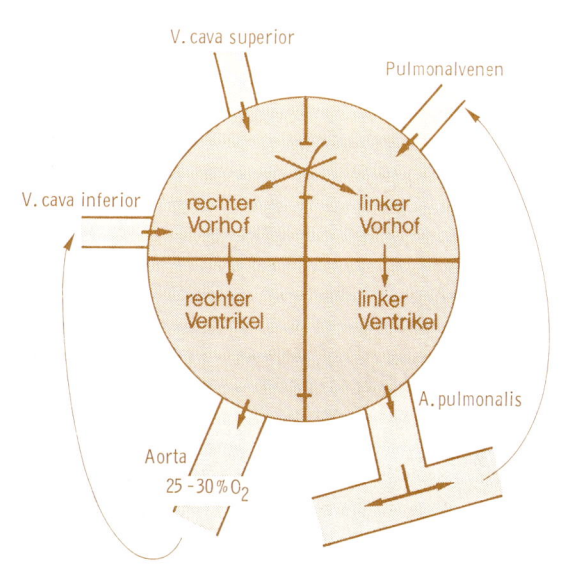

Transposition der großen Gefäße

Definition

Transpositionen der großen Gefäße sind Ursprungs- und Stellungsanomalien der Aorta und der A. pulmonalis. Sie können in unterschiedlichen Schweregraden vorhanden sein. Man hat daher zwischen kompletten und inkompletten Transpositionen zu unterscheiden. Bei der kompletten Transposition steht die Aorta anterior zur A. pulmonalis und entspringt ganz aus dem rechten Ventrikel, während die A. pulmonalis posterior aus dem linken Ventrikel ihren Ursprung nimmt. Man spricht von Dextro- oder Lävotransposition je nach der Stellung der Aorta rechts oder links im Gefäßband. Bei den Transpositionen fehlt die normale Umschlingung der großen Gefäße.

Inkomplette Transpositionen sind solche Stellungsanomalien, bei denen nur eine der großen Arterien ganz aus dem falschen Ventrikel entspringt und die zweite über einem Ventrikelseptumdefekt reitet, d. h. biventrikulären Ursprung hat. Weitere Sonderformen sind der Ursprung beider großer Gefäße aus dem rechten Ventrikel und der Ursprung beider aus dem linken Ventrikel.

Häufigkeit

In Statistiken kongenitaler Herzfehler jenseits des 1. Lebensjahres liegt die Häufigkeit der Transpositionen bei 5,4%, im 1. Lebensjahr bei 9,5% aller Herzfehler. Die kompletten Transpositionen sind weitaus häufiger als die relativ seltenen Sonderformen mit inkompletter Transpositionsstellung der großen Gefäße.

Pathologie

Bei der kompletten Transposition entspringt die Aorta ganz und anterior aus dem sonst normalen rechten Ventrikel, und die A. pulmonalis entspringt posterior aus dem normalen linken Ventrikel. Die beiden Arterien verlaufen parallel zueinander, und ihre normale Umschlingung fehlt. Die Aortenklappe liegt hoch, wie die normale Pulmonalklappe, und die Pulmonalklappe liegt tief, wie die normale Aortenklappe. Die AV-Klappen sind intakt. Ebenso ist die Mündung der Hohlvenen und der Lungenvenen normal. An zusätzlichen Herzfehlern finden sich häufig ein Ventrikelseptumdefekt, seltener ein Vorhofseptumdefekt oder ein offener Ductus arteriosus. Bei zusätzlicher Pulmonalstenose ist in der Regel das Ventrikelseptum offen. Bei den sogenannten inkompletten Formen ist immer ein Ventrikelseptumdefekt vorhanden, über dem eines der großen Gefäße reitet. Diese Arterie ist dann in der Regel wesentlich größer als die vollständig transponierte Arterie.

Pathophysiologie

Lungenkreislauf und Körperkreislauf sind voneinander getrennt. Das Blut des rechten Vorhofes gelangt über den rechten Ventrikel in die Aorta und von dieser auf normalem Weg wieder in den rechten Vorhof. Das Blut des linken Vorhofes fließt über den linken Ventrikel in die A. pulmonalis und nach der Lungenpassage wieder in den linken Vorhof. Ohne zusätzliche Defekte, die einen Austausch venösen und arteriellen Blutes zwischen den beiden getrennten Kreislaufsystemen ermöglichen, sind die Patienten nicht lebensfähig. Arterielles Blut kann in die Aorta nur über intrakardiale Defekte (Ventrikelseptumdefekt, Vorhofseptumdefekt) oder durch einen offenen Ductus arteriosus gelangen. Ebenso führt der einzige Weg des venösen Blutes in die Lunge über diese Shuntverbindungen.

Im rechten Ventrikel herrscht Systemdruck, d. h. ein Druck von etwa 100 mm Hg, ebenso in der Aorta. Im linken Ventrikel ist der Druck bei intaktem Ventrikelseptum niedrig, da der Lungengefäßwiderstand nach der Geburt schnell absinkt. Die Drucke im linken Ventrikel und in der A. pulmonalis liegen dann bei 40–50 mm Hg systolisch. Wenn ein Ventrikelseptumdefekt vorhanden ist, so ist dieser praktisch immer so groß, daß der Druck im linken Ventrikel und in der A. pulmonalis sich dem Systemdruck angleicht. Kleine Ventrikelseptumdefekte sind bei Transpositionen selten.

Die arterielle Sauerstoffsättigung ist bei ungenügenden intrakardialen Shuntverbindungen extrem niedrig (Abb. 1.**61**).

Abb. 1.**61** Transposition der großen Gefäße

Krankheitsbild

Anamnese

Die Kinder sind seit der Geburt zyanotisch. Das Hautkolorit ist im Gegensatz zu anderen zyanotischen Herzfehlern oft grau-zyanotisch. Es kommt sehr schnell zu kardialer Dekompensation mit entsprechender Herzvergrößerung und Ödemen. Die Säuglinge sind schwer zu ernähren, da sie trinkschwach sind. Sie leiden außerdem häufig an einer Infektneigung. In den ersten Lebensmonaten sind Komplikationen durch die Sauerstoffuntersättigung und die sich dadurch entwickelnde Polyzythämie, wie Zerebralthrombosen und Hirnabszesse, selten, später sieht man sie häufiger.

Befunde

Tachypnoe, Dyspnoe und *Zyanose* sind immer vorhanden. Bei der Palpation ist der rechte Ventrikel überaktiv. Ein Schwirren ist äußerst selten zu fühlen. Über dem vergrößerten Herzen hört man *systolische Geräusche,* je nach dem Vorhandensein zusätzlicher Defekte. Wenn das Ventrikelseptum intakt ist und nur ein Vorhofseptumdefekt oder ein offenes Foramen ovale vorhanden ist, so hört man nur ein mittellautes, relativ weiches systolisches Geräusch. Bei zusätzlichem Ventrikelseptumdefekt ist das systolische Geräusch laut, rauh und pansystolisch. Der 2. „Pulmonalton" ist der Aortenton, der laut und einfach ist. Eine Pulmonalkomponente ist bei kompletten Transpositionen in der Regel nicht zu hören.

Das *Elektrokardiogramm* zeigt gewöhnlich einen Rechtstyp und eine Rechtshypertrophie mittleren Ausmaßes bei relativ kleinen linksthorakalen Potentialen. Aurikuläre Reizleitungsstörungen sind häufig.

Bei den klassischen Formen ist das *Röntgenbild* charakteristisch. Das Herz ist erheblich vergrößert, schräg eiförmig, und das Gefäßband ist bei den kompletten Transpositionen schmal. Im Gegensatz dazu steht die vermehrte Lungengefäßzeichnung. Die inkompletten Transpositionen haben meist ein breites Gefäßband.

Echokardiographie. Echokardiographisch ist die Stellungsanomalie der großen Gefäße zu erkennen (Abb. 1.62). Darüber hinaus sind laufende zweidimensionale echokardiographische Untersuchungen nach der Anlage eines künstlichen Vorhofseptumdefektes nach Rashkind (s. unten) sehr wichtig. Durch die direkte Darstellung des Vorhofseptums läßt sich der Erfolg der Rashkind-Prozedur laufend kontrollieren.

Die *Herzkatheterisierung* ist von begrenztem Wert für die Diagnose. Sie ist für die Feststellung des Schweregrades und der zusätzlichen Septumdefekte jedoch notwendig. Die Sauerstoffsättigung des Blutes im rechten Vorhof ist wegen der großen Sauerstoffausschöpfung im Systemkreislauf bei geringem Sauerstoffangebot extrem niedrig. Die arterielle Sauerstoffsättigung liegt oft nur um 30%. Im rechten Ventrikel herrscht Systemdruck. Im linken Vorhof und linken Ventrikel ist die Sauerstoffsättigung je nach dem Vorhandensein intrakardialer Shuntverbindungen nur gering vermindert oder sogar normal.

Eine exakte Diagnose erlaubt die selektive *Angiokardiographie,* die man unmittelbar nach der Herzkatheterisierung in einer Sitzung durchführt. Nach einer selektiven Kontrastmittelinjektion in den rechten Ventrikel sieht man die Füllung der Aorta weit anterior mit der typischen Hochlage der Aortenklappenbasis. Das Angiokardiogramm mit Kontrastmittelinjektion in den linken Ventrikel zeigt die posterior liegende A. pulmonalis. Zusätzliche Ventrikelseptumdefekte oder Pulmonalstenosen sind mit dieser Untersuchungsmethode zu erkennen.

Verlauf und Prognose

Nur bei sehr großen Vorhofseptumdefekten und bei intaktem Ventrikelseptum ist mit einem relativ störungsfreien Verlauf für einige Jahre zu rechnen. Die Prognose ist sehr schlecht, wenn nicht sehr bald nach der Geburt die Diagnostik durchgeführt und eine entsprechende Therapie eingeleitet wird. Wenn die Herzinsuffizienz überhaupt beherrscht

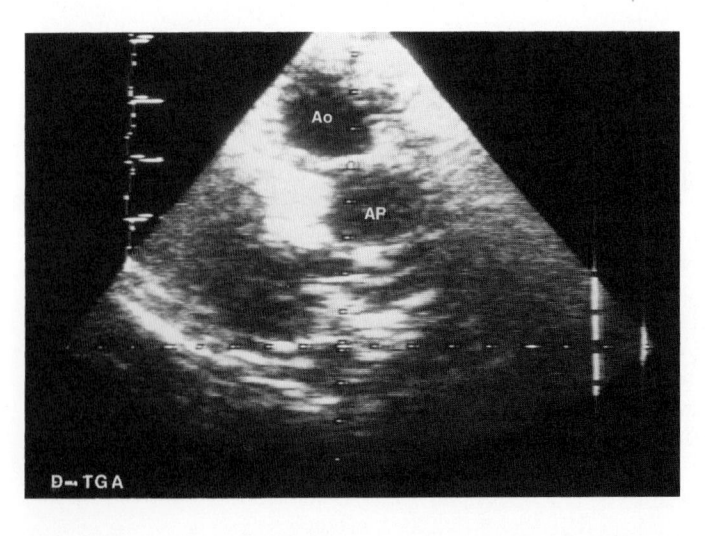

Abb. 1.**62** Transposition der großen Gefäße. Zweidimensionales Echokardiogramm. „Kreis bei Kreis" – Darstellung der beiden großen Gefäße. Fehlende Umschlingung der A. pulmonalis durch die Aorta. Aorta rechts und anterior (Dextrotransposition). Ao = Aorta, AP = A. pulmonalis

werden kann, nimmt die Zyanose im 1. Lebensjahr unerträgliche Formen an. Die Patienten sterben an zerebralen Komplikationen der Polyzythämie, hochfieberhaften Infekten und Pneumonien oder an zunehmender kardialer Dekompensation. Ohne aktives Eingreifen sterben über 70% der Patienten bis zum Ende des 1. Lebensjahres.

Differentialdiagnose

Zyanose und vermehrte Lungendurchblutung machen immer die Diagnose einer Transposition der großen Gefäße wahrscheinlich. Hinzu kommt die charakteristische Eiform des Herzens bei schmalem Gefäßband. Bei zusätzlicher Pulmonalstenose ist die Lungendurchblutung vermindert. Die Abgrenzung zur Fallot-Tetralogie (kleines Herz, konkaves Pulmonalsegment, verminderte Lungendurchblutung) ist in der Regel einfach. Die Differenzierung der Transposition vom gemeinsamen Ventrikel mit Zyanose ist oft nur angiokardiographisch möglich. Bei der Trikuspidalatresie zeigt das Elektrokardiogramm Linkshypertrophie. Der Truncus arteriosus communis hat eine andere Konfiguration des Herzens und meist ein diastolisches Geräusch, das bei Transpositionen selten ist.

Therapie

Jede konservative Therapie vermag den baldigen schlechten Ausgang nur zu verzögern. Ein schnelles Eingreifen ist in den ersten Lebenswochen erforderlich. Die Patienten müssen dauerdigitalisiert werden. Oft sind zusätzlich Diuretika in den ersten Lebenswochen notwendig. Darüber hinaus richtet sich die Therapie unmittelbar nach der exakten Diagnostik auf eine Verbesserung der arteriovenösen Mischung, d. h. die Anlage eines künstlichen Vorhofseptumdefektes entweder chirurgisch nach BLALOCK u. HANLON oder durch Ballonsprengung des Vorhofseptums nach RASHKIND. Die Anlage eines künstlichen Vorhofseptumdefektes mit einer dieser beiden Methoden bessert die arterielle Sauerstoffsättigung sofort. Die Ödeme werden ausgeschieden, die Leber- und Herzvergrößerung geht meist schnell zurück. Die Kinder gedeihen leidlich gut. Bei zusätzlicher Pulmonalstenose ist eine Blalock-Taussig-Anastomose zu überlegen, und beim Ventrikelseptumdefekt kann eine operative Bandagierung der A. pulmonalis die Herzinsuffizienz bessern und die pulmonale Hypertonie beseitigen. Eine operative Korrektur des Herzfehlers ist möglich. Bei ihr wird das Körpervenenblut in die Mitralklappe und den linken Ventrikel geleitet, während umgekehrt das Lungenvenenblut in den rechten Ventrikel umgeleitet wird (Operation nach Mustard). Durch den Eingriff wird die Mißbildung funktionell und nicht anatomisch korrigiert. Da Patienten mit zusätzlichem Ventrikelseptumdefekt ohne Pulmonalstenose im besonderen Maße zur Entwicklung pulmonaler Widerstandshypertonie mit Pulmonalsklerose neigen, ist die Anlage einer künstlichen Pulmonalstenose nach Muller-Dammann in den ersten Lebensmonaten eine Voraussetzung für die spätere Korrekturoperation. Wenn eine künstliche Pulmonalstenose nicht geschaffen wurde, bleibt später bei fixiertem Lungengefäßwiderstand nur die sogenannte „Palliativ-Mustard-Korrektur". Das ist eine Korrekturoperation nach Mustard unter Belassung des Ventrikelseptumdefektes. Dadurch wird eine mäßige Besserung der arteriellen Sauerstoffsättigung erreicht. Bei zusätzlichem Ventrikelseptumdefekt und Subpulmonalstenose ist eine intrakardiale Korrektur der Subpulmonalstenose nicht ratsam. Die Umgehung der Pulmonalstenose erfolgt dann durch einen extrakardialen „Conduit" vom rechten Ventrikel zur A. pulmonalis. Die Zeit nach der Anlage eines Vorhofseptumdefektes bis zum Erreichen des korrekturfähigen Alters (2. Hälfte 1. Lebensjahr) ist sorgenvoll.

Trikuspidalatresie einschließlich der Pulmonalatresie

Definition

Bei dieser Mißbildung ist die Trikuspidalklappe völlig atretisch und hypoplastisch. Verschiedene Begleitmißbildungen sind vorhanden. Die Atresie der Trikuspidalis steht jedoch immer im Vordergrund. Eine extreme Hypoplasie der Trikuspidalklappe, die mit einer weitgehenden Funktionstüchtigkeit des rechten Ventrikels verbunden ist, fällt ebenfalls in diese Gruppe von Herzfehlern.

Häufigkeit

Nach Säuglingsstatistiken haben etwa 3,5% aller im 1. Lebensjahr erfaßten Patienten mit einem kongenitalen Herzfehler eine Trikuspidalatresie.

Pathologie

Die folgenden pathologisch-anatomischen Varianten kommen vor:
1. Trikuspidalatresie mit Vorhofseptumdefekt, Pulmonalatresie, intaktes Ventrikelseptum, offener Ductus arteriosus.
2. Trikuspidalatresie mit Vorhofseptumdefekt, Ventrikelseptumdefekt und Infundibulumstenose des rechten Ventrikels.
3. Trikuspidalatresie mit Vorhofseptumdefekt, intaktes Ventrikelseptum, Transposition der großen Gefäße mit Aortenatresie und offenem Ductus arteriosus.
4. Trikuspidalatresie mit Vorhofseptumdefekt, Ventrikelseptumdefekt und Transposition der großen Gefäße.
5. Hypoplastisches, stenotisches Trikuspidalostium mit Pulmonalatresie bei intaktem Ventrikelseptum, offener Ductus arteriosus oder Lungendurchblutung nur über Bronchialarterien.

Bei allen 5 Formen kann ein Vorhofseptumdefekt fehlen und nur das Foramen ovale offen sein. In

der Regel fehlt bei den Formen 1–4 das Trikuspidalorifizium völlig, und Klappengewebe ist überhaupt nicht vorhanden. Der linke Vorhof ist vergrößert, der Mitralklappenring überdehnt. Der linke Ventrikel ist sehr groß. Bei intaktem Ventrikelseptum (Gruppe 1, 3 und 5) ist der rechte Ventrikel eine dickwandige enge Kammer ohne Funktion. Auch bei den Formen mit Ventrikelseptumdefekt erscheint der rechte Ventrikel mehr als ein Anhängsel des linken Ventrikels. Die Pulmonalatresie bezieht sich meist nur auf die Pulmonalklappe, während der Stamm der A. pulmonalis zwar hypoplastisch, aber doch durchgängig ist.
Die Stellung der großen Gefäße und ihre Größe variieren oft erheblich, vor allem natürlich bei zusätzlicher Transposition der großen Gefäße. Bei isolierter Pulmonalatresie sind die verwachsenen Klappenblätter der Pulmonalis meist erkennbar. Die Trikuspidalklappe kann normal ausgebildet sein, in der Regel ist sie aber erheblich hypoplastisch und stenosiert.

Pathophysiologie

Bei erhöhtem Druck im rechten Vorhof haben alle Formen einen Rechts-links-Shunt auf Vorhofebene. Wenn das Ventrikelseptum intakt ist, erfolgt die Lungendurchblutung nur über den offenen Ductus arteriosus. Mit Ausnahme weniger Fälle ist die Lungendurchblutung immer vermindert. Der große linke Ventrikel ist in der Regel ein funktionell gemeinsamer Ventrikel, praktisch auch dann, wenn ein Ventrikelseptumdefekt vorhanden ist und das Pulmonalostium nicht atretisch ist.

Krankheitsbild

Anamnese

Das schwere Krankheitsbild ist durch die Zyanose gekennzeichnet. Es führt zu einer frühen Erfassung der Patienten im 1. Lebensjahr, mit Ausnahme der wenigen Patienten, bei denen die Lungendurchblutung vermehrt ist. Die Kinder gedeihen schlecht, weil sie trinkschwach sind. Im allgemeinen steht eine Herzinsuffizienz mit Dekompensation nicht im Vordergrund.

Befunde

Die untergewichtigen Kinder sind gewöhnlich kräftig zyanotisch. Das Herz ist immer deutlich, oft erheblich vergrößert. *Palpation* und *Auskultation* geben nicht viel Aufschluß über die Differentialdiagnose. Meist hört man ein rauhes systolisches Geräusch über dem ganzen Herzen.

Röntgenologisch ist das vergrößerte Herz uncharakteristisch konfiguriert. Die Herzfernaufnahme gibt vor allem Aufschluß über das Ausmaß der Lungendurchblutung, die meist vermindert ist. Die Lungenfelder sind klar.

Von großer Bedeutung ist das *Elektrokardiogramm*. Linkstyp und Linkshypertrophie in den Brustwandableitungen bei einem zyanotischen Patienten geben sofort zu der Verdachtsdiagnose Trikuspidalatresie Anlaß, unabhängig davon, welcher der obengenannten Typen vorliegt.

Echokardiographie. Die zweidimensionale Echokardiographie zeigt eine echodichte Zone in Trikuspidalposition und ist damit für die Diagnose bereits beweisend (Abb. 1.**63**). Auf invasive Diagnostik kann jedoch nicht verzichtet werden.

Bei der *Herzkatheterisierung* gelingt es nicht, den rechten Ventrikel auf normalem Wege zu sondieren. Der Katheter gelangt über das offene Foramen ovale oder den Vorhofseptumdefekt in den linken Vorhof und in den linken Ventrikel. Es gelingt im allgemeinen nicht, aus dem linken Ventrikel ein großes Gefäß zu sondieren. Je nach der Unterdurchblutung der Lunge ist die arterielle Sauerstoffsättigung vermindert.

Die endgültige Diagnose und die Differenzierung der einzelnen Formen bringt die selektive *Angiokardiographie*. Man kann in einer Sitzung direkt im Anschluß an die Katetherisierung des Herzens ein selektives Angiokardiogramm mit Kontrastmittelinjektion in den rechten Vorhof unten und ein weiteres mit Injektion in den linken Ventrikel zur Darstellung der Gefäßsituation durchführen.

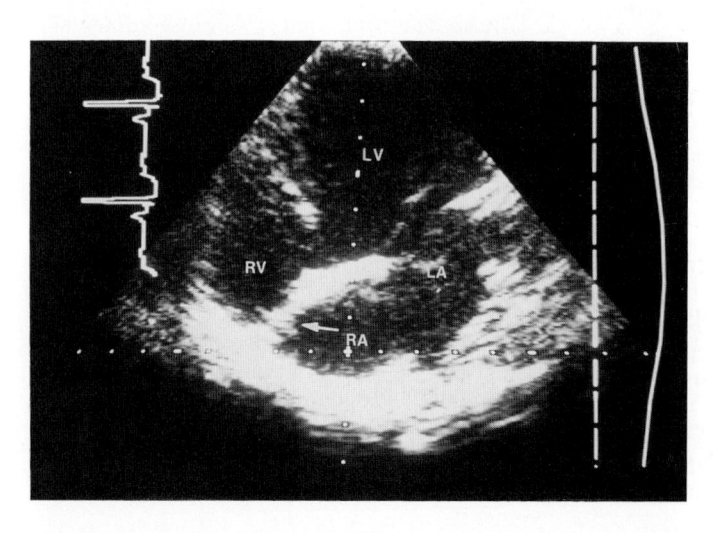

Abb. 1.**63** Trikuspidalatresie. Zweidimensionales Echokardiogramm. Echodichte Zone in Trikuspidalposition (Pfeil). Hypoplastischer rechter Ventrikel (RV). Ventrikelseptumdefekt direkt dargestellt

Das Vorhofangiokardiogramm zeigt eine dreieckförmige Aussparung der Trikuspidalebene und einen sofortigen Kontrastmittelübertritt in den linken Vorhof. Da die Mißbildung im Säuglings- und Kleinkindesalter nicht korrekturfähig ist, ist es das Ziel der speziellen Diagnostik festzustellen, ob und wo eine Anastomosenoperation möglich ist.

Verlauf und Prognose

Die Prognose ist in der Mehrzahl der Fälle mit erheblich unterdurchbluteter Lunge schlecht, falls es nicht gelingt, die Lungendurchblutung operativ zu verbessern. Der weitere Verlauf ist dann durch die zunehmende Zyanose mit ihren bekannten Komplikationen und durch fortschreitende Herzinsuffizienz gekennzeichnet. Wenn es gelingt, eine gut funktionierende Anastomose anzulegen, erreichen die Patienten mitunter das 3. Lebensjahrzehnt.

Differentialdiagnose

Differentialdiagnostisch sind mitunter eine Ebstein-Mißbildung der Trikuspidalklappe, der gemeinsame Ventrikel ohne Transposition der großen Gefäße oder auch selten der Truncus arteriosus communis in Erwägung zu ziehen. Die Differenzierung ist nur durch Katheterisierung des Herzens und Angiokardiographie möglich.

Therapie

Der konservativen Therapie stehen lediglich eine frühzeitige Digitalisierung und fachgemäße Pflege zur Verfügung. Da die Trikuspidalatresie nicht vor dem 5. Lebensjahr „korrekturfähig" ist, ist man unter Umständen frühzeitig zu einer Anastomosenoperation gezwungen. Früher hat man der Blalock-Taussig-Anastomose den Vorzug gegeben (S. 1.126), die bei Säuglingen natürlich keine wesentliche Besserung bringt, da die A. subclavia klein ist. Dann hat man eine Anastomose zwischen der V. cava superior und der rechten A. pulmonalis empfohlen (Glenn-Operation). Leider thrombosieren diese Niederdruckanastomosen bei Säuglingen häufig. Bei größeren Patienten bringen sie ausgezeichnete Ergebnisse. Wenn die rechte A. pulmonalis eine genügende Größe hat, sollte man heute im Säuglingsalter der Anastomose zwischen aszendierender Aorta und rechter A. pulmonalis nach Waterston u. Cooley den Vorzug geben. Es kommt danach allerdings oft zu einer weiteren Zunahme der Herzgröße. Eine Dauerdigitalisierung ist notwendig.

Eine entscheidende Wende in der chirurgischen Behandlung der Trikuspidalatresie hat die Einführung der sogenannten Fontan-Operation gebracht (FONTAN u. Mitarb. 1971). Nach Fontan wird das venöse Blut des rechten Vorhofes nach Verschluß des Vorhofseptumdefektes durch einen extrakardialen „Conduit" in den rechten Ventrikel geleitet. Der Ventrikelseptumdefekt wird ebenfalls verschlossen. Liegt gleichzeitig eine Pulmonalstenose mit hypoplastischem rechtem Ventrikel vor, so kann der „Conduit" auch bis in die A. pulmonalis geführt werden. In diesem Fall wird das gesamte ventrikuläre Herz ein arterielles Herz. Es werden „Conduits" mit und ohne künstliche Herzklappe empfohlen. Es handelt sich um eine funktionellkorrigierende Operation. Die Operation sollte nicht vor dem 5. Lebensjahr durchgeführt werden. Nach unseren heutigen Erfahrungen sind auch gute Langzeitergebnisse möglich.

Truncus arteriosus communis

Definition

Die Teilung des primitiven gemeinsamen Trunkus in Aorta und A. pulmonalis ist ausgeblieben.

Häufigkeit

In Säuglingsstatistiken 3%, bei älteren Patienten 0,5% aller angeborenen Herzfehler.

Pathologie

Aus beiden Ventrikeln entspringt nur ein gemeinsames großes Gefäß, das über einem Ventrikelseptumdefekt reitet. Die venösen Zuflüsse sind normal, ebenso die Vorhöfe und die AV-Klappen. Der rechte Ventrikel ist hypertrophiert. Beim echten Trunkus ist im Gegensatz zur Fallot-Tetralogie nie eine Infundibulumstenose vorhanden. Die allgemein anerkannte Klassifizierung des Trunkus umfaßt 4 Typen entsprechend ihrem unterschiedlichen Ursprung der Lungendurchblutung (Abb. 1.**64**).

1. Der gemeinsame Trunkus teilt sich im aszendierenden Teil in die Aorta und in einen Pulmonalarterienstamm, der in die linke und rechte Lunge führende Arterien abgibt (Lungendurchblutung gewöhnlich vermehrt).
2. Von der Hinterwand des aszendierenden Trunkus entspringen getrennt oder gemeinsam in beide Lungen führende Arterien (Lungendurch-

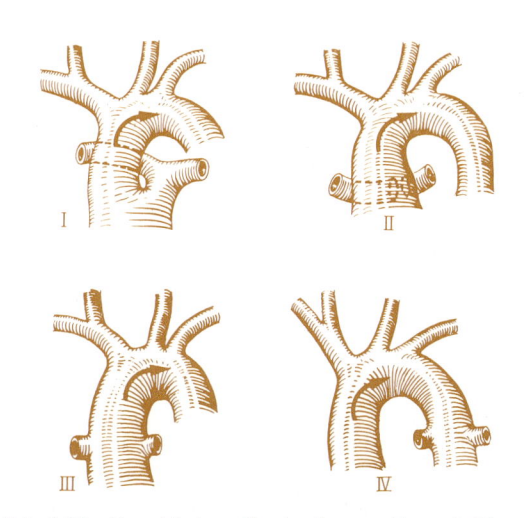

Abb. 1.**64** Verschiedene Trunkusformen, Typen I–IV

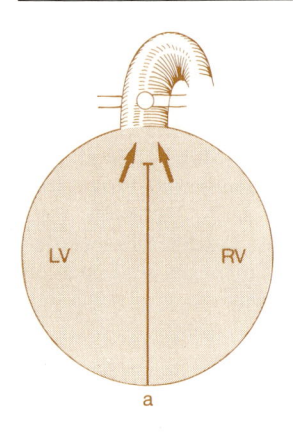

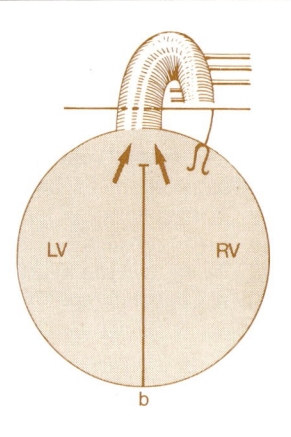

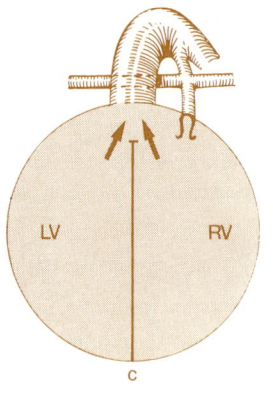

Abb. 1.**65**
a echter Truncus arteriosus communis,
b Pseudotruncus,
c Fallot-Tetralogie mit Pulmonalatresie

blutung oft vermindert, mitunter ausgeglichen, selten vermehrt).
3. Die beiden Lungenarterien entspringen getrennt seitlich am aszendierenden Trunkus.
4. Die Lungenarterien fehlen vollkommen, und Blut gelangt nur über Bronchialarterien in die Lungen.

Häufig wird als morphologisches Kriterium für einen echten Trunkus das Vorhandensein von 4 Klappentaschen angesehen. Bei der Mehrzahl der Fälle sind aber auch beim echten Trunkus nur 3 Klappentaschen vorhanden. Der Ventrikelseptumdefekt ist ein membranöser Defekt, mitunter fehlt das membranöse Ventrikelseptum völlig. Ein rechter Aortenbogen findet sich bei 20% der Patienten. Von klinischer Bedeutung ist die Abgrenzung des sogenannten Pseudotrunkus und der Fallot-Tetralogie mit Pulmonalatresie (Abb. 1.**65**).

Beim Pseudotrunkus hat eine Teilung des embryonalen Trunkus stattgefunden. Die A. pulmonalis ist vollständig bis in die Lungenwurzeln atretisch. Die Lungendurchblutung erfolgt nur über Bronchialkollateralen. Im Gegensatz zum echten Trunkus ist beim Pseudotrunkus immer eine Infundibulumstenose des rechten Ventrikels mit Pulmonalatresie vorhanden.

Beim Fallot mit Pulmonalatresie sind ebenfalls eine enge Infundibulumstenose und eine Pulmonalatresie vorhanden, die A. pulmonalis ist von der Bifurkation ab jedoch offen. Die Lungendurchblutung erfolgt über einen Ductus arteriosus.

Pathophysiologie

Die Hämodynamik und damit auch die Klinik des gemeinsamen Trunkus sind allein von den anatomischen Gegebenheiten abhängig. Sie sind von der Größe der Lungendurchblutung bestimmt. Der Trunkus erhält über den Ventrikelseptumdefekt das Blut des rechten und des linken Ventrikels. Er versorgt mit diesem arteriovenösen Mischblut den Körper- und den Lungenkreislauf. Im rechten Ventrikel herrscht der gleiche Druck wie im linken Ventrikel. Das Verhalten der beiden Kreisläufe zueinander hängt von der Größe der in die Lungen führenden Arterien und von dem Widerstand in den Lungenarterien ab. Ist die Lungendurchblutung groß, so mischt sich nach der Lungenpassage über die Vorhöfe und Ventrikel im Trunkus eine relativ große Menge arteriellen Blutes mit einer relativ kleinen Menge Körpervenenblut. Die Sauerstoffsättigung kann dann über der Grenze sichtbarer Zyanose liegen. Ist die Lungendurchblutung jedoch klein (kleine Lungenarterien oder hoher Widerstand), so besteht ein umgekehrtes Mischungsverhältnis zugunsten des Körpervenenblutes, und die Zyanose ist dann beträchtlich.

Krankheitsbild

Anamnese

Der Herzfehler wird meist frühzeitig entdeckt. Zyanotische Patienten mit kleiner Lungendurchblutung leiden nicht unter Herzinsuffizienz, sondern unter der Zyanose und ihren Folgen. Azyanotische Patienten sind herzinsuffizient und leiden unter Infektneigung. Diese Gruppe von Patienten hat meist die größten Schwierigkeiten bereits im Säuglingsalter.

Befunde

Zyanotische Kinder haben ein normal großes bzw. oft nur mäßig vergrößertes Herz. Ein Schwirren ist nicht zu tasten. Man hört bei diesen Patienten ein rauhes lautes *systolisches Geräusch* und kein diastolisches Geräusch, allenfalls bei älteren Personen ein leises systolisch-diastolisches Geräusch im Rücken beiderseits (Bronchialkollateralen). Azyanotische Patienten haben ein großes Herz, kein Schwirren und ein systolisch-diastolisches Geräusch oder ein lautes kontinuierliches Geräusch im oberen Präkordium links oder rechts, je nach Lage des Aortenbogens. Der 2. Herzton in der „Pulmonalgegend" ist einfach und laut.

Das *Röntgenbild* ist oft durch den großen Trunkus im Gefäßband charakterisiert. Die Größe des Herzens und die Lungengefäßzeichnung hängen von der Größe der Lungendurchblutung ab. Die Herzspitze ist als Folge der Rechtshypertrophie plump und angehoben.

Das *Elektrokardiogramm* zeigt immer eine Rechtshypertrophie und mitunter eine zusätzliche Linkshypertrophie. Es ist nicht unbedingt charakteristisch für den Trunkus.

Bei der *Herzkatheterisierung*, die frühzeitig durchgeführt werden sollte, stellt man einen Systemdruck im rechten Ventrikel fest. Nicht immer kann der Trunkus aus dem rechten Ventrikel sondiert werden. Eine Bestimmung der arteriellen Sauerstoffsättigung durch Punktion der A. femoralis ist nötig. Bei sehr zyanotischen Patienten liegt die Sauerstoffsättigung zwischen 50 und 70%, bei azyanotischen Patienten über 80%.

Die *Angiokardiographie* sichert die Diagnose. Am besten wird eine selektive Angiokardiographie mit Kontrastmittelinjektion in den rechten Ventrikel und eine zweite Injektion in den aszendierenden Trunkus durchgeführt. Das Angiokardiogramm des rechten Ventrikels zeigt, ob eine Infundibulumstenose (Pseudotrunkus) vorhanden ist. Ist dies nicht der Fall, so handelt es sich um einen echten Trunkus. Die Kontrastmittelinjektion in den aszendierenden Trunkus läßt eine Differenzierung der einzelnen Typen zu und zeigt die Größe der Lungenarterien. Dies ist für die Beurteilung der operativen Möglichkeiten von ausschlaggebender Bedeutung.

Verlauf und Prognose

Das Schicksal dieser Patienten ist sehr unterschiedlich und von der Größe der Lungendurchblutung abhängig. Wenn das Verhalten der Größe der beiden Kreisläufe zueinander relativ ausgeglichen ist, so sind die Patienten unter Umständen bis in das 3. Lebensjahrzehnt recht gut leistungsfähig. Bei den zyanotischen Patienten bestimmt der Grad der Zyanose den weiteren Verlauf und die körperliche Leistungsfähigkeit, während die azyanotischen Patienten unter Infektneigung und Herzinsuffizienz leiden. Es ist aber gerade bei diesen azyanotischen Patienten oft erstaunlich, wie lange eine relativ gute körperliche Leistungsfähigkeit bei sehr großen Herzen vorhanden ist. Auf lange Sicht ist die Prognose auch bei den günstigsten Fällen schlecht. Ein großer Teil der Kinder stirbt bereits im 1. Lebensjahr.

Komplikationen

Thrombosen in der Peripherie und Zerebralthrombosen mit Hemiplegien und Hirnabszessen bei den zyanotischen Patienten und Pneumonien sowie kardiale Dekompensation bei den azyanotischen Patienten.

Differentialdiagnose

Die Differenzierung vom Morbus Fallot und vom Pseudotrunkus ist nur angiokardiographisch möglich. Bei den azyanotischen Patienten ist die Abgrenzung vom Ductus arteriosus (kontinuierliches Geräusch) oft schwierig. Der einfache „Pulmonalton" beim Trunkus sollte dann auffallen. Oft ist es auch schwer, einen azyanotischen Trunkus vom isolierten Ventrikelseptumdefekt mit einfachen klinischen Mitteln zu unterscheiden.

Therapie

Die konservative Therapie beschränkt sich bei den zyanotischen Kindern auf geeignete Pflege mit Sauerstoffbehandlung. Die azyanotischen Patienten müssen frühzeitig digitalisiert werden. Mitunter ist die Anwendung von Diuretika notwendig. Bei erheblicher Zyanose ist die Anlage einer Blalock-Taussig-Anastomose angezeigt. Eine operative Korrektur ist bei günstig gelagerten Fällen mit aufnahmefähigen Lungenarterien und niedrigem Lungengefäßwiderstand durch eine plastische Operation möglich, bei der die Lungenarterien mit dem rechten Ventrikel verbunden werden. Gute Langzeitergebnisse liegen bereits vor.

Ursprung beider großen Gefäße aus dem rechten Ventrikel mit oder ohne Pulmonalstenose

Definition

Es handelt sich um einen Transpositionskomplex. Die Aorta ist so weit dextroponiert, daß ihr Ursprung ganz im rechten Ventrikel liegt.

Häufigkeit

Der Herzfehler ist selten (unter 0,5% aller Herzfehler). Er ist aber differentialdiagnostisch wichtig.

Pathologie

Die Formen mit und ohne Pulmonalstenose sind zu unterscheiden, da ihre Krankheitsbilder sehr verschieden sind. Die Aorta entspringt völlig aus dem rechten Ventrikel. Der linke Ventrikel steht mit der Aorta nur durch einen Ventrikelseptumdefekt in Verbindung. Wenn der Septumdefekt klein oder das Lungendurchflußvolumen relativ groß ist, ist der linke Ventrikel sehr groß, andernfalls ist er klein oder sogar hypoplastisch. Die Aortenklappenbasis liegt höher als normal, so daß beide Semilunarklappen auf gleicher Höhe liegen. In der Regel liegt der Ventrikelseptumdefekt bei den Fällen ohne Pulmonalstenose posterior-inferior zur Crista supraventricularis des rechten Ventrikels. Die Fälle, bei denen der Defekt superior zur Crista supraventricularis in der Nähe der Pulmonalklappenbasis liegt, bezeichnet man auch als Taussig-Bing-Transposition. Beim Ursprung beider großer Gefäße aus dem rechten Ventrikel mit Pulmonalstenose liegt der Ventrikelseptumdefekt immer inferior zur Crista supraventricularis. Der Ursprung der Aorta im rechten Ventrikel liegt direkt über dem Ventrikelseptumdefekt. Es besteht keine Verbindung zwischen Mitralis und Aortenklappe wie in normalen Herzen. Die Crista supraventricularis liegt unmittelbar zwischen der Aorten- und Pulmonalklappenbasis und verursacht die Einengung des in die A. pulmonalis führenden Ausflußtraktes in der Form einer Infundibulumstenose. Ein enges Ostium infundibuli wie bei isolierten Infundibulumstenosen ist jedoch nicht vorhanden.

Gelegentlich liegt wie bei den kompletten Transpositionen die A. pulmonalis hinter der Aorta. In der Regel ist jedoch die Umschlingung der beiden großen Gefäße vorhanden.

Pathophysiologie

Ohne Pulmonalstenose ist die Pathophysiologie der des isolierten Ventrikelseptumdefektes ähnlich. Mit Pulmonalstenose entspricht die Hämodynamik der der Fallot-Tetralogie. Im rechten Ventrikel herrscht Systemdruck, und es findet sich dort eine kräftige Beimischung arteriellen Blutes, wenn keine Pulmonalstenose vorhanden ist. In diesen Fällen besteht auch pulmonale Hypertonie. Mit Pulmonalstenose ist die Unterdurchblutung der Lunge meist erheblich. Die arterielle Sauerstoffsättigung ist normal oder gering erniedrigt, wenn eine Pulmonalstenose fehlt, und oft erheblich erniedrigt bei zusätzlicher Pulmonalstenose.

Krankheitsbild

Anamnese

Mit Pulmonalstenose ist das Krankheitsbild dem der Fallot-Tetralogie ähnlich. Ohne Pulmonalstenose gleicht es dem des isolierten Ventrikelseptumdefektes mit pulmonaler Hypertonie. Der Herzfehler wird meist frühzeitig entdeckt. Patienten mit Pulmonalstenose leiden unter den Folgen der oft erheblichen Sauerstoffuntersättigung, die anderen unter Herzinsuffizienz mit Infektneigung.

Befunde

Bei beiden Gruppen (zyanotisch mit Pulmonalstenose, azyanotisch ohne Pulmonalstenose) ist ein Schwirren über dem Herzen selten. Nur ohne Pulmonalstenose ist das Herz erheblich vergrößert. Man hört immer ein lautes und rauhes systolisches Geräusch, am lautesten im 3. und 4. linken Interkostalraum. Wegen der erheblichen Dextroposition der Aorta ist der 2. Ton in der Pulmonalgegend oft schwer zu beurteilen, bei Pulmonalstenose ist er immer einfach.

Röntgenologisch ist die Herzkonfiguration mit Pulmonalstenose uncharakteristisch, oft derjenigen der Fallot-Tetralogie ähnlich. Ohne Pulmonalstenose ist das Herz vergrößert und röntgenologisch nicht vom Bild eines großen Ventrikelseptumdefekts zu unterscheiden. Die Lungengefäßzeichnung ist dann vermehrt.

Das *Elektrokardiogramm* zeigt Rechtshypertrophie und bei den azyanotischen Patienten zusätzlich Linkshypertrophie. Die Rechtshypertrophie ist stärker ausgeprägt als bei der Fallot-Tetralogie oder bei isolierten Ventrikelseptumdefekten mit pulmonaler Hypertonie.

Bei der *Herzkatheterisierung* ohne Angiokardiographie ist Vorsicht geboten. Bei Patienten mit Pulmonalstenose wird dann meist die Fallot-Tetralogie diagnostiziert. Bei den azyanotischen Fällen wird die Mißbildung meist trotz Katheterisierung der A. pulmonalis als isolierter Ventrikelseptumdefekt fehldiagnostiziert.

Nur die *selektive Angiokardiographie* mit Kontrastmittelinjektion in den rechten Ventrikel ermöglicht die Diagnose. Man erkennt dann die Lage beider Semilunarklappen auf gleicher Höhe und den vollständigen Ursprung der Aorta aus dem rechten Ventrikel. Bei zusätzlichen Angiokardiogrammen mit Kontrastmittelinjektion in den linken Ventrikel läßt sich die Größe des linken Ventrikels und des Ventrikelseptumdefektes beurteilen.

Verlauf und Prognose

Der Verlauf ist im Kindesalter vom Grad der Zyanose und bei den azyanotischen Patienten vom Ausmaß der Herzinsuffizienz abhängig. Die Komplikationen der Zyanose bzw. die Dekompensation stehen daher im Vordergrund des gesamten klinischen Bildes. Die Patienten erreichen ohne operative Hilfe selten das 3. Lebensjahrzehnt.

Differentialdiagnose

Die Fallot-Tetralogie und der große isolierte Ventrikelseptumdefekt stehen bei den differentialdiagnostischen Erwägungen im Vordergrund. Die Rechtshypertrophie im Elektrokardiogramm ist bei der Fallot-Tetralogie nicht so ausgeprägt. Die Differentialdiagnose ist mit Sicherheit nur durch eine Angiokardiographie möglich. Sie ist daher gegenüber der Fallot-Tetralogie leicht, da bei dieser eine Angiokardiographie durchgeführt wird, während sie unter Umständen beim isolierten Ventrikelseptumdefekt verpaßt wird, da man bei diesem im allgemeinen auf die Angiokardiographie verzichtet.

Therapie

An operativen Möglichkeiten steht bei den zyanotischen Patienten zunächst eine Anastomosenoperation zur Diskussion. Wenn der Ventrikelseptumdefekt klein ist, sind unter Umständen nach der Operation Schwierigkeiten zu erwarten, da der linke Ventrikel das vermehrte Blutvolumen durch den kleinen Defekt schwer in den rechten Ventrikel und in die Aorta auswerfen kann. Bei den azyanotischen Patienten ist im Säuglingsalter mitunter die Anlage einer künstlichen Pulmonalstenose nach Muller-Dammann angezeigt. Später ist eine Korrekturoperation bei beiden Formen möglich. Durch einen Perikardtunnel wird der linke Ventrikel über den Ventrikelseptumdefekt mit der Aortenbasis verbunden. Sehr gute Langzeitergebnisse liegen seit Jahren vor.

Gemeinsamer Ventrikel

Definition

Die Mißbildung ist unter verschiedenen Bezeichnungen in die Literatur eingegangen: Cor triloculare biatriatum (getrennte Vorhöfe), Cor biloculare (gemeinsamer Vorhof und gemeinsamer Ventrikel), Single Ventricle („einfacher" Ventrikel) mit oder ohne rudimentäre Auswurfkammer oder auch Common ventricle („gemeinsamer" Ventrikel). Die Konfusion ist daher groß. Da der gemeinsame Ventrikel keineswegs eine ganz bestimmte pathologisch-anatomische Einheit darstellt und in sehr verschiedenen Formen vorkommt, ist eine befriedigende Klassifizierung schwierig. Es gibt Fälle mit zwei AV-Klappen und solche, bei denen nur eine große AV-Klappe in den gemeinsamen Ventrikel führt.

Häufigkeit

Im Säuglingsalter etwa 11% aller angeborenen Herzfehler.

Pathologie

Beide AV-Klappen sind normal und führen in den gemeinsamen Ventrikel. Mitunter ist nur eine große AV-Klappe vorhanden. In der Mehrzahl der Fälle ist die Mißbildung durch eine rudimentäre Ausflußkammer gekennzeichnet und mit einer Transposition der großen Gefäße kombiniert (80–85% aller Fälle). Der gemeinsame Ventrikel mit einer rudimentären Auswurfkammer ist in der Mehrzahl der Fälle morphologisch ein linker Ventrikel. Die rudimentäre Auswurfkammer ist dann das Infundibulum des rechten Ventrikels, während der Einflußtrakt des rechten Ventrikels fehlt. Mit oder ohne Transposition der großen Gefäße ist das aus dem rudimentären Ausflußtrakt entspringende große Gefäß hypoplastisch. Handelt es sich dabei um die A. pulmonalis, so liegt eine oft erhebliche Subpulmonalstenose oder auch eine valvuläre Pulmonalstenose vor. Man unterscheidet 4 Typen:

1. Fehlen des rechten Ventrikelsinus, rudimentäre Auswurfkammer,
2. Fehlen des linken Ventrikelsinus,
3. Fehlen oder rudimentäre Ausbildung des Ventrikelseptums,
4. Fehlen beider Ventrikelsinus und des Ventrikelseptums.

Die Stellung der großen Arterien kann in 4 Typen unterteilt werden:

1. normale Gefäßstellung,
2. Dextrotransposition (Aorta rechts, A. pulmonalis links im Gefäßband, Bulbusschleife rechts),
3. Lävotransposition (Aorta links, A. pulmonalis rechts im Gefäßband, Bulbusschleife links),
4. Inversusgefäßstellung (A. pulmonalis rechts anterior, Aorta links posterior).

Pathophysiologie

Im gemeinsamen Ventrikel herrschen Systemdruck und eine weitgehende Mischung des auf normalem Wege mündenden Körpervenen- und Lungenvenenblutes. Wenn die A. pulmonalis aus einem rudimentären Ausflußtrakt entspringt (unabhängig von der Gefäßstellung), so ist sie klein und unterdurchblutet, und ihr Druck ist niedrig. Wenn die Aorta aus einem rudimentären Ausflußtrakt entspringt, so ist sie klein, und die A. pulmonalis ist groß und überdurchblutet (unabhängig von der Gefäßstellung). Es herrscht dann pulmonale Hypertonie mit oder ohne hohen Lungengefäßwiderstand. Die arterielle Sauerstoffuntersättigung, die immer vorhanden ist, richtet sich nach der Größe der Lungendurchblutung. Bei großer Lungendurchblutung kann sie über der Grenze sichtbarer Zyanose liegen.

Es gibt Patienten mit ungünstigen Strömungsverhältnissen. Bei diesen fließt das arterielle Lungenvenenblut überwiegend in die A. pulmonalis und das Körpervenenblut vorwiegend in die Aorta. Die Sauerstoffsättigung ist dann in der A. pulmonalis wesentlich höher als in der Aorta.

Krankheitsbild

Beim gemeinsamen Ventrikel mit oder ohne Transposition der großen Gefäße hängen die Hämodynamik und damit das Krankheitsbild von der Größe der Lungendurchblutung (Ursprung der A. pulmonalis aus einem rudimentären Ausflußtrakt oder frei), vom Lungengefäßwiderstand bei freier Ausflußbahn der A. pulmonalis und von der Größe der Aorta ab. Es gibt alle Schattierungen der Zyanose bis zur Azyanose. Entsprechend ist das Herz nur mäßig oder erheblich vergrößert. Bei unterdurchbluteter Lunge leiden die Patienten an der Sauerstoffuntersättigung und ihren Folgen und nicht an Dekompensation, bei überdurchbluteter Lunge ist das Herz erheblich vergrößert, und eine Dekompensation tritt frühzeitig ein. *Palpations-* und *Auskultationsbefunde* des Herzens sind völlig uncharakteristisch. Mittellaute systolische Geräusche sind immer vorhanden, die zweiten Töne hängen ganz von der Pathoanatomie ab und sind wenig aufschlußreich, bevor man nicht die Stellung der großen Gefäße kennt.

Röntgenologisch sind die Herzen uncharakteristisch konfiguriert und mäßig bis erheblich vergrößert. Die Lungen zeigen Unter- oder Überdurchblutung, das Gefäßband ist unterschiedlich breit und schwer zu differenzieren.

Das *Elektrokardiogramm* kann Hinweise auf die Diagnose im Zusammenhang mit dem klinischen Befund bieten, nicht aber auf die Differenzierung der einzelnen Formen. Oft fehlen Q-Zacken in den Brustwandableitungen, vor allem links präkordial.

Echokardiographie. Echokardiographische Untersuchungen sind für die Diagnose des gemeinsamen Ventrikels von großer Bedeutung. Die AV-Klappensituation ist echokardiographisch sogar besser zu differenzieren als angiokardiographisch. (Abb. 1.**66**).

Bei der *Herzkatheterisierung* läßt sich häufig sowohl über die Trikuspidalis als auch über die Mitralis ein anteriorer und ein posteriorer Ventrikelbereich sondieren. In beiden Bereichen herrscht Systemdruck. Mitunter findet man in gleicher Position der Katheterspitze sehr schnell wechselnde

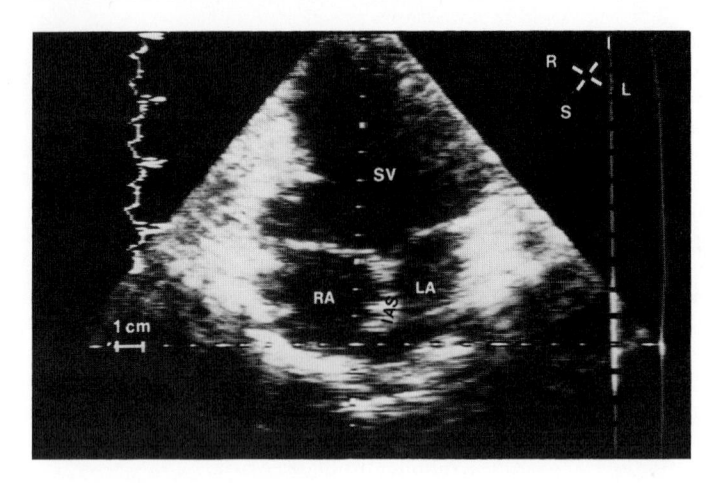

Abb. 1.66 Gemeinsamer Ventrikel SV, zweidimensionales Echokardiogramm. Fehlendes Ventrikelseptum. Rechter Vorhof, linker Vorhof, zwei AV-Klappen und Vorhofseptum dargestellt

unterschiedliche Sauerstoffwerte. Ein großes Gefäß kann häufig nicht sondiert werden.
Neben der Echokardiographie kann auf die selektive Angiokardiographie nicht verzichtet werden. Oft ist eine Kontrastmittelinjektion in den anterioren und in den posterioren Ventrikelbereich notwendig. Es ist das Ziel der Angiokardiographie, das Ausmaß der Lungendurchblutung, ihren Ursprung, und beim Vorliegen einer Pulmonalstenose die Möglichkeit zur Durchführung einer Anastomosenoperation darzustellen. Die Mißbildung ist heute bei zusätzlicher Pulmonalstenose mit der modifizierten Fontan-Operation funktionell „korrektur"-fähig.

Verlauf und Prognose

Ein Teil der Patienten stirbt im 1. Lebensjahr an nicht aufzuhaltender Dekompensation des Herzens (große Lungendurchblutung). Im übrigen ist die Prognose oft nicht so schlecht wie allgemein angenommen wird. Es gibt im 3. und 4. Lebensjahrzehnt Patienten mit relativ guter körperlicher Leistungsfähigkeit bei nur mäßiger Zyanose. Am besten geht es den Patienten mit gut ausgeglichenen Verhältnissen von Lungen- zu Körperkreislauf. Die Prognose kann auch dann relativ gut sein, wenn bei großer Lungendurchblutung der Lungengefäßwiderstand lange niedrig bleibt und wenn die Aorta außerdem relativ klein ist.

Komplikationen

Im Vordergrund stehen hier bei den zyanotischen Patienten Folgen der Polyzythämie mit zerebralen Zwischenfällen und bei den azyanotischen Patienten Pneumonien und andere Infekte, die die Dekompensation oft beschleunigen. Bei vermehrter Lungendurchblutung (großer linker Vorhof) findet man bei älteren Patienten häufig Rhythmusstörungen, vor allem Vorhofflattern. Entsprechende medikamentöse Therapie oder elektrische Kardioversion sind dann angezeigt, oft aber nicht von bleibendem Erfolg.

Differentialdiagnose

Canalis atrioventricularis communis, isolierter Ventrikelseptumdefekt, Transposition der großen Gefäße mit vorhandenem Ventrikelseptum und korrigierte Transposition der großen Gefäße sind vom gemeinsamen Ventrikel abzugrenzen. Ihre Differenzierung gelingt nur durch Herzkatheterisierung, Angiokardiographie und Echokardiographie.

Therapie

Digitalis ist praktisch immer indiziert. Man richte sich nach der Größe des Herzens. Oft kommt man ohne Diuretika nicht aus. Die chirurgische Therapie beschränkt sich im Säuglings- und Kleinkindesalter auf Anastomosenoperationen bei unterdurchbluteter Lunge mit niedrigem Pulmonalarteriendruck. Man sollte mit solchen Operationen so lange wie möglich warten, um bessere Langzeitergebnisse zu erhalten. Von der Anlage einer künstlichen Pulmonalstenose bei überdurchbluteter Lunge halten wir nicht viel, da die azyanotischen Patienten dadurch zyanotisch werden und meist allein deshalb die Operation ablehnen.

Seit einigen Jahren hat sich eine modifizierte Fontan-Operation bei Patienten mit Pulmonalstenose als funktionell korrigierende Operation hervorragend bewährt. Beim Vorhandensein von zwei AV-Klappen wird das Trikuspidalostium übernäht, der Vorhofseptumdefekt verschlossen und das venöse Blut aus dem rechten Vorhof über einen extrakardialen „Conduit" in die A. pulmonalis geführt. Der Stamm der A. pulmonalis wird unterbunden. Das gesamte ventrikuläre Herz wird ein rein arterielles Herz. Die bisherigen Ergebnisse sind außerordentlich ermutigend.

Dextrokardie

Definition

Rechtslage des Herzens mit Situs inversus oder subtotalem Situs inversus anderer Organe und Rechtslage des Herzens bei Situs solitus.

Dextrokardie, Dextroversio oder auch Dextroposition des Herzens sind Begriffe, über deren Einordnung in der Literatur nie Einstimmigkeit erzielt worden ist. Sie ist voll von widersprechenden und verwirrenden Feststellungen über die Dextrokardie. Die Verwirrung wird noch unterstrichen durch die Tatsache, daß die meist als Kriterium für eine „Spiegelbilddextrokardie" angesehene negative P-Welle in Ableitung I des EKG nicht zuverlässig ist. Nach neueren Einteilungen gibt es die „Dextroversio" überhaupt nicht.

Häufigkeit

Zwischen 1,5 und 20% aller angeborenen Herzfehler.

Pathologie

Eine Dextrokardie mit oder ohne Situs inversus kommt nur selten ohne zusätzliche Herzfehler vor. Es überwiegen die zyanotischen Herzmißbildungen. Eine Fallot-Tetralogie ist bei einer Dextrokardie sehr selten. Unter den zyanotischen Herzfehlern sind der Reihe nach am häufigsten der gemeinsame Trunkus, die Transposition der großen Gefäße mit oder ohne Pulmonalstenose, der gemeinsame Ventrikel mit oder ohne Transposition, die Trikuspidalatresie und die totale Lungenvenenfehlmündung. Unter den azyanotischen Herzfehlern steht bei den Dextrokardien mit Situs inversus sicher der Ventrikelseptumdefekt, oft mit einem Vorhofseptumdefekt kombiniert, in der Häufigkeit an der Spitze, während die korrigierte Transposition der großen Gefäße bei der Dextrokardie mit Situs solitus wahrscheinlich die am häufigsten vorkommende zusätzliche Herzmißbildung ist.

Krankheitsbild

Anamnese

Anamnese und Krankheitsbild sind ganz durch die zusätzlichen Herzfehler bestimmt. Im Vordergrund stehen Beschwerden, die von der meist erheblichen Sauerstoffuntersättigung verursacht werden oder die bei den azyanotischen zusätzlichen Herzfehlern durch frühe Dekompensation gekennzeichnet sind.

Befunde

Die Diagnostik der zusätzlichen Herzfehler ist eines der schwersten Kapitel der Diagnostik kongenitaler Herzfehler überhaupt. Dies gilt vor allem für die mit Zyanose einhergehenden Herzmißbildungen. Die Rechtslage des Herzens fällt im allgemeinen bei der ersten *Auskultation* oder bei einer Röntgenaufnahme auf. Die Auskultation bietet so gut wie nie einen Hinweis auf die Differentialdiagnose. Laute rauhe systolische Geräusche sind fast immer vorhanden.
Die *Röntgenuntersuchung* zeigt die Lage und Größe des Herzens und läßt erste Schlüsse über die Art der Lungendurchblutung zu.
Das *Elektrokardiogramm* zeigt im allgemeinen eine Hypertrophie der anterioren Herzkammer und bietet sonst wenig Anhaltspunkte für die Differentialdiagnose.
Bei der *Herzkatheterisierung* zeigt sich die Lage der Hohlvenen und der Vorhöfe sowie die Lage der Ventrikel. Meist können beide Ventrikel sondiert werden, da große Vorhofseptumdefekte oder große Ventrikelseptumdefekte vorhanden sind.
Die Durchführung meist mehrerer selektiver *Angiokardiogramme* ist für die exakte Diagnostik der Begleitmißbildungen notwendig. Sie kann auch dann noch schwierig sein. Wichtig sind die Darstellung des Ursprungs beider großen Gefäße, ihrer Größe und die Erkennung eventueller Stenosen.

Verlauf und Prognose

Auch Verlauf und Prognose richten sich nach der Art und dem Schweregrad der Begleitmißbildungen. Außer bei einigen azyanotischen Patienten ist die Prognose schlecht.

Komplikationen

Zunehmende Herzinsuffizienz und Infekte, Ernährungsschwierigkeiten bei den Kleinkindern und zerebrale Zwischenfälle bei den sehr zyanotischen Patienten stehen im Vordergrund. Für ihre Behandlung gelten die gleichen Richtlinien wie bei den anderen Herzfehlern.

Differentialdiagnose

Die Diagnose Dextrokardie mit oder ohne Situs inversus ist leicht (Röntgenübersichtsaufnahme, eventuell Magen-Darm-Passage). Die zusätzlichen Begleitmißbildungen sind durch einfache klinische Methoden nicht zu diagnostizieren. Ihre Klärung ist nur durch Herzkatheterisierung und Angiokardiographie möglich.

Therapie

Außer der üblichen konservativen Therapie kongenitaler Herzfehler (Digitalis, Diuretika bei großen dekompensierten Herzen) versucht die operative Therapie, nicht völlig korrekturfähige Begleitmißbildungen durch Palliativoperationen zu bessern (Anastomosenoperationen bei Zyanose durch unterdurchblutete Lunge) oder operativ zu korrigieren (aussichtsreich nur bei unkomplizierten azyanotischen Herzfehlern).

Ebstein-Mißbildung der Trikuspidalklappe

Definition

Atrialisierung eines Teiles des Einflußtraktes des rechten Ventrikels durch Verlagerung eines oder mehrerer Blätter des Trikuspidalis ventrikelwärts mit Trikuspidalinsuffizienz oder erhaltener Kompetenz der verlagerten Trikuspidalklappe.

Häufigkeit

Seltener Herzfehler mit einer Häufigkeit von weniger als 1% aller kongenitalen Herzfehler.

Pathologie

Ein oder zwei Segel der Trikuspidalis sind mit dem Endokard des rechten Ventrikels und des Ventrikelseptums über mehr oder weniger große Flächen verwachsen. An der normalen Stelle der Trikuspidalis findet sich nie eine funktionsfähige Klappe. Durch die Verlagerung eines Teiles der Trikuspidalis in den rechten Ventrikel kommt es zu einer Atrialisierung des Einflußtraktes des rechten Ventrikels. Nur die hinter der verlagerten Trikuspidalis liegende Resthöhle des rechten Ventrikels steht für die Funktion der rechten Kammer zur Verfügung. Diese Resthöhle ist immer dünnwandig. Das Foramen ovale ist offen, oder es ist ein echter Vorhofseptumdefekt vorhanden. Der rechte Vorhof ist erheblich vergrößert. Das Ventrikelseptum und die anderen Herzklappen sind intakt.

Pathophysiologie

Da der atrialisierte Teil des rechten Ventrikels sich mit dem Ventrikel kontrahiert (Ventrikelmyokard – Ventrikelsystole), während sich der eigentliche Teil des rechten Vorhofes in der Vorhofdiastole befindet, kommt es zu einem Pendeln des Blutes im rechten Vorhof. Der Schweregrad der Mißbildung ist sehr unterschiedlich. Er richtet sich nach dem Grad der Verlagerung der Trikuspidalis in den rechten Ventrikel. Es kommt zu einem Druckanstieg im rechten Vorhof und zu einem Rechts-links-Shunt durch das Foramen ovale mit entsprechender arterieller Sauerstoffuntersättigung. Viele Patienten haben keine sichtbare Zyanose, bei anderen schweren Formen ist die Zyanose erheblich. Der Druck im rechten Ventrikel und in der A. pulmonalis ist normal oder niedrig.

Krankheitsbild

Anamnese

Nur sehr wenige Säuglinge und Kleinkinder mit dieser Mißbildung kommen frühzeitig zur Dekompensation und zum Exitus letalis. Die Mehrzahl der Patienten ist recht lange relativ gut leistungsfähig. Sie klagen oft nur über häufig auftretende paroxysmale Tachykardien. Bei schwerer Zyanose stehen Klagen über Dyspnoe im Vordergrund.

Befunde

Bei der *Perkussion* sind die Herzen entsprechend dem Schweregrad der Mißbildung vergrößert. Der rechte Ventrikel ist ruhig. *Auskultatorisch* ist ein systolisch-diastolisches Geräusch oder auch ein Galopprhythmus im 4. linken Interkostalraum oder über der Herzspitze am lautesten zu hören. Die zweiten Töne sind unauffällig.

Das *Elektrokardiogramm* zeigt eine hohe P-Welle und oft eine bizarre Aufsplittung des QRS-Komplexes in V_1. *Röntgenologisch* stellt sich ein erheblich vergrößertes, plumpes Herz dar. Das Gefäßband ist schmal und hochgeschoben, die Lungenfelder sind klar. Der rechte Vorhof ist erheblich vergrößert.

Echokardiographie. Die Diagnose kann echokardiographisch gestellt und bewiesen werden (Abb. 1.**67**). Man erkennt den großen rechten Vorhof und die ventrikelwärts verlagerten Trikuspidalklappenblätter.

Die *Herzkatheterisierung* ergibt hohe Drucke im rechten Vorhof, normale oder niedrige Drucke im rechten Ventrikel, Sauerstoffuntersättigung im linken Vorhof und im linken Ventrikel. Das Herz ist irritabel. Die intrakardiale Elektrokardiographie ist beweisend für die Diagnose, wenn sich im atrialisierten Teil des rechten Ventrikels Ventrikelpotentiale bei Vorhofdrucken registrieren lassen.

Die selektive *Angiokardiographie* wird mit Kontrastmittelinjektion in den rechten Vorhof durchgeführt. Sie zeigt den Grad der Verlagerung der Trikuspidalis in den rechten Ventrikel (Abb. 1.**68**). Das Kontrastmittel braucht lange Zeit, ehe es das Herz verlassen hat.

Verlauf und Prognose

Verlauf und Prognose werden vom Schweregrad der Verlagerung der Trikuspidalis und von Häufigkeit und Dauer der Rhythmusstörungen be-

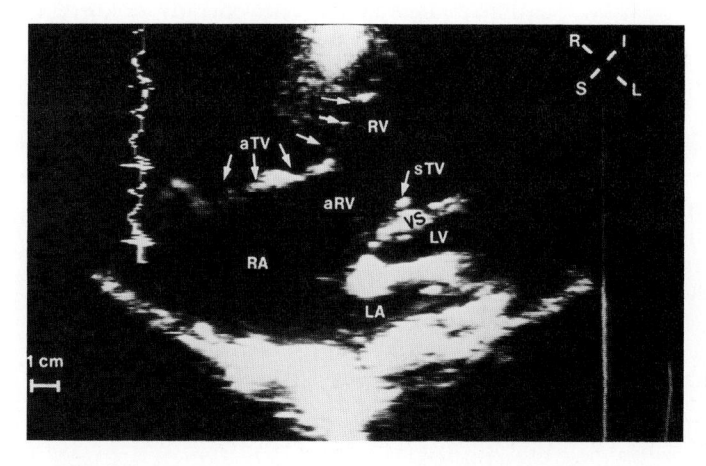

Abb. 1.**67** Morbus Ebstein, zweidimensionales Echokardiogramm. Großer rechter Vorhof. Verlagerung des anterioren Trikuspidalsegels (aTV) und des septalen Trikuspidalsegels (sTV) ventrikelwärts. Kleine Resthöhle des rechten Ventrikels (RV)

stimmt. Außer den früh dekompensierenden Säuglingen geht es den sehr zyanotischen Patienten am schlechtesten. Alle möglichen Komplikationen der Zyanose und Polyglobulie treten hier auf. Die beste Prognose bei recht guter körperlicher Leistungsfähigkeit haben die azyanotischen Patienten mit mäßig vergrößerten Herzen; aber man findet auch oft azyanotische Patienten mit erheblich vergrößerten Herzen und erstaunlich guter körperlicher Leistungsfähigkeit ohne Änderung der Befunde für viele Jahre bis in das 4. Lebensjahrzehnt.

Komplikationen

Dekompensation mit Ödemen und Aszites sowie Polyglobulie bei schwerer Zyanose. Bedenklich sind oft auftretende langdauernde ventrikuläre oder supraventrikuläre paroxysmale Tachykardien.

Differentialdiagnose

Bei typischem Auskultationsbefund, großem Herzen und charakteristischem EKG ist die Diagnose leicht. Differentialdiagnostisch ist die Pulmonalstenose mit Vorhofseptumdefekt bei fortgeschrittenen dekompensierten Fällen mitunter schwer abzugrenzen.

Therapie

Die Digitalisbehandlung ist umstritten. Die Tachykardien sind oft schwer zu beeinflussen (Digitalis, Novocamid u. a.). Ältere Patienten müssen lernen, im Bereich ihrer körperlichen Leistungsgrenzen zu leben.
Als operative Behandlung ist eine Kava-Pulmonalis-Anastomose empfohlen worden. Ihr Wert ist zweifelhaft. In jüngster Zeit sind Totalkorrekturen durch Klappenersatz und durch Mobilisierung und Rekonstruktion der Trikuspidalis mitgeteilt worden. Die operative Korrektur ist indiziert bei unbeeinflußbaren häufigen Tachykardien, bei sehr zyanotischen Patienten oder bei ganz erheblich vergrößerten Herzen.

Pulmonales arteriovenöses Aneurysma

Definition

Einzelne oder multiple Lungengefäßmißbildungen mit direkten arteriovenösen Verbindungen.

Häufigkeit

Seltene Gefäßmißbildung (unter 0,5% der Herzfehler).

Pathologie

Wegen ihrer anatomischen Beschaffenheit wurden pulmonale arteriovenöse Aneurysmen auch als Hämangiome der Lunge oder kavernöse Angiome bezeichnet. Sie kommen in allen Lungenabschnit-

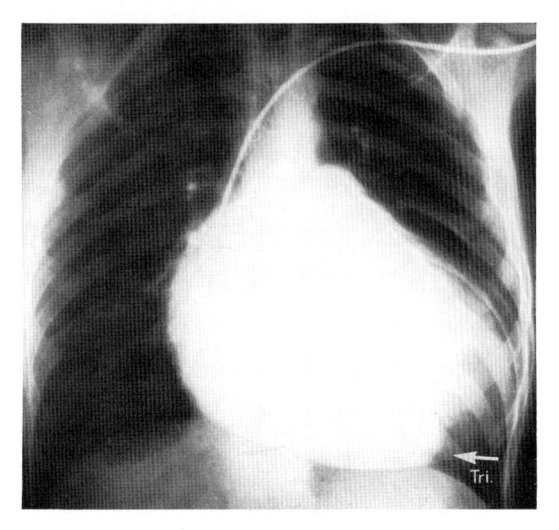

Abb. 1.68 Ebstein-Mißbildung der Trikuspidalklappe, Verlagerung der Trikuspidalklappe ventrikelwärts

ten als kleine, oft multiple Aneurysmen vor oder treten einzeln als große schwammartige Gebilde auf.

Pathophysiologie

Das venöse Pulmonalarterienblut fließt, ohne Kapillaren zu passieren, direkt in den venösen Teil des Aneurysmas und von dort in den linken Vorhof. Im linken Vorhof findet sich daher je nach der Menge des venösen Blutes, das durch das Aneurysma fließt, eine entsprechende Sauerstoffuntersättigung. Die Zyanose kann erheblich sein.

Krankheitsbild

Anamnese

Die Patienten sind zyanotisch und haben entsprechende Beschwerden. Ihre körperliche Leistungsfähigkeit kann erheblich beeinträchtigt sein. Sie sind dyspnoisch. Todesfälle im frühen Kindesalter sind selten.

Befunde

Das Herz ist nicht wesentlich vergrößert. Über den Aneurysmen hört man vor allem im Rücken ein mehr oder weniger lautes kontinuierliches *Geräusch*.
Das *Elektrokardiogramm* ist normal. Es zeigt oft eine Achsenabweichung nach rechts.
Röntgenologisch ist das Herz ebenfalls normal groß und unauffällig konfiguriert. Die Lungengefäßzeichnung läßt die Aneurysmen mitunter vermuten. Arteriovenöse Lungenaneurysmen können bei Vorhandensein von Zyanose bei sonst normalen Herzbefunden vermutet werden.
Die *Katheterisierung* des Herzens gibt lediglich Aufschluß über den Grad der arteriellen Sauerstoffuntersättigung.
Die *Angiokardiographie* mit Kontrastmittelinjektion in die A. pulmonalis klärt die Diagnose und zeigt das Ausmaß der Aneurysmen.

Verlauf und Prognose
Verlauf und Prognose sind oft jahrelang gut und unkompliziert.

Komplikationen
Ernsthafte Zwischenfälle drohen bei erheblicher arterieller Sauerstoffuntersättigung nur durch die Folgen der O_2-Untersättigung (Zyanose, Thrombosen, Hirnabszeß).

Differentialdiagnose
Mitunter sieht man Patienten, bei denen andere komplizierte zyanotische Herzfehler vermutet worden sind. Da die Patienten ein normales EKG haben, ist eine Verwechslung mit intrakardialen zyanotischen Herzfehlern eigentlich nicht möglich.

Therapie
Einzelne große Aneurysmen lassen sich operativ entfernen. Bei ausgedehnten, multiplen beidseitigen arteriovenösen Lungenaneurysmen ist die operative Entfernung unter Umständen problematisch. Mitunter muß man sich zu einer teilweisen Resektion entschließen.

Fehlender Aortenbogen

Definition
Völlige Unterbrechung des Aortenbogens (auch ein atretischer Gefäßstrang ist nicht vorhanden) hinter dem Abgang der großen Hals- und Armgefäße oder zwischen diesen. Offener Ductus arteriosus.

Häufigkeit
Sehr seltene Gefäßmißbildung, die aber differentialdiagnostisch von Bedeutung ist.

Pathologie
Es werden drei anatomische Varianten unterschieden. Typ A: Unterbrechung des Aortenbogens unmittelbar hinter dem Abgang der linken A. subclavia. Typ B: Unterbrechung des Aortenbogens hinter dem Abgang der linken A. carotis communis. Die linke A. subclavia steht bei diesem Typ mit der deszendierenden Aorta in Zusammenhang. Typ C: Unterbrechung des Aortenbogens unmittelbar hinter dem Truncus brachiocephalicus. Hier stehen die linke A. carotis und die linke A. subclavia in Verbindung mit der deszendierenden Aorta. Ein offener Ductus arteriosus ist bei allen drei Typen vorhanden. Die Mißbildung ist am häufigsten mit einem membranösen Ventrikelseptumdefekt kombiniert. Ein zusätzlicher Canalis atrioventricularis communis oder ein aortopulmonales Fenster sind beschrieben worden.
Auch beim Truncus arteriosus communis ist ein fehlender Aortenbogen beobachtet worden.

Pathophysiologie
Die Hämodynamik ähnelt der der präduktalen Aortenisthmusstenose. Im rechten Ventrikel und in der A. pulmonalis herrscht Systemdruck. Im allgemeinen ist der Lungengefäßwiderstand hoch, er ist aber nicht immer fixiert. Es kommt daher zu einem Links-rechts-Shunt durch den Ventrikelseptumdefekt und zu einem Rechts-links-Shunt durch den Ductus arteriosus, der die deszendierende Aorta und bei den Typen B und C den linken Arm bzw. den linken Arm und die linke A. carotis durchblutet. Entsprechend ist eine arterielle Sauerstoffuntersättigung der unteren Körperhälfte und bei den Typen B und C des linken Armes und des Kopfes meist mit deutlich sichtbarer Zyanose vorhanden. Bei fixiertem Lungengefäßwiderstand kann es auch zu einem Rechts-links-Shunt durch einen Ventrikelseptumdefekt kommen. Es ist dann natürlich auch eine Sauerstoffuntersättigung der aszendierenden Aorta und der ganzen rechten und oberen Körperhälfte vorhanden, so daß Zyanoseunterschiede nicht mehr vorhanden sind.

Krankheitsbild
Anamnese
Die Patienten werden frühzeitig im Säuglingsalter wegen Zyanose oder Herzinsuffizienz erfaßt. Nur Patienten mit relativ niedrigem Lungengefäßwiderstand ohne Ventrikelseptumdefekt sind mitunter jahrelang beschwerdefrei.

Befunde
Die Femoralarterien sind tastbar. Die Blutdrücke sind an allen vier Extremitäten gleich hoch. Das Herz ist perkutorisch vergrößert. Über dem Herzen hört man ein systolisches Geräusch, das uncharakteristisch ist. Ein kontinuierliches Geräusch ist nicht vorhanden. Der 2. Pulmonalton ist laut.
Röntgenologisch ist das Herz immer vergrößert, aber uncharakteristisch konfiguriert. Die A. pulmonalis ist prominent, und die Lungengefäßzeichnung ist vermehrt. Der Aortenknopf fehlt, was allerdings meist nicht auffällt, da der Aortenknopf auch bei gesunden Säuglingen und Kleinkindern häufig fehlt.
Im *Elektrokardiogramm* sieht man einen Rechtstyp und Rechtshypertrophie, mitunter auch kombinierte Ventrikelhypertrophie.
Intrakardiale Shuntverbindungen können bei der *Herzkatheterisierung* erfaßt werden. Im rechten Ventrikel und in der A. pulmonalis ist der Druck so hoch wie im linken Ventrikel. Durch den Ductus arteriosus kann die deszendierende Aorta sondiert werden. Die Herzkatheterisierung erlaubt keine Unterscheidung von der präduktalen Isthmusstenose.
Die Diagnose ist nur durch selektive Angiokardiographie möglich. Es empfiehlt sich eine Kontrastmittelinjektion in den rechten Ventrikel und eine in den linken Ventrikel oder in die aszendierende Aorta.

Verlauf und Prognose

Verlauf und Prognose sind schlecht. Die Mehrzahl der Patienten hat das Kindesalter nicht überlebt. Das Krankheitsbild ist durch fortschreitende kardiale Dekompensation gekennzeichnet.

Therapie

Dauerdigitalisierung ist immer notwendig. Nur bei niedrigem Lungengefäßwiderstand ist eine plastische Operation mit Überbrückung des fehlenden Aortenbogens und Verschluß des Ductus arteriosus angezeigt und möglich. Nur wenige Patienten sind erfolgreich operiert worden.

Literatur

Alpert, J. S., E. Braunwald: Congenital heart disease in the adult. In Braunwald, E.: Heart Disease. Saunders, Philadelphia 1980

Anderson, R. H., E. A. Shinebourne: Paediatric Cardiology. Churchill Livingstone, Edinburgh 1978

Beuren, A. J.: Differential diagnosis of the Taussig-Bing heart from complete transposition of the great vessels with a posteriorly overriding pulmonary artery. Circulation 21 (1960) 1071

Blalock, A., C. R. Hanlon: The surgical treatment of complete transposition of aorta and the pulmonary artery. Surg. Gynec. Obstet. 90 (1950) 1

Blalock, A., H. B. Taussig: The surgical treatment of malformations of the heart in which there is pulmonary stenosis or pulmonary atresia. J. Amer. med. Ass. 128 (1945) 189

Engle, M. A., T. P. B. Payne, C. Bruins, H. B. Taussig: Ebstein's anomaly of the tricuspid valve; report of 3 cases and analysis of clinical syndrome. Circulation 1 (1950) 1246

Fontan, F., F. B. Mounicot, E. Baudet, J. Simmonneau, J. Gordo, J. M. Gouffrant: „Correction" de l'atrésie tricuspidienne. Rapport de deux cas „corrigés" par l'utilisation d'une technique chirurgicale nouvelle. Ann. Chir. Thorac. Cardiovasc. 10 (1971) 39

Friedman, W. F.: Congenital heart disease in infancy and childhood. In Braunwald, E.: Heart Disease. Saunders, Philadelphia 1980

Glenn, W. W. L.: Circulatory by-pass of the right side of the heart: IV. Shunt between superior vena cava and distal pulmonary artery; report of clinical application. New Engl. J. Med. 259 (1958) 117

Goor, D. A., C. W. Lillehei: Congenital Malformations of the Heart. Grune & Stratton, New York 1975

Keith, J. D., R. D. Rowe, P. Vlad: Heart Disease in Infancy and Childhood, 3rd ed. MacMillan, New York 1978

Kirklin, J. W., B. B. Karp: The Tetralogy of Fallot from a Surgical Viewpoint. Saunders, Philadelphia 1970

McCord, M. C., J. van Elk, S. G. Blount jr.: Tetralogy of Fallot: Clinical and hemodynamic spectrum of combined pulmonary stenosis and ventricular septal defect. Circulation 16 (1957) 736

Medd, W. E., H. N. Neufeld, W. H. Weidmann, J. E. Edwards: Isolated hypoplasia of the right ventricle and tricupid valve in siblings. Brit. Heart J. 23 (1961) 25

Mustard, W. T.: Successful two-stage correction of transposition of the great vessels Surgery 55 (1964) 469

Neufeld, H. N., J. W. DuShane, E. H. Wood, J. W. Kirklin, J. E. Edwards: Origin of both great vessels from the right ventricle. I. Without pulmonary stenosis. Circulation 23 (1961) 399

Neufeld, H. N., J. W. DuShane, J. E. Edwards: Origin of both great vessels from the right ventricle. II. With pulmonary stenosis. Circulation 23 (1961) 603

Van Praagh, R., P. A. Ongley, H. J. C. Swan: Anatomic types of single or common ventricle in man. Morphologic and geometric aspects of 60 necropsied cases. Amer. J. Cardiol. 13 (1964) 367

Van Praagh, R., S. von Praagh, P. Vlad, J. D. Keith: Anatomic types of congenital dextrocardia. Diagnostic and embryologic implications. Amer. J. Cardiol. 13 (1964) 510

Rashkind, W. J., W. W. Milles: Creation of an atrial septal defect without thoracotomy. A palliative approach to complete transposition of the great arteries. J. Amer. med. Ass. 196 (1966) 991

Roberts, W. C., A. G. Morrow, E. Braunwald: Complete interruption of the aortic arch. Circulation 26 (1962) 39

Schiebler, G. L., P. Adams jr., R. C. Anderson, K. Amplatz, R. G. Lester: Clinical study of 23 cases of Ebstein's anomaly of the tricuspid valve. Circulation 19 (1959) 165

Waterston, D. J.: Treatment of Fallot's tetralogy in children under one year of age. Rozhl. Chir. 41 (1962) 181

Weiss, E., B. M. Gasul: Pulmonary arterio-venous fistula and teleangiectasia. Ann. intern. Med. 41 (1954) 989

Mitralklappenfehler

K. D. Scheppokat

Mitralstenose

Definition

Durch rheumatische Endokarditis erworbene oder kongenital bedingte Mitralklappenveränderungen können, wenn sie genügend ausgeprägt sind, eine Mitralstenose, d. h. eine ungenügende diastolische Erweiterungsfähigkeit des Mitralostiums bewirken.

Häufigkeit und Vorkommen

Nach Bland u. Jones (1951) entwickelt sich bei wenigstens zwei Drittel aller jugendlichen Patienten mit rheumatischem Fieber im späteren Verlauf eine permanente Klappenschädigung. Die Musterungsuntersuchungen im II. Weltkrieg ergaben in England und den USA bei 2,6% der 18- bis 44jährigen chronische rheumatische Herzerkrankungen (Wood 1968). 25 Jahre später fanden sich erworbene Herzklappenfehler bei der Musterung deutscher 17- bis 34jährigen Männer in 0,15% (Schieche 1977), bei der Gesamterfassung einer amerikanischen Stadtbevölkerung in 0,4% (♂) bzw. 0,6% (♀) der Untersuchten (Tecumseh-Studie, Epstein u. Mitarb. 1965). Unter 5- bis 18jährigen Schulkindern hatten 0,17% rheumatische Klappenerkrankungen (Denver-Studie, Morton u. Mitarb. 1967). Offenbar haben im Laufe der letzten 5 Jahrzehnte sowohl rheumatische Klappenerkrankungen wie rheumatisches Fieber in den USA und Europa an Häufigkeit abgenommen (Stollermann 1976). Jedoch scheint die Häufigkeit rheumatischer Erkrankungen unter ungünstigen sozioökonomischen Bedingungen höher zu liegen als sonst (Morton u. Mitarb. 1967, 1970).

In ca. 85% aller Fälle mit chronischen rheumatischen Klappenerkrankungen ist die Mitralis befallen. Eine reine Mitralstenose kommt in etwa 40% dieser Fälle vor. Ungefähr zwei Drittel der Erkrankten sind Frauen.

Ätiologie, Pathogenese und Morphologie

Die große Mehrzahl aller Mitralstenosen ist rheumatisch bedingt. Allerdings haben nur etwa die Hälfte der betroffenen Patienten klinisch manifest gewordene Schübe von akutem rheumatischem Fieber durchgemacht. Eine kongenitale Mitralstenose (Ruckman u. Van Praagh 1978) kommt sehr selten und fast nur bei Kindern vor. Hin und wieder tritt eine Mitralstenose als Komplikation eines malginen Karzinoids auf. Tumoren (Myxome) und Kugelthromben des linken Vorhofs sowie kongenitale Ringe oder Membranen im linken Vorhof können den Blutfluß vom linken Vorhof in die linke Kammer ebenso wie die valvuläre Stenose behindern und der Mitralstenose ähnliche klinische Erscheinungen bewirken.

Die Mitralstenose ist also fast immer das morphologische Resultat rheumatischer Endokarditiden. Ein entzündlicher Schub allein wird wahrscheinlich selten ausreichen, eine Mitralstenose zu bewirken. Man muß vielmehr damit rechnen, daß erst wiederholte und z. T. subklinisch verlaufende entzündliche Prozesse sowie der durch die Primärläsion der Klappen veränderte Blutfluß dazu führen (Selzer u. Cohn 1972). Die rheumatische Klappenerkrankung bewirkt Fusion der Kommissuren, Fibrose und Fusion, Verdickung und Verkürzung der Sehnenfäden, Verdickung und Deformierung der Klappen und schließlich Kalkeinlagerung in diese Strukturen (u. U. auch in den Klappenring), die dadurch abnorm rigide und immer mehr in ihrer Beweglichkeit eingeschränkt werden. Bei ausgeprägter Mitralstenose bilden die stark veränderten Klappensegel meistens einen Trichter, dessen Spitze in die linke Kammer hineinragt (Eliot u. Edwards 1978). Bei fortgeschrittener und schwerer Mitralklappenerkrankung ist das Ostium auf einen Schlitz reduziert, die Segel und die übrigen Anteile des Klappenapparats sind dabei u. U. so stark deformiert und verhärtet, daß sie fast keine nennenswerten Öffnungs- und Schließungsbewegungen mehr ausführen können. Unter diesen Umständen liegt ein kombiniertes Mitralvitium mit erheblichen hämodynamischen Auswirkungen vor.

Wahrscheinlich vergehen mindestens 2 Jahre zwischen dem Beginn der rheumatischen Erkrankung und der Entwicklung einer Mitralstenose. In gemäßigtem Klima bleiben die meisten Patienten für mindestens weitere 10–20 Jahre beschwerdefrei, das Manifestationsalter liegt dabei meistens in der 4. Lebensdekade. In tropischen Klimazonen, und besonders in ärmeren Ländern, manifestiert sich die Mitralstenose häufig schon in viel früheren Altersstufen (Silverstein u. Mitarb. 1980).

Durch Herzohrbiopsien wurden bei etwa 45% der Patienten mit Mitralstenose Aschoff-Knötchen nachgewiesen (DECKER u. Mitarb. 1953). Trotzdem steht bei der chronischen rheumatischen Herzerkrankung die valvuläre Beteiligung gegenüber der myokardialen klinisch ganz im Vordergrund.

Bei unkomplizierter reiner Mitralstenose sind die Dimensionen des linken Ventrikels normal, zuweilen subnormal. Pathologische Veränderungen des Myokards der linken Kammer können als Folgen einer zusätzlichen Mitralinsuffizienz, eines zusätzlichen Aortenvitiums, von rheumatischer Myokarditis, arterieller Hypertonie und koronarer Herzkrankheit zustande kommen. Thrombenbildung ist in verstärktem Maße möglich auf verkalkten oder in der Oberfläche stark veränderten Klappenpartien und an den Wänden des bei Mitralstenose vergrößerten und häufig flimmernden linken Vorhofs. Arterielle Embolien gehören zu den gravierenden Komplikationen der Mitralstenose. Weitere mögliche pathologisch-anatomische Folgen der Mitralstenose sind Hypertrophie der rechten Kammer, evtl. ihre Dilatation mit relativer Trikuspidalinsuffizienz. Besteht über längere Zeit eine Druckerhöhung in der Lungenstrombahn, so bilden sich strukturelle Veränderungen an den Lungengefäßen, die deren Gesamt-Querschnitt reduzieren und den Strömungswiderstand im Lungenkreislauf erhöhen: an den kleinen Arterien und Arteriolen Verdickung der muskulären Media und Intimafibrose, an den Kapillaren Wandverdickung. Bei erheblicher Kapillardruckerhöhung und interstitiellem Ödem der Lunge finden sich erweiterte Lymphgefäße. Die Lungen sind bei Patienten mit Mitralstenose häufig fester und dichter als normal, eine Folge des interstitiellen Ödems und der veränderten Gefäßstruktur.

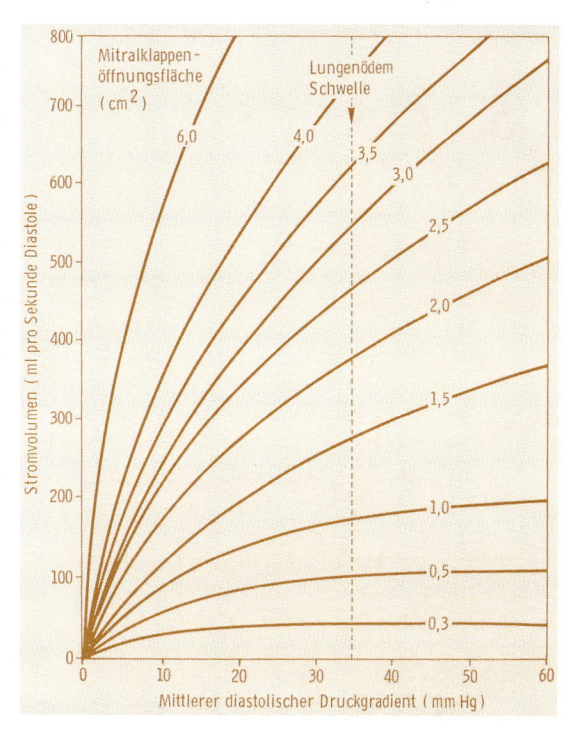

Abb. 1.69 Beziehung zwischen dem diastolischen Druckgradienten über das Mitralostium und der Strömung durch das Ostium, berechnet nach der Formel von Gorlin u. Gorlin. Bei einer Mitralklappenöffnungsfläche von 1,0 cm² oder weniger bewirkt eine Zunahme des Druckgradienten nur eine geringe Zunahme des Stromvolumens. Transsudation von Flüssigkeit beginnt, wenn der Lungenkapillardruck den onkotischen Druck des Plasmas übersteigt. Das Diagramm zeigt auch, daß hochgradige Mitralstenose keine erhebliche Mitralregurgitation zuläßt (aus *Schlant, R. C.*: Altered cardiovascular function in rheumatic heart disease and other acquired valvular disease. In *Hurst, J. W., R. B. Logue*: The Heart, 4th ed. McGraw-Hill, New York 1978)

Pathophysiologie

Die Mitralstenose behindert die diastolische Füllung des linken Ventrikels (Abb. **1.69**). Das Ausmaß dieser Behinderung hängt davon ab, wie weit die Öffnungsfläche des Mitralostiums durch die Klappenerkrankung reduziert ist.

Die Klappenöffnungsfläche ist nach einer von GORLIN u. GORLIN (1951) angegebenen Formel aus Herzkatheterdaten zu berechnen:

$$A = \frac{F}{K \cdot 44{,}5 \cdot \sqrt{P_1 - P_2}}$$

wobei A = Klappenöffnungsfläche in cm²; F = Blutfluß durch das Mitralostium in ml/s (Sekunden der Diastole); K = empirisch gewonnene Konstante, beim Mitralostium 0,7; 44,5 = $\sqrt{2g}$; P_1 bzw. P_2 = diastolischer Mitteldruck im linken Vorhof bzw. Ventrikel in mm Hg. Die Klappenöffnungsfläche läßt sich außerdem nichtinvasiv mit Hilfe der zweidimensionalen Echokardiographie bestimmen. Die Mitralklappenöffnungsfläche beträgt beim gesunden Erwachsenen 4–6 cm². Eine Mitralstenose mit Einengung der Öffnungsfläche auf ca. 2 cm² macht im allgemeinen nur bei stärkerer Belastung Symptome. Erst bei Reduzierung der Klappenöffnungsfläche unter 1,5 cm² nehmen Funktionsbeeinträchtigung und klinische Symptome deutlich zu.

Zur Anpassung an das durch die Mitralstenose gegebene Hindernis (SCHLANT 1978) für die Blutströmung stehen grundsätzlich folgende Mechanismen zur Verfügung:

1. Druckanstieg proximal der Stenose;
2. Abnahme des Blutflusses, wodurch der erforderliche transvalvuläre Druckgradient kleiner wird;
3. Zunahme der Diastolendauer, also der Zeit, die für den Blutfluß durch die Stenose zur Verfügung steht. Die flußverstärkende Wirkung der zeitgerechten Vorhofkontraktion.

Ad 1: Druckerhöhung im linken Vorhof ist die wichtigste physiologische Abweichung bei der Mitralstenose (Abb. **1.70a–c**). In leichten Fällen besteht ein diastolischer Druckgradient zwischen linkem Vorhof und Ventrikel nur während der

Krankheiten des Herzens

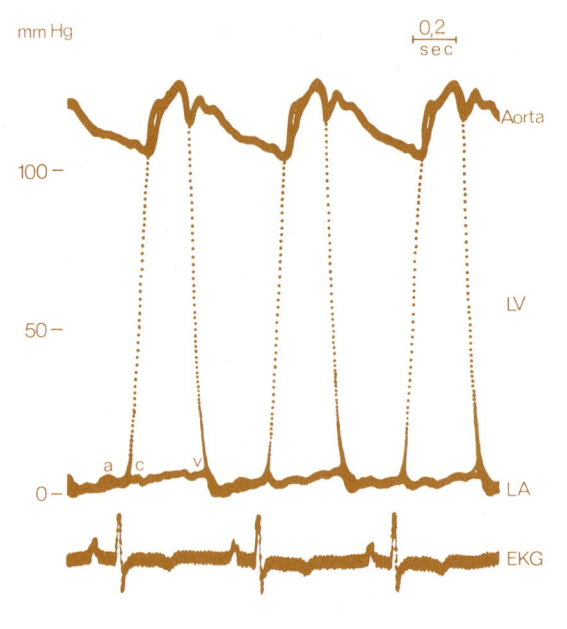

Abb. 1.70a–c Synchrone EKG- und Druckregistrierung in linkem Vorhof, linker Kammer und Aorta thoracalis des Hundes bei experimenteller Mitralstenose (**b, c**) und bei normalen Verhältnissen (**a**). Alle Drucke sind mit gleicher Empfindlichkeit registriert. LV = linker Ventrikel, LA = linker Vorhof (aus *Moscowitz, H. L., E. Donoso, I. J. Gelb, R. W. Wilder*: An Atlas of Hemodynamics of the Cardiovascular System. Grune & Stratton, New York 1963)

Abb. 1.70a Normales Herz, Sinusrhythmus. In der Austreibungsphase der Systole verlaufen die Drucke in linkem Ventrikel und Aorta gleich; während der Diastole differieren die Drucke in linkem Vorhof und linkem Ventrikel kaum. Die Vorhofkontraktions- oder a-Welle, c- und v-Welle sind bezeichnet

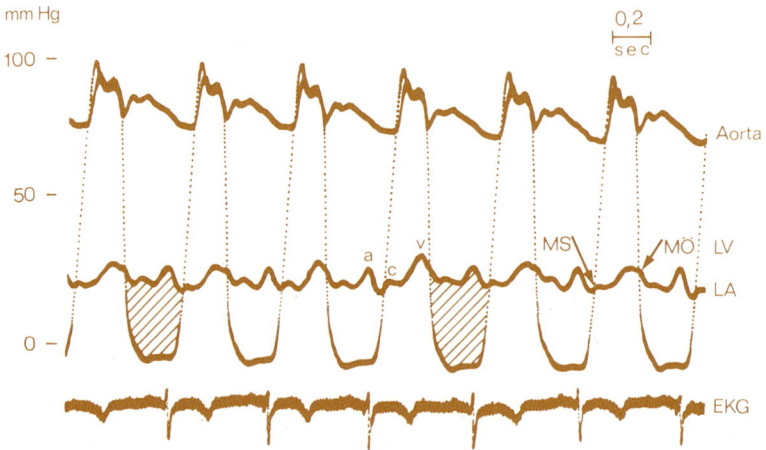

Abb. 1.70b Mitralstenose, Sinusrhythmus. Der Druck im linken Vorhof ist durchgehend erhöht; während der ganzen Diastole besteht ein Druckgradient zwischen linkem Vorhof und linkem Ventrikel (schraffiertes Areal). Der Mitralklappenschluß erfolgt, wenn der Kammerdruck den Vorhofdruck übersteigt, bei erhöhtem Vorhofdruck etwas verspätet. Die – bei Mitralstenose meist hörbare – Mitralklappenöffnung folgt dem Aortenklappenschluß mit um so kürzerem Intervall, je höher der Vorhofdruck ist. Die systolischen Drucke in linkem Ventrikel und Aorta sind niedrig normal, sonst unauffällig. MS = Mitralklappenschluß, MÖ = Mitralklappenöffnung

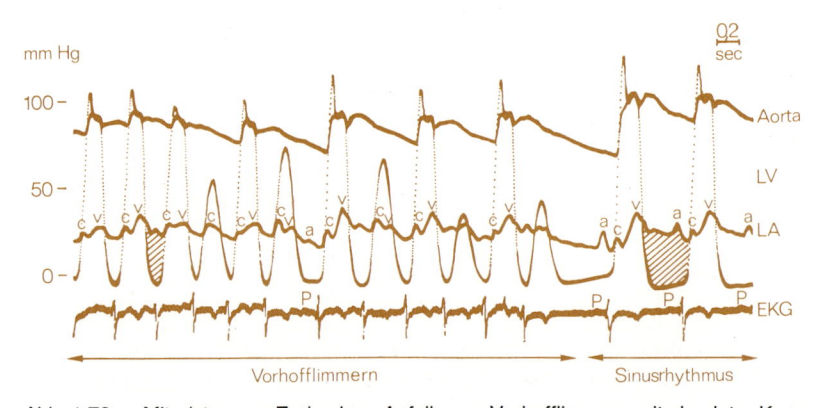

Abb. 1.70c Mitralstenose, Ende eines Anfalls von Vorhofflimmern mit absoluter Kammerarrhythmie. Der Druckgradient zwischen linkem Vorhof und linkem Ventrikel (schraffiert) ist unabhängig vom Herzrhythmus. Während Vorhofflimmern sind nicht mehr regelmäßig a-Wellen erkennbar. Die 4., 6., 8., 10. und 12. Kammerkontraktion ist frustran. Beim Übergang zu regelmäßigem Sinusrhythmus steigen Aortendruck und systolischer Kammerdruck etwas an

schnellen Füllungsphase am Beginn und während der Vorhofkontraktion am Ende der Kammerdiastole, in schweren Fällen besteht ein Druckgradient während der ganzen Dauer der Diastole. Da Blutströmung ein Druckgefälle zur Voraussetzung hat, müssen, wenn der Druck im linken Vorhof erhöht ist, die Drucke auch in den Lungenvenen, in den kleinen Lungengefäßen, in den Lungenarterien und im rechten Ventrikel ansteigen.

Wenn der Druck in den kleinen Lungengefäßen die Höhe des onkotischen Drucks des Blutes (20–35 mm Hg) übersteigt, ist mit einer Zunahme der interstitiellen Flüssigkeit in den Lungen und mit Flüssigkeitsübertritt in die Alveolen zu rechnen. Bei leichteren Formen von Mitralstenose kann Blutflußsteigerung (durch körperliche oder emotionale Belastung) und Diastolenverkürzung (durch Tachykardie), die zu Druckanstieg in den Lungenkapillaren führen, auch tatsächlich Lungenödem bewirken. Eine Hypalbuminämie begünstigt wegen der mit ihr verbundenen Senkung des onkotischen Drucks des Blutes Ödembildung.

Einige quasi kompensatorische Mechanismen wirken der Ödembildung entgegen, so daß bei höhergradiger und länger bestehender Mitralstenose ein klinisch manifestes Lungenödem relativ selten vorkommt: Die Zunahme der Kapillarfiltration und des interstitiellen Flüssigkeitsvolumens führt zum Ansteigen des Lymphflusses. Mitralstenosepatienten mit Lymphgefäßobliteration (z. B. durch zusätzliche Lungenfibrose) kommen leichter und bei niedrigeren Kapillardrucken ins Lungenödem als solche mit intakten Lymphgefäßen. Der Lungengefäßwiderstand steigt bei Patienten mit Mitralstenose durch Vasokonstriktion und durch strukturelle Veränderungen der kleinen Lungengefäße an; dieser gesteigerte präkapilläre Widerstand mindert den Blutfluß durch den Lungenkreislauf und den Lungenkapillardruck und wirkt der Lungenödembildung und der Lungenkongestion entgegen, allerdings um den Preis erhöhter Druckbelastung der rechten Kammer und geminderten Herzzeitvolumens. In manchen Fällen von Mitralstenose wird der Strömungswiderstand in den Lungengefäßen so hoch und der Blutfluß so niedrig, daß sich der Druck im linken Vorhof normalisiert, so daß kein oder fast kein transvalvulärer Druckgradient mehr besteht. Schließlich kann beim Vorliegen einer Mitralstenose die Flüssigkeitsbewegung ins Interstitium und damit auch die Ödembildung durch Wandverdickung der Lungenkapillaren eingeschränkt werden.

Die durch die Mitralstenose und durch Vasokonstriktion wie durch strukturelle Änderungen der Lungengefäße bedingte pulmonale Hypertonie führt zur Hypertrophie der rechten Kammer. Bei längerem Bestehen von deutlicher pulmonaler Hypertonie mit systolischen Drucken über ca. 60 mmHg kommt es zum pathologischen Anstieg des Füllungsdrucks des rechten Ventrikels und nicht selten im Laufe der Zeit zu einer Trikuspidalinsuffizienz und zuweilen auch zu einer Pulmonalinsuffizienz.

Ad 2: Bei gegebener Öffnungsfläche eines stenosierten Mitralostiums und gegebener Herzfrequenz hängen Strömungsbehinderung, transvalvulärer Druckgradient und Lungenkapillardruck stark vom Herzzeitvolumen und von der Herzfrequenz ab. Patienten, die – z. B. im Rahmen von Angstreaktionen oder durch häufiges Vorkommen von Erregtheit (BROD u. Mitarb. 1979; SCHEPPOKAT u. Mitarb. 1981) – zu hyperkinetischem Herzkreislaufverhalten neigen, haben demzufolge stärkere Beschwerden als solche, die zwar eine Mitralstenose gleicher Ausprägung haben, aber ihren Tageslauf im Durchschnitt mit niedrigerem Herzzeitvolumen und niedrigerer Herzfrequenz absolvieren. Die Operationsindikation hängt daher bei einer Mitralstenose nicht allein vom Maß der Klappenöffnungsfläche, sondern auch vom individuellen funktionellen Kreislaufverhalten eines Patienten ab. Unter körperlicher Belastung findet man, daß die Steigerungsfähigkeit des Herzzeitvolumens in leichten Fällen normal sein kann, bei mäßiggradiger Mitralstenose gemindert und bei hochgradiger Mitralstenose stark gemindert oder aufgehoben ist (HOLMGREN u. Mitarb. 1958), in schweren Fällen kann es unter Belastung sogar zum Herzzeitvolumenabfall kommen.

Ad 3: Bei Vorhofflimmern ist das Herzzeitvolumen von Mitralstenose-Patienten ca. 20% niedriger als bei regulärer Vorhofaktion. Der Übergang von Sinusrhythmus zu Vorhofflimmern ist zudem häufig von einem Anstieg der Kammerfrequenz gefolgt, die Diastolenverkürzung verstärkt die ungünstigen hämodynamischen Auswirkungen einer gegebenen Mitralstenose (ARANI u. CARLETON 1967). Daher führt der Beginn von Vorhofflimmern bei Patienten mit Mitralstenose in den meisten Fällen zu deutlicher Verschlechterung des klinischen Zustandes mit Schwäche und Leistungsminderung und mit Zunahme der Dyspnoe, u. U. sogar mit Lungenödem. Vorhofflimmern begünstigt Thrombenbildung im Vorhof.

Ein pathophysiologisch wichtiger Aspekt von Mitralvitien hat bisher in der klinischen Medizin wenig Beachtung gefunden, nämlich ihre Auswirkung auf die Volumenregulation (GAUER 1972) des Kreislaufs. Die Volumenregulation bewirkt die Anpassung des Blutvolumens an die sich ändernde Kapazität des Kreislaufs, und zwar in der Weise, daß bei Volumenzunahme vermehrt Urin ausgeschieden und Flüssigkeit aus dem vasalen in den interstitiellen Raum verschoben wird, während bei Volumenabnahme die Urinsekretion abnimmt und Flüssigkeit aus dem interstitiellen in den vasalen Raum verschoben wird. Afferenzen dieses „volumenregulatorischen Reflexes" sind Rezeptoren im linken Vorhof, die Volumenänderungen dieses Vorhofs über Nervenfasern, die im Vagus verlaufen, an (bisher nicht exakt lokalisierte) zentralnervöse Strukturen signalisieren; zu den efferenten

Mechanismen gehören Änderungen des Sympathikustonus und der Aktivität von Renin, Aldosteron und ADH. Für alle untersuchten physiologischen Eingriffe, die das Volumen des linken Vorhofs ändern (Orthostase, kalte und warme Umgebungstemperatur, Schwerelosigkeit usw.) ließen sich regulative Volumenänderungen nachweisen; Bettruhe z. B. führt bei einem Erwachsenen innerhalb von 2 Tagen zu einer Blutvolumenreduktion um 500 ml. Die Gültigkeit der Regeln der Volumenregulation auch unter pathophysiologischen Bedingungen ist an einigen Krankheitsbildern belegbar (SCHEPPOKAT 1978).

Im Widerspruch zu den Regeln der Volumenregulation steht scheinbar die Beobachtung, daß bei Mitralvitien eine deutliche Vergrößerung des linken Vorhofs nicht zur Diurese und zur Abnahme des Blutvolumens führt, sondern mit verstärkter Tendenz zu Salz- und Wasserretention (BRAUNWALD u. Mitarb. 1965) verbunden ist, ja sogar mit Hypervolämie und Ödemen einhergehen kann. Dieser scheinbare Widerspruch erklärt sich offenbar daraus, daß bei Herzinsuffizienz und Herzschädigung die Anzeigempfindlichkeit der Volumenrezeptoren herabgesetzt ist, so daß trotz vergrößerten linksatrialen Volumens Volumenmangel signalisiert und die efferente Reaktion dementsprechend dimensioniert wird. HENRY u. Mitarb. (1969) und GREENBERG u. Mitarb. (1973) haben die geminderte Anzeigempfindlichkeit der Volumenrezeptoren des linken Vorhofs bei hydropisch herzinsuffizienten Hunden elektrophysiologisch nachgewiesen.

Gelegentlich kommt es nach Operationen wegen Mitralstenose zu einer erheblichen und schwer zu durchbrechenden Wasserretention mit Hyponatriämie, deren Ursache wahrscheinlich eine reflektorisch (volumenregulatorisch) ausgelöste inappropriate Erhöhung der ADH-Konzentration im Blut infolge der Entlastung des chronisch gedehnten und wandgeschädigten Vorhofs ist. Unter Umständen läßt sich diese Störung durch mäßige Übertransfusion beherrschen.

Man ist bei Kenntnis dieser Zusammenhänge geneigt zu vermuten, daß die Verstellung der Volumenrezeptorenempfindlichkeit durch Herzerkrankung ein wesentlicher Faktor in der Pathogenese der Tendenz zu Wasser- und Salzretention bei Mitralvitien, anderen Herzerkrankungen und Herzinsuffizienz ist.

Krankheitsbild
Anamnese
Dyspnoe ist in der Regel das früheste und das häufigste subjektive Symptom. Sie tritt zunächst nur bei besonders starken Belastungen, mit Fortschreiten der Erkrankung schon bei Alltagsbelastungen auf und limitiert schließlich in schweren Fällen jede körperliche Aktivität. Die Angabe, wieviele Treppen der Patient steigen kann, bis Atemnot zum Stehenbleiben zwingt, präzisiert die Beschwerde. Die Umverteilung von Blut von der unteren Körperhälfte zu den Lungen, wie sie beim Übergang vom Aufsein zum Liegen erfolgt, bewirkt Orthopnoe (in frühen Stadien ist dem Patienten flaches Liegen unbequem, in späteren Stadien der Orthopnoe ist es ihm unmöglich) und unter Umständen Anfälle nächtlicher Dyspnoe. Manchmal bewirkt körperliche Anstrengung auch Hustenreiz. Aber nicht nur körperliche, sondern auch psychomentale Belastungen können einen Anstieg der Herzförderleistung und der Herzfrequenz bewirken und dadurch zu Dyspnoe führen. Nicht selten werden die Beschwerden der Lungenkongestion als Winter-Bronchitis oder Raucherkatarrh mißdeutet. Klinisch erfaßbares Lungenödem tritt bei Mitralstenose unter dem Einfluß von deutlicher Blutflußsteigerung (z. B. durch Anstrengung oder Aufregung) oder von Tachykardie auf; es kommt bei etwa 10% der Patienten mit Mitralstenose vor. Hämoptoe tritt in 10–15% der Fälle auf und ist die Folge von Diapedese und Ruptur kleiner endobronchialer Venen, in späteren Verlaufsstadien ist sie eher eine Folge von Lungenembolien. Rezidivierende bronchopulmonale Infekte können ebenfalls Hämoptoe bewirken und können im übrigen im Laufe der Zeit zu Lungenfibrose und Beeinträchtigung der Lymphzirkulation führen.

Wenn der pulmonale Gefäßwiderstand steigt oder wenn eine Trikuspidalstenose oder Trikuspidalinsuffizienz zusätzlich auftritt, können Lungenstauung und Atemnot, Hämoptoe und Lungenödem an Häufigkeit und Schwere abnehmen. Die Erhöhung des Lungengefäßwiderstandes führt jedoch zur Zunahme der pulmonalen Hypertonie und schließlich zur Insuffizienz der rechten Kammer und zu Schwäche, Ödem und abdominellen Beschwerden durch Kongestion der Bauchorgane.

Thoraxschmerzen wie bei einer Angina pectoris werden von 10–15% der Patienten mit Mitralstenose geklagt. Sie können verschiedene Ursachen haben, vor allem vermehrte Druckbelastung des rechten Ventrikels, chronische Koronaratherosklerose und Embolien ins Koronararteriensystem.

Besteht eine nennenswerte Mitralstenose über etliche Jahre, so treten öfter Vorhofarrhythmien – paroxysmale Tachykardien, Extrasystolen, Anfälle von Vorhofflattern und Vorhofflimmern – auf, die dabei vorkommenden hohen Kammerfrequenzen bewirken meist eine vorübergehende Beschwerdeverstärkung. Der Beginn permanenten Vorhofflimmerns markiert nicht selten den Zeitpunkt, von dem an die Beschwerden und die kardial bedingten Funktionsstörungen rascher zunehmen als vorher. Embolien ins Arteriensystem treten bevorzugt bei Mitralstenosepatienten mit Vorhofflimmern, solchen höheren Alters und bei niedrigem Herzzeitvolumen auf. Ihr Vorkommen korreliert aber nicht mit der Schwere der Mitralstenose. Eine arterielle Embolie kann also das erste Symptom einer leichtgradigen Mitralstenose sein. Patienten, die ein oder zwei Embolien durchgemacht haben, laufen

Abb. 1.**71** EKG (Abl. I–III; Nehb-Abl. D, A und J; V₁–V₆; Zeitmarkierung 1 s) und Phonokardiogramm (extraapikal; Nennfrequenzen in Hertz; g = gehörsähnlich) bei Mitralstenose (klinisch: Schweregrad II). Das EKG zeigt: Sinusrhythmus, eine mäßiggradige linksatriale Störung (P doppelgipflig in den Brustwandableitungen, 0,13 s) und die AV-Überleitungszeit mit 0,2 s an der oberen Normgrenze. Das PKG zeigt: verspätetes und abnorm lautes Hauptsegment des 1. Tons; Mitralöffnungston als kurze mittelhochfrequente Schwingung 0,1 s nach dem 2. Ton; diastolisches Geräusch mit lautem präsystolischen Crescendo

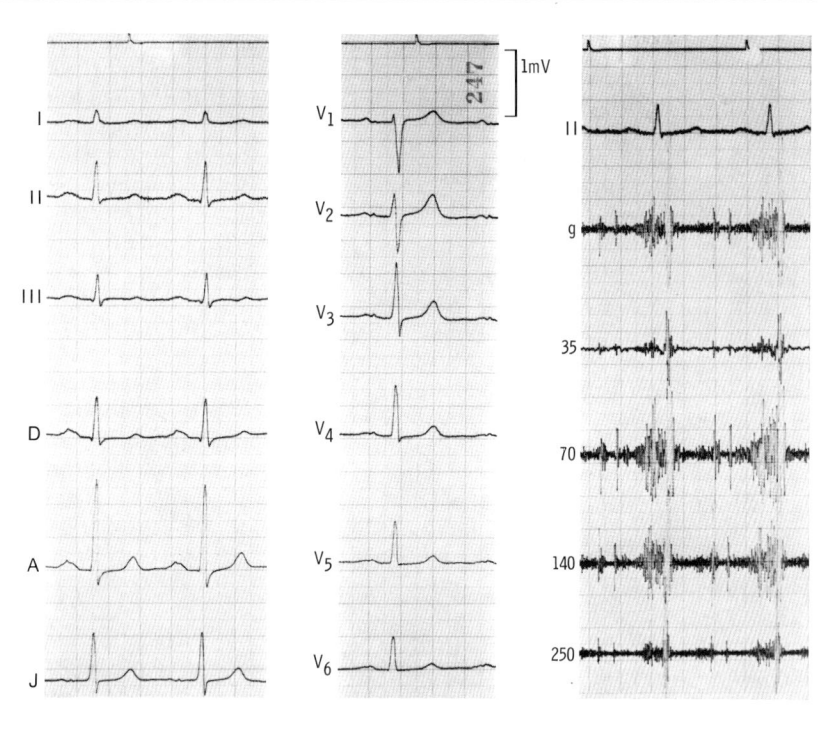

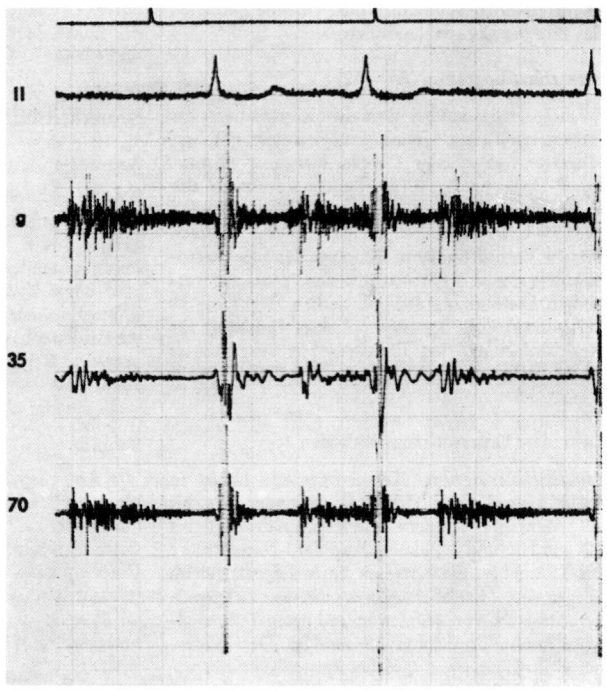

Abb. 1.**72** Phonokardiogramm (Linkslage, apikal; Nennfrequenzen in Hertz; g = gehörsähnlich; Zeitmarkierung 1 s) bei Mitralstenose mit Vorhofflimmern (klinisch: Schweregrad II–III). Lauter 1. Ton mit relativ spätem Hauptsegment. Dem 2. Ton folgt nach ca. 0,07 s der Mitralöffnungston. Daran schließt sich ein Geräusch an, das in der frühen und mittleren Diastole nachweisbar ist, dem aber – bei flimmernden Vorhöfen – kein präsystolisches Crescendo folgt

ein höheres Risiko weiterer Embolien als Patienten ohne Embolie-Anamnese.

Befunde (s. auch Abb. 1.71 u. 1.72)

Man charakterisiert den Grad der kardial bedingten allgemeinen Leistungsminderung nach der Klassifikation der New York Heart Association durch die Belastungsgrenzen des Patienten im Alltag. Stadium I: keine Leistungseinschränkung, Stadium II: Beschwerden bei stärkerer Belastung, Stadium III: Beschwerden schon bei geringer Belastung, Stadium IV: Ruhebeschwerden.

Gesichts- und Akrenzyanose findet sich vorwiegend in schweren und fortgeschrittenen Erkrankungsfällen. Verstärkte Jugularvenenpulsationen mit prominenter a-Welle als Ausdruck besonders kraftvoller Vorhofkontraktion liefern einen Hinweis auf eine zusätzliche Trikuspidalstenose oder pulmonale Hypertonie. Der arterielle Blutdruck ist normal oder grenzwertig niedrig. Palpatorisch findet man verstärkte Brustwandpulsationen links parasternal als Ausdruck der vermehrten Aktion des rechten Ventrikels. Bei reiner Mitralstenose palpiert man keine nennenswerten Pulsationen des linken Ventrikels, aber öfter ein feines diastolisches Schwirren im Bereich der Herzspitze. Im Apexkardiogramm sind die a-Wellen klein oder fehlen, die schnelle Füllungswelle ist wenig ergiebig oder fehlt ganz.

Bei der Auskultation (s. BRAUNWALD 1980, REINDELL u. ROSKAMM 1977, TAVEL 1974, WOOD 1968) findet sich ein lauter 1. Herzton, der bei ausgeprägter Mitralstenose verspätet ist, weil der Mitralklappenschluß erst erfolgt, wenn der Druck im linken Ventrikel den (erhöhten!) Druck im linken Vorhof übersteigt. Bei Mitralstenose mit pulmonaler Hypertonie ist die pulmonale Komponente des eng gespaltenen 2. Tons betont; nicht selten hört man auch einen Pulmonaldehnungston. Den Mitralöffnungston hört man am besten apikal und am linken Sternalrand. Dieser Öffnungston tritt etwa 0,03–0,12 s nach Beginn des 2. Tons auf und hat – im Gegensatz zum tieffrequenten 3. Herzton – höhere Frequenzen. Da die Mitralklappenöffnung um so früher erfolgt, je höher der linksatriale Druck ist, spricht ein früher Mitralöffnungston für eine hochgradige Mitralstenose (BAYER u. Mitarb. 1956). Die Intensität des Mitralöffnungstons und des 1. Tons korrelieren mit der Beweglichkeit des vorderen Mitralsegels. Dem Mitralöffnungston folgt ein leises bis mittellautes rollendes Geräusch, das man am besten in der Spitzenregion und bei Linkslagerung des Patienten hört. Die Länge dieses Geräusches korreliert mit dem Grad der Mitralstenose. Das diastolische Geräusch hat bei erhaltenem Sinusrhythmus ein Crescendo während der Vorhofkontraktion, da diese den Fluß durch das stenosierte Ostium verstärkt.

Röntgenuntersuchung

Die Volumenzunahme des linken Vorhofs bei unverändertem oder kleinem linken Ventrikel, die Hypertrophie des rechten Ventrikels, die Dilatation der Lungenarterien und die Hinweise auf Druckerhöhung in den Lungenvenen ergeben zusammen ein für Mitralstenose charakteristisches Bild.

Die Vergrößerung des linken Vorhofs ist in der seitlichen Projektion durch die dorsale Verdrängung des Oesophagus sichtbar, im dorsoventralen Bild ist die daran zu erkennen, daß der linke Vorhof durch den rechten hindurch sichtbar und rechts randbildend wird. Der Durchmesser der Pulmonalarterien nimmt bei Erhöhung ihres Innendrucks zu. Der hypertrophierte rechte Ventrikel füllt den Retrosternalraum z. T. aus und verlagert durch Verlängerung seiner Ausflußbahn den Stamm der Pulmonalarterie kopfwärts und wirkt mit, den Pulmonalbogen prominent zu machen. Liegt eine Mitralklappenverkalkung vor, ist sie bei der Durchleuchtung mit Bildverstärker meist nachweisbar.

Relativ früh nimmt als Zeichen der Erhöhung des Lungenvenendrucks das Kaliber der Oberfeldgefäße zu. Die fleckig vermehrte und wie unscharf wirkende hiläre und perihiläre Zeichnung ist auf erweiterte Lymphbahnen und interstitielles Ödem zu beziehen. Feinste horizontale Linien von etwa 1 mm Breite und etwa 3 mm Länge, besonders im Sinus phrenicocostalis (Kerley-Linien) finden sich bei 30–50% der Patienten und stellen wohl erweiterte Lymphgefäße dar. Ihr Vorhandensein weist auf einen linksatrialen Mitteldruck von mindestens etwa 20 mmHg in Ruhe hin. In fortgeschrittenen Stadien bieten etliche Patienten das Bild der Lungenhämosiderose (BRAUNWALD 1980, CRAWLEY u. Mitarb. 1978, REINDELL u. ROSKAMM 1977).

Elektrokardiogramm

Ein häufiger elektrokardiographischer Befund bei normalem Rhythmus ist die intraatriale Erregungsausbreitungsstörung mit verlängerter linksatrialer Depolarisation, P-mitrale oder P-sinistroatriale. Die P-Dauer beträgt 0,12 s oder mehr, das P ist zweigipflig besonders in I und vorwiegend negativ bzw. biphasisch in V_1 und V_2. Vielfach besteht aber Vorhofflimmern. Ein normales Elektroventrikulogramm ist mit Mitralstenose durchaus vereinbar. Die Stellung der elektrischen Herzachse ist bei Mitralstenose ein empfindlicher Indikator für Rechtsbelastung, Patienten mit ausgeprägter Rechtsstellung haben meistens eine pulmonale Hypertonie (SEMLER u. PRUETT 1960). Elektrokardiographische Zeichen einer Erkrankung oder abnormen Belastung der linken Kammer gehören nicht zum Bild der reinen Mitralstenose.

Echokardiogramm (Abb. 1.73)

Das Echokardiogramm (s. FEIGENBAUM 1972) zeigt einen vergrößerten linken Vorhof, eine Amplitudenabnahme der Vorwärtsbewegung des vorderen Mitralsegels in der frühen Diastole und eine Reduktion der Schlußgeschwindigkeit dieses Segels während der mittleren Diastole (EF-Slope). Bei erhaltener Klappenbeweglichkeit hat dieser EF-Slope Beziehung zum Schweregrad der Mitralstenosierung. Außerdem findet sich bei der Mitralstenose eine Änderung der Bewegungsrichtung des posterioren Mitralsegels, welches sich nicht wie unter normalen Verhältnissen diskordant, sondern vielfach sogar konkordant in Relation zum anterioren Segel bewegt. – Verdickung und Kalkeinlagerung der Klappen werden durch vergrößerte Intensität und Anzahl der Echos von den Mitralklappen angezeigt. – Ein Teil der genannten echodiagraphischen Kriterien ist allerdings nicht pathognomonisch für Mitralstenose. Die zweidimensionale Echokardiographie ist dazu geeignet, die Mitralklappenöffnungsfläche mit zufriedenstellender Genauigkeit zu bestimmen (HEGER u. Mitarb. 1979).

Invasive Untersuchungen

Die Rechtsherzkatheterisierung (FERRER u. Mitarb. 1952) erlaubt, das Vorliegen und das Ausmaß von pulmonaler Hypertonie und das Verhalten der Drucke im Lungenkreislauf in Ruhe und unter

Abb. 1.73 Echokardiogramm (M-Mode) bei Mitralstenose mit Vorhofflimmern. Während der Aufnahme dieses Echokardiogramms wurde der Ultraschallstrahl geschwenkt, so daß im linken Teil der Abbildung Aorta und linker Vorhof und in ihrem mittleren und rechten Teil rechter Ventrikel, interventrikuläres Septum, Mitralklappenapparat und Teile der Hinterwand des linken Ventrikels dargestellt sind. In der Abbildung ist oben anterior und unten posterior; am oberen Rand das EKG als Bezugsableitung. IVS = Kammerseptum, RV = rechter Ventrikel, pAo = posteriore Wand der Aorta, pLA = posteriore Wand des linken Vorhofs. Abstand der Markierungspunkte in der Vertikalen = 1 cm und in der Horizontalen = 0,5 s. Man erkennt die Vergrößerung des Durchmessers des linken Vorhofs (von pAo bis pLA 7 cm); die in der Amplitude limitierte und nicht diskordante Bewegung von anteriorem (AMS) und posteriorem Mitralsegel (PMS), die beide vermehrt echogebend sind und damit eine ausgeprägte Fibrosierung bzw. Verkalkung anzeigen. Die Schlußgeschwindigkeit des anterioren Mitralsegels während der Diastole („EF-Slope") ist gemindert. Das posteriore Mitralsegel ist schemenhaft erkennbar

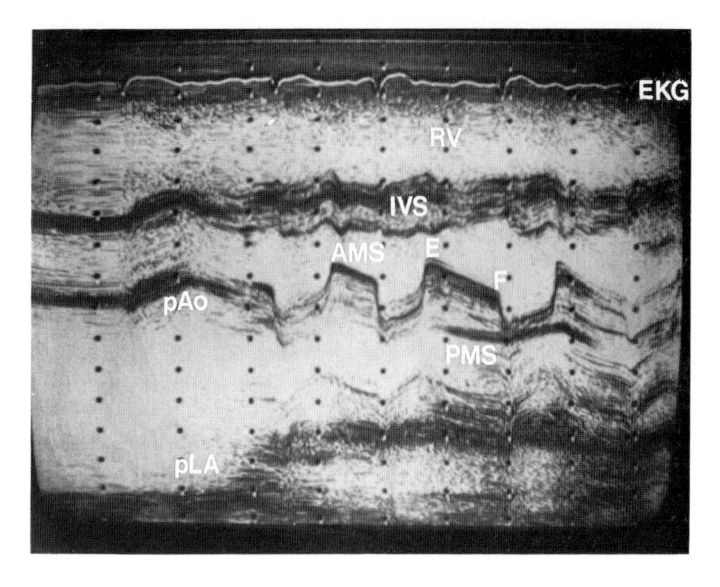

Belastung festzustellen, den Lungengefäßwiderstand zu berechnen und Trikuspidalinsuffizienz, Pulmonalinsuffizienz sowie zusätzliche Trikuspidalstenose zu erkennen. Der Linksherzkatheterismus mit Angiokardiographie ist erforderlich, um Stenose und gleichzeitig bestehende Insuffizienz der Mitralklappen quantitativ zu erfassen, um zusätzliche Vitien der Aortenklappen sowie eine Dysfunktion des linken Ventrikels zu erkennen. Eine ergänzende Koronarographie ist erforderlich, wenn Beschwerden, Befunde und Lebensalter des Patienten an eine zusätzliche koronare Herzkrankheit denken lassen. Die invasiven Verfahren leisten besonders wertvolle Dienste bei Patienten, die Klappenoperationen durchgemacht haben und wieder stärkere Beschwerden entwickeln. Denn mit nichtinvasiven klinischen Kriterien allein ist es oft nicht möglich, postoperative kardiale Zustandsbilder korrekt zu beurteilen (BRAUNWALD 1980, REINDELL u. ROSKAMM 1977).

Zusatzleiden und Komplikationen

Durch eine zusätzliche Trikuspidalstenose und durch die starke Erniedrigung des Herzzeitvolumens, die sie bewirkt, können die Befunde der Mitralstenose manchmal maskiert werden. Bei schwerer pulmonaler Hypertonie kann eine relative Trikuspidalinsuffizienz auftreten und ein lautes holosystolisches Geräusch am linken Sternalrand produzieren, das in der Regel bei Inspiration lauter wird und unter Umständen mit kardialer Rekompensation verschwindet. Dieses Geräusch muß vom Mitralinsuffizienzgeräusch unterschieden werden, welches über der Spitze lokalisiert ist und bei Inspiration nicht lauter wird. Ist die Diagnose einer Mitralstenose gestellt, muß geprüft werden, ob und in welchem Ausmaß zusätzlich eine Mitralinsuffizienz besteht. Ein präsystolisches Geräusch und ein lauter 1. Ton sprechen gegen eine hämodynamisch bedeutsame Mitralinsuffizienz. Ein leiser 1. Ton und/oder das Fehlen eines Mitralöffnungstons sprechen für eine deutliche Mitralinsuffizienz oder für eine erhebliche Deformierung und Verkalkung sowie Immobilität der stenotischen Klappe. Ein apikaler 3. Herzton spricht für eine erhebliche Mitralinsuffizienz. Die bei pulmonaler Hypertonie vorkommende Pulmonalklappeninsuffizienz bewirkt ein hochfrequentes frühdiastolisches Descrescendo-Geräusch entlang dem linken Sternalrand, das sich vom Geräusch einer leichten Aortenklappeninsuffizienz praktisch nicht unterscheiden läßt.

Arterielle Embolien treten bei der Mitralstenose und beim kombinierten Mitralvitium in 15–20% der Fälle auf (NELSON u. Mitarb. 1979); in 60–88% aller Embolien ist der Hirnkreislauf betroffen. Lungenembolien kommen vorwiegend als Spätkomplikation bei Patienten mit pulmonaler Hypertonie und chronischer kardialer Dekompensation und kleinem Herzzeitvolumen vor, unter Umständen treten sie klinisch nur durch Tachykardie, Verschlimmerung der kardialen Dekompensation oder unerklärbare Digitalisintoxikation in Erscheinung.

Koronararterienerkrankungen, die als Zusatzleiden bei Kranken mit Mitralstenose vorkommen, lassen sich durch Koronarographie und Untersuchung der linksventrikulären Funktion abklären. Aber ein Teil der pektanginösen Beschwerdebilder bei Mitralstenosepatienten läßt sich auch durch invasive Diagnostik nicht endgültig und befriedigend klären.

Eine etablierte arterielle Hypertonie fand WOOD (1968) bei 3% seiner Patienten mit Mitralstenose. Hyperthyreose und Anämie können bei Vorliegen einer Mitralstenose das Herz durch Steigerung des

Herzzeitvolumens und Tachykardie zusätzlich erheblich belasten. Eine Gravidität vergrößert das Blutvolumen und das Herzzeitvolumen und kann bei Mitralvitien eine temporäre oder permanente kardiovaskuläre Verschlechterung bewirken. Bakterielle Endokarditis kommt bei reiner Mitralstenose selten vor. Rekurrensparesen mit Heiserkeit können bei erheblicher Vergrößerung des linken Vorhofs oder Dilatation der Pulmonalarterie beobachtet werden.

Die besonders im Rahmen von Angstreaktionen und Angstneurosen vorkommenden funktionellen Störungen (BROD u. Mitarb. 1979, SCHEPPOKAT u. Mitarb. 1981) bestehen häufig in hyperkinetischer kardiovaskulärer Dysregulation mit einer Erhöhung des Herzzeitvolumens, der Ruhedurchblutung der Muskulatur und öfter auch Tachykardie; sie verstärken die Beschwerden und die Funktionsbeeinträchtigung durch die Mitralstenose.

Verlauf und Prognose

Die Zeitdauer vom Beschwerdebeginn bis zur kardial bedingten Invalidität betrug in WOOD's (1968) Krankengut ca. 7 Jahre. Die Lebenserwartung nach Eintritt dieser höchstgradigen Leistungsminderung wird auf etwa 3 Jahre geschätzt. Unter rein konservativer Behandlung ist anzunehmen, daß etwa 50–60% der Patienten die ersten 5 Jahre nach der klinischen Manifestation der Mitralstenose überleben (BRAUNWALD 1980, HAERTEN u. Mitarb. 1979, OLESEN 1962, RAPAPORT 1975). Nach Valvulotomie kann man erwarten, daß etwa 98% der Patienten nach der Operation das Krankenhaus verlassen und daß 85–90% der Operierten die folgenden 5 Jahre überleben. Nach Klappenersatz ist damit zu rechnen, daß ca. 95% die Operation und 85% der Patienten die folgenden 5 Jahre überleben. Eine höhere Operationsmortalität als die eben genannte ist zu erwarten, wenn präoperativ die kardial bedingte allgemeine Leistungsminderung und die pulmonale Hypertonie hochgradig sind (BRAUNWALD 1980, CRAWLEY u. Mitarb. 1978, KALMAR u. Mitarb. 1973, STEIN u. Mitarb. 1964).

Differentialdiagnose

In der Regel fällt es nicht schwer, die Mitralstenose bei der körperlichen Untersuchung zu diagnostizieren, wenn man daran festhält, Patienten mit unergiebigen oder zweifelhaften Befunden auch in Linkslage und evtl. nach einigen Kniebeugen oder Rumpfbeugen zu untersuchen und Patienten, die tachykard zur Aufnahme kommen und dabei keinen deutlichen Vitienbefund bieten, bei niedrigerer Herzfrequenz nachzuuntersuchen. Diastolische Mitralgeräusche ohne Stenose des Ostiums können durch hohen Fluß allein zustande kommen, in erster Linie bei Mitralinsuffizienz; dieses Geräusch beginnt meist etwas später als das durch Mitralstenose bedingte, und man findet zusätzlich ein lautes holosystolisches apikales Geräusch und die palpatorischen, röntgenologischen und elektrokardiographischen Befunde von Vergrößerung und verstärkter Aktivität der linken Kammer. Auch bei der Aorteninsuffizienz kommt nicht selten ein diastolisches (das Austin-Flint-)Geräusch vor; das Fehlen von Mitralöffnungston und – falls Sinusrhythmus besteht – präsystolischem Crescendo-Geräusch sprechen bei Vorliegen einer Aorteninsuffizienz gegen eine zusätzliche Mitralstenose. – Wenn bei einem Patienten sowohl eine chronische bronchopulmonale Erkrankung als auch eine Mitralstenose vorliegt, ist der Klappenfehler oft nur durch besonders sorgfältige Auskultation zu diagnostizieren. Primäre pulmonale Hypertonie ist wegen einer Reihe von Befunden, die bei beiden Krankheiten vorkommen, zuweilen schwer von der Mitralstenose zu differenzieren. Das Fehlen von Mitralöffnungston, diastolischem Geräusch, Vergrößerung des linken Vorhofs und von Pulmonalkapillardruckerhöhung spricht gegen Mitralstenose. Bei sehr schwerer Mitralstenose mit weitgehend unbeweglichen Klappen und fixiert erhöhtem Lungengefäßwiderstand sowie während kardialer Dekompensation kann der Auskultationsbefund typische Charakteristika der Mitralstenose verlieren: Der Fluß kann so niedrig sein, daß kein diastolisches Geräusch entsteht; 1. Ton und Mitralöffnungston können atypisch geringe Intensität haben. Eine wirklich stumme Mitralstenose ist aber selten.

Gelegentlich bereitet die Differentialdiagnose Vorhofseptumdefekt – Mitralstenose Schwierigkeiten; das Vorliegen einer fixen Spaltung des 2. Tons, das Fehlen von Kerley-B-Linien und von Zeichen der Vergrößerung des linken Vorhofes sprechen für Vorhofseptumdefekt. – Das Myxom des linken Vorhofs kann der Mitralstenose ähnliche Beschwerden und Befunde bewirken. Beim Myxom (CLEVELAND u. Mitarb. 1983, MATTERN u. Mitarb. 1983) finden sich lageabhängige Änderungen der Auskultationsbefunde und manchmal auch auf Tumor deutende Allgemeinsymptome; es fehlt in der Regel ein Mitralöffnungston. Echokardiographie und Angiokardiographie sind geeignete Verfahren zur Sicherung der Diagnose eines Myxoms des linken Vorhofs. Das Cor triatriatum – eine seltene Herzläsion – kommt durch einen fibrösen Ring im linken Vorhof zustande, es bewirkt eine Erhöhung der Drucke in den Lungenvenen und -kapillaren und ist durch Angiokardiographie diagnostizierbar.

Therapie

Der jüngere beschwerdefreie Patient mit Mitralstenose muß hinsichtlich Lebensplanung und Berufswahl beraten werden; er sollte einen Beruf ohne körperlich schwere Arbeit wählen. Bei Infektionen mit betahämolytischen Streptokokken ist Penicillin indiziert. Schwangerschaft und Geburt haben im Stadium I der Mitralstenose ein etwa normales Risiko.

Bei Patienten mit Beschwerden können salzarme Kost und Diuretika Besserung bewirken. Digitalis bessert in dieser Lage die durch die Stenose bedingte hämodynamische Störung wenig oder nicht (BEISER u. Mitarb. 1968). Digitalis ist indiziert, wenn Vorhofflimmern mit hoher Kammerfrequenz und/oder kardiale Dekompensation auftreten. Senken Herzglykoside die erhöhte Kammerfrequenz nicht genügend, so ist die zusätzliche Gabe von betablockierenden Medikamenten (z. B. ca. 10–20 mg Propanolol 3- bis 4mal täglich) zu erwägen.

Lungenödem wird durch Fuß-Tief-Lagerung, schnell wirkende Diuretika, O_2-Gaben, Nitrokörper behandelt, Hämoptoe durch dieselben Maßnahmen, die den Lungenvenen- und Kapillardruck senken.

Eine Dauerbehandlung mit Antikoagulantien ist bei Mitralstenose indiziert, wenn eine Embolie aufgetreten ist oder wenn rezidivierend Vorhofflimmern vorkommt. Die Gabe von Thrombozytenaggregationshemmern wird auch erwogen (GOODNIGHT 1980).

Bei Vorhofflimmern, welches erst seit kurzer Zeit besteht, und bei leichtgradiger Mitralstenose, die noch keine Operationsindikation ergibt, soll man versuchen, durch Elektrokardioversion oder Chinidin wieder Sinusrhythmus zu erreichen. Da es beim Übergang von Vorhofflimmern zu regulärer Vorhofaktion gelegentlich zu embolischen Komplikationen kommt, wird empfohlen, die Patienten hierzu vorübergehend auf Antikoagulantien einzustellen. Bei hochgradiger Mitralstenose, sehr großem linken Vorhof oder schon lange bestehendem Vorhofflimmern ist dagegen die Chance gering, langfristig den Herzrhythmus zu regularisieren.

Operative Behandlung ist bei Patienten mit reiner Miralstenose indiziert, wenn sie deutliche Beschwerden oder Funktionsbeeinträchtigung durch das Klappenvitium haben und wenn die Klappenöffnungsfläche auf ca. 1,3–1 cm^2 oder weniger reduziert ist. Die Indikationsentscheidung darf sich aber nicht ausschließlich an physiologischen und anatomischen Meßdaten orientieren, sie muß auch andere Charakteristika jedes Einzelfalles berücksichtigen wie Alter, Beruf, Temperament des Patienten und seine persönliche Einstellung zu operativer Behandlung. Man wird z. B. jüngeren Menschen und denen mit Neigung zu hyperkinetischer Zirkulation eher zur Operation raten als alten Menschen oder denen, die nicht zu hyperkinetischer Dysregulation neigen.

Die Valvulotomie ist die Methode der Wahl bei nicht voroperierten Patienten mit reiner Stenose, die bei der Röntgendurchleuchtung und echokardiographisch keine Hinweise auf valvuläre oder perivalvuläre Kalkeinlagerung zeigen, und bei denen kein Verdacht auf Vorhofthromben besteht. Da beim geschlossenen Verfahren eine ausreichende Valvulotomie nicht immer erreicht und die Erzeugung von Mitralinsuffizienz nicht absolut sicher vermieden werden kann, operiert man vielfach entweder „mit bereitstehender Herz-Lungen-Maschine", um diese gegebenenfalls anschließen und die Operation als offene Valvulotomie unter Sicht fortsetzen zu können, oder man plant den Eingriff von vornherein als offene Valvulotomie.

Bei voroperierten Mitralvitien, bei Mitralstenosen mit schwer veränderten und verkalkten Klappen oder mit nennenswerter begleitender Mitralinsuffizienz ist in jedem Fall die Operation am offenen Herzen und mit Hilfe extrakorporaler Zirkulation indiziert. Meist wird es sich unter diesen Umständen als notwendig erweisen, den schwer veränderten Klappenapparat zu exzidieren und eine Prothese oder heterologe Ersatzklappe einzusetzen.

Die Valvulotomie normalisiert den Klappenapparat zwar nicht, hat aber eine niedrige Mortalität (ca. 1–3% in der stationären postoperativen Phase) und führt zu deutlicher Verbesserung der Beschwerden und der Leistungsfähigkeit der Patienten über viele Jahre; sie verbessert die Prognose der betroffenen Kranken (ELLIS u. Mitarb. 1959, HALSETH u. Mitarb. 1980, KAY u. Mitarb. 1983, STEIN u. Mitarb. 1964). Das gilt allerdings nicht für Patienten, bei denen Beschwerden und Funktionsbeeinträchtigung durch die Mitralstenose fehlen oder ganz geringfügig sind. Bewirkt die Valvulotomie trotz korrekter Indikationsstellung keine Beschwerdebesserung, so ist anzunehmen, daß sie ungenügend war, oder daß sie Mitralregurgitation induziert hat, oder daß unerkannte zusätzliche Läsionen an Klappen, Myokard oder Koronararterien vorliegen. Treten erst im späteren postoperativen Verlauf wieder Beschwerden auf, so ist an unzureichende Erweiterung der Mitralstenose oder Re-Stenosierung, an das verstärkte Wirksamwerden zusätzlicher Vitien oder an die Entwicklung myokardialer oder koronarer Schäden zu denken.

Die Klappenersatzoperationen führen in aller Regel zu deutlicher Besserung von Beschwerden und pathologischen Befunden, haben aber eine etwas höhere Mortalität und Komplikationsrate und machen die Patienten langfristig sehr viel abhängiger von spezialisierter Nachsorge als die klappenerhaltenden Operationsverfahren. Das Verhalten der Ersatzklappen auf sehr lange Sicht ist noch nicht sicher vorauszusagen. So wird man die Operationsindikation, wenn die präoperative Abklärung eines Patienten zu dem Schluß führt, daß bei einer Operation nur Klappenersatz in Frage käme, ein wenig zurückhaltender beurteilen als bei Verhältnissen, die voraussichtlich klappenerhaltende Operationsverfahren erlauben. Die die Mitralstenose begleitende Trikuspidalinsuffizienz zeigt nach erfolgreicher Mitralklappenoperation nur in einem Teil der Fälle eine deutliche Besserung (SIMON u. Mitarb. 1980).

Die medizinische Vorbereitung zur Operation wegen Mitralstenose erfordert die Vermeidung von Überlastung, wenn möglich kardiale Rekompensation und die Normalisierung der Herzfrequenz. Digitalisgaben schützen vor Tachykardie bzw. Tachyarrhythmie und verhindern wahrscheinlich postoperative Insuffizienz der Kammern. Zu strikt und lange vor der Operation gegeben, erhöhen salzfreie Kost, Herzglykoside und Diuretika das Risiko des Auftretens postoperativer Elektrolytstörungen und Arrhythmien, evtl. auch das Thrombose- und Embolierisiko. – Der Angst vor der Operation ist schwer entgegenzuwirken. Man muß versuchen, dem Patienten das Gefühl zu geben, daß er seine Entscheidung richtig getroffen hat, daß alle Maßnahmen sinnvoll und notwendig sind, und daß alle mit seiner Behandlung Befaßten sachkundig und für ihn da sind. Wenn irgend möglich, sollte man den Wechsel der Bezugspersonen, die der Patient vor und nach der Operation unter Ärzten und Pflegekräften hat, gering halten. Denn Konstanz und Übersichtlichkeit der Beziehungen zwischen dem Patienten und den Menschen seiner Klinikumgebung mindern seine Angst, seine Besorgtheit und Unruhe und reduzieren damit einige Komplikationsrisiken.

Prophylaxe

Langfristige Penicillinprophylaxe mit oraler Einnahme oder Injektion von Depotpräparaten wird bei gefährdet erscheinenden Patienten angewendet, um Rezidive von Streptokokkenerkrankungen zu verhindern. Weder Steroide noch Salicylate scheinen geeignet, Vorkommen und Ausmaß von Klappenvitien nach rheumatischem Fieber zu reduzieren (United Kingdom and United States Joint report 1965).

Mitralinsuffizienz

Definition

Mitralinsuffizienz ist durch eine unzureichende systolische Schlußfähigkeit der Mitralklappen charakterisiert, so daß es zur Regurgitation von Blut aus der linken Kammer in den linken Vorhof kommt. Sie wird in vielen Fällen durch pathologische Veränderungen der Mitralklappen verursacht. Bei intakten Mitralklappen kann Mitralregurgitation durch Formänderung und Dilatation des linken Ventrikels, des Klappenrings, durch Störungen der Papillarmuskeln oder der sie umgebenden Kammerwandmuskulatur und durch Abriß von Sehnenfäden zustande kommen: sekundäre Mitralinsuffizienz. (Die traumatisch bedingte Mitralinsuffizienz ist im Kapitel Herztraumen, die Mitralinsuffizienz bei Mitralklappenprolaps im folgenden Kapitel dargestellt.) Von einem kombinierten Mitralvitium spricht man, wenn ein Mitralostium so verändert ist, daß es sowohl ein Hindernis für den diastolischen Blutfluß in den linken Ventrikel darstellt, als auch systolische Regurgitation von Blut in den linken Vorhof in nennenswertem Umfang zuläßt.

Häufigkeit und Vorkommen

Eine reine oder überwiegende Mitralinsuffizienz kam in einer Serie von 300 Mitralvitien, über die WOOD (1968) berichtete, in etwa einem Drittel der Fälle vor. Die prozentuale Verteilung auf die verschiedenen ätiologischen Gruppen ist schwierig anzugeben. Bei etwa der Hälfte aller Fälle und bei der großen Mehrzahl der durch Klappenläsionen bedingten dürfte eine rheumatische Ätiologie vorliegen. Die Größe der Anteile von Mitralinsuffizienzen, die durch Papillarmuskeldysfunktion, durch Läsionen der Chordae tendineae (CAULFIELD u. Mitarb. 1969) und durch Dilatation der linken Kammer verursacht sind, hängt von der Zusammensetzung des Krankenguts ab, das zu statistischer Analyse verwendet wird. Sieht man vom Mitralklappenprolaps ab, so sind kongenitale Veränderungen (TALNER u. Mitarb. 1961) seltene Ursachen von Mitralinsuffizienz, sie kommen vor in Form der Mitralsegelspaltung beim Vorhofseptumdefekt vom Primumtyp, außerdem bei korrigierter Transposition der großen Gefäße und bei Fibroelastose des Endokards. Weitere Ursachen von Mitralinsuffizienz sind systemischer Lupus erythematodes, Morbus Bechterew, hypertrophische Subaortenstenose sowie massive Verkalkung des Klappenrings, die im Senium und dann vorwiegend bei Frauen idiopathisch vorkommt, aber auch bei Patienten mit Hypertonie, Diabetes mellitus, Aortenstenose und Marfan-Syndrom. Bei reiner Mitralinsuffizienz rheumatischer Ätiologie überwiegen – anders als bei der Mitralstenose – die männlichen Patienten.

Ätiologie, Pathogenese und Morphologie

Die rheumatischen Klappenveränderungen und die Vernarbungsvorgänge, die zur Stenose, und diejenigen, die zur Insuffizienz führen, sind nicht prinzipiell different. Aber ein vorwiegender Befall der Sehnenfäden mit Fusion und Verkürzung der Chordae und Kommissurenverkalkung, die den Klappenschluß verhindert, sind pathologisch-anatomische Mechanismen, die besonders zur Mitralinsuffizienz disponieren. Die bakterielle Endokarditis bewirkt Substanzverlust und später narbige Veränderungen der Klappensegel, unter Umständen die Ruptur von Sehnenfäden, und kann dadurch eine Mitralinsuffizienz verursachen. Die Ruptur von Sehnenfäden (ROBERTS u. Mitarb. 1966) mit der Folge einer akuten Mitralinsuffizienz kann aber außer durch bakterielle Endokarditis auch durch rheumatische Entzündung und durch myxomatöse Degeneration verursacht werden oder auch ohne sicher erkennbare Ursache zustande kommen. Die Erkrankung und Dysfunktion von Papillarmuskeln (BURCH u. Mitarb.

1968), insbesondere als Folge der koronaren Herzkrankheit, ist relativ häufig anzunehmen. Koronarinsuffizienz kann sowohl passager, z. B. im Angina-pectoris-Anfall, als auch permanent zu Papillarmuskeldysfunktion und Mitralregurgitation führen; sie kann, wenn sie erheblich ist und persistiert, auch Nekrosen von Teilen der Papillarmuskeln und eine permanente Mitralinsuffizienz bewirken. Ihre gravierendste mögliche Folge ist der Abriß eines Papillarmuskels, eine seltene Komplikation der akuten Myokardnekrose.

Alle Krankheiten, die zur Erweiterung der linken Kammer führen, können eine sekundäre Mitralinsuffizienz bewirken, und zwar dadurch, daß die Dilatation die räumliche Anordnung der Klappen und Papillarmuskeln derart verändert, daß ein unvollständiger Klappenschluß resultiert. Unter Umständen spielt zusätzlich dabei auch die Dilatation des Klappenrings eine Rolle.

Die Klappenringverkalkung ist als degenerative Veränderung des fibrösen Herzskeletts anzusehen. Sie bildet in schweren Fällen völlig rigide Spangen oder Ringe um das Mitralostium, die die Basen der Klappensegel immobilisieren können. In etwa der Hälfte dieser schweren Fälle kommen zusätzlich Aortenklappenverkalkungen vor, und in ähnlicher Häufigkeit kommt es zu einer Kalkinkrustierung und dadurch bedingter Kompression von Anteilen der spezifischen Herzmuskulatur mit der Folge atrioventrikulärer oder intraventrikulärer Leitungsstörungen (FULKERSON u. Mitarb. 1979).

Bei der reinen Mitralinsuffizienz und beim kombinierten Mitralvitium ist die linke Kammer dilatiert und hypertrophiert, der linke Vorhof dilatiert. In fortgeschrittenen Fällen zeigt der vergrößerte und meist flimmernde Vorhof erheblichen Wandumbau mit Zunahme des Bindesgewebes und Desorganisation und Reduktion der Muskulatur; dilatierte und wandveränderte flimmernde Vorhöfe enthalten nicht selten wandständige Thromben. Hinsichtlich der Veränderungen der rechten Kammer und der Lungengefäße durch Drucksteigerung im kleinen Kreislauf wird auf das Kapitel Mitralstenose, hinsichtlich der Mitralinsuffizienz beim Mitralklappenprolaps auf das folgende Kapitel verwiesen.

Pathophysiologie

Unter den Bedingungen der Mitralinsuffizienz hat der linke Ventrikel während der Systole zwei Austreibungsöffnungen, das Aortenostium für den antegraden Blutfluß (effektives Herzzeitvolumen) und das insuffiziente Mitralostium für den Regurgitationsfluß. Die Stromstärken durch diese Ostien werden bestimmt vom Verhältnis der Widerstände, die sich einerseits der antegraden Strömung und andererseits der Regurgitation bieten (BRAUNWALD u. Mitarb. 1957). So wird die Größe des Regurgitationsvolumens durch Faktoren beeinflußt, die sich in nennenswertem Umfang ändern können. Ein Anstieg des systolischen Drucks des linken Ventrikels (z. B. durch Aortenstenose oder durch arterielle Hypertonie) oder seines Volumens (z. B. durch Blutvolumenzunahme bzw. Vergrößerung der Herzvolumens) und alle Interventionen, die eine Dilatation des Klappenrings und dadurch eine Vergrößerung der Regurgitationsöffnung zur Folge haben, führen zur Zunahme der Regurgitation und umgekehrt. Wenn also die Vorlast oder die Nachlast zunimmt oder aber die Kontraktilität der linken Kammer beeinträchtigt wird, nimmt die Mitralregurgitation zu; wenn die Vorlast oder die Nachlast der Kammer abnimmt oder ihre Kontraktilität ansteigt, wird die Mitralregurgitation geringer (BORKENHAGEN u. Mitarb. 1977). Digitalis, Diuretika und Vasodilatatoren haben daher in der Regel einen günstigen Effekt und mindern die Mitralregurgitation. Eine Verschlechterung der Myokardfunktion, eine Vasokonstriktion im Arteriensystem und die Gabe von Pharmaka mit negativ inotroper Wirkung haben zumeist einen ungünstigen Einfluß und verstärken die Mitralregurgitation.

Der Gesamtwiderstand für die systolische Entleerung der linken Kammer ist, wenn eine Mitralinsuffizienz vorliegt, erniedrigt. Auch beginnt die Entleerung des linken Ventrikels durch Mitralregurgitation ungewöhnlich früh, nämlich gleich nach Beginn der Kammerkontraktion; etwa die Hälfte des pro Herzschlag regurgitierten Volumens wird nach Untersuchungen von ECKBERG u. Mitarb. (1973) bereits vor der Öffnung der Aortenklappen in den linken Vorhof ausgetrieben. Die Arbeitsbedingungen des linken Ventrikels sind also bei Mitralinsuffizienz dadurch charakterisiert, daß während der Systole die Wandspannung rasch sinkt, und daß die Kontraktionsenergie mehr zur Faserverkürzung als zur Druckentwicklung genutzt wird. Der myokardiale O_2-Verbrauch steigt bei experimenteller Induktion von erheblicher Mitralinsuffizienz nur geringfügig an, weil die vermehrte Faserverkürzung den O_2-Bedarf weit weniger erhöht, als es die Zunahme von Wandspannung, Kontraktilität oder Herzfrequenz tun würde (s. BRAUNWALD 1980). Mit dieser relativ günstigen Alteration der Arbeitsbedingungen der mehrbelasteten Kammer, die vor allem in vermehrter Verkürzungsarbeit besteht, hängt es wohl zusammen, daß auch eine nennenswerte Mitralinsuffizienz – wenn der linke Ventrikel sich durch Hypertrophie adaptieren kann – oft über lange Zeiträume relativ gut vertragen wird. Bei der akuten Mitralinsuffizienz fehlt initial diese adaptive Zunahme der Wanddicke der linken Kammer.

Da die linke Herzkammer bei Patienten mit Mitralinsuffizienz in der Systole ein vergrößertes Volumen auswirft, muß ihr in der Diastole auch ein vermehrtes Füllungsvolumen zufließen. Der gesteigerte diastolische Fluß führt bei erheblicher Mitralinsuffizienz – auch ohne zusätzliche Mitralstenose – zu einem frühdiastolischen Druckgradienten zwischen dem linken Vorhof und der linken Kammer. Das enddiastolische Volumen des linken

Ventrikels ist vergrößert; der enddiastolische Druck kann, da die Kammer sich zumeist an das erhöhte Volumen durch Zunahme der Dehnbarkeit ihrer Wand adaptiert, trotz des vergrößerten Volumens normal sein.

Wenn die Reservemechanismen zur Kompensation der Mitralinsuffizienz nach längerer Zeit erschöpft sind und es zur zunehmenden Dekompensation des Vitiums kommt, so ist die Größe der Ejektionsfraktion ein relativ unempfindlicher Indikator der verschlechterten Myokardfunktion. Hingegen scheint die Höhe des endsystolischen Volumens bei Patienten mit Mitralinsuffizienz ein relativ guter Indikator der linksventrikulären Funktion und ihrer Reserve zu sein. Auch eignet sich diese Größe zur Schätzung der Operationsprognose. Nach BRAUNWALD (1980) haben Patienten mit Mitralinsuffizienz, wenn das endsystolische linksventrikuläre Volumen präoperativ größer als 90 ml/m^2 Körperoberfläche ist, eine hohe Operationsmortalität und die Überlebenden eine verhältnismäßig hohe Rate von erheblicher Kammerdysfunktion post operationem.

Anhand des unterschiedlichen Verhaltens der Wandelastizität des linken Vorhofs lassen sich bei Patienten mit Mitralinsuffizienz verschiedene pathophysiologische Muster erkennen:

Eine Gruppe von Patienten mit Mitralinsuffizienz ist dadurch gekennzeichnet, daß bei ausgeprägter chronischer Mitralinsuffizienz die v-Welle und der Mitteldruck im erheblich dilatierten linken Vorhof (bei der Mitralinsuffizienz kommen die größten überhaupt gemessenen Vorhofvolumina vor) normal sind (BRAUNWALD u. AWE 1963, DESANCTIS u. Mitarb. 1964), d. h., die Dehnbarkeit des linken Vorhofs (und evtl. der Lungenvenen) ist erhöht, wie sich auch post mortem nachweisen ließ (LIN u. Mitarb. 1964).

Das andere Extrem pathophysiologischen Verhaltens ist durch eine deutliche Mitteldruckerhöhung und Überhöhung der v-Welle im nur geringgradig oder nicht vergrößerten linken Vorhof charakterisiert. Erhöhter Druck bei geringer oder fehlender Volumenzunahme zeigt eine normale oder eine geminderte Dehnbarkeit des linken Vorhofs und der Lungenvenen an.

Zwischen den beiden Extremen liegen die Befunde der großen Mehrzahl der Patienten mit Mitralinsuffizienz. Offenbar bezeichnen die genannten Extreme auch Verlaufsstadien, nämlich die erhebliche Druckerhöhung mit geringer Volumenzunahme im linken Vorhof und in der Lungenzirkulation die akute Mitralinsuffizienz und die frühen Stadien der schweren chronischen Mitralinsuffizienz und die erhebliche Volumenzunahme bei gering erhöhten oder normalen Drucken im linken Vorhof und in den Lungengefäßen die Spätstadien der schweren chronischen Mitralinsuffizienz. In diesen Fällen hat die lange bestehende Mitralinsuffizienz nicht nur zu einer oft erheblichen Zunahme des Volumens des linken Vorhofs geführt, sondern auch die Wand des linken Vorhofs verändert; sie enthält weit mehr Bindegewebe und weniger Muskulatur als normale Vorhofwand; daraus erklären sich die veränderten physikalischen Eigenschaften, insbesondere die Verschiebung der Druckvolumenkurve des linken Vorhofs. Die betroffenen Patienten haben fast stets permanentes Vorhofflimmern und ein niedriges Herzzeitvolumen.

Krankheitsbild

Anamnese

Die Mitralinsuffizienz manifestiert sich in der Mehrzahl der Fälle relativ spät durch Beschwerden, meist erst, wenn die linke Kammer dekompensiert. Die vorherrschenden subjektiven Symptome sind dann Schwäche, Mattigkeit, erhöhte Erschöpfbarkeit. Dyspnoe, Lungenödem, Hämoptoe und arterielle Embolien kommen durchaus vor, aber seltener als bei der Mitralstenose. Die Mehrzahl der vorkommenden Mitralinsuffizienzen sind nach ihrer hämodynamischen Auswirkung geringfügig und verursachen keine oder nur mäßige Beschwerden und schränken die Leistungsfähigkeit der betroffenen Patienten auch langfristig nur geringfügig ein.

Der Beginn von Vorhofflimmern bedingt in der Regel keine so markante Beschwerdezunahme wie bei Patienten mit Mitralstenose. Bei Patienten mit großem linkem Vorhof und gering veränderten Drucken beherrschen oft Schwäche und allgemeine Leistungsminderung, die durch das stark erniedrigte Herzzeitvolumen bedingt sind, das Bild. Bei Patienten mit erheblicher Hypertonie im linken Vorhof und im Lungenkreislauf bei nur geringer Dilatation des linken Vorhofs dominieren dagegen Dyspnoe und Rechtsherzbelastung, und es kann zum Lungenödem kommen. Bei beiden Formen kann sich die Symptomatik der hydropischen Dekompensation mit Ödemen, Hepatomegalie und Aszites entwickeln.

Befund (Abb. 1.74)

Die Palpation liefert den wichtigen Befund verstärkter und verbreiterter Brustwandpulsationen im Bereich der Herzspitze, die oft nach lateral verlagert ist. In manchen Fällen ist apikal ein systolisches Schwirren palpabel. Der Radialispuls kann relativ klein sein, hat aber schnellenden Charakter. Nach WOOD (1968) findet man auch bei der unkomplizierten Mitralinsuffizienz unter Umständen eine Venendruckerhöhung.

Die meisten Patienten mit Mitralinsuffizienz haben ein mittellautes bis lautes (II–VI° der international üblichen Graduierung, bei der I das leiseste und VI das lauteste Geräusch bezeichnet) systolisches Geräusch (HUMPHRIES 1964), das meist holosystolisch ist und bis zum 2. Ton reicht oder ihn einschließt. Das Geräusch hat mittlere bis hohe Frequenz und scharfen „blasenden" bzw. „gießenden" Charakter. Nach Intensität und Formablauf innerhalb der Systole ist es bandförmig, crescendo, crescendo-decrescendo oder decrescendo. Das

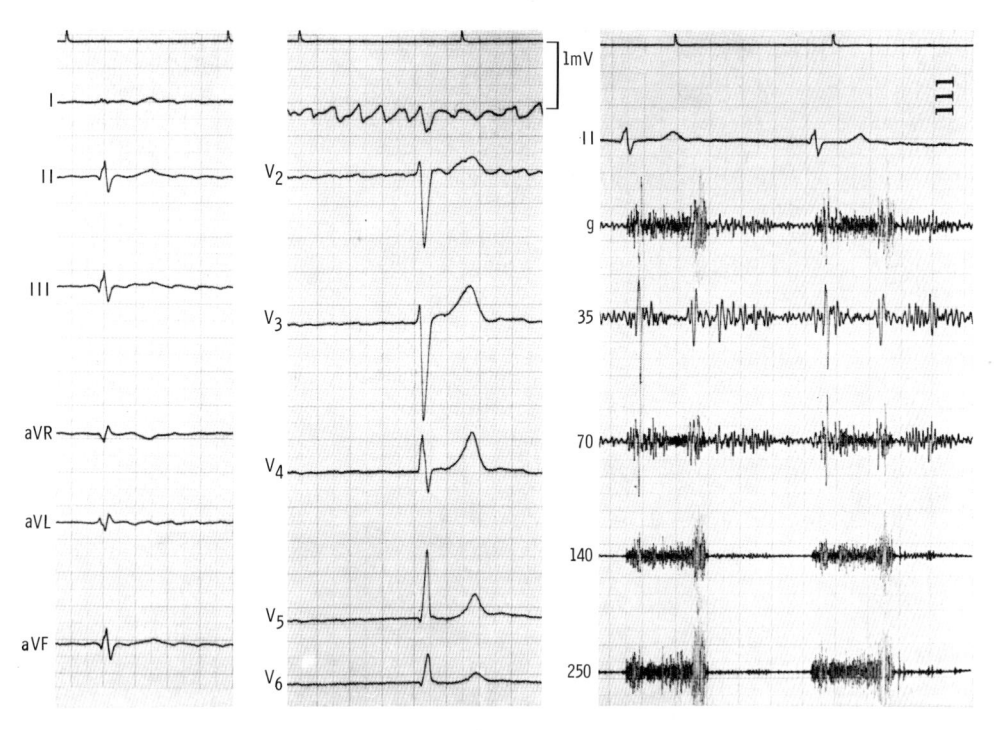

Abb. 1.74 EKG und Phonokardiogramm (apikal; Nennfrequenzen in Hertz; g = gehörsähnlich; Zeitmarkierung 1 s) bei Mitralvitium mit hämodynamisch deutlich wirksamer Mitralinsuffizienz. Das EKG zeigt Vorhofflimmern, -flattern (mit absoluter Kammerarrhythmie), das Phonokardiogramm ein etwa bandförmiges systolisches Geräusch, das bis zum lauten 2. Ton reicht, einen 3. Ton, an den sich ein tief- und mittelfrequentes diastolisches Geräusch anschließt

Mitralinsuffizienzgeräusch ist apikal und extraapikal hörbar oder hat dort sein Punctum maximum; in Linkslage wird es in diesem Bereich lauter. Bei manchen Formen ist der Regurgitationsstrom auf einen umschriebenen Abschnitt der Vorhofwand gerichtet, dabei hat das systolische Geräusch sein Punctum maximum über oder neben dem oberen oder mittleren Sternum oder am Rücken. Der zweite Ton ist bei der schweren und akut entstandenen Mitralinsuffizienz vielfach breit gespalten, wahrscheinlich durch Verkürzung der Systole des linken Ventrikels. Das Spaltungsintervall ist bei Rechtsinsuffizienz fixiert, sonst variiert es mit der Atmung. Der erste Ton ist bei der reinen Mitralinsuffizienz von normaler Intensität oder leise, dies besonders bei geminderter Klappenmobilität. Er kann aber auch abnorm laut sein, was sich damit erklären läßt, daß der systolische Druckanstieg bei der Mitralinsuffizienz sehr steil ist. Insonderheit bei der Mitralregurgitation durch Papillarmuskeldysfunktion erwartet man einen lauten ersten Ton. Allerdings ist der erste Ton in vielen Fällen von Mitralinsuffizienz nicht sicher vom Geräusch abgesetzt und daher schwierig erfaßbar. Infolge des verstärkten Flusses durch das Mitralostium in der frühen Diastole haben viele Patienten mit Mitralinsuffizienz einen relativ lauten 3. Ton, an den sich ein kurzes diastolisches Geräusch anschließt. Diese Zeichen verstärkter frühdiastolischer Strömung in den linken Ventrikel werden um so ausgeprägter sein, je größer das Regurgitationsvolumen ist. Aus der Lautstärke des systolischen Geräusches jedoch läßt sich nicht auf die Schwere der Mitralinsuffizienz schließen. Eine erhebliche Mitralinsuffizienz ohne Geräusch oder mit leisem Geräusch kommt vor bei Thoraxdeformitäten, hochgradigem Lungenemphysem, Adipositas und bei der Mitralregurgitation durch linksventrikuläre Insuffizienz und durch paraprothetisches Leck.

Mitralgeräusche nur in der späten oder in der mittleren und späten Systole finden sich gewöhnlich bei der leichtgradigen Mitralinsuffizienz, die durch Papillarmuskeldysfunktion oder Mitralklappenprolaps (s. unten) verursacht ist. Bei der akuten Mitralinsuffizienz kommen vorwiegend Decescendo-Geräusche vor, die z. T. schon vor dem 2. Ton enden und gewöhnlich weniger laut sind als die holosystolischen Geräusche der chronischen Mitralinsuffizienz; die pulmonale Komponente des 2. Tons ist dabei häufig laut.

Die linksventrikuläre Austreibungszeit ist bei der hämodynamisch wirksamen Mitralinsuffizienz verkürzt. Im Apexkardiogramm zeigt sich als Folge des großen frühdiastolischen Bluteinstroms in die linke Kammer eine besonders ausgeprägte schnelle Füllungswelle.

Für eine geringfügige Mitralinsuffizienz sprechen 1) das Fehlen palpatorischer Zeichen einer vermehrten linksventrikulären Aktion, 2) das Fehlen von Schallerscheinungen in der Diastole – außer den für das Alter des Patienten physiologischen, 3) ein dem Alter entsprechendes Verhalten des

2. Tons, 4) eine normale Herzgröße, 5) Beschwerdefreiheit.
Für eine hämodynamisch stark wirksame Mitralinsuffizienz sprechen 1) palpatorische Zeichen vermehrter Aktion der linken Kammer, 2) ein lauter und früh einfallender 3. Ton, an den sich ein kurzes diastolisches Geräusch anschließt, 3) eine Vergrößerung der linken Kammer und des linken Vorhofs, 4) eine Spaltung des 2. Tons (nicht immer vorhanden), 5) kardial bedingte Leistungsminderung.

Röntgenuntersuchung
Der linke Vorhof ist bei einer wirksamen Mitralinsuffizienz dilatiert, die Dilatation kann in manchen Fällen ein ungewöhnliches Ausmaß erreichen. Andererseits ist bei den akut entstandenen ausgeprägten Mitralinsuffizienzen die Volumenzunahme des linken Vorhofes vergleichsweise unbedeutend. Im Einzelfall läßt die röntgenologische Beurteilung von Größe und Form des linken Vorhofes keine Unterscheidung zwischen Mitralstenose und -insuffizienz zu. Bei der Durchleuchtung lassen sich die durch die Regurgitation bedingten vergrößerten Volumenschwankungen von linkem Vorhof und linkem Ventrikel nachweisen. Bei der hämodynamisch wirksamen Mitralinsuffizienz ist der linke Ventrikel vergrößert. Die Lungengefäße können normal sein. Kerley-Septal-Linien entwickeln sich in der Regel erst bei Linksinsuffizienz.

Elektrokardiogramm
Häufig haben die Patienten mit Mitralinsuffizienz ein P-mitrale oder in chronischen Fällen mit großen Vorhöfen Vorhofflimmern. Ein für Mitralinsuffizienz typisches EKG gibt es nicht. Zeichen der Linkshypertrophie finden sich in weniger als der Hälfte der Fälle. Für Rechtshypertrophie typische Elektrokardiogramme kommen auch vor.

Echokardiogramm
Bei der ausgeprägten Mitralinsuffizienz sind der linke Vorhof und die linke Kammer vergrößert, und ihre Wände zeigen verstärkte Bewegungsamplituden. Bei der akut entstandenen Mitralinsuffizienz können die Innendurchmesser der linken Kammer und des linken Vorhofes normal sein, während aber die systolischen Wandbewegungen gesteigert sind. Zuweilen lassen sich echokardiographisch entzündliche Klappenvegetationen oder rupturierte Chordae abbilden (BURGESS u. Mitarb. 1973, WANN u. Mitarb. 1978).

Invasive Untersuchungen
Die invasive Abklärung ist angezeigt, wenn Patienten mit einer Mitralinsuffizienz trotz optimaler konservativer Therapie deutlich leistungsgemindert bleiben. Die Katheteruntersuchung dient dazu, die Mitralinsuffizienz zu beweisen und zu quantifizieren, zusätzliche Klappenvitien und zusätzliche Koronarveränderungen zu diagnostizieren und sekundäre Mitralinsuffizienzen bei primär myokardialen Veränderungen (die im allgemeinen nicht für eine operative Behandlung in Frage kommen) korrekt zu klassifizieren.
Eine erhebliche pulmonale Hypertonie findet sich bei der Mitralinsuffizienz seltener als bei der Mitralstenose. Bei ausgeprägter Mitralregurgitation ist – auch ohne Mitralstenosierung – ein durch den großen Fluß bedingter frühdiastolischer Druckgradient zwischen dem linken Vorhof und dem linken Ventrikel nachweisbar. Die Formanalyse der Druckkurve im linken Vorhof oder im sog. Pulmonal-Kapillarbereich zeigt im typischen Fall einen frühen ventrikelsystolischen Druckanstieg („Regurgitationswelle") und einen steilen y-Abfall. Der enddiastolische Druck im linken Ventrikel ist oft erst bei Linksdekompensation erhöht. Die angiokardiographische Darstellung von Kontrastmittelrückfluß aus dem linken Ventrikel in den linken Vorhof beweist Mitralinsuffizienz, wenn nicht gerade Extrasystolen ablaufen. Sie ermöglicht eine genauere Abschätzung des Regurgitationsvolumens als die meisten anderen Methoden. Die Größe des endsystolischen Volumens des linken Ventrikels ist bei der Mitralinsuffizienz ein Indikator der linksventrikulären Reserve.

Verlauf und Prognose
Der Spontanverlauf ist uneinheitlich. Bei der leicht- und mäßiggradigen Mitralinsuffizienz schreitet die Krankheit vielfach nur langsam fort, die Patienten bleiben über Jahre arm an Beschwerden. Die – relativ seltene – hochgradige Mitralinsuffizienz hingegen tendiert durch Streckung des posterioren Segels und durch Dilatation des linken Vorhofs und Ventrikels zu rascher Progredienz und Beschwerdezunahme. Die Prognose hängt unter solchen Umständen in besonderem Maße von der Kontraktilität des linken Ventrikels ab; eine Reduktion der myokardialen Reserve des linken Ventrikels durch Pharmaka oder zusätzliche Krankheitsprozesse wirkt sich ebenso nachteilig aus wie ein erhöhter Widerstand für den antegraden Auswurf des linken Ventrikels durch eine Aortenstenose oder durch eine arterielle Hypertonie. Die Prognose wird durch Komplikationen wie die bakterielle Endokarditis oder die Ruptur von Chordae ungünstig beeinflußt.
Man kann damit rechnen, daß ca. 80% der Patienten mit einer Mitralinsuffizienz unter konservativer Therapie 5 Jahre, nachdem die Diagnose gestellt ist, überleben, und daß ca. 60% der Patienten 10 Jahre überleben.
Nach Klappenersatzoperationen (s. auch Abb. 1.75) ist zu erwarten, daß 97–90% der Patienten das Krankenhaus verlassen und 70–75% der Operierten 5 Jahre überleben. Bei der Wertung dieser Zahlen ist zu berücksichtigen, daß vorwiegend die Patienten mit höhergradiger Mitralinsuffizienz und in fortgeschrittenen Verlaufsstadien der Operation zugeführt werden. Die große Mehrzahl der Überlebenden erreicht nach der Operation eine deutliche Verbesserung ihrer Leistungsfähigkeit

und eine Minderung der Beschwerden (BARCLAY u. Mitarb. 1972, CHAFFIN u. DAGGETT 1979, EGLOFF u. Mitarb. 1979). Weit ungünstiger ist die Prognose nach der operativen Behandlung der akuten Mitralinsuffizienz insbesondere bei koronarer Herzkrankheit (RADFORD u. Mitarb. 1979, ROSTAD u. Mitarb. 1979) sowie der chronischen Mitralinsuffizienz, die durch therapierefraktäre Herzinsuffizienz oder bakterielle Endokarditis kompliziert ist. Auch haben Re-Operationen nach Klappenersatz ein höheres Risiko und eine schlechtere Prognose als Erst-Operationen.

Differentialdiagnose

Die differentialtherapeutisch wichtige Unterscheidung zwischen der Mitralregurgitation durch Klappenläsion und der Mitralregurgitation durch Myokardiopathie und linksventrikuläre Insuffizienz beruht neben klinischen und Verlaufsdaten auf den echokardiographischen Befunden von der Beschaffenheit und dem Bewegungsmuster der Wand des linken Ventrikels und evtl. auf den Ergebnissen der Angiokardiographie.
Bei Fortleitung des Mitralinsuffizienzgeräusches zur Basis ist der Beweis oder Ausschluß einer zusätzlichen Aortenstenose unter Umständen schwierig. Umgekehrt kann es bei einer Aortenstenose mit apikalem systolischem Geräusch problematisch sein, eine zusätzliche Mitralinsuffizienz zu beweisen oder auszuschließen. Bei manchen Fällen einer umschriebenen Mitralinsuffizienz ist der Regurgitationsstrom zum Vorhofseptum gerichtet. Dabei liegt das Punctum maximum des Mitralinsuffizienzgeräusches im Bereich der Herzbasis. – Gelegentlich sind die Mitralinsuffizienz und der Ventrikelseptumdefekt, die sich sonst durch die Lokalisation von Geräusch und Schwirren wohl unterscheiden, differentialdiagnostisch schwer zu trennen. – Das systolische Geräusch der Trikuspidalinsuffizienz ist vorwiegend im Bereich des unteren Sternums hörbar und wird in etlichen Fällen – im Gegensatz zum Mitralinsuffizienzgeräusch – bei Inspiration lauter; zuweilen läßt sich die Respirationsabhängigkeit des Geräusches jedoch nur in Orthostase darstellen.
Stumme Mitralinsuffizienz kommt relativ selten vor, z. B. bei der Dilatation des linken Ventrikels oder bei der massiven Regurgitation in akuten Zuständen oder durch erhebliche Segelschrumpfung, gelegentlich beim zusätzlichen Vorliegen von Rechtsherzinsuffizienz oder Lungenemphysem. Auch nach operativen Eingriffen am Mitralostium kann eine Mitralinsuffizienz ohne apikales Geräusch vorkommen.
Die Ätiologie der Klappenveränderungen läßt sich klinisch nicht in allen Fällen von valvulärer Mitralinsuffizienz klären. Pathologen erkennen an den operativ wegen einer Mitralinsuffizienz exzidierten Klappenapparaten viel häufiger als früher angenommen die morphologischen Zeichen eines Mitralklappenprolaps-Syndroms.

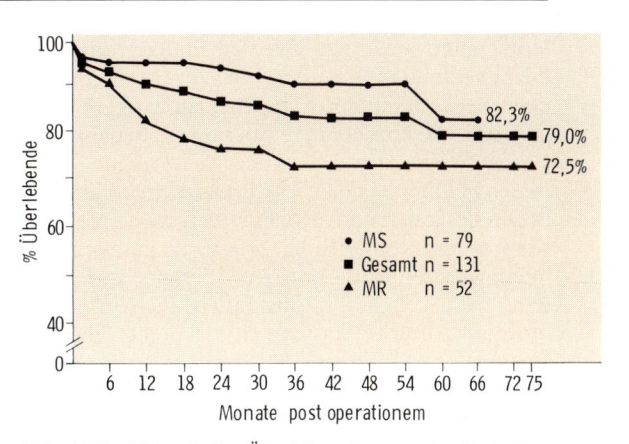

Abb. 1.75 Aktuarische Überlebenskurven der Patienten nach operativem Ersatz der Mitralklappen durch die Hancock-Bio-Prothese. Die Zuordnung zu den Gruppen (MS = Mitralstenose, MR = Mitralinsuffizienz) richtete sich nach dem jeweils hämodynamisch führenden Vitium (nach *Cohn* u. Mitarb.)

Therapie

Beschwerdefreie Patienten mit einer geringgradigen Mitralinsuffizienz bedürfen keiner Therapie. Interkurrente Infekte sollten aber sorgfältig und mit längerer Ruhigstellung als üblich behandelt werden. Patienten mit einer Mitralinsuffizienz im Stadium II der Funktionseinschränkung sind in der Regel konservativ zu behandeln. Eine Therapie mit Herzglykosiden ist häufiger indiziert und erfolgreich als bei reiner Mitralstenose. Widerstandserhöhung im großen Kreislauf und Hypervolämie wirken sich ungünstig auf die kardiale Funktion bei der Mitralinsuffizienz aus und müssen sorgfältig vermieden bzw. behandelt werden. Die Prinzipien der konservativen Therapie der hämodynamisch wirksamen Mitralinsuffizienz sind also positiv inotrope Beeinflussung des linken Ventrikels durch Digitalis, möglichste Vermeidung negativ inotroper Interventionen (z. B. durch antiarrhythmische Pharmaka), Reduktion des interstitiellen und intravasalen Flüssigkeitsvolumens durch Diuretika und Senkung der Nachlast der linken Kammer durch vasodilatierende Medikamente wie Dihydralazin oder Prazosin (in akuten Zuständen evtl. auch Nitroprussid, CHATTERJEE u. Mitarb. 1973). Diese Prinzipien konservativer Behandlung kommen bei erheblicher akuter Mitralinsuffizienz nach Myokardinfarkt besonders zum Tragen; denn man muß mit ihrer Hilfe versuchen, die notwendige Operation zu verzögern, bis einige Wochen oder Monate nach der Myokardinfarzierung vergangen sind.
Zahnärztliche Prozeduren, gynäkologische, urologische und HNO-Eingriffe sollten bei Patienten mit einer Mitralinsuffizienz unter Antibiotikaprophylaxe durchgeführt werden. – Eine bakterielle Endokarditis muß so früh wie möglich erkannt, bakteriologisch klassifiziert und wirksam behandelt werden. Bei suspekten febrilen Erkrankungen ist die Abnahme von Blutkulturen vor einer Anti-

biotikagabe angezeigt. Bei der Endokarditis mit Pilzbesiedlung ist in neuerer Zeit zur primär operativen Behandlung mit Klappenersatz geraten worden, weil die konservative Therapie dabei nur sehr geringe Wirkung hat.
In den Stadien III und IV ist in der Regel operative Behandlung indiziert, wobei in den meisten Fällen Klappenersatz notwendig ist. Wenn günstige Bedingungen für eine operative Therapie vorliegen, wird man sich unter Umständen auch in einem „fortgeschrittenen Stadium II" dazu entschließen, zur Operation zu raten. Bei zusätzlicher nennenswerter und operabler koronarer Herzkrankheit wird neben dem Mitralklappenersatz der aortokoronare Venen-Bypass in gleicher Sitzung empfohlen (MILLER u. Mitarb. 1978).

Postoperative Zustandsbilder nach Herzklappeneingriffen

In der Regel sind nach den Herzoperationen wegen Mitralvitien die subjektiven Symptome und die allgemeine Leistungsfähigkeit der Patienten deutlich gebessert.
Frühkomplikationen nach der operativen Behandlung von Mitralfehlern sind u. a. das sog. Postkardiotomiesyndrom, Vorhofflimmern und andere Arrhythmien, Herzinsuffizienz, Blutungen, Infektionen und Hepatopathien sowie Nieren- und Elektrolytstörungen und schließlich psychisches Derangement. Im späteren postoperativen Verlauf kommen Mitralstenose, Mitralregurgitation, Herzinsuffizienz, bakterielle Endokarditis, klappenbedingte Hämolyse (HORSTKOTTE u. Mitarb. 1978), Blutungen durch Antikoagulantien und thromboembolische Ereignisse als Komplikationen vor; außerdem können trotz zufriedenstellender Besserung der somatischen Störungen die psychische und soziale Rehabilitation der Herzoperierten ungenügend sein.
Nach der Mitralvalvulotomie kommen zwar hämodynamische Komplikationen und Arrhythmien vor, aber die Hämolyse und die bakterielle Endokarditis spielen keine nennenswerte Rolle im postoperativen Verlauf, und thromboembolische Ereignisse sind nicht häufiger als bei rein konservativer Therapie. Nach erfolgreicher Mitralvalvulotomie bessern sich die Beschwerden und die Leistungsfähigkeit, die Organkongestion und häufig auch die pulmonale Hypertonie. Das Intervall zwischen dem 2. Herzton und dem Mitralöffnungston wird größer, aber das Mitralstenosegeräusch ändert sich in etlichen Fällen nur wenig. Die elektrokardiographischen und die röntgenologischen Symptome normalisieren sich nach einer erfolgreichen Valvulotomie ebenfalls nur zögernd und unvollständig. Falls die Beschwerden persistieren oder wieder auftreten bzw. der Diuretikabedarf steigt, sind vor allem eine Mitralstenose (durch ungenügende Operation oder durch Re-Stenosierung) und eine Mitralinsuffizienz (als Operationsfolge) zu erwägen. Die Echokardiographie kann Aussagen zur Frage nach dem postoperativen Vorliegen einer Mitralstenose liefern. Bei der postoperativen Mitralinsuffizienz können typische klinische Charakteristika dieses Vitiums fehlen, so daß invasive Diagnostik nötig werden kann, um die Ursache der Beschwerden sicher zu erkennen.
Hat bei Patienten mit Mitralvitien präoperativ eine Trikuspidalinsuffizienz bestanden, so persistiert sie offenbar in der Mehrzahl der Fälle auch nach erfolgreicher Operation (Mitralvalvulotomie bzw. -klappenersatz) (SIMON u. Mitarb. 1980).
Die mechanischen Klappenprothesen (BOTH u. Mitarb. 1978, LEE u. Mitarb. 1974, NEUSS u. Mitarb. 1979, ROSS u. JOHNSON 1974) haben eine relativ hohe Rate embolischer Komplikationen. Diese Embolierate konnte durch den Übergang von Kugel- zu Kippscheiben-Ventilen gesenkt werden, aber dafür stieg bei diesen die Häufigkeit des Vorkommens von Thrombosierung im Klappenbereich – trotz Antikoagulation – an. So ist eine Dauerantikoagulation bei allen Trägern mechanischer Kunstklappen erforderlich, und selbst unter diesem Regime treten thromboembolische Komplikationen noch in 3–6% pro Patientenjahr auf.
Die homologen Ersatzklappen zeigten häufig schon frühzeitig im postoperativen Verlauf Schäden, die zur Re-Operation zwangen; sie waren also – trotz geringer Thromboembolierate – als Ersatzklappen nicht durabel genug. Erst die glutaraldehyd-fixierte und -sterilisierte und an einem Kunststoffgerüst befestigte heterologe Ersatzklappe vom Schwein (COHN u. Mitarb. 1979), die nur noch geringe Antigeneigenschaften hat, erwies sich als genügend durabler Ersatz für deformierte menschliche Herzklappen. Träger dieser Bioprothesen in Mitralposition haben vorwiegend in den ersten 2–3 Monaten post operationem noch ein nennenswertes Risiko thromboembolischer Komplikationen. Gibt man in diesem Zeitraum Antikoagulantien und danach nur noch bei besonderer Indikation (z. B. chronisches Vorhofflimmern, Vorhofthromben als Operationsbefund), so ist mit einer Inzidenz thromboembolischer Komplikationen von nur mehr ca. 1% pro Patientenjahr zu rechnen (BRAUNWALD 1980).
Eine Besiedlung der Klappenprothesen mit Mikroorganismen tritt in ca. 3% der Fälle auf. Sie ist auf eine präexistente bakterielle Endokarditis, auf infizierte Wunden, intravasale Katheter, urologische Infektionen und andere Infektionsquellen zurückzuführen. Im späteren Verlauf disponieren besonders Zahnprozeduren, HNO-, gynäkologische und urologische Eingriffe, die alle passagere Bakteriämie bewirken, oder Inzisionen wegen Furunkeln zu bakterieller Prothesenendokarditis. Fieber ist das häufigste Symptom; manchmal treten gleichzeitig Symptome auf, die ein paraprothetisches Leck anzeigen. Die bakteriologische Diagnostik mit Hilfe von Blutkulturen ist die wichtigste Basis der antibiotischen Therapie. Vor und nach Eingriffen, die eine Bakteriämie bewirken (Zahneingriffe inklusive Zahnsteinentfernung, urologische, gynäkologische und otologische Eingriffe) sollte eine

Antibiotikaprophylaxe gegeben werden (BRAUNWALD 1980, NEUSS u. Mitarb. 1979).
Alle Ersatzklappen bedingen eine gewisse Behinderung der Blutströmung (HORSTKOTTE u. Mitarb. 1983), keine von ihnen hat eine Öffnungsfläche, die so groß ist wie die der intakten menschlichen Klappe. Aber man kann eine Kunstklappe oder Bioprothese als hämodynamisch zufriedenstellend ansehen, wenn sie in vivo einen transvalvulären Druckgradienten von nicht mehr als ca. 5 mmHg unter Ruhebedingungen bewirkt. Nennenswerte Stenosierungseffekte von Ersatzklappen in Mitralposition kommen vor bei besonders kleinem linken Ventrikel oder Klappenring, oder wenn eine zu große Prothese eingesetzt wird.
Die Kunstklappen-Öffnungs- und Schließungstöne hängen von Modell, Position und Funktion der Ersatzklappe ab. Die Metallkugelventile der alten Starr-Edwards-Klappen machen die lautesten Öffnungs- und Schließungstöne. Die Kippscheibenventile bewirken laute Schließungs-, jedoch leise oder gar keine Öffnungstöne. Die heterologen Schweineklappen (Hancock-Bio-Prothesen) machen einen Schluß-Ton wie eine normale Klappe und öffnen sich stumm. Die zeitliche Anordnung der Kunstklappentöne bzw. ihre Änderung gegenüber früheren Kontroll-Phonokardiogrammen kann gelegentlich Hinweise auf eine Klappendysfunktion oder ein paravalvuläres Leck geben. Bei den meisten heute gebräuchlichen Klappenprothesen erwartet man, wenn sie in Mitralposition sind, die Öffnung 0,1 s nach der aortalen Komponente des 2. Tons. Sowohl eine thrombotische Behinderung des Klappenspiels der Prothese wie ein paraprothetisches Leck führen zum Druckanstieg im linken Vorhof und zur Verkürzung des Intervalls zwischen A II und Öffnungsclick. Das Echokardiogramm erlaubt eine weitere diagnostische Differenzierung. Die Obstruktion der Kunstklappe durch thrombotisches Material simuliert eine Mitralstenose, dabei wird der linke Ventrikel gegenüber früheren Kontrollen nicht dilatiert sein, die Wandbewegungen werden eher geringe Amplitude haben. Ein paravalvuläres Leck einer Prothese in Mitralposition hingegen bedingt eine Zunahme des Schlagvolumens mit vergrößerter Bewegungsamplitude der Hinterwand des linken Ventrikels und Normalisierung der Septumbewegung, die bei unkompliziertem Verlauf nach Kunstklappeninsertion sonst hypokinetisch oder paradox ist (BRAUNWALD 1980, NEUSS u. Mitarb. 1979).
SCHOEN u. Mitarb. (1983) haben an Sektionsergebnissen die Todesursachen von Patienten, die nach Herzklappenersatz gestorben sind, analysiert. Von insgesamt 378 Patienten verstarben 279 innerhalb von 30 Tagen (früh) und 99 Patienten 30 Tage bis 10 Jahre post operationem (spät). Todesursachen waren bei den Frühtodesfällen in 94% der Fälle kardiovaskuläre und Operationskomplikationen, in 6% der Fälle von der Kunstklappe ausgehende Störungen und Schädigungen. Bei den Spättodesfällen waren 44% auf kardiovaskuläre und Operationskomplikationen zurückzuführen, 47% waren klappenbedingt, und in 9% der Todesfälle war die Todesursache ohne Beziehung zur Grundkrankheit und zur Operation.
Eine besondere Verlaufskomplikation nach Herzklappenoperationen ist die fehlende oder ungenügende psychische und soziale Rehabilitation (SPEIDEL u. Mitarb. 1978) von Patienten mit – somatisch gesehen – gutem Operationsresultat. Sie kann bewirken, daß, obwohl nach unseren gewohnten ärztlichen Kriterien Diagnostik, Indikationsstellung, Operation und postoperative Behandlung korrekt und ungestört abgelaufen sind, das Gesamtresultat für den behandelten Kranken und seine Familie und in sozialmedizinischer Hinsicht unbefriedigend ist. Im einzelnen kommen Depression, dysphorische Stimmung, Resignation, Angst, familiäre und berufliche Anpassungsprobleme vor, und zwar bei Männern häufiger als bei Frauen. Die Ursachen sind vielfältig und nur z. T. belegbar und quantifizierbar; u. a. sind hier Rollenkonflikte, unbewältigte postoperative psychische Prozesse, Konversionsmechanismen und das Fehlen genügender ärztlicher und psychologischer Hilfen zu nennen. In einer Studie fand sich eine nennenswerte psychologische Beeinträchtigung der Patienten im Langzeitverlauf bei einem Drittel der Operierten; in einer anderen waren 30 Monate nach der Operation 38% der Männer (aber nur 10% der Frauen) berentet oder pensioniert. Eine Änderung dieser Rehabilitationsmängel ist nur zu erhoffen, wenn es gelingt, die Herzpatienten langfristig besser (etwa so wie Hämodialysepatienten) zu betreuen, unter Beteiligung kompetenter Berater für kardiologische, psychologische und soziologische Aspekte.

Mitralklappenprolaps

Definition

Beim Mitralklappenprolaps wölben sich Klappensegel oder Teile von Segeln während der Systole vermehrt in den linken Vorhof vor. In einem Teil der Fälle geht dieser valvuläre Prolaps mit einer Mitralregurgitation einher. Die Bezeichnung Mitralklappenprolaps hat sich jetzt weitgehend durchgesetzt, früher waren daneben andere Namen gebräuchlich wie Click-Syndrom, Barlow-Syndrom, Ballonieren der Klappe. Der Prolaps kommt am anterioren, am posterioren und auch an beiden Mitralsegeln vor (TEI u. Mitarb. 1982).

Häufigkeit und Vorkommen

Mitralklappenprolaps wird in allen Altersgruppen beobachtet und ist eine der am häufigsten vorkommenden valvulären Anomalien. Im Sektionsgut von DAVIES u. Mitarb. (1978) betrug die Inzidenz 4% (♂) und 5% (♀). Bei echokardiographischer Durchuntersuchung fand sich ein Mitralklappenprolaps in Populationen junger Erwachsener in ca. 10% (DARSEE u. Mitarb. 1979, MARKIEWICZ u. Mitarb. 1976, PROCACCI u. Mitarb. 1976), in Populationen von Patienten mit Marfan-Syndrom hingegen in 90% der Fälle. Gelegentlich zeigen auch Aorten-, Pulmonal- oder Trikuspidalklappen einen Prolaps von Klappengewebe. Untersucht man die bei Herzoperationen wegen einer Mitralinsuffizienz exzidierten und durch Prothesen ersetzten Klappenapparate, so handelt es sich bei ihnen ätiologisch nicht ganz selten um einen Mitralklappenprolaps (DAVIES u. Mitarb. 1978).

Ätiologie, Pathogenese und Morphologie

Es gibt eine Reihe von Krankheitsbedingungen und Anomalien, die entweder die Ursache oder häufig beobachtete Begleitphänomene von Mitralklappenprolaps sind. Eine der wichtigsten ist die myxomatöse (oder mukoide) Gewebsdegeneration von Klappen, Klappenring oder Sehnenfäden (BEKKER u. DEWIT 1979, DEVEREAUX u. Mitarb. 1976, KING u. Mitarb. 1982, TUTASSAURA u. Mitarb. 1976), die mit einer Zunahme der sauren Mucopolysaccharide im Gewebe einhergeht und Ausdruck eines gestörten Kollagenstoffwechsels ist. Morphologisch zeigen sich dabei Fragmentation und irreguläre Anordnung der Kollagenfasern. Die myxomatöse Degeneration führt an den Klappen zum „Ballonieren" derselben, am Klappenring zur Dilatation und evtl. zur Verkalkung des Rings und an den Sehnenfäden zu ihrer Elongation oder gar Ruptur und damit zur Zunahme oder Entstehung von Mitralregurgitation. Die myxomatöse Veränderung des Klappenapparats kommt im Rahmen des Marfan-Syndroms vor, des weiteren kommt sie in Begleitung von Thoraxanomalien wie Trichterbrust, Kielbrust oder Streckhaltung der Brustwirbelsäule und schließlich isoliert vor. Als weitere Ursachen oder Begleitphänomene von Mitralklappenprolaps sind anzunehmen: rheumatische Endokarditis, koronare Herzkrankheit, kongestive Myokardiopathie, Myokarditis, idiopathische hypertrophische Subaortenstenose, Zustand nach Mitralklappenoperation, Trauma, Lupus erythematodes, WPW-Syndrom, Vorhofseptumdefekt und andere kongenitale Vitien, Ehlers-Danlos-Syndrom, Myotonie, Hyperthyreose (CHANNICK u. Mitarb. 1981, WINTERS u. Mitarb. 1976).

Pathophysiologie

Der Mitralklappenprolaps per se ist ohne Auswirkungen auf die kardiovaskuläre Funktion. Ein Mitralklappenprolaps kann aber bewirken, daß der systolische Klappenschluß unvollständig wird. Er geht demzufolge entweder ohne oder mit Mitralinsuffizienz einher. Die Mitralinsuffizienz beim Mitralklappenprolaps besteht nur während eines Teils (zumeist während der späten Systole) oder während der ganzen Systole. Die spätsystolische Mitralinsuffizienz ist und bleibt in der Regel geringgradig, während die holosystolische Form im Laufe der Zeit zur Progression der hämodynamischen Auswirkungen neigt. Die relativ häufig zu beobachtende Variabilität von Mitralklappenprolaps und Mitralinsuffizienz wird im Zusammenhang mit den Herzschallbefunden (s. unten) erörtert. Die durch den Mitralklappenprolaps hervorgerufenen kreislaufphysiologischen Abweichungen hängen vom Grad der begleitenden Mitralregurgitation ab und entsprechen den durch Mitralinsuffizienzen anderer Art (s. oben) bewirkten.

Krankheitsbild

Anamnese

Die Mehrzahl der von Mitralklappenprolaps Betroffenen hat keine oder nur geringe Beschwerden. Von den übrigen haben relativ viele multiple Beschwerden wie bei Angstneurosen mit funktionellen kardiovaskulären Störungen. Thoraxschmerzen sind zuweilen sehr belästigend für die Patienten; unter Umständen ähneln sie der Angina pectoris durch koronare Herzkrankheit und sind schwer davon zu differenzieren. Klagen über Palpitation beruhen wahrscheinlich häufig auf Arrhythmien. Zuweilen kommen auch Synkopen durch kardiale Arrhythmie vor. Bei dem Mitralklappenprolaps mit mittel- oder hochgradiger Mitralinsuffizienz werden, wenn die linke Kammer dekompensiert, Schwäche, Dyspnoe und andere subjektive Zeichen von Herzinsuffizienz geklagt.

Befunde

Die Patienten mit einem Mitralklappenprolaps ähneln in ihrem Verhalten und psychischen Habitus nicht selten denen mit Angstneurosen: Sie äußern vielerlei Beschwerden und wirken übermäßig besorgt und ängstlich. Skelettanomalien wie hoher Gaumen, Thoraxdeformitäten und Streckhaltung der Brustwirbelsäule sind bei ihnen häufig. Vielfach palpiert man lebhafte und beim Vorliegen einer nennenswerten Mitralinsuffizienz vermehrt ergiebige linksventrikuläre Brustwandpulsationen. Charakteristisch, wenngleich oft variabel, ist der auskultatorische und phonokardiographische (Abb. 1.**76**) Herzbefund: Ein hochfrequenter Click liegt zumeist in der mittleren oder späten Systole. Zuweilen kommen beim Mitralklappenprolaps auch frühsystolische Clicks vor, die sich vom Aortendehnungston dadurch unterscheiden, daß sie stets nach dem Anstieg der Karotispulskurve registriert werden. Gelegentlich hört man bei einem Patienten auch mehrere Clicks in der Systole. Vielfach folgt dem Click ein mittel- und spätsystolisches oder ein spätsystolisches Geräusch als Ausdruck der teilsystolischen Mitralregurgitation (BARLOW u. Mitarb. 1968). Ist die begleitende Mitralinsuffizienz holosystolisch, so wird man ein die ganze Systole ausfüllendes Geräusch auskultieren.

Nicht selten sind die Herzschallphänomene beim Mitralklappenprolaps inkonstant. Beispielsweise kann es vorkommen, daß man bei einem Patienten bei einer Untersuchung einen Click, bei der nächsten einen mesosystolischen Click mit anschließendem Geräusch, bei einer dritten Gelegenheit nur ein spätsystolisches Geräusch und bei einer vierten einen ganz unauffälligen Herzbefund auskultiert. In der Regel führen Interventionen, die das Herzvolumen vermindern (Übergang von Klinostase zur Orthostase (DEVEREAUX u. Mitarb. 1976, TOWNE u. Mitarb. 1978), sonstige Abnahme des Füllungspotentials des Herzens) und eine Zunahme der myokardialen Kontraktilität dazu, daß der Click und der Beginn des Geräusches früher auftreten (d. h. dichter an den 1. Herzton rücken) und die Mitralregurgitation zunimmt, während Interventionen, die das Herzvolumen vergrößern und solche, die die Kontraktilität der linken Kammer mindern, den Click und den Geräuschbeginn innerhalb der Systole verspäten und die Regurgitation in der Regel abnehmen lassen. Bei erheblicher Vergrößerung des linken Ventrikels können Mitralklappenprolaps, Click und Geräusch sogar ganz verschwinden.

Nach TEI u. Mitarb. (1982) ist der *früh*systolische Mitralklappenprolaps durch einen abnorm lauten 1. Ton, ein holosystolisches Geräusch (nur in wenigen Fällen fehlt ein Geräusch) und durch das Fehlen von Clicks gekennzeichnet; der *mittel- bis spät*systolische Prolaps durch einen 1. Ton von normaler Lautstärke, durch Clicks und teilsystolische Geräusche bei der Mehrzahl der Patienten; das Durchschlagen eines Mitralsegels (in der englischsprachigen Literatur „flail mitral leaflet") in den Vorhof durch einen abnorm leisen oder gar fehlenden 1. Ton, ein holosystolisches Geräusch und durch das Fehlen von Clicks.

Angesichts der Häufigkeit des Vorkommens von Mitralklappenprolaps und der hier skizzierten Variabilität der dabei zu beobachtenden Herzschallbefunde ist dem kardiologisch interessierten Untersucher zu der Regel zu raten, das Herz nicht nur in Klinostase, sondern auch in Orthostase – und d. h. mit verringertem Herzvolumen – zu auskultieren.

Röntgenuntersuchung

Die röntgenologischen Befunde von Herz und intrathorakalen Gefäßen sind beim unkomplizierten Mitralklappenprolaps ohne nennenswerte Klappeninsuffizienz normal und entsprechen bei hämodynamisch wirksamer Regurgitation den im Kapitel Mitralinsuffizienz dargestellten.

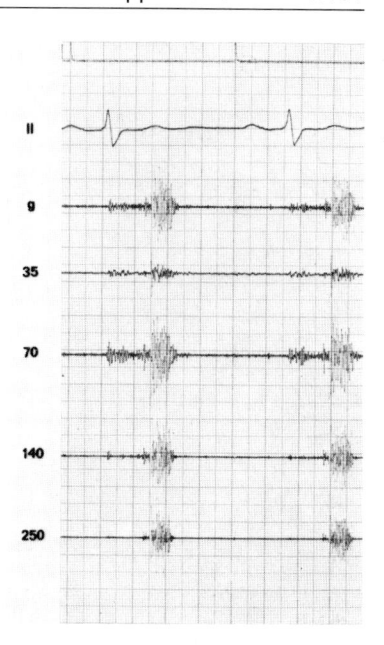

Abb. 1.76 Phonokardiogramm bei Mitralklappenprolaps und spätsystolischer Mitralinsuffizienz; Ableitung apikal. Zeitmarkierung 1 s; EKG-Ableitung II; Nennfrequenzen in Hertz; g = gehörsähnlich. Man sieht leise tief- und mittelfrequente Schallerscheinungen in der ersten Hälfte der Systole, einen mittel-systolischen Click sowie ein ca. 0,05 s nach dem Click beginnendes lautes hoch- und mittelfrequentes Geräusch

EKG und Langzeit-EKG

In der Mehrzahl der Fälle ist das Ruhe-EKG normal. Bei einzelnen Patienten ohne und bei relativ vielen der Patienten mit Beschwerden zeigt das EKG negative oder biphasische T und gesenkte ST-Strecken in II, III, aVF und den V-Ableitungen über der Vorderwand und Seitenwand des linken Ventrikels (DEVEREAUX u. Mitarb. 1976). Außerdem kann eine QT-Zeit-Verlängerung vorkommen.

Kardiale Arrhythmien sind in diesem Krankengut ungewöhnlich häufig. Zum Teil sind sie bereits im Ruhe-EKG erkennbar. Fügt man dem Untersuchungsgang routinemäßig ein Belastungs-EKG und ein Langzeit-EKG hinzu, so werden bei der großen Mehrzahl der Patienten Herzrhythmusstörungen festgestellt; in der Studie von DEMARIA u. Mitarb. (1976) waren nur in 16% der Fälle keinerlei Arrhythmien nachweisbar. Die vermehrte Disposition der Patienten mit einem Mitralklappenprolaps zu kardialen Arrhythmien (WINKLE u. Mitarb. 1975, RETTIG u. Mitarb. 1978) ist nicht sicher zu erklären. Man erwägt, daß im Klappenstroma enthaltene Herzmuskelfasern bei der durch das „Ballonieren" bedingten verstärkten Dehnung die Fähigkeit zu spontaner diastolischer Depolarisation und damit zur Auslösung von Arrhythmien gewinnen (WIT u. Mitarb. 1973). Außerdem kommen abnorme muskuläre Verbindungen zwischen Vorhöfen und Kammern bei Patienten mit Mitralklappenprolaps gehäuft vor.

Paroxysmale supraventrikuläre Tachykardien (JOSEPHSON u. Mitarb. 1978) sind die häufigsten unter den länger anhaltenden Arrhythmien, die bei Patienten mit Mitralklappenprolaps beobachtet werden. Außerdem kommen die Arrhythmien der Sinusknotenerkrankung, des weiteren ventrikuläre und supraventrikuläre Extrasystolen, AV-Blockierungen und WPW-Syndrom vor. Die meisten dieser Rhythmusanomalien und Leitungsstörungen sind klinisch bedeutungslos oder von geringer Bedeutung. In seltenen Fällen treten auch Kammertachykardien auf, und zwar vorwiegend bei den Patienten mit ST-T-Veränderungen (s. oben) im Ruhe-EKG. Vereinzelt ist Kammerflimmern beobachtet worden. Aber plötzliche Todesfälle von Patienten mit Mitralklappenprolaps – im Zusammenhang mit der hohen Arrhythmie-Inzidenz immer wieder erwähnt – sind de facto relativ seltene Ereignisse; bis 1983 sind in der ganzen Weltliteratur 53 Fälle berichtet worden (CHESLER u. Mitarb. 1983).

Echokardiogramm (Abb. 1.77 u. 1.78)

Der am häufigsten beim Mitralklappenprolaps zu beobachtende echokardiographische Befund (FEIGENBAUM 1972, POPP u. Mitarb. 1974, RETTIG u. Mitarb. 1978, WEISS u. Mitarb. 1975) ist in Abb. 1.77 schematisiert dargestellt, nämlich eine mesosystolisch beginnende Bewegung des posterioren Mitralsegels (oder auch beider Segel) nach posterior. Abb. 1.78 gibt das Original-Echokardiogramm eines solchen Befundes wieder. In anderen Fällen zeigt das Echokardiogramm einen holosystolischen posterioren Prolaps eines oder beider Mitralsegel. Und schließlich gibt es vereinzelte Fälle mit plötzlichem posteriorem Prolaps des anterioren Segels, während sich dieses in der frühen Systole dem prolabierten posterioren Mitralsegel nähert.

Der Click tritt in vielen Fällen zum selben Zeitpunkt auf, da im Echokardiogramm der plötzliche Beginn der Posteriorbewegung des Klappensegels

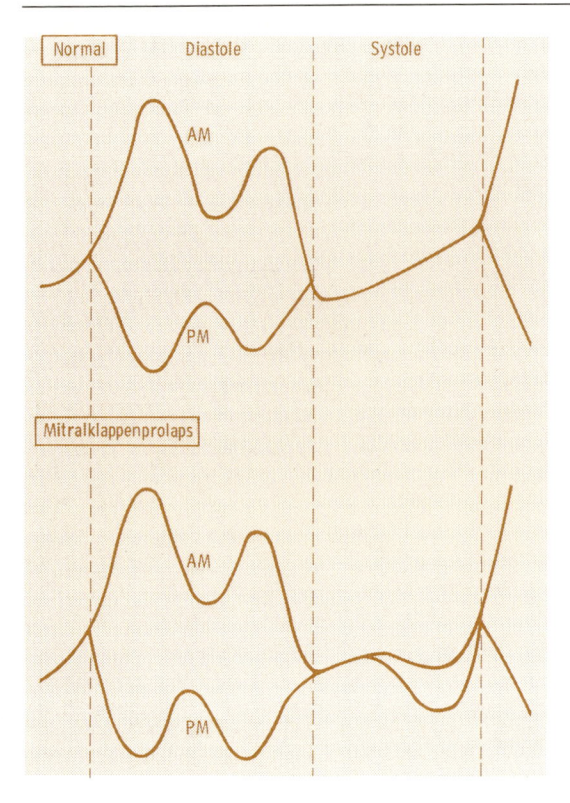

Abb. 1.77 Schematisierte Darstellung der durch Echokardiographie zu erfassenden Bewegungen des anterioren (AM) und des posterioren Mitralsegels (PM) unter normalen Bedingungen und beim Mitralklappenprolaps. Unter normalen Bedingungen bewegen sich die beiden Segel während der ganzen Kammersystole geschlossen etwas nach anterior. Unter den abnormen Bedingungen des Mitralklappenprolaps-Syndroms separieren sich die Segel im Ablauf der Systole und prolabieren nach posterior. Synchron mit der systolischen Öffnung sind Regurgitation durch das Mitralostium und Geräusch anzusetzen (nach *Feigenbaum* 1972)

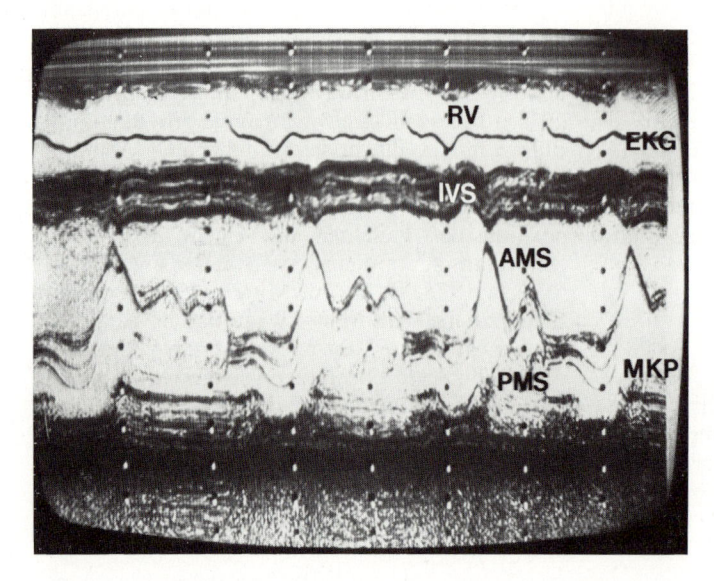

Abb. 1.78 Echokardiogramm bei spätsystolischem Mitralklappenprolaps. Als Nebenbefund im EKG Vorhofflimmern. Bezeichnungen wie in Abb. 1.73. Am Anfang der Systole sind vorderes und hinteres Mitralsegel dicht beieinander, ihre Bewegungen laufen parallel. In der späten Systole separieren sich die Mitralsegel und das posteriore (bzw. ein Teil des Segels oder seines Halteapparates) prolabiert nach posterior (MKP)

registriert wird. Aber auch andere zeitliche Beziehungen zwischen diesen beiden Befunden werden beobachtet. Auch gibt es Patienten, die nur die phonokardiographischen Befunde des Mitralklappenprolaps und ein normales Echokardiogramm haben und andere, die die echokardiographischen Befunde des Mitralklappenprolaps und ganz unauffällige Herzschallbefunde zeigen. In der Blutsverwandtschaft von Patienten mit Mitralklappenprolaps kommen echokardiographische Befunde mit Mitralklappenprolaps gehäuft vor.

Die zweidimensionale Echokardiographie scheint in der Diagnostik des Mitralklappenprolaps Vorteile gegenüber der M-mode-Technik zu haben.

Invasive Untersuchungen

Die angiokardiographischen Verfahren spielen beim Mitralklappenprolaps gegenüber der Auskultation, der Phonokardiographie und vor allem der Echokardiographie eine untergeordnete Rolle. Sie dienen der Darstellung des Prolaps, der Mitralinsuffizienz und ihrer hämodynamischen Auswirkungen sowie der beim Mitralklappenprolaps vorkommenden Kontraktionsanomalien des linken Ventrikels, die möglicherweise sekundäre Folgen der durch den Prolaps bedingten abnormen Belastung der Papillarmuskeln und der sie umgebenden Wandmuskulatur des linken Ventrikels darstellen. Zur differentialdiagnostischen Klärung von Brustschmerzen und -beschwerden muß gelegentlich auch die Koronarographie herangezogen werden.

Zusatzleiden und Komplikationen

Bei etwa 10% der Patienten mit Mitralklappenprolaps ist echokardiographisch auch ein Trikuspidalklappenprolaps nachweisbar. Bei Patienten mit Marfan-Syndrom und Mitralklappenprolaps ist der Anteil mit zusätzlichem Trikuspidalklappenbefall größer. Auch Aortenklappenprolaps scheint bei Patienten mit Mitralklappenprolaps gelegentlich vorzukommen (RODGER u. Mitarb. 1982).

In neuerer Zeit wird in der Literatur auf das gehäufte Vorkommen von Funktionsstörungen des autonomen Nervensystems bei Patienten mit Mitralklappenprolaps hingewiesen, u. a. auf eine verstärkte Neigung zu venöser und arteriolärer Konstriktion; eine überhöhte Herzfrequenz- und Blutdruckreaktion auf medikamentöse β-adrenerge Stimulation; eine abnorm erhöhte Urinausscheidung von Katecholaminen und abnorm erhöhte Plasmakatecholamin-Anstiege unter ergometrischer Belastung bei denjenigen Patienten, die starke Beschwerden und häufige Arrhythmien haben; ein gehäuftes Vorkommen von Grenzwerthypertonie (BOUDOULAS u. Mitarb. 1980, COGHLAN u. Mitarb. 1979, DECARVALHO u. Mitarb. 1979, GEFFNEY u. Mitarb. 1979). Die vorliegende Literatur liefert aber z. T. widersprüchliche Aussagen über bestimmte autonome Funktionsabweichungen und erlaubt bisher nicht, ein klares Muster autonomer Dysfunktion beim Mitralklappenprolaps zu erkennen.

Ein nennenswerter Anteil der Patienten mit Mitralklappenprolaps hat kardiale Arrhythmien (s. oben), die aber überwiegend ohne klinische Bedeutung sind.

Zerebrale Insulte, transitorische zerebrale Ischämien, Arterienastverschlüsse der Retina und Amaurosis fugax kommen bei Trägern von Mitralklappenprolaps häufiger vor als bei Kontrollpopulationen. Am wahrscheinlichsten ist die Häufung zerebrovaskulärer Komplikationen damit zu erklären, daß Endokardschäden über den myxomatös veränderten Klappenpartien und gegebenenfalls kardiale Arrhythmien vermehrt zur Bildung von Thrombozyten-Fibrin-Thromben und zu Embolien disponieren (BARNETT u. Mitarb. 1980, KOSTUK u. Mitarb. 1977).

Patienten mit Mitralklappenprolaps bekommen gelegentlich eine bakterielle Endokarditis (s. DURACK u. Mitarb. 1983).

Verlauf und Prognose

In der Mehrzahl der Fälle treten keine oder nur harmlose (wenngleich oftmals lästige) subjektive Symptome auf, der Verlauf ist dabei auch langfristig günstig (BISSET u. Mitarb. 1980).

Bei ca. 15% der Patienten mit Mitralklappenprolaps – und weit häufiger bei denen mit Click und Geräusch als bei denen mit isoliertem Click – entwickelt sich im Laufe der Jahre eine hämodynamisch wirksame Mitralinsuffizienz, wobei besonders die holosystolische Form hochgradig werden und unter Umständen chirurgische Behandlung erforderlich machen kann.

Die sonstigen schweren Komplikationen, also zerebrovaskuläre Störungen, gravierende kardiale Arrhythmien und bakterielle Endokarditis, sind relativ seltene Ereignisse (MILLS u. Mitarb. 1977).

Differentialdiagnose

Auch bei der idiopathischen hypertrophischen Subaortenstenose können ein mesosystolischer Click und ein spätsystolisches Geräusch auftreten, und das Geräusch wird beim Übergang vom Liegen zum Stehen deutlicher. Aber dieses Geräusch wird – im Gegensatz zu dem bei Mitralklappenprolaps auskultierten – während des Preßdrucks beim Valsalva-Test sowie beim postextrasystolischen Herzschlag lauter.

Die starke Variabilität der Herzschall- und der echokardiographischen Befunde kann es mit sich bringen, daß ein vorhandener Mitralklappenprolaps bei Patienten mit offensichtlich funktionellen kardiovaskulären Störungen und bei Patienten mit ungeklärten zerebralen Ereignissen, Sehstörungen oder kardialen Arrhythmien zunächst unerkannt bleibt. Daher ist es empfehlenswert, in fraglichen Fällen mehrfach und auch in Orthostase zu auskultieren.

Ein Teil der schweren Mitralinsuffizienzen wird sich unter Umständen diagnostisch nicht korrekt als auf Mitralklappenprolaps beruhend einordnen lassen, weil sekundär durch die Mitralregurgitation bewirkte Veränderungen das Bild beherrschen.

Therapie

Patienten ohne Beschwerden und solche mit Angst und funktionellen Beschwerden sollten, wenn sie ein normales EKG, keine Arrhythmien und keine nennenswerte Mitralinsuffizienz haben, lediglich über die relativ harmlose Klappenanomalie und die in der Regel günstige Prognose informiert und im Hinblick auf ihre Angst beruhigt werden.

Bei Patienten mit Schwindel, Synkopen und Palpitation sind Langzeit- und Belastungs-EKG und nach deren Resultaten evtl. Gaben von Antiarrhythmika vorzusehen. Propranolol und Diphenylhydantoin (dies besonders bei QT-Verlängerung) kommen in Frage und bei sonst therapieresistenten Arrhythmien Aprindin. Auch gegen die Thoraxschmerzen wirkt Propranolol oft günstig. Jedoch sollte bei der Indikationsstellung zu antiarrhythmischer Therapie und bei der Planung der Verlaufskontrollen bedacht werden, daß abnorme AV-Verbindungen bei Mitralklappenprolaps nicht ganz selten vorkommen.

Eine Mitralinsuffizienz mit reduzierter kardialer Reserve wird nach den für dieses Vitium geltenden Regeln behandelt. Bei nennenswerter und durch konservative Therapie nicht genügend zu beherrschender Mitralregurgitation muß operativer Klappenersatz vorgesehen werden.

Bei den mit Bakteriämie verbundenen (zahnärztlichen, urologischen, gynäkologischen usw.) Eingriffen ist eine Penicillinprophylaxe (s. auch DURACK u. Mitarb. 1983), beim erstmaligen Auftreten zerebraler Symptome ist die Einleitung einer Behandlung mit Aggregationshemmern zu erwägen.

Literatur

Mitralstenose

Arani, D. T., R. A. Carleton: The deleterious role of tachycardia in mitral stenosis. Circulation 36 (1967) 511

Bayer, O., F. Loogen, H. H. Wolter: The mitral opening snap in the quantitative diagnosis of mitral stenosis. Amer. Heart J. 51 (1956) 234

Beiser, G. D., S. E. Epstein, M. Stampfer, B. Robinson, E. Braunwald: Studies on digitalis. XVIII. Effects of ouabain on the hemodynamic response to exercise in patients with mitral stenosis in normal sinus rhythm. New Engl. J. Med. 278 (1968) 131

Bland, E. F., T. D. Jones: Rheumatic fever and rheumatic heart disease. A twenty year report on 1000 patients followed since childhood. Circulation 4 (1951) 836

Braunwald, E., W. H. Plauth, A. G. Morrow: A method for the detection and quantification of impaired sodium excretion: Results of an oral sodium tolerance test in normal subjects and in patients with heart disease. Circulation 32 (1965) 223

Braunwald, E.: Heart Disease. Saunders, Philadelphia 1980

Brod, J., M. Cachovan, J. Bahlmann, G. E. Bauer, B. Celsen, R. Sippel, H. Hundeshagen, U. Feldmann, O. Rienhoff: Haemodynamic changes during acute emotional stress in man with special reference to the capacitance vessels. Klin. Wschr. 57 (1979) 555

Cleveland, D. C., S. Westaby, R. B. Karp: Treatment of intra-atrial cardiac tumors. J. Amer. med. Ass. 249 (1983) 2799

Crawley, I. S., D. L. Morris, B. D. Silverman: Valvular heart disease. In Hurst, J. W.: The Heart, 4th ed. McGraw-Hill, New York 1978

Decker, J. P., C. v. Z. Hawn, S. L. Robbins: Rheumatic activity as judged by the presence of Aschoff bodies in auricular appendages of patients with mitral stenosis. I. Anatomic aspects. Circulation 8 (1953) 161

Eliot, R. S., J. E. Edwards: Pathology of rheumatic fever and chronic valvular disease. In Hurst, J. W.: The Heart, 4th ed. McGraw-Hill, New York 1978

Ellis, L. B., D. E. Harken, H. Black: A clinical study of 1000 consecutive cases of mitral stenosis two to nine years after mitral valvuloplasty. Circulation 19 (1959) 803

Epstein, F. H., L. D. Ostrander, B. C. Johnson, M. W. Payne, N. S. Hayner, J. B. Keller, T. Francis: Epidemiological studies of cardiovascular disease in a total community – Tecumseh, Michigan. Ann. intern. Med. 62 (1965) 1170

Feigenbaum, H.: Echocardiography. Lea & Febiger, Philadelphia 1972

Ferrer, M. J., R. J. Harvey, R. T. Cathcart, A. Cournand, D. W. Richards: Hemodynamic studies in rheumatic heart disease. Circulation 6 (1952) 688

Gauer, O. H.: Kreislauf des Blutes. In Gauer, O. H., K. Kramer, R. Jung: Physiologie des Menschen, Bd. III. Urban & Schwarzenberg, München 1972

Goodnight, S. H. jr.: Antiplatelet therapy for mitral stenosis? Circulation 62 (1980) 466

Gorlin, R., S. G. Gorlin: Hydraulic formula for calculation of the area of the stenotic mitral valve, other cardiac valves, and central circulatory shunts I. Amer. Heart J. 41 (1951) 1

Greenberg, T. T., W. H. Richmond, R. A. Stocking, P. D. Gupta, J. P. Meehan, J. P. Henry: Impaired atrial receptor response in dogs with heart failure due to tricuspid insufficiency and pulmonary artery stenosis. Circ. Res. 32 (1973) 424

Haerten, K., V. Dohn, C. Leuner, F. Loogen: Langzeitbeobachtungen bei konservativer Therapie operationswürdiger Herzklappenfehler. Z. Kardiol. 68 (1979) 248

Halseth, W. L., D. P. Elliott, E. L. Walker, E. A. Smith: Open mitral commissurotomy. A modern re-evaluation. J. thorac. cardiovasc. Surg. 80 (1980) 842

Heger, J. J., L. S. Wann, A. E. Weyman, J. L. Dillon, H. Feigenbaum: Long-term changes in mitral valve area after successful mitral commissurotomy. Circulation 59 (1979) 443

Henry, J. P., J. P. Meehan, T. Greenberg, W. H. Richmond: The response of atrial stretch receptors to acute changes in central venous pressure during experimental heart failure. Fed. Proc. 28 (1969) 270

Holmgren, A., B. Jonsson, M. Lindholm, T. Sjöstrand, G. Ström: Physical working capacity in cases of mitral valvular disease in relation to heart volume, total amount of hemoglobin and stroke volume. Acta med. Scand. 162 (1958) 99

Kalmar, P., C. Bantea, N. Heinz, H. Pokar, M. J. Polonius, G. Rodewald, W. Rödiger, U. Wende: Früh- und Spätergebnisse nach Mitralklappenersatz. Langenbecks Arch. klin. Chir. 334 (1973) 895

Kay, P. H., P. Belcher, K. Dawkins, S. C. Lennox: Open mitral valvotomy: fourteen years' experience. Brit. Heart J. 50 (1983) 4

Mattern, H., G. Fricke, L. Orellano, T. Harder, T. Franken, W. Runkel, H. Bechtelsheimer, P. G. Kirchhoff: Klinik und nichtinvasive Diagnostik von kardialen Myxomen. Z. Kardiol. 72 (1983) 286

Morton, W. E., L. A. Huhn, J. A. Lichty: Rheumatic heart disease epidemiology, I. Observations in 17.366 Denver school children. J. Amer. med. Ass. 199 (1967) 879

Morton, W. E., A. L. Warner, J. V. Weil, C. L. Shmock, J. Snyder, J. A. Lichty: Rheumatic heart disease epidemiology: III. The San Luis Valley Prevalence study. Circulation 41 (1970) 773

Moscovitz, H. L., E. Donoso, I. J. Gelb, R. J. Wilder: An Atlas of Hemodynamics of the Cardiovascular System. Grune & Stratton, New York 1963

Nelson, G. H., E. G. Galea, K. F. Hossack: Thromboembolic complications of mitral valve disease. Aust. NZ. J. Med. 8 (1979) 372

Olesen, K. H.: The natural history of 271 patients with mitral stenosis under medical treatment. Brit. Heart J. 24 (349) 1962

Rapaport, E.: Natural history of aortic and mitral valve disease. Amer. J. Cardiol. 35 (1975) 221

Reindell, H., H. Roskamm: Herzkrankheiten. Springer, Berlin 1977

Ruckman, R. N., R. van Praagh: Anatomic types of congenital mitral stenosis: Report of 49 autopsy cases with consideration of diagnosis and surgical implications. Amer. J. Cardiol. 42 (1978) 592

Scheppokat, K. D.: Das Niederdrucksystem des Kreislaufs und seine Bedeutung für die praktische Medizin. Herz u. Kreisl. 10 (1978) 589

Scheppokat, K. D., H. L. Christl, E. Mahler, M. Scheppokat: Über kardiovaskuläre Funktionsbefunde, Anamnese- und Befund-Daten von Patienten mit funktionell bedingten Beschwerden. Therapiewoche 31 (1981) 913

Schieche, M.: Der rheumatische Herzklappenfehler. Der erworbene Herzklappenfehler. In Seidel, K.: Beiträge zur Rheumatologie. VEB-Verlag Volk und Gesundheit, Berlin 1977

Schlant, R. C.: Altered cardiovascular function of rheumatic heart disease and other acquired valvular disease. In Hurst, J. W.: The Heart, 4th ed. McGraw-Hill, New York 1978

Selzer, A., K. E. Cohn: Natural history of mitral stenosis: A review. Circulation 45 (1972) 878

Semler, H. J., R. D. Pruett: An electrocardiographic estimation of pulmonary vascular obstruction in 80 patients with mitral stenosis. Amer. Heart J. 59 (1960) 541

Silverstein, D. M., D. P. Hansen, H. P. Ojtambo, H. E. Griswold: Left ventricular function in severe pure mitral stenosis as seen at the Kenyatta National Hospital. Amer. Heart. J. 99 (1980) 727

Simon, R., H. Oelert, H. G. Borst, P. R. Lichtlen: Influence of mitral valve surgery on tricuspid incompetence concomitant with mitral valve disease. Circulation 62 (1980) I – 152

Stein, E., P. Schölmerich, L. Buchholz: Klinische Ergebnisse der operativen Klappensprengung bei Mitralstenose. Dtsch. med. Wschr. 89 (1964) 201

Stollermann, G. H.: A global view of rheumatic fever today. In Russek, H. J.: Cardiovascular Problems. University Park Press, Baltimore 1976

Tavel, M. E.: Clinical Phonocardiography and External Pulse Recording, 2nd ed. Year Book Medical Publ., Chicago 1974

United Kingdom and United States Joint report: The natural history of rheumatic fever and rheumatic heart disease. Ten-year report of a cooperative clinical trial of ACTH, cortisone and aspirin. Circulation 32 (1965) 457

Wood, P.: Diseases of the Heart and Circulation, 3rd ed. Eyre and Spottiswoode, London 1968

(weitere Literatur s. a. Mitralinsuffizienz)

Mitralinsuffizienz

Barcley, R. S., J. M. Reid, J. G. Stevenson, T. M. Welsh, N. McSwan: Long term follow-up of mitral valve replacement with Starr-Edwards prosthesis. Brit. Heart J. 34 (1972) 129

Borkenhagen, D. M., J. R. Sevur, R. Gorlin, D. Adams, E. H. Sonnenblick: The effects of left ventricular load and contractility on mitral regurgitant orifice size and flow in the dog. Circulation 56 (1977) 106

Both, A., U. Führer, D. Schwepper, G. Fischer, K. Haerten, F. Loogen, F. Lück: Nachsorge nach Klappenersatzoperationen. Med. Welt 29 (1978) 617

Braunwald, E., W. C. Awe: The syndrome of severe mitral regurgitation with normal left atrial pressure. Circulation 27 (1963) 29

Braunwald, E., G. H. Welch, S. J. Sarnoff: Hemodynamic effect of quantitatively regurgitation. Circulation Res. 5 (1957) 539

Burch, G. E., N. DePasquale, J. H. Phillips: The papillary muscle syndrome. J. Amer. med. Ass. 204 (1968) 249

Burgess, J., R. Clark, M. Kamigaki: Echocardiographic findings in different types of mitral regurgitation. Circulation 48 (1973) 97

Caulfield, J. B., D. L. Page, J. A. Kaster, C. A. Sanders: Dissolution of connective tissue in ruptured chordae tendineae. Circulation 40 (1969) 57

Chaffin, J. S., W. M. Daggett: Mitral valve replacement: A nine-year follow-up of risks and survivals. Ann. thorac. Surg. 27 (1979) 312

Chatterjee, K., W. W. Parmley, H. J. C. Swan, G. Berman, J. Forrester, H. S. Marcus: Beneficial effects of vasodilator agents in severe mitral regurgitation due to dysfunction of subvalvular apparatus. Circulation 48 (1973) 684

Cohn, L. H., J. K. Koster, R. B. B. Mee, J. J. Collins: Longterm follow-up of the Hancock bioprosthesis heart valve. A 6-year review. Circulation 60, Suppl. I (1979) 87

DeSanctis, R. W., D. C. Dean, E. F. Bland: Extreme left atrial enlargement. Some characteristic features. Circulation 29 (1964) 14

Eckberg, D. L., J. H. Gault, R. L. Bouchard, J. S. Karliner, J. Ross: Mechanics of left ventricular contraction in chronic severe mitral regurgitation. Circulation 47 (1973) 1252

Egloff, L., M. Rothlin, M. Turina, C. Krayenbühl, J. Kugelmeier, A. Senning: Isolated mitral valve replacement with the Björk-Shiley tilting disc prosthesis. Thorac. cardiovasc. Surg. 27 (1979) 223

Fulkerson, P. K., B. M. Beaver, J. C. Auseon, H. L. Graber: Calcification of the mitral annulus: etiology, clinical associations, complications and therapy. Amer. J. Med. 66 (1979) 967

Horstkotte, D., K. Haerten, C. Leuner, W. Pottgen, U. Kindler, F. Loogen: Chronische intravasale Hämolyse nach Björk-Shiley, Lillehei-Kaster- und Starr-Edwards-Mitralklappenersatz. Z. Kardiol. 67 (1978) 629

Horstkotte, D., K. Haerten, L. Seipel, K. Körfer, T. Budde, W. Bircks, F. Loogen: Central hemodynamics at rest and during exercise after mitral valve replacement with different prostheses. Circulation 68, Suppl. II (1983) 11

Humphries, J. O.: Diagnosis of pure mitral regurgitation. In Segal, B. L.: The Theory and Practice of Auscultation. Davis, Philadelphia 1964

Lee, S. J., G. Lees, J. C. Callaghan, C. M. Couves, L. P. Sterns, R. E. Rossall: Early and late complications of single mitral valve replacement. A comparison of eight different prostheses. J. thorac. cardiovasc. Surg. 67 (1974) 920

Lin, C. K., R. T. Piccirillo, M. Ellestad: Distensibility of the postmortem human left atrium in nonrheumatic and rheumatic heart disease. Amer. J. Cardiol. 13 (1964) 232

Miller, D. C., E. B. Stinson, S. J. Rossiter, P. E. Oyer, B. A. Reitz, N. E. Shumway: Impact of simultaneous myocardial revascularization on operative risk, functional result,

and survival following mitral valve replacement. Surgery 84 (1978) 848
Neuss, H., M. Schlepper, H. G. Horn, V. Mitrović: Langzeitbetreuung von Herz-Klappenpatienten. Klinikarzt 8 (1979) 735
Radford, M. J., R. A. Johnson, M. J. Buckley, W. M. Daggett, R. C. Leinbach, H. K. Gold: Survival following mitral valve replacement for mitral regurgitation due to coronary artery disease. Circulation 60 (1979) 39
Roberts, W. C., E. Braunwald, A. G. Morrow: Acute severe mitral regurgitation secondary to ruptured chordae tendineae. Clinical, hemodynamic and pathologic considerations. Circulation 33 (1966) 58
Ross, J. K., D. L. Johnson: Mitral valve replacement with homograft, fascia lata and prosthetic valves: a long term assessment of valve function. J. cardiovasc. Surg. (Torino) 15 (1974) 242
Rostad, H., K. V. Hall, T. Froeysaker: Mitral insufficiency following myocardial infarction. Scand. J. thorac. cardiovasc. Surg. 13 (1979) 277
Schoen, F. J., J. L. Titus, G. M. Lawrie: Autopsy-determined causes of death after cardiac valve replacement. J. Amer. med. Ass. 249 (1983) 899
Speidel, H., B. Dahme, B. Flemming, P. Götze, G. Huse-Kleinstoll, H. J. Meffert, G. Rodewald, W. Spehr: Psychosomatische Probleme in der Herzchirurgie. Therapiewoche 28 (1978) 8191
Talner, N. W., A. M. Stern, H. E. Sloan: Congenital mitral insufficiency. Circulation 23 (1961) 339
Wann, L. S., H. Feigenbaum, A. E. Weyman, J. C. Dillon: Crossectional echocardiographic detection of rheumatic mitral regurgitation. Amer. J. Cardiol. 41 (1978) 1258

(weitere Literatur s. a. Mitralstenose)

Mitralklappenprolaps

Barlow, J. B., C. K. Bosman, W. A. Polock, P. Marchand: Late systolic murmurs and non-ejection („mid-late") systolic clicks: An analysis of 90 patients. Brit. Heart J. 30 (1968) 203
Barnett, H. J. M., D. R. Coughner, D. W. Taylor, P. E. Cooper, W. J. Kostuk, P. M. Nichol: Further evidence relating mitral-valve prolapse to cerebral ischemic events. New Engl. J. Med. 302 (1980) 139
Becker, A. E., A. P. M. DeWit: Mitral valve apparatus. A spectrum of normality relevant to mitral valve prolapse. Brit. Heart J. 42 (1979) 680
Bisset, G. S., D. L. Schwartz, R. A. Meyer, F. W. James, S. Kaplan: Clinical spectrum and long-term follow-up of isolated mitral valve prolapse in 119 children. Circulation 62 (1980) 423
Boudoulas, H., J. C. Reynolds, E. Mazzaferri, C. F. Wooley: Metabolic studies in mitral valve prolapse syndrome. A neuro-endocrine-cardiovascular process. Circulation 61 (1980) 1200
Channick, B. J., E. V. Adlin, A. D. Marks, B. S. Denenberg, M. T. McDonough, C. S. Chakko, J. F. Spann: Hyperthyroidism and mitral-valve prolapse. New Engl. J. Med. 305 (1981) 497
Chesler, E., R. A. King, J. E. Edwards: The myxomatous mitral valve and sudden death. Circulation 67 (1983) 632
Coghlahn, H. C., P. Phares, M. Cowley, D. Copley, T. N. James: Dysautonomia in mitral valve prolapse. Amer. J. Med. 67 (1979) 236
Darsee, J. R., J. R. Mikolich, N. B. Nicoloff, L. E. Lamb: Prevalence of mitral valve prolaps in presumably healthy young men. Circulation 59 (1979) 619
Davies, M. J., B. P. Moore, M. V. Braimbridge: The floppy mitral valve. Study of incidence, pathology and complications in surgical, necropcy and forensic material. Brit. Heart J. 40 (1978) 468

DeCarvalho, J. G. R., F. H. Messerli, E. D. Frohlich: Mitral valve prolapse and borderline hypertension. Hypertension 1 (1979) 518
DeMaria, A. N., E. A. Amsterdam, L. A. Vismara, A. Neumann, D. T. Mason: Arrhythmias in the mitral valve prolapse syndrome: Prevalence, nature, and frequency. Ann. intern. Med. 84 (1976) 656
Devereaux, R. B., J. K. Perloff, N. Reichek, M. D. Josephson: Mitral valve prolapse. Circulation 54 (1976) 3
Durack, D. T., E. L. Kaplan, A. L. Bisno: Apparent failures of endocarditis prophylaxis. Analysis of 52 cases submitted to a national registry. J. Amer. med. Ass. 250 (1983) 2318
Gaffney, F. A., E. S. Karlsson, W. Cambell, J. E. Schutte, J. V. Nixon, J. T. Willerson, C. G. Blomqvist: Autonomic dysfunction in women with mitral valve prolapse syndrome. Circulation 59 (1979) 894
Josephson, M. E., L. N. Horowitz, J. A. Kastor: Paroxysmal supraventricular tachycardia in patients with mitral valve prolapse. Circulation 57 (1978) 111
King, B. D., M. A. Clark, N. Baba, J. W. Kilman, C. F. Wooley: "Myxomatous" mitral valves: Collagen dissolution as the primary defect. Cirulation 66 (1982) 288
Kostuk, W. J., D. R. Boughner, H. J. M. Barnett, M. D. Silver: Strokes: A complication of mitral leaflet prolapse?. Lancet 1977/II, 313
Markiewicz, W., J. Stoner, E. London, S. A. Hunt, R. L. Popper: Mitral valve prolapse in one hundred presumably healthy young females. Circulation 53 (1976) 464
Mills, P., J. Rose, J. Hollingsworth, I. Amara, E. Craige: Longterm prognosis of mitral valve prolapse. New Engl. J. Med. 297 (1977) 13
Popp, R. L., O. R. Brown, J. F. Silverman, D. C. Harrison: Echocardiographic abnormalities in the mitral valve prolapse syndrome. Circulation 49 (1974) 428
Procacci, P. M., S. V. Savran, S. L. Schreiter, A. L. Bryson: Prevalence of clinical mitral valve prolapse in 1169 young women. New Engl. J. Med. 294 (1976) 1086
Rettig, G., H. Schieffer, L. Bette: Mitralklappenprolapssyndrom. Med. Klin. 73 (1978) 957
Rodger, J. C., P. Morley: Abnormal aortic valve echoes in mitral prolapse. Echocardiographic features of floppy aortic valve. Brit. Heart. J. 47 (1982) 337
Tei, C., P. M. Shah, G. Cherian, M. Wong, J. A. Ormiston: The correlates of an abnormal first heart sound in mitral valve-prolapse syndromes. New Engl. J. Med. 307 (1982) 334
Towne, W. D., R. Patel, J. Cruz, N. Kramer, K. K. Chawla: Effects of gravitational stresses on mitral valve prolapse, I: Changes in auscultatory findings produced by progressive passive head-up tilt. Brit. Heart J. 40 (1978) 482
Tutassaura, H., A. N. Gerein, R. T. Miyagishima: Mucoid degeneration of the mitral valve. Clinical review, surgical management and results. Amer. J. Surg. 132 (1976) 276
Weiss, A. N., J. W. Mimbs, P. A. Ludbrook, B. E. Sobel: Echocardiographic detection of mitral valve prolapse. Circulation 52 (1975) 1091
Winkle, R. A., M. G. Lopes, J. W. Fitzgerald, D. J. Goodman: Arrhythmias in Patients with mitral valve Prolapse. Circulation 52 (1975) 73
Winters, S. J., B. Schreiner, R. C. Greggs, P. Rowley, N. C. Nanda: Familial mitral valve prolapse and myotonic dystrophy. Ann. intern. Med. 85 (1976) 19
Wit, A. L., J. J. Fenoglio, B. M. Wagner, A. L. Bassett: Electrophysiological properties of cardiac muscle in the anterior mitral valve leaflet and the adjacent atrium in the dog. Possible implications for the genesis of atrial dysrhythmias. Circ. Res. 32 (1973) 731

(weitere Literatur s. a. Mitralinsuffizienz)

Aortenklappenfehler

K. D. Scheppokat

Valvuläre Aortenstenose

Definition

Bei der valvulären Aortenstenose liegen kongenitale oder erworbene oder kongenitale *und* erworbene Aortenklappenveränderungen vor, die das Aortenostium einengen, so daß es der systolischen Blutförderung aus dem linken Ventrikel in die Aorta einen erhöhten Widerstand bietet. Außer der valvulären kommen noch anders lokalisierte Stenosen vor, die den Blutauswurf aus dem linken Ventrikel in die Aorta behindern: die kongenitale supravalvuläre Aortenstenose, die kongenitale membranöse bzw. fibröse subvalvuläre Stenose und die idiopathische muskuläre hypertrophische Subaortenstenose.

Häufigkeit und Vorkommen

Man schätzt, daß etwa ein Viertel der Patienten mit chronischen Herzklappenerkrankungen eine Aortenstenose haben. ROBERTS (1973) bezeichnet die isolierte Aortenklappenstenose als die im pathologisch-anatomischen Beobachtungsgut häufigste Klappenläsion. In einer für die Bevölkerung Islands repräsentativen Sektionsstatistik (HALLGRIMSSON u. TULINIUS 1979) finden sich Aortenklappenläsionen bei ca. 4,8% aller untersuchten Herzen, wobei eine verkalkte Aortenstenose bei 3,4% der Männer und 3,8% der Frauen, eine chronische rheumatische Aortenklappenerkrankung bei 0,5% der Männer und 0,8% der Frauen und bikuspidale Klappen ohne Stenose bei 0,7% der Männer und 0,2% der Frauen beobachtet wurden. Die Aortenstenose auf der Basis von Klappenverkalkungen ist im höheren Lebensalter besonders häufig, ihre aus dem Sektionsmaterial geschätzte Prävalenz in der isländischen Bevölkerung beträgt bei den 25- bis 64jährigen Männern nur ca. 0,9%, aber bei den über 65jährigen Männern ca. 6,3%. Aortenstenosen durch kongenitale und degenerative Klappenveränderungen kommen also weit häufiger vor als durch chronisch-rheumatische Klappenerkrankungen bedingte. – In klinischen Statistiken überwiegt bei der isolierten valvulären Aortenstenose das männliche Geschlecht (BRAUNWALD 1980, REINDELL u. ROSKAMM 1977).

Ätiologie, Pathogenese und Morphologie
(Abb. 1.79)

Die Ansichten über die Ätiologie valvulärer Aortenstenosen und über die Häufigkeitsverteilung der verschiedenen Ursachen im Krankengut mit

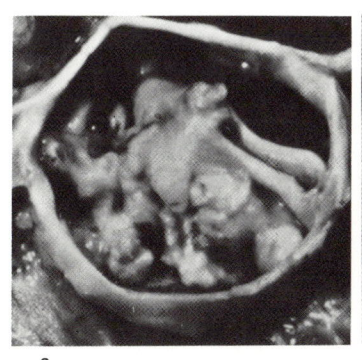

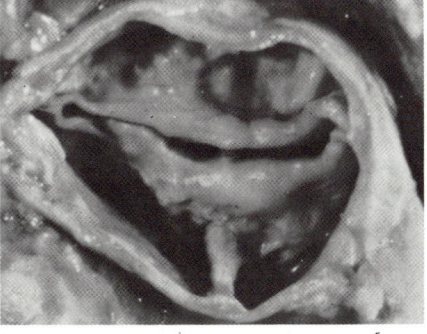

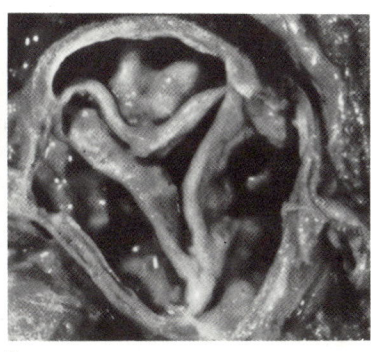

Abb. 1.**79a–c** Aortenklappenstenosen unterschiedlicher Form (aus *Roberts, E. C.*: Circulation 42 [1970] 91)
a Stenotische unikuspidale Aortenklappe mit erheblicher Verkalkung; von einem 48 Jahre alt gewordenen Mann
b Stenotische bikuspidale Aortenklappe mit einer Raphe an der vorderen Klappentasche; von einem 61 Jahre alt gewordenen Mann; 2 Jahre vor dem Tode war der systolische Druckgradient zwischen linkem Ventrikel und Aorta 45 mmHg
c Stenotische trikuspidale Aortenklappe, die vorwiegend durch Verkalkung immobilisiert ist; von einer Patientin mit der klinischen Symptomatik einer schweren Aortenklappenstenose, die 80 Jahre alt geworden ist

Aortenklappenstenose haben sich in den vergangenen Jahrzehnten sehr geändert (s. oben).

Die kongenitalen Deformierungen der Aortenklappen kommen in verschiedener Form und Ausprägung vor. Eine unikuspidale Aortenklappe bewirkt meistens schon zum Zeitpunkt der Geburt oder im Laufe der Kindheit eine wirksame Aortenstenose. Kongenital bikuspidale Aortenklappen verursachen im Kindesalter nur selten eine hämodynamisch wirksame Aortenstenose. Die abnorme, nämlich biskuspidale, Klappenanordnung bewirkt offenbar eine starke Turbulenz der transvalvulären Blutströmung und dadurch eine ungewöhnliche Beanspruchung und chronische Traumatisierung des Klappengewebes, die im Laufe der Jahre zur Fibrose, Verhärtung, Verkalkung und schließlich zur erheblichen Stenose der Aortenklappe führt, so daß die Aortenstenosierung bei biskuspidalen Klappen zumeist in mittleren Lebensjahren manifest wird. Patienten mit bikuspidalen Klappen erreichen aber gelegentlich auch ein hohes Alter, ohne daß sich nennenswerte zusätzliche Aortenklappenveränderungen ausbilden. Schließlich gibt es eine relativ geringfügige kongenitale Aortenklappenanomalie, die in einer unterschiedlichen Größe der einzelnen Klappentaschen besteht, und die hin und wieder auch zur Fibrosierung, Verkalkung und Stenosierung der Klappe Veranlassung geben mag. Und endlich kommt bei alten Menschen eine wirksame – aber meistens nicht hochgradige – Aortenstenose durch Verkalkung normal angelegter trikuspidaler Aortenklappen vor (ROBERTS 1970).

Die Inzidenz von Aortenklappenverkalkung ist, wie CAMPBELL (1968) und POMERANCE (1967) zeigen konnten, am höchsten bei den unikuspidalen und am geringsten bei den trikuspidalen Klappen, dazwischen liegen die Verkalkungsinzidenzen der bikuspidalen und der durch eine rheumatische Erkrankung veränderten Klappen. In jeder dieser Gruppen steigt die Inzidenz der Aortenklappenverkalkung mit dem Lebensalter an. So finden sich bei Individuen mit normal angelegten trikuspidalen Klappen im Alter von 75 Jahren über 20% der Aortenklappen verkalkt; und in Patientenkollektiven mit verkalkter valvulärer Aortenstenose nimmt mit steigendem Lebensalter der Anteil der trikuspidalen Klappen zu (ROBERTS 1973). Die Kalkeinlagerung in das Klappengewebe kann oftmals schon dadurch eine Stenosierung des Aortenostiums bewirken, daß sie die Klappen an der vollständigen systolischen Öffnung hindert. Die Verkalkung kann in die Umgebung der Klappen fortschreiten und auch auf Anteile der spezifischen Herzmuskulatur übergreifen und diese lädieren.

Der rheumatische Krankheitsprozeß führt an den Aortenklappen zur Verklebung der Kommissuren (wodurch eine erworbene Bikuspidalisierung oder Unikuspidalisierung zustande kommen kann), zur fibrösen Verdickung und zur Vaskularisierung der Klappen. Betrifft die Verklebung durch den rheumatischen Prozeß nur eine Kommissur, so resultiert eine bikuspidale Klappe mit geringer oder keiner Stenosewirkung, aber mit vermehrter Disposition zu späterer Verkalkung und Stenosierung wie bei der kongenital bikuspidalen Klappe. Sind alle drei Kommissuren befallen und adhärent, so wird die Beweglichkeit der Klappe erheblich eingeschränkt, und es resultiert ein in der lichten Weite reduziertes und weitgehend fixiertes Aortenostium, welches sowohl stenotisch wie insuffizient ist (ELIOT u. EDWARDS 1978). Für die rheumatische Ätiologie einer Aortenstenose sprechen also eine zusätzliche erhebliche Aorteninsuffizienz, des weiteren rheumatisches Fieber in der Anamnese sowie das gleichzeitige Vorliegen einer Mitralklappenerkrankung.

Die hämodynamisch wirksame valvuläre Aortenstenose führt zur konzentrischen Hypertrophie der Muskulatur des linken Ventrikels. Die Hypertrophie des Kammerseptums kann dazu Veranlassung geben, daß dieses sich in den rechten Ventrikel vorwölbt. Bei valvulärer Aortenstenose zeigt die Aorta thoracica ascendens meistens eine poststenotische Dilatation. Eine Dilatation des linken Ventrikels und des linken Vorhofs tritt erst in späten Verlaufsstadien auf, wenn die Kompensation des Vitiums durch die Reservekräfte und Adaptation der linken Kammer nicht mehr möglich ist.

Pathophysiologie

Liegt eine hämodynamisch wirksame chronische Aortenstenose vor, so steigt der systolische Druck im linken Ventrikel, also vor dem Hindernis, abnorm hoch an, und zwischen dem linken Ventrikel und der Aorta besteht während der Austreibungszeit der linken Kammer ein Druckgradient (Abb. 1.**80**). Der systolische linksventrikuläre Druck steigt auch bei hochgradiger Aortenstenose selten höher als 300 mmHg. Als kritisch werden bei normalem Schlagvolumen systolische Druckgradienten über 50 mmHg und Klappenöffnungsflächen, die auf weniger als ein Viertel der Norm reduziert sind, bezeichnet (BRAUNWALD 1980, SCHLANT 1978).

Die chronische Erhöhung der Nachlast der linken Kammer durch den überhöhten Anstieg ihres systolischen Drucks führt zur konzentrischen Hypertrophie der Wandmuskulatur des linken Ventrikels. Diese Linkshypertrophie ist in der Lage, die Aortenstenose sehr wirksam zu kompensieren, so daß auch Patienten mit hochgradiger Stenose über relativ lange Zeit ein normales Herzschlagvolumen und -Minutenvolumen aufbringen und beschwerdefrei bleiben. Unter körperlicher Belastung allerdings steigt das Herzzeitvolumen unter Umständen ungenügend an. Die hypertrophierte Wand des linken Ventrikels hat in der Diastole eine geminderte Dehnbarkeit, so daß bei normaler Kammerfüllung der diastolische Druck auch ohne linksventrikuläre Insuffizienz erhöht ist. Die a-Welle in der linksatrialen Druckkurve ist bei Patienten mit

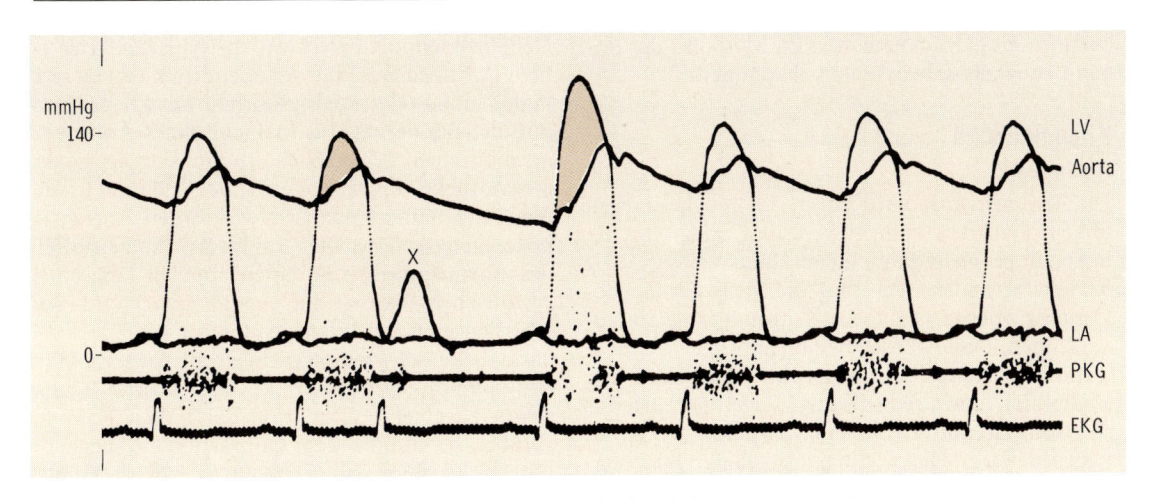

Abb. 1.80 Drucke in linkem Ventrikel (LV), Aorta und linkem Vorhof (LA), intrakardiales Phonokardiogramm (PKG) und EKG beim Hund mit experimenteller Aortenstenose. Während der Systole besteht ein Druckgradient zwischen linkem Ventrikel und Aorta; der systolische Aortendruckanstieg ist langsam, sein Gipfel liegt spät in der Systole. Im Phonokardiogramm wird in der Systole ein lautes Geräusch registriert. Die dritte dargestellte Herzaktion ist eine Extrasystole mit frustraner Kammerkontraktion. Beim post-extrasystolischen Herzschlag sind Druckgradient und Geräuschintensität größer als bei den übrigen Schlägen. Die letzten 3 abgebildeten Herzaktionen zeigen angedeutet einen mechanischen Alternans (nach *Moscovitz* u. Mitarb.)

wirksamer Aortenstenose abnorm hoch; d. h. die enddiastolische Füllung des vermindert dehnbaren linken Ventrikels erfolgt mit einer besonders kraftvollen Vorhofkontraktion, die Druck und Faserspannung der Kammer nochmals erhöht, woraus nach dem Frank-Starling-Mechanismus eine Verstärkung der nachfolgenden Ventrikelkontraktion resultiert (STOTT u. Mitarb. 1970). Da die Drucksteigerung während der Vorhofkontraktion nur kurzzeitig erfolgt, bleiben der Vorhofmitteldruck und damit die Drucke in Lungenvenen- und -kapillaren unterhalb der Schwelle, an der Lungenödem und Stauungssymptome auftreten (BRAUNWALD u. FRAHM 1961). Geht dem linken Ventrikel bei Vorliegen einer ausgeprägten Aortenstenose die die Füllung verstärkende Wirkung der Vorhofkontraktion durch AV-Dissoziation oder Vorhofflimmern verloren, so sinkt die Herzförderleistung, und es kann ein Lungenödem auftreten.

Die durch die Hypertrophie vermehrte Muskelmasse der linken Kammer, die Überhöhung des systolischen Kammerdrucks und die Verlängerung der Austreibungszeit sind bei der Aortenstenose wirksame Faktoren, die alle den O_2-Bedarf der Muskulatur der linken Kammer erhöhen. Dagegen wird bei Patienten mit valvulärer Aortenstenose die Koronardurchblutung durch den erhöhten intramyokardialen Kammerdruck während der Systole, durch den relativ niedrigen Aortendruck und den erhöhten diastolischen intrakavitären Druck im linken Ventrikel beeinträchtigt (VINTEN-JOHANSEN u. WEISS 1980), und es kann, auch ohne daß Koronararterien stenosiert sind, bei positiv inotropen Interventionen (körperliche Belastung, Pharmaka) zu Myokardischämie mit Lactatproduktion und Angina pectoris kommen.

In späten Verlaufsstadien der chronischen Aortenstenose (und frühzeitig nach Erzeugung einer akuten Aortenstenose im Tierexperiment) kommt es zur Dilatation der linken Kammer (unter Umständen entsteht dadurch eine Mitralinsuffizienz), zur Abnahme des Ruhe-Herzzeitvolumens und zur Druckerhöhung im linken Vorhof und im Lungenkreislauf. Eine Aortenstenose verstärkt bei gleichzeitig bestehender Mitralinsuffizienz die Mitralregurgitation. Eine schwere Aortenstenose und eine schwere Mitralinsuffizienz sind kaum langfristig miteinander vereinbar.

Patienten mit Aortenstenose zeigen Besonderheiten in der reflektorischen Abstimmung von Herzleistung und Gefäßtonus. Die zuerst von BEZOLD u. JARISCH beschriebenen Mechanorezeptoren, die subepikardial und intramural im linken Ventrikel liegen, können offenbar den intramyokardialen Druck messen und signalisieren und dienen wahrscheinlich u. a. der Anpassung der Weite der peripheren Gefäße an die Herzkraftentwicklung bei der Kammerkontraktion. Eine Zunahme der Herzförderleistung, z. B. unter körperlicher Belastung, bewirkt eine Zunahme der afferenten Signale aus diesen Rezeptoren und reflektorisch eine Abnahme des Gefäßwiderstandes, die den Blutauswurf aus dem linken Ventrikel ins Arteriensystem erleichtert (SHEPHERD u. VANHOUTTE 1979, SLEIGHT 1981). Bei Patienten mit Aortenstenose (und pathologischer Überhöhung des intramyokardialen systolischen Drucks) fanden MARK u. Mitarb. (1973) unter Muskelarbeit eine abnorme Vasodilatation in der nicht arbeitenden Muskulatur, die durch operativen Klappenersatz normalisiert wurde, und die bei Mitralstenosepatienten nicht zu beobachten war. Patienten mit Aortenstenose haben tatsächlich auch nicht ganz selten belastungsinduzierte Synkopen, die bei Mitralstenosepatienten (die ein normales Druckverhalten im Myokard des linken Ventrikels haben) nicht vorkommen.

Krankheitsbild
Anamnese
Die Aortenstenose wird durch den muskelstarken linken Ventrikel kompensiert und macht in der Regel über viele Jahre keine Beschwerden. Die Klappenveränderungen und die Stenosierung des Ostiums pflegen in diesem Zeitraum langsam zuzunehmen. Beschwerden beginnen für gewöhnlich, wenn die Klappenöffnungsfläche auf etwa ein Viertel der Norm reduziert ist. Viele Aortenstenose-Patienten sind zu diesem Zeitpunkt in der 6. Lebensdekade. Die wichtigsten subjektiven Symptome der Aortenstenose sind Angina pectoris, Synkopen und Schwindel und die Beschwerden der kardialen Dekompensation (ROSS u. BRAUNWALD 1968).

Angina wird im typischen Fall durch körperliche oder psychomentale Belastung ausgelöst. Sie tritt auch bei Aortenstenosepatienten ohne Koronarerkrankung auf. Aber wenn Patienten mit einer hämodynamisch schweren Aortenstenose keine Angina pectoris haben, läßt das mit großer Wahrscheinlichkeit auf intakte Koronararterien schließen (BASTA u. Mitarb. 1975).

Synkopen kommen durch belastungsinduzierte periphere Vasodilatation bei fixiertem oder ungenügend steigendem Herzzeitvolumen oder aber durch kardiale Arrhythmien zustande (SCHWARTZ u. Mitarb. 1969).

Beschwerden, die auf ein niedriges Herzzeitvolumen hinweisen wie Mattigkeit, vorzeitige Ermüdbarkeit und periphere Zyanose, treten ebenso wie Orthopnoe und Lungenödem erst in fortgeschrittenen Krankheitsstadien auf. Hochgradige pulmonale Hypertonie, Ödeme, Leberstauung, Venendrucksteigerung und Trikuspidalinsuffizienz sowie Vorhofflimmern kommen bei reiner Aortenstenose meist nur präterminal vor.

Befunde
Die Palpation liefert bei valvulärer Aortenstenose einige diagnostisch wesentliche Befunde: Die in der Gegend der Herzspitze zu fühlenden linksventrikulären Brustwandpulsationen sind verstärkt und hebend, nicht selten auch nach lateral und kaudal verlagert. In Linkslage ist unter Umständen der durch die verstärkte Vorhof- und Ventrikelkontraktion bedingte Doppelimpuls tastbar. Über der Herzbasis und dem Jugulum fühlt man bei mittel- und hochgradiger Aortenstenose meistens ein relativ grobes systolisches Schwirren; zuweilen läßt sich dieser Befund nur erheben, wenn der Patient sich nach vorn beugt und ganz ausatmet.

Das Apexkardiogramm zeigt bei ausgeprägter Aortenstenose eine deutliche oder gar überhöhte a-Welle und als Ausdruck der linksventrikulären Hypertrophie ein systolisches Plateau (BRAUNWALD 1980, TAVEL 1974).

Der Arterienpuls entspricht im typischen Fall einem Pulsus tardus. Der Arteriendruck ist von normaler Höhe oder niedrig-normal mit kleiner Amplitude. Bei gering- bis mäßiggradiger Aortenstenose kommen gelegentlich erhöhte systolische Arteriendrucke vor, aber Werte über 200 mmHg sind mit einer hämodynamisch wirksamen Aortenstenose unvereinbar. Die graphische Aufzeichnung des Karotispulses zeigt einen abnorm langsamen systolischen Anstieg mit verspätetem Gipfel und Überlagerung des aufsteigenden Kurventeils durch zusätzliche Schwingungen in Form des sog. Hahnenkammphänomens. Hat die Aortenstenose schon zu einer Dysfunktion der linken Kammer geführt, so kommt nicht ganz selten ein mechanischer Alternans vor (COOPER u. Mitarb. 1958). Die Austreibungszeit des linken Ventrikels ist verlängert, die Prä-Ejektionszeit verkürzt, der Quotient aus dieser und der Austreibungszeit ist unter Umständen niedriger als normal (TAVEL 1974). Der Jugularvenenpuls zeigt nicht selten eine prominente a-Welle als Anzeichen einer verstärkten rechtsatrialen Kontraktion, die vermutlich wegen der verminderten Dehnbarkeit der rechten Kammer aufgrund der Septumhypertrophie zustande kommt.

Bei der Auskultation und Phonokardiographie (BRAUNWALD 1980, CRAWLEY u. Mitarb. 1978, REINDELL u. ROSKAMM 1977) findet sich als frühsystolischer Extraton ein sog. Aortendehnungston, bei Patienten mit immobilen und verkalkten Klappen fehlt dieser Extraton, die aortale Komponente des 2. Herztons ist leise. Mit der Zunahme der Aortenstenosierung und der linksventrikulären Austreibungszeit im Krankheitsverlauf verspätet sich der Aortenklappenschluß, die aortale Komponente des 2. Tons kann mit der pulmonalen zusammenfallen oder ihr bei hochgradiger Aortenstenose sogar in Form der paradoxen Spaltung nachfolgen. Ein Vorhofton (= 4. Herzton) ist ein häufiger Befund bei hämodynamisch wirksamer Aortenstenose (Abb. 1.**81**).

Das systolische Crescendo-Decrescendo-Geräusch der Aortenstenose ist laut, rauh und scharf, es ist über der Ausflußbahn des linken Ventrikels mit punctum maximum am 2. ICR rechtssternal zu auskultieren und zu registrieren, fortgeleitet und hier mit besonders rauhem Charakter und tiefen Frequenzanteilen im Jugulum und über den Karotiden. Gelegentlich – und dies besonders bei alten Patienten mit ausgeprägter Aortenklappenverkalkung – wird das Aortenstenosengeräusch relativ laut zur Herzspitze fortgeleitet. Das Aortenstenosengeräusch dauert so lange wie die linksventrikuläre Austreibung und endet also vor dem Systolen-Ende.

Die Lautstärke des Aortenstenosengeräusches ändert sich mit dem Schlagvolumen, beispielsweise wenn Arrhythmien die Diastolendauer und als Folge dessen das Schlagvolumen variieren. Bei Aortenstenosen mit schwerer linksventrikulärer Insuffizienz und erheblich erniedrigtem Schlagvolumen

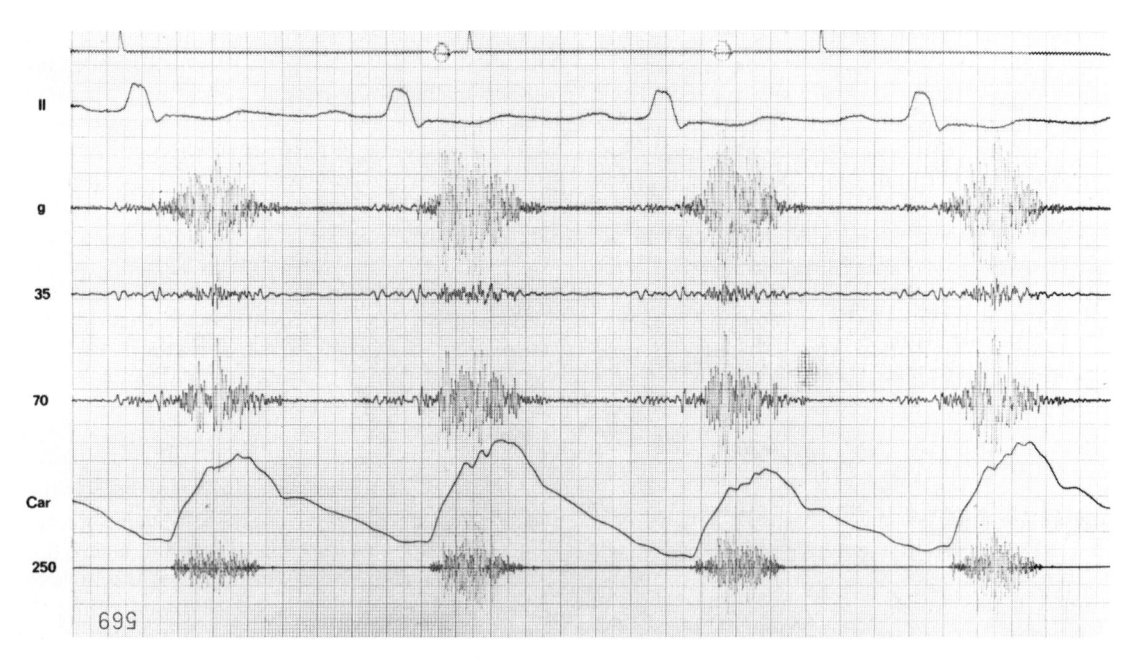

Abb. 1.81 Phonokardiogramm und Karotispulskurve (Car) bei valvulärer Aortenstenose, Mikrophon über Sternum-Mitte. Zeitmarkierung 1 s; EKG Abl. II, Nennfrequenzen in Hertz; g = gehörsähnlich. Man erkennt ein lautes mittel- und hochfrequentes systolisches Austreibungsgeräusch mit Crescendo-Decrescendo; der 1. Ton und die aortale Komponente des paradox gespaltenen 2. Tons sind leise. Als pathologischer Extraton findet sich ein 4. Ton (= Vorhofton). Der Pulskurvenanstieg erfolgt träge, ihm sind sägezahnartige Oszillationen überlagert (sog. Hahnenkammphänomen), der Kurvengipfel wird abnorm spät in der Systole erreicht. Es findet sich ein mechanischer Alternans, wie man an der Karotispulskurve erkennen kann

des linken Ventrikels kann das Geräusch sehr leise werden oder ganz verschwinden, so daß es schwerfällt, das Vitium, welches die Herzinsuffizienz verursacht, zu diagnostizieren (MORGAN u. HALL 1979). Die erheblich verkalkten Klappen der atherosklerotischen Aortenstenose sind an den Kommissuren in der Regel nicht verklebt und noch bis zu einem gewissen Grade schwingungsfähig und werden durch den Blutstrom zur Vibration gebracht. Das hieraus resultierende systolische Geräusch hat oft musikalischen Charakter und ist leiser als bei anderen Formen von valvulärer Aortenstenose.

Unter den nichtinvasiv gemessenen Parametern zeigen die Zeit vom Systolenbeginn bis zum Amplitudenmaximum des systolischen Geräusches und die frequenz-korrigierte linksventrikuläre Austreibungszeit eine recht gute Korrelation mit dem Grad der Klappenstenose. Bei hochgradiger Aortenstenose sind also ein spätsystolisches Geräuschmaximum und eine lange Austreibungszeit zu erwarten (NESJE 1979).

Röntgenuntersuchung

Die Hypertrophie der linken Kammer, die bei wirksamer valvulärer Aortenstenose vorliegt, führt in den meisten Fällen nicht zu nennenswerten pathologischen Abweichungen im röntgenologischen Herzbefund, allenfalls zu einer vermehrten Rundung der Randkontur im Bereich der Herzspitze, die dann etwas angehoben erscheinen kann (THURN 1968, KLATTE u. Mitarb. 1962). Allerdings ist die poststenotische Dilatation der Aorta ascendens (GISHEN u. LAKIER 1979) bei valvulärer Aortenstenose häufig, und diese ist röntgenologisch gut erkennbar. Aortenklappenverkalkungen sind bei der Durchleuchtung sichtbar; sie sind obligat bei hochgradiger Aortenklappenstenose im Erwachsenenalter. Läßt sich trotz sorgfältiger Untersuchung kein Kalk in der Klappenregion nachweisen, so ist damit eine schwere Aortenklappenstenose weitgehend ausgeschlossen. Aber der umgekehrte Schluß, Verkalkung der Aortenklappen beweise ihre hochgradige Stenosierung, ist nicht erlaubt. Bei älteren Patienten kommen nicht selten erhebliche Klappenverkalkungen bei nur geringer Aortenstenose vor.

Erst bei fortgeschrittener Erkrankung finden sich Zeichen der linksventrikulären Dilatation, der Lungenstauung und der Vergrößerung des linken Vorhofs und des rechten Herzens.

Elektrokardiogramm

Im EKG der meisten Patienten mit einer valvulären Aortenstenose finden sich Zeichen der linksventrikulären Hypertrophie. Nicht selten sieht man im EKG außerdem ST-Senkung und T-Negativität in den linkspräkordialen Brustwandableitungen, in I und aVL. Deutliche späte P-Negativität in V_1 ist Ausdruck der Muskelhypertrophie des linken Vorhofs bei Aortenstenose. Andere Vorhofstörungen mit verbreitertem P und Vorhofflimmern kommen vorwiegend in späten Verlaufsstadien der Aortenstenose vor, oder wenn zusätzlich ein Mitralvitium oder eine koronare Herzkrankheit vorliegt. Nicht selten zeigt das EKG bei Patienten mit Aortenstenose eine Steilstellung der elektrischen Herzachse. Atrioventrikuläre und ventrikuläre Leitungsstörungen beruhen wahrscheinlich zum größeren Teil auf Fibrosierungen und Verkalkungen, die von den Aortenklappen bis zur spezifischen Herzmuskulatur vordringen und sie lädieren. 10% aller Vorkommen eines linksanterioren Hemiblocks betreffen Patienten mit Aortenstenose. Schenkelblockierungen (zumeist Linksschenkelblock) sind häufig, und AV-Blockierungen der verschiedenen Grade wurden bei einem Drittel der Aortenstenosepatienten gefunden (THOMPSON u. Mitarb. 1979).

Ein nennenswerter Anteil der Patienten mit Aortenklappenstenose hat ventrikuläre Arrhythmien; dabei überwiegen die gravierenden Formen wie multiforme Extrasystolen, Salven von Extrasystolen und Kammertachykardie. Eine Zunahme des Quotienten aus Volumen und Wanddicke des linken Ventrikels disponiert anscheinend besonders zu diesen komplexen Arrhythmien (KENNEDY 1981).

Das Langzeit-EKG wird vor allem bei Patienten mit Bewußtseinsstörungen eingesetzt, um intermittierende Leitungsstörungen und Arrhythmien als mögliche Ursachen von Schwindel und Synkopen zu erfassen. Allerdings fanden SCHWARZ u. Mitarb. (1969) bei Synkopen von Aortenstenosepatienten eine initiale Phase mit Blässe und Hypotonie, aber normalem Herzrhythmus. Erst wenn der Anfall länger als 40 s dauerte, traten in einer zweiten Phase kardiale Arrhythmien, Zyanose und evtl. Konvulsionen auf. Das Langzeit-EKG kann in solchen Fällen nur die sekundäre, die Arrhythmiephase erfassen.

Die Belastungs-EKG-Untersuchung hat bei Aortenstenose einen relativ hohen diagnostischen Wert, aber ein etwas höheres Risiko als etwa bei der koronaren Herzkrankheit. Wenn sie durchgeführt wird, müssen das EKG und der Zustand des Patienten vom Arzt kontinuierlich überwacht werden, der Blutdruck sollte häufig gemessen werden. Patienten mit isolierter valvulärer Aortenstenose und geringen bis mäßigen systolischen Druckgradienten haben in der Regel ein normales Belastungs-EKG und einen normalen Blutdruckanstieg unter der Ergometrie, während Patienten mit Gradienten über 50 mmHg, also mit höhergradiger Aortenstenose, zumeist ein pathologisches Belastungs-EKG und einen ungenügenden Anstieg oder gar einen Abfall des Blutdrucks zeigen (HOSSACK u. NIELSON 1979, REINDELL u. ROSKAMM 1977).

Echokardiogramm (Abb. 1.82)

Bei erwachsenen Patienten mit schwerer valvulärer Aortenstenose sieht man mit der M-mode-Technik in vielen Fällen eine vermehrte Dichte und Zahl der Aortenklappenechos als Folge von Fibrosierung und Verkalkung der Klappenstrukturen und eine verringerte systolische Separation der Klappen als Folge der reduzierten Klappenöffnung. Im Kindesalter und bei Jugendlichen kommen hämodynamisch bedeutsame valvuläre Aortenstenosen ohne so ausgeprägte Klappenverkalkung und -fibrosierung vor. Die echokardiographische Darstellung der Reduktion der Klappenöffnung bei valvulärer Aortenstenose ist z. T. von der jeweiligen Richtung des Ultraschallstrahls abhängig, unterliegt also einer methodisch bedingten Variablen. Auch kommt geminderte Aortenklappenöffnung ohne valvuläre Aortenstenose, allein durch Erniedrigung des Herzschlagvolumens vor.

Die durch die Aortenstenose bewirkte Linkshypertrophie ist in der Regel echokardiographisch als Verdickung der Hinterwand der linken Kammer und des Kammerseptums gut sichtbar und meßbar. Ihr Ausmaß zeigt eine gewisse Beziehung zum Grad der Klappenstenose. Auch ist es möglich, die Innendurchmesser von linker Kammer und linkem Vorhof zu bestimmen und bis zu einem gewissen Grade auch Funktionsstörungen des linksventrikulären Myokards zu erfassen (ST. JOHN SUTTON u. Mitarb. 1981, UPTON u. GIBSON 1978).

Die M-mode-Echokardiographie liefert also wichtige Kriterien, die die Diagnose der valvulären Aortenstenose stützen und die Einschätzung zusätzlicher linksventrikulärer Funktionsstörungen und Läsionen erleichtern, sie hat aber nur begrenzten Wert für die Quantifizierung der Klappenstenose (FEIGENBAUM 1972, BRAUNWALD 1980). Auch die zweidimensionale Echokardiographie (DEMARIA u. Mitarb. 1980) erlaubt bei Aortenvitien bisher noch keine so exakte Messung des Stenosierungsgrades, wie sie bei der Mitralstenose möglich ist.

Bikuspidale Aortenklappen zeigen echokardiographisch eine exzentrische Klappenposition zwischen den Wänden der Aortenwurzel (NANDA u. Mitarb. 1976).

Invasive Untersuchungen

Eine Herzkatheteruntersuchung (BRAUNWALD u. Mitarb. 1963, CRAWLEY u. Mitarb. 1978, KENNEDY u. Mitarb. 1968, REINDELL u. ROSKAMM 1977) kommt in Frage bei jungen beschwerdefreien Patienten, die eine möglicherweise hochgradige Aortenstenose haben; bei Patienten mit Beschwerden zur exakten diagnostischen Klärung und zur differentialdiagnostischen Abgrenzung von valvulärer, supravalvulärer und subvalvulärer Stenose; zur Erfassung und möglichst auch Quantifizierung von zusätzlicher Aortenregurgitation, zusätzlicher Mitralklappenerkrankung sowie zusätzlicher koronarer Herzkrankheit.

Ein wichtiges Ziel der Untersuchung ist die Messung des systolischen Druckgradienten zwischen linkem Ventrikel und Aorta bei definiertem Herzzeitvolumen. Dazu wird der linke Ventrikel von der Aorta her retrograd transvalvulär katheterisiert und der systolische Druckgradient beim Rückzug der Katheterspitze aus dem linken Ven-

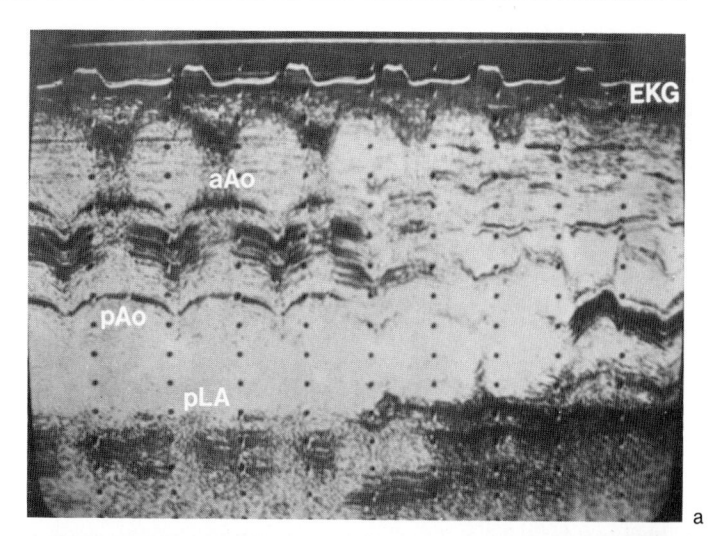

Abb. 1.**82a** u. **b** Echokardiogramm (M-mode-Technik) von einer 68jährigen Patientin mit valvulärer Aortenstenose
a In der Aortenwurzel (linker Teil der Abb.) sind massive Verkalkungen der Aortenklappen in Form flächig vermehrter Echos dargestellt. Die Aorta ist normal weit, ihre Wandbewegung ist vermindert. Der dorsal der Aorta gelegene linke Vorhof ist nicht vergrößert. aAo = anteriore und pAo = posteriore Aortenwand, pLA = posteriore Wand des linken Vorhofs
b Erhebliche konzentrische Hypertrophie der linken Kammer. Kammerseptum und Hinterwand der linken Kammer sind verdickt. Der Innendurchmesser der linken Kammer ist verringert. RV = rechter Ventrikel, IVS = Kammerseptum, AMS = vorderes Mitralsegel, pLV = Hinterwand des linken Ventrikels, K = Verkalkung im Bereich des Endokards der Hinterwand des linken Ventrikels, PE = Perikarderguß. Markierungen vertikal 1 cm, horizontal 0,5 s

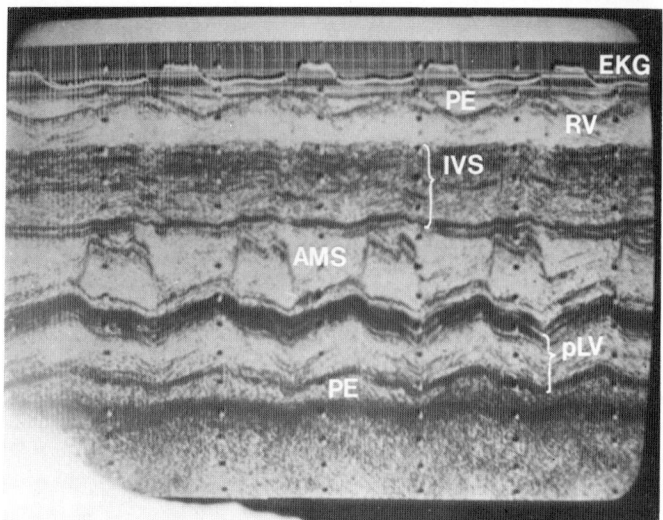

trikel in die Aorta bestimmt. In manchen Fällen jedoch gelingt es nicht, mit dem Katheter retrograd die stenosierte Klappe zu passieren. Dann kommt die Punktion des Vorhofseptums vom rechten Vorhof her und die transseptale Katheterisierung von linkem Vorhof und linkem Ventrikel mit synchroner Druckmessung im linken Ventrikel und im Arteriensystem in Frage. Jedoch ist das Risiko, statt des linken Vorhofs die Aorta zu punktieren, bei erheblicher poststenotischer Dilatation der Aorta größer als bei normalen Dimensionen der Aszendens. Gelegentlich wird die – auch nicht risikolose – transkutane Punktion des linken Ventrikels zur Druckmessung und zur Angiokardiographie herangezogen. In der Regel wird ergänzend zur Linksherzkatheterisierung auch die Rechtsherzkatheterisierung durchgeführt. Etwa 10% der Patienten mit isolierter Aortenklappenerkrankung haben in Ruhe eine deutliche pulmonale Hypertonie mit systolischen Pulmonalarteriendrucken über 60 mmHg (BASU u. Mitarb. 1979).
Verursacht eine valvuläre Aortenstenose bei normalem Fluß einen systolischen Druckgradienten von 50 mmHg oder mehr, so bezeichnet man sie als kritisch und rechnet damit, daß die Klappenöffnungsfläche auf ca. ein Viertel der Norm oder weniger reduziert ist (BRAUNWALD 1980).
Die heute erreichte Perfektion der nichtinvasiven Diagnostik führt zu der Erwägung, ob die obligatorisch invasive Diagnostik vor Herzklappenoperationen noch gerechtfertigt ist (HALL u. Mitarb. 1983). ST. JOHN SUTTON u. Mitarb. (1981) haben 184 Patienten mit Klappenvitien des linken Herzens, davon 79 mit Aortenvitien, ohne invasive diagnostische Untersuchung zur Operation gebracht, die Hälfte der Kranken war über 50 Jahre alt. In dieser ausschließlich nichtinvasiv diagnostizierten Patientengruppe erwies die Operation die präoperativ gestellte Diagnose in allen Fällen als korrekt, beim Vergleich mit einer invasiv diagnostizierten Patientengruppe waren die Operationsmortalität und die Resultate 2 Jahre post operationem sehr günstig. Alle Patienten mit Angina pectoris wurden nach der Klappenoperation beschwerdefrei, so daß auch die Koronararteriographie teilweise entbehrlich erscheint, zumal der operative Klappenersatz mit gleichzeitigem aortokoronarem Venen-Bypass unterschiedlich beurteilt und z. T.

abgelehnt wird (BONOW u. Mitarb. 1981, RICHARDSON u. Mitarb. 1979, WIESOFF u. Mitarb. 1980).
BRANDENBURG (1981) rät ebenfalls, Patienten mit Herzklappenvitien präoperativ nicht mehr routinemäßig zu katheterisieren, sondern nur, wenn eine erhebliche Aortenwurzel- oder Koronarerkrankung vermutet wird, oder wenn die Schwere der Klappenläsion nach der nichtinvasiven Diagnostik unklar bleibt, oder wenn Diskrepanzen zwischen den klinischen und den echokardiographischen Befunden bestehen.

Zusatzleiden und Komplikationen

Eine zusätzliche nennenswerte Aorteninsuffizienz und eine zusätzliche Mitralklappenerkrankung finden sich nicht selten bei den Patienten mit einer Aortenstenose rheumatischer Ätiologie. Vorhofarrhythmien (Vorhoftachykardien, -flimmern, -flattern) kommen bei reiner valvulärer Aortenstenose nur in späten Erkrankungsstadien vor und sind sonst als Hinweise auf das mögliche Vorliegen eines zusätzlichen Mitralvitiums zu werten. Atrioventrikuläre und ventrikuläre Leitungsstörungen sind bei der valvulären Aortenstenose häufiger zu beobachten als bei den meisten anderen Klappenvitien und dürften vielfach durch Fibrosierungen und Verkalkungen des Gewebes bedingt sein, die sich von der Aortenklappenregion bis zum AV-Knoten, zum His-Bündel und zu den Bündelschenkeln hin entwickeln. Daneben kommen, z. T. belastungsbedingt, extrasystolische und tachykarde ventrikuläre Arrhythmien vor.
Eine nennenswerte koronare Herzkrankheit als Zusatzleiden fanden THOMPSON u. Mitarb. (1980) in einer Untersuchung an 139 Patienten mit valvulärer Aortenstenose in 41 Fällen. Das sind weniger als die Hälfte aller Patienten dieser Serie, die Angina pectoris hatten. Signifikante Koronarstenosen ohne Angina kamen nur in 4 Fällen vor, dabei handelte es sich stets um Ein-Gefäß-Erkrankungen bei Patienten mit leichtgradiger Aortenstenose.
Komplikationen der Aortenklappenerkrankung sind – überwiegend kleine – Kalkembolien ins Arteriensystem, die klinisch relativ selten (z. B. durch Sehstörungen oder Koronarinsuffizienz) in Erscheinung treten, aber in einer autoptischen Untersuchung von HOLLEY u. Mitarb. (1963) in 31 von 165 Fällen von valvulärer Aortenstenose gefunden wurden. Des weiteren kann eine bakterielle Endokarditis auftreten, nicht nur bei der Aortenstenose, sondern auch bei der nicht stenotischen bikuspidalen Aortenklappe (WEINSTEIN 1980).
Arterielle Hypertonie fanden IKRAM u. Mitarb. (1979) in schwerer Form bei 8%, in leichter bei 18% ihrer Patienten mit invasiv diagnostizierter Aortenklappenstenose. Gelegentlich kommen bei Patienten mit Aortenstenose gastrointestinale Blutungen aus Angiodysplasien des Kolons oder anderer Darmabschnitte vor, die dazu neigen zu rezidivieren und die sich nicht mit üblichen diagnostischen Verfahren, wohl aber mit Hilfe der Mesenterialarteriographie klären lassen (GELFAND u. Mitarb. 1979). In einer großen Untersuchungsserie von SHOENFELD u. Mitarb. (1980) kamen gastrointestinale Blutungen bei 7 von 152 Patienten mit Aortenstenose, aber bei keinem der 152 Patienten mit Mitralstenose vor.

Verlauf und Prognose

Da die Hypertrophie des linken Ventrikels die Stenose der Aortenklappe viel wirkungsvoller kompensiert, als es z. B. bei Mitralstenose die stromauf der erkrankten Klappe gelegenen Kreislaufabschnitte tun können, bleiben Patienten mit wirksamer valvulärer Aortenstenose in der Regel über viele Jahre und also länger als Patienten mit Mitralstenose beschwerdefrei. Auch Träger einer hochgradigen Aortenstenose können im Verlauf ihrer Erkrankung lange frei von subjektiven Symptomen bleiben. Wenn jedoch bei Aortenstenosepatienten Beschwerden auftreten, ist der weitere Verlauf der Erkrankung rasch progredient und die Prognose ungünstig. Die Lebenserwartung beträgt dann nur noch einige Jahre, bei kardialer Dekompensation 1–2, bei Angina und Synkopen 2–3 Jahre.
Das Alter, in dem Patienten mit Aortenstenose sterben, liegt im Durchschnitt bei 60–63 Jahren. In mehr als der Hälfte der Fälle sterben sie an kardialer Dekompensation, in 10–20% erfolgt der Tod plötzlich, wohl überwiegend durch kardiale Arrhythmien und durch einen erheblichen Arteriendruckabfall aufgrund von Vasodilatation bei ungenügender Steigerungsfähigkeit der Herzförderleistung (s. auch Pathophysiologie).
Unter konservativer Therapie überlebten in RAPAPORTs (1975) Serie 40%, in der von FRANK u. Mitarb. (1973) 64% der Patienten mit valvulärer Aortenstenose 5 Jahre, nachdem das Vitium diagnostiziert war. Die operative Behandlung bessert, soweit wir aus den bisher verfügbaren Verlaufsdaten wissen, die Prognose (HAERTEN u. Mitarb. 1981, HOSSACK u. Mitarb. 1980).
Bei 41 Patienten mit einer bikuspidalen, aber initial nicht stenotischen Aortenklappe entwickelte sich unter durchschnittlich 11jähriger Verlaufsbeobachtung eine hochgradige Aortenstenose in 2, eine leichtgradige Aortenstenose in 5 und eine bakterielle Endokarditis in 3 Fällen (MILLS u. Mitarb. 1979).

Differentialdiagnose

Die hypertrophische muskuläre Subaortenstenose zeigt mehr Spontanvariabilität der auskultatorischen Phänomene und mehr Abhängigkeit der Befunde von positiv und negativ inotropen Interventionen als die valvuläre Aortenstenose. Sie geht ohne poststenotische Dilatation der Aorta ascendens, aber mit asymmetrischer Septumhypertrophie, systolischer Vorwärtsbewegung des vorderen Mitralsegels und Einengung der linksventrikulären

Ausflußbahn im echokardiographischen Befund und mit steilem initialen Anstieg sowie doppeltem Gipfel der Karotispulskurve einher. Doppelgipfligkeit der Karotispulskurve kommt auch noch bei der Aorteninsuffizienz, aber fast nie bei ausgeprägter valvulärer Aortenstenose vor. Die membranöse bzw. fibröse Subaortenstenose ist gekennzeichnet durch eine leise oder fehlende aortale Komponente des 2. Tons, durch das häufige Vorkommen eines Aortenregurgitationsgeräusches und das Fehlen von Aortenklappenkalk. Mit klinischen Mitteln allein sind jedoch die membranöse und die fibröse bzw. fibromuskuläre Subaortenstenose kaum zu diagnostizieren. Die Echokardiographie läßt die unter Umständen zarten und angiokardiographisch deshalb nicht darstellbaren subaortalen Membranen und auch die diffusen fibrösen Einengungen erkennen, die ihre Weite in Systole und Diastole relativ wenig ändern. Die subaortalen Membranen bewirken in der Regel bei der Katheterausziehkurve einen zweistufigen Drucksprung.

Die supravalvuläre Aortenstenose kommt vorwiegend im Kindesalter und vergesellschaftet mit Intelligenzminderung und einer durch Gesichtsschädelanomalie bedingten typischen Fazies vor (FRIEDMAN 1980).

Gelegentlich bereitet es Schwierigkeiten, die Aortenstenose differentialdiagnostisch von der Pulmonalstenose (bei der Pulmonalstenose erwartet man Zeichen der rechtsventrikulären Hypertrophie, helle Lungenfelder, und es fehlt die poststenotische Aortendilatation) und vom Ventrikelseptumdefekt abzugrenzen. Eine zusätzliche Mitralstenose maskiert oft die Schwere der gleichzeitig bestehenden Aortenstenose, und zwar vorwiegend durch die Reduktion des Herzzeitvolumens, die sie mit sich bringt.

Gelegentlich wird besonders bei älteren Patienten das Aortenstenosengeräusch laut zur Herzspitze fortgeleitet und macht die differentialdiagnostische Abgrenzung gegenüber einer Mitralinsuffizienz schwierig; das Mitralinsuffizienzgeräusch ist jedoch – im Gegensatz zum Austreibungsgeräusch der valvulären Aortenstenose – holosystolisch, und es variiert in seiner Intensität weniger als das Aortenstenosengeräusch mit der Diastolenlänge. Relativ häufig sind bei Menschen höheren Lebensalters über dem Aortenostium und dem Jugulum systolische Crescendo-Decrescendo-Geräusche mittlerer bis hoher Intensität zu hören, die durch eine Aortenklappensklerose bedingt sind. Ihre differentialdiagnostische Abgrenzung gegenüber wirksamer Aortenstenose stützt sich auf das Beschwerdebild und die übrigen kardiologischen Befunde wie Brustwandpulsationen, EKG und Blutdruckverhalten und kann manchmal Schwierigkeiten bereiten. Die aus der Karotispulskurve abgelesene geminderte Steilheit des systolischen Kurvenanstiegs ist bei alten Patienten diagnostisch wenig zuverlässig. Hingegen spricht ein später Gipfel des systolischen Geräusches (Intervalle zwischen Q-Beginn und Geräuschmaximum von über 220 ms) für eine hochgradige Aortenstenose (FLOHR u. Mitarb. 1981).

Therapie

Allen Patienten mit mäßig- oder hochgradiger Aortenstenose muß geraten werden, plötzliche und größere körperliche Anstrengungen und insbesondere auch Wettkampfsport zu vermeiden. Beschwerdefreie Patienten sollten, da es wünschenswert ist, eine Progredienz des Leidens rechtzeitig zu erfassen, in regelmäßigen Abständen kardiologisch kontrolliert werden.

Herzinsuffizienz wird mit Herzglykosiden behandelt. Bei Aortenstenose ohne erniedrigtes Herzzeitvolumen, ohne Herzdilatation und ohne Stauungszeichen sind Herzglykoside nicht indiziert. Diuretika sind bei Vorliegen von Organstauung und Ödemen indiziert, müssen aber mit Vorsicht gehandhabt werden, weil Hypovolämie den bei der Aortenstenose zur optimalen Funktion notwendigen erhöhten enddiastolischen Ventrikeldruck senkt und damit einen Abfall des Herzzeitvolumens und orthostatische Hypotonie bewirken kann.

Angina pectoris wird mit Nitrokörpern behandelt. Die Befürchtung, Nitroglyceringaben könnten bei Aortenstenose häufiger als bei anderen Herzleiden zu kritischem Blutdruckabfall und Organminderdurchblutung führen, bestätigt sich in klinisch-experimentellen Untersuchungen (TEBBE u. Mitarb. 1981) und im klinischen Alltag offenbar nicht.

Für Patienten mit einer Aortenstenose und solche mit bikuspidalen Aortenklappen ohne Stenose muß vor zahnärztlichen Maßnahmen und invasiven urologischen, gynäkologischen und HNO-Prozeduren eine Endokarditisprophylaxe mit Penicillin angesetzt werden. Allerdings ist damit auch kein 100%iger Schutz vor bakterieller Endokarditis zu erreichen (DURACK u. Mitarb. 1983). Bei unklaren Zuständen mit Fieber, Blutsenkungsbeschleunigung, prolongierter Mattigkeit oder unerklärter Verschlechterung des kardialen Status sollte an eine bakterielle Endokarditis gedacht und ihre korrekte Diagnose durch Blutkulturen betrieben werden, damit gezielt und wirkungsvoll behandelt werden kann.

Beim Auftreten gehäufter supraventrikulärer Extrasystolen sollte man versuchen, den Eintritt von Vorhofflimmern durch pharmakologische Prophylaxe zu verhindern. Kommt es zum Vorhofflimmern, welches sich durch den Verlust der die Kammerfunktion optimierenden geordneten Vorhofkontraktion nachteilig auf die Herzleistung des Patienten mit einer Aortenstenose auswirkt, muß man unverzüglich den Versuch machen, mit antiarrhythmischer Therapie oder durch Elektrokardioversion einen Sinusrhythmus wiederherzustellen. Bei Patienten mit mäßig- und hochgradiger Aortenstenose ist jedoch zu bedenken, daß Pharmaka und Interventionen mit negativ inotroper Wirkung leicht ungünstige Nebenwirkungen haben können und eine besonders sorgfältige Überwachung des Patienten und seiner kardiovaskulären Funktion erfordern.

Patienten mit Aortenstenose und Synkopen oder Schwindel- oder Schwächeanfällen, die auf gravierenden bradykarden Arrhythmien beruhen, müssen mit künstlicher Herzstimulation behandelt werden. Soweit indiziert und möglich, sollte man programmierbare Geräte implantieren, die unter Umständen im weiteren Verlauf eine Frequenzeinstellung ermöglichen, bei der überwiegend ein Sinusrhythmus mit normaler Vorhof-Kammer-Folge besteht.

Die Behandlung mit pharmakologisch induzierter Vasodilatation ist bei erheblicher Aortenklappenstenose nicht indiziert; sie wird nur empfohlen für Patienten, die zusätzlich eine schwere linksventrikuläre Dysfunktion haben und für Patienten mit mäßiggradiger Aortenklappenstenose, die zusätzlich eine Herzinsuffizienz aufweisen (GREENBERG u. MASSIE 1980) sowie für Patienten nach Aortenklappenersatz in der frühen postoperativen Periode (MARCO u. Mitarb. 1980).

Die Indikationsstellung zur Operation ist bei der valvulären Aortenstenose so schwierig und verantwortungsvoll wie bei den anderen Klappenfehlern auch. Bei Kindern und jungen Erwachsenen mit hochgradiger nicht verkalkter Aortenstenose sind in der Regel klappenerhaltende Operationsverfahren möglich und indiziert. Diese führen zu weitgehender Beseitigung der Ostienstenose, aber nicht zur Normalisierung der Klappenanatomie, so daß chronisch ein abnormer und verstärkt turbulenter Blutfluß auf die Klappen einwirkt und im Laufe der Jahre zu weiterer Deformierung, Kalkeinlagerung und evtl. Restenosierung führt, die zur Zweit-Operation und nicht selten dann zum Klappenersatz zwingt.

Bei den meisten Erwachsenen mit verkalkter Aortenstenose sind klappenerhaltende Operationsverfahren nicht erfolgreich möglich, so daß nur Klappenersatz in Frage kommt. Die Operation ist bei diesen Patienten indiziert, wenn sie durch die Aortenstenose Beschwerden haben, oder wenn sie zwar beschwerdefrei sind, aber die hämodynamischen Befunde einer hochgradigen Aortenstenose bieten. Aortenklappenersatz wird in zunehmendem Maße auch im höheren Lebensalter für indiziert gehalten, wenn durch das Vitium bedingte Beschwerden bestehen und der Allgemeinzustand des Patienten und seine linksventrikuläre Funktion zufriedenstellend sind. Die Operation hat bei 65- bis 80jährigen eine etwas erhöhte Operationsmortalität, aber günstige Langzeitresultate (JAMIESON u. Mitarb. 1981).

Bei Patienten mit valvulärer Aortenstenose und zusätzlicher erheblicher koronarer Herzkrankheit wird der Aortenklappenersatz mit der gleichzeitigen Myokard-Revaskularisierung durch aortokoronare Venen-Bypasses von einigen Autoren empfohlen (RICHARDSON u. Mitarb. 1979), von anderen wird dieses Vorgehen für meistens nicht indiziert gehalten (BONOW u. Mitarb. 1981), weil es die Dauer von Operation und extrakorporaler Zirkulation verlängert, das Myokardinfarktrisiko erhöht und – wenn man von Sonderfällen wie z. B. Hauptstammstenosen der linken Koronararterie absieht – keine besseren Behandlungsergebnisse als die Operation nur mit Klappenersatz bringt. In den meisten Fällen mit Aortenstenose und koronarer Herzkrankheit genügt die Entlastung der linken Kammer, die aus dem Klappenersatz resultiert, um die Patienten von Angina pectoris weitgehend zu befreien (ST. JOHN SUTTON u. Mitarb. 1981).

Die generellen Aspekte von Herzklappenersatz sind im Kapitel über die Mitralklappenfehler dargestellt worden. Bei Klappenersatz wegen einer valvulären Aortenstenose ergeben sich einige Besonderheiten: Die Kunstklappe in Aortenposition unterliegt – wie die Aortenklappe – erhöhter mechanischer Belastung und damit einem gegenüber Kunstklappen in anderen Positionen leicht erhöhten Risiko von Klappenfunktionsstörungen. Sie hat ein geringeres Risiko thromboembolischer Komplikationen als die Kunstklappe in Mitralposition, was wohl z. T. damit zusammenhängt, daß Patienten mit Aortenvitien postoperativ seltener dilatierte Vorhöfe und Vorhofarrhythmien haben. Schließlich ist der Aortenklappenring bei Aortenstenose enger als der Mitralklappenring, wodurch es dem Chirurgen häufiger schwergemacht wird, eine Ersatzklappe von wünschenswerter Größe und Öffnungsfläche einzusetzen. In Fällen mit besonders engem Klappenring wird dieser intraoperativ durch eine Inzision erweitert (SEYBOLD-EPTING u. HOFFMEISTER 1980). Bei den Kugelventilklappen ist die Öffnungsfläche im Durchschnitt etwas kleiner als bei den anderen Klappentypen.

Die mechanischen Kunstklappen sind fast alle sehr durabel; sie haben in Aortenposition unter Dauer-Antikoagulantienbehandlung Embolieraten zwischen 2 und 7% pro Patientenjahr. Kippscheibenklappen haben besonders niedrige Embolieraten, aber gelegentlich kommt bei ihnen eine Total-Thrombosierung der Klappe vor (MARTINELL u. Mitarb. 1980).

Die wahrscheinlich beste Ersatzklappe ist die von einem Organspender transplantierte unbehandelte menschliche Aortenklappe, sie hat im Empfänger eine praktisch normale Klappenfunktion, ist offenbar sehr durabel und erfordert keine Antikoagulation (BARRATT-BOYES u. Mitarb. 1977). Klappentransplantate sind jedoch nicht genügend verfügbar.

Die glutaraldehyd-behandelte Hancock-Bio-Prothese vom Schwein hat ohne Dauer-Antikoagulation eine sehr niedrige Rate von embolischen Komplikationen. Aber sie bewirkt in Aortenposition eine etwas höhere Rest-Stenose und ist weniger durabel als mechanische Klappenprothesen.

Degenerative Veränderungen der Bio-Prothesen werden besonders bei Kindern und jugendlichen Aortenstenosepatienten im postoperativen Verlauf häufig beobachtet. Bei alten Patienten mit Bio-

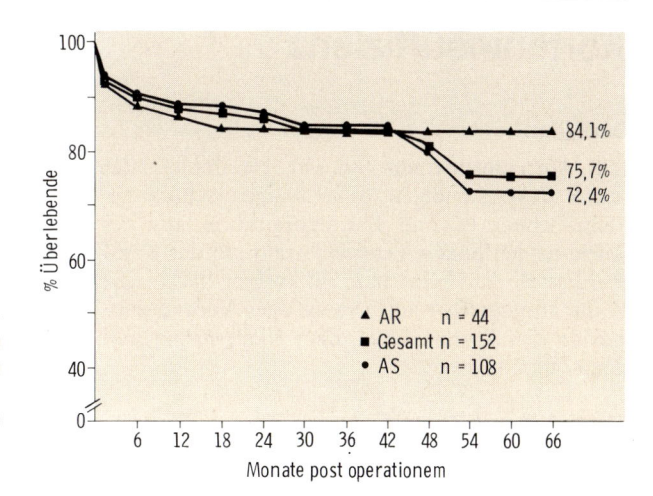

Abb. 1.83 Aktuarische Überlebenskurven der Patienten nach operativem Ersatz der Aortenklappen durch die Hancock-Bio-Prothese. Die Zuordnung zu den Gruppen (AS = Aortenstenose, AR = Aorteninsuffizienz) richtete sich nach dem jeweils hämodynamisch führenden Vitium (nach *Cohn* u. Mitarb.)

Prothesen wiederum ist die Embolierate nicht so niedrig wie in den übrigen Altersgruppen (KIRKLIN 1981, WILLIAMS u. Mitarb. 1981).
Der Aortenklappenersatz wegen Aortenstenose führt in der Regel zu deutlicher klinischer Besserung, zur Abnahme des transvalvulären Druckgradienten, der linksventrikulären Hypertrophie und der Myokardischämie. Die operative Behandlung führt bei der valvulären Aortenstenose häufiger als bei der Aorteninsuffizienz zur Normalisierung oder zu einer deutlichen Verbesserung der linksventrikulären Funktion. Die Operationsmortalität bei Aortenklappenersatz liegt etwa zwischen 1 und 10% (Abb. 1.**83**). Ca. 75% der wegen valvulärer Aortenstenose operierten Patienten überleben 5 Jahre. Die Operationsresultate sind ungünstiger, wenn Aortenstenosepatienten mit deutlicher linksventrikulärer Insuffizienz, erheblich geminderter Auswurffraktion des linken Ventrikels und erhöhten Drucken im linken Vorhof und in den Lungengefäßen oder Patienten, die einen Myokardinfarkt durchgemacht haben, operiert werden (CARABELLO u. Mitarb. 1980, O'TOLLE u. Mitarb. 1978). Patienten mit derart erhöhtem Operationsrisiko wird man aber in vielen Fällen angesichts der schlechten Aussicht einer rein konservativen Behandlung trotzdem zu operativem Vorgehen raten. Ein erhöhtes Risiko laufen die Patienten auch bei Re-Operationen am Aortenostium (RODEWALD u. Mitarb. 1980, ROSSITER u. Mitarb. 1980). Kombinierter Aorten- und Mitralklappenersatz, der bei einer multivalvulären Herzerkrankung notwendig werden kann, hat in der Regel ein etwas höheres Risiko als Aortenklappenersatz allein (NITTER-HAUGE u. Mitarb. 1979).
Die Kunstklappenträger sind mehr als andere Patienten von kompetenter kardiologischer Nachsorge abhängig. Auch nach der Entlassung aus stationärer Behandlung können bei ihnen gravierende oder in ihrer Bedeutung schwer einzuschätzende Komplikationen auftreten: Degeneration, mechanische Schäden und Thrombosierung der Klappe und Nahtinsuffizienz, aus denen Aortenstenose oder -insuffizienz sowie hämolytische Anämie folgen können; Embolien ins Arteriensystem; proximale Koronararterienstenosen als Komplikationen der intraoperativen Koronarperfusion (die neuerdings bei den Klappenoperationen weniger durchgeführt wird); bakterielle Prothesenendokarditis und Aortenringabszeß; linksventrikuläre Dysfunktion mit kardialer Dekompensation und erhöhter Häufigkeit von ventrikulären Arrhythmien und plötzlichem Tod. Bei mehr als der Hälfte der nach der Krankenhausentlassung vorkommenden postoperativen Todesfälle handelt es sich um einen plötzlichen Tod oder um einen Tod durch kardiale Dekompensation oder durch Myokardinfarkt (COPELAND u. Mitarb. 1977). Supraventrikuläre Arrhythmien kommen nur in den ersten Wochen nach der Operation häufig vor, im späteren Verlauf überwiegen unter den vorkommenden Herzrhythmusstörungen – wie präoperativ – die ventrikulären Ektopien und die Leitungsstörungen. Präoperativ vorhandene Schenkelblockierungen und hochgradige AV-Blocks bleiben in der Regel postoperativ bestehen, während Hemiblock und AV-Block I. Grades in einem Teil der Fälle zurückgehen (THOMPSON u. Mitarb. 1979).
In der langfristigen postoperativen kardiologischen Betreuung von Aortenstenosenpatienten spielen neben der sorgfältigen Erhebung der Zwischenanamnese und der klinischen Befunde die Echokardiographie, die Phono- und Mechanokardiographie wichtige Rollen.

Aorteninsuffizienz

Definition

Die Aorteninsuffizienz ist ein Herzfehler, der durch unvollständigen Aortenklappenschluß gekennzeichnet ist und Blutregurgitation aus der Aorta in den linken Ventrikel während der Kammerdiastole zur Folge hat. Sie kommt durch eine Reihe ätiologisch verschiedenartiger Veränderungen an der Aortenwurzel, dem Klappenring und den Klappen zustande.

Häufigkeit und Vorkommen

In größeren Kollektiven von Patienten mit Herzklappenfehlern wurde eine reine Aorteninsuffizienz bei 5%, Aorteninsuffizienz und Aortenstenose (= kombiniertes Aortenvitium) bei 5% und eine Aorteninsuffizienz in Kombination mit einem Mitralvitium in 12% der Fälle gefunden (LOOGEN u. Mitarb. 1969). Etwa drei Viertel der Patienten mit einer Aorteninsuffizienz sind Männer. Bei der Aorteninsuffizienz in Kombination mit einem Mitralvitium allerdings überwiegen die Frauen.
Die Anteile der Aorteninsuffizienzen rheumatischer und luetischer Ätiologie wurden in früheren Statistiken höher angegeben als in den neueren. Etwa ein Drittel der Fälle von reiner Aorteninsuffizienz dürfte rheumatisch bedingt sein, jedoch ein höherer Anteil derjenigen, die mit einem Mitralvitium kombiniert sind. Durch eine bakterielle Endokarditis verursacht sind 14–26%, luetischer Ätiologie sind 2–7% und auf der Basis von zystischer Medianekrose der Aorta und von myxomatöser Degeneration des Klappengewebes entstanden sind nach den vorliegenden Statistiken 3–25% aller Fälle. Das Lebensalter bei Manifestation der Aorteninsuffizienz wird mit 20–50 Jahren angegeben (CRAWLEY u. Mitarb. 1978, WOOD 1968).

Ätiologie, Pathogenese und Morphologie

Der chronisch-rheumatische Prozeß führt zur Verdickung und Deformierung und zum Schrumpfen der Klappen, die dadurch ihre Fähigkeit zum vollständigen diastolischen Schluß verlieren. Eine bakterielle Endokarditis kann kongenital veränderte (z. B. bikuspidale), durch rheumatische Entzündung oder andere Prozesse vorgeschädigte und gelegentlich auch normale Aortenklappen befallen. Sie führt zur Deformierung, zu Substanzverlust und Perforation der Klappe und dadurch zur Aorteninsuffizienz; unter Umständen sind es bei bakterieller Endokarditis aber auch die Vegetationen, die den Klappenschluß verhindern.
Trauma und kongenitale Bikuspidalität der Aortenklappe, myxomatöse Degeneration des Klappenstromas, manche Formen von Ventrikelseptumdefekt, zystische Medianekrose der Aortenwurzel (wie bei Marfan-Syndrom) können einen Prolaps von Aortenklappen und dadurch Aorteninsuffizienz bewirken. Andere kongenitale Läsionen, die mit Aorteninsuffizienz einhergehen können, sind Klappenfenestration, supra-, subvalvuläre und valvuläre Aortenstenose, persistierender Ductus arteriosus, Koarktation und Aneurysma eines Sinus Valsalvae.
Lues und Morbus Bechterew machen Zellinfiltrationen und Vernarbungen der Media der Aorta ascendens, die zur Aortendilatation und zur Aortenklappeninsuffizienz Veranlassung geben können. Auch andere Erkrankungen der Aortenwurzel, wie rheumatoide Arthritis, Marfan-Syndrom, Arthritis psoriatica, Riesenzellarteriitis, dissezierendes Aortenaneurysma und hochgradige arterielle Hypertonie können zur Dilatation des Klappenrings und dadurch zur Aorteninsuffizienz bei intakten Klappen führen. Gelegentlich ist auch bei Ehlers-Danlos-Syndrom, idiopathischer Aortitis, Coxsackie-Virus-Infektion und Anämie eine Aorteninsuffizienz beobachtet worden.
Bei wirksamer Aorteninsuffizienz ist der linke Ventrikel dilatiert und hypertrophiert (BRAUNWALD 1980, ELIOT u. EDWARDS 1978).

Pathophysiologie

Zunächst sollen die physiologischen Abweichungen bei der chronischen Aorteninsuffizienz (KENNEDY u. Mitarb. 1968, WELCH u. Mitarb. 1957) beschrieben werden. Wenn die Aortenklappe insuffizient ist, fließt in der Diastole Blut aus der Aorta zurück in den linken Ventrikel. Die Größe der Regurgitation wird u. a. bestimmt von den Abmessungen der Regurgitationsöffnung und mehr noch vom aortoventrikulären Druckgefälle (MORROW u. Mitarb. 1965). Da der Druckgradient zwischen der Aorta und dem linken Ventrikel im Beginn der Diastole am größten ist, hat zu dieser Zeit auch der Regurgitationsfluß sein Maximum.
Der vermehrte Blutabfluß aus der Aorta durch die zusätzliche Öffnung, die der Aortenwindkessel in Form der insuffizienten Aortenklappe hat, lassen den Arteriendruck in der Diastole verstärkt abfallen (Abb. 1.**84**).
Bei der Aorteninsuffizienz wird der linke Ventrikel während der Diastole aus zwei Richtungen, aus dem linken Vorhof antegrad und aus der Aorta retrograd, gefüllt. Sein enddiastolisches Volumen ist daher vergrößert. Der wesentliche Kompensationsmechanismus bei chronischer Aorteninsuffizienz besteht in einer Dilatation der linken Kammer. Das vergrößerte Kammervolumen führt, da nach dem Gesetz von Laplace die Wandspannung der Kammer dem Produkt aus Innendruck und Radius gleicht, dazu, daß auch die zum Erreichen eines gegebenen systolischen Drucks erforderliche systolische Spannung der Kammerwand ansteigt. Die so vermehrte Belastung führt zur (exzentrischen) Hypertrophie der Wandmuskulatur mit oft

erheblicher Zunahme der Muskelmasse des linken Ventrikels.

In einem Teil der Fälle wird die Vergrößerung des enddiastolischen Volumens des linken Ventrikels nicht von einer dementsprechenden Zunahme des enddiastolischen Drucks begleitet, so daß eine erhöhte diastolische Dehnbarkeit der Kammerwand anzunehmen ist (BRAUNWALD 1980, CRAWLEY u. Mitarb. 1978, SCHLANT 1978).

Die für die chronische Aorteninsuffizienz typische Vergrößerung des enddiastolischen Volumens des linken Ventrikels hat ein vergrößertes Schlagvolumen und dadurch einen erhöhten systolischen Druck im linken Ventrikel und im Arteriensystem zur Folge. Das effektive Herzzeitvolumen ist zumeist normal, auch bei hochgradigen Aorteninsuffizienzen mit sehr großem Regurgitationsvolumen. Wegen des abnorm niedrigen diastolischen Aortendrucks ist die isometrische Kontraktion der linken Kammer verkürzt, wegen des vergrößerten Schlagvolumens ist seine Austreibungszeit im allgemeinen verlängert (TAVEL 1974).

Körperliche Belastung wird von Patienten mit Aorteninsuffizienz im allgemeinen gut toleriert. Mit dem Anstieg der Herzfrequenz nehmen die Diastolendauer und damit in der Regel die Aortenregurgitation ab (WARNER u. TORONTO 1961). Außerdem sinkt bei Körperarbeit der periphere Gefäßwiderstand, wodurch die Anpassung der Herzleistung und die Steigerung des effektiven Herzzeitvolumens bei der Aorteninsuffizienz begünstigt werden. Wenn sich im Verlauf der Erkrankung die Funktion der linken Kammer verschlechtert, nimmt das enddiastolische Kammervolumen weiter zu, ohne daß das Regurgitationsvolumen noch angestiegen wäre, das effektive Schlagvolumen und die Auswurffraktion des linken Ventrikels sinken ab. In späten Stadien können auch die Drucke im linken Vorhof und im Lungenkreislauf ansteigen, und das Ruhe-Herzzeitvolumen kann deutlich abfallen.

Das endsystolische Volumen des linken Ventrikels ist bei der Aorteninsuffizienz – wie bei der Mitralinsuffizienz – ein empfindlicher Indikator der Myokardfunktion und zeigt nach etlichen Studien bei den operierten Patienten eine enge Korrelation mit der Operationsmortalität und dem Grad der linksventrikulären Dysfunktion im postoperativen Verlauf (BOROW u. Mitarb. 1980).

Da bei der chronischen Aorteninsuffizienz die Muskelmasse des linken Ventrikels größer als normal und der Perfusionsdruck der Koronararterien wegen der Senkung des diastolischen Arteriendrucks erniedrigt ist, besteht eine erhöhte Disposition zu myokardialer Ischämie (FALSETTI u. Mitarb. 1979). Jedoch ist im allgemeinen die Steigerung des myokardialen O_2-Verbrauchs bei vermehrter Volumenbelastung von Herzkammern, wie sie bei einer Aorteninsuffizienz vorliegt, geringer als bei vermehrter Druckbelastung etwa durch die Aortenstenose (BASTA u. Mitarb. 1975).

In einigen wesentlichen Aspekten unterscheiden

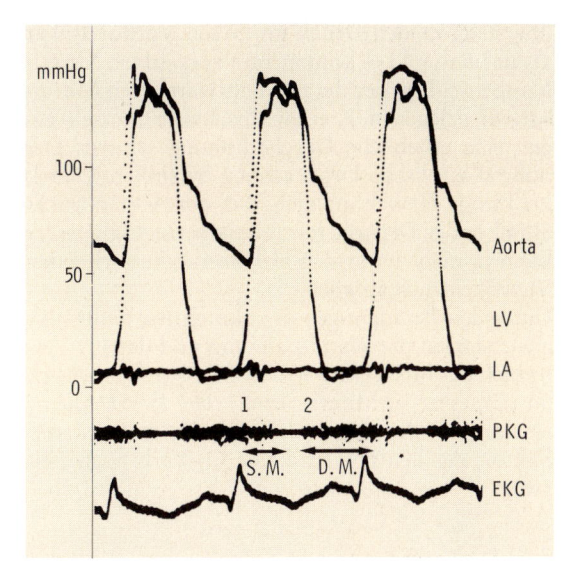

Abb. 1.**84** Drucke in linkem Vorhof (LA), linkem Ventrikel (LV) und Aorta, intrakardiales Phonokardiogramm (PKG) und EKG beim Hund mit experimenteller Aorteninsuffizienz. Der Anstieg der Drucke in linkem Ventrikel und Aorta bei Beginn der Ejektion ist steil; die Klappenschlußinzisur in der Aortendruckkurve bei Ende der Ejektion ist verwaschen. Der minimale diastolische Druck in der Aorta ist niedrig, die Blutdruckamplitude ist größer als normal. Im Phonokardiogramm sind ein durch den hohen systolischen Fluß durchs Aortenostium bedingtes frühsystolisches Geräusch (S. M.) und das gleich nach dem 2. Ton einsetzende diastolische Geräusch (D. M.) der Aorteninsuffizienz erkennbar (nach *Moscovitz* u. Mitarb.)

sich die pathophysiologischen Abweichungen bei der akuten Aorteninsuffizienz von denen bei der chronischen Form. Bei der akuten Aorteninsuffizienz (MORGANROTH u. Mitarb. 1977) ist – anders als bei der chronischen Aorteninsuffizienz – der linke Ventrikel von normaler Größe und Muskelmasse und von normaler diastolischer Wandelastizität. Die um das Regurgitationsvolumen vermehrte diastolische Füllung führt daher zu raschem und erheblichem Anstieg des diastolischen Drucks im linken Ventrikel, so daß die Kammer in dem Bereich einer Druck-Volumen-Charakteristik arbeitet, der geminderter Dehnbarkeit entspricht. Das Gesamtschlagvolumen (effektives Schlagvolumen + Regurgitationsvolumen pro Schlag) des linken Ventrikels ist zwar bei der akuten Aorteninsuffizienz größer als bei normaler Klappenfunktion. Aber da sich der Ventrikel noch nicht durch Dilatation und Muskelhypertrophie an das Vitium adaptiert hat, ist die Steigerungsmöglichkeit des Schlagvolumens sehr limitiert. Es kommt daher leicht zu einer Reduktion des effektiven Schlagvolumens und der Auswurffraktion. Der Anstieg des systolischen Arteriendrucks und das Größerwerden der Blutdruckamplitude sind bei der akuten Aorteninsuffizienz geringer als bei der chronischen Aorteninsuffizienz gleichen Grades.

Da bei der akuten Aorteninsuffizienz der diastolische Kammerdruck in der Diastole steil ansteigt, übersteigt er den Druck im linken Vorhof früher als normal, und es kommt zum vorzeitigen Mitralklappenschluß, der die stromaufwärts vom Mitralostium gelegenen Kreislaufabschnitte partiell gegen eine erhebliche Druckerhöhung schützt. Der hohe diastolische Druckanstieg im linken Ventrikel bringt es auch mit sich, daß der Aortendruckabfall in der Diastole nur relativ geringfügig ist, er kann ja nicht unter den gleichzeitig herrschenden Ventrikeldruck abfallen.

Unter den Bedingungen der akuten Aorteninsuffizienz steigen die Wandspannung und der O_2-Verbrauch des linksventrikulären Myokards erheblich an (URSCHEL u. Mitarb. 1968). Die Herzfrequenz ist dabei in der Regel auch erhöht, ein weiterer, Faktor, der den myokardialen O_2-Verbrauch steigert.

Krankheitsbild
Anamnese
Gelegentlich finden sich in der Anamnese Hinweise auf die Ursache der Aorteninsuffizienz, auf eine früher durchgemachte bakterielle oder rheumatische Endokarditis, auf eine Lues oder – in Form der Angabe eines schon in früher Kindheit festgestellten Herzgeräusches – auf kongenitale Klappenveränderungen.

Patienten mit hochgradiger chronischer Aorteninsuffizienz bleiben über Jahre ganz oder nahezu beschwerdefrei. Nennenswerte subjektive Symptome entwickeln sich langsam und in der Regel erst, wenn schon eine ausgeprägte Dilatation und Dysfunktion des linken Ventrikels vorliegt.

Patienten mit leichtgradiger Aorteninsuffizienz bleiben oft über sehr lange Zeit voll leistungsfähig oder bekommen nur geringe Beschwerden (CRAWLEY u. Mitarb. 1978).

Als früheste Beschwerde tritt bei Patienten mit Aorteninsuffizienz oft Palpitation auf: Der Herzschlag wird dem Patienten unangenehm bemerkbar, besonders beim Hinlegen. Manche Patienten können deshalb schlecht auf der linken Seite liegen. Oder es tritt pulsierendes Klopfen im Kopf auf. In Fällen mit Extrasystolen werden die verstärkten postextrasystolischen Herzaktionen als unangenehm empfunden.

Oft erst Jahre nach dem Beschwerdebeginn mit Palpitation treten Belastungsdyspnoe und verstärkte Ermüdbarkeit als Zeichen der linksventrikulären Insuffizienz hinzu, dann Orthopnoe, anfallsweise nächtliche Dyspnoe und verstärktes Schwitzen.

Angina pectoris (CRAWLEY u. Mitarb. 1978, STORSTEIN u. ENGE 1979) kommt bei 5–30% der Patienten mit Aorteninsuffizienz und damit seltener vor als bei der Aortenstenose. Meistens tritt sie erst auf, wenn schon eine kardiale Dekompensation besteht. Nicht selten beginnt die Angina der Patienten mit Aorteninsuffizienz in Ruhe, wird begleitet von Schwitzen und Dyspnoe und dauert Stunden. Man vermutet, daß die Bradykardie, wie sie bei körperlicher Ruhe und nachts besteht, die Aortenregurgitation verstärkt und dadurch eine myokardiale Ischämie begünstigt. Angina pectoris ist bei der Aorteninsuffizienz nur in Ausnahmefällen das vorherrschende, belästigendste und vom Patienten zuerst geklagte Symptom.

Synkopen sind bei der Aorteninsuffizienz viel seltener als bei der Aortenstenose. Orthostatischer Schwindel kommt bevorzugt bei Aorteninsuffizienzpatienten mit einer Blutdruckamplitude von über 100 mmHg vor und wird mit den raschen und abnorm ausgeprägten Druckschwankungen in den Hirngefäßen erklärt.

Die akute Aorteninsuffizienz belastet einen nicht adaptierten linken Ventrikel und kann, wenn sie hochgradig ist, das Leben des Patienten gefährden oder rasch zu einem schweren Bild mit Schwäche, hochgradiger Dyspnoe und Hypotonie führen (MORGANROTH u. Mitarb. 1977). In anderen Fällen sind die Beschwerden weniger dramatisch.

Befunde
Patienten mit einer ausgeprägten Aorteninsuffizienz haben verstärkte Arterienpulsationen. Schon bei der Inspektion erkennt man das lebhafte Pulsieren der Gefäße seitlich am Hals und im Jugulum, manchmal auch pulsierendes Kopfnicken. Drückt man einen Fingernagel nach unten oder komprimiert man eine gerötete Hautstelle mit einem Glasspatel, so sieht man einen Kapillarpuls. Bei der Arterienpulspalpation fallen der rasche Pulsanstieg und der ebenso rasche und ausgeprägte Kollaps der Arterie auf, der schnellende Puls oder Pulsus celer. Zuweilen fühlt man auch einen zweigipfligen Puls. Der systolische Blutdruck ist erhöht, der diastolische erniedrigt. Die Blutdruckamplitude ist im allgemeinen um so mehr vergrößert, je höhergradig die Aorteninsuffizienz ist. Manchmal hört man bei der indirekten Blutdruckmessung Korotkoff-Töne bis zu einem Manschettendruck von 0. Die intraarterielle Messung zeigt, daß es kaum diastolische Arteriendruckminima unter 30 mmHg gibt. Man sollte bei der Messung nach der Korotkoff-Methode, wenn die Töne leiser werden und erst bei weiterem Absinken des Manschettendrucks ganz verschwinden, schon den Druck, bei dem die Töne leiser werden als diastolischen Blutdruck festlegen. Wenn kardiale Dekompensation auftritt, kann der erniedrigte diastolische Blutdruck durch periphere Vasokonstriktion – ein Begleitphänomen der Herzinsuffizienz – ansteigen, ohne daß daraus auf eine Besserung der Aorteninsuffizienz geschlossen werden kann.

Die Brustwandpulsationen über dem linken Ventrikel („Herzspitzenstoß") sind wegen der Dilatation des linken Ventrikels nach lateral und kaudal verlagert und verbreitert und wegen der großen Volumenbewegung und der Hypertrophie der linken Kammer abnorm ergiebig und schnellend. Ein systolisches Schwirren, welches man in etlichen Fällen über der Herzbasis und dem Jugulum palpiert, kann bei Aorteninsuffizienz allein aufgrund des großen Schlagvolumens zustande kommen, ohne daß eine zusätzliche Aortenstenose besteht. Die Karotispulsschreibung zeigt bei der hämodynamisch wirksamen Aorteninsuffizienz im typischen Fall einen früh einsetzenden und steilen Anstieg und 2 systolische Gipfel sowie eine verwaschene Inzisur. Die linksventrikuläre Austreibungszeit ist wegen des großen Schlagvolumens verlängert. Das Apexkardiogramm zeigt gelegentlich eine betonte a-Welle und schnelle Füllungswelle und ist im übrigen im Formablauf unauffällig. Die Auswärtsbewegung am Beginn der Systole hat aber, wie sich auch mit quantifizierender Methodik zeigen ließ, eine abnorm große Amplitude, so daß manche Autoren von einem hyperdynamischen Apexkardiogramm sprechen (SUTTON u. Mitarb. 1970).

Bei der Auskultation und Phonokardiographie (BRAUNWALD 1980, TAVEL 1974) kommen ein 3. Herzton und ein frühsystolischer Austreibungston (Aortendehnungston) häufig, ein Vorhofton gelegentlich zur Darstellung. Das Vorliegen eines 3. Herztons wird bei der Aorteninsuffizienz ohne klinische Zeichen von kardialer Dekompensation als Zeichen schon vorhandener linksventrikulärer Dysfunktion gewertet (ABDULLA u. Mitarb. 1981). Der 1. Herzton ist normal oder – bei verlängerter AV-Überleitung – leise. Die aortale Komponente des 2. Herztons ist öfter leise; eine paradoxe Spaltung des 2. Tons kommt bei besonders langer linksventrikulärer Austreibungszeit vor.

Der vor allem für Aorteninsuffizienz charakteristische Herzschallbefund (Abb. 1.85) ist ein frühdiastolisch (d. h. unmittelbar nach A2 beginnendes) Decrescendo-Geräusch von hoher Frequenz, dessen Länge etwa mit dem Schweregrad korreliert. Ein holodiastolisches Geräusch weist also – abgesehen von Fällen mit hohem diastolischen linksventrikulären Druck und dadurch begrenztem enddiastolischen aortoventrikulären Reflux – auf eine hochgradige Aorteninsuffizienz hin. Die Intensität des diastolischen Geräusches hingegen ist weniger eng mit dem Schweregrad korreliert. Ist das Geräusch leise, wird es besser hörbar, wenn man den Patienten in aufrechter und vornüber gebeugter Haltung und in Apnoe nach Exspiration auskultiert. Man verwendet dazu das Membran-Stethoskop, welches hohe Frequenzen besonders gut überträgt. Das diastolische Geräusch hat sein Punctum maximum bei der Aorteninsuffizienz durch Klappenerkrankung in der Regel am dritten ICR links parasternal, bei einer Aorteninsuffizienz durch Erkrankung der Aortenwurzel am oberen rechten Sternalrand.

Das durch das große Schlagvolumen bewirkte systolische Austreibungsgeräusch über der Herzbasis und dem Jugulum kann durchaus laut sein und zu den Karotiden fortgeleitet werden, hat aber meistens nicht den rauhen Charakter wie das Geräusch der valvulären Aortenstenose.

Das Auftreffen des Regurgitationsstroms auf das vordere Mitralsegel bringt dieses zum Schwirren

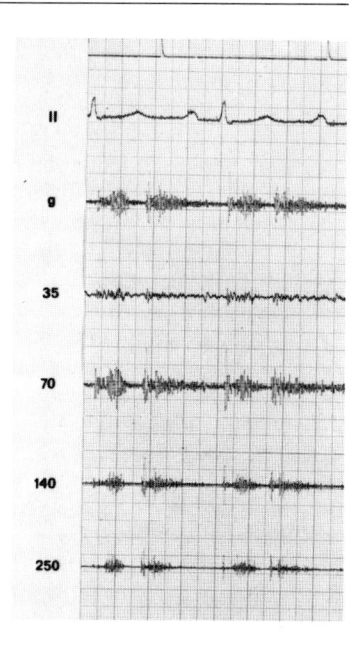

Abb. 1.85 Phonokardiogramm bei Aorteninsuffizienz, abgeleitet über dem unteren Sternum. Bezeichnungen wie Abb. 1.81. Man erkennt einen leisen 4. Herzton, ein frühmittel-systolisches Geräusch und unmittelbar an den 2. Ton anschließend ein hoch- und mittelfrequentes Geräusch mit einem frühdiastolischen kurzen Crescendo- und dann einem lang hingezogenen Decrescendogeräusch. Die PQ-Zeit ist geringfügig verlängert

(s. Echokardiographie) und bewirkt damit nicht selten ein weiteres bei der Aorteninsuffizienz hörbares Herzgeräusch, nämlich ein dem Mitralstenosegeräusch ähnliches rollendes diastolisches Geräusch über der Herzspitze, das Austin-Flint-Geräusch.

Bei der akuten Aorteninsuffizienz fehlen einige der für die chronische Aorteninsuffizienz typischen klinischen Charakteristika; der Grad der Klappeninsuffizienz ist daher schwieriger abzuschätzen als bei der chronischen Form. Etliche der Patienten mit akuter Aorteninsuffizienz sind schwerkrank und wegen peripherer Vasokonstriktion blaß und zyanotisch, manche von ihnen haben zudem Lungenstauung und periphere Ödeme. Die periphervaskulären Symptome der Aorteninsuffizienz sind bei der akuten Form wenig ausgeprägt: Der Blutdruck kann, auch bei erheblicher Regurgitation, normal sein; ein gedoppelter Pulsgipfel und der schnellende Charakter des Arterienpulses fehlen, unter Umständen ist aber ein Pulsus alternans palpabel. Auch die linksventrikulären Brustwandpulsationen sind normal oder nur wenig verändert. Man auskultiert gelegentlich einen Mitralklappenschlußton, der wegen des hohen Ventrikeldrucks und des dadurch abnorm frühen Mitralklappenschlusses schon in die Mitte der Diastole fallen kann. Ebenfalls wegen des bei der akuten Aorteninsuffizienz stark erhöhten diastolischen Drucks im linken Ventrikel ist der spätdiastolische Druckgradient zwischen Aorta und linkem Ventrikel klein, Reflux und diastolisches Geräusch enden früher als bei einer chronischen Aorteninsuffizienz gleichen Schweregrades. Schließlich können als Zeichen einer pulmonalen Hypertonie ein lauter P2, ein 3. und ein 4. Herzton bei den Patienten mit einer akuten Aorteninsuffizienz nachweisbar sein (MORGANROTH u. Mitarb. 1977).

Röntgenuntersuchung

Bei der chronischen Aorteninsuffizienz hat der linke Ventrikel, wenn man von den leichtgradigen Formen absieht, ein vermehrtes Volumen. Er entwickelt sich bei seinem durch das Vitium bedingten Umbau vorwiegend nach inferior und links, so daß das Herz vor allem in seiner langen Achse größer wird, während der Transversaldurchmesser nur mäßig zunimmt. Im postero-anterioren Strahlengang erscheint daher die Herzspitze nach lateral und kaudal verschoben. Im seitlichen Strahlengang reicht der linke Ventrikel weiter als normal nach posterior und rückt dichter an die Vorderkante der Brustwirbelkörper heran.

Aortenklappenkalk ist bei der Aorteninsuffizienz seltener nachweisbar als bei der Aortenstenose. Eine deutliche Vergrößerung des linken Vorhofs kommt nur in den Spätstadien der Aorteninsuffizienz oder beim zusätzlichen Vorliegen eines Mitralvitiums vor. Die Dilatation der thorakalen Aorta ist bei der Aorteninsuffizienz meist ausgeprägter als bei der valvulären Aortenstenose und umfaßt unter Umständen den ganzen Arcus aortae mit dem Aortenknopf. Besonders schwere röntgenologische Veränderungen der Aszendens sind bei den Patienten zu erwarten, deren Aorteninsuffizienz auf einer Erkrankung der Aortenwurzel beruht (Marfan-Syndrom, Lues u. a.).

Bei der Durchleuchtung sieht man die sehr ergiebigen und entgegengesetzt gerichteten Randpulsationen von Aorta und linkem Ventrikel. Bei der akuten Aorteninsuffizienz ist das Herz unter Umständen gar nicht umgebaut (KLATTE u. Mitarb. 1962, THURN 1968).

Elektrokardiogramm

In der Regel findet sich im EKG von Patienten mit einer chronischen Aorteninsuffizienz als Grundrhythmus ein Sinusrhythmus. Die Vorhofdepolarisation ist normal oder verlängert bzw. im Sinne eines P-sinistroatriale verändert.

Das Elektroventrikulogramm zeigt zuweilen das Muster der linksventrikulären Volumenüberlastung mit deutlichen Q in den linkspräkordialen und niedrigen r in den rechtspräkordialen Brustwandableitungen, dabei z. T. hohe T-Wellen in V_4–V_6. Mit fortschreitender Erkrankung überwiegt das elektrokardiographische Muster der linksventrikulären Hypertrophie mit hohen R linkspräkordial, nicht selten mit T-Negativität und ST-Senkung (SINGER u. PERLOFF 1962).

Etwa ein Drittel der Patienten mit Aorteninsuffizienz hat einen AV-Block I. Grades. Linksanteriorer Hemiblock ist ähnlich häufig wie bei der valvulären Aortenstenose, Linksschenkelblocks und höhergradige AV-Blocks sind seltener. Vorhofflimmern kommt nur in Spätstadien vor, es sei denn, es liegt zusätzlich ein Mitralvitium oder eine andersartige Alteration des linken Vorhofs vor.

Echokardiographie (Abb. 1.86)

Bei der unkomplizierten chronischen Aorteninsuffizienz sind der Durchmesser des linken Ventrikels am Ende der Diastole und die Amplitude seiner systolischen Verkürzung vergrößert. Sowohl das Kammerseptum wie auch die Hinterwand des linken Ventrikels zeigen eine vergrößerte Bewegungs-Amplitude. Bei der Aorteninsuffizienz mit kardialer Dekompensation dagegen ist die Amplitude der systolischen Kammerwandbewegung normal oder reduziert.

Die Echokardiographie wird auch als Hilfsmittel für die Verlaufsbeobachtung, für die Indikationsstellung zur operativen Therapie und für die Schätzung der Operationsprognose benutzt. HENRY u. Mitarb. (1980) empfehlen, sich für diese Fragestellungen besonders an der Größe des endsystolischen Kammerdurchmessers und der fraktionellen Verkürzung zu orientieren.

Das vordere Mitralsegel zeigt, solange es beweglich ist, bei Patienten mit einer Aorteninsuffizienz hochfrequente Flatterbewegungen. Diese werden durch das Auftreten des Aortenreflux auf diese Klappe erklärt, die gleichzeitig von dem aus dem linken Vorhof in die Kammer einfließenden Blutstrom septumwärts gedrängt wird. Die Flatterbewegung erzeugt wahrscheinlich das Austin-Flint-Geräusch (s. S. 1.150). Sie ist echokardiographisch auch noch bei geringgradigen Aorteninsuffizienzen erkennbar, also in Fällen, bei denen man in der Regel kein Austin-Flint-Geräusch mehr auskultieren kann.

Mit Hilfe der Echokardiographie ist es außerdem möglich, Erweiterungen der Aortenwurzel sowie Klappenverkalkungen zu erkennen.

Bei der akuten Aorteninsuffizienz findet man einen vorzeitigen Schluß der Mitralis, zuweilen schon in der mittleren Diastole, und – im Gegensatz zu den für chronische Aorteninsuffizienz typischen Befunden – normale Werte für die Dimensionen und Kontraktionsparameter des linken Ventrikels. Mitunter ist es möglich, rupturierte Klappen und valvuläre Vegetationen echokardiographisch nachzuweisen (PEDERSEN u. Mitarb. 1979).

Invasive Untersuchungen

Die supravalvuläre thorakale Aortographie erlaubt die Größe der Aortenregurgitation zu schätzen. Aus der Druckmessung und der Kineangiokardiographie des linken Ventrikels gewinnt man Indizes der Dimensionen und der Funktion des linken Ventrikels, die – zusammen mit klinischen und echokardiographischen Befunden – als Kriterien für die bei der Aorteninsuffizienz besonders schwierige Beurteilung der Operabilität und der Indikation zur Operation herangezogen werden

Aortenklappenfehler 1.183

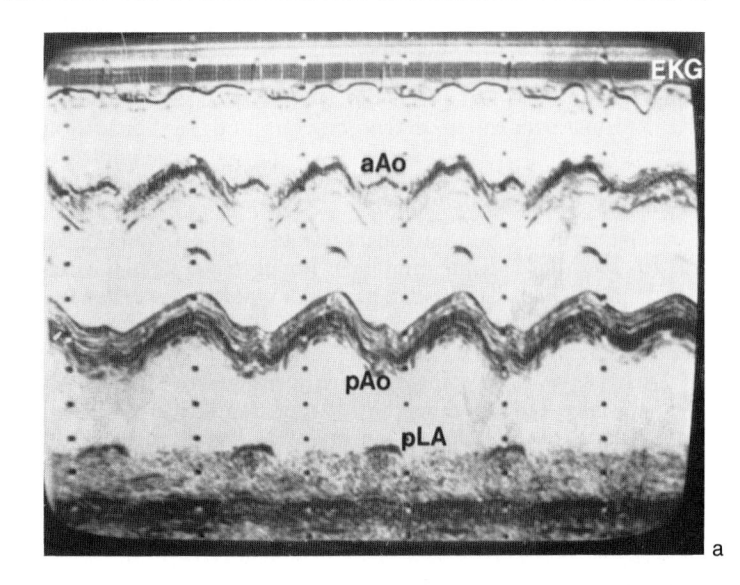

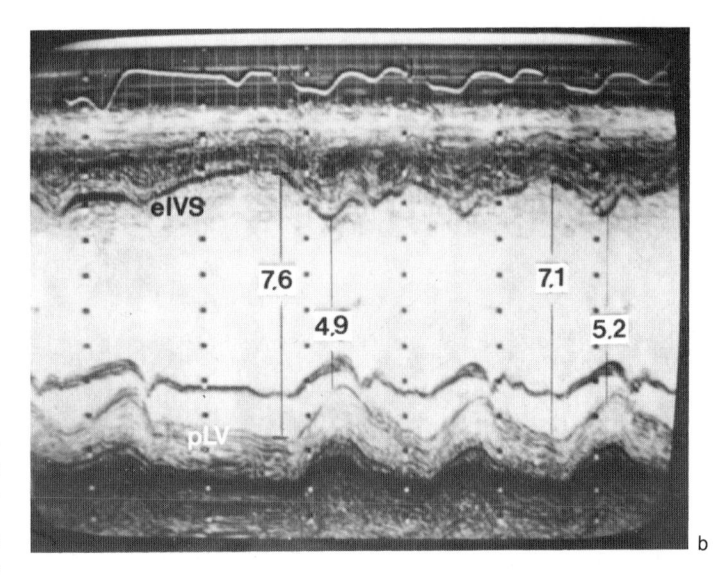

Abb. 1.**86a–c** Echokardiogramm (M-mode-Technik) von einem 45jährigen Patienten mit Aorteninsuffizienz und Morbus Bechterew
a Die Aorta ist geringgradig erweitert, die Klappen sind zart und nur partiell dargestellt. Der linke Vorhof ist nicht vergrößert. aAo = anteriore und pAo = posteriore Aortenwand, pLA = posteriore Wand des linken Vorhofs. Markierungen vertikal 1 cm, horizontal 0,15 s
b Der linke Ventrikel ist dilatiert, seine Wanddicke an der oberen Grenze der Norm. Die Amplitude der systolischen Bewegung der Hinterwand des linken Ventrikels und des Septums ist größer als normal. Vom Kammerseptum ist nur sein Endokard korrekt dargestellt. Die Meßwerte der Kammerdurchmesser (enddiastolisch und endsystolisch) sind angegeben, und zwar jeweils nach einer postextrasystolisch verlängerten und nach einer regulären Diastole. pLV = Hinterwand des linken Ventrikels, eIVS = Endokard des Kammerseptums
c Echokardiogramm des linken Ventrikels mit gegenüber **b** etwas veränderter Richtung des Ultraschallstrahls. Darstellung des vorderen Mitralsegels mit diastolischer Flatterbewegung (Pfeil)

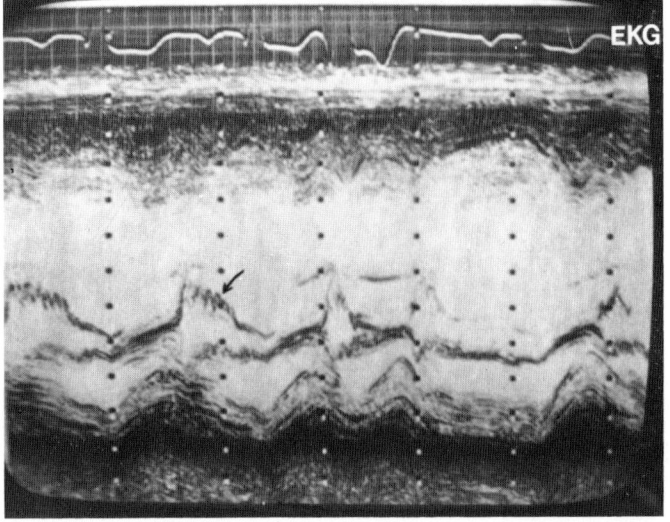

(BOROW u. Mitarb. 1980). Darüber hinaus dienen die invasiven Verfahren dazu, zusätzliche Klappenvitien und Erkrankungen des Myokards und der Koronararterien zu diagnostizieren und zu quantifizieren.

Zusatzleiden und Komplikationen

Eine nennenswerte koronare Herzkrankheit ist bei ca. 10–20% der Patienten mit einer hochgradigen Aorteninsuffizienz zu erwarten. Angina pectoris tritt bei Patienten mit Aorteninsuffizienz überwiegend erst dann auf, wenn der linke Ventrikel schon insuffizient ist und dadurch einen gesteigerten myokardialen O_2-Verbrauch hat. Weder das Auftreten noch das Beschwerdemuster der Angina pectoris lassen darauf schließen, ob eine zusätzliche koronare Herzkrankheit besteht. Wenn aber keine Zeichen kardialer Dekompensation und keine Angina pectoris vorliegen, so kann eine koronare Herzkrankheit als Zusatzleiden der Aorteninsuffizienz als weitgehend ausgeschlossen gelten (BASTA u. Mitarb. 1975).

Bakterielle Endokarditis und Aorteninsuffizienz sind eine nicht ganz seltene Kombination (Abb. 1.**87**), wobei sowohl eine präexistent insuffiziente wie eine in ihrer Funktion intakte Klappe Ort der Infektion und der dadurch bewirkten Zerstörung und Alteration von Klappengewebe (mit Einriß oder Perforation und mit nachfolgender narbiger Schrumpfung) sein kann. Die bakterielle Endokarditis als Komplikation einer bereits diagnostizierten Aorteninsuffizienz ist wahrscheinlich durch gezielte Prophylaxe (s. unten) zu verhindern (CRAWLEY u. Mitarb. 1978), jedoch nicht in allen Fällen: DURACK u. Mitarb. (1983) beschreiben einige bakterielle Endokarditiden, die z. B. nach Zahneingriffen trotz korrekt durchgeführter Antibiotikaprophylaxe aufgetreten sind. – Generell sind besonders solche Abschnitte des kardiovaskulären Systems dem Risiko einer bakteriellen Entzündung ausgesetzt, an denen große Druckgradienten und starke Turbulenz des Blutstroms auftreten (WEINSTEIN 1980).

Arterielle Embolien als komplizierende Ereignisse einer Aorteninsuffizienz sind nur bei der – viel seltener als bei der valvulären Aortenstenose vor-

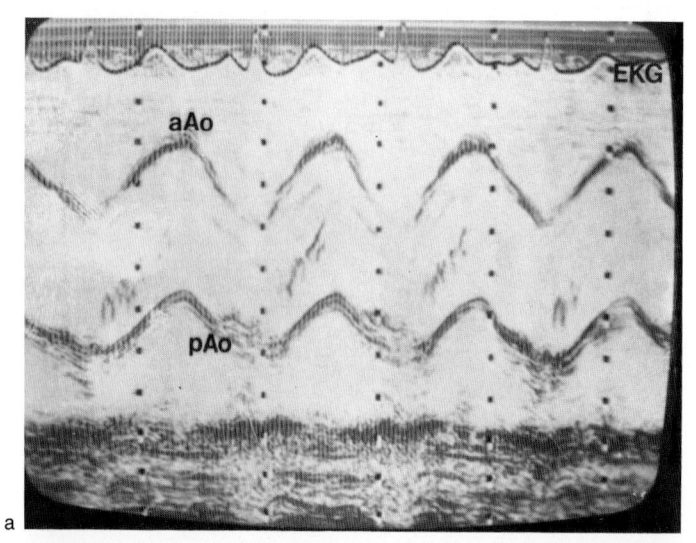

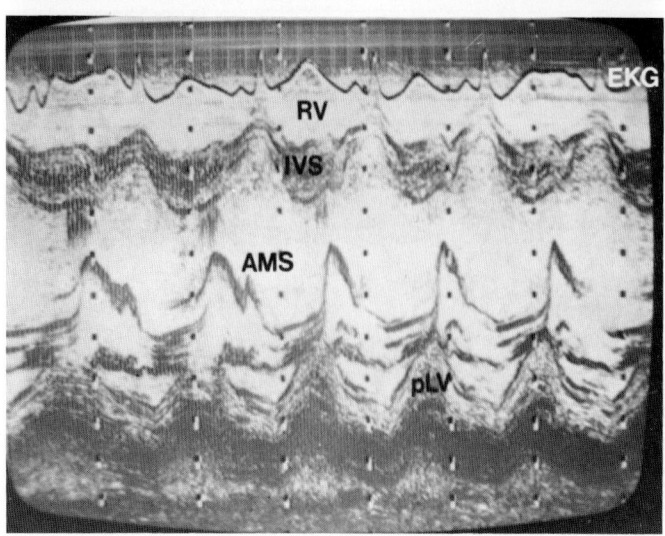

Abb. 1.**87a** u. **b** Echokardiogramm (M-mode-Technik) von einer 37jährigen Patientin mit Aorteninsuffizienz nach bakterieller Endokarditis
a Die Aortenwurzel ist noch normal weit, sie zeigt aber lebhafte Randbewegungen. In ihrem Lumen sind während der Austreibungsphase der Systole Klappenteile mit überlagerten Flatterbewegungen zu erkennen. Während der Diastole liegt das zarte Echo der geschlossenen Aortenklappen exzentrisch nahe der vorderen Aortenwand. Der linke Vorhof ist dorsal der Aorta dargestellt und nicht vergrößert. aAo = anteriore und pAo = posteriore Aortenwand
b Der linke Ventrikel ist deutlich dilatiert, die Amplitude seiner systolischen Wandbewegung ist als Folge des vergrößerten Schlagvolumens erheblich gesteigert. Das vordere Mitralsegel zeigt während der Diastole Flatterbewegungen. Zwischen dem vorderen Mitralsegel und dem Septum sind bei 3 Herzaktionen im linken Teil der Abbildung unscharf begrenzte Zusatzechos erkennbar, die abnorm beweglichen Teilen der Aortenklappe mit endokarditischen Vegetationen entsprechen. IVS = Kammerseptum, AMS = vorderes Mitralsegel, pLV = Hinterwand des linken Ventrikels; Markierungen wie Abb. 1.**82**

kommenden – Klappenverkalkung, den dilatierenden Arteriopathien der Aortenwurzel, bei der bakteriellen Endokarditis und bei kardialer Dekompensation zu erwarten.

Verlauf und Prognose

Eine leichtgradige Aorteninsuffizienz beeinträchtigt die Lebenserwartung der Betroffenen unter Umständen wenig. Jedoch haben etliche Grundkrankheiten der Aorteninsuffizienz die Eigenschaft, progredient zu sein. Und jede auch leichtgradige Aorteninsuffizienz birgt das Risiko weitergehender Klappendestruktion durch bakterielle Endokarditis (CRAWLEY u. Mitarb. 1978), die häufig zu einer Zunahme der Aorteninsuffizienz und zu einer Verschlechterung des klinischen Zustandsbildes führt und die Prognose beeinträchtigen kann.

Aber auch die mäßiggradige und die hochgradige Aorteninsuffizienz verlaufen über viele Jahre günstig; in einer repräsentativen Untersuchung zeigte sich, daß 75% der Patienten 5 Jahre nach Diagnose der Aorteninsuffizienz überlebten (RAPAPORT 1975). Die Patienten haben über die Jahre oft nur geringfügige Beschwerden und sind ausreichend leistungsfähig, während sich unbemerkt eine Funktionsstörung der linken Herzkammer entwickelt. Das Auftreten von Herzinsuffizienz ist mit dem Einsetzen gravierender Beschwerden – Luftnot, Angina pectoris und allgemeiner Leistungsminderung – verbunden und bezeichnet in der Regel eine ungünstigere Prognose. Wenn bei einer Aorteninsuffizienz kardiale Dekompensation und Angina pectoris auftreten, überleben die Patienten im Durchschnitt unter rein konservativer Therapie nur wenige Jahre (BRAUNWALD 1980).

Die akute Aorteninsuffizienz kann unmittelbar lebensbedrohend sein, so daß die notfallmäßige Operation die einzige erfolgversprechende Behandlung darstellt. Ist der Beginn weniger plötzlich oder die Aorteninsuffizienz nicht so hochgradig, so kann konservative Therapie ausreichen, um den Zustand des Patienten zu stabilisieren. Aber etliche dieser Fälle zeigen auch dann noch eine raschere Progredienz als sie bei der chronischen Aorteninsuffizienz zu erwarten ist.

Differentialdiagnose

Die Aorteninsuffizienz muß differentialdiagnostisch von anderen Erkrankungen abgegrenzt werden, die mit hyperkinetischer Zirkulation, mit „Leck im arteriellen Windkessel", mit großer Blutdruckamplitude oder mit Herzschallphänomenen einhergehen, die denen bei der Aorteninsuffizienz ähneln. Funktionelle Syndrome mit hyperkinetischer Zirkulation, Hyperthyreose und periphere AV-Aneurysmen sind in der Regel allein schon durch den Herzauskultationsbefund gut von der Aorteninsuffizienz zu unterscheiden. Allerdings ist das diastolische Geräusch der Aorteninsuffizienz in manchen Fällen leise und kann gelegentlich überhört werden.

Die angeborenen abnormen Verbindungen zwischen Aorta und Pulmonalarterie (Ductus arteriosus persistens, aortopulmonaler Defekt) und zwischen Aorta und rechtem Ventrikel (perforiertes Aneurysma eines Sinus Valsalvae) lassen sich vom kombinierten Aortenvitium dadurch unterscheiden, daß sie ein durchgehendes systolisch-diastolisches Geräusch, oft auch Zeichen von Mehrbelastung des rechten Ventrikels und von vermehrter Lungendurchblutung haben.

Die Pulmonalinsuffizienz und die Aorteninsuffizienz lassen sich nach dem Auskultationsbefund des diastolischen Geräusches allein oft schwer unterscheiden, eher schon durch die Meßwerte des Arteriendrucks, den Palpationsbefund von Brustwand und Arterien und durch sonstige Begleitbefunde. Die Pulmonalinsuffizienz kommt fast nur bei Patienten mit deutlich erhöhtem Pulmonalarteriendruck vor. Das Austin-Flint-Geräusch und seine Abgrenzung vom Mitralstenosegeräusch bereiten gelegentlich Schwierigkeiten. Bei der Aorteninsuffizienz mit zusätzlicher Mitralstenose sind – anders als bei der reinen Aorteninsuffizienz – ein lauter 1. Herzton, ein Mitralöffnungston und eine verstärkte Aktion des rechten Ventrikels zu erwarten; ein präsystolisches Crescendo des apikalen Geräusches ist bei der Mitralstenose häufiger als beim Austin-Flint-Geräusch. Wenn bei einem Patienten eine Aorteninsuffizienz und eine Mitralinsuffizienz vorliegen, so beherrschen meistens die Symptome der Aorteninsuffizienz das klinische Bild. Bei dieser Kombination von Vitien ist es oft schwierig festzustellen, ob die Mitralinsuffizienz auf einer rheumatischen Klappenerkrankung oder auf einer Dilatation der linken Kammer und des Klappenrings beruht.

Eine zusätzlich zur Aorteninsuffizienz vorliegende wirksame Aortenstenose wird durch den rauhen Charakter und die tieffrequenten Anteile des systolischen Austreibungsgeräusches, durch das Fehlen besonders hoher systolischer Arteriendrucke, durch den verzögerten (mit „Hahnenkamm" überlagerten) systolischen Anstieg und den späten Gipfel im Karotispuls und durch Plateaubildung im systolischen Gipfel des Apexkardiogramms charakterisiert. Der Nachweis von Aortenklappenkalk unterstützt ebenfalls die Annahme einer zusätzlich zur Aorteninsuffizienz vorliegenden nennenswerten Aortenstenose.

Die Differentialdiagnose der verschiedenen ätiologischen Formen von Aorteninsuffizienz kann schwierig sein. Eine rheumatische Ätiologie wird wahrscheinlich gemacht durch die Anamnese eines rheumatischen Fiebers und durch das zusätzliche Vorliegen einer Aortenstenose und eines Mitralvitiums. Die bei arterieller Hypertonie gelegentlich beobachtete Aorteninsuffizienz ist zumeist geringfügig. Bei Aorteninsuffizienz unklarer Ätiologie sollte man nicht versäumen, die Lues-Serologie zu untersuchen.

Therapie

Patienten mit einer erheblichen Aorteninsuffizienz, die ohne Beschwerden und ohne Zeichen linksventrikulärer Dysfunktion sind, sollten in Intervallen von 6–12 Monaten nachuntersucht werden. Angesichts der oft gravierenden Auswirkungen einer komplizierenden bakteriellen Endokarditis wird für Aorteninsuffizienzen aller Schweregrade eine Antibiotikaprophylaxe vor und bei allen Eingriffen empfohlen, die mit einer Bakteriämie einhergehen. Hierzu gehören zahnärztliche Eingriffe inklusive der Entfernung von Zahnstein, urologische, gynäkologische und HNO-Prozeduren. Die der Aorteninsuffizienz zugrundeliegenden Leiden müssen nach den für sie geltenden Regeln behandelt werden.

Fieber, Infekte und kardiale Arrhythmien werden von Patienten mit einer Aorteninsuffizienz in der Regel schlecht toleriert und müssen prompt und sorgfältig behandelt werden. Auch ist die wirksame Behandlung der gelegentlich vorkommenden diastolischen arteriellen Hypertonie, da sie die Aortenregurgitation verstärkt, durchaus indiziert. Aber die negativ inotropen Wirkungen von Antiarrhythmika und Antihypertonika können sich nachteilig auf die linksventrikuläre Funktion und das Ausmaß der Aortenregurgitation auswirken, die Anwendung dieser Pharmaka erfordert daher besondere Aufmerksamkeit.

Salzarme Kost, Herzglykoside und Diuretika sind bei Patienten mit einer Aorteninsuffizienz und kardialer Dekompensation indiziert. Sie bringen meist nur temporär Besserung, die aber hilft, den Zeitraum bis zur meist notwendigen Operation zu überbrücken. Digitalis wird auch für Patienten ohne Dekompensationssymptomatik empfohlen, wenn eine hochgradige Aorteninsuffizienz mit deutlicher Dilatation der linken Kammer besteht. Obwohl die Digitalistherapie nach dieser Indikation weit verbreitet und durchaus üblich ist, wird sie schon seit langem hier und da von kompetenten Autoren kritisiert, die von der Bradykardie und der Vasokonstriktion, die die Glykoside bewirken können, nachteilige Effekte auf die Aorteninsuffizienz befürchten.

Vasodilatierende Medikamente wie Hydralazin und Prazozin zeigen demgegenüber oft eindrucksvolle therapeutische Vorteile: Im akuten Versuch senken die Vasodilatantien bei der Aorteninsuffizienz den Gefäßwiderstand, das enddiastolische Volumen und den enddiastolischen Druck des linken Ventrikels sowie die Regurgitationsfraktion und erhöhen die Herzfrequenz, das Herzminutenvolumen und -schlagvolumen (während Digoxin beim gleichen Krankengut den peripheren Gefäßwiderstand, jedoch nicht das Herzzeitvolumen erhöht, und die Herzfrequenz senkt). Bei der – bisher nur vereinzelt durchgeführten – chronischen Anwendung von Vasodilatantien bei der Aorteninsuffizienz konnten die Herzinsuffizienzsymptome beseitigt und das Volumen und die Muskelmasse des linken Ventrikels reduziert werden. Offenbar ist die Besserung der Herzleistung durch die vorwiegend arteriolär angreifenden vasodilatierenden Pharmaka bei der Aorteninsuffizienz um so ausgeprägter, je höher der periphere Widerstand vor Therapiebeginn ist. Die Therapie mit Vasodilatantien erscheint daher besonders indiziert bei der akuten Aorteninsuffizienz und bei der durch Herzinsuffizienz komplizierten chronischen Aorteninsuffizienz. Die Zukunft mag eine Erweiterung der Indikation für die Langzeitbehandlung mit Vasodilatantien bei Patienten mit Aorteninsuffizienz bringen (GREENBERG u. RAHIMTOLA 1980, GREENBERG u. Mitarb. 1981, HOCKINGS u. Mitarb. 1980).

Nitropräparate – die überwiegend die kapazitiven Gefäße dilatieren – bringen bei etwa der Hälfte der Behandelten Besserung. Sie haben demnach keine so überzeugende und sichere antianginöse Wirkung wie bei der koronaren Herzkrankheit, sind aber einen Versuch wert, wenn bei Patienten mit Aorteninsuffizienz Angina pectoris auftritt.

Die operative Behandlung ist in etlichen Fällen von akuter ausgeprägter Aorteninsuffizienz dringend indiziert. Tritt die akute hochgradige Aorteninsuffizienz im Rahmen einer floriden bakteriellen Endokarditis auf, operiert man nach einer ca. 2wöchigen Periode konservativer, d. h. vor allem hochdosierter antibiotischer Therapie. Man verkürzt diese Vorbehandlung, wenn der kardiovaskuläre Zustand des Patienten sich rasch verschlechtert.

Bei der chronischen Aorteninsuffizienz gestaltet sich die Indikationsstellung zur Operation schwieriger als bei anderen Vitien. Denn postoperativ sind – jedenfalls in einem Teil der publizierten Serien – die Mortalität und die Morbidität durch chronische Herzinsuffizienz hoch, wenn zum Zeitpunkt des Eingriffs schon seit einiger Zeit eine nennenswerte Beeinträchtigung der linksventrikulären Funktion besteht. Man wird sich aber andererseits nur schwer entschließen, Patienten mit einer Aorteninsuffizienz zu operieren, solange sie ohne jede Beschwerde und uneingeschränkt leistungsfähig sind (HIRSHFELD 1983).

Die Kardiologen sind also bemüht, bei den Patienten mit Aorteninsuffizienz den Beginn von linksventrikulärer Dysfunktion rechtzeitig zu erfassen und die Patienten dann zur Operation zu bringen. Invasive Verfahren, wie die quantifizierte Angiokardiographie liefern zwar zuverlässige Aussagen über die Funktion des linken Ventrikels, sind aber für oft wiederholte Verlaufsuntersuchungen nicht geeignet. Man verfolgt daher mit nichtinvasiven – nuklearmedizinischen, echographischen und röntgenologischen – Methoden das Verhalten von Volumen- bzw. Durchmesserwerten und von Kontraktilitätsindizes des linken Ventrikels im zeitlichen Ablauf. Dabei ist die durch Radionuklidangiographie in Ruhe und bei körperlicher Belastung bestimmte Auswurffraktion der linken Kammer ein besonders empfindlicher Indikator der linksventrikulären Funktion. Ist sie bei Belastung subnormal, so zeigt sich damit eine beginnende Funktionsstörung, und zwar in der Regel bereits, bevor andere Meßwerte und Indizes der linksventrikulären Funktion pathologisch ausfallen (BORER u. Mitarb. 1978). Andere Methoden, mit deren Hilfe man versucht, den im Krankheitsverlauf optimalen Zeitpunkt für die Operation auszuwählen, sind die röntgenologische Herzgrößenbestimmung und die echokardiographische Bestimmung des Durchmessers des linken Ventrikels und der Verkürzungsfraktion (HENRY u. Mitarb. 1980).

Sehr selten nur kommen bei der Aorteninsuffizienz klappenerhaltende Operationsverfahren in Betracht. In aller Regel ist Klappenersatz erforderlich. Da der Klappenring bei der Aorteninsuffizienz für gewöhnlich weiter ist als bei der Aortenstenose, können Ersatzklappen von größeren Dimensionen eingesetzt werden, so daß im Durchschnitt bei den Patienten mit Aorteninsuffizienz postoperativ der klappenbedingte Druckgradient geringfügig ist. Bei Patienten mit Aorteninsuffizienz und aneurysmatischer Dilatation der Aortenwurzel oder der ganzen Aszendens kommen erweiterte Operationsverfahren mit dadurch erhöhtem Mortalitäts- und Morbiditätsrisiko zur Anwendung; in der Mehrzahl dieser Fälle ist es notwendig, die Aorta ascendens und die Aortenklappe prothetisch zu ersetzen.

Die meisten wegen Aorteninsuffizienz operierten Patienten haben nach dem Eingriff eine erhebliche Besserung ihrer Beschwerden und zeigen einen Rückgang von Herzgröße und Muskelhypertrophie. Etwa 90–95% der im Stadium III und IV Operierten überleben die Operation und die folgenden 4–6 Wochen, etwa 70% überleben die dem Eingriff folgenden 5 Jahre. Die überlebenden Patienten haben anscheinend etwas häufiger Beschwerden durch eine reduzierte kardiale Reserve als Patienten nach Operation wegen einer Aortenstenose (BEDDERMANN u. Mitarb. 1980, COPELAND u. Mitarb. 1977, HENRY u. Mitarb. 1980a, O'ROURKE u. CRAWFORD 1980). In neuester Zeit scheinen verbesserte Methoden der chirurgischen Technik und vor allem der intraoperativen Myokardprotektion das Risiko der zusätzlichen Schädigung des linksventrikulären Myokards durch den Eingriff zu mindern und günstigere Operationsergebnisse – auch bei den Aorteninsuffizienzen mit einem endsystolischen linksventrikulären Diameter von über 55 mm – zu ermöglichen (FIORETTI u. Mitarb. 1983).

Literatur

Abdulla, A. M., M. J. Frank, R. A. Erdin jr., M. I. Canedo: Clinical significance and hemodynamic correlates of the third heart sound gallop in aortic regurgitation. A guide to optimal timing of cardiac catheterization. Circulation 64 (1981) 464

Barrat-Boyes, B. G., A. H. G. Roche, R. M. L. Whitlock: Six year review of the results of freehand aortic valve replacement using an antibiotic sterilized homograft valve. Circulation 55 (1977) 353

Basta, L. L., D. Raines, S. Najjar, M. Kioschos: Clinical, hemodynamic and coronary angiographic correlates of angina pectoris in patients with severe aortic valve disease. Brit. Heart J. 37 (1975) 150

Basu, B., G. Cherian, S. Krishnaswami, I. P. Sukumar, S. John: Severe pulmonary hypertension in advanced aortic valve disease. Brit. Heart J. 40 (1979) 1310

Beddermann, C., J. C. Norman, D. A. Cooley: Combined replacement of the ascending aorta and the aortic valve in 42 concecutive patients: a comparison of composite graft and conventional techniques over one year. Thorac. cardiovasc. Surg. 28 (1980) 89

Bonow, R., K. Kent, D. R. Rosing, L. C. Lipson, J. S. Borer, Ch. L. McIntosh: Aortic valve replacement without myocardial revascularization in patients with combined aortic valvular and coronary artery disease. Circulation 63 (1981) 251

Borow, K. M., L. H. Green, T. Mann, L. J. Sloss, E. Braunwald, J. J. Collins, L. Cohn, W. Grossman: Endsystolic volume as a predictor of postoperative left ventricular performance in volume overload from valvular regurgitation. Amer. J. Med. 68 (1980) 655

Borer, J. S., S. L. Bacharach, M. V. Green, K. M. Kent, W. L. Henry, D. R. Rosing, S. F. Seides, G. S. Johnston, S. E. Epstein: Exercise-induced left ventricular dysfunction in symptomatic and asymptomatic patients with aortic regurgitation. Assessment with radionuclide cine angiography. Amer. J. Cardiol. 42 (1978) 351

Brandenburg, R. O.: No more routine catheterization for valvular heart disease? New Engl. J. Med. 305 (1981) 1277

Braunwald, E.: Heart Disease. Saunders, Philadelphia 1980

Braunwald, E., C. J. Frahm: Studies on Starling's law of the heart. IV. Observations on the hemodynamic functions of the left atrium in man. Circulation 24 (1961) 633

Braunwald, E., A. Goldblatt, M. M. Aygen, S. D. Rockoff, A. G. Morrow: Congenital aortic stenosis: Clinical and hemodynamic findings in 100 patients. Circulation 27 (1963) 426

Campbell, M.: Calcific aortic stenosis and congenital bicuspid aortic valves. Brit. Heart J. 30 (1968) 606

Carabello, B. A., L. H. Green, W. Grossman, L. H. Cohn, J. K. Koster, J. J. Collins jr.: Hemodynamic determinants of prognosis of aortic valve replacement in critical aortic stenosis and advanced congestive heart failure. Circulation 62 (1980) 42

Cooper, T., E. Braunwald, A. G. Morrow: Pulsus alternans in aortic stenosis: Hemodynamic observations in 50 patients studied by left heart catheterization. Circulation 18 (1958) 64

Copeland, J. G., R. B. Griepp, E. B. Stinson, N. E. Shumway: Long-term follow-up after isolated aortic valve replacement. J. thorac. cardiovasc. Surg. 74 (1977) 875

Crawley, I. S., D. D. Morris, B. D. Silverman: Valvular heart disease. In Hurst, J. W.: The Heart, 4th ed. McGraw-Hill, New York 1978

DeMaria, A., W. Bommer, J. Joye, G. Lee, J. Bouteller, D. T. Mason: Value and limitations of cross-sectional echocardiography of the aortic valve in the diagnosis and quantification of valvular aortic stenosis. Circulation 62 (1980) 304

Durack, D. T., E. L. Kaplan, A. L. Bisno: Apparent failures of endocarditis prophylaxis. Analysis of 52 cases submitted to a national registry. J. Amer. med. Ass. 250 (1983) 2318

Eliot, R. S., J. E. Edwards: Pathology of rheumatic fever and chronic valvular disease. In Hurst, J. W.: The Heart, 4th ed. McGraw-Hill, New York 1978

Falsetti, H. L., R. J. Carroll, J. A. Cramer: Total and regional myocardial blood flow in aortic regurgitation. Amer. Heart J. 97 (1979) 485

Feigenbaum, H.: Echocardiography. Lea & Febiger, Philadelphia 1972 und 1981

Fioretti, P., J. Roelandt, R. J. Bos, R. S. Meltzer, D. van Hoogenhuijze, P. Serruys, J. Nauta, P. G. Hugenholtz:

Echocardiography in chronic aortic insufficiency. Is valve replacement too late when left ventricular endsystolic dimension reaches 55 mm? Circulation 67 (1983) 216

Flohr, K. H., E. K. Weir, E. Chesler: Diagnosis of aortic stenosis in older age groups using external carotid pulse recording and phonocardiography. Brit. Heart J. 45 (1981) 577

Frank, S., A. Johnson, J. Ross jr.: Natural history of valvular aortic stenosis. Brit. Heart J. 35 (1973) 41

Friedman, W. F.: Congenital heart disease in infancy and childhood. In Braunwald, E.: Heart Disease. Saunders, Philadelphia 1980

Gelfand, M. L., T. Cohen, J. J. Ackert, M. Ambos, M. Mayadag: Gastrointestinal bleeding in aortic stenosis. Amer. J. Gastroenterol. 71 (1979) 30

Gishen, P., J. B. Lakier: The ascending aorta in aortic stenosis. Cardiovasc. Radiol. 2 (1979) 85

Greenberg, B. H., B. M. Massie: Beneficial effects of afterload reduction therapy in patients with congestive heart failure and moderate aortic stenosis. Circulation 61 (1980) 1212

Greenberg, B. H., S. H. Rahimtoola: Long-term vasodilator therapy in aoritc insufficiency. Evidence for regression of left ventrikcular dilatation and hypertrophy and improvement in systolic pump function. Ann. intern. Med. 93 (1980) 440

Greenberg, B. H., H. DeMots, E. Murphy, S. H. Rahimtoola: Mechanism for improved cardic performance with arteriolar dilators in aortic insufficiency. Circulation 63 (1981) 263

Haerten, K., G. Dohn, V. Dohn, L. Seipel, F. Loogen: Natürlicher Verlauf operationswürdiger Aortenklappenvitien bei konservativer Therapie. Z. Kardiol. 69 (1981) 757

Hall, R. J. C., O. A. Kadushi, K. Evemy: Need for cardiac catheterisation in assessment of patients for valve surgery. Brit. Heart. J. 49 (1983) 268

Hallgrimsson, J., H. Tulinius: Chronic non-rheumatic aortic valvular disease: a populations study based on autopsies. J. chron. Dis. 32 (1979) 355

Henry, W. L., R. O. Bonow, D. R. Rosing, S. E. Epstein: Observations of the optimum time for operative intervention for aortic regurgitation. II. Serial echocardiographic evaluation of asymptomatic patients. Circulation 61 (1980a) 550

Henry, E. L., R. R. Bonow, J. S. Borer, J. H. Ware, K. M. Kent, D. R. Redwood, C. L. McIntosh, A. G. Morrow, S. E. Epstein: Observations on the optimum time for operative intervention for aortic regurgitation. I. Evaluation of the results of aortic valve replacement in symptomatic patients. Circulation 61 (1980b) 471

Hirshfeld, J. W.: Valve replacement for chronic severe aortic regurgitation: when should it be done? Int. J. Cardiol. 3 (1983) 243

Hockings, B. E., G. D. Cope, G. M. Clarke, R. R. Taylor: Comparison of vasodilator drug prazosin with digoxin in aortic regurgitation. Brit. Heart J. 42 (1980) 550

Holley, K. E., R. C. Bahn, D. C. McGoon, H. T. Mankin: Spontaneous calcific embolization associated with calcific aortic stenosis. Circulation 27 (1963) 197

Hossack, K. F., G. H. Nielson: Exercise testing in congenital aortic stenosis. Aust. N.Z. J. Med. 9 (1979) 169

Hossack, K. F., J. M. Neutze, J. B. Lowe, B. G. Barratt-Boyes: Congenital valoular aortic stenosis. Natural history and assessment for operation. Brit. Heart J. 43 (1980) 561

Ikram, H., D. E. Marshall, S. M. Moore, P. J. Bones: Hypertension in valoular aortic stenosis. N. Z. med. J. 89 (1979) 204

Jamieson, W. R., D. M. Thoompson, A. I. Munro: Cardiac valve replacement in elderly patients. Can. med. Assoc. J. 123 (1981) 628

Kennedy, H. L.: Ambulatory Electrocardiography. Lea & Febiger, Philadelphia 1981

Kennedy, J. W., R. D. Twiss, J. R. Blackmon et al.: Quantitative angiocardiography. III. Relationships of left ventricular pressure volume and mass in aortic valve disease. Circulation 38 (1968) 838

Kirklin, J. W.: The replacement of cardiac valves. New Engl. J. Med. 304 (1981) 291

Klatte, E. C., J. P. Tampas, J. A. Campbell, P. R. Lurie: The roentgenographic manifestations of aortic stenosis and aortic valvular insufficiency. Amer. J. Roentgenol. Radium Ther. Nucl. Med. 88 (1962) 57

Loogen, F., B. Bostroem, V. Gleichmann, H. Kreuzer: Aortenstenose und Aorteninsuffizienz. Forum cardiol. (Mannheim) 12 (1969) 1

Marco, J. D., J. W. Standeven, H. B. Barner: Afterload reduction with hydralazine following valve replacement. J. thorac. cardiovasc. Surg. 80 (1980) 50

Mark, A. L., M. Kioschos, F. M. Abboud, D. D. Heistad, P. G. Schmid, J. W. Burr: Abnormal vascular responses to exercise in patients with aortic stenosis. J. clin. Invest. 52 (1973) 1138

Martinell, J., J. Salas, N. G. DeVega, T. Moreno, J. Fraile, G. R'Abago: Thrombotic obstruction of the Bjoerk-Shiley aortic valve prosthesis. Report of four cases. Scand. J. thorac. cardiovasc. Surg. 13 (1980) 255

Mills, P., G. Leech, M. Davies, A. Leathan: The natural history of a non-stenotic bicuspid aortic valve. Brit. Heart J. 40 (1979) 951

Morgan, D. J. R., R. J. C. Hall: Occult aortic stenosis as cause of intractable heart failure. Brit. med. J. 1979/I, 784

Morganroth, J., J. K. Perloff, S. M. Zeldis, W. B. Dunkman: Acute severe aortic regurgitation. Pathophysiology, clinical recognition and management. Ann. intern. Med. 82 (1977) 223

Morrow, A. G., R. K. Brawley, E. Braunwald: Effects of aortic regurgitation on left ventricular performance: Direct determination of aortic blood flow before and after valve replacement. Circulation 31 (Suppl. 1) (1965) 80

Moscovitz, H. L., E. Donoso, I. J. Gelb, R. J. Wilder: An Atlas of Hemodynamics of the Cardiovascular System. Grune & Stratton, New York 1963

Nanda, N. C., R. Gramiak, J. Manning, E. B. Mahoney, E. O. Lipchick, J. A. DeWeese: Echocardiographic recognition of the congenital bicuspid aortic valve. Circulation 49 (1976) 870

Nesje, O. A.: Severity of aortic stenosis assessed by carotid pulse recordings and phonocardiography. Acta med. Scand. 204 (1979) 321

Nitter-Hauge, S., T. Froeysaker, I. Enge, H. Rostad: Clinical and hemodynamic observations after combined aortic and mitral valve replacement with the Bjoerk-Shiley tilting disc valve prosthesis. Scand. J. thorac. cardiovasc. Surg. 13 (1979) 25

O'Rourke, R. A., M. H. Crawford: Timing of valve replacement in patients with chronic aortic regurgitation. Circulation 61 (1980) 493

O'Tolle, J. D., E. A. Geiser, S. Reddy, E. I. Curtiss, R. M. Landfair: Effect of preoperative ejection fraction on survival and hemodynamic improvement following aortic valve replacement. Circulation 58 (1978) 1175

Pedersen, J. F., J. Berning, S. Hanus: Single and multiple beam echocardiography in aortic valve endocarditis. Report of three cases. Acta Med. Scand. 204 (1979) 315

Pomerance, A.: Aging changes in human heart valves. Brit. Heart J. 29 (1967) 222

Rapaport, E.: Natural history of aortic and mitral valve disease. Amer. J. Cardiol. 35 (1975) 221

Reindell, H., H. Roskamm: Herzkrankheiten. Springer, Berlin 1977

Richardson, J. V., N. T. Kouchoukos, J. O. Wright, R. B. Karp: Combined aortic valve replacement and myocardial revascularization: Results in 220 patients. Circulation 59 (1979) 75

Roberts, W. C.: The structure of the aortic valve in clinically isolated aortic stenosis. An autopsy study of 162 patients over 15 years of age. Circulation 42 (1970) 91

Roberts, W. C.: Valvular, subvalvular and supravalvular aortic stenosis. Morphologic features. Cardiovasc. Clin. 5 (1973) 97

Rodewald, G., J. Guntau, C. Bantea, P. Kalmar, H. J. Krebber, W. Roediger, V. Tilsner: The risk of reoperation in acquired valvular heart disease. Thorac. cardiovasc. Surg. 28 (1980) 77

Ross, J. jr., E. Braunwald: Aortic stenosis. Circulation 38 (Suppl. 5) (1968) 61

Rossiter, S. J., D. C. Miller, E. B. Stinson, P. E. Oyer, B. A. Reitz, R. J. Moreno-Cabral, J. G. Mace, E. W. Robert, T. J. Tsagaris, R. B. Sutton, E. L. Alderman, N. E. Shumway: Hemodynamic and clinical comparison of the Hancock modified orifice and standard orifice bioprostheses in the aortic position. J. thorac. cardiovasc. Surg. 80 (1980) 54

Schlant, R. C.: Altered cardiovascular function of rheumatic heart disease and other acquired valvular disease. In Hurst, J. W.: The Heart, 4th ed. McGraw-Hill, New York 1978

Schwartz, L. S., J. Goldfischer, G. J. Sprague, S. P. Schwartz: Syncope and sudden death in aortic stenosis. Amer. J. Cardiol. (1969) 647

Seybold-Epting, W., H. E. Hoffmeister: Clinical experience with enlargement of the aortic annulus by extension of the aortic incision into the anterior mitral leaflet. Thorac. cardiovasc. Surg. 28 (1980) 420

Shepherd, J. T., P. M. Vanhoutte: The Human Cardiovascular System. Raven Press, New York 1979

Shoenfeld, Y., M. Eldar, B. Bedazovsky, M. J. Levy, J. Pinkhas: Aortic stenosis associated with gastrointestinal bleeding. A survey of 612 patients. Amer. Heart J. 100 (1980) 179

Singer, D. H., J. K. Perloff: Electrocardiogram of free aortic insufficiency. Circulation 26 (1962) 786

Sleight, P.: Occasional survey: Cardiac vomiting. Brit. Heart J. 4 (1981) 3

St. John Sutton, M. G., M. St. John Sutton, P. Oldershaw, R. Sacchetti, M. Paneth, S. C. Lennox, R. V. Gibson, D. G. Gibson: Valve replacement without preoperative cardiac catheterization. New Engl. J. Med. 305 (1981) 1233

Storstein, O., I. Enge: Angina pectoris in aortic valvular disease and its relation to coronary pathology. Acta med. Scand. 205 (1979) 275

Stott, D. K., D. G. F. Marpole, J. D. Bristow, F. E. Kloster, H. E. Griswold: The role of left atrial transport in aortic and mitral stenosis. Circulation 41 (1970) 1031

Sutton, G. C., T. A. Prewitt, E. Craige: Relationship between quantitated precordial movement and left ventricular function. Circulation 41 (1970) 179

Tavel, M. E.: Clinical Phonocardiography and External Pulse Recording, 2nd ed. Year Book Medical Publ., Chicago 1974

Tebbe, U., G. Sauer, K. L. Neuhaus: Der Einfluß von Nitroglycerin auf Hämodynamik, Wandspannung und myokardiale Sauerstoffbilanz des linken Ventrikels bei Aortenstenosen. Z. Kardiol. 70 (1981) 652

Thompson, R. H., M. S. Ahmed, A. G. Mitchell, M. D. Towers, M. H. Yacoub: Angina, aortic stenosis and coronary heart disease. Clin. Cardiol. 2 (1980) 26

Thompson, R., A. Mitchell, M. Ahmed, M. Towers, M. Yacoub: Conduction defects in aortic valve disease. Amer. Heart J. 98 (1979) 3

Thurn, P.: Herzerkrankungen. In Schinz, H. R., W. E. Baensch, W. Frommhold, R. Glauner, E. Uehlinger, J. Wellauer: Lehrbuch der Röntgendiagnostik, Bd. IV/1. Thieme, Stuttgart 1968

Upton, M. T., D. G. Gibson: The study of left ventricular function from digitzed echocardiograms. Prog. cardiovasc. Dis. 20 (1978) 359

Urschel, C. W., J. W. Covell, T. P. Graham, R. L. Clancy, J. Ross, E. H. Sonnenblick, E. Braunwald: Effects of acute valvular regurgitation on the oxygen consumption of the canine heart. Circ. Res. 23 (1968) 33

Vinten-Johansen, J., H. R. Weiss: Oxygen consumption in subepicardial and subendocardial regions of the canine left ventricle – the effect of experimental acute valvular aortic stenosis. Circ. Res. 46 (1980) 139

Warner, H. R., A. F. Toronto: Effect of heart rate on aortic insufficiency as measured by a dye-dilution technique. Circ. Res. 9 (1961) 413

Weinstein, L.: Infective Endocarditis. In Braunwald, E.: Heart Disease. Saunders, Philadelphia 1980

Welch, G. H., E. Braunwald, S. J. Sarnoff: Hemodynamic effects of quantitatively varied experimental aortic regurgitation. Circ. Res. 5 (1957) 546

Williams, J. B., R. B. Karp, J. W. Kirklin, N. T. Kouchoukos, A. D. Pacifico, G. L. Zorn jr., E. H. Blackstone, R. N. Brown, S. Peantadosi, E. L. Bradley: Considerations in selection and management of patients undergoing valve replacement with glutaraldehyde-fixed porcine bioprostheses. Ann. thorac. Surg. 30 (1981) 247

Wisoff, B. G., R. Fogel, D. Weisz, J. Garvey, R. Hamby: Combined valve and coronary artery surgery. Ann. thorac. Surg. 29 (1980) 440

Wood, P.: Diseases of the Heart and Circulation, 3rd. ed. Eyre and Spottiswoode, London 1968

Trikuspidalklappenfehler

E. Zeh

Trikuspidalinsuffizienz

Definition

Eine Trikuspidalinsuffizienz ist durch einen Rückfluß des Blutes aus dem rechten Ventrikel in den rechten Vorhof während der Systole charakterisiert. Man unterscheidet eine organische Trikuspidalinsuffizienz mit Defekt an den Klappen von einer relativen Insuffizienz der Trikuspidalklappe mit Dilatation des Trikuspidalklappenrings oder Papillarmuskelinsuffizienz.

Ätiologie

Die *organische Trikuspidalinsuffizienz* ist in der Regel rheumatisch bedingt und tritt meist zusammen mit den viel häufigeren Mitral- und Aortenklappenfehlern auf. Andere Ursachen sind selten: Mißbildungen (vor allem im Rahmen des Ebstein-Syndroms) oder Verschluß eines angeborenen Ventrikelseptumdefektes durch ein Segel der Trikuspidalklappe, traumatische Klappenverletzungen durch penetrierende und nicht penetrierende Brustkorbtraumen, Sehnenfadenrupturen, Klappenveränderungen bei Dünndarmkarzinoid und Lupus erythematodes, Klappenprolaps, bakterielle Endokarditis besonders bei Heroinsüchtigen, septischem Abort und durch Verweilkatheter.

Die *relative Trikuspidalinsuffizienz* kann bei allen Erkrankungen auftreten, die zu einer Dilatation bzw. Insuffizienz des rechten Ventrikels oder einer Papillarmuskelschwäche führen. In erster Linie kommen hier der pulmonale Hochdruck jeder Genese, die Volumenüberlastung im Rahmen eines Vorhofseptumdefektes, eine Papillarmuskelischämie im Rahmen eines Herzinfarktes, selten auch der perinatale Distress und Tumoren des rechten Herzens in Frage.

Häufigkeit

Eine isolierte organische Trikuspidalinsuffizienz oder ein kombiniertes Trikuspidalvitium ist extrem selten. Im Rahmen eines rheumatischen Mitralklappenfehlers findet man an der Trikuspidalklappe mikroskopische Veränderungen bei 40–100% (Friedberg 1966, Brest 1968); eine hämodynamische Bedeutung haben diese anatomischen Veränderungen aber höchstens in 3–5%. Über die Häufigkeit der klinischen Diagnose einer organischen oder relativen Trikuspidalinsuffizienz gibt es keine verläßlichen Angaben, weil die diagnostischen Kriterien sehr unterschiedlich angewandt werden.

Pathologie

Für die *rheumatisch und bakteriell* bedingte Trikuspidalinsuffizienz gilt in gleicher Weise das, was auf S. 1.198ff. über die entsprechenden Endokarditiden anderer Herzklappenfehler ausgeführt wurde. Beim *Dünndarmkarzinoid* handelt es sich um Ablagerungen von Kollagen und Fibrinmaterial. Eine *relative* Insuffizienz der Trikuspidalklappe läßt sich anatomisch nur bei schweren Fällen durch eine Umfangvergrößerung des Klappenrings (normal 11–13 cm) diagnostizieren.

Pathologische Physiologie

Die *Größe des systolischen Blutrückflusses* in den rechten Vorhof richtet sich – wie bei der Mitralinsuffizienz – nach der Größe des Klappendefekts der Trikuspidalklappe und nach der Druckdifferenz zwischen rechtem Ventrikel und rechtem Vorhof. Da diese Druckdifferenz in der Systole etwa 5mal niedriger ist als im linken Herzen, wird der Blutrückfluß relativ geringer sein, selbst bei einer gewissen pulmonalen Drucksteigerung. Bei hohem Pulmonalarteriendruck und großem Defekt kann allerdings der Rückfluß größer werden als der Auswurf in die Lungenstrombahn. Das Pendelblut führt zur Volumenbelastung des rechten Ventrikels und zur Druck- und Volumenbelastung des rechten Vorhofs und der angrenzenden großen Venen mit konsekutiver Stauung der inneren Organe.

Der *Mitteldruck im rechten Vorhof* ist bei leichten Fällen kaum über den Normalwert erhöht, entsprechend den Befunden im Tierexperiment, wo selbst die Entfernung *eines* Klappensegels zu keinen eindeutigen Veränderungen des Vorhofdrucks und auch der Druckkurve führte (Halmagyi u. Mitarb. 1954).

Die *Druckkurve des rechten Vorhofs bzw. die Venenpulskurve* erfährt bei einer *minimalen* Insuffizienz der Trikuspidalklappe und bei gleichzeitigem Sinusrhythmus deshalb auch nicht unbedingt auswertbare Veränderungen. Eine *leichte und mittelschwere* Insuffizienz kann aber im Venenpuls zum vorzeitigen systolischen Kollaps oder dessen Verschwinden und zu einer leichten Erhöhung der v-Welle führen – wie beim Vorhofflimmern oder einer Rechtsinsuffizienz oder einer Concretio pericardii. Ein solcher „positiver Venenpuls" ist zwar ein häufiges, aber durchaus uncharakteristisches Zeichen einer Klappeninsuffizienz. Bei *schweren Formen* kommt es zu einer ausgesprochenen Überhöhung der v-Welle, was für eine Schlußunfähigkeit der Trikuspidalklappe schon weitgehend charakteristisch ist, oder gar zu einem typischen systolischen, ventrikulären Vorhof-Venenpuls, wobei der Gipfelpunkt der Hauptwelle noch in der Systole liegt – mit oder ohne rudimentäre zusätzliche v-Welle (ZEH 1959; s. Abb. 1.88 u. 1.89).

Die *Druckkurve im rechten Ventrikel* steigt bei einer nennenswerten Trikuspidalinsuffizienz wesentlich flacher als normalerweise an, da eine reine isometrische Kontraktion nicht mehr möglich ist.

Durch eine *Inspiration* kommt es zum vermehrten Blutzufluß zum rechten Herzen, somit auch zu einer Verstärkung der Schlußunfähigkeit und ihrer Symptome, unter Umständen kann eine relative Form der Trikuspidalinsuffizienz nur in der Inspiration vorhanden sein.

Krankheitsbild

Anamnese

Charakteristische Beschwerden für eine Trikuspidalinsuffizienz gibt es nicht. Ein Verdacht auf das Vorliegen einer schweren Form ist dann gegeben, wenn Patienten z. B. über unangenehmes Pulsieren der Halsvenen klagen, wenn eine chronische Rechtsinsuffizienz über Jahre besteht, ohne daß sich das Befinden nennenswert verschlechtert oder wenn im Rahmen eines kombinierten Vitiums eine Rechtsinsuffizienz ohne nennenswerte Dyspnoe vorliegt.

Diagnose

Klinische Befunde

Das wichtigste Untersuchungsverfahren zur Erkennung einer Schlußunfähigkeit der Trikuspidalklappe ist die Auskultation. Charakteristisch ist: Früh- oder pansystolisches, sehr selten endsystolisches Geräusch mit dem Punctum maximum im 4. und 5. ICR links parasternal, das inspiratorisch bei ca. 80% lauter wird (RIVERO-CAVALLO 1946) und oft dabei den Klangcharakter verändert (ZEH 1959). Nicht selten ist es auch über dem unteren Sternum zu hören und kann bei stark vergrößertem rechten Ventrikel weit nach links bis zur Spitze des rechten Ventrikels fortgeleitet sein. Der Klangcharakter ist in der Regel mittel- bis hochfrequent, wenn auch meistens nicht so hochfrequent wie das Geräusch der Mitralinsuffizienz.

Bei einer leichten Trikuspidalinsuffizienz kann das systolische Geräusch das einzige Zeichen sein, nicht selten ist es bei einer Rechtsinsuffizienz nur inspiratorisch nachweisbar („inspiratorische Trikuspidalinsuffizienz"). Bei sehr schwerer Form

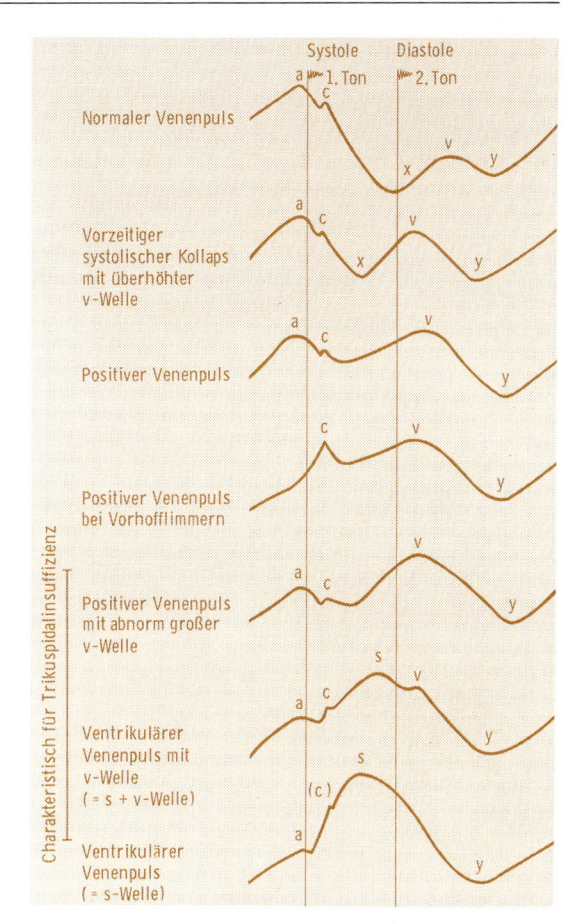

Abb. 1.88 Die verschiedenen Formen des Venenpulses bei der Trikuspidalinsuffizienz (praktisch identisch mit der rechtsseitigen Vorhofdruckkurve)

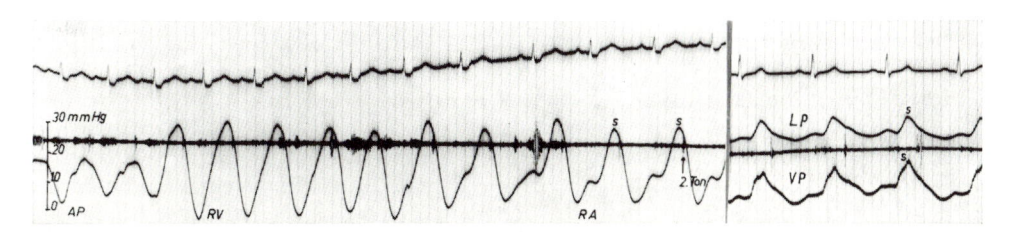

Abb. 1.89 Druckkurven bei einer hochgradigen („kompletten") Trikuspidalinsuffizienz in der A. pulmonalis (AP), dem rechten Ventrikel (RV), dem rechten Vorhof (RA). Ferner eine Darstellung des Leberpulses (LP) und des Venenpulses (VP) bei einem Patienten mit Dünndarmkarzinoid (Ventrikularisation des Vorhof-Venen-Leberpulses)

kann die inspiratorische Verstärkung fehlen und das Geräusch durch eine zusätzliche erhebliche Kontraktionsschwäche des rechten Ventrikels überhaupt leise, dumpf und kaum hörbar werden. Dabei lassen sich jedoch meist ein charakteristischer systolischer Venen-Vorhofpuls, ein 3. Ton vom rechten Ventrikel, evtl. sogar ein diastolisches Trikuspidaleinstromgeräusch und auch eine abnorm weite, konstante Spaltung des 2. Tones nachweisen.

Der *Venen- und Leberpuls* hat nur bei den schwersten Formen eine diagnostische, richtunggebende Bedeutung (s. unter „Pathologische Physiologie" u. Abb. 1.**89**).

Der Leberpuls ist nichts anderes als ein Venenpuls in der Leber. Sein Nachweis ist entgegen der landläufigen Meinung kein spezifisches Zeichen einer Trikuspidalinsuffizienz, sondern nur Zeichen starker Druckschwankungen im Leber-Venensystem.

Stauungszeichen. Wenn auch alle Formen der Stauung im großen Kreislauf vorkommen können, so ist es doch für Trikuspidalinsuffizienz wie -stenose genauso wie für die Concretio pericardii typisch, daß die peripheren Ödeme lange fehlen können oder nur geringgradig vorhanden sind – trotz erheblicher Venendruckerhöhung, Lebervergrößerung, Pleuraergüssen und Aszites.

In einem Krankengut von 21 Fällen wurden nur bei 6 Patienten schwere, bei 8 mäßige, bei 3 Patienten leichte und bei 4 überhaupt keine Ödeme gefunden (MÜLLER u. SHILLINGFORT 1954).

Selten kommt es bei schwerer chronischer Stauung auch zu einer zentralen Zyanose durch einen Rechts-links-Shunt in Vorhofhöhe durch ein offenes Foramen ovale (BARDY u. Mitarb. 1979) und zu einer chronischen exsudativen Enteropathie (STROBER u. Mitarb. 1968).

Technische Untersuchungen

Zum objektiven Nachweis bzw. Beweis einer Trikuspidalinsuffizienz sind am besten geeignet:
Das *intrakardiale Phonokardiogramm*, die *Angiokardiographie* (Injektion von Kontrastmittel in den rechten Ventrikel, wobei allerdings ein minimaler Rückfluß nicht genügend gut sichtbar werden kann und andererseits eine leichte Trikuspidalinsuffizienz durch den Katheter entstehen kann). Zweidimensionale *Kontrast-Echokardiographie* (Nachweis von systolischem Blutrückfluß) (LIEPPE u. Mitarb. 1978, MELTZER u. Mitarb. 1983).

Die *intrakardiale Druckregistrierung* im rechten Vorhof ist – wie der Venenpuls – nur bei schweren Formen beweisend (s. Abb. 1.**88** und Text).

Das *Röntgenbild* gibt einen Hinweis nur dann, wenn Ventrikel und rechter Vorhof stark vergrößert sind und – bei einem linksseitigen Vitium – keine oder wenig Stauungszeichen in der Lunge vorhanden sind.

Das *Elektrokardiogramm* zeigt je nach der Schwere Zeichen der Rechtsbelastung im Vorhof- und Ventrikelbereich.

Differentialdiagnose

Da es nur zwei klinisch-diagnostisch führende Symptome gibt, nämlich das Geräusch und den systolischen Venenpuls, werden nur diese beiden Zeichen hier besprochen.

Die *Mitralinsuffizienz* hat das Punctum maximum ihres Geräusches über der Herzspitze und läßt in der Regel eine inspiratorische Verstärkung oder Änderung des Klangcharakters vermissen. Der *Ventrikelseptumdefekt* hat das Punctum maximum des Geräusches meistens höher als die Trikuspidalinsuffizienz, nämlich im 3. und 4. ICR links sternal, das Geräusch ist dabei im allgemeinen wesentlich lauter und schärfer und meist inspiratorisch nicht ausgeprägter. Eine *Subaortenstenose* hat ebenfalls das Punctum maximum ihres Geräusches höher als die Insuffizienz der Trikuspidalklappe. Dieses Geräusch weist keine inspiratorische Verstärkung auf, es ist in der Regel viel rauher und im Phonokardiogramm vor allem mesosystolisch gelegen und spindelförmig figuriert.

Ein systolischer Venen-Vorhofpuls ist nur bei einer sehr schweren Schlußunfähigkeit zu erwarten und kommt ansonsten bei *Vorhofpfropfung*, Ruptur eines *Aortenaneurysmas in das Venensystem, Defekt des membranösen Ventrikelseptums* mit Rückstrom in den rechten Vorhof oder bei Ruptur eines Aneurysmas des Sinus aortae in den rechten Vorhof vor. Wenn hier differentialdiagnostische Schwierigkeiten auftreten, so sind eine Herzkatheterung und Angiokardiographie unumgänglich.

Bedeutung des Nachweises einer Trikuspidalklappeninsuffizienz

Bei einer relativen Klappeninsuffizienz der Trikuspidalis kann das Geräusch der feinste Indikator einer Verbesserung oder Verschlechterung der Hämodynamik sein.

Der Nachweis einer isolierten Form gibt Hinweise für eine Reihe von Grunderkrankungen (s. unter „Ätiologie").

Im Rahmen eines linksseitigen rheumatischen Vitiums bedeutet eine Regurgitation durch die Trikuspidalklappe eine schlechtere Prognose, bei Operationen ein höheres Risiko, wobei die Frage des zusätzlichen Klappenersatzes oder Raffung des Klappenringes erwogen werden muß.

Verlauf und Prognose

Die Prognose einer *relativen Form* richtet sich nach der Ursache und Schwere der Rechtsinsuffizienz.

Im *Rahmen eines rheumatischen linksseitigen Vitiums* verschlechtert eine Trikuspidalinsuffizienz je nach ihrem Schweregrad die Prognose.

Bei einer *isolierten Form* ist die Prognose zwar auch von der Schwere des Defektes abhängig, aber sie ist relativ gut und schränkt die Arbeitsfähigkeit selbst dann nicht wesentlich ein, wenn gewisse Stauungszeichen bestehen.

Therapie

Eine *kausale Therapie* ist nur selten möglich (s. unter „Ätiologie").
Eine *symptomatische Therapie* ist bei Stauungszeichen erforderlich und richtet sich nach den Grundsätzen der Therapie der Herzinsuffizienz, wobei allerdings den Diuretika hier eine ganz besondere Bedeutung zukommt.

Eine Operation ist sowohl bei organischer wie relativer Schlußunfähigkeit grundsätzlich möglich. Nach enttäuschenden Ergebnissen mit dem Klappenersatz bevorzugt man heute eine Raffung des Klappenrings (HAERTEN 1976, REED u. Mitarb. 1976, KONISHI u. Mitarb. 1983).

Trikuspidalstenose

Definition

Bei einer Trikuspidalstenose liegt eine Einengung der Trikuspidalklappenöffnungsfläche vor. Bei einer *organischen Stenose* ist diese durch eine Verwachsung der Klappensegel oder andere anatomische Veränderungen bedingt, die zu einer verminderten Klappenbeweglichkeit führen. Bei einer *relativen Einengung* ist die Klappenöffnungsfläche im Verhältnis zur Größe des Bluteinstroms zu klein. Im weiteren Sinne gibt es auch „Trikuspidalstenosen", wenn Tumoren oder Thromben in der Gegend der Trikuspidalklappe den Bluteinstrom in den rechten Ventrikel behindern.

Vorkommen und Häufigkeit

Die *organische Trikuspidalstenose* ist meist rheumatisch bedingt und kommt praktisch nur im Zusammenhang mit einer gleichzeitig bestehenden Mitralstenose vor. Ein Drittel dieser Fälle weist zusätzlich auch noch eine Aortenstenose auf. Frauen sind wie bei der Mitralstenose häufiger betroffen. Der Anteil der klinisch diagnostizierten Fälle im Rahmen der rheumatischen Vitien liegt bei 2–3%, während man entscheidende pathologisch-anatomische Veränderungen bei ca. 22% finden kann (s. bei HURST 1982). Fast immer läßt sich bei einer Trikuspidalstenose auch eine zumindest minimale Trikuspidalinsuffizienz nachweisen. Außer bei rheumatischen Vitien findet man eine Verengung des Trikuspidalostiums auch bei Dünndarmkarzinoid, Lupus erythematodes, Fibroelastose und endomyokardialer Fibrose.

Eine *relative Stenose*, die hämodynamisch meist ganz unwesentlich ist, kann man bei allen Erkrankungen finden, die mit einer Dilatation des rechten Vorhofs und Ventrikels einhergehen (besonders beim Vorhofseptumdefekt und ausgeprägter Trikuspidalklappeninsuffizienz), ebenso auch bei allen Formen einer Hyperzirkulation.

Pathologie

s. unter „Trikuspidalinsuffizienz"

Pathologische Physiologie

Eine Trikuspidalstenose wird hämodynamisch erst dann wirksam, wenn die Trikuspidalklappenöffnungsfläche von 6–8 cm^2 auf unter 2,5 cm^2 abfällt (GROSSE-BROCKHOFF u. Mitarb. 1960). Eine solche Verengerung des Ostiums führt zum Druckanstieg im rechten Vorhof und im Venensystem, zu einer Verminderung des Minutenvolumens und zu einem diastolischen Druckgradienten zwischen

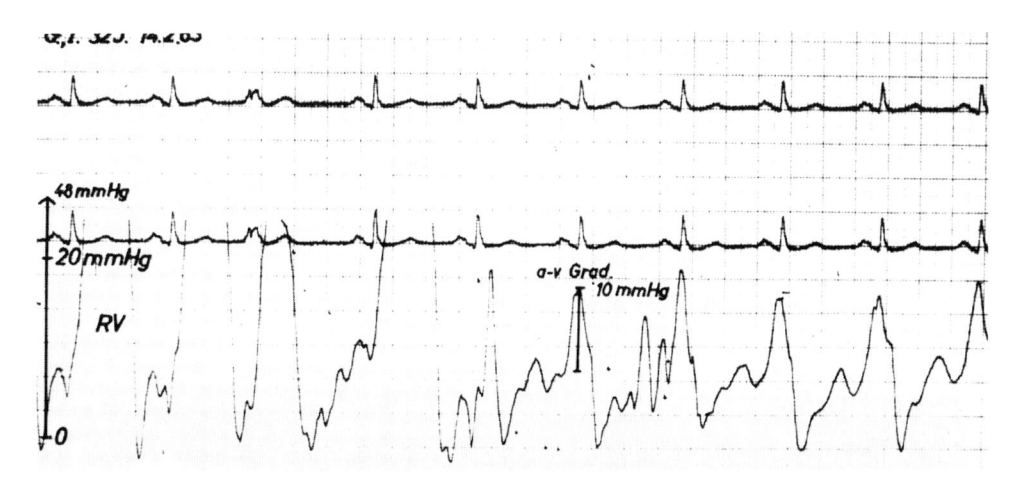

Abb. 1.90 Diastolischer Druckgradient bei einer Trikuspidalstenose vorwiegend nur während der Vorhofkontraktion

rechtem Vorhof und rechtem Ventrikel. Bei leichten Formen kann dieser diastolische Druckgradient unter Umständen nur während der Vorhofkontraktion, d. h. während der a-Welle oder nur in der frühen Füllungsphase, ja sogar vielleicht nur nach Belastung oder in der Inspiration, eindeutig nachgewiesen werden (Abb. 1.**90**).

Eine Verminderung des Minutenvolumens wirkt sich bei gleichzeitig bestehender Mitralstenose zwar ungünstig auf die Leistungsfähigkeit des Patienten aus, aber vermindert in gewissem Umfang die Lungenstauung.

Krankheitsbild
Anamnese

s. „Trikuspidalinsuffizienz"

Diagnose
Klinische Untersuchungen

Im Mittelpunkt steht der *Auskultationsbefund* mit dem Nachweis des typischen Geräusches der Trikuspidalstenose: Im 4. bis 6. ICR, links parasternal und – bei einer schweren Form – auch links davon über dem rechten Ventrikel hört man ein mesodiastolisches und nur bei Sinusrhythmus auch ein präsystolisches Geräusch, das meistens nicht sehr eindrucksvoll laut ist (nur selten ⅜ oder mehr). Der Klangcharakter ist meist mittel- bis niederfrequent und etwas rauh. Der Ablauf des präsystolischen Geräusches zeigt eine volle Spindelform, d. h., es ist beim Beginn des 1. Tones praktisch abgeschlossen, der Gehörseindruck unterscheidet sich demnach ganz wesentlich von dem reinen Crescendo-Geräusch der Mitralstenose (Abb. 1.**91**). Bei einer sehr leichten Stenose ist unter Umständen nur das präsystolische Geräusch und dies sogar eindeutig manchmal nur im Inspirium hörbar. Eine schwere Form weist in der Regel ein relativ lautes, langes mesodiastolisches Geräusch auf. Die für die Trikuspidalfehler charakteristische inspiratorische Verstärkung des Geräusches findet man in 90–100% aller Fälle. Der 1. Ton ist charakteristischerweise betont, aber meist nicht ausgesprochen paukend. Ein Trikuspidalöffnungston ist schwer nachzuweisen: Entweder fehlt er – auch bei der intrakardialen Phonokardiographie (ZEH 1963) – oder läßt er sich bei der meist gleichzeitig vorhandenen Mitralstenose von einem Mitralöffnungston nicht sicher abgrenzen.

Neben dem charakteristischen Geräusch spielt der *Venen- und Vorhofpuls* eine wichtige diagnostische Rolle, solange noch ein Sinusrhythmus besteht: Man sieht eine mehr oder weniger prominente a-Welle mit ihrem schnellenden, geradezu „hüpfenden" Ablauf an der rechten oder linken Halsseite, merkwürdigerweise häufiger links besser als rechts. Dieses einfache und wichtige diagnostische Zeichen entfällt allerdings beim Vorhofflimmern und wird durch eine Verlangsamung des absteigenden Schenkels der v-Welle – durch die Einflußbehinderung des Blutes in den rechten Ventrikel in der frühen Diastole – nicht ersetzt, da diese Veränderung kaum einmal sehr eindeutig ist.

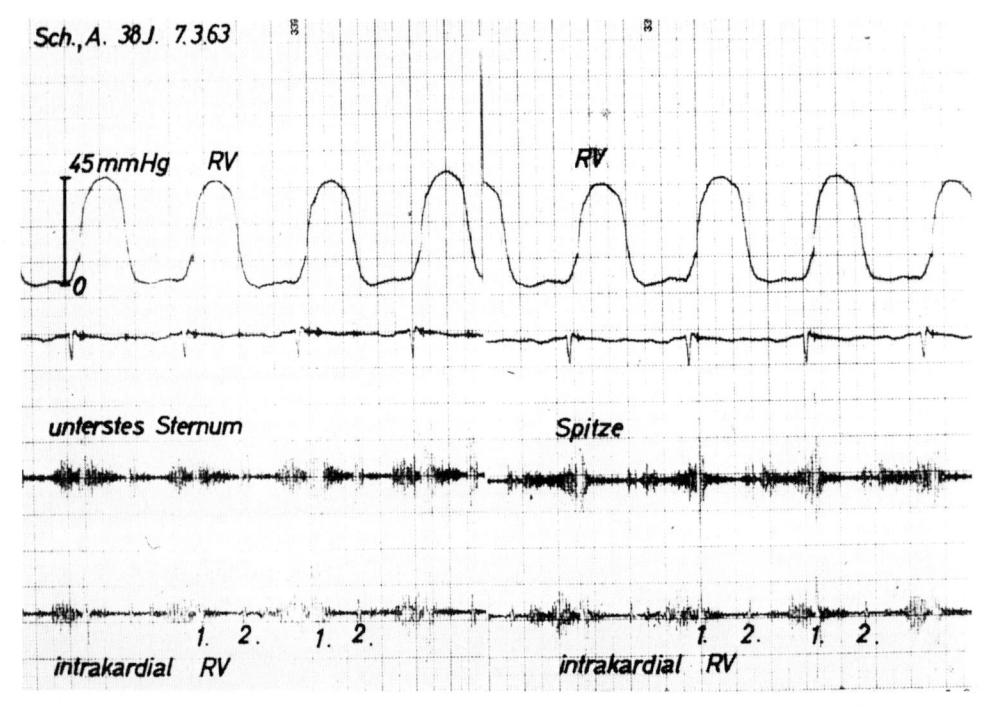

Abb. 1.**91** Phonokardiogramm bei einem Patienten mit Trikuspidalstenose (unterstes Sternum) und Mitralstenose (Spitze) sowie das gleichzeitg geschriebene intrakardiale Phonokardiogramm im rechten Ventrikel. Wesentlich ist das spindelförmige präsystolische Geräusch der Trikuspidalstenose im Gegensatz zum präsystolischen Crescendo-Geräusch der Mitralstenose

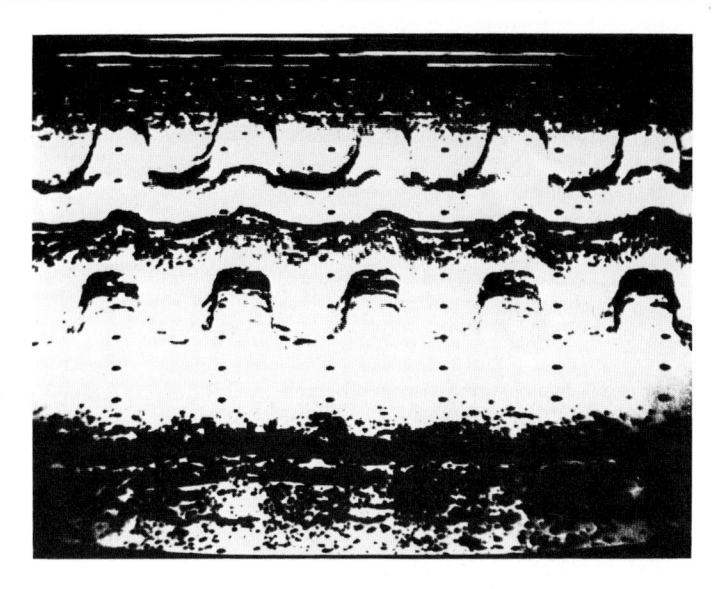

Abb. 1.**92** Echokardiogramm von einem Patienten mit Mitralstenose und Trikuspidalstenose. Oben rechter Ventrikel mit Trikuspidalklappe, unten linker Ventrikel mit Mitralklappe. Beide Kurven zeigen als Ausdruck einer hochgradigen Stenose ein Plateau des sog. E-F-Slope in der Diastole, statt eines Abfalls der Kurve

Der *Leberpuls* zeigt entsprechend dem Venenpuls eine prominente präsystolische Pulsation.
Die *Palpation des Herzens* ist höchstens dadurch bemerkenswert, daß unter Umständen die ausgeprägten Stauungszeichen im großen Kreislauf mit einem „ruhigen", nicht palpablen rechten Ventrikel kontrastieren.
Die *Stauungszeichen* entsprechen denen der Trikuspidalinsuffizienz (s. dort).

Technische Untersuchungen

Zum *objektiven Nachweis* bzw. Beweis gibt es folgende Methoden: Das *Echokardiogramm* (verlangsamte EF-Slope und Nachweis der Stenose im Sector-Scan) (Abb. 1.**92**). Der *diastolische Druckgradient* zwischen rechtem Vorhof und rechtem Ventrikel (s. oben unter „Pathologische Physiologie"), das *intrakardiale Phonokardiogramm* (in der Einflußbahn des rechten Ventrikels) und die *Angiokardiographie* (direkte Sichtbarmachung der Klappenstenose).
Das *Röntgenbild* zeigt charakteristischerweise einen vergrößerten rechten Vorhof, dies aber nur bei mittelschwerer und schwerer Form. Dabei kann es nicht nur zu einer Verbreiterung des Herzschattens nach rechts, sondern auch zu einer Verdrängung des Ösophagus nach links kommen.
Das EKG zeigt nur beim Sinusrhythmus ein P-dextrocardiale bzw. P-cardiale, wenn auch eine Hypertrophie und Dilatation des linken Vorhofs bei einer Mitralstenose vorliegt.

Differentialdiagnose

Das charakteristische diastolische Geräusch muß gegenüber folgenden Krankheiten abgegrenzt werden:
Mitralstenose: Das Geräusch der Trikuspidalstenose hat eine völlig andere Lokalisation, ist nicht rumpelnd und so niederfrequent, es ist inspiratorisch lauter, das präsystolische Geräusch vom 1. Ton praktisch abgesetzt und spindelförmig und endet nicht im Crescendo mit dem 1. Ton, der 1. Ton hat keinen paukenden Charakter, und meist fehlt ein Trikuspidalöffnungston. Eine UKG-Kontrolle ist differentialdiagnostisch von großer Bedeutung.
Perikarditis: Lokalisation, präsystolisches und mesodiastolisches Geräusch sowie die inspiratorische Verstärkung sind gleich. Das Perikarditisgeräusch ist jedoch in der Regel noch „ohrnäher" und vor allem hochfrequent-kratzend, der systolische Anteil des Perikarditisgeräusches fehlt bei der reinen Trikuspidalstenose, kann jedoch bei einem kombinierten Trikuspidalvitium vorliegen, allerdings ist es dann im Phonokardiogramm nicht mesosystolisch wie bei der Perikarditis. Auch findet man bei der Perikarditis keine prominente a-Welle und eine normale Beweglichkeit der Klappe im UKG.
Das *funktionelle Trikuspidaleinstromgeräusch* (relative Trikuspidalstenose) kann bei Herzgesunden auftreten (WOLF, 1961, ZEH 1962), häufiger bei einer Vergrößerung des rechten Vorhofes und des rechten Ventrikels, z. B. beim Vorhofseptumdefekt. Das Geräusch ist hier nur weniger rauh als bei der organischen Trikuspidalstenose, verhält sich aber sonst gleich. Eine sichere Trennung ist hier nur durch die oben angeführten technischen Untersuchungen möglich.
Das zweite wichtige Kriterium, die prominente a-Welle, kann bei jeder Hypertrophie des rechten Ventrikels und bei jedem Knotenrhythmus mit Vorhofpfropfung auftreten. Der Nachweis oder das Fehlen eines Geräusches macht die Differentialdiagnose nicht schwierig.
Ein *Myxom oder Thrombus des rechten Vorhofs* kann ähnliche Geräuschphänomene wie eine Trikuspidalstenose, meistens allerdings wie ein kombiniertes Trikuspidalvitium machen. Manchmal hört man zusätzlich einen diastolischen dumpfen Ton („Tumorplop"). Eine sichere Unterscheidung ist heute mit dem nichtinvasiven UKG – besonders dem zweidimensionalen Verfahren – leicht möglich, sonst mit der Angiokardiographie.

Bedeutung des Nachweises einer Trikuspidalstenose

Der Nachweis eines präsystolischen und mesodiastolischen Geräusches über dem Präkordium darf nicht automatisch zur Annahme einer Mitralstenose führen.

Das Vorliegen einer Trikuspidalstenose verpflichtet zur genauen Suche nach einer Mitral- und Aortenstenose, deren Geräuschphänomene bei dem stark verminderten Minutenvolumen sehr diskret sein können.

Nach erfolgreicher Operation einer Mitralstenose kann durch die Vergrößerung des Schlag- und Minutenvolumens eine vorher übersehene Trikuspidalstenose sich hämodynamisch wesentlich stärker auswirken und den Operationserfolg relativieren.

Verlauf und Prognose

Entsprechen der Trikuspidalinsuffizienz (s. dort).

Therapie

Die operative Beseitigung ist durch Klappenersatz oder durch eine Klappensprengung möglich; letztere führt allerdings oft zu einer nicht unerheblichen Klappeninsuffizienz der Trikuspidalis.
Die konservative Therapie muß sich auf die Beseitigung von Stauungszeichen durch Diuretika beschränken.

Trikuspidalklappenprolaps

Definition

Unter einem Trikuspidalklappenprolaps versteht man eine Ausbuchtung eines oder mehrerer Trikuspidalklappensegel in den rechten Vorhof während der Ventrikelsystole mit oder ohne Trikuspidalinsuffizienz.

Vorkommen und Häufigkeit

Ein isolierter Prolaps, nachgewiesen durch den charakteristischen Auskultationsbefund oder das UKG dürfte extrem selten sein (WERNER u. Mitarb. 1978). Man kann damit rechnen, daß bei ca. $^1/_5$ der Patienten mit einem Mitralklappenprolaps gleichzeitig im UKG auch ein Trikuspidalklappenprolaps nachgewiesen werden kann (WERNER u. Mitarb. 1978), auskultatorisch ist er aber noch viel seltener. Bei fast der Hälfte der Patienten mit einem nachgewiesenen Prolaps läßt sich durch die Kontrastechokardiographie eine Trikuspidalinsuffizienz nachweisen (CHEN u. Mitarb. 1980).

Diagnose

Im Bereich des linken unteren Sternumrandes (4.–6. ICR) lassen sich ein oder mehrere meso- oder endsystolische Clicks und/oder ein endsystolisches Crescendo-Geräusch nachweisen, das bis zum 2. Ton reicht. Das Geräusch wird charakteristischerweise im Inspirium lauter oder tritt überhaupt erst im Inspirium auf. Bei einer ausgeprägteren Trikuspidalinsuffizienz kann das Geräusch auch pansystolisch sein.
Der Nachweis eines Trikuspidalklappenprolaps ist auch durch die Echokardiographie mit typischer Ausbuchtung eines oder mehrerer Klappensegel in den rechten Vorhof möglich (TEI u. Mitarb. 1983) und natürlich auch durch die Angiokardiographie. Mit der letzteren Untersuchungsmethode gelingt es offenbar viel häufiger, diese Anomalie nachzuweisen (Literatur s. bei WERNER u. Mitarb. 1978).

Differentialdiagnose

Der Prolaps der Trikuspidalklappe kann durch die verschiedene Lokalisation und durch die inspiratorische Verstärkung leicht vom Mitralklappenprolaps mit dem sonst gleichen Auskultationsbefund unterschieden werden. Der Nachweis von meso-/endsystolischen Clicks ist ein Unterscheidungsmerkmal gegenüber einer leichten, meist durch eine Papillarmuskelinsuffizienz bedingte Trikuspidalinsuffizienz.

Bedeutung des Trikuspidalklappenprolaps

1. Hämodynamisch ist der Nachweis ohne Bedeutung, wenigstens solange nur ein endsystolisches Geräusch oder nur Clicks vorliegen.
2. Wenn ein Prolaps der Trikuspidalklappe nachgewiesen werden kann, ist es auch höchst wahrscheinlich, daß zugleich ein Mitralklappenprolaps besteht. Somit muß die allgemeine klinische Bedeutung dieser Anomalie in der Regel im Rahmen des Mitralklappenprolaps-Syndroms gesehen werden (s. dort).
3. Der klinische, d. h. auskultatorische Nachweis einer isolierten Trikuspidalklappeninsuffizienz sollte in erster Linie an einen Prolaps der Klappe denken lassen, selbst wenn das Geräusch nicht typisch endsystolisch, sondern mesosystolisch ist, wie wir einmal gesehen haben.

Literatur

Bardy, G. H., J. V. Talano, S. Meyers, M. Lesch: Acquired cyanotic heart disease secondary to traumatic tricuspid regurgitation. Amer. J. Card. 44 (1979) 1401

Brest, A. N., J. H. Moyer: Cardiovascular Disorders. Davis, Philadelphia 1968

Chen, C. C., J. Morganroth, T. J. Mardelli, M. Naito: Tricuspid regurgitation in tricuspid valve prolapse demonstrated with contrast cross-sectional echocardiography. Amer. J. Card. 46 (1980) 983

Friedberg, Ch.: Diseases of the Heart, 3rd ed. Saunders, Philadelphia 1966

Grosse-Brockhoff, F., K. Kaiser, F. Loogen: Erworbene Herzklappenfehler. In Schwiegk, H.: Handbuch der inneren Medizin, Bd. IX/2. Springer, Berlin 1960

Haerten, K.: Trikuspidalklappenersatz oder Annuloraphie? Ein Vergleich der hämodynamischen Ergebnisse. Herbsttagung der deutschen Gesellschaft für Kreislaufforschung, Wien 1976

Halmagyi, D., F. Robiscek, B. Felkai, T. Zsoter, J. Ivanyi, M. Tenei, Z. Szücs: Studies on experimental tricuspidal insufficiency in dogs. Acta med. Acad. sci. hung. 5 (1954) 347

Hurst, J. W.: The Heart, 5th ed. McGraw-Hill, New York 1982

Konishi, Y., N. Tatsuta, K. Minami, K. Matsuda, A. A. Yamazato, Y. Chiba, N. Nishiwaki, I. Shimada, S. Nakayama, S. Fujita, Y. Hikasa, N. Tamaki, K. Torizuka: Comparative study of kay-boyd's, devega's and carpentier's annuloplasty in the management of functional tricuspid regurgitation. Japanese Circulation Journal 47 (1983) 1167

Lieppe, W., V. S. Behar, R. Scallion, J. A. Kisslo: Detection of tricuspid regurgitation with two-dimensional echocardiography and peripheral vein injections. Circulation 57 (1978) 128

Meltzer, R., Z. Vered, P. Benjamin, J. Hegesh, C. A. Visser, H. N. Neufeld: Diagnosing tricuspid regurgitation by direct imaging of the regurgitant flow in the right atrium using contrast echocardiography. Amer. J. Cardiol. 52 (1983) 1050

Müller, O., J. Shillingfort: Tricuspid incompetence. Brit. Heart J. 16 (1954) 195

Reed, G. E., A. D. Boyd, F. C. Spencer, R. M. Engelman, O. W. Isom, J. N. Cunningham jr.: Operative management of tricuspid regurgitation. Circulation 54, Suppl. III (1976) 96

Rivero-Cavallo, J. M.: Signo bara el diagnostico de les insufficienca tricuspidens. Arch. Inst. cardiol. Mex. 16 (1946) 531

Strober, W., L. S. Cohen, Th. A. Waldmann, E. Braunwald: Tricuspid regurgitation. A newly recognized cause of protein-losing enteropathy, lymphocytopenia and immunologic deficiency. Amer. J. Med. 44 (1968) 842

Tei, Ch., P. M. Shah, G. Cherian, P. A. Trim, M. Wong, J. A. Ormiston: Echocardiographic evaluation of normal and prolapsed tricuspid valve leaflets. Amer. J. Cardiol. 52 (1983) 796

Werner, J. A., N. B. Schiller, R. Prasquier: Occurrence and significance of echocardiographically demonstrated tricuspid valve prolapse. Amer. Heart J. 96 (1978) 180

Wolf, E.: Funktionelle diastolische Herzgeräusche in Abhängigkeit von der Schlagfrequenz. Mschr. Kinderheilk. 109 (1961) 3

Zeh, E.: Die Diagnose der Trikuspidalinsuffizienz. Arch. Kreisl.-Forsch. 30 (1959) 127

Zeh, E.: Die Auskultation der Trikuspidalstenose. Med. Klin. 59 (1962) 139

Zeh, E.: Das extrakardiale und intrakardiale Phonokardiogramm bei der Trikuspidalstenose mit Sinusrhythmus. Acta secundi Conventus Medicinae internae Hungarici 681 (1963)

Endokarditis

H. F. ANSCHÜTZ

Rheumatische Karditis

Rheumatisches Fieber

Definition

Das rheumatische Fieber führt nach einer Infektion mit A-Streptokokken (etwa 50 Gruppen), welche meist die oberen Luftwege in Form einer Angina oder Tonsillitis trifft, nach einem Intervall von etwa 8–14 Tagen zu einer entzündlichen Veränderung an Gelenken und viszeralen Organen, deren wichtigste die Endokarditis ist. Die Entzündung setzt eine genetisch präformierte besondere immunologische Reaktionsbereitschaft voraus.

Aus Militärstatistiken läßt sich entnehmen, daß die Häufigkeit des rheumatischen Fiebers abgenommen hat. Diese betrug früher 1,5–1,6%, liegt 1960 aber um 0,5%, nach anderen Angaben bei 0,3%. Es besteht eine ausgesprochene Altersabhängigkeit, deren Maximum im 12.–13. Lebensjahr liegt (Abb. 1.93). Die Erkrankung kann aber auch im 3., 4. und 5. Lebensjahrzehnt und darüber auftreten.

Epidemiologie

Von großer Bedeutung für das Auftreten des rheumatischen Fiebers sind soziale Gegebenheiten. So tritt die Erkrankung in schlechten hygienischen Verhältnissen, wie z. B. bei den Negern in den USA und bei den Gastarbeitern in Westdeutschland, häufiger auf. Auslösend ist ebenfalls die verstärkte Exposition bei Streptokokkendurchseuchung in Sammelunterkünften.

Das rheumatische Fieber tritt ausgesprochen häufig im Frühjahr auf. Eine eindeutige Geschlechtsabhängigkeit läßt sich nicht feststellen. Frauen sind geringfügig stärker befallen als Männer.

Als Grundkrankheit bzw. Vorkrankheit ist der A-Streptokokken-Infekt anzusehen. Hämolytische Streptokokken können in den oberen Luftwegen kulturell nachgewiesen werden. Das Krankheitsbild kann auch als Schnupfen, als Tonsillopharyngitis oder auch als unspezifischer Infekt beginnen. In Reihenuntersuchungen ließ sich nachweisen, daß in 55% der Fälle bei positivem Streptokokkennachweis klinisch kein krankhafter Befund vorlag. Nur bei 40% der mit Streptokokken erkrankten Patienten ist der ASL-0-Titer als Ausdruck einer Auseinandersetzung des Organismus mit dem Streptokokkus erhöht. Um ein rheumatisches Fieber entstehen zu lassen, muß der Streptokokkeninfekt mehr als 10 Tage bestehen: Soldaten, die sich bei einer Kaserneninfektion an einem Streptokokkus vom Typ 5 ohne Symptome infiziert hatten und sofort behandelt wurden, zeigten weder Symptome noch Anstieg des Antistreptolysintiters, während bei längerer Trägerzeit 75% einen Titeranstieg aufwiesen. Vergleichende Untersuchungen über die Alterszusammensetzung von Herzklappenfehlern aus den Jahren 1948–1954 mit einer gleichen Gruppe aus den Jahren 1964–1968 haben gezeigt, daß der Anteil an Patienten mit einem Klappenfehler, die jünger als 30 Jahre sind, in den Jahren um 1950 sehr viel häufiger war und daß diese Altersgruppe um 1966 in dem entsprechenden Krankengut kaum noch gesehen wurde. So stieg das mittlere Lebensalter der Klappenfehlerkranken von 1946 bis 1968 von 32 auf 58 Jahre an. Da gleichzeitig bekannt ist, daß das rheumatische Fieber in der Kinderklinik kaum noch in Erscheinung tritt, ist daraus zu schließen, daß die Klappenfehlerkranken innerhalb der nächsten 10 bis 15 Jahre sich stark reduzieren werden.

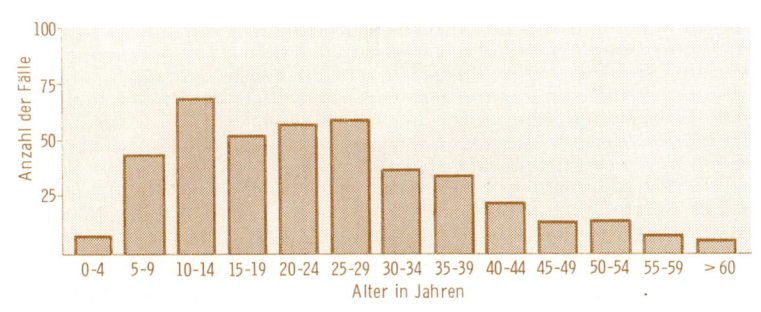

Abb. 1.93 Altersverteilung der akuten Polyarthritis (nach *Hall*)

Genetik

Schon früh ist ein familiär gehäuftes Vorkommen des akuten Gelenkrheumatismus und der rheumatischen Karditis festgestellt worden. Durch Untersuchungen von Kindern, welche von ihren Eltern in einem Kibbuz getrennt lebten, so daß gemeinsame Infektionen von Familien als Ursache der erhöhten Erkrankungshäufigkeit ausfielen, konnte nachgewiesen werden, daß die Erkrankungshäufigkeit von Kindern mit einem erkrankten Elternteil 56% betrug. Dieser Prozentsatz liegt 3mal so hoch wie bei Kindern, deren Eltern beide keinen Anhalt für eine rheumatische Herzaffektion boten (19%). Zu den gleichen Ergebnissen kommen Zwillingsuntersuchungen.

Über den Vererbungsmodus läßt sich etwas Sicheres nicht aussagen. Ein einfacher Mendel-Erbgang des rheumatischen Fiebers ist aber nur unter Hinzunahme sehr weitgehender Hilfshypothesen vertretbar, so daß heute die sehr viel allgemeinere Hypothese einer multifaktoriellen Vererbung als wahrscheinlicher angesehen wird.

Als weiteres Argument für die multifaktorielle genetische Determiniertheit der Disposition für das rheumatische Fieber läßt sich die nachgewiesene Korrelation der Erkrankungshäufigkeit zu Blutgruppeneigenschaften anführen. In großen Serien fand sich bei Patienten mit rheumatischem Fieber eine gegenüber den Kontrollen geringere Häufigkeit der Blutgruppe 0. In gleicher Weise konnte gezeigt werden, daß unter Patienten mit rheumatischem Fieber solche mit der Fähigkeit, die AB0-Blutgruppen-Mukopolysaccharide in den Speichel und andere Körperflüssigkeiten auszuscheiden, seltener waren als in den entsprechenden Kontrollgruppen. Die biologische Bedeutung dieser Befunde ist noch nicht völlig klar. Wahrscheinlich spielt der Antigencharakter der Blutgruppensubstanz eine Rolle.

Ätiologie und Pathogenese

Trotz einer großen Zahl experimenteller Untersuchungen konnte die Pathogenese des rheumatischen Fiebers bzw. der akuten rheumatischen Karditis nicht eindeutig geklärt werden. Es ist gesichert, daß diese Erkrankungen nicht die unmittelbare Folge des initialen A-Streptokokken-Infektes sind. Erst die besondere immunologische Reaktion schafft die Voraussetzung für eine rheumatische Entzündung. Diese Reaktionslage ist genetisch determiniert. Hiermit erklärt sich die Tatsache, daß nur 2,9% der Infizierten einen entzündlichen Rheumatismus erwerben, der zu der Möglichkeit eines konsekutiven Klappenfehlers führt. Im Gegensatz zur akuten postinfektiösen Glomerulonephritis, die nur durch 5 Typen der A-Streptokokken hervorgerufen werden kann, ist die Entwicklung der rheumatischen Karditis nicht an einen bestimmten Streptokokkentyp gebunden. Es scheint so zu sein, daß weder die Toxine des Erregers noch Ektofermente für die Entwicklung der rheumatischen Karditis verantwortlich sind. Es ist vielmehr anzunehmen, daß die Auseinandersetzung mit definierten Einzelantigenen dieser A-Streptokokken oder mit solchen Antigenen, die als Folge der Streptokokkeneinwirkung sekundär im Gewebe entstehen, zu der Erkrankung führt. Hierfür kommen vor allem das gruppenspezifische C-Polysaccharid und das typenbestimmende M-Protein der A-Streptokokken in Frage. So konnten von WATSON und später von RUSK in Geweben, die durch A-Streptokokken-Einfluß entzündlich verändert waren, sekundäre Substanzen nachgewiesen werden, die sensibilisierend, also antigenwirksam, sind. Diese Substanzen stimmen das Gewebe derartig um, daß ein erneuter Kontakt mit Streptokokken oder auch nur mit dem 0-Streptolysin genügt, um Veränderungen an Gelenken und am Herzen auszulösen. Da man bei Patienten mit Mitralstenosen fast in 60% kein rheumatisches Fieber in der Anamnese findet, ist immer wieder die Frage der Ätiologie der Klappenerkrankungen neu diskutiert, überdacht und untersucht worden. Es wird heute durchaus für möglich gehalten, daß die streptokokkenallergische Reaktion nicht allein ausschlaggebend für die Entwicklung eines Herzklappenfehlers ist, sondern daß zusätzliche Virusinfekte, insbesondere mit Coxsackie-B4, den Klappenfehler verursachen. Nach diesen Vorstellungen käme es zu einem Synergismus zwischen Bakterien und Virus.

Krankheitsbild

Das wichtigste extrakardiale Symptom ist das Fieber. Es manifestiert sich im Mittel 12,5 Tage nach dem Erstinfekt und liegt zwischen 38 und 39°C. Die Dauer beträgt zwischen 10 und 20 Tagen, nur selten länger (Zahlen unter Therapie). Mit dem Fieber beginnt das polyarthritische Stadium, das besonders die großen Gelenke betrifft. Nach der Häufigkeit geordnet werden folgende Gelenke befallen: Knie, Handgelenk, Sprunggelenk, Schultergelenk, Ellbogen, Hüften, Finger, Zehen, Wirbelsäule, Symphyse, Iliosakralgelenk. Das Gelenk ist gerötet, stark schmerzhaft. Oft ist ein Erguß nachweisbar. Klingt die Schwellung eines Gelenkes ab, sinkt auch das Fieber, es kann aber unter der Erkrankung eines neuen Gelenkes wieder ansteigen. In 60% ist der Gelenkbefall schwer. Dabei treten säuerlich riechende Schweißausbrüche auf. Außerdem bemerkt man petechiale Blutungen der Haut, Nasenbluten und das charakteristische Erythema anulare marginatum, seltener das nicht so spezifische Erythema nodosum. Die Hauterscheinungen sind sehr flüchtig. Eine akute diffuse Glomerulonephritis kann gleichzeitig ablaufen. Nephrotische Syndrome bis zu 20‰ (20 g/l) Eiweißausscheidung sind beschrieben worden. Außerdem können trockene oder exsudative Pleuritiden, teils auch hämorrhagischer Natur, sowie intrapulmonale Infiltrationen vorkommen. Pulmonale Vaskulitiden mit Hämoptoe, Atemnot und Temperaturen wurden in einer Häufigkeit von 2–10% angegeben. Der zeitliche Zusammenhang zwischen Streptokokkeninfekt, rheumatischem Fieber und Chorea minor bei Kindern kann ausgesprochen wechselnd sein, da die neurologischen Erscheinungen oft erst Wochen, ja Monate später auftreten können. Emotionelle Faktoren verschlimmern das Krankheitsbild, das eine genetische Disposition erkennen läßt (pathologisch-anatomisch findet man in den betroffenen Zentren häufig eine Arteriitis mit einer zellulären Degeneration). Klinisch sieht man Spontanbewegungen, fehlende Koordination und Schwäche. Alle Teile des Körpers können betroffen sein.

Karditis

Die wichtigste Manifestation des rheumatischen Fiebers ist die Entzündung des Herzens. Es ist anzunehmen, daß praktisch in jedem Fall histologische Veränderungen im Herzmuskel, an den Herzklappen und am Perikard nachweisbar sind, die klinisch nur nicht erfaßt werden können und spontan abheilen. Die Häufigkeit der Karditis beim rheumatischen Fieber wird sehr verschieden angegeben, je nachdem, ob ein pathologisches EKG als Ausdruck einer Karditis aufgefaßt wird oder nicht. Unter Berücksichtigung des EKG werden bei Jugendlichen rund 63%, bei Erwachsenen 47% karditische Symptome gefunden. Abb. 1.94 zeigt die Altersabhängigkeit der Karditis bei rheumatischem Fieber.

Gerade bei den so oft beobachteten leichten oder fraglichen Endokarditiden im Verlaufe eines rheumatischen Fiebers ist die *Herzauskultation* die wesentlichste Untersuchungsmethode. Im akuten rheumatischen Fieber ist die Mitralinsuffizienz der typische Klappenfehler.

Folgende Kriterien sind Voraussetzung bei der Diagnose:

1. Lautstärke von mindestens Grad 3 bei einer Skala bis zu 6 (nach Freeman u. Levine),
2. Dauer holosystolisch,
3. Fortleitung in die Axilla,
4. keine Änderung bei Atmung oder Lagewechsel,
5. größte Intensität an der Herzspitze,
6. blasende Qualität und hohe Frequenz.

Wenn dazu eine röntgenologisch nachweisbare Vergrößerung des linken Vorhofs bzw. des linken Ventrikels und entsprechende EKG-Veränderungen kommen, ist eine rheumatische Karditis gesichert. In Grenzfällen ist es nicht immer leicht, bei hoch fiebernden Patienten leise funktionelle Herzgeräusche von organischen abzutrennen, da durch den gleichzeitigen fieberhaften Zustand eine erhöhte Blutströmungsgeschwindigkeit Geräusche hervorrufen kann. Sicher werden z. T. funktionelle oder akzidentelle Geräusche fälschlich für eine Mitralinsuffizienz gehalten. Manche Autoren sind der Ansicht, daß jedes systolische Geräusch eine Bedeutung hat. Nur wiederholte Auskultation und größte Kritik bei der Deutung der Befunde lassen hier im Zusammenwirken aller Symptome die richtige Diagnose stellen. Außer den systolischen Geräuschen sind passagere diastolische Geräusche, deren Zuordnung nicht immer gelingt, beschrieben worden. Abschwächung und Doppelung des 1. Tons kommen vor. Perikarditisches Reiben weist auf eine Beteiligung des Perikards hin (12%). Rheumatische Herzbeutelergüsse zeigen hohen Eiweißgehalt.

Bei der Myocarditis rheumatica ist das *Elektrokardiogramm* oft frühzeitig verändert. Pathognomonische Zeichen bestehen nicht. Die Häufigkeit der Veränderungen ist aus der Tab. 1.30 zu erkennen. Die Verlängerung der PQ-Zeit ist nicht so häufig, wie dies in Lehrbüchern sonst angegeben wird. Schwere AV-Überleitungsstörungen bis zum totalen AV-Block mit Adams-Stokes-Anfällen wurden beobachtet. Die EKG-Veränderung ist noch bedeutungsvoller, wenn sie mit einer Vergrößerung des Herzschattens im Röntgenbild zusammentrifft, Einzelne EKG-Veränderungen bleiben auch bei Rückbildung einer Herzvergrößerung bestehen und haben dann nur geringe prognostische Bedeutung.

Trotz aller serologischen Fortschritte hat sich die Prüfung der *Blutsenkungsgeschwindigkeit* zur Beurteilung des rheumatischen Fiebers immer wieder und erneut bewährt. Die BSG ist in der Regel stark erhöht (bei 72% der Erkrankten höher als 40/80 mm n. W.). Die BSG zeigt durch ihren Abfall, daß der Krankheitsprozeß abklingt. Eine Abheilung des rheumatischen Prozesses kann auch angenommen werden, wenn eine leichte Beschleunigung der BSG noch vorhanden ist. Elektrophoretisch findet man in 70% eine Verminderung der Albumine, α_1-

Tabelle 1.30 EKG-Veränderungen bei 102 Patienten mit akutem rheumatischem Fieber (nach *Mende*)

ST-T-Veränderungen	30%
Tachykardien (< 90/min in Ruhe)	20%
PQ-Veränderungen	10%
Extrasystolen	3%
Absolute Arrhythmie	1%
Totaler AV-Block	1%

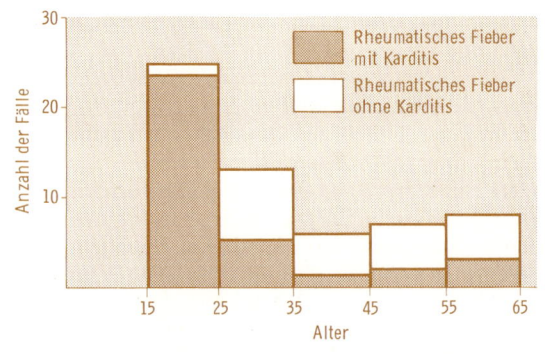

Abb. 1.94 Häufigkeit der Karditis in Abhängigkeit vom Alter. Krankengut von 102 Fällen mit akutem rheumatischem Fieber (nach *Mende*)

und α_2-Globuline sind in der Regel erhöht. Bei länger bestehenden Prozessen sind die γ-Globuline vermehrt. Eine Besserung zeigt sich im Abfall der α_2-Globuline.

Von besonderer Bedeutung ist der Nachweis des Antistreptolysin-O-Titers, der Antihyaluronidase und der Antistreptokinase im Serum von Patienten mit akutem rheumatischem Fieber, deren Höhe bzw. Abfall im Verlaufe des rheumatischen Fiebers in Abb. 1.95 dargestellt ist. Bei guter Technik und zeitgerechter Untersuchung lassen sich in 98% der Fälle nach Streptokokkeninfekt diese Antikörper im Serum nachweisen. Je größer der Abstand zwischen der Blutuntersuchung und dem Erstinfekt ist, je intensiver eine Vorbehandlung bereits stattgefunden hat (Antibiotika, Antirheumatika), desto häufiger findet man auch bei sicherem rheumatischem Fieber negative Resultate. Der Nachweis weiterer Antikörper gegen Streptokokkenantigene, wie die Desoxyribonuclease B und die Diphosphopyridinnucleotidase, ist mit Erfolg in die Diagnostik eingeführt worden. In 75% ließen sich Herzantikörper finden. Ob diese allerdings nicht eher Folge als Ursache der Herzkrankheit sind, ist nicht entschieden.

Trotz der großen Anzahl verschiedener serologischer und immunologischer Methoden gelingt es auch heute noch nicht, in jedem Fall den aktiven rheumatischen Prozeß nachzuweisen.

Verlauf

Eine der wesentlichsten Eigenschaften des rheumatischen Fiebers ist die Rezidivneigung, vor allem der Karditis, welche die Prognose der Erkrankung nachhaltig bestimmt (Tab. 1.31). Mit dem Auftreten des rheumatischen Fiebers wird die besondere genetische Disposition des Kranken manifest, die durch einen neuen Infekt mit einem anderen Typ der Streptokokken aktiviert werden und zur erneuten Manifestation des Krankheitsbildes führen kann. Alle genannten Symptome können wieder auftreten. Vor allem führt aber die Entzündung an der Herzklappe zur weiteren Verschlechterung der Klappenfunktion. In den Tonsillen sind u. U. auch wieder Streptokokken nachweisbar. Die genannten Streptokokkenantikörper im Serum steigen wieder an.

Unter klinischen Gesichtspunkten wird der Verlauf der rheumatischen Aktivität eines karditischen Prozesses und der sich hieraus ergebenden Folgezustände am besten folgendermaßen klassifiziert:

1. akutes rheumatisches Fieber,
2. posttherapeutischer Reboundeffekt,
3. rekurrierende Endokarditis,
4. chronische, protrahiert verlaufende Endokarditis,
5. rheumatisches Herzleiden mit größerer oder geringerer entzündlicher Aktivität.

Nach statistischen Erhebungen dauert der Erstinfekt im Mittel 109 ± 57 Tage. Wenn ein Klappen-

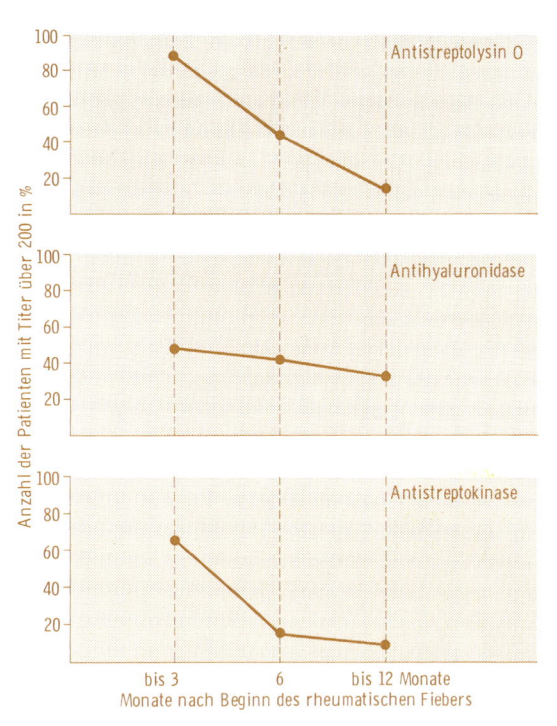

Abb. 1.95 Abfall verschiedener Antikörpertiter bei rheumatischem Fieber (nach *Stollermann* u. Mitarb.)

fehler erworben wurde, dauert er länger, nämlich 124 Tage (ohne Klappenfehler 89 Tage). Im Erwachsenenalter verläuft die Erkrankung kürzer (40 Tage ± 15 Tage). Folgende Kriterien zeigen ein Abklingen an: BSG geringer als 20 mm n. W., C-reaktives Protein negativ, Rückgang der Gelenkerscheinungen, Temperatur unter 37,5 °C, Puls unter 90/min. Diese Erscheinungen müssen mindestens 3 Tage anhalten.

Der weitere Verlauf der rheumatischen Karditis hängt von der rechtzeitigen und konsequent durchgeführten Therapie ab. Eine zunehmende

Tabelle 1.31 Wirkung der oralen Penicillinprophylaxe auf das rheumatische Fieber

Autor	Behandelte		Nichtbehandelte	
	Patienten-Jahre	Rückfälle	Patienten-Jahre	Rückfälle
Maliner u. Mitarb.	44	0	44	4
Maliner	33	0	30	2
Hofer	108	0	110	0
Smith u. Mitarb.	36	0	36	0
Brick u. Mitarb.	76	3	76	6
Evans	310	0	290	4
Kohn u. Mitarb.	48	0	125	20
	45	1	115	16
	40	1	106	19
Gesamt	740	5	932	71
Rückfälle pro Patient in einem Jahr		0,6		8,7

schwere Herzerkrankung mit Vergrößerung des Herzschattens und Wiederauftreten von lauten Geräuschen ist in 25% nachzuweisen. Bei konsequenter prophylaktischer Therapie läßt sich das Auftreten von Karditiden verhindern. Die Häufigkeit von Klappenfehlern nach akutem rheumatischem Fieber wird beim Kind mit 60%, beim Erwachsenen mit 18% angegeben.

Als *Reboundeffekt* bezeichnet man das Wiederaufflammen der entzündlichen Erscheinungen (klinischer Rebound) mit Fieberanstieg, erneuten Gelenkschwellungen, Verschlechterungen von Herz- oder sonstigen Symptomen oder die Verschlechterung von Laborwerten (labortechnischer Rebound) mit Anstieg der BSG und der Serumwerte. Gerade bei der abnehmenden Dosierung von Corticosteroiden und Salicylaten kann ein derartiger Reboundeffekt auftreten, der wieder zur Erhöhung der Medikation zwingt.

Die wesentlichste Komplikation ist die *rekurrierende Endokarditis*, d. h. das schubweise Wiederauftreten entzündlicher Erscheinungen am Herzen. Da im Prinzip alle Typen der A-Streptokokken ein rheumatisches Fieber und damit eine Karditis verursachen können, vermögen Reinfekte mit anderen Streptokokken, gegen die Antikörper noch nicht gebildet wurden, eine rekurrierende Endokarditis auszulösen. Am häufigsten ist die rekurrierende Endokarditis im 7. und 8. Lebensjahr (30%), im 12. und 13. Lebensjahr 18%, im 20. Lebensjahr nur noch 3–4%. Tab. 1.32 zeigt, daß später als 7 Jahre nach dem Erstinfekt eine rekurrierende Endokarditis zu den Seltenheiten gehört. Rekurrierende Attacken treten eindeutig häufiger auf, wenn beim Erstinfekt eine Karditis vorgelegen hat. Während die Häufigkeit der Karditis in der akuten Attacke lediglich 25–30% beträgt, liegt sie bei der rekurrierenden Form bei über 50%. Auch ein Zusammenhang mit dem Schweregrad der Karditis besteht. Wenn bei der rheumatischen Ersterkrankung nur eine geringe Herzbeteiligung mit leisem Geräusch und geringer EKG-Veränderung ohne Herzverbreiterung bestanden hatte (20%), war nach einer neuen rekurrierenden Endokarditis in 62% eine Karditis nachweisbar.

Als *chronisch-rheumatische Karditis* wird eine Herzentzündung bezeichnet, bei der die entzündlichen Erscheinungen länger als 6 Monate anhalten bzw. wieder aufflackern, ohne daß ein erneuter Streptokokkeninfekt nachzuweisen ist. Die Häufigkeit einer kardialen Manifestation ist hierbei besonders hoch. Fieberschübe, Tachykardien, Herzgrößenzunahme, auch Chorea und Gelenkerscheinungen werden angegeben. Die serologischen Zeichen nehmen zu. Das C-reaktive Protein ist positiv. Therapeutische Bemühungen führen nicht zum Erfolg. Die Mortalität ist hoch. Die besondere Pathogenese dieser Verlaufsform ist nicht ganz klar.

Diagnose

1944 wurden von JONES erstmalig klare Kriterien angegeben, die 1955 von der amerikanischen Heart Association genauer formuliert worden sind. Ein rheumatisches Fieber kann angenommen werden, wenn zwei Haupt- oder ein Haupt- und zwei Nebenkriterien erfüllt sind (Tab. 1.33).

Gegen die allzu scharfe Auslegung dieser Kriterien sind aber Einwände erhoben worden, da sicher eindeutige Karditiden auch ohne Polyarthritis mit nur geringen serologischen Erscheinungen ablaufen können. Großer Wert ist auf den Nachweis der Streptokokkenantikörper zu legen, wobei beweisend lediglich Anstieg und Wiederabfall, also die Verlaufsbeobachtung der Titer ist. Von großer Bedeutung ist auch der Nachweis der Streptokokken im Rachenabstrich. Das Krankheitsbild wird vor allem dadurch oft verwischt, daß eine Vorbehandlung mit Salicylaten oder Nebennierenrindenhormonen die Symptome abschwächt bzw. sogar Titeranstieg verhindert. Die Endokarditis des rheumatischen Fiebers verläuft heute oft viel symptomärmer.

Differentialdiagnose

Differentialdiagnostisch müssen erwogen werden: kongenitale Herzfehler, eine akute hämolytische Krise (Arthritis, Herzverbreiterung, Herzgeräusch, Fieber, Erbrechen, Leibschmerzen!), eine Purpura Schoenlein-Henoch, eine primär-chronische progressive Polyarthritis, bei der auch in 10–25% der Fälle Herzerscheinungen nachgewiesen werden

Tabelle 1.32 Rezidive des rheumatischen Fiebers vor der Penicillin- und Cortisonära (239 Patienten)

Rezidive	Gesamt	Jahre nach Beginn							
		1	2	3	4	5	6	7	<8
Erstes	116	43	32	17	6	6	5	4	3
Zweites	43	–	10	17	5	5	2	1	3
Drittes	17	–	–	6	4	1	4	1	1
Weitere	16	–	–	–	3	4	5	4	–
Gesamt	192	43	42	40	18	16	16	10	7

Tabelle 1.33 Jones-Kriterien zur Diagnose des akuten rheumatischen Fiebers

Hauptkriterien	Nebenkriterien
1. Karditis	1. Fieber
2. Polyarthritis	2. Arthralgie
3. Chorea	3. BSG, Leukozytose, C-reaktives Protein hoch
4. Subkutane Knötchen	
5. Erythema marginatum	4. Verlängertes P-R-Intervall im EKG
	5. Vorangehender Streptokokkeninfekt
	6. Vorangehendes rheumatisches Fieber oder rheumatische Herzkrankheit

können (S. 1.210), eine Serumkrankheit, die ebenfalls Gelenkbeschwerden, Fieber, Herzgeräusche, Schock, Urtikaria, Abdominalschmerzen verursachen kann, andere infektiöse eitrige Gelenkentzündungen sowie eine subakute bakterielle Endokarditis (S. 1.205) und ein Erythematodes visceralis (S. 1.210). Die Therapie des rheumatischen Fiebers wird ausführlich im Kapitel Krankheiten der Gelenke, Abschnitt Rheumatisches Fieber, besprochen.

Rheumatische Klappenfehler, rheumatische Herzkrankheit

Definition

Unter diesem Begriff wird die Gruppe von Herzkrankheiten zusammengefaßt, bei welchen die auskultatorischen Zeichen eines Klappenfehlers und anamnestisch ein akutes rheumatisches Fieber nachgewiesen werden können. Es handelt sich also um den chronischen Zustand eines Klappendefektes vom sogenannten rheumatischen Typ, der fälschlicherweise als „erworbener" Klappenfehler bezeichnet wird (s. Genetik S. 1.199).

Ätiologie und Pathogenese

Nur in einem Teil der Fälle kann eine rheumatische Genese nachgewiesen werden. Da aber der rheumatische Erstinfekt sehr blande verlaufen kann, nimmt man an, daß dieser dem Patienten subjektiv entgangen ist, letztlich aber doch die Ursache des erworbenen Herzklappenfehlers ist. Ein derartiger Klappenprozeß kann fibrinös narbig verheilt und stationär sein, kann aber auch im Sinne des evolutiven Herzrheumatismus der französischen Schule langsam weiter fortschreiten. Eine exakte Abgrenzung gegen die oben beschriebenen rekurrierenden Formen oder das sogenannte chronisch rheumatische Fieber ist dann nicht durchzuführen. Es muß jedenfalls angenommen werden, daß der entzündliche Prozeß bei einem Großteil der Klappenfehler weiterläuft. Ein Teil der Autoren meint, daß der entzündliche Prozeß bei einem Herzklappenfehler niemals ganz abgeklungen sei, sondern immer die Tendenz der Fortentwicklung in sich trage.
FRIEDBERG (1956) sieht die Ursache dieses langsamen Fortschreitens oberhalb des 25. Lebensjahres in der Regel in einer bakteriellen Superinfektion vorher rheumatisch geschädigter Klappen. Die Autoren der Irvington-House-Studie, FEINSTEIN u. Mitarb., sind der Meinung, daß meistens ein nur nicht nachgewiesener Streptokokkeninfekt die Verschlechterung hervorriefe. Zusätzlich muß diskutiert werden, daß unspezifische Reize oder Sauerstoffmangel, endokrine Faktoren, Streßsituationen oder Virusinfekte einen primär durch ein rheumatisches Herzleiden entstehenden Klappenfehler weiter verschlechtern können. Darüber hinaus ist angenommen worden, daß der Entzündungsprozeß durch Auslösung autoimmunologischer Vorgänge an Herzklappe und Herzmuskel die Verschlechterung von Klappenfehlern verursacht.

Krankheitsbild

Wenn man den postmortalen pathologisch-anatomischen Befund an der Herzklappe mit der klinischen und serologischen Symptomatik in Beziehung setzt, läßt sich feststellen, daß bei fibroblastisch ausgeheilten Endokarditiden mit narbiger Schrumpfung und mit Verkalkung nur geringe serologische Entzündungszeichen (BSG, Leukozyten, keine Anämie) vorliegen und hier die klinischen Zeichen der Herzinsuffizienz mit Ödemen und Zyanose im Vordergrund stehen. Schon wenn an den Klappen chronisch rezidivierend fein- bis großwarzig proliferative Veränderungen und Narben gefunden werden, nehmen die Entzündungszeichen mit leichter Senkungsbeschleunigung (mehr als 30 mm in der ersten Stunde) zu. Auch die Leukozytose und die Anämie sind häufiger. Die γ-Globuline sind vermehrt. Der ASL-0-Titer ist in 25% positiv, das C-reaktive Protein in rund einem Drittel der Fälle. Selbstverständlich sind die Entzündungen bei den ulzerös polypösen Endokarditiden oder sogar akut ulzerösen, weichglobulösen Endokarditiden ungleich stärker ausgeprägt.

Diagnose

Die Diagnose der fortschreitenden Aktivität eines bestehenden Klappenfehlers kann ausgesprochen schwierig sein. Insbesondere gelingt es oft nicht, die Ursache, also den Streptokokkeninfekt, die unspezifische Genese oder die bakterielle Besiedelung einer Klappe differentialdiagnostisch sicher voneinander zu trennen.
Zur Feststellung eines entzündlichen Prozesses an der Herzklappe im Erwachsenenalter bewährten sich im allgemeinen zwei Symptomgruppen:
1. ein kurzfristiger Leistungsknick in der Anamnese, wenn keine anderen Ursachen, wie Schwangerschaft, grobe körperliche Überanstrengung, interkurrente Infekte, als Ursache gefunden werden können,

Tabelle 1.**34** Serologische Diagnostik einer aktiven rheumatischen, streptokokkenallergischen Endokarditis

---

1. Nachweis der allgemeinen Entzündungsreaktion
    a) BSG erhöht
    b) CRP positiv
    c) α$_2$-Globuline erhöht
    d) IgA-Immunglobuline erhöht
2. Nachweis der immunologischen Aktivität
    a) Streptolysintiter erhöht
    b) Antistreptodornasetiter erhöht
    c) Antihyaluronidasetiter erhöht
    d) Antistreptokokkendiphosphoridin-Nucleotidasetiter erhöht
    e) Nachweis von zirkulierenden Herzantikörpern
    f) Antihumanglobulinkonsumptionstest mehr als 3 Röhrchen positiv

2. die Zeichen chronischer Entzündung mit leichter Blutsenkungsbeschleunigung, mit erhöhten Temperaturen, Elektrophoreseveränderungen, Anämie, niedrigen Eisenwerten, erhöhten Kupferwerten, positivem C-reaktivem Protein, eventuell Anstieg von Streptokokkenantikörpern sowie die in der Tab. 1.34 aufgeführten immunologischen Reaktionen.

Je älter der Patient ist und je länger er seinen Klappenfehler trägt, um so geringer sind meist diese Entzündungszeichen ausgeprägt (s. Tab. 1.34). Auch im Erwachsenenalter gibt es rezidivierende entzündliche Schübe an der Herzklappe, die den Gesamtverlauf eindeutig verschlechtern können.

Spätprognose

Die Prognose von Herzklappenfehlern ist ungünstig, wenn auch nicht in dem Ausmaß, wie dies angenommen worden ist. Im Mittel vergehen von dem rheumatischen Fieber bis zur Diagnosestellung eines Herzklappenfehlers 8,8 Jahre, bis zur ersten Leistungsminderung weitere 7,5 Jahre, von der ersten Leistungsminderung bis zur Dekompensation 6 Jahre, von der Dekompensation bis zum Tod 3,2 Jahre. Große Schwankungen der Zahlen in der Literatur liegen vor, da die Prognose ausgesprochen vom Lebensalter abhängt. Der Verlauf bei Kindern ist kürzer. In einer klassischen Nachbeobachtung von BLAND u. JONES hatte sich gezeigt, daß bei 16% von 1000 Kindern der Klappenfehler bei einer 10 Jahre später durchgeführten Nachuntersuchung verschwunden war. War das Herz vergrößert, lebten nach 20 Jahren nur noch 20% der Kinder, 10% waren an einer bakteriellen Endokarditis verstorben. Auf die gute Prognose von Klappenfehlern im 4., 5., 6. und 7. Lebensjahrzehnt hat FRIEDBERG (1956) hingewiesen. Eine besonders schlechte Prognose hat die reine Mitralstenose, die im statistischen Mittel innerhalb von 10 Jahren zum Tode führt, heute aber meist durch eine Operation zu bessern ist.

Bakterielle Endokarditis

Beim Einbruch von Bakterien in die Blutbahn (Bakteriämie) kann es an vorgeschädigten Stellen des Herzkreislaufsystems zur Bakterienbesiedlung kommen. Prädestiniert sind die schlecht mit Blut versorgten und stark beanspruchten Herzklappen besonders dann, wenn bereits früher eine abgelaufene rheumatische Endokarditis das Klappengefüge verändert hat. Als Erreger werden in der Regel Bakterien, seltener aber auch Pilze, Rickettsien (Q-Fieber) und Chlamydien gefunden. Auch die Endokarditis durch Viruseinwirkung wird diskutiert. Eine Veränderung des Krankheitsbildes ist insofern eingetreten, als die bakterielle Endokarditis in den letzten Jahrzehnten häufiger bei schwerkranken, intensiv behandelten Patienten und nach Herzoperationen beobachtet wird.

Die auf den Klappen sitzenden Vegetationen bestehen aus Fibrinblutplättchen, in denen Mikroorganismen nur eine geringe zelluläre Reaktion hervorrufen. Die Erreger sind weitgehend von den Abwehrmechanismen des Wirtsorganismus abgeschlossen.

Die Problematik der antibiotischen Therapie liegt einmal in der Notwendigkeit einer möglichst hohen Diffusionsfähigkeit des Medikaments in die Vegetation, zum anderen in der niedrigen Stoffwechselaktivität der tief im Fibrin liegenden Bakterien.

Auch wenn im Einzelfall der Nachweis dieser Keime nicht gelingt, muß angenommen werden, daß jedenfalls vorübergehend Erreger im Blut oder in den verrukös veränderten Klappen vorhanden sind oder waren. Die Bakterien dringen durch einen Primärherd (z. B. Zahnextraktion, Abszeß) in die Blutbahn. Eine besondere Reaktionslage des Makroorganismus bzw. des betroffenen Gebietes ist notwendig (z. B. Unterernährung des Patienten bzw. abwehrschwaches Gewebe bei kongenitalen Vitien).

Von ALBERTINI stammen die besten Formulierungen über das krankheitserzeugende Verhältnis zwischen Reaktionslage des Makroorganismus (Patient) und Mikroorganismus (Virulenz des Erregers).

Die Klappe mit ihren endokarditischen, von Bakterien besiedelten Vegetationen stellt einen Sepsisherd dar, der nach Abheilen des Primärherdes weiter Bakterien streut (z. B. mykotische Aneurysmen) und damit den Verlauf der Erkrankung bestimmt. Zur Verhütung einer bakteriellen Endokarditis sind Maßnahmen notwendig, die bei bestimmten prädisponierenden Faktoren durch antibiotische Vorbehandlung eine Besiedlung der Klappe vermeiden lassen. Bei eingetretener Infektion kann die richtig gewählte und dosierte antibiotische Therapie eine Heilung des vor der antibiotischen Ära immer tödlichen Krankheitsbildes ermöglichen.

Man unterscheidet nach Entwicklung, Verlauf und Akuität der Symptome zwei Verlaufsformen der bakteriellen Endokarditis:
1. die subakute bakterielle Endokarditis (Endocarditis lenta) und
2. die akute bakterielle Endokarditis.

Die subakute bakterielle Endokarditis (Endocarditis lenta)

Es handelt sich um eine bakterielle Infektion der Herzklappen, meist der Aorta, die zur Zerstörung des Klappengewebes und Ausbildung eines Klappendefektes führt. Sie ist durch ausgesprochen schleichenden, sich über Wochen und Monate hinziehenden Verlauf gekennzeichnet.

Häufigkeit

Die subakute bakterielle Endokarditis ist nach den beiden Kriegen, besonders aber nach dem Zweiten Weltkrieg, gehäuft beobachtet worden. Die Ursachen hierfür sind in einer Herabsetzung der Resistenz der Bevölkerung durch Kriegseinwirkungen, Hunger, schlechte Ernährung u. a. gesehen worden.

Ätiologie

Während SCHOTTMÜLLER, der Erstbeschreiber des Krankheitsbildes, noch der Meinung war, daß nur der Streptococcus viridans als auslösender Erreger in Betracht kommt, wurde später eine große Zahl auch anderer Bakterien im Blut derartiger Patienten nachgewiesen. Nach heutigen Untersuchungen sind die Streptokokken aus der Viridansgruppe in ca. 50% der Fälle vertreten. 11% der Infekte beruhen auf Enterokokken, 21% Staphylokokken, 5,3% anderen Sterptokokken. Selten sind Pneumokokken, Gonokokken.

Die Besonderheit des Krankheitsbildes der subakuten bakteriellen Endokarditis besteht in der Länge der Anamnese, welche ganz in der Regel über Wochen, ja Monate, gehen kann. So wird definitionsgemäß die Länge der Anamnese der subakuten bakteriellen Endokarditis über 50 Tage, der der akuten unter 50 Tagen angegeben. Im Mittel beträgt sie bei der subakuten bakteriellen Endokarditis 2,7 Monate. Gewichtsverlust, Schweißausbruch, Herzbeschwerden, Arthralgien, Hautembolien und Organembolien (15%) werden gesehen (Tab. 1.35).

Die Anämie kann führend sein. Ein Herzgeräusch bei Klappenfehler ist die Regel. Eine bestehende Herzinsuffizienz verschlechtert die Prognose. Die Aortenklappe allein ist in 55%, Aortenmitralklappen kombiniert sind in 27%, die Mitralklappe allein ist in 17% befallen. Die Trikuspidalendokarditis ist bei der subakuten bakteriellen Endokarditis seltener. Bei Herzinsuffizienz beträgt die Mortalität 82%. Eine Myokarditis ist histologisch bei der Autopsie in der Regel nachweisbar. Das Herz ist röntgenologisch vergrößert. In 13% ist eine Perikarditis vorhanden. Das EKG ist durch uncharakteristische ST-Senkungen und T-Abflachungen gekennzeichnet. Eine Besonderheit ist die Embolie, die bei ¾ des Krankengutes gefunden wird, am häufigsten Hirnembolie (27%) und Embolie im großen Kreislauf (15%). Septische Verschleppungen mit Aneurysmabildungen in den Arterien verursachen die typischen mykotischen Aneurysmen, welche zu arteriovenösen Fisteln führen können. Psychotische Erscheinungen sind entweder durch Hirnembolien oder durch zusätzliche Veränderungen an den Meningen oder an den Hirnarterien verusacht. Ein Milztumor findet sich in 52% der Fälle.

An der Haut werden als Osler-Knötchen bezeichnete Veränderungen gefunden, die besonders an den Fingerspitzen sehr schmerzhaft sind, sie sind evtl. auch durch eine infektallergische Kapillaritis oder Arteriolitis hervorgerufen. Petechiale Blutungen am Stamm, an Mund- und Rachenschleimhaut sowie choreaartige Bilder sind beschrieben. Trommelschlegelfinger bzw. Uhrglasnägel sind häufig (70%). Arthralgien, Gliederschmerzen, auch echte Polyarthritiden mit Ergüssen kommen vor.

Regelmäßig finden sich im Urin Hämaturie, Albuminurie und Zylindrurie (70–80%). Das Kreatinin und der Harnstoff sind leicht erhöht. Eine Blutdrucksteigerung wird nicht gefunden. Die Ursache der Nierenstörung ist die von LÖHLEIN beschriebene Herdnephritis. Darüber hinaus finden sich aber diffuse Glomerulonephritiden und auch Niereninfarkte sowie eine interstitielle Nephritis.

Tabelle 1.35 Klinische Symptome der subakuten bakteriellen Endokarditis (nach *Anschütz* u. *Gonzales*)

Fieber	89%
Vitium	88%
Embolien	72%
Anämie	65%
Zyanose	58%
Milztumor	52%
Dekompensation	31,5%
Ikterus	15%
Mykotische Aneurysmen	5%
Koronaraneurysmen	3%

Die akute Endokarditis

Die akute Endokarditis weist eine kürzere Anamnese, in einzelnen Fällen sogar einen dramatischen Verlauf, auf. Als Erreger treten hier Staphylokokken mehr in den Vordergrund, welche nach einzelnen Statistiken über 50% der Erkrankungen verursachen. Es handelt sich dabei meist um Krankheitsbilder, die bei schweren septischen Prozessen zum Befall der Klappen führen. Die bakterielle Endokarditis ist hier eine Komplikation von schweren übergeordneten Erkrankungen wie seniler Marasmus, Herabsetzung der allgemeinen Abwehrlage durch langanhaltende Krankheiten, Langzeit-Intensivtherapie, intravenöse Katheter, Heroinsucht, Polytraumatisierung mit oder ohne artefizielle Beatmung. Ein besonderes Problem stellt die Infektion von Klappenprothesen dar. Pilzinfektionen bestehen in 10–15%.

Krankheitsbild

Die Erkrankung ist gekennzeichnet durch eine schwere Beeinträchtigung des Allgemeinzustandes mit Tachykardie und Fieber bis über 39°C. Es besteht ein Herzgeräusch, das auf Klappenbefall hinweist, aber nur in 60% der Fälle auf einen solchen zurückgeht (s. unten bei Echokardiographie), da sich das Krankheitsbild so rasant entwickelt, daß eine Klappeninsuffizienz noch nicht eingetreten sein kann. Die Milz ist nicht immer tastbar. Arthralgien, auch Gelenkschwellungen sind vorhanden, stehen aber im Hintergrund. Embolien sind charakteristisch. Das Bewußtsein ist häufig eingetrübt. Weitere Symptome werden durch eine Meningitis, eine Urämie und Blutungsneigung manifest. Die Prognose hängt weitgehend von der Grundkrankheit oder von dem Ansprechen auf eine hochdosierte, konsequent durchgeführte, antibiotische oder antimykotische Therapie ab. In den letzten Jahren wird die Herzchirurgie zunehmend eingesetzt.

Der Tod an einer Endokarditis erfolgt in 60% der Fälle durch eine Herzinsuffizienz, in 14% durch neurologische Erkrankungen (Hirnembolie), in 13% durch Sepsis mit Blutungen, in 7% durch Koronarembolie. In 24% wurde die Diagnose erst bei der Autopsie gestellt.

Laborbefunde

Da die Laborbefunde bei der akuten und bei der subakuten bakteriellen Endokarditis weitgehend identisch sind, werden sie gemeinsam hier besprochen. Die BSG ist immer beschleunigt. Das Ausmaß ist nicht unterschiedlich. Die BSG bessert sich nach Abklingen der entzündlichen Erscheinungen und bleibt als Parameter wichtiges Kriterium für Behandlungserfolg und Verlauf. Änderungen in der Elektrophorese äußern sich in einer Abnahme der Albumine, einer Zunahme der α_2- und γ-Globuline. Während des Verlaufs der Erkrankung läßt sich in dem Verhalten dieser Befunde ebenfalls eine Besserung bei guter Therapie ablesen. Als wichtiger labortechnischer Parameter für die Diagnose, aber auch vor allem für den Verlauf der bakteriellen Endokarditis ist der Rheumafaktor angegeben worden. Es besteht keine klare Vorstellung über die pathogenetischen Zusammenhänge. Außerdem sind in der letzten Zeit zirkulierende Immunkomplexe vom IgG-Typ beschrieben worden, die bei erfolgreicher Therapie abfallen bzw. bei weiterer Erhöhung auf die Notwendigkeit einer weiteren antibiotischen Therapie hinweisen, auch wenn die Blutkulturen bereits negativ geworden sind: In autoptisch gewonnenen Klappenauflagerungen fanden sich bei erhöhtem zirkulierendem Antikörperkomplex und negativen Blutkulturen überlebende Streptokokken (BAYER u. Mitarb. 1979).

Ganz regelmäßig findet sich eine Anämie bis zu Werten unter 3–5 g/dl (30–50 g/l). Sie kann hypochrom, aber auch hyperchrom sein. Der Eisenwert ist in der Regel erniedrigt. Bei den subakuten Verlaufsformen sind die Leukozyten eher normal oder nur mäßig erhöht. Es gibt eindeutige leukopenische Verlaufsformen, ja sogar Agranulozytosen.

Im Differentialblutbild finden sich keine charakteristischen Veränderungen. Eine Panzytopenie bei Enterokokkensepsis ist durch eine splenogene Markhemmung erklärt worden. Die akute Endokarditis kann mit hohen Leukozytosen bis zu 40 000/µl (40×10^9/l) einhergehen. Das Bilirubin ist im Serum bei Leberstauung oder bei septischer Verlaufsform erhöht. Nach Reiben lassen sich bei der Abnahme des Blutes im Ohrläppchen zytologisch Endothelzellen nachweisen als Ausdruck der allgemeinen Kapillaritis.

Die Diagnose wird gestellt und bewiesen durch den Nachweis des Erregers im Blut, aber auch bei guter Technik bleiben in 10–15% der abgenommenen Blutkulturen diese auch bei bakteriologisch einwandfreier Züchtungstechnik negativ. Gerade bei der subakuten bakteriellen Endokarditis liegen schwach virulente, stoffwechselmäßig geschädigte Keime vor, die erst bei mehrfachem Überimpfen kulturell anwachsen. Außerdem sind sog. Satellitenstreptokokken beschrieben, welche einerseits pathogen sein können, andererseits aber nur in Anwesenheit anderer Keime (Staphylokokken) auf den Nährboden anwachsen.

Ursachen für negative Blutkulturen bestehen über die bereits genannten Gründe hinaus darin, daß ungewöhnliche Erreger (z. B. Pilze, Q-Fieber) Ursache der bakteriellen Endokarditis sind, vor allem aber darin, daß vor der Blutentnahme Antibiotika gegeben wurden. Es ist streng darauf zu achten, daß je nach verordnetem Antibiotikum eine angemessene Zeit nach der letzten Einnahme durch den Patienten abgewartet wird. Sollten unter Berücksichtigung der genannten Ursachen die Kulturen weiter negativ sein, sollte überlegt werden, ob eine falsche Vermutungsdiagnose gestellt wurde.

Blutkulturen müssen nacheinander mindestens 3mal (5mal) durch verschiedene Punktionen anaerob und aerob angesetzt werden. Eine häufigere Entnahme ist nach allgemeiner Ansicht nicht notwendig. Ein Teil der bei der Sepsis und bei der bakteriellen Endokarditis beobachteten Anämie beruht auf zu häufigen Blutentnahmen!

Technik der Blutkultur. Eine gründliche Reinigung der Haut vor Einstich der zur Blutentnahme benutzten Nadel ist unerläßlich. Die Reinigung soll Dauer und Intensität einer Händedesinfektion bei chirurgischen Operationen haben. Nur so sind Verunreinigungen der Blutkulturen durch auf der Haut befindliche Bakerien weitgehend zu vermeiden. 10 ml Blut werden in 2 ml einer 1%igen Liquoidlösung „Roche" aufgefangen. Das Blut soll möglichst schnell in das Labor gebracht werden. Es wird nach folgendem Schema verarbeitet:

1. Als Reinheitskontrolle und zur Keimzählung werden 2 Gußplatten mit Nähragar angelegt.
2. Es kommen 2 ml Blut in ein hohes enges Röhrchen mit 8 ml 1%iger Traubenzuckerbouillon (Proteosepepton Nr. 3 „Difco" 1%, pH = 7,0).
3. Es kommen 2 ml Blut in ein enges Röhrchen mit 8 ml Thioglykolatbouillon (Fleischwasserbrühe

mit 2%igem Proteosepepton Nr. 3, 1% Dextrose und „Thioglykolat-Supplement", Difco).
4. Der Blutrest (5 ml) wird in toto bebrütet.

Nach 2 Tagen: bakterioskopische Untersuchung, Anlegen der ersten Subkultur ohne Rücksicht auf den Befund:
1. auf gewöhnlicher Blutplatte (5% Menschenblut),
2. auf 10%iger Blutplatte mit 1% Dextrose, aerob,
3. auf 10%iger Blutplatte mit 1% Dextrose nach dem Küstner-Verfahren, halbanaerob mit CO_2-Anreicherung bebrütet.

Die Bakterioskopie wird jeden 2.–3. Tag wiederholt. Sie wird im Grampräparat nach den Gesichtspunkten der Tbc-Diagnostik durchgeführt (10 Minuten suchen). Alle bearbeiteten Kulturen werden bei 37 °C bebrütet. Keime können noch nach 21 Tagen nachgewiesen werden. Die Kulturen sollen mindestens 10 Tage lang kontrolliert werden.

Die Ultraschall-Echokardiographie

Die Diagnostik der bakteriellen Endokarditis ist durch die Ultraschall-Echokardiographie erheblich bereichert worden, da es gelingt, die auf den Klappen sitzenden Vegetationen mit Hilfe der zweidimensionalen (cross-sectional) Technik direkt im Bild darzustellen. So kann getrennt werden zwischen der rein ulzerierenden Form der Klappenendokarditis und den in das Lumen hineinragenden Vegetationen, welche eine Emboliegefahr bedeuten. So trat bei 12 Patienten mit durch Ultraschall nachgewiesenen großen Klappenvegetationen tatsächlich 9mal eine Embolie ein. Aus diesem Grunde ist die prophylaktische chirurgische Entfernung von großen Klappenvegetationen, die emboliegefährdend sind, mit Erfolg vorgenommen worden. Außerdem ermöglicht diese Untersuchungsmethode das Verfolgen der Therapie durch Sichtbarmachung der Rückbildung von Vegetationen. Die besondere Lokalisation z. B. am Klappenansatz mit Bildung eines Abszesses, dessen Abheilung mit antibiotischer Therapie nicht erreicht werden kann, ist durch eine chirurgische Intervention möglich. Auch für die Diagnose einer unsicheren bakteriellen Endokarditis kann das Ultraschall-Echokardiogramm von Bedeutung sein, wenn dieses bei negativen Kulturen auch nur in 10–15% entsprechende Ergebnisse zeigt. Wichtig ist die Feststellung einer Klappenendokarditis mit Auflagerung auch ohne Geräuschbefund (Klappendefekt ist noch nicht eingetreten).

Prognose der bakteriellen Endokarditis

Der Verlauf der subakuten bakteriellen Endokarditis war bis zur Einführung der Antibiotika in die Therapie in 100% letal. Dies hat sich in den letzten Jahrzehnten geändert. Mortalität 1937–1945 = 100%, 1946–1952 = 86%, 1953–1960 = 35%.

Tabelle 1.36 Prognose der subakuten bakteriellen Endokarditis. Überlebende Patienten (156 Fälle nach 1½ bis 11 Jahren) in Abhängigkeit von Komplikationen bzw. besonderen Befunden bei der Aufnahme (nach Schaub)

	ja	nein
Herzinsuffizienz	18%	87%
EKG-Veränderung	62%	74%
Herzvergrößerung	49%	81%
Vorher Kardiopathie	35%	25%
Viridansstreptokokken	82%	
Alle anderen Erreger und negative Kulturen	53%	
Therapeutischer Fieberabfall in 2 Tagen	70%	
Therapeutischer Fieberabfall in mehr als 9 Tagen	45%	
Alter > 20 Jahre	90%	
Alter < 60 Jahre	54%	

Bei den heute bestehenden Möglichkeiten mit hoher Dosierung von Penicillin und anderen hochwirksamen Antibiotika wird beim Fehlen von Komplikationen mit einer Heilungsrate von 98% gerechnet. Die Prognose hängt von den Komplikationen ab. Die Herzinsuffizienz ist ein ausgesprochen schlechtes Zeichen. In der Tab. 1.36 sind einige Komplikationen aufgezeigt und die prognostischen Ergebnisse dargestellt. Beispielhaft sei der Verlauf eines Drogensüchtigen genannt, welcher im Verlaufe von 8 Jahren 6mal eine jedesmal zur Abheilung gebrachte Klappenendokarditis durch Neuinfektion zeigte.

Die Problematik der Indikation zur Antibiotikabehandlung der bakteriellen Endokarditis. In der heutigen ärztlichen Praxis ist es ungewöhnlich, daß ein Patient mit den oben genannten schweren Symptomen einer bakteriellen Endokarditis unbehandelt bleibt. In der Regel wird der behandelnde Arzt vor die Frage gestellt sein, ob er bei mehr oder weniger unsicheren Symptomen unter der Vermutungsdiagnose „bakterielle Endokarditis" bereits mit einer Therapie beginnen soll. So sollte bereits die Kombination von Fieber und Herzgeräusch auch ohne weitere Symptomatik den Verdacht auf eine bakterielle Endokarditis erwecken und mit allen Mitteln durch Anlegen von Blutkulturen der Nachweis der bakteriellen Infektion geführt werden. Hier ist auch die Echokardiographie einzusetzen. Ein wichtiger Faktor bei Vermutungsdiagnosen mit Therapienotwendigkeit ist der Nachweis von sog. *prädisponierenden Faktoren.*

Zu ihnen gehören:
1. angeborene oder erworbene Klappenfehler wie Fallot-Tetralogie, Pulmonalstenose, Ductus arteriosus apertus, Aorta bicuspidalis oder Vorhofseptumdefekt. 30% dieser Patienten starben früher im 2. bis 3. Lebensjahrzehnt an einer subakuten bakteriellen Endokarditis. Auch das Marfan-Syndrom und arteriovenöse Fisteln sind zu berücksichtigen. Ein Patient mit Klappenprothese und Fieber ist immer verdächtig auf eine bakterielle Infektion.

2. Vorhergehende chirurgische Eingriffe. In den vorliegenden Serien ist der vorhergehende chirurgische Eingriff wesentlich häufiger bei Patienten mit bakterieller Endokarditis als früher.

Die vorübergehende Bakteriämie ist wahrscheinlich ein sehr allgemeines Ereignis und bereits in einzelnen Fällen nachgewiesen bei Zähnebürsten und Kaugummikauen. Wahrscheinlich kann niemand vor Bakteriämien geschützt werden. Andererseits ist aber die Beziehung zwischen bakterieller Endokarditis und einer Bakteriämie wie z. B. nach Zahnextraktion sehr eng. Immerhin wurden in 25% der bakteriellen Endokarditiden Zahnextraktionen unmittelbar vorher gefunden. Zwar ist das Risiko einer Bakteriämie recht gut definiert, andererseits aber läßt sich in 80% die Ursache einer Bakteriämie nicht feststellen. Als weitere chirurgische Eingriffe mit hoher Rate einer Bakteriämie und nachfolgender Endokarditis sind vor allem Eingriffe an Urogenitaltrakt (Prostatektomie), Eingriffe am weiblichen Genitale sowie am Magen-Darm-Trakt, selbstverständlich alle chronischen Eiterungen (Osteomyelitis, Abszesse usw.) zu nennen. Als Ursache einer bakteriellen Endokarditis steht der Herzkatheterismus ganz im Vordergrund, in den meisten Fällen als therapeutische Maßnahme (hämodynamische Kreislaufüberwachung bei Myokardinfarkt mit Pulmonalarterienkatheter), aber auch seltener als diagnostischer Herzkatheterismus. Ein besonders prädisponierender Faktor ist eine vorausgehende Operation, insbesondere die Klappenprothese.

Der 3. prädisponierende Faktor ist die reduzierte Abwehrkraft bzw. die Exposition des Patienten.

Beides ist im besonderen Fall des regelmäßig intravenös spritzenden Drogenabhängigen gegeben, wobei hier die Besonderheit der bakteriellen Endokarditis darin besteht, daß es sich in der Regel um Staphylokokkeninfektion mit einer hohen Befallsrate der Pulmonalklappe handelt. Eine reduzierte Abwehrkraft findet sich bei allen langzeitintensivbehandelten oder schwerkrank operierten Patienten.

Eine Vermutungsdiagnose der bakteriellen Endokarditis, welche eine antibiotische Therapie notwendig macht, beruht also auf der Kombination von Fieber, allgemeinen Entzündungszeichen, Herzgeräusch und Nachweis von mehr oder weniger ausgeprägten prädisponierenden Faktoren. Wenn die Blutkulturen positiv sind, kann dabei auch eine Bakteriämie ohne Klappenbefall therapeutisch angegangen werden.

Prophylaxe der bakteriellen Endokarditis

Bei Patienten, bei denen prädisponierende Faktoren vorliegen und bei denen ein Eingriff vorgenommen wird, der zu einer Bakteriämie führt, sollte eine prophylaktische Therapie eingeleitet werden. Diese soll eine Bakteriämie nach Eingriff sowie eine Ansiedlung von Bakterien an einer abwehrschwachen Stelle (vorgeschädigte Klappe) verhindern. Ein eindeutiger Nachweis des Erfolges der prophylaktischen Therapie ist wohl schwer zu erbringen. Die Toxizität von Antibiotika ist gegen die Gefahr einer bakteriellen Endokarditis abzuwägen. Es ist empfohlen worden, daß Patienten mit einer der o. g. exponierenden Faktoren grundsätzlich einer prophylaktischen Therapie unterzogen werden sollen. Sicher ist dies für alle Patienten mit künstlichen Herzklappen oder nachgewiesenem Herzklappenfehler notwendig. Ob diese Vorsicht auch auf den Mitralklappenprolaps (30%!) und auf alle Fälle mit systolischem Geräusch ausgedehnt werden soll, ist nicht entschieden. PANKEY behandelt alle Patienten mit einem systolischen Geräusch und einem nachgewiesenen Mitralklappenprolaps prophylaktisch.

Die amerikanische Heart Association hat folgende Empfehlungen gegeben: Eine Prophylaxe wird empfohlen

1. bei Zahneingriffen und bei Eingriffen am oberen Respirationstrakt,

Tabelle 1.37 Prophylaktische Therapie der bakteriellen Endokarditis; Empfehlungen der Amer. Heart Association

	vor dem Eingriff	nach dem Eingriff
Eingriff an den Zähnen oder dem Respirationstrakt	Benzylpenicillin (i.m.) Procain-Penicillin	Penicillin V (oral)
	oder Penicillin V (oral)	Penicillin V (oral)
	oder Vancomycin	Erythromycin
	oder Erythromycin	Erythromycin
Besonders hohe Gefährdung (künstliche Herzklappe)	Benzylpenicillin und Procain-Penicillin (i.m. und i.v.) und Streptomycin	Penicillin V (oral)
	oder Vancomycin	Vancomycin
Eingriffe am Gastrointestinal- oder am Urogenitaltrakt	Benzylpenicillin oder Ampicillin und Gentamicin	Benzylpenicillin oder Ampicillin und Gentamicin
	oder Streptomycin	oder Streptomycin
	oder Vancomycin mit Streptomycin	oder Vancomycin mit Streptomycin

2. bei Eingriffen im Bereich des unteren Gastrointestinaltrakts, bei Gallenblasen- oder urogenitaler Chirurgie oder diagnostischen Maßnahmen in diesen Organbereichen.
3. bei Herzchirurgie,
4. bei allen anderen chirurgischen Eingriffen an entzündlichen Geweben.

(Die Therapie der Prophylaxe bei Erwachsenen ist in Tab. 1.37 angegeben, die Dosen in Tab. 1.38).

Therapie der bakteriellen Endokarditis

Auch eine erfolgreiche antibiotische Therapie erfordert 1–2 Tage, um ihre Wirkung zu entfalten; daher ist eine Allgemeinbehandlung mit Bettruhe, Digitalisierung, Sauerstoff, Ausgleich des Wasser- und Elektrolythaushaltes, Bekämpfung von Stoffwechselstörungen und Ausschaltung von chirurgisch zugänglichen Infektionsherden notwendig. Negative Blutkulturen sind – wie oben ausgeführt – oft durch vorangehende antibiotische Therapie verursacht (Absetzen von Penicillin 1–2 Tage, Tetracyclinen 4–5 Tage) oder durch geschädigte Erreger, die in geringen Mengen in absterbender Phase vorhanden sind. Die antibiotische Therapie der bakteriellen Endokarditis ist in der Tab. 1.38 aufgeführt und entspricht den Empfehlungen der amerikanischen Heart Association. Grundsätzlich sind folgende Anwendungsformen zu berücksichtigen:
1. Parenterale Zufuhr ist besser als enterale (einheitlichere Blutspiegel, Ausschaltung von unübersichtlichen Resorptionsverhältnissen, keine Nichtbefolgungsrate).
2. Wegen der dauernden hohen Spiegel wird der Dauerinfusion von manchen Autoren (PANKEY 1979) gegenüber der Stoßtherapie der Vorzug gegeben. Ein gleichmäßig hoher Spiegel ist nur mit Infusionspumpen zu erzielen.
3. Die Dosierungsanweisungen sind lediglich als Richtlinien anzusehen. Die Höhe der Dosis hängt von der Hemmkonzentration in der Kultur sowie vor allem vom Verlauf ab. Bei wenig empfindlichen Erregern können Antibiotikakombinationen auf ihren Synergismus ausgetestet werden.

Chirurgische Therapie der bakteriellen Endokarditis

Der chirurgische Eingriff an der bakteriellen Endokarditis wird häufiger und in einem früheren Stadium dieser Erkrankung ausgeführt als früher. Die Indikation dafür besteht in einem ausbleibenden Therapieerfolg und sich verschlechterndem Klappenfehler bei fortschreitender Klappendestruktion und -insuffizienz, bei wiederholter Embolie und beim Versagen der antibiotischen Behandlung, insbesondere bei der Pilzendokarditis. Die Entscheidung wird durch wiederholte Untersuchung, insbesondere mit dem Echokardiogramm, Röntgen und EKG, gestellt. Speziell die operative Behandlung einer Endokarditis bei Klappenersatz hat eine

Tabelle 1.38 Therapie der häufigsten bakteriellen Endokarditiden (nach *Siegenthaler, Lüthy* u. *Fontana*)

Streptokokken der Viridansgruppe		
Procain-Penicillin G	1,2 Mill. i.m.	6stdl. für 4 Wochen
oder		
Penicillin G	2,0 Mill. i.v.*	6stdl. für 4 Wochen
kombiniert mit		
Streptomycin	0,5 g i.m.	12stdl. für 2 Wochen
bei Penicillinallergie:		
Cephalothin	2,0 g i.v.*	4stdl. für 4 Wochen
oder Vancomycin	0,5 g i.v. (7,5 mg/kg KG)	6stdl. für 4 Wochen
Enterokokken		
Penicillin G	10 Mill. i.v.**	12stdl. für 6 Wochen
kombiniert mit		
Streptomycin	1 g i.m.	12stdl. für 2 Wochen anschließend
	0,5 g i.m.	12stdl. für 4 Wochen
statt Penicillin G als Alternative:		
Ampicillin	1,5 g i.v.*	3stdl. für 6 Wochen
bei Penicillinallergie:		
Vancomycin	0,5 g i.v. (7,5 mh/kg KG)	6stdl. für 6 Wochen
bei Streptomycinresistenz:		
Gentamicin	80 mg i.m. od. i.v.* (1,0–1,5 mg/kg KG)	8stdl. für 4–6 Wochen
Staphylokokken		
Penicillin-G-resistente Staphylokokken (MHK über 0,1 µg/ml)		
Oxacillin bzw. Flucloxacillin	2 g i.v.*	4 stdl. für 4–6 Wochen
bei Penicillinallergie:		
Cephalothin	2 g i.v.*	4stdl. für 4–6 Wochen
bei Cephalosporinallergie oder Methicillinresistenz		
Vancomycin	0,5 g i.v.* (7,5 mg/kg KG)	6stdl. für 4–6 Wochen
Penicillin-G-empfindliche Staphylokokken (MHK unter 0,1 µg/ml)		
Penicillin G	5 Mill. i.v.*	6stdl. für 4–6 Wochen

  * Kurzinfusion über 30–60 Minuten
 ** Dauerinfusion über 12 Stunden
MHK = Minimale Hemm-Konzentration

Unbekannte Erreger

Therapie wie Enterokokkenendokarditis kombiniert mit Oxacillin, Flucloxacillin oder Cephalothin bei

– Endokarditis bei Drogensüchtigen
– Endokarditis nach Herzoperation
– Endokarditis als Folge einer Endoplastitis
– Endokarditis mit fulminantem Verlauf
– Endokarditis nach extrakardialer Staphylokokkeninfektion

Dosierung wie bei Staphylokokkenendokarditis

Mortalität von ca. 60% (gegenüber einer Mortalität der bakteriellen Endokarditis mit kongestivem Herzfehler von 80–90%). 10–15% der Prothesenendokarditiden beruhen auf Pilzinfektionen, die nur kurz mit antimykotischen Mitteln behandelt und dann aber bald einer Entfernung und Neueinpflanzung der Klappe zugeführt werden müssen. Durch Desinfektion der Wundränder gelingt es, so der sonst tödlichen Komplikation Herr zu werden.

Die Mortalität des Klappenersatzes bei bakterieller Endokarditis ist durch das meist schwere Krankheitsbild und die in der Regel vorliegende Herzinsuffizienz als Hauptindikation zum operativen Vorgehen belastet.

Eine weitere Indikation für den chirurgischen Eingriff ist der echokardiographische Nachweis großer flottierender Thromben auf den Herzklappen mit bereits beobachteter Embolie.

Besondere Endokarditisformen bei verschiedenen Grundkrankheiten

Endokarditis bei Erythematodes

Definition

Es handelt sich beim Erythematodes um einen autoimmunologisch definierten, sich selbst unterhaltenden, entzündlichen, nicht infektiösen, vorwiegend am Gefäßsystem ablaufenden Prozeß unbekannter Ursache. Ein genetischer Faktor ist sicher vorhanden. Im Laufe dieser Erkrankung kommt es zu einer Endokarditis, die aus atypischen verrukösen Vegetationen mit einer Größe von 1–4 mm aus degeneriertem Klappengewebe mit Fibrin und Plättchenthromben besteht. Sie sind charakterisiert durch fibrinöse Degeneration des Bindegewebes und durch Zellnekrosen.

Krankheitsbild

Man hört häufig ein systolisches Geräusch mit Punctum maximum an der Spitze. Dazu kommen Zeichen der Insuffizienz mit Dyspnoe und uncharakteristischen EKG-Veränderungen. Geklagt wird außerdem über Thoraxschmerz. Häufig ist eine Perikarditis. Hin und wieder hört man einen Galopprhythmus. Auch diastolische Geräusche sind beschrieben worden. Nicht entschieden ist die Frage, ob die Endokarditis zu echten Klappenfehlern führt. Vereinzelt sind Mitralfehler beschrieben. Ein wesentliches Symptom bei der Erkrankung ist die arterielle Embolie, die oftmals als einziges Zeichen der Klappenendokarditis gefunden wird.

Vor allem in Kombination mit Körperhöhlenerguß (Aszites, Pleuraergüsse, Perikardergüsse) stellt die Endokarditis Libman-Sacks eine besondere Komplikation des Erythematodes dar. Ihre Häufigkeit ist aber nicht so hoch, wie dies bisher angenommen worden ist.

Bei anderen Kollagenosen, wie beim Sjögren-Syndrom, beobachtet man Perikarditiden, aber auch Endokardveränderungen sind beschrieben. Herzveränderungen bei Sklerodermie sind hier nur zu erwähnen, sie betreffen vorwiegend das Myokard.

Karditis bei primär-chronischer Polyarthritis (Rheumatoidarthritis)

Definition

Die entzündlichen Veränderungen, die am Herzen bei der primär-chronischen Polyarthritis gefunden werden, lassen sich vorwiegend am Myokard und am Perikard nachweisen. Histologische Veränderungen sprechen dafür, daß es sich um eine spezifische, für diese Erkrankung charakteristische Erscheinungsform handelt. Ein Klappenfehler entwickelt sich selten.

Häufigkeit

Obwohl schon seit Jahrzehnten bekannt, ist erst in den letzten Jahren erneut darauf hingewiesen worden, daß auch bei der chronischen Arthritis in einem hohen Prozentsatz (bis zu 30%) entzündliche Veränderungen am Herzen vorgekommen sind (Endokard 4,1%, Perikard 29%, Myokard 19%). Eine verkalkte Aortenstenose wird bei derartigen Patienten eindeutig häufiger gefunden als bei einer vergleichbaren gesunden Gruppe.

Krankheitsbild

Das klinische Bild und der Verlauf der Polyarthritis werden durch diesen Herzbefund im allgemeinen nicht beeinflußt. Es handelt sich in der Regel um Patienten mit einem langen schweren Verlauf im Stadium III mit einer langen Anamnese von ungefähr 15 Jahren. Frauen werden häufiger betroffen als Männer. Bei einem Teil der Patienten mit Herzbeteiligung lassen sich stärkere Immunphänomene, wie z. B. ein positiver LE-Faktor, nachweisen.

Endokarditis bei Spondylitis ankylopoetica

Definition

Bei der sogenannten Bechterew-Erkrankung finden sich deutlich häufiger als bei einer gesunden

Vergleichsgruppe Patienten mit Klappenfehlern. Es handelt sich meist um eine Aorteninsuffizienz, Mitralfehler sind seltener, dazu sind atrioventrikuläre Leitungsstörungen mit PQ-Verlängerungen bis zum totalen AV-Block (Grad 3) mit Adams-Stokes-Anfällen nicht selten nachweisbar. Auch hier finden sich entzündliche Veränderungen der Körperarterien, insbesondere eine Aortitis, die der bei Lues gleichen kann.

Häufigkeit

Große Statistiken ergeben im Durchschnitt je nach Intensität der Untersuchung 3–6%. Es handelt sich um eine spezifische Erkrankung des Herzens bei der genannten Krankheit.

Krankheitsbild

Gerade das Vorliegen eines atrioventrikulären Blocks kann das klinische Bild eines Morbus Bechterew nachhaltig beeinflussen. Man findet EKG-Veränderungen und alle Grade der PQ-Zeit-Verlängerung. Aortenfehler und Mitralfehler lassen sich durch Geräusche nachweisen. Die Aortitis des Morbus Bechterew ist lediglich dem pathologischen Anatomen zugänglich. Das Krankheitsbild kann später durch die bei Klappenfehler eingetretene Herzinsuffizienz bestimmt werden.

Abakterielle thrombotische Endokarditis

Definition

Thrombotische abakterielle Auflagerungen auf den Herzklappen kommen bei einer ganzen Reihe von schweren Erkrankungen vor. Soweit sich heute beurteilen läßt, entstehen dadurch nur selten Klappenfehler oder Sklerosen. Die Auflagerungen lassen sich bei der Obduktion leicht abwischen.

Ätiologie und Pathogenese

Der Entstehungsmechanismus ist nicht geklärt. Als auslösende Grundkrankheit findet man schwere auszehrende Erkrankungen, insbesondere Tumoren. Aber die Auflagerungen kommen auch bei Herzinsuffizienz, nach großen Operationen, Pneumonien, Lungenembolien sowie akuten eitrigen Zuständen vor. Die Auflagerungen werden u. a. durch Hyperkoagulabilität mit verursacht, die z. B. im Schock bei den genannten Erkrankungen vorkommen kann. Es sind direkte Beziehungen zur Verbrauchskoagulopathie hergestellt worden. Andererseits werden immunologisch wirksame Substanzen aus Tumoren, aber auch muzinbildende Neoplasien als Ursachen diskutiert. Die klinische Bedeutung besteht in einer noch größeren Rate von Embolien als früher angenommen wurde. Die abakteriellen thrombotischen Auflagerungen können sich bei Bakteriämie infizieren und dann zur bakteriellen Endokarditis führen (s. dort). Beobachtungen zeigen, daß gerade ältere Patienten mit pathologischen Leberwerten (erhöhter alkalischer Phosphatase), bei denen gleichzeitig eine Thrombophlebitis besteht, an einer superinfizierten bakteriellen Endokarditis leiden können.

Ein besonderer Stellenwert muß heute der Myokarditis und der Endokarditis nach Virusinfektionen eingeräumt werden. Insbesondere nach Infektion mit Coxsackie-B4-Virus werden derartige Endokardauflagerungen beobachtet. Auch diese Auflagerungen können bei Bakteriämien sekundär infiziert werden.

Postoperative Entzündung des Herzens

Definition

Es handelt sich um entzündliche Veränderungen des Herzens, die unmittelbar nach dem operativen Eingriff beobachtet werden können. Man unterscheidet drei Formen, das Postkardiotomiesyndrom, die rheumatische Reaktivierung sowie die postoperative bakterielle Endokarditis (s. oben).

Krankheitsbild

Das *Postkardiotomiesyndrom* mit retrostenalen Schmerzen, perikardialem Reiben als Ausdruck der fibrinoiden Karditis tritt etwa 10 Tage nach der Operation auf. Pleuraergüsse sind selten. Hin und wieder kommt es zu Gelenkbeschwerden (31%). Die Temperaturen können 4–20 Tage nach dem Eingriff anhalten. Spezielle EKG-Veränderungen fehlen. Es finden sich aber Leukozytose, Senkungsanstieg und positive CRP-Reaktionen.

Die *rheumatische Aktivierung* führt ebenfalls zu subfebrilen Temperaturen. Eine Leukozytose wird vermißt. Das Herz wird zunehmend vergrößert. Typisch sind die Änderungen im Auskultationsbefund als Ausdruck der Endokardbeteiligung. Dazu kommen echte polyarthritische Beschwerden. Im EKG sieht man vorwiegend Störungen der Reizleitung und der Erregungsrückbildung. Serologisch kommt es zum Anstieg von Streptokokkenantikörpern, zu einer starken Beschleunigung der BSG und zu einem stark positiven CRP. Im Blut lassen sich häufig zirkulierende Antikörper gegen herzeigenes Antigen nachweisen.

Therapie

Das Postkardiotomiesyndrom wird unspezifisch mit fiebersenkenden Mitteln, sicherheitshalber auch mit Antibiotika behandelt, während bei der rheumatischen Reaktivierung zusätzlich Cortison gegeben werden kann, wenn die unspezifisch antirheumatische Therapie nicht zum Ziel führt.

Literatur

Ablard, G., A. Larcan: Der akute Gelenkrheumatismus des Erwachsenen. Acta rheum. (Geigy) 20 (1963) 1
Anschütz, F.: Endokarditis. Thieme, Stuttgart 1968

Bayer, S. A., N. Argyrios, N. Theophilopoulos, F. J. Dixon, L. B. Guze: Circulating immun complexes in streptococcal endocarditis. J. infect. Dis. 139 (1979) 1

Burch, G. E., T. D. Giles: The role of viruses in the production of heart disease. Amer. J. Med. 29 (1972) 231

Davis, R. S., N. J. Strom, W. Frishman: The demonstration of vegetatious by echocardiography in bacterial endocarditis. Amer. J. Med. 69 (1980) 57

Dorney, E. R.: Endokarditis. In Hurst, J. W.: The Heart, 3rd ed., McGraw-Hill, New York 1974 (p. 1290)

Hall, P.: On the prognosis and natural history of acute rheumatic heart disease. Acta med. Scand., Suppl. 362 (1961) 169

Kaye, D.: Infective Endocarditis. University Park Press, Baltimore 1976

Mende, E.: Rheumatisches Fieber im Erwachsenenalter. Inaugural-Diss., Heidelberg 1964

Pankey, G. A.: The prevention and treatment of bacterial endocarditis. Amer. Heart J. 98 (1979) 102

Reitz, B. A., W. A. Baumgartner, P. E. Oyer, E. B. Stinson: Surgical treatment of infective endocarditis. In Bisno, A. L.: Treatment of Infective Endocarditis. Grune & Stratton, New York 1981

Schaub, F.: Klinik der subakuten bakteriellen Endokarditis. Springer, Berlin 1960

Siegenthaler, W., R. Lüthy, H. Vetter, G. Siegenthaler: Diagnostik und Therapie der Septikämien. Schw. med. Wschr. 102 (1972) 593

Stasser, T. et al.: The community control of rheumatic heart disease: report of a WHO international cooperative project. Bull. Wld Hlth Organ. 59 (1982) 285

Stollermann, G. A., A. J. Lewis, K. Schultz, A. Taranta: Relationship of immune response to group A streptococci to the course of acute, chronic and recurrent rheumatic fever. Amer. J. Med. 20 (1956) 163

Kardiomyopathien

P. Schölmerich

Unter dem Begriff Kardiomyopathien sind bisher Herzmuskelerkrankungen zusammengefaßt worden, die durch unmittelbare Alteration der Muskulatur des Herzens zustande kommen, nicht also Folgeerscheinungen koronarer Herzkrankheiten, Druck- oder Volumenbelastungen bei Herzfehlern oder Hochdruck darstellen. Die seit 2 Jahrzehnten eingeführte Klassifikation in primäre und sekundäre Kardiomyopathien sollte zum Ausdruck bringen, daß bei der ersten Gruppe eine Ursache bislang nicht bekannt ist, die zweite dagegen als Begleit- oder Folgeerscheinung definierter Grundkrankheiten oder exogener Einwirkungen charakterisiert ist. 1980 hat die WHO den Vorschlag gemacht, der ätiologisch ungeklärten Gruppe der primären Kardiomyopathien die Bezeichnung Kardiomyopathie schlechthin zuzuordnen, die ätiologisch definierbare sekundäre Kardiomyopathie aber als spezifische Kardiomyopathie zu bezeichnen. In dieser Übersicht wird diesem Vorschlag gefolgt, obwohl er nicht unumstritten ist. Es wird dabei eine weitere Untergliederung beider Gruppen vorgenommen, die aus Tab. 1.**39** hervorgeht. Unter den spezifischen Kardiomyopathien liegt eine Unterteilung in entzündliche und nichtentzündliche Formen der Kardiomyopathie nahe, wobei zahlreiche Unterformen differenziert werden müssen.

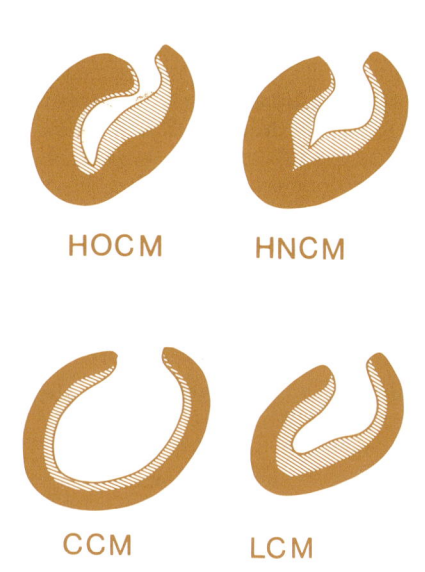

Abb. 1.**96** Schematische Darstellung der seitlichen Projektion des linken Ventrikels bei den 4 verschiedenen Formen von idiopathischen Kardiomyopathien. HOCM = hypertrophische obstruktive Kardiomyopathie, HNCM = hypertrophische nichtobstruktive Kardiomyopathie, CCM = kongestive Kardiomyopathie (= dilatative Kardiomyopathie), LCM = latente Kardiomyopathie. Schraffiert = Systole, schwarz = Diastole (aus Kuhn, H., F. Loogen: Erkrankungen des Myokard. In Krayenbühl, H. P., W. Kübler: Kardiologie in Klinik und Praxis. Thieme, Stuttgart 1981)

Einteilung der Kardiomyopathien

In Erweiterung der 1980 von der WHO vorgeschlagenen Untergliederung haben Kuhn und Loogen 1981 folgende Klassifizierung vorgenommen (Abb. 1.**96**).

1. dilatative Kardiomyopathie, die früher überwiegend als kongestive Kardiomyopathie bezeichnet wurde (CCM oder COCM),
2. hypertrophisch-obstruktive Kardiomyopathie (HOCM),
3. hypertrophisch-nichtobstruktive Kardiomyopathie (HNCM),
4. restriktive oder obliterative Kardiomyopathie (ROCM),
5. latente Kardiomyopathie (LCM).

Dilatative und kongestive Kardiomyopathie
Definition
Bei Vorliegen des Vollbildes der Erkrankung ist sie durch eine globale Herzinsuffizienz charakteri-

Tabelle 1.**39** Klassifikation von Kardiomyopathiem und spezifischen Herzmuskelkrankheiten

I. *Kardiomyopathien*
   1. Dilatative (Kongestive) Kardiomyopathien
   2. Hypertrophische obstruktive Kardiomyopathien
   3. Hypertrophische nichtobstruktive Kardiomyopathien
   4. Restriktive Kardiomyopathien
   5. Latente Kardiomyopathien

II. *Spezifische Herzmuskelkrankheiten*
   1. Bei Infektionskrankheiten
   2. Entzündliche Herzmuskelkrankheiten bei nichtinfektiösen Erkrankungen
   3. Bei Stoffwechselstörungen
   4. Bei genetisch determinierten neuromuskulären Erkrankungen
   5. Toxisch bedingte Herzmuskelkrankheiten
   6. Herzmuskelkrankheiten durch physikalische Schädigung

siert. Dabei sind in der Regel alle Herzhöhlen erweitert, ohne daß in jedem Fall eine Kongestion vorliegt. Es lassen sich vielmehr auch Formen erfassen, bei denen eine Dilatation ohne manifeste Herzinsuffizienz, aber mit deutlicher Funktionseinschränkung besteht. Die Erkrankung betrifft vorwiegend Männer. Sie manifestiert sich besonders häufig im 3. bis 5. Lebensjahrzehnt.

Ätiologische Überlegungen

Die Ursache der dilatativen Kardiomyopathie ist der Definition der Krankheitsgruppe entsprechend bisher nicht bekannt. Es ist anzunehmen, daß es sich hier um eine ätiologisch heterogene Krankheitsgruppe handelt, möglicherweise auch um eine Vielfachkonditionierung durch Einzelfaktoren, die bisher nicht in ihrem Zusammenwirken definierbar sind. Hierzu gehören immunologische Prozesse, toxische Einwirkungen, abgelaufene Virusmyokarditiden, auch genetische Einflüsse.

Pathologisch-anatomische Befunde

Makroskopisch stehen Dilatation der Herzhöhlen ohne muskuläre Wandhypertrophie oder mit geringer Muskelvermehrung im Vordergrund. In den Ventrikeln lassen sich ebenso wie in den Vorhöfen nicht selten Thromben nachweisen. Im histologischen Bild bestehen seltener geringe Rundzellinfiltrate, immer aber interstitielle Fibrose. Elektronenmikroskopisch zeigen die Mitochondrien Vermehrung oder Größenänderung, die Myofibrillen Störungen der Textur oder Fragmentation.

Pathophysiologische Besonderheiten

Bei der dilatativen Kardiomyopathie ist eine eingeschränkte Kontraktionsleistung der Herzmuskulatur mit Vergrößerung des enddiastolischen und des endsystolischen Volumens nachweisbar. Entsprechend ist die Ejektionsfraktion verkleinert, das Restvolumen erhöht. Damit ist eine Erhöhung des enddiastolischen Druckes verbunden, der bei primärem Befall des linken Ventrikels zu Lungenstauung und sekundären Druckbelastungen auch des rechten Ventrikels führt, so daß am Ende des Prozesses eine Globalinsuffizienz imponiert. In anderen Fällen wird über lange Phasen eine Dilatation der Herzhöhlen beobachtet, ohne daß eine manifeste Insuffizienz in Ruhe vorliegt. Unter Belastungen läßt sich dann eine geringere Steigerung des Auswurfvolumens als bei Gesunden mit höherem enddiastolischem Druckanstieg nachweisen.

Symptomatologie

Dyspnoe und Nykturie sind als Zeichen einer fortschreitenden Linksherzinsuffizienz verständlich. Sie sind nicht selten auch mit stenokardischen Erscheinungen gekoppelt, ohne daß die Koronargefäße anatomisch verändert wären. Die enddiastolische Drucksteigerung bei manifester Linksherzinsuffizienz macht aber eine eingeschränkte Koronarreserve verständlich. In ausgeprägten Fällen lassen sich Stauungslunge, Galopprhythmus (Abb. 1.97), Linksverbreiterung des Herzens und nicht selten Hinweise für eine relative Mitralinsuffizienz nachweisen. Die Symptomatologie ist in hohem Maße vom Zeitpunkt der Diagnosestellung abhängig, so daß sich geringe, nur unter Belastung manifeste Erscheinungen der Herzinsuffizienz auf der einen Seite des Spektrums und schwerste Globalinsuffizienz auf der anderen Seite finden.

Nichtinvasive Befunde

Elektrokardiographische Abweichungen beziehen sich auf linkspräkordiale Erregungsrückbildungsstörungen, gehäufte Extrasystolie, Vorhofflimmern und in etwa der Hälfte aller Fälle Schenkelblockbilder, meist vom Typ des Linksschenkelblocks (Abb. 1.98 u. 1.99).
Diagnostisch hat die echokardiographische Untersuchung eine größere Bedeutung vor allem für den Verlauf gewonnen. Mit dieser Methode können Erweiterungen der Herzhöhlen, verminderte systolisch-diastolische Bewegungsamplitude des linken Ventrikels oder beider Herzkammern und eine Erweiterung der linken Ausflußbahn nachgewiesen werden (Abb. 1.100). Im zweidimensionalen Echokardiogramm ebenso wie im Computertomogramm lassen sich diese Befunde besonders deutlich erkennen (Abb. 1.101). Dem entspricht das Röntgenbild. Im Vordergrund steht Kardiomegalie mit Lungenstauung, in leichteren Fällen läßt sich aufgrund der Herzvergrößerung bei Ausschluß anderer ätiologischer Faktoren die Diagnose vermuten (Abb. 1.102). Die szintigraphischen Perfusionsmethoden lassen gelegentlich Ausfälle durch narbige Myokardveränderungen erkennen. Radionuklidangiographisch kommen, ähnlich wie bei der Echokardiographie, Dilatation, verminderte

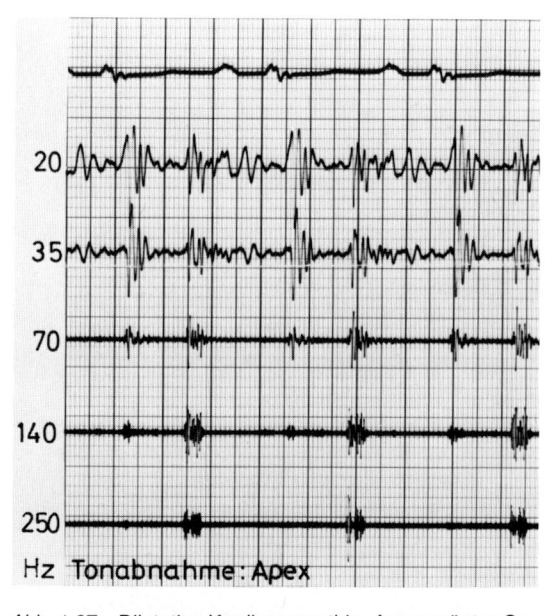

Abb. 1.97 Dilatative Kardiomyopathie. Ausgeprägter Galopp durch präsystolischen Zusatzton niederer Frequenz

Kardiomyopathien 1.215

Abb. 1.**98** Dilatative Kardiomyopathie: P-dextrocardiale, normaltypisches QRS, ausgeprägte Linkshypertrophie, Störung der Erregungsrückbildung über dem linken Ventrikel. Ventrikuläre Extrasystolie (aus *Schölmerich, P.* in *von Mengden, H.-J.:* Vom EKG zur Diagnose. Thieme, Stuttgart 1983)

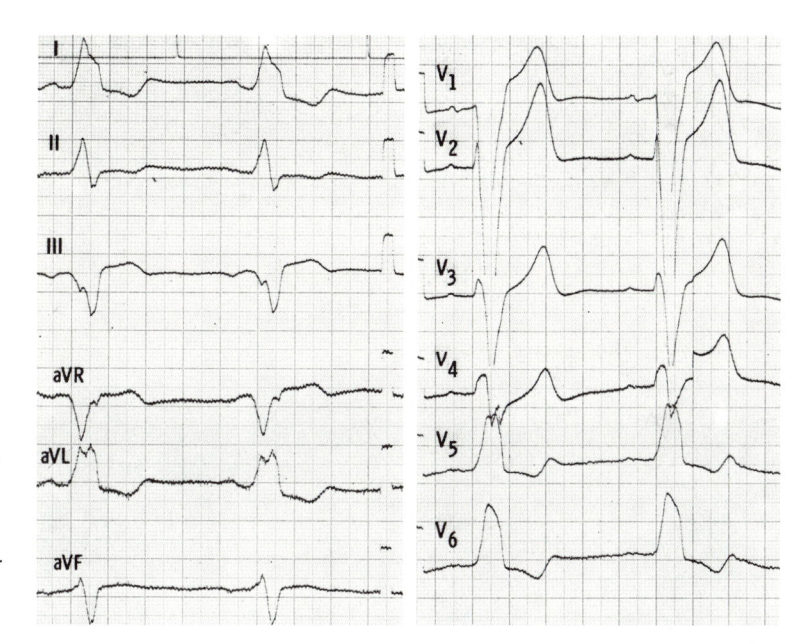

Abb. 1.**99** Dilatative Kardiomyopathie. P-sinistrocardiale, ausgeprägter Linksschenkelblock bei linkstypischem QRS-Komplex (aus *Schölmerich, P.* in *von Mengden, H.-J.:* Vom EKG zur Diagnose. Thieme, Stuttgart 1983)

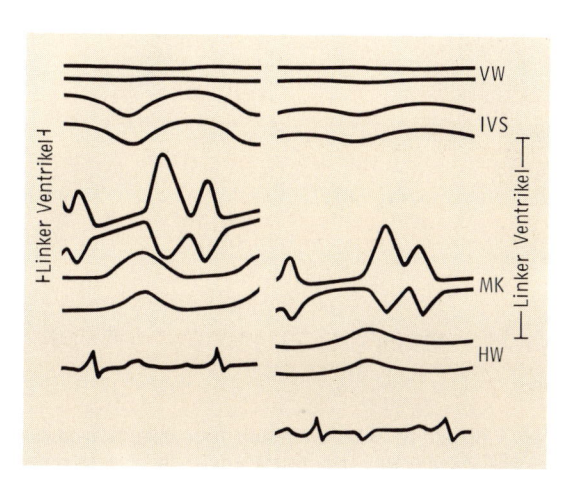

Abb. 1.**100** Schematische Darstellung eines Echokardiogramms eines Gesunden (links) im Vergleich mit dem eines Patienten mit dilatativer Kardiomyopathie (rechts)

1.216 Krankheiten des Herzens

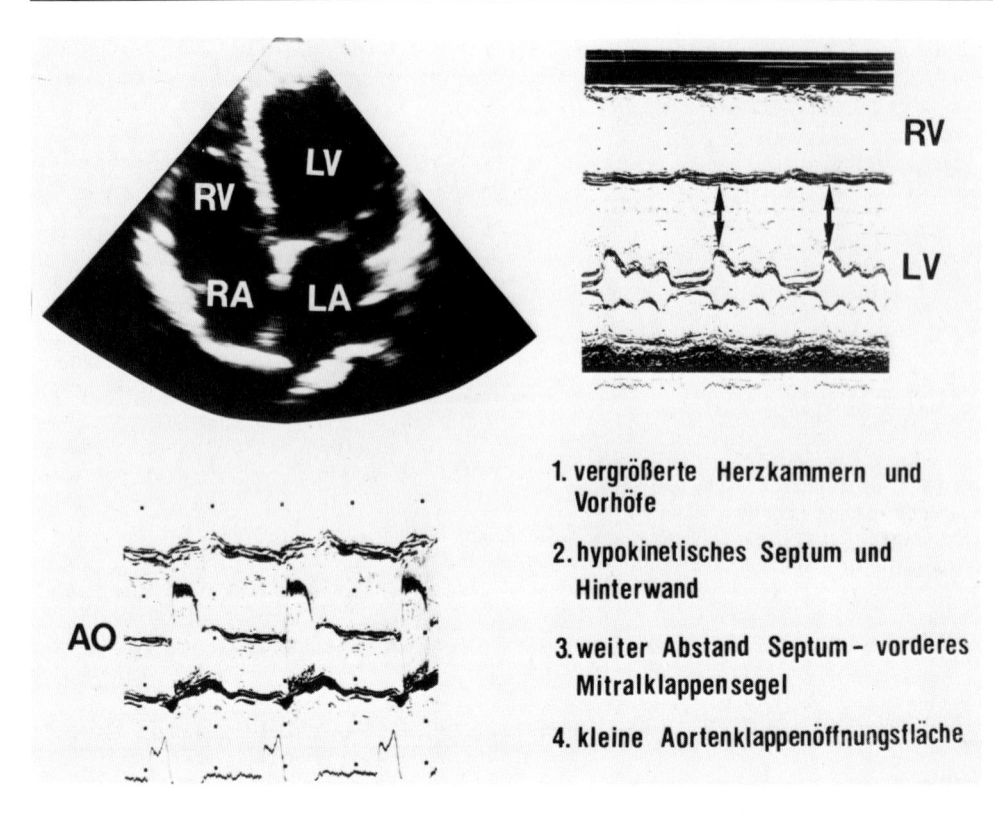

1. vergrößerte Herzkammern und Vorhöfe
2. hypokinetisches Septum und Hinterwand
3. weiter Abstand Septum – vorderes Mitralklappensegel
4. kleine Aortenklappenöffnungsfläche

Abb. 1.101 Dilatative Kardiomyopathie. Echokardiographische Darstellung im M-mode- und im 2D-Verfahren.

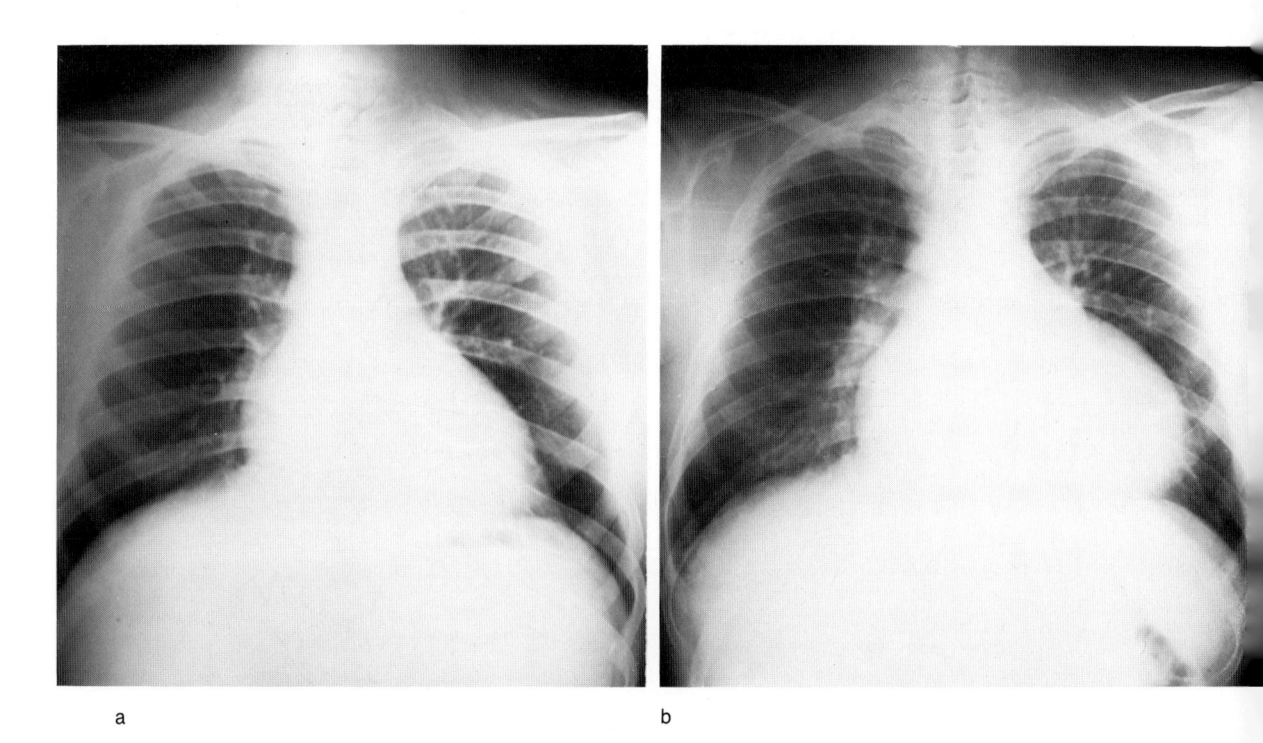

a b

Abb. 1.102a u. b Dilatative Kardiomyopathie, Röntgenbild im a.-p. Strahlengang. Verlaufsbeobachtung
a Mäßig ausgeprägte Herzinsuffizienz   b Weitere Herzvergrößerung mit Lungenstauung

Bewegunsamplitude der Ventrikelwandung und verkleinertes Auswurfvolumen zur Darstellung.

Invasive Befunde

Die Diagnose ist nur zu stellen, wenn ätiologisch definierbare Ursachen für die verminderte Kontraktionsleistung bzw. die manifeste Herzinsuffizienz ausgeschlossen sind. Man wird also in der Regel koronare Herzkrankheiten ausschließen müssen, wobei invasive Verfahren wie die Koronarangiographie und die Ventrikulographie angewandt werden müssen. Dabei lassen sich ventrikulographisch nicht selten Thromben nachweisen. Druckmessungen ergeben in schweren Fällen schon unter Ruhebedingungen erhöhte enddiastolische Drücke und einen entsprechend erhöhten pulmonalen Kapillardruck. In leichteren Fällen oder in der Anfangsphase können trotz Dilatation des linken Ventrikels die Druckwerte in Ruhe normal sein. Nach Belastung erfahren sie aber einen abnorm hohen Anstieg, wobei die Auswurfleistung relativ weniger gesteigert wird als bei Gesunden. Die bioptische Untersuchung von Myokardanteilen mittels endmyokardialer Katheterbiopsie hat diagnostische und auch prognostische Bedeutung.

Differentialdiagnose

Die Differentialdiagnose muß alle Krankheitsformen berücksichtigen, die eine Linksherzinsuffizienz auslösen. Dabei ist häufig die Verwendung auch invasiver Verfahren, z. B. zur Abgrenzung von koronaren Herzkrankheiten, notwendig. Andere, wie Klappenfehler oder Druckbelastungen durch Hypertonus, lassen sich mit einfachen klinischen Mitteln abgrenzen. Die echokardiographische Untersuchung hat für die Erkennung einer perikardial bedingten Insuffizienz des Herzens größere Bedeutung gewonnen. Spezifische Herzmuskelerkrankungen, wie Glykogenspeicherkrankheit oder Amyloidose oder auch chronische Myokarditis, erfordern zur Diagnose bioptische Untersuchungen.

Verlauf und Prognose

Bei manifester Herzinsuffizienz ist der Verlauf in der Mehrzahl der Fälle progredient. Die Lebenserwartung beträgt in solchen Fällen meist nur wenige Jahre. Verschlechterung der Herzfunktion läßt sich an zunehmender Dilatation, stärkerer Lungenstauung, Auftreten von Schenkelblock und Vorhofflimmern mit Neigung zu Embolien erkennen. In etwa $1/3$ aller Fälle ereignet sich ein plötzlicher Herztod durch Rhythmusstörungen. Andererseits gibt es auch Fälle, bei denen bei frühzeitiger Erfassung ohne manifeste Herzinsuffizienz lange Phasen stationären Verlaufes oder sogar Remissionen nachweisbar sind.

Therapie

Die Behandlung der kongestiven Kardiomyopathie ist im Prinzip identisch mit der durch andere Ursachen hervorgerufenen Formen der Herzinsuffizienz. Sie besteht in einer Basistherapie mit körperlicher Schonung, salzarmer Kost, Vermeidung toxisch wirksamer Produkte wie Alkohol und – bei manifester Insuffizienz – in der Anwendung positiv inotrop wirksamer Pharmaka, in der Regel bei Langzeitbehandlung also von Herzglykosiden. In akuten Exazerbationen ist Dopamin bzw. Dobutamin indiziert. Bei unzureichender Wirksamkeit von Herzglykosiden besteht eine Indikation, zusätzlich Diuretika anzuwenden. Therapieresistente Formen legen den Einsatz von Vasodilatantien, z. B. Prazosin, zur Verminderung des Entleerungswiderstandes nahe, wobei ein systolischer arterieller Druck von 100 mmHg nicht unterschritten sein sollte. Die Therapie muß einschleichend begonnen werden. In der Regel beginnt man mit 3 mg unter Steigerung bis – je nach Wirksamkeit – 20 mg täglich. Ein weiterer Ansatz der Therapie ist der Versuch der Verminderung des enddiastolischen Volumens unter gleichzeitiger Senkung des enddiastolischen Druckes mit Hilfe von Nitropräparaten, die ein Pooling im venösen Anteil des Kreislaufs bewirken und damit die Ventrikelgeometrie im Sinn günstigerer Ausgangsbedingungen der Herzaktion verbessern.

Mit Rücksicht auf die besondere Tendenz einer endokavitären Thrombosierung, sowohl in Ventrikeln wie in Vorhöfen ist eine Dauertherapie mit Antikoagulantien indiziert. Ein weiterer Gesichtspunkt ist die Behandlung von Rhythmusstörungen, die ein besonderes Charakteristikum im Verlauf von Fällen mit kongestiver Kardiomyopathie darstellen. Häufig ist eine Dauerbehandlung mit Antiarrhythmika notwendig, obwohl eine der Nebenwirkungen von Antiarrhythmika ein negativ inotroper Einfluß auf die Kontraktilität des Herzens darstellen.

Hypertrophische obstruktive Kardiomyopathie

Definition

Eine hypertrophische obstruktive Kardiomyopathie läßt als Charakteristikum eine ausgeprägte muskuläre Wandhypertrophie erkennen, die zusätzlich durch eine mehr oder weniger zirkumskripte Septumhypertrophie in der Ausflußbahn des linken Ventrikels, sehr viel seltener auch in der des rechten Ventrikels oder in anderen Bereichen des linken oder rechten Ventrikels bestimmt ist. Die Verengerung der Ausflußbahn führt zu einer Druckdifferenz zwischen prä- und poststenotischem Bereich, so daß im Ventrikel Drucksteigerungen wie bei Aortenklappenstenose valvulärer Genese zustande kommen. Diese Druckerhöhung bewirkt eine zusätzliche Wandhypertrophie des befallenen, meist linken Ventrikels.

Ätiologie

Bisher gibt es keine plausible Erklärung für die Entstehung der Hypertrophie. Eine genetische Verursachung ist naheliegend, da familiäre Häufung des Krankheitsbildes der hypertrophisch-obstruktiven Kardiomyopathie vorkommt und bei Untersuchungen von Verwandten solcher Patienten vielfache Formen mehr oder weniger ausgeprägter Hypertrophie der Muskulatur und asymmetrischer Septumhypertrophie beobachtet worden sind. Die Diskussion um Rezeptorstörungen gegenüber Katecholaminen, Fehlinnervation des sympathischen Systems und die Kombination mit neuromuskulären Erkrankungen wie der Friedreichschen Ataxie ist nicht abgeschlossen. Interessant ist auch die Vorstellung, daß die Störung der Textur mit gegenläufigen Anordnungen der Muskelfaser zu einer gesteigerten, wenn auch, gemessen am Auswurfvolumen, weniger effizienten Kontraktionsleistung führt. Eindeutige pathogenetische Modelle bestehen derzeit noch nicht.

Pathologisch-anatomische Befunde

Die Muskelhypertrophie, besonders im Bereich des Ventrikelseptums, steht makroskopisch im Vordergrund. Die Wandhypertrophie verursacht dabei häufig eine Verkleinerung des Ventrikelkavums. Histologisch imponiert die schon erwähnte Texturstörung, wobei die Muskelfasern wirbelförmig angeordnet oder in ihrer Verlaufsrichtung als nicht funktional ausgerichtet erkennbar sind.

Pathophysiologische Befunde

Der schon erwähnte systolische Druckanstieg im prästenotischen Kammerbereich ist das Hauptkriterium der pathophysiologischen Abweichungen. Die Hypertrophie bewirkt gleichzeitig eine Reduktion der diastolischen Compliance, so daß der enddiastolische Kammerdruck erhöht ist. Bemerkenswert ist die in der Kammersystole zu beobachtende Verminderung des Lumens zwischen hypertrophischem Septum und Hinterwand des linken Ventrikels. An der Ausprägung der in der Systole zu beobachtenden Stenosierung ist auch eine systolische Vorwärtsbewegung des vorderen Mitralsegels (systolic anterior movement – SAM) beteiligt. Eine weitere Besonderheit ist die nicht in allen Fällen zu beobachtende gleichzeitige Schlußunfähigkeit der Mitralklappe.

Symptomatologie

An subjektiven Angaben werden Klagen über Dyspnoe, Schwindelerscheinungen, Synkopen, Herzbeklemmung und Rhythmusstörungen vorgebracht. Die klinischen Befunde sind durch ein systolisches Spindelgeräusch über dem 4. Interkostalraum bestimmt. Nicht selten läßt sich auch ein 3. Herzton vernehmen, regelmäßig in ausgeprägten Fällen ein Vorhofton. Wie bei anderen Formen intraventrikulärer Drucksteigerung ist der Herzspitzenstoß verbreitert und hebend.

Nichtinvasive Befunde

Stenosierung in der Ausflußbahn des linken Ventrikels kann in ihrem Maximum bis zur vorübergehenden Unterbrechung der Ejektion führen, so daß im Karotispuls eine Doppelgipfligkeit nachzuweisen ist, die für die obstruktive Kardiomyopathie recht charakteristisch ist.

Im Elektrokardiogramm sind die Zeichen einer Linkshypertrophie bei linksseitigem Sitz der Veränderungen deutlich: Es finden sich diskordant negatives T, hohe R-Zacken, häufig auch eine ausgeprägte Q-Zacke in den linksventrikulären vorderen Brustwandableitungen. Rhythmusstörungen in Form von Extrasystolen sowie ventriku-

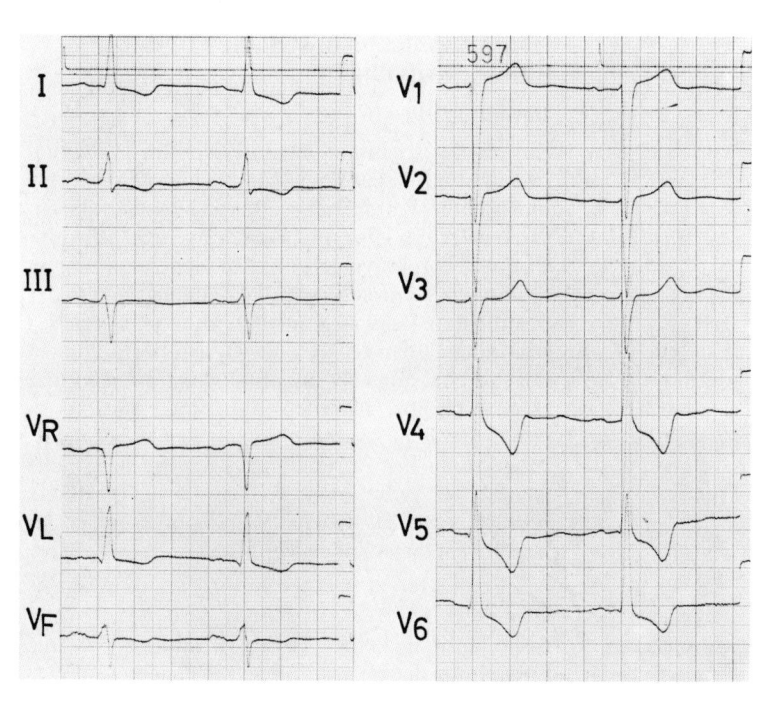

Abb. 1.**103** Hypertrophische obstruktive Kardiomyopathie. P-sinistrocardiale, linkstypisches QRS, ausgeprägte Störung der Erregungsrückbildung mit hohem R-Potential über dem linken Ventrikel und Störung der Erregungsrückbildung in diesem Bereich

läre Tachykardien sind relativ häufig nachweisbar (Abb. 1.103).
Diagnostisch von besonderer Bedeutung ist der echokardiographische Nachweis der Septumhypertrophie und der Verdickung der Ventrikelwand. Gleichzeitig ist eine Vorwärtsbewegung des vorderen Mitralsegels nachweisbar (SAM). Bei entsprechender Technik läßt sich auch ein Aortenklappenschluß in der Systole nachweisen. Das zweidimensionale Schnittbild ist besonders geeignet, Obstruktion, Septumverdickung und Verminderung des Ventrikelvolumens zur Abbildung zu bringen (Abb. 1.104).
Im Röntgenbild imponiert ein kräftiger linker Ventrikel mit hohem Abgang des linken Ventrikelbogens (Abb. 1.105). Der linke Vorhof ist dabei häufig stärker erweitert. Im Computertomogramm lassen sich, ähnlich wie im zweidimensionalen

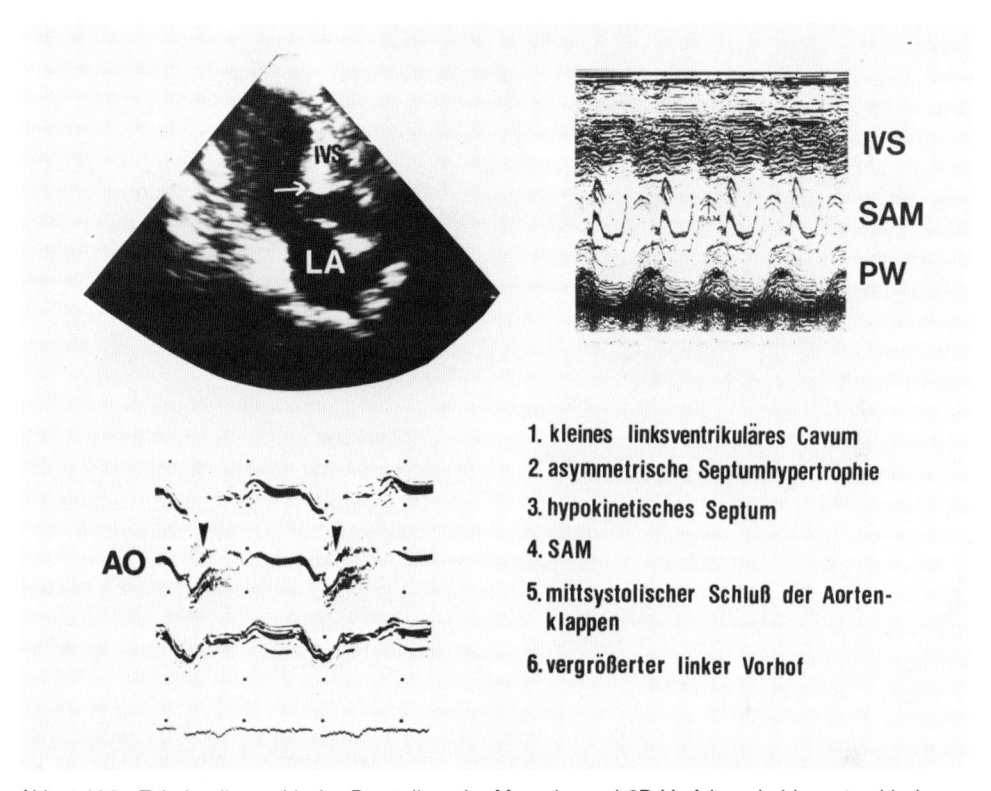

1. kleines linksventrikuläres Cavum
2. asymmetrische Septumhypertrophie
3. hypokinetisches Septum
4. SAM
5. mittsystolischer Schluß der Aortenklappen
6. vergrößerter linker Vorhof

Abb. 1.104 Echokardiographische Darstellung im M-mode- und 2D-Verfahren bei hypertrophischer Kardiomyopathie

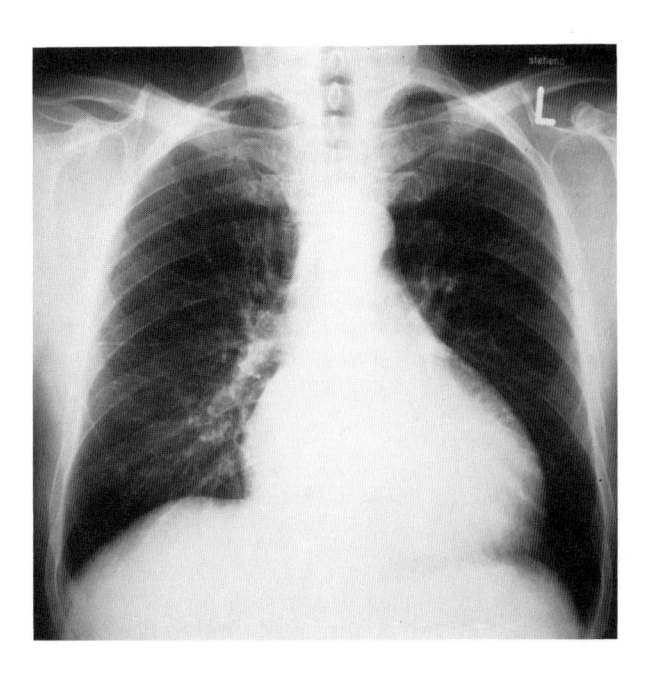

Abb. 1.105 Röntgenologische Darstellung bei hypertrophischer Kardiomyopathie im a.-p. Strahlengang

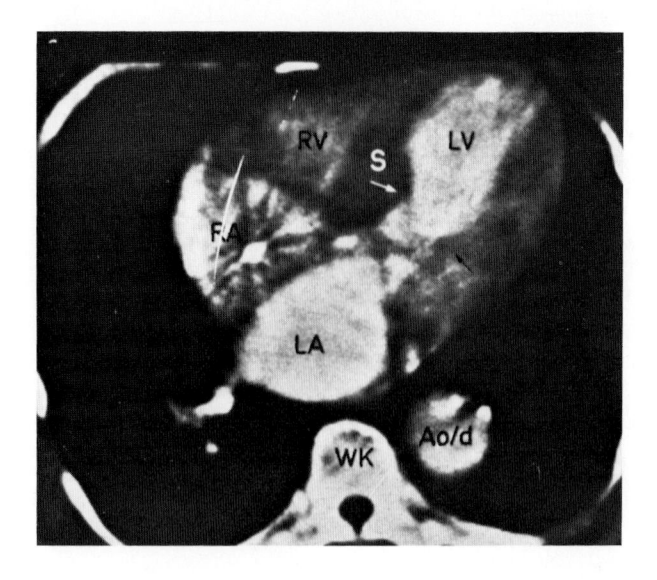

Abb. 1.**106** Computertomographische Darstellung eines Falles mit hypertrophischer obstruktiver Kardiomyopathie. Der Pfeil weist auf die umschriebene Septumhypertrophie hin

Echokardiogramm die asymmetrische Septumhypertrophie, ebenso wie die Verkleinerung des Ventrikellumens und die Hypertrophie der Ventrikelwandung erkennen (Abb. 1.**106**).

Invasive Befunde

Die hämodynamischen Auswirkungen der Obstruktion bestehen in einem Druckanstieg in der betroffenen Kammer, meist der linken, die mit einem ebenfalls gesteigerten enddiastolischen Druck einhergeht, so daß auch der Vorhofdruck erhöht ist. Die Druckdifferenz zwischen Aorta und linkem Ventrikel kann bis 200 mmHg betragen. Endsystolisches sowie enddiastolisches Volumen und Auswurfleistung sind in der Regel verkleinert. Sofern unter normalen Aktionsbedingungen ein Druckgradient nicht deutlich ist, kann bei Vorliegen einer geringgradigen Obstruktion die Druckmessung nach extrasystolischer Pause oder nach langer Diastole aufgrund der Überhöhung des Gradienten zur Sicherung der Diagnose führen.

Ventrikulographisch sind die im pathophysiologischen Teil beschriebenen Abweichungen in der Bewegung des vorderen Mitralsegels, ebenso wie die Verkleinerung des Lumens und die geringe systolisch-diastolische Bewegung der Ventrikelwand erkennbar.

Differentialdiagnose

Die hypertrophisch-obstruktive Kardiomyopathie muß von anderen Formen der valvulären, sub- oder supravalvulären Aortenstenose, von Mitralinsuffizienz und Mitralklappenprolapssyndrom sowie Ventrikelseptumdefekt abgegrenzt werden. Dabei sind Verlauf der Karotispulskurve und die Form des Apexogramms sowie vor allem das Ultraschallverfahren diagnostisch von Bedeutung.

Verlauf und Prognose

Die jährliche Sterbequote liegt in größeren Statistiken bei etwa 5%, wobei als Todesursachen Herzinsuffizienz und plötzlicher Herztod beobachtet werden. Es ist bemerkenswert, daß ein relativ großer Teil der Fälle auch über Jahre weitgehend stationär bleibt.

Therapie

Die konservativen Verfahren der Behandlung zielen dahin, durch Verminderung der Kontraktilität das Ausmaß der Obstruktion zu vermindern. Daraus ist die Indikation zu einer Behandlung mit β-Rezeptoren-Blockern oder Calciumantagonisten abgeleitet.

Die bisherigen Erfahrungen mit Propanolol (Dociton) und Verapamil (Isoptin) zeigen, daß bei klinischem Schweregrad I und II eine Verminderung der Obstruktion und Besserung der Auswurfleistung zustande kommen. Bei Schweregrad III und IV sind die Ergebnisse einer operativen Behandlung in Form der Myektomie mit oder ohne Mitralklappenersatz hinsichtlich Akutwirkung und Langzeitprognose besser. Die Operationsletalität liegt bei 3–5%. Beachtenswert ist, daß eine Behandlung mit Herzglykosiden oder Sympathikomimetika die Auswurfleistung eher verschlechtert, da sie den Druckgradienten über der muskulär bedingten Stenose im Ausflußtrakt des linken Ventrikels verstärken. Auch körperliche Belastung und emotionale Stimulation bewirken einen ähnlichen Effekt.

Da Rhythmusstörungen, wie Langzeituntersuchungen des EKGs gezeigt haben, relativ häufig und für den hohen Anteil des plötzlichen Herztodes verantwortlich sind, sollten Warnarrhythmien, wie gehäufte ventrikuläre Extrasystolen, multifokale Extrasystolen, Salven oder Ketten, sowie Anfälle von Kammertachykardie eine Indikation zur prophylaktischen Anwendung von Antiarrhythmika darstellen. Vorhofflimmern gibt zur Antikoagulantientherapie Veranlassung. In den seltenen Fällen, in denen eine Herzinsuffizienz mit Dilatation der Kammern und Vorhofflimmern mit rascher Überleitung einhergeht, ist Digitalis indiziert.

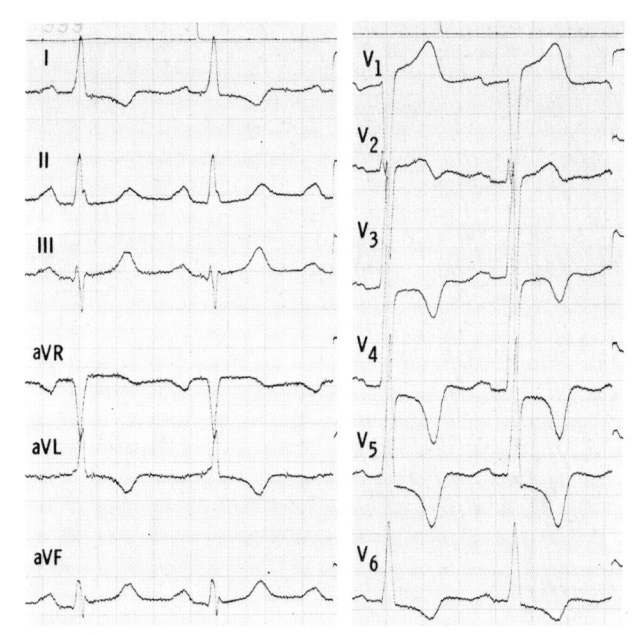

Abb. 1.107 Hypertrophische nichtobstruktive Kardiomyopathie: P-cardiale, linkstypisches QRS, Linkshypertrophie, ausgeprägte Störung der Erregungsrückbildung über dem linken Ventrikel

Hypertrophische nichtobstruktive Kardiomyopathien

Definition

Die nichtobstruktive hypertrophische Kardiomyopathie ist durch eine muskuläre Hypertrophie des linken, nicht selten gleichzeitig auch des rechten Ventrikels einschließlich des Septums charakterisiert.

Pathologisch-anatomische Befunde

Makroskopisch lassen sich in der Regel konzentrische, seltener auch asymmetrische Hypertrophieformen nachweisen, die zu einer erheblichen Erhöhung des Herzgewichtes führen. Histologisch können wie bei der hypertrophischen obstruktiven Form Texturstörungen nachgewiesen werden. Auffällig ist eine familiäre Häufung solcher Krankheitsformen, so daß genetische Faktoren naheliegen.

Pathophysiologische Befunde

Pathophysiologisch ist die Ejektionsfraktion bei kleinem diastolischem Füllungsvolumen erhöht. Die Austreibungsphase läßt ein frühes Maximum des Austreibungsvolumens erkennen. Wie bei der obstruktiven Form ist das enddiastolische Druckniveau erhöht. Belastungstests ergeben einen im Vergleich zu Gesunden verminderten relativen Anstieg des Auswurfvolumens.

Symptome

Die Frühsymptome sind Belastungsdyspnoe, Synkopen, Arrhythmien und pektanginöse Beschwerden. Unter den einfachen klinischen Untersuchungsbefunden imponiert ein verstärkter Herzspitzenstoß.

Nichtinvasive Befunde

Im Elektrokardiogramm stehen Linkshypertrophiezeichen mit spitz negativer T-Welle in Ableitung I sowie V_4–V_6 bei überhöhter R-Zacke im Vordergrund. Ventrikuläre Extrasystolen können, vor allem bei Langzeitregistrierung, in einem relativ hohen Prozentsatz erfaßt werden (Abb. 1.**107**).
Echokardiographisch stellen sich ebenso wie im Computertomogramm Verkleinerung des enddiastolischen und endsystolischen Ventrikelvolumens sowie Hypertrophie der Ventrikelwandung und des Septums dar (Abb. 1.**108**).
Röntgenologisch unterscheidet sich das Bild nicht wesentlich von der hypertrophisch-obstruktiven Form.

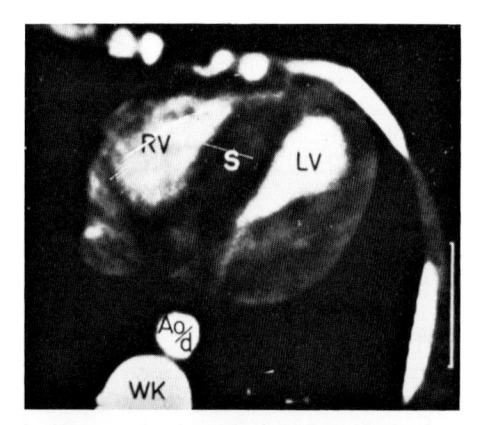

Abb. 1.108 Hypertrophische nichtobstruktive Kardiomyopathie im computertomographischen Bild. Bemerkenswert sind kleines Lumen des linken Ventrikels und ungewöhnlich ausgeprägte Septumhypertrophie

Invasive Befunde

Druckmessungen lassen einen erhöhten enddiastolischen Druck bei unverändertem systolischem Druckwert und fehlendem Druckgradienten zur Aorta erkennen. Im Ventrikulogramm fällt auf, daß zur Herzspitze hin eine zunehmende spitz konfigurierte Verengerung des Ventrikellumens nachweisbar ist. In der Myokarbiopsie lassen sich die schon erwähnten Texturstörungen der Muskulatur nachweisen.

Differentialdiagnose

Differentialdiagnostisch müssen Hypertonie, hypertrophische obstruktive Kardiomyopathie sowie andere Formen der Herzhypertrophie bei Druckbelastung, endokrinen Einwirkungen, ebenso Speicherkrankheiten, chronische Myokarditis, Herzinfarkt oder auch das Sportherz abgegrenzt werden.

Therapie

Die bisherigen Versuche mit β-Rezeptoren-Blockern haben keinen überzeugenden Erfolg gebracht. Prophylaktisch sind Antiarrhythmika ebenso wie Antikoagulation unter den bei der hypertrophisch-obstruktiven Kardiomyopathie genannten Bedingungen zu empfehlen. Operative Behandlungsmöglichkeiten entfallen.

Latente Kardiomyopathie

Definition

Die 1980 veröffentlichte WHO-Klassifikation enthält einen Hinweis, daß unter der Bezeichnung unklassifizierte Kardiomyopathien einige Fälle mit eingeschränkter ventrikulärer Funktion zusammengefaßt worden seien, die nicht in das S. 1.213 angegebene Schema einzuordnen waren. Das klinische Bild bleibt dabei in einem Teil der Fälle über längere Zeit konstant, bei einigen Patienten entwickelt sich aber auch im Lauf einer längeren Beobachtung das typische Bild einer kongestiven Kardiomyopathie. KUHN hat für diese Form die Bezeichnung latente Kardiomyopathie eingeführt. Andere Autoren halten das Erscheinungsbild für einen Ausdruck einer „small vessel disease" unter der Bezeichnung des Syndroms X. Charakteristisch für die latente Kardiomyopathie ist die Beobachtung, daß in Ruhe keine Funktionsabweichung des Herzens nachweisbar ist, unter Belastung jedoch ein Anstieg des diastolischen Kammerdruckes erfolgt, der entsprechende klinische Symptome auslöst. Dabei sind Kammervolumina und Wand- sowie Septumdicke normal.

Pathologie und Pathophysiologie

Histologisch finden sich herdförmige Fibrosen, eine Mitrochondriose und gelegentlich auch Texturstörungen der Myofibrillen, also Veränderungen, die in ausgedehnter Form auch bei hypertrophischer obstruktiver und kongestiver Kardiomyopathie vorkommen.

Pathophysiologisch ist der schon erwähnte enddiastolische Druckanstieg in der linken Kammer unter Belastung charakteristisch. KUHN weist darauf hin, daß in einem Teil der Fälle auch der koronarvenöse Lactatgehalt erhöht sei. Die Koronarreserve erscheint wie bei der koronaren Herzkrankheit reduziert.

Ätiologie

Die Ursache der Erkrankung ist bisher unbekannt, so daß die auch bei der kongestiven Kardiomyopathie diskutierten Gesichtspunkte erörtert werden.

Symptomatologie

Unter den Beschwerden sind Belastungsdyspnoe und pektanginöse Beschwerden am häufigsten zu beobachten. An objektiven Befunden kommen ST-Senkungen, vor allem unter Belastung, in einigen Fällen auch Schenkelblockbilder, meist vom Typ des Linksschenkelblocks vor. Echokardiographisch und röntgenologisch fehlen wesentliche Abweichungen, ebenso ist das Koronarangiogramm normal. Im Ventrikulogramm läßt sich ebenso wie radionuklidangiographisch gelegentlich eine verminderte Auswurffraktion nachweisen. Differentialdiagnostisch kommt in erster Linie die koronare Herzkrankheit in Frage. Es müssen aber aufgrund der Funktionseinschränkung unter Belastung auch Zustand nach Myokarditis, Alkoholkardiomyopathie und toxische Einwirkungen bedacht werden.

Therapie

Größere therapeutische Erfahrungen liegen bisher nicht vor. Mit Rücksicht auf die im Vordergrund stehenden pektanginösen Beschwerden werden Nitropräparate oder Calciumantagonisten sowie β-Blocker empfohlen.

Restriktive (obliterative) Kardiomyopathie

Die Einordnung der restriktiven (obliterativen) Kardiomyopathie verursacht größere Schwierigkeiten. Der schon mehrfach erwähnte Expertenbericht der WHO rechnet diese Gruppe zu den Kardiomyopathien unbekannter Ursache, andere Autoren betonen die Sonderstellung einer primären Erkrankung des Endokards und behandeln sie als Teilkapitel unter den Endokarderkrankungen oder in Sonderkapiteln. Folgt man dem Vorgehen der WHO-Kommission, so gehören nur 2 Formen, die Löfflersche Endocarditis parietalis fibroplastica und die Endomyokardfibrose zu der Gruppe der restriktiven (obliterativen) Kardiomyopathie. Werden weitere restriktive Formen ohne Berücksichtigung der Frage, ob die Ätiologie bekannt oder nicht geklärt ist, einbezogen, so gehören auch Fibroelastose, Endokardveränderungen beim Karzinoidsyndrom und sekundäre Endokardfibrosen bei Klappenfehlern in diesen Abschnitt. Die hier gegebene Darstellung soll sich auf die Löfflersche

Endocarditis parietalis fibroplastica und die Endomyokardfibrose beschränken, da das Karzinoidsyndrom S. 4.187 gesondert besprochen ist und die Fibroelastose im wesentlichen eine Erkrankung des Säuglings- und Kleinkindesalters, zudem kongenitalen Ursprungs ist.

Endocarditis parietalis fibroplastica (Löffler)
Definition
Das Krankheitsbild ist durch eine Verdickung des Endokards mit Neigung zu Thrombenbildung, entzündlich-fibrotischer Mitbeteiligung des subendokardialen Myokards bei passager oder permanent nachweisbarer Bluteosinophilie charakterisiert.

Pathologie
Makroskopisch finden sich grauweiße Beläge, vorwiegend in der Herzspitze des linken, seltener auch des rechten Ventrikels, sowie im Einflußtrakt in beiden Ventrikeln. Befall von Papillarmuskel und Chordae tendineae ist häufig und erklärt gleichzeitige Störungen der Klappenfunktion. Ausgedehnte thrombotische Auflagerungen beherrschen das makroskopische Bild und sind für häufige Embolien verantwortlich. Im histologischen Bild stehen entzündliche Reaktionen mit Bindegewebsproliferation im Vordergrund, wobei Infiltrate mit Lymphozyten und vor allem eosinophilen Leukozyten dominieren.

Pathophysiologie
Die pathophysiologischen Folgeerscheinungen bestehen in einer Füllungsbehinderung der befallenen Kammern. Verminderung der diastolischen Aufnahmefähigkeit der linken bzw. rechten Kammer verursacht über einen erhöhten Füllungsdruck bei linksseitigem Befall Lungenstauung mit sekundärer Rechtsherzbelastung, bei rechtsseitigem Befall stellt sich das Bild einer Einflußstauung vor dem rechten Herzen dar, wobei Lungenstauung fehlt.

Ätiologie
Es bestehen wenig Zweifel, daß das Krankheitsbild in engem Zusammenhang mit der charakteristischen Bluteosinophilie steht. Die zirkulierenden Eosinophilen lassen Vakuolenbildung und Degranulierung erkennen. Wahrscheinlich verursachen freigesetzte Substanzen aus den eosinophilen Granula Endothelschäden mit Fibrosierung und Thrombusbildung. Bei längerem Bestehen wird das Ventrikelkavum stärker obliteriert, so daß Füllungs- und damit auch Auswurfvolumen sich vermindern.

Symptomatologie
Belastungsdyspnoe, Lungenstauung, Tachykardie und Embolieneigung stehen bei linksseitigem Befall im Vordergrund des klinischen Bildes. In schweren Fällen läßt sich eine rasche Progredienz der Symptomatik erkennen. Bei rechtsseitigem Be-

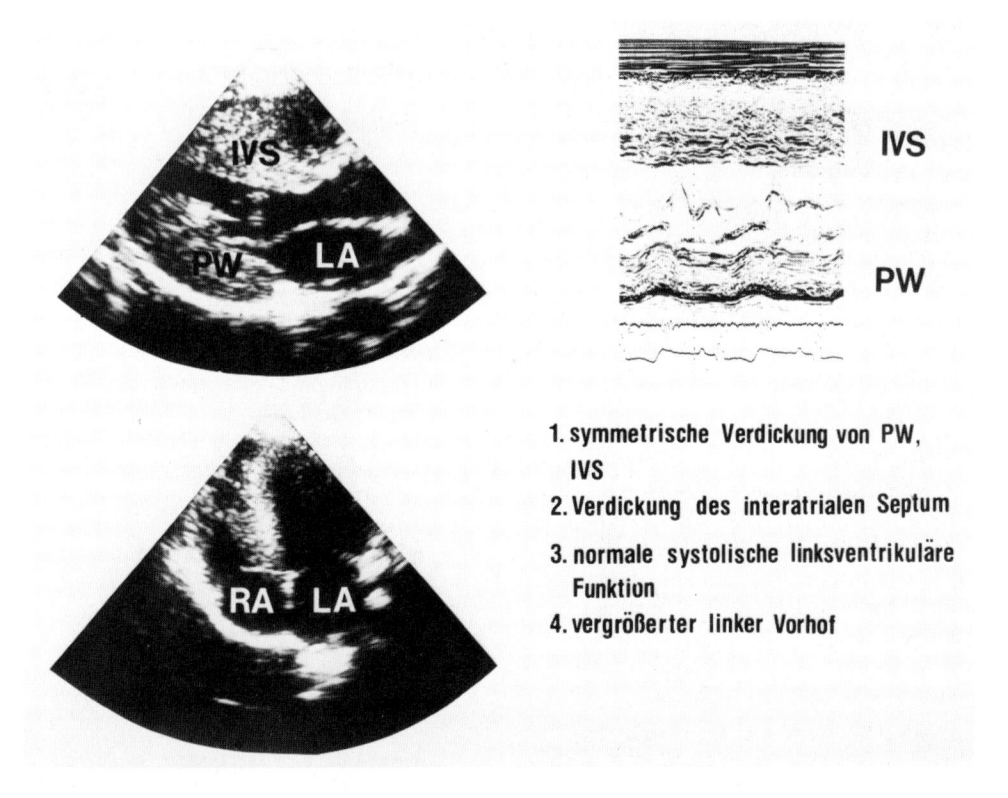

1. symmetrische Verdickung von PW, IVS
2. Verdickung des interatrialen Septum
3. normale systolische linksventrikuläre Funktion
4. vergrößerter linker Vorhof

Abb. 1.**109** Restriktive Kardiomyopathie im M-mode- und 2D-Verfahren mit Verdickung des intraventrikulären Septums (IVS) und der Hinterwand des linken Ventrikels (PW)

fall sind Lebervergrößerung, Jugularvenenstauung und Ödeme, häufig sogar Aszites dominant. Das Herz ist in der Regel durch Vorhoferweiterung vergrößert. Elektrokardiographisch finden sich unspezifische ST- und T-Veränderungen, gelegentlich auch Überleitungsstörungen, Vorhofflimmern und Niederspannung. Im Echokardiogramm lassen sich die Endokardverdickung mit Thrombosierungen und die Verkleinerung der Ventrikellumina sowie die Klappenfunktionsstörungen gut darstellen (Abb. 1.**109**). Druckmessungen im Herzen ergeben Kurvenverläufe wie bei konstriktiver Perikarditis, also hohen enddiastolischen Druck bei frühdiastolischem Dip. Angiographisch können Einengung des Ventrikellumens und thrombotische Auflagerungen häufig mit völliger Verlegung der Herzspitzenregion demonstriert werden. Das Computertomogramm eignet sich besonders für den Nachweis von Endokardverdickungen und thrombotischen Auflagerungen.

Differentialdiagnose
Differentialdiagnostisch sind konstriktive Perikarditis, Endomyokardfibrose und muskulär-restriktive Formen von Herzmuskelerkrankungen abzugrenzen.

Therapie
Die Therapie ist bislang unbefriedigend. Es werden neben der Behandlung der kardialen Insuffizienz mit Glykosiden und Diuretika Steroide und Immunsuppressiva zur Therapie des Grundprozesses angewandt, die zumindest akute Exazerbationen mildern können. Im übrigen gehört die Herzinsuffizienz zu den therapierefraktären Formen. Antikoagulantien sind im Hinblick auf die Embolieneigung indiziert.

Endomyokardfibrose
Definition
Die Endomyokardfibrose ist durch eine Verdikkung des Endokards mit fibrotischer Umwandlung auch des subendokardialen Myokardbereiches charakterisiert. Sie stellt in tropischen oder subtropischen Regionen eine häufige Todesursache dar.

Pathologie
In der Hälfte aller Fälle sind die beiden Ventrikel von dem fibrotischen Prozeß befallen, wobei Einflußtrakt, Spitzenregion der Ventrikel und die Klappen häufig die stärksten Veränderungen erkennen lassen. Thromben kommen als Auflagerungen rechts häufiger als links vor. Histologisch sind fibrotische Bezirke mit starkem Anteil von Kollagenfasern erkennbar. Entzündliche Infiltrate fehlen. Auch das subendokardiale Myokard läßt Fibrosestraßen nachweisen.

Ätiologie
Der Zusammenhang mit tropischen Lebensbedingungen hat zur Auffassung geführt, daß bestimmte Ernährungsbedingungen, Infektionskrankheiten, Parasitenbefall isoliert oder in Zusammenwirken die Fibrosierung des Endomyokards auslösen könnten. Neuerdings gewinnt die Annahme stärkeres Gewicht, die Endomyokardfibrose sei nichts anderes als die chronische Manifestation des gleichen pathogenetischen Prozesses, der auch die Löfflersche Endocarditis parietalis fibroplastica bestimmt. Gegen diese Annahme sprechen allerdings Fehlen der Eosinophilen bei der Endomyokardfibrose, andere Geschlechtsverteilung und die Abhängigkeit von klimatischen Bedingungen. Die Frage der Identität bleibt also letztendlich offen.

Symptomatologie
Die Symptomatologie wird wie bei der Löfflerschen Endocarditis parietalis fibroplastica durch die Lokalisation der Fibrose im linken bzw. rechten Ventrikel oder in beiden Kammern bestimmt. Elektrokardiographisch sind Niederspannung, T-Abflachung oder -negativierung typisch. Vorhofflimmern kommt besonders bei linksventrikulärem Befall vor. Röntgenologisch ist die Herzsilhouette meist vergrößert, in der Regel durch einen Perikarderguß und nicht durch eine Kammerdilatation. Im Druckablauf stellt sich ein hohes enddiastolisches Druckniveau mit protodiastolischem Dip dar. Der Pulmonalisdruck ist bei linksventrikulärem Befall erhöht, bei Lokalisation der Fibrose im rechten Ventrikel kommt ein trikuspidaler Stauungstyp zur Beobachtung. Angiographisch lassen sich Lumenverkleinerung und Obliteration, vor allem im Spitzenbereich der Kammern, sowie thrombotische Auflagerungen erkennen. Häufig sind auch Mitral- bzw. Trikuspidalregurgitation nachweisbar.

Verlauf und Prognose
Die Endomyokardfibrose gehört zu den gegenüber einer medikamentösen Therapie weitgehend refraktären Insuffizienzformen. Es lassen sich langsame Progredienz bis zum definitiven Herzversagen, in seltenen Fällen plötzlicher Herztod durch Rhythmusstörungen beobachten.

Therapie
Die übliche Therapie der Herzinsuffizienz hat nur begrenzte Langzeitwirkung. Operative Verfahren mit Entfernung von Thromben und Resektion des verdickten Endokards, z. T. mit gleichzeitigem Klappenersatz haben in den wenigen Fällen, die eine solche Behandlung erfahren haben, sich als zumindest zeitweilig erfolgreich erwiesen.

Literatur
Bolte, H. D.: Myocardial Biopsy. Springer, Berlin 1980
Bolte, H. D., S. Fischer, B. Ludwig: Immunologische Untersuchungsbefunde bei dilativen Kardiomyopathien. Z. Kardiol. 71 (1982) 517
Braunwald, E.: Heart Disease. Saunders, Philadelphia 1980
Delius, W.: Therapie der Herzinsuffizienz; Vasodilatantien. Fortschr. Med. 100 (1982) 1959
Engler, R., R. Ray, C. B. Higgins: Clinical assessment and

follow-up of functional capacity in patients with chronic congestive cardiomyopathy. Amer. J. Cardiol. 49 (1982) 1832
Fuster, V., B. J. Geosh, E. R. Giuliani, A. J. Tajik, R. O. Brandenburg, R. L. Frye: The natural history of idiopatic dilated cardiomyopathy. Amer. J. Cardiol. 47 (1981) 525
Goodwin, J. F.: Cardiomyopathy. In Hurst, J. W.: The Heart, 4th ed. McGraw-Hill, New York 1978
Goodwin, I. F., The frontiers of cardiomyopathy. Brit. Heart J. 48 (1982) 1
Hess, O. M., P. Krayenbühl: Kongestive Kardiomyopathie. Int. Welt 3 (1980) 315
Hopf, R., G. Kober, M. Kaltenbach: Die hypertroph obstruktive Kardiomyopathie (HOCM). Int. Welt 3 (1980) 394
Hurst, J. E., R. B. Logue, R. C. Schlant, N. K. Wenger: The Heart, 4th ed. McGraw-Hill, New York 1978
Johnson, A., I. Palacios: Dilated cardiomyopathies of the adult. New Engl. J. Med. 307 (1982) 1051 und 1119
Just, H. J., W. D. Bussmann: Therapie der chronischen Herzinsuffizienz mit Vasodilatantien. Edition Medizin, Weinheim 1981
Kaltenbach, M., F. Loogen, E. G. I. Olsen: Cardiomyopathy and Myocardial Biopsy. Springer, Berlin 1978
Kochsiek, K.: Klassifizierung der Kardiomyopathien. Münch. med. Wschr. 118 (1976) 741
Krayenbühl, H. P., W. Kübler: Kardiologie in Klinik und Praxis. Thieme, Stuttgart 1981
Kuhn, H., F. Loogen: Erkrankungen des Myokard. In Krayenbühl, H. P., W. Kübler: Kardiologie in Klinik und Praxis. Thieme, Stuttgart 1981
Reindell, H., H. Roskamm: Herzkrankheiten. Springer, Berlin 1977
Report of the WHO/ISFC: Task force on the definition and classification of cardiomyopathies. Brit. Heart J. 44 (1980) 672
Riecker, G.: Klinische Kardiologie, 2. Aufl. Springer, Berlin 1982
Schölmerich, P.: Diagnostik und Verlauf der Virusmyokarditis. Internist 16 (1975) 508
Schölmerich, P.: Erkrankungen des Endokards, Myokards und Perikards (einschließlich Herztraumen und Herztumoren) In Gross, R., P. Schölmerich: Lehrbuch der Inneren Medizin, 6. Aufl. Schattauer, Stuttgart 1982
Strauer, B. E.: Der Stellenwert der Vasodilatatoren in der Therapie der Myokardinsuffizienz. Dtsch. med. Wschr. 26 (1982) 1026
Wenger, N. K.: Myocarditis. In Hurst, J. W.: The Heart, 4th. ed. McGraw-Hill, New York 1978
Wynne, J., E. Braunwald: The cardiomyopathies and myocarditides. In Braunwald, E.: Heart Disease. Saunders, Philadelphia 1980

Spezifische Kardiomyopathien (Sekundäre Kardiomyopathien)

Entzündliche Herzmuskelerkrankungen

F. SABOROWSKI, M. FRANKE und W. KAUFMANN

Definition

Entzündliche Herzmuskelerkrankungen (Myokarditiden) gehören zur Gruppe der als Kardiomyopathien bezeichneten Krankheiten. Nach der von der WHO 1980 vorgeschlagenen klinischen Einteilung sind sie eine Untergruppe der spezifischen Formen dieser Erkrankungen.

Die Myokarditis führt nicht immer zu einer am Krankenbett erfaßbaren Symptomatik des Herz-Kreislauf-Systems. In einzelnen Fällen können aber eine schwere Herzinsuffizienz oder ein kardiogener Schock das klinische Bild der Myokarditis beherrschen. Anamnese, klinischer Befund, Elektrokardiogramm, bakteriologische und serologische Untersuchungsergebnisse sowie bestimmte Laboratoriumsbefunde zusammen vermögen in unterschiedlicher Wertigkeit die entzündliche Ätiologie der Myokarderkrankung und damit die Diagnose sicherzustellen. Histologische Ergebnisse durch direkte Myokardbiopsie haben die diagnostischen Möglichkeiten wesentlich erweitert (LOOGEN u. KUHN 1975). Ätiologisch kommen hauptsächlich bakterielle und virusbedingte Krankheiten, Erkrankungen des rheumatischen Formenkreises und allergische Krankheitszustände in Betracht. Das pathologisch-anatomische Bild ist je nach der Ätiologie sehr unterschiedlich. Die gleichzeitige Erkrankung des Endo- und Perikards ist häufig.

Häufigkeit

Bei 40 000 Sektionen wird von GORE u. SAPHIR (1967) in 3,5% der Fälle eine Myokarditis gefunden. Bei 1916 autoptisch untersuchten Fällen von Tod aus natürlicher Ursache war in 5,2% eine Myokarditis für den plötzlichen Tod verantwortlich. Für das Kindesalter wird eine Myokarditishäufigkeit von 6,8% angegeben.

DOERR (1971) findet im Heidelberger Obduktionsgut von 1966–1970 (6696 Fälle) in 5,84% eine Myokarditis, in 9,2% eine Endokarditis und in 5% eine Perikarditis. In 1,85% trat die Myokarditis als Begleiterkrankung und in 3,98% als eigenständige Krankheit auf.

Für einzelne Infektionskrankheiten liegen exakte Häufigkeitsangaben hinsichtlich einer begleitenden Myokarditis vor. Bei der Diphtherie, deren Bedeutung heute in den Hintergrund getreten ist, wird in 20% mit einer schweren und in 50% überhaupt mit einer Myokarditis gerechnet. Besonders aktuelles Interesse hat die Frequenz der Myokarditis bei Viruserkrankungen. Bei fast allen durch Viren verursachten Erkrankungen kommen Myokardbeteiligungen vor. Über die Häufigkeit der kardialen Manifestationen gibt es nur Schätzungen: bei Poliomyelitis 5–50%, bei Coxsackieinfektionen etwa 5% und bei Influenzaerkrankungen etwa 1%. Bei verschiedenen Epidemien der gleichen Viruskrankheit konnten erhebliche Unterschiede in bezug auf die kardiale Beteiligung gefunden werden. Die Coxsackie-Myokarditis verläuft im Säuglingsalter besonders schwer, so daß eine spezielle Altersdisposition vorzuliegen scheint (WINDORFER 1966).

Ätiologie, Pathogenese und pathologische Anatomie

Nach DOERR (1971) kann die Myokarditis als Begleiterkrankung und als eigenständige Krankheit auftreten. Die erstgenannte Form wird durch metabolische Läsionen mit entzündlichem Organumbau ausgelöst. Hierher gehören die Epinephrin-Myokarditis, die Elektrolyt-Steroid-Kardiomyopathie und die seröse Myokarditis bei Urämie und bei Morbus Basedow, ferner die Myokarditis bei/nach mikrobieller Allgemeininfektion. Die eigenständige Myokarditis kommt im Verlauf einer rheumatischen Erkrankung, einer Kollagenose, einer Sarkoidose, einer Lues und einer Tuberkulose vor. Zu dieser Gruppe zählen weiter Myokarditiden, die bei Virus- und Protozoenbefall auftreten.
Eine Einteilung der Myokarditis ist auch nach dem Ausbreitungsmuster der entzündlichen Veränderungen möglich (Tab. 1.40). Myokarditiden bei Autoaggressionskrankheiten mit und ohne Thymom und bei Fibroelastose mit und ohne Bluteosinophilie lassen sich nicht sicher in dieses Schema einordnen, da die myokardialen Veränderungen keine besonderen Prädilektionsorte aufweisen. Mit Hilfe der nebenstehend angegebenen Aufstellung sind bereits Aussagen über mögliche Komplikationen in Form von Herzrhythmusstörungen oder einer Herzinsuffizienz möglich.
Histologisch sind zelluläre Infiltrate, Verquellungen der Kapillarwände, Ödem und Parenchymverlust nachweisbar. Eine rheumatische Myokarditis wird dann diagnostiziert, wenn ein Aschoff-Geipelsches Knötchen, ein Nodus rheumaticus Bang und eine muskelaggressive Reaktion vorhanden sind. Eine extreme Gefügedilatation, eine Proliferation des interstitiellen Bindegewebes mit Vernarbung und Veränderungen des endoplasmatischen Retikulums, besonders des transversaltubulären Systems lassen sich bei einer Myokarditis als morphologische Äquivalente einer Herzinsuffizienz (DOERR 1971) ansehen.
Nach ätiologischen Gesichtspunkten lassen sich im wesentlichen 6 Myokarditisformen unterscheiden (Tab. 1.41):

1. Myokarditis durch Erregerbefall (Protozoen, Pilze, Bakterien, Rickettsien und Viren),
2. Myokarditis durch infektiös-toxische Prozesse,
3. Myokarditis durch allergisch-hyperergische Reaktionen,
4. Myokarditis bei systemischen Bindegewebserkrankungen,
5. Myokarditis bei granulomatösen Erkrankungen,
6. Myokarditis mit ungeklärter Ätiologie.

Myokarditis bei Infektionskrankheiten. Die bekannteste *Protozoen*-Myokarditis ist die Chagas-Erkrankung. Sie kommt besonders in Mittel- und Südamerika vor und wird durch die Infektion mit Trypanosoma cruzi ausgelöst. Neben einer akuten Krankheitsphase wird eine chronische Verlaufsform beobachtet. Das akute Krankheitsbild geht mit Fieber, Muskelschmerzen, Hepatosplenomegalie und selten mit einer Meningoenzephalitis einher. Die Beteiligung des Myokards wird durch das Auftreten von tachykarden Herzrhythmusstörungen und die Entwicklung einer Herzinsuffizienz deutlich. Aufgrund histologischer Befunde wird vermutet, daß nicht die Parasiten selbst, sondern toxische und immunologische Vorgänge zu einer Schädigung der Herzmuskelfasern führen. Bei den meisten Patienten heilt die akute Erkrankung vollständig aus.
Etwa 30% der mit Trypanosoma cruzi infizierten Patienten entwickeln nach etwa 20 Jahren die chronische Verlaufsform der Chagas-Erkrankung mit Kardiomegalie, Rechts- und weniger Linksherzinsuffizienz und Herzrhythmusstörungen. Bei den intraventrikulären Leitungsstörungen sind der komplette Rechtsschenkelblock und der linke vordere Hemiblock besonders typisch. Echokardiographisch werden dilatierte Ventrikel mit herabgesetzter Kontraktilität und erhöhten endsystolischen und enddiastolischen Volumina nachgewiesen. Die Diagnose wird durch die Komplementbindungsreaktion gesichert. Histologisch steht der fibröse Umbau des Myokards im Vordergrund. Die durch andere Protozoen verursachten Myokarditisformen spielen eine geringere Rolle.
Eine Myokarditis, die durch eine *Pilzinfektion* verursacht ist, wird besonders bei Patienten mit mali-

Tabelle 1.40 Einteilung der Myokarditis nach dem Ausbreitungsmuster der entzündlichen Veränderungen (nach *Doerr*)

I. Rheumatyp:	Regio mitroaortialis, linke Kammerwand Pulmonaliswurzel
II. Typ der toxischen Myokarditis:	Rechte Kammerwand, linker Papillarmuskel RLS li. > re.
III. Typ der infektiös-allergischen Myokarditis:	Funktionell mehr belastete Wandabschnitte, Conus pulmonalis
IV. Virusmyokarditis:	Muskelstarke Wandabschnitte, Hinterwand der Vorhöfe AV-Region, Epikard
V. Typ der granulomatösen Myokarditis:	Kammerscheidewand
VI. Parasitäre Myokarditis:	Muskelstarke Wandabschnitte, dorsale AV-Region

Tabelle 1.41 Ätiologie der Myokarditis

A. *Myokarditis durch Erregerbefall* mit
   - Protozoen: bei Trypanosomiasis (Chagas-Krankheit), Toxoplasmose, Schistosomiasis, Echinokokkosis und Trichinosis
   - Pilzen: bei Aspergillosis, Aktinomykosis und Kandidiasis
   - Bakterien: bei Diphtherie, Typhus, Tuberkulose, Strepto- und Meningokokkenerkrankungen, Brucellose, Syphilis und Leptospirosis
   - Rickettsien: bei Q-Fieber und Rocky-Mountain-Fieber
   - Viren:
     1. Picornaviren:
        Enteroviren
           Polioviren
           Coxsackieviren A + B
           Echoviren
        Rhinoviren
     2. Arboviren:
        Gelbfiebervirus
        Dengue-Virus
        Pappataci-Virus
     3. Hepatitis
        Virus A + B
     4. Rabiesvirus
     5. Orthomyxoviren (Influenza)
        Influenzavirus
     6. Paramyxoviren
        Mumpsvirus
        Masernvirus
        Parainfluenzavirus I–IV
        RS-Virus (Respiratory Syncytial)
     7. Rötelnvirus
     8. Pockenvirus
     9. Adenoviren
     10. Herpesviren
         Herpes-simplex-Virus
         Varizellen-Zoster-Virus
         Zytomegalievirus
         EB-Herpes-Virus (infektiöse Mononukleose)
     11. Reoviren

B. *Myokarditis durch infektiös-toxische Prozesse:*
   bei Diphtherie, Gasbrand und hochtoxischer Shiga-Kruse-Ruhr

C. *Myokarditis durch allergisch-hyperergische Reaktionen:*
   1. Ausgelöst durch β-hämolysierende Streptokokken der Gruppe A (rheumatisches Fieber)
   2. Ausgelöst durch Chlamydien (Bedsonien) (Morbus Reiter) und Yersinia pseudotuberculosis (Yersiniose mit begleitender Pankarditis)
   3. Ausgelöst durch Medikamente: Penicillin, Sulfonamide, Tetracycline, α-Methyldopa, Phenylbutazon und Paraaminosalicylsäure

D. *Myokarditis bei systemischen Bindegewebserkrankungen:*
   1. Rheumatoide Arthritis (PCP)
   2. Ankylosierende Spondylitis
   3. Kollagenosen (LED, Sklerodermie und Sharp-Syndrom)

E. *Myokarditis bei granulomatösen Erkrankungen:*
   1. Morbus Boeck
   2. Tuberkulose
   3. Lues
   4. Fiedlersche Myokarditis
   5. Lymphogranulomatose
   6. Wegenersche Granulomatose

F. *Myokarditis ungeklärter Ätiologie*

gnen Erkrankungen beobachtet, die eine Chemotherapie erhalten oder immunsuppressiv behandelt werden. Neben abszedierenden werden granulomatöse Veränderungen im Myokard gefunden. Das Endo- und Perikard können in einigen Fällen miterkrankt sein. Der Verlauf wird überwiegend durch die Grunderkrankung bestimmt.

Eine *bakteriell* ausgelöste Myokarditis kommt bei Diphtherie, Typhus, Tuberkulose, Strepto- und Meningokokkenerkrankungen, Brucellose, Syphilis und Leptospirosis vor. Bei der Diphtherie wird die Herzbeteiligung am Ende der ersten Krankheitswoche durch den Nachweis einer Herzvergrößerung, das Auftreten einer Herzinsuffizienz und AV-Blockierungen deutlich. Das Herzversagen ist oft die Todesursache bei dieser Erkrankung. Hohe Anstiege der Transaminasen kündigen einen ungünstigen Ausgang an. Die Schädigung der Myofibrillen geschieht durch das Toxin des Corynebacterium diphtheriae, das die intrazelluläre Proteinsynthese hemmt.

Die Infektion mit Salmonellen, Tuberkelbazillen und anderen Erregern führt nur selten zu einer klinisch relevanten Myokardbeteiligung. Das Auftreten von Extrasystolen und/oder Leitungsstörungen sowie Endteilveränderungen im EKG macht eine Myokarditis wahrscheinlich. Bei der Syphilis steht die luetische Aortitis mit konsekutiver Aorteninsuffizienz im Vordergrund der Organveränderungen.

Die eitrige herdförmige Myokarditis tritt als Begleiterscheinung einer bakteriellen Endokarditis und bei bakterieller Infektion anderer Organe auf. Häufigkeitsangaben über Myokardbeteiligung bei bakterieller Endokarditis im Sinne der eitrig-herdförmigen Myokarditis fehlen, da es kein verläßliches Kriterium gibt, das am Krankenbett die Myokardbeteiligung anzeigt. Bakterielle Endokarditis und Osteomyelitis gehen besonders häufig mit Myokardbeteiligung einher. Jede Sepsis kann zu einer Metastasierung in das Myokard führen. Im Mittelpunkt des klinischen Interesses stehen dabei Erreger, die eine Mehrfachresistenz gegenüber den Antibiotika aufweisen. Dazu gehören bestimmte Typen der Staphylokokken und bei den sogenannten Hospitalinfektionen in letzter Zeit vermehrt auch gramnegative Keime. Der Ausgangspunkt einer solchen Sepsis, in deren Verlauf eine eitrigherdförmige Myokarditis auftritt, kann unerkannt bleiben. Bei Staphylokokken befindet sich der Primärherd häufig auf der Haut.

Zunehmende Bedeutung gewinnt die bakterielle Myokarderkrankung nach herzchirurgischen Eingriffen. Ohne Herz-Lungen-Maschine soll sie in 0,3%, bei Verwendung einer Herz-Lungen-Maschine in 3,3% der Fälle auftreten. Überwiegend kommt es im Laufe des 1. Jahres nach der Operation zu dieser Komplikation. Die perioperative Antibiotikaanwendung hat die Häufigkeit deutlich reduziert.

Die Tuberkulose kann als unspezifische infektallergische Myokarditis zu lymphozytären interstitiellen Zellinfiltraten führen, auf der anderen Seite werden typische Tuberkel im Herzmuskel nachgewiesen. Die myokardialen Veränderungen bei der Syphilis können diffus oder umschrieben sein. Im EKG werden Herzrhythmusstörungen und Leitungsstörungen beobachtet. Engen syphilitische Gummen die Ausflußbahn der Ventrikel ein, entsteht das Bild einer Pseudoklappenstenose.

Eine Infektion des Myokards mit *Rickettsien* ist histologisch durch eine Vaskulitis mit interstitiellen Infiltraten charakterisiert. Beim Q-Fieber werden Atemnot und Herzschmerzen angegeben. Im EKG werden ST-Streckenveränderungen und ventrikuläre Extrasystolen gefunden.

Die myokardiale Beteiligung bei *Viruskrankheiten* basiert auf einem zytotoxischen Effekt durch Virusreduplikation in der Zelle und steht im Zusammenhang mit einer entzündlichen Exsudatbildung infolge der Myolyse. Der chronische Verlauf ist durch einen fibrosierenden Umbau des Myokards gekennzeichnet. Als mögliche Ursachen für den chronisch-entzündlichen Prozeß bieten sich folgende Gesichtspunkte an: eine Viruspersistenz mit gelegentlicher Aktivierung, Wirkungen von Virusantigenen in der Herzmuskulatur und eine Wirksamkeit von Antigenen aus denaturierter Herzmuskulatur sowie die Auslösung autoimmunologischer Krankheitsprozesse.

Bei der direkten zelltoxischen Wirkung ist eine Interferenz verschiedener Virusarten zu berücksichtigen. Diese kann einerseits im Sinne der Aufhebung, anderseits aber auch im Sinne der Verstärkung der schädigenden Wirkung effektiv werden. Bakterielle Superinfektionen sind am besten bei Influenzainfektionen untersucht. Heute spielt Staphylococcus aureus als Erreger einer Superinfektion die beherrschende Rolle.

Aus der Gruppe der Picornaviren haben die Coxsackieviren A und B die größte Bedeutung für die Entstehung einer entzündlichen Myokarderkrankung. Von den Echoviren haben die Serotypen 9 und 22 eine besondere Kardiotropie. Orthomyxoviren (z. B. Influenzavirus A und B) verursachen häufig EKG-Veränderungen. Infektionen mit Zytomegalieviren kommen bei Dialysepatienten und herzchirurgisch behandelten Patienten vor. Das Krankheitsbild kann mit hohen Temperaturen, einer Leukozytose und Anstiegen der Enzymaktivitäten einhergehen, so daß eine bakterielle Endokarditis ausgeschlossen werden muß (Abb. 1.**110**). Die Myokarditis bei Diphtherie ist ein typisches Beispiel für einen infektiös-toxischen Prozeß. Das Toxin des Corynebacterium diphtheriae hemmt die Proteinsynthese. Histologisch beginnen ein scholliger Zerfall der Herzmuskelzellen und eine Myozytolyse am 2. bis 4. Tag. Diese Prozesse erreichen ihren Höhepunkt in der 2. Krankheitswoche. Zeichen schwerer Herzinsuffizienz sowie lebensbedrohliche bradykarde und tachykarde Herzrhythmusstörungen sind die Folge. Ein akuter Herztod ist in der 2. und 3. Krankheitswoche am häufigsten. Ähnliche Myokardveränderungen werden bei einer Gasbrandinfektion und einer hochtoxischen Shiga-Kruse-Ruhr gesehen.

Allergisch-hyperergische Myokarditis. Beim akuten rheumatischen Fieber stellt der Herzmuskelbefall eine allergisch-hyperergische Myokarditis dar. Die Ablagerung von Antigen-Antikörper-Komplexen im subendokardialen Gewebe, im adventiellen Gewebe arterieller Gefäße, in den Aschoffschen Knötchen und dem Sarkolemm von Muskelfibrillen scheint für die Entstehung der rheumatischen Karditis von wesentlicher Bedeutung zu sein. Die Diagnose eines rheumatischen Fiebers erfolgt mit Hilfe der Jones-Kriterien, wobei die rheumatische Karditis zu den Hauptbefunden gehört. Eine Herzvergrößerung und Zeichen der Herzinsuffizienz sind seltene Symptome und weisen auf einen schweren Verlauf hin. EKG-Veränderungen bestehen in AV-Blockierungen, meistens I. Grades, intraventrikulären Leitungsstörungen, Erregungsrückbildungsstörungen und dem Auftreten von Extrasystolen. Zu den reaktiven Arthritiden gehören neben dem rheumatischen Fieber der Morbus Reiter und die Yersiniose, die ebenfalls mit einer Myokarditis bzw. Pankarditis einhergehen können. Der pathogenetische Mechanismus und die Bedeutung von Chlamydien und Yersinia pseudotuberculosis sind bisher nicht vollständig aufgeklärt.

Antibiotika, α-Methyldopa, Phenylbutazon und Paraaminosalicylsäure können sowohl eine allergische Myokarditis als auch eine nekrotisierende Angiitis mit schweren Organschädigungen auslösen. Histologisch werden im Myokard perivaskuläre Infiltrationen mit eosinophilen Granulozyten

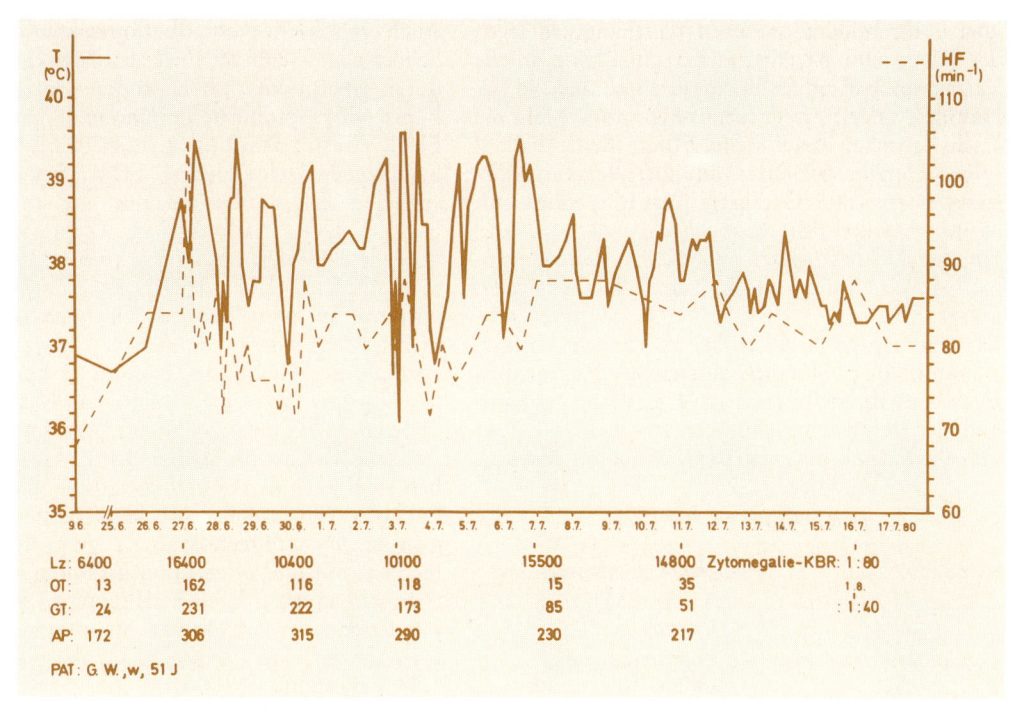

Abb. 1.**110** Verlauf von Körpertemperatur (T) und Herzfrequenz (HF) bei einer 51jährigen Patientin mit einer Zytomegalieinfektion nach herzchirurgischem Eingriff (aorto-koronar-venösem Bypass). Lz = Leukozyten/µl, OT und GT = Transaminasen und AP = alkalische Phosphatase jeweils in U/l

und mehrkernigen Riesenzellen gefunden. Im EKG werden Veränderungen der ST-T-Strecke beobachtet. Von der allergischen Myokarditis ist eine toxische Myokardschädigung abzugrenzen, die durch chemische und physikalische Einflüsse verursacht wird.

Myokarditis bei systemischen Bindegewebserkrankungen. Zur Myokarditis bei systemischen Bindegewebserkrankungen ist die Herzmuskelschädigung bei rheumatoider Arthritis (PCP) zu rechnen. Das Myokard ist ein häufiger Sitz viszeraler Komplikationen bei dieser Krankheit. Pathologisch-anatomisch unterscheidet FASSBENDER (1969) einen diffusen interstitiellen von einem lokalisiert auftretenden nekrotisierenden Typ. Die Häufigkeit liegt bei etwa 6%. Bei Dermatomyositis und bei Sklerodermie sind teils gefäßunabhängige Myokardveränderungen, teils Folgen koronariitischer Prozesse mit bindegewebigen Narben zu beobachten. In Fällen von Periarteriitis nodosa stehen die gefäßbedingten Veränderungen des Myokards im Vordergrund. Eine myokardiale Beteiligung beim Morbus Wegener ist selten.

Sarkoidose. An die myokardiale Beteiligung bei Morbus Boeck wird selten gedacht. In ihrem Autopsiematerial finden GOZO und Mitarb. (1971) und SILVERMAN und Mitarb. (1978) einen myokardialen Befund bei generalisiertem Morbus Boeck in 20–30% der untersuchten Patienten. Pathologisch-anatomisch sind die nicht verkäsenden Granulome im Myokard des linken Ventrikels und im Septum besonders häufig zu finden. Supraventrikuläre und ventrikuläre Extrasystolen, einzeln oder in Salven, sowie intraventrikuläre Leitungsstörungen und AV-Blockierungen werden im EKG nachgewiesen. Daneben können Veränderungen der ST-T-Strecken entstehen. Der plötzliche Herztod kann beim Auftreten gefährlicher Herzrhythmusstörungen eintreten. Bei anderen Patienten steht klinisch die Herzinsuffizienz als Folge der geschädigten Ventrikelfunktion im Vordergrund. Ein neu entstandenes systolisches Geräusch weist auf eine relative Mitralinsuffizienz hin.

Die Fiedlersche Myokarditis gehört ebenfalls zu den granulomatösen Myokarderkrankungen, ihre Ätiologie ist ungeklärt. Neben einer diffusen interstitiellen Myokarditis wird eine granulomatöse Riesenzellmyokarditis zum Teil mit eosinophilen Granulozyten beschrieben.

Krankheitsbild
Befunde

Die Krankheitszeichen einer Myokarditis sind meistens von denen der Grunderkrankung nicht zu trennen. Das hat sowohl für Allgemeinsymptome wie Schwindel, Herzklopfen, Präkordialschmerz und Tachykardie Gültigkeit wie auch für speziellere Befunde wie Leukozytose und BSG-Beschleunigung. Ebenso sind die auskultatorischen Phänomene wie Abschwächung des 1. Herztones, Embryokardie und systolische Geräusche über der Herzspitze und der bei zunehmender Herzinsuffizienz auftretende Galopprhythmus nicht charakteristisch. Extrasystolie kann als Hinweis dienen, wird aber in ihrem diagnostischen Wert eingeschränkt, da Fieber und psychische Erregung eine solche Extrasystolie ebenfalls hervorrufen können. In der Häufigkeit der Herz-Kreislauf-Symptome steht die Tachykardie an erster Stelle. Mit großem Abstand folgen Herzinsuffizienz, Atemnot, Herzvergrößerung, systolisches Geräusch. Bei 188 Fällen mit akuter Myokarditis beobachtete STEIN (1966) 7mal einen kardiogenen Schock. Die Leitsymptome bei Myokarditis sind in Tab. 1.42 zusammengefaßt.

Einzelne eitrige Myokardherde können klinisch stumm bleiben. Plötzlich auftretende Herzinsuffizienz bei bakteriell infizierten Herzklappenfehlern und im Rahmen anderer Organinfektionen läßt sich als Hinweis für einen Myokardbefall ansehen.

Tabelle 1.42 Leitsymptome bei Myokarditis

1. Vorgeschichte:	fieberhafte Grunderkrankung
2. Klinische Angaben:	Abgeschlagenheit, Dyspnoe und Palpitationen
3. Auskultationsbefunde:	Galopprhythmus, Herzgeräusche, Perikardreiben
4. Röntgenbefunde:	Herzvergrößerung und Lungenstauung als Ausdruck einer Herzinsuffizienz
5. EKG-Veränderungen:	relative Tachykardie, Arrhythmien, supraventrikuläre und ventrikuläre Extrasystolen, intraventrikuläre Leitungsstörungen, ST-T-Streckenanomalien und AV-Blockierungen I. bis III. Grades, Niedervoltage
6. Verschiedenes:	Embolien
7. Kardiogener Schock	

Tabelle 1.43 Häufigkeit der subjektiven (A) und objektiven Symptome (B) bei Coxsackie-Myokarditis (nach *Koontz* u. *Ray* 1971)

A. Schmerzen in der Herzregion und im	
Thoraxbereich	80%
Muskelschmerzen	60%
Dyspnoe	60%
Orthopnoe	46%
Gelenkbeschwerden	40%
Husten	35%
Kopfschmerzen	25%
B. Fieber	85%
Erhöhte BSG	85%
Tachykardie	80%
Leukozytose über 10 000/µl (> 10 × 10⁹/l)	75%
Herzvergrößerung	75%
Perikardreiben	70%
Pleuraerguß	65%
Ödeme	50%
Perikarderguß	45%
Systolisches Geräusch	40%
Galopprhythmus	15%
Exanthem	10%

Auch embolische Komplikationen können das Bild beherrschen. Schließlich werden Myokardabszesse durch Übergreifen auf besondere Herzstrukturen klinische Symptome herbeiführen.

Eine Virusmyokarditis geht neben allgemeinen Symptomen wie Fieber, Schwächegefühl und schneller Erschöpfbarkeit mit Ruhetachykardie, Extrasystolen, Arrhythmien, Oppressionsgefühl über dem Herzen und bei schweren Verlaufsformen mit den Zeichen der Herzinsuffizienz bis zum kardiogenen Schock einher. Ein hörbarer Galopp in der Protodiastole (3. Herzton) zeigt eine myokardiale Beteiligung an. Kommt es bei schwerer Myokarditis zu einer relativen Mitral- oder Trikuspidalklappeninsuffizienz, werden neue systolische Geräusche hörbar. Im EKG werden neben Störungen der Erregungsbildung und -leitung, Extrasystolen und Endstreckenveränderungen registriert. Die röntgenologische Vergrößerung des Herzens mit und ohne Lungenstauung ist als Zeichen schwerer kardialer Beteiligung zu werten. Die Häufigkeit der subjektiven Symptome sind beispielhaft für eine Coxsackie-Myokarditis in Tab. 1.43 dargestellt.

In der klinischen Diagnostik der Myokarditis bei rheumatischem Fieber kommt dem Auftreten von Galopptönen wesentliche Bedeutung zu. Die Symptomatik einer Herzinsuffizienz unterscheidet sich nicht von derjenigen, die aufgrund eines rheumatischen Herzklappenfehlers auftritt. Bei isolierter rheumatischer Myokarditis sind fehlende typische Klappengeräusche und fehlendes Perikardreiben als Hinweis wichtig.

Die medikamentös-allergische Myokarditis zeichnet sich durch erhöhte Werte der BSG, subfebrile Temperaturen und Leukozytose aus. Plötzlich auftretende Extrasystolie kann als klinischer Hinweis gelten. Als sichere klinische Zeichen können angesehen werden: allergische Vorgeschichte, zeitlicher Zusammenhang mit Gabe des Arzneimittels, Eosinophilie, Besserung durch Antihistaminika und Corticoide sowie morphologischer Nachweis von Gefäßveränderungen im Probeexzisionsmaterial.

Wegen der Schwere des Verlaufes finden sich bei der akuten idiopathischen Myokarditis stets Herzvergrößerung, Zeichen einer Lungenstauung und später auch alle Symptome der Rechtsherzinsuffizienz. Bei der Herzkatheterisierung lassen sich intrakardiale Druckwerte nachweisen, wie sie bei einer verminderten elastischen Dehnbarkeit des Myokards in der Diastole auftreten. Dementsprechend werden doppelter Venenkollaps, Pulsus paradoxus und protodiastolischer Galopp sowie niedrige Blutdruckamplitude beobachtet. Die Temperaturkurve kann subfebrile Werte zeigen, aber auch septischen Charakter haben.

Elektrokardiographische Befunde

Dem EKG-Befund kommt bei der Vieldeutigkeit der oben genannten klinischen Symptome eine entscheidende Bedeutung zu. Für eine Myokarditis spezifische EKG-Veränderungen gibt es nicht. Es

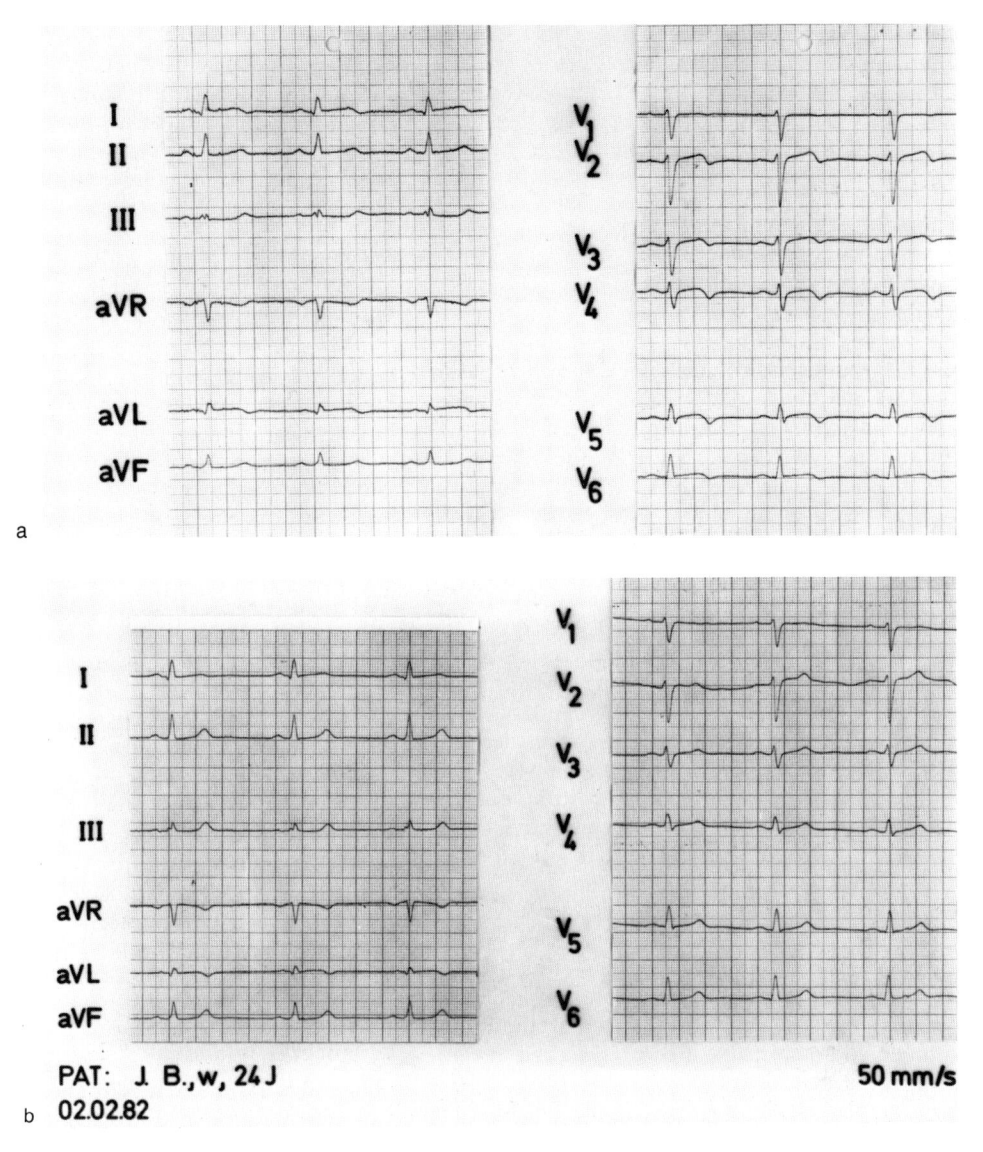

Abb. 1.111

a EKG-Befunde bei einer 24jährigen Patientin mit einer Perimyokarditis nach Streptokokkeninfekt. Deutliche ST-T-Streckenveränderungen in den Ableitungen I, aVL und V_{2-6} verbunden mit einem Anstieg der CPK-Aktivität auf 159 U/l, des ASL-Titers auf 600 E/ml und des ADB-Titers auf 400 E/ml
b Normalisierung der ST-T-Streckenveränderungen in den Wilson-Ableitungen 7 Wochen nach dem akuten Krankheitsbeginn

werden grundsätzlich im Bereich aller Anteile des Elektrokardiogrammes Veränderungen beobachtet. Am häufigsten finden sich Veränderungen der Erregungsrückbildung (Abb. 1.**111**). Präterminaler und terminaler T-Negativierung kommt größere Aussagekraft zu als einer T-Abflachung. Die pathologischen Befunde im Bereich des Kammerendteils unterliegen besonders ausgeprägter Labilität im Tagesablauf. Rhythmusstörungen können passagerer Natur sein.

SCHÖLMERICH (1971) findet bei 40 Patienten mit gesicherter Myokarditis in 43% ventrikuläre und in 20% supraventrikuläre Extrasystolen. Polytope oder auch salvenförmig auftretende Extrasystolen weisen auf eine schwere Myokardschädigung hin. Verlängerung der PQ-Dauer und der QT-Dauer sind typische Veränderungen, die allerdings nicht regelmäßig vorkommen und auch nicht unbedingt als pathognomonisch anzusehen sind. Sie kommen besonders bei der Myokarditis des rheumatischen Fiebers gehäuft vor. Als bei Virusmyokarditis häufige EKG-Zeichen werden besonders multifokale und/oder in Salven auftretende Extrasystolen angeführt. AV-Überleitungsstörungen sollen hierbei seltener sein. Bei allergischer Myokarditis treten bevorzugt negative T-Zacken auf. Hierbei werden auch monophasische Deformierungen beobachtet. Diese elektrokardiographischen Bilder sind differentialdiagnostisch vom nicht transmuralen Myokardinfarkt abzugrenzen.

Im Hinblick auf die Konstanz der EKG-Abweichungen bei der Myokarditis soll betont werden, daß die intraventrikulären Leitungsstörungen deutlich gegenüber AV-Überleitungsstörungen und T-Abweichungen dominieren (LEVANDER-LINDGREN 1965).

Laborbefunde und besondere Untersuchungsmethoden

Spezifische Laborbefunde gibt es nicht. Die Untersuchungsergebnisse werden wie das klinische Bild im wesentlichen von der Grunderkrankung geprägt. Zahlreiche Beobachtungen sprechen dafür, daß bei der Myokarditis pathologische Veränderungen der Enzymreaktionen mäßigen Ausmaßes vorkommen (SGOT, SGPT, LDH und CPK). Beim rheumatischen Fieber finden NYDICK u. Mitarb. (1955) einen signifikanten Anstieg der SGOT-Werte in 65% der Fälle, wenn eine klinisch aktive Myokarditis vorliegt. Die initialen LDH-Werte sind beim rheumatischen Fieber ebenfalls erhöht. Der Grad der LDH-Steigerung ist jedoch bei den Patienten mit Karditis signifikant höher als in den Fällen ohne Herzmuskelbeteiligung. Sowohl beim Myokardinfarkt als auch bei Myokarditis wird kein signifikanter Unterschied zwischen den Gesamt-LDH- und HBDH-Werten gefunden. Die Möglichkeit, mit Hilfe von Enzymbestimmungen – die Isoenzyme der LDH, HBDH und CPK eingeschlossen – entzündliche von degenerativen Myokarderkrankungen zu unterscheiden, besteht bisher nicht (SCHNEIDER 1973). Es muß ferner beachtet werden, daß häufig extrakardiale Ursachen in Betracht kommen, die die Enzymaktivität erhöhen. Andererseits können bestimmte Myokarditisformen zur Beeinträchtigung der Koronardurchblutung und dann zu einer pathologischen Enzymreaktion führen.

Bei allergischer Myokarditis ist die Eosinophilie keineswegs obligat. Ausgeprägte Leukozytosen über 20 000/µl (20 × 10^9/l) und Beschleunigung der BSG werden beobachtet.

Bei der rheumatischen Karditis ist neben der Bestimmung der Immunelektrophorese und des Antistreptolysintiters der Nachweis von Myokardantikörpern durch den indirekten Immunfluoreszenztest von großer Wichtigkeit. Von den Immunglobulinen ist die IgG- und IgA-Fraktion erhöht. Der Nachweis von Myokardantikörpern ist in 60–80% möglich (Tab. 1.44).

Die Differentialdiagnose der verschiedenen Kardiomyopathien ist seit wenigen Jahren durch die endomyokardiale Katheterbiopsie möglich. Die Diagnose Myokarditis ist bioptisch jedoch selten und nur bei größerer Ausdehnung der entzündlichen myokardialen Veränderungen möglich (SCHNEIDER u. Mitarb. 1975). Die Annahme einer medikamentös-allergisch induzierten Myokarditis kann durch morphologisch nachgewiesene Gefäßveränderungen im Probeexzisionsmaterial aus der Extremitätenmuskulatur gestützt werden.

Der Nachweis besonderer hämodynamischer Folgeerscheinungen der gestörten Myokardfunktion in Form von Pulsus alternans, prä- bzw. protodiastolischen Extratönen sowie einer verminderten diastolischen Dehnbarkeit des Herzmuskels ist diagnostisch bedeutsam.

Ist die Myokarditis bei Viruserkrankungen die Hauptmanifestation des Krankheitsbildes, so kommt es auf die Identifizierung des Erregers an. Serologisch müssen Komplementbindungsreaktionen, der Hämagglutinationstest und der Neutralisationstest aus Rachenspülwasser und aus Stuhlproben angestellt werden.

Verlauf und Prognose

Über den Verlauf und die Prognose einer Myokarditis lassen sich keine allgemeingültigen Aussagen machen. Sie können nur unter Berücksichtigung der speziellen ätiologischen und pathogenetischen Gesichtspunkte besprochen werden.

Für den süd- und mittelamerikanischen Raum hat die Chagas-Erkrankung eine besonders große Bedeutung erlangt. Sie ist in diesen Gebieten die häufigste Ursache für eine Herzerkrankung. Im Verlauf wird eine akute, eine latente und eine chronische Form unterschieden. 30% der mit Trypanosoma cruzi infizierten Patienten entwickeln nach etwa 20 Jahren ein großes dilatiertes Herz mit den typischen Zeichen der Herzinsuffizienz. Das Auftreten von Herzrhythmusstörungen und intraventrikulären Leitungsstörungen macht die Prognose weiter ungünstig.

Eine Pilzmyokarditis wird am häufigsten bei Patienten mit malignen Erkrankungen beobachtet, die zytostatisch und/oder immunsuppressiv sowie mit Röntgenstrahlen behandelt werden. Den Verlauf bestimmt weitgehend die Grunderkrankung. Eine Myokarditis mit Meningokokken ist ebenfalls lebensbedrohlich und prognostisch ungünstig. Eine tuberkulöse Myokarditis wird klinisch selten

Tabelle 1.44 Serologische Diagnostik bei rheumatischer Karditis (nach *Bolte* 1975)

Blutsenkung	erhöht > 70 mm in der 1. Std.
α$_2$-Globuline (α$_2$-Makroglobulin)	0,6 g/100 ml (6 g/l)
Immunglobulin G	erhöht (> 1670 mg/dl ≙ > 16,7 g/l)
Immunglobulin A	erhöht (> 360 mg/dl ≙ > 3,6 g/l)
Antistreptolysin-Titer (ASL)	> 250 E/ml (cave: falsch-positive Resultate bei dekompensierter Rechtsinsuffizienz, Hepatitis, Hyperlipoproteinämie, nephrotischem Syndrom)
Myokardantikörpernachweis (indir. Immunfluoreszenztest)	positiv bei 60–80%

relevant. In einigen Fällen werden Herzrhythmusstörungen und eine Herzinsuffizienz beobachtet.
Die herdförmig-eitrigen Myokarditiden werden in ihrem Verlauf durch die septische Grunderkrankung bestimmt. Myokardabszesse mit besonderer Lokalisation können die Herzsymptomatik unter Umständen ganz in den Vordergrund treten lassen (Störungen im Reizleitungssystem, Herzwand- oder Septumperforationen). Die Prognose wird auch weitgehend von der Art der Erreger geprägt, wobei den häufig mehrfach resistenten Staphylokokken die schlechtesten therapeutischen Aussichten zukommen. Embolische Komplikationen können den klinischen Verlauf entscheidend bestimmen. Möglichst früh einsetzende gezielte antibiotische Therapie verbessert die Prognose.
Der klinische Verlauf der Virusmyokarditis ist außerordentlich variabel. Leichte, nur durch subtile Untersuchungsmethoden erfaßbare Zeichen der Herzinsuffizienz bis zu schwerer Globalinsuffizienz mit embolischen Komplikationen und bakterieller Superinfektion gestalten den Verlauf sehr unterschiedlich. Der Übergang in eine chronische Verlaufsform ist möglich. Diese Frage ist aber weiterhin umstritten. Von SCHÖLMERICH (1975) ist ein Verlaufsschema nach Virusmyokarditis angegeben worden, bei dem persistierende entzündliche Prozesse und hämodynamische Faktoren mitberücksichtigt sind (Abb. 1.**112**). Auf die verschiedenen Möglichkeiten einer Erklärung für einen chronisch-entzündlichen Ablauf wurde an anderer Stelle bereits eingegangen. Zusammenfassend kann betont werden, daß bei den meisten Patienten eine Virusmyokarditis, wie aus Langzeituntersuchungen hervorgeht, ohne bleibende kardiale Schädigungen ausheilt. Der chronische Verlauf mit progredienter manifester Herzinsuffizienz ist selten. Todesfälle treten besonders bei Säuglingen mit Coxsackieviren auf. Die Letalität kann bis zu 50% betragen.
Wichtig sind in diesem Zusammenhang Erkrankungen und Umstände, die zu einer Aktivierung latenter Virusinfektionen führen können. Hierher gehören möglicherweise die postpartale Myokarditis und das Postkardiotomiesyndrom (Dressler-Syndrom). Der Nachweis von Virusantigen auch in den Herzklappen hat zu der Überlegung geführt, ob ein Teil der bisher als rheumatisch angesehenen Klappenfehler ohne Hinweis für eine rheumatische Anamnese nicht virusbedingt sein könnte. Möglicherweise kann die Myokardbiopsie bei Kardiomyopathien in enger Zusammenarbeit mit modernen virologischen Methoden die Pathogenese chronischer Myokarditisformen weiter aufklären.
Je früher bei der Diphtherie die Zeichen der infektiös-toxischen Myokarditis auftreten, desto schlechter ist die Prognose. Spättodesfälle kommen nur selten nach dem 50. Krankheitstage vor.
Bei den Myokarditisformen im Rahmen der Kollagenosen kommt den arteriitisch bedingten Myokardveränderungen im Verlauf des Krankheitsbildes die schwerwiegendste Bedeutung zu. Eine besonders schlechte Prognose hat die Herzbeteiligung, speziell der Myokardbefall bei Dermatomyositis. Rhythmus- und Überleitungsstörungen können den klinischen Verlauf entscheidend prägen.

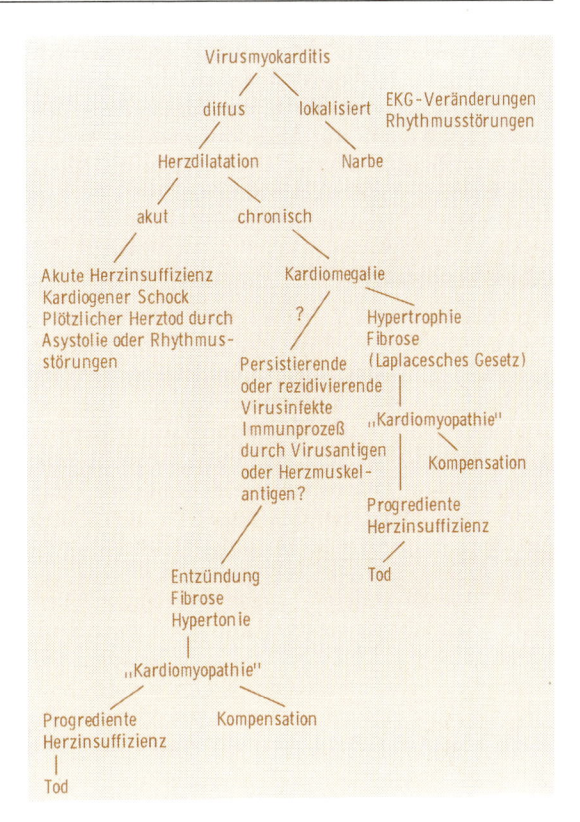

Abb. 1.**112** Verlaufsschema nach Virusmyokarditis (nach *Schölmerich*)

Bei einer rheumatischen Myokarditis werden Verlauf und Prognose durch den anatomischen Sitz der entzündlichen Insudation und die dadurch verursachte Auswirkung auf Reizbildung und das Reizleitungssystem bestimmt. Eine Herzinsuffizienz tritt mit zunehmender Zahl der Rezidive ausgeprägter in Erscheinung. Bei den tödlich verlaufenden Fällen des rheumatischen Fiebers spielt die Myokarditis eine bedeutsame Rolle.
Im Verlauf der rheumatoiden Arthritis kommt den herdförmigen Veränderungen, die im Elektrokardiogramm dem Herzinfarkt ähnliche Bilder machen können, eine ernstere Bedeutung zu als den diffusen Zwischen- und Endstreckenveränderungen. Die Herzsymptomatik kann im Rahmen eines akut-entzündlichen Schubes der Erkrankung durchaus in den Vordergrund treten.
Die medikamentös-allergische Myokarditis ist in ihrer prognostisch ungünstigen Form dadurch charakterisiert, daß bei Rückbildung des Exanthems das Fieber weiter besteht und eine bald nach Beginn der allergischen Reaktion anhaltende Hypotonie vorhanden ist. Plötzlich auftretender Potentialverlust im Elektrokardiogramm ist als ein prognostisch ungünstiges Zeichen anzusehen.

Die akute isolierte Myokarditis (idiopathische Myokarditis, Fiedler-Myokarditis) hat stets eine schlechte Prognose. Sie nimmt meist einen foudroyanten Verlauf mit Ausbildung einer schweren Herzinsuffizienz innerhalb von Tagen bis Monaten. Einzelne Fälle mit Ausheilung bzw. Übergang in chronische Verlaufsformen sind beschrieben.

Komplikationen

Komplikationen der Myokarditis werden einmal dadurch bedingt, daß die Herzmuskelveränderungen die Reizbildung und die Reizleitung betreffen. Dadurch können Rhythmusstörungen aller Art und insbesondere AV-Überleitungsstörungen aller Schweregrade bis zum totalen AV-Block verursacht werden. Zudem können nicht nur bei bakteriellen Herzmuskelerkrankungen, sondern auch bei einer Virusmyokarditis embolische Ereignisse den Verlauf komplizieren. Schließlich verändert der Mitbefall anderer Herzstrukturen, wie Perikard, Herzklappengewebe, Endokard oder Kammerseptum das klinische Bild entscheidend. Eine besonders schwerwiegende Komplikation kann der mit kardiogenem Schock einhergehende Beginn einer entzündlichen Myokarderkrankung sein.

Differentialdiagnose

In jedem Einzelfall muß entschieden werden, ob es sich bei der jeweiligen Symptomatik um den Ausdruck einer Myokarditis handelt oder ob die vorhandene Herz-Kreislauf-Symptomatik durch extrakardiale Einflüsse im Rahmen der Grunderkrankung zustande kommt. Als solche kommen in Betracht: mit der Grunderkrankung auftretendes Fieber, metabolische Störungen, Elektrolytverschiebungen und periphere Kreislaufinsuffizienz. Die uncharakteristischen Symptome, wie Präkordialschmerz, Palpitation, Dyspnoe, systolisches Geräusch und Tachykardie, auch Zyanose, Blässe und Benommenheit, sprechen eher für eine extrakardiale Ursache, während Schock, Arrhythmie, schwere EKG-Veränderungen und Herzinsuffizienz auf eine Myokarditis hinweisen. Differentialdiagnostisch besonders schwer verwertbar ist das Symptom der Extrasystolen; es kann jederzeit durch das im Rahmen der Grunderkrankung auftretende Fieber verursacht werden. Die differentialdiagnostische Entscheidung zwischen dem Verdacht einer akuten, blutchemisch und serologisch nicht erfaßten Myokarditis und dem raschen oder schubweisen Verlauf der kongestiven Kardiomyopathie ist schwierig. Vergleicht man EKG-Veränderungen und Herzrhythmusstörungen bei Patienten mit einer Myokarditis und mit einer kongestiven Kardiomyopathie (Tab. 1.45), so sind die ST-T-Strecken bei einer kongestiven Kardiomyopathie häufiger pathologisch verändert als bei einer Myokarditis. Linksschenkelblockbilder und ventrikuläre Extrasystolen überwiegen bei der kongestiven Kardiomyopathie, supraventrikuläre Extrasystolen und totale AV-Blockierungen bei der Myokarditis. Eine sichere differentialdiagnostische Entscheidung ist für beide Krankheitsbilder aus dem EKG nicht zu stellen. Eine wesentliche diagnostische Hilfe stellt die endomyokardiale Katheterbiopsie mit elektronenmikroskopischer Untersuchung des Biopsiematerials dar.

Es ist weiterhin notwendig, die Myokarditis von dem Befall anderer Herzstrukturen abzugrenzen: Eine Perikarditis ist meistens durch plötzlich einsetzendes Oppressionsgefühl und einen häufig als stechend empfundenen Retrosternalschmerz charakterisiert. Die Abgrenzung gegenüber den hypoxämischen Myokarderkrankungen spielt weiterhin eine wesentliche Rolle. Die Krankheitsbilder können sich in manchen subjektiven und klinischen Symptomen ähneln. Die elektrokardiographische Diagnostik kann dann besondere Schwierigkeiten bereiten, wenn entweder die den Myokardinfarkt charakterisierende monophasische Deformierung zeitlich verzögert auftritt oder wenn es gar nicht zum typischen Infarktbild im EKG kommt, wie dies bei den sogenannten Schichtinfarkten der Fall ist. Die Enzymdiagnostik ist hier ein wichtiges Hilfsmittel. Auch bei Myokarditisfällen kann eine mäßige Enzymaktivitätssteigerung auftreten. Dafür sind neben Herzmuskelnekrose extrakardiale Ursachen wie Leberstauung und Lebererkrankung verantwortlich zu machen. Auch die Folgen intramuskulärer Injektionen können für eine CPK-Steigerung als Erklärung herangezogen werden. Bei einigen ausgewählten Patienten wird die Koronarangiographie einige Monate nach Abklingen der akuten Krankheitszeichen eine endgültige Klärung bringen.

Tabelle 1.45. Häufigkeit verschiedener EKG-Befunde und Herzrhythmusstörungen bei 40 Patienten mit Myokarditis (nach *Schölmerich*) und 57 Patienten mit kongestiver Kardiomyopathie (nach *Loogen* u. *Kuhn*)

	Myokarditis (%)	Kongestive Kardiomyopathie (%)
ST-T-Veränderungen	78	94
Intraventrikuläre Leitungsstörungen	53	keine Angaben
Linksschenkelblock	keine Angaben	39
Schenkelblock	23	keine Angaben
Linkshypertrophie	40	40
Infarktzeichen	13	14
Supraventrikuläre Extrasystolen	20	6
Ventrikuläre Extrasystolen	43	56
AV-Überleitungsstörungen	40	40
AV-Block III. Grades	8	5

Therapie

Eine akute Myokarditis sollte neben medikamentösen Maßnahmen mit Bettruhe für 3–4 Wochen behandelt werden. In leichteren Fällen ist die Vermeidung körperlicher Anstrengungen ausreichend. Sind die Zeichen einer Herzinsuffizienz vorhanden, werden Herzglykoside und Diuretika eingesetzt. Die Erhaltungsdosis der Herzglykoside sollte ⅔ der üblichen Dosis betragen. Eine notwendige antiarrhythmische Therapie erfolgt in üblicher Weise. Lebensbedrohliche Bradykardien werden mit permanenten Herzschrittmachern versorgt. Tritt im Verlauf der Myokarditis ein kardiogener Schock auf, werden zusätzlich die Gabe von Katecholaminen (Dopamin und Dobutrex) und der Einsatz einer künstlichen Beatmung und einer assistierten Zirkulation notwendig.

Die spezifische Behandlung der Myokarditis orientiert sich an den ätiologischen Zuordnungen. Für die Chagas-Erkrankung sind spezifische Präparate in der klinischen Erprobung. Eine Pilzmyokarditis wird mit Amphotericin B (0,25–1,0 mg/kg KG) in Kombination mit 5-Fluorocytosin behandelt. Eine eitrige herdförmige Myokarditis kann als Begleiterkrankung einer bakteriellen Endokarditis oder einer systemischen Sepsis auftreten. Die antibiotischen Therapieempfehlungen sind dem Abschnitt über die Endokarditis zu entnehmen.

Da Virostatika bisher nicht verfügbar sind, entfällt eine kausale Therapie bei der Virusmyokarditis. Der Einsatz von Glucosteroiden ist umstritten und in der Frühphase einer Virusmyokarditis nicht indiziert. Tierexperimentelle Befunde sprechen vielmehr für eine Steigerung der Virusreduplikation und eine Herabsetzung der körpereigenen Abwehr u. a. durch eine Störung der Interferonsynthese bei Gabe von Steroiden. Bei den chronischen Verlaufsformen können Steroide möglicherweise den fibrotischen Umbau des Myokards abmildern.

Der Einsatz von Antibiotika bei der Virusmyokarditis liegt darin begründet, daß bakterielle Superinfektionen während Viruserkrankungen auftreten, die die Virusvermehrung fördern können. Bei der Verhinderung einer Virusmyokarditis stehen heute die prophylaktischen Impfmaßnahmen an erster Stelle. Gegen Röteln, Influenza A und B, Poliomyelitis und Masern sind potente Impfstoffe vorhanden.

Die infektiös-toxische Myokarditis bei Diphtherie wird mit 10 000–20 000 (bis 100 000) IE Antitoxin behandelt. Die primäre Prävention geschieht durch Immunisierung. Eine zusätzliche Behandlung mit Penicillin G 2–4 Mill. IE oder Erythromycin 3 bis 4 × 200 mg für 1 Woche hat sich bewährt.

Auf die Behandlung des akuten rheumatischen Fiebers mit Herzbeteiligung durch eine Infektion mit β-hämolysierenden Streptokokken der Gruppe A wird auf S. 1.198ff. eingegangen. Die spezifische Behandlung der Myokarditis bei Kollagenosen und granulomatösen Erkrankungen richtet sich nach der jeweiligen Grunderkrankung und wird daher in den entsprechenden Kapiteln erörtert. Eine Myokarditis unklarer Ätiologie wird symptomatisch behandelt. Um den fibrotischen Umbau im Herzmuskel abzuschwächen, werden Steroide empfohlen.

Literatur

Bengtsson, E.: Acute myocarditis and its consequences in Sweden. Postgrad. med. J. 48 (1972) 754

Bergström, K., U. Erikson, F. Nordbring, B. Nordgren, A. Parrow: Acute non rheumatic myopericarditis. A follow up study. Scand. J. infect. Dis. 2 (1970) 7

Bolte, H. D.: Die rheumatische Karditis. Internist 16 (1975) 501

Burch, G. E., T. D. Giles: The role of viruses in the production of heart disease. Amer. J. Med. 29 (1972) 231

Doerr, W.: Entzündliche Erkrankungen des Myokards. Verh. dtsch. Ges. Path. 51 (1967)

Doerr, W.: Morphologie der Myokarditis. Verh. dtsch. Ges. inn. Med. 77 (1971) 301

Fassbender, H. G.: Primäre Herzmuskelnekrose bei rheumafaktorpositiver chronischer Polyarthritis. Verh. dtsch. Ges. Rheumat. 1 (1969) 222

Franke, M.: Der Herzbefund bei klassischer rheumatoider Arthritis. Med. Welt 20 (1969) 21

Gerzen, P., A. Granath, B. Holmgren, S. Zetterquist: Acute myocarditis. A follow up study. Brit. Heart J. 34 (1972) 575

Girard, J. P.: Allergic reactions to antibiotics. Helv. med. Acta 36 (1972) 3

Gore, L., O. Saphir: Myokarditis. A classification of 1402 cases. Arch. Path. 34 (1947) 827

Gozo, E. G., I. Cosnow, H. C. Cohen, L. Okuhn: The heart in sarcoidosis. Chest 60 (1971) 379

Kaplan, M. H.: Autoantibodies to heart and rheumatic fever: The induction of autoimmunity to heart by streptococcal antigen cross-reactive with heart. Ann. N. Y. Acad. Sci. 124 (1965) 903

Kübler, W., H. Kuhn, F. Loogen: Die Kardiomyopathien. Z. Kardiol. 62 (1973) 3

Laranja, F. S., E. Dias, G. Nobrega, A. Miranda: Chagas disease: A clinical, epidemiologic, and pathologic study. Circulation 14 (1956) 1035

Lerner, A. M., F. M. Wilson: Virus Myocardiopathy. Progr. med. Virol. 15 (1973) 63

Levander-Lindgren, M.: Studies in myocarditis IV. late prognosis. Cardiologia (Basel) 47 (1965) 209

Loogen, F., H. Kuhn: Kardiomyopathien ungeklärter Ätiologie. Internist 16 (1975) 540

Nydick, I., J. Tang, G. H. Stollermann, F. Wroblewski, J. S. La Due: A study of changes in serum concentrations of the enzyme glutamic oxalacetic transaminase in rheumatic fever. Circulation 12 (1955) 754

Roberts, W. C., H. A. McAllister, V. J. Feorans: Sarcoidosis of the heart. A clinicopathologic study of 35 necropsy patients (group I) and review of 78 previously described necropsy patients (group II). Amer. J. Cardiol. 63 (1977) 86

Rüppel, V.: Akute isolierte Myokarditis. Med. Welt 21 (1970) 1005

Saborowski, F.: Entzündliche Erkrankungen des Herzens. In Krück, F., W. Kaufmann, H. Bünte, E. Gladtke, R. Tölle: Therapie-Handbuch, innere Medizin und Allgemeinmedizin. Urban & Schwarzenberg, München 1983 (S. 149)

Schäfer, A., V. Schulz, P. Höhn: Akute nekrotisierende Angiitis mit eosinophiler Myokarditis bei Asthma bronchiale. Dtsch. med. Wschr. 100 (1975) 367

Schneider, K. W.: Diagnostische Wertigkeit der Enzymbestimmungen bei der Myokarditis. Dtsch. med. Wschr. 98 (1973) 1297

Schneider, K. W., R. Jesse, P. Deeg, E. G. J. Olsen, W. Romen: Differentialdiagnose der Kardiomyopathien durch die endomyokardiale Katheterbiopsie. Z. Kardiol., Suppl. 2 (1975) 23

Schölmerich, P.: Klinik der Myokarditis. Verh. dtsch. Ges. inn. Med. 77 (1971) 335

Schölmerich, P.: Diagnostik und Verlauf der Virusmyokarditis. Internist 16 (1975) 508

Silverman, K. J., G. M. Hutchins, B. H. Bulkley: Cardiac sarcoid: A clinico-pathologic study of 84 unselected patients with systemic sarcoidosis. Circulation 58 (1978) 1204

Stein, E.: Diagnostik und Differentialdiagnostik der Myokarditis. Regensburg. Jb. ärztl. Fortbild. 14 (1966) 184

Windorfer, A.: Die akute Virus-Myokarditis beim Kind. Münch. med. Wschr. 108 (1966) 2213

Witham, A. C., J. W. Hurst: Myocardial disease. In Hurst, J. W., R. B. Logue, R. C. Schlant, N. K. Wenger: The Heart, 3rd ed. McGraw-Hill, New York 1974 (p. 1311)

Wynne, J., E. Braunwald: The cardiomyopathies and myocarditides. In Braunwald, E.: Heart Disease – A Textbook of Cardiovascular Medicine. Saunders, Philadelphia 1980 (p. 1437)

Zeh, E., D. Klaus: Die medikamentös-allergische Myokarditis. Med. Welt 24 (1964) 3

Nichtentzündliche Herzmuskelerkrankungen

P. SCHÖLMERICH

Stoffwechselstörungen

Amyloidose

Amyloideinlagerungen im Herzen finden sich bei primären und sekundären Manifestationen der Amyloidose. Hierbei liegen die Amyloideinlagerungen in der Hauptsache zwischen den Muskelfasern, wobei ein Teil der Muskelfibrillen durch Amyloid fibrosiert wird. Herdförmige Ablagerungen sind aber auch im Erregungsleitungssystem, am Endokard einschließlich der Klappen, am Perikard und im Koronargefäßsystem zu beobachten. Die klinische Symptomatologie wird durch die veränderte diastolische Dehnbarkeit der Ventrikel bestimmt, die das hämodynamische Bild einer Endokardfibrose oder einer konstriktiven Perikarditis imitiert.

Klinisch steht eine weitgehend therapierefraktäre Herzinsuffizienz im Vordergrund. Elektrokardiographisch bestehen Niederspannung und Störungen der Repolarisation. Befall von Sinus- oder AV-Knoten verursacht partiellen Block oder das Syndrom des kranken Sinusknotens (Abb. 1.**113**). Rhythmusstörungen in Form von Extrasystolen sind häufig. Echokardiographisch stellen sich die verminderte Dehnbarkeit der Ventrikel, eine Dilatation der Vorhöfe und eine verminderte systolische Kontraktionsbewegung dar. Der Druckablauf in den Kammern läßt in typischen Fällen einen frühdiastolischen Dip bei hohem enddiastolischem Druckniveau erkennen. Die Auswurffraktion ist deutlich vermindert. Differentialdiagnostisch wird die Abgrenzung von kongestiver Kardiomyopathie, Endokardfibrose, konstriktiver Perikarditis und anderen bei Stoffwechselkrankheiten des Herzens, wie Glykogenspeicherkrankheit und Hämochromatose, auftretenden Symptomen durch eine Myokardbiopsie erleichtert. Eine spezifische Therapie ist nicht bekannt. Die kardiale Amyloidose gehört im Stadium der Dekompensation zu den klassischen Formen einer therapierefraktären Herzinsuffizienz, bei der die übliche Behandlung mit salzfreier Kost, Digitalis und Diuretika nur begrenzte Wirksamkeit hat. Statistisch auswertbare Erfahrungen mit Vasodilatantien liegen bisher nicht vor.

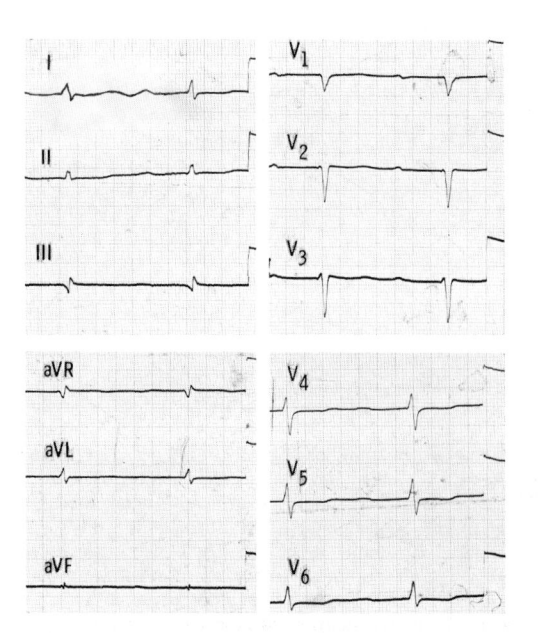

Abb. 1.**113** Ausgeprägte Amyloidose mit Befallensein des Herzens und therapierefraktärer Herzinsuffizienz

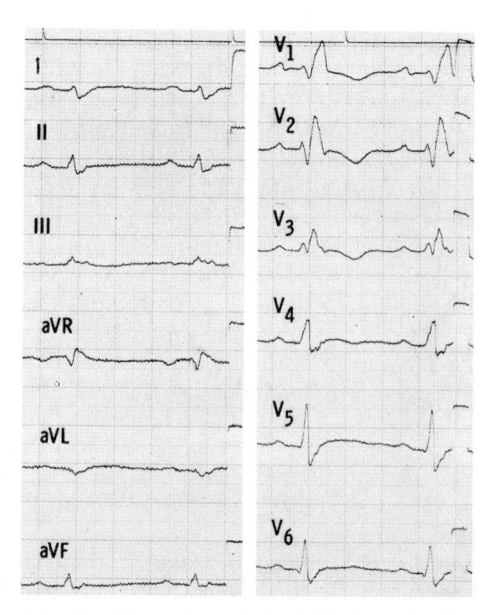

Abb. 1.**114** Hämochromatose. P sinistrocardiale, rechtsbetonter QRS-Typus mit Rechtsschenkelblock. Periphere Niederspannung des QRS. Störung der Erregungsrückbildung

Hämochromatose

Die kardiale Symptomatologie der Hämochromatose, die in etwa einem Drittel aller Fälle mit typischer klinischer Symptomatologie beobachtet wird, kommt durch eine abnorme Eisenablagerung in der Herzmuskulatur mit nachfolgender Fibrose zustande. Die klinischen Befunde bestehen meist in einer Globalinsuffizienz des Herzens. Erste Manifestationen sind häufig Rhythmusstörungen und unspezifische ST- und T-Veränderungen, während Erregungsleitungsstörungen und Niederspannung eher Spätmanifestationen darstellen (Abb. 1.**114**). Echokardiographisch kommen verminderte systolisch-diastolische Bewegungsamplitude und Dilatation der Vorhöfe zur Darstellung. Frühzeitige Behandlung durch Aderlässe und medikamentös induzierte Verstärkung der Eisenausscheidung bessern die Prognose.

Speicherkrankheiten

Eine Übersicht über weitere Speicherkrankheiten ist einer Darstellung von BLÖMER entnommen (Tab. 1.**46**).

Hereditäre Myopathien und neurologische Erkrankungen

Progressive Muskeldystrophie

Die progressive Muskeldystrophie kommt in verschiedenen Formen mit unterschiedlichem Manifestationsalter, differentem Befall der Muskulatur und wechselndem Verlauf vor. Unter dem Gesichtspunkt der kardialen Beteiligung ist der infantile Beckengürteltyp mit rascher Progredienz am bedeutsamsten. Es handelt sich um eine genetisch bestimmte, nur beim männlichen Geschlecht auf-

Tabelle 1.**46** Übersicht über Herzbeteiligung bei Speicherkrankheiten (aus *Blömer, H., B. Delius, A. Wirtzfeld, I. Wüst:* Herzbeteiligung bei internistischen Erkrankungen. In *Krayenbühl, H. P., W. Kübler:* Kardiologie in Klinik und Praxis. Thieme, Stuttgart 1981)

Name	Defekt	Patholog. Anatomie	Klinik	Röntgen	EKG	Echokardiogr.
Glykogenspeicherkrankheit des Herzens (Glykogenose Typ II, Pompesche Krankheit)	Fehlen von α-Glucosidase → Anhäufung v. Glykogen im Herzmuskel	Wandverdickung der Ventrikel Verbreiterung u. Vakuolisierung d. Myokardfibrillen	Ernährungsschwierigkeiten, Dyspnoe, Zyanose, Tachykardie, Infekte d. Luftwege. Globale Herzvergrößerung, Lungenstauung	Herzvergrößerung, Lungenstauung	Linksventrikuläre Hypertrophie, erhöhte QRS-Voltage, PQ verkürzt	Enorme Verdickung des interventrikulären Septums und der Kammerwand
Kongenitale noduläre Glykogeninfiltration (früher Rhabdomyom)	Nicht näher definierte Glykogenstoffwechselstörung	Solitäre oder multiple „Tumoren"; Ansammlung v. Glykogenmassen im interventr. Septum	Arrhythmien, AV-Blockierungen, plötzlicher Herztod		Arrhythmien, AV-Block	
Polysaccharidstoffwechselstörung	Anhäufung nichtmetachromatischer neutraler Polysaccharide im Myokard		Dyspnoe, Palpitationen, systolische Geräusche, Herzvergrößerung		Li.- oder biventrikuläre Hypertrophie Anomalien von P, Q, T; Leitungsstörung	
Sandhoffsche Krankheit	Störung d. Glykosphingolipidstoffwechsels durch Fehlen v. Hexosaminidase A u. B	Fibroelastose d. Endokards, myxoid verändertes Mitralklappengewebe, Einengung von Koronararterien	Globale Herzvergrößerung, Regurgitationsgeräusche an d. Mitralis, Herzinsuffizienz	Globale Herzvergrößerung	Linksventrikuläre Hypertrophie, Anomalien von T	
Mukopolysaccharidose Typ I (Hurler-Syndrom)	Ablagerung eines komplexen makromolekularen Glykoproteins		Globale Herzvergrößerung, Geräuschbild wie bei Herzklappenfehlern, tlw. Regurgitationsgeräusche an der Mitralis	Globale Herzvergrößerung, evtl. Verkalkung des Mitralklappenrings	Unspez. Veränderungen, evtl. QT-Verlängerung, linksventrikuläre Hypertrophie	Klappendeformitäten, -verkalkungen
Refsum-Syndrom	Störung des Lipidstoffwechsels → Anhäufung von Phytansäure	Zellatrophie u. Fibrose. Hervortreten autonomer Nerven von Sinusknoten und His-Bündel	Palpitationen, Adams-Stokes-Synkopen, Herzinsuffizienz		QT-Verlängerung, Veränderungen von ST u. T, Arrhythmien, Leitungsstörungen bis zum kompletten Herzblock	

tretende Erkrankung, die x-chromosomal vererbt wird.

Am Herzen lassen sich, ähnlich wie an der Skelettmuskulatur degenerative Muskelveränderungen ohne entzündliche Zeichen, und zwar vorwiegend fettige Degeneration und Fibrose nachweisen, die ungeklärterweise besonders stark den posterolateralen Bereich des linken Ventrikels betreffen. Dementsprechend läßt das Elektrokardiogramm dominante Vektoren des QRS in den rechtspräkordialen Ableitungen erkennen (Duchenne-Typ des EKG). In den erwähnten Abschnitten des linken Ventrikels lassen sich auch Kontraktilitätsstörungen nachweisen. Die Beeinträchtigung der kardialen Funktion äußert sich in frühzeitig nachweisbarer Belastungsinsuffizienz, die in wenigen Fällen auch mit invasiven Methoden nachgewiesen ist. Eine Herzinsuffizienz kommt terminal vor, ist aber als Todesursache nicht dominant. Die Therapie kann nur symptomatisch sein und vermag die Prognose des hereditären Leidens nicht wesentlich zu verbessern. Bei den übrigen Muskeldystrophien vom Gliedergürtel- und fazioskapulohumeralen Typ sind kardiale Manifestationen seltener.

Dystrophia myotonica

Die Dystrophia myotonica oder myotonische Muskeldystrophie ist eine autosomal-dominant vererbte Erkrankung mit Neigung zu Muskelstarre und zunehmender Atrophie der Muskulatur. Histologisch imponieren Vakuolen im sarkoplasmatischen Retikulum und an den Mitrochondrien. Am stärksten sind Erregungsbildungs- und Leitungssystem befallen. Daraus resultiert auch die starke Neigung zu Störungen der Sinus- und AV-Knotenfunktion mit wechselnden Formen der Blockierung. Klinisch stehen bradykarde Rhythmusstörungen bis zu Adams-Stokes-Symptomatik und plötzlichem Herztod im Vordergrund, weniger Beeinträchtigungen der kontraktilen Funktion. Tachykarde Phasen kommen in seltenen Fällen gleichfalls vor. Invasive oder echokardiographische Befunde haben dementsprechend diagnostisch geringere Bedeutung als elektrokardiographische Befunde, einschließlich der Vorhofstimulation und der His-Bündel-Elektrokardiographie. Die therapeutischen Empfehlungen richten sich nach der vorherrschenden Symptomatologie. Schrittmacherstimulation, in manchen Fällen auch antiarrhythmische Behandlung können indiziert sein. Eine kausale Therapie ist nicht bekannt.

Myasthenia gravis pseudoparalytica

Die Myasthenia gravis gehört zu den nicht hereditären Erkrankungen der Muskulatur. Wahrscheinlich beruht sie auf einer immunologisch bewirkten Muskelaggression, z. T. im Zusammenhang mit Thymomen. Im Vordergrund der Symptomatik stehen unspezifische EKG-Veränderungen in Form von Störungen der Repolarisation. Erregungsleitungsstörungen und Abweichungen des Rhythmus sind seltener. Die heute übliche Behandlung der Myasthenia gravis mit Cholinesterasehemmern kann bradykarde Rhythmusstörungen auslösen, so daß eine kardiologische Überwachung unter der Therapie indiziert ist.

Friedreichsche Ataxie

Unter der Bezeichnung der Friedreichschen Ataxie werden etwa 50 vererbte Formen zusammengefaßt, bei denen Hinterstränge und Kleinhirnseitenstränge, seltener auch Pyramidenbahnen degenerativ verändert sind. Die verschiedenen Formen unterscheiden sich durch Vererbungsmodus, Befall der spinozerebellaren Systeme und ihren Verlauf. Ein Herzbefall wird in 30–100% angegeben, wobei sich die unterschiedlichen Zahlen z. T. mit der Unterschiedlichkeit der angewandten diagnostischen Methoden erklären, z. T. aber auch mit wechselnder Schwere des Krankheitsbildes. Rhythmusstörungen in Form von Tachykardie und Bradykardie, Vorhofflimmern, Extrasystolen, wechselnde Blockierung sind beschrieben. Sehr häufig ist eine negative Konfiguration der T-Welle zugleich mit einer Hypertrophie des QRS. Diese letztgenannten Manifestationen erklären sich mit einer ventrikulären Hypertrophie vom Typ der obstruktiven hypertrophischen Kardiomyopathie. Auch echokardiographisch sind Septumverdickung und links-, seltener auch rechtsventrikuläre Hypertrophie beobachtet worden, z. T. auch mit pathologischer Vorwärtsbewegung des vorderen Mitralsegels (systolic anterior movement). In Einzelfällen ist auch eine obstruktive Kardiomyopathie durch Druckmessung und angiographisch gesichert worden. Für die Prognose ist die Herzinsuffizienz besonders bedeutsam. Die Mehrzahl der Fälle mit Friedreichscher Ataxie erliegt einer Herzinsuffizienz oder erleidet einen plötzlichen Herztod. Es liegt nahe, eine Therapie mit β-Blockern oder Calciumantagonisten durchzuführen. Langzeitergebnisse sind bisher noch nicht mitgeteilt, in Einzelfällen haben sich aber zumindest Rückbildungen elektrokardiographischer Abweichungen beobachten lassen (Ruser). Glykosidtherapie ist bei Fällen mit nachweisbarer Obstruktion nicht indiziert, außer bei schneller absoluter Arrhythmie durch Vorhofflimmern.

Toxische Kardiomyopathien

Alkoholinduzierte Kardiomyopathie

Unter den toxischen Kardiomyopathien kommt der alkoholinduzierten Form wahrscheinlich die größte Bedeutung zu. Die Häufigkeit ist zwar aus Mangel an spezifischen diagnostischen Kriterien nicht genau anzugeben, sie wird auf etwa 1% der chronischen Alkoholiker geschätzt, ist also, gemessen an der durch Alkohol verursachten Leberzirrhose, seltener. BOLTE schätzt die Zahl der in der Bundesrepublik jährlich an einer alkoholischen Kardiomyopathie neu Erkrankten auf 2000–3000 Fälle.

Pathogenese

Die Pathogenese ist nicht eindeutig geklärt. Tierexperimentell läßt sich im Akutversuch eine Depression der Kontraktilität der Herzmuskulatur nachweisen. Es werden verminderte Na^+-K^+-ATPase-Aktivität, Magnesium- und Calciumentzug als Ursache der verminderten kontraktilen Funktion diskutiert. Darüber hinaus werden Störungen im Fettmetabolismus, toxische Wirkung von Metaboliten, vor allem von Acetaldehyd, Vitamin-B_1-Mangel und die gleichzeitige Wirkung von Mangelernährung chronischer Alkoholiker angeschuldigt.

Pathologisch-anatomische Veränderungen

Makroskopisch ist in schweren Fällen eine Abgrenzung von der dilatativen Kardiomyopathie nicht möglich. Die Herzhöhlen sind erweitert, sie enthalten nicht selten Thromben, das Myokard läßt fibrotische Bezirke erkennen. Im Elektronenmikroskop stellen sich Schwellungen der Mitochrondrien und des sarkoplasmatischen Retikulums dar. Zusätzlich finden sich atrophische und degenerativ veränderte Muskelfibrillen.

Klinische Befunde

Verminderte Belastbarkeit, reduziertes Herzzeitvolumen, in schweren Fällen das klassische Symptomenbild einer globalen Herzinsuffizienz mit Neigung zu endocavitärer Thrombenbildung charakterisieren das klinische Bild. Elektrokardiographisch finden sich T-Abflachung oder -Negativierung. Es kommen ventrikuläre und supraventrikuläre Extrasystolen, seltener Störung in der atrioventrikulären Überleitung, Schenkelblockbilder und in schweren Fällen Vorhofflimmern vor. Die röntgenologischen und echokardiographischen Befunde entsprechen denen der dilatativen Kardiomyopathie, wenn das Krankheitsbild die Phase der globalen Insuffizienz erreicht hat.
BOLTE u. Mitarb. (1982) haben nachgewiesen, daß eine Abgrenzung gegenüber der idiopathischen dilatativen Kardiomyopathie durch Erhöhung von IgA, fehlende Immunfluoreszenz beim Test auf Anwesenheit von humoralen Myokardantikörpern und Erhöhung der LDH 1 in myokardbioptischen Untersuchungen charakteristisch sind und eine Differenzierung gegenüber anderen Formen dilatativer Kardiomyopathien ermöglichen.

Therapie

Strenge Alkoholkarenz ist die Basis der Behandlung. In der Mehrzahl der Fälle kommt es unter dieser Maßnahme zu einer Rückbildung der Insuffizienzerscheinungen. Spezielle therapeutische Maßnahmen müssen symptomorientiert sein und unterscheiden sich nicht von der Standardtherapie anderer Formen von Herzinsuffizienz, wobei Antikoagulantien und bei therapierefraktärem Verlauf die Verwendung von Vasodilatantien indiziert sind.

Chemisch-toxische Einwirkungen auf das Myokard

Eine sehr große Zahl chemischer Produkte mit therapeutischer Zielsetzung oder von Einzelsubstanzen, die im industriellen Produktionsprozeß anfallen, sind kardiotoxisch wirksam. Sie können hier nur summarisch behandelt werden.

Pathogenese

Die Pathogenese ist substanzbezogen und daher sehr uneinheitlich. Es kommen unmittelbar zelltoxische Wirkungen, Störungen der oxidativen Phosphorylierung (Emetin), Hemmung der Proteinsynthese (Adriamycin), Gefäßläsionen, Mikrothrombosierung, Hypoxie (CO-Vergiftung) und zahlreiche weitere Einzelmechanismen oder eine Kombination von Schädigungsmustern zur Beobachtung.

Pathologisch-anatomische Befunde

Dem unterschiedlichen toxischen Angriffspunkt entspricht auch ein differenziertes Bild bei pathologisch-anatomischen Untersuchungen. Mikroskopisch zeigen sich Ödem, Nekrose, zelluläre Infiltration, Thrombosierungen im Bereich der Mikrozirkulation, Hämorrhagien und Fibrosebezirke. Ultramikroskopisch lassen sich Schwellung der Mitochrondrien und des sarkoplasmatischen Retikulums, Vakuolisierung und Fragmentation der Muskelfibrillen erkennen.

Klinische Symptomatologie

Das klinische Bild umfaßt eine Variation von geringen und rasch reversiblen elektrokardiographischen Veränderungen bis zur Globalinsuffizienz des Herzens, z. B. bei langdauernder Adriamycinwirkung. In der Mehrzahl der Fälle läßt sich dabei eine klare Dosis-Wirkungs-Beziehung feststellen.

Einzelsubstanzen

Von besonderer Bedeutung ist die kardiodepressive Wirkung einiger Zytostatika wie Adriamycin und Daunorubicin. Bei Überschreiten einer Grenzdosis von etwa 550 mg Adriamycin treten in zunehmender Häufigkeit Rhythmusstörungen, T-Inversion, QRS-Verkleinerung und schließlich Herzinsuffizienz vom Typ der dilatativen Kardiomyopathie in Erscheinung. Die Häufigkeit schwankt in verschiedenen Statistiken einer systematischen Adriamycinbehandlung zwischen 2 und 5%, während EKG-Abweichungen häufiger nachweisbar sind. Vorschädigung des Herzens läßt die Häufigkeit kardialer Komplikationen unter dieser Behandlung ansteigen. Auch Cyclophosphamid vermag eine Kontraktilitätsverminderung unter Umständen bis zur erkennbaren kardialen Minderleistung auszulösen.
Von größerer klinischer Bedeutung ist der kontraktilitätsmindernde Effekt von Lithium, das bei hochdosierter Langzeittherapie, insbesondere bei schon vorgeschädigtem Herzen, elektrokardiographische Veränderungen in Form von T-Abflachung oder -Negativierung, Rhythmusstörungen

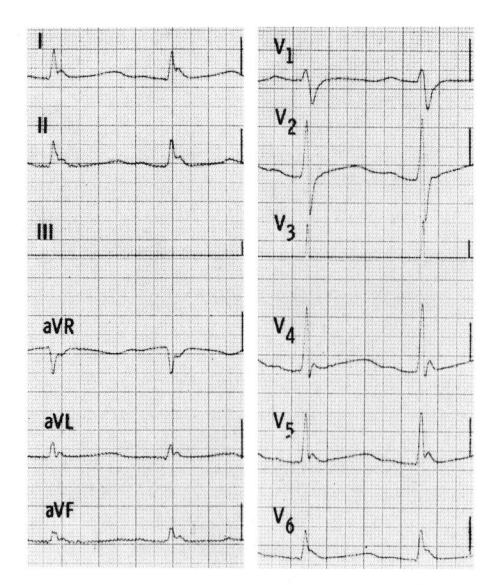

Abb. 1.115 Hypothermie von 32 °C bei Schlafmittelintoxikation. Sinustachykardie, AV-Block 1. Grades, typische Osborn-Welle im absteigenden Teil des QRS, Störung der Erregungsrückbildung über dem linken Ventrikel, QT-Verlängerung, fragliche Verstärkung der U-Welle (Abb. 1.113–1.115 aus Schölmerich, P. in von Mengden, H.-J.: Vom EKG zur Diagnose. Thieme, Stuttgart 1983)

und Herzdilatation auszulösen vermag, so daß eine Vorschädigung des Herzens als Kontraindikation dieser Therapie angesehen wird oder zu engmaschiger Überwachung der kardialen Funktion Anlaß gibt. Gleiche Gesichtspunkte gelten für trizyklische Antidepressiva und Phenothiazine. Von Emetin und Chloroquin und Antimonpräparaten ist bekannt, daß sie Verlängerung der AV-Zeit, QRS-Verbreiterung, verzögerten Ablauf der elektrischen Aktion in Form von QT-Prolongation, Rhythmusstörungen, Verminderung des Herzzeitvolumens und in schweren Fällen Herzinsuffizienz auslösen können.

Methysergid, das in Migränemitteln nicht selten verwandt wird, kann bei Langzeittherapie zu Endokardfibrosierung Anlaß geben.

Schon lange sind Myokardnekrosen durch hohe Dosen von Katecholaminen bekannt. Beim Phäochromozytom spielen neben der akuten Druckbelastung der nicht adaptierten Herzmuskulatur auch gleichzeitige Nekrosen in der Pathogenese eine Rolle. Über zahlreiche weitere Einzelsubstanzen liegen kasuistische Mitteilungen im Hinblick auf kardiotoxische Wirkungen vor. In einigen Fällen, so vor allem bei Antibiotika und Sulfonamiden, lassen sich medikamententoxische nicht von allergischen Wirkungen sicher abtrennen.

Industriell verwandte Stoffe mit kardiotoxischer Wirkung

Unter den industriellen Produkten haben Blei, Quecksilber, Phosphor, Arsen, Kohlenoxid größere Bedeutung. Sie wirken auf unterschiedliche Weise negativ inotrop und arrhythmogen. Phosphorbindungen haben einen ausgeprägt hepatotropen und kardiotropen Effekt, wobei je nach Intensität und Dauer der Einwirkung eine Letalität bis zu 50% der Fälle beobachtet wird. Bei CO-Vergiftung sind Nekrosebezirke und subendokardiale Hämorrhagien sowie Mikrothrombosierungen durch Endothelläsionen bekannt. Eine bemerkenswerte Sonderform von Kardiomyopathie stellt die durch Kobalt induzierte Herzinsuffizienz dar, die 1965 erstmals bei Biertrinkern in Quebec und kurze Zeit später auch in anderen Regionen der Welt beobachtet wurde. Sie wird als tierexperimentelles Modell ebenso wie die Adriamycin-Kardiomyopathie verwandt.

Physikalische Einwirkungen auf das Myokard

Strahleneinwirkung

Die Einwirkung ionisierender Strahlen kann bei Überschreiten einer Dosis von 4000–5000 rad (40–50 Gy) zu entzündlichen Reaktionen an allen Herzschichten einschließlich der Kapillaren führen, so daß als Folgeerscheinungen fibrotische Bezirke teils als Ausdruck narbiger Abheilung interstitieller Entzündung, teils im Zusammenhang mit Nekroseherden auftreten, die durch Mikrothrombosierung mit umgrenzter Infarzierung zustande gekommen sind. Klinische Beobachtungen beziehen sich meist auf strahlentherapeutische Maßnahmen bei thorakalen Tumoren, insbesondere Erkrankungen an Morbus Hodgkin oder Bronchialkarzinomen. Neben einer Myokardfibrosierung kommen besonders häufig Perikardfibrosierungen oder chronische Ergußbildung im Herzbeutel zur Beobachtung. Charakteristisch sind auch bei langfristiger Strahleneinwirkung Endokardfibrosen, allerdings ohne ausgeprägte restriktive Veränderungen der Ventrikelfunktion, wie sie die Endomyokardfibrose der restriktiven Kardiomyopathie charakterisieren. Die Symptomatologie umfaßt als Zeichen strahleninduzierter Veränderungen elektrokardiographische Abweichungen mit T-Abflachung oder T-Negativierung oder ST-Senkung, während Verkleinerung oder Typenwandel des QRS selten in Erscheinung treten. In Einzelfällen ist bei massiver Strahlenexposition ein letaler Ausgang unter Schockerscheinungen beobachtet worden, wobei histologisch Endothelläsionen mit Mikrothrombosierungen im Vordergrund standen. Eine Herztamponade durch Perikarderguß ist eine weitere charakteristische Folgeerscheinung akuter toxischer Strahlenwirkung.

Hypothermie

Erfahrungen mit Hypothermie liegen seit der Anwendung künstlicher Hypothermie bei operativen Eingriffen im Rahmen der Herzchirurgie in größerer Zahl vor. Verlangsamung der Herzschlagfolge, Verzögerung der Erregungsausbreitung, metabolische Depression, Reduktion des Herzzeitvolumens sind charakteristische und in der Herzchirurgie

z. T. erwünschte Reaktionen. Unter pathologischen Bedingungen kommen hypotherme Einwirkungen bei Kälteexpositionen in entsprechendem Klima, Alkoholkoma und Vergiftungen bei niedriger Außentemperatur vor. Ein charakteristisches Beispiel ist in Abb. 1.**115** gezeigt. Es lassen sich ein AV-Block 1. Grades und eine deutliche QT-Verlängerung erkennen. Zusätzlich ist die sog. Osborn-Welle im absteigenden Schenkel des QRS charakteristisch.

Weitere Herzmuskelerkrankungen

Eine Vielzahl von Krankheiten läßt auch kardiale Begleit- oder Folgeerkrankungen erkennen. Das gilt insbesondere für endokrinologische Krankheiten, Stoffwechselabweichungen, renale und pulmonale sowie hämatologische Affektionen. Ihre Darstellung erfolgt im Rahmen der Besprechung dieser Krankheitsbilder.

Ätiologisch ungeklärt ist eine selten auftretende Form von Kardiomyopathie im letzten Monat der Schwangerschaft oder den ersten Wochen nach der Entbindung. Im klinischen Bild unterscheidet sie sich nicht von der dilatativen Kardiomyopathie einschließlich der Neigung zu endokavitären Thromben. Die Manifestation ist nicht an eine Toxikose gebunden, rezidiviert mit weiteren Schwangerschaften und ist nicht in allen Fällen voll reversibel.

Unter den Kardiomyopathien, die durch Mangelerkrankungen bedingt sind, kommt der als Kwashiorkor benannten Form besondere Bedeutung zu, die durch ein Defizit an Nahrungseiweiß bei überwiegender Kohlenhydraternährung in einigen Entwicklungsländern in Erscheinung tritt. Im Zusammenhang mit Zellatrophie und Fragmentation von Muskelfibrillen stellen sich Herzdilatation, Herzinsuffizienz und nicht selten plötzlicher Herztod durch Störungen der Erregungsausbreitung oder Kammerflimmern ein. Klinisch stehen Herzinsuffizienz mit extremer Ödemneigung, reduziertes Auswurfvolumen und elektrokardiographisch ST-Senkung und T-Negativierung mit Niederspannung des QRS im Vordergrund.

Literatur

Blömer, H., W. Delius, A. Wirtzfeld, I. Wüst: Herzbeteiligung bei internistischen Erkrankungen. In Krayenbühl, H. P., W. Kübler: Kardiologie in Klinik und Praxis. Thieme, Stuttgart 1981

Bolte, H. D., S. Fischer, B. Ludwig: Immunologische Untersuchungsbefunde bei dilativen Kardiomyopathien. Z. Kardiol. 71 (1982) 517

Braunwald, E.: Heart Disease. Saunders, Philadelphia 1980

Goodwin, J. F.: Cardiomyopathy. In Hurst, J. W.: The Heart, 4th ed. McGraw-Hill, New York 1978

Goodwin, I. F.: The frontiers of cardiomyopathy. Brit. Heart J. 48 (1982) 1

Hurst, J. E., R. B. Logue, R. C. Schlant, N. K. Wenger: The Heart, 4th ed. McGraw-Hill, New York 1978

Johnson, A., I. Palacios: Dilated cardiomyopathies of the adult. New Engl. J. Med. 307 (1982) 1051 und 1119

Krayenbühl, H. P., W. Kübler: Kardiologie in Klinik und Praxis. Thieme, Stuttgart 1981

Kuhn, H., F. Loogen: Erkrankungen des Myokard. In Krayenbühl, H. P., W. Kübler: Kardiologie in Klinik und Praxis. Thieme, Stuttgart 1981

Perloff, J. K.: Neurological disorders and heart disease. In Braunwald, E.: Heart Disease. Saunders, Phildalphia 1980

Reindell, H., H. Roskamm: Herzkrankheiten. Springer, Berlin 1977

Report of the WHO/ISFC: Task force on the definition and classification of cardiomyopathies. Brit. Heart J. 44 (1980) 672

Riecker, G.: Klinische Kardiologie, 2. Aufl. Springer, Berlin 1982

Schölmerich, P.: Erkrankungen des Endokards, Myokards und Perikards (einschließlich Herztraumen und Herztumoren). In Gross, R., P. Schölmerich: Lehrbuch der Inneren Medizin, 6. Aufl. Schattauer, Stuttgart 1982

Wenger, N. K.: Myocardial involvement in systematic disease. In Hurst, J. W.: The Heart, 4th ed. McGraw-Hill, New York 1978

Williams, G. H., E. Braunwald: Endocrine and nutritional disorders and heart disease. In Braunwald, E.: Heart Disease. Saunders, Philadelphia 1980

Wynne, J., E. Braunwald: The cardiomyopathies and myocarditides. In Braunwald, E.: Heart Disease. Saunders, Philadelphia 1980

Perikarderkrankungen

P. Schölmerich und U. Theile

Einleitung

Bemerkungen zur Anatomie und Physiologie des normalen Perikards

Der Herzbeutel umgibt das Herz mit einem dem Herzmuskel anhaftenden viszeralen und einem durch einen kapillaren Spalt davon getrennten parietalen Blatt. Beide Perikardblätter sind von einer Serosa überzogen. Im Perikardraum befindet sich eine 20–30 ml betragende Flüssigkeitsmenge, die den kapillaren Spalt ausfüllt. Das Grundgerüst der Perikardblätter besteht aus kollagenen und elastischen Fasern, deren Dehnbarkeit für die hämodynamischen Rückwirkungen größerer Flüssigkeitsansammlungen von großer Bedeutung ist.

Die Funktion des Perikards besteht darin, eine reibungsarme Bewegung der Herzhöhlen in Systole und Diastole zu ermöglichen. Außerdem wird das Herz vor einer akuten Überdehnung geschützt und gegenüber seiner Umgebung durch das Perikard abgegrenzt. Das Perikard garantiert aufgrund seiner Fixation am Diaphragma, am Sternum, an der Pleura und am Mediastinum eine Lagekonstanz des Herzens. Die Umschlagfalten liegen mehrere Zentimeter oberhalb der Aortenklappen und kurz unterhalb der Teilungsstelle der A. pulmonalis, auch die herznahen Anteile der V. cava superior und der Lungenvenen werden vom Perikard bedeckt.

Häufigkeit von Perikarderkrankungen

Im autoptischen Untersuchungsgut liegt die Zahl perikardialer Veränderungen einschließlich geringer Obliteration der beiden Perikardblätter bei 5%. Dagegen werden aber nur $1/10$ der Herzbeutelentzündungen klinisch diagnostiziert. Die Diskrepanz ist deshalb so groß, weil die Perikardbeteiligung, z. B. bei einem Herzinfarkt, in der Dramatik des klinischen Bildes der Grundkrankheit untergeht oder wie bei einer primär chronischen Polyarthritis protrahierte subklinische Perikarditiden auftreten, die nur zu geringer Exsudation mit Tendenz zu lokaler Obliteration führen. Bei Rezidiven und Langzeitverläufen kann sich auf diese Weise eine Verödung des ganzen Herzbeutels entwickeln, ohne daß akute Symptome bemerkt worden wären.

Einteilung der Perikarderkrankungen

Die Perikarderkrankungen lassen sich in entzündliche und nichtentzündliche Krankheitsformen einteilen, wobei die entzündlichen akut, subakut oder chronisch verlaufen können. Die besonderen anatomischen Verhältnisse lassen einige klinische Syndrome deutlich werden, die als Herztamponade bei rascher Entstehung eines größeren Perikardergusses und als konstriktive Perikarditis bei narbiger Schrumpfung des Perikards imponieren. Perikardergüsse können mit oder ohne Verdickung des inneren oder äußeren Perikardblattes in Erscheinung treten, so daß im Einzelfall das klinische Bild von der Compliance des Perikards bestimmt wird. Je nach Dehnbarkeit können kleinere Ergüsse schon zur Herztamponade führen, während unter Umständen bei stark erhöhter Dehnbarkeit auch Flüssigkeitsansammlungen von mehreren Litern ohne Erscheinungen einer intraperikardialen Drucksteigerung toleriert werden.

Entzündliche Perikardveränderungen

Akute Perikarditis

Viszerales und parietales Blatt des Herzbeutels können wie die übrigen serösen Häute des Organismus isoliert entzündlich reagieren oder sekundär entzündlich befallen werden. Die Mehrzahl der Perikarditiden ist durch eine fibrinöse Entzündung gekennzeichnet, die klinisch nicht selten unbemerkt bleibt. Bei stärkerer Exsudation kommen unter Umständen lebensbedrohliche hämodynamische Rückwirkungen zustande. Örtlich begrenzte oder ausgedehnte Verklebungen der Perikardblätter als Residuen akuter Entzündungen verursachen keine klinisch faßbaren Folgeerscheinungen. Chronischer Erguß oder großflächige, narbige Verschwielungen mit Schrumpfung des Perikards können dagegen das klassische Bild einer chronischen Einflußstauung vor dem rechten Herzen auslösen.

Ätiologie und Pathogenese

Ein größerer Prozentsatz der akuten Perikarditiden ist ätiologisch nicht einzuordnen und wird deshalb als idiopathisch bezeichnet. Für die übrigen sind zahlreiche Krankheitsursachen bekannt, die in der Tab. 1.47 aufgeführt sind.

Pathologische Anatomie

In Abhängigkeit von der auslösenden Noxe und der Reaktionsbereitschaft der serösen Blätter kann die Entzündung sich auf eine fibrinöse Insudation bei Auflockerung des Endothels beschränken oder zu einem serofibrinösen Erguß führen. Tuberkulose, akutes rheumatisches Fieber, aber auch die idiopathische Perikarditis zeigen nicht selten einen stärker hämorrhagischen Erguß, der bei primären oder sekundären Tumoren des Perikards obligat ist. Purulente Perikarditiden finden sich bei bakteriellen Entzündungen. Ihre Zahl ist aber durch die bei Infektionskrankheiten meist früh einsetzende Therapie bakterieller Infekte mit Antibiotika stark zurückgegangen.

Pathophysiologie

Die pathophysiologischen Besonderheiten bei der akuten Perikarditis sind in erster Linie durch Steigerung des Flüssigkeitsgehaltes im Perikardraum mit dadurch bedingtem intraperikardialem Druckanstieg zu erwarten. Dieser Druckanstieg ist eine Funktion der Compliance des äußeren Perikardblattes. Bis zu einem gewissen Druckniveau ist durch Steigerung des Füllungsdruckes der Kammern eine Kompensation möglich. Wird ein Druck von etwa 30 mmHg im Perikardraum überschritten, so kommt es zu einem raschen arteriellen Druckabfall, der als Folge der Herztamponade das klinische Bild des Schocks auslöst (Tab. 1.48).

Krankheitsbild

Befunde

In der Mehrzahl der Fälle beziehen sich die Allgemeinsymptome wie Fieber, Schweißneigung, Gewichtsabnahme und Mattigkeit, auf die Grundkrankheit, deren Teilmanifestation die Perikarditis darstellt. An spezifischen Symptomen steht der retrosternale Schmerz oft im Vordergrund. Er hat stechenden Charakter, ist häufig lageabhängig und mit der Atemphase wechselnd. Bei größeren Ergüssen im Herzbeutel kommen Druck, Engegefühl, auch Angst, Dyspnoe, Oberbauchbeschwerden und Schwindel durch arteriellen Druckabfall hinzu.

Physikalisch ist eine Vergrößerung der absoluten, meist gleichzeitig auch der relativen Herzdämpfung nach links nachweisbar. Das Symptom kann als Hinweis dienen, wenn dabei der Herzspitzenstoß fehlt oder abgeschwächt ist. Große Perikardergüsse verursachen durch Verlagerung des Herzens nach hinten eine Kompression des linken Lungenunterlappens mit Bronchialatmen, Dämpfung und Ägophonie (Bamberger-Pins-Ewart-Zeichen).

Auskultatorische und phonokardiographische Befunde

Das diagnostisch führende Symptom einer akuten Perikarditis ist das Perikardreiben, ein Geräuschphänomen, das durch kratzenden, manchmal auch schabenden Charakter gekennzeichnet ist. Es ist lageabhängig, verstärkt sich in- oder exspiratorisch, tritt in 2 oder 3 Phasen der Herzrevolution auf, und zwar in Systole, Protodiastole und in Präsystole. Verwechslungen mit Geräuschen von Herzklappenfehlern ergeben sich selten, da das Perikardreiben inkonstant ist und nicht die für Klappenfehler typische Zeitbeziehung zu den Phasen der Herzrevolution besitzt. Phonokardiographisch läßt sich eine Zusammensetzung des Geräusches aus verschiedenen Frequenzbereichen nachweisen, vorwiegend sind hohe Frequenzen beteiligt. Die Entstehung des Geräusches ist mit der

Tabelle 1.47 Übersicht über Ursachen akuter Perikarditiden

1. Idiopathische Perikarditis
2. Infektiöse Perikarditis (Tuberkelbakterien, pyogene Erreger, Viren, Rickettsien, Pilze, Parasiten, Spirochäten usw.)
3. Perikarditis bei Herzinfarkt
4. Allergische Perikarditis (Serumkrankheit, Postkardiotomie-Syndrom, Postmyokardinfarkt-Syndrom, Arzneimittelallergie usw.)
5. Rheumatische Perikarditis
6. Perikarditis bei sog. Kollagenkrankheiten (primärchronische Polyarthritis, Morbus Reiter, Morbus Sjögren, Morbus Felty, Morbus Bechterew, Lupus erythematodes disseminatus, Sclerodermia diffusa, Dermatomyositis, Panarteriitis nodosa)
7. Perikarditis bei Stoffwechselstörungen (renale Insuffizienz, Addison-Krise, diabetisches Koma, Cholesterinperikarditis)
8. Traumatische und postoperative Perikarditis
9. Tumorperikarditis (einschließlich Befall des Perikards bei Leukosen und Myelom)
10. Perikarditis bei Sarkoidose
11. Perikarditis bei dissezierendem Aortenaneurysma
12. Strahleneinwirkung auf das Perikard

Tabelle 1.48 Ursachen einer Herztamponade

1. Spezifische infektbedingte Perikarditis
2. Unspezifische (idiopathische) Perikarditis
3. Akute rheumatische Perikarditis
4. Perikard- und Herztumoren
5. Perforation oder Ruptur der Ventrikelwandung
6. Thoraxtrauma
7. Antikoagulantientherapie bei Perikarditis
8. Perforation eines Aortenaneurysmas in das Perikard

Bewegung der fibrinbehafteten Perikardblätter gegeneinander oder des parietalen Blattes gegen die Pleura mediastinalis erklärt.

Rein pleurale Geräusche können durch Atemanhalten unterdrückt werden. Fibrinbeläge der Pleura, die in Kontakt zum äußeren Perikardblatt kommen, verursachen jedoch infolge der ständigen Herzbewegung konstant nachweisbare perikarditische Geräusche, auch wenn intraperikardiale Entzündungszeichen fehlen. Mit Ausbildung eines Ergusses kann das Perikardreiben schwinden, selbst ausgedehnte Exsudationen gehen aber gelegentlich mit konstantem Perikardgeräusch einher, da die Ergüsse meist seitlich und vorn liegen, so daß in den übrigen Bezirken viszerales und parietales Blatt noch Kontakt haben.

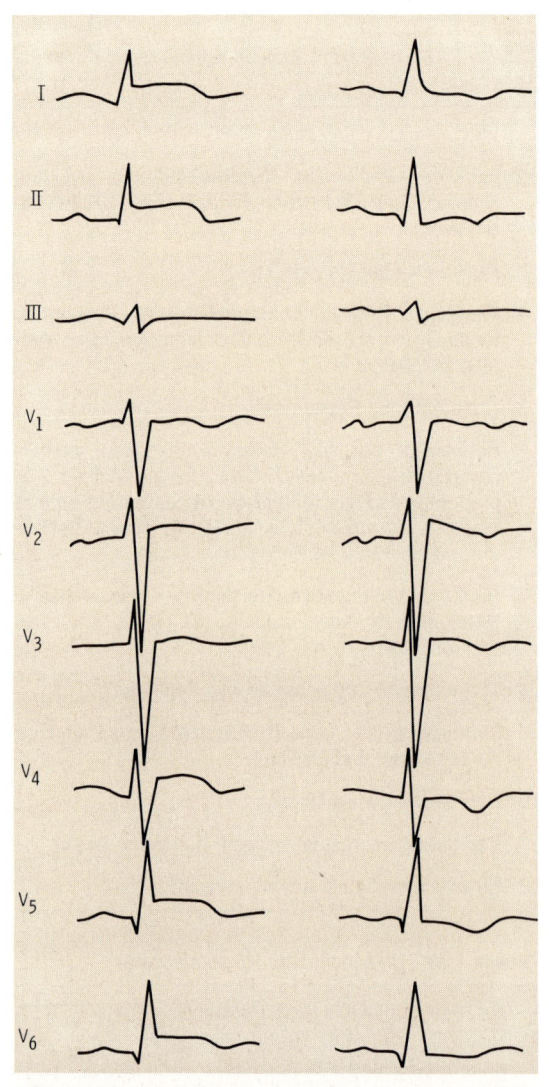

Abb. 1.**116** Schematische Darstellung typischer elektrokardiographischer Veränderungen in der akuten Phase und in der Abheilungsphase einer Perikarditis (aus *Schölmerich, P.*: Erkrankungen des Perikards. In *Krayenbühl, H. P., W. Kübler*: Kardiologie in Klinik und Praxis, Bd. II. Thieme, Stuttgart 1981)

Elektrokardiographische Befunde

Abweichungen im EKG lassen sich nur erwarten, wenn die Entzündung den subepikardialen Bereich des Myokards mit einbezieht. Der Herzbeutel selbst ist elektrisch stumm. Die elektrokardiographischen Besonderheiten der akuten Perikarditis zeigen einen typischen Ablauf, den Holzmann in 3 Stadien differenziert hat. In der frischen Phase besteht eine ST-Überhöhung in allen Ableitungen, d. h. ein Potential zwischen Innen- und Außenschicht des Herzens, wobei der positive Pol des Vektors nach außen gerichtet ist (Stadium I nach Holzmann). Dieses Potential erklärt sich mit der entzündlichen Alteration der subepikardialen Außenschicht des Myokards, die in der Phase maximaler Erregung aller Muskelfasern (ST-Strecke) eine geringere Negativierung im Vergleich zur gesunden Innenschicht erfährt. Der Vektorabgriff ist bei normaler Herzlage in allen Extremitätenableitungen und der Mehrzahl der Brustwandableitungen positiv. Diese Phase dauert meist nur Stunden oder 1–2 Tage. Im weiteren Ablauf schwindet dieser Vektor, ST wird mehr oder weniger isoelektrisch, gleichzeitig kommt es zu einem weiteren vektoriell leicht erklärbaren Phänomen, nämlich einer Abflachung des T (Stadium II nach Holzmann) oder einer spitz-negativen Konfiguration der T-Welle (Stadium III nach Holzmann). Man muß annehmen, daß sich in der Phase der Erregungsrückbildung (T-Welle) die Erregung in den entzündlich geschädigten Außenbezirken des Myokards langsamer zurückbildet als in den übrigen Bereichen der Herzmuskulatur, so daß ein Vektor mit Pluspol in der Innenschicht resultiert. Dieser Vektor läßt sich als negatives T in all den Ableitungen abgreifen, in denen in der frischen Phase eine ST-Überhöhung erkennbar war. T ist bei normaler Herzlage in allen Extremitätenableitungen und in den Brustwandableitungen V_2–V_6 negativ (Abb. 1.**116**). Bei Achsenabweichung des QRS nach rechts oder links können sich andere Projektionen ergeben, die das Bild komplizieren. Eine Niederspannung ist nicht konstant nachweisbar, nicht einmal häufig. Sie findet sich eher bei chronischen Perikarditiden infolge Myokardatrophie. Eine Abgrenzung gegenüber dem Infarkt-EKG ist dadurch möglich, daß QRS bei transmuralem Infarkt immer, bei Perikarditis praktisch nie verändert ist. Meist durchläuft das Perikarditis-EKG die einzelnen Stadien relativ rasch, während die Umwandlung des erhöhten ST bei frischem Infarkt über Zwischenphasen bis zur isoelektrischen ST-Konfiguration einen längeren Zeitablauf benötigt. Relativ lange ist hierbei eine bogenförmige ST-Überhöhung mit Übergang in ein negatives T nachweisbar. Jüngst ist auf ein relativ häufiges Auftreten von elektrischem Alternans sowohl der Vorhofwelle als auch des QRS bei Perikardergüssen hingewiesen worden.

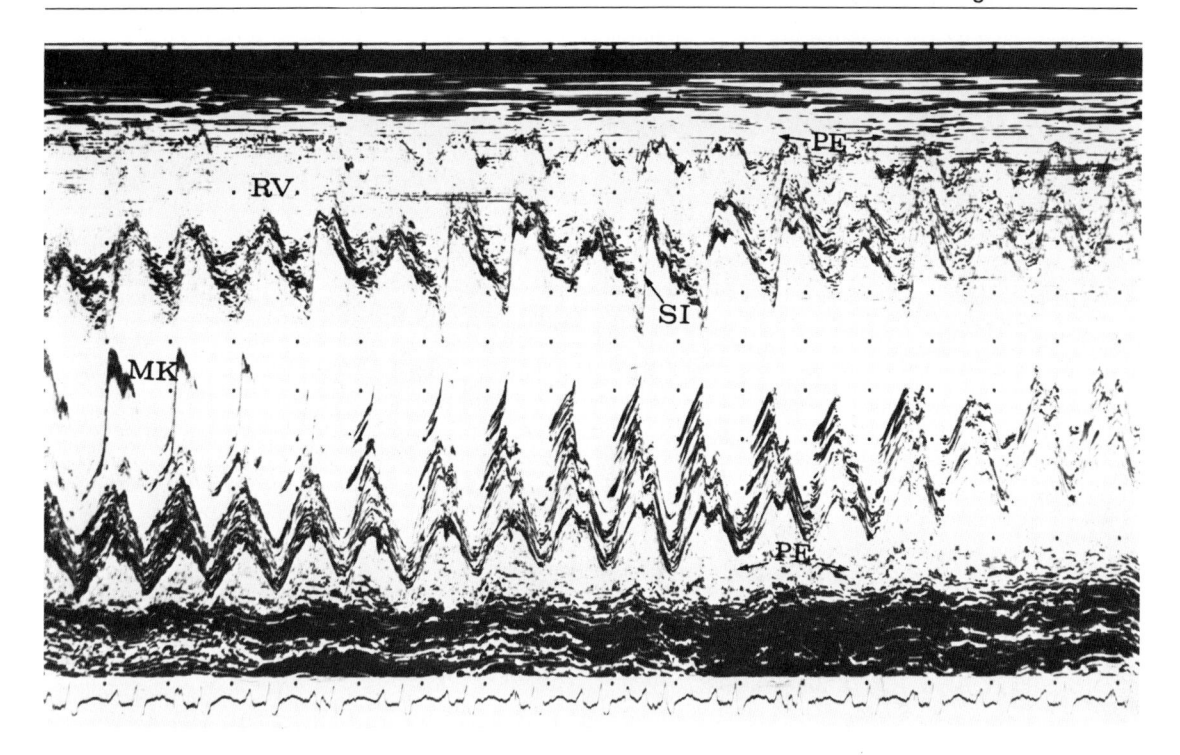

Abb. 1.**117** M-Mode Echokardiogramm eines Perikardergusses (aus *Schölmerich, P.*: Erkrankungen des Perikards. In *Krayenbühl, H. P., W. Kübler*: Kardiologie in Klinik und Praxis, Bd. II. Thieme, Stuttgart 1981)

Ultraschallkardiographie

Die Echokardiographie hat die Diagnostik von Perikardergüssen wesentlich erleichtert. Es gelingt mit Hilfe der eindimensionalen Echokardiographie weitgehend, echofreie Räume zwischen parietalem Perikard und Epikard, d. h. Vorhof- und Ventrikelwand, nachzuweisen, die eine Ergußbildung anzeigen. Die Änderung der Einfallsrichtung des Echos vermag die Lokalisation auch umschriebener Ergüsse zu ermöglichen. Bei Darstellung im M-Mode-Verfahren läßt sich, zumindest bei größeren Ergüssen, eine gesteigerte Beweglichkeit des Herzens („swinging heart") nachweisen, die mit rasch erfolgenden Lageänderungen des ganzen Herzens innerhalb des Perikardergusses erklärt wird (Abb. 1.**117**). Im zweidimensionalen Bild ist es möglich, den Erguß in seiner ganzen Dimension zur Darstellung zu bringen (Abb. 1.**118**). Dieses Verfahren ist besonders auch bei Perikardiozentese, der Punktion des Herzbeutels, zur Orientierung des Zugangs für die Punktionsnadel von großem Wert.

Röntgenologische Befunde

Röntgenologische Veränderungen der Herzsilhouette können dann auftreten, wenn der Herzbeutelerguß eine Dimension von mehr als 200–300 ml angenommen hat. Bei der großen Variabilität der Herzsilhouette läßt sich in vielen Fällen nur aus der Verlaufsbeobachtung ein Perikarderguß sichern oder wahrscheinlich machen. Größere Ergüsse verändern die Form des Herzschattens je nach Festigkeit des Perikards im Sinn einer Bocksbeutelkonfiguration bei wenig nachgiebigem parietalem Perikard oder unter Umwandlung in eine dreieckige, breitbasig dem Zwerchfell aufliegende Herzfigur bei verminderter Festigkeit des äußeren Perikardblattes, z. B. infolge chronischer Entzün-

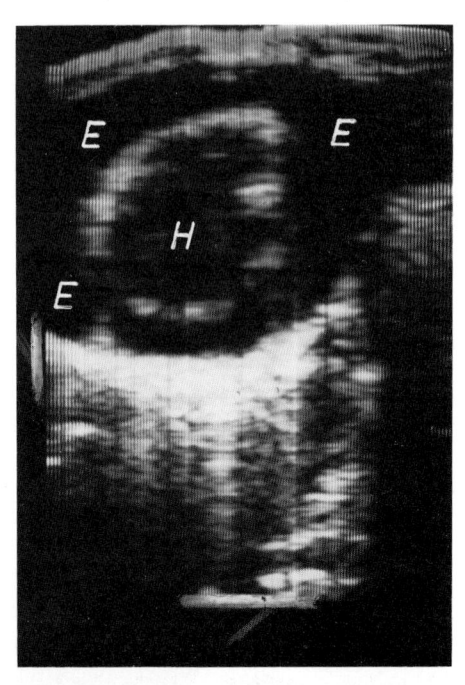

Abb. 1.**118** Echokardiogramm eines Perikardergusses in zweidimensionaler Darstellung (aus *Schölmerich, P.*: Erkrankungen des Perikards. In *Krayenbühl, H. P., W. Kübler*: Kardiologie in Klinik und Praxis, Bd. II. Thieme, Stuttgart 1981)

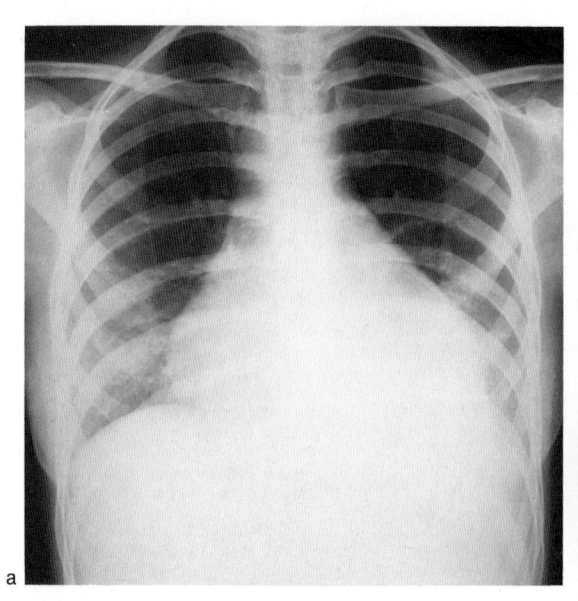

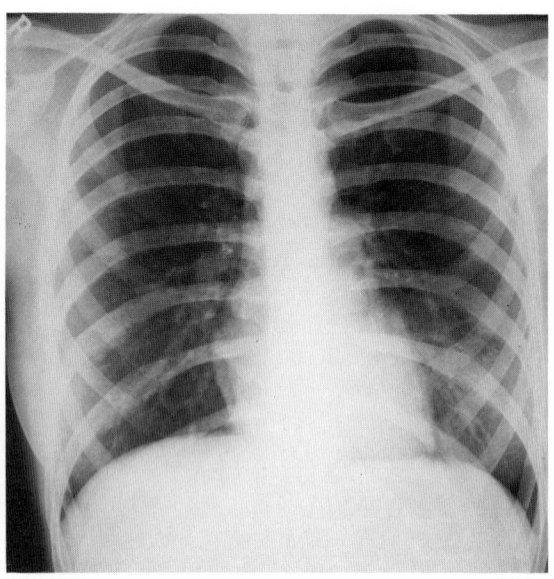

Abb. 1.**119** Röntgenologische Darstellung einer akuten idiopathischen Perikarditis (**a**) und Zustand nach Rückbildung des Ergusses (**b**) (aus *Schölmerich, P.*: Erkrankungen des Perikards. In *Krayenbühl, H. P., W. Kübler*: Kardiologie in Klinik und Praxis, Bd. II. Thieme, Stuttgart 1981)

dung. Charakteristisch ist, daß die Vergrößerung der Herzsilhouette nicht mit einer Lungenstauung einhergeht, wobei die Hili eher hinter dem breiteren Herzschatten verschwinden. Die Herzränder sind bei schneller Ergußbildung meist schärfer gezeichnet, bei chronischer Entzündung oder pleuraler Beteiligung bzw. parakardialer pneumonischer Infiltration schwerer abgrenzbar (Abb. 1.**119**). Die Herzrandpulsation erscheint in Abhängigkeit vom Umfang des Ergusses vermindert oder ganz aufgehoben. Nach Punktion und Einfüllung von Luft in den Perikardraum läßt sich ein je nach Lokalisation und Umfang des Ergusses wechselnder Abstand zwischen Vorhof- bzw. Ventrikelwand und parietalem Perikard darstellen.

Neuerdings steht in der Computertomographie des Herzens bzw. der Thoraxorgane ein überlegenes diagnostisches Verfahren zum Nachweis von Perikardergüssen, übrigens auch von Perikardzysten und -divertikeln, Verkalkungen des Herzbeutels und Herz- bzw. Perikardtumoren zur Verfügung (GRAMIAK u. WAAG 1976, JANSON u. Mitarb. 1979, HAERTEL u. Mitarb. 1979, LACKNER u. Mitarb. 1979). Der Perikarderguß läßt sich als Bereich mit geringerer Dichte zwischen Myokard und parietalem Perikard nachweisen. Es erscheint möglich, auch seröse von stark hämorrhagischen Ergüssen aufgrund unterschiedlicher Dichtezonen zu differenzieren (LACKNER u. Mitarb. 1979). Ein Vorteil dieses Verfahren ist, daß auch in Bereichen, in denen mit der Ultraschallechokardiographie der Nachweis aufgrund der besonderen anatomischen Lage nicht gelingt, die Darstellung von abgekapselten Ergüssen möglich ist (Abb. 1.**120**).

Invasive Befunde

Die Einführung der Ultraschallkardiographie und der Computertomographie hat die Verwendung invasiver Verfahren, etwa die Austastung der Herzhöhlen mit dem Herkatheter, den angiographischen Nachweis von Ergüssen durch Abschätzung des Abstandes der äußeren Begrenzung der Herzsilhouette von Vorhof- oder Ventrikelgrenze oder die Verwendung von Radioisotopen weitgehend entbehrlich gemacht.

Intrakardiale Druckmessungen ergeben mit zunehmendem Anstieg des intraperikardialen Druckes einen höheren Füllungsdruck in Vorhöfen und zuführenden Venen bei entsprechend gesteigertem

Abb. 1.**120** Computertomographisches Bild eines Perikardergusses (aus *Schölmerich, P.*: Erkrankungen des Perikards. In *Krayenbühl, H. P., W. Kübler*: Kardiologie in Klinik und Praxis, Bd. II. Thieme, Stuttgart 1981)

enddiastolischem Druck im linken wie rechten Ventrikel. Messungen der Hämodynamik lassen Verminderung von systolischem und diastolischem Volumen, verminderte Ejektionsfraktion, systolischen Druckabfall in beiden Ventrikeln, der A. pulmonalis und der Aorta erkennen (SCHÖLMERICH 1960, BOLTE 1975, SCHOLLMEYER 1977, BRAUNWALD 1977, FOWLER 1978).

Diagnose und Differentialdiagnose

Die wesentlichen diagnostischen Merkmale aller Formen von akuter Perikarditis sind Perikardreiben und elektrokardiographische Veränderungen. Bei größeren, rasch sich ausbildenden Ergüssen kommen venöse Einflußstauung und arterieller Druckabfall sowie charakteristische röntgenologische Abweichungen hinzu. Die Allgemeinsymptome sind eher vom bestehenden Grundleiden abhängig. Differentialdiagnostisch müssen Herzinfarkt, Pleuritis, Pneumothorax und mediastinales Emphysem abgegrenzt werden, soweit Schmerz und Reibegeräusche in Frage kommen. Die Einflußstauung läßt differentialdiagnostisch an Rechtsherzinsuffizienz, Trikuspidalstenose oder tumoröse Einflußstauung, etwa im Zusammenhang mit Mediastinaltumoren denken. Ein Herzinfarkt zeigt bei transmuraler Ausdehnung in der Regel neben ST- und T-Abweichungen auch Veränderungen des QRS-Komplexes mit Verstärkung der Q-Zacken, R-Verlust in den Brustwandableitungen bei Vorderwandinfarkten sowie charakteristische Bilder in AVF und Ableitung II und III bei Hinterwandinfarkten. Zudem tritt die Perikarditis erst 2–3 Tage nach Schmerzanfall in Erscheinung. Eine reine Pleuritis läßt das Pleurareiben bei Atemstillstand vermissen, wenn die Pleuraerkrankung nicht in der Nähe des Herzens lokalisiert ist. Ein Pneumothorax kann perkutorisch und auskultatorisch nachgewiesen werden, ein mediastinales Emphysem röntgenologisch erkennbar sein (FOWLER 1978).

Verlauf und Prognose

Der klinische Verlauf hängt wesentlich von der Ätiologie der akuten Perikarditis ab. Rückbildung der entzündlichen Erscheinungen meist mit geringer Obliteration der Herzbeutelblätter, Rezidive, Persistenz von Exsudaten, Übergang in chronische Kompression durch Erguß oder narbige Konstriktion, eventuell mit Verkalkung, sind möglich. Die Nomenklatur der Residuen ist in der Literatur nicht einheitlich. Man sollte eine Obliteration der Perikardblätter eine Concretio pericardii nennen, Adhäsionen des Perikards mit benachbarten Strukturen Accretio pericardii und die Bezeichnung Constrictio cordis der schwielig-schrumpfenden Perikarditis vorbehalten, die ein bestimmtes hämodynamisches Bild, das der Einflußstauung vor dem Herzen, hervorruft. Ähnliche Symptome kann die Drucksteigerung durch chronische Ergüsse mit oder ohne Verdickung des Perikards auslösen. Beide Krankheitsbilder lassen sich unter der Bezeichnung „kompressive Perikarditis" zusammenfassen.

Perikardpunktion

Die Behandlung entzündlicher Perikarderkrankungen wird im Anschluß an die Darstellung der speziellen Formen erörtert. Punktionen des Perikards sind aus diagnostischen Gründen bei exsudativen Formen zweckmäßig, bei Tamponade aus vitaler Indikation dringlich. Der Zugang erfolgt am einfachsten von einem Punkt links, rechts oder unterhalb des Processus xiphoideus, von wo aus die Nadel ohne Verletzung von Lungengewebe schräg nach oben ins Perikard vorgeschoben werden kann. Bei sehr ausgedehntem Erguß ist auch ein Zugang auf der linken oder rechten Seite im 5. ICR an der äußeren Begrenzung der absoluten Herzdämpfung möglich. Im gleichen Interkostalraum unmittelbar neben dem Sternum links und rechts kann eine Punktion erfolgreich sein, wenn der Zugang vom Processus xiphoideus kein Exsudat nachweisen läßt. Punktion unter echokardiographischer Kontrolle erhöht die Sicherheit dieser diagnostisch wie therapeutisch wichtigen Maßnahme. Rasch nachlaufende Ergüsse erfordern eine Dauerdrainage durch einen Polyäthylenkatheter, bei protrahiertem Verlauf ist unter Umständen eine Perikardfensterung notwendig, die den Erguß über die ausgedehnteren Resorptionsflächen der Pleura zur Aufsaugung bringt.

Im Zusammenhang mit der diagnostischen oder therapeutischen Herzbeutelpunktion soll auf die Möglichkeit der bioptischen Untersuchung einer Gewebsstanze des Perikards hingewiesen werden, die neben der zytologischen Untersuchung des Exsudates unter Umständen eine histologische Diagnose ermöglicht. Dieses Verfahren ist vor allem bei Tumoren bedeutsam.

Einzelformen akuter Perikarditis

Idiopathische Perikarditis

Das klassische Bild der sogenannten idiopathischen benignen Perikarditis hat HODGES 1854 bereits beschrieben. Seit BARNES u. BURCHELL (1942) gilt die idiopathische Perikarditis als nosologische Einheit. Die Zahl der Beobachtungen ist seitdem erheblich gestiegen, so daß heute etwa 30% aller Perikarditiden dieser Gruppe zugerechnet werden. Die Ätiologie ist nach wie vor unklar. Diskutiert werden Virusinfektion, allergische Genese und toxische Einwirkungen auf das Perikard. Man kann als sicher annehmen, daß ein Teil der beschriebenen Fälle viraler Genese ist. In der Anamnese läßt sich in 60–80% der Beobachtungen ein Infekt der oberen Luftwege nachweisen, der der Perikarditis 2–3 Wochen vorausgeht. Diese Latenz legt eine infektionsallergische Genese nahe. In welchem Umfang autoimmunologische Prozesse – analog zum Postkardiotomie- oder Postmyokardinfarkt-Syndrom – vorliegen, bleibt offen.

Tabelle 1.49 Symptomatologie bei 20 Fällen idiopathischer Perikarditis

	% der Fälle
EKG-Veränderungen	90
Retrosternaler Schmerz	80
Perikardreiben	80
Oppressionsgefühl in der Brust	65
Fieber	65
BKS-Beschleunigung	60
Leukozytose über 10 000/µl (> 10 × 10⁹/l)	40
Pleurabeteiligung	30
Venendruck über 10 cm Wasser (> 7,4 mmHg)	25
Rezidive	25

Die klinische Symptomatologie wird durch Fieber, heftigen retrosternalen Schmerz, Leukozytose, typische EKG-Veränderungen, hohe BSG und Vergrößerung der Herzdämpfung bestimmt (Tab. 1.49). Meist liegen serofibrinöse Ergüsse vor. Im Verlauf unterscheidet RIEDERER (1969) zwei Typen, einen akuten und benignen Verlauf mit rascher Rückbildung aller Symptome und einen chronisch-rezidivierenden, der in Einzelfällen zur Konstriktion führen kann. Die letztere Form weist fast immer auch Pleura- und Lungenbeteiligung auf, die sich bei den jeweiligen Rezidiven erneut bemerkbar macht. Die differentialdiagnostische Abgrenzung von einem Herzinfarkt ist durch gleich zu Beginn der Krankheit einsetzende Temperatursteigerung, sofort nachweisbares Perikardreiben und Pleura- oder Lungenbeteiligung möglich. Die tuberkulöse Perikarditis beginnt weniger dramatisch, verläuft ohne den charakteristischen viszeralen Schmerz, die rheumatische Perikarditis hat Zeichen einer Beteiligung von Myokard und Endokard. Virusbedingte Perikarditiden lassen sich nur bei Vorliegen der typischen allgemeinen Symptomatologie der Viruskrankheit oder Nachweis des Virus als sicher annehmen.

Virusperikarditis

Zahlreiche Viruskrankheiten verursachen neben Myokarditiden auch Perikarditiden. Gesicherte Beobachtungen liegen für Coxsackie-Infektionen, Virusgrippe, Poliomyelitis, Masern, Röteln, Mumps und infektiöse Mononukleose vor. Der Verlauf ist mit dem der idiopathischen Perikarditis oft identisch, so daß, wie oben bereits erwähnt, wahrscheinlich ein Teil der unter dieser Diagnose registrierten Fälle viraler Genese ist. Klinisch ist die Coxsackie-Perikarditis am wichtigsten. Epidemisches Auftreten im Rahmen der sogenannten Bornholm-Krankheit ist beschrieben. In Einzelfällen sind Tamponade und Übergang in Konstriktion nachweisbar gewesen.

Perikarditis bei Chlamydieninfektionen

In Einzelfällen sind entzündliche Reaktionen des Perikards bei Ornithose und Lymphogranuloma venereum beschrieben worden.

Tuberkulöse Perikarditis

Die Häufigkeit der tuberkulösen Perikarditis hat sich im Vergleich zur Ära vor Einführung der Tuberkulostatika stark vermindert. Man schätzt, daß 7% aller Perikarditiden tuberkulöser Genese sind. Im autoptischen Untersuchungsgut von Tuberkulosekranken liegt die Häufigkeit bei 5%. Männer werden häufiger als Frauen befallen. Der Herzbeutel kann lymphogen, hämatogen oder durch Übergreifen benachbarter tuberkulöser Prozesse infiziert werden. Wahrscheinlich sind spezifische Lymphadeniten im Hilusbereich die häufigste Ursache.

Pathologisch-anatomisch überwiegen serös-hämorrhagische Ergüsse z. T. von erstaunlicher Dimension. Der chronisch-entzündliche Prozeß mindert die Strukturfestigkeit des Herzbeutels, so daß Ergüsse bis zu 3000 ml ohne stärkere Drucksteigerung im Perikard nachweisbar sind. Zugleich entwickeln sich fast immer Verdickungen des Perikards, Kammerung des Ergusses, eitrige Abszesse und Einschluß käsiger Nekrosen. Das Myokard ist früh und ausgiebig mitbetroffen.

Im klinischen Ablauf fallen schleichender Beginn, Fehlen stärkerer perikardialer Schmerzen, subfebrile Temperaturen, Gewichtsverlust, Schweißneigung, hohe BSG bei fehlender Leukozytose auf. Das EKG läßt meist bereits das Stadium III, also ein negatives T, erkennen, oft sogar Niederspannung durch Myokardatrophie. Röntgenologisch imponiert die starke Vergrößerung des Herzschattens mit dreieckiger Konfiguration ohne Nachweis einer Lungenstauung. Herzbeutelpunktion und Lufteinfüllung sowie Echokardiographie und Computertomographie machen das verdickte Perikard sichtbar. Die Diagnose wird durch Nachweis von Tuberkelbakterien, eventuell erst im Tierversuch, gesichert. Auch die Perikardbiopsie ermöglicht gelegentlich eine histologische Klärung. In chronischen Fällen, besonders bei der konstriktiven Form, ist ein bakteriologischer Nachweis meist nicht mehr möglich. Für die Diagnose „tuberkulöse Perikarditis" sprechen gleichzeitiges Vorhandensein anderer spezifischer Herde, positiver Tuberkulintest und Ansprechen auf tuberkulostatische Therapie.

Wie bei anderen Formen der Tuberkulose wird eine Dreierkombination von Tuberkulostatika der ersten Wahl angewandt. Bei fehlendem therapeutischem Effekt nach 2–3 Monaten besteht eine Indikation zur Frühperikardektomie. Stärkere myokardiale Niederspannung, rezidivierende Kompression des Herzens und zunehmende Konstriktion sind gleichfalls Indikationen zur Perikardektomie in der Frühphase, deren Risiko unter der Anwendung tuberkulostatischer Medikamente gering geworden ist. Die Sterblichkeit hat sich von über 50% auf etwa 10% reduzieren lassen.

Rheumatische Perikarditis

Bei rheumatischem Fieber mit Herzbeteiligung ist der Herzbeutel fast immer mit betroffen. Die Diagnose Perikarditis wird zwar nur in 10–15% der rheumatischen Karditiden gestellt, autoptisch fehlen aber lokalisierte oder ausgedehnte Obliterationen des Herzbeutels fast nie. Auch bei herzchirurgischen Eingriffen wegen rheumatischer Klappenfehler werden Perikardreaktionen sehr häufig nachgewiesen. Pathologisch-anatomisch lassen sich in den Anfangsstadien rheumatische Granulome im Perikard finden. Statistisch überwiegen fibrinöse Formen, eine Tamponade durch größere Ergüsse ist selten.

Die Diagnose wird durch Nachweis von Perikardreiben gestellt. EKG-Veränderungen sind unzuverlässig, da fast immer zugleich eine rheumatische Myokarditis besteht, die ihrerseits EKG-Abweichungen auslöst. Eine röntgenologisch nachweisbare Herzvergrößerung kann durch myogene Dilatation des Herzens bedingt sein. Das Fehlen von Lungenstauung und scharfe Herzränder bei vom Herzschatten verdeckten Hili sprechen für Perikarditis. Die rheumatische Natur der Erkrankung wird durch einen erhöhten AST und gleichzeitige Zeichen einer Myokarditis, eventuell auch einer Endocarditis rheumatica mit oder ohne Polyarthritis, wahrscheinlich gemacht.

Pericarditis purulenta

Die Zahl der eitrigen Perikarditiden ist mit der antibiotischen Frühbehandlung der bakteriellen Infektionskrankheiten stark zurückgegangen. In einer neueren Statistik beträgt die Zahl noch 4%. Als Infektionsweg kommen hämatogene Absiedlung, lymphogene Ausbreitung und Infektion durch unmittelbares Übergreifen aus der Nachbarschaft des Herzens (Mediastinum, Ösophagus, Lunge, Leber) in Frage. Die Zahl der möglichen Erreger ist sehr groß, am häufigsten sind Pneumokokken, Staphylokokken und Streptokokken nachweisbar. In Einzelfällen werden auch Protozoen und besonders Pilze als Erreger beschrieben.

Die Entwicklung einer Perikardbeteiligung ist oft im Ablauf einer Infektionskrankheit schwer faßbar. Erst abnorme Tachykardie, hoher Venendruck und arterieller Druckabfall lassen daran denken. Perikardreiben und typische EKG-Veränderungen sichern dann die Diagnose.

Führt die Antibiotikatherapie nicht rasch zur Rückbildung des serös-eitrigen Ergusses, so ist eine Perikardiotomie angezeigt, da Tamponade oder Entwicklung einer chronischen Perikarditis mit Konstriktion drohen.

Urämische Perikarditis

Eine urämische Perikarditis als Teilmanifestation eines Nierenversagens mit Retention harnpflichtiger Substanzen kommt in etwa einem Drittel aller tödlich endenden Urämiefälle vor. Es besteht eine statistisch nachweisbare Beziehung zwischen Höhe der Retention harnpflichtiger Substanzen und Manifestation einer Perikarditis, jedoch keine genaue Grenze für Harnstoff oder Kreatinin, deren Überschreiten zu entsprechenden entzündlichen Reaktionen am Perikard führen müßte. Meist verläuft die Perikarditis als fibrinöse Form, selten kommt es zu Ergüssen, die in der Regel hämorrhagischer Natur sind. Das klinische Bild ist im allgemeinen von dem Grundleiden geprägt, nur selten klagen die Patienten über Oppressionsgefühl oder Dyspnoe und Tachykardie. Mit Besserung der Nierenfunktion oder bei Absinken der Retentionswerte nach Dialyse kann sich die Perikarditis zurückbilden. Es sind auch Fälle beschrieben, in denen sich nach erfolgreicher Nierentransplantation eine urämische Perikarditis besserte. Durch Organisation der fibrinösen Auflagerungen bilden sich Adhäsionen der Perikardblätter aus, unter Umständen kommt es zur völligen Obliteration. Hämodynamische Rückwirkungen können nur bei größeren Ergüssen erwartet werden.

Infarktperikarditis

In etwa einem Viertel aller transmural verlaufenden Infarkte lassen sich am 2. oder 3. Tag nach Infarzierung Zeichen einer meist fibrinösen Perikarditis nachweisen. Das perikardiale Reiben ist in der Regel nur in umgrenzten Bereichen hörbar und wird, da subjektive Beschwerden meist fehlen, nur entdeckt, wenn man danach sucht. In dem durch den Infarkt veränderten EKG lassen sich für die Perikarditis spezifische Symptome in der Regel nicht erfassen. Ausgedehntere Perikardentzündungen mit länger als nur wenige Tage anhaltenden Symptomen sind selten. Diese Frühperikarditis ist von dem von DRESSLER (1959) beschriebenen Postmyokardinfarkt-Syndrom zu unterscheiden, das mit einer Latenz von 2–3 Wochen in wenigen Fällen manifest wird.

Die Infarktperikarditis gewinnt nur selten eine besondere klinische Bedeutung. Es besteht keine statistisch nachweisbare Beziehung zwischen Auftreten einer Perikarditis und Prognose des Infarktes. Eine Antikoagulantientherapie bei einer manifesten Perikarditis sollte nur unter sorgfältiger klinischer Beobachtung erfolgen, da die Gefahr eines hämorrhagischen Perikardergusses droht.

Allergische Perikarditis

Im Rahmen schwerer allergischer Reaktionen ist in einigen Fällen eine Mitbeteiligung des Perikards beobachtet worden. Auslösend kommen Injektion von Tetanusserum und Diphtherieantitoxin oder auch die Pockenschutzimpfung in Frage, ebenso aber auch jodhaltige Kontrastmittel, Antibiotika, Sulfonamide und zahlreiche weitere Medikamente. Ein autoallergischer Vorgang wird für das sogenannte Postinfarkt- und Postkardiotomie-Syndrom verantwortlich gemacht, das sich auch in einer Perikarditis manifestieren kann. Die meist serofibrinösen Reaktionen am Perikard treten 2–3 Wochen nach Myokardinfarkt bzw. Kardiotomie in einer kleinen Anzahl von Fällen auf.

Perikarditis bei chronisch-rheumatischen Erkrankungen

Klinisch wird eine Perikarditis bei rheumatoider Arthritis selten bemerkt, im autoptischen Untersuchungsgut ist sie dagegen in 30–50% aller Fälle nachweisbar, in der Regel in Form fibrotischer Verdickung der Perikardblätter oder teilweiser bis völliger Obliteration des Lumens. Auch bei der Spondylitis ankylopoetica Bechterew ist die Diskrepanz zwischen klinisch und autoptisch feststellbarer Perikardbeteiligung groß.

Perikarditis bei sogenannten Kollagenkrankheiten

Beim Lupus erythematodes disseminatus gehört die entzündliche Beteiligung der serösen Häute, darunter auch des Perikards, zum klinischen Bild. Die Mehrzahl der Perikarditiden verläuft als fibrinöse Form. Exsudationen, sogar Herztamponaden, wurden aber beobachtet. Im Perikarderguß lassen sich LE-Zellen nachweisen. Die Diagnose wird meist aufgrund von retrosternalem Schmerz, Perikardreiben und typischen EKG-Veränderungen gestellt. Die Herzbeutelbeteiligung hat oft passageren Charakter mit Neigung zu Rezidiven, so daß Fehldeutungen als idiopathische Perikarditis vorkommen. Über Einzelfälle bei Sklerodermie, Panarteriitis nodosa, Arteriitis temporalis und thrombozytopenischer Purpura ist berichtet worden.

Traumatische Perikarditis

Stumpfe Brustkorbtraumen verursachen je nach Intensität trockene, serofibrinöse oder häufiger hämorrhagische Perikarditiden. Ruptur einer Koronararterie oder Myokardruptur führt zur hämorrhagischen Tamponade (s. Herztraumen, S. 1.259). Wird das Perikard bei perforierenden Thoraxtraumen, insbesondere bei Schußverletzungen, mitbetroffen, was WOOD in 1,7% seiner Beobachtungen feststellen konnte, so entwickelt sich häufig eine hämorrhagische oder eine purulente Perikarditis. Auch nach Perforationen des Herzbeutels vom Ösophagus her (Fischgräten, Nadeln) sind eitrige Perikarditiden beobachtet worden. Fremdkörper, z. B. Granatsplitter oder Geschoßteile im Herzbeutel, vermögen rezidivierende Perikardergüsse auszulösen.

Häufige Ursache steriler Ergüsse im Herzbeutel ist die therapeutische Einwirkung von Röntgenstrahlen bei Mediastinal- oder Lungentumoren, bei de-

Tabelle 1.50 Medikamentöse Therapie verschiedener Formen akuter Perikarditis

1. Idiopathische Perikarditis	Antiphlogistika (z. B. 3 × 25–50 mg Indometacin), bei protrahiertem Verlauf und Rezidiven Steroidbehandlung (z. B. 2–3 Wochen 50 mg Prednison täglich mit Reduktion der Tagesdosis um 5–10 mg im Abstand von 5 Tagen)
2. Virusperikarditis	Antiphlogistika (s. unter 1.), in bedrohlichen Fällen Steroidtherapie nach Möglichkeit jenseits der ersten Tage der Erkrankung
3. Bakterielle Perikarditis	Antibiotika in Abhängigkeit von der Empfindlichkeit der Erreger
4. Tuberkulöse Perikarditis	Dreierkombination von Isonicotinsäurehydrazid (INH) (5–10 mg/kg/Tag), Ethambutol (25 mg/kg/Tag) und Rifampicin (8–12 mg/kg/Tag)
5. Rheumatische Perikarditis	Antirheumatika (z. B. 100–150 mg/kg/Tag Natrium salicylicum oder 6 × 2 Tbl. à 0,5 g Acetylosalicylicum oder andere Antirheumatika), in schweren Fällen mit Pankarditis Steroidtherapie (s. unter 1.). Zusätzlich Penicillinbehandlung für 10 Tage 1 Million Depot-Penicillin G, anschließend 1,2 Millionen Einheiten Benzathin-Penicillin G im Abstand von 3 Wochen
6. Perikarditis bei Kollagenkrankheiten	Therapie der Grundkrankheit (Nebennierenrindensteroide meist in Form einer Dauertherapie zwischen 10 und 30 mg pro Tag, eventuell Immunsuppressiva, z. B. Imurek 100 mg/Tag)
7. Allergische Perikarditis	Steroidbehandlung, in ausgeprägten Fällen 100 mg/Tag über 2 Wochen, dann Reduktion um 25 mg alle 3 Tage
8. Urämische Perikarditis	Antiphlogistika, z. B. 3 × 25–50 mg Indometacin (s. oben). Bei stärkerer Ergußbildung lokale Applikation eines nichtresorbierbaren Steroids, z. B. Triamcinolonacetat 100 mg täglich
9. Infarktperikarditis	Therapie der Grundkrankheit. Cave: Antikoagulantien
10. Tumorperikarditis	Therapie der Grundkrankheit, gegebenenfalls Instillation von Zytostatika in das Perikard

nen das Herz im Strahlenkegel liegt. Obliteration, Accretio pericardii, in Einzelfällen auch Konstriktion, sind die Folge.

Seltene Formen akuter Perikarditis
Die Kasuistik seltener Fälle von akuter Perikarditis ist sehr umfangreich. Als Ursache sind Addison-Krise, diabetische Azidose, Waterhouse-Friderichsen-Syndrom, Silikose, langzeitige ACTH-Therapie und Hyperthyreose beschrieben.

Neoplastische Perikarditis
s. Herztumoren, S. 1.262

Konservative Therapie
Die Therapie akuter Perikarditiden ist in den meisten Fällen mit der des Grundleidens identisch. Sie sei daher nur stichwortartig in der Tab. 1.**50** erfaßt. Einen Sonderfall stellt die idiopathische Perikarditis dar, die als benigne Form zu relativ rascher Abheilung neigt. Hierbei sind Antiphlogistika indiziert. Bei rezidivierendem Verlauf vermögen Nebennierenrindensteroide die Rezidivneigung zu vermindern. Auch bei rheumatischer Perikarditis und bei Kollagenkrankheiten sind Steroide indiziert, bei letzteren unter Umständen in Kombination mit Immunsuppressiva.

Chirurgische Therapie
Bei rezidivierenden Perikardergüssen kann in Einzelfällen eine operative Fensterung oder eine Perikardektomie indiziert sein.

Chronische Perikarditis

Die Abgrenzung chronischer Perikarditiden von akuten Formen bedarf einer mehr oder weniger willkürlichen Festlegung, die für den statistischen Vergleich und die klinische Verständigung zweckmäßig ist. Einige Autoren differenzieren akute, subakute und chronische Perikarditis. Eine akute Form, die 6 Wochen überdauert, wird als subakute bezeichnet, ein Verlauf über 6 Monate hinaus als chronische Form. Es scheint zweckmäßig, aus Gründen der Übersichtlichkeit bei einer Einteilung in 2 große Gruppen, akute und chronische Form, zu bleiben.

Ätiologie
Die Ursachen chronischer Entzündung mit Ergußbildung oder narbig-schrumpfender Fibrosierung sind nicht einheitlich (Tab. 1.51). Jede chronische Entzündung, bei der die Exsudation die Drainagekapazität der Perikardblätter überschreitet, oder jede narbige Verdickung der Perikardblätter mit Neigung zur Schrumpfung kann eine Füllungsbehinderung der Kammer auslösen. In der Statistik überwiegen Fälle, bei denen eine eindeutige Ursache nicht feststellbar ist. Besonders bei der konstriktiven Perikarditis ist in mehr als zwei Drittel

Tabelle 1.51 Ursachen einer chronischen Perikarditis ohne Kompression des Herzens

1. Chronisch idiopathischer Perikarderguß
2. Tuberkulöse Perikarditis
3. Pilzinfektionen des Perikards
4. Cholesterinperikarditis
5. Chyloperikard
6. Urämische Perikarditis
7. Neoplastische Perikarditis
8. Perikarditis bei Systemerkrankungen des Bindegewebes
9. Strahleneinwirkung im Bereich des Herzens

Tabelle 1.52 Ursachen von 82 Fällen akuter und chronischer Perikarditis 1965–1975 (II. Med. Univ.-Klinik Mainz)

	Gesamt	ohne Constrictio	mit Constrictio
Idiopathische Perikarditis	20	20	
Virusperikarditis	17	15	2
Urämische Perikarditis	9	9	
Neoplastische Perikarditis	9	7	2
Rheumatische Perikarditis	6	6	
Tuberkulöse Perikarditis	6	2	4
Purulente Perikarditis	5	5	
Perikarditis unklarer Genese	10		10
	82	64	18

aller Beobachtungen ein akutes Stadium nicht eruierbar (Tab. 1.52). Unter den bekannten Ursachen ist die tuberkulöse Entzündung nach wie vor die häufigste, gefolgt von bakteriell-induzierter Herzbeutelentzündung sowie penetrierenden und nicht-penetrierenden Thoraxtraumen.
In Einzelfällen ist bei virusbedingter Perikarditis und bei idiopathischen Formen ein Übergang in eine Konstriktion beobachtet worden. Chronische Kompression ist bei Herzbeutelentzündung durch Histoplasmose, Aktinomykose, Tularämie und bei parasitären Erkrankungen registriert worden. Primärer und sekundärer Tumorbefall können ebenso wie größere Strahlendosen zu einer Kompression des Herzens durch Perikarderguß führen. Schließlich sind als seltene Ursachen noch Kollagenkrankheiten, Chyloperikard, Cholesterinperikarditis und rezidivierendes Hämoperikard zu nennen. Im Gegensatz zur rheumatoiden Arthritis führt das akute rheumatische Fieber sehr selten zu einer chronischen Perikardentzündung (Tab. 1.53).

Pathologische Anatomie
Die chronische Entzündung des Herzbeutels bewirkt mehr oder weniger deutliche Verdickungen der Perikardblätter, die teilweise oder vollständig

Tabelle 1.53 Ursachen einer konstriktiven Perikarditis

1. Tuberkulose
2. Bakterielle Erkrankungen
3. Viruskrankheiten
4. Pilzerkrankungen
5. Parasitäre Erkrankungen
6. Idiopathische Perikarditis
7. Systemerkrankungen des Bindegewebes
8. Thoraxtrauma
9. Strahleneinwirkung
10. Cholesterinperikarditis
11. Chronisches Nierenversagen bei Hämodialyse
12. Rezidivierendes Hämoperikard
13. Herz- und Perikardtumoren

miteinander verlöten. In den Prozeß der Fibrosierung wird häufig auch das äußere Myokard einbezogen. Makroskopisch finden sich im Schwielengewebe, besonders bei tuberkulöser Ätiologie, Einlagerungen von verkäsenden nekrotischen Massen neben flüssigkeitsgefüllten Hohlräumen, verkalkten Bezirken und Bereichen mit frischem Granulationsgewebe. Kleinere, nur mikroskopisch erkennbare Kalkherde fehlen fast nie, ausgedehnte Verkalkungen finden sich in 30–50% aller chronisch-kompressiven Fälle. Die bevorzugte Lokalisation für Kalkeinlagerungen sind Vorhofkammergrenze, Sulcus interventricularis, rechter Ventrikel, zwerchfellnahe Partien und Retrosternalraum. Gelegentlich ragen Kalkzapfen ins Myokard oder tangieren Koronargefäße.

Mikroskopisch besteht das fibrotische Gewebe aus Kollagenfasern mit geringer Vaskularisierung und mehr oder weniger ausgedehnter Hyalinbildung. Unter den Rückwirkungen auf das Myokard ist die Atrophie der Herzmuskulatur besonders im Hinblick auf die postoperative Situation bedeutsam.

Pathophysiologie

Eine chronische Drucksteigerung im Perikardraum löst ebenso wie eine narbige Konstriktion des Herzens eine Reihe hämodynamischer Folgeerscheinungen aus, die das klinische Bild verständlich machen. Im Vordergrund steht die Behinderung der diastolischen Ventrikelfüllung, die sich bei Erguß und narbiger Konstriktion fast immer auf beide Ventrikel in gleichem Umfang erstreckt. Unmittelbare Folge der verminderten diastolischen Dehnbarkeit sind systolischer Druckabfall infolge kleineren Auswurfvolumens und reflektorische Tachykardie, die in der Regel aber nicht ausreicht, ein suffizientes Herzzeitvolumen zu fördern. Erhöhung des peripheren Gefäßwiderstandes führt zur Steigerung des diastolischen Druckes, so daß die arterielle Amplitude bei niedrigem systolischem Wert kleiner wird. Stärkere Verlagerung eines Teiles der zirkulierenden Blutmenge in den venösen Kreislaufabschnitt und Anstieg des Venentonus erhöhen den Venendruck, der an stärkerer Jugularvenenfüllung kenntlich ist und Lebervergrößerung, eventuell Aszites und periphere Ödeme auslöst. Der Organismus hat bei Langzeitverläufen im Gegensatz zur akuten Herztamponade Zeit, eine Reihe regulatorischer Mechanismen wirksam werden zu lassen, die in ähnlicher Weise bei der chronischen Herzinsuffizienz myokardialer Genese beobachtet werden können. Es überrascht also nicht, daß bei der chronischen Kompression alle Symptome von Forward-failure (verminderte Nierendurchblutung, verstärkte Natrium- und Wasserrückresorption, Ödembildung) gemeinsam mit denen von Backward-failure (Stauung vor dem rechten, weniger deutlich auch vor dem linken Herzen) beobachtet werden.

Symptomatologie

Das klinische Bild der chronischen Perikarditis steht in enger Abhängigkeit von dem Ausmaß der intraperikardialen Drucksteigerung bzw. der narbigen Schrumpfung des Perikards. Bei geringer Ergußbildung läßt sich nicht selten eine spezifische Symptomatologie von der der Grundkrankheit kaum differenzieren. Größere Ergüsse verursachen Dyspnoe, Hustenreiz, Dyphagie, eine narbige Ummauerung des Herzens löst das Vollbild einer Einflußstauung vor dem Herzen aus.

Anamnese

Die Reduzierung des Auswurfvolumens erklärt die häufige Klage der Patienten über Müdigkeit, Verlust der Aktivität und verminderte Belastbarkeit. Eine Ruhedyspnoe fehlt in der Regel, unter Belastung ist die Atemnot jedoch deutlich. Die Diskrepanz zwischen ausgeprägten Symptomen, wie sie sonst einer Rechtsherzinsuffizienz zugeschrieben werden, und relativ wenig deutlichen subjektiven Erscheinungen einer üblichen kardialen Insuffizienz ist ein wichtiges Hinweissymptom auf die chronische Konstriktion des Herzens. Häufiger stehen Völlegefühl im Oberbauch, Druck in der Lebergegend, Dysphagien und Klagen über unbestimmten Druck in der Herzgegend, besonders retrosternal, im Vordergrund.

Befunde

VOLHARD u. SCHMIEDEN betonten 1923 bei der konstriktiven Perikarditis das auffallende Mißverhältnis zwischen den hochgradigen, offensichtlich kardialen Stauungserscheinungen und dem geringfügigen objektiven Herzbefund. Die gleiche Diskrepanz beschreibt die Beck-Trias, nämlich hohen Jugularvenendruck, Aszites und kleines ruhiges Herz. Bemerkenswert sind weiter ein kleiner frequenter Puls mit inspiratorischer Abschwächung (Pulsus paradoxus), geringe arterielle Druckamplitude bei relativ hohem diastolischem Druck. Die Jugularvenenpulsation läßt je nach Körperlage, häufig erst bei aufrechter Haltung, eine sehr ausgeprägte doppelte negative Welle (Volhards doppelten Venenkollaps) erkennen (Abb. 1.**121**), die durch eine Verstärkung des physiologischerweise

vorhandenen zweifachen Abfalls den Venenpulskurve zustande kommt.
Auskultatorisch sind die Herztöne eher leise. Als charakteristisches Symptom findet sich in fast allen Fällen ein protodiastolischer Zusatzton, der als Perikardton bezeichnet wird. Er kommt durch den plötzlichen Stop des unter hohem Füllungsdruck in die Ventrikel einströmenden Blutvolumens zustande, in dem Augenblick, in dem die Füllung durch die begrenzte Dehnbarkeit der Kammern plötzlich beendet wird.

Weitere Organrückwirkungen
Eine ausgeprägte Lungenstauung wird meist vermißt, da die begrenzte Füllung des rechten Ventrikels ein vermindertes Blutangebot an die Lunge verursacht. Die meßbare Erhöhung des Lungenkapillardruckes reflektiert einen gesteigerten Druck im linken Vorhof, der Folge eines erhöhten enddiastolischen Druckes im linken Ventrikel ist. Der kritische Kapillardruck in der Lunge wird aber selten überschritten. Die Belastungsdyspnoe geht darauf zurück, daß die Auswurfleistung des Herzens nicht gesteigert werden kann. Eine mehr oder weniger deutliche Zyanose spiegelt den Anstieg der arteriovenösen Sauerstoffdifferenz bei kleinem Herzzeitvolumen wider. Die Einschränkung der Lungenfunktion wird durch Pleuraschwarten und Adhäsionen zwischen Mediastinum und Herz verstärkt.
Der oft als Frühsymptom auftretende Aszites (Volhards Ascites praecox) ist Folge eines posthepatisch ausgelösten portalen Hochdrucks. Erhöhte Transaminasen, häufig auch eine leichte Bilirubinerhöhung sind Zeichen der Leberstauung. Die Syntheseleistung der Leber ist reduziert. Sie kann sich unter anderem in Gerinnungsstörungen durch Erniedrigung des Prothrombins ebenso wie im Abfall des Albumins äußern. Zusammen mit einem verstärkten Eiweißverlust über den Darm entwickelt sich eine Hypalbuminämie, die das klinische Bild eines nephrotischen Syndroms vortäuschen kann. Sie unterhält Ödemneigung und Aszitesbildung, ist aber nach erfolgreicher Operation in erstaunlichem Maße reversibel.
Venöser Druckanstieg vor dem rechten Herzen führt in der Niere zu Stauungsproteinurie und reduzierter Clearance.

Elektrokradiographische Befunde
Abweichungen im EKG haben für die Diagnostik der chronischen Perikarditis große Bedeutung, wenngleich eine charakteristische Konstellation nicht vorliegt. Die Kombination von Störungen der intraaurikulären Erregungsausbreitung oder Vorhofflimmern, Niederspannung und negativem T in allen Ableitungen findet sich in etwa der Hälfte aller Fälle mit konstriktiver Perikarditis. Auch Lageanomalien des QRS, einseitige Hypertrophiezeichen, Rhythmusstörungen durch Extrasystolen und elektrischer Alternans können gelegentlich auftreten. Intraventrikuläre Blockierungen sind ebenso wie Überleitungsstörungen ungewöhnlich.

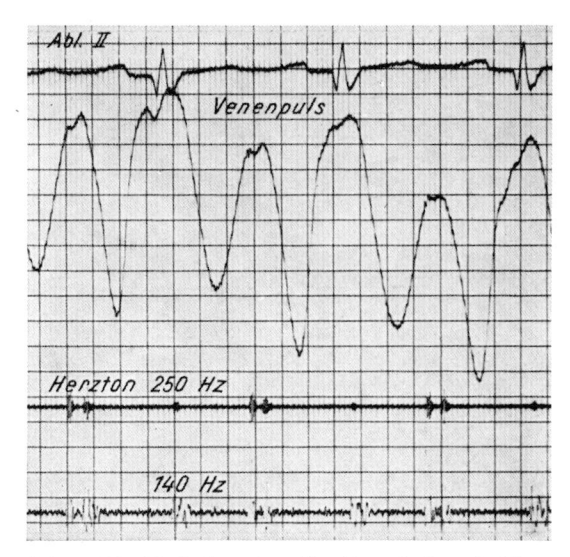

Abb. 1.**121** Typischer doppelter Venenkollaps bei konstriktiver Perikarditis

Phonokardiographische Befunde
Bei größerer Ergußbildung sind die Herztöne leiser, bei ausgeprägter Kompression des Herzens tritt ein charakteristischer protodiastolischer Zusatzton der konstriktiven Perikarditis mit Frequenzen von 25–150 Hz auf. Er fällt etwa 100 ms nach Beginn des 2. Herztones ein. Sein zeitlicher Abstand zum 2. Herzton ist also größer als der des Mitralöffnungstones und kleiner als der des 3. Herztones (Abb. 1.**122**). Bei frischen entzündlichen Schüben ist Perikardreiben hörbar.

Herzkatheterisierung
Die Druckmessung in den einzelnen Herzabschnitten erbringt charakteristische Werte, denen allerdings nicht die Bedeutung eines spezifischen Symptomes zukommt. Am auffälligsten ist bei deutlicher Kompression der Druckablauf in der Diastole, in der anstelle des normalen diastolischen Plateaus auf einem Druckniveau von 0–5 mmHg ein frühzeitiger Druckanstieg auf ein hohes mittel- und enddiastolisches Plateau erfolgt.
Der diastolische Tiefpunkt kann den Wert Null erreichen, häufig liegt er aber 5–10 mmHg über dem Normalniveau, während der enddiastolische Druck 15–35 mmHg betragen kann. Bei erhaltenem Sinusrhythmus steigt der Wert präsystolisch noch einmal um einige mmHg an. Der systolische Druck im rechten Ventrikel ist normal oder mäßig erhöht. Ein Vergleich der enddiastolischen Drücke in Vorhöfen, Ventrikeln, Vv. cavae und im Lungenkreislauf ergibt gleiches Niveau, eine Beobachtung, die sich bei Klappenfehlern oder Herzinsuffizienz myokardialer Genese üblicherweise nicht findet (Abb. 1.**123**). Der venoatriale und atrioventrikuläre Gradient fehlt bei der konstriktiven Perikarditis. In einzelnen Fällen kann das Überwiegen

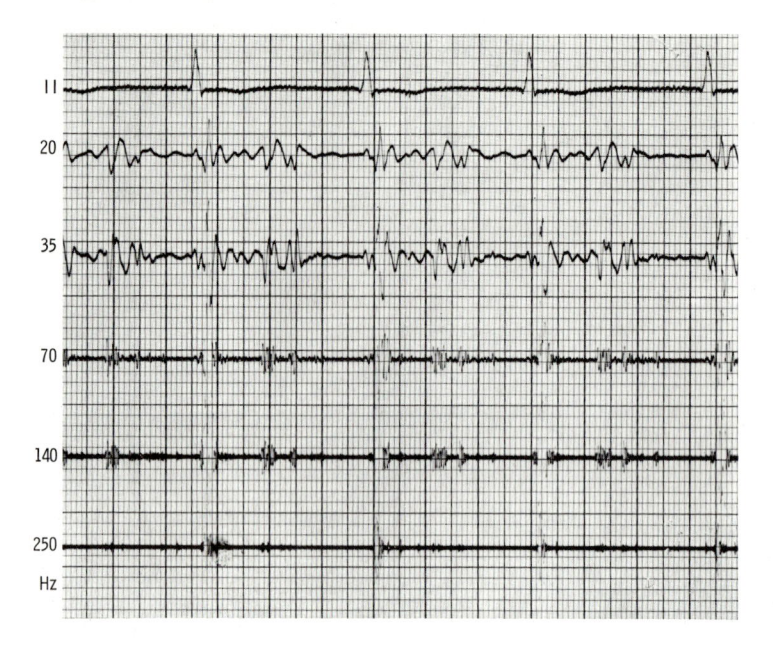

Abb. 1.122 Perikardton bei konstriktiver Perikarditis

der Umschwielung *eines* Herzabschnittes das hämodynamische Bild variieren. Der Druckablauf in den Kammern spiegelt sich auch in dem Vorhofdruck und im Jugularvenenpuls, in denen ein dem frühdiastolischen Dip zeitlich parallel auftretender tiefer Abfall der Druck- oder Volumenkurve infolge der Entleerung des Vorhofs in die zu dieser Zeit noch aufnahmebereite Kammer zu beboachten ist.

Röntgenologische Befunde

Es gibt keine für die kompressive Perikarditis typische Herzkonfiguration. Das Herz kann vergrößert, normal oder sogar relativ klein sein. Umgrenzte Verschwielungen vermögen unter Umständen eine Vorwölbung freibleibender Herzabschnitte mit verstärkter Pulsationsamplitude in diesem Bereich auszulösen. Eine gleichzeitige Accretio pericardii macht die Herzkontur unscharf. Kalkeinlagerungen in das Perikard oder Kalkschalen um mehr oder weniger große Abschnitte des Herzens lassen sich in einem Drittel aller Fälle von konstriktiver Perikarditis nachweisen. Die Kalkmassen können als disseminierte Einzelplatten oder in kettenförmiger Anordnung Ventrikel- oder Vorhofabschnitte umgeben.

Für die Beurteilung der hämodynamischen Rückwirkung einer Konstriktion des Herzens ist die Bewertung der Bewegungsamplitude bedeutsam. Aufgehobene oder stark verminderte Pulsationsamplituden in Ventrikel- und/oder Vorhofbereich bei kleiner Aortenpulsation (infolge verminderten Auswurfvolumens), partielle Aufhebung der Pulsation bei stärkerer pulsatorischer Randbewegung nicht verschwielter Bereiche sind zu beobachten. Die Deutung der Befunde erfordert bei großen Herzen Zurückhaltung, da hierbei die Pulsationsamplitude ohnehin vermindert ist. Zusätzliche Untersuchungsverfahren sind Ösophagusdarstellung, Prüfung der Lageverschieblichkeit des Herzens, angiographische Untersuchungen geben mittels Kontrastdarstellung der Herzhöhlen zusätzlich Information über die Dicke der Herzwandung einschließlich der Schwiele und die Bewegungsampli-

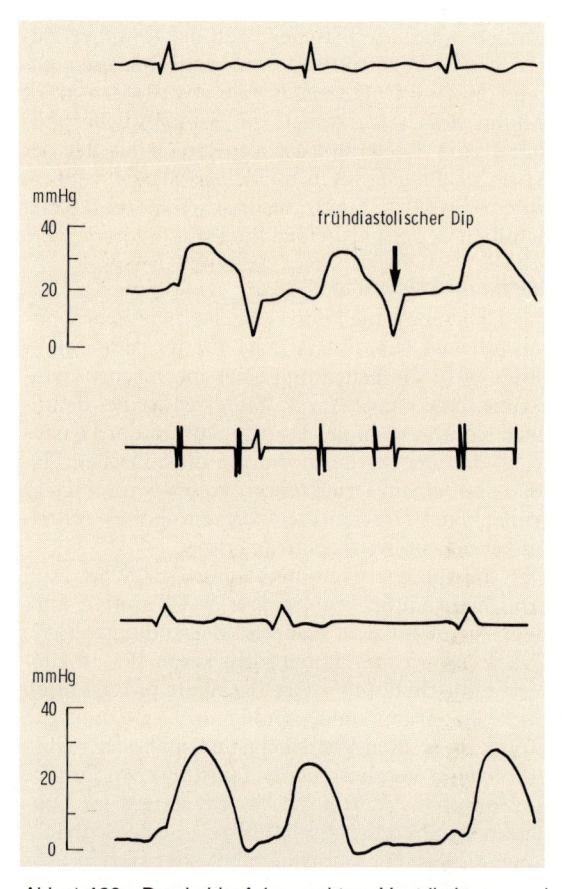

Abb. 1.123 Druckablauf im rechten Ventrikel vor und nach Perikardektomie (aus *Schölmerich, P.*: Erkrankungen des Perikards. In *Krayenbühl, H. P., W. Kübler*: Kardiologie in Klinik und Praxis, Bd. II. Thieme, Stuttgart 1981)

tude der Ventrikel; sie sind aus diesem Grunde differentialdiagnostisch in Einzelfällen von Bedeutung. Seit Einführung der Computertomographie ist die Bedeutung der invasiven Verfahren für die morphologische Analyse geringer geworden. Mit dieser Methode können sehr genaue Abbilder der anatomischen Struktur einschließlich der Erfassung von Ergüssen, Dicke und Lokalisation der Schwielen und Verkalkungen gewonnen werden.

Diagnose

In ausgeprägten Fällen eines Kompressionssyndroms ist die Diagnose leicht. Deutliche Erhöhung des Jugularvenendurckes, Lebervergrößerung, Aszites bei Fehlen einer der typischen Ursachen einer Herzinsuffizienz (Cor pulmonale, Klappenfehler, Hypertonie, Koronarsklerose, Myokarditis) müssen an eine Constrictio cordis denken lassen. Die speziellen elektrokardiographischen, echokardiographischen, röntgenologischen und hämodynamischen Untersuchungen lassen in fast allen Fällen eine Abgrenzung von den differentialdiagnostisch in Frage kommenden Erkrankungen zu.

Differentialdiagnose

Die verschiedenen Formen der Endokardfibrosen („konstriktive Endokarditis") können ähnliche hämodynamische Veränderungen hervorrufen wie eine Kompression des Herzens. Endokardfibrosen sind häufiger einseitig in Kammern und Vorhöfen lokalisiert und nicht selten mit Klappenfehlern kombiniert. Eine diastolische Füllungsbehinderung wird auch durch eine ausgedehnte Myokardfibrose oder eine Herzmuskelamyloidose ausgelöst. Einzelne Symptome, wie Lebervergrößerung mit Aszites oder Ödemneigung mit Hypalbuminämie, führen zur Fehlannahme einer posthepatitischen Leberzirrhose oder eines nephrotischen Syndroms. Unter den Herzklappenfehlern können Trikuspidalstenose oder -insuffizienz die Symptome einer isolierten Rechtsinsuffizienz auslösen, das gleiche klinische Bild wird gelegentlich durch intrakavitäre Tumoren im rechten Herzen verursacht. Ein Vena-cava-Verschluß durch Tumorinfiltration oder Thrombose läßt sich durch fehlende elektrokardiographische Veränderungen und normale Herzaktion meist leicht abgrenzen.

Einzelformen chronisch-entzündlicher Perikarditiden

Chronisch-idiopathischer Erguß

In der Mehrzahl aller Fälle von chronisch-entzündlicher Perikarditis mit Erguß ist eine Ursache nicht feststellbar. Es kann sich dabei um „ausgebrannte" infektiöse Perikarditiden, auch solche tuberkulöser Genese, handeln, bei denen eine persistierende entzündliche Aktivität ohne Erregernachweis besteht. Immunologische Ursachen müssen ebenfalls diskutiert werden. Therapeutisch wird man nach erfolgloser konservativer Behandlung mit Antibiotika, Tuberkulostatika, Punktionen und einem eventuellen Versuch mit Nebennierenrindensteroiden eine Perikardektomie ins Auge fassen.

Tuberkulöse Perikarditis

Neben der idiopathischen Perikarditis ist die tuberkulöse die häufigste Form chronischer Entzündung des Herzbeutels. Die Ergüsse sind dabei besonders ausgedehnt, und, infolge partieller Obliteration, meist gekammert. Die tuberkulostatische Therapie hat Häufigkeit und Dauer solcher Ergußbildungen reduziert. Eine Frühoperation ist auch ohne Tamponade und Konstriktion nach einem zeitlich auf 3–6 Monate begrenzten konservativen Behandlungsversuch mit Tuberkulostatika angezeigt und erfolgversprechend.

Cholesterinperikarditis

Die als Cholesterinperikarditis bekanntgewordene Sonderform hat wegen ihrer ungeklärten Ätiologie besonderes Interesse gefunden. Es handelt sich meist um ausgesprochen große Ergüsse mit hohem Cholesterin- und Lipidgehalt, den man am ehesten als Folge rezidivierender hämorrhagischer Entzündung verstehen kann. Jedenfalls ist außer beim Myxödem keine Erhöhung der Serumlipide nachweisbar. Für die Herkunft des Cholesterins aus Blutbeimengungen zum Exsudat spricht das Vorkommen bei Tuberkulose, traumatischer Perikarditis, Herzinfarkt und hämorrhagischen Ergüssen sonstiger Genese. Häufig ist eine Ursache nicht eruierbar. Die Ausfällung von Cholesterinkristallen ist die Folge verminderter Cholesterinlöslichkeit im Erguß, die mit einem reduzierten Gehalt an Lipoproteinkomplexen in Zusammenhang gebracht wird. Ältere Ergüsse neigen ohnehin zur Ausfällung von Cholesterin. Im goldfarbenen Exsudat lassen sich neben Leukozyten und Plasmazellen reichlich Cholesterinkristalle nachweisen. Das Perikard ist fast immer verdickt, oft sind Cholesterinmassen bei Anlage eines Pneumoperikards sichtbar. Die Kristalle führen zusätzlich zu einer Fremdkörperreaktion und bewirken auf diese Weise eine fortdauernde Exsudation. Die Therapie der Wahl ist die Perikardektomie.

Chyloperikard

Ein chylöser Perikarderguß kann durch ein Neoplasma, z. B. ein lymphangiomatöses Hamartom, entstehen, das eine Drainage des Ductus thoracicus in das Perikard verursacht. In einem Teil der bisher beschriebenen, nicht tumorösen Fälle wurden abnorme Verbindungen zwischen Ductus thoracicus und Perikard nicht nachgewiesen. Der Erguß ist milchig, zeigt hohen Fettgehalt und im übrigen den Protein-, Glucose- und Cholesteringehalt des Serums. Die Therapie besteht gegebenenfalls in der Entfernung des Tumors, in den übrigen Fällen in einer Ligatur des Ductus thoracicus mit Perikardfensterung.

Seltene Formen chronisch-entzündlicher Perikarditis

Bakterielle Perikarditiden oder virusbedingte Formen können zur Persistenz von kleineren oder größeren entzündlichen Ergüssen führen. Ebenso zeigen Perikarditiden bei sogenannten Kollagenkrankheiten rezidivierenden oder chronischen Verlauf. Neoplastische Herzbeutelentzündungen sind gelegentlich durch Zytostatika beeinflußbar, in der Mehrzahl aber progredient. Auch eine strahleninduzierte Perikarditis läßt eine Neigung zu fortdauernder entzündlicher Reaktion erkennen. Das gleiche gilt für urämische Formen, deren Verlauf von der Schwere des Grundleidens abhängt.

Verlauf und Prognose

Die Entwicklung eines chronisch-entzündlichen Perikardergusses ist ebenso wie die Therapie von der Grundkrankheit abhängig. Spontane Rückbildung, Persistenz sowie plötzliche Tamponade etwa durch zusätzliche Blutung oder neuen entzündlichen Schub und Übergang in die Constrictio cordis kommen vor.

Anpassungserscheinungen, wie erhöhter Füllungsdruck, Tachykardie und gesteigerte arteriovenöse Sauerstoffdifferenz lassen auch bei ausgeprägten Fällen eine begrenzte körperliche Aktivität zu, so daß Langzeitverläufe beobachtet werden. Dabei stehen Lebervergrößerung mit gestörter Leberfunktion, Aszites und Ödeme im Vordergrund des klinisch faßbaren Zustandsbildes.

Therapie

Digitalistherapie führt in der Regel nicht zu einer Besserung, dagegen können Diuretika Wasserelimination und subjektive Erleichterung bringen. Der damit verbundene venöse Druckabfall verbessert allerdings die Auswurfleistung des Herzens im Gegensatz zum Verhalten bei anderen Formen der Herzinsuffizienz nicht.

Diagnostische und therapeutische Gründe lassen die Punktion eines entzündlichen Ergusses in der Mehrzahl der Fälle indiziert erscheinen. Bei rascher Nachbildung sind Drainage mit Polyäthylenkatheter, Perikardfensterung oder Perikardektomie notwendig.

Die mechanische Behinderung der Herzaktion läßt sich nur durch Entfernung des komprimierenden Ergusses oder durch operative Entfernung der Schwiele beseitigen. Eine Operationsindikation besteht, wenn ein anhaltender Zustand verminderter Leistungsfähigkeit mit nachweisbaren Organrückwirkungen, besonders auf die Leber, vorliegt. Eine Verkalkung des Perikards allein oder Schwielen oder Ergüsse ohne hämodynamische Rückwirkung sind keine Indikation zur Operation. Kann der Venendruck mit konservativen Mitteln nicht auf Dauer unter 150 mm H_2O (11,0 mmHg) gesenkt werden, so ist operatives Vorgehen erforderlich. Bei längerer Wirksamkeit einer Konstriktion wird die Gefahr der Myokardatrophie größer, so daß die postoperative Situation erschwert wird. Der Grad der Niederspannung gibt einen Anhalt für das Ausmaß der Myokardatrophie.

Operationsziel ist die Befreiung der Kammern von den Schwielen. Die Verschwielung der Vorhöfe und die Ummauerung der zuführenden Hohlvenen haben keine wesentliche hämodynamische Bedeutung. Findet sich im Einzelfalle eine schwielige Einengung der Pulmonalarterie oder eine Ummauerung der Vorhof-Kammer-Grenze, die zu dem Bild einer Mitralstenose führt, so muß auch hier eine operative Korrektur vorgenommen werden. Die Operationserfolge liegen in verschiedenen Statistiken zwischen 60 und 75% deutlicher Besserung. Bei Rezidiven sind Zweit- oder Drittoperationen möglich. Die definitive Prognose nach erfolgter Operation ist vom Ausmaß der präoperativen Organschäden abhängig. Hierbei spielen Myokard- und Leberfunktion die entscheidende Rolle. Die perioperative Letalität hat sich auf wenige Prozent vermindert.

Chronischer, nichtentzündlicher Perikarderguß

Definition

Im Gegensatz zu den entzündlichen Perikardergüssen führen die nichtentzündlichen in der Regel nicht zu einer wesentlichen intraperikardialen Drucksteigerung. Es fehlen in solchen Fällen die bisher schon besprochenen Symptome chronisch-kompressiver Formen. Gewöhnlich handelt es sich um Transsudate mit einem Eiweißgehalt unter 30 g/l und einem spezifischen Gewicht unter 1,016. Die Abgrenzung von dem physiologischen Flüssigkeitsgehalt im Herzbeutel ist naturgemäß in gewissem Umfang willkürlich. Eine Quantität von mehr als 200 ml wird als Erguß bezeichnet, eine Persistenz über 6 Monate als chronischer Zustand.

Häufigkeit

Ein Hydroperikard im Sinne der oben gegebenen Definition findet sich bei etwa 1–2% aller autoptischen Untersuchungen.

Pathogenese

Hauptursache eines chronischen, nichtentzündlichen Perikardergusses ist die Herzinsuffizienz, wobei dekompensierte Klappenfehler eher zu Transudation neigen als andere Formen der Herzinsuffizienz. Einzelfälle größerer Perikardergüsse sind auch bei Hypertonie, kongenitalen Herzfehlern, Ventrikelaneurysmen und Endomyokardfibrose beschrieben worden. Weitere Ursachen sind Myxödem, ausgeprägte Hypalbuminämie, wie beim nephrotischen Syndrom, und bestimmte hämatologische Erkrankungen, wie schwere Anämie z. B. vom Perniziosatyp und die Thalassämie. Bei Tumoren im Hilusbereich kann die Störung der Lymphdrainage zu nichtentzündlichen Ergüssen führen, die sich als Transsudat von der neoplastischen, meist hämorrhagischen Exsudation unterscheiden.

Krankheitsbild

Die Mehrzahl der Herzbeutelergüsse nichtentzündlicher Genese verursacht keine klinischen Symptome, zumal die Erscheinungen der Grundkrankheit (Herzinsuffizienz, Myxödem usw.) dominieren. Sie stellen als röntgenologische Begleitbefunde differentialdiagnostische Probleme, wobei allerdings betont werden muß, daß erst Flüssigkeitsansammlungen von mehr als 300 ml die Herzkonfiguration merklich ändern. In Einzelfällen bewirken größere Ergüsse Druck hinter dem Sternum, Dyspnoe, Singultus oder Dysphagie.

Diagnose

Die diagnostischen Methoden sind mit den bei entzündlichen Ergüssen angewandten identisch. Man wird allerdings beim Myxödem oder dekompensierter Herzinsuffizienz selten Anlaß zu eingreifenderen Maßnahmen, wie Punktion, Herzkatheterisierung oder Angiokardiographie, sehen. Hier liegt in Zukunft sicher die Domäne der Anwendung des Ultraschallverfahrens und der Computertomographie, besonders zur Verlaufsbeurteilung. Spezielle elektrokardiographische Veränderungen fehlen, die Herztöne können abgeschwächt sein; dieses Symptom hat jedoch keine größere differentialdiagnostische Bedeutung.

Verlauf und Prognose

Verlauf und Prognose hängen von der Grundkrankheit ab. Mit Ödemausschwemmung der dekompensierten Herzinsuffizienz schwinden auch die Perikardergüsse. Die Behandlung des Myxödems mit Schilddrüsenpräparaten beseitigt den Perikarderguß. In lange unbehandelten Fällen erfolgt die Rückbildung nur ungenügend, so daß eine Entlastung durch Punktion oder Perikardfensterung notwendig ist.

Perikardzysten, Perikarddivertikel

Definition

Unter *Perikardzysten* versteht man abgeschlossene, flüssigkeitsgefüllte Gebilde, die im Perikard liegen, ihm angelagert sind oder in der Umgebung des Herzbeutels nachgewiesen werden. Es besteht keine Kommunikation zwischen Zyste und Herzbeutellumen. Sie können angeboren und erworben auftreten. *Perikarddivertikel* entstehen durch Ausstülpung des viszeralen und parietalen Herzbeutelblattes oder durch isolierte Ausstülpung nur des parietalen Blattes. Sie können angeboren auftreten, aber auch durch narbigen Zug in der Umgebung des Herzbeutels verursacht werden.

Pathologische Anatomie

Angeborene *Zysten* des Herzbeutels kommen als Zölomzysten, zystisches Lymphangiom, Bronchialzysten und Teratome vor. Erworbene Zysten können nach Hämatomen im Perikard, bei zystischer Entartung eines Tumors oder bei parasitären Erkrankungen des Herzens manifest werden.
Die angeborenen Perikard*divertikel* lassen sich im Zusammenhang mit der entwicklungsgeschichtlichen Ausbildung des ventralen Rezessus der primitiven Perikardhöhle verstehen. Die Mehrzahl ist im rechten Herz-Zwerchfell-Winkel gelegen. Erworbene Divertikel können als Pulsionsdivertikel bei höherem intraperikardialem Druck oder als Traktionsdivertikel infolge narbiger Schrumpfung von Gewebsstrukturen in der Nähe des Herzbeutels, z. B. nach spezifischem Primärinfekt, entstehen. Abgekapselte Ergüsse bei partieller Obliteration des Perikardlumens können differentialdiagnostisch schwer zu deutende Ausstülpungen des Herzrandes erzeugen.

Symptomatologie

Die Entdeckung geht meist auf einen röntgenologischen Zufallsbefund zurück. Subjektive Beschwerden bestehen nur selten, in Einzelfällen werden pleuritischer Schmerz, Druckerscheinungen und Hustenreiz angegeben. Die Diagnose läßt sich durch röntgenologische Untersuchung bei Durchleuchtung in verschiedenen Ebenen wahrscheinlich machen. Schichtuntersuchung, Echokardiographie und vor allem Computertomographie sind diagnostisch entscheidende Maßnahmen.

Differentialdiagnose

Differentialdiagnostisch sind alle Herz-, Perikard- und Mediastinaltumoren sowie hilusnahe Neoplasien der Lungen, weiterhin Herzwandaneurysmen, epikardiale Fettanlagerungen, Mediastinalergüsse, Zwerchfellhernien, Echinokokkuszysten und Bronchuszysten abzugrenzen.

Therapie

Eine operative Behandlung ist bei Zysten im Herzbeutel im Hinblick auf eine mögliche maligne Entartung indiziert. Entzündliche Divertikel haben eine gute Prognose, so daß eine operative Therapie nicht erforderlich ist.

Literatur

Beck, O., J. Schinder, H. Hochrein: Perikarditis nach akutem Myokardinfarkt. Dtsch. med. Wschr. 102 (1977) 559

Berg, E.: Traumatische Perikarditis. Münch. med. Wschr. 113 (1971) 182

Bolte, H. D.: Perikarditis. In Riecker, G.: Klinische Kardiologie, 2. Aufl. Springer, Berlin 1982

Braunwald, E.: Pericardial disease. In Harrison Principles of Internal Medicine, 8th ed. McGraw-Hill, New York 1977

Braunwald, E.: Heart Diseases. Saunders, Philadelphia 1980

Cortes, F. M.: The Pericardium and its Disorders. Thomas, Springfield/Ill. 1971

Darsee, J. R., E. Braunwald: Diseases of the pericardium. In Braunwald, E.: Heart Diseases. Saunders, Philadelphia 1980

Dressler, W.: Post-myocardial infarction syndrome: a report of 44 cases. Arch. intern. Med. 103 (1959) 38

Effert, S., P. Hanrath, W. Bleifeld: Echokardiographie. Springer, Berlin 1979

Fowler, N. O.: The recognition and management of pericardial disease and its complications. In Hurst, J. W.: The Heart, 4th ed. McGraw-Hill, New York 1978

Frei, D., P. Willimann, U. Binswanger: Urämische Perikarditis – Ätiologie und Symptomatik. Dtsch. med. Wschr. 104 (1979a) 1660

Frei, D., P. Willimann, U. Binswanger, Urämische Perikarditis – Therapie und Komplikationen. Dtsch. med. Wschr. 104 (1979b) 1662

Gramiak, R., R. C. Waag: Cardiac reconstruction imaging in relation to other ultrasound systems and computed tomography. Amer. J. Roentgenol. 127 (1976) 91

Haertel, M., U. Tillmann, W. A. Fuchs: Thorakale Computertomographie. Dtsch. med. Wschr. 104 (1979) 1610

Hancock, E. W.: Subacute effusive constrictive pericarditis. Circulation 43 (1971) 183

Hindermann-Fischer, E., W. F. Amann, H. R. Jenzer, A. Blumberg: Urämische Perikarditis. Klinik, Echokardiographie, Therapie. Schweiz. med. Wschr. 108 (1978) 1625

Holt, J. P.: The normal pericardium. Amer. J. Cardiol. 26 (1970) 455

Hort, W.: Der Herzbeutel und seine Bedeutung für das Herz. Ergebn. inn. Med. Kinderheilk. 29 (1970) 1

Janson, R., K. Lackner, E. Grube, H. U. Klehr, P. Thurn: Computertomographische Diagnostik des Perikardergusses. Fortschr. Röntgenstr. 131 (1979) 173

Lackner, K., H. Simon, P. Thurn: Kardio-Computertomographie – neue Möglichkeiten in der radiologischen nicht-invasiven Herzdiagnostik. Z. Kardiol. 68 (1979) 667

Liem, K. L., D. Durrer, K. J. Lie, H. J. J. Wellems: Pericarditis in acute myocardial infarction. Lancet 22 (1975) 1004

Merx, W., P. Schweizer, W. Krebs, S. Effert: Verbesserte Punktionstechnik des Perikards und Quantifizierung von Perikardergüssen mittels Ultraschall. Dtsch. med. Wschr. 104 (1979) 19

Peräsalo, O.: On pericardial diverticula and their differential diagnosis. Acta chir. scand. 106 (1953) 283

Reddy, P. S., D. F. Leon, J. A. Shaver: Pericardial Diseases. Raven Press, New York 1982

Riederer, J.: Die idiopathische Perikarditis. Herz-Kreisl. 1 (1969) 345

Schölmerich, P.: Erkrankungen des Perikard. In von Bergmann, G., W. Frey, H. Schwiegk: Handbuch der Inneren Medizin, Bd. IX/2. Springer, Berlin 1960 (S. 1035)

Schölmerich, P., U. Theile, B. Hoppe: Akute Perikarditis. Dtsch. Ärztebl. 77 (1980) 369

Schollmeyer, P.: Perikarditis. In Reindell, H., H. Roskamm: Herzkrankheiten, 2. Aufl. Springer, Berlin 1982

Shabetai, R.: The Pericardium. Grune & Stratton, New York 1981

Spodick, D. H.: Chronic and Constrictive Pericarditis. Grune & Stratton, New York 1964

Theile, U.: Diagnostik der akuten Perikarditis. Dtsch. med. Wschr. 97 (1972) 566

Zeh, E.: Die klinische Diagnose der Perikarditis. Therapiewoche 24 (1974) 3753

Zenker, R.: Ergebnisse der Behandlung der konstriktiven Perikarditis aufgrund eigener Erfahrungen an 100 Operierten. Med. Klin. 13/54 (1959) 541

Herztraumen

U. Theile

Definition

Funktionelle oder organisch faßbare Veränderungen am Herzen, die durch stumpfe oder penetrierende Gewalteinwirkung auf den Körper ausgelöst werden, bezeichnet man als Herztraumen.

Die Läsionen können Perikard, Epikard, Herzmuskel, Klappen, Papillarmuskel und Sehnenfäden sowie Koronararterien und große Gefäße treffen. Es kommt zu Störungen des Herzrhythmus, der hämodynamischen Funktionen des Herzens und/oder der Durchblutung des Herzmuskels.

Häufigkeit

Genaue Angaben über die Häufigkeit traumatischer Herzschäden können nicht gemacht werden; schwere Schädigungen werden statistisch eher erfaßt als leichte Läsionen. Mit Zunahme der schweren Verkehrsunfälle ist die Zahl der Thoraxtraumen stark angestiegen. Die häufigere Anwendung invasiver kardialer wie auch endoskopischer Untersuchungsmethoden muß auch an das Auftreten iatrogener intrathorakaler Verletzungen denken lassen.

Vorkommen

Bestimmte Arten der Gewalteinwirkung führen besonders häufig zu einer Verletzung des Herzens, z. B. Sturz aus großer Höhe, Überfahrenwerden, Quetschung des Brustkorbes oder Verschüttung, Einklemmung, Schlag, Schuß oder Stoß auf den Thorax oder die Steuerradverletzung bei Autounfällen. Manche Sportarten können über eine lokale Traumatisierung durch Schlag oder Stoß (Boxen, Basketball, Tennis) zu Schädigungen des Herzens führen.

Auch die Einwirkung strahlender Energie auf das Herz (Atombombenexplosionen, therapeutische Bestrahlung) ist als traumatische Alteration anzusehen.

Die Einwirkung elektrischer Energie in Form des Elektrounfalles führt, je nach Stromstärke, Zeitdauer und Ort der Einwirkung zu kurzdauernden oder tödlichen Rhythmusstörungen.

Pathogenese und Pathophysiologie

Penetrierende Verletzungen

Die unmittelbaren Folgewirkungen einer Schuß- oder Stichverletzung sind von deren Lokalisation abhängig. Bei Verletzung des Perikards kommt es zur Ausbildung einer hämorrhagischen oder eventuell purulenten Perikarditis; bei Eröffnung oder Ruptur des Herzens selbst entwickeln sich rasch Hämoperikard und Tamponade. Fistelbildung zwischen Aorta und A. pulmonalis, Reizleitungsstörungen, Septumperforation und, durch Läsion einer Kranzarterie, Myokardinfarkt sind als Folgeerscheinungen möglich. Im Herzen liegenbleibende Fremdkörper können Thrombosierungen bewirken und Embolien auslösen. Durch Schrittmachersonden, Herzkatheter oder zu tief eingeführte Venenverweilkatheter können von innen perforierende Herzverletzungen ausgelöst werden.

Nicht penetrierende Verletzungen

Stumpf auf den Thorax einwirkende Gewalt löst z. B. bei Schlag- oder Stoßwirkung eines festen Gegenstandes gegen den Brustkorb eine Prellung des Herzens aus; bei Explosionen und Detonationen kommt es zur Druckstoßverletzung des Herzens. Die Beschleunigungswirkung bei abrupter Geschwindigkeitsänderung und die hydraulische Sprengwirkung der im Herzen befindlichen Flüssigkeitsmenge bei Auftreten einer großen Druckwelle sind Ursachen weiterer Herzverletzungen. Je nach dem auslösenden Schädigungsmechanismus sieht man am Herzen verschiedene Arten von Traumatisierungen: Schlag und Stoß bewirken Veränderungen an Perikard, Epikard und Myokard, die, je nach Intensität, von kleinsten Blutungen bis zur Nekrose reichen können. Auffälligerweise finden sich geringere Herzverletzungen bei ausgedehnten Rippenfrakturen als bei Verletzungen, bei denen der knöcherne Thorax intakt bleibt. Druckstoßverletzungen haben Abrisse von Gefäßen, meist zwerchfellnahe gelegene Läsionen am Peri-, Epi- und Myokard und Risse an Klappen und Sehnenfäden zur Folge, die durch Auftreten einer starken Druckwelle auf die nicht kompressible Flüssigkeit im Herzen entstehen. Eine den Körper treffende Detonationswelle bewirkt durch Hochschnellen des Zwerchfells eine Schleuderwelle des Herzens, die von einem Abriß der großen Gefäße gefolgt sein kann.

Wird der Körper zu einer raschen Änderung seiner Geschwindigkeit gezwungen, so wird das im Brustkorb nur wenig fixierte Herz durch eine abrupte Bewegung gegen die umgebenden Strukturen geschleudert, die im Herzen befindliche Blutmenge ihrerseits gegen die Herzwand und die Klappen verlagert. Dieser Stoß kann an den Klappen und besonders an den Stellen der Gefäße, an denen diese vom teilweise fixierten Teil in den relativ frei im Thoraxraum verlaufenden Teil übergehen (z. B. Aorta, im Bereich des Lig. arteriosum und an der Aortenwurzel) zu Rupturen führen.

Durch eine Strahleneinwirkung auf das Herz kommt es zu Fasernekrosen am Myokard, zu kleinsten Blutungen und zur Eröffnung arteriovenöser Anastomosen. Es resultiert eine mehr oder weniger ausgedehnte Schwiele im traumatisierten Bereich. Funktionell kann sich das Bild einer konstriktiven Perikarditis entwickeln.

Elektrounfälle führen nach KOEPPEN (1968) nur bei Stromstärken über 20–80 mA zu Herzschädigungen. Während bei Spannungen von 110, 220 und 380 V bei kurzer Einwirkdauer lediglich ein kurzer Herzstillstand mit unregelmäßiger Schlagfolge beobachtet wird, führen längere Einwirkzeit und höhere Spannungen zu irreversiblem Kammerflimmern.

Krankheitsbild

Anamnese

Ein großer Teil der schweren Herztraumen verläuft so rasch, daß jede ärztliche Hilfe zu spät kommt. Jedes gravierende Thoraxtrauma sollte Anlaß zu einer genauen Beobachtung über einige Tage bis Wochen und zu sorgfältiger Diagnostik geben. Für die zu erwartenden Schädigungen ist es wichtig, den Unfallhergang möglichst genau zu erfassen. Stehen andere Verletzungen im Vordergrund, kann ein Herztrauma erst spät, z. B. bei der ersten Belastung, eventuell nach Wochen, in Erscheinung treten.

Befunde

Das klinische Bild des Herzverletzten ist gekennzeichnet durch Blässe, Kollapsneigung mit kleinem, flachen Puls und niedrigem arteriellem Druck, nicht selten bestehen Atemnot durch beginnendes Lungenödem oder Rechtsherzversagen, Tachykardie, Extrasystolen oder andersartige Herzrhythmusstörungen. Auf das Vorhandensein von Zeichen einer Herzinsuffizienz oder einer beginnenden Herztamponade ist zu achten (Venendruckanstieg, Halsvenenstauung, großes Herz).

Ultraschalldiagnostik

Mit Hilfe der zweidimensionalen Ultraschalltechnik im B-Bild-Verfahren lassen sich ein Perikarderguß, abnorme Bewegungsabläufe der Kammer- oder Vorhofwandungen sowie der Herzklappen erfassen. Die wenig belastende, risikolose Untersuchungstechnik erlaubt die bei Herztraumen häufig entscheidende schnelle Diagnosestellung von Schädigungen, die einer raschen Operation bedürfen.

Computertomographie

Perikarderguß und Septumperforation sowie die Ausbildung von Gefäß- oder Herzwandaneurysmen lassen sich computertomographisch gut erfassen. Diese Methode wird jedoch eher bei Langzeitbeobachtung als im Akutfall Anwendung finden. Hier ist die Echokardiographie überlegen.

Röntgenbefunde

Röntgenologisch ist Ergußbildung in der Pleurahöhle oder im Perikard Hinweis für eine Herzverletzung; eine Mediastinalverbreiterung kann Zeichen eines Aortenaneurysmas sein. Pneumothorax, Pneumomediastinum, Rippenfraktur oder der Nachweis von Fremdkörpern sind diagnostisch wertvoll. Detaillierte Untersuchungen lassen sich im akuten Stadium meist nicht durchführen, bei längerem Bestehen von Beschwerden nach einem überlebten Herztrauma ist eine Angiokardiographie oder eine Herzkatheteruntersuchung unter Umständen notwendig.

Elektrokardiographische Befunde

Bei Verletzungen des Perikards, bei Ergußbildung oder entzündlichen Veränderungen in diesem Bereich finden sich charakteristische Kurvenabläufe im EKG. Diese entsprechen dem akuten Stadium der Perikarditis (nach Holzmann) mit Überhöhung der ST-Strecke, in der die T-Welle nicht abgrenzbar ist, später wird ST wieder isoelektrisch, während die T-Welle eine negative Konfiguration erfährt. Dieses Stadium III (nach Holzmann) kann über Monate bis Jahre bestehen bleiben. Veränderungen im Sinne eines Myokardinfarktes werden bei Läsionen einer Herzkranzarterie, gelegentlich auch als Folge einer operativ versorgten Herzwandruptur beobachtet.

Alle Formen der Reizleitungs- und Erregungsbildungsstörungen, partielle oder totale Blockbilder, Brady- und Tachykardie, Vorhofflimmern und -flattern können in der akuten Phase auftreten, häufig zeigen sie eine spontane Rückbildung; Asystolie und Kammerflimmern oder -flattern bewirken sofortigen Kreislaufstillstand.

Verlauf und Prognose

Ein recht hoher Prozentsatz traumatischer Herzschädigungen verläuft akut tödlich. Dies trifft überwiegend für Aortenrupturen und schwerste Ventrikelrisse zu, aber auch für schwere Elektrounfälle. Bis zur Ausbildung einer Herztamponade bei Herzwandruptur oder Einriß einer Koronararterie vergehen meist nur Stunden. Gelegentlich entwickelt sich erst nach 2–3 Wochen ein bedrohlicher Zustand, wenn eine Myokardnekrose zur Herzwandruptur führt. Wird ein Perikarderguß hämodynamisch wirksam, so läßt sich durch Punktion manchmal eine vorläufige Stabilisierung des akuten Bildes erreichen. Sie sollte zur weiteren Diagnostik genutzt werden. Bei einem Teil der Fälle kann der dramatische Verlauf nur durch sofortiges operatives Vorgehen beeinflußt werden. Führen traumatische Klappenfehler oder Septumrupturen zur Herzinsuffizienz, so ist eventuell zu einem späteren Zeitpunkt eine chirurgische Korrektur indiziert. Die Prognose der Herztraumen ist immer noch schlecht, wenn auch die operativen Maßnahmen verbessert wurden.

Bei der traumatischen Mitralinsuffizienz steht die Prognose im Zusammenhang mit der Art der Läsion am Klappenapparat: Papillarmuskelabrisse führen rasch zu Insuffizienzzeichen und erfordern baldige operative Therapie. Verletzungen der Chordae tendineae sind offenbar weniger bedeutsam, Verläufe bis zu 32 Jahren ohne wesentliche kardiale Leistungsinsuffizienz sind belegt.

Komplikationen

Als Komplikationen müssen narbige Veränderungen, z. B. eine Pericarditis constrictiva, oder Auswirkungen veränderter Hämodynamik angesehen werden, wie sie nach Klappenrupturen, Sehnenfädenabrissen, Septumläsionen oder durch aneurysmatische Aussackung des Herzmuskels aufgrund einer traumatischen Myokardnekrose zu erwarten sind. Diese Veränderungen führen im Laufe von 1–2 Jahren zu Herzinsuffizienzerscheinungen, die meist therapeutisch schwer zu beeinflussen sind. Fremdkörper im Herzen oder umschriebene Myokardnekrosen können durch Ablagerung von Thromben zu Embolisierungen führen, wandernde Fremdkörper zu Spätläsionen der Muskulatur oder der Klappen. Herzbeschwerden werden relativ häufig nach Brustkorbtraumen angegeben, die Unterscheidung funktioneller Beschwerden von organisch ausgelösten ist oft sehr schwierig. Bei Vorhandensein von Brückensymptomen oder Veränderungen im EKG unmittelbar nach dem Unfall sind auch Myokardinfarkte gelegentlich auf ein Herztrauma zurückzuführen.

Therapie

Die Therapie richtet sich neben der Schwere des Erscheinungsbildes wesentlich danach, ob es sich um eine penetrierende oder um eine nicht penetrierende Verletzung handelt. Bei Vorliegen einer Ruptur des Herzmuskels oder eines großen Gefäßes ist sofortiges operatives Vorgehen angezeigt, bei nicht sicherer Eröffnung der Herzhöhlen kann zunächst abgewartet werden. Im Herzen lokalisierte Fremdkörper sollten, wenn sie nicht im Muskel oder Papillarbereich fixiert sind, operativ entfernt werden, um spätere Nekrosen oder Perforationen sowie Thrombosierungen zu vermeiden. Ein unmittelbar posttraumatisch entstandenes Hämoperikard ist zunächst durch Punktion zu beseitigen, insbesondere dann, wenn Zeichen für eine Tamponade nachweisbar sind. Eine Stabilisierung des Zustandsbildes kann durch mehrfache Punktion erreicht werden. In jedem Fall scheint neben einer gewissenhaften Überwachung Brustkorbverletzter eine körperliche Schonung dieser Patienten notwendig, deren Dauer von der Schwere des primären Erscheinungsbildes abhängt. Mit den Verfahren der modernen Herzchirurgie, z. B. durch Anwendung des extrakorporalen Kreislaufes oder durch Gefäßplastiken oder Anlegen eines Bypass, ist eine Versorgung schwerster Herztraumen möglich, wenn die operativen Maßnahmen schnell ergriffen werden können.

Die Operationsmortalität wird heute zwischen 20 und 30% angegeben. Durch Anwendung sorgfältiger Rehabilitationsverfahren ist es möglich, den größten Teil der Patienten, die ein Herztrauma überlebt haben, wieder in den Arbeitsprozeß einzugliedern.

Literatur

Adams, W. E.: Traumatism of the thorax. Advanc. cardiopulm. Dis. 4 (1969) 208

Amelung, W., H. Luther: Interne Klinik der Herzsteckschüsse. Ergebn. inn. Med. Kinderheilk. 3 (1952) 68

Clark, D. E., C. S. Wiles, M. K. Lim, C. M. Dunham, A. Rodriguez: Traumatic rupture of the pericardium. Surgery 93 (1983) 495

Croxson, M. S., K. P. O'Brien, J. B. Lowe: Traumatic tricuspid regurgitation long-term survival. Brit. Heart J. 33 (1971) 750

De Muth, W. E., H. F. Zinsser: Myocardial contusion. Arch. intern. Med. 115 (1965) 434

Doerr, W.: Organpathologie, Bd. I. Thieme, Stuttgart 1973

Friedberg, C. K.: Diseases of the Heart, 3rd ed. Saunders, Philadelphia 1966 (p. 1691)

Friedmann, G., H. Bücheler, P. Thurn: Ganzkörper-Computertomographie. Thieme, Stuttgart 1981

Grosse-Brockhoff, F., K. Kaiser: Herzschädigung durch stumpfe Gewalteinwirkung. In Schwiegk, H.: Handbuch der Inneren Medizin, 4. Aufl. Springer, Berlin 1960 (S. 462)

Hilger, H. H., V. Carstens: Verletzungen des Herzens. In Krayenbühl, H. P., W. Kübler: Kardiologie in Klinik und Praxis. Thieme, Stuttgart 1981 (S. 56.1)

Jahnke, E. J., W. P. Nelson, G. V. Aaby, G. M. Fitz-Gibbon: Tricuspid insufficiency, the result of nonpenetrating cardiac trauma. Arch. Surg. 95 (1967) 880

Jensen, O. M.: Traumatic rupture of aorta: a study of 68 fatal cases. Nord. Med. 71 (1964) 337

Kissane, R. W.: Traumatic heart disease: nonpenetrating injuries. Advanc. cardiopulm. Dis. 1 (1963) 237

Köhler, E.: Ein- und zweidimensionale Echokardiographie. Enke, Stuttgart 1980

Koeppen, S.: Krankheiten aus physikalischen Ursachen. In: Klinik der Gegenwart, Bd. 5. Urban & Schwarzenberg, Berlin 1968

London, R. E., S. B. London: The electrocardiographic sign of acute hemopericardium. Circulation 25 (1962) 780

Morgan, J. R., A. D. Forker: Isolated tricuspid insufficiency. Circulation 43 (1971) 559

Parmley, L. F., P. N. Symbas: Traumatic heart disease. In Hurst, J. W.: The Heart, Arteries and Veins, 4th ed. McGraw-Hill, New York 1978 (p. 1683)

Sanders, C. A., J. G. Scannell, J. W. Harthorne, W. G. Austen: Severe mitral regurgitation secondary to ruptured chordae tendinea. Circulation 31 (1965) 506

Schlomka, G.: Commotio cordis und ihre Folgen. (Die Einwirkung stumpfer Brustwandtraumen auf das Herz.) Ergebn. inn. Med. Kinderheilk. 47 (1934) 1

Schölmerich, P.: Erkrankungen des Perikard. In Schwiegk, H.: Handbuch der inneren Medizin. Springer, Berlin 1960 (S. 1035)

Summerall, C. P., W. H. Lee jr., J. A. Boone: Intracardiac shunts after penetrating wounds of the heart. New Engl. J. Med. 272 (1965) 240

Turina, M., J. Kugelmeier: Herzverletzungen und ihre Spätfolgen. Chirurg 54 (1983) 129

Warburg, E.: Traumatic Heart Lesions. Oxford University Press, London 1938

Watson, J. H., W. M. Bartholomae: Cardiac injury due to nonpenetrating chest trauma. Ann. intern. Med. 52 (1960) 871

Herztumoren

U. Theile

Definition
Von den primären, im Herzen selbst entstandenen Tumoren werden die sekundären unterschieden, die sich durch metastatische Absiedlung anderer Tumoren entwickeln. Die sekundären Herztumoren sind somit bösartiger Natur; die primären lassen sich in gutartige und bösartige unterteilen.

Häufigkeit
In der Literatur sind bis heute etwa 1000 Fälle primärer Herztumoren beschrieben, überwiegend Myxome und Sarkome. Seit die Diagnose intra vitam gestellt werden kann, hat die Zahl entsprechender Publikationen sprunghaft zugenommen. Die genaue Zahl einer sekundären Herzbeteiligung bei Tumoren läßt sich nicht abschätzen. Die Angaben in der Literatur schwanken im allgemeinen Sektionsgut zwischen 0,3 und 6% der Fälle, im Sektionsgut maligner Tumoren zwischen 1,8 und 21%.

Myxome sind die häufigsten gutartigen primären Herztumoren, sie werden in allen Altersstufen, bevorzugt aber im Erwachsenenalter beobachtet. Rhabdomyome stellen tumorartige Glykogenanreicherungen kongenitalen Ursprungs dar. Sie haben eine schlechte Prognose, Einzelfälle wurden auch im Erwachsenenalter beschrieben. Unter den bösartigen Tumoren steht das Sarkom bei weitem an erster Stelle, es wird bevorzugt in den höheren Altersstufen beobachtet. Neben dem Sarkom spielt das Mesotheliom als primärer Perikardtumor eine wichtige Rolle.

Morphologie
Nach morphologischen Kriterien werden die in Tab. 1.54 aufgeführten Tumoren im Herzen unterschieden.

Pathogenese und Pathophysiologie
Kleine Tumoren werden meist als Zufallsbefund entdeckt, sie machen nur selten Krankheitserscheinungen, größere können, je nach ihrer Lokalisation, unterschiedliche klinische Erscheinungen auslösen. Diese sind Folge einer behinderten Füllung einzelner Herzhöhlen, der Einengung der Öffnungsfläche von Herzklappen oder der Destruktion von Herzmuskel- oder Erregungsleitungsgewebe. Bei Sitz eines Tumors im linken Vorhof kann es klinisch zum Bild einer Mitralstenose, bei Sitz im rechten Vorhof zu dem einer Trikuspidalstenose kommen. Durch infiltratives Wachstum führen maligne Tumoren entweder zu Störungen der Erregungsbildung bzw. -ausbreitung oder zur irreversiblen Herzmuskelinsuffizienz. Perikardtumoren bewirken entweder über Ergußbildung eine Tamponade des Herzens oder durch Verschwielung und Ummauerung das Erscheinungsbild der Pericarditis constrictiva.

Krankheitsbild
Während noch bis vor wenigen Jahren die meisten Herztumoren erst postmortal diagnostiziert wurden, machen neuere Untersuchungsmethoden wie die Echokardiographie und die Computertomographie es in zunehmendem Maße möglich, die Diagnose bereits klinisch zu stellen.

Anamnese
Bei primären Herztumoren findet man häufig eine kurze Anamnese, meist hat das Krankheitsbild einen so foudroyanten Verlauf, daß die Patienten schnell in klinische Behandlung kommen. Eine sich rasch verschlechternde „Mitralstenose", periphere Embolien durch Tumorpartikel, eine Einflußstauung oder eine therapierefraktäre Herzinsuffizienz führen zur Einweisung.

Bei Tumorleiden anderer Lokalisation wird man bei plötzlichem Auftreten von Tachykardie und

Tabelle 1.54 Herztumoren

1. *Primäre Tumoren*
Gutartige Tumoren
Myxom
Lipom
Angiom
Papillom
Teratom
Bösartige Tumoren
Sarkom
Hämangioblastom
Mesotheliom des Perikards
2. *Sekundäre Tumoren* bei
Karzinomen
Sarkomen
Malignem Melanom
Morbus Hodgkin und anderen malignen Lymphomen
Leukosen

Herzrhythmusstörungen ohne Vorhandensein von Fieber oder Anämie oder bei sonst nicht erklärbarer Herzinsuffizienz an eine Herzmetastasierung denken.

Befunde

Die klinische Symptomatologie ist je nach der Lokalisation der Tumoren so unterschiedlich, daß diese zu einer Systematisierung benutzt werden kann.

Lokalisation im rechten Vorhof. Wenn ein Tumor durch Ummauerung der zuführenden Hohlvenen oder Verlegung des Vorhoflumens den Bluteinstrom in den rechten Vorhof behindert oder die Trikuspidalklappe verlegt, so entsteht entweder das Bild des Vena-cava-Syndroms oder das der Trikuspidalstenose mit Rechtsherzinsuffizienz. Hierbei ist neben erhöhtem Venendruck, gestauten Halsvenen und Lebervergrößerung (bei stärkerer Ausprägung Aszitesbildung) auskultatorisch ein diastolisches Geräusch über dem rechten Sternalrand in Protodiastole und Präsystole zu erfassen. Plötzliches Auftreten dieses Geräuschbefundes ohne Hinweise für ein begleitendes Mitralvitium und fehlende rheumatische Anamnese sollten den Verdacht auf einen Herztumor erwecken. Ein völliger Verschluß des Trikuspidalostiums kann zu Synkopen, Bewußtlosigkeit und epileptiformen Anfällen führen; gestielte Tumoren lösen diese Symptomatik bei bestimmten Körperlagen aus. Durch Überdehnung des Vorhofs kommt es frühzeitig zu Vorhofflimmern und absoluter Arrhythmie, auch infiltratives Einwachsen eines Tumors kann Rhythmusstörungen auslösen.

Das primäre Herzsarkom geht in einem hohen Prozentsatz vom rechten Vorhof aus. Es führt durch rasches und infiltratives Wachstum frühzeitig zur Perikardbeteiligung und zum hämorrhagischen Erguß.

Lokalisation im linken Vorhof. Tumoren in diesem Herzanteil imitieren das klinische Bild der Mitralstenose. Der Tumor verlegt das Mitralostium mehr oder weniger und führt zu gleichen hämodynamischen Rückwirkungen: Überdehnung des Vorhofs mit Flimmern und absoluter Arrhythmie, pulmonale Stauung, eventuell Lungenödem und Rechtsherzüberlastung. Die Geräuschphänomene können denen bei Mitralstenose sehr ähnlich sein, aber je nach Körperlage variieren. Passagerer Totalverschluß des Mitralostiums führt wie ein solcher der Trikuspidalis zur Schocksymptomatik mit Adams-Stokes-Anfall.

Der linke Vorhof ist überwiegend Sitz von Myxomen, die häufig gestielt von der Gegend des Foramen ovale ihren Ausgang nehmen. Diese morphologisch gutartigen, oft zu erheblicher Größe anwachsenden Tumoren führen in einer großen Zahl der Fälle zu Embolien durch Tumorpartikel oder angelagerte Thromben. Myxome können im Blutstrom flottieren und sogar, wie bei einem solchen vom rechten Vorhof ausgehenden Tumor beobachtet werden konnte, als Mehrhöhlentumor den rechten Vorhof, den linken Vorhof über das Foramen ovale, die rechte Kammer und einen Teil der A. pulmonalis ausfüllen. Nicht selten zeigen die Myxome Verkalkungen.

Lokalisation in den Kammern. Bei gutartigen Tumoren in der Kammermuskulatur beobachtet man gelegentlich Rhythmusstörungen oder Erregungsleitungsstörungen; durch ihre Größe können sie die Ventrikelfüllung behindern. Die malignen Tumoren der Herzkammern zerstören durch infiltratives Wachstum die Kammermuskulatur und unterbrechen das Erregungsleitungssystem. Die Muskulatur des Herzens wird in zunehmendem Maße leistungsinsuffizient, es entwickelt sich das klinische Bild der Rechts- und Linksherzinsuffizienz. In anderen Fällen kommt es zur Herzwandruptur oder zur Septumperforation.

Bei sekundären Herztumoren, die überwiegend die Kammern befallen, sind klinische Erscheinungen nur selten ausgeprägt. Tachykardie ist ein häufiges Symptom, nur vereinzelt kommt es zu Schenkelblockbildern, partiellem oder totalem atrioventrikulärem Block. Während bei Karzinomen, Sarkomen und malignem Melanom meist Einzelmetastasen gefunden werden, führen Morbus Hodgkin, Leukosen und andere maligne Lymphknotenerkrankungen in der Regel zu diffuser infiltrativer Metastasierung, hier kommt es häufiger zu einer Perikardbeteiligung.

Lokalisation im Perikard. Auffällige Konturen des Herzens, Bewegungsarmut bei Durchleuchtung oder charakteristische Herzvergrößerung im Sinne der Bocksbeutel- oder Dreiecksform lassen im Zusammenhang mit einem meist nachweisbaren Herzbeutelerguß an das Vorliegen eines perikardialen Tumors denken. Das klinische Bild ist gekennzeichnet durch Erguß oder Verschwielung mit der Möglichkeit einer Herztamponade oder einer Einflußstauung wie bei einer Pericarditis constrictiva. Gelegentlich gelingt eine Sicherung der Diagnose durch Zytodiagnostik aus dem Erguß.

Besonders große Tumoren wurden bei Teratomen im Perikard gesehen; sie machen oft klinisch wenig Erscheinungen und werden als Zufallsbefund entdeckt.

Laborbefunde

Für Herztumoren spezifische Laborbefunde gibt es nicht; Allgemeinveränderungen, wie BSG-Beschleunigung, Leukozytose und Erhöhung der γ-Globulin-Fraktion in der Elektrophorese, finden sich bei malignen Herztumoren ebenso wie bei Tumorleiden anderer Lokalisation. Diese Parameter können nach erfolgter Operation das Wiederauftreten eines Tumorrezidivs anzeigen.

Elektrokardiographische Befunde

Charakteristische Symptome im EKG bei Herztumoren kann man bei der unterschiedlichen Lokalisation und der damit verbundenen verschiedenartigen Einwirkung auf Myokard oder Erregungsleitungssystem nicht erwarten. Die in großen Statistiken und in Einzelfällen nachweisbaren Abweichungen gewinnen erst zusammen mit dem klinischen Bild ihre Wertigkeit. Eine absolute Arrhythmie bei Vorhofflimmern sieht man relativ oft bei Vorhoftumoren, Schenkelblockbilder oder atrioventrikuläre Blockierungen wechselnden Ausmaßes bei Tumoren im Kammerbereich. Eine Niederspannung läßt sich meist bei Perikardbefall nachweisen, dabei sind Veränderungen der ST-Strecke und der T-Welle häufig. Vereinzelt werden auch Infarktbilder im EKG bei Herztumoren beschrieben, gelegentlich konnte man umschriebenen Tumorbefall im Bereich einer Koronararterie nachweisen, der dann zu einem echten Infarkt geführt hatte.

Röntgenbefunde

Nur selten wird das Phänomen des sich rasch vergrößernden Herzschattens bei Herztumoren klinisch erfaßt. Häufig findet sich bei der Erstuntersuchung ein vergrößertes Herz, welches bei Tumoren im linken Vorhof mitralkonfiguriert erscheint, in anderen Fällen als Cor bovinum bei Rechts- und Linksinsuffizienz beschrieben wird. Abnorme Herzkonfigurationen werden gelegentlich durch Sarkome ausgelöst, häufig verschleiert ein Perikarderguß den Befund. Kymographisch zeigen Perikardtumoren, die zur Verschwielung führen, starre Herzkonturen; das Fehlen dieses Symptoms, d. h. vorhandene Randpulsationen bei klinischem Verdacht auf Pericarditis constrictiva, wird als Hinweis für einen Tumor im rechten Vorhof angesehen.

Ultraschalldiagnostik

In den letzten 5 Jahren hat die Ultraschalldiagnostik eine sprunghafte Entwicklung genommen, mit der Technik der M-Mode-Echokardiographie und der zweidimensionalen Technik im B-Bildverfahren ist es möglich, alle vier Herzbinnenräume qualitativ und quantitativ zu beurteilen. Mit Hilfe des zweidimensionalen Ultraschallkardiogramms gelingt es, das interatriale Septum darzustellen und damit eine Abgrenzung zwischen rechtem und linkem Vorhof vorzunehmen. Beide echokardiographischen Methoden ergänzen sich, ohne sich gegenseitig überflüssig zu machen.

Tumoren, die im linken Vorhof gelegen sind – vor allem Myxome –, beeinträchtigen die Funktion der Mitralklappe. Im M-Mode-Echokardiogramm lassen sich in der Diastole hinter dem vorderen Mitralklappensegel zusätzlich Echolinien erfassen, die einer kompakten Masse entsprechen. Linksatriale Tumoren führen zu einer Vergrößerung des linken Vorhofdurchmessers. Die enddiastolische Dicke von Septum und Hinterwand bei infiltrierend wachsenden Tumoren ist stärker dimensioniert.

Die zweidimensionale Echokardiographie gestattet Schnittbilduntersuchungen in verschiedenen Achsenebenen des Herzens. Die Untersuchung in der Längsachsenebene erlaubt die Beurteilung des linken Vorhofes, die in Querachsenebene auf Herzbasishöhe ermöglicht die Erkennung von Vorhoftumoren und Thromben. Erfolgt die Schnittbilduntersuchung von apikal, so ist die Darstellung aller vier Herzhöhlen möglich mit der Erkennung pathologischer Veränderungen im Lumen. Im Einzelfall kann die Unterscheidung zwischen Tumor und Thrombus allerdings unmöglich sein (Abb. 1.**124** u. 1.**125**).

Die risikolose, den Patienten wenig belästigende und nichtinvasive Untersuchungstechnik mit Hilfe der Echokardiographie sollte invasiven angiographischen Methoden vorangestellt werden.

Herzszintigraphie

Für die Markierung des Herzmuskels ist die Injektion von 201 Thallium am besten geeignet. Entsprechend der Perfusion kommt es zur Darstellung des Myokards, durch umschriebene Minderperfusion lassen sich infiltrierend wachsende Tumoren erfassen.

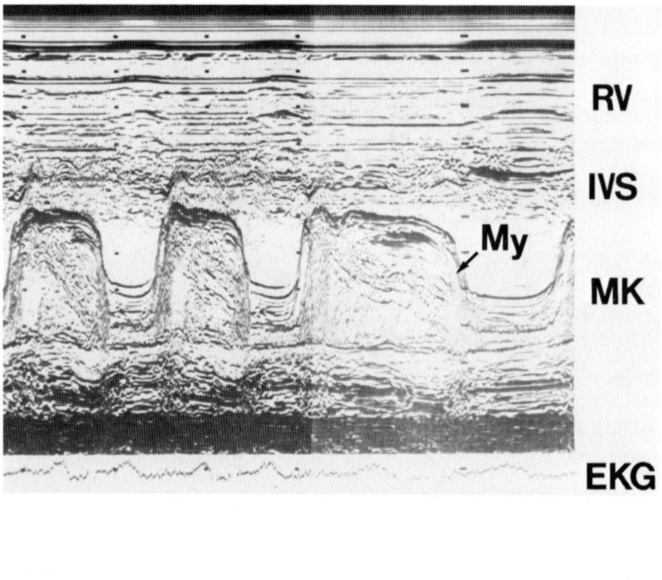

Abb. 1.**124** M-Mode Echokardiogramm bei einer Patientin mit Myxom im linken Vorhof. RV = rechter Ventrikel, IVS = Interventrikularseptum, MK = Mitralklappe

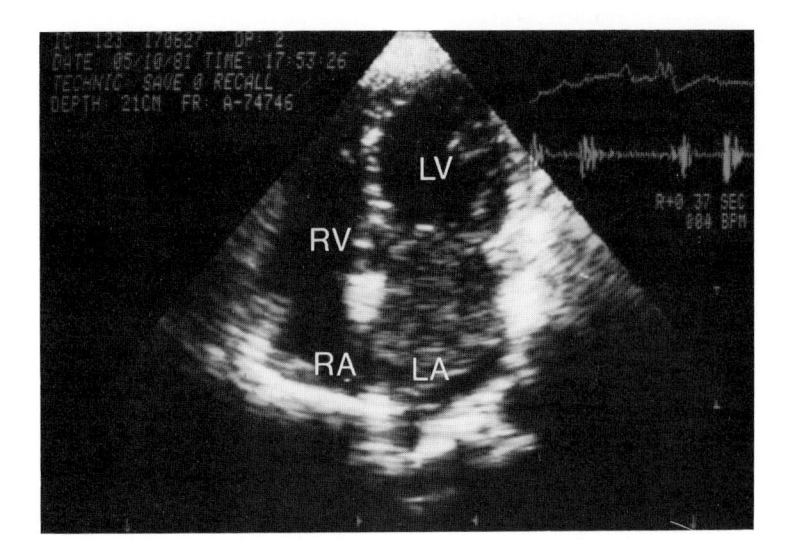

Abb. 1.125 Apikales zweidimensionales Echokardiogramm bei einer Patientin mit Myxom im linken Vorhof. RV = rechter Ventrikel, LV = linker Ventrikel, LA = linker Vorhof, RA = rechter Vorhof

Computertomographie

Computertomographische Darstellung verschiedener Herzebenen gestattet den Nachweis intrakavitärer Massen, wobei die Differenzierung von Tumoren und Thromben nicht immer gelingt (Abb. 1.126).

Herzkatheteruntersuchung und angiokardiographische Befunde

Gelegentlich gelingt es, einen Herztumor durch „Umfahren" mit einem Herzkatheter zu lokalisieren. Weitere Parameter gewinnt man durch Messung intrakardialer Druckwerte und Registrierung der Druckkurven. Tumoren des rechten Herzens führen zur Erhöhung des Mitteldrucks im rechten Vorhof, Tumoren im linken Vorhof lassen einen erhöhten pulmonalen Kapillardruck und eine Steigerung des Druckes im rechten Ventrikel erwarten. Der protodiastolische Dip in der Vorhofdruckkurve ist für die Pericarditis constrictiva charakteristisch.

Durch Injektion von Kontrastmittel in die Herzhöhlen über den liegenden Herzkatheter kann ein in das Lumen vorragender Tumor dargestellt werden. Die kinematographische Aufzeichnung der Herzaktion während der Kontrastmittelgabe ist eine weitere wertvolle Methode, mit der Pendelbewegungen eines gestielten Tumors und seine Lagebeziehungen zu den Klappen erfaßt werden können.

Herzmuskelbiopsie

Muskelbioptische Untersuchungen bei endokavitärer Materialgewinnung mittels Biopsiekatheter sind in Einzelfällen indiziert. Biopsien mit der Menghini-Nadel von außen dienen besonders der histologischen Klärung bei Perikardtumoren.

Verlauf und Prognose

Der Krankheitsverlauf bei Herztumoren, die durch ihre Größe oder durch infiltratives Wachstum zu hämodynamischen Rückwirkungen führen, ist gekennzeichnet durch einzelne typische Folgezustände oder eine Kombination verschiedener Syndrome:

Herzinsuffizienz (isolierte Rechtsinsuffizienz, Globalinsuffizienz), oberes Vena-cava-Syndrom, Perikarderguß, Herztamponade, Arrhythmien, akute zerebrale Zirkulationsstörungen, funktionelle Klappenfehler, zerebrale oder periphere Embolien, plötzlicher Tod.

Dies gilt für gutartige und bösartige Tumoren, bei letzteren kann der Ablauf schneller erfolgen.

Unbehandelt ist die Prognose aller Herztumoren schlecht, die Operation sollte bei Sicherung der Diagnose möglichst bald durchgeführt werden. Umschriebene Perikardtumoren sind einer operativen Therapie meist gut zugänglich, allerdings ist bei Vorliegen der klinischen Symptomatik meist

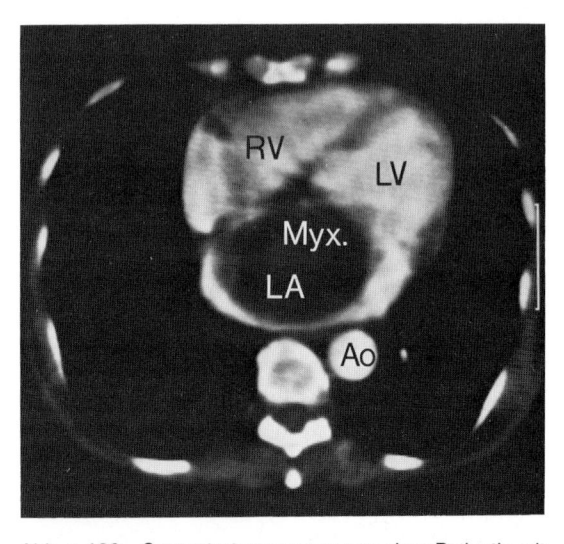

Abb. 1.126 Computertomogramm von einer Patientin mit Myxom im linken Vorhof (Überlassung freundlicherweise von Prof. Dr. *M. Thelen*, Strahleninstitut der Universität Mainz). RV = rechter Ventrikel, LV = linker Ventrikel, LA = linker Vorhof, Ao = Aorta

schon ein Übergreifen der Veränderungen auf das Myokard erfolgt.
Der Verlauf bei sekundären Herztumoren wird überwiegend durch das zugrundeliegende Tumorleiden bestimmt, nur in Einzelfällen wird die Prognose durch den Herzbefall, z. B. durch eine Tamponade, bestimmt.

Komplikationen

Komplikationen, die auch das Schicksal der Patienten in der Operationsphase bestimmen können, sind das Auftreten arterieller Embolien durch Tumorpartikel, zerebrale Synkopen oder plötzlicher, meist irreversibler Herzstillstand.

Differentialdiagnose

Bei Vorhandensein einer umschriebenen Einflußstauung ist differentialdiagnostisch an das Vorliegen eines Mediastinaltumors, einer retrosternalen Struma und eines mit Hilusdrüsenbefall einhergehenden Tumors, z. B. eines Bronchialkarzinoms, zu denken. Erhöhter Venendruck, gestaute Halsvenen, kleines Schlagvolumen, Aszites und Leberstauung sowie Niederspannung im EKG sprechen für eine Pericarditis constrictiva. Eine isolierte Rechtsherzinsuffizienz mit diastolischen Geräuschphänomenen am rechten Sternalrand findet man bei Trikuspidalstenose oder bei Karzinoidsyndrom. Mitralbäckchen, paukender erster Herzton, Mitralöffnungston und diastolisches Geräusch zusammen mit rheumatischer Anamnese, unter Umständen peripheren arteriellen Embolien bei absoluter Arrhythmie kennzeichnen die Mitralstenose. Bei rasch progredienter, therapierefraktärer Herzinsuffizienz muß an Myokarditis, einzelne Formen von Speicherkrankheiten, Endokardfibrose und an Amyloidose gedacht werden, bei subfebrilen Temperaturen, peripheren Embolien und wechselnden Geräuschphänomenen an Endocarditis lenta. Konturunregelmäßigkeiten des Herzrandes können durch Perikardzysten oder durch Ventrikelaneurysmen hervorgerufen werden.

Therapie

Die Therapie der Wahl ist die Operation. Sie wird heute meist in Hypothermie oder mit Hilfe des extrakorporalen Kreislaufes durchgeführt. Bei gutartigen Tumoren kann damit eine Heilung erzielt werden, bei bösartigen, schon infiltrierend gewachsenen Geschwülsten ist höchstens ein Palliativeffekt zu erwarten. Rezidive sind insgesamt selten, gelegentlich aber auch bei Myxomen beobachtet worden.
Bei nicht mehr operablen Fällen wird eine zytostatische Therapie oder eine Röntgenbestrahlung eine Verzögerung des Verlaufes bewirken können; die intraperikardiale Applikation von radioaktiv markiertem Gold vermag bei Perikardexsudaten nach Punktion eine neuerliche Ergußbildung zu verzögern. In manchen Fällen wird eine Dauerdrainage notwendig, über die auch eine lokale Instillation von Zytostatika möglich ist.
Eine exakte Planung der Operationstaktik ist im Einzelfall kaum möglich, häufig zwingt der intraoperativ erhobene Befund die Anwendung zusätzlicher Maßnahmen auf. Für den postoperativen Verlauf und die perioperative Letalität sind neben dem Alter des Patienten bereits vorhandene Schädigungen, die tumorunabhängig sein können, entscheidend, so begleitende koronare Herzkrankheit, chronische pulmonale Erkrankungen, Stoffwechselstörungen oder arterielle Hypertonie. In der postoperativen Phase verlangen vor allem schwerwiegende Rhythmusstörungen besondere Aufmerksamkeit. Die Operationsmortalität aller primären Herztumoren wird in der Literatur mit 14% angegeben.

Literatur

Apitz, J., K. Stapenhorst, J. Stoermer: Klinik und Pathologie des intraperikardialen Teratoms. Arch. Kinderheilk. 172 (1965) 25

Bass, N. M., G. P. Sharratt: Left atrial myxoma diagnosed by echocardiography, with observations on tumour movement. Brit. Heart J. 35 (1973) 1332

Boller, G.: Autoptisch erfaßte Herztumoren und ihre klinische Symptomatologie. Inaug. Diss. Mainz 1979

Friedberg, Ch. K.: Diseases of the Heart, 3rd ed. Saunders, Philadelphia 1966 (p. 1107)

Friedmann, G., E. H. Bücheler, P. Thurn: Ganzkörper-Computertomographie. Thieme, Stuttgart 1981

Goldberg, H. P., J. Steinberg: Primary tumors of the heart. Circulation 11 (1955) 963

Griffiths, G. C.: A review of primary tumors of the heart. Progr. cardiovasc. Dis. 7 (1965) 465

Grohme, S.: Über Endocard- und Intimatumoren. Z. Kreisl.-Forsch. 54 (1965) 586

Hanfling, S. M.: Metastatic cancer to the heart. Review of the literature and report of 127 cases. Circulation 22 (1960) 474

Hanke, J., N. Doetsch, H.-R. Zerkowski, J. Chr. Reidemeister, G. Schramm: Primäre Herztumoren. Dtsch. med. Wschr. 107 (1982) 55

Hardin, N. J., J. M. Wilson III, G. F. Gray, W. A. Gay jr.: Experience with primary tumors of the heart, clinical and pathological study of seventeen cases. Johns Hopk. Med. J. 134 (1974) 141

Van der Hauwaert, G. Lug: Cardiac tumours in infancy and childhood. Brit. Heart J. 33 (1971) 125

Heni, H. E.: Diagnostik von Herztumoren Erwachsener. Dtsch. med. Wschr. 105 (1980) 1373

Kochsiek, K.: Tumoren des Herzens. In Krayenbühl, H. P., W. Kübler: Kardiologie in Klinik und Praxis. Thieme, Stuttgart 1981 (S. 55.1)

Köhler, E.: Ein- und zweidimensionale Echokardiographie. Enke, Stuttgart 1980

Lockhart, A., A. Charpentier, J. Ferrane, L. Scebar, J. Lenegre: Diagnostik hémodynamique des tumeurs du coeur droit. Arch. Mal. Coeur 57 (1964) 1117

Mahaim, J.: Les Tumeurs et les Polypes du Coeur. Masson, Paris 1945

Martinez, E. C., T. D. Giles, G. E. Burch: Echocardiographic diagnosis of left atrial myxoma. Amer. J. Cardiol. 33 (1974) 281

Niedermayer, W., K.-J. Nordmann, J. Schaefer, H. J. Schwarzkopf, J. Sedlmeyer: Zur Diagnostik von Tumoren des rechten Herzens. Dtsch. med. Wschr. 94 (1969) 542

Prichard, R. W.: Tumors of the heart. Review of the subject and report of one hundred and fifty cases. Arch. Path. 51 (1951) 98

Schmidt-Habelmann, P., F. Sebening, W. Klinner: Operable benigne Herztumoren. Dtsch. med. Wschr. 90 (1965) 1741

Schölmerich, P.: Herz- und Perikardtumoren. In Schwiegk, H.: Handbuch der inneren Medizin, 4. Aufl. Springer, Berlin 1960

Schulte, H. D.: Perikard- und Herztumoren. In Derra, E., W. Bircks: Handbuch der Thoraxchirurgie, Ergänzungswerk Herzchirurgie II. Springer, Berlin 1979

Schwarz, G. A., R. J. Schwartzmann, C. R. Joyner: Atrial myxoma. Cause of embolic stroke. Neurology (Minneap.) 22 (1972) 1112

Schwarzkopf, H. J., W. Niedermayer, J. Schaefer: Zur präoperativen Diagnostik von Tumoren des linken Vorhofs. Fortschr. Röntgenstr. 106 (1967) 332

Shugoll, G. I.: Percutaneous myocardial and pericardial biopsy with the Menghini needle. Amer. Heart J. 85 (1973) 35

Staffeldt, K.: Herzbeuteltamponade bei primären Herz- und Perikardtumoren. Med. Welt (1965) 1029

Stauch, M., H. Sigel, P. Kress, W. Nechwatal, F. Bitter, W. E. Adam: Einsatz von nuklearmedizinischen Methoden in der kardiologischen Diagnostik. Internist. Welt 5 (1981) 65

Steinberg, J., L. Miscall, S. F. Redo, H. P. Goldberg: Angiocardiography in diagnosis of cardiac tumors. Amer. J. Roentgenol. 91 (1964) 364

Straube, K. H.: Beitrag zur Elektrokardiographie sekundärer Herztumoren. Z. Kreisl.-Forsch. 53 (1964) 68

Takac, M. Takacova, J. Orco, J. Reseta: Intravitale Diagnostik intrakavitärer Geschwülste des Herzens. Med. Klin. 64 (1969) 1657

Ter-Pogossian, M. M., E. S. Weiss, R. E. Coleman, B. E. Sobel: Computed tomography of the heart. Amer. J. Roentgenol. 127 (1976) 79

Weill, F., J. R. Kraehenbuhl, J. C. Becker: Mise en évidence des épanchements péricardiques par tomoéchoscopie et tomoéchographie. Coeur med. interne 11 (1972) 389

Wenger, N. K.: Cardiac tumors. In Hurst, J. W.: The Heart, Arteries and Veins, 4th ed. McGraw-Hill, New York 1978 (p. 1668)

Essentielle Hypertonie

W. SIEGENTHALER und C. WERNING

Definition

Die essentielle Hypertonie ist eine Hochdruckkrankheit, deren Ursache man nicht genau kennt. Aus diesem Grunde kann man sie auch als primäre oder idiopathische Hypertonie bezeichnen. Weitere Synonyma sind genuine und kryptogenetische Hypertonie.

Man sollte von einer arteriellen *Hypertonie* sprechen, wenn bei mehrfachen Messungen der systolische Blutdruck 160 mmHg und mehr und der diastolische Blutdruck 95 mmHg und mehr betragen, ohne dabei das Lebensalter des Patienten zu berücksichtigen. Man kann eine Unterteilung in die systolische und diastolische Hypertonie vornehmen. Bei der *systolischen Hypertonie* liegen die systolischen Blutdruckwerte bei 160 mmHg und mehr, die diastolischen Blutdruckwerte bei 90 mmHg und weniger. Bei der *diastolischen Hypertonie* mißt man einen systolischen Blutdruck von 140 mmHg und weniger und einen diastolischen Blutdruck von 95 mmHg und mehr.

Eine *Normotonie* ist durch systolische Blutdruckwerte von 140 mmHg und weniger und diastolische Blutdruckwerte von 90 mmHg und weniger charakterisiert. Diese Werte werden erst im Jugendalter erreicht. Bei Kindern beträgt der Blutdruck normalerweise etwa 80/55 mmHg.

Ein systolischer Blutdruck zwischen 140 und 160 mmHg sowie ein diastolischer Blutdruck zwischen 90 und 95 mmHg kennzeichnen den Grenzbereich zwischen Normotonie und Hypertonie. Diese Werte werden vor allem bei labilen Hypertonien und den sogenannten hypertonen Regulationsstörungen im Rahmen eines psychovegetativen Syndroms gefunden. Dafür verwendet man den Ausdruck *Grenzwerthypertonie*.

Die essentielle Hypertonie kann in eine *benigne* und eine *maligne* Form unterteilt werden, wobei die letztere durch schwere Gefäßläsionen gekennzeichnet ist.

Häufigkeit

Neben der Arteriosklerose ist die essentielle Hypertonie die häufigste Krankheit, so daß die Hypertonologie ein wichtiges Forschungsgebiet im Bereich der Inneren Medizin darstellt. Nach Berechnungen der American Heart Association leiden etwa 20% aller 20- bis 80jährigen Menschen an einer Hochdruckkrankheit. Das würde bedeuten, daß es z. B. in Westdeutschland über 9 Mill. Hypertoniker gibt.

Der Anteil der Patienten mit essentieller Hypertonie am Kollektiv der Hypertoniker ist leider mit etwa 80% immer noch sehr hoch. Es gibt zwar Statistiken, in denen der Prozentsatz mit etwa 40% niedriger und der Anteil der renalen Hypertonien entsprechend höher liegt; man muß jedoch bedenken, daß der Hochdruck sowohl Ursache wie Folge einer Nierenkrankheit darstellen kann und daß eine essentielle Hypertonie mit einem Nierenleiden kombiniert sein kann, ohne daß direkte pathophysiologische Beziehungen zwischen beiden Krankheiten bestehen. Damit kann die differentialdiagnostische Beurteilung sehr schwierig werden. Es ist zwar in den letzten Jahren aufgrund einer intensiveren Diagnostik gelungen, den Anteil der primären Hypertonien zugunsten der sekundären zu reduzieren. Trotzdem muß man aber den Prozentsatz der essentiellen Hypertonie noch sehr hoch veranschlagen.

Vorkommen

Die essentielle Hypertonie kommt vorwiegend im 3.–6. Lebensjahrzehnt vor. Unterhalb dieses Bereiches trifft man eher die angeborenen kardiovaskulären und endokrinen sowie die renovaskulären Formen auf fibromuskulärer Basis an, während oberhalb dieser Grenze besonders die erworbenen kardiovaskulären bzw. arteriosklerotischen, die renoparenchymatösen und die renovaskulären Hypertonien auf arteriosklerotischer Basis gefunden werden. Eine essentielle Hypertonie kann allerdings auch schon in früher Jugend beginnen, wobei die Grenzwerthypertonie ein Vorstadium darstellen kann.

Frauen werden etwas häufiger betroffen als Männer. Rassenuntersuchungen in den USA haben gezeigt, daß bei Negern die Hypertonie doppelt so häufig vorkommt wie bei der weißen Bevölkerung. Dieser Unterschied kann aber nicht allein durch rassische Faktoren erklärt werden. Wahrscheinlich kommt den Lebensbedingungen dabei eine wichtige Bedeutung zu.

Statistisch gesicherte Hinweise auf einen bestimmten Vererbungsmodus fehlen. Eine besondere Gebietsverteilung oder auch die Bedeutung der Sozialstruktur von Patienten mit essentieller Hypertonie werden diskutiert. So ist z. B. in einigen afrikanischen Gebieten die Hypertonie fast unbekannt, und in Dörfern von Entwicklungsländern kann ein geringeres Vorkommen als in Städten industrialisierter Länder festgestellt werden.

Die essentielle Hypertonie geht gehäuft mit verschiedenen Krankheitsbildern, wie apoplektischem Insult, Herzinfarkt, Adipositas, Arteriosklerose, Diabetes mellitus, Gicht und Pyelonephritis einher.

Pathologische Anatomie

Wenn man von einer pathologischen Anatomie des essentiellen Hochdrucks spricht, so bedeutet das vorwiegend die Pathologie des arteriellen Systems, das als Folge einer lange dauernden Druckerhöhung deutliche Veränderungen aufweisen kann. Diese Veränderungen manifestieren sich speziell am Gehirn, am Herzen, an den Nieren und an den großen Arterien. Auch an den endokrinen Organen können hypertoniebedingte Alterationen festgestellt werden.

Im *Gehirn* finden sich an den Arterien der Hirnbasis und an den peripheren Arterienästen Sklerosen und Nekrosen, wobei besonders die Anastomosen zwischen der A. cerebri anterior und der A. cerebri media sowie zwischen der A. cerebri media und der A. cerebri posterior betroffen sind. Häufig sieht man Mikroaneurysmen der Arteriolen, die Prädilektionsstellen für Hämorrhagien darstellen. Die Gefäßläsionen können zu Hirnatrophie und Hirninfarkten führen, die am häufigsten in den Stammganglien lokalisiert sind und hier starke Schädigungen der Pyramidenbahnen hervorrufen. Aus umschriebenen Nekrosen können Resorptionszysten entstehen, so daß ein Status lacunaris resultiert.

Einen wichtigen Hinweis auf die hypertensive Angiopathie des Gehirns gibt der *Fundus hypertonicus oculi*, der histologisch durch Elastose, Sklerose oder Nekrose der Retinaarteriolen charakterisiert ist.

Am *Herzen* bewirkt die Hypertonie eine Myokardhypertrophie und eine Koronararteriensklerose, die im Gegensatz zur Koronarsklerose der Normotoniker auch die kleinen Arterienäste befällt. Die Hypertrophie ist zunächst mit einem Dickenwachstum der Herzmuskelzellen verbunden. Wenn das kritische Herzgewicht von 500 g überschritten wird, wachsen die Herzmuskelfasern auch in die Länge. Durch ihr Wachstum und die Bildung neuer Muskelzellen erfolgt mit einer Gefügedilatation eine Erweiterung der Herzventrikel. Herzmuskelnekrosen haben eine Bildung von Narbengewebe zur Folge, das nach längerer Zeit zur Verdünnung der Ventrikelwände führt. Die Koronararteriensklerose wird durch Thrombosen kompliziert, die durch völligen Verschluß des Gefäßlumens einen Myokardinfarkt verursachen.

An den *Nieren* kann man Arteriosklerose, Arteriolosklerose und Arteriolonekrose finden, die besonders im Stromgebiet der Aa. interlobulares und Vasa afferentia auftritt. Bei der malignen Nephrosklerose werden auch Teile der Glomeruli nekrotisch.

In der *Aorta* können die Vasa vasorum in Form einer Arteriolosklerose verändert sein, die die Grundlage für eine Medianecrosis aortae und ein Aneurysma dissecans darstellt. Die *Arterien* des Beckens und der Oberschenkel weisen ebenso wie die weiter peripher gelegenen Arterien sklerotische Veränderungen auf, die für die Durchblutungsstörungen in diesen Bereichen verantwortlich zu machen sind.

Weiterhin können bei Patienten mit essentieller Hypertonie Hyperplasien der β-Zellen des *Hypophysenvorderlappens* und Adenome der *Nebennieren* nachgewiesen werden, deren Zusammenhang mit der Hochdruckkrankheit allerdings noch unklar ist. Eine Arteriosklerose des *Pankreas* wird als diabetogener Faktor in Erwägung gezogen.

Ätiologie, Pathogenese, Pathophysiologie

Die Ätiologie der essentiellen Hypertonie ist unbekannt. Man vermutet, daß mehrere Faktoren bezüglich Ätiologie und Pathogenese von Bedeutung sind. Diese Faktoren sind Erbanlagen, Umweltbedingungen, psychische Veränderungen, eine Hyperaktivität des hypothalamisch-sympathischen Zentrums, neurogene Faktoren, Stoffwechselstörungen, Veränderungen des Elektrolythaushalts, renale Faktoren und schließlich hormonelle Stoffe, wie Renin, Angiotensin, Aldosteron, Catecholamine, oder vasoaktive Substanzen, wie Histamin, Kinine und Prostaglandine (Tab. 1.55).

Familienuntersuchungen und speziell die Zwillingsforschung haben gezeigt, daß die *Erbanlagen* bei der Entwicklung der Hypertonie sicher von Bedeutung sind. So konnte z. B. bei Zwillingen, die sich in verschiedener Umgebung befanden, zu demselben Zeitpunkt das Auftreten einer malignen Hypertonie beobachtet werden. Auch der signifikante Konkordanzunterschied zwischen eineiigen und zweieiigen Zwillingen beweist die Beteiligung genetischer Faktoren. Möglicherweise besteht ein

Tabelle 1.55 Mögliche ätiologische und pathogenetische Faktoren bei der essentiellen Hypertonie

1. Erbanlagen
2. Umweltbedingungen
3. Psychische Faktoren
4. Hyperaktivität des hypothalamisch-sympathischen Zentrums
5. Neurogene Faktoren
6. Stoffwechselstörungen
   Hyperurikämie
   Hyperglykämie
   Hyperlipidämie
7. Veränderungen des Elektrolythaushalts
   Natrium
   Kalium
   Calcium
8. Renale Faktoren
9. Hormonelle Faktoren
   Renin, Angiotensin, Aldosteron
   Catecholamine
   Natriuretisches Hormon
   Histamin, Kinine, Prostaglandine

dominant autosomaler Erbgang, auf den ausgedehnte Familienerhebungen schließen lassen.
Den *Umweltbedingungen* darf ebenfalls eine pathogenetische Bedeutung beigemessen werden. Hier sind wiederum die Zwillingsuntersuchungen von Interesse, die gezeigt haben, daß nur bei 50% der eineiigen Zwillinge eine Konkordanz nachweisbar ist. Bei der Anpassung von afrikanischen Negern, die im Gegensatz zu den amerikanischen Negern sehr selten an einer Hypertonie erkranken, an westliche Lebensgewohnheiten kann ein Hochdruck entstehen. Für die Entwicklung dieser Hypertonie sind wahrscheinlich Klima- und Ernährungseinflüsse (Gewichtszunahme, höherer NaCl-Verbrauch), berufliche Belastung oder auch soziale Stellung verantwortlich zu machen. Wenn auch die Hypertonie bei primitiven Völkern selten angetroffen wird, so ist es doch nicht ganz gerechtfertigt, bei der essentiellen Hypertonie von einer reinen Zivilisationskrankheit zu sprechen.
In der Pathogenese der essentiellen Hypertonie wird *psychischen Faktoren* ebenfalls eine Bedeutung zuerkannt. Es ist zwar richtig, daß Streßsituationen und emotionelle Störungen starke Blutdruckanstiege hervorrufen können und damit als aggravierender Faktor in Betracht kommen, sicher aber sind diese Störfaktoren wie auch eine oft festzustellende depressive Stimmungslage nicht sehr wesentlich. Das lassen vor allem die Mißerfolge einer Psychotherapie der essentiellen Hypertonie erkennen.
An der Regulierung des Blutdrucks sind die autonomen Funktionen des motorischen Kortex, des limbischen Systems, des Zwischenhirns und des meso-rhombo-spinalen Systems beteiligt. Es wird angenommen, daß eine Hyperaktivität dieser Zentren, vor allem des *hypothalamisch-sympathischen Zentrums*, als Ursache der essentiellen Hypertonie in Betracht kommt. Für diese Annahme könnten erhöhte Werte verschiedener vegetativer Funktionen, wie z. B. ein gesteigerter Muskeltonus, angeführt werden. Es ist jedoch unklar, ob der vermehrte Sympathikotonus als Ursache oder als Symptom der essentiellen Hypertonie anzusehen ist.
Es wurde diskutiert, ob arteriosklerotische Umbauprozesse die Barorezeptorfunktion der Aorta und der Karotidengabel verändern und ob damit die essentielle Hypertonie mit dem *neurogenen Hochdruck* zu vergleichen ist. Diese Hypothese ist allerdings nicht plausibel, da schon im Beginn der Hypertoniekrankheit ausgedehnte morphologische Veränderungen vorliegen müßten und da der labile tachykarde Entzügelungshochdruck klinisch anders imponiert als der essentielle Hypertonus.
Stoffwechselstörungen werden ebenfalls als bedeutungsvoll für die Entwicklung der Hypertonie angesehen. Hier sind es vor allem Erhöhungen von Harnsäure, Blutzucker und Lipidfraktionen, die man bei der essentiellen Hypertonie finden kann. Ob diese Störungen als Ursache oder Folge des Hochdrucks anzusehen sind oder Manifestation einer übergeordneten Regulationsstörung darstellen, ist ungeklärt. Die *Elektrolyte* Natrium, Kalium und Calcium können bei der Regulation des arteriellen Blutdrucks eine Rolle spielen. Dabei scheint vor allem das *Natrium* ein wesentlicher Faktor zu sein. Das wird unterstützt durch die Tatsachen, daß die biologische Halbwertszeit von radioaktivem Natrium bei Hypertonikern verlängert ist, daß verschiedene Gewebe, wie Muskeln und Arterien, oder auch Erythrozyten von Patienten mit einer essentiellen Hypertonie eine vermehrte intrazelluläre Natriumkonzentration aufweisen, daß Hypertoniker auf eine Natriumrestriktion mit einer höheren Natriumretention und auf eine Natriumbelastung mit einer stärkeren Natriurese reagieren als Normotoniker, und daß durch eine längerdauernde hohe Kochsalzzufuhr ein Hypertonus provoziert werden kann. Für die erhöhte Natriumpermeabilität der Zellen ist möglicherweise ein genetischer Enzymdefekt verantwortlich.
Die Frage nach dem Wert dieser Befunde sowie nach der Bedeutung des Gesamtkörpernatriumgehaltes, des extra-intra-zellulären Natriumkonzentrationsgradienten, des Natrium-Kalium-Quotienten in und außerhalb der Zelle oder auch des intra- und extrazellulären Calciumspiegels für die Hochdruckentstehung muß jedoch noch offenbleiben.
Von einigen Autoren wird angenommen, daß nicht nur bei den renalen Hypertonien, sondern auch bei der essentiellen Hypertonie *renale Faktoren* eine wesentliche Bedeutung besitzen. Dabei wird angenommen, daß eine initiale renale Flüssigkeitsretention über eine Steigerung des Herzminutenvolumens zur peripheren Gefäßwiderstandserhöhung führt. Eine andere Vorstellung geht davon aus, daß die Vermehrung renaler Vasopressoren bzw. die Verminderung renaler Vasodepressoren den Hochdruck verursacht.
Diese Theorie kann ebensowenig bewiesen werden wie der Einfluß von *hormonellen Faktoren* in der Ätiologie und Pathogenese der essentiellen Hypertonie. Das *Renin* bzw. *Angiotensin* ist höchstwahrscheinlich kein wesentlicher Faktor, da die Plasmareninaktivitäten bei Patienten mit benigner essentieller Hypertonie im Normbereich liegen und lediglich bei Übergang in eine maligne Verlaufsform eine Stimulation aufweisen. Bei mehr als 20% der Patienten ist das Renin sogar erniedrigt und zeigt nach Orthostase und Natriumentzug nicht die normalerweise zu erwartende Erhöhung. Beim primären Hyperaldosteronismus kann man dieses Phänomen ebenfalls beobachten. Diese Tatsache wie auch die Feststellung von Nebennierenrindenadenomen oder verminderten Natrium-Kalium-Quotienten im Speichel und Schweiß, die man auch bei etwa 20% aller Patienten mit essentieller Hypertonie antreffen kann, sowie die deutliche Blutdrucksenkung nach Gaben des Aldosteronantagonisten Spironolactone (Aldactone) ließen annehmen, daß einem hohen Prozentsatz von essentiellen Hypertonien ein *Aldosteronismus* zugrunde liegen könnte. Mehrere Untersucher konnten jedoch nachwei-

sen, daß man bei Patienten mit einer essentiellen Hypertonie normale Aldosteronspiegel findet und daß nur in etwa 1% aller Fälle ein normokaliämischer primärer Aldosteronismus unter dem Bilde einer essentiellen Hypertonie verläuft.

Es bleibt unklar, warum die Plasmareninaktivität bei mehr als 20% der Patienten erniedrigt ist, sog. Low renin hypertension, und schlecht stimuliert werden kann. Renininhibitoren, eine Steigerung des Körpernatriums und des Extrazellulärvolumens, ein noch unbekanntes Mineralocorticoid, der Hochdruck per se oder ein Kaliumüberschuß werden dafür ursächlich in Betracht gezogen.

Bei etwa 3% aller Patienten mit essentieller Hypertonie kann man eine erhöhte *Catecholaminausscheidung* feststellen. Diese könnte Ausdruck einer gesteigerten Sympathikusaktivität sein. Ihre Wertigkeit kann allerdings nicht eindeutig beurteilt werden. Die Frage, ob subtile, klinisch schwer faßbare Störungen in der Biosynthese, dem Katabolismus oder der Speicherungsfähigkeit von Noradrenalin vorliegen, ist ebenfalls noch ungelöst.

Auch die Bedeutung des noch hypothetischen *natriuretischen Hormons*, einer eventuell neben dem Renin vorhandenen *renalen Pressorsubstanz* und verschiedener *vasodilatatorischer Substanzen*, wie Histamin, Kinine oder Prostaglandine, für die Entwicklung der essentiellen Hypertonie ist noch völlig unklar.

Man muß also festhalten, daß es zwar viele Faktoren gibt, die bei der Ätiologie und der Pathogenese der essentiellen Hypertonie als bedeutungsvoll angesehen werden, daß es aber bisher nicht gelungen ist, ein hypertensives Agens zu entdecken, das als ätiologischer Faktor in Frage kommt. Es muß auch das Problem noch als ungelöst betrachtet werden, ob erst das Zusammenspiel mehrerer der genannten Faktoren zur Hypertonie führt, wie in verschiedenen Auffassungen, z. B. in der Mosaiktheorie von Page, dargelegt wird.

Hinsichtlich der *pathophysiologischen Veränderungen* im Rahmen der essentiellen Hypertonie ist daran zu denken, daß der arterielle Druck normalerweise einer Selbststeuerung unterliegt, die kybernetischen Regeln folgt. Die zu regelnde Größe ist der Blutdruck, der durch Barorezeptoren in der Wand der Aorta und des Glomus caroticum eingestellt wird. Die Impulse werden über den Depressornerv und die Sinusnerven den Vasomotorenzentren in der Medulla oblongata, der Formatio reticularis und dem Boden des 4. Ventrikels zugeleitet, wo Abweichungen des Istwertes vom Sollwert registriert werden. Durch Einwirkungen auf das Myokard, die Arteriolen und Venen sowie verschiedene Hormone werden die Abweichungen korrigiert. Die Barorezeptoren scheinen dabei einer hypothalamischen Kontrolle zu unterliegen.

Bei der essentiellen Hypertonie kommt es durch noch unbekannte Faktoren zur Störung dieses Reglerkreises, die z. B. in einer Erniedrigung der Barorezeptorreflexe zum Ausdruck kommt. Vor allem sind hämodynamische Parameter, wie das Herzminutenvolumen und der periphere Widerstand in den Gefäßen, verändert.

Im Frühstadium der essentiellen Hypertonie scheint eine Steigerung des *Herzminutenvolumens* aufgrund einer Vermehrung des Schlagvolumens wie der Herzfrequenz pathophysiologisch wesentlich zu sein, während in späteren Stadien, wahrscheinlich als Zeichen einer Autoregulation der präkapillären Sphinkteren, eine Erhöhung des peripheren Widerstandes im Vordergrund steht. Beide Größen verhalten sich dabei gegensinnig zueinander. Man kann das instruktiv am Beispiel des hyperkinetischen Herzsyndroms verdeutlichen, das mit einer Steigerung des Herzminutenvolumens verbunden ist und z. T. als Frühstadium einer essentiellen Hypertonie aufgefaßt wird. Dieses Syndrom, das besonders bei Jugendlichen auftritt, würde also in den späteren Phasen vom Minutenvolumenhochdruck in einen Widerstandshochdruck übergehen, wie man es auch bei der Entwicklung der essentiellen Hypertonie beobachtet.

Bei adipösen Patienten wird ein ähnlicher pathophysiologischer Mechanismus der Hochdruckentstehung angenommen, wobei hier in der Pathogenese eine leichte Hypoxämie, eine Steigerung der Erythrozytenmasse, eine Erhöhung der Corticoidsekretion oder eine vermehrte Salzzufuhr als bedeutungsvoll betrachtet werden.

Bei fortgeschrittener Hypertonie ist der *periphere Gefäßwiderstand* immer deutlich erhöht, während das Herzzeitvolumen normal bis erniedrigt gemessen wird. Das Herzminutenvolumen steht dabei in direkter Relation zum Blutvolumen im kleinen Kreislauf. Der gesteigerte Gefäßwiderstand kann besonders an den Arterien des Gehirns, der Nieren, der Haut und auch des Splanchnikusgebietes registriert werden.

Der *Druck im Lungenkreislauf* und der *Venendruck* sind in der Regel normal. Der Pulmonalarteriendruck kann jedoch auch erhöht gefunden werden. Die *arterielle Pulswellengeschwindigkeit* nimmt bei der Hypertonie zu. Das Plasmavolumen weist ebenso wie das Verhältnis des Plasmavolumens zur Menge der interstitiellen Flüssigkeit eine Erniedrigung auf, so daß durch Hämokonzentration und Erhöhung der Blutviskosität ein weiterer hämodynamischer Faktor zur Hochdruckentwicklung beitragen kann. Das *Erythrozytenvolumen* kann aber ebenfalls reduziert sein.

Während *passiver Orthostase* fallen das Herzminutenvolumen und das Plasmavolumen bei Hypertonikern stärker ab als bei Normotonikern, während das Herzminutenvolumen und der arterielle Mitteldruck im *Schlaf* bei hypertensiven und bei normotensiven Personen in gleichem Maße absinken.

Wenn sich eine *Herzinsuffizienz* entwickelt, fällt in einigen Fällen der arterielle Druck nicht ab, sondern steigt an, da die Erniedrigung der Blutdruckamplitude einen Anstieg des peripheren Widerstandes zur Folge hat und damit einen Circulus vitiosus auslöst.

Auffallend ist eine erhöhte *Kontraktionsbereitschaft der Arteriolen*, die gegenüber Pressorsubstanzen, wie Noradrenalin oder Angiotensin, festgestellt und z. B. bei Anwendung von Stimuli wie Kältereizen und Valsalva-Versuch nachgewiesen werden kann.

Krankheitsbild

Anamnese

Die Patienten mit essentieller Hypertonie klagen über Beschwerden, die vor allem durch die Auswirkungen des Hochdrucks auf das Gehirn, das Herz, die Nieren und die Extremitätenarterien bedingt sind (Tab. 1.**56**).

Gewöhnlich geben die Patienten diffuse Kopfschmerzen an, die besonders morgens auftreten und mit Nackensteifigkeit, Schwindelgefühl und Brechreiz verbunden sind. Die Kopfschmerzen verschwinden häufig, wenn der Patient aufsteht oder wenn er mit erhöhtem Oberkörper schläft. Auch typische Migräneanfälle können sich bemerkbar machen.

Bei fortgeschrittener Hypertonie mit Hirnläsionen und Retinaveränderungen werden Sehstörungen, Ohrensausen, Aphasie, Halbseitenlähmungen, epileptiforme Anfälle, Intelligenz- und Gedächtnisstörungen und Veränderungen der Persönlichkeitsstruktur festgestellt. Diese Symptome können z. T. Ausdruck einer *hypertensiven Enzephalopathie* sein. Sie tritt besonders deutlich bei hypertensiven Krisen in Erscheinung, die bei allen Hochdruckformen vorkommen können. Wahrscheinlich ist dafür eine passagere Hirnödembildung verantwortlich.

Ein Frühsymptom ist die Belastungsdyspnoe, die sehr häufig angetroffen wird (Tab. 1.**56**) und durch eine Druckerhöhung in den Lungenvenen erklärt wird. Nachts machen sich oft kurze Zeit nach dem Einschlafen kardiale Asthmaanfälle bemerkbar. Eine zweite nächtliche Attacke tritt erstaunlicherweise selten auf. Beklemmungsgefühl in der Herzgegend, Herzklopfen und Tachykardie kommen ebenfalls häufig vor. Eine Angina pectoris und Myokardinfarkte sind nicht selten Folgeerscheinungen der Hypertonie. Im Spätstadium der Hypertonie stellt man Zeichen einer Links- und Rechtsherzinsuffizienz, wie Hepatomegalie, Pleuraergüsse und Ödeme, fest.

Die subjektiven Beschwerden seitens der Nieren bestehen in Nykturie, Pollakisurie und ziehenden Schmerzen in der Lendengegend.

Hypertoniebedingte Durchblutungsstörungen der Extremitäten auf arteriosklerotischer Basis äußern sich in Kribbeln, Taubheitsgefühl oder Claudicatio intermittens.

Nasenbluten, konjunktivale Blutungen, Menorrhagien und Hämoptysen können ebenfalls im Verlauf einer Hypertonie auftreten.

Bei der *Familienanamnese* muß nach gehäuftem Auftreten von Hochdruck, Adipositas, apoplektischem Insult, Herzinfarkt, Diabetes mellitus und Gicht gefragt werden.

Bei der *speziellen Anamnese* sollte auf Fragen nach Konfliktsituationen in Ehe und Beruf, Eßgewohnheiten (Salzzufuhr!), Analgetikaabusus (Phenacetin!), Medikamenteneinnahme (Ovulationshemmer!, Carbenoxolon!) oder Schwangerschaftskomplikationen Wert gelegt werden.

Befunde

Der wichtigste klinische Befund ist selbstverständlich die *arterielle Hypertonie*. Die Diagnose einer Hypertonie ist jedoch nicht so einfach, wie man es sich allgemein vorstellt. Eine einmalig registrierte geringgradige Erhöhung der Blutdruckwerte erlaubt nicht die Feststellung eines Hochdrucks. Der Blutdruck sollte mehrfach nach mindestens 15minütiger Ruhelage im Liegen und anschließend im Stehen gemessen werden. Der Ruhewert gibt vor allem Aufschluß über die Stabilität des Blutdrucks, während der Orthostasewert über die regulatorischen Einflüsse neuraler und humoraler Art auf den Blutdruck orientiert. Der Effekt des vegetativen Nervensystems auf den Arteriolentonus wird besonders im Cold-pressure-Test und im Valsalva-Versuch erfaßt, die bei vegetativ labilen Patienten überhöhte Blutdruckanstiege erkennen lassen.

Für die Beurteilung der reellen Blutdruckhöhe wird dem Gelegenheitsblutdruck (akut gemessener Druck ohne spezielle Vorbereitungsmaßnahmen) immer mehr Bedeutung beigemessen. Daneben hat sich der sogenannte Entspannungswert des Blutdrucks auch als aufschlußreich erwiesen. Dabei handelt es sich um den Druck, der sofort nach fünfminütiger Orthostase im Liegen gemessen wird. Er weist gegenüber dem Ruheblutdruck keine signifikante Differenz auf. Für die Praxis besitzt diese Messung den Vorteil der Zeitersparnis.

Besonders wertvolle Hinweise auf die Blutdruckreaktion während psychischer und körperlicher Belastung gestattet die *Blutdrucktelemetrie,* die allerdings eine perkutane Sondierung der A. iliaca externa erfordert.

Folgende technische Einzelheiten sollte man bei der *Blutdruckmessung* unbedingt beachten:

1. Der Nullpunkt des Quecksilbermanometers muß bei druckfreier Manschette mit dem Nullpunkt der Wertskala übereinstimmen.

2. Der distale Rand der Manschette sollte 4 cm oberhalb der Ellenbeuge liegen.

Tabelle 1.56 Subjektive Symptome von 840 Patienten mit essentieller Hypertonie (nach *Bechgaard*)

Belastungsdyspnoe	42%
Nervosität	35%
Palpitationen	32%
Schwindelgefühl	30%
Beklemmungsgefühl in der Herzgegend	26%
Kopfschmerzen	23%
Angina pectoris	7%
Depressive Stimmungslage	7%
Ruhedyspnoe	4%
Nasenbluten	3%

3. Die Länge der Manschette sollte den Umfang des Oberarms nicht um mehr als 8–10 cm überschreiten; ihre Breite sollte zum Oberarmumfang im Verhältnis von 1 : 2 stehen.
4. Der diastolische Druck muß bei plötzlicher Intensitätsabnahme bzw. beim Sistieren des Korotkoff-Geräusches abgelesen werden.

Bei Nichtbeachtung dieser Grundsätze werden falsche Blutdruckwerte gemessen. Ansonsten darf man den unblutig registrierten Wert ungefähr den blutig gemessenen Werten gleichsetzen, wenn auch bei Zunahme des Extremitätenumfanges die Quote der falsch hohen Werte etwas ansteigt.

Wegen der Blutdrucktagesrhythmik, aufgrund derer die Werte nachmittags systolisch und diastolisch um etwa 20 mmHg höher liegen als morgens, sollten die Kontrolluntersuchungen möglichst zu der gleichen Tageszeit vorgenommen werden. Ferner sollte zur Blutdruckregistrierung jeweils derselbe Arm gewählt werden, da Differenzen um 10 mmHg zwischen beiden Armen vorkommen können.

Bei Kindern, Jugendlichen und Erwachsenen muß der Blutdruck bei Hypertonie an allen Extremitäten gemessen werden, um eine Aortenisthmusstenose oder Anomalien im Aortenbogenbereich zu erkennen.

Wenn man aufgrund wiederholter Blutdruckmessungen den Eindruck gewonnen hat, daß eine Grenzwerthypertonie vorliegt, so ist eine konsequente Beobachtung des Patienten angezeigt. Bei stabiler oder manifester Hypertonie sind zunächst die *obligatorischen Untersuchungen* indiziert, die in Tab. 1.57 aufgezeichnet sind.

Neben der genauen Anamnese sollte man bei der klinischen Untersuchung ein besonderes Augenmerk auf den kardiovaskulären und den neurologischen Status richten.

Das *Herz* ist meist perkutorisch nach links verbreitert und zeigt einen hebenden Spitzenstoß. Die Herztöne können als Ausdruck einer Drucksteigerung betont sein. Als ziemlich frühes Zeichen einer hypertensiven Kardiopathie findet man einen diastolischen Vorhofgalopp. Ein basales systolisches Geräusch weist auf eine relative Mitralinsuffizienz bei Linksdilatation hin. Bei Koronarsklerose und Herzinsuffizienz trifft man eine absolute Arrhythmie oder einen protodiastolischen Galopprhythmus an.

Die *Pulse* sollen an den verschiedenen Hals- und Extremitätenarterien getastet werden. Auf Verhärtungen und Schlängelungen der Gefäße ist zu achten, Gefäßgeräusche in der Nabelgegend geben Aufschluß über sklerotische bzw. stenosierende Veränderungen an der Aorta und an den Nierenarterien.

Abweichungen des *Reflexverhaltens* und Sensibilitätsstörungen können Ausdruck hypertoniebedingter zerebraler Läsionen darstellen, die auch im *Elektroenzephalogramm* erkannt werden können. Hier lassen sich bei Abnahme der normalen Grundaktivitätsformen analog dem Schweregrad der Hypertonie eine Häufung allgemeiner und herdförmiger pathologischer Befunde erkennen.

Ein wichtiger Hinweis auf das Stadium der Hochdruckkrankheit kann durch die Beurteilung des *Fundus oculi* gewonnen werden. Diese kann rein

Tabelle 1.57 Obligatorische und fakultative Untersuchungen bei der Diagnostik der arteriellen Hypertonie

A. *Obligatorische Untersuchungen*
1. Anamnese
   a) Familienanamnese (speziell: Hochdruck, Hirn- und Herzinfarkt, Adipositas, Diabetes mellitus, Gicht)
   b) eigene Anamnese (speziell: psychische Konflikte, Eßgewohnheiten, Analgetikaabusus, Medikamente [Carbenoxolon, Ovulationshemmer], Schwangerschaftsverlauf)
2. Klinische Befunde
   (speziell: Blutdruckkontrolle, Fundus oculi, kardiovaskulärer Status, neurologischer Status)
3. Blut
   Blutkörperchensenkungsgeschwindigkeit, Blutbild, Hämatokrit
4. Serum
   Kreatinin, Harnstoff, Harnsäure
   Natrium, Kalium
   Glucose, Cholesterin, Triglyceride
5. Urin
   pH, Eiweiß, Glucose, Zylinder
   Erythrozyten, Leukozyten und Bakterien sowohl qualitativ wie quantitativ (Mittelstrahlurin oder suprapubische Blasenpunktion)
6. Elektrokardiogramm
7. Vanillinmandelsäure und/oder Catecholamine und/oder Methoxycatecholamine
8. Endogene Kreatininclearance (auch Inulin- und PAH-Clearance)
9. Volhard-Konzentrationsversuch
10. Röntgenuntersuchungen: Thoraxübersichtsaufnahmen, Abdomenleeraufnahme, intravenöses Urogramm (mit Früh- und Spätaufnahmen bei Patienten unter 50 Jahren)

B. *Fakultative Untersuchungen*
1. Nierenarteriographie (retrograde Aortographie)
2. Renin- bzw. Angiotensinbestimmung im peripheren Venenblut und/oder Nierenvenenblut
3. Saralasin-Test
4. Aldosteronbestimmung
5. Catecholaminbestimmung im Blut der V. cava inferior oder im Nierenvenen- bzw. Nebennierenvenenblut
6. Nierenbiopsie
7. Eventuell LE-Faktor, Rheumafaktor, Immunelektrophorese, Muskelbiopsie und Rektumbiopsie
8. Eventuell Bestimmungen des somatotropen Hormon und Cortisols sowie Radiojodstudium

deskriptiv, aber auch durch die Stadieneinteilung nach Keith, Wagener u. Barker erfolgen:
Stadium I: verengte Netzhautarteriolen, mäßig erweiterte Venolen,
Stadium II: kontrahierte, leicht sklerosierte Arteriolen, erweiterte Venolen, Gunn-Kreuzungsphänomen positiv,
Stadium III: wie Stadium II, zusätzlich Exsudate und Hämorrhagien,
Stadium IV: wie Stadium III, zusätzlich Papillenödem.

Diese Stadien korrelieren jedoch nicht in jedem Falle mit dem Schweregrad der Hypertonie. Die Gefäßveränderungen am Augenhintergrund lassen auch nicht regelmäßig Rückschlüsse auf den Status der übrigen Arteriolen zu.

Die ebenfalls übliche Stadieneinteilung nach Thiel entspricht im wesentlichen der oben skizzierten Gliederung.

Falls man bei einem Patienten nur einseitig Hämorrhagien und Exsudate des Fundus sieht, so deutet dieser Befund auf eine Karotisthrombose der kontralateralen Seite hin.

Blutsenkungsgeschwindigkeit, rotes und weißes Blutbild und *Hämatokrit* geben Aufschluß über entzündliche Prozesse oder das Verhalten des Plasmavolumens. Bei Nierenerkrankungen können sowohl eine Anämie wie auch infolge einer vermehrten Produktion des renalen erythropoetischen Faktors eine Polyzythämie auftreten.

Harnstoff und *Kreatinin* geben Hinweise auf die Funktion des Nierenparenchyms, während die *Elektrolyte* Natrium und Kalium über die Nierenfunktion und einen möglichen Hyperaldosteronismus orientieren. *Harnsäure, Glucose* und *Lipide* gelten als diagnostische Maßnahmen zur Klärung einer Gicht, eines Diabetes mellitus oder einer Hyperlipidämie.

Im *Urin* werden der pH, die Eiweiß- und die Glucoseausscheidung gemessen. Auf Zylinder muß geachtet werden; vor allem sind die Leukozytenzylinder ein wichtiges Kriterium für eine Pyelonephritis. Die Erythrozyten-, Leukozyten- und Bakterienzahlen erlauben Aussagen über die verschiedenen Nephritisformen. Diese Bestimmungen sollen qualitativ und quantitativ erfolgen, wobei der Urin für die bakterielle Untersuchung durch die Mittelstrahlmethode oder die suprapubische Blasenpunktion gewonnen werden muß.

Einen bedeutenden diagnostischen Befund bietet das *Elektrokardiogramm,* das bei länger dauernder Hypertonie Zeichen der Linkshypertrophie und der Linksschädigung (Abb. 1.**127**) erkennen läßt. Dabei sieht man die folgenden Veränderungen:

1. Linkstyp bis überdrehter Linkstyp.
2. P-sinistrocardiale: P = 0,11 Sekunden und länger, doppelgipflige P-Welle mit einer Distanz von 0,04 Sekunden und länger zwischen den Gipfeln, negative zweite P-Zacke in V_1.

3. R_I = 1,5 mV und mehr,
$R_I + S_{III}$ = 2,5 mV und mehr,
R_{aVL} = 1,1 mV und mehr,
R_{V5}, R_{V6} = 2,6 mV und mehr,
$R_{V5} + S_{V1}$ = 3,5 mV und mehr,
(Sokolow-Lyon-Index).
4. QRS bis 0,12 Sekunden verbreitert mit Übergang zum Linksschenkelblock.
5. ST-Strecke in den Extremitätenableitungen um 0,5 mm und in den Brustwandableitungen V_4 bis V_6 um 1 mm gesenkt, ST-Hebung in V_2 bis V_3.
6. QT-Dauer normal bis verlängert.
7. T-Welle flach, biphasisch oder negativ in I, aVL, V_5 und V_6.
8. Größte Negativitätsbewegung in V_5 und V_6 später als 0,05 Sekunden.
9. Negative U-Welle in I, aVL, V_5 und V_6.

Ferner kann man im EKG Vorhofflimmern, Extrasystolen, Schenkelblockbilder und verschiedene Rhythmusstörungen beobachten, die besonders bei zunehmender Koronarinsuffizienz nachweisbar sind.

An hämodynamischen Parametern sind bei Hypertonikern die *Druckanstiegszeit,* die *Anspannungszeit* und die *Austreibungszeit* verlängert, während die *Umformungszeit* wahrscheinlich nicht signifikant erhöht ist.

Die Bestimmungen der *Catecholamine,* der *Methoxycatecholamine* oder der *Vanillinmandelsäure* im Urin sollten vor allem bei Patienten unter 50 Jahren als Suchteste in der Phäochromozytom-Diagnostik durchgeführt werden (s. Krankheiten des Nebennierenmarks, S. 4.109ff.).

Die endogene *Kreatinin-Clearance* oder, wenn möglich, die Inulin- und PAH-Clearance weisen ebenso wie der *Volhard-Konzentrationsversuch* auf glomeruläre und tubuläre Nierenschädigungen hin. Zu den *röntgenologischen Maßnahmen* im Rahmen der Standard-Hypertonie-Diagnostik gehört zunächst die Thoraxaufnahme mit dorsoventralem und lateralem Strahlengang zur Beurteilung des linken Ventrikels, der Aortenweite und einer pulmonalen Stauung bei Linksherzinsuffizienz. Ferner sollen eine Abdomenleeraufnahme und ein intravenöses Ausscheidungsurogramm vorgenommen werden, die die Feststellung von Verkalkungen, Nierengröße, Parenchymbreite, Veränderungen des Nierenbeckenkelchsystems, Tumoren der Nieren und eventuell auch der Nebennieren erlauben. Bei Patienten unter 50 Jahren sollten 1, 2, 3, 4, 5, 10, 15 und 30 Minuten nach der Injektion des Kontrastmittels Aufnahmen angefertigt werden, um Seitendifferenzen der Parenchymanfärbung, der Ausscheidung des Kontrastmittels in das Kelchsystem sowie seiner Auswaschung aus dem Nierenbecken zu erfassen, die einen Anhalt für eine renovaskuläre Genese der Hypertonie bieten. Wenn die oben angeführten Untersuchungen keine pathologischen Befunde ergeben haben, so ist es gerechtfertigt, die Diagnose einer essentiellen Hypertonie zu stellen und eine medikamentöse Thera-

Abb. 1.**127a–c** Linkshypertrophie- und Linksschädigungszeichen bei einem Patienten mit schwerer essentieller Hypertonie

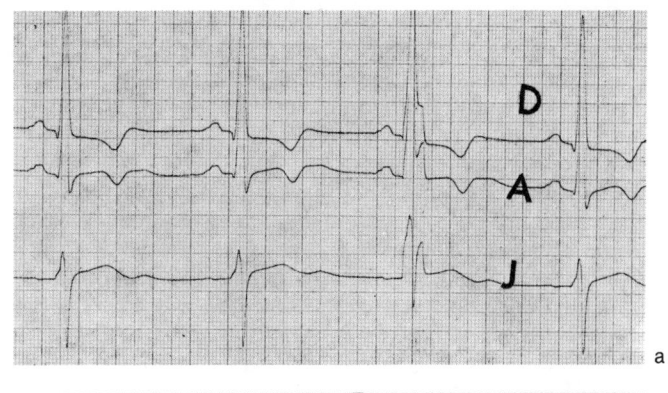

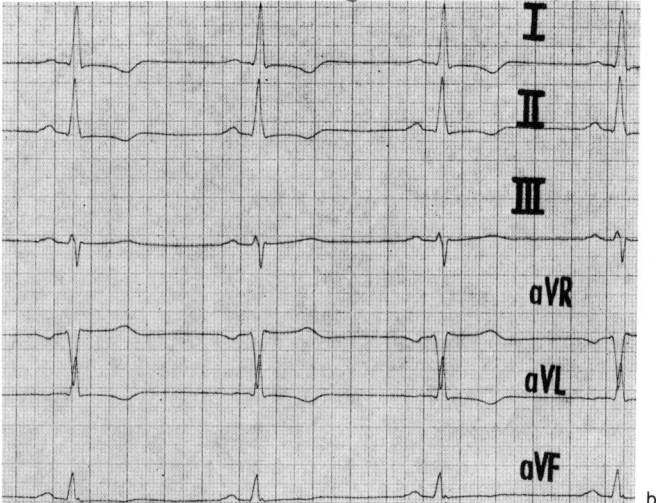

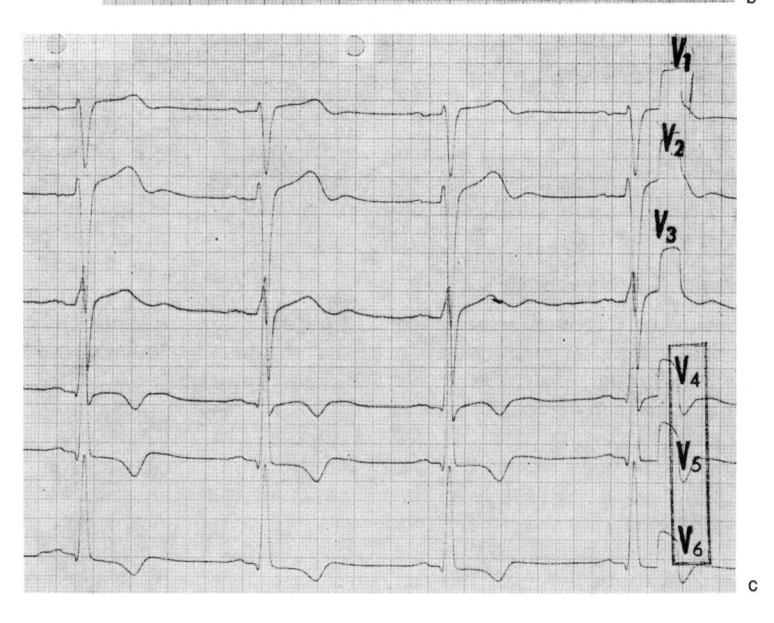

Spezielle Untersuchungsmethoden

pie einzuleiten. Liegen jedoch auffällige Befunde vor, so müssen die entsprechenden *fakultativen Untersuchungen* erfolgen (Tab. 1.**57**).

Falls im Rahmen des diagnostischen Standardprogramm das Früh- und das Späturogramm Seitenunterschiede erkennen lassen, so ist eine *Nierenarteriographie* indiziert. Sieht man dabei eine Stenose der extra- oder intrarenal gelegenen Arterien, so müssen *Reninbestimmungen* im peripheren Venenblut und im beiderseitigen Nierenvenenblut oder Saralasin-Test zeigen, ob diese Nierenarterienstenose eine funktionelle Bedeutung als hochdruckauslösender Mechanismus besitzt. Wenn z. B. der Urin alkalisch reagiert und bei mehrfacher

Kalium- und Magnesiumbestimmung im Plasma niedrige Werte gefunden wurden, ohne daß der Patient Diuretika oder Laxantien einnahm, so sind *Aldosteron-* und Reninbestimmungen angebracht, um einen primären oder sekundären Hyperaldosteronismus auszuschließen (s. Aldosteron, S. 4.69). Falls weiterhin die Bestimmungen der Catecholamine oder der Vanillinmandelsäure erhöhte Werte ergeben, so müssen zur Lokalisationsdiagnostik eines chromaffinen Tumors eine Computertomographie, eine *retrograde Aortographie* sowie Messungen von *Adrenalin* und *Noradrenalin* in verschiedenen Regionen der *V. cava inferior* durchgeführt werden.

Bei eingeschränkter Kreatininclearance und weiteren auffälligen Nierenfunktionsproben und pathologischen Urinbefunden kann eine *Nierenbiopsie* diagnostisch weiterhelfen.

Der Nachweis des *LE-Faktors* und des *Rheumafaktors*, die *Muskelbiopsie*, die *Rektumbiopsie* und die *Immunelektrophorese* sind bei Verdacht auf Lupus erythematodes, chronische Polyarthritis, Dermatomyositis, Panarteriitis nodosa, Amyloidose oder Plasmozytom indiziert. Alle diese Krankheitsbilder können nämlich durch eine Beteiligung der Nieren eine Hypertonie hervorrufen.

Schließlich soll noch erwähnt werden, daß bei Akromegalie, Hyperthyreose und Cushing-Syndrom ebenso wie beim Pseudohermaphroditismus ein Hochdruck vorkommen kann. Hier ist allerdings die Diagnose meistens schon aufgrund des klinischen Bildes zu stellen, die dann durch die entsprechenden *Hormonbestimmungen* gesichert werden kann.

Wenn auch diese weitergehenden Untersuchungen negativ verlaufen sind, so liegt nach aller Wahrscheinlichkeit keine sekundäre Hypertonieform vor. Durch Ausschluß aller möglichen Hochdruckursachen steht damit die Diagnose der essentiellen Hypertonie fest.

Verlauf und Prognose

Wenn die essentielle Hypertonie nicht frühzeitig erkannt und behandelt wird, so ist der klinische *Verlauf* progredient. Dieser Verlauf kann in 4 Stadien eingeteilt werden:

Leichte Hypertonie (Stadium I). Die Hypertonie ist labil. Das bedeutet, daß sich der Blutdruck im Grenzbereich zwischen Normotonie und Hypertonie bewegt (Grenzwerthypertonie) und daß zeitweise höhere oder auch normale Werte registriert werden können. Der diastolische Druck liegt nicht über 100 mmHg. Der Augenfundus zeigt Veränderungen, die dem Stadium I nach der Klassifikation von Keith u. Mitarb. entsprechen. Folgeerscheinungen des Hypertonus an Gehirn, Herz oder Nieren sind nicht vorhanden.

Mittelschwere Hypertonie (Stadium II). Die Hypertonie ist stabil. Das bedeutet, daß die Blutdruckwerte auch nach längerer Ruhelage erhöht sind. Der diastolische Druck überschreitet jedoch nicht 100 mmHg. Man findet einen Fundus hypertonicus oculi im Stadium I oder II. Es können Zeichen einer Linksherzhypertrophie, einer Nierenschädigung und zerebraler Durchblutungsstörungen bestehen.

Schwere Hypertonie (Stadium III). Die diastolischen Blutdruckwerte liegen dauernd zwischen 110 und 120 mmHg. Am Augenhintergrund sind Veränderungen im Sinne des Stadiums II oder III nach Keith zu sehen. Die zerebrale, kardiale und renale Symptomatik verstärkt sich und ist Ausdruck einer Hirnischämie, einer latenten oder manifesten Herzinsuffizienz und einer geringgradigen Einschränkung der Nierenfunktion.

Akzelerierte oder maligne Hypertonie (Stadium IV). Der diastolische Blutdruck überschreitet 120 mmHg. Der Fundus oculi weist das Stadium IV, also vor allem ein Papillenödem auf. Es bestehen schwere Organläsionen, die zum apoplektischen Insult, Herzinfarkt oder zur Urämie führen können.

Das Stadium IV kennzeichnet also die *maligne Hypertonie,* in die eine Hypertonie jeglicher Genese übergehen kann. In diesem Stadium liegen fibrinoide Nekrosen der Arteriolen vor, die die pathologisch-anatomische Grundlage der verschiedenen Organschädigungen darstellen. Pathogenetisch sind eine Stimulation des Renin-Angiotensin-Aldosteron-Systems, eine Induktion immunologischer Vorgänge und möglicherweise das Fehlen vasodepressorischer renaler Substanzen von Bedeutung. Ohne Behandlung führt die maligne Hypertonie innerhalb von 2–3 Jahren zum Tode. Durch eine intensive Therapie kann allerdings auch in diesem Stadium noch eine Überlebenszeit von mehr als 15 Jahren erzielt werden. Da dieser Grad der Hypertonie somit seinen malignen Charakter weitgehend verloren hat, wird die maligne Hypertonie auch als akzelerierte Hypertonie bezeichnet. Bei Frauen verläuft die essentielle Hypertonie im allgemeinen leichter als bei Männern. Möglicherweise ist für diese Tatsache der deutliche aldosteronantagonistische natriuretische Effekt des Progesterons verantwortlich.

Die *Prognose* der essentiellen Hypertonie hängt im wesentlichen von einer wirkungsvollen hypotensiven Therapie ab. Statistische Berechnungen haben nämlich gezeigt, daß die Mortalitätsrate positiv mit der Höhe des systolischen oder diastolischen Blutdrucks korreliert. Prognostisch besonders ungünstig sind die Feststellung der Hypertonie im jugendlichen Alter und beim männlichen Geschlecht, ein Augenfundus im Stadium III oder IV sowie die verschiedenen Symptome zerebraler, kardialer und renaler Art. Dabei sind vor allem ein Papillenödem und eine Niereninsuffizienz als infaust anzusehen. Das gleichzeitige Bestehen von Übergewicht, Diabetes mellitus, Hyperlipidämie oder Gicht läßt ebenfalls eine schlechtere Prognose stellen. Über die Frage, ob Hypertoniker mit hohen Reninwerten häufiger an Hochdruckkomplikationen wie Herzinfarkt und Schlaganfall erkranken, gehen die Meinungen auseinander.

Man muß jedoch betonen, daß es auch bei Vorhandensein der verschiedenen Risikofaktoren durch eine konsequente medikamentöse Therapie gelingen kann, den Übergang einer benignen in eine maligne Hypertonie zu verhindern, das Ausmaß der möglichen Komplikationen herabzusetzen, die morphologischen Arteriolenläsionen sogar z. T. rückgängig zu machen und damit die Prognose der essentiellen Hypertonie günstiger zu gestalten.

Komplikationen

Die Komplikationen der essentiellen Hypertonie betreffen das gesamte arterielle Gefäßsystem, dessen pathologisch-anatomische Veränderungen die Grundlage der mannigfaltigen Symptome bilden. Die Symptomatik betrifft den Augenhintergrund, das Gehirn, das Myokard und das Nierenparenchym.
Blutungen, Exsudate und Papillenödem führen zu Sehstörungen oder Amaurose. Hirnblutungen, Hirninfarkte durch Thrombosen oder Embolien und intermittierende Hirnischämien sind die Ursache neurologischer Ausfälle, zerebraler Krämpfe oder eines apoplektischen Insultes mit Halbseitenlähmung. Aufgrund eines Hirnödems bei plötzlichem Blutdruckanstieg kann sich eine hypertensive Enzephalopathie entwickeln, die durch starke Kopfschmerzen, Erbrechen, Sehstörungen, Verwirrtheitszustände und epileptiforme Krampfanfälle gekennzeichnet ist. Bei etwa 16% aller Hypertoniepatienten ist ein zerebrales Leiden die Ursache des Todes.
Die häufigsten Komplikationen der essentiellen Hypertonie sind kardialer Art, wie Angina pectoris, Asthma cardiale, Herzinfarkt und Herzinsuffizienz, Koronarthrombosen und Herzinfarkt sind die Todesursache bei etwa 70% aller Hypertoniker. Selten kann auch ein Hämoperikard infolge Herzwandruptur oder eine Medianecrosis aortae die Ursache des Exitus letalis darstellen. Die renalen Komplikationen sind eine Proteinurie, Hämaturie und Einschränkung der PAH-, später auch der Inulin-Clearance mit Anstieg der harnpflichtigen Substanzen im Serum. Bei der benignen Form der Hypertonie ist die Urämie nur in etwa 1% der Fälle die Todesursache.

Differentialdiagnose

Die Differentialdiagnose der essentiellen Hypertonie umfaßt sämtliche Formen der sekundären Hypertonien, die im großen Kreislauf auftreten können (Tab. 1.**58**).
An erster Stelle gilt es, die *renovaskuläre* und *renoparenchymatöse Hypertonie* von der essentiellen Hypertonie abzugrenzen. Ausscheidungsurogramm mit Früh- und Spätaufnahmen, Nierenarteriographie, Reninbestimmungen im beiderseitigen Nierenvenenblut oder Saralasin-Test sichern die Diagnose der renovaskulären Hypertonie. Untersuchungen des Urins auf Erythrozyten, Leukozyten, Bakterien, Eiweiß und Zylinder, Bestimmungen der harnpflichtigen Substanzen im Serum und die verschiedenen Nierenfunktionsprüfungen (Volhard, Phenolrottest, Clearance, Radionephrogramm) führen zusammen mit der Urographie zur Feststellung von Nierenparenchymerkrankungen, die durch spezielle Untersuchungen, wie z. B. durch den Nachweis einer Hyperglykämie, eines LE-Faktors oder von Amyloidablagerungen, bestimmten Grundkrankheiten zugeordnet werden können.
An zweiter Stelle der Häufigkeit steht nach den renalen Hypertonien, die etwa 20% aller Hypertonieformen ausmachen, die *endokrine Hypertonie,* deren Prozentsatz unter den Patienten mit arterieller Hypertonie etwa 3–5% beträgt. Die Diagnose dieser Krankheitsbilder (Tab. 1.**58**) wird erhärtet durch die entsprechenden Hormonbestimmungen, wie der Nebennierenhormone Dopamin, Adrenalin, z. T. auch Noradrenalin, Cortisol, Corticosteron, Aldosteron und der Androgene, der Schilddrüsenhormone oder letztlich des somatotropen Hormons der Hypophyse.
Zur Diagnostik der *kardiovaskulären Hypertonien,* deren Prozentsatz ebenfalls bei 3–5% liegt, müssen die röntgenologischen, mechano- und elektrokardiographischen Untersuchungen sowie gegebenenfalls die einzelnen hämodynamischen Messungen (Herzminutenvolumen, Ventrikel- und Aortendrucke u. a.) herangezogen werden.
Bei mehreren Krankheiten des Zentralnervensystems und des vegetativen Nervensystems kann eine *neurogene Hypertonie* auftreten. Diese kann man z. B. bei einem schnell wachsenden Hirntumor, bei Enzephalitis, Meningitis, Poliomyelitis und Polyneuritis beobachten. Auch der sogenannte Entzügelungshochdruck bei mechanischer, entzündlicher, toxischer oder degenerativer Schädigung der pressorezeptorischen Nerven gehört zu dieser Art der Hypertonie.
Bei Vorkommen der Hypertonie während einer Gravidität muß selbstverständlich die Präeklampsie in die differentialdiagnostischen Überlegungen einbezogen werden. Möglicherweise kann diese *Schwangerschaftshypertonie* zu den endokrinen Formen gerechnet werden, da wahrscheinlich eine vermehrte renale und uterine Reninsynthese aufgrund glomerulärer Endothelläsionen und uteroplazentarer Shunts die Hypertonie hervorruft.
Das differentialdiagnostische Spektrum wird erweitert durch Erkrankungen des Blutes, wie *Anämie* und *Polyglobulie,* die in seltenen Fällen über eine kompensatorische Steigerung des Herzminutenvolumens oder eine Erhöhung der Blutviskosität vor allem zu einer systolischen Hypertonie führen.
Schließlich sollte man daran denken, daß verschiedene *Medikamente* eine Blutdrucksteigerung bewirken können. Nach Einnahme von Lakritzen oder Carbenoxolon (Biogastrone), die in der Therapie von Magen- oder Duodenalulzera gegeben werden, kann ein klinisches Bild entstehen, das

Tabelle 1.58 Einteilung der arteriellen Hypertonie

A. *Primäre oder essentielle Hypertonie*
B. *Sekundäre Hypertonie*
   1. Renale Hypertonie
      a) Renovaskuläre Hypertonie
         Fibromuskuläre oder arteriosklerotische Veränderungen der großen Nierenarterien oder Segmentarterien
      b) Renoparenchymatöse Hypertonie
         Akute und chronische Glomerulonephritis (einschließlich Morbus Schoenlein-Henoch, Goodpasture-Syndrom)
         Chronische Pyelonephritis
         Nierentuberkulose
         Chronische interstitielle Nephritis (bei Gicht oder Phenacetinabusus)
         Nierenbeteiligung bei Diabetes mellitus (Kimmelstiel-Wilson)
         Nierenbeteiligung bei Kollagenosen (Lupus erythematodes, Panarteriitis nodosa, Sklerodermie, Dermatomyositis u. a.)
         Nierenzysten, Nierentumoren
         Niereninfarkt
         Hydronephrose
         Nierenamyloidose
         Bleischrumpfniere
         Strahlenfibrose der Nieren
   2. Endokrine Hypertonie
      Phäochromozytom (Neuroblastom, Ganglioneurom, Phäochromoblastom)
      Cushing-Syndrom
      Primärer Hyperaldosteronismus (Conn-Syndrom)
      Enzymdefekte in der Cortisol- bzw. Aldosteronbiosynthese (Syndrom von New-Peterson, Sutherland, Biglieri; Goldsmith u. a., kongenitales adrenogenitales Syndrom bei 11-Hydroxylase-Defekt)
      Hyperthyreose
      Hyperparathyreoidismus
      Akromegalie
      Pseudohermaphroditismus
   3. Kardiovaskuläre Hypertonie
      Aortenisthmusstenose (und weitere Aortenbogenanomalien)
      Aorteninsuffizienz
      Totaler atrioventrikulärer Block
      Arteriosklerose (Windkesselhypertonie)
      Hyperkinetisches Herzsyndrom
      Arteriovenöse Fistel
   4. Neurogene Hypertonie
      Hirntumoren
      Hirngefäßleiden
      Infektionskrankheiten (z. B. Enzephalitis, Meningitis, Poliomyelitis, Diphtherie)
      Polyneuritis (z. B. Porphyrie, Thalliumintoxikation, Beriberi)
      Dienzephales Syndrom
   5. Schwangerschaftshypertonie
      Präeklampsie, Eklampsie
   6. Hypertonie bei Blutkrankheiten
      Anämie
      Polycythaemia vera, Polyglobulie
   7. Hypertonie durch Medikamente
      Lakritzen und Carbenoxolon (Glycyrrhicinsäure bzw. Natriumhemisuccinat der Glycyrrhetinsäure) = Pseudo-Conn-Syndrom
      Ovulationshemmer
      Monoaminoxidasehemmer und gleichzeitiger Genuß von Käse (Tyramin) = „cheese-disease"

dem Conn-Syndrom ähnlich ist (Pseudo-Conn-Syndrom). Dabei ist die in diesen Substanzen enthaltene mineralocorticoid wirkende Glycyrrhicinsäure bzw. das Natriumhemisuccinat der Glycyrrhetinsäure für die Entwicklung der Hypertonie verantwortlich, die meistens mit Hypokaliämie und metabolischer Alkalose verbunden ist.

Während der Gabe von Ovulationshemmern wurde mehrfach eine arterielle Hypertonie beobachtet, die wahrscheinlich auf einer Stimulation des Renin-Angiotensin-Aldosteron-Systems beruht.

Wenn ein Patient bei einer Behandlung mit Monoaminoxidasehemmern gleichzeitig tyraminhaltigen Käse einnimmt, so kommt es infolge eines verminderten Tyraminabbaus über eine Aktivierung des sympathoadrenalen Systems häufig zu einer bedrohlichen Blutdrucksteigerung („cheese-disease").

Es gibt also eine Vielzahl hämodynamischer, humoraler, neuraler und auch medikamentöser Faktoren, die zur Entwicklung einer sekundären Hypertonie beitragen können und die in die differentialdiagnostischen Erwägungen bei der primären oder essentiellen Hypertonie eingeschlossen werden müssen.

Therapie

Die Therapie der essentiellen Hypertonie ist vor allem eine symptomatisch wirksame medikamentöse Behandlung. Eine kausale Therapie ist leider nicht möglich, da die Ursache dieses Hochdruckleidens unbekannt ist.

Allgemeine therapeutische Maßnahmen bestehen in einem Nicotinverbot, einer strikten Einschränkung der Kalorienzufuhr bei adipösen Hypertonikern und einer kochsalzarmen Diät, auf die man auch bei Gabe eines Saluretikums nicht verzichten sollte. Eine kaliumreiche Ernährung kann sich ebenfalls blutdrucksenkend auswirken. Sportliche Betätigung sollte besonders jugendlichen Hypertonikern empfohlen werden, da der Sport zur physiologischen Vagotonie und damit zur Blutdrucksenkung führt. Hypertoniker mit Hyperlipidämien, Hyperurikämie oder Diabetes mellitus erfordern eine spezielle diätetische und medikamentöse Therapie.

Die Frage einer frühzeitigen Digitalisierung von Patienten mit schwerem Hochdruck ohne manifeste Herzinsuffizienz ist noch nicht eindeutig geklärt. Experimentelle und klinische Untersuchun-

Tabelle 1.59 Die einzelnen Gruppen der heute gebräuchlichen Antihypertensiva (Markenname)

1. *Sedativa* (z. B. Nobrium, Miltaun, Valium)	Acebutolol (Prent, Neptall, Sectral)
	Penbutolol (Betapressin)
2. *Saluretika*	Sotalol (Sotalex)
Furosemid (Lasix, Mirfat, Fusid, Sigasalur)	Nadolol (Solgol, Corgard)
Etacrynsäure (Hydromedin, Edecrin)	Carazolol (Conducton)
Bumetanid (Fordiuran, Burinex)	
Hydrochlorothiazid (Esidrix, Esidrex)	5. *Vasodilatatoren*
Polythiazid (Drenusil, Renese)	Dihydralazin (Nepresol)
Cyclopenthiazid (Navidrex)	Minoxidil (Loniten, Lonolox)
Bendroflumethiazid (Sinesalin)	Prazosin (Minipress)
Butizid (Saltucin)	Phentolamin (Regitin)
Clopamid (Brinaldix)	Phenoxybenzamin (Dibenzyran)
Quinethazon (Aquamox)	Labetalol (Trandate)
Chlortalidon (Hygroton)	Diazoxid (Hypertonalum, Hyperstat)
Xipamid (Aquaphor)	Natriumnitroprussid (Nipruss, Nipride)
Mefrusid (Baycaron)	Urapidil (Ebrantil)
Etozolon (Elkapin)	Nifedipin (Adalat)
Metolazon (Zaroxolyn)	Verapamil (Isoptin, Cardibeltin)
Indapamid (Natrilix, Fludex)	
	6. *Rauwolfia-Alkaloide*
3. *Antikaliuretika*	Reserpin (Serpasil, Rivasin, Sedaraupin)
Spironolactone (Aldactone, Osyrol, Aldopur, Sincomen, Osiren)	Alkaloidgemische (z. B. Raufuncton, Raupina, Rivadescin, Rauwoplant, Asgoviscum)
Triamteren (Jatropur, Dyrenium)	7. *α-Methyldopa* (Presinol, Sembrina, Aldomet, Aldometil)
Amilorid (Arumil, Midamor)	
	8. *Clonidin* (Catapresan)
4. *β-Rezeptoren-Blocker*	9. *Guanfacin* (Estulic)
Propranolol (Dociton, Inderal)	10. *Guanethidin* (Ismelin)
Alprenolol (Aptin, Gubernal)	11. *Inhibitoren des Renin-Angiotensin-Systems*
Oxprenolol (Trasicor)	Captopril (Lopirin)
Pindolol (Visken)	Saralasin (Sarenin)
Bupranolol (Betadrenol)	(Prostaglandine)
Metoprolol (Beloc, Lopresor)	
Metipranolol (Disorat)	
Atenolol (Tenormin)	
Timolol (Temserin, Blocadren)	

gen unterstützen den Wert einer derartigen Maßnahme.
Für die medikamentöse Behandlung steht ein weites Spektrum von Antihypertensiva zur Verfügung (Tab. 1.59). Diesen Substanzen ist gemeinsam, daß sie an irgendeiner Stelle des sympathischen Nervensystems angreifen, sei es an der Großhirnrinde, dem Hypothalamus, den vasomotorischen Zentren, den sympathischen Ganglien, den postganglionären sympathischen Nervenfasern, der sympathischen Überträgersubstanz Noradrenalin oder dem Erfolgsorgan des Sympathikus, der glatten Muskulatur der Arteriolen und dem Myokard. Diese Sympathikushemmung führt leider bei vielen Medikamenten zu der unangenehmsten Nebenwirkung, der orthostatischen Hypotonie.

Sedativa

Bei leichten bzw. labilen Hypertonien (z. B. beim Altershochdruck) kann schon durch die Verabreichung von Sedativa ein antihypertensiver Effekt erzielt werden.

Saluretika

Die Saluretika vermindern die intrazelluläre Natriumkonzentration und das Zellvolumen der Gefäßwände, die dadurch weniger stark auf pressorische Reize reagieren. Ferner führen sie zumindest im Beginn der Therapie zu einer Reduktion des Extrazellulärvolumens, des Plasmavolumens und des austauschbaren Körpernatriums. Diese Veränderungen bewirken durch eine Erniedrigung des peripheren Widerstandes und des Herzminutenvolumens eine Blutdrucksenkung.
Die kurz wirkenden Saluretika, wie Furosemid und Etacrynsäure oder auch das neue Bumetanid, haben den Nachteil, daß die tägliche Tabletteneinnahme häufiger erfolgen muß, während die Thiazide, Mefrusid und vor allem Chlorthalidon wegen der längeren Wirkungsdauer seltener verabreicht zu werden brauchen.
Nebenwirkungen der Diuretika sind Störungen des Elektrolyt- und Säure-Basen-Haushaltes, wie Hypokaliämie, Hypomagnesiämie, Hyponatriämie und metabolische Alkalose sowie Stoffwechselstörungen wie Hyperglykämie, Hyperurikämie und Hyperlipidämie. Bei Vorliegen eines primären Hyperparathyroidismus sind Thiazide kontraindiziert, da ihre Verabreichung die renale Calciumexkretion vermindert und somit schwere Hyperkalzämien auftreten können. Bei Vorliegen eines primären Hyperaldosteronismus können Thiazide eine Hypokaliämie und Hypomagnesiämie verstär-

ken, so daß hier nur Antikaliuretika eingesetzt werden dürfen.

Wegen der Störungen im Kalium- und Magnesiumhaushalt ist besonders bei Herzinsuffizienz und Digitalisierung Vorsicht geboten. Die Hypokaliämie, die meistens erst nach einigen Monaten der Therapie bedrohlich wird, kann durch Aussetzen des Saluretikums an 1–2 Tagen in der Woche, durch Gabe von 2mal 1 g Kaliumchlorid (1 Tablette Rekawan) täglich oder durch die Kombination mit kaliumsparenden Saluretika verhindert werden. Eine notwendige Magnesiumsubstitution kann mit einer täglichen intramuskulären Injektion von 10 ml Magnesium-Diasporal erfolgen. Ein Diabetes mellitus verschwindet meistens nach Absetzen des Diuretikums. Bei Hyperurikämie mit subjektiven Beschwerden können kleine Dosen des Tyrosinasehemmers Allopurinol (z. B. 2–3mal 100 mg Zyloric täglich) notwendig werden, mit denen man eine Hyperurikämie auch verhüten kann. Seltenere Nebenwirkungen sind Innenohrschädigungen nach Furosemid und Etacrynsäure und gastrointestinale Blutungen nach intravenösen Etacrynsäuregaben.

Die Anwendung der Saluretika als Hypotensiva sollte bei leichten bis mittelschweren Hypertonien erfolgen. Die Dosis der einzelnen Substanzen variiert dabei sehr stark. Allgemein sollte man hohe Dosen anwenden (z. B. 200 mg Hydrochlorothiazid täglich), da die Saluretika noch diejenige Gruppe von Antihypertensiva darstellen, die die geringsten Nebenerscheinungen zeigt. Bei schwereren Hypertonieformen ist eine Kombination mit anderen Antihypertensiva, wie β-Rezeptoren-Blocker Reserpin, Dihydralazin, α-Methyldopa oder Guanidinderivaten sinnvoll (Tab. 1.**60**). Da die Diuretika den Sympathikotonus steigern und die übrigen blutdrucksenkenden Mittel bei erhöhtem Tonus eine stärkere Wirkung entfalten, tritt ein potenzierender Effekt auf. Durch Dosisreduktion der Einzelsubstanzen wird dabei eine Verminderung der Nebenwirkungen möglich. Zudem führen die meisten Antihypertensiva zu Natrium- und Wasserretention, die durch Kombination mit Saluretika vermieden wird.

Antikaliuretika

Die kaliumsparenden aldosteronantagonistisch wirkenden Saluretika, wie Spironolactone, Triamteren oder Amilorid, sind besonders bei Hyperto-

Tabelle 1.**60** Chemische Zusammensetzung von Kombinationspräparaten (mg pro Tablette bzw. Dragee)

Präparat	Bestandteile	Menge		Präparat	Bestandteile	Menge	
Adelphan-Esidrix:	Reserpin	0,1	mg	Modenol:	Reserpin	0,07	mg
	Dihydralazin	10	mg		Rescinamin	0,07	mg
	Hydrochlorothiazid	10	mg		Raubasin	0,7	mg
Aldactone 50-	Spironolactone	50	mg		Thiabutazid	3,3	mg
Saltucin, Aldozone:	Thiabutazid	5	mg		Kaliumchlorid	300	mg
					(etwa 4 mval K +)		
Beloc comp.:	Metoprolol	100	mg	Moducrin, Moducren:	Timolol	10	mg
	Hydrochlorothiazid	12,5	mg		Hydrochlorothiazid	25	mg
Bendigon:	Reserpin	0,15	mg		Amilorid	2,5	mg
	Mefrusid	15	mg	Moduretik:	Amilorid	5	mg
	Mesoinositol-				Hydrochlorothiazid	50	mg
	hexanicotinat	150	mg	Nortensin:	Reserpin	0,4	mg
Briserin, Brinerdin:	Reserpin	0,1	mg		Furosemid	60	mg
	Dihydroergocristin	0,58	mg	Pertenso:	Bupranolol	20	mg
	Clopamid	5	mg		Dihydralazin	20	mg
Caprinol:	Reserpin	0,1	mg		Bemitizid	10	mg
	Mefrusid	10	mg		Triamteren	20	mg
	α-Methyldopa	125	mg	Resaltex:	Reserpin	0,125	mg
Combipresan:	Clonidin	0,075	mg		Hydrochlorothiazid	25	mg
	Chlorthalidon	15	mg		Triamteren	50	mg
Darebon:	Reserpin	0,25	mg	Sali-Presinol:	α-Methyldopa	250	mg
	Chlorthalidon	50	mg		Mefrusid	10	mg
Dociteren:	Propranolol	80	mg	Sembrina-Saltucin:	α-Methyldopa	250	mg
	Hydrochlorothiazid	12,5	mg		Thiabutazid	1	mg
	Triamteren	25	mg	Sotaziden:	Sotalol	160	mg
Durotan 100:	Reserpin	0,1	mg		Hydrochlorothiazid	25	mg
	Xipamid	4	mg	Tenoretic:	Atenolol	100	mg
Dytide H, Dyrenium comp.:	Triamteren	50	mg		Chlortalidon	25	mg
	Hydrochlorothiazid	25	mg	Torrat:	Metipranolol	20	mg
Elfanex:	Reserpin	0,1	mg		Butizid	2,5	mg
	Dihydralazin	10	mg	Trasitensin:	Oxprenolol	80	mg
	Hydrochlorothiazid	10	mg		Chlortalidon	10	mg
	Kaliumchlorid	300	mg	Trepress:	Oxprenolol	80	mg
	(etwa 4 mval K +)				Dihydralazin	25	mg
Esimil:	Guanethidin	10	mg		Chlortalidon	10	mg
	Hydrochlorothiazid	25	mg	Viskaldix:	Pindolol	10	mg
Minizid:	Prazosin	0,5	mg		Clopamid	5	mg
	Polythiazid	0,25	mg				

nien mit Aldosteronismus zu empfehlen. Bei der benignen essentiellen Hypertonie werden sie seltener angewandt. Sie wirken jedoch auch hier deutlich hypotensiv und besitzen den Vorteil, daß sie Hypokaliämie, Hyperurikämie, Hyperlipidämie und Hyperglykämie vermissen lassen.

Ihre Nebenwirkungen bestehen in Hyperkaliämie und metabolischer Azidose, die z. T. durch Kombination mit Thiaziden ausgeglichen werden können. Diese Substanzen dürfen nicht bei Niereninsuffizienz gegeben werden. Bei Spironolactonegaben können Brustschmerzen oder eine Gynäkomastie, bei Verabreichung von Triamteren kann eine megaloblastäre Anämie auftreten.

Die tägliche Dosis von Spironolactone beträgt bis 4mal 100 mg, die von Triamteren 2–4mal 50 mg und diejenige von Amilorid 30 mg.

Saluretika und Aldosteronantagonisten sind als Antihypertensiva besonders bei der hyporeninämischen Form der essentiellen Hypertonie geeignet.

Vasodilatatoren

Die schweren Formen des Hochdrucks sind das Indikationsgebiet der Vasodilatatoren, zum Beispiel des Dihydralazins. *Dihydralazin* wirkt durch eine Hemmung des zentralen Sympathikotonus und eine Dilatation der Arteriolen blutdrucksenkend. Der Vorteil liegt in einer Erhöhung des Herzminutenvolumens und der Nierendurchblutung, so daß nur selten eine orthostatische Hypotonie auftritt und speziell bei Hypertonien mit Niereninsuffizienz eine Indikation gegeben ist.

Ein stark wirksamer Vasodilatator ist *Minoxidil*, das wegen Nebenwirkungen wie Tachykardie und Wasserretention mit β-Blockern und Diuretika kombiniert werden sollte. Ein unangenehmer Nebeneffekt ist ein vermehrter Haarwuchs, besonders im Gesicht und an den Extremitäten.

Prazosin wirkt dadurch vasodilatierend, daß es die postsynaptischen α-Rezeptoren blockiert. Es führt weniger zu Tachykardie und Reninstimulation als die präsynaptischen α-Rezeptoren-Blocker *Phentolamin* und *Phenoxybenzamin*, die speziell bei der konservativen Therapie des Phäochromozytoms, aber auch bei der essentiellen Hypertonie eingesetzt werden können. *Labetalol* besitzt α- und β-Rezeptoren-blockierende Eigenschaften.

Diazoxid, Natriumnitroprussid und *Urapidil* sind stark wirksame Vasodilatatoren, die insbesondere bei der hypertensiven Krise durch intravenöse Anwendung zur Blutdrucksenkung führen.

Schließlich können auch die Calciumantagonisten *Nifedipin* und *Verapamil* durch arterielle Vasodilatation den Blutdruck erniedrigen.

Reserpin

Die Rauwolfiaalkaloide, speziell das Reserpin, hemmen die sympathischen Zentren, setzen den Noradrenalin- und auch den Serotoningehalt in verschiedenen Geweben, z. B. im Gehirn, herab und vermindern die Speicherfähigkeit der sympathischen Granula für Catecholamine.

Ihre Nebenwirkungen sind vor allem zentralnervöser Art, da sie wegen ihrer Lipoidlöslichkeit die Blut-Hirn-Schranke durchbrechen. Sie bestehen in Müdigkeit, Schwächegefühl, Erbrechen, Schwellung der Nasenschleimhaut, Bradykardie und Diarrhoen. Sehr unangenehm können sich Depressionen bemerkbar machen. Da der Vagotonus deutlich gesteigert wird, können auch Duodenalulzera auftreten.

Bei leichten Hypertonien reichen sie eventuell als Monotherapie aus. Am häufigsten werden sie jedoch in Kombination mit den übrigen blutdrucksenkenden Stoffen angewandt (Tab. 1.**60**).

Die Dosis von Reserpin liegt zwischen 0,1 und 0,5 mg/Tag. Seine Wirkung setzt langsam ein und klingt bei Absetzen des Medikaments erst nach einigen Tagen wieder ab.

β-Rezeptoren-Blocker

In den letzten Jahren werden die β-Rezeptoren-Blocker immer häufiger in der Behandlung von Hypertonikern gebraucht. Ob sie allein durch die Blockade der β-Rezeptoren bzw. die Reduktion des Herzzeitvolumens wirken, ist noch nicht geklärt. Teilweise bewirken sie eine Reninsuppression. Ihr Haupteffekt scheint in einer Dämpfung des zentralen Sympathikotonus zu liegen. Spezielle Eigenschaften verschiedener β-Blocker wie Kardioselektivität (weitgehendes Fehlen bronchialer Nebeneffekte) oder sympathikomimetische Eigenwirkung (seltenes Vorkommen von Bradykardie und Herzinsuffizienz) spielen bei der Hochdrucktherapie nur eine untergeordnete Rolle, da diese Eigenschaften wegen der meist notwendigen höheren Dosierung nicht voll zur Ausprägung kommen. Nebenwirkungen treten selten auf. Ein besonderer Vorteil ist das Fehlen orthostatischer Beschwerden. Die Substanzen werden vor allem in den frühen Phasen der Hypertonie bzw. bei den leichten und mittelschweren Formen verwendet. Es sollten möglichst Patienten mit erhöhtem Herzminutenvolumen für diese Therapie ausgewählt werden, die in der Sprechstunde meistens an einer konstanten Tachykardie erkannt werden können. Hypertoniker mit hohen Reninwerten werden insbesondere für eine Therapie mit β-Rezeptoren-Blockern als geeignet angesehen. Die β-Blocker scheinen zudem kardioprotektiv wirksam zu sein, d. h., daß sie die Häufigkeit von Angina pectoris und Herzinfarkt sowie die Re-Infarktquote reduzieren.

Bei leichten Hypertonien reicht die alleinige Gabe aus; bei den schwereren Formen müssen die β-Rezeptoren-Blocker mit Saluretika oder Vasodilatatoren (z. B. mit dem Vasodilatator Nepresol oder Minoxidil, einem Piperidin-Pyrimidin-Derivat) kombiniert werden. Bei Patienten mit latenter oder manifester Herzinsuffizienz und atrioventrikulären Erregungsüberleitungsstörungen 2. und 3. Grades sind sie ebenso wie bei Asthmatikern kontraindiziert. Relative Kontraindikationen sind Obstipation, Azidose, insulinpflichtiger Diabetes mellitus, Niereninsuffizienz, Hypothyreose, arterielles Verschlußleiden sowie das Vorliegen einer Gravidität.

Die Dosis soll individuell nach dem Wirkungsgrad und dem Auftreten von Nebenwirkungen gewählt werden. Im Vergleich zu den anderen Indikationen, wie Tachykardie oder Angina pectoris, liegt sie hoch (z. B. 3–4mal 100 mg Propranolol täglich). In Einzelfällen können allerdings auch schon niedrigere Mengen (z. B. täglich 3mal 10 mg Propranolol) genügen; auf der anderen Seite wurden auch schon Dosen bis zu 4000 mg täglich verabreicht, ohne daß Zeichen einer Herzinsuffizienz auftraten. Ihre volle Wirkung setzt erst nach Tagen bis Wochen ein.

α-Methyldopa

Einen besonderen Wirkungsmechanismus besitzt das α-Methyldopa. Aus dieser Substanz, die kompetitiv als Substrat der Dopadecarboxylase dient, wird im Organismus das α-Methyl-Noradrenalin gebildet, das die physiologische Überträgersubstanz Noradrenalin ersetzt und durch seine schwächere sympathikomimetische Wirkung zur Blutdrucksenkung führt. Vielleicht tragen auch zentrale Angriffspunkte zur hypotensiven Wirkung bei. Die Nierendurchblutung wird nicht erniedrigt, so daß auch diese Substanz besonders bei Niereninsuffizienz Anwendung findet.

Die Nebenwirkungen sind Depressionen, allergisches Fieber, Leberschädigungen, Durchfälle, Impotentia coeundi, restless legs und eine hämolytische Anämie, die mit einem positiven direkten Coombs-Test einhergeht. Dieser Test oder auch die Retikulozytenzahl sollten bei einer Behandlung mit α-Methyldopa in Abständen von etwa 3 Monaten kontrolliert werden, um das Medikament rechtzeitig absetzen zu können.

Die Indikation liegt bei den schweren bis mittelschweren Hypertonieformen.

Die Dosis beträgt 1–3 g/Tag. Da die Wirkung nach 6–8 Stunden abklingt, muß die Tagesdosis auf 3 Einzeldosen verteilt werden. Intravenös können Dosen bis 1 g gegeben werden.

Clonidin

Das Antihypertensivum Clonidin hat sich als ein sehr brauchbares Mittel erwiesen. Wahrscheinlich hemmt es den zentralen Sympathikotonus, ohne die peripheren Catecholaminspeicher zu entleeren. Die Gefäßwiderstände in Leber, Nieren und Muskeln nehmen ab, während der Hautgefäßwiderstand ansteigt. Als Antidot hebt Tolazolin (Priscol) die Wirkungen von Clonidin auf.

Die Nebenwirkungen bestehen in Müdigkeit, Mundtrockenheit, Parotisschmerz und Exanthemen, die nach Absetzen des Präparates verschwinden. Orthostatische Beschwerden sind seltener vorhanden. Bei abruptem Absetzen von Clonidin können hypertensive Krisen auftreten.

Die Tagesdosis liegt zwischen 0,15 und 3 mg.

Guanethidin

Guanethidin hemmt die Erregungsübertragung im peripheren Sympathikus, wobei der Parasympathikus unbeeinflußt bleibt. Ferner hemmt es kompetitiv den Transportmechanismus von Noradrenalin an den peripheren sympathischen Nervenendigungen. Das Glomerulusfiltrat und die renale Plasmadurchströmung werden geringgradig gesenkt.

Nebenwirkungen sind orthostatische Kollapsneigung, Adynamie, Bradykardie, Diarrhoen und Parotisschmerzen. Beim Manne kann sich ein Ausfall der Ejakulation bzw. eine retrograde Ejakulation in die Harnblase bemerkbar machen, jedoch ein Symptom, das etwa 2 Monate nach Absetzen des Medikaments wieder verschwindet. Die Erektion wird nicht beeinträchtigt. Da Guanethidin die Blut-Hirn-Schranke nicht passiert, treten psychische Alterationen, wie Depressionen, fast nicht auf.

Die Dosis kann auf 300 mg/Tag erhöht werden. Die Wirkung setzt erst nach 3–5 Tagen voll ein und hält nach Absetzen der Substanz noch etwa eine Woche an.

Inhibitoren des Renin-Angiotensin-Systems

Neue blutdrucksenkende Substanzen wie Captopril und Saralasin greifen in das Renin-Angiotensin-System ein. *Captopril* ist ein Inhibitor des Converting enzyme, das Angiotensin I in Angiotensin II verwandelt und zugleich als Kininase das Bradykinin abbaut. Damit hemmt Captopril den Aufbau von Angiotensin II und den Abbau von Bradykinin. Das Resultat ist eine starke Blutdrucksenkung, so daß es auch bei schweren Verlaufsformen des Hochdrucks wirksam ist.

Als Nebenwirkungen von Captopril wurden Hautexantheme, Geschmacksverlust, membranöse Glomerulonephritis, Leukozytopenie und normochrome Anämie beschrieben.

Die Dosis liegt bei 3mal 50–150 mg täglich.

Der nur intravenös zu verabreichende Angiotensin-II-Antagonist *Saralasin* kann zwar bei hypertensiven Krisen Anwendung finden, wird jedoch in erster Linie in der Diagnostik der angiotensinabhängigen Hypertonieformen verwendet. Bei diesem Test werden zunächst 0,1 μg/kg/min und anschließend 1,0 μg/kg/min Saralasin für jeweils 15 Minuten infundiert. Gleichzeitige Diuretika- oder Vasodilatantiengaben können dabei zu einem sehr starken Blutdruckabfall führen. Bei Patienten mit Phäochromozytom kann dagegen ein deutlicher Blutdruckanstieg beobachtet werden, so daß hier Vorsicht geboten ist.

Welche Rolle die Gegenspieler des Renin-Angiotensin-Systems, die renalen *Prostaglandine,* bei der Behandlung der Hypertonie spielen werden, bleibt abzuwarten.

Die verschiedenen Antihypertensiva werden nur bei leichten bis mittelschweren Hypertonien als Monosubstanzen Anwendung finden. Bei schweren Verlaufsformen des Hochdrucks müssen mehrere Substanzen in freier oder fester Kombination

(s. Tab. 1.69) verabreicht werden. Vor allem bieten sich heute Kombinationen von Diuretika und β-Rezeptoren-Blockern an, da sich die erwünschten Wirkungen beider Substanzen, nämlich die Blutdrucksenkung, summieren oder potenzieren und sich die unerwünschten Nebeneffekte wie Störungen des Elektrolythaushalts und des Stoffwechsels gegenseitig aufheben können. Als weitere antihypertensive Stoffe kommen dann vor allem die Vasodilatatoren in Betracht, deren Nebenwirkungen Tachykardie sowie Natrium- und Wasserretention durch β-Blocker und Saluretika aufgehoben werden können.

Die Tab. 1.61 vermittelt Anhaltspunkte für den Einsatz der Antihypertensiva bei den verschiedenen Verlaufsformen des Hochdrucks.

Hypertensive Krise

Ein besonderes Problem der Hochdrucktherapie stellt die hypertensive Krise, also die akute schwere Blutdrucksteigerung, dar. Hier bieten sich neben der intravenösen Gabe von Reserpin (z. B. 1–5 mg Serpasil), Dihydralazin (z. B. 12,5–50 mg Nepresol) oder Clonidin (z. B. 0,15–0,3 mg Catapresan) vor allem folgende Behandlungsmöglichkeiten an (s. Tab. 1.61):

1. intravenöse Injektion von 150–300 mg Diazoxid (Hypertonalum),
2. intravenöse Infusion von 0,02–0,8 mg Natriumnitroprussid/min (Nipruss),
3. intravenöse Injektion von 5–10 mg Phentolamin (Regitin),
4. intravenöse Injektion von 25–50 mg Urapidil (Ebrantil),
5. intravenöse Injektion von 2–20 µg/kg/min Saralasin (Sarenin).

Das rasch als Bolus zu injizierende *Diazoxid* sollte wegen seines antidiuretischen Effekts mit Saluretika (40 mg Furosemid intravenös) kombiniert werden. *Natriumnitroprussid* darf nur bei intensiver Überwachung gegeben werden. Die Wirkung ist streng dosisabhängig. Bei zu hohen Gaben kann es zu einer Cyanidintoxikation kommen, die wiederum mit Natriumthiosulfat behandelt werden kann. *Phentolamin* ist besonders wirksam bei Patienten mit Phäochromozytom, während *Saralasin* besonders gut bei angiotensinbedingten Hochdruckkrisen wirkt.

Niereninsuffizienz

Die Niereninsuffizienz ist heute keine Kontraindikation für eine hypotensive Therapie mehr. Es ist zwar möglich, daß bei intensiver Blutdrucksenkung die harnpflichtigen Substanzen im Serum ansteigen. Sie sinken jedoch meistens trotz fortdauernder Behandlung nach einigen Tagen wieder ab. Dihydralazin und α-Methyldopa haben sich hier besonders bewährt, da sie die Nierendurchblutung nicht herabsetzen. Allerdings muß bei Niereninsuffizienz besonders auf die Nebenwirkungen der Medikamente geachtet werden, deren Dosis niedriger gewählt werden soll als bei Patienten mit normaler Nierenfunktion. Günstig ist eine Kombination dieser Substanzen oder auch z. B. von Diazoxid mit hohen Gaben von Furosemid (eventuell sogar 1–2 g täglich), wodurch auch bei einer eingeschränkten Nierenparenchymleistung durch Steigerung der Diurese und Natriurese eine weitere Blutdrucksenkung erreicht werden kann.

Der α-Rezeptoren-Blocker Phenoxybenzamin (Dibenzyran, Dibenzyline), der speziell beim Phäochromozytom indiziert ist, kann ebenfalls in kleinen Dosen von 3mal 10–20 mg täglich bei einer Niereninsuffizienz gute Dienste leisten.

Gravidität

Wenn bei einer Patientin mit einer benignen essentiellen Hypertonie eine Gravidität eintritt, so ist damit keine absolute mütterliche Indikation zur Schwangerschaftsunterbrechung gegeben. Nur selten entwickelt sich auf dem Boden einer unkomplizierten essentiellen Hypertonie eine Eklampsie. Der Blutdruck kann sich sogar während der Gravidität normalisieren. Während also der Hypertonus für die Mutter kein wesentliches Risiko darstellt, ist jede Form der Hypertonie für das Kind eine ernste Komplikation. Eine kindliche Indikation zur Interruptio ist jedoch gesetzlich nicht gegeben. Daher sollte man Patientinnen mit einer Hypertonie, die nicht durch Medikamente völlig normalisiert werden kann, auf die kindliche Prognose hinweisen bzw. im Hinblick auf eine Kontrazeption beraten. Als absolute Indikation zur Interruptio wird eine akzelerierte Hypertonie mit Werten über 200/120 mmHg angesehen.

Tabelle 1.61 Anwendung der einzelnen Antihypertensiva bei den verschiedenen Schweregraden der Hypertonie

Grenzwert-Hypertonie:	β-Rezeptoren-Blocker
Leichte Hypertonie:	Saluretika β-Rezeptoren-Blocker
Mittelschwere Hypertonie:	Saluretika und β-Rezeptoren-Blocker Saluretika und Reserpin
Schwere Hypertonie:	Saluretika, β-Rezeptoren-Blocker und Vasodilatatoren α-Methyldopa, evtl. mit Saluretika Clonidin, evtl. mit Saluretika Guanethidin, evtl. mit Saluretika Captopril, evtl. mit Saluretika
Hypertensive Krise:	Reserpin, Dihydralazin oder Clonidin intravenös Diazoxid intravenös Natriumnitroprussid intravenös Phentolamin intravenös Urapidil intravenös Saralasin intravenös

Allgemeine Grundsätze

Schließlich sollen noch weitere allgemeine Grundsätze angeführt werden, die man bei einer antihypertensiven Therapie beachten sollte.

1. Jugendliche Patienten mit essentieller Hypertonie müssen konsequent behandelt werden, um Komplikationen zu verhüten. Bei Patienten über 70 Jahren kann man, besonders wenn eine systolische Hypertonie bei generalisierter Arteriosklerose vorliegt, auf eine Therapie verzichten oder nur leicht wirkende Antihypertensiva verabreichen, damit die Nebenwirkungen der Medikamente nicht unangenehmer sind als die Folgen der Hypertonie. Lediglich bei Komplikationen, wie heftigen Kopfschmerzen, Angina pectoris oder Lungenödem, sind auch in diesem Alter invensivere Maßnahmen indiziert. Dabei darf der irreführende Begriff des „Erfordernishochdrucks" nicht von der notwendigen Behandlung ablenken.

2. Es sollten möglichst Kombinationspräparate verabreicht werden, um die Nebenwirkungen der Einzelsubstanzen und die Zahl der Tabletten gering zu halten. Die Hauptdosen sollten bei Berücksichtigung der Wirkungsdauer vorwiegend morgens und mittags gegeben werden, damit vor allem die Blutdruckanstiege bei der täglichen Arbeit beeinflußt werden. Einen häufigen Präparatewechsel sollte man vermeiden, weil dabei zwischenzeitliche Blutdruckanstiege auftreten und frühzeitig zu Komplikationen führen können. Die ambulanten Blutdruckkontrollen sollten mindestens im Abstand von 4 Wochen, bei notwendiger Änderung des Therapieschemas häufiger, erfolgen.

Ein Absetzen des Antihypertensivums vor operativen Eingriffen bzw. Narkosen ist nicht zu empfehlen.

3. Die Therapie muß sich eine Normalisierung des Blutdrucks zum Ziel setzen und sie muß lebenslänglich durchgeführt werden. Eine Heilung der essentiellen Hypertonie durch eine zeitlich begrenzte hypotensive Behandlung wurde nur bei etwa 3% der beobachteten Patienten festgestellt. Die Patienten können durch Selbstmessung des Blutdrucks zur notwendigen Blutdruckkontrolle beitragen.

Die Menge der zur Verfügung stehenden Antihypertensiva erlaubt bei Befolgung dieser Richtlinien eine sowohl für den Patienten wie für den Arzt befriedigende Therapie der essentiellen Hypertonie.

Literatur

Brunner, H. R., J. H. Laragh, L. Baer, M. A. Newton, F. T. Goodwin, L. R. Krakoff, R. H. Bard, F. R. Bühler: Essential hypertension: Renin and aldosterone, heart attack and stroke. New Engl. J. Med. 286 (1972) 441

Chiang, B. N., L. V. Perlman, F. H. Epstein: Overweight and hypertension. A review. Circulation 39 (1969) 403

Colandrea, M. A., G. D. Friedman, M. Z. Nichaman, C. N. Lynd: Systolic hypertension in the elderly. An epidemiologic assessment. Circulation 41 (1970) 239

Frohlich, E. D., R. C. Tarazi, H. P. Dustan: Hyperdynamic β-adrenergic cirulatory state. Increased β-receptor responsiveness. Arch. intern. Med. 123 (1969) 1

Heel, R. C., R. N. Brogden, T. M. Speight, G. S. Avery: Captopril: A preliminary review of its pharmacological properties and therapeutic efficacy. Drugs 20 (1980) 409

Jose, A., J. R. Crout, N. M. Kaplan: Suppressed plasma renin activity in essential hypertension. Role of plasma volume, blood pressure, and sympathetic nervous system. Ann. intern. Med. 72 (1970) 9

Meesmann, W., H. J. Stoveken, C. P. Billing: Die Bestimmung des Basisblutdrucks in der Praxis durch die Ermittlung des sogenannten Entspannungswertes. Dtsch. med. Wschr. 95 (1970) 734

Mordasini, R., Z. Glück, P. Weidmann, G. Keusch, A. Meyer, W. Riesen: Zur Pathogenese der Diuretika-induzierten Hyperlipoproteinämie. Klin. Wschr. 58 (1980) 359

Morczek, W. J., M. Davidov, L. Gavrilovich, F. A. Finnerty jr.: The value of aggressive therapy in the hypertensive patient with azotemia. Circulation 40 (1969) 893

Pomerantz, H. Z.: Fourteen-year survival in a case of malignant hypertension under hypotensive drug therapy. Canad. med. Ass. J. 99 (1968) 1043

Röckel, A., A. Heidland: Saralasin bei resistenten hypertensiven Krisen. Med. Klin. 74 (1979) 401

Schölmerich, P.: Blutdruckkrankheiten. Nauheimer Fortbildungslehrgänge, Bd. XXV, hrsg. von O. Hammer, Steinkopff, Darmstadt 1960

Siegenthaler, W., C. Werning: Das Renin-Angiotensin-Aldosteron-System in klinischer Sicht. Dtsch. med. Wschr. 95 (1970a) 411

Siegenthaler, W., C. Werning: The etiopathology of hypertension. Int. J. clin. Pharmacol. 4 (1970b) 83

Siegenthaler, W., U. Veragut, C. Werning: Blutdruck. In Siegenthaler, W.: Klinische Pathophysiologie, 3. Aufl. Thieme, Stuttgart 1976 (S. 617)

Siegenthaler, W., C. Werning, W. Vetter: Nebennierenrinde. In Siegenthaler, W.: Klinische Pathophysiologie, 3. Aufl. Thieme, Stuttgart 1976 (S. 335)

Siegenthaler, W., D. Würsten, W. Vetter, R. Beckerhoff, G. Siegenthaler: Die Behandlung der essentiellen Hypertonie. Schweiz. med. Wschr. 104 (1974) 937

Siegenthaler, W., K. Baumann, K. Kiepenheuer, M. Schönbeck, R. Rhomberg, E. Gysling, P. Weidmann, C. Werning: Die Bedeutung des primären Aldosteronismus als Ursache der „essentiellen" Hypertonie. Schweiz. med. Wschr. 99 (1969) 825

Werning, C.: Grenzwerthypertonie. Schweiz. Rdsch. Med. 61 (1972) 503

Werning, C.: Kurzes Lehrbuch der Hochdruckkrankheiten. Enke, Stuttgart 1975

Werning, C.: Welche Beta-Rezeptoren-Blocker sollen bei Hochdruck eingesetzt werden? Fortschr. Med. 98 (1980) 157

Werning, C., W. Siegenthaler: Diagnostik des sekundären Hyperaldosteronismus. Dtsch. med. Wschr. 94 (1969) 2049

Werning, C., W. Siegenthaler: Richtlinien der antihypertensiven Therapie. Dtsch. med. Wschr. 95 (1970a) 2086

Werning, C., W. Siegenthaler: Prostaglandine und Niere. Dtsch. med. Wschr. 95 (1970b) 2345

Werning, C., H. U. Schweikert, D. Stiel, W. Vetter, W. Siegenthaler: Erste Erfahrungen in der Langzeitbehandlung mit dem Antihypertensivum Guancydin. Mit Studien des Renin-Angiotensin-Systems. Dtsch. med. Wschr. 95 (1970) 1756

Kreislaufregulationsstörungen

P. Christian

Definition

Kreislaufregulationsstörungen sind Fehlregulationen des gesamten Kreislaufs, des Herzens oder bestimmter Gefäßabschnitte ohne nachweisbare Organschädigung; charakteristisch ist die enge Beziehung zur individuellen Reaktionsart, zur Erlebnisweise und Persönlichkeit des Kranken.

Das Wesen der Kreislaufregulationsstörungen ist eine Labilität der Regulationen, genauer, die mangelhafte Sicherung jener Einrichtungen, welche normalerweise die Stabilität des Kreislaufs durch eine geordnete Anpassung der Blutverteilung, des Blutdrucks, der Herzaktion und der Atmung an innere und äußere Anforderungen garantieren. Charakteristisch ist die enge Verflechtung des subjektiven mit dem objektiven Störungsanteil; Regulationsstörungen und Befinden beeinflussen sich wechselseitig. Kreislaufregulationsstörungen sind deshalb viel mehr von Umwelt, Milieufaktoren und seelischen Belastungen abhängig als organische Erkrankungen, z. B. ist die Kovarianz von Beschwerdeprofil, Persönlichkeitsstruktur und hypotoner Regulationsstörung statistisch gesichert. Deswegen sind psychosomatische Gesichtspunkte und Umwelteinflüsse besonders zu berücksichtigen.

Synonyma: Neurozirkulatorische Dystonie, psychovegetatives Syndrom, vegetative Herz- und Kreislaufstörungen. Im angelsächsischen Schrifttum: Neurocirculatory asthenia; Da-Costa-Syndrom; Effort-Syndrom.

Häufigkeits-, Alters- und Geschlechtsverteilung

Die Frage nach der Häufigkeit läßt sich nicht trennen von Geschlecht, Altersgruppe und Selektion (Allgemeinpraxis, Klinik, kardiologische Fachklinik oder Facharzt). Nach einer großen kardiologischen Statistik (Master) beträgt der Anteil der Kreislaufregulationsstörungen am gesamten kardiologischen Patientengut 38,5%. Bei jüngeren Altersgruppen (Männer, Musterungsuntersuchungen der USA-Armee) beträgt der Anteil 13,3%, bei einem Krankengut mit größerem Altersumfang 38,5%, in der ärztlichen Allgemeinpraxis etwa 15 bis 20%.

Die Kreislaufregulationsstörungen haben einen Häufigkeitsgipfel zwischen dem 26. und 35. Lebensjahr mit einer relativ breiten Altersverteilung auf das 2. und 3. Lebensjahrzehnt. Nach dem 40. Lebensjahr ist die Inzidenz geringer, ferner ist die Diagnose alsdann mit Rücksicht auf organische Herz- und Kreislaufstörungen in dieser Altersgruppe mit Vorsicht zu stellen. Der Anteil der Frauen ist höher als jener der Männer, dies hängt mit der vegetativ labileren Grundkonstitution der Frau zusammen.

Epidemiologie

Es bestehen positive Korrelationen zum Grad der Urbanisation und zur kulturellen Entwicklung. Es ist aber nicht angängig, die Kreislaufregulationsstörungen als „Zivilisationskrankheiten" zu bezeichnen. Auch in Ländern ohne technische Hochkultur sind solche Störungen überraschend häufig.

Einteilungsprinzipien

Man unterscheidet Fehlregulationen des *gesamten* Kreislaufs (z. B. die „neurozirkulatorische Dystonie", das „orthostatische Syndrom"), davon sind die mehr *umschriebenen* Symptomenkomplexe abzugrenzen (Cephalea vasomotorica, Karotissinussyndrom, Kardialgien und funktionelle Rhythmusstörungen). Eine besondere Gruppe sind die *krisenhaft* ablaufenden Regulationsstörungen, wie der sympathikovasale Anfall, die vagovasale Synkope (Faint) und die psychogen-psychasthenische Ohnmacht. Ein besonderes Syndrom wird wegen der subjektiven Symptomatik zu den Kreislaufregulationsstörungen gerechnet, wiewohl die Kreislaufregelung meistens stabil ist: das sogenannte nervöse Atemsyndrom („kardiorespiratorischer Symptomenkomplex", „Atmungstetanie", „Hyperventilationssyndrom").

Pathogenese und Pathophysiologie

Durch die vegetativen Funktionen werden Kreislauf, Atmung, Stoffwechsel und Endokrinium nach dem Prinzip der biologischen Steuerung und Regelung als Ganzes reguliert. Die Organsysteme und deren Regelung sind wiederum untereinander „vermascht". Diese innige Verflechtung garantiert nicht nur eine Integration von Zentral- und Erfolgsorganen, sondern führt auch dazu, daß durch eine Störung an irgendeiner Stelle das autonome System meistens als Ganzes betroffen und dann unter Umständen instabil wird. Die Störung kann von affektiven Belastungen und abnormen Verhaltensweisen (und deren zentralnervöser Organisation im limbischen System) ausgehen oder durch eine Überlastung durch exogene Reize oder durch

Eingriffe in die natürliche Periodik des Organismus, wie z. B. chronischen Schlafmangel (Angriff an den retikulären Formationen), verursacht werden. Die idiopathische Hypotonie, die Akrozyanose, der Morbus Raynaud sind vorwiegend konstitutionsbedingt. Toxische Einflüsse, akute und chronische Infekte spielen pathogenetisch eine Rolle. Spezielle vegetative Organsyndrome, wie z. B. die funktionellen Herzrhythmusstörungen und die Migräne, sind konstitutionell vorgeprägt und werden durch somatische und psychische Faktoren konditioniert.

Die teilweise noch gebräuchliche Einteilung der vegetativen Regulationsstörungen entsprechend einem Antagonismus von Sympathikus und Parasympathikus („Sympathiko-" und „Vagotonie") ist heute überholt: Der gespannte und erregte Mensch hat neben seiner sympathikotonen Kreislauflage gleichzeitig eine parasympathische Erregung seines Darmes, des Pankreas und der Blase. Extreme Typen einer polaren vegetativen Einstellung sind überdies selten, denn die Mischformen überwiegen. Schließlich hat die Biochemie die ältere Vorstellung vom antagonistischen Schema „Sympathikus-Parasympathikus" widerlegt. Für das Verständnis pathophysiologischer Zusammenhänge und auch für die Einteilung der klinischen Formen hat sich das Prinzip der *biologischen Regelung* bewährt.

Der Blutdruck ist z. B. eine geregelte Größe, die Konstanthaltung wird durch Messung seiner Abweichung vom Sollwert kontrolliert. In regeltechnischer Ausdrucksweise wirkt das Zentralnervensystem als „Regler", indem es bei der Regelung des Blutdrucks mit speziellen Mechanismen (Herzfrequenz, Arteriolen- und Venentonus) den Blutdruck so verändert, daß die Regelgröße – der Blutdruck – innerhalb der Regelstrecke des zentralen Arteriensystems von Aorta und Karotis konstant bleibt. Weicht der Blutdruck durch Eingriff von „Störgrößen" vom „Sollwert" ab, so wird diese „Regelabweichung" von den Barorezeptoren des Karotissinus und der Aorta und von anderen Stellen des Organismus gemessen. Das Meßresultat wird über nervöse Impulse dem Zentralnervensystem gemeldet, worauf dann die entsprechenden Stellglieder, Herz und Gefäße, vom zentralen Regler in Betrieb genommen werden. In Analogie zu stabilen und instabilen Regelungen der Technik können vegetative Regulationsstörungen folgendermaßen interpretiert werden: Die orthostatische hypotone Regulationsstörung ist z. B. eine Störung der Regelung, bei der die venösen Stellglieder des Blutdrucks beim plötzlichen Aufrichten nicht mehr eine Rückführung des Blutdrucks auf den Ausgangswert garantieren („statische Labilität der Blutdruckregelung"). Spiegelbildlich ist die Überregelung mit laufenden Schwingungen des Blutdrucks Zeichen einer mangelnden Dämpfung und führt zu einer sogenannten überschießenden Kreislaufregulation („dynamische Labilität der Blutdruckregelung") (Abb. 1.128). Wie dann ebenfalls regeltheoretisch erklärbar ist, kommt es bei der hypotonen Regulationsstörung (bzw. statischen Labilität der Regelung) zum orthostatischen Kollaps, bei der dynamischen Labilität der Blutdruckregelung hingegen zum sympathikovasalen Anfall. Die Pathogenese der mehr isolierten Organsyndrome läßt sich nicht einheitlich darstellen, sondern muß im Zusammenhang der verschiedenen klinischen Bilder abgehandelt werden.

Krankheitsbilder

Hypotone Regulationsstörungen (konstitutionelle Hypotonie; orthostatisches Syndrom, orthostatische Hypotension)

Eine Hypotonie liegt vor, wenn der systolische Druck dauernd unter 110 mmHg beim Mann und unter 100 mmHg bei der Frau liegt, der diastolische Druck unter 60 mmHg. Derartige Werte finden sich als physiologische Variante bei trainierten Sportlern, sonst handelt es sich um eine hypotone Regulationsstörung. (Symptomatische Hypotonien müssen differentialdiagnostisch ausgeschlossen werden, z. B. hypovolämische Hypotonie durch Blutverlust, Aortenstenose, Nebenniereninsuffizienz usw.).

Symptomatologie. Leitsymptome sind eine körperliche und geistige Ermüdbarkeit (Adynamie), ferner Schwindelgefühle, Neigung zu Ohnmachten, besonders bei längerem Stehen. Häufig besteht ein Druck- und Beklemmungsgefühl in der Herzgegend. Bei der *konstitutionellen Hypotonie* besteht schon in Ruhe ein abnorm niedriger Blutdruck; bei der hypotonen Regulationsstörung im engeren Sinne ist der Blutdruck normal und sinkt erst unter orthostatischer Belastung in charakteristischer Weise ab. Bei beiden Formen bestehen unter defi-

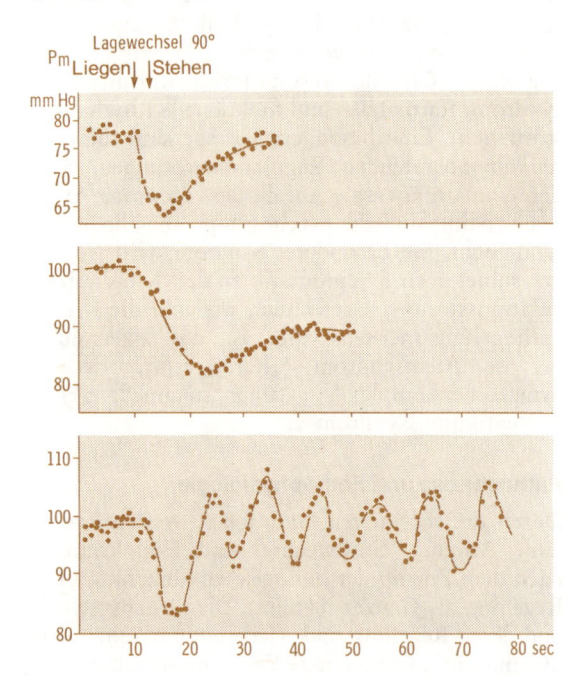

Abb. 1.128 Charakteristische Beispiele der Einschwingform des Blutdrucks nach schnellem Lagewechsel
Oben: Einschwingvorgang gedämpft, einphasig, stabile Regelung
Mitte: Einschwingvorgang gedämpft, einphasig, jedoch mit erheblicher Abweichung vom Sollwert; statisch-labile Druckregelung
Unten: Einschwingvorgang mehrphasig, laufende Schwingungen; dynamisch-labile Blutdruckregelung (nach *Dittmar* u. *Mechelke*)

Abb. 1.129 Orthostatische Labilität mit Faint. Oben Blutdruck, ausgezogene Linie = Pulsfrequenz, gestrichelte Linie = Atmung. Die Kurven sind mit Punktdrucker automatisch geschrieben; die Punktabstände der Pulskurve betragen 20 s, die des Blutdrucks 1¼ min

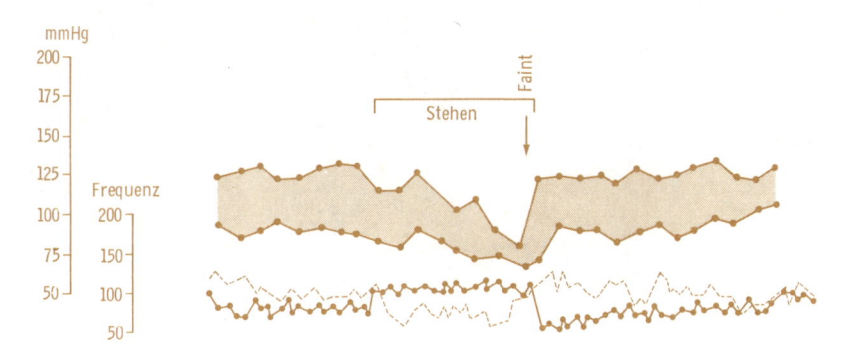

nierten Arbeitsleistungen (Ergometrie) eine verringerte Arbeitsökonomie und eine Einschränkung der Leistungsbreite des Kreislaufs: so ein ungenügender Blutdruckanstieg bei Belastung, eine hohe Pulsfrequenz schon bei niedrigen Wattstufen und ein mangelndes Durchstehvermögen. Die kritische Herzfrequenz von 160–170 Schlägen/min wird in der Regel nicht erreicht und der Arbeitsversuch wegen subjektiver Beschwerden (Erschöpfungs- und Beklemmungsgefühle, Schwindel) abgebrochen. Die Erholungszeit, gemessen an der Pulsfrequenz nach Ende der Belastung, ist bei Hypotonen deutlich verlängert. Im *Stehversuch* (Schellong-Test) findet sich eine orthostatische *Labilität:* Anstieg der Pulsfrequenz auf 110–140 Schläge/min, Einengung der Blutdruckamplitude bis auf Werte bis zu 10 mmHg. Diese Amplitudeneinengung wird durch Abfall des systolischen, besonders durch Anstieg des diastolischen Drucks herbeigeführt. Die Pulskurve ist meist unruhig und instabil. Eine orthostatische *Insuffizienz* liegt vor bei extremer Pulsfrequenzerhöhung, stärkeren Schwankungen des systolischen und diastolischen Blutdrucks sowie Einengung der Blutdruckamplitude unter 10 mmHg.

Gelegentlich kommt es bei längerem Stehen infolge Abfall der zirkulierenden Blutmenge zum orthostatischen Kollaps („Faint"). Zunehmende Abnahme der Blutdruckamplitude und starke Erhöhung der Pulsfrequenz führen zur Unterbrechung der Blutdruckregelung durch zentralnervösen Steuereingriff. Der dann eintretende Faint erzwingt die Horizontallage und ist als Schutzreflex zu verstehen (Abb. 1.**129**).

Steh-EKG

Normalerweise kommt es im Stehen zu einer Zunahme der Herzfrequenz, zu einer Drehung der elektrischen Herzachse nach rechts, zu einer Amplitudenzunahme der P-Zacke in den Ableitungen II und III, zu einer P-Verbreiterung, sowie zu einer leichten Abflachung der T-Zacke in den gleichen Ableitungen. Bei einer orthostatischen Labilität können sich eine stärkere Abflachung bis Negativierung der T-Zacke und eine leichte Senkung der ST-Strecke einstellen. Nach SCHMIDT-VOIGT wird eine deutliche Abflachung eines in Ruhe positiven T II als leichte elektrokardiographische Reaktion, die Umwandlung eines in Ruhe positiven bzw. flachpositiven T in Ableitung II in ein negatives T als eine stärkere EKG-Reaktion bezeichnet. Ferner ist erwiesen, daß die orthostatische Kreislaufregulation tagesrhythmischen Einflüssen unterliegt, z. B. ist der Kreislauf um die Mittagszeit schon physiologischerweise vermehrt labil.

Hypertone Regulationsstörungen („dynamisch-labile Druckregelung")

Bei der hypertonen Regulationsstörung ist die Leistung des Herzens schon in Ruhe gesteigert, vor allem ist der systolische Blutdruck leicht erhöht, bei einem normalen oder nur wenig erhöhten peripheren Strömungswiderstand. Die Tachykardie ist oft mit einer erhöhten Blutdruckamplitude verbunden (großes Amplituden-Frequenz-Produkt). Auch bei der hypertonen Regulationsstörung sind Ökonomie und Leistungsbreite des Kreislaufs eingeschränkt: Der Patient beantwortet eine Arbeitsbelastung von 100 Watt mit einem systolischen Blutdruckanstieg bis über 200 mmHg und einem diastolischen Anstieg bis auf 130 mmHg.

Pathogenetisch spielen bei der hypertonen Regulationsstörung vor allem emotionale Einflüsse, physikalische Reize, Konflikte aus dem individuellen oder sozialen Bereich eine Rolle. Die sogenannte „Situationshypertonie" (Examen, Krankenhausaufnahme) entspricht einer vorübergehenden hypertonen Reaktionslage. Fortlaufende Messungen des Blutdrucks zeigen bei der hypertonen Regulationsstörung charakteristische wellenförmige Blutdruckschwankungen (10-Sekunden- oder Hering-Traube-Mayer-Wellen). Man spricht daher in Hinsicht auf diese Schwingungen in der Blutdrucklage von einer „dynamischen Labilität der Blutdruckregelung" als Ausdruck einer mangelnden Dämpfung des Blutdruckregelsystems. Die krisenhafte Entgleisung aus der hypertonen Regulationslage ist niemals der Faint (orthostatischer Kollaps), sondern der sogenannte sympathikovasale Anfall (Abb. 1.**130**).

Symptomatologie. Die überschießende Kreislaufregelung mit entsprechender Labilität des Blutdrucks beruht auf einer vermehrten Aktivität des sympathischen Systems. Entsprechend klagen die Patienten über Herzklopfen, Spannungsgefühle, Bewegungsdrang und Schlafstörungen; geringe abendliche Erhöhungen der Körpertemperatur sind nicht ungewöhnlich. Charakteristische Sym-

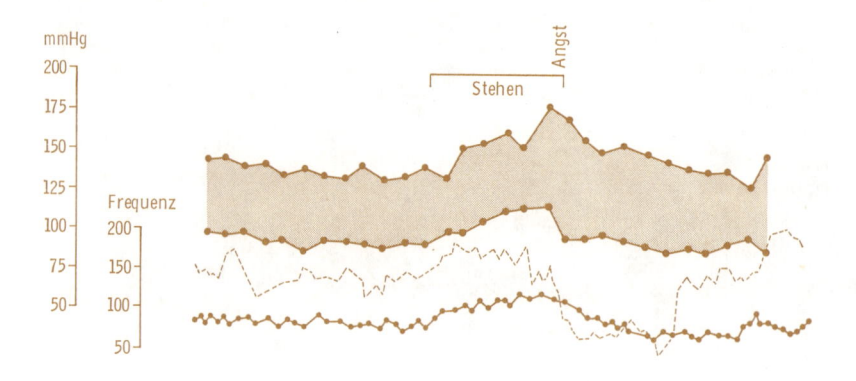

Abb. 1.130 Sympathikovasaler Anfall mit typischer Angstkrise auf dem Höhepunkt des Anfalls. Oben Blutdruck, fortlaufende Linie Pulsfrequenz, gestrichelte Linie Atmung (Methode s. Abb. 1.129)

ptome sind ferner plötzliche Schweißausbrüche, Inappetenz mit vorschnellem Sättigungsgefühl, vermehrter Durst und Trockenheit im Hals. Genußmittel (Kaffee) führen zur verstärkten Unruhe. Häufig bestehen ein vasomotorischer Kopfschmerz, eine vermehrte Reizempfindlichkeit und eine Affektlabilität mit dem Akzent auf einer inneren, ängstlich getönten Spannung.

Krisenhafte Regulationsstörungen

Vagovasale Synkope, Faint

Mit den Bezeichnungen Faint und vagovasaler Anfall (Synkope) wird eine besondere Form des Kreislaufversagens mit einer kurzdauernden Bewußtseinssperre gekennzeichnet. Meist gehen Schwarzwerden vor den Augen, Schwindelgefühl, Nausea, Schweißausbruch und Blässe voraus. Der Blutdruck sinkt plötzlich ab, ebenso die Herzschlagfolge, die Atmung wird unregelmäßig und frequent. Der Druckabfall wird mit einer beträchtlichen Abnahme des peripheren Strömungswiderstandes erklärt; die zusätzliche Bradykardie verstärkt die Drucksenkung. Im EKG finden sich keine Zeichen einer Anoxie des Herzmuskels. Der Mitteldruck kann bis auf 40 mmHg absinken.

Pathogenese. Fainting wird bei Blutverteilungsänderungen beobachtet, die den venösen Zustrom zum Herzen vermindern, so daß der rechte Vorhofdruck abfällt. Hierfür ist die orthostatische Belastung ein typisches Beispiel (Abb. 1.129). Die Entwicklung des orthostatischen Faints wird häufig durch eine vagovasale Synkope, welche die Sympathikusaktivierung schlagartig unterbricht, in Gang gesetzt.

Schreck- und Schocksynkope, psychasthenische Ohnmacht

Zum Formenkreis der *Ohnmacht* gehören die vagovasale Schreck- und Schocksynkope sowie die sogenannte psychasthenisch-psychogene Ohnmacht. Charakteristisch ist hier die situationsabhängige psychische Auslösung. Die Schreck- und Schocksynkope unterscheidet sich vom Faint durch ihre „Knock-out-Symptomatik": Bradykarder Drucksturz, Bewußtseinssperre und motorische Atonie treten akut und gleichzeitig auf. Die psychasthenisch-psychogene Ohnmacht hat, ähnlich wie der orthostatische Faint, eine gewisse Anlaufzeit, die prämonitorisch durch Gähnen, Seufzen und Nausea eingeleitet wird. Häufige Anlässe sind subjektiv bedeutsame Situationen („Kirchenohnmacht", „Anblick von Blut" bzw. „Metzgersohnmacht"). Diese Form der Ohnmacht wird bei Patienten mit stabiler und mit instabiler Regelung beobachtet; eine Beziehung zur Güte der Blutdruckregelung besteht nicht.

Sympathikovasale Krise

Die sympathikovasale Krise kommt nur bei der hypertonen Regulationsstörung mit dynamisch labiler Blutdruckregelung vor: Der Blutdruck steigt fortlaufend bis zu extremen Werten an, die Pulsfrequenz nimmt zu, die Atmung ist vertieft und beschleunigt (Abb. 1.130).

Niemals kommt es zu einer Bewußtseinssperre wie bei der vagovasalen Synkope. Im Anfall sind die Pupillen erweitert, die Haut ist fleckig marmoriert. Der Anfall ist von einer maximalen ängstlichen Erregung begleitet, gelegentlich bis zur Sterbeangst. Wichtig ist die häufige Entwicklung einer sogenannten *Herzphobie* im Anschluß an einen sympathikovasalen Anfall. Im Unterschied zur Phäochromozytomkrise sind die Catecholamine im Urin nicht erhöht.

Charakteristisch für die *Herzphobie* (Herzneurose, „cardiac neurosis") ist die im Anschluß an den Angstanfall einsetzende, auf das Herz zentrierte Angstkrankheit. Die Patienten kommen von der Angst des Herzstillstandes, der Angst vor einem erneuten Anfall nicht los, kontrollieren ihren Puls und entwickeln hartnäckige Anklammerungstendenzen, oft auch eine Ausweitung der Herzphobie zu einer Raumangst (Klaustrophobie) oder Platzangst.

Nervöses Atmungssyndrom

In enger Beziehung zu den Kreislaufregulationsstörungen stehen Störungen der Atemregulation, die mit dyspnoischen Beschwerden und deutlicher Leistungsminderung einhergehen. *Synonyma* sind „Kardiorespiratorisch-tetaniformer Symptomenkomplex" (Delius), „Atmungstetanie" (Rossier). Die Hauptbeschwerden sind Lufthunger und ein Zwang, tief durchatmen zu müssen, gleichzeitg wird über Engigkeit über die Brust („Gürtel- und Reifengefühl") oder über ein unangenehmes Druck- und Beklemmungsgefühl über dem Herzen geklagt. Nicht selten bestehen anginöse Schmerzen, wobei Schmerzlokalisation und Head-Zonen mit denen der Angina pectoris übereinstimmen. Deshalb wird das nervöse Atmungssyndrom zu den Kreislaufregulationsstörungen gerechnet, wiewohl die Regelungen meist stabil sind. Im Unterschied zur Koronarsklerose werden die pektanginösen Beschwerden beim nervösen Atemsyndrom hauptsächlich im jugendlichen Alter angetroffen.

Pathophysiologie. Das Atemminutenvolumen liegt durchschnittlich 95% über dem Soll; die Ventilationssteigerung erfolgt vorwiegend über die erhöhte Atemfrequenz. Die Atmung ist meist unruhig. Im Anfall kann das Atemminutenvolumen bis 500% über dem Soll liegen mit entsprechend hochalkalischen pH-Werten. Ferner besteht eine inspiratorisch verschobene Atemmittellage mit einem vergrößerten funktionellen Totraum. Durch die Alkalose sinkt die zerebrale Durchblutung zwangsläufig ab. Dadurch sind die häufig geklagten Beschwerden über Schwindel und Störungen des Gedächtnisses bis zu leichten Bewußtseinstrübungen erklärt. Die Hyperventilation ist rein funktioneller Art, d. h. weder durch die Blutgase noch durch eine ventilatorische oder zirkulatorische Verteilungsstörung zu erklären. Die meist jugendlichen Patienten sind durch die unökonomische Atmung leistungsbegrenzt: Bei Belastungstesten kommt es zu relativ hohen Pulsfrequenzwerten, zu einem ungenügenden Blutdruckanstieg und zu Befunden, wie sie auch beim hypotonen Symptomenkomplex charakteristisch sind.

Funktionelle Rhythmusstörungen des Herzens

Sinustachykardie. Sympathikusreizung bewirkt eine Beschleunigung der Herzschlagfolge unter verschiedenen Bedingungen, wie seelische Erregung und Einflüsse infektiöser, toxischer und hormoneller (Hyperthyreose!) Art. Steigerung der Körpertemperatur um 1 °C führt zu einer Erhöhung der Sinusfrequenz um etwa 10 Schläge pro Minute. Im Rahmen der neurozirkulatorischen Dystonie ist die Sinustachykardie am häufigsten und meist Ausdruck einer konfliktbedingten Unruhe vom Typus einer dauernden Anspannung bzw. permanenten „Startposition".

Supraventrikuläre Extrasystolen. Sie können vereinzelt oder als Bigeminus oder in Salvenform auftreten. Bei etwa ⅓ aller supraventrikulären Extrasystolen findet sich kein Hinweis auf eine organische Grundkrankheit. Psychovegetative Einflüsse spielen bei der Auslösung eine wesentliche Rolle.

Paroxysmale Tachykardie. Typisch ist das schlagartige Einsetzen mit ebenso plötzlichem Wiederaufhören einer regelmäßigen Tachykardie mit einer Frequenz von 160–240/min („Herzjagen"). Dabei besteht ein ängstliches Erregungs- und Spannungsgefühl. Meist handelt es sich um eine heterotope Reizbildungsstörung, die Tachykardie geht nicht vom Sinusknoten aus. Das abnorme Reizbildungszentrum kann im Vorhof, in den Ausläufern des Sinusknotens oder im AV-Knoten liegen. Liegt das Reizbildungszentrum im Bereich der spezifischen Muskelsysteme der Kammern, so entsteht eine Kammertachykardie. Man unterscheidet daher zwischen einer supraventrikulären und einer ventrikulären paroxysmalen Tachykardie (s. Erregungsbildungsstörungen, S. 1.68ff.). Bei einem großen Teil der Patienten mit supraventrikulärer paroxysmaler Tachykardie sind außerhalb des Anfalls keine pathologischen Befunde an Herz und Kreislauf zu erheben, hingegen findet man deutliche Hinweise für eine gesteigerte vegetative Labilität. Möglicherweise spielen konstitutionelle oder auch unterschwellige organische Prädispositionen eine Rolle, die dann durch exogene oder seelische Faktoren zur Manifestation des Paroxysmus führen. Deswegen kommt es zur Auslösung der Anfälle durch angstbesetzte seelische Einflüsse, durch Kaffee- und Nikotinabusus, gelegentlich bei Erwartungsspannung. Für eine Konditionierung spricht die nicht seltene Erfahrung, daß bestimmte Alarmsignale, die ursprünglich einmal angstbesetzt waren, derartige Anfälle auslösen (Luftschutzsirene). Die subjektiven und objektiven Symptome sind Folge der zu kurzen Diastole, wodurch Schlag- und Minutenvolumen unter die Norm absinken. Es treten deshalb infolge ungenügender arterieller Versorgung des Gehirns Schwindel- und Ohnmachtszustände, Gähnen und Schweißausbruch im Anfall auf. Polyurie während und nach dem Anfall mit Ausscheidung bis zu mehreren Litern bezeichnet man als „Urina spastica" (zwischenhirnbedingte verminderte Abgabe von Adiuretin).

Änderung der Herzschlagfolge und Rhythmusstörungen als konditionierter Effekt

Die Herzfrequenz ist Gegenstand experimenteller Untersuchungen im Rahmen von Suggestionen, Hypnose und übender Techniken. Neuerdings ist sie ein bevorzugtes Feld lerntheoretischer Experimente („operant conditioning"). Eine hypnotisch suggerierte Anstrengung, Suggestionen von lust- und unlustbetonten Erlebnissen ergeben Frequenzsteigerungen bis zu 150/min. Die Suggestion einer Erschöpfung nach einem Langlauf kann zu einer Bradykardie und einer Sinusarrhythmie führen. Im *autogenen Training* führt die konzentrative Hinwendung zum Herzen zur Pulsverlangsamung, aber auch zur -beschleunigung. In der *Lerntheorie* spielt die Konditionierung der Pulsfrequenz und des Blutdrucks eine besondere Rolle: Die Möglichkeit der Konditionierung vegetativer Funktionen wird vor allem in Form des sog. biologischen Rückkopplungstrainings (Biofeedback-Training) auch therapeutisch genützt.

Psychogene Kreislaufregulationsstörungen

Überraschend ist das Ausmaß abnormer Kreislaufreaktionen auf affektive Belastungen, insbesondere im Rahmen von sogenannten Konfliktreaktionen, bei phobischen Angstneurosen und herzphobischen Entwicklungen (Abb. 1.**131**).

Im vorliegenden Fall handelt es sich um eine 36jährige Patientin mit einer *Kardiophobie*. Bei Berührung ihrer Konflikte im Interview kam es zu beträchtlichen Blut-

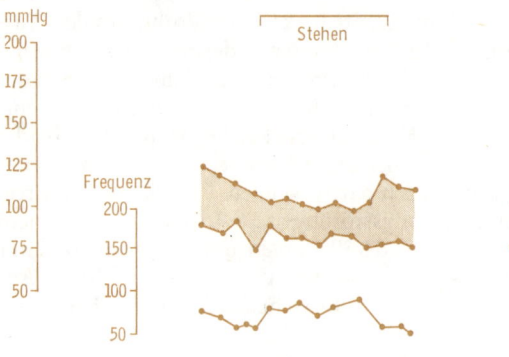

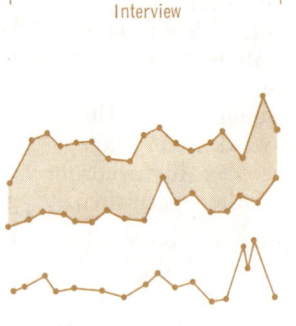

Abb. 1.131 Oben Blutdruck, untere Linie Pulsfrequenz. Um das Interview möglichst lebensecht in bezug auf die Kreislaufreaktionen zu registrieren, wurde die Pulsfrequenz telemetrisch aufgenommen

druckanstiegen mit einer Pulsfrequenzsteigerung bis zu 150/min.

Neuere Untersuchungen haben durchweg folgende Ergebnisse gezeigt: Sogenannte reine Affekte (Angst, Schreck, auch suggerierte Angst u. dgl.) sind weniger wirksam als persönlich bedeutsame und im Interview gezielt angerührte Konfliktsituationen. *Geistige* Belastungen, wie Rechentests, Konzentrationsleistungsteste und dergleichen führen zwar auch zu einem deutlichen Anstieg von Pulsfrequenz, Blutdruck und Verkleinerung der Fingerpulsamplitude, jedoch halten sich die Werte gegenüber emotionalen Belastungen in Grenzen. Wichtig ist die Beobachtung, daß die sympathikotone Kreislaufsteigerung bei einem konfliktberührenden Gespräch wesentlich höher ist als bei psychophysiologischen Reizen, beim Aufkippen, beim Schmerz- oder Kältereiz.

Hyperkinetisches Herzsyndrom

In den letzten Jahren wurden aus dem Formenkreis der Kreislaufregulationsstörungen verschiedene Syndrome abgegrenzt: Ein solches, wahrscheinlich neurovegetativ oder humoral induziertes Syndrom, welches in seinen hämodynamischen Veränderungen genau charakterisiert ist, wurde von HOLMGREN u. Mitarb. 1957 erstmals beschrieben. Das Syndrom besteht in einer Dauertachykardie, einer verminderten Arbeitskapazität, einem erhöhten Herzminutenvolumen und einer verminderten arteriovenösen Sauerstoffdifferenz. Das Syndrom wurde als vasoregulatorische Asthenie, später als hyperkinetisches Herzsyndrom bezeichnet. In neuerer Zeit ist aufgefallen, daß die Symptome des hyperkinetischen Herzsyndroms weitgehend dem pharmakologischen Effekt der vorwiegend auf die β-Rezeptoren einwirkenden Catecholamine (Adrenalin, Isoproterenol) entsprechen. Diese Analogie führte dazu, den Effekt antiadrenergischer β-Rezeptoren-Blocker als Hilfsmittel zur Diagnosestellung der Erkrankungen zu versuchen (BOLLINGER 1968). Dabei ergab sich, daß nach einer Verabreichung einer Testdosis des β-Rezeptoren-Blockers Propranolol sowohl die Tachykardie als auch die verminderte Arbeitskapazität, die gesteigerte Unterarmdurchblutung und das erhöhte Minutenvolumen sich normalisieren. Das hyperkinetische Herzsyndrom muß differentialdiagnostisch insbesondere gegenüber der Hyperthyreose sorgfältig abgegrenzt werden.

Verlauf und Prognose

Die statistischen Untersuchungen der Deutschen Lebensversicherungen und Anamnesen an Patienten, bei denen der amerikanische Kardiologe White 20 Jahre zuvor eine neurozirkulatorische Asthenie festgestellt hatte, ergaben eindeutig höhere Lebenserwartungen gegenüber Kontrollkollektiven. Dies zeigt, daß funktionelle Kreislaufregulationsstörungen im ganzen gesehen für die Entwicklung organischer Krankheiten bedeutungslos sind. Entgegenstehende Beobachtungen beruhen wahrscheinlich auf einer ungenügenden Berücksichtigung der altersbedingten Erwartungswerte; dies gilt insbesondere für die essentielle Hypertonie und arteriosklerotisch bedingte Herzkrankheiten. Langzeitbeobachtungen über mehr als 10 Jahre, die unter identischen Voraussetzungen fortlaufend überprüft worden sind, ergaben, daß unter Zugrundelegung der statistischen Erwartungswerte eine häufigere Entwicklung von organischen Herz- und Kreislaufleiden verneint werden muß. Dies gilt auch für die Entwicklung einer essentiellen Hypertonie. Allerdings ist die Prognose quoad sanationem ungünstig: Nur ein Drittel von 100 Kranken war nach 10 Jahren beschwerdefrei. In einer vergleichbaren Katamnese waren nach 20 Jahren 12% symptomfrei und voll leistungsfähig, 88% der Patienten von WHITE waren nie länger als 1 Jahr völlig ohne Beschwerden. CREMERIUS (1968) kommt zu der Feststellung, daß bei funktionellen kardiovaskulären Syndromen statistisch gesicherte Übergänge in organische Erkrankungen nicht vorkommen. Allerdings gilt folgende Einschränkung: Bei hypertonen Regulationsstörungen der mittleren und höheren Altersstufen ist nicht sicher, ob es sich um labile Vorstufen einer essentiellen Hypertonie handelt (Befund und Beschwerdesyndrome sind dieselben), ebensowenig ist zu entscheiden, ob eine Kardialgie oder Rhythmusstörung im vorgerückten Alter funktionell oder bereits Zeichen einer Koronarsklerose ist.

Differentialdiagnose

Die vegetativen Herz- und Kreislaufstörungen treten vorwiegend zwischen dem 2. und 3. Lebensjahrzehnt auf; bei einschlägigen Beschwerden jenseits des 40. Lebensjahres ist diese Diagnose mit Zurückhaltung zu stellen (Arteriosklerose!). Die hypertone Regulationsstörung (dynamisch-labile Blutdruckregelung) ist in der Regel keine Vorstufe der essentiellen Hypertonie, sondern bleibt über lange Jahre als Labilität bestehen und bildet sich später zur Norm zurück. Allerdings ist bei Persistenz in der Lebensmitte in etwa 20% mit einem Übergang in die essentielle Hypertonie zu rechnen. Die Unterscheidung von hypertoner Regulationsstörung, hyperkinetischem Herzsyndrom und *Hyperthyreose* ist bei der Ähnlichkeit der Beschwerden und der Symptome gelegentlich schwierig: Der Nachweis einer respiratorischen Arrhythmie spricht eher für das Vorliegen einer vegetativen Herz- und Kreislaufstörung, Extrasystolien sprechen gegen eine Hyperthyreose. Im EKG sind orthostatische Reaktionen bei der Hyperthyreose sehr selten; die Blutdruckregelung ist bei der Hyperthyreose stabil. Beim vegetativ Labilen sind Haut und Akren eher minderdurchblutet, feucht und kühl, im Gegensatz zur trocken-warmen Haut bei Hyperthyreose. Entscheidend für die Abgrenzung sind die Bestimmung von T_3 und T_4 sowie der T_3/T_4-Index. In der Rekonvaleszenz nach *Infekten* kommt es, insbesondere nach Hepatitis epidemica, Grippe und nach bakteriellen Infektionen mit starken Ektotoxinbildern oft zu monatelang anhaltenden Störungen, insbesondere hypotonen Regulationsstörungen. Es gibt aber auch eine postinfektiöse hypertone Regulationsstörung mit typisch dynamischer Labilität der Blutdruckregelung, die nicht auf einer unerkannt durchgemachten Nephritis beruht. Die postinfektiöse hypertone Regulationsstörung kann Monate dauern, bis sie abklingt. Bei vagovasalen Synkopen ist differentialdiagnostisch an das *Insulinom* mit hypoglykämischen Zuständen zu denken. Eine der häufigsten Fehldiagnosen ist die Verkennung einer *Depression*. Bei endogenen Verstimmungen (Zyklothymie, klimakterische Depression, Involutionsdepression) wird über kardiovaskuläre Beschwerden besonders häufig geklagt. Es finden sich auch überzufällig häufig vegetative Regulationsstörungen. Uneinfühlbare depressive Themen, Ängste und Schuldgefühle, innere Leere und Gehemmtheit sind Hinweise auf eine endogene Depression. Die *idiopathische Positionshypotonie* (hypodyname Regulationsstörung, asympathicotonic hypotension) ist dadurch charakterisiert, daß der diastolische Blutdruck während des Stehens fortlaufend absinkt, während bei der hypotonen Regulationsstörung der diastolische Druck ansteigt. Der entscheidende Faktor bei der hypodynamen Regulationsstörung besteht demnach in einer ungenügenden Funktion der sympathischen Gegenregulation und in einem mangelnden Venomotorentonus. Die seltene reine hypodyname Regulationsstörung tritt im fortgeschrittenen Alter auf. Gleichzeitig bestehen Potenzstörungen und eine Verminderung der Schweißsekretion. Die Ursachen sind in der Regel arteriosklerotische Veränderungen im Bereich des Hypothalamus. Insofern gehört die sogenannte Positionshypotonie nicht eigentlich zum Formenkreis der vegetativen Regulationsstörungen. Desgleichen ist das *Karotissinussyndrom* eine organische Regulationsstörung und nicht eine funktionelle Störung: Bei mechanischer Irritation der Gegend des Karotissinus durch bestimmte Kopfbewegungen (brüske Drehung oder Rückwärtsbeugung) sowie beim örtlichen Druck (Rasieren) treten plötzliche Anfälle mit abruptem Blutdruckabfall und Bewußtseinsverlust auf. Kurze Verwirrtheit und flüchtige halluzinatorische Zustände sind nicht ungewöhnlich. Als Ursache für den „hypersensitiven Karotissinusreflex" wird eine Atheromatose oder eine andere Gefäßwandschädigung im Bereich des Karotissinus angesehen.

Therapie

Bei den *hypotonen Regulationsstörungen* ist systematisches aktives körperliches Training wichtiger als eine medikamentöse Behandlung. Als Medikamente sind peripher tonisierende und gleichzeitig sympathikolytisch wirkende Präparate angezeigt (Dihydroergotamin). Sympathikomimetika sind nun ausnahmsweise indiziert, da bei der hypotonen Regulationsstörung die sympathische Gegenregulation sowieso gesteigert ist. Bei den *hypertonen* Regulationsstörungen sind ebenfalls körperliches Training und Dämpfung der emotionellen Erregung am Platze. Sehr günstig wirken entspannende, muskelrelaxierende Substanzen aus der Reihe der Benzodiazepine. Beim hyperkinetischen Herzsyndrom sind β-Rezeptoren-blockierende antiadrenergische Substanzen indiziert.
Die Therapie des *nervösen Atemsyndroms* besteht in Atemtherapie und Hebung der Leistungsfähigkeit durch Training. Im akuten Hyperventilationsanfall: CO_2-Anreicherung durch Rückatmung aus einem Atmungssack oder Atmung gegen ein Taschentuch. Behandlung mit Calcium oder Parathormon ist zwecklos. Entscheidend ist die Besserung der abnormen, meist alleinigen Brustatmung durch Umlenkung auf eine lockere Zwerchfell-Bauch-Atmung mit Hilfe von Atemtherapie. Die Behandlung der nervösen *supraventrikulären paroxysmalen Tachykardie* beruht im ersten Schritt auf Maßnahmen, die eine plötzliche starke Vagusreizung bewirken (Valsalva, Karotissinusmassage, indem die Verzweigungsstelle der A. carotis communis unter kreisenden Bewegungen und Druck massiert wird. Niemals gleichzeitige Massage beider Karotiden!). Kommt man nicht zum Erfolg, so eignen sich zur Durchbrechung möglichst i. v. Verapamil, auch β-Rezeptoren-Blocker wie Propranolol oder Pindolol. Bei funktionellen supraventrikulären Extrasystolen symptomatische Behandlung mit β-Rezeptoren-Blockern, Calciumantagonisten, Chinidin, Ajmalin, Disopyramid. Bei funktionellen Extrasystolien müssen jedoch neben der medikamentösen Therapie immer auch die

auslösende Situation eruiert und konfliktbedingte Anteile psychotherapeutisch behandelt werden.

Allgemeine Hinweise zur psychosomatischen Therapie, Rehabilitation und Prophylaxe

Grundsätzlich ist zwischen vegetativer Labilität und manifester psychovegetativer Erkrankung zu unterscheiden. Die erste Gruppe ist keine Krankheit, aber bei Einstellungs- und Tauglichkeitsuntersuchungen zu berücksichtigen. Gegenstand psychosomatischer Behandlung sind die Kreislaufregulationsstörungen im größeren Zusammenhang der „psychovegetativen Syndrome": Diese umfassende Bezeichnung enthält den psychologischen wie somatischen Doppelaspekt der Regulationsstörungen. Die Behandlung besteht entsprechend in einer sinnvollen Kombination verschiedener Therapieformen: Änderung von gesundheitswidrigen Verhaltensweisen (mangelnde Bewegung, Überernährung, Genußmittelmißbrauch, Schlafmangel, widersinnige Urlaubs- und Freizeitgestaltung). Neurotisch motivierte Überforderung, falsche Zielsetzung und Konflikte sollen durch biographische Anamnese ermittelt und das analytisch vertiefte ärztliche Gespräch reflektiert werden. Zweckmäßig sind vor allem konsequente Trainingsbehandlung und im Falle der Psychotherapie die kleine Psychotherapie oder Gruppenpsychotherapie.

Literatur

Bollinger, A.: Zur Diagnose der hyperkinetischen Herzstörung. In Hornbostel, H., W. Kaufmann, W. Siegenthaler: Aktuelle Diagnostik – Aktuelle Therapie. Thieme, Stuttgart 1970

Bräutigam, W., P. Christian: Psychosomatische Medizin, 3. Aufl. Thieme, Stuttgart 1981

Christian, P., K. Fink-Eitel, W. Huber: Verlaufsbeobachtungen über 10 Jahre bei 100 Patienten mit vegetativen Herz- und Kreislaufstörungen. Z. Kreisl.-Forsch. 55 (1966) 342

Cremerius, J.: Die Prognose funktioneller Syndrome, Enke, Stuttgart 1968

Delius, L., J. Fahrenberg: Psychovegetative Syndrome. Thieme, Stuttgart 1966

Dengler, H. J.: Das Orthostasesyndrom. Schattauer, Stuttgart 1974

Hahn, P.: Funktionelle Herzbeschwerden. In Krayenbühl, H. P., W. Kübler: Kardiologie in Klinik und Praxis. Thieme, Stuttgart 1981 (S. 5.53)

Mechelke, K., P. Christian: Vegetative Herz- und Kreislaufstörungen. In Schwiegk, H.: Handbuch der Inneren Medizin, 4. Aufl., Bd. IX/4. Springer, Berlin 1960 (S. 704–924)

Richter, H. E., D. Beckmann: Herzneurose, 2. Aufl. Thieme, Stuttgart 1973

Schellong, F., B. Lüderitz: Regulationsprüfung des Kreislaufs. 2. Aufl. Steinkopff, Darmstadt 1954

Schmidt-Voigt, J.: Kreislaufstörungen in der ärztlichen Praxis. Cantor, Aulendorf 1950

Wheeler, E. O., P. D. White, E. W. Reed, M. E. Cohen: Neurocirculatory asthenia. (Anxiety neurosis, effort syndrome, neurocirculatory asthenia.) A twenty year follow-up study of one hundred and seventy-three patients. J. Amer. med. Ass. 142 (1950) 278

Kreislaufschock

H. P. Schuster

Definition

Schock ist zunächst eine klinische Diagnose. Sie wird gestellt, wenn eine akute Verschlechterung des Allgemeinzustandes des Patienten mit den Symptomen und Zeichen einer akuten und kritischen Minderperfusion der Organe einhergeht. Diese sind
- kühle, feuchte, blaß-zyanotische oder marmorierte Haut,
- Dyspnoe
- Unruhe und Bewußtseinstrübung,
- Verschmälerung der Blutdruckamplitude und Blutdruckabfall,
- Abnahme der Urinproduktion.

Die allgemeinen klinischen Schockzeichen sind bei allen Schockformen anzutreffen mit Ausnahme der Frühphase des Schocks bei schweren Infektionen, deren klinische Erfassung dementsprechend erhebliche Schwierigkeiten bereiten kann.

Pathophysiologisch liegt dem Schocksyndrom ein akutes Versagen der Kapillarperfusion der Gewebe zugrunde, als deren Folge hypoxisch-azidotisch bedingte Störungen von Zellmetabolismus, Zellstruktur und Zellfunktionen auftreten. Die kapilläre Perfusionsstörung der Gewebe stellt die gemeinsame Endstrecke aller Schockformen dar und steht im Mittelpunkt einer pathophysiologischen Schockdefinition. Schock ist der akute Zustand einer unzureichenden nutritiven Durchblutung der lebenswichtigen Organe mit nachfolgender Gewebshypoxie.

Im manifesten Kreislaufschock sind mit unterschiedlicher Ausprägung alle Organe betroffen. Dabei ist jedoch eine zwischen den Arten unterschiedliche Bevorzugung spezieller Organe zu beobachten, die als „Schockorgane" der jeweiligen Spezies bezeichnet werden. Funktionsversagen der Schockorgane bestimmt die letalen Verläufe und persistierende Funktionsstörungen nach Behebung des Kreislaufschocks lassen organische Folgeschäden erkennen. Die Schockorgane des Menschen sind in der Reihenfolge ihrer Bedeutung die Lunge, die Niere, die Leber, möglicherweise das Pankreas. Die entsprechenden Organschäden nach Schock werden beispielsweise als Schocklunge, Schockniere, Schockleber diagnostiziert.

Häufigkeit und Vorkommen

Ein Kreislaufschock kann als Komplikation aller akuten schweren Erkrankungen, Intoxikationen und Verletzungen auftreten. Dabei ist die Schockinzidenz recht unterschiedlich. Die Häufigkeit, mit der der einzelne Arzt mit dem Problem des Schocks konfrontiert wird, hängt naturgemäß in erster Linie von seinem Tätigkeitsfeld und dem von ihm betreuten Krankengut ab. In Intensiv- und Notaufnahmestationen gehört die Behandlung des Schocks zu den Routinemaßnahmen, im Notdienst ist der Kreislaufschock ein typischer Notfall, in der Praxis des Internisten wird der Schock quantitativ eine geringere Rolle spielen. Wegen der großen Bedeutung adäquater Sofortmaßnahmen sollten die Grundzüge der Erkennung und Behandlung des Kreislaufschocks jedoch jedem in Klinik und Praxis tätigen Arzt bekannt sein.

Ätiologie und Pathophysiologie

Allgemeine Pathogenese und Pathophysiologie

Das initial schockauslösende Ereignis ist bei den meisten Schockformen in Störungen einzelner Komponenten und Regulationsmechanismen des Zirkulationssystems zu suchen. Nur im septischen Schock steht am Anfang des pathogenetischen Ablaufs zumindest als Teilkomponente eine unmittelbare Störung des Zellmetabolismus. Die schocktypischen Veränderungen im Bereich der zentralen Hämodynamik sind als Reaktion auf die initial schockauslösenden Mechanismen zu verstehen. Sie führen zu nachgeschalteten Mikrozirkulationsstörungen, welche die unmittelbare Ursache der Störungen von Zellmetabolismus und Zellfunktionen, der Schädigung der Zellstrukturen oder der Zellnekrose im Schock darstellen (Abb. 1.**132**).

Schockauslösende Störungen

Die Pathogenese des Schocks läßt sich auf wenige schockauslösende Mechanismen zurückführen: die Hypovolämie, die Verminderung der kardialen Förderleistung, ein Versagen der peripheren Gefäßregulation sowie die Auswirkungen schwerer Infektionen.

Die schockauslösende Störung einer akuten Hypovolämie ist das Versagen des venösen Rückstroms. Ein Versagen der kardialen Förderleistung als primär schockauslösendes Ereignis kann bedingt sein durch myokardiales Pumpversagen, Arrhythmien oder mechanische Behinderung der Herzkammerfüllung und -entleerung. Schockauslösende Faktoren bei schweren Infektionen sind die freiwerdenden mikrobiellen Toxine. Offensichtlich handelt es sich nur teilweise um direkte Toxineffekte, welche durch indirekte Wirkungen wie Aktivierung der

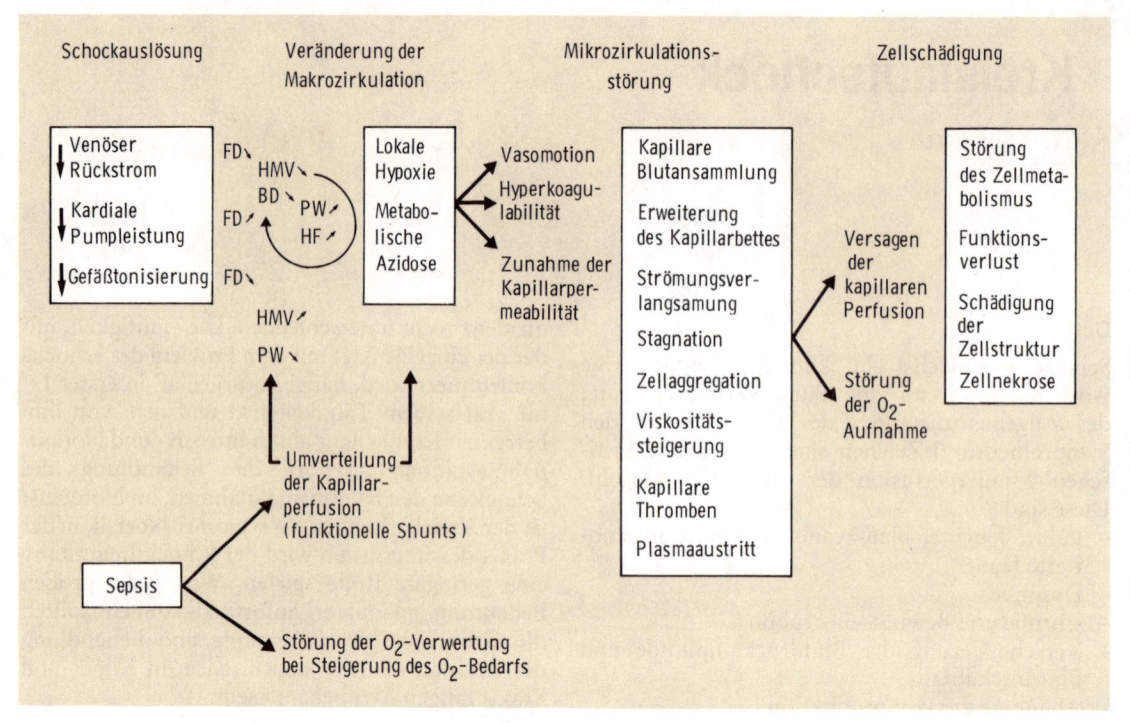

Abb. 1.132 Schematische Darstellung des Schockablaufs

Gerinnung, des Komplementsystems, Freisetzungsreaktionen (biogene Amine, Proteasen, Peptide, Hormone) aus Granulozyten und Endothelzellen potenziert werden.

Die Mechanismen der Einwirkung der Toxine auf den Organismus sind noch nicht ganz geklärt. Mindestens 3 Ansatzpunkte scheinen eine Rolle zu spielen:

1. eine Umverteilung der kapillären Perfusion mit funktionellem Shunt,
2. eine Störung der zellulären enzymatischen Sauerstoffverwertung (HARKEN u. Mitarb. 1975),
3. eine Steigerung des Sauerstoffverbrauchs durch septisch bedingten Hyperkatabolismus der Zellen.

Die Störung der kapillaren Perfusion wurde früher als Folge der Eröffnung pathologischer AV-Shunts aufgefaßt, welche das Blut am Kapillarbett vorbeileiten (SIEGEL u. Mitarb. 1967). Diese Hypothese konnte jedoch morphologisch nicht bestätigt werden. Offenbar handelt es sich bei der fokalen Hypoperfusion der Sepsis um die Folge einer Fehlverteilung der Durchblutung im Kapillarbett (s. S. 1.296) mit dem Ergebnis funktioneller Shunts auf kapillärer Ebene. Die beiden letzten Hypothesen verlegen den schockauslösenden Mechanismus der Sepsis primär in den metabolischen Bereich. Jedoch ist auch im septischen Schock stets eine Störung der Mikrozirkulation zu beobachten, wobei zunächst unklar bleibt, ob diese direkt durch Toxineinwirkung oder als Folge der primär metabolischen Störung aufzufassen ist. Die schocktypische Zellhypoxie ist offenbar das Resultat eines gesteigerten Sauerstoffbedarfs bei gestörter Sauerstoffverwertung und gleichzeitiger lokaler Ischämie trotz der initial erhaltenen oder erhöhten globalen und regionalen Durchblutung und des initial gesteigerten Sauerstofftransportes.

In jedem Falle ist der initiale pathogenetische Schritt der hyperdynamischen Frühphase des septischen Schocks nicht im Bereich der zentralen Hämodynamik, sondern in der Peripherie zu suchen. Die Veränderungen der Makrozirkulation sind als kompensatorische Mechanismen zu verstehen.

Den Reaktionsablauf des anaphylaktischen Schocks bestimmen Mediatoren wie Histamin und andere Substanzen, die im Rahmen der Überempfindlichkeitsreaktion frei werden. Sie bewirken Tonusverlust der Blutgefäße, Störungen der Kapillardurchlässigkeit, Kontraktion der glatten Muskelfasern in Bronchien und Darm und können die myokardiale Kontraktilität beeinträchtigen. Das Versagen der Kreislaufperipherie ist das primär schockauslösende Ereignis (Abb. 1.133). Es kommt zu einem Tonusverlust der kleinen Gefäße und damit zu einem akuten Abfall des peripheren Strömungswiderstandes und des arteriellen Blutdruckes. Die Störung der Gefäßtonisierung betrifft auch den venösen Kreislaufschenkel. Durch Dilatation der Kapazitätsgefäße entsteht ein relativer Volumenmangel. Der Austritt von Plasma als Folge der erhöhten Kapillardurchlässigkeit kann darüber hinaus ein absolutes Defizit an zirkulierendem Blutvolumen hervorrufen. Die Hypovolämie bedingt einen verminderten Füllungsdruck und damit ein Absinken des Herzauswurfvolumens, wodurch der arterielle Blutdruck weiter abfällt. Die initiale Vasodilatation kann im späteren Verlauf infolge gegenregulatorisch wirksamer Mechanismen in eine Vasokonstriktion mit Erhöhung des peripheren Gefäßwiderstandes übergehen. Eine Steigerung des Gefäßwiderstandes wird regelmäßig im Bereich des pulmonalen Gefäßsystems beobachtet. Neuere Untersuchungen ergaben Hinweise auf eine direkte Störung der myokardialen Kontraktilität als Ursache der Abnahme des Herzauswurfvolumens im anaphylaktischen Schock.

Auch die Pathogenese des Schocks bei Schlafmittelvergiftung ist komplex. Eine Hypovolämie ist regelmäßig erkennbar (SHUBIN u. WEIL 1965). Volumenmangel kann durch fehlende Flüssigkeitsaufnahme im Koma, verbunden mit Flüssigkeitsverlusten durch Erbrechen und Verlust von Plasma in druckgeschädigte Hautmuskelareale entstehen. Die Beeinträchtigung der zentralen Kreislaufregulation zeigt sich darin, daß trotz Hypovolämie die Herzfrequnz nur mäßig beschleunigt oder sogar verlangsamt ist und der periphere Gefäßwiderstand nur mäßig ansteigt oder sogar erniedrigt ist. Durch den Tonusverlust der Gefäße wird der Mangel an effektivem Blutvolumen weiter verstärkt. Darüber hinaus kann nach Einnahme spezieller kardiotoxischer Substanzen oder sehr hoher Dosen von Schlafmitteln die Kontraktilität des Herzmuskels erheblich beeinträchtigt sein. Neben den direkt toxischen Einwirkungen der aufgenommenen Noxe kann auch eine die Vergiftung begleitende Hypoxämie im Schockablauf wirksam werden.

Makrozirkulation

Versagen des venösen Rückstroms, Tonusverlust der Gefäße und Minderung der kardialen Förderleistung bedingen einen Abfall des Herzauswurfvolumens. Darauf reagiert der Organismus mit Steigerung des neuralen Sympathikotonus und Ausschüttung von Catecholaminen. Sinn dieser sympathoadrenergen Reaktion ist es, durch Steigerung der Herzfrequenz und regionale periphere Vasokonstriktion den arteriellen Blutdruck im Normbereich zu halten und die Durchblutung der zentralen Organe sicherzustellen (Kreislaufzentralisation). Ursache der regional unterschiedlichen Verteilung der Vasokonstriktion ist die unterschiedliche Ausstattung der Organe mit α- und β-Rezeptoren. Je höher der Anteil an α-Rezeptoren ist, desto stärker ist auch die regionale Vasokonstriktion und Minderperfusion (Abb. 1.**134**). Die regionale Vasokonstriktion betrifft vor allem Splanchnikusgebiet, Muskeln und Haut. Verminderung des Herzminutenvolumens (Abnahme des Stromvolumens), Abfall des arteriellen Blutdrucks (Abnahme des Strömungsdruckes) und regionale Vasokonstriktion (Zunahme des Strömungswiderstandes) führen zur Minderperfusion der Gewebe. In Abweichung von diesem hypodynamen Schockbild zeigt der septische Schock in seiner hyperdynamen Phase ein normales oder gesteigertes Herzminutenvolumen bei vermindertem peripherem Strömungswiderstand (SIEGEL u. Mitarb. 1967, DUFF u. Mitarb. 1969). Die für den initialen septischen Schock typische Hyperzirkulation ist als Reaktion auf die durch Sauerstoffverbrauchssteigerung und Verwertungsstörung sowie funktionelle kapilläre Shunts bedingte zelluläre Hypoxie zu

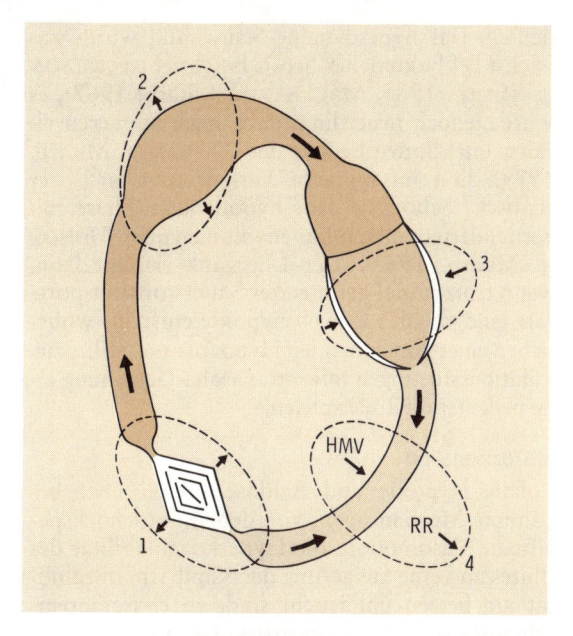

Abb. 1.**133** Die Pathogenese des anaphylaktischen Schocks. Durch Versagen der peripheren Gefäßtonisierung (1) und Dilatation der Kapazitätsgefäße im venösen Strombett mit Abnahme des venösen Rückstroms zum Herzen (2) sowie durch Beeinträchtigung der myokardialen Kontraktilität (3) kommt es unter Abfall des Herzminutenvolumens (HMV) und des arteriellen Blutdruckes (RR) (4) zur Verminderung der kapillären Gewebsdurchblutung

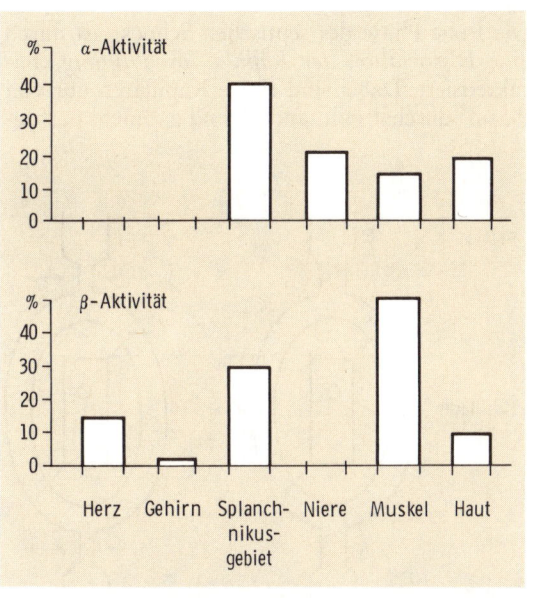

Abb. 1.**134** Darstellung der regionalen Verteilung der α- und β-adrenergen Aktivität (nach *Meßmer*)

deuten. Das hyperdyname Schockbild wurde zunächst bei bakterieller Sepsis beschrieben (WILSON u. Mitarb. 1965, MACLEAN u. Mitarb. 1967), es wurde jedoch neuerdings auch nach schweren viralen Infektionen beobachtet (DUSSAN u. Mitarb. 1979). Erst im weiteren Verlauf geht auch der septische Schock in eine hypodyname Phase mit vermindertem Herzminutenvolumen über (UDHOJI u. Mitarb. 1963). Der Übergang erfolgt dann, wenn trotz initial gesteigerter Sauerstofftransportrate eine massive Gewebshypoxie entsteht, wobei neben einer zunehmenden Hypovolämie Mikrozirkulationsstörungen mit intravasaler Gerinnung eine bedeutende Rolle spielen.

Mikrozirkulation

Lokale Hypoxie und Azidose führen über bestimmte Mechanismen, von denen die schockspezifische Vasomotion, die Hyperkoagulabilität des Blutes und eine Steigerung der Kapillarpermeabilität am besten untersucht sind, zu charakteristischen Störungen der Mikrozirkulation.

Als *Vasomotion* bezeichnet man die Ausbildung eines Ungleichgewichtes im Tonus präkapillärer und postkapillärer Gefäße unter der Einwirkung lokaler Stoffwechselstörungen. Die Konstriktion postkapillärer Sphinkter oder Venolen bleibt bestehen, während die Kontraktion präkapillärer Gefäßabschnitte verlorengeht (Abb. 1.**135**). Blut strömt vermehrt in das Kapillarbett ein, der reguläre Durchfluß ist jedoch behindert.

Die frühe Phase des septischen Schocks ist durch eine *Dissoziation der Kapillardurchblutung* charakterisiert. Dabei sind einige Kapillaren nur von Plasma durchströmt, andere sind gar nicht perfundiert, andere wiederum können eine gesteigerte Durchströmung aufzeigen, möglicherweise werden auch normalerweise nicht perfundierte Kapillaren eröffnet. Als Folge dieser lokalen Perfusionsstörung kann es trotz normaler Gesamtdurchblutung oder normaler regionaler Durchblutung zur fokalen Ischämie und Hypoxie kommen.

Die *Hyperkoagulabilität* ist ein regelmäßiger Befund im Schock (HARDAWAY u. Mitarb. 1967). Eine Folge des gesteigerten Gerinnungsumsatzes ist der zunehmende Aufbrauch des Gerinnungspotentials (Verbrauchskoagulopathie) (LASCH u. Mitarb. 1971) mit Auftreten von Blutungen bei Unterschreitung der für die Hämostase notwendigen Mindestaktivitäten einzelner Gerinnungsfaktoren. Die intravasale Gerinnung kann andererseits zur Präzipitation intrakapillärer Thromben führen (disseminierte intravasale Gerinnung), welche die Mikrozirkulation völlig blockieren. Meist schützt eine reaktive Hyperfibrinolyse vor einer ausgedehnten Fibrinierung der Organe. In seltenen Fällen fehlt die sekundäre Fibrinolyse, und die Koagulation überwiegt so stark, daß es zu massiven Fibrinablagerungen in den Gefäßen kommt. Manchmal kann die sekundäre Fibrinolyse auch überschießend zu hyperfibrinolytischen Blutungen führen.

Ob im Bereich der minderperfundierten Gewebe echte Kapillarwandschäden auftreten, ist umstritten.

Sichtbare und meßbare Manifestationen der so bewirkten Mikrozirkulationsstörung sind Blutansammlung in den Kapillaren (Pooling), Erweiterung des Kapillarbettes, Strömungsverlangsamung oder Stagnation, Zellaggregationen, Viskositäts-

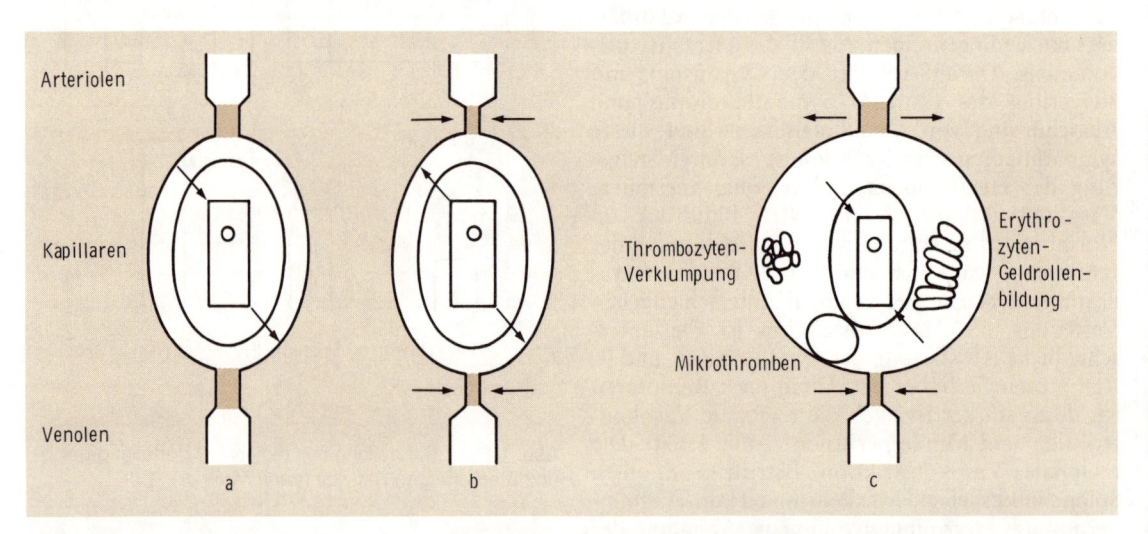

Abb. 1.**135a–c** Schockspezifische Vasomotion und Mikrozirkulation im Schock
a Normalzustand
b Frühphase des Schocks mit prä- und postkapillärer Vasokonstriktion, Verminderung der kapillären Perfusion, Abfall des hydrostatischen Kapillardruckes und kompensatorischem Flüssigkeitseinstrom aus dem Interstitium in die Kapillaren

c Endphase des Schocks mit Weitstellung der präkapillären Sphinkter bei fortdauernder Engstellung der postkapillären Sphinkter, Anstieg des hydrostatischen Kapillardruckes und Flüssigkeitsaustritt aus den Kapillaren in das Interstitium. Weiterhin finden sich Erythrozyten-Geldrollen, Thrombozytenaggregate sowie Mikrothromben in den Kapillaren (nach *Schuster, Schönborn* u. *Lauer*)

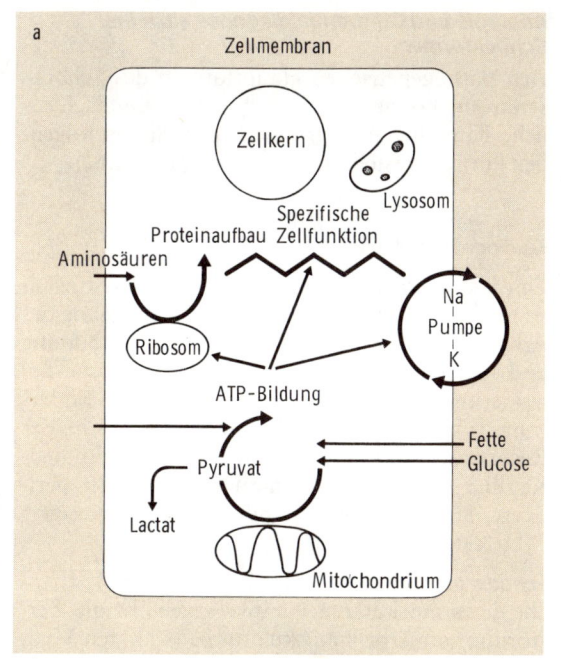

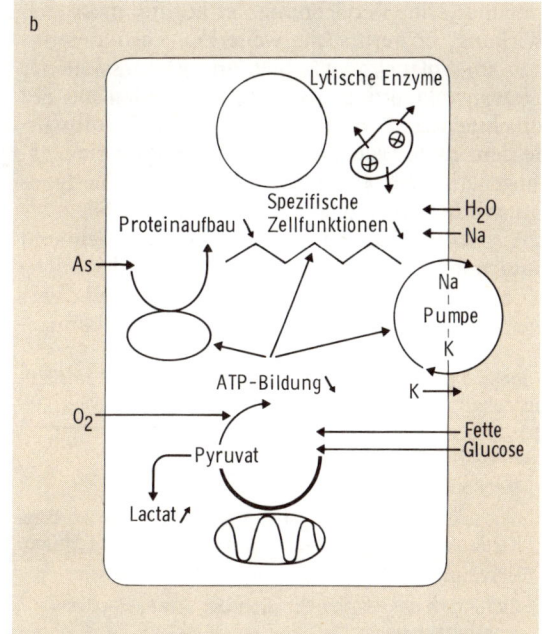

Abb. 1.136 a u. b Schematische Darstellung der grundlegenden Zellfunktionsstörungen im Schock
a Sauerstoffabhängige Zellfunktion im Normalzustand. Fett und Glucose werden in die Zelle aufgenommen, in den Mitochondrien werden unter Verbrauch von Sauerstoff energiereiche Phosphate gebildet. Diese liefern die Energie für den Proteinaufbau in den Ribosomen, für den Betrieb der Natrium-Kalium-Pumpe im Bereich der Zellmembran sowie für die Leistung spezifischer Zellfunktionen
b Störungen der Zellfunktion im Schock. Durch die Störung der Sauerstoffaufnahme wird die Bildung von energiereichem Phosphat blockiert. Als Folge davon entsteht einmal vermehrt Lactat, zum anderen fehlt die Energie für den Proteinaufbau, für den Betrieb der Natrium-Kalium-Pumpe und für spezifische Zellfunktionen, zum anderen dringen Wasser und Natrium in die Zelle ein, Kalium geht aus der Zelle verloren. Der vermehrte Wasser- und Natriumgehalt führt zu einer Aufquellung der Zelle, dabei können die Lysosomen in ihrer Struktur zerstört werden, und es treten lytische Enzyme aus
(nach *Schuster, Schönborn* u. *Lauer*)

steigerung, Fibrinthromben, Druckanstieg in den Kapillaren und Extravasation von Plasma. Hauptsächlicher Wirkungsort der Viskositätssteigerung und damit der rheologisch bedingten Zunahme des Strömungswiderstandes sind die postkapillären Venolen. Die beschriebenen Störungen führen dazu, daß ein erheblicher Anteil der Erythrozyten verlangsamt oder gar nicht durch die Kapillaren perfundiert und die effektiv für den Gasaustausch der Zellen verfügbare Sauerstoffmenge vermindert ist (SHOEMAKER u. REINHARD 1973). Strömungsverlangsamung und Stagnation bei gleichzeitiger Fehlverteilung der Durchblutung in den Kapillaren begründen das Perfusionsversagen im Schock.

Die Bedeutung einer disseminierten intravasalen Gerinnung für den Schockablauf ist nicht einheitlich zu beurteilen. Ein verlaufsprägender Stellenwert kann ihr vor allem bei gynäkologischen und septischen Schockzuständen zukommen, in anderen Fällen ist sie ein Epiphänomen mit nur prognostischem Aussagewert. Die disseminierte intravasale Gerinnung ist für die Entstehung von Organschäden nach Schock, beispielsweise die Schockniere, ein bedeutsamer Faktor (SCHUSTER u. Mitarb. 1980).

Zelluläre Störungen

Die Grundlagen der Störungen zellulärer Basisfunktionen und der Veränderungen der Zellstruktur als Endresultat der Schockpathologie sind in Abb. 1.**136** schematisch dargestellt (SCHUMER u. SPERLING 1968). Durch die Beeinträchtigung der Sauerstoffaufnahme wird die Bildung von energiereichem Phosphat blockiert, es entsteht vermehrt Milchsäure, und es fehlt Energie für die Proteinsynthese, für den Betrieb der Natrium-Kalium-Pumpe und für zellspezifische Funktionen. Morphologisch bildet sich auf dem Boden der Permeabilitätsstörung der Membranen unter Einstrom von Natrium und Wasser eine ödematöse Schwellung von Zellen und Zellorganellen heraus. Veränderungen der Mikrosomstruktur stellen das Korrelat für die Dekompensation des Energiestoffwechsels dar. Vakuolenbildung und Auflösung von Lysosomen führen zur Freisetzung lysosomaler Enzyme. Je nach Art der betroffenen Zellen treten spezifische Organfunktionsstörungen sowie spezielle Freisetzungsreaktionen auf. Eines der lysosomalen Enzyme, das aus dem Pankreas freigesetzt wird, wurde als myokarddepressorischer Faktor charakterisiert (LEFER 1974). Der Faktor verdankt seine Bezeichnung der negativ inotropen Wirkung, er verursacht weiterhin Vasokonstriktion im Splanchnikusgebiet und Depression der Clearance-Funktion des RES. Zusammen mit der zunehmenden Störung der Mikrozirkulation wurde dem myokarddepressorischen Faktor eine pathogenetische Rolle für den Übergang in die hypodyname Schockform der Sepsis zugeschrieben.

Die genaue Natur der speziellen zellulären und mitochondrialen Defekte als Ursache der septischen Sauerstoffverbrauchssteigerung und Verwertungsstörung ist noch weitgehend unbekannt.

Tabelle 1.62 Übersicht über die Ätiologie des Kreislaufschocks

Kardiogener Schock:
– Mechanisches Pumpversagen
  Muskuläres Pumpversagen bei Herzinfarkt, Myokarditis, Kardiomyopathie, medikamentös-toxischer Schädigung, Herzruptur bei Infarkt, Traumen
  Störungen der Klappenfunktion bei Vitien, Papillarmuskelnekrose
– Elektrisches Pumpversagen
  Extreme Tachykardien oder Bradykardien, besonders bei vorgeschädigtem Myokard
– Mechanische Behinderung der Herztätigkeit
  Herztamponade, Lungenarterienembolie

Hypovolämischer Schock:
– Hämorrhagie
  Äußere und innere Blutungen
– Plasmaverlust
  Traumen
  Verbrennungen
  Akutes Abdomen
– Flüssigkeitsverlust
  Erbrechen
  Durchfälle

Septischer Schock:
– Schwere bakterielle und virale Infektionen

Anaphylaktischer Schock:
Therapeutische und diagnostische Eingriffe
Arzneimittel (einschließlich Immunseren)
Jodhaltige Röntgenkontrastmittel und andere Testsubstanzen
Allergenextrakte für Hauttests und zur Desensibilisierung
Kolloidale Volumenersatzmittel
Transfusionsblut bei Fehltransfusion

Tierische Gifte:
Bienen, Wespen
Hornissen, Hummeln, Ameisen

Schock bei Intoxikationen:
– Arzneimittel
– Alkylphosphate
– Chemische Noxen
– Schwermetalle

Neurogener Schock

Ätiologie und Differentialdiagnose einzelner Schockformen

Den pathogenetischen Hauptformen des Schocksyndroms können ätiologisch jeweils unterschiedliche Krankheiten zugrunde liegen, die im folgenden kurz dargestellt werden sollen (Tab. 1.**62**).

Kardiogener Schock

Eine akute kritische Minderung der Auswurfleistung des Herzens kann durch eine Schädigung des Arbeitsmyokards, eine Störung der Reizbildung und Erregungsleitung oder eine mechanische Behinderung von Herzkammerfüllung und Entleerung verursacht sein. Der Herzindex ist in der Regel unter 2,0 l/min/m^2 erniedrigt, der Pulmonal-Kapillar-Druck über 20 mmHg erhöht, der periphere Strömungswiderstand erheblich gesteigert (MACKENZIE u. Mitarb. 1964).

Schädigung des Arbeitsmyokards. Häufigste Ursache eines muskulären Pumpversagens ist die Zerstörung von Arbeitsmuskulatur beim akuten Myokardinfarkt. Das Ausmaß der hämodynamischen Störung ist von der Größe des Nekrosebezirkes und dem Zustand des Restmyokards abhängig. Der kardiogene Schock, der in etwa 10% der Fälle von akutem Myokardinfarkt auftritt, wird somit Patienten mit großen Infarkten und/oder erheblich vorgeschädigtem Restmyokard betreffen (ALONSO u. Mitarb. 1973). Weitaus seltener sind Störungen des Arbeitsmyokards durch Myokarditis, Kardiomyopathie oder Hypertonie Ursache eines kardiogenen Schocks. Versagen des Herzens durch Störung seiner muskulären Pumpfunktion kann auch infolge toxisch oder metabolisch bedingter Funktionsstörungen oder Schädigungen des Arbeitsmyokards entstehen. Mögliche Ursachen toxischer Schädigungen sind akute exogene Vergiftungen mit kardiotoxischen Substanzen, beispielsweise trizyklischen Pharmaka oder hohen Dosen von Hypnotika. Beispiel einer metabolischen Störung der Pumpfunktion ist die Azidose mit extremer pH-Wert-Erniedrigung. Schädigungen des Herzklappenapparates bei dekompensierten Vitien oder durch Abriß eines Sehnenfadens bei Papillarmuskelnekrose können ebenso wie die Ruptur von Kammerwand oder Ventrikelseptum bei akutem Myokardinfarkt Ursache eines mechanischen Pumpversagens sein.

Herzrhythmusstörungen. Extreme Bradykardien führen zur Abnahme des Herzzeitvolumens, im Extremfall zum kardiogenen Schock, wenn die Möglichkeiten der kompensatorischen Schlagvolumensteigerung überschritten werden. Bei Tachykardien ist die kritische Herzfrequenz vom Funktionszustand des Myokards abhängig. Bei einer Herzfrequenz von 180–200 Schlägen/min entwickelt sich ein Kreislaufschock bei 50% der Fälle mit nicht vorgeschädigtem Herzen, jedoch bei 75% mit vorgeschädigtem Myokard. Bei erheblich gestörter Ventrikelfunktion können bereits Kammertachykardien mit wesentlich niedrigerer Frequenz zum kardiogenen Schock führen.

Mechanische Behinderung von Füllung und Entleerung des Herzens. Flüssigkeitsansammlungen im Herzbeutel können, insbesondere wenn sie akut entstehen, durch Behinderung der diastolischen Füllung der Herzkammern eine schwere Störung der Pumpfunktion bis zum kardiogenen Schock verursachen. Bei rascher Entstehung können wenige 100 ml tödlich sein. Dagegen werden bei langsamer Flüssigkeitsansammlung auch größere Flüssigkeitsmengen im Perikard ohne wesentliche Auswirkungen auf die Hämodynamik toleriert. Mögliche Ursachen einer Herztamponade sind:
– Herzwandruptur bei akutem Myokardinfarkt oder Herztraumen,
– dissezierendes Aortenaneurysma,
– Perikarditis und maligne Erkrankungen des Herzens,
– diagnostisch-therapeutische Maßnahmen (Perikard- oder Ventrikelpunktion, Herzkatheteruntersuchung, zentraler Venenkatheter, passagere Schrittmachersonde).

Eine weitere typische Ursache des kardiogenen Schocks ist die akute Verlegung der Lungenstrombahn durch eine massive Lungenarterienembolie (DELGUERICO u. Mitarb. 1966).

Hypovolämischer Schock

Ein kritischer Mangel an zirkulierendem Blutvolumen tritt als Folge von äußeren oder inneren Blutungen und Verlusten von Plasma oder Körperwasser auf. Das zirkulierende Blutvolumen ist in der Regel um 20–30% oder mehr vermindert. Die Verminderung des Herzminutenvolumens wird von einer Abnahme des zentralen Venendrucks begleitet, der periphere Strömungswiderstand ist infolge der sympathoadrenergen Gegenregulation erhöht (COURNAND u. Mitarb. 1943).

Hämorrhagischer Schock. Beispiele für größere Blutverluste sind traumatisch bedingte oder postoperative äußere oder innere Blutungen (Milz-, Leber-, Nierenruptur, retroperitoneale Blutungen), außerdem äußere und innere Blutungen bei Koagulopathien, Blutungen bei rupturiertem Aortenaneurysma, gastrointestinale und gynäkologische Blutungen.

Plasmaverluste. Große Verluste von Blutplasma nach außen oder durch Sequestration in den dritten Raum entstehen bei Verbrennungen, Gewebstraumen und Erkrankungen mit akutem Abdomen, wobei Plasma in Darmwand, Darmlumen und Retroperitonealraum verlorengeht. Hierzu zählen die akute Pankreatitis, Ileus und Peritonitis sowie Mesenterialgefäßverschlüsse. In diesen Fällen führt die Steigerung der Blutviskosität als Folge des erhöhten Hämatokritwertes durch die damit verbundene Erhöhung des Strömungswiderstandes zu einer weiteren Störung der Mikrozirkulation.

Flüssigkeitsverluste. Typische Ursachen einer Hypovolämie durch Verlust an Körperflüssigkeit sind anhaltende Durchfälle, schweres Erbrechen, starkes Schwitzen, übermäßige Diurese, beispielsweise bei schwer entgleistem Diabetes mellitus und Flüssigkeitssequestration infolge Ileus und Peritonitis.

Septischer Schock

Ein septischer Schock wird bei schweren Infektionen mit gramnegativen oder auch grampositiven Keimen sowie im Verlauf schwerer, atypischer Pneumonien beobachtet. Schockauslösendes Agens sind offenbar die mikrobiellen Toxine. Typische Erreger der häufigeren gramnegativen Sepsis sind Escherichia coli, Keime der Proteusgruppe, Pseudomonas, auch Meningokokken und Salmonellen. Häufig handelt es sich um Harnwegsinfektionen, Entzündungen der Gallenblase und ableitenden Gallenwege, Komplikationen eines Abortes oder bakterielle Peritonitis unterschiedlicher Ursache. Weitere Ursachen sind bakterielle Pneumonien sowie infizierte Venenverweilkatheter. Auf Intensivstationen hat der septische Schock zunehmend an Bedeutung gewonnen. Die Sepsis ist heute, mitbedingt durch die ständige Verbesserung der primären Reanimation und Infusionstherapie, zur Hauptursache eines Schocklungen- und Schocknierensyndroms geworden und nimmt eine bedeutungsvolle Stellung in der Pathogenese des multiplen Organversagens ein (EISEMAN u. Mitarb. 1977).

Anaphylaktischer Schock

Die anaphylaktische Reaktion (Anaphylaxie) ist Ausdruck einer besonderen Überempfindlichkeit gegenüber Fremdsubstanzen, vermittelt durch immunologische Reaktionen. Eine symptomatisch völlig gleichartige Reaktion kann auch ohne das Vorhandensein von Antikörpern beobachtet werden. Man bezeichnet diese Form der Überempfindlichkeit als anaphylaktoide Reaktion (Anaphylaktoidie). Eine anaphylaktischer oder anaphylaktoider Schock kann als Folge unterschiedlicher therapeutischer und diagnostischer Eingriffe und als Folge von Insektenstichen auftreten. Die bekanntesten Ursachen arzneimittelbedingter anaphylaktischer Reaktionen sind Penicilline, Immunseren und jodhaltige Röntgenkontrastmittel. Jedoch kann auch eine kaum überschaubare Zahl anderer Therapeutika und Diagnostika mit unterschiedlicher Wahrscheinlichkeit eine Überempfindlichkeitsreaktion auslösen, z. B. nicht penicillinhaltige Antibiotika und Chemotherapeutika, Lokalanästhetika, Analgetika, Hormone und Fermente, Bromsulphthalein und viele andere Substanzen. Allergenextrakte für Hauttestungen oder zur Desensibilisierung können gleichfalls schwere allergische Reaktionen hervorrufen. In letzter Zeit wurden Überempfindlichkeitsreaktionen vermehrt nach Infusionen körperfremder kolloidaler Volumenersatzmittel beobachtet. Dabei treten schwere Nebenreaktionen in der Regel bereits nach Infusion weniger ml auf.

Insektenstiche können zu bedrohlichen Zustandsbildern nicht nur durch direkte Sticheinwirkungen in die Rachenregion, sondern auch infolge einer allgemeinen, von der Stichlokalisation unabhängigen Überempfindlichkeitsreaktion führen. Eine schwere anaphylaktische Reaktion mit Schock und Kreislaufstillstand wird in seltenen Fällen auch ohne kutane Stichmanifestation beobachtet, wenn der Stich direkt in ein kleines Hautgefäß erfolgt. Der Zeitraum zwischen dem letzten reaktionslos abgelaufenen Stich und dem Stich, der zu einer generalisierten allergischen Reaktion führt, kann eine Woche bis viele Jahre betragen. Eine einmal erworbene Allergie kann über einen langen Zeitraum anhalten. Zur Auslösung der anaphylaktischen oder anaphylaktoiden Reaktion genügen häufig schon minimale Mengen der auslösenden Substanz.

Schweren Formen geht gewöhnlich eine parenterale Zufuhr, wesentlich seltener eine orale oder inhalatorische Zufuhr des Allergens voraus. Die Zeitspanne zwischen Applikation des Allergens und dem Einsetzen klinischer Symptome beträgt bei ¾ der Fälle weniger als 10 min und liegt praktisch immer unter 30 min.

Die Symptome der anaphylaktischen oder anaphylaktoiden Allgemeinreaktion sind vielfältig, der Schock stellt nur eine besonders schwere Verlaufsform dar (Tab. 1.63). Er entwickelt sich rapide und kann innerhalb weniger Minuten zum Tode führen. Neben den Zeichen des Schocks treten häufig Herzklopfen, Beklemmungsgefühl oder auch Thoraxschmerzen auf. Allgemeinsymptome, respiratorische Symptome, gastrointestinale Manifestationen und Hauterscheinungen können vorausgehen oder sich gleichzeitig mit dem Schocksyndrom entwickeln.

Schock bei exogenen Intoxikationen

Ein Kreislaufschock kann nach schweren Vergiftungen mit Arzneimitteln, insbesondere Schlafmitteln, sowie nach Vergiftungen durch chemische Substanzen auftreten. Schwere protrahierte Schockverläufe werden nach suizidalen Intoxikationen durch cholinesteraseblockierende Alkylphosphate beobachtet.

Neurogener Schock

Eine starke Verminderung des Vasomotorentonus kann nach Hirnstammkontusion, zerebralen Blutungen, Enzephalitis, Tumoren des zentralen Nervensystems, nach Rückenmarkstraumen und Querschnittsläsionen sowie bei der Spinalanästhesie auftreten.

Krankheitsbild, Symptome und Befunde

Klinisches Bild

Allgemeine Schockzeichen

Die allgemeinen klinischen Symptome und Zeichen des Schocks, die Ausdruck der Minderperfusion der betroffenen Organe darstellen, sind in Tab. 1.64 zusammengestellt. Die Sofortdiagnostik stützt sich auf die unmittelbar faßbaren Symptome. Die kühle, feuchte, blaß-zyanotische Haut und die herabgesetzte Durchblutung der Akren, am besten erkennbar an der verzögerten Wiederauffüllung des Nagelbettes nach Druck (Nagelbettprobe) sind Zeichen der Vasokonstriktion im Bereich der Hautmuskelgefäße. Die zerebralen Veränderungen sind Ausdruck der Minderdurchblutung des Gehirns, die Dyspnoe Folge von Störungen der Lungendurchblutung und Atemmechanik. Regelmäßig findet sich eine Nierenfunktionseinschränkung infolge Minderperfusion der äußeren Nierenrindenzone, die am einfachsten an der Oligurie erkennbar wird (TRUNINGER u. Mitarb. 1966). Die Tachykardie ist regelmäßiges Symptom des Schocks mit Ausnahme derjenigen Fälle, bei denen eine bradykarde Herzrhythmusstörung zugrunde liegt. Eine arterielle Hypotension ist kein obligates Schocksymptom, da durch die sympathoadrenerge Gegenregulation der systolische Blutdruck zunächst im niedrig-normalen Bereich gehalten werden kann. In dieser Phase wird bereits die Verschmälerung der Blutdruckamplitude erkennbar. In schweren und fortgeschrittenen Fällen findet man stets einen Blutdruckabfall.

Zeichen der Schockursache

Das klinische Bild erlaubt auch Aussagen über die mögliche Schockursache.

Tabelle 1.63 Symptome der Überempfindlichkeitsreaktion und Einteilung in Schweregrade

Schweregrad	Symptome
I	Allgemeinsymptome: Juckreiz, Unruhe, Schwindel, Kopfschmerzen, Hitzegefühl Hautsymptome: Erytheme, Urtikaria, Ödeme
II	Gastrointestinale Symptome: Übelkeit, Erbrechen, Bauchkrämpfe, Durchfälle Kreislaufsymptome: Anstieg der Herzfrequenz, Abfall des Blutdruckes
III	Schocksymptome und Bewußtseinsverlust Respiratorische Symptome: Atemnot, Bronchospastik, Stridor, Zyanose
IV	Kreislauf- und Atemstillstand

Tabelle 1.64 Allgemeine Schockzeichen

Kühle, feuchte, blaß-zyanotische oder marmorierte Haut
Stark verzögerte Nagelbettdurchblutung
Unruhe, Bewußtseinstrübung
Dyspnoe
Kleine Blutdruckamplitude
Arterielle Hypotension
Oligurie

Hinweise für vorangegangene *Volumenverluste* sind Blutungen, Traumen, Verbrennungen, Operationen, Flüssigkeitsverluste durch Erbrechen und Diarrhoe sowie ein akutes Abdomen mit Flüssigkeitssequestration. Typisch sind die leeren kollabierten Hautvenen. In flacher Rückenlage füllen sich die externen Jugularvenen normalerweise bis zum Oberrand des M. sternocleidomastoideus, bei Volumenmangel bleiben sie leer. Bei Auftreten klinischer Zeichen eines Volumenmangelschocks ist mit Verminderung des zirkulierenden Blutvolumens von mindestens 20% zu rechnen. Ausgeprägte Schockzeichen mit Blutdruckerniedrigung entsprechen einem Volumendefizit von 30% und mehr.

Hinweise für einen *kardiogenen Schock* ergeben sich aus einem akuten Thoraxschmerz, der auf Herzinfarkt oder Lungenarterienembolie verdächtig ist, aus dem Vorliegen einer bekannten Herzerkrankung oder einer ausgeprägten Arrhythmie. Charakteristischerweise sind die Venen, insbesondere die Halsvenen, nicht kollabiert, sondern eher gefüllt oder sogar gestaut. Den erhöhten Venendruck erkennt man klinisch an folgenden Zeichen:
– in Rückenlage sind die Halsvenen über den Oberrand des M. sternocleidomastoideus hinaus prall gefüllt,
– die nach kranial leergestrichenen und abgedrückten Halsvenen füllen sich rasch von kaudal her an.

Auf Zeichen einer massiven Lungenarterienembolie mit pulmonaler Hypertonie ist besonders zu achten.
Ein charakteristisches Bild zeigt die *Ventrikeltamponade* als Ursache des kardiogenen Schocks. Palpatorisch sind die Herzaktionen nicht oder kaum tastbar, die Herzdämpfung ist verbreitert, die Herztöne sind leise. Es besteht eine ausgeprägte obere Einflußstauung mit inspiratorischer Verstärkung, wobei die Halsvenen meist heftig pusieren. Wichtiges Symptom ist der Pulsus paradoxus.
In der *Frühphase des septischen Schocks* fehlt die Vasokonstriktion der Hautgefäße. Als Ausdruck der hyperdynamen Kreislaufeinstellung ist die Haut gut durchblutet und rosig, obwohl die übrigen Zeichen der Organminderperfusion bereits vorliegen. Eine deutliche, sonst nicht erklärbare Hyperventilation und mentale Verwirrtheit mit psychotischen oder deliranten Symptomen können auf die Diagnose hinweisen. Wichtige Anhaltspunkte sind naturgemäß hohes Fieber und bekannte Infekte. Unter den Labordaten sind Thrombozytenabfall und Hypophosphatämie typisch, wenn auch nicht obligatorisch.

Die klinische Diagnose eines *anaphylaktischen Schocks* ergibt sich in der Regel eindeutig aus dem Ablauf des Geschehens. Der Schock entwickelt sich nach Gabe von Röntgenkontrastmitteln, Arzneimitteln oder Immunseren, nach Bluttransfusion oder Insektenstich. Allergische Hautveränderungen und ausgeprägte Atemnot mit spastischen Rasselgeräuschen gehen häufig dem Schockzustand voraus oder begleiten ihn.
Patienten mit schweren *Schlafmittelvergiftungen* zeigen charakteristische Hautläsionen, die sich als scharf umgrenzte Rötungen, später mit zentralen Blasenbildungen oder Nekrosen zu erkennen geben. Prädilektionsstellen dieser sogenannten Schlafmittelblasen sind die Knöchel-, die Kniegelenks-, die Hüft- und Schulterregion. Weiterhin besteht bei den schweren Vergiftungsfällen, bei denen ein Kreislaufschock auftritt, regelmäßig Bewußtlosigkeit.

Laboruntersuchungen

Blutgase und Säure-Basen-Status

Die Lungenfunktionsstörung im Schock führt regelmäßig zu einer arteriellen Hypoxämie. Initial ist der arterielle Kohlensäurepartialdruck erniedrigt, er steigt jedoch in protrahierten Verläufen bis auf hyperkapnische Werte an. Regelhaft findet sich eine metabolische Azidose mit Erniedrigung des aktuellen und Standardbicarbonatgehaltes, hohem negativem Basenüberschuß und, in Abhängigkeit von Schweregrad und pulmonaler Kompensation, einer Erniedrigung des pH-Wertes.
Der gemischt-venöse Sauerstoffgehalt ist erheblich vermindert, so daß trotz der arteriellen Hypoxämie eine Zunahme der arteriovenösen Sauerstoffdifferenz auftritt. Ursache hierfür ist die vermehrte Sauerstoffausschöpfung des Blutes infolge des erniedrigten Stromzeitvolumens. Eine wichtige Ausnahme hiervon bildet wiederum die frühe hyperdyname Phase des septischen Schocks mit hohem gemischt-venösem Sauerstoffgehalt und verminderter arteriovenöser Sauerstoffdifferenz.

Blutbild

Die Kenntnis des Hämatokritwertes und der Hämoglobinkonzentration ist für die Wahl des Volumenersatzmittels wichtig. Eine Erhöhung des Hämatokrits weist auf Hämokonzentration hin, die bei Plasmaverlusten durch Verbrennungen, Traumen, schwere Intoxikationen und akutes Abdomen, aber auch im fortgeschrittenen Schock anderer Ätiologie nachgewiesen werden kann. Beim hämorrhagischen Schock ist der Hämatokrit infolge des Flüssigkeitseinstromes aus dem Interstitium in die Blutbahn erniedrigt und trägt zur Abschätzung des Blutverlustes bei. Dieser Kompensationsmechanismus braucht jedoch Zeit, so daß sich auch massive Blutungen in der Anfangsphase am Hämatokritwert nicht erkennen lassen. In der Beurteilung der Hämatokritwerte müssen mögliche Verdünnungseffekte durch Infusion von Volumenersatzmitteln berücksichtigt werden.

Lactat

Die Blutlactatkonzentration im Schock ist regelmäßig erhöht. Azidose und Hyperlaktatämie sind Folge der Gewebshypoxie, die zu einem Umschalten des Zellmetabolismus auf anaerobe Stoffwechselwege mit dem Ergebnis einer gesteigerten Produktion von H⁺-Ion und Milchsäure führt (DUFF u. Mitarb. 1966). Die Beziehung zwischen der Höhe des Blutlactatspiegels und der Schwere des Schockverlaufes ist so eng, daß sich für die einzelnen Schockformen aus dem Verhalten des Blutlactats Rückschlüsse auf die Prognose ziehen lassen (WEIL u. AFIFI 1970, VITEK u. COWLEY 1971).

Blutgerinnungsanalysen

Störungen der Blutgerinnung kommen bei allen Schockformen häufig vor. Dabei sind Verbrauchskoagulopathie und Hyperfibrinolyse die wichtigsten, aber nicht die einzigen Ursachen. Eine Verminderung der Aktivität plasmatischer Gerinnungsfaktoren kann auch als Verdünnungseffekt nach Einstrom interstitieller Flüssigkeit in die Blutbahn oder Zufuhr von Plasma, Plasmaersatzmitteln oder Blutkonserven auftreten oder Folge einer hepatischen Synthesestörung sein. Thrombozytopenie kann im Ablauf der Sepsis auch ohne gesteigerten intravasalen Gerinnungsumsatz vorkommen.

Eine Verbrauchskoagulopathie (LASCH u. Mitarb. 1971) (Abb. 1.**137**) ist anzunehmen, wenn
- mindestens 2 plasmatische Gerinnungstests pathologisch ausfallen (Quick-Wert, PTT, Thrombinzeit, Faktor II-, V-, X-Aktivität) und die Thrombozytenzahl erniedrigt ist (Verbrauch von Gerinnungspotential),
- die Reptilasezeit verlängert und/oder der Staphylokokkenagglutinationstest oder Latex-Fixationstest pathologisch ausfallen (Fibrinogen-Spaltprodukte),
- der Äthanolgeltest pathologisch ausfällt (Fibrinmonomerkomplexe).

Weitere Laboruntersuchungen

Häufig finden sich Steigerungen der Serumaktivitäten der Muskel-, Leber- und Pankreasenzyme. Sie sind Folge der zellulären Permeabilitätsstörung oder Nekrose. Zur Diagnose und unmittelbaren Therapie tragen diese Befunde wenig bei, sie sind jedoch für die rechtzeitige Erkennung der Organschäden nach Schock wichtig.

Das Gleiche gilt für die Messung des spezifischen Gewichtes, besser der Osmolalität des Urins. Isosthenurie (U_{osm} < 400 mosmol/l, U/P_{osm} < 1,3) und eine verminderte Freiwasserclearance (C_{H_2O} < 20 ml/h [± 15 ml/h]) sind Frühzeichen einer sich entwickelnden Schockniere.

Hämodynamische Überwachung

Arterieller Blutdruck und Herzfrequenz

Die regelmäßige Messung von arteriellem Blutdruck und Herzfrequenz gehört zu den Basismaßnahmen der Schocküberwachung. Der mittels Manschette gemessene arterielle Blutdruck kann während der starken Vasokonstriktion und peripheren Minderperfusion erheblich falsche, in der Regel zu niedrige Werte liefern (COHN 1967). Dennoch wird auch in der Klinik die Riva-Rocci-Methode aus praktischen Gründen die Routinemethode bleiben. In der Intensivbehandlung komplizierter und protrahierter Schockfälle kann jedoch die blutige arterielle Druckmessung über Kanulierung der A. brachialis oder femoralis die Therapieführung wesentlich erleichtern. Die Überwachung der Herzfrequenz erfolgt unter klinischen Bedingungen mittels EKG-Monitoring.

Mit dem Schockindex (ALLGÖWER u. BURRI 1967) kann der Schweregrad eines Volumenmangel-

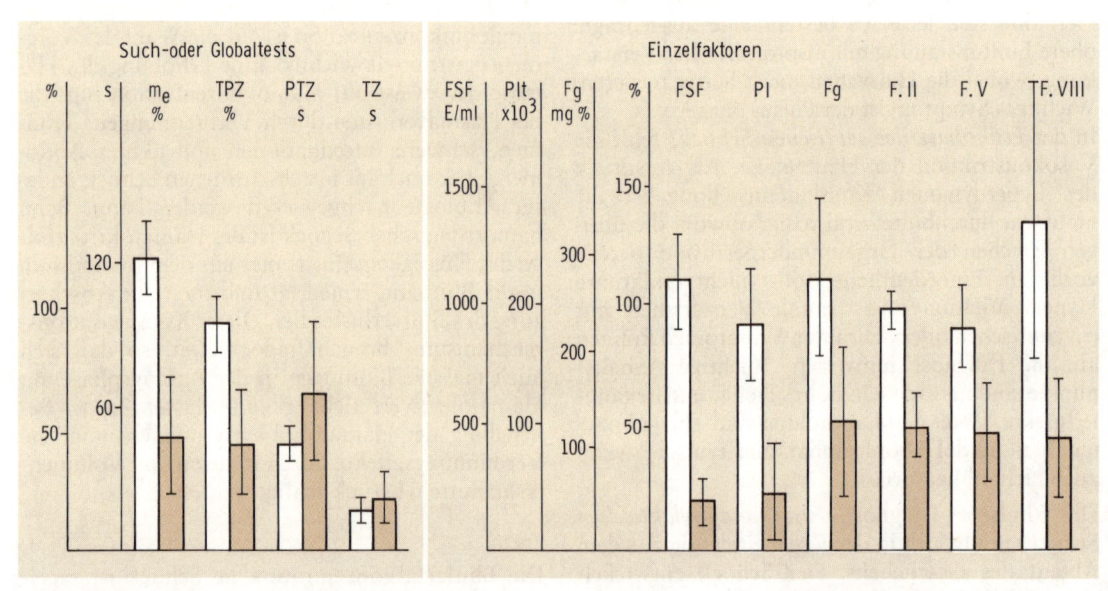

Abb. 1.**137** Verbrauchskoagulopathie bei Schockpatienten (Gerinnungsanalyse).
□ = Kontrollwerte, ■ = Schockpatienten, m_e = Maximalamplitude des TEG, TPZ = Thromboplastinzeit, PTZ = partielle Thromboplastinzeit, TZ = Thrombinzeit, FSF = Faktor XIII, FG = Fibrinogen, Plt = Thrombozyten (nach *Heene*)

schocks abgeschätzt werden. Der Schockindex wird als Quotient aus Pulsfrequenz und systolischem Blutdruck gebildet:

$$\text{Schockindex} = \frac{\text{Pulsfrequenz}}{\text{systolischer Blutdruck}}$$

Er ist quantitativer Ausdruck des eingetretenen Volumenverlustes und der sympathoadrenergen Gegenregulation. Der Index liegt normalerweise um 0,5. Je höher der Schockindex, desto größer das Volumendefizit. Ein Schockindex über 1,0 bedeutet drohenden Schock, im manifesten Kreislaufschock liegen die Werte um 1,5.

Hauttemperatur

Die Hauttemperatur, gemessen an der Großzehe, läßt im Schock eine gute Korrelation zum Herzminutenvolumen erkennen (JOLY u. WEIL 1969). Aus diesem Grunde wurde die Differenz zwischen Großzehentemperatur und Umgebungstemperatur als Meßwert für das Monitoring im Schock vorgeschlagen und ein entsprechendes Überwachungsgerät konstruiert (HENNING u. Mitarb. 1979).

Zentraler Venendruck

Als zentralen Venendruck bezeichnet man unter klinischen Bedingungen den Druck in einer intrathorakalen, klappenlosen herznahen Vene oder im rechten Vorhof. Der zentrale Venendruck wird über einen intravasal liegenden Katheter gemessen. Da bei längerfristiger Lage der Katheterspitze im rechten Vorhof die Gefahr einer Perforation gegeben sein kann, wird die Spitze des zentralen Venenkatheters in der Regel in die obere Hohlvene vor den rechten Vorhof plaziert.

Die Höhe des zentralen Venendrucks resultiert unter den Voraussetzungen intakter Herzklappen, einer freien Lungenstrombahn und eines nicht wesentlich erhöhten intrathorakalen Druckes aus der Größe des zirkulierenden Blutvolumens, dem Venentonus und der Leistungsfähigkeit des Herzens. Zunahme des Blutvolumens, Erhöhung des Venentonus und rechtsventrikuläre oder globale Herzinsuffizienz steigern den Venendruck, Abnahme von zirkulierendem Blutvolumen und Vasodilatation erniedrigen ihn. Da im Schock Vasokonstriktion und Einschränkung der Herzförderleistung in mehr oder weniger starker Ausprägung stets anzutreffen sind, wird erklärlich, daß die physiologische lineare Beziehung zwischen Blutvolumen und zentralem Venendruck aufgehoben ist (WILSON u. Mitarb. 1971). Dies schränkt die Bedeutung des zentralen Venendruckes für die Beurteilung von Schockzuständen und die Steuerung der Volumensubstitution ein, hebt sie jedoch keineswegs auf. Die Aussagekraft des zentralen Venendruckes über den Volumenbedarf im Schock beruht auf 2 Gegebenheiten:

1. Deutliche Abweichungen der *Ausgangswerte* vom Normbereich bestimmen die Entscheidung über eine primäre Volumensubstitution. Bei einem Zentralvenendruck unter 4 cm H_2O (< 2,9 mmHg) ist die Volumenzufuhr stets indiziert. Bei zentralen Venendrücken über 12 cm (H_2O (> 8,8 mmHg) ist eine Volumenzufuhr wegen der Gefahr der Volumenüberladung mit Linksherzinsuffizienz und Lungenödem zunächst kontraindiziert.

2. *Veränderungen* des zentralen Venendruckes im Verlauf einer Volumenzufuhr ergeben eine wesentliche Aussage über den aktuellen Volumenbedarf und die Fähigkeit des Herzens, dieses Blutvolumen zu fördern. Das „effektive" oder „funktionell-adäquate" Blutvolumen, definiert als dasjenige Blutvolumen, das erforderlich ist, um Blutdruck, Urinausscheidung und Gewebsperfusion wieder zu normalisieren, kann erheblich über dem „normalen" Blutvolumen des Gesunden liegen, und der zentrale Venendruck ist eine brauchbare Leitgröße zur Beurteilung des aktuellen Volumenbedarfs (MACLEAN u. Mitarb. 1965). Weiterhin steigen unter Volumeninfusion der zentrale Venendruck und der linksventrikuläre enddiastolische Druck (als Füllungsdruck des linken Ventrikels) parallel zueinander an (GUNNAR u. LOEB 1972). Die Steilheit des Anstiegs ist jedoch in Abhängigkeit von Schocktyp und Leistungsfähigkeit des linken Ventrikels recht unterschiedlich. Diesem Befund wird in der praktischen Schocktherapie dadurch Rechnung getragen, daß unter definierter Volumenzufuhr (250 ml/15–20 min) die Veränderung des zentralen Venendrucks kontrolliert wird. Steigt dieser über 12 cm H_2O (> 8,8 mmHg) oder um mehr als 5 cm H_2O (3,7 mmHg) an, so muß die weitere Volumeninfusion eingestellt werden.

Pulmonalarteriendrücke

Der zentrale Venendruck als Meßparameter des rechtsventrikulären Füllungsdruckes wird als hämodynamische Überwachungsgröße um so unzuverlässiger, je mehr es sich um primär kardiale Erkrankungen mit vorrangiger Störung der linksventrikulären Funktion handelt. Dies gilt in erster Linie für den Myokardinfarkt. Im kardiogenen Schock, aber auch bei komplizierten und protrahierten Schockzuständen anderer Genese, beispielsweise dem septischen Schock und dem Schock bei Intoxikationen, kann die Überwachung und Behandlung durch Messung der Pulmonalarteriendrücke wesentlich verbessert werden. Dies gilt sowohl für die Volumensubstitution als auch für die Auswahl von Catecholaminen und Vasodilatatoren.

Die Pulmonalarteriendrücke werden mittels Ballonkathetern gemessen, die in die A. pulmonalis eingeschwemmt werden. Die Einschwemmkatheter können ohne Röntgensicht, gesteuert nach den registrierten Drücken, eingeführt werden. Allerdings erleichtert Röntgensicht die Einführung gerade im Zustand des Kreislaufschocks erheblich. Bei Verwendung des dreilumigen Ballonkatheters

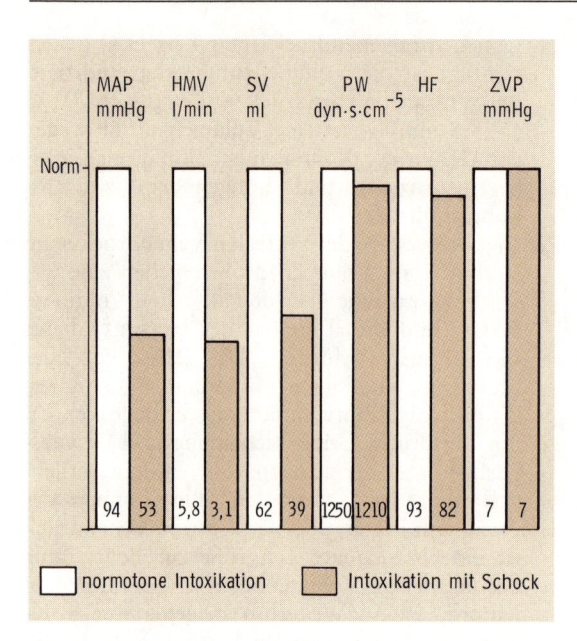

Abb. 1.138 Hämodynamik des Schocks bei Schlafmittelvergiftungen (eigene Untersuchung)

mit Thermistorsonde nach Swan-Ganz (SWAN u. Mitarb. 1970) kann außer den Pulmonalarteriendrücken auch das Herzminutenvolumen mittels Thermodilution einfach gemessen werden. Durch Vorschieben des Katheters mit aufgeblasenem Ballon kann der pulmonalarterielle Okklusionsdruck (PA_O) bestimmt werden. Er entspricht praktisch dem von der Herzkatheteruntersuchung her bekannten pulmonalen „Wedge-Pressure" und damit dem Pulmonal-Kapillar-Druck (PCP). Der pulmonale Okklusionsdruck und auch die pulmonalarteriellen Druckwerte dienen unter den Voraussetzungen intakter Mitralklappen und freier Lungenstrombahn als Parameter für den Füllungsdruck des linken Ventrikels. Ihre Messung erlaubt somit die Erkennung von Hypo- und Hypervolämie und die gefahrlose Steuerung der Volumensubstitution auch bei Schockfällen mit linksventrikulärem Pumpversagen.

Hämodynamische Schockmuster
Für die Hauptschockformen lassen sich jeweils typische hämodynamische Befundmuster finden,

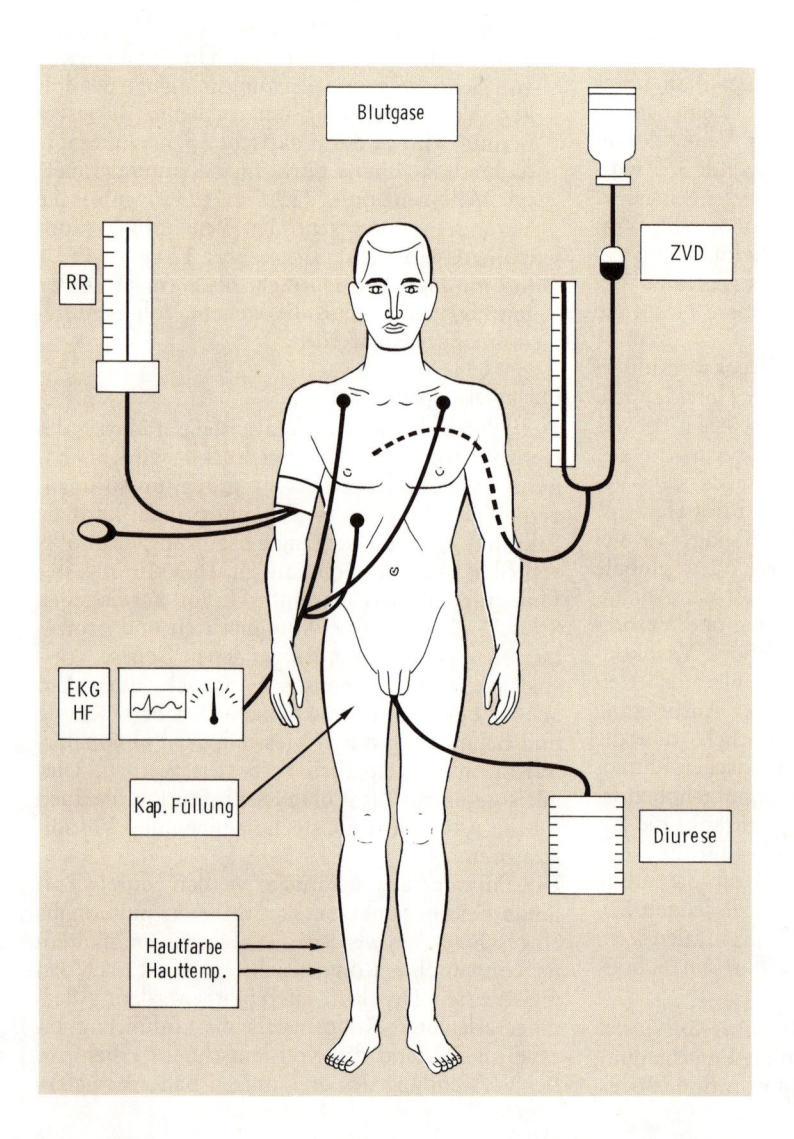

Abb. 1.139 Basisüberwachung im Schock. Überwachung von arteriellem Druck (RR), Venendruck (ZVD), Elektrokardiogramm und Herzfrequenz (EKG, HF), kapillärer Füllung, Hautfarbe und Hauttemperatur, Urinproduktion und arteriellem Blutgas- und Säure-Basen-Status (nach *Schönborn*)

die sich aus der bisherigen Darstellung über Pathogenese und Pathophysiologie ableiten lassen.
In den folgenden Formeln bedeutet ZVD = zentraler Venendruck, HMV = Herzminutenvolumen, PW = peripherer Gesamtströmungswiderstand, HF = Herzfrequenz, AP = arterieller Blutdruck, PA_O = Pulmonalisokklusionsdruck, steht für die pulmonal-arteriellen Druckwerte.

Hypovolämischer Schock:
ZVD ↘, HMV ↘, PW ↑, HF ↑, AP →↘, PA_O ↘.

Kardiogener Schock:
ZVD →↑, HMV ↘, PW ↑, HF ↑, AP →↘, PA_O ↑.

Septischer Schock:
Hyperdyname Phase
ZVD →↑, HMV ↑*, PW ↘*, HF →↑, AP ↘, PA_O →↑.
*Hypodyname Phase
HMV ↘, PW ↑,

Anaphylaktischer Schock:
ZVD ↘, HMV↘, PW ↘ (später ↑), HF ↑, AP ↘, PA_O →↘.

Schock bei Schlafmittelvergiftungen:
ZVD →↑, (↘), HMV ↘, PW →↘ (↑), HF →↘ (↑), AP ↘, PA_O →↑ (↘) (Abb. 1.**138**).

(Das in Klammern gesetzte Muster findet man bei Vergiftungen, bei denen ein ausgesprochener Volumenmangel vorliegt, der die toxischen Wirkungen auf das Herzkreislaufsystem [Abnahme von HF, PW und Störung der myokardialen Kontraktilität] überwiegt.)

Überwachung des Schockverlaufs
Basisprogramm der klinischen Schocküberwachung

In der klinischen Praxis dienen die dargestellten Meßgrößen der Differenzierung nach Schockformen, der Wahl der Schocktherapie und der Beurteilung des Schockverlaufs. Dabei läßt sich zunächst ein einfaches Basisprogramm der klinischen Schocküberwachung formulieren, das für die Mehrzahl der Schockfälle völlig ausreichend ist. Es besteht in der Überwachung von arteriellem Manschettendruck, zentralem Venendruck, Diurese, Elektrokardiogramm und Herzfrequenz mittels Monitoring, Analysen des Blutgas- und Säure-Basen-Status und Beurteilung der peripheren Durchblutung anhand von Hautfarbe, Hauttemperatur und kapillärer Füllung (Nagelbettprobe) (Abb. 1.**139**).

Invasive hämodynamische Schocküberwachung

Zur Behandlung komplizierter und protrahierter Schockverläufe sollte, wenn technisch möglich, eine differenziertere Überwachung eingesetzt werden (Abb. 1.**140**). Diese überschreitet das Basisprogramm im wesentlichen durch die Erfassung der Pulmonalarteriendrücke bei gleichzeitiger Messung des Herzminutenvolumens mittels Swan-Ganz-Katheter. In speziellen Fällen kann auch die blutige arterielle Druckmessung angezeigt sein, wobei die Berechnung des totalen peripheren Strömungswiderstandes möglich wird.
Folgende Indikationen für eine invasive hämodynamische Überwachung können angegeben werden:

Protrahierter Schockverlauf	keine rasche Rückbildung des Schocks unter Basistherapie und Catecholaminen Erfolglosigkeit der eingeschlagenen Therapie
Komplizierter Schockverlauf	gleichzeitige Herzinsuffizienz (insbesondere kardiogener Schock), septischer Schock, kontinuierliche Überbeatmung, mechanisch-assistierte Zirkulation

Therapie
Systematik der Schockbehandlung

Die therapeutischen Maßnahmen sollten, wenn irgend möglich, die Behandlung der schockauslösenden Ursachen mit einbeziehen (ätiologisch orientierte Schocktherapie) (SCHUSTER 1982). Dies ist in der Erstphase nur ausnahmsweise möglich. Meist braucht es einige Zeit, um die auslösende Ursache exakt zu diagnostizieren. Auch sind die kausalen Behandlungsmaßnahmen meist kompliziert und risikoreich und daher erst im weiteren Schockverlauf und nach einer gewissen Stabilisierung durchführbar.
Stets wird von Beginn an eine symptomatische Schocktherapie durchzuführen sein, welche zum Ziel hat, die eingetretenen Veränderungen im Bereich der Makrozirkulation zu korrigieren, um dadurch die Mikrozirkulation zu normalisieren und Zell- und Organschäden zu vermeiden. Diese pathophysiologisch orientierte Schocktherapie läßt sich praxisgerecht als Stufentherapie beschreiben. Basis bilden die für alle Schockformen gemeinsamen Behandlungsmaßnahmen (Lagerung, Sauerstoffzufuhr, Volumensubstitution, Sedierung und Analgesierung, Azidoseausgleich). Allein damit gelingt es in den meisten Fällen, sieht man vom kardiogenen Schock ab, die Hämodynamik zu normalisieren. Andernfalls werden auf der zweiten Behandlungsstufe positiv inotrope und vasoaktive Pharmaka (Catecholamine, Vasodilatatoren) eingesetzt. Aggressive Maßnahmen der dritten Behandlungsstufe betreffen apparative Verfahren (assistierte Zirkulation) in Kombination mit kardiochirurgischen Eingriffen, die nur in wenigen spezialisierten Behandlungszentren möglich sind.
Die Konzeption der Schocktherapie hat in den letzten Jahren einige Variationen erfahren. Die Notwendigkeit der kausalen Therapieverfahren wurde am Beispiel des septischen Schocks mit der Forderung nach effektiver Behandlung des Sepsisherdes besonders deutlich. Ziel der Schocktherapie

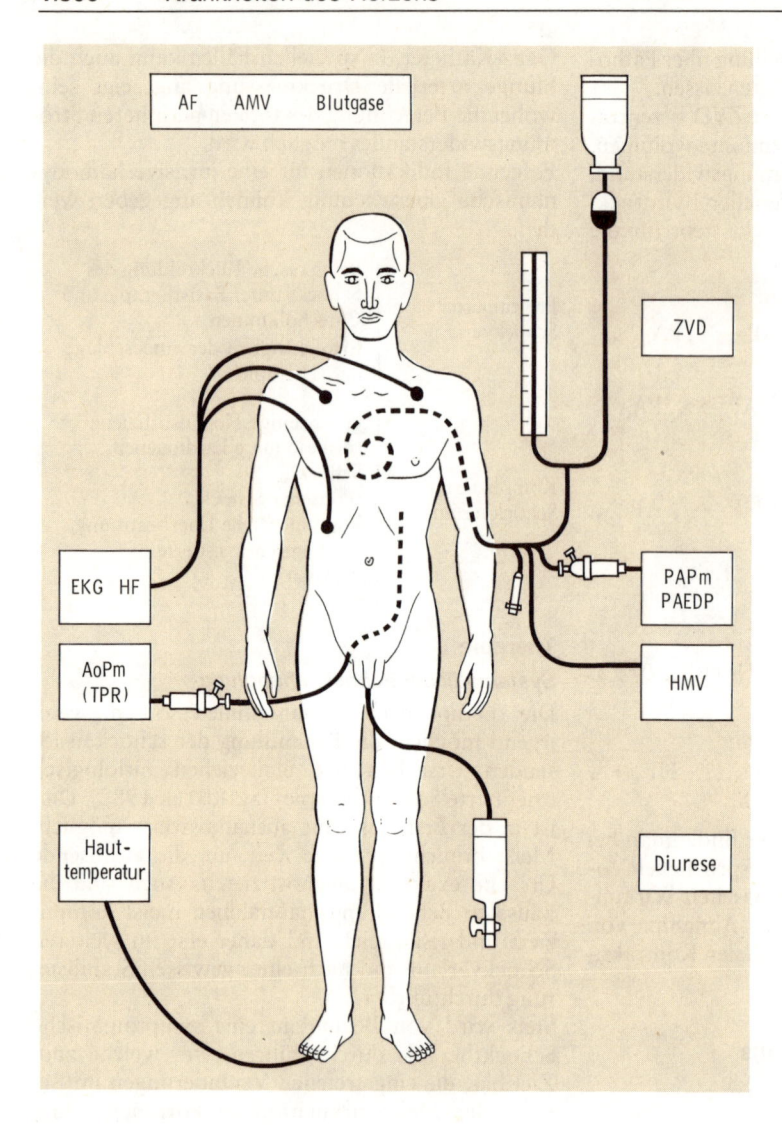

Abb. 1.**140** Überwachungsschema bei Kreislaufschock (spezialisiertes Überwachungsprogramm). AF = Atemfrequenz, AMV = Atemminutenvolumen, AoPm = Aortenmitteldruck, TPR = peripherer Widerstand, PAPm = mittlerer Pulmonalarteriendruck, PAEDP = enddiastolischer Pulmonalarteriendruck, HMV = Herzminutenvolumen, ZVD = zentraler Venendruck

ist die Verbesserung und letztlich Normalisierung des Stromzeitvolumens in der Kreislaufperipherie. Die Korrektur der Abweichungen im Bereich der zentralen Hämodynamik dient diesem Ziel. Ausgedehnte Untersuchungen über die Pathophysiologie des kritisch Kranken haben gezeigt, daß die Zielgröße einer pathophysiologisch orientierten Schocktherapie nicht unbedingt in der „Normalisierung" hämodynamischer Parameter zu sehen sind, sondern daß als therapeutische Richtlinien vielmehr diejenigen Werte der Druck- und Flußmessungen zu gelten haben, die bei Patienten mit günstigen Krankheitsverläufen gemessen wurden (SHOEMAKER u. Mitarb. 1973).

Die klinische Behandlung von Schockpatienten sollte möglichst in Notaufnahme- und Intensivstation erfolgen, die über die für Diagnostik, Therapie und Überwachung erforderlichen Einrichtungen verfügen und mit geschultem Personal besetzt sind.

Basistherapie

Lagerung und venöser Zugang

Der Patient im Schock sollte flach gelagert werden mit Ausnahme der Fälle von kardiogenem Schock, bei denen eine leichte Oberkörperhochlagerung unbedingt angezeigt ist.

Ein stabiler venöser Zugang ist für die Volumensubstitution sowie für die Zufuhr von Medikamenten erforderlich. Alle Medikamente sollten intravenös verabreicht werden. Die Wirkung intramuskulär injizierter Medikamente ist wegen der peripheren Minderperfusion unsicher, sie kann verzögert einsetzen oder überhaupt fehlen. Mit Normalisierung der Gewebsperfusion können i. m. applizierte Medikamente in einer nicht mehr zu kontrollierenden Weise wirksam werden.

Sauerstoffzufuhr

Sauerstoff sollte in einer Richtdosis von 4–6 l/min bei allen Schockpatienten möglichst frühzeitig zugeführt werden. Im Notarztwagen oder nach Ankunft auf der Notaufnahme- oder Intensivstation sollte ein Endotrachealtubus eingelegt werden.

Volumensubstitution

Indikation und Steuerung. Die Volumensubstitution stellt die Basismaßnahme jeder Schockbehandlung dar, mit Ausnahme des kardiogenen Schocks mit Herzinsuffizienz, wo sie gefährlich und kontraindiziert sein kann.

Die Volumentherapie korrigiert die hypovolämischen Störungen der Makrozirkulation, und eine Infusion erythrozytenfreier volumenwirksamer Lösungen vermindert den Hämatokrit und damit die Blutviskosität und den Strömungswiderstand im Bereich der Mikrozirkulation.

Als *Sofortmaßnahme* ist stets dann Volumen zu infundieren, wenn nach Anamnese und Befund offenkundig ein Volumenmangelzustand vorliegt. Die Richtdosis bei diesen Patienten beträgt 500 ml/ 15 min. Vasoaktive Substanzen sind beim Volumenmangelschock kontraindiziert.

Besteht ein wahrscheinlich kardiogener Schock, so sollte man die Volumensubstitution in einer vorsichtigen Dosis von 100 ml/10 min nur dann versuchen, wenn keine klinisch manifesten Zeichen der Herzinsuffizienz vorliegen (Orthopnoe, Rasselgeräusch über der Lunge, Halsvenenstauung) und wenn eine gute Überwachung gewährleistet ist. Andernfalls sollte man beim kardiogenenen Schock auf die initiale Volumensubstitution verzichten und Catecholamine infundieren.

Bei erniedrigtem *zentralem Venendruck* (< 4 cm H_2O bzw. $< 2,9$ mmHg) ist die Volumensubstitution stets indiziert und bedenkenlos einzusetzen. Bei zentralen Venendrücken zwischen 6 und 12 cm H_2O (4,4–8,8 mmHg) wird die Volumensubstitution venendruckgesteuert in Mengen von 250 ml/ 15 min durchgeführt. Sie wird fortgeführt, bis sich das Kreislaufverhalten normalisiert, der zentrale Venendruck 12 cm H_2O (8,8 mmHg) übersteigt, oder der zentrale Venendruck pro 250 ml Infusion um mehr als 5 cm H_2O (3,7 mmHg) ansteigt. Bei einem zentralen Venendruck über 12 cm H_2O ($>$ 8,8 mmHg) ist die Volumensubstitution primär nicht indiziert.

In protrahierten und komplizierten Fällen sowie beim kardiogenen Schock sollte die Volumensubstitution wenn möglich anhand der Pulmonalarteriendrücke gesteuert und überwacht werden. Bei Patienten mit akutem Myokardinfarkt konnte der optimale Füllungsdruck bei einem PA_O von etwa 15 ± 2 mmHg bestimmt werden (CREXELLS u. Mitarb. 1973). Volumenzufuhr verbesserte bei einem PA_O unter 15 mmHg stets die Herzförderleistung, nicht dagegen bei höheren Füllungsdrücken. Dies zeigt klar die Begrenzung der Volumentherapie bei Patienten mit kardiogenem Schock bei akutem Myokardinfarkt.

Wahl des Volumenersatzmittels. Vollblut: Vollblut sollte als Volumenersatz im Schock nur transfundiert werden, wenn offenkundig eine massive, aktive Blutung vorliegt oder der Hämatokrit unter 30 Vol% ($< 0,30$) (Hämoglobinkonzentration unter 10 g/dl bzw. 100 g/l) liegt. Ein Hämatokrit von etwa 35 Vol% (0,35) ist der günstigste Schnittpunkt zweier gegensätzlicher Prinzipien, der Verbesserung der Strömungsbedingungen durch Verminderung der Viskosität (Erniedrigung des Hämatokrit) und der Verbesserung der Sauerstofftransportkapazität durch Zufuhr von Erythrozyten (Steigerung des Hämatokrits).

Bei der Transfusion von Vollblut zur Schocktherapie kann sich insbesondere die Anwendung von Konservenblut negativ auswirken. Die nachteiligen Wirkungen beruhen auf folgenden Veränderungen, die sich im Konservenblut nachweisen lassen: Viskositätssteigerung, metabolische Azidose, hohe Ammoniak- und Kaliumkonzentration, Auftreten von aktivierten Gerinnungsprodukten und zellulären Mikroaggregaten. Hämokonzentration ist in jedem Falle ungünstig, da sie über eine Steigerung der Blutviskosität zur Steigerung des Strömungswiderstandes führt. Eine strenge Indikation zur Bluttransfusion ist auch wegen der möglichen Nebenwirkungen zu fordern: Sensibilisierung und Inkompatibilitätserscheinungen, Hepatitisübertragung, Verstärkung einer metabolischen Azidose, Hyperkaliämie, Verstärkung des Gerinnungsdefektes und Mikroembolien.

Plasmaproteine: Plasmaproteine sind biologisch ideale Volumenersatzlösungen, falls die Transfusion von Erythrozyten nicht unbedingt erforderlich ist. 5%ige (50 g/l) Humanalbuminlösung und 3,8–4%ige (38–40 g/l) pasteurisierte Plasmaproteinlösungen (PPL) sind intravasal wirksam, nahezu isoonkotisch, hepatitissicher und nur selten von febrilen oder allergischen Reaktionen gefolgt. PPL enthält neben Albumin (85%) auch Globuline. Die Anwendbarkeit der Humaneiweißlösungen wird durch hohe Kosten und begrenzte Verfügbarkeit erheblich eingeschränkt. Daher stützt sich die Sofortbehandlung, aber auch in weiten Bereichen die klinische Weiterbehandlung des Schocks auf künstliche Kolloide.

Kolloidale Plasmaersatzmittel: Als körperfremde kolloidale Plasmaersatzmittel stehen Dextranlösungen, Gelatinelösungen und Hydroxyäthylstärkelösungen zur Verfügung.

Dextrane mit einem mittleren Molekulargewicht von 60 000–70 000 liegen in 5–6%igen (50–60 g/l) Lösungen vor. Sie entfalten eine Volumenwirkung über 6–8 Stunden. Dextrane mit einem Molekulargewicht von 40 000–45 000 in 10%igen (100 g/l) Lösungen sind hyperonkotisch und bewirken einen Flüssigkeitseinstrom aus dem extravasalen in den intravasalen Raum. Sie haben somit eine echte Plasmaexpander-Wirkung, die jedoch auf Kosten eines intrazellulären Flüssigkeitsentzuges geht. Besondere Eigenschaften der Dextrane sind ihre Thrombozyten- und Erythrozyten-desaggregierende Wirkung. Während sich der Erythrozyten-desaggregierende Effekt positiv auf die im Schock gestörte Mikrozirkulation auswirkt, kann die Thrombozyten-desaggregierende Wirkung zur Blutstillungsstörung und zu manifesten Blutungen führen. Die Maximaldosis von 1,5 g Dextran/kg/Tag ist daher einzuhalten. Zur Vermeidung schwerer allergischer Reaktionen, die bei allen Volumenersatzmitteln möglich sind, werden vor der Dextraninfusion 20 ml Dextran 1000 (Promit) langsam intravenös injiziert.

Gelatine liegt mit einem mittleren Molekulargewicht von 30 000–35 000 in 3–6%iger (30–60 g/l) Lösungen vor. Die i. v. Verweildauer ist mit 2–4 Stunden kürzer. Die Ausscheidung erfolgt überwiegend renal. Die rasche Ausscheidung über die Nieren führt zur Steigerung der Diurese. Bei schnellen Infusionen kann eine Histaminfreisetzung mit Blutdruckabfall auftreten. Das Aggregationsverhalten von Thrombozyten und Erythrozyten wird nicht beeinflußt.

Hydroxyäthylstärke liegt als 6%ige (60 g/l) Lösung mit einem mittleren Molekulargewicht von 450 000 vor. Die Volumenwirkung hält, wie bei Dextran, über 6–8 Stunden an. Auch die rheologischen Eigenschaften entsprechen denen von Dextran, sie beinhalten somit ebenfalls eine antiaggregatorische Wirkung auf die Thrombozyten.

Elektrolytlösungen: Bei hypovolämischem Schock mit Defizit an Körperflüssigkeiten muß neben der Korrektur des intravasalen Volumens mit kolloidalen Lösungen auch das Defizit an interstitieller Flüssigkeit ersetzt werden. Dazu eignen sich isotone Elektrolytlösungen, die volumengleich mit den kolloidalen Plasmaersatzlösungen infundiert werden.

Bei Patienten mit traumatischem Schock hat sich auch der primäre Volumenersatz mit Elektrolytlösungen bewährt. Wegen des großen Verteilungsvolumens der Elektrolytlösung muß allerdings die drei- bis vierfache Menge des intravasalen Volumendefizits infundiert werden. Diese vorwiegend an organgesunden, jüngeren Patienten mit Kriegsverletzungen und anderen Traumen erhobenen Befunde können nicht auf die älteren, multimorbiden Patienten der inneren Medizin übertragen werden. Hier besteht wegen des raschen Austritts der Elektrolytlösungen ins Interstitium häufig eine erhöhte Gefährdung hinsichtlich Herzinsuffizienz und akuter, respiratorischer Insuffizienz, so daß in der Notfall- und Intensivmedizin bei akuten Erkrankungen den kolloidalen Volumenersatzmitteln der Vorzug zu geben ist.

Analgesierung und Sedierung

Unruhige Patienten müssen sediert werden, Schmerzen müssen unbedingt beseitigt werden. Zur Sedierung eignen sich Diazepam (5–10 mg i. v.), zur Analgesierung Metamizol (1,0–2,0 g i. v.), Morphin (5–10 mg i. v.) oder Pethidin (25–50 mg i. v.). Die Einzeldosen sollten zur Vermeidung von Nebenwirkungen klein sein, müssen jedoch, falls erforderlich, in kurzen Abständen wiederholt werden, bis der gewünschte Effekt eintritt. Morphin kann die Herzfrequenz herabsetzen, Pethidin sie beschleunigen. Sedierung und Schmerzbeseitigung wirken einer überschießenden Catecholaminausscheidung entgegen und reduzieren den Gesamtenergieumsatz. Sie drosseln den Sauerstoffverbrauch und wirken sich auch auf die Hämodynamik günstig aus.

Natriumbicarbonat

Die Pufferbehandlung der Azidose sollte nur gezielt nach Analyse des Säure-Basen-Status erfolgen. Die Dosis wird nach der bekannten Formel berechnet:

Basenüberschuß × 0,3 kg Körpergewicht = erforderliche mmol Puffer (ml der 1molaren Pufferlösung).

Eine „Blindpufferung" im Schock birgt durchaus Probleme. Natriumbicarbonat in hohen Dosen kann eine bedrohliche Hyperosmolalität hervorrufen, es kann zu zerebralen Störungen mit Krampfanfällen führen, als deren Ursache eine paradoxe Liquorazidose sowie eine Abnahme der Hirndurchblutung angesehen werden. Bei Überkompensation entsteht eine Alkalose, welche die Sauerstoffbindungskurve nach links verschiebt, woraus eine Verschlechterung der Sauerstoffabgabe im Gewebe resultiert.

Corticosteroide

Zur Frage der Wirksamkeit von Steroiden im Schock liegt eine in ihrem Umfang kaum noch zu überschauende Literatur vor. Die experimentellen und klinischen Daten sind häufig widersprüchlich. Nach dem derzeitigen Wissensstand ist eine therapeutische Wirksamkeit von Steroiden am ehesten im septischen Schock anzunehmen (SCHUMER 1976), obwohl nach wie vor klinisch nicht gesichert. Die Dosierung ist hoch zu wählen (initial 30 mg/kg/Körpergewicht Prednisolon, dann wiederholt nach 4 und 8 Std.).

Antikoagulantien

Wegen der Bedeutung, die einer disseminierten intravasalen Gerinnung für die Pathogenese der Organschädigung nach Schock zukommt, sollte bei allen nicht traumatischen und nicht hämorrhagischen Schockfällen grundsätzlich heparinisiert werden. Die Heparinzufuhr erfolgt als intravenöse Dauerinfusion in Dosen von 500–1000 IU/h. Über Notwendigkeit und Gefahren der niedrig dosierten Heparintherapie bei traumatisch-hämorrhagischen Schockzuständen sind die Meinungen geteilt.

Proteinaseinhibitoren

Die Therapie mit dem Proteinaseinhibitor Aprotinin erscheint auf dem Hintergrund der Schockpathophysiologie sinnvoll, da die Freisetzung lysosomaler Enzyme offenbar eine bedeutungsvolle Rolle spielt. Trotz zahlreicher tierexperimenteller Studien ließ sich der Nutzen von Aprotinin im klinischen Schock bisher nicht belegen. Groß angelegte Feldstudien der letzten Jahre scheinen auf einen therapeutischen Wert von Aprotinin beim traumatischen Schock hinzuweisen.

Pharmakotherapie

Catecholamine

Präparate: Die heute überwiegend in der Schocktherapie angewendeten Catecholamine sind Dopamin, Dobutamin und Noradrenalin.

Dopamin (MACCANNEL u. Mitarb. 1966, HOLZER u. Mitarb. 1973, AUGUSTIN u. Mitarb. 1979) hat neben der durch Stimulation der β_1-Rezeptoren vermittelten positiv inotropen Wirkung eine differenzierte Wirkung auf die Kreislaufperipherie. Über die Stimulation von α-Rezeptoren steigert es den Gefäßtonus an Haut und Muskulatur, über dopaminerge Rezeptoren im Splanchnikusgebiet bewirkt es eine renale Vasodilatation mit Steigerung der Diurese. Durch die differenzierte Wirkung bleibt der periphere Gesamtwiderstand im mittleren Dosisbereich unverändert und steigt erst bei höheren Dosen an. Durch die selektive Beeinflussung der einzelnen Teilkreisläufe wird das Blutvolumen in einem günstigen Sinne umverteilt. Dopamin bewirkt somit eine deutliche Steigerung des Herzminutenvolumens und des arteriellen Blutdrucks. Nachteilig kann sich bei Patienten mit Herzinsuffizienz eine Zunahme der Pulmonalisdrücke und damit der Vorlast des linken Ventrikels auswirken. Auch wurde beschrieben, daß unter Dopamin das pulmonale Shunt-Volumen stärker zunimmt.

Dobutamin (AKHTAR u. Mitarb. 1975, LEIER u. Mitarb. 1978) wirkt auf die β_1-Rezeptoren des Herzens deutlich stärker als Dopamin. Durch die positive Inotropie kommt es zu einer ausgeprägten Steigerung des Schlagvolumens. Die Herzfrequenz kann ebenfalls ansteigen. Die α-Rezeptoren-Stimulation ist dagegen geringer als bei Dopamin. Da der Substanz außerdem ein geringer β_2-stimulierender, gefäßerweiternder Effekt zukommt, resultiert im niedrigen bis mittleren Dosisbereich sogar eine Abnahme des peripheren Gefäßwiderstandes. Regelmäßig wurde eine Abnahme der Füllungsdrücke des linken Ventrikels nachgewiesen. Der Blutdruck bleibt zunächst unverändert, kann sogar absinken und steigt erst bei höherer Dosierung an.

Noradrenalin hat hauptsächlich eine stimulierende Wirkung auf die α-Rezeptoren. Über die periphere Vasokonstriktion kommt es zu einer ausgeprägten Blutdrucksteigerung. Noradrenalin wirkt darüber hinaus auch auf die β_1-Rezeptoren des Herzens und führt zu einer Schlagvolumenzunahme. Die Herzfrequenz bleibt gleich oder sinkt ab, nur in sehr hohen Dosen wird eine leichte Steigerung beobachtet.

Indikationen: Catecholamine sind indiziert, wenn der Schockzustand durch die Basistherapie nicht behoben werden kann oder primär eine Kontraindikation gegen Volumensubstitution vorliegt. Dopamin und Dobutamin werden in aufsteigenden Dosen von 400, 600, 800, 1000 µg/min, Noradrenalin in Dosen von 10–100 µg/min infundiert.

Die pharmakodynamischen Wirkprofile dieser Hauptcatecholamine sind in Tab. 1.**65** zusammengefaßt. Das Wirkungsspektrum der Catecholamine zeigt durchaus Unterschiede auf, woraus sich sowohl die Möglichkeit einer Differentialindikation als auch die Möglichkeit der Kombination der Präparate ergibt. Für kardial ausgelöste Schockfälle bei Patienten mit Herzerkrankungen und Herzinsuffizienz kann Dobutamin als Mittel der ersten Wahl angesehen werden (LOEB u. Mitarb. 1977). Neben dem positiv inotropen Effekt wirkt sich die Vasodilatation mit Senkung von Nachlast und Vorlast des Herzens günstig aus. Gelingt es nicht, den systolischen Blutdruck auf ein Mindestniveau von 100 mmHg zu stabilisieren, so wird Dopamin mit Dobutamin kombiniert. Für andere Schockformen, insbesondere Schock bei Sepsis, bei Intoxikationen und akuten abdominellen Erkrankungen kann Dopamin als Mittel der ersten Wahl gelten

Tabelle 1.**65** Wirkungsprofile der Catecholamine (HMV = Herzminutenvolumen, HF = Herzfrequenz, AP = art. Blutdruck, PW = peripherer Gesamtströmungswiderstand, FD = Füllungsdrücke, $\dot{Q}_s/\dot{Q}_t$ = pulmonales Shunt-Volumen)

	Dopamin (β_1, α, dopaminerg)	Dobutamin (β_1, β_2, α)	Noradrenalin (α, β_1)
HMV	↑↑	↑↑	↑
HF	↑	↑	→↘
AP	↑ bis ↑↑	→ bis ↑	↑↑
PW	→ bis ↑	↘ bis →	↑↑
FD	↑	↘	↑
$\dot{Q}_s/\dot{Q}_t$	↑↑	↑	?
Spezifische Wirkung auf Nierenfunktion	+	∅	∅

Tabelle 1.66 Therapie der Überempfindlichkeitsreaktion in Abhängigkeit von deren Schweregrad

Schweregrad		Therapie
I	Allgemeinsymptome, leichte Hautreaktion + ausgeprägte Hautreaktion	Stop der Infusion, Injektion, Transfusion + Antihistaminikum i.v.
II	Tachykardie und mäßiger Blutdruckabfall, ausgeprägte gastrointestinale Symptome	+ Glucocorticoide (250 mg Prednisolon) + Volumensubstitution Adrenalin 0,5–1,0 mg i.v.
III	Schock Bronchospastik mit Atemnot	+ Glucocorticoide (1000 mg Prednisolon i.v.) + Volumensubstitution +
IV	Kreislauf- und Atemstillstand	kardiopulmonale Reanimation

(REGNIER u. Mitarb. 1979). Die Vorzüge des Dopamins, die sichere Blutdrucksteigerung und die selektiv renale Vasodilatation mit Verbesserung der Nierenfunktion begründen dies. Falls sich eine Herzinsuffizienz einstellt oder verschlechtert, können zusätzlich Dobutamin oder Nitrate verabreicht werden. Noradrenalin wird nicht mehr als Hauptcatecholamin, sondern nur noch in Kombination mit den anderen Catecholaminen verwendet. Es ist indiziert, wenn der angestrebte Mindestblutdruck nicht erreicht wird oder die erforderlichen Dosen von Dopamin und Dobutamin zu einer unerwünschten Tachykardie führen.

Herzglykoside

Klinische Untersuchungen zum Vergleich der Wirkung von Catecholaminen und Herzglykosiden konnten zeigen, daß Digitalis im Vergleich zu Dobutamin geringer und unsicherer wirkt (GOLDSTEIN u. Mitarb. 1980). Digitalispräparate haben ihre Hauptindikation dann, wenn eine absolute Tachyarrhythmie mit Herzinsuffizienz vorliegt.

Vasodilatatoren

Da der arterielle Blutdruck eine kritische Größe im Ablauf des Schocks darstellt, dürfen Vasodilatatoren nie isoliert, sondern nur in Kombination mit den blutdruckstabilisierenden Catecholaminen eingesetzt werden. Dabei sind Nitrate wegen des überwiegend venösen Angriffspunktes vorzuziehen. Eine Indikation besteht bei Schockfällen mit ausgeprägter oder unter der Therapie zunehmender Linksherzinsuffizienz. Die Wirkungsweise ist die einer Senkung der Vorlast des Herzens durch venöses Blutpooling im Niederdrucksystem. Die Dosierung beträgt für Nitrate 1–5 mg/h in Form der Dauerinfusion.

Maßnahmen beim anaphylaktischen Schock

Die Therapie der Überempfindlichkeitsreaktion richtet sich nach deren Schweregrad (Tab. 1.66). Wegen der Besonderheiten und des dramatischen Verlaufs eines anaphylaktischen Schocks weicht das Behandlungsregime von der Therapie der übrigen Schockformen ab.

Besteht ein ausgeprägtes Schocksyndrom, so wird Adrenalin in einer Dosierung von 0,1 mg i. v. injiziert. Dazu wird die Lösung aus der Ampulle (1 ml Adrenalin 1 : 1000) auf 10 ml verdünnt. Die Injektion kann in Abhängigkeit von Wirkung und Zustand des Patienten nach 1–2 Minuten wiederholt werden. Weiterhin sind Glucocorticoide in hoher Dosierung zu injizieren (beispielsweise 1000 mg Prednisolon i. v.). Gleichzeitig ist ein Volumenersatzmittel intravenös zu infundieren, da praktisch immer ein Volumenmangel besteht und ein positiver Effekt durch die Volumentherapie zu beobachten ist. Wegen der möglichen allergenen Wirkung der körperfremden kolloidalen Volumenersatzlösungen verwendet man am besten 5%ige (50 g/l) Humanalbumin- oder eine Plasmaproteinlösung. Die Reihenfolge Adrenalin vor Corticosteroiden und Volumensubstitution ist wegen des sofortigen Wirkungseintritts von Adrenalin einzuhalten. Mit dem Einsetzen der Steroidwirkung ist erst nach 10 Minuten zu rechnen.

Maßnahmen beim Schock nach akutem Myokardinfarkt

Die komplexen Behandlungsmaßnahmen des Schocks bei akutem Myokardinfarkt sind in Tab. 1.67 zusammengefaßt. Die Letalität des kardiogenen Schocks bei Infarkt beträgt nach wie vor 80–90%. Auch die neueren Verfahren der Intensivüberwachung und der Einsatz moderner Catecholamine haben die Prognose nicht nachhaltig verbessern können. Daher wurden in einigen Zentren zunehmend aggressive Behandlungsrichtlinien unter Einbeziehung von mechanisch assistierter Zirkulation und Frühoperation entwickelt. Dabei darf nicht vergessen werden, daß möglicherweise die Verbesserung der Sofortbehandlung mit Beginn einer gezielten Pharmakotherapie bereits vor

Tabelle 1.67 Therapie des Schocks nach akutem Myokardinfarkt

Oberkörperhochlagerung
Beseitigung des Schmerzes und Ruhigstellung
Venöser Zugang
Sauerstoffinsufflation (Anhaltsdosierung 4–6 l/min)
Pufferung der metabolischen Azidose: Natriumbicarbonat entsprechend Säure-Basen-Status

Bradykardie oder Bradyarrhythmie < 60/min:
  Atropin 0,5 mg i.v.;
  passagerer Schrittmacher

Extrasystolie (und Kammertachykardie):
  Lidocain 100 mg i.v.
  anschließend Dauerinfusion 1–5 mg/min

Absolute Tachyarrhythmie: Digoxin 0,25–0,50 mg i.v.
Infusion eines Volumenersatzmittels unter Beachtung von Venen- und Lungenstauung (Anhaltsdosis 100 ml/10 min) ⎫ Catecholamine bei Kontraindikation zur Volumeninfusion oder anhaltender Hypotension ⎭ (Herstellung eines arteriellen Mindestdruckes von 90–100 mmHg systolisch zur Aufrechterhaltung der Koronarperfusion)
Dobutamin oder Dopamin 100 mg in 500 ml Infusionslösung (Anhaltsdosis 60 Tr. [= 600 μg]/min)

Bei Stauungsinsuffizienz zusätzlich
  Diuretika (Furosemid 40 mg i.v.)
  Nitrate (Nitroglycerin oder Isosorbiddinitrat, Anhaltsdosis 1–3 mg/min per Infusion)

Antikoagulation mit Heparin

Klinikaufnahme Entwicklung und Ausgang eines kardiogenen Schocks günstig beeinflussen kann.

Assistierte Zirkulation

Die Verfahren der mechanisch-assistierten Zirkulation sollen die Pumpfunktion des Herzens mechanisch unterstützen oder partiell ersetzen. Ausgangspunkt der Entwicklung war die Herz-Lungen-Maschine der Kardiochirurgie. Im Laufe der Jahre wurden unterschiedliche Systeme eines venoarteriellen Bypass oder eines Linksherzbypass beschrieben und auch klinisch eingesetzt. Das heute am häufigsten angewendete Verfahren ist die intraaortale Ballongegenpulsation (Abb. 1.141). Dabei wird über die A. femoralis ein Ballon in die Aorta eingeführt, der in der Diastole aufgeblasen und in der Systole wieder entleert wird. Durch die diastolische Ballonfüllung steigt der diastolische Druck in der Aorta an, was zu einer Steigerung der Koronardurchblutung führt. Bei Patienten mit kardiogenem Schock kann eine Steigerung der Koronardurchblutung und des Herzminutenvolumens um etwa 30% erreicht werden. Durch die systolische Ballonentleerung wird eine Verminderung der

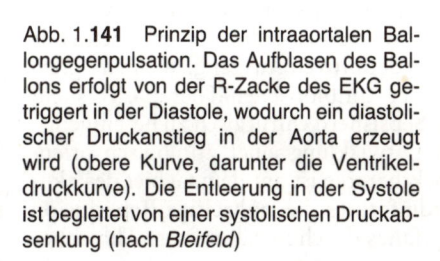

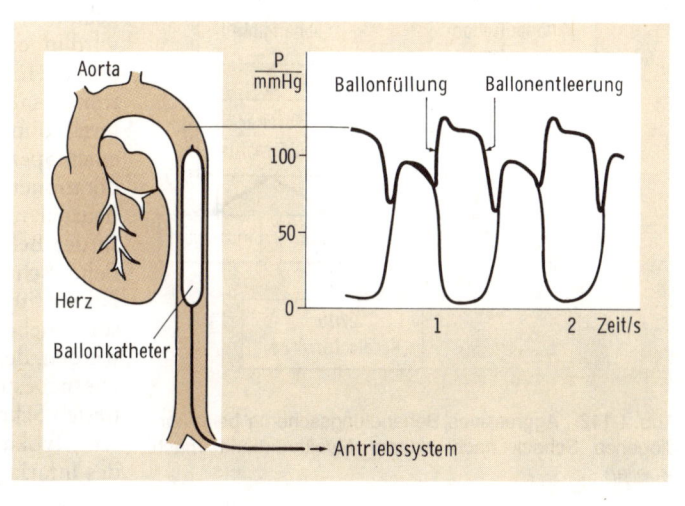

Abb. 1.141 Prinzip der intraaortalen Ballongegenpulsation. Das Aufblasen des Ballons erfolgt von der R-Zacke des EKG getriggert in der Diastole, wodurch ein diastolischer Druckanstieg in der Aorta erzeugt wird (obere Kurve, darunter die Ventrikeldruckkurve). Die Entleerung in der Systole ist begleitet von einer systolischen Druckabsenkung (nach *Bleifeld*)

Nachlast des Herzens erreicht. Mit dieser Methode liegen ausführliche klinische Erfahrungen vor, so daß sie derzeit als Verfahren der Wahl zur temporären mechanischen Unterstützung des Herzens in speziell ausgewählten Fällen gilt.

Der Einsatz der aortalen Ballongegenpulsation bei akutem Myokardinfarkt erscheint jedoch nur sinnvoll, wenn dieses Verfahren als Teil eines organisierten Gesamtbehandlungsplanes eingesetzt wird. Ein solches aggressives Therapieschema bei Myokardinfarkt mit Schock ist in Abb. 1.**142** wiedergegeben (MUELLER 1979). Erster Schritt ist die hämodynamisch kontrollierte Therapie mit herzkreislaufaktiven Catecholaminen. Die Pharmakotherapie wird jedoch, wenn es nicht gelingt, den Schock zu beheben, nur zeitlich begrenzt durchgeführt und dann durch die intraaortale Ballonpulsation abgelöst. Dabei ergeben sich drei mögliche Verläufe. Entweder bleibt auch unter der Ballonpulsation der Schock irreversibel und der Patient stirbt, oder aber der Schock wird behoben und die Ballonpulsation kann beendet werden. Als dritte Möglichkeit kann eine Situation entstehen, in der der Schock durch die mechanisch assistierte Zirkulation zwar behoben, die Ballonpulsation jedoch nicht beendet werden kann, ohne daß der Patient wieder in den Schockzustand zurückfällt. Bei Vorliegen einer solchen Pumpenabhängigkeit wird in der akuten Phase des Myokardinfarktes eine Koronarangiographie durchgeführt. Erweist sich die Situation als operabel, so wird ein akuter kardiochirurgischer Eingriff, beispielsweise eine Bypass-Operation oder die Resektion der Infarktzone angestrebt. Es liegt auf der Hand, daß ein solches Vorgehen hochspezialisierten Zentren vorbehalten bleibt.

Behandlung der schockauslösenden Ursachen

Bei hämorrhagischen Schockzuständen muß durch aktive Behandlung die Blutung gestillt werden, falls sie nicht spontan steht. Dies gilt ebenso wie für Traumen auch für akute gastrointestinale Blutungen. Eine massive Ösophagusvarizenblutung kann durch Ösophaguskompressionssonden gestillt werden, bei massiven und anhaltenden Magenblutungen ist die sofortige Operation indiziert. Herzrhythmusstörungen, die an der Pathogenese des Schocks beteiligt sind, werden durch Antiarrhythmika oder Elektrostimulation gezielt behandelt.

Bei einer Ventrikeltamponade als Ursache eines kardiogenen Schocks sollte die entlastende Perikardpunktion sobald wie möglich durchgeführt werden. Durch Volumensubstitution und Pharmakotherapie gelingt es allenfalls kurzfristig, den Schockzustand zu beherrschen.

Akute massive Lungenarterienembolien als Ursache eines kardiogenen Schocks stellen eine Indikation zur operativen Embolektomie dar. Voraussetzung dafür ist, daß es sich um einen Verschluß zentraler Abschnitte der Lungenarterien handelt. Die angiographische Sicherung durch einen Pulmonaliskatheter muß der Operation vorangehen. Falls die Möglichkeit zur Operation nicht gegeben ist, stellt die akute massive Lungenarterienembolie eine absolute Indikation zur medikamentösen Thrombolyse mit Streptase oder Urokinase dar. Die operative Embolektomie ohne vorangegangene Pulmonalisangiographie ist nur dann indiziert, wenn die Lungenarterienembolie zum Kreislaufstillstand führt und der Reanimationserfolg mangelhaft bleibt. Der kardiochirurgische Eingriff wird in jedem Falle an der Herz-Lungen-Maschine durchgeführt. Ein neueres Therapieverfahren, die transvasale Absaugung von thrombotischem Material ohne Eröffnung der Pulmonalarterie über einen Spezialkatheter (Greenfield) ist in seinen Indikationen und Erfolgen noch nicht endgültig zu beurteilen.

In der Behandlung des septischen Schocks ist die Beherrschung des Sepsisherdes der entscheidende Faktor für den definitiven Ausgang. Wenn möglich sollte neben der antibiotischen Therapie versucht werden, den Sepsisherd chirurgisch zu beseitigen.

Die neueste Entwicklung einer ätiologisch orientierten Schocktherapie ist auf dem Gebiet des akuten Myokardinfarktes die frühzeitige Reperfusion des Infarktgefäßes durch intrakoronare Thrombo-

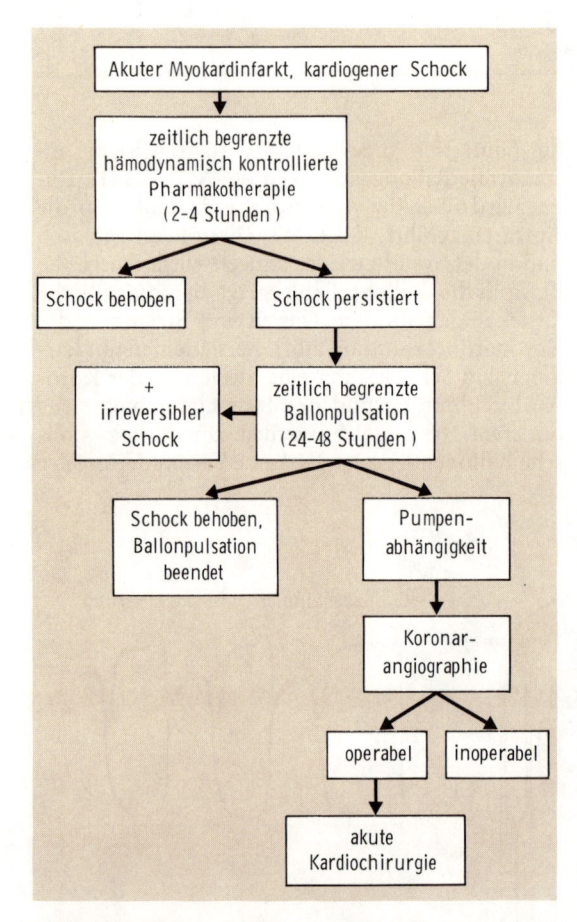

Abb. 1.**142** Aggressives Behandlungsschema beim kardiogenen Schock nach akutem Myokardinfarkt (nach *Mueller*)

lyse und/oder mechanische Wiedereröffnung. Bei frühzeitiger Rekanalisation durch intrakoronare Streptokinasebehandlung, gegebenenfalls mit nachfolgender Ballondilatation und/oder Bypass-Operation, ließ sich bei einzelnen Patienten mit kardiogenem Schock eine eindrucksvolle Verbesserung der Pumpfunktion herbeiführen, wodurch der Schockzustand beseitigt werden konnte.

Literatur

Akhtar, N., E. Mikulic, J. N. Cohn, M. H. Chaudhry: Hemodynamic effect of Dobutamine in patients with severe heart failure. Amer. J. Cardiol 36 (1975) 202

Allgöwer, M., C. Burri: Schockindex. Dtsch. med. Wschr. 92 (1967) 1947

Alonso, D. R., S. Scheidt, M. Post, T. Killip: Pathophysiology of cardiogenic shock – Quantification of myocardial necrosis, clinical, pathologie and electrocardiographie correlations. Circulation 43 (1973) 588

Augustin, H. J., H. Melderis, H. Pantlen, P. v. Wichert: Hämodynamische und renovaskuläre Wirkungen von Dopamin und Dobutamin. Intensivmed. 16 (1979) 195

Bleifeld, W.: Assistierte Zirkulation. Med. Klin. 70 (1975) 77

Cohn, J. N.: Blood pressure measurement in shock. J. Amer. med. Ass. 199 (1967) 972

Cournand, A., R. L. Riley, S. E. Bradley, E. S. Breed, R. P. Noble, H. D. Lauson, M. I. Gregersen, D. W. Richards: Studies of the circulation in clinical shock. Surgery 13 (1943) 964

Crexells, C., K. Chatterjee, J. S. Forrester, K. Dikshit, H. J. C. Swan: Optimal level of filling pressure in the left side of the heart in acute myocardial infarction. New Engl. J. Med. 289 (1973) 1263

DelGuercio, L. R. M., J. D. Cohn, N. R. Feins, R. P. Coomaraswamy, L. Mantle: Pulmonary embolism shock. J. Amer. med. Ass. 196 (1966) 751

Duff, J. H., A. C. Groves, A. P. H. McLean, R. Lapointe, L. D. MacLean: Defective oxygen consumption in septic shock. Surg. Gynec. Obstet. 128 (1969) 1051

Duff, H. J., H. M. Scott, D. J. Peretz, G. W. Mulligan, L. D. MacLean: The diagnosis and treatment of shock in man based on hemodynamic and metabolic measurements. J. Trauma 6 (1966) 145

Dussan, J., B. Regnier, Th. Darragon, B. Teisseire, J. R. LeGall, F. Lemaire: Hyperkinetic shock in viral and pneumococcal pneumonias. Intens. Care Med. 5 (1979) 59

Eiseman, B., R. Beart, L. Norton: Multiple organ failure. Surg. Gynec. Obstet. 144 (1977) 323

Gersmeyer, E. F., E. C. Yasargil: Schock und hypotone Kreislaufstörungen, 2. Aufl. Thieme, Stuttgart 1978

Goldstein, R., E. R. Passamani, R. Roberts: A comparison of Digoxin and Dobutamine in patients with acute infarction and cardiac failure. New Engl. J. Med. 303 (1980) 846

Gunnar, R., H. S. Loeb: Use of drug in cardiogenic shock due to acute myocardial infarction. Circulation 45 (1972) 1111

Hardaway, R. M., C. P. M. James, C. R. W. Anderson, C. E. Bredenberg: Intensive study and treatment of shock in man. J. Amer. med. Ass. 199 (1967) 779

Harken, A. H., R. S. Lillo, H. V. Hufnagel: Direct influence of Endotoxin on cellular respiration. Surg. Gynec. Obstet. 140 (1975) 858

Heene, D. L.: Diagnostik der Gerinnungsstörungen im Schock. In Zimmermann, W. E., J. Staib: Stoffwechselveränderungen und Therapie. Schattauer, Stuttgart 1970

Henning, R. J., F. Wiener, S. Valdes, M. H. Weil: Measurement of toe temperature for assessing the severity of acute circulatory failure. Surg. Gynec. Obstet. 149 (1979) 1

Holzer, J., J. S. Karliner, R. A. O'Rourke, W. Pitt, J. Ross: Effectiveness of Dopamine in patients with cardiogenic shock. Amer. J. Cardiol. 32 (1973) 79

Joly, H. R., M. H. Weil: Temperature of the great toe as an indication of the severity of shock. Circulation 39 (1969) 131

Lasch, H. G., K. Huth, D. L. Heene, G. Müller-Berghaus, M. H. Hörder, H. Janzarik, C. Mittermayer, W. Sandritter: Die Klinik der Verbrauchskoagulopathie. Dtsch. med. Wschr. 96 (1971) 715

Lefer, A. M.: Myocardial depressant factor and circulatory shock. Klin. Wschr. 52 (1974) 358

Leier, C. V., P. T. Heban, P. Huss, C. A. Bush, R. P. Lewis: Comparative systemic and regional hemodynamic effects of Dopamine and Dobutamin in patients with cardiomyopathic heart failure. Circulation 58 (1978) 466

Loeb, H. S., J. Bredakis, R. M. Gunnar: Superiority of Dobutamine over Dopamine for augmentation of cardiac output in patients with chronic low output cardiac failure. Circulation 55 (1977) 375

MacCannell, K. L., J. L. McNay, M. B. Meyer, L. I. Goldberg: Dopamine in the treatment of hypotension and shock. New Engl. J. Med. 275 (1966) 1389

MacLean, L. D., J. H. Duff, H. M. Scott, D. J. Peretz: Treatment of shock in man based on hemodynamic diagnosis. Surg. Gynec. Obstet. 120 (1965) 1

MacLean, L. D., W. G. Mulligan, A. R. H. McLean, J. H. Duff: Pattern of septic shock in man – a detailed study of 56 patients. Ann. Surg. 166 (1967) 543

MacKenzie, G. J., S. H. Taylor, D. C. Flenley, A. H. McDonald, H. P. Staunton, K. W. Donald: Circulatory and respiratory studies in myocardial infarction and cardiogenic shock. Lancet 1964/II, 825

Mueller, H. S.: Myokardinfarkt – Kardiogener Schock. Intensivmed. 16 (1979) 115

Regnier, B., D. Safran, J. Carlet, B. Teisseire: Comparative haemodynamic effects of Dopamine and Dobutamine in septic shock. Intens. Care Med. 5 (1979) 115

Schumer, W., R. Sperling: Shock and its effect on the cell. J. Amer. med. Ass. 205 (1968) 215

Schumer, W.: Steroids in the treatment of clinical septic shock. Ann. Surg. 184 (1976) 333

Schuster, H. P.: Schock: Wandel der Perspektiven. Differentialtherapeutische Probleme in der Intensivtherapie des Schocks. Internist 23 (1982) 463

Schuster, H. P., M. W. Long, J. Blair, J. A. Sedensky, E. F. Mammen: The influence of disseminated intravascular coagulation on renal function after experimental hemorrhagic shock. Rescuscitation 8 (1980) 3

Shoemaker, W. C., J. M. Reinhard: Tissue perfusion defects in shock and trauma states. Surg. Gynec. Obstet. 137 (1973) 980

Shoemaker, W. C., E. S. Montgomery, E. Kaplan, D. H. Elwyn: Physiologic patterns in surviving and nonsurviving shock patients. Arch. Surg. 106 (1973) 630

Shubin, H., M. H. Weil: The mechanism of shock following suicidal doses of barbiturates, narcotics and tranquilizer drugs, with observations on the effects of treatment. Amer. J. Med. 38 (1965) 853

Siegel, J. H., M. Greenspan, L. R. M. Del Guercio: Abnormal vascular tone, defective oxygen transport and myocardial failure in human septic shock. Ann. Surg. 165 (1967) 504

Swan, H. J. G., W. Ganz, J. Forrester, H. Marcus, G. Diamond, D. Chonette: Catheterization of the heart in man with use of a flow-directed balloon-tipped catheter. New Engl. J. Med. 283 (1970) 447

Truninger, B., S. M. Rosen, D. E. Oken: Renale Hämodynamik und hämorrhagische Hypotension. Klin. Wschr. 44 (1966) 857

Udhoji, V. N., M. H. Weil, M. P. Sambhi, L. Rosoff: Hemodynamic studies on clinical shock associated with infection. Amer. J. Med. 34 (1963) 461

Vitek, V., R. A. Cowley: Blood lactate in the prognosis of various forms of shock. Ann. Surg. 173 (1971) 308

Weil, M. H., A. A. Afifi: Experimental and clinical studies on lactate and pyruvate as indicators of the severity of acute circulatory failure (shock). Circulation 41 (1970) 989

Wilson, R. F., A. P. Thal, P. H. Kindling, T. Grifka, E. Ackermann: Hemodynamic measurements in septic shock. Arch. Surg. 91 (1965) 121

Wilson, R. F., E. Sarver, R. Birks: Central venous pressure and blood volume determinations in clinical shock. Surg. Gynec. Obstet. 134 (1971) 631

2 Krankheiten der Gefäße

Krankheiten der Arterien

Panarteriitiden

H. Hess

Unter dem Sammelbegriff Panarteriitiden sei jene Gruppe von Krankheitsbildern verstanden, deren gemeinsames histopathologisches Merkmal entzündliches Befallensein aller Wandschichten kleiner und/oder größerer Arterien, nicht selten auch von Venen ist. Die entzündlichen Gefäßwandveränderungen induzieren in den betroffenen Segmenten praktisch immer auch thrombotische Wandabscheidungen. Jedes der hier angeführten Krankheitsbilder hat nach Ätiologie, Art und Lokalisation der Gefäßprozesse und nach Bevorzugung von Geschlecht und Alter seine Besonderheiten. Dennoch läßt sich beim gegenwärtigen Stand unserer Kenntnisse nicht sagen, inwieweit sie Krankheiten sui generis oder Varianten einer nosologischen Einheit sind. Eine weitergehende Differenzierung der Arteriitiden ist deshalb derzeit nicht zweckmäßig.

Periarteriitis nodosa (Kussmaul-Maier)
(Polyarteriitis nodosa, nekrotisierende [Pan-]Angiitis)

Definition

Die Periarteriitis nodosa ist eine Systemerkrankung, die segmental und in unterschiedlichen Graden alle Arterien, vorzugsweise aber diejenigen kleinen und mittleren Kalibers, und vielfach auch kleine Venen betreffen kann und in Schüben verläuft. Sicht- und tastbare, bis 4 mm große Knötchen unter der Haut, die sich als Entzündungsherde in Arterien des genannten Kalibers erweisen, veranlaßten die Erstbeschreiber Kussmaul und Maier, die Krankheit Periarteriitis nodosa zu nennen.

Häufigkeit

Im Sektionsgut der Cleveland-Klinik wurden in 20 Jahren 27 Fälle von nekrotisierender Angiitis beobachtet, wovon 12 Fälle der Periarteriitis nodosa im engeren Sinne entsprachen.
Die Krankheit kann in jedem Lebensalter vorkommen, gehäuft zwischen 20 und 45 Jahren. Männer erkranken häufiger als Frauen, wobei die Literaturangaben von 3 : 1 bis 10 : 1 schwanken.

Ätiologie

Die Ursache der Krankheit ist noch unbekannt. Diskutiert wird hyperergische Reaktion auf infektiöse oder toxische Antigene. Rheumatisches Fieber wird in 10% der Fälle angegeben, aber in der Mehrzahl gibt die Anamnese keine Anhaltspunkt für Allergie. Auch Virusinfektion wurde für möglich gehalten, weil bei Herpes zoster Periarteriitis-nodosa-ähnliche Gefäßveränderungen vorkommen. Die manchmal positive Wassermann-Reaktion ist Folge von Hypergammaglobulinämie und kein Beweis für luische Ätiologie. Wahrscheinlich kann eine ganze Reihe von recht unterschiedlichen Noxen zur Periarteriitis nodosa führen.

Pathologie

Klassischerweise beginnt der Prozeß in der Media kleiner und mittlerer Arterien mit Nekrose, fibrinoider Verquellung und (eosinophiler) leukozytärer Infiltration. Später breitet er sich zur Intima und Adventitia hin aus, kann Boden einer obliterierenden Thrombose werden und heilt schließlich mit Nekrotisierung aus. Multiple Aneurysmen und Ruptur können aus solchen segmentalen Gefäßwandläsionen entstehen. Typisch ist das Nebeneinander von frischen und älteren Läsionen, die praktisch in allen Organen vorkommen können.

Krankheitsbild
Anamnese

Drei Viertel der Patienten haben eine Vorgeschichte, die möglicherweise mit der Krankheit schon in Verbindung steht. In der ungefähren Reihe der Häufigkeit werden angegeben: Bronchialasthma, Pneumonien, Nasen-Rachen-Katarrhe, Exantheme, Heufiber und Urtikaria, Polyarthritis, Lues und Gonorrhoe. Medikamente, die gehäuft vor der Manifestation einer Periarteriitis nodosa Anwendung fanden, sind: Sulfonamide, Antibiotika, Heilseren, Gelbfiebervakzine.

Befunde

So groß wie die Kombinationsmöglichkeiten in der Reihenfolge des Organbefalls dieser in Schüben verlaufenden Systemerkrankung des Gefäßbaumes sind, so bunt ist auch das Erscheinungsbild. Die Periarteriitis nodosa kann in der Maske beinahe jeder Organkrankheit beginnen.

In der Hälfte der Fälle beginnt die Krankheit akut mit *Fieber*, das oft septisch unter Schüttelfrost ansteigt. In anderen Fällen bestehen wochenlang subfebrile Temperaturen. Völlig afebrile Verläufe kommen praktisch nicht vor.

Häufig sind *Gelenk-* und *Muskelschmerzen*. Rasch kommt es in der Hälfte der Fälle zu Gewichtsabnahme, die bis zum Marasmus führen kann.

Das Beschwerdebild und die klinischen Befunde sind dann davon bestimmt, welches oder welche Organe betroffen sind.

Die *Nieren* sind in 70–80% aller Fälle beteiligt in Form einer Polyarteriitis und/oder Glomerulitis. Für Polyarteriitis sprechen subjektiv symptomlose diskrete Proteinurie, Hämaturie, hyaline und granulierte Zylinder. Das Bild der Glomerulitis entspricht dem der akuten diffusen Glomerulonephritis mit Proteinurie, Hämaturie, Zylindrurie, Niereninsuffizienz, Ödemen.

Hypertension wird in etwa 60% der Fälle beschrieben und ist kein frühes Symptom der Nierenbeteiligung, sondern soll sich erst mit Beginn der Abheilung der Gefäßprozesse entwickeln.

Leibschmerzen diffus oder mit lokaler Konzentration, Übelkeit, Appetitlosigkeit, Erbrechen und (blutige) Durchfälle weisen auf Befall der Abdominalorgane hin und werden bei 30–60% der Patienten beobachtet. Es resultieren die klinischen Bilder einer akuten Appendizitis, Pankreatitis, Cholezystitis, Hepatitis oder Enterokolitis mit Schleimhautulzeration bis zur Perforation. Akuter Bauch, Schock und zunehmender Durst müssen an die Ruptur eines Abdominalarterienaneurysmas denken lassen.

Angina pectoris, Herzinfarkt, Rhythmusstörungen und schließlich Herzinsuffizienz durch diffuse ischämische Myokardschädigung sind Folge einer in der Hälfte der Fälle vorkommenden Beteiligung der Koronararterien. Die Ruptur eines perikardnahen Koronararterienaneurysmas kann eine Herzbeuteltamponade verursachen.

Die Beteiligung der *Lungengefäße* kann die Symptome einer chronischen, antibiotikaresistenten Bronchitis oder Bronchopneumonie machen und imponiert röntgenologisch im Beginn meist als multiple, kleinherdige, weiche Verschattung, im Ausheilungsstadium als Lungenfibrose. Die Periarteriitis nodosa der Pleuragefäße verursacht die Erscheinungen einer trockenen oder exsudativen, gelegentlich hämorrhagischen Pleuritis.

Periarteriitis nodosa in *Hoden, Nebenhoden* oder *Ovarien* macht Symptome ähnlich einer Entzündung dieser Organe.

Der Befall der *ableitenden Harnwege* und der Harnblase kann sich in Kreuzschmerzen, Dysurie und Hämaturie äußern.

Die typischen *Hauterscheinungen* sind bereits von den Erstbeschreibern als schmerzhafte intra- oder subkutane Knötchen beobachtet worden und kommen in etwa 25% der Fälle vor. Livedoartige Bilder können ebenso wie urtikarielle, skarlatiniforme, gangräneszierende oder ödematöse Hautveränderungen ihren Grund in einer Periarteriitis nodosa haben.

Raynaud-Syndrom kommt bei Befall der Gliedmaßenarterien, vor allem der Digitalarterien vor. Gelenkschmerzen sind häufig, Gelenkschwellungen bei höchstens 10% der Fälle.

Symptome einer *Polyneuropathie* (Schmerzen, vor allem der unteren Extremität, motorische und sensible Störungen, Muskelatrophie, Reflexausfälle) werden bei über 50% der Kranken beobachtet.

Zerebrale herdförmige Ausfälle, Meningismus meist durch subarachnoidale Blutungen, Schwindel, Sehstörungen, zentrales Erbrechen und nicht zuletzt Kopfschmerzen (30% der Fälle) sind die wichtigsten Symptome der zerebralen Manifestation der Periarteriitis nodosa. Die Ruptur eines Hirnarterienaneurysmas kann zu subduraler, subarachnoidaler oder intrazerebraler Massenblutung führen. Zur Erblindung durch Optikusneuritis oder -atrophie kommt es in 15% der Fälle.

Laborbefunde

Blutbild: polymorphkernige Leukozytose in 80%, Eosinophilie in 25% der Fälle. Anämie in fortgeschrittenen Stadien als Folge von Blutungen oder chronischer Niereninsuffizienz.

Die *Blutsenkung* ist meist sehr stark beschleunigt. Häufig ist Hypergammaglobulinämie.

Da die *Leber* in 40–70% der Fälle miterkrankt ist, werden entsprechend oft Erhöhungen von SGOT und SGPT gefunden. Bei frischem Befall der Muskulatur ist die CPK erhöht.

Im Stadium der dekompensierten *Niereninsuffizienz* Anstieg der harnpflichtigen Substanzen.

Besondere Untersuchungsmethoden

Leberbiopsie: Befund einer chronischen Hepatitis oder einer Fettleber.

Muskel- und *Hautbiopsie* ergeben nach der Literatur in 30% der Fälle positive Ergebnisse, die Trefferquote kann durch gezielte Exzision an Orten starker Muskelschmerzen, durch wiederholte Entnahmen und Serienschnitte verbessert werden. Es muß aber darauf hingewiesen werden, daß aus entzündlichen Gefäßveränderungen an nur einer Stelle, wenn das klinische Bild nicht zur Periarteriitis nodosa paßt, die Diagnose nicht gestellt werden darf.

Elektromyographie kann Schädigungen des peripheren motorischen Neurons nachweisen.

Angiographie ist bei klinischem Verdacht auf Aneurysmen oder Befall größerer Arterien angezeigt.

Verlauf und Prognose

Der Verlauf der klassischen Periarteriitis nodosa kann sehr unterschiedlich sein: foudroyant rasch zum Tode führen oder chronisch remittierend über Jahre und Jahrzehnte gehen; nur in sehr seltenen Fällen Ausheilung mit oder ohne Defekt.

Prognostisch ungünstig sind frühzeitige Hypertension, Nieren- und Herzinsuffizienz. Zwischen Fällen mit und ohne Lungenbeteiligung besteht dagegen kein prognostischer Unterschied.

Durch frühzeitige Langzeitbehandlung mit Steroiden ist nach einer Statistik der Mayo-Klinik die 5-Jahre-Überlebenschance von 13% bei Unbehandelten auf 48% gesteigert worden.

Komplikationen

Arterielle und/oder venöse Thrombosen mit akuten Ischämiesyndromen des oder der betroffenen Organe können in jedem Stadium der Krankheit vorkommen.

Blutungen durch Ruptur eines Aneurysmas und die Entstehung arteriovenöser Shunts sind Spätkomplikationen.

Differentialdiagnose

Die Periarteriitis nodosa ist nach BÜRGER eine „Fundgrube der Fehldiagnosen". Differentialdiagnostisch müssen vor allem erwogen werden: Sepsis, Miliartuberkulose, Lupus erythematodes (LE-Zellen), primär chronische Polyarthritis (charakteristischer Röntgenbefund), Dermatomyositis, progressive Sklerodermie.

Durch organbezogene Symptome kann die Periarteriitis nodosa eine Menge anderer Krankheiten simulieren. Symptome von seiten mehrerer Organe und vor allem ungewöhnliche Kombinationen von Organerkrankungen mit remittierendem Fieber und hoher BSG sollten immer an Periarteriitis nodosa denken lassen.

Therapie

Wenn die Diagnose histologisch gesichert ist, sollte mit dem Beginn einer Langzeitbehandlung mit anfänglich hohen Steroiddosen (60–80 mg Prednisolon) nicht gezögert werden. Die meisten Autoren empfehlen eine schrittweise Reduzierung bis zur geringsten noch wirksamen Erhaltungsdosis erst, nachdem alle Aktivitätszeichen einschließlich der Beschleunigung der BSG verschwunden sind.

In den seltenen Fällen, bei denen unter einer Steroidbehandlung Symptome einer Periarteriitis nodosa auftreten und bei Erhöhung der Steroiddosis noch zunehmen, muß diese abgebrochen werden. Erst die Zukunft wird erweisen, ob an ihrer Stelle eine Behandlung mit Immunsuppressiva ähnlich wirksam ist (Dosierung s. S. 2.6).

Hypersensitivitätsangiitis

Definition

Die Hypersensitivitätsangiitis ist eine Sonderform der nekrotisierenden Panangiitis, die aber nicht wie die Periarteriitis nodosa subchronisch in Schüben, sondern als akutes Krankheitsbild abläuft.

Häufigkeit

Von 27 Fällen von nekrotisierender Angiitis des Sektionsgutes der Cleveland-Klinik in 20 Jahren wurden 11 der Hypersensitivitätsangiitis zugeordnet.

Ätiologie

Auch diese Sonderform der nekrotisierenden Panangiitis hat anscheinend keine einheitliche Ursache. Deutlicher noch als bei der Periarteriitis nodosa scheinen Medikamente als Auslöser in Frage zu kommen.

Pathologie

Wie die Periarteriitis nodosa ist auch diese Form eine Panangiitis der kleinen und mittleren Arterien und Venen. Im Gegensatz dazu aber sind große Gefäße nicht befallen, die Kapillaren manchmal mitbetroffen und alle Gefäßläsionen gleichen Alters. Bei der viszeralen Form bestehen vor allem schwere Veränderungen in den Nieren. Die Todesursache ist fast immer eine nekrotisierende Glomerulonephritis.

Krankheitsbild

Anamnese

Wie bei der Periarteriitis nodosa werden häufig allergische oder rheumatische Krankheiten in der Vorgeschichte berichtet. Besonders oft geht der Manifestation der Krankheit Einnahme von Medikamenten voraus, z.B.: Antibiotika, Thiouracil, Diphenylhydantoin, Cumarine, aber auch Steroide und Ovulationshemmer.

Befunde

Der Krankheitsbeginn ist akut oder subakut. Die Symptomatik ist wie bei Periarteriitis nodosa bestimmt davon, welche Organe betroffen sind. Beim häufigen Befall der Extremitäten kommt es zu akralen Ischämien und Hautnekrosen. Die Symptome der viszeralen Form der Hypersensitivitätsangiitis entsprechen denen, die bei der Periarteriitis nodosa bereits beschrieben sind.

Laborbefunde und besondere Untersuchungsmethoden

s. Periarteriitis nodosa.

Verlauf und Prognose

Der Verlauf der Hypersensitivitätsangiitis hängt von der Lokalisation der Gefäßläsionen, der Möglichkeit der rechtzeitigen Ausschaltung der verantwortlichen Noxe und dem rechtzeitigen Beginn einer wirksamen Therapie ab.

Die kutane Form hat bei zweckmäßiger Therapie eine relativ gute Prognose und kann ad integrum oder mit Defekten zur Ausheilung kommen.

Die Prognose der viszeralen Form ist wesentlich ungünstiger.

Differentialdiagnose

Bei der kutanen Form der Hypersentivitätsangiitis kommen differentialdiagnostisch alle Krankheiten in Frage, die ein sekundäres Raynaud-Syndrom bzw. ein akutes oder subakutes akrales Ischämie-Syndrom verursachen können (s. S. 2.41ff. und Tab. 2.11, S. 2.45).
Für die veszerale Form kann auf die Differentialdiagnose bei Periarteriitis nodosa verwiesen werden.

Therapie

Das Absetzen aller Medikamente, die vor Beginn der Krankheit genommen wurden, kann kausale Behandlung sein. Dies gilt für Antibiotika, Thyreostatika, Hydantoinpräparate, Ovulationshemmer und in jenen Fällen, die unter Steroiden manifest wurden, auch für diese.
Bei subakuten und akuten peripheren Lokalisationen hat sich dem Autor eine Lysebehandlung mit Streptokinase über 24 Stunden bewährt. Als Initialdosis werden in den ersten 30 Minuten in einer Schemabehandlung 250000 E Streptokinase als Anflutdosis gegeben und anschließend stündlich 100 000 E über 24 Stunden. Sofort danach 3 × 0,5 g Acetylsalicylsäure täglich als Langzeittherapie zur Thrombozytenfunktionshemmung. Auf die übliche Antikoagulation wird verzichtet. Die thrombolytische Behandlung ist wie keine andere Maßnahme in der Lage, die gestörte Zirkulation in der Endstrombahn rasch wiederherzustellen. Sie bringt dort ausgefallenes Fibrin zur Lösung, vermindert die Blutviskosität und steigert damit die Durchblutung der Endstrombahn. Die Verminderung der Blutviskosität geht dabei parallel mit der Reduzierung des Fibrinogenspiegels. Diese ist in den ersten 12–48 Stunden einer Streptokinasetherapie am stärksten ausgeprägt. Später steigt auch unter laufender Streptokinasebehandlung das Fibrinogen und damit die Viskosität des Blutes wieder an.
Neuerdings kann Hypofibrinogenämie durch Schlangengiftpräparate (Arwin, Defibrase) therapeutisch induziert werden. Die ursprünglich empfohlene intravenöse Infusionsbehandlung wurde, von wenigen Ausnahmefällen abgesehen, zu Gunsten der subkutanen Anwendung dieser Präparate weitgehend verlassen. In den ersten Tagen wird täglich 1 Amp. streng subkutan injiziert. Dadurch kommt es in der Mehrzahl der Fälle innerhalb von 4–5 Tagen zu der therapeutisch gewünschten Absenkung des Fibrinogenspiegels auf 80–100 mg/dl (0,8–1,0 g/l). Die Fibrinogenkonzentration ist während der gesamten Therapie auf Werte in diesem Bereich möglichst einzustellen. Dies kann entweder durch Fortsetzung von täglichen subkutanen Injektionen mit 1 Amp. oder mit 2–3 Amp. alle 2–3 Tage erreicht werden. Als Kontrolle der Therapie ist die tägliche Bestimmung der Fibrinogenkonzentration nach der Methode von Clauss notwendig. Gegen das Gift entwickelt der Organismus Antikörper, die nach 2–4 Wochen der Behandlung zunächst durch eine Dosiserhöhung überspielt werden können. Arwin und Defibrase stammen von verschiedenen Schlangen, gegen deren Gifte keine Kreuzimmunität zustande kommt. Wenn ein Präparat nicht mehr wirkt, kann das andere weitergegeben werden.
Die Schlagengiftpräparate können auch in einem Abstand von 24 Stunden nach Absetzen der Streptokinasetherapie in der beschriebenen Weise eingesetzt werden.
Die Kontraindikation einer Behandlung mit Antikogulantien, Thrombolytika und Schlangengiftpräparaten sind sorgfältig zu beachten. Absolute Kontraindikationen sind hämorrhagische Diathese, ulzeröse Intestinalerkrankungen, Niereninsuffizienz, schwere Hypertonie, Hirngefäßerkrankungen, Retinopathien und die ersten Tage nach großen Weichteilverletzungen, Operationen und einer Entbindung.
Wenn sich unter der genannten Behandlung das Zustandsbild in wenigen Stunden wesentlich bessert, kann auf Steroide verzichtet werden. Anderenfalls wird wie bei der Periarteriitis nodosa Prednisolon gegeben.
In Fällen, die in Verbindung mit Steroidtherapie aufgetreten sind, ist die Gabe von Immunsuppressiva zu erwägen (Dosierung s. S. 2.6).

Wegener-Granulomatose (Riesenzellgranulomatöse Angiitis)

Definition

Die Krankheit wird als Sonderform der Periarteriitis nodosa diskutiert und ist gekennzeichnet durch granulomatöse und entzündliche Veränderungen der kleinen Arterien und Venen, die im Bereich der oberen Luftwege beginnen, sich über die Lungen und schließlich generalisiert ausbreitet. Die granulomatöse Reaktion ist dabei nicht ausschließlich auf das Gefäßsystem beschränkt.

Häufigkeit

Die Krankheit ist sehr selten. In der Statistik der Cleveland-Klinik sind unter insgesamt 24 Fällen nekrotisierender Angiitis in 20 Jahren 4 Fälle dieser Form.
Bevorzugtes Alter 30.–50. Lebensjahr ohne Geschlechtsunterschied.

Ätiologie

Die Ursache ist nicht bekannt. Hyperergische Reaktion auf unspezifischen Infekt der oberen Luftwege wird für möglich gehalten.
Neben Nekrosen finden sich rheumatische oder tuberkelähnliche Riesenzellgranulome. Zwischen mehr angiitischen und mehr granulomatösen Formen gibt es alle Spielarten. Die Granulombildungen sind vor allem im Nasen-Rachen-Raum und in

den Lungen nicht streng auf das Gefäßsystem bezogen. Im Endstadium sind immer die Nieren in Form einer fokalen granulomatösen Glomerulonephritis oder einer nekotisierenden Glomerulitis betroffen.

Krankheitsbild

Typischerweise läuft die Krankheit in 4 Stadien ab.
Stadium 1. Beginn mit chronischer ulzeröser oder granulomatöser Entzündung, später auch Knorpel- und Knochendestruktionen im Nasen- und Nebenhöhlenbereich und dadurch Nasenbluten. Häufig ist Otitis media. Die bioptische Untersuchung zeigt in diesem Stadium meist noch keine typischen Veränderungen. Bakteriologisch werden unspezifische Erreger gefunden.
Stadium 2. Granulomatöse Lungenherde. Es handelt sich dabei meist um homogene Rundschatten, die in der Regel progressiv, manchmal einschmelzend sind und selten auch spontane Rückbildung zeigen.
Fälle mit schwerem Asthma bronchiale, Eosinophilie und subfebrilen Temperaturen sind als „allergische Granulomatose" beschrieben.
Stadium 3. Generalisierte Vaskulitis verschiedener Organe wie bei Periarteriitis nodosa, darüber hinaus aber auch mehr oder weniger granulomatöse Gewebsveränderungen. Relativ häufig ist eine Augenbeteiligung in Form von Konjunktivitis, Skleritis, Uveitis, Kornealulzeration. Bei einseitigem Exophthalmus ist an Orbitalgranulome zu denken.
Stadium 4. Nierenbefall führt zu fortschreitender Niereninsuffizienz, für die typisch das Ausbleiben einer Hypertonie ist. Der Nierenbefall kündigt sich durch mäßige Proteinurie, Erythrozyt-, Leukozyt- und Zylindrurie an. Die Sicherung der Diagnose ist durch Nierenbiopsie möglich.

Verlauf und Prognose

Die Prognose ist infaust. Die mittlere Lebensdauer beträgt 3–4 Monate, die längste bisher beschriebene Überlebenszeit 4 Jahre.

Komplikationen

Hämoptysen durch Schleimhautulzerationen im Nasen-Rachen-Raum.
Todesursache können respiratorische Insuffizienz, Herz- und Niereninsuffizienz sein.

Differentialdiagnose

Andere entzündliche Erkrankungen der oberen Luftwege und der Lungen mit disseminierten herdförmigen Infiltrationen.
Die Periarteriitis nodosa unterscheidet sich durch fehlenden Befall der oberen Luftwege, häufigeres Vorkommen polyneuritischer Symptome und Hypertonie.
Beim hämorrhagischen pulmorenalen Syndrom (Goodpasture) kommt ebenfalls kein Befall der oberen Luftwege vor.

Therapie

Prednisolon anfangs 60–80 mg, dann mit Rückgang der Symptome Reduktion auf kleinste wirksame Erhaltungsdosis. Von manchen Autoren wird allerdings geraten, diese Behandlung für das Generalisationsstadium zu sparen. Auch eine Behandlung mit Immunsuppressiva ist zu erwägen, z.B. Imurek in einer Dosis von 50–200 mg täglich, wobei wegen Magenunverträglichkeit die Dosis langsam zu steigern ist. Durchschnittliche Tagesdosis 100 mg. Ein gutes Maß für die Wirksamkeit ist der klinische Befund und vor allem der Rückgang etwa erhöhter Gammaglobuline. Die Behandlung kann über viele Monate, unter Umständen länger, durchgeführt werden. Kontrollen des Blutbildes, der Thrombozyten, der SGOT und der alkalischen Phosphatase sind regelmäßig notwendig.
Lokale Bestrahlung kann Infiltrationen zur vorübergehenden Rückbildung bringen.
Auch eine Behandlung mit Antimetaboliten kann versucht werden (z. B. Mercaptopurin täglich 50 mg per os oder Methotrexat wöchentlich einmal 50 mg intravenös).

Riesenzellarteriitiden

„Riesenzellarteriitis" ist neuerdings ein Oberbegriff für Krankheitsbilder, die mit einer granulomatösen nekrotisierenden Panarteriitis einhergehen. Ihre Hauptmerkmale sind: Intimaproliferation, mononukleäre Infiltrate, Riesenzellen, Fragmentation und Verlust der Lamina elastica interna und Nekroseherde. Die charakteristischen „Riesenzellen" sind in allen Wandschichten zu finden und imponieren elektronenmikroskopisch als zusammengelagerte, aber nicht verschmolzene Histiozyten und können bis zu 30 Zellkerne enthalten. Mononukleäre „Riesenzellen" können bei allen Krankheitsbildern dieser Arteriitis aber auch fehlen und haben deshalb wahrscheinlich keine zentrale Bedeutung. In der Mehrzahl der autoptisch untersuchten Fälle ging der arteriitische Befall über die Lokalisation der für die Symptome verantwortlichen Gefäße im Sinne einer Generalisierung hinaus. Viele Gemeinsamkeiten hinsichtlich Symptomatologie, Klinik und Therapie geben die Begründung dafür, die verschiedenen Krankheitsbilder vorläufig als Teilaspekte einer größeren nosologischen Einheit „Riesenzellarteriitis" zu beschreiben. Dies soll in der chronologischen Reihenfolge ihres Bekanntwerdens geschehen.

Takayasu-Syndrom (Pulseless disease)
Definition

Die zuerst von dem japanischen Ophthalmologen TAKAYASU 1908 beschriebene Krankheit ist gekennzeichnet durch Pulslosigkeit an der oberen Extremität und fortschreitende Augenveränderungen.

Häufigkeit
Die Krankheit ist sehr selten. Bis 1960 sind etwa 100 Fälle in der Weltliteratur beschrieben. Sie befällt nahezu ausschließlich junge Frauen, meist schon vor dem 25. Lebensjahr und unterscheidet sich damit deutlich von den beiden anderen Riesenzellarteriitiden.

Ätiologie
Die Ursache ist nicht bekannt. Die einen nehmen eine Infektion an, andere schließen aus den mesenchymalen Abnormitäten an den Augen auf eine ontogenetische Störung.

Pathologie
Das histologische Bild entspricht dem einer Riesenzellarteriitis wie oben beschrieben. Die Gefäßveränderungen betreffen zwar überwiegend die thorakale Aorta und die vom Aortenbogen abgehenden großen Gefäße, können aber auch an der Bauchaorta und ihren Ästen gefunden werden.

Krankheitsbild
Ausfall der Gefäßpulsationen an der oberen Körperhälfte (Karotiden, Aa. axillares, brachiales), der in fortgeschrittenen Fällen komplett sein kann. Dadurch kommt es zu Erscheinungen zirkulatorischer Insuffizienz im Versorgungsgebiet dieser Arterien, wie „Claudicatio" an den Armen bei geringer Muskeltätigkeit, Kopfschmerzen, Anfällen zerebraler Durchblutungsnot, verbunden mit Überempfindlichkeit des Karotissinus, gelegentlichem Übelwerden oder Erbrechen, besonders bei raschem Lagewechsel des Kopfes und intermittierenden oder bleibenden Symptomen herdförmiger zerebraler Durchblutungsstörungen. Minderdurchblutung im Nasen-Rachen-Raum kann zu ulzerösen Defekten und oft schwerem Nasenbluten führen.
Fortschreitende Augenveränderungen in Form von Katarakt, Glaukom und Abnormitäten der Retina. Es bestehen Beschleunigung der Blutkörperchensenkungsgeschwindigkeit, Hypalbuminämie, Dysproteinämie mit Erhöhung der α_1- und α_2-Globuline, Anämie.

Verlauf und Prognose
Verlaufszeiten von 1 bis über 10 Jahre sind beschrieben.

Komplikationen
Fortschreitende Augenveränderungen führen zur Erblindung. Eisenmangelanämie kann sowohl durch die Grundkrankheit als auch durch Blutverlust, z.B. durch schwer stillbares Nasenbluten verursacht sein. Fokale zerebrale Durchblutungsstörungen verursachen entsprechende intermittierende oder bleibende Ausfälle.

Differentialdiagnose
Im Beginn der Erkrankung rheumatische Erkrankungen im Schultergürtel-Hals-Bereich. In späteren Stadien bei ausgedehnten Verschlüssen obliterierende Arteriosklerose im Bereich der Aortenbogenäste. Aortenaneurysma, kongenitale Anomalien der Aorta, Mediastinaltumor. Im Stadium der unspezifischen Symptome sollte eine hohe Blutkörperchensenkungsgeschwindigkeit bei jungen Frauen immer auch an Takayasu-Syndrom denken lassen.

Therapie
Steroidbehandlung sollte im akuten Stadium immer versucht werden. Ob sie am schicksalhaften Ablauf der Krankheit etwas zu ändern vermag, ist fraglich.

Arteriitis cranialis (Arteriitis temporalis)
Definition
Die Arteriitis cranialis ist ebenfalls eine Riesenzellarteriitis, die zwar bevorzugt die Gefäße des Aortenbogens und häufig die Temporalarterien betrifft, aber praktisch auch an allen anderen Arterien auftreten kann.

Häufigkeit
Die Krankheit ist nicht selten und befällt Frauen und Männer fast ausschließlich erst jenseits des 55. Lebensjahres.

Ätiologie
Die Ursache ist nicht bekannt. In Einzelfällen wurde das Auftreten der Erkrankung in Verbindung mit der Einnahme von Arzneimitteln beobachtet.

Pathologie
Riesenzellarteriitis häufig mit sekundärer Thrombosierung. Die Arteriitis betrifft bevorzugt die Temporalarterien, die Aa. opthalmicae und die Retinagefäße, kann in gleicher Weise aber auch die Karotiden, Subklavia, Koronararterien, Lungen-, Nieren- und Darmarterien befallen.

Krankheitsbild
Die Krankheit beginnt meistens mit unspezifischen Allgemeinsymptomen in Form von Schwäche, Müdigkeit, Gewichtsverlust, subfebrilen Temperaturen. Leitsymptome sind Schläfenkopfschmerz und Schläfendruckschmerz. Fast die Hälfte der Patienten bekommt Sehstörungen. Wenn nicht rechtzeitig wirksam behandelt wird, erblindet ein Teil der Patienten einseitig, ca. 10% beidseitig. In 20% der Fälle kommt es im Laufe von Monaten zu anderen Organmanifestationen.
Wichtigstes Indiz ist eine starke Erhöhung der BKS, häufig eine Dysproteinämie mit Erniedrigung der Albumine und Erhöhung der α_1- und α_2-Globuline, sehr häufig eine normo- oder hypochrome

Anämie und erniedrigter Serumeisenspiegel bei normaler Eisenbindungskapazität. Gesichert wird die Diagnose durch eine Temporalisbiopsie, die bei doppelseitiger Durchführung bis 70% positive Befunde bringt.

Verlauf und Prognose
Die Mortalität wird mit 10–15% angegeben. Für die Erhaltung des Augenlichtes ist die rechtzeitige Behandlung entscheidend. Einmal aufgetretene Erblindung ist irreversibel.

Komplikationen
Die Komplikationen an den Augen bestehen in ischämischer Optikusneuritis, retrobulbärer Neuritis, Optikusatrophie, toxischer Retinopathie sowie Muskelparesen. Erblindung auch ohne pathologischen Augenhintergrundbefund ist beschrieben. Zerebrale oder koronare Durchblutungsstörungen durch Arteriitis in diesen Organen können zur Todesursache werden.

Differentialdiagnose
Solange nur Allgemeinsymptome bestehen, kann die Differentialdiagnose schwierig sein. Kopfschmerzen in Verbindung mit hoher Blutsenkung bei fehlenden oder nur geringen Temperaturen sollten beim Menschen jenseits des 55. Lebensjahres immer auch an eine Arteriitis cranialis denken lassen.

Therapie
Mit dem Beginn der bis heute allein wirksamen Corticosteroidtherapie darf nicht gewartet werden, bis die Biopsie die Diagnose gesichert hat. Sobald klinisch der Verdacht auf Arteriitis cranialis besteht, soll unverzüglich die Behandlung eingeleitet werden, die die allgemeinen Symptome in der Regel rasch zum Verschwinden bringt und vor allem das Auftreten der gefürchteten Augenkomplikationen verhindern kann. Wenn bereits Erblindung eingetreten ist, rettet die Steroidbehandlung das Auge nicht mehr, und bei bereits bestehenden Sehstörungen kommt es höchstens in der Hälfte der Fälle zur Besserung, in einem Viertel zum Fortschreiten, ungünstigstenfalls bis zur Erblindung.
Prednisolon wird in einer Anfangsdosis von 60–80 mg gegeben, bis Rückgang der Beschwerden und der Blutsenkung eintritt, dann langsame Reduzierung auf 20–25 mg über 6 Wochen und schließlich weitere langsame Reduzierung auf eine Erhaltungsdosis von täglich 5 mg, die über Monate gegeben werden soll. Wenn Rezidiverscheinungen auftreten, die sich durch einen Anstieg der BKS ankündigen, muß die Steroiddosis erhöht werden. Die Steroidbehandlung hält die Arteriitis cranialis zwar unter Kontrolle und schützt das Sehvermögen, ob sie zu einer Ausheilung führt, ist jedoch noch fraglich.

Polymyalgia rheumatica

Definition
Dieses 1957 von BARBER beschriebene Krankheitsbild ist eine Erkrankung des älteren Menschen, die häufig, vielleicht sogar immer mit einer okkulten oder manifesten Riesenzellarteriitis einhergeht. Es bestehen fließende Übergänge zur Arteriitis cranialis.

Häufigkeit
Die Angaben schwanken zwischen 3 und 12 Fälle pro 100 000 Einwohner und Jahr. Frauen werden häufiger befallen als Männer, etwa in einem Verhältnis von 3 : 1.

Ätiologie
Die Ursache ist unbekannt.

Pathologie
Riesenzellarteriitis, die vor allem bei langjährigem unbehandeltem Verlauf grundsätzlich alle Segmente des arteriellen Gefäßbaums betreffen kann.

Krankheitsbild
Beginn mit Zeichen einer konsumierenden Allgemeinkrankheit wie Appetitlosigkeit, Schwäche, Gewichtsverlust, subfebrile Temperaturen. Leitsymptome: akut auftretende starke Gliederschmerzen im Nacken-, Schulter- oder Beckenbereich. Die Schmerzen sind anhaltend und führen durch aktive und passive Bewegung, vor allem nach der Nachtruhe, verstärkt zu Morgensteifigkeit. Sie können wochenlang anhalten und dann spontan oder unter Corticosteroidbehandlung abklingen. Sie werden von dem Patienten meist nicht eindeutig im Muskel oder in den Gelenken lokalisiert. Wenn überhaupt eine Druckschmerzhaftigkeit der Muskulatur angegeben wird, ist diese wesentlich geringer als bei Dermatomyositis. Symmetrische Schmerzen und Bewegungseinschränkung, vor allem der Schulter- und Hüftgelenke, sind sehr häufig, in einem Teil der Fälle auch Synovitis objektivierbar. Die Krankheit befällt fast ausschließlich erst Menschen jenseits des 55. Lebensjahres. Wenn diese Symptomatik mit einer Beschleunigung der BKS, einer Anämie und einer Dysproteinämie mit Erniedrigung der Albumine und Erhöhung der α_1- und α_2-Globuline verbunden ist, ist die Diagnose schon sehr wahrscheinlich. Eine normo- oder hypochrome Anämie und niedriger Serumeisenspiegel bei normaler Eisenbindungskapazität wird bei 75% der Patienten beobachtet und kann der Schmerzsymptomatik um Wochen vorausgehen. Gesichert wird die Diagnose durch eine doppelseitige Temporalisbiopsie, die in 60–70% der Fälle positive Ergebnisse bringt.

Verlauf und Prognose

Der unbehandelte Verlauf ist durch Spontanremissionen und Rezidive in Intervallen von Monaten gekennzeichnet. Die Prognose ist wegen jederzeit möglicher vaskulärer Komplikationen unsicher, eine Mortalitätsrate noch nicht bekannt.

Komplikationen

Vaskuläre Komplikationen können das Gehirn, die Augen und letztlich alle Organe treffen. Nicht selten kommt es neben arteriellen Verschlüssen auch zu Aneurysmen, die dissezieren oder rupturieren können.

Differentialdiagnose

Alle Erkrankungen, die mit erhöhter Blutsenkungsgeschwindigkeit, Gliederschmerzen und schwer gestörtem Allgemeinbefinden einhergehen, vor allem chronische Polyarthritis im Frühstadium, Kollagenosen und Karzinome. Neben einem positiven Biopsiebefund ist das gute Ansprechen auf Glucocorticoidtherapie für Polymyalgia rheumatica charakteristisch.

Therapie

Wie bei der Arteriitis cranialis darf auch bei der Polymyalgia rheumatica mit der allein wirksamen Corticosteroidtherapie nicht gewartet werden, bis die Diagnose bioptisch gesichert ist, weil in der Zwischenzeit eine irreversible vaskuläre Komplikation eintreten könnte. Die Behandlung ist mit der der Arteriitis cranialis identisch.

Arteriitiden bei Kollagenkrankheiten

Lupus erythematodes disseminatus

Im Verlauf dieser Kollagenkrankheit kommt es in etwa der Hälfte der Fälle zu generalisierter Arteriitis mit fibrinoiden Nekrosen und anschließenden Fibroblastenwucherungen, die die ganze Gefäßwand durchsetzen.
Frühzeitig entwickelt sich bei etwa einem Viertel der Patienten ein sekundäres Raynaud-Syndrom. Thrombosen können akute oder chronische Verschlüsse größerer Arterien verursachen.
An den Nieren treffen die ersten charakteristischen Veränderungen die Arteriolen in Form von Drahtschlingenbildung (wire-loop), noch bevor es zu glomerulonephritischen Symptomen kommt, die in 75% der Fälle auftreten. Diese können ganz diskret und herdförmig mit geringer Proteinurie, Leukozyturie und vereinzelt Erythrozyten und Zylindern im Harn beginnen und mehr oder weniger rasch fortschreitend zu Hochdruck und Niereninsuffizienz führen.
Die Diagnose wird nach klinischen Kriterien (Allgemeinkrankheit, Gelenkbeschwerden, Fieber, Hautreffloreszenzen, Lymphknotenschwellung, pathologischer Urinbefund, Raynaud-Syndrom) und pathologischen Blutbefunden gestellt. Antinukleäre Faktoren sind praktisch regelmäßig vorhanden, spezifisch sind Antikörper gegen DNA (Radioimmunmethode). Antinukläre Faktoren findet man aber auch bei chronischer Polyarthritis in 20% der Fälle und induziert durch Medikamente (Antikonvulsiva, Antikonzeptiva, Hydralazin). Im Schub eines Lupus erythematodes sinkt das C-3-Komplement ab, so daß dessen Messung ein guter Verlaufsparameter ist. Häufige pathologische Blutbefunde sind Senkungsbeschleunigung, Anämie, Leukopenie, Thrombozytopenie, Hypalbuminämie und Hyperglobulinämie.
Die Therapie beginnt mit 60–80 mg Prednisolon, dann entsprechend dem Rückgang der Erscheinungen langsame Reduzierung auf Erhaltungsdosis. Bei Versagen dieser Behandlung können Immunsuppressiva (Imurek 50–100 bis 150 bis maximal 200 mg in langsam ansteigender Dosierung) versucht werden.
Bei akuten oder subakuten akralen ischämischen Attacken ist, wenn kein schwerer oder lange bestehender Hochdruck vorliegt ebenso wie bei akuten Thrombosen in größeren Arterien, eine Indikation für Streptokinase gegeben. Die Dosierung der Streptokinase s. S. 2.5. Wenn eine Kontraindikation für Streptokinase vorliegt oder wenn eine Streptokinasetherapie nicht anhaltend wirksam war, kommt Defibrinierungsbehandlung mit Arwin in Frage (S. 2.5).
Alle genannten Maßnahmen sind nur symptomatisch und dürften am Grundprozeß der Krankheit kaum Entscheidendes ändern.

Progressive Sklerodermie

Die Arteriitis bei Sklerodermie trifft vor allem die Digitalarterien und führt zu sekundärem chronischem Raynaud-Syndrom bzw. zu seiner akuten oder subakuten Form und ist dort abgehandelt (S. 2.41ff.).

Dermatomyositis

Die Gefäßveränderungen bei Dermatomyositis bestehen in perivasalen entzündlichen Infiltraten und Teleangiektasien.
Sie können zu sekundärem Raynaud-Syndrom führen. Solange die Myositis aktiv ist, sind CPK, SGOT und α-HBDH positiv. Sehr selten gelingt der Nachweis muskulärer Antikörper.
Diagnostisch entscheidend ist neben dem klinischen Befund die Biopsie aus Haut- und Muskelpartien, in denen der Prozeß aktiv ist. Das EMG kann die Suche danach erleichtern.
Die Behandlung beginnt mit Prednisolon 60–80 mg und geht dann entsprechend dem klinischen Befund langsam auf eine Erhaltungsdosis zurück. Die Krankheit kann nach Monaten inaktiv werden.
Bei Raynaud-Syndrom Streptokinase, Arwin, Heparin. Näheres s. S. 2.41ff.

Literatur

Beck, D., W. Siegenthaler: Wegenersche Granulomatose. Dtsch. med. Wschr. 92 (1967) 111

Birkhead, N. C., H. P. Wagener, R. M. Shick: Treatment of temporal arteriitis with adrenal corticosteroids. J. Amer. med. Ass. 163 (1957) 821

Bock, H. E.: Die hyperergischen Gefäßerkrankungen. In Heberer, G., G. Rau, W. Schoop: Angiologie, 2. Aufl. Thieme, Stuttgart 1974

Bodström, K., W. Hassler: Takayasu's disease. Post-mortem examination of a previously published case. Acta med. scand. 178 (1965) 537

Frohnert, P. P., S. G. Sheps: Long-term follow-up study of periarteritis nodosa. Amer. J. Med. 43 (1967) 8

Gerber, N. J.: Polymyalgia rheumatica; ein Teilaspekt der Riesenzellarteriitis. Ergebn. inn. Med. Kinderheilk. 4 (1978) 86

Hess, H.: Die obliterierenden Gefäßerkrankungen. Urban & Schwarzenberg, München 1959

O'Duffy, J. D., A. L. Scherbel, H. E. Reidbord, L. J. McCormack: Necrotizing angiitis. I. A clinical review of twenty-seven autopsied cases. Cleveland Clin. Quart. 32 (1965) 87

Reidbord, H. E., L. J. McCormack, J. D. O'Duffy: Necrotizing angiitis. II. Finding at autopsy in twenty-seven cases. Cleveland Clin. Quart. 32 (1965) 191

Wollheim, E., J. Zissler: Krankheiten der Gefäße. In Schwiegk, H.: Handbuch der inneren Medizin, Bd. IX. Springer, Berlin 1960

Endangiitis obliterans (Thrombangiitis obliterans, Morbus Buerger)

H. HESS

Definition

Die Endangiitis obliterans wird herkömmlicherweise als eine in der Intima beginnende entzündliche Gefäßerkrankung mit segmentalem Befall zuerst der kleineren und mittleren Arterien und oberflächlichen Venen, später auch der großen Arterien definiert.

Der Entzündungsbegriff bei Vorgängen an der primär gefäßlosen Intima ist aber problematisch, und die Übergänge der Endangiitis obliterans zur obliterierenden Arteriosklerose sind fließende.

Obligatorisch sind parietale oder segmental verschließende Thromben.

Häufigkeit

Gemessen an der Häufigkeit der obliterierenden Endangiopathien sind die Fälle, die klinisch der Endangiitis obliterans zugeordnet werden können, selten. Sie machen nur wenige Prozent dieses Krankengutes aus.

Die Endangiitis obliterans betrifft ganz überwiegend Männer unter 50 Jahren. Der Anteil der Frauen lag früher bei 1%, ist in den letzten 20 Jahren jedoch deutlich im Zunehmen.

Epidemiologie

Die Krankheit kommt auf der ganzen Welt vor. Rassenunterschiede im Befall bestehen entgegen ursprünglicher Annahme anscheinend nicht.

Ätiologie

Für das Bestehen einer erblichen Disposition sprechen neuere Befunde, nach denen Patienten mit Thrombangiitis obliterans offenbar eine bevorzugte Kombination ihres Human Leucocyte Antigens (HLA) haben. HLA-A9 und -B5 kommen bei ihnen überdurchschnittlich häufig vor, während HLA-B12 fehlt, das bei durchschnittlich 30% der Bevölkerung gefunden wird.

Überragende Bedeutung haben anscheinend exogene Noxen und davon vor allem das inhalierende Rauchen, wobei noch offen bleibt, ob Nikotin oder Kohlenmonoxid oder beide die wirksamen Faktoren sind.

Langdauernder Genuß arsenhaltigen Wassers kann zu endemischem Befall führen, worüber bereits 1898 aus Reichenstein berichtet wurde. Bekannt ist ferner die Häufung von Krankheitsfällen bei Winzern durch Umgang mit arsenhaltigen Pflanzenschutzmitteln. 1961 ist das endemische Vorkommen von Extremitätengangrän bereits bei Kindern auf Formosa als „Blackfoot disease" beschrieben und mit dem Genuß arsenhaltigen Wassers aus bestimmten Brunnen erklärt worden.

Die Rolle endogener Bedingungen (Stoffwechselstörungen, immunologische Vorgänge, erhöhte Blutgerinnungsneigung, gesteigerte Plättchenaggregation, erhöhte Blutviskosität) ist noch unklar.

Physikalische Schädigungen (Kälte, Strahlen, mechanische Läsion) können lokal begrenzt bleibende „Endangiitis" hervorrufen, die nicht identisch mit der Buergerschen Krankheit ist.

Pathologie

Die Gefäßwandveränderungen betreffen im wesentlichen die Intima und bestehen in Frühstadien in herdförmigen kolloidalen Aufschwellungen derselben. Vielfach läßt sich in den Schwellherden ein gelartiger Eiweißkörper nachweisen, der sich färberisch wie Fibrin verhält. Fleichartiges „Fibrinoid" ist in geringem Maße auch in arteriosklerotischen Herden zu finden. Endangiitische und arteriosklerotische Polster unterscheiden sich nur durch die Stärke der mesenchymalen zelligen Reaktionen.

Die Übertragung des Entzündungsbegriffes auf die Reaktionen der primär kapillarlosen Intima ist nur statthaft, wenn man die Auseinandersetzung der mesenchymalen Zellelemente mit den ins Gewebe eingedrungenen Noxen als den entscheidenden Entzündungsvorgang ansieht und die klassische Forderung einer gleichzeitigen Beteiligung des terminalen Gefäßapparates aufgibt, weil die Intima einen solchen primär nicht besitzt. Sind aber die mesenchymalen Ausgleichsreaktionen der Kernvorgang der Entzündung, dann können auch die chronischen Schwellprozesse der Intima bei obliterierender Arteriosklerose (Atherosklerose) als Endangiitis bezeichnet werden. So gesehen gibt es keine prinzipiellen, sondern nur graduelle und fließende Übergänge von den hochakut verlaufenden Formen der Endangiitis obliterans mit lebhaften mesenchymalen Reaktionen bis hin zu den chronischen Schwellprozessen der Intima bei obliterierender Arteriosklerose mit nur schwach ausgeprägter „entzündlicher Komponente". MITTELMEIER (1959) empfiehlt deshalb die intimalen Krankheitsprozesse in ihrer Gesamtheit als „Endangiopathie" zu bezeichnen.

Allen Formen der Endangiopathie ist schließlich gemeinsam das Vorkommen parietaler thrombotischer Abscheidungen, die bis zum vollständigen segmentalen Verschluß führen können.

McKUSICK u. Mitarb. (1962) beschreiben eigentümliche, gewöhnlich multiple Mikroabszesse in frischen oder in Organisation befindlichen Thromben als den für Thrombangiitis obliterans charakteristischen frühen Befund. Diese Mikroabszesse bestehen aus einem zentralen Fokus polymorphkerniger Leukozyten und sind gewöhnlich von einem Hof mononukleärer Epitheloidzellen umgeben. Gleichzeitig sind mononukleäre Riesenzellen in diesen Abszessen zu finden. In späteren Stadien verschwinden die Mikroabszesse, und übrig bleiben kleine epitheloide Zellkerne zusammen mit wenigen Riesenzellen.

Die meisten Pathologen nehmen bis heute an, daß die primäre Alteration die Gefäßwand träfe und die Thrombose sekundär sei. McKUSICK u. Mitarb. glauben eher, daß sich das primäre Geschehen im Thrombus selbst abspielt.

DUGUID, KIEFHABER und der eigene Arbeitskreis haben gute Argumente dafür geliefert, daß wandständige Abscheidungen von Thrombozyten und/oder Fibringerinnsel ein zentrales pathogenetisches Prinzip aller obliterierenden Angiopathien darstellen.

Krankheitsbild
Befunde
Klinisch unterscheidet sich die Endangiitis obliterans in mancher Hinsicht von der obliterierenden Arteriosklerose, so daß eine Trennung auch dann gerechtfertigt ist, wenn man beide Krankheiten als eine nosologische Einheit anerkennt.

Für Endangiitis obliterans sprechen jugendliches Alter und Beginn der Gefäßverschlüsse an den peripheren Abschnitten der Fuß-, Unterschenkel- und/oder Hand- und Unterarmarterien unter dem Bild eines asymmetrischen Raynaud-Syndroms. Die Gefäßveränderungen schreiten von distal nach proximal fort.

Häufig kommt es zu oberflächlicher migrierender Phlebitis meist an den Unterschenkeln, die auch das erste Symptom der Krankheit sein kann (Tab. 2.1).

Endangiitis obliterans in Organarterien (Herz, Niere, Darm, Gehirn) ist umstritten.

Endangiitis obliterans der Lungenarterien, erstmals 1931 von WIESE beschrieben, ist neuerdings in Zusammenhang mit der Medikation des Appetitzüglers Menocil mehrfach beobachtet worden und tritt unter dem Bild der chronischen pulmonalen Hypertonie in Erscheinung.

Laborbefunde
Es gibt keine charakteristischen Blutveränderungen der Endangiitis obliterans. Insbesondere gehören weder erhöhte Temperaturen noch beschleunigte Blutkörperchensenkungsgeschwindigkeit oder eine pathologische Serumelektrophorese zum Krankheitsbild. In einem Teil der Fälle wird

Tabelle 2.1 Klinische Unterschiede zwischen Thrombangiitis obliterans und obliterierender Arteriosklerose

Aspekte	Thrombangiitis obliterans	Obliterierende Arteriosklerose
Alter, Jahre	< 40	> 40
Extremitätenarterien	Beginn peripher untere und obere Extremität	Beginn an größeren Arterien untere Extremität bevorzugt
Koronararterien	umstritten	fast immer betroffen
Venen	Phlebitis migrans	nicht betroffen
Risikofaktoren		
endogene	keine	fast obligat
exogene	fast obligat (Zigarettenrauchen, Östrogene)	fakultativ
Progredienz	häufig subakut, distal → proximal	vorwiegend chronisch, diffus
	sistiert, wenn exogene Faktoren wegfallen	langsam fortschreitend, auch wenn exogene Faktoren beseitigt und Grundkrankheit behandelt

gleich wie bei der obliterierenden Arteriosklerose im Plättchenaggregationstest nach Breddin eine pathologische Steigerung (Stufe 4–5) gefunden. Blutzucker, Serumlipide und Harnsäure sind in der Regel normal.

Besondere Untersuchungsmethoden

Die zur Objektivierung der Gefäßveränderungen empfehlenswerten speziellen Untersuchungsmethoden sind identisch mit jenen bei obliterierender Arteriosklerose (S. 2.13).

Im *Arteriogramm* ist der Beginn der Obliterationen in den Digitalarterien, den distalen Unterschenkel- oder Unterarmarterien chrakteristisch. Häufig sind distale Extremitätenarterien im ganzen Verlauf auffallend englumig. Die Gefäße proximal der obliterierten Abschnitte sind jedoch meist normal weit und glatt konturiert. An der Stelle der Obliteration bestehen häufig baumförmige Aufzweigungen der Kollateralgefäße. Die Kollateralen selbst sind oft ungenügend ausgebildet und korkzieherartig gewunden. Gleiche Veränderungen können auch stenosierte Stammarterien erfahren. Die wichtigsten Unterschiede im angiographischen Befund von Endangiitis obliterans und obliterierender Arteriosklerose sind in Tab. 2.2 gegenübergestellt.

Verlauf und Prognose

Die Progredienz der endangiitischen Gefäßprozesse kommt zum Sistieren, wenn die verantwortlichen Noxen vollständig ausgeschaltet werden können. Für die „Kälteangiitis" ist das unbestritten. Nach der Erfahrung vieler Autoren und nach der eigenen ist die wichtigste und vielfach einzige auslösende Noxe für die Endangiitis obliterans das inhalierende Rauchen. Bei jungen Frauen ist die Kombination von Rauchen und der Gebrauch eines Ovulationshemmers überdurchschnittlich häufig. Völlige Rauchabstinenz und ggf. Absetzen der Pille verhindert in diesen Fällen die Progredienz. Bei Fortwirken einer auslösenden Noxe und Progredienz der Verschlußprozesse drohen Gliedmaßenverlust und Verschlußkomplikationen in verschiedenen Organen.

Differentialdiagnose

Die obliterierende Arteriosklerose bei jüngeren Patienten, mit Ausnahme jener bei Diabetes mellitus, beginnt meist nicht in den distalen Unterschenkel- und Armarterien, sondern wesentlich häufiger proximal.

Der Nachweis anderer Risikofaktoren für obliterierende Arteriosklerose und das Fehlen einer Phlebitis migrans sind Indizien gegen Endangiitis obliterans.

Ergotismus hat eine entsprechende Anamnese und meist einen charakteristischen Röntgenbefund (S. 2.32).

Bei subakutem und akutem akralen Beginn einer arteriellen Durchblutungsstörung kommt neben Thrombangiitis obliterans das ganze Spektrum der Differentialdiagnose der akuten und subakuten akralen Ischämiesyndrome in Frage (S. 2.41).

Therapie

Bei akutem Beginn kann eine Thrombangiitis obliterans in statu nascendi erfaßt und mit sofortiger systemischer thrombolytischer Therapie ad integrum geheilt werden. Bei akuter Verschlechterung einer bereits länger bestehenden Thrombangiitis obliterans kann thrombolytische Therapie den Zustand vor dem akuten Schub wiederherstellen. Im Anschluß an die thrombolytische Therapie wird von den meisten Autoren eine Antikoagulantien-Langzeitprophylaxe empfohlen, während wir Thrombozytenfunktionshemmer vorziehen.

Wenn die Thrombolyse keinen oder nur einen geringen Effekt hatte oder wegen Kontraindikation nicht möglich war, und anhaltende Schmerzen, also ein Stadium III oder gar Nekrosen bestehen, kann vor allem durch eine Verbesserung der Fließfähigkeit des Blutes oft noch eine entscheidende Besserung erwartet werden. Diese kann durch isovolämische Hämodilution und/oder durch Verminderung des Fibrinogens mit Hilfe eines Schlangengiftpräparats (Arwin, Defibrase) erreicht werden. Die Fließfähigkeit des Blutes kann ferner durch Infusionen mit Trental (3–5 mg/kg Körpergewicht täglich) verbessert werden.

Schließlich kann durch eine Erhöhung des arteriellen Druckes mit Astonin H eine wirksame Zunah-

Tabelle 2.2 Angiographische Unterschiede zwischen Thrombangiitis obliterans und obliterierender Arteriosklerose (nach *McKusick*)

Aspekte	Thrombangiitis obliterans	Obliterierende Arteriosklerose
Größe der Arterien	kleine und mittlere	kleine, mittlere und große
Obere gegen untere Extremität	beide	untere bevorzugt
Obliterationen	mehr segmental	eher diffus
Zustand der Arterien distal einer Obliteration	baumartige Verzweigung der Gefäße an einem abrupten Verschluß	keine abrupte Obliteration
	im ganzen Verlauf engkalibrige Arterien	unregelmäßige Lumeneinengungen
Zustand der Arterien proximal einer Obliteration	häufig glatt konturiert, normal weit	unregelmäßige Stenosierungen

me des Blutstromes in ischämischen Arealen erreicht werden.

Im chronischen Stadium der Endangiitis obliterans bei ausschließlich peripherem Verschlußtyp ist die Sympathektomie das Mittel der Wahl. Sie wird für die untere Extremität lumbal-paravertebral und für die obere Extremität im Bereich der oberen Thorakalganglien durchgeführt. Letzteres kann auch endoskopisch nach der Methode von Cux gemacht werden.

Im übrigen ist die Therapie der Endangiitis obliterans identisch mit jener der obliterierenden Arteriosklerose.

Strikte Nikotinabstinenz und gegebenenfalls Absetzen östrogenhaltiger Medikamente ist zur Vermeidung der Progredienz der Krankheit unbedingt erforderlich. Es liegen Verlaufsbeobachtungen über Jahrzehnte vor, bei denen allein unter strikter Vermeidung exogener Noxen eine Thrombangiitis obliterans keine Progredienz zeigte.

Literatur

Astrup, P.: Blackfoot disease. Soetrykat Ugeskr. Loeg. 43 (1968) 1807

Barker, N. W.: Case for retention of diagnostic category „thromboangiitis obliterans". Circulation 25 (1960) 1

Blackwell, R. Q.: zit. nach Astrup, P.: J. Formosan med. Ass. 60 (1961) 460

Breddin, K.: Die Thrombozytenfunktion bei hämorrhagischen Diathesen, Thrombosen und Gefäßkrankheiten. Schattauer, Stuttgart 1968 (S. 38)

Buerger, L.: Circulatory disturbances of extremities, including gangrene, vasomotor and trophic disorders. Saunders 1924

Gilford, R. W. jr., E. A. jr. Hines: Complete clinical remission in thromboangiitis obliterans during abstinence from tabacco. Report of a case. Proc. Mayo Clin. 26 (1951) 241

Hess, H.: Systemische und selektive Streptokinasetherapie bei arteriellen Verschlüssen. Internist 23 (1982)

Hess, H., M. Marschall, M. Mallasch: Eine einheitliche Theorie der Morphogenese aller obliterierenden Angiopathien. Vasa 3 (1974) 383

Lewes, D.: Does Buerger's disease exist? (Letter). Lancet 1961/I, 170

McKusick, V. A., W. S. Harris, O. E. Ottesen, R. M. Goodman, W. N. Shelley, R. D. Bloodwell: Buerger's disease: a distinct clinical and pathologic entity. J. Amer. med. Ass. (1962) 16

Mittelmeier, H.: Pathologische Anatomie der obliterierenden Gefäßerkrankungen. In Hess, H.: Die obliterierenden Gefäßerkrankungen. Urban & Schwarzenberg, München 1959 (S. 27)

Wessler, S. et. al.: Critical evaluation of thromboangiitis obliterans; case against Buerger's disease. Med. Engl. J. Med. 262 (1960) 1149

Obliterierende Arteriosklerose (Atherosklerose)

H. HESS

Unter obliterierender Arteriosklerose werden chronische herdförmige Arterienveränderungen verstanden, die zu Lichtungseinengungen bis hin zum vollständigen segmentalen Gefäßverschluß führen. Alle Bereiche des arteriellen Gefäßbaumes können davon betroffen werden. Die durch sie verursachten Symptome einer Minderdurchblutung hängen von der Lokalisation und dem Tempo der Entwicklung arterieller Strombahnhindernisse ab.

Epidemiologie, Ätiologie, Pathogenese und Pathophysiologie sind für die verschiedenen Lokalisationen der Gefäßprozesse zwar weitgehend gleich, und die Krankheit tritt meist auch in ihrer generalisierten Form auf, aber die Klinik der einzelnen Lokalisationen weist so viele Verschiedenheiten auf, daß es zweckmäßig ist, die Aufgliederung danach vorzunehmen.

Chronische obliterierende Angiopathie der Extremitätenarterien

Definition

Unter chronischer obliterierender Angiopathie der Extremitätenarterien werden alle Krankheitsbilder zusammengefaßt, bei denen es durch langsam sich entwickelnde organische Arterienwandveränderungen zu segmentalen Lumeneinengungen und Verschlüssen von Zubringergefäßen der Extremitäten kommt. In diesem Sinne beginnen die Extremitätenarterien am Aortenbogen und enden an den Digitalarterien der oberen bzw. unteren Extremität.

Häufigkeit

Chronische Gliedmaßenarterienverschlüsse kommen schon bei Jugendlichen vor und finden sich bei rund 1% der 40- bis 50jährigen, 5% der 50- bis 60jährigen und bei über 7% der 60- bis 70jährigen Männer (WIDMER). Männer sind häufiger befallen als Frauen, wobei die Angaben allerdings von 1,6- bis 10mal mehr stark schwanken. Mit zunehmendem Alter nimmt die Morbidität zu und der Geschlechtsunterschied ab. Die Manifestation liegt bei Frauen im Durchschnitt um 10 Jahr später als bei Männern.

Epidemiologie

Rassenunterschiede im Befall bestehen anscheinend nicht; dagegen spielen neben endogenen Bedingungen Lebensgewohnheiten als Risikofaktoren eine wichtige Rolle. Umstritten ist, ob diese

Krankheiten echt im Zunehmen sind oder dies nur durch immer bessere diagnostische Möglichkeiten vorgetäuscht wird. Familiäre Belastung ist, soweit endogene Bedingungen für die Entstehung einer obliterierenden Arteriopathie vorliegen, häufig.

Ätiologie

Eine einheitliche Ursache gibt es nicht. Gleichartige chronische arterielle Verschlußprozesse entstehen unter einer ganzen Reihe von z. T. recht unterschiedlichen Bedingungen, die als Risikofaktoren für die obliterierende Arteriosklerose angesehen werden (Tab. 2.3).

Endogene Bedingungen, die die Krankheit begünstigen, sind: Fettstoffwechselstörungen, latenter und manifester Diabetes mellitus, Hyperurikämie, Hypothyreose, Plethora, Hypertonie.

Exogene Faktoren sind ernährungsbedingte Blutfettveränderungen. Eine sichere Korrelation mit Übergewicht (wie sie die Framingham-Studie für die koronare Herzkrankheit nachgewiesen hat) besteht anscheinend nicht.

Inhalierendes aktives Rauchen ist nicht nur der entscheidende Faktor für die Entstehung der Endangiitis obliterans, die von vielen nur als eine Sonderform der chronischen obliterierenden Angiopathie angesehen wird, sondern sicher auch von großer Bedeutung für die Manifestation der obliterierenden Arteriosklerose. Im eigenen Krankengut sind 99% aller männlichen Patienten mit Gliedmaßenarterienverschlüssen Raucher. Von den Frauen mit chronischen Gliedmaßenarterienverschlüssen rauchen etwa nur 50%. Gerade dadurch läßt sich aber die Bedeutung des Rauchens für das Zustandekommen chronischer Gliedmaßenarterienverschlüsse aufweisen. Rauchen verlegt bei Frauen bei gleichzeitigem Bestehen anderer Risikofaktoren die Manifestation der Gliedmaßenarterienverschlüsse um 6–10 Jahre vor.

In Einzelfällen kommt chronischer Gebrauch von ergotaminhaltigen Präparaten als auslösender Faktor in Frage (chronischer Ergotismus) (s. S. 2.32).

Direkte mechanische, thermische oder strahleninduzierte Gefäßschädigung kann zu stenosierenden und obliterierenden Gefäßprozessen führen, die aber streng auf die betroffenen Segmente beschränkt bleiben und keine chronische Progression erkennen lassen.

Morphologie und Pathogenese

Arteriosklerose ist keine Gefäßerkrankung sui generis; sie ist vielmehr Folgezustand recht verschiedener primärer Irritationen der Gefäßwand. So unterschiedliche Bedingungen wie Störungen des Fett-, Zucker- oder Harnsäurestoffwechsels, Hypertonie, Rauchen, mechanische, chemische, thermische und strahlenbedingte Läsionen und die verschiedenen primär entzündlichen Gefäßerkrankungen können letztlich zum gleichen monotonen Bild der Arteriosklerose führen.

Die Krankheitserscheinungen sind im wesentlichen an die Intima gebunden. Die frühesten histopathologischen Veränderungen werden als herdförmige Aufschwellungen der Intima beschrieben und bestehen in der Einlagerung von ungeformten kolloidalen Eiweißsubstanzen. Meist sind diese Einlagerungen mit örtlichen zellulären Proliferationen und Faserbildung verbunden. Die zellige Reaktion unterscheidet sich nicht grundsätzlich von der bei Endangiitis obliterans und wird bei beiden als Reaktion auf alterative Gewebsreize und damit als eine mesenchymale Reaktion auf eine Störung des Gefäßwandmilieus angesehen.

Die Deutung des Werdegangs dieser Krankheitsprozesse und vor allem der Art ihres Beginns ist noch umstritten. Für die einen beginnen sie in der Gefäßwand auf dem Boden einer Permeabilitätsstörung des Endothels mit Insudation von Bluteiweiß oder Blutfett (Lipidtheorie), mit einer Störung der „Durchsaftung", mit einer unspezifischen Mesenchymreaktion oder einer Gentransformation einzelner glatter Muskelzellen und deren tumorartigem Wachstum. Für die anderen sind wandständige Abscheidungen von thrombotischem Material und deren Inkorporation wesentlich an der Entstehung von Intimapolstern beteiligt. Untersuchungen in den letzten Jahren haben immer mehr die Schlüsselfunktion der Blutplättchen für die Morphogenese der Arteriosklerose und darüber hinaus aller obliterierenden Arteriopathien herausgestellt. Mit der Entdeckung der Bedeutung des Prostaglandinsystems für die Stabilität der Thrombozyten durch MONCADA u. Mitarb. erfuhr die „Plättchentheorie" eine weitere Stütze. Der Thrombozyt synthetisiert aus der vierfach ungesättigten Arachidonsäure, einer langkettigen Fettsäure, unter der Wirkung von Cyclooxygenase Thromboxan A2. Thromboxan A2 ist der stärkste bisher bekannte Förderer der Thrombozytenaggregation. In der Gefäßwand wird die gleiche Arachidonsäure durch Cyclooxygenase nicht zu Thromboxan A2, sondern zu Prostacyclin (PGI_2) transformiert. Prostacyclin ist ein potenter Desaggregator und Aggregationshemmer der Blutplättchen. Ein ausgewogenes Verhältnis zwischen

Tabelle 2.3 Prozentualer Anteil der einzelnen Risikofaktoren bei 600 Patienten mit arterieller Verschlußkrankheit der Extremitäten. Geschlechtsverhältnis: 90% Männer, 10% Frauen

Risikofaktoren	Männer	Frauen
Raucher	99%	50%
Nichtraucher	1%	50%
Manifester Diabetes mellitus	10%	15%
Hypercholesterinämie	38%	47%
Bluthochdruck	17%	80%
Durchschnittsalter bei klinischer Manifestation der Krankheit	55 Jahre	66,7 Jahre

Thromboxan A2 in den Blutplättchen und Prostacyclin in der Gefäßwand soll Voraussetzung dafür sein, daß es nicht zu pathologischen Plättchenadhäsionen kommt. Bis heute nicht entschieden ist die Frage, ob den Abscheidungen von Thrombozyten immer ein Endotheldefekt vorausgehen muß oder ob Thrombozyten auch auf morphologisch intaktem Endothel haften können. Versuche an Miniaturschweinen zeigten, daß unterschiedliche Reize, die modellhaft für Risikofaktoren obliterierender Arteriopathien des Menschen stehen, frühzeitig und zunächst ausschließlich Adhäsionen von Thrombozyten nicht nur auf Endotheldefekten, sondern auch auf wenigstens im rasterelektronenmikroskopischen Bild anscheinend intaktem Arterienendothel provozieren.

Ross fand, daß Blutplättchen, die an der Gefäßwand haften, einen Faktor freigeben, der lokal innerhalb von 1–3 Tagen zur Proliferation glatter Muskelzellen führt. Proliferation und Migration glatter Muskelzellen, für die der plättchenabhängige Wachstumsfaktor offenbar essentiell ist, haben anscheinend wesentlichen Anteil an der Ausbildung der arteriosklerotischen Wandveränderungen. Es gibt gute Argumente für die Annahme, daß im Stadium der Entstehung der Arteriosklerose Thrombozytenadhäsionen dem arteriosklerotischen Beet vorausgehen und nicht Komplikationen desselben sind. Auf dem Boden von Thrombozytenadhäsionen kann es dann zu Fibrinniederschlägen und damit zum Bild einer Mikroparietalthrombose kommen, die für Frühstadien der menschlichen Arteriosklerose typisch ist. Die Mikroparietalthrombose schließlich kann sich mehr oder weniger rasch zu einem größeren wandständigen Thrombus fortentwickeln und dadurch das Lumen zunehmend einengen oder vollständig verschließen.

Dem arteriosklerotischen „Schub" und seiner klinischen Symptomatik liegen jeweils neu entstandene, thrombotisch bedingte segmentale Strombahnbehinderungen zugrunde. Solche Thrombosen können sowohl auf alten arteriosklerotischen Läsionen als Komplikation derselben entstehen, als auch unabhängig von diesen, hervorgerufen durch dieselben endogenen oder exogenen Bedingungen, die die Angiopathie entstehen ließen.

Im Rahmen der hier entwickelten pathogenetischen Vorstellungen werden die eingangs genannten Theorien und vor allem auch die neuen Erkenntnisse über die Lipoproteine als wichtige Teilaspekte der Morphogenese der Arteriosklerose gesehen. An einer engen Korrelation zwischen Hyperlipoproteinämien und obliterierender Arteriosklerose besteht kein Zweifel. Es ist gut belegt, daß den Lipoproteinen niedriger Dichte (LDL) eine besonders atherogene Wirkung zukommt, während Lipoproteine mit hoher Dichte (HDL) möglicherweise eine protektive Rolle bei der Entstehung der Arteriosklerose spielen. Hypercholesterinämie kann anscheinend sowohl primär Endothelläsionen setzen – möglicherweise in Verbindung mit Thrombozytenadhäsionen – als auch sekundär im Laufe der Morphogenese der Arteriosklerose in die Gefäßwand eingelagert werden.

Pathophysiologie

Auf jedes hämodynamisch wirksam werdende Strombahnhindernis in Arterien antwortet der Organismus sofort mit zweckmäßigen Kompensationsmaßnahmen: Reduzierung funktioneller Widerstände distal des Verschlusses, Entwicklung eines Kollateralkreislaufs und Erhöhung der Sauerstoffausschöpfung. Diese Reaktionen werden durch die chemischen und physikalischen Folgen des Strömungshindernisses spontan bewirkt.

Mit dem Eintritt einer hämodynamisch *wirksamen* Stenose oder Obliteration einer Arterie sinkt der Druck jenseits des Hindernisses stark ab. Kraft der neuen Druckverhältnisse strömt das Blut von den Ästen proximal der Verschlußstrecke über anatomisch präformierte Verbindungen zu Ästen distal des Verschlusses. Es kommt so zu einer Stromumkehr in den Arterienästen jenseits der Obliteration, die jetzt nicht mehr aus der Hauptarterie gespeist werden, sondern umgekehrt in diese hinein das Blut strömen lassen. Bei langsam fortschreitender Lumeneinengung geht die Kollateralkreislaufentwicklung parallel, weshalb Mangeldurchblutungssymptome lange Zeit gering bleiben. Bei rascher Obliteration einer großen Arterie setzt die Kollateralkreislaufentfaltung erst nachträglich ein, weshalb dabei die Symptome dramatischer sind. In jedem Fall erfolgt die Weitung der Kollateralen erst allmählich, wofür der erhöhte Blutstrom durch die Gefäße unter den neuen Bedingungen der adäquate Reiz ist. Dieses Prinzip ist für die symptomatische Therapie von größter Bedeutung. Die Kompensation von chronischen Extremitätenarterienverschlüssen ist in 75% der Fälle so gut, daß das betreffende lokale Blutstromvolumen in Ruhe gleich groß ist wie beim Gesunden (3 bis 5 ml/100 ml Gewebe/min). Nur die maximale reaktive Hyperämie ist ein Maß für die Güte der Kompensation. Der Gesunde erreicht in der Wade 40–60 ml/100 ml Gewebe/min, der Kranke je nach Schwere der Durchblutungsstörung entsprechend weniger.

Bei schlechter Kompensation und ungünstiger Lagerung (Flach- oder gar Hochlagerung der betroffenen Extremität) kann es zu einem Absinken des intravasalen Druckes peripher des Strombahnhindernisses unter den Gewebsdruck und dadurch zum druckpassiven Kollaps der Gefäße und zu Ruheschmerz kommen.

Der Gefäßkranke reagiert wie der Gesunde bei Bedarf prompt mit lokaler Hyperämie.

Die Muskelgefäße werden vorwiegend lokal-chemisch, die Hautgefäße zentral-nerval reguliert.

Sobald das maximal mögliche Blutangebot den Sauerstoffbedarf nicht mehr decken kann, werden die Stoffwechselmetabolite nicht adäquat beseitigt. Dies ist im Anstieg des Lactat/Pyruvat-Quotienten im lokalen Venenblut objektivier- und quantifizierbar und ist der Grund für die Symptome der Mangeldurchblutung.

Krankheitsbild
Anamnese
In der Mehrzahl der Fälle bemerken die Patienten mit chronischer arterieller Durchblutungsstörung der unteren Extremität zuerst nach rascherem Gehen oder Steigen in bestimmten Muskelgruppen eines Beines ein Ziehen, das beim Stehenbleiben rasch wieder zurückgeht. Bei einem kleineren Teil stehen Schmerzen, Kalt- oder Blauwerden eines oder mehrerer Finger oder Zehen am Beginn. Schließlich kann eine Extremität plötzlich schmerzen, kalt und blaß werden, wenn sich auf dem Boden einer bis dahin latent gebliebenen chronischen Arteriopathie ein akuter thrombotischer Verschluß entwickelt.

Befunde
Das klinische Bild der chronischen Gliedmaßenarterienverschlüsse ist bestimmt durch die Lokalisation und die Ausdehnung der Strombahnhindernisse sowie durch die Güte der Kompensation derselben.

Zu Symptomen einer *Mangeldurchblutung der Haut,* vor allem der Akren, kommt es bei distaler Lokalisation der Verschlüsse (Digitalarterien, Unterarm- und Unterschenkelarterien) und bei sehr schlechter Kompensation proximaler Verschlüsse. Symptome können sein: Kältegefühl, Blässe, Marmorierung, Zyanose, aber auch Rötung, trophische Störungen an den Nägeln, Nekrosen (Ulkus, Gangrän). Mangeldurchblutung der Haut begünstigt bakterielle und mykotische Hautinfektionen, Mangeldurchblutung der Knochen führt zu schmerzhafter Osteoporose, zu abakterieller Osteolyse. Der gut kompensierte arterielle Verschluß verursacht keine Verminderung der Hauttemperatur.

Das typische Symptom der *Mangeldurchblutung der Muskulatur* ist das intermittierende Hinken. Je nach Kompensation des Strombahnhindernisses einerseits und der Leistungsanforderung andererseits kommt es nach kürzerer oder längerer Gehstrecke zu einer relativen Hypoxie in den am schlechtesten durchbluteten Muskelgruppen und damit zu ziehenden Schmerzen derselben. Diese gehen mit vermindertem Bedarf bei Aufhören der Belastung rasch zurück. Dieses Symptom tritt entsprechend der bevorzugten Lokalisation der obliterierenden Angiopathien an der unteren Extremität vor allem beim Gehen auf, und zwar bei Verschlüssen in Fuß- und Beinarterien mit Sensationen im Fuß und im Unterschenkel, bei Strombahnhindernissen im Beckenbereich mit ähnlichen Beschwerden im Gesäß und im Oberschenkel.

Entsprechende Beschwerden treten bei Verschlüssen der die obere Extremität versorgenden Arterien bei manueller Arbeit auf.

Im Sitzen kann es bei Daueranspannung gewisser Muskelgruppen (z. B. beim Autofahren) zu ähnlichen Symptomen kommen.

Auftreten von Schmerzen im Sitzen ohne besondere Muskelarbeit ist dagegen nicht charakteristisch für eine arterielle Durchblutungsstörung.

Ruheschmerz ist Folge ungenügender Kompensation, wobei der Sauerstoffbedarf schon unter Ruhebedingungen nicht mehr gedeckt werden kann. Der ischämische Ruheschmerz verstärkt sich in Horizontallage und noch mehr bei Hochlagerung der betroffenen Extremität, er vermindert sich oder verschwindet bei Tieflagerung.

Impotentia coeundi kann Folge arterieller Minderdurchblutung im Beckenbereich sein und wird in Verbindung mit Durchblutungsstörungen der Beine als Leriche-Syndrom bezeichnet.

Die Inspektion kann sichtbare Durchblutungsstörungen feststellen, die Betastung Temperaturdifferenzen.

Arterielle Stenosen und Verschlüsse sind durch Palpation und Auskultation der großen Arterien festzustellen und grob zu lokalisieren. Ausfall oder deutliche Abschwächung eines Pulses spricht für Verschluß proximal davon, wenn gleichzeitig auch die Pulse weiter distal fehlen. Bei Vorhandensein von Stenosen ergibt die Auskultation entlang der großen Arterien am Hals, der oberen Extremität, der Bauch- und Beckenschlagadern und der Beinarterien bis zur Kniekehle Strömungsgeräusche, die bei geringen Stenosen oft erst nach leichter Belastung gehört werden. Falsch-positive Geräusche können in Ruhe in der oberen Schlüsselbeingrube, über der oberen Bauchaorta und bei stärkerer Belastung auch in der Leistenbeuge ohne Vorhandensein entsprechender Stenosen vorkommen.

Blutdruckdifferenzen zwischen rechts und links an entsprechenden Segmenten bzw. zwischen oberer und unterer Extremität sind ebenfalls ein gutes klinisches Kriterium für Strombahnhindernisse im Versorgungsgebiet der Gliedmaßen mit dem geringeren arteriellen Druck.

Bei der *Hochlagerungsprobe* nach Ratschow kommt es entsprechend der Schwere der Strombahnhindernisse zu einem mehr oder weniger raschen Abblassen der peripheren Hautareale und zu einer Verzögerung im Auftreten der reaktiven Hyperämie und der Wiederauffüllung der Venen (normal 5–7 Sekunden) nach Herabhängen der Extremitäten. An der unteren Extremität wird die Hochlagerung mit Fußrollen und an der oberen Extremität mit rhythmischem Faustschluß wirkungsvoll kombiniert.

Die *Claudication-time,* die Zeit bis zum Auftreten des Belastungsschmerzes bei normiertem Gehtempo (120 Schritte/min), ist ein brauchbares Maß für den Grad der Kompensation.

Spezielle Untersuchungsmethoden
Mit der *Oszillographie* und *Rheographie* werden die ryhthmischen Schwankungen des Pulsvolumens registriert. Für hämodynamisch wirksame Stenose oder Verschluß sprechen eine um minde-

stens 30% kleinere Amplitude als auf der Gegenseite, eine Abrundung der Hauptwelle (integrierte Pulsform) und das Kleinerwerden der Amplitude nach Belastung.
Hauttemperaturmessungen haben keinen diagnostischen Wert.
Blutstromvolumenmessungen (Strömungskalorimetrie, elektromagnetisch, Venenstauungsplethysmographie, Isotopenmethoden) sind keine notwendigen Routineuntersuchungen.
Ein gutes Maß für die Schwere einer arteriellen Durchblutungsstörung ist der Druck in den Arterien peripher eines Strombahnhindernisses, der einfach und zuverlässig mit dem *Ultraschall-Doppler-Prinzip* gemessen werden kann. Durch Kompression der Gefäße jenseits von Verschlüssen mittels Blutdruckmanschette läßt sich bei langsamer Reduzierung des Druckes mit einem Ultraschall-Doppler-Gerät der Wert ziemlich genau messen, bei dem erste Blutströmung in diesen Arterien wieder eintritt. So kann der Druckgradient über das Strombahnhindernis unter Bedingungen der Ruhe und der Belastung bestimmt werden. Für gute Kompensation sprechen Druckwerte in einer Fuß- oder Unterarmarterie von über 100 mm Hg, kritisch sind Drucke unter 60 mm Hg, und ein Druck von weniger als 30 mm Hg bei gleichzeitiger peripherer Nekrose macht die Prognose einer Therapie, die die Strombahn nicht wiederherzustellen vermag, praktisch infaust.
Die Indikation zur *Arteriographie* soll großzügig gestellt werden, weil sie – gute Technik vorausgesetzt – fast gefahrlos und für den Patienten wenig belastend ist und die besten Informationen liefert für die Differentialtherapie. Sie kann in ihren verschiedenen Formen, wenn es nur auf die Beurteilung der großen Arterien ankommt, in Lokalanästhesie durchgeführt werden. Zur Darstellung der kleinen Arterien (Fuß, Hand) ist Allgemeinnarkose notwendig, die auch bei empfindlichen Patienten und Kindern angezeigt ist.
Bei obliterierender Angiopathie der unteren Extremität sind die direkten Punktionsverfahren (A. femoralis, Bauchaorta subdiaphragmal, selten tief) vorzuziehen. Die Katheterangiographie (nach Seldinger) ist die Methode der Wahl zur Darstellung der Gefäße des Aortenbogens und zu selektiven Gefäßfüllungen.

Laborbefunde

Wichtig ist die Suche nach Risikofaktoren für die obliterierenden Angiopathien: Blutbild (Plethora, Thrombozytose), Hypercholesterinämie, Hypertriglyzeridämie, Hyperglykämie (pathologische Zukkerbelastung), Hyperurikämie.
Blutkörperchensenkungsgeschwindigkeit, Gesamteiweiß und Elektrophorese sind zur Fahndung nach entzündlichen Ursachen bzw. einer Kollagenose zu bestimmen.
Bei vielen Patienten sind eine hohe Blutviskosität und eine gesteigerte Plättchenagglutination (PAT Stufe 4 oder 5 nach Breddin) nachweisbar.

Verlauf und Prognose

Die obliterierenden Angiopathien der Extremitäten können mit der Beseitigung der individuellen Risikofaktoren vollkommen stationär werden oder verlaufen beim Fortwirken eines oder mehrerer Risikofaktoren chronisch progredient.
Der klassische Verlauf bei langsamer Progredienz geht in 4 Stadien (FONTAINE):
1. Beschwerdefreiheit oder atypische Mißempfingungen in einer Extremität,
2. intermittierendes Hinken,
3. Ruheschmerz und eventuell beginnende trophische Störungen,
4. Nekrose, Gangrän, Ulkus.

Die Prognose der Gliedmaßenerhaltung ist durch die neuen strombahnwiederherstellenden und medikamentös prophylaktischen Behandlungsverfahren wesentlich günstiger geworden. Vor 25 Jahren mußten von Patienten mit Beckenarterienverschlüssen 20% und von solchen mit Beinarterienverschlüssen etwa 10% innerhalb von 3 Jahren mit einer Amputation rechnen. In unserem Krankengut verloren in den letzten Jahren nur mehr 1,5% der Patienten innerhalb von 3 Jahren eine Gliedmaße.
Die durchschnittliche Lebenserwartung der Patienten mit obliterierender Angiopathie der Extremität ist, zweckmäßige Behandlung und Lebensweise vorausgesetzt, nicht geringer als die gleichaltriger Menschen in der Gesamtbevölkerung.

Komplikationen

Da die obliterierenden Angiopathien der Extremitäten nur eine der vielen möglichen Lokalisationen von in der Regel generalisierten Gefäßerkrankungen sind, schwebt über jedem Patienten das Damokles-Schwert einer neuen arteriellen Verschlußkomplikation nicht nur in einer Extremität, sondern auch in anderen lebenswichtigen Organen (Herz, Gehirn, Darm, Nieren).
Lokale Infektionen werden durch Mangeldurchblutung begünstigt.

Differentialdiagnose

Atypische Mißempfindungen oder der Claudicatio intermittens ähnliche Beschwerden in einer Extremität können auch verursacht sein durch statische Fehlbelastungen, Gelenkerkrankungen, Wirbelsäulenveränderungen, Knochenerkrankungen, Gicht. Im Liegen können Schmerzen einer Extremität bei Lendenwirbelsäulen- oder Gelenkveränderungen auftreten, die nicht so eindeutig bei Hochlagerung zu- und bei Tieflagerung abnehmen wie ischämische Ruheschmerzen.
Trophische Störungen, Nekrosen und Ulzerationen kommen auch bei Behinderung der venösen Abstrombahn und bei neurologischen Erkrankungen (Tabes dorsalis, Syringomyelie, Neuritis) vor und sind dabei aber meist nicht schmerzhaft. Schmerzhafte Ulzerationen sprechen für arterielle Genese.

Therapie

Die symptomatische Behandlung hat das Ziel einer Verbesserung des Sauerstoffangebotes an die Gewebe im Versorgungsgebiet von Arterien mit Strombahnbehinderung. Am wirkungsvollsten wird dies erreicht durch Maßnahmen, die die Strombahn wiederherzustellen vermögen. Die Frage der Möglichkeit der Strombahnwiederherstellung ist zu prüfen bei allen Patienten mit schlecht kompensiertem Stadium II, Stadium III und IV und bei jenen Patienten, bei denen der Beginn der Symptomatik oder einer wesentlichen Zunahme derselben nicht länger als ein halbes Jahr zurückliegen.

Strombahnwiederherstellende Verfahren

Systemische thrombolytische Therapie: Diese wird in der Mehrzahl der Fälle mit einer Standarddosierung von Streptokinase oder Urokinase durchgeführt, die mit einer Anflutdosis von 250 000 E innerhalb von 20–30 Minuten beginnt und mit einer Erhaltungsdosis von stündlich 100 000 E fortgesetzt wird, bis die Strombahn wiederhergestellt oder kein Erfolg mehr zu erwarten ist. Die Dauer bis zur vollständigen Auflösung eines intraarteriellen Gerinnsels beträgt in Abhängigkeit vom Ausmaß desselben ½–5 Tage.

Die Indikation zur systemischen thrombolytischen Therapie ist in allen Fällen peripherer und arterieller Durchblutungsstörungen gegeben, in denen die zeitlichen und/oder röntgenologischen Voraussetzungen für Lysierfähigkeit bestehen (Tab. 2.4) und die sorgfältige Abwägung von Chancen und Risiken keine Kontraindikation annehmen lassen.

Selektive thrombolytische Therapie: Durch Infiltration eines arteriellen Thrombus mit Streptokinase oder Urokinase über einen in diesen eingeführten Katheter kann der Thrombus, auch wenn er sehr ausgedehnt ist, mit einigen 10 000 E innerhalb weniger Stunden zur vollständigen Auflösung gebracht werden. Wegen wesentlich geringerer Blutungsgefahr hat dieses Verfahren im Gegensatz zur systemischen Thrombolyse nur wenige Kontraindikationen (Hirnblutung, ischämische zerebrale Herde, blutendes Magen-Darm-Ulkus, dilatierende Arteriosklerose). Nachteile der selektiven Lyse sind unvermeidliches Gefäßtrauma und dadurch erhöhtes Risiko einer Frühthrombose, im ungünstigen Fall mit Ausdehnung des Obturats, und im Vergleich zur systemischen Lyse ein höheres Makroembolierisiko.

Selektive thrombolytische Therapie ist die Behandlung der Wahl bei allen akuten, subakuten und chronischen, bis 8 Monate alten Femoro-poplitea-Verschlüssen, einschließlich der Trifurkation. Bei segmentalen Femoro- oder Popliteaverschlüssen mit einer Länge von mehr als 4 cm und schlechter Kompensation ist, wenn systemische thrombolytische Therapie kontraindiziert oder das Obturat 4–8–(12) Monate alt ist, selektive thrombolytische Therapie immer zu erwägen.

Perkutane transluminale Angioplastie (Katheterdilatation): Nach einem Vorschlag von DOTTER u. JUDKINS (1964) kann vor allem bei kurzstreckigen Verschlüssen und hochgradigen Stenosen im Iliaka-, Femoralis- und Popliteabereich eine Eröffnung und Aufweitung mittels Katheter (Ballonkatheter nach Grüntzig) erreicht werden. In vielen Fällen kann Ballondilatation mit systemischer oder selektiver Thrombolyse kombiniert werden.

Gefäßchirurgische Maßnahmen: Wenn Strombahnwiederherstellung zur Erhaltung einer Extremität oder zur Wiedererlangung einer angemessenen Leistungsfähigkeit indiziert ist und die vorgenannten konservativen und halbkonservativen Verfahren nicht erfolgreich angewandt werden können, ist zu prüfen, ob dies durch chirurgische Maßnahmen (Thrombendarteriektomie, Gefäßtransplantat) möglich ist. Sehr wichtig ist, daß bei Verschlüssen oder Stenosen in mehreren Etagen die Beseitigung eines Strombahnhindernisses, meist des proximalen, die Kompensation schon entscheidend bessern kann. Auf diese Weise ist es vielfach möglich, eine drohende Amputation durch einen relativ kleinen, auch alten Menschen zumutbaren Eingriff abzuwenden.

Maßnahmen zur Verbesserung der Durchblutung über Kollateralen

Alle Maßnahmen, die den Blutstrom durch eine Kollateralbahn steigern, fördern deren strukturelle Weitung. Am einfachsten und wirksamsten ist ein aktives Training (Gehen, Schwimmen, Ratschowsche Rollübungen wie bei der Hochlagerungsprobe), weil dadurch eine Hyperämie zu provozieren ist, wie sie höchstens noch durch intraarterielle Infusionen geeigneter Gefäßerweiterer (Adenosintriphosphorsäure 1 mg/min – Handelspräparat Laevadosin) zu erzielen ist. Solche Infusionen, die täglich über eine oder mehrere Stunden durchgeführt werden, können die Entwicklung eines Kollateralkreislaufs, vor allem bei Verschlüssen, die noch nicht lange zurückliegen, beschleunigen. Sie sind aber nur dann gerechtfertigt, wenn aktives Training allein nicht zum Ziel führt, und sollten

---

Tabelle 2.4 Kriterien für die Lysierfähigkeit von intraarteriellen Gerinnseln

Zeitliche Kriterien

Lokalisation	*Grenzalter*
Finger	wenige Tage (Wochen)
Unterschenkel, Unterarm	wenige Wochen
Knie, Oberschenkel, Oberarm	2–4 Monate
Becken	6 Monate und älter
Bauchaorta	Jahre

Röntgenologische Kriterien

Kontrastmittelumspülte Thrombenanteile
Unscharfe, wolkige Konturen

etwa 10 Infusionen nicht überschreiten wegen möglicher bleibender lokaler Schädigungen durch zu häufige Punktionen.

Die intraarterielle Sauerstoffinsufflation löst ebenfalls eine Hyperämie aus, deren Ursache lokale Ischämie durch Gasembolien ist. Der insufflierte Sauerstoff fällt quantitativ nicht ins Gewicht, auch wenn er im Gewebe aufgenommen wird. Die Methode ist heute wieder weitgehend verlassen. Es ist nicht erwiesen, daß die Zugabe minimaler Mengen von Ozon den Effekt einer intraarteriellen Sauerstoffinsufflation verbessert.

Umstritten ist auch noch der Wert einer intraarteriellen Infusionsbehandlung mit Prostaglandinen (PGI_2 oder PGE_1), die für die Stadien III und IV von GRYGLEWSKY, SHIONOYA und GRUSS empfohlen werden.

Die Möglichkeit einer effektiven Steigerung der Blutströmung im Versorgungsgebiet obliterierter Arterien durch systemische Applikation von vasoaktiven Substanzen ist sehr begrenzt. Ausgesprochene Vasodilatatoren wirken um so ungünstiger, je schlechter die Durchblutungsstörung kompensiert und je stärker der dilatierende Effekt ist. Je schlechter die Kompensation, desto geringer ist die Reserve an reduzierfähigem Tonus der glatten Gefäßmuskulatur peripher des Verschlusses. Im ungünstigsten Fall liegt ein solcher schon unter Ruhebedingungen nicht mehr vor. Die Durchblutung des betroffenen Gebietes wird dann druckpassiv bestimmt. Ein potenter Vasodilatator bewirkt Reduzierung des Systemdruckes und damit Verminderung des Blutstromes in nur mehr druckpassiv regulierten Arealen. Dadurch wird eine Verminderung statt der gewünschten Steigerung der Durchblutung in den minderdurchbluteten Gebieten zugunsten einer Luxusdurchblutung in gesunden Gefäßbereichen hervorgerufen. Deshalb dürfen auf keinen Fall Vasodilatantien im Stadium III oder IV gegeben werden.

Dagegen kann eine Verbesserung der Fließfähigkeit des Blutes die Durchblutung gerade in schlecht durchbluteten Arealen steigern. In diesem Sinne wirken isovolämische Hämodilution (Aderlaß und gleichvolumiger Ersatz mit Rheomacrodex) bis zu einem Hämatokrit von 30 (nur bei Herzgesunden) und therapeutische Hypofibrinogenämie von 70–100 mg/dl (0,7–1,0 g/l) mittels eines Schlangengiftpräparates (Arwin, Defibrase). Schließlich gibt es vasoaktive Stoffe, die anscheinend über Veränderungen der Flexibilität der Erythrozyten zu einer Viskositätsverminderung führen (z. B. Trental 300 mg als Infusion oder Trental 400, 4 × 1 Dragee täglich).

Bei relativ niedrigem zentralen Druck kann eine Erhöhung desselben und damit Steigerung des Druckgefälles zur Peripherie hin die Durchblutung bessern und vor allem Ruheschmerzen beheben. Mit Fluorhydrocortison (Astonin H) kann unter sorgfältiger Überwachung, vor allem auch der Herzleistung, eine anhaltende, gut kontrollierbare Blutdrucksteigerung erreicht werden.

Der druckpassive Kollaps der Gefäße bei Ruheschmerz kann vielfach durch Tieflagerung der Extremität und damit hydrostatischer Druckzunahme behoben oder vermindert werden. Dazu hat sich ein Hochstellen des Kopfendes des ganzen Bettes um 20 cm bewährt. Erfahrungsgemäß müssen die Patienten ausdrücklich darauf aufmerksam gemacht werden, daß bei dieser Schräglage der Oberkörper hoch und die Beine tief liegen müssen und nicht umgekehrt.

Eine Steigerung des Sauerstoffangebotes ist bei einer evtl. bestehenden schweren Anämie durch deren Behandlung möglich. Die Behandlung mit hyperbarer Oxygenation ist erst in der Erprobung. Die Wirksamkeit von Medikamenten, die die Sauerstoffausschöpfung steigern oder auf eine andere Weise in den Stoffwechsel positiv eingreifen sollen, müßte erst durch einen doppelten Blindversuch erwiesen werden.

Vor lokalen durchblutungssteigernden Maßnahmen durch chemische oder thermische Hautreize ist bei arteriellen Durchblutungsstörungen dringend zu warnen, ebenso vor Kälteanwendungen, die zwar vorübergehend den Schmerz lindern können, aber stets eine zusätzliche Reduzierung der Durchblutung mit allen nachteiligen Folgen bedeuten.

Sympathektomie: Beim peripheren Verschlußtyp (Arterien des Unterschenkels, des Fußes, des Unterarms und der Hand) ist die Resektion des betreffenden Grenzstrangs Therapie der Wahl. Sie bewirkt eine Verbesserung der akralen Durchblutung und kann damit drohende Nekrosen abwenden und, wenn sie rechtzeitig durchgeführt wird, bestehende zur Ausheilung bringen. Voraussetzung ist allerdings, daß keine höhergradige Strombahnbehinderung proximal vorliegt, weil sonst die Gefahr einer paradoxen Reaktion besteht mit akuter Verschlechterung der akralen Durchblutung nach dem Eingriff am Sympathikus.

Amputationen sind heute bei rechtzeitiger fachgerechter Behandlung erheblich seltener geworden als dies noch vor Jahren der Fall war. Bei offensichtlicher Irreversibilität eines ausgedehnten Gewebeschadens kann die rechtzeitige Amputation lebensrettend werden.

Die spontane Amputation bei Finger- oder Zehengangrän kann und soll dann abgewartet werden, wenn es gelingt, den Brand trocken zu halten. Dazu leisten antibiotische Puder (z. B. Nebacetin) gute Dienste.

Prophylaxe

Die wirksamste Prophylaxe der Progredienz einer arteriellen Verschlußkrankheit ist dort möglich, wo deren Ursache erkannt und beseitigt werden kann. Wie die Kälteangiitis nicht bis zur generalisierten Angiopathie fortschreitet, so kann auch die Endangiitis obliterans nach den Beobachtungen vieler Autoren und nach eigener Erfahrung zum Stillstand kommen, wenn die Inhalation von Tabakrauch und gegebenenfalls die Einnahme von Östrogenpräparaten vollständig vermieden wird.

Dort, wo auch noch andere Risikofaktoren vorliegen (Hypertonie, Hyperlipidämie, Diabetes mellitus, Hyperurikämie), ist es begründet, sie diätetisch oder medikamentös zu korrigieren.

Mit einer Antikoagulantien-Dauertherapie, bei der der Quick-Wert konstant auf 15–25% der Norm reduziert gehalten werden muß, kann eine wirksame Vorbeugung akuter Verschlüsse durch Gerinnungsthromben betrieben werden. Leider hat diese Behandlung keinen Einfluß auf die Entstehung von Abscheidungsthromben an der Gefäßwand, die wahrscheinlich das Drama der obliterierenden Gefäßveränderungen einleiten.

Thrombozytenfunktionshemmer (Acetylsalicylsäure) 2–3 × 0,5 g oder die Kombination von Acetylsalicylsäure 0,3 g mit Dipyridamol 75 mg haben sich in mehreren klinischen Langzeitstudien als wirksam erwiesen sowohl für die Prophylaxe von Rethrombosierungen nach strombahnwiederherstellenden Maßnahmen als auch zur Retardierung der Progredienz einer obliterierenden Arteriosklerose. Eine eigene Langzeitstudie fand die Kombination von Acetylsalicylsäure mit Dipyridamol signifikant wirksamer als Acetylsalicylsäure allein. Die Kombination darf jedoch nicht zusammen mit thrombolytischer Therapie verabreicht werden, weil Dipyridamol anscheinend plasmininduzierte Vasodilatation potenziert und so zu gefährlichem Blutdruckabfall führen kann.

Zur Prophylaxe gehört auch eine sorgfältige Fußpflege, die wesentlich zur Verhinderung gefährlicher Infektionen beitragen kann. Richtiges Schneiden der Fußnägel, rechtzeitige Behandlung von Fußmykosen und notfalls Infektionsprophylaxe mit antibiotischen Pudern sind dabei die wichtigsten Maßnahmen.

Literatur

Dotter, C. T., M. P. Judkins: Transluminal treatment of arteriosclerotic obstruction: Description of a new technic and a preliminary report of its application. Circulation 30 (1964) 654

Ehrly, A. M., H. J. Jung: Verbesserung der Fließeigenschaften menschlichen Blutes durch subkutane Applikation von Arwin. Verh. dtsch. Ges. inn. Med. 79 (1973) 1397

Gruss, J. D., D. Bartels, T. Ohta, J. L. Machado, B. Schlechtweh: Conservative treatment of inoperable arterial occlusions of the lower extremities with intraarterial prostaglandin E_1. Brit. J. Surg. 69, Suppl (1982) 11

Gryglewsky, R. J.: Successful therapy of advanced arteriosclerosis obliterans with prostacyclin. Lancet 1979/I, 1111

Hess, H., H. Frost: Argumente für eine einheitliche Pathogenese polyätiologischer arterieller Verschlußprozesse. Verh. dtsch. Ges. Kreisl.-Forsch. 35 (1969) 333

Hess, H.: Systemische und selektive Streptokinase-Therapie bei arteriellen Verschlüssen. Internist 23 (1982) 405

Hess, H., M. Marshall, M. Mallasch: Eine einheitliche Theorie der Morphogenese aller obliterierenden Angiopathien. Vasa, Band 3 (1974) 373

Mittelmeier, H.: Pathologische Anatomie der obliterierenden Gefäßerkrankungen. In Hess, H.: Die obliterierenden Gefäßerkrankungen. Urban & Schwarzenberg, München 1959

Moncada, S., R. Gryglewski, S. Bunting, J. R. Vane: An enzyme isolated from arteries transforms prostaglandin endoperoxides to an unstable substance that inhibits platelet aggregation. Nature 263 (1976) 663

Ross, R., J. Glomset: Atherosclerosis and the arterial smooth muscle cell. Science 180 (1973) 1332

Shionoya, S.: Continuous intra-arterial infusion therapy of prostaglandin E_2 for ischemic ulcer of the extremities. XIth International Congress of Angiology, 2.–8. July 1978, Prague

Schoop, W., M. Martin, E. Zeitler: Thrombolytische Therapie bei chronischer okklusiver Arteriopathie. Verh. dtsch. Ges. Kreisl.-Forsch. 34 (1968) 346

Chronische obliterierende Angiopathie der extrakraniellen Hirnarterien

H. Tschabitscher und A. Rupprecht

Definition

Durch langsam zunehmende Einengung des Gefäßlumens der extrakraniellen Hirnarterien, angefangen vom Aortenbogen (A. carotis communis, A. carotis interna, A. subclavia, Truncus brachiocephalicus, A. vertebralis) bis zum Eintritt in das Schädelinnere, kommt es zur Mangeldurchblutung und dadurch zu hypoxämischen Zuständen des Gehirns, die je nach Schweregrad von leichten (gelegentlich subklinischen) neurologischen Symptomen bis zu den schwersten Ausfallserscheinungen führen können.

Häufigkeit

In 10–30% von zerebralen Infarkten sind Erkrankungen im extrakraniellen Abschnitt der Hirngefäße die Ursache. Bei 25 415 Obduktionen fand Bankl (1968) 1000mal einen Hirninfarkt, davon bei 494 einen Verschluß eines großen zuführenden Gefäßes. Davon waren 328 thrombotisch und 166 embolisch bedingt.

Pathogenese

Im Gegensatz zu den akuten Verschlüssen der Hirnarterien ist bei der chronischen obliterierenden Angiopathie eine Erkrankung des Gefäßsystems selbst die unabdingbare Voraussetzung. Die Arteriosklerose hat hier die größte Bedeutung, wesentlich seltener ist die Thrombangiitis obliterans (Winiwarter-Buerger), die Periarteriitis nodosa, der Lupus erythematodes (Libman-Sacks) und ganz selten die nekrotisierenden, direkt allergisch ausgelösten Angiitiden. Die Lues kommt nur als Endarteriitis syphilitica in Betracht.

Die Pathogenese der obliterierenden Arteriosklerose der extrakraniellen Hirngefäße entspricht der der Extremitätenarterien.

Die Prädilektionsstellen der Arteriosklerose sind vor allem die Teilungsstelle der A. carotis communis sowie die große dorsale Schlinge der A. vertebralis an der Schädelbasis. Auch die Abgangsstellen vom Aortenbogen stellen bei allen Gefäßen einen Lieblingssitz stenosierender Veränderungen dar. Über 85% der Gefäßverschlüsse liegen im Karotisbereich und etwa 22% im Vertebralissystem.

Krankheitsbilder

Verschluß der A. carotis interna

Der Verschluß der A. carotis interna führt zu einer Mangeldurchblutung des von diesem Gefäß ernährten Gehirnanteils.

Die klinische Symptomatologie ist äußerst variabel, sie ist vor allem abhängig von der Stärke des Kollateralkreislaufes, der mehr oder minder die Durchblutung des unterernährten Teils des Gehirns übernimmt.

Das Vollbild des Syndroms der A.-carotis-interna-Verschlusses besteht aus einer homolateralen Blindheit bzw. hochgradigen Visusherabsetzung infolge Ausfalls der A. centralis retinae (aus der A. ophthalmica). Ferner sind eine kontralaterale Hemiparese, Hemihypästhesie und Hemianopsie vorhanden, dann eine Deviation conjugee, frontale Zeichen und fast immer auch psychische Veränderungen. Bei Betroffensein der überwertigen Hemisphäre kommen noch hirnpathologische Symptome wie Aphasie, Agraphie, Alexie und Körperschemastörungen vor. Das Vollbild ist relativ selten und kann daher nicht als typisch angesehen werden. Wesentlich häufiger sind alle Zwischenstufen vom klinisch stummen Insult bis zum mehr oder weniger voll ausgeprägten Bild. Relativ selten kommt es zu Ausfallserscheinungen, die durch Mangeldurchblutung der A. ophthalmica entstehen; es ist bekannt, daß die A. opthalmica sehr gut von der A. carotis externa über Anastomosen versorgt wird. Wenn es selten gelingt, klinisch zwischen einem Verschluß der A. carotis communis und der A. carotis interna zu unterscheiden (meist muß man sich mit der Diagnose einer Karotisinsuffizienz bzw. der Durchblutungsstörung im Bereich der großen zirkumflexen Hemisphärenäste begnügen), so spricht eine nennenswerte Mangeldurchblutung in der A. opthalmica doch sehr für eine Durchblutungsminderung der A. carotis communis.

Sehr häufig sind bei nachgewiesenem Karotisverschluß durch genaue Anamnese eine oder mehrere Prodromalattacken nachzuweisen. Diese können als passagere Parese oder kurzdauernde aphasische Attacke erscheinen; selten geht eine Hemianopsie dem kompletten Gefäßverschluß voran. Während die erste Attacke meist leicht und von kurzer Dauer ist, werden diese Prodromalsyndrome bei wiederholtem Auftreten meist schwerer und bleiben auch länger bestehen. Diese intermittierenden Insuffizienzerscheinungen können schon von kleinen extrazerebralen Störfaktoren, wie z. B. kurzdauerndem Blutdruckabfall, ausgelöst werden.

Besondere Untersuchungsmethoden. Aufgrund des klinischen Bildes ist die einwandfreie Diagnose eines Karotisverschlusses nur sehr selten möglich.

Auch bei vollkommen verschlossenem Gefäß kann meist eine Pulsation im Halsbereich getastet werden, fortgeleitet von der A. carotis communis.

Etwas verläßlicher ist die Auskultation der Halsregion, wo sich gelegentlich ein Stenosegeräusch wahrnehmen läßt. Das EEG leistet wertvolle Hilfe bei der Abgrenzung zu den Hirntumoren und läßt besonders bei Gasbeatmung Hinweise in Richtung einer Mangeldurchblutung erkennen. Der Verdacht kann durch die *Opthalmodynamographie* bzw. *Ophthalmodynamometrie* weiter erhärtet werden.

Mit der direktionalen *Ultraschall-Doppler-Sonographie* sind hämodynamisch wirksame Strombahnhindernisse im extrakraniellen Karotiskreislauf mit hoher Sicherheit nachweisbar. Veränderungen in der Doppler-Pulskurve entlang der A. carotis sowie Strömungsumkehr, Nullströmung oder erhebliche Amplitudenreduktion in der A. supratrochlearis bzw. A. supraorbitalis sind die entscheidenden Kriterien.

Die *zerebrale Angiographie* ist unerläßlich, wenn ein gefäßchirurgischer Eingriff zur Diskussion steht. Wenn zuerst die erkrankte Seite angiographiert wird, fällt die fehlende Darstellung der A. carotis interna natürlich sofort auf. Gelegentlich mag das gewonnene Angiogramm typisch genug sein, um die Diagnose eines Karotisverschlusses sicherzustellen. Meist allerdings ist die Angiographie der Gegenseite nötig, um die Diagnose durch den Nachweis eines mehr oder minder guten Kollateralkreislaufes abzusichern. Gelegentlich ist auch dann das Krankheitsbild noch nicht zufriedenstellend abgeklärt, so daß eine *Aortenbogenangiographie* zur Darstellung des Abganges der großen Gefäße aus dem Aortenbogen nötig ist.

Kollateralkreislauf. Es gibt 4 anatomisch vorgebildete Möglichkeiten, aus denen sich ein funktionell wirksamer Kreislauf etablieren kann:

1. Über die homolaterale A. carotis externa – A. maxillaris – A. ophthalmica – Karotissiphon,
2. von der kontralateralen Seite über den Circulus artriosus cerebri (Willisii),
3. von der homolateralen A. cerebri posterior über die A. communicans posterior,
4. über die sogenannten Heubnerschen Leptomeningealanastomosen.

Alle anderen theoretisch möglichen Kollateralkreisläufe haben praktisch keine Bedeutung.

Prognose. Das Schicksal der Kranken ist von einer großen Zahl von Faktoren bestimmt, so vom Alter, vom Allgemeinzustand, von der Lebensweise (Nikotin, Alkohol), von den Herz- und Kreislaufverhältnissen usw. Entscheidend ist die Suffizienz des Kollateralkreislaufes; um diese abzuklären, bedarf es meist einer sehr gründlichen Durchuntersuchung, oft mit Darstellung aller zuführenden großen Gefäße (Panangiographie), eventuell auch durch die Xenon-Clearance-Methode.

Therapie. Im Stadium der intermittierenden Insuffizienz des Karotissystems ohne irreversiblen Schaden ist die chirurgische Beseitigung eines vorhandenen Strombahnhindernisses die Therapie der Wahl.

Die *konservative Therapie* soll erstens die Mangeldurchblutung möglichst rasch und weitgehend beheben, wozu vor allem die Besserung der Herzkraft (Digitalisierung, Beseitigung einer Herzrhythmusstörung, Verbesserung der Mikrozirkulation) beiträgt. Fraglich ist, ob mit gefäßaktiven Substanzen eine effektive Mehrdurchblutung im geschädigten Hirnareal zu erreichen ist. Zweitens hat die konservative Therapie bei eingetretenem Schlaganfall mögliche Komplikationen wie Pneumonie, Dekubitus zu verhindern, und drittens soll sie die Ausfallserscheinungen durch konsequente physikalische Therapie, die oft über Monate notwendig ist, kompensieren.

Strittig ist, ob durch eine Antikoagulantien-Dauertherapie eine wirksame Schlaganfallprophylaxe bei bestehenden Strombahnhindernissen im Karotissystem zu betreiben ist.

Verschluß der A. vertebralis

Durch einen Verschluß der A. vertebralis kommt es zu Durchblutungsstörungen, die das Gebiet des Hirnstamms und des Kleinhirns oder Teile davon betreffen.

Ein Verschluß beider Aa. vertebrales oder der A. basilaris wird praktisch niemals überlebt.

Etwa 22% aller durch obliterierende Angiopathie verursachten Schlaganfälle sind im Vertebralisgebiet lokalisiert.

Die *Symptome* sind sehr wechselnd, da die beiden Vertebralarterien häufig verschieden stark angelegt sind. Bei Betroffensein einer bereits vor der Erkrankung sehr engen Vertebralarterie sind kaum Ausfälle zu erwarten, da die kräftigere andere A. vertebralis die Funktion voll übernehmen kann.

In der Regel bestehen die Prodromalsymptome vorwiegend in vegetativen Symptomen, wie Tachykardie, Schweißausbruch, oder in zerebellaren Symptomen, wie Schwindel.

Als Ausnahme kann es bei einer Vertebralismangeldurchblutung zum Auftreten von spinaler Symptomatik kommen, gehen doch sowohl die A. spinalis anterior als auch die A. spinalis posterior direkt von der A. vertebralis ab. Sollte sich ein Kollateralkreislauf über den Truncus thyreocervicalis bilden, so kann es ebenfalls durch „steal-effect" zur Mangeldurchblutung im Halsmark kommen. Bei rasch sich entwickelndem einseitigen Vertebralisverschluß kann ein Bild entstehen, das ähnlich dem der Basilaristhrombose ist, das mit Übelkeit und Erbrechen als Prodromalerscheinung beginnt, bald zu Schwindel, Gesichtsfeldausfällen, Tetraparese und Trübung des Bewußtseins führt, bis schließlich Atem- und Kreislaufstörungen auftreten, die zum Exitus führen können.

Die *Prognose* ist eher ungünstig, weil die Möglichkeit der Blutzufuhr über Kollateralen sehr begrenzt ist, und auch die chirurgischen Möglichkeiten ungünstiger sind als im Karotisgebiet.

Die *Therapie* entspricht derjenigen bei obliterierenden Angiopathien im Karotissystem.

Aortenbogensyndrom

Das klassische Aortenbogensyndrom ist die von TAKAYASU beschriebene Panangiitis der großen Halsgefäße unter gleichzeitiger Mitbeteiligung der Augen. Aber auch bei multiplem Befall der Aortenbogenäste durch obliterierende Arteriosklerose kann es zu ähnlich ausgedehnten Erscheinungen einer Mangeldurchblutung an der oberen Körperhälfte und einem Entzügelungshochdruck an der unteren Körperhälfte kommen.

Das Vollbild stellt sich in einer gestörten Durchblutung des Kopfes und der oberen Gliedmaßen dar, wobei der Blutdruck an beiden Armen absinkt (Pulseless disease), der Puls kaum tastbar wird und Symptome der zerebralen Durchblutungsstörung auftreten.

Die *Prognose* ist schlecht, es sei denn, daß eine chirurgische Wiederherstellung oder wenigstens teilweise Wiederherstellung der Strombahn möglich ist.

Die *konservative Therapie* entspricht derjenigen bei Strombahnhindernissen in einem Hirnarteriensystem.

Subclavian-steal-Syndrom

Durch Verschluß am Anfangsteil der A. subclavia oder des Truncus brachiocephalicus (A. anonyma) kommt es zu einer Mangeldurchblutung im Gebiet der A. subclavia; kompensatorisch wird durch Strömungsumkehr in der A. vertebralis ein Kollateralkreislauf gebildet, der Blut aus dem Gehirnkreislauf abzieht („Diebstahl") und der Armarterie zuleitet.

Die häufigste Ursache ist eine obliterierende Arteriosklerose oder Endangiitis obliterans des Truncus brachiocephalicus bzw. am Beginn der A. subclavia. Seltener sind Kompressionen dieser Gefäßsegmente von außen her durch einen Tumor oder ein Aortenbogenaneurysma (Lues), ebenso selten kongenitale Atresien oder Stenosen. Auch nach chirurgischen Eingriffen können Strombahnhindernisse in den genannten Arteriensegmenten entstehen.

Das Subclavian-steal-Syndrom tritt vorwiegend im 5. und 6. Lebensjahrzehnt auf, wobei Männer häufiger befallen sind als Frauen, es kommt linksseitig wesentlich häufiger vor als rechts.

Das Syndrom ist gekennzeichnet durch Symptome einer Mangeldurchblutung des betreffenden Armes und einer eventuell nur bei manueller Arbeit auftretenden Mangeldurchblutung des Gehirns. Im Arm kommt es zu Blässe, Absinken des Blutdruckes und der Hauttemperatur, zu Schmerzen, besonders bei Tätigkeit dieses Armes.

Durch Entzug von Blut aus dem Hirnkreislauf über die A. vertebralis kommt es zur Mangeldurchblutung des Vertebralis-Basilaris-Gebietes mit Schwindel, Nystagmus, Sehstörungen, eventuell auch zu Beschwerden von seiten des Innenohres (A. labyrinthi).

Je nach dem sich etablierenden *Kollateralkreislauf* unterscheidet man 4 Arten dieses Syndroms. Allen gemeinsam ist aber der Abzug von Blut aus dem Zerebralkreislauf in die A. subclavia. Bei gutem Kollateralkreislauf können die ersten Beschwerden von seiten der Mangeldurchblutung des Vertebralisgebietes kommen; erst später oder erst bei körperlicher Belastung kommt es zu Beschwerden im betroffenen Arm selbst.

1. Vertebrovertebraler Kollateralkreislauf: In der A. vertebralis der gesunden Seite ist die Blutdurchströmung ungestört, in der A. vertebralis der kranken Seite aber kommt es zu einer Strömungsumkehr, so daß Blut von der A. basilaris nach abwärts in die A. subclavia geleitet wird.
2. Karotidobasilarer Kollateralkreislauf: Bei gut funktionierendem Circulus arteriosus cerebri und bei guter Karotisdurchblutung wird Blut aus der A. carotis in die schlecht durchblutete A. subclavia abgezogen.
3. Externovertebraler Kollateralkreislauf: Es werden die Äste der A. carotis externa derselben und der Gegenseite (A. occipitalis, A. thyreoidea) über Muskeläste zur Blutabgabe in die A. vertebralis herangezogen.
4. Karotidosubklavialer Kollateralkreislauf: Nur auf der rechten Seite im Truncus brachiocephalicus möglich. Die Stenose im Truncus muß knapp nach dem Abgang aus der Aorta liegen und den Abgang der A. carotis communis zumindest teilweise offenlassen.

Spezielle Untersuchungen. Messen der Hauttemperatur und Oszillometrie dienen der Sicherstellung der Mangeldurchblutung des erkrankten Armes. Das EEG zeigt meist eine Mangeldurchblutung der basalen und okzipitalen Hirnregionen an. Gesichert kann die Diagnose aber erst durch die Angiographie werden. Dabei ist eine komplette angiographische Durchuntersuchung (Panangiographie) unbedingt zu fordern, d. h. eine Aortenbogenangiographie, die den Abgang der großen Gefäße vom Aortenbogen darstellt, eventuell ergänzt durch selektive Karotisangiographie beidseits.

Wenn möglich, sollte auch mit der Xenon-Methode eine quantitative Messung der Hirndurchblutung durchgeführt werden.

Differentialdiagnose. Alle Vertebralis-Basilaris-Insuffizienzsyndrome. Alle Durchblutungsstörungen und Schmerzzustände an der oberen Extremität, sofern sie einseitig auftreten und bei körperlicher Belastung verstärkt werden. In Frage kommt die ganze Skala der Schulter-Arm-Syndrome, ferner zervikale Prozesse, das Aortenbogensyndrom, evtl. Karpaltunnel-Syndrom.

Die *Prognose* ist günstig, weil eine wirksame chirurgische Behandlung möglich ist. Sie hängt aber von der Geschwindigkeit der Progredienz des Grundleidens ab.

Therapie. Wenn die Symptomatik es notwendig macht und der Allgemeinzustand eine chirurgische Intervention erlaubt, ist die Beseitigung oder Überbrückung des verantwortlichen Hindernisses anzustreben. Die physiologisch beste Lösung ist die Desobliteration, einfacher ist vielfach ein Transplantat von der A. carotis communis zur A. subclavia, das nicht, wie vielfach angenommen wird, den Steal-Effekt nur verschiebt. Der Anfangsteil der Karotis wird durch ein solches Transplantat nur zum gemeinsamen Trunkus. Ein nennenswerter Abfall des Druckes in der Karotis jenseits der Anastomose kommt nicht zustande, und damit resultiert daraus auch keine Verminderung der Blutzufuhr zum Gehirn über dieses Gefäß.

Literatur

Bankl, H.: Zur Pathogenese der arteriellen Verschlüsse im Gehirn. Verh. dtsch. Ges. Path. 52 (1968) 237
Barolin, G. S.: Die zerebrale Apoplexie. 2. Aufl. Enke, Stuttgart 1983
Diethelm, L., S. Wende: Handbuch der medizinischen Radiologie, Bd. 14/1A und 1B: Röntgendiagnostik des Zentralnervensystems. Springer, Berlin 1981 (S. 340, 593, 620)
Gänshirt, H.: Der Hirnkreislauf. Thieme, Stuttgart 1972 (S. 542)
Held, K.: Apoplexie. In: Therapie innerer Krankheiten. 5. Aufl. Springer, Berlin 1982
Hoff, H., P. Prosenz, H. Tschabitscher: Der Schlaganfall. Verlag der Wiener med. Akademie, Wien 1966
Prosenz, P., H. Tschabitscher: Zur Korrelation klinischer Befunde und Hilfsbefunde bei der Thrombose der A. carotis int. Vortrag in der Wiener Ges. d. Ärzte, Wien 1969
Reisner, H.: Die konservative Therapie der cerebralen Durchblutungsstörungen. Kongreßbericht Köln, 1959. In Tönnis, W., F. Marguth: Kreislaufstörungen des ZNS. Springer, Berlin 1961 (S. 261)
Ross Russel, R. W.: Cerebral Arterial Disease. Churchill Livingstone, Edinburgh 1976 (p. 107)
Scheid, W.: Lehrbuch der Neurologie, 4. Aufl. Thieme, Stuttgart 1980
Suchenwirth, R. M. A.: Hirndurchblutungsstörungen aus neurologischer Sicht. Intern. Praxis 21 (1981) 703
Tschabitscher, H.: Konservative Therapie des Schlaganfalls aus neurologischer Sicht. Wien. med. Wschr. 133 (1983) 227
Zülch, K. J.: Über die Entstehung und Lokalisation der Hirninfarkte. Zbl. Neurochir. 21 (1961) 158

Chronischer Verschluß der Mesenterialarterien, Angina abdominalis

A. KRIESSMANN

Definition

Chronischer Verschluß der Mesenterialarterien umfaßt alle langsam entstandenen Stenosen und Verschlüsse im Bereich der 3 Eingeweidearterien:

A. coeliaca, A. mesenterica superior und A. mesenterica inferior. Die obliterativen Veränderungen können die Arterien einzeln oder in Kombination, im zentralen oder im peripheren Abschnitt betreffen.

Unter Angina abdominalis versteht man den durch Hypoxämie bedingten Schmerz der Darmmuskulatur auf dem Boden einer organisch oder funktionell gestörten Durchblutung der 3 genannten Arterien.

Synonyma. Zahlreiche Synonyma weisen auf die Schwierigkeit hin, den pathogenetischen Grundvorgang und die vielfältige klinische Erscheinungsform als nosologische Entität zu erkennen: Dyspragia intermittens angiosclerotica intestinalis (Morbus Orthner), Dyspepsia intermittens arteriosclerotica, Angina abdominalis, chronisches Verschlußsyndrom der Eingeweideschlagadern, Intestinal angina, Mesenteric vascular insufficiency, Migraine abdominale, ischämische Enterokolitis.

Häufigkeit

Während im Sektionsgut bis zu 80% obliterierende Veränderungen an den Mesenterialarterien gefunden werden, liegen die Angaben über die Häufigkeit der klinischen Symptomatik zwischen 7% und 50%.

Ursache dieser Diskrepanz ist vornehmlich die gute Kompensationsfähigkeit der Durchblutungsinsuffizienz durch Kollateralen. Andererseits wird eine chronische Durchblutungsinsuffizienz der Mesenterialarterien im Rahmen der Diagnostik abdominaler Schmerzen zu selten mit Sicherheit ausgeschlossen.

Pathogenese

Die pathophysiologischen Auswirkungen der Stenosen und Verschlüsse werden vor allem durch den Druckgradienten bestimmt: Nimmt er langsam zu, so entwickeln sich in der Regel aus den die drei Hauptarterien verbindenden Brückengefäßen funktionstüchtige Kollateralen, deren Besonderheit darin besteht, daß sie in beiden Strömungsrichtungen durchströmt werden können. Die Riolansche Kollaterale, welche durch die Aa. colica media et sinistra gebildet wird und je nach Verschlußlokalisation sowohl die obere als auch die untere Mesenterialarterie versorgen kann, und die vordere pankreatikoduodenale Arkade, welche die A. coeliaca und die A. mesenterica superior in beiden Strömungsrichtungen verbindet, stellen die wichtigsten Kompensationsmöglichkeiten dar. Die Leistungsfähigkeit der Kollateralen ist so groß, daß sogar Doppelverschlüsse der Hauptarterien jahrelang klinisch stumm bleiben können.

Ein plötzliches Absinken der örtlichen Durchblutungsrate unter das für den Ruhestoffwechsel der Darmwand erforderliche Minimum bildet den Anlaß zur Schmerzauslösung.

Ätiologie

Die organischen Ursachen sind in Tab. 2.5 zusammengefaßt. Der Anteil der obliterierenden Arteriosklerose beträgt 90%. Das Mesenteric-steal-Syndrom setzt einen Verschluß der A. mesenterica inferior proximal des Abgangs der A. haemorrhoidalis superior oder einen Aortenverschluß distal des Ursprungs der A. mesenterica superior voraus; die A. mesenterica superior ist dabei organisch meistens intakt.

Krankheitsbild

Anamnese

Die Erkrankung beginnt langsam und betrifft bevorzugt Männer zwischen dem 40. und 70. Lebensjahr. Führendes Symptom ist ein brennender oder kolikartiger Bauchschmerz, der meist etwa 30 Minuten postprandial im Sinne einer intestinalen Belastungsangina, aber auch unabhängig von der Nahrungszufuhr auftritt. Nach ½–1½ Stunden klingt der Schmerz spontan ab.

Abdominale Schmerzen, die durch Laufen und Treppensteigen ausgelöst und durch Stehenbleiben beseitigt werden, sind auf einen iliomesenterialen Blutentzug verdächtig. Nikotinabusus, jugendliche Hypertonie und Fettstoffwechselstörungen müssen als Risikofaktoren betrachtet werden. Das Zusammentreffen mit einer peripheren arteriellen Verschlußkrankheit ist häufig.

Befunde

Die pathognomonische Trias: *Schmerz – Gefäßgeräusch – Malabsorption* wird nur selten gleichzeitig beobachtet. Der *Schmerz* ist bevorzugt in der Nabelgegend sowie im linken Mittel- und Oberbauch lokalisiert. Palpatorisch findet sich selbst im stärksten Schmerzanfall fast immer ein weiches Abdomen. Hyperperistaltische Geräusche werden im schmerzfreien Intervall von den Zeichen der Normo- und Hypoperistaltik abgelöst.

Bei hämodynamisch wirksamer Stenose am Ostium oder im zentralen Abschnitt der A. coeliaca bzw. A. mesenterica superior läßt sich paraumbilikal ein spindelförmiges, systolisches *Geräusch* auskultieren und phonoangiographisch dokumentieren. Strömungsgeräusche von Kollateralgefäßen lassen sich dabei weniger gut unterscheiden als solche der Aorta, da letztere oft bis in die Iliakalarterien fortgeleitet werden. Bei der Gefäßauskultation störende Darmgeräusche können mit 30 mg Buscopan intravenös zuverlässig ausgeschaltet werden; gleichzeitig kommt es zur Geräuschverstärkung (Abb. 2.1).

Das *Malabsorptionssyndrom* entsteht in der Regel im Verlauf von Jahren und entspricht weniger einer echten Malabsorption oder Maldigestion. Meistens ist die Kachexie Folge einer freiwilligen Nahrungskarenz zur Vermeidung der postprandialen Leibschmerzen. Meteorismus, Flatulenz und Obstipation fehlen selten; akut auftretende Diarrhoen mit Blutabgang können unmittelbar nach besonders heftigen Schmerzattacken beobachtet werden (ischämische Kolitis).

Laborbefunde

Die Laborwerte sind unspezifisch, da viele Erkrankungen des Gastrointestinaltraktes gleichartige Befunde hervorrufen. Positiver Fett-, Muskelfaser- und Blutnachweis im Stuhl sind als verdächtig anzusehen. Andererseits schließt das Fehlen pathologischer Laborbefunde eine funktionell wirksame Mesenterialarterienobliteration keinesfalls aus.

Röntgenologische Diagnostik

Abdomenleeraufnahme im Stehen und Magen-Darm-Passage mit Bariumbrei erbringen außer den Zeichen einer Hypomotilität des Dünndarms keine konkreten Hinweise.
Allein die Angiographie der Mesenterialarterien ermöglicht eine Verifizierung der klinischen Verdachtsdiagnose. Die Übersichtsaortographie – entweder als hohe translumbale oder als Katheteraortographie – sollte grundsätzlich in zwei Ebenen durchgeführt werden, da Abgangsstenosen häufig nur durch seitlichen Strahlengang überlagerungsfrei dargestellt werden können.
Die selektive Angiographie der 3 Viszeralarterien ist besonders geeignet, periphere Stenosen zu loka-

Tabelle 2.5 Ursachen der Angina abdominalis

I. Morphologisch faßbare Durchblutungsstörungen
   1. Primäre Angiopathien
      Obliterierende Arteriosklerose   (ca. 90%)
      Endangiitis obliterans
      Periarteriitis nodosa
      Angiitiden bei Kollagenosen
      Aneurysma der A. mesenterica superior
      Fibromuskuläre Mediahyperplasie
      Iliomesenterialer Blutentzug
      (Mesenteric-steal-Syndrom)
      Coarctatio aortae abdominalis
   2. Sekundär alterierende Prozesse
      Kompression des Truncus coeliacus durch das Lig. arcuatum
      Arterienkompression durch Tumor
      Trauma
      Aneurysma der Aorta
      Mesenterialvenenthrombose
      Iatrogene Ligatur

II. Funktionelle Durchblutungsstörungen
    Kardiale Insuffizienz (low output)
    Schocksyndrom
    Arteriovenöse Fistel
    Digitalisintoxikation
    Polyzythämie
    Ergotismus

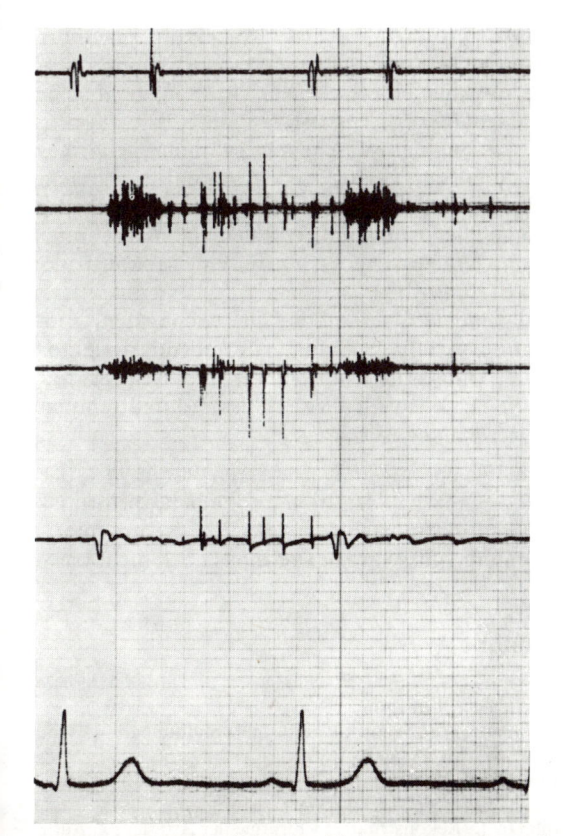

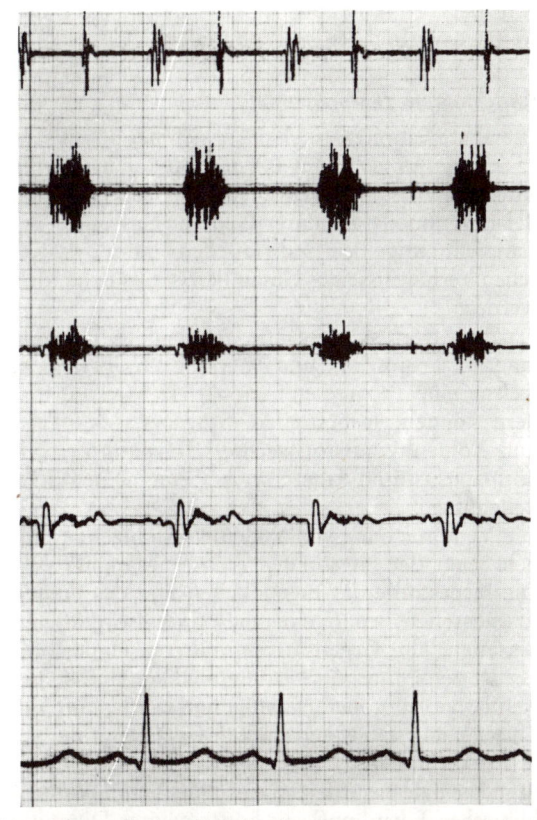

Abb. 2.1 24jährige Patientin, Phonoangiogramm 2 Querfinger oberhalb des Nabels abgeleitet: links systolisches Geräusch mit Darmgeräuschen, rechts nach 40 mg Buscopan i. v. (Beseitigung der Darmgeräusche, verstärktes systolisches Geräusch, Frequenzsteigerung). Diagnose: angiographisch gesicherte Stenose der A. gastroduodenalis, ausgeprägte arteriosklerotische Kaliberschwankung des Hauptstammes der A. mesenterica superior

lisieren und die Strömungsrichtung in den Kollateralgefäßen aufzuzeigen. Die Indikation zur Angiographie bei Verdacht auf Angina abdominalis wird auch heute noch sehr streng gestellt. Die Fortschritte in der rekonstruktiven Chirurgie der Eingeweidearterien fordern jedoch geradezu eine kritische Erweiterung der Indikationsbreite.

Differentialdiagnose

Alle Erkrankungen, die mit Abdominalschmerzen einhergehen, können mit der Angina abdominalis konkurrieren. Ulcus duodeni und chronische Pankreatitis stehen dabei im Vordergrund. Klinische Praxis und Obduktionsergebnisse beweisen leider, daß viel zu selten ernsthaft an eine vaskuläre Genese der Abdominalschmerzen gedacht wird.

Fehlt angiographisch der Nachweis einer obliterativen Veränderung, so gewinnen der Low output bei Herzinsuffizienz und das Schocksyndrom unter den funktionellen Ursachen besondere Bedeutung.

Therapie

Die Fortschritte in der rekonstruktiven Gefäßchirurgie haben die bislang sehr begrenzten Möglichkeiten in der Behandlung des chronischen Mesenterialarterienverschlusses wesentlich verbessert. So erweist sich heute die Indikationsstellung zur chirurgischen Therapie als entscheidend für den weiteren Verlauf der Erkrankung.

Konservative Therapie

Die akute Schmerzattacke läßt sich bei organisch-vaskulärer Ursache mit 0,5 mg Buscopan pro kg Körpergewicht intravenös zuverlässig beseitigen. Bei funktionell-vaskulärer Genese muß unter Berücksichtigung der individuellen hämodynamischen Verhältnisse des Gesamtkreislaufs behandelt werden.

Da die Arteriosklerose ätiologisch dominiert, erlangt die Prophylaxe und Therapie aller Faktoren, welche eine Progredienz der Arteriosklerose fördern können, insbesondere Störungen des Fett- und Kohlenhydratstoffwechsels, Hypertonie, Nikotinabusus und Übergewicht, eine wesentliche Bedeutung.

Die Verabreichung von 5 kleinen Mahlzeiten täglich beugt der intestinalen Belastungsangina vor. Die Hypertonie des Jugendlichen und des jungen Erwachsenen bedarf einer besonders sorgfältigen Betreuung. Im Gegensatz zum älteren Hypertoniker ist beim Jugendlichen die medikamentöse Erzielung normotoner Werte unerläßlich, um die Entwicklung frühsklerotischer Gefäßveränderungen zu verhindern.

Eine kardiale Insuffizienz einschließlich ihrer subklinischen Form muß mit konsequenter Digitalistherapie beseitigt werden. Die Wirksamkeit von Cortisonderivaten und Antiphlogistika bei den entzündlichen Arteriopathien ist noch nicht gesichert. Ihre Verwendung kann im Rahmen der Behandlung von Kollagenosen mit Beteiligung der Mesenterialgefäße notwendig werden, kann sich auf einen stenosierenden Prozeß aber auch negativ auswirken. Antikoagulantien halten wir als Langzeittherapie für indiziert. Dies gilt vor allem für Fälle, die einer operativen Therapie noch nicht oder nicht mehr zugeführt werden können.

Von der fibrinolytischen Therapie muß bei ausgeprägter klinischer Symptomatik Abstand genommen werden, da hierbei bereits kleine Läsionen der Darmschleimhaut zu tödlichen Blutungsquellen werden können.

Chirurgische Therapie

Die Beschwerden und die ungünstige Prognose mangels ausreichender konservativer Behandlungsmöglichkeiten sprechen für ein aktives Vorgehen. Außerdem ist jede Ostiumstenose ein potentieller Verschluß durch Thrombose mit letalem Ausgang in 90% der Fälle.

Die Operationsindikation muß in dreifacher Hinsicht gegeben sein (VOLLMAR 1975):

1. Klinisch-therapeutische Indikation: typisches Beschwerdebild mit angiographisch gesicherter Durchblutungsinsuffizienz. Klinisch stumme Stenosen mit hochgradiger Lumeneinengung sowie stumme Doppelverschlüsse sollen ebenso wie symptomlose Einfachverschlüsse nur dann einer prophylaktischen Korrektur zugeführt werden, wenn wegen anderer Verschlußprozesse ohnehin eine Gefäßkorrektur in der Nachbarschaft vorgesehen ist.

2. Lokal-angiographische Operabilität: gehöriges Kaliber der betroffenen Arterien mit freiem Run-in und Run-off. Somit eignen sich in der Regel die Ostien und zentralen Gefäßabschnitte der 3 Viszeralarterien gut für einen rekonstruktiven Eingriff.

3. Allgemeine Operabilität: Die wichtigsten Operationsverfahren sind: Thrombendarteriektomie, Umgehungstransplantat und Reimplantation der distal des Verschlusses durchtrennten Arterie in die Aorta.

Nach 172 operativen Korrekturen war in 94% der Fälle die Revaskularisation erfolgreich; die primäre Operationsmortalität lag bei 3%. Repräsentative Spätergebnisse liegen allerdings noch nicht vor.

Literatur

Heberer, G., G. Rau, H. H. Löhr: Aorta und große Arterien. Springer, Berlin 1966
Kriessmann, A.: Diagnostik der Angina abdominalis. Dtsch. med. Wschr. 95 (1970) 2383
Kriessmann, A.: Therapie der Angina abdominalis. Dtsch. med. Wschr. 95 (1970) 2385
Vollmar, J.: Rekonstruktive Chirurgie der Arterien, 2. Aufl. Thieme, Stuttgart 1975
Vollmar, J., H. Hartert, K. Schroeder, H. C. Coerper: Das chronische Verschlußsyndrom der Eingeweideschlagadern. Langenbecks Arch. klin. Chir. 305 (1964) 473

Akute arterielle Gefäßverschlüsse

Akuter Verschluß von Extremitätenarterien einschließlich Bauchaorta und Beckenarterien

R. SCHMUTZLER

Definition

Die plötzliche Unterbrechung der arteriellen Strombahn führt in der Regel zu schwersten Zirkulationsstörungen im Versorgungsgebiet der Arterie. Funktion und Erhaltung der Extremität sind dadurch in höchstem Maß gefährdet. Darüber hinaus kann das Leben des Patienten bedroht sein. Es handelt sich stets um eine Notfallsituation. Die Folgen des Gefäßverschlusses für die Extremität und den Gesamtorganismus sind abhängig von der Grundkrankheit und von der Lokalisation des Verschlusses sowie von raschen und zweckmäßigen therapeutischen Maßnahmen.

Vorkommen

Die Blockierung der arteriellen Zirkulation erfolgt weit häufiger durch eine Embolie als durch eine lokale Thrombose. Seltenere Ursachen sind das Aneurysma dissecans aortae sowie Traumen verschiedenster Art (mit und ohne Begleitspasmus). Nach Ergotaminabusus können sich Arterien derart verengen, daß sie vorübergehend die klinische Symptomatik eines akuten Verschlusses bieten (s. S. 2.32).

Ätiologie und Häufigkeit

Nach ASKEY (80%), EUFINGER (82,5%) und COBLENTZ (84,8%) steht die *Embolie* ätiologisch an erster Stelle des akuten Arterienverschlusses. Durch intravasale Verschleppung bluteigenen oder blutfremden Materials kommt es zu teilweiser oder völliger Verlegung des Gefäßlumens. Ganz überwiegend handelt es sich dabei um Thromboembolien, selten um Fremdkörper- oder Tumorembolien oder um losgelöste atheromatöse Plaques.
Eine Embolie wird vor allem dann wahrscheinlich, wenn die Anamnese keinen Anhalt für eine generalisierte Arteriopathie bietet, die nicht betroffene Extremität eine normale arterielle Durchblutung aufweist, schon embolische Schübe auch in andere Strombahngebiete vorausgegangen sind sowie eine zu Embolien neigende Herz- und Gefäßkrankheit besteht (Vitium, Herzinfarkt, Gefäßaneurysma). Nach zahlreichen Statistiken ist das pathologisch veränderte linke Herz in etwa 90% die Quelle aller Emboli. Die restlichen 10% entstammen der Aorta und ihren Ästen sowie in seltenen Fällen den Pulmonalvenen oder bei der paradoxen Embolie den Venen der Körperperipherie bei Vorliegen eines offenen Foramen ovale. Verantwortlich für die Bildung der zur Embolie führenden Herzthromben sind Störungen der intrakardialen Hämodynamik (Vitien, Flimmerarrhythmie) oder pathologische Veränderungen der Herzwand (Infarkt, Sklerose) bzw. der Klappen (Endokarditis). Die Emboliequellen der Aorta sind thrombosierte Aneurysmen und ulzerierte atherosklerotische Beete.

Die Mitralstenose mit Vorhofflimmern steht mit einer Emboliehäufigkeit von 13–30% an der Spitze. Die fehlende Vorhofkontraktion scheint für die Thromboemboliedisposition verantwortlich zu sein, um so mehr, je älter und schwerer das Vitium und je ausgeprägter die Herzinsuffizienz ist. In der Reihe abnehmender Emboliezahlen folgen: kombinierte Mitralvitien (10,1%), Mitralaortenvitien (6,9%), Mitralinsuffizienz (4,5%) und reine Aortenvitien (4%).

In der ätiologischen Rangordnung folgen nach den Vitien Herzinfarkte, arteriosklerotische Herzwandveränderungen und Endokarditiden. Auch Aneurysmen kommen als Streuquelle in Frage.

Obwohl grundsätzlich jeder Abschnitt des arteriellen Systems von einem embolischen Verschluß getroffen werden kann, zeigen sich aufgrund von Gerfäßanatomie (spitzwinklige Teilungsstellen von Arterien) und Hämodynamik bestimmte Prädilektionsstellen. Nach einer Sammelstatistik von MCGARITY gilt speziell für die Extremitätenarterien aufgrund klinischer Diagnostik folgendes Verteilungsschema: obere Extremität 17%, untere Extremität 83%, davon Femoralisgabel 43%, Iliakagabel 15%, Popliteagabel 15%, Aortengabel 10%. Das Häufigkeitsmaximum bezüglich Emboliegenese liegt bei beiden Geschlechtern für die Vitien im 3.–4., für die Infarkte etwa im 6. Lebensjahrzehnt.

Die *arterielle Thrombose* tritt als Ursache für einen akuten Extremitätenverschluß weit hinter der embolischen Genese zurück und variiert in der Häufigkeit zwischen 15–30%. Sie entsteht vor allem auf dem Boden degenerativer oder entzündlicher Wandveränderungen, ganz überwiegend als Sekundärthrombose bei chronisch obliterierender Arteriopathie. Hierbei beträgt die absolute Zahl akuter Arterienverschlüsse 8–14%. 80–90% davon gehen zu Lasten der Arteriosklerose; für den Rest sind Thrombangiitis obliterans oder Arteriitiden anderer Genese verantwortlich zu machen. Nicht selten bleiben Emboli in stenosierenden Gefäßabschnitten hängen.

Verletzungsthrombosen (15–17%) haben ihre Ursache entweder in akuten, meist stumpfen Traumen durch Quetschung bei Unfällen oder in chronischen Mikrotraumen, die vorwiegend dort auftreten, wo eine Arterie bei Durchtritt durch physiologisch vorgegebene, unnachgiebige Engpässe (A. subclavia, Halsrippe) oder pathologische Strikturen durch jede Pulswelle eine Kompression ihrer Wandschichten erleidet.

Beim *echten Aneurysma* entwickelt sich die akute

Zirkulationsstörung entweder durch eine plötzliche Thrombosierung oder durch extramurale Hämatombildung nach Ruptur.

Beim *Aneurysma dissecans aortae* (3–4%) kann die akute Strömungsunterbrechung entweder durch Rückperforation eines intramuralen Hämatoms oder infolge einer Abscheidungsthrombose auf dem Boden einer Intimaschädigung zustande kommen.

An dieser Stelle seien auch die *iatrogen* verursachten Fälle von versehentlich intraarterieller Injektion von intimaunverträglichen Medikamenten (Pentothal, Strophantin u. a.) mit nachfolgender Thrombosierung genannt (s. S. 2.41).

Insgesamt treten akute arterielle Verschlüsse wesentlich häufiger an der unteren als an der oberen Extremität auf.

Pathogenese

Aus der Virchowschen Trias für die Pathogenese der Thrombosen: Blutgefäßwandveränderungen, Blutströmungsveränderungen und Veränderungen in der Blutzusammensetzung haben für das Zustandekommen lokalisierter Thromben in Arterien besonders Gefäßwand- und Blutströmungsänderungen eine Bedeutung.

Das ulzerierte arteriosklerotische Beet der Arterienwand mit Freilegung von pathologisch verändertem Kollagen und Freisetzung von ADP, Mucopolysaccharid-Protein-Komplexen und thromboplastischen Phospholipiden ist wohl der stärkste lokalisierende Faktor der arteriellen Thrombogenese mit der Wechselwirkung zwischen haftenden Plättchen, deren visköser Metamorphose, lokaler Fibrinbildung und Thrombuswachstum. Dem entgegen wirkt ein wandständiger Fibrinolyseaktivator aus dem Intimaendothel der Arterie, jedoch schwächer als im Venenendothel.

Allgemeine oder lokale Hypozirkulation mit Stase und Wirbelbildung sowie die Auswirkungen von Bakterientoxinen und allergischen Reaktionen an der Gefäßwand, begünstigt durch Blockade der Clearancefunktion des RES, können über den Zustand der lokalen Hyperkoagulabilität ebenfalls zur Thrombophilie führen. Lockere, eventuell stenosierende Appositionsthromben können durch Änderung der Strömungsmechanik (Hyperzirkulation, Arrhythmie) – vor allem in den Herzkammern – zu der schon genannten Quelle von Thromboembolien werden. Hierbei spielen noch zahlreiche andere disponierende Faktoren (Meteorotropismus u. a.) eine in ihrer Wirkung z. T. noch unbekannte Rolle.

Pathophysiologie

Der plötzliche Verschluß einer Extremitätenarterie ist gefolgt von einem abrupten Druckabfall distal des Strombahnhindernisses, der eine Erschlaffung der glatten Muskulatur der Gefäßwand auslöst. Die Durchblutung des Versorgungsgebietes wird erheblich reduziert. Das vergrößerte Druckgefälle führt zu einer beschleunigten Blutströmung in den Umgehungsanastomosen, die sich bereits wenige Minuten nach der Okklusion funktionell weit stellen und noch nach Tagen organisch dilatiert bleiben. Von deren Zahl, Weite und Länge hängt die Leistungsfähigkeit des Kollateralkreislaufes ab. Sie wird u. a. eingeschränkt durch die Apposition frischen thrombotischen Materials, vor allem nach distal, aber auch proximal der Okklusion, wodurch Seitenäste verschlossen werden. Die Summation all dieser Faktoren bestimmt den Schweregrad der Ischämie.

Krankheitsbild

Anamnese

Bereits die Angaben des Patienten lenken in den meisten Fällen den Verdacht auf die Diagnose „akuter Extremitätenarienverschluß". Am eindrücklichsten und sehr charakteristisch werden sie bei der *Embolie* vorgetragen. Am Ort und zur Zeit der Okklusion verspürt der Patient einen peitschenhiebähnlichen Schlag. In den nächsten Minuten hat er das Gefühl, als ob die Extremität einschliefe, bald folgen tiefe, bohrende hypoxämische Schmerzen, Kälte und Taubheitsgefühl. Die Extremität wird wachsbleich und in der Funktion stark eingeschränkt. Bei akuten arteriellen *Thrombosen* entwickeln sich die hypoxischen Beschwerden – besonders bei älteren Patienten – nicht selten aus anfänglich uncharakteristischen Mißempfindungen (Gefühl der Schwere, Steifheit) weniger schnell und intensiv, da eventuell vorangehende Stenosen die Kollateralen bereits organisch erweitert haben.

Befunde

Als diagnostische Gedächnisstütze werden die Symptome für den akuten Verschluß am besten durch die fünf „P" der Angelsachsen charakterisiert (ALBRIGHT u. LEONHARD): *p*ain (Schmerz), *p*allor (Blässe und Kälte), *p*ulseless (Fehlen des Pulses), *p*aresthesia (Parästhesie), *p*aralysis (Lähmung).

Das klinische Bild hängt von der Höhe des Verschlusses und von den unterschiedlichen anatomischen Voraussetzungen eines Umgehungskreislaufes ab. In der Regel gilt: je weiter zentral der akute Verschluß, desto schwerer die Ischämie. Ausnahme: Die Embolie der A. femoralis superficialis bei offener A. profunda wird oft besser toleriert als die Embolie der A. poplitea.

Zweifellos steht der *Schmerz* in 80% als häufigstes und für den Patienten auffälligstes Symptom im Vordergrund. Mit Beginn des Verschlusses beobachtet man eine *lokale Hautblässe,* die allmählich in eine livide Marmorierung übergeht. Die Hautvenen sind kollabiert und erscheinen fadendünn. Die Extremitätenenden werden am stärksten von der Durchblutungsstörung betroffen. Sie fühlen sich *kühl* oder *kalt* an und haben bei Tieflagerung einen fleckig-zyanotischen Farbton. *Blässe* und *Kälte* geben einen Hinweis zur Lokalisation des Verschlusses. Er ist etwa doppelhandbreit proximal der Hautkältezone zu suchen, da direkt distal des Verschlusses die Gewebe von Arterienästen versorgt werden, die aus dem noch offenen Hauptgefäß entspringen. Einen weiteren Anhaltspunkt für die Höhenlokalisation liefert der Pulstastbefund. *Pulslosigkeit* distal des Verschlusses ist das entscheidende diagnostische Merkmal, welches rein klinisch ohne technische Hilfsmittel gefunden werden kann. Fehlen beide Leistenpulse, so bedeutet das akute Okklusion der abdominalen Aorta, fast immer Folge einer Embolie. Die neurologischen Symptome wie *Parästhesien* und *Lähmung* weisen darauf hin, daß die Ischämie schon etwas länger besteht. Es sind alarmierende Zeichen, die eine Beseitigung der Strombahnsperre so rasch wie möglich erfordern.

Zur Beurteilung des gesamten Gefäßsystems und der speziell zur Differentialdiagnose Embolie oder Thrombose ist in jedem Falle die Gefäßauskultation angezeigt, um Stenosegeräusche zu eruieren. Die Extremitätenlagerungsprobe nach Ratschow, die leicht am Krankenbett durchgeführt werden kann, zeigt nicht nur an, daß ein arterielles Strombahnhindernis vorliegt, sondern läßt den wichtigen Kompensationsgrad abschätzen: Verstreichen nach dem Herabhängen der Extremität bis zur Wiederrötung und Venenfüllung mehr als 100 Sekunden (normal 5–10 Sekunden), so liegt eine schwere Ischämie vor.

An der oberen Extremität gibt analog die Faustschlußprobe Auskunft.

Besondere Befunde

Das mechanische bzw. empfindlichere elektronische *Oszillogramm* oder die Rheographie als objektive Dokumentationsmethode zeigen distal des akuten Verschlusses nahezu eingeebnete oder gar keine pulsatorischen Ausschläge mehr. (Nachteilig macht sich bei der Oszillographie die vorübergehend schmerzverstärkende Manschettenkompression an der erkrankten Extremität bemerkbar.) Mit der Ultraschall-Doppler-Sonden-Technik läßt sich der arterielle Druckabfall rasch und einfach nachweisen. Die relativ umfassendste diagnostische Aussagen über Lokalisation, Ausdehnung und Grenze der Okklusion vermittelt zweifellos die Arteriographie mittels eines Röntgenkontrastmittels. Die Indikation dazu ist beim akuten Verschluß nur dann gegeben, wenn die Sofortentscheidung des therapeutischen Vorgehens vom angiographischen Befund abhängt. Der embolische Verschluß zeigt als typisches Merkmal bei allgemein unversehrten Gefäßwandkonturen das sogenannte „Kuppelphänomen": Der scharf begrenzte Kontrastmittelstop weist eine nach proximal konvexe Wölbung auf.

Bietet das Arteriogramm Zeichen der Arteriosklerose mit unregelmäßigen Wandkonturen und Füllungsdefekten, so liegt der Verdacht nahe, daß der akute Verschluß durch eine lokale Thrombose hervorgerufen wurde; es schließt aber nicht aus, daß ein Embolus in einer Stenose hängenblieb.

Verlauf und Prognose

Akute Arterienverschlüsse der unteren Extremität einschließlich der abdominalen Aorta sind häufiger und folgenschwerer als Armarterienverschlüsse und haben somit eine wesentlich größere klinische Bedeutung.

Der akute abdominale Aortenverschluß bietet ein lebensbedrohliches Bild mit schwerer Ischämie und Lähmung der Beine. Im Beckenbereich ist der A. iliaca-communis-Verschluß gewöhnlich am schlechtesten kompensiert und hinterläßt eine Zirkulationsstörung von Oberschenkelmitte bis zum Fuß. Die typische Femoralisembolie bleibt auf der Profundagabel hängen und verlegt dadurch gleichzeitig die A. femoralis und die A. profunda femoris. Eine schwere Ischämie fast des ganzen Beines ist die Folge. Unbehandelt droht der Beinverlust. Eine weitere typische Lokalisation für Embolien ist die A. poplitea. Hierdurch drohen Zehennekrosen. Die dazwischenliegenden Strecken am Ober- und Unterschenkel sind meist Sitz von akuten Thrombosen, die bei funktionstüchtigem Kollateralkreislauf relativ gut kompensiert werden können und nur ausnahmsweise eine schwere Hypoxie verursachen. Wenn jedoch beim akuten Verschlußsyndrom des Beines an der Vorderaußenseite des Unterschenkels eine etwa handflächengroße, zyanotische Verfärbung auftritt, so ist die A. tibialis anterior mitverlegt. Die Prognose des sogenannten „Tibialis-anterior-Syndroms" ist ernst.

Allgemein lassen Embolien und Thrombosen prognostisch einige Unterschiede erkennen. Embolien verschließen meist kürzere Strecken eines gewöhnlich intakten und reaktionsfähigen arteriellen Systems jüngerer Patienten. Emboli können sich spontan verkleinern und in distalere Regionen rutschen, außerdem fallen etwa 18% kleinerer Emboli einer Spontanlyse anheim. Ungünstig wirkt sich dagegen das Hängenbleiben an Gefäßgabeln aus. Da Thrombosen in vorgeschädigten, oft stenosierten Arterien entstehen, sind zwar die Kollateralen schon erweitert, können aber durch das obliterierende Grundleiden in ihrer Funktion bereits insuffizient geworden sein. Mit einer Spontanlyse meist langstreckiger Thrombosen ist praktisch nicht zu rechnen.

Höheres Alter des Patienten verschlechtert die Prognose eines akuten arteriellen Verschlusses grundsätzlich, weil sich seine Kompensationsmöglichkeiten verringern und er den drohenden Komplikationen, Nekrose, sekundärer Infektion, Gangrän, Sepsis, weniger Widerstand zu leisten vermag. Die Amputationsrate steigt an. Dagegen läßt die bessere Kollateralisierung akute Verschlüsse an der oberen Extremität kaum zu einer Gefahr werden.

Da der Verlauf eines akuten Arterienverschlusses im Einzelfall von zahlreichen zusätzlichen Faktoren abhängig und nicht genau abschätzbar ist, handelt es sich stets um eine ernstzunehmende, ständig zu kontrollierende klinische Situation.

Differentialdiagnose

Das *Aneurysma dissecans aortae* ist mit 3–4% am akuten arteriellen Verschluß beteiligt.
Der primäre Intimariß ist in 60–70% schon an der Aorta ascendens zu finden, um in 30–50% der Fälle die distale Aorta abdominalis z. T. mit ihren Nebenästen einzubeziehen. Vom Einriß an der Aszendens verläuft die Dissektion ziemlich gesetzmäßig auch retrograd bis zum Aortenklappenring.
Ätiologisch handelt es sich um einen primär degenerativen Prozeß der Media: Medianecrosis cystica idiopathica. Beginnt die Dissektion im thorakalen Bereich, wird ein äußerst heftiger, bohrender Schmerz hinter dem Brustbein angegeben, der einem Herzinfarkt ähnelt. Dieser kann sich bei Verlegung einer Koronararterie sogar hinzugesellen. Im Abdominalbereich kann eine Ulkusperforation, eine akute Pankreatitis oder ein Mesenterialarterienverschluß vorgetäuscht werden. In Kombination mit neurologischen und urologischen Symptomen entsteht ein buntes klinisches Bild, wobei ein eventueller Pulsausfall in der Leiste ein hinweisendes Symptom ist. Der Verdacht muß in jedem Falle durch eine Angiographie geklärt werden.
Die *Phlegmasia coerulea dolens* an der unteren Extremität ist charakterisiert durch das Syndrom: schmerzhafte, zyanotische, ödematöse Schwellung des ganzen Beines, Unterkühlung und abgeschwächte arterielle Pulse (wenn durch das Ödem nicht tastbar, zumindest oszillographisch fast immer nachweisbar), motorische Schwäche und Hypästhesie. Hier ist die Umfangszunahme – nie beim isolierten akuten Arterienverschluß – das differentialdiagnostische Leitsymptom und weist auf die massive, primäre venöse Thrombosierung hin. Die massive Stauung führt über Elektrolytverschiebung und Quellung im Extravasalraum zur Kompression der arteriellen Strombahn. Extreme Hochlagerung des Beines bringt hierbei subjektive und objektive Besserung, beim arteriellen Verschluß die Tieflagerung.
Ein akuter arterieller Verschluß kann in seltenen Fällen – meist bei älteren Patienten – sekundär von einer *Venenthrombose begleitet* sein. Livide Verfärbung, Schwellung und fehlender Puls führen zur Diagnose. Die Beseitigung der arteriellen Zirkulationsstörung hat hier unbedingten Vorrang.
Primär neurologische Prozesse, wie Ischias, Plexusneuritis u. a., werden durch die vorhandenen Pulse leicht abgrenzbar sein. Sollte das akute neurologische Syndrom zufällig einen Patienten mit chronisch obliterierender Arteriopathie befallen, so werden die sorgfältige Anamnese (vorherige Claudicatio intermittens) und eventuell die Arteriographie weiterhelfen können.

Therapie

Das Behandlungsziel beim akuten Verschluß von Extremitätenarterien ist die rasche Wiedereröffnung der verlegten Strombahn. Grundsätzlich kann das auf operativem Wege (Embolektomie, Thrombendarteriektomie, Transplantat) oder durch eine thrombolytische Therapie mit einem fibrinolytischen Enzym (Streptokinase, Urokinase) geschehen. Rasche Klinikeinweisung ist erforderlich. Währenddessen soll die Extremität unter Ausnutzung des hydrostatischen Druckes tiefgelagert und zur Vermeidung von Wärmeverlust und Drucknekrosen in Watte oder Decken verpackt werden. Künstliche äußerliche Wärmezufuhr ist kontraindiziert, da sie den Sauerstoffbedarf des Gewebes steigert, der durch die arterielle Zirkulationsstörung nicht gedeckt werden kann. Die Schmerzstillung muß ausreichend sein, eventuell Gabe von Morphinderivaten. Außerdem empfiehlt sich die intravenöse Applikation von 5000 E Heparin, um das Thrombuswachstum zu verhindern.
Die *indirekte Embolektomie* mit der auch in kleinere Arterien einführbaren Fogarty-Ballonsonde oder mit dem Ringstripper (VOLLMAR) beseitigt die akute Stromsperre rasch und ist somit Methode der Wahl geworden. In Lokalanästhesie wird – im Gegensatz zu früheren direkten Verfahren – der kleine Eingriff von einem leicht zugänglichen Ort aus vorgenommen. Der Ringstripper wird in das Gefäßlumen eingeführt, über den Embolus gestreift und mit diesem zusammen zurückgezogen. Den Ballonkatheter schiebt man intravasal an dem Embolus vorbei, füllt den Ballon mit NaCl und zieht den entfalteten Katheter mit dem Embolus zurück. Eine vorangehende angiographische Lokalisation ist nicht erforderlich. Kontraindikationen bestehen praktisch nicht.
Die ehemals zeitliche Grenze für den Eingriff von 8–10 Stunden nach Verschluß hat sich durch das neue Verfahren auf etwa 48 Stunden erweitert und ist unter günstigen Voraussetzungen auch noch nach 2–3 Wochen möglich. Die Erfolgschance beträgt im Durchschnitt 75%. Sind Emboli distal von Kniegelenk und Ellenbeuge lokalisiert, ist der Thrombolyseversuch zu diskutieren. Multiple Emboli schränken das chirurgische Vorgehen ein.
Zur *Beseitigung einer akuten arteriellen Thrombose* reicht die einfache Thrombektomie wegen der zur Rethrombosierung neigenden veränderten Gefäßwand nicht aus. Der technisch etwas schwierigere und länger dauernde Eingriff der *Thrombendarteriektomie* kann hierbei gegebenenfalls durch die *Thrombolysebehandlung* ersetzt werden.
Die Behandlungsindikation sollte am besten vom Chirurgen und vom Internisten gemeinsam gestellt werden. Die Wahl zwischen beiden Therapien ist nach Erfahrungen in erster Linie vom Grad der Ischämie und dann von der Verschlußlokalisation und Ausdehnung abhängig. Zu berücksichtigen ist dabei auch der längere Zeitraum, den die Thrombolyse (Stunden bis Tage) gegenüber der Operation benötigt. Bei Ischämie mäßigen Grades (Ratschow-Test < 100 Sekunden) und Lokalisation abwärts der distalen Hälfte der A. femoralis ist der Lysetherapie der Vorzug zu geben. Je frischer der Verschluß und je kürzer die verschlossene Gefäß-

strecke, um so eher ist mit einer Thrombolyse zu rechnen. Die Erfolgsquote beträgt hierbei im Mittel 60%.

Bei der *thrombolytischen Therapie* wird durch Injektion von „Streptokinase" (aus β-hämolysierenden Streptokokken gewonnen) oder Urokinase, das im Plasma zirkulierende und am und im Thrombus bzw. Embolus fixierte Plasminogen (Profibrinolysin) zum fibrinolytischen Enzym Plasmin (Fibrinolysin) aktiviert, wodurch das Thrombusfibrin von außen und innen aufgelöst werden kann, solange es noch nicht bindegewebig organisiert ist. Die Streptokinasedosis ist abhängig von individuell unterschiedlichen Antistreptokinasetiter des Patienten, der abgebunden bzw. überwunden werden muß, um eine wirksame fibrinolytische Aktivität zu erzeugen. Die notwendige Initialdosis wird entweder vorher in vitro austitriert oder als Schemadosis von 250 000 E Streptokinase in 20 Minuten intravenös verabfolgt und mit einer Erhaltungsdosis von etwa 100 000 E/Std. als Dauertropfinfusion fortgesetzt. Innerhalb von 2–4 Tagen zeichnet sich Erfolg oder Mißerfolg der Behandlung ab. Zur Vermeidung einer Rethrombosierung erfordert jede Thrombolyse, ebenso wie die Thrombendarteriektomie, die Fortsetzung mit einer Antikoagulantientherapie (Heparin-Dicumarin, evtl. Thrombozyten-Aggregationshemmer), deren Dauer sich nach dem zum Verschluß führenden Grundleiden richten wird. Nach einer Streptokinasebehandlung steigt der Antistreptokinasetiter vorübergehend stark an, so daß eine eventuell notwendige Zweitbehandlung mit Streptokinase frühestens nach 4–6 Monaten erfolgen kann. Dagegen ist eine Zweitbehandlung mit der antigenfreien Urokinase sofort möglich. Neuerdings hat sich die lokale niedrig dosierte thrombolytische Therapie, die nur wenige Kontraindikationen hat, zur Behandlung akuter und subakuter Extremitätenarterienverschlüsse bewährt. Die Operation wird zur ersten Wahl, wenn eine Kontraindikation gegen einen Thrombolyseversuch vorliegt: hämorrhagische Diathese, Möglichkeit einer inneren Blutung (Ulkus), Hypertonus > 200/100 mmHg, vorangegangener zerebraler Insult.

Bestehen absolute Kontraindikationen für Operation oder Thrombolyse, so gilt es, den Patienten sofort effektiv zu heparinisieren. Der erstbehandelnde Außenarzt sollte bereits 1 ml (= 5000 E) i. v. injizieren, Fortsetzung in der Klinik mit einer Dauertropfinfusion von etwa 30 000–40 000 E Heparin/die, um jegliche Thrombusapposition mit evtl. Verschluß von Kollateraleinmündungen zu verhindern.

Als weiterer Kompromiß könnte allenfalls noch die Verbesserung der Fließeigenschaft des Blutes durch Herabsetzung der Viskosität durch Fibrinogenspiegelsenkung mit einem gereinigten Schlangengift-Präparat (Arwin, Defibrase) oder der Verdünnungseffekt mit Dextraninfusion versucht werden.

Prophylaxe

Eine Prophylaxe akuter embolischer Arterienverschlüsse ist am sinnvollsten, wenn die Emboliequelle ausgeschaltet oder zumindest inhibiert wird. Das sollte – wenn immer möglich– am Herzen durch operative Korrektur des Vitiums geschehen mit anschließendem Rhythmisierungsversuch. Ebenso kommt die Resektion eines streuenden Herzwand- oder Aortenaneurysmas in Frage. Ansonsten besteht eine relative Indikation zur Dauerantikoagulation mit Cumarinderivaten (z. B. Marcumar). Nach bereits erfolgter Embolie wird sie zur absoluten Indikation.

An einem vergleichend behandelten Krankengut von 600 Patienten mit obliterierender Angiopathie der Extremitätenarterien von HESS u. GOOSSENS hat sich die Langzeitprophylaxe mit einem Antikoagulans vom Cumarintyp zur Verhinderung akuter Thrombosen als wirksam erwiesen und die tödlichen und die überlebten Verschlußkomplikationen signifikant vermindert.

Ähnlich positive Ergebnisse zeichnen sich ab bei einer Langzeitbehandlung mit Thrombozytenaggregationshemmern – etwa mit Acetylsalicylsäure – wie aus laufenden kontrollierten Studien bisher zu entnehmen ist.

Literatur

Heberer, G., G. Rau, H. H. Löhr: Aorta und die großen Arterien. Springer, Berlin 1966

Heberer, G., G. Rau, W. Schoop: Angiologie, 2. Aufl. Thieme, Stuttgart 1975

Heinrich, F.: Klinik und Therapie des akuten arteriellen Gliedmaßenarterienverschlusses. Dtsch. med. J. 18 (1967) 332

Hess, H., A. Mietaschk: Fibrinolytische Therapie bei den arteriellen Verschlußkrankheiten: Indikationen und Ergebnisse. Hämostaseologie 2 (1983) 70

Kaindl, F., W. Schoop, H. M. Hasse, U. Dembowski, G. Heberer, J. Vollmar, K. Laubach, H. G. Coerper, R. Marx, P. Waibel, R. Schmutzler, L. K. Widmer, H. Hess, N. Goossens: Der akute Arterienverschluß. Verh. dtsch. Ges. Kreisl.-Forsch 31 (1965) 327

Koller, F.: Antikoagulantien bei Herzkrankheiten. Schweiz. med. Wschr. 42 (1962) 769

Linke, H.: Stellenwert von Acetylsalicylsäure zur Prophylaxe peripherer Angiopathien. In Breddin, K. et al.: Prophylaxe venöser, peripherer, kardialer und zerebraler Gefäßkrankheiten mit Acetylsalicyläsure. V. Colfarit-Symposium 1980. Schattauer, Stuttgart 1981 (S. 91)

Schmutzler, R.: Thrombolysetherapie bei akutem und chronischem Verschluß von Extremitätenarterien (einschließlich Bauchaorta und Beckenarterien). In Vinazzer, H.: Anästhesiologie und Intensivmedizin, Bd. 134: Thrombose und Embolien. Springer, Berlin 1981 (S. 294)

Schoop, W.: Praktische Angiologie, 3. Aufl. Thieme, Stuttgart 1975

Spasmus der muskulären Stammarterien der Extremitäten (Ergotismus)

H. HESS

Definition

Ein echter Spasmus ist eine Kontraktion der glatten Gefäßmuskulatur, die zu einer pathologischen Stenose oder einem Verschluß einer Arterie führt. Lumeneinengungen, die durch Abfall des Gefäßinnendruckes unter den kritischen Verschlußdruck oder durch Erhöhung des Umgebungsdruckes verursacht werden, sind keine Spasmen. Spasmen der großen Arterien sind beschrieben nach Trauma, bei Einnahme von Ergotamin oder Methysergid (Deseril) und bei Phlegmasia coerulea dolens, sie sind aber auch ohne erkennbare Ursache beobachtet worden.

Häufigkeit

Lokale Stenosen unbedeutenden Ausmaßes als Folge von Gefäßtraumen z. B. bei Arterienpunktionen ohne und mit Einführung eines Katheters werden häufig beobachtet und sind meist flüchtig. Gemessen an der weit verbreiteten Anwendung von Mutterkornalkaloiden kommt es anscheinend sehr selten zu einem Spasmus der großen muskulären Stammarterien. Nur bei 0,8‰ aller Patienten mit arterieller Verschlußkrankheit der Extremitäten der Züricher Klinik wurde diese Diagnose gestellt. Mit Ausnahme von zwei Fällen war Ergotamintartrat bzw. Methysergid die Ursache. Frauen sind 4mal häufiger betroffen als Männer.

Epidemiologie

Im Mittelalter kamen Ergotaminvergiftungen mit Extremitätengangrän durch Brot aus Getreide, das mit der alkaloidreichen Dauerform des Pilzes Claviceps purpurea verseucht war, vor allem bei der armen Bevölkerung endemisch vor. Das Krankheitsbild wurde „Antoniusfeuer" oder „Ignis sacer" genannt. Heute werden Gefäßspasmen durch Ergotamin nach der Aufnahme entsprechender Medikamente gesehen, die vor allem in der Behandlung der Migräne und bei gynäkologischen Indikationen, selten nur noch als Abortivum verwendet werden. Entsprechend wird Ergotismus überwiegend bei Frauen gesehen.

Ätiologie, Pathogenese und Pathophysiologie

Bei stumpfen und offenen Gefäßtraumen sind hämodynamisch wirksame Lumeneinengungen oder Verschlüsse nur als spastisch anzusehen, wenn sie sich innerhalb von 24 Stunden spontan lösen, andernfalls sind es keine Spasmen mehr, sondern Hindernisse durch Intimaeinrollung und/oder Thrombose und müssen entsprechend chirurgisch behandelt werden.

Ob die bei Phlegmasia coerulea dolens auftretende Behinderung des arteriellen Bluteinstroms Folge von Gefäßspasmen, ausgelöst von Phlebitiden der begleitenden Venen, ist oder nur durch erhöhten Gewebsbinnendruck zustande kommt und damit nicht mehr der Definition des hier beschriebenen Krankheitsbildes entspricht, ist noch offen.

Bei der Mehrzahl der Fälle mit Spasmen der muskulären Stammarterien sind Ergotamintartrat oder Methysergid der Auslöser. Jetzt liegen aber auch sichere Beobachtungen darüber vor, daß Dihydroergotamin gleiche Wirkung haben kann. Ergotamin hat eine direkte konstriktorische Wirkung auf die glatte Muskulatur der Gefäßwand und vermag so einen klinisch, angiographisch und intra operationem bioptisch gesicherten Spasmus der großen Becken- und Extremitätenarterien auszulösen. Diese Spasmen lösen sich innerhalb von wenigen Tagen spontan, wenn die auslösende Noxe ausgeschaltet wird. Eigene Versuche an Tiermodellen und Beobachtungen an Patienten sprechen dafür, daß es bei länger dauerndem Spasmus zu Endothelläsionen und Adhäsionen von Thrombozyten und schließlich zu Mikro- und Makroparietalthrombosen bis hin zum segmental verschließenden Thrombus kommen kann. Folge können irreversible arterielle Stenosen und Verschlüsse sein.

Die Pathophysiologie entspricht der akuter bzw. chronischer arterieller Verschlüsse jeder anderen Ursache.

Krankheitsbild

Anamnese

In der Mehrzahl der Fälle wird eine langjährige Vorgeschichte mit Migräne angegeben und ein oft ebenso langer Gebrauch von Ergotamintartrat enthaltenden Medikamenten. Meist sind diese in relativ hohen Dosen (10 mg und mehr pro Tag) und auffallend oft als Suppositorien genommen worden. Die handelsüblichen Zäpfchen enthalten 1,5 bis 2 mg Ergotamintartrat und führen deshalb rasch zu Überdosierung. Aber auch bei Dosen unter 1,0 mg, die nur zur Migräneanfallkupierung intermittierend genommen wurden, konnten arterielle Spasmen beobachtet werden. Und selbst bei erstmaliger und einmaliger Behandlung mit einem Zäpfchen, das 2 mg Ergotamintartrat enthielt, wurde ein Spasmus an Extremitätenarterien gesehen. Geklagt werden plötzlich auftretende oder intermittierende Blässe und Kälte, Parästhesien oder Schmerzen, die entweder die untere oder die obere Extremität ein- oder beidseitig oder sogar alle betreffen können. Eine Neigung zu kalten Händen und Füßen kann lange vorbestehen.

Befunde

Das klinische Bild entspricht dem einer akuten Ischämie durch Verschluß einer großen Extremitätenarterie. Die Ischämie wird häufiger symmetrisch als einseitig gesehen und öfter an der unteren als an der oberen Extremität. Da der Spasmus die muskulären Stammarterien betrifft, kann es an der oberen Extremität zu einem Ausfall der Pulse von

A. radialis und A. ulnaris bis hinauf zur A. axillaris kommen und an der unteren Extremität von den Füßen bis einschließlich der Leistenbeuge kein Puls mehr getastet werden.
Die Lagerungsprobe nach Ratschow fällt schwer pathologisch aus. Eine reaktive Hyperämie kommt stark verzögert oder gar nicht zustande.

Spezielle Untersuchungsmethoden

Mit dem *Ultraschall-Doppler-Verfahren* sind an der betroffenen Extremität entsprechend der Schwere der Strombahnbehinderung erniedrigte Druckwerte in den distalen Arterien zu messen.
Im mechanischen oder elektronischen *Oszillogramm* werden integrierte Oszillationen mit Reduzierung der Amplitude als Zeichen für eine kollaterale Blutversorgung registriert.
Im *Angiogramm* ist typisch für den durch Ergotamin bedingten Spasmus die progressive filiforme konzentrische Einengung der Lumina der betroffenen Arterien bis hin zum kompletten segmentalen Verschluß. Die Konturen der Gefäße sind dabei in der Regel glatt. Der Spasmus kann an der oberen Extremität im Bereich der A. axillaris beginnen und sich in die A. brachialis und A. profunda brachii fortsetzen. An der unteren Extremität kann er an der A. iliaca externa beginnen und die ganze A. femoralis, A. poplitea und die Unterschenkelarterien betreffen. Kontrollangiogramme nach Lösung des Spasmus ergeben in akuten Fällen nach wenigen Tagen wieder normal weite, glattkonturierte Arterien in allen betroffenen Fällen. Auffallend ist dabei ein ungewöhnlich rascher Abstrom des Kontrastmittels und frühzeitige Venenfüllung. In chronischen Fällen bilden sich die filiformen Einengungen und Verschlüsse nur zum Teil oder gar nicht mehr zurück.

Laborbefunde

Die Blutbefunde sind in der Regel normal. Anhalt für immunologische Vorgänge wurde nie gefunden. Muskelbiopsien ergaben keine krankhaften Veränderungen.

Verlauf und Prognose

Spasmen der muskulären Verteilerarterien lösen sich spontan innerhalb von 1–2 Tagen, wenn die verursachende Noxe nicht mehr wirkt. Sie rezidivieren auch nicht, vorausgesetzt, die betreffenden Medikamente werden nicht mehr eingenommen. Wenn in Verkennung der Zusammenhänge derartige Präparate weitergenommen werden, kann es zur subakuten und schließlich chronischen Verlaufsform kommen mit irreversiblen Stenosen und Verschlüssen.

Komplikationen

Wenn der arterielle Spasmus nicht rechtzeitig zur Lösung kommt, sind Nekrosen und Gangrän mit notwendig werdender Amputation möglich.

Tabelle 2.6 Ursachen und Differentialdiagnose des akuten Verschlusses einer großen Extremitätenarterie

Embolie	Emboliequelle: embolisierender Herzfehler, Flimmerarrhythmie, Herzinfarkt, dilatierende Arteriosklerose
Thrombose	Symptome einer obliterierenden Angiopathie vorgängig
	Stenosen oder Verschlüsse auch in anderen Gefäßbereichen
Trauma	Trauma in der Vorgeschichte
Aneurysma dissecans der Aorta	Plötzlicher Schmerz in Leib oder Brust, Schock, meist hoher Blutdruck
Spasmus der muskulären Stammarterien	Meist jüngere Frauen mit Migräneanamnese, kein Nachweis eines embolisierenden Herzschadens. Ergotamin- oder Methysergid-Medikation

Differentialdiagnose

In akuten Fällen sind alle möglichen Ursachen eines akuten Verschlusses einer großen Extremitätenarterie zu erwägen (Tab. 2.**6**).
Besonders bei jüngeren Frauen mit Migräneanamnese ist im Fall einer akuten oder subakuten Extremitätenischämie immer nach der Einnahme ergotaminhaltiger Medikamente zu fragen. Es hat sich als zweckmäßig erwiesen, sich alle Medikamente, die in den letzten Monaten genommen wurden, nennen zu lassen und deren Zusammensetzung genau zu prüfen. Die Zahl ergotaminhaltiger Kombinationspräparate ist groß.

Therapie

Sofortiges Absetzen des möglicherweise auslösenden Medikaments. Schmerzbekämpfung. Epiduralanästhesie wirkt ebenfalls nur über Schmerzbekämpfung und nicht Spasmen lösend.
Vasodilatantien werden empfohlen; ob sie die Lösung des Spasmus beschleunigen, ist fraglich. Sympathikolyse tut dies offenbar nicht, da ergotamininduzierter Spasmus auch bei Zustand nach lumbaler Grenzstrangresektion beobachtet wurde. Nitroprussid-Natrium wird von vielen empfohlen; Nitroglycerin intravenös (maximal 3,2 µg/kg Körpergewicht/min für einige Stunden) ist mit weniger Nebenwirkungen belastet und soll ebenso wirksam sein.
Zur Verbesserung der Endstrombahnzirkulation, vor allem in Fällen protrahierten Spasmus (subakute, chronische Verlaufsform, akrale Ischämie), haben sich systemische Streptokinasetherapie und Volumensubstitution vielfach bewährt.

Prophylaxe

Da von vielen tausend Patienten, die ergotaminhaltige Medikamente einnehmen, nur wenige Ergotismus bekommen, muß eine gewisse Disposition dafür angenommen werden. Eine solche kann gegeben sein bei Hypertonie, Koronarinsuffizienz, Arteriopathie anderer Genese, Akrozyanose, Thrombophlebitis und durch Interaktionen mit einer Reihe von anderen Medikamenten (z. B. Antibiotika vom Typ der Tetracycline, Erythromycin, β-Blocker). Patienten, bei denen diese Bedingungen gegeben sind, sollten ergotaminhaltige Präparate möglichst ganz vermeiden oder eine möglicherweise unverträgliche Begleitmedikation vorher absetzen. Patienten, bei denen einmal akuter Ergotismus aufgetreten ist, müssen Secalepräparate in Zukunft strikt vermeiden.

Wer auf ergotaminhaltige Präparate nicht verzichten kann, solle diese auf jeden Fall nur zur Anfallkupierung nehmen und eine tägliche Dosis von 4 mg oder eine wöchentliche von 10 mg nicht überschreiten. Kontinuierliche Einnahme ist unbedingt zu vermeiden.

Literatur

Andersen, P. K., K. N. Christensen, P. Hole, B. Juhl, T. Rosendahl, D. B. Stokke: Solium nitroprusside and epidural blockade in the treatment of ergotism. New Engl. J. Med. 296 (1977) 1271

Bollinger, A., B. Preter: Spasmen der muskulären Stammarterien der Extremitäten nach Einnahme von ergotamintartrathaltigen Medikamenten. Dtsch. med. Wschr. 98 (1973) 825

Bollinger, A., B. Vogt, U. Veragut, Ch. Spycher, R. Hegglin: Ischämisches Syndrom der unteren Extremität, hervorgerufen durch Spasmen der muskulären Verteilerarterien. Schweiz. med. Wschr. 97 (1967) 693

Brecht, Th., L. Labedzki, R. Janson: Armarterienverschlüsse durch Ergotamintartrat bzw. Methysergid. Inn. Med. 2 (1975) 398

Brismar, B., A. Somell, D. Lockner: Arterial insufficiency caused by ergotism. Report of a case treated with streptokinase. Acta Chir. scand. 143/5 (1977) 319

Dupuy, J. C., Ph. Lardy, P. Saulan et al.: Spasmes arteriels systemiques. Tartrat d'Ergotamin. Arch. Mal. Coeur Vaiss. 72/1 (1979) 86

Echterhoff, H. M., U. R. Koffmann, X. R. Okoye, H. G. Rohner: Ergotismus – eine wichtige Komplikation in der medikamentösen Thromboembolieprophylaxe. Dtsch. med. Wschr. 106 (1981) 1717

Hess, H., H. Frost: Akute und chronische Ischämie-Syndrome auf dem Boden arterieller Spasmen als Medikamentennebenwirkung. Fortschr. Med. 88 (1970) 408

Husum, B., P. Berthelsen, P. Metz, J. P. Rasmussen: Different approaches of the treatment of ergotism: A review of three cases. Angiology 31 (1980) 650

Akute Verschlüsse der Hirnarterien

H. TSCHABITSCHER und A. RUPPRECHT

Definition

Akute Verschlüsse der Hirnarterien stellen apoplektiform auftretende, mehr oder weniger schwere Erkrankungen des Gehirns dar, die einerseits der Lokalisation des Verschlusses entsprechend durch plötzliche regionale Mangeldurchblutung ganz typische neurologische Ausfallserscheinungen verursachen und andererseits durch Beeinträchtigung der übrigen Allgemeindurchblutung des Gehirns auch mehr oder minder schwere Allgemeinsymptome bewirken können.

Je nach dem klinischen Bild (Schweregrad der Ausfälle, Rückbildung derselben) hat sich die Einteilung in 4 Krankheitsbilder bewährt:

1. TIA (transitorisch ischämische Attacke). Die Ausfälle sind meist nur gering (Parästhesien oder motorische Ausfälle oft nur 1 Extremität, passagere aphasische Störung) und bilden sich in spätestens 24 Stunden vollkommen zurück, dies ist das wesentliche Kriterium einer TIA. Oft ist schon nach wenigen Minuten oder Stunden eine deutliche Besserung erkennbar. Trotz der Flüchtigkeit der Symptome ist eine sehr gründliche Durchuntersuchung unbedingt erforderlich, da die TIA oft der Vorbote eines schwereren insultartigen Geschehens ist, das bei raschem Eingreifen oft vermieden werden kann.

2. PRIND (prolongierter, reversibler, ischämischer neurologischer Defekt). Die neurologischen Ausfälle sind grundsätzlich etwas schwerer und bestehen auch längere Zeit als bei der TIA, die Prognose ist aber immer noch relativ günstig. Eine günstige Rückbildung ist zu erwarten, es kommt aber doch oft zu einer Ausheilung mit leichten neurologischen Ausfällen. Das diagnostische und therapeutische Vorgehen ist im wesentlichen wie jenes bei der TIA.

3. Progressive Stroke. Hier liegen bei dem wesentlich schwereren Krankheitsbild erhebliche neurologische und psychische Ausfälle vor (Halbseitenlähmung, schwere Aphasie, Hirnnervenausfälle mit Sehstörung, Doppelbilder, Schluckstörung usw.). Typisch ist der schubweise Verlauf mit zunehmender Verschlechterung der Symptomatik.

4. Kompletter zerebraler Insult. Die Ausfallserscheinungen sind durchwegs schwer, wie eine komplette Halbseitenlähmung, eine Totalaphasie, meist ist dabei eine deutliche Beeinträchtigung des Allgemeinbefindens, auch ist die Gefahr von Sekundärkomplikationen wie Pneumonie, Harnwegsinfekt, Dekubitus sehr groß. Die Prognose ist dubiös bis schlecht.

Häufigkeit

Jährlich sterben mehr als 10 000 Menschen in der BRD an einem Schlaganfall, der Schlaganfall ist in unseren Breiten die dritthäufigste Todesursache.

Ca. 80% der Schlaganfälle entstehen durch eine Mangeldurchblutung des Gehirns infolge Stenose oder Verschluß (Embolie oder Thrombose), und nur etwas mehr als 10% sind echte Blutungen (Hämorrhagien), der Rest sind apoplektiforme Zustandsbilder bei Hirntumor (ca. 5–7%), bei Subarachnoidealblutung, subdurales oder epidurales Hämatom.

Ätiologie

Als Ursache von akuten Verschlüssen der Hirnarterien kommt in Frage: Als häufigste Ursache sicherlich Thrombosen und Embolien, meist bedingt durch abgelaufene Endokarditis und bei Herzflimmern (Thrombenbildung im Herzohr), seltener eine Fettembolie, Luftembolie, traumatische Gefäßschädigung durch mechanisches Tauma (Stoß, Schlag, Druck eines Tumors oder Aneurysma). Ebenfalls selten können sich akute Arterienverschlüsse entwickeln durch akut sich entwickelnde Thrombose auf dem Boden einer Arteriitis oder einer Arteriosklerose, und ausnahmsweise auch bei Reizung der Gefäßintima oder durch Spasmus einer Hinrarterie, wenn die autonome Regulation erhalten ist.

Krankheitsbild

Für Embolien charakteristisch ist das Fehlen von zerebralen Prodromalsymptomen bei einem an sich gesunden Hirngefäßsystem. Es treten plötzlich neurologische Ausfallserscheinungen auf, die meist dem Versorgungsgebiet der A. cerebri media oder ihrer Äste entsprechen: kontralaterale Hemiparese mit Hemihypästhesie für alle Qualitäten sowie eine zentrale Fazialisparese, ebenfalls kontralateral. Ist die überwertige Hemisphäre geschädigt, kommen neuropsychische Ausfallserscheinungen der höheren Hirnleistung, wie Aphasie, Alexie, Agraphie, Akalkulie, dazu (Gerstmann-Syndrom, Syndrom der A. praerolandica usw.). Bei Störung in der unterwertigen Gehirnhälfte kann es zur Anosognosie kommen, selten auch zur Gefahrasymbolie.

Prognose

Die Thromboembolien haben in den meisten Fällen eine recht gute Prognose quoad vitam und auch bezüglich der Wiederherstellung wichtiger Funktionen ist vorsichtiger Optimismus durchaus am Platz. Bei Luft- und Fettembolien sind die therapeutischen Erfolgschancen wesentlich ungünstiger, weil die Allgemeinschädigung des Gehirns durch multiple, kleinere embolische Prozesse meist viel ausgedehnter und Komplikationen durch Embolien in anderen Organen häufiger sind.

Besondere Untersuchungen

Die *interne Untersuchung* ergibt oft als Grundkrankheit für eine Thromboembolie in das Gehirn eine Kardiopathie, die gelegentlich bis dahin stumm verlaufen sein kann. Als Emboliequelle kommen natürlich auch die Beinvenen, seltener die Beckenvenen in Betracht. Für einen Gefäßverschluß auf thrombotischer Basis spricht das Fehlen einer möglichen Emboliequelle sowie der Nachweis einer chronisch obliterierenden Angiopathie in anderen Gefäßprovinzen.

Das *Elektroenzephalogramm* (EEG) ist meist der erste diagnostische Schritt bei der Untersuchung eines zerebralen Insultes. Es ist ein relativ billiges, ein gefahrloses und schmerzfreies Verfahren. Die Bedeutung des EEG liegt in der Möglichkeit, den Gefäßverschluß gegenüber raumfordernden Prozessen abzugrenzen; ferner sind erste Aufschlüsse über Lokalisation und Größe des geschädigten Areals möglich.

Über der pathologischen Seite ist das EEG praktisch immer abnorm. Bei einem Gefäßverschluß ist meist der Alpha-Rhythmus weniger gestört als bei Vorliegen eines Tumors.

Praktisch obligat sind Theta-Wellen im erkrankten Bezirk, weniger stark kommen auch Delta-Wellen zur Ansicht. Eine Durchprojektion zur Gegenseite ist ein prognostisch ungünstiges Symptom.

Die *Doppler-Sonographie* hat sich in den letzten Jahren als zusätzliches diagnostisches Hilfsmittel durchzusetzen vermocht. Für das Karotisgebiet von der Teilungsstelle der A. carotis communis bis zum Abgang der A. ophthalmica sind die Ergebnisse sehr signifikant (ca. 80%). Als sicheres Zeichen für einen Verschluß der A. carotis interna gilt die retrograde Durchblutung der A. supratrochlearis, als fast genauso wertvoll hat sich die A. supraorbitalis erwiesen (Strömungssignal bei Kompression der A. temporalis superficialis). Die Ergebnisse bezüglich der A. vertebralis sind viel weniger verwertbar, einerseits infolge der schlechten Zugänglichkeit zu diesem Gefäß (Exploration von der Gegend des Mastoids aus, nachdem die transorale Methode wegen des störenden Pharynxreflexes verlassen wurde), anderseits sind die Signale bedeutend schwächer.

Vorwiegend ist die Doppler-Untersuchung als Screening-Methode gedacht, sie kann hier durchaus neben dem EEG als 1. diagnostische Methode konkurrieren. Sie kann die Angiographie sicherlich nicht ersetzen, wohl aber die Indikation dazu steuern.

Als typisch für einen Verschluß gilt die Strömungsänderung, das Auftreten von Turbulenzphänomen und die Änderung in der Form der Pulskurve.

Eine Unterscheidung zwischen komplettem Verschluß und hochgradigen Stenosen (über 80% Lumenseinengung) ist nicht möglich.

Aber auch leichtere Stenosen entgehen manchmal dem sonographischen Nachweis, überhaupt sind falsch-negative Befunde zu erwarten bei:

a) leichten Stenosen (unter 50% Einengung),
b) beidseitigen Stenosen der A. carotis communis,
c) nicht allzu schweren Stenosen der A. carotis interna und gleichzeitiger Stenose der A. carotis externa derselben Seite,
d) bereits gutem Kollateralkreislauf von der kontralateralen A. carotis interna her.

Gelegentlich kommen auch falsch-positive Befunde vor, so daß im Einzelfall eine Überprüfung, z. B. durch die Angiographie, nötig sein wird, als Screening-Methode hat sie sich aber durchaus bewährt.

Die im Vertebralisgebiet nicht selten vorkommenden Hypoplasien eines Gefäßes können von Stenosen nicht unterschieden werden. Hingegen sind die Steal-Syndrome auch im Vertebralisgebiet sehr gut zu erfassen.

Die *Isotopenuntersuchung* des Gehirns erlaubt sowohl globale wie auch regionale Messung der Hirndurchblutung (diffusible Tracer). Das intraarterielle Einbringen des Isotops in die A. carotis interna ist in letzter Zeit verlassen worden, so daß diese Methode jetzt als nichtinvasiv gelten kann (i. v. Gabe, Inhalation).

Diese Untersuchung liefert nicht nur recht genaue Werte über die Durchblutung der weißen und grauen Substanz, sondern auch Werte über die regionale Hirndurchblutung. Die Untersuchung mit nicht diffusiblen Tracern (Technetium) gibt sowohl Aufschluß über die Hämodynamik, als auch über ein Herdgeschehen.

Die Sequenzszintigraphie bzw. Radionukleidangiographie mit Technetium erlaubt Aussagen über die Perfusion, über die Transitzeiten, den Kollateralkreislauf und eventuell vorhandene Steal-Syndrome, sowohl im Vertebralis- als auch im Karotisstromgebiet beidseits.

Nur die Tatsache, daß diese Methode sehr aufwendig ist, und daß sie nur in Spezialabteilungen durchgeführt werden kann, hat der weiteren Verbreitung bisher Einhalt geboten.

Die *Computertomographie* hat sich in den letzten Jahren einen sicheren Platz in der Diagnostik des Schlaganfalls erobert. Es gelingt der Computertomographie nicht der einwandfreie Nachweis eines verschlossenen Gefäßes, dazu sind andere Methoden besser geeignet, es sind aber mit sehr hoher Treffsicherheit die malazischen Bezirke im Gefolge eines Gefäßverschlusses zu erfassen.

Sehr wertvoll ist auch die Hilfe der Computertomographie bei der doch so wichtigen Differentialdiagnose Malazie – Blutung, ferner können andere zerebrale Prozesse wie Tumoren, subdurale, epidurale Hämatome, teilweise auch traumatische Schädigung abdifferenziert werden. Etwas enttäuschend sind die Ergebnisse bei intrazerebralen Aneurysmen.

Typisch für malazische Bezirke ist in allen Fällen – mit Ausnahme der sogenannten roten Malazie – die Dichteminderung, sie ist anfangs infolge des Ödems immer unscharf begrenzt, später im Stadium der Resorption nimmt die Dichte ab und im weiteren Verlauf kann das Areal, wenn es in das Stadium der malazischen Zyste kommt, Liquordichte erreichen, und ist dann ganz scharf begrenzt. Oft kommt es infolge von Narbenzug zu einer Verschiebung der Mittellinie zur pathol. Seite hin, während vorher eher eine Massenverschiebung zur Gegenseite gefunden wird. Wenn eine hypodense Zone durch eine Malazie bedingt ist, ist manchmal auch eine Erweiterung der benachbarten Liquorräume festzustellen. Bezüglich der Kontrastmittelaufnahme in das geschädigte Areal sind die Meinungen über deren Wertigkeit noch unterschiedlich, es scheint die Kontrastmittelanfärbung bei der Malazie etwa ab dem 4.–5. Tag einzusetzen

– infolge gestörter Blut-Liquor-Schranke – nimmt in der Folge dann noch zu, um aber bald rasch an Intensität zu verlieren. Der große Nachteil der Computertomographie liegt in der ausgesprochen „statischen" Aussage, über Funktionsabläufe ist keine Aussage zu erwarten (steal-syndrome, Kollateralkreislauf). Die Angiographie gibt hier in der Hand des Geübten doch einige wertvolle Hinweise bezüglich der Funktion, doch sind die radioisotopen Techniken hier eindeutig überlegen. Bezüglich der Treffsicherheit der Computertomographie bei Malazien gehen die Meinungen noch weit auseinander, sie dürfte aber etwa bei 80–85% liegen. Die häufigste Fehlinterpretation ist das Verkennen von lokalen Hirnatrophien.

Sehr große Schwierigkeiten bestehen bei der roten Malazie, weil die hypodense Zone des Infarktes durch die hyperdense infolge der Blutung überdeckt wird. Im Extremfall kann es zu einer normodensen Zone kommen.

Ganz kleine Malazien, wie auch kleinste Blutungen werden im Computertomogramm wie auch bei anderen Untersuchungen – nicht erkannt. Ein Durchmesser von 2–3 mm ist nötig.

Durch Kontrastmittelgabe kann die Trefferquote noch etwas verbessert werden, man muß aber bedenken, daß eine Kontrastmittelaufnahme in den geschädigten Bezirk vorwiegend in der 1.–3. Woche (etwa ab dem 5. Tag) vorkommt, eine malazische Zyste nimmt kein Kontrastmittel mehr auf.

Ein Teil der TIA hat ein normales Computertomogramm, weil ja meist kein pathologisches organisches Substrat vorliegt, beim PRIND findet sich in etwa 2/3 der Fälle eine hypodense Zone, bei der bleibenden Malazie steigt der positive Anteil auf über 95%. Bei einer transitorischen ischämischen Attacke fließt kein Kontrastmittel in das schlecht durchblutete Areal ein, es kommt also zu keiner Dichteänderung, beim PRIND kommt es in 50% der Fälle zu einer Kontrastmittelanreicherung.

Differentialdiagnose

In der Differentialdiagnose des apoplektischen Insultes müssen als Entstehungsursachen Blutung, Mangeldurchblutung und Tumore gegeneinander abgewogen werden. Die Tab. 2.7 gibt einige Anhaltspunkte für die wichtigsten differentialdiagnostischen Kriterien.

Therapie
Konservative Therapie

Die Therapie des akuten Schlaganfalls muß in erster Linie die Verbesserung der Hirndurchblutung (zerebraler Erfordernisdruck) zum Ziele haben. Dies geschieht sowohl durch Steigerung der Herzkraft (Anheben des Minutenvolumens), als auch durch Verbesserung der Fließeigenschaft des Blutes, durch Verbesserung der Mikrozirkulation und schließlich durch den Versuch, die Hirngefäße zu erweitern. Daneben muß das Hirnödem be-

Krankheiten der Arterien 2.37

Tabelle 2.7 Anhaltspunkte zur Differentialdiagnose des „Schlaganfalles"

	Blutungen		Mangeldurchblutung				Tumoren
	intrazerebral	Extrazerebral	Funktionell	Arterielle Thrombose	Arterielle Embolie	Venöse Thrombose	(Gefäßreiche Gliome)
Alter	50–60 Jahre	jedes Alter	meist über 60 Jahre	meist über 60 Jahre	jedes Alter	meist unter 40 Jahre Frauen	40–50 Jahre
Grundkrankheit	Hochdruck, Arteriosklerose, Hämangiom	epi-, subdurales Hämatom, basales Aneurysma	Gefäßveränderung + Hämodynamik	Arteriosklerose, Kollagenosen	Endokarditis, Thrombose, Fett- u. Luftembolie	Gravidität Pseudotumor	onkogenetische Störung
Bewußtseinslage	Bewußtlosigkeit bis komatös	klar bis benommen	klar bis benommen	klar bis benommen	benommen	benommen bis bewußtlos	benommen
Entwicklung	plötzlich	plötzlich mit Nackensteife	subakut	subakut	plötzlich	subakut	chronisch-subakut
Tageszeit	Tag	Tag	morgens	eher Nachts	unabhängig	unabhängig	unabhängig
Prodromalsymptome	Kongestionen mit Schwindel	migränoide Kopfschmerzen	passagere, kortikale Anfälle	oft passagere Anfälle	∅	∅	drückende Kopfschmerzen
Liquor	klar bis xanthochrom	blutig	klar	klar	klar (evtl. Fetttropfen)	Eiweiß- und Zellvermehrung	dissoziierter Liquor, evtl. auch Zellvermehrung
EEG	stark pathologisch	leicht diffus pathologisch	herdförmig pathologisch	diffus + herdförmig pathologisch	diffus + herdförmig pathologisch	diffus pathologisch	diffus + herdförmig, stark pathologisch
Echo	Verschiebung	bei Hämatom-Verschiebung, sonst o.B.	o.B.	o.B.	o.B.	o.B. evtl. Verschiebung	Verschiebung
Angiographie	Raumveränderung, evtl. Hämangiom	Abdrängung der Endäste, evtl. Aneurysma	nicht sicher pathologisch	Gefäßverschluß, evtl. auch o.B.	evtl. Gefäßverschluß oder o.B.	venöse Phase, pathologische Raumverdrängung	Raumverdrängung
Stauungspapille	selten	bei Hämatom ja, sonst o.B.	∅	∅	∅	selten bei Pseudotumor	häufig
Leukozytensenkung	evtl. Leukozytose	evtl. Leukozytose	o.B.	bei Kollagenose Leukozytose, Senkung ↑	bei Endokarditis Leukozytose, Senkung ↑	evtl. Leukozytose, Senkung ↑	o.B.
Fieber	bei Ventrikeleinbruch	meist am Beginn	∅	bei Kollagenosen	bei Endokarditis	bei Thrombophlebitis	∅

kämpft werden. Als Herztherapeutikum gilt immer noch Strophanthin als das Mittel der Wahl, es scheint immer noch den anderen Herzglykosiden überlegen zu sein (Xenon-Clerance-Untersuchung von Heiss, Reisner); Herzrhythmusstörungen müssen selbstverständlich – sofern möglich – behoben werden; die Wirksamkeit von gefäßaktiven Medikamenten ist noch umstritten, bei einem Gefäßspasmus im Rahmen einer hypertonen Krise sind sie sicherlich indiziert. Die Ödembekämpfung gelingt am besten mit niedermolekularen Dextranen, durch Humanalbumin, durch Saluretika, eventuell Cortisonmedikation.

Die Behandlung mit hyperbarem Sauerstoff ist theoretisch gut begründet, aber von einer entsprechenden Einrichtung abhängig, und derzeit nur an wenigen Stellen durchführbar. Die Antikoagulantientherapie wird beim akuten Hirnarterienverschluß skeptisch beurteilt. Sie wird von den meisten Autoren wegen der Gefahr einer Blutung in den Infarktbereich ebenso abgelehnt wie die thrombolytische Behandlung. Wichtig ist bei allen diesen Maßnahmen, daß der Blutdruck nicht oder nur sehr vorsichtig abgesenkt werden darf, eine echte Hypertoniebehandlung soll erst nach einigen Tagen in kleinen Schritten vorgenommen werden. Nach der akuten Therapie ist fast immer eine sorgfältige und konsequente Rehabilitation notwendig. Vor allem ist die frühzeitige Mobilisierung des Patienten wesentlich, der nur bei einem schweren Herzfehler Grenzen gesetzt sind. Das gleiche gilt für die physikalische Therapie, die frühzeitig einzusetzen ist, um Muskelatrophien und Gelenkskontrakturen zu vermeiden.

Chirurgische Therapie

Die chirurgische Freimachung bzw. Rekonstruktion der behinderten Durchblutung hat im akuten Stadium nur sehr geringe Bedeutung, sie kommt natürlich nur im extrakraniellen Anteil der Karotis bei embolischen oder thromboembolischen Prozessen in Frage, doch ist die Gefahr eines postoperativen Hirnödems bzw. einer Nachblutung in das Operationsgebiet sehr groß.

Eine chirurgische Intervention kommt daher erst im Spätstadium nach genauer Durchuntersuchung mit vorwiegend prophylaktischer Indikationsstellung in Frage.

Literatur

Bankl, H.: Zur Pathogenese der arteriellen Verschlüsse im Gehirn. Verh. dtsch. Ges. Path. 52 (1968) 237
Brenner, H.: Die chirurgische Behandlung des Schlaganfalls. Wien. med. Wschr. 133 (1983) 234
Diethelm, L., S. Wende: Handbuch der medizinischen Radiologie, Bd. 14/1A und 1B: Röntgendiagnostik des Zentralnervensystems. Springer, Berlin 1981 (S. 269, 340, 611)
Gänshirt, H.: Der Hirnkreislauf. Thieme, Stuttgart 1972 (S. 512)
Heiss, W. D.: Corticosteroide bei ischämischem Insult? Dtsch. med. Wschr. 107 (1982) 954
Held, K.: Konservative Therapie des Schlaganfalls aus internistischer Sicht. Wien. med. Wschr. 133 (1983) 231
Hoff, H., H. Tschabitscher: Die Bedeutung der Kollateralen im gestörten Gehirnkreislauf. Wien. klin. Wschr. 79 (1967) 474
Hoff, H., P. Prosenz, H. Tschabitscher: Der Schlaganfall. Verlag der Wiener med. Akademie, Wien 1966
Prosenz, H., H. Tschabitscher: Die Bedeutung des Kollateralkreislaufes bei der Carotis-interna-Thrombose. Wien. med. Wschr. 117 (1967) 846
Ross Russel, R. W.: Cerebral Arterial Disease. Churchill Livingstone, Edinburgh 1976 (p. 125, 146)
Rupprecht, A.: Die angiographische Darstellung der Karotisinsuffizienz. Wien. klin. Wschr. 78 (1966) 149
Thompson, R. A., J. R. Green: Advances in Neurology, vol. 16. Raven Press, New York 1977 (p. 1)
Tschabitscher, H.: Konservative Therapie des Schlaganfalls aus neurologischer Sicht. Wien. med. Wschr. 133 (1983) 227
Zülch, K. J.: Cerebral Circulation and Stroke. Springer, Berlin 1971 (p. 106)

Akuter Verschluß der Mesenterialarterien

A. KRIESSMANN

Definition

Ein akuter Verschluß im Bereich der 3 Eingeweidearterien: A. coeliaca, A. mesenterica superior und A. mesenterica inferior wird durch Thromboembolie oder Thrombose hervorgerufen und führt bei Verschluß des Stammgefäßes oder eines größeren Gefäßastes in der Regel zum Bild des akuten Abdomens infolge eines Mesenterialinfarktes mit Durchwanderungsperitonitis, bei Verschluß eines kleineren Astes zur segmentären Enteritis bzw. Kolitis.

In seltenen Fällen verursacht das plötzliche Absinken des arteriellen Mitteldruckes unter das für den Ruhestoffwechsel erforderliche Minimum (z. B. Schock) ebenfalls einen Mesenterialinfarkt mit all seinen Komplikationsmöglichkeiten (Nichtobturationsinfarkt des Darmes).

Häufigkeit

In 1–2% der Fälle mit akutem Abdomen liegt ein akuter Verschluß der Mesenterialarterien zugrunde. Die thromboembolischen Verschlüsse überwiegen gegenüber den akuten Thrombosen gering.
Durch ihren hämodynamisch günstigen Abgang ist die A. mesenterica superior in mehr als zwei Drittel der Fälle betroffen. Das Prädilektionsalter liegt zwischen 45 und 70 Jahren; es dominiert das männliche Geschlecht.

Pathogenese und Ätiologie

Da weitgehende Übereinstimmung mit Pathogenese und Ätiologie des akuten Verschlusses der Gliedmaßenarterien besteht, wird auf die entsprechenden Kapitel verwiesen.

Bemerkenswert ist die im Vergleich zur Skelettmuskulatur besonders hohe Empfindlichkeit der Darmmukosa gegenüber O_2-Mangel und CO_2-Anstieg.
Bis zum Eintritt einer irreversiblen, meist deletären Darmgangrän vergehen 6–10 Stunden beim embolischen Verschluß, dagegen 6–24 Stunden bei arterieller Thrombose, welche sich in der Regel auf eine arteriosklerotische Strombahneinengung aufpfropft und im Falle einer bereits bestehenden Kollateralzirkulation leichter kompensiert werden kann.

Krankheitsbild

Anamnese

Mitralklappenfehler mit und ohne Vorhofflimmern, Herzinfarkt sowie Vorhofflimmern ohne Klappenfehler können auf die mutmaßliche Emboliequelle hinweisen; vorausgegangene periphere Embolien können die Verdachtsdiagnose erhärten. Die Erkrankung beginnt plötzlich mit starken Schmerzen im Ober- und Mittelbauch. Der Schmerzcharakter ist teils kolikartig, teils von 1–2 Stunden anhaltender, gleichbleibender Intensität. Übelkeit, Erbrechen und Diarrhoe mit Blutbeimengung sind zusätzliche Initialsymptome.

Befunde

Die Initialphase wird vom Abdominalschmerz beherrscht. Im Verhältnis zur Stärke des Schmerzes sind die Bauchdecken auffallend weich. Umschriebene Druckdolenz, muskuläre Abwehrspannung, peritonitische Symptome, Loslaßschmerz, tastbare Resistenz und Fieber fehlen in den ersten Stunden. Die Auskultation ergibt überwiegend Zeichen der Hyperperistaltik. In der zweiten, sogenannten stummen Phase entwickelt sich bei nachlassenden Schmerzen und zunehmender Hypoperistaltik ein paralytischer Ileus.
Die dritte Phase ist durch peritoneale Reizerscheinungen, Durchwanderungs- oder Perforationsperitonitis, Schocksyndrom und Herz-Kreislauf-Versagen gekennzeichnet.

Laborbefunde

Eine rasch zunehmende, hochgradige Leukozytose (20 000–30 000/mm^3 ≙ 20×10^9–30×10^9/l) wird fast regelmäßig bereits in der ersten Phase nachweisbar. Alle anderen Laborbefunde sind unspezifisch.

Röntgenologische Befunde

Die Abdomenleeraufnahme zeigt zu Beginn der Erkrankung einen gasarmen, eher kontrahierten Dünndarm. Erst in der stummen Phase treten stehende Schlingen mit kleinen Spiegeln auf. Kontrastmittel passiert das Kolon ohne Behinderung bis zum Zäkum, bei der Entleerung ist es oft bluthaltig. Eine translumbale Aortographie – am besten im seitlichen Strahlengang – sichert die Diagnose und sollte der Laparotomie unmittelbar vorausgehen. Die Katheteraortographie kann zu lebensbedrohlichem Zeitverlust führen, wenn die Beckenarterien einer oder gar beider Seiten unpassierbar sind.

Differentialdiagnose

Die Differenzierung zwischen Thromboembolie, arterieller Thrombose und thrombotischem Verschluß der Mesenterialvene hat keine wesentlichen therapeutischen Konsequenzen. Perforiertes Magen- oder Duodenalulkus, akute Pankreatitis und Appendizitis stehen differentialdiagnostisch im Vordergrund. Das gedeckt penetrierende Ulkus ist bei leerer Anamnese am schwierigsten abzugrenzen.

Therapie

Zur Kupierung des Schmerzes reichen im allgemeinen 3–5 ml Buscopan i. v. aus. Nulldiät ist obligatorisch. Behandlung des Schocks.
Weder Antikoagulation noch Fibrinolyse vermögen die hohe Mortalität zu senken. Die Fibrinolyse ist wegen der Gefahr einer profusen Blutung aus der hämorrhagisch infarzierten Darmschleimhaut kontraindiziert. Antikoagulantien kommen nur als Rezidivprophylaxe bei überstandenem Ereignis in Betracht.
Entscheidend ist die möglichst frühzeitige, d. h. innerhalb der ersten 6–10 Stunden durchgeführte Wiederherstellung der Strombahn durch Embolektomie, Thrombendarteriektomie oder aortoarteriellen Bypass.

Literatur

Heberer, G., G. Rau, H. H. Löhr: Aorta und große Arterien. Springer, Berlin 1966
Kriessmann, A.: Diagnostik der Angina abdominalis. Dtsch. med. Wschr. 95 (1970) 2383
Mersheimer, W. L., J. M. Winfield, R. L. Fankhauser: Mesenteric vascular occlusion. Arch. Surg. 66 (1953) 752
Vollmar, J.: Rekonstruktive Chirurgie der Arterien, 2. Aufl. Thieme, Stuttgart 1975

Multiple arterielle Embolien

R. SCHMUTZLER

Der *Begriff* der multiplen Embolisierung beinhaltet, daß aus einer thromboembolischen Streuquelle entweder fast gleichzeitig mehrere, wahrscheinlich unterschiedlich große Emboli in gleiche oder in verschiedene periphere Stromgebiete geschleudert werden oder daß es in kurzer Zeitfolge nacheinander zu Abrissen in die Peripherie kommt oder daß ein Embolus beim Aufprall auf eine Gefäßgabel in Teilstücke zerspringt und die Bruchstücke in verschiedene Versorgungsgebiete gelangen.
Emboliestreuquellen: Häufigste Ursache makroskopischer Embolien sind Thrombenbildungen im Herzen; hier ist der flimmernde linke Vorhof der

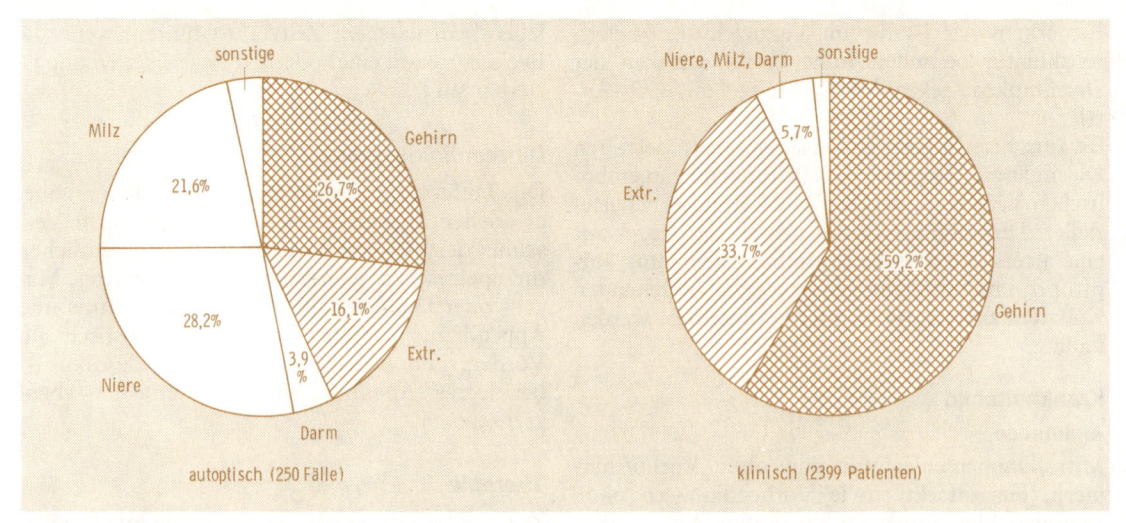

Abb. 2.2 Organverteilung arterieller Embolien im Obduktionsgut und in der Klinik (nach *Stein, Schölmerich* u. *Dohmen*)

häufigste Sitz der Thrombenbildungen (meist als Folge einer Mitralstenose). Herzinfarkte sind die zweithäufigste kardiale Embolieursache, gefolgt von der Endokarditis mit Klappenzerstörung. Häufigster Sitz gefäßbedingter Embolien sind die Aorta abdominalis und die Beckengefäße.

Die *unterschiedliche Organverteilung* arterieller Embolien im Obduktionsgut und in der Klinik (Abb. 2.2) lassen vermuten, daß zahlreiche kleinere Embolien, vor allem in die viszeralen Organe Niere und Milz, subklinisch oder stumm verlaufen oder diagnostisch verkannt werden, dagegen im Zerebrum fast immer zu einem dramatischen Bild führen. Andererseits kann die zerebrale Embolie klinisch nicht immer sicher von Thrombosen, Ruptur oder Hypoxie anderer Genese unterschieden werden, was in neuerer Zeit durch Computertomographie schon eher möglich ist. Aus all dem geht hervor, daß über die *Häufigkeit* multipler Embolien keine genauen Angaben gemacht werden können. Wer viel angiographiert, wird auch häufiger multiple Embolien entdecken.

Berücksichtigt man allein die leichter faßbaren Extremitätenembolien, so konnten MCGARITY u. Mitarb. (1958) nach der ersten Embolie bei 33,3% dieser Patienten weitere Embolien feststellen, wobei 17 von 19 Patienten innerhalb eines Jahres nach der ersten Embolie befallen wurden.

In der *Behandlung* multipler Embolien stehen die zwei modernen Verfahren zur Wahl: Überall dort, wohin der Fogarty-Katheter mühelos gelangt, ist die Embolektomie vorrangig. In der Karotisgabel wird der Embolus abgesaugt. Für embolische viszerale Verschlüsse und multiple distale periphere Extremitätenembolien, sofern sich klinische Konsequenzen ergeben, ist der Thrombolyseversuch angezeigt. Eine Ausnahme macht die Zerebralembolie, überwiegend in die A. cerebri media. Trotz einzelner spektakulärer Erfolge durch ganz frühzeitige Thrombolyse (1.–3. Stunde) kommt es in der Mehrzahl der Fälle zu Einblutungen in den ischämischen Hirnbezirk, so daß sich eine rein konservative Behandlung empfiehlt.

Die Embolie in die A. mesenterica superior bereitet diagnostische Schwierigkeiten und wird in weniger als 10% rechtzeitig gestellt. Es sollte möglichst frühzeitig chirurgisch eingegriffen werden.

Nach der Beseitigung der akuten Strombahnhindernisse sollte baldmöglichst die Ausschaltung der embolischen Streuquelle in Angriff genommen werden: operative Korrektur des ursächlichen Herzvitiums mit anschließendem Rhythmisierungsversuch, Resektion eines streuenden Herzwand- oder Aortenaneurysmas. Falls dies operativ nicht möglich ist oder nicht gelingt, ist eine lebenslange Dauerantikoagulation – vor allem wegen der ständig drohenden, gefährlichen Hirnembolie – unumgänglich. Den Erfolg dieser Maßnahme konnte KOLLER (1962) an 9 Patienten mit arrhythmischen Mitralfehlern eindrucksvoll demonstrieren.

Literatur

Brücke, P.: Chirurgische Behandlung akuter arterieller Verschlüsse. In Vinazzer, H.: Anästhesiologie und Intensivmedizin, Bd. 134: Thrombose und Embolie. Springer, Berlin 1981 (S. 315)

Heberer, G., G. Rau, H. H. Löhr: Aorta und die großen Arterien. Springer, Berlin 1966

Heberer, G., G. Rau, W. Schoop: Angiologie, 2. Aufl. Thieme, Stuttgart 1975

Heinrich, F.: Klinik und Therapie des akuten arteriellen Gliedmaßenarterienverschlusses. Dtsch. med. J. 18 (1967) 332

Kaindl, F., W. Schoop, H. M. Hasse, Um Dembowski, G. Heberer, J. Vollmar, K. Laubach, H. G. Coerper, R. Marx, P. Waibel, R. Schmutzler, L. K. Widmer, H. Hess, N. Goossens: Der akute Arterienverschluß. Verh. dtsch. Ges. Kreisl.-Forsch. 31 (1965) 327

Koller, F.: Antikoagulantien bei Herzkrankheiten. Schweiz. med. Wschr. 42 (1962) 769

Schmutzler, R.: Thrombolysetherapie bei akutem und chronischem Verschluß von Extremitätenarterien (einschließlich Bauchaorta und Beckenarterien). In Vinazzer, H.:

Anästhesiologie und Intensivmedizin, Bd. 134: Thrombose und Embolie. Springer, Berlin 1981 (S. 294)
Schoop, W.: Praktische Angiologie, 3. Aufl. Thieme, Stuttgart 1975

Akute und subakute akrale Ischämie-Syndrome (sekundäres Raynaud-Syndrom)

H. HESS

Definition

Als akute oder subakute akrale Ischämie-Syndrome werden hier solche verstanden, die nicht notwendig in der Kälte erstmals auftreten oder zunehmen, sondern unabhängig davon akut oder subakut zustande kommen können, meist asymmetrisch sind und in der Wärme nicht zurückgehen, ja sogar schmerzhafter werden können.
Diese Syndrome sind zu trennen von den intermittierenden, meist symmetrischen akralen Ischämien bei primärem Morbus Raynaud.
Bei diesen nach subjektiven Beschwerden und objektivem Befund recht gleichartigen akuten akralen Ischämien kommt das ganze Spektrum des sekundären Raynaud-Syndroms in Frage (Tab. 2.11, S. 2.45).
Aus praktisch klinischen Gesichtspunkten und vor allem wegen der Differentialtherapie ist es zweckmäßig, die akuten und subakuten akralen Zirkulationsstörungen getrennt von den chronischen zu besprechen.

Häufigkeit und Vorkommen

Akute und subakute akrale Ischämien kommen in jedem Alter ohne eine besondere Geschlechtsbevorzugung vor. Über die Häufigkeit gibt es noch keine Statistiken, weil diese Syndrome üblicherweise nicht in der hier versuchten Weise als Krankheitsbild zusammengefaßt werden. In der Klinik werden sie heute so häufig gesehen wie akute Verschlüsse großer Extremitätenarterien.

Pathophysiologie

Zu einer akuten oder subakuten akralen Zirkulationsstörung kommt es immer dann, wenn die Fließbedingungen für das Blut in diesen Arealen so schlecht werden, daß die Durchströmung sich stark verlangsamt oder gar zum Stillstand kommt. Die möglichen pathophysiologischen Wege sind: kritische Verminderung des arteriellen Druckes in der betreffenden Peripherie, pathologische Einengung des Lumens der peripheren oder periphersten Arterien und Steigerung der Viskosität des Blutes. Diese Mechanismen können einzeln oder in Kombination beim Zustandekommen eines akralen Ischämie-Syndroms wirksam werden.
Zu einer kritischen Verminderung des arteriellen Druckes in der äußersten Peripherie kann es durch einen Abfall des Systemdruckes oder durch einen zu großen Druckgradienten über ein Strombahnhindernis in einer großen zuführenden Arterie kommen. Einengung des Lumens kleiner und kleinster Arterien kann durch erhöhten Muskeltonus oder durch Verdickung der Gefäßwand, z. B. bei entzündlichen, toxischen oder degenerativen Prozessen, zustande kommen. Zu einer Erhöhung der Viskosität des Blutes können korpuskuläre Bestandteile und Eiweißkörper beitragen. Nicht nur die Erhöhung des Hämatokrits, sondern auch die Abnahme der Verformbarkeit der roten Blutkörperchen sind dabei von Bedeutung. Eine wichtige Rolle spielen schließlich die Thrombozyten, die in ihrer Zahl vermehrt und/oder in ihrer Aggregationsbereitschaft gesteigert sein können. Von den physiologischen Bluteiweißkörpern sind Fibrinogen und von den pathologischen Makroglobuline, Kryoglobuline und Kälteagglutinine vor allem bestimmend für die Blutviskosität.
Für die Entscheidung zur zweckmäßigsten Therapie ist die Kenntnis des jeweils vorliegenden pathophysiologischen Mechanismus eine unabdingbare Voraussetzung.

Ätiologie

Es gibt keine einheitliche Ätiologie des akuten oder subakuten akralen Ischämie-Syndroms, das keine Krankheit, sondern ein Symptom ist. Eine ganze Reihe von zum Teil recht unterschiedlichen Krankheiten und Schädlichkeiten können zu diesem Symptom führen. In Frage kommen alle Erkrankungen der großen und kleinen peripheren Arterien, von Panarteriitiden und Angiopathien bei Kollagenosen über Thrombangiitis obliterans bis zur obliterierenden Arteriosklerose.
Von stenosierenden oder dilatierenden Gefäßwandveränderungen können ebenso wie vom Herzen Mikroembolien in die akralen Arterien gestreut werden und zum gleichen Symptom führen.
Von primären Erkrankungen des Blutes können Polyzythämie, Thrombozytose, Makroglubulinämie, Kälteagglutininkrankheit und Kryoglobulinämie allein über eine Störung der Fließfähigkeit des Blutes das Symptom verursachen.
Auf gleiche Weise dürfte das Syndrom bei intraarterieller Injektion von Medikamenten, die in dieser Applikationsweise nicht vertragen werden, zustande kommen. Ob bei akuten akralen Ischämien, die nach systemischer Anwendung verschiedener Medikamente beobachtet wurden, die Störung primär die Gefäßwand oder das strömende Blut betrifft, ist offen.
Die Ätiologie eines akralen Ischämie-Syndroms ist die Ätiologie der jeweils zugrundeliegenden Krankheit.

Krankheitsbild

Anamnese

Die akuteste und schwerste Form einer akralen Ischämie kommt nach intraarterieller Injektion eines Medikamentes vor, das in dieser Darreichungsform unverträglich ist (Tab. 2.8). Meist handelt es sich dabei um eine versehentliche intraarterielle Injektion. Immer wenn ein Patient während einer vermeintlichen intravenösen Injektion eines Medikamentes starke Schmerzen distal der Injektionsstelle angibt und danach eine Ischämie entwickelt, ist diese Ursache so gut wie sicher.

Tabelle 2.8 Medikamente, bei denen nach intraarterieller Injektion akute arterielle Ischämie-Syndrome beschrieben sind

Narkosemittel:	Penthotal, Thiopenthotal, Estil, Epontol, Chloralhydrat
Tranquilizer:	Phenothiazin, Hydroxyzin
Analgetika:	Propoxyphen (Darvon), Meperidin (Diparol)
Muskelrelaxantien:	Myanesin, Tubocurarin
Antibiotika:	Dicloxacillin (Dichloro-Stapenor), Procain-Penicillin, Sulphapyridine
Cortisonderivate:	Dexamethason
Sympathikomimetika:	Coramin, Amphetamin
Arsenpräparate:	Salvarsan, Neo-Salvarsan
Brompräparate:	Bromsulphalein
Volumensubstituenten:	Hypertonische Zucker- oder Salzlösungen, konzentriertes Plasma (unter Druck), Blut
Röntgenkontrastmittel:	in Verbindung mit Dehydration oder Paraproteinämie

Tabelle 2.9 Medikamente, nach deren systemischer Anwendung Arteriopathien beobachtet wurden

Antirheumatika:	Cortison und Derivate, Indometacin, Phenylbutazon
Weibliche Keimdrüsenhormone:	Östrogene, Ovulationshemmer
Antikoagulantien:	Dicumarin, Phenylindandion
Tranquilizer:	Phenothiazin-Derivate
Sympathikomimetika:	Noradrenalin, Adrenalin, Appetitzügler
Antibiotika:	Penicillin, Streptomycin, Chloramphenicol, Erythromycin, Tetracyclin
Chemotherapeutika:	Sulfonamide (Sulfathiazol, Sulfadiazin, Sulfadimethoxin)
Saluretika:	Thiazide (Chlortalidon)
Thyreostatika:	Methylthiouracil
Migränemittel:	Ergotamin, Dihydroergotamin, Methysergid
Schwermetalle:	Arsen (organisch), Gold, Wismut
Antihypertensiva:	Guanethidin, Hydralazin
Impfstoffe:	Tetanusantitoxin, Vakzination, Seren

Bei allen anderen akralen Ischämien im Sinne obiger Definition ist in der Anamneseerhebung nach anderen Symptomen einer chronischen obliterierenden Arteriopathie zu fragen, wie intermittierendem Hinken, Angina pectoris oder zerebralen Herdsymptomen, nach einem möglicherweise embolisierenden Herzschaden oder nach Symptomen einer akuten Arteriitis wie Fieber, Kopfschmerzen und Parästhesien.

Da eine ganze Reihe von exogenen Noxen Ursache oder Mitursache des Syndroms sein kann, ist eine genaue Anamnese der vor dem Auftreten der Erscheinungen verwendeten Medikamente zu erheben. Von den in der Literatur angeschuldigten Medikamenten (Tab. 2.9) spielen östrogenhaltige Präparate, vor allem Ovulationshemmer, zahlenmäßig die größte Rolle. Ob diese Medikamente allein in der Lage sind, das Syndrom zu verursachen, ist noch fraglich. In den meisten Fällen ist ein weiterer exogener Faktor, vor allem das inhalierende Rauchen, oder ein endogener Risikofaktor für obliterierende Arteriopathie zu finden. Inhalierendes Rauchen allein ist anscheinend auch schon in der Lage, das Syndrom zu verursachen.

Erfrierung kann gleiche Symptome machen. Der Kontakt mit Vinylchlorid bei der Herstellung von Polyvinylchlorid (PVC) ist die jüngste der bekannt gewordenen exogenen Noxen, die zu sklerodermieähnlichen Veränderungen führen können und damit wie die Sklerodermie auch zu einem Raynaud-Syndrom. Während die Hautveränderungen dieser Krankheit nach Wegfall der Noxe rückbildungsfähig sind, bleiben einmal verschlossene Digitalarterien endgültig obliteriert. Sowohl bei VC-Krankheit wie bei progressiver Sklerodermie kann es zu einem subakuten oder akuten akralen Ischämie-Syndrom kommen.

Befunde

Die klinische Untersuchung ermöglicht weitere Differenzierung der zugrundeliegenden Störung. Beim Vorliegen einer Sklerodermie können radiale Lippenfalten, Mikrostomie, ein verkürztes Zungenbändchen und die eben genannten Veränderungen der Haut und der Finger gefunden werden. Darüber hinaus erscheinen in späteren Stadien die Finger wie zugespitzt, dünn, atrophisch mit Nekrosen. Die Arm- und Fußarterien sind nur in sehr fortgeschrittenen Fällen zum Teil nicht mehr tastbar. Da die großen Arterien von der Krankheit meist nicht befallen werden, sind deren Pulse fast immer zu tasten und in ihrem Verlauf keine Strömungsgeräusche zu hören.

Der Ausfall eines oder mehrerer Pulse macht, vor allem wenn auch noch Stenosegeräusche entlang der großen Arterien gehört werden, eine obliterierende Arteriosklerose wahrscheinlich. Dabei kann es sowohl aus hämodynamischen Gründen zu einer akuten oder subakuten akralen Ischämie kommen als auch durch Mikroembolien, ausgehend von proximalen stenosierenden Strombahnhindernissen.

Solche Embolien können auch von einer dilatierenden Arteriosklerose ausgehen, auf die ein tastbares Aneurysma der Bauchaorta oder breit pulsierende Aa. femorales und/oder Aa. popliteae hinweisen, die dann in der Regel beidseits dilatiert sind.
Die Untersuchung des Herzens kann einen embolisierenden Herzschaden nachweisen, z. B. ein Mitralvitium, eine (absolute) Arrhythmie, ein Vorhofmyxom oder einen eben überstandenen Herzinfarkt.

Laborbefunde

Die Blutkörperchensenkungsgeschwindigkeit ist, wenn sie stark beschleunigt ist, ein wichtiges Indiz für einen entzündlichen Gefäßprozeß, vorausgesetzt, daß keine infizierte Hautläsion vorliegt. Läßt man gleichzeitig eine Blutkörperchensenkung im Kühlschrank ablaufen, dann können auf einfache Weise Kälteagglutinine, die zu einer Sturzsenkung führen, oder Kryoglobuline, die zu einem Gelieren des Plasmas und damit einem raschen Sistieren der Senkung Anlaß geben, nachgewiesen werden.
Immer müssen Hämoglobin, Erythrozyten, Leukozyten und Thrombozyten untersucht werden, weil Polyglobulie und, noch mehr, Polyzythämie und eine Thrombozytose allein eine akrale Ischämie verursachen können.
Eine Erhöhung des Fibrinogens geht mit einer Erhöhung der Blutviskosität einher, weshalb, wenn möglich, beide Parameter gemessen werden sollten. Zu den notwendigen Routineuntersuchungen gehören Zucker in Harn und Blut, Cholesterin, Triglyceride, Harnsäure und Elektrophorese. Bei entsprechendem Verdacht ist nach Lupus erythematodes (LE-Agglutination, LE-Zellphänomen, antinukleäre Faktoren) zu fahnden (Tab. 2.10).

Spezielle Untersuchungsmethoden

Akrale Oszillographie objektiviert den Patienten nicht belästigend die schwere akrale Zirkulationsstörung.
Hauttemperaturmessungen haben wenig diagnostischen Wert. Quantitative Messungen des akralen Blutstroms sind nicht nötig.
Mit Hilfe des Ultraschall-Doppler-Prinzips läßt sich fehlende Blutströmung in Digitalarterien nachweisen.
Eine Indikation zur Arteriographie ist nur dann gegeben, wenn ein Strombahnhindernis in einer größeren Arterie oder eine dilatierende Arteriosklerose nach dem klinischen Befund wahrscheinlich ist. Wenn auch die kleinen Arterien an Händen oder Füßen dargestellt werden sollen, empfiehlt sich Allgemeinnarkose. Bei allen Fällen, bei denen eine rasche thrombolytische Behandlung angezeigt ist, sollte wegen des Risikos einer Blutung aus dem Stichkanal möglichst kein Angiogramm gemacht werden.

Differentialdiagnose

Die Fingerapoplexie, die häufig mit einem akuten akralen Ischämie-Syndrom verwechselt wird, be-

Tabelle 2.10 Laboruntersuchungen bei akralem Ischämie-Syndrom

BKS (in Zimmertemperatur und im Kühlschrank)
Elektrophorese, Immunelektrophorese
Hämoglobin, Erythrozyten
Hämatokrit
Thrombozyten (Zahl, Funktion)
Fibrinogen
Viskosität
LE-Zellphänomen, -Agglutination, antinukleäre Faktoren

ginnt zwar auch akut mit einem Schmerz, führt aber nicht zu einem Blaß- und Kaltwerden des Fingers, und die Zyanose ist nicht Folge einer lokalen Anreicherung von CO_2, sondern eines Hämatoms. Im akralen Oszillogramm und mit dem Ultraschall-Doppler-Gerät läßt sich ein unbehinderter arterieller Bluteinstrom nachweisen.
Phlegmonöse Entzündung eines Fingers geht mit lokaler Erwärmung und pulsierendem Schmerz einher.

Therapie

Die symptomatische Therapie hat die möglichst rasche Wiederherstellung der akralen Zirkulation zum Ziel. Dabei bestimmt der jeweils gegebene pathophysiologische Mechanismus das Vorgehen. Wenn eine Störung der Hämodynamik durch eine schlecht kompensierte Strombahnbehinderung im System der großen zuführenden Arterien vorliegt, ist zu prüfen, ob eine vollständige oder wenigstens teilweise Beseitigung der Strombahnhindernisse möglich ist. Hier kommen gefäßchirurgische Maßnahmen in Frage, Katheterdilatation oder eine thrombolytische Therapie. Kriterien für die Indikation zur Thrombolyse s. S. 2.18.
Die thrombolytische Therapie hat dabei einen doppelten Effekt. Erstens kann sie strombahnbehindernde Thrombosen in allen Gefäßen zur Auflösung bringen, und zweitens verbessert sie durch Fibrinogenolyse und die dadurch entstehende Hypofibrinogenämie die Fließfähigkeit des Blutes. Thrombolytische Therapie mit Streptokinase oder Urokinase ist deshalb das Vorgehen der ersten Wahl bei allen Fällen von akutem oder subakutem akralem Ischämie-Syndrom, wenn keine Kontraindikation (S. 2.5) dieser Behandlung vorliegt. Bei embolisierenden Vitien und bei dilatierender Arteriosklerose kann Thrombolyse zur Mobilisierung neuer Embolien führen, weshalb ihre Anwendung dabei problematisch ist. Leider hält die Hypofibrinogenämie unter Streptokinase nur wenige Tage an. Viskositätsverminderung ist bei akralem Ischämie-Syndrom aber meist über längere Zeit erstrebenswert.
Eine über Wochen zu haltende Hypofibrinogenämie ist durch subkutane Gaben der Schlangengift-

präparate Arwin oder Defibrase zu erreichen. Einzelheiten dieser Therapie s. S. 2.5. Wo eine Streptokinasetherapie ein zu hohes Risiko hätte, können Schlangengiftpräparate auch primär eingesetzt werden, vorausgesetzt, daß für diese Medikamente keine Kontraindikation vorliegt (S. 2.5).

Im Anschluß an eine erfolgreiche Streptokinasebehandlung kann Schlangengift gegeben werden, wenn ein Abstand von wenigstens 24 Stunden von der letzten Streptokinasegabe eingehalten wird. Nach dieser Zeit ist wieder mit einem ausreichend hohen Plasminspiegel zu rechnen, der für die ungestörte Abräumung der unter Schlangengift entstehenden Defekten Mikrogerinnsel notwendig ist. Eine weitere Möglichkeit zur Verbesserung der Fließfähigkeit des Blutes ist die isovolämische Hämodilution. Diese ist in allen Fällen von Polyglobulie und Polyzythämie die erste Maßnahme und kann auch in Kombination mit Streptokinase oder einem Schlangengiftpräparat vorgenommen werden. Sie besteht in einem Aderlaß von 400–500 ml und gleichzeitiger Infusion der gleichen Menge niedermolekularen Dextrans (Rheomacrodex 10%ig ≙ 100 g/l) vor der 20 ml Promit i.v. injiziert werden.

Infusionen von Trental (300 mg) haben nach eigenen Untersuchungen ebenfalls einen viskositätsvermindernden Effekt, der wahrscheinlich über eine Verbesserung der Verformbarkeit der Erythrozyten geht.

Vasodilatantien hätten nur dann einen Sinn, wenn der Tonus der Arterien im Ischämiebereich erhöht wäre. Dies ist bei den hier zur Debatte stehenden akralen Zirkulationsstörungen kaum je der Fall. Es ist im Gegenteil in aller Regel mit einer Verminderung bis zum Verlust des lokalen Gefäßtonus durch die Anhäufung vasodilatierender Stoffwechselprodukte im Ischämieareal zu rechnen. Die Durchblutung ist dort weitgehend druckpassiv bestimmt und kann dann durch eine Erhöhung des Systemdruckes z. B. mit Astonin H gesteigert werden.

Prophylaxe

Wo eine wirksame Behandlung der Grundstörung möglich ist, kann ein Rezidiv ischämischer Attacken verhindert werden.

Eine Panarteriitis kann durch Weglassen möglicher Noxen und durch eine Steroidbehandlung geheilt oder wenigstens (zeitweise) in Schranken gehalten werden.

Eine Thrombangiitis obliterans, deren Ursache allein exogen ist, kann durch Weglassen der Noxen (Rauchen, Östrogenpräparate) stationär werden. Gleiches gilt für die Raynaud-Symptomatik bei VC-Krankheit.

Eine Polyzythämie oder eine Thrombozytose kann in leichten Fällen durch Aderlässe, in schwereren durch eine Zytostatikabehandlung unter Kontrolle gebracht werden.

Literatur

Cohen, S. M.: Accidental intra-arterial injection of drugs. Lancet 1948/II, 361
Gerdes, H., P. Schmitz-Moormann: Nekrotisierende Arteriitis bei steroidbehandelter rheumatoider Polyarthritis. Dtsch. med. Wschr. 93 (1968) 1363
Hamer Hodges, R. J.: Gangrene of forearm after intramuscular Chlorpromazine. Brit. med. J. 1959, 918
Hess, H.: Akute und subakute akrale Ischämie-Syndrome. Münch. med. Wschr. 121 (1979) 517
Hess, H.: Systemische und selektive Streptokinase-Therapie bei arteriellen Verschlüssen. Internist 23 (1982) 405
Hess, H., E. Keil-Kuri, M. Marshall: Klinische Erfahrungen mit Arwin. Münch. med. Wschr. 117 (1975) 1317
Jühe, S., C.-E. Lange: Sklerodermieartige Hautveränderungen, Raynaud-Syndrom und Akroosteolysen bei Arbeitern der PVC-herstellenden Industrie. Dtsch. med. Wschr. 97 (1972) 1922
Kinmonth, J. B., R. C. Shepard: Accidental injection of Thiopentone into arteries. Study of pathology and treatment. Brit. med. J. 1959, 914
Ludwig, H.: Ovulationshemmer, Hämostase und Gefäßkomplikationen. Gynäkologe 2 (1970) 195

Chronische akrale Zirkulationsstörungen

K. Caesar

Morbus Raynaud und Raynaud-Syndrom

Definition

Primäres Raynaud-Syndrom (Morbus Raynaud, Raynaud-Krankheit sui generis) wird ein intermittierendes Sistieren des Blutstromes vor allem in den Digitalarterien benannt, das engste Beziehungen zu einer Erniedrigung der Umgebungstemperatur und zu zentralnervösen Störungen der peripheren Vasomotorik zeigt und dem keine organische Erkrankung zugrunde liegt. Die Abgrenzung eines eigenen Krankheitsbildes als Raynaud-Krankheit sui generis ist umstritten und eine Klärung des Krankheitsbildes nicht erreicht (SCHNEIDER 1969). Die Bezeichnung primäres Raynaud-Syndrom wird von SCHOOP (1967) auf die harmlose Funktionsstörung infolge Vasokonstriktion beschränkt.

Das *sekundäre Raynaud-Syndrom* (Raynaud-Phänomen) ist eine intermittierende periphere (akrale) Zirkulationsstörung mit anfallsartigen Ischämiezuständen, der eine organische Gefäßschädigung oder eine sonstige Organerkrankung zugrunde liegt.

Häufigkeit und Vorkommen

Eine Neigung zu intermittierenden akralen Zirkulationsstörungen bei Einwirkung von Kälte wurde bei fast 20% junger Menschen beobachtet (LEWIS 1938). Der Übergang in eine *Raynaud-Krankheit* mit typischen Anfällen ist jedoch sehr selten und kann in früher Jugend (7.–8. Lebensjahr) eintreten. Familiäre Häufungen wurden beobachtet. Bis zur Pubertät sind Mädchen und Jungen fast gleich häufig befallen. Danach zeigt sich eine auffallende Bevorzugung des weiblichen Geschlechts (70–80% der Kranken).

Das *sekundäre Raynaud-Syndrom* kommt entsprechend der Häufigkeit der Grundkrankheit bei Männern und Frauen vor.

Pathophysiologie

Gemeinsam ist allen Erkrankten mit *Morbus Raynaud* eine generelle Starre der Vasomotion der Gefäße und ein dauernd erhöhter kontraktiler Tonus akraler Gefäße aufgrund einer zentralnervösen Störung der peripheren Vasomotorik (MARX u. Mitarb. 1956). Pathologisch-anatomische Veränderungen an den Gefäßen sind im Frühstadium der Erkrankung nicht nachweisbar. Im späteren Stadium finden sich an den Digitalarterien Verdickungen der Intima. Die beim weiblichen Geschlecht breiter angelegte Intimaleiste mit vermehrter Quellbarkeit kann als Mitursache der Geschlechtsgebundenheit angesehen werden (LEWIS 1938). Eine Erhöhung der Blutviskosität, der Erythrozytenaggregation und des Plasmafibrinogens, ein gesteigerter Adrenalin- und Noradrenalinspiegel im Venenblut sowie die Rolle des Serotonins sind in ihrer pathophysiologischen Bedeutung noch umstritten. Die wichtigste Rolle bei der Auslösung eines Anfalls kommt der Kälte zu, da sowohl bei Eintauchen der Hände in kaltes Wasser (15–18 °C) als auch bei allgemeiner Körperabkühlung und nach Trinken von größeren Mengen von kaltem Wasser das typische Erscheinungsbild sich einstellt. Bei der Mehrzahl der Erkrankten sind die Anfälle auch durch psychische Erregung auslösbar. In den primär enggestellten Digitalarterien genügt eine geringe zusätzliche Vasokonstriktion durch Abkühlung oder Emotion, um den kritischen Perfusionsdruck zu unterschreiten und so den Blutstrom zum Sistieren zu bringen.

Beim *sekundären Raynaud-Syndrom* begünstigen der erniedrigte intravasale Druck distal von organischen Strömungshindernissen oder infolge Kompression durch das umgebende Gewebe, Veränderungen der Strömungseigenschaften des Blutes selbst oder die starke Vasokonstriktion bei Erkrankungen und Reizzuständen der peripheren Nerven die Auslösung eines Raynaud-Anfalls.

Ätiologie

Die Ätiologie des *primären Raynaud-Syndroms* ist nicht geklärt. Der hohe sympathische Gefäßtonus wird auf eine zentrale hypothalamische Dysregulation zurückgeführt. An endogenen Ursachen sind hormonelle Faktoren wahrscheinlich, da eine eindeutige Bevorzugung des weiblichen Geschlechts mit Verstärkung des Krankheitsbildes in der Menstruation und der Menopause und ein günstiger Verlauf während einer Schwangerschaft und unter Östrogenbehandlung vorliegen.

Als Ursache des *sekundären Raynaud-Syndroms* sind zahlreiche Grundkrankheiten bekannt (Tab. 2.**11**).

Krankheitsbild

Anamnese

Eine auffallende Neigung zu kalten Händen und Füßen geht den ersten Krankheitserscheinungen des *Morbus Raynaud* meistens voraus. Die Erkrankung beginnt häufig mit kurzfristigem Absterben einzelner Finger unter Bevorzugung des Zeigefingers (Digitus mortuus) schon in früher Jugend. Dann werden anfallsweise Farbveränderungen des 2.–5. Fingers an beiden Händen bei Kälte und bei

Tabelle 2.**11** Mögliche Ursachen eines sekundären Raynaud-Syndroms (nach *Heidrich*)

Arterielle Verschlußkrankheiten	Arteriosklerose Thrombangiitis obliterans Arterielle Thrombose Embolie
Kollagenosen	Progressive Sklerodermie Lupus erythematodes Periarteriitis nodosa Wegenersche Granulomatose Dermatomyositis Polyarthritis rheumatica
Schultergürtel-Arm-Syndrome	Scalenus-anterior-Syndrom Halsrippe Kostoklavikularsyndrom Hyperabduktionssyndrom
Hämatogene Erkrankungen	Kälteagglutinine Kryoglobuline Polyzythämie Paraproteinämie
Neurologische Erkrankungen	Neuritis Poliomyelitis Multiple Sklerose Syringomyelie Spinale Tumoren
Intoxikationen	Vinylchlorid-Krankheit Schwermetalle (Arsen, Blei) Ergotamin Serotonin Cyanamid Pilzintoxikationen
Traumata	Lokale Gefäßverletzungen Mikrotraumen (Preßlufthammer) Kälteschäden
Medikamentös	Clonidin Noradrenalin Hormonale Antikonzeptiva β-Blocker

Emotionen beobachtet, die mit wächserner Blässe beginnen, in eine blaurote Verfärbung übergehen und mit einer Rötung enden. Die Anfallsdauer beträgt gewöhnlich 10–15 Minuten, selten mehrere Stunden. Parästhesien in Form von Kribbeln, Brennen und Stechen sind häufig. Während der Anfälle besteht Taubheitsgefühl und ein gestörtes Tastempfinden. Bei Lösung des Anfalles können heftige Schmerzen auftreten. Neben den Fingern sind auch die Zehen befallen, in späteren Stadien ausnahmsweise auch Nase, Ohren, Kinn und Zunge.

Befunde

Die typische Patientin mit *Morbus Raynaud* ist eine junge Frau, die häufig Zeichen einer gesteigerten vegetativen Labilität und Symptome von endokrinen Störungen (Unregelmäßigkeit oder Fehlen der Periode, mangelnde Libido) bietet. Im anfallsfreien Intervall sind Hände und Füße kühl, häufig zyanotisch und leicht geschwollen. Trophische Störungen finden sich zu Beginn der Erkrankung und bei leichtem Verlauf nicht. Die peripheren Pulse sind sicher und seitengleich an typischer Stelle tastbar.

Der *Raynaud-Anfall* kann regelmäßig durch niedrige Außentemperaturen oder psychische Erregungen ausgelöst werden. Pathognomisch ist die streng symmetrische Lokalisation bevorzugt an der Basis der 2.–5. Finger, seltener an den Zehen und den Akren im Gesicht. Der Ablauf des Anfalles zeigt einen typischen intermittierenden Wechsel der Hautfarbe, beginnend mit wächserner Blässe, übergehend in eine purpurne Zyanose und endend in einer schmerzhaften Rötung infolge einer reaktiven Hyperämie. Die befallenen Finger sind kalt, gefühllos und in ihrer Beweglichkeit behindert.

Beim *sekundären Raynaud-Syndrom* sind Befunde der zugrundeliegenden Organkrankheiten zu erheben (Tab. 2.11). Typisch ist, daß die Anfälle häufig nicht symmetrisch auftreten, die postischämische Rötung fehlt, und nur eine mehrere Stunden und Tage anhaltende blasse und kalte Zyanose besteht.

Spezielle Untersuchungsbefunde

Beim *Morbus Raynaud* sind die *Arterienpulse* im anfallsfreien Intervall an den typischen Stellen sicher zu tasten. *Plethysmographische Messungen* zeigen ein Fehlen der vasomotorischen Spontanschwankungen 3. Ordnung und eine signifikant verminderte reaktive Hyperämie (MARX u. Mitarb. 1956). Die Pulswellengeschwindigkeit ist auch außerhalb der Anfälle erhöht.

Während eines *Raynaud-Anfalles* können die Arterienpulse abgeschwächt sein, bleiben aber meistens fühlbar. Die *akrale Oszillographie* (KAPPERT 1965) zeigt dann eine starke Amplitudenabnahme und ein unregelmäßiges Kurvenbild (Abb. 2.3). Der *Blutdruck* kann im Anfall erhöht sein.

Bei der *Angiographie* stellen sich die Unterarmarterien ausreichend dar, während die distalen Arterienabschnitte (Hohlhandbögen, Digitalarterien) auffallend eng sind. Verschlüsse der Digitalarterien sind der Hinweis auf eine organische Gefäßerkrankung.

Besondere Untersuchungsmethoden

Anigologische Untersuchungsmethoden der peripheren Zirkulation (Blutdruckmessung, mechanische und elektronische Oszillographie, Ultraschall-Doppler-Sonden-Untersuchung, Rheographie, Plethysmographie, Angiographie) dienen der Diagnose einer organischen Gefäßerkrankung. Von den Funktionsproben hat der *Allen-Test* besondere Bedeutung (ALLEN u. Mitarb. 1955): 5–10 Faustschlußbewegungen werden bei erhobenen Armen unter Kompression der A. radialis oder der A. ulnaris ausgeführt. Weißbleiben der Hände bedeutet organischen Verschluß der nicht komprimierten Arterie.

Temperaturmessungen an peripheren Extremitätenabschnitten (Längsschnittsthermometrie) zeigen eine um mehrere Grade gegenüber den Durchschnittswerten herabgesetzte Hautwärme. Seitenunterschiede bestehen nicht. Mit der *Wechselbadprobe* wird der Raynaud-Anfall bei 15 °C ausgelöst, er geht im 40-°C-Bad wieder zurück. Nach dem *Abkühlungsversuch* im Wasserbad von 15 °C für 5 Minuten ist der Zeitraum bis zur Rückkehr zur Ausgangstemperatur verlängert (normale akrale Wiedererwärmungszeit 10–20 Minuten). Beim *indirekten Erwärmungsversuch* (Hotbox-Test) sind anfangs flach verlaufende Temperaturkurven mit später raschem Anstieg zu Normalwerten charakteristisch.

Mit der *Kapillarmikroskopie* ist beim Morbus Raynaud am Nagelwall ein typisches Nebeneinan-

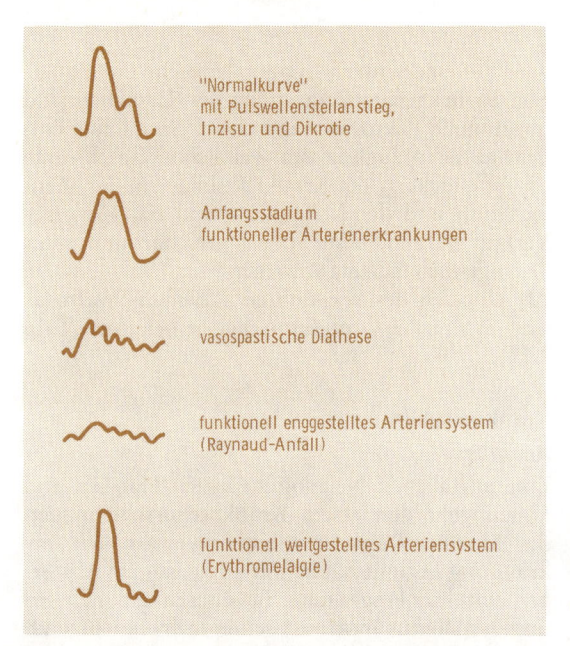

Abb. 2.3 Typische arterielle Pulskurven bei funktionellen peripheren Durchblutungsstörungen (nach *Kappert*)

- "Normalkurve" mit Pulswellensteilanstieg, Inzisur und Dikrotie
- Anfangsstadium funktioneller Arterienerkrankungen
- vasospastische Diathese
- funktionell enggestelltes Arteriensystem (Raynaud-Anfall)
- funktionell weitgestelltes Arteriensystem (Erythromelalgie)

der von sehr dünnen, fadenförmigen und sehr plumpen, stark erweiterten Kapillaren feststellbar (ILLIG 1959).

Verlauf und Prognose

Der Verlauf kann progredient sein, die Prognose des *primären Raynaud-Syndroms* ist jedoch gutartig mit Befall eines oder mehrerer Finger oder Zehen und ohne schwerwiegende trophische Störungen. Mit zunehmendem Alter oder bei hormonellen Umstellungen (Schwangerschaft, Menopause) lassen die Erscheinungen häufig nach oder hören ganz auf.

Verlauf und Prognose des *sekundären Raynaud-Syndroms* werden von der Grundkrankheit bestimmt. Als sekundäres Raynaud-Syndrom bei einer Sklerodermie sind wahrscheinlich alle Fälle zu bewerten, die im 3. bis 4. Lebensjahrzehnt beginnen und nach der ersten schweren Attacke eine schnelle Weiterentwicklung zeigen (ALLEN u. Mitarb. 1955). Die Anfälle nehmen an Häufigkeit und Schwere zu und werden schon durch leichte Abkühlung und fast jede Erregung ausgelöst. Schon nach 1–2 Jahren können trophische Störungen beginnen mit Verzögerung des Nagelwachstums, brüchigen Nägeln und teigiger Schwellung der Haut, die dünn, hart und trocken wird (Sklerodern). Schmerzhafte punktförmige Nekrosen treten an den Fingerkuppen auf und hinterlassen nach Abheilung eingezogene Narben. Durch Atrophie der Endglieder, die Haut, Muskeln und Knochen befällt, werden bei bösartigem Verlauf die Finger dünn und spitz; sie sind in ihrer Beweglichkeit schwer behindert. Organische Wandveränderungen führen zu Obliterationen einzelner Digitalarterien.

Die Prognose für die befallenen Extremitäten ist insofern jedoch immer gut, da höchstens die Amputation einzelner Fingerglieder notwendig wird und ein Gliedmaßenverlust nie zu befürchten ist.

Komplikationen

Ein Befall viszeraler Organe kommt beim *primären Morbus Raynaud* nicht vor. Komplikationen entstehen bei Sekundärinfektionen der Ulzerationen, die manchmal die Amputation von Fingergliedern nötig machen. Bei schwerem Verlauf sind gelegentlich psychotische Zustände zu beobachten.

Differentialdiagnose

Die Abgrenzung des *Morbus Raynaud* vom *sekundären Raynaud-Syndrom* verlangt eine ausführliche internistische und speziell angiologische Untersuchung mit Angiographie sowie die eventuelle Hinzunahme von immunserologischen (AST, Rheumafaktor, LE-Zell-Phänomen, LE-Zell-Faktor, Immunelektrophorese, humorale Antikörper, Wärmeantikörper, Kälteantikörper, Kryoglobuline, WAR), lungenfunktionsanalytischen (Vitalkapazität, Einsekundenkapazität, dynamische Compliance), gastroenterologischen (Röntgenuntersuchungen des Magen-Darm-Traktes, Resorptionstest) und histologischen Befunden (Hautbiopsie, Leberbiopsie, gezielt entnommene Fingerarterie). Ein Raynaud-Syndrom ist häufig das erste Symptom einer Kollagenose und kann weiteren Erscheinungen speziell der Sklerodermie um Jahre vorausgehen. Die Diagnose eines Morbus Raynaud sui generis sollte daher erst dann gestellt werden, wenn bei mindestens 5–6jähriger Beobachtungszeit jede andere Ursache der Raynaud-Anfälle auszuschließen ist. In 90% der Fälle wird es gelingen, eine der genannten Grundkrankheiten (Tab. 2.11) zu erkennen.

Therapie

Eine kausale *Therapie des primären Morbus Raynaud* ist nicht möglich. Wichtig ist die Aufklärung über den relativ gutartigen Verlauf der Erkrankung und damit eine Beruhigung des meist labilen Patienten, was durch Gabe von Tranquilizern unterstützt werden kann. Der *akute Anfall* klingt spontan ab, kann jedoch wirkungsvoll durch ein warmes Handbad kupiert werden. Durch ausreichenden Schutz vor Kälte (warme Handschuhe und Socken, keine Arbeit im Freien), Hüten vor Infekten und strenge Nikotinabstinenz muß die Anfallhäufigkeit herabgesetzt werden.

Die *physikalische Behandlung* kann mit Heißluft, aufsteigenden warmen Bädern, Kohlensäurebädern, Unterwassermassage, Bürstenmassage sowie Bindegewebsmassage und der Anwendung von Kurzwellen, Mikrowellen und Ultraschall auf paravertebrale Segmentabschnitte vorgenommen werden. Faustschlußübungen dienen zur Auslösung einer reaktiven Hyperämie als Gefäßtraining.

Bei der *medikamentösen Behandlung* befriedigt am ehesten noch die Gabe von Rauwolfiaalkaloiden. *Reserpin* wird in einer Dosierung von 0,5 bis 1,5 mg täglich oral gegeben, als Dauertherapie genügen meistens $2-3 \times 0,25$ mg täglich. Die Einleitung der stationären Behandlung kann mit abendlicher intramuskulärer Injektion von 1,0 bis 1,5 mg Reserpin erfolgen. Besonders erfolgreich wird eine einmalige intraarterielle Injektion von 0,5 bis 1,0 mg Reserpin in die Brachialarterie beschrieben. Einen guten Effekt scheint ähnlich wie Reserpin die Gabe von α-*Methyldopa* (Presinol) in einer Dosierung von 1,0 bis 2,0 g täglich zu haben. Die akralen Zirkulationsstörungen können durch Infusionen mit *niedermolekularen Dextranen* (Rheomacrodex) gebessert werden. Empfohlen werden weiterhin mehrstündliche intravenöse Infusionen mit modernen vasoaktiven Pharmaka (gut untersucht ist Naftidrofuryl), die Anwendung einer induzierten Hypertonie mit Mineralokortikoiden, eine fibrinolytische Therapie, die enzymatische Defibrinierung (FISCHER u. ALEXANDER 1978) sowie eventuell die Anwendung der Plasmaphorese (Übersicht bei HEIDRICH 1979). Über die Wirksamkeit von Prostaglandininfusionen liegen nur erste Erfahrungen vor (CLIFFORD u. Mitarb. 1980). In der Dauertherapie hat sich in letzter Zeit

Nifedipin maximal bis 3 × 25 mg täglich bewährt (RODEHEFFER u. Mitarb. 1983). Die lokale Anwendung von Salben mit Nitroglycerin oder Isosorbiddinitrat kann versucht werden. Eine laufende Therapie mit β-Blockern, Dihydroergotamin und hormonalen Antikonzeptiva sollte möglichst abgesetzt werden. Bei psychischer Auslösung kann die Anfallshäufigkeit vermindert werden durch autogenes Training und eine wirkungsvolle Psychotherapie.

Eine *Sympathektomie* der Brustganglien ist bei leichten Fällen mit geringer Progredienz nicht indiziert, in fortgeschrittenen Stadien mit Sklerodaktylie ist der Krankheitsverlauf kaum zu beeinflussen (JOHNSTON u. Mitarb. 1965). Vorangehende Novocainblockaden des thorakalen Grenzstranges geben keinen sicheren Hinweis auf die Wirksamkeit des Eingriffs. Nur in 50–60% ist ein guter und dauerhafter Erfolg zu erwarten (GIFFORD u. Mitarb. 1958, JOHNSTON u. Mitarb. 1965, BIRNSTINGL 1967). Rezidive sind auf die Dauer meist nicht auszuschließen, die Häufigkeit und Schwere der Anfälle wird jedoch günstig beeinflußt, und trophische Störungen können abheilen.

Die *Behandlung des sekundären Raynaud-Syndroms* muß auf die Grundkrankheit gerichtet sein. Die symptomatische Therapie des Raynaud-Anfalles ist um so erfolgreicher, je mehr eine vasospastische Komponente beteiligt ist. Bei organischen Verschlüssen der Digitalarterien sind physikalische Behandlungsmaßnahmen nur mit Vorsicht und nur bei leichten Fällen anzuwenden.

Sklerodermie

Definition

Die Sklerodermie ist eine chronische progressive Erkrankung des Gefäßbindegewebsapparates (Kollagenose), die häufig unter dem Bild akraler Zirkulationsstörungen zuerst in Erscheinung tritt (PORTWICH 1965, KÖRTING u. HOLZMANN 1966, KLÜKEN u. GROBE 1969).

Die *Akrosklerose* wird verschiedentlich als eigenes Krankheitsbild abgetrennt. Raynaud-artige Durchblutungsstörungen sind mit den charakteristischen Erscheinungen der Sklerodermie vereinigt, welche jedoch auf distale Extremitätenabschnitte, Gesicht, Hals und Thorax beschränkt bleiben (ALLEN u. Mitarb. 1955).

Häufigkeit und Vorkommen

Bei 60–80% der Kranken treten akrale Zirkulationsstörungen auf. Frauen werden 4mal häufiger als Männer befallen. Die Krankheit wird meistens zwischen dem 30. und 50. Lebensjahr manifest, kann jedoch in früher Jugend einsetzen.

Ätiologie, Pathophysiologie

Die Ätiologie ist nicht geklärt. Diskutiert werden im wesentlichen eine nervöse, eine vaskuläre, eine innersekretorische und eine infektiös-toxisch-allergische Genese (PFISTER u. NÄGELE 1956). Wahrscheinlich haben die vielfach als Morbus Raynaud und Sklerodermie getrennt betrachteten Krankheitsbilder eine gemeinsame Ursache, und die Gefäßveränderungen stellen dabei eine gleichgeordnete Manifestation der Erkrankung dar. Anatomisch-pathologisch finden sich an mittleren Arterien proliferative, an den kleineren sklerosierende Veränderungen (EGER 1951). Die Anzahl der Kapillaren ist stark reduziert.

Krankheitsbild

Anamnese

Erste Erscheinungen können eine trockene, derbe und verdickte Haut und Schwellung der Finger und Zehen mit Steifheitsgefühl sein. Bei etwa einem Drittel der Patienten beginnt die Erkrankung aber mit Raynaud-artigen Durchblutungsstörungen (FARMER u. Mitarb. 1960), die manchmal viele Jahre vor den ersten Hautveränderungen auftreten. Schluckbeschwerden und Atemnot weisen auf den Befall viszeraler Organe hin.

Befunde

An den livide und kühlen Händen und Füßen treten Raynaud-artige Anfälle auf (PFISTER u. NÄGELE 1956, FARMER u. Mitarb. 1960). Die reaktive Nachrötung wird häufig wegen der Starre des Gefäßsystems vermißt. Die peripheren Pulse bleiben tastbar, können bei der derben Haut und bei schweren Zirkulationsstörungen jedoch abgeschwächt sein. An den befallenen Körperstellen ist die Haut derb bis bretthart und verdickt, grob strukturiert und auf der Unterlage wenig verschieblich. Finger und Zehen sind in der Beweglichkeit eingeschränkt und evtl. in Beugestellung fixiert (Sklerodaktylie). Häufig sind Teleangiektasien und Pigmentstörungen (Hyper- und Depigmentierungen). Die Nägel sind brüchig und deformiert. An den Spitzen der im Endstadium dünnen und atrophischen Finger finden sich typische rattenbißartige Nekrosen.

Spezielle Untersuchungsbefunde

Die *angiologische Untersuchung* ergibt je nach Ausprägung der Zirkulationsstörungen die gleichen Befunde, wie sie beim Morbus Raynaud geschildert wurden. Charakteristisch sind flache, niedrige Kurvenverläufe bei der *Oszillographie* und eine verminderte Finger- und Hautdurchblutung (KLÜKEN u. GROBE 1969) bei der *Plethysmographie*. *Angiographisch* findet sich eine allgemeine Verengung bis zur Obliteration der kleinen Arterien fast ohne Kollateralenbildung. Für das *kapillarmikroskopische Bild* ist neben erweiterten und verengten Kapillaren eine auffallende Kapillarenverarmung typisch.

Besonderheiten

Als *Thibierge-Weissenbach-Syndrom* wird eine Sklerodermie mit Calcinosis cutis universalis bezeichnet, bei der Kalkeinlagerungen gewöhnlich an exponierten Stellen als derbe Knoten in der Haut tastbar sind oder diese durchbrechen.

Verlauf und Prognose
Bleiben die Veränderungen auf die Haut lokalisiert, ist die Prognose günstig, und spontane Remissionen kommen vor. Schwere Atrophien von Haut, Unterhaut, Sehnen, Muskeln und Knochen sowie Gangrän können zum Verlust distaler Phalangen, besonders der Finger, führen. Durch Befall viszeraler Organe treten schwere Komplikationen mit letalem Ausgang bei der progressiven Sklerodermie ein.

Differentialdiagnose
In der Initialphase ist bei alleinigem Vorliegen akraler Zirkulationsstörungen die Differentialdiagnose gegenüber einem *Morbus Raynaud* oft nicht möglich. Hautveränderungen können bei der Sklerodermie erst lange Zeit nach den Durchblutungsstörungen auftreten. Die Lokalisation und das Aussehen der Hautveränderungen sowie die Häufigkeit der Gefäßbeteiligung ermöglichen meistens eine Abgrenzung von der *Dermatomyositis,* dem *Lupus erythematodes,* dem harmlosen *Sklerödem,* der *Vitiligo* und der *Dupuytren-Kontraktur.*

Therapie
Die *Zirkulationsstörungen* können durch Schutz der befallenen Partien vor extremen Temperatureinflüssen reduziert werden. Zur Förderung der peripheren Zirkulation, Lockerung des Gewebes und Verhütung von Versteifungen werden warme Handbäder, Moorbäder, Fangopackungen, Massagen mit Olivenöl, aktive und passive Gymnastik und intravenöse Infusionen mit niedermolekularen Dextranen (Rheomacrodex) verwendet. Die thorakale *Sympathektomie* ist in einigen Fällen mit langsamem Verlauf, ausgeprägtem Raynaud-Phänomen mit heftigen Schmerzen und unbeeinflußbaren Fissuren und Ulzerationen indiziert.

Kälteagglutininkrankheiten

Definition
Bei der Kälteagglutininkrankheit kommt es zu kälteinduzierten und wärmereversiblen akralen Zirkulationsstörungen infolge intrakapillarer Erythrozytenagglutination bei exzessiver Vermehrung von Kälteagglutininen im Serum.

Häufigkeit und Vorkommen
Die chronische idiopathische Kälteagglutininkrankheit ist selten. Männer erkranken etwas häufiger als Frauen. Das Erkrankungsalter liegt meistens jenseits des 30.–40. Lebensjahres. Passager erhöhte Kälteagglutinintiter treten außerdem bei der Viruspneumonie und bei anderen Viruserkrankungen, bei Lebererkrankungen, Morbus Hodgkin, Plasmozytom und Karzinomen gelegentlich auf.

Ätiologie, Pathophysiologie
Als Ursache der abnormen Produktion von Kälteantikörpern wird eine überwiegend quantitative Entgleisung in der Bildung einer Proteinfraktion bei besonders disponierten Individuen angenommen (SCHUBOTHE 1959). Bei Abkühlung des Kapillarblutes unter 30°C kommt es infolge intrakapillärer Erythrozytenaggregate innerhalb kürzester Frist zu örtlichen Kreislaufhindernissen in oberflächlichen Gefäßprovinzen der Akren, die wärmereversibel sind.

Krankheitsbild
Anamnese
Geklagt wird über Absterben und Blauwerden von Fingern, Zehen, Händen, Füßen, Ohren, Nasenspitze, Lippen und Wangen bei kühler Witterung im Freien. Schmerzen treten nicht auf, Parästhesien mit Kribbeln und Stechen in den befallenen Akren kommen vor. Die Erscheinungen gehen im warmen Zimmer sofort zurück. Das Allgemeinbefinden ist nur selten und bei schweren Zuständen mit Anämie beeinträchtigt.

Befunde
Eindrucksvoll sind die schnell bei Abkühlung eintretende livide bis blauschwärzliche Verfärbung der Akren und die rasche Rückbildung in Wärme unter nur geringer reaktiver Hyperämie. Die Zyanose ist nicht wegdrückbar. Die Anfälle können einseitig auftreten und befallen alle Finger. Die sonst normalen angiologischen Befunde lassen eine Gefäßerkrankung ausschließen.

Besondere Untersuchungsmethoden
Beim Auftreten kälteabhängiger wärmereversibler akraler Durchblutungsstörungen wird die Diagnose durch den Nachweis eines stark erhöhten Kälteagglutinintiters und monothermischer hämolytischer Aktivität des Patientenserums mit den Folgen eines vermehrten Blutabbaus und gesteigerter erythropoetischer Regeneration gestellt (SCHUBOTHE 1959).
Die *Akrozyanose* kann in kürzester Zeit durch Exposition des Patienten mit kalter Außenluft ausgelöst werden. Aufschlußreicher ist der *Eiswürfeltest* an der hyperämisierten Handfläche: Nach einem warmen Handbad wird ein Eiswürfel für 1–2 Minuten auf den Kleinfingerballen gepreßt. Normalerweise wird der durch den Druck anämische, scharf begrenzte blasse Hautbezirk nach wenigen Sekunden wieder durchblutet. Bei Patienten mit Kälteagglutininkrankheit bildet sich zuerst ein zyanotischer Randsaum, der zentralwärts fortschreitet und dem eine hyperämische Rötung folgt. Die Gefäßverstopfung durch Erythrozytenagglutinate ist mit der Spaltlampe oder Lupe an der Conjunctiva sclerae nach Spülen mit eisgekühlter physiologi-

scher Kochsalzlösung (Konjunktival-Kälte-Test) und am Nagelfalz nach lokaler Kälteeinwirkung mit dem *Kapillarmikroskop* direkt zu beobachten. Die Blutkörperchensenkung erfährt im Kühlschrank eine starke Beschleunigung.

Verlauf und Prognose

Die akute passagere Form der Erkrankung klingt in der Regel nach einigen Tagen ab. Der Verlauf der chronischen Kälteagglutininkrankheit ist eintönig, aber nicht lebensgefährlich, mit Verschlechterung im Winter und Besserung im Sommer.
Lang anhaltende Störungen der akralen Durchblutung können zu Nekrosen und Gangrän an Fingerkuppen, Zehen, Ohrrändern und Nasenspitze führen. Weitere Komplikationen sind nicht bekannt.
Die gute *Prognose* wird durch die erhebliche Einschränkung der Lebensweise mit Schutz vor jeder Kälteeinwirkung und durch die selten beobachteten Endzustände mit lymphatischer Leukämie und Morbus Waldenström getrübt.

Differentialdiagnose

Wichtig ist die Abgrenzung gegenüber *Raynaud-Krankheit* (Tab. **2.12**), bei der jedoch das weibliche Geschlecht bevorzugt ist und bei der auch durch Emotionen auslösbare Zirkulationsstörungen eine unterschiedliche Bevorzugung in der Lokalisation zeigen. Bei der *Kryoglobulinämie* findet sich die Akrozyanose schon bei wärmerer Außentemperatur, und der Eiswürfeltest fällt nicht typisch aus.

Therapie

Am wichtigsten ist die strenge *Prophylaxe* mit Schutz vor Abkühlung. Eine *kausale Therapie* ist nicht möglich. Die Anwendung von ACTH, Cortison und zytostatischen Medikamenten sowie die Splenektomie haben nur sehr unsicheren Erfolg. Bei stärkerer Anämisierung werden Bluttransfusionen am besten in Form gewaschener Erythrozyten durchgeführt.

Kryoglobulinämie

Definition

Beim Auftreten pathologischer Eiweißkörper im Serum (Kryoglobuline) kommt es bei Abkühlung der Haut zu einer reversiblen Gelierung des Blutes mit akralen Zirkulationsstörungen.
Kryoglobuline treten im Blut auf bei Paraproteinosen, chronisch entzündlichen Prozessen, hämatologischen Erkrankungen und Kollagenosen. Sehr selten ist die idiopathische Kryoglobulinämie bei unbekannter Grundkrankheit.

Ätiologie, Pathophysiologie

Die Ursache für das Auftreten der Kryoglobuline bei verschiedenen Krankheitsbildern ist nicht be-

Tabelle 2.12 Differentialdiagnose akraler Zirkulationsstörungen

	Raynaudsche Krankheit	Akrozyanose	Erythromelalgie	Kälteagglutinin-krankheit	Kryoglobulinämie
Alter und Geschlecht	Mädchen und junge Frauen in 70–80% der Fälle	Mädchen und junge Frauen in 90% der Fälle	kein Geschlechtsunterschied, meistens Erwachsene	Männer etwas häufiger, Erwachsenenalter	abhängig von Grundkrankheit
Auslösung und Dauer der Symptome	Abkühlung, psychische Erregung, anfallsweise, Minuten bis Stunden	Abkühlung (Emotion), permanent	Wärme, Arbeit, anfallsweise	Abkühlung, anfallsweise, relativ plötzlich	bei Normaltemperatur möglich, anfallsweise, nicht so plötzlich
Lokalisationen	symmetrisch, überwiegend 2.–5. Finger, selten Zehen, Kinn, Nase und Ohren	streng symmetrisch, Hände und Füße, selten Ohren, Nase, Gesäß	nicht streng symmetrisch, Fußsohlen, selten Handflächen	nicht streng symmetrisch, Akren (Ohren, Nase, Kinn, Hände, Füße)	nicht streng symmetrisch, Akren (Ohren, Nase, Kinn, Hände, Füße)
Farbveränderung	Blässe, Zyanose, Rötung Zyanose wegdrückbar	rötlichblau bis dunkelzyanotisch, diffus, Irisblendenphänomen	Rötung	wärmereversibel, Zyanose nicht wegdrückbar	wärmereversibel, Zyanose nicht wegdrückbar
Hauttemperatur	erniedrigt	erniedrigt	erhöht (31–36 °C)	erniedrigt	erniedrigt
Beschwerden	Parästhesien bis Schmerzattacken	keine	brennende Schmerzen, anfallsweise bis Dauerschmerz	Parästhesien, Kälteüberempfindlichkeit	Parästhesien, Kälteüberempfindlichkeit
Trophische Störungen	keine bis Fingerkuppennekrosen	keine, lokales Ödem möglich	keine	Nekrosen bis Gangrän	Nekrosen bis Gangrän

kannt. Die pathologischen Globuline fallen bei Abkühlung des Blutes unter Körpertemperatur aus und gehen bei Erwärmung wieder in Lösung über. durch das ausgefällte Eiweiß und die Gelierung des Serums kommt es zur Thrombosierung des Lumens kleiner Gefäße, der eine Gefäßwandschädigung mit Flüssigkeitsaustritt und eventuell ischämische Gewebsnekrosen folgen. Ein zusätzlicher Arteriolenspasmus wird diskutiert.

Krankheitsbild

Geklagt wird über abnorme Kälteempfindlichkeit und Absterben sowie blautrote Verfärbung der Akren bei Abkühlung, selten auch schon bei Zimmertemperatur. Parästhesien sind häufig. Bei schweren Fällen treten Abdominalschmerzen und blutige Durchfälle auf.
Die akralen Zirkulationsstörungen mit Akrozyanose und Raynaud-artigen Anfällen treten bei Abkühlung und manchmal auch bei Zimmertemperatur auf, jedoch nicht sehr plötzlich, und gehen in Wärme wieder zurück. Weitere Erscheinungen sind Retinablutungen, Stomatitiden, Kälteurtikaria, hypostatische Purpura, Blutungen aus Nase und Mund sowie Meläna. Bei unachtsamen Patienten können Nekrosen und Gangrän an den Akren auftreten.
Bei Provokationsversuchen in Kälte muß vorsichtig vorgegangen werden. Ein Eisbeutel für 5 Minuten auf den Thorax gelegt hinterläßt eine deutliche kutane Ischämie. Mit der Kapillarmikroskopie sind die intravasalen Zirkulationsstörungen direkt zu beobachten.
Die Blutkörperchensenkung sistiert im Kühlschrank rasch.
Komplikationen infolge der Zirkulationsstörungen können zu Nekrose und Gangrän an den Akren, Retinathrombosen und Infarkten an inneren Organen führen.

Differentialdiagnose

Die Abgrenzung des Krankheitsbildes ist durch die Diagnose der Grundkrankheit und das gemeinsame Auftreten von Raynaud-Syndrom mit Haut- und Schleimhautblutungen möglich (Tab. 2.**12**).
Im Gegensatz zur *Kälteagglutininkrankheit* treten die Zirkulationsstörungen nicht so plötzlich und schon bei Zimmertemperatur auf.

Therapie

Die Behandlung der sekundären Formen richtet sich nach der Grundkrankheit. Cortison und ACTH werden bei der idiopathischen Kryoglobulinämie angewendet, jedoch ohne großen Erfolg.

Unerläßlich ist die Vermeidung von Kälteexpositionen.

Literatur

Allen, E. V., N. W. Barker, E. A. Hines: Peripheral Vascular Diseases. Saunders, Philadelphia 1955
Birnstingl, M.: Results of sympathectomy in digital artery disease. Brit. med. J. 1967/II, 601
Clifford, P. C., M. F. R. Martin, E. J. Shedon, J. D. Kirby, R. N. Baird, P. A. Diepe: Treatment of vasospastic disease with prostaglandin E1. Brit. med. J. 281 (1980) 1031
Eger, W.: Über Gefäßveränderungen bei progressiver (diffuser) Sklerodermie. Med. Wschr. 5 (1951) 474
Farmer, G. R., R. W. Gifford, E. A. Hines: Prognostic significance of Raynaud's phenomenon and other clinical characteristics of systemic scleroderma. A study of 217 cases. Circulation 21 (1960) 1088
Fischer, M., K. Alexander: Therapie organischer akraler arterieller Durchblutungsstörungen der oberen Extremitäten mit defibrinierendem Schlangengiftenzym. Fol. Angiologica 26 (1978) 10
Gifford, R. W., E. A. Hines, W. McCraig: Sympathectomy for Raynaud's Phenomenon. Circulation 17 (1958) 5
Heberer, G., G. Rau, W. Schoop: Angiologie, 2. Aufl. Thieme, Stuttgart 1974
Heidrich, H.: Primäres und sekundäres Raynaud-Syndrom. Definition, Ätiologie, Pathophysiologie, Klinik und Therapie. Dtsch. med. J. 23 (1972) 375
Heidrich, H.: Raynaud's Phenomenon. TM-Verlag, Bad Oeynhausen 1979
Illig, L.: Die Kapillarmikroskopie der Haut und Schleimhäute. In Ratschow, M.: Angiologie. Thieme, Stuttgart 1959
Johnston, E. N. M., R. Summerly, M. Birnstingl: Prognosis in Raynaud's phenomenon after sympathectomy. Brit. med. J. 1965/I, 962
Kappert, A.: Leitfaden und Atlas der Angiologie. Huber. Bern 1965
Klüken, N., D. Grobe: Verhalten von Haut- und Muskeldurchblutung im Extremitätenbereich bei der Sklerodermia progressiva. Med. Welt 20 (1969) 2284
Korting, G. W., H. Holzmann: Entwicklungslinien der Sklerodermieforschung in der Gegenwart. Ergebn. inn. Med. Kinderheilk. N. F. 24 (1966) 1
Lewis, Th.: The pathological changes in the arteries supplying the fingers in warm-handed people and in cases of so-called Raynaud's-disease. Clin. Sci. (London) 3 (1938) 287
Marx, H., W. Schoop, C. Zapata: Über das Verhalten der peripheren Strombahn beim Morbus Raynaud. Z. Kreisl.-Forsch. 45 (1956) 658
Pfister, R., E. Nägele: Die progressive Sklerodermie. Ergebn. inn. Med. Kinderheilk. N. F. 7 (1956) 244
Portwich, F.: Periphere Zirkulationsstörungen und die sog. Kollagenkrankheiten. Internist 6 (1965) 225
Rodeheffer, R. J., J. A. Rommer, F. Wigley, C. R. Smith: Controlled double-blind trial of nifedipine in the treatment of Raynaud's phenomenon. New Engl. J. Med. 308 (1983) 880
Schneider, K. W.: Raynaudscher Formenkreis. In Klüken, N.: Ergebnisse der Angiologie, Bd. II. Schattauer, Stuttgart 1969
Schoop, W.: Raynaud-Syndrom. Dtsch. med. Wschr. 92 (1967) 1975
Schubothe, H.: Serologie und Klinik der autoimmun-hämolytischen Erkrankungen. Ergebn. inn. Med. Kinderheilk. N. F. 11 (1959) 466

Chronische Zirkulationsstörungen im Endstrombahngebiet (funktionelle Angiolopathien)

B.-R. BALDA

Einleitung

Die Endstrombahn oder Mikrozirkulation umfaßt den Bereich der Arteriolen, Kapillaren und Venolen. Krankhafte Veränderungen dieses Gefäßgebietes werden als Angiolopathien bezeichnet. Von praktischer Wichtigkeit und Schwierigkeit ist die differentialdiagnostische Abgrenzung der organischen von den funktionellen Störungen der terminalen Strombahn.

Letztere gelten weithin als harmlos, obwohl sie im Einzelfall erheblichen Krankheitswert besitzen können. Klinisch-deskriptiv sind verschiedene Krankheitsbilder trotz vielfach übergreifender Symptomatik herausgestellt worden. Ihnen allen gemeinsam ist, daß sie Ausdruck einer herabgesetzten Toleranz gegenüber relativ geringfügigen Erniedrigungen der Umgebungstemperatur sind, während bei stärkeren und länger andauernden Kälteeinwirkungen ihr Auftreten als normale Reaktion empfunden wird.

Aus pathophysiologischer Sicht stellen die Angiolen einschließlich der sich wie Angiolen verhaltenden Gefäßabschnitte (Spalteholz) eine funktionelle Einheit dar. Insofern kommt der gewählten Einteilung der funktionellen Angiolopathien rein ordnende Bedeutung zu. Sie orientiert sich an den klinisch im Vordergrund stehenden Hauterscheinungen, ohne daß damit nur der alleinige Befall des Integuments gemeint ist.

Akrozyanotische Zustandsbilder

Akrozyanose

Definition, Vorkommen, Häufigkeit

Unter Akrozyanose oder Akroasphyxie wird die Symptomentrias Zyanose, herabgesetzte Hauttemperatur und Hyperhidrosis der Körperakren, gelegentlich unter Hinzutreten von teigigen Schwellungen, verstanden.

Sie beginnt meist während der Pubertät und bevorzugt ausgesprochen das weibliche Geschlecht. Die seltenen Beobachtungen kindlicher Akrozyanose lassen keine Geschlechtsprävalenz erkennen. Im dritten und vierten Dezennium setzt meist Spontanrückbildung ein.

Ob geistig Retardierte vermehrt zu Akroasphyxie neigen, konnte bisher nicht sicher bestätigt werden; möglicherweise wirkt eine oft gleichzeitige besondere Bewegungsarmut zumindest begünstigend.

Subjektiv und objektiv die mildeste Variante der Akrozyanose ist die *Akrorigose,* eine im Alter wohl als physiologisch aufzufassende permanente, intensitätsmäßig aber schwankende Untertemperatur der Extremitätenoberflächen.

Ätiologie und Pathophysiologie

Die Ursache der Akrozyanose ist unbekannt; es wird jedoch eine konstitutionell verankerte und nicht selten familiär gehäufte Dysregulation im terminalen Strombahnbereich der Haut angenommen. Inwieweit die primäre Störung im übergeordneten Hypophysen-Zwischenhirn-System, in einem hyperreaktiven spinalen Reflexgeschehen, in einer lokalen Kälteüberempfindlichkeit der Gefäßmuskulatur oder aber in einem fehlerhaften Zusammenspiel aller drei Regelmechanismen liegt, ist gegenwärtig nicht entschieden.

Lückenhaft sind auch die pathophysiologischen Vorstellungen über die Akrozyanose, denn weder der anatomische Aufbau der Endstrombahnen, noch deren funktionelle Regulation sind zweifelsfrei geklärt. Unter Normalbedingungen besteht ein die Arteriolen verengender Sympathikodauertonus. Er wird modifiziert von einem als Vasomotion bekannten periodischen Wechsel von Weit- und Engstellung dieser Gefäßabschnitte, der nicht nur verschiedenen nervalen, sondern auch hormonalen Steuerungen unterliegt.

Mit Hilfe der Kapillarmikroskopie kann beobachtet werden, daß bei der Akrozyanose die papillären Arteriolen durch erhöhten Gefäßtonus extrem eng gestellt, die subpapillären venösen Plexus dagegen stark erweitert sind. Es liegt also ein hypertonisch-atonischer Zustand der oberen kutanen Angiolen vor. Dadurch verlangsamt sich der Blutstrom, und sowohl die O_2-Ausnutzung als auch die CO_2-Anreicherung des Hämoglobins nehmen zu. Histologisch läßt sich nach längerer Bestandsdauer zusätzlich eine Serodiapedese in die perivaskulären Gebiete infolge Kapillarwandschädigung nachweisen.

Krankheitsbild

Im Laufe von Monaten und Jahren entwickelt sich eine an Intensität und Häufigkeit zunehmende Blauverfärbung von Händen und Füßen, verbunden mit deutlichem Kältegefühl und Anschwellungen, vermehrter Schweißbildung und gelegentlich unangenehmem Taubheitsgefühl. Die Beschwerden werden schon durch vergleichsweise unerheblichen Abfall der Außentemperatur, kühlen Wind, vor allem aber durch feuchte Kälte ausgelöst. In der Wärme erfolgt, wenngleich kaum vollständig, Rückbildung oder Besserung.

Befund

Hände und Füße, fast immer auch in unterschiedlichem Maße beteiligt Unterarme und Unterschenkel, darüber hinaus im Kopfbereich Ohren, Wangen, Nase und Kinn sowie Mammae und Glutäen sind diffus und unscharf begrenzt livide bis blau verfärbt und fühlen sich deutlich kühl an. Auch thermometrisch liegt die Hautoberflächentemperatur unterhalb der Norm. Das Irisblendenphänomen (verzögerter konzentrischer Rücklauf des Blautones von peripher nach zentral nach Anämisierung eines Hautareals durch Fingerdruck) ist positiv. Es besteht eine Hyperhidrosis manuum et pedum. Besonders die Finger, nicht selten auch die Handrücken, können teigig geschwollen sein. Verstärkung der Erscheinungen tritt bei weiterer Abkühlung und Hängelage der Extremitäten auf.
Die arteriellen Extremitätenpulse sind unauffällig.

Spezielle Untersuchungsmethoden

Sie dienen vor allem dem sicheren Ausschluß organisch bedingter Gefäßleiden. Für die Diagnostik der Akrozyanose und anderer funktioneller Angiolopathien besitzen sie nur geringen Wert. Apparativ und finanziell sind sie sehr aufwendig, und ihre Aussagekraft geht nicht über eine sorgfältige klinische Befunderhebung hinaus.
So zeigen Oszillographie und Rheographie bestenfalls nach Kälteexposition eine gewisse Abschwächung der Ausschläge („vasospastische Diathese"), und im Plethysmogramm fehlt eine konsensuelle Reaktion. Im Hotbox-Test nach Lewis verläuft allerdings der Temperaturanstieg meist symmetrisch protrahiert, und die akrale Wiedererwärmungszeit nach Heidelmann ist mit 20 bis 30 Min. gegenüber normal 10 bis 20 Min. verlängert.

Verlauf und Prognose

Akroasphyxie besteht über Jahre und Jahrzehnte, um sich dann allmählich zu verlieren. Gravidität kann eine entscheidende Wende zum Besseren bringen. Insofern ist die Prognose günstig zu stellen.
Zurückhaltung ist aber angebracht, denn die Akrozyanose stellt einen Terrainfaktor dar, der zu erhöhter lokaler Krankheitsanfälligkeit prädisponiert. Erythema induratum (Bazin), Lupus vulgaris, therapeutisch schwer zu beeinflussende, zu Rezidiven neigende Verrucae vulgares (Papillomviren vermehren sich nur bei Temperaturen unterhalb von 30°C), Hefemykosen und Ekthymata sind hier ebenso zu nennen wie Perniones (s. unten) und der Chilblain-Lupus, eine sich in akroasphyktischen Regionen manifestierende Spielart des kutanen Lupus erythematodes.

Differentialdiagnose

Chronische Herz- und Lungenerkrankungen (Pulmonalstenose, Mitralinsuffizienz, pulmonale Sklerosierungsprozesse, ausgedehnte Bronchiektasien, Moniliasis), ausnahmsweise auch Leberparenchymschäden, desgleichen Blutsystemkrankungen (Polycythaemia vera, Leukosen) und nervale Dysfunktionen bei Poliomyelitis, Multipler Sklerose und Hemiplegie können zu symptomatischer Akrozyanose führen. Kryoglobulinämie und Kälteagglutininkrankheiten sind durch ein bunteres klinisches Bild, Provokationstests und Laboruntersuchungen auszuschließen. Morbus Raynaud tritt typisch anfallsweise auf, aber es müssen auch andere Krankheitsbilder, die zum Raynaud-Phänomen führen, von der Akroasphyxie abgegrenzt werden. Acrodermatitis chronica atrophicans (Herxheimer) im Stadium atrophicans hat einen charakteristischen histologischen Befund. Akrozyanose ist ferner ein Symptom der Akrodynie, einer Quecksilberintoxikation bei Kindern (Feersche Krankheit).

Therapie

Eine anhaltende effektive medikamentöse Behandlung gibt es nicht. Deshalb ist insbesondere Zurückhaltung bei der Verordnung von Östrogenen, Hypophysenvorderlappen- und Nebennierenrindenhormonen sowie von Dihydroergotamin angebracht. Bei ausgeprägter Hypotonie sollte medikamentös eingegriffen werden, z. B. durch orale Gaben von Etilefrin (Effortil, Effortil-Depot 3–5mal 5 mg/Tag bzw. 2–3mal 25 mg/Tag) oder, falls erforderlich, auch 9-α-Fluor-Hydrocortison (Astonin H) 1–4mal 0,1 g/Tag. Nikotingenuß ist zu untersagen.
Wichtigste Maßnahmen sind vorbeugender Kälteschutz durch geeignete Kleidung, vor allem warme Schuhe und Handschuhe, sowie Anleitung zu aktiver sportlicher Betätigung. Ergänzend können langfristig Massagen, Kohlensäure- und Lichtbäder, Wechselbäder oder Sauna sowie Teilbäder mit Nicotinsäurebenzyl- und Salicylsäureestern (Rubriment, Salhumin) verordnet werden. Unter stationären Bedingungen kommen auch die Hautdurchblutung fördernde Verbände mit Ammoniumbituminosulfonat (Ichthyol pur) in Frage; für die ambulante Behandlung ist Nicotinsäurebenzylester in Form von Akrotherm-Salbe besser geeignet.

Erythrozyanose

Definition, Vorkommen, Häufigkeit

Bei dieser Variante der Akrozyanose, kombiniert mit follikulärer Keratose, wird je nach Lokalisation von Erythrocyanosis faciei, Perniosis retiformis mammae oder Erythrocyanosis crurum puellarum gesprochen.
Das Vorkommen ist konstitutionell an den Typus rusticanus oder „drallen Typ" (Moncorps) gebunden. Adipöse junge Mädchen, manchmal auch ältere Frauen und nur ausnahmsweise Männer dieser Konstitution sind betroffen.

Ätiologie und Pathophysiologie

Mehr noch als bei der Akrozyanose scheinen endokrine Dysfunktionen ursächlich in Betracht zu kommen. Für diese Annahme sprechen die nicht seltenen Befunde einer verminderten Follikulinausscheidung, unregelmäßige und zu schwache Menses sowie hypoplastische Genitalien.

Die funktionelle Gefäßstörung ist grundsätzlich gleichartig wie bei der Akrozyanose, bestenfalls graduell stärker ausgeprägt. Besonders bei länger andauerndem Kälteeinfluß stellt sich die Gefäßwandschädigung histologisch und kapillarmikroskopisch durch ein merkliches Ödem und ein perivaskuläres entzündliches Infiltrat dar. Sowohl die Arteriolen als auch die subpapillären venösen Plexus zeigen bizarre Verformungen und Ektasien. Möglicherweise spielt auch die dickere Unterhautfettgewebsschicht pathogenetisch eine Rolle insofern, als sie die Kutis von der die Wärme erzeugenden Muskulatur isoliert.

Krankheitsbild

In der Wärme oder bei Fieber ist die Erythrozyanose nicht zu diagnostizieren, es ist nur eine meist deutliche Keratosis follicularis zu sehen. Allerdings führt schon geringer Temperaturabfall zu voller Ausprägung des Krankheitsbildes.

Livide, unscharf begrenzte Fleckbildungen mit eingestreuten hellroten Arealen finden sich stets kombiniert mit einer mehr oder weniger starken Akrozyanose. Ebenso wie bei dieser ist die Hauttemperatur herabgesetzt. Teigige Schwellungen fehlen fast nie. Auch das Irisblendenphänomen ist positiv, und mechanische Irritation führt zu lokaler aktiver Hyperämie (Zinnoberflecke). Hauptlokalisationen sind Wangen, Außenseiten der Oberarme, Mammae und Unterschenkel, vor allem die Waden. Abhängig von der Mode schwankt auch das Ausbreitungsgebiet der Erythrozyanose. Ist die Betonung der Follikel besonders ausgeprägt, so wird von Cyanosis follicularis crurum oder Pernio follicularis gesprochen.

Spezielle Untersuchungsmethoden

Besondere angiologische Untersuchungstechniken erbringen keine Abweichungen gegenüber der Akrozyanose.

Verlauf und Prognose

Die Erscheinungen verlieren sich im Laufe von Jahren und Jahrzehnten, wenngleich sie hartnäckiger als bei reiner Akrozyanose sind. Das gilt vor allem für die follikulären Keratosen.

In den durchblutungsgestörten und hinsichtlich der tuberkulospezifischen Abwehr geschwächten Gebieten können hämatogen ausgestreute Tuberkelbakterien zu Erythema induratum (Bazin) führen. Ebenso besteht eine Neigung zu follikulärer Trichophytie und Ekthymata.

Differentialdiagnose

Die Abgrenzung gegenüber flächenhaften Perniones kann Schwierigkeiten bereiten. Erythromelalgie tritt anfallsweise auf und geht mit Schmerzen und Hyperämie einher. Erythema induratum (Bazin) und nodöse Erytheme sind knotenbildende Dermatosen und haben andere histologische und Laborbefunde.

Therapie

Sie entspricht der bei Akrozyanose und ist gleichermaßen unbefriedigend. Die Gabe von Follikel- und Corpus-luteum-Hormonen ist nur bei nachgewiesener hormoneller Insuffizienz angezeigt.

Urea-Kochsalzsalben (z. B. Natrii chlorati 5,0 bis 10,0; Ureae pur. 10,0–20,0; Aquae dest. 20,0; Eucerini anhydr. ad 100,0 oder Calmurid-Salbe) können die follikulären Keratosen etwas bessern, wenn sie nach dem Baden auf die noch nicht ganz trockene Haut aufgetragen werden. Neuerdings sind auch Versuche mit Vitamin-A-Säure-Präparaten (z. B. Airol-Creme, Eudyna-Creme) gemacht worden.

Dermatopathia cyanotica cruris, Cyanosis circumscripta e lipomata

Die Eigenständigkeit dieser zum Formenkreis der Akrozyanose zählenden Krankheitsbilder ist umstritten. Bevorzugt sind wiederum Frauen betroffen.

Die Dermatopathia cyanotica cruris zeichnet sich durch regelmäßig streng asymmetrisch auftretende Zyanose der Unterschenkel neben groblamellöser Schuppenbildung und häufig auch flächenhaftem Nässen aus, ohne daß sicher ein Ekzem diagnostiziert werden kann.

Von Cyanosis circumscripta e lipomata wird gesprochen, wenn umschriebene Wucherungen des subkutanen Fettgewebes und angiographisch darstellbare Gefäßkonvolute nachweisbar sind. Im übrigen ähneln Symptome und pathophysiologische Befunde denen der Akrozyanose, und auch die therapeutischen Maßnahmen sind die gleichen.

Livedo-Erkrankungen

Cutis marmorata

Definition, Vorkommen, Häufigkeit

Auch bei diesem Krankheitsbild handelt es sich um eine rein funktionelle Zirkulationsstörung der Haut und Subkutis, charakterisiert durch eine grobmaschige Marmorierung. Sie kann isoliert bei jungen Mädchen und Frauen, ausnahmsweise auch bei Männern auftreten, findet sich aber überwiegend zusammen mit Akrozyanose bei absinkender Außentemperatur. Cutis marmorata ist jedoch häufiger als Akrozyanose anzutreffen, nämlich bei bis zu 50% aller jungen Mädchen.

In der angelsächsischen Literatur wird zwischen Cutis marmorata, die sich in der Wärme rasch zurückbilden soll, und Livedo reticularis idiopathica mit größerer Stabilität des klinischen Bildes unterschieden. Die Berechtigung einer solchen Unterteilung ist jedoch fragwürdig, weshalb wir beide

Ausdrücke synonym verwenden. Die Benutzung der Bezeichnung Livedo reticularis birgt zudem die Verwechselungsgefahr mit einer völlig anderen Krankheitsgruppe, der Livedo racemosa, in sich.

Ätiologie und Pathophysiologie

Ätiopathogenetisch entsprechen sich Cutis marmorata und Akrozyanose weitestgehend, nur daß bei ersterer ein hypertonisch-atonischer Zustand der tiefen korialen und oberen subkutanen Angiolen vorliegt. Die Arteriolen in diesem Bereich sind verengt und die Kapillaren und Venolen unter dem Bilde einer peristatischen Hyperämie chronisch erweitert. Histologisch sind geringe perivaskuläre Rundzellinfiltrate und Pigmentphagozytose zu sehen. Die Marmorierung kommt durch den netzförmigen anatomischen Aufbau dieser Gefäße zustande.

Krankheitsbild

Betroffen sind vor allem die proximalen Extremitäten unter Betonung der Innenseiten, manchmal auch der Körperstamm. Nur selten tritt die grobmaschig-livide Fleckbildung allein auf, vielmehr wird sie fast immer als zum Körperstamm gerichtete Auflösung der Akrozyanose beobachtet. Entkleidung bei normaler Außentemperatur, deren Absinken in relativ unwesentlichem Ausmaß oder die Körperwärme transportierende Luftbewegungen vermögen die Erscheinungen auszulösen. In der Wärme verliert sich die Marmorierung wieder. An den Handinnenflächen und Glutäen manifestiert sich die Cutis marmorata als *Pseudoleucoderma angiospasticum*, bei ersteren fast immer zusammen mit mäßiger bis deutlicher Hyperhidrosis. Subjektiv bestehen keine Beschwerden.

Spezielle Untersuchungsmethoden

Um keine organisch bedingte Angiolopathie zu übersehen, gilt auch hier das bei Akrozyanose Gesagte.

Verlauf und Prognose

Mit zunehmendem Alter klingt die Cutis marmorata ab.

Differentialdiagnose

Wie bereits erwähnt, müssen vor allem organische Erkrankungen aus dem Formenkreis der Livedo racemosa ausgeschlossen werden. Eine Livedo reticularis e calore, die durch Wärmestrahlung ausgelöste Melanodermia reticularis calorica (Buschkesche Hitzemelanose), ist meist schon aus den anamnestischen Angaben und der begrenzten Lokalisation zu erkennen. Schwierigkeiten können die fleckigen und netzförmigen lividen Verfärbungen auch bei der Diagnostik makulöser Exantheme, z. B. der luischen Roseola, bereiten.

Therapie

Eine medikamentöse Behandlung ist nicht angezeigt. Vielmehr bietet Schutz vor Abkühlung die beste Gewähr für Erscheinungsfreiheit. Bindegewebs- und Unterwassermassagen sowie aktive sportliche Betätigung sind empfehlenswert.

Cyanosis retiformis mammae

Sie wurde schon im Rahmen der Erythrozyanose als Perniosis retiformis mammae abgehandelt. Sehr deutlich zeigt sich an diesem klinischen Bild das funktionelle Zusammenspiel oberflächlicher und tiefer gelegener Gefäßabschnitte.
Ähnlich wie bei Cyanosis circumscripta e lipomata dürfte für das Zustandekommen der Erscheinungen eine Verdickung des Unterhautfettgewebes von Bedeutung sein.

Cutis marmorata teleangiectatica congenita

Dieses auch als kongenitale Phlebektasie oder kongenitale Livedo reticularis bezeichnete seltene Krankheitsbild ist charakterisiert durch seit der Geburt vorhandene Cutis marmorata des gesamten Integumentes, ausnahmsweise kombiniert mit Spinnennävi und Ulzerationen.
Betroffen sind vor allem weibliche Säuglinge. Histologisch sind die dermalen Kapillaren sowie die subkutanen Venen dilatiert.
Ätiopathogenetisch wird an eine Adaptationsschwäche der kutanen Gefäße an die neuen wärmeregulatorischen Erfordernisse gedacht.
Die Säuglinge müssen besonders gewissenhaft vor Unterkühlung bewahrt werden; weitere therapeutische Maßnahmen sind nicht erforderlich. Nach Monaten, längstens ein bis zwei Jahren, haben sich die Symptome spontan zurückgebildet.

Erythromelalgie (Erythermalgie, Erythralgie)

Definition, Vorkommen, Häufigkeit

Erythromelalgie ist eine anfallsweise auftretende Krankheit, die mit Rötung, Schmerzen und erhöhter Hauttemperatur an den Extremitäten einhergeht. Sie ist so selten, daß von manchen Autoren ihr Vorkommen überhaupt in Abrede gestellt wird. Betroffen sind vor allem jüngere Erwachsene in der warmen Jahreszeit. Geschlechtsunterschiede bestehen nicht.

Ätiologie und Pathophysiologie

Heute wird Erythermalgie als polyätiologisches Geschehen angesehen, denn sie kann mit verschiedenen Grundkrankheiten assoziiert sein, z. B. arteriellen Verschlußkrankheiten, Zuständen nach Thrombophlebitis, Diabetes mellitus, Polyzythämie und Hypertonie. In Rede steht jedoch nicht diese sog. sekundäre Form, sondern die Erythromelalgia idiopathica. Ihre Ursache ist unbekannt. Das funktionelle Fehlverhalten ist durch eine pathologische Reaktion der Endstrombahn auf Wärme gekennzeichnet. Individuell unterschiedlich läßt sich mit einer Temperaturerhöhung auf 32 bis 37 °C („kritischer thermischer Punkt") ein Anfall provozieren. Alle Abschnitte der Mikrozirkulation, Arteriolen, Kapillaren und Venolen, sind gleichermaßen weitgestellt. Vorübergehend sind dann alle Kriterien eines Entzündungsvorganges erfüllt. Die Schmerzen werden durch die Temperatur, nicht aber durch die vermehrte Blutfülle bzw. den erhöhten Blutstrom ausgelöst.

Krankheitsbild

Bei Erreichen des „kritischen thermischen Punktes", manchmal auch bei Erwärmung während körperlicher Arbeit, kommt es zu Schmerzattacken vor allem an den Handinnenflächen und Fußsohlen. Die Schmerzen werden als brennend und pochend angegeben, sie dauern Minuten bis Stunden. Wenngleich grundsätzlich jede Körperregion befallen sein kann, so sind doch bevorzugt die Extremitäten betroffen, die unteren häufiger als die oberen.
Sofortige Abkühlung kann Linderung verschaffen, aber auch von einem erneuten Anfall gefolgt sein.

Befund

Abgesehen von der ungewöhnlich heftigen subjektiven Schmerzsensation, entspricht der klinische Befund einer lokalen Entzündung. Unscharf umschriebene Rötung, leichte Schwellung und Hyperthermie sind die Symptome.

Verlauf und Prognose

Erythromelalgia idiopathica ist ein chronisches Leiden. Quoad vitam ist die Prognose günstig zu stellen.

Differentialdiagnose

Auszuschließen sind sämtliche bereits erwähnten sekundären Formen der Erythermalgie. Auch akute Gichtanfälle können eine ähnliche Symptomatik haben.
Während der Schwangerschaft, bei Leberzirrhose und Hyperthyreose werden auch Palmarerytheme gesehen. Sie sind jedoch nicht schmerzhaft, nicht wärmeprovozierbar und nicht vorübergehend.
Schmerzen verursachen dagegen periphere Neuritiden. Ein atypisch verlaufendes Erysipel kann gelegentlich diagnostische Schwierigkeiten bereiten.

Therapie

Der Wert therapeutischer Maßnahmen ist zweifelhaft. Medikamentös ist u. a. Acidum acetylosalicylicum empfohlen worden. Bei entsprechender Vorsicht können auch „Desensibilisierungsversuche" durch Wärmeteilbäder mit langsam steigender Temperatur durchgeführt werden.

Pernionen

Definition, Vorkommen, Häufigkeit

Pernionen stellen die Maximalvariante der chronischen funktionellen kutanen Endstrombahnstörungen dar. Im Rahmen dieser Krankheitsbilder kommt ihnen jedoch eine Sonderstellung zu, da sie durch umschriebene entzündliche Hautveränderungen charakterisiert sind, die von reversiblen teigigen Schwellungen bis zu bleibenden Gewebsdefekten reichen. Pernionen können also eine echte Kälteschädigung mit einschließen.
Sie sind seltener als Akrozyanose und finden sich vor allem bei jungen und präklimakterischen Frauen im Spätherbst und zu Beginn des Frühjahrs.

Ätiologie und Pathophysiologie

Die Entwicklung von Pernionen ist an die gleichen konstitutionellen Voraussetzungen gebunden wie Akrozyanose. Begünstigend können lokale Infekte, hormonelle und ernährungsphysiologische Umstellungen wirken.
Spezielle angiologische Untersuchungen ergeben, abgesehen von einer deutlich erniedrigten Hauttemperatur, normale Befunde. Lediglich die akrale Wiedererwärmungszeit ist gegenüber der Norm verlängert.
Kälte, vor allem feuchte Kälte, die nicht die 0 °C-Grenze unterschreitet, führt zu ausgeprägter spastischer Verengung der Arteriolen und Venolen. In der weiteren Entwicklung kommt es dann zu einer Dilatation der venösen Endstrombahngebiete. Als zusätzlicher pathogenetischer Faktor scheint noch für die Frühlingsperniosis (KEINING), die sich auch durch ihre Prädilektionsstellen und Geschlechtsverteilung von der Herbstperniosis unterscheiden läßt, Licht eine Rolle spielen.
Eindrucksvoll ist im Vergleich zur Akrozyanose das histologische Bild, das durch schwere Angiitiden und Intimaschwellungen, Thrombenbildung, Gefäßwand- und Fettgewebsnekrosen sowie entzündliche perivaskuläre Infiltrate gekennzeichnet ist.

Krankheitsbild

Befund

Im Herbst und Frühjahr finden sich bei feuchtkaltem Wetter vor allem bei akro- bzw. erythrozyanotischen Frauen im Bereich kälteexponierter Hautareale umschriebene rötlich-livide flache Infiltrate, die bis zu derben kutan-subkutanen Knoten mit Blasenbildung und zentralen Ulzerationen heranwachsen können. Befallen sind also dorsal Hände und Füße, je nach den modischen Umständen auch die Beine und seltener die Akren im Kopfbereich.

Verlauf und Prognose

In 2–3 Wochen erfolgt spontane Rückbildung. Patienten, die einmal Pernionen hatten, sind in hohem Maße rezidivgefährdet. Trotz großer Chronizität des Leidens ist im Laufe von Jahren ein allmählicher Rückgang zu verzeichnen. Schwangerschaft führt im allgemeinen zu einer Besserung.

Differentialdiagnose

Sie betrifft den gesamten Formenkreis der nodösen Erytheme einschließlich Morbus Boeck und Erythema induratum (Bazin). Isoliertes Vorkommen kann auch einmal Anlaß zu Verwechselungen mit Periphlebitis, Pannikulitis oder einem Retikulumzellsarkom geben.
Die Unterscheidung zwischen Frühlingsperniosis und Erythema exsudativum multiforme kann manchmal nahezu unmöglich sein.

Therapie

Vorrangig sind prophylaktische Maßnahmen zum Schutz vor Kälte. Darunter fällt auch ein „Gefäßtraining" in Form von Massagen, Sauna oder Wechselbädern.
Durchblutungsförderung mit Nicotinsäurebenzylester-(Akrotherm-)Salbe wird gelegentlich als vorteilhaft empfunden. Ist es zu Ulzerationen gekommen, so müssen diese mit antibiotischen Salben versorgt werden.
Im übrigen entspricht die Therapie der bei Akrozyanose.

Morbus Osler-Weber-Rendu

Definition, Vorkommen, Häufigkeit

Die Teleangiectasia hereditaria haemorrhagica ist eine familiär vorkommende nävoide Systemerkrankung der Endstrombahngefäße mit starker Blutungsneigung. Der Erbgang ist autosomal dominant mit unterschiedlicher Genpenetration.

Ätiologie und Pathophysiologie

Die Ursache der Gefäßmißbildung ist nicht bekannt. Betroffen sind Arteriolen, Kapillaren und Venolen gleichermaßen, ausnahmsweise auch größere Gefäße. Histologisch läßt sich zeigen, daß es nicht nur zu Teleangiektasien, sondern auch zu arteriovenösen Anastomosen kommt.

Krankheitsbild

Erstes Krankheitszeichen ist gewöhnlich schwer stillbares Nasenbluten im Pubertätsalter. Die anschließende Untersuchung führt dann zum Aufdecken von multiplen, unregelmäßig verteilten und scharf begrenzten, glasstecknadelkopfgroßen roten Knötchen, die sich durch Kompression mit dem Glasspatel als Gefäßektasien identifizieren lassen. Befallen sind vorwiegend Lippen, Zunge, übrige Mund- und Nasenschleimhaut, Konjunktiven, ferner Finger und Zehen, darüber hinaus aber auch Kopf- und Halshaut sowie Magen-Darm-Trakt, Atemwege und Urogenitalsystem. Es gesellen sich zerebrale Gefäßmißbildungen und Leberfunktionsstörungen hinzu.
Begleitend wird eine mäßige hypochrome Anämie gefunden.

Verlauf und Prognose

Etwa im 4. Lebensjahrzehnt erreicht die Erkrankung ihren Höhepunkt mit an Stärke und Häufigkeit zunehmenden Nasen-, Magen-Darm- und Urogenitalblutungen sowie Hämoptysen. In gleichem Maße verstärkt sich auch die Anämie.
In ungefähr 5% der Betroffenen enden die Blutungen tödlich.

Differentialdiagnose

Senile Lippenangiome und senile Hämangiome, Spinnennävi, auch solche bei diffuser (progressiver) Sklerodermie, bereiten meist keine diagnostischen Probleme; sie haben keine Blutungsneigung. Ebenso können multiple Phlebektasien des Skrotum, der Mundhöhle und des Jejunum durch fehlende Heredität abgetrennt werden.

Therapie

Die Behandlung kann nur symptomatisch sein. So ist bei Blutungen die Anwendung von Hämostyptika, z. B. lokal Thrombin (Topostasin), i. v. konjugierte Östrogene (Presomen) oder Elektrokauterisation angebracht. Bei stärkeren internen Blutungen lassen sich oft operative Eingriffe und Bluttransfusionen nicht umgehen. Einzelne teleangiektatische Knötchen können auch mit 1% Polidocanol (Aethoxysklerol) verödet werden.

Literatur

Champion, R. H.: Livedo reticularis. Brit. J. Derm. 77 (1965) 167
Felix, W.: Pharmakologie. In Rudofsky, G: Zirkulation. Angewandte Angiologie, Teil 4. Perimed, Erlangen 1981 (S. 63)
Illig, L.: Pathophysiologie des Kapillarbettes bzw. der Mikrozirkulation („Endstrombahn"). In Heberer, G., G. Rau, W. Schoop: Angiologie, 2. Aufl. Thieme, Stuttgart 1974 (S. 656)
Keining, E.: Die „Frühlingsperniosis" zum Unterschied von der Herbstperniosis. Derm. Wschr. 110 (1940) 26
Klüken, N.: Die funktionellen Gefäßerkrankungen im Endstrombahnbereich. Klinikarzt 10 (1975) 408
Klüken, N.: Angiolopathien. In Korting, G. W.: Dermatologie in Praxis und Klinik, Bd. III. Thieme, Stuttgart 1979 (S. 32. 85)
Lynch, P. J., A. S. Zelickson: Congenital phlebectasia, a histopathologic study. Arch. Derm. 95 (1967) 98
Tünte, W.: Klinik und Genetik der Oslerschen Krankheit. Z. menschl. Vererb.- u. Konstit.-Lehre 37 (1964) 221

Acrodermatitis chronica atrophicans

H. Götz

Definition

Die ursprüngliche Annahme, daß es sich bei der Acrodermatitis chronica atrophicans um eine reine Hautkrankheit handele, läßt sich nicht mehr aufrechterhalten. Erhöhte Senkungsgeschwindigkeit der Blutkörperchen, Neigung zur Vermehrung der γ-Globuline, Lymphknotenschwellungen, reaktive Knochenmarksveränderungen und neurologische Symptome sprechen im Sinne einer den Gesamtorganismus erfassenden Erkrankung.

Häufigkeit und Vorkommen

Das Leiden befällt mehr Frauen als Männer (etwa 3 : 1). Es ist selten im Kindesalter, die Häufigkeit steigt aber mit zunehmenden Lebensjahren an. Das dürfte durch eine lange Latenzzeit der Krankheit zu erklären sein. Das Maximum der Häufigkeit liegt im 4.–5. Lebensjahrzehnt. Bezogen auf alle Hautkrankheiten muß die Acrodermatitis chronica atrophicans eher als selten gelten, hängt aber von regionalen Besonderheiten ab. In München beobachteten wir im Verlauf von 10 Jahren 130 Fälle, Hauser (1965) in Würzburg in 9 Jahren 311 Kranke.
Bemerkenswerterweise wird vor allem ein Personenkreis betroffen, der engen Kontakt mit der freien Natur hat bzw. aus ländlicher Gegend stammt. Tatsache ist, daß sich das Leiden nicht in tropischen Gebieten findet, selbst nicht in den Subtropen (z. B. im Mittelmeerraum). Hingegen steigt seine Häufigkeit in Europa mit abnehmender geographischer Breite in nördlicher Richtung an, vor allem in waldreichen Regionen. In Nordamerika sind vereinzelte Fälle bekanntgeworden, jedoch handelte es sich meist um Einwanderer aus der „Alten Welt".

Ätiologie

Aufgrund der ersten therapeutischen Erfolge mit Penicillin durch Svartz (1949), der unterschiedlichen geographischen Häufigkeit, der Implantationsversuche akrodermatitisch erkrankter Hautpartikel in die Ellenbogenregion Gesunder (Götz 1954, Zmegac 1966) sowie des Nachweises unter anderem von Lymphadenitis und reaktiven Knochenmarksveränderungen (Hauser 1965) wird heute eine Infektion durch einen noch unbekannten Erreger als wahrscheinlich angesehen. Implantationsversuche mit Gewebsmaterial *anderer* Hautkrankheiten (Doepfmer 1962, Zmegac 1966) führten nicht zu den von Götz beobachteten, später von Zmegac bestätigten Veränderungen.

Pathogenese

Nach der erfolgreichen Behandlung der Acrodermatitis chronica atrophicans durch Penicillin (1946) wurden die bis zu diesem Zeitpunkt aufgestellten mannigfaltigen Theorien über die Entwicklung dieses Leidens hinfällig. Eine angeborene Bindegewebsschwäche des elastischen Gewebes oder eine angio- bzw. trophoneurotische Störung der Haut galten als häufigste Ursachen. Da es nach den Implantationsversuchen akrodermatitischer Partikel in die Ellenbogenhaut gesunder Versuchspersonen zu chronisch entzündlichen Veränderungen kam, die mit den Symptomen des Stadium infiltrativum der spontanen Krankheit vereinbar erschienen, sich ferner ein Erythema-migrans-artiger Randsaum bildete, wie wir ihn seit langem als Folge von Zeckenbissen kennen, wurde die Aufmerksamkeit auf die Übertragung eines noch unbekannten Erregers durch eine Zecke (Ixodes ricinus) gelenkt (Götz 1954). Davon unabhängige eingehende Studien von Hauser (1965) über die geographische Verbreitung und Häufigkeit der Acrodermatitis chronica atrophicans in verschiedenen Erdteilen in Übereinstimmung mit dem gleichzeitigen Nachweis des Ixodes ricinus sprechen gleichfalls für engste Beziehungen. Der erstmalig von Götz (1954) aufgrund seiner Implantationsversuche gegebene Hinweis, daß das experimentell erzeugte Erythema chronicum migrans der Vorläufer der Acrodermatitis atrophicans sei – letztere folglich einen wahrscheinlichen Erreger als Ursache habe – erhielt jetzt eine wesentliche Stütze durch den Nachweis einer Spirochäte in Zecken, die für die Übertragung dieser Krankheiten verantwortlich gemacht werden. Burgdorfer fand sie in Ixodes dammini und Ackermann in Ixodes ricinus.
Neueste Untersuchungen von Ackermann an 21 Kranken mit Acrodermatitis atrophicans und einer Krankheitsdauer zwischen 0,3 und 35 Jahren ergaben bei allen IgG-Antikörper gegen Ixodes-ricinus-Spirochäte, mit Titern von 1 : 64 bis 1 : 1024. Offenbar wandert der Erreger nach dem Eindringen in die Haut den Lymphbahnen entlang und ruft eine chronische Entzündung der Haut hervor. Die Erkrankung ist zunächst einseitig und vorwiegend an den Akren lokalisiert. Das Vordringen in den Organismus führt zu Lymphadenitiden, Knochenmarksveränderungen, Verschiebung der Eiweißfraktionen des Blutes, erhöhter Senkungsgeschwindigkeit. Im Laufe der Zeit entwickelt sich eine Atrophie.

Krankheitsbild

Anamnese

Hinsichtlich der Symptome bei Krankheitsbeginn pflegen die Patienten recht vage Angaben zu machen. Auffallend ist bei den meisten eine jahre- bis jahrzehntelange Entwicklung. Das Allgemeinbefinden ist aber nicht gestört. Häufig werden nach unseren Beobachtungen Kälteempfindlichkeit, Brennen, Stechen, auch rheumatische oder neuralgiforme Schmerzen angegeben. Bemerkenswert ist zumindest im Krankheitsbeginn eine Klopfempfindlichkeit des Periosts unter den entzündeten Hautstellen.

Klinischer Befund

Als Prädilektionsstellen der Acrodermatitis chronica atrophicans gelten die Fußknöchel, Knie, Fingerknöchel, Ellenbogen, also die Akren. In manchen Fällen breitet sich das Leiden über das gesamte Integument aus. Bekannt ist die Entwicklung derber fibröser Streifen an der Ulna bzw. an der Tibia. Zunächst findet sich eine rötliche bis bläulichrötliche oder gar zyanotische Verfärbung, die anfänglich eine ödemartige Verdickung aufweist (entzündlich-infiltratives Stadium). Die regionalen Lymphknoten können anschwellen. Nach längerer Dauer verdünnen sich alle Schichten der Haut im Entzündungsbereich. Sie wird schlaff, zigarettenpapierartig fältelbar und läßt die tieferen Hautvenen gut durchscheinen. Die Epidermisanhangsgebilde gehen zugrunde (atrophisches Stadium). In manchen Fällen finden wir im Spätstadium juxtaartikuläre Knoten, Pigmentverschiebungen, lymphozytomartige Infiltrate.

Laborbefunde

Reaktive Knochenmarksveränderungen äußern sich vor allem in einer Vermehrung der Plasmazellen, lymphoiden Retikulumzellen und Eosinophilen. Die Blutkörperchensenkungsgeschwindigkeit ist erhöht (THYRESSON 1949), zumeist mit zunehmender Krankheitsdauer. Bei der Bluteiweißelektrophorese findet sich unter anderem eine γ-Globulin-Vermehrung.

Histologie

Im Zweifelsfall deckt eine Probeexzision die Natur des Leidens auf. Das histologische Bild gilt als charakteristisch. Im entzündlich-infiltrativen Stadium zeigen sich vorwiegend um die Gefäße (teilweise mit Endothelschwellung) gruppierte, aus Lymphozyten, Histiozyten und Plasmazellen bestehende Infiltrate. Sehr bald deckt die Elastikafärbung eine Rarefizierung dieser Fasern auf, am frühesten im Bereich des feinen Randleistennetzes im Papillarkörper unterhalb der Epidermis. Im atrophischen Stadium ist die Haut in ihren sämtlichen Schichten verdünnt, der Papillarkörper völlig abgeflacht, das elastische Gewebe weitgehend geschwunden. Auch die kollagenen Fasern sowie die Tela subcutanea erleiden einen Substanzverlust. Verständlich, daß sich bei solch schweren Veränderungen auch die Follikel und Talgdrüsen, kaum jedoch die Schweißdrüsen, zurückbilden. Bei langer Dauer der Krankheit lassen sich entzündliche Infiltrate nur noch vereinzelt oder gar nicht mehr finden. Die schon erwähnten fibrösen Streifen und Knoten bestehen aus sklerosierten kollagenen Fasern.

Verlauf und Prognose

Bis zur Einführung des Penicillins bzw. auch weiterer Antibiotika blieb die Krankheit trotz verschiedenartigster therapeutischer Maßnahmen progredient. Sie breitete sich primär von den „Akren" in Richtung zum Rumpf hin allmählich aus, konnte aber auch spontan zum Stillstand kommen. Aus der meist ursprünglich vorhandenen Asymmetrie der Krankheitsherde entwickelt sich später ein symmetrisches Bild. Unter Penicillin läßt sich die einmal eingetretene Atrophie nicht mehr beseitigen, doch kann es in unterschwellig atrophischen Fällen zu erneutem Haarwachstum kommen.

Komplikationen

Als Komplikationen sind in neuerer Zeit mehr neurologische Symptome beschrieben worden (HOPF 1966). Erwähnenswert sind die im späteren Krankheitsstadium auftretenden Pseudosklerosierungen vor allem im Bereich der Unterschenkel, Ulkusbildung und Entwicklung eines Karzinoms. Die leichtere Verletzbarkeit der veränderten Haut ist verständlich.

Differentialdiagnose

Die blaurote Verfärbung der Läsionen erinnert primär an Erfrierungen. Die durch die dünne Haut durchscheinenden, varizenartig hervortretenden Venen können zur Fehldiagnose „variköser Symptomenkomplex" führen. Arterielle Durchblutungsstörungen, Erysipel oder Bursitis (so am Ellenbogen) sind weitere Verwechslungsmöglichkeiten. Die pseudosklerodermatische Verhärtung am Unterschenkel oder die juxtaartikulären Knoten haben auch an echte Sklerodermie bzw. Noduli rheumatici denken lassen.

Therapie

Die Methode der Wahl ist die intramuskuläre Injektion von Penicillin (täglich 1 Megaeinheit, insgesamt 7 Millionen). Andere Antibiotika, wie Aureomycin oder Chloromycetin, sind gleichfalls wirksam (7 Tage lang je 1 g). Die typisch bläulichroten Herde nehmen unter dem Einfluß des Penicillins rasch ein bräunliches Kolorit an. Erforderlichenfalls ist die Kur nach 4–6 Wochen zu wiederholen. Das entzündlich-infiltrative Stadium der Acrodermatitis chronica atrophicans heilt damit ab. Bei beginnendem atrophischen Stadium ist eine gewisse Regeneration der Haut noch möglich. Bei bereits weit fortgeschrittenem Krankheitszustand wird jedoch eine Restitutio ad integrum nicht mehr erreicht.

Literatur

Ackermann, R., H. P. Boisten, J. Kabatzki, U. Runne, K. Krüger, W. P. Herrmann: Serum-Antikörper gegen Ixodes ricinus-Spirochäte bei Acrodermatitis chronica atrophicans (Herxheimer). Dtsch. med. Wschr. 109 (1984) 3

Burgdorfer, W. A.: Lyme disease – a tick-borne spirochaetosis? Science 216 (1982) 1317

Doepfmer, R.: Proc. XII. Int. Congr. Dermatology, Washington 1962. Excerpta medica, Amsterdam, Bd. II (S. 1313)
Götz, H.: Die Acrodermatitis chronica atrophicans Herxheimer als neue Indikation für die Behandlung mit Chloromycetin. Hautarzt 3 (1952) 310
Götz, H.: Die Acrodermatitis chronica atrophicans Herxheimer als Infektionskrankheit. Hautarzt 5 (1954) 491
Götz, H.: Die Acrodermatitis chronica atrophicans Herxheimer als Infektionskrankheit. Hautarzt 6 (1955) 249
Hauser, W.: Wahrscheinliche Infektionskrankheiten der Haut. B. Acrodermatitis chronica atrophicans. In Jadassohns Handbuch der Haut- und Geschlechtskrankheiten. Ergänzungsband IV/1A. Springer, Berlin 1965 (S. 556)
Hopf, H.-Ch.: Acrodermatitis chronica atrophicans (Herxheimer) und Nervensystem. Monographien aus dem Gesamtgebiet der Neurologie und Psychiatrie, Heft 114. Springer, Berlin 1966
Svartz, N.: zit. nach Thyresson, N.
Thyresson, N.: Fälle von Acrodermatitis chronica atrophicans (Herxheimer), behandelt mit Penicillin (1946–1947). Arch. Derm. Syph. 189 (1949) 157
Zmegac, Z.: Zur Frage der Ätiologie der Acrodermatitis chronica atrophicans unter besonderer Berücksichtigung der Implantationsversuche von Götz. Hautarzt 17 (1966) 293

Dilatierende und rupturierende Arterienerkrankungen

G. Heberer und J. Chr. Reidemeister

Definition

Unter einem Aneurysma (Abb. 2.4) versteht man eine konzentrische oder exzentrische Erweiterung der Aorta oder einer Arterie, die durch pathologische oder traumatische Veränderungen der Arterienwand verursacht wird, mit dem Arterienlumen in Verbindung steht und mit Blut oder Thrombenmassen ausgefüllt ist. Beim *Aneurysma verum* wird eine umschrieben geschädigte Arterienwand durch den Blutdruck ausgeweitet, wobei alle oder wenigstens ein Teil der Schichten der normalen Arterienwand erhalten bleiben. Aus einem pulsierenden Hämatom entwickelt sich nach einem traumatischen Defekt der Gefäßwand das *Aneurysma spurium,* dessen Wand nicht von Gefäßwandschichten, sondern von komprimierten, umgebenden Geweben, von organisierten Thromben und in Spätstadien von Verkalkungen gebildet wird. Ein *Aneurysma dissecans* entsteht, wenn sich bei bestehender Mediaschwäche durch einen Intimaeinriß der Blutstrom in die Gefäßwandschicht der Media einwühlt.

Häufigkeit

Die Häufigkeit der nichtdissezierenden Aneurysmen der Aorta wird im Sektionsgut mit 1–5% angegeben. In großen klinischen Sammelstatistiken der letzten 20 Jahre waren bis zu 86% an der Aorta lokalisiert, wobei die abdominelle Aorta mit etwa 75% weit vor der thorakalen Aorta mit 10% führt. Die übrigen Aneurysmen werden an den peripheren Arterien, überwiegend an den unteren Extremitäten gefunden. In neuerer Zeit wächst mit Zunahme der stumpfen Traumen bei Verkehrsun-

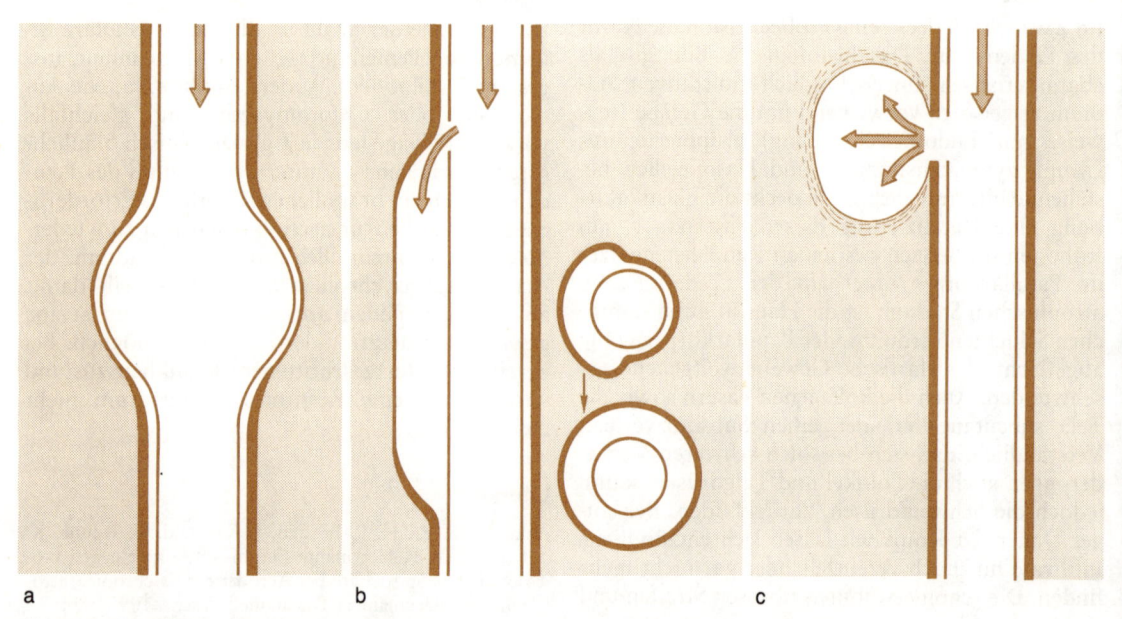

Abb. 2.4 Die drei Formen des Aneurysmas.
a = Aneurysma verum, **b** = Aneurysma dissecans, **c** = Aneurysma falsum oder spurium

fällen auch die Zahl der thorakalen Aneurysmen. Dabei zeigen die Aneurysmen in Abhängigkeit von der Ätiologie typische Häufigkeitsverteilungen in Beziehung zum Alter der Patienten: mykotische Aneurysmen treten überwiegend im 2. und 3. Lebensjahrzehnt, luische Aneurysmen im 3. und 4. und arteriosklerotische im 6. und 7. Lebensjahrzehnt auf.

Pathophysiologie

Aneurysmen können an allen Arterien des großen und kleinen Kreislaufes vorkommen. Prädilektionsstellen sind die abdominale und die thorakale Aorta. Eine der Ursachen dieser Prädilektion ist die experimentell von GREHANT u. QUINQUARD (1885) festgestellte Tatsache, daß je größer das Lumen einer Arterie ist, um so kleiner der maximal tolerierte Gefäßdruck. Dies hat seinen Grund in dem von LAPLACE 1841 erkannten Gesetz, wonach die Spannung der Gefäßwand, d. h. die Rupturgefahr eines Aneurysmas, nicht nur mit der Höhe des Blutdruckes, sondern auch proportional der Größe des Gefäßradius wächst. Ein einmal durch Schädigung der Gefäßwand entstandenes Aneurysma wächst also durch physikalische Gesetze unaufhaltsam weiter, wenn ihm nicht durch umgebende Strukturen Grenzen gesetzt werden. Ein hohes Maß an Wandschädigung stellt jedoch auch bei kleinem Aneurysmadurchmesser ein entsprechend großes Perforationsrisiko dar.

Ätiologie

Als ätiologische Faktoren für die Entstehung der Gefäßwandschädigung als Ursache eines Aneurysmas müssen genannt werden: erworbene degenerative Gefäßwandschäden in den fortgeschrittenen Stadien bei Arteriosklerose, bakterielle Infektion der Gefäßwand bei syphilitischen und mykotischen Aneurysmen, direkte und indirekte Verletzung der Gefäßwand bei traumatischen Aneurysmen, hämodynamische Gefäßwandschädigungen bei offenem Ductus arteriosus (Botalli) und anderen AV-Fisteln, bei valvulärer Aorten- und Pulmonalstenose sowie bei Coarctatio aortae und die seltene kongenitale Gefäßwandschwäche mit Aneurysmabildung insbesondere an den basalen Hirnarterien und an der Aorta ascendens bzw. den Sinus aortae (Valsalvae).

Krankheitsbild

Anamnese und klinische Befunde sind so weitgehend vom Sitz des Aneurysmas abhängig, daß sie im speziellen Kapitel besprochen werden sollen.

Spezielle Untersuchungsbefunde

Bei der Diagnostik sind die nichtinvasiven Methoden in letzter Zeit verfeinert worden. Neben der Ultraschalldiagnostik hat vor allem die Computertomographie (nativ und mit Kontrastmittel) einen festen Stellenwert, insbesondere bei der Diagnostik im Stadium der Penetration oder gedeckten Perforation. Dennoch bleibt die angiographische Darstellung des Aneurysmas die wichtigste präoperative Untersuchung für die Indikationsstellung, die nur im Stadium der Ruptur unterlassen werden sollte. Die grundsätzlichen Möglichkeiten der Aortographie nach der Seldinger-Technik und der Angiokardiographie zur Darstellung von Aneurysmen zeigt Abb. 2.5. Bei Verdacht auf ein Aneurysma der Aorta ascendens oder auf ein Aneurysma bei Aortenisthmusstenose sollte eine Angiokardiographie nach transseptaler Punktion durchgeführt werden. Alle übrigen Aneurysmen der Aorta bzw. der Aortenbogenäste können durch eine Aortographie bzw. selektive Angiographie mittels Katheter nach der Seldinger-Technik dargestellt werden. Neuerdings können mit der digitalen Subtraktionsangiographie alle Arten von Aneurysmen risikoarm nachgewiesen werden.

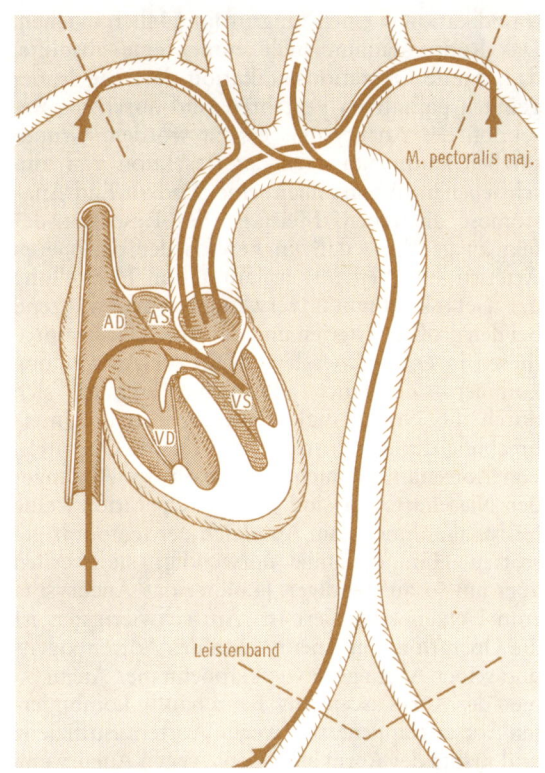

Abb. 2.5 Grundsätzliche Möglichkeiten der Aortographie nach der Seldinger-Technik und der Angiokardiographie zur Darstellung von Aneurysmen

Komplikationen

Die allgemeinen Komplikationen lassen sich von der Pathophysiologie der Aneurysmen ableiten: Verdrängung und Kompression benachbarter Organe, embolische Verschleppung intraaneurysmatischer Thromben, Totalthrombose und Sekundärinfektion des Aneurysmas sowie die Ruptur der Aneurysmawand mit der lebensbedrohlichen Rupturblutung.

Therapie

Die Therapie der Aneurysmen sollte stets chirurgisch sein, wenn nicht schwerwiegende Kontraindikationen einen Eingriff unmöglich machen. Das Rupturstadium stellt immer eine absolute, d. h. vitale Operationsindikation dar. Die früher geübten palliativen Verfahren sind durch die Resektion des Aneurysmas ersetzt worden. Grundsätzlich kann man nach der Resektion von umschriebenen Aneurysmen eine End-zu-End-Anastomose anstreben. Meist ist der Resektionsdefekt zu groß, so daß im Bereich der peripheren Arterien ein Venentransplantat zur Herstellung der Gefäßkontinuität verwendet wird, während bei den großen Arterien und der Aorta Dacronprothesen in entsprechender Größe zur Anwendung kommen. Zusätzliche Probleme ergaben sich durch die Notwendigkeit intraoperativer Unterbrechung der Aortenstrombahn für die Operation von Aortenaneurysmen. Unterhalb des Abganges der Nierenarterien sind für die Operation keine Hilfsmaßnahmen zum Ausgleich der temporär gestörten Hämodynamik notwendig; sie werden aber um so aufwendiger, je näher das Aneurysma zum Herzen lokalisiert ist. Am schwierigsten ist die Operation von Aneurysmen des Aortenbogens und seiner Abgänge sowie klappennaher Aneurysmen der Aorta ascendens. Beim häufig kombinierten Aortenklappenersatz wegen Aorteninsuffizienz und Ersatz der Aorta ascendens wegen Aneurysma ist der Einsatz der Herz-Lungen-Maschine mit Kanülierung über die A. iliaca externa und die Durchführung eines künstlichen Herzstillstandes notwendig. Beim Aortenbogenersatz tritt noch eine selektive Perfusion der Hirnarterien oder die tiefe Hypothermie mit Kreislaufstillstand hinzu. Das früher häufig angewandte Umwandlungsverfahren ist in letzter Zeit in den Hintergrund getreten. Bei Aneurysmen von Organarterien, z. B. an der A. carotis, *sollte* für die Wiederherstellungsoperation ein innerer Shunt zur Anwendung kommen.

Nichtdissezierende Aneurysmen

Aneurysmen der Aorta thoracica

Die Aneurysmen der Aorta thoracica werden aus chirurgisch-methodischen Gründen in *3 Abschnitte der thorakalen Aorta* lokalisiert:
Abschnitt I: von der Aortenklappe bis direkt vor den Truncus brachiocephalicus,
Abschnitt II: daran anschließend bis vor den Abgang der A. subclavia sinistra,
Abschnitt III: daran anschließend bis knapp oberhalb des Zwerchfells. Von der Abschnittsteilung nach der Lokalisation muß grundsätzlich die Typeneinteilung des Aneurysma dissecans (s. S. 2.66) unterschieden werden.

Ätiologie

Der Anteil der zu 90% thorakal lokalisierten *luischen Aneurysmen* der Aorta ist von 70–90% aller thorakalen Aneurysmen unter der Penicillintherapie auf etwa 50% zurückgegangen. Sie sind am häufigsten im Abschnitt I der Aorta lokalisiert, kommen aber auch im Abschnitt II vor oder greifen auf ihn über. Im Spätstadium, d. h. 15–20 Jahre nach dem Primäraffekt, führen eine Mesaortitis und Periarteriitis zu einer entzündlichen Schädigung sämtlicher Wandschichten der Aorta. Der zweite pathogenetische Faktor ist nach TAKATS u. PIRANI (1954) die arteriitische Veränderung der Vasa vasorum mit Hypoxie bzw. Ischämie der Aortenwand.

Ebenso können *mykotische Aneurysmen* über Infektionen vom Endothel, von den Vasa vasorum oder von der Adventitia her erfolgen. Am häufigsten werden sie infolge septischer Embolien im Rahmen einer Endokarditis beobachtet. Für die tuberkulösen Aneurysmen sind aber auch der hämatogene und der lymphogene Infektionsweg bekannt. Die in neuerer Zeit zahlenmäßig auch an der thorakalen Aorta immer weiter in den Vordergrund tretenden arteriosklerotischen Aneurysmen sind in 12% aller arteriosklerotischen Aneurysmen thorakal lokalisiert.

Ebenso wie die arteriosklerotischen nehmen auch die *traumatischen Aneurysmen* der thorakalen Aorta stark zu. Meist sind stumpfe Thoraxtraumen, die isoliert oder beim Kombinationstrauma vorkommen können, zu 80% infolge eines Verkehrsunfalles, die auslösende Ursache. Die traumatischen Aneurysmen werden etwa zu 85% am Anfangsteil der Aorta descendens und zu 15% an der Aorta ascendens gefunden. Partielle oder zirkuläre Durchrisse von Intima und Media der Arterienwand führen meist zu einem Aneurysma spurium, selten zu einem Aneurysma dissecans. *Angeborene Aneurysmen* des Sinus Valsalvae sind selten; ebenso sackförmige oder fusiforme Aneurysmen infolge Medianecrosis cystica idiopathica, besonders bei Vorliegen eines Marfan-Syndroms.

Krankheitsbild

Anamnese

Die Symptomatologie der thorakalen Aneurysmen ist von ihrer Ätiologie beeinflußt. Die Art und die Lokalisation der Schmerzen lassen Rückschlüsse auf den Sitz des Aneurysmas zu. Atemnot und Dyspnoe entstehen meist durch Kompression der Trachea oder großer Bronchien. Husten und Heiserkeit sind auf eine Schädigung des N. laryngeus recurrens, ein Hornerscher Symptomenkomplex auf Druckläsion des Sympathikus zurückzuführen. Schluckbeschwerden durch Kompression des Ösophagus sowie Hämoptysen durch Penetration des Aneurysmas in das Lungenparenchym sind selten. Bei den traumatischen Aneurysmen ist im Frühstadium der primären gedeckten Ruptur der wirbelsäulennahe Rückenschmerz das führende Symptom. Im weiteren Verlauf kommt es zur primären intra- oder extrapleuralen Ruptur. Erholt sich der Patient von der primären Ruptur, so kommt er in ein freies Intervall, in dem die geringe Symptomatik im wesentlichen derjenigen anderer Aneurysmen gleicht.

Befunde

Die klinische Untersuchung ergibt gelegentlich einen sicht- und tastbaren pulsierenden Tumor an der Brustwand. Häufig sind ein Schwirren oder ein systolisches Geräusch auskultierbar. Die meisten weiteren Befunde sind auf Kompressions- oder Verdrängungserscheinungen benachbarter Organe zurückzuführen. Die Blutdruckmessung an allen 4 Extremitäten gibt oft wichtige Hinweise, z. B. im Sinne eines Koarktationssyndroms.

Spezielle Untersuchungsbefunde

Bei der *Röntgendarstellung der Lunge* ist die Mediastinalverbreiterung, die je nach Sitz des Aneurysmas mehr nach rechts oder links ausgebildet ist, der führende Befund. Die Aortographie bzw. *Angiokardiographie* ist für die Lokalisation und Feststellung der Ausdehnung des Aneurysmas unentbehrlich.

Therapie

Die Behandlung sollte, wenn immer möglich, eine chirurgische sein. Dabei ist die Operationsindikation streng zu überprüfen und von den weiteren Befunden an lebenswichtigen Organen (Herz, Gehirn, Leber, Nieren) abhängig zu machen. Das Stadium der Penetration und der gedeckten Perforation stellt eine absolute Operationsindikation dar. Operativ technisch wird nach den eingangs dargestellten chirurgischen Prinzipien vorgegangen.

Die Letalität nach Resektion von Aneurysmen verschiedener Ätiologie und Lokalisation an der thorakalen Aorta konnte in den letzten Jahren auf etwa 15–20 % gesenkt werden. Die Ergebnisse der Resektion von traumatischen Aneurysmen des Abschnittes III sind mit einer Letalität unter 5 % besonders gut.

Aneurysmen der intra- und der extrathorakalen Aortenäste

Ätiologie

Aneurysmen der intra- und der extrathorakalen Aortenbogenäste sind, verglichen mit anderen Aneurysmalokalisationen, am seltensten. Die Arteriosklerose ist die häufigste Ursache dieser Aneurysmen, die, meist entsprechend dem Verlauf der Grundkrankheit, im 6. und 7. Lebensjahrzehnt auftreten. In Kriegszeiten nehmen in dieser Lokalisation die traumatischen Aneurysmen die zweite Stelle ein. In Friedenszeiten kommt es gelegentlich durch Anspießung einer Arterie durch ein Knochenfragment, meist der A. subclavia nach Klavikulafraktur, zur Ausbildung eines Aneurysma spurium. Früher waren luische Aneurysmen häufig an den thorakalen Aortenbogenästen, besonders am Truncus brachiocephalicus lokalisiert. Die poststenotische Dilatation mit Entwicklung eines Aneurysmas ist an der A. subclavia als Komplikation einer Halsrippe bekannt.

Krankheitsbild

Anamnese

Die Symptomatik wird weitgehend von der Lokalisation des Aneurysmas bestimmt. Bei den *intrathorakalen Aneurysmen der Aortenbogenäste* wird der Schmerz meist retrosternal, in der rechten oder linken Schulter bzw. im Hals angegeben. Schädigung des N. recurrens führt zu Heiserkeit, und des Brustsympathikus zum Hornerschen Symptomenkomplex. Kompression von Venen kann einen einseitigen Hals- und Armvenenstau, Kompression der V. cava superior eine komplette Einflußstauung der oberen Körperhälfte zur Folge haben. Die *Aneurysmen der Halsarterien* sind am häufigsten an der A. carotis communis und am seltensten an der A. vertebralis lokalisiert. Das Aneurysma der A. carotis communis führt zu Schwellung, Schmerzen und durch Druck auf den Larynx zu Schluckstörungen und Reizhusten. Neurologische Erscheinungen werden durch Druck auf den N. recurrens, den N. hypoglossus, den Halssympathikus sowie den Plexus cervicalis verursacht. Zerebrale Insulte können durch embolische Verschleppung von Thromben entstehen. Die Aneurysmen der A. carotis interna, der A. carotis externa und der A. vertebralis ergeben meist eine ähnliche Symptomatik. *Aneurysmen der Armarterien* zeigen die durch Kompression von Nerven oder Venen bzw. die durch Verschluß von Arterien bedingte Symptomatik.

Befunde

Die *Diagnose* ergibt sich bei den extrathorakalen Aneurysmen häufig schon durch Palpation und Auskultation.

Spezielle Untersuchungsbefunde

Die Röntgenuntersuchung zeigt bei den intrathorakalen Aneurysmen der Aortenbogenäste die bekannte Verbreiterung des Mediastinums nach der Seite der Lokalisation. Zur angiographischen Darstellung der Aortenbogenäste wird die perkutane retrograde Katheterisierung über die A. femoralis oder die A. axillaris durchgeführt. Bei peripherem Sitz ist die direkte Punktion der A. carotis communis oder der A. axillaris möglich.

Therapie

Die Indikation zur operativen Therapie ist bei größeren Aneurysmen der intra- und extrathorakalen Aortenbogenäste stets gegeben, wenn keine Gegenindikation von seiten lebenswichtiger Organe vorhanden ist. Die Letalität von Operationen intrathorakaler Aneurysmen der Aortenbogenäste wird mit etwa 5 % angegeben. Aneurysmaresektionen an der A. carotis sind im Stadium I, d. h. im symptomfreien Intervall der zerebrovaskulären Insuffizienz, mit einer Letalität von 1–3 % möglich. Bei Verschluß der A. carotis interna, sei es durch Totalthrombosierung eines Aneurysmas oder embolischen Verschluß, gelten ebenfalls die Indikationen wie bei der zerebrovaskulären Insuffizienz im Stadium III, d. h. bei Bewußtseinstrübung ist eine wiederherstellende Operation nur innerhalb von 6 Stunden möglich, allerdings mit einer größeren Gefahr eines neurologischen Defizites als im Stadium II. Ein späterer Eingriff beinhaltet die Gefahr der Massenblutung in den ischämischen Herd.

Aneurysmen der Aorta abdominalis
Ätiologie und Häufigkeit

Die Aorta abdominalis wird in 2 Abschnitte unterteilt: Abschnitt IV: beginnt in Höhe des Zwerchfells und endet distal vom Abgang der Nierenarterien, Abschnitt V: schließt daran an und reicht bis zur Aortenbifurkation.

Die Zunahme der Bauchaortenaneurysmen ist durch den absoluten Häufigkeitsanstieg der arteriosklerotischen Aneurysmen bedingt, von denen 80–90% der arteriosklerotischen Bauchaortenaneurysmen auf die infrarenale Aorta beschränkt sind. Im letzten Jahrzehnt sind die arteriosklerotischen Bauchaortenaneurysmen mit über 95% gegenüber den luischen weit in den Vordergrund getreten. Die übrigen Ursachen (traumatisch, mykotisch) sind außerordentlich selten.

Krankheitsbild
Anamnese

Die Symptomatik wird durch die Stadieneinteilung der Bauchaortenaneurysmen bestimmt:
1. das kleine, ruhende Aneurysma ohne Symptomatik,
2. das wachsende, penetrierende, gedeckt rupturierende Aneurysma, welches Schmerzen verursacht,
3. das rupturierende Aneurysma mit den akuten Zeichen der inneren Blutung.

Die Symptomatik der *nichtrupturierten Aneurysmen* ergibt sich durch: uncharakteristische Leibschmerzen, gastrointestinale Symptome, wie verstopften oder durchfälligen Stuhlgang, Übelkeit, Erbrechen, urologische Symptome, wie Harndrang, Flankenschmerz, Nierenkolik, neurologische Symptome, wie in die Beine ausstrahlende Schmerzen, Parästhesien, eventuell Querschnittslähmung und angiologische Symptome, wie akute oder chronische Durchblutungsstörungen der Beine mit Claudicatio intermittens.

Die Symptomatik der rupturierten Bauchaortenaneurysmen wird durch die Lokalisation der Ruptur bestimmt: plötzlicher, unerträglicher Leibschmerz, bei retroperitonealer Blutung Darmparalyse, Nierenkolik, eventuell Anurie, bei Perforation in die Blase starke Hämaturie, bei Perforation in die V. cava inferior Tachykardie, Dyspnoe und Ödembildung der unteren Körperhälfte, bei Perforation in das Duodenum Hämatemesis und gegebenenfalls Meläna.

Befunde

Die Diagnose eines Bauchaortenaneurysmas läßt sich in zwei Dritteln der Fälle durch die Palpation eines expansiv pulsierenden Tumors und die Auskultation eines systolischen Geräusches über dem Tumor stellen. Läßt sich ein Aneurysma durch Palpation vom Rippenbogen abgrenzen, so ist es mit großer Wahrscheinlichkeit infrarenal lokalisiert. Blutdruckmessung an allen Extremitäten ergibt manchmal ein Koarktationssyndrom.

Spezielle Untersuchungsbefunde

Die Röntgenleeraufnahme des Abdomens deckt häufig den Kalksaum des Aneurysmasackes auf. Eine Aortographie ist nur dann notwendig, wenn es sich um ein suprarenales, d. h. nicht vom Rippenbogen abgrenzbares Aneurysma handelt. In diesen Fällen hat sich die Katheterangiographie über die linke A. brachialis bzw. axillaris bewährt. Im Rupturstadium soll die Aortographie immer vermieden werden. Meist verbietet sie sich durch die ausgeprägte Schocksymptomatik. Einen echten Fortschritt stellt die Ultraschalluntersuchung dar. Mit Hilfe der Sonographie lassen sich Aneurysmen der Bauchaorta und der Beckenarterien gut und ohne Risiko für den Patienten darstellen. Diese Methode ist in der Diagnose dieser Aneurysmen der Angiographie dann sogar überlegen, wenn Thrombosierungen vorliegen. Soweit diese zu einem vollständigen Verschluß geführt haben, ist durch Angiographie das Aneurysma nicht mehr nachzuweisen, dagegen noch mittels Sonographie. Ein partiell thrombosiertes Aneurysma kann im Angiogramm als ein normal weites Gefäß imponieren, die Sonographie vermag auch hier ein Aneurysma aufzudecken. Die Indikation zur Operation muß durch Anamnese, klinische Untersuchung und eventuell Röntgenübersicht des Abdomens und der Lunge gestellt werden.

Therapie

Im Abschnitt IV der Aorta wird eine thorakoabdominale Prothesenimplantation mit Anschluß der entsprechenden Organarterien nach dem Umwandlungsverfahren durchgeführt. Die Operationsletalität liegt bei etwa 25–30%.

Das Aneurysma des Abschnittes V wird nach Abklemmung der Aortenstrombahn reseziert; es wird eine Dacronprothese (Rohr), eventuell eine Bifurkationsprothese implantiert. Die Ergebnisse sind in diesem Abschnitt mit einer mittleren Operationssterblichkeit mit 5–10% besser als im Abschnitt IV. Die nach klinischen Stadien differenzierten Therapieergebnisse nach Operationen von Bauchaortenaneurysmen ergeben eine Letalität von 4–5% im Stadium der Symptomfreiheit, von 40–60% im Stadium der Penetration bzw. gedeckten Perforation und eine solche von 80–100% bei Operationen nach freier Perforation im Schockzustand.

Aneurysmen der Bauchorganarterien

Ätiologie und Häufigkeit

Insgesamt sind Aneurysmen der Bauchorganarterien selten bzw. werden selten diagnostiziert. Die Häufigkeitsverteilung der Bauchorganarterienaneurysmen ergibt, daß 45% der Aneurysmen an der A. lienalis, etwa je 20% an der A. renalis und der A. hepatica sowie 8% an der A. mesenterica superior lokalisiert sind.

Ätiologisch stehen bei diesen Aneurysmen Mykose und Arteriosklerose im Vordergrund, während Traumen und Syphilis seltener als Ursache gefunden werden.

Krankheitsbild

Anamnese

Die Symptome sind meist völlig uncharakteristisch und entwickeln sich häufig erst sehr spät. Für Aneurysmen der A. hepatica ist die Symptomentrias intermittierende Oberbauchschmerzen, Blutung in den Magen-Darm-Trakt, die Gallenwege oder in die freie Bauchhöhle und Verschlußikterus charakteristisch. Bei Aneurysmen der A. renalis findet man am häufigsten Schmerzen, Hämaturie und eine renovaskuläre Hypertonie.

Befunde

Die *klinische Diagnose* wird meist erst durch Feststellung eines tastbaren pulsierenden Tumors mit auskultierbarem, pulssynchronem Geräusch möglich.

Spezielle Untersuchungsbefunde

Röntgenologisch findet sich gelegentlich ein zirkulärer Kalksaum. Eine angiographische Darstellung durch hohe translumbale Punktion der Aorta oder besser durch eine perkutane Kathetereinführung über die A. femoralis bzw. A. axillaris nach der Seldinger-Technik mit einer selektiven Darstellung aller Organarterien ist stets erforderlich.

Therapie

Die Operationsindikation ist mit Stellung der Diagnose gegeben. Äußerst selten ist man gezwungen, neben der operationstechnischen Anwendung der Regeln der vaskulären Rekonstruktionschirurgie bei hilusnahem Sitz eines Aneurysmas der A. lienalis oder der A. renalis die Exstirpation des Aneurysmas mit der Milz bzw. der Niere vorzunehmen. Die Chancen einer postoperativen Blutdrucksenkung sind denen der operativ behandelten Nierenarterienstenosen gleichzusetzen.

Aneurysmen der Becken- und Beinarterien

Ätiologie

Ätiologisch ist in Friedenszeiten die Arteriosklerose die weitaus häufigste Ursache der Aneurysmen der Becken- und Beinarterien. Die Arteriosklerose befällt weitaus häufiger die Arterien der unteren als die der oberen Körperhälfte. Entsprechend den Prädilektionsstellen der Grundkrankheit sind die meisten arteriosklerotischen Aneurysmen an der A. poplitea und an der A. femoralis im Scarpaschen Dreieck lokalisiert. Traumatische, mykotische und kongenitale Aneurysmen sind in diesem Bereich selten. Neuerdings sind nach alloplastischem Gefäßersatz Anastomosenaneurysmen an der A. femoralis-Gabel mit 3–5% seltener geworden.

Krankheitsbild

Anamnese

Diese Symptome erklären sich meist durch Kompression der Begleitvene (Ödembildung) oder eines Nerven im Bereich der Beckenarterien (Ischiasneuralgie). Außerdem kommen bei Aneurysmen der A. iliaca communis, externa et interna, Obstipation, Hydronephrose, Nierenkolik, Stuhl- und Harndrang sowie gelegentlich Harnverhaltung vor. Im Bereich der A. femoralis und der A. poplitea werden die Aneurysmen meist frühzeitig palpabel. Durch Thrombose des Aneurysmasackes bzw. embolische Verschleppung von Thromben können alle Stadien der peripheren arteriellen Mangeldurchblutung auftreten.

Befunde

Die *Diagnose* ergibt sich in der Peripherie durch Palpation und Auskultation. Stets sind ein Oszillogramm und eine Röntgenleeraufnahme zur Aufdeckung von Wandverkalkungen angezeigt.

Spezielle Untersuchungsbefunde

Zur genauen Lokalisation der Aneurysmen im Beckenbereich ist eine lumbale Punktionsaortographie und im Bereich der A. poplitea eine einfache Extremitätenarteriographie erforderlich. Häufig werden durch die Angiographie multiple Aneurysmen z. B. auch ein distales Bauchaortenaneurysma bei Iliakaaneurysma, aufgedeckt.

Therapie

Die *Operationsindikation* sollte immer gestellt werden, wenn die Diagnose gesichert ist. Im Stadium der Ruptur stellen Aneurysmen eine absolute sofortige Operationsindikation dar. Bei der Operation sollte man bis einschließlich der A. poplitea die Arterienkontinuität nach Resektion des Aneurysmas wiederherstellen. Eine Ausnahme bilden periphere arterielle Verschlüsse, die sich nicht gleichzeitig desobliterieren lassen.

Die *Operationsergebnisse* sind nach Resektion von Aneurysmen der A. femoralis und der A. poplitea mit Strombahnwiederherstellungen in etwa 95% gut bei präoperativ tastbaren und in 60% gut bei präopertiv fehlenden Pulsen. Die Operationsletalität liegt unter 5%. Da Aneurysmen der A. iliaca selten isoliert vorkommen, sind die Ergebnisse denen an der distalen Bauchaorta vergleichbar.

Dissezierende Aneurysmen

Definition
Unter einem Aneurysma dissecans versteht man das Eindringen des Blutstromes in die Gefäßwandschicht der Media infolge eines Intimaeinrisses auf dem Boden einer vorbestehenden Mediaschwäche oder durch ein Trauma (s. Abb. 2.4).

Pathophysiologie
Der primäre Intimaeinriß dissezierender Aneurysmen liegt zu 64% an der Aorta ascendens, zu 22% an der oberen Aorta descendens, zu 10% am Aortenbogen und zu 4% an der Aorta abdominalis. Die verschiedenen Typen des Aneurysma dissecans gehen aus Abb. 2.6 hervor. In der überwiegenden Zahl der Fälle schreitet die Dissektion von der Aorta ascendens bis in die distale Aorta und retrograd bis zum Aortenklappenring fort. Die retrograde Dissektion wird bei den dissezierenden Aneurysmen der deszendierenden Aorta sehr viel seltener beobachtet. Eine „Spontanheilung" ist dann möglich, wenn das dissezierende Aneurysma an seinem distalen Ende in das echte Aortenlumen oder das echte Lumen eines Seitenastes reperforiert.

Ätiologie
Die Mehrzahl der dissezierenden Aneurysmen entsteht auf dem Boden einer degenerativen Veränderung der Aortenwand im Sinne einer Medianecrosis idiopathica cystica Erdheim. Eine typische Komplikation des Marfan-Syndroms und seltener auch des Turner-Syndroms ist ein dissezierendes Aneurysma der Aorta thoracica gleicher Genese. Häufig kommen dissezierende Aneurysmen in Kombination mit kongenitalen kardiovaskulären Fehlbildungen vor. Nur äußerst selten sind ein Trauma, eine Schwangerschaft, die Syphilis oder andere bakterielle Infektionen Ursache eines Aneurysma dissecans. Auffallend ist das häufige Auftreten solcher Aneurysmen bei Arteriosklerotikern mit Hypertonie, wobei die Hypertonie die Dissektion zwar nicht auszulösen, aber zu beschleunigen scheint.

Krankheitsbild

Anamnese

Das führende Symptom eines Aneurysma dissecans ist der mit der Dissektion auftretende akute, meist thorakal, seltener abdominal lokalisierte Vernichtungsschmerz, häufig in Kombination mit Hämatothorax und Schocksymptomatik. Seltener werden Zyanose, Hämoptysen, Meläna, Hämatemesis, Heiserkeit oder ein Oliver-Cardarelli-Zeichen (pulssynchrone Bewegung des Kehlkopfes) beobachtet. Außerdem wurden zerebrale Symptome im Sinne einer zerebrovaskulären Insuffizienz, eine Ischämie des Rückenmarkes mit Querschnittslähmung sowie eine Ischämie der peripheren Nerven mit Sensibilitätsstörungen, Parästhesien, Paresen und Reflexausfällen beschrieben. Gesteigert wird die lebensbedrohliche Symptomatik durch eine Ruptur des Aneurysmas, die in 70% in den Herzbeutel erfolgt.

Befund

Typisch für ein Aneurysma dissecans ist der bei wiederholter Kontrolle wechselnde Pulstastbefund mit entsprechend wechselnden Blutdruckwerten. Meist ist ein Hypertonus vorhanden. Der plötzlich auftretende Auskultationsbefund einer Aorteninsuffizienz erlaubt schon dem praktischen Arzt die klinische Verdachtsdiagnose.

Spezielle Untersuchungsbefunde

Die *Röntgenuntersuchung* zeigt eine Mediastinalverbreiterung, die sich von der Aortenwurzel bis zum Diaphragma erstrecken kann. Typisch ist die nicht immer feststellbare Doppelkontur der Aorta, bedingt durch das echte oder falsche Lumen. Im Sonogramm und Computertomogramm ist der Ursprung der Dissektion gelegentlich nicht auszumachen. Ein Aortogramm ist zur Feststellung der

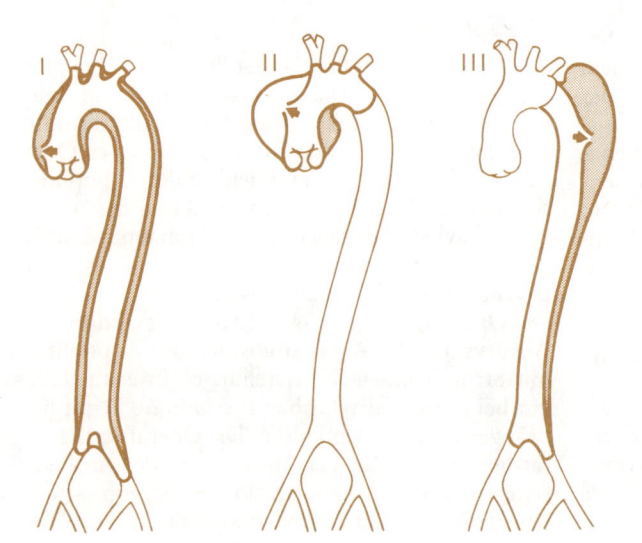

Abb. 2.6 Die verschiedenen Typen des Aneurysma dissecans. Typ I: Dissektion an der Aorta ascendens, mögliche Ausbreitung bis zur Femoralisgabel. Typ II: Dissektion an der Aorta ascendens, Lokalisierung auf die Aorta ascendens und den Aortenbogen. Typ III: Dissektion im Bereich der deszendierenden Aorta, mögliche Ausbreitung bis in die Femoralisgabel

Dissektionsstelle immer wünschenswert (s. Abb. 2.5). Zum Ausschluß einer abdominellen Beteiligung empfiehlt sich ein Sonogramm, die thorakale Diagnostik wird durch ein Computertomogramm nativ und/oder mit Kontrastmittel ergänzt. Wenn der Zustand des Patienten es erlaubt, ist eine angiographische Abklärung mit transarterieller Kontrastmittelinjektion oder die digitale Subtraktionsangiographie anzuraten.

Therapie

Für die Operationsindikation ist neben den übrigen klinischen Befunden stets das Aortogramm zu berücksichtigen. Bei eingetretener oder drohender Ruptur ist eine absolute Operationsindikation gegeben; prognostisch besser ist die Möglichkeit einer Vorbehandlung mit antihypertensiven Medikamenten. Chirurgisch werden, wenn möglich, mit Hilfe der extrakorporalen Zirkulation die Resektion der Dissektionsstelle und der alloplastische Aortenersatz durchgeführt. Als weitere Maßnahmen haben sich die Teilresektion, die Fensterung und die Durchtrennung der dissezierten Aorta nach Vernähung des distalen falschen Lumens mit anschließender End-zu-End-Anastomose bewährt. Die *Ergebnisse der chirurgischen Behandlung* weisen eine Operationsletalität von etwa 20% auf. Die Lebenserwartung der operierten Patienten ist gegenüber einem unbehandelten Vergleichskollektiv besser, so daß heute eine Operation in akuten und subakuten Fällen berechtigt erscheint.

Literatur

Anagnostopoulos, C. E.: Acute Aortic Dissections. University Park Press, Baltimore 1975

Bergan, J. J., J. S. T. Yao: Aneurysms – Diagnosis and Treatment. Grune & Stratton, New York 1982

Campbell, C. D.: Aortic Aneurysms Surgical Therapy. Futura, Mount Kisco, New York 1981

Elkin, D. C., H. B. Shumaker: Arterial aneurysms and arteriovenous fistulas. In Elkin, D. C., M. E. de Bakey: Vascular Surgery in World War II. Office of the Surgeon General Department of the Army, Washington 1955

Friedman, S. A.: Vascular Diseases. A Concise Guide to Diagnosis, Management, Pathogenesis, and Prevention. John Wright, PSG, Boston 1982

Grehant, N., M. Quinquard: Mesure de la pression neccessaire pour determiner la rupture des vaissaux sanguins. J. Anat. Physiol. 21 (1885) 287

Haimovici, H.: Vascular Emergencies. Appleton-Centrury-Crofts, New York 1982

Heberer, G., G. Rau, H. H. Löhr: Aorta und große Arterien. Springer, Berlin 1966

Heberer, G., G. Rau, W. Schoop: Angiologie, 2. Aufl. Thieme, Stuttgart 1974

Heberer, G., J. Chr. Reidemeister, G. Rau, B. D. Huismann: Der Aortenbogenersatz bei luetischen Aneurysmen. Chirurg 40 (1969) 174

Hirst, A. E. jr., V. J. Johns jr.: Dissecting aneurysm of the aorta: a review of 505 cases. Medicine 37 (1958) 217

Loose, K. E., R. J. A. M. van Dongen: Atlas of Angiography. Thieme, Stuttgart 1976

Peiper, H. J.: Aneurysmen der thorakalen Aorta, Thoraxchirurgie. 16 (1968) 414

Reidemeister, J. Chr.: Herz, Perikard und thorakale Aorta. In Vossschulte, K., F. Kümmerle, H.-J. Peiper, S. Weller: Lehrbuch der Chirurgie. Thieme, Stuttgart 1982

Stanley, J. C., W. E. Burkel, S. M. Lindenauer, R. H. Bartlett, J. G. Turcotte: Biologic and Synthetic Vascular Prostheses. Grune & Stratton, New York 1982

Sturm, A., J. Chr. Reidemeister: Checkliste Gefäßsystem. Thieme, Stuttgart 1982

De Takats, G., C. L. Pirani: Aneurysms: general considerations. Angiology 5 (1954) 173

Vollmar, J.: Rekonstruktive Chirurgie der Arterien, 2. Aufl. Thieme, Stuttgart 1975, 3. Aufl. 1982

Krankheiten der Venen

Akute Phlebothrombose

H. LUDWIG

Definition

Akute Phlebothrombose (Synonyme: akute tiefe Venenthrombose, deep vein thrombosis, DVT) ist der komplette oder partielle Verschluß einer Leitvene durch einen Thrombus, verbunden mit den klinischen Zeichen der Behinderung des venösen Rückflusses (Schmerzen, Schwellung, Füllung des venösen Umgehungskreislaufes).

Der Zusatz „akut" führt das Kriterium der Entstehungszeit ein und erlaubt die Abgrenzung jäh einsetzender, innerhalb von Stunden oder Tagen zustandegekommener Symptome von chronischen venösen Abflußbehinderungen, die sich aus der Folge von ausgedehnten, organisierten Thromben, thrombotischen Zerstörungen von Venenwandstrukturen und Mikrozirkulationsstörungen im Drainagegebiet der erkrankten Venen nach Wochen oder Monaten ergeben.

Lokalisationen sind vorzugsweise die Leitvenen der Beine und des Beckens (Iliofemoralvenenthrombose), seltener die untere oder obere Hohlvene, die Leitvenen des Armes oder des Halses.

Entzündliche Reaktionen in der Venenwand und in der Umgebung der Vene treten bei der Phlebothrombose im Gegensatz zur „Thrombophlebitis" zurück, darin liegt ein Unterscheidungsmerkmal. Der Begriff „Thrombophlebitis" hat sich als Bezeichnung für die Entzündung der Venenwand und ihres adventitiellen Gewebes mit begleitender Thrombose für oberflächlich gelegene, d. h. subkutane Venen, durchgesetzt. Dennoch kann man das Vorhandensein lokaler entzündlicher Venenwandschäden auch für die subfasziale Phlebothrombose klinisch nicht ausschließen. Die Unterscheidung von Phlebothrombose und Thrombophlebitis geschieht zwar im wesentlichen aus topographischen Gründen, ist jedoch auch prognostisch wichtig, da die akute Phlebothrombose eine hohe, die Thrombophlebitis subkutaner Venen hingegen eine niedrige Lungenembolieletalität hat.

Häufigkeit

Angaben zur Häufigkeit des Auftretens akuter Phlebothrombosen schwanken erheblich, je nachdem, ob ausschließlich klinische oder auch apparativ bzw. humoral unterstützte Diagnostik zugrunde gelegt wird, ob die Ergebnisse einer generellen oder selektiven Thromboseprophylaxe etwa für die Inzidenz postoperativer und puerperaler Thrombosen berücksichtigt werden, schließlich ob es sich um Autopsieergebnisse nach retrospektiver Sichtung oder um gezielte Untersuchungen zur Phlebothrombose im Obduktionsgut handelt. Mit der Verbesserung der diagnostischen Möglichkeiten müßte sich der Anteil an klinisch unentdeckten Phlebothrombosen vermindern, sofern die verfügbaren apparativen und humoralen Methoden ausreichend zur Verfügung stehen und uneingeschränkt angewendet werden könnten. Das wird nur in wenigen spezialisierten klinischen Einheiten gelingen. Die allgemeine klinische Praxis ist noch weit davon entfernt, die klinische Verdachtsdiagnose „akute Phlebothrombose" in jedem Fall apparativ zu überprüfen und damit zu objektivieren. Wo klinische Verdachtsmomente, zumindest im Hinblick auf Bein- oder Beckenvenenthrombosen fehlen, wird die korrekte Diagnose noch seltener gestellt werden, denn sie könnte nur dann gelingen, wenn Risikopatienten einer Screening-Diagnostik unterworfen würden. Erste Erfahrungen, ein Risikokrankengut mit prädiktiven humoralen Testmethoden (Fibrinopeptid-A-, β-Thromboglobulin-Nachweis) besser zu definieren, liegen vor (VAN HULSTEIJN u. Mitarb. 1982).

Am unsortierten Autopsiegut liegt die Häufigkeit von Femoralvenenthrombosen bei 14%, die von Beckenvenenthrombosen bei 4% (SANDRITTER u. BENEKE 1968). In zwei Dritteln der autoptisch gesicherten Fälle von Phlebothrombose war gleichzeitig eine – tödlich oder begleitende – Lungenembolie vorhanden, vielfach klinisch unvermutet.

Verbindliche Angaben zur Häufigkeit des Auftretens von akuten Phlebothrombosen können allgemein nicht gemacht werden. Ältere Angaben genügen bestenfalls als grobe Orientierung (Tab. 2.13). Immerhin kann jedoch festgestellt werden, daß aus der Prädilektion bestimmter Situationen oder Grundkrankheiten zur Phlebothrombose Rückschlüsse auf die Pathogenese der *Phlebothrombose als einer Folgekrankheit* gezogen werden können. Daneben gibt es Fälle, deren auslösendes ätiologisches Moment sich einer sicheren Diagnose entzieht, sogenannte spontane Phlebothrombosen.

Pathogenese

Die Thrombusbildung geht von einer zunächst lokalisierten Plättchenaggregation aus. Zirkulierende Thrombozytenaggregate werden adhäsiv und bleiben am Endothel der Vene haften. Die Bildung des Thrombus durch weitere Apposition adhäsiver Thrombozytenaggregate, Fibrin und Erythrozyten ist ein Prozeß, der von der Aktivierung der Blutgerinnung am Ort des initialen Plättchenthrombus ebenso abhängt wie von den rheologischen Bedingungen im vorbeiströmenden Blut. Je geringer die verbleibende Blutstromgeschwindigkeit, desto schneller das Thrombuswachstum, je intensiver die Gerinnungsaktivierung im Bereich des initialen Thrombus, desto umfangreicher die lokale Fibrinbildung, je nachhaltiger die Rheologie der Erythrozyten gestört ist, desto mehr rote Blutkörperchen werden in immer kürzerer Zeit in den sich so verfestigenden Thrombus einbezogen. Dessen überwiegende Bestandteile sind Erythrozyten und Fibrin als sekundäre Appositionen nach der Adhäsion einer initialen Plättchenaggregation. Es ist wichtig, sich zu vergegenwärtigen, daß die Blutgerinnungsvorgänge, welche zu großen, fibrinreichen Thromben führen, sekundäre Phänomene sind, welche gleichwohl das Ausmaß der Phlebothrombose bestimmen.

Die pathogenetisch interessantere Frage ist die nach den Ursachen für die Adhäsion der initialen Plättchenaggregate. Aggregationsverhalten und Adhäsionsfähigkeit der Thrombozyten an der Gefäßwand werden von den antagonistisch wirksamen Endprodukten der Prostaglandinsynthese in Thrombozyten und Gefäßwand (Thromboxan und Prostacyclin) bestimmt, eine Störung in der örtlichen Regulation resultiert in der Anheftung eines Plättchenthrombus an dem scheinbar unveränderten Endothel der Vene.

Thromboxan, liberiert aus der Blutplättchenmembran, fördert die Plättchenaggregation ebenso wie die Vasokonstriktion; Prostacyclin aus der Gefäßwand hemmt die Plättchenaggregation und die Vasokonstriktion. Dilatatorische (Prostacyclin) und plättchenaggregationsfördernde (Thromboxan) Einflüsse überwiegen in der Initialphase der Thrombusbildung über Antagonismen. Sie führen zu der Bildung eines lokalen, thrombozytenreichen Thrombus, der am Endothel haftet. Das weitere Wachstum des Thrombus und die Änderung seiner Zusammensetzung entwickelt sich davon unabhängig. Der Zustand der Blutströmung in dem betroffenen Abschnitt des Gefäßes und das Ausmaß der lokalen Aktivierung und der systemischen Aktivierbarkeit der Blutgerinnung sind die wesentlichen, das weitere Geschehen bestimmenden Faktoren für die Beschaffenheit und Wachstumsgeschwindigkeit eines intravasalen venösen Thrombus.

Ein parietaler Thrombus verschließt die Vene zunächst noch nicht, wenngleich er ihr Lumen einengt. Er setzt sich aus zunächst noch fragilen Aggregaten von Thrombozyten, Fibrinmonomeren und Erythrozyten zusammen, um welche sich Fibrin bildet und den Thrombus durch Retraktion und Apposition stabilisiert (Appositionsthrombus). In dem noch lockeren und von Plasma durchströmten einengenden Parietalthrombus entstehen weitere Fibrinmonomerkomplexe. Diese werden in das sich ausbreitende Fibrinnetz einbezogen, aber auch an das Plasma abgegeben. Der Nachweis von Fibrinopeptid-A und von hochmolekularen Fibrinmonomerkomplexen ermöglicht die hämostaseologische Diagnose einer beginnenden Thrombose (silent thrombosis), noch bevor die venöse Strombahn durch einen voluminösen Gerinnungsthrombus verlegt ist und gröbere klinische Symptome wahrzunehmen sind. Die Konzentration von ortsstabilem Fibrin innerhalb der Phlebothrombose läßt sich nach der Injektion von isotopenmarkiertem Humanfibrinogen von außen verfolgen, der Anteil von korpuskulären Blutbestandteilen im Thrombus durch den Einbau zugeführter markierter Leukozyten, Erythrozyten oder Thrombozyten abschätzen.

Tabelle 2.13 Akute Phlebothrombose, Häufigkeit

Spontanes Auftreten	5%
Auftreten im Zusammenhang mit Schwangerschaft, Geburt und Wochenbett	
a) Schwangerschaft	0,03–0,3%
b) Wochenbett	0,3–3%
Erhöhung des Phlebothrombose-Risikos durch Einnahme hormonaler Kontrazeptiva (alle Lokalisationen)	× 5
Erhöhung des Phlebothrombose-Risikos durch Varikosis der Beine mit chronisch-venöser Insuffizienz	× 10
Erhöhung des Phlebothrombose-Risikos durch Übergewicht (+ 20 kg)	× 2
Auftreten im Zusammenhang mit Tumorleiden	8–10%
Auftreten im Zusammenhang temporär dekompensierten Herzkrankheiten	25–50%
Auftreten im Zusammenhang mit Operationen	2–3%
Auftreten im Zusammenhang mit Traumen der unteren Körperhälfte (polytraumatisierte Kranke)	10–12%

Krankheitsbild

Anamnese

Kranke mit Iliofemoralvenenthrombose klagen bereits vor dem Einsetzen einer einseitigen Beinschwellung über Belastungsschmerzen in dem erkrankten Bein, über Schweregefühl und Spannungsschmerzen, seltener über Parästhesien oder Wadenkrämpfe. Spontane Thrombosen ausgenommen, taucht in der Vorgeschichte ein Bezug zu einer prädisponierenden Situation (z. B. Schwangerschaft) oder zu der Grundkrankheit auf. Die

Immobilisation aus verschiedenen Anlässen spielt dabei eine große Rolle. Die Beschwerden sind von der Lokalisation der Thrombose abhängig: dumpfe Wadenschmerzen bei Thrombosen der tiefen Wadenvenen (Venen des M. soleus) oder der V. poplitea, Taubheits- und Schweregefühl im Bein bei Thrombose der V. femoralis und V. poplitea sowie der hinteren und vorderen Unterschenkelvenen, sehr schnelles Auftreten von zirkulären Schwellungen des ganzen Beines bei absteigender Iliofemoralvenenthrombose. Armschwellungen bei Armvenenthrombose folgen einer kurzen Phase unbestimmter diffuser Schmerzhaftigkeit in Schulter- und Ellbogengelenk. Bei Kranken, die aus anderen Gründen stationär behandelt werden, ist der Beginn einer akuten Phlebothrombose in der Regel charakterisiert durch ein unbestimmtes Krankheitsgefühl bzw. durch eine zunächst nicht genauer erklärbare Verschlechterung im Allgemeinbefinden. Die Kranken geben häufig nichts weiter an, als daß etwas mit ihrem Befinden nicht mehr stimme. Subfebrilität und Pulsbeschleunigung begleiten dieses unbestimmte Krankheitsgefühl. Diese Allgemeinzeichen sollten den Arzt veranlassen, an die Differentialdiagnose Phlebothrombose zu denken und sorgfältig danach zu fahnden.

Symptomatologie und klinische Diagnose

Akut auftretende Wadenschmerzen und einseitige Beinschwellungen sind Hinweiszeichen auf eine Phlebothrombose, jedoch nicht venenspezifisch. Sie kommen auch nach Traumen vor. In Frühfällen beschränkt sich das einseitige Ödem ganz oder vorwiegend auf die subfaszialen Logen, hingegen manifestieren sich entzündliche oder lymphatische Schwellungen eher epifaszial. Sehr gute Hinweise liefert eine Untersuchung im Stehen: proximal der Wade gelegene venöse Strombahnhindernisse – einseitige livide Verfärbung von Fuß und Wade, Prallfüllung der Fußrückenvenen; Femoralvenenthrombosen – Prallfüllung der V. saphena magna und verstärkte Venenzeichnung auf der Dorsalseite des Oberschenkels; Beckenvenenthrombosen – vermehrte Füllung der ipsilateralen Kollateralvenen in der Leisten- und Schamgegend.

Die Palpation der subfaszial liegenden Gewebepartien am *liegenden* Bein sollte einem bestimmten Schema folgen (Abb. 2.7). Man sollte darauf achten, daß die Muskulatur der untersuchten Extremität entspannt ist. Diese Entspannung erreicht man dadurch, daß man den Kranken auffordert, das Bein im Kniegelenk abzuwinkeln und aufzustellen, wobei man die Wade mit der untersuchenden Hand unterstützt, so daß die Extremität locker in der Hand des Untersuchers ruht. Man tastet bei so entspannter Beinmuskulatur die Fußsohle im Bereich der Innenkante, die Gegend rechts und links von der Achillessehne (Bisgaardscher Raum), den M. soleus und die Lücke zwischen den Köpfen des M. gastrocnemius in der oberen Wade. Mit der Auslösung des „Ballottement" verschafft man sich eine zusätzliche Information über subfasziale Ödeme in dieser Region. Die durchhängende Wade wird kurz angestoßen, die Nachschwingungen sind gegenüber der gesunden Seite abgeschwächt.

Der Druckpunkt zwischen den Köpfen des M. gastrocnemius (Neuhofsches Zeichen) ist für Thrombosen innerhalb des M. soleus typisch. Bei Ausbreitung der Phlebothrombose bis in die Höhe des Kniegelenkes und darüber hinaus läßt sich ein Wadenzugschmerz (Homanssches Zeichen) durch Dorsalflexion des Fußes auslösen, Schmerzen in der distalen Tibia oberhalb des Sprunggelenkes bei Plantarflexion des Fußes deuten auf Beteiligung der vorderen Tibialvenen hin. Druckschmerz im Bereich der Fossa poplitea begründet einen Verdacht auf Thrombose der V. poplitea. Schmerzen lassen sich auch mit passivem Durchstrecken des Kniegelenkes auslösen (Siggsches Zeichen). Die Loge der V. femoralis kann in der Gegend des Canalis adductorius, etwa handbreit oberhalb des Kniegelenkspaltes an der Innenseite des Oberschenkels leicht palpiert werden. Die V. femoralis verläuft dort parallel zu der tiefer gelegenen V. profunda femoris, letztere ein häufiger Sitz klinisch stummer Phlebothrombosen. Abzugrenzen sind Thrombosen in der V. saphena magna. Diese Vene zieht subkutan und epifaszial an der Innenseite des Oberschenkels zur Leistenbeuge und mündet unterhalb des Leistenbandes in die V. femoralis. Thrombosen der V. saphena magna am Oberschenkel sind daher immer tastbar und machen sich meist durch eine entzündliche Reaktion des umgebenden adventitiellen Gewebes (Thrombophlebitis und Periphlebitis) bemerkbar (geröte-

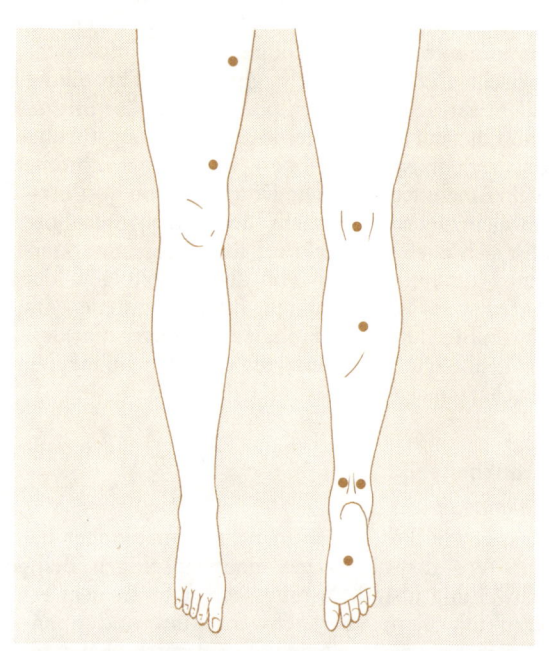

Abb. 2.7 Typische Druckpunkte für die Überprüfung der subfaszialen Venenlogen sind: Bisgaardsche Kulisse neben der Achillessehne, Fußsohle, Raum zwischen beiden Köpfen des M. gastrocnemius, Fossa poplitea, Gegend des Canalis adductorius, Fossa inguinalis

ter Strang). Die Unterscheidung einer Femoralvenenthrombose von einer Thrombophlebitis der V. saphena magna ist aus prognostischen Gründen wichtig.

Bei Frauen sollte man in Steinschnittlagerung die Vulva und das vordere Scheidendrittel überprüfen sowie die suprapubische Region auf gefüllte subkutane Venen hin absuchen. Hingegen ergibt die Austastung der Beckeneingeweide von vaginal und rektal kaum je Anhaltspunkte für das Vorliegen einer Iliofemoralvenenthrombose. Die iliakalen Venenlogen sind von rektal her nicht abzutasten. Der Betastung zugänglich sind hingegen paravaginale und paravesikale pelvine Venenplexus, die bei einer Thrombose der V. iliaca communis als vikariierende kollaterale Strombahn überfüllt und druckschmerzhaft sind. Auch die einseitige Überfüllung der Vv. obturatoriae am Beckenboden ist von vaginal und rektal her durch Gewebewiderstand, Fluktuation und Druckschmerz festzustellen.

Die puerperale Ovarialvenenthrombose tritt rechts häufiger auf als links. Man tastet einen massierten, schmerzhaften Befund in der seitlichen Verlängerung der Uteruskante (Abb. 2.**8**). Die Ovarialvenen können bis doppelt-daumendick erweitert und prall mit thrombotischem Material angefüllt sein. Die venöse Drainage des puerperalen Uterus erfolgt vorwiegend über die rechte Seite, die rechte V. ovarica mündet unterhalb der rechten Nierenvene direkt in die V. cava inferior. Ein wertvoller diagnostischer Hinweis kann durch die Feststellung einer Eindellung des rechten Ureters in Höhe des 5. Lendenwirbels (i. v. Pyelogramm) gewonnen werden. Diese Eindellung wird durch die erweiterte und thrombosierte V. ovarica dextra an der Kreuzungsstelle verursacht.

Die Umfangsmessung ist die einfachste klinische Methode der Objektivierung. Sie sollte als Vergleichsmessung zur gesunden Extremität erfolgen. Es hat sich als zweckmäßig erwiesen, an den Beinen folgende Höhenmarkierungen vergleichend abzumessen: unmittelbar supramalleolär, über dem größten Wadenumfang (ca. 10 cm unterhalb des unteren Patellarrandes am liegenden Bein), 15 cm oberhalb des oberen Patellarrandes in der Mitte des Oberschenkels im entspannten Zustand der Oberschenkelmuskulatur. Die Meßstellen werden markiert, um die Vergleichsmessung zu einem späteren Zeitpunkt an derselben Stelle zu gewährleisten.

Die klinische Diagnose der akuten Phlebothrombose hängt von der Erfahrung des Untersuchers entscheidend ab. Jedoch wird auch der geübte Arzt für die Indikationsstellung zu einer eingreifenden Therapie der Phlebothrombose (Antikoagulantien, Fibrinolytika, Thrombektomie) objektivierende Methoden der apparativen Diagnostik benötigen, da die Treffsicherheit der ausschließlich klinischen Diagnostik zumal bei oligosymptomatischen Fällen sehr skeptisch beurteilt wird (50–65%, BOLLINGER u. FRANZECK 1982).

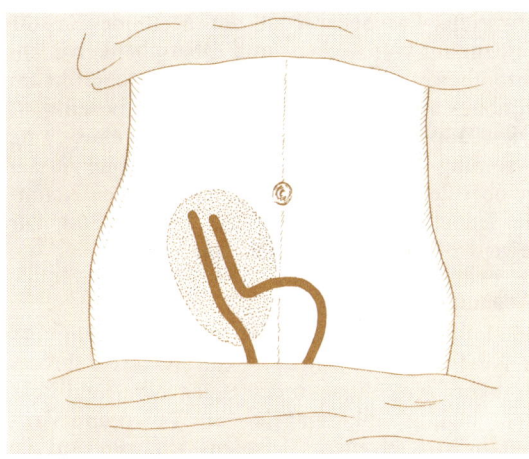

Abb. 2.**8** Typischer Palpationseindruck bei rechtsseitiger puerperaler Ovarialvenenthrombose (aus *Brown*, T. K., R. A. *Munsick*: Amer. J. Obstet. Gynec. 109 [1971] 263)

Apparative Diagnostik
Doppler-Ultrasonographie
Mit Ultraschall kann die Qualität der Blutströmung in oberflächlichen und tiefen Extremitätenvenen auskultatorisch erfaßt und in Kurvenform geschrieben werden. Man macht sich dabei zunutze, daß die normale Atemtätigkeit den venösen Rückstrom rhythmisch verändert. Distal von thrombotischen Obstruktionen fällt der Einfluß der Atmung auf den venösen Rückstrom aus, so daß anstatt des rhythmisch wechselnden nur noch ein kontinuierliches Strömungsgeräusch wahrzunehmen ist. Die Höhe der Abnahmestelle, z. B. am Bein, gibt einen Anhaltspunkt über das blockierte Segment der Vene: Ist bereits in der Leistengegend die Atemabhängigkeit des Strömungsgeräusches aufgehoben, so besteht der Verdacht auf einen Verschluß im Bereich der Beckenvenen. Liegt der Verschluß im Bereich der V. femoralis, so wird man in der Leistengegend noch das normale rhythmische Phänomen, über die V. poplitea jedoch ein kontinuierliches Strömungsgeräusch registrieren. Bei Unterschenkelvenenthrombosen, welche die Vv. tibiales posteriores einbeziehen, tragen zusätzliche Kompressionsversuche zur richtigen Diagnose bei: Der Verdacht auf ein venöses Abflußhindernis im Bereich der Wadenvenen ist dann gegeben, wenn nach Kompression der Wadenmuskulatur die atemabhängigen Strömungsspitzen abgeflacht sind oder verschwinden.

Größere Kollateralgefäße kann man mit der Doppler-Methode isoliert überprüfen. Die Akzentuierung der Strömungsgeräusche über die V. saphena magna spricht für eine Überfüllung dieser bei Oberschenkelvenenthrombosen wichtigsten Kollateralvene.

Die Vorteile der Doppler-Ultrasonographie liegen in der Möglichkeit, die Flußgeschwindigkeit in Einzelvenen über Auskultationsphänomene zu beurteilen. Die Kosten des Verfahrens sind gering. Ein Resultat ist innerhalb von 10–15 Minuten zu

erwarten. Die Sensitivität der Methode für die Erkennung von Becken- und Oberschenkelvenenthrombosen ist sehr gut, sie ist eingeschränkt im Hinblick auf Unterschenkelvenenthrombosen.
Die Doppler-Ultrasonographie ist eine gute Screening-Methode, ermöglicht aber keine Aussage über den Zustand der Gerinnsel, dessen Kenntnis jedoch wichtig ist für die Entscheidung zur jeweils zweckmäßigsten Therapie.

Phlebographie

Mit Hilfe der aszendierenden Phlebographie (MAY u. NISSL 1973) kann man frische und ältere thrombotische Verschlüsse in den tiefen Bein- und Beckenvenen, in subkutan gelegenen Venen und Varizen, in Muskelvenen (M. soleus) erfassen und die Durchgängigkeit zwischen dem oberflächlichen und tiefen Venensystem (Vv. communicantes und Vv. perforantes) überprüfen. Die Phlebographie gibt darüber hinaus aber auch Einblick in den Zustand der Gerinnsel. Nur mit ihr kann man lebensbedrohliche flottierende Thromben erkennen. Und schließlich ist im Phlebogramm das Alter eines Thrombus oft besser abschätzbar als durch die Dauer der Beschwerden, was für die Beurteilung der Chancen einer thrombolytischen Therapie von großer Bedeutung ist. Kontrastmittelumspülte Gerinnsel sind immer noch so frisch, daß man so gut wie sicher mit einer Auflösung durch thrombolytische Behandlung rechnen kann.

Radiojodfibrinogentest

Dieser Test eignet sich vor allem prospektiv für die Beurteilung der Entstehung von Thrombosen aus bestimmten prädisponierenden Situationen, wie z. B. nach Operationen, und ist unerläßlich geworden für die Effizienz-Kontrolle praktischer Maßnahmen. Retrospektiv ist mit ihm zwar die Diagnose bestehender klinisch stummer Thrombosen im Unterschenkel und distalen Oberschenkel möglich, dies ist aber von wenig praktischer Bedeutung, weil diese Diagnose schneller und sicherer durch eine Phlebographie zu stellen ist.
Xero-Radiographie, Radionuklid-Phlebographie, Plethysmographie, Tests mit markiertem Plasmin oder markierten Erythrozyten und Thermographie haben für die Forschung, kaum aber in der Praxis Bedeutung.

Verlauf und Prognose

Verlauf und Prognose einer akuten Phlebothrombose hängen entscheidend von dem rechtzeitigen Einsetzen einer wirksamen Therapie ab. Im günstigsten Fall kommt es zu einer Restitutio ad integrum. Ohne rechtzeitige wirksame Behandlung bleibt ein Schaden im tiefen Venensystem (Venenklappen) zurück, in dessen Folge sich ein postthrombotisches Syndrom entwickelt.

Therapie

Bei akuter Phlebothrombose konkurrieren konservative und operative Maßnahmen. Zunächst sollte die Thrombolyse versucht werden. Bei Kontraindikation zur Thrombolyse oder nach erfolgloser Lysebehandlung wird die Thrombektomie angestrebt. Bei Patienten über 65 Jahre, eingeschränkter Lebenserwartung oder bei verschleppter Thrombose kommt ausschließlich die Heparinbehandlung in Frage.
Die Thrombolyse mit Streptokinase bietet gegenüber einer ausschließlichen Behandlung mit Antikoagulantien Vorteile: Durch Exo- und Endothrombolyse werden fibrinreiche Thromben abgebaut und die in die Thrombosemassen einbezogenen Venenklappen wieder freigelegt, bevor sie durch Organisationsvorgänge im Thrombus zerstört werden. Wie aus zahlreichen angiographischen Befunddokumentationen (SCHMUTZLER u. KOLLER 1965, HESS 1967) hervorgeht, gelingt es in etwa zwei Drittel aller Fälle von akuter Phlebothrombose, die Strombahn nicht nur wiederzueröffnen, sondern auch ein postthrombotisches Syndrom zu vermeiden. Das Thrombusalter scheint entgegen einer früheren Annahme nicht das entscheidende Kriterium für die Lysierbarkeit eines endovasalen Thrombus zu sein (SCHOOP u. Mitarb. 1968). Für die Thrombolyse akuter Phlebothrombosen hat sich folgende schematische Streptokinasedosierung durchgesetzt: Man beginnt mit einer Initialdosis von 250 000–750 000 Ch. E. Streptokinase, die in 50–100 ml Lösung infundiert wird. Das Infusionsmedium spielt nur eine untergeordnete Rolle. Gelatinezubereitung ist gut brauchbar. Während der Infusion der Initialdosis sollte man den Patienten nicht unbeobachtet lassen, da anaphylaktische Reaktionen in der Initialphase nicht selten sind. Finden sich in der Vorgeschichte Anhaltspunkte für Streptokokkeninfekte, so sollte man mit einem einfachen Streptokinaseresistenz-Test eine Information über den vorbestehenden Antistreptokinasetiter zu gewinnen suchen. Eine nur mäßig erhöhte Streptokinaseresistenz zwingt zur Steigerung der Initialdosis, eine beträchtlich erhöhte Streptokinaseresistenz (mehr als 600 Ch. E./ml Plasma), wie sie auch bis etwa 6 Monate nach vorausgegangener Streptokinasebehandlung zu erwarten ist, verbietet eine thrombolytische Therapie mit Streptokinase.
An die Infusion der Initialdosis schließt sich gleitend die Infusion der Erhaltungsdosis an. Es hat sich als zweckmäßig erwiesen, die Dosis für die ersten vier Behandlungsstunden auf 200 000 Ch. E. Streptokinase/Std. einzurichten. Der Zustand einer vom Plasma her aufrechterhaltenen Exo- und Endothrombolyse kann danach mit 100 000 Ch. E. Streptokinase/Std. aufrechterhalten werden. Als Antidot kommen synthetische oder native Fibrinolysehemmer in Frage. Sie unterbrechen die durch Streptokinase induzierte Aktivierung von Plasminogen in der Blutbahn prompt. Die Gesamtdauer der thrombolytischen Therapie richtet sich nach dem klinisch bzw. angiographisch kontrollierten Erfolg. Die Thrombolyse akuter Venenverschlüsse ist in der Regel bereits nach 48 Stunden so weit

gediehen, daß auf eine Rezidivprophylaxe mit Antikoagulantien übergegangen werden kann. Diese darf nie fehlen.
Unseren eigenen Erfahrungen nach ist Heparin dafür am besten geeignet. Zwischen dem Ende der Streptokinaseinfusionsbehandlung und dem Einsetzen einer Behandlung mit Heparin sollte eine Medikationspause von 1–3 Stunden eingehalten werden. Während dieser Pause wird die Plasmathrombinzeit wiederholt bestimmt. Die durch Streptokinase ausgelöste Verlängerung der Plasmathrombinzeit auf das 4- bis 6fache des Ausgangswertes sollte bereits wieder eine Wende zur Normalisierung zeigen, bevor man mit Heparin weiterbehandelt. Man will so vermeiden, daß die durch zirkulierende Fibrinmonomere und hochmolekulare Degradationsprodukte hervorgerufene Erhöhung der Antithrombinaktivität (Antithrombin VI) mit der unmittelbar weitergeführten Heparinbehandlung potenziert wird. Die Aufrechterhaltung einer gesteigerten Antikoagulation im Plasma ist jedoch zur Vermeidung von Thromboserezidiven erforderlich. Es empfiehlt sich, die antithrombotische Behandlung mit Antikoagulantien mehrere Wochen lang nach erfolgreicher Thrombolyse aufrechtzuerhalten, wobei man auf die subkutane Heparinbehandlung (Verfahren der Low-dose-Heparin-Behandlung mit 10 000 bis maximal 15 000 IE/24 Std.) oder auf Oxycumarinpräparate zurückgreifen wird. Die Low-dose-Heparin-Behandlung hat gegenüber der Oxycumarinmedikation den Vorteil, keiner regelmäßigen Laborüberwachung zu bedürfen. Ihr Nachteil liegt in der Notwendigkeit täglicher subkutaner Injektionen mit unvermeidlichen kleinen Hämatomen bei Langzeitbehandlung. Eine Alternative zur thrombolytischen Behandlung mit Streptokinase ist die thrombolytische Behandlung mit Urokinase. Die Urokinasebehandlung erfordert einen längeren Zeitraum; sie wird in der Regel auf eine Woche oder mehr ausgedehnt. Die Dosierung liegt bei 100 000 E/Tag.
Ein wichtiger Gesichtspunkt betrifft die Beendigung der thrombolytischen Behandlung und den Übergang auf die Antikoagulantien-Nachbehandlung zur Vermeidung eines Thromboserezidivs. Der Erfolg der Thrombolyse sollte gesichert sein. Eine Erfolgskontrolle der Thrombolyse mit den oben geschilderten apparativen Methoden der Thrombosediagnose ist dort, wo eine Phlebographie nicht angewendet werden kann oder sich diese aus anderen Gründen (hohe Thromboserezidivgefahr) verbietet, erforderlich. Der endgültige Erfolg der thrombolytischen Behandlung wird eher vorherzusagen sein, wenn die thrombolytische Behandlung mit Streptokinase oder mit Urokinase erst dann abgebrochen wird, sobald objektive Anhaltspunkte dafür gewonnen werden können, daß der Thrombus vollständig oder weitgehend verschwunden ist. Für diese Beurteilung ist eine prätherapeutische sichere Diagnose über Lokalisation und Ausbreitung der Thrombose unerläßlich.

Thrombektomie

Die Thrombektomie bei akuter Phlebothrombose verfolgt eine zweifache Zielsetzung: 1. eine Lumenwiederherstellung unter Erhaltung schlußfähiger Venenklappen und 2. die prompte Ausschaltung eines potentiellen Embolusstreuherds. Entscheidend für den Behandlungserfolg ist das von der Diagnose bis zur Operation verstrichene Zeitintervall. Jenseits des 4.–7. Tages nach klinischem Krankheitsbeginn ist die Thrombose meist so weit fixiert, daß deren vollständige Entfernung aus der Vene technisch nicht mehr möglich ist. Die Zeitgrenze ist nicht immer streng zu ziehen, da sich das reale Alter eines Venenverschlusses aus der Vorgeschichte und dem Krankheitsverlauf im Einzelfall kaum sicher bestimmen läßt. Der Nachweis flottierender Thromben im Iliofemoralbereich ist Indikation für eine operative Desobliteration.
Bei den meisten Iliofemoralvenenthrombosen liegen noch zusätzlich segmentale Verschlüsse in der Ober- oder Unterschenkeletage vor, so daß sich der Operateur auf eine Desobliteration längerer Venenstrecken einstellen muß. Er bedarf dazu zwingend eines präoperativen Phlebogrammes.
Die Thrombektomie ausgedehnter Wandvenenthrombosen ist selten möglich. Hingegen ist das operative Verfahren bei obliterierenden Iliofemoralvenenthrombosen in geübter Hand das Verfahren der Wahl. Die meisten Gefäßchirurgen geben der Operation den Vorzug vor der thrombolytischen Behandlung. Die Operation nach einer thrombolytischen Behandlung ist mit einer Erhöhung der Blutungsgefahr verbunden. Eine gewisse Gefährdung besteht aber auch für die Thrombolyse nach einer desobliterierenden Operation im Hinblick auf Nachblutungen aus den Katheterstellen.
Die linksseitige Iliofemoralvenenthrombose ist in ca. der Hälfte der Fälle mit einem Beckenvenensporn vergesellschaftet. Die Chancen der Strombahnwiederherstellung sind daher links deutlich geringer als auf der rechten Seite. Die Desobliteration der V. femoralis und der V. iliaca externa erfolgt transfemoral von der V. femoralis communis aus. Als gut geeignete Desobliteratoren haben sich Ring und Ballon bewährt. Um eine Embolisierung zentralwärts zu verhindern, genügt die Anhebung des Oberkörpers über das Leistungsniveau (sogenannte Anti-Trendelenburg-Lagerung) und ein kontrollierter inspiratorischer Atemstillstand in Allgemeinnarkose. Die Desobliteration im Bereich des Unter- und Oberschenkels kann am sichersten durch stramme Auswickelung des elevierten Beines erreicht werden. Eine zusätzliche Freilegung der V. cava inferior ist unnötig. Es empfiehlt sich, intraoperativ eine Vasographie bzw. eine endoskopische Lumenkontrolle vorzunehmen. Als protektive Maßnahme gegen einen Rezidivverschluß kann eine temporäre arteriovenöse Fistel angelegt werden. Indikation für eine temporäre a. v. Fistel sind 1. die inkomplette Desobliteration einer frischen Phlebothrombose, 2. der V.-axilla-

ris- oder V.-subclavia-Verschluß, der länger als eine Woche zurückliegt. Arteriovenöse Fisteln dienen der Aufrechterhaltung der Rekanalisation durch erhöhten Druck und Fluß in die Vene.

Prophylaxe

Für die Vermeidung postoperativer Thrombosen spielen die Volumensubstitution unmittelbar nach der Operation mit geeigneten Plasmaexpandern sowie die frühzeitige Mobilisation des Kranken eine große Rolle. Zur Thromboseprophylaxe haben sich bewährt: 1. Dextran als Infusion, 2. Heparin in niedriger Dosierung (10 000–15 000 IE/die) und 3. Oxycumarine. Thrombozytenaggregationshemmer (z. B. Acetylsalicylsäure) haben sich zur Vermeidung von Venenthrombosen nicht in dem Maße bewährt, wie man das erhofft hat. Hingegen ist die Behandlung mit niedrig dosiertem Heparin in subkutanen Intervallinjektionen erfolgreich für die Vermeidung postoperativer und postpartualer Thrombosen. Aus einer multizentrischen Doppelblindstudie (KAKKAR u. Mitarb. 1975), welche über 1292 Patienten berichtet, erwies sich die Injektion von 5000 IE Heparin zwei Stunden vor der Operation und in einem 8-Stunden-Intervall nach der Operation als das ideale prophylaktische Agens. Mit dem Radiofibrinogentest nachgewiesen, konnte damit die Morbidität an akuter Phlebothrombose bei postoperativen Patienten von 20,6% auf 7,7% reduziert werden. Zwischen beiden Gruppen zeigte sich keine signifikante Differenz im Auftreten von postoperativen Blutungen, jedoch ist mit Wundheilungsstörungen (Wundhämatome) in etwa 10–13% zu rechnen (eigene Befunde). Über sehr gute Ergebnisse der Prophylaxe mit Dextran 70 wird berichtet (GRUBER 1980). Eine randomisierte Multizenterstudie hat ca. 8000 postoperative Patienten auf die prophylaktische Wirksamkeit von Low-dose-Heparin und Dextran-70-Infusionen über 2 Tage überprüft. Das Kriterium war die tödliche Lungenembolie. Die Unterschiede in beiden Gruppen waren nicht signifikant, d. h., Dextran intravenös verhinderte in demselben Umfang tödliche Lungenembolien wie subkutane Injektionen von Heparin in niedriger Dosierung. In der Dextran-Gruppe ereigneten sich mehr intraoperative Blutungskomplikationen, mehr postoperative Blutungen und mehr kleine Wundhämatome als in der Heparin-Gruppe. Dieses Ergebnis ist überraschend.

Die Verabfolgung von Dextran ist nach der Einführung der Prophylaxe mit einer Hapten-Injektion sicherer geworden, weil sich so mit hoher Zuverlässigkeit schwere allergische Komplikationen (anaphylaktischer Schock auf Dextran) vermeiden lassen.

Literatur

Bollinger, A., U. K. Franzeck: Diagnose der tiefen Becken- und Beinvenenthrombose. Schweiz. med. Wschr. 112 (1982) 550

Bounameaux, H., B. Krähenbühl, S. Vukanovic: Diagnosis of deep vein thrombosis by combination of Doppler ultrasound flow examination and strain gauge plethysmography. Thromb. Haemostas. 47 (1982) 141

Evans, D. S.: The early diagnosis of thromboembolism by ultrasound. Ann. roy. Coll. Surg. Engl. 49 (1971) 225

Gruber, U. F.: Incidences of fatal postoperative pulmonary embolism after prophylaxis with dextran 70 and low dose heparin: an international multicentre study. Brit. med. J. 280 (1980) 69

Hess, H.: Thrombolytische Therapie. Schattauer, Stuttgart 1967

Hohl, M. K., U. F. Gruber: Thromboembolie-Prophylaxe in der Frauenheilkunde. Huber, Bern 1983

van Hulsteijn, H., E. Briët, C. Koch, J. Hermans, R. Bertina: Diagnostic value of fibrinopeptide A and beta-thromboglobulin in acute deep venous thrombosis and pulmonary embolism. Acta med. scand. 211 (1982) 323

Kakkar, V. V., T. P. Corrigan, D. P. Fossard: Prevention of fatal postoperative pulmonary embolism by low dose of heparin. Lancet 1975/II, 45

Kakkar, V. V., B. Djazaeri, J. Fok, M. Fletcher, M. F. Scully, J. Westwick: Low-molecular-weight heparin and prevention of postoperative deep vein thrombosis. Brit. med. J. 284 (1982) 375

May, R., R. Nissl: Die Phlebographie der unteren Extremität, 2. Aufl. Thieme, Stuttgart 1973

Sandritter, W., C. Beneke: Thrombose. In Staemmler, M.: Handbuch der speziellen pathologischen Anatomie, Erg.-Bd. I, 12. Aufl. De Gruyter, Berlin 1968 (S. 465)

Schmutzler, R., F. Koller: Die Thrombolyse-Therapie. Ergebn. inn. Med. Kinderheilk. 22 (1965) 157

Schoop, W., M. Martin, E. Zeitler: Beseitigung alter Arterienverschlüsse durch intravenöse Streptokinase-Infusion. Dtsch. med. Wschr. 93 (1968) 2321

Sigel, B., G. L. Popky, D. K. Wagner, J. P. Boland, E. McD Mapp, P. Feigl: A Doppler ultrasound method for diagnosing lower extremity venous disease. Surg. Gynec. Obstet. 127 (1968) 339

Yao, J. S. T., R. E. Henkin, J. J. Bergan: Venous thromboembolic disease. Arch. Surg. 109 (1974) 664

Phlegmasia coerulea dolens

A. SENN und K. H. GÄNGER

Definition

Phlegmasia coerulea dolens ist die ischämische Form einer massiven Venenthrombose. Sie ist kein stationäres Krankheitsbild, sondern muß als vorübergehende Entwicklungsphase einer tiefen Venenthrombose in eine venöse Gangrän aufgefaßt werden. Die gebräuchlichen Begriffe wie pseudoembolische Thrombophlebitis, akute massive Venenthrombose, blaue Phlebitis, ischämische Thrombophlebitis, venöse Gangrän usw. stellen keine austauschbaren Synonyme dar, da sie jeweils unterschiedlich ausgeprägte Stadien der thrombotischen Eskalation bezeichnen. Die Phlegmasia coerulea dolens liegt auf einer graduellen Stufenleiter zwischen der einfachen tiefen Venenthrombose einerseits und der venösen Gangrän andererseits.

Geschichte

Die erste Beschreibung des Krankheitsbildes geht auf FABRICIUS HILDANUS 1593 zurück. CRUVEILHIER erkannte 1863 als Ursache die Querschnittsthrombose des venösen Abflusses. Die weitere experimentelle und klinische Klärung des Krankheitsbildes erfolgte durch BUERGER (1924), LERICHE (1931), FONTAINE (1937), MCMASTERS (1938), DEBAKEY (1939). GREGOIRE (1938) verdanken wir die Bezeichnung Phlegmasia coerulea dolens. Die Entwicklung chirurgischer Behandlungsmethoden, vor allem der Thrombektomie, verbindet sich mit Namen wie LERICHE (1928), LÄWEN (1937), DEBAKEY (1949), FONTAINE (1957), MAHORNER (1957) und später vielen anderen. CYWES empfahl 1962 die dekompressive Fasziotomie. Seit PAQUET (1970) wurde gehäuft über erfolgreiche Behandlungen mit Fibrinolyse berichtet.

Ätiologie

Eine Phlebothrombose beim sonst gesunden Patienten bleibt meist eine selbstlimitierende Erkrankung, weshalb die Weiterentwicklung zu einer Phlegmasia coerulea dolens ein seltenes Geschehen darstellt. Begleiterkrankungen jedoch mit einer hyperkoagulabilen Diathese im Gefolge wie fortgeschrittene Neoplasien, postoperative, posttraumatische oder postpartale Zustände und chronische Entzündungen können zu Entgleisungen des thrombotischen Prozesses führen.

Pathogenese

Venöse Abflußblockade, interstitielles Ödem und Vasospasmus sind die pathogenetischen Mechanismen der Phlegmasia coerulea dolens. Die plötzliche Massenthrombose der venösen Hauptstämme und zugleich der Kollateralvenen bewirkt eine totale Blockade des venösen Abflußsystems, meist der unteren, weit seltener der oberen Extremität. Die damit verbundene Erhöhung des peripheren Widerstandes führt zu einem Kreislaufstop im kapillären Stromgebiet. Die Bedeutung arterieller Vasospasmen bleibt umstritten. Die reflektorische Adaptation des arteriellen Zuflusses bei stark eingeschränktem Abfluß ist ein sekundärer, oft allerdings überschießender Kompensationsmechanismus, der die Gewebsischämie verstärkt. Das beim Plättchenzerfall im thrombosierten Venensegment freigesetzte Serotonin kann diesen reflektorischen Spasmus noch weiter unterstützen. Die Erhöhung des hydrostatischen Druckes über den kolloidosmotischen Druck im venösen Schenkel des Kapillarnetzes verhindert die übliche Reabsorption der Extrazellulärflüssigkeit und preßt zusätzlich erhebliche Flüssigkeitsmengen – oft mehrere Liter – ins Interstitium. Der Ödemdruck in den Faszienlogen kann schließlich den kritischen arteriellen Verschlußdruck übersteigen und zum endgültigen Zirkulationsstillstand beitragen. Abflußblockade, Vasospasmus und Ödem bilden somit einen Circulus vitiosus, der zwangsläufig zum Gewebeuntergang führt, sofern der Kreis nicht rechtzeitig durch therapeutische Maßnahmen unterbrochen wird.

Krankheitsbild

Die aus dem Namen Phlegmasia coerulea dolens ableitbare Trias von Ödem, Zyanose und Schmerz wird häufig von einem hypovolämischen Schockzustand infolge Flüssigkeitssequestration begleitet. Das Ödem ist derb, von hölzerner Konsistenz, die Epidermis in Form von Spannungsblasen gelegentlich abgehoben. Die in den proximalen Abschnitten noch fleckige Zyanose nimmt distalwärts an Intensität zu und kann von petechialen Blutungen durchsetzt sein. Die befallene Extremität ist kalt, die Sensibilität und Motilität stark herabgesetzt oder vollständig aufgehoben.

Diagnose

Das typische Mischbild aus venöser und arterieller Zirkulationsstörung ist in seiner ausgeprägten Form klinisch recht einfach zu diagnostizieren. Die Beurteilung des arteriellen Pulsstatus kann durch die Doppler-Sonographie erleichtert werden, wobei sich partielle von kompletten Gefäßverschlüssen abgrenzen lassen. Bei differentialdiagnostischem Verdacht auf eine arterielle Embolie ist ein Arteriogramm angezeigt. Das Vollbild einer Phlegmasia coerulea dolens bedarf grundsätzlich keiner phlebographischen Bestätigung; zur proximalen Abgrenzung des thrombotischen Verschlusses sowie zu seiner exakten Altersbestimmung, besonders im Hinblick auf eine venöse Thrombektomie, kann ein Phlebogramm jedoch wertvolle Aufschlüsse liefern.

Verlauf und Komplikationen

Hypovolämischer Schock, Lungenembolie, Gangrän oder ein postthrombotisches Syndrom sind die teils lebensbedrohlichen, teils invalidisierenden unterschiedlich häufigen Folgeerscheinungen einer Phlegmasia coerulea dolens. Die in der Literatur berichteten Mortalitätsraten schwanken zwischen 25 und 50%. Etwa die Hälfte der Todesfälle wird durch den deletären Verlauf der Grunderkrankung verursacht, für die übrigen sind in erster Linie Schock und Lungenembolie verantwortlich. Die Amputationsraten infolge venöser Gangrän zeigen eine gewaltige Streubreite von einigen wenigen % bis 50%. Konstanter dagegen sind die Angaben bezüglich des postthrombotischen Syndroms, mit dem als Endzustand nach durchgemachter Phlegmasia coerulea dolens in etwa der Hälfte der Fälle gerechnet werden muß.

Therapie

Prinzipien der Behandlung sind die Kreislaufstabilisierung, die Verbesserung der venösen Abflußverhältnisse, die Vermeidung weiterer Appositionsthrombosen, die Verhütung von Lungenembolien und bei bereits etablierter Gangrän die möglichst sparsame Amputation. Voraussetzung für ein sinnvolles Behandlungskonzept sind der Ausschluß oder die Erkennung eines Grundleidens. Unerläßliche Grundpfeiler der Behandlung sind Volumenersatz, Hochlagerung und Antikoagulation. Mögliche Zusatzmaßnahmen umfassen venöse Thrombektomie, Thrombolyse, gegebenenfalls Fasziotomie, Sympathikusblockade, Kavablockade und Amputation. Erst nach Einleiten der Basisbehandlung ist zu entscheiden, ob und in welchem Umfang Zusatzmaßnahmen ergriffen werden müssen. Kann die Gliedmaßenischämie durch diese Basistherapie nicht behoben werden und liegt keine verursachende Grunderkrankung vor, können mit der Thrombektomie bei frühzeitiger Durchführung und noch nicht etablierter Gangrän gute Ergebnisse erzielt werden. Das gleiche gilt für die Lyseverfahren mit Streptokinase oder Urokinase unter zusätzlicher Berücksichtigung ihrer speziellen Kontraindikationen. Ein ausgeprägtes Closed-compartment-Syndrom läßt sich rasch durch ausgedehnte Fasziotomie beheben. Sympathikusblockaden dagegen bleiben eine umstrittene Behandlungsform, da sie zwar Schmerzen vermindern können, die verursachende Zirkulationsstörung jedoch nicht beeinflussen. Einen engen Indikationsbereich behalten die verschiedenen Formen der Kavablockade bei wiederholten Emboliendschüben unter Antikoagulation zur Vermeidung einer fatalen Lungenembolie. Etablierte Nekrosen können nur durch Amputation beseitigt werden, deren Ausmaß durch konsequente Ausschöpfung aller therapeutischen Maßnahmen sich jedoch auf ein Minimum reduzieren läßt. Befriedigende Ergebnisse lassen sich mit verschiedenen Therapiemaßnahmen erzielen, solange sie rechtzeitig, d. h. möglichst früh, eingesetzt werden.

Literatur

Brockmann, S. K., J. S. Vasmo: Observations on the pathophysiology and treatment of phlegmasia coerulea dolens with special reference to thrombectomy. Amer. J. Surg. 109 (1965) 485

Cywes, S., J. H. Louw: Phlegmasia coerulea dolens; successful treatment by relieving fasciotomy. Surg. 51 (1962) 169

Elliott, M. S., E. J. Immelman, P. Jeffery, S. R. Benatar, M. R. Funston, J. A. Smith, P. Jacobs, B. J. Shepstone, A. D. Ferguson, J. H. Louw: The role of thrombolytic therapy in the management of phlegmasia coerulea dolens. Brit. J. Surg. 66 (1979) 422

Fogarty, T. J., J. J. Cranley, R. J. Krause, E. J. Strasser, C. D. Hafner: Surgical management of phlegmasia coerulea dolens. Arch. Surg. 86 (1963) 256

Goldammer, R.: Phlegmasia coerulea dolens: Ein paraneoplastisches Syndrom. Med. Welt 32 (1981) 358

Hagmüller, G. W., H. Denck und G. Garaguly: Phlegmasia coerulea dolens im Kindesalter: ein erfolgreich operierter Fall im Zusammenhang mit Varizellen. Vasa 7 (1978) 447

Haimovici, H.: The ischemic forms of venous thrombosis. 1. Phlegmasia coerulea dolens. 2. Venous gangrene. J. cardiovasc. Surg. (Torino) Suppl. 1 (1966) 164

Heinrich, F.: Indikation von Antikoagulation und Fibrinolyse bei Venenerkrankungen und Lungenembolie. Therapiewoche 31 (1981) 8243

Paquet, K. J., S. Popov, H. Egli: Richtlinien und Ergebnisse der konsequenten fibrinolytischen Therapie der Phlegmasia coerulea dolens. Dtsch. med. Wschr. 95 (1970) 903

Proschek, P.: Vom Krankheitsbild der Phlegmasia coerulea dolens. Z. ärztl. Fortbild. (Jena) 74 (1980) 170

Rohm, N., J. Hanke, V. Sadony et al.: Phlegmasia coerulea dolens. Folia angiol. 26–27 (1978–1979) 262

Senn, A., B. Nachbur, R. Zürcher: Die Phlegmasia coerulea. Münch. med. Wschr. 116 (1974) 1527

Stallworth, J. M., G. B. Bradham, R. R. Kletke, R. G. Price jr.: Phlegmasia coerulea dolens: A 10-year review. Ann. Surg. 161 (1965) 802

Tsarogas, M. J., R. A. Peabody, K. R. Wa, A. M. Karmody, K. T. De Devaraj, C. Eckert: Controlled study of thrombolytic therapy in deep thrombosis. Surg. 74 (1973) 973

Zimmermann, R., H. Moerl, J. Harenberg: Urokinase-Behandlung der Phlegmasia coerulea dolens. Dtsch. med. Wschr. 104 (1979) 1563

Postthrombotisches Syndrom

W. Schoop

Definition

Die vielgestaltigen Folgen einer tiefen Beinvenenthrombose werden unter dem Begriff „postthrombotisches Syndrom" zusammengefaßt. Es handelt sich dabei vorwiegend um Veränderungen der Haut und der Subkutis, hervorgerufen durch eine chronische venöse (oft auch lymphogene) Abflußbehinderung.

Postthrombotische Zustandsbilder der oberen Extremität werden im allgemeinen vom postthrombotischen Syndrom abgegrenzt: das Paget-von Schroetter-Syndrom als die Folge einer Thrombose der V. axillaris oder der V. subclavia und das seltene Cava-superior-Syndrom nach der meist thrombotischen Verlegung der oberen Hohlvene.

Häufigkeit

Bei etwa 90% der an einer tiefen Beinvenenthrombose Erkrankten entwickelt sich in den nächsten Jahren ein solches postthrombotisches Syndrom verschiedenen Schweregrades, nicht selten erst nach einem symptomfreien Intervall von mehreren Monaten bis Jahren. Da das postthrombotische Syndrom häufig vorkommt (bei mehr als 1% der Erwachsenen) und meistens den Kranken erheblich beeinträchtigt, hat es eine große praktische Bedeutung.

Pathogenese und Pathophysiologie

Die Thrombose einer tiefen Beinvene führt meistens zu bleibenden Venenveränderungen. Entweder bleibt die Vene verschlossen, oder ihre Rekanalisation ist dadurch unvollkommen, daß nur relativ enge Gefäßlumina entstehen und Venenklappen ausfallen. Verschluß oder unvollständige Rekanalisierung stellen ein Strombahnhindernis dar, dem meistens eine größere Bedeutung zukommt als der Zerstörung von Venenklappen. Der nicht mehr freie Abstrom durch die tiefen Venenwege führt dazu, daß Mehrdurchströmung und Muskelpumpe einen unphysiologischen Druckanstieg in den tiefen Venen bewirken. Hierdurch entstehen Dilatation und Klappeninsuffizienz der Vv. perforantes, durch die nun das Blut entgegen der normalen Stromrichtung von innen nach außen geleitet wird und über die oberflächlichen Venen zum Herzen zurückströmt. Die Überlastung des oberflächlichen Venennetzes führt zur Venenerweiterung (sekundäre Varizen) und behindert die Drainage der venösen Quellgebiete des Unterschenkels, wo sich nun eine zunehmende Stauung entwickelt. Dieser Mechanismus ist nach thrombotischem Verschluß einer Hauptvene, wie der V. femoralis oder der V. poplitea, besonders ausgeprägt, aber auch schon bei Erkrankung von Transportvenen im Unterschenkel wirksam. Verstärkt wird die Ödemneigung in vielen Fällen durch eine zusätzliche Abflußbehinderung in den tiefen Lymphbahnen, die anscheinend oft miterkranken. Die gestörte Drainage des Extrazellulärraumes macht sich besonders bei gesteigerter Flüssigkeitsfiltration bemerkbar, was bei aufrechter Körperhaltung und bei ausgeprägter Vasodilatation der Hautgefäße (warme Umgebung) der Fall ist.
Ohne Kompression von außen nimmt das Ödem zu und läuft auch nachts nicht mehr ganz ab. Da es eiweißreich ist, induziert es Reaktionen im Unterhautfettgewebe, die sich als Induration und als Entzündung äußern können. Schließlich entwickeln sich in einem hohen Prozentsatz Ulcera cruris, vorwiegend in der Knöchelgegend und an der Innenseite des Unterschenkels. Die Neigung zu Entzündungen in den gestauten Bezirken kann auch die dort verlaufenden Venen betreffen und neue Thrombophlebitiden und Venenthrombosen auslösen.

Krankheitsbild
Anamnese
Über eine vorausgegangene Venenthrombose ist vielen Kranken nichts bekannt. Oft haben sie die ersten Anzeichen als Anschwellung der Knöchelgegend und Schweregefühl in der Wade einige Wochen bis Monate nach einer Operation, einer fieberhaften Erkrankung, einer Entbindung oder einem Unfall mit Knochenfraktur bemerkt. Typisch ist eine mehrjährige Vorgeschichte mit langsamer Verschlimmerung, besonders in der warmen Jahreszeit.

Befunde
Ödeme sind meistens vorhanden, vorwiegend im Unterschenkel, nach Beckenvenenthrombose auch im Oberschenkel. Anfangs sind sie gewöhnlich weich und können dann über Nacht weitgehend verschwinden. Später entwickelt sich eine zunehmende Induration, die oft mit brauner Hautpigmentierung verbunden ist.
Varizen und *Venektasien* kommen schon deshalb häufig vor, weil viele Kranke mit postthrombotischem Syndrom eine anlagebedingte Venenwandschwäche aufweisen. Darüber hinaus erweitern sich überbrückende Kollateralvenen nicht selten bis zu Varizen (sogenannte sekundäre Varizen). Besonders in der Leistengegend, am Unterbauch und den seitlichen Abdominalpartien sind sie das typische Symptom einer durchgemachten Beckenvenenthrombose.
Hautveränderungen können als sogenannte Stauungsdermatose das Bild beherrschen in Form von Ekzemen, Entzündung der oberflächlichen und tiefen Schichten, mykotischen und bakteriellen Infektionen, oft begünstigt durch Kratzläsionen der Haut.
Ulzerationen stellen eine häufige Komplikation des postthrombotischen Syndroms dar. Sie entwikkeln sich manchmal schon nach wenigen Monaten, häufig aber erst später, und bevorzugen die Innenseite des Unterschenkels, vorwiegend die Knöchelregion.

Besondere Untersuchungsmethoden
Über die Durchgängigkeit der tiefen Venen kann man oft schon mit Hilfe des Stauschlauchs einen Hinweis erhalten, wenn stärkere Venenerweiterungen oder Varizen vorliegen (Linton-Test).
Besser erfassen lassen sich venöse Abflußbehinderungen durch die Ultraschall-Doppler-Methode und durch plethysmographische Verfahren.
Das Ausmaß der Rückflußstörung ergibt sich aus dem Verhalten des (blutig registrierten) peripheren Venendruckes bei Belastung. Genaueren Aufschluß über den Zustand des Venensystems gibt die Phlebographie, die charakteristische Veränderungen sichtbar macht. Indiziert ist sie bei unklarer Diagnose, bei Zusammenhangsfragen (Begutachtung) und bei Kranken, bei denen ein operativer Eingriff am Venensystem zur Debatte steht.

Therapie
Nur bei wenigen Kranken gelingt es, die gestörte venöse Hämodynamik auf operativem Wege entscheidend zu verbessern, und zwar durch Schaf-

fung venöser Ersatzwege bei Beckenvenenverschlüssen. In geeigneten Fällen kann sich auch die Ligatur insuffizienter Vv. perforantes am Unterschenkel günstig auswirken.

Die große Mehrzahl der Patienten bedarf einer konsequenten Kompressionstherapie, die durch Druck auf das Gewebe den Auswirkungen der venösen Stauung und deren Folgen entgegenwirkt. Die bei schwerem postthrombotischen Syndrom zur Entstauung notwendige Kompression des Gewebes wird am besten durch einen festsitzenden, wenig dehnbaren Verband erreicht, da dieser beim Gehen höhere Drucke bewirkt als ein nachgiebiges Material. Zugeschnittene Schaumgummiplatten oder Mullkompressen ermöglichen eine Übertragung der Kompressionswirkung auch auf die Knöchelregion, eine wichtige therapeutische Maßnahme bei Ulzerationen in diesem Gebiet. Sehr nützlich, besonders in schweren Fällen, sind oft auch Geräte, die mit Hilfe von aufblasbaren Manschetten intermittierend eine kräftige Kompression ausüben. Nach durchgeführter entstauender Kompressionstherapie genügt im allgemeinen ein festsitzender Gummistrumpf, in schweren Fällen aber nur für eine begrenzte Zeit. Mit Hilfe eines Gerätes zur intermittierenden Kompression, das der Patient leicht selbst bedienen kann, läßt sich eine erneute Verschlimmerung verhindern. Eines der zahlreichen Venenmittel sowie gelegentlich ein Diuretikum können die Behandlung unterstützen.

Literatur

Bollinger, A.: Funktionelle Angiologie. Thieme, Stuttgart 1979
Ehringer, H., H. Fischer, C. O. Netzer, R. Schmutzler, E. Zeitler: Venöse Abflußstörungen. Enke, Stuttgart 1979
Haid-Fischer, F., H. Haid: Venenerkrankungen, 4. Aufl. Thieme, Stuttgart 1980
Kappert, A.: Lehrbuch und Atlas der Angiologie, 10. Aufl. Huber, Bern 1981
Kriessmann, A., A. Bollinger, H. Keller: Praxis der Doppler-Sonographie. Thieme, Stuttgart 1982
May, R., R. Nissl: Die Phlebographie der unteren Extremität, 2. Aufl. Thieme, Stuttgart 1973
Sigg, K.: Beinleiden. Springer, Berlin 1976

Oberflächliche Thrombophlebitis
W. Schoop

Definition
Als oberflächliche Thrombophlebitis werden Entzündungen der Hautvenen bezeichnet. Unter Varikophlebitis versteht man Entzündungsprozesse in Varizen.

Ätiologie und Pathogenese
Häufiger Ausgangspunkt einer oberflächlichen Thrombophlebitis ist eine lokale Schädigung der Venenwand. Da Wandschädigungen zusammen mit ungünstigen Strömungsverhältnissen bei der Varikose praktisch immer vorliegen, erkranken derartige Venenabschnitte besonders oft. Auch die oberflächlichen Kollateralvenen, die sich infolge thrombotischer Verlegung tiefer Venen ausbilden, neigen dazu. Intimaveränderungen mit entzündlichen Reizerscheinungen können nach Injektion zahlreicher Medikamente auftreten, wodurch Armvenen häufig an einer Thrombophlebitis erkranken. Auf die gleiche Weise wird zur Varizenverödung absichtlich eine Varikophlebitis ausgelöst. Durch Kontakt mit schädigenden Substanzen (Toxinen) dürfte auch die Entzündung der Venen zustande kommen, in deren Quellgebiet sich bakterielle Infektionen abspielen, z. B. nach Verletzung oder Insektenstich.

Gelegentlich entwickeln sich Thrombophlebitiden möglicherweise durch allergische Vorgänge bei malignen Erkrankungen und chronischen Entzündungen, besonders bei Pankreasaffektionen.

Bei der oberflächlichen Thrombophlebitis haften die Thromben fest an der Wand, so daß es praktisch nie zu einer Lungenembolie kommt. Gewöhnlich handelt es sich um eine abakterielle Entzündung.

Die seltene eitrige oder septische Thrombophlebitis entsteht meistens durch das Übergreifen einer bakteriellen Entzündung auf die benachbarte Vene.

Krankheitsbild
Die Diagnose macht im allgemeinen keine Schwierigkeiten. Man sieht und fühlt entzündliche, druckempfindliche Varizen oder Venenstränge mit entzündlicher Rötung und Infiltration auch der Umgebung, oft im bekannten Verlauf der großen subkutanen Venenstämme an der Dorsalseite des Unterschenkels (V. saphena parva) oder an der Innenseite des Unter- und Oberschenkels (V. saphena magna). Das Allgemeinbefinden kann durch Fieber und Schmerzen stärker beeinträchtigt sein.

Verlauf und Prognose
Die entzündlichen Erscheinungen klingen innerhalb von wenigen Tagen bis Wochen ab und hinterlassen neben harten obliterierten Venensträngen häufig eine bräunlichgelbe Pigmentierung, die lange bestehen bleiben kann. Falls sich die Erkrankung auf oberflächliche Venen beschränkt, brauchen Lungenembolie und postthrombotisches Syndrom nicht befürchtet zu werden.

Viele der von einer spontanen Thrombophlebitis

befallenen Venen und Varizen werden durch Resorption und Organisation der Thromben wieder durchgängig (Rekanalisierung). Rekanalisierte Varizen neigen zu neuer Entzündung. Rezidive können aber auch an anderen Stellen des Venensystems auftreten, wenn nicht eine lokale, sondern eine übergeordnete Krankheitsursache verantwortlich ist. In diesem Fall bestehen Übergänge zur Thrombophlebitis migrans bzw. saltans.

Therapie

Wichtigste Maßnahme ist die Anlage eines Kompressionsverbandes vom Fuß bis proximal der entzündeten Regionen. Bei gutem Sitz beseitigt oder lindert er die Schmerzen; zusammen mit Herumgehen wirkt er prophylaktisch gegen die Entwicklung einer Thrombose tiefer Venen.
Es gilt als Kunstfehler wegen oberflächlicher Thrombophlebitis Bettruhe zu verordnen. Unter Kompression klingen die entzündlichen Reaktionen rascher ab.
Lokal sind antiphlogistische Maßnahmen sinnvoll: z. B. über Nacht Umschläge oder Salbenverbände am höher gelegten Bein. Medikamentös kommen Pyrazolonderivate oder Acetylsalicylsäure in Frage, die entzündungshemmend und analgetisch wirken.
Bei ausgeprägter Varikophlebitis gehen Entzündungen und Schmerzen am schnellsten zurück, wenn man nach einigen Tagen fluktuierende Stellen durch Stichinzision eröffnet und die Thromben exprimiert.
Eine Antikoagulantienbehandlung kommt in Frage, wenn man eine Erkrankung auch tiefer Venen befürchten muß.
Antibiotika haben nur bei der seltenen eitrigen oder septischen Form einen Sinn, bei der außerdem eine baldige Inzision erforderlich ist.

Sonderformen der oberflächlichen Thrombophlebitis
W. SCHOOP

Phlebitis migrans (saltans)

Definition

Ihren Namen hat die Krankheit von ihrer Verlaufsform erhalten, die weniger wandernd als springend ist. In unterschiedlichen Zeitabständen entstehen ohne erkennbare Ursache Entzündungen an bisher anscheinend gesunden Venen, wobei meistens kurze Segmente kleinerer Hautvenen erkranken.

Ätiologie und Pathogenese

Als Ursache der rezidivierenden Thrombophlebitis werden allergisch-hyperergische Faktoren angenommen. Auslösende Grundleiden können neben Infektionskrankheiten (z. B. auch Tuberkulose) maligne Erkrankungen, in erster Linie Tumoren abdomineller Organe sowie des Respirationstraktes, sein.
Bei (rauchenden) Männern unter 40 Jahren ist an das Vorliegen einer Endangiitis obliterans zu denken, bei der die Phlebitis migrans nicht selten als Frühsymptom den arteriellen Veränderungen um Jahre vorausgehen kann. Phlebitis und Arteriitis bei der Endangiitis obliterans gelten als gleichartige entzündliche Reaktion auf dieselben Noxen.

Krankheitsbild

Typisch sind umschriebene Entzündungen kleiner subkutaner Venenstücke, die als rote Flecken oder Streifen imponieren und die sich als druckempfindliche Stränge fühlen lassen. Am häufigsten erkranken Venen des Fußrückens und des Unterschenkels, nicht selten treten derartige Phlebitiden aber auch am Oberschenkel, an Hand, Unterarm und Rumpf auf. Die Phlebitiden heilen gewöhnlich in wenigen Tagen ab und hinterlassen höchstens umschriebene Narbenstränge. Ausnahmsweise sollen auch Organvenen befallen werden, woraus ernstere Folgen resultieren.
Außer dem charakteristischen Bild der schubweisen Entzündung kleiner und kleinster Venen kommt nicht selten, offenbar aus gleicher Ursache, auch eine rezidivierende Thrombophlebitis größerer Venen vor. Die Entzündungsreaktion braucht sich dabei nicht auf oberflächliche Venen zu beschränken, d. h. sie können auch tiefe Venen befallen und entsprechende Folgen nach sich ziehen.

Prognose

Die einzelnen Krankheitsschübe klingen gewöhnlich spontan ab. Bei der Endangiitis obliterans kommt es nach Einstellen des Rauchens fast immer zu einem Stillstand der Arterienerkrankung, die Phlebitis migrans kann aber trotzdem bestehenbleiben.

Therapie

Durch lokale antiphlogistische Maßnahmen und Medikamente (z. B. Pyrazolonderivate) läßt sich die akute Phase manchmal abkürzen; man kann versuchen, neue Schübe durch Acetylsalicylsäure (evtl. durch Corticoide) zu unterdrücken. Zur Verhütung von Rezidiven ist auch das Ausschalten möglicher pathogener Faktoren wichtig: Infektionsherde, maligne Prozesse, Allergene, Nikotin.

Mondorsche Krankheit

Definition
Es handelt sich um die seltene Lokalisation einer Thrombophlebitis, die Abschnitte der Vv. thoracoepigastricae befällt. Entsprechend dem Verlauf dieser Venen können die entzündlichen Erscheinungen zwischen der Achselregion und der Leistengegend auftreten; bevorzugt werden die seitlichen Thoraxpartien. Frauen erkranken häufiger als Männer.

Ätiologie
Ursächlich kommen die gleichen Faktoren in Frage, die eine oberflächliche Thrombophlebitis auslösen können, mit Ausnahme der allergischen Genese. Nach Mammaamputation besteht offenbar eine verstärkte Neigung zu einer derartigen Thrombophlebitis. Da histologisch eine ausgeprägte Periphlebitis gefunden wurde, hat man auch daran gedacht, daß die Krankheit vielleicht im perivasalen Gewebe beginnt.

Krankheitsbild
Das Krankheitsbild beschränkt sich auf die örtlichen Symptome einer subakuten bis chronischen Phlebitis: tastbarer, manchmal auch sichtbarer derber Strang, der mehr oder weniger druckempfindlich ist.

Differentialdiagnose
Bei Lokalisation der Phlebitis im Bereich der Mamma kann ein Mammakarzinom vorgetäuscht werden.

Therapie
Innerhalb weniger Wochen klingen die Erscheinungen auch ohne Behandlung ab. Bis auf ein gelegentliches Rezidiv sind keine Folgen zu erwarten.

Literatur
Bock, H. E.: Die hyperergischen Gefäßerkrankungen. In Heberer, G., G. Rau, W. Schoop: Angiologie, 2. Aufl. Thieme, Stuttgart 1974
Ehringer, H., H. Fischer, C. O. Netzer, R. Schmutzler, E. Zeitler: Venöse Abflußstörungen. Enke, Stuttgart 1979
Haid-Fischer, F., H. Haid: Venenerkrankungen, 4. Aufl. Thieme, Stuttgart 1980
Kappert, A.: Lehrbuch und Atlas der Angiologie, 10. Aufl. Huber, Bern 1981
Sigg, K.: Beinleiden. Springer, Berlin 1976

Varikose
R. MAY

Definition
Varizen sind Erweiterungen und Ausbuchtungen der oberflächlichen Venen. Das Wort stammt nach SANTLER wahrscheinlich nicht von vārus (langes a) = „auseinandergebogen, krumm", sondern von vărus (kurzes a) = „Knöspchen, Knoten" und wird so der Tatsache gerecht, daß neben Erweiterung und Schlängelung Knotenbildung das Vollbild der Varikose ergibt. Das Wort „Krampfader" leitet sich vom althochdeutschen „krimpfan", mittelhochdeutschen „krimpfen" = krümmen ab. Das korrekte Wort wäre also „Krumbader", die gekrümmte Ader. Dies ist praktisch wichtig, weil die Verballhornung des Wortes bei Laien und Ärzten zur irrigen Ansicht geführt hatte, Krampfadern würden Wadenkrämpfe verursachen.
Wir unterscheiden:
Besenreiser: Es handelt sich um feinste intradermale Teleangiektasien, vor allem bei Frauen und Mädchen, an der Außenseite der Oberschenkel.
Retikuläre Varizen: Diffus netzartige Venenerweiterungen im Subkutangewebe des Ober- und Unterschenkels. Die Hauptvenenstämme können noch intakt sein.
Stammvarizen: Der Hauptstamm der V. saphena magna bzw. parva ist klappenlos, erweitert. Später Schlängelung, Knotenbildung und aneurysmatische Erweiterungen des Mündungsbereiches.

Häufigkeit
Weitgehende Klärung brachte die Basler Studie III von WIDMER. Zählt man alle Formen und Altersklassen zusammen, so finden sich bei 61% der Frauen und 55% der Männer Venenveränderungen. Die Häufigkeit ist im wesentlichen altersbeeinflußt.
Die von FISCHER 1981 abgeschlossene Tübinger Studie erbrachte im wesentlichen gleiche Ergebnisse.

Ätiologie
Auch hier brachte die Basler Studie weitgehende Klärung.
Das Alter: Die Häufigkeit ist mit zunehmendem Alter steil linear ansteigend. Bei 25jährigen fanden sich in ungefähr 16% Varizen, bei 55jährigen 64%. Stammvarizen, kombiniert mit Besenreisern, finden sich bei 70jährigen 10mal häufiger als bei 30jährigen. Stammvarizen und kombiniert Besenreiser und retikuläre Varizen sind stark – lediglich

Besenreiser oder retikuläre Varizen weniger altersabhängig.

Erbfaktor: An einem ins Gewicht fallenden Erbfaktor ist kein Zweifel. Man nimmt an, daß rund 77% der Varizen erblich sind.

Geographische Lage: Es existiert ein Nord-Süd-Gefälle. In der „Etude neuchateloise" fand man bei 35jährigen Schweizerinnen in rund 33% Varizen, bei Italienerinnen und Spanierinnen in rund 18%. Ob die Zahl weiter nach Süden kontinuierlich abfällt, ist nicht sicher belegt, wird aber vermutet. Die Statistiken aus Afrika, Mali usw. sind nicht ganz verläßlich.

Geschlecht: Entgegen landläufiger Behauptungen ist von einem erheblichen Überwiegen des weiblichen Geschlechtes nicht die Rede. Ausgeprägte Krampfadern: 19% Männer, 25% Frauen. Sehr schwere Formen jedoch: 5,2% Männer, 3,2% Frauen.

Geburten:
Gewiß – Frauen ohne Kind: 21% Varizen,
        1 Kind: 34% Varizen,
        2 Kinder: 42% Varizen.

Aber: Frauen mit 2 Kindern sind meist älter als Nulliparae. Bei Alterskorrektur sind die Zahlen viel weniger ausgeprägt. Dennoch: Bei Multiparae sind kombiniert Besenreiser / retikuläre und Stammvarizen häufiger.

Übergewicht: Es finden sich bei übergewichtigen Patienten deutlich mehr Krampfadern, aber Übergewichtige sind wohl meist älter. Nachdem bis vor kurzem das Übergewicht als Risikofaktor negiert wurde, scheint es doch bei der Frau von gewissem Einfluß, beim Mann scheint mehr die familiäre Belastung eine Rolle zu spielen.

Keine Rolle spielen: das Gewicht, das Tragen von Korsetten. Ob ein stehender Beruf ins Gewicht fällt, ist nicht gesichert. Die Körpergröße spielt keine Rolle. Ob bestimmte Sportarten, wie Rudern, Stemmen, Fußballspielen, wirklich Risikofaktoren darstellen, ist umstritten. Ebenso ist die Behauptung von BURKITT noch völlig offen, wonach die chronische Obstipation – durch Pressen während des Stuhlganges – die Varizenblutung begünstige.

Pathogenese und Pathophysiologie

Das Venensystem des Beines umfaßt 4 Gruppen, die alle, in allerdings verschiedenem Ausmaße, varikös entarten können:
1. die oberflächlichen Venen,
2. die Vv. perforantes,
3. die tiefen Venen,
4. die Muskelvenen, insbesondere die Venen des M. soleus und M. gastrocnemius.

1. Die subkutanen epifaszialen Venen des Beines werden in 2 große Sammelströme zusammengefaßt, die V. saphena magna, die das Blut der Innenseite des Fußes und Beines ableitet und die V. saphena parva, die die Außenseite des Fußes und die Unterschenkelrückseite drainiert. Detaillierte anatomische Darstellungen bei MAY u. NISSL (1973).
2. Die Vv. perforantes: Sie verbinden – die oberflächliche Faszie durchbohrend – das oberflächliche und tiefe Venensystem. Exakte Darstellung der Anatomie und Pathophysiologie bei MAY, PARTSCH u. STAUBESAND (1980).
3. *Variköse Entartungen der tiefen Venen* finden sich nur als Folge von Thrombosen und sind daher im Kap. „Postthrombotisches Syndrom" abgehandelt.
4. *Muskelvarizen,* Detaildarstellung bei MAY u. NISSL (1973).

Pathophysiologie der Strömung in den Varizen

Unsere heutige Auffassung stützt sich auf die Untersuchungen von BJORDAL.

Ruheströmung in den Varizen: Steht der Patient völlig entspannt und bewegungslos, so steht das Blut, die Strömung ist Null. Leichte Körperbewegungen, Lachen, Sprechen lösen kurze, distal gerichtete Blutwellen aus.

Strömung bei Bewegung: Im Prinzip ist die Strömung nach *distal,* d. h. *retrograd,* gerichtet. Volumen und Geschwindigkeit variieren mit der Bewegung der Wadenmuskelpumpe: Kontraktion = Systole, Entspannung = Diastole.

In der *Diastole,* d. h., wenn sich der *Fuß abhebt,* sinkt der Venendruck, die nach distal gerichtete Strömung beginnt und nimmt zu. Wenn sich der Fuß senkt, steigt der Druck an und die Strömung reduziert sich.

In der *Systole,* d. h., wenn der Fuß voll aufruht und das ganze Körpergewicht trägt, ist der Venendruck am höchsten und der nach distal gerichtete Blutstrom am geringsten. Bei einigen Patienten kommt es bei Beginn der Bewegung, der Systole, zu einer zentralen Strömung, die aber stets geringer ist, als die Strömung nach distal. Alles in allem: Bei Bewegung ist trotz rhythmischer Schwankungen die *distale Strömung vorherrschend.* Sie ist erheblich. Sie beträgt durchschnittlich 280 ml/min. Es wurden Werte von 175–500 ml/min gemessen. Nach Aufhören der Bewegung hört in wenigen Sekunden die Strömung völlig auf. Sehr wichtig ist: Bei Kompression des Hauptstammes der V. saphena wird die retrograde Strömung völlig unterbunden.

Strömung in insuffizienten Vv. perforantes: Steht der Patient ruhig, so stagniert das Blut in den Vv. perforantes völlig. In der Diastole – der Fuß wird gehoben – geht die Strömung von außen nach innen, ist also physiologisch. In der Systole, d. h., der Fuß setzt auf, kommt es jedoch zu einer pathologischen, nach außen gerichteten Strömung. Jedoch, und dies ist eine neue Erkenntnis, ist die nach innen gerichtete Strömung stets größer als die nach außen gerichtete. Wird die retrograde Strömung im Saphenasystem unterbunden, so nimmt allerdings die nach außen gerichtete Strömung in den Perforantes häufig zu.

Eine Konsequenz dieser Untersuchungen: Infolge der erheblichen retrograden Strömung in den Varizen haben also die Vv. perforantes mehr Blut zu transportieren als beim Gesunden. Dies wird ein Faktor sein, warum die Perforantes insuffizient werden. Die Pumpleistung in den tiefen Venen, ist nicht reduziert, sondern erhöht. Wir sollten daher besser von einer venösen *Dysfunktion,* als von einer *Veneninsuffizienz,* sprechen. Ebenso ist die Auffassung nicht mehr haltbar, daß die venöse Hypertension in der Peripherie bei Bewegung durch Druckübertragung aus der Tiefe über insuffiziente Vv. perforantes erfolgt. Sie ist ausschließlich das Resultat der retrograden Strömung im Saphenagebiet.
Ebenso wichtig: Der *Perthes-Test* gibt entgegen bisheriger Ansichten keine Information, ob Vv. perforantes suffizient sind oder insuffizient. Die Wiederfüllung des Saphenasystems bei Bewegung erfolgt über das Kapillarsystem.
Es sei allerdings hervorgehoben: Diese Strömungsverhältnisse in den Vv. perforantes treffen nur bei der primären Varikose zu. Sind die tiefen Venen geschädigt, so kann es zu einer ganz erheblichen retrograden Strömung in insuffizienten Vv. perforantes kommen. COCKETT spricht von *Rammstößen,* BJORDAL von *„large systolic jet outflow".*

Untersuchungsmethoden

Trendelenburg-Test: Prüfung, ob die Klappen der V. saphena magna insuffizient sind: Am liegenden Patienten wird das Bein stark erhoben, bis die Varizen völlig entleert sind. Man komprimiere mit einem Stauschlauch oder dem Daumen die Saphena dicht unter der Leiste. Der Patient steht auf. Bei suffizienten Klappen füllt sich die Saphena binnen 20–30 Sekunden. Sind die Klappen insuffizient, bleibt die Vene leer, füllt sich aber schlagartig, wenn die Kompression freigegeben wird.
Perthes-Test: Prüfung, ob die tiefen Venen verschlossen sind: Am stehenden Patienten Abschnürung ober- oder unterhalb des Knies. Der Patient macht 20 Zehenstände. Entleeren sich die Varizen, so sind die tiefen Venen offen, und die Varizen können ausgeschaltet werden. Werden sie prall gestaut, so sind die tiefen Venen verschlossen. Wie ausgeführt, ist der Test entgegen allgemeiner Ansicht *nicht* geeignet, die Insuffizienz von Vv. perforantes festzustellen. Die Bedeutung dieser Tests ist erheblich reduziert, seit wir mit der Ultraschall-Doppler-Untersuchung die Strömung objektivieren können und die Phlebographie uns ein objektives Bild von Strömung und Anatomie der Venen gibt.

Krankheitsbild

Wir unterscheiden *Krampfaderträger* und *Venenkranke.* Ein Krampfaderträger hat eben Krampfadern, sie können bei längerem Stehen Beschwerden machen, Schweregefühl, Gefühl des Platzens, sind aber sonst ein im wesentlichen nur kosmetisches Problem. Wir *können* die Krampfadern beseitigen, ein Muß für die Therapie besteht aber nicht. Ein *Venenkranker* hat Krampfadern, die jetzt oder früher einmal zu Komplikationen wie Venenentzündungen, Ekzemen, Infiltraten, Blutungen durch Platzen eines Knotens oder Ulcera cruris geführt haben. Diese Varizen *müssen* beseitigt werden. Nach WIDMER haben unter 55jährige 5% erhebliche Krampfadern, aber nur 1,5% sind venenkrank. Über 55jährige haben 14% relevante Varizen, aber bereits 8% sind venenkrank. Mit zunehmendem Alter werden also immer mehr Krampfaderträger zu Venenkranken.

Therapie
Vorbeugende Therapie
Sie ist niemals in der Lage, die Ausbildung von Varizen zu verhüten, höchstens vielleicht zu verzögern. Sie lindert aber die Beschwerden und – das Wesentliche: Sie ist geeignet zu verhindern, daß aus Varizenträgern Venenkranke mit all den angegebenen Komplikationen werden.

Physikalische Therapie
Jede Form von Gymnastik bei hochgelagerten Beinen beseitigt die venöse Hypertonie in der Peripherie und verwandelt die pathologische retrograde Strömung in den Varizen in eine physiologische orthograde. Man lerne dem Patienten ein leicht durchführbares Schema. Z. B. mittags und abends bei stark hochgelagerten Beinen 3mal Vorfußkreisen, dazwischen einmal abrupte Dorsalflexion, dies alles 21mal. Sport: vor allem Schwimmen. Wärme erhöht die venöse Stauung, daher 2mal täglich kalt abduschen statt baden, nicht in der Sonne braten. Kneipp-Bäder statt Thermalbäder oder Fango. Pflege der Fußmuskulatur, barfuß gehen, Kneipp-Sandalen. Abschnürung (Korsette, Kniestrümpfe) ist zu vermeiden.
Wahrscheinlich erschwert auch die chronische Obstipation den venösen Abfluß. Daher: reichlich Ballaststoffe, Weizenkleie.
Nachts *Beine hochlagern,* s. Abb. 2.9.

Medikamentöse Therapie
Die „Venenmittel" sind beweisbar geeignet, das Gefühl der Schwere und des Platzens zu lindern, auch wenn ihr Wirkungsmechanismus noch nicht restlos geklärt ist. Gesichert ist die Wirkung auf die Endstrombahn im Sinne eines kapillarabdichtenden, ödemprotektiven Effektes, daher auch leichte antiphlogistische Wirkung.
Sie enthalten entweder Roßkastanienextrakte, Aescin: die bekanntesten Essaven, Reparil, Venostasin oder Flavonoide: Venoruton.
Wesentlich: Hochdosierte Reinpräparate sind Kombinationspräparaten mit 6 und 8 verschiedenartigen Extrakten vorzuziehen. Kurmäßige Anwendung durch mindestens 3 Monate bei regelmäßiger Einnahme, nicht gelegentlich bei Beschwerden.
Ähnlicher Wirkungsmechanismus:
Synthetische Präparate: Calcium dobesilat: Dexium, Doxium.

Zusätzlicher antiphlogistischer Effekt: Banzaron Fragivix, Dosierung 1. Woche 3 × 2 Tabletten, 2. Woche 3 × 1 Tablette.
Tonisierung der Varizen: In letzter Zeit haben sich Präparate, die *Dihydroergotamin* (DHE) enthalten, in den Vordergrund geschoben. Damit wird eine meßbare Beschleunigung des venösen Rückstromes erzielt. Der Patient empfindet dies subjektiv als „leichtere Beine".
Heilbehelfe: Kompressionsstrümpfe, 2-Zugstrümpfe, nicht Stützstrümpfe. Man beachte: Kompressionsklasse II. Der Strumpf soll alle Varizen komprimieren. Ein Kniestrumpf ist daher bei in die Oberschenkel reichenden Varizen insuffizient. Die Haltbarkeit ist auf 5 Monate beschränkt. Man verschreibe stets 2 Paar, damit der Patient ständig wechseln kann. Man überzeuge sich nach 3 Tagen, ob die Strümpfe keine Schnürfurchen hinterlassen.

Veröden – Operieren

Grundsätzlich: Bei Varizenträgern *können* die Varizen ausgeschaltet werden, bei Varizenkranken ist die Beseitigung eine kausale Therapie und daher *nötig*.
Retikuläre Varizen bei intakten Hauptstämmen – veröden. Ist die V. saphena magna bzw. parva auch varikös verändert, läßt sich zwar auch hier eine Verödung erzwingen, die Spätergebnisse sind aber in diesen Fällen der operativen Therapie weit unterlegen.

Die Varizenverödung

Kontraindikation zur Verödung: Ödeme aller Art, Arterienerkrankungen, Bettlägerigkeit, Grippeepidemien, Eiterungen (Angina, Furunkel), Diabetes, Unverträglichkeit auf das Verödungsmittel, bei Schwangerschaft sei man zurückhaltend, falsche Indikation, z. B. nächtliche Wadenkrämpfe, die in Wirklichkeit von Veränderungen der Wirbelsäule herrühren.
Das Verödungsmittel führt zu einer Gefäßwandschädigung. Folge: Thrombozytenanlagerung, weiter festsitzende Abscheidungsthrombose, darauf Gerinnungsthrombose. Dieser Thrombus wird später organisiert und kann rekanalisieren.
Medikamente:
Jodverbindungen: Variglobin, Olvidestal,
Fettsäurepräparate: Varicocid? Phlebocid,
Natriumtetradezylsulfat: Sotradecol, Trombovar.
Diesen überlegen:
Anästhesierende Mittel mit oberflächenaktivem Effekt – Detergens – Netzmittel. Reine Endothelschädigung: Aethoxysklerol, Phlebotestal.
Technik der Verödung: Keine Abschnürung, Injektion in das leicht erhobene Bein. Bei Besenreisern: Air-block-Technik – etwas Luft vorspritzen. Einzeldosis nie 2 cm³ überschreiten, bei erster Behandlung nur Probeinjektion. Bei Injektionsserie nie 6 cm³ überschreiten. Konzentration nach Varizengröße. Sofort nach der Injektion Kompressionsverband mit untergelegten Schaumgummiplatten. Nach 5 Tagen Entleerung der intravasalen Koagula durch Stichinzision. Weiter Kompressionsverbände, bis jede Verhärtung beseitigt ist.
Komplikationen:
1. Allergische Reaktion: Das ganze Rüstzeug zur Behandlung eines allergischen Schockes muß bereitstehen.
2. Embolie: Sie ist eine außerordentliche Rarität.
3. Schädigung der tiefen Venen: Nur bei erheblicher Überdosierung und Injektion in die große Vv. perforantes.
4. Hyperpigmentierung: Nicht ganz zu vermeiden: sorgfältige Stichinzisionen und Kompressionsverbände.
5. Hautnekrosen: Exzision, primäre Naht.

Operative Varizenausschaltung

Die V. saphena magna bzw. parva wird dicht an der Einmündungsstelle in die tiefe Vene unterbunden, die dort abgehenden Seitenäste sorgfältig reseziert, der distale Ursprung in der Knöchelgegend freigelegt und die Vene mit einem Knopf versehenen Draht extrahiert – Stripping. Größere insuffiziente Vv. perforantes werden durch kleine Schnitte freigelegt, unterbunden und die Faszienlücke wird verschlossen. Größere variköse Seitenäste werden durch zusätzliche winzige Schnitte herausgezogen. Die präoperative Phlebographie nach May und Nissl erlaubt ein exakteres Vorgehen und führt daher zu besseren Ergebnissen.
Indikation zur Operation:
Große variköse Hauptstämme,
erhebliche Beschwerden,
kosmetische Indikation,
Varizenkomplikationen aller Art.
Kontraindikation zur Operation:
Die großen Venenstämme sind noch suffizient. Man denke an die spätere Verwendung der V. saphena magna bei Bypass-Operationen.
Chronische Arterienerkrankungen.
Ödeme aller Art: Phlebographie der tiefen Venen, Cave: beginnenden Lymphödem.

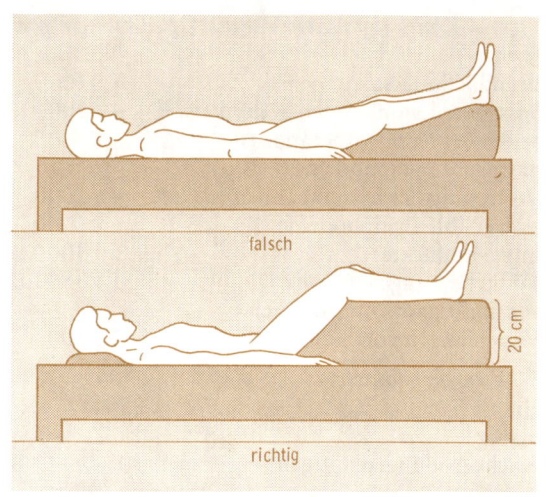

Abb. 2.9 Hochlagerung der Beine

Krankheiten der Gefäße

Eigene Komplikationen – 800 Operationen pro Jahr:

Wundheilungsstörungen:	3 : 1000,
passagere Lymphzysten in der Leiste: (meist bei Rezidivoperationen)	4 : 100,
passagere Lymphödeme durch Verletzung der Lymphbahnen	4 : 1000,
irreversible Lymphödeme	1 : 1000,
Lungeninfarkte	1 : 3000,
Tödliche Lungenembolie	1 : 30000,
Sensibilitätsstörungen durch Verletzungen von Hautnerven	17 : 100.

5-Jahres-Ergebnisse:

gut	85%,
mäßig	15%,
Nachverödungen nötig in	90%.

Neu in der Varizenchirurgie ist, daß man jetzt mit äußerster Sorgfalt darauf achtet, noch suffiziente Venenstämme in Hinblick auf die Möglichkeit eines späteren aortokoronaren Bypass zu erhalten. Bei der präoperativen selektiven Phlebographie der oberflächlichen Venen – Technik bei MAY u. NISSL (1973) – gelingt dies in rund 60% auch bei ausgedehnten Varizen.

Therapie der Varizenkomplikationen

Wie im Abschnitt Pathophysiologie ausgeführt, sind sämtliche Varizenkomplikationen auf die Stase des Blutes im Stehen, die pathologische retrograde Strömung bei Bewegung, auf die dadurch resultierende erhebliche venöse Hypertonie im Unterschenkel zurückzuführen. Diese muß beseitigt werden durch exakte Kompressionsverbände mit untergelegten, individuell zugeschnittenen Schaumgummiplatten, darüber exaktes Bandagieren mit 2 Binden pro Unterschenkel.

Wir haben grundsätzlich zur Verfügung: *Langzugbinden*, „Gummibinden": großer Auflagedruck – geringer Arbeitsdruck, d. h. geringe Unerstützung der Wadenmuskelpumpe. *Kurzzugbinden*, textilelastische Binden: geringer Auflagedruck, großer Arbeitsdruck. Wir ziehen bei Varizen und ihren Komplikationen Langzugbinden vor, bei allen Schädigungen der Wadenmusklepumpe und der tiefen Venen Kurzzugbinden. Die Technik der Anlegung eines Kompressionsverbandes muß dem Patienten sorgfältig gelehrt werden, s. Abb. 2.**10**. Am Oberschenkel halten die Binden nur, wenn vorher Schaumgummibinden untergelegt werden. Der *Zinkleimverband*, besonders als Fischer-Verband, erfüllt die gleiche Wirkung, muß aber alle 5–7 Tage vom Arzt gewechselt werden.

Dem Patienten wird die exakte Beinhochlagerung im Liegen gezeigt: s. Abb. 2.**9**. Der Venendruck in den Unterschenkelvenen soll im Liegen Null sein, d. h., der Unterschenkel muß höher liegen, als die Einmündung der unteren Hohlvenen in den rechten Vorhof. In praxi soll der Unterschenkel im Liegen in Höhe des 2. Pyjamaknopfes gelagert sein.

Varizenblutung: zusätzlich zum Kompressionsverband als Sofortmaßnahme Varizenverödung bis oberhalb der Blutung.

Variköse Ekzeme: Ekzembehandlung nach den Richtlinien der Dermatologie plus Kompressionsverband, aber nach Abklingen der akuten Erscheinungen sofortige Varizenausschaltung.

Oberflächliche Thrombophlebitis: zum Unterschied von der tiefen Thrombophlebitis kein Ödem! Jedes Ödem ist verdächtig auf eine Mitbeteiligung der tiefen Venen. Im Zweifelsfalle stets Phlebographie! Im Gegensatz zur hohen Emboliegefährdung der tiefen Thrombophlebitis ist bei der oberflächlichen Venenentzündung die Emboliegefahr äußerst gering. Das klinische Bild: dicke, entzündete Varizenstämme. Die Therapie der Wahl ist ein durch Schaumgummiplatten verstärkter Kompressionsverband. Bettruhe ist streng kontraindiziert. Einige Tage später Entleerung der intravasalen Koagula durch Stichinzisionen ohne jede Anästhesie. Venensalben sind lokal unterstützend. Parenteral: Phenylbutazonpräparate. Ferner Benzaron, Fragivix. Nach Abklingen der Entzündung oft weitgehende Selbstheilung der Varizen, trotzdem ist die völlige Beseitigung der Varizen angezeigt.

Die sehr seltenen *eitrigen Thrombophlebitiden* erfordern unter Antibiotikaschutz breite chirurgische Inzisionen. Danach Rivanolumschläge, Kompressionsverbände. Keine Bettruhe.

Grundsätzlich sind bei Entzündungen der oberflächlichen Venen Aggregationshemmer nur wegen ihrer entzündungshemmenden Komponente gerechtfertigt. Antikoagulantien sind stets überflüssig.

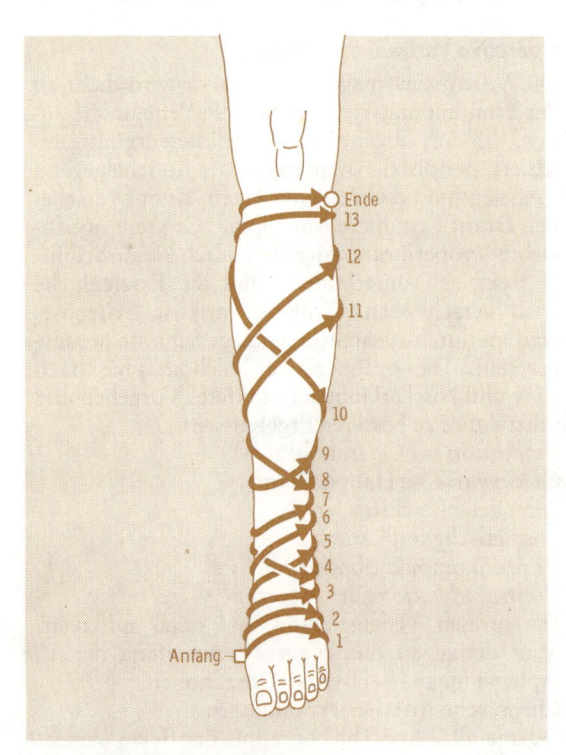

Abb. 2.10 Richtiges Bandagieren

Besteht bei *Bettlägerigen*, z. B. während einer Extensionsbehandlung, eine oberflächliche Thrombophlebitis, reicht sie aszendierend auf den Oberschenkel, so besteht die Gefahr, daß der Thrombus auf die V. femoralis übergreift. Die oberste Klappe der V. saphena magna ist ja bei Varizen stets insuffizient und damit fehlt die natürliche Barriere für ein Weiterwachsen des Thrombus. In diesen Fällen ligieren wir in Lokalanästhesie mit äußerster Vorsicht die V. saphena magna dicht an der Einmündung in die V. femoralis. Nicht selten sind wir überrascht, feststellen zu müssen, daß bereits ein Thrombus fingerförmig in die V. femoralis hineinreicht, der mit großer Behutsamkeit extrahiert werden muß.

Indurationen, entzündete Infiltrate: Sie erfordern wochen- und monatelange, sorgfältigst angelegte Schaumgummikompressionsverbände. Venensalben und Phenylbutazonpräparate bzw. Benzaron, Fragivix, unterstützen das Abklingen der Entzündung. Keine Bettruhe. Es ist aber stets radiologisch abzuklären, ob die tiefen Venen normal sind. Sind sie normal, so wird durch die meist operative Beseitigung der Varizen einschließlich der insuffizienten Perforantes eine vollständige Heilung zu erzielen sein. Sind die tiefen Venen geschädigt, so ist durch diese Behandlung nur ein Thrombosefolgezustand beseitigt, die lebenslange Schädigung der tiefen Venen ist ja irreparabel.

Ulcus cruris: Vor jeder Ulkusbehandlung ist durch den Fachdermatologen abzuklären, ob wirklich ein Ulkus venöser Genese vorliegt. Es ist verhängnisvoll, wenn ein Melanom, eine Lues, eine Vaskulitis, ein Ulcus cruris hypertonicum usw. – es gibt eine Fülle von Krankheitsbildern mit Geschwürsbildung am Unterschenkel – durch Monate wie ein venöses Ulkus behandelt wird. Ebenso ist der Zustand der Arterien mit objektiven Meßmethoden (z. B. Doppler-Ultraschall) zu klären. Liegt auch bei Vorhandensein von Varizen ein chronischer Arterienverschluß vor, so ist das Ulkus wie ein rein arterielles zu behandeln. Außerdem hat die Phlebographie zu klären, ob ein Ulcus cruris venosum oder postthromboticum vorliegt.

Ulcus cruris venosum: Die tiefen Venen sind phlebographisch normal. Meist ist das Ulkus die direkte Folge einer geplatzten Krampfader oder einer Hautläsion. Das Um und Auf sind Schaumgummikompressionsverbände. Keine Bettruhe, Hochlagerung bei Nacht. Lokal keine Salben, nur Umschläge mit Borwasser, Rivanol oder Kamillentee. Nach Reinigung des Ulkus Beseitigung der venösen Hypertonie durch Ausschaltung der Varizen *und* Ligatur der insuffizienten Vv. perforantes, obgleich diese nicht die dominierende Rolle wie beim Ulcus postthromboticum spielen.

Ulcus cruris postthromboticum, besser *propterthromboticum:* Die tiefen Venen sind geschädigt. Lokalbehandlung wie beim Ulcus cruris venosum. Danach sorgfältige phlebographische Suche nach insuffizienten Vv. perforantes. Diese stellen hier in 90% die direkte Ursache der Ulkusbildung dar, weil durch sie bei jedem Schritt das Blut mit erheblichem Überdruck von der Tiefe in die Oberfläche gepreßt wird. Die Perforantes müssen sofort nach Reinigung des Ulkus ausgeschaltet werden. Dennoch sind danach lebenslänglich Kompressionsstrümpfe zu tragen. Sind keine Vv. perforantes darstellbar, so sind die Ulzera die direkte Folge der venösen Hypertonie. Der Patient hat lebenslang Kompressionsverbände zu tragen.

Sekundäre Varizen

Als solche bezeichnen wir Varizen bei geschädigten tiefen Venen. Sie sind kaum je, wie man lange glaubte, kompensatorisch erweiterte, oberflächliche Venen infolge der geschädigten tiefen Venen. Sie sind anlagebedingte Varizen bei Patienten, die eine Thrombose mitgemacht haben. Dennoch empfiehlt sich die Beibehaltung des Namens „sekundäre Varizen", weil sie eine besondere Behandlung erfordern. Besteht ein Ödem, irgendein Anhaltspunkt in der Vorgeschichte, daß eine Schädigung der tiefen Venen vorliegen könnte, so ist eine Phlebographie auszuführen. Nur wenn diese normal ist, liegen primäre Varizen vor. Sind die tiefen Venen geschädigt, so sind 3 Möglichkeiten:

Die Varizen sind notwendige kompensatorische Rückflußwege. Ihre Ausschaltung würde zu erheblichen Verschlechterungen des venösen Rückflusses, zu irreparablen Ödemen führen. Da diese der Patient sofort registriert, sind peinliche Regreßansprüche nicht selten.

Oder: Die Varizen sind für den venösen Rückfluß belanglos.

Oder: Die Strömung in den Varizen ist retrograd, wie bei primären Varizen, weil sich die tiefen Venen weitgehend erholt haben. Die Varizenausschaltung bringt hier einen funktionellen Gewinn. Dies kann nur die Venendruckmessung entscheiden. Bessert sich die Venendruckkurve nach Kompression der Varizen, sollen diese ausgeschaltet werden. Bleibt die Kurve unverändert, können die Varizen aus kosmetischen Gründen beseitigt werden. Verschlechtert sich die Kurve, so ist die Varizenausschaltung streng kontraindiziert (Abb. 2.**11**).

Wir wissen seit langem, daß die Füllung bzw. Entleerung des Hautvenenplexus am Unterschenkel parallel geht mit dem Abfluß aus den oberflächlichen und tiefen Venen. In letzter Zeit ist es gelungen, die Art und Geschwindigkeit der Entleerung der Hautvenen bei Bewegung zu messen und insbesondere die Geschwindigkeit der Wiederauffüllung kurvenmäßig zu registrieren. Dies erlaubt ziemlich genaue Rückschlüsse auf Strömungsveränderungen in Varizen und tiefen Venen. Eine auf die Haut des Unterschenkels aufgesetzte Kappe registriert in die Haut eingestrahltes und reflektiertes Licht. Die Methode ist nunmehr standardisiert: Licht-Reflexions-Rheographie (LRR; Abb. 2.**12**).

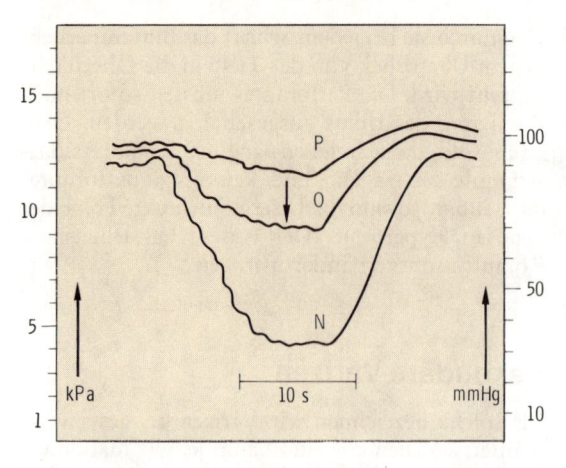

Abb. 2.11 Die Kurve N ist die Kurve des gesunden Beines. Die Kurve P ist die Kurve des geschädigten Beines. Die Kurve O ist die Kurve nach Kompression, Okklusion der V. saphena magna. Die Kurve hat sich also deutlich verbessert, die Varizen können ausgeschaltet werden

Die damit erhaltenen Kurven gehen durchaus parallel den Kurven der Venendruckmessung.

Der entscheidende Vorteil: mit einer nichtinvasiven Methode, einfach zu bedienenden Apparat, erhalten wir eine exakte kurvenmäßige Antwort über die Zweckmäßigkeit der Varizenausschaltung (Abb. 2.**13**).

Varizen der Muskelvenen

Varizen der Muskelvenen, insbesondere der Wadenmuskulatur, sind nach Reihenuntersuchungen von MAY u. NISSL in der städtischen Bevölkerung ab dem 30. Lebensjahr sehr häufig. Sie sind wahrscheinlich eine Begleiterscheinung des Schwindens der zu wenig trainierten Wadenmuskulatur. Auto! Der Patient klagt vor allem über ein Schweregefühl beim Stehen. Diese varikösen Aussackungen sind Prädilektionsstellen für Wadenthrombosen bei Bettruhe. Wir kennen zur Zeit keine spezifische Therapie für diese Varizen und begnügen uns mit Kompressionsverbänden bzw. Gummistrümpfen. Schwere, varizenähnliche Veränderungen sind bei postthrombotisch geschädigten tiefen Venen häufig. Ihre Behandlung fällt in den Rahmen der Therapie des postthrombotischen Zustandsbildes.

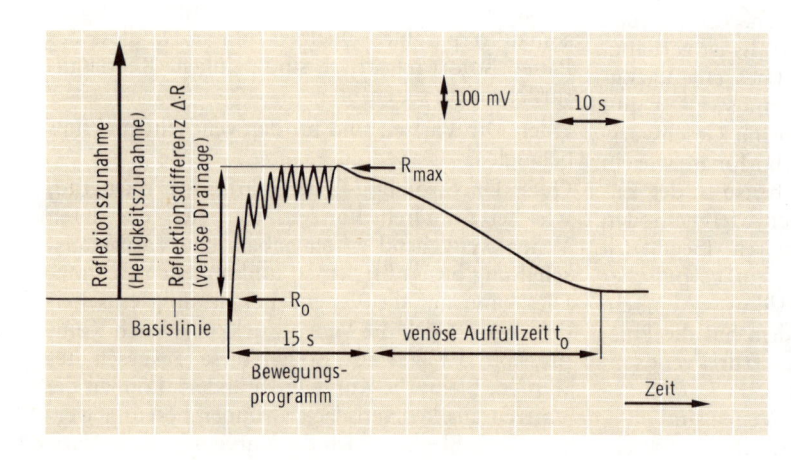

Abb. 2.12 Typische LRR-Kurve eines venengesunden Erwachsenen. Der wichtigste Bewertungsparameter ist die venöse Auffüllzeit t_0 in Sekunden (hier 37).
Die Reflexionsdifferenz ΔR (venöse Drainage) in Millivolt (hier 295 mV) dient nur zum relativen Vergleich der LRR-Kurven, z. B. vor und nach der Okklusion.
Bewegungsprogramm: 10 maximale Dorsalflexionen im Sprunggelenk in 15 Sekunden, sitzend

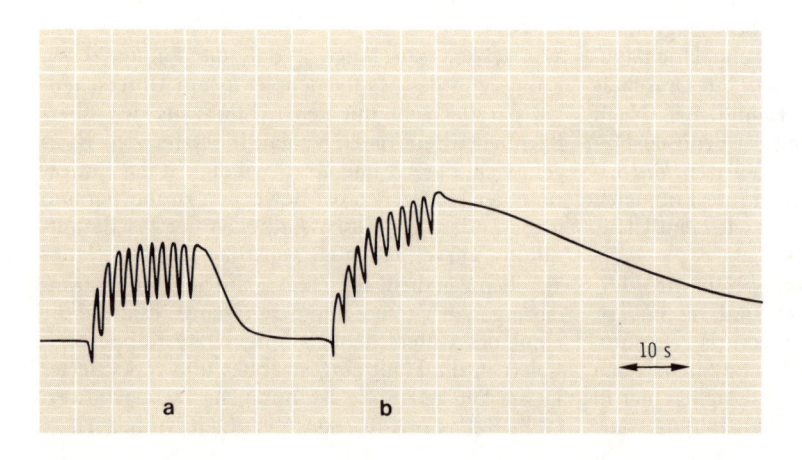

Abb. 2.13 Positiver Okklusionstest bei einer 48jährigen Patientin mit Stammvarikose der V. saphena magna.
a vor bzw. **b** nach der Okklusion der Krosse. Eine Besserung der venösen Hämodynamik nach Okklusion der Krosse deutlich erkennbar

Literatur

Björdal, R.: Simultaneous pressure and flow recordings in varicose veins of the lower extremity. Acta chir. scand. 136 (1970) 309

Björdal, R.: Blood circulation in varicose veins of the lower extremities. Angiology 23 (1972) 163

Burkitt, D. P.: Varicose veins, deep vein thrombosis and haemorrhoids: Epidemiology and suggested epidemiology. Brit. med. J. 2 (1972) 556

Fischer, H.: Venenleiden – Tübinger Studie. Urban & Schwarzenberg, München 1981

May, R., R. Nissl: Die Phlebographie der unteren Extremität, 2. Aufl. Thieme, Stuttgart 1973

May, R.: Surgery of the Veins of the Leg and Pelvis. Thieme, Stuttgart 1971

May, R.: Erkrankungen der Venen. In Losse, H., U. Gerlach, E. Wetzels: Rationelle Therapie in der inneren Medizin, 2. Aufl. Thieme, Stuttgart 1980 (S. 62)

May, R., R. Stemmer: Die Licht-Reflexions-Rheographie. Perimed, Erlangen 1984

May, R., H. Partsch, J. Staubesand: Venae perforantes. Urban & Schwarzenberg, München 1980

Santler, R.: Führen Krampfadern ihren Namen zu Recht? Vasa 3 (1974) 210

Widmer, L. K.: Venenerkrankungen, Häufigkeit und sozialmedizinische Bedeutung. Huber, Bern 1978

Arteriovenöse Fisteln

J. VOLLMAR

Definition

Der Begriff arteriovenöse Fisteln integriert alle Formen pathologischer Kurzschlußverbindungen zwischen Arterien und Venen (Synonyme: arteriovenöses Aneurysma, Varix aneurysmaticus aut arterialis, Aneurysma cirsoides aut racemosum; Angioma plexiforme, Rankenangiom). Mit Ausnahme der Bezeichnung „arteriovenöses Aneurysma" sollten diese Bezeichnungen keine Verwendung mehr finden, da sie von falschen pathogenetischen Vorstellungen ausgehen bzw. zu Mißverständnissen Anlaß geben.

Die physiologischerweise vorkommenden *arteriovenösen Anastomosen* unterscheiden sich von den arteriovenösen Fisteln a) durch ihre Verschlußfähigkeit (sie besitzen besondere anatomische Strukturen mit quellfähigen Epitheloidzellen); b) durch die fehlenden hämodynamischen Rückwirkungen auf den Gesamtkreislauf. Kennzeichnend für die arteriovenösen Fisteln ist vor allem die Tatsache, daß sie hinsichtlich ihres Shunt-Volumens der Steuerbarkeit des Organismus gänzlich entzogen sind.

Die arteriovenösen Fisteln lassen sich nach ihrer *Entstehung*, ihrem *morphologischen Bild*, ihrer *Lokalisation* und schließlich nach ihren *funktionellen Rückwirkungen* auf das übrige Kreislaufsystem beurteilen und klassifizieren.

Ätiologie und Morphologie

Unter den *erworbenen Formen* steht die *traumatische arteriovenöse Fistel* mit einer Häufigkeit von über 95% an erster Stelle. Meist handelt es sich hierbei um *penetrierende Verletzungen* (Schuß-, Stichverletzungen u. a.), die zu einer kombinierten Arterien- und Venenläsion an korrespondierender Stelle geführt haben. In den letzten Jahrzehnten sind in zunehmender Häufigkeit im Gefolge diagnostischer und operativer Maßnahmen *iatrogene arteriovenöse Fisteln* zur Beobachtung gelangt (z. B. nach Blindpunktion der Niere, kombinierter Durchstechungsligatur von Arterie und Vene bei Schilddrüsenresektion, Splenektomie, Magenresektion, Nephrektomie u. a.).

Spontan erworbene arteriovenöse Fisteln kommen meist durch Ruptur eines arteriellen Aneurysmas in die Begleitvene zustande (z. B. aortokavale Fistel beim abdominellen Aortenaneurysma). Besonders „arrosionsfreudig" sind in dieser Hinsicht syphilitische und mykotische Aneurysmen.

Die *konnatalen Formen* haben in den letzten Jahren erheblich an klinischer Bedeutung gewonnen, vor allem durch die breite Anwendung der arteriographischen Diagnostik. In Friedenszeiten übertreffen sie bereits die traumatischen Fisteln an Häufigkeit (VOLLMAR 1967, 1975, 1982).

Morphologisch sind einerseits *direkte* und *indirek-*

	Typ I lokalisierter direkter Shunt (Typ Ductus Botalli)	Typ II generalisierte Form (Typ Parkes-Weber)	Typ III lokalisierte tumoröse Form (Aneurysma cirsoides; Rankenangiom)
Morphologie	A. V. 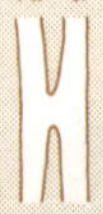	A. V. 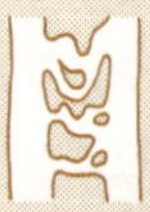	A. 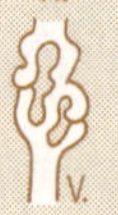 / V.
Häufigkeit	sehr selten	selten	am häufigsten
Bevorzugte Lokalisation	mittelgroße Arterien der Gliedmaßen + A. carotis	Extremitäten	Kopf + Gehirn
Rückwirkung auf das Herz	häufig	fast regelmäßig	fehlt meist
Operabilität	ja	meist inoperabel	ja

Abb. 2.14 Formen der angeborenen arteriovenösen Fisteln (aus *Vollmar, J.:* Med. Welt [1963] 793)

te Kurzschlüsse (bei letzteren unter Zwischenschaltung eines aneurysmatischen Verbindungssackes = arteriovenöses Aneurysma), andererseits *singuläre* und *multiple arteriovenöse Fisteln* zu unterscheiden. Erworbene Fisteln, speziell die traumatischen, sind fast regelmäßig in der Einzahl vorhanden. Multiplizität der pathologischen Kurzschlußbrücken kennzeichen Typ II der kongenitalen Fistel (Abb. 2.**14**). Diese generalisierte Form stellt das morphologische Substrat des F.-P.-Weber-Syndroms dar. Die multiplen Querachsenkurzschlüsse liegen hierbei teils in den Weichteilen, teils im Skelett und imponieren als ein mehr oder weniger ausgedehntes „hämangiomatöses" Gefäßgebiet. Zahlenmäßig wesentlich seltener begegnen wir dem lokalisierten direkten Shunt (Typ I), einem gewissermaßen in die Peripherie versetzten Ductus arteriosus. Die dritte morphologische Variante der kongenitalen arteriovenösen Fisteln ist weitgehend auf das Gefäßgebiet des Kopfes und des Gehirns beschränkt (lokalisierte tumoröse Form). Die zuführende Arterie geht hier ohne Kapillarfilter direkt in die abführende Vene über (Typ III). Hier liegt also ein *Längsachsenkurzschluß* vor. Bevorzugter Sitz sind Kopf und Gehirn. Das gesamte arteriovenöse Konvolut läßt sich gelegentlich wie eine Geschwulst in toto exstirpieren.

Pathophysiologie

Der Kurzschluß zwischen arteriellem und venösem Gefäßschenkel erlaubt es einem mehr oder weniger großen Anteil des zirkulierenden Blutvolumens, unter Umgehung des Kapillarbettes direkt zum Herzen zurückzukehren. Es ist hierdurch ein Kurzschlußkreislauf geschaffen, der vor allem durch einen erheblich reduzierten Strömungswiderstand charakterisiert ist. Je nach Größe des Shunt-Volumens resultiert eine mehr oder weniger hochgradige Blutverteilungsänderung. Bei plötzlicher Entstehung, wie im Falle einer traumatischen arteriovenösen Fistel, kann hierdurch das klinische Bild eines akuten *Volumenmangelkollapses* resultieren. Dank der ausgeprägten Distensionsfähigkeit führen auch große Shuntvolumina meist zu keiner merklichen Drucksteigerung im venösen Gefäßsystem. In der unteren Körperhälfte kommt in aufrechter Haltung der hydrostatische Druck additiv hinzu. Eine Dehnungsinsuffizienz der Venenklappen führt im Verein mit den Druckspitzen bei Betätigung der Bauchpresse und der Muskelpumpe häufig zur Entstehung einer ausgeprägten sekundären Varikose.

Der parasitäre Fistelkreislauf zieht verschiedene *Gegenregulationen* nach sich:
1. eine Steigerung der *Blutumlaufgeschwindigkeit*, d. h. Anstieg des Herzminutenvolumens,
2. adaptive Vasokonstriktion der übrigen nichtbeteiligten Kreislaufbezirke,
3. *Vermehrung* der zirkulierenden *Blutmenge*.

Hand in Hand mit der Umstellung der Kreislaufverhältnisse auf die Erfordernisse des parasitären Fistelkreislaufes kommt es in Abhängigkeit von der Größe und der Dauer der arteriovenösen Fistel zu einer fortschreitenden *Weitstellung* der *zuführenden* arteriellen und der *abführenden* venösen *Strombahn*. Die Dilatation und die Elongation der Gefäße können extreme Ausmaße erreichen und zur Entstehung regelrechter Aneurysmen fernab der eigentlichen arteriovenösen Fistel führen (*vaskuläre Dekompensation*). Trotzdem sind die Gefäßektasien in unmittelbarer Nachbarschaft der Fistel am ausgeprägtesten, um herzwärts von Gefäßteilungsstelle zu Gefäßteilungsstelle sprunghaft abzunehmen. Die formale Genese der fistelbedingten Gefäßektasie steht mit großer Wahrscheinlichkeit in enger Beziehung zur Zunahme der Flußgeschwindigkeit (Wachstumsreiz auf die Gefäßwand wie bei der Eröffnung von Kollateralen bei einem Arterienverschluß). Der Übergang in eine turbulente Strömung führt vermutlich zu einer progredienten Schädigung der elastischen Gefäßwandelemente im Sinne der Materialermüdung.

Die *hämodynamischen Fernwirkungen auf Herz und zentrale Gefäße* zeigen unabhängig vom Sitz der Fistel weitgehende Übereinstimmung. Es bestehen hier im wesentlichen nur quantitative Unterschiede: Die Volumenbelastung des Herzens (progrediente Dilatation, Rhythmusstörungen usw.) kann früher oder später zur kardialen Insuffizienz führen (*Stadium der kardialen Dekompensation*). Herzveränderungen sind auch bei jahrzehntelang bestehender Fistel noch weitgehend rückbildungsfähig. Die Veränderungen der zentralen Gefäße erweisen sich dagegen meist als irreversibel (Spätaneurysmen, Rupturen).

Die *lokalen Auswirkungen* des arteriovenösen Kurzschlusses hängen weitgehend von dem Organ oder dem Körperabschnitt ab, in dem der Kurzschluß lokalisiert ist.

Peripher der Fistel resultiert in Abhängigkeit vom Shuntvolumen eine mehr oder weniger ausgeprägte *arterielle Durchblutungsinsuffizienz*. Die Volumenüberfüllung des kurzgeschlossenen Venensystems kann besonders im Bereich der V. cava inferior und in ihrem Quellgebiet zu sekundärer Varizenbildung und mehr oder weniger ausgeprägten venösen Stauungszuständen führen. Ist der Kurzschluß mit einem Aneurysma vergesellschaftet (indirekte arteriovenöse Fistel), so kann dieser „Kurzschlußtumor" seinerseits durch Druckwirkung auf die Umgebung Symptome hervorrufen (Usuren am Knochen, Nervenreizzustände, pulsierendes Gefäßschwirren).

Sich selbst überlassen, d. h. ohne chirurgische Ausschaltung des Kurzschlusses, tendiert jeder arteriovenöse Kurzschluß zu einer mehr oder weniger schnell zunehmenden Progredienz der lokalen und allgemeinen hämodynamischen Folgen.

Der *Spontanverlauf* schließt daher im allgemeinen eine unsichere Prognose ein: Nur kleine, hämodynamisch kaum wirksame Fisteln werden über Jahre hinweg toleriert. Spontanheilungen sind extreme Seltenheiten (meist ausgelöst durch eine Thrombose in einem intermediären Aneurysmasack). Besonders die kongenitalen multiplen Fisteln, aber auch viele traumatische arteriovenöse Fisteln tendieren im Laufe des Lebens zu einer progredienten Zunahme des Shuntvolumens mit all ihren deletären Folgen auf den Gesamtkreislauf und die Gewebedurchblutung in der Umgebung.

Krankheitsbild

Die *subjektiven Beschwerden* und die objektiven Zeichen einer arteriovenösen Fistel lassen sich gliedern in solche lokaler Art und solche im Sinne einer kardiovaskulären Fernwirkung (Herz, zentrale Gefäße).

Die *lokalen Symptome* der arteriovenösen Fistel sind teils dem venösen, teils dem arteriellen Gefäßschenkel zuzuordnen; teilweise stellen sie *direkte Fistelzeichen* dar (Tab. 2.14). Letzteren kommt in diagnostischer Hinsicht die größere Beweiskraft zu. Je nach Sitz, Anzahl und Größe der arteriovenösen Fisteln können einmal die direkten Fistelzeichen, das andere Mal jene der venösen Dekompensation oder der peripheren arteriellen Durchblutungsinsuffizienz das klinische Bild beherrschen.

Diagnose

Klinisch *beweisende Zeichen* sind:

a) ein kontinuierliches Gefäßgeräusch mit systolischem Maximum *(Maschinengeräusch),*
b) ein fühlbares (systolisch-diastolisches) *Gefäßschwirren,*
c) ein positives *Auslöschphänomen* (Verschwinden des Geräusches und des Schwirrens bei Kompression der zuführenden Arterie oder der Fistel),
d) *pulsierende Venen in der Umgebung,*
e) *Erweiterung* und *Schlängelung der* afferenten *Arterie* (Oszillogramm: Amplitudenvergrößerung!),
f) positiver *Nicoladoni-Branham-Test* (Pulsverlangsamung und Blutdruckanstieg bei Kompression der Fistel bzw. der zuführenden Arterie).

Die endgültige Sicherung der Diagnose bleibt besonders bei arteriovenösen Fisteln innerer Organe der *Kontrastdarstellung* des betreffenden Gefäßgebietes vorbehalten.

Als weitere obligate Untersuchungen sind die *Röntgenaufnahme des Thorax* (Herzgröße, Lungengefäße, Ektasie des Aortenbogens, Stauungserguß in den Pleurahöhlen) und das Elektrokardiogramm anzusehen.

Von mehr wissenschaftlichem Interesse sind die zusätzliche Bestimmung des Herzminutenvolumens, der Gesamtblutmenge und die Bestimmung der O_2-Sättigung im Venenblut.

Therapie

Die Versuche, auf nichtchirurgischem Wege arteriovenöse Fisteln zu verschließen (intermittierende Kompression, Einspritzung sklerosierender Substanzen u. a.), führen nur ausnahmsweise zum Ziele. Die *operative Behandlung* sollte grundsätzlich darauf abzielen, die pathologischen Kurzschlußverbindungen definitiv zu beseitigen, möglichst unter Erhaltung der Kontinuität von Arterie und Vene. Dieses *rekonstruktive Korrekturprinzip* gilt für alle Hauptschlagadern zentral der Ellen- und Kniebeuge unter Einschluß der Viszeralarterien und der großen supraaortischen Äste.

Auf eine Rekonstruktion der kurzgeschlossenen Gefäße kann ohne weiteres dann verzichtet werden, wenn es sich um einen Längsachsenkurzschluß (Typ III) oder um arteriovenöse Fisteln mit peripherer Lokalisation in den Gliedmaßen handelt (z. B. im Bereich einer Unterschenkel- oder Unterarmarterie). In all diesen Fällen kann die arteriovenöse Fistel in toto exstirpiert werden nach dem *Prinzip der Viererligatur* (BRAMANN 1886). Der präexistente Kollateralkreislauf, der vorher der Speisung der arteriovenösen Fistel diente, wird durch diesen Eingriff für die Blutversorgung der Peripherie eingespannt. Die alleinige *Unterbindung der zuführenden Arterie* ist demgegenüber als rein palliative Maßnahme zu werten. Das Shuntvolumen geht zwar meist merklich zurück,

Tabelle 2.14 Lokalsymptome der arteriovenösen Fistel

Venös	Arteriell	Direkte Fistelzeichen
Venendistension	Ektasie der zuführenden Arterie	schwirrender Tumor
→ „pulsierende Varizen"	→ großer Volumenpuls	(bei gleichzeitigem Aneurysma)
→ Hyperthermie	→ oszillographischer Index >	„Maschinengeräusch"
↓	Arterielle Durchblutungsinsuffizienz	Auslöschphänomen
venöser Hypertonus	peripher der Fistel	(bei Kompression)
↓	→ kleiner oder fehlender Puls	Nicoladoni-Branham-Test
Stauungsödem	→ oszillographischer Index <	
Gewebeschädigung	↓	Ulcus varicosum
↓	Gewebeischämie	
Ulcus varicosum	↓	
	Ulcus ischaemicum	

die Fistel kann aber rückläufig über Kollateralen immer noch gespeist werden. Die Arterienligatur hat in dieser Form auch heute noch eine gewisse Berechtigung:
1. bei arteriovenösen Fisteln im Bereich unzugänglicher Gefäßabschnitte (z. B. bei der traumatischen Karotis-Sinus-cavernosus-Fistel im Gefolge eines Schädelbasisbruches),
2. bei multiplen konnatalen arteriovenösen Fisteln vom Typ II.

Die rekonstruktiven Korrekturoperationen kommen in erster Linie für *erworbene arteriovenöse Fisteln* sowie für eine kleine Gruppe von *konnatalen Fisteln* (Typ I), soweit sie an wichtigen Hauptarterien lokalisiert sind, in Frage. Drei *Operationsverfahren* können hierbei Anwendung finden:
1. *Separationsmethode:* Durchtrennung der Kurzschlußbrücke mit seitlicher Naht der Wanddefekte,
2. *transvenöser Verschluß der Fistel* (Nahtverschluß durch das Lumen der Vene),
3. *Kontinuitätsresektion der Arterie* (eventuell auch der Vene mit Rekonstruktion der Strombahn durch direkte End-zu-End-Naht oder Überbrückungstransplantat).

Als alternatives Behandlungsverfahren besonders für kongenitale a.v. Fisteln gewann in den letzten Jahren die *transluminale Embolisation* an klinischer Bedeutung (WOLF 1979, SCHUSTER u. Mitarb. 1983).

Lokalisation

Kopf

Die *intrakraniellen arteriovenösen Fisteln* sind abgesehen von der Karotis-Sinus-cavernosus-Fistel im Gefolge eines Schädelbasisbruches (beidseitiger pulsierender Exophthalmus, pulssynchrones Rauschen und Schwirren im Kopf, Chemosis) meist *kongenitaler Ätiologie*. In über der Hälfte der Fälle haben sie ihren Sitz im Versorgungsgebiet der A. cerebri media. In der Häufigkeit folgen die A. cerebri anterior und die Äste der A. carotis externa. Hier wiederum ist am häufigsten die A. temporalis betroffen, und zwar in Form des sogenannten *Rankenangioms* (Aneurysma cirsoides). Es handelt sich hierbei aber nicht um ein Hämangiom, sondern um eine langsam progrediente Ektasie der Kopfschwartengefäße in der Umgebung eines kongenitalen arteriovenösen Kurzschlusses.

Das *klinische Bild* der intrakraniellen arteriovenösen Fisteln bzw. arteriovenösen Aneurysmen wird von zwei Leitsymptomen beherrscht, nämlich dem epileptischen Anfall (40%) und der spontanen intrakraniellen Blutung (39%). Die zerebrale Arteriographie erlaubt heute fast immer eine rasche und sichere Klärung.

Therapie. Exstirpation des Kurschlusses bzw. Ligatur der afferenten Arterien möglichst dicht vor dem arteriovenösen Kurzschluß. Für den Verschluß einer *Karotis-Sinus-cavernosus-Fistel* hat sich neuerdings die Blockade durch einen von der Halsarterie aus eingeführten Ballonkatheter bewährt (PICARD u. Mitarb. 1974). Als alternatives Verfahren besonders bei Lokalisation der arteriovenösen Kurzschlüsse im Gesichts- und Kopfbereich (A. carotis-externa-Gebiet) ist die Katheterembolisation an erste Stelle gerückt (DJINDJIAN 1976, BARTH u. Mitarb. 1980).

Lunge

Von allen inneren Organen ist sie am häufigsten von einer kongenitalen arteriovenösen Fistel betroffen. In der Mehrzahl der Fälle handelt es sich um eine Kurzschlußverbindung zwischen Ästen der Pulmonalarterie und der Pulmonalvene, weitaus seltener zwischen solchen des Truncus pulmonalis und den Bronchialvenen. Lieblingssitz ist der rechte Lungenunterlappen. Gelegentlich sind auch mehrere Lappen der linken und rechten Lunge gleichzeitig befallen. Auch solitäre, relativ kleine Fisteln zeigen häufig große Shuntvolumina von 2–6 l/min. Durch den arteriovenösen Kurzschluß gelangt nichtsauerstoffgesättigtes Blut aus der Pulmonalarterie unter Umgehung des Kapillarbettes direkt zum linken Herzen zurück. Es resultiert eine mehr oder weniger stark ausgeprägte Mischungszyanose, wie sie in klassischer Weise bei einem intrakardialen Rechts-links-Shunt zu beobachten ist.

Das *klinische Krankheitsbild* ist charakterisiert durch eine meist seit der Jugend bestehende, langsam an Stärke zunehmende Blausucht, begleitet von Polyglobulie und Trommelschlegelfingern. Über dem Lungenherd kann meist ein lautes kontinuierliches Maschinengeräusch gehört werden. *Röntgenologisch* geben sich rundliche oder ovale Verschattungsbezirke in den Lungenfeldern mit einer Stielverbindung zum Lungenhilus zu erkennen. Bei über der Hälfte der Fälle bestehen Hauthämangiome oder andere Begleitmißbildungen. Die Gefäßdarstellung über einen durch das rechte Herz eingeführten Katheter erlaubt in Zweifelsfällen die Klärung der Diagnose.

Als *Operationsmethode* kommt die Exstirpation des betreffenden Lungenlappens bzw. Lungensegments in Frage. Für umschriebene a.v. Kurzschlüsse kommt auch hier vor einem operativen Eingriff der Versuch einer Katheterembolisation in Betracht.

Herz

Bei den angeborenen *koronaren arteriovenösen Fisteln* steht meist eine der Herzkranzarterien über mächtig erweiterte Gefäßsäcke in direkter Kommunikation mit der entsprechenden Koronarvene, weitaus häufiger aber mit dem rechten Ventrikel. Am seltensten ist die Kommunikation mit extrakardialen Venen, besonders solchen des Mediastinums. Kreislaufphysiologisch liegt ein Linksrechts-Shunt vor, der im allgemeinen besser toleriert wird als der Rechts-links-Shunt der intrapulmonalen Fisteln. Ganz im Gegensatz zu den pulmonalen arteriovenösen Aneurysmen machen die arteriovenösen Kurzschlüsse der Koronargefäße meist keine dramatischen *Krankheitszeichen*. Es besteht ein lautes *Maschinengeräusch* über dem ganzen Herzen; die Patienten sind im übrigen in ihrer Aktivität meist nur wenig behindert. Im Spätstadium neigen sie zu endokarditischen Schüben und zur Herzdekompensation. Die *Anzeige* zur operativen Behandlung ist im allgemeinen nur bei den Zeichen der beginnenden Herzüberlastung gegeben. Einige Autoren befürworten neuerdings auch die Frühoperation in einem asymptomatischen Stadium (Übersicht s. MACRI u. Mitarb. 1982). Bei der unter Einsatz einer extrakorporalen Zirkulation vorgenommenen chirurgischen Korrektur sollte – wenn immer möglich – die Kontinuität der Koronararterie erhalten werden, besonders, wenn es sich um den Hauptstamm oder wichtige Seitenäste handelt.

Bauchraum

Hier interessieren den Kliniker in erster Linie die kongenitalen und erworbenen Kurzschlüsse zwischen den großen Viszeralarterien und dem Pfortadersystem (sogenannte *arterioportale Fistel*). Am häufigsten sind die *Milzgefäße* Sitz eines derartigen Kurzschlusses. Abgesehen von den konnatalen Kurzschlußbrücken kommen „spontane" Fisteln durch Ruptur eines arteriellen Aneurysmas in die Begleitvene zustande.

Iatrogene Fisteln verdanken ihre Entstehung meist einer unsachgemäßen Sammelligatur von Arterie und Vene nach Milzexstirpation, Magen- oder Darmresektion. Durch die Kurzschlußverbindung gelangt arterielles Blut unter hohem Druck in das venöse Niederdrucksystem der Pfortader. Die Volumenüberfüllung führt zur *portalen Hypertension* mit all ihren deletären Folgen (Ausbildung von Ösophagusvarizen, rezidivierende Blutungen wie beim intrahepatischen Block). Dasselbe passiert bei einer kongenitalen Fistel zwischen A. hepatica und dem Hauptstamm der Pfortader. Im Falle einer derartigen arterioportalen Fistel muß das Blut auf dem Wege zurück zum Herzen in der Leber ein zweites Kapillarfilter passieren. Letzteres fungiert gewissermaßen als Staudamm vor dem Herzen und wirkt nach den seitherigen klinischen Beobachtungen protektiv in Richtung auf eine Herzüberlastung. Die Folgen des arterioportalen Kurzschlusses beschränken sich damit weitgehend auf den Pfortaderkreislauf. Die klinischen *Leitzeichen* sind rezidivierende Blutungen aus Ösophagusvarizen, ein Milztumor, ein kontinuierliches Gefäßgeräusch im linken Oberbauch und gelegentlich Gefäßverkalkungen (Ringschatten) auf den Röntgenleeraufnahmen. In prognostischer und therapeutischer Hinsicht nimmt der fistelbedingte Volumenhochdruck des Pfortadersystems eine Sonderstellung ein. Die operative Beseitigung der Fistel stellt hier eine wirklich kausale Therapie dar: der portale Hochdruck kommt augenblicklich und definitiv zum Verschwinden. Mit anderen Worten: Der fistelbedingte portale Hochdruck ist bis heute die einzige portale Hochdruckform, die einer kausalen Behandlung zugänglich ist.

Nieren

Sie sind ein weiterer seltener Sitz von teils angeborenen, teils erworbenen arteriovenösen Fisteln (erworben: iatrogen nach Blindpunktion bzw. traumatisch). Der arteriovenöse Kurzschluß, der entweder im Nierengefäßstiel oder in der Niere selbst lokalisiert ist, kann auf dem Wege einer arteriellen Minderdurchblutung des Nierenparenchyms zur Auslösung eines renovaskulären Hochdruckes führen.

Das *klinische Bild* ist gekennzeichnet einerseits durch rezidivierende Hämaturien, andererseits durch eine renale Hypertension. Die renale arteriovenöse Fistel stellt die einzige arteriovenöse Kurzschlußverbindung im großen Kreislauf dar, die mit einer ausgesprochenen arteriellen Hypertension einhergehen kann. Die operative Beseitigung der Fistel (meist in Form der Nephrektomie) beseitigt definitiv Blutungsgefahr und Hochdruck. Bei zirkumskripten, wohl lokalisierten a.v. Fisteln gewann in den letzten Jahren die Katheterembolisation bzw. eine Teilresektion der Niere an therapeutischer Bedeutung.

Extremitäten

Unter Friedensverhältnissen sind die *kongenitalen* arteriovenösen Fisteln gleich häufig anzutreffen wie jene *traumatischen Ursprunges*. Letztere bieten in *diagnostischer Hinsicht* meist keine besonderen Probleme (vorausgegangenes penetrierendes Trauma, direkte und indirekte Fistelzeichen). Rund 50% aller traumatisch erworbenen arteriovenösen Fisteln haben ihren Sitz im Bereich der unteren Gliedmaßen. Die Rückwirkungen auf den Gesamtkreislauf sind bei Fisteln in der unteren Körperhälfte meist wesentlich stärker ausgeprägt als bei Sitz in den oberen Gliedmaßen. Maßgeblich hierfür ist die weitaus größere Volumenkapazität bzw. Distentionsfähigkeit des V.-cava-inferior-Systems (HEBERER u. Mitarb. 1966).

Die *kongenitalen* arteriovenösen Fisteln treten im Gliedmaßenbereich bevorzugt in generalsierter Form, also entsprechend dem Typus II (Abb. 2.14) in Erscheinung. *Klinisch* imponiert ein *proportionierter Längenriesenwuchs* mit ausgeprägten (symptomatischen) Varizen und in 50–60% der Fälle mehr oder weniger flächenhaft ausgedehnten Gefäß- und Pigmentnävi. Diese Symptomenkonstellation ist identisch mit dem F.-P.-Weber-Syndrom.

Nach wie vor ungeklärt ist die *Wechselbeziehung zwischen arteriovenöser Fistel und Riesenwuchs*. Eine alleinige venöse Hyperämie führt nur ausnahmsweise zur Stimulierung der Epiphysenknorpel. Neuere arteriographische Untersuchungen führten zu dem Ergebnis, daß beim Längenriesenwuchs des F.-P.-Weber-Syndroms meistens arteriovenöse Kurzschlüsse in enger topographischer Beziehung zu den Wachstumsfugen der langen Röhrenknochen vorliegen. Die fistelbedingte Vaskularität im Bereich der Epiphysenfugen stellt wahrscheinlich den adäquaten Reiz für die Stimulation der Wachstumsfugen dar. Auf der anderen Seite lassen viele andere Riesenwuchsformen *keine* arteriovenösen Fisteln erkennen. Hierbei geht der Riesenwuchs fast regelmäßig mit einer elephantiastischen Verunstaltung der Gliedmaßen einher *(dysproportionierter Riesenwuchs):* Skelett und Weichteile haben hier in gleicher Weise eine enorme Massenzunahme erfahren. Auch hier können Hauthämangiome und Varizen bestehen *(Klippel-Trenaunay-Syndrom).* Mit anderen Worten: Hier ist der Riesenwuchs als koordinierte, nicht als subordinierte Mißbildung zu werten. Unitaristisch von einem *Klippel-Trenaunay-F.-P.-Weber-Syndrom* zu sprechen ist weder historisch noch klinisch gerechtfertigt: Beide Syndrome stellen Sonderformen des umschriebenen Riesenwuchses dar, die sich hinsichtlich ihrer klinischen Manifestation, ihrer Prognose und Therapie grundsätzlich unterscheiden (Tab. **2.15**). Differentialdiagnostisch ist schließlich die systematisierte *Hämangiomatose* (Typ Servelle-Martorell) abzugrenzen. Hierbei sind Weichteile und Knochen gleichermaßen von meist kavernösen Hämangiomen durchsetzt. Es liegt eine *Minusvariante* des Skeletts vor (Hypoplasie). Gelegentlich kann eine gesteigerte Blutungsneigung infolge eines massiven Thrombozytenverbrauches in den kavernösen Bluthohlräumen resultieren, nicht selten ausgelöst durch einen chirurgischen Eingriff oder ein Trauma (Kasabach-Merritt-Syndrom); Übersicht s. VOLLMAR u. VOGT (1976).

Therapie. Die Multiplizität und Ausdehnung der meisten konnatalen Fisteln im Bereich der Gliedmaßen stehen beim Gros der Fälle einer definitiven chirurgischen Korrektur entgegen. Für die meisten Kranken ist daher ein *abwartend konservatives Vorgehen* geboten (Reduktion des Shunt-Volumens durch straffe Kompressionsverbände; Überwachung des Herzbefundes).

Eine *operative Behandlung* kommt im allgemeinen nur unter folgenden Umständen in Betracht:
1. bei zunehmenden hämodynamischen *Rückwirkungen* auf Herz und große Gefäße (beginnende kardiale und vaskuläre Dekompensation),
2. bei Auftreten *lokaler Komplikationen* (distale Nekrosen, Gangrän, Ulzera, Varizenblutung).

Für die Planung und Durchführung einer Korrekturoperation ist ein technisch einwandfreies Arteriogramm von ausschlaggebender Bedeutung (Lokalisation der arteriovenösen Fisteln bzw. Erkennung der wichtigsten kollateralen Zu- und Abflußwege).

Isolierte arteriovenöse Fisteln zwischen den Hauptgefäßen der Gliedmaßen (Typus I) lassen sich chirurgisch *direkt* angehen und unterbinden (Separationsmethode). Eine Radikaloperation in diesem Sinne scheidet für die weitaus häufigere generalisierte Form (Typus II) aus. Bewährt hat sich hier die sogenannte Skelettierungsoperation (Ligatur aller abgehenden Seitenäste der Hauptvene und -arterie, aber auch die alleinige oder kombinierte Katheterembolisation – VAN DONGEN 1983). Die früher wegen deletärer Fernwirkungen auf Herz und große Gefäße gelegentlich notwendig gewordene Opferung der Gliedmaßen läßt sich nach unseren Erfahrungen auf diesem Wege weitgehend vermeiden. Unbedingt zu warnen ist vor der *proximalen Ligatur* der Hauptarterie (z. B. im Oberarm- bzw. Unterschenkelbereich). Sie bleibt bei multiplen arteriovenösen Fisteln des Typ II ohne wesentlichen Einfluß auf das Shunt-Volumen und beschwört die Gefahr der Gliedmaßennekrose herauf. Ebenso zu widerraten ist die chirurgische Entfernung der sekundären Varizen bei konnatalen arteriovenösen Fisteln (häufige Wundheilungsstörungen, regelmäßige Rezidive in der Nachbarschaft!).

Auch eine Verödungstherapie ist ein sinnloses Unterfangen: Die Venen rekanalisieren unter dem Einfluß des arteriellen „Nachschubs" in kürzester Zeit. Die *Längendifferenz* läßt sich an den Beinen meist durch Absatzerhöhung in befriedigender Weise kompensieren. Die Retardierung des Längenwachstums auf chirurgischem Wege ist dann in Betracht zu ziehen, wenn bei noch offenen Epiphysenfugen bereits Längendifferenzen von 2 und mehr cm bestehen (Verklammerung der Epiphysenfugen).

Tabelle 2.15 Synopsis der gefäßorientierten Sonderformen des umschriebenen Riesenwuchses

	Klippel-Trenaunay-Syndrom (1900)	F.-P.-Weber-Syndrom (1907/18)
Riesenwuchs	dysproportioniert elephantiastisch	proportioniert
Gefäßnävi bzw. Hämangiome, Lymphangiome	fast regelmäßig	sehr selten
Arteriovenöse Fisteln	fehlen	vorhanden (meist epiphysennah-intraossär)
Anomalien der tiefen Venen (Aplasien, Stenosen)	gelegentlich	fehlen
Prognose	günstig: weitgehend stationär	zweifelhaft: Neigung zur fortschreitenden Verschlimmerung

Literatur

Barth, K. H., A. J. Kumar, St. L. Kaufmann, R. I. White jr.: Therapeutische Embolisationen im extrakraniellen Kopf- und Halsbereich mit einem neuen System abstoßbarer Silikonballone. Fortschr. Röntgenstr. Nuklearmed. 133 (1980) 409

Beduhn, D., J. Vollmar: Arterioportale Fistel nach Magenresektion. Radiologe 10 (1970) 304

Djindjian, R.: L'embolisation en neuroradiologie vasculaire. J. Mal. vasc. (Paris) 1 (1976) 9

Heberer, G., G. Rau: Gefäßersatz bei traumatischen arteriovenösen Fisteln mit vaskulärer Dekompensation. Langenbecks Arch. klin. Chir. 300 (1962) 717

Heberer, G., G. Rau, H. J. Eberlein: Die vaskulär und kardial dekompensierte Form der arteriovenösen Fistel traumatischer Genese. Teil II: Symptomatologie, Diagnostik und chirurgische Behandlung. Langenbecks Arch. klin. Chir. 299 (1962) 254

Heberer, G., G. Rau, H. H. Löhr: Aorta und große Arterien. Springer, Berlin 1966

Höhle, P. G.: Der Einfluß von Gefäßmißbildungen auf das Knochensystem, zugleich ein Beitrag zur Frage der Strahlenschädigungen. Bruns's Beitr. klin. Chir. 192 (1956) 352

Holman, E.: Abnormal Arteriovenous Communications. Thomas, Springfield/Ill. 1968

Kehrer, F. A.: Die konstitutionellen Vergrößerungen umschriebener Körperabschnitte. Thieme, Stuttgart 1948

Macri, R., A. Capulzini, L. Fazzini, M. Cornali, F. Verunelli, E. Reginato: Congenital coronary artery fistula: Report of five patients, diagnostic problems and principles of management. Thorac. cardiovasc. Surg. 30 (1982) 167

Picard, L., J. Lepoire, J. Montaut, H. Hepner, J. Roland, J. C. Guyonnaud, F. Jacob, J. M. Andre: Endarterial occlusion of carotid-cavernous sinus fistulas using a balloon tipped catheter. Neuroradiology 8 (1974) 5

Schuster, R., H.-J. Romatowski, I. Erkelenz, F. Stöckmann: Transluminale Embolisation von Arterien der Niere, der Leber, der Milz und der Iliakalregion. Diagnostik 16 (1983) 21

van Dongen, R. J. A. M.: Therapie der angeborenen arteriovenösen Angiodysplasien unter besonderer Berücksichtigung der operativen Embolisation. Angio 5 (1983) 169

Vollmar, J.: Zentrale Gefäßektasie bei lange bestehenden arteriovenösen Fisteln. Langenbecks Arch. klin. Chir. 294 (1960) 627

Vollmar, J.: Arteriovenöse Fisteln. Ihre Pathophysiologie, Klinik und Behandlung. Med. Welt 15 (1963) 793

Vollmar, J.: Zur Geschichte und Terminologie der Syndrome nach F. P. Weber und Klippel-Trenaunay. Vasa 3 (1974) 231

Vollmar, J.: Rekonstruktive Chirurgie der Arterien, 3. Aufl. Thieme, Stuttgart 1982

Vollmar, J., K. Vogt: Angiodysplasie und Skelettsystem. Chirurg 47 (1976) 205

Wolf, K.-J.: Therapeutische Embolisation. Dtsch. med. Wschr. 104 (1979) 531

Blutgefäßgeschwülste

J. Vollmar

Definition und Klassifikation

Neubildungen der Blutgefäße stellen in Gestalt der *Hämangiome* den Prototyp angeborener Tumoren dar und sind in 75% der Fälle schon bei der Geburt erkennbar. Sie zeigen sowohl morphologisch als auch in ihrem klinischen Bild eine große Polyphänie: Sie reichen vom Haemangioma simplex aut capillare über das Haemangioma cavernosum bis zur systematisierten Hämangiomatose mehrerer Gewebe- oder Organsysteme (Tab. 2.16).

Der Begriff *Hämangiom* ist bislang weder klinisch noch pathologisch-anatomisch klar definiert und fand bislang für die verschiedensten Gefäßanomalien Anwendung. Besonders von dermatologischer Seite wird heute beispielsweise größtes Gewicht darauf gelegt, die sogenannten „Feuermäler" *(Naevus flammeus)* auszuschließen. Letztere entsprechen angeborenen Kapillarektasien in der Kutis und Subkutis und sollten daher nach SCHNYDER (1970) korrekterweise als *Naevi teleangiectatici* bezeichnet werden. Es fehlt ihnen klinisch das geschwulstmäßige Verhalten und histologisch das proliferative Element (VELTMANN u. Mitarb. 1968). Beim sogenannten *Naevus flammeus lateralis* ist das Feuermal lateral der Mittellinie lokalisiert. Seine Ausdehnung respektiert häufig das Innervationsgebiet bestimmter Nerven; seine Begrenzung ist meist scharf. Eine spontane Rückbildung ist so gut wie nie zu beobachten. Die *Naevi teleangiectatici mediales* sind demgegenüber in der Mittellinie des Körpers oder paramedian angeordnet, von blaßroter Farbe (sogenannte Lachsmale) mit unscharfer Begrenzung und ausgeprägter Rückbildungstendenz.

Die *Hämangiome* lassen klinisch bzw. histologisch mehr oder weniger ausgeprägte proliferative Potenzen erkennen. Formalgenetisch entsprechen diese Geschwülste einer kongenitalen Entwicklungsstörung im Sinne eines vaskulären *Hamartoms*.

Die Hämangiome beteiligen sich mit 2–3% an allen Tumoren. Ihr Anteil an den gutartigen Geschwülsten beträgt etwa 7%. Das weibliche Geschlecht ist etwas häufiger betroffen als das männliche (GRIMSEHL 1968).

Nach *pathologisch-anatomischen Gesichtspunkten* werden 2 *Grundtypen* des benignen Hämangioms unterschieden:

1. *Haemangioma simplex aut capillare:* Dieses ist aus erweiterten und geschlängelten Kapillaren zusammengesetzt.
2. *Kavernöses Hämangiom:* Es besteht aus teils sack-, teils zylinderförmig erweiterten venösen Bluträumen, die untereinander kommunizieren.

Das früher als dritte morphologische Variante unterschiedene *Haemangioma arteriale aut racemosum* stellt demgegenüber *keine* Gefäßneubildung dar: Das scheinbare Wachstum arterieller und venöser Gefäße (progressive Gefäßelongation und -dilatation) beruht hier auf einer hämodynamisch ausgelösten Transformation der Gefäße unter dem Einfluß kongenitaler arteriovenöser Fisteln *(angiodysplastisch-hämodynamische Theorie,* VOLLMAR u. Mitarb. 1964). Die Normalisierung der Durchblutungsverhältnisse durch Ausschaltung des arteriovenösen Kurzschlusses führt augenblicklich zum Sistieren des Pseudowachstums. Eine echte Geschwulstbildung liegt demnach nicht vor: Die Bezeichnung Hämangiom ist unseres Erachtens

Tabelle 2.16 Wichtigste Kennzeichen der Blutgefäßgeschwülste

	Naevi flammei (Feuermäler)	Hämangiom i.e.S.	Hämangiosarkome
Histologische Kennzeichen	angeborene Kapillarektasien intrakutan (Naevi teleangiectatici)	vaskuläre Hamartome mit unterschiedlicher Gewebekomposition (Haemangioma capillare, cavernosum; Haemangioma mixtum)	Hämangio- endothelio-, -leiomyo-, -perizytosarkome
Bevorzugte Lokalisation	Integument (Kutis)	Integument, innere Organe (Leber, Milz, Niere, Magen-Darm-Kanal)	innere Organe Körperhöhlen Skelett
Biologisches Verhalten	Naevi teleangiectatici laterales: stationär Naevi teleangiectatici mediales: häufig regressiv	proliferativ (1.–6. Lebensmonat) hohe Involutionsrate (bis zum 10. Lebensjahr)	meist hoher Malignitätsgrad

unzutreffend. Die namengebende Grundläsion stellt die *kongenitale arteriovenöse Fistel* dar.
Rund 20% aller Hämangiome gehören dem kapillären, 30% dem kavernösen Typ an. Rund 50% stellen Mischformen aus beiden Varianten dar. Ferner kommen Kombinationen mit Lymphangiomen und mit teleangiektatischen Nävi vor. Die Übergänge sind hier fließend.

Maligne Entartungen sind außerordentlich seltene Vorkommnisse (sogenannte *Hämangiosarkome*). Je nachdem, ob die Geschwulst ihren Ausgang vom Endothel, von den Gefäßwandmuskelzellen oder von den Perizyten nimmt, werden verschiedene histologische Spielarten unterschieden *(Hämangioendothelio-, leiomyo- oder -perizytosarkom)*.

Hämangiome können grundsätzlich in allen Geweben bzw. Organen zur Entwicklung gelangen, in denen Gefäßanlagen vorhanden sind. Mit weitem Abstand am häufigsten ist die Körperoberfläche, d. h. *Haut* und *Subkutis,* von Hämangiomen betroffen. Von den inneren Organen zeigen am häufigsten die *Leber*, der *Magen-Darm-Trakt*, das *Pankreas* und das Urogenitalsystem Hämangiombildungen, meist vom kavernösen Typ.

Hämangiome des Integuments

Allgemeines

Bevorzugte Lokalisation stellen *Kopf, Gesicht* und *Hals* (40–50%), weniger häufig *Rumpf* (30–40%) und *Gliedmaßen* (10%) dar. Klinisch zeigen derartige Hauthämangiome eine außerordentlich große Formenfülle in Abhängigkeit von der Art und Ausdehnung der Gefäßanomalie. Es bestehen fließende Übergänge einerseits zu den „inaktiven" Feuermälern, andererseits zu den „systematisierten", häufig mit anderweitigen Mißbildungen vergesellschafteten „aktiven" Hämangiomen.

Allgemein sind die Blutgefäßgeschwülste durch ihre *rote* bis *stahlblaue Farbe*, ihre leichte Ausdrückbarkeit und schnelle Wiederauffüllung nach Beseitigung des Druckes gekennzeichnet. Farbe, Größe und Füllungszustand können in Abhängigkeit von der Körperhaltung (hydrostatischer Druck, wechselnde Abflußbedingungen) außerordentlich variieren. Abgelaufene thrombotische Prozesse können in kavernösen Hämangiomen tastbare Phlebolithen hinterlassen.

Von großer praktischer Bedeutung ist die Tatsache, daß Gefäßnävi und Hämangiome an der Körperoberfläche gar nicht selten das sichtbare „Mal" koordinierter Mißbildungen der inneren Organe darstellen können (kongenitale Herzvitien, kongenitale arteriovenöse Fisteln der Lunge; Hämangiome des Auges bzw. des Gehirns: Sturge-Weber-Syndrom, Bonnet-Dechaume-Blanc-Syndrom u. a.). *Hieran sollte bei allen Hämangiomträgern gedacht werden.*

Die klinische Differenzierung in *plane* bzw. *planotuberöse Hämangiome* (im Niveau der Kutis oder mit leichten höckerigen Erhabenheiten) und *nodöse* bzw. *tuberonodöse Angiome* (teils subkutane, teils intrakutane Ausdehnung, meist vom kavernösen Bautyp) besitzt hinsichtlich der Wahl des Behandlungsverfahrens große praktische Bedeutung.

Beschwerden

Das Gros der Hauthämangiome verursacht keinerlei subjektive Beschwerden. In Abhängigkeit von Sitz und Größe des Hämangioms kann dieses jedoch eine unter Umständen erhebliche *kosmetische Entstellung* bedingen mit der Gefahr psychischer Fehlhaltung. Angiome im Bereich von Körperöffnungen (Mund, Augenlider, After) und an mechanisch besonders exponierten Körperpartien (Gelenkbeugen, Fußsohlen, Fingergreifflächen u. a.) können zu mehr oder weniger hochgradigen *Funktionsbehinderungen* und zu den unten aufgeführten Komplikationen führen.

Verlauf

Die meisten seit Geburt bestehenden kapillären und kavernösen Hämangiome des Integuments zeigen eine *evolutive Phase* (meist in den ersten 6 Lebensmonaten), gefolgt von einer mehr oder weniger langdauernden *stationären Phase* (2 Monate bis 5 Jahre), die schließlich in ein *involutives Spätstadium* übergeht (Abb. 2.15). Sowohl die kapillären als auch die kavernösen Hämangiome besitzen, falls sie nicht systematisiert auftreten, in einem bemerkenswert hohen Prozentsatz eine derartige spontane Rückbildungstendenz (bis zu 90%; KLOSTERMANN u. JUST 1964, MARGILLETH u. MUSELES 1965, SCHNYDER 1970). Die kapillären (planen) Hämangiome schneiden in dieser Hinsicht günstiger ab als die nodösen (kavernösen) Formen. Systematisierte Hämangiome (z. B. bei der Hämangiomatose aller Weichteile und des Skeletts oder beim *Klippel-Trenaunay-Syndrom)* lassen ähnlich wie die scharf begrenzten lateralen Feuermäler (Naevus teleangiectaticus lateralis Schnyder) so gut wie nie eine spontane Rückbildung erkennen.

Komplikationen

Blutung. Durch Bagatellverletzungen sind in dieser Hinsicht vor allen Dingen Hämangiome an mechanisch exponierten Körperstellen gefährdet (Nase, Ohren, Mund, Fußsohlen, Kniestreckseite). Sofern die Blutungen aus Hämangiomen innerer Organe erfolgen (Urogenitalsystem, Magen-Darm-Kanal usw.), können lebensbedrohliche Situationen resultieren. Rezidivierendes Nasenbluten stellt das

Leitsymptom der erblich determinierten Hämangiomatose Rendu-Osler-F. P. Weber dar (multiple kapilläre stecknadel- bis erbsengroße Hämangiome an den Schleimhäuten der Nase, des Magen-Darm-Kanales und an der Körperoberfläche).
Gerinnungsstörungen und Thrombose. Hierzu tendieren in erster Linie *kavernöse Hämangiome.* Der thrombotische Verschluß wichtiger zu- und abführender Venen kann zur Verkleinerung, ja gelegentlich zur weitgehenden Rückbildung mehr oder weniger ausgedehnter Hämangiombezirke führen. Hierbei bleiben häufig tastbare *Phlebolithen* zurück. Plötzlich einsetzende thrombotische Prozesse in großen kavernösen Hämangiomen können gelegentlich eine Verbrauchsthrombozytopenie mit *hämorrhagischer Diathese* (sogenanntes Kassabach-Merrit-Syndrom) nach sich ziehen.
Exulzeration und Infektion. Gefährdet sind Hämangiome an exponierten Körperstellen. Ulzerationsrate nach Bestrahlung: 2,5–7,5%.
Mechanische Kompression. Große systematisierte Hämangiome der *Hals-Nacken-Region* und des *Mediastinums* können zu Einflußstauung, Zyanose und Dyspnoe führen (Kompression der oberen Hohlvene und ihrer Äste, der Trachea u. a.). Kompressionseffekte sind gelegentlich auch an benachbarten Nerven und Ausführungsgängen der Speicheldrüsen zu beobachten.
Maligne Entartungen. Der Übergang eines Hämangioms in ein Hämangiosarkom mit seinen verschiedenen morphologischen Variaten stellt ein außerordentlich seltenes Vorkommnis dar. Ausgangspunkt sind so gut wie nie *Hämangiome* der Haut, sondern solche der *tiefen Weichteile* bzw. der *inneren Organe.* Unentschieden bleibt für die meisten Fälle die Frage, ob sich das Sarkom sekundär auf dem Boden eines vorbestandenen Hämangioms entwickelt hat oder primär entstanden ist (BIRKE 1969, GRIMSEHL 1968).

Therapie

Die Behandlung von Hauthämangiomen setzt gründliche Spezialkenntnisse über Leistungsfähigkeit und Grenzen der verschiedenen Behandlungsverfahren voraus. Jede therapeutische Entscheidung verlangt die kritische Berücksichtigung des günstigen Spontanverlaufs vieler dieser Geschwülste. Das überzeugte Nichtstun führt vielfach zu weit besseren kosmetischen Ergebnissen als eine vorschnelle Bestrahlung oder eine insuffiziente Operation. Das „wait and see" – von vielen heute zur fast alleinigen Maxime erhoben! – schließt andererseits auch entscheidende Nachteile ein: Die Spontaninvolution des Hämangioms kann teilweise oder vollständig ausbleiben; der günstigste Zeitpunkt für die Operation oder Bestrahlung ist dann häufig verpaßt; schließlich stellt das „Leben mit dem Hämangiom" Kind und Eltern von Fall zu Fall auf eine harte Geduldsprobe. Die Entscheidung für ein expektatives Vorgehen wird vor allen Dingen durch die Tatsache erschwert, daß es im

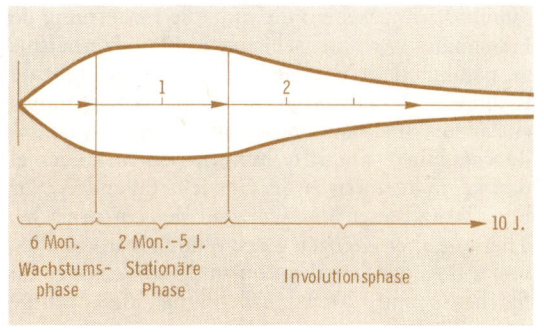

Abb. 2.15 Hämangiome – biologisches Verhalten

Einzelfall keinen sicheren Parameter dafür gibt, die Spontaninvolution eines Hämangioms vorauszusagen. Die Entscheidung für ein „wait and see" lädt dem behandelnden Arzt ein hohes Maß an Verantwortung auf: Er hat auf dem Wege über regelmäßige Nachuntersuchungen (möglichst mit fotografischem Beleg der Befunde!) die Rückbildung bzw. Vergrößerung des Hämangioms zu überwachen und gegebenenfalls eine aktive Therapie einzuleiten. Zweckmäßigerweise sollte der Behandlungsplan von vornherein vom Strahlentherapeuten, Dermatologen und Chirurgen *gemeinsam* überprüft und festgelegt werden (KÄRCHER 1968).

Die *Spontaninvolution* läßt keine sicheren Beziehungen zum histologischen Typ, zur Größe und Lokalisation des Hämangioms erkennen (KLOSTERMANN u. JUST 1964). Trotzdem hat es den Anschein, daß kapilläre Hämangiome sich häufiger und vollständiger zurückbilden als jene vom kavernösen Typ. Die oben erwähnten Naevi teleangiectatici laterales und die systematisierten kavernösen Hämangiome ausgedehnter Körperpartien zeigen kaum jemals eine Rückbildung. Jenseits des 8.–10. Lebensjahrs ist nur noch ausnahmsweise mit einer Involution von Hämangiomen zu rechnen.

Die Anzeige zu einem *aktiv-therapeutischen Vorgehen* ist immer dann gegeben, wenn

1. *lokale Komplikationen* vorliegen oder zu erwarten sind (s. oben),
2. das Hämangiom durch Sitz, Größe und Ausdehnung *Beschwerden* oder *Funktionsstörungen* unterhält oder
3. ein *progredientes Wachstum* zu beobachten ist.

Hämangiome im Bereich unbedeckter Körperstellen sollten nach Möglichkeit aktiv behandelt werden (STORK u. SCHWARZ 1967).
Die *Wahl des Behandlungsverfahrens* richtet sich in erster Linie nach der Lokalisation, der Art und Größe des Hämangioms, ferner nach dem Lebensalter, der Einstellung des Patienten bzw. dessen Eltern und – last not least – nach dem therapeutischen Temperament des Arztes (SCHNYDER 1970). Von dem breiten Spektrum der bislang erprobten *Behandlungsverfahren* stehen heute im wesentlichen die *chirurgische Exstirpation* und die verschiedenen Verfahren der *Bestrahlung* im Brennpunkt des Interesses.
Die *chirurgische Therapie* ist grundsätzlich als die

effektivste anzusehen: die radikale Entfernung des Hämangioms schafft schlagartig klare Verhältnisse, nämlich definitive Heilung ohne die Gefahr des Rezidivs. Langwierige Verlaufsbeobachtungen entfallen. Im Säuglings- und Kleinkindesalter durchgeführte Eingriffe hinterlassen im allgemeinen keine kosmetisch ins Gewicht fallenden Narben. Trotz dieser Vorzüge sind der chirurgischen Therapie aber Grenzen gesetzt, und zwar vor allem von seiten der Lokalisation und Größe, d. h. der Flächen- und Tiefenausdehnung der Blutgeschwülste.

Von einer *primär chirurgischen Therapie* ist vor allen Dingen bei *Hämangiomen kritischer Lokalisation,* d. h. im Bereich des Gesichts, der Augenlider, der Lippen, des Mundes uws., *abzusehen,* da hier das kosmetisch-funktionelle Ergebnis einer chirurgischen Radikaloperation häufig nicht mit dem einer Bestrahlungsbehandlung bzw. der spontanen Involution konkurrieren kann. Die gezielte *Katheterembolisation,* Domäne bei kongenitalen arteriovenösen Fisteln kritischer Lokalisation (z. B. Gesicht, Gehirn), kann gelegentlich auch bei großen kavernösen Hämangiomen als alleinige Maßnahme oder vor einer geplanten plastischen Operation mit gutem Erfolg eingesetzt werden (SCHRUDDE u. PETRIVICI 1980).

Die *Bestrahlungsbehandlung* erweist sich in Form einer fraktionierten Nahbestrahlung (z. B. mit Strontium 90; KÄRCHER 1968) vor allem bei in der Wachstumsphase befindlichen *Hämangiomen des Säuglingsalters* als effektiv. Die Strahlentherapie sollte hierbei so früh wie möglich eingeleitet werden: Sie soll einen Anstoß zur frühzeitigen Rückbildung des Hämangioms geben (SCHNYDER 1970). Am günstigsten sprechen plane bzw. planotuberöse Hauthämangiome an. Die Strahlenbehandlung tritt in erster Linie dann in ihr Recht, wenn ein Hämangiom auf chirurgischem Wege nur schwierig oder mit fragwürdigem kosmetischem Erfolg entfernt werden kann (Hämangiome mit kritischer Lokalisation). Eventuell kommt zu einem späteren Zeitpunkt ein hautplastischer Eingriff zusätzlich in Frage.

Systematisierte Hämangiomatosen, die im Gliedmaßenbereich Weichteile und Skelett diffus durchsetzen und meist mit einem *Minderwuchs* des betreffenden Skelettabschnittes verbunden sind, erweisen sich im allgemeinen als inoperabel. Auch eine Bestrahlungsbehandlung und eine *Verödungstherapie* bleiben hier meist ohne Erfolg. Falls es zu rezidivierenden Einblutungen in große Gelenke kommt, resultieren häufig Beugekontrakturen mit schwerwiegenden Gelenkknorpelveränderungen, ähnlich einem Blutergelenk. Dann sollen die Hämangiombezirke im Bereich der Gelenkkapsel möglichst radikal entfernt und das Gelenk in optimaler Gebrauchsstellung versteift werden. An den unteren Gliedmaßen wirken Kompressionsverbände – am besten in Form eines gut sitzenden Gummistrumpfes – einer stärkeren venösen Dekompensation entgegen.

Die *Kryotherapie* erwies sich in den letzten Jahren als recht unzuverlässig. Sie ist ebenso wie die *Elektrotherapie* als weitgehend entbehrlich anzusehen (KEHNSCHERPER 1965).

Die oben erwähnten Komplikationen der Hauthämangiome geben fast immer eine Indikation zum chirurgischen Vorgehen.

Hämangiome innerer Organe

Leberhämangiome

Es handelt sich meist um *kavernöse Hämangiome* verschiedener Größe, oft in guter Abgrenzung gegenüber dem übrigen gesunden Organ. Sie halten sich in vielen Fällen ein Leben lang asymptomatisch. *Beschwerden* und *Krankheitssymptome* treten auf, wenn die Geschwulst bei erheblicher Größenausdehnung Verdrängungserscheinungen verursacht, zu intraabdomineller Blutung oder zur malignen Entartung führt.

Für die präoperative *Diagnostik* kommt der selektive Arterio-(Zöliako-)graphie besondere Bedeutung zu. Allerdings ist beim Nachweis eines gefäßreichen Tumors kein sicherer Rückschluß auf die Art der Geschwulst möglich.

Kleine, gut abgegrenzte oder gestielte Hämatome lassen sich auf chirurgischem Wege in toto exstirpieren. Ausgedehnte Hämangiome kommen für eine Bestrahlungsbehandlung in Betracht (ISSA 1968).

Hämangiome des Magen-Darm-Kanales

Sie machen nur 0,3% aller Tumoren des Magen-Darm-Traktes aus. *Lieblingssitz* sind der Dickdarm, vor allem das Rektum und das Sigma. Bei der systematisierten und hereditären *Hämangiomatose Rendu-Osler-Weber* sind die Schleimhäute des Magen-Darm-Kanales mehr oder weniger ausgedehnt von kleinen (etwa erbsen- bis linsengroßen) kapillären Hämangiomen übersät, die zu rezidivierenden, häufig bedrohlichen Blutungen führen können. Die Mitbeteiligung der Nasenschleimhäute bedingt das häufige initiale Nasenbluten (HARRISON 1964).

Die *Letalität* bei ausgedehnten Hämangiomatosen des Magen-Darm-Kanals ist beachtlich. Die Überlebenszeit ab Stellung der Diagnose beträgt im Schnitt nicht mehr als 3–8 Jahre (SAUER 1967).

Klinisch stehen rezidivierende Blutungen aus dem Magen-Darm-Kanal ganz im Vordergrund. Besonders kavernöse Hämangiome des Dickdarms neigen zu deletären Blutungen (KREYSEL 1962). Kleine Hämangiome entziehen sich meist dem röntgenologischen Nachweis bei der Kontrastdarstellung. Im Leerbild geben gelegentlich *Phlebolithen* in der Darmwand Hinweise auf die Gefäßanomalie. Wichtigste Differentialdiagnose sind Blutungen bei Hämorrhoiden, bei Colitis ulcerosa und beim Karzinom.

Im Verdachtsfall leistet heute die *viszerale Arteriographie* eine wesentliche Hilfe für die präoperative Sicherung der Diagnose.

Therapeutisch kommt nur die chirurgische Exstirpation des blutenden Hämangiomabschnittes in Frage. Bei ausgedehnten Hämangiomatosen kann die Lokalisation der Blutungsstelle auf außerordentliche Schwierigkeiten stoßen. Ausgedehnte Darmresektionen sind vielfach nicht zu vermeiden.

Hämangiome des Urogenitalsystems

Bevorzugter Sitz sind die Nieren und ihre Hohlraumsysteme. *Klinisch* stehen rezidivierende Blutungen aus dem Urogenitalsystem als Leitsymptom an erster Stelle.

Differentialdiagnostisch kommen andere Blutungsursachen (Tuberkulose, Tumoren anderer Genese, Nephrolithiasis u. a.) in Frage.

Die *Therapie* kann nur eine chirurgische sein: Meist ist – besonders wenn größere Hämangiome der Niere und des Nierenbeckens vorliegen – die Exstirpation des Organs nicht zu umgehen.

Literatur

Birke, W. P.: Die chirurgische Therapie der Hämangiome im Kindesalter. Dtsch. Gesundh.-Wes. 24 (1969) 1562

Grimsehl, H.: Operative Behandlung der Geschwülste der Blut- und Lymphgefäße. In E. Holder, F. Meythaler, R. du Mesnil de Rochemont: Therapie maligner Tumoren und Hämoblastosen, Bd. I–III. Enke, Stuttgart 1966–1969

Harrison, D. F. N.: Familial haemorrhagic teleangiectasia. Quarterly. J. Med. 33 (1964) 25

Issa, Ph.: Cavernous haemangioma of the liver: the role of radiotherapy. Brit. J. Radiol. 41 (1968) 26

Kärcher, K. H.: Zur Problematik der Therapie kindlicher Angiome. Fortschr. Med. 86 (1968) 1028

Kehnscherper, M.: Behandlung eines Riesenhämangioms des Gesichtes und Kopfes. Tägl. Praxis 6 (1965) 605

Klostermann, G. F., J. Just: Untersuchungen an unbehandelten Hämangiomen. Strahlentherapie 125 (1964) 10

Kreysel, H. W.: Intestinale Hämangiomatose. Gastroenterologia 98 (1962) 321

Margileth, A. M., M. Museles: Current concepts in diagnosis and management of congenital cutaneus hemangiomas. Pediatrics 36 (1965) 410

Sauer, H.: Kavernöse Rektumhämangiome im Säuglingsalter. Z. Kinderchir. 4 (1967) 28

Schnyder, U. W.: Das Problem der Therapie der kapillären Hämangiome im Kleinkindalter. Dtsch. med. Wschr. 95 (1970) 1325

Schrudde, J., V. Petrovici: Chirurgische Behandlung ausgedehnter cavernöser Hämangiome im Gesichtsbereich nach arterieller Embolisation. Chirurg 51 (1980) 704

Storck, H., K. Schwarz: Sollen evolutive Hämangiome behandelt werden? Schweiz. med. Wschr. 97 (1967) 469

Veltman, G., G. Stein, E. Hardt: Die Strahlenbehandlung des Naevus flammeus. Strahlentherapie 135 (1968) 385

Vollmar, J.: Massenzunahme der Beine beim sogenannten Säulen- bzw. Fettbein, beim umschriebenen Riesenwuchs und bei Tumoren. In U. Brunner, A. Kappert, R. May, W. Schoop, E. Witzleb: Das dicke Bein. Huber, Bern 1970

Vollmar, J., P. B. Diezel, H. Georg: Das sogenannte Rankenangiom des Kopfes (Angioma racemosum Virchow). Versuch einer neuen Deutung. Langenbecks Arch. klin. Chir. 307 (1964) 71

Weber, F. P.: Angioma formation in connection with hypertrophy. Brit. J. Derm. 19 (1907) 231

Neurovaskuläre Kompressionssyndrome des Schultergürtels (Thoracic-outlet syndromes)

G. Rau

Definition

Neurovaskuläre Kompressionssyndrome entstehen durch intermittierende oder chronische Einklemmung und schließlich Druckschädigung einzelner oder mehrerer Bestandteile des Gefäßnervenstranges an präformierten Engpässen im Hals-Schulter-Bereich. Sie gehen mit neurologischen Ausfallserscheinungen (Schmerzen, Parästhesien, Paresen) und/oder arteriellen bzw. venösen Durchblutungsstörungen eines Armes (selten beider Arme) einher.

Pathogenese

In seinem Verlauf zum Arm passiert das neurovaskuläre Bündel drei anatomisch präformierte Engpässe, an denen es haltungsbedingt oder infolge anatomischer Anomalien komprimiert werden kann: 1. Austritt aus der oberen Thoraxapertur durch die Skalenuslücke (Begrenzung: M. scalenus anterior, M. scalenus medius, oberste Rippe), 2. Passage durch den Kostoklavikularspalt (Begrenzung: ventral: Klavikula mit M. subclavius und Lig. costocoracoideum, dorsal: erste Rippe) und 3. Verlauf unter dem Processus coracoideus und dem Ansatz des M. pectoralis minor. Weitaus am häufigsten (über 80% der Patienten) ist aber die kostoklavikuläre Kompression. Während in der Skalenuslücke nur die Arterie (A. subclavia) und der Plexus brachialis betroffen sind, da die Vene (V. subclavia) außerhalb der Lücke vor dem M. scalenus anterior verläuft, können an den beiden anderen Engpässen Arterie, Vene und Plexus in Mitleidenschaft gezogen werden. Sowohl in der Skalenuslücke wie im Kostoklavikularspalt kann die Kompression mehrere Ursachen haben, was zu einer verwirrenden Vielfalt von Bezeichnungen Anlaß gegeben hat: Halsrippensyndrom, Syndrom der 1. Rippe, Skalenussyndrom, Kostoklavikularsyndrom, Hyperabduktionssyndrom, Pectoralis-minor-Syndrom, Korakopektoralsyndrom. Kompressionssyndrome werden in der Kindheit nur selten beobachtet, sie haben ihren Manifestationsgipfel zwischen dem 20. und 50. Lebensjahr. Zu dem anatomischen Substrat und zu der Haltungsgewohnheit muß offenbar ein weiterer Faktor hinzukommen, der bei entsprechender Disposition die Manifestation des Kompressionsleidens veranlaßt. Wahrscheinlich ist er in einem altersbedingten Absinken des Schultergürtels und in Haltungsänderungen der Halswirbelsäule zu suchen.

Kompression in der Skalenuslücke

Am besten bekannt und am gefährlichsten ist die Kompression im Skalenusdreieck durch eine *Halsrippe*. Diese seltene Mißbildung (0,5–1,04%), die zudem nur bei 2–10% der Halsrippenträger Symptome verursacht, erlangt im Einzelfall große Bedeutung, da sie katastrophale Komplikationen auslösen kann. Als Ursache für die Einklemmung von Arterie und Plexus zwischen Halsrippe und M. scalenus anterior lassen sich neben der Einengung der Skalenuslücke durch die Halsrippe Insertionsanomalien des vorderen und des mittleren Skalenusmuskels nachweisen. Die klinisch und radiologisch leicht feststellbare Halsrippe ist somit nur der auffallende Zeuge einer komplexen anatomischen Unregelmäßigkeit.

Gleiches gilt für den Kompressionsmechanismus bei *Mißbildungen der 1. Rippe:* Exostosen der im übrigen normalen 1. Rippe oder Hypoplasie der 1. Rippe, die das Sternum nicht erreicht oder knöchern oder gelenkig mit der 2. Rippe verbunden ist.

Für den *Kompressionseffekt in der Skalenuslücke bei normalem Skelett* (Frauen doppelt so häufig befallen wie Männer) wird der M. scalenus anterior verantwortlich gemacht, der entweder aufgrund einer Fehlinsertion oder einer fibrotischen Umwandlung und Schrumpfung als Folge einer chronischen oder akuten Schädigung (Unfall) die Skalenuslücke einengt.

Daneben diskutiert man eine Einklemmung der Plexuswurzeln C8 zwischen Halsrippe und 1. Rippe und Th1 zwischen mißgebildeter 1. Rippe und 2. Rippe. Außerdem können Halsrippe und mißgebildete 1. Rippe die unteren Plexusanteile zerren, wenn die obere Begrenzung der Thoraxapertur in Relation zur Austrittshöhe der unteren Plexussegmente aus der Wirbelsäule höher liegt als normal.

Da die Kompression in der Skalenuslücke in erster Linie anatomisch bedingt und nur in geringem Ausmaß haltungsabhängig ist, besteht der Kompressionseffekt andauernd, wodurch dieses Kompressionssyndrom besonders gefährlich wird.

Kompression im Kostoklavikularspalt

Im Gegensatz hierzu ist die Kompression im Kostoklavikularspalt meistens und die korakopektorale Kompression immer haltungs- bzw. lageabhängig und nicht anatomisch fixiert. Da die Kompression nur zeitweilig auftritt, sind schwere Komplikationen seltener als bei der Kompression in der Skalenuslücke. Eine Ausnahme hiervon machen kostoklavikulare Kompressionen, die auf angeborene oder erworbene Deformierung (Fraktur, Kallusbildung, Exostose, Pseudarthrose) der 1. Rippe oder der Klavikula zurückzuführen sind. Sie können eine Dauerkompression mit den ihr eigenen schweren Folgen ausüben.

Für die haltungsbedingte Kompression im Kostoklavikularspalt sind zwei Mechanismen anzuführen:

1. die aktive (Achtungsstellung, Strammstehen) oder passive (schwerer Rucksack, Tornister oder Tragkorb) Rückwärts-, Abwärtsbewegung der Schultern bei hängenden Armen,
2. die sogenannte „Hyperabduktion", bei der die im Ellbogen gebeugten Arme in der Frontalebene über den Kopf bewegt werden. Als Schlafstellung (unter oder über dem Kopf verschränkte Arme) ist die Position recht verbreitet. WRIGHT (1945), der das sogenannte „Hyperabduktionssyndrom" beschrieben hat, vermutete eine kombinierte kostoklavikulare und korakopektorale Kompression. Die passive „Hyperabduktion" während des Schlafs scheint aber eine reine kostoklavikulare Kompression hervorzurufen.

Kompression im Korakopektoralraum

Zur korakopektoralen Kompression kommt es, wenn die Arme aktiv über den Kopf erhoben werden (Auto- und Flugzeugmechaniker, Balletteusen, Anstreicher usw.), besonders wenn gleichzeitig aktive Bewegungen gegen Widerstand auszuführen sind, bei denen sich der M. pectoralis minor anspannt. Da die an aktive Muskeltätigkeit gebundene Armhebung nur vorübergehend eingenommen wird, führt sie in der Regel zu keinem Dauerschaden und verursacht nur kurzfristig, zeitlich an die Kompressionshaltung gebunden, Beschwerden.

Krankheitsbilder

Anamnese und Befunde

Häufig kombiniert, seltener isoliert, treten neurologische Symptome, Beschwerden einer arteriellen Durchblutungsstörung und Zeichen der venösen Abflußbehinderung auf. Nicht immer gelingt es eindeutig, die vom Patienten geschilderten Beschwerden als Ausdruck einer Nerven- oder Arterienkompression zu differenzieren. Parästhesien wie Kribbeln oder Ameisenlaufen sind aber immer Zeichen der Nervenkompression und nicht – wie häufig angenommen – Symptome einer Durchblutungsstörung, für die vielmehr unter Arbeit zunehmende Muskelschwäche, Kältegefühl und Absterben von Fingern in Kälte bezeichnend sind.

Die Zeichen der arteriellen Durchblutungsstörung treten bei rein haltungsbedingten Kompressionssyndromen nur vorübergehend während der typischen Kompressionsstellung auf. Die Kompression in der Skalenuslücke bei Halsrippe oder bei Mißbildung der 1. Rippe, aber auch die durch Skelettveränderungen hervorgerufene kostoklavikulare Kompression besteht hingegen dauernd, wenn auch haltungsabhängig in wechselnder Stärke. Organische Arterienwandschäden sind die Folge. Am Ort der Kompression entwickelt sich frühzeitig eine Arteriosklerose, distal davon eine poststenotische Dilatation, aus der schließlich ein Aneurysma entstehen kann. Erstes Alarmsignal sind von diesen Läsionen ausgehende Mikroembolien in die Hand- und Fingerarterien mit einer akut auftretenden Raynaud-Symtomatik und/oder akralen Durchblutungsstörungen bis zur Fingerkuppennekrose.

Ebenso ernst muß man intermittierend auftretende Zeichen einer venösen Abflußbehinderung nehmen: Die Patienten (meistens Frauen) bemerken bei bestimmten Haltungen oder Tätigkeiten ein Gefühl der Stauung, Spannung, Schwere in einem Arm, sie schildern Schmerzen, Schwellung, livide Verfärbung und Hervortreten der oberflächlichen Venen. Der Untersucher findet meistens eine Konsistenzvermehrung (Ödem ohne Dellenbildung) mit oder ohne Umfangvermehrung. Fehlende Symptome lassen sich durch kostoklavikuläre Kompressionsmanöver provozieren. Es bestehen also Beschwerden und Phänomene wie bei einer Thrombose der V. subclavia, mit dem Unterschied, daß bei ungezwungener Armhaltung weitgehend und rasch Normalisierung eintritt und die Vene phlebographisch immer durchgängig ist. Im Gegensatz zur Thrombose der V. subclavia findet man nur selten gut sichtbare venöse Kollateralen in der Pektoralregion. Diese intermittierende isolierte Kompression der V. subclavia kann komplikationslos über mehrere Jahre bestehen. Erkannt sollte sie umgehend der chirurgischen Behandlung (Resektion der ersten Rippe) zugeführt werden, da mit der endgültigen Thrombose zu rechnen ist und da die unangenehmen Beschwerden konservativ nicht zu beseitigen sind.

Typisch für den Schmerz durch Reizung oder Schädigung von Nervenfasern infolge Kompression oder Traktion ist die Ausbreitung in das entsprechende Versorgungsgebiet und das zumindest intermittierende Auftreten von sensiblen oder motorischen Störungen (Parästhesien, Taubheit, Schwäche). Es kann der ganze Plexus brachialis betroffen sein mit Ausstrahlung der Schmerzen in den Arm, evtl. in Hals, Schulterblattgegend, Nacken und Kopf. Charakteristisch ist aber die Bevorzugung der unteren Plexusanteile, entweder des unteren Primärstranges aus den Wurzeln C8 und Th1 oder des medialen Faszikels. Besonders häufig betroffen sind daher die Innenseite des Arms (Nn.

cutanei brachii et antebrachii ulnares), das Versorgungsgebiet des N. ulnaris mit der Ulnarseite der Hand und dem 4. und 5. Finger und die aus dem medialen Faszikel stammenden Fasern des N. medianus, so daß die Störungen an der Hand meist nicht auf das Versorgungsgebiet des N. ulnaris begrenzt sind. Es können aber auch höhere Teile des Plexus brachialis betroffen sein: Die bei Bergsteigern und Soldaten beschriebene „Rucksacklähmung" beruht in der Regel auf einer Schädigung der oberen Plexusanteile.

Abschwächung und Fehlen der Eigenreflexe, Muskelatrophien und Schwäche vor allem der kleinen Handmuskeln sowie Sensibilitätsstörungen sind Ausdruck des chronischen Nervenschadens.

Die Kompression in der Skalenuslücke zeichnet sich dadurch aus, daß die Mißempfindungen durch das Tragen einer schweren Hand- oder Aktentasche bei hängendem Arm hervorgerufen oder verstärkt werden, während Anheben und Unterstützen des Arms Erleichterung bringen. Manche Patienten finden Linderung durch Neigung des Kopfes nach vorn und zur kranken Seite, wodurch eine pathognomonische Haltung entsteht (umgekehrtes Adson-Manöver). Gelegentlich kann man Zeichen eines erhöhten Sympathikotonus (Vasokonstriktion, Hyperhidrosis) feststellen. Als Ursache wird eine kompressionsbedingte Irritation sympathischer Fasern im unteren Plexusanteil angenommen. Die Bedeutung der gesteigerten Vasokonstriktion ist zeitweise stark überschätzt worden. Sicher ist sie niemals auslösende Ursache für organische Arterienverschlüsse, wahrscheinlich auch nicht für Raynaud-Attacken, die vielmehr bereits als Symptom peripherer organischer Arterienverschlüsse zu deuten sind (symptomatischer Raynaud-Anfall).

Die klinisch leicht feststellbaren Zeichen eines Ausfalls der sympathischen sudorimotorischen Fasern mit Verminderung oder Verlust der normalen Schweißsekretion an der Handfläche finden sich meist nur zusammen mit anderen Zeichen der Nervenfaserschädigung. Ihr Nachweis, ggf. durch Schweißsekretionstests, ist ein sicheres Zeichen für eine Schädigung distal des Wurzelaustritts und daher wichtiges Kriterium bei der Differentialdiagnose gegenüber Wurzelkompressionen.

Als Erklärung für das gelegentlich beschriebene Horner-Syndrom muß man einen anomalen Verlauf prä- oder postganglionärer sympathischer Fasern oder eine direkte mechanische Irritation des untersten Zervikalganglions annehmen.

Die Kompressionssymptome treten zunächst nur zeitweise bei bestimmten Arm- oder Schulterhaltungen auf und klingen nach Haltungsänderung rasch ab. Später kann sich infolge definitiver Gefäßnervenschäden eine Dauersymptomatik entwickeln.

Halsrippe und mißgebildete 1. Rippe fallen gewöhnlich durch eine verstrichene Supraklavikulargrube mit sichtbarer, wenigstens aber tastbarer Vorwölbung auf. Die durch die Mißbildung angehobene A. subclavia pulsiert supraklavikulär auffallend stark, besonders wenn sich bereits eine poststenotische Dilatation oder ein Aneurysma gebildet hat. Stenosegeräusche und Schwirren lassen sich spontan nachweisen oder durch entsprechende Haltung provozieren. Die Palpation oder Perkussion des Plexus brachialis in der Supraklavikulargrube am Skalenusansatz erzeugt in den Arm ausstrahlende Schmerzen oder Parästhesien. Seitenvergleichende Blutdruckmessung nach Riva-Rolli oder mittels Doppler-Ultraschalltechnik und Pulstastbefund geben Arterienverschlüsse zu erkennen. Verschlüsse der Hohlhandbögen und der Digitalarterien können mit Hilfe des Allen-Tests erfaßt werden: Man komprimiert am erhobenen Arm die A. radialis (bzw. die A. ulnaris) und läßt den Patienten Faustschlußübungen durchführen. Normalerweise ändert sich danach die Hautfarbe der locker geöffneten Hand nur wenig und nur für kurze Zeit. Bei Verschluß der A. ulnaris (bzw. der A. radialis) und bei Verschlüssen der Hohlhandbögen bzw. der Fingerarterien (aber auch bei Varianten der arteriellen Versorgung) entsteht eine ausgesprochene und länger anhaltende Blässe, die erst nach Lösen der Kompression abklingt.

Da nur eine rechtzeitig durchgeführte operative Therapie die drohenden Komplikationen abwenden kann, ergibt sich die Notwendigkeit der Frühdiagnose. Jede „Neuritis", jede (auch vorübergehende) arterielle Durchblutungsstörung und jede venöse Abflußbehinderung des Arms hat solange als Folge eines Kompressionssyndroms zu gelten, bis diese Diagnose sicher ausgeschlossen ist.

Besondere Untersuchungsmethoden

Kompressionsmanöver: Zur Klärung und Sicherung der Diagnose und zur Lokalisierung des Kompressionsmechanismus versucht man, die Symptomatik durch bestimmte Kompressionsmanöver auszulösen oder zu verstärken. Bei Durchführung dieser Tests ist nicht nur auf die arterielle Durchblutungsstörung (Radialispuls, Stenosegeräusch), sondern auch auf venöse Stauung und auf neurologische Zeichen zu achten.

Bei dem von ADSON (1947) beschriebenen Test zur Provokation einer *Skalenuslückenkompression* dreht der Patient den überstreckten und nach hinten geneigten Kopf zur kranken Seite (Abb. 2.**16**). Gelegentlich ist die Kopfdrehung zur gesunden Seite wirkungsvoller. Gleichzeitig durchgeführte tiefe Einatmung und Belastung des hängenden Arms (Halten einer Hantel) können den Kompressionseffekt verstärken. Während des Manövers wird der Radialispuls palpatorisch kontrolliert. Kurz vor dem endgültigen Pulsausfall läßt sich mit Punctum maximum in der Supraklavikulargrube ein Stenosegeräusch auskultieren. N. B.: Der Adson-Test führt aber immer auch zu einer Verengung des Kostoklavikularspaltes. Sein positiver Ausfall kann Zeichen einer kostoklavikulären Kompression sein.

Die *kostoklavikuläre Kompression* wird auf zweifache Weise geprüft:
1. Aktive Rückwärts-, Abwärtsbewegung der Schultern bei hängendem Arm (Achtungstellung) (Abb. 2.**17a**).
2. Abduktion der Arme, d. h. passives Anheben der im Ellbogen leicht gekrümmten Arme in der Frontalebene zunächst am sitzenden, anschließenden am auf dem Rücken und auf dem Bauch liegenden Patienten (Abb. 2.**17b**). Der Test läßt sich in 3 Stufen graduieren mit einer Anhebung der Oberarme um 45 Grad, um 90 Grad und um 135 Grad. Das Stenosegeräusch der kostoklavikulären Kompression ist am deutlichsten infraklavikulär zu hören.

Zur Prüfung der *korakopektoralen Kompression* läßt man die Arme aktiv über den Kopf anheben (Hyperabduktion) und gegen Widerstand adduzieren (Abb. 2.**18**). Das zugehörige Stenosegeräusch ist am Außenrand des M. pectoralis major oder in der Axilla am besten zu auskultieren. N.B.: Das Hyperabduktionsmanöver verengt (als Endstellung des Kostoklavikularmanövers) auch immer den Kostoklavikularspalt. Sein positiver Ausfall ist eher Hinweis für eine kostoklavikuläre als für eine korakopektorale Kompression.

Durch Einsatz oszillometrischer Methoden läßt sich die Aussagekraft der Manöver verfeinern. Trotzdem gelingt es nicht immer, Kompressionsort und Kompressionsmechanismus eindeutig zu klären, da besonders bei angeborenen und erworbe-

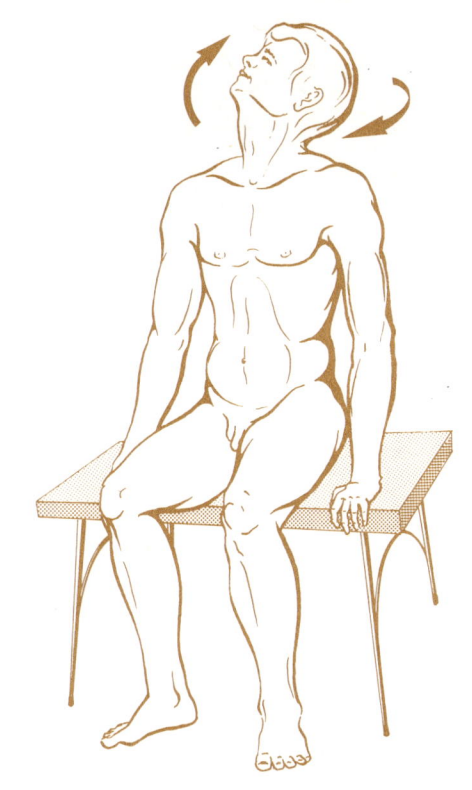

Abb. 2.**16** Adson-Manöver zum Nachweis einer Kompression in der Skalenuslücke. Zusätzliche Maßnahmen: tiefe Inspiration, Belastung des hängenden kranken Arms. Auskultation in der Supraklavikulargrube und Palpation des Radialispulses

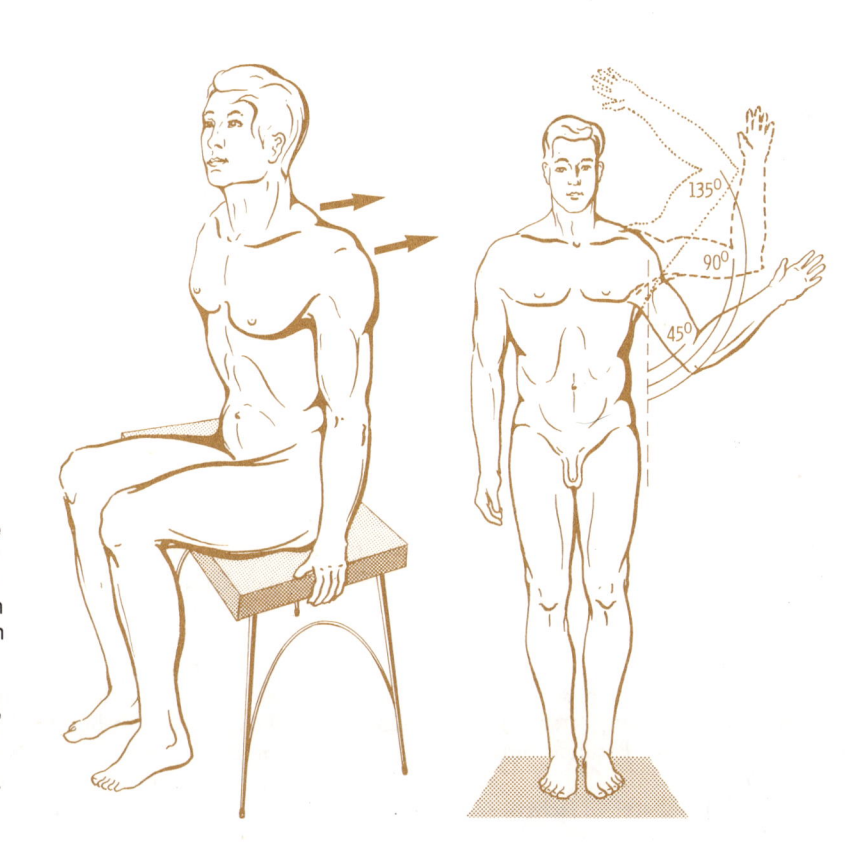

Abb. 2.**17** Kostoklavikularmanöver. **a** Aktive Rückwärts-, Abwärtsbewegung der Schultern. **b** Sogenannte „Hyperabduktion": passives Anheben des angewinkelten Arms in der Frontalebene am aufrechten und am liegenden Patienten. Graduierung des Testergebnisses durch Angabe des Erhebungswinkels, bei dem es zur Kompression kommt. Auskultation in der Infraklavikulargrube und Palpation des Radialispulses

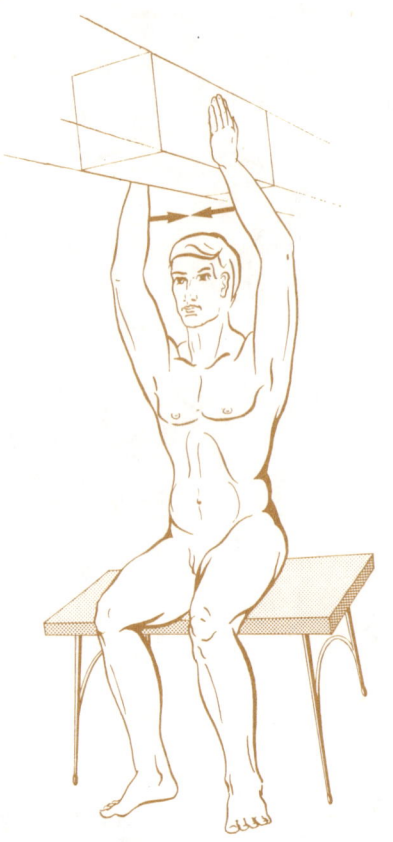

Abb. 2.18 Korakopektoralmanöver: Hyperabduktion der senkrecht über den Kopf erhobenen Arme. Auskultation in der Axilla und Palpation des Radialispulses (Abb. 2.16–2.18 aus *Rau, G.:* Neurovaskuläre Kompressionssyndrome der oberen Thoraxapertur und des Schultergürtels. In *Heberer, G., G. Rau, W. Schoop:* Angiologie, 2. Aufl. Thieme, Stuttgart 1974)

nen Skelettdeformitäten kombinierte Kompressionen in der Skalenuslücke und im Kostoklavikularspalt nicht selten sind.

Eine weitere Einschränkung der Validität der Kompressionsmanöver ergibt sich dadurch, daß sie auch bei gesunden Versuchspersonen häufig positiv ausfallen, wenn auch bei Kranken mit Kompressionssyndromen die Ausfälle in der Regel bereits bei weniger exzessiven Haltungen auftreten. Schließlich kann trotz normaler Puls- und Auskultationsbefunde der Plexus isoliert komprimiert sein. Ein angiologisch positives Kompressionsmanöver als einziger Befund berechtigt demnach noch nicht zu der Diagnose eines Kompressionssyndroms, ein negatives Ergebnis des Kompressionsmanövers schließt dieses andererseits nicht sicher aus. Zur Diagnosestellung sind demnach zu fordern:

1. typische Spontanbeschwerden,
2. Erhebung entsprechender Befunde,
3. Provokation oder Verstärkung typischer Beschwerden und Befunde durch Kompressionsmanöver,
4. Ausschluß anderer Ursachen.

Halsrippe und Mißbildungen oder posttraumatische Deformierungen der Klavikula und der 1. Rippe werden *röntgenologisch* erkannt. Nur selten sind hierfür Spezialaufnahmen erforderlich. Ein auffallend langer Querfortsatz am 7. Halswirbel kann bei entsprechender Symptomatik auf eine bindegewebige akzessorische Rippe hinweisen.

Die *Arteriographie* – am besten als transfemorale Katheterangiographie ausgeführt – ist indiziert, wenn klinisch Arterienverschlüsse oder ein poststenotisches Aneurysma nachzuweisen oder zu vermuten sind. Zu fordern ist immer eine zweifache Einstellung:

1. eine technisch einwandfreie Darstellung der Hand-, Finger- und Unterarmarterien und
2. eine Arteriographie im Kompressionsbereich. Sie deckt Kompressionsschäden (poststenotische Dilatation, Aneurysma, wandständige Thromben) auf und hilft den Kompressionsmechanismus klären, wenn zusätzlich eine Gefäßdarstellung in typischer Kompressionshaltung angefertigt wird.

Die intermittierende Kompression der V. subclavia wird durch *Phlebographie* untersucht. Die Phlebographie muß immer sowohl bei normaler Armhaltung als auch unter kostoklavikulärem Kompressionsmanöver durchgeführt werden, da es in der Regel erst unter Provokation zur subtotalen bis totalen Kompression der V. subclavia im Kostoklavikularspalt kommt. Bei Gesunden findet man unter Kompressionsmanöver fast immer eine leichte Eindellung, nie aber eine ausgeprägte, den Kontrastmittelabfluß behindernde Kompression. Mit Vorteil phlebographiert man über einen perkutan in der Ellbeuge eingeführten Katheter: Es erleichtert die notwendigen Lage- und Positionsänderungen und erlaubt (wichtige Ergänzung!) die venöse Druckmessung. Bei symptomatischer Kompression der V. subclavia stellt man bei Rückzug des zur Druckmessung zunächst bis in die obere Hohlvene vorgeschobenen Katheters am Ort der Kompression immer einen deutlichen Druckanstieg fest, was die Operationsindikation unterstreicht (Resektion der ersten Rippe).

Elektromyographie und Elektroneurographie: Mit der elektromyographischen Untersuchung lassen sich ergänzend zum klinischen Befund Verteilung und Ausmaß neurogener Ausfälle bestimmen. Die zusätzliche Messung der Nervenleitgeschwindigkeit (Elektroneurographie) ermöglicht die Lokalisation der Nervenschädigung durch Nachweis einer Leitungsverlangsamung in einem bestimmten Abschnitt. Diese Untersuchung ist vor allem wichtig für die Abgrenzung der häufigen distalen Engpaßsyndrome mit Nervenschädigung (N.-ulnaris-Kompression, Karpaltunnelsyndrom). In vielen Fällen läßt sich bei den Druckschäden des Plexus brachialis eine verlangsamte motorische Reizleitung zwischen Supraklavikulargrube und Axilla nachweisen oder durch Kompressionsmanöver provozieren. Solche Befunde müssen aber kritisch gedeutet und im Zusammenhang mit den übrigen Befunden verwertet werden, da besonders bei adipösen Patienten der Meßfehler bei der üblichen perkutanen Reizung in diesem Abschnitt größer ist als am Arm und auch bei klinisch einwandfreier Kompressionssymptomatik häufig keine Leitungsverzögerung nachzuweisen ist.

Komplikationen

Die gefährlichste Komplikation ist die arterielle Embolie durch Thrombozytenaggregate und/oder Fibrinthromben, die sich an der lädierten Gefäßwand und in den Blutstromturbulenzen der poststenotischen Dilatation bilden und mit dem Blutstrom verschleppt werden. Erste Schübe von Mikroembolien verlaufen latent, solange sie nur einzelne Fingerarterien verschließen. Einziges Symptom kann der in Kälte absterbende Finger sein. Nagelbetteiterungen und Fingerkuppennekrosen, bevorzugt am Zeigefinger, weisen darauf hin, daß bereits Finger-, Hand- oder Unterarmarterien verschlossen sind. Am Ende der oft katastrophalen Entwicklung steht die aszendierende Armarterienthrombose oder die Thrombose der A. subclavia am Ort der Kompression. Nur selten ist die Subklaviathrombose erste Komplikation. In diesem Falle ist die Prognose trotz einer zunächst schweren Symptomatik insgesamt günstiger, da die periphere Strombahn nun vor Embolien geschützt ist und offen bleibt. Da der isolierte Subklaviaverschluß nie zu Fingerkuppennekrosen führt, gilt die Regel, daß bei dieser Komplikation zusätzlich immer periphere Arterienverschlüsse vorliegen müssen, eine Konstellation, die in höchstem Maße auf ein Kompressionssyndrom verdächtig ist. Nach SCHEIN u. Mitarb. ist bei Halsrippensyndrom mit Subklaviaverschluß in 43,4% mit kleinen oder größeren Amputationen zu rechnen.

Eine seltene Komplikation ist die Kompression der anomal entspringenden oder verlaufenden A. vertebralis in der Skalenuslücke, erkennbar an intermittierend auftretenden Symptomen aus dem weiten Spektrum der vertebrobasilären Durchblutungsinsuffizienz.

Gelegentlich werden wandständige Thromben aus der stenosierten Arterie oder der poststenotischen Dilatation retrograd abgespült und können rechts in die A. carotis und auf beiden Seiten in die A. vertebralis gelangen, wo sie als Zeichen der Hirnembolie eine linksseitige Hemiplegie oder Ausfälle im vertebrobasilären Versorgungsgebiet hervorrufen.

Die akute Thrombose der V. subclavia („effort"-Thrombose, Paget-v.Schroetter-Syndrom) ist in der Regel Folge einer chronisch-intermittierenden Kompression der Vene im Kostoklavikularspalt. Die häufig erfragbare vorausgegangene, oft ungewohnte, aber keineswegs immer anstrengende Tätigkeit ist nicht anders zu sehen als der letzte Tropfen, der einen bislang verborgenen Mechanismus zu erkennen gibt.

Differentialdiagnose (Tab. 2.17)

Die Differentialdiagnostik kann gelegentlich recht schwierig sein. Neurologisch sind vor allem die anderen Ursachen einer Brachialgia paraesthetica zu berücksichtigen, von denen das Karpaltunnel-Syndrom und Wurzelschäden bei zervikaler Osteochondrose („unteres Zervikalsyndrom") am häufigsten sind. Während die Symptome der neurovaskulären Kompression bei Tätigkeit zunehmen bzw. auftreten, ist für die peripheren rein neurologischen Kompressionen gerade das Auftreten von Beschwerden während der Nachtruhe typisch (Brachialgia paraesthetica nocturna).

Therapie

Konservative Therapie

Der Versuch einer konservativen Übungsbehandlung ist nur indiziert, wenn noch keine definitiven Schäden an den Strukturen des neurovaskulären Bündels aufgetreten sind und Skelettdeformitäten

Tabelle 2.17 Differentialdiagnose

Neurologische Krankheitsbilder	Angiologische Krankheitsbilder	Andere Krankheitsbilder
Wurzelkompressionen C 5–8 bei zervikaler Osteochondrose (unteres Zervikalsyndrom)	primärer Morbus Raynaud	Neoplasma der Lungenspitze Tumoren (z. B. Lymphome) der Axillar- und Supraklavikularregion
Untere zervikale Bandscheibenvorfälle	Endangiitis obliterans	Bursitis subacromialis
Periphere Engpaßsyndrome, vor allem Karpaltunnel-Syndrom und Sulcus-n.-ulnaris-Syndrom	entzündliches Aortenbogensyndrom (Takayasu)	Sklerodermie
Plexusneuritis bzw. neuralgische Schulteramyotrophie und serogenetische Lähmungen	arteriosklerotischer Subklaviaverschluß	Angina pectoris
Tumoren im zervikalen Spinalkanal	Vibrationsschaden (Anklopferkrankheit)	Schulter-Hand-Syndrom
Syringomyelie		Sudecksche Atrophie

als Ursache der Kompression sicher ausgeschlossen werden können. Die physiotherapeutischen Bemühungen haben eine Kräftigung der Schultergürtelmuskulatur, besonders der Schulterheber zum Ziel und sollen bei etwa 70% der Patienten eine Heilung oder eine ausreichende Besserung ergeben. Natürlich muß der Patient die aktive oder passive kompressionsbedingende Fehlhaltung unterlassen (Berufswechsel, Änderung der Schlafgewohnheit).

Operative Therapie
Durch Skelettanomalien oder -deformitäten hervorgerufene Kompressionssyndrome sollten wegen der potentiellen Komplikationen von vornherein einer dekomprimierenden Operation zugeführt werden. Die Dekompression der Skelanuslücke bei Halsrippe wurde früher durch Halsrippenresektion behandelt, bis ADSON u. COFFEY (1927) zeigten, daß die Durchtrennung des M. scalenus anterior den gleichen Effekt haben kann. Tatsächlich genügt dieser Eingriff bei einem Teil der Kranken, besonders wenn gleichzeitig die A. subclavia sorgfältig aus allen Verwachsungen gelöst wird. Reicht die akzessorische Rippe aber weit nach vorn, sollte man sie möglichst weitgehend resezieren.

Das poststenotische Subklaviaaneurysma bedarf der gefäßchirurgischen Versorgung. Die Desobliteration der Armarterien ist bei akuter oder bei kurz zurückliegender Verschlußsymptomatik immer anzustreben. Bei Unterarm- und Hand-Finger-Arterienverschlüssen steht als palliative Maßnahme die thorakale Sympathektomie zur Verfügung.

Da auch nach erfolgreicher chirurgischer Dekompression (und Desobliteration) noch im Abstand von Jahren Reobliterationen beschrieben wurden, scheint eine Dauerbehandlung mit Antiaggregantien oder Antikoagulantien angezeigt zu sein.

Bei dem reinen Skalenussyndrom ist die Durchtrennung des Muskels indiziert, wenn physiotherapeutische Maßnahmen nicht zum gewünschten Erfolg geführt haben. Mißerfolge sind dabei häufig, wahrscheinlich weil es auch bei sorgfältiger Differentialdiagnostik nicht immer gelingt, Kompressionen in der Skalenuslücke und im Kostoklavikularraum voneinander zu trennen.

Unter diesem Gesichtspunkt ist heute die transaxilläre Resektion der 1. Rippe Methode der Wahl, da sie bei gleichzeitiger Durchtrennung des M. scalenus anterior beide Kompressionsmechanismen beseitigt. Der Zugang bietet den weiteren Vorteil, daß im gleichen Eingriff eine thorakale Sympathektomie oder auch eine Durchtrennung des M. pectoralis minor ausgeführt werden kann.

Literatur

Adams, J. T., J. A. DeWeese, E. B. Mahoney, Ch. G. Rob: Intermittent subclavian vein obstruction without thrombosis. Surgery 63 (1968) 147
Adson, A. W.: Surgical treatment for symptoms produced by cervical ribs and the scalenus anticus muscle. Surg. Gynec. Obstet. 85 (1947) 687
Caldwell, J. W., Ch. R. Crane, E. M. Krusen: Nerve conduction studies: An aid in the diagnosis of the thoracic outlet syndrome. South. Med. J. 64 (1971) 210
Falconer, M. A., G. Weddell: Costoclavicular compression of the subclavian artery and vein. Lancet 1943/II, 539
Geering, P., P. Waibel: Resultate nach Resektion der 1. Rippe beim kostoklavikulären Syndrom. Vasa 11 (1982) 200
Gould, A. P.: Case of spreading obliterative arteritis. Transactions of the clinical society of London, 17 (1884) 95
Lord, J. W., L. M. Rosati: Thoracic-outlet Syndromes. CIBA: Clinical Symposia 23, Nr. 2 (1971)
McLaughlin, C. W., A. M. Popma: Intermittent obstruction of subclavian vein. J. Amer. med. Ass. 113 (1939) 1960
Naffziger, H. C., W. T. Grant: Neuritis of the brachial plexus mechanical in origin. The scalenus syndrome. Surg. Gynec. Obstet. 67 (1938) 722
Rau, G.: Neurovaskuläre Kompressionssyndrome der oberen Thoraxapertur und des Schultergürtels. In Heberer, G., G. Rau, W. Schoop: Angiologie, 2. Aufl. Thieme, Stuttgart 1974
Sadler, Th. R., W. G. Rainer, G. Twombley: Application of positional arteriographic and nerve conduction studies. Amer. J. Surg. 130 (1975) 704
Symonds, C. P.: Cervical rib: Thrombosis of subclavian artery. Contralateral hemiplegia of sudden onset, probably embolic. Proc. Royal Soc. Med. 20, 3 (1927) 1244
Todd, T. W.: Cervical rib: Factors controlling its presence and its size; its bearing on the morphology of the shoulder; with four cases. J. Anat. (Lond.) 1911/12) 244
White, J. C., M. H. Poppel, R. Adams: Congenital malformations of the first thoracic rib. A cause of brachial neuralgia which simulates the cervical rib syndrome. Surg. Gynec. Obstet. 81 (1945) 643
Wright, I. S.: The neurovascular syndrome produced by hyperabduction of the arms. Amer. Heart J. 29 (1945) 1

Krankheiten der Lymphgefäße

U. Brunner und A. Rüttimann

Abflußstörungen im Lymphgefäßsystem führen zu lymphostatischen Ödemen mit proteinreicher Gewebsflüssigkeit. Da diese „Saugadern" des älteren Schrifttums ubiquitär angelegt sind, wurden lymphostatische Krankheitsbilder in einer Reihe innerer Organe und an den Extremitäten erkannt (Brunner 1982). Am wichtigsten für die Praxis erweisen sich in Mitteleuropa die primären Lymphödeme der Beine und die sekundären Lymphödeme der Arme. Der vorliegende Überblick beschränkt sich deshalb auf Diagnostik und Therapie der Lymphödeme an den Extremitäten. Die *Einteilung* in Tab. 2.**18** basiert auf klinisch-lymphographischen Gesichtspunkten und ist auf den *praktischen Alltag* ausgerichtet. Das umfangreiche Schrifttum ist in den zitierten monographischen Darstellungen aufgeführt (Brunner 1969, 1976, Brunner u. Wirth 1976, Földi 1971, Kaindl u. Mitarb. 1960, Rüttimann u. Wirth 1968).

Tabelle 2.**18** Einteilung der Lymphödeme an den Extremitäten

Primäre Lymphödeme
Familiäre:
    Familiär-kongenital (Nonne-Milroy)
    Familiär-nichtkongenital (Meige)
Sporadische:
    Aufgrund obliterierender Lymphgefäßveränderungen (Hypoplasie-Aplasie)
    Aufgrund von Lymphgefäßektasien (Hyperplasie)

Sekundäre Lymphödeme
Posttramatisch und postoperativ
Parasitär
Lymphangiopathische Komponente beim postthrombotischen Syndrom
Entzündlich
Neoplastisch (inkl. radiotherapeutische und nuklearmedizinische Tumortherapie)

Primäre Lymphödeme

Familiäre Lymphödeme

Familiäre Lymphödeme sind selten. Im eigenen Krankengut von 480 Fällen mit primären Lymphödemen der Beine sind nur 2,5% hereditär.
Familiär-kongenital = Typus Nonne-Milroy. 1891 beschrieb Nonne unter 13 erfaßbaren Familienangehörigen von 3 Generationen 7 Fälle mit kongenitalem Lymphödem der Beine. 1 Jahr später erschien unabhängig davon in den USA eine analoge Mitteilung von Milroy, der in einer 6 Generationen und 97 Personen umfassenden Familie 22 Fälle mit primärem Lymphödem fand, 20 davon hatten sicher seit der Geburt ein- oder beidseitige Beinschwellungen.
Klinisch besteht von Geburt an ein weiches ein- oder meist beidseitiges Beinödem, das mit dem Kind wächst. Mit aufrechtem Gang und später noch einmal während der Pubertät nimmt die Schwellung stark zu. Nach dem Schrifttum ist die Lebenserwartung nicht eingeschränkt.
Familiär nicht kongenital = Typus Meige. 1898 beschrieb der Pariser Dermatologe Meige 8 Mitglieder der gleichen Familie in 4 Generationen, bei denen sich das Lymphödem ein- oder beidseitig im Verlauf der Adoleszenz bis spätestens zur Pubertät entwickelte. Dieser familiäre nicht kongenitale Typus ist etwas häufiger als der familiär-kongenitale.

Sporadische Lymphödeme

Epidemiologische Kennzeichen

Epidemiologische Kennzeichen aufgrund von 480 Fällen des eigenen Krankengutes:
– Überwiegen des weiblichen Geschlechts: 88% der Patienten mit primärem Lymphödem sind Frauen.
– Beginn in jugendlichem Alter: In 30% beginnt das Lymphödem zwischen dem 15. und 20. Lebensjahr. Bis zum erfüllten 23. Lebensjahr sind 50% der Lymphödeme manifest. Nach einem Vorschlag von Kinmonth u. Mitarb. (1952) wird das Lymphödem mit Beginn vor dem 35. Lebensjahr als Lymphoedema praecox bezeichnet (82% des eigenen Krankengutes); dasjenige mit Beginn nach dem 35. Lebensjahr als Lymphoedema tardum (18% des eigenen Krankengutes). Diese Präzisierung hat differentialdiagnostischen Wert, da jedes Lymph-

oedema tardum auch den Verdacht auf ein sekundäres neoplastisches Lymphödem wecken muß.
- Einseitig – beidseitig: Das primäre sporadische Lymphödem beginnt in der Regel einseitig und bleibt in 50% der Fälle auf das eine Bein beschränkt. In 50% folgt aber die Schwellung ebenso am anderen Bein nach Monaten oder Jahren. Setzt die Schwellung an beiden Beinen zur gleichen Zeit ein, ist jeweils von Anfang an das eine Bein stärker geschwollen als das andere.

Lymphographische Kennzeichen

In Analogie zum Venensystem unterscheiden wir auch für die Lymphgefäße ein oberflächliches (präfasziales) und ein tiefes (subfasziales) Abflußgebiet (RÜTTIMANN 1965). Über das tiefe Lymphgefäßsystem ist bis heute klinisch und lymphographisch am Menschen wenig bekannt, da mit der routinemäßigen Lymphographie vom Fußrücken aus lediglich das der V. saphena magna folgende ventromediale Bündel des oberflächlichen Systems dargestellt wird (RÜTTIMANN 1965). Nachdem die Arbeitsgruppe von KINMONTH aber bis 1955 die direkte Lymphographie des ventromedialen Bündels zu einer klinischen Standardmethode ausgebaut hatte, ergaben sich praktisch für jeden Fall von primärem Lymphödem strukturelle und zahlenmäßige Abweichungen der Sammelrohre dieses Bündels von der Norm. KINMONTH (1952) etikettierte die von ihm entdeckten Veränderungen mit radiologischen Begriffen. Er fand 86% Hypoplasie, 3% Aplasie, 11% Hyperplasie.
Die einzelnen Begriffe bezeichnen folgendes:
Hypoplasie. Zahlenmäßige Verminderung der Sammelrohre. Man findet am Unterschenkel statt 4 oder 5 größeren Lymphbahnen nur deren 1 oder 2 pro Bündel. Gelegentlich kommt auch nur ein einziges Sammelrohr zur Darstellung, das in seinem solitären Verlauf dem ventromedialen Bündel entspricht. Zudem sind die einzelnen Sammelrohre auch qualitativ verändert: Entweder sind sie engkalibrig, fragmentiert und über längere Strecken obliteriert, oder sie sind stellenweise erweitert und geschlängelt. Gelegentlich findet sich eine hohe Dysplasie auf Stufe Becken mit sekundärer Erweiterung der Sammelrohre auf Stufe Bein.
Aplasie. Das Defizit an Lymphgefäßen ist bei der Hypoplasie subtotal, bei der Aplasie total. Die Lymphe sammelt sich nurmehr in sackförmigen Gewebsspalten. Subkutan injizierter Farbstoff (Patentblauviolett) verteilt sich sofort diffus in der Umgebung. Die Lymphographie gelingt nicht, da keine zur Kontrastmittelinjektion tauglichen Gefäße gefunden werden.
Hyperplasie. Die Lymphgefäße zeigen eine Kaliberzunahme auf 1–5 mm Durchmesser. Der subkutan injizierte Farbstoff (Patentblauviolett) kann sich in der Umgebung der Injektionsstelle diffus ausbreiten oder an verschiedenen Stellen der Extremität plötzlich in die Hautlymphspalten austreten. Das Lymphogramm zeigt kleine Ektasien bis große zylindrische Gefäßerweiterungen. Die Lymphpassage ist stark verlangsamt.
Neue Aspekte eröffnet die Fluoreszenz-Mikrolymphographie.

Klinische Interpretation der lymphographischen Kennzeichen

Ob die lymphographischen Verschlußprozesse und Erweiterungen im ventromedialen präfaszialen Bündel sporadischer primärer Lymphödeme auf einer angeborenen oder erworbenen Veränderung der Sammelrohre beruhen, ist immer noch ein ungelöstes Problem der klinischen Forschung. Die Arbeitsgruppe um KINMONTH in London (1952) nimmt eine Anlageanomalie an, die Arbeitsgruppe um KAINDL in Wien (1960) fand eine Anzahl histologischer Kriterien, die für ein erworbenes Leiden sprechen. Wenn diese „Lymphangiopathien" als erworbene Erkrankung aufgefaßt werden sollen, stellt sich immer noch die Frage, auf welcher Stufe die Krankheit dann beginnt, im Becken oder peripher im Bein. Klinische Modellfälle des sekundären Lymphödems lassen beide Möglichkeiten offen: Die aszendierende Lymphangitis zerstört die Sammelrohre zentripetal, pelvine Tumoren und deren Therapie zerstören sie meistens zentrifugal. Auch lymphographisch kennen wir primär hohe und primär tiefe sogenannte Dysplasien im Rahmen der primären Lymphödeme der Beine. Auffallend und diagnostisch wichtig ist aber, daß die lymphographischen Veränderungen durchwegs an beiden Beinen nachgewiesen werden können. Ist also nur 1 Bein geschwollen, findet sich auch am noch nicht geschwollenen Gegenbein eine Hypoplasie des ventromedialen Bündels. Dies erklärt, warum in 50% der Fälle mit einiger Latenz beide Beine an einer lymphödematischen Schwellung erkranken und daß häufig Bagatellverletzungen, wie Fußverstauchungen, ein Lymphödem auszulösen vermögen. Retrospektiv sprechen wir dann für das gesunde Bein von einer Lymphangiopathie bei suffizienter Lymphdrainage oder von einem latenten Lymphödem. Diese Begriffe gelten für primäre und sekundäre Lymphödeme. Sie besagen, daß sogar einschneidende Störungen des Lymphabflusses lange kompensiert bleiben können, bis der Lymphtransport versagt. Sie bedeuten ferner bezüglich Diagnose, daß solchen Patienten mit latenten Lymphödemen zeitlebens eine manifeste Schwellung droht, bezüglich Therapie, daß die geringsten initialen Schwellungszeichen des bisher äußerlich gesunden Beines mit allen Mitteln in Schranken gehalten werden müssen. Die Begriffe sind auch versicherungsmedizinisch wichtig, da ein Bagatelltrauma für ein Bein mit vorbestehender Lymphangiopathie, aber suffizienter Lymphdrainage jeweils nicht die Ursache des posttraumatischen Lymphödems ist, sondern lediglich als dessen auslösender Faktor gewertet werden muß (BRUNNER u. WIRTH 1971, BRUNNER u. Mitarb.

1973). Wir sprechen dann von einem posttraumatisch dekompensierten primären Lymphödem.

Klinische Kennzeichen

Die Anamnese von Patienten mit primären Lymphödemen ist oft verschwommen. Weit am häufigsten ist die spontane, allmählich zunehmende Anschwellung des Fußrückens und der Knöchelgegend. Wir kennen aber auch andere Manifestationen mit buchstäblichem Einschießen des Ödems im Laufe weniger Stunden.

Angesichts der Tatsache, daß 50% der Lymphödeme bis zum 23. Lebensjahr manifest werden und in 88% das weibliche Geschlecht betreffen, ist eine einseitige spontane abendliche Schwellung des Fußrückens bei einem jungen Mädchen für Lymphödem pathognomonisch (BRUNNER 1972). Aus therapeutischen Gründen ist gerade in diesem Alter die differentialdiagnostische Abgrenzung gegenüber dem Lipödem (Fettbein), Lipodystrophie, wichtig, welches sich ebenfalls vorwiegend bei Frauen und im gleichen Lebensabschnitt einzustellen pflegt (BRUNNER 1982; Tab. 2.**19**).

Das Lymphödem bietet in seiner äußeren Form unabhängig von der Ätiologie ein einheitliches Schwellungsbild: Charakteristisch ist eine körperfarbene, mehr oder weniger harte und spontan oder auf Druck indolente Verdickung.

Grundsätzlich verläuft das Leiden progressiv, insbesondere ohne konservative Therapie, und zwar in bezug auf den Umfang, die Ausdehnung und die Konsistenz der lymphödematischen Schwellung. Neben der Mißform liegt ein wichtiges Kriterium für den Charakter der Schwellung in ihrer Rückbildungsfähigkeit während nächtlicher Bettruhe. Beinödeme, die über Nacht prompt abgebaut werden (reversible Lymphödeme) sind mit konservativen Mitteln leichter zu beherrschen als solche, die dazu mehrere Tage Bettruhe benötigen oder durch Hochlagerung überhaupt nicht abnehmen (irreversible Lymphödeme). Solange die Schwellung über Nacht abgebaut wird, unterliegen Umfangmaße und Konsistenz erheblichen Schwankungen. Nach langem Stehen oder Autofahrten, prämenstruell und in Wärmeperioden nimmt das Ödem meistens zu.

Ausgehend von der zunächst meistens reversiblen initialen Schwellung am Fußrücken kommt es bei Progression des Leidens zu einer charakteristischen, säulenartigen Deformation des Beines und schließlich zu einer Vielfalt hypertrophischer, gelegentlich elefantenfußähnlicher Formen. In diesem schwersten Endstadium entwickeln sich Wülste, Lappen, Furchen und überhängende Falten über den Gelenken: also groteske Mißformen. Die Haut ist in diesen Fällen brüchig. Die unförmige Verdickung des Beines verurteilt den Lymphödemträger zu immer größerer Schwerfälligkeit. Es gibt aber auch Patienten, die mit einer ausgebildeten Elephantiasis ein verblüffend aktives Leben führen, wenn sie sich allmählich an die Zunahme der Beinmassen adaptieren konnten.

Tabelle 2.19 Differentialdiagnose primäres Lymphödem (Frühsymptome) – Lipödem

Symptome	Lymphödem	Lipödem
Manifestation	primär einseitig oder mit quantitativen Seitendifferenzen	primär beidseitig, symmetrisch
Lokalisation	Fußrücken und Knöchel	Hüfte, Ober-, Unterschenkel
Form der Schwellung	praller Fußrücken. Später säulenartige Deformation des Unterschenkels	supramalleolärer Fettkragen
Farbe Tönung	Körperfarbe	Körperfarbe. Oft Erythrocyanosis puellarum
Konsistenz der Schwellung	frühzeitig hart, schwer eindelbar. Haut der Zehen starr	hart, Haut der Zehen elastisch
Hauttemperatur	eher kühl	körperwarm bis kühl
Empfindung	∅	Hypersensibilität der Haut
Belastungsschmerz	∅ oder abendl. Schweregefühl	abendl. Schweregefühl
Komplikationen	Erysipele Papillomatosen Periostosen Ligamentosen Tendomyosen	Intertrigo in Hautfalten „Zellulitis"

Bei zwei Dritteln der Patienten stellen sich schubweise Verschlimmerungen ein (Abb. 2.**19**). Solche Schübe werden vornehmlich durch heiße Jahreszeit, Schwangerschaften, Verletzungen und rezidivierende Erysipele ausgelöst, treten aber auch aus heiterem Himmel und ohne jegliche Ursache auf. Verlaufsanalysen ergaben aber bezüglich der Prognose, daß ein Lymphödem nicht zwangsläufig alle Schweregrade durchläuft, sondern in irgend

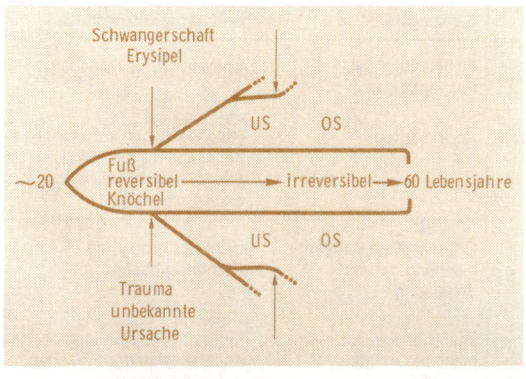

Abb. 2.**19** Natürlicher Verlauf des primären Lymphödems der Beine. Erklärung im Text

einem Ausmaße jahrelang stationär verharren kann. Bei Auftreten der ersten Symptome oder bei der Beurteilung eines noch nicht deformierenden klinischen Stadiums läßt sich deshalb im Einzelfall keine Prognose stellen. Es ist jedoch wichtig, Verschlechterungsschübe therapeutisch zu erfassen. Bei Beinschwellungen nach Unfällen müssen neben dem posttraumatisch dekompensierten Lymphödem auch das posttraumatische Phlebödem und die Reflexdystrophie (Sudeck-Syndrom) in die Differentialdiagnose einbezogen werden. Diesen 3 Krankheitsbildern ist gemeinsam, daß sie selbst durch Bagatelltraumen auch bei jungen Leuten ausgelöst werden (Tab. 2.20). Ihre Unterscheidung ist wegweisend für die Therapie (BRUNNER 1972).

Tabelle 2.20 Klinische, angiographische und versicherungsmedizinische Gesichtspunkte des posttraumatisch geschwollenen Beines (nach *Brunner* u. Mitarb.)

	Symptome	Postthrombotisches Syndrom	Lympödem	Sudeck-Syndrom
Klinik	Ruheschmerz	gelegentlich nächtliche Muskelkrämpfe	∅	Stad. I +++ Stad. II +
	Belastungsschmerz im Stehen	Berstungsschmerz	Schweregefühl	Stad. I +++ Stad. II ++++
	Farbe und Tönung im Stehen	tiefblau	Körperfarbe	Stad. I fleischrot-glänzend Stad. II bläulich-blaß-matt
	Form im Stehen	pralle Verdickung	typische initiale Schwellung des Fußrückens, später säulenartige Deformation des Unterschenkels, Haut der Zehen starr	diffuse, gelegentlich polsterförmige Schwellung
	Konsistenz	anfänglich weich, nur in späten Stadien hart	frühzeitig hart, schwer eindellbar	teigig fest
	Einfluß von Hochlagerung	schwillt im Lauf von *Stunden* ab	schwillt im Lauf von *Tagen* meistens nur teilweise ab	nicht oder nur geringfügig beeinflußbar
	Temperatur der Haut	körperwarm oder lokale Überwärmung in stark gestauten Bezirken der Gamaschenzone, um Varizen oder Ulcus cruris	eher kühl	Stad. I diffus überwärmt Stad. II unterkühlt
	Feuchtigkeit der Haut	in Knöchelgegend oft matschig, feucht	trocken, Falten mazeriert	Hyperhidrose: Stad. I ++ Stad. II (+)
	Trophische Störungen von Haut und Anhangsorganen	Induration, ockerfarbene Pigmentation, Atrophie blanche-, Stauungsflecken in der Gamaschenzone, Ulcus cruris	Papillomatosen	Hypertrichose Störungen des Nagenwachstums
	Druckdolenz	prätibiales Periost umschriebene Haut- und Weichteilzonen (chronische Hypodermitis)	prätibiales Periost (Periostose) Ligamente (Ligamentose, Tendomyose)	ausgesprochen diffus (Haut, Subkutangewebe, Muskulatur, Skelett)
	Muskulatur	späte Inaktivitätsatrophie	späte Inaktivitätsatrophie	frühzeitige Hypotonie und rasch zunehmende Atrophie
	Sprunggelenke	selten Kapselfibrose	keine Veränderungen	frühzeitige Kapselfibrose
	Skelett	Periostosen, selten im Spätstadium ossifizierend, subkutane Ossifikation	keine Veränderungen	Osteoporose diffus oder fleckig
	Sekundäre Varizen	+++	∅	∅
	Infektiöse Komplikationen	rezidivierende Lymphangitis	rezidivierende Erysipele	∅
	Senkungsreaktion	erhöht bei Ulcus cruris	normal	Stad. I oft leicht erhöht
Angiographie	Farbstofftest mit Patentblauviolett	normal	pathologisch (kutaner Reflux) an Fußrücken oder in Umgebung von Narben	normal
	Angiographie	*Phlebographie:* früheste Rekanalisation nach 6 Monaten/ 60–70% nach 1 Jahr/über 90% nach 2 Jahren	*Lymphographie:* Unterscheidung von primären u. sekundären Veränderungen an den Lymphgefäßen	ohne Aussage
Versicherungsmedizin	Örtlicher Kausalzusammenhang mit der Verletzung	nicht notwendig, da oft Fernthrombosen	notwendig für echtes, nicht notwendig für posttraumatisch dekompensiertes Lymphödem	meistens vorhanden, aber nicht obligat
	Zeitlicher Kausalzusammenhang mit der Verletzung	Latenz für Schwellung und andere sekundäre Zeichen: 2 Jahre möglich. Faustregel 2–5 Jahre	kurze Latenzzeit (Wochen–Monate)	kurze Latenzzeit (Tage–Wochen)

Komplikationen

Rezidivierende Erysipele. Als direkte Folge des gestörten Lymphabflusses im Rahmen primärer und sekundärer Lymphödeme bleiben Eiweißkörper im Interstitium des subkutanen Gewebes liegen. Die proteinreiche interstitielle Flüssigkeit ist ein sehr empfänglicher Nährboden für Streptokokken. 18% der 480 Fälle im eigenen Krankengut erlitten deshalb rezidivierende Erysipele als Komplikation ihres Lymphödems. 15 Fälle erlebten ein Erysipel aus heiterem Himmel, wonach die zunächst entzündungsbedingte Schwellung nicht mehr wich und in ein charakteristisches Lymphödem überging. In diesen Fällen fanden sich dann sowohl am Bein mit abgeklungenem Erysipel als auch am Gegenbein die typischen lymphographischen Veränderungen für ein primäres Lymphödem. Das Erysipel war also auch hier *nicht Ursache*, sondern pathogenetisch lediglich ein *auslösendes Moment* für den Ausbruch der sicht- und tastbaren Schwellung oder im weiteren Sinn das erste klinische Symptom einer Lymphangiopathie bei bisher suffizienter Lymphdrainage. Besonders disponiert für diese Komplikationen sind Patienten mit Lymphödem *und* Fußmykose. Diese wird bei Lymphödem-Patienten 3mal häufiger gefunden als in der Normalpopulation. Freilich sind rezidivierende Lymphangitiden und Erysipele häufig auch die *eigentliche Ursache* echter sekundärer Lymphödeme, z. B. im Rahmen interdigitaler Fußmykosen und chronischer Geschwüre. In diesen Fällen finden sich dann aber am gesunden Bein lymphographisch normale Verhältnisse. Jedes Lymphödem verschlechtert die Lymphdrainage durch progressive Verödung von Kollateralgefäßen. Therapeutischer Abbau des Lymphödems selbst und chemotherapeutische oder antibiotische Langzeittherapie sind die prophylaktischen Methoden der Wahl (BRUNNER 1974).

Lymphfisteln. Sie treten in 2 Formen gelegentlich sogar als Frühsymptom auf:
– Entleerung von „Beinlymphe": Nach Bagatellverletzungen wie Dornstichen oder Prellungen entleert sich aus dem Stichkanal oder aus Hautporen während einiger Tage klare, leicht gelblich tingierte Flüssigkeit. Diese Flüssigkeit hat einen hohen Proteingehalt. Durch gezielte Kompressionsverbände können solche Fisteln zum Versiegen gebracht werden.
– Entleerung von Chylus: Sind die retroperitonealen und die viszeralen Lymphgefäße in die hyperplastische Form der Lymphgefäßveränderungen einbezogen, kann es zum chylösen Reflux kommen. Rückläufige Versackung von Chylus in die Beine, selten in Blase oder Vagina, sind die Folge. Der chylöse Reflux kann durch breite Exzision insuffizienter Lymphgefäße im retroperitonealen Raum unterbrochen werden. Das periphere primäre Lymphödem selbst wird aber dadurch nicht oder nur wenig beeinflußt.
– Beide Formen der Lymphfisteln disponieren zu rezidivierenden Erysipelen.

Papillomatosen und Hyperkeratosen. Papillomatosen sind eine häufige Sekundärerscheinung bei chronischen Lymphödemen der Beine. Einzelne akrale Papillome können schon als Frühsymptome auftreten. Lokalisierte Erhebungen stören die Patienten meistens nicht, sind aber als Eintrittspforte für Streptokokken gefürchtet. Ihre Lokalbehandlung nach dermatologischen Gesichtspunkten ist deshalb wichtig. Die Pathogenese ist unklar.

Periostosen – Ligamentosen – Tendomyosen. Allgemein gilt die Schwellung des Lymphödems als nicht schmerzhaft. Die Patienten klagen gelegentlich über abendliches Schweregefühl, das aber keineswegs das Ausmaß von Berstungsschmerzen bei Ödemen venöser Ursache annimmt. Eigentliche Schmerzschübe sind indessen durch Periostosen, Tendomyosen, Ligamentosen und Arthrosen bedingt, die als statische dynamische Schädigungen bei Fehlbelastung im Rahmen der Schwellung gewertet werden müssen. Sogar unklare Kniegelenksbeschwerden mit Rückenschmerzen lassen sich bisweilen auf ein Lymphödem zurückführen. Wenn diese Schmerzsyndrome frühzeitig erkannt werden, sprechen sie auf diadynamische Ströme (Novodyn) meistens prompt an.

Angioplastisches Sarkom (Stewart-Treves-Syndrom). Als schwerwiegendste, aber auch seltenste Komplikation entwickelt sich auf dem Boden eines jahrelang vorbestehenden Lymphödems eine knotige angioplastische Sarkomatose (BRUNNER 1969). Sie beginnt mit hämorrhagischen Flecken, geht in wenigen Wochen in eine knotige, akrofugale Dissemination über und führt schließlich nach durchschnittlich 1½ Jahren zum Tode. Beim ersten Auftreten spontaner und schmerzhafter blauer Flecken ist die Diagnose in ihrer ganzen Tragweite zu stellen und bioptisch zu sichern. Im Fall einer solitären Effloreszenz fällt es schwer, eine Amputation zu erwägen. Wenn die Histologie noch eine benigne Angiomatose ergibt, sind chirurgische Lokalmaßnahmen und Röntgenbestrahlung unter sorgfältiger Kontrolle des Verlaufs zu verantworten. Beginnt die Sarkomatose jedoch disseminiert, ist mit Sicherheit eine fulminante Entwicklung zu erwarten. In dieser Situation ist auch die Exartikulation im Hüftgelenk nur noch eine palliative Maßnahme.

Sekundäre Lymphödeme

Im Gegensatz zum primären Lymphödem, das sich mit wenigen Ausnahmen vor dem 35. Lebensjahr manifestiert und in der überwiegenden Mehrzahl das weibliche Geschlecht befällt, treffen wir das sekundäre Lymphödem viel seltener vor dem 40. Lebensjahr und bei beiden Geschlechtern gleich häufig an. Es betrifft ferner mit Ausnahme der entzündlichen Ursache nur selten beide Beine. Das primäre Lymphödem kommt dagegen in 50% der Fälle beidseitig vor. Auf dem Boden sekundärer Lymphödeme ereignen sich die gleichen Komplikationen wie bei den primären.

Ätiologie

Posttraumatisch und postoperativ. Die Reserven des Lymphgefäßsystems zur Kompensation ausgefallener Sammelrohre sind reichhaltig.
Echte sekundäre Lymphödeme des *ganzen* Beines entstehen nur nach tiefgreifenden und breiten Schädigungen des subkutanen Fettgewebes, das die Sammelrohre trägt, und nach radikalen Ausräumungen ganzer Lymphknotenstationen (BRUNNER 1976). Als typische Beispiele seien die ausgedehnte Ablederung der Haut (Décollement) und die Radikaloperation des Brustkrebses herangezogen. Die Unterbrechung des Lymphabflusses und deren genaue Lokalisation sind lymphographisch darstellbar. *Lokale* sekundäre Lymphödeme treten als Folge von Verletzungen der Lymphgefäße 2. und 3. Ordnung in der Umgebung von Narben auf. Diese umschriebenen Schwellungen sind meistens schmerzhaft.

Parasitär. Das häufigste sekundäre Lymphödem kommt in den Tropen vor und ist durch die Filariose bedingt. Die Filaria Bancrofti wird durch Stechmücken übertragen, gelangt durch die Haut in die Lymphkanäle, bewirkt entzündliche Veränderungen und hinterläßt schließlich obliterierte Gefäße.

Lymphangiopathische Komponente beim postthrombotischen Syndrom. Sie ist die Folge einer umschriebenen Verödung der Lymphgefäße durch trophische Störungen im subkutanen Gewebe (Ulcera cruris). Jede Lymphstase disponiert besonders zu Infektion. Die häufigen perifokalen Entzündungen im Bereiche von Beingeschwüren sind weitgehend durch Lymphostase bedingt.

Entzündlich. Rezidivierende kanalikuläre (Lymphangitis) oder flächenhafte Entzündungen (Erysipel) am Bein führen zum Verschluß der Lymphgefäße. Da die gesunde Haut weitgehend resistent gegen Streptokokkeninfektionen ist, können die Erreger nur durch eine vorgeschädigte Haut eindringen und nur in einer solchen ihre Aktivität entfalten. Disponierende Veränderungen sind alle Formen der Hautinduration, wie sie beim postthrombotischen Syndrom oder beim Lymphödem typisch sind. Die Erreger gelangen entweder exogen durch Exkoriationen, Erosionen, interdigitale Schrunden, Trichophytosen oder endogen auf dem Blutweg an den Ort ihrer Aktivität.

Neoplastisch. Tumormetastasen und gelegentlich auch maligne Lymphome sind die häufigsten Ursachen sekundärer Lymphödeme im Karzinomalter. Am häufigsten ist das sekundäre Lymphödem des Armes nach Radikaloperation und Nachbestrahlung wegen Brustkrebs. Krebsmetastasen zerstören ganze Lymphknotenstationen und unterbrechen damit die Lymphbahnen. Die Lymphographie ist hier mit Hilfe öliger Kontrastmittel imstande, pelvine und retroperitonäale Lymphknotenstationen darzustellen und damit therapeutische Anhalte zu liefern (RÜTTIMANN 1965).

Therapie primärer und sekundärer Lymphödeme der Extremitäten

Bis heute gibt es kein restlos befriedigendes Verfahren zur Behandlung des Lymphödems.
Im reversiblen Stadium liegt das Schwergewicht auf den *konservativen Maßnahmen.* Diese umfassen: Entwässerung, periodische Hochlagerung während des Tages, satte Bandagierung, periodische Wickelungen, intermittierende pneumatische Kompression, adäquate Bestrumpfung und physikalische Maßnahmen zur Entstauung. Unter diesen physikalischen Maßnahmen zur Entstauung erwies sich eine auf das Lymphgefäßsystem speziell ausgerichtete, manuelle Entstauung als erfolgreich. Es besteht allerdings keine Korrelation zwischen der Anzahl der lymphographisch noch dargestellten Sammelrohre mit Konsistenz, Ausmaß und Verlauf der Schwellung. Aus dem Lymphogramm lassen sich diesbezüglich keine therapeutischen Rückschlüsse ziehen. Patienten mit beispielsweise noch einem oder mehreren abgebildeten Sammelrohren sprechen nicht notgedrungen besser auf physikalische Therapie an, als solche mit totaler Aplasie. Ausschlaggebend für die therapeutischen Erfolge ist vielmehr der Zustand des subkutanen Gewebes. Bei sekundären Lymphödemen auf der Basis maligner Prozesse dürfen diese entstauenden Methoden allerdings nur mit größter Reserve angewendet werden, da im eigenen Krankengut schon einmal eine akute Metastasierung unter derartiger Therapie erlebt wurde.
Alle diese Maßnahmen sind aber nur im Rahmen eines Behandlungsplanes erfolgversprechend. Außerdem darf nur bei konsequenter Therapie eine Besserung erwartet werden. Heilung im engeren Sinn wird nicht erreicht! Nur so ist es möglich, der progressiven Tendenz des Leidens wirksam entgegenzutreten und den Patienten vor Resignation zu bewahren. Ein solches Regime umfaßt neben den genannten Programmpunkten auch alle hygieni-

schen Maßnahmen zur Vermeidung von Infektionen: Behandlung von Trichophytosen als Prophylaxe des Erysipels und antibiotische Abschirmung bei Verletzungen.

Die *operative Behandlung* ist nur für die invalidisierende Elephantiasis indiziert. Grundsätzlich können die chirurgischen Maßnahmen in physiologische und in resezierende Operationen eingeteilt werden (BRUNNER 1975). Die Vielfalt der versuchten Methoden belegt, daß kein operatives Verfahren in jedem Fall befriedigt. Die physiologischen Methoden versuchen, die unterbrochenen Lymphgefäße zu ersetzen oder die Lymphe in normal drainierte Körperabschnitte abzuleiten. Es wurden versucht: Fadendrainagen, verschiedenste Lappenplastiken mit körpereigenem Gewebe und neuerdings lymphadenovenöse oder lymphangiovenöse Anastomosen.

Fadendrainagen jeder Art sind am Bein erfolglos. Lymphanastomosen und Lappenplastiken als lymphangioplastische Verfahren sind bei sekundären Lymphödemen mit umschriebener Zerstörung von Lymphgefäßen erfolgversprechender als bei primären Lymphödemen mit ihrem globalen Defizit an Lymphgefäßen.

In Ermangelung eines allgemeingültigen physiologischen Verfahrens wird mit resezierenden Methoden das subkutane Fettgewebe entfernt, in dem sich die Ödemflüssigkeit ausbreitet. In der Hand des Autors bewährte sich die Operation nach SERVELLE (1947), mit welcher die ganze subkutane Fettgewebsschicht inkl. Muskelfaszie unter Erhaltung eines breitgestielten Vollhautlappens entfernt wird. Das Hauptproblem dieser Radikaloperationen, welche einer Dekortikation der Extremität gleichkommen, liegt in der Deckung der brachliegenden Wundfläche mit einem tauglichen Integument. Voraussetzung für ein befriedigendes Resultat ist peinliche Sorgfalt in der Operationstechnik und Nachbehandlung. Darüber hinaus erfordert die chirurgische Behandlung des Lymphödems eine sorgfältige Indikation und eine individuelle Auswahl des Verfahrens. Klinische Differentialdiagnose und lymphographischer Befund sind ausschlaggebend dafür. Für die sorgfältig ausgewählten Fälle mit invalidisierendem Lymphödem vermag dann aber die chirurgische Therapie, ergänzt durch intensive Physiotherapie, wiederum Gehfähigkeit und Gesellschaftsfähigkeit zu erreichen.

Literatur

Brunner, U.: Über das angioplastische Sarkom bei chronischem Lymphödem (Stewart-Treves-Syndrom). Schweiz. med. Wschr. 93 (1963) 949

Brunner, U.: Das Lymphödem der unteren Extremitäten. Huber, Bern 1969

Brunner, U.: Zur Frühdiagnose des primären Lymphödems der Beine. Vasa 1 (1972) 293

Brunner, U.: Das primäre Lymphödem der Beine in der Allgemeinmedizin. Schweiz. Rundschau Med. (Praxis) 63 (1974) 1398

Brunner, U.: Klinische Grundlagen für eine sinnvolle chirurgische Therapie des chronischen Lymphödems der Extremitäten. In Brücke, P., H. Denck, F. Piza, O. Wagner: Lymphgefäßchirurgie/Septische Gefäßchirurgie/Dialyse-Shunt-Probleme. Egermann, Wien 1975

Brunner, U.: Zur Integration der Lymphologie in die allgemeine Angiologie. Ergebnisse der Angiologie 10 (1975) 105

Brunner, U.: Vaskuläre Erkrankungen bei Lipödem der Beine. Schweiz. med. Wschr. 112 (1982) 1190

Brunner, U., W. Wirth: Wert des Farbstofftests und der Lymphangiographie zur Beurteilung von Kausalität und Therapie des posttraumatischen Lymphödems der Beine. Schweiz. med. Wschr. 101 (1971) 1354

Brunner, U., W. Wirth: Spätfolgen nach Verletzungen der Lymphgefäße. In Chirurgie der Gegenwart, Bd. IV. Urban & Schwarzenberg, München 1976

Brunner, U., E. Baur, F. J. Wagenhäuser: Differentialdiagnose und versicherungsmedizinische Beurteilung des posttraumatisch geschwollenen Beines. Schweiz. Rundschau Med. (Praxis) 62 (1973) 328

Földi, M.: Erkrankungen des Lymphsystems. Witzstrock, Baden-Baden 1971

Kaindl, F., E. Mannheimer, L. Pfleger-Schwarz, B. Turnher: Lymphangiographie und Lymphadenographie der Extremitäten. Thieme, Stuttgart 1960

Kinmonth, J. B.: Lymphography in man. Clin. Sci. 11 (1952) 13

Rüttimann, A.: Die Lymphographie. In Schinz, H. R., W. E. Baensch, W. Frommhold, R. Glauner, E. Uehlinger, J. Wellauer: Lehrbuch der Röntgendiagnostik, Bd. I, 6. Aufl. Thieme, Stuttgart 1965

Rüttimann, A., W. Wirth: Möglichkeiten und Grenzen der Lymphographie mit öligem Kontrastmittel. Radiologe 8 (1968) 140

Servelle, M.: La lymphangiectomie superficielle totale. Traitement chirurgical de l'elephantiasis. Rev. Chir. (Paris) 66 (1947) 294

3 Krankheiten der Atmungsorgane

Respiratorische Insuffizienz

L. S. Geisler

Definition

Die Hauptaufgabe der Lunge besteht, abhängig von der jeweiligen Stoffwechselsituation, in der Aufnahme von Sauerstoff und der Abgabe von CO_2. Darüber hinaus spielt die Lunge neben der Niere eine entscheidende Rolle in der Regulierung des Säure-Basen-Haushaltes.

Daneben erfüllt die Lunge metabolische Aufgaben, spielt im Hormonhaushalt eine Rolle (z. B. Überführung von Angiotensin I durch das Converting enzyme in Angiotensin II) und besitzt für den Stoffwechsel verschiedener Pharmaka eine noch nicht in allen Details bekannte Bedeutung. Schließlich sind fundamentale menschliche Kommunikationsformen (Sprache!) und emotionale Äußerungsweisen (Lachen, Weinen, Seufzen) an eine intakte Funktion der Lunge gebunden.

Betrachtet man das Blut als „Erfolgsorgan" der Respiration, so wird die respiratorische Insuffizienz an der Abweichung der arteriellen Blutgase (Sauerstoff, Kohlensäure) vom Normwert erkennbar.

Als *Hypoxie* wird ganz allgemein eine Herabsetzung des Sauerstoffdruckes, z. B. in der Inspirationsluft, im Blut oder in den Geweben, bezeichnet. *Hypoxämie* bedeutet speziell eine Abnahme des O_2-Gehaltes im Blut. Jede Störung oder Herabsetzung der Zellatmung, welche an die in den Mitochondrien gelegenen Atmungsenzyme gebunden ist, wird *Hypoxydose* genannt. Dabei kann, je nach Ursache, eine hypoxische (O_2-Mangel), eine nutritive (Brennstoffmangel) und eine histotoxische Hypoxydose (Vergiftung von Fermenten) unterschieden werden.

Anoxie heißt völliger O_2-Mangel der Gewebe. Ist die Atemfunktion des Blutes, also der O_2-CO_2-Austausch bei noch erhaltener Spül-, Nähr- und Pufferfunktion, völlig erloschen, so spricht man von *Asphyxie*. *Ischämie* bedeutet Blutleere. Mit *Hyperkapnie* wird die Erhöhung des Kohlensäurepartialdruckes im Arterienblut bezeichnet.

Ist lediglich die Sauerstoffaufnahme gestört, liegt nach Rossier u. Mitarb. (1958) eine *Partialinsuffizienz* (Hypoxämie) vor, ist auch die CO_2-Ausscheidung gestört, so sprechen wir von *Globalinsuffizienz* (= Hypoxämie + Hyperkapnie).

Wie ersichtlich, orientiert sich der Begriff „respiratorische Insuffizienz" ausschließlich an den arteriellen Blutgasen. Da jedoch die Atmung, insbesondere die Atemmechanik, deutlich beeinträchtigt sein kann, ohne daß bereits sichere Blutgasveränderungen vorliegen müssen, schließen noch normale Blutgaswerte eine Störung der Lungenfunktion keineswegs aus.

Arterielle Blutgase (Normalwerte)

Einen fixen „Normwert" für den arteriellen Sauerstoffpartialdruck gibt es nicht. Neuere Untersuchungen haben gezeigt, daß der Sauerstoffpartialdruck im arteriellen Blut (pO_{2a}) physiologischerweise mit zunehmendem Lebensalter absinkt (s. Abb. 3.1). So ist beispielsweise ein pO_{2a} von 70 mmHg (= Torr) für einen 70jährigen noch normal, für einen 20jährigen hingegen eindeutig pathologisch. Die Abhängigkeit zwischen pO_{2a} und Lebensalter läßt sich nach unseren Untersuchungen durch folgende Beziehung wiedergeben:

pO_{2a} mmHg (= Torr) = 100,66–0,39 × Alter (in Jahren). Die Standardabweichung beträgt s = ± 8,96 mmHg (= Torr) (Abb. 3.1). pH-Wert und pCO_{2a} zeigen keine Altersabhängigkeit.

Die in Tab. 3.1 aufgeführten Blutgaswerte gelten daher, soweit es den Sauerstoff betrifft, für junge gesunde Menschen (Abb. 3.2).

Der Sauerstoff wird im Blut überwiegend an Hämoglobin gebunden und nur zu ganz geringem Teil

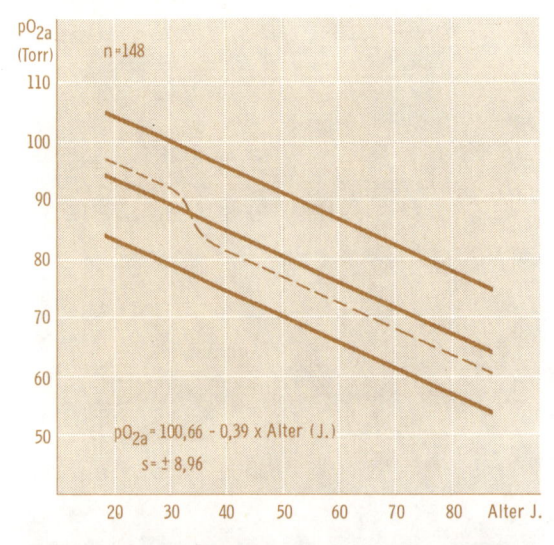

Abb. 3.1 Altersabhängigkeit des arteriellen Sauerstoffdruckes (Meßwerte von 148 lungengesunden Probanden). Die Gleichung stellt die mathematische Beziehung zwischen arteriellem Sauerstoffdruck und Lebensalter dar. Die gestrichelte Linie entspricht der von *Thews* u. *Loew* gefundenen Beziehung

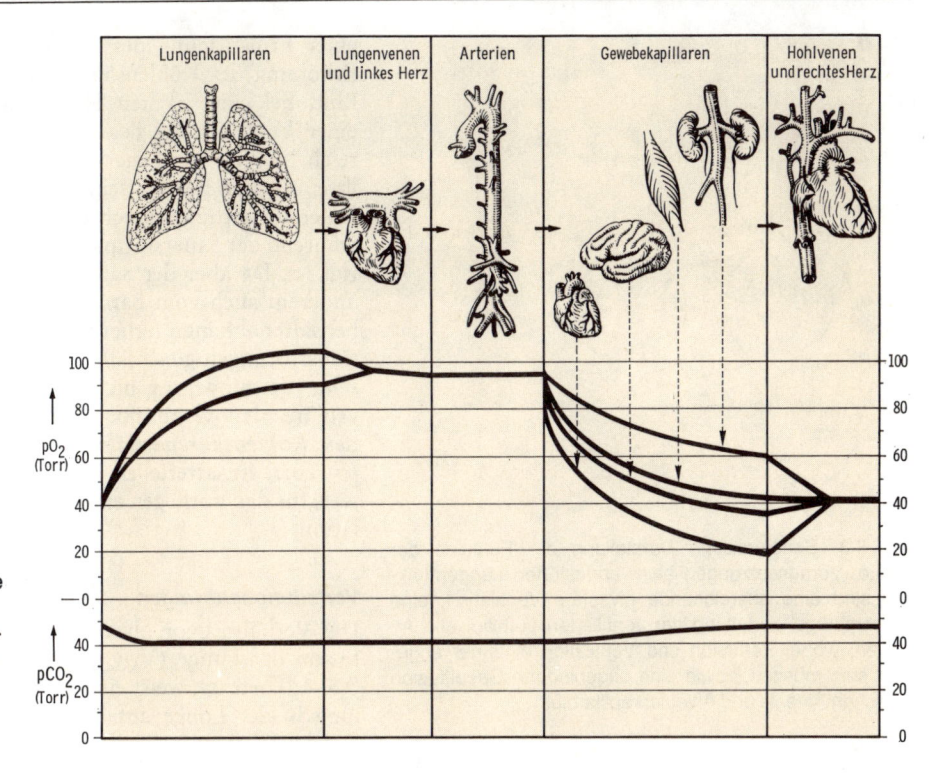

Abb. 3.2 Sauerstoff- und Kohlendioxidpartialdrucke in verschiedenen Blutgefäßabschnitten des Menschen während körperlicher Ruhe (nach *Thews*)

physikalisch gelöst transportiert. Da 1 g Hämoglobin 1,34 ml O_2 zu binden vermag, kann aus der O_2-Menge, die ein definiertes Blutvolumen aufzunehmen imstande ist, der Hämoglobingehalt und andererseits aus der Hämoglobinkonzentration die *Sauerstoffkapazität* errechnet werden. Bei einem pO_{2a} von 100 mmHg sind im arteriellen Blut etwa 0,31 Vol% O_2 physikalisch gelöst.
Die O_2-Affinität des Hämoglobins der Erythrozyten wird durch verschiedene Faktoren, wie z. B. Temperatur und aktuellem pH-Wert des Blutes, beeinflußt. Darüber hinaus spielt die intraerythrozytäre Konzentration von 2,3-Diphosphoglycerat (= 2,3-DPG) eine wesentliche Rolle. Die Sauerstoffaffinität des Hämoglobins sinkt, wenn der 2,3-DPG-Gehalt in den Erythrozyten steigt und umgekehrt. Man nimmt an, daß sich die 2,3-DPG-Moleküle an bestimmte Stellen des Hämoglobins anheften und dadurch dessen räumliche Struktur ändern. Durch diesen „allosterischen Effekt" wird die Affinität des Hämoglobins zu Sauerstoff abgeschwächt. Die 2,3-DPG-Bildung wird bei niedrigen Blut-pH-Werten (Azidose) gehemmt, d. h., die O_2-Affinität des Hämoglobins nimmt zu. Versuche, den Gehalt der Erythrozyten an 2,3-DPG künstlich zu erhöhen, um die Sauerstoffabgabe aus den Erythrozyten an das Gewebe zu erhöhen, befinden sich noch im experimentellen Stadium.
Der CO_2-Transport erfolgt zu 90% als Bicarbonat (Plasma, Erythrozyten), zu 5% physikalisch gelöst und zu 5% durch Bindung an eine Aminogruppe des Hämoglobins (sog. Carb-Hämoglobin).

Pathophysiologie

Eine Verminderung des inspiratorischen Sauerstoffdruckes als Ursache einer Hypoxämie bei intakter Lunge spielt für klinische Verhältnisse praktisch keine Rolle (Höhenatmung, falsch zusammengesetzte Narkosegemische, Tauchunfälle).
Für das Verständnis der Pathophysiologie der respiratorischen Insuffizienz ist die Kenntnis der physiologischen Abläufe Voraussetzung:
Die Lunge kann ihre Funktion nur erfüllen (Abb. 3.3), wenn
1. eine ausreichende *alveoläre Ventilation* besteht,
2. eine gleichmäßige Verteilung der ventilierten Luft auf alle Alveolen erfolgt, wobei die *Perfusion* ($\dot{Q}$) der Alveolarkapillaren der *Ventilation* (V_A) angepaßt sein muß.
3. eine ungehinderte *Diffusion* der Gase zwischen Alveolarraum und Alveolarkapillarblut gewährleistet ist.

Tabelle 3.1 Arterielle Blutgaswerte gesunder junger Männer (nach *Comroe*)

1. *Sauerstoff*	
O_2-Spannung = pO_{2a} (mmHg = Torr)	90 ± 5
O_2-Gehalt (ml O_2/100 ml Vollblut)	20,3
O_2-Kapazität (ml O_2/100 ml Vollblut)	
(Hb-abhängig; bei 16 g/dl = 160 g/l Hb)	20,8
O_2-Sättigung des Hb (%)	97
2. *Kohlendioxid*	
CO_2-Spannung = pCO_{2a} (mmHg = Torr)	40 ± 5
CO_2-Gehalt im Plasma	
(ml CO_2/100 ml Plasma)	55,5 ± 1,5
(mmol/l)	21,9
3. *pH-Wert*	7,40 ± 0,05
4. *Standardbicarbonat* (mmol/l)	25 ± 2

3.4 Krankheiten der Atmungsorgane

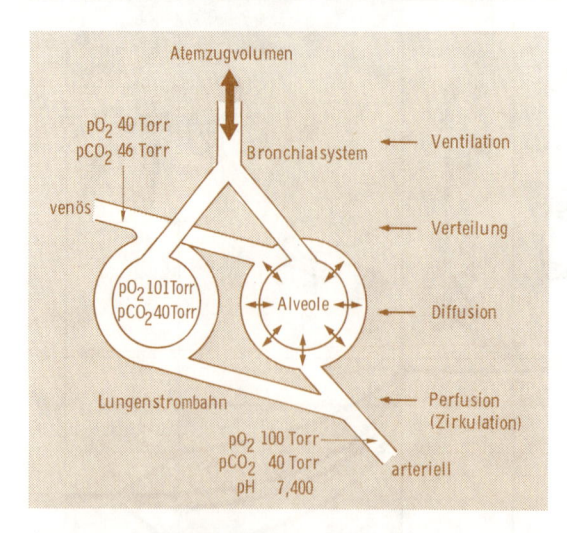

Abb. 3.3 Schematische Darstellung der Funktion der Lunge. Voraussetzungen einer ungestörten Lungenfunktion sind eine ausreichende alveoläre Ventilation, eine gleichmäßige Verteilung der ventilierten Luft auf alle Alveolen, wobei Perfusion und Ventilation einander angepaßt sein müssen, sowie eine ungehinderte Gasdiffusion zwischen Alveole und Alveolarkapillarblut

Die zur respiratorischen Insuffizienz führenden Lungenfunktionsstörungen lassen sich demnach wie folgt einteilen.

Alveoläre Hypoventilation

Sie liegt vor, wenn eine globale Minderbelüftung des Alveolarraumes besteht. Hierbei kommt es zu einer Erniedrigung des Sauerstoff- und zu einer Erhöhung des Kohlensäuregehaltes im arteriellen Blut, bei einer akuten Hypoventilation auch zu einer Verschiebung des Blut-pH zum sauren Bereich hin. Da die Sauerstoffdissoziationskurve in ihrem oberen Bereich sehr flach verläuft, kann die Sauerstoffsättigung noch normal (96 ± 1%) sein, während der Sauerstoffpartialdruck bereits erniedrigt ist. Da aber der Sauerstoffpartialdruck unter anderem auch vom Barometerstand und vom Lebensalter abhängt, ferner bei anderen Lungenfunktionsstörungen gleichfalls erniedrigt sein kann, ist seine Verminderung nicht beweisend für eine alveoläre Hypoventilation. Lediglich die *Erhöhung des Kohlensäurepartialdruckes über 45 mmHg (= Torr)* im arteriellen Blut ist ein sicherer Hinweis für das Vorliegen einer alveolären Hypoventilation.

Verteilungsstörungen

Das Verhältnis von alveolärer Ventilation zur Perfusion der Lunge ($V_A/\dot{Q}$), welches normalerweise 0,8–1,0 beträgt, weist eine ungleichmäßige Verteilung in der Lunge auf. Je nachdem, ob die Ungleichmäßigkeit mehr die Ventilation oder die Perfusion (Zirkulation) betrifft, kann zwischen ventilatorischer (häufiger) und zirkulatorischer Verteilungsstörung unterschieden werden. Neben diesen Verteilungsstörungen erster Ordnung gibt es auch eine ungleiche Verteilung der Diffusionswiderstände in der Lunge (Verteilungsstörung zweiter Ordnung).
Der bezüglich des Blutes *venoarterielle Shunt* ($V_A/\dot{Q} = 0$) stellt den Grenzfall einer ventilatorischen Verteilungsstörung dar. Der Extremfall der zirkulatorischen Verteilungsstörung, d. h., wenn belüftete Alveolen überhaupt nicht mehr durchblutet werden ($V_A/\dot{Q} = \infty$), liegt bei der alveolären Totraumventilation vor, welche sich weniger auf die Sauerstoffaufnahme als vielmehr die CO_2-Abgabe auswirkt.

Diffusionsstörungen

Der Angleich der Gaspartialdrucke (Sauerstoff) zwischen Alveolarluft und Alveolarkapillarblut ist behindert.
Diffusionsstörungen für die Kohlensäure kommen wegen der ausgezeichneten Diffusibilität dieses Gases in praxi nicht vor (Abb. 3.4).

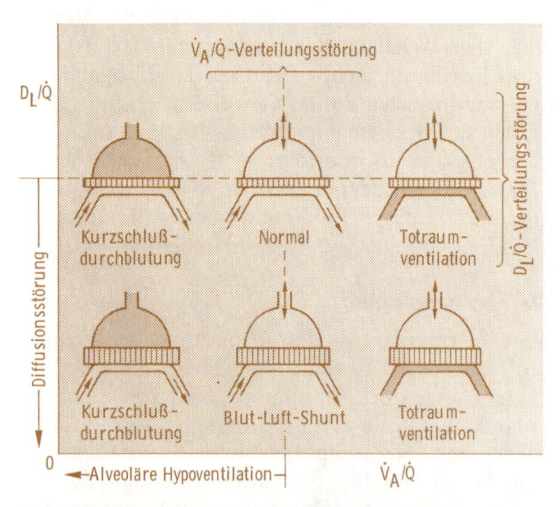

Abb. 3.4 Einteilung der Lungenfunktionsstörungen. Der Sauerstoffgehalt im arteriellen Blut hängt vom Ventilations-Perfusions-Verhältnis V_A/Q (Abszisse) und vom Diffusionskapazitäts-Perfusions-Verhältnis D_L/Q (Ordinate) ab. Die alveoläre Hypoventilation (Abnahme von V_A/Q) bewirkt eine arterielle Hypoxämie und Hyperkapnie. Die Diffusionsstörung (Abnahme von D_L/Q) erhöht die alveolär-arterielle Sauerstoffdruckdifferenz und führt wie Verteilungsstörungen von V_A/Q und D_L/Q (Verteilungsstörungen erster und zweiter Art) zu einer Hypoxämie (aus *Thews, G.*: Der respiratorische Gaswechsel und seine Teilfunktionen. In *Bopp, K. Ph., H. Hertle*: Chronische Bronchitis. Schattauer, Stuttgart 1968)

Ätiologie

Verteilungsstörungen

Die Hauptursache der respiratorischen Insuffizienz sind Verteilungsstörungen. Sie lassen sich in *obstruktive* und *restriktive* Ventilationsstörungen einteilen (Tab. 3.2).
Eine *Obstruktion* liegt bei Erhöhung der Atemwegswiderstände (Asthma bronchiale, obstruktive Bronchitis, obstruktives Lungenemphysem) vor. Eine Verminderung von funktionstüchtigem Lun-

Tabelle 3.2 Ursachen der respiratorischen Insuffizienz

Verteilungsstörungen ($pO_{2a}\downarrow$)	*Obstruktion*
	  Chronisch obstruktive Bronchitis
	  Obstruktives Lungenemphysem
	  Asthma bronchiale
	Restriktion
	  Pleuraschwarten
	  Thoraxdeformitäten, Kyphoskoliose
	  Lungenfibrose
	Venoarterieller Shunt
	  Extraalveolär:
	    Arteriovenöses Lungenaneurysma
	    Vitien mit Rechts-links-Shunt
	  Intraalveolär:
	    Pneumothorax
	    Frische Atelektasen
	    Infiltrate

Alveoläre Hypoventilation ($pO_{2a}\downarrow$ $pCO_{2a}\uparrow$)	*Pulmonal*
	  Obstruktive Atemwegserkrankungen
	  Kyphoskoliose
	  Schädigung der Atemzentren (Tumor, Blutung, Ödem, Operation)
	  Atemdepressiva (Opiate, Narkotika, Sedativa)
	  Pickwick-Syndrom
	  Primäre Hypoventilation
	  Kompensatorisch bei metabolischer Alkalose

Diffusionsstörungen ($pO_{2a}\downarrow$)	*Membranverdickung*
	  Hamman-Rich-Syndrom
	  Morbus Boeck III
	  Lungenfibrosen
	  Lungenödem
	Kontaktflächenreduktion
	  Lungenresektion
	  Rezidivierende Lungenembolien
	  Schweres Lungenemphysem

Abb. 3.5 Schema zur Differenzierung zwischen obstruktiven und restriktiven Ventilationsstörungen mittels Bestimmung der Vitalkapazität und der relativen Sekundenkapazität (Tiffeneau-Test) (nach *Miller* u. Mitarb.)

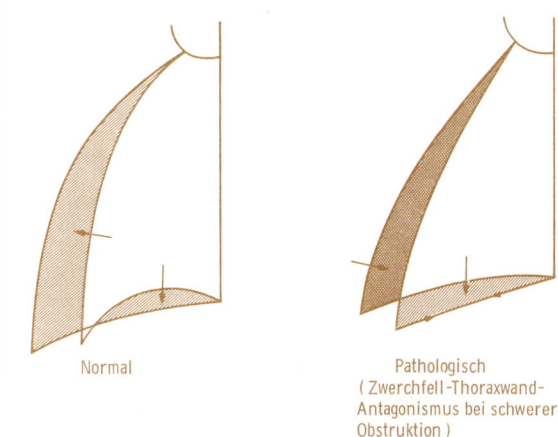

Abb. 3.6 Normale Thoraxwandbewegung (links) und Zwerchfell-Thoraxwand-Antagonismus (rechts). Die Pfeile entsprechen den während der Einatmung ablaufenden Bewegungen. Ein Großteil des Volumenzuwachses, der während der Einatmung durch das Tiefertreten des Zwerchfells zustande kommt, geht durch die Einziehung der seitlichen Thoraxwand wieder verloren (aus *Ulmer, W. T., E. Reif, W. Weller*: Die obstruktiven Atemwegserkrankungen. Thieme, Stuttgart 1966)

genparenchym (Lungenresektion, Atelektase) oder die Behinderung der Ausdehnungsfähigkeit von Lunge oder Thorax (ausgedehnte Pleuraschwarten, Lungenfibrosen, Kyphoskoliose) führen zu *restriktiven Ventilationsstörungen*. Obstruktionen bedingen vorwiegend eine Verminderung der Sekundenkapazität (Tiffeneau-Wert) und des Atemstoßes und eine Erhöhung der Resistance, Restriktionen eine Herabsetzung der Vitalkapazität und der Compliance (Abb. 3.**5**).

Der *venoarterielle Shunt* kann extraalveolär (arteriovenöses Lungenaneurysma, Vitien mit Rechts-links-Shunt) oder intraalveolär lokalisiert sein (Pneumothorax, frische Atelektasen, Lungeninfiltrate). Die obstruktive Ventilationsstörung stellt die häufigste Lungenfunktionsstörung überhaupt dar.

Alveoläre Hypoventilation

Sie ist in den meisten Fällen *pulmonal* bedingt, immer Ausdruck einer schweren Störung der Lungenfunktion und am häufigsten bei fortgeschrittenen Stadien chronisch-obstruktiver Atemwegserkrankungen anzutreffen.

Pathophysiologisch spielen dabei vor allem atemmechanische Faktoren eine große Rolle, insbesondere die erhebliche intrapulmonale Totraumvergrößerung mit Parallelventilation, wie sie beim sogenannten Zwerchfell-Thoraxwand-Antagonismus vorliegt (Abb. 3.**6**), aber auch die Abnahme der zentralen CO_2-Empfindlichkeit bei chronischer Hyperkapnie.

Extrapulmonale Ursachen der alveolären Hypoventilation sind einerseits krankhafte Veränderun-

Krankheiten der Atmungsorgane

I. Normale Diffusionsverhältnisse

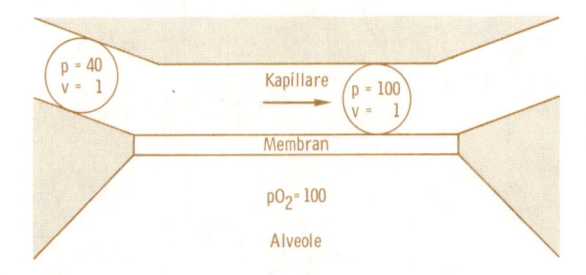

p = 40, v = 1 → Kapillare → p = 100, v = 1
Membran
$pO_2 = 100$
Alveole

II. Diffusionsstörung durch Membranverdickung
(relativ verkürzte Kontaktzeit)

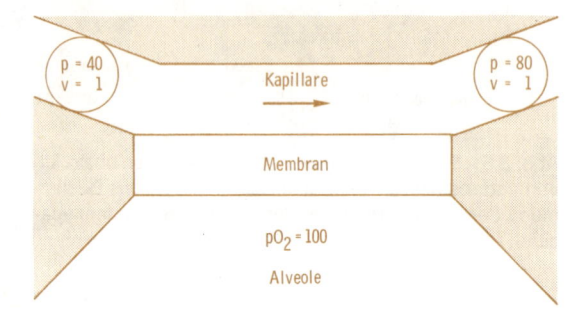

p = 40, v = 1 → Kapillare → p = 80, v = 1
Membran
$pO_2 = 100$
Alveole

III. Diffusionsstörung durch Kontaktflächenreduktion
(absolut verkürzte Kontaktzeit)

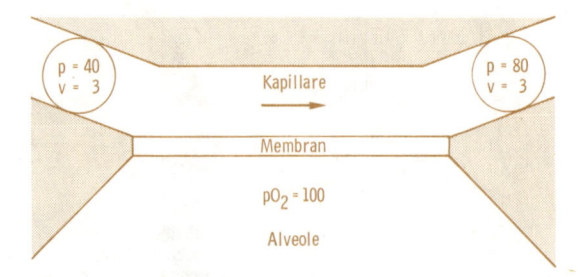

p = 40, v = 3 → Kapillare → p = 80, v = 3
Membran
$pO_2 = 100$
Alveole

Abb. 3.7 Pathophysiologie der Hypoxämie bei den verschiedenen Formen der Diffusionsstörungen. Bei I (normale Verhältnisse) tritt der Erythrozyt mit einem Sauerstoffdruck von etwa 40 mm Hg (= Torr) und der Relativgeschwindigkeit 1 in die Alveolarkapillare ein und hat schon lange vor Verlassen der Kapillare seinen Sauerstoffdruck dem der Alveole angeglichen. II zeigt eine Verlängerung des Diffusionsweges. Trotz gleicher Strömungsgeschwindigkeit ist die Kontaktzeit (relativ) zu kurz. Es erfolgt kein Druckangleich. Bei III besteht eine Kontaktflächenreduktion aufgrund einer Rarefizierung des Lungenstrombettes. Trotz normaler Membran führt die Passagebeschleunigung der Erythrozyten (Relativgeschwindigkeit 3) zu einer absolut verkürzten Kontaktzeit und damit zur Hypoxämie

gen am Atemapparat selbst (neuromuskuläre Systemerkrankungen, Kyphoskoliose), andererseits zentrale Läsionen, wie beispielsweise eine Schädigung der Atemzentren durch Pharmaka (Morphin, Sedativa), zerebrale Tumoren, Blutungen, Ödem und operative Eingriffe.
Die Hypoventilation beim sogenannten Pickwick-Syndrom, die primär somnogen, d. h. durch den gestörten Schlaf-Wach-Rhythmus bedingt ist, gehört ebenso in die Gruppe der zentral bedingten alveolären Hypoventilation, wie die extrem seltene sogenannte primäre alveoläre Hypoventilation, die durch einen isolierten Ausfall des zentralen CO_2-Reglers unbekannter Ursache bedingt ist.
Regulatorisch kann sich eine alveoläre Hypoventilation bei metabolischer Alkalose (Minderung der Alkalose durch Kohlensäureretention) entwickeln (sehr selten).

Diffusionsstörungen

Entweder beruhen sie auf einer Membranverdickung und damit Verlängerung der Diffusionsstrecke (Hamman-Rich-Syndrom, Morbus Boeck im Stadium III, Lungenfibrosen anderer Ätiologie, interstitielles Lungenödem) oder auf einer Verkleinerung der Diffusionsfläche, z. B. infolge Lungenresektionen oder durch rezidivierende Lungenembolien. Entscheidend ist die absolute oder relative Verkürzung der Kontaktzeit zwischen Erythrozyt und Alveolarmembran (Abb. 3.7).

Klinisches Bild

Die klinische Unterscheidung zwischen Symptomen des Sauerstoffmangels und hyperkapniebedingten Erscheinungen bereitet Schwierigkeiten. Zu bedenken ist auch, daß akute und chronische Gasaustauschstörungen sehr unterschiedliche Reaktionen auslösen können. Nicht nur aus didaktischen Gründen, sondern auch im Hinblick auf die Pathophysiologie und Therapie der respiratorischen Insuffizienz erscheint eine getrennte Betrachtung der Auswirkungen von *Sauerstoffmangel* und *Kohlensäureretention* zweckmäßig.
Für den Kliniker ist – schon aus methodischen Gründen – der Sauerstoffdruck, bei welchem die *mitochondriale Atmung* abzunehmen beginnt (sogenannter effektiv kritischer mitochondrialer pO_2) und der beispielsweise für die Hirnrinde 1–2 mmHg (= Torr) (!) beträgt, weniger von Interesse als der sogenannte *kritische O_2-Versorgungsdruck*. Wird dieser unterschritten, so kommt es in Gewebsbezirken mit besonders ungünstiger Blutversorgung („gefährliche Ecken") zur Anoxie. Dabei ist der kritische *venöse* O_2-Versorgungsdruck wichtiger als der arterielle. Routinemäßig kann allerdings nur der arterielle Sauerstoffdruck gemessen werden.
Der *kritische arterielle Sauerstoffversorgungsdruck* beträgt 30 mmHg. Die kritischen venösen O_2-Drucke liegen niedriger, so z. B. 17–29 mmHg für die graue Hirnsubstanz, 13 mmHg für medulläres und kortikales Nierengewebe und 7–8 mmHg für das Myokard. Eine völlige Unterbrechung der Sauerstoffzufuhr führt bei der Gehirnrinde nach 8–12 Sekunden zur Bewußtlosigkeit, nach 20–30 Sekunden ist ihre Spontanaktivität erloschen. Am Herzen kommt es nach 8–10 Sekunden zu einer Dilatation, die Kreislauffunktion erlischt nach 4–5 Minuten. Elektrische Aktivität ist, dank der geringeren Sauerstoffempfindlichkeit

des Reizleitungssystems, wesentlich länger registrierbar.
Reaktionen des Organismus treten allerdings bereits bei wesentlich höheren Sauerstoffdrucken auf. So liegt die *Reaktionsschwelle,* unterhalb derer mit Veränderungen von Atmung, Schlagvolumen, Gefäßweite und Blutdruck zu rechnen ist, im arteriellen Blut bei 60–70 mmHg. Bei diesen O_2-Partialdrucken ist bereits eine Verschlechterung differenzierterer zerebraler Leistungen zu verzeichnen.
Unterhalb der *Störschwelle* von 45–50 mmHg kommt es zu Versorgungsstörungen, insbesondere des Zentralnervensystems. Die *letale Schwelle* liegt bei einem pO_2 von 30 mmHg.
Als *absolute Indikation* für eine sauerstoffdruckerhöhende Therapie ist demnach ein arterieller O_2-Partialdruck unter 50 mmHg anzusehen.
Wesentlich weniger exakt sind die Kenntnisse über die Auswirkungen einer *Hyperkapnie.* Hierbei spielen offensichtlich Entwicklungsgeschwindigkeit und Dauer der CO_2-Retention eine wesentliche Rolle, was u. a. erklärt, weshalb Kranke mit chronischer Hyperkapnie noch CO_2-Partialdrucke um 60 mmHg erstaunlich gut tolerieren. Unabhängig davon, ob es sich um eine akute oder länger bestehende Kohlensäureretention handelt, stellen arterielle CO_2-Drucke über 80 mmHg eine *vitale Gefährdung* dar. Ein pCO_2 um 100 mmHg oder darüber ist nur ganz kurzfristig mit dem Leben zu vereinbaren.
Bei Vorliegen einer chronischen Hyperkapnie besteht – was sozialmedizinisch von Bedeutung ist – im allgemeinen Erwerbsunfähigkeit.

Befunde
Das Erkennen einer Hypoxämie bedeutet, sobald eine Zyanose vorliegt, keine Schwierigkeiten. Die klinische Diagnose der Kohlensäureretention ist sehr viel problematischer, der exakte Nachweis einer Hypoventilation nur mittels Blutgasanalyse möglich. Zudem wird die Gefährlichkeit einer Kohlensäureüberladung des Blutes häufig unterschätzt bzw. eine Hyperkapnie gar nicht erwogen. Nicht zu unrecht nennt daher BAUR die respiratorische Azidose ein „Stiefkind der inneren Medizin".

Hypoxämie
Leitsymptom des Sauerstoffmangels ist die Zyanose (griechisch kyaneos = tiefblau). Sie ist definiert als generalisierte oder lokalisierte bläuliche Verfärbung der Haut und der Schleimhäute.
Die weitaus häufigste Form einer echten Zyanose, die *Hämoglobinzyanose* (Hb-II-Zyanose), wird durch einen abnorm hohen Gehalt des Blutes an reduziertem Hämoglobin verursacht. Das Sichtbarwerden einer Hb-II-Zyanose setzt eine mittlere kapilläre Konzentration von mindestens 5 g reduziertem Hämoglobin pro 100 ml Blut (50 g/l) voraus, wobei es sich um einen *absoluten* Wert handelt. Daher kann bei schweren Anämien mit einem Gesamthämoglobin unter 5 g/dl (50 g/l)

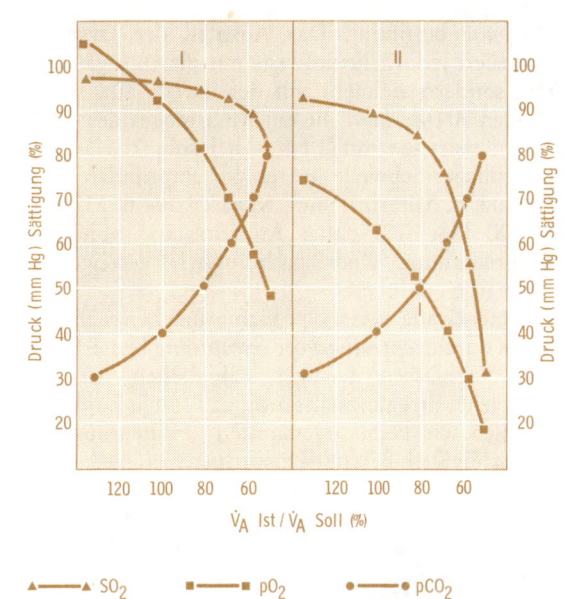

Abb. 3.8 Einfluß der effektiven (= alveolären) Ventilation auf die arteriellen Blutgase (pO_2, SO_2 = Sauerstoffsättigung und pCO_2) bei einer normalen Lunge (I) und bei Verteilungsstörungen (II). Eine gleichstarke Verminderung der alveolären Ventilation führt bei gleichzeitiger Verteilungsstörung zu einer wesentlich stärkeren Abnahme des pO_2

selbst bei extremer Hypoxie keine Zyanose auftreten, wohingegen eine Polyglobulie das Entstehen einer Zyanose wesentlich begünstigt.
Es läßt sich berechnen, daß die arterielle Sauerstoffsättigung bei normalem Hämoglobingehalt auf mindestens 80% absinken muß, damit vom arteriellen Blut aus allein eine Zyanose entsteht. Zu berücksichtigen ist, daß für die Ausprägung einer Zyanose auch die Dicke der Epidermis, normale und pathologische Hautpigmente, Zusammensetzung des Blutes (z. B. Lipidgehalt, Leukozytenzahl bei Leukosen) und schließlich Zahl, Weite und Länge der durchbluteten Kapillaren, insbesondere des subpapillären Hautkapillarnetzes, eine Rolle spielen.
Die bei der respiratorischen Insuffizienz auftretende Zyanose ist eine sogenannte *zentrale Zyanose:* Aufgrund einer Lungenfunktionsstörung erfährt das venöse Blut in den Lungenalveolen keine volle Arterialisierung.
Zwischen dem Schweregrad der Hypoxämie, der Leistungsfähigkeit des Patienten und seinen subjektiven Beschwerden besteht keine sichere Korrelation. Hypoxämie bedeutet daher keineswegs zwangsläufig Arbeitsunfähigkeit. So beträgt die arterielle O_2-Sättigung etwa in 3200 m Höhe nur 85%. Viele Menschen verbringen ein ganzes Leben bei voller Leistungsfähigkeit in dieser Höhe, während die O_2-Sättigung bei der Mehrzahl der Herz- und Lungenkranken über 85% liegt (Abb. 3.8).
Subjektive Beeinträchtigung und verringerte physische Leistungsfähigkeit des Kranken mit respiratorischer Insuffizienz werden vorwiegend von seiner

Dyspnoe bestimmt. Das Ausmaß der Dyspnoe korreliert jedoch keineswegs mit den Blutgaswerten, sondern vielmehr mit der jeweils aufzuwendenden *Atemarbeit*, die ein Mehrfaches des Normalen betragen muß, bis – bei subjektiv unterschiedlicher Schwelle – Atemnot empfunden wird (ULMER u. Mitarb. 1966). Mit ROSSIER u. Mitarb. (1958) läßt sich daher Atemnot als subjektive Wahrnehmung einer pathologisch gesteigerten Atemarbeit definieren.

Höhere Grade von Hypoxämie machen sich vor allem durch *zentralnervöse Symptome* bemerkbar, wie Nachlassen geistiger Fähigkeiten, Urteilsschwäche, Erregungszustände, z. T. auch Euphorie (ähnlich wie beim sogenannten „Höhenrausch") und schließlich Bewußtseinsverlust.

Die chronische Hypoxämie setzt zahlreiche *Kompensationsmechanismen* in Gang. Vorwiegend über eine Zunahme des Atemvolumens kommt es zu einer Steigerung des Atemminutenvolumens. Tachykardie, Vergrößerung des Herzzeitvolumens sowie mäßiggradiger systolischer und diastolischer Blutdruckanstieg sind weitere Reaktionen. Die Vaskularisierung der Gewebe nimmt zu. Nur bei einem Teil der hypoxämischen Kranken entwickelt sich eine *Polyglobulie*, da möglicherweise ein relativer Eisenmangel, z. B. durch den chronischen Bronchialinfekt, oder die gleichzeitige Azidose eine Steigerung der Erythropoese verhindern.

Die Polyglobulie erhöht zwar die Sauerstoffkapazität des Blutes, beeinflußt jedoch durch eine Zunahme der Blutviskosität und damit auch der Herzarbeit die Hämodynamik ungünstig. Kompensatorisch kann sich eine kapilläre Gefäßerweiterung mit Abnahme des peripheren Gefäßwiderstandes entwickeln. So ist beispielsweise die Hirndurchblutung beim Morbus caeruleus normal.

In therapeutischer Hinsicht erscheinen Berechnungen interessant, wonach ein Anstieg des Hämoglobingehaltes über 140–150% der Norm bei konstantem Herzzeitvolumen nur noch einen geringen Sauerstoffgewinn, jedoch eine erhebliche zusätzliche Kreislaufarbeit infolge Viskositätserhöhung bedeutet.

Im übrigen gehen Hämatokritwert und Hämoglobingehalt des Blutes bei der respiratorischen Insuffizienz nicht immer parallel. In einer Reihe von Fällen findet sich ein noch normaler Hämoglobinwert bei erhöhtem Hämatokrit, offenbar als Folge einer (azidosebedingten?) Makrozytose, bei eher unter der Norm liegendem Hämoglobingehalt des Einzelerythrozyten.

Wesentlich sind auch die Rückwirkungen der Hypoxämie auf den Druck im *kleinen Kreislauf*. Im Tierexperiment konnten bereits 1946 von EULER u. LILJESTRAND zeigen, daß mit zunehmender Hypoxämie und respiratorischer Azidose durch eine Engerstellung der Lungenarteriolen eine *pulmonale Hypertonie* auftritt. Die engste Korrelation besteht dabei zwischen alveolärer Sauerstoffspannung und Pulmonalarteriendruck. Die pathologisch veränderten Blutgase bilden somit neben der gestörten Atemmechanik einen Teilfaktor in der Pathogenese des *Cor pulmonale*. Die Kenntnis dieses Mechanismus ist therapeutisch wichtig, da die Blutgasveränderungen im Gegensatz zu den morphologischen Läsionen prinzipiell reversibel sind.

Uhrglasnägel und Trommelschlegelfinger finden sich bei chronischer Hypoxie, vor allem bei angeborenen Vitien mit Rechts-links-Shunt, Lungenfibrosen und chronisch unspezifischen Lungenerkrankungen relativ häufig. Beide Veränderungen kommen aber auch bei völlig Gesunden vor. Pathologisch-anatomisch handelt es sich um eine Volumenzunahme des subungualen Polsters und eine Erweiterung der physiologischerweise in der Fingerbeere vorhandenen arteriovenösen Anastomosen. Über den Pathomechanismus ist wenig bekannt. Diskutiert wird, daß für die Eröffnung dieser peripheren arteriovenösen Aneurysmen die gefäßaktive reduzierte Form des Ferritins eine Rolle spielt, da dessen Überführung in die gefäßinaktive oxydierte Form gestört ist.

Steigert sich der Sauerstoffmangel bis zur Anoxie, so resultieren daraus schwere *Stoffwechselstörungen,* da nach Aufbrauch der Sauerstoffreserven ein Energiegewinn ausschließlich durch *anaerobe Glykolyse* möglich ist. Diese ist aber in keinem Organ für die Aufrechterhaltung einer ungestörten Funktion ausreichend, noch vermag sie schließlich das Verlöschen der Funktion zu verhindern. Die *Überlebenszeit* des Organs hängt dann von seinem Energiebedarf, der Sauerstoffreserve und der glykolytischen Aktivität ab. *Stoffwechseluntersuchungen* im Sauerstoffmangel zeigen eine Abnahme der energieliefernden Substrate (Glykogen, Glucose) und der energiereichen Phosphate (Phosphokreatin, ATP und ADP). Die Intermediärstufen der anaeroben Glykolyse und die beiden Endstufen α-Glycerophosphat, insbesondere aber die Milchsäure häufen sich an. Entsprechend der Beziehung

$$\text{Pyruvat} + \text{NADH}_2 \underset{}{\overset{\text{LDH}}{\rightleftharpoons}} \text{Lactat} + \text{NAD}$$

geht normalerweise jeder Anstieg des Pyruvats auch mit einer Lactaterhöhung einher. Der bei Hypoxie vergleichsweise stärkere Lactatanfall führt zum Lactatüberschuß, dem sogenannten *Exzeßlactat* (Lactatazidose). Die Bestimmung des Exzeßlactats ist jedoch nur ein bedingter Gradmesser für die Schwere der Gewebshypoxie.

In der Asphyxie wird die Toleranz des Organismus gegenüber der Anaerobiose bestimmend für die Chancen einer *Wiederbelebung*. Bei Asphyxie des Gesamtorganismus beträgt die zulässige Dauer der Anaerobiose – normale Körpertemperatur vorausgesetzt – 3–5 Minuten. Eine Wiederbelebung des Gesamtorganismus nach 3–4minütiger Asphyxiedauer ist daher im allgemeinen möglich. Sie wird primär begrenzt durch die der Asphyxie nachfolgende Myokardinsuffizienz, welche die Aufrechterhaltung des zur Erholung des Gehirns erforderlichen überkritischen Blutdrucks (70 mmHg Mitteldruck) verhindert. Bei längerer Asphyxiedauer ist meist nur eine Wiederbelebung mit Defektheilung (ZNS) möglich (Abb. 3.9).

Hyperkapnie

Bei stärkeren Graden von Hyperkapnie wird, da die alveoläre Hypoventilation zwangsläufig zu einer Sauerstoffuntersättigung des Blutes führt, eine mehr oder minder starke Zyanose vorliegen. Diese ist bei gleichzeitiger Verteilungsstörung wesentlich deutlicher ausgeprägt als bei der reinen alveolären Hypoventilation. Da aber auch eine schwere Zyanose, z. B. bei Vitien mit Rechts-links-Shunt, mit völlig normalen oder erniedrigten CO_2-Drucken einhergehen kann, ist lediglich der Schluß erlaubt, daß das Fehlen einer Zyanose eine hochgradige Hyperkapnie weitgehend ausschließt.

Eine Erhöhung des arteriellen CO_2-Drucks stellt eine Sollwertabweichung im *Regelsystem der Atmung* dar, die vorwiegend über die Erregung der medullären Atemzentren zu einer Ventilationssteigerung führt mit dem Ziel, durch Hyperventilation die Blutgase wieder zu normalisieren. Der Lungengesunde beantwortet den Anstieg des Kohlensäurepartialdruckes im Blut in einem Bereich zwischen 45–75 mmHg mit einem linearen Anstieg des Atemminutenvolumens.

Es läßt sich jedoch zeigen, daß Kranke mit lange bestehender Hyperkapnie bei schwerer Obstruktion auf eine gleich starke CO_2-Druckerhöhung nur mit einer wesentlich geringeren Zunahme des Atemminutenvolumens reagieren als Gesunde. Dies hat zwei Gründe: Einmal verhindert die schwer gestörte Atemmechanik eine adäquate Steigerung der Ventilation, zum anderen besteht häufig infolge der chronischen Hyperkapnie eine *Abnahme der CO_2-Sensibilität* der Atemzentren.

Diese Tatsache ist für die *Therapie* von großer Bedeutung: Bei Kranken mit chronischer Hyperkapnie wird die Atmung weitgehend über den Sauerstoffmangel gesteuert. Wird in einem solchen Fall durch Sauerstoffzufuhr der O_2-Mangel beseitigt, so entfällt der einzig wirksame Atemreiz, und es entwickelt sich eine schwere Hypoventilation mit Zunahme der Hyperkapnie und der Azidose. Das Tückische dieses Vorganges liegt darin, daß die Beseitigung der Zyanose über die Gefährlichkeit der Situation hinwegtäuscht. Solche Kranken können bei „rosigem Aussehen", d. h. fehlender Zyanose, ihrer respiratorischen Insuffizienz erliegen (sogenannte „rote Erstickung").

Zerebrale Ausfallserscheinungen, die sich bei CO_2-Druckwerten über 70 mmHg fast regelmäßig nachweisen lassen, können ein wichtiger Hinweis auf eine CO_2-Retention sein.

Die Kranken sind apathisch bis somnolent, es besteht ein charakteristisches „Oszillieren" zwischen Schlafen und Wachen. Besonders typisch sind Schlafneigung am Tage und nächtliche Unruhe mit Schlaflosigkeit. Die oft geklagten Kopfschmerzen sind Folge der stark erhöhten zerebralen Durchblutung und der *Liquorhypertension,* die sogar zur

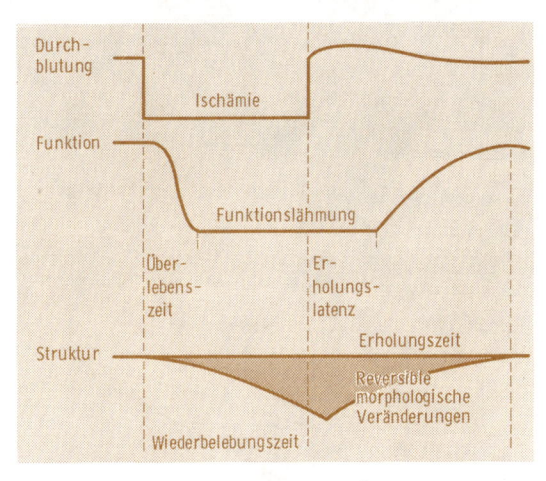

Abb. 3.**9** Schema zur Definition der Überlebenszeit, der Erholungslatenz und der Wiederbelebungszeit bei kompletter Ischämie (aus *Isselhard, W.:* Dtsch. med. Wschr. 90 [1965] 349)

Ausbildung einer Stauungspapille führen kann. Gleichzeitig auftretende neurologische Störungen können dann zur Fehldiagnose „raumfordernder intrakranieller Prozeß" verleiten. Hochgradige CO_2-Drucksteigerung führt schließlich zum *hyperkapnischen Koma.* Auch delirante und paranoide Zustände kommen vor. Eigene testpsychologische Untersuchungen an Gesunden haben gezeigt, daß arterielle CO_2-Drucke zwischen 50 und 55 mmHg bei gleichzeitiger Hyperoxie bereits ein deutliches Absinken des Konzentrationsvermögens zur Folge haben.

Bei Gesunden konnten wir feststellen, daß eine akute CO_2-Drucksteigerung im Experiment auf 80–90 Torr in erster Linie Dyspnoe, Kopfschmerzen, Verwirrtheit und optische Halluzinationen (Farben, Muster, Ornamente) hervorruft.

In der Pathophysiologie des sogenannten „Kohlensäureintoxikationssydroms" spielen neben mechanischen Faktoren (Liquorhypertension) die Azidose, welche zu einer Beeinträchtigung wichtiger enzymgesteuerter Abläufe führen kann (z. B. Abnahme der Hexokinaseaktivität bei pH 7,25 um 70%), eine Veränderung des intrazellulären Kationengehaltes im Gehirn und eine Hemmung der Glucoseutilisation durch CO_2 eine Rolle (WODBURY u. KARLER). Pathologisch-Anatomisch findet sich in typischer Weise die Kombination von Blutfülle, Hirnödem, miliaren Blutungen und mikroskopischen Erweichungsherden (ERBSLÖH, URECHIA). Auch die *Kreislaufeffekte* der Kohlensäure können den Erfahrenen auf das Vorliegen einer Hyperkapnie hinweisen. Regelmäßig kommt es zu einer *Tachykardie* und einem systolischen und diastolischen *Blutdruckanstieg.* Der periphere Gefäßwiderstand ist erniedrigt. Die gute Durchblutung der Kreislaufperipherie dokumentiert sich in den typisch warmen Händen der Kranken mit chronischem Cor pulmonale. Das Herzzeitvolumen nimmt zu („high output failure" bei chronischem Cor pulmonale).

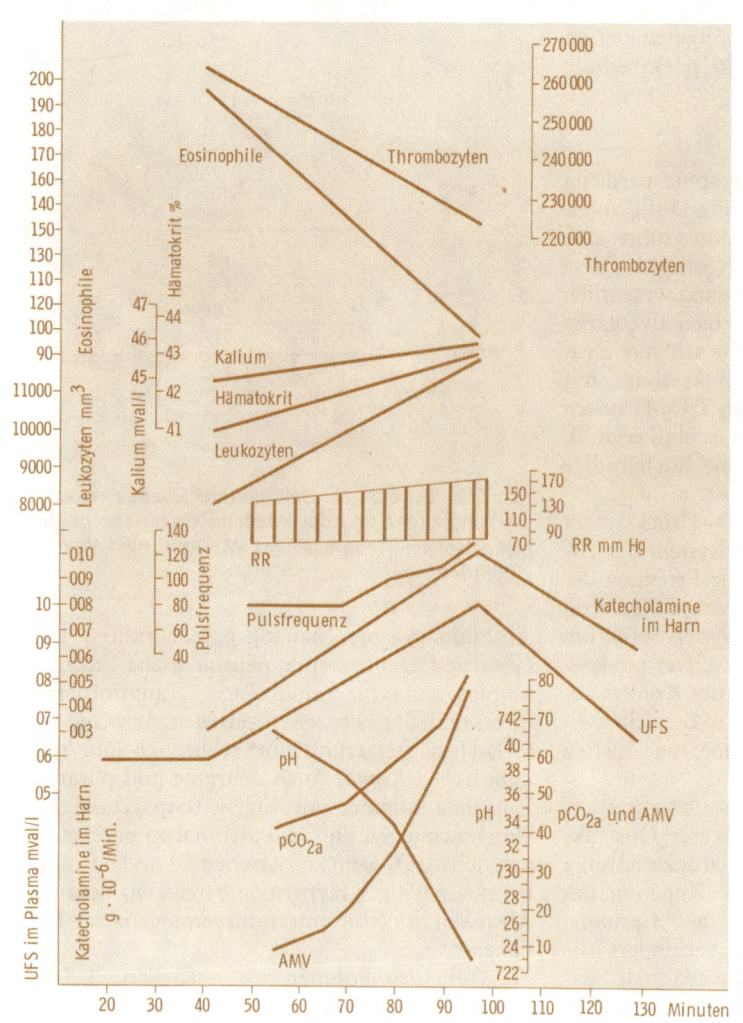

Abb. 3.10 Auswirkung einer akuten experimentell erzeugten Hyperkapnie beim gesunden Menschen auf Atemminutenvolumen (AMV), pCO_{2a}, pH-Wert im arteriellen Blut, Blutdruck, Pulsfrequenz, Katecholaminausscheidung im Harn, freie Fettsäuren (UFS), Blutbild und Hämatokrit

Die hypertensive Wirkung der Kohlensäure ist auch bei therapeutischen Maßnahmen zu bedenken: Wird eine schwere Hyperkapnie innerhalb sehr kurzer Zeit, z. B. durch künstliche Beatmung, beseitigt, so kann es zu einem erheblichen Blutdruckabfall kommen. Dieser Effekt, der vor allem bei erfolgreichen Wiederbelebungsmaßnahmen und in der Anästhesie eine Rolle spielt, wird im amerikanischen Schrifttum als Post-hypercapneic-hypotension-Phänomen bezeichnet.

Darüber hinaus führt die Hyperkapnie zu einem *Druckanstieg im kleinen Kreislauf* und begünstigt somit die Entstehung eines Cor pulmonale.

Die *Zunahme des Herzzeitvolumens* während Hyperkapnie ist insofern erstaunlich, als man nach tierexperimentellen Ergebnissen annehmen muß, daß die Kohlensäure am isolierten Herzen negativ inotrop wirkt. Dieser Effekt wird jedoch offenbar durch eine nicht unerhebliche *Aktivierung des sympathischen Nervensystems* überspielt. So kommt es während akuter Hyperkapnie zu einem Anstieg der Catecholaminausscheidung im Harn und der unveresterten Fettsäuren im Plasma. Die dabei auftretenden Blutbildveränderungen (Leukozytose und Eosinopenie) sind möglicherweise ebenfalls Folge der vermehrten Katecholaminfreisetzung. Bei schwerer akuter Hyperkapnie ist auch ein leichtes Absinken der Thrombozyten im peripheren Blut nachweisbar.

Die Zunahme des *Hämatokritwertes* bei respiratorischer Insuffizienz ist im wesentlichen Folge der Hypoxämie. Es läßt sich aber zeigen, daß auch die Hyperkapnie durch einen Plasmaabstrom ins Gewebe die Bluteindickung begünstigt.

Erwähnenswert sind auch die *Elektrolytverschiebungen*, die sich während respiratorischer Azidose entwickeln, insbesondere der *Anstieg des Serumkaliumwertes*, durch Übertritt von Kalium aus dem Intra- in den Extrazellulärraum. Wird durch entsprechende Therapie die Azidose rasch beseitigt, so kann daraus ein intrazellulärer Kaliummangel resultieren (EKG!). Es wird diskutiert, daß derartige Elektrolytverschiebungen für die gerade in der Besserungsphase der schweren respiratorischen Insuffizienz nicht selten zu beobachtenden Fälle von Sekundenherztod eine Rolle spielen.

Zwangsläufig verknüpft mit dem Anstieg des Kohlensäuregehaltes im Blut sind *schwere Störungen des Säure-Basen-Haushaltes*. Mit zunehmender Hyperkapnie entwickelt sich eine *respiratorische*

Azidose. Für das Verständnis dieser Vorgänge ist die Hasselbalch-Henderson-Gleichung Voraussetzung. Sie besagt, daß das Blut-pH abhängig ist von einer Dissoziationskonstanten pK, die für das Blut 6,1 beträgt, sowie dem Logarithmus des Verhältnisses von Bicarbonat (HCO_3^-) und Kohlensäure (CO_2), welches normalerweise bei 20 liegt.

$$pH = pK + \log \frac{(HCO_3^-)}{(CO_2)}$$
$$= 6,1 + \log 20$$
$$= 6,1 + 1,3 = 7,40$$

Eine Erhöhung des Kohlensäuregehaltes (CO_2) muß zu einer Verkleinerung des Quotienten HCO_3^-/CO_2 und damit zu einer Abnahme des pH-Wertes führen. Die akute Hyperkapnie hat daher eine Verschiebung des Blut-pH-Wertes zum sauren Bereich hin zur Folge. Der mit dem Leben noch zu vereinende Grenzwert liegt etwa bei pH 6,9–7,0. Entwickelt sich die CO_2-Retention langsamer oder dauert sie länger an, so treten Kompensationsvorgänge, vor allem von seiten der Nieren, ein. Die Nieren scheiden vermehrt H-Ionen aus, und die Rückresorption von Bicarbonat-Ionen nimmt zu, wodurch sich das Verhältnis Bicarbonat/Kohlensäure dem Normalwert nähert und die Azidose geringer wird (Abb. 3.**10**).

Erwähnt werden muß schließlich ein klinisch praktisch nicht zu verkennendes Hypoventilationssyndrom, nämlich das 1956 von BURWELL beschriebene *Pickwick-Syndrom*. Es ist gekennzeichnet durch exzessive Fettsucht, Hypersomnie, Hypoventilation (zumindest während der Schlafphasen), periodische Atmung, Polyglobulie und Cor pulmonale in den Spätstadien. In der Pathogenese dieses ätiologisch möglicherweise heterogenen Krankheitsbildes spielt, neben der Störung des Schlaf-Wach-Rhythmus, eine verminderte CO_2-Sensibilität der Atemzentren als Teilfaktor eine Rolle.

Diagnose

Aus der *Beobachtung der Atmung* bzw. des *Atemtyps* kann nur sehr bedingt auf das Vorliegen einer respiratorischen Insuffizienz geschlossen werden. Ein Abschätzen der effektiven, d. h. alveolären Ventilation nach dem klinischen Eindruck ist nur mit großem Vorbehalt und am ehesten bei stärkerer Hyperventilation möglich. Eine *periodische Atmung* kann zwar auf eine respiratorische Insuffizienz (z. B. Pickwick-Syndrom) hinweisen, wird jedoch auch bei zentralnervösen Affektionen, bei verlängerter Kreislaufzeit und bei Zerebralsklerose, d. h. suffizienter Atmung, beobachtet und geht meist mit einer Hyperventilation einher. Die Entwicklung einer flachen frequenten Atmung (rapid shallow breathing) hingegen hat als Warnsignal bei allen Zuständen zu gelten, bei denen mit einer Atemlähmung zu rechnen ist (Intoxikationen, Anästhesie usw.). Wird in solchen Fällen die Atmung unregelmäßig, so ist eine zentrale Atemlähmung sehr wahrscheinlich.

Die exakte Diagnose der respiratorischen Insuffizienz ist nur mittels *Blutgasanalyse* möglich. Eine Arterienpunktion ist heute meist nicht mehr erforderlich. Durch Mikroelektroden kann aus dem hyperämisierten Ohrkapillarblut eine genaue Bestimmung von O_2- und CO_2-Partialdruck sowie pH-Wert vorgenommen werden. Aus Nomogrammen können Standardbicarbonat, aktuelles Bicarbonat und Basenexzeß abgelesen werden. Die benötigten Blutmengen sind minimal (25 µl), die so bestimmten Werte bei sorgfältiger Arbeitstechnik praktisch identisch mit den Werten, wie sie mittels Van-Slyke-Apparatur in dem durch Arterienpunktion gewonnenen Blut zu messen sind. Auf diese Weise sind Mehrfachbestimmungen und häufige Verlaufskontrollen ohne nennenswerte Belästigung des Patienten möglich. Nicht zuverlässig sind die Ohrkapillarblutmessungen lediglich bei gestörter Mikrozirkulation und/oder Zentralisation des Kreislaufs, d. h. im schweren Kreislaufschock.

Differentialdiagnose

Differentialdiagnostisch interessieren bei der respiratorischen Insuffizienz vor allem folgende Fragen: Ist die Dyspnoe des Kranken pulmonaler oder kardialer Natur? Handelt es sich um eine echte Zyanose oder um eine Pseudozyanose? Ist die Hypoxämie Folge einer respiratorischen Insuffizienz? Welche Ursachen kann der veränderte CO_2-Partialdruck haben?

Die Differentialdiagnose zwischen primär pulmonaler Erkrankung (z. B. obstruktivem Lungenemphysem mit Cor pulmonale und daraus resultierender Rechtsinsuffizienz) bzw. primärer Linksinsuffizienz bei Hochdruck, koronarer Herzkrankheit, Herzinfarkt usw. mit Lungenstauung und konsekutiver Rechtsinsuffizienz kann klinisch unter Umständen außerordentlich schwierig sein, zumal bei einem Teil der Kranken mit respiratorischer Insuffizienz nicht nur das rechte, sondern auch das linke Herz aus vorwiegend hämodynamischen Gründen insuffizient werden kann.

Nicht selten sieht man einen adipösen, zyanotischen und dyspnoischen Kranken mit uncharakteristischer allseitiger Herzverbreiterung, feuchten und trockenen Rasselgeräuschen über den Lungen und Ödemen. Hier kann die arterielle Blutgasanalyse zur Differentialdiagnose beitragen. Bei nicht respiratorisch bedingter *Herzinsuffizienz* ist der arterielle CO_2-Druck eher *erniedrigt* bzw. normal, eine Hyperkapnie besteht nicht. Wird hingegen ein erhöhter CO_2-Druck gefunden, so ist der Primat der Lungenerkrankung (Hyperkapnie = Hypoventilation) bewiesen. Diese Differenzierung ist vor allem für die Behandlung mit Sauerstoff, Opiaten und Sedativa wichtig (s. unten).

Bei der *Differentialdiagnose der Zyanose* ist zunächst die Unterscheidung in zentrale oder periphere Zyanose wesentlich.

Zentrale Zyanose

Bei der zentralen Zyanose enthält das aus dem linken Herzen kommende Blut bereits einen erhöhten Gehalt an reduziertem Hämoglobin, die Blutgasanalyse zeigt eine Erniedrigung des Sauerstoffpartialdrucks. Ihre Ursache kann eine *Lungenfunktionsstörung* oder ein bezüglich des Blutes *venoarterieller Shunt* sein, der intrapulmonal (z. B. durchblutete, aber nicht mehr ventilierte Lungenbezirke, arteriovenöses Lungenaneurysma) oder intrakardial (Angiokardiopathie mit Rechts-links-Shunt) gelegen sein kann.

Es gibt folgende Möglichkeiten, eine Mischblutzyanose nachzuweisen:
a) Atmung von reinem Sauerstoff. Eine pulmonale Zyanose läßt sich dadurch weitgehend beseitigen, während sich eine Mischblutzyanose, abhängig von der Shunt-Größe, gar nicht oder nur wenig bessert. Allerdings kann durch Atmung von reinem Sauerstoff bei Kurzschlüssen bis zu 30% eine O_2-Sättigung im arteriellen Blut von 95% erzielt werden.
b) Bestimmung der Kreislaufzeiten,
c) Farbstoffverdünnungskurven.
d) Herzkatheterismus.

Periphere Zyanose

Sie entsteht durch einen Anstieg des Gehaltes an reduziertem Hämoglobin in der Kreislaufperipherie infolge Strömungsverlangsamung mit vermehrter Sauerstoffausschöpfung (Strömungszyanose). Die periphere Zyanose kann folgende Ursachen haben:
a) Reduziertes Herzzeitvolumen (Herzinsuffizienz, Kreislaufschock),
b) verlangsamter venöser Rückstrom (Herzinsuffizienz, lokal bei Venenerkrankung),
c) verminderte arterielle Durchblutung (organische oder funktionelle Gefäßverschlüsse),
d) Störungen der Mikrozirkulation (Schock, Kälteagglutinine, Verbrauchskoagulopathie),
e) Akrozyanose bei sogenannter vegetativer Dystonie.

Ganz allgemein sprechen für die periphere Zyanose kalte Akren, das Fehlen von Polyglobulie, Trommelschlegelfingern und Uhrglasnägeln und das Rotwerden des Ohrläppchens nach Massage bis zum Auftreten eines Kapillarpulses. Einen wichtigen Hinweis bietet die *Inspektion der Zunge:* Sie ist nur bei zentraler Zyanose, nicht aber bei peripherer Zyanose bläulich verfärbt.

Die Blutgasanalyse zeigt bei Gefäßverschlüssen, Akrozyanose und Störungen der Mikrozirkulation eine normale arterielle Sauerstoffsättigung. Bei der Herzinsuffizienz kann infolge der Lungenstauung eine arterielle O_2-Untesättigung vorliegen.

Von den eben genannten Hämoglobinzyanosen (Hb-II-Zyanose), bei denen das Hämoglobineisen in zweiwertiger Form vorliegt, sind die *Hämoglobinzyanosen* mit dreiwertigem Eisen (Hb-III-Zyanosen) zu unterscheiden. Meist handelt es sich um eine *Methämoglobinämie,* seltener um Sulfhämoglobin oder Verdoglobin.

Die Methämoglobinämie kann sehr selten *primär* (z. B. Hb-M-Krankheit, kongenitale Methämoglobinämie durch Hämoglobinreduktaseinsuffizienz) auftreten oder *sekundär,* d. h. toxisch, entstehen. Sekundäre Methämoglobinämien werden am häufigsten durch Medikamente und gewerbliche Noxen ausgelöst, wie z. B. durch Nitrite (Nahrungsmittelzusätze, Nitroglycerin), Nitrate (Silberbhitrat, Bismutum subnitricum), Nitrose-Gase, Chlorate, Analgetika (z. B. Phenacetin!), Sulfonamide oder Anilinderivate.

Toxische Methämoglobinzyanose

Für eine toxische Methämoglobinzyanose sprechen:
a) Zyanose bei Fehlen einer Herz-Lungen-Erkrankung und intakten Kreislaufverhältnissen,
b) Arzneimittelabusus,
c) Flüchtigkeit der Symptomatik (Kopfschmerzen, Schwindel, Tachykardie, Erbrechen, Tachypnoe),
d) aschgraue bis schmutzigbraune Zyanose,
e) schokoladebraunes, an der Luft dunkel bleibendes Blut,
f) rasche Besserung oder Beseitigung der Zyanose durch Injektion einer 0,2% Thioninlösung (z. B. Katalysin) je 10 ml i. v. und i. m. oder von Toluidinblau 10 mg/kg (z. B. 20 ml einer 4%igen Lösung i. v.),
g) hämolytische Anämie (selten, vor allem bei Säuglingen),
h) Auftreten von Heinz-Innenkörpern in den Erythrozyten.

Der Nachweis einer Methämoglobinämie erfolgt spektroskopisch (Absorptionsmaximum bei 630 nm). Eine Hämiglobinzyanose tritt auf ab einem Methämoglobingehalt von 2 g/dl (20g/l). Eine vitale Gefährdung besteht, wenn 65–70% des gesamten Hämoglobins als Methämoglobin vorliegen.

Pseudozyanosen sind selten. Sie entstehen durch Ablagerungen abnormer Pigmente oder Metalle in der Haut. Bei den *endogenen Pigmenten* handelt es sich meist um Melanin oder Hämosiderin (Riehlsche Melanose, Vagantenhaut, Morbus Addison, Hämochromatose), bei den exogenen, z. T. medikamentös zugeführten um Silber (Argyrose), seltener um Gold (Chrysiasis) oder Arsen (Arsenmelanose).

Therapie

Die Therapie der respiratorischen Insuffizienz sollte primär immer die Beseitigung der auslösenden Ursache zum Ziel haben. In vielen Fällen bleibt jedoch nur eine symptomatische Behandlung übrig.

Als kausale Therapie der *extrapulmonalen* respiratorischen Insuffizienz wären beispielsweise die Normalisierung des Säure-Basen-Haushaltes bei metabolischer Alkalose mit regulativer Hypoventilation, das Absetzen atemdepressiver Pharmaka oder die drastische Gewichtsreduktion beim Pickwick-Syndrom anzusehen.

In der Mehrzahl der Fälle mit *pulmonal* bedingter

respiratorischer Insuffizienz liegt eine *Atemwegsobstruktion* zugrunde, die ihrerseits das Resultat von Bronchokonstriktion, Hypersekretion, Dyskrinie, entzündlicher Alteration der Bronchialschleimhaut und erhöhten intrathorakalen Exspirationsdrucken ist mit endexspiratorischem Kollaps der Bronchiolen (Abb. 3.**11**). Das therapeutische Hauptziel muß in diesen Fällen der *Abbau der erhöhten Atemwegswiderstände* sein, was häufig nicht ohne eine gewisse Polypragmasie erreichbar sein wird, d. h. dem gleichzeitigen Einsatz von Bronchospasmolytika, Sekretolytika, Antibiotika und Corticoiden. Über die Reduktion der bronchiolären Obstruktion und damit der Verteilungsstörung wird eine Besserung bzw. Normalisierung der Blutgaswerte möglich.

Im folgenden sollen die wesentlichsten therapeutischen Maßnahmen bei respiratorischer Insuffizienz besprochen werden.

Sauerstoffatmung

Eine O_2-Therapie ist bei arteriellen Sauerstoffdrucken unter 50 mmHg dringend indiziert. Werte unter 30 mmHg stellen eine *vitale Indikation* dar.
Unproblematisch ist die Behandlung der Hypoxämie bei allen Formen von Diffusionsstörung (Lungengerüsterkrankungen, Lungenstauung usw.). Sie läßt sich durch eine Anhebung des inspiratorischen Sauerstoffdruckes (2–4 l O_2 durch die Nasensonde) gut beseitigen. Umgekehrt wird ein Höhenaufenthalt bei erniedrigtem pO_2 der Inspirationsluft von solchen Kranken besonders schlecht vertragen.
Auch die durch Verteilungsstörungen entstandene Hypoxämie ist durch *Sauerstoffatmung* leicht zu bessern, falls nicht allzu ausgedehnte intrapulmonale Shunts als Folge einer extremen ventilatorischen Verteilungsstörung vorliegen.
Beim Rechts-links-Shunt, dem meist eine angeborene Angiokardiopathie zugrunde liegt, besteht häufig eine ausgeprägte Hypoxämie, die sich bei erniedrigtem Herzzeitvolumen noch verstärkt. Durch Zufuhr von reinem Sauerstoff, was allerdings nur kurzfristig möglich ist, kann, abhängig von Hämoglobingehalt und Herzzeitvolumen, durchaus eine Besserung erzielt werden.
Bei Herz-Kreislauf-Insuffizienz ist eine Zufuhr geringer Sauerstoffmengen ohne nennenswerten Effekt auf den endkapillären pO_2. Wird allerdings mit *reinem Sauerstoff* beatmet (Maske und Atembeutel), kann durch Zunahme der physikalisch gelösten Sauerstoffmenge auf diese Weise maximal etwa ein Drittel des Sauerstoffbedarfs gedeckt werden. Dieses Vorgehen ist jedoch ebenfalls nur für kurze Zeit möglich.
Außerordentlich wertvoll ist die Beatmung mit reinem Sauerstoff bei der CO-Intoxikation, weil sie zu einer Verkürzung der CO-Eliminationshalbwertszeit und zu einer Erhöhung des physikalisch gelösten Sauerstoffgehaltes im Plasma führt. Die CO-Eliminationshalbwertszeit von ca. 4 Stunden

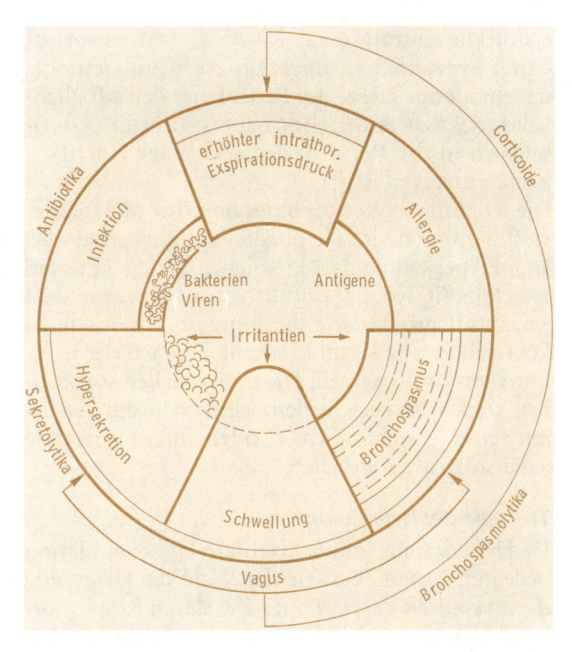

Abb. 3.**11** Die bronchioläre Obstruktion ist das Resultat von entzündlicher Schleimhautschwellung, verstärkter Bronchokonstriktion, Dyskrinie und erhöhtem intrathorakalem Exspirationsdruck. Die wichtigsten therapeutischen Maßnahmen bestehen in der Anwendung von Bronchospasmolytika, Sekretolytika, Antibiotika und Corticoiden

kann durch Atmung von reinem Sauerstoff auf ca. 40 Minuten reduziert werden, durch hyperbare Oxygenation (s. u.), die allerdings nur ausnahmsweise rasch verfügbar ist, auf 20–30 Minuten. Unter Atmung von reinem Sauerstoff steigt der Gehalt an physikalisch gelöstem Sauerstoff im Plasma von 0,3 auf 2,0 Vol%. Die Atmung von Carbogen (3–5% CO_2 + 95–97% O_2) wird heute nicht mehr empfohlen, da sie zu einer Azidose führt.

Wird mit *reinem O_2* beatmet, kommt es nach 24 Stunden zu retrosternalen Schmerzen, Husten und später zu Stauung und Proliferation der Lungenkapillaren, schließlich zum Lungenödem. Die Häufigkeit von Atelektasen nimmt zu, bei Neugeborenen besteht die Gefahr der Fibroplasia retrolentalis. Inspiratorische O_2-Konzentrationen bis 50% sind unbedenklich.

Als wichtigste Indikationen für eine *hyperbare Oxygenation* (OHP = oxygen under high pressure) gelten die CO-Intoxikation und der Gasbrand. Als ungefährlich wird eine Expositionszeit von 1½ Stunden bei 3 Atmosphären Sauerstoffdruck angesehen. Bei längerer Expositionsdauer oder höheren Drucken kommt es zu *Sauerstoffintoxikationserscheinungen*, die bis zu generalisierten tonisch-klonischen Krämpfen reichen können (sog. Paul-Bert-Effekt).

Die einfachste und sicherste O_2-*Applikationsform* stellt der gleitfähig gemachte Nasenkatheter dar, der etwa entsprechend der Entfernung Nase–Ohr eingeführt wird. 2–4 l Sauerstoff pro Minute durch die Nasensonde erhöhen die alveoläre Sauerstoffkonzentration auf 25–35%. Das entspricht – mit wesentlich geringerem Aufwand und bei unbehinderter Pflege des Patienten – den Möglichkeiten des Sauerstoffzeltes. Sauerstoffbrillen erweisen sich in der Regel wegen schlechter Fixierbarkeit als unzuverlässig.

Die wichtigste *Kontraindikation* für die Sauerstofftherapie stellt, wie oben ausgeführt, eine stärkere Hyperkapnie dar. In solchen Fällen ist es am zweckmäßigsten, bei Zufuhr von 1 bis maximal 2 l Sauerstoff pro Minute die Blutgase kurzfristig zu kontrollieren bzw. auf klinische Zeichen der CO_2-Intoxikation zu achten. Die individuellen Reaktionen sind sehr verschieden. Unter Umständen ist nur eine einschleichende oder intermittierende Sauerstoffzufuhr möglich.

Therapie der Hyperkapnie

Da Hyperkapnie immer alveoläre Hypoventilation bedeutet, ist die Therapie der Wahl die *Steigerung der alveolären Ventilation,* sei es durch Respiratorbeatmung (insbesondere bei der extrapulmonal bedingten respiratorischen Insuffizienz), durch Verbesserung der Atemmechanik (Abbau der Atemwegswiderstände) oder eventuell durch Gabe atemanaleptisch wirkender Substanzen wie z. B. Micoren oder Daptazile. Atemanaleptika stellen aber nur ein Adjuvans, insbesondere bei der schweren Obstruktion, dar. Eine Therapie der respiratorischen Azidose mit Puffern, wie sie bei der metabolischen Azidose indiziert ist, darf nicht durchgeführt werden, da sie die Hyperkapnie nicht beseitigt, durch Normalisierung des pH-Wertes jedoch die Gefahr einer Zunahme der Hypoventilation in sich birgt. Die Behandlung mit Carboanhydrasehemmern mit dem Ziel, durch eine metabolische Azidose eine Verringerung des CO_2-Gehaltes im Blut zu erzielen, wird zu Recht nicht mehr praktiziert. Die einzige Indikation sehen wir in der Behandlung von Alkalosen, die sich nach rascher Beseitigung einer respiratorischen Azidose (z. B. durch intensive Respiratorbeatmung) bei noch hohem Bicarbonat entwickeln können.

Respiratorbeatmung

Sie ist indiziert bei allen Formen einer stärkeren respiratorischen Insuffizienz, die mit anderen Maßnahmen, insbesondere Medikamenten, nicht zu beherrschen ist.

Die *Indikationsstellung* ist eindeutig bei allen akut aufgetretenen Zuständen von bedrohlichem Atemversagen (wie bei Intoxikationen, Anästhesiezwischenfällen, Poliomyelitis, Polyneuropathien, akuten Schüben einer Multiplen Sklerose).

Schwierigkeiten bieten jedoch die fortgeschrittenen Fälle von chronischen unspezifischen Lungenerkrankungen oder schweren Lungenfibrosen sowie irreversible neuromuskuläre Affektionen (z. B. progressive Muskeldystrophie). Nicht selten wird dann eine Dauerbeatmung über Monate, unter Umständen über Jahre unvermeidbar. Aussichtsreicher ist die Beatmung schwerer Ateminsuffizienzen bei obstruktiven Lungenerkrankungen zur Überbrückung eines entzündlichen Schubs, der medikamentös eingedämmt werden kann.

Voraussetzung für die *künstliche Beatmung* sind *Intubation* bzw. *Tracheotomie.* Bei schwerer Ateminsuffizienz sollte wegen der herabgesetzten Toleranz gegenüber chirurgischen Eingriffen zunächst (nasotracheal) intubiert werden. Plastiktuben aus Polyvinyl (z. B. Pertex-Tubus) können mehrere Tage belassen werden. Die Tracheotomie bewirkt eine gewisse Totraumverkleinerung, ermöglicht jedoch vor allem regelmäßige, gezielte Sekretabsaugung unter sterilen Kautelen eine gründliche Bronchialtoilette. Die Letalität des Eingriffs liegt bei ca. 3%. Als Nachteile der Tracheotomie sind anzusehen: Wegfall des Nasen-Rachen-Raumes als Staubfilter und Bakteriensperre, erhöhte Infektionsgefahr von Bronchien und Lungen, inadäquate Befeuchtung der Atemluft und gestörter Hustenmechanismus. Als *Komplikation* können auftreten: Druckulzera der Trachea, Kanüleverlegung oder -dislokation, Gefäßarrosionen, Haut- und Mediastinalemphysem, Verletzung von Pleura (Pneumothorax), N. recurrens und Ösophagus. Unangenehmste *Spätfolgen* sind Tracheomalazie und Tracheastenose.

Je nach Umschaltungsmechanismus von In- auf Exspiration lassen sich zeitgesteuerte, druckgesteuerte (mit konstantem oder variablem Flow), volumengesteuerte und mischgesteuerte *Respiratoren* unterscheiden. Bei einem modernen Beatmungsgerät ist zu fordern, daß In- und Exspirationsdruck, Atemvolumen und -frequenz sowie Flow und inspiratorischer Sauerstoffgehalt regulierbar sind. Zur Behandlung der extrapulmonal bedingten respiratorischen Insuffizienz eignen sich alle Respiratoren gleich gut. Bei schwerer *Atemwegsobstruktion* ist ein druckgesteuertes Gerät mit unabhängiger Regulierung von Flow und Druck vorzuziehen, während bei stark *erniedrigter Compliance,* z. B. infolge Lungenfibrose, volumengesteuerte Geräte günstiger sind.

Voraussetzungen für die *assistierte Beatmung* sind eine ungestörte Innervation der Atemmuskulatur und ein intaktes Atemzentrum. Die *kontrollierte Beatmung* ist bei inkompletter oder kompletter *Atemlähmung* indiziert.

Die *assistierte Atmung* mit *intermittierendem Überdruck* (IPPB = intermittent positive pressure breathing) stellt eine wertvolle therapeutische Hilfe zur Behandlung der obstruktiven Atemwegserkrankungen dar. Als *Beatmungsinhalation* wird die Applikation bronchodilatatorisch wirkender Substanzen mittels IPPB bezeichnet. Sie bezweckt eine homogenere Ventilation des Alveolarraums, eine bessere Aerosoldeposition in den obstruierten Atemwegen und eine verstärkte Expektoration. Indikationen und Erfolge der *ambulanten Respiratorbehandlung* in der Praxis oder zu Hause („Heim-Beatmung") sind noch nicht endgültig zu beurteilen. Diese Therapieform kommt für kooperative Patienten mit mittelschwerer respiratorischer Globalinsuffizienz infolge chronischer Bronchialobstruktion in Betracht. In bestimmten Fällen lassen sich dadurch Dauer und Zahl der stationären Behandlungen reduzieren.

Heute besteht die Möglichkeit, bei chronisch-hypoxämischen Patienten zu Hause eine Sauerstoff-Langzeit-Therapie mit sogenannten Sauerstoffkonzentratoren durchzuführen, die die sonst nur mit Schwierigkeiten praktikable Versorgung mit Sauerstoff-Druck-Flaschen überflüssig macht. Das Prinzip der Sauerstoffkonzentratoren beruht darauf, daß durch Molekularsiebe Raumluft in Sauerstoff und Stickstoff zerlegt wird, so daß ein Atemgas mit maximal 94% O_2-Konzentration angeboten werden kann. Eine über viele Monate durchgeführte Sauerstoff-Langzeitbehandlung führt nach neueren Untersuchungen über eine Anhebung des arteriellen Sauerstoffdruckes sowie eine Abnahme des Mitteldruckes in der A. pulmonalis neben einer Besserung im Befinden des Patienten wahrscheinlich auch zu einer Lebensverlängerung.

Beatmung mit *positiv endexspiratorischem Druck* (PEEP = positive endexpiratory pressure) bewirkt eine Vergrößerung der funktionellen Residualkapazität, eine Abnahme intrapulmonaler Rechts-links-Shunts, eine Eröffnung von Mikroatelektasen und möglicherweise auch eine bessere Surfactant-Spreitung. Klassische *Indikation* zur PEEP-Therapie ist die *Schocklunge* bzw. das sogenanntes *Atemnotsyndrom* des Erwachsenen (s. Schocklunge, S. 3.33). Diese Beatmungsform ist bei chronisch-obstruktiven Lungenerkrankungen *kontraindiziert*.

Zu beachten ist, daß bei abrupter Senkung des CO_2-Spiegels im Blut durch intensive Beatmung bedrohliche hypotensive Zustände auftreten können, die wahrscheinlich auf dem plötzlichen Wegfall der pressorischen Wirkung der Kohlensäure beruhen.

Anwendung von Sedativa

Die atemdepressorische Wirkung von Morphin ist seit langem bekannt. Wir haben jedoch zeigen können, daß zahlreiche häufig angewandte Sedativa und Hypnotika ebenfalls eine z. T. nicht unbeträchtliche *atemdepressive* Wirkung entfalten (z. B. Chlormethiazol, Diazepam).

Eine Sedierung bei allen Formen der respiratorischen Insuffizienz, bei der eine Schädigung des Atemzentrums anzunehmen ist oder eine Hyperkapnie vorliegt, sollte wenn irgend möglich vermieden werden. Hypoxämische Zustände hingegen bei reiner Linksinsuffizienz oder bei Lungenembolie stellen keine Kontraindikation dar, da meist reflektorisch hyperventiliert wird.

Aderlaßbehandlung

Die respiratorisch bedingte Polyglobulie stellt zunächst einen sinnvollen Kompensationsvorgang bei respiratorischer Insuffizienz dar. Wie oben gezeigt, wirkt sie sich jedoch hämodynamisch ungünstig aus. Bei mäßiggradiger Polyglobulie und Bluteindickung sind Aderlässe überflüssig. Liegt der Hämatokritwert jedoch über 60% (0,60), so kann sich ein Aderlaß von 300–500 ml günstig auswirken.

Literatur

Baum, G. L.: Textbook of Pulmonary Diseases. Little, Brown & Co., Boston 1974

Bühlmann, A. A., P. H. Rossier: Klinische Pathophysiologie der Atmung. Springer, Berlin 1970

Comroe, J. H., R. E. Forster, A. B. Dubois, W. A. Briscoe, E. Carlsen: Die Lunge. Schattauer, Stuttgart 1968

Ferlinz, R.: Lungen- und Bronchialerkrankungen. Thieme, Stuttgart 1974

Geisler, L. S.: Asthma – Bronchitis – Emphysem. pharm & medical inform. Verlags-GmbH, Frankfurt 1982

Geisler, L. S., H.-D. Rost: Hyperkapnie. Pathophysiologie, Klinik und Therapie der CO_2-Retention. Thieme, Stuttgart 1972

Just, O. H., H. Stoeckel: Die Ateminsuffizienz und ihre klinische Behandlung. Thieme, Stuttgart 1967

Nolte, D.: Atemwegserkrankungen. pharm & medical inform. Verlags-GmbH, Frankfurt 1979

Siegenthaler, W.: Differentialdiagnose innerer Krankheiten. Thieme, Stuttgart 1980

Ulmer, W. T., E. Reif, W. Weller: Die obstruktiven Atemwegserkrankungen. Thieme, Stuttgart 1966

Ulmer, W. T., G. Reichel, D. Nolte, M. S. Islam: Die Lungenfunktion. Thieme, Stuttgart 1983

Cor pulmonale

H.-J. Hauch

Definition

Unter einem Cor pulmonale verstehen wir entsprechend der Definition der WHO von 1961 eine Hypertrophie der rechten Herzkammer als Folge einer pulmonal-arteriellen Hypertonie, die durch Krankheiten entstanden ist, welche aus einer funktionellen oder strukturellen Einschränkung des Lungenparenchyms, der Bronchen und der Lungengefäße resultieren.

Der Begriff umfaßt also, was schon KIRCH 1924 als „pulmonale Herzhypertrophie" und WHITE 1933 als „pulmonary heart disease" bezeichneten. Nicht einbezogen sind Lungen- bzw. Lungengefäßveränderungen, welche durch primäre Erkrankungen des linken Herzabschnittes mit pulmonal-venöser Druckerhöhung oder durch angeborene Herzfehler mit Rezirkulation entstanden sind.

Vom chronischen Cor pulmonale als Folge chronischer Lungen- oder Lungengefäßerkrankungen wird das akute Cor pulmonale abgegrenzt. Hierbei handelt es sich um eine akute Dilatation des rechten Ventrikels infolge akuter Druckbelastung, wie diese z. B. bei Lungenembolie oder schwerem Status asthmaticus entsteht.

Man spricht von einer *manifesten pulmonalen Hypertonie*, wenn unter Ruhebedingungen der intravasale Druck in der Pulmonalarterie von normal 18–25 mmHg systolisch (12–16 mmHg mittel) einen Wert von systolisch 30 mmHg (mittel 22 mmHg) überschreitet. Wir stellen fest, daß es sich bei der Definition des Cor pulmonale um eine primär pathologisch-anatomisch orientierte Begriffsbestimmung handelt. Sie soll darüber hinaus die gesamte Dynamik kardiopulmonaler Funktionsstörungen umgreifen.

Pathogenese

Die Ursache der Rechtsherzbelastung beim chronischen Cor pulmonale ist die pulmonale Hypertonie. Dieser liegt ganz überwiegend eine Erhöhung der Strömungswiderstände in den Lungengefäßen zugrunde im Sinne der „präkapillaren Hypertonie". Die den pulmonalen Hochdruck auslösenden Erkrankungen sind in 3 Hauptgruppen zusammengefaßt (Tab. 3.3), ihre Diskussion im einzelnen erfolgt in den diesbezüglichen Abschnitten dieses Buches, hier sollen nur die zugrundeliegenden Veränderungen und Mechanismen kurz zusammengefaßt werden.

Bei den unter I und II genannten Erkrankungen

Tabelle 3.3 Einteilung der Erkrankungen, die zu einem chronischen Cor pulmonale führen können (nach »Report der World Health Organisation«, 1963)

I. Erkrankungen, die vorwiegend das Lungenparenchym betreffen
1. Chronische Bronchitis mit generalisierter Obstruktion der Luftwege mit und ohne Emphysem
2. Bronchiektasen
3. Asthma bronchiale
4. Lungenfibrosen
   a) Chronisch verlaufende Tuberkulose
   b) Staublungenerkrankungen
      Silikosen
      Silikatosen (Asbest, Talkum)
      Nichtsilikogene Stäube (Aluminium, Beryllium, Baryt, Eisen)
   c) Chronisch unspezifische Pneumonie
   d) Strahlenfibrosen
   e) Diffuse interstitielle Fibrosen (Hamman-Rich)
5. Sarkoidosen
6. Kollagenkrankheiten
   a) Sklerodermie
   b) Dermatomyositis
   c) Lupus erythematodes
   d) Rheumatische Pneumonie
7. Lungeninfiltration bei malignen Erkrankungen
8. Lungenresektion
9. Mißbildungen (Zystenlunge o. ä.)
10. Mukoviszidose

II. Erkrankungen, die vorwiegend die Beweglichkeit des Thorax einschränken
1. Kyphoskoliose und andere Thoraxdeformitäten
2. Thorakoplastik
3. Pleuraverschwartungen
4. Chronische neuromuskuläre Erkrankungen wie z. B. Poliomyelitis
5. Zentrale Störungen der Atmung (z. B. Pickwick)

III. Erkrankungen, die vorwiegend das Lungengefäßsystem betreffen
1. Primäre Affektionen der Arterienwände
   a) Endarteriitische Erkrankungen
   b) Periarteriitis nodosa
   c) Exogene Gefäßschädigungen (Medikamente?)
2. Thrombosen und Thrombangitis
3. Embolien
   a) Thromboembolie
   b) Fettembolie
   c) Luftembolie
   d) Andere Embolien
4. Druck auf die großen Pulmonalgefäße durch Mediastinaltumoren, Aneurysmen usw.

IV. Höhenhypoxie

machen die chronisch-obstruktiven Atemwegserkrankungen allein über 80% aller Fälle von chronischem Cor pulmonale aus. Das pathogenetische Prinzip ist hier primär die Ventilationsstörung mit der Folge einer alveolären Hypoventilation und Hypoxie. Über den sogenannten von Euler-Liljestrand-Mechanismus wird sekundär eine pulmonale Vasokonstriktion ausgelöst mit entsprechender Widerstands- und Druckerhöhung im Lungenkreislauf. Es gibt jedoch auch eindeutige Hinweise, daß bei obstruktiven Atemwegserkrankungen ohne Vorliegen einer arteriellen Hypoxämie eine Erhöhung der pulmonalen Strömungswiderstände vorliegen kann, wahrscheinlich infolge pathologisch-anatomischer Reduktion des Gesamtgefäßquerschnittes. Bei interstitiellen Prozessen, wie Pneumonien, Granulomatosen, Fibrosen usw., kann es durch schrumpfende bzw. verdrängende Prozesse ebenfalls zu partiellen Obliterationen des pulmonalen Gefäßbettes kommen. Die pulmonale Hypertonie tritt jedoch nicht umgehend in Erscheinung, da sich infolge der großen Zahl von Reservekapillaren, welche sich bei einer Druckerhöhung im Lungenkreislauf öffnen, noch über längere Zeit die Einengungen des Gefäßbettes kompensiert werden. Erst wenn über 60% der pulmonalen Strombahn verschlossen ist, kommt es im Ruhezustand zur Druckerhöhung im Lungenkreislauf.

Nur bei einigen unter III genannten Erkrankungen entstehen auf entzündlich-allergischer oder toxischer Basis Veränderungen direkt an den Gefäßen. Eine Welle dieser Erkrankungen trat vorwiegend als Folge des Appetitzüglers Aminorexfumarat (Menocil) auf. Vom Tierversuch ist der Crotolariasamen in diesem Zusammenhang bekannt.

Körperliche Belastungen, wie z. B. schwere Arbeit oder Sport, bewirken allein nie eine pulmonale Hypertonie. Bei Bestehen einer der o. g. Lungenerkrankungen wird jedoch hierdurch die Entwicklung eines Cor pulmonale begünstigt. Analoges gilt für den O_2-Mangel, Aufenthalt in großen Höhen führt zu einer Druckerhöhung im Lungenkreislauf und zu vermehrter Belastung des rechten Ventrikels.

Häufigkeit

Die statistischen Angaben über die Häufigkeit des chronischen Cor pulmonale weisen erhebliche Streuungen auf. Dies liegt sicher auch daran, daß nicht alle Einordnungen nach dem gleichen Schema, d. h. der ganz exakten Zugrundelegung der eingangs genannten Definition erfolgen. Außerdem spielt bei den einzelnen Statistiken natürlich das unterschiedliche Krankengut, aus dem sich die Patienten mit einem chronischen Cor pulmonale rekrutieren, eine Rolle.

Man kann davon ausgehen, daß der Anteil des Cor pulmonale im allgemeinen internistischen Krankengut bei ca. 3% liegt, wobei das männliche Geschlecht den weitaus größeren Anteil hat (Tab. 3.**4**).

Tabelle 3.4 Anteil des Cor pulmonale im kardiologischen und allgemeinen internistischen Krankengut

	Kardiologisches Krankengut	Allg. internes Krankengut
Wood (1956)	5%	–
Matthes (1961)	3%	–
Hammer (1971)	6,2%	3,2%
Lasch u. *Nolte* (1971) (path.-anat. Statistik)	–	0,7%–2,3%
Szam (1975)	7,1%	3,1%
Vogt (1977) (path.-anat. Statistik)	–	8,9%

Auf eine Angabe über die prozentuale Verteilung des chronischen Cor pulmonale auf die verschiedenen dieser Erkrankung zugrundeliegenden Leiden wurde bewußt verzichtet. Die Zahlen hierzu streuen in der Literatur zu weit. Man kann nur feststellen, daß die chronisch obstruktiven Lungenerkrankungen mit über 80% an erster Stelle stehen, dann folgen mit Abstand als zweite Gruppe die restriktiven Lungenerkrankungen. Alle übrigen Krankheitsbilder treten hinter diesen zwei Gruppen zurück.

Morphologie und Pathophysiologie

Die zahlreichen Krankheitsbilder, welche zu einem chronischen Cor pulmonale führen (s. Tab. 3.3), verursachen alle letztlich eine Einengung der Lungenstrombahn mit Erhöhung der Strömungswiderstände. Dabei kann sich diese Widerstandserhöhung kontinuierlich über Jahre und Jahrzehnte hinziehen oder intermittierend auftreten. Die daraus resultierende Druckbelastung für die rechte Herzkammer bedingt das typische Bild des Cor pulmonale (Abb. 3.**12**).

Die Mehrbelastung der rechten Herzkammer wird morphologisch an einer Vermehrung der Muskelmasse und an einer Änderung der Herzform erkennbar. Vier Vorgänge lassen sich hauptsächlich im Rahmen dieser Anpassungserscheinungen herausstellen (Abb. 3.**13**):

1. Hypertrophie der rechten Kammerwand,
2. Verbreiterung der rechten Kammer mit Zunahme des Querdurchmessers,
3. Verlängerung der Herzachse,
4. Linksdrehung und Querlagerung des Herzens.

Das Gewicht der rechten Herzkammer kann das zwei- bis dreifache des Ausgangsgewichtes erreichen. Das kritische Gesamtherzgewicht von 500 g wird dabei selten überschritten.

Exakte Gewichtsmessungen einzelner Herzabschnitte, insbesondere der Ventrikel sind sehr schwierig, Dickenmessungen der Herzwände werden als nicht sehr aussagefähig angesehen. Ein Problem liegt darin, daß die Aufteilung des Kammerseptums in einen linken und rechten Teil nur ungenau durchzuführen ist. Die Diskussion, wie am besten die vergleichende Messung der verschie-

3.18 Krankheiten der Atmungsorgane

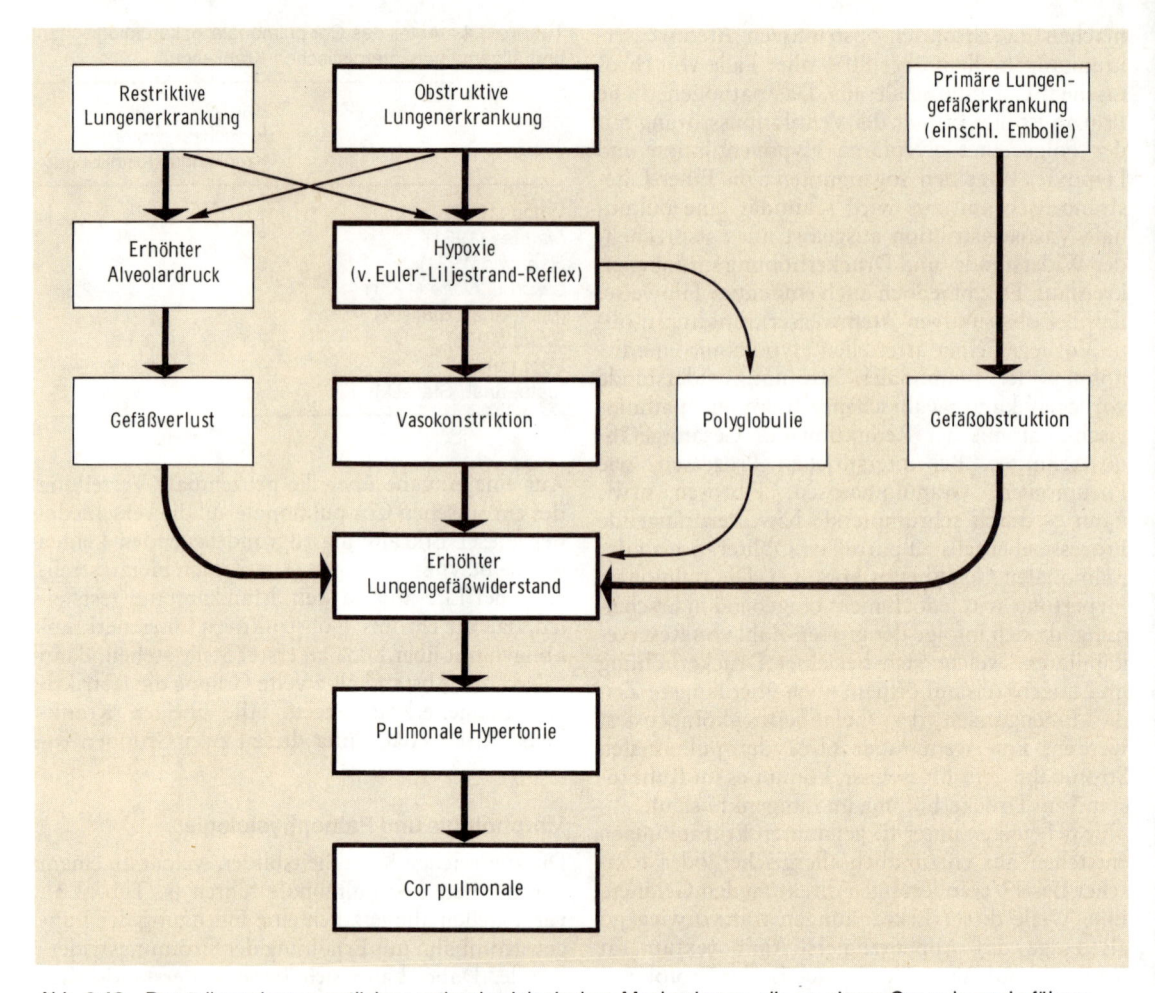

Abb. 3.12 Darstellung der wesentlichen pathophysiologischen Mechanismen, die zu einem Cor pulmonale führen

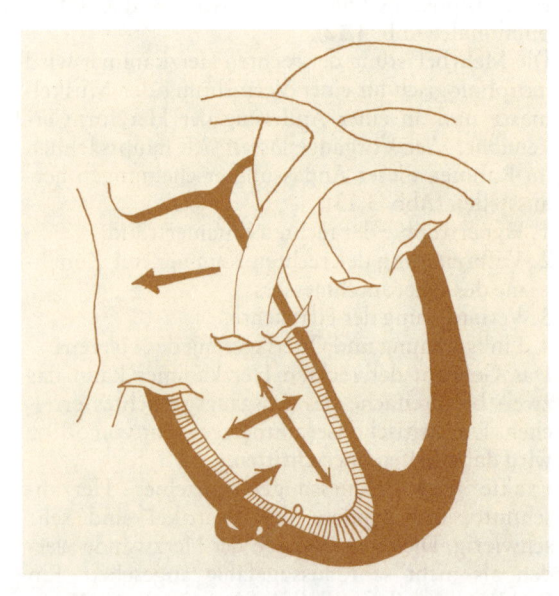

Abb. 3.13 Formwandel des Herzens bei Cor pulmonale. Hypertrophie der rechten Kammerwand, Verlängerung der Herzachse, Verbreiterung der rechten Kammer, Linksdrehung und Querlagerung des Herzens (nach *Giese*)

denen Herzteile durchzuführen sei, ist noch nicht abgeschlossen. Trotz des sehr viel geringeren Gewichts enthält der rechte Ventrikel die gleiche Zahl von Muskelfasern, die allerdings dünner sind als die des linken. Kommt es zur Hypertrophie, so gleicht sich das Volumen der Fasern der rechten Kammer dem des linken an, bzw. es kann dieses noch übertreffen. Es kommt zu einer Zunahme der Fibrillen und der Mitochondrien, die Zellkerne werden durch Vermehrung der DNA größer. Mit der Hypertrophie der rechten Herzkammer ändert sich auch die Stoffwechselsituation. Die schmalere Form der Muskelfasern im rechten Kammermyokard bedingt eine vergleichsweise größere Oberfläche, was eine Erleichterung des Stoffwechsels durch die begrenzende Membran zur Folge hat. Es kann hieraus aber auch eine erhöhte Gefährdung resultieren, indem z. B. im Blut befindliche toxische Substanzen leichter in diese Fasern eindringen und deren Strukturen beeinflussen können. Dieses Faktum läßt die erhöhte Empfindlichkeit des rechten Ventrikels gegenüber Stoffwechselgiften, Digitalis u. a. verständlich erscheinen.

Während also die Empfindlichkeit der rechten

Herzkammer gegenüber Sauerstoffmangel gering ist, ändert sich dies mit zunehmender Hypertrophie. Hierbei dürfte die Art der koronaren Blutversorgung eine wichtige Rolle spielen. Der systolische Blutdruck in den Koronargefäßen der rechten Herzkammer liegt weit über dem systolischen Druck im rechten Ventrikel. Damit kann die Kammerwand auch in der Systole kontinuierlich mit Blut versorgt werden. Mit steigendem Widerstand im Lungenkreislauf und der daraus resultierenden Hypertrophie der rechten Herzkammer verschlechtert sich diese günstige Situation zunehmend. Sie nähert sich dem Zustand, den wir von der Durchblutung der linken Herzkammerwand kennen; hier sind der systolische Druck in der Kammerhöhle und der Druck in den Koronargefäßen weitgehend angeglichen und die Koronarperfusion erfolgt zu etwa 80% in der Diastole.

Im folgenden wird zur Definition des Beschwerdegrades des chronischen Cor pulmonale eine von REINDELL und DOLL zugrundegelegte Stadieneinteilung verwandt, die sich weitgehend bewährt hat (Tab. 3.**5**).

Stadium I

Im ersten Stadium der Anpassung an den erhöhten Pulmonalarteriendruck entwickelt sich zunächst eine konzentrische Hypertrophie. Das Herz bewältigt in Ruhe und unter Belastung ein normales Herzzeitvolumen bei normalem oder vermindertem Restblut, es bleibt in diesem Stadium der *kompensierten konzentrischen Hypertrophie* klein, und dementsprechend ändert sich auch röntgenologisch seine Form nicht. Das trotz bereits deutlich vermehrter Druckbelastung noch nicht vergrößerte Cor pulmonale war lange Zeit im deutschen und ausländischen Schrifttum Gegenstand zahlreicher Diskussionen und widersprüchlicher Meinungen. Nach älteren Vorstellungen war für das suffiziente Herz die Überwindung einer vermehrten Druckbelastung nur durch die diastolische Größenzunahme der Herzkammer mit gleichzeitiger Steigerung des Füllungsdruckes, der druckpassiven Dilatation, möglich, entsprechend den klassischen Herzgesetzen nach Frank, Starling und Straub. Spätere Beobachtungen und experimentelle Befunde am menschlichen Herzen weisen jedoch darauf hin, daß das gesunde Herz mit einer vorwiegend autoregulativen Anpassung an veränderte Belastung und nicht allein druckpassiv reagiert. Selbst bei starker Druckbelastung verändert das Herz infolge Änderung von Tonus und Kontraktilität seine Größe zunächst nicht. So können z. B. von Jugend an belastete rechte Ventrikel sehr hohen Druck tolerieren, ohne zu dilatieren und ohne Zeichen einer Herzinsuffizienz. Bei Höhenbewohnern wurden unter Belastung bis über das Vierfache des Normalwertes gemessene Druckwerte registriert ohne Zeichen einer Herzinsuffizienz. Die Untersuchten konnten z. B. 90 Minuten intensiv Sport treiben ohne jegliche Zeichen der Erschöpfung. Der rechte Ventrikel war bei diesen Personen normal groß, bei einzelnen erschien er sogar klein. Kommt es jedoch bei Druckbelastung zur Dilatation, so wird man zusätzliche Faktoren heranziehen müssen, die für einen solchen Ablauf verantwortlich sind.

Stadium II

Das zweite Stadium der Anpassung erkennen wir äußerlich an der *Dilatation der rechten Herzkammer (exzentrische Hypertrophie)*. Infolge Kontraktionsschwäche der hypertrophen Muskulatur sinkt das Herzzeitvolumen bei ansteigendem Restblut ab. Dementsprechend findet man unter Belastung – oder auch schon in Ruhe – als Zeichen der beginnenden Rechtsdekompensation häufig einen Anstieg des diastolischen Füllungsdruckes. Jetzt beginnen die Änderungen der verschiedenen Herzdimensionen (s. Abb. 3.**13**). Die Längsachse des Herzens verlängert sich infolge einer Streckung der Ausflußbahn der rechten Herzkammer.

Die Vergrößerung des Querdurchmessers wird besonders im kranialen Teil der Ein- und Ausflußbahn sichtbar, indem sich die Vorderbahn im infundibulären Abschnitt nach ventral vorbuchtet. Das Kammerseptum kann sich nach links vorwölben (umgekehrter Bernheim). Allerdings ist auch in Übergangsstadien nicht jede Herzvergrößerung allein als Folge eines irreversiblen Myokardumbaues anzusehen (s. unten); reversible Anpassungsvorgänge im Sinne der regulativen Dilatation, wie sie vom akuten Cor pulmonale bereits beschrieben wurden, können auch hier eine Rolle

Tabelle 3.**5** Stadieneinteilung des Cor pulmonale (nach *Reindell* u. *Doll*)

Stadium	Größe	Formabweichungen von der Norm	Diastolischer Füllungsdruck	Suffizienzgrad
I	nicht vergrößert oder klein	geringe Betonung des Conus pulmonalis	nicht erhöht	kompensiert (konzentrische Hypertrophie)
II	noch normal	Betonung des Conus pulmonalis und des rechten Ventrikels	Ruhe: normal oder erhöht Belastung: erhöht	beginnende Rechtsinsuffizienz (exzentrische Hypertrophie)
III	vergrößert	Betonung des Conus pulmonalis, Vergrößerung des rechten Ventrikels und des rechten Vorhofs	Ruhe: normal oder erhöht Belastung: erhöht	manifeste Rechtsinsuffizienz (starke exzentrische Hypertrophie)

spielen. Am Beispiel des Vorhofseptumdefektes, nach operativem Verschluß des Defektes, können diese reversiblen Veränderungen der rechten Herzkammer in der Klinik gut demonstriert werden.

Stadium III

Die *dritte Phase* zeigt dann die *manifeste Insuffizienz* des rechten Herzens als Folge einer stark reduzierten Kontraktionskraft der hypertrophen Muskulatur. Das Herzzeitvolumen ist bereits in Ruhe erniedrigt. (Die Meinung, daß das chronische Cor pulmonale z. B. beim Lungenempyhsem zu einem „high output failure" führt, ist inzwischen widerlegt worden.) Als Folge der Rechtsdilatation nimmt die Linksdrehung des Herzens zu, so daß der vornliegende rechte Ventrikel den linken verdeckt. Trotz z. T. erheblicher Dilatation der rechten Herzkammer findet sich relativ selten eine Erhöhung des Vorhofdruckes, wahrscheinlich infolge Zunahme der Compliance des Vorhofes. Die Rechtsvergrößerung dieser Herzen kann damit nicht über einen gesteigerten diastolischen Füllungsdruck des rechten Ventrikels erfolgen. Eine früher angenommene zweckmäßige Regulation zur Aufrechterhaltung der muskulären Suffizienz kann man demnach hieraus nicht erkennen, da der nach dem Starling-Gesetz abzuleitende Nutzen einer vermehrten Restblutmenge bei fehlender Steigerung des Füllungsdruckes verlorengeht. Die auftretende Dilatation kann nur durch Strukturveränderungen der rechtsseitigen Kammermuskulatur erklärt werden.

Das histologisch erkennbare Substrat dieses Stadiums zeigt in der rechten Herzkammer disseminierte, vorwiegend in den inneren Schichten der Kammerwand und den Papillarmuskeln lokalisierte Narben, Befunde, wie sie an der Muskulatur der linken Herzkammer bei chronischer Koronarinsuffizienz bekannt sind. Sie können zu einem Netzwerk oder gelegentlich auch zu größeren Schwielen konfluieren. Man nimmt an, daß die bevorzugte Lokalisation in den Innenschichten dadurch zustande kommt, daß der erhöhte Kammerinnendruck zu einer Kompression der hier verlaufenden intramuralen Koronargefäße führt. Die Befunde dieser Narbenbilder reichen allerdings kaum aus, die Insuffizienz der rechten Herzkammer allein zu erklären; sie spielen aber wohl eine wichtige Rolle bei der im Laufe der chronischen Herzbelastung entstehenden strukturellen Veränderung des Myokards, der von LINZBACH (1967) erstmalig beschriebenen Gefüge- oder Strukturdilatation. Im Gegensatz zur akuten Dilatation sind bei dieser Form der Herzerweiterung die Herzmuskelfasern nicht überdehnt. Die Erweiterung der Kammer ist vielmehr durch eine Verschiebung des Muskelfasergefüges bedingt. Infolge der systolisch noch erhaltenen Spannkraft wird eine gleitende Verschiebung benachbarter Fasern herbeigeführt mit einer durch weitere Vernarbungen langsam entstehenden irreversiblen Umschichtung des Kammermyokards.

Die Arbeitsweise dieser Herzen weist ein ungünstiges Arbeitsdiagramm der Muskelfasern auf. Bei normaler enddiastolischer Faserlänge muß eine größere Last mit einem gegenüber der Norm kleineren Hub bewältigt werden. Der Arbeitsbetrag, den die Muskelquerschnittseinheit zu leisten in der Lage ist, wird mit zunehmender Dilatation geringer. Das strukturdilatierte Herz benötigt demnach eine größere Muskelmasse, wenn es so arbeiten soll wie ein normales Herz. Die Anpassung an die zunehmende Gefügedilatation ist nur durch Neubildung von Muskelmasse möglich. Das kompensatorische Wachstum des Herzmuskels ist allerdings durch die Koronardurchblutung bzw. deren Insuffizienz begrenzt.

Weitere Aufklärung der Insuffizienzsymptomatik bekommen wir aus elektronenoptischen Untersuchungen. Feinkörnige Umwandlung des Zytoplasmas, Auflösung der Myofibrillen, Reduktion der Mitochondrien sind einige der typischen Befunde. Bis heute allerdings sind, wie bei der Insuffizienz des akuten Cor pulmonale, keine Veränderungen in der Ultrastruktur der Herzmuskelzelle bekannt, welche die chronische Insuffizienz überzeugend verständlich machen können.

Die morphologischen und pathophysiologischen Beobachtungen und Überlegungen lenken den Blick schließlich zur Biochemie der Herzmuskelzellen und zu der Frage der energetischen Erschöpfung des Herzmuskels. Die derzeitigen Kenntnisse lassen keine Sonderstellung der Insuffizienz des chronischen Cor pulmonale gegenüber den übrigen Formen der Herzinsuffizienz erkennen.

Die linke Herzkammer ist beim chronischen Cor pulmonale im allgemeinen normal bis klein; es können aber auch gelegentlich Vergrößerungen des linken Ventrikels vorkommen. Die Anfang der 50er Jahre aufgestellte Theorie, daß der linke Ventrikel sich infolge einer Mehrdurchblutung über arterioarterielle Anastomosen der Bronchialarterien zu den Pulmonalarterien volumenbedingt vergrößert, erscheint wenig haltbar. Die bereits erwähnte Verlagerung des Kammerseptums in den linken Ventrikel wurde weiter als Funktionsbehinderung und damit als Ursache für die Linkshypertrophie diskutiert. Die Hauptursache für die Vergrößerung des linken Herzens wird heute in der mit dem allgemeinen Krankheitsbild zusammenhängenden sekundären hypoxischen Schädigung der linken Kammermuskulatur gesehen.

In fortgeschrittenen Fällen von chronischem Cor pulmonale können Gasaustauschstörungen mit entsprechender Hypoxie und Hyperkapnie zu einer Funktionsstörung des linken Ventrikels führen, insbesondere bei Vorhandensein einer Koronarinsuffizienz. Auf diesem Wege kann es dann über die Erhöhung des enddiastolischen Füllungsdruckes zu einer zusätzlichen Erhöhung des Pulmonalarteriendruckes kommen. Eine solche hypoxisch bedingte „postkapilläre" Hypertonie im Lungenkreislauf ist jedoch im allgemeinen erst bei höhergradiger Hypoxämie zu erwarten. Das gleiche gilt für den negativen Einfluß der Azidose, hier wird erst von entscheidenden Funktionsstörungen bei pH-Werten um oder unter 7,2 berichtet.

Klinik

Das *klinische Bild* des chronischen Cor pulmonale ist geprägt durch Art und Schweregrad der jeweiligen Grundkrankheit. Das Entwicklungstempo der pulmonalen Widerstandserhöhung, die der Ausgangspunkt von Belastung und Anpassung des Herzmuskels ist, wird von der Grundkrankheit bestimmt.

Eine klinische Einteilung des chronischen Cor pulmonale nach Schweregraden ist deshalb nicht sinnvoll. Jedoch ist seit längerem folgende Eingruppierung gebräuchlich und erscheint für den klinischen Gebrauch vernünftig. Wir sprechen vom:

Latenten Cor pulmonale, wenn keine eindeutigen Zeichen der Hypertrophie des rechten Herzens bestehen, in Ruhe keine pulmonale Hypertonie vorliegt, diese jedoch unter körperlicher Belastung auftritt.

Manifesten Cor pulmonale, wenn die Zeichen der rechtsventrikulären Hypertrophie und/oder Dilatation bestehen ohne Zeichen der Rechtsherzinsuffizienz.

Dekompensierten Cor pulmonale, wenn die Befunde wie bei der obigen Gruppe jedoch mit den klinischen Zeichen der Rechtsherzinsuffizienz bestehen.

Die Erkennung der vermehrten Herzbelastung ist bei der Untersuchung oft nicht einfach, überlagern die Symptome des primären Leidens doch lange die Zeichen der beginnenden Herzerkrankung.

Perkussion

Die perkutorische Beurteilung der Herzgröße kann durch das beim chronischen Cor pulmonale häufig anzutreffende Lungenemphysem und die damit verbundene Steilstellung des Herzens erschwert werden. Andere typische Befunde, wie eine verstärkt hebende Pulsation über der linken parasternalen Thoraxpartie und eine vermehrte Pulsation im Epigastrium, können als Hinweis auf die Hypertrophie des rechten Ventrikels angesehen werden.

Auskultation

Bei der Auskultation finden wir als typisches Zeichen der pulmonalen Hypertonie den verstärkten 2. Herzton. Dieses Zeichen kann jedoch infolge einer Überlagerung durch ein Lungenemphysem verschwinden. Weiterhin ist eine breite Spaltung des 2. Herztones in eine aortale und pulmonale Komponente mit dem Punctum maximum über der Pulmonalis charakteristisch. Diese Spaltung ist atemkonstant, sie verbreitert sich bei tiefer Inspiration. Weiterhin kann eine frühsystolische Tonschwingung, der Pulmonaldehnungston (ejection clic), auftreten. Prä- und protodiastolischer Galopprhythmus können vorkommen. Systolische Geräusche im unteren Sternumbereich und rechts davon weisen auf eine Trikuspidalinsuffizienz hin. Wir haben hierin wie auch in der Beobachtung bzw. Registrierung eines positiven Venenpulses (Halsvenen) und einer Leberpulsation bereits die fortgeschrittenen Symptome einer Insuffizienz der rechten Kammer zu sehen. Ein meistens über der Auskultationsstelle der A. pulmonalis eng lokalisiertes, leises, hochfrequentes Diastolikum weist auf eine Insuffizienz der Pulmonalklappen bei erweitertem Pulmonalisstamm (Graham-Steel-Geräusch) hin. Im allgemeinen sind die Auskultationsbefunde beim chronischen Cor pulmonale wenig charakteristisch (Abb. 3.**14**).

Rhythmusstörungen

Der Herzrhythmus ist fast immer regelmäßig. Bei zunehmender Herzbelastung ist die Frequenz beschleunigt, gelegentlich treten Extrasystolen auf. Eine absolute Arrhythmie infolge Vorhofflimmerns ist eine seltene Komplikation, dieser Befund

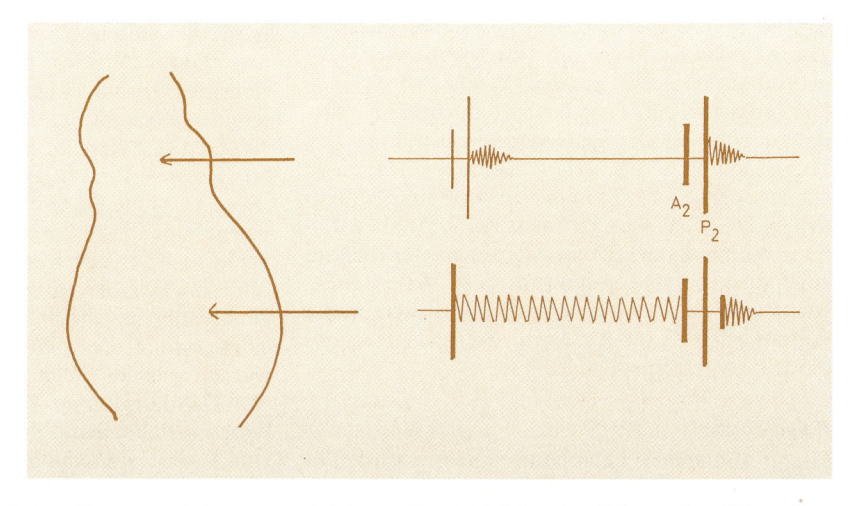

Abb. 3.**14** Darstellung der Herzgeräusche bei pulmonaler Hypertonie. Oberhalb der Herzbasis ist ein Pulmonaldehnungston dargestellt sowie ein wenig ausgesprochenes Systolikum. Regelmäßig zu beobachten ist der betonte 2. Pulmonalton (P_2); gelegentlich findet sich ein protodiastolisches Decrescendo im engumschriebenen Bereich infolge einer Pulmonalinsuffizienz. Im Bereich der Herzspitze ist das selten anzutreffende Geräusch einer Trikuspidalinsuffizienz dargestellt (nach *Perloff*)

deutet meist auf andere Herzerkrankungen hin. Bei gleichzeitig bestehender koronarer Herzerkrankung sowie bei niedrigem Herzzeitvolumen können sämtliche Formen von Herzrhythmusstörungen und alle Grade und Folgen der Linksherzinsuffizienz auftreten.

Dyspnoe

Im Gegensatz zur Zyanose (s. unten) gibt es keine Meßgröße, die uns punktförmig oder zahlenmäßig angibt, von wann ab eine Dyspnoe formuliert werden muß. Diese Schwierigkeit ist u. a. bedingt durch die immer vorhandene psychische Komponente. Dyspnoe tritt bei reiner Rechtsherzbelastung als kardial bedingtes Symptom selten auf. Sie ist entweder Folge des für das chronische Cor pulmonale ursächlichen Lungenleidens oder Ausdruck einer zusätzlichen Linksinsuffizienz. Letztere kann als direkte Folge des chronischen Cor pulmonale durch hypoxämische Schädigung des Myokards eintreten.

Zyanose

Dem Symptom der beim chronischen Cor pulmonale auftretenden Zyanose (> 5 g reduziertes Hämoglobin im Kapillarblut) liegen mehrere Ursachen zugrunde, die von den jeweiligen Grunderkrankungen mehr oder weniger intensiv geprägt werden. Überwiegen Erkrankungen vom Typ der chronisch obstruktiven Bronchitis oder des Lungenemphysems, so werden eine alveoläre Hypoventilation, evtl. auch Diffusionsstörungen die Erniedrigung des arteriellen O_2-Druckes die Ursache für die Zyanose darstellen. Bei allen Erkrankungen, die eine Einengung des peripheren Lungengefäßbettes verursachen bis hin zur primär vaskulären Hypertonie werden vorwiegend Diffusionsstörungen und auch venöse Beimischungen in Folge von Kurzschlüssen zwischen den Lungenarterien (und Bronchialarterien) und den Lungenvenen eine Hypoxämie bewirken. Eine Hypoxämie durch vermehrte periphere Ausschöpfung bei Herzinsuffizienz (Absinken des Herzzeitvolumens) ist häufig ebenfalls für die besonders intensive Zyanose der Kranken mit dekompensiertem Cor pulmonale verantwortlich.

Die Intensität der Zyanose ist jedoch kein unbedingtes Maß für den Schweregrad der pulmonalen Hypertonie; schon bei relativ leichten Formen von chronischem Cor pulmonale besteht sie gelegentlich, wie sie bei ausgesprochenen Krankheitsbildern fehlen kann. Wenn allerdings der Befund einer ausgeprägten respiratorischen Azidose besteht, so kann man mit der dabei praktisch immer vorhandenen Zyanose auf eine ausgeprägtere pulmonale Hypertonie schließen.

Polyglobulie

Eine in späteren Stadien häufig anzutreffende Polyglobulie – es kommt außerdem häufig zu einer Hypervolämie – verstärkt die Zyanose; sie kann über die Erhöhung der Strömungswiderstände (Zunahme der Blutviskosität) zu einer weiteren Belastung des Herzmuskels führen. Die Auswirkung der mit einer Zunahme des Hämatokrits eintretenden Viskositätserhöhung wird jedoch im allgemeinen überschätzt. Mit dem Anstieg des Hämatokrits nimmt die Sauerstofftransportkapazität des Blutes zu und stellt so einen sinnvollen Kompensationsmechanismus zur Erhöhung des O_2-Angebotes bei arterieller Hypoxie dar. Trommelschlegelfinger und -zehen werden nur selten beobachtet.

Rechtsinsuffizienz

Das Symptom einer Lebervergrößerung als Ausdruck der Rechtsinsuffizienz muß mit Vorsicht beurteilt werden, liegt doch häufig als Folge pulmonaler Erkrankungen ein Zwerchfelltiefstand vor. Die echte Organvergrößerung mit vermehrter Druckempfindlichkeit zeigt die Rechtsinsuffizienz an. Eine Leberzirrhose auf dem Boden der Stauung wird beim chronischen Cor pulmonale selten angetroffen; dies wird seine Ursache darin haben, daß die Prognose des chronischen Cor pulmonale nach Eintreten einer Rechtsdekompensation sehr ungünstig ist; es kommt selten zu derartig langen Druckbelastungen der Leber, wie z. B. beim Mitralvitium. Die Organstauung mit venösen Druckerhöhungen und deren Folgen findet sich auch in anderen Organbereichen; Widerwillen gegen bestimmte Speisen, Übelkeit und Erbrechen deuten auf eine „Stauungsgastritis".

Periphere Ödeme, auch ein allgemeiner Hydrops, finden sich in Spätstadien (sekundärer Hyperaldosteronismus). Der zentrale Venendruck ist bei dem fortgeschrittenen Stadium des chronischen Cor pulmonale meist erhöht.

Koronarinsuffizienz

In frühen und mittleren Stadien des chronischen Cor pulmonale finden wir von seiten des Koronarsystems keine hinweisenden Symptome. Die Koronardurchblutung paßt sich dem O_2-Bedarf des Herzmuskels an. Bei Auftreten von Hypoxämie wird die Durchblutung durch Weitstellung der Koronargefäße vermehrt. Als weiterer Kompensationsmechanismus kann die O_2-Extraktion des arteriellen Koronarblutes erhöht werden, die arteriovenöse O_2-Differenz vergrößert sich. In späteren Stadien des Cor pulmonale können dann in zunehmendem Maße die Symptome einer Koronarinsuffizienz und damit auch eine deutliche klinische Symptomatik auftreten. So sind Oppressionsgefühle im Herzbereich in Spätstadien nicht selten. Diese müssen jedoch nicht unbedingt Ausdruck einer echten Koronarinsuffizinez sein, sondern werden auch als Folge einer „Angina pulmonalis", als Dehnungsschmerz der unter vermehrtem Druck stehenden Pulmonalwurzel, gedeutet. Durch die Hypoxämie kann es, wie gesagt, zu einer Schädigung der linken Kammermuskulatur und der damit verbundenen Funktionsstörung kommen. Über diesen Weg kann sich ein Circulus vitiosus entwickeln: Der enddiastolische Druck im linken Ventrikel steigt an, es resultiert eine Lungenstauung; dieser Zustand beeinträchtigt die Ventilation, und der arterielle Sauerstoffdruck sinkt weiter ab. Die stärkere Hypoxämie in den Koronarien führt wiederum zu einer stärkeren Linksherzschädigung usw.

Kreislaufkollaps

Die in Spätstadien des chronischen Cor pulmonale öfters anzutreffenden schweren Kollapserscheinungen hängen ebenfalls möglicherweise mit der verschlechterten Durchblutung bzw. mit der verminderten Sauerstoffversorgung des Herzmuskels zusammen. Sie zeichnen sich durch einen fast charakteristischen Wechsel von Zyanose in aschgraue Verfärbung mit feuchtkalter Haut aus und sind als präfinale Zeichen anzusehen. Für diese Kollapssymptomatik kommt noch ein anderer Mechanismus in Frage. Infolge der Strömungsbehinderung im Lungenkreislauf ist der venöse Rückstrom zum linken Vorhof besonders bei körperlichen Belastungen, und damit auch der Auswurf des linken Ventrikels, vermindert. Die gleichzeitig durch Muskelaktion in der Peripherie des Großkreislaufs verursachte Vasodilatation kann dann die Kollapssymptomatik, bekannt als „effort syncope", auslösen.

Neurologische Symptome

Neurologische Symptome sind mehr von dem Ausmaß der zerebralen Hypoxämie bzw. der Hyperkapnie und damit von der pulmonalen Grunderkrankung abhängig als von den Folgen der Herzbelastung, wenngleich im Endstadium die nachlassende Auswurfleistung des Herzens die Krankheitsbilder natürlich auch mit beeinflußt.

Elektrokardiogramm

Das EKG des chronischen Cor pulmonale kann typische Veränderungen aufweisen, welche die Belastung der rechten Herzkammer darstellen. Nach den Angaben in der Literatur können wir allerdings nur in knapp der Hälfte der Fälle eine Korrelation zwischen dem erhöhten Kammerdruck und den entsprechenden EKG-Veränderungen erwarten. Diese Tatsache findet u. a. ihre Erklärung in den das chronische Cor pulmonale bedingenden extrakardialen Erkrankungen. Bei den mit einem Lungenemphysem einhergehenden obstruktiven Ventilationsstörungen tritt z. B. das Herz infolge Zwerchfelltiefstandes tiefer, es dreht sich um seine sagittale Achse. So können entscheidende Einflüsse auf das Kurvenbild eintreten, welche die elektrokardiographischen Befunde der rechtsventrikulären Belastung weitgehend verschleiern. Die Gruppe der primär vaskulären Formen des chronischen Cor pulmonale liefert im allgemeinen ein wesentlich klareres Bild. Bei ihnen stellt das EKG fast immer ein zuverlässiges Hilfsmittel dar.

Geringe Grade der Rechtsherzhypertrophie führen fast nie zu EKG-Veränderungen. Eine Erhöhung der Muskelmasse von 30–60% bleibt klinisch meist stumm. Die typische vektorielle Potentialverschiebung mit Zeichen der Rechtsbelastung im EKG ergibt sich in der Regel erst, wenn der freie Anteil der rechten Kammerwand sich schon verdoppelt hat. Steigt nun aber auch gleichzeitig das Gewicht des linken Ventrikels, so verwischen sich die Zeichen der Rechtsbelastung; die Doppelhypertrophie imponiert erfahrungsgemäß meist als Linkshypertrophie infolge der weit überwiegenden Muskelmasse der linken Kammer.

Häufig werden auch falsch-positive Diagnosen gestellt, die ihre Ursache allerdings in der Verwendung von nur zwei und zugleich noch keineswegs für eine Rechtsbelastung typischen EKG-Veränderungen haben, dem partiellen oder vollständigen Rechtsschenkelblock und der Veränderung der P-Zacken im Sinne des P-dextrocardiale (s. unten). Es gilt also, möglichst viele EKG-Kriterien für das Vorliegen einer rechtsventrikulären Belastung zu sammeln. Als besonders charakteristisch sind folgende Befunde anzusehen (Abb. 3.15–3.17).

1. Rechtsdrehung der elektrischen Herzachse. Der Integralvektor QRS weicht in typischen Fällen über +90 Grad nach rechts ab, es finden sich Werte bis +150 Grad. Selten bestehen Linksabweichungen. Die frontale Vektorschleife verläuft praktisch immer im Uhrzeigersinn.

2. In den Standardableitungen: S_I-Q_{III}-Typ oder S_I-SR'_{III}-Typ. Die intraventrikuläre Reizleitung ist bei zahlreichen Fällen auf 0,12 Sekunden und mehr verlängert.

3. In den unipolaren Extremitätenableitungen: QR-Typ in aVF ähnlich wie bei einem alten Hinterwandinfarkt oder beim rSR'-Typ.

4. In den Brustwandableitungen: Rechtspräkordial (in V_{1-2}) finden sich als Ausdruck der Druckbelastung des rechten Herzens nach oben gerichtete überhöhte Kammeranfangsschwankungen mit einer verspäteten Negativitätsbewegung von R; eine kleine Q-Zacke kann dem R vorausgehen. Die Veränderungen prägen sich besonders typisch auch in den Ableitungen V_{3r-4r} und in den Sternalabteilungen entlang der pulmonalen Ausflußbahn der rechten Kammer aus. Die ST-Strecken sind in diesen Ableitungen meist gesenkt, T ist präterminal negativ. Diese Veränderungen als Folge von Repolarisationsstörungen können sich bis in die linkspräkordialen Ableitungen erstrecken. Linkspräkordial (in V_{5-6}) finden sich entsprechend kleine R-Zacken und ein tiefes S. Die ST-Strecken sind normal bis gehoben, T ist positiv. Die sogenannte Übergangszone kann sich nach links verschieben.

5. Von gewisser Bedeutung können die erhöhten P-Wellen (höher als 0,25 mV) besonders in den Ableitungen II und III und aVF bei der Druckbelastung des rechten Vorhofes und der rechten Herzkammer sein. In den Brustwandableitungen ist P rechtspräkordial hoch positiv und

3.24 Krankheiten der Atmungsorgane

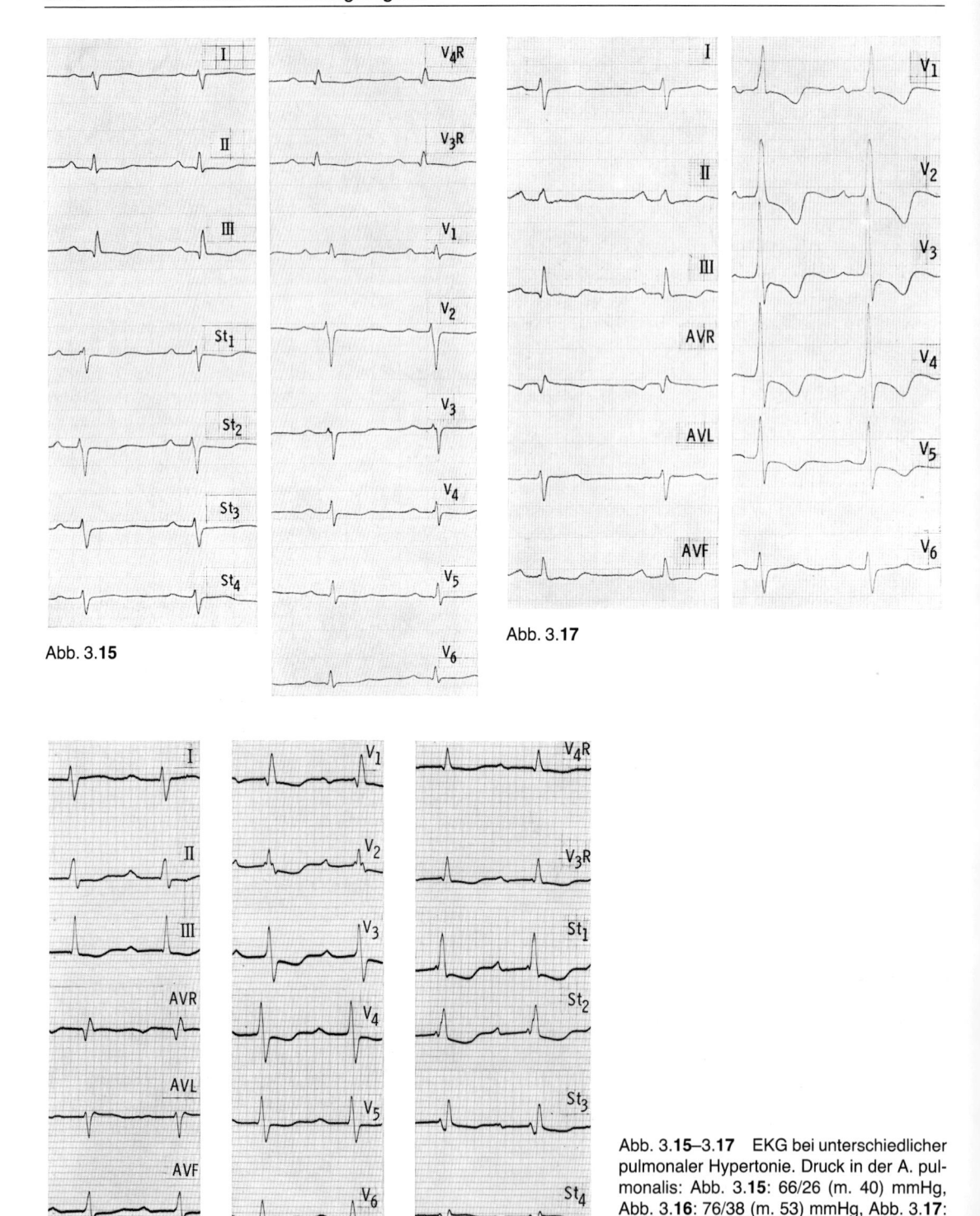

Abb. 3.15

Abb. 3.17

Abb. 3.16

Abb. 3.15–3.17 EKG bei unterschiedlicher pulmonaler Hypertonie. Druck in der A. pulmonalis: Abb. 3.15: 66/26 (m. 40) mmHg, Abb. 3.16: 76/38 (m. 53) mmHg, Abb. 3.17: 150/72 (m. 112) mmHg

verliert nach links an Höhe. Dilatiert der Vorhof stärker (Trikuspidalinsuffizienz), so wird P breiter.
6. Indizes für Rechtshypertrophie:
 Immer wieder ist versucht worden, die Hypertrophie der rechten Kammermuskulatur in Indizes, die aus den überwiegenden Ausschlägen der QRS-Gruppe in verschiedenen Ableitungen gebildet wurden, zu erfassen. Die drei gebräuchlichsten sind:
a) $R\,V_1 + S\,V_5 \geqq 1{,}05$ mV (SOKOLOW u. LYON)
b) R/S in $V_1 \geqq 1$ mV (SOKOLOW u. LYON)
c) $R_I + S_{III} - (S_I + R_{III}) \leqq 1{,}5$ mV (LEWIS)
Bei Berechnungen über Extremitätenableitungen muß von vornherein eine große Versagerquote in Kauf genommen werden. Die „elektri-

sche Lage" des vorbestehenden Grundtyps beeinflußt z. B. das spätere Bild entscheidend und kann so abnorme Verhältnisse tarnen.

Indizes für Brustwandableitungen sind hiervon unabhängiger, sie können die im einzelnen aus den verschiedenen Ableitungen erkennbaren Details summarisch ergänzen. Allerdings gelten auch hier die bekannten Einschränkungen, die durch individuelle Besonderheiten des elektrischen Feldes (Leitfähigkeit des Gewebes, Abstand des Herzens von der Throaxwand u. a. m.) bedingt sind.

Die Wertigkeit der EKG-Kriterien läßt sich durch ihre Sensitivität (= Relation der richtig positiven Befunde zur Gesamtzahl der positiven Befunde) und ihre Spezifität (= Relation der richtig negativen Befunde zur Gesamtzahl der Normalbefunde) am besten einordnen. Allerdings treten jene Zeichen, die sehr spezifisch sind, recht selten auf. So ist z. B. ein R in V 1 von > 0,5 mV zwar für eine pulmonale Hypertonie beweisend, wird aber nur bei weniger als 10% aller Patienten mit pulmonaler Hypertonie angetroffen (Tab. 3.6).

Das typische EKG des chronischen Cor pulmonale stellt ein gewisses Endstadium einer langjährigen Entwicklung dar. Das sich normalerweise im EKG darstellende physiologische Überwiegen der linken Kammer geht mit zunehmender Rechtsbelastung verloren. In den Anfangsstadien sind die EKG-Zeichen schwer erkennbar bzw. deutbar, da die physiologischen Varianten in den einzelnen Altersklassen groß sind. Auf die zusätzlichen Überlagerungen begleitender Krankheitsbilder wurde schon verwiesen. Verlaufskontrollen werden manche zunächst rudimentäre Veränderungen, denen als Einzelbeobachtung noch keine Bedeutung zukommen würde, richtig einordnen und damit für die Beurteilung des klinischen Bildes von Bedeutung werden lassen.

Vektorkardiographie

Die Vektorkardiographie bietet gegenüber dem konventionellen EKG die zusätzliche Information, in welcher Richtung sich die Erregung ausbreitet. Die normale horizontale Schleife zeigt initial immer nach vorn, biegt spätestens nach 30 ms nach hinten ab und verläuft in allen Fällen gegen den Uhrzeigersinn. Sie verlagert sich entsprechend der im Bereich des Conus pulmonalis und der Crista supraventricularis beginnenden Hypertrophie zuerst nach rechts hinten. Die gesamte Schleife liegt dabei noch weit hinter dem Nullpunkt (dextroposteriorer Typ). Diese Veränderungen werden früher erkennbar als die Zeichen im Oberflächen-EKG.

Mit weiterer Zunahme der Rechtsherzhypertrophie, die schließlich auch die vorne und unten liegenden Partien des rechten Ventrikels erfaßt, staucht sich die Vektorschleife mehr und mehr in der Sagittalrichtung zusammen. Schließlich reicht sie weit vor den Nullpunkt und dreht sich jetzt im Uhrzeigersinn (dextro-anteriorer Typ).

Tabelle 3.6 Wertigkeit von EKG-Kriterien des chronischen Cor pulmonale nach Angaben aus der Literatur (nach *Goeckenjan*)

	Sensitivität	Spezifität
Rechtslagetyp ($\alpha > +90$ Grad)	++	++
Initial neg. P in aVL	++	++
Verlagerung d. R/S-Umschlagzone nach V_5, V_6	+	++
R/S in $V_1 \geq 1$	(+)	+++
R/S in $V_6 \leq 1$	(+)	++
ST-Senkung, T-Negativierung in V_1–V_3	(+)	+++
„P-pulmonale" ($P_{II, III}$, aVF $\geq 0,25$ mV)	(+)	++

Auch zur ergänzenden Diagnose des P-pulmonale ist das Vektorkardiogramm verwertbar. Mit zunehmender Belastung ist eine Verminderung dorsaler Potentiale und eine Drehung der Schleife in der Frontalebene nach rechts zu erkennen.

Echokardiographie

Während früher die Echokardiographie als Untersuchungsmethode des rechten Herzens wegen der teilweise retrosternalen Lage, der unregelmäßigen Form und der Trabekulierung des rechten Ventrikels sowie wegen der Abhängigkeit der Lage der rechten Herzkammer von der Körperlage erschwert war, sind heute durch verbesserte Technik vor allem durch Einführung des 2 D-Verfahrens bei den meisten Patienten zuverlässige Aussagen über Größe, Wandstärke und Funktion des rechten Ventrikels sowie über die Pulmonalklappe möglich geworden.

Allerdings wirken sich die häufig dem chronischen Cor pulmonale zugrunde liegenden chronisch obstruktiven Lungenerkrankungen und deren Folge für eine exakte Aufnahmetechnik ungünstig aus.

Durch den parasternalen Zugang (3.–4. ICR links parasternal) wird sowohl ein Längsschnittbild durch die rechte Herzkammer, als auch durch die Pulmonalarterie bis zu ihrer Verzweigung hin möglich. Die Darstellung von der Herzspitze her ermöglicht weitere Einblicke (4-Kammerblick). Auch vom Epigastrium her – subkostal – kann das rechte Herz dargestellt werden. Von suprasternal her ist vor allem die Weite des Pulmonalisstammes zu erfassen.

Typisch ist das Bild der Pulmonalklappe bei der pulmonalen Hypertonie: Die diastolische Bewegung der Pulmonalklappe ist flach. Die R-Welle als Ausdruck der Vorhofkontraktion vermindert sich oder fehlt ganz. Während der Systole ergibt sich eine charakteristische W-Form der Pulmonalklappenöffnung.

Wenn der pulmonalen Hypertonie ein Herzfehler zugrunde liegt, so kann dieser im 2-D-Echo sicherer erkannt werden. Hier kann zusätzlich die Kontrastmittel-Echokardiographie besonders zum Nachweis eines Shunts hilfreich sein.

Röntgenbefunde

Bei der röntgenologischen Beurteilung des chronischen Cor pulmonale muß zwischen den Folgen der pulmonalen Hypertonie an den Lungengefäßen und der Herzkonfiguration unterschieden werden.

Bei der Betrachtung der Lungengefäße ergibt im allgemeinen die Erweiterung des Pulmonalarterien-Hauptstammes den ersten Hinweis auf eine pulmonale Hypertonie. Eine exakt quantitative Beziehung der Weite des Hauptstammes der Pulmonalarterie zur Höhe des pulmonal-arteriellen Druckes besteht nicht. Weiterhin ist zu beachten, daß eine Prominenz des Truncus pulmonalis bei Kindern und Jugendlichen physiologisch ist. Ein Hinweis auf ein chronisches Cor pulmonale ist auch die Verbreiterung des rechten absteigenden Pulmonalarterienstammes in Höhe des Zwischenbronchus (bei Frauen > 15 mm, bei Männern > 16 mm); als sicher pathologisch kann ein Durchmesser von > 18 mm gelten. Bei der primär vaskulären Hypertonie kann die Dilatation der zentralen Lungenarterie aber auch weniger ausgeprägt sein oder sogar fehlen.

Der sogenannte Kalibersprung der arteriellen Pulmonalgefäße ist ein besonders wichtiges Zeichen der pulmonalen Hypertonie. Es handelt sich hierbei um eine abrupte Abnahme der Gefäßweite im Bereich zwischen den erweiterten großen bis mittleren Lungenlappenarterien (Arterien II. Ordnung) und den eingeengten Segmentarterien (Arterien III. Ordnung). Infolge der Engstellung der peripheren Lungengefäße tritt hier eine vermehrte Strahlentransparenz auf; ein 1–2 cm breiter Randstreifen läßt praktisch keine Gefäßzeichnung mehr erkennen.

Die wesentlichen pathophysiologischen und morphologischen Grundlagen für den Umbau des Herzens beim chronischen Cor pulmonale wurden bereits diskutiert. Bei der Betrachtung der Röntgenbefunde lehnen wir uns an die bereits zitierte Stadieneinteilung an, welche die pathophysiologischen, klinischen und röntgenologischen Befunde am übersichtlichsten zusammenfaßt (s. Tab. 3.**5**).

Das *Stadium I* ist für die Röntgenuntersuchung unergiebig. Nichts läßt auf die bereits seit längerem bestehende Druckbelastung und auf eine – konzentrische – Hypertrophie der rechten Herzkammer schließen. Die Herzform unterscheidet sich praktisch nicht von der normalen. Häufig ist sie sogar kleiner; man spricht in diesem Zusammenhang vom „kleinen Cor pulmonale". Rechter und linker Herzbogen sind unauffällig, der Tiefendurchmesser kann verkleinert sein, die Ausflußbahn ist nicht verlängert. Als einziges positives Zeichen kann eine leichte Vorwölbung des Konus pulmonalis als dem muskelschwächsten Teil der rechtsventrikulären Ausflußbahn gefunden werden. Der erweiterte Conus pulmonalis wird im dorsoventralen Bild an der linken Herzkontur häufig nicht randbildend; die Drehung in die rechte vordere Schrägstellung ist für die Erkennung dieses Anfangsstadiums optimal.

Im *Stadium II* (Abb. 3.**18**) zeichnen sich dann erkennbare Konturänderungen an der Herzsilhouette ab. Die Größenzunahme der rechten Herzkammer ist noch gering. Im Sagittalbild ist das

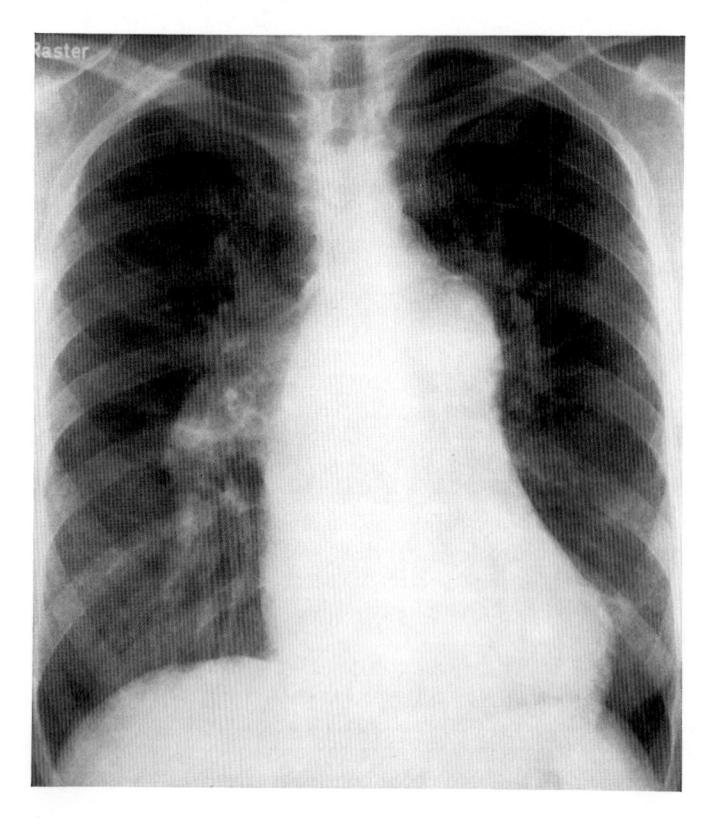

Abb. 3.**18** Pulmonale Hypertonie, Stadium II. 37 Jahre, Druck re. Ventrikel: 147/5 (endd. 11) mmHg, Druck A. pulmonalis: 153/68 (m. 108) mmHg

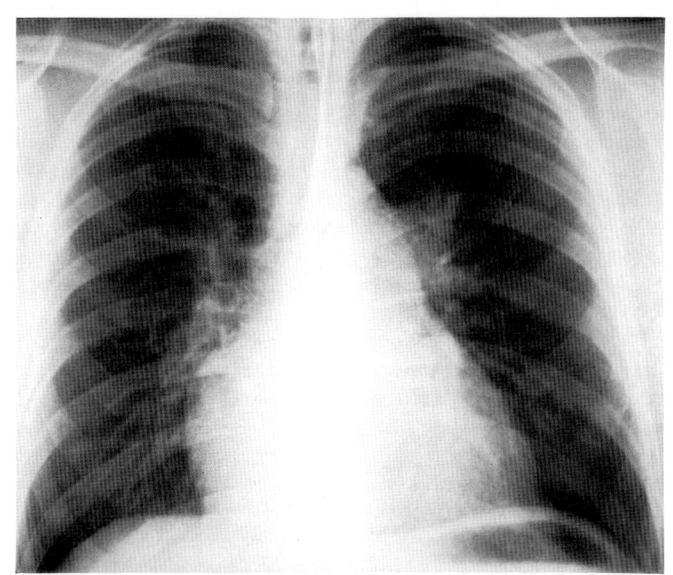

Abb. 3.19 Pulmonale Hypertonie, Stadium III. 33 Jahre, Druck re. Ventrikel: 98/10 (endd. 18) mmHg, Druck A. pulmonalis: 96/48 (m. 64) mmHg

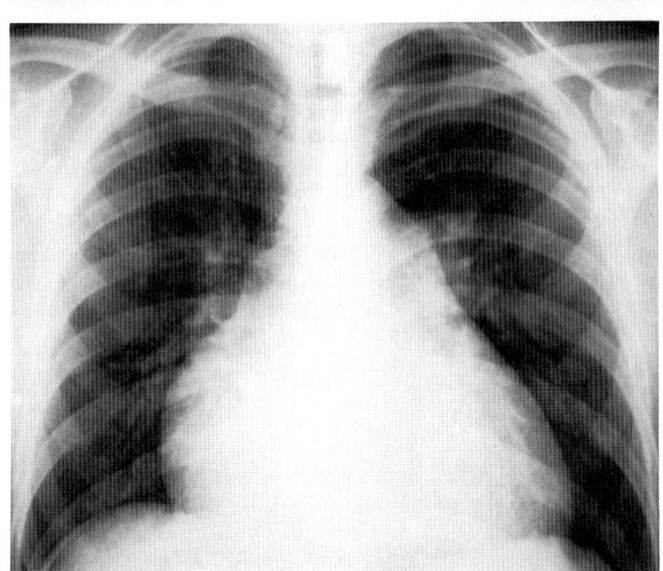

Abb. 3.20 Der gleiche Patient wie in Abb. 3.19, Verlaufskontrolle nach einem Jahr

Herz nicht verbreitert, auch die Maße der Herzfläche bleiben noch im Normbereich. Nur der Tiefendurchmesser, und damit auch das röntgenologische Herzvolumen, nehmen zu. Die Ausflußbahn der rechten Herzkammer liegt dem Sternum breit an, gut erkennbar im Transversalbild. Der spitze vordere Herz-Zwerchfell-Winkel wird in dieser Projektion größer. Mit fortschreitender Dilatation kommt es zu einer verlängerten Ausrundung der vorderen Herzkontur, besonders gut in rechter vorderer Schrägstellung erkennbar. In linker vorderer Schrägstellung wird der stumpfe aortopulmonale Winkel kleiner.

Während in längeren Beobachtungsserien eine größere Änderung bereits eindeutig sein kann, wird diese bei Erstuntersuchungen noch häufig verkannt. Dies findet seine Erklärung darin, daß Herzen im Stadium I nicht selten klein sind; trotz Größenzunahme können sie im Stadium II so noch im Normbereich liegen.

Die Art der Verformung des Herzens in diesen Stadien hängt nicht unerheblich von der ursächlichen extrakardialen Erkrankung ab. Während beim obstruktiven Lungenemphysem, bedingt durch den Zwerchfelltiefstand, trotz meist deutlicher Vorwölbung des Pulmonalbogens, die Herztaille mehr oder weniger erhalten bleibt, erscheint sie bei vielen der übrigen Fälle von chronischem Cor pulmonale verstrichen. Die Ausflußbahn der rechten Herzkammer verlängert sich und wird zusammen mit dem erweiterten Pulmonalisstamm angehoben. Es resultiert hier eine Annäherung an die Mitralkonfiguration.

Das Herz im *Stadium III* (Abb. 3.**19** u. 3.**20**) des chronischen Cor pulmonale ist immer vergrößert. Pathologisch-anatomisch ist dieses Stadium dadurch gekennzeichnet, daß die myogene Dilatation von der rechtsventrikulären Ausflußbahn auch auf die Einflußbahn übergreift. Da die Einflußbahn in der Rechts-links-Ausdehnung verläuft, führt ihre

Dilatation überwiegend zur Links- und geringer auch zur Rechtsverbreiterung des Herzens. So erkennen wir in der Frontalaufnahme diese Verbreiterung nach beiden Seiten. Rechts ist die Vorhofkontur ausgeweitet; in fortgeschrittenen Stadien kann die rechte Herzkammer links randbildend werden. Die Herzspitze ist abgerundet, die Herztaille verstrichen. Der Tiefendurchmesser ist vergrößert, bedingt durch die Größenzunahme der rechten Kammer. Die meist kleine linke Kammer wird durch die Linksrotation nach hinten verlagert. Dadurch ist die rechte Kammer links weitgehend randbildend. Röntgenologische Herzvolumenbestimmungen weisen allerdings nie die Größenordnungen auf, wie wir sie z. B. beim sogenannten Cor bovinum, bei dekompensierten Mitral- und Aortenfehlern kennen.

Von einigen Autoren wird diesen drei klinischen und röntgenologischen Stadien noch ein röntgenologisches *Stadium IV* angefügt. Es ist jenes der manifesten Herzinsuffizienz. Als Folge der hierbei eintretenden Trikuspidalinsuffizienz mit Dilatation des rechten Vorhofes verbreitert sich die Herzkontur weiter nach rechts.

Grundsätzlich ist für alle Stadien zu bedenken, daß die Herzsilhouette durch extrakardial bedingte Lageänderungen, insbesondere des Zwerchfells, stärker beeinflußt wird als durch die Hypertrophie der rechten Herzkammer. Erst wenn letztere ausgesprochen stark wird bzw. mit einer Dilatation einhergeht, sind typischere Konfigurationen zu erwarten; aber auch dann sind die Einflüsse der Lage zu berücksichtigen.

Herzkatheterbefunde

In über 80% der Fälle ergeben die dargestellten, nichtinvasiv erhobenen Befunde, Hinweise auf das Vorliegen eines Cor pulmonale. In unklaren Fällen ist heute über den Weg des Einschwemmkatheters mittels Ballonkatheter nach Swan-Ganz die Untersuchung einfach durchzuführen. Die wesentlichen Indikationen für eine Herzkatheteruntersuchung können sich aus folgenden Fragestellungen ergeben:
1. genaue Abschätzung des Schweregrades der pulmonalen Hypertension mit zugleich auch prognostischen Aufschlüssen (Abb. 3.21),
2. Ausschluß bzw. Abschätzung des Schweregrades einer zusätzlichen Linksinsuffizienz (Messung des „pulmonalen Kapillardruckes"),
3. Rechtsinsuffizienz unklarer Genese,
4. unklare Rechtsbelastungszeichen im EKG.

Ruhewerte des Pulmonalarterienmitteldruckes über 20 mmHg sind als pathologisch anzusehen. Unter Belastung steigt der Druck, bei Gesunden selbst bei Erhöhung des Herzzeitvolumens auf das 3- bis 4fache des Ruhewertes, nicht über 25 mmHg an (Abb. 3.22).

Diese Normwerte in Ruhe und unter Belastung gelten jedoch nicht für Untersuchungen bei älteren Patienten. Oberhalb von 60 Jahren kann mit Drucksteigerung des pulmonalen Mitteldruckes bis etwa 35 mmHg gerechnet werden. Als Ursache für die Druckerhöhung wird nicht ein erhöhter pulmonaler Gefäßwiderstand, sondern eine verminderte Dehnbarkeit des linken Ventrikels angenommen.

Nuklearmedizinische Methoden

Nuklearmedizinische Untersuchungsmethoden können gelegentlich über den nichtinvasiven Weg eine wertvolle Ergänzung in der Untersuchung des rechten Herzens und des Lungenkreislaufs darstellen.

Die *Perfusionszintigraphie* weist bei der pulmonalen Hypertonie eine weitgehende Aufhebung des normalen Verteilungsmusters der Lungendurchblutung auf. Umschriebene Perfusionsausfälle zeigen Lokalisation und Ausmaß z. B. von Lungenembolien an. Durch die zusätzliche *Ventilationsszintigraphie* ist eine genauere Bewertung lokaler Perfusionsstörungen möglich.

Thalliumszintigraphie. Ein weiteres, nichtinvasives Ver-

Abb. 3.21 Überlebensraten von Patienten mit chronisch-obstruktiven Bronchialerkrankungen in Abhängigkeit vom Druck in der A. pulmonalis (Mitteldruck in mmHg) nach *Ourednik*

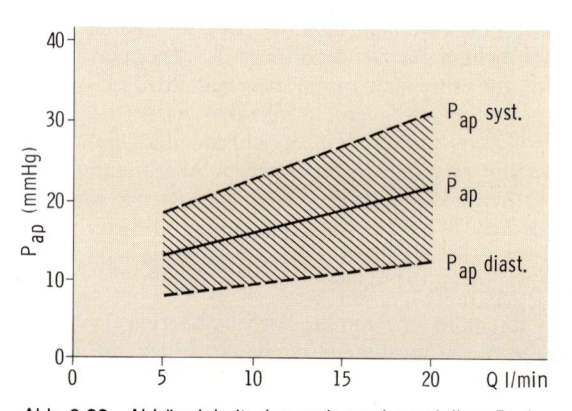

Abb. 3.22 Abhängigkeit des pulmonal-arteriellen Druckes vom Herzminutenvolumen bei Gesunden in Ruhe und unter Belastung (nach eigenen Untersuchungen und Angaben in der Literatur)

fahren, das besonders in der Verlaufsbeobachtung eines chronischen Cor pulmonale eine Rolle spielen kann, ist die Myokardszintigraphie mittels Thallium-201. Die Muskulatur der rechten Herzkammer stellt sich wegen ihrer relativ geringen Dicke mit diesem Isotop normalerweise nicht dar. Die Zunahme der Wanddicke der rechten Herzkammer läßt sich dann aber bereits bei latenten Formen der pulmonalen Hypertonie und besonders natürlich in ihren manifesten Stadien im Verlauf gut verfolgen.

Radionuklidangiographie. Die Feststellung der Auswurffraktion des rechten Ventrikels kann in der Funktionsbeurteilung eine Rolle spielen. In diesem Zusammenhang konnte die Radionuklidangiographie eine Bedeutung für die Diagnose des chronischen Cor pulmonale erlangen.

Computertomographie. Als neuestes Verfahren zur nichtinvasiven Diagnostik des chronischen Cor pulmonale wird heute die axiale Computertomographie des Herzens eingesetzt. Das Verfahren befindet sich jedoch noch in der klinischen Erprobung.

Differentialdiagnose

Die vermehrte Belastung des Herzens beim chronischen Cor pulmonale ist oft schwer zu erkennen. Die differentialdiagnostische Einordnung des chronischen Cor pulmonale wird das gesamte Krankheitsbild zu berücksichtigen haben. Alle zum chronischen Cor pulmonale führenden Befunde und Symptome müssen eingeordnet werden. Eine nur auf das Herz gerichtete Betrachtung muß zwangsläufig einseitig bleiben (s. Respiratorische Insuffizienz, S. 3.2 und Krankheiten des Lungenkreislaufs, S. 3.36). In diesem Kapitel sollen trotzdem einige Befunde herausgehoben werden, die weitgehend unabhängig von der Gesamterkrankung nur auf das Herz bezogen differentialdiagnostische Überlegungen ermöglichen.

Das jugendliche Herz

Das jugendliche Herz kann bei vorgewölbtem Pulmonalissegment im konventionellen Röntgenbild auf den ersten Blick jenem mit pulmonaler Hypertonie ähneln. Im Gegensatz zu diesem besteht jedoch keine Erweiterung der zentralen Lungenpartien und keine Einengung der peripheren Gefäße. Praktisch gilt dies auch für die idiopathische Pulmonalisdilatation.

Pulmonalstenose

Das Röntgenbild des Cor pulmonale kann in allen Stadien der Silhouette eines Herzens mit Pulmonalstenose ähneln. Bei beiden Erkrankungen finden sich die Hypertrophie der rechten Herzkammer wie auch die Dilatation des Pulmonalisstammes. Eine Unterscheidung ist möglich durch Beurteilung des peripheren Lungengefäßbildes mit dem typischen Kalibersprung beim chronischen Cor pulmonale.

Mitralvitien

In fortgeschrittenen Stadien des chronischen Cor pulmonale kann das Herz durch Anpassung an die vermehrte Belastung im sagittalen Strahlengang einem Herzen mit Mitralvitium ähneln (verstrichene Herztaille). Auch in den schrägen bzw. Transversalaufnahmen kann ein für das Mitralherz ebenfalls typischer Umbau der rechten Herzkammer erkennbar sein (Einengung des Retrosternalraumes). Die fehlende Vergrößerung des linken Vorhofes ermöglicht jedoch die differentialdiagnostische Unterscheidung.

Angeborene Herzfehler

Vitien mit Links-rechts-Shunt ohne sekundäre pulmonale Hypertonie haben im Gegensatz zum Cor pulmonale eine Erweiterung der zentralen *und* peripheren Lungengefäße, die Lungengefäßzeichnung ist verstärkt. Tritt bei ihnen sekundär eine pulmonale Hypertonie ein, so werden die Gefäße enger, die Differentialdiagnose wird schwierig.

Trikuspidalfehler

Wie beim chronischen Cor pulmonale ist die Lunge minderdurchblutet und der rechte Vorhof vergrößert. Bei der Trikuspidalinsuffizienz ist auch der rechte Ventrikel vergrößert mit Erweiterung der rechten ventrikulären Ausflußbahn. Im Gegensatz zum chronischen Cor pulmonale sind der Pulmonalishauptstamm und die zentralen Lungengefäße nicht erweitert.

Substernale Schmerzen

Der beim chronischen Cor pulmonale auftretende „Dehnungsschmerz" der Pulmonaliswurzel erfüllt viele Kriterien, die auch für den Angina-pectoris-Schmerz typisch sind. Er verstärkt sich z. B. unter körperlicher Belastung und unter O_2-Mangel. Im Gegensatz zum typischen Angina-pectoris-Schmerz reagiert er jedoch selten auf Nitroglycerin und er hält oft lange an. Meist fehlt ihm der anfallsartige Charakter der Angina pectoris.

Synkope

Die als Effort-syncope beschriebenen ohnmachtsartigen Anfälle unterscheiden sich von Bildern der hypotonen Kreislaufregulationsstörungen durch die meist grau-zyanotisch fahle Blässe. Gegenüber den Anfällen aus dem Formenkreis des Adams-Stokes-Syndroms fehlen die Rhythmusstörungen.

Therapie

Die Behandlung des chronischen Cor pulmonale hat zwei Ziele:
1. Senkung des erhöhten Druckes im Lungenkreislauf,
2. Behandlung der kardialen Dekompensation.

Die Drucksenkung bei pulmonaler Hypertonie ist bei allen Erkrankungen mit obstruktiven Ventilationsstörungen zunächst fast immer möglich, bei den vaskulären und parenchymatösen Formen jedoch schwierig. Grundsätzlich muß man aber festhalten, daß eine der antihypertensiven Therapie des Hochdrucks im Großkreislauf vergleichbare

Behandlung mit Pharmaka hier nicht durchführbar ist.
Die medikamentösen Maßnahmen zur direkten Herabsetzung der pulmonalen Strömungswiderstände über die Beeinflussung jener Krankheitsbilder, die zu diesen Erhöhungen geführt haben, werden hier nur kurz angeschnitten und im wesentlichen in den entsprechenden Kapiteln über den Lungenkreislauf angeführt.
Die Rechtsbelastung- bzw. Rechtsinsuffizienz des Herzens beim chronischen Cor pulmonale wird mit den gleichen Mitteln behandelt wie das Versagen des rechten Herzens aus anderen Ursachen. Die üblichen medikamentösen, diätetischen und physikalischen Maßnahmen sollen deshalb ebenso wie die Behandlung der Grundkrankheit nicht diskutiert werden.

Digitalis

Die Digitalistherapie ist eine der wesentlichen Behandlungsmöglichkeiten beim chronischen Cor pulmonale. Jedoch ist der Zeitpunkt des ersten Einsatzes oft nicht ganz einfach zu bestimmen. So sind z. B. die Meinungen nach wie vor geteilt, ob Digitalis bereits im Stadium II beim druckbelasteten suffizienten Herzen zur Vermeidung bzw. Verzögerung einer Rechtsherzinsuffizienz angewandt werden soll. Von zahlreichen Autoren wird festgestellt, daß Digitalispräparate bei Kranken mit chronischem Cor pulmonale ohne Rechtsinsuffizienz keine Wirkung haben.
Seit Jahrzehnten wird immer wieder eine erhöhte Digitalisempfindlichkeit des belasteten rechten Herzens mit Neigung zu vermehrten Herzrhythmusstörungen diskutiert. Als Ursache hierfür sind mehrfach intrazelluläre Kaliummangelsituationen beschrieben. Diese können trotz normaler Serumkaliumwerte bestehen. Die Beurteilung einer solchen Situation ist schwierig. Ob die Messung des intraerythrozytären Kaliums als Maß für das intrazelluläre Kaliumdefizit des Herzmuskels weiterhilft ist noch nicht gesichert.
Inwieweit der Ionentransport durch die Zellmembran beim chronischen Cor pulmonale gestört ist, d. h. ein Kaliumdefizit im Intrazellulärraum – bei normalem bis hohem extrazellulärem Kaliumspiegel – vorhanden ist, kann klinisch kaum beurteilt werden. Auch Hypoxie und Azidose müssen in die ursächliche Beurteilung von Rhythmusstörungen einbezogen werden. Allerdings kommt der Hypoxie bzw. der Hypoxämie sicherlich keine entscheidende Bedeutung in diesem Zusammenhang zu; bei kongenitalen Herzfehlern mit Rechts-links-Shunt bestehen oft viel niedrigere O_2-Spannungen, ohne daß Herzrhythmusstörungen vermehrt auftreten.
Vom Beginn des Stadiums III dann aber gibt es keinen Zweifel mehr an der Notwendigkeit einer Digitalistherapie. Jedoch wird auch hier immer wieder darauf hingewiesen, daß Vorsicht bzw. besondere Aufmerksamkeit aufgrund der „Doppelgesichtigkeit" der Digitalistherapie beim chronischen Cor pulmonale notwendig ist. Bei positiven Effekten für den belasteten rechten Herzmuskel wird durch die Erhöhung des Pulmonalarteriendruckes infolge direkter vasokonstriktorischer Auswirkungen im Lungenkreislauf dieser günstige Effekt möglicherweise wieder aufgehoben. Gegenüber den zahlreichen skeptischen Arbeiten früherer Jahre mehren sich jetzt aber doch jene mit günstiger Beurteilung. Allerdings sind niedrigere Digitalisdosen als üblich einzusetzen, im allgemeinen wird Digoxin bevorzugt. Trotz niedriger Serumspiegel ist aber auch dann mit Rhythmusstörungen zu rechnen. Alle begrenzenden Faktoren, die auch sonst in der Digitalistherapie eine Rolle spielen, wie erhöhtes Alter, verminderter Verteilungsraum, eingeschränkte Nierenfunktion usw. bedürfen beim chronischen Cor pulmonale besonders sorgfältiger Berücksichtigung. Auf keinen Fall sollte jedoch die Furcht vor den o. g. Komplikationen eine konsequente Digitalisierung beeinträchtigen. In diesem Zusammenhang soll noch besonders vor jenen in der Praxis heute leider wieder so verbreiteten und unkritisch angewendeten „weniger toxischen" Digitaloiden, oralen Strophanthus-Präparaten usw. gewarnt werden. Sie lassen eine exakte Dosierung aufgrund sehr unterschiedlicher Resorption nicht zu.

Diuretika

Neben Digitalis ist in fortgeschrittenen Fällen eine Therapie mit Diuretika unumgänglich. Der angestrebte Effekt ist eine Steigerung der Auswurfleistung des Herzens über eine Entlastung des Lungenkreislaufs durch Verminderung der Vorlast. Selbstverständlich sind auch hier alle Probleme des Mineralhaushaltes besonders zu beachten, um nicht durch eine therapiebedingte Hypokaliämie akute Kreislaufzwischenfälle zu provozieren.
Eine Erweiterung hat die diuretische Therapie beim chronischen Cor pulmonale durch den Einsatz von Aldosteronantagonisten erfahren, dies besonders unter Berücksichtigung des oft bestehenden sekundären Hyperaldosteronismus. Ein Kaliumverlust ist hierbei nicht zu befürchten und zumindest bei parenteraler Therapie mit höheren Dosen ist mit einer positiv inotropen Wirkung auf das Herz zu rechnen. Der Vorteil der Saludiuretika gegenüber den Aldosteronantagonisten liegt in ihrem schnellen Wirkungseintritt, der in Fällen von akuter Dekompensation wichtig sein kann.

Nitrate

Mehrfach ist über günstige Wirkung der Nitrate, insbesondere des Isosorbiddinitrat, berichtet worden. Diese Substanzen führen über eine Senkung des erhöhten Pulmonaldruckes durch Erniedrigung der pulmonalen Strömungswiderstände und Reduzierung des venösen Rückflusses zu einer Entlastung des Herzens. Während in der Akuttherapie positive Effekte beobachtet wurden, konnte nach Langzeitmedikation bisher keine sichere Wirkung nachgewiesen werden. Eine Erklärung hierfür steht aus. Dabei besteht bisher ein noch nicht ganz zu erklärender Unterschied zwischen den positiven Effekten einer akuten Therapie und kaum nachzuweisender Wirkung bei der oralen Langzeitmedikation.

α-Rezeptoren-Blocker

Seit einigen Jahren wird über Erfolge mit α-Rezeptoren-Blockern berichtet (Hydralazin, Prazosin u. ä.). Die Ergebnisse sind zum Teil widersprüchlich. Während in früheren Arbeiten z. B. Hydralazin als ein sehr effektvoller pulmonaler Vasodilatator angesehen wurde, zeigen neuere Überprüfungen häufig Skepsis. Zwar ist es möglich neben der Erniedrigung des Strömungswiderstandes im Großkreislauf auch den Widerstand des Lungenkreislaufes, wenn auch geringer, zu senken. Aber weder der erhöhte Pulmonalarteriendruck, noch das Herzzeitvolumen werden entscheidend beeinflußt – das Ziel der Entlastung des Herzens beim chronischen Cor pulmonale wird also nicht erreicht. Es finden sich auch Untersuchungsergebnisse, die neben Patientengruppen ohne Ansprechbarkeit (Non-Responder) über solche mit positiven Effekten (Responder) berichten. Bei jenen, die nicht auf Hydralazin ansprechen, liegt meist ein Pulmonalarterien-Mitteldruck von über 60 mmHg vor, außerdem wird bei letzterer Gruppe angenommen, daß hier fortgeschrittenere anatomische Veränderungen des peripheren Lungengefäßbettes vorliegen, bzw. ist dies häufig histologisch auch nachgewiesen.

Calciumantagonisten

Calciumantagonisten sind bei der pulmonalen Hypertonie in den letzten Jahren mehrfach untersucht und werden günstig beurteilt. So erwies sich z. B. Nifedipin als geeignete Substanz beim chronischen Cor pulmonale den pulmonal-arteriolären Widerstand in Ruhe und auch unter Belastung zu senken, bei gleichzeitiger Senkung des Pulmonalarterienmitteldruckes. Damit erwies sich Nifedipin als eine geeignete Substanz zur Senkung der Nachlast des rechten Ventrikels; über Verapamil wird ähnliches berichtet.

Theophyllin

Theophyllin und seine Derivate sind als wirksame Substanzen bekannt, die eine Druck- bzw. Widerstandserniedrigung im Lungenkreislauf bewirken. Mehrfach wurde bereits über einen Effekt auch beim Cor pulmonale berichtet. Die Hauptwirkung des Theophyllin dürfte in einer direkten Beeinflussung des pulmonalen Gefäßtonus liegen, wobei neuerdings eine Abhängigkeit von der Serumkonzentration nachgewiesen wurde. Während 4 mg/l Theophyllin Konzentration i. S. nur selten eine Senkung des pulmonalen Gefäßwiderstandes bewirkt, ist dies bei einer Erhöhung auf 9–10 mg/l regelmäßig und deutlich nachzuweisen; bei einer weiteren Erhöhung kann die Wirkung noch gesteigert werden. Neben dieser direkten Beeinflussung des pulmonalen Gefäßtonus kann bei zahlreichen Fällen von chronischem Cor pulmonale noch ein zusätzlicher indirekter Effekt des Theophyllin bestehen, indem die der pulmonalen Druckerhöhung häufig zugrundeliegende obstruktive Atemwegserkrankung durch Theophyllin ebenfalls günstig beeinflußt wird. Durch Verminderung der Bronchialobstruktion wird die alveoläre Hypoventilation verbessert, wodurch es zu einer zusätzlichen günstigen Wirkung auf die Drucksenkung der präkapillären pulmonalen Hypertonie kommt.

Im Rahmen der auf das Herz bezogenen therapeutischen Maßnahmen ist beim fortgeschrittenen chronischen Cor pulmonale mit Polyglobulie noch der Aderlaß zu erwähnen. Die Verminderung der pulmonalen Strömungswiderstände durch Erniedrigung der Blutviskosität sowie die Verringerung des venösen Angebotes an das insuffiziente Herz können gleichermaßen die Rekompensation des insuffizienten Myokard unterstützen. Alle übrigen medikamentösen Maßnahmen zur Herabsetzung der pulmonalen Strömungswiderstände zwecks Entlastung des Herzens werden im entsprechenden Kapitel über den Lungenkreislauf besprochen.

Prognose

Zunächst ist festzustellen, daß das chronische Cor pulmonale die Lebenserwartung signifikant verschlechtert. Je höher der Druck in der Pulmonalarterie, um so kürzer ist die Überlebenszeit (s. Abb. 3.21). Wie häufig schon in diesem Kapitel, so muß auch hier auf die extrakardialen Grundkrankheiten verwiesen werden. Sie bestimmen weitgehend den Verlauf der Herzbeteiligung. Durch eine frühzeitige Diagnose der Grunderkrankung kann insbesondere bei den Kranken mit bronchitischem Syndrom durch eine exakt geführte Langzeittherapie und -überwachung die Prognose erheblich verbessert werden. Dies gilt nicht für die Erkrankungen mit primär vaskulärer pulmonaler Hypertonie, hier konnte bisher durch die Therapie keine wesentliche Verbesserung der Lebenserwartung erzielt werden.

Eine erste Einschränkung der Prognose wird erkennbar, wenn deutliche Beschwerden die Kranken zum Arzt führen. Von diesem Zeitpunkt bis zur nächsten klarer zu erkennenden Grenze, der manifesten kardialen Dekompensation, vergeht immer ein sehr viel längerer Zeitraum, als wir es z. B. von den erworbenen Herzfehlern gewohnt sind. Die Angaben in der Literatur liegen weitgestreut um 10 Jahre.

Genauer sind wir dann wieder über den letzten Abschnitt des Krankheitsbildes, die Zeit von der Dekompensation des rechten Herzens bis zum Tode, informiert; er ist im allgemeinen relativ kurz und liegt zwischen 1 und 3 Jahren. Aber auch hier liegen neuere Übersichten vor, die von Überlebensperioden nach der kardialen Rechtsdekompensation von 5–17 Jahren berichten.

Literatur

Biamino, G., L. Lange: Echokardiographie. Hoechst AG 1983

Büchner, F., S. Onishi: Herzhypertrophie und Herzinsuffizienz in der Sicht der Elektronenmikroskopie. Urban & Schwarzenberg, München 1971

Büchner, F., R. Weyland: Die Insuffizienz des hypertrophierten Herzmuskels im Lichte seiner Narbenbilder. Urban & Schwarzenberg, München 1968

Burckhardt, D.: Das Elektrokardiogramm beim chronischen Cor pulmonale. Zeitschr. Kardiol. 63 (1974) 220

Daum, S.: Europ. Sol. Clin. Resp. Physiol. and Europ. Sol. Cardiol. (1977)

Doherty, J. E., J. J. Kane, J. R. Philipps, J. S. Adamson: Digitalis in pulmonary heart disease (Cor pulmonale). Drugs 13 (1977) 142

Effert, S., P. Hanrath, W. Bleifeldt: Echokardiographie. Springer, Berlin 1979

Fabel, H.: Diagnose und Therapie des chronischen Cor pulmonale. Therapiewoche 27 (1977) 2870

Felix, R.: „Das Cor pulmonale". In: Teschendorf, W., H. F. Anacker, P. Thurn: Röntgenologische Differentialdiagnostik Bd. I/2. Thieme, Stuttgart 1977

Ferlinz, R., H. Steppling: Klinik und Therapie der pulmonalen Hypertonie und des chronischen Cor pulmonale. Klinikarzt 10 (1981) 506

Ferrer, M.: Management of patients with cor pulmonale. Med. Clin. N. Amer. – 63, No. 1 (1979) 251

Fishmen, A. P.: Unexplained pulmonary hypertension. Circulation 65 (1982) 651

Gaßner, A., M. Pichler, L. Fridrich, J. Sykora, H. Tizek, K. Lenz: Einfluß von Nifedipin auf die Hämodynamik bei präkapillärer pulmonaler Hypertension in Ruhe und unter Belastung. Dtsch. med. Wschr. 108 (1983) 1790

Gebhardt, W.: Pathologische Physiologie der akuten und chronischen Dilatation des menschlichen Herzens. Verh. dtsch. Ges. Kreisl.-Forsch. 34 (1968) 44

Goeckenjan, G.: Das chronische Cor pulmonale. Intern. Welt 5 (1981) 206

Green, H., W. Smith: The use of digitalis in patients with pulmonary disease. Ann. intern. Med. 87 (1977) 459

Grützmacher, I., R. Schicht, R. Schlaeger, V. Sill: Einfluß von Theophyllin auf die Hämodynamik bei Patienten mit chronisch obstruktiver Atemwegserkrankung und pulmonaler Hypertonie in Abhängigkeit von den Theophyllin-Konzentrationen. Prax. Klin. Pneumol. 38 (1984) 19

Herzog, H., C. Kopp, A. Perruchoud: Prophylaktische und therapeutische Maßnahmen bei chronischem Cor pulmonale. Klin. Wschr. 55 (1977) 777

Hort, W.: Funktionelle Morphologie der akuten Herzinsuffizienz. Verh. dtsch. Ges. Path. 51 (1967) 114

Lichtlen, P.: Klinische Vektor-Elektrokardiographie. Springer, Berlin 1969

Linzbach, A. J.: Funktionelle Morphologie der chronischen Herzinsuffizienz. Verh. dtsch. Ges. Path. 51 (1967) 124

Lupi-Herrera, E., J. Sandoval, M. Seoane, D. Bialostozky: The role of Hydralazine therapy for pulmonary arterial hypertension of unknown cause. Circulation 65 (1982) 645

Pabst, K.: Behandlung des Cor pulmonale. Dtsch. med. Wschr. 14 (1975) 766

Packer, M., B. Greenberg, B. Massie, H. Dash: Deleterious effects of Hydralazine in patients with pulmonary hypertension. New Engl. J. Med. 306 (1982) 1326

Reindell, H., H. Roskamm: Herzkrankheiten. Springer, Berlin 1984

Reindell, H., E. Doll, H. Steim, R. Bilger, W. Gebhardt, J. Emmerich, Chr. Büchner. E. Schwilden: Zur Pathophysiologie der pulmonalen Hypertonie und des chronischen Cor pulmonale. Arch. Kreisl.-Forschg. 43 (1964) 1

Rubin, L. J., R. H. Peter: Oral hydralazine therapy for primary pulmonary hypertension. New Engl. J. Med. 302 (1980) 69

Rubin, R., K. Klose, H. Steppling, V. Schulz, M. Thelen: Vergleichende computertomographische und haemodynamische Untersuchungen zur Diagnostik der pulmonalen Hypertonie. 29. Kongreß der Deutschen Ges. für Lungenkrht. n. Tuberkulose (1980) S. 684

Schüren, K. P., U. Hütteman, B. Ramdohr, F. W. Lohmann: Lungenkreislauf und kontraktile Funktion des rechten Ventrikels bei chronischem Cor pulmonale. Vergleichende Untersuchungen über den Einfluß von Aminophyllin und Heptaminol. Klin. Wschr. 50 (1972) 101

Schüren, K. P., H. N. Macha: Isosorbitdinitrat bei chronischem Cor pulmonale. Dtsch. med. Wschr. 103 (1978) 777

Schüren, K. P., U. Hüttemann, R. Schröder: Chronisch obstruktive Lungenerkrankungen und Cor pulmonale. Schattauer, Stuttgart 1975

Ulmer, W. T.: Die obstruktiven Atemwegserkrankungen. In Handbuch der Inneren Medizin, Bd. IV/2. Springer, Berlin 1979 (S. 449 u. 675)

Vogt, P., J. R. Rüttner: Das Cor pulmonale aus pathologisch-anatomischer Sicht. Schweiz. med. Wschr. 107 (1977) 549

Voß, H., H. Feigel, J. Bücking: Langzeitverlauf der primär vaskulären Hypertonie mit und ohne Einnahme von Appetitzüglern. Z. Kardiol. 72 (1983) 215

Voß, H., E. Gadermann, H.-J. Hauch: Die primär vaskuläre Hypertonie. Internist 14 (1973) 463

Widimsky, J.: Pulmonale Hypertonie. Thieme, Stuttgart 1981

Wynne, J. W.: The treatment of cor pulmonale. J. Amer. med. Ass. 239 (1978) 2283

Schocklunge

L. S. Geisler

Definition

Als Schocklunge wird eine progrediente respiratorische Insuffizienz bezeichnet, die als *Schockfolgeerkrankung* mit einer Latenz von Stunden bis Tagen auftritt. Synonyma sind: akutes Lungenversagen (acute pulmonary failure), Atemnotsyndrom des Erwachsenen (adult respiratory distress syndrome = ARDS).

Häufigkeit

Die Schocklunge ist erst in den letzten Jahren als eigenständiges klinisches Syndrom erkannt worden. Verbindliche Zahlen über ihre Häufigkeit liegen daher noch nicht vor. Mit einer Schocklunge muß bei allen schweren Schockzuständen, gleich welcher Genese gerechnet werden. Besonders gefährdet sind Patienten mit schweren Allgemeininfektionen (Sepsis, Peritonitis), nach großen blutungsreichen chirurgischen Eingriffen, insbesondere in der Abdominalchirurgie, sowie polytraumatisierte Patienten bei gleichzeitiger Adipositas, Vorschädigung der Lunge oder Aspiration.

Pathophysiologie und Morphologie

Vermehrte Catecholaminfreisetzung mit Konstriktion der Arteriolen und Hypovolämie im Schock führen zu einer Hypoperfusion der Lungen, als deren Folgen sich Stase, Hypoxie und Gewebsazidose entwickeln (Abb. 3.23). Die nun einsetzende Mikrozirkulationsstörung mit Kapillarverlegung durch Leukozyten, Sludge der Erythrozyten und Thrombozytenaggregation bewirkt schließlich eine Störung der Hämostase mit disseminierter intravasaler Gerinnung bis zum Vollbild der Verbrauchskoagulopathie („pulmonale Mikrothrombosierung"). Dadurch kommt es zu einer weiteren

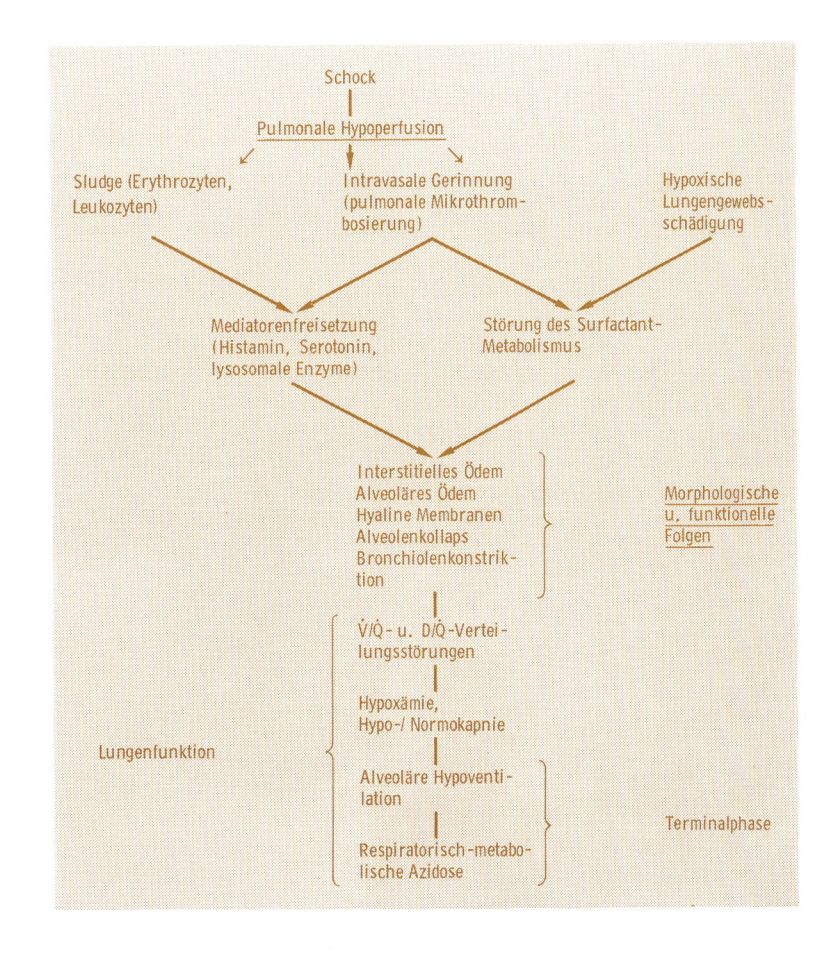

Abb. 3.23 Pathogenese der Schocklunge (nach *Schulz* u. *Schnabel*)

Abnahme der Lungenkapillarperfusion, die zu Läsionen an Kapillarendothel, Interstitium und Alveolardeckzellen sowie durch Widerstandszunahme in der Lungenstrombahn zum Druckanstieg im kleinen Kreislauf führt. Für die Schäden am Alveolarkapillarendothel sind Mediatoren wie Serotonin, Histamin, Kinine und ADP mit verantwortlich. Im Interstitium findet sich ein proteinreiches Ödem mit Fibrinmonomeren, die dort zu Fibrinfäden polymerisieren. Aus der Schädigung der Alveolardeckzellen, insbesondere der Pneumozyten II, resultiert ein Zusammenbruch der Surfactant-Synthese. Die charakteristischen, für die Schocklunge allerdings nicht spezifischen Alveolarmembranen bestehen aus Surfactant-Resten, Alveolardeckzelldetritus und einem Fibrinfilz. Durch Zerstörung des alveolären Oberflächenfilmes und damit Vergrößerung des Retraktionsdruckes der Alveolen kommt es zum Alveolenkollaps (Alveolenatelektase).

Makroskopisch sind die Lungen fest und schwer. Die mikroskopisch imponierenden Lungenveränderungen wie Stase, Blutung, Atelektase, eiweißreiches Ödem, Thromben, hyaline Membranen und interstitielle Fibrose werden auch als Folge hochprozentiger oder hyperbarer Sauerstoffinhalation, künstlicher Beatmung und Aspiration beobachtet.

Lungenfunktion

Ventilation, Perfusion und Diffusion der Lungen sind im Schock beeinträchtigt. Die Ventilation wird erschwert durch Abnahme der Lungen-Compliance, Erhöhung der Atemarbeit und Totraumzunahme. Perfusionsstörungen mit Kranialisierung der Restperfusion und Ausbildung großer intrapulmonaler Shunt-Volumina, die im Extremfall 80% des HZV ausmachen, sowie ausgeprägte Ventilations/Perfusions-Inhomogenitäten sind Hauptursache der zunehmenden Hypoxämie. Hinzutreten können Diffusionsstörungen durch Diffusionsflächenverkleinerung (Alveolarkollaps), Zunahme der Diffusionsstrecke (interstitielle Veränderungen) und Kontaktzeitverkürzung. Eine kontinuierliche Erhöhung des inspiratorischen Sauerstoffdruckes bessert die Hypoxämie nicht, sondern kann im Gegenteil durch Zunahme der Lungengewebsschädigung zu einer weiteren Verschlechterung führen. Alle Lungenvolumina, einschließlich FRC bzw. ITGV, sind erniedrigt. Der arterielle Kohlensäuredruck ist niedrig bzw. über lange Zeit normal und steigt erst präfinal an.

Klinik

Leitsymptom der Schocklunge ist eine fortschreitende Ateminsuffizienz, die während eines Schocks, häufiger jedoch nach überwundenem Schockereignis in Erscheinung tritt. Die „Lunge im Schock" geht, sobald persistierende Lungengewebsveränderungen vorliegen, in die „Schocklunge" über. Die für den Verlauf so entscheidende Frühdiagnose ist schwierig, weil der Patient sich anfänglich noch (bzw. wieder) in gutem Allgemeinzustand befindet und initial lediglich eine mäßiggradige Hypoxämie und Hyperventilation bestehen. Kommt es trotz Erhöhung des inspiratorischen Sauerstoffdruckes zu keinem adäquaten Anstieg des arteriellen Sauerstoffdruckes, so ist dies als Alarmzeichen zu bewerten. Im weiteren Verlauf wird die Atmung frequenter und oberflächlich, mit Abnahme der Lungendehnbarkeit steigt die Atemarbeit an, die Kranken klagen über zunehmende Dyspnoe und der Allgemeinzustand verschlechtert sich. Trotz künstlicher Beatmung mit steigenden Beatmungsdrucken und Erhöhung der Sauerstoffkonzentration in der Einatmungsluft nimmt die Hypoxämie weiter zu. Die primär respiratorisch-metabolische Alkalose geht in der Terminalphase, da eine ausreichende CO_2-Elimination nicht mehr möglich ist, in eine gemischte respiratorisch-metabolische Azidose über. Bradykarde Rhythmusstörungen und Rechtsherzversagen führen schließlich zum Tode.

Diagnose

Zur Diagnose ist die Synopsis von Klinik, Lungenfunktionsprüfung, Röntgenthoraxbild und Gerinnungsanalyse erforderlich. Für die Schocklunge beweisende Röntgenbefunde gibt es nicht. Als Frühsymptom und Ausdruck der Perfusionsumverteilung nach kranial kommt es zu verbreiterten Segmentgefäßen und Unschärfe der Gefäßkonturen in den Ober-Mittelfeldern. Nach Auftreten der Hypoxämie wird eine schleierartige Eintrübung der Lungen beobachtet, die später in kleinfleckige bzw. retikuläre Verdichtungen übergeht. Sie sind Ausdruck des interstitiellen Lungenödems. Latenz und rascher Wechsel der radiologischen Veränderungen machen häufige Röntgenthoraxaufnahmen in den ersten 12–48 Stunden nach einem Schockereignis erforderlich.

Je nach Schweregrad der Hämostasestörung findet sich die Befundkonstellation einer Verbrauchskoagulopathie mit Abfall der Thrombozyten und der Faktoren I, II, V, VIII und XIII.

Differentialdiagnose

Schwierigkeiten in der diagnostischen Abgrenzung können sich ergeben, wenn die respiratorische Insuffizienz Folge der schockauslösenden pulmonalen Grundkrankheit ist (Lungenembolie, Fettembolie, Aspiration, Thoraxtrauma, Atemwegsobstruktion, Pneumonie) oder auf einer Schockkomplikation (Pneumonie, zentrale Atemlähmung) beruht.

Therapie

Da bislang eine nachweislich wirksame medikamentöse Behandlung der Schocklunge nicht möglich ist, stellt die möglichst frühzeitige künstliche Beatmung die einzige therapeutische Chance dar. Tachypnoe, Hyperventilation und pO_{2a}-Abfall unter 60 mmHg trotz Sauerstoffinsufflation gelten als Indikation zur PEEP-Beatmung. Unter PEEP- oder CPPV-Beatmung wird eine Beatmung mit positiv endexspiratorischem Druck verstanden (PEEP = positive endexpiratory pressure; CPPV = continuous positive pressure ventilation). Ziel dieser seit einigen Jahren angewendeten Beatmungsform ist die Wiedereröffnung atelektatischer Alveolarbezirke, eine Surfactant-Spreitung und dadurch eine Zunahme der funktionellen Residualluft und der Compliance sowie eine Abnahme der intrapulmonalen Shuntmenge. Der arterielle Sauerstoffdruck sollte zwischen 75 und 100 mmHg liegen. Die Flüssigkeitszufuhr ist restriktiv bei genauer Bilanzierung zu handhaben. Durch hohe Kalorienzufuhr kann eine katabole Stoffwechselsituation vermieden werden. Dopamininfusionen und Diuretika dienen der Aufrechterhaltung einer ausreichenden Urinausscheidung. Falls dies nicht gelingt, kommt eine arteriovenöse Hämofiltration in Frage. Eine prophylaktische Antibiotikagabe ist nicht indiziert. Inwieweit Heparinisierung, Fibrinolyse, Corticoide und Proteaseinhibitoren (z. B. Trasylol) von therapeutischem Nutzen sind, ist noch offen. Das gleiche gilt für den Einsatz von sog. Membranlungen (prolongierte extrakorporale Oxygenierung).

Prognose

Die Prognose der Schocklunge ist sehr schlecht, insbesondere dann, wenn die Schockursache nicht kurzfristig behoben werden kann (z. B. nicht beherrschbare Sepsis, Pankreatitis). Die Letalität scheint der Schwere der alveoloarteriellen Sauerstoffdruckdifferenz parallel zu gehen. Die einzige Überlebenschance liegt in der Wiederherstellung weitgehend normaler atemmechanischer Verhältnisse. Dies unterstreicht noch einmal die Bedeutung einer PEEP-Beatmung zu einem Zeitpunkt, wo die morphologischen Lungenveränderungen noch reversibel sind.

Literatur

Burchardi, H., T. Stokke: Schocklunge (ARDS): Grundzüge der Behandlung. Diagnostik und Intensivtherapie 10 (1980) 109–114

Broussion, J., J. Piton: Le poumon du traumatisé. J. Radiol. Electrol. 54 (1973) 131

Kamada, P. O., J. R. Smith: The phenomenon of respiratory failure in shock. The genesis of „shock lung". Amer. Heart J. 83 (1972) 1

Mittermayer, C., W. Vogel, H. Burchardi, H. Birzle, K. Wiemers, W. Sandritter: Pulmonale Mikrothrombosierung als Ursache der respiratorischen Insuffizienz bei Verbrauchskoagulopathie (Schocklunge). Dtsch. med. Wschr. 95 (1970) 1999

Schönborn, H., H.-P. Schuster, K. F. Lang: Schock. In Schölmerich, P., H.-P. Schuster, H. Schönborn, P. Baum: Interne Intensivmedizin. Thieme, Stuttgart 1980

Schulz, V., K. K. Schnabel: Die Schocklunge. Pathogenetische Vorstellungen und therapeutische Möglichkeiten. Internist 16 (1975) 82

Vogel, W.: Die Bedeutung der disseminierten intravasalen Gerinnung in der terminalen Lungenstrombahn für die postoperative und posttraumatische respiratorische Insuffizienz. Chirurg 45 (1974) 115

Krankheiten des Lungenkreislaufs

K. SCHMENGLER und H. SCHIEFFER

Fehlbildungen des Lungenkreislaufs

Es handelt sich hierbei in der Regel um angeborene oder auf Entwicklungsstörungen der frühen Embryonalperiode zurückzuführende Hemmungsmißbildungen der größeren Lungenarterien und/oder -venen. Sie treten selten isoliert auf, häufiger sind sie vergesellschaftet mit Entwicklungsstörungen des zugehörigen Lungenparenchyms oder anderen kongenitalen kardiovaskulären Defekten. Die Verdachtsdiagnose ergibt sich aus dem Röntgennativbild oder der Tomographie, die definitive Abklärung ist nur durch invasive Untersuchungsmethoden (Herzkatheter, angiographische Verfahren) möglich. Die klinische Symptomatologie wird durch das Vorliegen hämodynamischer Rückwirkungen, der Entwicklung eines Rechts-links-Shunts oder einer pulmonalen Hypertonie, seltener durch das Auftreten bronchopulmonaler Komplikationen bestimmt. Aber auch bei Fehlen einer relevanten klinischen Symptomatik ist die Kenntnis bestimmter Anomalien des Lungenkreislaufs aus differentialdiagnostischen Gründen wichtig.

Die relativ häufigen Komplexe der Lungenvenenfehlmündung, des persistierenden Truncus arteriosus communis sowie des Ductus arteriosus Botalli werden in den einschlägigen kardiologischen Kapiteln behandelt, ebenso die zum Komplex der Koronaranomalien zu zählenden Ursprungsanomalien der linken oder rechten Kranzarterie aus der Pulmonalarterie.

Als sehr seltene Ursprungsanomalie der Pulmonalarterie sei der Ursprung der linken Pulmonalarterie aus der rechten erwähnt, da er zu Kompressionserscheinungen des rechten Hauptbronchus führen kann. Auf folgende Fehlbildungen des Lungenkreislaufs soll im weiteren ausführlicher eingegangen werden:

1. Aplasie (Hypoplasie) der Pulmonalarterie,
2. Ektasie der Pulmonalarterie,
3. periphere Pulmonalstenosen,
4. Anomalien der Lungenvenen,
5. arterio-venöse Lungenfistel.

Aplasie und Hypoplasie der Pulmonalarterie

Definition

Es handelt sich um eine angeborene, in Einzelfällen wohl auch im frühkindlichen Alter erworbene Entwicklungshemmung des Pulmonalarteriensystems mit mehr oder weniger rudimentärer Entwicklung einer Lungenarterie bzw. eines ihrer Äste. Die Pulmonalisaplasie ist häufig mit einer Fehlentwicklung des zugehörigen Bronchialsystems und Lungenparenchyms kombiniert (Lungenagenesie), auch bei der Hypoplasie der Lungenarterie sind Fehlbildungen des Bronchialsystems nicht selten. Besteht gleichzeitig eine systemarterielle Blutversorgung der entsprechenden Lungenareale, so sind Beziehungen zur *Lungensequestration* gegeben (Näheres hierüber s. Spezialkapitel).

Prinzipiell sind alle Übergangsmöglichkeiten zwischen Agenesie einer gesamten Lunge mit entsprechender Aplasie der Pulmonalarterie bis zu leichteren Formen der Hypoplasie der A. pulmonalis bzw. von Seitenästen bei funktionstüchtigem Lungenparenchym denkbar. Die Kombination mit anderen kardiovaskulären Fehlbildungen ist häufig.

Pathophysiologie und Klinik

Je nach Ausmaß der Minderperfusion besteht eine Beeinträchtigung des Gasaustausches im Sinne einer Totraumventilation. Die Patienten empfinden jedoch auch bei Ausfall einer gesamten Lunge oft über lange Zeit keinerlei Beschwerden, und die Verdachtsdiagnose ergibt sich aus dem röntgenologischen Zufallsbefund einer „einseitig hellen Lunge". Bei kombiniertem Vorliegen bronchopulmonaler Anomalien findet sich eine Neigung zu gehäuften Infekten des Respirationstraktes. Mit einer pulmonalen Hypertonie ist nur bei begleitenden kardiovaskulären Anomalien oder schwerer respiratorischer Funktionsstörung zu rechnen.

Diagnose

Röntgenologisch besteht eine vermehrte Strahlentransparenz einer Lunge bzw. eines ihrer Lappen bei relativ kleinem Hilus der gleichen Seite und entsprechendem Schwund der Lungengefäßstruktur. In Fällen ausgeprägter Aplasie kann eine

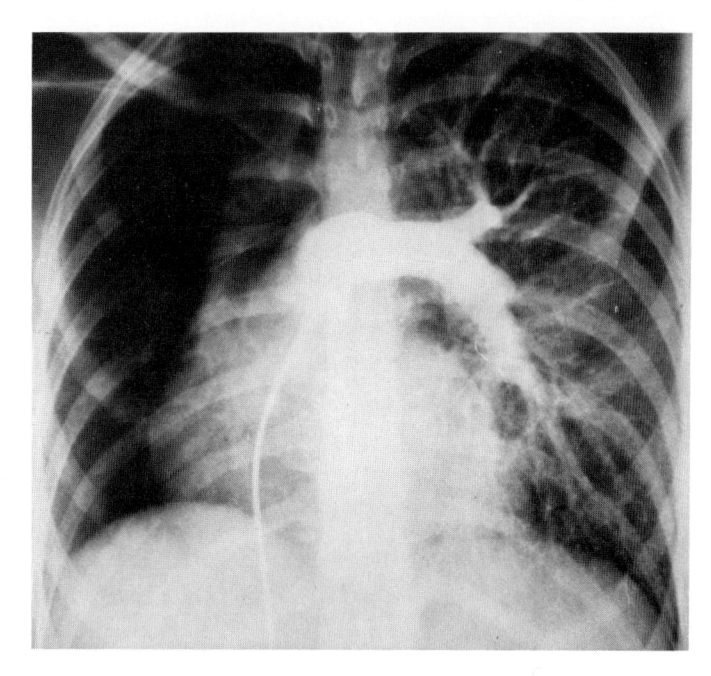

Abb. 3.24 Aplasie der rechten Pulmonalarterie.
Pulmonalisangiogramm: fehlende Darstellung des rechtsseitigen Lungengefäßsystems

durch Parenchymhypoplasie bedingte Verkleinerung des Lungenvolumens mit Thoraxasymmetrie, Zwerchfellhochstand und Verlagerung von Herz- und Mediastinalorganen nachweisbar sein. Die Verdachtsdiagnose wird durch Tomographie, Perfusionsszintigraphie, evtl. in Kombination mit der Ventilationsszintigraphie, erhärtet; bewiesen wird die Pulmonalisaplasie jedoch durch die angiographische Darstellung der Pulmonalisgefäße (Abb. 3.24).

Differentialdiagnose
Abzugrenzen sind in erster Linie erworbene Gefäß- und Parenchymerkrankungen (lokalisiertes Emphysem, progressive Lungendystrophie, Bronchialkarzinom mit Obstruktionsemphysem, tumorbedingte Kompression bzw. thromboembolische Verschlüsse der Pulmonalarterie mit „avaskulären Lungenbezirken").

Verlauf und Prognose
Sie sind abhängig von der Entwicklung einer pulmonalen Hypertonie bzw. respiratorischen Insuffizienz.

Therapie
Sie beschränkt sich auf symptomatische Maßnahmen. Lediglich bei gehäuften bronchopulmonalen Infekten ist eine operative Resektionsbehandlung zu diskutieren.

Ektasie der Pulmonalarterie (Aneurysma der Pulmonalarterie, idiopathische Dilatation der Pulmonalarterie)

Definition
Es handelt sich hierbei um eine Dilatation des gemeinsamen Hauptstammes und/oder eines bzw. beider Hauptäste der Pulmonalarterie. Die Bezeichnung Ektasie oder Aneurysma wird in der Literatur willkürlich gehandhabt. Als symptomatische Form ist die Pulmonalisektasie Ausdruck einer chronischen Druck- und/oder Volumenbelastung des Lungenkreislaufs, kann aber auch bei primären Pulmonalklappenerkrankungen beobachtet werden. Bei der idiopathischen Form besteht keine klinisch oder hämodynamisch faßbare Ursache.

Häufigkeit
Symptomatische Pulmonalisektasien werden bei Vorhandensein einer der oben beschriebenen kardialen Grundkrankheiten häufig gefunden, die idiopathische Pulmonalisektasie ist hingegen sehr selten.

Ätiologie und Pathogenese
Bei den idiopathischen Formen wird neben einer Entwicklungsstörung des Truncus arteriosus eine zusätzliche kongenitale Wandschwäche diskutiert, in einigen Fällen scheint auch eine „forme fruste" des Marfan-Syndroms vorzuliegen (EDWARDS 1979). Strukturänderungen der Pulmonalgefäße werden auch bei den sekundären Formen der Pulmonalisektasie diskutiert (SIELAFF 1964).

Pathophysiologie

Wesentliche hämodynamische Auswirkungen ergeben sich bei der idiopathischen Pulmonalisektasie nicht. Es kann aufgrund der beeinträchtigten Windkesselfunktion eine geringgradige funktionelle Pulmonalklappenstenose resultieren, in 25% der Fälle werden auch geringgradige Pulmonalklappeninsuffizienzen beobachtet, die auf eine Dehnung des Pulmonalklappenrings zurückzuführen sind (EDWARDS 1979).

Klinische Symptomatologie und Diagnose

Aufgrund des Fehlens subjektiver Beschwerden wird die Diagnose in der Regel zufällig gestellt. Bei der Herzauskultation findet sich häufig ein pulmonaler Gefäßdehnungston, meist in Verbindung mit einem systolischen Austreibungsgeräusch über dem Pulmonalisareal. Bei Vorliegen einer Pulmonalklappeninsuffizienz besteht ein hochfrequentes, frühdiastolisches Decrescendogeräusch geringer Amplitude. Das EKG zeigt in der Regel keine Besonderheiten.

Bei der symptomatischen Form dominieren Befunde einer pulmonalen Hypertonie mit den klinischen, röntgenologischen sowie elektrokardiographischen Kriterien der Rechtsherzbelastung bzw. der primären kardialen Erkrankung.

Die Röntgenuntersuchung zeigt eine erhebliche Prominenz des Pulmonalsegmentes mit Verbreite-

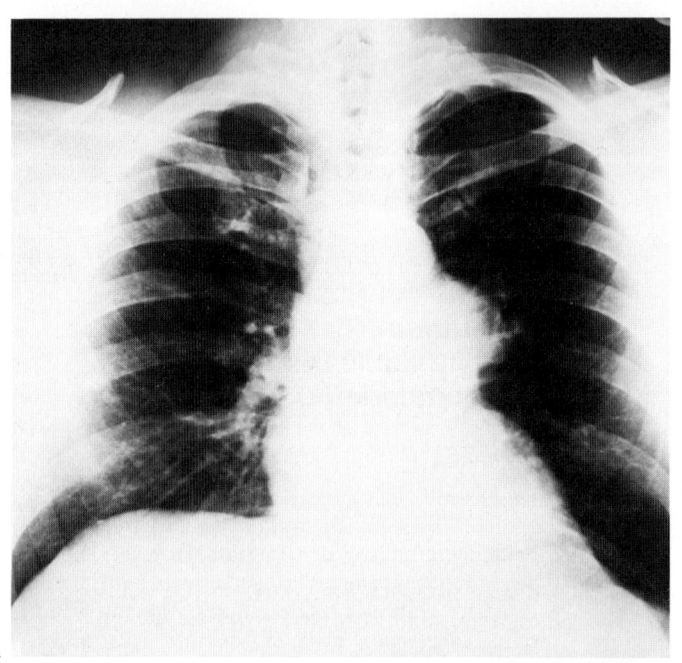

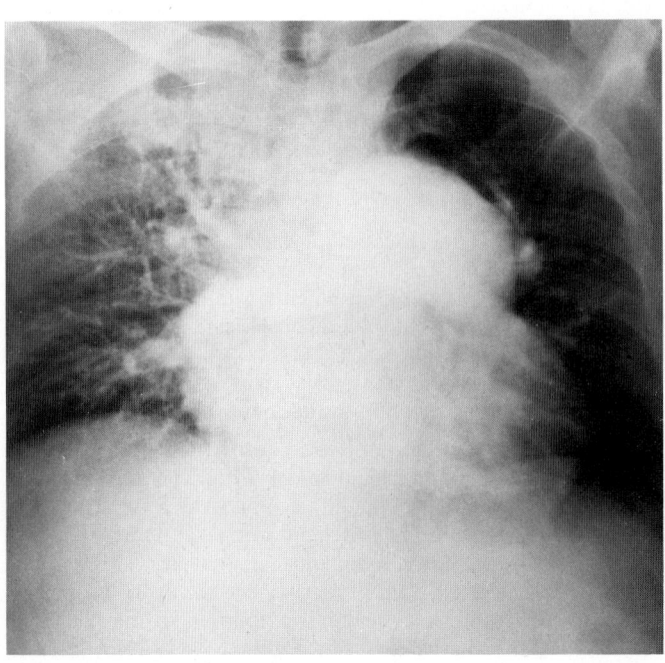

Abb. 3.**25a** u. **b** Idiopathische Pulmonalisektasie

a Thoraxübersicht: deutlich prominentes Pulmonalsegment

b Dextrokardiogramm: ausgeprägte Dilatation des gemeinsamen Hauptstammes und linken Hauptastes der Pulmonalarterie

rung des linken, gelegentlich auch des rechten Hilus (Abb. 3.25a). Die periphere Lungengefäßzeichnung ist normal.
Die röntgenologische Verdachtsdiagnose wird gesichert durch Tomographie, Computertomographie sowie die Herzkatheteruntersuchung mit Pulmonalisangiographie (Abb. 3.25b).

Differentialdiagnose

Grundsätzlich sind alle benignen und malignen Prozesse im Hilus-Mediastinal-Bereich differentialdiagnostisch in Betracht zu ziehen, wie Lymphome, hilusnahe Bronchialkarzinome, Teratome sowie das Aortenaneurysma. Die Abgrenzung der symptomatischen von der idiopathischen Form der Pulmonalisektasie gelingt durch Nachweis bzw. Ausschluß hämodynamischer Kriterien für ein Pulmonalklappenvitium sowie einer Druck- oder Volumenbelastung des Lungenkreislaufs.

Verlauf und Prognose

Die idiopathische Pulmonalisektasie hat im allgemeinen eine gute Prognose. Einzelfälle einer Thrombosierung mit Embolisierung, einer Septikämie durch Sekundärinfektion bzw. einer Ruptur mit tödlichem Ausgang wurden mitgeteilt.

Therapie

Operative Konsequenzen ergeben sich nur bei den sehr seltenen Fällen einer Wandruptur mit Blutung, bei Infektionen oder aufgrund von Verdrängungssymptomen seitens der Nachbarorgane.

Pulmonalarterienstenosen

Periphere Pulmonalarterienstenosen können isoliert oder – häufiger – in Zusammenhang mit anderen kardiovaskulären Fehlbildungen vorkommen. Es besteht eine große Variabilität hinsichtlich Anzahl, Lokalisation und Schweregrad der einzelnen Gefäßveränderungen. Klinische Bedeutung besitzt in der Regel lediglich der seltene Befund von multiplen peripheren Pulmonalstenosen, die zu einem schweren Lungenhochdruck führen können und daher bei der Abklärung einer pulmonalen Hypertonie differentialdiagnostisch zu berücksichtigen sind. Die Diagnose wird durch die Herzkatheteruntersuchung (Nachweis von Drucksprüngen beim Katheterrückzugsmanöver) und die Pulmonalisangiographie (Kaliberschwankungen innerhalb der Pulmonalgefäße, prä- und/oder poststenotische Dilatation) gestellt. Differentialdiagnostisch sind von der angeborenen Form erworbene periphere Pulmonalstenosen bei chronisch rezidivierender Lungenembolie bzw. „autochthoner Pulmonalarterienthrombose" abzugrenzen. Operative Konsequenzen ergeben sich nur bei ausgeprägten, proximal gelegenen Befunden wie der äußerst seltenen schweren supravalvulären Pulmonalstenose.

Anomalien der Lungenvenen

Schon unter physiologischen Bedingungen besteht ein ausgeprägtes Variationsspektrum hinsichtlich Anzahl und Verlaufsrichtung der Lungenvenen (DOERR 1974).
Fehlmündungen der Lungenvenen in den rechten Vorhof bzw. die V. cava superior, seltener auch in die V. cava inferior (Scimitar-Syndrom), gehören zu den häufigen kongenitalen Herzvitien und sind im einschlägigen Herzkapitel eingehend beschrieben.
Seltene isolierte, aber auch in Kombination mit anderen kardiovaskulären Fehlbildungen auftretende Anomalien des Lungenvenensystems sind:
a) die umschriebene Ektasie (sog. Varix der Lungenvenen), die als isolierter Lungenrundherd differentialdiagnostisch von Bedeutung sein kann, aber auch aufgrund der Rupturmöglichkeit bei der Abklärung von Hämoptysen zu berücksichtigen ist;
b) die kongenitale Pulmonalvenenstenose, die bei multiplem Auftreten seltene Ursache einer postkapillären pulmonalen Hypertonie sein kann.

Arteriovenöse Lungenfistel (pulmonale a.-v. Fistel, arteriovenöses Aneurysma der Lunge)

Definition

Es handelt sich bei der arterio-venösen Lungenfistel um eine isoliert oder mit anderen Fehlbildungen, auch des großen Kreislaufs, auftretende angeborene Angiopathie des Lungenkreislaufs, bei der aufgrund einer Fehlentwicklung des Lungenkapillarnetzes eine direkte Kommunikation einer Lungenarterie mit der zugehörigen Lungenvene besteht. Es resultiert somit ein direkter Kurzschluß eines Teiles des Lungenkreislaufs mit Umgehung der alveolären Kapillarphase und Direktmündung venösen Blutes in den Systemkreislauf.

Häufigkeit

Diese Fehlbildung ist selten, gilt jedoch als häufigste Anomalie des Lungenkreislaufs.

Pathologische Anatomie

Die Fisteln variieren in ihrer Größe von winzigen Knäueln dilatierter Gefäße (pulmonale Teleangiektasien) bis zu großen schwammartigen Gefäßkonglomeraten, die in Einzelfällen einen ganzen Lungenlappen einnehmen können. Sie bestehen aus erweiterten zuführenden, dünnwandigen Pulmonalarterien, stärker erweiterten abführenden Lungenvenen und einem zwischengeschalteten Labyrinth von erweiterten Gefäßen, die als „Rankenangiome" imponieren können.
Häufig handelt es sich um einen Solitärbefund, es

3.40 Krankheiten der Atmungsorgane

können jedoch auch multiple a.-v. Aneurysmen unterschiedlicher Größe sowie multiple Mikrobefunde im Rahmen einer generalisierten hereditären Teleangiektasie (Morbus Rendu-Weber-Osler) auftreten. Auch bei der Leberzirrhose werden diese Veränderungen gelegentlich beobachtet.

Pathophysiologie und Klinik

Je nach Anzahl und Größe der Fisteln imponiert ein unterschiedlicher Rechts-links-Shunt mit systemarterieller Hypoxämie, Mischblutzyanose und vergrößertem Großkreislaufvolumen. Klinische Zeichen sind zentrale und periphere Zyanose, in ausgeprägten Fällen auch Trommelschlegelfinger und -zehen, Polyglobulie sowie Belastungsdyspnoe. Bei Vorhandensein eines Morbus Osler werden Teleangiektasien im Haut- und Schleimhautbereich gefunden. Bei sorgfältiger Auskultation sind systolische, evtl. auch diastolische Geräusche mit inspiratorischer Amplitudenzunahme im Thoraxbereich, abhängig von der Fistellokalisation, diagnostisch wertvoll.

Das EKG ist uncharakteristisch, eine pulmonale Hypertonie besteht in der Regel nicht.

Röntgenologisch imponieren mehr oder weniger scharf begrenzte, rundliche bis ovaläre, solitäre oder multiple Lungenverschattungen, die oft eine streifige Beziehung zum Hilus haben (Abb. 3.**26a**). Bevorzugte Lokalisation sind beide Unterlappen und die Lingula. Diese Lungenherde können bei

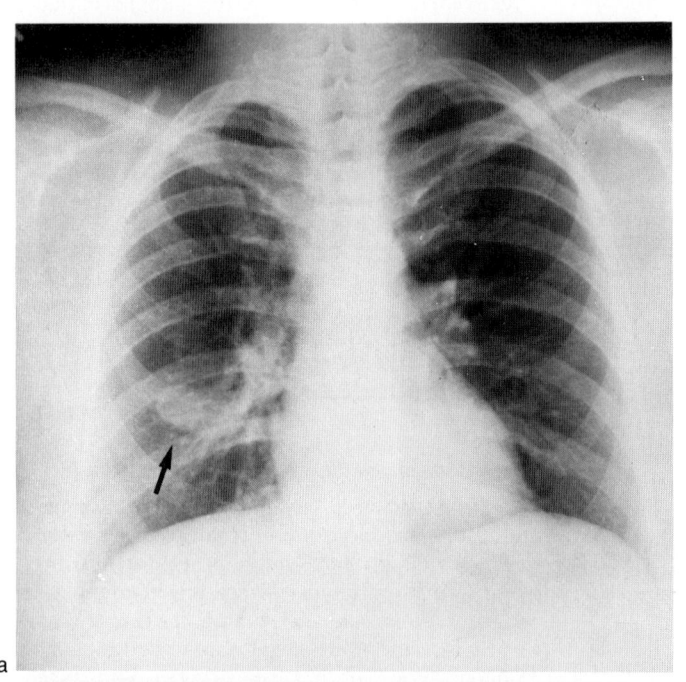

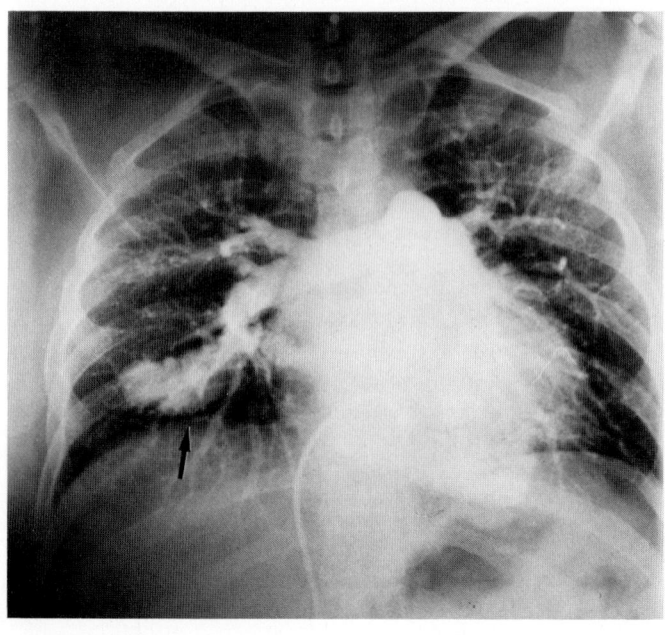

Abb. 3.**26a** u. **b** Arteriovenöse Lungenfistel

a Thoraxübersicht: Lungenrundherd im rechten Mittel/Unterfeld (Pfeil!)

b Dextrokardiogramm: angiographische Darstellung der Fistel mit zu- und abführenden Gefäßen (Pfeil!)

Durchleuchtung pulsieren und bei verschiedenen Atemmanövern (Müllerscher Saugversuch, Valsalvascher Preßversuch) größenmäßig variieren.
Die Tomographie kann durch Abgrenzung einzelner Gefäßverläufe die Diagnose stützen. Bewiesen wird die Fehlbildung durch die Pulmonalisangiographie (Abb. 3.26b), wobei zum Ausschluß multipler Befunde immer eine Übersichtsangiographie, gegebenenfalls ergänzt durch selektive Darstellung verdächtiger Regionen, durchgeführt werden sollte.

Verlauf und Prognose

Bei Ruptur der Fistelgefäße mit Anschluß ans Bronchialsystem können Hämoptysen auftreten. Aufgrund von Thrombenbildung in den kavernösen Gefäßen mit Anschluß an den Systemkreislauf sind Embolien im Großkreislauf möglich. Gefürchtetste Komplikation ist die Entwicklung eines zerebralen Infarktes bzw. Hirnabszesses.
Bei längerer Krankheitsdauer ist mit Vergrößerung der Fisteln, Zunahme des Rechts-links-Shunts sowie progredienter Herzinsuffizienz zu rechnen.

Differentialdiagnose

Abzugrenzen sind andere intrapulmonale Verschattungen wie tuberkulöse Rundherde, Bronchialneoplasma, zirkumskripte Pneumonien, Lungeninfarkt sowie der Venenvarix. Bei ausgeprägter Bronchiektasie können multiple rundlich-streifige Lungenverschattungen im Zusammenhang mit einem Rechts-links-Shunt differentialdiagnostisch nur schwer abgrenzbar sein.
In seltenen Fällen treten a.-v. Fisteln der Lunge als Unfallfolge auf.

Therapie

Bei begrenzter Lokalisation ist die operative Fistelresektion Therapie der Wahl. Bei multiplem Befall ist jedoch bei Operation einzelner Veränderungen mit einer Vergrößerung der anderen Fisteln zu rechnen. In solchen Fällen kann das derzeit in klinischer Erprobung befindliche Verfahren der Gefäßembolisation mit Fremdmaterial bedeutsam werden.

Entzündliche Angiopathien des Lungenkreislaufs – sogenannte Arteriitis pulmonalis

Definition

Bei der Arteriitis pulmonalis handelt es sich um eine isoliert oder im Rahmen generalisierter Gefäßerkrankungen auftretende entzündliche Angiopathie des Lungenkreislaufs. Aufgrund der unterschiedlichen Ätiologie sowie des sehr variablen Gefäßbefalls gibt es kein einheitliches Krankheitsbild.

Ätiologie und Häufigkeit

Entsprechend dem Wandel der Infektionskrankheiten mit starker Abnahme der spezifischen Infektionskrankheiten Tuberkulose und Lues kommen diese, früher durchaus auch im Lungenkreislauf beobachteten Erkrankungen heute praktisch nicht mehr vor. Demgegenüber haben die Krankheiten des sogenannten rheumatischen bzw. immunpathologischen Formenkreises deutlich zugenommen und werden auch im Lungenkreislauf immer häufiger beobachtet. In der Regel handelt es sich dabei um die „pulmonale Begleitmanifestation" eines generalisierten arteriellen Gefäßleidens, ein isolierter Befall der Lungengefäße ist eine ausgesprochene Rarität.
Eine Übersicht der wesentlichen in Frage kommenden Krankheitsbilder ist in der Tab. 3.7 aufgeführt.
Krankheitsbilder mit primärem Angriffspunkt im Alveolar-Kapillar-Bereich, wie die „allergische Alveolitis", die idiopathische Lungenhämosiderose sowie das Goodpasture-Syndrom, werden in dem einschlägigen Kapitel der Lungengerüsterkrankungen besprochen. Auch sei im Rahmen der hier abgehandelten erworbenen Angiopathien bezüglich der extrapulmonalen Manifestationsformen auf die entsprechenden Kapitel verwiesen.

Pathologie und Pathophysiologie

Vaskuläre Angriffspunkte der jeweiligen Noxe sind in der Regel Media- und Adventitiaschichten, in denen es zu fibrinoiden Nekrosen mit späterem

Tabelle 3.7 Ätiologische Einteilung der entzündlichen Angiopathien des Lungenkreislaufs

A) Angiitiden spezifischer Genese
   a) Lues
   b) Tuberkulose

B) Erkrankungen des rheumatisch-immunpathologischen Formenkreises
   a) Periarteriitis nodosa (Panarteriitis nodosa)
   b) Wegenersche Granulomatose
   c) Lupus erythematodes disseminatus
   d) Sklerodermie
   e) Rheumatoide Arteriitis
   f) Endangiitis obliterans
      (Thombangiitis obliterans,
      Morbus Winiwarter-Buerger)

narbigem Umbau kommt (WAGENVOORT u. WAGENVOORT 1979). Die Intimaschichten sind mit Ausnahme der Endangiitis obliterans erst sekundär betroffen, reagieren dann aber ebenfalls mit Abbau- und Umbauvorgängen, wobei sekundäre Thrombenbildung häufig ist. Mit Ausnahme der spezifischen Entzündungen Lues und Tuberkulose, die in der Regel die großen Pulmonalgefäße befallen, sind bei den Angiopathien des immunpathologisch-rheumatischen Formenkreises die mittelgroßen und kleinen muskulären Gefäße betroffen. Bei generalisiertem Befall resultiert eine Einengung der pulmonalen Lungenstrombahn mit Erhöhung des Lungengefäßwiderstandes und Entwicklung einer pulmonalen Hypertonie. Bei Übergreifen des Gefäßprozesses auf das Lungenparenchym entwickeln sich kleinere, gelegentlich auch größere und konfluierende Lungeninfiltrate mit Tendenz zu narbigem Umbau und Übergang in Lungenfibrose. In diesen Fällen besteht zusätzlich eine restriktive Ventilationsstörung mit vermehrter Totraumventilation und Beeinträchtigung der Diffusion. Der extrem seltene gemeinsame Befall von Pulmonalarterien und Bronchialarterien führt zum Krankheitsbild der progressiven Lungendystrophie (vanishing lung).

Klinisches Bild

Je nach Ausmaß und Organbeteiligung der Angiopathie besteht eine große Variabilität hinsichtlich der subjektiven Symptome und klinischen Befunde. Bei generalisiertem pulmonalem Gefäßbefall steht im Vordergrund die Entwicklung eines chronischen Cor pulmonale mit rasch progredienter, präkapillärer, pulmonaler Hypertonie und den Folgen der Rechtsherzhypertrophie und Rechtsherzinsuffizienz. Das Krankheitsbild ähnelt dem der primären pulmonalen Hypertonie, es können jedoch die Zeichen einer pleuropulmonalen Beteiligung hinzutreten.
Laborchemisch sind – mit Ausnahme der Endangiitis obliterans – meist Zeichen einer floriden Entzündung vorhanden: Erhöhung der Blutsenkungsgeschwindigkeit, Anämie, Leukozytose, γ-Globulinvermehrung, Nachweis von Rheuma- und LE-Faktor, Nachweis von antinukleären Faktoren bzw. Gewebsantikörpern.
Röntgenologisch finden sich neben der für pulmonale Hypertonie typischen Umformung des Herzens (prominentes Pulmonalsegment, Einengung des Retrosternalraumes) auch die Gefäßzeichen der pulmonalen Hypertonie (Dilatation der zentralen Lungenarterien, Gefäßkalibersprünge, Engstellung bzw. Rarefizierung der peripheren Lungengefäße). Als Zeichen der pleuropulmonalen Beteiligung kommen perivaskuläre Lungeninfiltrate, seltener auch größere Verdichtungszonen hinzu, die von einem Lungeninfarkt nicht sicher zu unterscheiden sind. Typisch für die Wegenersche Granulomatose sind multiple Rundherde mit Tendenz zum Zerfall und zur Entwicklung von Kavernen, klinisch oft in Verbindung mit Hämoptysen. Die Entstehung von Pleuraergüssen ist im Rahmen einer Lungeninfarzierung oder einer Polyserositis zu erklären.

Weitere Diagnostik

Der Nachweis einer pulmonalen Beteiligung bei generalisierter Arteriitis wird durch den Nachweis der pulmonalen Hypertonie bzw. Rechtsherzhypertrophie erbracht, das Ausmaß einer zusätzlichen respiratorischen Beeinträchtigung wird lungenfunktionell ermittelt.

Prognose

Sie ist abhängig von Ausmaß und Progredienz der Lungengefäßbeteiligung, d. h. der pulmonalen Widerstandshypertonie mit ihren kardialen Rückwirkungen. Bei Vorliegen einer generalisierten Angiitis verschlechtert die Ausbildung eines chronischen Cor pulmonale die ohnehin schon dubiöse Prognose, die in hohem Maße von der renalen Beteiligung abhängig ist.

Differentialdiagnose

Abzugrenzen sind alle übrigen vaskulären Formen des chronischen Cor pulmonale, insbesondere rezidivierende Makro- und Mikroembolien der Lunge, die primäre pulmonale Hypertonie sowie die idiopathischen Formen der Lungenfibrose.

Therapie

Die isolierte oder zusätzliche pulmonale Beteiligung im Rahmen einer generalisierten Angiitis erfordert den Einsatz von Corticosteroiden und anderen Immunsuppressiva. Der Einsatz von Antikoagulantien ist besonders bei Auftreten von Hämoptysen zu erwägen. Im übrigen entspricht die symptomatische Behandlung den Therapieprinzipien der anderen Formen des vaskulären chronischen Cor pulmonale.

Lungenembolie und Lungeninfarkt

s. S. 3.46ff.

Die chronische Hypertonie des kleinen Kreislaufs

Definition

Der normale Druck im Lungenkreislauf beträgt lediglich ⅕ bis ⅙ des Systemkreislaufs. Erhöhte Drucke im Sinne einer manifesten pulmonalen Hypertonie liegen dann vor, wenn phasische Pulmonalarteriendrucke von 30/15 mmHg bzw. ein Mitteldruck von 20 mmHg in Ruhe überschritten werden. Bei einer latenten pulmonalen Hypertonie übersteigt der Pulmonalarterienmitteldruck unter Belastungsbedingungen Werte von 30 mmHg.

Pathophysiologie und Ätiologie

Folgende 3 Hauptfaktoren können isoliert für sich oder in Kombination miteinander den Pulmonalarteriendruck beeinflussen:
1. der Lungengefäßwiderstand,
2. der Druck im venösen Schenkel des Lungenkreislaufs,
3. das Lungendurchflußvolumen.

Für eine Erhöhung des Lungengefäßwiderstandes können sowohl funktionelle, primär reversible Mechanismen als auch anatomisch-fixierte, irreversible Gefäßveränderungen verantwortlich sein, wobei auch hier wiederum eine Kombination mehrerer Faktoren möglich ist (s. auch Tab. 3.**8**).
Tab. 3.**9** gibt eine Übersicht über die verschiedenen

Tabelle 3.8 Ursachen einer Erhöhung des Lungengefäßwiderstandes

I. *Primär funktionelle Mechanismen (Mediahypertrophie)*
 1. Hypoxische pulmonale Vasokonstriktion (v. Euler-Liljestrand-Mechanismus)
 2. Hyperkapnie, Azidose (meist zusätzlicher Mechanismus zu 1., selten isoliert)
 3. Medikamentös-toxische Vasokonstriktion (Aminorexfumarat, Crotalaria, toxische Ölprodukte)
 4. Pulmonale Vasokonstriktion auf körpereigene Substanzen (Histamin, Serotonin, Angiotensin II, Noradrenalin, Prostaglandine)
 5. Myogene Vasokonstriktion auf dem Boden stärkerer Vasodilatation (myogene Theorie)

II. *Anatomisch-fixierte Gefäßveränderungen*
 1. Primär intravasale Gefäßobstruktion (Thromben, Luft, Fett, Fremdkörper, Fruchtwasser, Tumorzellen, Parasiten)
 2. Primäre oder sekundäre Gefäßwandalteration (entzündliche Gefäßwandveränderungen, konsekutive Gefäßveränderungen bei schwerem Lungenhochdruck)
 3. Substantieller Gefäßverlust bei primären bronchopulmonalen Krankheiten (chronisch-obstruktives Lungenemphysem, chronisch-entzündliche Lungenerkrankungen, Lungenfibrosen, Zustand nach Lungenresektion)

III. *Zusätzliche Faktoren*
 1. Erhöhtes korpuskuläres Blutvolumen (Polyglobulie, Polyzytämie)
 2. Erhöhte zirkulierende Blutmenge

Tabelle 3.9 Ätiologische Einteilung der Krankheiten mit pulmonaler Hypertonie (PH)

I. Präkapilläre PH bei primärer Erhöhung des Lungengefäßwiderstandes („Cor pulmonale" im weiten Sinne!)
 1. Einschränkung der Lungenstrombahn aufgrund primärer Erkrankung des Lungenparenchyms und/oder Bronchialsystems („klassisches" Cor pulmonale)
    a) Krankheiten mit primär obstruktiver Ventilationsstörung
    b) Krankheiten mit primär restriktiver Ventilationsstörung
 2. Einschränkung der Lungenstrombahn aufgrund des primären Hypoventilations-Hypoxie-Syndroms
    a) Neuromuskuläre Störungen (z. B. Poliomyelitis)
    b) Alveoläre Hypoventilation mit/ohne Adipositas (z. B. Pickwick-Syndrom)
    c) Höhenhypoxie
 3. Einschränkung der Lungenstrombahn aufgrund primärer Lungengefäßerkrankungen (vaskuläres Cor pulmonale)
    a) Akute Thrombembolie der Lunge
    b) Andere Embolieursachen
    c) Chronisch rezidivierende Mikroembolien
    d) Primäre pulmonale Hypertonie
    e) Angiopathien der Lungengefäße bei generalisierter systemischer Arteriitis
    f) Multiple periphere Pulmonalstenosen

II. Präkapilläre PH bei primärer Erhöhung des Lungendurchflußvolumens
 1. Kongenitale Herzfehler mit Links-rechts-Shunt
    a) Shunts auf Niederdruckniveau (Vorhofseptumdefekt, Lungenvenentransposition)
    b) Shunts auf Systemdruckniveau (Ventrikelseptumdefekt, Ductus arteriosus Botalli)
 2. Erworbene Shunt-Bildung

III. Postkapilläre PH bei primärer Erhöhung des enddiastolischen linksventrikulären Druckes, des linksatrialen Druckes und/oder des Pulmonalkapillardruckes
 1. Krankheiten mit erhöhtem linksventrikulärem Füllungsdruck
    a) Linksventrikuläres Pumpversagen (ischämische Kardiomyopathie, dekompensiertes Hypertonieherz, Aortenvitien, Mitralinsuffizienz, kongestive Kardiomyopathie)
    b) Compliance-Störungen des linken Ventrikels (hypertrophische Kardiomyopathie mit und ohne Obstruktion, Pericarditis constrictiva)
 2. Krankheiten mit Mitralklappenobstruktion
    a) Mitralstenose (isoliert oder kombiniert mit Mitralinsuffizienz)
    b) Myxom des linken Vorhofs
    c) Cor triatriatum
 3. Krankheiten mit Obstruktion der Lungenvenen
    a) Kongenitale Pulmonalvenenstenose(n)
    b) Pulmonale venookklusive Erkrankung

Krankheitsbilder mit pulmonaler Hypertonie, basierend auf dem wesentlichen pathophysiologischen Grundmechanismus sowie dem primären, präkapillären oder postkapillären Entstehungsort des Lungenhochdrucks.

Bezüglich der Einzelheiten von Ätiologie, Pathogenese sowie Klinik der einzelnen Krankheitsgruppen sei auf die einschlägigen Lehrbuchkapitel verwiesen.

Das Lungenödem und seine Differentialdiagnose

Definition

Das Lungenödem ist unabhängig von seiner Ätiologie durch eine abnorme extravasale Flüssigkeitsansammlung in der Lunge charakterisiert, die durch einen vermehrten Übertritt intravasaler Flüssigkeit in das Interstitium und gegebenenfalls die Alveolen der Lunge hervorgerufen wird. Ursächlich kommen 3 pathogenetische Mechanismen isoliert oder kombiniert in Frage:
1. Veränderungen des intravasalen und/oder interstitiellen hydrostatischen bzw. onkotischen Druckes,
2. Strukturänderungen der Alveolar-Kapillar-Membran,
3. Abflußstörungen des lymphatischen Systems.

Tabelle 3.10 Einteilung des Lungenödems nach pathophysiologischen Gesichtspunkten

1. *Lungenödem mit primärer Erhöhung des pulmonalen Kapillardrucks*
   a) Erkrankungen des linken Herzens
      (Mitralvitien, Linksherzversagen, Myxom des linken Vorhofs, Cor triatriatum)
   b) Primäre Erkrankungen der Lungenvenen
   c) Überwässerungslunge (fluid lung) mit und ohne Niereninsuffizienz oder Hypoproteinämie
   d) Neurogene Mechanismen
      (Schädel-Hirn-Trauma, Krankheiten mit erhöhtem Hirndruck, Epilepsie)
   e) Lungenödem nach Kardioversion

2. *Lungenödem aufgrund primär erhöhter Durchlässigkeit der Alveolar-Kapillar-Membran*
   (infektiös-toxische, medikamentös-toxische bzw. immunologisch-hypersensitive Substanzen und Mechanismen)
   a) Pneumonien
   b) Inhalation toxischer Substanzen
   c) Aspiration von saurem Mageninhalt
      (Mendelson-Syndrom) oder größerer Wassermengen (Beinahe-Ertrinken)
   d) Lymphabflußstörungen

3. *Kombinierte bzw. patho-physiologisch noch unbefriedigend geklärte Lungenödemursachen*
   a) Lungenödem bei der Höhenkrankheit
   b) Lungenödem bei Narkotikaabusus
   c) Syndrom der Schocklunge
   d) Akute Senkung des interstitiellen (intrapleuralen) Drucks

Unabhängig von der Ursache können klinisch und röntgenologisch 2 Ödemstadien unterschieden werden:
a) das interstitielle Lungenödem ist durch eine vermehrte Flüssigkeitsansammlung im lockeren Interstitium, bei noch freien Alveolarräumen, charakterisiert;
b) das intraalveoläre Lungenödem weist zusätzlich mehr oder minder ausgeprägte Flüssigkeitsansammlungen in den Lungenalveolen auf.

Pathophysiologie und Ätiologie

Tab. 3.10 zeigt unter Berücksichtigung der zugrundeliegenden pathophysiologischen Gegebenheiten eine Einteilung der Lungenödem-Formen in 3 Hauptgruppen:
Danach sind die kardialen Formen des Lungenödems, das Syndrom der Überwässerung sowie die zentralen Formen des Lungenödems auf eine primäre Erhöhung des pulmonalen Kapillardrucks zurückzuführen. Sie werden in dem einschlägigen Kapitel „Herzinsuffizienz" ausführlicher abgehandelt.
Bezüglich der Ödemformen, denen eine primäre Schädigung der Alveolar-Kapillar-Membran zugrunde liegt sowie des Syndroms der Schocklunge sei auf die entsprechenden pneumonologischen Kapitel verwiesen.

Diagnose und Differentialdiagnose

Die klinische Symptomatik ist unabhängig von der auslösenden Ursache geprägt durch hochgradige Dyspnoe, Orthopnoe, Zyanose, Unruhe, Schweißausbruch sowie Tachykardie. Beim alveolären Lungenödem imponieren typische mittel- bis grobblasige Rasselgeräusche über den Lungen sowie die Produktion großer Mengen schaumig-flüssigen Sputums; beim interstitiellen Lungenödem bestehen lediglich trockener Hustenreiz ohne Auswurf sowie ein nur diskreter Auskultationsbefund.
Zur Differenzierung der einzelnen Lungenödemformen ist die sorgfältige Anamneseerhebung und Diagnostik bezüglich kardialer, renaler oder neurologischer Erkrankungen erforderlich, gegebenenfalls unter Einbeziehung forensisch-toxikologischer Untersuchungsmethoden.
Eine kardiale Ursache kann anhand des palpatorischen und auskultatorischen Herzbefundes, der Beurteilung der röntgenologischen Herzgröße und

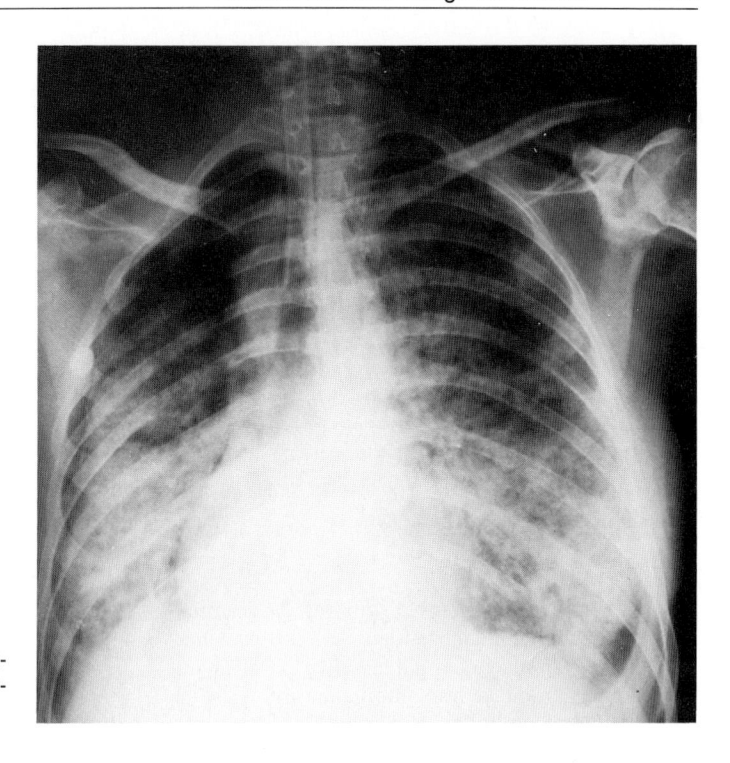

Abb. 3.27 Lungenödem
Thoraxübersicht: diffuse wolkige Verschattung. Bevorzugung der Mittel- und Unterfelder

-form sowie des Elektrokardiogramms differentialdiagnostisch abgegrenzt werden. Der röntgenologische Befund einseitiger oder peripher lokalisierter Ödemformen läßt eher auf eine nichtkardiale Ödemursache schließen (Abb. 3.27).

Zur Differentialdiagnose des Lungenödems kann gegebenenfalls die Rechtsherzkatheteruntersuchung beitragen: Ein normaler diastolischer Pulmonalarteriendruck bzw. Pulmonalkapillarmitteldruck schließt ein kardiales Lungenödem mit großer Wahrscheinlichkeit aus.

Differentialdiagnostisch ist der akute Atemnotsanfall des Lungenkranken, insbesondere der schwere Asthmaanfall, in Einzelfällen nur schwer von einem Lungenödem abzugrenzen. Die akute schwere Lungenembolie kann gelegentlich mit dem Bild eines Lungenödems einhergehen.

Therapie

Die Sofortmaßnahmen in der Behandlung des Lungenödems zielen unabhängig von der auslösenden Ursache in erster Linie auf eine Verbesserung des gestörten Gasaustausches (Sauerstoffzufuhr, gegebenenfalls maschinelle Beatmung), die Bekämpfung einer primären oder sekundären Herzinsuffizienz sowie gegebenenfalls einer bestehenden Schocksymptomatik (s. auch Kapitel „Herzinsuffizienz").

Bei unzureichender Diurese kommen gegebenenfalls die modernen Dialyseverfahren (Diafiltration) in Betracht. Bei Vorliegen bzw. Verdacht auf toxisches Lungenödem bzw. die Entwicklung einer Schocklunge finden zusätzlich Corticosteroide in hoher Dosierung Anwendung.

Literatur

Bhargava, R. K.: Cor pulmonale. Futura, New York 1973
Braunwald, E.: Heart Disease. A Textbook of Cardiovascular Disease. Saunders, Philadelphia 1980
Dexter, L.: Pulmonary vascular disease in acquired heart disease. In Moser, K. M.: Pulmonary Vascular Disease. Dekker, New York 1979 (p. 427)
Doerr, W.: Herz und Gefäße. In Doerr, W.: Organpathologie, Bd. I. Thieme, Stuttgart 1974
Edwards, J. E.: Congenital pulmonary vascular disorders. In Moser, K. M.: Pulmonary Vascular Disease. Dekker, New York 1979 (p. 527)
Fraser, R. G., J. A. P. Pare: Diagnosis of Diseases of the Chest. Saunders, Philadelphia 1978
Harris, P., D. Heath: The Human Pulmonary Circulation. Churchill Livingstone, Edinburgh 1977
Hurst, W. J.: The Heart. Mc Graw-Hill, New York 1977
Sielaff, H. J.: Kleiner Kreislauf – Lungenarterien und Lungenvenen. In Vieten, H.: Handbuch der Medizinischen Radiologie. Bd. X/3. Springer, Berlin 1964
Wagenvoort, C. A., N. Wagenvoort: Pulmonary vascular bed: Normal anatomy and responses to disease. In Moser, K. M.: Pulmonary Vascular Disease. Dekker, New York 1979
Wassner, U. J.: Lungenfehlbildungen. Schattauer, Stuttgart 1980
World Health Organization (WHO): Report of an Expert Committee on Chronic Cor Pulmonale. Circulation 27 (1963) 594
World Health Organization (WHO): Primary Pulmonary Hypertension. Report on a WHO-Meeting, Geneva 1975

Lungenembolie

F. Heinrich und H. G. Lasch

Definition

Unter Lungenembolie verstehen wir eine embolisch entstandene Verlegung der Lungenarterien mit Thromben, die dem venösen Schenkel des Kreislaufs, seltener dem rechten Herzen entstammen.

Häufigkeit

Ihre Häufigkeit ist abhängig von der Zusammensetzung des zugrundeliegenden Kollektivs. Überträgt man statistische Angaben aus den USA auf Westdeutschland, so muß man hier mit jährlich 16 000 Lungenembolien rechnen. Als Todesursache ist die Lungenembolie bei 2–15% der Verstorbenen anzusehen. Kleinere und ältere Emboli sind in 64% der Sektionsfälle nachzuweisen. Im klinischen Krankengut muß man mit einer Morbidität von 0,1–2,6% und einer Mortalität von 0,01–0,1% rechnen.

Vorkommen

Ein Viertel bis die Hälfte aller Venenthrombosen, die sehr häufig inapperzept bleiben, führen zur Lungenembolie. Daher müssen alle Patienten mit verlangsamter venöser Blutströmung (Bettlägerige, kardial Insuffiziente), mit Veränderungen der Venenwand und mit Hyperkoagulabilität als emboliegefährdet betrachtet werden. Nach Operationen, Verletzungen oder Geburten wirken oft zwei oder drei dieser Faktoren zusammen. Eine plötzliche Druckerhöhung im Venensystem (Husten, Pressen, erstes Aufstehen) kann zur Ablösung der Thromben von der Venenwand und zur Embolisierung führen; häufig ist hierfür aber kein Anlaß zu finden, so daß das Auftreten einer Lungenembolie zumeist Patient wie Arzt gleichermaßen überrascht.

Pathophysiologie

Wenn die Verlegung der Lungenstrombahn zwei Drittel des Querschnitts erreicht, kommt es zu Rückwirkungen auf das rechte Herz, das plötzlich gegen einen erhöhten Widerstand arbeiten muß, sowie zu einem mangelhaften Blutangebot an das linke Herz. Vergrößerung des funktionellen Totraums, Verminderung der Kontaktzeit, Öffnung arteriovenöser Kurzschlüsse und Diffusionsstörungen führen zu arterieller Hypoxämie, die zur Entwicklung einer Koronarinsuffizienz beiträgt (Abb. 3.28). Zu ihrer Deutung hat sich die Annahme pulmopulmonaler oder pulmokoronarer Reflexe

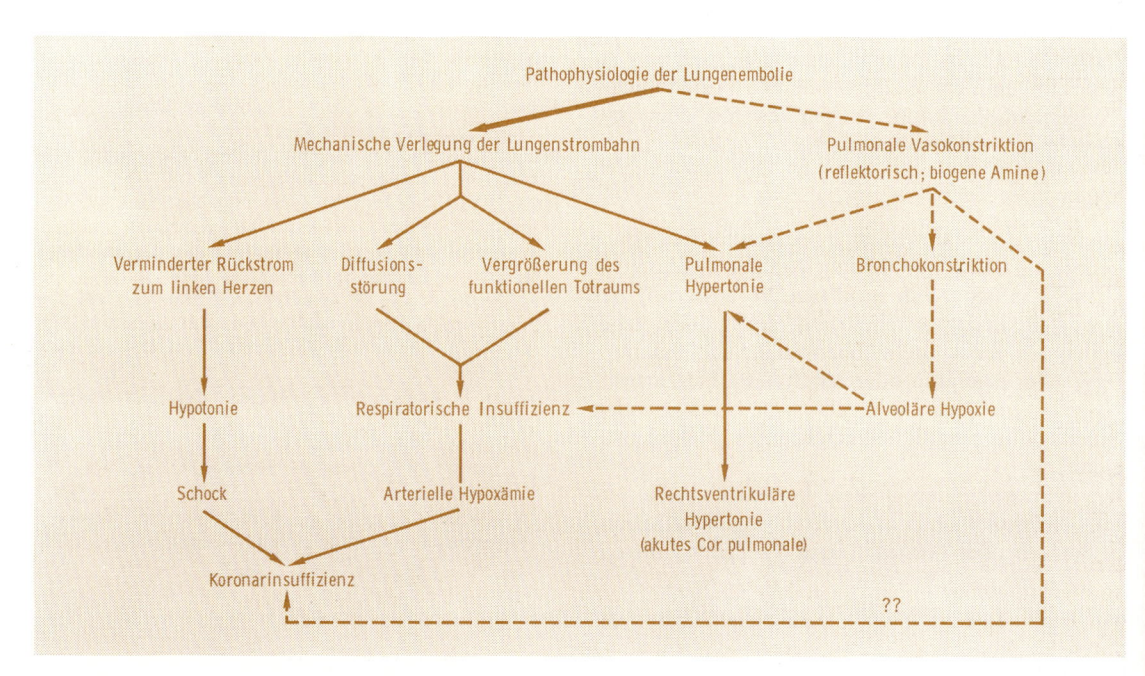

Abb. 3.28 Pathophysiologie der Lungenembolie

als entbehrlich erwiesen. Bei vorbestehenden klinisch latenten Gefäßveränderungen am Herzen oder Gehirn können Erscheinungen koronarer Insuffizienz bis zum echten Herzinfarkt und zerebrovaskulärer Insuffizienz bis zum Koma die Folge einer Lungenembolie sein. Die Freisetzung pulmonal-vasokonstriktorischer Amine (Serotonin) und die Wirkung von Prostaglandinen könnten die Diskrepanz zwischen relativ geringer mechanischer Strombahnverlegung und starker Rückwirkung auf das Herz erklären, sofern im Einzelfall nicht doch Anzeichen für eine eingeschränkte kardiale oder pulmonale Kompensationsfähigkeit zu finden sind.

Krankheitsbild

Anamnese

Nur in etwa einem Drittel der Fälle geht der Lungenembolie eine klinisch erkennbare Venenthrombose voraus. Nach besonderer Gefährdung für venöse Thrombosen wird anamnestisch zu fahnden sein. Die subjektiven Begleiterscheinungen überlebter Lungenembolien können von völliger Beschwerdefreiheit über atemsynchrone Thoraxschmerzen bis zu schwerster Todesangst reichen. Bei kleineren, weit peripher lokalisierten Embolien stehen die pleural bedingten Schmerzen, bei größeren Embolien die Dyspnoe im Vordergrund. Husten tritt nur bei einem Viertel bis der Hälfte der Erkrankten auf, Hämoptoe noch seltener.

Befunde

Tachykardie und Tachypnoe gehören zu den häufigsten, wenngleich unspezifischen Begleiterscheinungen einer Lungenembolie (Tab. 3.**11**). Die Zyanose kann komplexe Ursachen haben, die akute Halsvenenstauung weist auf Rechtsherzinsuffizienz hin. Der Wert auskultatorisch nachweisbarer Symptome ist gering. Ein einseitiger Zwerchfellhochstand kann wegweisend sein. Eine basale Bronchopneumonie und/oder eine Pleuritis ist bei bettlägerigen Patienten viel häufiger Ausdruck eines Lungeninfarktes als einer „hypostatischen" Pneumonie. Solange der rechte Ventrikel suffizient ist, kann ein betonter 2. Pulmonalton, bei Dilatation des rechten Ventrikels ein 3. Herzton (protodiastolischer Galopp) auftreten. Infolge der schweren Beeinträchtigung des Allgemeinzustandes mit hochgradiger Dyspnoe und Tachykardie sind diese Erscheinungen eines schweren akuten Cor pulmonale gerade dann kaum nachweisbar, wenn sie am sichersten zu erwarten sind.

Spezielle Untersuchungsbefunde

Das *Laboratorium* vermag nur wenig zur Diagnose beizutragen. Die Leukozytenzahl ist meist nur gering erhöht. Auf eine Trias von erhöhter LDH, normaler GOT und erhöhtem Bilirubin im Serum wurde hingewiesen. Erniedrigung des pO_2 und das durch Hyperventilation erniedrigte pCO_2 können Hinweise geben.

Aus dem *Elektrokardiogramm* ist bei hinreichender Rückwirkung der Lungenembolie auf ein vorher normales Herz eine akute Rechtsherzbelastung (McGinn-White-Syndrom) ablesbar, bei vorgeschädigten Herzen sind vermehrt atypische Befunde zu erwarten. Die in der Tab. 3.**12** und Abb. 3.**29** angeführten Symptome treten daher keineswegs immer vollständig und gleichzeitig auf.

Die Rotation des Herzens im Gegenuhrzeigersinn ist für den Q_{III}-S_I-Typ und die Verschiebung des R/S-Umschlag

Tabelle 3.11 Klinische Symptomatik der Lungenembolie

	20 pulmonal-angiographisch gesicherte Fälle (Sasahara 1966) %	Sammel-statistik (Krauss 1960) %
Dyspnoe	100	46
Tachypnoe über 20/min	95	43
Betonter 2. Pulmonalton	95	
Normale SGOT	94	
Erhöhte LDH	89	
Tachykardie über 90/min	70	57
Kurzer Schock		25
Normales Serumbilirubin	64	
Thoraxschmerz	55	73
Leukozytose über 10 000/mm³ (10×10^9/l)	55	80
Husten	50	22
Hämoptoe	25	17
Zyanose	15	14
Brechreiz		selten

Tabelle 3.12 Elektrokardiographische Veränderungen bei 60 Patienten mit gesicherter Lungenembolie (nach *Weber* u. *Phillips*)

	Fälle	Prozent
Keine Veränderungen	12	20,0
Sinustachykardie (über 100/min)	29	48,3
Rhythmusstörungen	24	40,0
Vorhofextrasystolen	9	
Vorhofflattern	7	
Vorhofflimmern	6	
Vorhoftachykardie	1	
Kammerflimmern	1	
P-Wellen-Überhöhung (über 0,25 mV)	17	28,3
QRS-Veränderungen		
Rechtsschenkelblock	15	25,0
Q_{III}-S_I-Typ	16	26,6
Negativer Beginn in V_1	10	16,6
R/S-Umschlag linksverschoben	10	16,6
Rechtslage der elektr. Herzachse	6	10,0
Rechtsverlagerung der elektr. Herzachse	5	8,3
S_I-S_{II}-S_{III}	3	5,0
ST- und T-Veränderungen	40	66,6
ST-Hebung in III, -Senkung in I und II	17	
Uncharakterist. ST- u. T-Veränderung	17	
Inversion der rechtspräkordialen T-Wellen	6	
Atrioventrikulärer Block 1. Grades	5	8,3

Krankheiten der Atmungsorgane

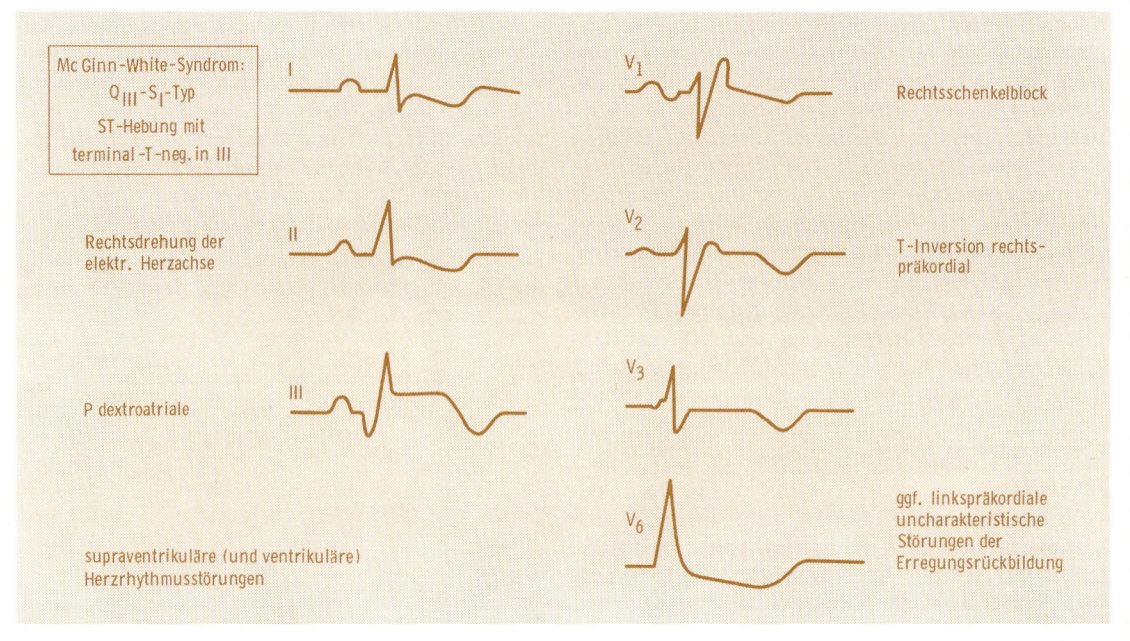

Abb. 3.29 Synopsis der elektrokardiographischen Symptome des akuten Cor pulmonale

nach links verantwortlich. Die ST-Hebung in III mit terminaler T-Negativierung und die gegenläufige Veränderung in I und II sowie die T-Inversionen in den rechtspräkordialen Ableitungen sind als Ausdruck einer rechtsventrikulär betonten Koronarinsuffizienz zu deuten. Rechtsschenkelblockierungen werden auf die Dilatation der Ausflußbahn des rechten Ventrikels, flüchtige rechtsventrikuläre Allorhythmien auf eine akute Dilatation des rechten Ventrikels, supraventrikuläre Extrasystolen, Vorhofflimmern und -flattern auf eine akute Überlastung des rechten Vorhofs zurückgeführt. Die regelmäßig vorhandene Sinustachykardie ist als Folge einer regulatorisch einsetzenden Sympathikusaktivierung zu verstehen. Bradykardien und atrioventrikuläre Blockierungen weisen im allgemeinen auf schwere kardiale Hypoxie hin. Resultiert aus vorbestehenden Koronargefäßveränderungen unter einer Lungenembolie eine linksventrikuläre Mangeldurchblutung, so treten uncharakteristische Erregungsrückbildungsstörungen in den linkspräkordialen Ableitungen, mitunter sogar das Bild eines Herzinfarktes in Erscheinung.

Das Fehlen typischer EKG-Veränderungen schließt eine Lungenembolie keineswegs aus, ihr Nachweis beweist nicht die embolische Genese des akuten Cor pulmonale. Andersartige EKG-Veränderungen können Zeichen eines akuten Cor pulmonale überdecken oder atypische Folgen einer Lungenembolie darstellen.

Die *Ultraschall-Echokardiographie* läßt relativ einfach eine Erweiterung der A. pulmonalis und des rechten bei Verkleinerung des linken Ventrikels nachweisen. Zur Frühdiagnose bzw. als Suchmethode ist diese Untersuchung sehr geeignet.

Der *röntgenologische Befund* (Tab. 3.13) und Abb. 3.30) ist bei unkomplizierter Lungenembolie relativ spärlich. Ein Pleuraerguß tritt um so häufiger auf, je weiter peripher die Embolie lokalisiert ist. Der Zwerchfellhochstand ist ein differentialdiagnostisch brauchbares Zeichen. Die für Lungeninfarkte typische keilförmige Verschattung wird keineswegs immer beobachtet. In schweren Fällen ist eine Dilatation der rechten Kammer, der V. azygos und der V. cava superior nachweisbar.

Ein normaler Befund schließt eine Lungenembolie nicht aus. Die Sicherheit des Emboliennachweises im üblichen Röntgenbild steigt mit zunehmender Größe des verschlossenen Gefäßabschnittes, der Güte der Aufnahmen sowie evtl. vorhandenen Vergleichsbildern, und sinkt mit gleichzeitiger

Tabelle 3.13 Röntgenologische Symptome der Lungenembolie (nach *Laur*)

	leichte Fälle %	schwere Fälle %
Hochstand und verminderte Exkursionen des ipsilateralen Zwerchfells	50	74
Basale (Platten-)Atelektase Pleuraerguß	70	35
Hyperämie der kontralateralen und Gefäßabbrüche in Hilusnähe mit hypovaskularisierten Zonen in der ipsilateralen Lunge	11	53
Hilusamputation (Zeichen nach *Westermark*)	0	11
Gefäßlücke	0	20
Dilatation der Hilusarterien	48	77
Dilatation des rechten Ventrikels		39
Dilatation der V. azygos und der V. cava superior		
Bei Lungeninfarkt		
Halbspindelförmige – selten keilförmige – Verdichtung mit Basis an der Pleuraoberfläche	79	51

Herzinsuffizienz, Lungenstauung, Bronchopneumonie und Atelektase.
Mit der *Computertomographie* können die Erweiterung zentraler und die Engstellung peripherer Gefäße, Attenuierungsveränderungen des Parenchyms und Befunde an der Pleura oft deutlicher nachgewiesen werden. Die Computertomographie ist vor allem zur Verlaufs- und Therapiekontrolle gut geeignet.

Die *Lungenperfusionsszintigraphie* mit ^{99m}Tc-markierten Humanalbuminmikrospheren ist wegen ihrer hohen Sensitivität als Suchmethode – auch nach klinisch stummen Embolien – geeignet, wenn der Durchmesser des Perfusionsausfalls mehr als 3 cm beträgt. Die Perfusionsdefekte werden als klein (< 25%), mäßig (25–75%), groß (> 75% des Volumens eines anatomischen Segmentes) bezeichnet (BIELLO u. Mitarb.). Ihre relativ geringe Spezifität erfordert eine Beurteilung in Zusammenschau mit Anamnese, klinischem Befund und Röntgenaufnahme des Thorax. Ein negatives Perfusionsszintigramm schließt eine hämodynamisch bedeutsame Lungenembolie mit über 90% Wahrscheinlichkeit aus. Ein positiver Befund ist bei normaler Röntgenthoraxaufnahme stark auf eine Embolie verdächtig, läßt aber bei pathologischem Röntgenbefund eine sichere Aussage nicht zu. Zur weiteren Klärung sind dann die *Inhalationsszintigraphie* mit ^{133}Xe oder die Pulmonalisangiographie angezeigt.

Die *Pulmonalisangiographie* dient zur Sicherung der Diagnose einer LE und ihrer Quantifizierung. Die diagnostischen Kriterien sind in Abb. 3.**31** dargestellt. Ein normaler angiographischer Befund (ggf. einschließlich selektiver Darstellung fraglicher Bezirke und Schrägprojektionen) läßt klinisch signifikante Embolien ausschließen, wenn die Angiographie 24–48 Std. nach Beginn der Symptome durchgeführt wurde. Das Risiko der Pulmonalangiographie ist auch für schwerer Kranke sehr gering und in jedem Falle niedriger als jenes einer nicht indizierten Embolektomie oder Fibrinolyse.

Hämodynamische Untersuchungen (Druckmessungen in der Pulmonalarterie, im rechten Herzen, Bestimmungen des Herzzeitvolumens, Errechnung des Lungengefäßwiderstands) sollten – wo möglich – zur Beurteilung des Schweregrades einer Lungenembolie und zur Erkennung komplizierender kardialer oder pulmonaler Erkrankungen herangezogen werden.

Verlauf, Komplikationen und Prognose

Die *fulminante* Lungenembolie, die mindestens zwei Drittel der Lungenstrombahn verlegt, führt bei 70–85% der Patienten innerhalb von 30 Minuten zum Tod, so daß kaum je Zeit zu effektivem therapeutischem Eingreifen besteht. Die *massive* Lungenembolie hat unbehandelt eine schlechte Prognose. Die *submassive* Lungenembolie kann trotz erheblicher Beeinträchtigung des Kreislaufs in der Regel von einem gesunden Herzen überwunden werden. Die *kleine* Lungenembolie, die zu keiner nennenswerten Rückwirkung auf den Kreislauf führt, verdient als *Signal* thromboembolischer Bereitschaft unbedingte Beachtung. Die Prognose der Lungenembolie in Abhängigkeit vom Schweregrad stellt die Tab. 3.**14** dar. Chronisch rezidivierende Lungenembolien können eine vermeintlich primäre pulmonale Hypertonie („Cor matrum") verursachen. Bei eingeschränkter kardialer, pulmonaler oder zerebraler Reserve kann auch eine für sich allein unbedeutende Lungenembolie ein

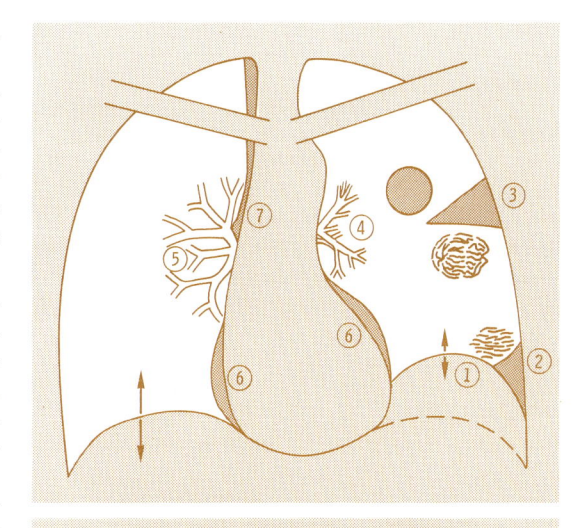

1. Hochstand und verminderte Exkursionen des Zwerchfells
2. Basale Verschattungen, kleine Pleuraergüsse
3. Verdichtungen mit der Basis an der Pleuraoberfläche rund - halbspindelig - keilförmig - wolkig - streifig
4. Gefäßabbrüche in Hilusnähe mit hypovaskularisierten Zonen ggf. Hilusamputation (Zeichen von Westermark)
5. Hyperämie der kontralateralen Lunge
6. Dilatation des rechten Ventrikels
7. Dilatation der V. azygos und der V. cava superior

Abb. 3.30 Synopsis der röntgenologischen Symptome der Lungenembolie

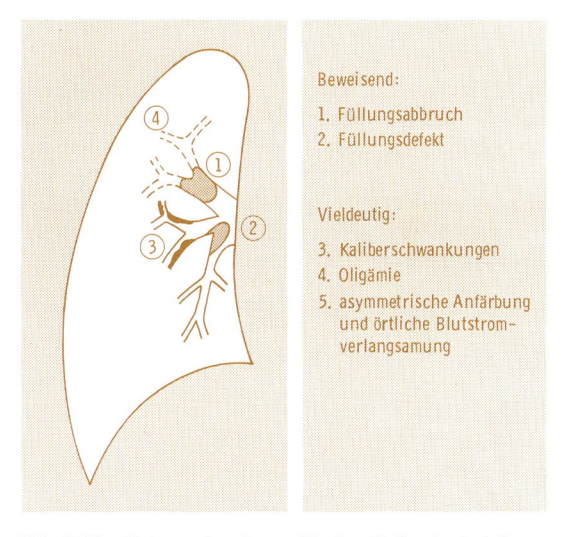

Beweisend:
1. Füllungsabbruch
2. Füllungsdefekt

Vieldeutig:
3. Kaliberschwankungen
4. Oligämie
5. asymmetrische Anfärbung und örtliche Blutstromverlangsamung

Abb. 3.31 Pulmonalangiographische Befunde bei Lungenembolie

Tabelle 3.14 Schweregradeinteilung der akuten Lungenembolien

Einteilung	I Klein	II Submassiv	III Massiv	IV Fulminant
Klinik	Unauffällig	Angst, Tachykardie, Hyperventilation	Dyspnoe, Kollaps	Dyspnoe, Schock
System-arterieller Druck (mmHg)	Normal	Normal bis leicht erniedrigt	Erniedrigt	Stark erniedrigt
Pulmonal-arterieller Druck (mmHg)	Normal	Normal bis leicht erhöht	> 30	> 30
p_aO_2 (mmHg)	Normal	< 80	< 65	< 50
p_aCO_2 (mmHg)	Normal	< 35	< 30	< 30
Score nach Miller	< 10	10–16	17–24	> 24
Prognose und Verlauf	Nicht tödlich ohne Reduktion der kardiopulmonalen Reserven	Nicht tödlich mit Reduktion der kardiopulmonalen Reserven	Tödlich innerhalb Stunden durch Rechtsherzversagen	Tödlich innerhalb 15 min durch Rechtsherzversagen oder zerebrale Anoxie

schweres Krankheitsbild herbeiführen. Durch die ausgeprägte Neigung zur Wiederholung – die Rezidivquote beträgt 30% – kann sich aus einer klinisch harmlosen Lungenembolie sehr rasch ein äußerst lebensbedrohlicher Zustand entwickeln. Aus diesen Gründen muß die Prognose jeder unbehandelten Lungenembolie als dubiös bezeichnet werden. Bei klinisch erkannter Lungenembolie wird die Letalität auf 10–30% beziffert.

Durch bakterielle Besiedlung kann sich aus einem Lungeninfarkt eine sogenannte Infarktpneumonie entwickeln, die über eine Abszedierung zur Infarktkaverne führen kann. Eine begleitende Infarktpleuritis pflegt hämorrhagisch zu werden, allerdings im allgemeinen keine sehr große Ausdehnung anzunehmen.

Differentialdiagnose

Bei schwerer Lungenembolie sind andere Ursachen akuten Kreislaufzusammenbruchs, bei Lungeninfarkten andersartige pulmonale und Oberbaucherkrankungen in Erwägung zu ziehen. Zur Abgrenzung gegen den Herzinfarkt sind der EKG-Befund sowie die Fermentchemie wertvoll; gegen alle Formen des hämorrhagischen Schocks und ein Aneurysma dissecans aortae (sofern es nicht durch Perikardtamponade oder Einbruch in die A. pulmonalis zu akuter Rechtsherzinsuffizienz geführt hat) spricht der erhöhte zentralvenöse Druck. Andererseits sollte eine ätiologisch ungeklärte Herzinsuffizienz, eine anscheinend primäre pulmonale Hypertonie und eine unmotivierte Verschlechterung vorbestehender Lungenerkrankungen stets ein thromboembolisches Geschehen in die Überlegungen einbeziehen lassen. Gegen die Verwechslung mit andersartigen Lungenerkrankungen (Bronchialneoplasma, Bronchopneumonie, Pleuritis, Pneumothorax) werden neben den meist relativ unergiebigen klinischen Untersuchungen eingehende röntgenologische, im Einzelfall auch zytologische, bakteriologische und gegebenenfalls szintigraphische Befunde schützen. Auf die richtige Fährte leitet oft allein der Verdacht aufgrund des Vorliegens prädisponierender Momente.

Therapie

Die kausale Therapie besteht in einer Desobliteration der verlegten Lungenstrombahn, die prinzipiell auf chirurgischem oder thrombolytischem Wege möglich ist. Anzustreben ist in jedem gesicherten oder hinreichend verdächtigen Fall von schwerer Lungenembolie die sofortige intravenöse Gabe von Streptokinase (initial 250 000 E innerhalb von 20 Minuten, anschließend 100 000 E/Std.), wofür keine Laborkontrollen notwendig sind. Diese Maßnahme bezweckt nicht nur eine direkte Thrombolyse, sie führt auch zu einer günstigen Beeinflussung der Mikrozirkulation sowohl in der pulmonalen wie auch in der durch das Schockgeschehen beeinträchtigten peripheren Strombahn durch Verbesserung der Fließeigenschaften (Strukturviskosität) des Blutes. Umfangreiche klinische Erfahrungen bestätigen den Nutzen dieser Therapie (HEINRICH 1980). Kann die Lebensbedrohung damit nicht innerhalb ½–1 Stunde abgewendet werden oder kommt es zum Herzstillstand, ist in dafür eingerichteten chirurgischen Kliniken die pulmonale Embolektomie anzuschließen, die seit Einführung der kardiopulmonalen Bypass-Technik eine weitere Verbreitung gefunden hat. Die Letalität dieses Eingriffs liegt bei fulminanten Embolien mit 50% deutlich unter der des spontanen Verlaufs mit über 85%. Auch ohne extrakorporalen Kreislauf konnten VOSSSCHULTE u. STILLER (1959) über 7 Erfolge bei 42 Operationen berichten. Fehlt die Möglichkeit zu einer extrakorporalen Zirkulation, hat auch heute noch die Notfallembolektomie (nach Trendelenburg) ihre Berechtigung. Fehlt jegliche operative Möglichkeit, ist bei fulminanter Embolie ein Versuch mit möglichst rascher Injektion von 1 Mio E Streptokinase unter intensiven Reanimationsversuchen gerechtfertigt.

Die Wahl des therapeutischen Vorgehens richtet sich nach dem im Einzelfalle vorliegenden Kreislaufverhalten. An erster Stelle der symptomatischen Maßnahmen steht die Schmerzbekämpfung, wofür oft Alkaloide nötig sind. Anreicherung der Atemluft mit Sauerstoff ist in jedem Falle zu empfehlen. Schwere Fälle bedürfen der Intubation oder Tracheotomie. Zur Verbesserung der koronaren und zerebralen Durchblutung ist die Anhebung des systemischen arteriellen Drucks mit Catecholaminen auf Werte um 100 mmHg anzustreben. Gegen Herzglykoside in ausreichender Dosierung bestehen keine Bedenken. Von Spasmolytika ist kein überwältigender Effekt zu erwarten.

Antikoagulantien (Heparin 5000–10 000 E als Sofortmaßnahme i. v., anschließend Dauertropfinfusion mit 10 000–30 000 E/12 Std. möglichst unter Thrombinzeitkontrolle) richten sich gegen appositionelle Thrombosierung in der Lungenstrombahn und den peripheren Venen, können aber weder vorhandene Emboli auflösen noch die Embolisierung frischer venöser Thromben verhüten.

Prophylaxe

Bei kleineren Lungenembolien und nach jeder thrombolytischen oder chirurgischen Desobliteration der Lungenstrombahn stellt die Einleitung einer Prophylaxe neuerlicher Schübe die wichtigste – nie zu vernachlässigende – Maßnahme dar. Die Prophylaxe venöser Thrombosen kann hier nicht besprochen werden. Bei bereits bestehender Thrombose tiefer Venen oder bei erfolgter Lungenembolie von inapperzepten Thrombosen ist, sofern keine vitalen Kontraindikationen bestehen, unverzüglich eine Antikoagulation mit Heparin (Dosierung s. oben) einzuleiten und mit einem Cumarinderivat fortzuführen. Da in den ersten 8–10 Tagen nach Einleitung dieser Behandlung noch mit nichtorganisierten Thromben gerechnet werden muß, empfiehlt sich für diese Zeit konsequente Bettruhe und Wickelung der Beine, die den Zweck hat, bei akuter Drucksteigerung in den Beinvenen die Dilatation der Venen und damit die Embolisierung zu verhüten. Die Antikoagulation sollte mindestens bis über die Mobilisierung des Patienten hinaus, am besten für ½ Jahr fortgeführt werden. Rezidivieren die Lungenembolien trotz sachgemäßer Antikoagulation, ist die Ligatur oder Plikatur der V. cava inferior in Erwägung zu ziehen. Wenn der Patient diesem Eingriff nicht gewachsen erscheint, bietet sich die Implantation eines Venenschirms nach Mobin-Uddin oder Kim-Ray-Greenfield an, die in Lokalanästhesie von der V. jugularis aus durchführbar ist (SCHLOSSER 1980, VOLLMAR 1974).

Literatur

Borst, R. H.: Erste Ergebnisse der Notfallbehandlung bei massiver, fulminanter Lungenembolie mit einer rasch injizierten, hohen Initialdosis von Streptokinase. Anaesthesist 29 (1980) 39

Heinrich, F.: Fibrinolysis in pulmonary embolism. Indication and results. Ann. Radiol. 23 (1980) 316

Heinrich, F., K. Klink: Lungenembolie. Kliniktaschenbuch. Springer, Berlin 1981

Lasch, H. G.: Pathophysiologie der Lungenembolie. Vortrag auf der Jahrestagung der Deutschen Ges. für Thoraxchirurgie, 19. 2. 1981, Bad Nauheim

Sasahara, A. A., E. H. Sonnenblick, M. Lesch: Pulmonary Emboli. Grune & Stratton, New York 1975

Satter, P.: Pulmonary embolectomy. Indication and results. Ann. Radiol. 23 (1980) 143

Schlosser, V.: Umbrella filter implantation as prophylaxis against pulmonary embolism. Indications and reinvestigations. Ann. Radiol. 23 (1980) 329

Stiller, H., H. Hennes: Transsternale Embolektomie bei massiver fulminanter Lungenembolie. Therapiewoche 30 (1980) 35

Vollmar, J.: Prophylaxe der Lungenembolie durch Unterbrechung der Vena cava. Münch. med. Wschr. 116 (1974) 1441

Vossschulte, K., H. Stiller: Anwendung der medianen Sternotomie in der intrakardialen Chirurgie und bei Embolektomie. Thoraxchirurgie 7 (1959) 239

Luftröhre und Bronchien

G. Forschbach

Definition

Trachea und Bronchien bilden eine anatomische und funktionelle Einheit. Sie dienen passiv dem Austausch der Atemgase und aktiv der Selbstreinigung der Luftwege durch den Sekrettransport von den Alveolen zum Kehlkopf. Ihre Lage macht sie empfindlich gegen Einflüsse der Umgebung, ihr anatomischer Bau und ihre Funktion störanfällig für viele exogene Noxen. Das Tracheobronchialsystem verfügt über nur wenige Reaktionsmöglichkeiten gegen unterschiedlichste Reize.

Allgemeine bronchologische Vorbemerkungen

Zwischen dem Kehlkopf und den 300 Mill. Alveolen teilt sich das Tracheobronchialsystem 23mal. Die Einbettung der Trachea und der großen Bron-

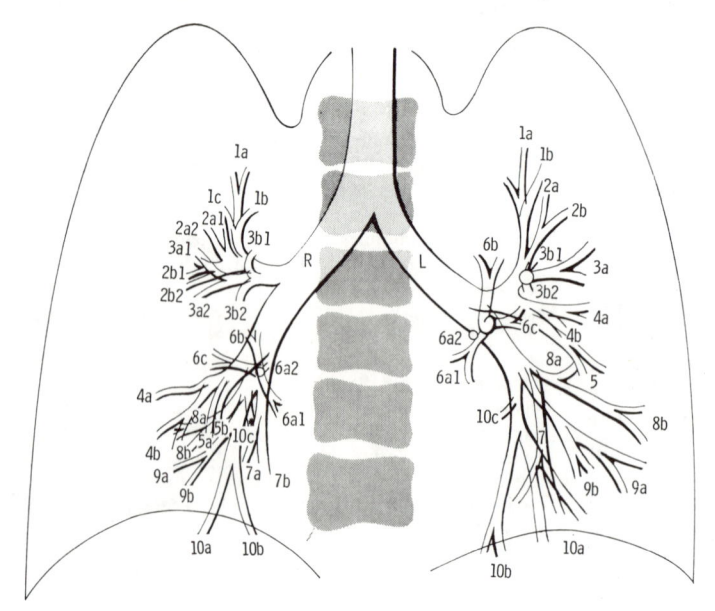

Abb. 3.32 Tracheobronchialbaum im sagittalen Strahlengang (nach *Esser*)

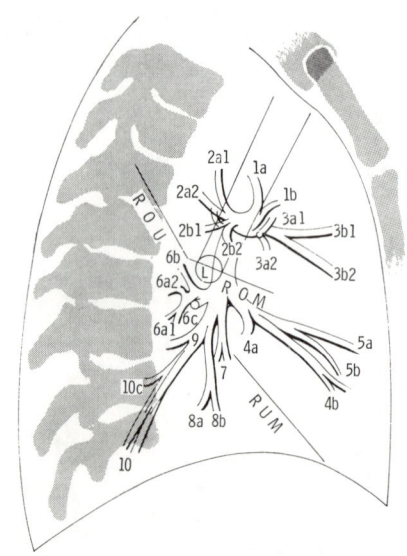

Abb. 3.33 Rechte Lunge im frontalen Strahlengang (nach *Esser*)

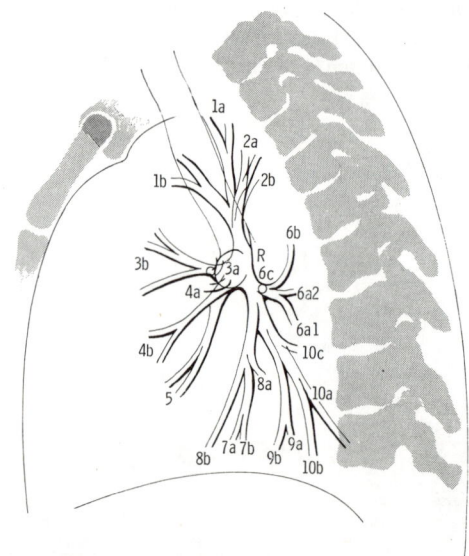

Abb. 3.34 Linke Lunge im frontalen Strahlengang (nach *Esser*)

chien in gut bewegliche Gewebsschichten des Mediastinums und ihr Aufbau aus Knorpelringen, Bindegewebe und elastischen Fasern erlauben Verkürzungen und Verbiegungen des Röhrensystems ohne Gefährdung der Ventilation. Die glatte Muskulatur der Hinterwand der Trachea und der großen Bronchien ermöglicht aktive Bewegungen und Kontraktionen. Die Kenntnis des Aufbaues und der Bezeichnungen des Bronchialsystems erleichtert die Zuordnung von Befunden, das Lesen von Bronchogrammen und das Verständnis für die Pathogenese von Parenchymprozessen (Abb. 3.**32** bis 3.**34**).

Das von Schleimdrüsen und -zellen produzierte normale Bronchialsekret besteht zu 90–95% aus Wasser und zu 0,7–1,2% aus Mineralien. Es enthält zu 80% die sehr aktiven, mononukleären Alveolarmakrophagen sowie saure Glucoproteine, Enzyme, Immunglobuline, α_1-Antitrypsin und das aus den Alveolen stammende Protein-Lipid-Gemisch Surfactant.

Auf der Schleimhaut liegt eine wäßrige dünne Sekretschicht, in der sich die Zilien des Flimmerepithels bewegen. Auf ihr schwimmt eine viskösere Schicht, die die Möglichkeit zur Adhärenz solider, in das Bronchialsystem eingedrungener Partikel bietet. Elastizität und Netzstruktur dieser Schicht liefern die für das Wirksamwerden des Flimmerepithels erforderliche Kohäsion. Im normalen Tracheobronchialsystem gelingt der Transport eines eingedrungenen Staubteilchens von der Bifurkation bis zum Kehlkopf in 10 Minuten. Inhalierte Keime verschwinden aus dem Bronchialsystem unter normalen Verhältnissen durch Abtransport und durch die Intervention alveolärer Makrophagen. Das gesunde Bronchialsystem ist daher keimfrei, während bei chronischer Bronchitis und anderen Krankheiten eine Besiedlung ständig nachweisbar ist. Normalerweise genügen alveolare und bronchiale Sekretion zur Anfeuchtung von Schleimhäuten und inhalierter Luft. Sekretion und Sekrettransport halten einander die Waage. Übertrifft die Sekretproduktion die Transportleistung, so lösen die – vor allem in den Karinen gelegenen – Rezeptoren einen Hustenreiz aus und veranlassen die Expektoration. Gelingt die Wiederherstellung des Gleichgewichtes nicht, so kommt es zur Mukoziliarinsuffizienz. Es entwickelt sich das von französischen Autoren vor Jahrzehnten beschriebene „syndrome bronchique", das in Deutschland als „bronchiales Syndrom", als „unspezifisches respiratorisches Syndrom" und ähnlich bezeichnet wird. Es ist keineswegs der chronischen Bronchitis vorbehalten, sondern es handelt sich dabei um einen Circulus vitiosus als Folge einer Sekrettransportstörung, der durch alle endo- und viele peribronchialen Krankheiten ausgelöst werden kann: Sekretstase, Tonusänderungen der Bronchialwand, Blutstase, Infektion des Sekretes, Entzündung der tieferen Wandschichten, des Peribronchiums und des Lungenparenchyms. Die genaue Erhebung der Vorgeschichte klärt die Ursachen.

Meistens klagen die Kranken über trockenen, anfallsweise auftretenden Husten, der mit Zyanose einhergehen kann, gelegentlich über Schmerzen beim Husten, Expektorationsschwierigkeiten und seltener über Dyspnoe und Blutungen. Von der Ausdehnung des Prozesses hängen die perkutorischen und auskultatorischen Befunde ab. Die Sputumqualitäten reichen von mukös über mukopurulent bis fötide und hämorrhagisch. Die Röntgenuntersuchung ergibt gelegentlich Zeichen vermehrter Strahlendurchlässigkeit in umschriebenen Bereichen (Emphysem) als Folge eines Ventilmechanismus oder massive Verschattungen (Atelektasen) bei Bronchusverschluß. Akute Formen können stürmisch, subakute mit langsamer Symptomentwicklung und chronische mit einem Wechsel zwischen akuten und beschwerdefreien Phasen verlaufen. Beim unerkannten bronchialen Syndrom ist die Prognose durch die Komplikationsneigung getrübt. Ist der auslösende Anlaß zu beseitigen, so normalisiert sich das Bild oft unter Hinterlassung von Restveränderungen.

Bronchologische Diagnostik und Therapie
Diagnostische Methoden

Die *Bronchoskopie* dient der Aufklärung der Ursachen therapieresistenten Hustens, vermehrter Sekretproduktion sowie stenosebedingter Dyspnoe und Atelektasen. Bei Blutungen erlaubt sie – allerdings nur in den folgenden 24 Stunden – die Feststellung des Ostiums, aus dem das Blut austritt. In der Tumordiagnostik klärt sie die Ausdehnung zur präoperativen Entscheidung über Möglichkeiten und Art des Eingriffs, nach Traumen die Folgen. Sie erlaubt präzise bakteriologische und zytologische Untersuchungen von Exzisaten, transtracheale und transbronchiale Punktionen sowie Kathetersaugbiopsie peripherer Bronchusäste. Unter der Tumortherapie ermöglicht sie die Beurteilung des Erfolges.

Die für die starren Bronchoskope gezogenen Grenzen – Einsehbarkeit bis zu den Segmentostien – überwinden die flexiblen *Fiberbronchoskope*, die auch periphere Bronchusabschnitte dem Einblick zugänglich machen. Unter Fernsehdurchleuchtung mit Bildwandler läßt sich das Vordringen durch diese Instrumente vorgeführter Bürsten und Zangen zur Materialgewinnung bei transbronchialen Lungenbiopsien bis weit in den Lungenmantel verfolgen und korrigieren. Die ständig verbesserten Lichtquellen und Optiken gestatten die Befunddokumentation der bronchoskopischen Bilder in Bild, Film und Fernsehen. Die *Bronchuslavage,* bei der Material aus Alveolen, Bronchiolen und Bronchen durch Spülung von Segmentbronchen gewonnen wird, liefert wichtige Informationen durch Zellzählung und -differenzierung und den Nachweis spezifischer Zelleinschlüsse (z. B. Asbest, Hämosiderin, Protozoen) sowie zytologische Analyse bei Malignomverdacht. Aus dem Bronchialsystem stammendes Sekret wird durch Färbung, Immunfluoreszenzuntersuchung an unfixiertem Material sowie durch immunhistochemische Verfahren lichtmikroskopisch verarbeitet. Transmissionselektronenmikroskopie, Rasterelektronenmikroskopie und Energie dispersive Röntgenanalyse erschlossen weitere Möglichkeiten.

Die *Bronchographie* ermöglicht die Darstellung von Abschnitten des Bronchialsystems, die außerhalb der bronchoskopischen Einsehbarkeit liegen. Optimale Technik und günstiges Kontrastmittel sind wichtige Voraussetzungen der Methode. Sie ist wertvoll in der Tumordiagnostik, in der Beobachtung tuberkulosebedingter Bronchusveränderungen, in der Beurteilung von Bronchiektasen und angeborenen Mißbildungen, bei chronischer Bronchitis und Asthma bronchiale. Ihre Kontraindikationen (frische Lungenblutungen, fieberhafte Erkrankungen, Kachexie und Störungen der Atemmechanik) sind zu beachten.

Therapie

Die bronchologische Therapie ermöglicht
a) *lokal*
   durch *Absaugen des Sekrets* durch das Bronchoskop oder durch einen Katheter, evtl. vor dem Röntgenschirm, eine Beendigung oder Durchbrechung des Circulus vitiosus beim bronchialen Syndrom, bei Überschwemmung des Bronchialsystems durch Sekret, Eiter, Blut, auch nach Intubationsnarkosen;
   die *gezielte Instillation* von Medikamenten bei chronischen Entzündungen im umschriebenen Bereich (z. B. schwersten Bronchiektasien); durch Spülung mit 800–1500 ml phys. Kochsalzlösung in Narkose mit 50-ml-Spritzen unter Druck und sofortigem Absaugen die Beseitigung hochviskösen Sekretes beim Asthma bronchiale; die Beseitigung von Stenosen und Obstruktionen im Tracheobronchialsystem durch Laserstrahlkoagulation oder kryochirurgische Maßnahmen.

b) *medikamentös*
1. Mukolyse (Trypsin, Alphachymotrypsin, Bromhexin, N-Acetylcystein),
2. Spasmolyse (Katecholaminabkömmlinge, Theophyllinderivate),
3. Sekreteinschränkung und Dämpfung der Hyperreaktivität (Atropin),
4. Sekretzunahme (Jodkali, Natriumbenzoat),
5. Infektbekämpfung (Antibiotika, Sulfonamide),
6. antimykotische Wirkung (Antimykotika),
7. antiallergische Wirkung (Antihistaminika, Corticosteroide, Dinatrium cromoglicicum),
8. lokale Medikamentenwirkung durch Aerosole (schwache Säuren, topisch wirkende Corticosteroide), evtl. auch in Respiratoren,
9. antitussive Wirkung (Codein, Dicodid usw.).

Mißbildungen und Anomalien des Tracheobronchialsystems

Mißbildungen des Tracheobronchialsystems sind *unbehandelt* mit dem Leben nicht vereinbar. Im Vordergrund stehen Kommunikationen zwischen Speiseröhre und Luftröhre als Folge fehlerhafter Embryonalentwicklung. Bei einer von 2000 Geburten kommt es zu einer *Ösophagusatresie mit Fistel*. Oft handelt es sich um einen Blindverschluß der oberen Speiseröhre bei Kommunikation des unteren Teils mit der Trachea oder einem Hauptbronchus. Nur Operationen in den ersten Lebenstagen können das Kind retten. Ein gemeinsames Tracheo-Ösophageal-Rohr ist selten. Angeborene Trachealstenosen führen meistens wegen ihrer schweren Funktionsbehinderung schon im Kindesalter zum Tode.

Anomalien bleiben oft unbemerkt, sind nicht selten und verdanken ihre Feststellung einem Zufall oder einer interkurrenten Erkrankung. Häufig sind die Anomalien der Aufzweigung des Bronchialsystems. Die Trachea kann den rechten Oberlappenbronchus schon vor der Bifurkation abgeben. Ein *Bronchus trachealis* entspringt isoliert über dem Oberlappenostium, der *Bronchus cardiacus superior* aus der medialen Wand des Stammbronchus. Anomalien der Aufzweigungen der Oberlappensegmentbronchien und der Bronchien der Unterlappenspitzenbereiche kommen ebenso vor wie kurze, blind endende Bronchien als rudimentäre Anlage. Fehlt das Bronchialsystem eines Lungenflügels als angeborene Anomalie, so sieht man im Bronchogramm einen Stumpf in einem Parenchymrest enden (Aplasie), oder überhaupt fehlen (Agenesie). Lobäre und bilobäre Agenesien können vorliegen, ohne klinische Symptome zu machen. *Angeborene Erweiterungen* der Trachea und der großen Bronchien (Megatrachea, Megabronchus) gehen oft mit einer angeborenen Verschlechterung der Knorpelkonsistenz einher und verursachen einen chronischen unergiebigen Husten. Nicht selten sind sie mit *Trachealdivertikeln* vergesellschaftet. Angeborene Bronchiektasen kommen bekanntlich beim *Situs inversus* vor. Eine Kombination entwicklungsbedingter Anomalien des Bronchial- und des Gefäßsystems stellen die extra- und intralobären Lungensequestrationen dar (s. Lungensequestration, S. 3.68 und Lungenzysten, S. 3.70).

Mechanische Einflüsse peritracheobronchialer Prozesse

Dislokationen

Dislokationen von Trachea und Bronchien sind Folge von schrumpfenden oder verdrängenden Prozessen im Lungenparenchym oder im Mediastinum, die zu Verziehungen oder Verschiebungen führen. *Temporär* entstehen sie bei vorübergehenden Atelektasen durch Verziehung des Mediastinums, bei Pleuraergüssen, Ventilpneumothorax und Echinokokkuszysten. Nach Schwinden der Ursache stellt sich der alte Zustand wieder her. *Definitiv* bleiben sie bei zirrhotischen Lungentuberkulosen und ausgedehnten Pleuraschwarten nach Operationen (Thorakoplastik, extrapleuraler Pneumothorax, Resektionen), bei inoperablen Tumoren, Lungenzysten, lobärem Emphysem und nach entzündlichen Prozessen des Mediastinums. Geringe Dislokationen machen keine Beschwerden, erhebliche Verlagerungen führen zum bronchialen Syndrom. Den Nachweis der Dislokation und oft auch ihrer Ursache liefert die Röntgenuntersuchung.

Kompressionen

Kompressionen der Atemwege führen zu Stenosen unterschiedlichen Ausmaßes. Kompressionen der *Trachea* werden in der Halsregion durch angeborene Mißbildungen (bronchogene Zysten), Kropf, vergrößerte Lymphknoten und gelegentlich durch Gefäßanomalien hervorgerufen. Im Mediastinum spielen Lymphknotenprozesse verschiedenster Genese, aneurysmatische Veränderungen der Stämme der großen Gefäße, Tumoren und chronisch entzündliche Prozesse, Erkrankungen des Ösophagus (Divertikel und Fremdkörper) eine wichtige Rolle. Die Einengung des Lumens behindert Atmung und Sekrettransport. Husten und Dyspnoe stehen im Vordergrund, nächtliche Paroxysmen sind nicht selten. Die Stimme ist klar, aber auffallend kraftlos. Die Dyspnoe zeigt in Inspiration und Exspiration keine Unterschiede. Über der Trachea hört man ein in der Exspiration oder bei Kopfneigung nach vorn zunehmendes Stenosegeräusch. Die Röntgenuntersuchung sichert die Diagnose. Die Bronchoskopie sollte zur Vermeidung von Verletzungen unterbleiben. Das Bild kann sich in kurzer Zeit unter Zyanose, Somnolenz und schwerster Dyspnoe verschlechtern. Gelingt die rechtzeitige Entfernung des Hindernisses, so ist die Prognose günstig, oft aber führen maligne Tumoren und Komplikationen zum Tode. Zur Vorbereitung einer Tracheotomie kommt bei hohem Sitz der Stenose eine kurze Intubation in Frage.

Kompressionen der *Bronchien* sind Folge von Neubildungen in Lunge, Pleura und Mediastinum, Erkrankungen der peribronchialen Lymphknoten und der aktiven Therapie der Lungenkrankheiten. Der Grad der Einengung bestimmt das Ausmaß der Funktionsstörungen und die Rückwirkungen auf die Lunge. Der Ort der Kompression ist für das klinische Bild entscheidend, das um so schwerer wird, je zentraler die Kompression sitzt. Auch hier wird die Diagnose durch die Röntgenuntersuchung (Tomographie, Bronchographie) sowie im einsehbaren Bereich durch die Bronchoskopie gesichert. Akute Lebensgefahr ist äußerst selten. Therapie sowie Verlauf und Prognose hängen vom Grundleiden ab.

Erkrankungen der Tracheobronchialwand

Erkrankungen der Tracheobronchialwand führen zum Stabilitätsverlust und damit zum tracheobronchialen Kollapssyndrom. Die *Erschlaffung der membranösen Hinterwand* der Luftröhre und der großen Bronchien hat eine Invagination des Paries membranaceus bei der Exspiration, vor allem im Hustenstoß, zur Folge („dyskinésie trachéale" [LEMOINE], „exspiratorische Trachealstenose" [HERZOG 1954], „Tonusverlust mit Prolaps der Hinterwand" [HUZLY 1960]). Haben die knorpligen Anteile des Tracheobronchialsystems ihre Festigkeit eingebüßt, so kommt es zur Tracheobronchomalazie. Beim Gesunden überträgt sich der intrathorakale Druck während der Ausatmung auf die Luftröhre und die großen Bronchien. Wandstabilität und endobronchialer Druck leisten Widerstand, so daß im Hustenstoß das Kaliber nur bis zu 50% eingeengt wird. Beim Tracheobronchialkollaps kommt es zu Reduktionen bis zu 75%. Angeborene Hypotonie, Elastizitätsverlust der Hinterwand durch chronische Bronchitis und forciertes Husten werden als Ursache vermutet. Erschwerung des Sekrettransports, der Expektoration und des exspiratorischen Stroms der Atemluft sind die Folge. In 5% der Bronchoskopien und in 20% der Obduktionen werden derartige Bilder gefunden. Leichte Formen verlaufen ohne besondere Symptome, schwerere führen zu Atemnot und im Laufe der Jahre zu zunehmenden Schwierigkeiten beim Abhusten.

Nach Niesen oder Husten können schwere Erstickungsanfälle auftreten. Auskultatorisch fallen ein lauter Stridor über der Trachea und Rasselgeräusche in der Nachbarschaft des Brustbeins auf. Das Atemgeräusch über der Lunge ist oft abgeschwächt. Bei der Durchleuchtung mit dem Bildwandler erkennt man im Hustenstoß die Einengung des Trachealkalibers in beiden Durchmessern. Nicht selten werden die Veränderungen bei der Bronchographie aus anderer Indikation als Zufallsbefund beim Vergleich von Aufnahmen im In- und Exspirium beobachtet. Gesichert wird die Diagnose durch die Bronchoskopie in Lokalanästhesie. Verlust der Längsfältelung der Hinterwand, mehr oder weniger ausgeprägter halbmond- oder sichelförmiger Durchmesser des Lumens, Vorwölbung der Hinterwand bei Exspiration und im Hustenstoß in das Lumen sind typisch. Gelegentlich touchiert die Hinterwand die Vorderwand und führt zu ständigem Hustenreiz. Bei der *Tracheomalazie* erscheint der Trachealquerschnitt als ein gleichschenkliges Dreieck mit der Hinterwand als schmaler Basis. Der Trachealknorpelrundbogen scheint in einen Spitzbogen verwandelt („Säbelscheidentrachea"). Kombinationen zwischen Tonusverlust der Hinterwand und Tracheomalazie kommen in allen Spielarten vor.

Bei der *Lungenfunktionsprüfung* zeigt der Atemstoßtest eine typische Veränderung der Kurve, die zunächst steil verläuft (rasche Exspiration des in der Trachea vorhandenen Luftvolumens) und dann deutlich abgeflacht wird (verzögert ausfließendes Volumen aus dem Lungenparenchym). Der Gesamtwert des transbronchialen Strömungswiderstandes wird nicht wie beim Gesunden nur durch die Peripherie, sondern auch durch die großen Bronchien und die untere Trachea beeinflußt. Mißt man Druck und Resistanceverteilung bei ruhiger Ausatmung, so sind die Ergebnisse normal. Forciert man die Exspiration, so verlagert sich die Zone des Widerstandes und des Druckabfalles zur Hälfte von der Peripherie in Trachea und große Bronchien.

Verlauf und Prognose der unbehandelten Krankheit sind wegen ihrer Progressionsneigung ungünstig. Komplikationen ergeben sich aus dem bronchialen Syndrom. Zur differentialdiagnostischen Klärung und Abgrenzung gegen ein Asthma bronchiale und ein Lungenemphysem tragen Röntgenuntersuchung und Lungenfunktionsprüfung bei. Neben der symptomatischen Behandlung des bronchialen Syndroms bestehen operative Behandlungsmöglichkeiten.

HERZOG und NISSEN haben die Einpflanzung eines Knochenspans auf den Paries membranaceus inauguriert, der die Bewegung der Hinterwand der Trachea und der großen Bronchien im Hustenstoß erlaubt, die Invagination jedoch verhindert. Unter der Operation hört der Trachealstridor plötzlich auf, und der Gasaustausch bessert sich. Die Anfälle exspiratorischer Dyspnoe, Würgreiz und Fremdkörpergefühl verschwinden. Auch nach der Resorption der Knochenplatte verbleibt eine Bindegewebsschicht, die eine ausreichende Stabilität gewährleistet.

Der *Kollaps peripherer Bronchien* ist regelmäßig die Folge der Kompression durch krankhaft verändertes Lungengewebe (Emphysem). Er entzieht sich dem bronchoskopischen Einblick. Eine Besserung dieses Krankheitsbildes ist durch eine Spaltung des Sternums und das Einbringen eines Knochens zur ständigen Spreizung des Brustbeins zu erzielen.

Traumen von Trachea und Bronchien

In den letzten Jahrzehnten haben die unfallbedingten Schäden an Luftröhre und Bronchien erheblich zugenommen. Der Fraktur von Trachealknorpeln folgt nicht selten die funktionell schwerwiegende Stenose. Eine *Trachealruptur,* die oft durch explosive Kräfte ausgelöst wird, führt je nach ihrem Ausmaß zur chirurgischen Versorgung oder zu einem raschen Tod. Immer kommt es zu einem subkutanen und mediastinalen Emphysem. Die Verletzungen der Bronchien durch Thoraxkompression und Abriß eines Bronchus werden zunächst oft übersehen. Zwischen Unfall und Diagnose können Jahre vergehen, und erst später auftretende Stenosen führen zur Diagnose. Im Zeichen vermehrter Tracheotomien nach Eingriffen am Thorax und auf Intensivstationen hat die Zahl der *Trachealstenosen* deutlich zugenommen. Sie fordern zunächst eine intensive, gegen die Entzündung gerichtete Therapie und eine palliative Behandlung der Ateminsuffizienz, dann eine Entfernung der Granulome durch Laserstrahlkoagulation oder eine sorgfältige chirurgische Resektion der Stenose.

Endotracheobronchiale Krankheiten

Entzündliche Krankheiten der Schleimhaut

Akute Tracheitis, akute Bronchitis

Die akute Tracheitis und Bronchitis sind reaktive Entzündungen auf Viren, Bakterien und zahlreiche andere Reize. Sie treten häufig gemeinsam mit banalen Infekten der Luftwege auf und nehmen in der feuchten Jahreszeit deutlich zu. Haemophilus influenzae, Adenoviren und Mycoplasma pneumoniae spielen eine wichtige Rolle. Grippe, Röteln, Typhus und Keuchhusten gehen ebenso mit akuter Tracheobronchitis einher wie Scharlach und Brucellosen. Blutige Sekretbeimengungen werden bei Parasiten und Pilzbefall gefunden, ebenso bei der hämorrhagischen Tracheobronchitis der Grippekranken. Unter den physikalischen Reizen spielen starke Schwankungen von Luftfeuchtigkeit und Temperatur, Rauch und Ruß eine wichtige Rolle. Tabakrauch, Öl, Beryllium, Farb- und Explosivstoffe, Methylalkohol, Halogenwasserstoffe, Säuren und Terpentin, Kampfgase und Phosgen können das akute Bild auslösen. Auch Röntgenstrahlen, Allergien und Kardiopathien sowie Urämie führen zu akuter Entzündung und Schleimhautödem. Bei Infekten kommt es bei kurzer Vorgeschichte und gelegentlich bekannter Ansteckungsquelle zu Schnupfen und Halsschmerzen, nach wenigen Stunden zu trockenem Husten mit Heiserkeit und Druckbeschwerden hinter dem Sternum. Abgeschlagenheit, Kopfweh, subfebrile Temperaturen leiten zur Phase der Entleerung mukopurulenten Sputums über, die nach 1–3 Tagen einsetzt und nach 1–2 Wochen wieder abklingt. Die Auskultation ergibt in den ersten Tagen trockene, später grobe feuchte Rasselgeräusche, das Röntgenbild normale Verhältnisse. Verlauf und Prognose sind fast immer günstig, wenn nicht ein Übergreifen des Infektes auf andere Organe zu Komplikationen führt. Eine ätiologische Klärung ist oft nicht möglich. Blutbeimengungen im Auswurf fordern den Ausschluß von Pneumonie und Karzinom. Durch die zur Behandlung des bronchialen Syndroms angegebenen Medikamentengruppen werden die subjektiven Symptome mehr oder weniger erfolgreich beeinflußt. Prophylaktische Gaben von Antibiotika sind zu vermeiden, bei länger bestehender, nachgewiesener bakterieller Infektion oder Superinfektion kommen sie jedoch zu ihrem Recht.

Bronchitis fibrinosa

Die fibrinöse Bronchitis geht mit der Bildung von membranösen Belägen in Trachea und Bronchien einher, die aus Fibrin oder Mucin, gelegentlich aber auch aus tuberkulösem Käse bestehen. Die Krankheit findet sich bei etwa 0,5% der Bronchoskopierten. In der Ätiologie stehen Pneumonien, Viruserkrankungen, Tuberkulosen, Mykosen sowie gelegentlich Tumoren im Vordergrund. Seltener sind mechanische Reize durch einen Narkosetubus, Tracheotomiekanülen sowie Verätzungen und Traumen. Die Ausschwitzung der Flüssigkeit scheint durch konstitutionelle und allergische Reaktionsbereitschaft begünstigt zu werden. Während die *Tracheobronchitis membranacea* zu membran- oder röhrenförmigen Ausgüssen führt, geht die *Tracheobronchitis fibrinosa plastica* mit soliden Ausgüssen des Bronchialsystems einher. Die Bronchoskopie zeigt Fibrinauflagerungen unterschiedlicher Ausdehnung, die das Auftreten einer manchmal rasch zunehmenden Dyspnoe erklären. Schwerste Membranbildungen können zur massiven Bronchusobstruktion und schließlich zum Tode führen. Differentialdiagnostisch sind Asthma bronchiale, obstruktives Lungenemphysem und Pneumonien auszuschließen. Antiallergische Medikamente sind wenig erfolgreich. Durch Abschrubben der Bronchuswand mit Watteträgern durch das Bronchoskop, durch Aufbringen von Adrenalin, Cortison, Alphachymotrypsin oder Fibrolan kann das Bild gebessert werden. Auch die Verwendung von Liqueminabkömmlingen hat sich bewährt.

Mykosen

Candida albicans, Aspergillus, Blastomyces und Mucor werden im Bronchialsystem gefunden. Es kann sich dabei um eine Pilzbesiedlung sekundärer Natur bei einer anderen Krankheit der Lunge und der Bronchien ohne eigenen Krankheitswert handeln, die im Bronchoskop nur als eine umschriebene Auflagerung gefunden wird. Liegt jedoch eine schwere Bronchitis mit einem weißlichen, lackartigen Bronchialsekret vor, deuten Röntgenbild, Allgemeinzustand und vorangehende antibiotische oder eine Langzeitbehandlung mit Corticosteroiden, zytostatischen oder immunsuppressiven Substanzen auf eine bronchopulmonale Mykose hin, so ist der im Bronchialsekret (nicht im Sputum!) nachgewiesene Pilz der Erreger, und eine spezielle antimykotische Therapie muß eingeleitet werden.

Bronchiolitis obliterans

Bei der Bronchiolitis obliterans kommt es nach ulzeröser oder nekrotisierender Entzündung zur Ausscheidung eines Exsudates in die Bronchiolen und zur Bildung von Granulationsgewebe als Folge von Infektionskrankheiten. Das Lumen der Bronchiolen wird verschlossen. Die Krankheit ist auch als Folge der Inhalation von Stickstoffdioxyd mit meist tödlichem Verlauf bekannt (Silofüllerkrankheit).

Sklerosierende Tracheobronchopathien

Vor allem die Trachea, z. T. aber auch die großen Bronchien zeigen bei diesem Leiden eine zunehmende Versteifung ihrer Wand infolge einer rezidivierenden Infiltrierung der Submukosa oder der Einlagerung von Knochengewebe. Die Krankheit ist äußerst selten, bei Männern häufiger als bei Frauen, und vor allem im höheren Lebensalter anzutreffen. Sie scheint von einer bakteriell bedingten, fleckförmigen nekrotisierenden Tracheitis und Bronchitis ihren Ausgang zu nehmen. Bei der Tracheopathia osteoplastica kommt es nie zu einem Befall der Hinterwand. Die Krankheit verläuft manchmal symptomlos, manchmal mit Schmerzen hinter dem Brustbein, Heiserkeit und Husten. Sie wird meist nur zufällig entdeckt. Therapeutisch kommt eine bronchoskopische Behandlung mit Adrenalin, Privin, Cortison über Monate in Frage.

Über weitere Formen der Bronchitis ist an anderer Stelle berichtet (s. Chronische Bronchitis, S. 3.73, Asthma bronchiale, S. 3.99, Bronchusveränderungen bei Tuberkulose, s. Bd. III, Kap. Tuberkulose und andere Mykobakteriosen, Bronchus bei Sarkoidose, S. 3.156).

Störungen der Sekretproduktion

Störungen der Sekretproduktion machen sich durch eine quantitative Zunahme (Hyperkrinie) oder Abnahme (Hypokrinie) oder durch qualitative Veränderungen (Dyskrinie) des Bronchialsekrets bemerkbar. Hyper- und Hypokrine sind die Folgen von Entzündungszuständen und Atrophien der Schleimhaut. Sie gehen fast immer mit Dyskrinien einher. Besonderes Interesse verdient die Mukoviszidose als Systemerkrankung.

Mukoviszidose (Zystische Fibrose)

Die autosomal rezessiv vererbliche Mukoviszidose ist durch Pankreasfibrose und Dysfunktion aller Schleimdrüsen mit vermindertem Wassergehalt der bronchopulmonalen Sekrete gekennzeichnet. Beim Neugeborenen führt sie zur Füllung aller Bronchien und Schleimdrüsenausführungsgänge mit einem zähen, hochgradig viskösen Sekret. Dieser Schleim infiziert sich, drängt die Bronchuswandungen auseinander und führt zu Bronchiektasen. Die voll ausgebildete Krankheit kommt bei etwa einem unter 1000 Neugeborenen vor. Es handelt sich um ein Erbleiden, bei dem Homozygote das ausgeprägte Krankheitsbild, Heterozygote keine Veränderungen zeigen. In der Bauchspeicheldrüse führt die Obstruktion der Ausführungsgänge zu Parenchymdegeneration und Fibrose. Die Folge sind Steatorrhoe und Azotorrhoe als Ausdruck des Mangels aller Enzyme. Im Brustkorb ist die generalisierte Bronchusobstruktion Ursache von Emphysem, Anoxämie und Cor pulmonale. Fast stets ist der Nasen-Rachen-Raum mit Staphylococcus aureus besiedelt. Außer der Sekretproduktion ist auch die Schweißproduktion gestört. Große Mengen Kochsalz und Kalium werden mit dem Schweiß ausgeschieden, und die Fähigkeit des Organismus, sich einem erhöhten Flüssigkeitsangebot anzupassen, ist gestört. In der Anamnese wird das familiäre Vorkommen betont. Chronischer Husten, Expektorationsschwierigkeiten, rezidivierende Atemwegsinfekte, später Dyspnoe gehören zum klinischen Bild.

Daneben bestehen regelmäßig Symptome der Pankreasinsuffizienz (Durchfälle, abdominale Krampfzustände) und fast immer wird über Beschwerden in den Nebenhöhlen geklagt. Nicht selten besteht ein Rektumprolaps. Die Röntgenuntersuchung liefert allenfalls den Hinweis auf ein Emphysem oder bronchopneumonische Herde. Der Nachweis erhöhter Elektrolytkonzentration im Schweiß durch quantitativen Schweißtest und das Fehlen von Pankreasenzymen führen zur Diagnose. Oft stehen die pulmonalen Erscheinungen im Vordergrund. Die Prognose ist schlecht, denn mehr als 90% der Kinder erliegen vor dem 10. Lebensjahr ihrem chronischen Lungenleiden. Die Therapie bekämpft die Infektion (Antibiotika im akuten Schub und in der Rezidivprophylaxe). Mukolytische Substanzen und Aerosoltherapie erleichtern die Expektoration. Bei schwerer Beeinträchtigung ist Respiratoratmung nicht zu vermeiden.

Mucoid impaction

Die Verstopfung des Bronchus durch ein hochgradig visköses Sekret kommt nicht nur bei der Mukoviszidose, sondern auch beim Asthmatiker und bei der chronischen Bronchitis vor. Im allgemeinen verschließt ein zäher Sekretpfropf einen Bronchus zweiter Ordnung distal von der Bifurkation. Das Material nimmt allmählich an Umfang zu und überdehnt die wenig resistente Bronchuswand, so daß umschriebene Bronchiektasen entstehen (s. Bronchozelen, S. 3.61). Die Röntgenaufnahme kann eine Segmentatelektase oder ein Infiltrat vortäuschen. Verflüssigt sich der Schleimpfropf nicht oder gelingt es nicht, ihn durch Spülung oder instrumentell zu entfernen, so kann, wegen der Gefahr retrostenotischer Pneumonie mit Abszedierung, ein chirurgischer Eingriff erforderlich werden.

Sjögren-Syndrom

Die von SJÖGREN beschriebene Trias (Keratoconjunctivitis sicca, Xerostomie und rezidivierende Parotisschwellung) geht mit bronchialer Hyposekretion einher. Auch die Sekretion anderer Drüsen ist bei dieser Systemerkrankung beeinträchtigt, die durch Bronchoskopie und Biopsie diagnostiziert und damit einer Behandlung zugeführt werden kann.

Störungen des Sekrettransports

Zwischen funktionellen oder organischen, passageren oder definitiven Störungen des Sekrettransports ist zu unterscheiden. Sie hängen vom Zustand des Bronchialrohrs, von der Qualität (Viskosität, Elastizität) des Bronchialsekrets und der Funktion des Flimmerepithels ab.

Ziliarapparat

Der Ziliarapparat kann durch Temperatur- und Feuchtigkeitsänderungen, durch Inhalation toxischer Substanzen, durch Tabakrauch, durch O_2-Beatmung in seiner Funktion gestört werden. Narkose und Kurarisierung beeinträchtigen seine Leistung auf Stunden, und es kommt zum postoperativen Bronchussyndrom, einer Spielart des bronchialen Syndroms. Vergiftungen und zahlreiche Medikamente mit Wirkung auf das vegetative System hemmen Ziliartätigkeit und auch die Sekretproduktion. β-adrenergische Aktivatoren, cholinergische Stoffe und Methylxanthin fördern den Sekrettransport.

Stenosen

Funktionelle Stenosen

Sie kommen durch passagere Spasmen der glatten Bronchialmuskulatur oder durch die Hypersekretion eines viskösen Sekrets zustande. Im ersten Fall ist das Bronchuslumen eingestellt, im zweiten wird der reale Bronchusdurchmesser durch die Schleimauflagerungen eingeschränkt. Manchmal entstehen schleimbedingte passagere Ventilmechanismen, die zu vorübergehender Überblähung der Lunge bei erschwerter Exspiration führen.

Entzündungsbedingte Stenosen

Alle entzündlichen Prozesse des Bronchialsystems können zu mehr oder weniger ausgedehnten, mehr oder weniger langdauernden Stenosen führen. Narbige Stenosen sieht man nach der Heilung tuberkulöser Schleimhautprozesse und peribronchialer Tuberkulosen, aber auch nach operativen Eingriffen und der Entfernung von Fremdkörpern. Von Bedeutung sind die Stenosen nach Tracheotomie und langdauernder Intubation in der Intensivmedizin.

Tumorbedingte Stenosen

Gutartige Tumoren der Trachea und der Bronchien

Bei den gutartigen Tumoren ist zwischen entzündlichen und neoplastischen Neubildungen zu unterscheiden. Trotz ihres benignen Charakters ist die Entfernung unerläßlich, weil sie als mechanisches Hindernis zum bronchialen Syndrom führen. *Entzündliche* Tumoren bestehen aus hypertrophischem Granulationsgewebe (z. B. am Fistelmaul nach Perforation eines tuberkulösen Lymphknotens ins Bronchuslumen). Unter den *meso*dermalen Tumoren können *Fibrome* verkalken. Die vom Fettgewebe des Bronchus ausgehenden *Lipome* liegen als kuglige Gebilde mit glatter Oberfläche im Bronchuslumen. Sie sind bronchoskopisch leicht zu entfernen, da sie selten ins Peribronchium übergreifen. Die aus der glatten Muskulatur entstandenen *Leiomyome* sind sehr selten und metastasieren nicht. Die als dysontogenetische Geschwülste anzusehenden *Hamartome* bestehen aus Knorpel, Epithel und Bindegewebe, gelegentlich auch aus Fett und unterscheiden sich dadurch von den rein knorpligen *Chondromen*. All diese Tumoren können unter entzündlichen Einflüssen zu einem geringen Größenwachstum angeregt werden. *Polypen* und *Papillome* bestehen aus subepithelialem, gewuchertem Bindegewebe. Während die Polypen gestielt und glatt sind, findet sich bei den Papillomen eine gelappte Oberfläche. Selten stehen die Papillome multipel und dicht gedrängt, so daß man von einer *Papillomatose* spricht, die als Folge chronischer Entzündungen und anderer Ursachen anzusehen ist und wegen ihrer reichlichen Kapillarversorgung leicht zu Blutungen führt. Außerdem kommen in der Luftröhre im oberen Drittel auch *Zylindrome* vor. Sie verursachen keine Metastasen, haben aber eine hohe Rezidivneigung.

Das klinische Bild aller dieser Tumoren ist geprägt von einer langen Dauer des Bestehens von Husten, Auswurf, respiratorischen Geräuschen und manchmal von Hämoptysen. Die Therapie besteht gelegentlich in bronchoskopischer, oft in chirurgischer Entfernung.

Semimaligne Tumoren des Tracheobronchialsystems

Bronchusadenome gehen von der Wand der zentralen Anteile des Bronchialbaums aus und sitzen vorzugsweise an den Aufzweigungen der großen Bronchien. Sie galten früher als benigne Tumoren, heute als semimaligne. Bronchusadenome machen etwa 5% der zur Operation kommenden bronchopulmonalen Geschwülste aus. Zwischen dem Karzinoidtyp und dem Zylindromtyp (Verhältnis 10 : 1) ist zu unterscheiden. 90% der Karzinoidtypadenome liegen im bronchoskopisch einsehbaren Bereich. Sie sind glatte kugelige Tumoren von Erbs- bis Kirschgröße, deren pralle Gefäßfüllung ihre Blutungsbereitschaft erklärt, und die aus dem Bronchuslumen durch die Wand bis in Peribronchium reichen können. Der im Bronchus erkennbare Anteil macht oft nur einen kleinen Teil des Tumors aus („Eisbergphänomen"). Der Zylindromtyp neigt mehr zur Wandinfiltration und weist im endobronchialen Anteil nicht selten Nekrosen auf. Bronchusadenome metastasieren in etwa 10% der Fälle. Die Metastasierungsneigung der Zylindrome ist 3mal größer als die der Tumoren vom Karzinoidtyp. Während die Metastasen im allgemeinen langsam wachsen, gilt dies nicht für die seltenen hormonal aktiven Adenome. Die Ätiologie ist noch unklar, man denkt an dysontogenetische, exokrine oder endokrine Genese sowie an eine Anpassungshyperplasie. Als Hindernis im Luft- und Sekretstrom sowie als Blutungsquelle führen diese Geschwülste zu Komplikationen. Die Kranken berichten oft über durch Jahre rezidivierende Blutungen, die in der vorbronchoskopischen Ära als Tuberkulosefolge mißdeutet wurden und zu überflüssigen Heilverfahren führten. Das langsame Wachstum der Adenome führt erst spät zu subjektiven Obstruktionszeichen. Die Auskultation kann Stenosezeichen ergeben, gesichert wird die Diagnose durch die Bronchoskopie. Bei Probeexzisionen muß man die starke Blutungsneigung in Rechnung stellen. Zytologische Untersuchungen haben keinen Wert. Im Tomogramm ist gelegentlich die Stenose nachweisbar. Bei Verdacht auf den mit Flush, abdominalen Krampfbeschwerden und Diarrhoe einhergehenden Karzinoidtyp sollte 5-Hydroxyl-Indol-Essigsäure bestimmt werden. Der Versuch endoskopischer Resektion mit Zange, Elektro- oder Laserkoagulation muß „Eisbergphänomen" und Blutungsneigung berücksichtigen und scheitert oft. Kleine Adenome werden operativ durch Bronchusschlitzung, größere durch Resektion, oft unter Mitnahme von Lungenparenchym, entfernt. Läßt sich das Adenom entfernen, so ist die Prognose gut, Rückfallquote und Metastasierungsneigung der Zylindrome sind jedoch groß. Differentialdiagnostisch sind andere Tumoren auszuschließen.

Maligne Tumoren

Das primäre *Trachealkarzinom* findet sich vorwiegend im oberen und unteren Drittel der Luftröhre. Es wird spät diagnostiziert, weil die klinischen Zeichen als Asthma bronchiale mißdeutet werden. Eine gleichzeitige Rekurrensparese ist häufig. Sekundäre maligne Tumoren der Luftröhre sind Folgen des Übergreifens von Geschwülsten in der Nachbarschaft (Schilddrüse, Lymphknoten usw.) oder der Absiedlung auf dem Blut- oder Lymphwege. In der Diagnostik dieser Geschwülste ist die Tomographie den bronchologischen Methoden überlegen.

Fremdkörper

Fremdkörper in den Atemwegen können aus dem eigenen Körper stammen (Bronchiolithen, abgebrochene Zähne), sehr viel häufiger werden sie von außen aspiriert. Sie gelangen vorwiegend in das rechte Bronchialsystem, meistens in den Unterlappen. Wegen ihrer Neigung, Gegenstände in den Mund zu nehmen, sind in der Hauptsache Kinder betroffen. Unter den aspirierten Materialien finden sich Knochen, Münzen, Nüsse, Sicherheitsnadeln, Tapeziernägel usw. Bei Lungenresektionen verwandtes Nahtmaterial kann zum Fremdkörper werden.

Erdnüsse sind gefürchtet, weil sie ein zu stürmischen Lungenreaktionen führendes Öl enthalten. Melonenkerne, Dattelkerne und Mineralien quellen durch Wasseraufnahme, Metalle oxydieren und veranlassen lokale Entzündungen (zahnärztliches Material!). Nicht selten erfolgt die Aspiration unbemerkt, z. B. unter Alkoholeinfluß oder in einem Krampfanfall. Verschließt der Fremdkörper den Larynx oder die Trachea komplett, so kommt es zum raschen Tod durch Ersticken. Ein unvollständiger Larynxverschluß kann sich in der Folge durch Ödem und Entzündung rasch in einen vollständigen verwandeln. In der Trachea veranlaßt der Fremdkörper Entzündungen. Scharfe Kanten sind Ursache für Ulzerationen und Perforationen mit den Gefahren der Mediastinitis. Im Bronchialsystem führt der Fremdkörper zum bronchialen Syndrom. In einem Drittel der Fälle gelangt er ziemlich weit in die unteren Luftwege und verursacht Stenosen, Ventilmechanismen und umschriebene Emphyseme. Nach einigen Stunden fixiert die schwellende Schleimhaut den Fremdkörper. Zunächst wird der Luftwechsel erschwert, später kann bei komplettem Verschluß eine Atelektase auftreten. Werden Fremdkörper erst nach langer Zeit erkannt, so zeigt das Bronchialsystem von eitrigem Sekret umspülte, hochentzündliche Granulationen, die das Corpus alienum verdecken. Eine gründliche Exploration weckt manchmal die Erinnerung an eine längst vergessene, weit zurückliegende Aspiration. Beobachtungen der Umgebung über plötzliches Husten, passagere Blauverfärbung, vorübergehende oder bleibende Dyspnoe sprechen für eine Fremdkörperaspiration. Eine anschließende Beruhigung ist oft trügerisch.

Der Kranke hat gelegentlich blutigen Auswurf. Objektiv läßt sich später ein Stenosegeräusch am Mund und über dem Sternum sowie gelegentlich ein Nachhinken der betroffenen Seite bei der Exspiration nachweisen. Röntgenbefunde zeigen wegen mangelnder Dichte nur selten den Fremdkörper selbst, häufig aber seine Folgen. (Holzknechtsches Zeichen: inspiratorische Mediastinalverschiebung zu erkrankten Seite. Vermehrte Transparenz der betroffenen Thoraxhälfte durch Ventilstenose, Atelektase.) Die Bronchographie stellt einen früher aspirierten Fremdkörper dar und zeigt die Folgeschäden im Bronchialsystem.

Nur bei Komplikationen ergeben die Laborbefunde Zeichen der Entzündung. Unbehandelt führt der Fremdkörper zu Bronchiektasen, zu Pneumonien und Lungenabszessen, zu eitrigen Prozessen im Mediastinum und gelegentlich durch Gefäßarrosion zu schweren Blutungen. Differentialdiagnostisch müssen die Bronchitis fibrinosa, endobronchiale Tumoren und progrediente tuberkulöse Stenosen ausgeschlossen werden. Diagnose und Therapie beruhen auf den bronchologischen Methoden. Eine bronchoskopische Entfernung des Fremdkörpers bedarf gründlicher Vorbereitung (leerer Magen!), eines erfahrenen bronchologischen Teams und umfangreicher Nachsorge nach dem Eingriff. Vergebliche Entfernungsversuche können durch Bronchusperforation zu Komplikationen führen, die sofort abgefangen werden müssen. Die Infektion ist mit Antibiotika, Flüssigkeitsverarmung mit Infusionen, respiratorische Insuffizienz mit intermittierender positiver Druckbeatmung zu bekämpfen. Eine besondere Form der Fremdkörperaspiration stellt das Mendelson-Syndrom dar, bei dem saurer Mageninhalt in Trachea, Bronchien und Lunge fließt. Das Bild kommt bei schweren neurologischen Störungen vor und führt zu Verätzungen der Schleimhäute und zu pneumonischen Veränderungen.

Durch Bronchusobstruktion bedingte Krankheitsbilder

Das bronchiale Syndrom als Folge einer Stenose wurde bereits beschrieben. Darüber hinaus gibt es charakteristische Bilder als Zustand nach einer Obstruktion im Tracheobronchialsystem.

Lappensyndrome

Sie sind die Folgen einer Stenosierung des ostiumnahen Bronchus durch Narben, Tumoren oder peribronchiale Kompression und führen über das bronchiale Syndrom zu rezidivierenden, fieberhaften Pneumonien und Bronchiektasen. Als erstes Bild dieser Art wurde das *Mittellappensyndrom* beschrieben. Später zeigte sich, daß auch in anderen Bronchien, vor allem als posttuberkulöses Syndrom, derartige Abläufe zu beobachten sind. Fieber, Auswurf, gelegentlich Schmerzen in der kranken Region und rezidivierendes Auftreten sind charakteristisch. Auskultatorisch und perkutorisch findet man die Zeichen eines Stenosesyndroms. Im Auswurf ist Eiter, gelegentlich mit Blut gemischt, nicht selten. Bakteriologisch findet man beim posttuberkulösen Syndrom meistens nur noch unspezifische Erreger. Die Röntgenuntersuchung weckt den Verdacht auf ein Lappensyndrom, der durch Bronchoskopie und Bronchographie zu bestätigen ist. Da es eine medikamentöse Behandlung mit Dauereffekt nicht gibt, rezidiviert das Leiden immer wieder. Der befallene Parenchymbezirk wird zunehmend geschädigt, wird zur Quelle chronischer Eiterung. Differentialdiagnostisch sind Pneumonien, Tumoren und Sarkoidose auszuschließen. Im akuten pneumonischen Schub sind antibiotische Therapie und Sekretolytika angezeigt, im Intervall sollte man den erkrankten Lungenabschnitt resezieren.

Bronchozelen

Bronchozelen sind sekretgefüllte, umschriebene Bronchiektasen in einem eng begrenzten Abschnitt des Bronchialrohrs. Zentrale Bronchozelen liegen im Bereich der segmentalen oder subsegmentalen Bronchien des Oberlappens oder der Unterlappenspitze, die peripheren im Gebiet des Lungenmantels. Bronchozelen entstehen entweder zwischen zwei kompletten oder fast kompletten Verschlüssen des Bronchus oder infolge stark erhöhter Viskosität des Bronchialsekrets (Mukoviszidose, Asthma bronchiale). Im Bereich der mittleren Bronchien ist die Bronchuswand schwach und wird durch das sich hinter einer Stenose stauende Sekret überdehnt. Eine zweite Stenose verhindert das Ausweichen in die Peripherie. Der Bronchozeleninhalt kann aus Schleim (Mukozele) sowie als Folge einer Tuberkulose oder einer sekundären Infektion aus Eiter (Pyozele) bestehen. Bronchozelen werden manchmal rekanalisiert, der Inhalt fließt ab, und es verbleibt eine umschriebene Bronchiektasie, die sich bei Gelegenheit erneut füllt. Anamnese und klinisches Bild sind meist stumm. Die Diagnose ermöglicht die Tomographie in zwei Ebenen, die eine spindelförmige Verschattung in der Bronchusverlaufsrichtung und eine runde bei quer geschnittenem Bronchuslumen zeigt. Bei Vergleich von Bildern über längere Zeit kann man den Füllungswechsel der Bronchozele verfolgen. Bei zentralem Sitz sichern Bronchoskopie und Bronchographie die Diagnose, während Laborbefunde keine typischen Aufschlüsse ergeben. Eine chirurgische Intervention ist nur dann erforderlich, wenn bei einer Bronchozele tuberkulöser Genese Mycobacterium tuberculosis ausgeschieden wird.

Kompletter Bronchusverschluß

Der komplette Verschluß eines Lappenbronchus führt zur sofortigen Ausschaltung der Ventilation des von ihm versorgten Lungenabschnittes sowie zu einer definitiven Unterbrechung des Sekrettransports mit dem typischen Röntgenbefund der Atelektase. Werden segmentale oder subsegmentale Bronchien vom kompletten Verschluß betroffen, so kommt es zwar zum Sekretstopp, nicht aber zum Wegfall der Belüftung, weil die Luft aus den anderen Segmenten durch die Kohnschen Poren die intersegmentalen Septen passiert und damit die Belüftung im befallenen Lungenabschnitt aufrechterhält. Diese Kollateralventilation funktioniert nicht, wenn intersegmentale Prozesse (Ödem, Fibrose) die Kohnschen Poren verlegen. Das klinische Bild des totalen Bronchusverschlusses, der sehr unterschiedliche Ursachen haben kann, ist unter Umständen symptomlos, wird aber häufig durch Husten, Dyspnoe und retraktionsbedingten Pleuraschmerz bestimmt. Eine plötzlich massiv auftretende Atelektase durch Bronchusverschluß eines Lappens oder Hauptbronchus geht meist mit Kollaps, Fieber, Tachykardie und Leukozytenanstieg einher. Atelektasen führen zu Verziehungen im Thorax, an denen alle Organe teilnehmen. Da die atelektatischen Bezirke meistens in das Thoraxinnere verzogen werden, sind die physikalischen Symptome gering. Verkürzter Klopfschall und aufgehobenes Atemgeräusch finden sich unter günstigen Umständen. Infektion und Pneumonie sowie Abszedierung hinter dem Bronchusverschluß kommen vor. Kann das Hindernis nicht beseitigt werden, entsteht eine definitive Schrumpfung des atelektatischen Bezirkes und eine Drosselung der Blutdurchströmung. Die Prognose einer Atelektase eines Segments ist günstig, die eines Lappens oder einer ganzen Lunge ungünstig. Lokale bronchoskopische Maßnahmen zur Klärung der Ursache und der eventuellen Entfernung des Hindernisses sind notwendig. Zur Bekämpfung der sekundären Infektion ist antibiotische Behandlung erforderlich.

Literatur

Austgen, M., F. Trendelenburg: Die Intensivbronchoskopie, Prax. Klin. Pneumol. 37 (1983) 376

Dierkesmann, R., A. Huzly: Technik der endobronchialen Laserbehandlung. Prax. Klin. Pneumol. 37 (1983) 211

Esser, C.: Topographische Ausdeutung der Bronchien im Röntgenbild, 2. Aufl. Thieme, Stuttgart 1957

Ferlinz, R., R. Frey, U. H. Gerbershagen, K. H. Rommel: Bronchologische Eingriffe. Thieme, Stuttgart 1967

Huzly, A.: Atlas der Bronchoskopie. Thieme, Stuttgart 1960

Huzly, A.: Bronchologie. Handbuch der Tuberkulose, Bd. III. Thieme, Stuttgart 1975

Hypersécrétion Bronchique. Colloque international de pathologie thoracique. Boehringer, Ingelheim 1968

Ikeda, S.: Atlas of Flexible Bronchofiberscopy. Thieme, Stuttgart 1974

Nakhosteen, J. A.: Fiberbronchoskopie. Thieme, Stuttgart 1978

Nakhosteen, J. A., W. Maassen: Bronchology: Research, Diagnostic and Therapeutic Aspects. Martinus Nijhoff Publishers, The Hague 1981

Rau, J. L.: Respiratory therapy pharmacology. Year Book Medical Publ. Inc., Chicago 1978

Soulas, A., P. Mounier-Kuhn: Bronchologie. Masson, Paris 1956

Tsuboi, E.: Atlas of Transbronchial Biopsy. Thieme, Stuttgart 1971

Voisin, C.: Sécrétions et excrétions bronchiques. Expansion scientifique française 1976

Wanner, A.: Clinical aspects of mucociliary transport. Amer. Rev. resp. Dis. 116 (1977) 73

Bronchiektasen

A. Huzly

Definition

Unter „Bronchiektase" versteht man einen permanent erweiterten, nicht rückbildungsfähigen Abschnitt eines numerisch normalen Bronchialsystems. Dabei kann man unterscheiden zwischen den (rück-)stauungsbedingten *atrophischen* und den durch röhrenförmige Entzündung entstandenen, *hypertrophischen* Bronchiektasen als Ausdruck der Wandbeschaffenheit. Nach der Form grenzen sich die häufigeren zylindrischen und sackförmigen (zystischen) Bronchiektasen von den selteneren präterminal-ampullären und -moniliformen ab. Am besten wird der Klinik und den Tatsachen die Unterteilung nach Tab. 3.**15** gerecht. Das Gegenteil der Bronchiektasen wäre die Bronchusdilatation als vorübergehende Erweiterung. Dilatation und Kontraktion sind normale tonische Zustandsbilder; die Extreme sind einerseits Atonie, andererseits Spasmus. Diese Feststellung ist wichtig, weil sie Grundlage der Diskrepanz zwischen Klinik und Autopsie ist: Der höhere Prozentsatz an „Bronchiektasen" bei der Autopsie ist damit begründet, daß üblicherweise im Tode die Bronchien atonisch weitgestellt sind (Tab. 3.**15** und Abb. 3.**35**).

Häufigkeit

Die Seltenheit angeborener Bronchiektasen ist aus Untersuchungen von Totgeburten zu ersehen; so haben Kassay u. Labas 1957 bei 50 Totgeburten mit multiplen Mißbildungen keinen einzigen Fall von Bronchiektasen gefunden. In großen Statistiken wird die Häufigkeit der Bronchiektasen wechselnd mit 1‰–0,5% angegeben. Die niedrigeren Zahlen aus Allgemeinkrankenhäusern sind wohl wirklichkeitsnäher als die hohen aus Spezialkrankenhäusern. Es kommt hinzu, daß oft nicht ersichtlich wird, ob alle angeführten Fälle auch bronchographiert worden sind, denn nur dann sind sie glaubhaft dokumentiert. Zurückhaltender muß man mit Angaben aus Obduktionen sein wegen der angeführten postmortalen Atonie. Nach 1960 hat die Häufigkeit weltweit abgenommen, da eine effektivere Behandlung von kindlichen bronchialen Infektionen und Pneumonien durchgeführt werden konnte.

Ätiologie und Pathogenese

Über die Entstehung der Bronchiektasen sind die Meinungen lange auseinandergegangen. Der Großteil der Bronchiektasen ist zweifellos erworben, wobei zwischen frühkindlicher und Erwachsenenperiode zu unterscheiden ist. Es ist nicht ausgeschlossen, daß „fetale Entzündungen" zu „angeborenen Bronchiektasen" führen. Schon Laennec hat die *Stauungsdilatation* als Entstehungsursache angegeben, was zumindest für poststenotische Bronchiektasen zweifelsohne stimmt. Andere, wie Brauer, sahen in der *Bronchiolitis* und *Peribronchitis* die hauptsächliche Ursache. Whitwell hat unter der Bezeichnung „folliculäre Bronchiektasen" eine enorme Massierung von lymphoidem Gewebe in der Bronchialwand be-

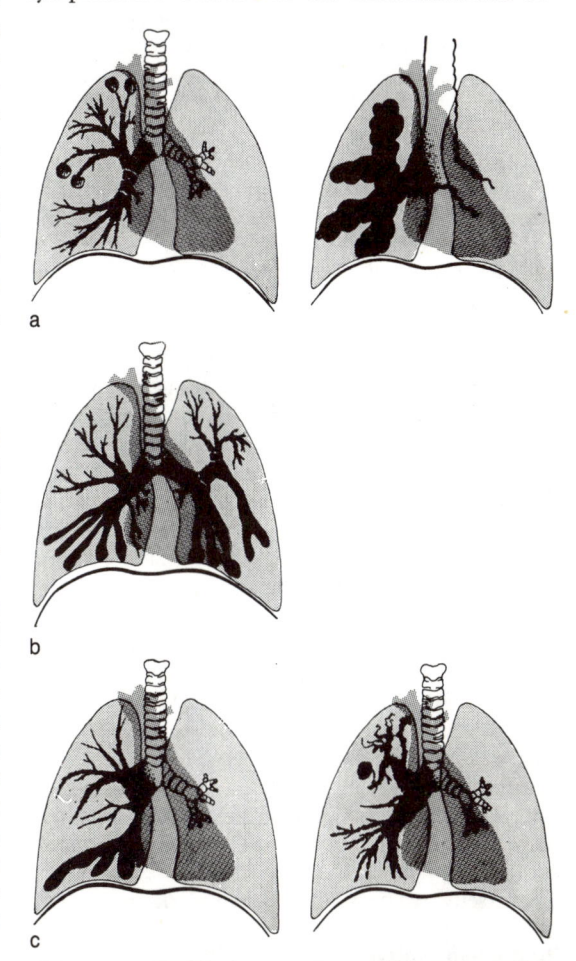

Abb. 3.35 Klassifikation der Bronchiektasen (vgl. Tab. 3.**15**). **a** Kongenitale Bronchiektasen: Hypoplasie und primäre Megabronchie. **b** Primitive Bronchiektasen: frühkindlich erworben, viral bedingt. **c** Sekundäre Bronchiektasen: poststenotisch und interstitiell

Krankheiten der Atmungsorgane

Tabelle 3.15 Klassifikation der Bronchiektasen

	Ursache	Bild
Angeborene Bronchiektasen	Angeborene Hypoplasie mit Entwicklungsstörung der Bronchial-, Alveolar- und Gefäßanlagen (Malformationsgrade nach *Monaldi*)	Kleinzystische Bronchiektasen bei kleiner emphysematöser Lunge oder winzige atelektatische Lungen mit plumpen Bronchiektasen
Primitive Bronchiektasen	Im frühen Kindesalter durch Schädigung eines noch unfertigen »primitiven« Bronchialsystems (Virus, sowie bei und nach Primärtuberkulose)	Qualitative und quantitative Sekretionsanomalie Zylindrische Bronchiektasen
Sekundäre Bronchiektasen	Mechanische Faktoren 1. Bronchusstenose 2. Traktion der Bronchialwand durch Parenchymschrumpfung (Interstitielle Entzündung, Pneumonie, Tbc)	Poststenotische Bronchiektasen Bronchiektasen in der Nachbarschaft von Parenchymprozessen

schrieben, wodurch Elastika, Muskularis und Knorpel zerstört werden; als auslösende Ursache wird eine Virusinfektion angesehen (Masern, Keuchhusten, interstitielle Pneumonie). Ein *neurogenes* Element kann im Gefolge einer mechanischen Schädigung (ähnlich etwa die fehlenden Ganglien beim Megakolon und beim Megaösophagus mit Kardiospasmus, bei der Chagas-Krankheit) die Ursache der Entstehung von Bronchiektasen sein.

DELARUE u. ABELANET haben mit Metallröhren im Bronchus (ohne Stenosierung) schwere hypertrophische, durch Alkoholisierung des Vagosympathikus atrophische Bronchiektasen entstehen sehen. Wir haben ähnliches durch Aspiration eines Bonbons in den linken Hauptbronchus mit längerer Verweildauer bis zur Resorption gesehen. Die *Allergie* als Ursache wird seit der grundlegenden Veröffentlichung von WATSON u. KIBLER 1938 viel diskutiert; wir halten sie für einen zusätzlichen, aber nicht kausalen Faktor. *Konstitutionelle, hereditäre* und *familiäre* Elemente spielen sicher noch eine Rolle. Schließlich hat eine *Sekretionsanomalie* noch einen gewissen Einfluß, wie die Entwicklung der Bronchiektasen bei der Mukoviszidose zeigt. Der *Sekretstau* bei pathologisch zähem Sekret infolge einer Dyskrinie bei Mukoviszidose, bei fibrinöser Bronchitis und bronchialer Aspergillose führt zur Dilatation, die *Störung der Motilität* und ein *Wandumbau* dann zur Bronchiektasie. Eine Störung der Zilienbeweglichkeit („immotil cilia syndrome"), aber auch ein Mangel von α_1-Antitrypsin in IgA im Sekret sind neuere verdächtigte Ursachen. Bei Autoaggressionskrankheiten wurden *Antikörper gegen Bronchialschleimhaut* gefunden; man will so das Auftreten von Bronchiektasen etwa bei Colitis ulcerosa erklären.

Pathophysiologie

Wenn man einen Bronchus, etwa vom Range eines subsegmentären, in seiner Verlaufsrichtung von proximal nach distal unterteilt, kann man Wurzelstrecke, Mittelstrecke und Endstrecke unterscheiden. Die Bronchiektase ist eine Erkrankung der Endstrecken. Erst im späteren Verlauf können die Mittelstrecke und zuletzt die Wurzelstrecke ebenfalls erweitert werden.

Die *Sekretion* in der pathologischen Form des „zu viel" (Hyperkrinie) ist der ausschlaggebende Faktor bei der Bronchiektasenkrankheit. Diese Sekretion ist Leistung sowohl der Schleimdrüsen als auch der Becherzellen des Epithels; deren zahlenmäßige Vermehrung zeigt schon die pathologische Sekretion an. Zu dieser Überproduktion kommt unter bestimmten Umständen noch eine pathologische Zusammensetzung des Sekretes (= Dyskrinie). Solch abnormen Sekrete können entweder wässerig oder fibrinös – membranös oder gallertig – zäh – klebrig – schleimig sein. Gerade letzteres ist bei manchen Bronchiektasen und bei der Mukoviszidose zu finden.

„Expektoration" oder „Hustenleistung" wird gewährleistet durch die Mechanik des Brustkorbes, Dynamik des Zwerchfells, Elastizität der Lunge sowie den Tonus von Trachea und großen Bronchien. Abgesehen von diesem bronchialen Tonus sind die Bronchialkanäle nicht nur passive Röhren, sondern es spielt auch die Bronchomotorik eine Rolle. DI RIENZO hat schon vor Jahren immer betont: „Man hustet mit dem Bronchus." Dieser Sekretbeförderung durch den mit Windgeschwindigkeit vorüberziehenden Luftstrom beim Hustenstoß steht der automatische Sekrettransport durch das Flimmerepithel gegenüber. Beide Methoden der Sekretbeförderung sind voneinander unabhängig.

Die *Infektion* ist von großer Bedeutung. Ohne medikamentöse Behandlung sind im eitrigen Sekret immer Keime nachweisbar. Reinkulturen eines Keimes sind ebenso selten wie mehr als drei verschiedene Keimsorten. Eigene Untersuchungen (1959) bei 317 Fällen ergaben, daß als Standarderreger Staphylo- und Streptokokken zu finden sind. Micrococcus catarrhalis, Pneumococcus mucosus, Coli, Proteus, Pyocyaneus, ebenso auch Candida fanden sich nur in Fällen, welche über auffallende klinische Verschlechterung klagten. Mehrmalige Untersuchung der gleichen Patienten innerhalb einiger Jahre zeigte, daß die Bakterienpopulation im Bronchialsekret fast immer gewechselt hatte. KOURILSKY u. Mitarb. hatten schon festgestellt, daß die Bronchialeiterung selbst nur eine Herabsetzung der maximalen Ventilation (Behinderung des Luftstromes durch das Sekret), sonst jedoch keinen funktionellen Verlust bedingt. Die kranken Lappen oder Partien sind wohl in ihrer Funktion reduziert, jedoch funktionell von den gesunden Nachbarpartien kompensiert. Bei einer Kombination von Bronchiektasen mit Bronchialasthma oder/und Emphysem gibt es keinen kompensierenden Lungenabschnitt mehr. Eine etwaige respiratorische Insuffizienz ist demnach abhängig von der Beteiligung der Bronchiolen und vom Ausmaß dieser Beteiligung. Es gibt sicher Bronchiektasen, welche eine alveoläre Ventilation noch zulassen, es wird sich dabei um die Leistung des zwischen den Bronchiektasen gelegenen respirationsfähigen Lungengebietes handeln. Bei einer Atelektase fallen ähnliche Überlegungen natürlich aus.

Die *Ursache der Hämoptoe* wird uneinheitlich gesehen. Plausibel ist die Blutung aus dem Granulationsgewebe der Bronchialschleimhaut, das im terminalen Blindsack mancher Bronchiektasen gefunden wird. Hingegen sehen einige amerikanische Autoren die Ursache mehr in arteriellen bronchopulmonalen Anastomosen im Bereich der Wand der Bronchiektase. Über die Häufigkeit solcher Anastomosen gehen die Ansichten auch sehr erfahrener Pathologen erheblich auseinander. Bei pulmonalem Hochdruck sind solche Anastomosen als Blutungsquelle verständlich. Im übrigen sollen derartige Verbindungen zwischen Ästen der A. bronchialis und A. pulmonalis auf dem Boden von Granulationsgewebe nach Bronchopneumonie entstehen. Sie sollen auch eine wesentliche Bedeutung für die Entstehung einer pulmonalen Hypertonie bei Bronchiektasen haben. Im eigenen Material wiesen 23% der Patienten eine Hämoptoe auf. Die neuen Erkenntnisse der Pathologie der A. bronchialis (Arteriographie: das neue Krankheitsbild des sogenannten Arterioms der Bronchialarterie) führten zu einer anderen und besseren Deutung der *großen* Hämoptoe bei Bronchiektasen. Wie die Arteriographie und die entsprechenden Präparatschnitte zeigen, finden sich in diesen Fällen zahlreiche arterielle und venöse großkalibrige Gefäße submukös und peribronchial rund um die entsprechenden Bronchiektasen angeordnet, außerdem auch noch Kapillaren. Das erklärt große Blutungen viel eher als die vorherige Annahme der Granulationen, welche nur für kleine Hämoptysen zuständig sind. Der Pathologe findet diese Gefäßveränderungen allerdings nur, wenn er die Schnitte senkrecht zum Bronchus anfertigt: Nur dann sieht man die kranzförmige Anordnung der Gefäße um das Lumen des Bronchus.

Krankheitsbild
Anamnese

Die Symptome von Bronchiektasen sind *Husten, Auswurf, Rasseln, seltener Hämoptoe.* Dies sind allgemeine Zeichen eines Bronchialsyndroms, welche unverbindlich anzeigen, daß krankhafte Veränderungen im oder am Respirationsapparat vorliegen. Insbesondere der Auswurf kann abhängig von der Körperlage sein. Hingegen gehört eine Kurzatmigkeit nicht dazu. Fieberschübe und Fötor weisen bereits auf lokale Komplikationen hin: parabronchiale Bronchopneumonie, besondere Keimbesiedlung.

Befunde

Physikalisch ist die Perkussion ohne Bedeutung. Bei der Auskultation sind grobblasige Rasselgeräusche auf Bronchiektasen verdächtig. Manchmal hört man am Ende des kommandierten maximalen Exspiriums ein grobes Blubbern.

Röntgenbilder, insbesondere Tomogramme, sind bei zystischen Bronchiektasen recht aufschlußreich, da man die dünnwandigen Ringfiguren mit und ohne Sekretspiegel gut erkennen kann. Zylindrische Bronchiektasen (röhrenförmige) hingegen sind nur bei verdichtetem Parenchym oder bei sekretgefüllten Röhren als fingerförmige Streifen zu sehen. Das häufigste Röntgensubstrat sind weiche, verwaschene Fleckschatten, welche im histologischen Präparat verschieden alten, parabronchialen Bronchopneumonien entsprechen. Die immer wieder angeführte „Streifenzeichnung" hingegen ist nichtssagend, zumal es sich ja meist um die Gefäße handelt.

Die *Bronchoskopie* orientiert über Grad der Entzündung und die Lokalisation der Eiterung. Bei manchen Fällen ist die abnorme Weite der Segmentbronchien ein bronchoskopischer Hinweis auf Bronchiektasen. Insgesamt soll die Bronchoskopie anzeigen, ob die Gegend der Sekretion mit der bronchographischen Lokalisation zusammentrifft. Spasmus und Tonus sind wichtige Nebenbeobachtungen, haben aber mehr mit Prognose und Therapie als mit Diagnose zu tun.

Die *Bronchographie* ist die einzige beweisende Untersuchungsmethode bei Bronchiektasen. Für die Diagnose der Bronchiektasen ist – mit Ausnahme der zystischen Fälle – die Bronchographie eine grundsätzliche Forderung.

Verlauf und Prognose

Das erstmalige Auftreten klinischer Symptome kann als Erstmanifestation bezeichnet werden. Zu diesem Zeitpunkt sind die Bronchiektasen immer schon vorhanden und voll ausgebildet. Die Zeit ihrer Entstehung kann daher lange zurückliegen, insbesondere wenn es sich nicht um poststenotische Bronchiektasen handelt. Warum diese Bronchiektasen lange Zeit stumm geblieben sind, ist nicht zu sagen. Üblicherweise setzt man diese Erstmanifestation mit einer Infektion gleich, was aber nicht so ohne weiteres verständlich ist, denn die Wand eines ektatischen Bronchus ist einem infektiösen Keim gegenüber ja nicht resistenzloser als jene eines nicht ektatischen Bronchus. Das läßt daran denken, daß die pathologische Sekretion überhaupt das Primäre und eine Infektion des (eiweißhaltigen) Sekretes etwas Sekundäres ist.

Die Symptomatologie kann ab Erstmanifestation permanent bleiben, meist aber schließt sich (nach Behandlung oder spontan) ein (symptom-)freies Intervall an. Im Kindesalter ist der Prozentsatz jener Fälle sehr hoch, bei welchem das freie Intervall nur einige Wochen oder Monate dauert oder es überhaupt fehlt. In der Altersgruppe von 4–14 Jahren (eigene Untersuchungen) ließen nur 20% ein Intervall erkennen. Je höher die Altersgruppe der Patienten, um so mehr ist an freiem Intervall erfragbar, es kann dann viele Jahre betragen. Rezidiv oder neuer Schub bedeutet einen Rückfall in die klinische Symptomatologie, ohne daß eine anatomische Änderung eingetreten sein muß. Es gibt Fälle, welche etwa bis zum Alter von 20 Jahren massive Symptome aufweisen, dann aber jahrzehntelang völlig ungestört geblieben sind.

Als exogene, die Bronchiektasenkrankheit fördernde Faktoren sind feuchtes und nebliges Klima sowie ungünstiges soziales Milieu (Armut, feuchtkalte Wohnung) anzusehen. Hier gilt „Armut begünstigt Krankheit". Bei operierten oder nicht operierten Patienten sind Verlauf und Prognose abhängig von Sekretion und Expektoration. Die früher in Lehrbüchern wiederkehrenden Angaben über kurze Überlebenschancen, Komplikationen und Folgen sind schon in den ersten Jahren der antibiotischen Ära nicht mehr zutreffend geblieben. Das Ausmaß der Behinderung im Beruf und in Gesellschaft hängt ab vom Begriff der Nachlaufzeit: Das ist die Zeit zwischen dem Abhusten und der Feststellung, daß erneut Sekret vorhanden ist. Üblicherweise reicht ein gutes morgendliches und abendliches Freihusten aus, um arbeits- und gesellschaftsfähig zu bleiben. Schwieriger wird es, wenn das Intervall nur 2–3 Stunden anhält, oder wenn überhaupt keine sekret- und hustenlose Phase vorhanden ist. Eine echte anatomische Progression kommt nur in einem sehr kleinen Prozentsatz vor.

Der Grad der sozialen Behinderung wird zuletzt von ELLIS u. Mitarb. (1981) folgendermaßen angegeben: In 50% keine sozialen Probleme; in 40% fanden Ehefrauen das Husten des Ehemannes „unangenehm"; in 29% Schwierigkeiten mit normalem Sexualleben; in 7% ernstlich behindert. Immerhin waren innerhalb von 5 Jahren 22 von 116 Fällen an ihrer Bronchiektasenkrankheit und deren Komplikationen gestorben.

Komplikationen

Sie sind in Form von (parabronchialer) Bronchopneumonie, Hämoptoe, hämatogenem Abszeß und Empyem sowie lokalem Abszeß und Empyem ebenso wie in Form von Amyloidose in neuen größeren Verlaufsserien durchwegs in engen Grenzen zu halten: Amyloid, Abszeß und Empyem kommen nur in 1–2% der Fälle vor; die Häufigkeit der Hämoptoe wurde schon mit 20% angegeben; die Bronchopneumonie allein ist so häufig, daß manche Autoren sie gar nicht als Komplikation zählen wollen. Letztere Einschätzung ist sicher falsch, wenn man an die oben angegebene Entwicklung aus der parabronchialen Pneumonie denkt. Schwere Hämoptoe kann auch durch einen parabronchialen Abszeß entstehen, insbesondere wenn der schon obengenannte Gefäßreichtum vorhanden ist. Solche Blutungen, sei es aus den Gefäßen, sei es aus einem Abszeß, können bei sonst als inoperabel angesehenen Bronchiektasen zu einer dringlichen Lungenresektion führen. Man muß dann machen, was man eigentlich nicht wollte.

Differentialdiagnose

Hypersekretorische Bronchitis, röhrenförmige primäre Bronchustuberkulose, Lungenabszeß.

Therapie

Symptomlose Fälle bleiben unbehandelt. *Operative Behandlung:* Eine genaue Indikationsstellung ist erforderlich. Der Befund darf nicht zu klein (etwa 1–2 Segmente), aber auch nicht zu groß sein, wobei die Gesamtzahl der zu entfernenden Segmente nicht größer als 10 sein darf, also die Masse eines Lungenflügels nicht überschreitet. Die Kombination mit Spasmus oder gar echtem Asthma bronchiale sind eine absolute Kontraindikation. Bei dem Typus der primitiven Bronchiektasen ist eine Kombination mit Erkrankung der Nasennebenhöhlen nicht selten; sie stellt zwar kein Hindernis dar, erfordert aber gelegentlich auch eine operative Ausräumung der Nebenhöhlen. Diese Erkrankung der Nebenhöhlen wird als aszendierende oder deszendierende kanalikuläre oder lymphogene Infektion angesehen, und man spricht mancherorts von einem „syndrome descendent" oder „ascendent". Im Grunde handelt es sich um die gleichzeitige Reaktion einer gleichartigen Schleimhaut, welche sich von der Nasenhöhle bis zu den Bronchiolen erstreckt. Eosinophile im Sekret weisen dabei auf allergische Verhältnisse hin. Das Ausmaß der Lungenresektion reicht von der Segmentresektion bis zur Pneumonektomie. Die genaue bronchologische Beurteilung kann bei doppelseitigem Befall ohne weiteres zeigen, ob eine Seite im Ausmaß und der Sekretion überwiegt und so eine *Schwerpunktoperation* möglich erscheinen läßt. Man muß dabei beachten, daß maximale Operationen nicht einen respiratorischen Krüppel hinterlassen. Die operative Behandlung ist keine Präventivbehandlung bei symptomlosen Fällen, welche durch Zufall diagnostiziert worden sind. Schließlich sind Entschluß oder Ablehnung einer solchen Therapie auch vom Alter des Patienten abhängig. Insbesondere bei den primitiven Bronchiektasen soll die unterste Altersgruppe 6, die oberste 35 Jahre sein, gerade unter Berücksichtigung der angeführten Sekretionsanomalie. Beim Alter jenseits dieses Zeitraumes ist die Indikation sehr relativ und nur durch besondere Vorkommnisse gerechtfertigt: zunehmende Hämoptoe und Abszedierung bei Schrumpfung der zu entfernenden Lungenpartien. Gute Zwerchfellbeweglichkeit ist auch nach der Operation erforderlich, um ausreichende Be- und Entlüftung und das Abhusten zu gewährleisten, damit nicht erneute Sekretstagnation zu neuen Veränderungen führt. Von den postoperativen unangenehmen Komplikationen sind einerseits Atelektase, andererseits der akute Lungenabszeß zu nennen. Die Atelektase muß unbedingt durch Bronchoskopie und Spülung gelöst werden, weil sie unweigerlich innerhalb weniger Wochen zu neuen Bronchiektasen im atelektatischen Bereich führt. Der akute Abszeß tritt glücklicherweise sehr selten auf. Er zeigt sich immer nicht nur röntgenologisch an der Höhle mit Spiegelbildung, sondern auch durch eine Hämoptoe an. Diese Blutungen können bedrohlich werden, sie machen manchmal eine zweite dringliche Operation erforderlich. Auch ist bei solch akuten Abszessen die Gefahr der Luftembolie gegeben, sei es spontan, sei es etwa bei Beatmung, bei einer Intubation oder dergleichen.

Die nichtoperative Behandlung hat zu beachten: Bakteriologie (von Zeit zu Zeit, besonders im neuen Schub, neues Testergebnis), Atemgymnastik (körperliche Bewegung, Lagerungsdrainage, Singen), Bronchospasmolytika, Sekretolytika wie Bisolvon, Alphachymotrase, Tacholiquin, Mukolytikum Lappe und andere Cysteine und fallweise Cortison.

Bettruhe und Antibiotika allein jedenfalls reichen oft nicht aus, wie auch bei anderen pulmonalen Eiterungen. In manchen Fällen wird diese Behandlung wirkungsvoll ergänzt durch eine bronchoskopische Absaugbehandlung (sog. Bronchialtoilette), welche um so mehr indiziert ist, je größer die Sekretproduktion und je schlechter die Expektoration ist. Manche Kranke kommen jahrelang alle 4–6 Wochen, um wieder einmal freigesaugt zu werden.

Vergleichbare Zahlen geben der seinerzeit grundlegende Bericht von PERRY und KING/USA (1940) über 400 Fälle und andererseits SANDERSON u. Mitarb./USA (1974) über 394 Fälle. Von letzteren wurden 151 konservativ behandelt: 13% starben an ihren Bronchiektasen. Sobald aber wiederholte Hospitalisation erforderlich wurde, fand sich kein Unterschied gegenüber den früheren Berichten: 57% blieben symptomatisch, 31% starben an ihrer Grundkrankheit. Die früheren riesigen Sekretmengen hingegen waren kaum mehr zu finden, ebenso war ein unerträglicher Fötor nur selten zu bemerken: Das sind Erfolge der modernen Antibiotika.

Die Indikation zur operativen Behandlung wird gesehen

1. bei Versagen einer ernstlichen medikamentösen Therapie,
2. bei Vorliegen einer ausreichenden Lungenfunktion, welche Thorakotomie und Resektion ermöglicht,
3. bei Vorliegen einer derartigen anatomischen Verteilung der Bronchiektasen, daß der Großteil der Bronchiektasen chirurgisch entfernbar ist, ohne viel normales Lungengewebe zu verlieren.

Die jetzige operative Mortalität wird mit 1–8% angegeben. Sie lag aber auch früher bei 8%. Die jetzige *operative Morbidität* beträgt 16% – sie lag früher zwischen 14 und 53%.

Literatur

Annest, L. S., J. M. Kraz, F. A. Crawford: Current results of treatment of bronchiectasis. J. thorac. cardiovasc. Surg. 83 (1982) 546

Balda, B. R.: Die Bronchiektasen in pathomorphologischer Sicht. Dissertation. Berlin 1965

Borrie, J., J. Lichter: Surgical treatment of bronchiectasis. Ten-year survey. Brit. med. J. 2 (1965) 208

Brogan, T. D., B. H. Davies, H. C. Ryley, F. R. Ross, L. Neale: Composition of bronchopulmonary secretions from patients with bronchiectasis. Thorax 35 (1980) 624.

Croxatto, O. C., A. Lanari: Pathogenesis of bronchiectasis. Experimental study and anatomic findings. J. thorac. Surg. 25 (1954) 514

Ellis, D. A., P. E. Thornley, A. J. Wightman, M. Walker, J. Chacmers, J. W. Crofton: Present outlook in bronchiectasis: clinical and social study and review of factors influencing prognosis. Thorax 36 (1981) 659

Gordon, J., Ph. Pratt: Bronchiectasis a comparative study. Amer. Rev. Tuberc. 67 (1953) 29

Greenstone, M. A., A. Dewar, P. J. Cole: Ciliary dyskinesia with normal ultrastructure. Thorax 38 (1983) 875

Gruber, F., H. Radl: Mucoid impaction als Ursache von Bronchiektasen im Kindesalter. Pädiat. Prax. 10 (1971) 43

Hewlett, Th. H., Haskell Ziperman: Bronchiectasis: Results of pulmonary resection. J. thorac. Surg. 40 (1960) 71

Huzly, A.: Le pronostic des bronchiectasies dites primitives. Bronches 10 (1960) 174

Huzly, A., A. Hofmann: Die selbständigen blasigen Lungenerkrankungen – Klinik. In Hausser, R.: Blasige Lungenerkrankungen. Thieme, Stuttgart 1968, (S. 38)

Masshoff, W.: Die selbständigen blasigen Lungenerkrankungen – Morphologie. In Hausser, R.: Blasige Lungenerkrankungen. Thieme, Stuttgart 1968 (S. 1)

Ochsner, A.: Bronchiectasis. Disappearing pulmonary lesion. N.Y. St. J. Med. 75 (1978) 1683

Piechl, S.-Ch.: Das kongenitale lobäre Emphysem. Universitätskinderklinik, Mainz 1965

Sanderson, J. M., M. G. S. Kennedy, M. P. Johnson, D. C. E. Manley: Bronchiectasis. Results of surgical and conservative management. A review of 394 cases. Thorax 29 (1974) 407

Shneerson, J. M.: Lung bullae, bronchiectasis and Hashimoto's disease associated with ulcerative colitis treated by colectomy. Thorax 36 (1981) 313

Streete, B. G., J. M. Salyer: Bronchiectasis. An analysis of 240 cases treated by pulmonary resection. J. thorac. Surg. 40 (1960) 383

Worth, G.: Die Bronchiektasen. In Heilmeyer, L., A.-F. Müller, A. Prader, R. Schoen: Ergebnisse der inneren Medizin und Kinderheilkunde, Bd. XXIV. Springer, Berlin 1966 (S. 149)

Lungensequestration

A. Huzly

Definition

„Sequestration" oder besser „Separation" nennt man eine Lungenmißbildung, bei der eine zusätzliche überzählige bronchopulmonale Gewebsmasse an das normale Parenchym und Bronchialsystem angelagert ist. Zwischen einer selteneren extralobären und einer intralobären Form ist zu unterscheiden. Die Unterteilung der intralobären Sequestration in großzystische und bronchiektatische Formen hat nur beschreibenden Wert. Die extralobäre Sequestration kann intra- und extrathorakal sein, eventuell mit einem eigenen zusätzlichen Bronchus, und kann dann eine echte Nebenlunge darstellen.

Häufigkeit

Selten, aber sicher häufig nicht diagnostiziert. Bei uns 46 von über 6000 resezierten Lungen.

Ätiologie

Die Mißbildung entsteht in früher Embryonalzeit. Ob es sich um eine zusätzliche Entstehung in loco oder um eine „Absprengung" einer Bronchialknospe handelt, wird diskutiert. Nach PRICE THOMAS sollte eine weitere Anomalie, nämlich eine aberrierende Arterie, sich eine Bronchialknospe „einfangen". Diese sogenannten aberrierenden Arterien sind meist Äste der Aorta descendens, welche von dorsal und peripher her in den Lungenteil einmünden. Da in früher Embryonalperiode, vor Ausbildung der A. pulmonalis, eine segmentale aortale Gefäßversorgung der Lungenmasse besteht, ist ein Großteil der aberrierenden Arterien ein Überbleibsel.

Von dieser aortalen Arterie aus führen arterioarterielle bronchopulmonale Anastomosen in das System der A. pulmonalis. Bei einer Präparatfüllung von der aberrierenden Arterie aus kann es gelingen, retrograd eine Füllung der Pulmonalarterienäste zu erhalten. Das Zusammentreffen von Arterie und Sequestration scheint eher daher zu rühren, daß Mißbildungen gehäuft vorkommen können. Jedenfalls gibt es diese Arterie auch ohne Vorliegen einer Lungenmißbildung. Ebenso kommen eindeutige Sequestrationen ohne aberrierende Arterie vor.

Zwischen intra- und extralobärer Sequestration ist hinsichtlich der Gefäße ein deutlicher Unterschied zu sehen. Bei *intralobärer* Sequestration ist die zuführende Arterie „systemisch", also aortal oder bronchial – die abführende Vene ist die normale Pulmonalvene. Bei *extralobärer* Sequestration sind arterielle und venöse Gefäße „systemisch", also die Arterien aortal, die Venen zur V. cava gehörig.

Pathophysiologie

Die überzählige, blind verschlossene, aus zahlreichen kleinen Säckchen bestehende Masse wird durch die automatische Sekretproduktion (oft ohne Schleimdrüsen, nur aus den Becherzellen) größer und prall gefüllt. „Automatisch" heißt, daß sezernierendes Epithel und Schleimdrüsen sezernieren, obwohl dieses Funktionieren hier widersinnig ist. Zu einem bestimmten Zeitpunkt bricht solch ein prall gefüllter Sack in das benachbarte Bronchialsystem ein, wobei Fieber und Auswurf auftreten können. Jetzt erst erfolgt die Infektion über die Kommunikation mit den Luftwegen. Das einmal begonnene Spiel wiederholt sich ab jetzt in unbestimmbaren Intervallen. Dieser Vorgang erklärt, warum man lange Zeit keinen ähnlichen Fall im kindlichen Alter diagnostiziert hat.

Bei großkalibrigen abnormen Arterien kann durch den Shunt (= Gefäßkurzschluß) eine stauungsbedingte Herzinsuffizienz imponieren. Das ist dann weder ein Rechts-nach-links-, noch ein Links-nach-rechts-Shunt, sondern ein Aorta-linker Vorhof-Shunt.

Klinische Befunde

Anamnese

Fieber, Auswurf, öfters aber röntgenologischer Zufallsbefund. Selten Hämoptoe.

Befunde

Im Umfang wechselnde, basale, dorsale, paravertebrale Schatten, unterschiedlich von Aufhellungen und Spiegeln durchsetzt, sind das wichtigste *Röntgensubstrat*. Zweites typisches Röntgenzeichen ist, daß bei einer Bronchographie das numerisch komplette Bronchialsystem des hier liegenden Lappens die Extramasse ausspart und so als zusätzliches Gebilde kennzeichnet. Die aberrierende Arterie kann mittels Aortographie aufgesucht und dargestellt werden. Wir halten dies jedoch für überflüssig, da einerseits ein Teil dieser Arterien nicht gefüllt wird, andererseits ihr Nachweis keine Conditio sine qua non für die Diagnostik ist. Manche Autoren meinen auch, man könnte das Gefäß im Tomogramm finden; das ist sicher Zufall und oft

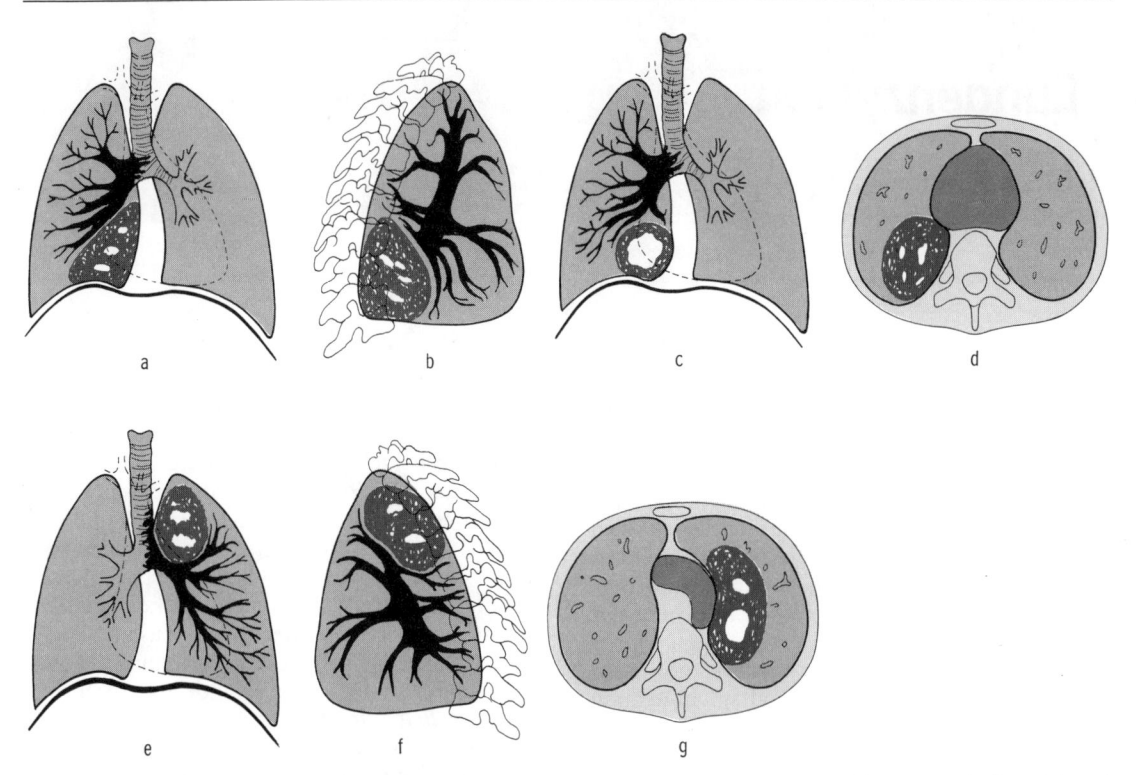

Abb. 3.36 Sequestration. **a** Sequestration en face. Lage: medial. **b** Sequestration en profil, paravertebral. **a–d** dorsal-kaudale Lage. **e–g** ventral-kraniale Lage

selbst retrospektiv aus den Bildern nicht herauszulesen. Am Gefäß ist nur wichtig, daß der Operateur an diese Möglichkeit denkt, um nicht schwere oder gar tödliche Blutungen zu verursachen. Solche intraoperativen Blutungen waren im übrigen der Ausgangspunkt der Entdeckung der Sequestration (Abb. 3.36). Die *Ausdehnung* solcher Befunde ist normalerweise auf einen Teil eines Lappens beschränkt. In den letzten Jahren sind in der Literatur (USA) 3 Fälle mit Totalsequestration eines ganzen Lungenflügels beschrieben worden.

Verlauf und Prognose

Die wechselnd schwere Sekretion oder Eiterung entspricht ganz der bei den Bronchiektasen oder bei Lungenabszeß. Es besteht ein Zusammenhang mit der Größe der Extramasse. Da die Drainage schlecht ist, ist eine antibiotische Beeinflußbarkeit geringer als bei Bronchiektasen. Der Verlauf bei nichtoperierten Fällen ist nicht bekannt, zumal fast alle diagnostizierten auch operiert worden sind. Vereinzelte Obduktionsbefunde bei tödlicher Hämoptoe und/oder tödlicher intrapleuraler Blutung (spontaner Hämatothorax) sind erwähnt. Die gleichen Symptome können zur Notoperation führen.

Differentialdiagnose

Bronchiektasen, abszedierende Lungenkrankheiten, abgekapselte Pleuraempyeme mit bronchopleuraler Fistel.

Therapie

Operation ist die Methode der Wahl. Meistens ist eine Lobektomie erforderlich, da eine Ausschälung der sequestrierten Partien nur selten gelingt. Das trifft insbesondere dann zu, wenn der Einbruch in die gesunde Nachbarschaft erfolgt ist.

Literatur

Canty, Ti. G.: Extralobar pulmonary sequestration. J. thorac. cardiovasc. Surg. 81 (1981) 96

Haller, J. A., E. S. Golladay, L. R. Pickard, J. J. Tepas, N. A. Shorter, D. W. Shermeta: Surgical management of lung bud anomalies. Lobar emphysema, bronchogenic cyst, cystic adenomatoid malformation and intrapulmonary sequestration. Ann. thorac. Surg. 28 (1978) 33

Huzly, A., A. Hofmann: Die selbständigen blasigen Lungenerkrankungen – Klinik. In Hausser, R.: Blasige Lungenerkrankungen. Thieme, Stuttgart 1968 (S. 38)

Jona, J. Z., J. G. Raffensberger: Total sequestration of the right lung. J. thorac. cardiovasc. Surg. 69 (1975) 36

Masshoff, W.: Die selbständigen blasigen Lungenerkrankungen – Morphologie. In Hausser, R.: Blasige Lungenerkrankungen. Thieme, Stuttgart 1968 (S. 1)

Piechl, S.-Ch.: Das kongenitale lobäre Emphysem. Universitätskinderklinik, Mainz 1965

Ranson, J. M., J. B. Norton, G. Doyne Williams: Pulmonary sequestration presenting as congestive heart failure. J. thorac. cardiovasc. Surg. 76 (1978) 378

Schuster, G., A. Huzly: Lungensequestrationen, Nebenlungen und aberrierende Gefäße. Fortschr. Röntgenstr. 100 (1964) 39

Zumbro, G. L., A. C. Green, W. Bcott, R. L. Treasure: Pulmonary sequestration with spontaneous intrapleural hemorrhage. J. thorac. cardiovasc. Surg. 68 (1974) 613

Lungenzysten

A. Huzly

Definition

Unter „Zyste" versteht man einen mit Luft oder Flüssigkeit gefüllten, intrapulmonalen Hohlball. Die Ungenauigkeit dieser umschreibenden Definition ist die Ursache dafür, daß eine bunte Vielfalt von Befunden unter diesem Begriff zusammengefaßt wird. Ein (kleiner) Teil der lufthaltigen Zysten war ursprünglich mit Flüssigkeit (meist gelatinöser glasiger, gelblicher oder grünlicher Schleim, seltener wässerig oder blutig) gefüllt. Entleerung der Flüssigkeit und Eintritt der Luft erfolgte durch Einbruch der Zyste in einen Ast des normalen Bronchialsystems. Nach einer alten Einteilung nannte man homogene Rundschatten „geschlossene" und lufthaltige Aufhellungsringe „offene" Zysten. Erstere Diagnose war lediglich eine Annahme, welche zur Differentialdiagnose verwertet wurde. Einen Flüssigkeitsspiegel („Niveaulinie") in einem lufthaltigen Hohlraum sah man als Zeichen einer Infektion an und nannte das Ganze jetzt „infizierte Zyste". Auch das waren nur spekulative Annahmen; wenn, in seltenen Fällen, wirklich einmal eine bakterielle oder mykotische Infektion der Höhle eingetreten war, so blieb es nicht beim kleinen Sekretspiegel. Im Operationspräparat ist diese Flüssigkeit gewöhnlich ein gallertiger, steriler Schleim.

Häufigkeit

Sie liegt zwischen der Sequestration und den Bronchiektasen. Auch hier behindert die Ungenauigkeit der Definition die echte zahlenmäßige Erfassung. Bei Berücksichtigung unserer eigenen Definition und Klassifikation kamen 700 Fälle von Bronchiektasen auf 100 Fälle von Lungenzysten und auf 24 Fälle von Sequestration.

Anatomie, Genese und Klassifikation

Wenn man von den parasitären Echinokokkuszysten absieht, so ist ein Teil der flüssigkeits- oder lufthaltigen Zysten *kongenital-bronchogen:* Es handelt sich um überzählige, blind endende Bronchialknospen. Der Wandaufbau entspricht einem Bronchus, wobei um so eher Knorpelteile zu finden sind, je hilusnaher die Befunde liegen. Weit in der Peripherie der Lunge kann es sich um knorpellosen Bronchus handeln. Der ballartige Hohlkörper steht nur mit einem oder wenigen Ästen des Bronchialsystems in Verbindung. Durch schräge Einmündung kann es zu Lippenbildung kommen, die einen Ventilmechanismus auslöst und zur Aufblähung des Balles führt. Der schleimige Inhalt der vollen Zysten rührt – wie bei den Säckchen der Sequestration – von Schleimdrüsen oder einfach von den Becherzellen der Zystenschleimhaut her. Der weitaus größere Teil der luftgefüllten Hohlräume ist ein Teil des Lungenparenchyms und aus ihm entstanden: *alveoläre oder Parenchymzysten, oder besser Parenchymblasen,* einfacher „Spannungsblasen". Ihre Wand besteht aus komprimiertem, oft zu einer amorphen Masse zusammengesinterten Lungengewebe. Die Bezeichnung als bullöses Emphysem für diese Gebilde ist falsch. Sie können *gestielt oder breitbasig* von den Lungenlappen abgehen, bilden oft einen anatomisch untrennbaren Anteil des Lappens. Sehr zum Unterschied gegenüber den bronchogenen Zysten sind diese Parenchymblasen sicher erst erworben. Für einen Teil von ihnen scheint ein degenerativer Prozeß des elastischen Lungengerüstes vorzuliegen, wodurch es zur Zerreißung und Spaltbildung im Lungengewebe kommt. Diese zunächst spaltförmigen Räume werden über das Bronchialsystem dann schnell mit Luft aufgefüllt und dadurch vergrößert. Das Gleichgewicht zwischen dem Innendruck und der restlichen Wandfestigkeit ist später dafür ausschlaggebend, ob es zur Vergrößerung oder Verkleinerung des Hohlraumes kommt. In seltenen Fällen kann eine entzündliche Exsudation im Hohlraum selbst oder ein entzündlicher Verschluß der benachbarten kleinen Bronchien zur Verkleinerung oder gar Obliteration des Hohlraumes führen. Zum Unterschied gegenüber den bronchogenen Zysten oder selbst gegenüber Echinokokkuszysten sind diese Parenchymblasen ja nur nach außen abgeschlossen, lungenwärts aber offen ohne eigentliche Wand. Schneidet man eine solche Blase auf, so sieht man auf einen bräunlichen, grobporösen Boden: Diese erbs- bis walnußgroßen „Tochterblasen" sind histologisch meist *Bronchiolektasien.* Das Lungengewebe selbst ist atrophisch. Die Progression solcher Prozesse liegt in der weiteren Aufsplitterung des Gewebes und Blähung der Hohlräume. In dieser Hinsicht ist es also ein fortschreitender Befund, wenn auch nicht als „progressive Lungendystrophie" nach Heilmeyer u. Schmid zu bezeichnen.

Eine Sonderform solcher Lungenaufblähungen zeichnet sich dadurch aus, daß anstelle von großen Blasen ein grobmaschiges Schwammgewebe vorliegt *(„Schwammlunge").* Diese Lungenpartien sind steif, teigig und pigmentlos, wodurch sie ihre frühkindliche Entstehung dokumentieren. Diese Befunde werden als „lobäres" und „segmentales" Emphysem bezeichnet. Manchmal hängt am Schwamm noch ein mittelgroßes, blasiges Gebilde, histologisch am ehesten ein knorpelloser Bronchus (erworbene bronchiale Zyste?). Diese Befunde sind alle sicherlich bronchostenotisch und bronchiolostenotisch bedingt.

Zumindest ein Teil dieser Blasenbildung vom Typus der Parenchymblasen, und zwar der breitbasigen, ist auf eine degenerative Erkrankung der Elastika zurückzuführen. Das subpleurale und interstitielle elastische Gewebe ist weitgehend verschwunden, und die Bronchien sind außerordentlich dünnwandig. Der Mangel an α-1-Antitrypsin wurde von mancher Seite als ursächlich angesehen. Doch ist es nur in wenigen Fällen gelungen, diesen Mangel auch nachzuweisen. Dieser Mangel des Fermentes sollte Ursache der Selbstverdauung des elastischen Gewebes sein.

Die Verteilung oder Aufgliederung der verschiedenen Blasen- oder Zystentypen (bei ähnlichem oder identischem Röntgenbild) ergibt sich aus einer Zusammenstellung von 114 operierten Fällen von HUZLY u. HOFMANN: 82 Parenchymblasen, darunter 7 Schwammlungen; 10 bronchogene Zysten verschiedenen Grades; 4 Pneumatozelen; der Rest dünnwandige Blähabszesse und Spannungsblasen z. T. pleural.

Krankheitsbild

Soweit es sich um räumlich große Zysten oder Blasen handelt, entsteht durch sie ein *Überdruck im Thorax*. Oft wird das Zwerchfell auf der betroffenen Seite tiefer gedrückt, das Mediastinum nach der gesunden Seite in Ruhe oder mehr noch im Exspirium verschoben, zumal die blasenhaltige Lungenpartie nicht oder nicht gut entlüftet werden kann. Dementsprechend findet sich eine respiratorische Behinderung des Patienten. Junge Menschen mit einseitigem Befund ignorieren oder überspielen oft diese Behinderung, so daß man sie sorgfältig und wiederholt erfragen muß.

Befunde

Die Diagnose ist vor allem eine röntgenologische. „Überhelligkeit" einzelner Lungenfelder oder einer Lungenhälfte läßt im Schrägbild besonders im Exspirium oft blasige, dünnwandige Gebilde abgrenzen. Bei der *häufigeren apikalen Lokalisation* sind Hilus mit Lungengefäßen zwerchfellwärts heruntergedrückt, oft ist das Zwerchfell terrassenförmig tiefstehend, also bis zu den Ansatzzacken abgeschoben. In schwersten Fällen ist es sogar konkav bauchwärts durchgedrückt. *Bei der selteneren basalen Lokalisation* hingegen sitzen überhelle Luftzonen zwischen dem hochgeschobenen Hilus und dem heruntergedrückten Zwerchfell. Die *Lungenszintigraphie*, die *Computertomographie* und die pulmonale *Angiographie* (in Form der digitalen Subtraktionsangiographie) sind eine wertvolle und wichtige Ergänzung in der Diagnostik.

Verlauf

Ein akuter respiratorischer Infekt, insbesondere mit Bronchospasmus, führt schnell zu einer Verschlechterung. Besonders die zu einem diffusen Leiden gehörenden Spannungsblasen führen durch den intrathorakalen Überdruck zu einem Cor pulmonale. Zunehmende Blähung des oder der Ballone geht mit Überlastung des rechten Herzens einher, was zu kardiorespiratorischem Versagen führt. Auch bei operativer Entfernung ist kaum eine Dauerheilung, jedoch wenigstens eine mehrjährige klinische Besserung zu erzielen. Man soll daher nicht erst Alter und Cor pulmonale abwarten, sondern operativ verbessern, so gut und so bald es geht.

Komplikationen

Ein zusätzlicher Spontanpneumothorax kommt vor, ist aber nicht etwa durch das „Platzen der Blase", sondern durch die dafür charakteristischen kleinen Bläschen (Pneumatisationskammern) bedingt. Blutung und Infektion in der Blase sind selten.

Differentialdiagnose

Spontanpneumothorax. Sogenannte einseitig helle Lunge infolge der Drosselung einer Pulmonalarterie.

Therapie

Nur die operative Behandlung hat Erfolgsaussichten. Manche der luftgefüllten bronchogenen und Parenchymzysten sind unter falscher Diagnose angepunktet und drainiert worden. Riesige bronchogene Zysten werden dabei oft mit einem Empyem verwechselt. Ihre Drainage kann höchstens eine zusätzliche Infektion bringen. Hingegen ist es in Einzelfällen gelungen, Parenchymblasen durch Drainage zur Obliteration zu bringen. Die hervorgerufene Infektion führt durch Fibrinbeläge zur Abdichtung der vielen bronchoären Poren und dadurch zur Verkleinerung oder auch Obliteration der Höhle. Bei der operativen Behandlung werden bronchogene Zysten meist ausgeschält, seltener muß man einen Lungenlappen resezieren. Die Spannungsblasen werden nur breit abgetragen, da eine radikale Entfernung oft weder möglich noch angezeigt ist. Diese „Verkleinerung einer zu großen Lunge" führt zur *Dekompression im Thorax*.

Bei doppelseitigen apikalen Blasen kann man simultan bilateral durch Sternotomie operieren. Dorsal-basale Blasen sind besser durch eine getrennte laterale Thorakotomie simultan oder in zwei Sitzungen zu erreichen. Zum Bild der Zysten gehört auch die *Wabenlunge*. Ihr Name rührt vom optischen Eindruck von Bienenwaben (sowohl was das Gewebe als auch was das Röntgenbild betrifft) her, „honey comb lung". Der Begriff ist als Sam-

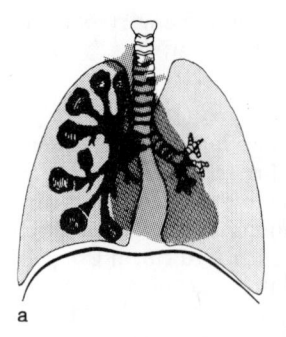

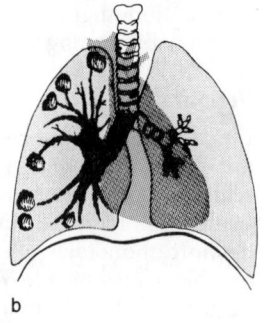

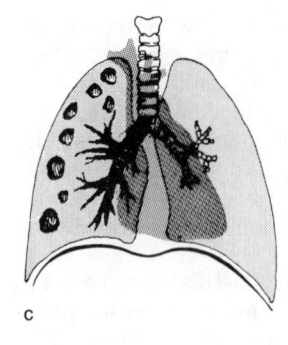

Abb. 3.37 Wabenlunge.
a bronchiale (breite Kommunikation),
b bronchioläre (dünne Kommunikation),
c alveoläre (keine Kommunikation)

melbegriff vieldeutig. Es handelt sich im Röntgenbild um erbsen- bis kirschgroße, dünnwandige, multiple Ringfiguren. *Anatomisch* sollte man voneinander trennen *bronchiale, bronchioläre* und *alveoläre Wabenlunge* (Abb. 3.**37**). Das betrifft sowohl die Kommunikation als auch den Ausgangspunkt. Eine *bronchiale* Wabenlunge (meist Segment oder Lappen) geht breit ins normale Bronchialsystem über, füllt sich daher bei der Bronchographie sofort auf und ist nichts anderes als sackförmige Bronchiektasen. Bei der *bronchiolären* Wabenlunge handelt es sich um sackförmige Bronchiolektasen, die nur mit einem sehr dünnen Stiel mit dem Bronchialsystem zusammenhängen. Die Füllbarkeit bei der Bronchographie ist inkomplett, schwierig und oft nur mit dünnem Kontrastmittel möglich. Die Zahl der gefüllten Zysten ist sichtbar viel geringer als jene der tomographisch dargestellten. Die *alveoläre* Wabenlunge besteht aus Ektasien von Alveolargruppen bei engem oder normal bis engem, zuführendem Bronchiolus. Hier versagt die Bronchographie vollständig. Die Diskrepanz zwischen positivem Tomogramm und negativem Bronchogramm bei technisch guter Füllung ist kennzeichnend. Typische Vertreter der alveolären Wabenlunge sind die Lipoidspeicherkrankheit Hand-Schüller-Christian und die interstitielle Lungenfibrose, Typ Hamman-Rich.

Soweit es sich um die bronchiale Wabenlunge handelt, verfährt man wie bei Bronchiektasen. Bronchioläre und alveoläre Form hingegen machen nie Zeichen von Bronchiektasen, und eine operative palliative Behandlung ist allenfalls diskutabel, wenn es zum Spontanpneumothorax kommt. Bronchioläre und alveoläre Form können durch Vergrößerung fortschreiten; im allgemeinen aber kommt es zu einer respiratorischen Verschlechterung durch die Erkrankung des Lungengerüstes.

Literatur

Crowe, G. G.: Congenital cystic lung. J. thorac. Surg. 27 (1954) 399
Demos, N. J., A. Teresi: Congenital lung malformation a unified concept and a case report. J. thorac. cardiovasc. Surg. 70 (1975) 260
Fitzgerald, M. X., P. J. Keelan, D. W. Cugel, E. A. Gaensler: Longterm results of surgery for bullous emphysema. J. thorac. cardiovasc. Surg. 68 (1974) 566
Gunstensen, J. R., J. M. McCormack: The surgical management of bullous emphysema. J. thorac. cardiovasc. Surg. 65 (1973) 920
Harris, C. Y.: Severe bullous emphysema. Successfull surgical management despite poor preoperative bloodgas levels and marked pulmonary hypertension. Chest 70 (1976) 658
Huzly, A.: Indikationen zur thoraxchirurgischen Behandlung des Emphysems. Therapiewoche 24 (1974) 5853
Huzly, A., A. Hofmann: Die selbständigen blasigen Lungenerkrankungen – Klinik. In Hausser, R.: Blasige Lungenerkrankungen. Thieme, Stuttgart 1968 (S. 38)
Iwa, T., Y. Watanabe, G. Fukatani: Simultaneous bilateral operations for bullous emphysema by median sternotomy. J. thorac. cardiovasc. Surg. 81 (1981) 732
Masshoff, W.: Die selbständigen blasigen Lungenerkrankungen – Morphologie. In Hausser, R.: Blasige Lungenerkrankungen. Thieme, Stuttgart 1968 (S. 1)
Pearson, M. G., C. Ogilvie: Surgical treatment of emphysematous bullae: late outcome. Thorax 38 (1983) 134
Piechl, S.-Ch.: Das kongenitale lobäre Emphysem. Universitätskinderklinik, Mainz 1965
Wesley, J. R., W. M. Macleod, K. S. Mullard: Evaluation and surgery of bullous emphysema. J. thorac. cardiovasc. Surg. 63 (1972) 943

Chronische Bronchitis

T. C. Medici

Definition

Anläßlich des *Ciba Guest Symposiums* von 1958 über die Terminologie, Definition und Klassifikation des Emphysems und damit verbundener Krankheiten wurde die chronische Bronchitis wie folgt definiert:
„Chronic bronchitis refers to the condition of subjects with chronic or recurrent excessive mucous secretions in the bronchial tree". The diagnostic criterion is clinical, and is chronic or recurrent cough with expectoration which is not attritutable to conditions excluded from chronic non-specific lung disease ... The words „chronic or recurrent" may be defined as „occuring on most days for at least three months in the year during at least two years".
Diese Definition der chronischen Bronchitis: „Husten und Auswurf an den meisten Tagen während mindestens je drei Monaten in zwei aufeinanderfolgenden Jahren" wurde von der *World Health Organisation* (1961) und *SEPCR** (1975) übernommen. Sie ist weltweit eingeführt und hat sich nicht nur für epidemiologische Belange, sondern auch in der Praxis und Klinik bewährt. Der *Medical Research Council* (1965) schlug eine Differenzierung der chronischen Bronchitis in einfache, mukopurulente und obstruktive Bronchitis vor. Daneben bürgerte sich auch der Begriff der asthmoiden Bronchitis für jene Form ein, die zeitweise mit exspiratorischem Giemen einhergeht.
Ob eine Differenzierung der chronischen Bronchitis in verschiedene Formen – mit Ausnahme der einfachen und obstruktiven Form, die sich klinisch, funktionell und prognostisch unterscheiden (Fletcher u. Mitarb. 1976) – für die Praxis notwendig sind, ist fraglich. Folgende Tatsachen relativieren Bedeutung und Gebrauch der verschiedenen Typen, auch der einfachen und obstruktiven:

1. Jede Form von chronischer Bronchitis exazerbiert. Die akuten Entzündungen, die sogenannten Exazerbationen, laufen immer mit einem mukopurulenten oder purulenten Sputum einher.
2. Das Sputum von Patienten mit stabiler chronischer Bronchitis enthält bis zu 70% Entzündungszellen; dies weist darauf hin, daß die Entzündung nicht nur in einer einfachen Hypersekretion besteht, wie das von Fletcher u. Mitarb. (1976) für den einfachen Typ postuliert wird, sondern daß eine Entzündung mit Exsudation von Entzündungszellen vorliegt.
3. Die Obstruktion der peripheren Atemwege scheint ein primäres pathophysiologisches Merkmal zu sein, das – auch zu Beginn einer chronischen Bronchitis (early chronic bronchitis) – vorhanden sein kann (Bates 1979).
4. Die einzelnen Formen der chronischen Bronchitis können ineinanderübergehen: aus einer einfachen kann sich bei entsprechender Prädisposition eine obstruktive entwickeln. Außerdem kann die chronische Bronchitis durch ein Asthma bronchiale oder ein Emphysem kompliziert werden; in fortgeschrittenen Stadien ist eine Differenzierung der einzelnen Krankheiten kaum möglich (Burrows 1981).

Epidemiologie: Morbidität, Mortalität, Kosten

Epidemiologische Untersuchungen aus verschiedenen Industrieländern zeigen, daß nebst dem Bronchialkarzinom die chronische Bronchitis und das Lungenemphysem die wichtigsten Krankheiten des Respirationstraktes sind. Man hat heute in der ärztlichen Praxis bei jedem 5. bis 6. Nichtraucher und jedem 2. Raucher mit einer solchen Krankheit zu rechnen. So betrug nach Rimington (1969) in England die Häufigkeit der chronischen Bronchitis bei Männern 5,1% für Nichtraucher, 9,8% für Exraucher und je nach Zigarettenkonsum 9,1–20,6% für Raucher. Bei Frauen waren die entsprechenden Zahlen 3,4%, 3,8% und 5,1–18,5%. Ohne Berücksichtigung der Rauchgewohnheiten betrug die Prävalenz 12,3% für Männer und 5,6% für Frauen. Ähnliche Daten über die Häufigkeit dieser Krankheiten ergeben epidemiologische Studien aus den USA.
In der BRD, im Ruhrgebiet und in seiner ländlichen Umgebung, wiesen nach Reichel u. Ulmer (1970) über 30% von Männern um 60 Jahre die Symptome einer chronischen Bronchitis auf; dagegen litten nur etwa 10% der Frauen an dieser Krankheit. Die Ergebnisse stimmen mit jenen einer vergleichbaren Studie aus den Niederlanden überein (van der Lende 1969).
Nicht nur die Prävalenz ist beträchtlich, auch die Sterblichkeit bei diesen Krankheiten ist hoch: So betrug 1976 die Sterblichkeit bei chronischer Bronchitis, Emphysem und Asthma für Männer und Frauen in England 80,3 und 27,1, in der BRD 56,0 und 21,6, in der Schweiz 32,9 und 9,8 sowie

---
* Societas Europaea Physiologiae Clinicae Respiratoriae

Tabelle 3.16 Exogene Noxen und endogene Faktoren, die für die Entstehung von Erkrankungen des Respirationstraktes bedeutsam sind

	Exogene Noxen	Endogene Faktoren	
Auslösende Faktoren	– Tabakrauch – Atmosphärische Verunreinigungen – Berufliche Noxen (SiO$_2$-haltige Stäube)	– Geschlecht – Alter – Allergie	
Begleit-Faktoren	– Infektionen – Sozioökonomische Faktoren – Chronische Erkrankungen	– Hyperreaktivität – IgA-Mangel – α$_1$-Antitrypsin-Mangel – Mukoviszidose – Unbewegliches oder dyskinetisches Zilien-Syndrom	Basisfaktoren

in den USA 18,2 und 6,0 pro 100 000 Einwohner (*WHO* 1978). Demnach starben in diesen Ländern insgesamt mehr als 75 000 Personen, in der BRD und in England jeweils ungefähr gleichviel (23 505 und 26 081) wie in den USA (25 468) trotz Antiraucherkampagnen, Reduktion der Luftverschmutzung, Früherfassung und Therapie.

Die volkswirtschaftliche Bedeutung dieser Krankheiten in bezug auf die direkten und indirekten Kosten, die sie verursachen, ist enorm. In England stand die chronische Bronchitis 1973–1974 mit 31 Millionen verlorener Arbeitstage an der Spitze aller Gründe für Arbeitsausfall; der Verlust für den Staatlichen Gesundheitsdienst betrug etwa 250 Millionen Pfund. Die direkten Kosten beliefen sich auf 100 Millionen Pfund (*OHE*[1] 1977). In den USA betrugen 1967 die Kosten für alle respiratorischen Erkrankungen ohne Berücksichtigung der Bronchialkarzinome 6,3 Milliarden Dollar, wovon mindestens ⅓ durch die chronische Bronchitis und das Emphysem verursacht waren (*NHLT*[2] 1972). Nach BATES (1974) waren im Jahre 1969 231 000 Personen infolge chronischer Bronchitis und Lungenemphysem invalidisiert. In der Schweiz mit vergleichsweise kleiner Prävalenz der chronischen Bronchitis belaufen sich die direkten Kosten auf etwa 150 Millionen Franken pro Jahr (ambulante und stationäre Behandlung).

Ätiologie

Epidemiologische Studien zeigen, daß Tabakrauchen die wichtigste, jedoch nicht einzige Ursache der chronischen Bronchitis ist. Gemäß dem Report des *Royal College of Physicians* (1962) bestehen genügend Hinweise auf die Mitwirkung anderer Faktoren: 1. Die chronische Bronchitis war schon vor Aufkommen des massiven Zigarettenrauchens eine wichtige Todesursache in England. 2. Die Mortalität an chronischer Bronchitis ist bei gleichem Tabakkonsum bei ungelernten Arbeitern 5mal so hoch wie bei selbständig Erwerbenden. 3. Die Häufigkeit der chronischen Bronchitis ist in den Städten bedeutend größer als auf dem Land. 4. Die Mortalität bei Männern mittlerer Jahrgänge übersteigt in England jene in den USA bei ungefähr gleichem Zigarettenkonsum um ein Vielfaches.

Zur Zeit wird deshalb angenommen, daß für Beginn und Dauer der chronischen Bronchitis sowohl exogene als auch endogene Faktoren verantwortlich sind; die Ätiologie ist multifaktoriell. Zu den *exogenen* Faktoren zählen einerseits nebst dem Tabakrauchen die Noxen Luftverschmutzung, berufliche Exposition mit toxischen Substanzen sowie virale und bakterielle Infekte, andererseits die sozialen Verhältnisse wie Beruf, Wohnort und Größe der Familie. Die zum großen Teil noch unbekannten *endogenen* Faktoren sind außer Alter und Geschlecht genetische Faktoren wie Enzymdefekte (α$_1$-Antitrypsinmangel), Störung der tracheobronchialen Sekretion (Mukoviszidose), Allergien sowie Defekte der unspezifischen wie spezifischen humoralen und zellulären Abwehrmechanismen des Respirationstraktes. Während FLETCHER u. Mitarb. (1976) vornehmlich den exogenen Faktoren ursächliche Bedeutung zumessen, sind nach der niederländischen Schule von ORIE u. Mitarb. (1961) die endogenen, d. h. die hereditären (Geschlecht, metabolische? hormonale?) und fundamentalen (Allergie, bronchiale Hyperreaktivität) Faktoren ebenso wichtig wie die exogenen Mechanismen (Tab. 3.16).

Exogene Faktoren

Tabakrauch. Von den exogenen Noxen ist das Tabakrauchen die Hauptursache für die Entstehung der chronischen Bronchitis wie auch des Lungenemphysems (*Surgeon General* 1979). Diese Feststellung gibt das Ergebnis vieler epidemiologischer Untersuchungen wieder: je länger die Rauchexposition und je größer der Zigarettenkonsum, desto häufiger und schwerer die Krankheit. Dies trifft für das Inhalationsrauchen von Zigaretten, weniger für das Pfeifen- und Zigarrenrauchen zu. Die Inzidenz der chronischen Bronchitis wird außerdem durch die gerauchte Tabaksorte, die Art der Zigaretten und die Rauchgewohnheit bestimmt.

Nicht nur die Morbidität, auch die Mortalität

---

[1] Office of Health Economics
[2] National Heart and Lung Institute

wird durch das Tabakrauchen beeinflußt. So beträgt nach DOLL u. PETO (1976) die Mortalität von Ärzten an chronischer Bronchitis beim täglichen Inhalationsrauchen von 1–14 Zigaretten das 12,6fache, von 15–24 Zigaretten das 16,6fache und von über 25 Zigaretten das 29,3fache der Mortalität von Nichtrauchern. Zigarren- und Pfeifenraucher weisen etwa die 10fache Mortalität von Nichtrauchern auf.

Die Symptome der chronischen Bronchitis, vor allem das Sputum, nehmen ab, wenn das Rauchen aufgegeben wird; nach langjährigem Tabakkonsum und bei klinisch etablierter Krankheit allerdings oft auch nicht: so persistieren bei ⅓ von Exrauchern die Symptome. Die Lungenfunktion wird durch die Rauchabstinenz nicht wesentlich gebessert. Immerhin nimmt der Einsekundenwert nach Rauchabstinenz nicht mehr im gleichen Maße ab; damit treten die Invalidität und vermutlich auch der Tod später ein (FLETCHER u. Mitarb. 1976).

Auch die Mortalität wird durch die Rauchabstinenz beeinflußt: nach DOLL u. HILL (1964) nahm bei englischen Ärzten von 34-64 Jahren die Mortalität an chronischer Bronchitis und Emphysem zwischen 1953–1957 und 1961–1965, wo viele Ärzte das Rauchen aufgaben, um 34% ab, verglichen mit einer nur 4%igen Mortalitätsabnahme der übrigen Bevölkerung mit unveränderten Rauchgewohnheiten.

Luftverschmutzung. Neben den bekannten Gasbestandteilen enthält die Einatmungsluft eine Vielzahl gasförmiger, flüssiger und fester Inhalationsnoxen. Die Produzenten von Inhalationsnoxen sind an erster Stelle der Tabakrauch und an zweiter die Luftverschmutzung, die bei genügend langer Exposition und in entsprechender Dosierung erhöhte Morbidität an chronischen Atemwegserkrankungen hervorruft (BATES 1973, AYRES u. Mitarb. 1972). Von den atmosphärischen Verunreinigungen sind die wenigsten hinsichtlich ihrer Effekte auf den Respirationstrakt untersucht. Dazu gehören Schwefeldioxyd, Ozon und partikuläre Bestandteile wie Staub und Ruß (AYRES u. Mitarb. 1972).

Daß die atmosphärischen Verunreinigungen nicht nur für die Morbidität, sondern auch für die Mortalität an chronischer Bronchitis verantwortlich sind, geht aus Luftverschmutzungs-Katastrophen, z. B. jener in London hervor, wo am 5. bis 9. Dezember 1952 klimatisch eine Inversionslage herrschte, die allein 4000 Todesfälle forderte.

Aufgrund dieser Beobachtungen und anderer epidemiologischer Untersuchungen aus England und den USA wird ein Zusammenhang von Luftverschmutzung und chronischer Bronchitis vermutet (AYRES u. Mitarb. 1972, BATES 1973). Dagegen fanden ULMER u. REICHEL keine Anhaltspunkte, daß die Luftverschmutzung in der Konzentration und in der Zusammensetzung, wie sie in Duisburg, Borken und Bocholt gemessen wurden, Einfluß auf die Häufigkeit der chronischen Bronchitis hatte.

Zum gleichen Ergebnis kamen COLLEY u. Mitarb. (1973) in England, wo seit den „Clean Air Acts" die Luftverschmutzung deutlich eingedämmt wurde (*OHE* 1977).

Berufliche Noxen. Die Exposition mit einer Vielzahl von beruflichen Noxen, die fast in jedem Industriezweig vorkommen, scheint ebenfalls wesentlich am Entstehen der chronischen Bronchitis beteiligt zu sein. So reiht die *Deutsche Forschungsgemeinschaft* (1975) die Staubexposition nach dem Tabakrauchen an die zweite Stelle der Ursachen für die chronische nicht-obstruktive Bronchitis.

Bei den englischen Kohlearbeitern beträgt die Prävalenz dieser Erkrankung 6–43%, bei Grubenarbeitern in Pennsylvania erreicht sie 33,5%. Auch weisen Personen, die in der chemischen Industrie arbeiten, häufiger eine chronische Bronchitis auf.

Zu den Folgen der beruflichen Noxen auf die Atemwege kommen oft noch jene des Tabakrauchens dazu. Sie überlagern die Wirkung der beruflichen Schadstoffe und wirken meistens synergistisch, additiv und sogar potenzierend.

Folgende berufliche Noxen, Stäube, Dämpfe und Gase sind zum Teil in ursächliche Beziehung zur chronischen Bronchitis gebracht worden: Kohlenstaub, Kieselsäure und Silikate, Asbest, Zement-, Eisen- und Cadmiumstaub, Teer, verschiedene Gase und Dämpfe, beispielsweise NH_3, Cl_2, SO_2, NO_2, O_3 und Toluolisozyanat, Kautschukdämpfe, extreme Hitze, Textilstäube wie Baumwoll-, Flachs- und Hanfstaub, Zuckerrohr- und Getreidestaub sowie Haarsprays (LOWE 1968). Bei der Belastung der Atmungsorgane mit Stäuben muß zwischen „inerten" (Kohlenstaub) und „fibrogenen" (Kieselsäure) Staubarten unterschieden werden: „inerte" Stäube verursachen eine chronische nicht-obstruktive Bronchitis, „fibrinogene" führen zur obstruktiven Form. Weiterhin ist zu bedenken, daß die beruflichen Inhalationsnoxen auch zu einer allergischen, obstruktiven Atemwegserkrankung führen können.

Infektion. Aufgrund von epidemiologischen und mikrobiologischen Untersuchungen sowie Studien über die Wirksamkeit von Antibiotika wird die Infektion durch Bakterien, Viren und Mykoplasmen als Ursache für die Entstehung und die Exazerbation der chronischen Bronchitis anders als früher beurteilt. Nach LAMERT u. STERN (1972) sind Infekte der Atemwege für höchstens 45% aller Exazerbationen dieser Erkrankung verantwortlich, und viele dieser Infekte sind nicht bakteriell. Außerdem ist aufgrund neuerer Langzeituntersuchungen fraglich, inwieweit die Infektion, ob viral oder bakteriell, für die Schädigung der Atemwege und damit für die Beeinträchtigung von Ventilation und Gaswechsel verantwortlich ist. Wäre die bakterielle Infektion ein bedeutsamer ätiologischer Faktor, so müßten die antibiotische Therapie und Prophylaxe gegen empfindliche Keime die Zahl der Exazerbationen und den Verlauf dieser Krankheiten, eventuell sogar die Sterblichkeit stärker beeinflussen; dies scheint aber nicht der Fall zu sein (STUART-HARRIS 1968, BATES 1973, TAGER u.

SPEIZER 1975, FLETCHER u. Mitarb. 1976). Den bronchopathogenen Bakterien kommt somit kaum eine primäre pathogenetische Rolle bei der chronischen Bronchitis zu; sie sind sekundäre Invasoren einer geschädigten Bronchialschleimhaut, welche die Exazerbationen, die rezidivierenden akuten Entzündungsphasen dieser Krankheit, mitverursachen können. Ob dies mutatis mutandis auch für respiratorische Viren oder Mykoplasmen gilt, ist nicht entschieden (TAGER u. SPEIZER 1975).

Bakterien: Die Atemwege von Patienten mit chronischer Bronchitis sind oft mit Bakterien besiedelt. Bakterien im Bronchialbaum bedeuten aber noch nicht, daß sie auch bronchopathogen sind.

Für Bronchopathogenität spricht einerseits die Korrelation zwischen klinischer Exazerbation und Mikroorganismen im Sputum oder Bronchialsekret, andererseits klinische Remission und Elimination der Keime durch Chemotherapie. Auch weisen Korrelationen zwischen bakteriologischen und zytologischen oder biochemischen Sputumbefunden auf die Bronchopathogenität hin (BÜRGI u. Mitarb. 1968, MEDICI 1979). Der Nachweis zirkulierender, spezifischer Antikörper gegen bronchopathogene Keime ist ein weiteres Indiz für ihre Pathogenität (MAY 1972).

Wie aus den Untersuchungen von MAY (1972) hervorgeht, sind von allen Keimen im Sputum und Bronchialsekret *Haemophilus influenzae* und *Diplococcus pneumoniae* am häufigsten an einer Entzündung der Bronchialschleimhaut beteiligt (Tab. 3.17).

Obwohl *Branhamella catarrhalis* am dritthäufigsten im Sputum von Patienten mit chronischer Bronchitis vorkommt, wird dieser Keim als Saprophyt betrachtet. Es existieren jedoch Untersuchungen, die die Bronchopathogenität dieser Mikroorganismen nachgewiesen haben (BARTMANN u. Mitarb. 1963). Gramnegative Enterobakterien *(Klebsiella, Escherichia coli, Proteus)* und *Pseudomonas aeruginosa* sind für die Exazerbationen der chronischen Bronchitis wahrscheinlich nicht verantwortlich. Spezifische Präzipitine sind nur bei Patienten mit Bronchiektasen und zystischer Fibrose nachweisbar (MAY 1972). Die weiteren Mikroorganismen im Sputum wie Staphylococcus aureus, Diphtheroides, Haemophilus influenzae, Staphylococcus albus und Streptokokken sind bei der chronischen Bronchitis vermutlich nicht pathogen (MAY 1972).

Viren und Mykoplasmen: Über die Infektion durch respiratorische Viren und Mykoplasmen als auslösenden Mechanismus der chronischen Bronchitis und seiner Exazerbation liegen nicht nur weniger, sondern auch weniger überzeugende Untersuchungen vor. Die meisten sind serologische; selten wurden diese Mikroorganismen aus Sputum, Tracheobronchialsekret oder Rachenabstrich isoliert. Außerdem beschäftigen sie sich vor allem mit der Ursache der Exazerbationen einer etablierten chronischen Bronchitis, kaum mit der Auslösung der Krankheit (TAGER u. SPEIZER 1975).

Eine positive Korrelation zwischen Influenzaviren und Exazerbationen einer chronischen Bronchitis wurde vor allem bei Grippeepidemien beobachtet; weniger eindeutig sind die Beziehungen zwischen der Infektion mit anderen respiratorischen Viren oder Mykoplasmen und der chronischen Bronchitis.

4–52% von Exazerbationen waren mit einer serologisch verifizierten Virusinfektion (Influenza A, B, C, Parainfluenza Typ 1 und 3, Rhino, Adeno, Respiratory Syncytial-Virus) oder einer Infektion mit Mycoplasma pneumoniae verbunden. In den wenigsten Fällen wurden aber die Viren isoliert.

Die Bedeutung der respiratorischen Viren und der Mykoplasmen als ätiologische Faktoren bei der chronischen Bronchitis bleibt unklar, obwohl diese Mikroorganismen die Abwehrleistung der Atemwege schädigen. Außerdem besteht der Verdacht, daß solche Infekte beim Kind tatsächlich am Beginn der chronischen Bronchitis stehen könnten (COLLEY u. Mitarb. 1973). Inwieweit virale Infekte der Atemwege Wegbereiter bakterieller Infekte

Tabelle 3.17 Bronchopathogenität von Bakterien, die im Bronchialsekret bei chronischen Atemwegserkrankungen nachweisbar sind

Bakterien	Chronische Bronchitis	Bronchiektasen	Mukoviszidose
Haemophilus influenzae Pneumokokken	sicher bronchopathogen	sicher bronchopathogen	sicher bronchopathogen

Staphylococcus aureus
Enterobakterien
   Escherichia coli
   Proteus spp.
   Klebsiella
Pseudomonas aeruginosa
	wahrscheinlich nicht bronchopathogen		

Branhamella catarrhalis		wahrscheinlich nicht bronchopathogen	wahrscheinlich nicht bronchopathogen
Staphylococcus albus Streptokokken Diphtheroide Stäbchen Haemophiles parainfluenzae	nicht bronchopathogen	nicht bronchopathogen	nicht bronchopathogen

sind, ist mit Ausnahme für Influenzaviren ebenfalls nicht entschieden.

Soziöokonomische Faktoren. Englische und amerikanische Studien bringen die chronische Bronchitis und die soziale Stellung (Schulbildung, Beruf, Einkommen, Wohnort) in eine Beziehung zueinander und zeigen, daß die Krankheit oft bei gleichem Tabakkonsum häufiger bei Personen mit einem niedrigen Sozialstatus auftritt (LOWE 1968). Dieser Zusammenhang konnte jedoch in der BRD nicht bestätigt werden: weder berufliche Belastung, noch häusliches Milieu beeinflußte die Häufigkeit unspezifischer Atemwegserkrankungen (REICHEL u. ULMER 1970).

Klimatische Einflüsse. Wetter und Witterung, d. h. Temperatur, Feuchtigkeit und Luftdruck, beeinflussen vermutlich schon beim Lungengesunden, geschweige denn bei Patienten mit chronischen Atemwegserkrankungen die Funktion des Respirationstraktes. Inwiefern aber diesen Umwelteinflüssen eine ätiologische Rolle zukommt, ist schwer feststellbar; daß sie die Krankheit und ihren Verlauf beeinflussen, zeigt die tägliche Praxis.

Endogene Faktoren

Im Gegensatz zu den exogenen Faktoren, vor allem dem Tabakrauchen, weiß man über die ätiologische Rolle der verschiedenen endogenen Faktoren bedeutend weniger. Einzig der Einfluß des Alters, des Geschlechts und gewisser genetischer Faktoren (α_1-Antitrypsin-Mangel, Hyperreaktivität, Allergie) ist einigermaßen untersucht.

Alter, Geschlecht, familiäre Disposition. Je älter man wird, desto größer ist die Chance, an einer chronischen Bronchitis zu erkranken: diese enge statistische Koppelung zwischen Alter und Bronchitishäufigkeit bedeutet aber nicht, daß das Alter in einem kausalen Zusammenhang mit der Bronchitis steht. Vielmehr nimmt mit dem Alter auch die Dauer der Exposition mit schädlichen Inhalationsnoxen, denen die Atemwege stets ausgesetzt sind, zu. Inwieweit das Altern die Abwehrleistung der Atemwege herabsetzt und dadurch das Auftreten einer chronischen Bronchitis begünstigt, ist unbekannt.

Männer erkranken und sterben häufiger als Frauen an einer chronischen Bronchitis (Verhältnis etwa 4 : 1). Berücksichtigt man aber die Rauchgewohnheit, so besteht zwischen jüngeren Rauchern und Raucherinnen kein Unterschied, erst nach dem 60. Altersjahr wird er statistisch signifikant. Eine familiäre Häufigkeit der chronischen Bronchitis wurde ebenfalls festgestellt.

Genetische Faktoren. Im weitesten Sinn kann man die gesamte Abwehrleistung der Atemwege gegen Inhalationsnoxen zu den genetisch bedingten Faktoren zählen. Dazu gehören Komponenten der mukoziliären Clearance, sekretorische, immunologische und zelluläre Mechanismen der lokalen Entgiftung (Abb. 3.**38**). Es erstaunt deshalb nicht, daß genetische Defekte mit Entzündungen der Atemwege einhergehen, die von einer chronischen Bronchitis bis hin zu Bronchiektasen und Emphysem reichen.

Bei der Mukoviszidose sind Produktion und Zusammenhang des Bronchialsekrets gestört, beim unbeweglichen oder dyskinetischen Zilien-Syndrom transportieren die Zilien den Schleim wegen fehlender Dyneinarme nur mangelhaft (MOSSBERG u. Mitarb. 1977), beim homozygoten α_1-Antitrypsin-Mangel kann das unzureichend gebildete α_1-Antitrypsin den Lungenazinus nicht gegen die aus den Leukozyten und Makrophagen freiwerdenden Proteasen schützen, und bei Ataxia teleangiectasia ist das schleimhautprotektive sekretorische IgA im Rahmen eines generalisierten IgA-Mangels nicht vorhanden.

Auch die Allergie und die bronchiale Hyperreaktivität, sie kann auch später erworben sein, sind angeborene genetische Faktoren und als endogene prädisponierende Ursachen der chronischen Bronchitis vermutlich von Bedeutung (ORIE u. Mitarb. 1961).

Am besten sind die Folgen des autosomal rezessiv vererbten α_1-Antitrypsinmangels untersucht, der in seiner homozygoten Form (ZZ-Phänotyp) auf 2000 Personen etwa einmal vorkommt. Der Mangel an zirkulierendem α_1-Antitrypsin verursacht bei über 80% der Betroffenen, vor allem wenn sie

Mechanische Elimination				Lokale Entgiftung			
Atemmechanik	Mukoziliärer Transport	Alveolobronchialer Transport	Drainage via Blut und Lymphe	Phagozytose	Sekretorisch	Immunologisch	Gewebe
Atemstromstärke Husten	Flimmerhaartätigkeit Schleim			Alveolarmakrophagen Histiozyten Neutrophile Monozyten Eosinophile	Schleim Lysozym Lactoferrin Secretory Component Surfactant α_1-Antitrypsin	Immunoglobuline (SIgA, IgE, IgG, IgM) Komplement Properdin Interferon Lymphozyten Plasmazellen	Epitheloidzellen Riesenzellen Granulom

Abb. 3.**38** Komponenten der Abwehrleistung der Lunge gegen flüssige und feste Inhalationsnoxen (aus *Medici, T. C., S. Chodosh:* Schweiz med. Wschr. 105 [1975] 965)

rauchen, ein panazinäres Emphysem, das sich schon im Alter von 35 Jahren manifestiert. Bei Nichtrauchern kann das α_1-Antitrypsin-Defizit symptomlos verlaufen und mit einer kaum eingeschränkten Lungenfunktion einhergehen (LARSSON 1978).

Ob der intermediäre α_1-Antitrypsinmangel, der dem heterozygoten MZ-Phänotyp entspricht und bei 2–10% der Bevölkerung vorhanden ist, zur chronischen Bronchitis und zum Emphysem disponiert, ist trotz vieler Studien dagegen noch nicht geklärt.

Wegen lokal produzierten Antiproteasen scheint die Schleimhaut der Atemwege vom Patienten mit homozygoten α_1-Antitrypsinmangel gegen die Proteasen, die aus den zerfallenen Leukozyten und Makrophagen stammen, wirksamer geschützt zu sein als der Lungenazinus.

Die Bedeutung der humoralen und zellulären immunologischen Abwehrmechanismen (Immunglobuline, Komplement, Lysozym, Laktoferrin, Lymphozyten, Histiozyten) als prädisponierende Faktoren für die chronische Bronchitis ist nocht weitgehend unklar.

Pathogenese und Pathophysiologie
Pathogenese

Das Einatmen von Inhalationsnoxen schädigt die anatomischen Strukturen und ihre Funktionen, d. h. die Abwehrleistung der normalen Bronchialschleimhaut (s. Abb. 3.**38**). So wird das subtile Zusammenspiel zwischen Flimmerhaaren und Schleim gestört: Die Flimmerzellen verlieren ihre Flimmerhaare, die Zellen selbst werden vermehrt abgestoßen und durch ein funktionell minderwertiges Epithel ersetzt. Die den Schleim produzierenden Drüsen und Becherzellen vergrößern und vermehren sich; dementsprechend sondern diese auch mehr Schleim ab, und die Dicke des Schleimteppichs nimmt zu. Darüber hinaus verändert sich seine qualitative Zusammensetzung; zusammen mit dem dickeren Schleimteppich verändern sich auch die für den Transport wichtigen Fließeigenschaften. Die Folge davon ist ein verlangsamter Schleimtransport und zwar weniger in den großen als in den kleinen Atemwegen, die der Schleim teilweise ganz obstruiert (THURLBECK u. Mitarb. 1970).

Die verlangsamte muköziliäre Clearance führt dazu, daß die inhalierten Schadstoffe – Komponenten von Tabakrauch, Viren, Bakterien, Allergene usw. – länger in loco wirken können: Das Resultat sind *Entzündungen* der Bronchialschleimhaut, die sich je nach Ursache in ihrem zytologischen, bakteriologischen, biochemischen und immunologischen Entzündungsmuster unterscheiden. Die Entzündungen beeinträchtigen ihrerseits die Abwehrleistungen und verstärken die Atemwegsobstruktion; außerdem bahnen sie anderen obstruierenden Faktoren den Weg. So sensibilisieren Proteasen und biogene Amine aus zerfallenden exsudierten Leukozyten und Histiozyten die Atemwege für spasmogene Reize: die Bronchien werden hyperreaktiv. Je länger die Wirkung der Inhalationsnoxen, desto ausgeprägter die Entzündung und, wenn sie einmal in Gang gesetzt und über Jahre vorhanden, trotz Absetzen der Noxen sich verselbständigt und weiterbesteht. Außerdem wird die Abwehrleistung so gestört, daß rezidivierend akute Entzündungsphasen auftreten, die Exazerbationen, die typisch für den Verlauf der chronischen Bronchitis sind. Als Ursachen kommen Rauchexzesse, virale und bakterielle Infekte, eventuell auch Allergene in Frage. Folge der gestörten mukoziliären Clearance und der Entzündungen ist die Obstruktion der Atemwege. Sie hat wiederum für die Ventilation Atemwege. Sie hat wiederum für den Gaswechsel erhebliche Konsequenzen: Es tritt eine Verteilungsstörung, später eine Globalinsuffizienz auf, die mit Hypoxämie und Hyperkapnie einhergeht (MACKLEM 1973, WOOLCOCK 1980).

Pathologie

Die pathologisch-anatomischen Veränderungen der Atemwege bei der chronischen Bronchitis sind u. a. von REID (1960) und THURLBECK u. Mitarb. (1970) ausführlich beschrieben worden. Die entzündlichen Veränderungen des Bronchialepithels wie die Basalzellhyperplasie, die Becherzellmetaplasie und die Infiltration der Submukosa mit Granulozyten und mononukleären Entzündungszellen sind vermutlich nicht typisch für die chronische Bronchitis. Allein die Hypertrophie und Hyperplasie der tracheobronchialen Drüsen sind histopathologisch das verläßlichste Merkmal dieser Krankheit.

Die Größe der bronchialen Drüsen wird durch den Reid-Index erfaßt, d. h. das Verhältnis zwischen Drüsendicke und Dicke der Bronchialwand (REID 1960).

Da die Tracheobronchialdrüsen wesentlich an der Bronchialsekretproduktion beteiligt sind, besteht eine enge Korrelation zwischen dem Reid-Index und dem Volumen des Bronchialsekrets: Patienten mit einem Reid-Index von 0,53 (normal 0,26) expektorierten eine Unze Sputum pro Tag, Patienten mit einem Index von 0,76 6 Unzen Sputum pro Tag (REID 1960).

Die glatte Muskulatur der Bronchien kann bei der Bronchitis sowohl normal als hypertrophiert sein. Nach TAKIZAWA u. THURLBECK (1971) ist die Bronchialmuskulatur bei der chronischen Bronchitis nur dort vergrößert, wo eine asthmatische Komponente vorliegt. Außerdem wurde eine Atrophie des Bronchialwandknorpels bei Patienten mit chronischer Bronchitis und bei Emphysematikern beobachtet.

Folgen der pathologischen Veränderungen auf die Lungenfunktion

Der typische histopathologische Befund für die chronische Bronchitis, Hypertrophie und Hyperplasie der tracheobronchialen Drüsen und damit verbundene Hypersekretion in den zentralen Atemwegen, ist für die Einschränkung der Lungenfunktion wenig bedeutsam: Ein Zusammenhang zwischen Reid-Index und Funktionsgrößen der Atemwegsobstruktion wurde selten und nur in fortgeschrittenen Stadien beobachtet (THURLBECK u. Mitarb. 1970). Die funktionellen Konsequenzen der Hypersekretion sind unklar: nach FLETCHER u. Mitarb. (1976) soll sie das Auftreten bronchialer Infekte begünstigen.

Dagegen hat die Entzündung der kleinen Atemwege, besonders die Becherzellmetaplasie, erhebliche funktionelle Konsequenzen, obwohl sie kein spezifischer histopathologischer Befund der chronischen Bronchitis darstellt (HOGG u. Mitarb. 1968, EBERT 1978). Nach MACKLEM verhalten sich die kleinen Atemwege, als ob sie mit oberflächenaktiven Surfactant ausgekleidet wären. Wird das Surfactant infolge Becherzellhyperplasie durch Schleim ersetzt, so geht die Stabilität dieser Atemwege verloren: sie kollabieren leichter und lassen sich schwer öffnen, d. h., der Füllungsdruck nimmt zu und die Compliance ab. Das Resultat sind obstruierte Atemwege, vor allem in den basalen Lungenanteilen.

Normalerweise verhalten sich die Alveolen synchron, d. h., sie füllen und entleeren sich bei jeder Atemfrequenz ungefähr gleichzeitig. Dieses Verhalten ist durch die jeweilige Zeitkonstante einer Lungeneinheit gegeben, die das Produkt der Resistance des zuführenden Atemwegs und der Compliance der versorgten Alveolen darstellt. Bei einer kurzen Zeitkonstante füllt und entleert sich die Lungeneinheit rasch, bei einer langen Zeitkonstante langsam. Durch die Obstruktion der kleinen Atemwege nehmen die Zeitkonstanten der parallel geschalteten Lungeneinheiten zu. Da die Verlegung nicht gleichmäßig erfolgt – die kleinen Atemwege der basalen Lungenpartien werden zuerst betroffen – und somit verschiedene Zeitkonstanten auftreten, zeigt die Lunge ein asynchrones Verhalten, das sich als frequenzabhängiger Compliance und als Anstieg des Verschlußvolumens sowie des alveolararteriellen O_2-Gradienten manifestiert. Diese Meßwerte, deren Nachweis nur mit sehr sensiblen Methoden möglich ist, können bei chronischen Bronchitikern lange bevor die Lungenvolumina oder dynamischen Tests sich entsprechend verändern, abnorm sein. Ist die Bronchialobstruktion genügend weit fortgeschritten, umfaßt sie viele kleine oder viele größere Atemwege, werden auch Lungenvolumina, forcierte exspiratorische Volumina und Atemstromstärken pathologisch.

Da die chronische Bronchitis oft mit einem Emphysem vergesellschaftet ist, komplizieren zusätzlich die für das Emphysem typischen obstruierenden Faktoren wie der Verlust an elastischer Retraktionskraft wegen Zerstörung des Lungenparenchyms die funktionellen Befunde der chronischen Bronchitis.

Zusammenfassend: Die funktionell aber auch klinisch und prognostisch wichtigste Konsequenz der chronischen Bronchitis ist die *Atemwegsobstruktion* der peripheren und zentralen Atemwege. Verschiedene Faktoren tragen dazu bei, u. a. die Entzündung, die Hypersekretion, die bronchiale Hyperreaktivität, der Bronchospasmus usw. Funktionell verursacht die Atemwegsobstruktion eine Einschränkung des Gaswechsels: Behinderung des Atemstroms, Überblähung und Störung der Ventilation und Perfusion. Letztlich kann sie zur respiratorischen Insuffizienz führen.

Klinik und Diagnostik
Symptomatologie

Vermutlich verläuft das Frühstadium der chronischen Bronchitis (early chronic bronchitis) symptomenarm, eventuell sogar symptomenfrei. Die Entzündung der peripheren Atemwege mit einem Durchmesser von weniger als 2 mm, wie sie bei jugendlichen Rauchern beobachtet wird, ist oft weder mit Husten und Auswurf noch mit Dyspnoe verbunden (NIEWOEHNER u. Mitarb. 1974, WOOLCOCK 1980). Dieses Frühstadium kann sich vermutlich bis zum Auftreten der typischen Bronchitis-Charakteristika über Jahre hin erstrecken.

Das häufigste und früheste Symptom der klinisch manifesten chronischen Bronchitis ist *Husten*, vor allem morgendlicher, verbunden mit wenig *Auswurf* (simple chronic bronchitis). Das Sputum kann mukös, mukopurulent und purulent sein und das 24-Std.-Sputumvolumen beträgt selten mehr als 10 ml. Kleine Blutbeimengungen in Form von Hämoptysen kommen vor; ausgesprochen blutiger Auswurf ist selten und weist meistens auf ein anderes pulmonales Leiden hin. Bei 22% der Patienten von BURROWS war die *Dyspnoe* erstes Symptom. Zusammen mit Husten und Auswurf ist sie die diagnostische Trias der chronischen obstruktiven Bronchitis (chronic obstructive bronchitis). Darüber hinaus klagen die Patienten über exspiratorisches Pfeifen und Giemen bei der Atmung, das episodisch oder dauernd vorhanden ist (chronic asthmatic bronchitis) (BURROWS 1981).

Ist die Dyspnoe vorhanden, so ist die Lungenfunktion schon beträchtlich eingeschränkt: der Erstsekundenwert beträgt dann noch etwa die Hälfte des Normalwertes. Die Atemnot, die die Patienten oft erst zum Aufsuchen des Arztes veranlaßt, tritt zuerst bei Anstrengungen auf, eventuell auch nachts, in Form der paroxysmalen nächtlichen Dyspnoe, Folge des erhöhten Vagotonus, der die Obstruktion durch Zunahme des Bronchotonus und der Sekretion verstärkt. Die durch die Hypersekretion verursachte Dyspnoe verschwindet meist nach Abhusten des obstruierenden Bronchialsekretes. Schreitet die Krankheit weiter fort, entwickelt sich zusätzlich ein konkomittierendes Emphysem oder ein Asthma, so tritt die Dyspnoe immer stärker in den Vordergrund.

Der Verlauf jeder chronischen Bronchitis ist durch rezidivierende akute Entzündungen der Atemwege, sogenannte Exazerbationen, gekennzeichnet. Je nach Ursache liegt eine chemische, infektiöse oder eventuell allergische Exazerbation vor. Unabhängig von der Entzündungsart ist das Sputum jeweils makroskopisch purulent. Alle Symptome der chronischen Bronchitis werden durch die Exazerbationen akzentuiert. Sind sie infektiöser Art, kann Fieber auftreten.

Physikalische Befunde

Bei vielen Patienten mit chronischem Husten und Auswurf ergibt einerseits die Inspektion und die physikalische Untersuchung der Lunge keinen abnormen Befund, andererseits können schon im Frühstadium der chronischen Bronchitis oder bei chronischen Bronchitikern ohne Dyspnoe bei langsamer und tiefer Atmung folgende physikalische Befunde erhoben werden: Das Atemgeräusch ist verschärft, das heißt das Exspirium ist hörbar, eventuell verlängert (> 4 Sekunden), und es treten in- und exspiratorische, feuchte (Rasselgeräusche) sowie trockene Nebengeräusche (Giemen und Brummen) auf (FORGACS 1978).

Entwickelt sich zusätzlich zur chronischen Bronchitis ein Emphysem, so treten neben den auskultatorischen Befunden der Atemwegsobstruktion jene der Überblähung und des Verlustes von Lungengewebe auf.

Lungenfunktion

Die funktionellen Konsequenzen der Atemwegsobstruktion sind: 1. Behinderung des in- und exspiratorischen Atemstroms, 2. Störung der Ventilation und 3. Überblähung. Die Behinderung des Atemstroms und die Überblähung sind mit der Spirometrie faßbar; die Werte sind der Einsekundenwert, die Vitalkapazität und die funktionelle Residualluftkapazität. Mit Hilfe der einfachen Spirometrie, d. h. der Messung des Einsekundenwerts und der Vitalkapazität, wird festgestellt, ob eine Obstruktion besteht, welcher Art (in- oder/und exspiratorisch) und wie schwer sie ist und wenn ja, ob sie durch β-Adrenergika reversibel ist. Die einfache Spirometrie ist deshalb für die Diagnostik in der Praxis von wesentlicher Bedeutung (BÜHLMANN u. ROSSIER 1970).

Der Einsekundenwert ist bei Atemwegsobstruktion in absoluten Werten wie in Prozenten der Vitalkapazität kleiner. Er liegt bei jugendlichen Männern zwischen 77–85% der Vitalkapazität. Mit dem Alter nimmt die Einsekundenkapazität ab, pro Jahr 20–30 ml. Bei chronischer, nicht-obstruktiver Bronchitis ist die Abnahme gleich groß; bei der obstruktiven Form bedeutend stärker (40–83 ml/Jahr) (FLETCHER u. Mitarb. 1976).Die Vitalkapazität als einfachste Meßgröße ist bei Patienten mit Atemwegsobstruktion stets deutlich eingeschränkt. Die Normwerte sind abhängig von Alter, Größe und Geschlecht. Parallel zum Anstieg der Strömungswiderstände in den Atemwegen nimmt die funktionelle Residualluftkapazität (Residualvolumen plus exspiratorisches Reservevolumen) zu. Diese Werte lassen sich mit der Fremdgasmethode oder mit der Ganzkörperplethysmographie bestimmen.

Die abnorme Ventilation wird durch die Blutgasanalyse erfaßt: bei der Verteilungsstörung, die Ventilations-Perfusions-Inhomogenitäten entspricht, nimmt der Sauerstoffpartialdruck im Blut ab, es besteht eine Partialinsuffizienz. Ist die Obstruktion ausgeprägter, kommt es zur alveolären Hypoventilation, die eine Hypoxämie und Hyperkapnie (Globalinsuffizienz) verursacht (BÜHLMANN u. ROSSIER 1970).

Bei vielen chronischen Bronchitikern sind die spirometrischen Tests und die arteriellen Blutgase normal, obwohl die kleinen Atemwege zum Teil obstruiert sein können. Die Verlegung dieser Atemwege ist nur mit aufwendigen Methoden faßbar: Verschlußvolumen, dynamische Compliance und Flußvolumenkurven. Nimmt die Obstruktion zu, werden auch die Werte der einfachen spirometrischen Tests pathologisch.

Sputum

Das Sputum ist Biopsiematerial und widerspiegelt entzündliche und neoplastische Prozesse des Respirationstrakts. Bei der chronischen Bronchitis erlauben zytologische, bakteriologische, biochemische, immunologische und rheologische Untersuchungen des Sputums oder Bronchialsekrets die Entzündung zu charakterisieren, Einblick in die Effektivität der multifaktoriellen Abwehrmechanismen zu erhalten, die bakteriellen Erreger zu identifizieren und die Struktur sowie Funktion des Bronchialschleims zu definieren (Abb. 3.39).

Zytologie. Bei chronischen Bronchitikern stellen die Neutrophilen während stabiler und akuter Entzündungsphasen die Mehrzahl der Sputumzellen dar. Sie steigen im Verlauf einer akuten Entzündung an. Dagegen nehmen die Histiozyten (Makrophagen), die für die Infektabwehr von primärer Bedeutung sind, ab und steigen in der Heilungsphase an. Viele Histiozyten im Sputum von chronischen Bronchitikern bedeuten effektive Abwehr,

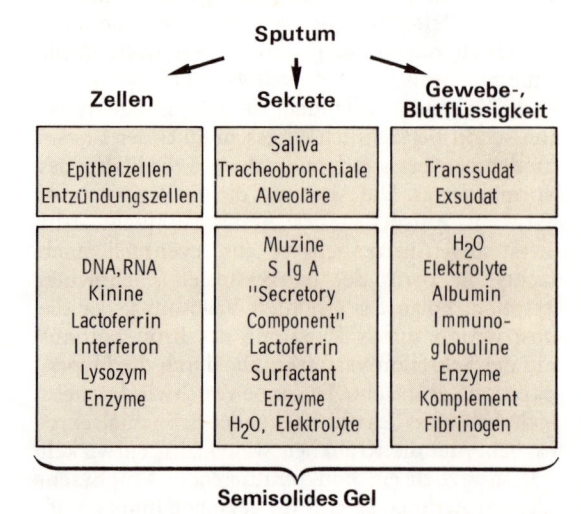

	Sputum	
Zellen	Sekrete	Gewebe-, Blutflüssigkeit
Epithelzellen Entzündungszellen	Saliva Tracheobronchiale Alveoläre	Transsudat Exsudat
DNA, RNA Kinine Lactoferrin Interferon Lysozym Enzyme	Muzine S Ig A "Secretory Component" Lactoferrin Surfactant Enzyme H_2O, Elektrolyte	H_2O Elektrolyte Albumin Immunoglobuline Enzyme Komplement Fibrinogen

Semisolides Gel

Abb. 3.39 „Biologische" Zusammensetzung des Sputums. DNA: Desoxyribonucleinsäure, RNA: Ribonucleinsäure, S IgA: sekretorisches Immunglobulin A

Heilung oder Stabilität der bronchialen Erkrankung. Auch kommen Eosinophile im Sputum von chronischen Bronchitikern vor. Der Anteil überschreitet selten 5% der Sputumzellen. Sind mehr Eosinophile vorhanden, besteht vermutlich eine zusätzliche allergische Erkrankung der Atemwege.
Bakteriologie. Gram-Präparat: Das Gram-Präparat ist eine wichtige Sputumuntersuchung. Mit ihrer Hilfe kann eine bakterielle Exazerbation der chronischen Bronchitis rasch erkannt und richtig behandelt werden. Sie sollte routinemäßig durchgeführt werden (MEDICI 1979).
Kulturelle Untersuchung: Die kulturelle bakteriologische Untersuchung des Sputums ist mit Schwierigkeiten und Fehlerquellen verbunden. Die bronchopathogenen Keime sind zum Teil kulturell anspruchsvoll, sie benötigen spezielle Nährböden. Außerdem sind Pneumokokken und *Haemophilus influenzae* nicht sehr widerstandsfähig (MAY 1972). Dagegen wachsen Keime wie die anspruchslosen Enterobakterien, die den Auswurf oft kontaminieren, auf allen Nährböden gut und erschweren bei inadaequater Technik die Diagnostik. Auf eine Sputumkultur kann in der Praxis meistens verzichtet werden. Sie sollte nur vorgenommen werden, wenn eine schwere Infektion des Respirationstrakts vorliegt und Resistenzprüfungen angezeigt sind; dies ist aber bei der chronischen Bronchitis kaum der Fall.

Biochemie und Immunologie. Proteine: Die Proteine (0,1–0,5 g/ml Sekret) werden aus dem Plasma trans- und exsudiert oder lokal sezerniert. Es handelt sich um Albumin, Fibrinogen, Lactoferrin, Lysozym, Properdin, Kallikrein, Betalysin, C-reaktives Protein und vor allem Immunglobuline: IgA, IgG, IgM und IgE.
Besonderes Interesse verdient das IgA:
Sekretorisches IgA ist biologisch aktiv: Es hemmt die Virusproliferation, fördert die Phagozytose von Bakterien, löst zusammen mit Komplement und Lysozym Bakterien auf und aktiviert das Kininsystem. Bei chronischen Bronchitikern mit geschädigtem Bronchialepithel scheint die Produktion des IgA gestört zu sein.
Muzine: Die bronchialen Mukus-Glykoproteine oder Muzine sind mit einem Anteil von 50–80% die wichtigste Gruppe der Makromoleküle des Tracheobronchialsekrets oder Sputums. Im Auswurf von Bronchitikern machen die neutralen Muzine, die sogenannten Fukomuzine, 60% aus. Die restlichen 40% sind saure Muzine, die sich erneut in 34% Sialomuzine und in 6% Sulfomuzine aufteilen. Die bronchialen Mukus-Glykoproteine bilden das Fasersystem des Schleims. Saure Muzinefasern sind im mukösen Sputum vorhanden; dagegen enthält purulentes Sputum wenig dieser Fasern.
Desoxyribonucleinsäure: Neben den bronchialen Mukus-Glykoprotein-Fasern kommt im Sputum ein weiteres Fasersystem vor, das aus dem Kernmaterial zerstörter Zellen aufgebaut ist: die DNA-Fasern. Sie kommen vor allem im entzündlichen, purulenten Sputum vor; ihre Anzahl korreliert mit dem absoluten DNA-Gehalt des Sputums. Sie sind ein Maß für die Entzündungsintensität der Bronchialschleimhaut (BÜRGI u. Mitarb. 1968).
Lactathydrogenase: Wie die Desoxyribonucleinsäure stammt die L (+) Lactatdehydrogenase aus dem Protoplasma von intakten und nekrotischen Entzündungs- und Bronchialepithelzellen. Auch sie ist ein Maß für die Entzündungsaktivität der Bronchialschleimhaut (BÜRGI u. Mitarb. 1968).
Rheologie. Die rheologischen Eigenschaften des Bronchialsekrets bestimmen weitgehend dessen Transport durch die Flimmerhaare. Für die Viskoelastizität ist die Gelstruktur verantwortlich, während die Adhäsion durch oberflächenaktive Substanzen im Sekret (Surfactant!) bewirkt wird. Zusammen verleihen die rheologischen Eigenschaften dem Tracheobronchialsekret seine Transportfähigkeit. Bei der chronischen Bronchitis ist wegen der geänderten Zusammensetzung des Bronchialsekrets auch dessen Transportfähigkeit herabgesetzt. Bronchitiker mit funktionell inaktivem Epithel haben eine hohe, solche mit einem defekten Epithel eine tiefe Viskoelastizität. Dabei scheint die Viskosität für die Transportfähigkeit weniger bedeutsam zu sein als die Elastizität und eventuell die Adhäsion.

Radiologische Befunde

Die Veränderungen des Thoraxröntgenbildes infolge chronischer Bronchitis sind mangelhaft belegt, da es kaum Untersuchungen über die Beziehung zwischen radiologischen und pathologischen Befunden bei chronischen Bronchitikern ohne Emphysem gibt (FRASER u. PARÉ 1977).
SIMON u. GALBRAITH (1953) stellten bei chronischen Bronchitikern, die kein Emphysem hatten, in 41% ein normales Röntgenbild fest. In einer weiteren Untersuchung betrug die Häufigkeit normaler Thoraxbefunde ungefähr 50%. Dagegen fanden BATES u. Mitarb. nur in 21% unauffällige Thoraxröntgenbilder bei chronischen Bronchitikern ohne Emphysem.
Neben dem normalen Thoraxbild, dem in Anbetracht dieser Studien für die chronische Bronchitis fast pathognomische Bedeutung zukommt, werden folgende Veränderungen des Thoraxröntgenbildes für die chronische Bronchitis als typisch beschrieben: vermehrte Lungenzeichnung (dirty chest), röhrenförmige Schatten im Bereich des unteren Hiluspoles (tram-lines) und verschiedene bronchographische Merkmale wie die Darstellung von Drüsenausführungsgänge, Füllungs-Stops sowie bronchiale Kaliberschwankungen (FRASER u. PARÉ 1977).

Hämatologische Befunde

Die hämatologischen Untersuchungen bei Patienten mit chronischer Bronchitis ergeben selten eindeutige Befunde. Solange keine wesentliche Atemwegsobstruktion oder ein Emphysem besteht, sind Hämatokrit, Hämoglobin und rotes Blutbild unauffällig. Polyglobulie, Anstieg von Hämoglobin und Hämatokrit, sind Folgen der chronischen Hypoxämie. Auch das weiße Blutbild zeigt selten einen typischen Befund: selbst bei bakteriellen Exazerbationen sind Leukozytose und Linksverschiebung selten, vermutlich weil die Entzündung weitgehend auf das Bronchialepithel beschränkt bleibt. Eine Bluteosinophilie ist für die chronische Bronchitis ungewöhnlich.

Kardiale Befunde

Das Elektrokardiogramm ist bei chronischen Bronchitikern meistens normal. Besteht eine deutliche Obstruktion, kann eine Rechtsrotation mit großen präkordialen S-Wellen und diphasischen T-Wellen über dem rechten Herzen vorhanden sein. Bei klinisch manifestem chronischen Cor pulmonale finden sich im EKG die Zeichen der rechtsventrikulären Hypertrophie. Auch sind Arrhythmien häufig.

Verlauf und Prognose der chronischen Bronchitis

Die Prognose der chronischen Bronchitis ist besser als frühere Untersuchungen annahmen. In diesen Studien wurde nämlich der Krankheitsverlauf bei Patienten verfolgt, die neben der chronischen Bronchitis ein Emphysem hatten, eine Kombination, die unter der Diagnose der chronisch-obstruktiven Lungenkrankheiten zusammengefaßt wird. Das Emphysem geht aber mit einer erheblich größeren Sterblichkeit als die chronische Bronchitis einher (BATES 1974).

Wie sehen nun aber Verlauf und Prognose eines chronischen Bronchitikers im mittleren Alter mit einem produktiven Husten aus, der raucht, eine kaum eingeschränkte Lungenfunktion, keine wesentliche Obstruktion hat und dessen Thoraxbild normal ist? Welche ätiologischen Faktoren exogener und endogener Natur beeinflussen den Verlauf dieser Krankheit?

Beobachtungen an solchen chronischen Bronchitikern ohne wesentliches Emphysem über 10 Jahre und länger ergeben recht einheitliche Resultate. Als erste berichteten BRINKMANN u. BLOCK aufgrund einer Verlaufsstudie an mehr als 1000 Männern im Alter von 45–65 Jahren, daß die maximale mittelexspiratorische Flußrate bei chronischen Bronchitikern nicht schneller abnahm als bei Kontrollpersonen. Die Mortalität der chronischen Bronchitiker war etwas höher, die Differenz statistisch jedoch nicht signifikant. Nach FLETCHER (1976) betrug die mittlere Abnahme des Einsekundenwerts bei chronischen Bronchitikern, die während 7 Jahren kontrolliert wurden, 30 ml pro Jahr. Als Maß der Atemwegsobstruktion korrelierte er mit den Rauchgewohnheiten und dem Zigarettenkonsum insofern, als der Einsekundenwert am stärksten bei Rauchern von über 15 Zigaretten pro Tag abnahm. Dagegen bestand weder eine Korrelation mit der Sputumpurulenz und zirkulierenden Haemophilus-Antikörpern, noch mit der Frequenz infektiöser Exazerbationen. Durch Rauchabstinenz besserte sich der Einsekundenwert nicht wesentlich; dafür nahm er bei Exrauchern nicht mehr so stark ab wie bei Rauchern.

Den benignen Verlauf der chronischen Bronchitis bestätigt auch die Verlaufsstudie der „Canadian Department of Veterans Affairs Coordinated Study of Chronic Bronchitis" (BATES 1973). Die verschiedenen Lungenfunktionsgrößen nahmen während der zehnjährigen Verlaufsperiode kaum stärker ab als bei gleichaltrigen Normalpersonen. Unter den Risikofaktoren war allein der Tabakkonsum mit einer deutlich schlechteren Lungenfunktion verbunden, nicht aber wiederholt respiratorische Infekte. Von den 149 Patienten, die über 10 Jahre beobachtet wurden, entwickelten nur 14 Patienten ein wesentliches Emphysem mit deutlich eingeschränkter Lungenfunktion. Die Dauer der Bronchitis hatte keinen Einfluß auf die Entwicklung des Emphysems, ebensowenig die Häufigkeit respiratorischer Infekte.

Zusammenfassend kam BATES (1973, 1979) zu nachstehenden Folgerungen:
1. Die Abnahme der Lungenfunktion und die Mortalität von zigarettenrauchenden Männern mittleren Alters, die an einer chronischen Bronchitis mit geringfügig eingeschränkter Lungenfunktion leiden, unterscheidet sich kaum von denen der Gesamtbevölkerung.
2. Eine rasch sich verschlechternde Lungenfunktion folgt erst auf langdauernden und hochdosierten Tabakabusus.
3. Die Abnahme der Lungenfunktion steht in keinem Zusammenhang mit infektiösen Exazerbationen.
4. Ungefähr 10% der Patienten mit chronischer Bronchitis entwickeln unabhängig von der Dauer der chronischen Bronchitis ein Emphysem mit erheblicher Funktionseinschränkung.

Komplikationen

Die wesentlichen Komplikationen der chronischen Bronchitis – sie treten vor allem bei der chronischen obstruktiven Form auf – sind die Folgen der Atemwegsobstruktion: respiratorische Insuffizienz (Partial- und Globalinsuffizienz), chronisches Cor pulmonale und Rechtsherzinsuffizienz, sekundäre Polyglobulie und Lungenembolie. Diese Folgekrankheiten treten auch dann auf, wenn eine chronische Bronchitis durch ein Lungenemphysem kompliziert wird. Das Lungenemphysem ist namentlich nicht die Folge einer chronischen Bronchitis; es entwickelt sich parallel, verursacht durch gleiche ätiologische Noxen (Tabakrauch), die bei empfindlichen Individuen die Atemwege und den Lungenazinus einzeln oder miteinander schädigen (BATES 1979, SNIDER 1981).

Differentialdiagnose

Von den Patienten mit chronischer Bronchitis sind jene abzugrenzen, deren Husten und Auswurf durch bestimmte lokalisierte und generalisierte Lungenerkrankungen (Bronchialkarzinom, Pneumonien, Lungenabszesse, Bronchiektasen usw.) oder durch primäre Herz-, Gefäß- und Nierenkrankheiten, Brustwanderkrankungen sowie Psychoneurosen verursacht sind.

Ganz allgemein kann jede Lungenkrankheit – Bronchialasthma und Emphysem eingeschlossen – mit einer chronischen Bronchitis assoziiert sein oder mit einer sogenannten Begleitbronchitis einhergehen. So kann das Bronchialkarzinom einerseits persistierenden Husten und Auswurf als Begleitbronchitis verursachen, andererseits kommt das Karzinom oft bei Patienten mit chronischer Bronchitis vor, da die auslösende Noxe, der Tabakrauch, bei beiden die gleiche ist. Dabei ist der

Wechsel von Symptomen bei chronischen Bronchitikern ein wesentliches Indiz auf ein Bronchialkarzinom. Bronchiektasen sind oft mit einer chronischen Bronchitis vergesellschaftet. Dagegen ist die Tuberkulose als Ursache von Husten und Auswurf selten geworden. Ein aspirierter Fremdkörper kann ebenso für einen persistierenden produktiven Husten verantwortlich sein. Die Differenzierung von chronischer Bronchitis und Stauungsbronchitis – die letztere Folge einer Linksherzinsuffizienz – ist bei älteren Patienten oft schwierig, da beide Leiden im Alter häufig sind. Auch können septische Krankheiten (Typhus, Paratyphus, Morbus Bang) Ursache einer Bronchitis sein.

Therapie

Die Therapie der chronischen Bronchitis gründet sich sowohl auf die Kenntnisse der klinischen Symptome, der Befunde und des Verlaufs dieser Erkrankung, als auch auf das Verständnis der pathogenetischen und pathophysiologischen Mechanismen. Die Therapie besteht aus Maßnahmen, die gegen die noch reversiblen Faktoren der Atemwegsobstruktion gerichtet sind: dazu gehören die Entzündung, der mehr oder weniger ausgeprägte Bronchospasmus und die Hypersekretion eines physikochemisch abnormen Bronchialsekrets.

Therapie der Entzündung

Der Verlauf der chronischen Bronchitis ist durch rezidivierende, akute Entzündungen der Atemwege, Exazerbationen, gekennzeichnet. Je nach Ursache liegt eine chemische, infektiöse oder allergische Entzündung vor, deren Behandlung verschieden ist. Die Therapie der bakteriellen Exazerbation erfolgt mit Antibiotika, die der allergischen mit Steroiden. Bei einer chemischen oder viralen Exazerbation sind Antibiotika nutzlos; Steroide können beim Patienten, dessen Bronchialobstruktion sich durch einen viralen Infekt oder einen Tabakexzeß erheblich verschlimmert, verwendet werden.
Antibakterielle Chemotherapeutika. Obwohl die bakteriellen Exazerbationen weder den Verlauf noch die Lungenfunktion der chronischen Bronchitis wesentlich beeinflussen und sie auch ohne antibiotische Behandlung innerhalb von 2–3 Wochen spontan abheilen können (STUART-HARRIS 1968), ist ihre Behandlung aus folgenden Überlegungen indiziert:
1. Antibiotika vermögen bei Patienten mit fortgeschrittener Krankheit und erheblich eingeschränkter Lungenfunktion eine weitere, passagere Verschlechterung der Ventilation und des Gaswechsels zu verhindern und die Gefahr einer respiratorischen Insuffizienz zu bannen.
2. Sie verkürzen die Dauer und setzen das Ausmaß der Exazerbation herab.
Die Chemotherapie bakterieller Exazerbationen der chronischen Bronchitis variiert kaum, da die an den Exazerbationen beteiligten bronchopathogenen Keime immer die gleichen bleiben – die häufigsten Keime sind *Haemophilus influenzae* und *Pneumokokken* – und resistente Keime trotz der weitverbreiteten Anwendung von Antibiotika selten sind (MAY 1972). Die am häufigsten verwendeten antibakteriellen Chemotherapeutika sind: Trimethoprim-Sulfamethoxazol, Amoxycillin und Tetracycline. Als Alternativantibiotikum kommt Thiamphenicol in Frage, das äußerst wirksam gegen Infekte mit Haemophilus influenzae und Pneumokokken ist. Der Therapieerfolg mit diesen Chemotherapeutika beträgt in kontrollierten Studien 74–87% (MEDICI u. Mitarb. 1980). Dabei spielt es keine Rolle, ob bakterizide oder bakteriostatische Pharmaka verwendet werden. Die Dauer der antibakteriellen Therapie für die jeweilige Exazerbation beträgt in den meisten Fällen 7–14 Tage. Von den Patienten mit chronischer Bronchitis haben höchstens 5% rasch rezidivierende Exazerbationen, die eine Langzeittherapie erfordern.
In den übrigen 95%, bei denen die Rezidive selten sind und die Entzündung der Bronchialschleimhaut zwischen den Exazerbationen gering ist, werden die bakteriellen Exazerbationen durch die intermittierende, nur während der aktuellen Exazerbation verabreichte antimikrobielle Therapie adäquat beherrscht. Die antibiotische Langzeitprophylaxe ist aufgrund ausgedehnter Untersuchungen, u. a. des *British Medical Research Council* (1966), aufgegeben worden.

Die antibakteriellen Chemotherapeutika werden oral oder ausnahmsweise parenteral verabreicht. Von der Applikation als Aerosol ist aus folgenden Tatsachen abzusehen: 1. Aerosolierte Substanzen gelangen kaum direkt an den Wirkungsort, da die betroffenen Atemwege durch das Bronchialsekret verstopft sind, die Penetrationsfähigkeit durch den Schleim ins Bronchialepithel unbekannt ist und die Wirksamkeit durch lokale Inaktivierung eingeschränkt wird. Außerdem werden sie, wie alle Aerosole, über 90% im Nasopharynx deponiert, verschluckt und im Magen-Darm-Trakt resorbiert. 2. Sputumbestandteile und Pharmaka inaktivieren in loco Antibiotika: So werden basische Antibiotika durch die im purulenten Sputum vorhandene Desoxyribonucleinsäure inaktiviert. Das Mukolytikum N-Acetylcystein spaltet Penicilline, und Tetracycline werden durch die Muzine des Schleims zu etwa 90% in ihrer Wirkung inaktiviert.

Steroide. Steroide wirken antiobstruktiv, indem sie verschiedene Mechanismen der Entzündung – nicht nur der allergischen – beeinflussen, die Ansprechbarkeit der β-Rezeptoren der Bronchialmuskulatur auf β-Adrenergika wieder herstellen und die Produktion der Muzine in den Drüsen drosseln. Eine direkte bronchospasmolytische Wirkung haben sie nicht. Sie wirken nicht rasch, sondern erst nach einer Latenzzeit von 4–6 Stunden. Steroide sind angezeigt, wenn die antiobstruktive Therapie keine oder eine ungenügende Wirkung zeigt (SAHN 1978). Dies gilt vor allem dann, wenn an der Obstruktion eine allergische Entzündung beteiligt ist. Bei Vorliegen einer chronischen Bronchitis und/oder eines Emphysems sind Steroide dagegen selten indiziert. Kontrollierte Untersuchungen ergeben keine Verbesserung der Atemwegsobstruktion und Atemfunktion bei Patienten mit stabiler chronischer Bronchitis (SAHN 1978). Bei ateminsuffizienten Patienten mit schweren Exazerbationen dagegen scheinen Steroide die Atemwegsobstruktion rascher zu beheben als bei Patienten, die keine Steroide erhalten (ALBERT u. Mitarb. 1980). Auch ist ein 2–4 Wochen dauernder Therapieversuch mit diesen Pharmaka bei Bronchitikern und Emphysematikern indiziert, welche durch die Atemwegsobstruktion invalidisiert sind.

Die Langzeittherapie mit Steroiden besteht aus der oralen Verwendung von Prednison oder Prednisolon, die pharmakologisch gut definiert sind. In den letzten Jahren ist mit dem Beclomethasondipropionat ein geeignetes Dosieraerosol zur lokalen Langzeittherapie entwickelt worden. Von der Verabreichung intramuskulärer Depotpräparate ist ganz abzusehen, da die Resorption der Steroide unsicher ist und Nebenwirkungen im Vergleich zum Nutzen erheblich sind.

Therapie des Bronchospasmus

Wir unterscheiden drei Gruppen von Bronchodilatatoren, die durch Änderung der zyklischen Nukleotide (c-AMP oder c-GMP) in den Zellen der glatten Bronchialmuskulatur eine Bronchodilatation verursachen: 1) β-2-Adrenergika vermehren das c-AMP durch Stimulierung der Adenylzyklase von lungenspezifischen $β_2$-Rezeptoren. 2) Methylxanthine (Theophyllinpräparate) steigern ebenfalls das intrazelluläre c-AMP, indem sie einen Abbau durch Blockierung des Enzyms Phosphodiesterase hemmen. 3) Anticholinergika blockieren die cholinergen Rezeptoren und senken damit den intrazellulären c-GMP-Gehalt, einen weiteren „second messenger" auf Kosten des c-AMP (NADEL 1980).

$β_2$-Adrenergika. Die verwendeten $β_2$-Stimulatoren Salbutamol, Terbutalin, Fenoterol ersetzen weitgehend die früher gebräuchlichen Sympathomimetika, die durch gleichzeitige Stimulation der $β_1$-Rezeptoren erhebliche Nebenwirkungen verursachten. Die selektiven $β_2$-Stimulatoren sind in der üblichen therapeutischen Dosierung kaum mehr mit den erwähnten Nebenwirkungen verbunden, um so weniger, wenn sie topisch als Aerosol verabreicht werden (PATERSON u. Mitarb. 1979). Häufig werden Dosieraerosole gebraucht, die mit jedem Hub eine genau dosierte Menge Wirkstoff abgeben. Die Verabreichung durch Düsenvernebler und andere Geräte mit intermittierendem Überdruck bringen keine wesentlichen Vorteile: die Bronchodilatation bleibt dieselbe (PATERSON u. Mitarb. 1979).

Die Unterschiede der drei gebräuchlichen Präparate Salbutamol, Terbutalin, Fenoterol sind gering. Die Wirkungsdauer bei Inhalation von Salbutamol und Terbutalin beträgt 4–6, beim Fenoterol 6–8 Stunden.

Methylxanthine (Theophylline). Die Bronchodilatation ist dosisabhängig: die optimale bronchodilatierende Serumkonzentration von Theophyllin ist zwischen 10–20 µg/ml (55–110 µmol/l). Da die Plasmahalbwertszeit des Theophyllins erheblich variiert – sie schwankt zwischen 2,9 und 20,7 Stunden – muß die Erhaltungsdosis angepaßt werden. So benötigen Raucher größere Dosen von Theophyllin als Nichtraucher, da der Abbau beschleunigt ist. Dagegen sind ältere Patienten und solche mit Herzinsuffizienz oder Lebererkrankungen gegenüber Theophyllin empfindlicher, weil das Pharmakon langsamer metabolisiert wird (PATERSON u. Mitarb. 1979).

Zur Langzeittherapie der chronischen Atemwegserkrankung eignen sich orale Theophyllinpräparate. Zur Verhinderung nächtlicher bronchospastischer Episoden sind Theophyllinpräparate als rektales Klysma wirksam; dagegen ist der Effekt von Suppositorien wegen mangelhafter Resorption schlecht. Die Inhalation ist nutzlos. Die bekannten Nebenwirkungen wie gastrointestinale Symptome, Tremor, allgemeine Unruhe, Schlafstörungen sind dosisabhängig.

Theophyllinpräparate haben bei Verabreichung mit β-Adrenergika einen additiven oder synergistischen Effekt. *Anticholinergika.* Von den sogenannten Vagusblockern wird vor allem Ipratropriumbromid angewendet (PATERSON u. Mitarb. 1979). Es wird als Dosieraerosol oder als Inhalationslösung verwendet, vorwiegend als Ergänzung oder Ersatz der bisher besprochenen Bronchodilatatoren.

Eine wichtige zusätzliche Wirkung der β-Adrenergika und der Theophylline ist die auf den bronchialen Sekrettransport; beide verbessern die mukoziliäre Funktion, indem sie 1. den Wassertransport durch das Bronchialepithel fördern und dadurch die Solschicht des Sekrets, wo die Flimmerhaare schlagen, wiederherstellen und 2. die Schlagfrequenz und Schlagstärke der Flimmerhaare stimulieren (NADEL 1977). Dadurch wird der Sekrettransport verbessert, und die Bronchien werden rascher gereinigt. Außerdem bessern die Theophylline die Kontraktilität des Zwerchfells und damit die Ventilation (AUBIER u. Mitarb. 1981). Diese Tatsachen sind u. a. der Grund, weshalb β-Adrenergika und Theophylline bei chronischer Bronchitis, wo der Bronchospasmus nicht im Vordergrund steht, als Basistherapeutika Verwendung finden.

Therapie der Hypersekretion

Zu den reversiblen Komponenten der Atemwegsobstruktion gehört neben der Entzündung und der Bronchokonstriktion die Hypersekretion eines physikochemisch abnormen Tracheobronchialsekrets. Die Hypersekretion und das obstruierende Bronchialsekret lassen sich pharmakologisch am schwierigsten beeinflussen. Dies hängt u. a. mit der komplexen Produktion und Zusammensetzung des Bronchialsekrets zusammen.

Je nach ihrer Wirkung wurden Expektorantien in zwei große Gruppen eingeteilt: in Sekretomotorika und Sekretolytika. Als Sekretomotorikum wird ein Pharmakon bezeichnet, das den Output von Bronchialsekret steigert. Sekretolytika hinwiederum sind Pharmaka, die das Bronchialsekret verflüssigen. Ob diese pharmakologischen Effekte, die in Tierexperimenten und In-vitro-Versuchen erzielt wurden, überhaupt von klinischer Relevanz und therapeutischem Nutzen sind, das stellen neue Erkenntnisse über die Pathophysiologie des bronchialen Schleimtransports und kontrollierte Studien bei Patienten mit chronischen Atemwegserkrankungen allerdings in Frage. In therapeutischen Dosen ändern sie die Zusammensetzung des Sekrets und die mukoziliäre Clearance meistens unwesentlich; sie bessern etwas die Symptome, kaum die Befunde oder die Lungenfunktion. Zudem verschlechtern Sekretolytika oft den Sekrettransport (MEDICI 1979).

Sekretomotorika. Die sekretomotorische Wirkung dieser Pharmaka erfolgt nach BOYD (1954) durch Stimulation des Vagus: dies geschieht, indem afferente Vagusfasern reflektorisch vom Magen oder Duodenum aus stimuliert werden (Mineralsalze), der zentrale (Emetika) oder der efferente Vagus (Cholinergika und Saponine) gereizt wird. Eine direkte Stimulation der sekretorischen Zellstrukturen der Bronchialmukosa ist möglich (Kaliumjodid).

Im Gegensatz zu tierexperimentellen Untersuchungen mit Sekretomotorika, in denen die Hypersekretion nur durch sehr hohe, in der Klinik nie angewandte Dosen erreicht wurde (BOYD 1954), liegen kaum kontrollierte klinische Studien über die Wirksamkeit dieser Mittel vor. Wie aus den frühen, schlecht kontrollierten Untersuchungen hervorgeht, bessern die Sekretomotorika die subjektiven Symptome, vor allem die Hustenfrequenz; die Menge des ausgehusteten Sekrets wird dagegen kaum beeinflußt. Neue kontrollierte Studien kommen zu ähnlichen Ergebnissen.

Sekretolytika. Pharmaka, die auf den sezernierten Schleim wirken, zerstören das viskoelastische Gel, indem sie chemische Bindungen, vor allem Disulfid-, Peptid-, Wasserstoff-, Ionen- und hydrophobe Brücken innerhalb und zwischen den Biopolymeren auflösen. Sie wirken deshalb *sekretolytisch* oder *mukolytisch*.

Thiole (Cysteinderivate): Die Wirksamkeit von N-Acetylcystein als Sekretolytikum ist in vitro und in vivo dokumentiert. 10%iges Acetylcystein als Aerosol reduziert die Viskoelastizität des Sputums; eine Besserung der klinischen Befunde oder der Atemfunktion tritt aber nur ein, wenn gleichzeitig ein Bronchodilatator inhaliert wird. Acetylcystein kann auch peroral und parenteral verabreicht werden; die Wirksamkeit dieser Therapie ist aber nicht überzeugend.
Mesna (2. Mercaptoäthansulfonat) ist ein weiteres Thiol mit freier Sulfhydryl-Gruppe; Carbocistein (S-Carboxymethylcystein) hat eine blockierte Sulfhydryl-Gruppe. Studien mit diesen beiden Mitteln ergeben ähnliche Resultate wie mit Acetylcystein.
Bromhexin. Die klinische Wirkung von Bromhexin ist trotz langjähriger Anwendung nicht zuverlässig nachgewiesen. Es fand sich zwar eine Beeinflussung verschiedener Meßdaten (Sputumvolumen, Viskoelastizität, bronchiale Clearance); in bezug auf die Atemfunktion sind die Ergebnisse aber recht widersprüchlich *(Research Comittee der British Thoracic und Tuberculosis Association, 1973).*
Wasser, physiologische Kochsalzlösung, hypertone Salzlösungen: Die Verabreichung von Wasser oder 0,9% (154 mmol/l) Kochsalzlösung als Aerosol wird immer noch zur Mukolyse und Erleichterung der Expektorantien verwendet, obwohl die Wirksamkeit von aerosoliertem Wasser als Expektorans nicht bewiesen ist. Es gelangen nämlich nur kleine Mengen von Wasser in den Bronchialbaum. Die Hydration des Sekrets gelingt somit nicht durch die Inhalation von Wasser, wohl aber mit peroraler oder parenteraler Flüssigkeitszufuhr. Inhalierte hypertone Salzlösungen (z. B. 2–10% (0,34–1,7 mol/l) Kochsalz- oder 2–7,5% (0,24–0,90 mol/l) Natriumbicarbonatlösungen) wirken osmotisch und deshalb hypersekretorisch.
Detergentien: Inhaliertes Tyloxapol, das neben 2% (0,24 mol/l) Natriumbicarbonat und 5% (0,54 mol/l) Glycerin als wirksames Detergens in Alevaire und Tacholiquin enthalten ist, wirkt nicht besser als die Inhalation von Wasser oder von 2% (0,24 mol/l) Natriumbicarbonat-Lösung. Weder die Lungenfunktion, noch die subjektiven Befunde, noch die Viskosität des Sekrets ändern sich. Die Inhalation von Alvaire oder Tacholiquine löst oft einen Bronchospasmus aus.

Physiotherapie

Die physiotherapeutischen Maßnahmen, die in der Behandlung von Patienten mit chronischen Atemwegserkrankungen angewendet werden, umfassen Inhalationsbehandlung mit verschiedenen Respiratoren, atemgymnastische Übungen, Bindegewebsmassage, Brustkorbgymnastik, allgemeine Relaxation und Konditionstraining zur Steigerung der körperlichen Leistungsfähigkeit.
Trotz der akuten Effekte der intermittierenden positiven Druckbeatmung (IPPB) sind keine wesentlichen Langzeiteffekte bei Patienten mit chronischen Atemwegserkrankungen nachweisbar (CHERNIACK 1974). Auch die Applikation von medikamentösen Aerosolen mittels IPP-Beatmung ergibt keine besseren Resultate als die gewöhnliche Inhalationstherapie. Das gleiche gilt für die atemgymnastische Therapie (JONES 1974). Das Konditionstraining scheint das Befinden der Patienten und die körperliche Leistungsfähigkeit günstig zu beeinflussen.
Die Drainagelagerung und die Thoraxperkussion scheinen bei Patienten, die mehr als 30 ml Sputum pro Tag (Bronchiektasen, zystische Fibrose) produzieren, momentan die muköziliäre Clearance zu bessern, das expektorierte Sputum zu steigern und die exspiratorischen Flows kurzzeitig zu bessern. Hingegen sind diese Maßnahmen bei Patienten mit wenig Auswurf (Bronchitiker, Asthmatiker, Emphysematiker) wirkungslos (ROCHESTER u. GOLDBERG 1980).

Literatur

Albert, R. K., T. R. Martin, S. W. Lewis: Controlled trial of methylprednisolone in patients with chronic bronchitis and acute respiratory insufficiency. Ann. intern. Med. 92 (1980) 753

American Thoracic Society: Chronic bronchitis, asthma and pulmonary emphysema. A statement by the Committee on diagnostic standards for nontuberculous respiratory disease. Amer. Rev. respir. Dis. 85 (1962) 762

Antimicrobial treatment of chronic bronchitis. Lancet 1975/I, 505

Aubier, M., A. De Troyer, M. Sampson, P. T. Macklem, C. Roussos: Aminophylline improves diaphragmatic contractility. New Engl. J. Med. 305 (1981) 249

Ayres, S. M., R. G. Evans, M. E. Buehler: Air pollution: a major public health problem. CRC Critical reviews in clinical and laboratory sciences 3 (1972) 1

Bartmann, K., H. J. Brandt, A. Blisse: Untersuchungen über Neisserien bei bronchopulmonalen Infekten. Med. Thorac. 20 (1963) 341

Bates, D. V.: The fate of the chronic bronchitic. A report of the ten-year follow up in the Canadian Department of Veteran's Affairs coordinated study of chronic bronchitis. Amer. Rev. respir. Dis. 108 (1973) 1043

Bates, D. V.: The prevention of emphysema. Chest 65 (1974) 437

Bates, D. V.: Chronic bronchitis and emphysema. The search for their natural history. In Macklem, P. T., S. Permutt: The Lung in the Transition between Health and Disease. Dekker, New York 1979 (p. 1)

Boushy, S. F., H. K. Thompson, L. B. North, A. R. Beak, T. R. Snow: Prognosis in chronic obstructive pulmonary disease. Amer. Rev. respir. Dis. 108 (1973) 1373

Boyd, E. M.: Expectorants and respiratory tract fluid. Pharmacol. Rev. 6 (1954) 521

British Medical Research Council: Values of chemoprophylaxis and chemotherapy in early bronchitis. Brit. med. J. 1966/I, 1317

Bühlmann, A. A., P. H. Rossier: Klinische Pathophysiologie der Atmung. Springer, Berlin 1970

Bürgi, H., U. Wiesmann, R. Richterich, J. Regli, T. C. Medici: New objective criteria for inflammation in bronchial secretions. Brit. med. J. 1968/II, 654

Burrows, B.: An overview of obstructive lung diseases. Med. Clin. N. Amer. 65 (1981) 455

Cherniack, R. M.: Intermittent positive breathing in management of chronic obstructive pulmonary disease: current state of art. Amer. Rev. respir. Dis. 110 (1974) 188 (part 2 of 2 parts)

CIBA: Terminology, definitions and classification of chronic pulmonary emphysema and related conditions. A report of the conclusion of a Ciba Guest Symposium. Thorax 14 (1959) 286

College of General Practitioners: Chronic bronchitis in Great Britain. A national survey carried out by the respiratory diseases study group of the College of General Practitioners. Brit. med. J. 1961/II, 973

Colley, J. R. T., J. W. B. Douglas, D. D. Reid: Respiratory disease in young adults: influence of early childhood lower respiratory tract illness, social class, air pollution and smoking. Brit. med. J. 1973/III, 195

Deutsche Forschungsgemeinschaft: Forschungsbericht „Chronische Bronchitis". Boppard, Harald Boldt 1975

Diener, C. F., B. Burrows: Further observations on the course and prognosis of chronic obstructive lung disease. Amer. Rev. respir. Dis. 111 (1975) 719

Doll, R., A. B. Hill: Mortality in relation to smoking: 10 years observations of British doctors. Brit. Med. J. 1964/I, 1399

Doll, R., R. Peto: Mortality in relation to smoking: 20 years observations on male British doctors. Brit. med. J. 1976/II, 1525

Ebert, R. V.: Small airways of the lung. The importance of understanding and assessing the function of pulmonary bronchioles. Ann. intern. Med. 88 (1978) 89

Ferris, B. G., I. T. T. Higgins, M. W. Higgins, J. M. Peters, W. F. Van Gause, M. D. Goldman: Chronic nonspecific respiratory disease, Berlin, New Hamsphire, 1961–1967: A cross-sectional study. Amer. Rev. respir. Dis. 104 (1971) 232

Fletcher, C., R. Peto, C. Tinker, F. E. Speizer: The Natural History of Chronic Bronchitis and Emphysema. English University Press, Oxford 1976

Forgacs, P.: Lung Sounds. Ballière Tindall, London 1978

Fraser, R. G., P. J. A. Paré: Diagnosis of the Chest, vol. III, 2nd ed. Saunders, Phildaelphia 1977 (p. 1352)

Hogg, J. C., P. T. Macklem, W. M. Thurlbeck: Site and nature of airway obstruction in chronic obstructive lung disease. New Engl. J. Med. 278 (1968) 1355

Jones, N. L.: Physical therapy – present state of art. Amer. Rev. respir. Dis. 110 (1974) 132 (part 2 of 2 parts)

Lambert, P. M., D. D. Reid: Smoking, air pollution and bronchitis in Britain. Lancet 1970/I, 853

Lambert, H. P., H. Stern: Infective factors in exacerbations of bronchitis and asthma. Brit. med. J. 1972/III, 323

Larsson, C.: Natural history and life expectancy in alpha$_1$ antitrypsin deficiency, PiZ. Acta med. scand. 204 (1978) 345

Lowe, C. R.: Chronic bronchitis and occupation. Proc. Roy. Soc. 61 (1968) 98

Macklem, P. T.: The pathophysiology of chronic bronchitis and emphysema. Med. Clin. N. Amer. 57 (1973) 669

May, J. R.: The Chemotherapy of Chronic Bronchitis and Allied Disorders. English University Press, Oxford 1972

Medical Research Council: Definition and classification of chronic bronchitis for clinical and epidemiological purposes. A report to the Medical Research Council by their committee on the aetiology of chronic bronchitis. Lancet 1965/I, 775

Medici, T. C.: Les expectorants ont-ils un sens? Méd. Hyg. 37 (1979) 4282

Medici, T. C.: Sputum unter dem Mikroskop. Entzündungszytologie und Bakteriologie bei Erkrankungen des Respirationstraktes. Editiones „Roche", Hoffmann – La Roche & Co. AG, Basel 1979

Medici, T. C., R. Hermann, P. Lualdi, G. Frigerio: Thiamphenicol versus Trimethoprim-Sulfamethoxazol bei bakteriellen Exazerbationen chronischer unspezifischer Atemwegserkrankungen. Schweiz. med. Wschr. 110 (1980) 1128

Mittmann, C.: Pulmonary Emphysema and Proteolysis. Academic Press, New York 1972

Mossberg, B., B. A. Afzelius, R. Eliasson, P. Camner: On the pathogenesis of obstructive lung disease. A study on the immotile cilia syndrome. Scand. J. resp. Dis. 59 (1977) 55

Nadel, J. A.: Autonomic control of airway smooth muscle and airway secretions. Amer. Rev. respir. Dis. 115 (1977) 117

Nadel, J. A.: Autonomic regulation of airway smooth muscle. In Nadel, J. A.: Physiology and Pharmacology of the Airways. Dekker, New York 1980 (p. 217)

National Heart and Lung Institute: Respiratory diseases. Task force report on problems, research approaches needs. US Government Printing Office, Washington D. C., 1972 (p. 46)

Niewoehner, D. E., J. Kleinermann, D. Rice: Pathologic changes in the peripheral airways of young cigarette smokers. New Engl. J. Med. 291 (1974) 755

Office of Health Economics: Preventing bronchitis. Office of Health Economics, London 1977

Orie, N. G. M., H. J. Sluiter, K. De Vries, G. I. Tammeling, J. Witkop: The host factor in bronchitis. In N. G. M. Orie, H. J. Sluiter: Royal Van Gorcum, Assen 1961 (p. 43)

Paterson, J. W., A. J. Woolcock, G. M. Shenfield: Bronchodilator drugs. Amer. Rev. respir. Dis. 120 (1979) 1149

Reichel, G., W. T. Ulmer: Einfluß der Einkommens- und Wohnverhältnisse auf die Häufigkeit unspezifischer Atemwegserkrankungen. VIII. Mitteilung. Int. Arch. Arbeitsmed. 27 (1970) 185

Reid, L.: Measurement of the bronchial mucous gland layer: A diagnostic in chronic bronchitis. Thorax 15 (1960) 132

Rimington, J.: Chronic bronchitis, smoking and social class. A study among working people in the towns of Mid and East Cheshire. Brit. J. Dis. Chest 63 (1969) 193

Rochester, D. F., S. K. Goldberg: Techniques of respiratory physical therapy. Amer. Rev. respir. Dis. 122 (1980) 133 (part 2 of 2 parts)

Royal College of Physicians: Smoking and health, summary and report on smoking in relation to cancer of the lung and other diseases. Pitman, London 1962

Sahn, S. A.: Corticosteroids in chronic bronchitis and pulmonary emphysema. Chest 73 (1978) 389

Simon, G., H. J. B. Galbraith: Radiology of chronic bronchitis. Lancet 1953/II, 850

Snider, G. L.: The pathogenesis of emphysema – twenty years of progress. Amer. Rev. respir. Dis. 124 (1981) 321

Stuart-Harris, C. H.: Chronic bronchitis. Part I and Part II. Abstr. Wld. Med. 42 (1968) 649

Surgeon General: Smoking and health. A report of the Surgeon General 1979. US Department of Health, Education and Welfare, Public Health Service: Government Printing Office, Washington D. C. 1979

Tager, I., F. E. Speizer: Role of infection in chronic bronchitis. New Engl. J. Med. 292 (1975) 563

Takizawa, T., W. M. Thurlbeck: Muscle and mucous gland size in the major bronchi of patients with chronic bronchitis, asthma, and asthmatic bronchitis. Amer. Rev. respir. Dis. 104 (1971) 331

Thurlbeck, W. M., J. A. Henderson, R. G. Fraser, D. K. Bates: Chronic obstructive lung disease. Medicine 49 (1970) 81

Van der Lende, R.: Epidemiology of Chronic Non-specific Lung Disease (Chronic Bronchitis). Royal Van Gorcum, Assen 1969

Woolcock, A. J.: The pathogenesis of chronic obstructive lung disease with particular reference to the small airway hypothesis. In Flenley, D. C.: Recent Advances in Respiratory Medicine. Churchill-Livingstone, Edinburgh 1980 (p. 45)

World Health Organisation: Definition and diagnosis of pulmonary diseases with special reference to chronic bronchitis and emphysema. In: Chronic Cor pulmonale. WHO Technical Report Series 1961 (p. 14)

World Health Organisation: Vital statistics and causes of death, vol. I. WHO Statistics Annual 1978 (p. 20)

Lungenemphysem

D. Heise, K. Micka und F. Trendelenburg

Definitionen und Klassifikationen

Der rasche Fortschritt der medizinischen Forschung in den letzten 40 Jahren hat dazu geführt, daß der Begriff „Emphysem" wie viele andere Begriffe einen starken Bedeutungswandel erfahren hat. Er beschrieb zunächst ein klinisches Syndrom, nämlich die chronische Obstruktion der Atemwege. Mit der Bereitstellung bzw. Verbesserung funktionsanalytischer Methoden gelang zunehmend die pathophysiologische Differenzierung nach den Ursachen der Obstruktion.

Dies förderte das Bestreben, sich auf verschiedene Definitionen der chronischen obstruktiven Atemwegs- und Lungenkrankheiten zu einigen, um so zu differentialdiagnostisch verwertbaren Regeln zu kommen. Da sich die mittlerweile allgemein anerkannten Definitionen für die Syndrome Asthma, chronische Bronchitis und Lungenemphysem jedoch auf 3 unterschiedlichen logischen Ebenen bewegen, konnten und können sie keine differentialdiagnostischen Werkzeuge sein. Die Ursache hierfür liegt wenigstens zum Teil in einer gedanklichen Inkonsequenz, die an der Definition des Emphysems aufgezeigt werden soll. Die Definition lautet im Original wie folgt (CIBA 1959):

> „A condition of the lung characterized by an increase beyond the normal in the size of the air spaces distal to the terminal bronchioles, either from dilatation or from destruction of their walls." (Ein Zustand der Lunge, der charakterisiert ist durch eine Vergrößerung der Lufträume distal der terminalen Bronchiolen über die normalen Abmessungen hinaus – entweder durch Dilatation oder Wanddestruktion.)

Obwohl das Ziel hätte sein müssen, eine Krankheit zu definieren, beschreibt diese Definition tatsächlich „nur" einen pathologisch-anatomischen Befund. Damit lenkt die Definition von der Tatsache ab, daß dieser Befund zumindest hypothetisch das Endstadium verschiedener auslösender Krankheiten sein könnte. Selbst wenn wir uns dieser Schwäche der Definition voll bewußt sind, bleiben weitere Probleme offen: Der Emphysemnachweis intra vitam ist in der Regel ausgeschlossen, da er an pathologisch-anatomische Methoden gebunden ist; klinisch können allenfalls indirekte Hinweise für oder gegen die Existenz eines Emphysems erbracht werden. Aber auch der Pathologe kann ein Emphysem nur dann nachweisen, wenn er eine Wanddestruktion vorfindet. Eine einfache Dilatation der mikroskopischen Struktur kann schon aus technischen Gründen (Fixation der Lunge) nicht exakt beurteilt werden. Zudem ist die Variationsbreite in der Größe der Azini – als der funktionellen Einheiten, die durch die terminalen Bronchiolen versorgt werden – größer als die Dilatationen, die beispielsweise nach einer Pneumonektomie auftreten. Schließlich würde man durch die Berücksichtigung der einfachen Dilatation die ohnehin unscharfen Grenzen zu jenen klinischen Syndromen verwischen, die mit einer z. T. reversiblen Dilatation einhergehen (Asthma, Pneumonektomie, Skoliose usw.).

Eine neuere Definition des Emphysems (SEPCR 1978) fordert daher in Übereinstimmung mit vielen Autoren lediglich den Nachweis der Wanddestruktion und verzichtet völlig auf den Begriff Dilatation. Die jüngste Definition (CIOMS 1980) beschreibt das Emphysem dagegen als „pathologisch-anatomisch definierten Zustand, charakterisiert durch irreversible Erweiterung der Lufträume distal von den terminalen Bronchiolen mit oder

---

Tabelle 3.18 Emphysemklassifikation (modifiziert nach *Cioms* 1980)

Zentrilobuläres (zentrolobuläres, zentroazinäres) Lungenemphysem
– Form des Lungenemphysems, das im Bereich der Bronchioli respiratorii, bevorzugt in den zentralen Partien der Lobuli bzw. Azini, lokalisiert ist

Panlobuläres (panazinäres) Lungenemphysem
– Form des Lungenemphysems, das Läsionen zeigt, die mehr oder weniger gleichmäßig über die Lobuli bzw. Azini verteilt sind, ohne besondere Beziehung zu den respiratorischen Bronchiolen

Paraseptales Lungenemphysem
– Emphysematöse Veränderungen, die sich im Bereich von Grenzflächen der Lobuli und des interstitiellen Bindegewebes oder der Pleura entwickeln

Bullöses Lungenemphysem
– Emphysematöse, blasige Hohlräume in der Lunge von mindestens 1 cm Durchmesser

Irreguläres Lungenemphysem
– Form des Lungenemphysems, die pathologisch-anatomisch weder dem zentrilobulären noch dem panlobulären Emphysem entspricht. Hierunter fallen vorwiegend Narbenemphyseme, auch Traktionsemphyseme unter einer Pleuraschwarte und andere unregelmäßig ausgebildete Emphyseme

ohne Wanddestruktion" und vermengt somit den pathologisch-anatomisch ungenauen Befund „mit oder ohne Wanddestruktion" mit dem für den Pathologen entweder selbstverständlichen oder nicht faßbaren „irreversibel", das für die therapieresistente Dilatation im klinischen Sinne steht.

Seit der ursprünglichen Definition (CIBA 1959) haben einige Autoren versucht, eine Klassifikation der verschiedenen Emphysemformen zu erstellen (GIESE u. HARTUNG 1964). Tab. 3.**18** enthält die mittlerweile anerkannten Formen (CIOMS 1980), soweit sie der pathologisch-anatomischen Definition gerecht werden. Klinische Klassifikationen sind hier bewußt nicht übernommen worden, da sie sich auf einer anderen logischen Ebene bewegen und daher hier nicht zum Verständnis beitragen. Sie werden im Abschnitt „Klinische Sonderformen des Emphysems" abgehandelt.

Um die erwähnte nachteilige Assoziation zwischen dem pathologisch-anatomischen Befund Emphysem und einer eigenständigen Krankheit aufzulösen, erscheint es für die Zukunft sinnvoll, analog zu „den Fibrosen" die Pluralbildung „die Emphyseme" zu verwenden, die die Vielzahl denkbarer ätiologischer Mechanismen besser herausstellt.

Häufigkeit

Bedingt durch die verschiedenen Definitionen und Klassifikationen, vor allem aber durch die zeitlichen Verschiebungen, mit denen diese akzeptiert wurden, gibt es bisher keine eindeutigen Aussagen zur Häufigkeit der Emphyseme. Ersatzweise schätzt man die Emphysemhäufigkeit aus der Häufigkeit der chronischen obstruktiven Lungenkrankheiten ab: Die Mortalität infolge der Krankheiten dieses Komplexes betrug im Jahre 1978 für die Bundesrepublik Deutschland bezogen auf 100 000 Einwohner 56,0 Männer und 21,6 Frauen (WHO 1978; vgl. auch das Kapitel Chronische Bronchitis).

Unabhängig von der präzisen Einhaltung der Definitionen – grundsätzlich nur für Mortalitätsstatistiken möglich – lassen sich die bisher nachgewiesenen Unterschiede in der Häufigkeit chronischer obstruktiver Lungenkrankheiten zumindest in den Tendenzen und den resultierenden Schlußfolgerungen auf die Emphyseme übertragen. Demnach gibt es krasse Häufigkeitsdifferenzen zwischen England, den USA, der BRD und anderen Industrieländern, aber auch innerhalb dieser Länder. Sie können nicht vollständig auf das Inhalationsrauchen, die Luftverschmutzung und die berufliche Exposition zurückgeführt werden, sondern zwingen dazu, weitere Faktoren wie genetisch bedingte Prädisposition, Ernährung usw. in die Überlegungen einzubeziehen.

Beschränken wir uns auf die pathologisch-anatomische Definition, so zeigt sich, daß auch schwere Emphyseme nicht klinisch manifest werden müssen. OTTO u. Mitarb. (1967) fanden unter 1000 aufeinanderfolgenden Autopsien 92 Lungen mit Emphysem (80 Männer, 12 Frauen), von denen sie 29 als schwer klassifizierten. Der klinische Verdacht auf ein Emphysem bestand nur in 18 Fällen, als Todesursache konnte es nur in 9 Fällen gelten. Die retrospektive Beurteilung der Röntgenaufnahmen ergab nur in 30% der Fälle Hinweise auf das Vorliegen eines Emphysems!

Präzisere Aussagen liegen für spezielle, die Entwicklung eines Emphysems begünstigende Krankheiten vor, allerdings nur für kleine Fallzahlen. Hier ist vor allem der genetisch bedingte α_1-Antitrypsin-Mangel anzuführen. Die an homozygote Merkmalsträger (ZZ-Phänotyp) gebundene schwere Form ist mit einer Häufigkeit von etwa 0,05% in der Gesamtbevölkerung vertreten und stellt damit nur etwa 1% aller Patienten mit chronischen obstruktiven Krankheiten. Die heterozygoten Merkmalsträger machen etwa 5% der Bevölkerung aus, sind aber nicht insgesamt für chronische obstruktive Krankheiten oder gar die Entwicklung eines Emphysems prädisponiert. Immerhin zeigen jedoch bis zu 30% der chronisch Obstruierten einen mehr oder weniger ausgeprägten α_1-Antitrypsin-Mangel.

Ähnliche Inzidenzen zeigt die ebenfalls genetisch bedingte Mukoviszidose, die zusammen mit den Surfactantstörungen bei Neugeborenen in den kommenden Jahren zum Anstieg der Emphysemhäufigkeit beitragen wird. Die Erfolge der Pädiatrie im Kampf gegen die hohe Säuglingssterblichkeit bei diesen Krankheiten führen dazu, daß eine wachsende Zahl von Kindern und jüngeren Erwachsenen fachärztlich bzw. klinisch betreut werden muß.

Ätiologie

Die Ätiologie des Emphysems ist nur unter der Annahme einer Reihe z. T. synergistisch, z. T. potenzierend wirkender, exogener wie endogener Faktoren zu verstehen, deren relative Bedeutung im einzelnen noch durchaus als unsicher gelten muß.

Endogene Faktoren

Alter. Die überwiegende Mehrzahl der Emphysemformen manifestiert sich zwischen dem 35. und 60. Lebensjahr. Das ist eine Folge der Tatsache, daß die auslösenden Mechanismen über Jahre wirksam sein müssen, bis sich Symptome eines Emphysems zeigen. Der eigentliche Alterungsprozeß spielt keine Rolle bei der Ausbildung eines Emphysems: Früher verstand man unter „Altersemphysem" die Dilatation der Azini ohne jede Wanddestruktion als physiologische Ermüdungserscheinung der elastischen Fasern im Sinne des Alterungsprozesses. Da der pathologische Verlust elastischer Fasern fehlt, entspricht der Begriff nicht den anerkannten Definitionen und wurde aufgegeben.

Geschlecht. Es gibt keine eindeutigen Hinweise für eine geschlechtsgebundene Prädisposition. Sowohl Nikotinabusus als auch berufliche Exposition stehen bei Männern so stark im Vordergrund, daß geschlechtsabhängige Unterschiede statistisch

nicht herausgearbeitet werden können. Neuere Studien zur Emphysemhäufigkeit bei heterozygoten Merkmalsträgern des α_1-Antitrypsin-Mangels behaupten sogar eine Überhäufigkeit bei Frauen.
Genetik. Neben dem bisher am besten untersuchten α_1-Antitrypsin-Mangel wird noch eine Reihe von genetischen Defekten diskutiert, die alle das Gleichgewicht Elastin-Elastase stören (vgl. auch Abschnitt Pathogenese).

Exogene Faktoren

Inhalationsrauchen. Der statistisch einwandfrei nachgewiesene negative Effekt des Inhalationsrauchens tritt beim homozygoten α_1-Antitrypsin-Mangel besonders hervor. Bei Nichtrauchern entwickelt sich ein mäßiges Emphysem gegen Ende der 5. Lebensdekade, dieses Emphysem verläuft zumeist symptomarm. Bei Rauchern wird das Emphysem bereits zwischen dem 30. und 40. Lebensjahr klinisch manifest und ist im allgemeinen ausgeprägter als beim Nichtraucher. Die Überlebensdauer beträgt in beiden Gruppen zwischen 15 und 25 Jahren, gerechnet ab dem Zeitpunkt des ersten Auftretens von Symptomen.
Berufliche Exposition. Unter dem Gesichtspunkt der beruflichen Expositionsfolgen zeigt die bestehende Definition des Emphysems gravierende Nachteile. Da die Erfüllung der durch diese Definition gestellten Bedingungen nicht intra vitam nachgewiesen werden kann, bleibt bei Gutachten zur Frage des berufsbedingten Emphysems nur der Rückgriff auf indirekte und damit weitgehend unsichere Nachweismethoden.
Der weitaus überwiegende Teil der beruflich Exponierten raucht, daher können die Auswirkungen der Exposition nicht statistisch und erst recht nicht im Einzelfall mit Sicherheit getrennt werden. So wird seit Jahren diskutiert, ob bei Bergleuten außer dem irregulären (Narben-)Emphysem infolge einer Silikose auch ein Emphysem ohne ausgeprägte Silikose als unmittelbare Folge der Staubbelastung der Lunge anerkannt werden muß (HIEBER u. Mitarb. 1980). Durch den hohen Prozentsatz von Rauchern (bis 85%) fällt es schwer, den statistischen Nachweis zu erbringen, selbst wenn man Teilkollektive mit vergleichbaren Rauchgewohnheiten und vergleichbarem Schweregrad der Silikose bei unterschiedlichen Einsatzzeiten unter Tage in bezug auf indirekte klinische Anzeichen für das Vorliegen eines Lungenemphysems einander gegenüberstellt.
Luftverschmutzung. Neben Inhalationsrauchen und beruflicher Exposition spielt sicher auch die Luftverschmutzung eine Rolle bei der Entwicklung des Emphysems. Wegen der um einige Zehnerpotenzen niedrigeren Schadstoffkonzentrationen dürfte diese Einflußgröße bei Rauchern jedoch ohne Bedeutung sein, wenn man nicht hochgradig potenzierende Mechanismen für die Emphysementwicklung postulieren will.
Sonstige Faktoren. Neben den genannten Faktoren wurden aufgrund epidemiologischer Erhebungen der sozioökonomische Status, Wetter und Klima sowie der Alkoholismus diskutiert. Alle diese Zusatzinformationen werden aber im Grunde bereits durch die abgehandelten Einflußgrößen berücksichtigt. Lediglich zum Alkoholismus ist anzumerken, daß bei Autopsien eine unerwartet hohe Koinzidenz von Lungenemphysem und Leberzirrhose nachgewiesen werden konnte. Dies ist aber kein Beweis zugunsten der Hypothese vom häufigen Zusammentreffen von Nikotin- und Alkoholabusus. Wahrscheinlich besteht ein ursächlicher Zusammenhang mit dem später ausführlich diskutierten α_1-Antitrypsin-Mangel, da bei homozygoten wie heterozygoten Merkmalsträgern oft schon im Kindesalter Leberzirrhosen auftreten (vgl. folgenden Abschnitt).

Pathogenese

Infolge der Vorgabe einer pathologisch-anatomischen Definition der Emphyseme basierten die ersten Versuche, ihre Pathogenese aufzuklären, auf pathologischen Methoden. Durch Korrelation der funktionellen Ausfälle mit dem pathologisch-anatomischen Schweregrad des Emphysems sollte eine klinisch-pathologische Klassifikation gefunden werden. Da nur in seltenen Fällen prämortal Daten zur Lungenfunktion bestimmt worden waren, entwickelte man spezielle Techniken zur postmortalen Bestimmung von Lungenfunktionsparametern. Die Ergebnisse anderer Studien stellen die Emphyseme als Endpunkte verschiedener möglicher Entwicklungen dar und trennen korrekt zwischen verursachender Krankheit und pathologisch-anatomischem Befund (OTTO u. ZEILHOFER 1969).
Als Ursache der Emphyseme diskutiert man die Obstruktion, obwohl sich keine eindeutige Korrelation zwischen dem Schweregrad der Obstruktion und der Ausprägung des Emphysems aufzeigen ließ. Eine einfache Überlegung zeigt aber, daß eine schwere lokale Obstruktion nicht etwa ein Ansteigen des lokalen Alveolardrucks während einer Exspiration zur Folge hat: Vielmehr wird der lokale Anteil der Ventilation gedrosselt und von Bezirken übernommen, die einen geringeren Grad der Obstruktion aufweisen. Ein Anstieg des lokalen Alveolardrucks in eine Größenordnung, die zur Destruktion von Alveolen oder terminalen Bronchiolen führen kann, ist nur bei tiefen und forcierten Exspirationen zum Residualvolumen oder bei generalisierten schwersten Obstruktionen möglich. In allen anderen Fällen ändert sich der lokale Alveolardruck zu geringfügig, da er ja nicht stärker schwanken kann als sein „Motor", der Pleuradruck. Wenn gewisse Gewebsdefekte bestehen, ist es denkbar, daß sich lokale Obstruktionen verschlimmernd auswirken, aber als Trigger einer Emphysementwicklung scheidet die Obstruktion sicher aus.
In diesem Zusammenhang stellt sich die Frage, inwieweit die postmortale Lungenfunktion durch die Ereignisse kurz vor dem Tode geprägt ist. Selbst wenn die Todesursache nicht in direktem

Zusammenhang mit dem Emphysem steht, ist der Ansatz realistischer, prä- und nicht postmortale Lungenfunktionsdaten in Beziehung zum pathologisch-anatomischen Befund zu setzen. Tatsächlich konnte so nachgewiesen werden, daß in einer beträchtlichen Anzahl von Lungen mit Emphysem prämortal keine Obstruktion bestanden hatte (OTTO u. ZEILHOFER 1969).

Wenn nun die Obstruktion als primäre Ursache einer Emphysementwicklung ausscheidet, müssen wir nach anderen ursächlichen Mechanismen suchen. Den bisher wichtigsten Schritt zur Aufklärung der Pathogenese der Emphyseme stellt die zunächst unterbewertete Entdeckung dar, daß α_1-Antitrypsin-Mangel bei homozygoten Merkmalsträgern schon frühzeitig zu schweren Emphysemformen führt, wenn der Betreffende raucht. Selbst bei heterozygoten Merkmalsträgern konnten auffällige Abweichungen der Lungenfunktionsdaten nachgewiesen werden, die primär für eine verminderte Retraktionskraft und erst in schweren Fällen für eine (sekundäre) Obstruktion sprechen. Jüngere homozygote Merkmalsträger sind im Schweregrad der Erkrankung vergleichbar mit älteren heterozygoten Merkmalsträgern; die jeweils schwersten Veränderungen finden sich bei Rauchern (ERIKSSON 1965).

Der nächste Hinweis kam von einem fehlgeschlagenen Tierexperiment: Um fibrotische Herde zu beseitigen, hatte man versucht, das Enzym Papain intratracheal zu instillieren. Anstelle des gewünschten positiven Effekts zeigten sich schon nach relativ kurzer Einwirkung von Papain deutliche Hinweise auf emphysematöse Veränderungen. Das Enzym Papain wirkt als Elastase, d. h., es spaltet Elastin, eines der wichtigsten strukturbildenden Proteine der Alveolen (GROSS u. Mitarb. 1965).

Die Hypothese, daß die Entstehung eines Emphysems aus einer – wie auch immer gearteten – qualitativen und/oder quantitativen Änderung des Elastins resultiert, hat sich in den vergangenen 15 Jahren als sehr fruchtbar erwiesen. Durch eine Vielzahl von Studien wurde so aus dem Sonderfall des α_1-Antitrypsin-Mangels ein besonders gut erforschtes Beispiel für die möglichen Ansatzpunkte bei der Aufklärung der Pathogenese der Emphyseme. Der α_1-Antitrypsin-Mangel resultiert aus einer Mutation im genetischen Code für die Synthese dieses Proteins. Die Leber synthetisiert dann ein Protein, das sich vom normalen α_1-Antitrypsin in zwei Aminosäuren unterscheidet. Während das normale Protein fast überall im Körper nachgewiesen werden kann (insbesondere in den Alveolen und den Alveolarwänden), scheint für das modifizierte Protein bereits der Übergang von der Leber ins Blut aufgrund einer geringeren Löslichkeit erschwert.

In der Lunge wirkt α_1-Antitrypsin als Inhibitor proteolytischer Enzyme, die bisher wahrscheinlich nur zum Teil bekannt sind: Elastase der neutrophilen Granulozyten, Kathepsin der Alveolarmakrophagen, Plasmin, Thrombin sowie pankreatische Elastase. Diese Serumproteasen greifen Proteine vorzugsweise an Aminosäuren mit kleinen aliphatischen Seitenketten an und wirken damit auch auf Elastin, das viele kurze hydrophobe Aminosäuren enthält (COHEN 1979).

Der Elastingehalt der Lunge sinkt mit zunehmendem Lebensalter, es ließ sich aber in bezug auf den Elastingehalt kein Unterschied zwischen normalen und emphysematösen Lungen nachweisen. Dieses Paradoxon wurde durch ein Tierexperiment aufgelöst, in dem gezeigt wurde, daß nach der Spaltung von Elastin durch Elastase große Mengen von Elastin resynthetisiert wurden, die aber keine funktionstüchtigen Fasern bildeten. Bei der Betrachtung der Fasern unter dem Mikroskop täuscht dieses resynthetisierte Elastin den Eindruck von zerrissenen Fasern vor (KUHN u. SENIOR 1978). Diese Erkenntnis unterstreicht die unabhängig getroffene Feststellung, daß der Retraktionskraft-Verlust nicht die Folge einer mechanischen Überbeanspruchung sein kann.

Die Diskussion ist noch offen, wie häufig der α_1-Antitrypsin-Mangel als Ursache der Emphysementwicklung zu gelten hat. Immerhin steht fest, daß die Kontrolle der Serumspiegel kein eindeutiges Kriterium liefert, da Fieber oder Medikamente diesen Wert verfälschen können. Verläßlichere Aussagen ergibt die Bestimmung des Phänotyps: Neben den homozygoten Merkmalsträgern gibt es etwa 20 weitere Phänotypen, die zum Teil ebenfalls als emphysemgefährdet gelten müssen. Hinzu kommt, daß sich das Emphysem nicht gleichmäßig über die gesamte Lunge ausbildet: Die lokale Verteilung des α_1-Antitrypsins kann in Abhängigkeit von der lokalen Perfusion selbst bei normalem Serumspiegel gestört sein.

Bei allem Modellcharakter, den der α_1-Antitrypsin-Mangel aufzuweisen hat, darf man die zweite Hälfte des Gleichgewichts nicht übersehen: Neben dem Mangel des Inhibitors ist auch ein Überschuß an Elastasen zu diskutieren. Als Lieferanten für einen Elastaseüberschuß gelten Alveolarmakrophagen und polymorphkernige Leukozyten. Beide sind nicht unabhängig voneinander zu betrachten, da Alveolarmakrophagen einen chemotaktischen Faktor für polymorphkernige Leukozyten absondern. Durch pathologische Studien und durch bronchoalveoläre Lavage konnte bei Rauchern eine gegenüber Normalpersonen um den Faktor 4 höhere Häufigkeit von Alveolarmakrophagen im peripheren Bronchialsystem nachgewiesen werden.

Schließlich ist als elementare Ursache für die Emphysementwicklung eine lokale Ernährungsstörung denkbar, die die Pathogenese vor allem der kongenitalen Formen erklären kann.

Der Stand unserer Kenntnisse erlaubt sogar, die Pathogenese verschiedener Emphysemformen zu diskutieren: Bei α_1-Antitrypsin-Mangel entsteht ein panazinäres Emphysem vorwiegend in den Unterfeldern der Lunge, da dort mit der im Vergleich zu den Oberfeldern höheren Perfusion auch mehr polymorphkernige Leukozyten auftreten können. Beim Inhalationsrauchen wie auch bei der Staubexposition entscheidet dagegen die Ventilationsverteilung: Die Alveolarmakrophagen sind vorwiegend im Bereich der respiratorischen Bronchiolen am Eingang der Azini konzentriert und können dort durch Freisetzung von Elastase ein zentrilobuläres Emphysem initiieren. Der schädigende Einfluß des Rauchens ist mehrschichtig: Neben der Zunahme der Zahl der Alveolarmakrophagen wird auch ihre Qualität geändert; sie erscheinen im Vergleich zu den Alveolarmakrophagen des Nichtrauchers deformiert und enthalten Kaolinitpartikel aus dem inhalierten Rauch. Bei der Phagozytose werden aggressive Oxydantien frei, die die Aktivität des α_1-Antitrypsins senken. Da der inhalierte Rauch weitere Oxydantien enthält, erstaunt es nicht, daß die α_1-Antitrypsin-Aktivität bei Rauchern um mehr als ein Drittel im Vergleich zum Nichtraucher reduziert ist. Wegen des analogen Verteilungsmodus von inhaliertem Rauch und inhaliertem Staub wird auch verständlich, warum sich beide Ursachen des Emphysems praktisch nicht trennen lassen.

Auch seltenere Emphysemformen können zwanglos in dieses Schema integriert werden: Bei erhöhter Gefäßpermeabilität oder nach Blutungen können z. B. elastase-äquivalente Bestandteile des α_2-Makroglobulins lokal wirksam werden. Ferner konnte im Tierexperiment nachgewiesen werden, daß Kupfermangel den Aufbau von Lysyloxidase hemmt, die zur Synthese von Elastin benötigt wird. Hieraus ergeben sich weitere Denkansätze zur Pathogenese der kongenitalen Emphysemformen (COHEN 1979).

Durch den Nachweis von lokal produzierten niedermolekularen Proteaseinhibitoren konnte auch begründet werden, warum die zentralen Atemwege gegen Störungen des Elastin-Elastase-Gleichgewichts vergleichsweise unempfindlich sind.

Wenn auch vielen der angeführten Zusammenhänge und Einzelheiten heute noch der Charakter von Hypothesen zuzuschreiben ist, kann man doch mit einiger Sicherheit davon ausgehen, daß die in den zurückliegenden 10 Jahren zusammengetragenen Fakten eine Vorstellung von den Emphysemen ergeben, die allenfalls in den Details modifiziert und vervollständigt werden muß. Der wichtigste Unterschied gegenüber älteren Vorstellungen ist, daß die Emphysementwicklung nicht als Folge einer mechanischen Überbeanspruchung, sondern als Folge gestörter biochemischer Gleichgewichte anzusehen ist.

Pathophysiologie

Die Grundzüge der Pathophysiologie der Emphyseme folgen aus dem pathologisch-anatomischen Befund und dem breiten Spektrum seiner Differenzierungen. Sowohl die Zerstörung elastischer Fasern innerhalb zunächst noch intakter Alveolar- und Bronchiolarwände als auch die Destruktion der Wände selbst reduziert die Retraktionskraft der Lunge. Die Klassifikation der Emphyseme und die Konzeption der zur Beurteilung herangezogenen Schweregrade machen deutlich, daß die Destruktionen nicht gleichmäßig in der Lunge verteilt sind. Da die elastischen Fasern parallelgeschaltet sind, werden die Fehlstellen überbrückt, solange sie noch von genügend gesundem Gewebe umgeben sind (Abb. 3.40). Diese Überlegung gilt übrigens auch umgekehrt, wenn durch Fibrosierung die Ausdehnungsfähigkeit lokal verringert wird. In jedem Fall bewirkt die Gewebsarchitektur, daß bei lokalen Compliance-Abweichungen wie bei lokalen Obstruktionen die Ventilation von den verbliebenen funktionstüchtigeren Bezirken übernommen wird: Durch die Vielzahl parallelgeschalteter funktioneller Einheiten ist die Funktion der Lunge weitgehend unempfindlich gegen lokale Störungen der Compliance bzw. der Resistance. Daraus ergibt sich aber zwangsläufig, daß Compliance und Resistance als globale Meßparameter ebenso unempfindlich auf lokale Abweichungen reagieren und somit als Früherkennungsparameter zwangsläufig ungeeignet sind! Erst wenn unverhältnismäßig große Teile der Lunge funktionsuntüchtig sind, ergeben sich für Compliance und Resistance signifikante Abweichungen (Abb. 3.41). Die Defekte treten bei großen Volumenänderungen deutlicher hervor, da nun alle Reserven mobilisiert werden müssen. Die forcierte exspiratorische Vitalkapazität schafft Bedingungen, die dem Wunsch nach der Früherkennung von Funktionsausfällen am ehesten gerecht werden. Allerdings kann sie zumindest bei leichten Veränderungen nicht zur Differenzierung zwischen lokalem Retraktionskraft-Verlust und lokaler Obstruktion beitragen. Die lokal reduzierte Retraktion führt bei forcierter Exspiration immer auch zu einer Obstruktion, da die im Parenchym eingebetteten Atemwege durch den hohen transmuralen Druckgradienten komprimiert werden.

Vom Standpunkt des Gasaustauschs stellt die Bevorzugung der funktionstüchtigeren Bezirke eine ventilatorische Inhomogenität dar. Potentiell führt sie zur arteriellen Hypoxämie: Die geringere Ventilation der funktionsgestörten Bezirke hat ein Absinken des lokalen alveolären Sauerstoffpartialdrucks zur Folge. Das Blut, das diese Bezirke durchströmt, wird nicht mehr voll arterialisiert. Die resultierende „venöse Beimischung" kann durch die besser belüfteten Bezirke nicht ausgeglichen werden, da deren Transportkapazität für Sauerstoff durch die Form der Sauerstoff-Dissoziationskurve limitiert ist. Die Kohlendioxydabgabe ist dagegen kaum gestört, da die Transportkapazität für Kohlendioxyd im Vergleich zu Sauerstoff fast beliebig gesteigert werden kann. Daß die arterielle Hypoxämie trotzdem selten auftritt, liegt an einem hochwirksamen Kompensationsmechanismus: Der Euler-Liljestrand-Reflex drosselt die Perfusion minderbelüfteter Bezirke in Abhängigkeit

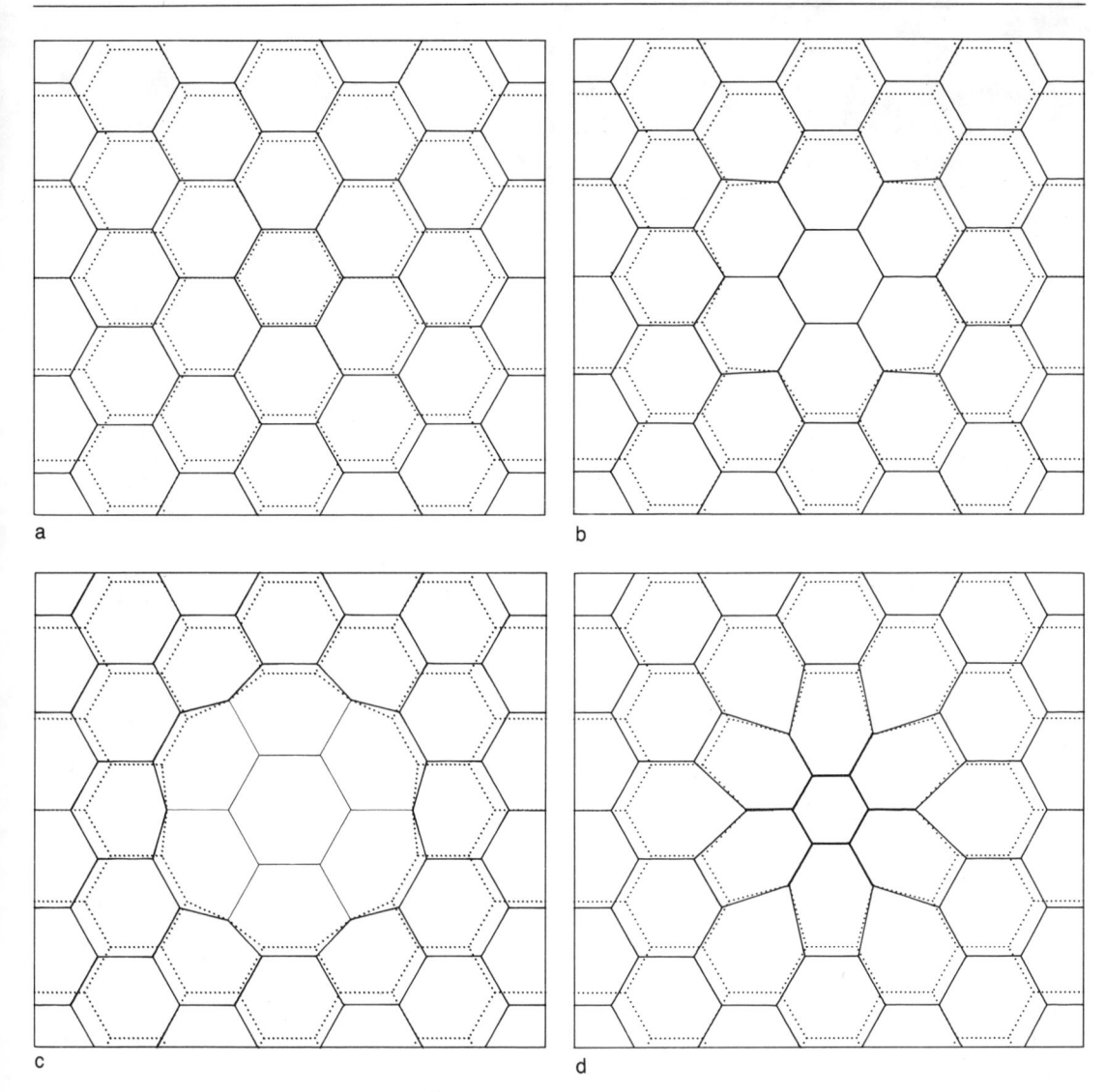

Abb. 3.40a–d Schematische Darstellung der Mikrostruktur und ihrer Änderung in Abhängigkeit vom Atemzugvolumen: Die Exspirationsstellung ist mit punktierten, die Inspirationsstellung mit durchgezogenen Linien dargestellt. Die durch die Sechsecke dargestellten Volumenelemente müssen nicht notwendigerweise als Alveolen aufgefaßt werden, sie können auch größere Strukturen (z. B. Lobuli) repräsentieren

a Normale Struktur des gesunden Lungenparenchyms mit zugehöriger atemzugabhängiger Variation

b Das zentrale Volumenelement ist durch eine vollständige Obstruktion von der Ventilation ausgeschlossen, d. h., es gibt für dieses Element keine atemzugabhängige Volumenänderung. Die umgebenden Elemente übernehmen die ausgefallene Ventilation, ohne daß ausgeprägte Scherkräfte wirksam werden müssen

c Das zentrale Volumenelement hat seine Retraktionskraft verloren (Emphysembildung). Auch hier übernehmen die umgebenden Volumenelemente den Atemstrom. Um die gleiche Ventilation zu erbringen, müßte allerdings das Atemzugvolumen deutlich erhöht werden

d Hier hat das zentrale Volumenelement seine Dehnbarkeit eingebüßt (Fibrose). Die angrenzenden Flächen sind großen Scherkräften ausgesetzt, die auf lange Sicht zum perifokalen Emphysem führen. Die umgebenden Volumenelemente übernehmen die Ventilation nur vorübergehend. Das Endstadium ist durch einen massiven Ventilationsausfall gekennzeichnet

vom lokalen alveolären Sauerstoffpartialdruck, folglich wird die venöse Beimischung drastisch reduziert, eine Verteilungsstörung im Sinne einer Fehlanpassung von Ventilation und Perfusion wird vermieden. Die zunächst nur hypoventilierten Bezirke werden nun auch hypoperfundiert und tragen damit nicht mehr zur Gasaustauschfläche der Lunge bei. Darum spricht man in diesem Zusammenhang etwas vage auch von einer Diffusionsstö-

rung. Konsequenter ist allerdings die Beschreibung als eine durch die Perfusion kompensierte ventilatorische Verteilungsstörung. Der Strömungswiderstand des Kapillarbetts reagiert auf diese Einschränkung des Kapillarbetts ebenso unempfindlich wie Resistance und Compliance auf ventilatorische Inhomogenitäten, da auch hier das Prinzip der Parallelschaltung funktionell identischer Einheiten die Störung abfängt. Dieses Prinzip beinhal-

3.94 Krankheiten der Atmungsorgane

Relative Änderung von

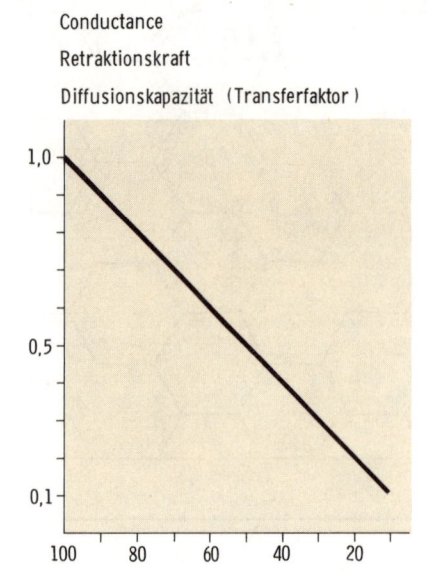

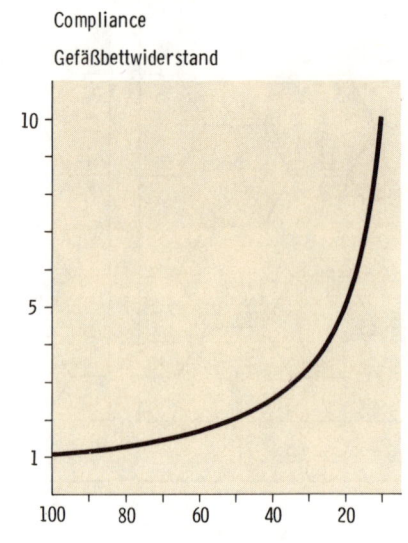

Conductance — Atemwegswiderstand
Retraktionskraft — Compliance
Diffusionskapazität (Transferfaktor) — Gefäßbettwiderstand

Abb. 3.41 Verhalten einiger wichtiger Funktionsparameter in Abhängigkeit vom prozentualen Anteil des funktionstüchtigen Lungenparenchyms am insgesamt vorhandenen Parenchym. Die Darstellungen ergeben sich aus der Tatsache, daß die Lunge aus einer Vielzahl parallelgeschalteter, funktionell identischer Einheiten aufgebaut ist

tet aber auch, daß der gleiche zusätzliche Defekt eine vorgeschädigte Lunge viel stärker trifft als eine gesunde Lunge.

Die enormen funktionellen Reserven ermöglichen es also, den Gasaustausch ohne wesentliche Einbußen aufrechtzuerhalten, selbst wenn große Teile der Lunge durch emphysematöse Veränderungen funktionsuntüchtig geworden sind. Dies erklärt zwanglos, warum eindeutige Symptome erst bei relativ fortgeschrittenen Emphysemen auftreten, und warum bei Autopsien relativ häufig ausgedehnte Emphyseme gefunden werden, die zu Lebzeiten des Patienten klinisch bedeutungslos waren. Die Diskrepanz zwischen dem Schweregrad des pathologisch-anatomischen Befunds einerseits und den prä- bzw. postmortalen Lungenfunktionsdaten sowie dem klinischen Befund andererseits ergibt sich aus der Tatsache, daß ein flächenorientiertes Zählverfahren für lokale Defekte nicht in der Lage sein kann, die verbliebenen funktionellen Reserven abzuschätzen.

Je eher der Patient in seinem normalen Tagesablauf die Leistungsreserven seiner Lunge ausschöpfen muß, um so früher treten die Symptome auf. Da aber die Symptome relativ spät im pathogenetischen Ablauf erscheinen, ist die Prognose im allgemeinen ungünstig.

Inwieweit die Obstruktion das klinische Bild beherrscht, hängt von zwei Faktoren ab. Zunächst ist entscheidend, in welchem Umfang die peripheren Atemwege von der Destruktion betroffen sind. Ein fortgeschrittener Stabilitätsverlust im Bereich der terminalen Bronchiolen führt infolge der transmuralen Druckgradienten selbst bei normaler Exspiration zur Kollapsneigung. Hinzu kommt, daß der Patient seine Atemlage nicht beliebig anheben kann, um die Retraktionskraft seiner Lunge zu erhöhen. Erreicht die Atemlage die Größenordnung der Totalkapazität, so ist der Patient gezwungen, wenigstens teilweise aktiv zu exspirieren, wodurch er aber die Kollapsneigung der peripheren Atemwege verstärkt.

Auch ohne daß eine „primäre" Obstruktion vorliegt, ist der wirksame Strömungsquerschnitt des Bronchialbaums eingeengt, wenn die Ventilation auf die gut belüftbaren Bezirke verlagert ist: Der Meßwert für die Resistance steigt! Bezieht man in diesen Fällen die gemessene Resistance auf das tatsächlich (z. B. durch Heliumeinwaschung) belüftete Lungenvolumen, so erhält man eine normale volumische (früher: spezifische) Resistance. Da gelegentlich weniger als 20% des intrathorakalen Gasvolumens belüftet werden, kann die Resistance „ohne Obstruktion" verfünffacht sein. Es erscheint daher für die Zukunft sinnvoll, auch den klinischen Obstruktionsbegriff zu präzisieren.

Da also die ventilatorische Inhomogenität nicht unbedingt eine Obstruktion zur Voraussetzung hat, kann die Einschränkung des pulmonalen Kapillarbetts durch den Euler-Liljestrand-Mechanismus auch ohne Obstruktion zu einer pulmonalen Hypertonie und auf Dauer zum Cor pulmonale führen. Die mit einer zusätzlichen schweren Obstruktion verbundenen exspiratorisch hohen Alveolardrucke führen zu einer weiteren Belastung des Lungenkreislaufs; die Entstehung eines Cor pulmonale wird damit wahrscheinlicher.

Die wichtigste Feststellung bleibt, daß die funktionellen Reserven der Lunge uns daran hindern, ein unmittelbar meßbares klinisches Korrelat zum pathologisch-anatomischen Befund Emphysem zu gewinnen. Die einzige Möglichkeit besteht darin, die funktionellen Reserven unter Ruhebedingungen und unter körperlicher Belastung abzuschätzen.

Für die Zukunft erscheint der Ansatz aussichtsreich, ein Abbild der Morphometrie der kleinen Atemwege zu bestimmen: Der Anteil der Gasdiffusion am Gastransport hängt ganz wesentlich von den Dimensionen der peripheren Atemwege ab. Die enorme Vergrößerung der Querschnittsfläche von einer bronchialen Aufzweigung zur nächsten stellt man insgesamt als „Atemwegstrompete" dar. Formindizes für diese „Atemwegstrompete" sollten als Emphysemindex geeignet sein, sofern es gelingt, sie unabhängig von den Einflüssen der ventilatorischen Inhomogenität zu bestimmen (WORTH u. SMIDT 1980).

Krankheitsbild, Klinik

Die Konsequenz der pathologisch-anatomischen Definition der Emphyseme für den praktisch tätigen Arzt ist, daß er sich um ein klinisches Korrelat zum Emphysembegriff bemühen muß. Dabei gilt es, sich von allzu simplifizierenden Analogieschlüssen zu befreien, die in den zurückliegenden Jahren die Aussagekraft vieler klinischer Studien zu diesem Thema eingeschränkt haben. Beispielsweise führt sich die mancherorts geübte Praxis, bei einem Residualvolumen von über 35% der Totalkapazität generell ein Emphysem anzunehmen, mehrfach ad absurdum. Bei fast jeder Obstruktion nimmt auch das Residualvolumen zu – oft lange bevor die Resistance pathologisch wird –, daher kann das Residualvolumen nicht zwischen Obstruktion und Verringerung der Retraktionskraft differenzieren. Hat tatsächlich die Retraktionskraft der Lunge abgenommen, so muß folgerichtig die Totalkapazität zunehmen: Die Bezugsgröße für das Residualvolumen geht verloren!

Um mit einigem Recht ein Emphysem „diagnostizieren" zu können, muß eine Vielzahl von möglichst unabhängigen Befunden über längere Zeit wiederholt erhoben werden. Zur Abgrenzung von obstruktiven Komponenten des Krankheitsgeschehens muß während der Beobachtungsphase versucht werden, eine eventuelle Obstruktion mit allen verfügbaren therapeutischen Mitteln zu reduzieren. Erst die dann verbliebenen Anzeichen dürfen mit einigem Recht als „Lungenerweiterung durch Retraktionskraft-Verlust" bezeichnet werden und können so von der „obstruktionsbedingten Lungenüberblähung" getrennt werden.

Trotzdem muß man sich darüber im klaren sein, daß die Synopsis der im Therapieverlauf erhobenen Befunde nur selten eine eindeutige Stellungnahme erlauben wird. In der Literatur werden die „eindeutigen" Fälle zwei Typen zugeordnet: Typ A („pink puffer") klagt über Dyspnoe, die unter Belastung rasch zunimmt. Er hat selten Husten bzw. Auswurf und neigt zu Untergewicht. Typ B („blue bloater") klagt über Husten mit Auswurf, insbesondere während der häufig auftretenden Infekte. Frühzeitig tritt Hypoxämie auf, Dyspnoe nur unter Belastung. Im Vergleich zu Typ A ist bei Typ B die Obstruktion ausgeprägter, die Dekompensation des rechten Herzens tritt folgerichtig häufiger auf. Allerdings kommt dieser Typsierung wegen der Vielfalt der Zwischenstufen, die aus den verschiedenen Reaktionsweisen des Organismus folgt, kaum mehr als didaktische Bedeutung zu. Sinnvoller erscheint die bereits erwähnte synoptische Beurteilung von mehreren methodisch unterschiedlichen Befunden auf der Basis einer Verlaufskontrolle unter antiobstruktiver Therapie (TRENDELENBURG u. MALL 1979).

Anamnese

Hier hat sich ein Fragebogenschema bewährt, das neben einer kurzen allgemeininternistischen Anamnese den gesamten Komplex der chronischen obstruktiven und restriktiven Atemwegs- und Lungenkrankheiten abdeckt. Das Schema baut auf den international gebräuchlichen Standard-Definitionen auf, die chronische Bronchitis und Asthma betreffen. Darüber hinaus enthält es Fragen zum Inhalationsrauchen und zur Dauer der Beschwerden.

Körperliche Untersuchung

Auch für die körperliche Untersuchung ist ein Eintragungsschema sinnvoll. Als wichtigstes Kriterium im Sinne eines (ausgeprägten!) Emphysems gilt die Faßform des Thorax, während die Aussagekraft der Emphysempolster oder Emphysemkissen über der oberen Thoraxapertur umstritten ist. Weitere Zeichen können der verkleinerte Abstand zwischen Manubrium sterni und Kehlkopf sowie ein stumpfer epigastrischer Winkel sein. Die Perkussion ergibt einen hypersonoren Klopfschall und eine Verringerung bzw. Aufhebung der absoluten Herzdämpfung, während bei der Auskultation die respiratorisch stumme Lunge sowie die leisen Herztöne von Bedeutung sind.

Allen diesen Zeichen ist gemeinsam, daß sie für ein erhöhtes intrathorakales Gasvolumen sprechen, und daher – vor allem bei jüngeren Patienten – auch auf eine reversible Überblähung der Lunge als Folge einer Obstruktion zurückgeführt sein können. Ihr Fehlen spricht aber eindeutig gegen ein funktionell bedeutsames Emphysem!

Röntgendiagnostik

Die vorstehenden Überlegungen gelten auch für die Beurteilung von Röntgenaufnahmen der Lunge und des Thorax. Die wichtigsten Zeichen sind hier tiefstehende, flache und wenig verschiebliche Zwerchfelle, ein vergrößerter sagittaler Durchmesser des Thorax, die Vergrößerung des Retrosternalraums und des phrenikokostalen Winkels, der horizontale Verlauf der dorsalen Rippen bei gleichzeitig weiten Interkostalräumen. Das Herz ist oft schmal und mittelständig sowie nach links dorsal gedreht.

Präzisere Hinweise auf das Vorliegen eines Emphysems geben lokalisierte vermehrte Transparenzen, vor allem wenn sie bei Exspirationsaufnahmen deutlicher werden. Für eine irreversible Destruktion spricht am ehesten auch ein Verlust an feiner Gefäßstruktur, der in Tomogrammen herausgearbeitet werden kann. Der sogenannte Kalibersprung der Gefäße (rasche Kaliberabnahme beim Übergang von den Lappen- zu den Segmentarterien) ist ein Zeichen der pulmonalen Hypertonie infolge der Einschränkung des Kapillarbetts durch den Euler-Liljestrand-Reflex, die exspiratorisch hohen Alveolardrucke und den destruktionsbedingt irreversiblen Gefäßverlust.

Die röntgenologische Differenzierung zwischen Pneumothorax und Emphysemblase fällt gelegentlich schwer, kann aber durch Umlagerung des Patienten bei gleichzeitiger Durchleuchtung ganz ähnlich wie bei der Identifizierung von Ergüssen erleichtert werden.

Lungenfunktionsprüfung

Die Pathophysiologie der Emphyseme stellt den Retraktionskraftverlust in den Vordergrund. Unglücklicherweise ist aber der gestörte Zusammenhang zwischen Pleuradruck und Lungenvolumen nicht unmittelbar meßbar. Der Umweg über den Ösophagusdruck liefert nur eine recht bescheidene Teilinformation: Die Compliance als Maß für die Dehnbarkeit der Lunge gibt keine Aussage über den augenblicklichen Dehnungszustand und also auch nicht über die Retraktionskraft. Kommt es durch zu geringe Retraktion zu exspiratorischen Atemwegsverschlüssen, so geht die extrem niedrige Compliance der eingeschlossenen Luft in das Resultat der Compliance-Messung ein: Der Compliance-Wert erscheint niedriger, als er aufgrund der geänderten Gewebseigenschaften tatsächlich ist! Hinzu kommt das methodische Problem, statische Druckwerte bei dyspnoischen Patienten zu erhalten. Da die Retraktionskraft der Lunge wesentlich die Totalkapazität mitbestimmt, erscheint uns der Anstieg der ganzkörper-plethysmographisch gemessenen Totalkapazität über 120% des Sollwertes als ein einfacherer und zugleich zuverlässigerer Emphysemindex als der Wert der statischen Compliance. Voraussetzung ist allerdings immer, daß schwere Obstruktionen ausgeschlossen werden können oder unter adäquater antiobstruktiver Therapie über mehrere Wochen stabil sind. Allen anderen atemmechanischen Parameter sind in wesentlich stärkerem Maß von Obstruktionen abhängig (z. B. das Residualvolumen) oder erlauben nicht, zwischen Obstruktion und Retraktionskraft-Verlust zu differenzieren (z. B. die Parameter des Atemstoßtests).

Die übrigen Verfahren der Lungenfunktionsdiagnostik sind prinzipiell nicht emphysemspezifisch und können daher nur ergänzend zur Abschätzung der Schwere der Funktionsstörungen sinnvoll sein. An erster Stelle steht hier die Blutgasanalyse (in Ruhe sowie unter körperlicher Belastung), gefolgt von der Bestimmung des CO-Transferfaktors (früher: CO-Diffusionskapazität). Gerade in der Einschränkung des CO-Transfers ist der Nachweis für den Ausfall funktioneller Einheiten im Sinne von aktiven Gewebsanteilen zu sehen. Die übliche Interpretation als Einschränkung der Diffusionsfläche engt den Blick für andere wichtige Mechanismen (Fehlanpassung von Ventilation und Perfusion, Regel- und Kompensationseffekte) unnötigerweise ein.

Sonstige Methoden

Der Einsatz des Routine-EKGs zur Dokumentation einer Überlastung des rechten Ventrikels und die Hkt-Bestimmung zur Quantifizierung einer eventuellen Polyglobulie verstehen sich von selbst. Der Nachweis eines α_1-Antitrypsin-Mangels und die aufwendigere Phänotypenbestimmung erscheinen als Routinemethoden wenig hilfreich, solange daraus keine therapeutischen Schritte abgeleitet werden können. Für die präzise Diagnostik im Rahmen wissenschaftlicher Studien sind diese Verfahren dagegen in Zukunft als zwingend anzusehen!

Weitere Methoden wie Ventilations- bzw. Perfusionsszintigraphie lassen sich nur bei gezielten Fragestellungen wie z. B. im Rahmen der präoperativen Diagnostik begründen. Diese Einschränkung gilt in gewissem Maß auch für die Mikrokatheteruntersuchung zum Nachweis einer pulmonalen Hypertonie.

Verlauf, Prognose, Komplikationen

Aus der Pathogenese und der Pathophysiologie der Emphyseme erklärt sich unmittelbar ihr über lange Zeit schleichender Verlauf. Der Patient bemerkt die Funktionsausfälle um so später, je weniger er seine körperlichen Reserven im normalen Tagesablauf ausschöpft. Ärztlichen Rat sucht er erst, wenn die funktionellen Reserven seiner Lunge aufgebraucht sind. In diesem fortgeschrittenen Stadium kann jedoch allenfalls eine Verlangsamung der Progredienz erreicht werden, indem den sekundären Mechanismen wie exspiratorische Obstruktion, bronchiale Spastik und Infekt intensiv entgegengewirkt wird. Da sich aber fast alle Patienten mit Emphysemverdacht in diesem späten Stadium befinden, ist die Prognose ungünstig. Die Komplikationen werden in dieser Phase von Infektschüben getriggert: Auch ohne deutliche Obstruktion kann es zur respiratorischen Insuffizienz kommen, wenn nämlich die Gesamtheit des verbliebenen funktionsfähigen Gewebes nicht mehr ausreicht, den Gasaustausch zu bewerkstelligen. Selbstverständlich stellt sich die Insuffizienz um so früher ein, je mehr die Atemarbeit durch Obstruktion (Sekret, exspiratorischer Atemwegskollaps, Spasmus) erhöht ist. Gleichzeitig wächst die Wahrscheinlichkeit für das Entstehen des Cor pulmonale; das Kapillarbett der Lunge wird zusätzlich zum destruktionsbedingten Gefäßverlust und zur reflektorischen Perfusionsdrosselung (Euler-Liljestrand-Mechanismus) durch die exspiratorisch hohen Alveolardrucke eingeschränkt. Schließlich kann die Situation des Patienten durch Thrombembolien infolge des Gewebs- und Gefäßuntergangs bedrohlich verschlechtert werden.

Differentialdiagnose

Die Differentialdiagnose der Emphyseme dient im wesentlichen der Abgrenzung von den übrigen chronischen Krankheiten des obstruktiven Formenkreises. Diese Abgrenzung kann nicht im Sinne eines „entweder – oder" erfolgen, sie muß verschiedene Syndrome im Sinne eines „sowohl – als auch" erfassen. Die Synopsis darf daher auch keine Mischbegriffe wie „Emphysembronchitis" liefern, sondern sollte eine korrekt wichtende Aufzählung der als unabhängig anzusehenden Einzelheiten enthalten: „chronische Bronchitis mit Verdacht auf Lungenemphysem" oder „Lungenemphysem mit rezidivierenden Infekten".

Eine Differentialdiagnose im üblichen Sinne des Wortes kann es nur bei echten Gegensätzen geben, z. B. wenn die Entscheidung zu treffen ist, ob eine gegebene Struktur im Röntgenbild als Emphysemblase oder als Pneumothorax zu deuten ist (vgl. Abschnitt Röntgendiagnostik).

Therapie

Für die kausale Therapie der Emphyseme besteht im Augenblick nur ein sehr begrenzter Spielraum. Zwar können einige Sonderformen chirurgisch angegangen werden, beim weitaus größten Teil der Patienten müssen wir uns auf die Therapie der Komplikationen der Emphyseme beschränken, also auf Infektbekämpfung sowie Therapie der Obstruktion und der Rechtsherzüberlastung (vgl. Kapitel Chronische Bronchitis).

Die „wirkungsvollste Therapie" ist sicher der lebenslange Verzicht auf das Inhalationsrauchen, da dann selbst bei den extrem gefährdeten Patienten mit homozygot ererbtem α_1-Antitrypsin-Mangel sich das Emphysem wesentlich später und nicht voll ausgeprägt manifestiert.

In diesem Zusammenhang wird in der anglo-amerikanischen Literatur auch die erste kausale Therapie diskutiert. Danach erscheint es durchführbar, α_1-Antitrypsin in den erforderlichen großen Mengen aus Blutplasma zu gewinnen und damit den Serumspiegel gefährdeter Patienten anzuheben (COHEN 1979).

Wenn dies auch nur den kleineren Teil der Emphysempatienten betrifft, so sind doch auf diesem Wege weitere Erkenntnisse zu erwarten, die in nicht allzu ferner Zukunft auch für das Gros der Patienten von Bedeutung werden können.

Klinische Sonderformen

In der bereits erwähnten Zusammenstellung der Emphysemformen (CIOMS 1980) ist eine Reihe von klinischen Sonderformen enthalten, deren Pathogenese größtenteils auf der Basis des gestörten Gleichgewichts Elastin-Elastase bzw. einer lokalen Ernährungsstörung des Lungenparenchyms erklärt werden kann, wenn wir auch im Einzelfall (noch) keine präzisen Informationen über die Art der zugrundeliegenden Störung besitzen.

Hierher gehören das „kindliche lobäre Lungenemphysem", die „isolierte Emphysemblase", die „progrediente Lungendystrophie", die „einseitig helle Lunge" („Mc Leodsches Syndrom") und die „apikale Lungenkrankheit". Vom Standpunkt der Pathogenese ist die oft getroffene Untergliederung in kongenitale und dysontogenetische Formen irrelevant.

Auch die Folgen entzündlicher Prozesse können auf der Basis des Elastin-Elastase-Gleichgewichts erklärt werden (Alveolarmakrophagen!). Nach Pneumonien (durch Infektion z. B. mit Pneumocystis carinii) finden sich u. U. „Pneumatozelen" („Luftbrüche"), das sind blasige Hohlräume mit radiologisch zarter Umgrenzung. Weder „Zystenlunge" noch „Wabenlunge" können eindeutig eingeordnet werden, da in bezug auf ihre Pathogenese sowohl entzündliche Prozesse als auch Dysontogenese als auch eine Kombination diskutiert werden, ohne daß diese Diskussion allerdings zu klinischen Konsequenzen führt.

Eine wichtige Gruppe sprengt das bisherige Konzept. Es sind die traumatisch bedingten Emphysemformen, die als Lungenemphysem nur angesehen werden können, wenn sie das Lungenparenchym betreffen: Mediastinal- und vor allem Hautemphysem gehören nicht hierher. Eine ausführlichere Betrachtung gebührt dem Lungenemphysem als Beatmungsfolge, das vor allem bei Frühgeborenen mit dem Hyaline-Membran-Syndrom beschrieben wird. In der Tat kann die Beatmung mit positiven Drucken zu den Emphysemformen führen, die man früher als Grundlage jeder Emphysementwicklung angesehen hatte: Die Druckausgleichsfunktion des Pleuraraums ist ausgeschaltet, bei lokalen Compliance- und Resistance-Abweichungen werden die Inhomogenitäten verstärkt! Damit wird das Parenchym an den Grenzflächen zwischen gut und schlecht beflüteten Bezirken überlastet und ggf. zerstört. Diese Gewebszerstörung ist wegen der erforderlichen großen Scherkräfte nur längs makroskopischer Grenzflächen zu erwarten; dies entspricht der Vorstellung eines „interstitiellen Emphysems", bei dem Alveolen erst sekundär zerstört werden.

Ganz analog kann man sich die Pathogenese der „Traktions-" und „Narbenemphyseme" vorstellen, insbesondere wenn die Druckausgleichsfunktion der Pleura durch pleurale Adhärenzen beeinträchtigt ist. Dies wäre zudem das einzige Argument, das „komplementäre" oder „kompensatorische" Emphysem nach Lungenteilresektionen als Emphysem im Sinne unserer Definition anzuerkennen.

Schließlich ist die „angeborene bronchogene Lungenzyste" auf eine pathologische Ausknospung und/oder Aufteilung des Tracheobronchialbaums zurückzuführen, die wegen ihrer anatomisch-pathologischen Analogie zur Bronchiektasie keine selbständige Emphysemform darstellt.

Literatur

CIBA Guest Sympsoium: Terminology, definitions and classification of chronic pulmonary emphysema and related conditions. Thorax 14 (1959) 286

CIOMS: Krankheiten der Atmungsorgane – Vorläufige internationale Nomenklatur. CIOMS-Projekt, Bd. 6 Deutschsprachiges Sekretariat des Council for International Organisations of Medical Sciences, Heidelberg 1980

Cohen, A. B.: Opportunities for the development of specific therapeutic agents to treat emphysema (editorial). Amer. Rev. resp. Dis. 120 (1979) 723

Eriksson, S.: Studies in alpha-1-antitrypsin. Acta med. scand. 177 (Suppl.) (1965) 1

Giese, W., W. Hartung: Pulmonary emphysema: Pathogenetic classification and clinico-pathologic correlation. Med. thoracic 21 (1964) 193

Gross, P., E. A. Pfitzer, E. Tolker, M. A. Babyak, M. Kaschak: Experimental emphysema: Its production with papain in normal and silicotic rats. Arch. environm. Hlth. 11 (1965) 50

Hieber, E. M., U. Smidt, G. v. Nieding, H. Krekeler, H. Löllgen: Klinisch-epidemiologische Untersuchungen an Steinkohlenbergarbeitern zur Frage der Häufigkeit von chronischer Bronchitis und Lungenemphysem. Prax. Pneumonol. 34 (1980) 32

Kuhn, C., R. M. Senior: The role of elastases in the development of emphysema. Lung 155 (1978) 185

Otto, H., R. Zeilhofer: Lungenfunktion und Strukturbefund unter besonderer Berücksichtigung der obstruktiven Ventilationsstörung und des Lungenemphysems. Respiration 26 (1969) 262

Otto, H., R. Zeilhofer, R. Leutschaft, H. Kulke: Vergleichende klinisch-morphologische Untersuchung zur Symptomatik, Diagnostik und Dignität des chronischen Lungenemphysems. Klin. Wschr. 45 (1967) 68

SEPCR: Klinische Physiologie der Atmung: Abkürzungen, Symbole, Einheiten, Definitionen. Arbeitsdokument der Europäischen Gesellschaft für Klinische Respirationsphysiologie (SEPCR), hrsg. von H. Matthys. Litterae Medicinales Thomae, Biberach a. d. Riss 1978

Trendelenburg, F., W. Mall: Zur Begutachtung des Lungenemphysems. Prax. Pneumonol. 33 (1979) 85

WHO (World health organisation): Vital statistics and causes of death, vol. I. WHO Statistics Annual 1978 (p. 20)

Worth, H., U. Smidt: Analyse des Mischluftanteils exspiratorischer Partialdruckkurven zur Diagnostik des Lungenemphysems. Prax. Pneumonol. 34 (1980) 400

Asthma bronchiale

E. Fuchs, W. Gronemeyer, M. Werner und Cl. Thiel

Definition

Das Asthma bronchiale ist im landläufigen Sinne keine Krankheitseinheit. Die Verschiedenartigkeit seiner klinischen Symptomatologie, seiner Ätiologie und Pathogenese läßt infolgedessen – je nach Standpunkt – unterschiedlich orientierte Definitionen des vorwiegend durch ein funktionelles Zentralsymptom (Obstruktion) geprägten Krankheitsgeschehens zu. Sie alle inklusive einer ausschließlich funktionsanalytischen Beschreibung des Krankheitsbildes können der Komplexität der diversen Krankheitsfaktoren kaum gerecht werden. Daher wird auch heute noch den meisten Bemühungen um eine umfassende Beschreibung die bereits 1958 auf dem Ciba Foundation Guest Symposium erarbeitete Definition zugrunde gelegt.

Für alle Formen des Asthma bronchiale – sowohl als Symptom oder Syndrom wie auch als Krankheit „sui generis" – gelten die vorwiegende Periodizität mit Anfallscharakter sowie ihre Reversibilität als typisch, bedingt durch ein allen Formen gemeinsames und obligates Zentralsymptom – die sog. „asthmatische Dyspnoe", die das Asthma bronchiale als einen funktionellen Krankheitszustand im Sinne einer obstruktiven Ventilationsstörung charakterisiert. Auch in der jüngst von SCADDING (1977) vorgelegten Definition steht das funktionelle Geschehen dieser Krankheit erneut im Mittelpunkt:

„Asthma is a disease characterized by wide variations over short periods of time in resistance to flow in intrapulmonary airways".

Demnach werden unter Asthma bronchiale vorübergehende, sich meist wiederholende Perioden und Anfälle von Atemnot verstanden, die durch Ventilationsbehinderungen im Bronchialsystem entstehen. Betroffen ist jeweils das gesamte Bronchialsystem, vor allem jedoch die durch Knorpel nicht oder nur unvollkommen gestützten Bronchien und Bronchiolen, die aufgrund ihrer anatomischen Struktur obstruktive Funktionsänderungen zulassen. Sie sind in wechselndem Ausmaß mit Verteilungsstörungen (ventilatorischer Inhomogenität, JÄGER 1968), Störungen der Diffusion, der Lungendurchblutung und somit der O_2-Versorgung des Blutes verbunden. Durch die wechselnde Ausbildung dieser synoptischen Störung und durch ihre vielfältige Verursachung (Allergie, Hyperreaktivität, Streß, psychogene Faktoren u. a. m.) kommt es zu der stets von neuem erfahrbaren und für den Krankheitsverlauf so charakteristischen „Launenhaftigkeit" (BRAY) des Krankheitsbildes Asthma bronchiale.

Jedoch auch eine Definition des Krankheitsbildes aus einem ausschließlich oder vorwiegend funktionsanalytischen Blickwinkel kann allein der Komplexität des klinischen Verlaufes nicht genügen. Unternimmt man es trotz der zitierten Schwierigkeiten eine kurzgefaßte Definition zu geben, die die vielfältigen klinischen, ätiologischen, pathogenetischen und funktionellen Aspekte beinhaltet, so soll in Anlehnung an SWINEFORD (1965) nachfolgende Um- und Beschreibung versuchen, den multiplen Fakten weitgehend gerecht zu werden:

„Asthma bronchiale ist eine periodisch oder anfallsweise auftretende asthmatische Dyspnoe auf dem Boden einer meist progredienten bronchialen Hyperreaktivität. Es ist keine Krankheitseinheit, sondern ein komplexes Syndrom, das monokausal oder multikausal, akut oder chronisch, leicht oder schwer, als begleitendes oder selbständiges Symptom, mit oder ohne Komplikationen, saisonal oder ganzjährig, reversibel oder irreversibel auftreten kann."

Häufigkeit

Nach Angaben der Weltliteratur wie auch aufgrund eigener Erfahrungen ist eine Allergie die häufigste und bedeutungsvollste *primäre* Ursache eines Asthma bronchiale. Die von zahlreichen Autoren gemachten Angaben über die Häufigkeit eines exogen-allergischen Asthma bronchiale schwanken ganz beträchtlich.

Die Gründe hierfür sind unter anderem, daß sehr verschiedene Kollektive für die Auswertung herangezogen wurden; auch wird nicht immer klar zum Ausdruck gebracht, ob in den Zahlen nur die allergischen Asthmatiker erfaßt sind, bei denen das Asthma bronchiale primär durch eine Sensibilisierung gegen Inhalationsallergene verursacht ist oder ob auch andere Asthmaformen (s. S. 3.103) mit einbezogen wurden. Nur so ist es erklärlich, daß die Zahlenangaben von 20–70% schwanken. Auch muß berücksichtigt werden, daß – je länger ein allergisches Asthma andauert – Mischformen (s. S. 3.109) auftreten durch Kombination eines Inhalationsasthmas (z. B. Pollen) mit einem postinfektiven Bronchialasthma. Die Verschiedenartigkeit der Pathogenese, ihr mehrfacher Wechsel im Verlauf des Lebens sowie ihre Häufigkeit und Intensität führen zu ganz unterschiedlichen Zahlenangaben in bezug auf die jeweiligen Lebensstufen, die verschiedenen Berufsgruppen, Bevölkerungsschichten u. a. m. Es können daher hier nur wenige summarische Zahlenangaben erfolgen: In der Bundesrepublik Deutschland schätzt man die Zahl der behandlungsbedürftigen Asthmatiker auf etwa 500 000–600 000 (zu niedrig? = etwa 1% der Bevölkerung), in England auf 0,74–1,7%, nach neueren Ermittlungen für die Züricher Bevölkerung auf etwa 4%.

Pathomechanismus und funktionelle Pathologie

Dem Asthma bronchiale liegt eine Obstruktion im gesamten Bronchialsystem zugrunde. Es sind sowohl die zentralen wie peripheren Atemwege betroffen. Die Obstruktion ist beim Asthma bronchiale fast regelhaft ungleichmäßig verteilt und in ihrem Ausmaße unterschiedlich (Inhomogenität der Stenosen).

Ursächlich verantwortlich sind 3 wesentliche Pathomechanismen:
1. Spasmus der glatten Muskulatur von kleinen Bronchien und Bronchiolen,
2. ödematöse Schwellung der Bronchialschleimhaut mit Hyperämie und späterer Hyalinisierung sowie einer Verbreiterung der Basalmembran durch längere Insudation,
3. Hyper- und Dyskrinie der Schleimdrüsen (Becher-Zellen), die sich bei zunehmender Krankheitsdauer vermehren. Viskose Sekretpfröpfe (Curschmannsche Spiralen) lagern sich in den Bronchiolen ab und führen zu einer gestörten bronchialen Clearance („mukoide Metaplasie").

Jede Komponente dieser „bronchialen Trias" ist unterschiedlich ausgebildet, und die Prävalenz der einzelnen Faktoren ist abhängig von der Pathogenese der zugrundeliegenden Störung wie auch von der Dauer der Erkrankung. Beim exogen-allergischen Asthma bronchiale manifestiert sich der muskuläre Faktor zweifellos am stärksten (Herxheimer 1975). Zwischen den 3 obstruierenden Einzelmechanismen bestehen funktionelle Wechselwirkungen. So können das in Qualität und Quantität veränderte zähe und viskose Sekret reflektorisch einerseits den Muskelspasmus wie andererseits ein länger bestehender Muskelspasmus die Bronchialsekretion und somit konsekutiv die Bronchialobstruktion verstärken – ein Circulus vitiosus, der auch das klinische Bild bei chronischer Erkrankung prägt. Die funktionalen Folgen sind umso schwerwiegender, je mehr (quantitativ) die peripheren Atemwege betroffen sind.

Die Einengung der Lumina von kleinen Bronchien und Bronchiolen hat eine Änderung der statischen und dynamischen Lungenvolumina zur Folge; die Obstruktion ist niemals in allen Bronchien und Bronchiolen gleichmäßig ausgebildet, was sowohl zu einer ventilatorischen Verteilungsstörung (Inhomogenität) und Diffusionsstörung führt als auch zu einer Störung der Lungendurchblutung. Ventilation und Atemmechanik sind abhängig vom Lungenvolumen, von der Strömung sowie von den intra- und extrathorakalen Druckverhältnissen. Bei gesunden Atemwegen besteht eine annähernd hyperbolische Beziehung zwischen dem intrathorakalen Gasvolumen und dem inspiratorischen Strömungswiderstand. Während der Inspiration ändert sich das Kaliber der intrapulmonal gelegenen Bronchien (Erweiterung), der viskose Widerstand des Bronchialradius nimmt ab. Bei Stenosierung durch Bronchospasmus, Schleimhautödem und Sekretverstopfung verstärkt sich dieser Effekt, die funktionelle Residualkapazität (FRC) nimmt ab. Die volumenabhängige Obstruktion betrifft vorzugsweise die mittleren und kleineren Bronchien. Das hat zur Folge, daß durch diffuse intrapulmonale Stenosierung der Atemwege sich das endothorakale Gasvolumen erhöht (Volumen pulmonum auctum). Das Ausmaß der strömungsabhängigen Widerstände wird durch die Zunahme der Turbulenzbildung in den Atemwegen bestimmt, die an den Stellen hoher Strömungsgeschwindigkeit und engen Gesamtquerschnitts entstehen. Für die verschiedenen Lungenvolumina gibt es eine Druck-Fluß-Beziehung. Eine Kompression der Atemwege kann nur dort eintreten, wo ein positiver transmuraler Druck einwirkt, d. h., wenn der extrabronchiale Druck den intrabronchialen Druck übersteigt. Eine Kompression ist auch nur dann möglich, wenn der einwirkende Transmuraldruck die Compliance (Dehnbarkeit) der Bronchialwand überwindet. Eine exspiratorische kompressive Stenose der Atemwege ist erst proximal des Druckausgleichspunktes (EPP = equal pressure point) durch die Einwirkung positiver transmuraler Drucke möglich, indem der von außen einwirkende transpulmonale Druck den statischen intrabronchialen Druck übersteigt. Proximal dieses Punktes (EPP) sind kompressive Effekte möglich, distal bleiben die Atemwege verschont. Beim Asthma bronchiale kommt es zu einer Verlagerung des EPP in die mittleren und kleineren Bronchien (small airway disease). Die krankhaften (funktionellen) Stenosen verursachen einen abrupten intrabronchialen Druckabfall mit Auftreten übermäßiger Transmuraldrucke proximalwärts bis in die zentralen Atemwege, welche entsprechend stark komprimiert werden können. Folge dieser pathologischen Vorgänge ist eine Erhöhung der respiratorischen Druckamplitude, eine verlängerte Ausatmungszeit und ein unvollständiges Exspirium (Zunahme des Volumen pulmonum auctum). Poststenotisch kommt es durch den exspiratorischen Check-valve-Mechanismus zu einer weitgehenden Obstruktion als endexspiratorische Ventilstenose, die spirometrisch als „air trapping" aufgezeichnet werden kann. Beim Asthma bronchiale liegen in der Regel inhomogene Stenosen vor, was zu einer unterschiedlichen Ventilation in den betroffenen Lungenbezirken führt (ventilatorische Inhomogenität = Verteilungsstörung). Für die Ventilation bevorzugt werden diejenigen Lungenabschnitte, die den geringsten Strömungswiderstand aufweisen. So kann beim Asthma bronchiale die Belüftung von nicht mehr ventilierten über hypoventilierte bis zu hyperventilierten Lungenbezirken reichen. Dementsprechend ist der Gasaustausch somit unterschiedlich. Aus hypoventilierten Lungenabschnitten wird O_2-armes und CO_2-reiches Blut abgegeben, in hyperventilierten Bezirken ist zwar die CO_2-Abgabe, nicht aber die O_2-Aufnahme (der O_2-Bindungskurve entsprechend) wesentlich gesteigert. Hierdurch resultiert CO_2-armes Blut mit annähernd normalem O_2-Gehalt. Bei der Mischung der Gase entsteht O_2-armes Arterienblut, dessen CO_2-Gehalt normal oder erniedrigt ist (Hypoxämie = respiratorische Partialinsuffizienz). Ist das CO_2 erniedrigt, so deutet dies auf eine stärkere alveoläre regionale Hyperventilation hin, die als Kompensationsmechanismus gedeutet werden und das Ausmaß der Hypoxämie verschleiern kann. Im Asthmaanfall überwiegt die alveoläre Hypoventilation, die zu einer zunehmenden CO_2-Retention führt (respiratorische Globalinsuffizienz = Hypoxämie und Hyperkapnie). Die Folge der unzureichenden Arterialisierung des Blutes bei längerer Dauer ist eine Erhöhung des Lungengefäßwiderstandes durch reflektrosische Konstriktion der Arteriolen mit konsekutiver pulmonaler Hypertonie.

Biochemische und immunologische Grundlagen

Der Bronchialmuskeltonus ist abhängig von einem Wechselspiel intrazellulärer Nukleotide, die auf die Calciumpumpe Einfluß nehmen (Einstrom von Calcium), Abb. 3.42. Eine Sympathikusstimulierung läßt das zyklische Adenosinmonophosphat (cAMP), hingegen eine Vagusstimulation das zyklische Guanosinmonophosphat (cGMP) in der glatten Muskelzelle ansteigen. Es wird vermutet, daß das Verhältnis von cAMP und cGMP für den Tonus der glatten Bronchialmuskulatur entscheidend ist (second messenger system). Neurotransmitter (Arterenol, Acetylcholin), β-adrenerge Rezeptoren (und cholinerge Rezeptoren wie die Adenylzyklase) sind zwischengeschaltet. Die Regulation des Bronchialmuskeltonus hängt somit teilweise von den Einflüssen der Nn. vagus und sympathicus ab. Diskutiert werden spezifische biochemische Rezeptoren für cAMP, cGMP, Histamin, Tryptamin und evtl. auch für Prostaglandine. SZENTIVANYI postuliert, daß dem Asthma bronchiale eine Störung im Bereich der β-Rezeptoren zugrunde liegt (sog. „β-Rezeptoren-Theorie"). Dies beruht u. a. auf Beobachtungen, daß eine β-Rezeptoren-Blockade bei Asthmapatienten eine stärkere Bronchialkonstriktion auslöst als bei Gesunden. Eine gesteigerte bronchiale Reaktivität – ungeachtet der Ätiologie – weisen praktisch alle Asthmapatienten auf, aber auch Patienten mit chronisch obstruktiver Bronchitis. Unspezifische Reize (Kälte, Stäube, Dämpfe, Gase u. a.), aber auch Pharmaka (Acetylcholin, Histamin, Metacholin, Carbachol) führen bereits in Dosen zu einer Bronchokonstriktion, die von „Normalen" reaktionslos vertragen werden. Neben der β-Rezeptoren-Theorie und der Theorie der Wechselwirkung intrazellulärer Nukleotide werden den sensiblen Endigungen des N. vagus (als sog. „Irritant Receptors") entscheidende Funktionen zugeordnet. Verschiedene Stimuli (Husten, Lachen, Hyperventilieren) können vermutlich über biochemische Rezeptoren eine reflektorische Engstellung der peripheren Atemwege auslösen. Neuerdings wird auch eine mögliche Umwandlung von β-Rezeptoren zu α-Rezeptoren (biochemische Rezeptoren) als pathogenetisches Moment vermutet.

Für die *allergische* Atemwegsobstruktion ist die humorale Immunantwort entsprechend den von COOMBS u. GELL inaugurierten Reaktionsformen I (Anaphylaxie- oder Reagintyp) und III (Serumkrankheits- oder Arthustyp) bedeutungsvoll (s. Kap. 12, Bd. III).

1. Asthma bronchiale als *sofortige* Reaktionsfolge 10–20 Minuten nach Inhalation des spezifischen Allergens (extrinsic atopic immediate asthmatic reaction – sog. Typ I).

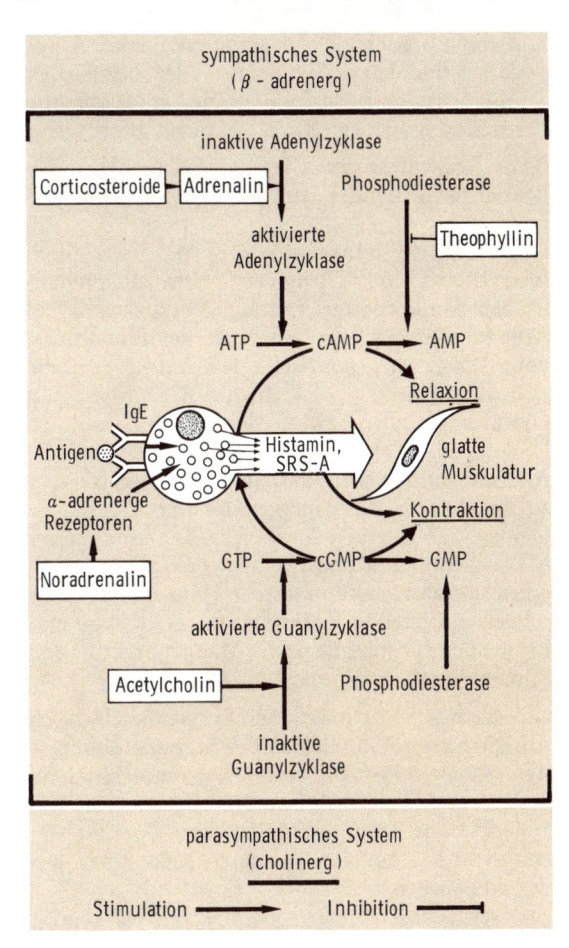

Abb. 3.42 Schematische Darstellung der sympathisch-parasympathischen Regulation der Histaminfreisetzung aus Mastzellen und der Regulation der glatten Muskulatur (nach *Kallós* u. *Schlumberger*)

2. Asthma bronchiale als *verzögerte* Reaktionsfolge 4–8 Stunden nach Inhalation des spezifischen Allergens (extrinsic non-atopic late asthmatic reaction – sog. Typ III).

Beide Reaktionsformen können bei manchen Patienten nacheinander vorkommen (sog. „dual reactions").

Die allergische Reaktion vom Typ I wird durch Intervention von „Reaginen" bzw. anaphylaktischen Antikörpern vermittelt. Vorzugsweise bei Atopikern entwickeln sich unter der Einwirkung von Allergenen spezifische IgE-Antikörper, die sich mit ihrem Fc-Stück an die Rezeptoren von Gewebemastzellen bzw. im Serum von basophilen Leukozyten (Target-Zellen) anheften, wobei die Allergen-Bindungsstellen (Fab-Fragmente) frei und zugänglich für das Allergen an der Oberfläche bleiben. Die Allergen-Antikörper-Reaktion an der Mastzellenoberfläche ist verantwortlich für die allergische Sofortreaktion an der Haut und für eine schnell eintretende Reaktion an der Nasen- und Bronchialschleimhaut nach Allergenprovokation („immediate" reaction).

Gleichartige Sofortreaktionen können auch durch Antikörper von Subklassen des Immunglobulin G (IgG 4) ausgelöst werden. Die Komplexbildung des Allergens mit IgE bzw. Unterklassen von IgG bewirkt ohne Komplementverbrauch eine Freisetzung von Histamin und anderen Mediatoren aus den Mastzellen.

Die allergische Reaktion vom Typ III (= Arthus-Phänomen; auch Serumkrankheitstyp) wird durch zirkulierende Antikörper, hauptsächlich durch IgG, aber auch durch IgA und IgM vermittelt. Wenn entsprechende präzipitierende IgG-Antikörper gebildet sind, kommt es nach Allergenkontakt zur Präzipitatbildung unter Komplementverbrauch. Die Ablagerung der präzipitierten bei Antigenüberschuß löslichen Immunkomplexe erfolgt unter gleichzeitiger In- und Exsudation in die Intima der Kapillaren von Bronchiolen und Alveolen, subendothelial zwischen Endothelzellen und Basalmembran (sog. „allergisch-hyperergische Entzündung".) Es setzt eine Phagozytose durch Granulozyten ein, durch die es je nach Stärke und Häufigkeit der Allergenexposition und der damit verbundenen immunologischen Reaktionen schließlich durch bindegewebige Organisation des entzündlichen Exsudates zu irreversiblen Gewebeschäden kommen kann („Lungenfibrose"). Klinisch besteht auf dem Höhepunkt dieser allergischen Reaktion etwa 8 Stunden nach der Allergeninhalation Fieber mit Leukozytose und Atemnot. Neben der sog. „extrinsic non-atopic (Typ III) asthmatic reaction" (der verzögerten asthmatischen Reaktion) kommt es an den Alveolen als Folge des Reaktionsablaufs zu einer allergischen exsudativen Alveolitis, bei häufiger Reaktionsauslösung ggf. mit nachfolgender Lungenfibrose, wobei auch lymphozytäre Reaktionen (Typ IV) jetzt diskutiert werden. Das gleiche Allergen kann beim gleichen Patienten beide Reaktionsformen nacheinander auslösen (sog. „dual reaction").

Als Folge der Antigen-Antikörper-Reaktion (AAR) vom Typ I werden pharmakologisch aktive „Überträgerstoffe" (Transmitter) oder „Mediatoren" aus der Mastzelle freigesetzt. Die Reaktion kann wahrscheinlich nur ablaufen, wenn ein Antigenmolekül (= der immunologisch reaktive Bestandteil eines Allergens, gegen den die Spezifität des gebildeten Antikörpers gerichtet ist) sich mit mindestens zwei Antikörpermolekülen (IgE) in einer Art Brückenschlag („bridging") auf der Mastzellenoberfläche verbindet, d. h. wenn das Allergen mehrere (mindestens zwei) Antikörperbindungsstellen besetzt.

Die durch das Fc-Stück der anaphylaktischen Antikörper (IgE) besetzten Mastzellen geben unter der Einwirkung des Allergens ihre basophilen Granula frei, so daß die in den Granula gespeicherten pharmakologisch aktiven Stoffe, insbesondere Histamin, in das umgebende Gewebe diffundieren. Desweiteren werden u. a. die „slow reacting substance of anaphylaxis" (SRS-A), die man heute den Leukotrienen zuordnet, und ein „eosinophil chemotactic factor of anaphylaxis" (ECFA) freigesetzt. Ferner kommt es zum Auftreten von gewebeaktiven Kininen (besonders vom Bradykinin) und Prostaglandinen (E_1 und E_2, $F_{2\alpha}$) sowie eines „platelet activating factor" (PAF) (s. Abb. 3.**42**). Die freigesetzten Histaminmengen und SRS-A bedingen mit die Symptombildung (Bronchokonstriktion): Neben der direkten Wirkung des Histamin auf die glatte Muskulatur wird die Kapillarpermeabilität gesteigert und die Sekretion der exokrinen Drüsen angeregt. Histamin wirkt aber auch über die sog. „Irritant"-Rezeptoren.

Mit dem Ablauf der Allergen-Antikörper-Reaktion endet die *spezifische* Phase im pathogenetischen Aufbau der allergischen Reaktion und der hierdurch ausgelösten Krankheitsbilder, die dem Typ I zugeordnet werden. Im Gegensatz hierzu sind beim sog. Intrinsic- (oder kryptogenetischen) Asthma bronchiale immunologische Vorgänge, die auf der Intervention von Immunglobulinmolekülen beruhen, bisher nicht nachgewiesen worden.

Ätiologie

Konstitution und Disposition

Mit HANSEN unterscheiden wir beim primären Asthma bronchiale allergicum zwischen disponierenden und auslösenden Ursachen. Bei der Erhebung der Familienvorgeschichte von Kranken, die an Allergosen leiden, treffen wir nicht selten auf eine verschiedenartige Manifestation allergischer Reaktionsweisen in der Aszendenz. Einer möglichen vererblichen Bereitschaft zu allergischer Reaktionsweise steht andererseits die Tatsache entgegen, daß eine Sensibilisierung gegen das spezifisch auslösende Allergen stets erworben ist. Hinzu kommt der Umstand, daß grundsätzlich jedes Individuum, unabhängig von seinen Erbeigenschaften, sensibilisierbar ist, wenn das Allergen eine entsprechend hohe Sensibilisierungspotenz besitzt und zudem – oft über längere Zeiträume – massive Expositionsbedingungen bestehen. Für die genetische Betrachtung der Allergiebereitschaft gilt somit als grundsätzlich festzuhalten, daß der durch Erbfaktoren belastete Allergiker sich gegenüber der jedem Individuum eigenen Sensibilisierbarkeit durch eine erhöhte *Sensibilisierungsbereitschaft* unterscheidet. Hieraus ergibt sich für die Erbforschung bei den Allergosen (Atopien) eine Reihe von Schwierigkeiten. Im Gegensatz zu anderen Erbleiden, bei denen zwischen der Grundstörung und dem Phänotypus eine gesicherte Beziehung besteht, liegt bei den Allergosen sowohl in der Aszendenz wie auch beim Probanden selbst ein wechselnder Phänotypus vor (Asthma, Rhinitis, Ekzem, Magen-Darm-Allergie usw.). Für das exogen-allergische Asthma bronchiale gelten hinsichtlich seiner Zugehörigkeit zur sog. Atopiegruppe gleiche Dispositions- und Erbverhältnisse wie bei der Rhinopathia allergica (s. Rhinopathia allergica einschließlich Pollinosis, Bd. III).

Wenn potente Allergene über längere Zeit hindurch einwirken, erfolgt hinsichtlich der Anfallsbereitschaft eine progressive Konditionierung. Wie TIFFENEAU erstmals hat zeigen können, tritt die reflektorische Bahnung um so schneller ein, je öfter und je massiver, besonders aber je kontinuierlicher der Allergeneinstrom stattfindet. Dies hat zur Folge, daß die Anfallsauslösung im Laufe der Zeit mehr und mehr der Anwesenheit des Allergens als der primären alleinigen Verursachung nicht mehr bedarf. Aber auch bei den primär nichtallergischen Asthmaformen (s. später) entwickelt sich infolge steigender Anfallsfrequenz eine zunehmende Hyperreaktivität des Bronchialsystems, so daß unabhängig von der primären Verursachung bei *allen* Asthmaformen die Spezifität der Auslösungs- und Entstehungsfaktoren zunehmend an Bedeutung verliert. Differente unspezifische Reize, wie atmosphärische Einflüsse, Temperaturschwankungen, Reizgase, Kaltluft, Küchendünste, Fettqualm, Auspuffgase, Tabakrauch u. v. m., können nunmehr in Dosen, die Gesunde anstandslos tolerieren, ein Asthma bronchiale auslösen (sog. Empfindlichkeitsasthma). Analog dem auch für andere klinische Krankheitsbilder gültigen biologischen „Prinzip der letzten gemeinsamen Endstrecke" (SHERRINGTON) resultiert trotz wesensmäßig verschiedener Ätiologie das gleichartige Krankheitsbild einer asthmatischen Dyspnoe. Die prozeßhafte Verbreiterung ihres Auslösungsspektrums inklusive evtl. hinzutretender „psychogener Verselbständigung" wurde von HANSEN als „Asthmatisierung" charakterisiert.

Was die Genese des Asthma bronchiale anbetrifft, so erscheint aus klinischer Sicht nachfolgende Einteilung sinnvoll:

a) Asthma bronchiale durch primär exogen-allergische Ursachen (sog. Extrinsic-Asthma),
b) Asthma bronchiale aus unbekannter Ursache (sog. Intrinsic-Asthma),
c) Asthma bronchiale durch (primär) chemisch-(toxisch) und physikalisch-irritative Ursachen,
d) Asthma bronchiale durch Anstrengung (exercise-induced asthma),
e) Asthma durch nicht-steroidale „Antiphlogistika",
f) Asthma bronchiale als sinubronchiales Syndrom,
g) Asthma bronchiale durch psychische Gestaltungsfaktoren,
h) Mischformen,
i) *Berufsbedingtes Asthma bronchiale:*
   – primär exogen-allergisches Asthma bronchiale,
   – primär chemisches (toxisches) Asthma bronchiale.

Asthma bronchiale durch primär exogen-allergische Ursachen

Den inhalativen Allergenen kommt für die Entstehung und Auslösung eines Asthma bronchiale eine vorrangige Bedeutung zu. Ihre Anzahl ist unermeßlich. Über Herkunft, Vorkommen und Verwendung sowie über die beruflichen wie außerberuflichen Expositionsmöglichkeiten gibt der Katalog der Inhalationsallergene Auskunft, der in gleicher Weise für die Rhinopathia allergica als „Asthmaäquivalent" zutrifft. Ausdrücklich sei an dieser Stelle hervorgehoben, daß auch Nahrungsmittel- und Arzneimittelallergene, Parasitenbefall sowie Perkutanallergene, die über die Haut resorbiert werden – wenn auch weit seltener – gelegentlich ein allergisches Asthma bronchiale hämatogen auslösen können. Die wichtigsten ubiquitären Inhalationsallergene sind Hausstaubmilben („Hausstaub"), diverse Pilzsporen und Pollen, Hausallergene im weitesten Sinne wie Bettinhaltsstoffe, Tierhaare, Hautschuppen und Insektenstäube (Tab. 3.19).

Asthma bronchiale aus unbekannter Ursache (sog. Intrinsic-Asthma)

Für manche astmatische Reaktionen läßt sich eine eindeutige, definierte Ursache bisher nicht finden. Jedoch ist auffällig, daß sich relativ häufig asthmatische Beschwerden im Zusammenhang mit katarrhalischen Infekten erstmalig einstellen. Die Palette der hierfür in Frage kommenden „Erreger" ist umfangreich. Angeschuldigt werden Viren (Rhino-Viren wie Influenza, Parainfluenza, Mykoplasmen und andere) sowie Bakterien (Haemophilus influenzae, Streptococcus pneumoniae und Staphylococcus aureus) als primäres Agens für eine akute Infektion der oberen und tieferen Luftwege.

Es gibt verschiedene Hinweise dafür, daß Virusinfekte der Atemwege auch für die Pathogenese des Asthma bronchiale eine Rolle spielen und an der Entwicklung des hyperreaktiven Bronchialsystems beteiligt sind. Bis in jüngste Zeit wurde angenommen, daß auch bakterielle Infekte (primär oder

Tabelle 3.19 Katalog der häufigsten Inhalationsallergene mit Hinweisen zur »natürlichen« und beruflichen Exposition (nach *Gronemeyer* u. *Fuchs*) (Stand vom November 1983)

Herkunft – Art	Exposition, Vorkommen und Verwendung	Beruf
A. Tierische Allergene (Haare, Schuppen, Exkremente)		
a) Mensch	Friseurbetrieb, Perücke, Ehepartner	Friseur, Perückenmacher
b) Tier Pferd, Rind, Schaf, Hund, Katze, Ziege, Kaninchen, Meerschweinchen, Ratten, Mäuse, Hamster, Jagdwild, diverse Tiere im Zoo und Zirkus (Elefant, Löwe u. v. a.)	Landwirtschaft, Forstwirtschaft, Tierzucht, biologische Laboratorien, Gerberei, Abdeckerei, Schlachthof, Zirkus, Textilindustrie (Bekleidung), Zoo Hobby: Tierhaltung	Bauer, Zoologe, Gerber, Polsterer, Teppichweber, wissenschaftl. Experimentatoren (Pharmakologe, Pathologe, Physiologe usw.) sowie deren med.-tech. Personal Schlachter, Viehhändler, Tierärzte, Tierwärter, Förster, Zirkusartisten Hobby: Reiter, Jäger
Hermelin, Nerz, Marder, Biber u. a. Pelztiere (unverarbeitet, ungefärbt)	Pelztierfarmen, Bekleidungsindustrie	Kürschner, Pelznäherin, Pelztierjäger und -händler
Vögel und Federvieh Hühner, Gänse, Tauben, Ziervögel (Wellensittich, Kanarienvogel, Papagei usw.)	Geflügelfarm, zoologische Handlung, Polstermaterial (Bettfedern) Hobby: Ziervögel im Haushalt	Bettfedernreinigung, Bettenfabrik, Geflügelzucht, Tierhandlung Hobby: Brieftaubensport
Schlangen(-gift) Ascaris(-duft)	Zoologische Handlung, Schlangenzucht (Serumgewinnung), biolog. Institute	Zoologe, Tierwärter, biolog.-techn. Assistenten
Insekten (Staub- und Duftantigen): Bienen, Motten, Mehlkäfer, Buckelkäfer, Stubenfliege, Obstfliegen usw., Seidenspinner, Küchenschaben, Heuschrecken, Wanzen, Hausgrillen, Zuckmücken, Silberfische, Läuse (u. a. Karminrot)	Ubiquitär (saisonal), Imkereibetriebe, Forschungslaboratorien, Mehl- und Kornverarbeitung, Silobetriebe, Rohseidenweberei, Bäckerei, Haushalt, Fischfutterherstellung, Kosmetika- und Lebensmittelfarbe (Campari)	Imker, Mehlberufe, Kammerjäger, Zoologe Präparator, Bäcker, Müller, Siloarbeiter, Seidenweber, Zierfischzüchter (Aquarienhaltung) Getränkeindustrie
Hausstaubmilbe, Vorratsmilbe, Mehlmilbe	Ubiquitär, Mehlbetriebe, Landwirtschaft, Futtermittelindustrie	„Haushalt", Bäcker, Müller, Landwirt, Siloarbeiter
Wasserflöhe (Daphnien)	Fischfutterherstellung zoologische Handlung	Fischfutterverkäufer Aquarienhalter (Kinder!)
Perlmutterstaub	Schmuck- und Knopfindustrie	Schleifer, Stanzer, Polierer
B. Pflanzliche Allergene (Stäube)		
Baumwolle	Landwirtschaft, Textilindustrie	Weber
Getreidestaub	Landwirtschaft, Mühlenbetriebe, Silobetriebe, Mälzerei, Transportbetriebe (Schiff, Eisenbahn)	Bauer, Müller, Lohndrescher, Verladearbeiter, Schauerleute, Siloarbeiter, Mälzer
Luzerne	Futtermittelherstellung, Landwirtschaft	Bauer, Viehzüchter, Futtermüller
Mehl und Kleie (Roggen, Weizen, Mais, Buchweizen, Reis, Tapioka, Soja usw.)	Mühlenbetriebe, Brotfabrik, Bäckerei, Futtermittelindustrie, Landwirtschaft, Brauerei	Müller, Bäcker, Bauer, Kolonialwarenhändler, Mälzer
Kaffee- und Kakaobohnen (roh)	Kaffee- und Kakaoplantagen, Kaffeesortierung, Kaffee-Rösterei, Transportbetriebe (Schiffe, Eisenbahn), Börse	Kaffeeverlader, Kaffeeverleser, Kaffeeriecher, Kaffeeröster, Verlade-, Transport- und Hafenarbeiter
Flachs, Hanf, Jute, Kapok	Seilerei, Weberei, Zwirnerei, Polsterei; Verpackungsindustrie, ubiquitär als Polstermaterial, Haushalt (Matratzeninhaltsstoffe)	Seiler, Weber, Polsterer, Zwirner, Hausfrau, Raumpflegerin
Rizinusbohnen	Landwirtschaft (Dünger), Ölmühlen, Verladebetrieb, Staub und Abgase in Rizinusmühlen, Düngemittelindustrie	Ölmüller, Bauer, Verlade- und Transportarbeiter sowie endemisch in der Anwohnerschaft von Rizinusmühlen, Hobbygärtner

Tabelle 3.19 (Fortsetzung)

Herkunft – Art	Exposition, Vorkommen und Verwendung	Beruf
Holzstäube (einheimische: Eiche, Tanne, Fichte, Buche, Nußbaum usw., exotische: Limba, Abachi, Macoré, Teak, Mansonia, Gabun, Afrormosia, Palisander, Ramin u. a.)	Holzgewinnung und -verarbeitung, Schleiferei, Sägerei, Furnierbetriebe, Möbelindustrie	Tischler, Parkettleger, Furnierschneider, Waldarbeiter
Narzissen, Tulpen (Saft der Zwiebeln, flüchtige Duftstoffe, Pollen) u. a.	Gärtnerei	Gärtner, Tulpenzüchter
Pollen	Ubiquitär (saisonal) Gärten, Landwirtschaft, botanische Institute, Gewächshäuser, Plantagen Hobby: Haushalt	Botaniker, Biologe, Gärtner, Bauer
Lykopodium	Gummiindustrie, Theater, Apotheke	Gummiwerker, Apotheker, Schauspieler, Theaterfriseur
Pilzsporen (Schimmel, Hefe u. a.)	Haus- oder raumgebunden, ubiquitär (evtl. saisonal): feuchte Wohnung, Getreide und Futtermittel, pharmazeutische Industrie (Antibiotika), Gärungsbetriebe, chemische Industrie, Bäckerei, Lederindustrie, Zuckerindustrie, Gewächshäuser, Weinbau, Molkereibetriebe, Obst- und Gemüsehandlung	Müller, Drescher, Laborant, Bauer, Transport- und Siloarbeiter, Bäcker, Gärtner, Käsewäscher, Zuckerrohrarbeiter, Schuster, Antiquar, Winzer
Gummi arabicum	Druckerei	Buchdrucker
Ätherische Öle (Kosmetika, Duftstoffe, Gewürze)	Drogerie, Parfümerie, kosmetische Industrie, Gewürzmühle, Getränkeindustrie	Drogist, Friseur, Kosmetikerin, Gewürzmüller, Gewürzhandel
Enzyme: a) Bakterielle Enzyme (Proteasen)	Waschmittelindustrie, Waschanstalten	Fabrikarbeiter, Wäscherinnen
b) Pflanzliche Enzyme Bromelain (aus Ananas comosus) Papain (aus Carica papaya)	Fleischweichmacher, Küchenbetriebe, Pharmazeutische Industrie	Küchenpersonal, Personal der pharm. Industrie
c) Tierische Enzyme (Labferment)	Großbäckerei, Käseherstellung	Abwäger in Großbäckerei, Käsereiarbeiter
C. Chemische Allergene		
Epoxyd-Harze, Phthalsäureanhydrid (Naphthochinon), Formalin, Ursol, Öle (Turbinen), Isozyanate	Chemische Industrie, Pelzindustrie, Maschinenindustrie, Mehlbetriebe, Friseur, Desinfektion, Farbenindustrie	Chemiearbeiter, Maler, Anstreicher, Spritzlackierer, Pelznäherin, Kürschner, Gerber, Friseur, Desinfektor, Zahnärzte
Platin, Chrom, Vanadium, Beryllium, Nickel, Kobalt	Chemische Industrie, metallverarbeitende Industrie, Zementfabrikation, Baugewerbe sowie in vielen Spezialbetrieben	Metallarbeiter, Gerber, Maurer, Desinfektor, Galvaniseur und viele Spezialberufe
Arzneimittelstäube u. -aerosole (diverse Drogen, Antibiotika, Chemotherapeutika, Korrigentia, Insektizide u. a.)	Pharmazeutische Industrie, Apotheke, Drogerie, Praxis, Krankenhäuser, chem. u. pharm. Industrie, Schädlingsbekämpfung, Hühnerfutter	Ärzte und Zahnärzte, Pflegepersonal, Apotheker, Drogisten, Personal der pharm. Industrie und Großhandlungen, Kammerjäger, Geflügelzüchter

sekundär) obligat zu strukturellen Veränderungen des Bronchialsystems führen können. Aufgrund neuerer Untersuchungen kann diese Hypothese nicht mehr unbegrenzt aufrechterhalten werden. In prospektiven Studien konnte gezeigt werden, daß Exazerbationen einer Infektbronchitis nicht regelhaft von strukturellen Schädigungen gefolgt sind. Im Falle einer chronisch-obstruktiven Bronchitis werden allerdings Folgeerscheinungen diskutiert. Vermutlich sind für die Entstehung der bronchialen Hyperreaktivität infolge eines Infektes wiederum die „irritant receptors" verantwortlich, d. h. die in der Epithelschicht liegenden freien Endigungen des N. vagus. Ungeklärt bleibt die Frage, ob eine Wirkung an den Rezeptoren der glatten Bronchialmuskulatur direkt stattfindet. Diskutiert wird auch ein Defekt der „tight junctions" zwischen den Bronchialepithelzellen, so daß hochmolekulare Substanzen (bakterielle Toxine?) die „irritant receptors" erreichen.

Weitere umfangreiche tierexperimentelle Ergebnisse weisen auf die Bedeutung von proteolytischen Enzymen aus Leukozyten und Bakterien hin, die, wie die schon erwähnten Mediatoren Histamin, Prostaglandinfraktionen u. a. in der Lage sind, die Ansprechbarkeit von sensorischen Rezeptoren in der Bronchialschleimhaut bedeutend zu erhöhen („Empfindlichkeitsasthma") und somit – vermutlich ohne Immunvorgänge – direkt zur Auslösung der Atemwegsobstruktion beizutragen.

Asthma bronchiale durch (primär) chemisch-(toxisch) und physikalisch-irritative Ursachen

Chemische Reizstoffe können je nach Dosis und Eigenpotenz funktionell-reversible bis morphologisch-destruktive Veränderungen an der Bronchialschleimhaut hervorrufen, die – je nach Schweregrad – von einer kurz oder länger dauernden Lähmung der Zilienaktivität, definitiven Verlust des Flimmerepithels mit Freilegung der sensiblen Rezeptoren im Verein mit akuter oder chronisch-entzündlicher Reaktion bis zu einer Metaplasie des Epithels reichen können. Die hierdurch gestörte Selbstreinigung (Clearance) des Bronchialsystems führt über einen Sekretstau mit und ohne Sekundärinfektion zu mannigfachen klinischen Folgeerscheinungen.

Folgende *Verlaufsformen* lassen sich abgrenzen:
1. Akutes Asthma bronchiale nach massiver (und unter Umständen einmaliger) Inhalation des Reizstoffes – oft ohne freies Intervall in schweres Dauerasthma übergehend; Beispiel: Isocyanat-Asthma.
2. Obstruktive Bronchitis infolge chronischer Einwirkung subtoxischer Dosen mit zunehmender Toleranzschwellenerniedrigung gegenüber dem primären Reizstoff – zumeist fälschlicherweise als „allergisch" gedeutet (sog. primäres „Empfindlichkeitsasthma"); Beispiel: chronische Phthalsäureexposition.
3. Asthma bronchiale nach klinisch freiem Intervall von etwa 1–4 Wochen *nach* der toxischen Schleimhautschädigung, ohne erneute Exposition gegenüber dem Reizstoff – möglicherweise aufgrund eines sekundär aufgepfropften und haftenden Infektes, gelegentlich gefolgt von einer Bronchiolitis obliterans.
4. Primär unspezifisch chronische Bronchitis (auch Raucherbronchitis) mit nachfolgender Hyperreaktivität des Bronchialsystems gegen unspezifische Reize wie Bratendunst, Ölqualm, Autoabgase, Kaltluft u. a. (sog. „sekundäres Empfindlichkeitsasthma").

Mechanisch-korpuskuläre Staubeinwirkungen (sog. inerte Stäube), Hitze und Kälte kommen als *physikalische Reize* in Betracht, wobei einschränkend festgestellt werden muß, daß die durch Hitze (Kolloidverfestigung des Bronchialschleims?) und Kälte (reflektorisch?) hervorgerufenen asthmatischen Reaktionen hinsichtlich ihres pathophysiologischen Wirkungsmechanismus noch weiterer Klärung und Beobachtung bedürfen. Es geht um die Frage, inwieweit chemische und physikalische inhalative Noxen *primär verursachend* ein überempfindliches Bronchialsystem und damit ein Asthma bronchiale bewirken können, oder ob die in vielen Fällen zu beobachtende, zumeist unspezifisch gesteigerte Empfindlichkeit des Bronchialsystems *sekundäre Folge* einer anderen primären Noxe ist.

Asthma bronchiale durch körperliche Anstrengung (exercise-induced asthma)

Es erscheint heute gerechtfertigt, eine Gruppe von Asthmatikern abzugrenzen, bei der die Auslösung der bronchialen Obstruktion allein durch Anstrengung erfolgt. Besonders bei Kindern kommt es am Ende einer körperlichen Belastung, speziell nach 6- bis 8minütigem Laufen (selten nach Schwimmen) oder auch einige Minuten nach Ende der Anstrengung zu Asthmaanfällen unterschiedlicher Intensität. Die Ursachen der belastungsabhängigen bronchialen Obstruktion sind noch weitgehend unbekannt. Hyperventilation, Hyperkapnie, aber auch mechanische Wirkungen (der aneinander reibenden Bronchialwände bei Kindern) werden aufgrund experimenteller Befunde diskutiert. Die Reaktionsstärke ist abhängig vom Wärmeverlust der Lunge, also von Temperatur und Feuchtigkeit der Atemluft. Möglicherweise kommt es durch die erhöhte Strömung der Atemluft wie auch beim Lachen (?) zu einer Erregung von Rezeptoren in der Bronchialwand und damit zur Obstruktion, wie wir dieses vom „überempfindlichen" Bronchialsystem her kennen. Diskutiert wird schließlich die Möglichkeit einer gestörten Balance zwischen einer Mediatorfreisetzung aus Mastzellen mit Bronchokonstriktion und einer Stimulierung des autonomen Nervensystems über Catecholamine mit Bronchodilatation im Verlauf und am Ende der Belastung. Das Anstrengungsasthma kann prophylaktisch durch β-Adrenergika, durch Dinatrium cromoglicicum und manchmal auch durch Anticholinergika, aber nicht durch Glucocorticosteroide unterbunden werden.

Asthma bronchiale durch nichtsteroidale „Antiphlogistika"

Lebensbedrohliche Intoleranzerscheinungen bei Asthmatikern nach Einnahme von Aspirin bzw. aspirinhaltigen Kombinationspräparaten sind seit der Jahrhundertwende bekannt. Sie wurden und werden auch heute noch zumeist bagatellisiert. Lange Zeit dachte man an sog. „Idiosynkrasie"-Reaktionen, da die schweren Asthmaanfälle als Hauptsymptom oft mit anderen „Schockfragmenten" wie Rhinorrhoe, Konjunktivitis, Urtikaria und Diarrhoe auftraten. Nach neueren Anschauungen kommt dem durch Aspirin und durch andere Antiphlogistika wie Paracetamol, Pyramidonkörper, Indometacin – s. Tab. 3.**20** – induzierten Asthma bronchiale ein besonderer Wirkungsmechanismus zu, der auf einer z. T. noch hypothetischen Entgleisung des Arachidonstoffwechsels (Prostaglandinsynthese) beruhen soll. Eine Inhibition des Zyklooxygenaseweges kann zur Akkumulation von Lipoxygenase-Faktoren führen, die als Leukotriene (LTC_4, LTD_4, LTE_4) bekannt geworden sind (SAMUELSON 1980). Ihre spasmogenen Eigenschaften entsprechen der slow reacting substance of anaphylaxis (SRS-A) (KÖNIG u. Mitarb. 1983). Derartige Reaktionen ohne Vorschaltung eines immunologischen Grundvorganges werden als „*p*seudo-*a*llergische (anaphylaktoide) *R*eaktionen" (PAR) von der „echten" allergischen Reaktion abgegrenzt (KALLÓS u. SCHLUMBERGER 1978).

Als die Prostaglandinsynthese *nicht* hemmend und infolgedessen auch bisher nicht als Auslöser pseudoallergischer Reaktionen beobachtet gelten: Salicylamid, Dextropropoxyfen, Benzydamin, Chloroquin. Als Auslöser pseudo-allergischer Reaktionen werden auch verschiedene andere Stoffe angeschuldigt, die chemisch nicht miteinander verwandt sind oder sein müssen: Azo-Farbstoffe, Konservierungsmittel, Lebensmittelhilfsstoffe, Additiva (THIEL u. FUCHS 1983).

Die klinische Bedeutung des Asthma vom „Aspirin-Typ" ist nicht unerheblich und beträgt im gesamten Krankengut der Asthmatiker bis zu 8% (!), wobei das häufige Zusammentreffen eines nicht atopischen Asthma bronchiale mit einer polypösen Kiefernhöhlenentzündung und einer „Aspirin-Intoleranz" in mehr als 20% bei Kindern und in über 50% bei Erwachsenen besonders zu erwähnen ist. Es handelt sich zumeist um äußerst bedrohliche, akute und nur schwer zu beeinflussende asthmatische Reaktionen. Die Diagnose kann durch die typische Anamnese und erforderlichenfalls nur in besonderen Fällen und nur in der Klinik (!) durch einen abgestuften oralen Expositionstest (Beginn-

Tabelle 3.**20** Asthma bronchiale durch nichtsteroidale Antiphlogistika (nach *Szczeklik, Gryglewski* u. *Czerniawska-Mysik*)

Substanzgruppe	Freiname	Handelsname	Dosisbereich der Belastungsdosis (mg)
Salicylate	Acetylsalicylsäure	Aspirin Acetylin Apyron Aspisol Aspro-Brause-Tabletten Boxacin, Alka-Selzer	1–300
Anilinderivate	Paracetamol	Ben-u-ron Homöolan Enelfa-Saft	150–600
Pyrazolderivate	Aminophenazon Novaminsulfon Phenylbutazon Oxyphenbutazon Bumadizon	Pyramidon Novalgin Butazolidin Spondysil Praecirheumin Irgapyrin Tanderil Phlogase Phlogistol Phlogont Eumotol	200–400
Arylcarbonsäurederivate	Indometacin	Amuno	2–30
	Diclofenac	Voltaren	10–40
	Ibuprofen	Brufen	50–400
	Ketoprofen	Alrheumun	
	Fenoprofen	Feprona	20–200
	Naproxen	Proxen	30–100
	Sulindac	Imbaral	
Anthranilsäurederivate	Mefenaminsäure Flufenaminsäure Niflumisäure	Parkemed Surika, Arlef, Actol	50–250 50–300

dosis z. B. für Aspirin 1 mg, s. auch Tab. 3.**20**) gestellt werden. Das mittlere Erkrankungsalter liegt um das 40. Lebensjahr, doch erkranken auch schon Kinder an dieser Asthmaform, was bei der Anamneseerhebung zu berücksichtigen ist. Vorwiegend sind Frauen betroffen (etwa ⅗ Frauen zu ⅖ Männern). In etwa 23% kommt es sofort bis zu 15 Minuten nach Einnahme der aufgelisteten Medikamente (oder des mit Tartrazin gefärbten Arznei- oder Lebensmittels) zur asthmatischen Reaktion. Innerhalb der nächsten 15 Minuten reagieren etwa weitere 55%. Der Eintritt der Reaktion kann aber auch erst innerhalb von 2 Stunden (in 15%) oder noch später (in 5%) erfolgen. Auffällig ist bei etwa 50% der Erkrankten eine bereits nach geringen Mengen eintretende Alkoholintoleranz (Einzelheiten s. Übersichten von VIRCHOW 1976, GRONEMEYER 1979, DUKOR u. Mitarb. 1980, THIEL u. FUCHS 1983).

Asthma bronchiale als sinubronchiales Syndrom

Eine nicht geringe Zahl von Asthmapatienten weist eine polypöse Rhinosinupathie oder nicht selten auch eine chronisch eitrige Sinusitis maxillaris mit oder ohne Polypenbildung auf. In der überwiegenden Anzahl dieser Fälle gehen die Affektionen der Nasennebenhöhlen der Asthmaerkrankung um viele Jahre voraus. Fast pathognomonisch für diese Patienten ist eine überdurchschnittliche Gewebe- und Sekreteosinophilie sowie eine gesteigerte Hyperreaktivität des Bronchialsystems. Infekte der tieferen Atemwege komplizieren oft das Krankheitsbild. Häufig besteht eine Koinzidenz mit einer Antiphlogistika-Intoleranz. Bisher nicht bewiesen ist, ob diese Koinzidenz von polypöser Rhinosinupathie, Sinusitis, Eosinophilie, bronchialer Hyperreaktivität, Infektanfälligkeit und fakultativer Antiphlogistika-Intoleranz in einem Kausalzusammenhang steht. In seltenen Fällen ist dieses „Syndrom" mit einer allergischen Atemwegserkrankung kombiniert. Typisch für diese Asthmaform ist eine Erkrankungsmanifestation um das 40. Lebensjahr. Frauen scheinen häufiger betroffen zu sein als Männer. Die möglichen pathogenetischen Zusammenhänge sind bisher nicht erwiesen, Reflexmechanismen (N. vagus) werden diskutiert.

Asthma durch psychische Gestaltungsformen

Daß die Ausbildungsstärke der Symptome bei Asthma bronchiale der psychischen Beeinflussung unterliegt, ist eine auf vielfältigen klinischen Erfahrungen und Beobachtungen beruhende unbestreitbare Tatsache. HANSEN (1927, 1930, 1957) hat immer wieder die Abhängigkeit der Reaktionsstärke von der Stimmungslage des Patienten betont und experimentell gezeigt, daß der Asthmaanfall selbst sowohl durch „gemütliche" Erregungen hervorgerufen als auch unterbrochen werden kann. Das Ausmaß der asthmatischen Beschwerden steht in direkter Abhängigkeit von der momentanen vegetativen Erregbarkeitsschwelle, indem z. B. eine früher unterschwellige Allergenmenge Reizwert erhält bzw. überschwellig wird oder umgekehrt. Darüber hinaus kann die Auslösbarkeit von Asthmaanfällen (sekundär) abhängig werden von sog. „Signalmerkmalen" der Objekte nach dem Modell des bedingten Reflexes (NOELPP u. NOELPP-ESCHENHAGEN 1956). Als Signalmerkmal ist hierbei ganz allgemein irgendeine Teilsituation des komplexhaften, psychophysischen Asthmageschehens zu verstehen, sei es auch nur die Angst vor erneuten Rezidiven. In dieser Beziehung bedeutet eine psychotherapeutische „Heilung" in erster Linie die Unterbrechung des Bedingungsreflexes, d. h. die Auslöschung der Signalmerkmale.

Die aus psychosomatischer Betrachtungsweise gegebenen Anschauungen über das Wesen des Bronchialasthma sind in vielerlei Beziehung trotz sehr umfangreicher Untersuchungen und Veröffentlichungen in grundsätzlichen Fragen nicht einheitlich (GRONEMEYER u. FUCHS 1967). Dies betrifft sowohl eine definierte Charakter- und Persönlichkeitsstruktur des Asthmatikers als auch das Vorhandensein einer spezifischen auslösenden Konfliktsituation sowie ferner die Frage nach einer psychisch bedingten Organdetermination im Sinne der Symbollehre bzw. der Ausdrucksphänomenologie. Die eine spezifische Persönlichkeitsstruktur ausmachenden Charakteristika wie Neurotizismen, „inneres Gestrafftsein", unfrohe Lebensgrundstimmung, habituelle Daseinsangst, Unfähigkeit zu eigenen Verhaltenskorrekturen, aggressives Antriebserleben, egozentrische Charakterzüge, mangelnde Hingabefähigkeit u. a. m. sind insgesamt in ihrer primären pathogenetischen Bedeutung nicht gesichert. Wenn auch ihr Vorkommen im Einzelfall *nicht* bestritten werden soll, so ist jedoch bisher nicht der Beweis dafür erbracht, daß es sich hierbei nicht um *sekundäre*, krankheitsdependente Persönlichkeitsverformungen handelt, die sich mit zunehmender Schwere der bronchialasthmatischen Erkrankung entwickeln und kontinuierlich, parallel zur Erkrankungsdauer, auftreten, wie dies bei anderen chronischen Erkrankungen nicht minder der Fall ist (Rheuma, Magen-Darm u. a.). Diese Auffassung, und das sei nochmals betont, widerspricht keinesfalls der Bedeutung, die psychische Gestaltungsfaktoren für die *Ausprägungsstärke* und *Anfallshäufigkeit* des Asthma bronchiale besitzen, und negiert damit keinesfalls die möglichen Erfolge einer psychotherapeutischen Beeinflussung (HANSEN 1927). Aufgrund der ermittelten Behandlungsergebnisse lassen sich sehr wohl eine Über-Ich-Entlastung, ein Abbau von Hemmungen wie von aggressiven Impulsen, eine Angstdämpfung und Abschwächung depressiver Tendenzen u. a. m. erreichen. Als unbewiesen muß jedoch weiterhin gelten (u. a. SCHMENGLER 1972), daß die Entstehung eines Bronchialasthma bzw. die Auslösung der ersten Anfälle „originär einer psychischen Ursache zur Last gelegt werden kann" – hingegen steht als unbestritten fest, daß „spätere Anfälle durch seelische Einwirkungen im allgemeinen Sinne ausgelöst, gefördert oder unterschwellig werden" können (HANSEN 1930).

Mischformen
Wie bereits betont (s. S. 3.103), zeigen nicht nur die verschiedenen klinischen Verlaufsformen häufige und fließende Übergänge, sondern in gleicher Weise gilt dies auch für die unterschiedliche, oft abgrenzbare Ätiopathogenese. Nur relativ selten bleibt ein monovalentes allergisches Asthma bronchiale auch in seinem weiteren Verlauf als solches bestehen, sondern in der Regel verbreitert sich mit der Zeit nicht nur das Spektrum der auslösenden Allergene, sondern wird auch die primäre Pathogenese, z. B. durch Hinzutreten rezidivierender oder haftender Infekte kompliziert. Als *sekundäre* Entzündungsfolge steigert sich – wie bereits ausgeführt (s. S. 3.103) – die bronchiale Hyperreaktivität so, daß nunmehr die ganze Skala unspezifischer Reize an der Auslösung und Intensität obstruktiver Dyspnoe-Attacken beteiligt ist, häufig sogar die Führung übernimmt. In gleicher Weise können erlebnisbedingte psychische Gestaltungsfaktoren in zunehmendem Maße vordergründig werden und den weiteren Krankheitsdekurs prägen.

In bezug auf die Entwicklung und das Vorliegen von „Mischformen" besagen die beiden hier aufgeführten Beispiele, daß auch hinsichtlich der primären Ätiopathogenese Wechsel und Wandel zur Verlaufsregel gehören. Hieraus erwächst das diagnostische Gebot, sich in der Betreuung von chronisch rezidivierenden Asthmakranken stets von neuem zu vergewissern, ob die primär erwiesene Entstehungsweise noch uneingeschränkte Gültigkeit besitzt, und immer wieder auszuloten, ob und in welchem Ausmaß bereits andere, neu hinzugetretene Krankheitsfaktoren, u. U. mehr als die bisherigen, einer dringlichen therapeutischen Berücksichtigung bedürfen.

Berufsbedingtes Asthma bronchiale
Primär exogen-allergisches Asthma bronchiale. Die allergische Pathogenese ist nur eine der möglichen Entstehungsweisen des gewerblichen Asthma und seiner Äquivalente.
Im Gegensatz zu den primär chemisch-irritativen (toxischen) und physikalisch-irritativen (durch Wärme, Kälte und inerte Stäube) ausgelösten Asthmaformen besitzt das allergische berufsbedingte Asthma bronchiale ein abgerundetes klinisches Bild, eine zuverlässige, zumutbare Diagnostik, kausale therapeutische Möglichkeiten wie auch gesicherte Grundlagen für eine sozialrechtliche Beurteilung der Entschädigungspflicht.
Unter dem Aspekt einer möglichen Sensibilisierung unterscheidet sich das Berufsmilieu im wesentlichen in zweierlei Hinsicht von unserem „natürlichen" Lebensraum (GRONEMEYER 1958):
– durch die berufsspezifische, massive Exposition (s. u. a. Allergenkatalog, Tab. 3.**19**).
– durch die aggressive Potenz mancher beruflicher Allergene („aufgezwungene" Sensibilisierung).

Die Exposition gegenüber dem Arbeitsstoff ist in erster Linie durch die zeitliche Dauer ausgezeichnet, d. h. durch die meist monate- und jahrelang sich ständig wiederholende Begegnung mit dem Allergen. Im Gegensatz zu vielen „spontanen" Sensibilisierungen besteht bei professionellen allergischen Asthma bronchiale eine kontinuierliche Exposition. Sie ist gegenüber gewerblichen Allergenen wesentlich gekennzeichnet durch ihre besondere Intensität, die durch den technischen Arbeitsvorgang, durch die speziellen Verhältnisse des Arbeitsplatzes und schließlich durch den Wechsel und Wandel der Arbeitsmethodik bedingt ist. Bei der Erhebung der Arbeitsanamnese muß daher besonders auf die genaue Erfassung des Arbeitsvorganges sowie die Einrichtungen des Arbeitsschutzes wie das Vorhandensein von Absaugvorrichtungen u. a. m. geachtet werden. Die Arbeitsmethodik selbst erstellt häufig erst die massiven Expositionsbedingungen, die zur Entstehung eines professionellen, allergischen Asthma bronchiale führen, wie etwa die Verwendung von Spritzpistolen beim Auftragen von Farben oder die Verstäubung von Arbeitsstoffen durch Düsen, z. B. früher im Druckereigewerbe, oder die massive Staubentwicklung an den verschiedenartigen Arbeitsplätzen, z. B. in den Schleifereien der Holzindustrie, in Verlade- und Lagerräumen, in Silos, in Kardenräumen, in der Jute- und Hanfindustrie, in landwirtschaftlichen Betrieben, in Mühlen- und Bäckereibetrieben, bei Kaffeeverlesern, bei Kaffeeriechern (GRONEMEYER u. FUCHS 1967) und vielen anderen Industriezweigen. HANSEN (1957) ist daher zuzustimmen, wenn er in Anbetracht der durch das Berufsmilieu bedingten besonderen Expositionsverhältnisse das gewerbliche Asthma bronchiale als eine „aufgezwungene" Sensibilisierung charakterisiert hat.

Die oft hohe Allergenpotenz vieler Arbeitsstoffe ist für das Zustandekommen des gewerblichen allergischen Asthma bronchiale von besonderer Bedeutung. Ein Maßstab hierfür ist die Ausprägung des *Sensibilisierungsgrades,* der sich durch die sog. „Hauttitration", d. h. den Intrakutantest mit steigenden Allergenverdünnungen (meist Zehnerpotenzen) zur Darstellung bringen läßt. Bei verschiedenen, bekannten professionellen Allergenen wurden von uns Hauttitrationswerte von 10^{-6} an aufwärts bis zu 10^{-10} und höher beobachtet, ein Umstand, der bei der Diagnostik (Testung) zur Vermeidung von Schockzwischenfällen der Berücksichtigung bedarf. Als klinischer Ausdruck eines überhöhten Sensibilisierungsgrades gelten die meist in Spuren mittelbar, z. B. durch Zweitpersonen, übertragenen Allergenmengen für die Asthmalösung (sog. „derivative Allergie" – FUCHS, 1954, s.1979), desgleichen in der Diagnostik der positive Ausfall des Reibtests (s. Diagnostik, Bd. III) mit dem nativen Allergen.

Tabelle 3.21 Berufliche Inhalationsallergene und „Sensibilisierungsindex" (nach *Fuchs* 1982)

Mehl (Bäckereibetriebe, Landwirtschaft usw.)	26–44%	(*Pestalozzi* u. *Schnyder* 1955)
Insektenallergene (Biologe, Zoologe usw.)	ca. 50%	(*Frankland* 1953; *Fuchs* u. *Gronemeyer* 1959)
Gummi arabicum (Drucker)	30–60%	(*Gronemeyer* et al. 1960)
Rizinus (Schrot, Preßkuchen-Düngemittel)	41%	(*Gheorghiu* 1970)
Kraftfutter (Soja, Tapioka, Luzerne u. a.)	15–18%	(*Gheorghiu* 1970; *Ordman* 1958)
Naturseide (Textilindustrie) (Seidenraupenzucht) Serizin	23%	(*Fuchs* 1955; *Kobayashi* 1974)
Streptomycin (Pflegepersonal)	ca. 30%	(*Gheorghiu* 1970)
Lykopodium (Gummiindustrie, Apotheker)	20%	(*Rebohle* 1963)
Getreidestäube (Siloarbeiter, Müller usw.)	10,8%	(*Gheorghiu* 1970)
Proteasen (Waschmittelindustrie, pharmazeutische Industrie)	50%	(*Wüthrich* u. *Schwarz-Speck* 1970; *Baur* u. Mitarb. 1979)
Platinsalze (Petrochemie, Schmuckindustrie Zahntechnik, Chemotechnik)	60%	(*Schultze-Werninghaus* 1978)

Tabelle 3.22 Stäube und Aerosole als häufige Berufsallergene (nach *Gronemeyer*)

Mischallergene	Solitärallergene
Haarstaub	Rohkaffeebohnenstaub
Mehl- und Kleiestaub	Proteasen
Federnstaub	Insektenstaub
Polsterstaub	Rizinusbohnenstaub
Drogen- und Medikamentenstaub	Rohseidenstaub (Serizin)
	Gummi-arabicum-Staub
Blütenstaub	Lykopodium
Kosmetikastäube und Aerosole	
Futtermittelstaub	
Diverse Pilzsporen	
Holzstäube	
Duftstoffaerosole	

Tabelle 3.23 Auslösende chemische Reizstoffe (nach *Reichel* 1978)

A *Leicht flüchtige organische Substanzen:*
Acetaldehyd, Acrolein, Äthylenimin, Chlorameisensäureäthylester, Diazomethan, Dichlordiäthyläther, Formaldehyd, Phosgen

B *Schwer flüchtige organische Substanzen:*
Dimethylsulfat, manche Isocyanate, Naphthochinon, organische Säureanhydride, z. B. Maleinsäureanhydrid und Phthalsäureanhydrid, p-Phenylendiamin

C *Leicht flüchtige anorganische Substanzen:*
Ammoniak in hohen Konzentrationen, Bortrifluorid, Chlorwasserstoff, Fluorwasserstoff, Halogene, z. B. Chlor, Brom und Jod, Nitrose Gase, Phosphortrichlorid, Phosphorpentachlorid, Phosphoroxichlorid, Schwefeldioxid, Schwefelwasserstoff, Sulfurylchlorid, Thionylchlorid

D *Schwer flüchtige anorganische Substanzen:*
Verschiedene Metallstäube oder Rauche, z. B. Nickelcarbonyl, Platinverbindungen, Cadmiumoxid, Vanadiumpentoxyd, Mangan-, Beryllium-, Chrom- und Arsenverbindungen, Säure und Basen, z. B. Salpetersäure, Salzsäure, Schwefelsäure, Kalilauge, Natronlauge usw.

Wichtig für die Charakterisierung eines Stoffes als professionelles Allergen ist ferner die Ermittlung des sog. *Sensibilisierungsindex,* d. h. die prozentuale Anzahl der Sensibilisierten zur Gesamtzahl der Exponierten (Tab. 3.21) sowie der häufig anzutreffende „kollektive Befall" unter der exponierten Arbeiterschaft, ja u. U. sogar der Bewohner der exponierten Umgebung – sog. „endemisches" Asthma bronchiale, wie das Beispiel der Rhizinusbohnenstaub-Allergie lehrt.

Ein nicht geringer Teil der Stoffe, die im Katalog (s. Tab. 3.21) als berufliche Allergene aufgeführt sind, kommt auch im außerberuflichen Milieu vor und führt insbesondere bei konstitutionell veranlagten Personen zu Sensibilisierungserscheinungen (z. B. Tierhaare, Federn, Pilzsporen u. a.). Die Begegnung mit dem Allergen als solchem kann somit allein den Tatbestand einer berufsbedingten Sensibilisierung nicht erfüllen bzw. nur dann, wenn der Kontakt mit dem beruflichen Allergen vorwiegend an den Arbeitsplatz gebunden ist.

Einen Überblick über die hauptsächlichen beruflichen Mischallergene sowie einige besonders wichtige Solitärallergene vermittelt Tab. 3.22. Die Gegenüberstellung von Mischallergenen zu Solitärallergenen ist durch die Tatsache begründet, daß bei den sog. Mischallergenen häufig larvierte Zusätze und obligate Verunreinigungen zu einer professionellen Sensibilisierung führen können, was bei der Diagnostik Berücksichtigung finden muß.

Primär chemisch-irritatives (toxisches) Asthma bronchiale. Im Gegensatz zu der primär allergischen Atemwegsobstruktion gestaltet sich der Nachweis des Kausalzusammenhanges bei primär chemisch-irritativem (toxisch) berufsbedingtem Asthma bronchiale wesentlich schwieriger (Tab. 3.23).

Eine einfache und routinemäßig durchführbare Diagnostik gibt es nach wie vor aus mancherlei Gründen nicht. Die pharmakologischen Funktionsprüfungen des bronchopulmonalen Systems (inhalativer Histamin-, Acetylcholin- und Isoprenalin-Test) vermögen zwar in latenten Krankheitsstadien die bronchiale Hyperreaktivität und damit das Vorliegen einer Asthmabereitschaft bzw. einer stattgehabten „Asthmatisierung" zu bestätigen, sind aber als solche unspezifisch und können somit zur Erkennung der schädigenden Noxe keine Hilfe bieten. Aber nicht nur die pharmakodynamischen Prüfungen des bronchopulmonalen Systems sind unspezifisch, sondern in den meisten Fällen auch die Expositions- und Provokationsproben mit der angeschuldigten chemischen Noxe selbst. Die bei chemisch-irritativem Asthma bronchiale resultierende bronchiale Hyperreaktivität kann in gleicher Weise nicht nur durch den vermuteten Schadstoff, sondern auch durch andere bronchiale „reizunspezifische" Stoffe provoziert werden, wie von GRONEMEYER (1958) am Beispiel des Desmodur-Desmophen-(Isocyanat-)Asthma und von REICHEL (1978) für weitere Schadstoffe gezeigt werden konnte.

Die Durchführung von inhalativen Provokationsproben mit chemisch-irritierenden Substanzen ist sehr viel schwieriger und aufwendiger als mit Allergenaerosolen, wobei auf die mitgeteilten Testmethoden von WOITOWITZ u. Mitarb. (1979) sowie von PEPYS u. FUCHS (1979) ausdrücklich verwiesen sei.

Trotz mancherlei Bemühungen bleibt der Beweis einer berufsbedingten primär chemischen Verursachung verschiedener Asthmaformen weiterhin problematisch.

Nach REBOHLE (1969) bleibt einzig und allein als Stütze für einen möglichen Kausalzusammenhang die „Indizienargumentation" mit folgenden Kriterien:

a) Genaue Erhebung der Vorgeschichte in bezug auf Bindung an Arbeitsplatz und Arbeitszeit sowie auf Erscheinungsfreiheit und Beschwerdefreiheit an den Wochenenden und in den Ferien. Wegen möglicherweise tendenziöser Färbung der Vorgeschichte ist eine Arbeitsplatzbesichtigung im Individualfall sicher aufschlußreich, doch vom begutachtenden Kliniker selten realisierbar.

b) Häufige oder ständige Überschreitung arbeitshygienischer Normen. Es wird in diesem Zusammenhang auf die sog. MAK-Werte (**M**aximale **A**rbeitsplatz-**K**onzentration), ferner auf Staubnormen und Arbeitsplatzklimawerte hingewiesen.

c) Die angeschuldigte Noxe muß sicher schädigen können, d. h. Nachweis der toxischen Potenz der am Arbeitsplatz gemessenen Dosis.

d) Außerberufliche Faktoren (z. B. Zigarettenrauchen) dürfen nicht überwiegen.

Der Katalog der chemischen asthmogenen Reize ist umfangreich (s. Tab. 3.**23**). Er ist entsprechend der industriellen Entwicklung häufigen Änderungen unterworfen, was die Beurteilung eines evtl. Kausalzusammenhanges weiter erschwert.

Die zunehmende Kenntnis über die chemisch-irritative Einwirkung eines Stoffes führt sowohl zu entsprechenden Präventivmaßnahmen wie auch zur Synthese neuer Verbindungen, die inhalativ weniger toxisch sind (Beispiel: Isozyanate). Daß Metallverbindungen pathogenetisch sowohl als potente Allergene wie auch als Reizstoffe auf die Bronchialschleimhaut einwirken können (Chrom, Platin, Gold, Quecksilber, Vanadium usw.), soll in der Diagnose möglichst zum Ausdruck kommen.

Das berufsbedingte, allergische und das chemisch-irritative (toxische) Asthma bronchiale gehören als „*obstruktive Atemwegserkrankung*" zu den anzeige- und entschädigungspflichtigen Berufskrankheiten nach Ziffer 4301 und 4302 der geltenden Berufskrankheitenverordnung. Hinsichtlich der Beurteilung der Zusammenhangsfrage sei auf den Gesetzestext und auf die Merkblätter des Bundesarbeitsministeriums verwiesen.

Krankheitsbild

Anamnese

Wie bei allen „Schockfragmenten", so ist ganz besonders beim allergischen Asthma bronchiale die Erhebung einer allergologisch ausgerichteten Spezialanamnese ein integrierender Bestandteil der diagnostischen Methoden.

Wir verweisen auf die Ausführungen über Grundzüge der klinischen Allergiediagnostik (Bd. III) sowie die dem Asthma bronchiale zugrundeliegenden unterschiedlichen immunologischen Reaktionstypen (Sofortreaktion – Typ I = IgE-Antikörper und „verzögerte" Sofortreaktion – „Arthus" – Typ III = präzipitierende IgG-Antikörper).

Klinischer Befund und Verlauf

Während nach Auffassung besonders älterer, aber auch mancher heutiger Autoren das Asthma bronchiale als eine ausschließliche Anfallskrankheit charakterisiert wird, ist u. E. hierdurch das Leiden in seiner Komplexität keineswegs ausreichend definiert (SCHMENGLER 1959).

Kennzeichnend und gemeinsam für alle Asthmaformen ist eine Dyspnoe durch bronchiale Obstruktion, die in ihrer vollen Ausprägung besonders im akuten Asthmaanfall sowie im Status asthmaticus sichtbar hervortritt. Als „Asthmaanfall" bezeichnen wir einen zeitlich begrenzten, oft mit außerordentlicher Plötzlichkeit und Heftigkeit auftretenden Zustand von Dyspnoe, als dessen Hauptsymptome Keuchatmung und Distanzgiemen, unterbrochen von Hustenattacken und Expektoration eines zähen „perlartigen" Sputums imponieren. Als Prodromi, insbesondere beim allergisch ausgelösten Asthma bronchiale, deuten Husten- und Niesanfälle sowie Rhinorrhoe, verbunden mit Augenjucken, Kopfschmerz, Übelkeit, Verdauungsstörungen und vermehrter Diurese und Müdigkeit auf den drohenden Anfall hin. Da das an sich schon kurze Inspirium infolge der erschwerten Exspiration vorzeitig einfällt, entwickelt sich eine progrediente Blähung des Thorax (akutes Volumen pulmonum auctum oder sog. akutes Anfallsemphysem), das mit tiefsitzenden, gürtelförmigen Brustschmerzen, einem Gefühl der Beengung, vermehrtem Thoraxumfang und Verschiebung der Atemmittellage nach der inspiratorischen Seite einhergeht. Bei dem noch weichen Thorax des Kindes führt die inspiratorische Dehnungsstellung, insbesondere bei länger bestehender und erhöhter Anfallsbereitschaft, zu einer typischen Deformierung, dem sog. Thorax piriformis, verbunden mit Rundrücken. Die vermehrte Atemarbeit ist nur unter Mitwirkung der auxiliären Atemmuskulatur möglich. Die anfänglich trockenen, besonders quälenden Hustenanfälle lindern sich erst, sobald das zähe, „perlartige" oder „sagokornartige" Sputum in ausreichender Menge herausbefördert ist. Die Haut im Asthmaanfall ist feucht, bei schweren Zuständen zunehmend zyanotisch. Die Hals- und Zungenvenen sind prall gestaut. Die charakteristischen Auskultations- und Perkussionsbefunde („trockene" Rasselgeräusche, hypersonorer Klopfschall u. a.) vervollständigen das klinische Bild.

Status asthmaticus

Vom akut einsetzenden Asthmaanfall wie auch von der progredienten obstruktiven Dyspnoe ohne Paroxysmus bestehen fließende Übergänge bis hin zum Status asthmaticus. Die Definition ist insofern schwierig, als seine Entwicklung sowohl den stabilisierten schweren Asthmatiker wie auch akut auftretendes Asthma bronchiale mit lebensbedrohlicher respiratorischer Insuffizienz betrifft.

Die American Thoracic Society beschreibt einen Status asthmaticus als eine akute asthmatische Attacke, bei der der Schweregrad der Bronchialobstruktion entweder von Anfang an besteht oder von zunehmender Schwere ist und *nicht* durch die übliche Behandlung mit Epinephrin oder Theophyllin beherrscht werden kann.

Die Definition kann sich auch auf folgende funktionsanalytische Daten beziehen: Eine akute pulmonale Insuffizienz infolge einer Atemwegsobstruktion, die länger als 24 Stunden bestanden hat. Im Zustand des Status asthmaticus kann die Sekundenkapazität (FEV_1) weniger als 1,0 l betragen, das Ansprechen auf Bronchodilatatoren ist gering oder fehlt. Auch die Vitalkapazität ist auf etwa 1 l reduziert (auskultatorisch „stille Lunge"). Klinisch finden sich eine zentrale und periphere Zyanose, ein Pulsus paradoxus, möglicherweise eine Bewußtseinsstörung (sog. CO_2-Narkose) oder eine völlige Erschöpfung. Das pCO_{2a} ist deutlich erhöht, das pO_{2a} liegt unter 60 mmHg). Oft finden sich Rechtsherzbelastungszeichen im EKG.

Auf jeden Fall ist der Status asthmaticus eine lebensbedrohliche Form einer obstruktiven Dyspnoe, die in jedem Fall im Krankenhaus zu behandeln ist und eine intensive Überwachung erfordert (s. Therapie).

Asthmatische Bronchitis

Zu den subakuten Verlaufsformen der Dyspnoe durch bronchiale Obstruktion gehört die (chronische) „eosinophile asthmatische Bronchitis", die besonders in den Frühstadien gewerblicher Asthmaentstehung wie aber auch bei der Pollinosis über größere Zeiträume ein häufiges Vorkommnis darstellt, das u. E. als „Asthmaäquivalent" eine viel zu geringe Aufmerksamkeit und häufig verfehlte ätiologische Abklärung erfährt (GRONEMEYER 1956).

Für *alle* klinischen Verlaufsformen gilt – und das sei abschließend noch einmal ausdrücklich betont –, daß *fließende* Übergänge ein geradezu *regelhaftes* Ereignis im Krankheitsdekurs darstellen. Dies betrifft in gleicher Weise je nach erreichtem Krankheitsstadium die unterschiedlichen pathogenetischen Anlässe.

Spezielle Untersuchungsbefunde

Sputum: Das makroskopisch sago- oder perlartig aussehende, meist farblose Sputum mit erhöhter Viskosität enthält mikroskopisch Curschmannsche Spiralen (Bronchialausgüsse), Charcot-Leydensche Kristalle (Reaktionsprodukte der eosinophilen Granula) und zumeist massenhaft eosinophile Zellen, die keineswegs immer Ausdruck einer exogen-allergischen Verursachung sind.

Röntgenbefund: vermehrter Luftgehalt der Lungen, Verharren in Inspirationsstellung mit Querstellung der Rippen, Erweiterung der basalen Zwischenräume, glocken- und faßförmige Deformierung des Thorax, Tiefstand sowie biphasischen Bewegungsabläufen der Zwerchfelle (Röntgenkymogramm).

EKG (im Anfall): Sinustachykardie, hoch-spitzes P in Ableitung II und III sowie aVF (P pulmonale); Übergangszone nach links verschoben.

Funktionsdiagnostik*

Die Lungenfunktionsdiagnostik erfüllt mehrere Aufgaben:

1. Sicherung der Krankheitsdiagnose durch den objektiven Nachweis der bronchialen Obstruktion (qualitativ),
2. graduelle Objektivierung der gestörten pulmonalen Funktion im Individualfall (quantitativ),
3. Aufdeckung einer latenten Bronchialobstruktion bzw. einer bronchialen Hyperreaktivität,
4. Überwachung der Therapie.

Bevorzugt sind Methoden, die unabhängig von der Mitarbeit des Patienten sind. Pharmakodynamische Proben (Broncholysetests) ermöglichen darüber hinaus die Abschätzung der Reversibilität einer Bronchialobstruktion und eine gewisse Differenzierung zwischen zentral und peripher gelegener Obstruktion, andererseits kann durch quantitative Inhalation von Pharmaka (Acetylcholin und synthetische Derivate, Metacholin, Carbachol oder Histamin) das Ausmaß der bronchialen Hyperreaktivität erfaßt werden durch die Bestimmung eines Schwellenwertes. Die obstruktive Dyspnoe als klinisches Korrelat der Bronchialob-

---

* In bezug auf die apparativen Bestimmungsmethoden der hier erwähnten Funktionsgrößen verweisen wir auf die entsprechende Spezialliteratur.

struktion manifestiert sich sowohl in Ruhe wie auch bei körperlicher Belastung; dabei ist oft eine Auxiliaratmung zu beobachten. Immer ist die Exspirationszeit im Verhältnis zur Inspirationszeit verlängert, so daß der Atemzeitquotient 2,0 und mehr betragen kann (normal = 1,1–1,4). Für die Routine-Diagnostik einschließlich Verlaufskontrollen sind nur die nichtinvasiven Verfahren geeignet, wobei immer eine Ergänzung verschiedener Meßparameter erfolgen muß, die jeder für sich allein eine nur beschränkte Aussagekraft haben.

Die Atemwegsobstruktion hat ihr funktionelles Korrelat in einer Strömungsbehinderung in den Atemwegen. Der Strömungswiderstand R ist abhängig vom Druck P, der für eine bestimmte Strömung $\dot{V}$ erforderlich ist:

$$R = \frac{P}{\dot{V}} \; (cmH_2O \cdot s/l \; bzw. \; kPa \cdot s/l)$$

Eine der einfachsten Methoden der indirekten Messung des Atemwiderstandes bei forcierter Exspiration ist die Bestimmung der 1-Sekunden-Kapazität (FEV_1 = forciertes Exspirationsvolumen in der ersten Sekunde) und die Messung der relativen Sekundenkapazität (= FEV_1 in Prozent der Vitalkapazität). Für jede Altersgruppe gibt es Mindestsollwerte.

Bei ausgeprägter bronchialer Obstruktion verschiebt sich die Atemmittellage des Patienten in Richtung der Totalkapazität, die Vitalkapazität nimmt damit ab. Es ergibt sich funktionsanalytisch häufig das Bild einer obstruktionsbedingten restriktiven Ventilationsstörung.

Dynamische Atemgrößen sind ebenfalls typisch verändert; erniedrigt sind der Atemgrenzwert, die maximale exspiratorische Atemstromstärke (Peak-Flow und Pneumometerwert), d. h. die maximale Atemstromstärke, die bei forcierter Exspiration erreicht werden kann.

Die Atemstromstärke wird bestimmt mit Hilfe der Pneumotachographie, durch elektronische Integration des Flusses $\dot{V}$ wird auch das Volumen V bestimmt.

Mit Hilfe der Blutgasanalyse aus dem hyperämisierten Ohrläppchen ist eine Aussage möglich über die alveoläre Ventilation, somit über das Verhältnis zwischen Belüftung und Durchblutung. Die Bestimmung des pO_2 und des pCO_2 in Ruhe ermöglicht eine Aussage über eine mögliche aktuelle Partial- und/oder Globalinsuffizienz. Die Bestimmung beider Parameter unter körperlicher Belastung (am Fahrradergometer) gibt darüber hinaus Aufschluß über das Ausmaß der Einschränkung des pulmonalen Gasaustausches aus funktioneller Sicht.

Diagnostische Inhalationsproben
Broncholysetests

Sympathomimetika (Adrenalin und Derivate) können für die Diagnostik der Bronchialobstruktion herangezogen werden. Isoprenalin ist durch moderne β_2-Sympathomimetika abgelöst worden. Broncholysetests können Anwendung finden zum Nachweis
– eines in Frage stehenden muskulären Bronchospasmus und
– (bedingt) zur Abschätzung der funktionell-reversiblen Funktionseinschränkung im Vergleich zur organisch-irreversiblen Funktionsminderung (komplette oder partielle Reversibilität einer bronchialen Obstruktion), zur Abgrenzung einer obstruktionsbedingten gegenüber einer nichtobstruktivbedingten Einschränkung der Vitalkapazität (restriktive Ventilationsstörung). Das Ergebnis einer solchen Probe hat therapeutische Bedeutung insofern, als mit Hilfe von Broncholysetests ein adäquates β_2-Sympathomimetikum für die Therapie hinsichtlich seiner Wirkung (und Nebenwirkung) ausgewählt werden kann.

Zur *Durchführung von Broncholysetests* werden 2–3 Hübe eines β_2-Sympathomimetikum (Fenoterol, Salbutamol u. a.) inhaliert. Je nach Fragestellung und je nach Meßparameter ist eine Mindeständerung, z. B. bei Benutzung der Oszillationsmethode von mindestens 50, besser 100%, oder ein Anstieg der FEV_1 von mindestens 15–20% erforderlich.

Inhalative Provokationstests

a) Mit Acetylcholin, Carbachol, Metacholin, Histamin. Inhaliertes Acetylcholin (auch Metacholin, Carbachol oder Histamin) haben einen dosisabhängigen bronchospastischen und tussigenen Effekt. Die Schwellendosis, bei der sich ein signifikanter Bronchospasmus nachweisen läßt, liegt für Acetylcholin beim Gesunden um 10 mg Acetylcholinchlorid (1 ml einer 1%-Lösung), bei Asthmatikern sowie Bronchitikern (und auch Rauchern) – auch im beschwerdefreien Intervall – unterhalb der von Gesunden tolerierten Dosis meist zwischen 1,0 mg und 5,0 mg (= 1 ml einer 0,1–0,5%-Lösung) („Sensibilité des effecteurs moteurs" nach TIFFENEAU). Eine erhöhte bronchomotorische (-spastische) Bereitschaft liegt dann vor, wenn die Acetylcholinmenge, die einen Bronchospasmus provoziert, niedriger ist als die Schwellendosis beim Gesunden. Metacholin-, Histamin- oder Acetylcholinprovokationstests erlauben in gewissem Umfange eine quantitative Messung der bronchialen Hyperreaktivität zum Zeitpunkt der Untersuchung. Für derartige Schwellenbestimmungen werden die Pharmaka in abgestuften Dosierungen inhaliert.

b) Mit Allergenen (s. Bd. III).

Beurteilung der pulmonalen Leistungsfähigkeit des Asthmatikers

Die pulmonale Leistungsbreite ist abhängig vom Grad der Obstruktion im Bereich der peripheren Atemwege und vom Ventilations-Perfusions-Ver-

hältnis (Gasaustausch). Die pulmonale Leistungsbreite kann abgeschätzt bzw. objektiviert werden:
a) klinisch,
b) funktionsanalytisch (Lungenfunktion und Blutgasanalyse).

a) Zu den klinischen Befunden gehören Angabe über Dauer und Entwicklung der Krankheit; Kranke, bei denen sich die asthmatische Dyspnoe allmählich zunehmend entwickelt, fühlen sich durch diese wesentlich weniger leistungseingeschränkt (Anpassungs- und Gewöhnungseffekt) als Kranke mit akuter Obstruktion. Aus klinischer Sicht scheint der Gewöhnungseffekt teilweise daran zu liegen, daß eine chronisch-obstruktive Ventilationsstörung bevorzugt ihre Ursache in einer peripheren Atemwegsobstruktion hat. Der Bronchialbaum verfügt über große funktionelle Reserven. Ein Prozeß, der die Atemwege jenseits der Subsegmentbronchien betrifft, muß zu einer prozentual hochgradigen Einengung der Lichtung führen, bevor der Strömungswiderstand des Gesamtsystems merklich ansteigt.

b) Um die pulmonale Leistungsbreite objektiv zu erfassen, bedarf es
1. der Messung des Strömungswiderstandes in den Atemwegen mittels Ganzkörperplethysmographie (Rt) oder mittels Oszillationsmethode (R_{os}) oder direkt durch die Bestimmung des forcierten exspiratorischen Volumens (FEV_1) oder der maximalen exspiratorischen Atemstromstärke (Peak-Flow oder Pneumometrie);
2. der Messung des gesamten intrathorakalen Gasvolumens mittels Ganzkörperplethysmographie;
3. der Bestimmung des arteriokapillären Sauerstoff- und Kohlensäuredruckes in Ruhe und auch möglichst unter körperlicher Belastung;
4. der Abschätzung der Reversibilität der Atemwegsobstruktion durch Broncholysetests (auch für therapeutische Konsequenzen).

Die Einschränkung der pulmonalen Leistungsfähigkeit beim Asthma bronchiale ist in keinem Falle nur aus einer einzigen Serie von Meßdaten zu beurteilen, sondern wegen variabler multifaktorieller Funktionsänderungen nur durch eine Reihe von Meßgrößen als Verlaufskontrolle zu erfassen. In die Abschätzung der pulmonalen Leistungsbreite (insbesondere aus gutachterlicher Sicht) muß die Effizienz der Therapie (Bronchospasmolyse) mit eingehen.

Diagnose

Die Diagnose des Asthma bronchiale beruht auf der Anamnese, den charakteristischen klinischen Befunden, dem Nachweis der gestörten Organleistung (Lungenfunktion) sowie der Ermittlung der jeweiligen Ätiopathogenese durch spezielle Untersuchungsverfahren (bezüglich der allergischen Ätiopathogenese s. die Darstellung im Kap. Immunpathogenetisch bedingte Krankheiten, Bd. III).

Differentialdiagnose

Für die differentialdiagnostische Abgrenzung des Asthma bronchiale kommen im wesentlichen alle diejenigen Krankheitszustände in Frage, bei denen „Asthma bronchiale als Symptom", d. h. als Begleiterscheinung, einer *andersartigen Grunderkrankung* der Bronchien, der Lunge oder des Herzens auftritt (WERNER 1965 u. a.). Hierzu werden gerechnet:
1. Mechanische Verlegung der Trachea oder der Bronchien durch Adenome, Polypen, Lymphome, Bronchialkarzinome sowie durch die mechanische Einengung von außen infolge Thymushyperplasie, retrosternaler Struma, Karzinom der Thyroidea, Aneurysma der Brustaorta sowie insbesondere durch Fremdkörperaspiration.
2. Stauungen im Lungenkreislauf mit beginnendem Lungenödem infolge Linksherzinsuffizienz (akute kardiale Dyspnoe – „Asthma cardiale").
3. Interstitielle Lungenerkrankungen bei Sklerodermie, Morbus Boeck, Lymphangiokarzinose, Lungenfibrose (Hamman-Rich-Syndrom u. a.), allergische interstitielle Pneumopathien (z. B. allergische Alveolitis) und bei Pneumokoniosen mit spastischer (Begleit-?) Bronchitis.

Verlauf, Prognose, Komplikationen

Beim allergischen Asthma bronchiale sind Verlauf und Prognose wesentlich bestimmt durch die frühzeitige Abklärung der Pathogenese und speziellen Ätiologie. Die sich hierdurch ergebenden kausalen therapeutischen Möglichkeiten (strikte Allergenkarenz, spezifische Hyposensibilisierung) und ihre Erfolgschancen sind im Beitrag Rhinopathia allergica (s. Bd. III) grundsätzlich erörtert. Was die Ergebnisse der spezifischen Hyposensibilisierung anbetrifft, können die Erfolgschancen eines guten und befriedigenden Behandlungsergebnisses, auch nach eigenen Untersuchungen (WERNER u. Mitarb. 1970) mit etwa 70–80% beziffert werden, die der Allergenprophylaxe durch Sanierung des Allergenmilieus mit etwa 90%. Diese Erfolgsstatistik hat allerdings u. a. zur Voraussetzung, daß das Ausmaß der Sekundärfolgen so niedrig wie möglich ist. Hierzu gehören zunehmende Verbreiterung des Allergenspektrums, aufgepfropfte komplizierende Infekte, psychogene Mitbeteiligung und Verselbständigung, die – häufig im Akkord – durch Entwicklung einer progredienten pulmokardialen Insuffizienz die Prognose von Fall zu Fall bestimmen.

Für die nichtallergischen Asthmaformen gelten hinsichtlich der frühzeitigen Abklärung ihrer Ätiopathogenese gleichartige Postulate. Allein die Früherkennung garantiert die Ausschöpfung einer erfolgversprechenden medikamentösen Differentialtherapie. Denn eine gekonnte medikamentöse Differentialtherapie bestimmt entscheidend die Prognose des meist chronischen Krankheitsverlaufes.

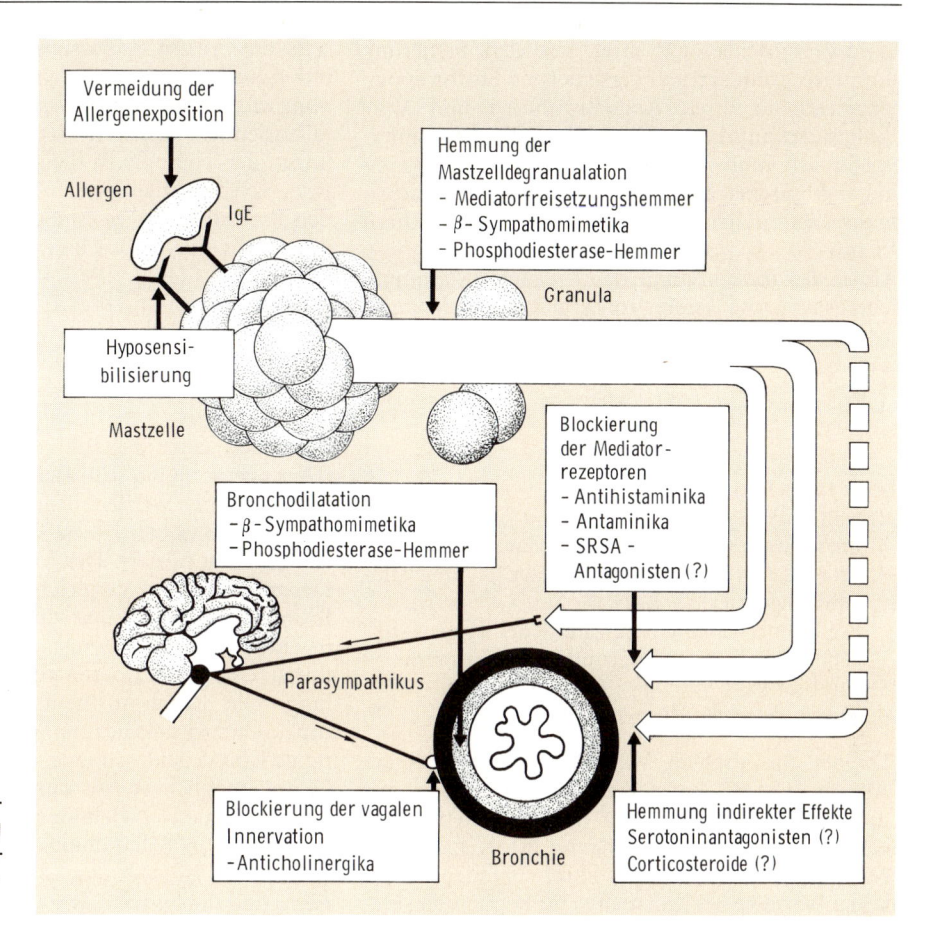

Abb. 3.43 Prophylaktische und therapeutische Möglichkeiten zur Beeinflussung des Asthma bronchiale (nach *Martin* u. *Radielovic*)

Therapie

Für die kausale und für die symptomatische Behandlung gibt es verschiedene Ansatzpunkte (Abb. 3.43).

Kausale Behandlungsprinzipien

1. Die kausale oder ätiologische „allergenbezogene" Therapie richtet sich gegen die Allergen-Antikörper-Reaktion bzw. ihre Komponenten:
   a) die Allergenkarenz (Expositionsprophylaxe) bei Typ-I- und -III-Reaktionen,
   b) die spezifische Hyposensibilisierung, auch als Immun(o)therapie bezeichnet, ausschließlich bei Typ-I-Reaktionen (s. Bd. III).
2. Bei den primär chemisch-irritativ ausgelösten Asthmaformen gehören zu den ätiologischen Behandlungsmaßnahmen die möglichst sofortige Expositionsprophylaxe mit nachfolgender Aufklärung und Erteilung von Verhaltensmaßregeln bei Vorliegen eines hyperreaktiven Bronchialsystems (s. S. 3.103) sowie die daran anschließende symptomatische Therapie.
3. Das Prinzip einer strikten Expositionsprophylaxe gilt ebenfalls für das Asthma bronchiale durch „Antiphlogistika" (s. S. 3.106).
4. Bei Infektkomplikationen gehört zu den ätiologischen Behandlungsmaßnahmen die Anwendung von Antibiotika unter Berücksichtigung der Sputumflora und ihrer Resistenz. Bei eitriger Sinusitis ist häufig eine operative Sanierung notwendig. Eine Indikation zur Adenotomie besteht in vielen Fällen bei stark hypertrophierter Rachenmandel (atemmechanisches Hindernis mit Sekundärfolgen). Eine zwingende Indikation zur Tonsillektomie besteht u. E. nur, wenn gehäuft eine fieberhafte Tonsillitis mit Abszeßbildung auftritt.
5. Inwieweit eine Psychotherapie der ätiologischen Behandlung zuzurechnen ist, ist nur von Fall zu Fall zu entscheiden unter Bezug auf die oben gegebene Darstellung der zumeist sekundären, krankheitsdependenten psychischen Prägung (s. Asthma bronchiale durch psychische Gestaltungsfaktoren, S. 3.108).

Symptomatische Behandlungsprinzipien

Die symptomatische Therapie des Asthma bronchiale hat folgende Zielsetzung: Beherrschung der akuten respiratorischen Insuffizienz, Minderung der Atemarbeit, Beschwerdelinderung bei den chronischen Verlaufsformen mit (z. T. irreparablen) Sekundärfolgen, Behandlung intermittierender, zumeist infektbedingter Komplikationen sowie Anfallsprophylaxe.

Medikamentöse Behandlung

Für die Behandlung der die Obstruktion bedingenden pathophysiologischen Faktoren („bronchiale

Trias") einschließlich ihrer nervalen Steuerung kommen grundsätzlich verschiedene Stoffgruppen entsprechend ihren Angriffspunkten und Wirkungsmechanismen in Frage. Ihr meist kombinierter Einsatz muß sich nach der jeweils vordergründigen klinischen Symptomatik unter Berücksichtigung der individuellen ätiologischen Faktoren richten.

Unter Berücksichtigung des jeweiligen Pathomechanismus und seiner vordergründigen Komponenten kommen folgende Wirkstoffgruppen zum Einsatz:

1. Spasmolytika:
   a) Theophyllin und Derivate,
   b) β_2-Sympathikomimetika,
   c) Parasympathikolytika,
2. Sekretolytika,
3. Entzündungshemmer (Glucocorticosteroide),
4. Protektiva („Mastozytenschützer", „Degranulationshemmer", s. Bd. III),
   Ergänzend kann im Einzelfall der Einsatz folgender Medikamentengruppen indiziert sein:
5. Antibiotika,
6. Sedativa, Psychopharmaka.

Da bei chronischem Verlauf häufig bereits ein Abusus besteht, kann die Therapie immer nur unter Berücksichtigung der in den letzten Tagen eingenommenen Medikamente erfolgen. Außer Morphingaben, die wegen ihrer atemdepressorischen Wirkung als Kunstfehler zu betrachten sind, ist die Anwendung folgender Medikamente *kontraindiziert* und kann zur Auslösung und Verschlimmerung asthmatischer Beschwerden bis zum Status asthmaticus führen:

— Parasympathikomimetika, z. B. Pilocarpin (Augentropfen!), Carbaminoylchlorid (Blasen-Darm-Atonie),
— Cholinesterasehemmer, z. B. Physostigmin (Glaukom), Neostigmin,
— β-Rezeptoren-Blocker.

Vorsicht ist geboten bei Anwendung von Pankreocymin, Gastrin u. a. (Fermentdiagnostik von Magen und Pankreas), Röntgen-Kontrastmittel sowie Dextran und anderen Plasmaersatzmitteln.

In bezug auf einen sinnvollen Einsatz der aufgeführten Wirkstoffe verweisen wir auf die spezifizierten Therapiehinweise für die asthmatische Krise sowie auf die Auflistung des Medikamenteneinsatzes bei den leichteren und chronischen Verlaufsformen (Tab. 3.**24**).

Von grundsätzlicher Wichtigkeit, besonders für die Behandlung von *chronischen* Verlaufsformen, ist, daß die alleinige Anwendung moderner Pharmaka nicht erfolgreich sein kann, wenn der Patient nicht aktiv in das therapeutische Konzept und seine Durchführung einbezogen wird durch die Aufklärung über den Wirkmechanismus, den Wirkeintritt und das Wirkoptimum der verabreichten Medikamente. Dabei ist von erstrangigem Stellenwert die instruktive Übertragung von Eigenverantwortung auf den Patienten sowie ärztlicherseits die präzise Anpassung der Therapie an die individuelle Beschwerderhythmik, die in ihrer Planung *ausschließlich anfallspräventiv* und *nicht* anfallsorientiert sein soll. Voraussetzung für das Gelingen der Therapie ist die gewissenhafte Führung eines zeitlich-orientierten *Anfallskalenders* durch den Patienten, der es ermöglicht, die Therapie an die „individuelle Beschwerderhythmik" sinnvoll anzupassen (THIEL 1980). Häufige Fehler in der Therapie sind: Unterdosierung der Basistherapie, zeitliche Fehlmedikation, Verzettelung der Medikamente und vorzeitige Dosisreduktion sowie anfallskurativer Einsatz anstelle eines anfallspräventiven Einsatzes.

Mit Hilfe einer apparativen Inhalationstherapie (Düsenverneblung, Ultraschallverneblung, Respiratortherapie) werden Bronchospasmolytika (β_2-Sympathikomimetika) wie auch Bronchosekretolytika lokal appliziert. Der Vorteil einer Verneblertherapie liegt im Vergleich zur Applikation des Bronchospasmolytikums durch ein Dosieraerosol in einer optimaleren Ausnutzung der Einzeldosis durch eine protrahierte kontinuierliche Verneblung. Die Respiratortherapie durch eine Überdruck-Unterdruck-Beatmung (positive intermittierende Überdruckbeatmung – IPPB* –) hat darüber hinaus möglicherweise den Vorteil der tieferen Applikation durch Dehnung der funktionellen Stenosen. Für die Behandlung des Asthma bronchiale ist eine IPPB-Beatmung allerdings relativ selten nötig und ihr Nutzen umstritten im Gegensatz zur chronisch-obstruktiven Emphysembronchitis mit respiratorischer Insuffizienz („Pink puffer").

Physikalische Behandlung

a) Die Atemgymnastik dient der Korrektur thorakaler Fehlatmung durch Umstellung auf Zwerchfell-Flanken-Atmung sowie dem Training der Atmungs- und Haltungsmuskulatur zur besseren Ausnutzung der Ventilationsreserven und der Steigerung des subjektiven Leistungsgefühls. Ferner ist die Atemgymnastik in modifizierter Form (Hängelage, Klopfmassage u. a.) eine wirksame *Expektorationshilfe*.

b) Bindegewebsmassage in den Segmenten Th 3–9 zur Lockerung der hypertonisierten Atemmuskulatur. Gleitende Saugwellenmassage zur Durchblutungsförderung der Haut im kutiviszeralen Reflexbereich der Lunge, Lösung von Bindegewebsverspannungen.

Atemkorrektur, Bindegewebsmassagen wie Saugwellenbehandlung werden subjektiv als sehr „erleichternd und entspannend" empfunden, wenngleich eine meßbare ventilatorische Leistungssteigerung bisher nicht erwiesen ist. Lokale, fokussierte Wärmeanwendung in der Tiefe des Gewebes mittels Elektrotherapie zur Erzielung einer hyperämisierenden Heilwirkung bei chronisch-entzündlichen Verlaufsformen

---

* intermittent positive pressure breathing

Tabelle 3.24 Zusammenfassende Übersicht der symptomatischen (medikamentösen) Therapie des Asthma bronchiale

Schwerer Anfall, Status asthmaticus, asthmatische Krise
Sofortmaßnahmen:
- Theophyllin 0,24–0,48 g, langsam i.v., anschließend Infusion (s.u.).
- Corticosteroide (keine Mischspritze): initial Prednisolon 100 mg, bei lebensbedrohlichen Zuständen 250 mg, maximal bis 2 g/Tag i.v. oder wirkungsgleiche Dosen anderer Steroide jeweils als Bolus. Anschließend *orale Fortführung* der Steroidtherapie (s. nebenan: Chronisches Bronchialasthma).
- β-Stimulatoren wie Terbutalin (bis zu 1ml = 0,5 mg als maximale Einzeldosis), sonst 0,5 ml s.c. 1–4mal täglich oder Orciprenalin 0,5–1,0 mg i.m. oder 0,25 mg (= ½ Amp.) sehr langsam i.v. bzw. Salbutamol 500 mg (8 mg/kg Körpergewicht) i.m. (evtl. alle 4 Stunden) oder 250 mg) 4 mg/kg Körpergewicht) i.v. Bei i.v. Anwendung zweckmäßigerweise Verdünnung mit physiologischer Kochsalzlösung oder 5%iger Glucose. Bei Therapieresistenz Versuch mit Adrenalin 0,3 ml s.c. halbstündlich.

Oder Infusionsbehandlung:
- Theophyllin 0,24–0,48 g als Bolus i.v. *oder* Kurzinfusion (20 Minuten) (*oder* bis 0,72 g in 250 ml 0,9% NaCl als Infusion in 1–3 Stunden) – Verweilkanüle! –, anschließend Infusion von 1–3 Amp. (à 0,24 g) in 8–12 Stunden. Tagesdosis und Blutspiegel beachten (0,9–1,0 mg/kg KG)! Dazu simultan z. B. Orciprenalin 5(–10) mg im Tropf oder Reproterol langsam i.v. unter ständiger Kontrolle und *getrennt* Glucocorticoide (s. oben), 100–250 mg Prednisonäquivalent als Bolus alle 4–6 Stunden. *Wichtig:* Flüssigkeitsersatz, im allgemeinen 2–4 Liter/24 Stunden (Kontrolle: Venendruck; cave: Rechtsherzinsuffizienz; gute Bilanzierung).

dazu:
- Inhalativ (wenn möglich): Orciprenalin (2%) 15(–25) Atemzüge, Fenoterol (0,1%) oder Salbutamol (0,5%) 4–8 Tropfen auf 1 ml Aq. dest. bzw. 0,9% NaCl-Lösung mit Kompressorgerät, besser in Form der Bird (IPPB)-Beatmung individuell dosieren, z. B. Salbutamol 0,5%-Respiratorlösung, evtl. kurzfristig wiederholen.
- Intermittierend kurzzeitig Sauerstoff, auch in Form von manueller Überdruckbeatmung über Mundstück oder Maske.

Weitere Maßnahmen:
- Antibiotika: Tetracyclin oder Ampicillin (cave: Penicillinallergie!) bzw. (besser) Cephalosporin-Derivat.
- Sekretolyse: Bromhexin mehrmals täglich 1 (= 8 mg)–2 Amp. i.v. oder evtl. als Aerosol 2–3mal täglich 1 ml Lösung 1 : 1 mit Aq. dest. verdünnt oder Ambroxol.
- Herzbehandlung (relative Indikation): Digitalis. Beachte: Hypoxie steigert Empfindlichkeit gegen Digitalis.

- Bei Unwirksamkeit der angegebenen Maßnahmen *Intubation* und *Einleitung* der *Respiratortherapie. Kriterien* sind: Abnahme von Atemfrequenz und Atemtiefe bei zunehmender Erschöpfung, akute Rechtsherzinsuffizienzzeichen, Tachykardie und arrhythmische Phasen, Blutdruckanstieg mit nachfolgendem Abfall, arterieller Sauerstoffdruck unter 50 mmHg trotz Sauerstoffzufuhr zunehmende Hyperkapnie. Ultima ratio: Bronchuslavage.

Leichtes und chronisches Bronchialasthma

Inhalation von Bronchospasmolytika. Dosier-Aerosole (Fenoterol, Salbutamol, Orciprenalin, Reproterol, u.a.) Kombination von $β_2$-Adrenergika (z. B. Fenoterol) mit Ipratropiumbromid (Atropinderivat), etwa alle 3 Stunden je 1–2 Hübe aus einem Dosier-Aerosol. Theophyllin 0,24 g oder Proxyphyllin-Dexamethason langsam i.v. 2(–4)mal täglich und/oder subkutan Orciprenalin, Terbutalin, Salbutamol u.a. – Fortführung oral: mit den oben erwähnten β-Adrenergika, Theophyllin bzw. Kombinationen.
In manchen Fällen Sedierung: z. B. Promethazin 25–50 mg oder 5–10 mg Diazepam. Vorsicht bei chronischer respiratorischer Insuffizienz! Suggestive Beruhigung, gezielte Atemtherapie! *Intervalltherapie* (auch zur Nacht): Theophyllin-Supp., Clenbuterol oral und/oder Promethazin 25 mg i.v. oder i.m. oder oral Alimenazin 5–10 Tropfen.

Wichtig:
Bei *primär hochdosierter Corticosteroidtherapie* (s. oben: Schwerer Anfall) erst *nach* Wirkungseintritt langsame *Reduzierung der Dosis*, d.h. bei Tagesdosen über 20 mg Prednisolon jede Woche etwa um 5–10 mg, unterhalb 20 mg um 1–3 mg/Woche, da Unterdosierung klinisch erst nach etwa 4 Tagen sichtbar; *langsame Dosisminderung* notwendig zur *Festlegung der individuellen Minimaldosis!*
– Bei Begleitinfekt „Ausschleichen" immer (!) unter gleichzeitigem Antibiotikaschutz, solange die Tagesdosen über 10–15 mg Prednisolon betragen. Dauer- oder Erhaltungsdosis möglichst unter der sog. Cushing-Schwellendosis: 7,5 mg Prednisolon bzw. 5 mg Triamcinolon morgens oder besser wegen der geringeren systemischen Wirkung Übergang auf Dexamethason oder Beclometason als Dosier-Aerosol, initial 3 × 4 Hübe täglich, nachfolgende Reduzierung, mit Vorgabe eines Broncholytikums, z. B. Salbutamol 3 × 1 Hub (Dosier-Aerosol).

Anfallsverhütung (Hemmung der Bronchokonstriktion)
Sie ist wirksam möglich durch die schon genannten $β_2$-Sympathikomimetika, Atropinderivate und Xanthinderivate, besonders aber durch Dinatrium cromoglicicum und Ketotifen, speziell bei exogen-allergischem Asthma bronchiale prophylaktisch bei vorhersehbarer Allergenexposition.

Auswahl der Präparate aufgrund persönlicher Erfahrung, sie stellt keine Wertung dar (s. auch *Hertle* u. *Fuchs* 1982)

---

durch Mikrowellen (Wellenlänge 12,5 cm) erzeugt subjektiv starkes Wärmegefühl und wird als „wohltuend" vielerorts empfohlen.
Bei allen physikalischen Therapiemaßnahmen, insbesondere bei den verschiedenen Massageformen und der Atemschulung, ist die psychische Führung zu aktiver Mitarbeit sowie die Sichtbarmachung des noch vorhandenen Leistungsvermögens ein wesentlicher Faktor im Gesamtkomplex des Therapieerfolges.

Klimabehandlung

Die in ihrer *individuellen* Wertigkeit sehr unterschiedlichen *Teilfaktoren* einer Klimawirkung können folgende sein:
1. Distanzierung von hausgebundenen oder beruf-

lichen Allergenen (z. B. durch allergenarmes Hochgebirgs- oder Seeklima),
2. Ausschaltung industrieller Schadstoffe und Emissionen (z. B. durch waldreiches Schonklima oder Seeklima usw.),
3. Ausschaltung psychischer Konfliktsituationen durch den mit einer Klimatherapie zwangsläufig verbundenen Ortswechsel (Beruf, Familie),
4. Ausschaltung von belastenden Klimafaktoren wie biotropen Wetterlagen, die die Anfallsneigung erhöhen (Schwüle, Föhn usw.),
5. dosierte Einwirkung klimatischer Reizfaktoren wie Ultraviolettstrahlung, Kälte, Wind, Luftfeuchte bzw. Lufttrockenheit, die sich nach einer mehrwöchigen Anpassungsphase (Abhärtung, Akklimatisation usw.) vielfältig auswirken,
6. Abheilung komplizierender oder ätiologischer Infekte, insbesondere trockener Katarrhe, durch Aufenthalt in der Brandungszone vorzugsweise der Nordseeküste (natürliches kochsalz- und jodreiches Aerosol).

Die Entscheidung zur Durchführung einer Klimatherapie muß differenziert betrachtet werden. Für Inhalationsallergien empfiehlt sich ein allergenarmes Milieu, so für Pollenallergiker die Nordsee durch den meist herrschenden „ablandigen" Wind oder ein Aufenthalt im Hochgebirge oberhalb der Vegetationsgrenze (z. B. oberes Engadin) – im Mai und Juni („verspätete Pollensaison"); für Hausstaubmilbenallergiker wirkt sich Hochgebirgsklima wegen der relativen Milbenarmut ebenfalls sehr günstig aus. Für infektkomplizierte Asthmaformen (Asthma bei sinubronchialem Syndrom) erweisen sich ein durchweg warmes und trockenes Klima oder ein emissionsarmes mildes Schonklima (Typ „Mittelgebirge") meist günstig. Bei den hypersekretorischen Formen (Bronchitis und Asthma bronchiale) führt bei Erwachsenen ein Aufenthalt im trocken-heißen „Wüstenklima" (z. B. Israel, Ägypten) oft zu einer längerfristigen Remission. Kinder mit Infektkomplikationen (Mischformen) ziehen aus Nord- oder Ostseeaufenthalten oft einen großen Nutzen.

Chirurgische Behandlung

Für die chirurgische Behandlung des Asthma bronchiale werden die thorakoskopische Vago- und Sympathikotomie nach Kux und die Exstirpation des Ganglion oder Glomus caroticum nach Nakayama vorgenommen. Klinisch und experimentell konnte jedoch seit langem nachgewiesen werden, daß trotz der „Denervation" der Lunge der allergenspezifische Bronchospasmus und ebenso der experimentelle Acetylcholin-Bronchospasmus auslösbar bleiben! Die sensibilisierte Schleimhaut ändert sich in ihrer Reaktivität auf inhaliertes Allergen *nicht*, desgleichen nicht die bronchiale Hyperreaktivität (GRONEMEYER u. FUCHS 1967). Nebenwirkungen der Kux'schen Operation sind u. a. Durchblutungsstörungen der Hände mit einseitigem, sehr unangenehmem Schwitzen und Kältegefühl an Hand und Kopf sowie das erschwerte Abhusten durch Sekreteindickung und seine fatalen Folgen. Nebenwirkungen der Nakayamaschen Operation sind nicht selten unschöne Narbenbildungen am Hals sowie die Entwicklung einer respiratorischen Globalinsuffizienz durch das Fehlen der Chemorezeptoren im Sinus caroticus.

Literatur

Aas, K.: The Biochemical and Immunological Basis of Bronchial Asthma. Thomas, Springfield, Ill. 1972

Clark, T. J. H., S. Godfrey: Asthma. Chapman and Hall, London 1977

Debelić, M.: Inhalativer Acetylcholintest bei chronischen unspezifischen Atemwegserkrankungen. Dtsch. med. Wschr. 100 (1975) 1163

Dukor, P., P. Kallós, H. D. Schlumberger, G. B. West: PAR. Pseudo-Allergic-Reactions. 1 Genetic Aspects and Anaphylactoid Reactions; 2 Cytotoxic and Complement Mediated Reactions; 3 Cell Mediated Reactions. Miscellaneous Topics. Karger, Basel 1980 (4 in Vorbereitung)

Ferlinz, R.: Praktische Lungenfunktionsprüfung. Thieme, Stuttgart 1978

Findeisen, D. G. R.: Asthma bronchiale, 3. Aufl. Fischer, Jena 1980

Fuchs, E.: Asthma bronchiale in der Gewerbemedizin. Gentner, Stuttgart 1973

Fuchs, E.: Allergische Atemwegsobstruktionen (Allergisches-extrinsic-Asthma bronchiale). In Ulmer, W. T.: Handbuch der inneren Medizin, Bd. IV/2. Springer, Berlin 1979 (S. 543–673), zahlreiche Literaturhinweise)

Fuchs, E.: Gewerbliche Allergene als Ursache obstruktiver Lungenerkrankungen. Schweiz. med. Wschr. 112 (1982) 185

Gronemeyer, W.: Die chronische allergische Bronchitis einschließlich gewerblicher Formen. Verh. dtsch. Ges. inn. Med. 62 (1956) 382

Gronemeyer, W.: Das gewerbliche Asthma. Dtsch. med. Wschr. 83 (1958) 30

Gronemeyer, W.: Therapie allergischer Krankheiten. In Hansen, K., M. Werner: Lehrbuch der klinischen Allergie. Thieme, Stuttgart 1967 (S. 514)

Gronemeyer, W.: Das sog. „Analgetika"-Asthma. Therapiewoche 29 (1979) 3698

Gronemeyer, W., E. Fuchs: Krankheiten durch inhalative Allergeninvasion. In Hansen, K., M. Werner: Lehrbuch der klinischen Allergie. Thieme, Stuttgart 1967 (S. 122)

Gronemeyer, W., E. Fuchs: Karenz und Hyposensibilisierung bei Inhalations- und Insektengift-Allergie, 2. Aufl. Dustri, München-Deisenhofen 1983

Hansen, K.: Analyse, Indikation und Grenzen der Psychotherapie beim Bronchialasthma. Dtsch. med. Wschr. 35 (1927) 1462

Hansen, K.: Zur Therapie der Symptombildung in der Neurose. Nervenarzt 1 (1928) 21

Hansen, K.: Zur Frage der Psycho- oder Organogenese beim allergischen Bronchialasthma und der verwandten Krankheiten. Nervenarzt 3 (1930) 513

Hansen, K.: Bronchialasthma (Bronchiolenasthma) und verwandte Störungen. In Hansen, K.: Allergie. 3. Aufl. Thieme, Stuttgart 1957

Hertle, F. H., E. Fuchs: Erkrankungen der Atemwege. In Wolff, H. P., T. R. Weihrauch: Internistische Therapie 1982. Urban & Schwarzenberg, München 1982

Herzog, H., D. Nolte, O. P. Schmidt: Obstruktive Atemwegserkrankungen. Witzstrock, Baden-Baden 1979

Herxheimer, H.: A Guide to Bronchial Asthma. Academic Press, New York 1975

Jäger, L.: Funktionsdiagnostik und Pathophysiologie des Asthma bronchiale. Fischer, Jena 1968

Kaik, G., G. Hitzenberger: Die medikamentöse Behandlung der obstruktiven Atemwegserkrankung. Schnetztor, Konstanz 1979

Kallós, P., H. D. Schlumberger: Allergie und allergische Krankheiten. Medizin von heute 26. Tropon, Köln 1978, 1983

König, B., A. Bohn, K. Theobald, K. D. Bremm, J. Knöller: Die Mastzelle – Zentraler Effektor bei allergischen Reaktionen. Klinikarzt 10 (1983) 753

Kunkel, G.: Bronchomotorischer Tonus (nervöse, humorale und umweltbedingte Einflüsse. Allergologie 1 (1978) 197

Letterer, E.: Morbid anatomy of bronchial asthma. Allergol. et Immunopath. Suppl. II (1974) 47

Lichtenstein, L. M., K. F. Austen: Asthma; Physiology, Immunopharmacology and Treatment. Academic Press, New York 1977

Martin, U., P. Radielovic: Der Asthma-Anfall. Sandorama 1. Sandoz, Basel 1979

Matthys, H.: Pneumologie. Springer, Berlin 1982

Noelpp, B., I. Noelpp-Eschenhagen: Asthma bronchiale. In Bergmann, G., H. Schwiegk, W. Frey: Handbuch d. inneren Medizin, 4. Aufl., Bd. IV/2. Springer, Berlin 1956 (S. 526–805)

Nolte, D.: Asthma. Das Krankheitsbild, der Asthmapatient, die Therapie. Urban & Schwarzenberg, München 1980

Nolte, D., A. Lichterfeld: Interaktion von Vagus und Sympathicus bei Bronchialerkrankungen. Urban & Schwarzenberg, München 1980

Pepys, J.: Asthma. Triangel (Sandoz) 17 (1978) No. 3/4

Rebohle, E.: Begutachtung des Asthma bronchiale und der obstruktiven Bronchitis. Allergie und Asthma 15 (1969) 97

Reichel, G.: Diagnostik und Beurteilung berufsbedingter obstruktiver Atemwegserkrankungen aus toxischer und chemischer Ursache. Arbeitsmedizin, Sozialmedizin, Präventivmedizin 13 (1978) 270

Ruppert, V.: Asthmafibel. Schwarzeck, München 1974

Samuelson, B.: The leucotrienes: A new group of biological active compounds including SRS-A Trends in pharmacological sciences. 227 (1980)

Scadding, J. G.: Definition and clinical categories of asthma. In Clark, T. J. H., S. Godfrey: Asthma. Chapman and Hall, London 1977 (p. 1)

Schmengler, F. E.: Asthma bronchiale. Enke, Stuttgart 1959

Schmengler, F. E.: Psychologische Aspekte beim Asthma bronchiale. Med. Klin. 67 (1972) Nr. 29/30

Swineford, O.: Definition of asthma. J. Asthma Res. 2 (1965) 283

Szczeklik, A., R. J. Gryglewski, G. Czerniawska-Mysik: Clinical patterns of hypersensitivity to nonsteroidal antiinflammatory drugs and their pathogenesis. J. Allergy clin. Immunol. 60 (1977) 276

Szentivanyi, A.: The beta adrenergic theory of the atopic abnormality in bronchial asthma. J. Allergy 42 (1968) 203

Szentivanyi, A.: The radioligand binding approach in the study of lymphocytic adrenoceptors and the constitutional basis of atopy. J. Allergy clin. Immunol. 65 (1980) 5

Thiel, Cl.: Ambulante Langzeittherapie des Asthma bronchiale. Allergologie 3 (1980) 343

Thiel, Cl., E. Fuchs: Nahrungsintoleranzen durch Fremdstoffe. Münch. med. Wschr. 125 (1983) 451

Ulmer, W. T.: Pathophysiologische Grundlagen obstruktiver Atemwegserkrankungen. Dtsch. med. Wschr. 100 (1975) 1575

Ulmer, W. T., G. Reichel, D. Nolte: Die Lungenfunktion: Physiologie und Pathophysiologie; Methodik, 2. Aufl. Thieme, Stuttgart 1976

Virchow, Chr.: Intrinsic asthma. Symptomatologie, IgE-Serum-Spiegel, Pathophysiologie. Prax. Pneumol. 27 (1973) 578

Virchow, Chr.: Analgetika-Intoleranz bei Asthmatikern (Analgetika-Asthma-Syndrom). Prax. Pneumol. 30 (1976) 684

Virchow, Chr., J. Strassburg: Histaminfreisetzung aus Leukozyten. Vergleich zwischen allergischem Asthma, Intrinsic-Asthma und Normalpersonen – Beitrag zur Pathogenese des Intrinsic-Asthmas. Prax. Pneumol. 32 (1978) 14

Weiss, E. B., M. S. Segal: Bronchial Asthma; Mechanisms and Therapeutic. Little, Brown & Co., Boston 1976

Werner, M.: Zur Ätiologie und Pathomechanismus des Asthma bronchiale. Dtsch. med. Wschr. 87 (1962) 1

Werner, M.: Asthma bronchiale als Syndrom und als Krankheit. Kongr. Ber. 9. Wiss. Tgg. Norddtsch. Ges. Tuberk. u. Lungenkrankh. Hansisches Verlagskontor, Lübeck 1965

Werner, M.: Krankheiten infolge peroraler Allergen-Invasion. In Hansen, K., M. Werner: Lehrbuch der klinischen Allergie. Thieme, Stuttgart 1967 (S. 179)

Werner, M., W. Gronemeyer, E. Fuchs, M. Debelić: Behandlung mit wäßrigen Allergenextrakten. In Letterer, E., W. Gronemeyer: Allergie und Immunitätsforschung, Bd. III. Schattauer, Stuttgart 1970 (S. 167)

Woitowitz, H.-J., H. Valentin, H. G. Krieger: Obstruktive Atemwegserkrankungen durch chemisch-irritativ oder toxisch wirkende Stoffe. Prax. Pneumol. 33 (1979) 1161–1167

Kongreßberichte zum Thema Asthma

Proceedings: Int. Ass. Asthmology (INTERASMA): IXth Congr., 29 Oct.–2 Nov. 1978 New Orleans USA. Allergol. et Immunopathol., Suppl. VI, 1979

Meeting 30. April – 2. Mai 1980 Oberhof DDR. Allergol. et Immunopathol., Suppl. VIII 1980

6th Meeting Europ. Society for Clinical Respiratory Physiology (SEPCR), ed. by H. Herzog Progress in Respiration Research: Asthma v. 14. Karger, Basel 1980

Abstracts: Int. Ass. Asthmology (Interasma), Xth Congress, 28 Sept. – 2 Oct. 1981. Respiration 42, Suppl. 1 (1981) 1–144

Nürnberger Symposium: 11.–12. März 1982 Asthma bronchiale, bronchiale Übererregbarkeit, Asthmaprophylaxe, hrsg. v. E. Fuchs u. D. Palm. Schattauer, Stuttgart 1982

Proceedings: Workshop 3–5 June 1982 Wislikofen, Switzerland. Bronchial Hyperreactivity ed. by J. Morley. Academic Press, London 1982

Expertengespräch Venezia 1982: Asthma – Bronchitis – Emphysem, hrsg. v. L. Geisler. pharm & medical inform. Verlag, Frankfurt 1983

Echinokokkose der Lunge*

T. WEGMANN

Definition
Die Echinokokkenkrankheit der Lunge kann durch zwei verschiedene Vertreter der Taenia echinococcica verursacht werden.

Häufigkeit
Der Echinococcus *cysticus* (Echinococcus granulosus, Echinococcus hydatidosus, Echinococcus unilocularis) ist ubiquitär und weist eine Häufung auf an Orten mit intensiver Rinder- und Schafzucht. Die menschliche Echinokokkose wird auch in Ländern mit engem Kontakt von Mensch und Tier (Mittelmeerländer) vermehrt beobachtet.
Der Echinococcus *alveolaris* (Echinococcus multilocularis) ist an ein geographisch mehr oder weniger umschriebenes Gebiet gebunden, dessen Kerngebiet in Süddeutschland, in der Nordostschweiz und im westlichen Österreich liegt und Ausläufer gegen den Ural, Sibirien und Alaska aufweist (Echinococcus helvético-bavaro-thyrolienne nach Deve).

Epidemiologie
Der Echinococcus cysticus wird ausschließlich im Dünndarm der Kaniden (speziell Haushund) gefunden und in den Fäzes als Echinokokkeneier, selten als Proglottiden ausgeschieden. Durch direkten Kontakt mit dem Wirtstier oder durch Berührung von kontaminiertem Material erfolgt beim geeigneten Zwischenwirt (Rind, Schaf, Schwein, Pferd, Ziege, Mensch usw.) oral die Infektion. Der Infektionskreis schließt sich, wenn Kaniden Gelegenheit haben, zystenhaltige Muskulatur oder Innereien von Zwischenwirten zu fressen. Nicht selten werden Hunden für den Menschen nicht verwertbare Stücke infizierten Materials zum Fraß vorgeworfen!
Beim Echinococcus alveolaris ist nicht nur der Hund, sondern auch die Hauskatze und speziell der Fuchs als Wirt bekannt. Bei gleichem Infektionsmodus wie beim Echinococcus cysticus werden als Zwischenwirte kleine Nager, speziell die Feldmaus, und der Mensch angesehen. Nach oraler Infektion mit der Hakenlarve (Onkosphäre) wird primär fast immer die Leber befallen. Der Zyklus schließt sich, wenn Hunde, Katzen oder Füchse echinokokkenbefallene Mäuse fressen und in ihrem Darm sich erneut die kleinen Würmer entwickeln, die nach 1–2 Monaten ihre maximale Fertilität erreichen.

Häufigkeit und Verteilung von Echinococcus hydatidosus am Schlachthof St. Gallen (nach SCHÄLLIBAUM): 1964 60 Fälle bei 4677 Großviehschlachtungen, 4 Fälle bei Schweinen aus 18 149 Schlachtungen. 1968 von 3482 Großviehschlachtungen 59 Fälle. Seit 1965 wurden bei Schweinen keine Fälle mehr beobachtet (keine Weidehaltung mehr). Das Finnenstadium des Echinococcus alveolaris wurde *nie* gesehen.

Ätiologie, Mikrobiologie
Ein jahrzehntelanger Streit, ob es sich bei den beiden Bandwürmern Echinococcus alveolaris und Echinococcus cysticus um verschiedene Tänien handelt oder nicht, wurde durch VOGEL (1969) endgültig zugunsten der Dualisten entschieden, indem der Nachweis gelang, daß auffallende biologische Unterschiede in bezug auf die Wahl sowohl von Wirt als auch von Zwischenwirt sowie morphologische Artunterschiede gravider Bandwürmer bestehen. VOGEL gelang es, mit menschlichen Alveolarechinokokken einen Hund zu infizieren und danach mehrere Passagen durchzuführen, wobei als Wirte Hunde, Katzen und Füchse, als Zwischenwirte verschiedene Nagetiere erfolgreich benützt wurden. Die in den Wirten festgestellten Echinokokken wurden mit dem Echinococcus cysticus aus verschiedenen Endemiegebieten verglichen und verschiedene beweisende morphologische Artunterschiede gravider Bandwürmer gefunden.

Pathogenese und Pathophysiologie
Der Echinococcus cysticus ist ein 3–5 mm langes Würmchen mit 4 Saugnäpfen und einem Hakenkranz am Kopf sowie 3 Proglottiden. Die Eier, welche bei 20°C Temperatur eine Überlebensdauer von etwa 2 Wochen haben, weisen einen Durchmesser von 30–40 μm auf, ähneln den übrigen Tänieneiern und enthalten die Onkosphäre. Durch direkten Kontakt mit dem Wirtstier oder durch Berührung von kontaminiertem Material erfolgt bei geeigneten Zwischenwirten oral die Infektion. Im Duodenum werden die Onkosphären frei, durchbrechen die Darmwand und gelangen ins Kapillarsystem. Hämatogen erreichen sie dann den Ort ihrer primären Ansiedelung, wo sie sich zy-

---

* Echinokokkose als Allgemeinkrankheit s. Infektionskrankheiten, Bd. III

stisch entwickeln. Das Wachstum geht relativ langsam vor sich, so daß in ½ Jahr eine Größe von 1–2 cm, in wenigen Jahren eine solche bis zu 20 cm erreicht wird. Aus der zentral liegenden Keim- oder Germinativschicht, die auch die Flüssigkeit sezerniert, können nach 5–6 Monaten Zapfen ins Lumen sprossen und Brutkapseln bilden, in denen sich Skolizes von etwa 0,2 mm mit 4 Saugnäpfen und einem Hakenkranz entwickeln. Daneben können auch Tochter- und Enkelzysten gebildet werden und wie auch Skolizes frei in der Hydatidenflüssigkeit schwimmen.

Der Echinococcus alveolaris ist ein 2 mm langes Würmchen mit 4 Saugnäpfen und einem doppelten Hakenkranz am Kopf sowie 3–5 Proglottiden. Die mit dem Kot ausgeschiedenen Eier entsprechen in ihrem Aussehen und in ihrer Überlebensfähigkeit derjenigen von Echinococcus cysticus. Die nach oraler Infektion von der Onkosphäre nach Durchdringen der Duodenalwand hämatogen erreichte Primärlokalisation des Echinococcus alveolaris betrifft fast immer die Leber. In den seltenen Fällen von 1–2% mit anderer primärer Lokalisation werden Milz, Diaphragma, Lungen, Pleura, Niere, Gehirn und Knochen befallen.

Krankheitsbild

Anamnese

Die Anamnese ist uncharakteristisch. Meist handelt es sich um Zufallsbefunde, die bei einer röntgenologischen Lungenabklärung gefunden werden.

Befunde

Die meisten Fälle von zystischen Lungenechinokokkosen stellen sich in Form von solitären Zysten dar (Abb. 3.**44**). Der Befall der Lunge durch den Echinococcus alveolaris ist außerordentlich selten. Der Thoraxraum wird meist transdiaphragmal durch die in der Leber lokalisierten Echinokokken erreicht.

Während Patienten mit einem Echinococcus cysticus im allgemeinen nur wenig subjektives Krankheitsgefühl angeben (Reizhusten, eventuell Aus-

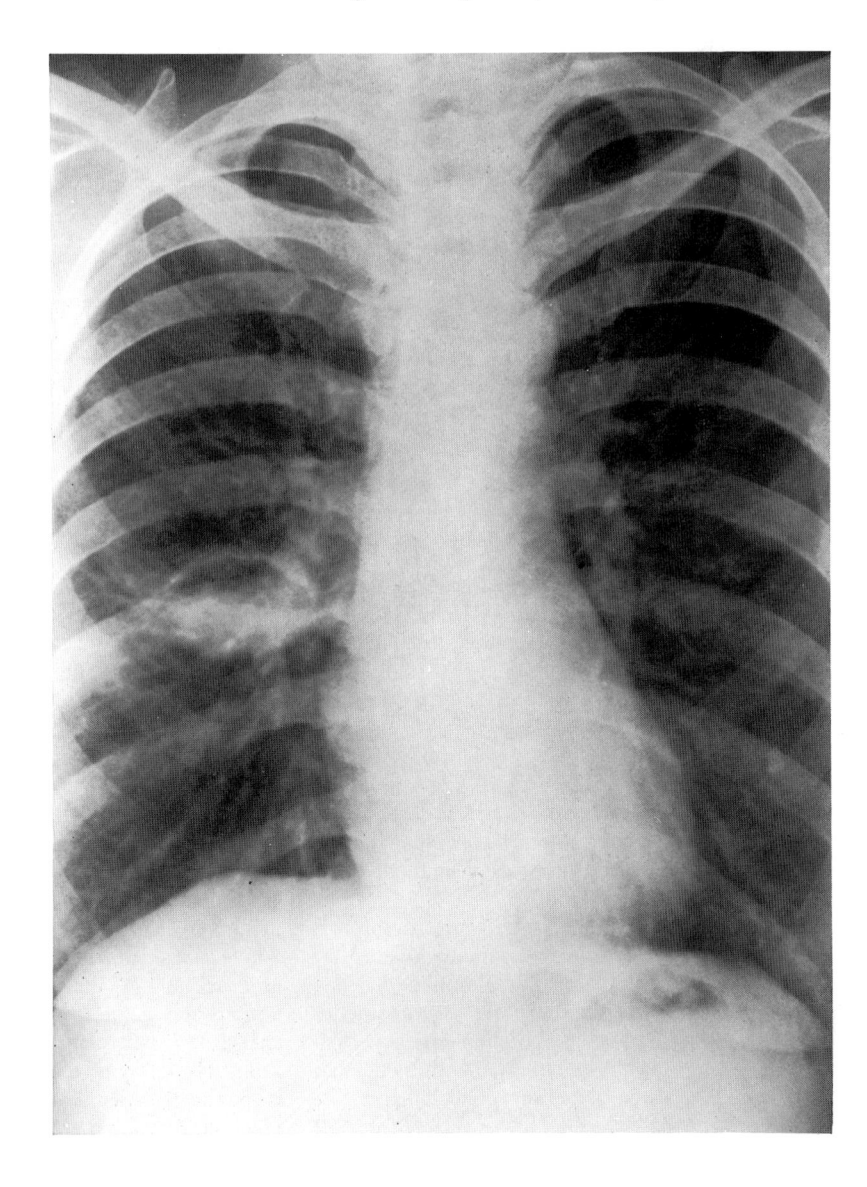

Abb. 3.44 Zystischer Lungenechinokokkus

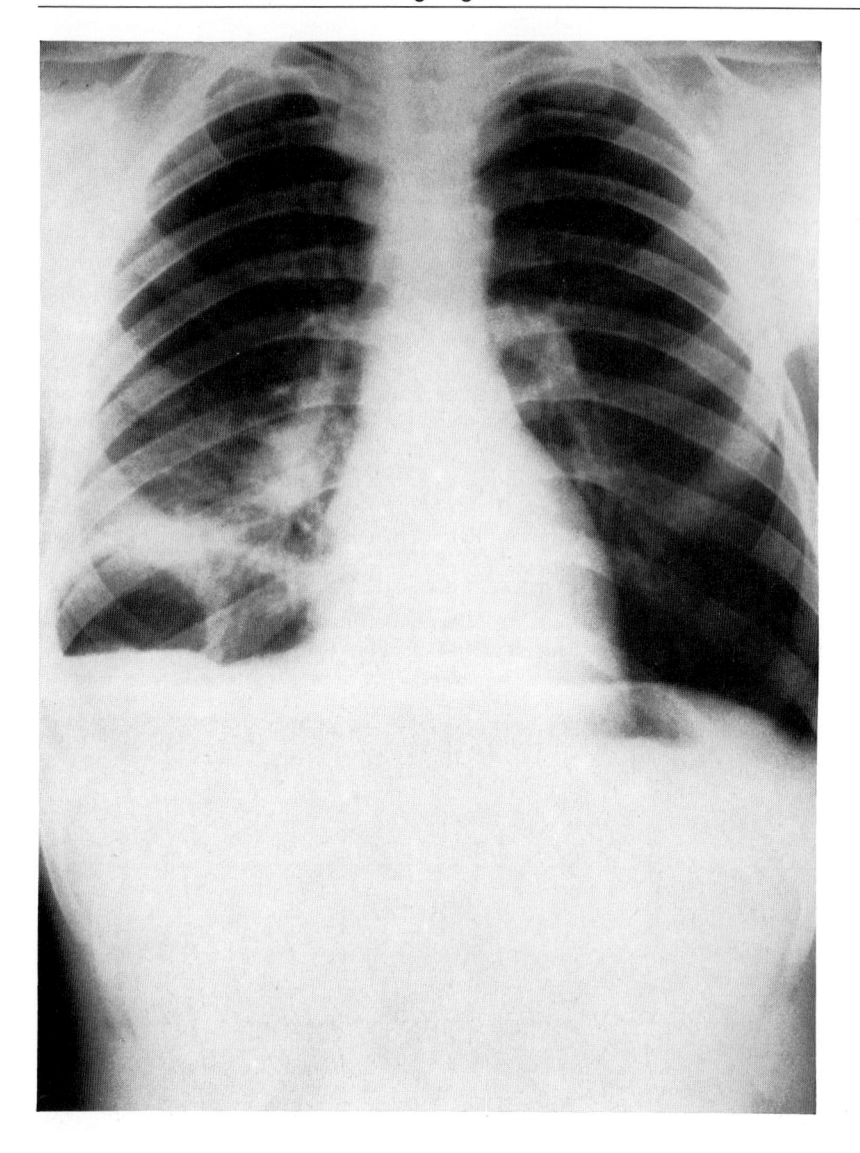

Abb. 3.45 Zystischer Lungenechinokokkus nach partieller Expektoration

wurf mit starker Zunahme bei Perforation, flüchtige Pleuritiden, bronchopneumonische Schübe), weisen die Patienten mit einem Echinococcus alveolaris häufig einen Ikterus auf (Verschlußikterus). Besonders der rechte Leberlappen ist deutlich vergrößert und zeigt eine vermehrte Konsistenz mit höckeriger Oberfläche. Eine Druckdolenz ist eher selten vorhanden. Bei einem solchen Palpationsbefund mit einer entsprechenden Pleura- und Lungenbeteiligung des rechten Unterfeldes bei bestehendem Ikterus wird meist die Diagnose eines Malignoms der Leber gestellt.

Röntgenologisch zeigen die zystischen Lungenveränderungen scharf begrenzte, runde bis ovale Verschattungen (Abb. 3.45). Verkalkungen der Zystenwand sind eher selten. Bei einer Ruptur solcher Zysten können im Sputum Häkchen nachgewiesen werden (Abb. 3.46). Manchmal finden sich auch Membranteile des Parasiten mit chitinhaltiger Kutikula.

Laborbefunde

Besondere Untersuchungsmethoden

Seroreaktionen. Die Komplementbindungsreaktion nach Ghedini-Weinberg wird, je nach Herstellungsort, mit Hydatidenflüssigkeit oder Extrakten von Skolizes oder aus der Zystenmembran durchgeführt. Die in der Literatur angegebenen positiven Resultate schwanken stark und betragen zwischen 30 und 80%, je nach den verwendeten Antigenen. Die Weinberg-Reaktion ist nicht streng spezifisch. Sie kann auch bei Befall mit anderen Zestoden positiv ausfallen. Am stärksten positiv werden die Seroreaktionen nach Rupturen von Echinokokkuszysten, während sie bei totaler Abgeschlossenheit der Zyste negativ sein können, entsprechend dem parasitologischen Gesetz, wonach die Intensität des Gewebekontaktes eine wesentliche Rolle für den Ausfall der Seroreaktion spielt.

Nach einer totalen chirurgischen Entfernung einer

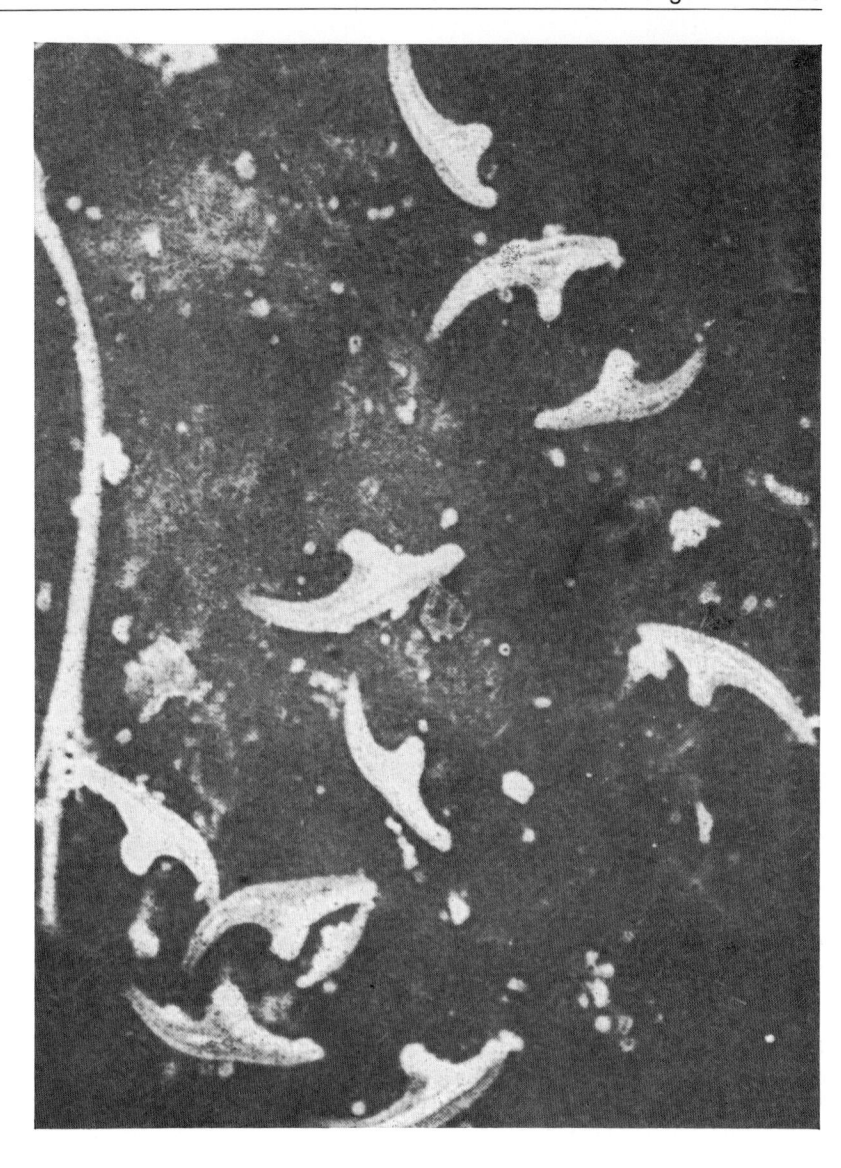

Abb. 3.46 Gleicher Fall. Sputum mit Echinokokkenhäkchen

Echinokokkuszyste sollte die Weinbergsche Reaktion nach 4–6 Monaten negativ werden.
Intrakutanreaktion nach Casoni. Diese Hautreaktion ist nicht streng spezifisch. Sie wird wie eine Mantouxsche Tuberkulinreaktion mit 0,1 ml Lösungsmittel als Kontrolle und 0,1 ml Antigenlösung durchgeführt. Nur die sogenannte Spätreaktion, die 12–24 Stunden post injectionem auftritt, ist spezifisch. Sie kann aber auch bei Befall mit anderen Zestoden positiv ausfallen.
Da die Seroreaktion nach einem Casoni-Test positiv werden kann, sollten die Seroreaktionen vor der Intrakutanreaktion durchgeführt werden.
Bluteosinophilie. Auch die Bluteosinophilie gibt Auskunft über den Gewebekontakt des Parasiten. In unseren Fällen wies die Hälfte eine Eosinophilie auf. Am ausgeprägtesten war sie nach Rupturen, dann stieg sie nach Perforation eines Lungenechinokokkus von 7–8% auf 15%.
Zusammenfassung der Diagnostik. An erster Stelle der Zuverlässigkeit steht die Seroreaktion, an zweiter Stelle die Intrakutanreaktion, während die Eosinopilie von untergeordneter Bedeutung ist. Leider läßt die Anamnese hinsichtlich des Infektionsmodus meistens im Stich.

Verlauf und Prognose

Eine solitäre Echinokokkuszyste der Lunge heilt oft spontan ab unter Verkalkung der Kapsel. Sie kann aber auch perforieren, sei es in den Bronchialbaum, sei es in die Pleurahöhle. Dieser relativ günstige Verlauf gilt für den Echinococcus cysticus, während der Echinococcus alveolaris als maligner Tumor zu betrachten ist, um so mehr, als der Lungenbefall ja bereits eine sekundäre Absiedelung bei primärem Leberbefall darstellt.
Im allgemeinen ist die Prognose des Echinococcus alveolaris wesentlich schlechter als beim Echinococcus cysticus, da ersterer meistens zum Tod durch ein Coma hepaticum führt. Weitere Komplikationen sind cholangiogene Sepsis, Leberabszeß oder Perforationen.

Komplikationen

Als häufigste Komplikationen sind der Reihe nach zu betrachten: Superinfektionen, Rupturen, eventuell mit mehr oder weniger heftigen allergischen Symptomen. Solche Rupturen können beim Echinococcus cysticus zu Spontanheilung, aber auch zu weiterer Metastasierung führen. Druck auf Nachbarorgane durch Zunahme der Größe. Blutung aus der Zystenwand.

Es wird vor allergisch-toxischen Komplikationen gewarnt, die z. B. nach Punktion einer Zyste usw. auftreten sollen. Nach unserer eigenen Erfahrung (Leberpunktion) scheinen diese Komplikationen nicht so heftig zu sein wie allgemein angenommen wird. Besonders häufig sind die Komplikationen beim Echinococcus alveolaris, der, wie bereits erwähnt, transdiaphragmal den Pleuraraum und den rechten Lungenunterlappen erreichen kann. In späteren Stadien können multiple Lungenherde von Erbsen- bis Kirschgröße beobachtet werden, die dem Bild einer Tumormetastasierung entsprechen. Hämatogene Metastasen werden ferner im Gehirn sowie in allen anderen Organen beobachtet.

Differentialdiagnose

Die Differentialdiagnose beim Echinococcus cysticus der Lungen hat in erster Linie solitäre oder multiple Rundherde zu berücksichtigen (mit oder ohne Luftgehalt), diejenige des Echinococcus alveolaris vor allem metastatische Prozesse.

Therapie

Die Therapie der Wahl ist die chirurgische Entfernung der Lungenherde, welche besonders beim isolierten Befall beim Echinococcus cystis zum vollen Erfolg führt. Das chirurgische Procedere wird durch die Lage des Tumors sowie dessen Struktur bedingt. Im allgemeinen sind solitäre zystische Echinokokken leichter anzugehen als alveoläre.

Die früher geübte Behandlung mit Thymol oder die Bestrahlung mit radioaktivem Gold, ferner der Einsatz von Zytostatika ist allgemein aufgegeben worden. Neuerdings werden vereinzelt günstige Resultate mit Mebendazol (Vermox) mitgeteilt.

Auch die Behandlung mit Praziquantel befindet sich noch im Versuchsstadium.

Wenn immer möglich würde ich das kombinierte Vorgehen von chirurgischer Intervention und flankierender Verabreichung von Mebendazol befürworten.

Prophylaxe

Da der Hund beim Zyklus des Echinococcus cysticus im Zentrum steht, muß der Versuch zur Unterbrechung des Zyklus gegen den Wirt gerichtet sein. Von Echinokokkus befallene Teile von Schlachttieren sollen vernichtet und nicht einem Hund verfüttert werden! Da der Befall unserer Schlachttiere mit Echinokokken unbeträchtlich ist und eine genaue Kontrolle besteht, dürfte diese Forderung weitgehend erfüllt sein. Hingegen besteht das Problem in den Ländern, wo große Teile der Bevölkerung Tiere halten sowie selbst schlachten und der Anteil der Echinokokkose der Tiere hoch ist.

Wesentlich schwieriger gestaltet sich die Prophylaxe beim Echinococcus alveolaris, da sich der Zyklus weitgehend in der freien Wildbahn abspielt.

Literatur

Akovbiantz, A., R. Amann, J. Eckert: Gibt es eine Chemotherapie der Echinokokkose des Menschen? Schweiz. med. Wschr. 108 (1978) 1101

Bossart, R.: Zur Kasuistik der Echinokokkenkrankheit. Dissertation, Zürich 1969

Markwalder, K. A.: Praziquantel Treatment of cerebal Cysticercosis. Mitteilung an der Réunion scientifique de la Société suisse de médecine tropicale et de parasitologie, Lausanne 1./2. Oktober 1982

Vogel, H.: Zit. bei Bossart

Wegmann, T.: Diagnostik, Klinik und Therapie von Echinokokkus und Taeniasis. Schweiz. Arch. Tierheilkunde 107 (1965) 244

Bakterielle Pneumonien

P. Braun

Allgemeiner Teil

Definition

Die Pneumonie ist eine Entzündung des Lungenparenchyms. Im englischen Sprachtum wird neben dem Ausdruck Pneumonie der Begriff Pneumonitis für eine herdförmige nichtinfektiöse Entzündung der Lunge verwendet. Eine sekundäre Pneumonie entsteht auf dem Boden einer vorbestehenden lokalen oder allgemeinen Grundkrankheit.

Häufigkeit und Epidemiologie

Das Spektrum der Pneumonien hat sich aus verschiedenen Gründen im letzten Dezennium verändert:
Die Häufigkeit der Resistenzbildung gegen Antibiotika wird zu einem immer größeren Problem.
Neue Erreger wurden isoliert oder als lungenpathogene Keime erkannt: Legionella pneumophila, Eikenella corrodens, Bacillus cereas, Peptococcus magnus, ein anaerob wachsender, den Staphylokokken ähnlicher Keim.
Früher nur als nosokomiale Erreger gewertete Keime treten als Pneumonieerreger bei Bevölkerungsgruppen außerhalb der Spitäler auf: Pneumocystis carinii, Branhamella catarrhalis, Actinobacter anitratus, Aeromonas hydrophilia.
Erreger, die bisher nur in der Tiermedizin eine Rolle spielten, führten zu neu erkannten Zoonosen. So wurde Streptococcus zooepidemicus als Erreger einer Pneumonie isoliert.

Neue pathogenetische Mechanismen bestimmen den pneumonischen Krankheitsablauf. Pseudomonas aeruginosa und Bacillus subtilis können wie andere organische Substanzen zur hypersensitiven Pneumonitis bzw. allergischen Alveolitis führen.
Die früher häufigsten Erreger sind auch heute noch die häufigsten und wichtigsten Verursacher einer Pneumonie.
Die bakteriellen Pneumonien haben durch den Einfluß der Chemotherapie ihre frühere Gefährlichkeit verloren. Bei Kleinkindern, im hohen Alter oder als sekundäre Pneumonien bleiben sie eine ernste Erkrankung mit hoher Mortalität. Die Häufigkeit der Pneumonien bei Todesfällen im Krankenhaus (30%) hat sich in den vergangenen 50 Jahren kaum verändert. Zahlenmäßige Unterschiede der verursachenden Erreger bestehen zwischen Patienten, welche zu Hause oder im Krankenhaus an einer Pneumonie erkranken (Tab. 3.25).
Bei 24 von 149 Patienten mit einer primären bakteriellen Pneumonie fanden Tillotson und Finland einen Wechsel des Erregers. 16 dieser Kranken starben an ihrer sekundären Pneumonie. Ein Erregerwechsel ist im Krankenhaus häufig. Die sekundären Keime sind meistens gefährlicher.
Die meisten Ansteckungen erfolgen durch Tröpfcheninfektion von Mensch zu Mensch. Eine einzelne Infektionsquelle kann ganze Menschengruppen infizieren, wie Pseudomonas oder Legionella in Luftbefeuchtern oder Klimaanlagen. Meist handelt

Tabelle 3.25 Häufigkeit der Erreger bei bakteriellen Pneumonien

Patienten, welche zu Hause erkrankten (112 Fälle):		Patienten, welche im Krankenhaus erkrankten (98 Fälle):	
Diplococcus pneumoniae	51%	Staphylococcus aureus	23%
Haemophilus influenzae	16%	Diplococcus pneumoniae	16%
Klebsiella pneumoniae	9%	Pseudomonas aeruginosa	15%
Staphylococcus aureus	7%	Klebsiella pneumoniae	12%
Escherichia coli und Koligruppe	4%	Haemophilus influenzae	11%
Streptococcus pyogenes	3%	Escherichia coli und Koligruppe	7%
Legionella pneumophilia	2%	Proteusgruppe	6%
Neisseria spezies	2%	Streptococcus faecalis (Enterokokken)	3%
Streptococcus faecalis	2%	Legionella pneumophilia	1%
Proteusgruppe	2%	Neisseria	1%
Pseudomonas aeruginosa	1%	Streptococcus pyogenes	1%
Andere	1%	Bacteroides	1%
		Andere	3%

Tabelle 3.26 Häufige primäre und opportunistische Erreger pulmonaler Infektionen beim abwehrgeschwächten Patienten

Viren	Varicella-Zoster	Zytomegalie
		Herpes simplex
Bakterien	Staphylococcus aureus	Pseudomonas aeruginosa
	Diplococcus pneumoniae	Andere gramnegative Bakterien
	Mykobakterien	Nocardia
Pilze	–	Kandida
		Aspergillus
		Torulosis
Protozoen	–	Pneumocystis carinii
		Toxoplasma gondii

es sich um relativ resistente, oft gramnegative Keime.

Nosokomiale Pneumonie

Im Krankenhaus erworbene Pneumonien haben eine schlechtere Prognose als eine außerhalb des Spitals erworbene Lungenentzündung. Infektionen mit gramnegativen Stäbchen und mit Staphylokokken sind besonders häufig. Krankenhauskeime sind oft resistent gegen die üblichen Chemotherapeutika. Risikofaktoren sind: eine schwere Grundkrankheit, eine Immunsuppression, instrumentelle Eingriffe am Respirationstrakt, Keimträger unter dem Pflegepersonal, Resistenz der Keime und Veränderungen der normalen Mundflora unter antibiotischer Therapie.

Die Ausbreitung der Infektionen im Spital erfolgt über die Hände und über die oberen Luftwege des Personals, über Klimaanlagen und Luftbefeuchter. Eine gute Personalschulung, klare Richtlinien für die Anwendung der richtigen Antibiotika und eine gute Strategie der Desinfektionsmaßnahmen werden gefordert, um den Hospitalismus einzudämmen (Tab. 3.26).

Pathogenese und Pathologie

Die Keime gelangen aerogen, seltener hämatogen in die Lunge. Charakteristische Unterschiede der morphologischen und röntgenologischen Zeichen können helfen, eine Vermutungsdiagnose zu stellen und frühzeitig mit der gezielten Therapie zu beginnen.

Wir unterscheiden nach ihrer Pathogenese und dem röntgenologischen Erscheinungsbild 3 Pneumonieformen:

Alveoläre oder lobuläre Pneumonie

Die Keime erreichen durch die Luftwege die peripheren Lufträume: die Azini und die Alveolen. Sie führen zu einem alveolären entzündlichen Ödem und zellulärer Infiltration. Die Ausbreitung erfolgt durch die Cohnschen Poren und die Kanäle von Lambert von Alveole zu Alveole. Der Ausdruck lobäre Pneumonie wird besser durch alveoläre Pneumonie ersetzt, da die Veränderungen nicht an die Segment- und Lappengrenzen gebunden sind.

Das klassische Beispiel der alveolären Pneumonie ist die Pneumokokkenpneumonie.

Im Röntgenbild ist die Verschattung unscharf begrenzt. Die azinären Herde haben die Tendenz, rasch zu einer homogenen Verschattung zu konfluieren. Ein Pneumobrochogramm oder Pneumoalveologramm sind oft sichtbar, da die Bronchien zu Beginn der Erkrankung offen sind. Der befallene Lungenteil zeigt nur eine geringe oder keine Volumenverminderung. Die Ausdehnung ist selten streng segmentär oder lobär; oft wird nicht der ganze Lungenabschnitt befallen, oder die Grenzen werden überschritten (Abb. 3.47a u. b).

Bronchopneumonie, lobuläre oder segmentale Pneumonie

Die Entzündung breitet sich von den Bronchien und Bronchiolen auf das umliegende Gewebe aus. Die Bronchopneumonie beginnt segmental. Sie kann die Segmentgrenzen durch lymphogene Ausbreitung oder per continuitatem überschreiten. Konfluierende Herde führen zur pseudolobulären Pneumonie. Die Staphylokokkenpneumonie ist ein typisches Beispiel einer Bronchopneumonie oder lobulären Pneumonie.

Im Röntgenbild sind die Verschattungen selten homogen, meistens unregelmäßig fleckig. Die Infiltrate überschreiten die Segmente oder Lappen anfangs nicht. Die befallenen Lungenabschnitte sind verkleinert. Ein Pneumobronchogramm fehlt. Atelektasebezirke liegen neben kompensatorisch überblähten Lungenabschnitten (Abb. 3.48a u. b).

Interstitielle Pneumonie

Sie werden vor allem durch Viren, Mykoplasmen und Protozoen verursacht. Die entzündlichen Veränderungen liegen im Lungengerüst, den peribronchiolären Räumen und den Alveolarsepten. Alveolarräume und Bronchien können sekundär mitbefallen sein. Die Ausbreitung kann herdförmig oder diffus sein.

Die radiologischen Kriterien sind weniger klar. Oft greift die Entzündung aus dem Interstitium auf die Alveolen über, so daß eine Differenzierung noch schwieriger wird. Kleine noduläre Herde, die geringere Tendenz zum Konfluieren aufweisen als bei der alveolären Pneumonie, oder eine wabig

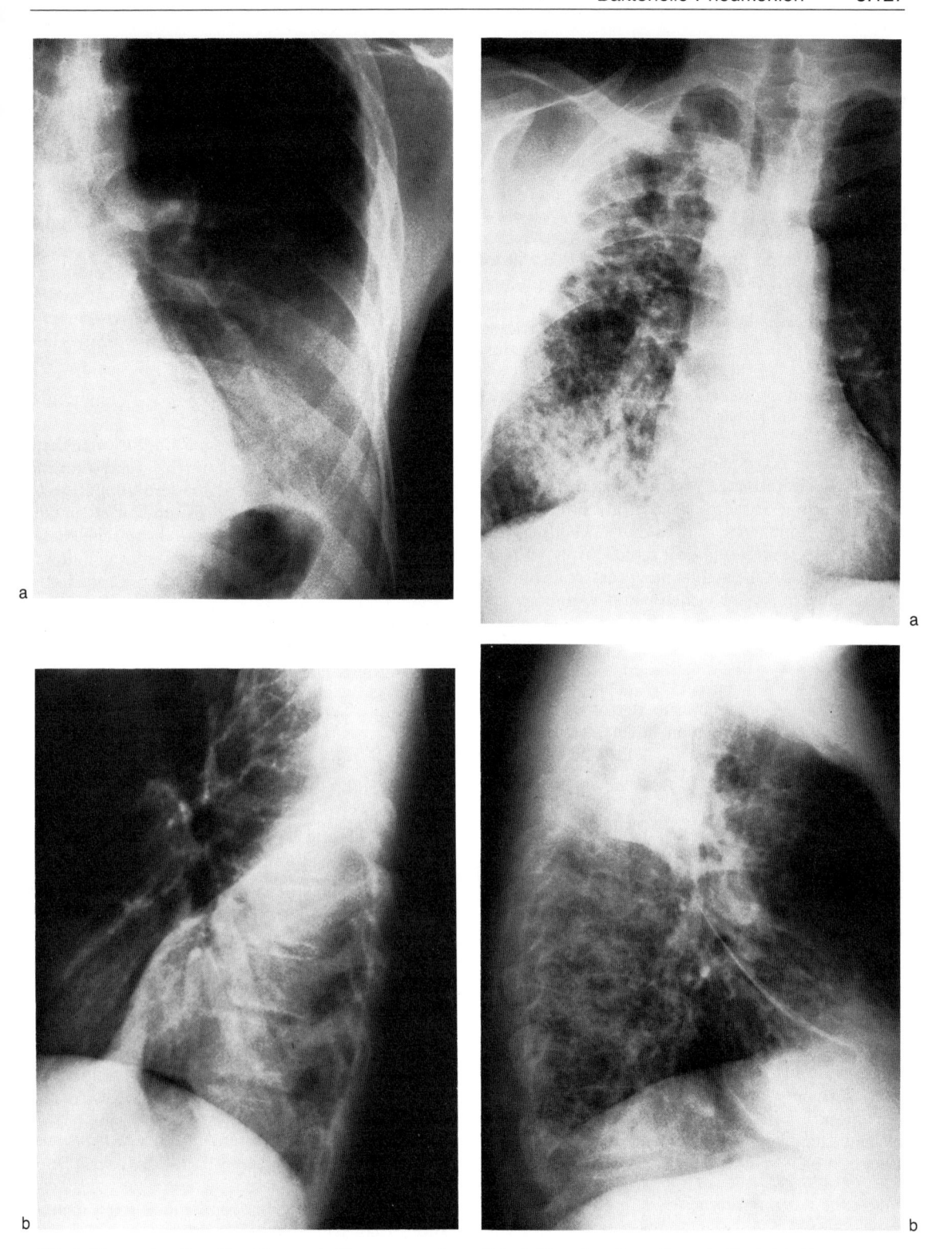

Abb. 3.**47a** u. **b** Alveoläre Pneumokokkenpneumonie. Unscharf begrenzte homogene Verschattung. Keine segmentäre Ausdehnung. Die Unter/Oberlappengrenze wird überschritten. Pneumobronchogramm. Volumen der erkrankten Lunge wenig verkleinert. Interlobärer Begleiterguß

Abb. 3.**48a** u. **b** Abszedierende Staphylokokkenpneumonie im dorsalen und apikalen Oberlappensegment. Ventrales Oberlappensegment und Mittellappen kompensatorisch überbläht. Unregelmäßige fleckige bronchogene Streuherde im Unterlappen. Deutliche pleurale Reaktion

retikuläre Struktur, weisen auf eine interstitielle Veränderung hin. Durch die Summation erscheint die Lunge milchglasartig getrübt. Die Infiltratdichte ist im allgemeinen geringer als bei der alveolären oder segmentalen Pneumonie. Die Verschattung ist unscharf abgegrenzt. Segment- und Lappengrenzen werden nicht eingehalten.

Krankheitsbild

Die Vorstellung, eine bestimmte Ätiologie führe über eine spezielle Pathogenese zu einer typischen Krankheit, hat ihre Gültigkeit verloren, Rückschlüsse vom klinischen Bild auf die Ätiologie einer Pneumonie sind schwierig und schließen immer einen großen Unsicherheitsfaktor ein.

Die typischen klinischen Symptome einer Lungenentzündung sind: Husten, eitriger Auswurf, Fieber, Schüttelfrost, oft atemabhängige Thoraxschmerzen und Dyspnoe. Dämpfung, Bronchialatmen, Rasselgeräusche, Veränderungen von Bronchophonie mit Stimmfremitus sind abhängig von der Ausdehnung der Entzündung. Die Befunde können sehr diskret sein oder fehlen.

Pneumonien im Alter und bei anderen Grundleiden beginnen oft schleichend und verlaufen klinisch ohne typische Symptomatik. Die Diagnose wird oft verkannt.

Röntgenbefunde

Die typischen Röntgenmuster der alveolären segmentalen und interstitiellen Pneumonien wurden im Abschnitt Pathogenese (S. 3.126) beschrieben. Mischformen und Übergänge sind im einzelnen Krankheitsfall aber üblich. Sie korrelieren oft schlecht mit den physikalischen Untersuchungsbefunden. OSMER u. COLE (1966) fanden nur in 41,5% eine gute Übereinstimmung. Und doch steht das Röntgenbild im Zentrum der Pneumoniediagnostik.

Nützliche Röntgenzeichen sind:

Die Volumenzunahme eines pneumonisch infiltrierten Lungenlappens spricht für eine Klebsiellenpneumonie.

Ausgedehnte konfluierende Infiltrate in beiden Lungen sprechen für eine Pneumonie, verursacht durch einen ungewöhnlichen Erreger, eine Staphylokokken- oder Pseudomonaspneumonie oder eine Pneumonie mit einem anderen gramnegativen Keim. Oft handelt es sich um eine opportunistische Infektion bei gestörter Immunabwehr.

Atypische Verlaufsformen

Besondere diagnostische Probleme bereiten atypische Verlaufsformen. Sie sind nicht an einen speziellen Erreger gebunden. Zentrale Pneumonien verursachen kleine Infiltrate in Hilusnähe. Sie lassen sich im Röntgenbild oft nur kurze Zeit nachweisen. Sie werden mit Infektionen durch eine geringe Zahl von Erregern oder durch Erreger mit geringer Virulenz erklärt. Bei den Wanderpneumonien erkrankt ein Lappen nach dem anderen mit neuen klinischen Zeichen einer Pneumonie. Die Krankheit kann sich über lange Zeit hinziehen. Allergische Reaktionen sind differentialdiagnostisch in erster Linie auszuschließen. Man muß immer eine begünstigende Grundkrankheit für das Auftreten dieser rezidivierenden Pneumonien suchen. WINTERBAUER u. Mitarb. (1969) untersuchten 158 Patienten mit rekurrierenden Pneumonien. Sie fanden bei 147 mindestens eine zusätzliche Erkrankung, die sich bei drei Vierteln der Fälle leicht erkennen ließ. Extrathorakale Krankheiten, Alkoholismus, Herzinsuffizienz, Diabetes mellitus, waren ebenso häufig wie primäre Grundleiden der Lunge. Bei Patienten mit einer primären Lungenveränderung waren Pneumonierezidive am gleichen Ort die Regel.

Komplikationen

Seröse und eitrige Pleuraergüsse sind bei manchen Erregern so häufig, daß sie kaum als Komplikation bezeichnet werden können, sondern zum Krankheitsbild gehören. Wichtige Komplikationen der bakteriellen Pneumonien sind die chronische Pneumonie, der Lungenabszeß und die Lungengangrän. Gramnegative Keime, seltener die grampositiven Keime, führen häufig zum Kreislaufschock als Folge der Bakteriämie. Unbehandelt ist bei den Pneumonien nicht die respiratorische Insuffizienz, sondern meistens Herzversagen Ursache eines fatalen Verlaufes.

Bei vielen Pneumonien ist eine Bakteriämie nachzuweisen. Sie verschlechtert die Prognose der Erkrankung. Infektiöse Metastasen sind besonders bei Staphylokokkenpneumonien gefürchtet.

Bakteriologische Befunde

Pneumonien verlangen eine ätiologische Diagnose und gezielte Chemotherapie. Die Antibiotikatherapie muß meistens vor Kenntnis des Erregers beginnen, aber alle Materialentnahmen für die bakteriologischen Untersuchungen müssen vorgenommen worden sein.

Voraussetzung für ein brauchbares Ergebnis der bakteriologischen Untersuchung sind Entnahme und Transport des Materials lege artis: geeignete Behälter und Medien, schnelle Verarbeitung des Materials.

In einem hohen Prozentsatz können die Erreger der Pneumonie nicht gefunden werden. Die aus Sputumkulturen gezüchteten Keime sind nicht immer die Pneumonieerreger. Da auch gesunde Personen Träger pathogener Keime im oberen Respirationstrakt sein können, bedeutet die Isolierung eines potentiell pathogenen Keimes nicht gleichzeitig, daß dieser für die Lungenerkrankung verantwortlich ist. Auch der fehlende Nachweis von Bakterien ist nicht beweisend. Die Verteilung der Erreger im eitrigen Sputum ist unregelmäßig, und viele Keime sind sehr empfindlich auf äußere Einflüsse: Transport, Lagerung, Chemotherapie.

Ein zuverlässiger bakteriologischer Befund setzt Sputumauswaschungen und eine Übereinstim-

Tabelle 3.27 Bakteriologische Befunde

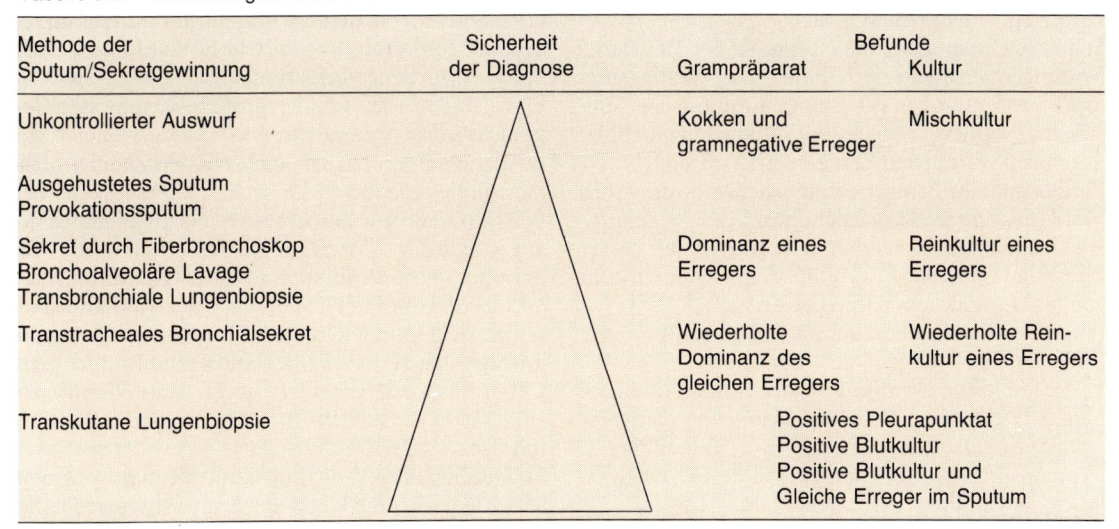

Methode der Sputum/Sekretgewinnung	Sicherheit der Diagnose	Befunde Grampräparat	Kultur
Unkontrollierter Auswurf		Kokken und gramnegative Erreger	Mischkultur
Ausgehustetes Sputum Provokationssputum			
Sekret durch Fiberbronchoskop Bronchoalveoläre Lavage Transbronchiale Lungenbiopsie		Dominanz eines Erregers	Reinkultur eines Erregers
Transtracheales Bronchialsekret		Wiederholte Dominanz des gleichen Erregers	Wiederholte Reinkultur eines Erregers
Transkutane Lungenbiopsie		Positives Pleurapunktat Positive Blutkultur Positive Blutkultur und Gleiche Erreger im Sputum	

mung der mikroskopischen und kulturellen Befunde voraus. Die Sputumprovokation durch Inhalation von NaCl-Lösung mit dem Ultraschallvernebler läßt leichter Material aus den tiefen Luftwegen gewinnen. Eine gezielte Sekretentnahme mit dem Bronchoskop, die bronchoalveoläre Lavage und die transbronchiale Biopsie erhöhen die Signifikanz der bakteriellen Resultate.

Das bakteriologische Resultat muß interpretiert werden unter Berücksichtigung des klinischen Verlaufs und der röntgenologischen Befunde. Wiederholtes Wachstum des gleichen Erregers in mehreren Kulturen beim gleichen Patienten erhöht die Wahrscheinlichkeit, daß ein Mikroorganismus ätiologisch für die Krankheit verantwortlich ist. Gleichzeitige kulturelle Isolierung des gleichen Erregers aus dem Sputum und dem Blut und ein übereinstimmendes serologisches Untersuchungsergebnis sichern die Ätiologie.

Die transtracheale Aspiration von Bronchialsekret und die Feinnadelbiopsie der Lunge schließen die Nachteile der Kontamination aus (Tab. 3.**27**).

Zur Untersuchung auf Anaerobier geeignet sind transtracheales Aspirat, Pleurapunktat, Lungenpunktat, Lungenbiopsie. Nicht geeignet ist Sputum, nur bedingt geeignet ist bronchoskopisch gewonnenes Material. Das Material muß unter Sauerstoffabschluß gewonnen und in geeignetem Medium transportiert werden.

Differentialdiagnose

Die Abgrenzung einer bakteriellen Pneumonie gegenüber nichtbakteriellen infektiösen Pneumonien durch Viren, Mykoplasmen und Rickettsien bereitet die häufigsten differentialdiagnostischen Probleme. Rezidivierende Fieberschübe im Verlaufe eines grippalen Infektes sind verdächtig auf eine bakterielle Superinfektion.

Verschiedene alveoläre und interstitielle Lungenerkrankungen sehen im Röntgenbild einer bakteriellen Pneumonie ähnlich: die alveoläre Proteinose, das Alveolarzellkarzinom, Desquamativpneumonien, Lipoidpneumonien. Auch entzündliche allergische Pneumonien vom Typ der Farmerlunge und Lungeninfiltrate nach Nitrofurantoin, Methotrexat u. a. können röntgenologisch nicht von einer bakteriellen Pneumonie unterschieden werden. Die genaue Anamnese, klinische Daten und Verlaufsbeobachtungen, zusammen mit den bakteriologischen und serologischen Befunden, können die ätiologische Diagnose sichern. Bei jeder Pneumonie ist abzuklären, ob sie sekundär auf dem Boden eines Grundleidens entstanden ist. Ein Bronchuskarzinom, eine Bronchusstenose anderer Genese, eine Aspiration, Bronchiektasen und Lungenembolien mit Infarkten müssen ausgeschlossen werden.

Gleichzeitige Infiltrate im Mittellappen und einem Oberlappensegment rechts oder im linken Ober- und Unterlappen sind kaum verursacht durch ein Bronchuskarzinom („Double lesion sign" von Felson). Lufthaltige Bronchien in einem infiltrierten Lappen oder Segment sprechen für eine Pneumonie oder eine andere alveoläre Krankheit und gegen ein Karzinom, ausgenommen das Alveolarzellenkarzinom.

Therapie

Die Lunge besitzt ein wirkungsvolles Abwehrsystem gegen Infektionen mit ihrem muköziliären Apparat und der zellulären Abwehr durch polymorphnukleäre Leukozyten und Makrophagen. Dies ist wohl der Hauptgrund, weshalb bakteriostatische Chemotherapeutika in der Lunge besser wirken als in anderen Organen. Man wird aber immer versuchen, ein Mittel zu wählen und in einer Konzentration zu verabreichen, welches am Ort der Entzündung eine bakterizide Wirkung entfaltet. Bakterizide Mittel müssen eingesetzt werden bei schwerkranken Pneumoniepatienten, bei abwehrgeschwächten Patienten (Malignome, Diabetes, Leber- und Nierenkrankheiten, Immunsuppression, Alkoholismus, Drogensucht) oder wenn der Erreger nicht bekannt ist.

Selten hat man Zeit, die Resultate der Resistenzprüfungen abzuwarten. Für die blinde Anfangstherapie wird man ein oder zwei antibiotische Substanzen wählen, welche mit Wahrscheinlichkeit gegen den vermuteten Erreger wirksam sind.

Bei bekanntem Erreger erfolgt die Wahl des Antibiotikums unter Berücksichtigung des Wirkungsspektrums, der erreichbaren Serum- oder besser Lungengewebskonzentration, der Nebenwirkungen und Interaktionen und der Kosten.

Folgende Chemotherapeutika stehen uns in erster Linie zur Verfügung:
1. Sulfamidkombinationen wie Sulfamethoxazol plus Trimethoprim (Cotrimoxazol) und Tetroxoprim-Sulfadiazin (Cotetroxazin), 2. Penicilline, 3. Cephalosporine, 4. Aminoglykoside, 5. Erythromycin, 6. Clindamycin-Lincomycin.

Chemotherapeutika 1. Wahl

Wegen der Häufigkeit vor allem im häuslichen Bereich und der Schwere der Pneumokokkenpneumonie ist es wichtig, daß ein gegenüber Pneumokokken gut wirksames Antibiotikum eingesetzt wird.

Neben Penicillinen, Cotrimoxazol oder Cotetroxazin hat Erythromycin einen vorderen Platz in der Initialbehandlung zurückgewonnen wegen seiner zusätzlichen Wirksamkeit gegen Pneumokokken, Mykoplasmen, Legionellen und Chlamydien.

Penicillin G und V sind Mittel der Wahl bei Pneumokokken, Streptokokken und nichtpenicillinasebildenden Staphylokokken. Penicillinasefeste Penicilline (Oxa-, Cloxa-, Dicloxa- und Flucloxacillin) sind indiziert bei schweren Pneumonien mit grampositiven Kokken, deren Resistenz nicht bekannt ist. Dies gilt besonders für eine Pneumonie im Rahmen einer Influenzaepidemie. Breitspektrumpenicilline wie Ampicillin und Amoxicillin wirken nicht gegen penicillinasebildende Staphylokokken, und sie wirken gegen Pneumokokken schlechter als Penicillin G und V.

Chemotherapeutika 2. Wahl

Im Spital müssen sie oft auch zur Initialbehandlung angewendet werden. Ticarcillin, Piperacillin und Acylureidopenicilline (Mezlocillin, Azlocillin) wirken gegen Pseudomonas. Ticarcillin kann zur Vermeidung einer Resistenzbildung mit Gentamicin kombiniert werden. Auf Berichte von Inaktivierung von Aminoglykosiden durch Acylureidopenicilline und Piperacillin sei hingewiesen. Gegen grampositive Organismen sind sie weniger wirksam als Ampicillin und Amoxycillin.

Cepaholsporine und Aminoglykosidantibiotika sind indiziert bei schweren Pneumonien resistenzgeschwächter Patienten und unbekanntem Erreger, bei Mißerfolg des Mittels 1. Wahl und bei im Spital erworbenen Infektionen.

Es ist anzuraten, aus der großen Gruppe der Cephalosporine wenige für sich auszuwählen und kennenzulernen. Es ist noch wenig bekannt über die unterschiedliche klinische Wirksamkeit bei Pneumonien. Wir beschränken uns im allgemeinen auf Cefalotin, Cefazolin oder Cefotiam für die parenterale Anwendung und Cefalexin für die orale Gabe. Sie besitzen ein breites Spektrum und sind wirksam gegen Klebsiellen. Ihre Anwendung ist indiziert auch bei Penicillinüberempfindlichkeit. Cefalotin wird besonders gegen Staphylokokken eingesetzt. Cefsulodin ist wirksam gegen Pseudomonas.

Im Gegensatz zu Penicillinen und Cephalosporinen liegt die wirksame Dosis der Aminoglykoside nahe bei der toxischen Konzentration. Ihr Wirkungsspektrum ist breit, besonders gegen gramnegative Keime inkl gegen die häufigsten gramnegativen Keime im häuslichen Milieu, die Klebsiellen.

Am häufigsten angewendet wird Gentamicin. Tobramycin soll leicht wirksamer sein gegen Pseudomonas. Amikacin bleibt als Reserve und sollte restriktiv verwendet werden, besonders bei gentamicinresistenten Klebsiellen. Die Hauptindikationen zum Einsatz von Aminoglykosiden bei Pneumonien sind: Die Behandlung einer lebensbedrohlichen Infektion mit unbekannten Erregern in Kombination mit Cephalosporinen und die Kombination mit Ticarcillin zur Vermeidung einer Resistenzbildung bei Pseudomonas.

Die Kombination von Penicillinen und Cephalosporinen verbreitert in der Regel nur das Spektrum. Die Penicillinlücke für Klebsiellen und die Cephalosporinlücke für Enterokokken und Anaerobier kann so geschlossen werden. Ihre Kombination mit Aminoglykosiden führt dagegen häufig zu einer synergistischen Wirkungssteigerung.

Begleittherapie

Besondere Beachtung muß man der häufigen Herzinsuffizienz schenken. Frühzeitig sind Herzglykoside indiziert, besonders bei über 50jährigen Patienten.

Diuretika und Vasodilatatoren wie Nitropräparate, Dehydralasin oder Prasorin können notwendig sein bei einer manifesten Herzinsuffizienz. Mit der Indikation zur Thromboseprophylaxe mit Heparin 5000 E pro Tag s. c. oder mit Cumarinderivaten soll man großzügig sein, wenn Kontraindikationen fehlen. Bei schwerem Krankheitsbild umfaßt die Begleittherapie die Beatmung und die Schocktherapie.

Spezieller Teil

Pneumonien durch grampositive aerobe Bakterien

Pneumokokkenpneumonie

Erreger: Streptococcus pneumoniae (Diplococcus)

Häufigkeit

Die lobäre Pneumokokkenpneumonie galt früher als die klassische nichttuberkulöse bakterielle Lungenerkrankung. Die Häufung der bakteriämischen Pneumokokkeninfektionen hat sich gegenüber der Vorantibiotikaära wenig verändert. Bei 50–70% der Patienten mit chronischer Bronchitis sind Pneumokokken in den unteren Abschnitten des Atemtraktes nachzuweisen.
Schwere alveoläre pneumonische Erkrankungen werden oft bei Abwehrgeschwächten, Vaganten und Alkoholikern beobachtet. Am häufigsten erkranken Männer im Alter von 30–50 Jahren. Eine deutliche Verschiebung ins höhere Alter ist aber festzustellen. Der Typ III scheint eine besondere Prädilektion für ältere Patienten und einen malignen Verlauf zu haben. Pneumokokkeninfektionen sind häufiger in den Winter- und frühen Frühjahrsmonaten und während Influenzaepidemien.

Mikrobiologie

Pneumokokken sind unbewegliche, sporenlose, grampositive lanzettförmige Bakterien. In Ausstrichen färben sie sich grampositiv und sind paarig oder in kurzen Ketten angeordnet. Sie lassen sich mittels einer Kapselquellreaktion leicht identifizieren. Sie wachsen leicht auf Blutagar. 83 verschiedene Serotypen sind identifiziert worden, 14 davon verursachen 82,5% aller Pneumokokkenerkrankungen. Am häufigsten sind die Typen I, III, IV, VII, VIII und XIV. Jedes Kokkenpaar oder mehrere von ihnen sind von einer Kapsel umgeben, deren molekulare Verschiedenheiten die Grundlage für die serologische Differenzierung bieten.

Pathogenese

Pneumokokken verursachen meistens lobäre oder alveoläre Pneumonien. Nicht selten sind auch herdförmige bronchopneumonische Pneumokokkeninfekte, meistens bei vorbestehenden bronchialen Krankheiten.
Pneumokokken werden aspiriert aus dem oberen Respirationstrakt. Sie gelangen unter dem Einfluß der Schwerkraft in die basalen Lungenteile. Die Unterlappen und die posterioren Oberlappensegmente erkranken am häufigsten. Die Kokken erreichen mit der Einatmungsluft die peripheren Lufträume und verursachen dort ein entzündliches Ödem, welches eine rasche Vermehrung der Bakterien begünstigt. Die Ausbreitung erfolgt zentripetal durch die Cohnschen Poren und Lambertschen Kanäle von Alveole zu Alveole und von Azinus zu Azinus. Dies erklärt die morphologische und röntgenologische Homogenität des konsolidierten Infiltrates und das Nichteinhalten der segmentalen Grenzen.

Pathologie

Stadium der Anschoppung: Die Lungenlappen sind groß, rot und ödematös, die Kapillaren weit, mit Erythrozyten gefüllt. Homogene Eiweißmassen und Alveolarzellepithelien füllen die Alveolen.
Stadium der roten Hepatisation (2.–4. Tag): Der Lungenlappen ist luftarm, schwer, dunkelrot, leberartig, die Schnittfläche körnig. Die weiten Kapillaren enthalten noch reichlich Erythrozyten.
Stadium der grauen Hepatisation (4.–6. Tag): Zunehmend sammeln sich Granulozyten in den Kapillaren und im Alveolarexsudat. Die Fibrinausfüllung in den Alveolen führt zur leberartigen Konsistenz der Lungen. Sie erscheinen grau und sind brüchig, die Schnittfläche ist trocken.
Stadium der gelben Hepatisation: Das Fibrin in den Alveolen wird durch Leukozytenfermente verflüssigt. Leukozyten zerfallen, die lebenden speichern fettige Abfallprodukte, die Schnittfläche wird gelb, feuchtschleimig.

Krankheitsbild

Die Erkrankung beginnt plötzlich mit Schüttelfrost, hohem Fieber und starkem Krankheitsgefühl. Die physikalischen Phänomene über den betroffenen Lungenlappen sind anfänglich gering: leichte Klopfschallverkürzung bei normalem Vesikuläratmen, feines Knisterrasseln (Crepitatio indux).
Bei anhaltendem Fieber macht sich am 2. oder 3. Krankheitstag ein trockener, schmerzhafter Reizhusten bemerkbar. Wegen stechender Thoraxschmerzen liegen die Patienten auf der kranken Seite, um diese zu schonen. Sie sind ängstlich bestrebt, das schmerzhafte Husten zu unterdrükken. Ihr Gesicht ist gerötet, oft zyanotisch. Hinzu kommt die Exspektoration eines zähflüssigen rötlichen bis rostbraunen Sputums. Die Atmung ist frequent und oberflächlich (Nasenflügelatmen), der Puls beschleunigt und weich. In der Mehrzahl aller Fälle findet sich ein Herpes im Gesichtsbereich. Der physikalische Lungenbefund ist typisch: Dämpfung, Bronchialatmen, Bronchophonie, verstärkter Stimmfremitus, fein- bis mittelblasige, feucht klingende Rasselgeräusche, eventuell Pleurareiben.
Nach anhaltender hochfebriler Kontinua stellt sich zwischen dem 5. und 6. Krankheitstag eine rasche Entfieberung ein. Begleitet von Schweißausbrüchen, bleichem Gesicht, Blutdruckabfall und Pulsanstieg kann die Temperatur bis auf subnormale Werte abfallen. Die Gefahr eines tödlichen peri-

pheren Kreislaufversagens zu dieser Zeit ist groß. Auch unter chemotherapeutischen Maßnahmen sind, je nach deren Einsetzen zeitlich vorverlegt, kritische Entfieberungen gelegentlich zu beobachten.

Mit der Entfieberung werden die Dämpfung und das Bronchialatmen geringer. Wiederum läßt sich ein Knisterrasseln hören (Crepitatio redux).

Der Stadienverlauf ist nur bei der unbehandelten ausgedehnten Pneumokokkenpneumonie typisch. Im Falle einer bevorzugten zentralen Lokalisation der pneumonischen Veränderungen können die physikalischen Lungenbefunde während des gesamten Verlaufes unauffällig bleiben (zentrale Pneumonie).

Verlauf und Prognose

Früher verlief die Pneumokokkenpneumonie in 20–30% fatal. Die Prognose hat sich unter dem Einfluß der Chemotherapie grundlegend geändert, und nur noch in 5% kommt es zum tödlichen Ausgang. Die Letalität der bakteriämischen Pneumokokkenpneumonie liegt bei 17%, bei über 50jährigen bei 28%. Gefährdet sind alte Patienten, Kleinkinder und Patienten, die sich vor der Erkrankung in schlechtem Allgemeinzustand befinden. Sind Blutkulturen positiv, ist die Sterblichkeit 5mal höher. Bei schweren Grippeepidemien ist die Komplikation durch eine Pneumokokkenpneumonie auch für junge, kräftige Patienten eine sehr ernste Erkrankung.

Bei adäquater Chemotherapie löst sich die Pneumonie schnell. Meistens beobachtet man innerhalb von 14 Tagen eine vollständige Aufhellung der Lunge. Bei unbehandelten Patienten kommt es nach 8–10 Wochen zur endgültigen Lösung des Infiltrates.

Röntgenbefunde

Pneumokokken führen zur charakteristischen alveolären Pneumonie (s. Abb. 3.**47a** u. **b**). Seltener, bei vorbestehenden bronchialen Leiden, entsteht das Bild einer segmentalen Bronchopneumonie. Die Auflösung des Infiltrates ist nicht immer vollständig. In den peribronchialen und subpleuralen Lungenabschnitten bleiben oft fibrotische Narben.

Komplikationen

Hauptkompliationen sind Pleuraergüsse und Empyeme (10%), Otitis, Sinusitis, Meningitis, Perikarditis, Sepsis. Häufig sind Superinfektionen mit gramnegativen Keimen nach Penicillin oder auch kombinierter Antibiotikabehandlung. In 15% treten Herzrhythmusstörungen, in 5% Vorhofflimmern auf. Im Gegensatz zur Klebsiellenpneumonie kommt es selten zur Einschmelzung und Abszeßbildung.

Laborbefunde

Die Leukozyten sind meistens stark erhöht auf Werte bis 40 000 mm³ (40 × 10⁹/l). Es besteht eine erhebliche Linksverschiebung. Die Blutsenkungsreaktion ist stark beschleunigt. Im Urinsediment ist die ausgeprägte Zylindrurie charakteristisch. Die Sauerstoffsättigung des arteriellen Blutes ist in der ersten Krankheitsphase erniedrigt. Gelegentliche Erhöhungen des Serumbilirubins und der Transaminaseaktivitäten sind Ausdruck einer stärkeren hepatischen Beteiligung (sog. biliöse Pneumonie). Die definitive Diagnose wird durch den massenhaften Nachweis der Bakterien aus dem Sputum im Grampräparat und durch Kulturen gesichert. Eine Bakteriämie in den ersten Tagen ist häufig. Die in 30% positive Blutkultur beweist die Diagnose. Mit verschiedenen serologischen Methoden lassen sich Kapselantigene oder Antikörper gegen die Polysaccharide der Pneumokokken nachweisen.

Therapie

Penicillin ist bei Pneumokokkenpneumonien das Antibiotikum der Wahl. Innerhalb von 24–48 Stunden tritt die Entfieberung ein. 1–2 Mill. E Penicillin V oder G pro Tag genügen; z. B. 3 × 600 000 E Penicillin G/Tag bis zur Entfieberung, anschließend 4 × 400 000–800 000 E Penicillin V. Eine Erhöhung der Dosis bringt keine bessere Wirkung. Alle anderen Antibiotika wirken langsamer. Sie sind nur indiziert, wenn eine Penicillinüberempfindlichkeit vorliegt oder wenn penicillinresistente Keime nicht ausgeschlossen werden können. Bei anfänglicher Unklarheit der Ätiologie ist Erythromycin als Mittel der Wahl dem Penicillin vorzuziehen. Andere Alternativen sind Cephalosporine, Tetracycline, Cotrimoxazol. Breitspektrumpenicilline wirken weniger gut als Penicillin V und G. Resistenzen gegen verschiedene Antibiotika, insbesondere gegen Tetracycline (10%), seltener gegen Cotrimoxazol und Chloramphenicol, wurden beschrieben. Gegen 180 in Zürich untersuchte Stämme ergaben keine Resistenzen gegen Penicillin G, Erythromycin und Cefalotin.

Prophylaxe

Wegen der hohen Letalität der Pneumokokkeninfektion für Risikogruppen wurde ein Impfstoff (Pneumovac) entwickelt, der aus den Polysaccharid-Antigenen der 14 wichtigsten Serotypen hergestellt ist und einen Impfschutz von rund 80% gibt. Kleinkinder und immunsupprimierte Patienten bilden keine oder ungenügende Antikörper. Die Pneumokokkenimpfung soll wenn möglich mindestens 2 Wochen vor oder erst nach Absetzen einer zytostatischen Therapie oder Strahlentherapie und nicht vor dem 3. Lebensjahr gemacht werden (Tab. 3.**28**).

Differentialdiagnose

Die sichere Abgrenzung gegen Lungenentzündungen durch andere Erreger kann nur bakteriologisch erfolgen.

Tabelle 3.28 Indikationen und Kontraindikationen zur Pneumokokkenimpfung

Belegt und empfohlen	Nicht belegt oder umstritten („Ermessensentscheid")	Nicht indiziert oder kontraindiziert
Splenektomie	Hohes Alter	Fehlende Prädisposition
Morbus Hodgkin (vor Therapie)	Schwere Herz-, Lungen-, Leber- oder Niereninsuffizienz	
Sichelzellanämie	Alkoholiker	Patienten unter Zytostatika- oder Strahlentherapie
	Diabetiker	
Nephrotisches Syndrom	Chronisch obstruktive Lungenerkrankungen	Kleinkinder unter 2 Jahren
Multiples Myelom		Schwangerschaft
Morbus Waldenström (vor Therapie)		Pneumokokkenimpfung in den letzten 3 Jahren
(Dialysepatienten und Nierentransplantation)		Immunthrombozytopenie (?)

Staphylokokkenpneumonie

Erreger: Staphylococcus aureus

Häufigkeit

Staphylokokken sind die häufigste Ursache der Bronchopneumonie. Es handelt sich immer um Staphylococcus aureus. Oft treten sie auf als Komplikation einer Virusinfektion der oberen Luftwege und bei Krankenhauspatienten mit verminderter Resistenz. Gesunde Erwachsene erkranken selten. Gefährdet sind Kleinkinder, alte Leute, Drogensüchtige und Alkoholiker.

Pathophogenese und Pathophysiologie

Die häufigste Ursache der Staphylokokkenpneumonie ist Inhalation oder Aspiration von Staphylokokken. Seltener sind septische Embolien, welche zu disseminierten Pneumonieherden in den Lungen führen. Nach bronchogener Infektion kommt es zum Bild der typischen Bronchopneumonie mit segmentaler Ausbreitung. Die entzündlich veränderten Abschnitte sind bei frühzeitiger Verlegung der Bronchien oft ganz oder teilweise kollabiert. Das pathologisch-anatomische Bild ist abhängig von der Virulenz und der damit verbundenen Geschwindigkeit, mit der sich die Krankheit ausbreitet. Die Entzündung beginnt in den Bronchien und Bronchiolen. Polynukleäre Leukozyten infiltrieren deren Epithelien und zerstören sie. Die Alveolen sind gefüllt mit proteinhaltigem Material und Blutzellen. Das Interstitium wird zunehmend durchsetzt von polynukleären Phagozyten. Serofibrinöse oder eitrige Pleuraergüsse sind häufig.
Fulminante Verläufe zeigen das Bild eines ausgedehnten entzündlichen, hämorrhagischen Lungenödems. Es kann zur Staphylokokkensepsis kommen. In weniger akut verlaufenden Fällen kommt es zur Infiltration der Lungenazini und der größeren Luftwege. Es bilden sich kleine peribronchiale Abszesse, welche konfluieren. Brechen sie in das Lumen der Luftwege ein, kommt es zur Bildung von Abszeßhöhlen. Gelegentlich erreichen die Abszesse große Ausmaße.

Nach hämatogener Aussaat bilden sich über beiden Lungen multiple noduläre, nach außen schlecht abgegrenzte Verschattungen (Abb. 3.49 u. 3.50). Sie können konfluieren und eine homogene Infiltration vortäuschen. Beim Einbruch in den Bronchialbaum entstehen große Höhlen mit Spiegelbildungen. Das Röntgenbild kann besonders in den Anfangsstadien differentialdiagnostische Schwierigkeiten mit anderen Leiden wie metastatischen neoplastischen Läsionen oder der Wegenerschen Granulomatose hervorrufen. Im Spätstadium sind hämatogene und bronchogene Pneumonien nicht sicher zu unterscheiden.

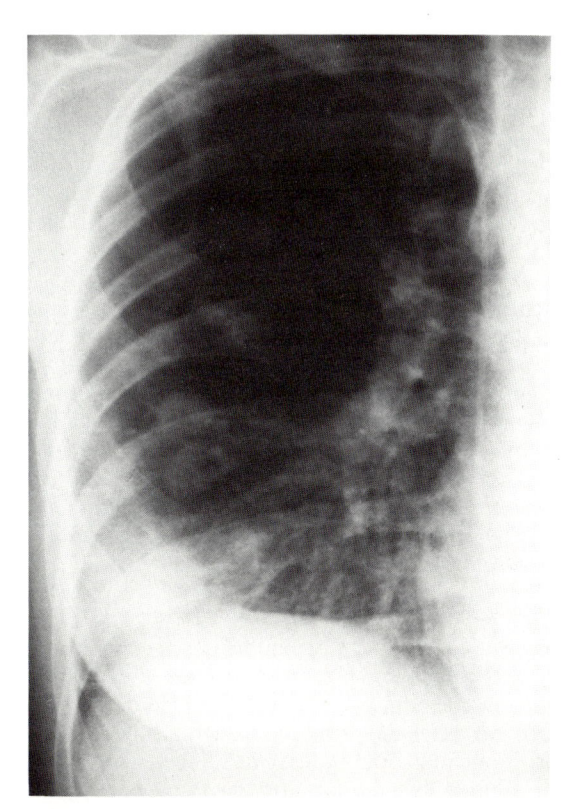

Abb. 3.49 Hämatogene Staphylokokkenpneumonie bei einer 21jährigen drogensüchtigen Frau. Multiple, z. T. konfluierende Rundherde mit zentralen Einschmelzungen

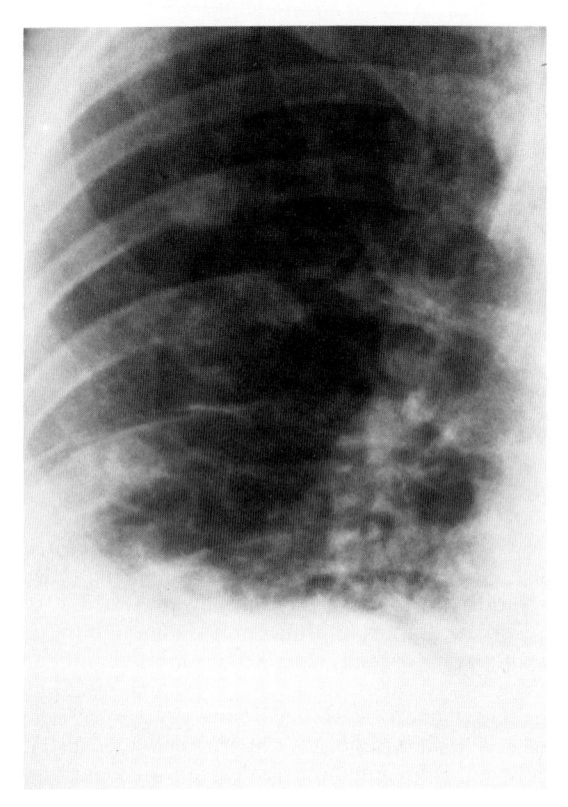

Abb. 3.**50** 6 Tage später: zahlreiche, z. T. dünnwandige Abszesse; Pleuraempyem

Krankheitsbild

Das klinische Bild wird beeinflußt vom Alter und Allgemeinzustand des Patienten und ob die Pneumonie primär oder als hämatogene Zweiterkrankung entstanden ist. Der Beginn ist immer plötzlich mit Fieber, Pleuraschmerzen, Husten und Auswurf von purulentem gelbbraunem, oft bluttingiertem Sputum. Tachypnoe, Zyanose und hohes Fieber sind bei Kindern oft dramatisch.

Das sofortige Einsetzen einer gezielten antibiotischen Behandlung ist notwendig. Oft geht eine Influenzaerkrankung der Staphylokokkenpneumonie 1–2 Wochen voraus. Bei Krankenhauspatienten, nach Operationen, nach Behandlung mit Corticosteroiden oder bei Antibiotikatherapie beginnt die Krankheit gelegentlich schleichend, mit unklarer Symptomatik. Alle üblichen Pneumoniezeichen können fehlen. Die Sterblichkeitsrate bei geschwächten Patienten ist hoch und die Frühdiagnose notwendig, um das Leben zu retten.

Röntgenbefunde

Die Staphylokokkenpneumonie ist eine segmentale Bronchopneumonie. Je schwerer die Erkrankung ist, desto häufiger konfluieren die Herde zu großen, oft gleichmäßigen homogenen Infiltraten. Ein Airbronchogramm fehlt. Seine Anwesenheit sollte ernsthafte Zweifel am Vorliegen einer Staphylokokkenpneumonie erwecken (s. Abb. 3.**48a** u. **b**). Ein Luftalveologramm am Rande der Infiltratherde kann vorhanden sein.

Beim Erwachsenen ist die Staphylokokkenpneumonie in 60% aller Fälle doppelseitig. Lungenabszesse mit Kavernen und Spiegelbildungen werden in der Literatur mit 25% bis 75% angegeben. Charakteristisch ist die unregelmäßige, höckrige Innenwand der oft großen Abszeßhöhle. Staphylokokkenpneumonien lösen sich oft erst nach Wochen auf, gelegentlich persistieren dünnwandige Höhlen. In der Hälfte aller Fälle entstehen Pleuraergüsse oder Pleuraempyeme, bei Kindern in 90%. Die Röntgenbefunde bei Kindern und Erwachsenen differieren deutlich. Bei Kindern dehnen sich die Infiltrate schnell über einen oder mehrere Lappen aus. Charakteristisch ist die Entstehung von Pneumatozelen in 60–80%. Diese zystischen dünnwandigen Höhlen sind Folge einer Ventilobstruktion durch den peribronchialen Abszeß. Sie können enorm groß werden, den halben Thorax einnehmen und als Spannungspneumothorax wirken. Spiegelbildungen sind häufig.

Normalerweise entstehen sie in der ersten Erkrankungswoche und verschwinden innerhalb von Wochen. Sie können mehrere Monate persistieren. Von 22 Kindern mit akuter Staphylokokkenpneumonie entwickelten sich Pneumatozelen in 20, ein Pneumothorax in 15, pleurale Entzündungen in allen 22 Fällen. 19 der Kinder heilten röntgenologisch vollständig aus.

Laborbefunde

Die Diagnose wird durch bakteriologische Sputum-, Pleuraexsudat- und Blutuntersuchungen gesichert. Das Grampräparat muß durch Kulturen, in denen Staphylococcus aureus häufig als einziger Keim wächst, und Resistenzprüfungen ergänzt werden. Blutkulturen sind in 50% positiv. Die Leukozyten sind auf Werte bis zu $25\,000/\text{mm}^3$ ($25 \times 10^9/\text{l}$) erhöht, mit ausgeprägter Linksverschiebung. Die Blutsenkung ist erhöht. Die Leukozytose kann bei alten Leuten oder geschwächten Kranken fehlen.

Komplikationen

Das Pleuraempyem, oft als Pyopneumothorax auftretend, ist so häufig, daß es kaum als Komplikation bezeichnet werden kann. Metastatische Abszesse, vor allem im Gehirn und in den Nieren, Meningitiden und akute Endokarditiden, auch ohne primäre Herzklappenerkrankung, sind häufig.

Therapie

Resistente Staphylokokken und Mischinfektionen sind häufig. Eine frühzeitige hochdosierte, bakterizid wirkende Chemotherapie und eine lange Therapiedauer sind notwendig. Penicilline sind die Antibiotika der Wahl:
1. Bei empfindlichen Staphylokokken soll Penicillin G mit einer Tagesdosierung von 10–20 Mio. IE initial am besten in Infusionen gegeben werden. Bei Kleinkindern und Säuglingen gibt man 500 000 IE/kg Körpergewicht.

2. Bei penicillinasebildenden Staphylokokken sind penicillinasefeste Penicilline parenteral, später oral in maximalen Tagesdosen indiziert, z. B.: Cloxacillin oder Dicloxacillin, Flucloxacillin 4 × 1–2 g/Tag i. v. bis zur Entfieberung, dann 2–3 g/Tag per os. Die Behandlung sollte wegen der hohen Rückfallquote bis zur völligen Rückbildung des Infiltrates gegeben werden.

Bis zum Vorliegen des Antibiogramms ist eine Kombinationstherapie von Penicillin G mit einem penicillinasefesten Penicillin anzuraten. Andere Antibiotika können nach Kenntnis des Resistenzbefundes gegeben werden. Ihre Wirkung ist weniger zuverlässig als die der Penicilline, und sie sollten nur bei Überempfindlichkeit auf Penicillin angewendet werden. In Frage kommen Cepahlosporine und Clindamycin.

Streptokokkenpneumonie

Erreger: Streptococcus pyogenes (betahämolytische Streptokokken der Serogruppe A). Sie sind leicht aus Sputum, Pleuraempyempunktat und gelegentlich aus dem Blut zu kultivieren. Sie wachsen schnell auf Blutagar, zeigen typische Hämolyseringe und können innerhalb 24 Stunden identifiziert werden.

Epidemiologie

Bis zur Einführung der Antibiotika waren Streptokokken häufige Ursache der Bronchopneumonie. Sie ist gefährlich als Komplikation exanthemischer Viruskrankheiten (Grippe, Masern). Pneumonien nach Pharyngitis oder Streptokokkenangina sind selten.

Pathogenese

Die Organismen erreichen die Lunge durch die Luftwege. Am häufigsten sind die Unterlappen befallen. Die Streptokokkenpneumonie ist sehr ähnlich der Staphylokokkenpneumonie. Es kommt zu einen hämorrhagischen Ödem des Lungenparenchyms und serosanguinösen pleuralen Ergüssen. Die Wände der Bronchien und Bronchiolen sind durchsetzt von polymorphen nukleären Leukozyten. Die Alveolarwände sind nekrotisch. Es bilden sich konfluierende Abszesse.

Bei weniger akutem Verlauf zeigt sich ein von polynukleären Leukozyten durchsetztes Ödem mit den Zeichen des Lungenkollapses.

Krankheitsbild

Die Streptokokkenpneumonie beginnt plötzlich mit Fieber, Schüttelfrösten, Husten, eitrigem, oft blutdurchsetztem Auswurf und heftigen Pleuraschmerzen. Röntgenologisch läßt sie sich von der Staphylokokkenpneumonie nicht unterscheiden. Die zunächst herdförmigen Verschattungen konfluieren und imponieren später als homogene, meist segmentale Infiltrate. Frühzeitig sind Bronchien und Bronchiolen entzündet und verlegt. Das Volumen des befallenen Lungenteils ist vermindert. Meistens sind beide Unterlappen befallen. Die Tendenz zur Einschmelzung ist geringer als bei der Staphylokokkenpneumonie. Selten entsteht ein Pyopneumothorax.

Laborbefunde

Im Blutbild findet man eine granulozytäre Leukozytose mit Linksverschiebung. Die Diagnose wird durch den Erregernachweis im Grampräparat und kulturell aus Sputum oder Pleuraexsudat gestellt. Blutkulturen sind selten positiv. Im Verlauf der Erkrankung steigt der Streptolysintiter an.

Komplikationen

Häufig ist das Pleuraempyem. Es erfordert wegen der Tendenz zur Schwartenbildung oft die operative Sanierung. Bei Kindern können sich Bronchiektasen bilden. Rheumatisches Fieber und Glomerulonephritiden nach Streptokokkenpneumonien sind selten.

Therapie

Streptokokken sind penicillinempfindlich. Penicillin V oder G ist das Mittel der Wahl. Nur bei einer Penicillinallergie sollte ein anderes Antibiotikum verwendet werden. Beim Auftreten einer Epidemie kann Penicillin mit Erfolg prophylaktisch gegeben werden.

Lungenmilzbrand (Hadernkrankheit)

Erreger: Bacillus anthracis

Milzbrandbazillen oder Milzbrandsporen können per inhalationem in die Alveolen gelangen. Der Hautmilzbrand führt über eine Septikämie zur sekundären Lungenerkrankung. Gefährdet sind Arbeiter in Gerbereien, Wollaufbereitungsbetrieben, Schaf-, Kuh- und Geißenzüchter, Tierärzte.

Der hervorstechendste pathologische Befund im Thorax ist das hämorrhagische Ödem der Lymphknoten und des mediastinalen Gewebes. Das hämorrhagische pneumonische Infiltrat liegt weit peripher in den Alveolen und Bronchiolen. Polynukleäre Leukozyten im entzündlichen Exsudat gelten als Zeichen einer zusätzlichen pyogenen Infektion.

Krankheitsbild

Die ersten Symptome sind unspezifisch: leichtes Fieber, Muskelschmerzen, trockener Husten, präkordiales Druckgefühl. Das akute Erkrankungsstadium beginnt nach wenigen Tagen schlagartig mit Schüttelfrösten und hohem Fieber. Es ist charakterisiert durch akute Atemnot, blutiges Sputum, Zyanose und Tachykardie. Ein früher Kreislaufschock ist häufig.

Die Kompression der oberen Luftwege durch die vergrößerten Lymphknoten und die mediastinale Entzündung führen zum Stridor. Bei der physikalischen Untersuchung hört man über der ganzen Lunge klingende Rasselgeräusche und Pleurareiben. Die Krankheit verläuft perakut. Die meisten Patienten sterben innerhalb 24 Stunden nach Beginn der hämatogenen Streuung in die Lungen.

Therapie

Soll eine lebenserhaltende Therapie einsetzen, können die kulturellen Laborbefunde nicht abgewartet werden. Die Diagnose muß gestellt werden aufgrund der anamnestischen Erhebungen und der klinischen Zeichen.
Milzbrandbazillen sind penicillinempfindlich. Bei Penicillinallergie können Cephalosporine oder die weniger wirksamen Tetracycline versucht werden.

Lungenlisteriose

Erreger: Listeria monocytogenes
Normalerweise werden Meningen und Endometrium befallen. Pneumonien beobachtet man nur im Zusammenhang mit anderen Manifestationen. Die Lungen und die Pleuren werden meistens über den Blutweg, sehr selten nach Inhalation kontaminierten Materials, z. B. Einatmen von infiziertem Stallstaub, befallen. Inhalationen von infizierter Amnionflüssigkeit führen zur akut septischen, immer tödlich verlaufenden Form der Neugeborenenlisteriose.
Tetracycline in Kombination mit Sulfonamiden, Penicillin (5–20 Mill. IE täglich) und Chloramphenicol sind gegen Listerien wirksam.

Pneumonien durch gramnegative aerobe Bakterien

Die Möglichkeiten, gramnegative Keime zu identifizieren und als Pneumonieerreger zu erkennen, wurden im letzten Jahrzehnt verbessert. Die Zahl gramnegativer Keime, die als Pneumonieerreger bekannt wurden, hat zugenommen (Tab. 3.**29**). Oft handelt es sich um nosokomiale Keime, die bei abwehrgeschwächten Patienten zu Pneumonien führen.

Klebsiellenpneumonie

Erreger: Klebsiella pneumoniae (Friedländer-Bazillus)

Epidemiologie

5–10% aller bakteriellen Pneumonien werden durch Klebsiellen verursacht. Die Pneumonie tritt sporadisch im häuslichen Milieu, häufiger in Krankenhäusern auf. Luftbefeuchter, Inhalationsgeräte, sogar infizierte Handsalben bei Schwestern in Intensivpflegeeinheiten wurden als Ursache der Erkrankung erkannt. Patienten mit schlechter Mundhygiene und ältere Leute, besonders Männer im 6. und 7. Lebensjahrzehnt, Diabetiker und Alkoholiker, sind gefährdet.

Pathogenese und Pathophysiologie

Die Klebsiellen gelangen durch Inhalation in die Lunge. Die Pneumonie ist normalerweise einseitig, auffallend häufig sind der rechte Oberlappen und die abhängigen hinteren Lungenpartien befallen. Abszesse und Pleuraempyeme sind häufig. Die Schnittfläche ist klebrig, fadenziehend. Die Alveolen sind ausgefüllt mit ödematöser Flüssigkeit, welche Bakterien und im Anfangsstadium vorwiegend mononukleäre Zellen enthält. Mit zunehmender Dauer der Erkrankung erfolgt die Besiedlung durch polynukleäre Leukozyten.

Krankheitsbild

Die Pneumonie verläuft klinisch und röntgenologisch wie die Pneumokokkenpneumonie: plötzlicher Beginn, schlechter Allgemeinzustand des Patienten, oft frühzeitig Kreislaufschock, Kopfschmerzen und Schmerzen bei der Atmung. Die Patienten sind zyanotisch und dyspnoisch. Die Körpertemperatur steigt rasch an. Gelegentlich tritt Schüttelfrost auf. Im späteren Verlauf ist die Temperatur oft nur mäßig erhöht. Der Auswurf ist grün, eitrig, oft blutdurchsetzt und gelegentlich ziegelrot und von gelatinöser, klebriger Beschaffenheit. Die physikalischen Zeichen sind diejenigen der massiven pulmonalen Infiltration mit ausgedehnter Dämpfung bei der Perkussion, Bronchialatmen und feuchten Rasselgeräuschen bei der Auskultation. Das Atemgeräusch ist vermindert, wenn die Bronchien durch Eiter verlegt sind. Der Stadienablauf und die lytische Entfieberung der Pneumokokkenpneumonie fehlen bei der Friedländer-Pneumonie. Empyeme, Perikarditiden, Meningitiden und die maligne verlaufende Sepsis sind die wichtigsten Komplikationen. Bei 20% der Patienten beobachtet man einen leichten Ikterus. Subakute schleichende Verlaufsformen mit guter Prognose sind häufig. Gelegentlich geht die Erkrankung in eine chronische Pneumonie mit persistierenden positiven Sputumkulturen über.

Röntgenbild

Die Klebsiellenpneumonie ist eine alveoläre Pneumonie mit homogenen nicht segmentalen Infiltraten und oft positivem Luftbronchogramm. Oft ist ein ganzer Lappen befallen. Drei typische Zeichen helfen, eine Friedländer-Pneumonie zu vermuten:

1. Die Tendenz viel entzündliches intraalveoläres Exsudat zu bilden. Die befallenen Lungenlappen sind oft vergrößert, die Interlobärlinien nach außen vorgewölbt. Eine alveoläre Pneumonie in einem verkleinerten Lappen schließt eine Friedländer-Pneumonie nicht aus.
2. Die Häufigkeit, einzuschmelzen und multiple große Abszesse und Kavernen zu bilden, im Gegensatz zur Pneumokokkenpneumonie.
3. Pleuraergüsse und Pleuraempyeme sind häufiger als bei der Pneumokokkenpneumonie.

Tabelle 3.29 Häufigste und wichtigste Pneumonien durch gramnegative aerobe Bakterien

Pseudomonadaceen	*Pseudomonas aeruginosa* Pseudomonas pseudomallei Malleomyces Mallei (Actinobacillus mallei)

Enterobacteriaceae	*Klebsiella pneumoniae*
	Escherichia coli
	Enterobacter (Aerobacter)
	Citrobacter
	Hafnia
	
	Serratia marcescens)
	Flavobacterium
	Acetinobacter: Mima polymorpha
	              Herellea vaginicola (Bacterium anitratum)
	
	Bacillus proteus
	Ewardsiella
	Providencia
	Salmonella: typhi
	           cholerae suis
	           typhi murium
	Shigella
	Campylobacter (Vibrio) fetus

Kleine gramnegative Stäbchenbakterien „Parvobacteriaceae"	*Haemophilus influenzae*
	Bordatella (Haemophilus) pertussis
	Francisella (Pasteurella) tularensis
	Yersinia (Pasteurella) pestis
	Pasteurella multocida (septica)
	Brucella: melitensis
	        abortus
	        suis
	Eikenella corrodens

Neisseria	Neisseria meningitidis Neisseria (Branhamella) catarrhalis
Klebsiella pneumoniae	Häufiger gramnegativer Pneumonieerreger außerhalb des Spitals Gefürchteter nosokomialer Keim
Pseudomonas aeruginosa	Gefürchteter gramnegativer Pneumonieerreger der abwehrgeschwächten Patienten Häufiger nosokomialer Keim
Haemophilus influenzae	Häufiger gramnegativer Pneumonieerreger außerhalb und innerhalb des Spitals Häufigster Keim bei chronischer Bronchitis
Legionella (Legionella pneumophilia, Legionella [Tatlockia] micdadei, Legionella bozemanii, Legionella dumoffii Legionella germanii, Legionella longbeachae)	Seit seiner Entdeckung 1976 häufig identifizierter Erreger von Pneumonien innerhalb und außerhalb des Spitals Opportunistischer und nosokomialer Keim in 60%

Laborbefunde

Die Leukozyten sind mäßig erhöht. Sind sie normal oder reduziert, ist die Prognose der Erkrankung ungünstiger. Eine Bakteriämie ist häufig. Im Sputumausstrich findet man das Vorherrschen gramnegativer Bakterien. Die Kultur mit Resistenzprüfung ist für die Diagnose und die Wahl des Antibiotikums entscheidend, jedoch sollte die antibiotische Therapie vor der Kenntnis des Kulturresultates einsetzen.

Therapie

Klebsiella pneumoniae ist gewöhnlich empfindlich auf die meisten Antibiotika außer Penicillin und Ampicillin. Die Behandlung muß sofort einsetzen. Zur Initialbehandlung vor Kenntnis der Resistenz eignet sich eine Kombination von Gentamicin (1,5–2 mg/kg Körpergewicht i. m. alle 8 Stunden mit einem Cephalosporin (1,5–3 g i. v. alle 5 Stunden). Gut bewährt hat sich auch Cotrimoxazol in hohen Dosen. Sulfonamide allein sind wenig

wirksam. Alternativ-Antibiotika sind Kanamycin oder eine Kombination von Streptomycin (1–2 g i. m. täglich) mit Tetracyclinen (1–2 g) oder Chloramphenicol (2 g).
Wegen der Rückfallgefahr ist eine Behandlung während mindestens drei Wochen oder länger nötig. Besondere Beachtung ist der Bronchialtoilette und dem Kreislauf zu schenken.

Pseudomonaspneumonie

Erreger: Pseudomonas aeruginosa

Ätiologie

Pseudomonas aeruginosa lebt ubiquitär im Abwasser und Schmutz. Es sind 1,5–4 nm lange und 0,5 nm dicke Stäbchen mit 1–3 polaren Geißeln. Sie wachsen aerob und fakultativ anaerob innerhalb eines breiten Temperaturbereiches und sind gegenüber Umwelteinflüssen und Desinfektionsmitteln recht resistent.

Epidemiologie

Fast alle Patienten werden in Krankenhäusern angesteckt. Immer findet man ein die Resistenz verminderndes Grundleiden: chronische vorbestehende Lungenerkrankung, Herzinsuffizienz, Diabetes mellitus, chronische Nierenleiden, Alkoholismus, Immunsuppression, nach Tracheotomie in der frühen postoperativen Phase. Die Ansteckung erfolgt über die Luftwege. Luftbefeuchter, Inhalationsgeräte und Klimaanlagen sind oft Ursache einer Pseudomonaspneumonie. Durch intravenöse Dauerkatheter ist eine direkte Infektion über die Blutbahn möglich.

Pathogenese und Pathophysiologie

Nach aerogener Infektion kommt es zu Nekrosen der Alveolarwände und kleinen Abszessen im peribronchialen Gewebe. Die Herde sind umgeben von einem polynukleären Leukozyten. Perifokale Atelektasen bestehen neben emphysematischen Aufhellungen. Hämorrhagische eitrige Pleuraergüsse sind häufig. Die hinteren und unteren Lungenabschnitte sind am häufigsten befallen.
Nach hämatogener Infektion finden sich in den Lungen zahlreiche kleine Infarkte mit massiver bakterieller Infiltration der Arterien- und Venenwände. Entstehen zur gleichen Zeit die typischen Hautläsionen der Ecthyma gangraenosa, ist die Diagnose einer Pseudomonaspneumonie weitgehend gesichert.

Krankheitsbild

Die Pneumonie beginnt mit einer banalen Infektion der oberen Luftwege, akut mit Schüttelfrost, Fieber, Dyspnoe, Zyanose und eitrig-schleimigem, blutigem Sputum. Der Patient ist schwerkrank, oft benommen und verwirrt. Das Fieber kann umgekehrt verlaufen mit hohen Morgen- und tiefen Abendtemperaturen. Das Röntgenbild ist ähnlich der akuten Staphylokokkenpneumonie. Oft sind mehrere Lungenlappen entzündet. Multiple, unscharf begrenzte Herde verschmelzen zu großen, ausgedehnten Verschattungen. Diese massiven homogenen Infiltrate in beiden Lungen können dann das Bild einer alveolären Pneumonie vortäuschen. Ein Pneumobronchogramm kann sichtbar werden. Einschmelzungen sind häufig. Die Abszesse sind anfangs oft klein, zahlreich, und haben die Tendenz, sich zu großen Höhlen zu verbinden. Seröse und meist eitrige Pleuraergüsse sind häufig.

Prognose

Die schlechte Prognose hat sich in der Antibiotika-Ära wenig verbessert.

Therapie

Pseudomonas aeruginosa ist gegen die üblichen Antibiotika resistent.
Antibiotika der Wahl sind:

Ticarcillin:
  15 g/Tag i. v. in 3–4 Dosen
  (Kinder 200 mg/kg Körpergewicht/Tag i. v.)
Piperacillin:
  200–300 mg/kg Körpergewicht/Tag i. v.
  in 3–4 Einzeldosen
  Tageshöchstdosis 24 g
Azlocillin:
  2,0–5,0 g/Tag 3mal täglich i. v.

Die hohen Dosen werden vorteilhaft als i. v. Kurzinfusionen von 60–120 Minuten verabreicht.
Ticarcillin soll zur Vermeidung einer Resistenzbildung mit einem wirksamen Aminoglykosid kombiniert werden. Beide Antibiotika sollen in vollen therapeutischen Dosen verabreicht werden. Die Lösungen sind getrennt zu verabreichen.
Piperacillin und Aminoglykoside haben eine synergistische Wirkung gegenüber gramnegativen Bakterien.

Cefsulodin i. v. (oder i. m.) 2–6 g/Tag in 2–4 Einzelgaben
  Kinder: 20–50 mg/kg Körpergewicht/Tag
Gentamicin 3–(5) mg/kg Körpergewicht/Tag in 3 Dosen alle 8 Stunden
  Kinder 6–7,5 mg/kg Körpergewicht/Tag
Tobramycin 3–5 mg/kg Körpergewicht/Tag i. v. oder i. m.
  Kinder dürfen die gleiche gewichtsbezogene Dosierung erhalten. Neugeborene maximal 4 mg/kg Körpergewicht/Tag
Amikacin 15 mg/kg Körpergewicht/Tag i. v. oder i. m. für Kinder und Erwachsene
  aufgeteilt in 8–12stündliche Gaben
  Maximale Tagesdosis für Erwachsene 1,5 g
  Maximale Therapiedauer 10 Tage
  Maximale Gesamtdosis 15 g

Aminoglykoside müssen sehr langsam i. v., am besten als Kurzinfusion (30–60 Minuten) verabreicht werden. Die Dosierung muß der Nierenfunktion angepaßt werden.

Haemophilus-influenzae-Pneumonie

Erreger: Haemophilus influenzae
Von 6 bekannten Serotypen ist nur der Typ B pathogen. Er ist ein klassischer Schleimhautparasit, besonders häufig bei starken Rauchern im Bronchialbaum nachweisbar.

Epidemiologie und Pathogenese

Das Bakterium verursacht eine oberflächliche Infektion in den Bronchialwänden und ist eine der Hauptursachen der Exazerbation bei chronischer Bronchitis und Bronchiektasen. Es kommt zur Bronchiolitis, seltener zu einer alveolären Pneumonie. Die akute Pneumonie entwickelt sich meistens in den Unterlappen, gelegentlich bilateral. Antikörper gegen Typ B nehmen mit zunehmendem Alter zu. Die Pneumonie ist deshalb bei Kindern häufiger und verläuft schwerer.

Krankheitsbild

Die Erkrankung verläuft akut mit Dyspnoe, Fieber und Zyanose. Pleuraempyeme sind häufig. Die Leukozyten sind normal oder leicht erhöht. Haemophilus kann aus dem Sputum, dem Blut oder der Pleuraflüssigkeit kultiviert werden. Rasselgeräusche, Dämpfung und Pleurareiben sind meistens deutlich hörbar. Pleuraergüsse und septischer Schock sind häufige Komplikationen, auch bakterielle Streuungen in die Haut des Nackens und des oberen Thorax werden beobachtet.

Therapie

Im Vordergrund steht die antibakterielle Chemotherapie mit Ampicillin, Cotrimoxazol, Cephalosporinen, Tetracyclinen. Zahlreiche Resistenzen gegen ein oder mehrere Antibiotika wurden beobachtet (inkl. β-lactamaseproduzierende Stämme).

Legionärskrankheit

Erreger: Legionella pneumophilia

Ätiologie

Legionella pneumophilia ist ein schwach anfärbbares gramnegatives Stäbchen. Mehrere weitere Arten und sechs Serotypen sind bekannt. Der am häufigsten isolierte Typ bei Pneumonien ist der Philadelphia-Stamm Serotyp I. Die Legionella (Tatlockia) micladei ist identisch mit dem Pittsburgh pneumonia agens.

Epidemiologie

Die Legionellose ist keine neue, jedoch eine ihrem Wesen und der Ätiologie nach erst seit 8 Jahren definierte Erkrankung. (Vom 21.–24. 7. 1976 fand in Philadelphia im Bellevue Stradford Hotel ein Treffen amerikanischer Legionäre statt. Von den rund 4400 Menschen, die dort zusammenkamen, erkrankten zwischen dem 22. Juli und 3. August 149 Kongreßteilnehmer und 72 weitere Personen. 34 Personen starben. Die minutiösen Abklärungen führten zur Entdeckung des Erregers und zur Identifizierung der Klimaanlage als Quelle der Infektion.)
Erkrankungen durch Legionellen treten spontan, epidemisch oder nosokomial auf. Die Übertragung von Mensch zu Mensch ist selten.
Natürliches Reservoir des resistenten und Monate bis Jahre lebensfähigen Erregers sind Erde und Gewässer. Er wurde gehäuft nachgewiesen in Kühltürmen, Klimaanlagen, Wasseraufbereitungsanlagen, Duschen.
Die Krankheit tritt gehäuft in den Sommermonaten auf. Männer werden 3mal häufiger befallen als Frauen. Das Durchschnittsalter beträgt 54 Jahre für Männer, 56 Jahre für Frauen. Die Streuung ist sehr groß: von 10 Monaten bis 80 Jahre.
Infektionen bei Kindern sind selten. Oft bestehen Vorerkrankungen wie chronische obstruktive Lungenerkrankungen, Herzinsuffizienz, Diabetes mellitus, Tumoren oder Niereninsuffizienz, oder es liegt eine medikamentöse Immunsuppression mit Steroiden oder Zytostatika vor.
Aufgrund der bisher bekannt gewordenen Zahlen dürfen wir 3–4% aller bakteriellen Pneumonien der Legionella pneumophilia zuordnen.
Die Inkubationszeit ist kurz: 2–10 Tage.
Gleichzeitige Infektionen mit Legionella pneumophilia und Legionella (Tatlockia) micladei und besonders schwerem Verlauf wurden beschrieben.

Krankheitsbild

Die Anfangssymptome der Erkrankung sind unspezifisch: allgemeines Krankheitsgefühl, Glieder- und Kopfschmerzen, Symptome von seiten des oberen Respirationstraktes gehören typischerweise nicht zum Frühbild der Legionärskrankheit. Nach 24–48 Stunden kommt es zum Fieberanstieg auf 39–40 °C, oft mit Schüttelfrost. In 50% aller Fälle treten gastrointestinale Symptome, häufig wäßrige, nicht blutige Durchfälle auf. Es entwickelt sich ein toxischer Zustand mit zerebralen Symptomen: Benommenheit, Delir, Dysarthrie. Fokalneurologische Zeichen und Meningismus fehlen. Die Zeichen, die auf eine Lungenbeteiligung hindeuten, sind oft gering: trockener Husten, gelegentlich pleuritische Thoraxschmerzen. Der diskrete physikalische Lungenbefund kontrastiert mit der Schwere des Röntgenbefundes. Das wenige Sputum ist mukulent graufarben, enthält wenig Granulozyten. In der Hälfte der Fälle findet man eine relative Bradykardie. Gefürchtete Komplikationen sind die respiratorische Dekompensation mit ausgeprägterer Sauerstoffuntersättigung, als aufgrund des Röntgenbildes zu erwarten wäre, und das akute Nierenversagen.

Laboruntersuchungen

Die Blutsenkung ist in der Regel deutlich beschleunigt, in zwei Dritteln der Fälle besteht eine Leukozytose. Die Neutrophilen zeigen eine starke Linksverschiebung und toxische Veränderungen. Oft besteht eine absolute Lymphopenie. In zahlreichen Fällen besteht eine hochgradige Hyponatriämie unter 130 mval/l (= mmol/l). Im Urin findet sich eine Proteinurie und Mikrohämaturie.

Mikrobiologische Diagnostik

1. Erregerzüchtung auf modifizierten Agar-Nährmedien oder durch Inokulation von Hühnerembryonen oder Meerschweinchen,
2. Mikroskopischer Erregernachweis mittels direkter Immunfluoreszenzmethode nach Silberimprägnationsfärbung nach Dieterle oder nach Gimenez-Färbung. Das Stäbchen färbt sich auch nach längerer Einwirkung von Karbolfuchsin.
3. Serologischer Antikörpernachweis durch indirekten Immunfluoreszenztest (6 Antigene) positiv:
   vierfacher Titeranstieg auf   1 : 128
   oder Einzeltiter   1 : 256

Als Untersuchungsmaterial für den direkten Erregernachweis eignen sich: Biopsie- und Autopsiematerial, transtracheales Aspirat, gewaschenes Bronchialsekret und Pleuraflüssigkeit. Aggressive Methoden sind nötig, um geeignetes Material zu erhalten.

Röntgenbefunde

Es gibt keinen für die Legionärskrankheit typischen Röntgenbefund. Bei 70% der Patienten ist die Pneumonie einseitig. Es finden sich zentrale oder peripher angeordnete fleckförmige, schlecht abgrenzbare Verschattungen mit Tendenz zur Konfluenz. Gelegentlich kommt es zur totalen Verschattung großer Teile oder der ganzen Lunge, zum Bild der Lobärpneumonie. Pleuraergüsse sind in 15–40% der Fälle beschrieben worden. Bei rascher radiologischer Progression und negativem bakteriologischem Befund muß an die Möglichkeit einer Legionärspneumonie gedacht werden.

Therapie

Mittel der Wahl ist Erythromycin in einer Dosis von 4 g täglich (4 × 1 g i. v. durch zentralen Katheter). Bei ungenügendem Effekt der Monotherapie muß Rifamicin in einer Dosierung von 10 mg/kg Körpergewicht hinzugefügt werden. Als Ausweichantibiotika haben Tetracycline und das Makrolidantibiotikum Rovamycin sich als wirksam erwiesen. Das nicht seltene Nierenversagen kann eine Hämodialysebehandlung notwendig machen.
Die Prognose der Legionellapneumonie hängt nicht zuletzt vom frühzeitigen Einsetzen einer adäquaten Chemotherapie ab. Bei nosokomialen Legionärskrankheiten liegt die Letalitätsquote bei 30%.

Seltenere Pneumonien durch gramnegative aerobe Stäbchenbakterien

Melioidosispneumonie

Erreger: Pseudomonas pseudomallei (Malleomyces pseudomallei)
Das Endemiegebiet liegt beidseits des Äquators zwischen 20 Grad nördlicher und südlicher Breite. Hauptendemiegebiet: Südostasien. Bei Rückkehr aus diesen Gebieten mit tuberkuloseverdächtigem Lungeninfiltrat und Pseudomonas spezies im Sputum muß an eine Melioidose gedacht werden.

Krankheitsbild

Die akute Pneumonie nach Infektion durch die Luftwege beginnt plötzlich nach kurzen Prodromi wie Kopfschmerzen, Anorexie und Diarrhoen. Hauptsymptome sind hohes Fieber, Schüttelfröste, Husten und blutig-eitriger Auswurf. Rasch folgen Atemnot und Pleuraschmerzen. Es kommt zur bakteriämischen Aussaat mit kleinen Abszeßbildungen in den viszeralen Organen und Knochen. Innerhalb weniger Tage kann es zur akuten Verschlechterung und zum Tod des Patienten kommen. Die große Mehrzahl der Patienten zeigt dieses Bild der akuten, normalerweise tödlich verlaufenden Erkrankung.
Chronisch verlaufende Fälle imitieren eine Lungentuberkulose, so daß nur der negative Tuberkulinhauttest und die genaue Anamnese die Diagnose vermuten lassen. In chronischen Fällen ist die Lunge Hauptmanifestationsorgan.

Röntgenbefunde

Die häufigere akute Form zeigt unregelmäßige noduläre und über beide Lungen verstreute Schatten, 4–10 mm im Durchmesser. Die Herde sind unscharf begrenzt, nehmen rasch an Größe zu, konfluieren, zerfallen zentral und bilden Kavernen. Ausgedehnte konfluierende Herde führen zur homogenen Verschattung eines oder mehrerer Lappen. Sehr akut verlaufende Fälle zeigen das Bild eines Lungenödems.
Die chronische Form der Krankheit zeigt das Bild der persistierenden, lokal begrenzten chronischen Pneumonie, ohne Hiluslymphknotenvergrößerung, ohne Pleurareaktion, Kavernen sind selten. Der Röntgenbefund erinnert an eine Tuberkulose.

Laborbefunde

Die Leukozyten sind normal oder geringgradig erhöht. Die Keime können kulturell aus Sputum, Urin, Blut und, bei menigealen Symptomen, aus dem Liquor gezüchtet werden. Es gibt keinen spezifischen Hauttest. Ein positiver indirekter Hämagglutinationstest kann bei negativen Kulturen zur Diagnose führen.

Therapie

Cotrimoxazol und Tetracyclin allein oder in Kombination mit Chloramphenicol in hoher Dosierung sind Mittel der Wahl. Penicillin, Streptomycin und Sulfonamide allein sind unwirksam. Gelegentlich ist ein operativer Eingriff zur Sanierung notwendig. Er darf erst bei negativen Blutkulturen vorgenommen werden.

Rotzpneumonie

Erreger: Actinobacillus mallei

Rotz ist eine Krankheit der Einhufer (Pferd und Esel). Der Erreger ist auch für den Menschen hoch pathogen. Er infiziert sich fast immer beim Umgang mit kranken Tieren. Die Lungen werden als Folge einer allgemeinen Pyämie befallen. Es kommt zur akuten Bronchopneumonie mit Abszeßbildung, Hilusvergrößerung und Pleuraempyem. Die Erkrankung verläuft fulminant akut oder chronisch, ähnlich der Tuberkulose mit granulomatösen Veränderungen. An die Krankheit muß in Endemiegebieten gedacht werden, bevor es zur akuten oder chronischen Bronchopneumonie kommt. Erste Zeichen nach Kontakt mit infizierten Pferden sind orale und nasale Ulzera mit Schwellung der lokalen Lymphknoten. Die Leukozyten im Blut sind normal oder vermindert.

Serologische Methoden haben in der Humanmedizin keine Bedeutung erlangt. Es gibt einen hochspezifischen Hauttest, bei welchem sterile Kulturinfiltrate verwendet werden.

Rotzbazillen sind empfindlich auf Streptomycin, Tetracycline und Sulfonamide. Eine Kombinationstherapie wird empfohlen. Die früher sehr schlechte Prognose hat sich durch die antibiotische Behandlung grundlegend gebessert.

Enterobacterpneumonie

Enterobacterstämme sind eng verwandt mit Klebsiella pneumoniae. Sie verursachen in der Mehrzahl der Fälle eine chronisch schleichend verlaufende alveoläre Pneumonie. Befallen werden Patienten mit einem chronischen pulmonalen oder einem anderen schweren Grundleiden. Das Röntgenbild zeigt eine fokale, wenig charakteristische Infiltration.

Kolipneumonie

Erreger: Escherichia coli

Epidemiologie und Pathogenese

Kolibazillen verursachen selten Bronchopneumonien. Es erkranken Alkoholiker und Patienten mit schweren anderen Grundleiden. Kolibakterien werden oft in Nasen- und Rachenabstrichen von Patienten nach antibiotischer Behandlung gefunden.

Die Pneumonien entstehen hämatogen bei intestinalen oder urogenitalen Infektionen oder durch Aspiration von Keimen aus dem Nasen-Rachen-Raum. Neugeborene können nach Aspiration von infiziertem Fruchtwasser an einer Kolipneumonie erkranken.

Der autoptische Befund bei Patienten, die innerhalb der ersten 48 Stunden nach Beginn der Erkrankung starben, zeigt interstitielle Infiltrationen mit mononukleären Zellen. Die Kapillaren sind stark erweitert und die Alveolen mit hämorrhagischem proteinhaltigem Ödem gefüllt.

Krankheitsbild

Die Pneumonie beginnt plötzlich mit Fieber, Schüttelfrost, Dyspnoe, Pleuraschmerzen, Husten und eitrigem, gelegentlich bluttingiertem Sputum. Gastrointestinale Begleitsymptome: Übelkeit, abdominelle Schmerzen, Erbrechen, Appetitlosigkeit und Durchfälle sind oft zu beobachten. Die Pneumonie kann zum frühzeitigen Schock und zum Tode führen. Die Perkussions- und Auskultationsbefunde sind meistens wenig ausgeprägt.

Im Röntgenbild sieht man üblicherweise das Muster einer alveolären Pneumonie. Die Unterlappen sind bevorzugt. Serofibrinöse und eitrige Pleuraergüsse sind häufig.

Die Leukozyten sind oft über 20 000/mm^3 (20 × 10^9/l) erhöht. Die Diagnose wird wahrscheinlich bei vorherrschendem oder reinem Wachstum von Escherichia coli in der Sputumkultur. Vereinzelt wachsende Kolonien sind nicht signifikant, besonders nicht bei Kranken, die antibiotische Therapie erhalten haben. Können positive Kulturen aus dem Sputum und gleichzeitig aus dem Blut oder der Pleuraflüssigkeit gewonnen werden, gilt die Diagnose als gesichert.

Proteuspneumonie

Erreger: Proteus vulgaris, Proteus mirabilis, Proteus morganii (Morganella)

Epidemiologie und Pathogenese

Proteus vulgaris, mirabilis und morganii verursachen Harnwegsinfektionen. Die Bakterien erreichen die Lungen durch die Luftwege. An einer Pneumonie erkranken in ihrer Resistenz geschwächte Patienten.

Krankheitsbild

Es entsteht eine alveoläre Pneumonie. Vorwiegend befallen sind die hinteren Abschnitte der Oberlappen und die Unterlappenspitzen. Lungenabszesse sind häufig, Pleuraergüsse selten. Das Volumen der befallenen Lappen ist meistens deutlich vermindert, die Trachea auf die befallene Seite verlagert.

Beginn und Verlauf der Proteuspneumonie sind schleichend, langsamer als bei Pneumonien mit anderen gramnegativen Keimen. Oft sind nur die Symptome einer vorbestehenden chronischen Bronchitis verstärkt. Erst später lassen Pleuraschmerzen, Husten und Auswurf an eine Pneumonie denken.

Laborbefunde

Blutkulturen sind meistens negativ. Eine mäßige granulozytäre Leukozytose mit Linksverschiebung beherrscht das Blutbild. Kulturelle Sputumuntersuchungen bei Patienten mit chronischen bronchopulmonalen Infekten wie Bronchiektasen, Bronchitis, Mukoviszidose, lassen häufig Proteusbakterien nachweisen. Es ist bei diesen Patienten oft schwierig, das Auftreten der Pneumonie den Proteusbakterien zuzuordnen.

Therapie
Proteusbakterien sind gegenüber den meisten Antibiotika und Sulfonamiden nur wenig empfindlich. Für die Wahl der Antibiotika zur Therapie spielt die Resistenzprüfung des Proteustyps eine entscheidende Rolle. Proteus mirabilis ist ampicillinempfindlich. Für die anderen stehen Ticarcillin, Acylureidopenicilline, Cephalosporine, Cotrimoxazol und Aminoglykoside zur Wahl.

Salmonellenpneumonie

Epidemiologie
Salmonellenpneumonien sind selten. Sie treten auf im Verlaufe einer allgemeinen Salmonelleninfektion. Alle menschenpathogenen Arten wie Salmonella typhi murium, Salmonella enteritidis, Salmonella typhi murium, Salmonella interitidis, Salmonella cholerae suis können Pneumonien als Folge einer Aspiration oder als Folge einer Bakteriämie verursachen.

Krankheitsbild
Die Salmonellenpneumonie verläuft langwierig. Schüttelfrost, Pleuraschmerzen und Husten sind häufig, purulenter Auswurf selten. Die morphologischen Charakteristika hängen weitgehend von der Art der Infektion ab. Aspiration infizierten Materials verursacht lokale segmentale Bronchopneumonien. Die Bakteriämie führt zu doppelseitigen fleckförmigen, gelegentlich miliaren Verschattungen. Nekrosen können zu Abszeß und zu Empyem führen. Pleuraergüsse sind häufig. Meist besteht eine Leukopenie.

Therapie
Ampicillin, Cortimoxazol und Chloramphenicol sind wirksam. Eine Resistenzprüfung zur richtigen Antibiotikawahl ist notwendig.

Serratiapneumonie

Erreger: Serratia marcensis
Das saprophytische gramnegative Bakterium kann pathogen sein für Menschen mit verminderter Resistenz. Bronchopneumonien sind selten, Harnwegsinfektionen häufiger. Die Infektion scheint an Häufigkeit zuzunehmen. Der kulturelle Nachweis in der Pleuraflüssigkeit oder in einer Lungenbiopsie beweist die Infektiosität des Erregers. Die Bakterien produzieren ein rotes Pigment, das im Auswurf als Blut imponiert (Pseudohämoptyse). Gentamicin und Kanamycin sind zuverlässig wirksam, entscheidend ist das Antibiogramm.

Keuchhustenpneumonie

Erreger: Haemophilus (Bordatella) pertussis

Pathogenese
Der akute Keuchhusten ist charakterisiert durch eine Endobronchitis und Endobronchiolitis. Der Prozeß kann die Bronchialwände überschreiten und zur Peribronchitis und Bronchopneumonie führen. Ulzerationen des Bronchialepithels und Bronchusobstruktionen sind häufig. Häufig sind die regionalen Lymphknoten stark vergrößert. Superinfektionen sind häufig.

Krankheitsbild
Das Krankheitsbild, das sich bei Kindern mit paroxysmalen lauten, sich steigernden Hustenattakken manifestiert, ist bei Erwachsenen weniger ausgeprägt mit einem kurzdauernden milden paroxysmalen Husten. Eine leichte absolute und relative Lymphozytose ist typisch.
Röntgenologisch verursachen die vergrößerten Hiluslymphknoten oft Verschattungen, die sich nicht vom Herzschatten unterscheiden und dadurch zu einer scheinbar unregelmäßigen, bucklingen Herzkonfiguration führen. Die Verschattungen zeigen eine segmentale Ausbreitung. Befallen sind am häufigsten Unter- und rechter Mittellappen. Bronchiektasen sind häufige Folgen einer Pertussispneumonie im Kindesalter.

Therapie
Außerordentlich wichtig ist die antibakterielle Frühbehandlung, am ehesten mit Ampicillin oder Amoxicillin (2 g täglich) oder Tetracyclin (2 g täglich), bei gefährdeten Personen besser schon prophylaktisch. Bei der Wahl des Antibiotikums muß die häufige Superinfektion (Pneumokokken, Staphylokokken) berücksichtigt werden.

Pulmonale Tularämie

Erreger: Pasteurella tularensis
Die Tularämie ist eine Krankheit der Nager und kleinen Säugetiere. Insekten sind Reservoir und Überträger. Die Infektion des Menschen kann erfolgen: durch Inhalation, oral, durch Läsionen der Haut oder Schleimhäute sowie durch Bisse oder Stiche von Ektoparasiten. Die pulmonale Form der Tularämie ist selten. Sie entsteht meistens durch Inhalation von infiziertem Material bei Laboratoriumsarbeitern, seltener auch bei Jägern oder Metzgern. Selten ist die Pneumonie Folge einer bakteriämischen Aussaat. Häufiger als die pulmonale Form sind die kutane ulzero-glanduläre Form, die okulo-glanduläre Form und die typhoidale Form.

Krankheitsbild
Die Symptome beginnen 2–6 Tage nach der Infektion. Trockener Husten, Pleuraschmerzen und substernales Druckgefühl sind Initialsymptome.

Später kommt es zum Auswurf, gelegentlich mit Bluteinschlüssen. Die physikalischen Befunde über den Lungen sind gering. Der Röntgenbefund ist typisch. Man findet homogene solitäre oder multiple ovale bis zu 2 × 8 cm große Herde. Sie sind gegenüber dem umgebenden Gewebe gut abgesetzt. Einschmelzungen sind selten. Bei der Hälfte aller Fälle findet man auf der Seite der Läsion vergrößerte Hiluslymphknoten. Pleuraergüsse sind häufig.

Therapie

Streptomycine und Tetracycline haben sich als wirksam erwiesen.

Lungenpest

Erreger: Pasteurella (Yersinia) pestis
Aus den Bubonen führt die Bakteriämie und Sepsis zur hämatogenen sekundären Pneumonie. Die Lungenpest ist höchst kontagiös und von epidemischer Bedeutung. Sind die Lungen einmal befallen, ist die direkte Infektion von Mensch zu Mensch durch Tröpfcheninfektion möglich.

Krankheitsbild

Die Pestpneumonie ist charakterisiert durch eine schwere Bronchitis und Alveolitis. Die Herde konfluieren rasch. Es kommt zum schwersten serofibrinösen hämorrhagischen Lungenödem. Jede primäre Infektion führt zu einer fulminanten, mit hohem Fieber einhergehenden Erkrankung, zu schwerer Dyspnoe, Zyanose und raschem körperlichen Verfall. Husten, Auswurf von blutigem, schaumigem Sputum und Pleuraschmerzen sind häufig.
Im Röntgenbild sehen die doppelseitigen Verschattungen wie ein Lungenödem aus. Kavernen sind nicht typisch. Pleuraergüsse sind häufig. Die ätiologische Diagnose erfolgt durch den Nachweis des Erregers im Sputum oder im Blut. Oft genügt die Gramfärbung zur Erkennung des Erregers.

Therapie

Ohne Behandlung ist die Sterblichkeit der Lungenpest 100%. Frühzeitig kombinierte antibiotische Therapie von 3 g Thiamphenicol mit 2 g Streptomycin während 7–14 Tagen kann zur Heilung führen. Tetracycline stehen der Wirksamkeit von Streptomycin nur wenig nach.

Pasteurella-septica-Pneumonie

Bronchopneumonien entwickeln sich nur bei vorbestehender chronischer Krankheit der Lungen oder Bronchien. Die Keime können gelegentlich aus dem Sputum von Patienten mit Bronchiektasen isoliert werden. Die Diagnose kann bei massivem Wachstum der Keime in Kulturen vermutet werden, wenn Kontakt mit Haustieren, Kühen oder Schafen bestanden hatte.

Lungenbrucellosen

Brucellaarten (Brucella melitensis, Brucella abortus Bang, Brucella suis) sind selten Ursache einer Pneumonie. Die Übertragung erfolgt von infiziertem Vieh oder dessen Produkten (Milch). Die Brucellapneumonie tritt nur im Zusammenhang mit einer Brucellose und deren Hauptsymptomen: Skelettmuskelschmerzen, Schwitzen, intermittierendes oder ondulierendes Fieber und allgemeines Unwohlsein auf. In 50% aller Fälle findet man eine Splenomegalie und eine periphere Lymphknotenvergrößerung. Im Blutbild ist die Leukopenie und vor allem die Granulozytopenie mit ausgesprochener Lymphozytose (bis 80%) typisch. Die klinischen Symptome der seltenen bronchopneumonischen Komplikation sind sehr diskret. Typisch sind kleine flüchtige Infiltrate im Lungenröntgenbild. Die Diagnose wird gesichert durch spezifische Agglutinations- und Hauttests. Tetracycline sind Mittel der Wahl. Bei schweren Verlaufsformen werden sie mit Streptomycin kombiniert.

Pneumonien durch Eikenella corrodens

Eikenella corrodens ist ein Keim der normalen Rachenflora. Er kann bei immunabwehrgeschwächten Patienten zur Pneumonie führen, besonders häufig bei Patienten mit Bronchuskarzinom. Therapie: Penicillin oder Cefoxitin.

Pneumonien durch Aeromonas hydrophilia

Aspiration von Süßwasser kann zu einer Pneumonie durch diese gramnegative Stäbchen führen. Es ist empfindlich auf Tetracyclin, Cephalosporine und Aminoglykoside.

Seltene Pneumonien durch gramnegative Kokken

Meningokokkenpneumonie

Meningokokken (Neisseria meningitidis) sind kaffeebohnenförmige paarige, gramnegative Kokken. Die Pneumonie entsteht durch hämatogene oder bronchogene Infektion mit oder ohne gleichzeitige manifeste Meningitis oder Erkrankung der oberen Luftwege.

Krankheitsbild

Die klinischen Befunde sind uncharakteristisch, der Verlauf der Erkrankung wenig dramatisch.
Symptome: schleichend ansteigendes Fieber bis 39°C, Pleuraschmerzen, eine granulozytäre Leukozytose mit Linksverschiebung, trockener Husten. Das Röntgenbild zeigt eine segmentale Bronchopneumonie. Kleine Pleuraergüsse sind nicht selten. Gelegentlich entstehen Lungenabszesse.

Therapie

Penicillin anfangs 10 Mill. IE täglich ist bei gleichzeitiger Meningitis erstes Mittel der Wahl.

Branhamella-catarrhalis-Pneumonie

Neisseria (Branhamella) catarrhalis ist ein normalerweise harmloser Saprophyt des Nasen-Rachen-Raumes. Er kann beim immungeschwächten Patienten zur bronchogenen Pneumonie, vorzugsweise in den Unterlappen, führen. β-lactamasebildende, penicillinresistente Keime sind bekannt. Erythromycin ist dann das Antibiotikum der Wahl.

Bacterium-anitratum-Pneumonie

Bacterium anitratum, ein Diplokokkus, ist ein sehr seltener Pneumonieerreger. Er kann eine akute alveoläre Pneumonie auch bei Patienten ohne andere Grundleiden hervorrufen. Empyeme sind häufig. Tetracycline, Kanamycine und Polymyxin B sind wirksame Antibiotika.

Pneumonien durch anaerobe Organismen

Man unterscheidet sporenbildende (Clostridien) und sporenlose Anaerobier. Letztere werden in grampositive (Actinomyzes) und gramnegative Stäbchen (Bakteroides, Fusobakterien, Leptotrychia) sowie in grampositive (Peptokokkus, Peptostreptokokkus) und gramnegative Kokken (Veilonella) eingeteilt. Peptokokkus und Peptostreptokokkus sind anaerobe Abarten der grampositiven Kokken Staphylokokkus und Streptokokkus. Veilonellae sind kleine anaerobe gramnegative Kokken und gleichen den Neisserien. In Abhängigkeit vom Wachstum in verschiedenen O_2-Konzentrationen kann man auch unterscheiden zwischen fakultativ anaeroben, mikroaerophilen und strikt anaerob wachsenden Keimen.

Epidemiologie

Pneumonien durch Anaerobienbakterien sind nicht sehr häufig.
Oft können mehrere Anaerobier gleichzeitig nachgewiesen werden. Auch Mischinfektionen mit Nichtanaerobiern (E. coli, Klebsiellen) oder fakultativen Anaerobiern sind häufig. Der Bakteriennachweis ist an eine streng anaerobe Entnahme von peripherem, nicht kontaminiertem Bronchialsekret gebunden. Anaerobierpneumonien werden oft fälschlicherweise aeroben Keimen zugeordnet. Gefährdet sind bettlägerige, abwehrgeschwächte Patienten mit schlechter Mundhygiene, komatöse Patienten, Alkoholiker und Drogensüchtige.

Pathogenese

Die Lunge kann über zwei Wege infiziert werden:
1. Durch Aspiration von infektiösem Material aus dem oberen Respirationstrakt. Die Pneumonie entwickelt sich in den hinteren basalen Lungenabschnitten als alveoläre Pneumonie oder segmentale Bronchopneumonie.
2. Durch Lungeninfarkte nach septischen Embolien aus infizierten thrombosierten Venen bei einer peritonsillären Entzündung oder einer Entzündung im kleinen Becken. Die Infarkte liegen normalerweise ebenfalls in den Unterlappen.

Abszesse und Kavernen sind besonders häufig in den Fällen, bei welchen septische Infarkte die Ursache der Lungenveränderungen sind. Häufig kommt es zur Empyembildung. Die Ergüsse sind dickflüssig, oft hämorrhagisch und riechen fötid.

Therapie der Anaerobierpneumonien

Anaerobe Erreger von Pneumonien, die aus der Mundhöhle stammen, sind empfindlich auf Penicillin außer Bacteroides fragilis. Dieser Erreger kann auch auf Cephalosporine und Aminoglykoside resistent sein. Penicillinresistenzen bei anderen Bacteroidesarten, bei Fusobakterien und bei Clostridien, sind sehr selten.
Als Initialbehandlung werden hohe Dosen Penicillin G., 4×3 bis 4×6 Mio. IE pro Tag, i. v. empfohlen. Bei Resistenz oder bei unbekanntem Erreger und schwerem Krankheitsbild wird man besser auf Clindamycin oder Thiamphenicol ausweichen. Nitroimidazole, Cefoxitine, Lamoxactam und Piperacillin werden als gut wirksame Antibiotika auch gegen Bacteroides fragilis empfohlen.
Nitroimidazole wird wegen seiner guten Passage der Blut-Hirn-Schranke bei komplizierenden Hirnabszessen angewendet.
Wegen der häufigen Mischinfektionen mit aeroben Keimen ist die Kombination dieser Antibiotika mit einem Aminoglykosid empfehlenswert. Die Behandlung mit einer mittleren Dosis sollte 1–2 Monate weitergeführt werden. Subphrenische Abszesse oder abgekapselte Pleuraempyeme müssen drainiert werden, um Rückfälle zu vermeiden.

Bacteroidespneumonien

Infektiöse Thrombophlebitiden im peritonsillären Bereich oder im kleinen Becken können Ursache embolischer Infektionen durch bakteroide Stäbchen sein. Es erkranken oft Frauen im 3. Lebensjahrzehnt mit entzündlichen pelvinischen Erkrankungen und ältere Männer. Oft findet man ein Grundleiden, das zu einer verminderten Resistenz führte. Es erkranken aber auch gesunde Personen. Grünliches, faulig riechendes Sputum oder Empyemflüssigkeit und eine Mischflora mit grampositiven Keimen im Ausstrich verstärken den Verdacht.

Plaut-Vincent-Pneumonie

Die fusiformen Bakterien (Bacteroides melaninogenicum und fragilis, Fusobacterium nucleatum, mortiferum und varium u. a.) und die oralen Treponemata (Borrelia Vincenti) verursachen Gingivitiden, Pharyngitiden und die Plaut-Vincent-Angina. Aspirationspneumonien nach Infekten der Mundhöhle und des Rachens sind bei bettlägerigen Patienten nicht selten. Antibiotische Abschirmung nach Tonsillektomie hat die Zahl der pulmonalen Infektionen vermindert. Das purulente Sputum riecht fötid. In Sputumausstrichen überwiegen fusiforme Bakterien und Spirochäten.

Pneumonien durch Peptokokken und Peptostreptokokken

Diese grampositiven anaeroben Organismen sind kleiner als die ihnen ähnlichen aeroben Staphylokokken bzw. Streptokokken. Sie werden in Verbindung mit Bacteroidesarten gefunden.

Aktinomykose

Actinomyces israeli ist häufig in der Mundhöhle des gesunden Menschen nachzuweisen. Begünstigt durch Verletzung kann er zu Infektionen führen. Die Ausbreitung erfolgt lokal tumorartig. Sie beginnt meistens in den Weichteilen des Unter- oder Oberkiefers, kann über die Luftwege auf die Lunge oder über das Blut neben der Lunge auch auf andere Organe (Leber) übergreifen. Die Krankheit gleicht in ihrem Verlauf und dem klinischen Bild einer Tuberkulose. Die Diagnose wird gesichert durch den mikroskopischen oder kulturellen Erregernachweis aus dem Eiter. Therapie: Penicillin.

Lungengasbrand

Erreger: Clostridium perfringens, novyi und septicum.

Die Lungen erkranken in der Regel als Folge einer Bakteriämie, oft nach einem kriminellen Abort. Pleuraempyeme sind häufig. Gasbildung durch die Bakterien kann zu einem Pyopneumothorax führen.

Lues der Lungen

Erreger: Spirochaeta pallida

Häufigkeit

Syphilis der Lunge ist in Mitteleuropa selten.
Kongenitale Lungenlues: Die Kinder werden tot geboren oder leben nur wenige Stunden. Sie sind wegen einer schwersten Diffusionsstörung nicht lebensfähig. Erworbene Lungenlues: Die Lungensyphilis ist eine Manifestation des tertiären Krankheitsstadiums.

Krankheitsbild

Gummöse Form

Gummata können als einzelne oder multiple große Rundschatten imponieren. Die großknotige Gummabildung ist röntgenologisch und klinisch von Tumorverschattungen kaum zu unterscheiden. Zentrale Nekrosen führen zu Kavernenbildungen. Sie sind von einschmelzenden Neubildungen, Echinokokkuszysten und kavernöser Lungentuberkulose abzugrenzen. Miliare Gummata gleichen dem Bild einer Pneumokoniose oder einer Miliartuberkulose. Die Verteilung ist meistens unregelmäßiger. Im Röntgenbild sieht man kleine weiche, bohnen- bis kirschgroße Schatten entlang den Gefäßbahnen.

Interstitielle luische Pneumonie

Interstitielle Infiltrate im peribronchialen, perivaskulären und interlobären Bindegewebe breiten sich von der Lungenwurzel entlang den Lymphgefäßen in der Lunge aus. Pleurale Reaktionen sind häufig. Es kann zu einer Sklerose des mediastinalen Bindegewebes mit oberer oder unterer Einflußstauung kommen.
Es kommt sekundär zu Narbenbildung, Atelektasen, Bronchiektasen und zum Emphysem.
Im Röntgenbild sind netzartige, besenförmige Streifenschatten, die mit der Basis dem Hilus aufsitzen und sich zur Lungenperipherie hinziehen, typisch. Die Erscheinungen im Röntgenbild sind abzugrenzen gegenüber zirrhotischer Tuberkulose, chronischer Lungenentzündung, Lungenfibrosen und Bronchiektasen.

Pneumonische Form (Pneumonia alba)

Das Röntgenbild gleicht einer segmentalen Bronchopneumonie durch andere Erreger. Das Bild kann von einer anderen chronischen Pneumonie, von tuberkulösen Infiltraten und Lungenkarzinomen kaum abgegrenzt werden.
Alle drei Formen der Lungenlues verlaufen chronisch. Die klinischen Symptome sind wenig spezifisch. Die Patienten sind fast immer afebril.
Außer bei solitären Gummata ist eine frühzeitig einsetzende Arbeits- oder später Ruhedyspnoe infolge der fibrotischen Veränderungen und der pulmonalen Arteriitis ein wichtiger Hinweis auf die Genese der Krankheit. Die Diagnose kann vermutet werden aufgrund einer genauen anamnestischen Erhebung oder wenn die Lungenveränderungen mit anderen syphilitischen Organmanifestationen kombiniert sind. Die serologischen Luestests helfen die Diagnose sichern.

Prognose

Vor der Einführung des Penicillins verlief die Lungenlues rasch progredient zur schweren Fibrose mit Ateminsuffizienz. Setzt die Behandlung mit Penicillin ein, bevor schwere fibrotische Veränderungen in den Lungen oder im Mediastinum sich gebildet haben, kann das Leiden ausheilen.

Therapie

Penicillin ist das Antibiotikum der Wahl. Erforderlich ist die Aufrechterhaltung von spirochätozid wirksamen Serumwerten von 0,003 IE/ml (3 IE/l) über mindestens 10 Tage. Empfohlen wird, wegen der Herxheimerschen Reaktion mit kleinen Dosen zu beginnen. Die Gesamtpenicillinmenge soll mindestens 10 Mill. IE betragen, in Tagesdosen von 800 000–1,2 Mill. IE. Nur bei Penicillinüberempfindlichkeit kommen anderen Antibiotika, deren Wirkung und Verträglichkeit gegenüber Penicillin wesentlich geringer sind, in Frage.

Nocardiosis

Erreger: Nocardia asteroides (Nordamerika und Europa). Nocardia brasiliensis (Mexiko und Südamerika)

Nocardia wird nicht gefunden bei gesunden Individuen, die Isolierung hat immer klinische Bedeutung. Nocardia-Bakterien sind schwach säurefeste Stäbchen und können Tuberkulosebazillen gleichen. Die histologische Erkennung ist schwierig, da gute Färbemethoden fehlen. Kulturell wachsen die Erreger gut auf verschiedenen üblichen Nährmedien, werden aber oft von anderen Organismen überwuchert oder wegen zu langsamem Wachstum nicht erkannt. Nocardien sind verwandt mit den Aktinomyzeten und den Mykobakterien.

Epidemiologie

Nocardiose tritt häufiger als opportunistischer Keim bei abwehrgeschwächten Patienten auf. Nocardiabazillen zeigen eine besondere Prädisposition, Patienten, mit alveolärer Proteinose zu befallen. Sie haben auch eine Affinität zum Lupus erythematodes disseminatus. Die Ansteckung erfolgt durch Inhalation. Die Krankheit verläuft beim primär gesunden oder vorerkrankten Patienten gleich; beim letzteren aber schneller mit großer Tendenz, sich auszubreiten und zu streuen.

Krankheitsbild

Die Nocardiose führt zum Bild einer subakuten bis chronischen Pneumonie mit Husten und zähem, gelegentlich blutigem Sputum. Die allgemeinen Symptome sind Fieber, Nachtschweiß, Schwäche, allgemeines Krankheitsgefühl und Gewichtsverlust. Im Lungenröntgenbild sind fleckige, manchmal homogene Infiltrate die übliche Erscheinung. Die pneumonischen Infiltrate haben eine auffallende Tendenz einzuschmelzen, zu abszedieren und in die Pleura durchzubrechen, wo es zum Empyem kommt.

Nocardiabazillen streuen hämatogen in das Gehirn, in die Haut und Subkutis. Hirnabszesse können in die Arachnoidalräume durchbrechen und zur Meningitis führen. Die Hautläsionen manifestieren sich zuerst als erythematöse Flecken. Später entstehen Abszesse. Aus Hautabszessen kann leicht Material zur bioptischen und kulturellen Untersuchung gewonnen werden.

Differentialdiagnostisch ist die Nocardiose gegen eine Aktinomykose, eine andere suppurative bakterielle Pneumonie und gegen Tuberkulose abzugrenzen.

Therapie

Nocardien sind empfindlich auf Sulfonamide, wenn Serumkonzentrationen von 10–15 mg/100 ml (100–150 mg/l) erreicht werden. Cotrimoxazol kann versucht werden, wenn ein Sulfonamid allein nicht wirkte. Abszesse und Empyeme müssen drainiert werden.

Aspirationspneumonie

Aspiration von Fremdmaterial, am häufigsten Speisereste aus dem Magen, Erdnüsse bei Kleinkindern und Fruchtsteine, führt zu Atelektasen, Pneumonien und Lungenabszessen. Die dorsalen Lungensegmente der Ober- und Unterlappen sind am häufigsten befallen. Gefährdet sind benommene, bettlägerige Patienten. Aspirationen nach Interventionen im Mund- und Halsbereich sind nicht selten.

Akute Aspirationspneumonie (Mendelson-Syndrom)

Ätiologie

In die Lungen eingeatmeter Magensaft führt zu Lungenveränderungen, die einem akuten Lungenödem ähnlich sind. Meerwasser, Äthylalkohol und Benzin verursachen gleiche Lungenveränderungen.

Pathogenese

Es handelt sich fast ausnahmslos um komatöse Patienten infolge Alkohol- oder Schlafmittelvergiftungen, bei zerebralen Insulten oder nach Narkosen. Der stark reizende saure Magensaft wird durch starken Husten und tiefe Inspirationen weit und diffus in die Peripherie beider Lungen eingeatmet. Er schädigt die Kapillarwände der peripheren Lufträume, wenn das pH unter 2,5 sinkt. Die Kapillarpermeabilität wird erhöht. Es kommt zum akuten Lungenödem.

Klinisches Bild

Das klinische Bild wird geprägt vom zerebralen Zustand des Patienten. Der sonst starke Husten ist beim tiefkomatösen Patienten gedämpft. Erbrechen, beschleunigte Atmung, Fieber und Sauerstoffuntersättigung des arteriellen Blutes führen zur Diagnose. Typisch ist das Röntgenbild. Es zeigt ein Lungenödem mit dem fleckigen alveolären Schattenmuster und der schmetterlingsförmigen parahilären Verteilung. Gelegentlich reichen die feinfleckigen Schatten bis in die Peripherie, ähnlich dem Bild der Fettembolie. Die Ausbreitung der Verschattungen folgt nicht immer den Gravitationsgesetzen, da der stark reizende Magensaft durch den heftigen Husten in die ganze Lunge verstreut wird. Doch sind die Infiltrate in den Unterlappen und beim seitlich liegenden Patienten auf der unteren Seite meistens stärker ausgeprägt. Aspiration und Verlegung von Bronchien durch feste Nahrungsteile führen zu Atelektasen.

Therapie

Rasche therapeutische Maßnahmen sind wichtig: hohe Kortikoiddosen und Antibiotika. Neutralisationsversuche sind nutzlos.

Chronische Aspirationspneumonie

Im Gegensatz zum dramatisch akuten Ereignis der akuten Aspiration beim Magensaft entwickelt sich eine schleichende chronische Form der Aspirationspneumonie nach Eindringen nichtreizender Fremdkörper in die Bronchien. Veränderungen im Pharynx und im Ösophagus: Divertikel, Ösophagusstenosen und Strikturen, Achalasie und angeborene oder erworbene tracheoösophageale Fisteln sowie neuromuskuläre Störungen des Schluckaktes sind häufige Ursachen der chronischen Aspirationspneumonie. Kinder sind besonders gefährdet. Aber auch Erwachsene ohne die oben erwähnten Störungen können gelegentlich unbemerkt aspirieren und an einer Folgepneumonie erkranken.

Klinik

Es kann zu einem sofortigen schweren Erstickungsanfall kommen. Andere Patienten sind sich aber oft nicht bewußt, daß sie aspiriert haben, z. B. im tiefen Schlaf. Die Symptome sind für den Patienten so unbedeutend, daß er den Arzt nicht aufsucht. Zunehmender Husten mit Auswurf und Fieberschüben entwickeln sich schleichend und werden oft als gewöhnliche Bronchitis verkannt.

Eine besondere Form der chronischen Aspirationspneumonie ist die Lipoidpneumonie, die nach Inhalation von Ölen bei Patienten mit chronischer Rhinitis, die ölige Nasentropfen gebrauchen, entsteht.

Im Röntgenbild sieht man das Bild einer Bronchopneumonie mit segmentalen Verschattungen vorwiegend in den dorsalen Lungensegmenten. Atelektasen führen im allgemeinen zu einer Verkleinerung der betroffenen Segmente.

Therapie

Ein schnelles Befreien der Atemwege von eingeatmetem Material verhindert Komplikationen. Eine Bronchialtoilette durch Bronchoskopie ist immer anzustreben. Sie ist bei festen Bestandteilen im aspirierten Material absolut notwendig. Nicht entfernte Fremdkörper in den Bronchien führen zu schweren Folgekrankheiten: chronischen Pneumonien, Bronchiektasen, Abszessen, welche oft nur chirurgisch geheilt werden können. Fast immer handelt es sich um eine bakterielle Mischinfektion, nicht selten mit Anaerobiern. Eine antibiotische Abschirmung soll sofort einsetzen. Cefoxitin oder Doxycyclin plus Clindamycin werden empfohlen.

Chronische Pneumonien

Differentialdiagnostische und therapeutische Schwierigkeiten bereiten die chronisch verlaufenden Pneumonien. Von einer chronischen Pneumonie kann man sprechen, wenn ein pneumonisches Infiltrat sich nach 6 Wochen nicht auflöst. Seit Beginn der chemotherapeutischen Ära haben die chronischen Verlaufsformen nicht abgenommen. Ursache kann eine ungenügende medikamentöse Behandlung der akuten Infektion sein. Eine Verschiebung der Bakterienflora unter Chemotherapie, die ungenügende Bildung von Immunkörpern oder von proteolytischen Fermenten sowie der entzündliche Befall regionärer Lymphgefäße und Lymphknoten mit folgender Lymphstauung werden als Ursache der chronischen Pneumonie genannt. Bestimmte Erreger wie Pneumokokkus Typ III, Klebsiella pneumoniae, Strepto- und Staphylokokken sowie Anaerobier neigen zu chronischem Verlauf. Die wichtigste Voraussetzung für das Chronischwerden der bakteriellen Pneumonie scheint eine entzündliche Stenose der Bronchien und Bronchiolen zu sein.

Differentialdiagnose der chronischen Pneumonien:
I. Primäre chronische Pneumonien
 A) Bakterielle chronische Pneumonien
  1. durch spezifische Erreger
  2. durch Mischflora
 B) Chronische Pneumonien durch Aktinomyzetazeen
 C) Chronische Pneumomykosen
II. Sekundäre chronische Pneumonien
 A) Chronische Aspirationspneumonien
  1. Lipidpneumonie
  2. Pneumonie infolge Aspiration von Mageninhalt
  3. Pneumonie infolge Fremdkörperaspiration
  4. Pneumonie infolge Aspiration von infiziertem Material
 B) Chronische Pneumonien infolge vorbestehender Erkrankungen

Vor jeder weiteren Diagnostik sind ein Bronchuskarzinom und eine Tuberkulose auszuschließen. Bei Kenntnis des Erregers kann eine bakterielle chronische Pneumonie unter konservativer Therapie ausheilen. Oft ist ein chirurgischer Eingriff zur sicheren Diagnosestellung und Sanierung notwendig.

Lungenabszeß und Lungengangrän

Definition

Es besteht kein grundlegender Unterschied zwischen einer eitrigen und einer brandigen Einschmelzung der Lunge. Der pyogene Abszeß wird durch Aerobier hervorgerufen, der putride Abszeß, die Lungengangrän, durch Anaerobier.

Ätiologie

Pneumonien durch Klebsiellen, Staphylokokken, Pseudomonas aeruginosa und Anaerobier, neigen ganz besonders zu Lungenabszessen. Oft wechseln die Keime der Abszeßhöhle im Verlauf der Krankheit von grampositiven zu gramnegativen Bakterien. Wichtigste Differentialdiagnose: tuberkulöse Kaverne, zerfallendes Karzinom.

Einteilung und Pathogenese
Bronchogene Abszesse

Bronchogene Abszesse entstehen durch Aspiration von infiziertem Sekret aus den obersten Luftwegen. Begünstigt wird die Aspiration durch Benom-

Tabelle 3.30 Differentialdiagnose der Höhlenbildungen in der Lunge

Angeboren:	Lungensequestration	
	Lungenzyste	
Infektiös:	*Abszesse:*	
		Staphylokokken
		Klebsiellen
		Pseudomonas aeruginosa
		Anaerobier
		Pneumokokken
		Streptokokken
		Pseudomonas pseudomallei
		Bacillus proteus
		Lues
	Tuberkulose	
	Pilze:	Histoplasma capsulatum
		Kokzidioides
		Kryptokokkus
		Blastomyzes
		Aktinomyzes
		Aspergillus
	Post-infektiös:	Pneumatozele
		Aspergillosen
Parasiten:	Echinococcus granulosus	
	Amöben (Entamoeba histolytica)	
	Paragonimus westermani	
Neoplasmen:	Bronchuskarzinom	
	Malignes Lymphom	
	Tumormetastasen	
Lungen-embolie:	Aseptischer Infarkt mit Nekrose	
	Septischer Infarkt	
Lungen-emphysem		
Weitere:	Sarkoidose (knotige Form)	
	Wegener-Granulomatosis	
	Andere granulomatöse Krankheiten:	
	Periarteriitis	
	Rheumagranulome	
	Silikose (Ballung)	
	Lungenlazeration	
	(Traumatische Lungenzyste)	

menheit, Bewußtlosigkeit und operative Eingriffe in der Mundhöhle und im Nasenrachenraum.

Abszesse im Anschluß an eine vorbestehende Lungenerkrankung

30–50% aller Lungenabszesse sind meta- und postpneumonische Lungenabszesse. Durch fermentativen leukozytären Abbau des durch Bakterieneinwirkung geschädigten Parenchyms und durch Thrombosierung der Gefäße des erkrankten Lungenbezirks kommt es zur Abszedierung. Besonders häufig treten sie nach bakteriell infizierten Grippepneumonien auf. Meistens sind sie unscharf nach außen begrenzt, häufig vielbuchtig, gekammert und multipel. Die Abszeßwand kann sehr dünn sein. Gelegentlich entstehen durch Überblähung oder Konfluieren verschiedener Kavernen große Hohlräume, besonders bei Kindern.

Krankheitsbild

Klinisch beginnt die Erkrankung als Pneumonie. Nach wenigen Tagen tritt plötzlich reichlicher Auswurf auf. Leichtere Hämoptysen sind häufig. Pleuraschmerzen und Druckempfindlichkeit im unmittelbar benachbarten Interkostalraum sind typisch.

Nicht alle Lungenabszesse nach Aspiration beginnen akut. Beginn und Verlauf können schleichend sein. Wie bei der chronischen Pneumonie findet man gelegentlich sekundäre Zeichen einer chronischen Lungenerkrankung wie Trommelschlegelfinger und Uhrglasnägel, welche auf das chronische Lungenleiden hinweisen. Metastatische Lungenabszesse nach septischen Lungeninfarkten, besonders bei Staphylokokkenpyämie, aber auch bei anderen Bakterien sind häufig. Die hämatogenen Abszesse sind gewöhnlich klein, zahlreich, meistens doppelseitig und peripher gelegen (s. Abb. 3.**49** u. 3.**50**). Entleert sich das Abszeßmaterial durch die Bronchien, heilt der Abszeß innerhalb weniger Wochen oder Monate unter Bildung von geringem Narbengewebe aus. Die Krankheit kann aber auch sehr chronisch verlaufen, der Abszeß wird allmählich von einer derben fibrinösen Kapsel umgeben und kann sich durch Schrumpfung des gebildeten Narbengewebes allmählich verkleinern. Drei Viertel der Abszesse sind sekundär. Zwei Drittel finden sich auf der rechten und ein Drittel auf der linken Seite. Der rechte Oberlappen ist der häufigste Sitz. Es folgt der Befall des rechten Unterlappens. Vier Fünftel aller Prozesse sind unilobulär.

Lungengangrän

Die Lungengangrän entwickelt sich nach Aspiration von purulentem Material aus dem Bereich der Mundhöhle. Mischinfektionen auch mit aeroben Keimen sind häufig. Die Ausatmungsluft wird fötid, das exspektorierte Material hat einen widerlichen Geruch. Gelegentlich ist ein fötider Mundgeruch das erste Krankheitszeichen. Putrider Auswurf erscheint erst, wenn der Abszeß in den Bronchialbaum durchgebrochen ist. Die akute Lungengangrän stellt sich oft als dickwandige unregelmäßige Höhle in den hinteren Abschnitten der Lungen dar. Spiegelbildungen sind häufig.

Therapie

Die Therapie richtet sich nach dem Antibiogramm. Bei chronischer Verlaufsform kann die chirurgische Intervention unumgänglich sein. Die meisten Erreger sind empfindlich auf Penicillin. Spricht die Therapie nicht an, ist eine kombinierte antibiotische Breitspektrumbehandlung angezeigt, wie bei Anaerobierinfektionen. Die prophylaktische Anwendung von Penicillin bei Eingriffen im Bereich des Mundes und der Nasennebenhöhlen hat die Zahl der postoperativen Lungengangrän deutlich herabgesetzt.

Pneumocystis-carinii-Pneumonie

Erreger: Pneumocystis carinii ist ein zu den Protozoen zählender Erreger. Er färbt sich in Ausstrichpräparaten gramnegativ oder deutlicher mit einer Giemsa-Färbung.

Epidemiologie

Als interstitielle plasmazelluläre Pneumonie war sie bei Neugeborenen und Säuglingen im Alter bis zu 4 Monaten schon vor der Identifikation des Erregers 1952 (VANCE u. JIROVEC) bekannt. Seit dem letzten Weltkrieg zeichnet sich mit der allgemeinen Verbesserung der sozialen und ökonomischen Situation aller Bevölkerungsschichten ein deutlicher Rückgang der plasmazellulären Pneumonie der Säuglinge ab. Gleichzeitig nimmt die Erkrankung bei immunsupprimierten Erwachsenen und älteren Kindern zu. Fast ausnahmslos handelt es sich um Personen, die an schweren Allgemeinerkrankungen (Leukosen, malignen Tumoren) leiden oder mit Corticoiden oder anderen immunsuppressiven Medikamenten behandelt werden. Gefährdet sind Patienten nach Organtransplantationen. Die Pneumozystispneumonie entwickelte sich zu einer häufigen opportunistischen Infektion des gefährdeten abwehrgeschwächten Patienten. In den USA wird seit 1981 eine Zunahme der Pneumocystis-carinii-Pneumonien bei Homosexuellen beobachtet. Übertragungsmodus und das natürliche Reservoir sind noch nicht bekannt. Die gefürchteten epidemieartigen Pneumozystispneumonien in Säuglingskliniken machten eine Tröpfcheninfektion wahrscheinlich. Möglicherweise handelt es sich um eine Antropozoonose, da latente Infektionen, aber keine Erkrankungen bei Nagern bekanntgeworden sind.

Krankheitsbild

Der Erreger hat eine hohe Organspezifität zur Lunge. Er bleibt auch in terminalen Stadien auf die Lunge beschränkt, extrazellulär oder phagozytiert. In den Alveolarräumen findet man pathologisch-anatomisch schaumiges eosinophiles Material. Es besteht eine Hyperplasie der Alveolarepithelzellen. Die interstitiellen Septen sind zellreich. Sie enthalten Histiozyten und Lymphozyten. Plasmazellen sind nicht obligat.

Charakteristisch ist das Auftreten von Fieber, trockenem Husten und starker Dyspnoe bei einem immunsupprimierten Patienten. Immer besteht eine schwere respiratorische Insuffizienz mit stark herabgesetzter Sauerstoffsättigung des arteriellen Blutes.

Auskultatorisch und perkutorisch kann kein pathologischer Befund erhoben werden.

Das Thoraxbild zeigt ausgedehnte doppelseitige feinknotige perihiläre Infiltrate. Es kann aber auch nur einseitige Veränderungen, isolierte Herde oder sogar keine Verschattungen zeigen. Pleurareaktionen fehlen gewöhnlich. Kleine Atelektasen neben kompensatorischen emphysematösen Bezirken sind häufig. Unabhängig vom Thoraxröntgenbefund muß bei einem immunsuprimierten Patienten mit Fieber, Dyspnoe und einer abfallenden arteriellen Sauerstoffsättigung an eine pulmonale Pneumozystosis gedacht werden.

Koexistierende bakterielle Infektionen mit Zytomegalieviren sind häufig.

Die Diagnose wird gesichert durch den Nachweis der Keime im Lungengewebe oder im Sputum. Da Sputum nur selten und spärlich gewonnen werden kann, sind aggressive Methoden wegen der therapeutischen Konsequenzen angezeigt: fiberoptische Bronchoskopie mit bronchialer Lavage, Bürstenbiopsie oder transbronchiale Biopsie, perkutane Aspiration und Lungenbiopsie. Wenn diese Methoden versagen, ist eine offene Lungenbiopsie angezeigt.

Die Komplementbindungsreaktion ist nur für epidemiologische Studien, nicht zur Diagnose der Infektion nützlich.

Therapie

Die Letalität der Erkrankung kann mit frühzeitig einsetzender Therapie deutlich gesenkt werden.
Als wirksam haben sich erwiesen:
1. Pentamydine Isothianate 4 mg/kg Körpergewicht/Tag während 14 Tagen in einer täglichen i. m. Dosis,
2. Trimethoprim-Sulfamethoxazole (100 mg/kg Körpergewicht) täglich.
   Die Behandlung mit Cotrimoxazol wird heute bevorzugt wegen der geringeren Nebenwirkungen. Es wird bei gefährdeten Personen als erfolgversprechende Chemoprophylaxe empfohlen. Gesichert ist die prophylaktische Wirkung bei Kindern mit hämatologischen Krankheiten.

Literatur

Bartlett, J. G.: Anaerobic bacterial pneumonitis. Amer. Rev. resp. Dis. 119 (1979) 19

Bartlett, J. G., S. L. Gorbach, S. M. Finegold: The bacteriology of aspiration pneumonia. Amer. J. Med. 56 (1974) 202

Basiliere, J. L., H. W. Bistrong, W. F. Spence: Streptococcal pneumonia. Amer. J. Med. 44 (1968) 580

Berk, S. L., A. Verghese, S. A. Holtsclaw, J. K. Smith: Enterococcol pneumonia. Occurrence in patients receiving broadspectrum antibiotic regimens and enteral feeding. Amer. J. Med. 74 (1983) 153

Best, M., V. L. Yu, I. Stout, A. Goetz, R. R. Muder, F. Taylor: Legionellaceae in the hospital water-supply. Epidemiological link with disease and evaluation of a method for control of nosocomial legionnaires' disease and Pittsburgh pneumonia. Lancet 1983/II, 307

Bradshaw, M., R. L. Myerowitz, R. Schneerson, J. K. Whisnant, J. B. Robbins: Pneumocystis carinii pneumonitis. Ann. intern. Med. 73 (1970) 775

Brunner, W.: Die pyogenen putriden und chronisch-entzündlichen Erkrankungen der Lunge. In Diebold, O., H. Junghanns, L Zukschwerdt: Klinische Chirurgie für die Praxis, Bd. II. Thieme, Stuttgart 1961

Bynum, L. J., A. K. Pierce: Pulmonary aspiration of gastric contents. Amer. Rev. resp. Dis. 114 (1976) 1129

Chartrand, S. A., Gh. McCracken jr.: Staphylococcal pneumonia in infants and children. Ped. Inf. Dis. 1 (1982) 19

Cross, A. S., B. Roup: Role of respiratory assistance devices in endemic nosocomial pneumonia. Amer. J. Med. 70 (1981) 681

Donowitz, G. R., G. L. Mandell: Empiric therapy for pneumonia. Rev. infect. Dis. 5, Suppl. 1 (1983) 70

Dowling, J. N., F. J. Kroboth, M. Karpf, R. B. Yee, A. W. Pasculle: Pneumonia and multiple lung abscesses caused by dual infection with Legionella micdadei and Legionella pneumophila. Amer. Rev. respir. Dis. 127 (1983) 121

Edelstein, P. H., R. D. Meyer, S. M. Finegold: Isolation of Legionella pneumophila from blood. Lancet 1979/I, 750

Eijsten, A. A., R. Lüthy: Die Anaerobierinfektion – Diagnostik, Klinik und Therapie. Folia Chemotherapeutica. Hoffmann-La Roche, Basel 1983

Everett, E. D., R. A. Nelson: Pulmonary melioidosis. Amer. Rev. resp. Dis. 112 (1975) 331

Favez, G.: Akute infektiöse Pneumonien beim Erwachsenen. Folia Chemotherapeutica. Hoffmann-La Roche, Basel 1978

Felson, B.: Chest Roentgenology. Saunders, Philadelphia 1973

Fick, R. B. jr., H. Y. Reynolds: Changing spectrum of pneumonia – News media creation or clinical reality? Amer. J. Med. 74 (1983) 1

Fischer, R., H. D. Becker, J. H. Joist, R. Tismer: Pneumocystis-carinii-Pneumonie beim Erwachsenen. Dtsch. med. Wschr. 94 (1969) 2135

Fraser, D. W., J. E. McDade: Legionellose. Spektrum der Wissenschaft 1979, Heft 2, 13–21

Frazer, R. G., J. A. Paré: Diagnosis of Diseases of the Chest, 2nd ed. Saunders, Philadelphia 1977

Frazier, A. R., E. C. Rosenow, G. D. Roberts: Nocardiosis: A review of 25 cases occurring during 24 months. Mayo Clin. Proc. 50 (1975) 657

Garibaldi, R. A., M. R. Britt, M. L. Coleman, J. C. Reading, N. L. Pace: Risk factors for postoperative pneumonia. Amer. J. Med. 70 (1981) 677

Gartmann, J.: Pneumokokkenpneumonie: Epidemiologie, Therapie, Immunprophylaxe. Schweiz. med. Wschr. 110 (1980) 1258

George, W. L., S. M. Finegold: Bacterial infections of the lung. Chest 81 (1982) 502

Goldstein, E. J. C., B. D. Kirby, S. M. Finegold: Isolation of Eikenella corrodens from pulmonary infections. Amer. Rev. resp. Dis. 119 (1979) 55

Goodell, B., J. B. Jacobs, R. D. Powell, V. T. De Vita: Pneumocystis carinii: The spectrum of diffuse interstitial Pneumonia in Patients with neoplastic diseases. Ann. intern. Med. 72 (1970) 337

Gorevic, P. D., E. I. Katler, B. Agus: Pulmonary nocardiosis: Occurrence in men with systemic lupus erythematodes. Arch. intern. Med. 140 (1980) 361

Graham, B. S., T. F. Reiss, D. W. Gregory: Pericarditis associated with Haemophilus type B pneumonia and bacteriemia in two adults. Chest 84 (1983) 48

Graybill, J. R., L. W. Marshall, P. Charache, C. W. Wallace, V. B. Melvin: Nosocomial pneumonia: A continuing major problem. Amer. Rev. resp. Dis. 105 (1975) 1130–1140

Guzzetta, P., G. B. Toews, K. J. Robertson, A. K. Pierce: Rapid diagnosis of community-acquired bacterial pneumonia. Amer. Rev. resp. Dis. 128 (1983) 461

Hilleman, M. R., A. A. McLean, P. P. Vella, R. E. Weibel, A. F. Woodhour: Polyvalent pneumococcal polysaccharide vaccines. Bull. World Health Org. 56 (1978) 371

Hughes, W. T., S. Kuhn, S. Chandhary, S. Feldman, M. Verzosa, R. J. A. Aur, Ch. Pratt, S. L. George: Successful chemoprophylaxis for pneumocystis-carinii-pneumonitis. New Engl. J. Med. 297 (1977) 1419

Irwin, R. S., W. K. Woelk, W. L. Condon: Primary meningococcal pneumonia. Ann. intern. Med. 82 (1975) 493–498

Jonsson, S., J. Clarridge, E. J. Young: Necrotizing pneumonia and empyema caused by Bacillus cereus and Clostridium bifermentans. Amer. Rev. resp. Dis. 127 (1983) 357

Kadisch, S. P.: Long-standing pneumonitis. J. Amer. med. Ass. 211 (1970) 2004

Leading article: Pneumocystis carinii pneumonitis. Lancet 1975/II, 1023

Lehn, U., K. P. Hellriegel: Die Therapie der Pneumocystis-carinii-Pneumonie im Erwachsenenalter. Dtsch. med. Wschr. 102 (1977) 488

Lerner, A. M.: The gram-negative bacillary pneumonias. DM 27 (1980) 1

Levin, D. C., M. I. Schwarz, R. A. Matthay, F. Marc La Force: Bacteremic hemophilus influencae pneumonia in adults. Amer. J. Med. 62 (1977) 219

Lode, H., H. Schäfer, G. Ruckdeschel: Legionärskrankheit. Dtsch. med. Wschr. 107 (1982) 326

Marshall, W. G.: Pneumocystis carinii pneumonia. In Gellis, S. S., B. M. Kagan: Current Pediatric Therapy, 4 th. ed. Saunders, Philadelphia 1970

Muder, R. R., V. L. Yu, R. M. Vickers, J. Rihs, J. Shonnard: Simultaneous infection with Legionella pneumophila and Pittsburgh pneumonia agent. Clinical features and epidemiologic implications. Amer. J. Med. 74 (1983) 609

Mylotte, J. M., Th. R. Beaum jr.: Comparison of community-aquired and nosocomial pneumococcal bacteriemia. Amer. Rev. resp. Dis. 123 (1981) 265

Pierce, A. K., J. P. Sanford: Aerobic gram-negative bacillary pneumonias. Amer. Rev. resp. Dis. 110 (1974) 647

Robbins, J. B.: Pneumocystis carinii pneumonitis. A review. Pediat. Res. 1 (1967) 131

Rose, H. D., M. G. Heckman, J. D. Unger: Pseudomonas aeruginosa pneumonia in adults. Amer. Rev. resp. Dis. 107 (1973) 416

Rudin, M. N., S. R. Michael, E. J. Huxley: Community-aquired acetinobacter pneumonia. Amer. J. Med. 67 (1979) 39

Sattler, F. R., J. S. Remington: Intravenous trimethoprim-sulfamethoxazol therapy for pneumocystis carinii pneumonia. Amer. J. Med. 70 (1981) 1215

Sauder, J., U. Mädler: Durchseuchung von Patienten eines Krankenhauses mit chemotherapieresistenten Stämmen von Klebsiella pneumoniae. Dtsch. med. Wschr. 103 (1978) 1593

Siegenthaler, W., P. Fuchs, G. Siegenthaler, R. Lüthy: Auswahl von Antibiotika in Praxis und Klinik. Schweiz. med. Wschr. 112 (1982) 358

Spencer, H.: Pathology of the Lung, 3rd ed. Pergamon, Oxford 1977

Srinivasan, G., M. J. Raff, W. C. Templeton, S. J. Givens, R. C. Graves, J. C. Melo: Branhamella catarrhalis pneumonia. Amer. Rev. resp. Dis. 123 (1981) 553

Strebel, U., J. Vilan, W. Sonnabend, W. Roost, A. Mäder, M. Knoblauch: Die Legionärskrankheit am Zürichsee. Schweiz. med. Wschr. 110 (1980) 1720

Tillotson, J. R., A. M. Lerner: Characteristics of nonbacteremic pseudomonas pneumonia. Ann. intern. Med. 68 (1968) 295

Weisenberger, D. D., M. S. Ahluwalla, E. D. Renner: Legionnaires' disease. Amer. J. Med. 69 (1980) 476

Wiesmann, E.: Medizinische Mikrobiologie, 5. Aufl. Thieme, Stuttgart 1982

Williams, D. M., J. A. Krick, J. S. Remington: Pulmonary infection in the compromised host, Part 1: Amer. Rev. resp. Dis. 114 (1976) 359, Part 2: Amer. Rev. resp. Dis. 114 (1976) 593

Witt, D., R. N. Olansi Bacteremic W-135 meningococcal pneumonia. Amer. Rev. resp. Dis. 125 (1982)

Yangco, B. G., S. C. Derensinski: Necrotizing or cavitating pneumonia due to Streptococcus Pneumoniae: Report of four cases and review of the literature. Medicine 59 (1980) 449

Sarkoidose

U. Hüttemann

Definition

Die Sarkoidose* ist eine Systemerkrankung, die durch diffuse Granulombildungen charakterisiert ist. Sie nimmt im respiratorischen Bereich ihren Ursprung und führt zum Befall von Lymphknoten, Lunge, Leber, Milz, Haut, Augen, Herz und Knochen, aber auch aller anderen inneren Organe. Dabei tritt eine Minderung immunkompetenter Zellen mit Tuberkulinanergie und Abschwächung anderer Antigenhauttests in Erscheinung. Die Granulome können sich spontan zurückbilden oder unterliegen einer hyalinen Fibrose. Man unterscheidet eine akut verlaufende Erscheinungsform mit guter Heilungstendenz sowie eine chronisch, in Schüben fortschreitende, die jederzeit zum Stillstand kommen kann, aber auch gelegentlich zum Tode führt.

Häufigkeit und Epidemiologie

Mit Abnahme der Tuberkuloseinzidenz wird aus allen Ländern ein Ansteigen der Erkrankungsziffern berichtet. Inwieweit diese durch eine echte Zunahme der Morbidität bedingt sind, oder durch bessere Kenntnis des Krankheitsbildes zufolge verfeinerte Diagnostik, bleibt offen. Hieraus resultieren zum Teil beträchtliche zeitliche und geographische Fallanhäufungen. So rechnet man in der Bundesrepublik mit 20–100, in Nordschweden mit 100–150, in USA mit 20, in Virginia beispielsweise aber mit 500 Sarkoidosen auf 100 000 Einwohner. Farbige erkranken in Amerika häufiger als Weiße. Familiäre Vorkommen sind beschrieben. Es findet sich eine leichte Bevorzugung des weiblichen Geschlechtes. In der Altersverteilung besteht ein Gipfel zwischen dem 25. und 40. Lebensjahr.

Ätiologie

Die Ätiologie ist unbekannt (Abb. 3.**51**). Es wird vermutet, daß die Sarkoidose eine immunologisch und morphologisch einheitliche Antwort auf zahlreiche verursachende und beeinflussende Faktoren ist. Die polyätiologische Deutung wird durch folgende Teilaspekte gestützt:

---

* Synonyme: Morbus Boeck, Morbus Besnier-Boeck-Schaumann, Heerfordtsche Krankheit, Mortimers Krankheit, Hutchinsonsche Krankheit, benigne Lymphogranulomatose

Infektion

Zahlreiche Mikroorganismen können nichtspezifische Granulomreaktionen herbeiführen. Helminthen verursachen beispielsweise Sarkoidreaktionen in der Leber und im Zentralnervensystem. Mycobacterium leprae ruft täuschend ähnliche Granulome hervor. Alle Mykobakteriosen sind durch ein spezifisches Granulationsgewebe gekennzeichnet. Die durch Mycobacterium tuberculosis bewirkte Tuberkulose kann jedoch klinisch, biochemisch und immunologisch eindeutig von der Sarkoidose getrennt werden. Die virale Ätiologie wird durch den Nachweis von Antikörpern im Serum von Sarkoidosekranken gegen Mumps, Influenza- und Parainfluenza-Virus, Ebstein-Barr-Virus und Masernvirus gestützt. Diese scheinen jedoch mehr Ausdruck einer überschießenden B-Zell-Lymphproliferation als einer primären viralen Verursachung zu sein.

Genetische und rassische Faktoren

Das gelegentliche Auftreten familiärer Häufung von Sarkoidose gab Anlaß für solche Vermutung. Voraussetzung hierfür scheint jedoch eine rassische Prädisposition bei rezessivem Erbgang zu sein.

Aspiration nichtinfektiöser Substanzen

Säurefeste Lipide in Fichtenpollen führen bei tuberkulinisierten Mäusen zu Epitheloidzellgranulomen. Eine Übereinstimmung in der geographischen Verteilung der Sarkoidosehäufigkeit und Fichtenbewaldung in den USA sprach primär für eine solche Pollenaspiration, war aber in anderen Ländern nicht zu bestätigen. Auch Beryllium, Titanium und Zirkonium sollen in sensibilisierten Individuen zu Sarkoidosegranulomen führen. Neuerdings sind auch Epitheloidzellreaktionen nach systemischer chronischer Pharmakaeinnahme in der Lunge beschrieben worden.

Immunologische Reaktionen

Immunbiologische Besonderheiten fielen schon früh auf: Die Hautreaktion gegen Tuberkulin, aber auch gegen die Antigene von unterschiedlichen Viren und Pilzarten ist bei der Sarkoidose herabgesetzt. Dabei handelt es sich um eine Pathologie der zellgebundenen Immunität; die humorale Überempfindlichkeit bleibt unverändert. Die Anomalien der Überempfindlichkeit vom verzögerten Typ scheinen nicht durch ein Fehlen der Ansprech-

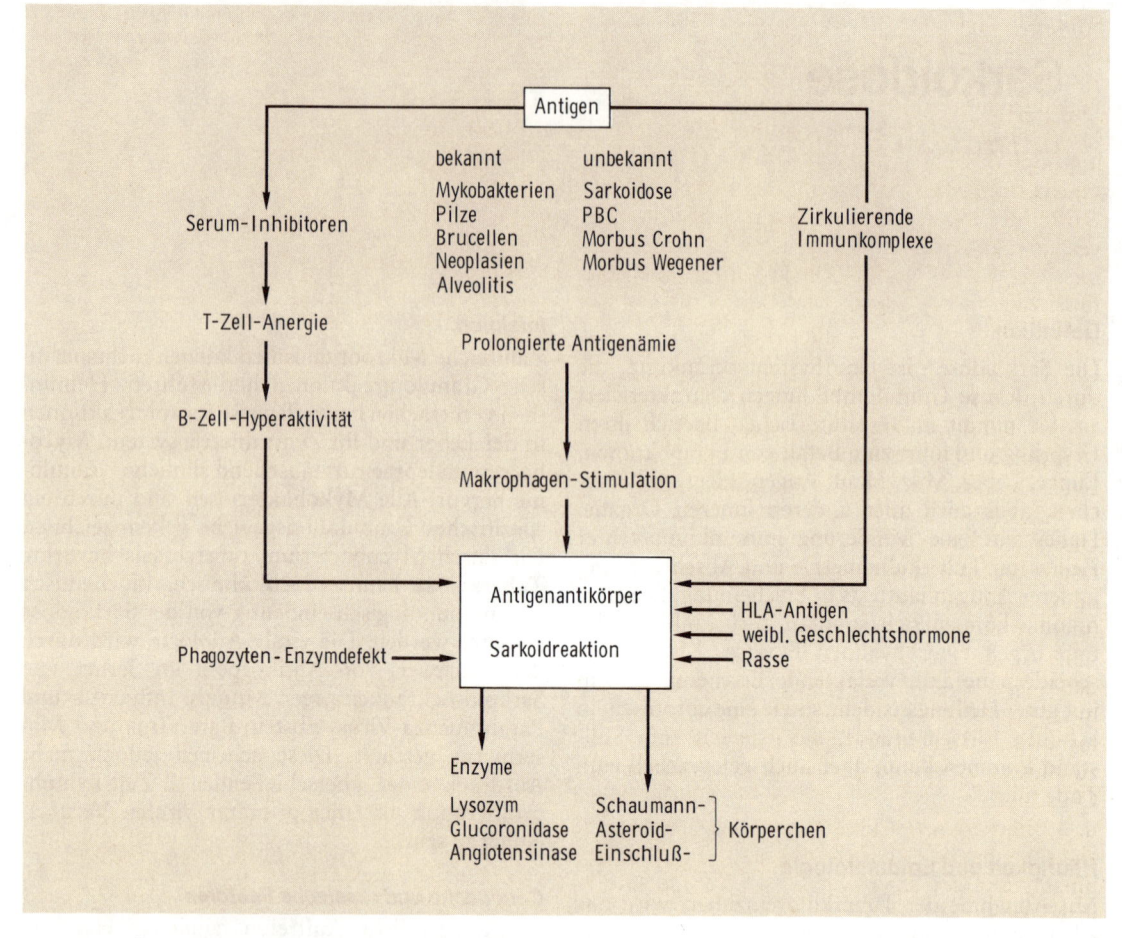

```
                              ┌─── Antigen ───┐
                              bekannt    unbekannt
                              Mykobakterien  Sarkoidose
Serum-Inhibitoren             Pilze          PBC              Zirkulierende
                              Brucellen      Morbus Crohn     Immunkomplexe
                              Neoplasien     Morbus Wegener
         ↓                    Alveolitis
  T-Zell-Anergie
                         Prolongierte Antigenämie
         ↓
 B-Zell-Hyperaktivität
                         Makrophagen-Stimulation

                           ┌──────────────────┐    ← HLA-Antigen
                           │ Antigenantikörper│    ← weibl. Geschlechtshormone
 Phagozyten-Enzymdefekt → │  Sarkoidreaktion │    ← Rasse
                           └──────────────────┘

                    Enzyme
                    Lysozym         Schaumann-  ⎫
                    Glucoronidase   Asteroid-   ⎬ Körperchen
                    Angiotensinase  Einschluß-  ⎭
```

Abb. 3.51 Ätiologische Faktoren der Sarkoidose (nach *James*)

barkeit der Lymphozyten bedingt zu sein, wohl aber durch deren verminderte Fähigkeit, Überträger dieser zellgebundenen Immunität freizusetzen. Durch das Kveim-Silzbach-Antigen angeregt, sind die Lymphozyten fähig, einen Migrationshemmungsfaktor (Migration Inhibition Factor, MIF) auszulösen und die Blastogenese zu stimulieren. Zur gleichen Zeit erfolgt eine Hyperproliferation der B-Lymphozyten. Bei verschiedenartigen, durch Sarkoidose verursachten Glomerulonephritiden ließ sich das Vorkommen von Immunkomplexen entlang der Basalmembran mit der Immunfluoreszenztechnik nachweisen. Erythema nodosum und Iridozyklitis werden durch Immunkomplexe verursacht. Diese Beobachtungen nähren die Vermutung, daß die Sarkoidose als polyätiologische Reaktionsform auf inhalierte, aber auch systemische Noxen zu begreifen ist. Dabei kommt es durch lymphogene und hämatogene Ausbreitung von Immunkomplexen zur Epitheloidzellgranulomatose.

Pathologie

Die Krankheit ist gekennzeichnet durch miliare Granulome aus Epitheloidzellen, die größer sind als die Epitheloidzellen bei der Tuberkulose, und Langhanssche Riesenzellen mit Asteroidkörperchen. Im Beginn sind vornehmlich die hilären Lymphknoten gummi- und ballonartig aufgetrieben und von fleischartiger Konsistenz, welche Eigenschaft der Krankheit ihren jetzigen Namen gegeben hat. Bilden sich die Lymphknoten nicht spontan zurück, besteht ihr weiteres Schicksal in einer zunehmenden hyalinen Transformation und Fibrose. Im Gegensatz zur Tuberkulose spielt die Nekrotisierung und Verkäsung nur eine minimale Rolle. Verkalkung kommt vor. Die Lymphome sind durch eine morphologische Umverteilung der T- und B-Zellzonen mit einer Destruktion in den postkapillären venösen Gefäßprovinzen gekennzeichnet. Man vermutet, daß die Auseinandersetzung zwischen T- und B-Lymphozyten und Sarkoidoseantigen im Bereich der kleinen Blutgefäße stattfindet. Makroskopisch geht dieser Befund häufig mit einer kapillären Hyperämie und venösen Gefäßfülle einher.

Klinik der Sarkoidose

Als generalisierte Granulomkrankheit kann sich die Sarkoidose in jedem beliebigen Gewebe ausbreiten. Eine Beziehung zwischen Organbefall und Ausdehnung der anatomischen Veränderungen einerseits und klinischem Befund andererseits läßt sich nicht erstellen. Die Diskrepanz zwischen subjektivem Wohlbefinden und Schwere der objektiven Befunde ist oft geradezu pathognomonisch. Lediglich der Hypophysenbefall geht regelhaft mit Symptomen einher. Demgegenüber wird der Hiluslymphknotenbefall, der 80–90% der Fälle ausmacht, in 89,4% der Fälle zufällig entdeckt. Zwei Drittel der extrathorakalen Form der Sarkoidose verursachen wiederum Symptome. Sie treten indes meistens jenseits des 40. Lebensjahres auf. Dabei findet sich nur in einem Siebtel der Fälle ein rein pulmonaler Lymphknotenbefall.

Die Erkrankung tritt in 2 deutlich voneinander abzugrenzenden Verlaufsformen auf:
1. die akute Sarkoidose, die auch als Löfgren-Syndrom bezeichnet wird und
2. die häufiger vorkommende chronische Verlaufsform.

Die *akute Sarkoidose* (20% aller Fälle) beginnt fast immer mit ausgeprägten klinischen Erscheinungen. Leitsymptome sind Erythema nodosum (nicht obligat) und/oder Polyarthralgien unterschiedlicher Lokalisation sowie eine Vergrößerung der hilären und paratrachealen Lymphknoten. Zumeist beginnt das Löfgren-Syndrom mit einem katarrhalischen Infekt und Fieber über 38°C. Schon zu diesem Zeitpunkt lassen sich häufig weitere Organbeteiligungen (Augen, Nervensystem, Leber u. a.) nachweisen. Iridozyklitis, Parotitis und Fazialisbeteiligung (Heerfordt-Syndrom) können hinzutreten. Die subjektiven Beschwerden sind in ihrer Art und Häufigkeit wechselnd und in ihrer Gesamtheit uncharakteristisch. Die Gelenkbeschwerden gehen ohne Behandlung im Durchschnitt nach 3 Wochen zurück. Eine Splenomegalie kommt vor.

Die *chronische Verlaufsform* der Sarkoidose beginnt fast immer schleichend und häufig unbemerkt. Sie führt erst im weiteren Verlauf zu uncharakteristischen Beschwerden und schließlich zu Atemnot. Klagen über Beklemmungsgefühl hinter dem Brustbein sowie geringe Atemnot bei Belastung und Hustenreiz sind häufig. Sie werden weniger durch die zu Beginn der Krankheit sich schnell vergrößernden mediastinalen Lymphknoten, die auf Trachea und Bronchien Druck ausüben können, als vielmehr durch die Parenchym- und bronchiale Schleimhautbeteiligung erklärt. Später kommen Gewichtsverlust und progrediente Belastungsdyspnoe hinzu. Bei weiterem Fortschreiten treten Zyanose, Dyspnoe, Husten und Auswurf in den Vordergrund. Schließlich dominieren rezidivierende Atemwegsinfektionen und die Erkrankung endet terminal im chronischen Cor pulmonale.

Organmanifestationen (Tab. 3.31)
Intrathorakale Sarkoidose

Im Röntgenbild zeigen die intrathorakalen Veränderungen einen typischen Entwicklungsgang der Sarkoidose, der jederzeit unterbrochen oder beendet werden kann. In Deutschland folgt man der von WURM u. Mitarb. (1958) vorgeschlagenen Einteilung (Abb. 3.**52**). Einem 1. Stadium der Vergrößerung der Lymphknoten in der Hilusregion und in den paratrachealen Ketten folgt eine 2. Phase der Herdsetzung in den Lungen, die ausländische Autoren präfibrotisches Stadium nennen und in der die Lymphknotenvergrößerungen bestehen bleiben oder sich zurückbilden. Im anschließenden 3. Stadium treten fibrotische Veränderungen in den Vordergrund. Die Pleura ist mit einer granulären Aussaat häufig beteiligt, Ergüsse sind jedoch selten. Im Bronchialsystem herrschen im Stadium der Lymphknotenvergrößerung bronchoskopisch die Abplattung der Bronchuslumina, die Verbreiterung der Karinen sowie die Lymphknotenimpression vor. In den nachfolgenden Stadien sind direkte Zeichen häufiger: Gefäßerweiterung in der Schleimhaut der großen Bronchien, Knötchenbildungen und Plaques. Im terminalen Stadium treten sekundäre Bronchialwandschädigungen mit muköser Hyperplasie, Atrophie und Sekretvermehrung als Folge einer obstruktiven oder mukopurulenten Bronchitis in den Vordergrund. Kardiale Sarkoidosemanifestationen werden mit 3–12% angegeben. Die Symptomatologie ist abhängig von der Lokalisation und dem Grad der granulomatösen Durchsetzung des Herzens, welche Tachykardien, Rhythmusstörungen mit Schenkelblockbildern bis zum totalen Herzblock sowie eine Herzinsuffizienz auslösen kann. So sind plötzliche Todesfälle, besonders jüngerer Menschen, infolge einer autoptisch gesicherten Sarkoidose des Reizleitungssystems beschrieben. Der granulomatöse Prozeß bevorzugt offensichtlich das Kammerseptum.

Extrathorakale Sarkoidose

In allen Körperregionen können Lymphknoten befallen sein. Bedeutsam unter den extrathorakalen Lokalisationen ist der Augenbefall, der durchschnittlich 25–40%, sogar bis 92% betragen kann. Die Gelenklokalisationen betragen 16%, diejenigen an der Haut 9,8%. Knochenzysten sind

Tabelle 3.31 Häufigkeit der Organmanifestationen bei der Sarkoidose nach verschiedenen Untersuchern

	%
Lymphknoten	100
Lungen	60–75
Bronchialsystem	30–50
Herz	2–20
Haut	7–40
Augen	10–25
Leber	50–75
Milz	6–50
Nieren	7–20
Knochen	5–23
Parotis	5
Tränendrüsen	3
Zentralnervensystem	2–10
Muskulatur	5–30

3.154 Krankheiten der Atmungsorgane

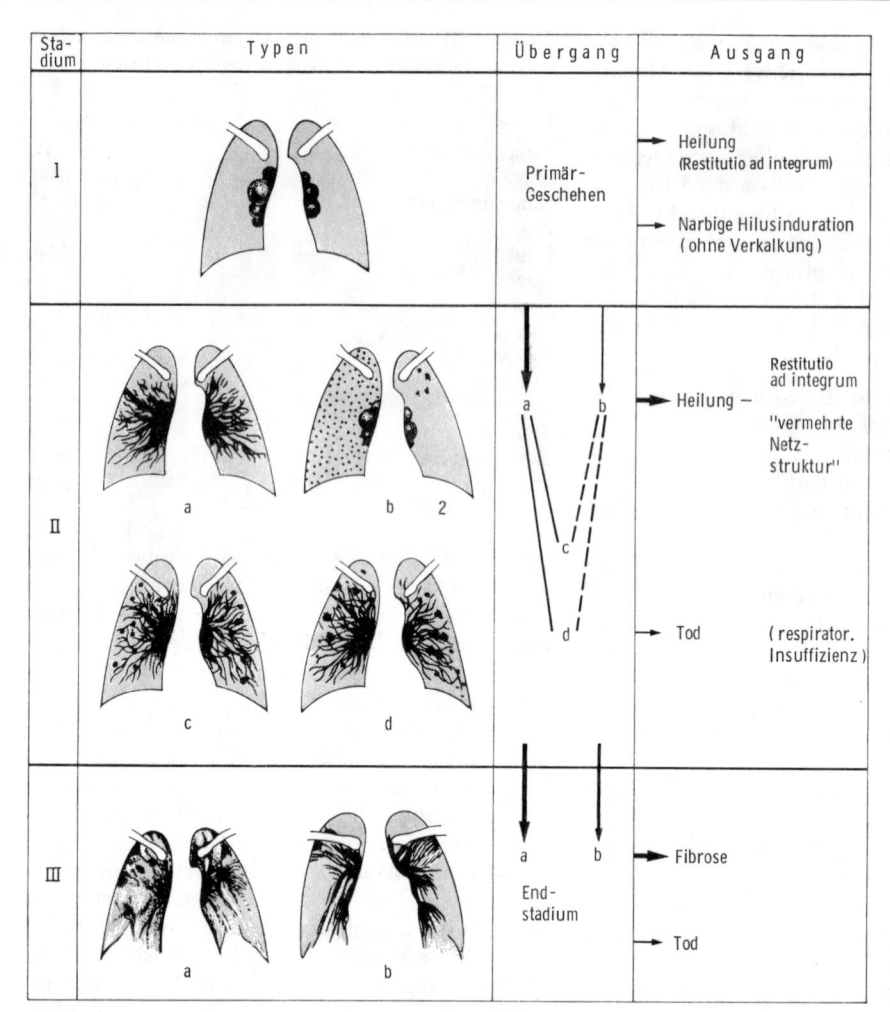

Stadium	Typen	Übergang	Ausgang
I		Primär-Geschehen	→ Heilung (Restitutio ad integrum) → Narbige Hilusinduration (ohne Verkalkung)
II	a, b, 2 c, d	a b c d	→ Heilung — Restitutio ad integrum "vermehrte Netzstruktur" → Tod (respirator. Insuffizienz)
III	a, b	a b Endstadium	→ Fibrose → Tod

Abb. 3.52 Röntgenologischer Stadienverlauf der Sarkoidose der Lungen (nach *Wurm, Reindell* u. *Heilmeyer*)

kaum außerhalb eines Hautbefalles anzutreffen. Entgegen früherer Auffassung ist die Ostitis cystoides multiplex (Jüngling), die sich im Röntgenbild durch runde oder ovale, ausgestanzt wirkende Aufhellungen an Metakarpalien, Metatarsalien und Phalangen nachweisen läßt, für die Sarkoidose nicht typisch. Befall der Skelettmuskulatur kann Kachexie nach sich ziehen. Bedeutsam ist die Beteiligung des Zentralnervensystems. Krampfanfallsleiden als Folge umschriebener oder diffuser Meningoenzephalitis, Herdenzephalitis und angiitischer und arteriitischer Prozesse an den Hirngefäßen werden nicht selten beobachtet. Hirnnervenbeteiligungen treten einzeln, aber auch kombiniert, in etwa 3–5% der Fälle auf. Eine Hyperkalziurie (Ausscheidung über 200 mg (5 mmol) Calcium in 24 Stunden bei einer Zufuhr von weniger als 250 mg (6,2 mmol) führt regelhaft zu Veränderungen des Nierenparenchyms. Dadurch bedingte Niereninsuffizienzen kommen vor. Auch die Sarkoidose des Magens, des Genitalsystems, des Bauchfelles und der Wirbelsäule bedarf der Erwähnung. In etwa zwei Dritteln der Fälle ist die Leber von Granulomen durchsetzt. Klinische Symptome sind jedoch sehr selten. Da der entsprechende histologische Befund nach Leberpunktion bei nicht weniger als 60 anderen Erkrankungen vorkommt, ist er nur bedingt beweiskräftig. Häufig ist die Milz beteiligt und in 10% der Fälle vergrößert. Lokaler Schmerz, Appetitlosigkeit und Erbrechen gehören zu den klinischen Symptomen. Spontane und traumatische Milzrupturen sind beschrieben.

An der Haut ist zwischen Organbeteiligung und hyperergischen Begleitdermatosen zu unterscheiden. Seit der Erstbeschreibung „anomale Hautveränderungen an den Fingern – papilläre Psoriasis" (HUTCHINSON 1869) hat die Sarkoidose über den Lupus pernio (BESNIER 1889) bis heute über die Haut zunehmend Einblick in alle Gebiete der Medizin eröffnet. Der Lupus pernio ist häufig und veranlaßt Schwellungen mit bläulicher Verfärbung, Schuppung, oberflächliche Erosionen im Gesicht, an den Händen und Füßen. Plaques, Knoten und weiche Papeln sowie im Initialstadium der Sarkoidose rot verfärbte Schwellungen und Infiltrationen alter Narben, die nach Abklingen der Hiluslymphome verschwinden, kommen vor. Demgegenüber ist das Erythema nodosum als Überempfindlichkeitsreaktion zu werten. Es führt zu blauroten, ziemlich schmerzhaften, im Niveau der Haut gelegenen Knoten und Platten an den Streckseiten der Unterschenkel und Unterarme.

Laborbefunde

Ein typisches Muster von Laborbefunden wird durch die Sarkoidose nicht hervorgerufen. Die durch humorale Antikörper bedingte Immunreaktion vom Soforttyp ist normal oder gesteigert. Dementsprechend können besonders die γ-Globuline, seltener die $α_2$-Globuline erhöht sein. Die Blutkörperchensenkungsgeschwindigkeit ist bei der akuten Sarkoidose häufig stark beschleunigt und geht mit einer Verminderung von IgA und IgM, seltener von IgG allein oder in verschiedenen Kombinationen einher. Vereinzelt wurde auch ein isolierter IgA-Mangel beschrieben. IgD ist erniedrigt. Zirkulierende Immunkomplexe der 19-S-Gruppe können nachgewiesen werden, ebenso die erhöhten Antikörpertiter gegen Ebstein-Barr-Virus, Herpes-simplex-Virus, Röteln- und Masernvirus. Auch auf ein häufiges Vorkommen von HLA7-Antigen wurde hingewiesen. Der Serumcalciumspiegel ist selten, der Urincalciumgehalt häufig erhöht.

Unter den vielfältigen enzymatischen Veränderungen bei Sarkoidose (Phosphatase, Glucuronidase, $α_1$-Antitrypsin, Kollagenpeptidase, Lactate, Hydrogenase) hat in letzter Zeit speziell die Erhöhung der Angiotensinase I (Angiotensin Converting Enzym = ACE) besondere Beachtung gefunden. Dabei handelt es sich um eine Dipeptidase, welche das unter dem Einfluß von Renin aus dem α-Globulin entstehende Angiotensin I in das blutdruckwirksame Angiotensin II spaltet. Entstehungsort sind normalerweise die Gefäßendothelien in den Nieren und ganz besonders in den Lungen. Bei granulomatösen Erkrankungen, am ausgeprägtesten bei Sarkoidose, wird auch in den Epitheloidzellen und Riesenzellen der Granulome Angiotensinase I zusätzlich produziert, während bei chronisch obstruktiven Lungenerkrankungen, beim Bronchuskarzinom pathologisch erniedrigte oder normale Enzymwerte beobachtet werden.

Die Seltenheit der Sarkoidose bei Kindern und Alten läßt einen Zusammenhang zwischen der Krankheit und den Geschlechtshormonen vermuten. Der Einfluß der Gonadotropine bzw. Geschlechtshormone auf den Verlauf der Sarkoidose ist eingehend beschrieben. Die Besserung der Krankheit während der Schwangerschaft und ihr Wiederaufflackern während des Stillens sind wohl bekannt.

Hautreaktionen und serologische Diagnose

Am längsten bekannt ist die verminderte Hautreaktion auf Tuberkulin. WURM fand in 21,6% einen indifferenten Reaktionsausfall, in 71,9% eine abgeschwächte bzw. negative Hautreaktion und in nur 2% eine erhöhte Tuberkulinempfindlichkeit.

Eine verminderte oder aufgehobene Tuberkulinempfindlichkeit als Hinweis auf eine allgemeine Depression der an immunkompetente Zellen gebundenen und durch sie übertragenen Allergie vom verzögerten Typ ist somit zwar charakteristisch für die Sarkoidose, jedoch schließt im Einzelfall eine normale oder erhöhte Tuberkulinempfindlichkeit die Diagnose Sarkoidose nicht aus.

Auch auf andere Antigene (Pertussis, Trichophytin, Candida usw.) ist bei der Sarkoidose eine abgeschwächte oder aufgehobene intrakutane Reaktion nachgewiesen worden. Beim Kveim-Nikkerson-Test werden 0,1–0,2 ml einer nach einem speziellen Verfahren hergestellten Antigensuspension an der Volarseite des Unterarmes intrakutan injiziert. Nach 6 Wochen kann sich eine blaue bis braunrot gefärbte Papula von etwa Linsengröße gebildet haben. Diese wird mit einer Hautstanze herausgestanzt, fixiert und histologisch aufgearbeitet. Zum positiven Ausfall gehört dann der Nachweis von Epitheloidzellgranulomen. Der Test hat die Nachteile, daß die Ergebnisse erst nach 6 Wochen vorliegen und eine Probeexzision mit histologischer Untersuchung notwendig machen. Zudem dürfen die Patienten während der gesamten Testdauer keine Therapie erhalten. Falsch-positive Ergebnisse werden bei Morbus Hodgkin, Morbus Crohn und Tuberkulose gesehen, positive Reaktionen werden in Abhängigkeit von der Krankheitsaktivität und der Qualität des verwendeten Antigens in 60–80% der Fälle erzielt. Versuche, den Kveim-Test unter Verwendung des Antigens durch einen In-vitro-Test, den Leukozytenmigrationshemmtest (MIF), zu ersetzen, haben den Vorteil einer Sofortaussage, darüber hinaus jedoch zu keinem qualitativ besseren Ergebnis als der Hauttest geführt. Die Sofortaussage der Kveim-Reaktion mittels MIF-Testen wird sicherlich in Zukunft noch an Bedeutung zunehmen.

Die in letzter Zeit herausgestellte erhöhte Aktivität des Angiotensin-Converting-Systems hat zu Hoffnungen auf einen diagnostischen Aktivitätsparameter der Sarkoidose berechtigt.

Signifikant erhöhte Angiotensinasewerte werden in etwa der Hälfte der Patienten mit Sarkoidose gefunden, nicht selten jedoch bei anderen Erkrankungen, z. B. Pneumokoniosen, Lebererkrankungen, aber auch Lungentuberkulose. Ein erhöhter Angiotensinasewert kann ein nützlicher biochemischer Marker für die Verlaufsbeurteilung einer aktiven Granulomatose sein, aber keineswegs ein spezifischer Test für Sarkoidose. Bei der Sarkoidose hat sich die fortlaufende Angiotensinasebestimmung unter Steroidtherapie in Einzelfällen bewährt.

Radiologische Untersuchungsbefunde

Solange biochemische, immunologische und pathophysiologische Bewertungsmaßstäbe nicht vorlagen, war die Röntgenuntersuchung allein für Diagnose und Verlaufsbeobachtung entscheidend. Daraus wurde die Vorstellung abgeleitet, daß die Sarkoidose schicksalsmäßig zeitlich nacheinander mehrere Stadien durchläuft und schließlich im chronischen Cor pulmonale bei Lungenfibrose endet. Für die röntgenologische Stadienverlaufsbeurteilung hat die Einteilung nach Wurm (s. Abb. 3.52) die größte Bedeutung erlangt.

Das erste Stadium ist durch einen Lymphknotenbefall gekennzeichnet, der 3 radiologische Kriterien aufweist: 1) sind die polyzyklischen Hiluslymphknotenschwellungen zu nennen, 2) schiebt sich radiologisch gesundes Lungengewebe zwischen den unteren rechten Hiluspol und den Herzschatten und 3) sieht man nicht selten Lymphknotenschwellungen paratracheal rechts.

Das zweite Stadium ist radiologisch gekennzeichnet durch einen trabekulären und perihilären Lungenparenchymbefall mit verstreuten oder dichten ausgedehnten Knötchen oder miliarer Zeichnung. Die Parenchyminfiltrate entwickeln sich im Verlaufe der Abnahme der Hiluslymphknotenschwellungen, was für die Sarkoidose pathognomonisch ist. Der Rückgang der Lungeninfiltrate erfolgt im allgemeinen spontan in 12–18 Monaten.

Im dritten Stadium breiten sich die Lungeninfiltrate nach Verschwinden der Hiluslymphknotenschwellungen aus und führen zu einer ausgedehnten narbigen Schrumpfung mit Retraktion der Lungenspitzen, welche Blasen und Kavernen bilden mit Dislokation der Hili, mit Ischämie der Lungenbasen.

Kalkeinlagerungen finden sich in allen Stadien der Krankheit. Zur genaueren Analyse sind Schichtaufnahmen unentbehrlich, Broncho- und Angiogramme weniger bedeutsam. Das Perfusionslungenszintigramm ist nur im Zusammenhang mit dem Röntgenbild und Funktionsmessungen für die Differentialdiagnose verwertbar. Die Gallium-67-Methode hat als Nachweismethode aktiver granulomatöser Herde mehr Bedeutung erlangt. Eine sichere Beziehung zwischen radiologischem Untersuchungsbefund und granulomatösem Befall läßt sich indessen nicht erstellen. Der asymptomatische Verlauf des Krankheitsbildes bringt es mit sich, daß die röntgenologische Entdeckung in jedem Stadium erfolgen kann. Kombinationen verschiedener Stadien in allen länger bestehenden Fällen einer Lungenbeteiligung sind eher die Regel als die Ausnahme. Die Sarkoidose kann akut und in ihrer chronischen Erscheinungsform jede röntgenmorphologische Veränderung hervorrufen. Aus diesem Grunde ist die richtige Beobachtung eines radiologischen Stadienablaufes für die Charakterisierung der Krankheit nicht mehr allein entscheidend.

Besondere Untersuchungen

Histologische Diagnose

Auf eine histologische Sicherung der Sarkoidose kann nicht verzichtet werden. Dazu bieten sich Probeexzisionen tastbarer peripherer Lymphknoten, Hautveränderungen sowie direkt zugängliche Schleimhautveränderungen (Konjunktiva, Rachen- oder Nasenschleimhaut) an. Um zwischen Sarkoidose und Sarkoidose-Reaktion unterscheiden zu können, sollte jedoch stets die pneumologische Sicherung der Sarkoidose angestrebt werden. Hier hat die Verfeinerung der endoskopischen Technik unter Einbeziehung der Fiberbronchoskopie in den letzten Jahren eine beträchtliche Verbesserung der diagnostischen Ausbeute ermöglicht. In bezug auf die Treffsicherheit bleibt die Mediastinoskopie die führende Methode. Bei Vervollkommnung der Bronchoskopie durch Bronchuslavage, Schleimhautbiopsie, perbronchiale Feinnadelpunktion der hilären Lymphknoten und transbronchiale Lungenbiopsie wird in 60–80% der Fälle eine morphologische Sicherung möglich. Selbst im radiologischen Stadium I kann die Diagnose aus dem peripheren Lungengewebe durch transbronchiale Zange in 43% der Fälle gesichert werden. Die Wahl der endoskopischen Methode hängt von der Größe des Eingriffs, der Belastung und dem Risiko für den Kranken sowie von der Notwendigkeit dieser Diagnosesicherung ab. Thorakoskopie, Laparoskopie und Zystoskopie wird man heute nur selten hinzuziehen brauchen. Methoden und Aussagemöglichkeiten s. Tab. 3.**32**.

Lungenfunktionsprüfungen

Diese sind in der Beurteilung und in der Verlaufskontrolle der Röntgenuntersuchung überlegen. Die Störung der *Sauerstoffdiffusion* ist am wichtigsten: Schon im röntgenologischen Stadium I kann eine Diffusionsstörung als Hinweis für einen Lungenparenchymbefall objektiviert werden. Spirometrische Untersuchungen (Bestimmung der Vitalkapazität, des Atemstoßtestes usw.), aber auch atem-

Tabelle 3.32 Treffsicherheit bioptischer Methoden zur histologischen Sicherung einer Sarkoidose nach verschiedenen Autoren

Organ	Methode	Erfolgsquote in %
Palpable Lymphknoten	Exzision	86–100
Skalenuslymphknoten	Danielsche Biopsie	65–83
Mediastinallymphknoten	Mediastinoskopie	95–100
	Transbronchiale Punktion	50
Lungengewebe	Lungenpunktion Thorakotomie	100
	Transbronchiale Lungenbiopsie	60–80
Bronchialschleimhaut	Bronchoskopie und Probeexzision	35–78
Lebergewebe	Perkutane Leberpunktion Laparoskopie	41–80
Konjunktiven (bei Augenbefund)	Probeexzision	25–82
Haut	Probeexzision	80–100
Muskulatur	Muskelbiopsie	Im Stadium I aussichtsreich, später geringer

mechanische Untersuchungen wie Bestimmung der statischen und dynamischen Compliance und die ganzkörperplethysmographische Ermittlung des Atemwegswiderstandes erlauben in der Frühphase der Erkrankung keine sichere Aussage. Neben der Messung der O_2-Diffusionskapazität (Singlebreath-Methode) ist die ergometrische Untersuchung mit fortlaufender arterieller Blutgasanalyse von gleich hohem Nutzen. Erst mit fortschreitender Erkrankung läßt sich eine spirometrisch meßbare restriktive Ventilationsstörung erkennen. Erniedrigung des arteriellen Sauerstoffdruckes in Ruhe auf Werte unter 60 mmHg (Hypoxämie) lenkt den Verdacht auf eine pulmonale Hypertonie mit Erhöhung der rechtsventrikulären Nachlast. Die hämodynamische Untersuchung des kleinen Kreislaufes mittels Rechtsherzkatheter in Ruhe und unter Belastung erlaubt eine einfache und sichere Verlaufsbeurteilung der funktionellen Folgen der Erkrankung. Eine Korrelation zwischen kardiopulmonaler Funktionseinbuße und Röntgenbild läßt sich nicht erstellen. Diffusionsstörung und belastungsabhängige Hypoxie stehen in Einklang mit der bioptischen Sicherung der Diagnose aus dem Lungenparenchym.

Prognose

Die Prognose ist desto besser, je akuter der Beginn der Sarkoidose, je jünger der Patient und wenn ausschließlich die Hiluslymphknoten befallen sind. Bei der akuten Verlaufsform kommt es innerhalb von 6–24 Monaten in 60–80% zur Spontanremission. Bei der chronischen Verlaufsform liegt diese Rate mit 20–30% deutlich niedriger. Die Mortalität im Falle chronischer, symptomreicher Lungensarkoidose wird zwischen 5 und 9% angegeben. Schlechteste Prognosen werden den multiviszeralen Formen einerseits, der respiratorischen Sarkoidose mit retikulärer Verschattung jenseits des 35. Lebensjahres andererseits zugeschrieben. Die Sterblichkeit der Sarkoidosekranken ist 4mal höher als die der Normalbevölkerung.

Diagnose und Differentialdiagnose

Die Diagnose ist gesichert, wenn im Zusammenhang mit dem Röntgenbild/Verlauf bei primär vorhandener oder neu eingetretener Tuberkulinanergie die histologische Sicherung einer Epitheloidzellgranulomatose gelingt. Lokale Sarkoidreaktionen auf unspezifische Reize, die sich nur an einem Organ abspielen, müssen ausgeschlossen werden. Eine positive Kveim-Reaktion ist nahezu beweisend. Da die pneumologische Differentialdiagnose jedoch zahlreiche Lungen- und Bronchialerkrankungen umfaßt, kann auf eine histologische Sicherung nicht verzichtet werden (Tab. 3.**33**).
Zur Beurteilung der Aktivität einer Sarkoidose sind folgende Untersuchungen notwendig: Lungenfunktionsprüfung, Bestimmung der O_2-Diffusionskapazität und arteriellen Blutgase in Ruhe und unter Belastung, EKG, Spaltlampenuntersuchung der Augen, Bestimmung des Angiotensin-Converting-Enzyms, des Calciums im Blut und Urin. Gegebenenfalls Gallium-67-Szintigramm.

Therapie

Eine kausale Therapie gibt es nicht. Völlig verlassen ist die Behandlung mit antituberkulösen Medikamenten im Sinne kausaler Therapie. Die hohe Neigung der Krankheit zur Spontanremission erschwert die Beurteilung eines Medikamenteneffektes und rechtfertigt ein abwartendes Verhalten unter sorgfältigen klinischen Kontrollen und Aktivitätsbeurteilung in 3monatigem Abstand. Eine Therapie ist notwendig bei chronischer Sarkoidose mit progredienter Verlaufsform, unabhängig von der radiologischen Stadieneinteilung. Als Indikationen gelten 1. eine fortschreitende Verschlechterung der Atmungsfunktion mit Diffusionsstörung, 2. die Augensarkoidose, welche zu sekundärem Glaukom und Blindheit führen kann, 3. die Sarkoidose des Herzens mit Block- und Arrhythmiebildern, welche plötzlichen Herztod verursachen können, 4. die Hyperkalzämie oder Hyperkaziurie, die Nephrolithiasis und Niereninsuffizienz zur Folge haben kann, 5. die Sarkoidose des Zentralnervensystems, 6. entstellende Hautveränderungen.

Therapieziel

Das Therapieziel besteht in einer Unterdrückung der Sarkoidoseaktivität, Bewirkung der Resorption schon vorhandener und Verhinderung neuer Granulome mit resultierender Fibrose. Die Therapie soll das Endstadium der Lungenfibrose, des chronischen Cor pulmonale, der Blindheit und der Niereninsuffizienz verhindern.

Corticosteroide

Die Medikamente der Wahl sind orale Corticosteroide in Form von Prednison oder Prednisolon-Äquivalent. Die Anfangsdosierung besteht aus 80–100 mg Prednison-Äquivalent pro Tag. Diese Dosis ist als „Aufladung" meistens nur über die maximale Dauer eines Monats notwendig. Abfall der Angiotensinase-Titer, Remission im Röntgenbild und Besserung der Atmungsfunktion sind die ausschlaggebenden Kriterien für die Rückbildung der Sarkoidose. Dabei erfolgt stufenweise Reduktion der Steroiddosis auf 20 mg Prednison-Äquivalent in der Stabilisierungsphase. Diese muß in der Regel über 6–9 Monate beibehalten werden, ehe unter fortlaufender Kontrolle der Sarkoidoseaktivität eine weitere stufenweise Reduktion auf 5 mg Prednison-Äquivalent vorgenommen werden kann. In diesem Stadium der Behandlung kommt der sehr sorgfältigen klinischen Beobachtung eine besondere Bedeutung zu, ehe man durchschnittlich nach weiteren 6–12 Monaten die Behandlung ausschleichend beenden kann. Rezidive und Induktion progressiver Verläufe scheinen nach einmal eingeleiteter und vorzeitig reduzierter bzw. beendeter Steroidtherapie häufiger aufzutreten als bei

Tabelle 3.33 Differentialdiagnose der Sarkoidose der Lungen

Röntgenbefund	Krankheit	Unterschied gegenüber Sarkoidose	Angiotensin Coverting Enzym (ACE)
Vergrößerung der Hiluslymphknoten ohne Lungenbeteiligung	Lymphknotentuberkulose	meist einseitig	normal
	Lymphknotenmetastasen	Gesamtbild	normal
	Leukämie	Blutbild	?
	Lymphogranulomatose	Lymphknoten verbacken	normal – erhöht
	Intrathorakale Struma	Lokalisation ventral	–
	Lymphosarkom	Bevorzugung einer Seite	–
	Toxoplasmose	Serologie, Verlauf	–
Intrapulmonale Veränderungen ohne Hilusbeteiligung	Lungentuberkulose, besonders Miliartuberkulose	Tuberkulintest, klinisches Bild	normal – erhöht
	Pneumokoniose	Fieber, schlechter Allgemeinzustand, Augenhintergrund, ZNS	normal – erhöht
		Anamnese, schärfere Begrenzung der Herde im Röntgenbild, progrediente Belastungsdyspnoe, Trommelschlegelfinger	normal – erhöht
	Asbestose		erhöht
	Silikose		normal – erhöht
	Farmerlunge	Anamnese, Nachweis präzipitierender Antikörper	erhöht
	Hämatogene Malignommetastasen	Verlauf, Allgemeinzustand	–
	Sklerodermie	respiratorische Insuffizienz	normal – erhöht
	Progressive Lungenfibrose (Hamman-Rich)	Mittel- und Untergeschosse bevorzugt respiratorische Insuffizienz	normal – erhöht
	Lungenademotosen	Lappenrandnahe, wurmstichige Herde im Röntgenbild, Sputum, Verlauf	–
	Kollagenkrankheiten	Rheumaserologie	normal – erhöht
	Ornithose	Röntgenbild Komplementbindungsreaktion	–
Kombination von Hilus- und intrapulmonalen Veränderungen	Tuberkulose	s. oben	s. oben
	Lymphogranulomatose	keine weit gestreuten Lungenherde mit symmetrischer Anordnung, Blutbild (cave bei akuter Sarkoidose auch Eosinophilie)	s. oben
	Pneumokoniose	erst relativ späte Lymphknotenbeteiligung	s. oben
	Lymphangitis carcinomatosa	kurze Vorgeschichte, rasch zunehmende Dyspnoe	s. oben
	Mykosen	Pilznachweis im Bronchialsekret	s. oben
	Berylliose	Anamnese	erhöht

primär unbehandelten Fällen. Eine besonders strenge Indikationsstellung ist somit geboten.
Nur bei Kontraindikation einer Steroidtherapie (Psychose, rezidivierende Magengeschwüre usw.) können die unten angegebenen Ersatzmedikamente versucht werden. Der Therapieerfolg dieser Pharmaka ist unterschiedlich und im Vergleich zu den Corticosteroiden nicht kalkulierbar. Toxische Nebenwirkungen stehen häufig im Vordergrund.

Chloroquin (Resochin)
Resochin hat sich gelegentlich, vor allem bei Hautbeteiligung, als nützlich erwiesen. Die Behandlung soll mindestens 1 Jahr durchgeführt werden. Wegen der gelegentlich schweren Nebenerscheinungen (Tremor, Appetitlosigkeit, Kornealäsionen und toxische Retinitis) bedarf sie gründlicher Überwachung. Dosis: 250 mg pro Tag in 2 Tagesdosen über 6–9 Monate.

Antirheumatisch wirksame Substanzen

Salicylate (Aspirin) werden mit Erfolg bei akuten rheumatischen Erscheinungen des Löfgren-Syndroms eingesetzt. Oxyphenylbutazon (Tanderil) – obschon bisweilen von ähnlicher Wirksamkeit wie Corticosteroide – findet wegen seiner Nebenwirkungen heute keine Anwendung mehr in der Langzeittherapie der chronischen Sarkoidose.

Immunsuppressive Substanzen

Methotrexat, Chlorambuzil, Cyclophosphamid und Azathioprin wurden mit wechselndem Erfolg in Mono-, aber auch Kombinationstherapie versucht. Die Anwendung dieser Medikamente ist umstritten und wegen der toxischen Nebenwirkung bei den oft noch im Fortpflanzungsalter stehenden Patienten grundsätzlich zu vermeiden. Eher kann ein günstiger Effekt von Azathioprin (Imurek) in einer Tagesdosierung von 100–150 mg erwartet werden. Bei zuvor ergebnisloser Steroidtherapie sind jedoch die Erfolgschancen gering. Bei den genannten Substanzen muß der karzinogene Nebeneffekt und die Wirkung auf das Blutbild besonders beachtet werden. Komplizierende Begleiterscheinungen wie schwere gramnegative bakterielle und fungiforme Infektionen sind nicht selten. Eine Rückbildung terminaler Stadien wie Lungenfibrose, Niereninsuffizienz und Erblindung ist nicht möglich.

Prophylaxe

Prophylaktische Möglichkeiten gegen die Sarkoidose sind nicht bekannt.

Literatur

Daddi, G.: La Sarcoidosis Polmonare. Pozzi, Rom 1965
Favez, G.: Die Sarkoidose. Dtsch. med. Wschr. 100 (1975) 2574
Hoppe, R.: Sarkoidose. Schattauer, Stuttgart 1965
Jones, W., B. H. Davies: Eight international conference on sarcoidosis. Alpha Omega Publishing Ltd., Cardiff, UK 1980
Lebacq, E.: La Sarcoidose de Besnier-Boeck-Schaumann. Arsica, Brüssel 1964
Liebermann, J.: Elevation of serum-angiotensin-converting enzym (ACE) in sarcoidosis. Ann. intern. Med. 59 (1976) 365
Nakhosteen, J. A., W. Maassen: Bronchology: Research, Diagnostic and Therapeutic Aspects. Martines Nijhoff, Den Haag 1981
Scadding, J. G.: Sarcoidosis. Eyre & Spottiswoode, London 1967
Schermuly, W., H. Behrend: Sarkoidose. In Diethelm, L., F. Henck, O. Olson, F. Strand, H. Vieten, A. Zuppinger: Handbuch der medizinischen Radiologie, Bd. IV/5a. Springer, Berlin 1978
Turiaf, J., J. Chabot: La Sarcoidose. Masson, Paris 1967
Wurm, K.: Sarkoidose. Thieme, Stuttgart 1983

Neoplasmen der Bronchien und der Lunge

M. Austgen, P. Schlimmer, I. Volkmer und R. Dietz

Bronchialkarzinom

Definition

In der Statistik werden unter der Rubrik „Bronchialkarzinom" die bösartigen Neubildungen der Trachea, der Bronchien und der Lunge (Ziffer 162, 163 und 197 der ICD = Internationale Klassifikation der Krankheiten sowie Ziffer 51 der Liste A der Internationalen und Mittleren Systematik von 1965) zusammengefaßt.

Häufigkeit

Das Bronchialkarzinom ist die häufigste Krebsform bei Männern und wird in Kürze die häufigste Krebsart bei Frauen werden. Augenblicklich ist das Verhältnis Mann zu Frau 3 : 1 im Gegensatz zu 10 : 1 im Jahre 1950.

Die American Society schätzt, daß in naher Zukunft in den USA 122 000/Jahr neue Bronchialkarzinome diagnostiziert werden und daß 105 000 dieser Patienten an ihrer Krankheit sterben werden. Es wird angenommen, daß das Bronchialkarzinom 1984 im Staate New York das bisher führende Mammakarzinom bei den Krebstodesfällen der Frauen überflügeln wird.

Ähnlich wie in der Schweiz erkranken heute in der BRD jährlich etwa 60 Personen auf 100 000 Einwohner an einem Lungenkrebs. Die Zahl der Krebstoten betrug in der Bundesrepublik Deutschland im Jahre 1979 154 600, davon entfielen auf bösartige Neubildungen der Atmungsorgane 26 100 Fälle, darunter 24 300 Bronchialkarzinome. Im Jahre 1974 waren es ingesamt 24 557 Bronchialkarzinome, so daß der Kulminationspunkt erreicht scheint. Es entfallen zur Zeit etwa rund ⅓ aller bösartigen Neubildungen beim Mann auf den Krebs der Atmungsorgane (Abb. 3.53). Die Mortalitätsziffern zeigen ab dem 35. Lebensjahr einen steilen Anstieg (Potenzfunktion mit Exponent um 5) in Abhängigkeit vom Lebensalter, so daß bei statistischen Vergleichen die Altersstruktur der Kollektive Beachtung finden muß. Um eine höhere Krebshäufigkeit infolge gestiegener Lebenserwartung möglichst auszuschließen, sind in den folgenden Abbildungen die altersspezifischen Sterbeziffern der 55- bis 64jährigen Patienten ausgewählt.

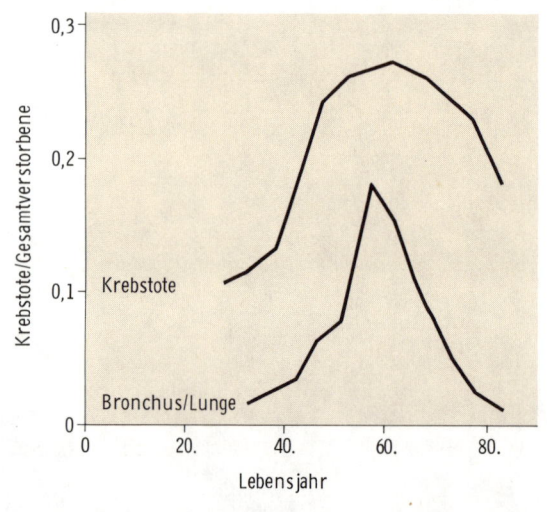

Abb. 3.53 Prozentualer Anteil der an bösartigen Neubildungen Verstorbenen an der Gesamtmortalität; gleiche Angaben für das Bronchus-/Lungenkarzinom beim Mann

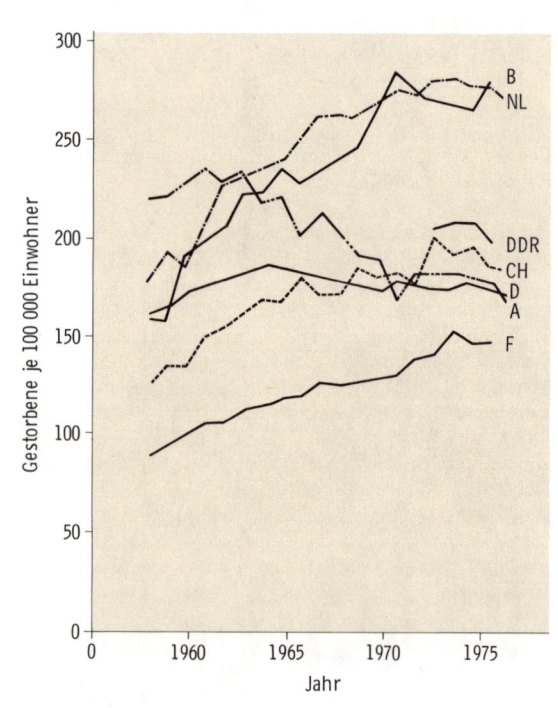

Abb. 3.54 Entwicklung der Lungenkrebssterblichkeit bei 55- bis 64jährigen Männern in West- und Mitteleuropa:
B = Belgien
NL = Niederlande
DDR = Deutsche Demokratische Republik
CH = Schweiz
D = Bundesrepublik Deutschland
A = Österreich
F = Frankreich
(World Health Statistics Annual 1958–1979)

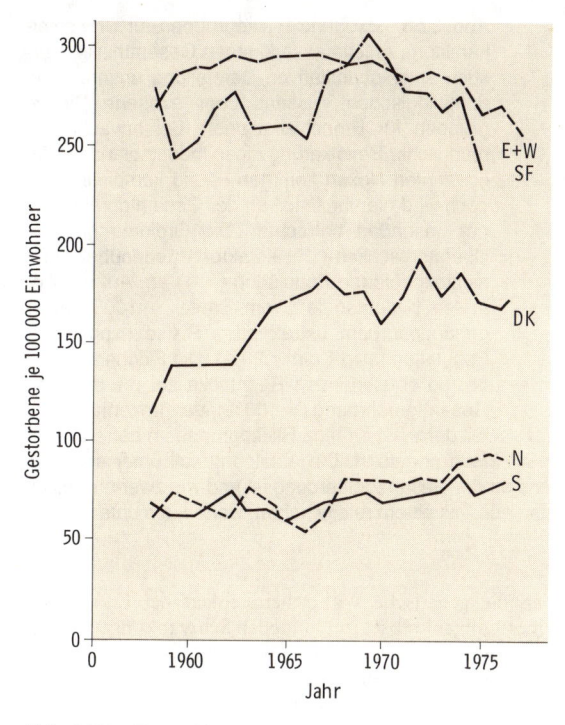

Neoplasmen der Bronchien und der Lunge   3.161

Abb. 3.55 Entwicklung der Lungenkrebssterblichkeit bei 55- bis 64jährigen Männern in Nordeuropa:
E+W = England + Wales
SF = Finnland
DK = Dänemark
N = Norwegen
S = Schweden

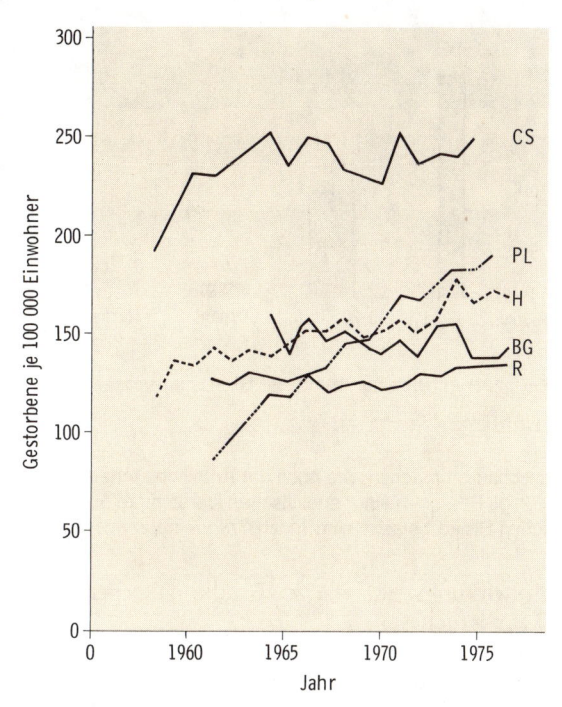

Abb. 3.56 Entwicklung der Lungenkrebssterblichkeit bei 55- bis 64jährigen Männern in Osteuropa:
CS = Tschechoslowakei
PL = Polen
H = Ungarn
BG = Bulgarien
R = Rumänien

Ebenso wie in Deutschland so sind auch in Bulgarien, Rumänien, Schweden und Finnland die Sterbeziffern praktisch unverändert, wohingegen (Abb. 3.54–3.56) Österreich, Wales und England einen geringen Rückgang zu verzeichnen haben. Betrachtet man die Entwicklung der Lungenkrebssterblichkeit bei den 55- bis 64jährigen Frauen (Abb. 3.57), so stieg diese erschreckend seit 1958 auf das Doppelte bis Vierfache in England und Wales, USA, Dänemark und Kanada. Bei den Männern betragen die Mortalitätsanstiege in den letzten 20 Jahren zwischen 30 und 110% (Abb. 3.58).

Ehe nun nach spezifischen Ursachen gefahndet wird, soll an methodische Fehlermöglichkeiten erinnert werden. Neben der enormen Intensivierung der speziellen Diagnostik, insbesondere der Röntgen- und endoskopischen Diagnostik wurden auch die Selektionstechniken wesentlich verfeinert, so daß heute sicher ein hoher Prozentsatz von Bronchialkarzinomen nicht mehr anderen Todesursachen zugeordnet wird. Weiterhin sollten hauptsächlich altersspezifische oder standardisierte Sterbeziffern zu Vergleichszwecken dienen.

Epidemiologie und Ätiologie

Die Lunge ist nach ihrer Funktion und Struktur Umweltnoxen in hohem Maße ausgesetzt. Neben der Art des Inhalats sind Partikelgröße, Einwirkungsdauer und Verweildauer auf dem Epithel sowie Intensität der Exposition zusätzlich zu endogenen Faktoren bestimmend für die Pathogenese des Bronchialkarzinoms. Infolge dieser multifaktoriellen Einflüsse ist es im Tierexperiment vergleichsweise schwierig, Modellkarzinome im respiratorischen System durch Einzelnoxen hervorzurufen. Daher beginnt sich die Auffassung einer Synkarzinogenese mehrerer Noxen durchzusetzen, ob nun entweder synergistisch oder potenzierend. Die Co-Karzinogene sind hiervon zu trennen, denn sie sind isoliert nicht kanzerogen, verstärken jedoch die Karzinompotenz hinsichtlich Intensität und

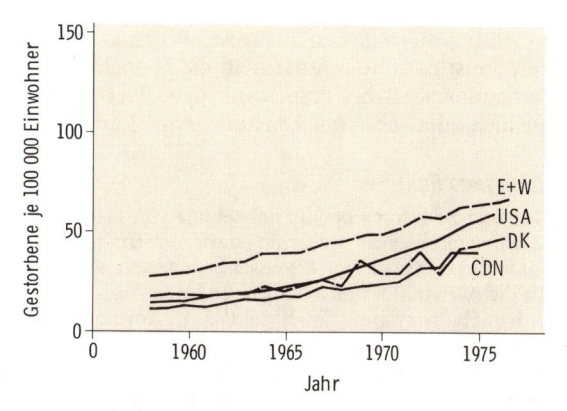

Abb. 3.57 Entwicklung der Lungenkrebssterblichkeit bei 55- bis 64jährigen Frauen in:
E+W = England + Wales
USA = USA
DK = Dänemark
CDN = Kanada

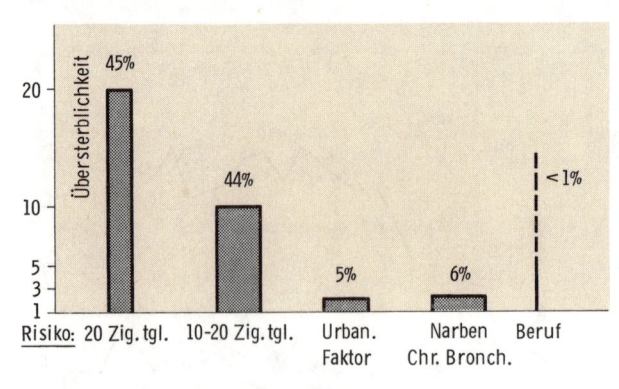

Abb. 3.58 Exogene Risikogruppen für Bronchialkarzinom. Anteile am exogenen Gesamtrisiko. Versuch einer quantitativen Darstellung unseres epidemiologischen Wissens über exogene Risikogruppen für Bronchialkarzinom bei erwachsener männlicher Bevölkerung eines Industrielandes. Die erwähnten Noxen kommen häufig kombiniert vor, doch wird hier ihr Anteil an der Gesamtgefährdung nur gesondert betrachtet. Die Ordinate gibt die Übersterblichkeit („Risikofaktor") gegenüber einer nichtexponierten Population (= 1) an. Auf der Abszisse bedeuten je 5 cm Breite = 100% einer gegenüber dem betreffenden Risiko exponierten Population (also 1 cm = 20%). Die Flächensumme der so entstehenden Rechtecke sei die exogene Gesamtgefährdung (= 100%), der prozentuale Anteil daran ist für jede Risikogruppe im betreffenden Feld angeführt. Die Abbildung soll unter anderem anschaulich machen, wie hoch der Anteil des Inhalationsrauchens an der Gesamtgefährdung ist und wie zwar nur relativ wenige Personen einer spezifischen Berufsnoxe ausgesetzt, dann aber mit einem relativ hohen, wenn auch unterschiedlichen Risiko belastet sind (nach *Trendelenburg* u. *Mall*)

Einwirkungszeit, wie z. B. die Diterpene des Tabakrauches.
Im Vergleich zu anderen Karzinomen sind unsere epidemiologischen Kenntnisse beim Bronchialkarzinom doch recht gut, wie aus der Grafik (s. Abb. 3.58) über die epidemiologische Weltliteratur ersichtlich wird.
Aus dieser Grafik geht hervor, wie hoch der Anteil des Inhalationsrauchens an der Gesamtgefährdung beteiligt ist und wie nur wenige Personen einer spezifischen Berufsnoxe ausgesetzt sind. Diese sind dann aber mit hohem, wenn auch unterschiedlichem Risiko belastet.
Nach Auffassung der WHO sind somit ca. 90% der Bronchialkarzinome chemischen Ursprungs und mindestens 75% sind Umwelteinwirkungen inklusive persönlicher Umwelt (= Inhalationsrauchen) anzulasten.
Trotz häufig versuchter methodischer Kritik stellt das Zigarettenrauchen die wesentlichste Ursache für die Entstehung des Bronchialkarzinoms dar, und standardisierte bzw. altersspezifische Sterbeziffern sowie Häufigkeitsverteilungen geben im wesentlichen auch den Zigarettenverbrauch wieder. So ist es unbestreitbar, daß die Bronchialkarzinommortalität bei Frauen mit dem dort zunehmenden Inhalationsrauchen aufs Engste korreliert.

Endogene Faktoren
Genetische Faktoren bei der Entstehung von Bronchialkarzinomen bleiben weiterhin stark umstritten, und konkrete genetische Aspekte lassen sich derzeit allenfalls für die Aktivität der membrangebundenen Aryl-Hydrocarbon-Hydroxylase (AHH) und dem Auftreten des Bronchialkarzinoms finden. Dieses Enzym katalysiert höhere Polyzyklen zu Kanzerogenen.
Sichere Hinweise auf rassische Risikofaktoren fehlen uns heute gänzlich, und sog. „männliche Risikofaktoren" entziehen sich dem Nachweis, da alle Geschlechtsdifferenzen in größeren Sammelstatistiken durch genaue Analyse der oft sehr unterschiedlichen exogenen Risiken (z. B. Rauchgewohnheiten) nivelliert werden. Eine Literaturübersicht von A. E. REIF läßt keinen Zweifel daran,

daß die genetische Wahrscheinlichkeit der Entstehung eines Lungenkrebses individuellen Schwankungen unterliegt und keine enge Beziehung zwischen genetischer Tendenz, Zigaretten zu rauchen, und der Tendenz, am Bronchialkarzinom zu erkranken, besteht.

Exogene Faktoren
Inhalationsrauchen

In kaum einem anderen Bereich der Medizin gibt es eine statistisch ähnlich gesicherte Korrelation zwischen Inhalationsrauchen und Bronchialkarzinom, so daß diese Tatsache bei den Medizinern als bekannt vorauszusetzen und im Rahmen der präventiven Öffentlichkeitsarbeit ständig in Erinnerung zu rufen ist. Die Weltliteratur bietet hinsichtlich Inhalationsrauchen und Bronchialkarzinom kaum nennenswerte Widersprüche, so daß stellvertretend diese Beziehung an einer Grafik nach DOLL (Abb. 3.59) bei A. REIF veranschaulicht werden darf. Es ist somit unbestreitbar, daß das hohe Ausmaß an Lungenkrebstoten eine direkte Konsequenz des Zigarettenrauchens darstellt. Einen weiteren, allerdings indirekten Beweis für die Bedeutung des Inhalationsrauchens stellt die Tatsache dar, daß bei Exrauchern nach 5 Jahren noch das halbe und nach 15 Jahren fast nur noch das Risiko des Nie-(Nicht-)Rauchers besteht (Abb. 3.60). Wer allerdings länger als 20 Jahre geraucht hat, behält ein deutlich erhöhtes Risiko bei.
Wer an diesen Faktoren vorbeigeht, müßte konsequenterweise auch nahezu alle anderen medizinischen Kausalhypothesen negieren und damit jegliche Bemühung um Prophylaxe und Therapie ad absurdum führen. Einer hohen Gefährdung sind verständlicherweise jugendliche Raucher ausgesetzt, da sie pro Leben viel wahrscheinlicher die „Karzinomdosis" erreichen. Die 10–20% der Raucher, welche ein Bronchialkarzinom nicht erleben, haben keineswegs ein geringeres Karzinomrisiko, sondern erliegen anderen, z. T. ebenfalls inhalationsrauchbedingten Krankheiten, wie Myokardinfarkt oder Bronchitis, bevor sie am Bronchialkarzinom sterben.
Der Übergang zur Filterzigarette scheint die Karzinomerwartung etwas zu vermindern, eine entsprechende Korrektur der diesbezüglichen Grafiken würde allerdings lediglich eine leichte Verminderung des Anstiegs ohne qualitative Änderung bewirken. Eher beobachtet man die Tendenz zum Mehrrauchen leichter Filterzigaretten bis hin zur „individuellen Karzinomdosis". Das

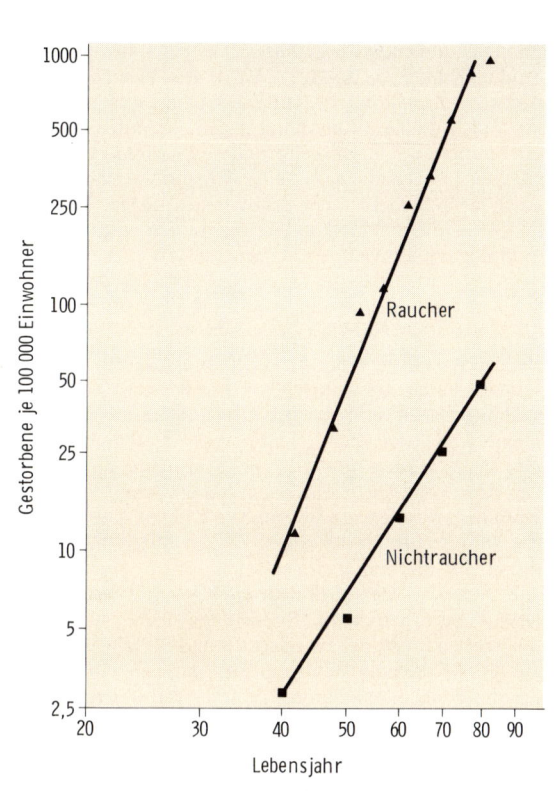

Abb. 3.59 Jährliche Lungenkrebssterblichkeit von 40- bis 80jährigen Männern, Raucher im Vergleich zu Nichtrauchern (Lungenkrebsmortalität bezogen auf 100 000 Männer)

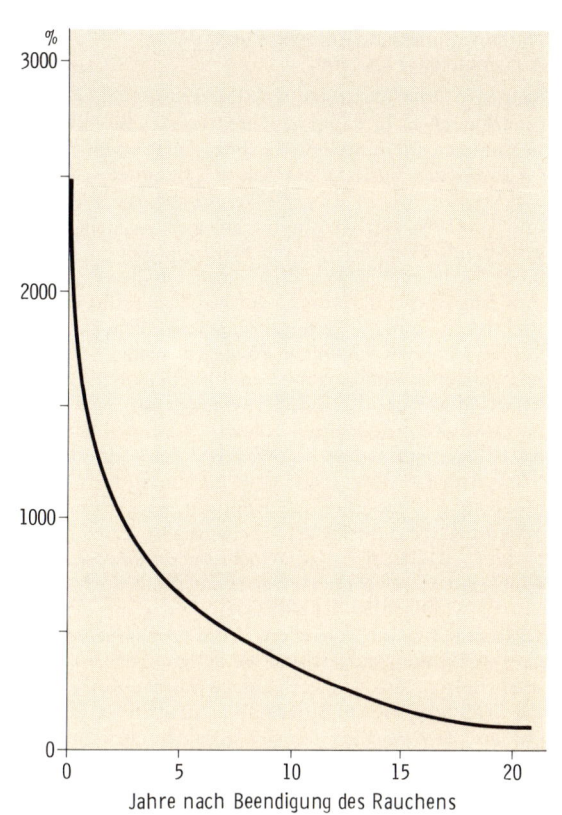

Abb. 3.60 Beziehung zwischen zeitlicher Dauer der Inhalationsrauchentwöhnung und der Lungenkrebssterblichkeit im Vergleich zu den Nichtrauchern (Mittelwert aus mehreren Studien)

kanzerogene Risiko für die oberen und unteren Luftwege beim Pfeifen- und Zigarrenrauchen ist abhängig von der jeweiligen Inhalatmenge.

Das Passivrauchen wird seit mehreren Jahren heftig diskutiert und im allgemeinen überbewertet, wobei allerdings eine endgültige Klärung noch aussteht. Zum jetzigen Zeitpunkt läßt sich festhalten, daß im ungünstigsten Falle die anfallenden Konzentrationen beim Passivraucher dem Verbrauch von 0,003–0,009 Filterzigaretten/Stunde betragen; dies entspräche weniger als einer halben Zigarette pro Tag und liegt somit in der Dosis um mindestens den Faktor 10 unterhalb des derzeit als schädlich angesehenen Grenzwertes. Zusätzlich verhindert der Nasenfilter beim Passivraucher das Vordringen größerer Partikel in die zentralen Atemwege.

Urbaner Faktor

Unter dem Begriff des urbanen Faktors werden Umweltbeeinflussungen wie Luftverschmutzung, Bevölkerungsdichte, soziales Milieu und Air pollution verstanden. Neben einem kaum überschaubaren Komplex potentieller Karzinogene aus Industrie, Autoabgasen und Abfallverbrennung (aromatische Kohlenwasserstoffe usw.) sollte die persönliche Luftverschmutzung durch das Inhalationsrauchen und durch Anwendung verschiedener Sprays größte Beachtung finden. Nach jüngster Erkenntnis, auch mit Hilfe einer multiplen Regressionsanalyse kann der Anteil der Luftverunreinigung an der exogenen Gesamtkarzinogenese mit ca. 20% veranschlagt werden, wogegen das Inhalationsrauchen mit 70% (!) und andere Tabakprodukte mit 10% beteiligt sind. Das erhöhte Mehrrisiko für Bronchialkarzinome durch den „urbanen Faktor" ohne anderweitige Exposition ist mit maximal 2, bei Inhalationsrauchern im Sinne der Co-Karzinogenese mit mehr als 2 einzusetzen, wobei selbstverständlich weite Streubreiten charakteristisch für diesen insgesamt sehr komplexen Faktor mit einzukalkulieren sind.

Karzinogene Viren und Pharmaka

Häufig werden im Tierexperiment karzinogene Viren gefunden, was aber beim Menschen nur in sehr beschränktem Umfange wahrscheinlich gemacht werden konnte. Unter den potentiell kanzerogenen Pharmazeutika interessieren zunächst die Alkylantien, zunehmend dann, wenn durch kombinierte Maßnahmen, z. B. langdauernde Chemotherapie, die Lebenserwartung soweit ansteigt, daß das Problem der medikamentös induzierten Kanzerogenese praktische Bedeutung erlangt. Insbesondere ist dieser Effekt bei nicht ganz eindeutiger Indikation in die therapeutischen Erwägungen mit einzubeziehen. Ähnlich den alkylierenden Substanzen werden auch durch langdauernde immunsuppressive Therapie möglicherweise Bronchialkarzinome verursacht. Gegenüber dem seit nunmehr ca. 25 Jahren in der Tuberkulosebehandlung eingesetzten Isoniazid wurde wiederholt eine kanzerogene Eigenschaft geäußert, welche wenig wahrscheinlich ist, aber unsere Aufmerksamkeit weiterhin verdient, da sich erst jetzt kanzerogene Wirkungen manifestieren könnten. Vitamin-A-Mangel wurde neuerdings mit der Entstehung des Bronchialkarzinoms in Verbindung gebracht, entsprechende Untersuchungsergebnisse müssen allerdings abgewartet werden.

Narben, chronische Bronchitis und Autoimmunkrankheiten

Syntropie oder Dystropie zu anderen Krankheiten ist immer noch nicht völlig gesichert, so daß bei Narbenkarzinomen im Einzelfall die Interpretation mit einer angemessenen Vorsicht zu erfolgen hat. Statistisch gesehen werden 6,5–40% Narbenkarzinome bei Sektionen und 5,5–19% bei Resektionen angegeben. Auch Röntgenverlaufsserien belegen die Syntropie der unspezifischen Narbe zum Bronchialkarzinom. Ob dieser Zusammenhang auch im Hinblick auf die Tuberkulose seine Richtigkeit besitzt, ist weniger wahrscheinlich, denn wir konnten anhand klinischer Analysen zeigen, daß die relativ häufige Kombination von Bronchialkarzinom mit Tuberkulose bzw. deren Residuen allein aus der Kombinationswahrscheinlichkeit dieser beiden häufigen Krankheiten erklärbar ist. Während der Tuberkulöse früher an seiner Krankheit in jungen Jahren starb, erlebt er heute mit tuberkulösen Residuen das vorwiegend exogene Karzinomrisiko der 2. Lebenshälfte. Zur Silikose, Sarkoidose, Byssinose, zu verschiedenen Fibrosen und Kollagenosen besteht keine Beziehung des Bronchialkarzinoms, wohingegen die Sklerodermie eng mit dem Alveolarzellkarzinom korreliert. Von großem Interesse, aber weiterhin ungeklärt sind die Beziehungen zur chronischen Bronchitis. Die vorhandene positive Korrelation der Häufigkeiten an Bronchialkarzinomen zu der an chronischer Bronchitis läßt sich unschwer aus der weitgehend gemeinsamen Verursachung (Inhalationsrauchen!) erklären. Direkte Ursachenwirkung oder indirekte via Metaplasien ist letztlich kanzerogen oder schafft Voraussetzungen für Karzinogene. Über eine Hyperreaktivität des Bronchialsystems gegenüber exogenen Noxen ließe sich zwanglos die rezidivierende Bronchitis und schließlich das Bronchialkarzinom herleiten. Allerdings führten bisherige Detailuntersuchungen nicht immer zu übereinstimmenden Ergebnissen: in einer prospektiven Studie (KIRSCH u. ANSTETT 1970) des Bronchialkarzinoms bei Bronchitikern wurde bei Obstruierten eine 4- bis 5fach höhere Karzinominzidenz ermittelt als bei Nichtobstruierten, während andere Autoren (LAING u. Mitarb. 1975) zum gegenteiligen Ergebnis gelangten und einen noch unbekannten Schutzfaktor gegen Entwicklungen zum Bronchialkarzinom vermuten, wie z. B. immunologisch aktive Bronchialinfekte.

Berufsbedingte Noxen (Tab. 3.34)

Bei den spezifischen Berufsnoxen unterscheiden wir zwischen sicheren und wahrscheinlichen Risiken. Die Untersuchung berufsbedingter Zusammenhänge wird durch kleine Kollektive, durch Fluktuation der Beschäftigten und durch Änderung der Produktionsmethoden in kurzen Zeitabständen erschwert. Auch differente Rauchgewohnheiten treten erschwerend mit hinzu. Die meisten der spezifischen Berufsnoxen wirken durch Inhalation direkt auf die Erfolgsorgane ein und nur wenige, wie z. B. Arsen, werden auch über die Haut und den Magen-Darm-Trakt wirksam. Expositions- und Latenzzeit schwanken im Mittel zwischen 10 und 30 Jahren, wobei die Altersverteilung im allgemeinen nicht wesentlich von der des Bronchialkarzinoms insgesamt abweicht. Rückschlüsse auf Lokalisation und histologische Typen sind anhand der Giftexposition nicht gestattet. Epidemiologische und tierexperimentelle Studien belegen, daß Metalle karzinogene Eigenschaften besitzen, wobei mindestens 9 Metalle (Be, Cd, Co, Cr, Fe, Ni, Pb, Ti und Zn) maligne Geschwülste in Tierexpiermenten erzeugen und

Tabelle 3.34 Die wichtigsten berufsbedingten Neoplasmen der Luftwege

Substanzen	Karzinogene Noxen	Exponierte Berufe	Beobachtete Tumoren
I Gesicherte Risiken:			
1. Radioaktive Erze	ionisierende Strahlen	Bergbau (Schneeberg, Joachimsthal, USA)	Bronchialkarzinom
2. Asbeste	Fasern? Kontaktstoffe? (Schwermetalle, Mineralöle)	a) Asbest-Bergbau b) Faserzementproduktion c) Produktion von feuerabweisenden Textilien d) Baugewerbe, Schiff- + Waggonbau e) Produktion von Bremsen + Kupplungen	a) Mesotheliom der Pleura b) Bronchialkarzinom
3. Chrom	Calcium-Chromat	a) Dichromatgewinnung aus Chromerz b) Verchromung? c) Chromfarben-Industrie	Bronchialkarzinom
4. Nickel	Metall- und Tetracarbonyl-Nickel	Nickel-Raffinerie	Bronchialkarzinom NNH-Karzinom
5. Koks	3,4-Benzpyren	Kokerei	Bronchialkarzinom
II Wahrscheinliche Risiken:			
1. Arsenik	Arsensalze (FeAsS) (As_2O_3) (As_2S_3)	a) Arsenbergbau b) Weinbau (historisch)	Bronchialkarzinom
2. Eisen	Hämatit	Eisenbergbau	Bronchialkarzinom
3. Blei	Bleioxide	Batterie- und Farbproduktion	Bronchialkarzinom

bemerkenswerterweise Arsen am unsichersten karzinogen wirkt.

Arsen ist als Verunreinigung zahlreicher Metalle und Erze und als Legierungszusatz sowie als Bestandteil verwendeter Pflanzenschutzmittel ubiquitär mit unterschiedlichem Gehalt verbreitet. Praktisch nur noch historisches Interesse besitzt der Arsenkrebs bei Weinbauern. Von 1948–1975 sind mehrere Studien mit arsenexponierten Beschäftigten durchgeführt worden, wovon allerdings nur 2 dieser Recherchen eine Dosis-Wirkung-Relation zwischen Arsenexposition und Lungenkrebs deutlich machen. Vor allem in Kupfer-, Blei- und Zinkindustrie wurde eine erhöhte Sterblichkeit an Lungenkrebs im Zusammenhang mit Arsen beobachtet. Als organische Verbindung wurde Arsen in Tabakrückständen sowie in Düngemitteln gefunden. Bei beruflicher Arsenexposition wird der Risikofaktor zwischen 4,6–14 geschätzt.

Asbest: Im Chrysolith (95%) und Krokydolith (= Blauasbest) liegt Asbest in seinen wichtigsten Varianten vor. Die Asbestverwendung in Bauindustrie (Asbestzement, Asbestplatten), im Fahrzeug- und Schiffbau (Bremsen, Isolierungen), im Straßenbau sowie bei Kunststoffen nimmt noch weiterhin zu. Hierdurch ist mit einer ubiquitären Exposition jederzeit zu rechnen. Asbestkarzinome werden entsprechend der Lokalisation der Asbestose gehäuft in den Lungenunterlappen gefunden. Wesentlich typischer für die Asbestexposition sind aber die Pleuramesotheliome, die 20% aller durch Asbest ausgelösten bösartigen Neubildungen ausmachen. Auch die Rate der Asbestkarzinome ist mit ca. 18% fast gleich hoch. Möglicherweise läßt sich deren hohe Inzidenz auf die bei asbestotischen Lungen gefundene Häufigkeit von adenomatösen und adenozystischen Bronchialveränderungen zurückführen. Der Risikofaktor für Bronchialkarzinome bei Asbestexposition beträgt ca. 10, für das Pleuramesotheliom zwischen 15–100.

Chrom: Besonders sechswertiges Chrom ist als kanzerogen anzusehen; es besteht eine eindeutige Relation von chronischer Inhalation des Metalls mit malignen Erkrankungen der Atemwege. Das Metall ist weltweit verbreitet und findet sich in Legierungen, Farben, bei Zementproduktion und in der chemischen Industrie. Nase, Nasennebenhöhlen und Larynx sind besonders von Neoplasien durch Chromexposition betroffen. Die Lungenlokalisation zeigt keine Abweichung zu den üblichen Bronchialkarzinomen. Der Risikofaktor für den Lungenkrebs soll bei 40 liegen.

Nickel: Dieses Metall galt bis zur Verbesserung der Arbeitsmethoden ebenfalls, vor allem ab einer Konzentration von 1 mg/m^3 Luft als hochkanzerogen. Gehäuft traten dabei epidermoide sowie adenoide Lungentumore auf. Vor allem Beschäftigte der Nickelindustrie haben neben einem erhöhten Risiko an Lungenkrebs (Risikofaktor ca. 13) auch vermehrt Tumoren der Nasennebenhöhlen und des Kehlkopfes.

Blei, Eisen, Beryllium können zum jetzigen Zeitpunkt noch nicht als sicher karzinogen eingestuft werden, da entsprechende Langzeituntersuchungen fehlen.

Neben den Metallen sind auch organische Verbindungen wie Teere, Ruß und Produkte der unvollständigen Kohlenwasserstoffoxydation bzw. -destillation Hauptträger der karzinogenen Industrieluftverunreinigung. Die Risikofaktoren liegen zwischen 2 bis über 30 für Kokereiarbeiter am Ofen.

An weiteren gesicherten Karzinogenen sind uns bisher bekannt: halogenierte Äther, Isopropylöl, Mineralöle und ihre Derivate sowie Lost. Auch radioaktive Substanzen gelten in ihrer kanzerogenen Wirkung als sicher, wie uns die Beispiele des „Joachimsthaler und Schneeberger Lungenkrebs" (Uranerzbergbau) zeigen.

Nitrosamine, Nitro- und Aminoverbindungen, Urethan, Formaldehyd, chlorierte Kohlenwasserstoffe und Polymerisationsprodukte erhitzter Fette sowie Benzidine stellen „Substanzen mit potentiell karzinogener Wirkung" dar. Im Rahmen der weiteren Verbreitung von Kunststoffpolymeren (Kunststoffindustrie) wurde neuerdings auch die Entstehung eines Bronchialkarzinoms durch PVC (Polyvinylchlorid) vereinzelt diskutiert. Allerdings stehen Beweise hierfür ebenso wie für das viel häufiger vermutete Hämangiosarkom der Leber noch aus.

Pathologie

Histologie

Wie aus der allgemein gebräuchlichen WHO-Klassifikation der Lungentumoren hervorgeht, sind diese in ihrer Morphologie äußerst komplex. Nach ca. 10jähriger Anwendung wurde die histologische Klassifikation der Lungentumoren überarbeitet; ihre neue Einteilung ist der Tabelle 3.**35** zu entnehmen.

Die bisher starke Zunahme der Karzinome verlief bei beiden Geschlechtern im wesentlichen zugunsten der Plattenepithelkarzinome (Tab. 3.**36**).

Lokalisation

Die häufigste Tumorlokalisation befindet sich mit 53–58% in der rechten Lunge. In beiden Lungen befindet sich das Karzinom zu 50% in den Oberlappen und Hauptbronchien. Als peripher bezeichnet man die Karzinome distal vom Ostium der Segmentbronchien, die mit der konventionellen starren Winkel-Optik bei der Bronchoskopie eben nicht mehr sichtbar sind. Unter gleicher

Tabelle 3.**35** Histologische Klassifikation des Bronchialkarzinoms (nach WHO, 1977)

---

1. *Plattenepithelkarzinom (Epidermoidzellkarzinom)*
   Variante: Spindelzellkarzinom

2. *Kleinzelliges Karzinom*
   a) lymphozytenähnlich (oat-cell)
   b) intermediär (spindelzell, polygonal, andere)
   c) kombinierte Formen von a) und b)

3. *Adenokarzinom*
   a) azinär
   b) papillär
   c) bronchiolo-alveolär (Alveolarzellkarzinom)
   d) solides Karzinom mit Schleimbildung

4. *Großzellige Karzinome*
   Varianten:
   a) Riesenzellkarzinom
   b) Klarzellkarzinom

5. *Sonstige Mischformen*

Tabelle 3.**36** Häufigkeit der verschiedenen histologischen Typen

1. Plattenepithelkarzinom	42%
2. Kleinzelliges Karzinom	18%
3. Adenokarzinom	14%
4. Großzelliges Karzinom	22%
5. Sonstige	4%

Tabelle 3.37 Einteilung der kleinzelligen Bronchialkarzinome nach klinischer Symptomatik

A *"limited disease"*
Begrenzung auf Hemithorax mit oder ohne Mediastinalbeteiligung
Keine größere Obstruktion
Kein Vena-cava-superior-Syndrom
Keine Rekurrensparese

B *"extensive disease"*
Beide Thoraxhälften beteiligt und/oder Pleuraerguß und/oder Atelektase
Vena-cava-superior-Syndrom
Rekurrensparese

C Extrathorakale Ausbreitung
Supraklavikuläre Lymphknoten, Leber, Gehirn, Knochenmark

Tabelle 3.38 Stadieneinteilung der Bronchialkarzinome von I bis III

Stadium I	T_1, N_{0-1}, M_0
	T_2, N_0, M_0
Stadium II	T_2, N_1, M_0
Stadium III	jedes T_3
	jedes N_2
	jedes M_1

T = Primärtumor,
T_0 = kein Primärtumor nachweisbar,
T_x = Tumornachweis durch maligne Zellen im Sputum,
T_1 = Tumor max. 3 cm groß; intrapulmonal,
T_2 = Tumor größer als 3 cm; mindestens 2 cm distal der Karina,
T_3 = Tumor größer als 3 cm und weniger als 2 cm distal der Karina; oder Atelektase einer gesamten Lunge oder Pleuraerguß.

N = regionale Lymphknoten,
N_0 = kein regionaler Lymphknotenbefall,
N_1 = Lymphknotenbefall ipsilateral,
N_2 = Lymphknotenbefall des Mediastinums.

M = Fernmetastasen,
M_0 = kein Nachweis von Fernmetastasen,
M_1 = Nachweis von Fernmetastasen.

Wichtig ist weiterhin die zusätzliche Angabe über die Art der Diagnosesicherung (Vorzeichen C):

C = Sicherungsschlüssel,
C_0 = Verdacht, Aussage ohne jede Sicherung,
C_1 = Sicherung ohne spezielle Hilfsmittel (Anamnese, Tastbefund),
C_2 = Sicherung durch Röntgen bzw. Endoskopie ohne Histologie,
C_3 = Sicherung durch Endoskopie mit Histologie,
C_4 = Sicherung durch Operation und Histologie des Resektionspräparates,
C_5 = Sicherung durch Sektionsbefund.

Wertung aller Erfassungsmethoden entstehen ca. 50% aller Bronchialkarzinome peripher, wobei beidseits vorwiegend die Oberlappen betroffen sind.

Tumorverdopplungszeiten

Während die nicht-kleinzelligen Bronchialkarzinome eher langsam, lokal infiltrativ wachsen – mit einer Tumorverdopplungszeit von 100 bis 200 Tagen – und spät metastasieren, weist das kleinzellige eine Verdopplungszeit von nur ca. 33 Tagen auf, wächst daher sehr rasch und führt darüber hinaus noch sehr früh zur Metastasierung. Nach vereinfachten Berechnungen durchläuft eine Tumorzelle von 10 μm Durchmesser bis zu einer Tumorgröße von 1 mm Durchmesser 20 Zellverdopplungsphasen und weitere 10 Verdopplungen bis zur Größe von 1 cm. Die Möglichkeit der Tumorentdeckung durch eine Routinethoraxröntgenaufnahme beginnt frühestens bei einer Tumorgröße von 0,5–1,0 cm. Lediglich die zytologische Untersuchung des Bronchialsekrets bietet die Chance einer früheren Entdeckung. Die röntgenologisch meßbaren Intervalle bei der Verdopplung des Durchmessers liegen bei primären Bronchialkarzinomen zwischen 50 Tagen und nahezu 3 Jahren. Diese exponentielle Wachstumsrate ist für einen einzelnen Tumor und auch für seine Metastasen relativ konstant. Nahezu die Hälfte aller Bronchialkarzinome weist eine Durchmesserverdopplungszeit unter 9 Monaten und ⅓ zwischen 9 und 18 Monaten auf.

Krankheitsbild
Klassifikation

Entscheidend für die Prognose und die anzuwendende Therapie ist eine neben der histologischen Einteilung einheitliche Erfassung der Tumorausbreitung. Es hat sich die Einteilung nach dem TNM-System der UICC allgemein bewährt:

In der Literatur wird häufig neben der TNM-Klassifikation für das kleinzellige Bronchialkarzinom die einfache, sich an klinischer Erfahrung orientierende Einteilung in „limited" und „extensive disease" nach HOLOYE angewandt (Tab. 3.37).
Zur weiteren Beurteilung der Prognose stehen uns neben der histologischen Differenzierung sowie der Ausbreitung des Karzinoms andere, nahezu gleichwertige Faktoren zur Verfügung. Hierzu zählen insbesondere:
1. Allgemeinzustand,
2. Gewichtsverlust,
3. Alter,
4. Metastasierung.

Im angelsächsischen Schrifttum wird zunehmend eine Stadieneinteilung der Bronchialkarzinome in I–III gebraucht, so daß diese hier ergänzend in Tabelle 3.38 aufgeführt wird.

Symptomloses Bronchialkarzinom und seine Entdeckung

Ausdrücke wie „Früherfassung", „Frühdiagnostik" und ähnliche sind im Bereich des Bronchialkarzinoms meist unzutreffend. Auch früheste Entdeckungen des noch symptomlosen Bronchialkarzinoms etwa durch Reihenröntgenuntersuchung oder Exfoliativzytologie vermögen die 5- oder gar 10-Jahre-Überlebensrate der operablen Patienten nicht wesentlich zu steigern. Aus den Verdopplungszeiten von Metastasen konnte errechnet werden, daß sie häufig schon in der „Präröntgenphase" des Primärtumors entstanden sein müssen und damit wohl zu der unbefriedigenden Überlebensrate auch von Karzinomen führen, die schon in der „präsymptomatischen" Phase röntgenologisch entdeckt wurden. An den Resektionserfolgen und den 5-Jahres-Überlebensraten gemessen, kann die

Entdeckung des Bronchialkarzinoms heute nur *noch rechtzeitig* oder zu spät sein. Aus Abbildung 3.**61** ist durch Anlegen von Senkrechten ersichtlich, welche Entdeckungsphase, welche Operabilitätswahrscheinlichkeiten, 5-Jahres-Überlebenswahrscheinlichkeiten und Metastasenwahrscheinlichkeiten für eine vorgegebene Zellverdopplungsphase des Tumors bestehen und welche Tumormerkmale (Exfoliation maligner Zellen, Röntgenzeichen, klinische Symptome) in welchen Häufigkeiten eine Entdeckung des Tumors in der betreffenden Phase erlauben. Ganz links liegt die für uns heute noch unerreichbare echte *Früh*entdeckungsphase; nur die „*Merkmalphase*" rechts kann zur Zeit Feld unserer Bemühungen um rechtzeitige Entdeckung sein.

Erste Merkmale

Exfoliation maligner Zellen: Zeitlich in der Tumorentwicklung steht neben gewissen Röntgenzeichen voran die *Exfoliation maligner Zellen* im Bronchialsekret. Die Chancen alleiniger Entdeckung eines Bronchialkarzinoms ohne Röntgenzeichen durch Exfoliativzytologie liegen maximal bei 1% der über 40jährigen Raucher. Hinzu kommt der Aufwand mit 3–5 Sekretproben pro Untersuchungsfall, die Kosten und der erhebliche Zeitaufwand (pro Untersucher jährlich etwa 1000 Patienten). Dennoch sollte die Sputumzytologie als Suchmethode, besonders bei hochgefährdeten Kollektiven, also etwa bei über 40jährigen Rauchern von mehr als 20 oder 40 Zigaretten täglich während mindestens 20 Jahren, ausgebaut werden.

Röntgenreihenuntersuchungen: Ihr Nutzen und ihre Notwendigkeit, besonders in Verbindung mit sorgfälti-

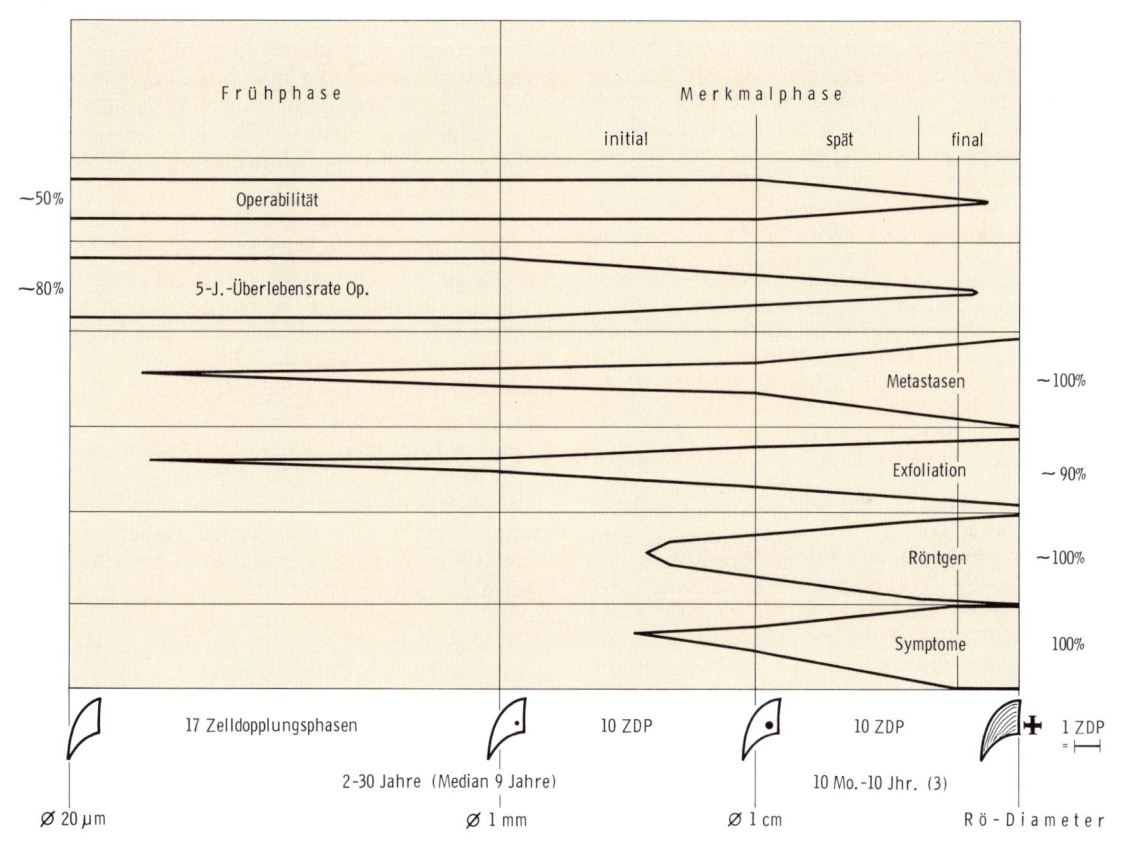

Abb. 3.61 Entdeckungsphasen des Bronchialkarzinoms. Unten: Die Gesamtlebensdauer eines Bronchialkarzinoms ausgedrückt in Zelldopplungsphasen (ZDP), darunter mit der dazugehörigen zeitlichen Streubreite. Ganz unten die entsprechenden mittleren Durchmesser des Tumors. Nach oben folgen in 6 horizontalen Spalten (deren Höhe je 100% der Karzinomträger entspricht) in den beschrifteten Anteilen die je nach Lebensphase des Tumors unterschiedlichen Häufigkeiten der Symptome, Röntgenmanifestation, Exfoliation maligner Zellen, der (zunächst latenten) Entstehung von Metastasen, der 5-Jahre-Überlebensrate Resezierter und der Operabilität. Interpretation der Prozentzahlen (von oben): 1. (links) schon in der frühesten Tumorentwicklungsphase sind nur etwa 50% der Patienten operabel (Alter, Funktion usw.), 2 (links) von den Operablen sind optimal 80% mit 5-Jahres-Überlebensrate denkbar, 3–6 (rechts) für das Finalstadium werden in etwa 100% der Fälle Metastasen (manifest oder latent), in etwa 90% Exfoliation maligner Zellen, in etwa 100% Röntgenmanifestation und in etwa 100% spezifische Symptome angenommen. Die (von links) erste Senkrechte im Feld beendet wegen zunehmender Metastasenrate (bzw. abnehmender Überlebensrate) die eigentliche Frühphase. Der Tumor tritt in den Bereich der ersten Möglichkeiten der Erkennbarkeit ein (initiale Merkmalphase). Die zweite Senkrechte beendet wegen deutlich abnehmender Überlebensrate die initiale Merkmalphase. Die dritte Senkrechte leitet die grundsätzliche Unmöglichkeit einer Dauerheilung ein (wenige Fälle überleben noch 5, aber nicht mehr 10 Jahre). Durch Anlegen weiterer Senkrechter können in verschiedenen Entwicklungsphasen des Tumors die geschätzten Häufigkeiten zueinander in Beziehung gesetzt werden (nach *Trendelenburg* u. *Mall*)

ger Spezialdiagnostik bei Verdachtsfällen, können heute nicht mehr bestritten werden. Voraussetzung ist, daß das Schirmbildformat 10 × 10 cm möglichst in 2 Ebenen gewählt wird und daß die Untersuchungen *obligatorisch* und *jährlich*, bei Hochrisikogruppen möglichst halbjährlich (GANGUIN u. WAAS 1970), durch zwei Auswerter mit einem täglichen Beurteilungslimit von etwa 1000 Aufnahmen vorgenommen werden. Retrospektive Untersuchungen konnten eindrucksvoll zeigen, welche unausgeschöpfte Möglichkeiten der Entdeckung in röntgenologischen retrospektiven Verlaufsbeobachtungen liegen können. Sowohl bei der Schirmbildauswertung als auch in der ärztlichen Praxis und Klinik wird viel zu wenig Wert darauf gelegt, früher angefertige Röntgenbilder des Patienten, die ja häufig vorhanden sind, anzufordern und eine Vergleichsanalyse vorzunehmen. Die Entdeckungsquote kann hier mit wenig Zeitaufwand rationell erhöht werden! Bei jährlichem und zu etwa 90% der Bevölkerung ausgeführtem Röntgenkataster (DDR) machten etwa 50% der entdeckten Bronchialkarzinome keine Beschwerden; 80% lagen peripher, 20% zentral. Die Tumorentdeckungsrate war 20,5 pro 100 000 der über 15jährigen Einwohner und stieg auf 58,8 bei der Altersgruppe über 65 Jahre. Andere, gezieltere Röntgenkataster gelangten zu Entdeckungsraten von 100 pro 100 000 der 50- bis 70jährigen Einwohner, in einem Kollektiv sogar von 180 pro 100 000. Wenn also (zu Unrecht) eine ungezielte Röntgenreihenuntersuchung am Ergebnis gemessen zu aufwendig scheint, läßt sich durch Einengung auf definierte *Risikogruppen* (etwa über 45jährige Raucher) völlig Überzeugendes erreichen. Obwohl die Gesamtprognose des durch Röntgenreihenuntersuchung entdeckten Bronchialkarzinoms nur geringgradig günstiger liegt, ist jedoch die Operabilität und die 5-Jahres-Überlebenschance dieser operierten Patienten etwa doppelt so hoch (KIRSCH u. ANSTETT 1970).
Aussichtsreicher noch ist die Kombination der Exfoliativzytologie mit Röntgenreihenuntersuchungen und gezielter Risikoanamnese, wie z. B. das Mayo-Clinic-Project (FONTANA u. Mitarb. 1975), nach welchem alle über 45jährigen männlichen Raucher mit einem Verbrauch von mindestens 20 Zigaretten pro Tag einer Röntgenreihenuntersuchung und Sammelsputumzytologie alle 4 Monate zugeführt und bei Verdacht einer genaueren Diagnostik unterzogen werden. Die Erfassung peripherer Karzinome durch Röntgen und zentraler Karzinome eher durch Zytologie ergänzen sich wertvoll. Die 5-Jahres-Überlebensrate soll damit auf 50% gesteigert werden können.

Tumormarker: Tumormarker sind Substanzen, die entweder von der Tumorzelle produziert werden oder deren Produktion durch das maligne Wachstum stimuliert wird. Idealerweise sollten Tumormarker folgende Merkmale erfüllen:

1. ausschließlich Produktion durch den Tumor,
2. direkte Beziehung zur Tumormasse,
3. leichte Meßbarkeit,
4. Gewebespezifität.

Sie blieben bisher bei Bronchialkarzinomen den Beweis brauchbarer Ergebnisse schuldig. Von den neueren sollen hier genannt werden: Carcino-Embryonic-Antigen (CEA), Calcitonin, ACTH, Parathormon und β-Human-Choriongonadotropin (β-HCG). Sie eignen sich keinesfalls als „Screening-Methode", sondern besitzen eher ergänzende diagnostische und prognostische Bedeutung.

Manifeste Symptome: Die Wertigkeit der Symptome hinsichtlich einer rechtzeitigen Entdeckung muß kritisch bestimmt werden: es kann nicht oft genug betont werden, daß Symptome wie „produktiver" Husten, Auswurf, Dyspnoe, Fieber, Gewichtsabnahme, Schmerz und viele andere gerade auch für die Krankheit charakteristisch sind, deren Ursachen fast identisch mit denen des Bronchialkarzinoms sind und die dem Bronchialkarzinom fast immer jahre- und jahrzehntelang vorausgehen: *die chronische Bronchitis!* Die aufgezählten „Risikosymptome" sind notwendig und nützlich zur Erkennung der chronischen Bronchitis, aber damit nur *indirekt* zur Erkennung des Bronchialkarzinoms. Der chronische Bronchitiker hat teils wegen der gemeinsamen Ursachen, teils durch den Risikofaktor „chronische Bronchitis" an sich und teils durch das Risiko „bronchialer Hyperreaktivität" zweifellos ein erhöhtes Erkrankungsrisiko an Bronchialkarzinom und müßte daher Objekt besonderer Bemühungen um rechtzeitige Entdeckung sein. Keinesfalls erlauben aber diese Symptome, den Zeitpunkt der Entstehung des Bronchialkarzinoms innerhalb der Vorgeschichte einer chronischen Bronchitis auch nur einigermaßen abzugrenzen und damit die rechtzeitige Entdeckung selbst zu ermöglichen. Nur wenige „*Hinweissymptome*" sind im Hinblick auf Vorsorgeuntersuchungen bzw. rechtzeitige Entdeckung des Bronchialkarzinoms *überhaupt diskutabel*: hierzu gehören charakteristischer *Husten* (trockener Reizhusten auch tagsüber, nachts oder bei Lagewechsel, oft auch ohne Auswurf), *blutig tingiertes Sputum* (in etwa der Hälfte der Fälle), rezidivierende *Pneumonien* („Rippenfellkrankheiten", Schmerzen im Thorax, „Grippe") besonders bei älteren Rauchern. Die Diagnose „*chronische Pneumonie*" – insbesondere einer Obstruktionspneumonitis – sollte nur per exclusionem gestellt werden. Die „Laufzeiten" vom Beginn des Merkmales (auch Röntgen und Zytologie) bis zur Diagnose bzw. bis zur Operation sind aus verschiedenen Gründen noch immer zu lang und erreichen trotz zum Teil optimistischeren Angaben in unserer Bevölkerung für die Mehrzahl der Karzinomträger nicht weniger als 6 Monate. Es stehen uns nur 3 Möglichkeiten zur Verfügung, um Patienten mit erhöhtem Risiko oder gar mit ersten Symptomen rechtzeitig zu erfassen:

1. *Ausbau der Röntgenreihenuntersuchungen.*
   Wenn obligatorische Röntgenkataster der Gesamtbevölkerung aus gesetzgeberischen, finanziellen und psychologischen Gründen nicht durchführbar sind, sollten wenigstens Risikokollektive intensiv erfaßt werden.
2. *Zytologie.*
   Sie ist wegen des hohen Aufwandes für ungezielte Untersuchungen zur Zeit ungeeignet, hat jedoch einen eindeutigen Platz bei gezielten Untersuchungen von Risikokollektiven oder bei Patienten mit ersten Symptomen.
3. *Genaue standardisierte Erhebung einer Anamnese:*

a) Dauer und Intensität des Inhalationsrauchens während des ganzen Lebens!
b) Blutig tingierter Auswurf oder Blut im Auswurf während des letzten Jahres.
c) Kürzlich durchgemachte Krankheiten an Lunge oder Rippenfell.
d) Früher durchgemachte Krankheiten an Lunge oder Rippenfell.
e) Trockener Hustenreiz, tags oder nachts oder bei Lagewechsel.
f) Schmerzen im Bereich des Brustkorbes.
g) Fieber in den vergangenen Monaten.
h) Chronische Bronchitis (mindestens während 3 Monaten pro Jahr mit Husten und Auswurf seit mindestens 2 Jahren).
i) Minutiöse Beschaffung aller früheren Röntgenunterlagen.

Wenn der Patient 20 Jahre lang mindestens 10 Zigaretten täglich geraucht hat oder wenn er eine der Fragen nach frühen Merkmalen mit *ja beantwortet,* gehört er dem *Risikokollektiv* an. Je nach Lage des Falles wird in der Praxis ein Risikopatient durch weitere Röntgenaufnahmen und Sputumzytologie ergänzend untersucht. Falls hierbei neuer Verdacht auftritt oder bestehender Verdacht andauert, wird der Patient einer Spezialuntersuchung zugeführt. Risikopatienten, bei denen durch Untersuchungen keine Anhaltspunkte für ein aktuelles Karzinom gefunden werden können, bleiben weiterhin in halbjährlicher bis jährlicher Überwachung. Wenn jedoch Verdacht fortbesteht, eine Klärung aber auch durch die Spezialuntersuchung nicht eindeutig möglich ist, besteht das weitere Procedere in zunächst 4wöchigen Kontrollen bzw. der diagnostischen Thorakotomie (Abb. 3.**62**).

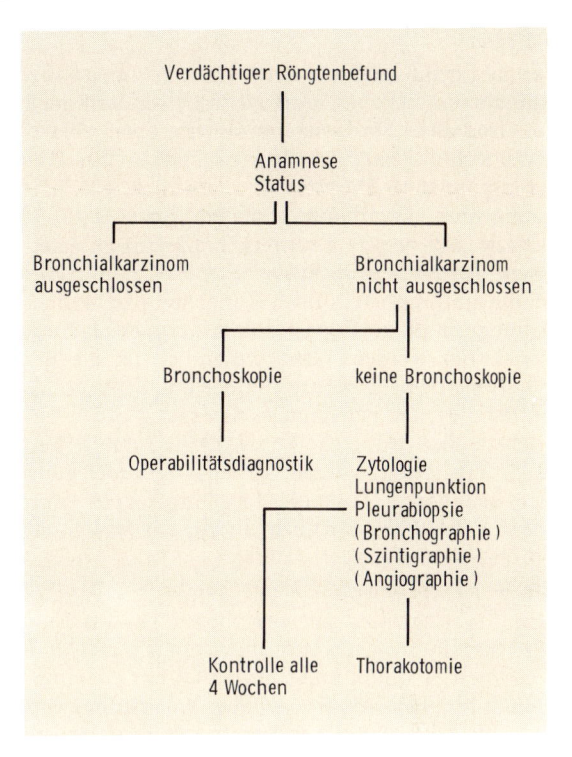

Abb. 3.62 Diagnostisches Vorgehen bei karzinomverdächtigem Röntgenbefund

Spezialuntersuchungen
Sie umfassen das ganze Rüstzeug moderner bronchopneumologischer Diagnostik und können daher nur in entsprechenden qualifizierten Untersuchungsstellen mit allen Möglichkeiten ambulanter und stationärer Diagnostik ausgeführt werden. Die *Rangordnung* diagnostischer Untersuchungen ergibt sich heute aus dem obligaten Ziel einer histologisch-zytologischen *Qualitätsdiagnostik.* Diese ist unentbehrlich nicht nur für die Operationsindikation oder Strahlentherapie, sondern auch für die zytostatische Chemotherapie. Eine histologische Diagnose sollte, wenn irgend möglich, nicht erst der chirurgischen Exploration überlassen werden. Unter diesen Maximen gestaltet sich der *diagnostische* Weg des zur *Spezialuntersuchung* überwiesenen Patienten folgendermaßen:

1. Anamnese, Status und Exfoliativzytologie,
2. Ergänzung der *Röntgendiagnostik* (stets Aufnahmen in 2 Ebenen, Durchleuchtung und ggf. Tomographie oder Bronchographie zur Lokalisationsdiagnostik),
3. *Bronchoskopie* mit Probeexzision, Katheterbiopsie/Bronchuslavage oder transbronchialer Lungen- bzw. Lymphknotenpunktion,
4. transthorakale Lungenpunktion bei peripher gelegenen Herden,
5. Thorakoskopie,
6. Mediastinoskopie,
7. Präskalenusbiopsie bzw. Exstirpation palpabler Lymphknoten,
8. diagnostische Thorakotomie.

Die Diagnostik vor einem thoraxchirurgischen Eingriff umfaßt folgende Untersuchungen: Lungenfunktionsprüfung, Ergometrie, Ventilations- und Perfusionsszintigraphie sowie Ausschluß von Metastasen evtl. mittels Computertomographie.
In seltenen Fällen werden auch die Pulmonalis- bzw. Bronchialisangiographie oder die Phlebographie der V. cava durchgeführt. Diese Verfahren haben im Vergleich zu ihrem Aufwand nur hinweisenden Charakter, vermögen aber die übrige Diagnostik wertvoll zu ergänzen, besonders wenn tumorverdächtige Gefäßformationen nachgewiesen werden können. Perfusions- und Ventilationsszintigraphie erlauben grundsätzlich keine Qualitätsdiagnose. Sie haben vor allem ihren Platz in der Erkennung zentraler obstruierender bzw. gefäßbezogener Prozesse, wobei ein Teil dieser Ventilations- und Perfusionsstörungen auch eine sorgfältige Röntgendiagnostik schon zu entdecken vermag (Transparenzvermehrung, Überblähung gestörter Bezirke). Wertvolle Hinweise bieten beide Verfahren in der präoperativen funktionellen Abschätzung derjenigen Lungenanteile, welche im Falle einer Operation belassen werden sollen.

Röntgen

Wenn irgend möglich, sind Thoraxsummationsaufnahmen nicht nur dorsoventral, sondern auch im frontalen Strahlengang anzufertigen. Hartstrahltechnik hat den Vorteil, neben besserer Transparenz des Skeletts, vor allem kürzere Belichtungszeiten und damit geringere Bewegungsunschärfe und bessere Detailerkennbarkeit zu erreichen. Vor einer bronchologischen Spezialuntersuchung mit Katheter- oder Zangenbiopsie sollten Tomogramme zur Segmentlokalisation des Herdes angefertigt werden. Ganz wesentlich ist die Beschaffung früherer Röntgenbilder und Schirmbildaufnahmen, die bei genauer Befragung oft in Betrieben, bei früheren Krankenhausaufenthalten u. ä. angefertigt wurden. Unter Zugrundelegung der bekannten Tumorverdopplungszeiten kann hieraus die Wahrscheinlichkeit auf ein Malignom erhöht oder vermindert werden.

Frühe Röntgenmerkmale bei zentraler Lokalisation. Im Gegensatz zur peripheren Lokalisation sind hier die frühen Röntgenmerkmale *pathophysiologisch* bestimmt und weisen indirekt auf einen Tumor hin. Bei *endobronchialem* Wachstum kann der Hilus der erkrankten Seite gegenüber der gesunden pathologisch verkleinert erscheinen, als Folge reflektorisch verminderter Durchblutung der ventilatorisch gestörten Lunge oder eines Lungenlappens („paradoxes Hiluszeichen" oder „amputierter Hilus"). Bei weiterer endobronchialer Ausbreitung kommt es zu Ventilstenosen mit exspiratorischer Blähung und der Symptomatik einer einseitigen partiellen Lungendystrophie (Dystelektase). Bei endobronchialem Verschluß schließlich folgt zunächst die klassische Atelektase, die eine Besserung des befallenen Lappens oder Segmentes durch Schrumpfung vortäuscht. Die geschilderte Entwicklung kann sich über 5–10 Monate erstrek-

ken und daher genügend Zeit für eine röntgenologische Frühdiagnostik bieten. Bei *extrabronchialer Ausbreitung* des Tumors kommt es zum bekannten „Tumorhilus" mit unregelmäßig geformten, weichteildichten Schatten in der Hilusregion, *homogen* bei völliger Zerstörung des Lungengewebes, *inhomogen* bei partiellem Luftgehalt. Hilifugale Streifen deuten eine Lymphangiosis carcinomatosa an, sind nicht so häufig wie oft angenommen und ein relativ spätes Zeichen.

Periphere Tumoren lassen sich im Röntgenbild direkt erkennen. *Lungenrundherde* sind, wie aus Abb. 3.63 hervorgeht, zu etwa der Hälfte maligne und zur anderen Hälfte benigne (vorwiegend tuberkulös). Klinisch hilft die aus der Abbildung ersichtliche, unterschiedliche Altersverteilung in gewissem Grade weiter, die bei nicht klärbarer Diagnose über 40jähriger eine Thorakotomie zum Imperativ macht, auch wenn periphere bronchoskopische Biopsie, transthorakale Punktion oder sekretzytologische Untersuchungen kein Ergebnis brachten. Allerdings können auch bei Patienten unter 40 Jahren Rundherde maligne sein (z. B. Metastasen eines Chorionepithelioms oder Sarkoms). Kalkherde sprechen zwar für alte tuberkulöse Veränderungen, können aber durchaus in malignen Herden vorkommen. Tuberkulöse Narben schließen ein gleichzeitig vorliegendes Malignom keineswegs aus. Unveränderte Herdgröße über die Dauer von 4–5 Jahren hinaus allerdings bedeuten ein ziemlich sicheres Benignitätszeichen.

Kleine, zarte, fleckförmige Zonen sind eine andere frühe Manifestation peripherer Bronchialkarzinome und entsprechen pathologisch-anatomisch infiltrativen Vorgängen. *Zerfallsherde* können nicht als Zeichen der Benignität gewertet werden, da sie nicht nur bei spezifischen und unspezifischen Entzündungen oder Silikosen sowie Mykosen, sondern ebenso bei Malignomen auftreten können.

Die Röntgenmanifestationen *intrathorakalen und extrapulmonalen Übergreifens* auf Pleura, Lymphknoten, das Mediastinum, die Gefäße, das Perikard, Brustwand und Rippen, Wirbelsäule sowie brustwandnahe Lokalisation der Lungenspitze mit den Symptomen eines Pancoast-Tumors dürfen als bekannt vorausgesetzt werden.

Bronchoskopie

Die Bronchoskopie ist für die rechtzeitige Diagnostik zusammen mit den radiologischen Verfahren einschließlich Tomographie und Computertomographie die führende Methode. Verbesserungen des Instrumentariums (Glasfiberlichtleitung, optische Systeme mit höherem Auflösungsvermögen bei gleichzeitig geringerem Lichtverlust, flexible Fiberglasoptik) und Entwicklung zusätzlicher bronchologischer Untersuchungstechniken (Bronchialschleimhautbiopsie, Katheterbiopsie, transbronchiale Lungenbiopsie und Lymphknotenpunktion, „Brushing") haben in Verbindung mit dem Fortschritt der Zytodiagnostik in den letzten beiden Jahrzehnten wesentlich zu besserer diagno-

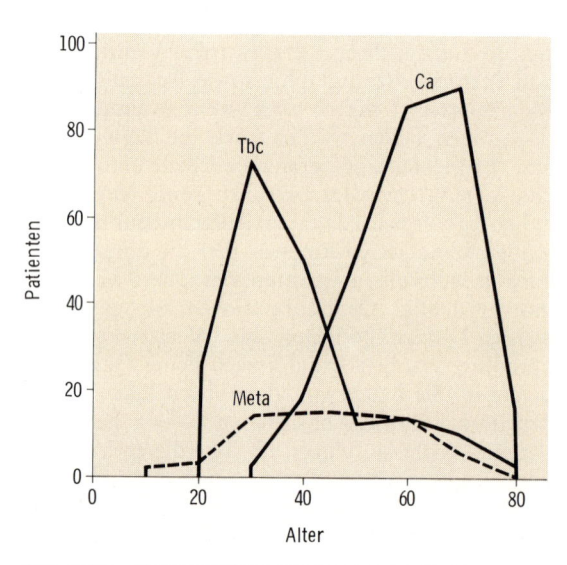

Abb. 3.63 Altersverteilung von Lungenrundherden:
Tbc = Tuberkulose
Ca = Bronchialkarzinom
Meta = Lungenmetastasen

stischer Ausbeute geführt und erlauben auch bei peripherer Lokalisation eines Bronchialkarzinoms den sinnvollen Einsatz der Bronchoskopie.

Die Bronchoskopie in *Narkose* mit Relaxation und intermittierender Überdruckbeatmung und die Bronchoskopie in *Lokalanästhesie* bei erhaltener Spontanatmung stehen als gleichermaßen brauchbare Methoden zur Verfügung; bei der Narkosebronchoskopie sollte eine kontinuierliche Anwendung der intermittierenden positiven Druckbeatmung gefordert werden, um der sonst zu befürchtenden respiratorischen Azidose mit ihren möglichen Komplikationen vorzubeugen. Bei Patienten mit Einschränkung der kardiopulmonalen Leistungsbreite und immer dann, wenn eine detaillierte Beurteilung der Funktion des Bronchialsystems erforderlich ist, erscheint die Bronchoskopie in Lokalanästhesie als Methode der Wahl. Bei großen Untersuchungszahlen, bei sehr ängstlichen Patienten und bei Wiederholungsuntersuchungen wird meist der Bronchoskopie in Narkose der Vorzug gegeben. Die *Indikation* zur Bronchoskopie stellt sich bei jedem – noch so geringen – röntgenologischen Verdacht auf das Vorliegen eines Bronchialkarzinoms, darüber hinaus bei jeder Blutung aus den tieferen Abschnitten des Respirationstraktes und – bei entsprechendem klinischem Verdacht auch ohne Röntgensymptomatik oder Hämoptoe – vor allem dann, wenn Patienten mit erhöhtem Karzinomrisiko betroffen sind, wie starke Raucher oder chronische Bronchitiker.

Kontraindikationen ergeben sich bei schweren Deformierungen der Wirbelsäule, bei Störungen der Gerinnungsfunktion, bei dekompensierten Stoffwechselkrankheiten und schließlich bei ausgeprägter kardialer und/oder respiratorischer Insuffizienz. Bei Einsatz der Bronchoskopie in Lokalanästhesie, insbesondere in Verbindung mit dem Fiberglasbronchoskop, bestehen heute praktisch keinerlei Kontraindikationen.

Für die *Qualitätsdiagnostik* (histologische Differenzierung) sind Bronchoskopie- und Biopsiebefund von entscheidender Bedeutung, ebenso wie für die *Operabilitätsdiagnostik* (Tumorlokalisation und endobronchiale Tumorausbreitung). Bei Einsatz aller bronchologischen Methoden und geübtem Untersucher können 70% histologisch gesichert werden (meist mit Angabe des Tumortyps), bei weiteren 20% ergibt sich der dringende Verdacht auf das Vorliegen eines Bronchialkarzinoms, ohne daß jedoch eine histologische Klassifizierung möglich ist.

Transthorakale Lungenpunktion

Sie ist mit der Vim-Silverman-Nadel oder mit der von Hausser modifizierten Nadel zwar histologisch oder zytologisch ergiebiger, jedoch riskanter (Pneumothorax, Blutung, Luftembolie) als mit dünneren Nadeln mit eingeschliffenem Mandrin (ähnlich einer Lumbalpunktionsnadel). Bei den häufig älteren, funktionell im Grenzbereich befindlichen Patienten sollte daher die Wahl der Methode und die Indikation sorgfältig auf die Dringlichkeit einer qualitativen Befundabklärung abgestellt werden. Die Möglichkeit zur Bronchoskopie und ggf. bei schwerer endobronchialer Blutung zur Thorakotomie muß allerdings bei dieser Untersuchung gewährleistet sein. Bei operablen Patienten wird die „Nadelbiopsie" etwas seltener in Frage kommen als bei inoperablen, bei denen wir hinsichtlich der Bestrahlungsindikation und der Chemotherapie zunehmend Wert auf bioptisches Material legen.

Pleuroskopie und Pleurabiopsie

Die Verfahren verdienen sicher mehr Beachtung und können bei weit peripher gelegenen Tumoren unter deutlich geringerem Risiko einer Thorakotomie gleichwertig sein. Zur Indikation eignen sich daher präoperative Abklärungsfälle, aber auch Patienten, für die das Thorakotomierisiko zu hoch wäre.

Mediastinoskopie

Das von CARLENS 1959 eingeführte Verfahren gestattet einen erstaunlich großen Überblick des prätrachealen und paratrachealen Raumes einschließlich der Vorder- und Seitenflächen beider Hauptbronchien. Sichtbar und der Probeexzision zugänglich sind die paratrachealen, oberen tracheobronchialen und die vordere Gruppe der Bifurkationslymphknoten (Abb. 3.**64**). Nicht darstellbar sind die dorsalen Gruppen der Bifurkationslymphknoten, die unteren paraösophageal gelegenen mediastinalen Knoten und die Lymphknotengruppen im Aortenbogen neben dem linken N. recurrens.

Die Mediastinoskopie in endotrachealer Narkose wird bei glattem Verlauf sehr gut toleriert. Da Blutungskomplikationen sowohl bei der Präparation, insbesondere aber bei der Probeexzision, auftreten können (etwa 0,5%), sollte die Mediastinoskopie nur in Operationseinrichtungen durchgeführt werden, die personell und apparativ in der Lage sind, bei Komplikationen sofort die Thorakotomie anzuschließen. Nach Beendigung der Mediastinoskopie wird bei Notwendigkeit in das vordere Mediastinum eine Redon-Drainage eingelegt und für 24 Stunden an eine Vakuumflasche angeschlossen. Stationäre Überwachung der Kranken ist nach dem Eingriff für 2–3 Tage indiziert.

Beim Bronchuskarzinom ergibt die Mediastinoskopie in etwa 50% verwertbare pathologische Befunde in den mediastinalen Lymphknoten und somit eine Sicherung der Geschwulstdiagnose. Darüber hinaus erlaubt das Verfahren auch ein Urteil über die Ausdehnung des metastatischen Befalls der bronchopulmonalen (1. Station), tracheobronchialen (2. Station) und paratrachealen Knoten (3. Station). Die Ergebnisse der Mediastinoskopie sind bei Metastasennachweis entscheidend für die Operationsindikation. Kontralateraler und bilateraler Metastasennachweis in der 2. und 3. Lymphknotenstation und ipsilaterale Lymphknotenmetastasen in der 3. Lymphknoten-

Krankheiten der Atmungsorgane

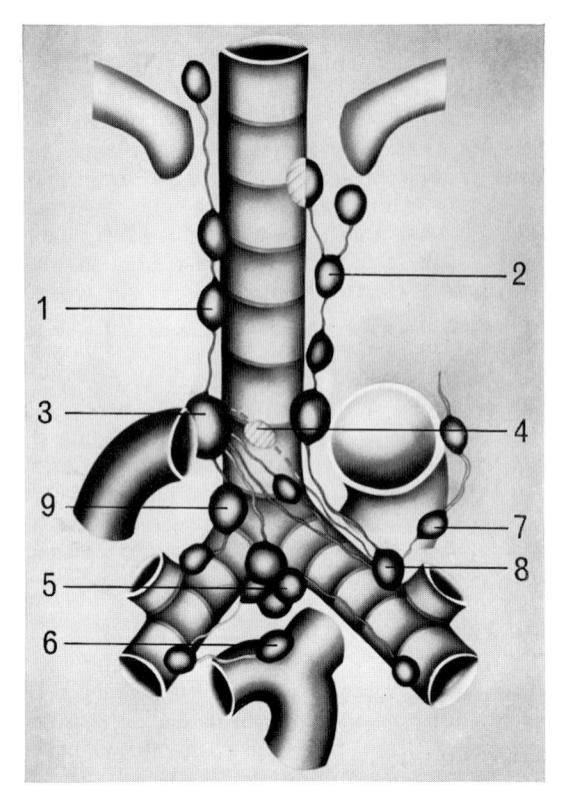

Abb. 3.64 Lymphknoten des Lungenlymphabflusses. 1 = rechte paratracheale Lymphknoten, 2 = linke paratracheale Lymphknoten, 3 = Lymphknoten an der Kavamündung der V. azygos, 4 = retrotrachealer Lymphknoten, 5 = Bifurkationsgruppe, 6 = Lymphknoten auf dem Truncus pulmonalis, 7 = Lymphknoten unter dem Aortenbogen (am linken N. recurrens), 8 = linke tracheobronchiale Lymphknoten, 9 = rechte tracheobronchiale Lymphknoten (aus Lüdeke, L.: Langenbecks Arch. klin. Chir. 325 [1969] 490)

station sind ein zuverlässiges Zeichen dafür, daß die Geschwulstausbreitung über die chirurgischen Möglichkeiten, auch der erweiterten Lungenresektion, hinausgeht.

Präskalenusbiopsie und die Exstirpation palpabler Lymphome

Die Venenwinkellymphknoten (Präskalenuslymphknoten – omoklavikuläre Gruppe der supraklavikulären Lymphknoten) werden meist orthograd, zum kleineren Teil retrograd durchströmt. Die linksseitigen präskalenischen Lymphknoten sind an den Lymphstrom des Ductus thoracicus angeschlossen und erhalten Lymphe von der unteren Körperhälfte, dem gesamten Bauchraum, dem *linken Lungenoberlappen*, der *linken Brustwand*, dem linken Arm und der linken Halsseite. Die rechtsseitigen präskalenischen Knoten an der Einmündung des Ductus lymphaticus dexter in den rechten Venenwinkel erhalten Lymphe vom *linken Lungenunterlappen*, der *gesamten rechten Lunge*, der *rechten Brustwand*, dem rechten Arm und der rechten Halsseite. Nach dem Vorschlag von DANIELS (1949) wird – auch bei Fehlen einer tastbaren Vergrößerung der präskalenischen Lymphknoten – das Fettgewebe des Trigonum omoclaviculare mit den darin enthaltenen Lymphknoten ausgeschnitten. Auch wenn die Lymphknoten selbst nicht befallen sind, werden in den Lymphbahnen des Fettgewebes Metastasen eines Bronchialkarzinoms in 15–25% der Fälle nachgewiesen.

Selbstverständlich ist die Exstirpation eines verdächtigen Lymphoms im Hals- oder Klavikularbereich zur Diagnose und/oder Erfassung der Tumorausbreitung erforderlich.

Thorakotomie

Trotz Bronchoskopie, Katheterbiopsie, Lungenpunktion, Mediastinoskopie und der präskalenischen Biopsie gelingt bei 10–20% der Verdachtsfälle der morphologische Nachweis des Karzinoms *nicht*. Zu diesen diagnostischen Problemfällen gehören die kleinen peripheren Karzinome und Narbenkarzinome, deren rechtzeitige Resektion eine hohe Zahl von Dauerheilungen ergibt. Da nach neueren Untersuchungen die „Metastasenuhr" schon in diesen Frühphasen tickt, ist die baldige diagnostische Thorakotomie anzustreben. Eine Diagnostik „ex juvantibus" ist als selbständige Maßnahme nicht vertretbar. Sie ist, etwa als antituberkulöse Therapie nur dann erlaubt, wenn sich die bioptische Diagnostik oder eine Thorakotomie aus anderen zwingenden Gründen verzögert.

Unabdingbare Voraussetzung für eine diagnostische Thorakotomie ist im Rahmen einer stationären internistischen Gesamtuntersuchung eine detaillierte Atemfunktionsprüfung mit Aussagen über die Tragfähigkeit hinsichtlich einer evtl. notwendigen Lobektomie oder Pneumonektomie. Auch die präoperativen Vorbereitungen gleichen denen der Resektion: intensive Chemotherapie von Bronchialinfekten, Behandlung einer obstruktiven Bronchitis, Atemgymnastik, ergometrisches Training usw.

Verlauf

Klinische Merkmale

Das ausgebildete Bronchialkarzinom macht, je nach Lokalisation und Ausdehnung, klinisch recht unterschiedliche Erscheinungen. Obstruktion eines Segmentes, Lappens oder eines ganzen Lungenflügels mit Hustenreiz, blutigem Auswurf, *Obstruktionspneumonitis* und *Dyspnoe* sind rein pulmonale Erscheinungen. *Schmerzen* entstehen einmal durch direkten Übergriff des Tumors auf die Pleura parietalis, benachbarte Nerven oder das Periost, oft aber auch bereits durch Knochenmetastasen.

Pleuraexsudate entstammen einer Begleitpleuritis bei Obstruktionspneumonitis. Sie können auch durch Tumorkompression der pleuralen Gefäße und Lymphbahnen entstehen. Hierbei fehlen maligne Zellen im Exsudat. In anderen Fällen erreicht ein peripher wachsender Tumor die Pleura, oder Lymphmetastasen führen zur Pleuritis. Maligne Zellen sind dann im Exsudat nachweisbar.

Übergriff auf den *Ösophagus* führt zu einer Dysphagie ähnlich dem Ösophaguskarzinom.

Erreicht der Tumor das *Perikard*, seltener auch das Myokard, so ist häufig ein blutiger, tumorzellhaltiger Perikarderguß die Folge.

Dem *Pancoast-Syndrom* liegt nicht ein bestimmter pathologisch-anatomischer Tumortyp zugrunde, sondern nur die Lokalisation nahe der Thoraxkuppel. Typische Merkmale sind: Arrosion der oberen Rippen, Infiltration des Plexus brachialis mit sensiblen oder motorischen Zeichen, Sympatikusschäden in Form eines Hornerschen Syndroms.

Endothorakale Metastasen

Ausdehnung, Intensität und zeitlicher Ablauf der Metastasierung in den endothorakalen Lymphbahnen hängen beim Bronchialkarzinom nicht nur von der histologischen und biologischen Eigenart der Geschwülste, sondern auch von Zufälligkeiten der Tumorlokalisation und deren Beziehung zu benachbarten Lymphbahnen ab. Bei den zentral entstandenen kleinzelligen Karzinomen wird gelegentlich histologisch im Operationspräparat eine pralle metastatische Füllung der intrapulmonalen Lymphbahnen gefunden, die nach eigenen Beobachtungen offenbar innerhalb weniger Tage entstehen kann. Andererseits folgt bei der Mehrzahl der gut differenzierten Plattenepithelkarzinome der Metastasenbefall der Lymphwege den anatomisch vorgegebenen Wegen. Zuerst werden die bronchopulmonalen Lymphknoten und erst im weiteren Verlauf die tracheobronchialen und schließlich die paratrachealen Knoten Sitz von lymphogenen Metastasen. Nach den systematischen Untersuchungen von MAASSEN (1967) an älteren Menschen und Karzinomträgern weist der Lymphabfluß aus der Lunge sehr viel mehr Variationen, kontralaterale und bilaterale Metastasen in den tracheobronchialen und paratrachealen Lymphknoten auf, als es früher ROUVIERE und BROCK angenommen hatten (Abb. 3.65 u. 3.66). Nicht selten wird eine Lymphknotenstation von der Metastasierung ausgelassen bzw. übersprungen, besonders wenn die Lymphknoten durch Anthrakose, Silikose und vernarbende Residuen tuberkulöser Gewebsveränderungen und ähnliches verödet sind. Der *größte Unsicherheitsfaktor* ist zweifellos der *Karzinomeinbruch in die Gefäßlichtungen* im Tumorzentrum. Der Nachweis dieser nur histologisch erkennbaren Komplikationen gelingt bei gezielter Untersuchung der Resektionspräparate häufig und verschlechtert die Prognose. Umschriebene diskrete Pleurakarzinosen des Lungen- und Rippenfells sind präoperativ oft nicht nachweisbar und können offenbar vielfach längere Zeit ohne begleitendes Exsudat bestehen.

Extrathorakale Metastasen

Beim kleinzelligen Bronchialkarzinom besteht schon zum Zeitpunkt der Diagnosestellung in 45% der Fälle eine Knochenmarkbeteiligung; in 30–40% sind Hirnmetastasen, bis zu 30% Lebermetastasen bei dieser Tumorart bereits initial nachweisbar (HANSEN). Diese frühen Organmanifestationen stimmen sowohl mit unseren eigenen Erfahrungen als auch mit denen anderer Autoren

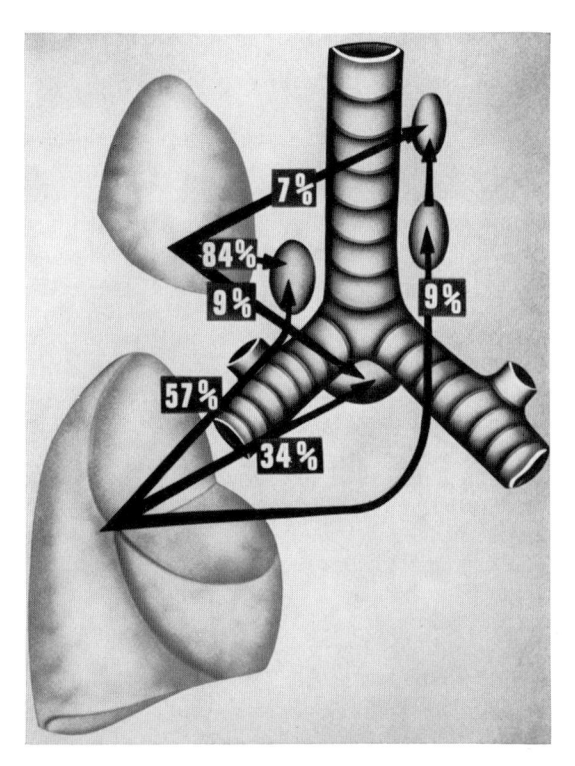

Abb. 3.65 Isolaterale und kontralaterale Lymphknotenmetastasen bei Karzinomen der rechten Lunge (dargestellt nach Untersuchungen von *Maassen*)

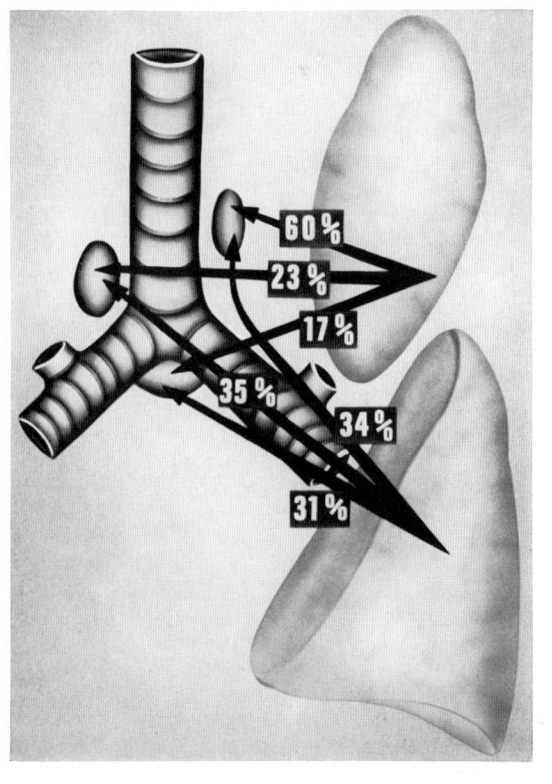

Abb. 3.66 Isolaterale und kontralaterale Lymphknotenmetastasen bei Karzinomen der linken Lunge (dargestellt nach Untersuchungen von *Maassen*)

Tabelle 3.39 Hormonelle paraneoplastische Syndrome

Hauptsymptome	Hormone	Häufigster Tumortyp
Cushing-Syndrom	ACTH, CRF, MSH	kleinzelliges Bronchialkarzinom
Galaktorrhoe	Prolactin	kleinzelliges Bronchialkarzinom
Schwartz-Bartter-Syndrom (Wasserintoxikation)	ADH	Plattenepithelkarzinom
Gynäkomastie	HCG, LH	Plattenepithelkarzinom (Adenokarzinom)
Hyperkalzämie	PTH	Plattenepithelkarzinom
Hyperthyreose	TSH	Plattenepithelkarzinom
Akromegalie	HCG	Bronchusadenom
Hypoglykämie	?	Tumor mit mesenchymalem Aufbau
Keine Symptome	Calcitonin Oxytocin Neurophysin	

weitgehend überein. Mit einer deutlich längeren Latenzzeit metastasieren Plattenepithel- und großzellig-undifferenzierte Karzinome mit etwa gleicher Organmanifestation. Da häufig Hirnmetastasen auftreten, ist bei jedem Verdacht auf Hirntumor ein primäres Bronchialkarzinom auszuschließen. Symptomatisch für die extrathorakale Ausbreitung können sein: Aszites und peritoneale Beteiligung, Darmblutungen durch Dünndarmbefall, pathologische Frakturen bei Knochenbefall (Metastasen der Wirbelsäule: von den Vv. bronchiales über die Vv. intervertebrales in den Plexus spinalis) und des Rückenmarks mit entsprechenden neurologischen Ausfällen. Bei Metastasen in der Nebenniere (etwa 60%) und seltener im Pankreas kann es zu entsprechenden hormonellen Störungen kommen.

Tabelle 3.40 Paraneoplastische Syndrome ohne bisher gesicherten Hormonnachweis

Nervensystem
Myasthenisches Syndrom
Enzephalomyelitische Syndrome
Neuromuskuläre Störungen bei Kleinhirndegeneration

Haut
Dermatomyositis
Acanthosis nigrans
Hyperpigmentation

Knochen
Hypertrophe pulmonale Osteoarthropathie
Arthritis

Kardiovaskuläre Symptome
Thrombophlebitis
Marantische Endokarditis

Hämatologie
Anämie
Polyzytämie
Dysproteinämie
Disseminierte intravasale Gerinnung
Quantitative Immunglobulinverschiebungen

Andere Symptome
Nephrotisches Syndrom
Diarrhoe (vasoaktive intestinale Polypeptide/VIP)
Anorexie – Kachexie

Paraneoplastische Syndrome

Tumoren können sich nicht nur durch Lokalerscheinungen, sondern auch mit Allgemeinsymptomen bemerkbar machen. Hierzu zählen die paraneoplastischen Syndrome, die zu etwa 10% bei intrathorakalen Tumoren anzutreffen sind. Im Gegensatz zu den paraneoplastischen Syndromen endothorakaler maligner Tumoren ist die Zahl derer durch Bronchiektasen, Abszesse oder gutartige Geschwülste hervorgerufenen verschwindend gering. Am häufigsten werden durch das Bronchialkarzinom zahlreiche Polypeptid-Hormone produziert, die die meisten hormonalen Funktionsstörungen verursachen (STAUB u. HEITZ 1979). Daher sind klinische Symptome einer Hormonüberproduktion und die entsprechende gezielte Hormonbestimmung durchaus in gewissem Umfang als Tumormarker zu werten. Infolge überschüssig produzierter Hormone entwickeln sich Krankheitsbilder, die häufig schon lange vor der lokalen Manifestation der tumorösen ektopen Hormonquelle erkennbar werden, so daß ihnen die Bedeutung eines Frühdiagnostikums zukommen kann. Neben der ektopischen Hormonbildung durch Tumoren des Bronchus (vgl. Tab. 3.39) gibt es auch nichthormonelle Hinweise auf ein bestehendes Karzinom (Tab. 3.40).

Schwer abschätzbar bleibt letztlich die Häufigkeit paraneoplastischer Syndrome, da die Symptome oft durch das Grundleiden maskiert werden. Nach REES u. RATCLIFFE (1974) finden sich z. B. das Cushing-Syndrom, die ADH-Überproduktion, die Hyperkalzämie und die Gynäkomastie bei ca. 10% aller Lungentumoren. Davon finden sich beim kleinzelligen Bronchialkarzinom in ca. 3% das Cushing-Syndrom und in 8% das Schwartz-Bartter-Syndrom. Beim Plattenepithelkarzinom ist die Hyperkalzämie mit 15% vertreten.

Komplikationen
Einflußstauung (Vena-cava-Syndrom)

Die Entwicklung kann dramatisch sein, aber auch so langsam, daß sich ausreichende Kollateralen entwickeln. Bei subakuter Entwicklung ist die Radiotherapie am geeignetsten, in besonderen Fällen,

z. B. beim kleinzelligen Bronchialkarzinom, auch die zytostatische Chemotherapie. Bei akuten Fällen besteht die Indikation zu sofortiger Radiotherapie und/oder intensiver Chemotherapie. Bekannt ist die *Obstruktionspneumonitis* mit Fieberschüben, Hustenreiz und auch Hämoptysen. *Pleurale Exsudate* maligner Genese zeichnen sich gegenüber Exsudaten anderer Genese durch stärkere Exsudationstendenz aus. Ihr Auftreten bei gleichzeitig hämorrhagischem Charakter und Gehalt an malignen Zellen läßt Operabilität nicht mehr zu. Entlastungspunktionen sind palliativ oft nötig, die Exsudation kann durch Instillation von z. B. 50 mCi(1,85 BGq)^{90}Yttrium-Silikat nach möglichst weitgehender Entleerung vermindert werden. Die *respiratorische Insuffizienz* ist teils direkt durch das Bronchialkarzinom, teils durch die oft zugrundeliegende obstruktive Bronchitis bedingt. Die Behandlung richtet sich vor allem gegen Infekte und drohende Bronchopneumonien. Komplikationen des zentralen Nervensystems rufen im akuten Fall Verwirrung, Konvulsionen und auch Koma hervor. Corticoide hochdosiert richten sich gegen das zerebrale Ödem, Bestrahlung kann angeschlossen werden. Eine ähnliche Behandlung ist auch bei *Markkompressionen* indiziert. *Phrenikuslähmung* und *Rekurrensparese* sind mit wenigen Ausnahmen ein Zeichen des Übergreifens maligner Prozesse und bedingen Inoperabilität, abgesehen von palliativen chirurgischen Maßnahmen. *Schmerzen* sind Zeichen einer Beteiligung sensibler Nerven oder von Metastasen im Skelettsystem. Hier kann Bestrahlung oder Periduralanästhesie zweckmäßig sein, in Einzelfällen ist eine gezielte chirurgische Maßnahme (Rhizotomie oder Chordotomie) erforderlich. Das *Pancoast-Syndrom* entsteht lediglich durch die Lokalisation apikal nahe dem Plexus, kommt jedoch nicht einem speziellen Tumorgeschehen zu.

Prognose

Die 5-Jahres-Überlebensrate ist für Gesamtkollektive von Bronchialkarzinomen entscheidend von dem jeweiligen Ausbreitungsstadium abhängig und kann so (s. Tab. 3.**41**) zwischen 0–8 und 50% schwanken, wobei eine Bevorzugung des männlichen oder weiblichen Geschlechts nicht festzustellen ist.

Die meisten Statistiken zeigen 20–30% Operabilität (BECKER u. Mitarb. 1976) (38% Kataster-Karzinome, 70% Mayo-Clinic-Project). Bezogen auf alle Bronchialkarzinomfälle liegt die derzeit chirurgisch erzielbare 5-Jahres-Überlebensrate bei 5–7%, bis 25% wenn man sie ausschließlich auf operierte Patienten bezieht.
Ordnet man die 5-Jahres-Überlebenszeit histologischen Typen zu, so liegt das Plattenepithelkarzinom mit 15–20% am günstigsten, gefolgt vom Adeno- und anaplastischen großzelligen Karzinom mit jeweils 10% und dem anaplastischen kleinzelligen mit lediglich 1%.
Rechtzeitig entdeckte, aber nicht operierte Karzinompatienten lebten durchschnittlich 16 Monate, 1% allerdings 5 Jahre (WILDE 1974). Inoperable nichtkleinzellige

Tabelle 3.41 5-Jahres-Überlebensrate aller Bronchialkarzinomträger in Abhängigkeit von der Tumorausbreitung (modifiziert nach *Huber*)

Stadium	TNM	5-Jahres-Überlebensrate
I	$T_1N_{0-1}M_0/T_2N_0M_0$	44–53%
II	$T_2N_1M_0$	28–31%
III	$T_3N_2M_1$	0– 8%

Karzinome überleben ohne spezifische Therapie ca. 220 Tage (LAING u. Mitarb. 1975).
Die Überlebenschance unter Hinzuziehung der chirurgischen Möglichkeiten liegen beim Plattenepithelkarzinom – wiederum abhängig vom Stadium – am günstigsten zwischen 50% (I) und 22% (III M$_0$). Beim kleinzelligen anaplastischen Karzinom dagegen ist die Tumorverdopplungszeit und die Frühmetastasierung so ungünstig, daß Resektionen gegenüber einer kombinierten Hochvolt- und Chemotherapie von wenigen Ausnahmen (periphere Herde) abgesehen, keine Vorteile bringen. Für das Plattenepithelkarzinom gilt weiterhin die Prognose 50% Letalität im 1. postoperativen Jahr und 25% zwischen 1. und 5. Jahr nach Operation. Lediglich 20–25% überleben 5 Jahre. Es sind Bemühungen im Gange, aus Korrelationen mit verschiedenen Parametern – wie Morphologie, zelluläre Immunität, Alter, Heredität, Tabakkonsum, Mitosenindex, Tumorvolumen und Dauer der Symptome sowie Systemsymptomatik – die Indikationen für Resektion und postoperative Radiotherapie, Chemotherapie oder Immunotherapie gezielter zu stellen und damit den therapeutischen Gesamtaufwand zu rationalisieren. Bis dahin gilt für Plattenepithelkarzinome das Wort: Opérez-les tous, dieu reconnaître les siens.

Differentialdiagnose

Das Bronchialkarzinom ist in seinen lokalen und allgemeinen Manifestationen derart vielgesichtig, daß es bei Patienten ab etwa dem 3. Lebensjahrzehnt, besonders bei Rauchern, fast immer und mit dem Alter zunehmend differentialdiagnostisch erwogen werden muß. Wenn aber eine auch nur geringe Wahrscheinlichkeit für ein Bronchialkarzinom besteht, kann es sich zunächst nur um *Sicherung* oder *Widerlegung* dieses Verdachtes handeln, nicht dagegen um eine eigentliche Differentialdiagnose. Bei operablen Fällen geht dieses Postulat grundsätzlich soweit, daß die *Diagnostik* des Bronchialkarzinoms bis einschließlich der Thorakotomie grundsätzlich *vor* der Differentialdiagnostik steht. Erst bei vermutlich inoperablen Patienten rückt die eigentliche Differentialdiagnose vor allem aus Gründen der weiteren Therapie in den Vordergrund. Es gibt kaum eine Krankheit der Bronchien, der Lunge, der Pleura und des Mediastinums in den gefährdeten Altersklassen, die nicht auch differentialdiagnostisch zum Bronchialkarzinom erwogen werden muß. Hier sind daher nur einzelne gezielte Hinweise möglich. Im Gegensatz zu früheren Lehrmeinungen schließt eine durchgemachte oder eine noch aktuelle *Tuberkulose* ein Bronchialkarzinom durchaus nicht aus. Oft ist es für einen Patienten mit tuberkulösen Residuen verhängnisvoll, wenn frische Röntgenveränderungen einem Tuberkuloserezidiv zugeschrieben und dann zu spät als Bronchialkarzinom erkannt werden. Eine chronische oder rezidivierende *Pneumonie* etwa ab dem 4. Lebensjahrzehnt ist so lange karzinomverdächtig, bis das Gegenteil *bewiesen* ist. Rückbildungen der Röntgenverschattung einer Obstruktionspneumonitis unter unspezifischer Chemotherapie werden immer wieder fälschlich gegen ein Karzinom gedeutet, während die knappe Zeit der Operabilität verstreicht. Dieser Gegenbeweis kann nur durch eine sorgfältige bronchologische Diagnostik bei gleichzeitiger röntgenologischer Rückbildung bis auf geringe Residuen erbracht werden. In Zweifelsfällen ist dennoch eine Thorakotomie erforderlich. *Husten* kann ein charakteristisches Frühsymptom des Bronchialkarzinoms sein, doch husten die meisten dieser Patienten wegen ihrer kausalen chronischen Bronchitis oft schon viele Jahre vorher. Der Wandel vom produktiven Morgenhusten der Raucher zum trockenen Reizhusten während des Tages oder der Nacht, bei Lagewechsel u. ä., ist dann der einzige verwertbare Hinweis. *Hämoptoe* ist in den gefährdeten Altersgruppen so lange durch ein Bronchialkarzinom bedingt, als es nicht durch alle Methoden moderner Diagnostik widerlegt ist. Die häufig bemühten „geplatzten Äderchen" oder Bronchiektasen dürfen nicht nur vermutet, sondern müssen bewiesen werden. Kavernen können auch aus soliden Tumoren entstehen, Kalkherde sprechen nicht immer gegen einen Tumor, *Rundherde* sind ab dem 4. Lebensjahrzehnt mehrheitlich maligne (vgl. Abb. 3.**62**). *Multiple Rundherde* sind eher verdächtig auf Metastasen aus anderen Organen, bei vorwiegender Lokalisation in den Oberfeldern auch auf Tuberkulose, können aber durchaus auch beim Bronchialkarzinom vorkommen. *Feinherdige Disseminationen,* ähnlich einer miliaren oder einer hämatogenen Tuberkulose, sind dann eher auf eine Lymphangiosis carcinomatosa suspekt, wenn das Röntgenbild besonders deutlich und eindeutig erscheint, während hämatogene Tuberkulosen in dieser Phase röntgenologisch zarter und oft unbestimmter sind. Irgendwelche diagnostische *Ver-*

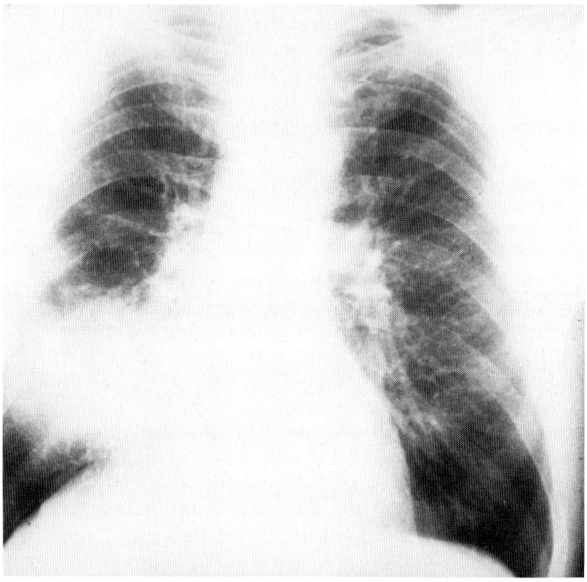

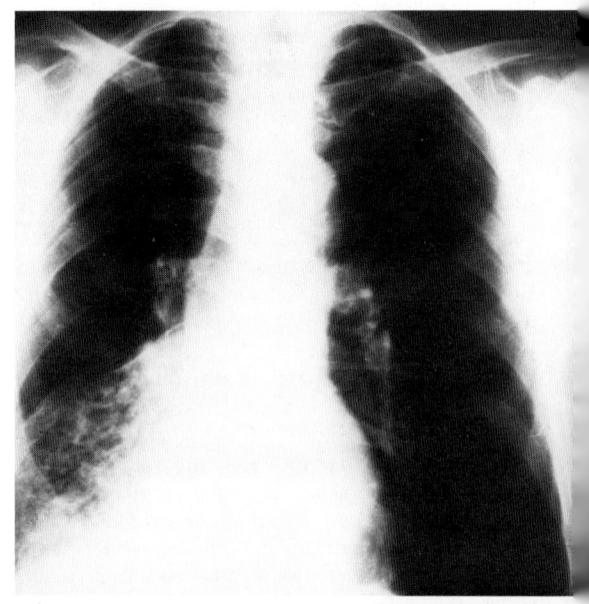

Abb. 3.**67**

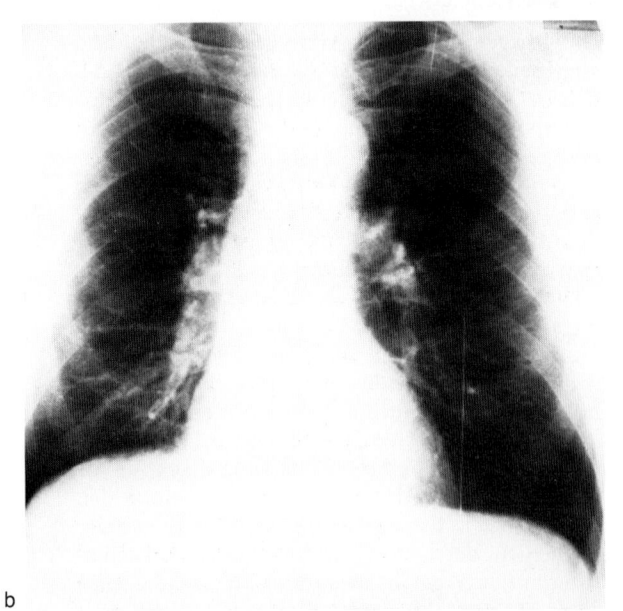

a Röntgenthoraxaufnahme eines 52jährigen Patienten: Symptomatik einer Pneumonie

b Röntgenthoraxaufnahme des 52jährigen Patienten: unter Antibiotikatherapie Rückgang des Röntgenbefundes 10 Tage später

c Röntgenthoraxaufnahme des 52jährigen Patienten: 5 Monate später: erneuter pathologischer Röntgenbefund; Bronchoskopie: Fremdgewebe im Zwischenbronchus; Histologie: Plattenepithel-Karzinom

laufsbeobachtungen mit oder ohne Therapie bei auch nur geringstem Verdacht auf Bronchialkarzinom sind streng *kontraindiziert*. Wie oft wurde schon eine Obstruktionspneumonitis durch Antibiotika zunächst gebessert oder gar rückgebildet, bis das ursächliche Bronchialkarzinom inoperabel hervortrat (Abb. 3.**67**). *Eine* Form des *Therapietestes* ist allerdings vertretbar: Nicht selten kann zu Beginn der Diagnostik eine Tuberkulose kaum ausgeschlossen werden. Wenn dann gleich mit einer intensiven antituberkulösen Drei- bis Vierfachkombination begonnen wird, ohne daß sich dadurch die Karzinomdiagnostik selbst irgendwie verzögert, wird man in den sehr selten vorkommenden Fällen für die dann mögliche Ausschluß- oder Bestätigungsdiagnose einer Tuberkulose ex juvantibus dankbar sein. Das gilt besonders für Patienten, die wegen erhöhten Operationsrisikos einer zwingenden Operationsindikation bedürfen.
Paresen des N. phrenicus oder des N. recurrens entstehen *fast immer* aus dem Übergreifen maligner Prozesse, *selten* sehen wir jedoch auch gutartige Prozesse mit dieser Symptomatik, wie posttuberkulöse Indurationen, Silikose oder Sarkoidose.
Pleuraexsudate sind bekannt heterogen. Ähnlich der früheren Devise, daß jedes Pleuraexsudat unklarer Genese einer Tuberkulose zukommt, gilt heute der Grundsatz, daß jedes unklare rezidivierende Pleuraexsudat ab dem 4. Lebensjahrzehnt karzinomverdächtig ist, abgesehen von den bei jüngeren Menschen auftretenden Pleuramesotheliomen. *Hämorrhagische Exsudate* sind auf ein Karzinom natürlich besonders verdächtig, wenn auch daran zu erinnern ist, daß sie durchaus auch bei Tuberkulosen und verschiedenen anderen Lungen- oder Pleurakrankheiten vorkommen können.

Therapie

Operative Therapie

Gemessen an dem statistischen Erfolg der 5-Jahres-Heilung ist die operative Behandlung des Bronchialkarzinoms nach wie vor die erfolgreichste Therapieform. Mit Ausnahme des kleinzelligen Bronchialkarzinoms stellen Strahlenbehandlung und Chemotherapie derzeit keine Alternativen dar. Unter chirurgischen Gesichtspunkten unterscheidet man 3 Tumorgruppen: kurativ operable Tumoren, palliativ operable Tumoren und inoperable Tumoren.
Die kurative Behandlung des Bronchialkarzinoms besteht in der radikalen Entfernung des tumortragenden Lungenabschnittes sowie der regionalen Lymphknoten. Beim nichtkleinzelligen Bronchialkarzinom ist dies bis zum Stadium T_2, N_1, M_0 möglich, beim kleinzelligen Bronchialkarzinom liegt die Grenze bereits bei dem Stadium T_{1-2}, N_0, M_0. Gemessen an der 5-Jahres-Heilung ist bei dem Stadium N_2 beim nichtkleinzelligen Bronchialkarzinom eine Operationsindikation nur bei ipsilateralem Befall gegeben.
Am Übergang von der radikalen zur palliativen Resektion stehen Tumoren der Gruppe T_3, die im Rahmen einer erweiterten Resektion unter Mitnahme der tumortragenden Strukturen (Rippen, Herzbeutel usw.) operiert werden. Die zentrale Gruppe der Palliativoperationen stellen die nicht mehr radikal operablen nichtkleinzelligen Tumoren ab T_3 oder N_2 mit Komplikationen wie Tumorzerfall, Blutung oder Brustwandschmerzen dar. Zu palliativen Resektionen können gelegentlich auch bei sonst operablem Befund eingeschränkte kardiorespiratorische Funktionsreserven zwingen.
Als inoperabel sind Tumoren anzusehen, die großflächig in benachbarte Strukturen eingebrochen sind und zu venöser Einflußstauung, Plexusschmerzen, Phrenikusparese oder Rekurrensparese geführt haben. Gleiches gilt für eine Pleuritis oder Pericarditis carcinomatosa sowie eine Ösophagusinfiltration. Auch eine kontralaterale Metastasierung sowie Fernmetastasen sind spezielle Kontraindikationen zu einer Operation. Inoperabilität kann aber auch durch allgemeine Kontraindikationen wie Alter, reduzierter Allgemeinzustand, schwere kardiorespiratorische Funktionseinschränkung oder schwere Zweiterkrankung gegeben sein.
Das operationstaktische Vorgehen wird bestimmt durch die Tumorausdehnung. Methoden der Wahl sind Lobektomie und Pneumonektomie. Die Mitnahme der regionalen und mediastinalen Lymphknoten dient dabei der Radikalität, ist aber auch zum Zwecke des Stagings in Ergänzung des mediastinoskopischen Befundes obligat. Gelingt die radikale Tumorentfernung durch Lobektomie, so ist dieser gegenüber der Pneumonektomie der Vorzug zu geben, da bei vergleichbaren Langzeitergebnissen die Morbidität nach Lobektomie geringer ist. Als Entscheidungshilfe muß im Zweifelsfalle die intraoperative Schnellschnittuntersuchung herangezogen werden.
Unter den parenchymsparenden Operationen bei eingeschränkten pulmonalen Funktionsreserven spielt bei der kurativen Behandlung nur die Manschetten-Resektion eine Rolle. Sie ist angezeigt, wenn aus funktionellen Gründen eine Pneumonektomie nicht möglich ist. Segment- und Keilresektion dagegen sind bei der operativen Behandlung des Bronchialkarzinoms mehr im Sinne einer Palliation zu sehen.
Zeigt sich während eines geplanten Eingriffes, daß der Tumor im Gegensatz zur präoperativen Diagnostik technisch nicht resektabel ist, muß der Eingriff mit der Exploration des Situs als Probethorakotomie abgebrochen werden. Ein Anteil von mehr als 10% Probethorakotomien am gesamten Operationsgut sollte nicht überschritten werden, da er in der Regel gegen die Qualität der präoperativen Diagnostik spricht.
Die Ergebnisse der operativen Behandlung sind nach wie vor bescheiden. Zwar ist dank der verbesserten präoperativen Diagnostik, der Verfeinerung der Operationsmethoden und der verbesser-

ten postoperativen Überwachung eine Senkung der Frühmortalität nach Lobektomie auf 2–5% und nach Pneumonektomie auf 10% erreicht worden, die Gesamt-5-Jahres-Überlebensquote aller resezierter Bronchialkarzinome – unabhängig vom Zelltyp – liegt aber nach wie vor bei 20–30%.

Radiotherapie

Die Indikation zur Strahlentherapie und die Erfolgsaussichten hängen von der Histologie und dem Ausbreitungsmuster des Neoplasmas sowie von zusätzlichen Erkrankungen und Vorbehandlungen ab.

Bei operablen Tumoren wird der chirurgischen Intervention das Primat zuerkannt, wenn auch vereinzelt über entsprechende Ergebnisse mit der alleinigen Radiatio berichtet wurde. Inoperable Fälle können bei ausreichendem Allgemeinzustand (Karnofsky-Index mindestens 60%) nach Ausschluß von Fernmetastasen, schwerer chronischer respiratorischer Insuffizienz, tumorhaltigem Pleuraerguß usw. einer potentiell kurativen Strahlentherapie unterzogen werden, wobei die regionären Lymphabflußwege (Mediastinum) in das Feld einbezogen werden können.

Mit zunehmender *Gesamtdosis* (GHD = Gesamtherd- bzw. Referenzdosis) vergrößert sich die Chance der lokalen Tumorvernichtung. Neben der Gesamtherddosis sind Fraktionierungsrhythmus und Behandlungsdauer (NSD = Normal-Standard-Dose) von Bedeutung.

6000 rd (60 Gy) sollten beim nichtkleinzelligen Bronchialkarzinom zur Tumorvernichtung in etwa 6 Wochen eingestrahlt werden. Die besten Ergebnisse werden in Dosisbereichen zwischen 6000 und 7000 rd (60 und 70 Gy) erzielt, wobei bisher nicht entschieden werden konnte, ob eine Fraktionierung in regelmäßigen Abständen bis zur Gesamtherddosis oder ein Split-Course-Regime vorteilhafter ist.

Als *Fraktionierungsschemata* werden 5mal 200 rd (2 Gy) bzw. 4mal 250 rd (2,5 Gy) wöchentlich vorgeschlagen.

Präoperative Bestrahlung

Kurzzeitige Vorbestrahlungen mit 2000–3000 rd (20–30 Gy) und rasch folgender Operation oder präoperativer Langzeitvorbestrahlung zwischen 4000–6000 rd (40–60 Gy) mit nachfolgender Erholungspause bis zum chirurgischen Eingriff werden diskutiert (bei etwa 50% der Patienten war histologisch kein Tumor mehr im Zielvolumen nachweisbar, wenn innerhalb von 6 Wochen 5mal 200 rd (2 Gy) pro Woche eine GHD von 60 Gy eingestrahlt wurde).

Postoperative Bestrahlung

Die Radiotherapie nach Operation kann prophylaktisch (adjuvant) oder nach nicht radikal entferntem Tumor bzw. lokalem Lymphknotenbefall erfolgen, die GHD soll um 6000 rd (60 Gy) betragen.

Kleinzelliges Bronchialkarzinom

Die Kombination von Bestrahlung und Chemotherapie ist heute die Therapie der Wahl (bei alleiniger Bestrahlung erfolgt die Metastasierung primär extrathorakal, bei alleiniger Chemotherapie intrathorakal [lokales Rezidiv]). Chirurgische Interventionen sind die Ausnahme, so gehören auch prä- wie postoperative Bestrahlungen zu den Seltenheiten.

Während bei alleiniger Radiotherapie Gesamtherddosen um 6000 rd (60 Gy) eingestrahlt werden, sind GHD um 4000 rd (40 Gy) bei Kombinationsschemata (Radiatio und zytostatische Chemotherapie) üblich. Die Behandlungsstrategien bei der kombinierten Radio-/Chemotherapie sind sequentiell, simultan oder aufeinander folgend. Das Neurokranium wird bei Einbeziehung in den Bestrahlungsplan mit 3000 rd (30 Gy) Gesamtherddosis belastet.

Die Fraktionierung entspricht der der Bronchialneoplasien anderer Histologien.

Die frühe und rasche Metastasierung selbst bei kleinstem Tumorvolumen erfordert eine weiträumige Ausweitung des Zielvolumens über den Primärtumor hinaus; Mediastinum, zervikale Lymphabflußbahnen und Neurocranium sollten in das Strahlenfeld involviert werden. Die patientenindividuelle Festlegung weiterer Zielvolumina hängt vom Stadium der Erkrankung ab (Limited-, extensive diseases, Generalisation; s. Tab. 3.**37**).

Nebenwirkungen

Nebenwirkungen sind wesentlich von der GHD, dem Fraktionierungsrhythmus, der Größe des Zielvolumens und den zusätzlichen Behandlungen (zytostatische Chemotherapie!) abhängig. Neben dem Allgemeinzustand des Patienten spielt auch dessen individuelle Reaktion auf die Strahlentherapie eine bedeutsame Rolle. Zum Abbruch der Behandlung zwingen gelegentlich allgemeine Strahlensyndrome. Als akute Nebenwirkungen treten Radiodermatiden, seltener Dysphagien, Husten und Dyspnoe auf, auch Ösophagiditiden und kardiale Veränderung (Verlängerung der QT-Zeit) sind reversibel, Bronchopneumonien, die sich unter Behandlung manifestieren, sind antibiotisch beherrschbar.

Radiodermaditiden unterschiedlichen Grades sind bei Applikation höherer Gesamtdosen zu erwarten. Fetthaltige Salben haben sich bei mäßiger Ausprägung – bei den selteneren stärkeren Veränderungen (bis hin zur Epitheliolyse) mit Cortisonzusatz gut bewährt. 6 Wochen nach Bestrahlung sind die Erscheinungen in der Regel abgeklungen.

Die Toleranzdosen (Schwellenwerte zur Schädigung) bestimmen die organspezifischen Nebenwirkungen. Von den späten Strahlenfolgen ist die Myelopathie, die bis zum Querschnitt führen kann, die gravierendste, sollte aber bei den heutigen Möglichkeiten durchaus vermeidbar sein.

Unvermeidbar sind ab etwa 20 Gy radiogene Veränderungen des Lungengewebes im Bereich des

Zielvolumens im Sinne einer Strahlenpneumonitis, die in ein akutes, exsudatives und fibrotisches Stadium eingeteilt werden. Das exsudative Stadium beginnt nach etwa 6 Wochen und geht etwa 3 Monate nach Therapieende in die fibrotische Pneumonitis (Fibrose) über.

Prädisponierend zur Strahlenpneumonitis bzw. Fibrose sind jegliche Formen von Vorerkrankungen der Lunge (z. B. Lungenüberblähung). Trockener Husten, Temperaturerhöhung und leichte Dyspnoe werden als klinische Symptome gewertet, im Rö-Thoraxbild findet sich im bestrahlten Bereich eine diffuse Transparenzminderung mit unscharfen Grenzen. Steroide werden zur symptomatischen Therapie empfohlen. Seltene Spätreaktionen sind Hyperpigmentierung, Teleangiektasien und Hautatrophien.

Reaktivierungen tuberkulöser Residuen oder negative Wirkungen auf aktive spezifische Prozesse können bei gleichzeitigem Einsatz einer wirksamen bei aktiven Befunden kombinierten antituberkulösen Therapie vermieden werden.

Palliative Strahlenbehandlung

Die *palliative Strahlenbehandlung* des Bronchialkarzinom ist allgemein eingeführt. Absolute Indikationen stellen lebensbedrohliche Symptome dar: z. B. die obere Einflußstauung, die durch Kompression der oberen Hohlvene eine venöse Drucksteigerung in der oberen Körperhälfte bedingt. Hier müssen auch, um einer Thrombosierung der Gefäße vorzubeugen, in wenigen Fraktionen Dosen bis zu 3000 rd (30 Gy) appliziert werden; in kurzer Zeit wird eine Beseitigung der Einflußstauung erreicht. Kompressionen der Bronchien sind weitere Indikationen. Verschlüsse des Ober- und Mittellappens können häufig beseitigt werden. Querschnittslähmungen aufgrund von Wirbelsäulenmetastasen können bei täglicher Fraktionierung mit hohen Dosen zumindest vorübergehend aufgelöst werden. Osteo- und zerebrale Metastasen sind ebenfalls günstig beeinflußbar. Auch weniger gravierende Symptome wie Hämoptysen, Husten, Dyspnoe und Schmerzen werden in einer beträchtlichen Anzahl von Fällen durch Radiotherapie vermindert. Das Pancoast-Syndrom stellt eine komplexe Tumorerkrankung dar, die meist nur palliativ angehbar ist; auch wenn vereinzelt Heilungen durch Vorbestrahlung, Operationen, nachfolgender Inplantation radioaktiver Seeds beschrieben sind, bleibt die Prognose allgemein infaust.

Weitere strahlentherapeutische Möglichkeiten

Ob die *Neutronentherapie,* evtl. in Kombination mit locker ionisierenden Strahlen, zu einer Therapieverbesserung führt, muß abgewartet werden.

Bei *Pleurakarzinosen* besteht die Indikation zu einer intrapleuralen Instillation radioaktiver Substanzen. β-Strahler kommen aufgrund der hohen Ionisationsdichte und der limitierten Eindringtiefe bei geringer Ganzkörperdosis bevorzugt zur Anwendung (z. B. ^{90}Yttrium-Silikat).

Der Stellenwert der Applikation *hyperbaren Sauerstoffes* (Sauerstoffüberdruckbehandlung) zur Radiotherapie oder die Bestrahlung unter *Hyperthermiebedingungen* ist trotz positiver Mitteilung nicht eindeutig determiniert.

Interstitielle Therapiemodalitäten, z. B. Bestrahlung mit ^{125}Jod, haben ermutigende Resultate erbracht.

Die Wertigkeit von *Radiosensitisern* ist im Tierexperiment verifiziert, die Praktikabilität in der Strahlentherapie wird überprüft.

Zytostatische Chemotherapie

Der schwer objektivierbare Wert einer zytostatischen Therapie des inoperablen Bronchialkarzinoms hinsichtlich einer Lebensverlängerung bei ausreichender Lebensqualität gilt nach mehreren Studien der letzten Jahre lediglich noch für die Behandlung der nicht-kleinzelligen Bronchialkarzinome. Die Ergebnisse beim kleinzelligen Bronchialkarzinom hingegen sind eher als ermutigend einzuschätzen. Die Indikation zur zytostatischen Chemotherapie kann letztlich nur im Zusammenhang mit der Indikation zur Operation und zur Strahlentherapie gesehen werden. Sie gilt im wesentlichen für folgende Fälle:

1. Jedes kleinzellige Bronchialkarzinom, in Kombination mit Bestrahlung. Eine Operation wird nur bei peripheren solitären Herden angestrebt werden.
2. Großzellig-undifferenzierte Bronchialkarzinome, sei es in Kombination mit Operation und Bestrahlung oder sei es im Metastasenstadium als alleinige zytostatische Therapie. Die Erfolge entsprechen nicht denen beim kleinzelligen Karzinom, sind aber besser als beim Plattenepithel- und Adenokarzinom. Eine Indikation ist jedenfalls bei Einflußstauung, vitalbedrohlichen Stenosierungen der zentralen Atemwege sowie anderweitig nicht beeinflußbaren Tumorschmerzen gegeben.
3. Plattenepithel- und Adenokarzinome, vor allem, wenn durch Lokalisation des Tumors oder der Metastasen Schmerzen verursacht werden, eine Radiatio jedoch nicht oder nicht mehr möglich ist, ferner bei Einflußstauung und vitalbedrohlichen Stenosierungen der zentralen Atemwege.
4. Unabhängig vom histologischen Typ zur lokalen Instillation bei Pleura- oder Peritonealkarzinosen, wobei sich hier allerdings in letzter Zeit die weitere Möglichkeit der intrapleuralen Instillation von Radiopharmaka (z. B. ^{90}Yttrium-Silikat) ergeben hat.

Nach dem derzeitigen Stand unseres Wissens kann nur die kombinierte, *intermittierende, hochdosierte Chemotherapie* empfohlen werden. Die Begründung für eine *kombinierte* Chemotherapie ist mehrfach:
1. Die meisten Substanzen treffen maligne Zellen nur in engen, jedoch unterschiedlichen Phasen der Sensibilität (z. B. Spindelgifte, Alkylantien, Antimetabolite), so daß ein besserer Effekt durch Kombination zu erwarten ist.

2. Nur geringe Addition der an verschiedenen Erfolgsorganen ansetzenden Nebenwirkungen.
3. Verzögerungen der durch Mutation und Selektion entstehenden Zellresistenzen (ähnlich den bakteriellen Resistenzen).
4. Möglicherweise auch eine gekreuzte Sensibilisierung (kollaterale Empfindlichkeitssteigerung bestimmter maligner Zellen gegenüber anderen Medikamenten).

Der Vorteil *intermittierender hochdosierter* Chemotherapie liegt in der besseren Verträglichkeit und der Möglichkeit ambulanter Intervallapplikation. Vorschädigungen des Knochenmarks u. ä., schlechter Allgemeinzustand, Hirnmetastasen (Blutungsgefahr) und größerer Tumormassen verschlechtern die Aussichten einer Chemotherapie. *Kontraindikationen* sind Leukozytenzahlen unter 2000/µl (2×10^9/l), Erythrozytenzahlen unter 3,0 Mill./µl (3×10^{12}/l) und Thrombozytenzahlen unter 50 000/µl (50×10^9/l).

Das schnelle Wachstum macht das *kleinzellige Bronchialkarzinom* einer zytostatischen bzw. radiologischen Therapie zugänglicher. Vor Einleitung einer derartig aggressiven Therapie ist jedoch nach histologischer Sicherung der Diagnose und neben der allgemeinen Labordiagnostik die Durchführung folgender Zusatzuntersuchungen im Rahmen eines genauen „Stagings" erforderlich: Skelett-Szintigraphie, Oberbauchsonographie, Sternalpunktion (evtl. Beckenkammbiopsie) und Mediastinoskopie. Bei klinischem Hinweis auf weitergreifende Organbeteiligung auch Hirnszintigramm bzw. Computertomogramm, Ganzkörpercomputertomogramm sowie Laparoskopie. Neben der Strahlentherapie (s. dort) kann folgendes Schema der zytostatischen Therapie angewandt werden:

In der Initialphase Infusionen in 21tägigen Intervallen (je nach Blutbild); Dauer der Infusion durchschnittlich 2 Stunden. Bei Infusionsbeginn werden Prednisolon sowie ein Antiemetikum injiziert. In ca. 10minütigem Abstand werden dann 600 mg pro Quadratmeter Körperoberfläche des Antimetaboliten 5-Fluoro-uracil, 1,4 mg/m² Vincristin sowie 25 mg/m² des Antimetaboliten Methotrexat appliziert. Dem Rest der Infusionslösung werden darauf 600 mg/m² Cyclophosphamid beigegeben (Tab. **3.42**). Bei jeder 3. Applikation wird als erstes Medikament das zytostatisch wirksame Antibiotikum Adriblastin in einer Dosierung von 60 mg/m² injiziert. Wegen der bekannten Myokardtoxizität wird Adriblastin lediglich bis zu einer maximalen Gesamtdosis von 450–500 mg/m² KO gegeben. Zur Prophylaxe der peripher-neurotoxischen Nebenwirkungen des Vincristins wird nach Infusion 1 Amp. Vitamin B_6 appliziert.

Nach der Einleitungsphase werden die Therapieintervalle je nach Behandlungserfolg auf 3–4 Wochen ausgedehnt. Gesamtdauer der Chemotherapie bis zur Erfolglosigkeit bzw. Unverträglichkeit oder klinischer Vollremission. Es ist noch offen, ob die Chemotherapie nach 3 Jahren ausgesetzt werden darf, ohne die Rezidivrate zu erhöhen.

Vor jeder zytostatischen Therapie ist ein Differentialblutbild einschließlich Thrombozytenzählung unerläßlich. Als zusätzliche Laborparameter sollten Nierenretentionswerte, Harnsäure, Transaminasen, Elektrolyte und Urinstatus sowie ein Elektrokardiogramm vorliegen.

Unter dieser Behandlung wird für Patienten mit „limited disease" eine mittlere Überlebenszeit von 12,2 und bei denen mit „extensive disease" eine Überlebenszeit von 7,5 Monaten erreicht (Tab. **3.43**).

Bei der Therapie der *nicht-kleinzelligen Bronchialkarzinome* bleibt die möglichst radikale Operation nach wie vor Therapie der Wahl. Die Frage nach dem Nutzen einer zytostatischen Behandlung kann hier wegen des deutlich langsameren Wachstums zum jetzigen Zeitpunkt nicht präzise beantwortet werden. Eine Wertung der in einer Vielzahl aufgestellten, unterschiedlichen Behandlungsschemata – von Monotherapie bis zur Kombination von 5 und 6 verschiedenen Zytostatika – erscheint weitgehend unmöglich, da gut dokumentierte Vergleichskollektive zwischen radiologisch und/oder chemotherapeutisch Behandelten und Unbehandelten fehlen. Die Chemotherapie hat bislang bei allen nicht-kleinzelligen Bronchialkarzinomen nur wenig Fortschritte gebracht. Nach bisherigen Analysen scheinen sich für das Plattenepithelkarzinom – dem häufigsten Lungentumor – Kombinationen mit Cyclophosphamid, Adriblastin und Methotrexat am besten zu eignen. Aber auch eine Kombination mit ACO (Adriblastin, Cyclophosphamid, Oncovin) oder mit CAP (Cyclophosphamid, Adriblastin und dem neueren cis-Platinum-40 mg/m²) werden zur Therapie des Plattenepithel- wie auch des großzelligen Karzinoms empfohlen. Für das Adenokarzinom sind eher Kombinationen mit Oncovin oder 5-Fluoro-uracil vorzuschlagen. Für die Zukunft lassen Kombinationen mit Zytostatika – wie z. B. cis-Platinum und Ethoposit (VP 16–213) oder Procarbazin und CCNU möglicherweise bessere Resultate bei nicht-kleinzelligen Lungentumoren erwarten. Einheitliche chemotherapeutische

Tabelle **3.42** Schema zur zytostatischen Therapie des kleinzelligen Bronchialkarzinoms

1. 5-Fluoro-uracil	600 mg/m² KO
2. Vincristin	1,4 mg/m² KO
3. Methotrexat	25 mg/m² KO
4. Cyclophosphamid	600 mg/m² KO
5. Adriblastin	60 mg/m² KO

Tabelle **3.43** Ergebnisse der kombinierten Chemo-/Radiotherapie des kleinzelligen Bronchialkarzinoms (modifiziert nach *Schulz*)

	Patientenzahl = n	Remissionsrate in %	mittlere Überlebenszeit in Monaten
"limited disease"	243	93 (81–100)	16,5 (13,0–22)
"extensive disease"	361	82 (50–100)	9,0 (6,5–12)
Gesamt	504	89 (69–100)	12,1 (8,0–14,5)

Richtlinien können jedoch für die nicht-kleinzelligen Bronchialkarzinome zum jetzigen Zeitpunkt noch nicht gegeben werden. Hier muß man die Ergebnisse weiterer kontrollierter Studien abwarten.

Bisher liegen keine Beweise für eine eindeutige Rangfolge der obengenannten Medikamente hinsichtlich Wirkung und Nebenwirkungen vor. Obwohl über viele neue Behandlungsverfahren berichtet wird, muß festgehalten werden, daß kein Behandlungsregime bessere Ergebnisse zeitigt als die Kombinationen von Endoxan, Adriablastin und Vincristin und/oder die Verabreichung von Lomustin, Methotrexat, Cyclophosphamid, gefolgt von Vincristin, Adriablastin und Procarbazin.

Reduktion der Medikamentendosis je nach Blutstatus auf:

75% bei Leukozyten zwischen 4000 und 5000/μl (4×10^9–5×10^9/l) und/oder Thrombozyten 100 000 bis 150 000/μl (100×10^9–150×10^9/l),
50% bei Leukozyten zwischen 3000 und 4000/μl (3×10^9–4×10^9/l) und/oder Thrombozyten 75 000 bis 100 000/μl (75×10^9–100×10^9/l),
25% bei Leukozyten zwischen 2000 und 3000/μl (2×10^9–3×10^9/l) und/oder Thrombozyten 50 000 bis 75 000/μl (50×10^9–75×10^9/l).

Chemotherapie und Radiotherapie

Rezidive entstehen bei alleiniger Radiotherapie eher extrathorakal, bei ausschließlicher Chemotherapie aber häufiger endothorakal. Diese Erkenntnis führte zur Entwicklung verschiedener „sequentieller" radiotherapeutisch-zytostatischer Therapiekombinationen, etwa 3 Wochen zytostatische Therapie, dann Radiotherapie, dann erneut dieser Turnus, zuweilen auch simultane Radio- und Chemotherapie zur Verkürzung der Krankenhausaufenthaltsdauer. Erste Erfahrungen sind vorsichtig optimistisch, auf gleichgerichtete Nebenwirkungen muß besonders geachtet werden.

Chemotherapie und Resektion

Zunehmend wird die zytostatische Therapie als „Adjuvans" zur operativen und zur Radiotherapie betrachtet. Wenn das primäre Ziel einer Resektion, die totale Entfernung des Tumors nicht gelingt, so gibt doch oft die Reduktion der Tumormasse bessere Voraussetzungen für die Radiotherapie und auch für die Chemotherapie. Seltener ist Anlaß für eine präoperative Chemotherapie gegeben. Nach Absetzen der intermittierenden Polychemotherapie rezidiviert das Tumorwachstum, so daß das vorgesehene Behandlungsschema auf optimale Verträglichkeit zunächst stationär eingestellt werden sollte, dann aber auf Dauer auch über Jahre hinaus ambulant verabfolgt werden muß. Da Tumormassen mit über 10 Bill. Zellen einer Chemotherapie nur noch schlecht zugänglich sind, kann in solchen Fällen auch eine palliative Resektion der Hauptmasse des Tumors mit anschließender Chemotherapie erwogen werden.

Nebenwirkungen

Im Gegensatz zur antibakteriellen Chemotherapie sind die biochemischen Unterschiede zwischen malignen und gesunden Körperzellen wesentlich geringer. Ähnlich dem rasch proliferierenden Tumorgewebe werden auch schnellwachsende normale Gewebe wie Knochenmark, Darmepithelien, Samenzellen und Haarzellen bevorzugt geschädigt. In den *blutbildenden* Organen sind am empfindlichsten: Lymphozytopoese, Granulozytopoese (Infektgefahr!), Thrombozytopoese (Blutungsgefahr!), Erythrozytopoese. Alkylierende Zytostatika (z. B. Cyclophosphamid) schädigen bevorzugt die Leukozyten. Bei einem Abfall unter 2000 μl (2×10^9/l) muß die Therapie unterbrochen werden und kann erst bei Anstieg auf 3000–4000/μl (3×10^9–4×10^9/l) fortgesetzt werden. Hierbei oder bei Frühzeichen einer *Infektion* (Pharyngitis, Pneumonie u. a.) muß sofort eine hochdosierte antibakterielle Breitbandchemotherapie, evtl. auch Corticoide, γ-Globuline, oder eine antimykotische Chemotherapie gegeben werden. Thrombozytopenien sind seltener, Thrombozyten müssen dann aber nach Möglichkeit ersetzt werden, da zerebrale oder andere unstillbare Blutungen drohen. Bei Erythrozytenzahlen unter 3 Mill. kommen Transfusionen mit Erythrozytenkonzentraten in Betracht. Störungen verschiedener rasch wachsender Epithelien des *Magen-Darm-Kanals* (Stomatitis, Enterokolitis), der *Harnblase* (Zystitis), des *Haarwachstums* und des *Nagelwachstums* sind relativ häufig. Antimetabolite wie Methotrexat machen bevorzugt Stomatitis, exsudative Enteropathien, Darmblutungen und Hämorrhagien, die evtl. zum Absetzen des Medikamentes zwingen. Vinblastin macht Verdauungsstörungen und Panzytopenien, Vincristin setzt neurotoxische Störungen wie Parästhesien, Hypästhesien, motorische Ausfälle. Das Mittel wird dann agesetzt werden müssen, ehe es zu schweren polyneuritischen Störungen kommt (Prüfung des Achillessehnenreflexes!). Auch an *allergische* Reaktionen ist zu denken, besonders bei Sensibilisierung durch vorangegangene Chemotherapie. *Metabolische* Störungen nach langer zytostatischer Therapie, wie Anorexie, Gewichtsverluste und Muskelschwund, sind nicht zu vermeiden und können in manchen Fällen durch Corticosteroide, Vitamine und Anabolika gebessert werden. Sie können aber auch zum vorübergehenden oder gar dauernden Absetzen der Medikation zwingen. Bei *Niereninsuffizienz* (cave: cis-Platinum) ist besondere Vorsicht geboten. Bei einer vorbestehenden Leberzirrhose können etwaige Gerinnungsstörungen bei zytostatischer Therapie potenziert werden. In den letzten Jahren wurde vermehrt auf die *kanzerogenen* Wirkungen einer zytostatischen Chemotherapie hingewiesen. Beim Bronchialkarzinom handelt es sich aber um Tumoren mit raschem Wachstum und frühzeitiger Metastasierung (insbesondere kleinzelliges Bronchialkarzinom), so daß diese Bedenken, die sich weniger auf eine rezidivprophylaktische als auf eine prophylaktische Chemotherapie beziehen, hier zurückgestellt werden können.

An *Nebenwirkungskontrollen* sind unerläßlich: Zählung von Leukozyten und Thrombozyten, bei initialer hochdosierter Chemotherapie 2tägig, später 1wöchentlich oder je 1 Tag vor geplantem Therapiekurs. Ebenso wichtig, besonders während der leukozytären Depression, ist die Überwachung *beginnender Infekte* und sofortige intensive Behandlung bei deren Manifestation. Weiterhin sollten regelmäßig überwacht werden: Blutkörperchensenkungsgeschwindigkeit, Leber- und Nierenfunktion, neurologischer Status, EKG, Tumorverhalten und Metastasenzeichen (z. B. Röntgenaufnahme, Szintigraphie).

Immuntherapie

Sie ist immer noch im experimentellen Stadium und grundsätzlich auf eine Stimulation des lymphoretikulären Gewebes und damit eine Steigerung vor allem der zellulären Immunabwehr ausgerichtet. Spezifische aktive Immunisierung beabsichtigt die Bildung spezifischer Antikörper durch abgetötete (bestrahlte) Tumorzellen, unspezifisch aktive Immunisierung mit wiederholten BCG-Applikationen intrakutan, mit Transfer-Faktor oder mit synthetischen Substanzen. Voraussetzung wäre ein noch ausreichender körpereigener Immunmechanismus, das Vorhandensein von immunassoziierten Antigenen und vor allem eine vorherige Tumorreduktion, meist in Verbindung mit Resektion, Chemo- und/oder Radiotherapie.

Supportive Maßnahmen

Je nach Zustand des Patienten kommen vor allem in Betracht: intensive antibakterielle Chemotherapie, Erythrozyten- und Thrombozytenersatz sowie Immunglobuline und evtl. – obwohl noch überwiegend empirisch – Knochenmarktransplantationen. Erhöhte Aufmerksamkeit ist der Infektprophylaxe zu widmen, besonders in Phasen der Leukozytendepression (Mundhygiene, Schleimhautabstriche!). Die Patienten leiden meist an einer (kausalen!) chronischen obstruktiven Bronchitis, die hier besonderer therapeutischer Aufmerksamkeit bedarf: Bronchodilatation, Sekretolyse, Atemgymnastik, zusätzliche Infektbehandlung, Therapie des Cor pulmonale, möglichst Einschränkung von Antitussiva (Infektgefahr) und Mitteln mit Atemdepression (Hyperkapnie).

Nachsorge

Systematische Nachsorge in regionalen, onkologisch erfahrenen pulmologischen Abteilungen ist für eine möglichst optimale Therapie der Bronchialkarzinome eine unabdingbare Voraussetzung geworden, da im Hinblick auf die Entwicklung neuerer diagnostischer und therapeutischer Verfahren dem Hausarzt die Alleinversorgung nicht mehr zugemutet werden sollte. Die ambulante klinische Nachbetreuung dieser Patienten umfaßt neben der Langzeitüberwachung nach der Primärbehandlung unter Zuhilfenahme spezieller diagnostischer und therapeutischer Maßnahmen auch eine intensive psychosoziale Führung, wobei die Patienten auf gesetzliche und karitative Hilfen hinzuweisen und ggf. mit Sozialarbeitern oder Sozialämtern zusammenzuführen sind. Eine gut funktionierende Tumorambulanz leistet darüber hinaus einen wesentlichen Beitrag zur lückenlosen Dokumentation der Krankheitsverläufe und der Wirksamkeitsprüfung bisheriger Therapieschemata. So lassen sich auch rezidivprophylaktische Studien beim kurativ behandelten Bronchialkarzinom durchführen und die Informationsweitergabe an den mitbetreuenden Hausarzt sichern. Um diesen vielfältigen Aufgaben gerecht zu werden, sind entsprechende räumliche und personelle Ausstattungen notwendig, die derzeit häufig noch unzureichend verwirklicht sind.

Diagnostisches Nachsorgeprogramm:

A *Routineprogramm:*
  Anamnese
  Klinischer Status
  Thoraxröntgenaufnahme
  Laborstatus: BSG, kleines Blutbild, alkalische Phosphatase, Transaminasen, Serumkreatinin

B *Zusatzdiagnostik bei Verdacht auf Progredienz:*
  Ergänzender Laborstatus:
  Serumelektrolyte, Gesamteiweiß und Elektrophorese, Bilirubin, LAP, Gerinnungsstatus, Harnsäure
  Pneumologische Diagnostik:
  Thoraxdurchleuchtung, Tomographie, Pleurapunktion, Broncho- und/oder Thorakoskopie
  Sonographie
  Nuklearmedizinische bzw. spezielle Röntgendiagnostik

Prophylaxe

Öffentlichkeitsarbeit

Die Prophylaxe ergibt sich aus unseren heutigen Kenntnissen der Ursache. Bei kaum einer anderen Krankheit ist der Satz: „Prophylaxe ist die beste Therapie" so sinnvoll wie beim Bronchialkarzinom, zumal die Therapie selbst nur geringe Chancen bietet. Voran stehen als prophylaktische Aufgaben:
1. Inhalationsrauchen beseitigen bzw. entschärfen,
2. Reduktion beruflicher Risiken,
3. Reduktion allgemeiner Luftverschmutzung,
4. Ermittlung von Risikogruppen.

Die Möglichkeiten der Massenmedien müssen stärker ausgeschöpft werden. Das Ziel muß sein: *sachbezogene* Risiken und Heilungschancen, individuell angepaßte vermittelnde *Information* mit dem gleichzeitigen Ausdruck der Bereitschaft zur Mithilfe.

1. Wertneutrale Darlegung der Risiken des Inhalationsrauchens.
2. Reduktion der Zigarettenwerbung, besonders gegenüber Jugendlichen! Deren Tabakkonsum nimmt schon ab dem 10.–12. Lebensjahr zu und erreicht bei 20- bis 24jährigen Männern sein absolutes Maximum.
3. „Empfehlungen für staatliches Handeln gegen das Rauchen" (Weltkonferenz über Rauchen und Gesundheit, New York 1975).
4. Entwöhnung vom Inhalationsrauchen.
   Ein gewisses Bewußtsein über Schädlichkeiten des Inhalationsrauchens ist heute verbreitet, doch reicht aus verschiedenen Gründen diese Einsicht nicht aus, die komplexen Bindungen an das Rauchen zu lösen. Hauptziel ist daher die Bereitung gangbarer Wege zur Entwöhnung der vielen Raucher, die dazu grundsätzlich bereit sind. In vielen in- und ausländischen Städten wurden bereits Erfahrungen mit klinisch geleiteten Entwöhnungsambulanzen gesammelt. Medikamentöse Entwöhnung, Aufklärung, Psychotherapie,

„Aversions"-Therapie haben meist nur begrenzten und vorübergehenden Erfolg. Günstiger scheinen neuere Ansätze mit der *Verhaltenstherapie*, besonders der „Selbstkontrolle" zu sein.
5. *Entschärfung der Zigarette:* Nikotinarmut ist für das Bronchialkarzinom irrelevant, oft sogar von höherem Kondensatgehalt begleitet, einer Mischung aus Benzpyren, anderen Kanzerogenen und Reizstoffen. Kohlenmonoxid und Cyan-Wasserstoff setzen möglicherweise Läsionen am Ziliarepithel, die den Kanzerogenen den Weg ebnen. *Zigarettenfilter* wirken nur sehr bedingt und unterschiedlich, Acetatfilter sind im Tierversuch am günstigsten.
6. Informationen über *erste Symptome*, die zum Arzt führen sollten: insbesondere blutiger Auswurf, Reizhusten, Thoraxschmerzen und verschleppte oder rezidivierende Lungenentzündungen.
   Erläuterung von Risikogruppen, Hinweis auf die Notwendigkeit und Nützlichkeit von Prophylaxe und Früherkennung.

Unterrichtung der Ärzte, Studenten, medizinischen Hilfsberufe und der Sozialberufe

Angehörige medizinischer und sozialer Berufe, die selbst angesichts der Öffentlichkeit rauchen, vermögen nicht auf Laien und Patienten prophylaktisch erfolgreich einzuwirken. Der Patient übersieht dabei, daß etwa der Arzt nicht nach seinem besseren Wissen, sondern aus irrationalen Motiven das Rauchen beibehält und folgert aus dem Verhalten des Arztes, daß das Rauchen wohl nicht so riskant sein könne, wenn der Arzt auch selbst raucht. Außerdem müssen der Arzt und die zugeordneten Berufe in regelmäßigen Abständen auf die Wertigkeit der *ersten Merkmale,* die *Definition von Risikogruppen* und die *Möglichkeit von Vorsorgeuntersuchung, rasche Diagnostik* und *nahtlos* anschließender *Behandlung* hingewiesen werden!

Erkennung von Risikogruppen und frühen Merkmalen

Sie sind zweckmäßig in geeigneten Fachpraxen, Ambulanzen, Kliniken und Betrieben mit Hilfe eines standardisierten Anamneseschemas vorzunehmen, durch das Patienten mit erhöhtem Risiko oder mit ersten Merkmalen erfaßt werden. Mindestens sollten derartige Vorsorgeuntersuchungen bei hochgefährdeten Kollektiven, etwa Männern zwischen 40 und 70 Jahren (Operabilität) mit Raucheranamnese, Berufsanamnese oder Bronchitisanamnese, begonnen werden. Bei weiter bestehendem Verdacht wird der Patient der Spezialuntersuchung zugeführt. Hierfür sind *bronchologisch-pneumologische Zentren* dringend zu schaffen.

Das endgültige Ziel der Bekämpfung des Bronchialkarzinoms ist die *lückenlose Prophylaxe.* Patienten, die ihr entgehen, müssen dann im Sieb der *rechtzeitigen Entdeckung* in ferner Zukunft vielleicht schon im Filter echter *Frühentdeckung* erfaßt werden.

Lungenadenomatose

Man unterscheidet eine häufigere noduläre Form, eine diffuse Form und eine Kombination beider. Für die Diagnose müssen 3 Kriterien erfüllt sein:
1. tapetenartige Auskleidung der Alveolen mit hohem schleimbildendem Zylinderepithel,
2. Ausschluß eines Bronchialkarzinoms,
3. Fehlen eines extrapulmonalen Adenokarzinoms.

Der Theorie einer alveolären Genese steht eine solche bronchialer Genese gegenüber. Initialsymptome sind hartnäckiger Husten mit zunächst zähem, später schleimig-schaumigem, voluminösem Sputum, auch blutig tingiert und zunehmende Dyspnoe. Histologisch ist das einzige sichere Zeichen der Malignität Metastasierung im Lymphknoten (ca. 50%); Fernmetastasen sind hingegen selten. Die Verlaufsdauer ist durchschnittlich etwa 12 Monate. Ätiologie und Pathogenese sind stark umstritten, die Therapie ist, abgesehen von lokalisierten Formen palliativ.

Andere Neoplasmen der Lunge

Zahlenmäßig treten die übrigen Neoplasien der Lungen gegenüber den primären Bronchialkarzinomen weit in den Hintergrund. Eine Gruppierung basierend auf anatomischer Lokalisation wird den klinischen Manifestationen am ehesten gerecht und vermeidet weitgehend die häufig problematischere Einteilung in benigne bzw. maligne Tumorformen. So werden hauptsächlich *endobronchiale* und *parenchymatöse* Neoplasien unterschieden, wobei erstere klinisch Husten, Bronchialobstruktion oder Hämoptysen bevorzugt hervorrufen können. Primär parenchymatös lokalisierte Tumoren sind hingegen häufig lange asymptomatisch und werden rein zufällig entdeckt, abgesehen von diffusen infiltrativen Prozessen mit dem klinischen Symptom Dyspnoe.

Der bekannteste Typ eines endobronchial wachsenden Tumors sind *Bronchialadenome* (ca. 1% aller primär pulmonalen Neoplasien des Erwachsenen). Sie werden vorwiegend bei Frauen gefunden, liegen häufig zentral und machen die obengenannten Symptome der Obstruktion bzw. Hämoptyse. Wegen des langsamen Wachstums kann die Symptomatik über Jahre reichen. Bei systematischer Röntgen-Reihenuntersuchung werden auch häufiger peripher liegende Bronchialadenome in Form von Rundherden, jedoch symptomlos gefunden (s. Luftröhre und Bronchien, S. 3.52). Die endobronchialen Neoplasien sind in Tab. 3.44 aufgeführt.

Hamartome liegen häufiger peripher und zeigen sich als symptomlose Rundherde. Die Therapie ist auch bei gutartigen Lungentumoren nach Möglichkeit chirurgisch, da präoperativ die Diagnose oft nicht gesichert werden kann und außer der störenden Symptomatik spätere maligne Entartung – besonders beim Adenom – möglich ist.

Karzinoide machen etwa 80% aller Bronchialadenome aus. Sie liegen entweder zentral oder peripher und werden nach histopathologischen Kriterien in typische und atypische unterteilt. Typische Karzinoide metastasieren relativ selten und die 5-Jahres-Überlebensrate nach Operation beträgt bei Patienten ohne Lymphknotenmetastasen ca. 95%. Sind jedoch Lymphknoten befallen, so reduziert sich die Überlebensrate auf etwa 70%. Im Gegensatz hierzu metastasieren ⅔ aller atypischen Karzinoide, und etwa ⅓ bzw. die Hälfte der Patienten sterben innerhalb von 5 Jahren.

Lungensarkome nehmen im Gegensatz zu den Karzinomen an Häufigkeit nicht zu. Sie wachsen expansiv und führen selten zu einer Bronchusstenose bzw. zu einer Obstruktionspneumonitis. Kolliquation und Lymphknotenmetastasen sind ebenfalls nicht häufig. Die Symptomatik hinsichtlich Husten, Auswurf, Fieber, Schmerzen oder Hämoptysen ist daher arm (Tab. 3.45). Neben endobronchialen und parenchymalen Tumoren sollten auch *pleurale Neoplasien* wie das Pleuramesotheliom (Asbestexposition! jüngere Patienten) und die Pleurakarzinose Erwähnung finden (s. Beitrag „Tumoren der Pleura").

Lungenmetastasen anderweitig lokalisierter Primärkarzinome sind relativ häufig (30%); von diesen treten etwa 15% als alleinige pulmonale Metastasen auf, besonders aus Niere, Schilddrüse, Mamma, Prostata, Hoden und Gastrointestinaltrakt. Da primär Bronchialkarzinome nur selten multipel sind, muß bei mehreren solitären Rundherden immer nach einem primären extrapulmonalen Karzinom gefragt werden, das zuweilen schwer auffindbar ist. Gesicherte solitäre Lungenmetastasen, besonders beim Osteosarkom, erlauben auch eine Resektionsbehandlung.

Literatur

Austgen, M., P. Schlimmer, F. Trendelenburg: Zytostatika in der Therapie des Bronchialkarzinoms. Medizin und Recht I (1981) 67

Becker, H. et al.: Ergebnisse der operativen Behandlung des Bronchialkarzinoms. Dtsch. med. Wschr. 101 (1976) 1553

Cancer Facts and Figures 1981. American Cancer Society, New York 1979

Caplin, M., M. Festenstein: Relation between lung cancer, chronic bronchitis and airways obstruction. Brit. med. J. 1975/II, 678

Davis, A.: Bronchogenic carcinoma in chronic obstructive pulmonary disease. J. Amer. med. Ass. 235 (1976) 621

Doll, R.: The age distribution of cancer in man. In Engel, Larson: Cancer and aging. Nordiska Bokhandels Förlag, Stockholm 1968 (p. 15)

Fontana, R., D. Sanderson, L. Woolner, E. Müller, Ph. Bernatz, S. Payne, W. Taylor: The Mayo Clinic Project for early detection and localisation of bronchogenic carcinoma. Chest 67 (1975) 511

Ganguin, H. G., W. D. Waas: Versuch einer früheren Diagnose des Bronchialkarzinoms durch Verkürzung der Reihenröntgenuntersuchungs-Intervalle für karzinomgefährdete Personen. Z. Erkr. Atmungsorg. 133 (1970) 166

Greenwald, P., A. K. U. Polan: Lung cancer deaths among women. New Engl. J. Med. 301 (1979) 274

Hansen, H. H., O. S. Selawry R. Simon, D. T. Carr, C. E. van Wyk, R. D. Tucker, R. Sealy: Combination chemotherapy of advanced lung cancer. A randomized trial. Cancer 38 (1976) 2201

Heilmann, H. P.: Strahlentherapie des Bronchialkarzinoms. In Hellriegel, K. P., H. Sack: Bronchialkarzinom und Mammakarzinom. Springer, Berlin 1983 (S. 41)

Holoye, P. Y., M. L. Samuels, V. J. Lanzotti, T. Smith, H. T. Barkley: Combination chemotherapy and radiation therapy for small cell carcinoma. J. Amer. med. Ass. 237 (1977) 1221

Huber, H., G. M. Salzer, K. Grünewald, G. Mikucz, H. Hüttenberger, H. Braunsteiner: Das Bronchialkarzinom: Der heutige Stand der Behandlung. Wien. klin. Wschr. 92 (1980) 779

Joss, R., A. Goldhirsch, K. W. Brunner: Das anaplastische kleinzellige Bronchuskarzinom. Dtsch. med. Wschr. 105 (1980) 732

Junge, B.: Lungenkrebs-Sterblichkeit und Zigarettenkonsum in Europa, Nordamerika, Japan und Australien: Regionale Unterschiede und zeitliche Entwicklung. Bundesgesundh.-Bl. 23, Nr. 8 (1980) 114

Tabelle 3.44 Verteilung weiterer endobronchialer Tumoren

Bronchialadenome	
Karzinoide	80%
Adenoid-zystische Karzinome (Zylindrome)	15%
Mukoepidermoidkarzinome	5%
Plattenepithelpapillome	
Granularzellmyoblastome	
Bronchialmelanome	
Bronchiale Metastasen	

Tabelle 3.45 Weniger häufige benigne und maligne parenchymale Neoplasien

Bevorzugt benigne	maligne
Leiomyom	Leiomyosarkom
	Rhabdomyosarkom
Lipom	
Fibrom	Fibrosarkom
Chondrom	Chondrosarkom
Neurofibrom	Neurofibrosarkom
Schwandrom	
Hämangiom	Angiosarkom
Lymphangiom	Lymphangiomyomatose
Hamartom	
	Blastom
	Karzinosarkom

Junginger, T., H. Pichlmaier: Chirurgie des Bronchialkarzinoms. In Hellriegel, K. P., H. Sack: Bronchialkarzinom und Mammakarzinom. Springer, Berlin 1983 (S. 5)

Kellermann, G., Ch. R. Shaw, M. Luyten-Kellermann: Aryl hydrocarbon hydroxylase inducibility and bronchogenic carcinoma. New Engl. J. Med. 289 (1973) 934

Kirsch, M., F. Anstett: Über den Einfluß der Erfassung durch die Volksreihenröntgenuntersuchung auf die Spätergebnisse der operativen Bronchialkrebsbehandlung. Z. Erkr. Atmungsorg. 133 (1970) 177

Klein, H. O.: Chemotherapie des nicht-kleinzelligen Bronchialkarzinoms. In Hellriegel, K. P., H. Sack: Bronchialkarzinom und Mammakarzinom. Springer, Berlin 1983 (S. 19)

Laing, A. H., R. Berry, C. Newman, J. Peto: Treatment of inoperable carcinoma of the bronchus. Lancet 1975/I, 1975/II, 129

Lüdeke, H.: Diagnostik des Bronchialkarzinoms. Langenbecks Arch. klin. Chir. 325 (1969) 490

Mansour, T., F. Trendelenburg: Bronchialkarzinom und Lungentuberkulose. In Brecke, F.: Aktivität der Lungentuberkulose – Probleme des Bronchialkarzinoms. Fortbildung in Thoraxkrankheiten III. Hippokrates, Stuttgart 1967 (S. 254)

Mitrou, P. S., M. Fischer: Zytostatische Therapie des Bronchialkarzinoms in Abhängigkeit vom histologischen Typ. Eine Übersicht. Inn. Med. 6 (1979) 223

Niederle, N., W. Krischke, S. Seeber: Kleinzelliges Bronchialkarzinom – Möglichkeiten und Ergebnisse der Behandlung im Tumorrezidiv. In Schmidt, C. G.: Aktuelle Probleme der Hämatologie und internistischen Onkologie. Springer, Berlin 1983 (S. 69)

Ochs, R. H., G. G. Pietra: Neoplasms of the Lung other than Bronchogenic Carcinoma in Pulmonary Diseases and Disorders, ed. A. P. Fishman. Mc. Graw-Hill, New York 1980 (p. 1437)

Oeser, H., P. Koeppe: Lungenkrebs in statistischer Sicht. Öff. Gesundh.-Wesen 42 (1980) 590

Rees, L. H., J. G. Ratcliffe: Ectopic hormone production by non-endocrine tumours. Clin. Endocr. 3 (1974) 263

Reif, A. E.: Effect of cigarette smoking on susceptibility to lung cancer. Oncology 38 (1981) 76

Saracci, R.: Aspects socio-économiques du cancer du poumon. Schweiz. med. Wschr. 109 (1979) 820

Seeber, S., N. Niederle: Chemotherapie des kleinzelligen Bronchialkarzinoms. In Hellriegel, K. P., H. Sack: Bronchialkarzinom und Mammakarzinom. Springer, Berlin 1983 (S. 11)

Schulz, V.: Chemotherapie des Bronchialkarzinoms. Med. Welt 32 (1981) 1089

Smoking of Health. III Report of the Surgeon general U. S. Dept. of Health, Education and Welfare, Washington/D. C. 1979

Sobin, L. H.: The WHO histological classification of lung tumors: Revised edition. In Wilkinson, P. M.: Advances in Medical Oncology, Research and Education, vol. 11, Clinical cancer principle sites 2. Pergamon Press, Oxford 1979 (p. 5)

Staub, J. J., Ph. U. Heitz: Ektopische Hormonbildung und Tumormarker beim Bronchuskarzinom. Schweiz. med. Wschr. 109 (1979) 810

Sunderman, F. W. jr.: Carcinogenic effects of metals. Procedings 37 (1978) 40

Toomes, H., I. Vogt-Moykopf, H. H. Vollhaber: Tumoren von Trachea, Bronchien, Lunge, Pleura und Mediastinum. In Ott, G., H. Kuttig, P. Drings: Standardisierte Krebsbehandlung. Springer, Berlin 1982 (S. 165)

Trendelenburg, F.: Lung carcinoma: Detection of risk-collection and early symptoms. Scand. J. resp. Dis. Suppl. 89 (1974) 79

Trendelenburg, F., W. Mall: Epidemiologie und Entdeckung des Bronchialkarzinoms. Internist 11 (1970) 303

Vogt-Moykopf, I., C. Arens, D. Zeidler: Der solitäre Lungenrundherd. Med. Welt 28 (1977) 620

Weisenthal, L. M.: Treatment of small cell lung cancer – 1981. Arch. intern. Med. 141 (1981) 1499

WHO Expert Committee on Smoking Control: Controlling the smoking epidemic. WHO Techn. Rep. Ser. No. 636, Genf 1979

Wilde, J.: Risikogruppen und Früherfassung des Bronchialkarzinoms. Z. Erkr. Atmungsorg. 141 (1974) 283

Wilhelm, H., A. Steinsträßer, M. Austgen, K. Micka: ^{81m}Kr. in der Lungendiagnostik. 19th International Annual Meeting Society of Nuclear Medicine – Europe, Bern 1981

World-Helath Statistics Annual 1958–1979. Vital statistics and causes of death. World Health Organisation, Genf 1961–1979

Interstitielle Lungenkrankheiten

J. Hamm

Definition

Interstitielle Lungenkrankheiten werden als polymorphe exsudativ-produktive Reaktionen im Alveolargewebe mit Ausgang in Fibrosen definiert. Verursacht werden sie teils durch exogene Noxen, die mit der Atemluft an die Alveolarwand und das Zwischengewebe gelangen, teils durch endogene Alteration aus dem Organismus, die das Interstitium auf dem Blutweg erreicht.

Im Alveolarbereich erfolgt nicht nur der Gasaustausch, sondern das Zwischengewebe nimmt auch spezifische Abwehrfunktionen mittels humoraler Antikörper oder sensibilisierter Lymphozyten (Immunreaktionen Typ I bis IV nach Coombs und Gell) wahr. Solche Antigen-Antikörper-Reaktionen, besonders die des Typs III und IV, werden inzwischen in der Pathogenese interstitieller Lungenkrankheiten für bedeutsamer angesehen als die allergische Sofortreaktion des Typs I in der Pathogenese des Bronchialasthma beim Erwachsenen.

In diesem Beitrag wird nur ein Teil der interstitiellen Lungenkrankheiten besprochen: pulmonale Manifestationen bei Immunkrankheiten vom Typ der Kollagenosen oder des Rheumatismus, akute und chronische pneumonische Prozesse im Interstitium, die teilweise in die progressive interstitielle Lungenfibrose (Hamman-Rich-Syndrom) einmünden, eosinophile Lungeninfiltrate, eosinophiles Granulom der Lunge, schließlich Lungenerkrankungen durch organische Stäube, durch Gifte und Pharmaka sowie seltene Krankheiten wie hyaline Membranen, Alveolarproteinose, Lipidpneumonien und Mikrolithiasis der Lungen.

Unberücksichtigt bleiben große Krankheitsgruppen wie Silikosen, Silikatosen und andere Pneumokoniosen durch anorganische Stäube, diffuse metastatisch-neoplastische Prozesse, strahlenbedingte interstitielle Lungenveränderungen sowie die meisten entzündlichen Erkrankungen der Lungengefäße wie die essentielle Lungenhämosiderose und das Goodpasture-Syndrom. Sie werden ebenso wie das chronische Lungenödem und die Schocklunge in eigenen Kapiteln besprochen.

Häufigkeit

Disseminierte Erkrankungen des Interstitiums mit Übergang in Lungenfibrose sind im Vergleich zu den übrigen Lungenerkrankungen selten. Die Häufigkeit wird in einem durchschnittlichen klinischen Krankengut auf ungefähr 0,5% geschätzt. Eine beträchtliche Dunkelziffer kann vermutet werden, da ihre Ätiologie meist unbekannt ist, auf jeden Fall wie die Pathogenese und Morphologie uneinheitlich, und lediglich in den Spätstadien von einem röntgenologisch, klinisch und funktionell einheitlichen Krankheitsbild, einer diffusen Lungenfibrose, gesprochen werden kann. Im Gegensatz zum Asthma bronchiale, bei dem die jüngeren Altersgruppen bevorzugt werden, nimmt die mittlere Häufigkeit in den höheren Altersgruppen jenseits des 50. Lebensjahres deutlich zu.

Ätiologie

Die Bemühungen um eine ätiologisch und pathogenetisch begründete Klassifikation der Lungenfibrosen, speziell durch frühzeitige Biopsie und klinisch-morphologische Korrelationsversuche, waren nicht sonderlich erfolgreich. Nach wie vor muß eine beträchtliche Anzahl der interstitiellen Erkrankungen unter dem röntgenologischen Bild einer miliaren Lungenerkrankung als idiopathische, kryptogenetische, ungeklärte Fibrose eingeordnet werden.

Darüber hinaus ist zu bedenken, daß die nach anamnestischen Angaben oder aufgrund von Laborergebnissen vorgenommene Zuordnung zu den Immunkomplexkrankheiten oder in die Gruppe der sog. Kollagenosen hinsichtlich der Ätiologie wenig besagt. Die meisten Systemkrankheiten mit Lungenbeteiligung weisen nämlich als gemeinsames „Reaktionsmuster" morphologisch ähnliche Strukturen auf. Auch eine gewisse familiäre Häufung bei „idiopathisch fibrosierenden Alveolitiden" mit Übergang in Fibrose oder bei der eigenartigen Microlithiasis alveolaris sagt nur vordergründig etwas aus, dagegen letztlich nichts über exogene oder endogene Ursachen.

Pathologische Anatomie

Lungenbiopsie und Post-mortem-Untersuchungen haben zwar weniger als erhofft zur ätiologischen Klassifikation beigetragen, aber das Verständnis des Klinikers für diagnostisch-therapeutische Probleme vertieft und die Antwort auf Fragen nach der Prognose erleichtert. Da für das klinische Verständnis für Struktur und Funktion der gesunden und kranken Lunge die Aussagen des Pathologen von grundlegender Bedeutung sind, erscheint eine grobschematische Rekapitulation der Anatomie im Alveolarbereich nützlich.

Die Austauschzone für Sauerstoff und Kohlendioxyd beginnt mit dem Bronchiolus terminalis, der die kleinste morphologische Lungeneinheit, den Azinus, versorgt (Abb. 3.68). Ungefähr 5 Azini bilden als größere Funktionseinheit das Lungenläppchen, den Lobulus. In den von der Pleura einstrahlenden interlobulären Bindegewebssepten verlaufen die das Blut aus den Azini abführenden Äste der Pulmonalvenen. Peripherwärts verzweigt sich der Bronchiolus terminalis mehrfach in Bronchioli respiratorii oder alveolares 1., 2. und 3. Ordnung. Es folgen 2 Ductus alveolares, die den Zugang zum Saccus alveolaris eröffnen. Diese Alveolarsäckchen werden gegen Überdruck durch sog. Alveolarringe aus elastischen Fasern und glatter Muskulatur geschützt.

Ein enger Kontakt zwischen Kapillarendothelien und Alveolarepithelien wird in der Gasaustauschzone (Abb. 3.69) durch das Interstitium vermittelt. Dieser kapillardünne Raum enthält neben den Basalmembranen der Epithel- und Endothelzellen, die vielfach miteinander verschmelzen, noch Flüssigkeit, kollagenes Bindegewebe und Fibroblasten.

Das Alveolarepithel besteht größtenteils aus sog. Pneumozyten vom Typ I, von denen jeweils 2 mit ihren langen Protoplasmaausläufern die gegenüberliegenden Kapillaren überdecken. Die an das Lumen angrenzende Oberfläche der Epithelien trägt einen dünnen Film aus oberflächenaktiven Phospholipiden („Surfactant", Antiatelektasefaktor), die von großen kubischen alveolären Granulozyten (Pneumozyten Typ II, Septalzellen) produziert werden.

Außer den beschriebenen Strukturen, nämlich den *alveolären* Bindegewebsringen und dem *intralobulären* Bindegewebe, gehören zum Lungenzwischengewebe die *interlobulären* Septen, in denen u. a. die Lymphgefäße vom Lymphsystem der Pleura zusammen mit perivaskulären Lymphbahnen hiluswärts verlaufen (Abb. 3.70). Bei Lymphstauung oder lymphogenmetastatischer Tumorinfiltration imponieren die erweiterten interlobulären Septen im subpleuralen Lungenmantel als sog.

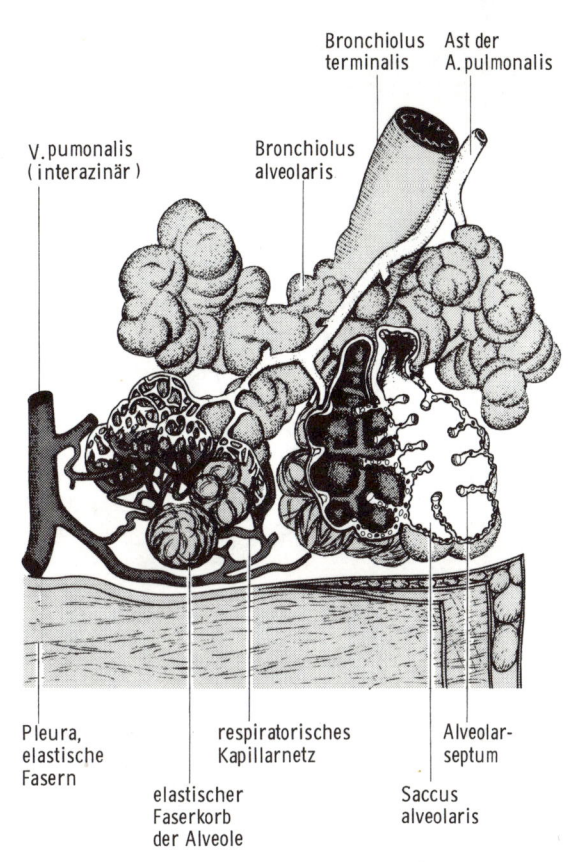

Abb. 3.68 Stück eines Azinus mit Blutgefäßen unter Benutzung eines Ausgusses halbschematisch dargestellt. Im unteren Teil ist die Pleura mit ihren elastischen Fasernetzen in den verschiedenen Schichten angedeutet (aus *Benninghoff, A., K. Goerttler:* Lehrbuch der Anatomie des Menschen. Urban & Schwarzenberg, München 1977)

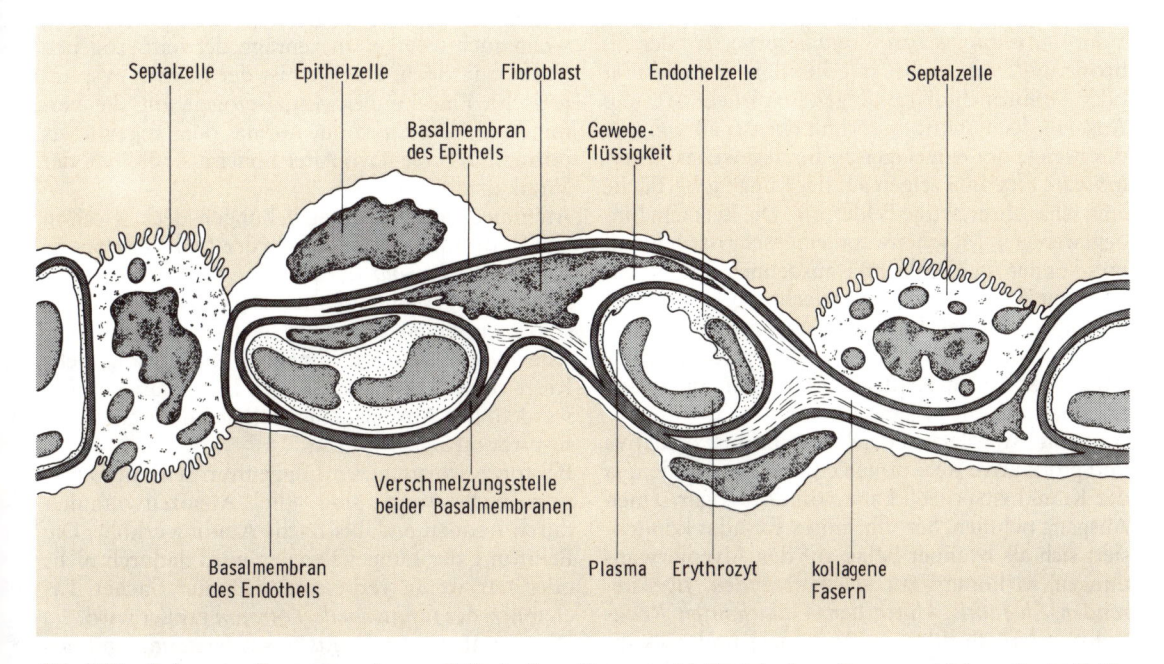

Abb. 3.69 Aufbau der Gasaustauschzone. Epithelzelle = Pneumozyt I; Septalzelle = Pneumozyt II (aus *Cegla, U. H.:* Die idiopatisch fibrosierende Alveolitis. Thieme, Stuttgart 1977)

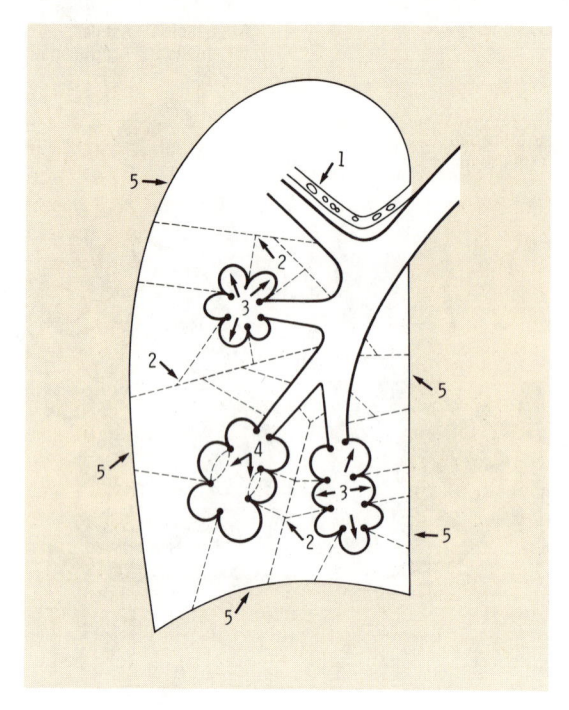

Abb. 3.70 Schema des Lungenbindegewebes (nach *Gil* 1970)
1 periarterielles und peribronchiales Bindegewebe
2 interlobuläres Bindegewebe
3 intralobuläres Bindegewebe
4 alveoläre Bindegewebsringe
5 pleurales Bindegewebe

B-Linien von Kerley. Intralobuläre und interlobuläre Bindegewebssepten bilden zusammen mit den bindegewebigen Strukturen um Arterien und Bronchien sowie dem Bindegewebe der Pleura das sog. *Lungengerüst* (UEHLINGER).
Vom *morphologischen Verteilungsmuster* der Fibrosierung, ob mehr interlobulär, intralobulär oder peribronchiolär, hängen natürlich Art und Ausmaß der Funktionsstörung ebenso ab wie von der Menge des eingelagerten Bindegewebes. *Interlobuläre Fibrosen* zeigen auf der Lungenoberfläche eine schachbrettartige Felderung. Die in einem bindegewebigen Maschenwerk eingeschlossenen Lobuli können sich schlechter ausdehnen, die Alveolarräume werden dadurch schlechter belüftbar. Bei den *intralobulären Fibrosen* gesellen sich zu exsudativen Prozessen in den Alveolarsepten nicht selten auch solche im Zentrum der Lobuli und an den terminalen Bronchiolen.
Auch die Alveolarwand selbst kann in exsudative und produktive Reaktionen einbezogen werden, ja der Krankheitsprozeß kann von dort sogar seinen Ausgang nehmen. Serofibrinöses Exsudat kondensiert sich als hyaliner Belag auf den Alveolarwandungen, es kommt zur *sklerosierenden, fibrosierenden Alveolitis.* Unter den *4 markanten Reaktionsmustern* florider, behandlungs- und rückbildungsfähiger Entzündungen im Interstitium ist dieser „Alveolitistyp" wahrscheinlich die wichtigste Frühphase. Morphologisch geht eine alveolarseptale Rundzellinfiltration meist mit ausgeprägter Alveolarzellschwellung, vorherrschend der Pneumozyten Typ II, einher.
Gewöhnlich ist die *floride Alveolitis* mit einem der folgenden Reaktionstypen kombiniert, entweder dem zwiebelschalenartig aufgebauten *interstitiell-proliferativen Typ* mit knotiger oder fingerförmig verzweigter alveolarseptaler Mesenchymproliferation, oder dem *tuberkuloiden Granulomtyp* (mit epitheloidzelligen Granulomen wie bei der Sarkoidose oder allergischen Lungenerkrankungen durch organische Stäube), und evtl. auch dem *lymphofollikulären Reaktionstyp,* welcher sowohl herdförmig im lymphogenen Abflußgebiet einer Tuberkulose als auch diffus als Krankheit sui generis mit meist subakut-chronischem Verlauf vorkommt.
Das *Endbild* dieser Entzündungstypen, die Lungenfibrose, stellt sich nach OTTO im Großschnitt praktisch nur in zwei morphologischen Formen vor: Entweder als *atelektatisch-indurative Fibrose* oder als *emphysematöse Lungensklerose* („honeycomb lung"), wobei beide Formen durchaus nebeneinander in einer Lunge vorkommen können.

Pathophysiologie

Je nach Krankheitsphase, Strukturtyp der interstitiellen Reaktion und morphologischem Verteilungsmuster können sehr unterschiedliche Funktionsstörungen auftreten, die sich auf die Lungenventilation, Atemmechanik und Atemarbeit, aber auch auf die Sauerstoffdiffusion und allgemein die Lungenzirkulation auswirken.
Charakteristisch für eine *restriktive Ventilationsstörung* sind Verkleinerungen der Vitalkapazität und funktionellen Residualkapazität, gleichsinnig, wenn auch weniger ausgeprägt, der zeitbezogenen Volumengrößen. Dagegen ist der relative exspiratorische Einsekundenwert, bezogen auf die verminderte Vitalkapazität, normal oder sogar übernormal, d. h., je nach Alter höher als 70–75% der Vitalkapazität.
Atemmechanische Untersuchungen decken schon frühzeitig eine Verminderung der *Lungendehnbarkeit (statische und dynamische Compliance)* auf. Kinetische Volumen-Druck-Diagramme in Form sog. Atemschleifen sind wie bei Gesunden schlank, jedoch muß mit zunehmender Inspiration mehr Kraft zur Dehnung der starren Lunge aufgebracht werden. Die Atemschleifen nehmen dann bei tiefer Inspiration Sichelform an.
Bei fortgeschritteneren Lungenfibrosen mit Diffusionserschwerung sind die Atemzeitvolumina durch frequente, dabei flache Atmung erhöht. Die Belüftung der Lungenalveolen wird dadurch nicht oder nur wenig verbessert, da unter flacher Tachypnoe der *funktionelle Totraum* größer wird.
Die Zunahme der *Diffusionswiderstände* und höhere *venöse Beimischung* führen besonders unter körperlicher Belastung zur *arteriellen Hypoxämie*.

Der arterielle Kohlensäuredruck ist, da Kohlendioxid sehr viel besser als Sauerstoff diffundiert, teils normal, teils im Rahmen der Hyperventilation erniedrigt. Bei schweren Lungenfibrosen sind an den großen *alveolo-arteriellen Differenzen im Sauerstoffdruck* (AaDO$_2$) außer erhöhten *Diffusionswiderständen* in den Alveolarmembranen und *verkürzter Kontaktzeit* der Erythrozyten infolge des Unterganges von Kapillaren auch *Verteilungsstörungen* zwischen der Luft-Blut-Phase und vermehrte venöse Zumischung infolge höherer arteriovenöser *Kurzschlußdurchblutung* beteiligt.

Der methodische Aufwand für eine ausreichende *Funktionsbeurteilung* in der Klinik hängt von der Krankheitsphase und den strukturellen Veränderungen in der Lunge ab. In *Spätstadien* einer emphysematösen Lungensklerose kann man sich oft mit spirographischen Messungen der Lungenvolumina und Sekundenkapazität sowie arteriellen Blutgasanalysen in Ruhe und unter körperlicher Arbeit begnügen. Je *diskreter die Veränderungen im Lungengerüst* durch Ödem, Entzündung oder Fibrose sind, desto mehr werden aufwendige Untersuchungsverfahren benötigt, so zur Messung der Lungendehnbarkeit mittels Ösophaguskatheter (statische und dynamische Compliance), der intrabronchialen Strömungswiderstände im Ganzkörperplethysmographen (Resistance), der O$_2$- oder CO-Diffusionskapazität in Ruhe und unter Belastung, schließlich Druckmessung intrakardial und im Lungenkreislauf in Ruhe und auf dem Ergometer. Das EKG zeigt erfahrungsgemäß nur bei sehr fortgeschrittenen Lungenfibrosen eine pulmonale Hypertonie an.

Krankheitsbild

Anamnese

Meist beginnen interstitielle Lungenerkrankungen schleichend mit uncharakteristischen Beschwerden wie Leistungsschwäche, zunehmender Atemnot bei Belastung, Anorexie, Gewichtsverlust, trockenem Reizhusten und etwas schleimigem Auswurf. Fieber besteht gewöhnlich nicht, jedoch glauben sich manche Kranke an häufige Erkältungen und grippale Infekte zu erinnern.

Führendes Symptom ist die *Kurzatmigkeit*. Man kann wie bei Herzkranken 4 *Dyspnoegrade* unterscheiden:

Im Stadium I keine Beschwerden unter den Belastungen des täglichen Lebens, im Stadium IV Ruhedyspnoe und keinerlei Belastbarkeit, in den Zwischenstadien II und III keine Beschwerden in Ruhe, aber leichte bzw. stärkere Atemnot bei körperlichen Belastungen. Diese schematische Einteilung bedarf der objektiven Überprüfung durch die im vorigen Abschnitt besprochenen Lungenfunktionsprüfungen. Nicht selten besteht eine erhebliche Diskrepanz zwischen dem Grad der Funktionseinschränkung und dem Röntgenbild. Meist ist der Funktionsausfall schwerer.

Befunde

Bei Untersuchung des Kranken fällt die flache Tachypnoe auf. Die Zwerchfelle stehen hoch und bewegen sich wenig.

Das Atemgeräusch ist leise, kann aber auch verstärkt und überlagert sein durch ohrnah klingendes inspiratorisches Knisterrasseln, das sich besonders in den basalen Lungenabschnitten bei tiefer Inspiration zum sog. Fibrosequietschen *(Sklerosiphonie)* steigern kann. Zyanose in Ruhe und Polyglobulie sind ebenso wie Uhrglasnägel oder Trommelschlegelfinger Symptome fortgeschrittener Fibrosestadien.

Das *Röntgenbild* ist für die qualitative und quantitative Diagnose einer interstitiellen Lungenkrankheit unerläßlich, obwohl es bei der Frage nach der Funktionseinschränkung häufig, hinsichtlich ätiologisch-pathogenetischer Fragen so gut wie immer enttäuscht. Röntgenologische Grundmuster sind milchglasartige Trübungen infolge dichter Zunahme des interstitiellen Gewebes, retikuläre Zeichnungsvermehrung, oft miliare und mikronoduläre Fleckschatten, wabige Strukturen, interlobuläre Septumlinien (B-Linien nach Kerley), subpleurale Verdichtungen usw. Die Veränderungen sind häufig symmetrisch und scheinen die Mittel- und Untergeschosse zu bevorzugen. Die Lungenspitzen können vermehrt strahlendurchlässig sein, andererseits bei der emphysematösen Lungensklerose im Rahmen einer Sklerodermie oder rheumatischen Lungenbeteiligung gerade die basalen Lungenabschnitte überhellt wirken. In Spätphasen mit grobverzerrter Lungenstruktur ist oft nicht zu entscheiden, ob und wieweit es sich bei den Veränderungen im Röntgenbild um Fibrosen oder Komplikationen durch unspezifische Pneumonien und Pleurareaktionen handelt.

Zur Klärung der Ätiologie ist nach *extrapulmonalen Symptomen* einer Allgemeinerkrankung zu fahnden. Außer den üblichen Labormethoden sind serologisch-immunologische Untersuchungen, Hauttestung, Lymphknoten-, Muskel- und Leberbiopsie heranzuziehen. Besonders in frühen Krankheitsstadien sollte die auch in therapeutischer Hinsicht wichtige Abklärung durch Bronchoskopie, Mediastinoskopie und notfalls Lungenbiopsie angestrebt werden. Bei sorgfältiger Indikationsstellung, einwandfreier Technik und guter postoperativer Überwachung sind sowohl die geschlossene Biopsie mittels Lungenpunktion als auch die offene mittels kleiner Thorakotomie oder im Rahmen einer Thorakoskopie vertretbare Verfahren.

Therapie

Bei Kranken, die erst im Stadium der irreversiblen Lungenfibrose entdeckt werden, ist die therapeutische Situation zwangsläufig schlecht. Es bleiben dann nur *symptomatische Maßnahmen* wie körperliche Ruhe, Sauerstoffatmung, Antibiotika gegen Begleitinfekte, Digitalis und Diuretika bei Rechtsherzinsuffizienz.

Die langfristige Behandlung mit *Corticosteroiden* ist weder eine kausale Therapie noch haben sich trotz ihrer theoretisch guten Wirkungen die klinischen Erwartungen erfüllt. Subjektive Besserungen lassen sich mit Euphorisierung, vorübergehender Hebung des Allgemeinzustandes und Hemmung unspezifischer Begleitinfekte erklären. In der Literatur nahmen die positiven Urteile über Steroide in dem Maße ab, in dem detaillierte Lungenfunktionsprüfungen und/oder Lungenbiopsien zur Verlaufskontrolle durchgeführt worden sind. Auszunehmen von dieser Kritik sind manche Frühformen der desquamativen interstitiellen Pneumonie sowie frühe Stadien der exogen-allergischen Alveolitis durch organische Stäube, wobei aber gerade hier die *Expositionsprophylaxe* oberstes therapeutisches Prinzip sein sollte.

Die Erfolge *immunsuppressiver Therapie* mit Azathioprin, anderen Zytostatika oder D-Penicillamin werden nach wie vor nicht einheitlich beurteilt. Das gilt auch für die Kombinationstherapie mit Corticosteroiden, von der man sich die Unterdrückung oder zumindest Hemmung von Antikörperbildung, Antigen-Antikörper-Reaktionen, Aktivität der Alveolarmakrophagen sowie der Kollagensynthese erhofft hat. Bisher gibt es freilich nur wenige objektive Daten, daß die gegen Prednison resistenten Kranken besser auf Immunsuppressiva ansprechen. Insgesamt kann nach den Erfahrungen der letzten Jahre aber nicht in Abrede gestellt werden, daß unter einer solchen Kombinationstherapie bei einigen schweren Erkrankungen, wie der Wegenerschen Granulomatose, weitgehende Remissionen eintreten können.

Die therapeutischen Effekte aller übrigen versuchten Medikamente, verschiedener Vitamine, Calcium-EDTA, Kaliumparaaminobenzoat, Chlorochin, Salicylaten und anderen Antirheumatika waren nicht überzeugend.

Verlauf und Prognose

Fibrosierende Alveolitiden und interstitielle Pneumonien verlaufen, von exogen-allergischen und einigen idiopathischen Sonderformen abgesehen, entweder akut mit schlechter Prognose oder, häufiger, chronisch-progredient mit Übergang in mehr oder weniger ausgedehnte Lungenfibrosen. Zweifellos gibt es aber bei fast allen früh entdeckten Formen neben langsamer Progression über Jahrzehnte hin auch spontane Remissionen bis zur Heilung.

Daher sollten, selbst wenn die Prognose meist schlecht oder zumindest fraglich ist, pessimistische Urteile über Heilungsaussichten und Lebenserwartung im Einzelfall erst nach sorgfältiger Beobachtung des Verlaufes abgegeben werden. Schlecht ist die Prognose bei älteren Patienten mit Wabenlunge und fortbestehender Aktivität im Immunstatus, d. h. mit abnormen Immunglobulinen, antinukleären Faktoren, LE-Zellphänomen und positiver Rheumaserologie. Wichtigste Todesursache waren respiratorische und kardiale Insuffizienz.

Besonderheiten einzelner interstitieller Lungenerkrankungen

Lupus erythematodes visceralis

Der systemische Lupus erythematodes befällt in ungefähr der Hälfte der Fälle auch Lungen und Pleura. Dabei ist es wie bei anderen „*Kollagenkrankheiten*" schwierig, zwischen spezifischen und unspezifischen Lungenveränderungen zu unterscheiden.

Als *spezifisch* gelten intra- und perialveoläre Entzündungen, hyaline Membranen, Ödem, fibrinoide Degeneration, zelluläre Infiltration der Alveolarsepten, hyaline Kapillarthromben und Kapillarwandödeme sowie flüchtige Lungeninfiltrate. In späteren Stadien sind Fibrosen der Alveolarwand und des übrigen Interstitiums, Lungenschrumpfung und Pleurafibrosen häufig.

Unspezifische lobäre und lobuläre Pneumonien, Abszesse, Empyeme oder Pilzinfektionen leiten vielfach die terminale Krankheitsphase ein. Ein Urteil über Art und Ausmaß der primären Lungenbeteiligung wird durch den häufigen Befall von Endokard und Myokard (Libman-Sacks) mit Lungenstauung und Pleuraergüssen erschwert. Die Einordnung als Erythematodes ist leichter, wenn andere klinische Symptome wie Polyarthralgie, Fieber, Hautveränderungen, Alopezie sowie Nierenbeteiligung bestehen und Leukopenie, LE-Zellphänomen oder antinukleäre Faktoren nachweisbar sind.

Röntgenaufnahmen der Lunge fallen häufig normal aus. Disseminierte perivaskuläre und interstitielle Herde imponieren als flächenhafte oder miliare Verschattungen, deren Form von Tag zu Tag wechseln kann. Bei chronischem Verlauf erinnern knötchenförmige Herde an das Bild der Sarkoidose oder Miliartuberkulose. Recht charakteristisch erscheint eine flächenhafte Verkleinerung der Lunge mit linearen Strukturen besonders basal, die Folge von Vaskulitis und Lungeninfarkten, teilweise auch linearen Atelektasen und Pleuraexsudat in den interlobulären Septen sind. Diffuse Alveolarwandfibrosen sind nicht typisch für den Lungen-LE.

Die *Prognose* des Erythematodes wird optimistischer beurteilt, seit häufiger frühe Stadien und oligosymptomatische Formen erfaßt werden. Nach der Statistik ist früher in einem Viertel aller LE-Fälle die Diagnose erst nach 7 Jahren gestellt worden. Mit Corticosteroiden kann häufig eine eindrucksvolle Besserung erzielt, aber ein tödlicher Ausgang innerhalb weniger Monate keineswegs immer verhindert werden. Ohne Steroide und Antibiotika starben die meisten Kranken an Herzinsuffizienz, Infektionen und allgemeinen „toxischen" Symptomen, während heute renale Verlaufsformen mit Ausgang in Urämie überwiegen. Dann ist es erfahrungsgemäß nicht mehr möglich, die „fluid lung" infolge Niereninsuffizienz von den spezifischen und unspezifischen LE-bedingten Lungenveränderungen abzugrenzen.

In den letzten Jahren ist wiederholt über *erythematodesähnliche* Krankheitsbilder mit LE-Zellphänomen und antinukleären Antikörpern nach *Medikamenten* wie Methyldopa, Hydralazin, D-Penicillamin und Practolol berichtet worden. Die Pathogenese dieses *arzneimittelinduzierten Erythematodes* ist ungeklärt. Wegen häufiger Hinweise auf rheumatische oder allergische Erkrankungen in der eigenen und familiären Anamnese wird eine genetische Disposition diskutiert. Klinische Symptome und serologische Veränderungen sollen nach Absetzen des Medikamentes verschwinden, wenn auch gelegentlich erst nach Jahren. Nur selten wurden bei dem durch Pharmaka induzierten Erythematodes Lungenveränderungen beschrieben.

Panarteriitis nodosa der Lunge

Für die seltene Panarteriitis (Periarteriitis, Polyarteriitis) nodosa ist eine *nekrotisierende Angiitis,* in der Lunge speziell in den Arteriolen und Venolen, und zwar mit und ohne Eosinophilie im Gewebe und Blut charakteristisch. Die Ursache ist unbekannt. Wahrscheinlich handelt es sich um eine hyperergische Reaktion des Gefäßsystems auf verschiedene Noxen, darunter auch Medikamente wie Sulfonamide, Penicillin und artfremdes Serum. Die Beteiligung der *Lungengefäße* wird auf ungefähr 30% mit Bevorzugung älterer Jahrgänge geschätzt. Selten treten pulmonale Symptome wie Infektionen im Respirationstrakt, herdförmige flüchtige Infiltrate, Atemnot und Pleuraschmerzen vor anderen Organmanifestationen auf.

Der *Röntgenbefund* erscheint durch gleichzeitige Rückbildung und Progression in verschiedenen Lungenabschnitten ungewöhnlich bizarr. Gelegentlich ist über freibleibende Lungenspitzen bei diffusem Befall der übrigen Abschnitte, aber auch über das Gegenteil berichtet worden.

Infarktähnliche Lungenherde können einschmelzen mit nachfolgender Kavernenbildung und Hämoptoe. Blutungen aus rupturierten Aneurysmen oder gestauten Gefäßen sollten den Verdacht auf eine essentielle *Lungenhämosiderose* oder ein *Goodpasture-Syndrom* (Lungenhämosiderose in Verbindung mit herdförmiger proliferativer Glomerulonephritis und Hämaturie) lenken.

Morphologisch finden sich neben perivaskulären Granulomen oder nekrobiotischen Knoten im Verbund mit Gefäßläsionen auch eosinophile Infiltrate, epitheloide Zellen, Riesenzellen sowie ausnahmsweise interstitielle Fibrosen. Wenn alle betroffenen Gefäßbereiche im Organismus das gleiche entzündliche Stadium aufweisen, sollte an die bereits erwähnte *Überempfindlichkeitsangiitis* gegen artfremdes Serumeiweiß oder Medikamente gedacht werden.

Die schlechte *Prognose* ist auch durch hochdosierte Steroidtherapie nicht entscheidend verbessert worden. Vorübergehend mag eine eindrucksvolle Besserung der Symptome und des Allgemeinzustandes eintreten, jedoch gibt es bisher noch keine überzeugenden Beweise für ihre lebensverlängernde Wirkung. Angesichts des variablen natürlichen Verlaufes und der Schwierigkeiten, die Panarteriitis nodosa differentialdiagnostisch abzugrenzen, müssen Berichte über die Heilung durch irgendeine Therapie skeptisch aufgenommen werden. Die Krankheitsdauer bis zum Tod beträgt Tage bis einige Jahre, durchschnittlich nur ein halbes Jahr.

Wegenersche Granulomatose

Das von WEGENER 1939 als „eigenartige rhinogene Granulomatose mit besonderer Beteiligung des Arteriensystems und der Nieren" beschriebene seltene Krankheitsbild geht einher mit nekrotisierenden Entzündungsprozessen im Bereich der Nase und Nebenhöhlen sowie oberen Luftwege mit Übergreifen auf die Lungen.

Morphologisch besteht eine diffuse, oft granulomatöse *Vaskulitis* in den genannten Bereichen, ferner in Nieren und Milz mit Infarkten.

Die *Ätiologie* ist ungeklärt. Beschleunigung der Blutsenkung, Eosinophilie und Hyperglobulinämie sprechen für eine *allergisch-hyperergische Gefäßreaktion*. Die reiskern- bis walnußgroßen, meist subpleural, teilweise auch inmitten des Lungenparenchyms gelegenen Knoten schmelzen vereinzelt ein. Die Lungensepten werden zellulär infiltriert. Außerdem greift der Krankheitsprozeß auf die Bronchiolen über und verursacht eine chronische dyskrine Bronchitis mit späterer Bronchiektasie.

Die früher analog der Panarteriitis nodosa infauste *Prognose* mit einer Krankheitsdauer von nur wenigen Monaten kann durch eine Kombinationstherapie mit Corticosteroiden und Immunsuppressiva, wie Azathioprin oder Chlorambucil, sowie Hämodialysen um Jahre verbessert werden. In Einzelfällen sieht man unter einer solchen Therapie sogar eine komplette Remission im Bereich des Nasenrachenraumes und der Lungen. Auch die Niereninsuffizienz kann sich soweit bessern, daß die Kranken wenigstens vorübergehend aus dem chronischen Hämodialyse-Programm entlassen werden können.

Differentialdiagnostische Schwierigkeiten gibt es in ungefähr einem Drittel aller Fälle, in denen eine röntgenologisch eindrucksvolle Lungenbeteiligung den Entzündungsprozessen im Nasopharyngealbereich vorangeht und sowohl die Nieren als auch übrigen Organsysteme unbeteiligt bleiben. Gelegentlich stuft der Pathologe sogar die im Rahmen einer Lungenbiopsie entfernten Rundherde histologisch als *abortive Wegenersche Granulomatose* ein.

Darüber hinaus sind nach klinischen, teils auch

histologischen Kriterien differentialdiagnostisch Rundherde der Lunge bei rheumatoider Polyarthritis, Tuberkulose, Sarkoidose, granulomatöse eosinophile Infiltrate und das bereits erwähnte Goodpasture-Syndrom wichtig.

Noch schwieriger ist die Abgrenzung gegen das ebenfalls letal verlaufende *Granuloma gangraenosum* des Gesichtes *(lethal midline granuloma)*. Im Gegensatz zur Wegenerschen Granulomatose, bei der inzwischen aber ebenfalls Abortivformen bekannt sind, ist es keine generalisierte, systemische Erkrankung. Es zerstört von der Nasenwurzel ausgehend das Gesicht, greift auf den Rachen über und führt schließlich durch Aspiration oder Blutung zum Tode.

Sklerodermie der Lungen

Die Sklerodermie verursacht häufiger als die übrigen „*Kollagenkrankheiten*" ausgeprägte Lungenfibrosen. In der Literatur schwanken die Angaben zwischen 20 und 90%. Meist handelt es sich dabei um Spätstadien, jedoch sind auch Fälle beobachtet worden, in denen eine diffuse Alveolarfibrose den Hautmanifestationen um Jahre vorausging.

Im *Röntgenbild* sieht man eine in beiden Lungenhälften annähernd symmetrische basal-aszendierende „*emphysematöse Lungensklerose*" vom Typ der *Honigwabenlunge*. Das die zystischen Gebilde auskleidende Epithel zeigt eine auffallende Schwellung und Hyperplasie, wodurch ein der Lungenadenomatose ähnliches Bild entstehen kann. Morphologisch lassen sich die Veränderungen häufig nicht von denen des Hamman-Rich-Syndroms unterscheiden. In Zweifelsfällen sollte nach Ösophagussklerosen gefahndet werden, die bioptisch manchmal früher als röntgenologisch nachweisbar sind.

Die *Lungenfunktion* ist oft, auch in Fällen mit nur diskreter mikronodulär-retikulärer Zeichnung, erheblich eingeschränkt. Neben restriktiven Ventilationsstörungen mit Erhöhung der Atemarbeit finden sich oft ausgeprägte Diffusionsstörungen. In Spätstadien mit fortgeschrittenem Bronchiolaremphysem gesellt sich zur restriktiven vielfach eine obstruktive Ventilationsstörung wie auch beim schweren Hamman-Rich-Syndrom.

Eine wirkungsvolle *Therapie* ist nicht bekannt. Eine Verbesserung der *Prognose* erscheint nur denkbar, wenn die Diagnose schon früh in der exsudativen Phase gestellt wird. Später hat die symptomatische Therapie das führende Symptom, die Dyspnoe, zu berücksichtigen und die in Spätstadien häufigen Sekundärinfektionen.

Dermatomyositis

Die Dermatomyositis ist eine seltene Erkrankung. Lungenveränderungen sind noch seltener, sofern man Aspirationspneumonien und fieberhafte Bronchitis als Folge der häufigen Schluckstörungen außer Acht läßt. Es sind aber auch typische interstitielle Pneumonien beschrieben worden, die sogar während der ganzen Krankheitsdauer das klinische Bild beherrschten.

Morphologisch werden im interstitiellen Entzündungsprozeß zahlreiche Plasmazellen, in den Alveolen Ödemflüssigkeit und abgeschilferte Deckzellen gefunden. Der *Röntgenbefund* mit streifigen Verdichtungen ist nicht eindrucksvoll. Perivaskuläre und peribronchiale Sklerosen und interstitielle Fibrosen sind selten so ausgeprägt, daß die Architektonik der Lunge verändert wird.

Die *Ätiologie* ist nicht geklärt, vermutlich nicht einheitlich. Außer allergischen und rheumatischen Prozessen wurden Kohlenmonoxid, Blei, Arsen, Sulfonamide, Penicillin und viele andere Arzneimittel angeschuldigt.

Für die *symptomatische Therapie* haben sich Steroide bewährt, jedoch gibt es trotz hoher Dosis auch völlige Versager. Die *Prognose* ist infaust. Als häufigste Todesursache wurden Pneumonien, Karzinome und maligne Tumoren des retikuloendothelialen Systems beschrieben.

Rheumatismus der Lunge

Rheumatische Lungenaffektionen lassen sich in mehrere Krankheitstypen untergliedern:
1. die akute rheumatische Pneumonie,
2. noduläre rheumatische Lungenveränderungen,
3. die Silikoarthritis (Caplan),
4. die Alveolitis und diffuse Lungenfibrose bei rheumatoider Polyarthritis,
5. die interstitielle Lungenfibrose beim Sjögren-Syndrom,
6. die Lungenfibrose bei der Spondylitis ankylopoetica (Bechterew).

Akute rheumatische Pneumonie

Die akute rheumatische Pneumonie tritt in der aktiven Phase eines rheumatischen Fiebers auf. Sie setzt akut mit Dyspnoe, Zyanose und Husten ein und hat eine ernste Prognose. Morphologisch finden sich Alveolarwandnekrosen mit monozytärer Infiltration des Interstitiums und Exsudation fibrinhaltiger Flüssigkeit in die Alveolarräume, wo sich hyaline Membranen ausbilden.

Der Röntgennachweis der bisweilen nur mikroskopisch kleinen Herde wird durch überlagernde Pleuraergüsse oder Lungenstauung im Gefolge einer Endomyokarditis mit Linksinsuffizienz erschwert. Steroide haben die Prognose verbessert. Im subakuten Stadium treten perivaskuläre Infiltrate mit basophilen Histiozyten sowie typische Rheuma-Granulome auf. Die teils herdförmige, teils diffuse interstitielle Pneumonie ist im Spätstadium morphologisch nicht von den Veränderungen bei der chronischen rheumatoide Polyarthritis zu unterscheiden. Nicht zuletzt deshalb wird diskutiert, ob die akute rheumatische Pneumonie überhaupt ein eigenständiges Krankheitsbild ist, nicht nur die hochakute Phase einer diffusen rheumatischen Alveolitis.

Noduläre rheumatische Lungenveränderungen

Die noduläre Form der Rheumalunge tritt nur selten bei fortgeschrittener rheumatoider Arthritis in Kombination mit subkutanen Rheumaknoten auf. Der histologische Aufbau der pulmonalen und subkutanen Rundherde ist identisch. Die subpleural oder intrapulmonal gelegenen Rundherde können hühnereigroß werden und einschmelzen. Auf Schichtaufnahmen erkennt man dann zentrale, unregelmäßige Zerfallshöhlen. Die Knoten können sich aber auch spontan oder unter Steroiden zurückbilden. Gewöhnlich, auf jeden Fall dann, wenn keine Symptome bestehen, kann man sich mit der Beobachtung des natürlichen Verlaufes begnügen.

Silikoarthritis (Caplan)

Die Silikoarthritis (Caplan) wurde seit Anfang der 50iger Jahre häufig beschrieben. Klinisch ähnelt das Krankheitsbild dem nodulären Rheumatyp. Beschrieben wird das Caplan-Syndrom als grobknotige Pneumokoniose bei Kohlenbergarbeitern mit rheumatoider Polyarthritis. Die Rundherde können schubartig entstehen und rasch zerfallen, aber auch isoliert bestehen bleiben oder im Laufe der Zeit zu Konglomeraten konfluieren. Bei Bergleuten mit Arthritis soll diese Rundherdpneumokoniose ungefähr 50mal häufiger vorkommen als bei Silikotikern ohne Arthritis. Die meist gut abgegrenzten Knoten sind konzentrisch schwarz-gelb geschichtet. Im oft nekrotischen Zentrum finden sich Kollagene. Die abgrenzenden Fibroblasten sind palisadenförmig wie bei rheumatischen Granulomen angeordnet. In bezug auf die Pathogenese wird diskutiert, ob Silikosen zum Rheumatismus disponieren oder Rheumatiker auf quarzhaltigen Staub mit besonders kräftigen Bindegewebsreaktionen in der Lunge reagieren. Ungeklärt ist auch noch die Frage der zeitlichen Verknüpfung von rheumatischen Gelenkprozessen und Silikosen.

Alveolitis und diffuse Lungenfibrose bei rheumatoider Arthritis

Die Lungenfibrose bei rheumatoider Arthritis entspricht dem *Alveolitistyp* mit meist geringer Aktivität und einer langsam progredienten diffusen Fibrosierung. Histologisch sind in Fällen mit höherer rheumatischer Aktivität ausgedehnte Rundzellinfiltrationen der Alveolarwand beschrieben worden, darüber hinaus auch die für eine desquamative interstitielle Pneumonie typischen Veränderungen. Häufiger noch ist der murale Alveolitistyp wie bei der idiopathischen fibrosiernden Alveolitis mit Zerstörung der Alveolarstruktur und Ausbildung einer Honigwabenlunge. Der Verlauf ist meist protrahiert, jedoch kommen auch perakute Verlaufsformen vor. Männer mit rheumatoider Arthritis erkranken häufiger, in der Regel in den ersten 5 Jahren nach Auftreten der Gelenkentzündung. Kranke mit subkutanen Rheumaknoten und hohen Titern der Rheumafaktoren scheinen etwas häufiger an rheumatischen Lungenfibrosen zu erkranken.

Die Therapie mit Antirheumatika und Steroiden wird, zumindest im Hinblick auf den weiteren Verlauf, zurückhaltend beurteilt. Sie kann häufig den Ausgang in eine kardiorespiratorische Insuffizienz nicht verhindern. Remissionen unter der Therapie stehen gleich viele Verschlechterungen gegenüber, weshalb empfohlen wird, bei rheumatischen Lungenerkrankungen Steroide für schwere progressive Fälle mit respiratorischer Insuffizienz als Ultima ratio zu reservieren.

Interstitielle Lungenfibrose beim Sjögren-Syndrom

Beim Sjögren-Syndrom (Keratoconjunctivitis sicca) mit Atrophie der Tränendrüsen, Speicheldrüsen und der Schleimdrüsen in Trachea und Bronchien besteht eine erhöhte Infektanfälligkeit für rezidivierende Lungeninfektionen. Es tritt oft zusammen mit rheumatoider Arthritis oder anderen Bindegewebskrankheiten auf. Die Lungenveränderungen ähneln der diffusen interstitiellen Lungenfibrose.

Lungenfibrose bei der Spondylitis ankylopoetica

Bei der Spondylitis ankylopoetica (Bechterew) finden sich gelegentlich fortschreitende fibrozystische Prozesse, besonders in den Oberfeldern. Histologisch sind bei der Autopsie oder nach Lungenbiopsie chronisch-interstitielle Pneumonien mit Rundzellinfiltrationen, Fibrose und teils großen Zysten beschrieben worden. Tuberkulose, Sarkoidose, Pneumokoniosen, Aspergillosen und andere pulmonale Infektionen mit bevorzugter Lokalisation in den Oberfeldern lassen sich nur durch Biopsie abgrenzen.

Progrediente diffuse interstitielle Lungenfibrose (Hamman-Rich-Syndrom) Diffuse fibrosierende Alveolitis

HAMMAN und RICH haben seit 1933 mehrfach über eine „akute diffuse interstitielle Fibrose der Lunge" berichtet, die klinisch durch starke Dyspnoe, Zyanose und fulminanten Verlauf mit Tod innerhalb von 4–24 Wochen charakterisiert war.
Im Gegensatz dazu versteht man heute unter Hamman-Rich-Syndrom gewöhnlich eine auf die Lungen beschränkte *chronisch-progrediente Lungenfibrose unbekannter Ätiologie mit einförmigem Verlauf*. Die schon um die Jahrhundertwende beschriebene muskuläre Lungenzirrhose (RINDFLEISCH) könnte ebenso wie die Lymphangitis reticularis pulmonum (V. HANSEMANN) Endstadien eines Hamman-Rich-Syndroms entsprechen.
In der Literatur besteht eine außerordentliche Konfusion hinsichtlich der Terminologie. *Einwände gegen* die Krankheitsbezeichnung „Lungenfibrose" liegen nahe, da mit *Fibrose* nur das uncharakteristische Endstadium beschrieben wird, wäh-

rend der aktive interstitiell-proliferative Krankheitsprozeß unberücksichtigt bleibt. Andererseits wird gegen die neuere Krankheitsbezeichnung „*fibrosierende Alveolitis*", evtl. mit dem Zusatz idiopathisch oder kryptogenetisch, eingewendet, daß der entzündliche Prozeß sich keineswegs auf die Alveolarwände beschränke. Unter den vielen Synonymen könnte sich die Überschrift „*Diffuse fibrosierende Pneumonie*" oder „*Diffuse alveolointerstitielle Fibrose*" durchsetzen, nicht zuletzt deshalb, weil dann zwanglos die nachfolgend beschriebene *desquamative interstitielle Pneumonie* (LIEBOW) einbezogen werden könnte. Histologisch folgen sich in den 3–5 *Krankheitsstadien* serofibrinöse Exsudation, Infiltration von mononukleären Zellen, Bindegewebsverdichtungen in den Alveolarsepten mit zahlreichen Fibroblasten und mononukleären Zellen sowie Auskleidung der Alveolarräume durch eine Schicht kubischen Epithels. In den letzten Stadien ist die Lungenstruktur schon grob verändert nach Art einer Honigwabenlunge, die gemeinsames Endstadium von Lungenfibrosen unterschiedlichster Ätiologie ist. Auf dem Großflächenschnitt besteht das mehrfach genannte Bild einer emphysematösen Lungensklerose.

Ein Urteil über die mögliche *Therapie* bei einer mehr oder weniger rasch fortschreitenden entzündlichen Lungengerüsterkrankung mit unbekannter Ätiologie und ungewissem chronischen Verlauf ist schwierig. Corticosteroide sind zumindest in frühen Stadien positiv beurteilt worden, vielleicht wegen zufälliger Einbeziehung der desquamativen interstitiellen Pneumonie. Objektiv war nur selten eine Besserung der Lungenfunktion nachweisbar. Bei benignen Verlaufsformen scheinen die Risiken einer Steroidlangzeittherapie größer zu sein als ihr möglicher Nutzen. Die Wirkung aller übrigen Therapieformen, so auch die Kombination von Steroiden mit Azathioprin oder D-Penicillamin, waren bislang nicht überzeugend.

Desquamative interstitielle Pneumonie (DIP)

Dieses 1965 von LIEBOW beschriebene Krankheitsbild wird seit einigen Jahren vielfach nur noch als therapeutisch wichtige *Frühform des Hamman-Rich-Syndroms* angesehen. Charakteristisch ist eine uniforme *Proliferation von Alveolardeckzellen (Pneumozyten des Typs II)* mit Abschilferung in das Alveolarlumen. Ähnliche Zellen in den Alveolarsepten enthalten in ihrem Zytoplasma gelblich-bräunliches Granula. Die Alveolarwände werden nicht nur durch solche proliferierenden Zellen, sondern später auch durch Retikulin und Kollagen diffus verdickt.

Als *Ursache* sind zumindest für die akuten Verlaufsformen Virusinfekte diskutiert worden. Für die Gruppe der von vornherein schleichend verlaufenden Fälle mit zunehmender Dyspnoe als Hauptsymptom ist die Ätiologie unbekannt.

Röntgenologisch wird als typisch eine dreieckförmige, von den Hili zu den Unterfeldern ziehende schleierartige Trübung, welche die Phrenikokostalwinkel ausspart, beschrieben. Im Gegensatz zu dem meist geringen, gelegentlich sogar normalen Röntgenbefund stehen die *Funktionsstörungen* mit Dyspnoe, Zyanose und Hypoxämie. Eine sichere Diagnose ist nur durch Lungenbiopsie möglich.

In *frühen Krankheitsstadien* haben *Corticosteroide* nicht selten eine eindrucksvolle Besserung von Symptomen, Röntgenbild und Lungenfunktion gebracht. Man sieht aber auch ohne Therapie spontane Remissionen oder zumindest milde Verlaufsformen mit relativ geringer Fibrosierung über Jahre hin. Andererseits haben sich auch manche bioptisch gesicherten DIP-Fälle zu einem Fibrosebild entwickelt, das sich nicht von dem des Hamman-Rich-Syndroms unterschied.

Zur Terminologie histologisch unterscheidbarer pneumonischer Entzündungen im Interstitium hat LIEBOW 1974 folgende *Klassifikation* vorgeschlagen:

1. klassische oder „Usual" interstitielle Pneumonie (UIP),
2. Bronchiolitis obliterans mit klassischer interstitieller Pneumonie (BIP),
3. desquamative interstitielle Pneumonie (DIP),
4. lymphoide interstitielle Pneumonie (LIP),
5. interstitielle Riesenzellpneumonie (GIP).

Wenn sich diese *Klassifikation* auch primär auf histologische Kriterien stützt, gibt es doch gewisse Korrelationen zur Anamnese, dem Röntgenbild und die Therapie. Nachdrücklich wird von LIEBOW betont, daß es sich zunächst nur um *verschiedene Typen der Gewebsreaktion* handele und nicht beabsichtigt sei, spezifische ätiologische Faktoren zu präjudizieren. Sicher können aber histologische Charakteristika Hinweise auf Ätiologie und Pathogenese liefern, mehr noch auf Krankheitsablauf und Prognose, so daß allgemein die Tendenz besteht, die Vorschläge LIEBOWs als Arbeitshypothese zugrundezulegen.

Die Histologie der *gewöhnlichen, muralen Form der interstitiellen* Pneumonie entspricht weitgehend der klassischen Beschreibung von HAMMAN und RICH. Als *experimentelles Modell* für die Entwicklung einer UIP wird die diffuse Alveolarschädigung genannt, die in der Lunge von Patienten *unter Respiratorbeatmung mit Sauerstoff* unter hohem Druck auftritt.

Anschoppung und Ödem in der Initialphase sind gefolgt von hyalinen Membranen gegen Ende des ersten Tages, als Indikator auf eine Schädigung sowohl des Kapillarendothels als auch der Alveolardeckzellen, darunter besonders der membranösen Pneumozyten des Typs I, die weniger widerstandsfähig sind als die des Typs II. Im Gegensatz zu diesen Schäden in der Alveolarwand mit Übergreifen auf die Basalmembran, Zerstörung der Alveolarstruktur mit Übergang in Wabenlunge tritt bei der desquamativen Form (DIP) das intraalveolare Exsudat mit Makrophagen und Typ-II-Granulozyten stärker in Erscheinung. Höchstwahrscheinlich entspricht die Mehrzahl der durch Gifte und Pharmaka verursachten schwergradigen Läsionen in der Lunge dem UIP-Typ, der in leichteren Fällen dann als *„murale Form der fibrosierenden Alveolitis"* beschrieben wird.

Ob die anderen histologischen Varianten mit massenhaft *lymphozytären Infiltraten im Interstitium* (LIP) oder zusätzlich *Riesenzellen* (GIP) bzw. mit *Plasmazellen* (PIP) tatsächlich histologische Krankheitseinheiten darstellen und mehr sind als individuelle unterschiedlich ausgeprägte Reaktionen auf die gleichen Noxen, läßt sich einstweilen nicht beurteilen. Das gilt zunächst auch noch für die *Bronchiolitis obliterans* mit klassischer interstitieller Pneumonie (BIP), ungeachtet dessen, daß sie in der Regel ungünstig verläuft und innerhalb weniger Monate tödlich ausgeht. Verantwortlich für diesen ungünstigen Verlauf sind die großen Exsudatmengen in den Bronchiolen. Hinter stenosierendem Granulationsgewebe finden sich in den Alveolen zahlreiche fettgefüllte Phagozyten, weshalb früher auch von *endogener Cholesterinpneumonie* gesprochen worden ist.

Eosinophiles Lungeninfiltrat

Diese große Krankheitsgruppe ist charakterisiert durch mehr oder weniger flüchtige Lungeninfiltrationen in Verbindung mit Eosinophilie des peripheren Blutes. *Synonyme* sind eosinophile Pneumonie, Lungenverschattungen mit Bluteosinophilie oder Eosinophiliesyndrom.

Sieht man ab von eosinophilen Infiltraten im Rahmen des exogen-allergischen Asthma bronchiale und der Pollenallergie, kann man wenigstens 3 Gruppen aufstellen:

1. *Das flüchtige eosinophile Lungeninfiltrat* (Löffler-Syndrom), ein benignes Krankheitsbild, das klinisch symptomarm verläuft. Röntgencharakteristisch sind unregelmäßig angeordnete, weiche, herdförmige Lungeninfiltrate, die histologisch einer floriden Alveolitis mit zahlreichen Eosinophilen entsprechen. Ätiologisch ist bei uns eine allergische Reaktion gegen Larven von *Askariden,* die wie Larven anderer Nematoden in ihrer Entwicklung die Lungenstrombahn passieren, wahrscheinlich. Weiter sind *Überempfindlichkeitsreaktionen gegen Medikamente* wie Sulfonamide, Penicillin, Nitrofurantoin und PAS zu nennen. Bei grundsätzlich benignem Verlauf könnte bei den wenigen chronischen Formen mit letalem Ausgang eine Periarteriitis nodosa mit Eosinophilie oder eine allergische Angiitis anderer Ursache vorgelegen haben.

2. Die *tropische pulmonale Eosinophilie* (syn. tropische eosinophile Pneumonie) ist eine Kombination von Lungeninfiltrationen, Bronchitis und ausgeprägter Eosinophilie, die besonders in Indien und Ceylon vorkommt. Wahrscheinlich beruht sie auf rezidivierenden Lungeninvasionen durch Mikrofilarien oder Larven von Nematoden, darunter besonders Toxocara canis.

3. Die *chronisch-eosinophile Pneumonie* (syn. chronisch-eosinophiles Lungeninfiltrat) unterscheidet sich vom flüchtigen Löffler-Syndrom durch die größere Anzahl eosinophiler Leukozyten im peripheren Blut, hohes Fieber von ein- oder mehrmonatiger Dauer, Knisterrasseln und ein Röntgenbild ähnlich der einfachen eosinophilen Pneumonie. Die Erkrankung kann schwer und progredient sein mit ausgedehnten, fortschreitenden Infiltrationen im Röntgenbild. Ursächlich sind, meist aufgrund der Anamnese, verschiedene Wurmarten, Arzneimittel, Stäube oder Nahrungsmittel vermutet worden.

Eosinophiles Granulom (Histiozytosis X)

Unter diesem Oberbegriff wurden von LICHTENSTEIN 1953 3 unterschiedliche Krankheitsbilder zusammengefaßt: das *eosinophile Granulom des Knochens*, die *Säuglingsretikulose Abt-Letterer-Siwe* und die *Lipoidgranulomatose Hand-Schüller-Christian*. Es wird heute zunehmende bezweifelt, daß die Histiozytosis X tatsächlich eine nosologische Einheit darstellt, ungeachtet eines *gemeinsamen Charakteristikums*, nämlich der retikulohistiozytären Proliferation und Granulombildung mit eosinophiler Infiltration, Schaumzellenbildung und Übergang in Fibrosen.

Am wichtigsten und häufigsten sind *eosinophile Granulome,* die mit und ohne Knochenbeteiligung vorkommen. Bei verhältnismäßig mildem Krankheitsablauf finden sich in der *ersten* exsudativen Phase Nekrosen mit zahlreichen eosinophilen Granulozyten, in der *zweiten* retikulohistiozytäre Granulome, in der *dritten* diffuse Fibrosen mit typischer Wabenlunge und häufigem *Spontanpneumothorax*.

Mit zunehmender Krankheitsdauer verwischt sich das zunächst eindeutige Bild des eosinophilen Granuloms. Die Verknüpfung von Spontanpneumothorax, osteolytischen Knochenherden oder Diabetes insipidus sollte an die Diagnose eines eosinophilen Granuloms denken lassen. Gesichert werden kann sie intravital nur durch *Lungenbiopsie*. Die Ätiologie ist unbekannt. Steroidtherapie wird in frühen Stadien der Erkrankung empfohlen, obwohl nicht viel dafür spricht, daß der natürliche Krankheitsablauf dadurch wirklich verbessert wird.

Lungenerkrankungen durch anorganische Stäube

Siehe Krankheiten durch physikalische Einwirkungen, Bd. III, Kap. 14

Lungenerkrankungen durch organische Stäube

Organische Staublungen werden heute mit wenigen Ausnahmen definiert als *klinisches Syndrom einer exogen-allergischen Alveolitis* oder *Bronchioloalveolitis,* die durch eine Vielzahl von inhalierten organischen Materialien, darunter beson-

Tabelle 3.46 Exogen-allergische Alveolitis und Lungenfibrose durch organische Stäube

Krankheit	Antigen (Allergen)	Antigenkontakt
Farmerlunge	Thermoactinomyces vulgaris	Schimmliges Heu
Drescherlunge	Micropolyspora faeni	Schimmliges Getreide
Pilzarbeiterlunge	Thermoactinomyces vulgaris Micropolyspora faeni	Kompost aus Pferdemist für Speisepilzzucht
Bagassose	Thermoactinomyces vulgaris	Staub aus verschimmelten Rückständen von Zuckerrohr
Befeuchterfieber	Thermoactinomyces vulgaris Micropolyspora faeni	Verunreinigte Luftbefeuchter oder Klimaanlagen
Ahornrindenschälerkrankheit	Cryptostroma corticale	Ahornrindeschälen
Suberose (Korkstaublunge)	Penicillium frequentans	Korkproduktion
Sequoiose	Graphium aureobasidium pullulans	Sägen amerik. Rothölzer (Sequoia sempervirens)
Papierarbeiterlunge	Alternaria	Schimmliger Holzbrei
Malzarbeiterlunge	Aspergillus clavatus und fumigatus	Malzproduktion, keimende Gerste
Paprikaspalterlunge	Penicillium glaucum Mucor stolonifer	Schimmlige Paprikaschoten
Käsewascherlunge	Penicillium casei	Schimmel auf Käselaiben
Waschmittellunge	Proteolytische Enzyme aus Bacillus subtilis	Waschmittelproduktion
Vogelzüchterlunge	Tierische Proteine aus Exkrementen, Federn, Blut usw.	Haltung und Zucht von Tauben, Wellensittichen, Hühnern, Enten, Gänsen, Papageien
Kornkäferlunge	Proteine des Weizenkäfers (Sitophilus granarius)	Mehlstaubinhalation (Müller, Bäcker)
Hypophysenschnupferlunge	Schweine- oder Rindereiweiß	Vasopressinhaltiges Schnupfpulver Therapie des Diabetes insipidus

ders Pilzprodukten und allgemein artfremden Proteinen, verursacht wird. Pathognomonisch sind spezifische präzipitierende Antikörper, Bildung von Lungengranulomen in den akuten Stadien und restriktive Ventilationsstörungen sowie, je nach Grad der alveolo-interstitiellen Immunreaktion, auch Diffusionsstörungen.

Lungenerkrankungen durch Inhalation organischer Stäube sind ein weltweites Problem, besonders in der Landwirtschaft und Tierzucht, generell überall da, wo man durch Kontakt mit eiweißhaltigem Material sensibilisiert wird. Es ist häufig von saprophytären Pilzen, besonders thermophilen Strahlenpilzen und verschiedenen Aspergillusarten, verunreinigt. Eine Übersicht über die in den verschiedenen Krankheitsgruppen wichtigen Allergene gibt die Tab. 3.46.

Trotz besserer Vorstellungen über Ätiologie und Pathogenese sowie das histologische Bild erscheint es vertretbar, die deskriptive, auf den Beruf, den Arbeitsplatz oder das verarbeitete Material ausgerichtete, besonders in der Arbeitsmedizin gebräuchliche Nomenklatur beizubehalten.

Farmerlunge

Im mitteleuropäischen Bereich steht die seit 1932 zuerst in England beschriebene Farmerlunge durch Umgang mit schimmeligem Heu an erster Stelle. Sie ist ebenso wie die *Drescherlunge* vor einigen Jahren in die deutsche Liste der Berufskrankheiten aufgenommen worden. Historisch ist von Interesse, daß schon 1703 RAMAZZINI über ein analoges Krankheitsbild bei Kornsiebern und Kornmessern berichtet hatte. Sie seien nach Einatmung von Staub schlecht getrockneten Getreides an Husten und Atemnot erkrankt, kachektisch geworden und frühzeitig gestorben. Eigentlich hätte man erwarten sollen, daß nach Einführung moderner maschineller Verfahren in der Heu- und Getreideernte (Mähdrescher, Trockenanlagen) die Erkrankungsziffern stark abgefallen wären. Offenbar ist es aber dadurch und auch durch die Teilautomatisierung der Fütterungsmethoden zu einer Verschiebung von hochakuten zu subakut bis chronisch verlaufenden Formen gekommen. Das Resultat könnte sein, daß an die Stelle der eindrucksvollen hochakuten Lungenreaktionen symptomarme, dafür aber prognostisch ungünstige interstitielle Pneumopathien treten.

Vogelzüchterlunge

Die Vogelzüchter- oder Vogelhalterlunge ist eine exogen-allergische Alveolitis als Immunreaktion auf inhalierte Vogelproteine, besonders aus Federn und getrockneten Exkrementen. Dabei kommt es bei Taubenzüchtern häufiger zu akuten Krankheitsbildern, während Halter von Wellensittichen oder Papageien im Wohnbereich einer eher unterschwelligen, aber dauernden Antigenkonzentration ausgesetzt sind. Eine Expositionsprophylaxe durch Masken ist in der Regel nicht ausreichend, da anscheinend bei erkrankten Vogelhaltern eine so hohe Sensibilisierung besteht, daß es nur geringster Antigenmengen zur Auslösung eines Anfalles bedarf.

Befeuchterfieber

Eine Rarität ist das 1959 erstmalig beschriebene „Luftbefeuchterfieber". Da Luftbefeuchter und Klimaanlagen wie feuchtes Heu oder Getreide den thermophilen Aktinomyzeten ein günstiges Wachstumsmilieu bieten, kann man sich zweifellos auch in vorbildlichen modernen Büroräumen einer Großstadt eine Alveolitis vom Typ der Farmerlunge zuziehen. Vermutlich wird man an die Diagnose eines Befeuchterfiebers nur dann denken, wenn „grippale Infekte" am Arbeitsplatz endemisch auftreten.

Eine weitere, sehr interessante Rarität ist die *Kornkäferlunge,* die bei Getreidearbeitern, Müllern und Bäckern beschrieben worden ist. Sie darf nicht verwechselt werden mit obstruktiven Atemwegserkrankungen vom Typ des Bäckerasthma, also einer allergischen Sofortreaktion Typ I. Dagegen handelt es sich hier um eine nach mehrstündigem freiem Intervall auftretende allergische Alveolitis als Immunreaktion auf Proteine des im Weizenmehl enthaltenen Kornkäfers.

Die Ausprägung der *Krankheitssymptome* hängt, wie schon für die Farmer- oder Drescherlunge ausgeführt wurde, von der *Antigenmenge* ab. Bei massiver Antigenüberflutung treten mit einer Latenz von 4–8 Stunden Frösteln, Fieber, Kopfschmerzen, schweres Krankheitsgefühl, Reizhusten, Dyspnoe und Zyanose auf. Bei subakuten Formen, besonders bei laufender Zufuhr kleiner Antigenmengen über längere Zeit hin, kann langsam zunehmende Belastungsdyspnoe das einzige störende Symptom sein. Nach einmaliger Exposition einer früher sensibilisierten Person können sich alle Beschwerden und Symptome innerhalb einiger Tage verlieren.

Die *klinische Diagnose einer exogen-allergischen Alveolitis* durch organische Stäube hängt in erster Linie von der Anamnese, erst sekundär von klinischen Befunden und der Funktionsdiagnostik ab. Zur Sicherung müssen immunologische Untersuchungen herangezogen werden, die aber sowohl von der Theorie her als auch in der klinischen Anwendung noch manche Probleme bieten.

Es besteht Übereinstimmung, daß durch Inhalation von Staub, der Strahlen- oder Schimmelpilze, heterologe Eiweiße und andere tierische oder pflanzliche Antigene enthält, beim Vorliegen einer Sensibilisierung in terminalen Bronchien und Alveolen eine Immunreaktion vom Typ III nach Gell und Coombs in Gang gesetzt wird. An dieser sog. *Arthusreaktion* sind spezifische Antikörper vom Typ IgG oder IgM beteiligt. Sie können das Antigen präzipitieren und, unter Komplementverbrauch und Freisetzung lysosomaler Enzyme, im Gewebe eine Entzündung verursachen. Die präzi-

Tabelle 3.47 Differentialdiagnose zwischen exogen-allergischem Asthma bronchiale und allergischer Alveolitis

	Asthma bronchiale	Allergische Alveolitis
Immunreaktion	(Typ I (anaphylaktische Reaktion)	Typ III (Arthusreaktion)
Antikörper	IgE, Reagine	IgE, Präzipitine
Atopie-Anamnese (Neurodermitis, Pollinosis)	meist positiv	meist negativ
Beginn der Symptome	sofort nach Ag-Kontakt	mit Latenz von 4–8 Stunden
Dauer der Symptome	meist kurz	mehrere Stunden bis Tage
Art der Symptome	asthmatische Dyspnoe	Husten, Dyspnoe, Fieber, „Erkältung"
Lokalisation	Bronchiolen	Alveolen und Interstitium
Klinischer Lungenbefund	Giemen, Pfeifen, Brummen (Bronchospasmus)	feuchte RG, ohrnahes Knistern, Sklerosiphonie (Exsudation)
Röntgenbild	unauffällig, evtl. Dehnungsemphysem	miliare, noduläre, retikuläre Lungenstruktur
Lungenfunktion	obstruktive Ventilationsstörung (reversibel durch β-Adrenergika)	restriktive Ventilationsstörung, Diffusionsstörung
Serologische Tests (Immundiffusion usw.)	negativ	Positiv
Inhalativer Provokationstest	Sofortreaktion, Bronchospasmus	Spätreaktion nach 4–8 Stunden, Allgemeinreaktion
Desensibilisierung	möglich	kontraindiziert (Rezidiv!)

pitierenden Antikörper sind passiv übertragbar, wobei aber keine eindeutige Korrelation zwischen der im Serum nachweisbaren Menge an Antikörpern und dem Schweregrad der Erkrankung besteht.

Vorerst ist noch nicht geklärt, auf welche Weise, obwohl die Antikörper einige Monate nach Aufhören der Exposition verschwinden, bei erneuter Exposition wieder Krankheitsschübe provoziert werden. Ungeklärt ist auch, warum solche präzipitierenden Antikörper außerordentlich häufig bei exponierten Personen im Blut gefunden werden – in ungefähr 50% der Geflügelzüchter – ohne daß es zur Erkrankung kommt. Somit haben weder der Nachweis noch das Fehlen präzipitierender Antikörper eine eindeutige klinische Relevanz.

Durch experimentelle Untersuchungen ist in den letzten Jahren bestätigt worden, was nach dem histologischen Gewebsbild zu vermuten war, nämlich daß außer der Arthusreaktion bei organischen Staublungen auch *zelluläre Immunmechanismen vom Typ IV*, d. h. verzögerte Reaktionen vom Tuberkulintyp, beteiligt sind. Sie könnten verantwortlich sein für die Infiltrationen aus Lymphozyten und Plasmazellen sowie die ausgeprägte Granulombildung, die jedenfalls für experimentelle Arthusreaktionen ungewöhnlich ist. Gegen eine bedeutsame Mitwirkung zellvermittelter Immunreaktionen vom Typ IV läßt sich u. a. einwenden, daß bisher mit Antigenextrakten keine Hautreaktionen vom Tuberkulintyp ausgelöst werden konnten.

Hinsichtlich der äußerst wichtigen Differentialdiagnose zwischen exogen-allergischem Asthma bronchiale und allergischer Alveolitis wird auf die Tab. 3.**47** verwiesen. Von Interesse ist noch, daß auch der klinische Ablauf nach experimenteller Inhalationsbelastung mit verdünnten Antigenaerosolen für die führende Rolle der Arthusreaktion spricht. Immerhin sollte bei Ausnahmen von der Zeitregel und Modifikationen im klinischen Bild daran gedacht werden, daß natürlich *Mitreaktionen vom Typ I* wie beim atopischen exogenen Asthma bronchiale vorkommen können.

Auch eine aufwendige Immundiagnostik, deren Besprechung hier zu weit führen würde, läßt sich in unklaren Fällen damit rechtfertigen, daß von ihr die einzige kausale Therapie, nämlich völlige *Allergenkarenz*, abhängt. Corticosteroide sind bei schweren akuten Krankheitsbildern und chronischen Verlaufsformen angezeigt, sollten aber nicht als Ersatz für die Expositionsprophylaxe mißbraucht werden.

Byssinose

Nicht aufgenommen in die Tabelle der organischen Staublungen wurde die *Baumwollunge*, eine bekannte und zahlenmäßig wichtige Berufskrankheit, weil das klinische Bild und alle Befunde nicht mit einer allergischen Typ-III-Reaktion vereinbar sind. Bei Arbeitern in der Baumwollindustrie kann es nach mehrjähriger Exposition gegen Baumwoll- oder Flachsstaub zu *broncho-spastischen Reaktionen* mit Husten, Atemnot und gelegentlich Fieber kommen. Diese Episoden treten zunächst nur nach dem arbeitsfreien Wochenende auf (*„Montagsfieber"*). Nach Jahren kann sich eine persistierende chronisch-obstruktive Bronchitis mit Emphysem und Cor pulmonale entwickeln.

Auch pathologisch-anatomisch sind keine eindeutigen Lungenfibrosen oder Veränderungen wie bei einer exogen-allergischen Alveolitis gefunden worden. Als Ursache werden bislang unbekannte sensibilisierende Eiweißkörper vermutet, die für die Freigabe von *Histamin* und anderen in der Baumwollpflanze enthaltenen bronchokonstriktorischen Substanzen verantwortlich sind. Im Hinblick auf die Montagssymptomatik werden *Histaminliberatoren* diskutiert, welche bei Rückkehr an den Arbeitsplatz aus den über das Wochenende nicht entleerten Speicherzellen Histamin freisetzen.

Lungenschädigungen durch Pharmaka und Gifte

Bei akuter oder chronischer Umweltbelastung der Lunge durch *chemische Reizstoffe* kommt es gewöhnlich zunächst zu *Bronchitis* oder *Bronchiolitis*, an die sich mit einer meist mehrstündigen Latenz *Lungenödem und respiratorische Insuffizienz*, in Sekundärstadien auch interstitielle Fibrosen anschließen können. Beispiele sind einmalige oder rezidivierende *Schleimhautreizungen* durch *Ammoniak*, *Chlor*, *Schwefeldioxyd*, *Phosgen*, *Zinkchlorid* und *Nitrosegase*, darunter besonders *Stickstoffdioxid*, welches die sog. *Silofüllerkrankheit* (nicht zu verwechseln mit der Farmerlunge) verursacht.

Da es medizinisch hochinteressant ist, sei noch einmal darauf hingewiesen, daß auch *reiner Sauerstoff*, besonders wenn er mit ca. 2,5 atü als sogenannte *hyperbare Oxigenation* gegeben wird, ein toxisches *Lungenödem* und anschließend schwere Lungenschäden vom Typ der *muralen Alveolitis* oder gewöhnlichen interstitiellen Pneumonie verursachen kann.

Während es allgemein bekannt ist, daß durch Inhalation von Dämpfen oder Stäuben chemischer Substanzen Lungenreizungen verursacht oder bei Atopikern Asthmaanfälle provoziert werden, hat man seltener daran gedacht, daß auch *enteral* aufgenommene Stoffe, darunter viele *Pharmaka*, eine Lungenparenchymschädigung verursachen können. Unter den möglichen pathogenetischen Mechanismen scheint die *allergische Immunreaktion der Alveolarwand* vom Typ organischer Staublungen oder der Lungeninfiltrate mit Eosinophilie (Löffler) zahlenmäßig führend zu sein. Es kann sich aber auch um eine *direkte toxische Wirkung* auf die Kapillaren handeln mit Erhöhung der Permeabilität, interstitiellem und intraalveolärem Ödem, hyalinen Membranen und nachfolgender Fibrose.

Einem solchen Ablauf, der auch für die *akute Schocklunge* beschrieben wird, folgen besonders die schweren Intoxikationen mit einem der zahlreichen *bromkarbamidhaltigen Schlafmittel*. Die autoptisch nachweisbaren schweren Läsionen des

Tabelle 3.48 Lungentoxische Pharmaka

Zytostatika:	Azathioprin Bleomycin Busulfan Chlorambucil Colchicin Cyclophosphamid Melphalan Methotrexat N-Lost Procarbacin	Thymoleptika: Antihypertonika: β-Adrenolytika: Hypnotika:	Amitriptylin Imipramin Dihydralazin Hexamethonium Mecamylamin Hydrochlorothiazid Practolol Propranolol Carbromal
Antibiotika:	Nitrofurantoin Paraaminosalicylsäure Penicillin	Antidiabetika: Appetitzügler:	Chlorpropamid Chlorphentermin Fenfluramin
Sulfonamide:	Salazosulfapyridin	Migränemittel:	Methysergid
Antirheumatika:	Acetylsalicylsäure Chloroquin Indometacin Pyrazolone	Antiallergika: Antimykotika: Mukolytika:	Dinatriumcromoglycat Pentamidin Acetylcystein Ambroxol
Analgetika:	Methadon Pentazocin		Bromhexin
Antiepileptika:	Carbamazepin Primidon Phenytoin		

Kapillarendothels mit perivaskulärem Ödem dürften gradmäßig durch Überwässerung und protrahierten Kreislaufschock sowie evtl. Zufuhr reinen Sauerstoffs verschlimmert werden.

Eine *direkt toxische* Wirkung wird auch einigen *Zytostatika* wie *Busulfan, Methotrexat, Azathioprin, Cyclophosphamid* und ganz besonders dem *Bleomycin* zugeschrieben. Der Schädigung des Kapillarendothels mit Ausbildung von Mikrothromben und perivaskulärem Ödem folgen Desquamativkatarrh und hyaline Membranen, schließlich Fibrosen. Die beginnende Lungenschädigung kündigt sich durch den Abfall des arteriellen Sauerstoffdrucks an. Spätestens dann sollte Bleomycin abgesetzt werden, ehe sich diffuse knötchenförmige Infiltrationen im Röntgenbild und respiratorische Insuffizienz einstellen.

Einige der in Tab. 3.48 genannten Zytostatika induzieren offenbar wie auch viele andere Medikamente eine Parenchymläsion vom *Alveolitistyp*, nicht selten kombiniert mit Bronchiolitis und Sekretion bronchokonstriktorisch wirksamer Mediatorsubstanzen analog der *exogenallergischen Typ-I-Reaktion*. In der keineswegs vollständigen Tabelle sind *Medikamente aus vielen Gruppen* vertreten, darunter Analgetika, Antirheumatika, Antihypertonika, Antiepileptika, Neuroleptika, β-Adrenolytika, Antiallergika, Sulfonamide und Antibiotika, unter letzteren besonders Nitrofurantoin. Im Rahmen des sog. Nitrofurantoin-Fiebers entstehen gelegentlich auch eosinophile Lungeninfiltrate, an die sich eine Fibrose anschließen kann.

Von medizinischem Interesse ist, daß ein Teil der aufgeführten Medikamente auch auf den *Phospholipidstoffwechsel* wirkt, d. h. die Surfactant-Produktion vermindert bzw. verändert. In der Klinik versucht man, diese Nebenwirkungen auf die Sekretolyse und Sekretomotorik durch Einsatz von Acetylcystein, Bromhexin und Ambroxol therapeutisch zu nutzen.

Paraquat-Lunge

Ein außerordentlich schweres Lungengift ist das als Herbizid verwendete *Paraquat* (Gramoxone W mit 20% Paraquat), wenn es *enteral* resorbiert, d. h. versehentlich oder aus suizidaler Absicht getrunken wird. Die *Inhalation* großtropfiger Spritznebel oder sogar alveolargängiger Aerosole ist weniger gefährlich; sie verursacht ähnlich wie Phosgen eine *lokale Schleimhautreizung*.

Das während des ersten Tages noch symptomarme Krankheitsbild läßt nicht vermuten, daß schon Vergiftungen mit 2–4 Gramm Paraquat meist tödlich ausgehen. Nach großen Mengen von 15–20 Gramm entwickelt sich frühzeitig ein *unbeeinflußbares Lungenödem* mit ausgedehnten Blutungen infolge einer von der Alveolarlichtung zum Kapillarlumen fortschreitenden Zerstörung der Alveolarepithelien, Kapillarendothelien und schließlich der ganzen Alveolarwand.

Erklärt wird diese ungewöhnliche „*selektive Destruktion der Alveole*" mit dem besonders hohen Redoxpotential von Paraquat. Im Rahmen einer *zyklischen Redoxreaktion* werden *Wasserstoffperoxid* und *aggressiver Sauerstoff* freigesetzt. Anscheinend wird der zytotoxische Effekt durch den hohen Sauerstoffgehalt in den Lungenalveolen verstärkt, wie Tierversuche an Ratten gezeigt haben. Daraus ergibt sich als therapeutische Konsequenz, in der Frühphase *auf keinen Fall Sauerstoff* und auch später nur so viel zu geben, wie unbedingt zum Ausgleich der Hypoxämie und respiratorischen Insuffizienz erforderlich ist.

Werden die ersten Tage überlebt, kommt es in einer *zweiten Phase* zu meist reversiblen Schädigungen von Leber und Nieren, gegen Ende der ersten Woche zu fortschreitender *Ateminsuffizienz* infolge Bronchiolitis und Alveolitis mit Gewebsproliferation, Ausbildung von hyalinen Membranen und Lungenfibrosierung.

Die nur kleine Zahl der Überlebenden erlaubt kein gesichertes Urteil, ob Corticosteroide und versuchsweise gegebene Immunsuppressiva während der verschiedenen Krankheitsphasen von Nutzen waren. Für das *Spätstadium der Paraquat-Lunge* wird eine charakteristische Morphologie der reparativen Vorgänge mit Proliferation von Bronchial- und Alveolarepithelien sowie großen atypischen Fibroblasten im Interstitium beschrieben.

Hyaline Membranen

Das Syndrom der hyalinen Membranen, das besonders bei unreifen Neugeborenen auftritt, gehört weniger morphologisch als funktionell (durch das alveolo-kapilläre Block-Syndrom) zu den Erkrankungen des Interstitiums. Das Auftreten *homogener hyalinähnlicher Beläge auf der Alveolarwand* wird mit mangelhafter Bildung des Antiatelektasefaktors erklärt. Diese bereits mehrfach besprochenen oberflächenaktiven Substanzen sind in der menschlichen Lunge zuerst im 6. Fetalmonat nachweisbar. Wann der Oberflächenfilm vollständig ist und ausreichend funktioniert, ist nicht bekannt. Überdies wird noch diskutiert, ob das oberflächenaktive Phospholipid vielleicht durch Fibrinogen oder andere Substanzen inaktiviert wird, die aus erhöht durchlässigen Kapillaren asphyktischer Frühgeborener übertreten.

Autoptisch wird eine *Splenisation der Lungen* mit Fibrin und Zelldetritus in den tapetenartigen Membranen der Alveolen und Alveolargänge beschrieben. Das klinische Bild und die Pathologie sind allgemein bekannt. Die Prognose ist auch in der Ära der Intensivmedizin schlecht. Bei den Überlebenden heilt die Erkrankung ohne nachweisbare Residuen aus.

Alveolarproteinose

Auch bei dieser recht seltenen isolierten Lungenerkrankung mit ausgeprägter *Störung der Alveolarsekretion* findet sich in großen Alveolarbezirken ein scheinbar homogenes, eosinophiles, PAS-positives Exsudat. Die granuläre und schollige Grundmasse besteht aus Glyko- und Lipoproteiden mit reichlich Neutralfetten.

Ätiologie und Pathogenese sind unbekannt. Zur Diskussion stehen primäre *Membranstörungen im Alveolarepithel* oder primäre passive Transsudation von Blutplasma mit sekundärer Epithelalteration. Wegen der chemischen Ähnlichkeit der proteinähnlichen Massen mit dem normalen Antiatelektase-Faktor wird auch an *Überproduktion* oder Störungen im Abtransport oberflächenaktiver Substanzen gedacht.

Die alveoläre Proteinose verläuft teils unter dem *Bild einer akuten Pneumonie* mit Fieber, Schüttelfrost, Husten, weißlich-gelblichem Auswurf und Dyspnoe. Häufiger sind *chronische Verlaufsformen* mit Müdigkeit, Schwäche, trockenem Husten, Dyspnoe, Zyanose und Gewichtsverlust. *Röntgenologisch* finden sich diffuse schmetterlingsförmige Verschattungen wie beim Lungenödem oder Veränderungen wie bei der Miliartuberkulose, Sarkoidose und anderen interstitiellen Fibrosen.

Die *Diagnose* kann nur durch *Biopsie* oder *Autopsie* gesichert werden. Bei den meist nur geringen Ventilationsstörungen ist die arterielle *Hypoxämie* überwiegend Folge einer *Diffusionsstörung,* die durch Sauerstoff ausgeglichen werden kann. Eine *kausale Therapie* ist nicht bekannt, da gelegentliche Besserungen durch Antibiotika und Steroide zusammen mit einer Spontanremission eingetreten sein können.

Krankheitsverlauf und Prognose sind oft ungünstig. Einige Kranke verstarben innerhalb weniger Monate, ungefähr ein Drittel innerhalb von 5 Jahren. In knapp einem Viertel kam es zu weitgehenden oder vollständigen Remissionen. Bei den übrigen Fällen war der Verlauf verhältnismäßig stationär und symptomarm. Es ist bemerkenswert, wie reaktionslos die eigenartige Substanz jahrelang von der Alveolarwand toleriert wird, denn nur ausnahmsweise wurden entzündliche Reaktionen und diskrete interstitielle Fibrosen beschrieben.

Differentialdiagnostisch wichtig ist die *Pneumozystispneumonie,* die am häufigsten bei jungen Säuglingen, besonders Frühgeborenen, beobachtet wurde, heute aber auch bei Kindern und Erwachsenen mit beeinträchtigter Immunabwehr unter hochdosierter Tumortherapie (s. S. 3.149).

Endogene Lipidpneumonie

Synonyme sind *endogene Schaumzellenpneumonie* oder *Cholesterinpneumonie*. Dabei findet sich in begrenzten Lungenabschnitten eine Speicherung von Fettgemischen und Cholsterinestern mit Ansammlung von Schaumzellen in den Alveolarräumen und dem Interstitium, wo sich sekundär eine Fibrose entwickeln kann. Bei der idiopathischen Form ist die Ätiologie unbekannt. Vermutet wird eine Störung des Fettstoffwechsels im Zusammenhang mit der Surfactant-Bildung.

Von der idiopathischen Form ist die morphologisch ähnliche sekundäre *poststenotische Pneumonie* zu unterscheiden. Sie entwickelt sich distal von Bronchusstenosen entzündlicher oder maligner Genese.

Gelegentlich treten auch im Rahmen von *Lipoidnephrosen* mit interstitiellem Ödem und erhöhten Blutfetten disseminierte Cholesteringranulome auf. Eine sichere *Diagnose* ist wie bei allen endogenen Formen nur durch *Biopsie* möglich.

Die *exogene Lipidpneumonie* (syn. Pneumonie nach Inhalation von Paraffinöl, Paraffinlunge) wird an anderer Stelle besprochen.

Microlithiasis alveolaris pulmonum

Die Mikrolithiasis der Lunge ist eine sehr seltene Krankheit unbekannter Ätiologie. Während zunächst nur Einzelfälle als autoptische Rarität publiziert wurden, hat man später im Rahmen von *Familienuntersuchungen* einige hundert Fälle gefunden. Wahrscheinlich handelt es sich um eine *anlagebedingte, auf die Lunge beschränkte Störung des Calciumstoffwechsels*. Röntgenologisch sind feinkörnige, sandartige Trübungen beider Lungen durch intraalveoläre Ablagerungen von lamellär geschichteten, mit Calcium und Phosphor imprägnierten *Mikrolithen* charakteristisch.

Die *klinische Symptomatik* ist im Gegensatz zu den oft ausgedehnten Röntgenveränderungen gering. Nur bei *längerer Krankheitsdauer* kommt es zu Husten mit wenig Auswurf, der Mikrolithen enthalten kann, zu Zyanose, Dyspnoe und respiratorischer Insuffizienz. Bei früh entdeckten Fällen – selten Neugeborene und Kinder, gewöhnlich im mittleren Lebensalter ohne Geschlechtsbevorzugung – ist ein langsames Fortschreiten über Jahrzehnte hin beobachtet worden. Eine wirksame *Therapie* gibt es nicht. Die *Individualprognose* ist unsicher.

Differentialdiagnostisch sind die *diffuse Kalzinose* und *metastatische Kalzifikationen* der Lunge bei generalisierter Knochendestruktion, chronischer Niereninsuffizienz, Hyperparathyreoidismus, übermäßiger Zufuhr von Vitamin D oder AT 10 und Kalksalzen zu erwähnen. Durch *Kalkablagerung in Alveolar- und Gefäßwänden*, gelegentlich und fast immer beim weiblichen Geschlecht auch in *Bronchien*, kann eine *Erstarrung des Lungengerüstes* verursacht werden. Da die Lungenstruktur erhalten bleibt, ist die funktionelle Bedeutung gering.

Literatur

Abwehrmechanismen und allergische Reaktionen im Respirationstrakt: Atemwegs- und Lungenkr. 1 (1975) 63–123

Arbeitsmedizinische Aspekte in der Inneren Medizin: Internist 15 (1974) 405

Basset, F., R. Georges: Alveolar Interstitium of the Lung, Pathological and Physiological Aspects. Progr. Resp. Res., vol. 8. Karger, Basel 1975 (p. 1)

Bates, D. V., P. T. Macklem, R. V. Christie: Respiratory Function in Disease. Saunders, Philadelphia 1971

Bühlmann, A. A., P. H. Rossier: Klinische Pathophysiologie der Atmung. Springer, Berlin 1970

Cegla, U. H.: Die idiopathisch fibrosierende Alveolitis. Die interstitiellen Lungenfibrosen. Thieme, Stuttgart 1975

Ferlinz, R.: Lungen- und Bronchialerkrankungen. Thieme, Stuttgart 1974

Hamm, J.: Interstitielle Lungenerkrankungen – Lungenfibrosen. Thieme, Stuttgart 1975

Hayek, H. v.: Die menschliche Lunge, 2. Aufl. Springer, Berlin 1970

Interstitielle Lungenerkrankungen. Verh. dtsch. Ges. inn. Med. 81 (1975) 339

Krankheiten der Atmungsorgane: vorläufige internationale Nomenklatur. Council of International Organisations of Medical Sciences, Heidelberg 1980

Liebow, A. A.: Definition and classification of interstitial pneumonias in human pathology. In Bassat, F., R. Georges: Alveolar Interstium of the Lung. Progr. Resp. Res., vol. 8. Karger, Basel 1975 (p. 1)

Lungenfibrosen: Internist 15 (1974) 345

Meier-Sydow, J., T. Gebhardt, H. Kronenberger, K. Nerger, H. Riemann, M. Rust, M. Schneider, L. Schmidts, G. Schultze-Werninghaus, S. Tuengerthal: Diffuse Pulmonary Fibrosis with Airflow Obstruction – Clinical Entities and Classification. Prax. Klin. Pneumol. 37 (1983) 335

Scherrer, M., C. Zeller: Allergische Alveolitis. Atemwegs- u. Lungenkr. 8 (1982) 316

Schocklunge: Verh. dtsch. Ges. inn. Med. 81 (1975) 436

Turner-Warwick, M.: Immunology of the Lung. Arnold, London 1978

Uehlinger, A.: Lungenfibrosen. Ergebn. Ges. Tuberk.- u. Lung.-Forsch. 18 (1968) 1

Ulmer, W. T.: Inhalative Noxen. Verh. Ges. Lungen- u. Atmungsforsch. Springer, Berlin 1974

Wichert, P. v.: Arzneimittelnebenwirkungen an der Lunge. Dtsch. med. Wschr. 103 (1978) 268

Lungenmanifestationen hämatologischer Krankheiten

R. J. Meiser

Abgrenzung

Der Abschnitt dient zwei klinischen Fragestellungen:
1. Den in Betracht zu ziehenden *Lungenbeteiligungen* (sekundären Lungenmanifestationen) bei Blutkrankheiten.
2. Den zu berücksichtigenden hämatologischen Krankheitsprozessen bei ungeklärten *autochthonen Lungenaffektionen* (primären Lungenmanifestationen).

Die Darstellung muß sich auf die systematischen Voraussetzungen der Spezialkapitel über Lungenkrankheiten und über Blutkrankheiten stützen. Die paradigmatische Beziehung auf ein einzelnes Organ, die „Lunge als Spiegel von Allgemeinkrankheiten" (Rubin 1956), verlangt eine eigene Gliederung.
Sie gilt den *relativ einförmigen organischen Reaktionsweisen gegenüber verschiedenartigen pathologischen Prozessen*.
Im Mittelpunkt dieses Überblickes stehen kennzeichnende Krankheitsformen der Blutzellsysteme einschließlich der Lymphogranulomatose. Nicht eingeschlossen sind die ubiquitäre hämatologische Begleitsymptomatik und die Immunpathologie der speziellen Krankheiten der Atmungsorgane.

Häufigkeit

Die inhomogene Gesamtheit *hämatologisch bedingter Lungenmanifestationen* läßt sich zahlenmäßig nicht überblicken. Aufgrund ihres geringen Anteiles an allen Lungenerkrankungen tauchen sie nur beiläufig auf, statistisch unter „varia" oder anhangsweise in Handbuchbeiträgen. Der Größenordnung nach sind die primär pulmonalen lymphoretikulären Krankheitsprozesse (einschließlich Lymphogranulomatose) mit etwa 0,1 bis 1,0% der primären Lungentumoren anzusetzen (Schulze 1973). Unter den primären Mediastinaltumoren stellen isolierte lymphoretikuläre Prozesse ungefähr 7 bis 15%, mit bedeutendem Überwiegen der Lymphogranulomatose (6–10%; Pernod u. Mitarb. 1968). Auf bestimmte Blutkrankheiten bezogene Angaben über die Häufigkeitsverteilung primärer und sekundärer Lungenbeteiligungen differieren noch erheblicher. Dies wird bedingt durch kleine Kollektive, entsprechende Vorauslese (z. B. operabler Fälle) und durch folgende Kriterien:
a) Seltenheit oder passagerer Charakter klinischer Erscheinungen,
b) Vieldeutigkeit röntgenologischer Veränderungen,
c) Abhängigkeit vom Erkrankungsstadium und damit sprunghafte Zunahme autoptisch-mikroskopischer Befunde sowie
d) Uneinheitlichkeit pathologisch-anatomischer Interpretationen (s. unten pulmonale Hämoblastome).

Pathogenetische Grundzüge

Zwischen den *Verteilungsräumen* der Blutzellen und den Strukturen des Atmungsorganes bestehen folgende Beziehungen: Die tracheobronchialen Atemwege, die alveolären Atmungsoberflächen und die interstitiellen bindegewebigen Septen bilden für die Blutzellen den Bereich eines *peripheren Gewebes*. Dieses ist als ein Grenzbezirk des Organismus eng mit den Funktionen der Körperabwehr und damit des leukozytären Systems verknüpft.
Die Verhältnisse der alveolären Ventilation und Perfusion der Lungen zu den alveolär-kapillaren Diffusionsvorgängen, dem Hämoglobin-O_2-Transport und zu den Faktoren der Hämostase betreffen die Funktionen der Erythrozyten und der Thrombozyten im Verteilungsraum des peripheren Blutes, der *Blutbahn*. Im Hauptschluß des kleinen Kreislaufes sind außerdem die perialveolären Strom- und Netzkapillargefäße einem „Filter" für ausgeschwemmte physiologische (Megakaryozyten) oder pathologische Zellelemente (Tumorzellen, leukämische Zellverbände) vergleichbar. Die vorgeschalteten Arterien sind öfters inapparenten thrombotischen, Knochenmark- und anderen Gewebsmikroembolien ausgesetzt. Die Fähigkeit zur Rekanalisation durch Zytolyse und nach bindegewebiger Organisation ist erheblich (Ceelen 1931). Mit der Stellung des Respirationsorganes an einer Körperoberfläche einher geht die reichliche Entwicklung des lymphatischen Apparates der Lymphgefäßplexus und der Lymphknoten. Die zugehörige retikuläre Matrix ist als Bereich eines fakultativ *blutbildenden Gewebes* mit der Fähigkeit zu reaktiver, metaplastischer oder neoplastischer Zellbildung anzusehen. Humorale Immunreaktionen können sowohl von der lymphoretikulären Matrix wie von der Mukosa des Respirationstraktes, als Teil des „exkretorischen Immunsystems", ausgehen. Daher wird die relative Häufigkeit entzündlicher plasmazellulärer Granulome des Respirationstraktes verständlich; ebenso die notwendige Unterscheidung gegenüber echten

Plasmozytomen (SCHULZE 1973, WINTROBE 1981).
Der überwiegenden Ansammlung des lymphatischen Gewebes im Mediastinum entspricht seine gegenüber dem Lungenparenchym bevorzugte Beteiligung an hämatologischen Systemerkrankungen.

Lungenbeteiligende Blutkrankheiten

Störungen des erythrozytären Systems

Die häufigeren „Minus"-Bilanzstörungen manifestieren sich durch die allgemeinen Anämiesymptome hauptsächlich an den Kreislauforganen. Die Folgen quantitativer Hämoglobinverminderungen sind modifiziert auch auf die funktionellen Ausfälle zu übertragen, etwa bei der *Methämoglobinämie, Sulfhämoglobinämie* usw. Je nach Progredienz erscheint eine relativ geringe Belastungsdyspnoe, werden Atemfrequenz und Atemtiefe nur mäßig gesteigert, da bei einer pulmonal unkomplizierten anämischen Hypoxie der O_2-Partialdruck und die prozentuale O_2-Sättigung im *arteriellen Blut* normal bleiben. Den verkürzten Kreislaufzeichen entsprechend verringert sich die arteriovenöse O_2-Differenz. Bei der Mehrheit der Anämieformen erscheint – gleich der Höhenanpassung – die O_2-Dissoziationskurve rechtsverschoben (linksverschoben dagegen durch das HbF), was die Aufrechterhaltung des erforderlichen venösen und Gewebs-O_2-Druckes begünstigt.
Die Kompensationsfaktoren erklären eine bemerkenswert diskrete klinische Ausprägung selbst erheblicher Anämiegrade. Dabei stellt der röntgenologische Aspekt einer einheitlich vermehrten Transparenz der Lungengefäß- und Lungengerüstzeichnung kein zuverlässiges Anämiesymptom dar. Ausgeprägte Anämie führt zu einer Abnahme der Vitalkapazität und der Blutviskosität, zu einer Erhöhung des Residualvolumens, Herabsetzung der CO_2-Bindungsfähigkeit des Vollblutes und endlich zu einer allgemein gesteigerten Kapillarpermeabilität mit eventuell präterminal auftretendem Lungenödem.
Pathologisch-anatomische bzw. röntgenologische Lungenveränderungen bei Anämien weisen demnach – von den früher „bösartig" verlaufenden megaloblastären Anämien („Perniziosa") abgesehen – in der Regel auf lokale Komplikationen hin. Im Zusammenhang mit hypochromen (Hb-Mangel- und Eisenmangel-)Zuständen ist an die PNH *(Marchiafava-Anämie)*, an die *idiopathische Lungenhämosiderose* und an das *Goodpasture-Syndrom* zu denken. Demgegenüber sind die Lungen an den generellen sekundären *Hämosiderosen* und an der *Hämochromatose* nicht wesentlich beteiligt.
In Verbindung mit *hämolytischen Syndromen*, vor allem mit akuten hämolytischen Krisen, werden *Lungenembolien* bei „Favismus" (G-6-PDH-Mangel), bei serogenen immunhämolytischen Anämien und wiederum bei der PNH beobachtet. Bei letzterer können sich aplastische, *hämolytische* und *sideropenische* Befunde mit rezidivierenden Venenthrombosen und bronchopulmonalen Infekten kombinieren, begleitet von röntgenologisch vielgestaltigen Lungeninfiltrationen (Differentialdiagnose: u. a. Miliartuberkulose mit sekundärer Hämolyse). Daneben treten *Lungeninfarkte* bei komplexen hämolytischen Prozessen („Mikroangiopathien", „Verbrauchskoagulopathien") und bei *Sichelzellenanämien* auf. Sowohl bei der Homozygoten Sichelzellenkrankheit (HbS-S) wie – seltener – bei der Sichelzellenanlage (HbA-S) sind die Rückwirkungen einer respiratorischen Insuffizienz hinsichtlich gehäufter Bronchopneumonien, wiederholter Lungeninfarzierungen, einer sich ausbildenden sekundären Lungenhämosiderose, der pulmonalen Hypertension und eines chronischen Cor pulmonale schwer zu entwirren. Das betrifft auch die Röntgenbefunde von *anfangs* symmetrisch verstärkten Gerüstzeichnungen, unscharf kleinfleckigen Verdichtungen oder von unregelmäßig disseminierten klein- bis mittelfleckigen Verschattungen.
In Einzelfällen treten im Lungenparenchym oder bevorzugt im hinteren Mediastinum solide, tumorähnliche Herde einer kompensatorischen *extramedullären Hämopoese* auf. Klinisch verhalten sich solche Gebilde stumm und wurden auch bei der HbS-Thalassämie, besonders bei der *Thalassaemia major (Cooley)*, sowie bei dyserythropoetischer Anämie beobachtet (Differentialdiagnose: Thymome mit aplastischer Anämie, im vorderen oberen Mediastinum).
Zu den „Plus"-Bilanzstörungen der Erythrozyten gehören die reaktiven, sekundären Polyglobulien (Aspekt: „mehr blau als rot") und die Polycythaemia vera, eine bisher nicht begründbare Systemhyperplasie. Soweit es sich um extrapulmonal bedingte Polyglobulien handelt, lassen sich nur bei außergewöhnlichem Schweregrad sekundäre Lungenveränderungen wie bei der Polyzythämie feststellen (s. u.).

Störungen des thrombozytären Systems

Isolierte Verminderungen bzw. Funktionsstörungen der Blutplättchen, *Thrombozytopenien* bzw. *Thrombozytopathien*, verursachen in der Regel *keine* erheblichen Hämorrhagien im Bereich der Lungen (Hämoptysen, „Lungenpurpura") und unterscheiden sich damit von hämatologischen oder pulmonalen Systemerkrankungen. Bezüglich positiver Bilanzstörungen sind die Auswirkungen uneinheitlich. Passagere *Thrombozytosen* reaktiver Art (postoperativ, infektiös, neoplastisch) bedingen als *alleiniger Faktor* nur selten thromboembolische Lungenkomplikationen.

Anders zu bewerten sind anhaltende, hochgradige sekundäre (nach Splenektomie, bei knochenmarkverdrängenden Prozessen) und primäre Steigerungen im Sinne einer *Thrombozythämie* (> 1 000 000 Thrombozyten/µl ≙ > 1000×10^9/l). Sie bedeuten eine ernste Gefährdung durch Thromboembolien und/oder gleichzeitige Schleimhaut- bzw. Organblutungen, entsprechend dem paradoxen Syndrom der *hämorrhagischen Thrombozythämie*. Hier ist eine vorsorgliche Behandlung und Suche nach einer hämatologischen Systemerkrankung notwendig.

Störungen des leukozytären Systems

Für die Leukozyten fungieren die Lungen als peripheres Speichergewebe und sind Schauplatz des zellulären Abbaues oder entzündlicher Reaktionen, etwa der eosinophilen Infiltrate. Die verschiedenartigen weißen Blutzellen spielen aufgrund ihrer Abwehrleistungen in der praktischen Pneumologie eine besonders wichtige Rolle.

Abhängig von den Verlaufsphasen krankhafter Veränderungen der Atmungsorgane besitzen die reaktiven *Leukozytosen* (neutrophile Granulozytose, Lymphozytose) oder die leukämoiden Reaktionen lediglich symptomatische Bedeutung. Recht selten stellt sich die Differentialdiagnose gegenüber subleukämischen oder leukämischen Hämoblastosen.

Pathogenetisch wesentlich sind die negativen Bilanzstörungen, die quantitativen und qualitativen Ausfallserscheinungen im Sinne einer Resistenzschwäche. Sie betreffen:

1. die unspezifische humorale oder zelluläre Abwehr (Properdin-, Komplement-Störungen; *Granulozytopenien* oder *Leukozytopathien*, in zweiter Linie Monozytopenien),
2. die *spezifische* Abwehr bei der humoralen und/oder zellgebundenen *Immuninsuffizienz*.

Abgesehen von vorsorglichen Untersuchungen, etwa während einer zytotoxischen Behandlung, ergibt die *Anamnese* der täglichen Expositionen und Belastungen des Organismus die entscheidenden Hinweise auf Defekte der Abwehrfunktionen.

Im Erwachsenenalter überwiegen erworbene und kombinierte Störungen, wobei nicht das einzeitige Befundmuster, sondern die *„Blutbild- bzw. Titerbewegungen"* zu sehen sind.

Relativ häufig gilt dies für die Differenzierung neutrophiler Granulozytopenien, welche durch eine Lungenaffektion selbst (Virus-, Klebsiellenpneumonie), durch einen anderweitigen peripheren Abstrom (Erythematodes, Hypersplenismus) oder durch eine myeloische Insuffizienz verursacht sein können.

Einer Granulozytopenie unter 1000/µl (1×10^9/l) entspricht eine erhebliche Infektionsgefährdung, jedoch gibt es keine *kritische* Neutrophilen*zahl* hinsichtlich der Pathogenität saprophytärer („opportunistischer") Erreger. Das Verhalten des Monozyten-Histiozyten-Systems, unspezifische und immunologische Reaktionen vermögen die Neutropenie vollständig oder teilweise zu kompensieren; auch bei verschiedenen konstitutionellen (familiären, zyklischen) Granulozytopenien.

Nach deutschem Sprachgebrauch heißt *Agranulozytose* (SCHULTZ 1922) demnach das fieberhafte septische Krankheitsbild, ohne obligates Fehlen reifer Granulozyten! Kennzeichnend sind die plötzlich aufschießenden (pluri-)orifiziellen Schleimhautnekrosen mit geringer Umgebungsreaktion, mischinfizierte bronchopulmonale Infiltrationen, eventuell miliare pulmonale Nekrosen und mittelgroße hiläre oder generalisierte Lymphome (Differentialdiagnose: akute aleukämische Leukosen).

Entsprechend ungünstig sind die Prognosen der infantilen genetischen Agranulozytose, der kongenitalen Aleukie und seitens der *qualitativen Granulozytopathien*, der Chediak-Steinbrinckschen Anomalie sowie der chronisch septischen Granulomatose (NBT-Test), weshalb die Patienten selten das frühe Erwachsenenalter erreichen.

Partielle oder isolierte Antikörpermangelzustände und auch bedeutsamer Komplementmangel wurden zunehmend festgestellt (IgA, IgE bzw. C1q, C3, C5); ein isolierter (in- und sekretorischer) IgA-Mangel in unselektierten Populationen mit 1 : 500 bis 1 : 1000! Ungefähr die Hälfte der am *Antikörpermangelsyndrom* Erkrankten leidet an rezidivierenden Infekten der oberen Atemwege, an chronischen sinobronchialen Entzündungen, eventuell an Asthma bronchiale (WINTROBE u. Mitarb. 1981). Bedrohlicher verläuft im allgemeinen ein komplettes Antikörpermangelsyndrom, welches durch die Plasmazellinsuffizienz (B-Zellen; Typ Bruton), das eventuelle Fehlen der Isohämagglutinine und nicht allein durch eine Hypo- bzw. Agammaglobulinämie, vielmehr durch die *fehlende spezifische Antikörperbildung* zu charakterisieren ist (Titerkontrollen nach Impfung). Die exponierte Beteiligung der Atemwege manifestiert sich in bakteriellen Pneumonien mit septischen Erscheinungen, verursacht durch Pneumokokken, Streptokokken, Staphylokokken, Meningokokken, gelegentlich mit septischen rundherdartigen Absiedelungen wiederum in die Lungen, Lungenabszessen. Es finden sich chronische Sinusitiden, Bronchitiden und eventuell Bronchiektasen, sekundäre Lungenfibrosen, welche nicht allein durch γ-Globulinsubstitution (bes. IgA) zu beheben und intermittierend antibiotisch zu behandeln sind. Besondere Anfälligkeit besteht gegenüber gramnegativen Bakterien, Zytomegalie und Hepatitisvirus.

Dagegen überwiegt bei der zellgebundenen Immuninsuffizienz (T-Lymphozytendefekt, Makrophagenbeteiligung: Typ Nezelof, di George-Syndrom) die erhöhte Gefährdung durch Virusinfektionen, Mykosen (noch am häufigsten Candida), durch die Tuberkulose und Listeriose. Ohne enge quantitative Beziehung zum Ausmaß einer *Lymphozytopenie* erweisen sich die Funktionsstörungen in Antigenhauttesten (PPD, DNFB, DNCB) und in Lymphozyten-Transformationstesten in vitro.

Besonders deletär wirken sich naturgemäß die kombinierten Immundefekte aus (Schweizer Typ u. a. genetische Formen). Nach dem 20. Lebensjahr werden chronische Pneumonien, rezidivierende Bronchopneumonien oder ein therapierefraktäres sinobronchiales Syndrom nur selten auf die inhomogene Gruppe der familiären (late-onset) Immuninsuffizienz oder auf komplexe Syndrome, wie die Ataxia teleangiectatica, Wiskott-Aldrich-Syndrom, intestinale Lymphangiektasie zurückzuführen sein. Eher ist an eine symptomatische, erworbene kombinierte Störung zu denken, sei sie passagerer (Virusinfekte) oder prozeßhafter Art, wie die sog. Agammaglobinämie bei Thymom (Good), wie schwere Stoffwechselstörungen (Urämie), Tumorerkrankungen oder hämatologische Systemkrankheiten (s. Spezialkapitel).

Kommt dann die Notwendigkeit einer zytotoxischen Chemotherapie (mit Granulozytopenie) hinzu, so entstehen die Probleminfektionen durch gramnegative Enterobakterien (Pseudomonas), durch Staphylokokken, Candida albicans, Zytomegalie-, Zoster-, Herpes-simplex-Viren, Pneumocystis carinii, Toxoplasmose und nicht zuletzt durch eine reaktivierte Tuberkulose (s. u. therapieinduzierte Lungenkomplikationen). Wenngleich die Verordnung von Antibiotika bei jedem unkomplizierten Fieber als Unsitte anzusehen ist, wird in solchen objektiv bedrohlichen Situationen die prophylaktische Verordnung von Breitband-Antibiotika überwiegend bejaht, vor allem bei Fehlen steriler Intensivpflegeeinheiten.

Störungen der gesamten Hämopoese

Diese Erkrankungen beruhen nicht allein auf einer Affektion mehrerer Blutzellreihen mit ableitbaren Krankheitssymptomen, welche sich – peripheren Ursprungs – durch Speicherungen oder Zellverluste ergeben (z. B. *Panzytopenie* bei „Hypersplenismus"). Wesentlich ist vielmehr die progrediente Erfassung des Verteilungsraumes der hämopoetischen Organe durch die pathologischen Prozesse.

Die klinischen Erscheinungen der hypo- und *aplastischen Störungen* verhalten sich bis zu den ausgeprägten *Panmyelophthisen* ebenso uneinheitlich wie ihre ursächlichen Momente. Während akute Verläufe einer Agranulozytose ähneln, werden die chronischen Formen von schleichenden anämischen und thrombozytopenischen Symptomen eingeleitet. Seltener sind anfangs leukopenisch ausgelöste, infektiöse Lungenmanifestationen, welche jedoch spontan oder therapieinduziert (Antibiotika, Corticosteroide) neben den thrombozytopenischen Hämorrhagien die Endphasen beherrschen.

In Verbindung mit einer „Knochenmarkinsuffizienz" ist an zweitrangige Beteiligungen der Thoraxorgane aufgrund extramedullärer *Metaplasien der Hämopoese* zu denken. Hiervon zu trennen sind lokale hämopoetische Differenzierungen von Fettmark in heterotopen Ossifikationen, innerhalb verkalkter Lymphknoten, ossifizierender Bronchialadenome oder einzelner angioblastischer Neoplasien. Von den erwähnten hämolytischen Syndromen und von metastasierenden Geschwülsten abgesehen, handelt es sich vor allem um die Spätstadien einer Osteomyelofibrose/sklerose. Die metaplastischen Zellbildungen in den peripheren bronchopulmonalen Lymphknoten und in den interalveolären Interstitien führen zu wechselnden Gewebeverdichtungen fleckig konfluierender oder disseminiert nodullärer Art, vereinzelt zu multiplen Rundherden oder generalisierten Lungenfibrosen (SPENCER 1968). Weder röntgenologisch noch makroskopisch autoptisch ist eine Differentialdiagnose gegenüber der chronischen Myelose möglich. Heranzuziehen sind die klinische Entwicklung und die üblichen differentialdiagnostischen Kriterien.

Gemeinsam sind beiden Prozessen die Auswirkungen der myeloischen Insuffizienz, heute seltener die mögliche Überlagerung durch eine Lungentuberkulose.

Noch ungeklärte Beziehungen zu primär *hyperplastischen Proliferationen* der Blutbildung weisen die *Polycythaemia vera* (Aspekt: „mehr rot als blau") und die (essentielle) Thrombozythämie auf. Üblicherweise läßt erst eine klinisch manifeste Polycythaemia vera auch röntgenologisch die hyperämiebedingt verdichteten Hili mit ausstrahlenden vermehrten Gefäßzeichnungen und kymographisch die verstärkten Pulsationen der erweiterten Lungengefäße erkennen (in ca. 75%: WINTROBE u. Mitarb. 1981). Begleitende Atemfunktionsstörungen sind inkonstant. Die Allgemeinsymptome sind kreislaufbedingt. Wiederholte Bronchopneumonien oder rezidivierende Lungenembolien (Lungeninfarkte) komplizieren das Krankheitsbild. Aufgrund der Stauungslunge und je nach Eigenart der zugehörigen Thrombozytose bzw. Thrombozythämie können unerwartete Symptome einer gleichzeitigen Blutungsneigung mit Hämoptysen und Lungenhämorrhagien manifest werden. Dies betrifft vor allem das Syndrom der hämorrhagischen Thrombozythämie. Dann sind röntgenologisch miliare (hämosiderotische) Infiltrationen, gelegentlich sekundär fibröse Lungenveränderungen zu beobachten.

Leukosen und Retikulosen

Die neoplastischen systemischen Hämoblastosen ziehen den gesamten Organismus am stärksten in Mitleidenschaft. In ihren Spätphasen spielen die Manifestationen an den Atmungsorganen eine zunehmende Rolle. Dabei zeichnen sich zwei Gruppen von Krankheitserscheinungen ab, wenn man die nosologische Systematik, die Eigenart der jeweils proliferierenden und/oder akkumulierenden Zellelemente zurückstellt.

1. *Beteiligungen* der Lungen und ihrer Nachbarorgane *durch die neoplastischen Zellinfiltrationen.* Untergeordnet sind gelegentliche metaplastische Hämopoeseherde. Mikroskopisch werden pulmonale Infiltrate bei gezielten Autopsien immer häufiger, in 30–60% aller Leukosen, nachgewiesen. Den größten Anteil, auch am Befall der Pleura (über 50%) und der hilär-mediastinalen Lymphknoten (röntgenologisch Frühsymptom in 20–30%) weisen die lymphatischen chronischen *(Lymphadenosen)* und nach ihnen die akuten „*Paralymphoblasten*"-Leukosen vor allem des Kindesalters auf (PERNOD u. Mitarb. 1968, WINTROBE u. Mitarb. 1981). Das früher postulierte Vorherrschen der *chronischen Myelose* ging auf die Einbeziehung der intrapulmonalen und intravaskulären „Leukostasis" zurück, welche nur Ausdruck des Symptoms „Leukämie" ist. Tatsächlich erlaubt die leukämische Zellzahl in der Blutbahn keinen sicheren Rückschluß auf Veränderungen des Lungengewebes. Näherliegend wären spezielle zytologische Befunde in Pleuraergüssen, welche jedoch – hämorrhagisch oder lymphozytär – selten die gleiche Zusammensetzung wie die soliden Pleurainfiltrate aufweisen.

Auch bei neoplastischen *Retikulosen* werden ausgedehnte Lungeninfiltrate (in ca. 35%) und etwa doppelt so häufig Beteiligungen der mediastinalen Lymphknoten angetroffen. Allerdings sind die Darstellungen der vielfältigen, besonders der kindlichen „Pneumoretikulosen", der *Monozytenleukosen* (Typ Schilling) und Granulomatosen (Histiozytosis X) noch nicht einheitlich (PERNOD u. Mitarb. 1968, CAZAL 1964).

Pathologisch anatomisch infiltrieren die Leukose- bzw. Retikulosezellen das interstitielle Lungengerüst und die perialveolären Septen ohne nennenswerte Destruierung. Intraalveoläre, zum Teil mikrohämorrhagische Proliferationen oder seltene kleinzystische bis kavernöse Einschmelzungen sind eher sekundär entzündlicher Natur. Größe, Dichte und Verteilung der bevorzugt perivaskulären und subpleuralen (myeloischen) oder peribronchialen hilipetalen (lymphatischen und retikulären) Herdbildungen sind polymorph. Ebenso ist der *röntgenologische Aspekt* weder für einzelne noch für alle Hömoblastosen pathognomonisch. Die Befunde bei Retikulosen umfassen wolkige oder marmorierte diffuse Eintrübungen, netzig-streifige Verdichtungen umfangreicher oder symmetrischer Lungenpartien, welche sich basal oder hiluswärts verstärken. Das ähnlich variationsreiche Röntgenmuster der Leukosen gruppiert sich um generalisierte fein- bis mittelfleckige Infiltrationen, welche sich unregelmäßig begrenzt oder als verwaschen grobstreifige Zeichnungen hilifugal auflockern. Es treten auch multiple opake Rundschatten, dagegen kaum solitäre Lungenrundherde auf. Solide Tumorbildungen während des Krankheitsverlaufes wurden im Knochenmark (Osteolysen) und vereinzelt im Mediastinum beobachtet (s. Myeloblastome, Lymphoblastome). Differentialdiagnostisch hervorzuheben ist die Verwechslungsmöglichkeit mit miliaren und bronchopneumonischen Bildern, zumal sich autoptisch ein Überwiegen infektiöser Komplikationen bestätigte. Superinfektionen verursachen ungefähr ⅔ der präfinalen röntgenologischen (bis 20%) und klinischen (5–10%) Lungenmanifestationen aller Leukosen. Ein hoher Prozentsatz neoplastischer Zellinfiltrate bleibt also asymptomatisch (WINTROBE u. Mitarb. 1981). Daraus folgt in der Ära einer aktiven Therapie die wachsende Bedeutung der zweiten Gruppe:

2. *Spontane und therapieinduzierte Lungenkomplikationen.* Die Lungenbeteiligungen entsprechen der Regel, daß Infektionen die häufigste Todesursache und die zweithäufigste Komplikationsart nach Hämorrhagien darstellen. Akute Hämoblastosen können mit den Erscheinungen einer Agranulozytose einsetzen und sich mit den Symptomen der totalen Markinsuffizienz, der Anämie und Thrombopenie verbinden. Zur Thrombopenie hinzutretende kombinierte Störungen der Gerinnungs- und Gefäßfaktoren (endogene Fibrinolyse, Verbrauchskoagulopathie) erklären hier die ausgeprägten pulmonalen Hämorrhagien.

Thromboembolien, Lungeninfarzierungen (kaum leukämisch-embolisch), Pleuraergüsse, präfinale Aspirationspneumonien, sekundäre Atelektasen und Lungenödeme ergänzen die Reihe der Zweitbefunde.

In Abhängigkeit von Krankheitsdauer und Immobilisierung der Patienten häufen sich die Komplikationen und erschweren eine Unterscheidung spontaner oder therapieinduzierter Folgeerscheinungen. Als unmittelbare Todesursachen erreichen die Infektionen einen Anteil von über 50% (WINTROBE u. Mitarb. 1981). Nachgewiesen wurde auch eine Zunahme disseminierter Lungentuberkulosen gegenüber den spontan vorherrschenden unspezifischen Bronchopneumonien. Der ursächliche Hauptfaktor wird in der kombinierten Corticoidtherapie gesucht. Gleiches gilt für die erhöhte Rate generalisierter Lungenmykosen, ungewöhnlicher Pneumonieformen durch sog. „Problemkeime" sowie für die tiefen Beckenvenenthrombosen mit rezidivierenden Lungenembolien. Die Rückwirkungen der Zytostatika bestehen besonders in septischen Lungenerkrankungen infolge toxischer Knochenmarkaplasien. Auf außergewöhnlichen direkten Schädigungen beruhen interstitielle Lungenfibrosen nach 3- bis 10jähriger Mylerantherapie und fieberhafte granulomatöse Pneumonien nach Methotrexat.

Zusammenfassend besitzen die leukotischen Lungeninfiltrate im Erwachsenenalter klinisch und therapeutisch eine der Grundkrankheit untergeordnete Bedeutung. Die Einschränkung der alveolären Atemoberfläche und die Zunahme der Diffusionsstrecke führen – sei es neoplastisch oder entzündlich – nur ausnahmsweise zum Syndrom des „alveolär-kapillären Blocks"; eher handelt es sich um Ventilations-Perfusions-Störungen.

Bedrohliche Respirationsstörungen entwickeln sich offenbar häufiger im Verlaufe kindlicher Leukosen oder Retikulosen (vgl. mediastinales Kompressionssyndrom).

In erster Linie erfordern die indirekten Lungenkomplikationen laufende Berücksichtigung und routinemäßige Röntgenkontrollen. Dabei erlauben am ehesten *Befundänderungen* im Zusammenhang mit Behandlungsmaßnahmen (Rückbildungserscheinungen bei Remissionen) diagnostische Schlüsse. Deshalb ist im Verdachtsfall eine probatorische und mehrgleisige Therapie oft unvermeidbar!

Primäre Lungenaffektionen

Diese Bezeichnung soll auf herdförmige Krankheitsprozesse des lymphoretikulären Gewebes hinweisen, welche auch innerhalb des Lungenparenchyms solitär auftreten. Nach einem organbeschränkten Frühstadium behalten sie die Tendenz zu tumorartiger Ausbreitung und zu umschriebenen Metastasenbildungen. Die über längere Zeit fehlende oder unspezifische Beeinflussung des peripheren Blutes und der hämopoetischen Organe unterscheidet diese Generalisationswerte der Hämoblastome von den systemischen Blutkrankheiten. In Einzelfällen erlauben das klinische und das pathologisch-histologische Verhalten keine eindeutige Zuordnung. Etwas schematisch sind differenzierte „benigne" und entdifferenzierte „maligne" (sarkomatöse) Hämoblastome und Granulome klassifizierbar, wobei wir in Anlehnung an RAPPAPORT die traditionelle *deskriptive Nosologie* anwenden (SCHULZE 1973).

Unberührt davon bieten die autochthonen, primär pulmonalen Lokalisationen gemeinsame praktische Gesichtspunkte, weshalb sie im angloamerikanischen Schrifttum als pulmonale „maligne Lymphome" zusammengefaßt werden.

Pulmonale Hämoblastome

Zu den seltenen Lungentumoren von gewisser Eigenständigkeit rechnen die solitären *lymphatischen* und *retikulären Neoplasien*. Sie umfassen je nach Ausreifung der histologischen und zytologischen Strukturen zum einen Lymphozytome, diffuse oder pseudofollikuläre-noduläre Lymphoblastome (Brill-Symmers) oder anaplastische Lymphosarkome, zum anderen Retikulozytome, unterschiedliche „Histiozytome" oder entdifferenzierte Retikulosarkome.

Bedeutend häufiger als solche autochthonen, primären werden jedoch die *sekundären Lungenbeteiligungen* im Generalisationsstadium der Lymphosarkomatose oder der Retikulosarkomatose beobachtet (in 10–50%). Zu finden sind multiple Rundschatten, disseminierte polymorphe Infiltrate und überwiegend direkte Ausbreitungen von asymmetrisch vergrößerten hilomediastinalen Lymphknoten her, welche oft metastatisch befal-

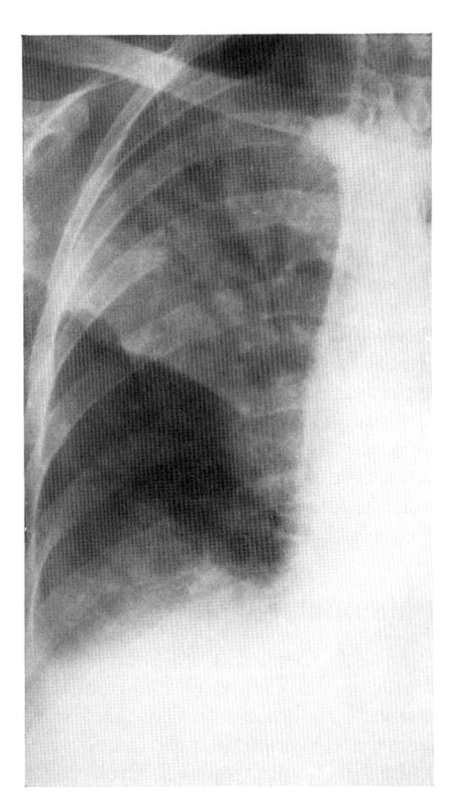

Abb. 3.71 65jährige Frau mit intestinal und pulmonal lokalisiertem Morbus Waldenström. Über 10 Monate rechtsseitig flächenhafte Lungeninfiltration (transbronchiale Biopsie, offene Bronchialwege; keine physikalischen Zeichen), Hiluslymphome und Pleuraerguß. Rückbildung nach Strahlentherapie

len sind (autoptisch bis 70%). Die Lungenkomplikationen der Spätstadien gleichen denen der Hämoblastosen.

Als differenzierte Neubildungen des retikulären Systems werden das *Mastozytom*, das *Plasmozytom* und – umstritten – der *Morbus Waldenström* angesehen. Primär pulmonale Lokalisationen bilden jeweils kasuistische Raritäten. Die Diagnosestellung gelingt evtl. durch den Nachweis monotypischer Immunglobuline („Paraproteine"), und sie muß nach Operation des „Lungentumors" und durch Verlaufsbeobachtung gesichert werden. Solitäre Plasmozytome werden immer wieder mit isolierten entzündlichen „Plasmazellgranulomen" des Respirationstraktes (ohne Paraproteinose) verwechselt.

Geläufiger als die primären sind die sekundären Lungenaffektionen bei Mastzellretikulose, generalisiertem Plasmozytom und Morbus Waldenström. Erwähnt seien die frühzeitige Infektanfälligkeit infolge eines symptomatischen Antikörpermangelsyndroms, die Störungen der Atemmechanik durch osteolytische Rippendestruktionen, Pleuraergüsse oder durch „Paramyloid en cuirasse". Zelluläre oder paraproteinbedingte Infiltrate können miliare bis grobfleckige, multiple rundliche und flächenhafte irreguläre Lungenverschattungen sowie hiläre Lymphome verursachen (Abb. 3.**71**).

Pulmonale Amyloidose

Die klassische *sekundäre Amyloidose* führt nur selten zu einer Beteiligung der Lungenstrukturen (KEISER u. Mitarb. 1973). Dagegen werden *lokalisierte* sekundäre oder primäre Paramyloidablagerungen immer wieder beobachtet. Solche solitären oder multiplen dystrophischen Herde kommen im Bronchialbereich (submukös, peribronchial, selten stenosierend), subpleural oder parenchymatös vor. Ihre Röntgenmorphologie ist nicht charakteristisch. Größere Knoten imponieren als klinisch stumme, nachträglich diagnostizierte „benigne Lungentumoren". Im Rahmen der *generalisierten* „primären Amyloidose", welche nicht obligat mit monotypischen Gammopathien einhergeht, treten in Einzelfällen perialveoläre und perikapilläre Formen mit respiratorischen Störungen auf.

Pulmonale Lymphogranulomatose

Die relative Mehrheit der „malignen Lymphome" wird von der Lymphogranulomatose gestellt. Intrathorakale Lokalisationen überwiegen selbst diejenigen der Lymphadenose und erstrecken sich vor allem auf die paratrachealen und bronchopulmonalen Lymphknoten. Dagegen ist die Häufigkeit einer intrapulmonalen Krankheitsentstehung – entgegen früheren Annahmen von ca. 10% – anscheinend gering (ROTTE u. Mitarb. 1969, WINTROBE u. Mitarb. 1981). Initial bevorzugen die granulomatösen Veränderungen das peribronchiale Lymphgewebe. Spärlich sind intraalveoläre, exsudativ pneumonische Reaktionen, deren Flüchtigkeit jede Dokumentation erschwert. Auch können sich gleichzeitig in verschiedenen Bezirken frische proliferative oder reparativ fibrosierende Krankheitsphasen und d. h. unterschiedliche histologische Typen entwickeln! Unscharf abgesetzt, kann der Gewebsbefall destruierend und rascher als bei den Hämoblastosen selbst intrabronchial und subpleural fortschreiten. Pleurainfiltrationen sind auch hier seltener (autoptisch ca. 10–30% als Begleitergüsse (bis 50%), meist ohne den typischen Zellbefund.

Das *Röntgenbild* spiegelt den wechselnden Umfang der Vorgänge, aber natürlich nicht ihren histologischen Aufbau wider. Einteilungsversuche nach dem Schema von *Verse* haben den flüchtigen und vorherrschend sekundären Charakter der pulmonalen Lymphogranulomatose zu berücksichtigen (autoptisch in 10–40%). Daneben ist auf den primären Befall des Mediastinums und auf seine gewöhnliche Einbeziehung in das Generalisationsstadium der Erkrankung (autoptisch in 30–90%) zu achten: Röntgenuntersuchungen in 2 Ebenen, Tomographie, Ösophagusbreipassage, evtl. Lungenszintigraphie.

Die hauptsächlichen röntgenologischen Erscheinungsweisen betreffen:
1. Asymmetrische mediastinal-hiläre Knotenbildungen. Perihilär verstärkte Gefäßzeichnungen, unscharf streifiges oder massives Übergreifen auf das Lungengewebe.
2. Generalisierte miliare bis knötchenförmige Infiltrate besonders der Unterfelder, mit öfters vorhandener mediastinal-hilärer Lymphknotenbeteiligung.
3. Parenchymatöse lobäre oder rundliche Verschattungen, vielfach mit offenen, ausgestanzt wirkenden Bronchialwegen („Pneumobronchogramm" s. Abb. 3.**71**).
4. Pleurale Formen („Pleuritissyndrom").

Im Vergleich zur Röntgenmorphologie, welche für alle hämatologischen Prozesse die wichtigste Such- und Kontrollmethode bleibt, fällt die Unzuverlässigkeit der klinischen Zeichen auf. Anamnese und Befunde bringen selbst erhebliche pulmonale oder mediastinale Veränderungen weder obligat noch lokalisierbar zum Ausdruck! Unter diesem Vorbehalt sind die „Frühsymptome": Reizhusten, thorakale Mißempfindungen, Atemnot, Fieber und Pruritus zu registrieren. Bedeutung für die „*Zustandsdiagnose*" erhalten erst verhältnismäßig späte Syndrome eines symptomatischen Antikörpermangels oder einer konsumierenden Erkrankung: Gewichtsabnahme, Leistungsknick, Adynamie. Hinzu können bronchial-mediastinale Kompressionserscheinungen treten: Stridor, Zyanose, Atelektasen, Bronchiektasen, Phreniku- oder Rekurrensparese bis zum Vollbild der oberen Einflußstauung. Ungewöhnlicher sind Hämoptysen, Dysphagien, hypertrophe Osteoarthropathien, ein Spontanpneumothorax oder Arrhythmien und Herzgeräusche aufgrund einer direkten Peri- bzw. Myokardläsion (PERNOD u. Mitarb. 1968). Diese Komplikationen gehen in die Gesamtheit der röntgenologisch (bis 40%) und klinisch *manifesten* (15–30%) lymphogranulomatösen Lungenbeteiligungen ein.

Erinnert sei an den alten Hinweis auf die Tuberkulose „als Schatten" der Lymphogranulomatose. Spontane, nach Strahlentherapie entstehende oder spezifische kavernöse Gewebseinschmelzungen werfen die gleichen differentialdiagnostischen Probleme wie bei Leukosen oder beim Retikulosarkom auf. Das Beispiel veranschaulicht – analog den „Rundherd"-Bildungen – die Eintönigkeit organbezogener, ätiologisch unspezifischer Reaktionsweisen des Organismus.

Literatur

Baum, G. L.: Textbook of Pulmonary Diseases, 2nd ed. Little, Brown & Co., Boston 1974

Begemann, H.: Non-Hodgkin-Lymphome. In: Handbuch der inneren Medizin, Bd. II/7. Springer, Berlin 1982

DeVita, V. T. Jr., S. Hellman: Hodgkin's Disease and the Non-Hodgkin's Lymphomas. In DeVita, V. T. jr., S. Hellman, S. A. Rosenberg: Cancer – Principles and Practice of Onkology. Lippincott, Philadelphia 1982

Keiser, G., W. Wegmann, H. Leutenegger, E. Büsser, A. Winzeler: Generalisierte Amyloidose mit Paraproteinämie, diffuser Plasmozytose des Knochenmarks und diffuser alveolar-septaler Lungenamyloidose. Dtsch. med. Wschr. 98 (1973) 614

Lennert, K.: Malignant Lymphomas other than Hodgkin's Disease. Handbuch der speziellen Pathologischen Anatomie und Histologie, Bd. I/3B. Springer, Berlin 1978

Musshoff, K., J. Weinreich, H. Willmann: Differentialdiagnose seltener Lungenerkrankungen im Röntgenbild, 3. Aufl. Springer, Berlin 1979

Noltenius, H.: Systematik der Onkologie. Bd. I u. II. Urban & Schwarzenberg, München 1981

Pernod, J., J. Batime, J. Yvetot, J. Pantin, J. Kermarec, R. Souquet, L. Israel, O. Monod, J. Roujeau: Les manifestations thoraciques des hémoréticulopathies malignes. Rev. Tuberc. 32 (1968) 601

Pernod, J., J. Kermarec: Les agammaglobulinémies primitives et leurs manifestation respiratoires. Poumon 25 (1969) 333

Rotte, K. H., G. Bauke, H. Schröder: Über die Lymphogranulomatose der Lunge. Arch. Geschwulstforsch. 33 (1969) 383

Rubin, E. H.: The Lung as a Mirror of Systemic Disease. Thomas, Springfield/Ill. 1956

Schulze, W.: Geschwülste der Bronchien, Lungen und Pleura. In Strnad, F.: Handbuch der Medizin, Radiologie, Bd. IX/4c. Springer, Berlin 1973

Williams, W. J., E. Beutler, A. J. Erslev, M. A. Lichtman: Hematology. McGraw-Hill, New York 1983

Wintrobe, M. M., G. R. Lee, D. R. Boggs, T. C. Bithell, J. Foerster, J. W. Athens, J. N. Lukens: Clinical Hematology, 8th ed. Lea & Febiger, Philadelphia 1981

Erkrankungen des Mediastinums

G. Specht

Veränderungen der Mediastinalform von außen her einschließlich der „Mediastinalhernien"

Definition

Erkrankungen oder Anomalien jener Gebilde, die dem Mediastinum benachbart liegen, beeinflussen dessen Lage und Begrenzung. Den anatomischen Gegebenheiten entsprechend können solche Abweichungen vom Normalen durch verdrängende oder verziehende Prozesse im Bereich der Lungen, des Halses, des Zwerchfells sowie des knöchernen Brustkorbes bedingt sein.

Häufigkeit

Wenn nicht nur die Formveränderungen im sagittalen, sondern auch die im transversalen Strahlengang einbezogen werden, dann begegnen sie uns fast täglich. Im eigenen Krankengut stehen an der Spitze schrumpfende oder verdrängende Lungenprozesse, gefolgt von gröberen Deformierungen des knöchernen Brustkorbes und in das Mediastinum reichenden Strumen.

Vorkommen

Veränderte Mediastinalformen können angeboren oder erworben sein. Das elastische Gefäß- und Bindegewebe beim Kind erlaubt sehr viel auffälligere Verlagerungen, während beim Erwachsenen eine zunehmende Starre und daher Lagekonstanz zu beobachten ist.

Ätiologie

Kyphosen nach unspezifischen oder spezifischen *Entzündungen der Wirbelsäule* sowie infolge fortgeschrittener Stadien einer *Osteoporose der Wirbelsäule* stauchen das Mediastinum in der Vertikalen zusammen, vergrößern aber ebenso wie die Hühnerbrust den sagittalen Durchmesser. Für die Entstehung einer Hühner- oder Trichterbrust gibt es keine einleuchtende Erklärung. Es handelt sich um eine *Fehlbildung*. Zwerchfell-Lücken an entwicklungsgeschichtlich typischen Stellen bedeuten infolge der Druckdifferenzen stets Verlagerung von abdominellen Organen in die Brusthöhle, bei den medial gelegenen unter Verdrängung des Mediastinums. Angeborene Hernien verhindern die Entwicklung der Thoraxorgane zur Normallage. Endothorakale *Strumen* sind in Verlängerung ihres physiologischen Deszensus vom Halse her retrosternal in den Brustkorb gewachsen, dystope Anlagen – selten – auch in das hintere Mediastinum.

Die *Schrumpfung einer Lunge* ist meist Folge einer entzündlichen, oft tuberkulösen Erkrankung, über den Weg der Atelektasenbildung aber auch Folge anderer obturierender Bronchusprozesse (z. B. Karzinom, Adenom, Fremdkörper).

Ist der Zug am Mediastinum sehr stark – nicht selten als Folge ausgedehnter Lungenresektionen –, erfolgt an seinen dünnsten Stellen, am häufigsten im vorderen oberen oder im hinteren unteren Mediastinum, eine *Verlagerung der gesunden Lunge* in die schrumpfende Thoraxhälfte hinein. Bei diesen oft als „Mediastinalhernie" bezeichneten Überlappungen, die auch umgekehrt durch Druckerhöhung einer Seite (Pneumothorax, einseitiges Säuglingsemphysem, Riesenzysten) zustande kommen können, gibt es keine Bruchpforte, sondern nur eine Vorwölbung der Scheidewand selbst. Auch bei Mediastinaldefekten (angeboren, traumatisch), durch die sich Lungengewebe schiebt, kann man nicht von Hernien sprechen, da in solchen Fällen ein Bruchsack fehlt.

Pathophysiologie

Die Verlagerung der Mediastinalgefäße geschieht meist so allmählich, daß der Organismus Zeit zur Kompensation hat. Rasche und extreme Verlagerungen führen zu erheblichen Zirkulationsstörungen. Die dünnen, nachgiebigen Venen werden zusammengedrückt oder abgeknickt, so daß der venöse Rückfluß zum Herzen vermindert wird. Entsprechende Lageveränderungen der Luftwege stören die laminare Strömung und bewirken Turbulenzen, die die Ventilation erheblich erschweren.

Krankheitsbild

Zwerchfellhernien und thorakale Strumaformen unterscheiden sich hinsichtlich Anamnese und des mediastinumbezogenen Beschwerdebildes nicht von den Mediastinaltumoren der entsprechenden Abschnitte. Die stärkeren Mediastinalverlagerungen machen sich besonders dann deutlich bemerkbar, wenn sie plötzlich auftreten. Geringe körperliche Mehrbelastungen lösen Schocksymptome aus. Die fauchende Atmung ist auch ohne Stethoskop deutlich zu hören.

Differentialdiagnose

Diese richtet sich auf die erkrankte Umgebung, betrifft also nicht das Mediastinum selbst. Ein negatives Szintigramm schließt eine endothorakale Struma nicht aus, da sie infolge minderwertiger Anlage oder regressiver Veränderungen keine Speicherfunktion erkennen läßt.

Eine Zwerchfellhernie wird häufig (Hiatushernie, paraösophageale Hernie) durch Kontrastmitteldarstellung des Magens nachweisbar sein.

Therapie

Meist gilt die Behandlung dem jeweiligen ursächlichen Prozeß. Wegen der schädlichen Wirkung auf die Lungendurchblutung, Ventilation und das Lungengewebe selbst ist eine operative Rückverlagerung extrem verzogener (oder verdrängter) Lungenteile aus der anderen Thoraxhälfte anzustreben. Thorakoplastische Eingriffe sind gelegentlich nicht zu vermeiden, um das Druckgleichgewicht wiederherzustellen.

Die Beseitigung von Zwerchfellbrüchen sollte bei Kranken in operablem Zustand dann angestrebt werden, wenn Beschwerden mit hoher Wahrscheinlichkeit auf sie zurückgeführt werden können. Das gilt für angeborene Formen wegen der oft lebensbedrohlichen Verdrängungserscheinungen absolut, im Erwachsenenalter vorwiegend bei hernienbedingten Blutungen oder bei Refluxösophagitis. Die Differenzierung der vom Patienten geklagten Beschwerden, die er in den Retrosternalraum oder in die Zwerchfellgegend projiziert, bereitet große Schwierigkeiten. In den meisten Fällen stellt die Entdeckung einer Hiatushernie nur einen Nebenbefund dar.

Größere retrosternale oder endothorakale Strumen sollten bei Einengung der Trachea, Verlagerung des Ösophagus oder gar Einflußstauung unbedingt, aber auch wegen der Gefahr maligner Entartung operativ entfernt werden.

Entzündungen des Mediastinums

Definition

Entzündungen spielen sich entweder als Prozesse des außerordentlich lymphgewebereichen mediastinalen Fett- und Bindegewebes selbst ab oder sind von der Umgebung, besonders aus dem Rachen- und Halsbereich einerseits und den Lungen andererseits, in das Mediastinum eingedrungen. Dieses ist entweder diffus oder nur mit seinen Lymphknoten betroffen. Häufig kommt es zu Abszedierungen.

Häufigkeit und Vorkommen

Vor der Penicillinära waren die Mediastinitiden nach Phlegmonen oder Abszessen im Schlund- und Halsbereich gefürchtete Komplikationen. Heute sind sie äußerst selten. Häufiger werden die akuten Krankheitsbilder noch nach Ösophagusperforationen, Verletzungen der Luftwege sowie Penetration von Fremdkörpern aus dem Ösophagus oder der Trachea beobachtet. Als Raritäten gelten die mediastinalen spezifischen Prozesse ohne gleichzeitigen erkennbaren Lungenbefund. Äußerst selten sind Pilzerkrankungen (Aktinomykose, Sporotrichose, Blastomykose). Die Befürchtung, daß nach Mediastinoskopien gehäuft Mediastinitiden auftreten würden, hat sich nicht bestätigt. Eine persönliche Umfrage über Komplikationen ergab nur 2 Mediastinitisfälle bei 11 311 Mediastinoskopien.

Ätiologie

Da eine gewebliche Grenze zwischen Hals und Mediastinum nicht besteht, kann jede sich ausbreitende oder einschmelzende Entzündung vom Halse her in das Mediastinum eindringen. Während diese Infektionen der Schwere nach den vertikalen Faszienscheiden folgen, werden die Keime aus den Lungen mit dem Lymphstrom in das Mediastinum getragen. Erstere erfassen mehr das Fett- und Bindegewebe, letztere mehr die Lymphknoten.

Pathophysiologie

Da sich die Mediastinitiden jeden Stadiums in unmittelbarer Nähe der großen Gefäße und des Herzens einerseits, in Nachbarschaft zum Ösophagus und den zentralen Luftwegen andererseits abspielen, verlieren diese Organe bei chronischer Mediastinitis mit der Fibrosierung des Zwischengewebes ihre Beweglichkeit und Verformbarkeit. Je länger eine Mediastinitis andauert, desto fester wird die Ummauerung. Das bedeutet den Verlust der Fähigkeit, sich den funktionellen Bedürfnissen anzupassen. In den floriden Stadien durchdringen die Keime die großen Venenwände und leiten damit nicht nur örtliche Thrombophlebitiden, sondern auch schwerste septische Krankheitsbilder ein.

Krankheitsbild

Die *akute Mediastinitis* ist ein Krankheitsbild mit bedrohlichen Symptomen. Neben den Allgemeinerscheinungen wie Fieber, Leukozytose, Schüttelfrost und Kreislauflabilität deuten substernales Druckgefühl, Atemnot infolge Beengung oder Verlagerung der Trachea, Schluckstörungen und Schwellung des Halses auf ihre Ausbreitung hin. In fortgeschrittenen Fällen kommt es am Hals zur Rötung und Abszedierung, die sich in die Supraklavikularbereiche ausdehnen. Schwerstes subjektives Krankheitsgefühl und rasanter Verfall stellen sich im typischen Falle innerhalb weniger Tage ein. *Chronische Mediastinitiden* können ebenso wie die *spezifischen* ohne wesentliche lokale oder allgemeine Symptome ablaufen. Selbst monströse tuberkulöse Mediastinalprozesse werden vielfach nur zufällig entdeckt. Infolge der zunehmenden Mediastinalstarre stehen zunächst Allgemeinsymptome sowie Leistungsminderung im Vordergrund.

Verlauf und Prognose

Die unbehandelte akute Mediastinitis führt in den meisten Fällen zum Tode. Die chronisch gewordenen Formen setzen weniger virulente Keime oder/ und bessere Abwehrkräfte voraus. Die Starre kann sich, sofern noch keine Fibrosierung besteht, rückbilden, so daß klinisch eine völlige Wiederherstellung möglich ist. Unter rechtzeitiger fachgerechter Behandlung haben alle Formen der Mediastinitis viel von ihrem Schrecken verloren.

Differentialdiagnose

Bei teigigen, diffusen Halsschwellungen oder solchen mit einer deutlichen venösen Einflußstauung kommen alle mechanischen Hindernisse im Mediastinum in Betracht. Eine diffuse Mediastinalstarre kann das erste Zeichen einer Lymphogranulomatose sein. Die heutige Bestrahlungstechnik verursacht keine so starke Fibrosierung, daß sie eine Einflußstauung zur Folge haben könnte. Ob es auch eine anlagemäßige Fibrose im Mediastinalgewebe gibt, ist schwer nachzuweisen. Thrombosen der V. cava superior sind phlebographisch nachweisbar.

Therapie

Die akute Mediastinitis muß unter massivem antibiotischem Schutz *chirurgisch* behandelt werden. Der Eingriff hat zwei Ziele: Erstens muß die Infektionsquelle beseitigt und zweitens der Eiter abgeleitet werden.

Die chronische Mediastinitis ist wegen ihrer Fibrosierung ebenso wie andere Mediastinalfibrosen kein dankbares Objekt chirurgischen Eingreifens. Das Enthülsen der großen Venen ist ein schwieriges und risikoreiches Unternehmen, postoperativ sind erneute Verschwartungen zu befürchten.

Persistierende Befunde bei abszedierender oder tumoröser Form der tuberkulösen Mediastinitis dagegen können nach möglichst mehrmonatiger tuberkulostatischer Vorbehandlung erfolgreich operiert werden.

Mediastinalemphysem

Definition

Unter einem Mediastinalemphysem versteht man Luft- oder Gasgehalt des mediastinalen Gewebes außerhalb der Luftwege.

Vorkommen

Bei Kindern wird ein Mediastinalemphysem in Verbindung mit aspirierten oder verschluckten Fremdkörpern gelegentlich, im Erwachsenenalter – abgesehen von Brustkorbverletzungen bei Emphysematikern – sehr selten beobachtet.

Ätiologie

Undichtigkeiten der Luftröhre oder der Bronchien können nicht nur von *penetrierenden Fremdkörpern* selbst stammen, sondern auch von *Verletzungen bei deren Entfernung*. Entsprechend sind gelegentlich Intubationsnarkosen, bronchoskopische oder ösophagoskopische Untersuchungen vorausgegangen. Die Luft aus geplatzten *Emphysemblasen* kann zentralwärts in das Mediastinum gelangen, auch dann, wenn sie zunächst in den Pleuraraum (Spontanpneumothorax) strömt. Die Ausbreitung folgt jeweils dem Weg des geringsten Widerstandes. Selten erzeugen *gasbildende Bakterien* einer Mediastinitis ein Mediastinalemphysem. Entlang der natürlichen Zwerchfellücken kann die Luft aus einem Retropneumoperitoneum in das Mediastinum aufsteigen, gelegentlich sogar bei einem Pneumoperitoneum.

Pathophysiologie

Geringer Luftgehalt im Mediastinum hat keine nachteiligen Folgen, mit der Luftvolumenvergrößerung jedoch nimmt die Kompression der herznahen Venen schnell zu. Es kommt daher zur venösen Stauung. Die Pars membranacea der großen Luftwege wird in deren Lumen vorgewölbt und behindert die Ventilation.

Krankheitsbild

Das Mediastinalemphysem steigt nach oben und ist deshalb schon in weniger bedrohlichen Stadien *am Hals erkennbar*. Die Haut im Bereich der Fossa jugularis wölbt sich bei rascher Luftzunahme (Trachealverletzung) ballonartig vor, bevor sich die Luft weiter an Hals und Kopf ausbreitet. Der Druck auf die Mediastinalvenen erklärt die *Zyanose*. Das Eindringen der Luft bis unter die Schleimhaut des Kehlkopfes verursacht Veränderungen im *Klang der Sprache,* der sich von einer regelrechten Heiserkeit typisch unterscheidet. Ein ein- oder doppelseitiger Pneumothrorax kann, muß aber nicht gleichzeitig vorhanden sein.

Therapie

Das leichte, oft nur zufällig röntgenologisch entdeckte Mediastinalemphysem bedarf keiner Therapie, bei Zunahme oder ersten subjektiven Symptomen reicht die konservative Behandlung mit Sedierung und O_2-Zufuhr aus. In jedem Fall aber ist eine sorgfältige Überwachung erforderlich. Nur bei schneller Luftzunahme und den klinischen Symptomen der „extraperikardialen" Herztamponade muß eine Entlastung vorgenommen werden. Ein Querschnitt in der Fossa jugularis mit digitaler Eröffnung des Mediastinums ist die Methode der Wahl. Obwohl Ösophagusverletzungen spontan heilen können, sollte in frischen Fällen stets deren chirurgische Versorgung angestrebt werden. Mehrfach und zuverlässig hat sich im eigenen Krankengut bei nicht operablen Patienten oder bei sehr kleinen Verletzungen die Anlage eines Drains (Stärke etwa 15 bis 18 Charr. = 5–6 mm) auf mediastinoskopischem (erweiterte Mediastinoskopie) Wege bewährt. Glatte Öffnungen ohne Substanzverlust der großen Luftwege heilen von selbst. In drei Fällen haben wir iatrogene Hauptbronchusverletzungen durch das Mediastinoskop mit Duraläppchen überklebt und sofortige Luftdichtigkeit erreichen können. Gröbere Wandzerstörungen und Verletzungen von etwa der Hälfte oder mehr der Zirkumferenz von Trachea oder Hauptbronchien bedürfen der operativen Versorgung mittels Thorakotomie.

Mediastinaltumoren und Mediastinalzysten

Definition und Einteilung

Die Bezeichnung „Tumoren" ist nicht streng pathologisch-anatomisch zu verstehen, sondern hat sich für alle gut- und bösartigen Gewebswucherungen einschließlich der Zysten eingebürgert. Nicht inbegriffen sind jedoch die diffusen mediastinalen Metastasierungen. Während die dystope, echte endothorakale Struma mitgezählt werden muß, sollte die vom Halse her in den Thorax lediglich eintauchende Form künftig ebenso aus unseren Aufzählungen gestrichen werden, wie die Zwerchfellhernien es bereits sind. Aneurysmen und Anomalien nicht nur der Aorta, sondern auch der von ihr abgehenden großen Arterien sowie Kavaerweiterungen und deren Fehlanlagen sind differentialdiagnostisch stets zu bedenken, gehören aber ebenfalls nicht hierher. Es bleiben dennoch völlig verschiedene makroskopische und mikroskopische Formen übrig, entsprechend der Vielfalt der im Mediastinum enthaltenen Gewebearten, zu denen sich noch die dystopen und teratoiden Tumoren und Zysten gesellen. Um eine Übersicht zu erhalten, teilt man die Tumoren nach ihrer geweblichen Abkunft ein (Tab. 3.**49**).

Häufigkeit

Bis zum Ende der 30er Jahre sind in der Weltliteratur nur etwa 300 Mitteilungen über klinisch erkannte Mediastinaltumoren bekannt geworden. Infolge der zur Routine gewordenen Röntgenuntersuchungen der Thoraxorgane werden sie seitdem nicht nur häufiger entdeckt, sondern parallel zur Entwicklung der Thoraxchirurgie auch häufiger entfernt. Noch Anfang der 60er Jahre war das Operationsgut in der Literatur annähernd übersehbar, dann aber erreichte es fünfstellige Zahlen und vermehrt sich durch immer neue Berichte.

Pathophysiologie

Nur sehr wenige Tumoren tragen eine Funktion in sich selbst. Die echten endothorakalen Strumen sind meist regressiv verändert, so daß sie szintigraphisch stumm bleiben. Die *Szintigraphie* sollte dennoch bei ungeklärten Tumoren im oberen Mediastinum nicht vergessen werden. Aus der 3. Schlundtasche gemeinsam mit der Thymusanlage in das vordere Mediastinum gewanderte Epithelkörperchen können alle Zeichen des *Hyperparathyreoidismus* verursachen. Da außer den bekannten *chromaffinen (adrenalinproduzierenden)* Paraganglien im Nebennierenmark unter anderem auch kleinste Inseln entlang des Sympathikus zu finden sind, gibt es hier auch tumoröse Formen. Bei Zeichen eines Phäochromozytoms und sonst *nicht erklärbaren Hypertonien* sollte daran gedacht werden, bei Blutdruckkrisen allerdings auch an Wucherungen der „aortic bodies" (Chemodektome), die an der Wand der großen Arterien zu suchen sind. Obwohl die Beziehungen zwischen Thymusfunktion und der *Myasthenia gravis pseudoparalytica* ungeklärt sind, ist bei diesem Krankheitsbild doch nach einem Thymom zu fahnden.

Die meisten Mediastinaltumoren stören höchstens die Funktion ihrer Umgebung, wenngleich die Nachgiebigkeit des mediastinalen Fett- und Bindegewebes und der angrenzenden Lungen eine große Toleranz gegenüber raumfordernden Prozessen mit sich bringt. *Druckwirkung* einerseits und *Infiltration* andererseits *hindern* am Ösophagus die *Schluckbewegungen* und verursachen an den großen Luftwegen *Reizhusten*. Uncharakteristische *Magenbeschwerden* glauben wir gelegentlich durch Vagusschädigung erklären zu können. Irritationen anderer Nerven können *Heiserkeit* (N. recurrens), *Zwerchfellparesen* (N. phrenicus) oder einen *Hornerschen Symptomenkomplex* (Sympathikus) auslösen. Folgen der engen Lagebeziehungen zu den großen Gefäßen oder dem Herzen selbst reichen über uncharakteristisches *Herzklopfen* bis zum Bild der *Constrictio cordis* und der *Einflußstauung*. Alle diese Veränderungen äußern sich also an Gebilden der sonst gesunden Umgebung und verursachen „Nachbarschaftssymptome".

Ätiologie

Die ursprüngliche Rechts-links-Teilung der gesamten Zölomhöhle bleibt nur im Thorax erhalten. Im dorsalen Bereich dieser Trennschicht liegt der Vorderdarm, von dem sich ventralwärts und in kraniokaudaler Richtung die Knospen des Respirationstraktes ausstülpen und in das umgebende Me-

Tabelle 3.**49** Einteilung der Mediastinaltumoren

1. Autochthone Tumoren (ausgehend vom mediastinalen Fett- und Bindegewebe oder seinen Lymph- und Blutgefäßen, z. B. Fibrome, Lipome, Chondrome, Hämangiome usw., einschließlich ihrer bösartigen Formen)
2. Tumoren aus Rest- oder Überschußbildungen bei der Organentwicklung aus dem Vorderdarm und von den Zölomwänden (z. B. bronchogene und enterogene Zysten, Perikardzysten, Pleurazysten)
3. Tumoren aus Gebilden, die im Mediastinum eingebettet liegen (neurogene Tumoren, Thymome, endothorakale Strumen und Nebenschilddrüsen. Hierher gehören auch Sanduhrgeschwülste und Meningozelen)
4. Teratoide Tumoren
5. Lymphknotenvergrößerungen bei übergeordneten Krankheiten (Lymphogranulomatose, Hämoblastosen, Tuberkulose, Sarkoidose usw.)

soblast einbetten. Hemmungsbildungen, wie angeborene Ösophagotrachealfisteln, sind so verständlich. Das Zurückbleiben von Resten der alten Verbindungen zwischen Ösophagus und Tracheobronchialbaum oder Überschußbildungen dieses Ausknospungsvorganges können später als Zysten, je nach Differenzierung bronchogener oder enterogener Art, wachsen. Wahrscheinlich sind die primären Mediastinalkarzinome z. T. Entartungen solcher Gebilde.

Krankheitsbild und Diagnostik

Mit oder ohne „Nachbarschaftssymptome" bemerken die Kranken erst bei größeren Ausmaßen der Tumoren ein unbestimmtes substernales oder in der Tiefe sitzendes Druckgefühl. Auffallend oft sind sie vorher bereits wegen „Kreislaufstörungen" und ähnlicher Diagnose behandelt worden (in unserem Krankengut 20%). Die Symptome, die durch Schädigung benachbarter Nerven, Reizung der Luftwege oder Störung des Schluckvorganges hervorgerufen werden, finden sich, ähnlich wie Einflußstauungen, vorwiegend bei malignen Prozessen. Im ganzen gesehen ist die Anamnese leer oder uncharakteristisch. Fast die Hälfte der Mediastinaltumoren wird zufällig entdeckt.

Die Entdeckung und genauere Ortung wird durch die Röntgenaufnahme in zwei Ebenen, verbunden mit einer rotierenden Durchleuchtung (mit Breischluck), gewonnen. Zu verwerfen sind bei der Befundbeschreibung Äußerungen über eine wahrscheinliche Gutartigkeit aufgrund gut abgerundeter und scharf begrenzter Form. Schichtaufnahmen führen nur selten wesentlich weiter. Die Prüfung der Beweglichkeit des Mediastinums hat nur bei jüngeren Patienten Bedeutung. Kymographisch erfaßte Ausschläge können fortgeleitet sein. Das diagnostische Pneumomediastinum erleichtert die Abklärung und genauere Umgrenzung pathologischer Prozesse hauptsächlich im vorderen Mediastinum. Die Lokalisation der Tumoren erlaubt Wahrscheinlichkeitsdiagnosen (Abb. 3.**72**). So sind z. B. 85% der paravertebralen Tumoren neurogener Natur. Hinter der Bifurkation, bei Größenzunahme manchmal mehrbogig (infolge Septierung) nach rechts, seltener nach links ausladend, finden sich die meisten bronchogenen Zysten.

Im eigenen Krankengut ausschließlich bei Erwachsenen waren über 30% der Mediastinaltumoren bösartig, im Krankengut von DAUM, das sich ausschließlich auf Kinder bezieht, 85%. Gelegentlich entpuppt er sich als Metastase und erstes Zeichen eines winzigen, röntgenologisch noch nicht nachweisbaren und doch schon metastasierenden Bronchialkarzinoms. Die Frage einer Infiltration oder Verlegung von mediastinalen Venen kann ohne wesentliche Belastung durch mediastinale Phlebographie (WASSNER) abgeklärt werden. Leider sind Versuche, die mediastinalen Lymphknoten mit Kontrastmittel aussagekräftig darzustellen, bisher ohne praktikable Ergebnisse geblieben.

Zunehmende Erfahrungen und die Verfeinerung der Technik der Computertomographie haben jedoch in den letzten Jahren eine Formdarstellung auch des Mediastinums möglich gemacht, die weit über die bisherigen Röntgenverfahren hinausgeht. Die Ergebnisse von nun schon zahlreichen Untersuchungen, auch im Vergleich zur Mediastinoskopie oder unter gleichzeitiger Anwendung eines Pneumomediastinum erbrachten einen so hohen Zuverlässigkeitsgrad, daß vor etwaigen invasiveren Methoden ein Computertomogramm obligatorisch geworden ist. Selbst bei völlig unauffälligen, konventionellen Untersuchungsergebnissen gelang es in mehreren Fällen, pathologische Befunde, besonders vergrößerte Lymphknoten, nachzuweisen. Infiltratives Wachstum als höchstwahrscheinliches Zeichen von Malignität läßt sich mit recht guter Anschaulichkeit darstellen. Unter verschiedenen Gesichtspunkten ließen sich verbesserte Informationen in 69,1%–100%, je nach Lage, darstellen. Trotz hoher Aussagekraft anhand der computertomographischen Dichtigkeitsbestimmungen kommt es aber dann auf die histologische Einordnung an. Bis Anfang der 60er Jahre war hierzu eine Probethorakotomie erforderlich. Lediglich auf dem Lymphwege sich ausbreitende, bösartige Prozesse konnten z. T. bei der Danielsschen Biopsie oder durch Gewinnung tastbarer Lymphknoten am Hals verifiziert werden. Die Methode der Wahl ist seit über 20 Jahren die *Mediastinoskopie* nach Carlens für Tumoren im Bereich der Trachea und Hauptbronchien, für die übrigen Mediastinalbereiche die *erweiterte Mediastinoskopie (Specht)* geworden. Ohne wesentliche Belastung kann nicht nur Gewebe unter Sicht gewonnen, sondern auch ein Urteil darüber abgegeben werden, ob ein Tumor gut auslösbar ist oder infiltrierend wächst.

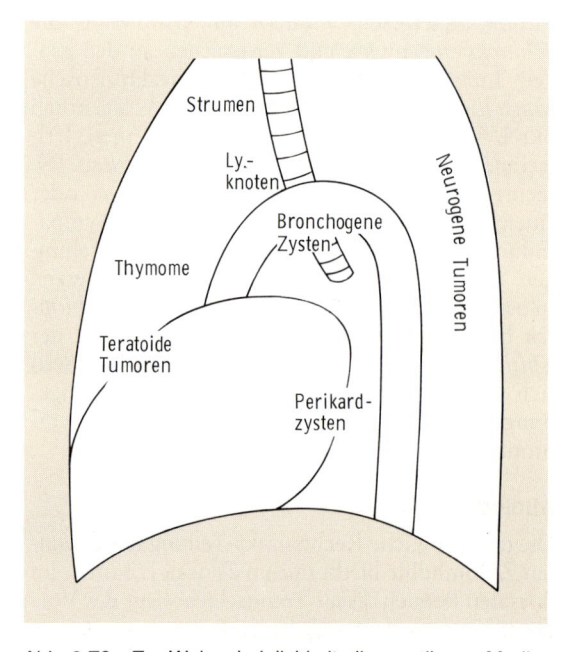

Abb. 3.**72** Zur Wahrscheinlichkeitsdiagnostik von Mediastinaltumoren nach der Lokalisation

Vergebliche Thorakotomien mit dem Ziel der Tumorentfernung sind durch diese Untersuchungen fast vollständig vermeidbar, rein diagnostische überflüssig geworden. In den meisten Fällen wird die Operation jedoch folgen und kann aufgrund mediastinoskopischer Vorkenntnisse zielsicherer geplant und besser im Aufklärungsgespräch erläutert werden.

Voraussetzung für die Mediastinoskopie ist ein erfahrener Anästhesist und die Möglichkeit einer sofortigen Thorakotomie. Einflußstauungen schränken die Indikation ein, schließen sie aber nicht aus. Im eigenen Krankengut konnten unter Ausschluß der Strumen von 287 Mediastinaltumoren 279 mit Hilfe der Mediastinoskopie abgeklärt werden.

Prognose

Unbehandelte Mediastinaltumoren können infolge Wachstum oder infolge Bösartigkeit oder Entartung zur Bösartigkeit von anfänglich harmloser zur lebensgefährdenden Erkrankung werden. Die Frequenz der Umwandlung eines gutartigen in einen bösartigen Tumor kann man nicht angeben, weil man nicht weiß, wie oft primäre Bösartigkeit bestand. Dennoch gibt es die Entartung. Wir kennen zwei Kranke, bei denen zunächst gutartige Mediastinaltumoren (Osteochondrom bzw. Neurofibrom) offenbar nicht radikal genug operiert wurden. Einige Jahre später mußten an gleicher Stelle dann eindeutig bösartige Formen (Osteochondrosarkom bzw. Neurofibrosarkom) operiert werden.

Differentialdiagnose

In das Mediastinum eingebrochene Lungentumoren lassen sich am besten computertomographisch oder angiographisch ausschließen. Größeren Aussagewert (auch Probeexzision möglich) hat eine thorakoskopische Untersuchung, wenn es gelingt, einen diagnostischen Pneumothorax anzulegen. Zur Abklärung von Aneurysmen oder Gefäßanomalien ist eine angiographische Untersuchung erforderlich. Zwerchfellhernien können oft schon mit Breischluck (Kopftieflage) nachgewiesen werden.

Therapie

Sofern Operationsfähigkeit gegeben ist, sollte die *Entfernung* der *Mediastinaltumoren* angestrebt werden. Nicht allzu fest mit der Umgebung verbackene Zysten können gelegentlich mit Hilfe des mediastinoskopischen Instrumentariums entfernt werden. Gleiches gilt für kleinere, gut auslösbare Tumoren. In die Umgebung stark infiltrierende, bösartige Tumoren sind eine Dömane der *Bestrahlungstherapie*. Als Ergänzung von Operationen bösartiger Geschwülste kann je nach Zelltyp sowohl eine Nachbestrahlung als auch eine Chemotherapie sinnvoll sein. *Entlastungsversuche* durch Sternumspaltung bei fortgeschrittener Kompression der Mediastinalgebilde sowie bei Einflußstauung mögen in Einzelfällen Linderungen gebracht haben, im allgemeinen wird man mit solchen Eingriffen die tumoröse Ummauerung der großen Gefäße, der Luft- und Speiseröhre nicht lockern können, so daß eine stark sedierende Therapie diesem großen Aufwand vorzuziehen ist. Bevor bei einer Myasthenie die Thymusentfernung (oder die Entfernung eines Thymoms) vorgenommen wird, ist die Einstellung auf eine optimale Prostigmindosis erforderlich. Diese Medikation ist um so nötiger, als nicht nur Besserungen, sondern auch Verschlechterungen des Krankheitsbildes nach der Operation bekannt sind. Wegen des Cholinesterasemangels darf während der Narkose kein Succinyl gegeben werden. Dieses wird nur äußerst verlangsamt abgebaut, so daß die Kranken stundenlang beatmet werden müssen.

Mediastinale Formen der *Lymphogranulomatose*, die ohne generalisierten Lymphknotenbefall auftreten, sollten dann operiert werden, wenn sie gut auslösbar sind, nicht jedoch, wenn sie infiltrierend wachsen und mit den Mediastinalorganen diffus verbacken sind. Das ist mediastinoskopisch gut abklärbar.

Die *Letalität* der Operation von Mediastinaltumoren liegt unter 5% und betrifft vorwiegend ausgesprochene Risikofälle; Operation, Bestrahlung und zytostatische Therapie müssen sich naturgemäß sinnvoll ergänzen.

Erkrankungen der Hili

Im Grenzbereich des Mediastinums zu den Pleurahöhlen beiderseits liegen neben den Lungengefäßen und um die Bronchialbäume herum dicht gelagert die Hiluslymphknoten, die normalerweise auf Übersichts- und Schichtaufnahmen verborgen bleiben. Ihre Vergrößerungen durch entzündliche, reaktive oder metastatische Einflüsse verändern jedoch die Hilusform in verschiedener Weise. Im charakteristischen Röntgenbild wölben sich die prallen Lymphknoten bei der Sarkoidose *polyzyklisch* vor und gehen in ein meist ähnlich konturiertes Mediastinum über. Der Lymphogranulomatose sind flachere und an Zahl *geringere Vorwölbungen* eigen, die im kräftiger verbreiterten Mediastinum fast gerade auslaufen oder nur ein bis zwei bogige Ausweitungen erkennen lassen.

Die Doppelseitigkeit ist bei diesen Krankheitsbildern die Regel. Dagegen laufen Tuberkulose und erst recht Metastasierungen aus dem Lungenbereich vorwiegend einseitig ab. Bei beiden Erkrankungen finden sich unregelmäßige Konturen.

Differentialdiagnostisch macht erfahrungsgemäß der *Gefäßhilus* die größten Schwierigkeiten. Besonders eine schlanke Herzform läßt die Pulmonalgefäße stärker hervortreten und führt oft zur Fehldiagnose einer Hilusschwellung. Schichtaufnahmen, CT und genaue Verfolgung der einzelnen Gefäßkonturen mit den jeweiligen Abzweigungen bringen bei einiger Erfahrung Klarheit. Die rotierende Durchleuchtung verhilft zu einer plastischeren Darstellung. Wenn auch jetzt noch Zweifel bestehen, bieten sich als weitere diagnostische Schritte die Angiographie und die Mediastinoskopie an. Die Hiloskopie (WEBER 1968) oder die parasternale Mediastinoskopie (STEMMER) erfordern ein Vorgehen im meist 2. Interkostalraum bzw. die Knorpelresektion von 1 oder 2 Rippen und bieten für den Hilus keine überzeugendere Aussagemöglichkeit als die Mediastinoskopie über den kollaren Schnitt. Der vorderste Bereich des Mediastinums ist allerdings mit diesen beiden Methoden gut zugänglich. Auch der perihiläre Raum sowie die mediastinale Fläche der Lunge kann nach Eindringen in den Pleuraraum übersichtlicher als bei der üblichen Thorakoskopie untersucht werden. Probeexzisionen sind möglich. Im Hilusgebiet mit seinen Gefäß- und Bronchialaufzweigungen hat die Computertomographie immer noch Schwierigkeiten.

Über die Krankheitsbilder, die mit Hiluslymphknotenvergrößerungen einhergehen, wird in Spezialkapiteln berichtet.

Literatur

Bähren, W., G. Sigmund, M. Lenz: Wertigkeit der Computertomographie im Vergleich zu Mediastinoskopie und Probethorakotomie bei intrathorakalen Raumforderungen mit mediastinaler Beteiligung. Fortschr. Röntgenstr. 137 (1982) 269

Carlens, E.: Mediastinoscopy: A method for inspection and tissue biopsy in the superior mediastinum. Dis. Chest 36 (1959) 343

Condorelli, L., A. Turchetti, G. Pidone: Il pneumomediastino posteriore. Ann. Radiol. Diagn. 23 (1951) 33

Daniels, A. C.: A method of biopsy useful in diagnosing certain intrathoracic diseases. Dis. Chest 16 (1949) 460

Daum, R.: Mediastinaltumoren im Kindesalter. Z. Kinderchir. 38 (1983) 11

Goldstraw, P., M. Kurzer, D. Edwards: Preoperative staging of lung cancer: accuracy of computed tomography versus mediastinoscopy. Thorax 38 (1983) 11

Lewis, J. W., Jr., B. L. Madrazo, S. C. Gross, W. R. Eyler, D. J. Magilligan, Jr., P. A. Kvale, R. A. Rosen: The value of radiographic and computed tomography in the staging of lung carcinoma. Ann. thorac. Surg. 34 (1982) 553

Maassen, W.: Ergebnisse und Bedeutung der Mediastinoskopie und anderer thoraxbioptischer Verfahren. Springer, Berlin 1967

Modini, C., R. Passariello, C. Iascone, F. Cicconetti, G. Simonetti, M. Zerilli, D. Tirindelli-Danesi, S. Stipa: TNM staging in the lung cancer: Role of computed tomography. J. thorac. cardiovasc. Surg. 84 (1982) 569

Smith, S., R. Hooper, C. Beechler et al.: Indications for mediastinal lymph node evuluation. Chest 81 (1982) 599

Sommer, B., J. L. Doppmann, W. Stelter, B. Mayr, R. Rienmüller, J. Lissner: Der diagnostische Stellenwert der Computertomographie bei mediastinalen Erkrankungen in Anhängigkeit von deren Lokalisation. Computertomographie 1 (1981) 35

Sone, S., T. Higashihara, S. Morimoto, K. Yokota, J. Ikezoe, H. Oomine, J. Arisawa, Y. Monden, K. Nakahara: Potential spaces of the mediastinum: CT Pneumomediastinography. Amer. J. Radiol. 138 (1982) 1051

Specht, G.: Erweiterte Mediastinoskopie. Thoraxchir. 13 (1965) 401

Stemmer, E. A., J. W. Calvin, S. B. Chandor, I. E. Connolly: Mediastinal biopsy for indeterminate pulmonary and mediastinal lesions. J. thorac. cardiovasc. Surg. 49 (1965) 405

Wassner, U. J.: Der Informationswert der mediastinalen Phlebographie. Prax. Penumol. 23 (1969) 285

Weber, W.: Hiloskopie – eine Methode in der thorakalen Differentialdiagnostik. Prax. Pneumol. 22 (1968) 79

Krankheiten des Zwerchfells

U. Matzander

Gliederung
Zu Erkrankungen des Zwerchfells zählen Zwerchfellbrüche, einschließlich der Hiatushernien, Zwerchefellrelaxationen und Zwerchfelltumoren.

Zwerchfellbrüche

Definition
Unter Zwerchfellbruch versteht man die Verlagerung von Eingeweiden durch eine Zwerchfellücke in den Thoraxraum. Aus morphologischer Sicht wird hierbei unterschieden zwischen dem Prolaps und der „echten Hernie". Bei dieser ist das Bauchfell erhalten und bildet den Bruchsack, der beim Prolaps fehlt. Es wird demnach folgende Einteilung getroffen:
1. Zwerchfelldefekte mit Prolaps der Eingeweide,
2. Zwerchfellbrüche im engeren Sinne.

Vorkommen
Zwerchfellbrüche können angeboren und erworben sein. Die linke Zwerchfellhälfte ist häufiger befallen als die rechte.

Ätiologie
Kongenitale Zwerchfelldefekte mit Prolaps der Eingeweide sind Folge von Entwicklungsstörungen und finden sich häufig kombiniert mit weiteren Mißbildungen. Im Laufe des Entwicklungsprozesses verlagert sich die zum 4. Halssegment gehörende Anlage des Zwerchfells nach kaudal. Vorstufe der ventralen Zwerchfellanlage ist das Septum transversum. Seitlich bildet sich jeweils die Plica pleuroperitonealis. Von dorsal wächst Muskulatur in die Umgebung von Aorta und Ösophagus vor. Diese drei Anlagen, aus denen sich die spätere Pars sternalis, Pars costalis und Pars lumbalis des Zwerchfells bilden, wachsen einander entgegen und verschließen beiderseits die anfangs noch offene Zölomhöhle, den Hiatus pleuroperitonealis. Sie treffen zusammen am Trigonum sternocostale und Trigonum lumbocostale. Ist dieser Prozeß gestört, so kommt es zur Defektbildung. Meist handelt es sich um Teildefekte. Die halbseitige Aplasie des Zwerchfells ist selten. Die totale beidseitige Aplasie wurde nur im Einzelfall beobachtet.
Erworbene Zwerchfelldefekte haben fast immer eine traumatische Genese. Hierbei kann es sich um subkutane, geschlossene Zwerchfellrupturen durch stumpfe Gewalteinwirkung oder um perkutane Zwerchfellverletzungen durch Schuß, Stich oder Pfählung handeln.
Angeborene und erworbene echte Hernien entstehen auf dem Boden präformierter Schwächestellen in der Muskelplatte des Zwerchfells. Bevorzugte Lokalisationen sind, wie bei den angeborenen Defekten, das Trigonum lumbocostale (Bochdaleksche Hernie) und das Trigonum sternocostale (Morgagnische Hernie).

Pathophysiologie
Die Druckdifferenz zwischen Abdomen und Thorax bewirkt bei vorhandener Zwerchfellücke meist die Verlagerung von Baucheingeweiden in den Brustkorb. Im Kindesalter steht das Zwerchfell höher als beim erwachsenen Menschen. Da beim Säugling und Kleinkind das Thoraxvolumen relativ gering ist, kommt es bei Verlagerungen von Abdominalorganen in den Thorax rasch zu Störungen der Atmung. Diese verstärken sich bei Erhöhung des intraabdominalen Druckes. Beim Erwachsenen stehen demgegenüber Erscheinungen der verlagerten Abdominalorgane im Vordergrund der klinischen Symptomatik.

Krankheitsbild
Zwerchfellhernien und Prolapse weisen ein weitgehend gleichartiges Krankheitsbild auf. Bei Neugeborenen, Säuglingen und Kleinkindern finden sich als Folge der Lungenkompression und der Verlagerung von Herz und Mediastinum zur gesunden Seite Atemnot, Zyanose und Tachykardie.
Die Halsvenen sind gestaut. Der Zustand dieser Patienten kann sehr bedrohlich sein. Beim Erwachsenen sind die von den prolabierten Baucheingeweiden ausgehenden Erscheinungen vielfältig. Die Patienten klagen über krampfartige Oberbauch-

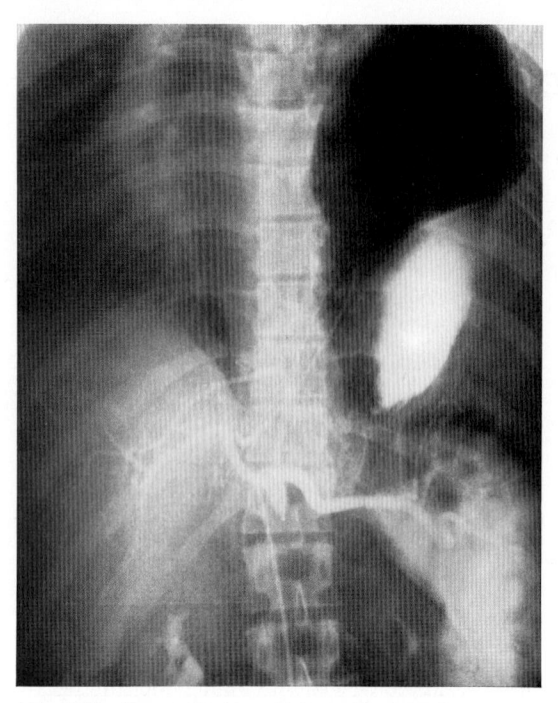

Abb. 3.73 Traumatische subkutane Zwerchfellruptur (linke Zwerchfellhälfte). Angiographie und Kontrastdarstellung des Magens

schmerzen, Völlegefühl, Aufstoßen und Erbrechen. Es besteht stets die Gefahr der Einklemmung und des Ileus. Mitunter können Hernien und Prolapse auch völlig symptomlos bleiben und werden dann erst anläßlich einer Röntgenuntersuchung zufällig entdeckt. Bei akuter traumatischer Zwerchfellruptur mit Prolaps der Eingeweide in den Thorax finden sich neben der thorakoabdominalen Symptomatologie fast immer Zeichen der inneren Blutung und des Schocks.

Diagnose und Differentialdiagnose

Hinweise für die Diagnose kann die Anamnese ergeben. Die Atemexkursionen sind gelegentlich asymmetrisch. Es finden sich bei der Perkussion abnorme Dämpfungen oder tympanitischer Klopfschall. Das Atemgeräusch ist abgeschwächt.
Manchmal lassen sich bei der Auskultation plätschernde Darmgeräusche vernehmen. Beweisend ist die Röntgenuntersuchung, bei der oft Thoraxaufnahmen in verschiedenen Richtungen und die Thoraxdurchleuchtung zur richtigen Diagnose führen. Durch Kontrastdarstellung des Magen-Darm-Traktes, eventuell in Kombination mit dem Pneumoperitoneum, und durch die Angiographie können diese Untersuchungen ergänzt werden (Abb. 3.73).
Bei Säuglingen und Kleinkindern ist differentialdiagnostisch besonders an Lungenzysten und angeborene Herzfehler zu denken. Bei Erwachsenen müssen vor allem Pleuraergüsse, Hydropneumothorax und Pneumothorax, Lebertumoren und Leberzysten, Tumoren und Zysten des Zwerchfelles und der Oberbauchorgane ausgeschlossen werden.

Therapie

Die Therapie muß immer eine operative sein, da konservative Maßnahmen die pathologisch-anatomischen Veränderungen nicht zu beeinflussen vermögen. Ziel der Operation ist es, den Prolaps der Eingeweide oder den Bruch zu beseitigen, den Zwerchfelldefekt zu schließen und die Lunge zur Ausdehnung zu bringen.
Bei Säuglingen und Kleinkindern wird der abdominale Zugang bevorzugt, zumal die Rückverlagerung der Abdominalorgane in die Bauchhöhle mitunter auf Raumschwierigkeiten stößt, die eine plastische Erweiterung des Bauchraumes erforderlich machen. Bei älteren Kindern oder Erwachsenen ist dagegen der transthorakale Zugang günstiger, besonders bei Defekten im dorsolateralen Bereich oder bei Aplasie des Zwerchfells. Akute Zwerchfellverletzungen bedürfen, da häufig weitere Organschädigungen vorliegen, der sofortigen operativen Behandlung. Die Art des operativen Vorgehens – Laparotomie oder Thorakotomie – wird bestimmt von einer eventuell vorhandenen perkutanen Verletzungsstelle.

Hiatushernien

s. Bd. IV, Kap. Krankheiten des Verdauungstraktes

Zwerchfellrelaxation

Definition

Unter Zwerchfellrelaxation versteht man einen pathologischen Zwerchfellhochstand mit aufgehobener und erheblich verminderter Zwerchfellbeweglichkeit.

Vorkommen

Die Zwerchfellrelaxation kommt in jedem Lebensalter vor, Erwachsene sind häufiger betroffen als Kinder. Die linke Zwerchfellhälfte ist bevorzugt befallen. Doppelseitige Relaxationen sind außerordentlich selten.

Ätiologie

Wir unterscheiden zwischen muskulärer und neurogener Genese. Als muskuläre Genese kommen angeborene und entzündlich erworbene Muskeldegenerationen in Betracht. Neurogen können Halsmarkläsionen sowie traumatische, entzündliche oder tumorbedingte Schädigungen des N. phrenicus eine Zwerchfellrelaxation zur Folge haben.

Krankheitsbild

Die Zwerchfellrelaxation macht häufig keinerlei nennenswerte Beschwerden und wird mitunter nur als Zufallsbefund festgestellt. Die Symptome ähneln im wesentlichen denen der Zwerchfellbrüche. Meist stehen respiratorische Beschwerden im Vordergrund.

Diagnose

Sie erfolgt vorwiegend röntgenologisch. Röntgenübersichtsaufnahmen in zwei Ebenen mit Durchleuchtung und die Kontrastdarstellung des Magen-Darm-Traktes in Verbindung mit dem Pneumoperitoneum tragen zur Klärung entscheidend bei. Differentialdiagnostisch kommen in erster Linie Zwerchfellbrüche und -defekte in Betracht.

Therapie

Die Operationsindikation ist dann gegeben, wenn entsprechende respiratorische und kardiale Beschwerden bestehen, die mit der Relaxation in ursächlichem Zusammenhang stehen. Operativ besteht die Korrektur in der Verkürzung oder Raffung des funktionslosen Zwerchfellmuskels. Der Zugang erfolgt von transthorakal.

Literatur

Akerlund, A.: Der Hiatusbruch. Verh. dtsch. Röntg.-Ges. 17 (1926) 111

Akerlund, A.: Die anatomische Grundlage des Röntgenbildes der sogenannten erworbenen Hiatusbrüche. Acta radiol. (Stockh.) 14 (1933) 523

Blum, A. L., J. R. Siewert: Refluxkrankheit: Chirurgische Gastroenterologie, Bd. I. Springer, Berlin 1981 (S. 291)

Lortat-Jacob, J. L., F. Robert: Les malpositions cardiotuberositaires. Arch. Mal. Appar. dig. 42 (1953) 750

Nissen, R., K. Pfeiffer: Zwerchfellhernien. Huber, Bern 1968

Rossetti, M.: Hiatushernien und andere Erkrankungen des Zwerchfells. Chirurgische Gastroenterologie, Bd. I. Springer, Berlin 1981 (S. 353)

Siewert, J. R.: Refluxkrankheit der Speiseröhre. Indikation zur Operation. Springer, Berlin 1981 (S. 414)

Krankheiten der Pleura

J. ENGEL und E. HAIN

Abgesehen von den seltenen primären Tumoren sind alle Krankheiten der Pleura nur sekundäres Mitreagieren, nur Folgen subpleuraler Prozesse.

Hydrothorax

Definition
Die Flüssigkeitsansammlung ist ein Transsudat (Gesamteiweiß < 3,0 g/dl ≙ 30 g/l). Längeres Bestehen oder entzündliche Komplikationen können zum Übergang in Exsudat führen.

Pathophysiologie
Der hydrostatische Druck überwiegt den onkotischen, wobei entweder eine Erhöhung des Kapillardruckes oder eine Hypalbuminämie zugrunde liegt. Letztere geht häufig mit reaktiv vermehrter Aldosteronausschüttung und Natriumretention einher. Ergüsse dieser Art sind häufiger rechts als links: Die größere Pleuraoberfläche sowie Eigenarten des Lymphabflusses werden als Erklärung genannt. Bei allgemeinem Hydrops kann es zum Flüssigkeitsdurchtritt durch das Zwerchfell kommen.

Ätiologie
Bei der Herzinsuffizienz ist der Hydrothorax meist eine von mehreren Manifestationen der feuchten Dekompensation. Bei der selten gewordenen Pericarditis constrictiva kann es infolge narbiger Behinderung des venösen Rückstroms zum Erguß aus hydrostatischen Gründen kommen. Als Ursachen dysproteinämischer Ergüsse herrschen Leberzirrhose und nephrotisches Syndrom vor. Bei Hungerzeiten ist an die Eiweißmangelkrankheit als Ursache zu denken. Bei der Makroglobinämie Waldenström wie beim Myxödem kann ein Transsudat vorkommen. Bis zu 10% der malignen Tumoren im Thoraxraum führen durch Venen- oder Lymphgefäßobstruktion zum Transsudat. Es ist auch in den Terminalstadien der Lymphogranulomatose häufig. Das oft zitierte, aber seltene Meigs-Syndrom beruht auf der Durchwanderung von Flüssigkeit aus dem Bauchraum bei einem *gutartigen* Ovarialtumor.

Krankheitsbild
Es wird in dieser Gruppe vom Grundleiden, nur ausnahmsweise durch die Auswirkungen eines ungewöhnlich großen Ergusses bestimmt. Im ganzen richtet sich die *Therapie* gegen das Grundleiden. Das Meigs-Syndrom verschwindet mit der Entfernung des Ovarialtumors.

Serofibrinöse Pleuritis

Definition
Der entzündlichen Ergußbildung pflegt ein Stadium meist lokaler Pleurareizung voranzugehen, das durch Fibrinausschwitzung, örtlichen, atemabhängigen Schmerz und trockenen Reizhusten gekennzeichnet ist: *Pleuritis sicca,* womit keine Diagnose, sondern nur ein Symptomenbild bekannt ist. Örtlich kann man Pleurareiben feststellen. Ein zugehöriges radiologisches Substrat kann fehlen. Bis zur Ausbildung eines Ergusses kann das Intervall von wenigen Stunden bis zu 4 Wochen dauern, letzteres z. B. bei tuberkulöser Ursache.
Die Ergußbildung hat Exsudatcharakter (Gesamteiweiß ≧ 3,0 g/dl ≙ 30 g/l, spezifisches Gewicht ≧ 1,017); nur selten kommen Werte in eine Überschneidungszone zum Transsudat (2,5 bis 3,0 g/dl ≙ 25–30 g/l Gesamteiweiß) vor. Fibrinniederschläge können sich bindegewebig organisieren (S. 3.229).

Pathophysiologie

Hyperämie und erhöhte Kapillarpermeabilität sind Wegbereiter entzündlicher Ergüsse. Bei autochthonen und metastatischen Tumoren sowie bei Systemerkrankungen kann der unmittelbare Befall der Pleura hinzukommen.

Ätiologie

Die *Tuberkulose* steht als Ursache unter den infektiös bedingten Ergüssen immer noch an erster Stelle, vornehmlich als sogenanntes juxtaprimäres Geschehen bei der *späten Erstinfektion* des Adoleszenten und jüngeren Erwachsenen. Auslösend ist die Reaktion der sensibilisierten Pleura gegenüber Tuberkelbakterien, zumeist beim hämatogenen Schub, seltener bei der Lymphknotenperforation. Bei Säuglingen und Kleinkindern kommt die tuberkulöse Pleuritis fast nie vor. Beim älteren Erwachsenen, auch im Greisenalter, ist sie meist das Korrelat zum Wiederaufflackern älterer tuberkulöser Lungenherde. Typischerweise sind tuberkuloide Gewebsstrukturen bioptisch nachzuweisen, wenn ausreichendes Material vorliegt. Bei älteren Prozessen kann eine verkäsende Pleuratuberkulose vorkommen.
Para- und metapneumonische Ergüsse bakterieller Ätiologie sind seit Einführung der antibiotischen Therapie seltener, als Vorläufer des Empyems jedoch beachtenswert. Von den generalisierten Infektionen führen insbesondere *Typhus abdominalis*, *Tularämie* und *Brucellosen* zur Ergußbildung.
Die *Virusätiologie* einer Pleuritis kann bei flüchtigem Verlauf – bei Tuberkulinpositiven nur mit kritischem Abwägen – vermutet und durch den Ausfall zugehöriger serologischer Reaktionen mit angemessener Titerbewegung bestätigt werden. Coxsackie-Infektionen (syn. *Bornholmsche Krankheit*) mit der kennzeichnenden Pleurodynie werden häufiger von einer passageren Perikarditis begleitet.
Mykosen als Ursachen pleuraler Prozesse kommen in Europa nur noch selten vor, am ehesten als Aktinomykose. Aspergillusinfektionen lassen an intrakanalikuläre Sekundärbesiedlung denken; dies gilt auch für den Nachweis anderer, fakultativ pathogener Schimmelpilze und Hefen. Bei Herkunft des Patienten aus einem Endemiegebiet ist auch an Histoplasmose und Kokzidioidomykose zu denken.
Die sekundäre Retentionspneumonie und die Atelektase beim *Bronchialkarzinom* können zum Erguß führen, der selten auch Transsudatcharakter hat. Daraus ergibt sich, daß Pleuraergüsse nicht notwendigerweise Inoperabilität bedeuten.
Maligne Genese. Exsudate im Gefolge von Pleurametastasen oder bei Ausbrecherkarzinomen sind überaus häufig; in der Rangordnung der Primärtumoren führt das Bronchialkarzinom. Es folgen die Karzinome der Mamma (hier gegenüber dem Primärgeschehen bis zu 10, auch 30 Jahre nachhinkend), die der abdominalen Hohlorgane, des Genitalbereichs sowie das Hypernephrom. Adenokarzinome jedweder Abkunft neigen relativ häufiger zur Pleurametastasierung. Das *diffuse maligne Mesotheliom* ist ein seltener, von den Pleuradeckzellen ausgehender maligner Tumor, dessen klinischer Verlauf entweder mehr durch eine profuse Ergußbildung, in anderen Fällen aber mehr durch Schwartenbildung bestimmt ist. Deutliche Unterschiede in der geographischen Verteilung – die Küstenregionen sind bevorzugt – erklären sich aus der ursächlichen *Asbest*exposition. Diese ist für 60 bis 80% der Fälle nachzuweisen, daneben gibt es sicher spontane Fälle ohne diese Ätiologie. In jedem Fall muß die Vielfalt gewerblicher Asbestverwendung, auch nach Möglichkeit der intradomiziliären oder Nachbarschaftsgefährdung in Betracht gezogen werden sowie das lange Intervall zwischen Expositionsbeginn und Manifestwerden (meist um 20–40 Jahre). Diese Tumorform wird häufiger und verursacht regional bis zu 20% der malignen Ergüsse.
Im Gefolge einer Asbestexposition können – außer den harmlosen, später verkalkenden Pleuraplaques – entzündliche Ergüsse auftreten, die eine Lungenasbestose begleiten oder isoliert vorkommen *(Asbestpleuritis)*. Wahrscheinlich liegt dieses Geschehen auch den im Gefolge von Asbestexposition zunehmenden *Pleuraverdickungen* zugrunde, die im Röntgenbild meist unter 5 mm messen.
Lungeninfarkte gehen in der Hälfte der Fälle mit Pleuraergüssen einher. Sie kommen meist nach dem 40. Lebensjahr vor, da zu ihren Voraussetzungen neben der Embolie eine Kreislaufschädigung der Lunge gehört. Die vorangehende Phlebothrombose entwickelt sich weit überwiegend in der unteren Körperhälfte, nur in 6% der Fälle in den Herzhöhlen oder den Armen. Dieses Geschehen ist oft, bei Älteren in über 50% der Fälle, klinisch blande oder symptomlos, die Verkennung der pulmonalen Folgen als „Pleuropneumonie" liegt nahe.
Bei *Pankreatitis* kommen Ergüsse nicht selten im akuten Schub – auch als dessen Vorläufer – vor. Sie sind meist linksseitig, öfters auch stark blutig und durch eine Erhöhung der α-Amylase gekennzeichnet, die die Werte im Serum und Urin übersteigen und überdauern kann. Pathogenetisch kommen eine Durchwanderung der diaphragmalen Lymphwege aus dem Bauchraum, eine übergreifende Fettgewebsnekrose sowie eine fermentative Schädigung des Ductus thoracicus in Betracht.
Hydronephrosen kommen selten als Ursache von Pleuraergüssen vor. Beim Erguß infolge *Urämie* wird eine toxische Schädigung der Kapillarpermeabilität vermutet.
Der „rheumatische Formenkreis" ist – entgegen älteren Anschauungen – nur selten als Ursache vertreten. Besonders gilt dies für das *rheumatische Fieber*, bei dem Ergüsse dieser Genese nur nach eindeutiger Sicherung der Grundkrankheit angenommen werden sollen. Typischerweise sind sie

doppelseitig und begleiten interstitielle Pneumonien. Bei der *rheumatoiden Arthritis* werden bei längerem Verlauf Pleuraergüsse (bis zu 7,9% bei Männern und 1,6% bei Frauen) angetroffen, die Schübe dieses Leidens zu begleiten pflegen. Beim *Erythematodes visceralis* wird eine serofibrinöse Pleurabeteiligung bei über der Hälfte der Fälle gefunden, zumeist bei fortgeschrittenem Krankheitsverlauf, manchmal als isoliertes Frühzeichen. Beim *Pseudo-LE-Syndrom* kann ein Pleuraerguß führendes Symptom sein.

Raritäten. Bei der *Sarkoidose* ist eine begleitende Pleuritis sehr selten (1%). Bei der *Wegenerschen Granulomatose* erklärt der in 95% der Fälle vorkommende Lungenbefall auch die gelegentlich zu beobachtenden Ergüsse. Pleuraexsudate in Kombination mit Lymphödem und „*Yellow-nail-Syndrom*" werden durch eine Insuffizienz des Lymphabflusses aufgrund angeborener Fehlbildungen hervorgerufen und sind als Bilanzstörung zu deuten. Flüchtige Pleuraergüsse begleiten auch das *familiäre Mittelmeerfieber*. Nach Anwendung des Migränemittels *Methysergid* (Deseril) sind Pleuraergüsse mit massiver Verschwartungstendenz vorgekommen.

Die *eosinophile Pleuritis* (mit > 10% Eosinophilen im Punktat) ist keine eigenständige Krankheitsentität. Sie kommt bei einer Vielfalt von Ursachen vor, auch bei Tuberkulose, häufig beim Lungeninfarkt, beim Karzinom sowie beim Pneumothorax. Stumpfen *Thoraxtraumen* kann mit mehrtägigem Intervall eine spontan rückbildungsfähige eosinophile Pleuritis nachfolgen.

Diagnostik

Die zu erwartende Häufigkeit der Ursachen folgt in den Gruppen I–V der Tab. 3.**50** absteigend mit der Reihenfolge. In der Gruppe II ist unterhalb des 40. Lebensjahres weiterhin die Tuberkulose, oberhalb dieser Grenze aber Karzinom und Lungeninfarkt als wichtigste Ergußursache anzusehen.

Trotz aller Bemühungen wird ein nennenswerter Anteil *aller* Pleuraergüsse (um 5–10%) klinisch und autoptisch in seiner Ätiologie *ungeklärt* bleiben.

Die *Inspektion* kann die Schonung einer Seite als Nachschleppen oder die schwartenbedingte Schrumpfung feststellen. Die Aussagen der *Auskultation, Perkussion* und *Palpation* erschöpfen sich mit dem Hinweis auf eine Flüssigkeitsansammlung. Das Durchgangsstadium „*Pleuritis sicca*" kann als Reiben gehört, manchmal auch palpiert werden. – Die Thoraxröntgenuntersuchung soll als *Hartstrahl*-Übersichtsaufnahme erfolgen und kann durch eine Queraufnahme ergänzt werden, eine Durchleuchtung soll nur unter gezielter Fragestellung erfolgen. Bei Kippen oder Seitenlage des Kranken verlagern sich freie Ergüsse.

Bei Nachweis pleuraler Abschattungen kann die Unterscheidung zwischen Erguß und Schwarte schwierig sein. Der gezielten Punktion, womöglich an mehreren Stellen, kann eine *Sonographie*, ausnahmsweise auch eine *Computertomographie* vorgeschaltet werden (Dichteunterschiede).

Die aus dem Pleurapunktat anzustellenden Untersuchungen sind in Tab. 3.**51** verzeichnet; deren Ergebnisse erlauben in mehr als der Hälfte der Fälle bereits wesentliche diagnostische Eingrenzungen.

Die Möglichkeiten pleuraler Biopsie werden zur Notwendigkeit, wenn es um die Frage der tuberkulösen Ursache geht: diese stellt sich zunächst fast immer; angesichts der therapeutischen und prognostischen Konsequenzen kommt das Nichterkennen einer tuberkulösen Genese einem Kunstfehler nahe. Es hat sich bewährt, diese Verfahren in stufenweisem Aufbau wie folgt anzuwenden, wobei die Verfahren nach a) und b) als Routine zu gelten haben, während c) und d) Erwägungen über

Tabelle 3.**50** Differentialdiagnose der Ergußursachen, innerhalb der Gruppen I–V absteigend nach der Häufigkeit geordnet

I. Hydrothorax
  Herzinsuffizienz
  Hypalbuminämie (Leberzirrhose, nephrotisches Syndrom)
  Lymphwegs- oder Venenobstruktion
  Pericarditis constrictiva
  Meigs-Syndrom

II. Serofibrinöser Erguß
  Tuberkulose
  Lungeninfarkt
  Para- und metapneumonisch (auch virusbedingt)
  Karzinommetastasen
  Diffuses malignes Mesotheliom
  „Rheumatischer Formenkreis" – Autoimmunkrankheiten
  Pankreatitis
  Urämie
  Hydronephrose
  Hämoblastosen und Lymphogranulomatose
  Mykosen
  Trauma (dabei Eosinophilie)
  Sarkoidose – andere Raritäten

III. Empyem
  Para- und metapneumonisch
  Tuberkulose
  Durchwanderung subdiaphragmaler Eiterungen
  Trauma, auch iatrogen

IV. Hämatothorax
  Karzinommetastasen – diffuses malignes Mesotheliom
  Lungeninfarkt
  Trauma (auch bei Spontanpneumothorax und iatrogen)
  Tuberkulose
  Pankreatitis
  Seltene Pleuratumoren

V. Chyliformer Erguß
  Chylothorax
  a) durch Trauma
  b) bei Tumoren
  c) bei Systemerkrankungen
  Cholesterinpleuritis

Tabelle 3.51 Diagnostische Untersuchungen des Pleurapunktats

Obligat:
  Farbe – Beschaffenheit
  Gesamteiweiß
  Zytologie im Färbeverfahren (Giemsa – Papanicolaou)
  Bakteriologische Kultur
    a) allgemein, auch anaerob
    b) auf Tuberkelbakterien, ggf. auch Tierversuch

Wahlweise oder gezielt:
  Mikroskopie im Nativverfahren – auch mit Phasenkontrast, Polarisation oder Fettfärbung
  α-Amylase
  Hämoglobin
  Glucose
  Lipide
  Mykologische Kultur
  Karzino-embryonales Antigen (CEA)

Umstritten oder entbehrlich:
  Spezifisches Gewicht und Rivalta-Probe (nur als Ersatz für Gesamteiweiß)
  Fibrinogen, Lactatdehydrogenase
  Elektrolyte, Elektrophorese u.ä.m.
  Hyaluronsäure
  Quantifizierte Auswertung zytologischer Präparate

Zumutbarkeit und technische Möglichkeiten voraussetzen:
a) Stanzbiopsie der Pleura – im gleichen Arbeitsgang mit der einfachen Punktion – unter Verwendung der Nadeln nach Abrams oder nach Cope-Ramel; ein freier Pleuraspalt ist hierzu Voraussetzung.
b) Biopsie aus dickeren Schwarten mit Nadeln nach Menghini oder nach Vim-Silverman.
c) Thorakoskopie, die bei guter Übersicht eine makroskopische Beurteilung mit gezielter Gewebsentnahme erlaubt, aber vergleichsweise aufwendig ist.
d) Kleine chirurgische Biopsie der Pleura, wobei der interkostale Zugang zweckmäßig durch ein Mediastinoskoprohr erfolgt.

Da die Verfahren nach a) und b) unter Erhöhung der Ausbeute wiederholt werden können, dürfte es fast immer gelingen, eine durch typische Gewebsstrukturen erkennbare Ätiologie – insbesondere also Tuberkulose oder malignen Tumor – nachzuweisen, oder – mit geringerer Beweiskraft – auch auszuschließen.

Neben der ortsbezogenen Diagnostik an der Pleura (ggf. unter Einschluß subpleuralen Lungengewebes) steht die bronchologische Abklärung durch Endoskopie an wichtigster Stelle. Die Mediastinoskopie folgt dann, wenn Strukturveränderungen oder – seltener – Bakteriennachweis aus diesen Lymphknoten weitere Aufschlüsse erwarten lassen.

Die wichtigste Präliminarie ist die intrakutane Tuberkulintestung. Fällt sie bei 100 TE negativ aus, so ist die tuberkulöse Genese höchst unwahrscheinlich, aber nicht ganz ausgeschlossen: in Einzelfällen konnten sogar Tuberkelbakterien nachgewiesen werden.

Der Nachweis von Tuberkelbakterien ist nativ nur im Eiter erfolgversprechend, im klaren Exsudat sinnlos. Dort gelingt er kulturell, mit ergänzendem Tierversuch in bis zu 50% der als tuberkulös anzusehenden Fälle. Mithin ist das langwierige bakteriologische Nachweisverfahren klinisch nur dann von entscheidender Aussage, wenn es positiv ausfällt. Neben der in 80 oder mehr v. H. der Fälle bioptisch und bakteriologisch erreichbaren Sicherung muß die *tuberkulöse* Genese einer Pleuritis unterstellt und heuristisch der Behandlung zugrundegelegt werden, solange eine andersartige Deutung nicht gelingt. Dies gilt bei hochfieberhaftem oder schleichend-subfebrilem Verlauf beim Jüngeren, beim Älteren beim Vorliegen scheinbar ruhender tuberkulöser Lungenherde.

Pleuraveränderungen durch *maligne Tumoren* sind mindestens in der Hälfte der Fälle durch wiederholte zytologische Untersuchungen des Exsudats nachzuweisen; mit wiederholter Nadelbiopsie steigt diese Ausbeute auf etwa 80%, durch thorakoskopische Untersuchung auf noch höhere Werte. Beim *malignen Mesotheliom* in seiner fibrösen Form gelingt die Sicherung oft erst nach wiederholten Biopsien. Bei der drüsig-exsudativen Form dieses Tumors ist die Zytologie vorrangig. Entgegen älterer Meinung kommt ein erhöhter Gehalt des Exsudats an Hyaluronsäure (> 8 mg/ml $\triangleq$ > 0,8 g/l) nicht allein bei dieser Tumorform vor, sondern begleitet Pleuraprozesse mit Verschwartungstendenz von unterschiedlicher Genese.

Beim *Lungeninfarkt* wird die Diagnose anhand des klinischen Bildes, des Verlaufes und unter Ausschluß andersartiger Ursachen gestellt. Das andernorts dargestellte Vollbild der klinischen und radiologischen Symptome ist oft nur teilweise ausgeprägt. Typisch ist das thorakoskopische Bild einer bläulich durchschimmernden Verdichtung mit hämorrhagischer Randzone. Das vielgestaltige Bild der Pleuradeckzellen bei der Infarktpleuritis kann zur Verwechselung mit Tumorzellen führen.

Ein erhöhter Gehalt des Punktats an α-Amylase beweist den Zusammenhang mit einer Pankreatitis. Im Formenkreis der rheumatischen Leiden und der Autoimmunkrankheiten wird die ätiologische Zuordnung eines Pleuraergusses nur unter Berücksichtigung des klinischen Gesamtbildes und des Mosaiks der serologischen Immunreaktionen möglich sein. Ein niedriger Gehalt des Punktats an Glucose (< 20 mg/dl $\triangleq$ < 1,1 mmol/l) gilt als Hinweis auf *chronische Arthritis* als Ergußursache, der Nachweis von LE-Zellen im Exsudat kann die Annahme eines *Erythematodes visceralis* stützen.

Therapie

Die Punktion als *Therapie* soll sich auf Fälle mit Lungenkompression und Dyspnoe, Mediastinalverdrängung und Halsvenenstauung als akute Hilfe beschränken. Im übrigen tritt die Punktion nichteitriger Ergüsse hinter allen Maßnahmen zurück, die auf deren Resorption abzielen. Das Risiko jeder Pleurapunktion liegt weniger in der Blutung als in der seltenen, aber prekären Luftembolie. Deren Abgrenzung vom „Pleuraschock" ist umstritten.

Bei auch nur wahrscheinlicher *tuberkulöser Ätiologie* soll eine kombinierte antituberkulöse Therapie angesetzt werden; das wochenlange Warten auf Sicherung dieser Diagnose kann fehlerhaft sein. Über Art und Dauer der medikamentösen Therapie, mit anfänglicher Bettruhe, wird anderenorts berichtet. Langfristige Inaktivierung muß vermieden, eine dosierte Atemgymnastik bald begonnen werden. Die gesamte Therapie muß berücksichtigen, daß es keineswegs nur auf die augenblicklichen Symptome, sondern auf die Fernprognose der Tuberkulose und der Atemmechanik ankommt. Die Anwendung von Glucocorticoiden bei der tuberkulösen Pleuritis ist umstritten: sie kommt grundsätzlich erst nach Beginn optimaler antituberkulöser Therapie in Betracht. Sie zielt auf Fieber und akute toxische Erscheinungen, wirkt der Exsudation und dem Verschwarten entgegen. Sie erfolgt neuerdings am ehesten intrapleural mit Kristallsuspensionen, während die systemische Anwendung bei einer isolierten tuberkulösen Pleuritis allein kaum zu rechtfertigen ist, aber bei schweren hämatogenen oder toxischen Verlaufsformen der Tuberkulose zum Tragen kommt.

Die Therapie *para-* und *metapneumonischer Ergüsse* grenzt an die der Empyeme und wird dort abgehandelt.

Durch *Tumormetastasen* bedingte Ergüsse sind allenfalls palliativer Therapie zugänglich. Deren erwünschtes Verschwarten erfolgt nicht selten auch spontan.

Bei profusem, quälendem Nachlaufen des Ergusses kann eine *Pleurodese* in mehr als der Hälfte der Fälle zur erwünschten Verschwartung führen. Hierzu ist geeignet eine intrapleurale Instillation von

a) 20 ml 0,5% (125 mmol/l) NaOH (pH 13) *oder* von
b) gelöstem Minocyclin *(Klinomycin)*, 10 mg/kg (pH ~ 2),
c) alternativ ist auch das Instillieren von *Iscador* erfolgversprechend.

Alle diese Präparate können Allgemeinreaktionen und zeitweise heftige Schmerzen auslösen.

Die Anwendung radioaktiver Isotope (Gold 198, Phosphor 32, Yttrium 90) hat keine weite Verbreitung gefunden, zumal diese – bei geringer Eindringtiefe der Strahlung und organisatorischer Begrenzung auf Spezialinstitute – Überlegenes nicht leisten. Die Strahlentherapie sieht sich den Schwierigkeiten der räumlichen Dosisverteilung gegenüber, besonders am Zwerchfell; sie wird auch als tangentiale Bestrahlung kaum geübt. Der Nutzen *lokaler* zytostatischer Therapie ist umstritten, am ehesten mit alkylierenden Substanzen sinnvoll. Wenn der Primärtumor sensibel ist, wird die systemische Therapie überlegen sein. So ist die Pleurabeteiligung bei Ovarial- und Mammakarzinomen eine generell erfolgversprechende Domäne onkologischer Therapie.

Pleuraempyem

Definition

Jede Eiteransammlung im Pleuraraum wird, unabhängig von ihrer Ausdehnung und Lage, als Empyem bezeichnet. Der Nachweis des oder der Infektionserreger ist nicht obligat.

Pathogenese

Das Eindringen von Eitererregern aus Nachbarorganen durch Perforation (Lungenabszeß, Kaverne, Ösophagusruptur) oder Durchwanderung (Pneumonie) sowie operative Komplikationen und Traumen führen zur Entstehung eventuell mit der Variante des Pyopneumothorax.

Abgesehen von den Staphylokokkenempyemen der Kinder und von Verletzungsfolgen treten Empyeme vornehmlich in der 5.–7. Dekade auf.

Ätiologie

Am häufigsten kommt das Empyem im Gefolge bronchopulmonaler Infektionen und Traumen vor. Die Zunahme der Verkehrsunfälle führt dabei zu einer steigenden Frequenz. Bei Erwachsenen entfallen etwa 15% der Empyeme auf operative Komplikationen.

Die Tuberkulose hat mit Auslaufen der Kollapstherapie, insbesondere der Thorakokaustik, als Ursache ständig an Bedeutung verloren. Schleichende tuberkulöse Empyeme können auf eine verkäsende Pleuratuberkulose oder auf eine Karies im Bereich des Thoraxskelettes zurückzuführen sein. Ein Pyopneumothorax als Folge einer Kavernenperforation entwickelt sich meist unter stürmischen klinischen Zeichen. Im Gefolge der chirurgischen Resektionsbehandlung kann ein Bronchus- oder Parenchymdefekt die Infektion zur Pleura fortleiten.

Die Erregerflora des para- und metapneumonischen Empyems hat sich neuerdings von Pneumo- und Streptokokken zu Staphylokokken und gramnegativen Keimen gewandelt. Wenn im Sputum oder Bronchialsekret Staphylokokken, Klebsiellen oder andere koliforme Keime nachgewiesen werden, muß an die Gefahr einer Empyementstehung gedacht werden. Der oft schwierige Erregernachweis aus dem Eiter erfordert eine subtile Technik unter Einschluß anaerober und mykologischer Kulturen. Durch Entwicklung neuartiger Kulturmedien für den Transport zur bakteriologischen Untersuchungsstelle unter anaeroben Bedingungen haben sich die Voraussetzungen für den Nachweis dieser Keime seit kurzem entscheidend verbessert. Bei Nachweis mehrerer, womöglich wechselnder Erreger ist die Möglichkeit einer fortbestehenden Kommunikation mit der Umgebung (Thoraxwand, Bronchus, Ösophagus) zu prüfen. Die verbreitete Gewohnheit, *jeden* Fieberzustand antibiotisch zu behandeln, dürfte zu dem insgesamt unbefriedigenden Ausfall bakteriologischer Untersuchungen beitragen.

Intraabdominelle eitrige Entzündungen im oberen Bauchraum neigen zum Übergreifen auf die Pleura, anfangs auch unter dem Bilde des serofibrinösen Ergusses. Der zunehmende Alkoholismus und in seinem Gefolge akute und chronische Pankreaserkrankungen bestimmen bei meist herabgesetzter körperlicher Abwehrkraft zu einem nennenswerten Anteil die Empyeminzidenz. In tropischen Gebieten ist der Amöbenabszeß der Leber die Hauptursache der Pleuraempyeme (neben den Messerstichverletzungen).

Symptome

Beim akuten Empyem kombinieren sich die Zeichen einer schweren, fieberhaften Allgemeinerkrankung mit den Symptomen eines Pleuraergusses. Kavernen- oder Abszeßperforation weisen meist Zeichen einer bronchopleuralen Verbindung auf (lageabhängiger Husten mit Expektoration, Nachweis von in die Pleurahöhle eingespritztem Farbstoff im Auswurf). Chronische Empyeme, vornehmlich bei Älteren, können völlig stumm verlaufen, sich aber auch unerwartet durch Durchbruch in die Thoraxwand (Empyema necessitatis) oder in die Lunge manifestieren. Bei der Erstfeststellung oder Wiederentdeckung einer größeren Pleuraschwarte sollte man durch Probepunktion ein Empyem ausschließen. Die Lokalisation versteckter Empyeme ist inzwischen durch die Sonographie beträchtlich erleichtert worden, ebenso die Festlegung des Zugangsortes bei technisch schwierigen Punktionen und Drainagen. Bei Verdacht auf eine Kammerung des Empyems, die beispielsweise eine Drainagetherapie von vornherein zur Erfolglosigkeit verurteilen würde, schafft die Computertomographie sofort Aufschluß über die Lage.

Komplikationen

Am häufigsten kommt es zur bronchopleuralen Fistel. Das Empyema neccesitatis ist ebenso wie das diffuse Amyloid eine seltene Spätfolge. Gelegentlich kommen septische Metastasen vor. Bei rasch einsetzender adäquater Behandlung dürften sich diese manchmal fatalen Folgen fast immer vermeiden lassen.

Therapie

Schon der para- bzw. metapneumonische Erguß erfordert intensive antibiotische Therapie, die sich nach Möglichkeit am bakteriologischen Befund orientieren soll. Beim Übergang zum Empyem oder bei seinem akuten Auftreten wird öfters eine Punktionsbehandlung mit Spülung (cave Luftembolie bei Vornahme im Sitzen) und Antibiotikainstillation empfohlen. Diesem Vorgehen ist vielfach die Saugdrainage vorzuziehen, die rasche Entgiftung, gute Säuberung der Höhle und sichere Applikation lokal anzuwendender Antibiotika gewährleistet. Eine Rippenresektion ist dabei nicht erforderlich.

Bei unzureichendem Erfolg einer konservativ-antibiotischen oder Drainagetherapie sollte man rasch den Chirurgen zu Rate ziehen, zumal eine Frühdekortikation vielfach erfolgreich praktiziert wird. Auch völlig inveterierte Empyeme können noch mit guten Ergebnissen operativ angegangen werden.

Hämatothorax

Definition

Als Hämatothorax wird die Ansammlung von stark blutig tingierter bis rein blutiger Flüssigkeit im Pleuraraum verstanden (Hämoglobingehalt ≙ 2,0 g/dl [20 g/l]).

Ätiologie

Ätiologisch kommen bei sanguinolent verfärbten Ergüssen vornehmlich bösartige Tumoren, Lungeninfarkte, Pankreatitis und Leberzirrhose, aber auch Tuberkulose in Betracht. Sehr selten ist ein blutendes Hämangiom der Pleura. Massive, auch rasch nachlaufende blutige Ergüsse entwickeln sich im Gefolge von Traumen aller Art und nach Einreißen gefäßführender Adhäsionen beim Pneumothorax.

Therapie

Die Behandlung besteht meist in Punktionen oder der Saugdrainage. Bei rasch sich wieder auffüllendem, ausgedehntem Hämatothorax ist die Thorakotomie indiziert.

Chylothorax

Definition und Diagnose
Der milchige Erguß erweist sich als eine Emulsion von Fetttröpfchen. Sein Fettgehalt liegt doppelt so hoch wie der des Plasmas, der Eiweißgehalt beträgt etwa die Hälfte. Dauert der Chylusverlust länger an (2–3 Wochen), kommt es zu bedenklichem Fett-, Eiweiß-, Flüssigkeits- und Elektrolytverlust, ferner zu einer Lymphopenie. Die im Gefolge der Lymphozytenverarmung ausgeschwemmten unreifen Zellen können zu der fälschlichen Annahme einer Lymphadenose führen.

Entstehung
Ursache ist eine Kontinuitätsunterbrechung des Ductus thoracicus oder eine Klappeninsuffizienz der pulmonalen und mediastinalen Lymphgefäße. Ätiologisch liegt in etwa 50% ein maligner Tumor zugrunde, in ca. 25% tritt der Chylothorax postoperativ auf. Die übrigen 25% verteilen sich auf andere Ursachen, am häufigsten offenbar auf kongenitale Defekte des Lymphsystems, etwa bei der tuberösen Sklerose und bei der seltenen Lymphangiomyomatosis, die nur Frauen im gebärfähigen Alter befällt. Der Chylothorax kommt auch als Komplikation der translumbalen Aortographie vor.

Therapie
Die konservative Behandlung mit Punktionen, parenteraler Ernährung, eventuell auch Reinfusion der Lymphe, kann nicht über mehr als 2–3 Wochen beibehalten werden, da sie für eine hinreichende Substitution nicht ausreicht. Als chirurgische Standardbehandlung kommt die transthorakale Unterbindung des Ductus thoracicus in Frage. Bei malignen Tumoren verspricht sie allerdings – auch palliativ – keinen Nutzen. Präoperativ sollte immer eine Lymphangiographie (gegebenenfalls mit Radionucliden) zur Lokalisierung des Defektes vorgenommen werden.

Cholesterinpleuritis

Der chyliforme Aspekt des Ergusses beruht auf dem massenhaften Vorkommen mikroskopisch nachzuweisender Cholesterinkristalle. Das seltene Krankheitsbild ist offenbar am häufigsten Folge einer langdauernden Pneumothoraxbehandlung wegen Tuberkulose. Die Pathogenese ist unklar. Eine Chemotherapie ist nur bei Fortbestehen der Tuberkulose erforderlich.

Pleuraschwarten und Fibrothorax

Definition und Morphologie
Die auf der bindegewebigen Organisation fibrinöser Niederschläge – meist über größere Zeiträume – entstehenden Veränderungen sind in Ausprägung und Gestalt sehr mannigfaltig. Verbreiterung und Aufrauhung der basalen, aber auch – weniger ausgedehnt – der mediastinalen und apikalen Pleura kommen am häufigsten vor. Leistenartige vertikale Verdichtungen können Pleurafalten entsprechen. Der Fibrothorax stellt sich als massive Verschwartung des gesamten Hemithorax dar, oft mit über lange Zeit zunehmender Schrumpfung. Kalkeinlagerungen in Schwarten kommen vor allem nach Tuberkulose und Hämatothorax vor. Die Asbestose geht regelmäßig, die Silikose sehr viel seltener mit basalen Verschwartungen einher. Die zunehmend bekannter werdenden hyalinen Plaques sind offenbar vor allem auf eine Asbestexposition zurückzuführen, begleiten eine voll ausgeprägte Asbestose aber nur gelegentlich.

Ätiologie
Ursächlich kommen alle entzündlichen Prozesse in Betracht, vor allem die Tuberkulose und die Residuen der früher gebräuchlichen Kollapstherapie. Benigne und maligne Tumoren können röntgenologisch als Schwarten imponieren oder durch sie erzeugte Ergüsse sich unter Therapie oder spontan in Schwarten umwandeln.

Pathophysiologie
Funktionell bedeutsam ist die Fesselung der Lunge in ihren basalen Abschnitten und die Einschränkung der Zwerchfellbeweglichkeit unter dem funktionsanalytischen Bild der Restriktion.

Prophylaxe und Therapie
Die beste Vorsorge liegt in einer angemessenen Behandlung der Grundkrankheit. Bei weniger ausgedehnten Residuen erreicht man durch eine konsequente Atemgymnastik gelegentlich noch sehr befriedigende Ergebnisse. Massive Schwarten auf entzündlicher Basis sollten bald durch Dekortikation beseitigt werden.

Benigne Tumoren

Gutartige Geschwülste treten wesentlich seltener auf als maligne Pleuraveränderungen. Die manchmal gestielten, gelegentlich eine beträchtliche Größe erreichenden „umschriebenen Mesotheliome (Fibrome)" gehen vom subpleuralen Bindegewebe aus. Häufiger sind die subpleuralen Lipome, die meist bei Fettleibigen vorkommen und bevorzugt im Herz-Zwerchfell-Winkel rechts gefunden werden. Die meist dorsal gelegenen Neurinome können vom Röntgenaspekt her ein isoliertes Plasmozytom imitieren. Flüssigkeitsgefüllte Zysten pflegen dem Zwerchfell oder dem Perikard aufzusitzen. Hämangiome kommen nur vereinzelt vor. Die Differentialdiagnose dieser Veränderung ist durch die Computertomographie außerordentlich erleichtert worden, zumal auch eine Dichtebestimmung möglich ist. Ergibt sich bei einem Neurinom der Verdacht auf Ausdehnung bis in den Spinalkanal, ist bei der operativen Beseitigung auch ein Neurochirurg hinzuzuziehen.

Diagnose

Das isolierte, benigne Mesotheliom kann dem Kliniker durch ein (Pierre-)Marie-Bamberger-Syndrom oder durch einen Begleiterguß auffällig werden und macht bei entsprechender Größe per se die physikalischen Symptome eines Pleuraergusses. Überwiegend wird diese Gruppe zufällig durch Röntgenuntersuchung entdeckt. Für die Sicherung der Diagnose kommt vor allem die Thorakoskopie in Frage, manchmal reicht schon die Punktion aus (bei Fibromen). Die Thorakotomie ist gelegentlich nicht zu umgehen, zumal das grazile thorakoskopische Instrumentarium bei den häufig derben und gekapselten Gebilden eine feingewebliche Sicherung nicht zuläßt. Die gelegentlich vorkommende maligne Entartung ist allerdings ein starkes Argument für die Thorakotomie, allgemeine Operabilität vorausgesetzt. Die üblichen bioptischen Verfahren sind in diesen Fällen kaum geeignet, wirklich repräsentatives Material für die histologische Untersuchung zu gewinnen. Im übrigen kombinieren sich bei chirurgischem Vorgehen Diagnostik und Therapie in einer Sitzung. Bei Rezidiven kann man die Thorakotomie erneut, manchmal auch wiederholt, mit vertretbarem Erfolg anwenden.

Therapie

Es kommt nur die operative Entfernung in Betracht, sofern eine Behandlung überhaupt erforderlich erscheint (beim Lipom etwa ist sie so gut wie nie notwendig).

Primär maligne Pleurageschwulst

Definition

Die einzige Form ist das diffuse maligne Mesotheliom, das von den Deckzellen der Pleura ausgeht. Die formale Pathogenese ist ungeklärt.
Im histologischen Aufbau weist dieser Tumor teils mehr epitheliale, teils mehr bindegewebige Strukturen auf. Er breitet sich flächenhaft und schwartenbildend aus, kann regional infiltrierend wachsen und bildet selten Fernmetastasen. Die vorwiegend epitheliale Form führt zu profuser Ergußbildung.

Ätiologie und Häufigkeiten

Bei ⅔ der Fälle ist eine vor 20–50 Jahren erfolgte Asbestexposition ursächlich vorangegangen, die regelmäßig im Staubgehalt der Leichenlunge zu objektivieren ist; dabei braucht es nicht zur Ausbildung einer Lungenasbestose zu kommen. Für das restliche ⅓ der Fälle ist die Ursache ungeklärt. Das Mesotheliom ist im ganzen sehr selten, kommt aber in Küstenorten und Industriezentren geballt vor, was mit der dortigen Asbestverwendung (Werften, Schiffe, Isolierungen u. a. m.) zusammenhängt. In der Bundesrepublik Deutschland werden jährlich ca. 150 neuer Fälle von malignem Mesotheliom (unter Einschluß weniger Peritonealfälle) gezählt; die Dunkelziffer mag in ähnlicher Größenordnung liegen.

Diagnose – Differentialdiagnose

Das diagnostische Vorgehen folgt den eingangs genannten Regeln mit dem Ziel, womöglich bioptisches Material zu gewinnen.
Charakteristika sind:
1. im *Röntgenbild* polyzyklisch begrenzte Thoraxwandverdickungen.
2. Im oft burgunderfarbigen *Exsudat* können zytologisch typische Tumorzellgruppen nachgewiesen werden; das CEA ist normal (typischerweise aber bei Adenokarzinomen erhöht). Der Nachweis erhöhten Hyaluronsäuregehaltes (> 0,8 mg/ml ≙ 0,8 g/l) hilft nicht weiter, weil solches auch bei anderen verschwartenden Pleuraprozessen vorkommt.
3. Im thorakoskopischen Bild liegt eine flächenhaft-höckerig-warzige Tumorstruktur vor.

In solchen Fällen wird die Diagnose leicht zu stellen sein, zumal, wenn eine eindeutige Asbestexposition zu ermitteln ist. In anderen, insbesondere auch in initialen Fällen, oder bei Verschwartung kann es schwierig oder unmöglich sein, klinisch eine Zuordnung zu gewinnen, auch abgrenzend gegenüber metastatischen Tumorschwarten.

Therapie

Der quälend nachlaufende Erguß ist mit den Verfahren der *Pleurodese* (s. S. 3.227) erfolgversprechend palliativ zu behandeln. Im übrigen gibt es kein etabliertes Standardverfahren, kaum ernsthafte Ansätze hierzu:
1. *Chirurgisches Vorgehen* ist von einzelnen Arbeitsgruppen als erfolgreich beschrieben worden, zumindest im Sinne von Lebensverlängerung, vereinzelt von Heilung, dann durchweg mit heroischen Verfahren (bis hin zur Pleuropneumonektomie mit Resektion von Zwerchfell und Perikard).
Angesichts der hohen Letalität solcher Verfahren sind Methoden, die palliativ auf Tumorverkleinerung und auf Pleurodese zielen, eher empfehlenswert.
2. *Zur Strahlen- und Isotopentherapie* gilt das für andere maligne Ergüsse Ausgeführte in ähnlicher Weise.
3. Zytostatika gelten im ganzen als erfolglos, können aber palliative Effekte zeitigen, besonders wenn die Kombination *Adriamycin* enthält.

Zwar gibt es unbehandelt auch vereinzelt mehrjährige Überlebenszeiten bei gnädigem Verlauf, doch ist die Mehrzahl dieser Kranken in besonderer Weise durch Siechtum bedrückt, oft mit großen Schmerzen beladen, die es erfordern, alle Register zu deren Bekämpfung zu ziehen, bis hin zur *Chordotomie*.

Es bleibt abzuwarten, ob Versuche erfolgreich sind, chirurgische Tumorverkleinerung sequentiell mit Zytostatika und Strahlentherapie zu kombinieren.

Pneumothorax

Definition

Jede Ansammlung von Gas im Pleuraspalt wird als Pneumothorax bezeichnet. Die ohne Einwirkung von außen entstandene spontane Variante interessiert den Internisten vornehmlich und wird hier ausschließlich besprochen.

Häufigkeit und Vorkommen

Die Inzidenz in der Allgemeinbevölkerung schwankt zwischen 0,1% und 0,5%. Ein Wachsen der Spontanpneumothorax-Frequenz wird häufig behauptet, ist aber nicht unbestritten.
Das männliche Geschlecht überwiegt gegenüber dem weiblichen in einem Verhältnis von etwa 4 : 1. Die zweigipflige Altersverteilung weist ein Maximum in der 3. und eins in der 6. bis 7. Dekade auf. Signifikante saisonale Häufigkeitsdifferenzen haben sich nicht erhärten lassen.
Eine definitive Ursache ist nur bei etwa 10% der Spontanpneumothoraxfälle zu sichern, nämlich bie bösartigen Tumoren, gegebenenfalls Metastasen, Kavernen-(Abszeß-)Perforation, Lungengerüsterkrankungen (Histiozytose-X, Sklerodermie, Adenoma sebaceum), Endometriose, Aluminium-Lunge oder angeborenen Fehlbildungen. Körperliche Anstrengungen sind kein selbständiger Grund für die Entstehung eines Spontanpneumothorax, können aber gelegentlich der Anlaß für eine Episode bei vorgegebener Disposition sein. Die Abtrennung einer „idiopathischen" Untergruppe, des gutartigen, zu Rezidiven neigenden Spontanpneumothorax der jungen Männer, ist wegen der pathogenetisch unscharfen Definition umstritten, hat sich aber weitgehend eingebürgert.

Pathophysiologie

Das Eindringen von Luft aus der Lunge über einen Defekt der Pleura visceralis führt zur Aufhebung der Kohäsion zwischen beiden Pleurablättern und damit zu einem variablen Lungenkollaps. Fließt der Luftstrom infolge eines Ventilmechanismus einseitig in Richtung des Pleuraraumes, entwickelt sich ein Überdruck-Spontanpneumothorax, der durch Mediastinalverlagerung und Behinderung des venösen Rückflusses lebensbedrohlich werden kann. – Eine aperforative Spontanpneumothorax-Variante ist mehrfach postuliert, aber nicht schlüssig bewiesen worden.
Bei der operativen Spontanpneumothorax-Behandlung gewonnene Lungenresektate lassen bei der histologischen Aufarbeitung durchweg blasige Gebilde und narbige Veränderungen erkennen. Es liegt nahe, die Perforation solcher subpleuraler Bläschen als Ursache auch des „idiopathischen" Spontanpneumothorax anzusehen. Neuerdings sind Pseudomembranen und Pneumatisationskammern als Reaktion auf den primären Pleuradefekt beschrieben worden, die ihrerseits perforieren und zu einer Spontanpneumothorax-Entwicklung in Etappen führen können.

Diagnose

Die Beschwerden setzen meist aus vollem Wohlbefinden ein. Führende Symptome sind Luftnot und Schmerzen, häufig gemeinsam auftretend, gefolgt von Husten. Gelegentlich, meist bei Jüngeren, bestehen gar keine subjektiven Erscheinungen, und die Entdeckung erfolgt zufällig bei einer Routineröntgenuntersuchung.

Auskultation und Perkussion ermöglichen im allgemeinen den Nachweis von Tympanie und abgeschwächtem bis aufgehobenem Atemgeräusch auf der befallenen Seite, über der auch die Zwischenrippenräume erweitert sein können. Beim wenig ausgedehnten, adhäsionsfreien Spontanpneumothorax reicht die Untersuchung im Sitzen nicht immer aus. Im Liegen kann in solchen Fällen die Diagnose leichter gestellt werden, weil die von der Brustwand abgelöste Lunge, der Schwerkraft folgend, ganz nach hinten sinkt. Andererseits kann beim älteren „Bronchitiker" schon ein Teil-Spontanpneumothorax mit Pleuraadhäsionen zu schwerster Dyspnoe führen (zumal in diesen Fällen häufig ein Überdruck besteht), während die physikalischen Zeichen nicht einmal eine genaue Seitenlokalisation erlauben. – Die endgültige Sicherung der Diagnose eines Spontanpneumothorax erfolgt durch die Röntgenuntersuchung.

Differentialdiagnose

Aufgrund der klinischen Erscheinungen wird der Spontanpneumothorax am häufigsten mit einer Pleuritis, aber auch mit einem Herz- oder Lungeninfarkt verwechselt. Das Spektrum sonstiger Fehldiagnosen reicht vom Bronchialasthma über Herzinsuffizienz und Lungentuberkulose bis zur Appendizitis. – Röntgenologisch kommen Verwechslungen mit großen überblähten Emphysemblasen vor. Gefährlich kann auch die Fehldeutung der Verlagerung von Teilen des Intestinaltraktes durch einen Zwerchfelldefekt in den Thoraxraum werden.

Komplikationen

Wegen seiner Häufigkeit – die Literaturangaben schwanken zwischen 20 und 80% – steht das Rezidiv an erster Stelle. Das simultane Auftreten eines doppelseitigen Spontanpneumothorax hat keine gute Prognose, wenn es nicht rasch erkannt wird, kommt aber nicht häufig vor. Akut gefährlich kann ein Ventilpneumothorax werden, der mit einer Häufigkeit von 3–5% beobachtet wird. Auch der Hämopneumothorax (2%–5%) nimmt gelegentlich ein bedrohliches Ausmaß an, zwingt aber nur in der Minderzahl der Fälle zur Notthorakotomie. Eine persistierende bronchopleurale Fistel macht immer die Thorakotomie erforderlich, zumal auch ein Empyem droht. Ansonsten kommt ein Empyem – auch unter Drainage – in 0,5% bis 2% vor. Die Entwicklung eines sterilen Reizergusses ist ein ebenso häufiges wie harmloses Ereignis. Ein ständiges Nachlaufen des Exsudates muß aber an ein schwerwiegendes Grundleiden, etwa ein Mesotheliom denken lassen, dessen Vorläufer der Spontanpneumothorax war.

Therapie

Abwarten ist allenfalls bei minimalen Spontanpneumothoraxfällen angezeigt. Dabei ist strenge Bettruhe keinesfalls mehr obligatorisch. Als Standardtherapie gilt die interkostale Saugdrainage, wobei das Drain für etwa 8 Tage belassen und die Saugbehandlung zwischenzeitlich nicht unterbrochen werden sollte. Bei mehr als drei gleichseitigen Rückfällen, persistierender innerer Fistel, aber auch bei zwingender sozialer (beruflicher) Situation ist die Thorakotomie angezeigt. Thorakoskopien und chemische Pleurodese kommen nur selten und nach sorgfältigem Abwägen in Betracht. Eine Fingerlingskanüle, als Notmaßnahme zur ambulanten Versorgung eines Ventilpneumothorax, sollte immer baldmöglichst durch die Drainage ersetzt werden.

Literatur

Crofton, J., A. Douglas: Respiratory Diseases, 3rd. ed. Blackwell, Oxford 1981 (p. 829)

Engel, J.: Therapie maligner Pleuraergüsse. Dtsch. med. Wschr. 106 (1981) 812

Ferguson, L. J., C. W. Imrie, J. Hutchinson: Excision of bullae without pleurectomy in patients with spontaneous pneumothorax. Brit. J. Surg. 68 (1981) 214

Fraser, R. G., J. A. P. Paré: Diagnosis of Diseases of the Chest, vol. III, 2nd ed. Saunders, Philadelphia 1979 (p. 1747)

Gabler, A., S. Liebig, H. P. Heidbuchel, F. Warlies: Dauersaugbehandlung beim Pleuraempyem. Prax. klin. Pneumol. 33 (1979) 536

Hain, E., J. Engel: Zur Diagnose, Differentialdiagnose und Epidemiologie der Pleuraergüsse. Pneumonologie 145 (1971) 175

Hinshaw, H. C., J. F. Murray: Diseases of the Chest, 2nd ed. Saunders, Philadelphia 1980 (p. 1044)

Killen, D. A., W. G. Gobbel: Spontaneous Pneumothorax. Churchill, London 1968

Lowell, J. R.: Pleural Effusions. University Park Press, Baltimore 1977 (p. 177)

Matzel, W.: Erkrankungen der Pleura. In Sylla, A.: Lungenkrankheiten, Bd. II. VEB Thieme, Leipzig 1978 (S. 433)

Erkrankungen der Thoraxwand

H.-J. VIERECK

Angeborene Deformitäten

Trichterbrust

Definition
Grubenförmige Einziehung des Sternums, die in Höhe des Ansatzes der 3. Rippe beginnt und mit einer Einwärtsbiegung im Bereich der Knorpelknochengrenze der 3.–8. Rippe einhergeht, wird als Trichterbrust bezeichnet. Die Verformung des vorderen Brustkorbes kann symmetrisch oder asymmetrisch erfolgen. Der Schweregrad hängt von der Ausdehnung und Tiefe der Sternumverlagerung ab und muß klinisch und röntgenologisch festgestellt werden.

Vorkommen
Die Häufigkeit beträgt etwa 2,2%. Sie ist meist schon bei Neugeborenen festzustellen. Das Leiden verläuft bis zur Pubertät progredient. Familiäre Häufung ist bekannt.

Ätiologie
Noch ungeklärt, möglicherweise zu kurzes „Ligamentum substernale" bzw. Mißbildung des oberen Anteiles des Zwerchfelles. Der Zusammenhang mit einer Rachitis ist fraglich, da hier nur Furchenbildungen bekannt sind.

Symptome
Der Thorax ist abgeflacht, häufig besteht eine Streckhaltung der Wirbelsäule mit nach vorne hängenden Schultern. Die Patienten klagen über rasche Ermüdbarkeit, Dyspnoe und Tachykardie bei Anstrengung. Die klinischen Erscheinungsformen ergeben drei Hauptindikationen zur Operation: 1. kosmetisch, 2. orthopädisch, 3. kardiorespiratorische Funktionsstörungen.

Pathophysiologie
Die kardialen Erscheinungen sind auf auskultatorische Befunde in 50% der Fälle begrenzt. Es kann ein lautes, parasternales, systolisches Geräusch gelegentlich mit einer Spaltung des 2. und 3. Herztones vorliegen. Die EKG-Veränderungen entstehen durch Verlagerung des Herzens nach links. Diese Linksverlagerung geht oft mit einer Rechtsdrehung um die Längsachse einher. Dadurch wird eine Veränderung der Herzkonfiguration im vorderen Strahlengang bedingt. Das Herz ist quergelagert, erscheint verbreitert, die Herztaille ist verstrichen und der Pulmonalisbogen vorgewölbt. Der physikalische Befund steht mit der Schwere des Defektes nicht in Zusammenhang. Die Herzkatheterbefunde zeigen normale Druckwerte. Gelegentlich ist im rechten Ventrikel eine postsystolische Senkung mit einer Anhebung des diastolischen Druckes, ähnlich wie bei einer leichten Perikarditis, zu beobachten. In einigen Fällen ist die diastolische Füllung durch die Kompression herabgesetzt. Der enddiastolische Druck beträgt nicht mehr als 25% des systolischen Druckes. Eine Dekompensation konnte nie festgestellt werden. Das Herzminutenvolumen war auch unter Belastung normal. Die Lungenfunktion zeigt nur eine unwesentliche Einschränkung. Es besteht lediglich in einigen Fällen eine Verminderung des Atemgrenzwertes und eine Erhöhung des Residualvolumens. Für die Belastungsdyspnoe konnte bisher seitens der Atmung kein pathologisch-physiologisches Korrelat gefunden werden. Sie bildet sich häufig nach der Korrekturoperation zurück.

Therapie
Bei extremer Einziehung und Herzverlagerung ist im Hinblick auf die Progredienz des Leidens und der zu erwartenden Funktionsstörung die Operation angezeigt. Der günstigste Zeitpunkt liegt zwischen dem 4. und 18. Lebensjahr. Im Säuglingsalter sind durch konservative Maßnahmen wie Bauchbrettlagerung bei Tag und Liegeschalenbehandlung bei Nacht möglich. Bei sehr schweren Fällen kann auch im Kleinkindesalter der Schwertfortsatz vom Brustbein abgelöst werden, um abnorme fibröse Verbindungen zwischen Brustbein und Zwerchfell zu durchtrennen. Zur Korrektur ist die Operation nach Ravitsch geeignet. Das operative Vorgehen nach Brunner hat sich im jugendlichen Alter bewährt. Es werden dabei keilförmige Rippenknorpelstücke von der 3. Rippe bis zum unteren Rippenbogen reseziert, das Sternum im Bereich des Manubriums quer und im unteren Abschnitt längs durchtrennt und dachziegelförmig aneinandergelegt und mit einem transsternalen Metallstab fixiert. Die chirurgische Korrektur führt in 75% der Fälle zu einer Besserung in kosmetischer Hinsicht. Für den orthopädischen Erfolg ist eine lange gymnastische Nachbehand-

Erkrankungen der Thoraxwand   3.231

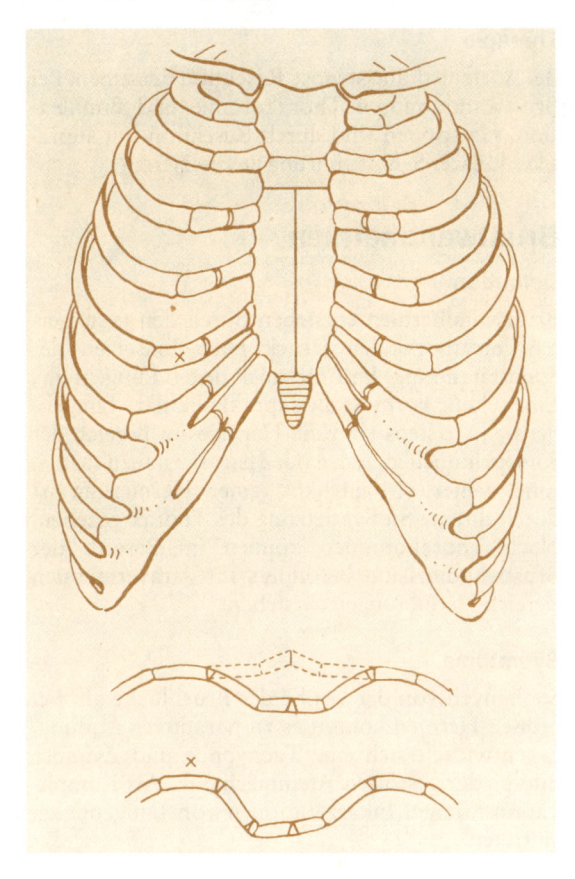

Abb. 3.75 Schematische Darstellung der Trichterbrustoperation nach *Brunner*. Korrektur der Mißbildung nach T-förmiger Durchtrennung des Sternums bei unsymmetrischer Trichterbrustanlage (aus *Brunner, A.:* Zur operativen Behandlung der Trichterbrust. Chirurg 25 [1954] 303)

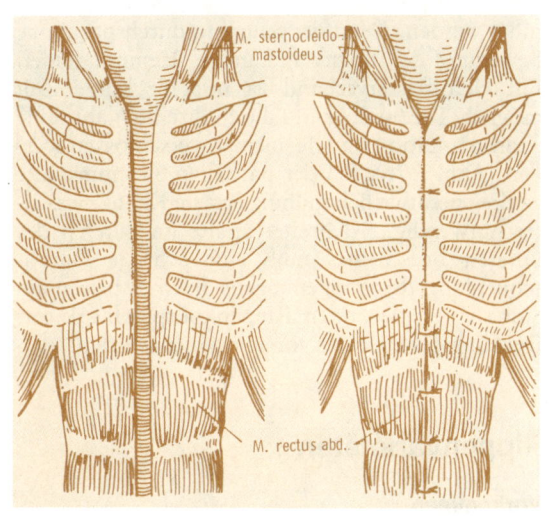

Abb. 3.76 Skizze einer totalen Sternumspalte; a) vor, b) nach der Operation (aus *Hecker, W. Ch., R. Daum:* Chirurgisches Vorgehen bei kongenitalen Brustwanddefekten. Chirurg 35 [1964] 482)

lung wichtig. Ein Einfluß der operativen Behandlung auf die Hämodynamik ist nur in einzelnen Fällen nachgewiesen worden. Eine Verschlechterung der Lungenfunktion ist nach 1–2 Jahren, durch versteifende Narbenbildung der vorderen Thoraxwand bedingt, möglich. Die Indikation zur Operation im Erwachsenenalter hat im wesentlichen kosmetische Gründe (Abb. 3.75). Der Eingriff ist schwieriger und mit einem größeren Risiko belastet als im jugendlichen Alter. Rezidive werden bei Operationen bis zum 8. Lebensjahr häufiger beobachtet als in der Zeit nach der Pubertät.

Sternumspalte

Definition
Es handelt sich um eine Hemmungsmißbildung bei der Vereinigung der beiden Sternumleisten, die etwa in der 8.–9. Fetalwoche auftritt, wenn die Vereinigung des Sternums in kraniokaudaler Richtung ganz oder teilweise ausbleibt.

Vorkommen
Die Spaltbildung kann nur angedeutet sein, dann handelt es sich um eine Rippen- oder Furchenbrust, die keine klinische Bedeutung hat. Die Spalte kann bei geringer Breite bindegewebig fixiert oder von einer fibrösen Membran bedeckt sein. Liegt der Defekt im parasternalen Rippenbereich, spricht man von einer Fissura thoracalis lateralis transversa. Sind die knorpeligen Anteile einer oder mehrerer Rippen nicht angelegt, handelt es sich um eine Fissura thoracalis parasternalis.

Die Ausdehnung des kongenitalen Brustwanddefektes kann einige Millimeter bis zu einem breiten Klaffen der vorderen Brustwand betragen. Das Herz ist dann nur von einer dünnen Hautschicht bedeckt. Ist der obere oder der untere Anteil des Brustbeins vereinigt, spricht man von partieller Sternumspalte. Die untere Spalte ist meistens mit einer Diastase der Rektummuskulatur kombiniert, dadurch kann eine Hernienbildung im Bereich des Oberbauches entstehen. Ist die Spalte so breit, daß es zu einer Herzvorverlagerung kommt, teilt man dieselbe in 4 Gruppen ein:

1. Ectopia cordis cervicalis, wenn sich das Herz oberhalb des Manubrium sterni befindet;
2. Ectopia cordis thoracalis, dies ist die häufigste Form, das Herz ist im Bereich des Thorax ausgetreten;
3. Ectopia cordis thoraco-abdominalis, das Herz ist im Bereich der sterno-epigastrischen Region ausgetreten und reicht sowohl in den Thorax als auch in die Bauchhöhle hinein;
4. Ectopia cordis abdominalis, das ganze Herz tritt durch das Zwerchfell in den Bauchbereich ein.

Therapie
Der operative Eingriff richtet sich nach Lage, Ausdehnung und Grad der Spaltbildung. Bei totaler Spalte muß die Operation möglichst früh ausge-

führt werden, wenn der Säugling durch paradoxe Bewegung der Brustwand unter Atemnot leidet. Ein Heftpflasterverband ist nur für kurze Zeit möglich. Die Spalte kann durch direkte Naht ohne Transplantation im allgemeinen verschlossen werden (Abb. 3.76). Bei der partiellen Sternumspalte ist die operative Behandlung erst im Kleinkindesalter notwendig. Bei breiter Spalte im Bereich des unteren Brustbeines muß eine schräge Durchschneidung des Rippenbogens nach Sabiston im Sinne einer gleitenden Rippenknorpelplastik zur Deckung des Defektes vorgenommen werden.

Rippenvarietäten

Vorkommen

Die häufigsten Veränderungen sind Divergenz und Gabelung der 1.–3. Rippe und Fehlanlage einer oder mehrerer Rippen bzw. eine Verminderung oder Vermehrung der Rippen (Hals- und Lendenrippen). Halsrippen können zur Kompression der subklavikulär gelegenen Gefäße und des Bronchialplexus führen.
Rippenusuren der 3. bis 9. Rippe sind durch den Kollateralkreislauf, durch Erweiterung der Interkostalarterien bei Aortenisthmusstenosen bedingt. Neurinome der Brustwand führen ebenfalls zu Rippenusuren.

Symptome

Neurinome können zu Interkostalneuralgien führen. Durchblutungsstörungen im Bereich der oberen Extremitäten sowie Stauung und neuralgiforme Beschwerden werden bei Halsrippen beobachtet. Typisch ist eine Änderung der Beschwerden bei bestimmter Haltung der oberen Extremität.

Therapie

Bei Aortenisthmusstenose Resektion derselben. Bei Brustwandtumoren Thorakotomie und Enukleation. Halsrippen sind durch Resektion mit supraklavikulärer Schnittführung zu resezieren.

Brustwandhernien

Definition

Brustwandhernien entstehen durch den gesteigerten intrathorakalen Druck nach Einsetzen der Spontanatmung. Im Bruchsack liegen Lungenteile. Eine seltene Form ist die supraklavikuläre Lungenhernie. Meistens sind die Hernien im Bereich der Knorpelknochengrenze oder parasternal zu tasten. Eine weitere Möglichkeit einer Hernierung ist durch direkte Stoßverletzung des Thorax gegeben. Nach Thorakotomien können im Bereich der Brustwandinzision besonders im paravertebralen Bereich Hernierungen entstehen.

Symptome

Sie hängen von der Größe der Bruchlücke ab. Bei großen Hernien kommt es zu paradoxer Atmung. Es entwickelt sich eine Tachypnoe und Zyanose infolge der gestörten Atemmechanik. Als Komplikation können Inkarzerationen von Lungenteilen eintreten.

Therapie

Bei kleinen Hernien ist keine dringliche Operationsindikation gegeben. Ist eine Operation notwendig, kann die Überbrückung durch Faszientransplantate oder epidermislose Kutislappen vorgenommen werden. Bei günstigen anatomischen Verhältnissen ist durch Spaltung der Rippen eine Vergitterung des Defektes möglich.

Erworbene Thoraxdeformitäten

Hühnerbrust

Definition

Es handelt sich um ein Hervorragen des Brustbeins bei muldenartiger Eindellung der angrenzenden Rippenknorpelgebiete. Es resultiert ein birnenförmiger Brustkorbquerschnitt.

Ätiologie

Meist Rachitis, selten Tuberkulose oder Spondylitis. Der Vorhofs- oder Ventrikelseptumdefekt ist häufig mit Pectus carinatum vergesellschaftet.

Symptome

Kurzatmigkeit, Neigung zu Bronchitis.

Therapie

Flache Rücken- oder Bauchlagerung auf fester Matratze, Haltungs-, Atem- oder Preßübungen (Gipsbett). Bei der plastischen Umformung der vorderen Brustwand kommen die gleichen Prinzipien wie bei der Trichterbrustoperation in Betracht.

Kyphose

Definition

Eine pathologische Kyphose kann in jedem Wirbelsäulenabschnitt als gleichmäßig vermehrter Bogen oder als kurzbogige Verkrümmung mit kompensatorischer Ausgleichsverbiegung vorkommen. Sie ist stets fixiert und läßt sich weder passiv noch selbsttätig ausgleichen. Im Thoraxbereich findet sich immer eine Verformung, indem der sternumvertebrale Durchmesser zunimmt und die Thoraxhöhe abnimmt. Durch die Abknickung nahegelegener Rippen werden dieselben langgezogen, so daß die seitlichen Partien des Brustkorbes abgeflacht werden. Die großbogige Verkrümmung wird als Kyphose, die spitzwinklige als Gibbus bezeichnet.

Symptome

Der Kopf ist vornübergeneigt, die Schultern sind vorgefallen, die Schulterblätter stehen flügelförmig ab, der Bauch wird vorgestreckt. Starke Ermüdbarkeit des Rückens, bei Beanspruchung Schmerzen, zunehmende Buckelbildung, stets großbogig, nie winklig.

Ätiologie

Bei Wirbelfehl- oder Mißbildungen sowie Blockwirbel- oder Keilwirbelbildungen entstehen typische Wirbelsäulenverkrümmungen: Neurofibromatose, Friedreichsche Ataxie und Marfan-Syndrom, Zustand nach Poliomyelitis, Rachitis und Osteomalazie betreffen besonders häufig die untere Brust- und obere Lendenwirbelsäule.

Pathophysiologie

Häufig ist die Kyphose mit einer Skoliose vergesellschaftet. Typisch ist, daß sich im 4. bis 5. Lebensjahrzehnt eine pulmonale Hypertension und damit ein Cor pulmonale entwickelt. Das Strombett der Lunge und die Parenchymfunktion sind eingeschränkt und führen zur Hypoxie.

Adoleszentenkyphose (Scheuermann)

Fehlerhafte Anlage an Knorpelplatten der Wirbelkörper und Einbrüche von Zwischenwirbelscheiben (Schmorlsche Knötchen). Dadurch Verminderung der Beweglichkeit und der Elastizität in Höhe der Zwischenwirbelscheiben. Durch die Wachstumshemmung entsteht eine Keilform. Sie tritt besonders beim männlichen Geschlecht im Alter zwischen dem 12. und 17. Lebensjahr auf und wird durch Arbeit in ungünstiger Haltung und Belastung im Sport begünstigt.

Alterskyphose

Typische Zwischenwirbelscheibendegeneration ohne Veränderung der Wirbelkörper. Es entwickelt sich eine Degeneration mit Mißbildung im vorderen Anteil des Zwischenwirbelscheibengewebes, meistens im 6. Lebensjahrzehnt, immer im Bereich der physiologischen Brustkyphose. Es entsteht eine Größenabnahme sowie eine Steifheit und Biegung der Brustwirbelsäule, geringe Beschwerden.

Therapie

Atemgymnastik, Liegen auf harter Unterlage. Kräftigung der Rücken- und Bauchmuskulatur. Möglichst frühzeitige orthopädische Behandlung, wenn notwendig. Vermeidung von Belastungen, eventuell Korrigieren durch Gipsbett von 3–5 Monaten Dauer. Schwimmen.

Skoliose

Definition

Schiefwuchs mit seitlicher Verbiegung der Wirbelsäule, stets kombiniert mit Torsion, häufig gleichzeitig Kyphose und Hyperlordose.

Vorkommen

Häufiger bei Mädchen. Zunächst seitwärts gerichtete Verbiegung, die kurzbogig auf einen Wirbelsäulenabschnitt beschränkt bleiben kann. Im Brustabschnitt ist eine Lateralflexion wegen der ansetzenden Rippen mit einer Rotation der Wirbel verbunden. Dadurch Torsion der ganzen Wirbelsäule. Die skoliotischen Verkrümmungen sind stets stärker an den Wirbelkörpern als an der Dornfortsatzlinie feststellbar. Es entstehen Keilwirbel und Schrägwirbel. Im vorderen Thoraxumfang sind die konvexseitigen Rippen abgeflacht und die konkavseitigen stärker gewölbt. Dem einseitigen dorsalen Rippenbuckel entspricht ein gegenseitiger ventraler Rippenbuckel. Der Thorax ist im diagonalen Durchmesser eingeengt und auf der anderen Seite erweitert. Das Brustbein ist zur konkaven Seite hin verschoben. Auf der konvexen Seite sind die Rippen gesenkt und divergierend, auf der konkaven Seite verlaufen sie horizontal und verschieben sich dachziegelförmig übereinander. Im Bereich des dorsalen Rippenbuckels steht das Schulterblatt flügelartig ab. Der ganze Oberkörper ist seitlich verschoben, dadurch ist ein Vorspringen der Hüfte bedingt. Die Ausdehnung der Lungen wird durch die Thoraxdeformität behindert. Das Herz zeigt häufig Hypertrophie und Dilatation, das Zwerchfell einen abnormen Tiefstand.

Ätiologie

Wirbelfehl- oder -mißbildung. Möglicherweise spielt die neurogene Störung der Trophik der autochthonen Rippenmuskulatur bei der Entstehung der Muskelkontraktur eine Rolle. Eine einmal entstandene Skoliose hat stets die Tendenz zur Verschlimmerung. Gradeinteilung: 1. Grad: geringgradige Verkrümmung mit leichter Torsion. Der Ausgleich ist passiv noch möglich. 2. Grad: ausgeprägte Verbiegung. Die Verkrümmungen sind leicht bis mittelstark und gegeneinander ausgeglichen. Die Seitverbiegung und die Torsion sind deutlich. 3. Grad: Die ganze Wirbelsäule ist von der Verkrümmung erfaßt, mit starkem Rippenbuckel und deutlichem Lendenwulst. Überhang nach einer Seite, schwere Verformung des Brustkorbes.

Pathophysiologie

Je nach Schwere der Veränderungen, wobei die Skoliose meistens mit einer Kyphose kombiniert ist, besteht eine mehr oder weniger starke kardiorespiratorische Behinderung. Sowohl durch Funktionsmessung als auch durch Röntgenuntersuchung ist eine Verkleinerung des Thoraxvolumens festzustellen. Sie bewirkt eine restriktive Ventilationsstörung mit stärkerer Herabsetzung der Vitalkapazität und geringer Erhöhung des Residualvolumens, so daß Fehldeutungen eines Emphysems möglich sind. Die Einsekundenkapazität ist meistens normal, während der bronchiale Strömungswiderstand leicht erhöht ist. Der Funktionsausfall gegenüber der Norm ist in schweren Fällen dem bei einem Zustand nach Pneumonektomie gleichzusetzen. Der Effekt auf den Kreislauf ist durch Störung der Mechanik des Systems Brustwand – Lunge bedingt. Der venöse Rückstrom zum Herzen ist gestört. Wenn der intrapleurale Druck negativer wird, kollabieren die Venen vor dem Eintritt in den Thorax. Wird der intrapleurale Druck mehr positiv, kommt es zur venösen Stauung. Die räumlichen und mechanischen Veränderungen durch die Deformierung wirken sich zunächst nur auf die Atmungsorgane aus. Der kleine Kreislauf und das Herz sind nur mittelbar betroffen. Somit ist das chronische Cor pulmonale keineswegs eine obligate Folge der Skoliose. An den Lungengefäßen ist dann eine Hypertrophie der Gefäßwand und eine Dilatation durch Anstieg des Druckes in dem Truncus pulmonalis nachzuweisen. Jugendliche haben noch einen normalen Gasstoffwechsel, da der Thorax noch genügend elastisch ist, im Gegensatz zu älteren Patienten mit starrem Thorax. Ist die Vitalkapazität um mehr als 50% des Sollwertes eingeschränkt und sind die arteriellen Blutgaswerte unter Belastung erniedrigt, besteht die Gefahr der Entwicklung eines Cor pulmonale. Ein Anstieg des pCO_2 wird erst im Terminalstadium der ventilatorischen Insuffizienz gefunden. Kommt ein Cor pulmonale oder ein Herzfehler hinzu, ist der O_2-Gradient im Alveolarsystem gegenüber den Blutgasen groß, hervorgerufen durch eine Herabsetzung der Permeabilität der Diffusionsoberfläche. Die Herabsetzung des pulmonalen Gefäßwiderstandes ist durch mechanische Kompression, Verdickung der Gefäßwand und auf die Hypoxämie zurückzuführen. Respiratorische Azidose, Anhebung des Druckes in dem Truncus pulmonalis und ein Anstieg des pulmonalen Gefäßwiderstandes ist die Folge. Eine obstruktive Bronchitis ist erst bei zusätzlichem Infekt nachweisbar.

Therapie

Lagerung im Gipsbett in den ersten 3 Lebensjahren. Bei frühzeitiger Behandlung im 1. Lebensjahr ist die Prognose günstig.

Tumoren und entzündliche Krankheiten der Brustwand

Sie zeigen unter Berücksichtigung der speziellen anatomischen Vorbedingungen im übrigen keine wesentlichen Unterschiede zu gleichartigen Krankheiten des übrigen Bewegungsapparates, da alle Tumoren vorkommen können, die der Gewebszusammensetzung entsprechen. In Haut und Subkutis sind Lipome und Atherome, in Knorpel und Knochen Fibrome, Chondrome, Osteome und Sarkome möglich. Ebenso werden Geschwulstmetastasen angetroffen. Bei der Versorgung muß für eine Deckung des Defektes durch Periost der benachbarten Rippen oder perikostale Nähte gesorgt werden oder eine Deckung mit lyophilisierter Dura oder Kunststoffnetz vorgenommen werden. Zu erwähnen ist, daß das *Sternoklavikulargelenk* außer an einer Arthrosis deformans, einer Tuberkulose oder einer Syphilis auch an einer Osteochondronekrose im Sinne einer aseptischen Nekrose nach Überlastung, besonders nach sportlicher Belastung bei Jugendlichen, erkranken kann.

Das *Tietze-Syndrom* (Chondropathia tuberosa) ist eine schmerzhafte Verdickung der Rippenknorpel am Sternalansatz an der Knochenknorpelgrenze, insbesondere der 2. und 3. Rippe. Die Ätiologie ist unklar. Die Rückbildung kann spontan in kürzerer oder längerer Zeit erfolgen, Rezidive sind nicht selten. Differentialdiagnostisch ist an ein Ewing-Sarkom, an Chondrosarkome, an multiple Myelome u. ä. zu denken. Therapie: Kurzwelle, Wärme, Corticoide, Resektion. Entzündungen im Bereich der Brustwand haben ihren Ursprung häufig in den Thoraxorganen. Eine Sonderform nimmt die subpektorale Phlegmone ein, die von einer Lymphadenitis ausgeht.

Die *Aktinomykose* geht von einer Lungenaffektion aus und führt zu bretthartem Infiltration mit Rötung der Haut und multiplen kleinen Fisteln, die eine seröse Sekretion zeigen. Im Abstrich sind Drusen nachweisbar. Die Operation sollte vermieden werden. Heilung ist immer durch hochdosierte Penicillingaben und Sulfonamide möglich.

Die akute Osteomyelitis hat als Prädilektionsstelle den Knorpel-Knochen-Übergang. Zur Behandlung ist die subperiostale Resektion dieses Rippenanteiles nicht notwendig.

Die tuberkulöse Osteomyelitis ist ebenfalls im Bereich des Rippenknorpelüberganges lokalisiert und geht mit einem kalten Abszeß einher, bis durch

Fistelbildung ein Mischinfekt entsteht. Durch Punktion ist rechtzeitige Diagnose möglich. Die chirurgische Behandlung sollte immer mit einer tuberkulostatischen Vor- und Nachbehandlung kombiniert werden.

Literatur

Brunner, A.: Allgemeine und spezielle chirurgische Operationslehre, 2. Aufl. Bd. VI/1. Springer, Berlin 1967 (S. 162)

Heidenheim, E.: Über die Deckung von großen Defekten der Brustwand. Dtsch. Z. Chir. 108 (1911) 202

Hofmann, E.: Thorakale Spaltbildungen. Mschr. Kinderheilk. 76 (1938) 40

Irmer, W., F. Baumgartl, H.-E. Grewe, M. Zindler: Dringliche Thoraxchirurgie. Springer, Berlin 1967 (S. 305)

Lasch, H. G., F. Heinrich: In Vossschulte, K.: Innere Medizin und Chirurgie. Thieme, Stuttgart 1979

Meister, R., J. Heine: Die skoliotische Thoraxdeformität und ihre Auswirkung auf die Lungenfunktion. Prax. Pneumol. 29 (1975) 219

Oberniedermayr, A.: Lehrbuch der Chirurgie und Orthopädie des Kindesalters. Springer, Berlin 1959

Pulver, K. G.: Ectopia cordis congenita. In Kremer, K.: Die chirurgische Behandlung der angeborenen Fehlbildungen. Thieme, Stuttgart 1961

Rahn, H.: Die Beziehungen zwischen Lunge und Thorax. Beitr. Klin. Tuberk. 135 (1967) 174

Reiter, A. D.: Frühentwicklung des Brustkorbs und des Brustbeines. Z. Anat. Entwickl.-Gesch. III (1942) 676

Rodewald, G.: Trichterbrust. In Baumgarth, F., K. Kremer, H. W. Schreiber: Spezielle Chirurgie für die Praxis, Bd. I/2. Thieme, Stuttgart 1975 (S. 46)

Sabiston, D. C.: In Spencer, F. C.: Surgery of the Chest. Saunders, Philadelphia 1969

Stehr, L.: Variationen und Fehlbildungen im Bau des knöchernen Thorax. Fortschr. Röntgenstr. 62 (1940) 67

Volkmann, J.: Zur Entstehung der sogenannten Lungenhernien. Bruns' Beitr. klin. Chir. 163 (1936) 446

Weickard, H.: Ein Beitrag zur Pathogenese der Intercostalhernien und der Relaxatio diaphragmatical. Zbl. Chir. 75 (1950) 445

4 Krankheiten des endokrinen Systems

Krankheiten der Hypophyse

H. L. KRÜSKEMPER

Adenohypophysäre Erkrankungen

Im Vordergrund des klinischen Bildes der adenohypophysären Erkrankungen stehen (unabhängig von Ort und Art eventuell auch extrahypophysär gelegener ätiologischer Faktoren) die Symptome der endokrinen Fehlfunktion des Hypophysenvorderlappens (HVL). Weil in vielen Fällen ein Mischsyndrom gesteigerter und verminderter HVL-Partialfunktionen vorliegt, hat die Diagnostik dieser Erkrankungsgruppe stets konsekutiv in zwei Schritten zu erfolgen:
1. Bestandsaufnahme der endokrinen HVL-Aktivität aufgrund der klinischen Symptomatik und der speziellen Funktionsdiagnostik;
2. topische Feststellung von Sitz und Ausdehnung der ätiologisch bzw. pathogenetisch relevanten Prozesse.

Hypophysenvorderlappeninsuffizienz

Definition

Unter HVL-Insuffizienz versteht man eine Gruppe ätiologisch differenter Syndrome, welche als gemeinsames Charakteristikum den kompletten oder partiellen Verlust aller oder eines Teiles der HVL-Partialfunktionen zur Basis haben. Die Erfahrungen an Patienten, bei denen wegen metastasierender Karzinome oder schwerer diabetischer Angiopathie eine totale Hypophysenexstirpation vorgenommen wurde, haben erkennen lassen, daß eine totale HVL-Insuffizienz ohne Substitutionstherapie nicht mit dem Leben vereinbar ist.

Posthypophysektomiesyndrom

Krankheitsbild

Wird bei Patienten nach der Hypophysektomie die Corticosteroidsubstitution unterbrochen oder ist sie inadäquat, so entwickelt sich innerhalb von 10 Tagen ein Syndrom, bestehend aus Übelkeit, Erbrechen, schwerer Adynamie, Blutdruckabfall und Hyperthermie, Symptome, die ausschließlich auf endogenen Cortisolmangel zurückgehen. Die Aldosteronsekretion ist hingegen wesentlich weniger stark betroffen. Ein Diabetes insipidus ist nicht die Regel; auch wenn hypothalamische Regionen betroffen werden, überschreitet das tägliche Harnvolumen selten 4–5 l. Bei erhaltener Adiuretinsekretion besteht die Gefahr der Wasserintoxikation wegen herabgesetzten glomerulären Filtration unter Mangel an Wachstumshormon, Corticoiden und Schilddrüsenhormonen. Erste Zeichen einer Minderversorgung mit Schilddrüsenhormonen entwickeln sich nach 1–2 Monaten (Haut- und Stimmveränderungen, Kälteintoleranz, Antriebsschwäche). Der komplette Gonadotropinmangel führt beim Mann zur Verkleinerung der Testes, auch zu deren Konsistenzverlust, zur Verminderung der Spermiogenese und zu Libido- und Potenzverlust, bei Frauen zu Amenorrhoe, Uterus- und Vaginalatrophie und ebenfalls zum Verlust der Libido. Eine Verminderung der Scham-, Achsel- und Körperbehaarung betrifft beide Geschlechter. Eine bei Diabetikern beobachtete durchgreifende Erholung der Kohlenhydrattoleranz (auch unter Corticoidsubstitution) ist auf den Ausfall von Wachstumshormon zu beziehen.

Die Differentialdiagnose gegenüber dem *Syndrom nach Hypophysenstieldurchtrennung*, einem Eingriff, der unter gleicher Indikation wie die totale Hypophysektomie bei nichthypophysären Erkrankungen vorgenommen wird, muß die unterschiedlichen Verhältnisse im hypothalamischen Bereich berücksichtigen. Die Stieldurchtrennung führt zu a) einer direkten Schädigung des neuralen Stiels; b) einem Verlust hypophyseotroper Hormone (Releasing-Hormone) und c) zu Störungen der Blutversorgung des Hypophysenvorderlappens.

Häufigkeit und Schwere des Diabetes insipidus richten sich nach dem Sitz der Hypophysenstieldurchtrennung; erfolgt diese oberhalb der Eminentia mediana, entsteht ein permanenter Diabetes insipidus, liegt sie unterhalb, bleibt der Diabetes insipidus zumeist nur transient. Differentialdiagnostische Kriterien gegenüber der totalen Hypophysektomie sind ferner der Nachweis einer Basissekretion von Gonatotropinen (auch bei Amenorrhoe), einer verminderten ACTH-Reserve (im Metopirontest) bei nicht selten erhaltener Reaktion auf Vasopressin und einer, wenn auch verminderten, Sekretion von Wachstumshormon. Typisch ist schließlich eine gesteigerte Prolactinausschüttung durch Fortfall des hypothalamischen Hemmfaktors, die zu Dauerlaktation führen kann.

Therapie

Die Therapie des Posthypophysektomie- und des Hypophysenstieldurchtrennungssyndroms erfolgt nach den gleichen Regeln wie bei der Behandlung der spontanen HVL-Insuffizienz (s. unten).

Spontane Hypophysenvorderlappeninsuffizienz

Ätiologie, Häufigkeit

Im präpuberalen Alter stehen das Kraniopharyngeom und suprasselläre Zysten sowie die Hand-Schüller-Christiansche Krankheit nach der ätiologischen Häufigkeit an erster Stelle. In späteren Lebensjahren wird das ätiologische Spektrum umfangreicher: zirkulatorisch bedingte Nekrose der Hypophyse (postpartal, diabetische Angiopathie, Thrombose im Sinus cavernosus, Traumen); Zerstörung oder Kompression durch Tumoren (Kraniopharyngeome, chromophobe, eosinophile oder basophile Adenome, Gliome, Metastasen); durch Granulomatosen (Sarkoidose) oder – sehr selten – durch Infekte (Tuberkulose, Lues, Mykosen, Brucellose).

Die HVL-Insuffizienz ist relativ selten; für die postpartale Nekrose schätzt man eine jährliche Rate von etwa 20 pro Million; mit dem Rückgang schwerer Geburtskomplikationen dürfte auch die Zahl der spontanen HVL-Insuffizienzen geringer werden.

Krankheitsbild und Verlauf

Geschwindigkeit und Intensität des Auftretens von Symptomen der hypophysären Insuffizienz sind weitgehend durch die Art der primären Störung und deren räumliche Bedingungen bestimmt. Solange noch mehr als 25% des HVL-Gewebes unzerstört bleiben, sind Ausfallszeichen nicht zu erwarten. Wird das funktionierende HVL-Volumen jedoch weiter eingeschränkt, so zeigen sich Symptome, und zwar mit großer Regelmäßigkeit in dieser zeitlichen Reihenfolge: Mangel an Wachstumshormon, Gonadotropinen, thyreotropem Hormon und Corticotropin. Das Sheehan-Syndrom (ischämische Postpartumnekrose der Hypophyse nach schweren puerperalen Blutungen), damit Prototyp einer totalen HVL-Insuffizienz, kann sich innerhalb weniger Tage, jedoch auch erst nach mehreren Monaten bemerkbar machen. Da wegen ihrer weniger starken Abhängigkeit von der Blutversorgung über die hypophysären Portalgefäße in den meisten Fällen die Neurohypophyse nicht betroffen ist, treten Polyurie und Polydipsie selten und dann zumeist nur transitorisch auf. Verläßliche Hinweise auf die hypophysäre Insuffizienz sind vielmehr: Fehlen der Laktation, Brustdrüseninvolution, Oligo- bzw. Hypomenorrhoen bis zur kompletten Amenorrhoe oder „klimakterische" Begleiterscheinungen, Ausbleiben der postpartalen Erholung und langsamer Übergang in eine Dauerphase, während der Antriebsschwäche, Adynamie, Kälteempfindlichkeit, fehlendes Schwitzen, Ausfall der Sekundärbehaarung, Impotenz und/oder Libidoverlust die wichtigsten subjektiven Beschwerden ausmachen.

Bei der direkten Untersuchung der zumeist normal- bis leicht übergewichtigen Patienten – die hypophysäre Insuffizienz führt nicht zu Kachexie! – fallen die Veränderungen des Integumentes besonders auf: kühle, gelblichweiße, wachsartige „Alabasterhaut" durch Melaninmangel und herabgesetzte Schweiß- und Talgsekretion, nicht selten kombiniert mit den Zeichen des Myxödems; feine Fältelung um Mund und Augen; diffuse Verminderung oder völliges Fehlen der Behaarung im Pubes-, Achsel-, Stamm- und Extremitätenbereich und im lateralen Drittel der Augenbrauen. Bradykardie, Hypotension, Orthostase und eine mäßige normochrome Anämie vervollständigen das Bild. Der Spontanverlauf ist in der Regel eminent chronisch, wie man aus Sheehans Beobachtungen einiger Fälle jahrzehntelangen Bestehens der HVL-Insuffizienz (ohne Therapie!) weiß; unter belastenden Situationen wie Infektionen, einer Operation oder einem Trauma, kann es jedoch zu einer krisenhaften Verschlechterung, dem hypophysären Koma, kommen, welche entweder über ein Vorstadium zunehmender Schläfrigkeit mit Hypothermie und alveolärer Hypoventilation in eine tiefe Bewußtlosigkeit mit respiratorischer Azidose und Kohlendioxydnarkose mündet oder aber eine foudroyant verlaufende Kreislaufsymptomatik nach heftigem Erbrechen mit Dehydratation, Blutdruckabfall – selten auch mit hypoglykämischen Krämpfen – und Schock bietet. Im ersten Fall steht die sekundäre Schilddrüseninsuffizienz, im zweiten Fall das Nebennierenrindenversagen im Vordergrund; Mischformen sind möglich.

Laborbefunde

Die objektive Sicherung der funktionellen Diagnose HVL-Insuffizienz beruht auf dem Nachweis der Kombination von somatotroper Insuffizienz, Prolactinmangel, sekundärer Nebennierenrinden-, Schilddrüsen- und Gonadeninsuffizienz und einer gesteigerten Insulinempfindlichkeit. Wichtigstes Kriterium ist eine Herabsetzung der Funktion der peripheren endokrinen Organe bei erhaltener Stimulierbarkeit durch exogene Zufuhr der entsprechenden glandotropen Hypophysenhormone: niedriger Thyroxin- und Trijodthyroninspiegel im Serum und geringe Jodidaufnahme in die Schilddrüse, normalisierbar durch Thyreotropin; niedriger Plasmacortisolspiegel, herabgesetzte Cortisolsekretionsrate, aufgehobener Tagesrhythmus des Plasmacortisols und verminderte Ausscheidung von 17-Hydroxycorticosteroiden, aber Stimulierbarkeit der niedrigen Werte durch adrenokortikotropes Hormon (vor allem durch prolongierte Infusionen über mehrere Tage); niedrige Basisausscheidung an Testosteron, 17-Ketosteroiden bzw. Östrogenen mit positiver Reaktion auf Gonadotropininjektionen. Diesen indirekten Methoden sind auch die Verfahren zur Bestimmung der sogenannten hypothalamisch-hypophysären Funktionsreserve zuzuordnen (Insulinintoleranz zur Ermittlung der Sekretionskapazität für Wachstumshormon und ACTH), die jedoch erst nach der Prüfung der direkten Stimulierbarkeit der endokrinen Endorgane eingesetzt werden sollten. Direkte Laboratoriumsparameter der hypophysären Insuffizienz sind fehlende bzw. stark verminderte HVL-Hormonkonzentrationen im Serum. Die Ablösung der halbquantitativen biologischen Nachweisverfahren durch genauere radioimmunologische Bestimmungsmethoden von Prolactin ACTH, TSH, FSH, LH und Wachstumshormon hat die Laboratoriumsdiagnostik wesentlich erweitert und verfeinert. Entscheidende Fortschritte in der Diagnostik der adenohypophysären Insuffizienz hat die Einführung der Releasing-Hormone in die Klinik gebracht: die Anwendung des synthetischen Thyreotropin releasing hormons (TRH) mit der Messung von TSH und Trijodthyronin im Serum als Endpunkten sowie der gleichzeitig erfolgenden Veränderungen des Prolactinspiegels; ferner die direkte Überprüfung der gonadotropen Partialfunktion nach Gabe des Gonadotropin releasing hormons (LH-RH) und Bestimmung von LH und FSH im Serum.

Differentialdiagnose

Nach dem Aspekt der Patienten sind in erster Linie die perniziöse Anämie, leichte Formen des nephrotischen Syndroms, der primäre Hypogonadismus (vor allem beim Mann) und die primäre Hypothyreose abzugrenzen. Die primäre Nebennierenrindeninsuffizienz bereitet wegen der Pigmentation (die Sekretion an Melanophoren stimulierendem Hormon ist gesteigert!) und der zumeist normalen Schilddrüsen- und nur wenig gestörten Gonadenfunktion keine differentialdiagnostischen Schwierigkeiten. Die Anorexia nervosa ist ein psychogenes Krankheitsbild, an dem eine hypophysäre Insuffizienz keinen wesentlichen funktionellen Anteil hat. Die mit großer Regelmäßigkeit hierbei beobachtete sekundäre Amenorrhoe ist dienzephalen, nicht hypophysären Ursprungs. Die Behaarung bleibt voll erhalten. Das Psychosyndrom der Anorexia nervosa mit starker Agilität und emotionellen Störungen ohne Beeinträchtigung des Bewußtseins ist von demjenigen bei hypophysärer Insuffizienz völlig verschieden; erst im Endstadium schwerster Kachexie können Benommenheitszustände auftreten. Nach den reinen Laboratoriumsdaten (nicht nach dem klinischen Bild) liegt gelegentlich bei hormoninduzierter HVL-Insuffizienz die Annahme einer primären Hypopyheninsuffizienz nahe; die gleichzeitige Suppression *mehrerer* HVL-Partialfunktionen (durch Ovulationshemmer und chronische Behandlung mit Schilddrüsenhormonen und/oder Glucocorticoiden) ist jedoch sehr selten.

Therapie

In jedem Fall von funktionsdiagnostisch gesicherter HVL-Insuffizienz muß versucht werden, Sitz und Ausdehnung der primären Störung festzustellen (Anamnese, lokale Röntgenuntersuchung, Perimetrie; Zwischenhirnsyndrom mit Diabetes insipidus, emotionellen Alterationen und Störungen der Temperaturregulation, intrakranielle Drucksteigerung durch Liquorblockade im 3. Ventrikel), um beiden therapeutischen Grundforderungen – der hormonellen Substitution und, wenn möglich, der lokalen Therapie ätiopathogenetischer Prozesse – zu genügen.

Die Substitution der fehlenden glandotropen Hormone ist wegen der Notwendigkeit häufiger Injektionen, der Bildung von Antikörpern und der Unwirtschaftlichkeit für die Dauerbehandlung der HVL-Insuffizienz nicht geeignet. Die Therapie der Wahl besteht daher in der Medikation der Erfolgsorganhormone; auf die Gabe von Somatotropin kann im Erwachsenenalter verzichtet werden.

Zuerst wird ein Glucocorticoid verordnet, wobei man nach anfänglich höherer Dosierung als Dauerdosis mit 15–25 mg Cortisol (als freier Alkohol) täglich auskommt. Das genuine Glucosteroid ist den substituierten Prednisolonen der pharmakodynamischen Corticoidtherapie vorzuziehen, da seine natriumretinierende Aktivität wegen der bei HVL-Insuffizienz oft bestehenden hypotonen Kreislaufdysregulationen erwünscht ist. Ein Mineralocorticoid im engeren Sinn erübrigt sich zumeist, da die Aldosteronproduktion bei HVL-Insuffizienz kaum beeinträchtigt ist.

Schilddrüsenhormone sollen prinzipiell erst nach bereits eingeleiteter Cortisoltherapie gegeben werden, da anderenfalls die Gefahr der Nebennierenrindenkrise zunimmt. Zur Substitution eignet sich besonders das über längere Zeit gut steuerbare L-Thyroxin (nach einschleichendem Beginn Dauerdosierung von 0,1–0,25 mg tgl., morgens nüchtern genommen). Führendes Einstellungskriterium ist die Thyroxinkonzentration im Serum (7–12 µg/100 ml ≙ 90–155 nmol/l).

Bei sekundärem Hypogonadismus erwachsener männlicher Patienten ist Testosteron in Form eines parenteral zu verabfolgenden Depotpräparats (z. B. 250 mg alle 3 Wochen i. m.) oder das Androstanderivat Mesterolon (50–150 mg täglich oral) angezeigt. Die Vollsubstitution mit Androgen ist neben der Behebung der gestörten Genitalfunktion vor allem wegen einer sonst drohenden bzw. bereits vorhandenen Osteoporose indiziert. Bei Frauen vor der Menopause werden Östrogene (Äthinylöstradiol , 0,02 mg täglich, 20 Tage lang mit anschließendem 10tägigem Intervall) oder Ovulationshemmer auf Steroidbasis, jedoch nur solche, die Östrogene *und* Gestagene enthalten, gegeben.

Für nicht ausgewachsene Jugendliche mit HVL-Insuffizienz gilt wegen der Gefahr verfrühter Skelettreifung und definitiven Minderwuchses ein striktes Verbot der Anwendung von Sexualhormonen.

Die Behandlung des *hypophysären Komas* besteht in der kombinierten Therapie von respiratorischer

Insuffizienz (intermittierend Sauerstoff bei Hyperkapnie, Beatmung, Tracheotomie, Bronchialtoilette), Nebennierenrindenversagen (intravenöse Infusion von Corticoiden in einer Dosis von 3mal 100 mg Cortisoläquivalent über 24 Stunden) und Hypothyreose (L-Thyroxin inject, 100–150 µg am 1. Tag; je 100 µg an den Folgetagen). Bei komplizierender Hypoglykämie wird der Blutzuckerspiegel durch Infusion bei 200 mg/dl (11,1 mmol/l) gehalten; bei prolongierter Hypotonie wird nur Adrenalin oder Angiotensin II infundiert. Zusätzlich werden stets Antibiotika und Digitalisglykoside gegeben.

Unihormonale Hypophyseninsuffizienz

Mit Ausnahme des idiopathischen hypophysären Minderwuchses als Ausdruck eines isolierten Somatotropinmangels und des hypogonadotropen Eunuchoidismus bzw. des entsprechenden Typs einer primären Amenorrhoe sind die Formen einer reinen unihormonalen Insuffizienz der thyreotropen oder der adrenokortikotropen Partialfunktion außerordentlich selten. Die Ursache für solche Störungen dürfte weniger im Betroffensein der Hypophysenfunktion als solcher liegen als vielmehr in umschriebenen Läsionen des Zwischenhirns mit Minderproduktion der jeweiligen Releasing-Hormone oder in genetischen Defekten der Synthese einzelner dienzephaler Neurohormone. Die Diagnose darf nur nach eindeutigem Ausfall der Funktionsproben (isolierter Ausfall einer Partialfunktion des HVL bei normaler dienzephal-hypophysärer Sekretionskapazität für alle anderen Inkrete; Stimulierbarkeit des sekundär insuffizienten peripherendokrinen Organs durch das fehlende glandotrope Hormon) gestellt werden. Die klinischen Bilder sind schärfer umschrieben als das des Panhypopituitarismus. 1. Gonadotropinmangel: je nach dem Zeitpunkt des Einsetzens der Störung präpuberal oder postpuberal manifestierter Hypogonadismus mit oder ohne disproportioniertem Längenwachstum bei beiden Geschlechtern, 2. ACTH- + MSH-Mangel: Syndrom des „weißen" Morbus Addison mit Adynamie, Neigung zu Hypoglykämie, Gewichtsverlust, Verminderung der Achsel- und Schambehaarung, 3. Thyreotropinmangel: isolierte sekundäre Hypothyreose, nur aus dem Verlauf der Funktionsuntersuchungen (TSH- und TRH-Test) zu sichern.

Im Gegensatz zur Therapie der allgemeinen Hypophysenvorderlappeninsuffizienz ist hier lediglich die fehlende periphere Hormongruppe zu substituieren.

Hypophysärer Minderwuchs

Unter hypophysärem Minderwuchs versteht man eine Wachstumshemmung aufgrund eines Mangels an Somatotropin. Dieser Mangel kann mit einem Defizit anderer HVL-Hormone gekoppelt sein, prägt jedoch das klinische Bild. Unbehandelt entsteht ein proportionierter Minderwuchs; Knaben sind doppelt so häufig betroffen wie Mädchen.

Ätiologie und Pathogenese

Nach ätiologischen Gesichtspunkten kann eine Tumorgruppe, in der – nach der Häufigkeit geordnet – Kraniopharyngeome, chromophobe Hypophysenadenome, Granulomatosen oder Sarkoidosen durch verdrängendes Wachstum die somatotropinbildenden Zellen beeinträchtigen, von der Gruppe des idiopathischen hypophysären Minderwuchses abgegrenzt werden. Die zweite Gruppe überwiegt mit einem Anteil von zwei Dritteln bis drei Vierteln aller Fälle bei weitem. Man diskutiert für diese Gruppe als kausale Faktoren aufgrund von Beobachtungen autosomal rezessiver Übertragung die Möglichkeit genetischer Einflüsse, weiterhin die Bedeutung von Geburtstraumen (bei mehr als 90% der Fälle bestanden abnorme Geburtslagen) und – wie bei den anderen unihormonellen Ausfällen – auch für das isolierte Fehlen von Somatotropin umschriebene Läsionen im Hypothalamus mit sekundärem Mangel an Somatotropin Releasing-Hormon, etwa nach frühkindlicher Enzephalitis; derzeit entziehen sich noch mehr als 50% der Fälle einer ätiologischen Klassifikation.

Krankheitsbild

Das Krankheitsbild der *idiopathischen Form* des hypophysären Minderwuchses entwickelt sich zumeist langsam nach dem 2. Lebensjahr. Der Wachstumsrückstand wird vor allem im Kindergartenalter bei Vergleichen mit anderen Kindern deutlich. Im Vordergrund steht eine Verzögerung der Knochenreifung im Hinblick auf das Alter, jedoch bleibt die Relation von Knochenalter zur Körperlänge normal, dazu kommt später eine Osteoporose (auch bei erhaltener Gonadenfunktion) und eine Akromikrie. Der Minderwuchs ist kindlich proportioniert; die Gesichtszüge bleiben puppenartig; um den Mund herum zeigt sich eine feine Fältelung, die Haut ist sehr zart. Der Eintritt der Pubertät ist meistens stark verzögert bzw. fehlt ohne Therapie mit Gonadotropien und Sexualhormonen manchmal ganz. Da die Geschlechtsentwicklung nach artifizieller Pubertät oft normal fortläuft, wird vermutet, daß auch zur Reifung hypothalamischer Sexualzentren Somatotropin notwendig ist. Während die erste Zahnung zeitgerecht verläuft, setzt die zweite stark verzögert ein. Als Zeichen gesteigerter Insulinempfindlichkeit besteht in etwa 10% der Fälle eine Neigung zu hypoglykämischen Attacken. Pathologische Glucosetoleranzwerte sind in nahezu allen Fällen nachweisbar. Die Intelligenz ist nach Niveau und Alter normal; emotionelle Störungen als Reaktion auf die Anpassungsproblematik treten nicht selten in den Jahren um die zu erwartende Pubertät auf. Die Beteiligung anderer Partialfunktionen des Hypophysenvorderlappens (Mangel an ACTH und/oder TSH) an der häufigen Kombination des Somatotropindefizits mit Gonadotropinmangel ist selten; nur in 10% der Beobachtungen ist der

hypophysäre Minderwuchs Leitsymptom bei kompletter HVL-Insuffizienz.
Die *Tumorform* des hypophysären Minderwuchses bietet ein weit weniger einheitliches klinisches Bild. Der Prozeß kann jederzeit einsetzen und äußert sich zumeist mit den Symptomen der Chiasmabeteiligung bzw. der Erhöhung des intrakraniellen Druckes. Kombinierte Ausfälle mehrerer HVL-Partialfunktionen und auch Symptome einer ausgedehnteren Zwischenhirnläsion sind hier wesentlich häufiger als bei der idiopathischen Form des hypophysären Minderwuchses. Ein wichtiger Hinweis sind röntgenologisch darstellbare Sellaveränderungen und die bei etwa 80% der Patienten mit Kraniopharyngeom nachweisbaren suprasellären Verkalkungen.

Laborbefunde
Beweisend für das Vorliegen eines hypophysären Minderwuchses ist das Fehlen von Wachstumshormon im Blut. Da jedoch der normale Somatotropinspiegel auch im Kindesalter an der unteren Grenze der Nachweisempfindlichkeit bei der radioimmunologischen Bestimmungsmethodik liegen kann, ist gegenüber punktuellen Einzelbestimmungen den Somatotropinprovokationstesten der Vorzug zu geben; hierzu zählen die Stimulation der Somatotropinausschüttung durch eine mit Insulin (0,05–0,1 E/kg) induzierte Hypoglykämie, eventuell auch durch die mildere reaktive Hypoglykämie im Verlaufe einer oralen Glucosebelastung, und der Provokationstest mit einer Arginininfusion (bei Kindern Messung des schlafinduzierten STH-Anstiegs). Bei normaler Reaktion des Zwischenhirn-Hypophysen-Systems muß es zu einem Anstieg der Somatotropinkonzentration auf mehr als 10 ng/ml (= µg/l) Plasma kommen. Als indirekte Hinweise auf einen Somatotropinmangel können bei Kindern eine niedrige Aktivität der alkalischen Phosphatase und niedrig-normale Werte des anorganischen Phosphats im Serum angesehen werden.

Differentialdiagnose
Das charakteristische Syndrom einer proportionierten Wachstumsverlangsamung mit verzögerter Knochenreifung ohne Epiphysenschluß, später oder fehlender Pubertät bei im übrigen zumeist ungestörter funktioneller Organentwicklung und normaler Intelligenz erlaubt, vor allem wenn eine Stützung durch Wachstumshormonbestimmungen im Serum möglich ist, eine sichere Diagnose. Aus differentialtherapeutischen Gründen ist jedoch eine klare Abgrenzung anderer Formen von Wachstumsstörungen notwendig. Bei den meisten Kindern, die wegen Verdachts auf hypophysären Zwergwuchs vorgestellt werden, handelt es sich um ein familiär gehäuftes *verlangsamtes Wachstum auf konstitutioneller Basis*, kombiniert mit einer Pubertas tarda; dieses Syndrom endet in zwar später, aber normaler Reife und zumeist auch normaler Länge und bedarf keiner Therapie. Klinisch ist die Differenzierung des *Primordialzwergwuchses,* eines Leidens, welches möglicherweise in einem Nichtansprechen der Körperperipherie auf Somatotropin seine Ursache hat, vom hypophysären Minderwuchs manchmal schwierig; ein wesentlicher Unterschied besteht jedoch darin, daß beim Primordialzwergwuchs die Knochenreifung dem Lebensalter entspricht und nicht – wie beim hypophysären Minderwuchs – verzögert ist. Bei Mädchen ist vor der Pubertät die Abgrenzung einer Gonadendysgenesie (Turner-Syndrom) vom hypophysären Minderwuchs problematisch; Chromosomenanalysen sind hier notwendig. Verzögertes Wachstum bei langdauernder Corticosteroidtherapie (wodurch eine herabgesetzte Somatotropinsekretion auf den normalen endogenen Hypoglykämiereiz bewirkt wird) kann durch die Anamnese ausgeschlossen werden. Erkrankungen wie *Chondrodystrophie, Pseudopseudohypoparathyreoidismus, Hurler-Syndrom, intestinale Malabsorption, chronische Nierenerkrankungen, chronische Hypoxie (angeborene Herzfehler), Hypothyreose und Pubertas praecox,* die sämtlich zu Minderwuchs führen, sind durch den Befund kurzer Extremitäten, die Röntgenbilder, Knochendeformierungen, Zeichen der Fehlernährung, Fettintoleranz, massive Proteinurie, Retention harnpflichtiger Substanzen, Zyanose, somatische und psychische Symptome des Kretinismus bzw. der frühkindlichen Hypothyreose oder der vorzeitigen Reifung der Geschlechtsorgane (und des Skeletts) vom hypophysären Minderwuchs abzugrenzen.

Therapie
Die Tumorform des hypophysären Minderwuchses verlangt neben der hormonellen Substitution primär eine möglichst radikale Therapie des Grundleidens durch Operation. In allen anderen Fällen ist die möglichst frühzeitige Anwendung von menschlichem Wachstumshormon (in der Präparation von Raben bzw. Roos) angezeigt. Mit einer Dosierung von 2mal 4 IE Somatotropin wöchentlich läßt sich im 1. Jahr eine Längenzunahme von 8–12 cm erzielen, dann vermindert sich die Wachstumsrate häufig. Bei manchen Patienten kommt es unter Bildung hoher Antikörpertiter gegen das (homologe!) Wachstumshormon zum Wachstumsstillstand, in anderen Fällen von sekundärer Therapieresistenz ist die Ursache noch unbekannt. Die zusätzliche Substitution bei kombinierter Hypophyseninsuffizienz *mit* Minderwuchs bedarf besonderer Regeln. Der Gabe von Schilddrüsenhormon in voller Dosis (0,1–0,2 mg L-Thyroxin täglich) steht nichts entgegen; Glucocorticoide sind absolut indiziert, müssen aber in niedrigstmöglicher Dosierung verabfolgt werden, da sie die Wachstumshormonwirkung hemmen können. Die Medikation von Sexualhormonen sollte so spät wie irgend möglich (20.–22. Lebensjahr) begonnen werden, um nachteilige Effekte, wie die Beschleunigung der Skelettreifung mit raschem Epiphysenschluß, zu vermeiden.

Tumoren im Hypophysenbereich
Systematik

Das klinische Bild bei Tumoren im Hypophysenbereich ist außerordentlich vielgestaltig durch die große Zahl verschiedener Kombinationen von HVL-Hormonmangel, hormonellen Überschüssen und lokalen Läsionssymptomen rein mechanischer Art. In keinem Fall – seien es Tumoren hypophysären Ursprungs im engeren Sinn, seien es andere intra- oder extrahypophysäre Faktoren mit der Symptomatik eines raumfordernden Prozesses – besteht eine feste Koppelung von pathologisch-anatomischer Grundstruktur der Störung und klinischem Syndrom.

Nach morphologischen Kriterien sind zu unterscheiden: a) Hypophysenadenome; b) Kraniopharyngeome; c) andere Tumoren bzw. verdrängende Prozesse (Meningeome in der Umgebung der Processus clinoidei, Metastasen verschiedenen Ursprungs, Epidermoide, intra- oder suprasellare Aneurysmen; der Verlauf ist hier zumeist ähnlich wie bei einem chromophoben Hypophysenandenom).

Hypophysenadenome

Größere Hypophysenadenome machen etwa 10% aller intrakraniellen Tumoren aus. Eine allgemein akzeptierte, feingewebliche Systematik liegt noch nicht vor; der traditionellen und auch im angelsächsischen Schrifttum gebräuchlichen Einteilung in basophile, azidophile (eosinophile) und chromophobe Adenome steht eine andere Klassifizierung in chromophobe, chromophile (eosinophile und basophile) und gemischtzellige (Mischtyp-) Adenome gegenüber. Da je nach Einteilung verschiedene Aussagen über die endokrine Aktivität von Hypophysenadenomen möglich sind, wodurch die terminologische Verwirrung verstärkt ist, wird schließlich auch eine einfache Klassifizierung in hormonaktive und -inaktive Adenome vorgeschlagen.

Chromophobe Adenome stellen 80% aller Hypophysenadenome; beide Geschlechter sind in gleichem Maß betroffen. Chromophobe Adenome sind besonders häufig in der 3.–5. Lebensdekade, kommen aber in jedem Alter vor. Die Mehrzahl der chromophoben Adenoms ist endokrin inaktiv; 20–30% produzieren Prolactin (Prolaktinom); sie wachsen zumeist außerordentlich langsam, aber gelegentlich infiltrierend und vereinzelt sogar mit Fernmetastasen. Wegen des langsamen, primär vorwiegend intrasellären Fortschreitens sind die ersten Symptome Hypogonadismus (Potenzstörungen und Hodenatrophie bzw. sekundäre Amenorrhoe) oder (beim Kind) Wachstumsstop, Kopfschmerzen und eine ballonförmige Auftreibung der Sella turcica. In etwa 70% der Fälle treten später Zeichen der sekundären Hypothyreose hinzu, manifeste Symptome der Nebennierenrindeninsuffizienz sind selten, eine eingeschränkte ACTH-Reserve ist jedoch sehr häufig nachweisbar. Das Chiasmasyndrom tritt erst relativ spät ein, ist aber trotzdem oft der erste Anlaß, den Arzt aufzusuchen; die Zeichen der Schädigung hypothalamischer Bereiche (Diabetes insipidus in etwa 10% der Fälle) sind ebenfalls Spätsymptome.

Eosinophile Adenome machen etwa 10–15% aller Hypophysenadenome aus und betreffen vor allem junge Menschen bis zum 30. Lebensjahr. Sie wachsen ebenfalls sehr langsam, metastasieren nie und sind wegen der Überproduktion an Wachstumshormon die Ursache von Akromegalie und hypophysärem Gigantismus. 50–70% der Patienten haben längere Zeit keine Sehstörungen; Kopfschmerzen sind jedoch wegen der Lokalisation im Bereich der vorderen Processus clinoidei sehr häufig. Ein Diabetes insipidus wird praktisch nie beobachtet.

Mischtypadenome enthalten chromophile und chromophobe Zellanteile. Sie sind bis zum 40. Lebensjahr besonders häufig, produzieren ungeregelt Wachstumshormon, Prolactin und möglicherweise auch ACTH, nie jedoch Thyreotropin und Gonadotropine. Sie wachsen rascher als eosinophile Adenome, dehnen sich bald suprasellär aus und verursachen daher nach einem Akromegalieschub mit anschließenden hypophysären Insuffizienzsymptomen schon früh schwere Sehstörungen.

Basophile Adenome erreichen selten eine klinisch relevante Größe. Als Ursache eines Cushing-Syndroms dürften sie in höchstens 10% der Fälle in Frage kommen; sie sind eher als Reaktion auf protrahiert gesteigerte Ausschüttung von Corticotropin releasing hormone zu interpretieren.

Kraniopharyngeom
(Adamantinom: suprasellare Zyste)

Obwohl das Kraniopharyngeom von Zellen der Rathkeschen Tasche, d. h. von Zellen, die keine Beziehung zur Hypophyse haben, hergeleitet wird, gehört es zu den hier abgehandelten Erkrankungen, weil die Klinik des Kraniopharyngeoms derjenigen des hormonell inaktiven chromophoben Hypophysenadenoms stark ähnelt. Histologisch bieten sich Variationen von einfachen Zysten bis zu soliden Tumoren; ein wesentliches Charakteristikum ist die sehr oft anzutreffende und diagnostisch zu verwertende Verkalkung. Wegen des primär suprasellären Sitzes sind Defizitsymptome für HVL-Hormone weniger häufig als bei den Hypophysenadenomen, ein Diabetes insipidus ist jedoch in 15–30% der Fälle anzutreffen. Kopfschmerz und Chiasmasyndrom sind ausgesprochene Frühsymptome. Die Einbeziehung dienzephaler Zentren führt im weiteren Verlauf gelegentlich zum Babinski-Fröhlich-Syndrom (Adipositas, Sehstörung, Hypogonadismus) oder aber – bei Beteiligung lateraler Kernregionen im Hypothalamus – zu schwerster Kachexie. Ein sekundärer Hypogonadismus wird in 20–50% der Fälle beobachtet. Da mindestens ein Drittel der Fälle in die beiden ersten Lebensdekaden fällt, ist ein hypophysärer Minderwuchs keine Seltenheit bei Kraniopharyngeom.

Krankheitsbild bei Tumoren im Hypophysenbereich

Das Krankheitsbild wird durch die Symptomentrias: endokrine Störungen, Sellaerweiterung und Chiasmasyndrom geprägt. Die *lokalen Auswirkungen* sind je nach Ort, Ausdehnung und Richtung des Prozesses verschieden. Intraselläre Raumforderung wird anfänglich durch das Diaphragma sellae beschränkt; durch die intraselläre Druckerhöhung wird dabei eine Aufblähung der Sella turcica und ein Eindrücken des Sellabodens in die Keilbeinhöhle bewirkt. Die Maximalmaße der Sella turcica beim Erwachsenen (12 mm Tiefe, 15 mm Länge) werden überschritten; mit der genannten Planimetrie läßt sich eine diagnostisch beweisende Sellaflächenzunahme auf mehr als 130 mm^2 leicht feststellen.

In 80% der Fälle mit Tumoren im Hypophysenbereich sind *Sehstörungen* infolge Drucks auf den Sehnerven das erste Symptom überhaupt. Zunächst werden Chiasma und Nn. optici nach oben gedrängt, wenn ein Tumor die supraselläre Region einbezieht, ein Prozeß, der jedoch bald durch den nicht weiter nachgebenden arteriellen Bogen des Circulus Willisi aufgehalten wird. Da der Hauptdruck sich auf die medialen unteren Anteile der Sehnerven richtet, wird zuerst eine Einschränkung des Gesichtsfeldes in den oberen temporalen Quadranten nachweisbar; die klassische bitemporale Hemianopsie wird bei etwa 60% der Fälle gefunden. Fortdauernder Druck führt dann zu Abblassung der Papille, Skotomen, weiterer Einschränkung des Gesichtsfeldes auch im nasalen Bereich und schließlich zu totaler Erblindung. Bei starker Asymmetrie der Gesichtsfeldausfälle kommt es gelegentlich zu Anisokorie.

Kopfschmerzen werden sehr häufig geklagt; sie sind auf die tumorbedingte Druck- und Zugbelastung des Diaphragma sellae oder umgebender Durastrukturen zurückzuführen. Die Lokalisation des Schmerzes ist uncharakteristisch, die Intensität nicht sehr heftig und das Auftreten zumeist intermittierend. Übelkeit und Erbrechen sind sehr selten. Druckschädigungen anderer Hirnnerven sind möglich; sie betreffen (vor allem bei chromophobem Adenom) den N. oculomotorius und auch den N. abducens.

Lokale Gefäßkomplikationen bei Einbruch von Tumoren in Gefäße um die Sella turcica können in Thrombosen und Blutungen bestehen. Direkte Blutungen in den Tumor (bei chromophoben Adenomen relativ häufig) führen zu dem Bild der Hypophysenapoplexie mit heftigsten Kopfschmerzen, plötzlicher Visusverschlechterung, Hypotonie, Augenmuskelparese und Hyperthermie; die Abgrenzung gegenüber einer Subarachnoidalblutung kann sehr schwierig sein (Anamnese!).

Bei großen Hypophysentumoren und bei Kraniopharyngeomen entsteht durch Druck auf oder Infiltration in dienzephale Bezirke das *Hypothalamussyndrom:* massive Störung des Appetenzverhaltens mit völliger Ausschaltung des Sättigungsgefühls oder des Nahrungsdranges, Inversion des Schlafrhythmus, Verlagerung des Termperaturniveaus, Krampfanfälle; gelegentlich auch bei primär suprasellären Tumoren von hier ausgehende sekundäre Hypophyseninsuffizienz auf der Basis eines Mangels an hypothalamischen Releasing-Hormonen.

Die endokrine Aktivität bei Tumoren im Hypophysenbereich ist so wechselhaft, daß keine Systematik abgeleitet werden kann. In allen Fällen muß das gesamte Programm der morphologischen und Funktionsdiagnostik eingesetzt werden, um einen kompletten Status hinsichtlich des Ausfalls von HVL-Partialfunktionen (s. oben) und eventueller endokriner Überfunktion aufzunehmen (Tab. 4.1).

Tabelle 4.1 Morphologische Diagnostik bei Hypophysentumoren

A. Röntgen
 1. Schädel seitl. und p.a.
 2. Sella-Zielaufnahme
 3. Sella-Schichtaufnahme
 4. Angiographie (selten!)
 5. Computertomographie

B. Ophthalmologie
 1. Visusbestimmung
 2. Perimetrie
 3. Fundoskopie

Spezielle Syndrome bei endokrin aktiven Hypophysentumoren

Übersekretion von Wachstumshormonen (Akromegalie, hypophysärer Gigantismus)

Unter *Akromegalie* versteht man ein Krankheitsbild, das nach Abschluß des normalen Längenwachstums bzw. nach der Pubertät durch eine ungeregelte Mehrsekretion an Wachstumshormon aus einem eosinophilen Hypophysenadenom entsteht und durch unproportioniertes Akrenwachstum besonders gekennzeichnet ist. Dem *hypophysären Riesenwuchs* (hypophysärer Gigantismus) liegt die gleiche Störung zugrunde wie der Akromegalie; die ungeregelt gesteigerte Somatotropinausschüttung trifft hier jedoch auf einen nicht ausgewachsenen, zumeist noch präpuberalen Organismus. Die Körperlänge nimmt auf mehr als 2 m zu, weil zusätzlich zu dem verstärkten Wachstumsstimulus durch die pathologisch gesteigerte STH-Sekretion die Wachstumsperiode selbst wegen des durch den Hypogonadismus verzögerten Epiphysenschlusses stark verlängert ist. Bei hypophysärem Riesenwuchs resultiert daher im Erwachsenenalter meist das Bild eines im Sinne des Eunuchoidismus disproportionierten Hochwuchses mit leichten, aber charakteristischen akromegalen Zügen und den Symptomen des parasellären Tumorwachstums. Stoffwechsel-, Weichteil- und Skelettveränderungen sind beim hypophysären Gigantismus dann prinzipiell die gleichen wie bei der Akromegalie.

Krankheitsbild

Die Störung beginnt für den Patienten und auch für seine nähere Umgebung fast unmerklich. Die Betrachtung fotografischer Serien läßt meistens bereits vor dem Zeitpunkt spontaner subjektiver Beschwerden oder anamnestisch zu ermittelnder Hinweise auf die Akromegalie den Beginn der charakteristischen Umformung erkennen. Zu den frühen Klagen gehören neben Kopfschmerzen die Angabe eines überstarken profusen Schwitzens, von Parästhesien an Händen und Füßen, einer Steife in den Fingern und Zehen und gelegentlich auch von Potenzstörungen, Libidosteigerung oder Libidoverlust. Die relative Häufigkeit wichtiger Symptome am Krankheitsbild der Akromegalie ist Tab. 4.2 zu entnehmen.

Das gesteigerte bzw. neubegonnene Wachstum von *Weichteilen* und *Skelettpartien* ist besonders eindrucksvoll und für die Diagnose charakteristisch. Im Gesicht zeigt sich eine zunehmende Vergröberung aufgrund der Weichteil- und Knochenapposition im Stirn-, Wangen- und Nasenbereich, d. h. an den Akren. Lippen und Zunge nehmen stark an Volumen zu. Die Beteiligung des Schädelskeletts betrifft besonders die Mandibula, welche länger und dicker wird und damit zu Überbiß der unteren Schneidezähne (bis 1 cm) und zu einem Auseinanderrücken der Zähne führt. Röntgenologisch findet sich häufig eine supraorbitale Wulstbildung und eine starke Erweiterung von Stirn-, Keilbein- und Siebbeinhöhlen. Die Weichteilzunahme im Bereich des Skalps führt zu tiefer Faltenbildung auf der Scheitelhöhe (Cutis verticis gyrata). Die Beteiligung des Kehlkopfgerüstes wird an einem Tiefertreten der Stimme deutlich. Die Haut ist allgemein verdickt und ledrig-rauh mit Vergröberung der Poren und starker Talgsekretion; die Gesichts- und Körperbehaarung nimmt häufig zu. Profuses Schwitzen deutet auf fortdauernde Aktivität des Prozesses hin.

Der *Bewegungsapparat* ist durch Veränderungen am Knochen und im Stützgewebe am Krankheits- und Beschwerdebild beteiligt: Hände und Füße werden durch Kortikalisverdickungen an den Knochen und durch Weichteilanlagerung in typischer Weise (Spatenform) verändert. An langen Röhrenknochen, vor allem am Femur, treten osteophytische Proliferationen im Epiphysenbereich, geringe Längenzunahme und stärkere Kortikalisapposition auf, Veränderungen, die dann zu den charakteristischen Verbiegungen führen. Gesteigertes Wachstum der Rippenknorpel bewirkt eine Umfangszunahme des Thorax (Faßthorax). Die Mechanik der großen Gelenke ist durch abnorme Knorpelbildung, Beteiligung des Bandapparates an der Bindegewebszunahme und gelenknahe Knochenalteration so tiefgehend gestört, daß schwere arthrotische Befunde häufig erhoben werden. An der Wirbelsäule führen somatotropinbedingte Veränderungen der Bandscheiben und der Wirbelkörper (Verlängerung im sagittalen Durchmesser) in späteren Stadien der Akromegalie zu der typischen Kyphose im Brustwirbelsäulenbereich mit erheblicher Bewegungseinschränkung; erschwert wird diese Befundgruppe noch durch die generalisierte Osteoporose (Hypogonadismus?). Auch die *peripheren Nerven* sind in Form einer Neuropathie auf der Basis einer bindegewebigen endo- und perineuralen Proliferation beteiligt; 20% der Patienten klagen über Akroparästhesien. Das *Herz* ist meistens vergrößert; bei 10% der Akromegalen besteht eine Dauerhypertonie. Viele Patienten sterben in der 6. Dekade an einer Herzinsuffizienz, die nur z. T. durch Hochdruck oder Koronarsklerose bedingt ist; möglicherweise bewirkt das Somatotropin über seinen Einfluß auf die Muskelfibrillen eine spezifische Kardiomyopathie.

Die häufig anzutreffende *Splanchnomegalie* äußert sich in einer Vergrößerung von Leber, Milz, Pankreas und vor allem des Kolons. Das Nierengewicht nimmt aufgrund des Wachstums der einzelnen Nephrone stark zu; die glomeruläre Filtrationsrate und die Funktion des proximalen Tubulusapparates sind gesteigert.

Ein charakteristisches *Psychosyndrom* besteht bei Akromegalie nicht; die psychischen Veränderungen sind vielmehr je nach Grundstruktur, Zwischenhirnbeteiligung und Ausmaß des Defizits an HVL-Partialfunktionen außerordentlich verschieden. Auffallend ist lediglich eine überraschende Indifferenz gegenüber der somatischen Verunstaltung.

Tabelle 4.2 Häufigkeit von Symptomen bei Akromegalie (nach *Daughaday, Davidoff* u. *Schwarz*)

	%
Überschuß an Somatotropin	
Weichteilwachstum	100
Akrenwachstum	100
Progenie	100
Splanchnomegalie	100
Osteoporose	80–100
Stoffwechselsteigerung	40–60
Arthrosen	60
Hypertrichose	50
Pigmentierungen	40
Gewichtszunahme	40
Struma diffusa	25
Verminderte Glucosetoleranz	25
Manifester Diabetes mellitus	10
Lokal-paraselläre Manifestationen	
Sellavergrößerung	90
Kopfschmerz	85
Sehstörungen	60
Endokrine Störungen	
NNR-Insuffizienz	<5
NNR-Überfunktion	<5
Hyperthyreose	<1
Hypothyreose	5–10
Gonadotropindefizit	10
Libidoverlust, ♂	25
Libidosteigerung	35

Die *lokalen Begleitsymptome* seitens der intra- oder suprasellären Adenomausdehnung sind im allgemeinen Abschnitt dargelegt; sie unterscheiden sich bei der Akromegalie nicht von denen bei anderen Tumoren im Hypophysenbereich.

Der *Verlauf* der Erkrankung ist sehr variabel; gelegentlich wird nur ein einmaliger Wachstumsschub von relativ kurzer Dauer beobachtet. Selbst bei schweren Fällen tritt nach Jahren oft ein Stillstand ein; je nach dem Befund des Somatotropinspiegels im Serum sind dann entweder – bei fehlendem STH – ein Infarkt im Tumorbereich oder – bei fortdauernd hoher STH-Konzentration – ein Nicht-mehr-Reagieren der Körperperipherie auf Somatotropin zu diskutieren. Relativ bösartig ist der Verlauf bei den meisten Fällen von Gigantismus (schwere Sehstörungen, Blutungen mit konsekutiver kompletter HVL-Insuffizienz, Resistenzschwäche gegen Infekte).

Laborbefunde

Beweisend für eine ungeregelte Mehrsekretion von Somatotropin ist der radioimmunologische *Nachweis erhöhter STH-Spiegel* im Serum unter Basalbedingungen, d. h. nach nicht zu langdauernder Nahrungskarenz und bei körperlicher Ruhe, vor allem aber der Nachweis des Nichtansprechens der STH-Sekretion auf die normalen regulatorischen Signale. Hierzu dient in erster Linie die Glucosebelastung; im Gegensatz zum Gesunden sinkt bei aktiver Akromegalie die STH-Konzentration *nicht* oder nur minimal ab. Dagegen ist regelmäßig eine Suppression der erhöhten STH-Basalwerte durch das als synthetisches Präparat verfügbare Somatostatin (einem neuroendokrinen Hemmfaktor der STH-Sekretion von wahrscheinlich hypothalamischem Ursprung, dem GRIH) zu erreichen. Eine Daueranwendung zu therapeutischen Zwecken verbietet sich z. Z. noch wegen der kurzen biologischen Halbwertzeit (unter 4 Min.) der Präparation und vor allem wegen des noch ungeklärten Nebenwirkungsmusters dieser Substanz. Im Gegensatz zur Funktionsdiagnostik des hypophysären Zwergwuchses ist die Insulingabe bei Akromegalie relativ unergiebig, denn eine überschießende STH-Sekretion wird bei deutlich erhöhten Basalwerten nur selten beobachtet. Auf Gabe von TRH erfolgen hingegen bei 40–50% der Patienten noch eindrucksvolle STH-Anstiege im Serum.

Die radioimmunologische Somatotropinbestimmung stellt einen entscheidenden Fortschritt dar, da einerseits jetzt eine echte Frühdiagnose bei Verdachtsfällen zu stellen ist, zum anderen klare Aussagen zur Aktivität des Prozesses und damit zur therapeutischen Indikation möglich werden.

Häufiges Stoffwechselsyndrom bei Akromegalie ist eine *Herabsetzung der Kohlenhydrattoleranz* (in 25% der Fälle). Da unter oraler Glucosebelastung oder während des Rastinontests bei aktiver Akromegalie das Normale weit übertreffende Anstiege des Seruminsulinspiegels gemessen werden, ist grundsätzlich ein Insulinantagonismus bei Akromegalie anzunehmen; in den meisten Fällen ist die Insulinsekretionskapazität trotzdem ausreichend, nur in 10% der Fälle besteht ein manifester Diabetes mellitus, der im übrigen weder besonders schwer noch etwa therapierefraktär verläuft.

Zur Häufigkeit funktionsdiagnostisch nachweisbarer *endokriner Begleitstörungen* s. Tab. **4.2**. Eine in 25% der Fälle nachweisbare diffuse Struma ist Symptom des allgemein stimulierten Wachstums; sie läßt keine Funktionsstörung erkennen. Die häufig meßbare Grundumsatzerhöhung ist Somatotropineffekt und nicht thyreogenen Ursprungs; die Serumkonzentrationen von Thyroxin und Trijodthyroxin sind zumeist normal, gelegentlich niedrig. Die echte Kombination hypophysärer Mehrsekretion von Somatotropin und Thyreotropin gehört zu den Seltenheiten; in den meisten Fällen von diffuser Hyperthyreose im engeren Sinn bei Akromegalie handelt es sich um zwei Erkrankungen beim gleichen Patienten, nicht um eine pathogenetische Einheit.

Übersekretion von Corticotropin und melanophorenstimulierendem Hormon

Unter Morbus *Cushing* versteht man einen Hyperadrenokortizismus vom Cortisoltyp mit doppelseitiger Nebennierenrindenhyperplasie als Folge einer ungeregelten endogenen Überproduktion von andrenokortikotropem Hormon. *Cushing-Syndrom* hingegen ist der generelle Begriff für das Krankheitsbild bei Glucosteroid-, vor allem Cortisolüberschuß, unabhängig davon, ob die Ursache adrenal (Adenom, Karzinom, Spontanhyperplasie), extraadrenal (Morbus Cushing, ektopische ACTH-Überproduktion) oder iatrogen (bei Corticoidtherapie) ist. Symptomatik, Differentialdiagnose und Therapie des Cushing-Syndroms werden daher im Abschnitt der Nebennierenerkrankungen abgehandelt.

Pathogenese des Morbus Cushing

Hinsichtlich der Pathogenese des Morbus Cushing hat sich für die Mehrzahl der Fälle gegenüber der anfänglichen Meinung von Cushing, der basophile Hypophysenadenome als Ursache der gesteigerten ACTH-Ausschüttung annahm, eine andere Hypothese durchgesetzt, die primär eine kombinierte hypothalamisch-hypophysäre Fehlregulation mit Einstellung eines erhöhten Sekretionsniveaus von Corticotropin releasing hormon und ACTH aufgrund verminderter Hemmwirkung des endogenen Cortisols in Hypothalamus und Hypophyse annimmt. Die Ätiologie dieser Regulationsstörung ist unbekannt. Die zentrale Genese des Morbus Cushing unterliegt keinem Zweifel mehr; denn wenn auch die Empfindlichkeitsschwelle heraufgesetzt ist, so läßt sich doch in vielen Fällen bei Anwendung hochaktiver synthetischer Corticoide, z. B. Dexamethason, in hoher Dosis eine Suppression der ACTH-Sekretion und damit der Cortisolkonzentration im Blut erzielen, ein Effekt, der bei adenombedingter ACTH-Übersekretion nie möglich wäre. Wenn jedoch auch mit prolongierter Dexamethasonapplikation keine Suppression erreicht wird und wenn gleichzeitig eine besonders ausgeprägte Pigmentierung des Patienten auf eine zusätzlich gesteigerte Sekretion von melanophorenstimulierendem Hormon hinweist, muß mit einem primären Hypophysentumor gerechnet werden (20% der Fälle von Morbus Cushing). Im übrigen weist der gute therapeutische Erfolg lokaler Behandlung mit Implantation radioaktiver Substanzen in die Hypophyse oder der selektiven Adenomexstirpation eindeutig auf die zentrale Stellung des ACTH in der Pathogenese des Morbus Cushing hin.

Hyperprolaktinämie; Prolaktinom; Galaktorrhoe

Eine Hyperprolaktinämie ist in etwa 20% der Fälle Ursache einer primären oder sekundären Amenorrhoe. Das prolactinproduzierende (zumeist chromophobe) Hypophysenadenom ist der häufigste Hypophysentumor überhaupt. Auch bei Männern führt die Hyperprolaktinämie zu Störungen der Libido und Potenz. Diese Fakten machen bei Verdacht auf Hyperprolaktinämie den Ablauf eines umfangreichen differentialdiagnostischen Programmes notwendig.
Führende Symptome der Hyperprolaktinämie sind bei Frauen: Amenorrhoe, Anovulation, Zyklusstörungen, Infertilität, Galaktorrhoe, Libidostörungen, Hirsutismus und Akne; bei Männern: Libido- und Potenzverringerung, selten Galaktorrhoe. Bei einem Prolaktinom als Ursache der Hyperprolaktinämie können endokrine und/oder topische Zeichen des hypophysären Tumors hinzutreten.
Eine Ursachensystematik der Hyperprolaktinämie hat physiologische Faktoren (Gravidität; postpartale Laktation; metabolischen Streß wie Insulinhypoglykämie oder Operationen) von pathologischen Ursachen abzugrenzen, zu denen der Häufigkeit nach eine Reihe von Medikamenten (Chlorpromazin, Perphenazin, Sulpirid, Metoclopramid, Pimozid, Butyrophenon, α-Methyldopa, Reserpin, Östrogene u. a.) und das Prolaktinom an die Spitze gehören. Wesentlich seltener sind Hyperprolaktinämien bei suprasellären Tumoren, bei dem sog. „empty"-Sella-Syndrom, Hypothyreose nach Herpes zoster bzw. Enzephalitis und bei ektopischer Prolactininkretion.
Zur Diagnostik gehört nach exakter Medikamentenanamnese neben den Maßnahmen zur topischen Beurteilung der Hypophysenregion inkl. Computertomographie die radioimmunologische Bestimmung des basalen Prolactinspiegels und der TRH-Test, der über die Intensität des jeweiligen reaktiven Prolactinanstieges im Serum eine gewisse Abgrenzung von „funktioneller" Hyperprolaktinämie, Mikroprolaktinom und Makroprolaktinom erlaubt.
Diese Unterscheidung gilt auch als Basis für die differentialtherapeutischen Ansätze: bei nachgewiesenem Hypophysentumor, vor allem bei solchen mit suprasellärer Ausdehnung und/oder Ausfall endokriner Partialfunktionen muß operiert werden, wobei stets eine selektive Adenomexstirpation anzustreben ist.
Der Einfluß Hyperprolaktinämie-induzierender Medikamente ist durch unverzügliches Absetzen zu beenden. In allen anderen Fällen, bei denen also kein Hypophysentumor nachgewiesen werden konnte, ist die Verordnung von Bromocriptin (Pravidel) indiziert (2- bis 3mal 2,5 mg pro Tag). Bei Patientinnen mit intensivem Kinderwunsch, nicht über 250 ng/ml (= µg/l) erhöhten Prolactinspiegeln, nur diskreten Zeichen eines intrasellären Adenoms im Computertomogramm und fehlenden endokrinen Funktionsausfällen anderer Art kann über eine alleinige Bromocriptintherapie die Schwangerschaft ermöglicht werden, jedoch stets nur unter strengster Beobachtung und Bereitschaft zur operativen selektiven Adenomentfernung.

Sekretion von pseudoadenohypophysären Hormonen durch nichtendokrine Tumoren

Aus der Gruppe endokriner Überfunktionssyndrome im Zusammenhang mit Tumoren nichtendokriner Gewebe sind hinsichtlich pseudoadenohypophysärer Aktivität das Cushing-Syndrom, die Hyperthyreose und die Pubertas praecox zu nennen. Die Abgrenzung ektopischer Pseudohormonproduktion von den Erkrankungen genuiner HVL-Überfunktion gelang erst vor kurzem durch die Isolation der pseudohormonalen Inkrete aus dem Primärtumor und oft auch aus dessen Metastasen. Der Ausdruck Pseudohormon wird hier noch gewählt, weil nicht in allen Fällen der Nachweis einer immunologischen und damit wahrscheinlich auch strukturellen Identität von Tumorhormon und hypophysärem Hormon gelungen ist, während im Hinblick auf das gleiche biologische Wirkungsmuster beider Substanzgruppen kein Zweifel besteht. Weitere Beobachtungen werden Klarheit schaffen, auch darüber, ob die ektopische „Proteohormon"-Synthese auf eine Derepression in der Tumorzelle zurückgeht oder aber ein zufälliges Ereignis im Rahmen der Synthese abnormer Proteine darstellt.

Ektopisches ACTH-Syndrom

Mehr als 200 Fälle von Cushing-Syndrom mit ACTH-Bildung in Tumoren nichtendokriner Gewebe sind bislang beschrieben worden. Der Häufigkeit nach stehen das kleinzellige Bronchialkarzinom (oat cell carcinoma), das Thymuskarzinom und das Pankreaskarzinom im Vordergrund. Karzinome von Ovar, Schilddrüse, Prostata, Mamma, Magen, Hoden, Nebennierenmark u. a. machen jeweils weniger als 2% aus.
Das *klinische Bild* unterscheidet sich im Prinzip nicht von anderen Formen des Cushing-Syndroms. Da jedoch die Differenzierung therapeutisch außerordentlich wichtig sein kann, muß beachtet werden, daß beim ektopischen ACTH-Syndrom

oft eine Diskrepanz von extrem hohem ACTH- und Cortisolspiegel im Blut einerseits bei nur mäßiger Ausprägung der klassischen Cushing-Symptomatik (auch möglicherweise wegen des sehr raschen Verlaufs der Grundkrankheit) andererseits besteht. Auffällig sind beim ekoptischen ACTH-Syndrom weiterhin eine erhebliche Hypokaliämie mit Ödemen und eine stets völlig fehlende Supprimierbarkeit durch Dexamethason, selbst in höchster Dosis. Therapeutisch normalisiert die Operation des Primärtumors bis zum späteren nicht mehr beeinflußbaren Weiterwachstum transitorisch die Serumparameter; eine doppelseitige Adrenalektomie kann als Palliativmaßnahme erwogen werden.

Ektopisches Thyreotropinsyndrom

Dieses Syndrom ist wesentlich seltener als das ektopische ACTH-Syndrom. Es wurde überwiegend bei Frauen mit Chorionkarzinom bzw. mit hydatiformer Mole beschrieben, d. h. nur bei Vorhandensein von Trophoblastzellen. Es wird vermutlich nicht durch ein eigenständiges „Chorionthyreotropin", sondern durch die thyreotrope Eigenwirkung von HCG bedingt. Eigenartigerweise bietet das klinische Bild wenig Hinweise auf eine *Hyperthyreose* im Sinne thyreogener Stoffwechselsteigerung, was damit zusammenhängen mag, daß die gleichzeitig gesteigerte Östrogenproduktion die Bindungskapazität des Serums für Thyroxin erhöht und damit – auch bei erhöhter Gesamtthyroxinkonzentration – den stoffwechselaktiven Anteil, das freie Thyroxin, niedrig hält. Gezielte therapeutische Maßnahmen sind nicht erforderlich.

Ektopisches Gonadotropinsyndrom

Pubertas praecox in Verbindung mit einem nicht-endokrinen Tumor, welcher gonadotropinartige Substanzen produziert, ist vor allem bei Knaben mit einem Hepatoblastom beobachtet worden. Im Erwachsenenalter sind neuerdings neben den bekannten plazentaren oder teratoiden Tumoren mit Kapazität zur Choriongonadotropinbildung auch andere Geschwülste mit inappropriater Gonadotropinsekretion gefunden worden (Mammakarzinom, malignes Melanom, Lungenkarzinom, Nebennierenrindenkarzinom).

Behandlung von Tumoren im Hypophysenbereich

Die wichtigsten Maßnahmen der Therapie von Tumoren im Hypophysenbereich sind transfrontale oder transsphenoidale Operation mit dem Ziel der weitestmöglichen Entfernung der Geschwulst, die direkte Kryotherapie von Hypophysenadenomen, der Beschuß mit schweren Teilchen (Protonen, Neutronen) und die intrahypophysäre Lokalimplantation von radioaktivem Yttrium, Gold, Strontium oder Iridium.

Der offene transkranielle Eingriff ist in erster Linie bei *parasellärer Ausbreitung* und deutlichem Chiasmasyndrom unabhängig von der jeweiligen endokrinen Begleitsymptomatik angezeigt. Das direkte Operationsrisiko ist in den letzten Jahren unter 10% gesunken, daher sollte auch in jedem Fall von aktiver und trotz mehrfacher Hypophysenspickung mit radioaktiven Substanzen refraktärer Akromegalie – selbst bei fehlenden Symptomen suprasellären Wachstums – wegen des relativ großen Rezidivrisikos nach transsphenoidaler Operation (unvollständige Entfernung der Adenom-„Kapsel") die transfrontale Operation durchgeführt werden. Bei anderen Hypophysenadenomen mit *intrasellärem Sitz* ist die transnasale-transsphenoidale selektive Adenomentfernung der Eingriff der Wahl. Im ganzen gesehen ist wegen der relativ kurzen Zeit der Anwendung der einzelnen Behandlungsformen noch keine endgültige vergleichende Aussage zur therapeutischen Wirksamkeit möglich. Die radioimmunologischen Hormonbestimmungsmethoden haben jedoch sowohl hinsichtlich der Früherkennung von hormonellen Überaktivitätsrezidiven als auch zur Beurteilung der Geschwindigkeit einer tumorbedingten fortschreitenden Hypophysenvorderlappeninsuffizienz genauere Informationen geliefert und damit die therapeutische Differentialindikation erleichtert.

Die häufige posttherapeutische HVL-Insuffizienz wird entsprechend den oben gegebenen Richtlinien behandelt. Um eine krisenhafte Nebennierenrindeninsuffizienz zu vermeiden, muß prä-, intra- und postoperativ Cortisol gegeben werden.

Literatur

Bethge, H., K. Irmscher, H. Zimmermann: Das Verhalten der Corticosteroide im Plasma während der Insulinhypoglykämie und unter Lysin-Vasopressin als Funktionsprüfung des Hypothalamus-Hypophysen-Nebennierenrinden-Systems. Acta endocr. (Kbh.) 55 (1967) 622

Bierich, J. R.: Ätiopathogenese und klinisches Bild hypothalamischer und hypophysärer Wachstumsstörungen. Mschr. Kinderheilk. 113 (1965) 269

Brümmer, H. W., A. Labhart: Das Koma bei Hypophyseninsuffizienz. Internist 6 (1965) 406

Danowski, T. S.: Clinical Endocrinology, vol I. Williams & Wilkins, Baltimore 1962 (p. 81)

Daughaday, W. H.: The adenohypophysis. In Williams, R. H.: Textbook of Endocrinology, 4th. ed. Saunders, Philadelphia 1968 (p. 27)

Fagila, G., M. A. Giovanelli, R. M. MacLeod: Pituitary Microadenomas. Academic Press, London 1980

Flückiger, E.: Pharmacology of prolactin secretion. Acta endocr. (Kbh.) Suppl. 193 (1975) 164

Jores, A.: Krankheiten der Hypophyse. In Jores, A., H. Nowakowski: Praktische Endokrinologie, 3. Aufl. Thieme, Stuttgart 1968

Kley, H. K., M. H. Blessing, E. Nieschlag, W. Wiegelmann, H. G. Solbach, H. L. Krüskemper: Virilismus bei Nebennierenmarktumor mit ektopischem ACTH-Syndrom. Klin. Wschr. 53 (1975) 321

Krüskemper, H. L., W. Wiegelmann: Diagnostisches Programm bei hypothalamo-hypophysärem Minderwuchs. Inn. Med. 2 (1975) 101

Lamberg, B. A., J. Ripatti, A. Gordin, H. Juustila, A. Sivula, G. Björkesten: Chromophobe pituitary adenoma with acromegaly and TSH-induced hyperthyroidism associated with parathyroid adenoma. Acta endocr. (Kbh.) 60 (1969) 157

Marguth, F., R. Fahlbusch: Chirurgie der Hypophysentumoren. Symp. dtsch. Ges. Endokr. 15 (1969) 263

Mundinger, F., T. Reichert: Hypophysentumoren – Hypophysektomie. Thieme, Stuttgart 1967

Odell, W. D.: Isolated deficiencies of anterior pituitary hormones. J. Amer. med. Ass. 197 (1966) 1006

Odell, W. D.: Humoral manifestations of nonendocrine neoplasms. In Williams, R. H.: Textbook of Endocrinology, 4th ed. Saunders, Philadelphia 1968 (p. 1211)

Pfeiffer, E. F., F. Melani: Menschliches Wachstumshormon. Dtsch. med. Wschr. 93 (1968) 1473

Post, K. D., I. M. D. Jackson, S. Reichlin: The Pituitary Adenoma. Plenum Press, New York 1980

Rimoin, D. L., T. J. Merimee, V. A. McKusick: Growth hormone deficiency in man: an isolated recessively inherited defect. Science 152 (1966) 1635

Schally, A. V., A. Arimura, A. J. Kastin: Hypothalamic regulatory hormones. Science 179 (1973) 741

Schwarz, K.: Pathophysiologie und Klinik der Hypophysentumoren. Symp. dtsch. Ges. Endokr. 15 (1969) 223

Scriba, P. C., K. Schwarz: Hypothalamus und Hypophyse. In Siegenthaler, W.: Klinische Pathophysiologie. Thieme, Stuttgart 1970 (S. 252)

Sheehan, H. L.: Postpartum necrosis of anterior pituitary. J. Path. 45 (1947) 189

Solbach, H. G., H. Bethge, H. Zimmermann: Funktionsdiagnostik der Hypophysentumoren. Symp. Dtsch. Ges. Endokr. 15 (1969) 236

Solbach, H. G., W. Wiegelmann, H. K. Kley, H. Zimmermann, H. L. Krüskemper: Die diagnostische Bedeutung des synthetischen LM-RH (Luteinisierungshormon-Releasinghormon) für die Überprüfung der gonadotropen Funktion des Hypophysenvorderlappens. Dtsch. med. Wschr. 98 (1973) 2114

Tolis, G. et al.: Prolactin and Prolactinomas. Raven Press, New York 1983

Wiegelmann, W., H. G. Solbach, H. K. Kley, K. H. Rudorff, J. Herrmann, H. Zimmermann, H. L. Krüskemper: Die Wirkung von synthetischem Somatostatin bei männlichen Normalpersonen und Akromegalen. Dtsch. med. Wschr. 100 (1975) 331

Neurohypophysäre Erkrankungen

Diabetes insipidus

Definition, Ätiologie, Pathogenese

Unter Diabetes insipidus versteht man das Krankheitsbild des Adiuretinmangels, charakterisiert durch extreme Wasserdiurese und inadäquate Sekretion von Adiuretin bei erhöhter Serumosmolalität und durch die Leitsymptome Polyurie und Polydipsie. Es entsteht als *permanentes* Leiden durch Zerstörung der hypothalamischen Zentren, in denen Adiuretin synthetisiert wird (Nuclei supraoptici; Nuclei paraventriculares) oder durch Unterbrechung des Tractus supraopticohypophysialis oberhalb der medianen Eminenz; Durchtrennung dieses Traktes unterhalb der medianen Eminenz oder Entfernung des Hypophysenhinterlappens führen lediglich zu *transitorischer* Polyurie, weil ausreichende Mengen an Adiuretin aus neuralen Fasern, die in der medianen Eminenz enden, freigesetzt werden können. Transitorische Polyurie und Polydipsie nach Schädelverletzungen oder nach neurochirurgischen Eingriffen beruhen auf einer akuten Funktionsstörung im Hypothalamus mit Hemmung der Hormonsekretion.

Eine Gruppierung *ätiologischer* Faktoren für den Diabetes insipidus ist Tab. **4.3** zu entnehmen. Der Anteil der idiopathischen Form macht etwa 35%, derjenigen der familiären weniger als 1% aus. *Pathogenetisch* steht bei Adiuretinmangel die Unfähigkeit der Niere, im Bereich der distalen Tubuli contorti und der Sammelröhren ausreichend Wasser zu resorbieren, und somit *primär* die asthenurische Polyurie im Vordergrund. Trotz dieser schweren Störung tritt im allgemeinen keine wesentliche Dehydratation ein, d. h., es liegt zumeist eine normale oder nur geringgradig gesteigerte Serumosmolalität vor. Voraussetzung hierfür ist jedoch ein normales Funktionieren des Durstzentrums, welches für die Auslösung des Trinkverhaltens, hier der *sekundären Polydipsie*, verantwortlich ist (bei Kopftraumen mit gleichzeitiger Schädigung von Adiuretinsekretion und Durstverhalten – vor allem bei protrahierter Bewußtlosigkeit – muß

Tabelle 4.3   Ätiologische Klassifikation des Diabetes insipidus (nach *Randall* u. Mitarb.)

I. **Primärer Diabetes insipidus**
   A. Familiär
   B. Idiopathisch

II. **Sekundärer Diabetes insipidus**
   A. Traumatisch
      1. Unfallbedingt
      2. Operativ

   B. 1. Primär lokal
      a) Kraniopharyngeom
      b) Hypophysenadenome
      c) Meningeom
      d) Epidermoide bzw. Dermoide, Teratom
      e) Pinealom
      f) Gliome
      g) Ossärer Riesenzelltumor
      2. Metastatisch

   C. Gefäßerkrankungen

   D. Infektionsentzündliche Erkrankungen
      1. Abszeß
      2. Granulome
      3. Enzephalitis
      4. Meningitis

   E. Systemerkrankungen
      1. Sarkoidose
      2. Schüller-Hand-Christian-Syndrom
      3. Leukämien usw.

daher auf Harnvolumina und eine Hypernatriämie geachtet werden!)

Krankheitsbild

Das *klinische Bild* wird durch Polyurie und Polydipsie geprägt. Die Harnvolumina liegen zumeist zwischen 5 und 10 l täglich, erreichen aber auch bis zu 30 l, jeweils in gewissem Maße direkt proportional der Menge aufgenommenen Kochsalzes bzw. auszuscheidender Elektrolyte und Harnstoffs. Das spezifische Gewicht des Urins beträgt 1,001–1,005; die entsprechende Konzentration 50–200 mosm/kg (= mmol/l) H_2O. Die notwendige Polydipsie belästigt die Patienten außerordentlich, vor allem durch die Störung der Nachtruhe und die starke Erschwerung des gesellschaftlichen und beruflichen Lebens. Flüssigkeitsentzug kann in kürzester Frist zu schweren psychotischen Zuständen mit anschließendem Kollaps führen.

In vielen Fällen, vor allem bei der sogenannten idiopathischen Form, sind Polyurie, herabgesetzte Harnkonzentration und Polydipsie einzige Symptome. Je nach der Ätiologie kann jedoch auch eine Begleitsymptomatik bestehen, die auf weitere lokale Läsionen im Zwischenhirnbereich hinweist, dem Chiasmasyndrom entspricht oder in Hirndruckerscheinungen (Kopfschmerzen, Stauungspapille) besteht. Bemerkenswert ist eine Scheinbesserung des Diabetes insipidus bei zunehmender Hypophysenvorderlappeninsuffizienz, beruhend auf einer Verringerung der „Molenlast" und der herabgesetzten glomerulären Filtrationsrate. Der *Verlauf* wird im wesentlichen durch das Grundleiden bestimmt; die Prognose der idiopathischen Form quoad vitam ist gut, wenn für ununterbrochene Therapie in Krisensituationen (Traumen, Vergiftungen, Apoplexie, Operationen u. ä.) gesorgt ist; es empfiehlt sich, dem Patienten einen entsprechenden Ausweis auszustellen, den er ständig bei sich tragen muß.

Labordiagnostik

Die Laboratoriumsdiagnostik des Diabetes insipidus basiert auf zwei Kriterien: der Unfähigkeit der Niere, bei Erhöhung der Serumosmolalität mit einer Steigerung der Harnkonzentration zu reagieren, und dem Ansprechen der Niere auf exogene Adiuretinzufuhr, kenntlich an der Produktion konzentrierteren Harns. Die Funktionstests sind daher so angelegt, daß geprüft wird, ob der Patient auf osmotische Stimuli reagiert, und wenn nicht, ob die Ursache hierfür einem primären Mangel an Adiuretin oder in einer primären Nierenfunktionsstörung mit mangelnder Wirksamkeit von Adiuretin liegt.

1. *Durstversuch.* Nach Unterbrechung der Flüssigkeitszufuhr werden fortlaufend Volumen und Konzentration der einzelnen Harnportionen gemessen sowie das Körpergewicht registriert; Gewichtsverluste dürfen nicht mehr als 3–5% des Ausgangswertes betragen. Gegenüber einer normalen Verminderung des Urinflusses auf weniger als 0,5 ml/min mit Anstieg des spezifischen Gewichtes auf mehr als 1,020 (entsprechend der Osmolalität auf mehr als 800 mosm/kg ≙ 800 mmol/l) bleibt bei komplettem Diabetes insipidus die Harnkonzentration kleiner als 200 mosm/kg ≙ 200 mmol/l (spezifisches Gewicht 1,001–1,005).

2. *Osmotische Stimulation* (Test nach Hickey und Hare bzw. Carter und Robbins). Nach initialer Hydratation des Patienten mit Wasser, bei der eine starke Diurese eintreten soll, wird 2,5%ige (430 mmol/l) NaCl-Lösung zugeführt. Unter normalen Funktionsbedingungen des Neurohypophysen-Nieren-Systems kommt es rasch zu einer Verminderung des Harnvolumens, während bei Patienten mit Diabetes insipidus der Harnfluß unverändert hoch bleibt. Durch die Möglichkeit einer osmotischen Diurese unter Kochsalzinfusionen kann gelegentlich das Testergebnis gefälscht werden. Das Risiko plötzlicher Herzüberlastung muß im Einzelfall abgewogen werden.

3. *Diagnostische Zufuhr von Adiuretin.* Gabe von Adiuretin, am besten intravenös in einer Infusionsdosis von 15 mE einer wasserlöslichen Präparation pro Minute über eine Stunde, führt bei Diabetes insipidus zu einer schlagartigen Verringerung der Harnmenge mit Zunahme der Harnkonzentration, während andere Formen der Polyurie unbeeinflußt bleiben.

4. *Nicotintest.* Nicotin steigert direkt die Synthese und Freisetzung von Adiuretin. Bei fehlendem Reagieren eines Diabetes-insipidus-Syndroms auf osmotische Stimulation, aber vorhandenem Ansprechen auf exogenes Adiuretin kann durch den Nicotintest zwischen Störungen im Bereich der Osmorezeptoren und der hypothalamischen Kerne, in denen die Adiuretinsynthese stattfindet, unterschieden werden; denn eine positive Reaktion auf Nicotin (Abfall des Harnflusses) weist unter diesen Bedingungen auf eine Schädigung der Osmorezeptorenfunktion hin. Die intravenös zu applizierende Nicotindosis liegt bei 0,5–1 mg für Nichtraucher und kann bei starken Rauchern bis auf 3,0 mg erhöht werden. Bei zureichender Dosis sind stets unangenehme Nebensymptome zu erwarten: Speichelfluß, Übelkeit, Erbrechen, Benommenheit und auch Kollapserscheinungen.

Differentialdiagnose

Beim Vorliegen des Leitsyndroms „persistierende Polyurie und Asthenurie" sind drei pathophysiologisch differente Mechanismen gegeneinander abzugrenzen:
1. die inadäquate Adiuretinsekretion (Diabetes insipidus sensu strictu),
2. eine Nierenfunktionsstörung im Sinne einer Konzentrierungsschwäche bei Anwesenheit ausreichender Konzentration an Adiuretin und
3. die habituelle Polydipsie (Zwangstrinken, persistierende primär-exzessive Wasseraufnahme).

Ein *Nichtansprechen* der Nierentubulusepithelien auf *Adiuretin* kann entweder auf dem Boden metabolischer (Hypokaliämie, Hyperkalzämie) oder struktureller Störungen (chronische Pyelonephritis, interstitielle Nephritis, Hydronephrose, Zystenniere) *erworben* sein oder (sehr selten) *angeboren* beim sogenannten nephrogenen Diabetes insipidus (autosomal vererbter Defekt mit stärkerer Penetranz beim männlichen Geschlecht; erste Symptome bereits wenige Stunden nach der Geburt) bestehen. Bei allen erworbenen Formen sind die Symptome der verschiedenen Grundleiden zu beachten. Die polyurische Phase im Rahmen der Restitution nach akuter Nierentubulusnekrose ist stets transient. Die Polyurie bei *Diabetes mellitus* ist sekundär, nicht wie bei Diabetes insipidus primär. Das spezifische Gewicht des Urins ist hoch (je nach Glucosegehalt), die Osmolalität jedoch selten höher als 300 mosm/kg (= mmol/l); diese Diskrepanz ist charakteristisch.

Am schwierigsten ist oft die Abgrenzung des *Zwangstrinkens,* der *primären Polydipsie,* von der primären Polyurie des Diabetes insipidus, weil langdauernde Polydipsie zu einer Herabsetzung der maximalen Konzentrierungsfähigkeit der Niere (sowohl bei Dehydratation als auch bei osmotischer Stimulation) führen kann. Diese für die Praxis besonders wichtige Differenzierung ist aufgrund folgender Beobachtungen möglich: Der Gesunde produziert nach Dehydratation einen höher konzentrierten Urin als nach Zufuhr von Adiuretin allein; somit kann für den Fall, daß nach Dehydratation bei einem Patienten die Harnkonzentration größer ist als nach Adiuretin, der Schluß gezogen werden, daß die Adiuretinsekretion ausreichend ist, wie niedrig auch die Harnkonzentration im einzelnen sein mag. Andererseits besteht starker Verdacht auf kompletten oder inkompletten Ausfall der Adiuretinsekretion, wenn unter Flüssigkeitsentzug die Urinkonzentration niedriger bleibt als unter Adiuretinzufuhr.

Therapie des Diabetes insipidus

Der Therapieplan bei Diabetes insipidus besteht aus zwei Anteilen: 1. den Maßnahmen zur Behandlung der Grundkrankheit bei nichtidiopathischen Formen und 2. der Beseitigung oder Verminderung der Polyurie und damit auch der Polydipsie. Die therapeutischen Prinzipien zur Herabsetzung der Harnmenge beruhen auf einer Verminderung der „Molenlast" bzw. der Harnfixa oder einer Substitution des fehlenden Adiuretins.

Da das Harnvolumen in direkter Beziehung zur Menge auszuscheidender Partikel, in erster Linie Elektrolyte und Harnstoff, steht, ist *diätetisch* für eine eingeschränkte *Kochsalzzufuhr* (weniger als 4 g täglich) und einen möglichst nahe am Eiweißminimum liegenden Proteinanteil der Nahrung zu sorgen. Dem gleichen Ziel, der Herabsetzung der „Molenlast", dient die Behandlung mit *saluretischen Sulfonamiden* (Esidrix, Hygroton), welche über eine partielle Hemmung der Natriumresorption im proximalen Nephron die Ausscheidung von Natriumchlorid in einem relativ kleinen Wasservolumen erlauben. Darüber hinaus wirken diese Substanzen über eine Verminderung des Gesamtnatriumbestandes des Organismus und über eine Verkleinerung des Extrazellularraumes. Die bei einem Teil der Fälle von Diabetes insipidus sicher nachgewiesene diuresehemmende Wirkung eines Azepinderivates zur Behandlung der Trigeminusneuralgie und der Epilepsie (Tegretal) ist pharmakodynamisch noch ungeklärt.

Erst wenn es nicht gelingt, mit diesen Maßnahmen das Harnvolumen auf weniger als 4 l zu senken, ist die *Substitution von Adiuretin* angezeigt. Hierzu eignen sich adiuretinhaltige Schnupfpulver oder Nasensprays und (besser) das ölige Depotpräparat Pitressin-Tannat.

Dosierung und Abstand der Injektionen müssen stationär genau eingestellt werden, um Kumulationserscheinungen mit Gefahr der Wasserintoxikation zu vermeiden; die Injektion am Abend ist im Hinblick auf die Erhaltung der Nachtruhe vorzuziehen. Gelegentlich entwickeln sich allergische Erscheinungen. Von entscheidender Bedeutung für die Konstanz des Therapieeffektes ist die genaue Anleitung des Patienten für die komplizierte Handhabung von Adiuretindepotpräparaten.

Besonders bewährt hat sich neuerdings ein synthetisches Analogon (1-Desamino-8-D-Arginin-Vasopressin; DDAVP Minirin), das intranasal appliziert wird und dessen Wirkungsdauer recht lang ist, so daß 2–3malige Applikation pro Tag ausreicht.

Adiuretinübersekretion (Asymptomatische Hyponatriämie, Syndrom der inappropriaten ADH-Sekretion von Schwartz-Bartter)

Das Gegenstück des Diabetes insipidus, das Syndrom der inappropriaten Adiuretinsekretion, entsteht durch eine persistierende Ausschüttung von Adiuretin trotz Hydratation bzw. Hypoosmolalität. Es ist gekennzeichnet durch Hyponatriämie und Hypernatriurie bei zumeist niedrigem Blutharnstoffgehalt und normalen Kreislaufverhältnissen. Die Ursache kann in Hirnschäden mit Denervierungsüberfunktion der Neurohypophyse, in Tumoren nichtendokriner Gewebe mit Produktion adiuretinähnlicher Substanzen (Bronchialkarzinome), in Prozessen wie Morbus Addison, Hypothyreose, Herzinsuffizienz, Leberzirrhose liegen oder aber unbekannt sein (idiopathische Form). Die Hyponatriämie ist therapeutisch nicht durch gesteigerte Kochsalzzufuhr zu korrigieren, weil das extrazelluläre Flüssigkeitsvolumen expandiert ist, wohl aber durch konsequente Flüssigkeitsrestriktion.

Literatur

Arduino, F., F. P. J. Ferraz, J. Rodrigues: Antidiuretic action of chlorpropamide in idiopathic diabetes insipidus. J. clin. Endocr. 26 (1966) 1325

Barlow, E. D., H. F. de Wardener: Complusive water drinking. Quart. J. Med. 28 (1959) 235

Bartter, F. C., W. B. Schwartz: The syndrome of inappropriate secretion of antidiuretic hormone. Amer. J. Med. 42 (1967) 790

Braunhofer, J., L. Zicha: Eröffnet Tegretal neue Therapiemöglichkeiten bei bestimmten neurologischen und endokrinen Krankheitsbildern? Med. Welt 17 (1967) 1875

Buchborn, E., K. Irmscher: Diabetes insipidus bei Tumoren der Hypophyse. Symp. dtsch. Ges. Endokr. 15 (1969) 256

Crawford, J. D., G. C. Kennedy: Chlorothiazide in Diabetes insipidus. Naturs 183 (1959) 891

Dingman, J. F., G. W. Thorn: Diseases of the neurohypophysis. In Harrison, T. R.: Principles of Internal Medicine, 4th ed. McGraw-Hill, New York 1962 (p. 573)

Gayer, J.: Therapie des Diabetes insipidus mit Salidiuretica. Dtsch. med. Wschr. 89 (1964) 2246

Geyer, G.: Untersuchung bei Polyurie und Verdacht auf Diabetes insipidus. In Deutsch, E., G. Geyer: Laboratoriumsdiagnostik. Steinkopf, Berlin 1969 (S. 313)

Irmscher, K., W. Sennejunker, W. Wiegelmann, H. G. Solbach: Behandlung des Diabetes insipidus mit 1-Desamino-8-D-Arginin-Vasopressin. Dtsch. med. Wschr. 99 (1975) 2431

Leaf, A., C. H. Coggins: The neurohypophysis. In Williams, R. H.: Textbook of Endocrinology, 4th ed. Saunders, Philadelphia 1968 (p. 85)

Randall, R. V., E. C. Clark, R. C. Bahn: Classification of the causes of diabetes insipidus. Proc. Mayo Clin. 34 (1959) 299

Robinson, M. G., S. A. Kaplan: Inheritance of Vasopressin-resistant diabetes insipidus. Amer. J. Dis. Child. 99 (1960) 164

Schwartz, L., W. B. Schwartz: Symposium on antidiuretic hormones. Amer. J. Med. 42 (1967) 651

Krankheiten der Schilddrüse

F.-J. Kessler und H. L. Krüskemper

Eine Vergrößerung der Schilddrüse (Struma oder Kropf) ist das häufigste und augenfälligste Anzeichen für eine Regelwidrigkeit dieses endokrinen Organs. Vielfältig sind die Ursachen, verschieden ist die Wertigkeit. Neben die Bedeutung einer vergrößerten Schilddrüse für das mehr oder weniger betroffene anatomische Umfeld tritt die Frage nach der Funktion, d. h. die Frage, ob das strumös veränderte Organ den Organismus ausreichend (Euthyreose), unzureichend (Hypothyreose) oder im Übermaß (Hyperthyreose) mit seinen Wirkstoffen, den Schilddrüsenhormonen, versorgt. Weiterhin muß geprüft werden, ob im vergrößerten Organ entzündliche oder gar neoplastische Prozesse ablaufen.

Es entspricht daher *praktischen Bedürfnissen*, an einer Einteilung der Schilddrüsenkrankheiten festzuhalten, die aus der Komplexität eines Krankheitszustandes den Teilaspekt mit der jeweils größten *klinischen Valenz als Einteilungsprinzip* herausgreift. Deshalb wird hier auch auf die durchgehende Verwendung neuerer Gesamtklassifikationen der Schilddrüsenkrankheiten, wie sie die American Thyroid Association und die Sektion Schilddrüse der Deutschen Gesellschaft für Endokrinologie vorgeschlagen haben, bewußt verzichtet.

Blande Strumen

Definition

Unter Struma versteht man eine Vergrößerung der Halsschilddrüse sowie dystopes Schilddrüsengewebe (Zungengrund, Mediastinum, Ovar). Die Bezeichnung *blande* Struma engt die Organvergrößerung dahingehend ein, daß ihr weder ein entzündlicher noch ein maligner Prozeß zugrunde liegen darf und daß funktionell der Zustand der Euthyreose gewährleistet sein muß, keinesfalls aber eine Hyperthyreose bestehen darf. Daher sind im deutschen Sprachraum Bezeichnungen wie *euthyreote* Struma, im Angelsächsischen „nontoxic goiter" geläufige Synonyme.

Pathogenese

Pathogenetisch wird die Entwicklung einer blanden Struma verständlich aus der Kenntnis der hypothalamo-hypophysär-thyreoidalen Kybernetik, welche die Homöostase zirkulierender biologisch aktiver Schilddrüsenhormone (T_3 = L-Trijodthyronin und T_4 = L-Tetrajodthyronin = Thyroxin) garantiert. Ein Absinken des Blutspiegels dieser Hormone wird über einen zentralen Hormonfühler mit einer Ausschüttung von thyreotropem Hormon (TSH) des Hypophysenvorderlappens beantwortet. Dabei ist es für das Verständnis ohne Belang, welche Rolle dem hypothalamischen *Thyrotropin releasing hormone* (TRH) hierbei zukommt. Das Ergebnis des stimulierenden TSH-Reizes an der Schilddrüse ist eine vermehrte Hormonbildung, welche das Defizit an zirkulierenden Jodthyroninen wieder ausgleicht. Gelingt der Schilddrüse dieser Ausgleich nicht völlig – und hierfür gibt es verschiedene Ursachen –, kommt der morphokinetische Teileffekt von TSH am Schilddrüsenfollikel zur Geltung. Er ermöglicht es dem Organ, mit Hilfe einer kompensatorischen Hyperplasie den Hormonbedarf des Organismus zu decken, d. h. den Zustand der Euthyreose aufrechtzuerhalten.

Die funktionell stimulierende Wirkung von TSH am Schilddrüsenfollikel betrifft alle Schritte der Hormonsynthese. Die Follikel werden unter TSH kolloidarm. Nach Fortfall des TSH-Einflusses kommt die dem Follikel eigene Fähigkeit zur Kolloidspeicherung zum Zuge, welche ja die Voraussetzung zur Stapelung eines Hormonvorrates in der Schilddrüse darstellt. Mit dieser der TSH-Wirkung entgegengerichteten Fähigkeit zur Kolloidspeicherung hängt es zusammen, daß unter einer langdauernden TSH-Wirkung entstandene hyperplastische Strumen nach Fortfall des TSH-Reizes zu Kolloidkröpfen werden. Ob sich bei der Entwicklung einer blanden Struma das Organ gleichförmig im Sinne einer diffusen Struma vergrößert oder das Bild der knotigen Struma entsteht, ist davon abhängig, ob der morphokinetische TSH-Reiz homogen oder heterogen reagibles Parenchym trifft. Darüber hinaus können regressive Veränderungen eine zunächst diffus hyperplastische oder spätere Kolloidstruma in eine nodöse Struma überführen. Die blande Struma ist somit letzten Endes Ausdruck einer Anpassung an eine

Minderversorgung des Organismus mit Schilddrüsenhormonen (kompensierte Hypothyreose). Eine TSH-Mehrsekretion ist also Voraussetzung für die Entstehung einer blanden Struma, dagegen scheinen zur Unterhaltung einer einmal entstandenen blanden Struma normale TSH-Spiegel ausreichend zu sein, da bei Patienten mit blander Struma und normalem basalen TSH-Spiegel und normaler Stimulierbarkeit der TSH-Sekretion keine spontane Rückbildung der Schilddrüsenvergrößerung beobachtet wird. Etwa 80% der Patienten mit blander Struma weisen eine normale Stimulierbarkeit der TSH-Sekretion auf bei gleichfalls normalen basalen TSH-Spiegeln. Dieser Befund ist dahingehend zu interpretieren, daß zur Zeit der Untersuchung bei Patienten mit normalen TSH-Spiegeln keine Wachstumstendenz der Struma bestand, daß aber auch bei diesen Patienten in Phasen eines erhöhten Schilddrüsenhormonbedarfes mit einem Anstieg der TSH-Sekretion und einem Wachstumsschub zu rechnen ist.

Häufigkeit

Die blande Struma zählt zu den häufigsten Erscheinungen einer endokrinen Störung. Geographisch gibt es Gebiete mit einer bevorzugt höheren und solche mit einer geringeren Kropfhäufigkeit. Sind mehr als 10% einer Bevölkerung Kropfträger, so spricht man von einem *endemischen* Kropf, sind weniger betroffen, von einer *sporadischen* Struma.

Ätiologie und Pathophysiologie

Im Mittelpunkt der Strumapathogenese steht die gesteigerte TSH-Sekretion des Hypophysenvorderlappens. Die Ursachen, die hierzu Anlaß geben, sind vielfältig und lassen sich in *exogene* und *endogene* unterscheiden. Mit Einschränkungen können exogene Noxen für die endemische, endogene für die sporadische Struma verantwortlich gemacht werden.

Exogene Ursachen

Jodmangel des Trinkwassers und der Nahrung wird – wenn auch nicht unwidersprochen – für Kropfendemien in Hochgebirgstälern und anderen Jodmangelgebieten verantwortlich gemacht. Trinkwasseranalysen haben belegt, daß bei einem Jodgehalt unter 10 µg/l (80 nmol/l) die Kropffrequenz mit abnehmender Jodkonzentration zunimmt. Die Situation des exogenen Jodmangels spiegelt sich wider in einem stark erniedrigten Blutjodid (unter 0,1 µg/dl ≙ 8 nmol/l) und einer verminderten Jodausscheidung (weniger als 40 µg [0,3 µmol]/Tag). Die Schilddrüse wird bei chronischem Jodmangel jodarm, die eingeschränkte Hormonproduktion führt zur vermehrten TSH-Sekretion und diese zur Kropfbildung. Von besonderem pädiatrischem Interesse ist in diesem Zusammenhang die *Neugeborenenstruma,* die sich auf dem Boden eines maternofetalen Jodmangels entwickelt.

Strumigene Substanzen in Wasser oder Nahrung wurden als Kropfursachen dort gesucht, wo in Endemiegebieten ein Jodmangel nicht festzustellen war. Solche Stoffe mit strumigener Wirkung ließen sich unter anderem in Kuhmilch nachweisen. Die Kropfnoxe war im Weidefutter enthalten. Die Bedeutung für die Humanpathologie wird allerdings bezweifelt. Auch tierische Verunreinigungen des Trinkwassers werden angeschuldigt. Letztlich ist das Problem der Kropfendemien in Gebieten mit normaler Jodversorgung noch ungelöst.

Medikamente mit *strumigener* Wirkung spielen als ätiologischer Faktor für die sporadische Struma eine nicht unerhebliche Rolle. Im Krankengut großer Schilddrüsensprechstunden werden sie anteilmäßig mit 5–25% beziffert. Diese *iatrogene* Struma ist unter den sporadischen die einzig exogen verursachte. Die strumigene Wirksamkeit dieser Medikamente beruht auf ihrer antithyreoidalen Eigenschaft, die – wenn auch über unterschiedliche Mechanismen – die Hormonsynthese drosselt und über die konsekutive TSH-Ausschüttung eine Struma induziert.

Es handelt sich bei diesen Medikamenten einmal um die Gruppe der *Thyreostatika* vom Typ des Perchlorats, des Thiouracils, des Mercaptoimidazols sowie um die schwächer wirksamen Lycopusextrakte. Die Entwicklung einer Struma unter der – oft fehlindizierten – Anwendung dieser Medikamente ist ein Therapieschaden, der sich durch gleichzeitige Gabe von Schilddrüsenhormon vermeiden läßt.

Über eine unerwünschte *antithyreoidale Nebenwirkung* können Lithiumsalze, PAS, Phenylbutazon, Sulfonamide, Sulfonylharnstoffderivate, Kobalt, Hydantoinderivate und phenolische Körper wie Resorcin eine sporadische Struma verursachen. Im Vergleich zur breiten Anwendung einzelner Medikamente dieser Gruppe wird dies aber relativ selten beobachtet. Vermutlich besteht in diesen Fällen eine bis dahin kompensierte endogene (s. unten) Kropfnoxe, welche unter der – wenn auch schwachen – antithyreoidalen Wirkung des Medikamentes manifest wird.

Letztlich sind als strumigene Mittel alle *jodhaltigen Verbindungen,* organische und anorganische, zu nennen, wie sie unter den verschiedensten Indikationen verabfolgt werden. Sie alle führen über eine Erhöhung des Blutjodids zu einer Hemmung der Hormonsynthese bereits auf der Stufe der Jodidakkumulation.

Endogene Ursachen

Hier werden *endokrine Faktoren* angeschuldigt, wie sie auf dem Boden gestörter endokriner Wechselbeziehungen, meist nur passager, wirksam werden können. Die Annahme resultiert aus der Beobachtung, daß die Erstmanifestation blander Strumen zu einem großen Teil (ein Viertel bis ein Drittel der Fälle) in endokrin bewegten Zeiten (Pubertät, Gravidität, Postpartalperiode, Klimakterium) erfolgt. Dies erklärt vielleicht, warum die

Tabelle 4.4 Übersicht über die Ursachen einer Jodfehlverwertung

Ort der Störung	Art der Störung	Diagnostische Kriterien
1. Jodination (Jodinationsdefekt)	Unvermögen der Schilddrüse, Jodid zu speichern	Auch nach TSH keine ^{131}J-Anreicherung in der Schilddrüse
2. Jodisation (Jodisationsdefekt)	Keine Oxydation gestapelten Jodids, keine Jodierung von Tyrosin	Depletionstest mit $KClO_4$ positiv
3. Koppelung (Koppelungsdefekt)	a) Keine Koppelung jodierter Tyrosine zu T_3 und T_4 b) Nur Koppelung zu T_4 gestört	Diagnose per exclusionem T_4 niedrig, ebenso PBI und BEI, T_3 normal
4. Proteolyse (Proteasemangel)	T_3 und T_4 werden nicht aus ihrer Bindung an Thyreoglobulin befreit	PBI, BEI niedrig; ebenso T_4 und T_2 Exakter Nachweis nur in vitro an Gewebsprobe
5. Dejodierung (Dejodasedefekt)	Keine Rückgewinnung von Jodid durch Dejodierung von Jodtyrosin in der Schilddrüse und Jodtyrosin in der Peripherie (Jod- und Hormonverlust)	In Blut und Harn Nachweis von Jodtyrosinen (chromatographisch)
6. Thyreoglobulin	Pathologische und hormonal inaktive jodhaltige Proteine verlassen die Schilddrüse. Sie sind in der Butanol-extrahierbaren Jodfraktion nicht enthalten (= non butanol extractabel iodine)	PBI erhöht oder normal, BEI stark erniedrigt; T_4 und T_3 niedrig, Differenz = NBEI hoch (höher als 2 µg/dl ≙ 160 mmol/l), Radiochromatographisch Nachweis des pathologischen Jodproteins

sporadische Struma bei Frauen häufiger vorkommt (Sexualquotient 4 : 1 bis 8 : 1). Man darf hierbei aber nicht übersehen, daß die Bevorzugung des weiblichen Geschlechtes für alle Schilddrüsenkrankheiten zutrifft.

Auf welche Weise die Hypophysen-Schilddrüsen-Achse beeinflußt wird (Mehrbedarf an Schilddrüsenhormon, Änderung der Hormonutilisation, Änderung der Proteinbindungskapazität für Schilddrüsenhormon, Erhöhung der renalen Jodid-Clearance, Potenzierung der TSH-Wirkung), ist noch Feld der Forschung. Pathogenetisch klarer durchschaubar ist das relativ häufige (25%) Vorkommen einer blanden Struma bei Akromegalie. Hier ist die Struma im Rahmen der Viszeromegalie als Ergebnis eines STH- (und gleichzeitigen TSH-?)- Exzesses zu sehen.

Zunehmend wir die Bedeutung *angeborener Störungen der Jodverwertung* (Dyshormogenese) unter den endogenen Kropfursachen erkannt. Es handelt sich hierbei um Defekte eines oder mehrerer enzymatischer Schritte der Hormonbiosynthese (s. Tab. 4.4). Ist ein solcher Defekt komplett, so muß daraus eine Hypothyreose und – da angeboren – das Bild des sporadischen Kretinismus resultieren. Bei nur *inkompletten Enzymdefekten* kann die unzureichende Hormonbildung über den TSH-Stimulus kompensiert werden. Eine blande Struma wird unter Umständen erst dann manifest, wenn zusätzliche Kropfursachen (endokrine Einflüsse, Medikamente mit antithyreoidaler Nebenwirkung, exogener Jodmangel) ins Spiel kommen.

Hereditäre Faktoren werden ätiologisch diskutiert im Hinblick auf die augenfällige Kropfbelastung einzelner Familien in Gebieten, in denen die Erkrankung nicht endemisch auftritt. Als eine der möglichen Ursachen war in einzelnen Sippen – auch bei nicht verkropften Mitgliedern – eine Jodfehlverwertung nachzuweisen. Man nimmt an, daß die Anlage zu Schilddrüsenkrankheiten genetisch fixiert ist (wahrscheinlich ein pathologisches Gen) und daß diese Anlage in Abhängigkeit von der genetischen Konstellation (Homozygotie oder Heterozygotie) und peristatischen Faktoren verschieden realisiert werden kann. Auch das sogenannte erbliche Kropf-Taubheits-Syndrom (Pendred-Syndrom), eine Kombination von Struma und Schwerhörigkeit, wird auf ein pathologisches Gen bezogen. Pathophysiologisch liegt dem Kropf hier eine Jodfehlverwertung zugrunde.

Klinik der blanden Strumen

Die Klinik wird wesentlich von Lokalisation, Ausmaß und Beschaffenheit der Struma sowie den daraus resultierenden Komplikationen bestimmt.

Einteilung

Nach Übereinkunft unterscheidet man 4 *Größenklassen:*

- 0: Die Schilddrüse ist nicht tast- oder sichtbar, allenfalls aber schon szintigraphisch vergrößert.
- I: Das Organ ist fühlbar vergrößert, sichtbar nur bei Reklination des Kopfes.
- II: Die Schilddrüse ist augenfällig vergrößert.
- III: Es besteht eine große Struma mit regionalen Komplikationen und/oder retrosternalem Anteil.

Nach der *Beschaffenheit* werden *diffuse* und *nodöse* (ein- oder mehrknotige) Strumen unterschieden. Die Struma des Jugendlichen entspricht meist der diffusen Hyperplasie, während im höheren Lebensalter und in Endemiegebieten Knotenstrumen überwiegen. Bezüglich des *Sitzes* charakterisieren die Begriffe *Tauchstruma, substernale* oder *retrosternale* Strumen Besonderheiten einer Halsstruma, während es sich bei *dystopen* Strumen um kongenital aberriertes Schilddrüsengewebe (Zungengrund, intrathroakal, Ovar) handelt.

Sympatomatik

Kleine, mechanisch belanglose Strumen verursachen im allgemeinen keine Beschwerden. Große Strumen, insbesondere wenn sie die obere Thoraxapertur einengen, führen zu Beschwerden und Komplikationen durch Druck auf die Nachbarorgane: Trachea, Gefäße, Nerven (N. recurrens, Halssympathikus).

Trachealstenose und *Tracheomalazie* äußern sich klinisch als inspiratorischer Stridor. Beim Tauchkropf kann sich die Symptomatik über einen Ventilmechanismus dramatisch akzentuieren. Eine gleichzeitig bestehende Heiserkeit ist Folge entzündlicher Begleiterscheinungen im Bereich der irritierten und kongestionierten Schleimhäute. Die kardialen Auswirkungen des Kropfleidens, früher als *Kropfherz* bezeichnet, entsprechen dem *Cor pulmonale* auf dem Boden chronisch entzündlicher Atemwegkomplikationen. Bei der *oberen Einflußstauung* werden der venöse Rückstrom und der Lymphabfluß durch große Strumen mit meist substernalem Anteil behindert, und es entsteht das oft sehr eindrucksvolle Bild prall gestauter Venen und Weichteilkongestionen im Hals- und oberen Brustbereich. Das Phlebogramm kann die Abflußbehinderung topographisch belegen. Im Ösophagogramm werden zuweilen Varizen im oberen Anteil sichtbar. Eine *Rekurrensparese* findet man in einer Häufigkeit bis zu 10% aller großen Strumen, vor allem bei substernalem Anteil. Die Diagnose wird laryngoskopisch gesichert. Durch Druck auf andere nervöse Strukturen können ein *Horner-Syndrom* (Ganglion cervicothoracicum), gelegentlich auch kardiovaskuläre Erscheinungen (Truncus sympathicus) auftreten.

Diagnostik

Bei der körperlichen Untersuchung werden alle *unmittelbar erfaßbaren Kriterien* der Struma wie Größe, Sitz und Beschaffenheit gewonnen. Es ergeben sich möglicherweise Hinweise oder Befunde einer *Komplikation* sowie anamnestische und klinische Daten, die der funktionellen Beurteilung zugute kommen.

Inspektion und Palpation der Struma bestimmen deren Größe nach den genannten Kriterien. Die palpatorische Exploration ergibt weiter, ob es sich um eine diffuse, homogen-weiche (diffuse Hyperplasie) oder um eine mehr diffus-knotige Struma (Kolloidkropf) oder um eine ein- oder mehrknotige Struma handelt. Eine prall-elastische Konsistenz läßt hierbei mehr eine Zyste, eine derbere eher ein Adenom vermuten. Läßt sich die Struma auch beim Schluckakt nicht nach unten abgrenzen oder bestehen sonstige Hinweise (Beschwerden oder Befunde), so ist der Verdacht auf substernalen Anteil röntgenologisch zu sichern (Darstellung von Ösophagus und Trachea). Zumeist informiert die heute zur Routine gewordene Thoraxaufnahme darüber, ob eine retrosternale oder endothorakal dystope Struma vorliegt. Die erwähnten Komplikationen machen *röntgenologische* und *laryngoskopische* Untersuchungen unerläßlich. In der Lokalisationsdiagnostik ist oft die *Szintigraphie* entscheidend. Speichert eine Verschattung des oberen Mediastinums Radionuklide (Jod, Pertechnetat), so ist sie mit Sicherheit Schilddrüsengewebe; speichert sie nicht, so kann es sich allerdings um regressiv veränderte Anteile einer blanden Struma handeln. Bei allen *solitären Knoten* und bei Malignomverdacht darf auf die Szintigraphie nicht verzichtet werden. Hierbei reichert sich das zugeführte Nuklid mehr oder weniger stark an *(heißer* oder *warmer Knoten),* oder es ist im Bereich des Knotens keine Aktivität nachzuweisen. Solchen *kalten Knoten* liegen Zysten, entzündliche und regressive Veränderungen oder Malignome zugrunde. Bei entsprechender Erfahrung ist die Diagnose *zytologisch* aus Probepunktaten zu stellen. Unter den heißen Knoten sind die *autonomen Knoten* eine Besonderheit, die wegen ihrer Verbindung zur Hyperthyreose mit dieser zusammen besprochen werden.

Da für die Diagnose der blanden Struma der *Nachweis der Euthyreose* definitionsgemäß Voraussetzung ist und sich hieraus auch therapeutische Alternativen ergeben, gehört die *Funktionsdiagnostik* zum Untersuchungsprogramm bei jeder Struma. Bei Anamnese und Befunderhebung ist daher gezielt auf Hinweise und Zeichen für eine Hyperthyreose oder Hypothyreose zu achten. Die objektive Sicherung der Diagnose blande Struma setzt in jedem Fall auch die Messung von Thyroxin, besser noch von freiem Thyroxin im Serum voraus; gelegentlich kann auch der TRH-Test notwendig werden zur Abgrenzung einer kompensierten Hyperthyreose.

Differentialdiagnose

Diese hat gegenüber der blanden Struma definitionsgemäß Strumen abzugrenzen, die mit Hypo- oder Hyperthyreose einhergehen. Übergänge zur hypothyreoten Struma sind aus pathophysiologisch verständlichen Gründen fließend. Für sie gelten dieselben pathogenetischen Mechanismen. Sie ist der mißglückte Versuch der Kompensation einer Kropfursache. Die Differentialdiagnose der blanden Struma muß im wesentlichen entzündliche oder maligne Prozesse ausschließen. Gelegentlich kommt eine intrathyreoidale Blutung in Betracht.

Therapie

Die Therapiebedürftigkeit einer blanden Struma beim Erwachsenen hängt von ihren Auswirkungen

ab. Das Ziel der therapeutischen Maßnahmen ist die Verkleinerung des normwidrig vergrößerten Organs. Hierzu stehen grundsätzlich drei Möglichkeiten zur Verfügung:
a) die Langzeitbehandlung mit *Schilddrüsenhormonen,*
b) die Struma*resektion,*
c) die Behandlung mit *Radiojod.*
Alle anderen Behandlungsarten gelten heute als obsolet.

Die Behandlung mit Schilddrüsenhormonen zielt auf den zentralen Faktor in der Strumapathogenese, indem sie über den zentralen Hormonfühler die TSH-Sekretion zurückdrängt und damit den strumigenen Stimulus beseitigt. Voraussetzung für die Wirksamkeit dieser Therapie sind Integrität der thyreohypophysären Rückkoppelung (positiver Suppressionstest) und TSH-Empfindlichkeit des strumösen Schilddrüsengewebes (Radiojodspeicherung im Szintigramm). Diese rein theoretische Überlegung wird aber durch die Erfahrung relativiert, daß auch kalte Knotenstrumen auf die Behandlung mit Schilddrüsenhormon ansprechen können. Man muß in diesen Fällen annehmen, daß die szintigraphisch stummen Bezirke zwar nicht mehr dem funktionellen Stimulus von TSH unterliegen, daß aber dessen morphokinetische Teilwirkung noch eintritt.

Die medikamentöse Therapie erfolgt mit *reinen Schilddrüsenhormonpräparaten,* die entweder L-Thyroxin (T_4) oder T_3 und T_4 in einem Mengenverhältnis 1 : 5 enthalten. Auf die Verwendung von Glandulae thyreoideae siccatae muß man heute zugunsten der reinen Hormonpräparate verzichten. Unsicherheit in der Standardisierung getrockneter Schilddrüsenpräparationen belasten die Therapie, und der z. T. hohe Jodgehalt hormonal inaktiver Bestandteile birgt das Risiko der sogenannten Besedowifizierung von Knotenstrumen.

Zu bevorzugen ist die Verordnung von Präparaten, die ausschließlich L-T_4 (Thyroxin) enthalten, da Kombinationen L-T_3 + L-T_4 zu weit ins „Hyperthyreote" reichenden T_3-Plasmaspiegeln führen können, zudem mit unphysiologischen Tagesgipfeln von T_3.

Die Behandlung beginnt man mit einer niedrigen Dosierung, z. B. mit 50 µg L-Thyroxin tgl., da der suppressive Hormonbedarf und die Hormonempfindlichkeit der Patienten sehr unterschiedlich sind. Entsprechend dem Ergebnis der klinischen Untersuchung, der individuellen Verträglichkeit und der Laborbefunde kann eine Dosiserhöhung um je 50 µg L-Thyroxin erfolgen, bis eine Tagesdosis von 100–150 (–200) µg erreicht ist. Es empfiehlt sich, die tägliche Hormondosis auf einmal einzunehmen, und zwar morgens nüchtern (etwa ½ Std. vor dem Frühstück), da hierdurch die Resorptionsquote erhöht wird.

Kontraindikationen gibt es in den Grenzen einer tolerablen Dosierung nicht. Bei älteren, hormonsensiblen Patienten sollte man noch niedriger dosiert beginnen und bei Toleranz (insbesondere Ausbleiben kardiovaskulärer Sensationen) steigern. Tritt eine Hyperthyreosis factitia in Erscheinung, kann die Dosis reduziert und die Symptomatik durch eine geeignete Sedierung abgefangen werden. Außerdem muß die Diagnose in Richtung Hyperthyreose überprüft werden. Die Behandlung ist eine *Langzeittherapie.* Der Erfolg einer Strumaverkleinerung ist frühestens nach 2 bis 3 Monaten zu erwarten. Tritt er auch nach mehr als 12monatiger Behandlung nicht ein, gilt die medikamentöse Therapie als aussichtslos.

Indiziert ist die Therapie mit Schilddrüsenhormonen *grundsätzlich* bei jeder blanden Struma. Die Hauptindikation stellen Strumen der Größen II dar. Auch Strumen der Größe III sind für einen Behandlungs*versuch* geeignet, wenngleich sie eher der Operation zugeführt werden sollen. Die Hormontherapie ist aber auch hier von Nutzen, da sie durch eine Verkleinerung der Struma und eine Drosselung der Durchblutung der noch notwendigen Operation günstige Voraussetzungen schafft. Nach den Statistiken verschiedener Schilddrüsenzentren werden zwei Drittel aller blanden Strumen mit Schilddrüsenhormonen behandelt. In der Regel sind die Resultate bei jüngeren (< 30 J.) Patienten mit diffuser Struma am besten.

Die *Erfolgsquote* dieser Therapie ist übereinstimmend hoch. In der Statistik von KLEIN (1970) über 412 mit Schilddrüsenhormon behandelte Erststrumen lag die Erfolgsquote für das gesamte Kollektiv bei 77%, wobei die diffusen Strumen mit 76% und die mehrknotigen mit 87% gegenüber den einknotigen Strumen mit 54% besser reagierten. Diese Zahlen entsprechen dem im TRH-Test nachgewiesenen Prozentsatz supprimierter Fälle.

Die *Struma in der Schwangerschaft* und die *Neugeborenenstruma* verdienen besondere therapeutische Beachtung.

Die Erstmanifestation einer blanden Struma in der Schwangerschaft oder die Größenzunahme einer bereits bestehenden muß stets als Zeichen der Manifestation oder Akzentuierung einer Kropfnoxe gewertet werden. Eine – wenn auch subklinische – Hypothyreose belastet die Schwangerschaft mit der bekannten Abortneigung und führt über den TSH-Exzeß der Mutter zur Entwicklung einer Struma beim Feten. Es gilt daher als Regel, *jede* Schwangere mit einer Struma in *ausreichender* Dosierung mit Schilddrüsenhormon zu behandeln. In Jodmangelgebieten ist die Neugeborenenstruma am ehesten auf den exogenen Jodmangel zu beziehen. Dies gibt auch zu der Empfehlung Anlaß, bei Schwangeren in Endemiegebieten für ein Jodsupplement von 150–200 µg tgl. zu sorgen. Durch die rasche Rückbildung der Neugeborenenstruma nach Jodzufuhr wird die Annahme bestätigt. Erfolgt die Rückbildung nicht, müssen endogene Ursachen (Enzymdefekte) angenommen und es muß eine Dauertherapie mit Schilddrüsenhormonen durchgeführt werden.

Als *Nebenwirkungen* einer Behandlung mit Schilddrüsenhormon können am Anfang Nervosität,

Schlaflosigkeit, Tachykardie und Diarrhoe auftreten. Es handelt sich hierbei um Symptome einer Überdosierung. Es empfiehlt sich, die Medikation für einige Tage auszusetzen und anschließend mit verringerter Dosierung fortzufahren. Schilddrüsenhormone können bei Patienten mit gleichzeitigem subklinischem oder manifestem Diabetes mellitus die Glucosetoleranz vermindern. Das Auftreten von pektanginösen Beschwerden läßt sich durch Gabe von β-Rezeptoren-Blockern gut beeinflussen. Die Wirkung von Antikoagulantien kann durch Schilddrüsenhormone verstärkt werden.

Der *operativen Behandlung* im Sinne der *Strumaresektion* zugeführt werden müssen alle großen Halsstrumen der Gruppe III mit oder ohne retrosternalen Anteil, bei denen wegen der regionalen Komplikationen der Erfolg einer Hormontherapie nicht abgewartet werden kann oder bei denen man sich nach erfolgter medikamentöser Behandlung doch noch zur Resektion entschließen muß. Dasselbe gilt für dystope Strumen und Solitärknoten (meist kalte), die nach 6monatiger Hormontherapie nicht zurückgegangen oder größer geworden sind. Vor dem 25. Lebensjahr sollte eine blande Struma auch der Größe III nur dann operiert werden, wenn zwingende Komplikationen vorliegen und eine ausreichend lange (bis zu 2 Jahren) Hormontherapie ineffektiv war.

Relative und absolute Operationsindikation bei blander Struma:
I. Relative Indikation:
  1. Grad II-III ohne Kompressionserscheinungen, nach erfolgloser konservativer Therapie (Therapiedauer 1 Jahr, ausreichende Dosierung).
  2. „Kalter Knoten" (szintigraphische Speicherdefekte).
II. Absolute Indikation:
  1. Stark raumbeengende Struma (Trachea-, Ösophaguskompression, Einflußstauung, retrosternale und intrathorakale Struma).
  2. Solitär „kalter Knoten" im Kindesalter.
  3. Struma bei Malignitätsverdacht (Zytologie).

Die *Behandlung* mit *Radiojod* nutzt die parenchymzerstörende β-Strahlung des in der Schilddrüse angereicherten Radiojods aus. Die sich in der Folge ausbildende Fibrose führt die erwünschte Verkleinerung des Organs herbei. Der volle Effekt läßt 1 Jahr auf sich warten. Voraussetzung für diese *Radioresektion* ist, daß die Struma eine für den therapeutischen Effekt ausreichende Jodmenge aufnimmt, weil bei der sonst erforderlichen Therapiedosis die Gesamtkörperstrahlenbelastung zu hoch wird. Diese Frage läßt sich zuvor mit Hilfe einer Spürdosis beantworten. *Indikation* zur Radiojodtherapie sind große Strumen der Gruppe III, bei denen die notwendige Verkleinerung durch Schilddrüsenhormone nicht ausreichend zu erzielen war und besondere Risiken den indizierten operativen Eingriff verbieten. Das gleiche gilt sinngemäß für therapiebedürftige Strumen der Größe II sowie operativ schwer zugängliche dystope Strumen. Vor dem 35. Lebensjahr ist man mit der Radiojodtherapie zurückhaltend. Bei der Alterslimitierung dürfte jedoch im Einzelfall die therapeutische Situation ausschlaggebend sein. Die Behandlung erfolgt einzeitig mit einer Durchschnittsdosis von 10 000–15 000 rad (100–150 Gy). In 20% der Fälle kommt es zu einer strahlenbedingten Strumitis mit Volumenzunahme der Struma und Akzentuierung aller mechanischen Kropfkomplikationen. Man gibt daher nach der Radiojodapplikation für 3 Wochen antiphlogistische Pyrazolone und Corticosteroide, vom 10. Tag an zusätzlich Schilddrüsenhormone, um auch den TSH-Reiz auszuschalten. Die *Erfolgsquote* der Radioresektion blander Strumen wird zwischen 64 und 85% beziffert.

Rezidivprophylaxe

Die Notwendigkeit hierzu ergibt sich aus der Tatsache der hohen Rezidivquote. In endemiefreien Gebieten beträgt die Rezidivhäufigkeit etwa 10%, in Kropfgebieten bis zu 60%. Das Rezidivieren einer resezierten Struma ist naheliegend, wenn man sich die Strumapathogenese vergegenwärtigt. Die strumigene Ursache ist *auch postoperativ* wirksam. Aus der operativen Reduzierung der Schilddrüse resultiert eine weitere Einschränkung der Hormonproduktion und damit eine noch stärkere homöostatische TSH-Ausschüttung. Wird dieser Situation nicht durch Zufuhr von Schilddrüsenhormonen entgegengewirkt, so ist ein Strumarezidiv unausweichlich. Hieraus ergeben sich die Prinzipien der Rezidivprophylaxe mit Schilddrüsenhormonen. Die Dosis soll etwas niedriger sein als in der Kropftherapie, um dem Schilddrüsenrest eine Basisfunktion zu belassen. Es gibt weitere gewichtige Gründe für die Notwendigkeit der postoperativen Langzeittherapie mit Schilddrüsenhormonen. Einmal sind die nach einem Strumarezidiv notwendigen Zweitoperationen mit einer ungleich höheren Komplikationsrate (Rekurrensparese, parathyreoprive Tetanie) belastet, zum zweiten verhindert die Hormonbehandlung das (nach Resektion einer nichthyperthyreoten Struma zwar seltene) postoperative Auftreten einer endokrinen Ophthalmopathie.

Kropfprophylaxe in Endemiegebieten

Sinn einer solchen kollektiven Kropfprophylaxe ist die Ausschaltung bekannter ortsständiger Kropfnoxen, ihre Aufgabe ist von sozialmedizinisch großer Bedeutung. Für Jodmangelgebiete bedeutet dies Gewährleistung einer ausreichenden täglichen Jodzufuhr (0,1–0,2 mg), wie sie in einzelnen Ländern durch die gesetzliche Jodierung des Speisesalzes realisiert wird. Die Erfolge dieser Maßnahmen haben die Jodmangeltheorie bestätigt. Insbesondere ist durch die Ausschaltung der maternofetalen Jodmangelsituation die Häufigkeit des endemischen Kretinismus eindrücklich zurückgegangen.

Der endemische Kropf ist jedoch aus diesen Gebieten nicht vollständig verschwunden. Dies ist ein Beweis dafür, daß sich auch in Jodmangelgebieten noch andere Kropfursachen auswirken.

Hypothyreosen

Definition und Einteilung

Hypothyreose ist der Zustand des Schilddrüsenhormonmangels, der sich graduell von einer klinisch diskreten Symptomatologie bis zum Vollbild des Myxödems manifestieren kann. Meist liegt der Störung eine Erkrankung der Schilddrüse selbst zugrunde *(primäre Hypothyreose)*, seltener eine Erkrankung der Hypophyse mit Ausfall des thyreotropen Hormons *(sekundäre Hypothyreose)*, in besonderen Fällen eine periphere Ursache wie Hormonverluste oder Hormonresistenz. Die Hypothyreose geht *mit* und *ohne Struma* einher, sie ist *angeboren* oder *erworben*.

Angeborene primäre Hypothyreose

Hier war der Hormonmangel während der Fetalzeit prägend. Je nach Ausmaß, Beginn und Dauer der defizitären Hormonversorgung des fetalen Organismus führt der Ausfall des *morphogenetischen* Schilddrüsenhormoneffektes zu irreversiblen Defekten an Skelett und Zentralnervensystem, welche durch den Begriff des *Kretinismus* integriert werden. Für die Definition des Kretinismus ist es dabei ohne Belang, ob postnatal noch eine Hypothyreose vorliegt oder nicht. Die Ursachen sind exogen oder endogen und decken sich weitgehend mit denen der endemischen oder der sporadischen Struma. Man unterscheidet daher auch hier *endemischen* und *sporadischen Kretinismus*.

Endemischer Kretinismus
Vorkommen und Ätiologie

Der endemische Kretinismus kommt definitionsgemäß in Kropfendemiegebieten vor. In Jodmangelgebieten ist der exogene Jodmangel die Hauptursache, in Endemiegebieten mit ausreichender Jodversorgung eine andere ortsständige Kropfnoxe. Die Bedeutung des exogenen Jodmangels scheint durch den Rückgang des Kretinismus unter der Jodprophylaxe belegt, wenngleich einige Fakten Raum für kritische Gegenargumente lassen (30–50% der an endemischem Kretinismus Erkrankten sind *nicht* verkropft; in einigen Endemiegebieten mit Jodmangel ging der Kretinismus schon vor der Jodprophylaxe zurück u. a.).

Pathophysiologie und Klinik

Pathophysiologisch werden die kretinistischen Veränderungen auf die defizitäre Leistung der fetalen Schilddrüse bezogen. Biochemisch und hinsichtlich ihres Jodstoffwechsels weisen die Schilddrüsen verkropfter und nicht verkropfter Personen, die an endemischem Kretinismus leiden, unterschiedliche Normabweichungen auf, typischerweise aber einen akzelerierten Jodumsatz, der sich in zweifelhaften Fällen auch diagnostisch verwerten läßt.

Die klinischen Erscheinungsformen des endemischen Kretinismus sind unterschiedlich. Sie sind abhängig von den zeitlichen und graduellen Gegebenheiten des fetalen Schilddrüsenhormonmangels und abhängig von den prägenden Einflüssen einer auch postnatalen Hypothyreose. Der Phänotyp bei endemischem Kretinismus entspricht nicht nur dem dysproportioniert-kleinwüchsigen und plumpknochigen Oligophrenen, es gibt auch normalwüchsige mit grazilem Skelett. Ein Kropf ist nicht obligat. Die Sexualfunktion ist nicht immer beeinträchtigt. Röntgenologisch sieht man die Sella oft erweitert, histologisch findet sich in der vergrößerten Hypophyse eine Basophilie des Vorderlappens als Ausdruck eines reaktiven TSH-Exzesses.

Therapie und Prophylaxe

Die Therapie des endemischen Kretinismus ist eine Substitutionstherapie mit Schilddrüsenhormonen, mit der man – vor allem im Wachstumsalter – die Einflüsse einer noch postnatalen Hypothyreose beseitigen kann, nicht aber die irreversiblen Defekte aus einer hypothyreoten Phase der Fetalzeit. Die Prophylaxe deckt sich mit allen Maßnahmen, die auf die Ausschaltung ortsständiger Kropfnoxen gerichtet sind.

Sporadischer Kretinismus
Ätiologie

Der sporadische Kretinismus hat vorwiegend endogene Faktoren als Ursache. Sie sind anatomischer *(Schilddrüsendysgenesie)* oder biochemischer *(Dyshormogenese)* Natur. Die Schilddrüsendysgenesie betrifft die Agenesie oder die Aplasie, die Hypoplasie der an normaler Stelle angelegten Schilddrüse oder aber eine Dystopie (z. B. Zungengrundschilddrüse). Die Dyshormogenese umfaßt die angeborenen Enzymdefekte der Schilddrüsenhormonsynthese, von denen bis heute sechs definiert sind (Tab. 4.4), und führt zur sogenannten kropfigen Form des sporadischen Kretinismus. Als exogene Ursachen kommen Medikamente mit antithyreoidaler Wirkung und in seltenen Fällen die Radiojodtherapie einer hyperthyreoten Mutter bei noch nicht erkannter Schwangerschaft in Frage. Die β-Strahlung einer therapeutischen Dosis von

Radiojod entfaltet ihre Wirkung ja auch an der fetalen Schilddrüse. Inwieweit Immunthyreopathien der Mutter die fetale Schilddrüse beeinträchtigen, ist noch unklar.

Klinik

Falls keine Neugeborenenstruma vorliegt, ergibt sich der Verdacht auf eine angeborene Hypothyreose perinatal nach den *klinischen Befunden* selten. Hypothyreote Stigmata sind zu diesem Zeitpunkt noch nicht exorbitant und zeigen sich erst in den ersten Lebensmonaten. Als frühe Hinweise gelten ein protrahierter Neugeborenenikterus, eine Nabelhernie, eine Rektusdiastase, Trinkfaulheit und Bewegungsarmut, bei der Athyreose mit ihrer akzentuierten Symptomatik eine Makroglossie. Im weiteren Verlauf werden – mehr oder weniger – Symptome relevant, in denen sich die Auswirkungen einer fetalen und einer postnatal weiterwirkenden Hypothyreose verflechten. Die wichtigsten sind Oligophrenie, Schwerhörigkeit, dysproportionierter Minderwuchs, kretinoide Fazies und Hautbeschaffenheit.

Röntgenologisch sind einige Skelettbefunde typisch: multizentrische Ossifikation der Epiphysenkerne, besonders deutlich an Humerus- und Femurepiphysen (Epiphysendysgenesie), verzögertes Auftreten der Ossifikationskerne als Kennzeichen eines retardierten Knochenalters (Handwurzel), Persistieren der Epiphysenfugen und der Fontanellen, Verkürzung der Schädelbasis (Brachyzephalie), hyperostotisch verdickte Schädelkalotte und eine mangelhafte Pneumatisation (Aplasie der Nebenhöhlen), an den Hüftgelenken Veränderungen im Sinne der kretinistischen Osteochondropathie, welche auf einer Schenkelhalshypoplasie beruht. Die Dentition tritt verspätet ein. Die Schädigung des Zentralnervensystems äußert sich – wie beim endemischen Kretinismus – in allen Schweregraden einer Oligophrenie, in spastischen Diplegien, Strabismus und Innenohrschwerhörigkeit.

Diagnostisch ist bei den entsprechenden klinisch und röntgenologisch faßbaren Stigmata der *Nachweis einer Hypothyreose* entscheidend, wobei hier auf die diagnostischen Besonderheiten dyshormogenetischer Ursachen zu achten ist.

Therapie und Prophylaxe

Therapeutisch kommt unabhängig von der Art der zugrundeliegenden Störung nur eine Substitution mit Schilddrüsenhormonen in Frage, die das postnatale Hormondefizit ausgleichen und seine Auswirkungen auf die weitere Entwicklung verhindern soll. Die zentralnervösen Defekte sind auch hier einer Therapie nicht mehr zugänglich.

Die Tab. 4.5 orientiert über Regeldosierungen von L-Thyroxin in Abhängigkeit von Lebensalter und Körpergewicht.

Als Indikator des therapeutischen Effektes gilt die Feststellung des erreichten Knochenalters, wor-

Tabelle 4.5 Regeldosierungen von L-Thyroxin bei Kindern

Gewicht (in kg)	Mitteldosis (µg/Tag)	Erhaltungsdosis (µg)
0–10	12,5	25
10–20	25	50
20–60	25–50	50–100
40–60	50	100–150

über die Röntgenaufnahme der Handwurzel am besten Auskunft gibt.

Die *Prophylaxe* des sporadischen Kretinismus besteht darin, während der Schwangerschaft und Stillperiode alle Medikamente mit antithyreoidaler Wirkung oder Nebenwirkung zu meiden, vor allem bei familiärer Belastung mit Schilddrüsenkrankheiten. Ferner ist bei Verdacht auf Hypothyreose (z. B. Schwangerenstruma) die Mutter mit Schilddrüsenhormonen zu behandeln, das Kind perinatal sorgfältigst zu untersuchen und seine frühkindliche Entwicklung mit besonderem Augenmerk zu verfolgen.

Erworbene primäre Hypothyreose

Sie ist auf eine postnatale Erkrankung oder Schädigung der Schilddrüse zurückzuführen. Betreffen die thyreoidale Noxe und deren Folgen das *Kindesalter*, so resultieren daraus Entwicklungsstörungen, die z. T. denen der angeborenen Hypothyreose gleichen, jedoch reversibel sind. Es treten keine geistigen Defekte auf, und das retardierte Wachstum bleibt proportioniert. Ätiologisch kommen entzündliche Prozesse, hier vor allem die Struma lymphomatosa (s. Thyreoiditis), und antithyreoidale Medikamente in Frage. Beide Noxen bewirken eine Struma. Die Therapie erfolgt mit Schilddrüsenhormonen wie bei angeborener Hypothyreose. Erkannte iatrogene Noxen werden abgesetzt. Die im *Erwachsenenalter* erworbene primäre Hypothyreose hat naturgemäß keine Entwicklungsstörungen, sondern in erster Linie die metabolischen Auswirkungen des Schilddrüsenhormonmangels zur Folge.

Ätiologie und Häufigkeit

Es kommen alle *exogenen Ursachen* der blanden Struma in Frage, insofern das Kompensationsvermögen der Schilddrüse überschritten wird; weiterhin alle *therapeutischen Maßnahmen* mit parenchymreduzierendem (Resektion, Radiojodbehandlung) oder funktionsminderndem (Thyreostatika) Erfolg sowie *entzündliche Prozesse,* die eine Gewebsläsion mit funktioneller Auswirkung hinterlassen. *Immunthyreopathien* gewinnen in diesem Zusammenhang mehr und mehr an Bedeutung. Auch für die erworbene primäre Hypothyreose werden *hereditäre Faktoren* diskutiert. Sie wird als eine der möglichen Manifestationen einer genetisch fixierten Anlage zu Schilddrüsenkrankheiten angesehen. Sehr selten führen starke *renale Schilddrüsenhormonverluste* bei Nephrosen zu Hypothyreose.

Die *Häufigkeit* liegt unter 0,1% aller stationär behandelten Kranken. Während eine Hyperthyreose eher zu häufig diagnostiziert wird, ist dies bei der Hypothyreose bei einer diskreten und dann oft verkannten Symptomatik gerade umgekehrt. Das weibliche Geschlecht ist wie bei der blanden Struma bevorzugt (Sexualquotient etwa 4 : 1). In der Altersverteilung liegt der Gipfel zwischen dem 40. und dem 60. (70.) Lebensjahr.

Pathophysiologie und Klinik

Pathophysiologisch führt das *Defizit an kalorigen wirksamen* Schilddrüsenhormonen zu einer Stoffwechseldepression, klinisch faßbar an einer Erniedrigung des Grundumsatzes bis auf Minimalwerte von –40%. Die verminderte Wärmeproduktion hat thermoregulatorisch eine Einschränkung der Hautdurchblutung zur Folge. Die Haut ist kühl und bei verminderter Wasserabdunstung trocken. Der Patient ist wärmebedürftig. Am *Herz-Kreislauf-System* ist eine Erniedrigung verschiedener Parameter (Blutvolumen, Schlagvolumen, Minutenvolumen) festzustellen. Gründe sind der herabgesetzte Sauerstoffbedarf, die zirkulatorische Ausschaltung des thermoregulatorisch wirksamen Hautorgans sowie die herabgesetzte Empfindlichkeit des Systems gegenüber adrenergischen Impulsen.

Die Stoffwechseldepression führt hier nicht zur Fettleibigkeit. Eine gleichzeitige Appetitminderung hält die Kalorienaufnahme in Grenzen. Am *Lipidstoffwechsel* äußert sich der Schilddrüsenhormonmangel in einer Erhöhung der Serumgesamtlipide, vornehmlich des Gesamtcholesterins. Schilddrüsenhormon steigert zwar auch die Cholsterinsynthese, jedoch überwiegend dessen Abbau und Ausscheidung, so daß bei Hormonmangel die Halbwertszeit markierten Cholesterins verlängert ist. In der Lipidelektrophorese findet sich eine Vermehrung der β-Lipoproteide. Die Reduktion des *Eiweißumsatzes* macht sich in erster Linie am wachsenden, weniger am erwachsenen Organismus bemerkbar. Als Ausdruck einer positiven Stickstoffbilanz kann der Serumharnstoff erhöht sein. In der Serumelektrophorese sind die Albumine vermindert, die β-Globulin-Fraktion vermehrt, im Liquor cerebrospinalis sind häufig die γ-Globuline vermehrt. Am Skelett führt die Eiweißsynthesestörung bei langer Dauer der Hypothyreose zur Osteoporose. Auch der *Kohlenhydratstoffwechsel* läuft, wie alle metabolischen Prozesse, träge ab, ohne daß jedoch daraus wesentliche, klinisch faßbare Auswirkungen resultieren.

Im *Wasserhaushalt* liegt eine Vermehrung der extrazellulären Flüssigkeit vor, während das Plasmavolumen vermindert ist. Die Wasserretention im Gewebe wird einmal mit den Auswirkungen der veränderten Hämodynamik auf renale Funktionsparameter (Glomerulusfiltration, Plasmafluß) erklärt, zum anderen mit einer Verminderung der Perspiratio insensibilis und schließlich mit einer typischen und die primäre Hypothyreose kennzeichnenden Einlagerung *hydrophiler Mukopolysaccharide* in fast alle Körpergewebe. Sie verleihen der Haut die teigige Beschaffenheit des Myxödems und sind am Herzen für die Entwicklung des sogenannten Myxödemherzens verantwortlich. Hierbei zeigt das Röntgenbild eine allseitige Verbreiterung des Herzens, die Durchleuchtung einen trägen Bewegungsablauf, das EKG typischerweise eine Niedervoltage. Es kann zu Körperhöhlenergüssen kommen, ein Zustand, wie er bei extremen und unbehandelten Hypothyreosen beobachtet werden kann. Kreislaufanalysen haben gezeigt, daß dieser meist digitalisrefraktären kardialen Situation keine Herzinsuffizienz zugrunde liegen muß. Von dieser Gewebsdurchtränkung mit Mukopolysacchariden sind auch andere Organsysteme wie *Muskulatur, Magen-Darm-Trakt* und *Nervensystem* betroffen. Hieraus ergeben sich myopathische Symptome, Makroglossie mit artikulatorischer Unbeholfenheit, Trägheit der Reflexabläufe, diffuse abdominelle Beschwerden, Alteration peripherer nervöser Funktionen mit Parästhesien und Hypästhesien.

Eine *Anämie* paßt zum Bild der Hypothyreose (30 bis 50%). Sie ist meist normochrom, normozytär und aregeneratorischer Natur. Das Knochenmark ist zellarm, sein Stoffwechsel reduziert. Darüber hinaus fehlt mit der verminderten peripheren Sauerstoffausschöpfung ein wesentlicher physiologischer Reiz zur Erythropoetinbildung. Davon abweichend werden bei Hypothyreose hypochrome, sideropenische Anämien beobachtet, die mit einer Eisenresorptionsstörung bei häufig bestehender Achylie erklärt werden können. Daneben kommen hyperchrome Anämien vor, die perniziosaartig erscheinen (sogenannte Myxödemperniziosa) und auf eine bei Hypothyreose nachgewiesene Vitamin-B_{12}-Resorptionsstörung bezogen werden, evtl. aber auch Symptom einer parallel gehenden Autoimmungastritis sind. Diese beiden letztgenannten Anämieformen sind jedoch therapeutisch nur wirksam zu beeinflussen, wenn neben der ihnen pathogenetisch zugeordneten Medikation (Eisen, Vitamin B_{12}) Schilddrüsenhormone gegeben werden. Der Verdacht auf eine Perniziosa wird zuweilen noch durch ein gelbliches Hautkolorit unterstützt. Diesem Befund liegt aber eine *Karotinämie* zugrunde, weil die Umwandlung von β-Carotin zu Vitamin A in der Leber bei Hypothyreose vermindert ist.

Von den übrigen *endokrinen Organen* sind in erster Linie die *Nebennieren* mitbetroffen. Die Cortisolkonzentrationen im Plasma sind niedrig, die Ausscheidung von freiem Cortisol im Urin gelegentlich vermindert. Bei experimenteller Hypothyreose beobachtet man eine Atrophie der Nebennieren, während unter Schilddrüsenhormon ein stimuliertes Rindenbild zu sehen ist. Die *Sexu-*

alfunktion ist mehr oder minder stark beeinträchtigt. Eine präpuberal auftretende Hypothyreose führt zum sexuellen Infantilismus. Nach der Pubertät stellen sich bei der Frau Zyklusanomalien, beim Manne Abnahme von Libido und Potenz ein. Diese Störungen gehen auch mit morphologischen Alterationen der Gonaden einher.

Die *psychischen* und *geistigen Funktionen* spiegeln die allgemeine Stoffwechseldepression wider, obwohl das Zerebrum in seinem Sauerstoffkonsum von Schilddrüsenhormonen unabhängig ist. Es besteht eine psychomotorische Verlangsamung mit mnestischen Störungen und einer meist depressiven Grundstimmung. Psychotische Zustandsbilder sind beschrieben, aber eine Seltenheit.

Beschwerden und *klinische Symptomatologie* ergeben sich im wesentlichen aus den genannten pathophysiologischen Daten, wobei sich die Hypothyreose je nach Schweregrad vollsymptomatisch oder oligosymptomatisch äußern kann. Leichtere Formen werden im höheren Lebensalter oftmals als Altersbeschwerden mißdeutet.

Bei ausgeprägter Symptomatik werden als häufigste Beschwerden körperliche und geistige Leistungsminderung (Müdigkeit, Schwäche, Konzentrationsmangel, Intersselosigkeit), Wärmebedürftigkeit, Darmträgheit, ziehende Gliederschmerzen und Parästhesien geklagt. Aspektmäßig beeindrucken eine Armut in Mimik und Körpermotorik und eine blasse, kühle, trockene und schuppende Haut, sprödes, oft schütteres Haupthaar und eine etwas heisere Stimme. Ergibt sich nach diesen Symptomen der Verdacht auf eine Hypothyreose, müssen weitere Untersuchungen die Diagnose sichern.

Diagnostik

Das praktische Vorgehen besteht
a) in der Erfassung peripherer Auswirkungen des Schilddrüsenhormonmangels und
b) in der Untersuchung der Schilddrüsenfunktion mit Hilfe spezieller Laboratoriumsmethoden.

Als positive Befunde im Sinne der Hypothyreose gelten ein *erniedrigter Grundumsatz* (erniedrigte Werte sind im Gegensatz zu erhöhten immer verwertbar), ein *erhöhtes Serumgesamtcholsterin* (falls eine idiopathische Hypercholesterinämie oder eine symptomatische Erhöhung anderer Genese ausscheidet) sowie eine *Verlängerung der Achillessehnenreflexzeit* über 380 ms (auch hier nach Ausschluß anderer Ursachen). Die Feststellung einer *Anämie* und einer leicht bis mäßig beschleunigten *Blutsenkung* (Dysproteinämie? Hypercholesterinämie) ergänzt die Reihe diagnostisch verwertbarer Befunde. Ein feiner Indikator sind weiterhin *EKG-Veränderungen,* die auch bei leichten Hypothyreosen gefunden werden. Sie äußern sich nicht so sehr in Form der Niedervoltage des ausgeprägten Myxödems, sondern als Abflachung oder Negativierung der Endteile. Im Serumenzymmuster findet sich häufig eine Erhöhung der Aktivitäten von Kreatinphosphokinase und Lactatdehydrogenase.

Als Screening-Suchverfahren im Labor eignet sich am besten die Bestimmung des Gesamtthyroxins im Serum, da von der Regel ausgegangen werden kann, daß jede Hypothyreose mit subnormalem T_4 einhergeht. Dies gilt nicht für das Trijodthyronin, das im Alter und bei schweren Krankheiten oft sehr niedrig gefunden wird, ohne daß eine Hypothyreose vorläge. In Zweifelsfällen bringt der TRH-Test mit Messung des Serum-TSH-Spiegels die diagnostische Entscheidung: Bei primärer Hypothyreose steigt das TSH von bereits sehr hohem Ausgangswert noch weiter extrem an; bei sekundär-hypophysärer Hypothyreose bleibt trotz TRH-Gabe der Serum-TSH-Spiegel außerordentlich niedrig; bei sekundär-hypothalamisch bedingter Hypothyreose wird eine verzögerte, aber deutliche Reaktion der Adenohypophyse auf TRH beobachtet.

Therapie

Ihr Ziel ist der Ausgleich des Hormonmangels und die Beseitigung seiner Folgeerscheinungen. Es wird erreicht durch eine Dauersubstitution mit Schilddrüsenhormonen. Hierfür ist die Verabfolgung von L-Thyroxin besonders geeignet, weil starke Schwankungen des T_3-Spiegels nach oben, wie sie bei Anwendung von Kombinationspräparaten von L-Trijodthyronin *und* L-Thyroxin beobachtet werden, nicht zu erwarten sind. Die Versorgung des Organismus mit T_3 ist wegen der bei Hypothyreose nicht gestörten peripheren Dejodierung von T_4 zu T_3 gewährleistet. Die Volldosis ist von Fall zu Fall verschieden und wird einschleichend nach etwa 4 Wochen erreicht. Man beginnt, vor allem bei älteren Patienten und auch bei jeder schweren Hypothyreose, mit 25 µg L-T_4, jeweils morgens nüchtern oral, und steigert wochenweise auf die erforderliche Volldosis. Diese Vorsicht ist deshalb angebracht, weil das Hypothyreoseherz besonders hormonempfindlich reagiert und bei vorgeschädigten Gefäßen koronare Komplikationen zu befürchten sind. Im allgemeinen wird die Dauerdosis bei 100–200 µg liegen. In seltenen Fällen mit gestörter T_4-zuT_3-Konversion empfiehlt sich die Verordnung von T_4+T_3-Kombinationspräparaten.

Unter der Substitution zeigt sich bereits innerhalb der ersten beiden Behandlungswochen eine Gewichtsabnahme als Ausdruck einer Mobilisierung des eingelagerten Wassers, fällt der überhöhte Cholesterinspiegel, normalisieren sich die Endteilveränderungen im EKG und bessert sich auch aspektmäßig die Hypothyreosesymptomatik augenfällig. Die Therapie muß anfangs engmaschig, nach Erreichen der Volldosis in größeren Abständen (3–4 Monate) kontrolliert werden. Als Indikator für eine dosisgerechte Substitution eignen sich die Konzentrationen von T_3 *und* T_4 im Serum. Wenn für beide Parameter Ausgangswerte vor Therapiebeginn vorliegen, wird ihre Brauchbarkeit in der Verlaufskontrolle nicht durch individuelle Streuung oder extrathyreoidale Einflüsse eingeschränkt.

Die Substitution normalisiert auch die im Zustand der Hypothyreose reduzierte Nebennierenrindenfunktion, quantitativ erfaßbar durch die Bestimmung der Urin- und Plasmasteroide. Bei Diabetikern kann sich die Kohlenhydratbilanz unter der Substitution der Hypothyreose nach beiden Richtungen verschieben und Änderungen in der Diabeteseinstellung erforderlich machen. Ansonsten ist die Substitutionstherapie mit Schilddrüsenhormonen risikoarm, wenn man die Prinzipien der Dosierung beachtet und für eine Kontinuität der Therapie sowie regelmäßige Kontrollen Sorge trägt.

Hypothyreotes (hypothermes) Koma

Es ist eine seltene, aber sehr bedrohliche, *krisenhafte Komplikation* der Hypothyreose. Sie betrifft meist ältere Patienten (60% Frauen), wenn sie die Hormonsubstitution längere Zeit vernachlässigen, tritt aber auch als Erstmanifestation auf. Die *klinische Symptomatologie* ist gekennzeichnet durch eine Bewußtseinstrübung, die unerkannt und unbehandelt in einen komatösen Zustand übergeht, ferner durch eine Hypothermie (unter 30°C), eine Hypoventilation mit Hyperkapnie und eine Bradykardie. Im Serum besteht eine Tendenz zur Hyponatriämie und Hyperkaliämie. Der Aspekt des Kranken ist vom Myxödem geprägt. Der Therapieplan hat folgende Gesichtspunkte zu berücksichtigen: Die Initialtherapie mit Schilddrüsenhormonen ist nach wie vor umstritten; vor differentialtherapeutischen Entscheidungen (T_3 oder T_4!) muß versucht werden, den komatösen Zustand durch vorsichtige Wärmezufuhr, Beatmung, Glucocorticoid- und Flüssigkeitsapplikation zu beseitigen. Gelingt dies, sollten $L-T_4$ 500 µg i. v. am 1. Tag, $L-T_4$ 100 µg i. v. an den Folgetagen gegeben werden. Von hochdosierter initialer T_3-Therapie muß abgeraten werden.

Unter Umständen ist das Einsetzen eines temporären Schrittmachers indiziert.

Sekundäre (hypophysäre) Hypothyreose

Sie ist bedingt durch den Ausfall des thyreotropen Hormons (TSH) des Hypophysenvorderlappens. *Ätiologisch* kommen eine Vielzahl krankhafter Prozesse im Bereich der Hypophyse und des Hypothalamus in Betracht.

Von praktisch größter Bedeutung sind Hypophysentumoren, Zysten und die postpartale Nekrose (Sheehan-Syndrom). *Pathophyisologisch* ist für die Klinik der sekundären Hypothyreose bedeutsam, daß auch nach Ausfall des tropen Hormons die intakte Schilddrüse eine Basisfunktion (10%) aufrechterhält und die zugrundeliegende Läsion die übrigen glandotropen Partialfunktionen der Hypophyse mehr oder minder miterfaßt. Ein sukzessiver Ausfall macht sich gewöhnlich zuerst an der Keimdrüsenfunktion, dann an der Schilddrüsen- und zuletzt an der Nebennierenrindenfunktion bemerkbar. Beim globalen Ausfall (Panhypopituitarismus) interferieren die Ausfallserscheinungen der drei Systeme.

Im *klinischen Bild* fehlen im Gegensatz zur primären Hypothyreose das Myxödem und dessen Manifestationen. Die Haut ist zwar blaß, aber zart und dünn, das Herz im Röntgenbild eher klein, die Bart- und Sekundärbehaarung spärlich, das Serumcholesterin normal oder nur gering erhöht. Die übrigen Schilddrüsenparameter entsprechen denen der primären Hypothyreose. *Diagnostisch* belegt der TRH-Test die Annahme einer sekundären Hypothyreose. Die *Therapie* muß dem Ausfall der hypophysären Partialfunktionen gerecht werden und die Hormone der betroffenen Erfolgsorgane zuführen. Der Schilddrüsenhormonmangel wird substituiert wie bei primärer Hypothyreose. Mit dem Einsatz der Schilddrüsenhormone, besser 2–3 Wochen voraus, *müssen* Corticosteroide gegeben werden, um bei der hier auch hypophysär bedingten Nebenniereninsuffizienz die Gefahr bedrohlicher Krisen zu bannen.

Low-T_3-(Niedrig-T_3-)Syndrom

Die folgende Konstellation von Laboratoriumsparametern wird als Low-T_3-Syndrom bezeichnet: normales Gesamt-T_4, normale Konzentrationen an freiem T_4, stark abgesunkenes T_3 und erhöhtes Reverse-T_3 im Serum; TSH-Basalwerte bzw. TSH-Anstieg nach TRH-Gabe sind i. a. normal bzw. verringert.

Es handelt sich bei diesem Syndrom in der Regel um den Hinweis auf einen im Rahmen schwerer Allgemeinerkrankungen gestörten *peripheren* Stoffwechsel der Jodthyronine und nicht um eine primäre Alteration der Schilddrüsenfunktion; sehr selten (z. B. bei protrahiertem Schock) entwickelt sich eine sekundäre Hyperthyreose, die klinisch vor allem eine (sehr schlechte) prognostische Bedeutung besitzt.

Hyperthyreosen

Mit der Verdachtsdiagnose Hyperthyreose wird der praktisch tätige Arzt von allen endokrinen Störungen am häufigsten konfrontiert. Obwohl es mit den modernen Laboratoriumsmethoden einwandfrei gelingt, diese so häufige Verdachtsdiagnose zu bestätigen oder zu entkräften, ist es auch heute noch problematisch, den Krankheitsbegriff eindeutig zu definieren, und es ist gegenwärtig noch nicht möglich, die vielfältigen Ansatzpunkte der neueren Forschung zu einem pathogenetischen Konzept zu integrieren.

Definition und Einteilung der Hyperthyreoseformen

Unter *klinischen Aspekten* und *klinisch-chemischen Kriterien* wird Hyperthyreose als Zustand eines *Schilddrüsenhormonexzesses* definiert. Dieser ist gewöhnlich *thyreogen* durch eine krankhaft gesteigerte Hormonproduktion der Schilddrüse bedingt, kann aber auch *extrathyreoidal* durch eine überdosierte Behandlung mit Schilddrüsenhormonen (Hyperthyreosis factitia) oder selten durch hormonell hyperaktives dystopes Schilddrüsengewebe (Metastasen eines differenzierten Schilddrüsenkarzinoms, Struma ovarii) hervorgerufen werden. Diese auf die klinischen Auswirkungen des Hormonexzesses bezogene Definition der Hyperthyreose wird zu eng, wenn man *pathophysiologische Aspekte* ins Spiel bringt. Pathophysiologisch ist das Wesen der *thyreogenen* Hyperthyreose damit definiert, daß sich die Schilddrüse den regulierenden Mechanismen der thyreohypophysären Kybernetik entzogen hat. An dieser Verselbständigung können die Follikelzellen der Schilddrüse *diffus* oder nur *lokalisiert* in einem umschriebenen Areal beteiligt sein.

Dieser grundsätzliche Unterschied wird seit langem auch klinisch vollzogen. Repräsentant der *diffusen Hyperthyreose* ist das bekannte Krankheitsbild, das in drei europäischen Sprachräumen seine klassischen Beschreiber (FLAJANI, GRAVES, v. BASEDOW) gefunden hat und zum Prototyp des Krankheitsbegriffes wurde. Es war das Verdienst von PLUMMER, das sogenannte *toxische Adenom* der Schilddrüse als eine nosologisch eigenständige Hyperthyreoseform gegenüber der mit Exophthalmus einhergehenden Hyperthyreose der klassischen Beschreibung (exophthalmic goiter) zu erkennen. Es stellt den Prototyp der *lokalisierten Hyperthyreose* dar, bei der die gefürchtete Augensymptomatik (endokrine Ophthalmopathie) nie beobachtet wird. Diese ist jedoch auch für die diffuse Hyperthyreose nicht obligat und kommt auch ohne die klinischen Zeichen einer Hyperthyreose vor (sogenannte euthyreote endokrine Ophthalmopathie). Im letzteren Falle wird aber überraschenderweise (bis auf ganz vereinzelte Ausnahmen) mit Hilfe der Radiojodfunktionsdiagnostik ein akzelerierter und der hypophysären Regelung entzogener thyreoidaler Jodstoffwechsel gefunden, wie er für die Hyperthyreose kennzeichnend ist. Der TRH-Test ist in typischer Weise negativ. Pathophysiologisch ist es daher folgerichtig, diese sogenannte euthyreote endokrine Ophthalmopathie als diffuse Hyperthyreose ohne thyreogenen Hypermetabolismus zu formulieren. Der beschleunigte und durch Schilddrüsenhormon nicht supprimierbare Jodumsatz der Schilddrüse mit gesteigerter Hormonsynthese stellt das entscheidende Kriterium der Hyperthyreose dar, und es wird mit der Bezeichnung *dekompensiert* oder *kompensiert* ausgedrückt, ob ein thyreogener Hypermetabolismus, mit anderen Worten Befunde eines Hormonexzesses, vorliegen oder nicht.

Systematik der Hyperthyreoseformen:
A. *Diffuse Hyperthyreose*

1a Kompensiert (= ohne Hypermetabolismus), ohne Exophthalmus
1b Kompensiert (= ohne Hypermetabolismus), mit Exophthalmus (euthyreote endokrine Ophthalmopathie)
2a Dekompensiert (= mit Hypermetabolismus), ohne Exophthalmus („Hyperthyreose" im landläufigen Sinne)
2b Dekompensiert (= mit Hypermetabolismus), mit Exophthalmus (Morbus Basedow; Graves disease; Morbus Flajani)

B. *Lokalisierte Hyperthyreose*

1 Autonomes Adenom, kompensiert (= ohne Hypermetabolismus)
2 Autonomes Adenom, dekompensiert (= mit Hypermetabolismus)

Eine Zwischenform als C. *Disseminierte Autonomie* wird neuerdings abzugrenzen versucht, vor allem im Rahmen eingehender kinetischer nuklearmedizinischer Anlaysen diffuser Strumen in Endemiegebieten, die auf Jodzufuhr mit autonomer Hormonüberproduktion reagieren, ohne daß Schilddrüsenstimulierende Autoantikörper nachweisbar würden.

Diffuse Hyperthyreose

Pathogenetische Aspekte

Während die Ätiologie dieser Schilddrüsenkrankheit auch heute noch verborgen ist, lassen neuere Erkenntnisse pathogenetische Deutungen zu. Danach ist entgegen früheren Vorstellungen anzunehmen, daß der thyreohypophysäre Rückkopplungsmechanismus intakt und die thyreotrope Partialfunktion des Hypophysenvorderlappens supprimiert ist. Die Schilddrüse wird bei diffuser Hyperthyreose nicht vom thyreotropen Hormon (TSH), sondern vermutlich von extrahypophysären humoralen Faktoren mit thyreotroper Wirkung stimuliert. In Patientenseren war im biologischen Versuch zunächst eine thyreotrope Aktivität nachzuweisen, die sich von der des TSH durch eine verzögerte und länger anhaltende Wirksamkeit unterscheidet (long-acting thyroid stimulator, LATS). LATS wird im lymphoiden Gewebe gebildet und ist ein γ-Globulin mit Antikörpercharakter. Das korrespondierende Antigen ist nicht bekannt, wird aber in der Schilddrüse vermutet. Inzwischen sind weitere, die Schilddrüsenfunktion stimulierende Immunglobuline (TSI) isoliert worden; es wird vermutet, daß manche von ihnen eine hohe Affinität zum membrangebundenen TSH-Rezeptor (Antirezeptor-Autoantikörper) besitzen. Damit gewinnt die diffuse Hyperthyreose einen immunogenen Aspekt, der durch den morphologischen Befund lymphozytärer Infiltrate in hyperthyreoten Schilddrüsen und den nicht selten hochtitrigen Schilddrüsenantikörpernachweis unterstrichen wird. Die wichtigste derzeit diskutierte Theorie zu Ätiologie und Pathogenese der diffusen Hyperthyreose geht von der Annahme eines ererbten Defektes der Immunüberwachung (immune surveillance) aus.

Die pathogenetischen Verknüpfungen von gestörter Schilddrüsenfunktion bei diffuser Hyperthyreose und den charakteristischen Gewebsveränderungen, die im Bereich der Orbita den Exophthalmus und prätibial das lokale Myxödem bedingen, sind noch unklar (s. unten).

Pathophysiologie

Pathophysiologisch steht im Mittelpunkt die Akzeleration des thyreoidalen Jodumsatzes, die durch Hormonzufuhr (T_3) nicht supprimierbar ist (negativer Suppressionstest). Dabei kann der Blutspiegel an Schilddrüsenhormonen im oberen Grenzbereich liegen und die Stoffwechselsituation normal sein, soweit die grobe Meßtechnik dies beurteilen läßt. Ein thyreogener Hypermetabolismus entsteht, wenn der Hormonspiegel ansteigt und der Anteil an freiem, nicht eiweißgebundenem Hormon eine bestimmte Größe überschreitet. Dieser freie Hormonanteil ist für die Hormoneffekte verantwortlich. Er ist für das freie Thyroxin beim Schilddrüsengesunden in einem sehr engen Bereich um 0,02% des Gesamtthyroxins derart reguliert, daß auch bei Änderungen des Gesamtthyroxins nach oben oder unten ein ziemlich konstanter Spiegel an wirksamem Hormon gewährleistet ist. Bei der Hyperthyreose hingegen findet man als Ausdruck eines Regulationsverlustes das freie Thyroxin proportional zum Gesamtthyroxin erhöht. Übersteigt das freie T_4 mehr als 0,04–0,06% des Gesamt-T_4 und beträgt der freie Anteil absolut mehr als 3 ng/100 ml (38 pmol/l) Serum, besteht ein thyreogener Hypermetabolismus. Der periphere Hormonumsatz ist bei Hyperthyreose gesteigert. Markiertes Thyroxin hat bei hyperthyreoten Patienten eine deutlich kürzere Halbwertszeit als bei euthyreoten Probanden. Bei den sogenannten T_3-Hyperthyreosen, die etwa 5–10% der Fälle ausmachen, ist eine vermehrte Produktion von Trijodthyronin für die Hyperthyreosesymptomatik verantwortlich, gelegentlich auch eine gesteigerte periphere Konversion von T_4 zu T_3. T_4-Hyperthyreosen sind sehr selten und treten fast nur im Rahmen jodinduzierter Exazerbationen auf.

Die *Auswirkungen des Schilddrüsenhormonexzesses* auf die verschiedenen Organsysteme und Stoffwechselvorgänge sind vielfältig. *Kolorigene Wirksamkeit* und *Hypermetabolismus* stehen im Vordergrund. Der Sauerstoffverbrauch ist gesteigert, die Werte des Grundumsatzes sind entsprechend stark erhöht. Die vermehrte Wärmeproduktion führt zur Hyperthermie und hat thermoregulatorisch eine vermehrte Durchblutung der Hautgefäße zur Folge. Die Haut ist warm und aufgrund einer gesteigerten Perspiratio insensibilis feucht. Der erhöhte O_2-Bedarf und der kalorigene Hormoneffekt bedingen charakteristische *Kreislaufbefunde,* die im wesentlichen durch eine Steigerung des Herzminutenvolumens und verkürzte Kreislaufzeiten gekennzeichnet sind. Ursächlich wird hier auch die bei diffuser Hyperthyreose erheblich vermehrte und kurzschlußartig veränderte Durchblutung der Schilddrüse (Shunt-Geräusch) diskutiert. Die Vergrößerung des Herzminutenvolumens geschieht bei Hyperthyreose über eine Zunahme der Herzfrequenz. An der Tachykardie sind neben den genannten Faktoren wahrscheinlich direkte Hormoneffekte und adrenergische Einflüsse beteiligt. Letztere werden durch Schilddrüsenhormone potenziert. Die hämodynamische Situation erklärt auch die häufig vergrößerte Blutdruckamplitude. Die belastende und unökonomische Herzarbeit kann zur Dekompensation des Hyperthyreoseherzens führen. Sie erfolgt gewöhnlich erst jenseits des 40. Lebensjahres und hat vermutlich eine Vorschädigung des Herzens zur Voraussetzung. Für die Hyperthyreose typisch ist, daß auch nach Eintritt der kardialen Dekompensation die Kreislaufzeiten im Normbereich liegen können. Als Ausdruck einer besonderen Hormonempfindlichkeit, die möglicherweise ebenfalls auf einer kardialen Vorschädigung beruht, kommt es bei älteren Hyperthyreosepatienten häufig zu Flimmerarrhythmien (20% aller Hyperthyreosen), welche digitalisrefraktär sind und erst auf die Hyperthyreosebehandlung ansprechen.

Die Auswirkungen des Hypermetabolismus am *Eiweißstoffwechsel* manifestieren sich als negative Stickstoffbilanz. Das Serumgesamteiweiß kann vermindert sein, die elektrophoretischen Befunde sind uneinheitlich. Im *Kohlenhydratstoffwechsel* findet man eine verminderte Glucosetoleranz, gelegentlich Hyperglykämie und Glukosurie. Die diabetogene Wirkung der Schilddrüsenhormone ist komplex und nicht restlos geklärt. Es interferieren wahrscheinlich mit den direkten Hormoneffekten andere endokrine Wechselbeziehungen. Die auffälligsten Befunde am *Lipid- und Fettstoffwechsel* sind erniedrigte Werte für Serumgesamtcholesterin und -gesamtlipide sowie ein erhöhter Spiegel an freien Fettsäuren. Schilddrüsenhormone fördern zwar die Cholesterinsynthese, jedoch stärker den Abbau und die Eliminierung. Im Fettstoffwechsel überwiegt der lipolytische den lipogenetischen Hormoneffekt. Für die lipolytische Wirkung wird eine Beteiligung der durch Schilddrüsenhormone potenzierten Katecholamineffekte angenommen.

Auswirkungen auf den *Mineralhaushalt* sind wenig erforscht. Die Calciumausscheidung ist bei Hyperthyreose vermehrt. Es werden selten Hyperkalzämien, gelegentlich Hypokaliämien und Hypomagnesiämien beobachtet. Die Pathogenese und Pathophysiologie einer eher seltenen sogenannten *hyperthyreoten Osteopathie,* die als Osteoporose oder fibrotisch-dystrophische Veränderungen beschrieben wird, sind unklar. Am Skelett überlagern sich die katabole Wirkung der Schilddrüsenhormone mit ihrer permissiven auf die anabolen Sexualhormone und das Wachstumshormon.

An der *Skelettmuskulatur,* vorwiegend im Bereich des Beckengürtels, treten nicht selten myopathische Erscheinungen in Form von Schwäche und Ermüdung auf. Sie können sich bis zur Bewegungsunfähigkeit steigern. Von einer Myasthenie unterscheiden sich diese Zustände dadurch, daß die mimische Muskulatur, die Augenmuskeln sowie die Kau- und Sprechmuskeln nicht betroffen werden und daß sie auf Prostigmin nicht ansprechen. Dieser *hyperthyreoten Myopathie* sollen Veränderungen zugrunde liegen, wie sie histochemisch und histomorphologisch in paretischen Augenmuskeln bei endokriner Ophthalmopathie gefunden werden.

Auswirkungen der Hyperthyreose auf den *Intestinaltrakt* bestehen in einer gesteigerten Motilität, die zu beschleunigter Magenentleerung, beschleunigter Darmpassage und Diarrhoen führt. An der *Leber* werden morphologische Veränderungen (Glykogenschwund, Nekrosen, Verfettung) und Funktionsstörungen beobachtet (pathologischer Ausfall der BSP-Retention in 84%, der Galactosebelastung in 76%). Da die Leber an der Erhöhung des Herzminutenvolumens kaum partizipiert, ihr O_2-Konsum aber beim thyreogenen Hypermetabolismus gesteigert ist, werden hypoxämische Schäden diskutiert.

Von den *endokrinen Organen* sind für die Nebennieren Veränderungen unter Schilddrüsenhormonexzeß bekannt. Experimentell ist eine Stimulierung der *Nebennierenrinde* belegt. Sie kann bei längerer Dauer einer Hyperthyreose zur Erschöpfung führen. Mensturationsstörungen und eine erschwerte Konzeption bei Hyperthyreose lassen bei der Frau einen Einfluß auf die *Sexualfunktion* erkennen, während beim Manne keine wesentlichen Störungen beobachtet werden.

Der positive Einfluß der Schilddrüsenhormone auf die *Erythropoese* über eine Stimulierung des Erythropoetins hat bei der Hyperthyreose keine klinisch bedeutsamen Auswirkungen. Die im *Differentialblutbild* oft erkennbare Lymphozytose wird unter anderem als Ausdruck immunologischer Vorgänge bei der Hyperthyreose gedeutet.

Klinik

Die diffuse Hyperthyreose kommt in jedem Lebensalter vor, selten jedoch im Kindesalter. Sie manifestiert sich häufig in den endokrin bewegten Lebensphasen (Pubertät, Klimakterium). Sie verläuft mit oder ohne Struma. Diese kann diffus oder knotig sein. In der Altersverteilung dominieren das 3. und 4. Lebensjahrzehnt für die diffuse, das 5. und 6. Dezennium für die nodöse Struma. Ophthalmopathische Augensymptome bestehen in etwa 40% der Fälle. Frauen erkranken 4–8mal häufiger als Männer an diffuser Hyperthyreose ohne Augenkomplikationen, während der Geschlechtsunterschied für die Verlaufsformen mit Exophthalmus deutlich geringer ist.

Die *Symptomatologie* wird verständlich aus der Kenntnis der Pathophysiologie. *Aspekt und Gesamteindruck* des Hyperthyreosekranken sind bei vollsymptomatischen Fällen so charakteristisch, daß eine Blickdiagnose möglich ist. Augenfällig sind eine motorische Unruhe, weit geöffnete, glänzende Augen und eine Struma. Der typische Gesichtsausdruck wird noch akzentuiert, wenn eine endokrine Ophthalmopathie (s. unten) besteht. Die Untersuchung der Schilddrüse ergibt meist ein fühlbares Schwirren und ein mit Hilfe des Stethoskopes hörbares Rauschen, vor allem über den seitlichen Partien der Schilddrüse (Gefäßeintritte). Phonographisch entspricht es einem systolisch-diastolischen Shunt-Geräusch. Über der Herzbasis auskultiert man ein systolisches Strömungsgeräusch, oft auch an den peripheren Gefäßen. Die Herzaktion ist tachykard (90–120/min), der Blutdruck meist in seiner Amplitude vergrößert, der Puls dann entsprechend celer et altus. Die feuchtwarme Haut ist samtweich (am besten an der Beugeseite der Unterarme zu fühlen). Zuweilen zeigt die Haut Pigmentierungen und vitiligoartige Depigmentierungen. Auch an den Anhangsgebilden der Haut werden Veränderungen beobachtet. Die Patienten klagen über Haarausfall und Nagelbrüchigkeit. Die gespreizten Finger zittern im Sinne eines feinschlägigen Tremors. Die Körpermotorik ist gesteigert. Die Bewegungsabläufe sind hastig und unruhig. In *psychischer Hinsicht* ist eine Neigung zur Dissimilation festzustellen. Häufig besteht eine Affektlabilität. Psychotische Zustandsbilder können bei kritischen Entgleisungen der Hyperthyreose vorkommen. *Subjektiv* werden die Störungen von den Hyperthyreosepatienten unterschiedlich empfunden. Hier spielen das Lebensalter und die Struktur der prämorbiden Persönlichkeit eine Rolle.

In Abhängigkeit vom *Schweregrad* der Hyperthyreose treten die Auswirkungen des Hormonexzesses mehr oder minder in Erscheinung. Je nach der Hormonempfindlichkeit eventuell vorgeschädigter Organe können einzelne Organstörungen im Vordergrund stehen und die Symptomatik *oligo-* oder *monosymptomatisch* gestalten. Dies gilt besonders für die kardiale Monosymptomatik. Derartige Verlaufsformen werden (s. unten) vor allem im höheren Lebensalter beobachtet, während die bei jüngeren Patienten vorherrschende vegetative Rahmensymptomatik eine klinische Unterscheidung gegenüber der so häufigen vegetativen Dystonie erschweren kann. Es entsprach daher praktischen Bedürfnissen, Symptomenkataloge zu erstellen, in denen jedem Symptom nach der Häufigkeit seines Vorkommens bei Hyperthyreose eine bestimmte diagnostische Wertigkeit zukommt, die durch eine positive oder negative Punktzahl ausgedrückt wird. Die Summe aller Punkte liegt entweder innerhalb, außerhalb oder in einer Übergangszone empirisch ermittelter Bereiche für Hyper-, Hypo- oder Euthyreose (Tab. 4.6). Derartige Punktsysteme, die dem Trend zur Computerdiagnostik entgegenkommen, haben ihre begrenzte Bedeutung für die *klinische Vorfelddiagnostik*.

Die *Diagnose* darf aber in Anbetracht der therapeutischen Konsequenzen nur aufgrund *beweisender* spezifischer *Laboratoriumsbefunde* gestellt werden.

Das obligate diagnostische Basisprogramm beinhaltet neben der kompletten klinischen Untersuchung die Anfertigung eines Schilddrüsenszintigrammes, die Messung der Konzentration von Thyroxin im Serum und eines Parameters zur Beurteilung der Bindungsverhältnisse für Thyroxin an Plasmaproteine (TBG); am sichersten ist die direkte Bestimmung der Konzentration des freien Thyroxins im Serum. Bestehen dennoch diagnostische Diskrepanzen, so ist – vor allem zur positiven Sicherung der Diagnose einer T_3-Hyperthyreose – die Bestimmung der Trijodthyroninkonzentration im Serum notwendig. In dieser Situation kann auch der TRH-Test indiziert sein.

Der treffsicherste Laboreinzelparameter für den Ausschluß einer Hyperthyreose (i. S. eines peripheren Hormonexzesses) dürfte die T_3-Konzentration im Serum sein.

Methoden zur Erfassung peripherer Hormoneffekte sind die Bestimmung des Grundumsatzes, die Messung der Achillessehnenreflexzeit, die Bestimmung des Serumcholesterins und des Tyrosinspiegels. Die größte diagnostische Valenz kommt unter den peripheren Parametern zweifelsohne der Grundumsatzbestimmung zu. Ein normaler Wert schließt einen thyreogenen Hypermetabolismus aus, ein erhöhter beweist ihn indessen nicht, da er durch extrathyreoidale Faktoren und die Modalitäten der Untersuchung bedingt sein kann. Auch die Höhe des Serumcholesterins hat eher einen ausschließenden als einen beweisenden Wert. Falls nicht gleichzeitig eine idiopathische Hypercholesterinämie vorliegt, sprechen Werte über 300 mg/dl (7,8 mmol/l) absolut gegen eine Hyperthyreose, extrem niedrige Werte unter 150 mg/dl (3,9 mmol/l) dafür. Eine ebenfalls bedingte Wertigkeit besitzt das Photomotogramm des Achillessehnenreflexes. Beide Parameter sind aber von Bedeutung für die Verlaufsbeobachtung während der Therapie. Das gleiche gilt für den Serumtyrosingehalt, der bei thyreogenem Hypermetabolismus vermehrt, bei Hypothyreose vermindert ist.

Tabelle 4.6 Beispiel eines Punktsystems (nach *Crooks, Murray* u. *Wayne* 1959)

	Vorhanden	Nicht vorhanden
Herzklopfen	+1	
Leichte Ermüdbarkeit	+2	
Wärmeempfindlichkeit	+4	
Kälteempfindlichkeit	−5	
Schwitzen	+2	
Appetitzunahme	+3	
Appetitabnahme	−3	
Gewichtszunahme	−3	
Gewichtsabnahme	+3	
Vermehrte Stühle	+3	
Obstipation	−3	
Haarverlust	+1	
Nervosität	0	
Kurzluftigkeit	0	
Struma	+2	−1
Schwirren, hörbar	+3	−1
Schwirren, tastbar	+2	
Exophthalamus	+2	
Andere Augenzeichen	+2	
Motorische Unruhe	+3	0
Feiner Tremor	+1	
Haut warm, weich	+3	−2
Vorhofflimmern	+4	
Frequenz unter 80	−3	
Frequenz 80 bis 90	0	
Frequenz über 90	+3	

Punktwertung: Hyperthyreosen in 90,7% über 15 Punkte; Euthyreosen in 94,6% unter 15 Punkte; unsichere Übergangszone 13–17 Punkte. (Der Aussage liegen Untersuchungen an 313 Patienten zugrunde.)

Therapie

Haben die Untersuchungen die Diagnose einer diffusen Hyperthyreose gesichert, stellt sich die Frage nach dem *therapeutischen Vorgehen*. Entsprechen die Befunde einer kompensierten Hyperthyreose (akzelerierter und nicht supprimierbarer thyreoidaler Jodstoffwechsel bei normalem T_4, mit leicht erhöhtem T_3 und negativem TRH-Test), ist eine schilddrüsenspezifische Therapie nicht erforderlich. Hier könnten β-Rezeptoren-Blocker eingesetzt werden. Bei thyreogenem Hypermetabolismus (dekompensierte Hyperthyreose) kommen als schilddrüsenwirksame Maßnahmen folgende Verfahren in Frage:

1. die medikamentöse antithyreoidale Therapie,
2. die Radiojodtherapie,
3. die subtotale Resektion der Schilddrüse.

Am häufigsten (50%) wird die Radiojodbehandlung angewandt, dann folgt die medikamentöse (35%), und zuletzt rangiert nach der Häufigkeit der Anwendung die chirurgische Therapie (15%). Jedes dieser Verfahren hat seine Indikation und Kontraindikation, seine Vor- und Nachteile (Tab. 4.7).

Die *medikamentöse Therapie* der Hyperthyreose erfolgt mit antithyreoidalen Substanzen, die über eine Jodkompetition die thyreoidale Jodaufnahme hemmen (Perchlorat) oder an der Hormonsynthese beteiligte Enzyme blockieren (Derivate des Thioharnstoffs vom Typ des Uracils oder des Mercaptoimidazols).

Die Wahl des Thyreostatikums ist prinzipiell gleichgültig. In äquivalenter Dosierung sind sie in

Tabelle 4.7 *Vor-* und *Nachteile* der Behandlungsverfahren bei Hyperthyreose

Behandlungsart	Therapiedauer	Wirkungseintritt	Komplikationen, Nebenwirkungen	Rezidivquote	Späthypothyreose
Operation	10–14 Tage stationär	sofort	Letalität 0,3% Rekurrensläsion 2,6% Tetanie 1,8%	4–10%	25–40%
Thyreostatika	1–3 Jahre ambulant	1–4 Wochen	toxische, allergische 4%	30–50%	0
Einzeitig ^{131}J	8–10 Tage stationär	6–8 Wochen	ohne Belang	0,6–12%	30–70%
Fraktioniert	stationär	Monate	ohne Belang	3,3%	2–3%

ihrer thyreostatischen Wirksamkeit gleichwertig. In Abhängigkeit vom Hormonvorrat der Schilddrüse und der Höhe der Initialdosis wird die Euthyreose nach Tagen oder Wochen erreicht. Unter einer üblichen und äquipotenten Initialdosis von 2000 mg Kaliumperchlorat (KClO$_4$, Irenat) oder 600 mg Propylthiouracil (PTU, Propycil) oder 40 mg 1-Methyl-2-mercaptoimidazol (MMI, Favistan) oder Carbimazol ist das Gesamt-T$_4$ nach durchschnittlich 6–9 Tagen auf die Hälfte seines Ausgangswertes abgefallen. Anhaltspunkt für die Menge des Hormonvorrates ist die Größe des PB^{131}I (nach 48 Stunden). Je höher der Ausgangswert, um so geringer ist das Hormonreservoir, und um so rascher erfolgt der Eintritt des thyreostatischen Effektes.

Hinsichtlich der Technik der *Thyreostatikatherapie* sind zwei Typen zu unterscheiden: die Dauerbehandlung mit dem Thyreostatikum allein und die Behandlungsform als Kombination des Thyreostatikums mit Schilddrüsenhormon. Die letztgenannte Therapieform wird damit begründet, daß durch die gleichzeitige Gabe des Schilddrüsenhormons eine thyreostatikuminduzierte Hypothyreose, die u. U. mit einer Vergrößerung der Struma verbunden sein könnte, verhindert würde. Dieses Argument kann jedoch unter Berücksichtigung eindeutiger Ergebnisse über das Verhalten des TRH-Testes, d. h. der Mobilisierbarkeit von TSH aus der Adenohypophyse, bei Patienten mit diffuser Hyperthyreose nur für relativ späte Phasen der medikamentösen Hyperthyreosetherapie gelten. Eine Kombinationstherapie Thyreostatikum + Schilddrüsenhormon ist daher während der ersten 6–8 Wochen einer thyreostatischen Therapie unangebracht. Andererseits kann eine solche Kombination in späteren Phasen des Therapieverlaufes unter Berücksichtigung der Notwendigkeit einer mehrjährigen Therapiedauer das o. g. Hypothyreoserisiko herabsetzen. Entscheidend ist aber nicht so sehr der Typ der zu wählenden Dauertherapie als die seitens des Patienten vorauszusetzende und festgestellte Bereitschaft zur Kooperation und Zuverlässigkeit wegen der notwendigen Kontrolluntersuchungen und der exakten regelmäßigen Dosierung.

Die Höhe der Initialdosis (MMI: 40–60 mg; Carbimazol: 40 mg; PTU: 400–600 mg; KClO$_4$: 1000–2000 mg, jeweils täglich) richtet sich nur bedingt nach der Schwere der Hyperthyreose. Eine raschere Normalisierung der Stoffwechselsituation ist durch eine Erhöhung der Thyreostatikumdosierung nicht möglich, da die Normalisierungsgeschwindigkeit nicht nur von der Konzentration der zirkulierenden Hormonmenge, sondern auch vom Hormongehalt der Schilddrüse und der Sekretionsmenge abhängt. Bei sehr schwerem Verlauf der Hyperthyreose, d. h. bei erheblichem peripherem Hormonexzeß, muß die Initialtherapie stationär durchgeführt werden, wobei es sich bewährt hat, ähnlich wie bei der thyreotoxischen Krise, während der ersten Tage parenteral mit MMI in Kombination mit Jodid zu behandeln. Bei der Standardtherapie wird die oral gegebene Initialdosis etwa 2–3 Wochen nach Therapiebeginn und nachgewiesenem Absinken des Thyroxinspiegels (bei der T$_3$-Hyperthyreose des Trijodthyroninspiegels) schrittweise bis auf etwa ⅔ der Ausgangsdosis reduziert. Primäre Therapieversager der thyreostatischen Therapie gibt es nicht; Pseudoversager beruhen im allgemeinen auf dem Vorliegen großer Hormondepots in der Schilddrüse bei jodkontaminierten Hyperthyreosepatienten. Bei diesen kann es monatelang dauern, bis ein Therapieeffekt nachweisbar wird; u. U. muß hier relativ früh die Indikation zur Operation gestellt werden. In der Phase der Initialbehandlung kann eine Begleitmedikation mit Sedativa und Präparaten vom Typ der β-Rezeptorenblocker die den Patienten quälende nervöse und kardiale Symptomatik mildern.

Für die *Dauertherapie* kann man das Thyreostatikum auf eine minimale Erhaltungsdosis reduzieren (PTU: 50–100 mg; MMI und Carbimazol: 5–10 mg; KClO$_4$: 200 mg). Kontrolluntersuchungen sind in 4wöchentlichen Abständen erforderlich. Dabei ist auf mögliche Exazerbationen, auf ein Abgleiten in die Hypothyreose und auf Nebenwirkungen des Thyreostatikums zu achten. Zur Überwachung der Stoffwechselsituation ist die T$_4$-Bestimmung besonders geeignet.

Die *Nebenwirkungen* sind toxisch-allergischer Natur und betreffen die genannten Thyreostatika mit der gleichen Häufigkeit von etwa 4%. Sie manifestieren sich an der Haut, am lymphatischen Apparat, am Verdauungstrakt, an den Gelenken, am Nervensystem und am Knochenmark. Am schwersten wiegen Granulozytopenien (0,5%) und Agranulozytosen. Die Leukozytenkontrolle gehört daher zum Programm einer Kontrolluntersuchung. Die *Dauer der Therapie* läßt sich nicht voraussagen. Sie ist abhängig vom natürlichen Verlauf der Hyperthyreose, ihrem phasenhaften Charakter und ihrer Tendenz zur Selbstbegrenzung (25 bis 40%). Nach neueren Untersuchungen sind Hyperthyreosen mit hochtitrigen Schilddrüsenantikörpern therapeutisch schlechter zu beeinflussen, haben eine Neigung zu Rezidiven und hypothyreoten Endzuständen. Erweist sich nach einem Auslaßversuch (bei leichten Verlaufsformen frühestens nach 6 Monaten) die Euthyreose stabil, so ist anzunehmen, daß die Hyperthyreose zur Ruhe gekommen ist. Das Verschwinden zuvor (methodisch aufwendig) nachgewiesener schilddrüsenstimulierender Immunglobuline (TSI) kann als Prognostikum dienen. Das Positivwerden des TRH-Testes ist aus pathophysiologischen Erwägungen als Kriterium für die »Ausheilung« einer Hyperthyreose ungeeignet. Anders verhält es sich mit einem positiven Suppressionstest im Radiojodtest.

Ist die Gewähr einer zuverlässigen Kooperation seitens des Patienten als die notwendige Voraussetzung einer medikamentösen antithyreoidalen Therapie nicht gegeben oder verbieten äußere Umstände eine derart langfristige Behandlung, müssen andere Verfahren gewählt werden.

Angesichts der Problematik in der praktischen Durchführung einer medikamentösen thyreostatischen Therapie ist es verständlich, daß die *Radiojodbehandlung* eine zunehmend breitere Anwendung findet. Nachdem die jetzt 30jährige Erfahrung keinen Hinweis auf kanzerogene Spätwirkungen ergeben hat und das genetische Strahlenrisiko vernachlässigt werden kann, gilt die Radiojodtherapie ab dem 35. Lebensjahr nach der derzeitigen Auffassung als Therapie der Wahl. Vor dem 25. Lebensjahr ist sie kontraindiziert, zwischen dem 25. und 35. Lebensjahr in Ausnahmefällen möglich. Sie ist die schonendste und bei sachkundiger Anwendung erfolgreichste Behandlung der diffusen Hyperthyreose. Die in einzelnen Statistiken hohe posttherapeutische Hypothyreoseinzidenz von 20–40% läßt sich durch eine fraktionierte Therapie auf 2–3% reduzieren. Die Höhe der Radiojoddosierung (4000–10 000 rad $\triangleq$ 40–100 Gy) bei der Erstapplikation richtet sich nach Krankheitsverlauf, Schweregrad der Hyperthyreose, dem Ausmaß einer begleitenden Ophthalmopathie (niedrigere Dosis!), dem szintigraphischen Befund, dem Ergebnis der Radiojodkinetik (maximale Radiojodspeicherung, effektive Halbwertszeit) sowie nach Größe und Beschaffenheit der Schilddrüse. Der Wirkungseintritt der ersten oder nachfolgenden Radiojodbehandlung kann im Bedarfsfalle durch eine antithyreoidale Medikation in Kombination mit Schilddrüsenhormon überbrückt werden. Bei einer gleichzeitigen endokrinen Ophthalmopathie *sollen*, bestehen keine Augenkomplikationen, können nach der Radiojodapplikation für 4 Wochen Corticosteroide gegeben werden.

Die Indikation zur *operativen Behandlung* einer diffusen Hyperthyreose wird gestellt bei großen Strumen mit örtlichen Komplikationen, oder wenn eine antithyreoidale Therapie nicht möglich ist und das Lebensalter eine Radiojodbehandlung verbietet. Als Kontraindikation gilt eine schwere und progrediente Ophthalmopathie.

Die subtotale Resektion einer hyperthyreoten Struma zeigt den raschesten Behandlungserfolg, ist jedoch mit intra- und postoperativen Komplikationen belastet (Mortalität 0,3%, parathyreoprive Tetanie 1,8%, Rekurrensläsion 2,6%, Rezidive 4–10%, postoperative Hypothyreose 25–40%). Das früher hohe Risiko einer postoperativen hyperthyreoten Krise (s. unten) ist durch die präoperative antithyreoidale Vorbehandlung gebannt. Diese erfolgt nach der üblichen Art in Kombination mit Schilddrüsenhormon bis zum Operationstermin. Postoperativ wird das Thyreostatikum noch etwa 2 Wochen weiter verabfolgt und dann, zusammen mit dem Schilddrüsenhormon, abgesetzt. Nach einem anderen Behandlungsmodus wird zusätzlich zur antithyreoidalen Prämedikation 10 Tage vor dem Operationstermin mit einer Jodbehandlung (20 Tropfen Lugolscher Lösung pro Tag) begonnen, die nach der Strumektomie unter Dosisreduktion noch einige Tage fortgesetzt wird.

Endokrine Ophthalmopathie (Orbitopathie)

Sie ist gekennzeichnet durch Exophthalmus, periokuläres Ödem und Augenmuskelparesen. Von Augenärzten wird mit Recht die Bezeichnung *endokrine Orbitopathie* vertreten, weil die Erkrankung orbitale Strukturen, nicht aber das Auge selbst befällt. Sie tritt meist beidseitig, aber auch einseitig (10–16%) auf. Frauen sind entsprechend ihrer größeren Erkrankungshäufigkeit an Hyperthyreose zahlenmäßig stärker betroffen. Bei Männern besteht in 50% der Fälle kein objektivierbarer thyreogener Hypermetabolismus.

Die *Ätiologie* ist unbekannt, die *Pathogenese* mit der der diffusen Hyperthyreose eng verknüpft und wie diese problematisch. Die endokrine Natur der ophthalmopathischen Symptomatik und ihre Beziehung zur diffusen Hyperthyreose werden dadurch belegt, daß man bei ihr fast ausnahmslos einen akzelerierten und nicht supprimierbaren thyreoidalen Jodumsatz findet; darüber hinaus sehr häufig einen negativen TRH-Test und nahezu regelmäßig mehr oder minder stark erhöhte Trijodthyroninkonzentrationen im Serum.

Erkenntnisse auf dem Gebiet der Immunologie und ihre Bereicherung für das Verständnis von Schilddrüsenkrankheiten als Immunthyreopathien lassen auch für die endokrine Opthalmopathie eine immunogene Deutung zu. Sie rückt die Schilddrüse auch für die kausale Pathogenese der Ophthalmopathie mehr oder minder in den Mittelpunkt der Betrachtung.

Die Beteiligung der extraokularen Muskulatur der Orbita wird als Immunkomplex-Myositis interpretiert, die morphologische „Aktivierung" des retroorbitalen Gewebes, in welchem TSH-Rezeptoren nachgewiesen wurden, als Ausdruck der Wirksamkeit spezifischer Immunglobuline angesehen; ob darüber hinaus ein EPF (Exophthalmus produzierender Faktor) eine Rolle spielt, ist noch nicht entschieden; einige Befunde deuten darauf hin, daß ein Fragment des TSH mit dem EPF identisch sein kann.

Pathophysiologisch steht bei der endokrinen Ophthalmopathie das Auftreten hydrophiler saurer *Mucopolysaccharide* im Vordergrund, die Produkte einer induzierten lokalen Mastzellentätigkeit sein sollen. Sie sind für die *klinische Symptomatologie* verantwortlich und bewirken über ein muzinöses Ödem des orbitalen Bindegewebes die Protrusio bulbi, über gleichartige Veränderungen in den Augenmuskeln, die darüber hinaus myositische Infiltrationen aufweisen, die Ophtalmoplegie, ferner eine Schwellung der Trändendrüse und der Lider. Diskrete Frühsymptome sind Lidretraktion und Konvergenzschwäche. Weitere Augenphänomene, wie Glanzaugen, weite Lidspalten, seltener Lidschlag und Zurückbleiben des Oberlides bei Blickrichtung nach unten, gelten als sympathikotone Begleitphänomene oder sind bereits in der beschriebenen Symptomatik der endokrinen Ophthalmopathie mitenthalten. *Komplikationen* betreffen das Auge in Form von Hornhautulzera, Chemosis und Konjunktivitis. Alle Symptome können einseitig oder doppelseitig in gleichförmiger oder unterschiedlicher Ausprägung auftreten. Bei Progredienz (sogenannter maligner Exophthalmus) droht Verlust des Sehvermögens. Die Erkrankung beginnt typischerweise plötzlich. Die Betroffenen klagen über Stirnkopfschmerzen, Brennen in den Augen, Lichtempfindlichkeit, Augentränen, Verwaschen- und Doppelsehen. Die folgende, der Klassifikation von WERNER (1969) konform gehende Stufung der Schweregrade einer Ophthalmopathie, die von der Sektion Schilddrüse der Deutschen Gesellschaft für Endokrinologie formuliert wurde, erleichtert die klinische Tätigkeit und den wissenschaftlichen Erfahrungsaustausch:

I. Oberlidretraktion (Dalrymplesches Phänomen), Konvergenzschwäche,
II. mit Bindegewebsbeteiligung (Lidschwellungen, Chemosis, Tränenträufeln, Photophobie,
III. mit Protrusio bulbi sive bulborum (pathologische Hertel-Werte, mit und ohne Lidschwellungen),
IV. mit Augenmuskelparesen (Unscharf- oder Doppeltsehen),
V. mit Hornhautaffektionen (meistens Lagophthalmus mit Trübungen, Ulzerationen),
VI. mit Sehausfällen bis Sehverlust (Beteiligung des N. opticus).

Die *Diagnose* stützt sich auf die typischen Befunde: erhöhter T_3-Spiegel bei negativen TRH- und Suppressionstests. Sie beweisen die „*endokrine*" Natur der opthalmopathischen Symptome, bei denen differentialdiagnostisch stets auch andere Ursachen, insbesondere bei einseitigem Befall, erwogen werden müssen. In der Reihenfolge des diagnostischen Vorgehens muß berücksichtigt werden, daß eine vorherige Hirnarteriographie zum Ausschluß eines raumfordernden intrakraniellen Prozesses als Ursache eines Exophthalmus eine Schilddrüsenfunktionsdiagnostik mit Radiojod stört. Man sollte daher diese Untersuchung stets an den Anfang stellen.

Therapeutisch ergeben sich unterschiedliche Konsequenzen, wobei die Maßnahmen im einzelnen von den jeweiligen pathogenetischen Vorstellungen mitbestimmt werden. Sie sollten stets in Zusammenarbeit mit dem Augenarzt erfolgen. Bei erwiesenem thyreogenem Hypermetabolismus (klinische Hyperthyreose) wird dieser nach den üblichen Richtlinien behandelt, wobei die Normalisierung des Stoffwechsels protrahiert erreicht werden soll (niedrigere Initialdosis bei antithyreoidaler Medikation, fraktionierte ^{131}J-Applikation bei radiologischer Behandlung, Vermeidung einer operativen Therapie). Bei normaler Stoffwechsellage und fehlender Progredienz sieht man am besten von jeder medikamentösen Behandlung ab. Die Therapie mit D-Thyroxin hat sich nicht bewährt. Bei der Anwendung muß vielmehr berücksichtigt werden, daß bei höherer Dosierung (über 4 mg/Tag) die thyreomimetische Wirkung der Verbindung zur Geltung kommt und bei älteren koronargeschädigten Patienten das Risiko kardialer Komplikationen birgt; ferner, daß bei der Dejodierung relativ große Jodidmengen frei werden und dadurch eine bis dahin kompensierte Hyperthyreose exazerbieren kann (Jod-Basedow; s. unten).

Eine Möglichkeit der medikamentösen Therapie besteht in der Gabe von *Corticosteroiden,* deren Nutzen man in der Hemmung proliferativer Vorgänge im orbitalen Bindegewebe, in einer Beseitigung des lokalen Ödems und in einer günstigen Beeinflussung eventuell beteiligter Immunprozesse sieht. Die Modalitäten ihrer Anwendung werden unterschiedlich gehandhabt: in schweren Fällen mit drohendem Visusverlust hoch dosiert (120 mg Prednison) für 8 Tage, bei weniger unmittelbar bedrohlicher Situation niedriger dosiert (40–60 mg Prednison) für 4 Monate oder als intermittierende Stoßtherapie (30–40 mg Prednison als Initialdosis für 1 Woche, dann Dosisreduktion um 5 mg/Woche) für die Dauer von 6 Wochen und Wiederholung nach 12wöchiger Pause.

Die Vorstellung von der immunogenen Pathogenese der Ophthalmopathie hat konsequenterweise zum Versuch einer *immunsuppressiven Behandlung* (Leukeran, Azathioprin) geführt. Sicher reproduzierbare Erfolge wurden jedoch nicht erzielt, ebensowenig wie durch radikale Thyreoidektomie, von der man eine Wirkung über den Autoantigen-

entzug (Entfernung aller Schilddrüsenzellen) erwartete.
Als *lokale Maßnahmen* werden guanethidin- oder steroidhaltige Augentropfen angewandt und getönte Brillen verordnet. War die medikamentöse Therapie erfolglos, werden bei Progredienz Röntgenbestrahlungen des Retrobulbärraumes und als Ultima ratio die operative Dekompression der Orbita durchgeführt. Insgesamt sind die therapeutischen Möglichkeiten so begrenzt, wie unsere Kenntnis der pathogenetischen Hintergründe der endokrinen Ophthalmopathie bruchstückhaft und unbefriedigend ist.

Lokales oder prätibiales Myxödem

Es wird selten (4%) bei Hyperthyreose beobachtet und ist gewöhnlich mit einer endokrinen Ophthalmopathie vergesellschaftet. Es besteht in einer flächenhaften, teigigen Schwellung im Bereich der Streckseiten beider symmetrisch befallenen Unterschenkel. Beim Eindrücken bleibt keine Delle zurück. Die Haut ist im Bereich der Schwellung blaurot verfärbt und grobporig verändert, nicht entzündlich überwärmt, weder schmerzhaft noch druckdolent.
Pathogenetisch wird das lokale Myxödem auf die Wirkung von Immunglobulinen bezogen. Die geweblichen Veränderungen entsprechen denen der endokrinen Ophthalmopathie. Therapeutisch wird es von den gleichen Maßnahmen, die bei endokriner Ophthalmopathie angewandt werden, mit beeinflußt. Dem lokalen Myxödem nahestehend ist die sehr selten mit ihm gemeinsam vorkommende *Akropachie*, bei der die Fingerendphalangen kolbig aufgetrieben sind.

Besondere Verlaufsformen und atypische Hyperthyreosen

Im *Kindesalter* ist die Hyperthyreose selten (1 bis 2,5% aller Hyperthyreosen). Das Geschlechtsverhältnis zeigt wie bei Erwachsenen eine Bevorzugung des weiblichen Geschlechtes. Transitorische Hyperthyreosen bei *Neugeborenen* hyperthyreoter Mütter werden auf die plazentargängigen spezifisch-schilddrüsenstimulierenden Immunglobuline bezogen. Etwa 70% der kindlichen Hyperthyreosen manifestieren sich kurz vor Eintritt der Pubertät. Ophthalmopathische Augensymptome sind seltener und weniger ausgeprägt, die Schilddrüse meist (80%) nur mäßig diffus vergrößert. In der *Symptomatik* dominieren nervöse Erscheinungen. *Diagnostisch* ist man auf Hormonanalysen (Bestimmung von T_3 und T_4 im Serum) angewiesen. Auf den Radiojodtest verzichtet man zur Vermeidung einer Strahlenbelastung. Die Therapie muß dem phasenhaften Verlauf gerade der kindlichen Hyperthyreose Rechnung tragen und sich auf eine medikamentöse Überbrückung und gegebenenfalls Resektion beschränken. Radiologische Behandlungsmaßnahmen sind kontraindiziert.
In der *Schwangerschaft* wird eine Hyperthyreose nur selten und zumeist in milder Verlaufsform beobachtet. Sollten differente therapeutische Maßnahmen notwendig sein, kann man bereits im ersten Trimenon antithyreoidal (bevorzugt wird Propylthiouracil, PTU), und zwar unter Toleranz einer leicht hyperthyreoten Stoffwechsellage, behandeln. Teratogenetische Folgen einer medikamentösen antithyreoidalen Therapie sind bislang nicht bekannt. Abweichend vom generellen Behandlungsschema einer Hyperthyreose werden in der Schwangerschaft zusätzlich keine Schilddrüsenhormone gegeben, weil diese im Gegensatz zu den Thyreostatika die Plazenta kaum passieren. Kriterien für die im Hinblick auf den Feten notwendige antithyreoidale Minimaldosierung wären unter einer Kombinationstherapie nicht mehr gegeben. Postpartal braucht nicht abgestillt zu werden, wenn man Propylthiouracil, das nur in geringer Konzentration in der Muttermilch erscheint, zur Behandlung der maternalen Hyperthyreose in der geforderten Minimaldosierung benutzt. Als günstigster Termin für eine nicht vermeidbare Strumaresektion wird das 2. Schwangerschaftstrimenon betrachtet.
Atypische oder *maskierte Verlaufsformen* kommen im Alter vor und bleiben häufig unerkannt. Sie können mit einer kardialen Monosymptomatik (Flimmerarrhythmie), als sprueartiges enterales Krankheitsbild sowie unter der Maske myopathischer oder psychotischer Zustände auftreten. Das Entscheidende ist hier, die Hyperthyreose in der Differentialdiagnose nicht zu vergessen.

Lokalisierte Hyperthyreose (autonomes Adenom, autonomer Knoten, autonomes hyperaktives Adenom, toxisches Adenom der Schilddrüse)

Definition

Hierbei handelt es sich um einen umschriebenen Bezirk der Schilddrüse, der unabhängig von den regulierenden Impulsen übergeordneter Zentren *autonom* Schilddrüsenhormon produziert, der klinisch meist als *palpabler Knoten* imponiert, morphologisch einem *Adenom* entspricht, gewöhnlich solitär, aber auch multipel vorkommt. *Ätiologie* und *Pathogenese* sind unbekannt. Für Regionen mit Jodmangel wird die Entstehung einer Autonomie als das Ergebnis einer Fehladaptation aufgefaßt.

Pathophysiologie

In Abhängigkeit vom Ausmaß der Hormonproduktion ist der periphere Stoffwechsel normal oder gesteigert. Nur für den letzteren Fall des thyreogenen Hypermetabolismus ist die Bezeichnung des sogenannten toxischen Adenoms zutreffend. In der hier zugrundegelegten Systematik der Hyperthyreoseformen wird die Situation des peripheren

Stoffwechsels durch kompensiert oder dekompensiert gekennzeichnet.

Unmißverständlicher ist die Bezeichnung *autonomes Adenom ohne oder mit thyreogenem Hypermetabolismus*. Dies vor allem, weil die Begriffe kompensiertes oder dekompensiertes Adenom nuklearmedizinisch verwandt werden und einen szintigraphischen Befund beschreiben, der nicht immer mit der peripheren Stoffwechselsituation korreliert. Kompensiert bedeutet hier, daß das extranodale normale Schilddrüsengewebe über den Regelkreis in seiner Funktion kompensatorisch gedrosselt wird. Im Szintigramm der Schilddrüse findet sich das Aktivitätsmaximum im Bereich des Adenoms, während sich die Bezirke außerhalb des Adenoms schwächer darstellen. Die Grenze der kompensatorischen Anpassung ist erreicht, und es beginnt die Dekompensation, wenn das extranodale normale Schilddrüsengewebe völlig ruhiggestellt wird und atrophiert und im Szintigramm nur das Adenom sichtbar ist. Ein peripherer Hypermetabolismus, also eine Dekompensation im metabolischen Sinne, braucht aber zu diesem Zeitpunkt nicht oder noch nicht zu bestehen.

Klinik

Autonome Adenome der Schilddrüse kommen in jedem Lebensalter vor, auch in der Kindheit. Später als autonom erkannte palpable Knoten ließen sich in katamnestischen Studien in 10% bis ins Kindesalter, in über 50% bis vor das 40. Lebensjahr zurückverfolgen. Die Diagnose wird meist zwischen dem 50. und 70. Lebensjahr gestellt, weil die klinische Manifestation adenombedingter Hyperthyreosen am häufigsten in diesen Lebensdekaden eintritt. Das Adenom hat eine oft jahrelange asymptomatische „Laufzeit", bis das Ausmaß der Hormonproduktion den Schwellenwert der klinischen Manifestation erreicht oder altersbedingte Organläsionen die Hormonempfindlichkeit steigern. Frauen sind wie bei anderen Thyreopathien häufiger betroffen (Sexualquotient je nach Statistik 5 : 1 bis 17 : 1). Die *Häufigkeit* autonomer Adenome in Relation zu allen Hyperthyreosen wird mit 20 bis 30% beziffert, mit 5–8%, wenn man nur Adenome mit thyreogenem Hypermetabolismus in Betracht zieht.

Die *klinische Symptomatologie* des autonomen Adenoms hat ein schmäleres Spektrum als die der diffusen Hyperthyreose. Ophthalmopathische Befunde kommen nie vor. Beim szintigraphisch kompensierten Adenom ist die Symptomatik verständlicherweise geringer ausgeprägt als beim szintigraphisch dekompensierten. Führende Symptome sind gesteigerte Erregbarkeit, Herzklopfen, Fingertremor, Wärmeintoleranz und Gewichtsverlust. Vereinzelt werden schwerste thyreotoxische Verlaufsformen gesehen. Nicht selten wird aber nur ein einziges klinisches hyperthyreosesuspektes Symptom beobachtet. Hier kann der Tastbefund eines Knotens in der Schilddrüse als Leitsymptom Anlaß zur weiterführenden Diagnostik sein.

Die *Diagnose* des autonomen Adenoms der Schilddrüse ist nuklearmedizinisch mit Hilfe der *Szintigraphie* zu stellen. Hier zeigt sich das Aktivitätsmaximum im Bereich des palpablen Knotens. Wird das diagnostisch zugeführte Isotop auch in den extranodalen Bezirken der Schilddrüse angereichert, muß die Autonomie des Knotens durch den Suppressionsversuch nachgewiesen werden. Nach 10- oder 5tägiger Vorbehandlung mit täglich 0,06 mg bzw. 0,1 mg Trijodthyronin zeigt das Szintigramm nur noch den nicht über die „TSH-Bremse" supprimierbaren autonomen Bezirk. Die quantitative Szintigraphie ergibt hier eine zuverlässige Analyse autonomer und nichtautonomer Bezirke. Die Kombination der quantitativen Szintigraphie mit sonographischen Methoden (Impulsraten/Dicke-Quotient) gestattet bereits bei der Erstuntersuchung eine hohe diagnostische Sicherheit bei der Annahme eines kompensierten autonomen Adenoms. Ergibt sich bei der Erstszintigraphie eine Aktivitätsanreicherung nur im Bereich des tastbaren Knotens, kann vermutet werden, daß die extranodalen, nichtautonomen Anteile der Schilddrüse über den Regelkreis inaktiviert wurden, daß also szintigraphisch die Situation des dekompensierten Adenoms vorliegt. Der *Beweis* ist in erster Linie durch ein übersteuertes Szintigramm und einen negativen TRH-Test zu erbringen. Mit Hilfe der Fluoreszenzszintigraphie kann bei sehr geringer Strahlenbelastung die Diagnose gestellt werden. Das früher übliche Stimulationsszintigramm nach Vorbehandlung mit TSH gilt wegen der Gefahr einer metabolischen Exazerbation heute als obsolet. Allenfalls kann man nach antithyreoidaler Vorbehandlung den Effekt einer endogenen TSH-Stimulation auf das ruhiggestellte paranoduläre (nicht autonome) Schilddrüsengewebe und dessen wiedererwachte Aktivitätsbelebung im Szintigramm ausnutzen. Ist nach diesen Untersuchungen die Diagnose eines autonomen Adenoms, also einer lokalisierten Hyperthyreose im pathophysiologischen Sinne gesichert, ist zu prüfen, ob ein thyreogener Hypermetabolismus vorliegt oder nicht. Hierüber geben die Laboratoriumsbefunde mit der gleichen Wertigkeit wie bei diffuser Hyperthyreose Auskunft, wobei das T_3/T_4-Verhältnis oft weit zugunsten von T_3 verschoben ist.

Therapie

Das *therapeutische Procedere* ergibt sich aus den Resultaten der Diagnostik. Autonome Adenome mit thyreogenem Hypermetabolismus *müssen*, autonome Adenome bei normaler Stoffwechselsituation *können* behandelt werden. Therapeutisch steht die *operative Entfernung* des Adenoms oder seine *Zerstörung durch Radiojod* zur Wahl. Beide Verfahren stellen hier – anders als bei diffuser Hyperthyreose – eine kausale Therapie dar.

Die *Operation* ist vor dem 35. Lebensjahr die Methode der Wahl. Sie wird nach thyreostatischer oder besser noch β-blockierender Vorbehandlung im Zustand der Euthyreose durchgeführt. Sie beschränkt sich im allgemeinen bei gut abgrenzbarem Adenom auf die Enukleation. Bei erkennbarem multinodulären Befall ist die Hemithyreoidektomie notwendig.

Die *Strahlentherapie* des autonomen Adenoms verlangt eine höhere Dosis als die der diffusen Hyperthyreose (20 000–30 000 rad ≙ 200–300 Gy). Der szintigraphische Befund der ruhiggestellten gesunden Schilddrüse soll eine Gewähr dafür sein, daß sich die Strahlenwirkung der therapeutischen ^{131}J-Dosis selektiv im autonomen Bezirk entfaltet, die gesunde Schilddrüse verschont wird und posttherapeutische Hypothyreosen nicht zu befürchten sind. Diese Ansicht ist jedoch nicht unangefochten. Ist die zur Radiojodbehandlung notwendige Voraussetzung einer Inaktivierung der gesunden Schilddrüse nach dem szintigraphischen Befund nicht gegeben, muß man sie vorbereitend durch Suppressionsdosen von Schilddrüsenhormon erzeugen.

Für die therapeutische Einstellung gegenüber dem autonomen Adenom ohne thyreogenen Hypermetabolismus sind folgende Überlegungen entscheidend: Die Befürworter einer *grundsätzlichen* Behandlung gehen von der Voraussetzung aus, daß die Entwicklung zu einem den peripheren Stoffwechsel steigernden Adenom nur eine Frage der Zeit sei. Derartige Verlaufsbeobachtungen liegen vor, jedoch ist eine solche Entwicklung keineswegs obligat. Demgegenüber können auch regressive Veränderungen des Adenoms den Prozeß limitieren und eine Selbstheilung herbeiführen. Die maligne Entartung eines autonomen Adenoms gilt als extreme Seltenheit und hat für die therapeutische Alternative kein Gewicht.

Problematischer ist die Situation, wenn hyperthyreoseverdächtige Befunde, etwa eine kardiale Monosymptomatik in Form einer Flimmerarrhythmie, bestehen, szintigraphisch ein autonomes Adenom der Schilddrüse nachgewiesen wird, die Laboratoriumsresultate (T_4; ETR) aber keinen thyreogenen Hypermetabolismus aufdecken. In diesen Fällen ist – wie eigentlich immer bei Hyperthyreoseverdacht – zumindest eine T_3-Bestimmung im Serum, besser noch ergänzt durch den TRH-Test, zu fordern; beim autonomen Adenom ist die T_3-Hyperthyreose wesentlich häufiger als bei der diffusen dekompensierten Hyperthyreose. Asymptomatische autonome Adenome der Schilddrüse sollen, auch wenn sie nicht behandelt werden, kontrolliert werden.

Sogenannter Jod-Basedow; Jodexzeß

Die Bezeichnung stammt von KOCHER (1910), der damit die Exazerbation einer unter der Behandlung mit anorganischem Jod zunächst beruhigten Hyperthyreose beschrieb. Heute wird darunter jede durch jodhaltige Substanzen ausgelöste Hyperthyreose verstanden. Betrifft der Vorgang eine bis dahin blande Struma, spricht man von Hyperaktivierung oder Basedowifizierung.

Der *pathogenetische Mechanismus* ist nicht bekannt. Wirksam ist nur anorganisches Jod, wenn es in einer Tagesmenge von mehr als 0,5 mg zugeführt oder als Jodid aus organischen Jodverbindungen durch Dejodierung frei wird. Wird hierdurch der Blutjodidspiegel, der normalerweise weniger als 1 µg/dl (80 nmol/l) beträgt, erhöht, nimmt die Schilddrüse zunächst vermehrt Jod auf, um oberhalb eines Blutjodidwertes von 25 µg/dl (2 µmol/l) die Jodaufnahme einzustellen. Auch die Hormonsynthese kann gedrosselt werden, und es können eine sogenannte Jodidstruma und eine Hypothyreose entstehen. Warum es in einzelnen seltenen Fällen (etwa 1% aller Hyperthyreosen) durch exogen erhöhte Blutjodidwerte zur Hyperthyreose kommt, ist unklar. Es gibt Hinweise darauf, daß es sich hierbei um *Exazerbationen* bis dahin *asymptomatischer* oder metabolisch *kompensierter Hyperthyreosen* handelt. Solche Möglichkeiten sind denkbar für im Radiojodzweiphasentest nicht supprimierbare nodöse Strumen unter einer Behandlung mit Glandulae thyreoideae siccatae, welche Jodid und rasch dejodierbare inaktive Hormonmetaboliten enthalten; ferner für die euthyreote endokrine Ophthalmopathie unter der nichtindizierten Therapie mit D-Thyroxin, welches der Dejodierung rascher als das genuine Hormon anheimfällt und bei der üblicherweise hohen Dosierung beachtliche Mengen Jodid liefert.

Von besonderem Interesse im Hinblick auf einen *iatrogenen Jod-Basedow* sind die jodhaltigen Röntgenkontrastmittel. Hier sind es weniger die nierengängigen Kontrastmittel als die oralen Gallekontrastmittel. Sie erhöhen das Hyperthyreoserisiko eindeutig und können thyreotoxische Krisen auslösen. Von aktuellem Interesse ist in diesem Zusammenhang das jodhaltige Antiarrhythmikum Amiodaron, das wegen seiner Eingriffe in den Schilddrüsenhormonstoffwechsel zusätzlich diagnostische Probleme aufwirft.

Wenn man den Jod-Basedow als exazerbierte Hyperthyreose auffaßt, ist es verständlich, daß er sich nicht von genuinen Hyperthyreoseformen unterscheidet. Dies trifft sowohl für die diffuse als auch für die lokalisierte Hyperthyreose zu.

Hyperthyreote Krise (thyreotoxische Krise, Coma basedowicum, Thyroid storm, Encephalopathia thyreotoxica)

Definition, Vorkommen und Häufigkeit

Es handelt sich um einen sehr ernsten, krisenhaft auftretenden Zustand, der den Verlauf einer Hyperthyreose mit letalem Ausgang beenden kann (Tab. 4.8). In der Zeit vor der antithyreoidalen Prämedikation war dies eine häufige (25%) Komplikation nach Resektion hyperthyreoter Schild-

Tabelle 4.8 Prophylaxe der jodinduzierten schweren Hyperthyreose und thyreotoxischen Krise (nach *Herrmann* 1981)

1. Keine Jodapplikation vor Hyperthyreose-Ausschluß bei
   a) Strumapatienten (besonders Knotenstruma)
   b) Patienten mit Schilddrüsenanamnese generell
2. Nach Jodapplikation:
   a) Denken an mögliche Hyperthyreoseentwicklung
   b) Kontrolle von Symptomatik, T_3 und T_4
3. Keine Jodapplikation während der Therapie der Hyperthyreose
4. Wenn Jodapplikation unumgänglich vor exakter Schilddrüsendiagnostik:
   prophylaktische Kombinationsbehandlung mit Perchlorat und Carbimazol bzw. Thiamazol
5. Bei jodinduzierter Hyperthyreose und Therapieresistenz:
   a) Carbimazol oder Thiamazol in hohen Dosen
   b) Lithiumacetat per os
   c) kein Therapieversuch mit zusätzlichem Jodid
6. Hinweis auf Jodgehalt pharmazeutischer Präparate und eventueller Gefahren an exponierter Stelle

drüsen. Die Thyreoidektomie war auch zugleich der häufigste (66%) erkennbare Anlaß zum Ausbruch der Krise. Die generelle thyreostatische Vorbehandlung hat diese gefürchtete postoperative Komplikation beseitigt. Abgesehen von der Resektion sind externe Manipulation (Palpation) an der hyperthyreoten Schilddrüse, anderwärtige operative Eingriffe, Belastungen jedweder Art bei Hyperthyreose und fehlindizierte Jodzufuhr als auslösende Ursachen bekannt. Auch eine lange Zeit nicht oder unzureichend behandelte Hyperthyreose kann in der hyperthyreoten Krise enden. Ihre Häufigkeit ist durch die Kenntnis der Zusammenhänge stark zurückgegangen (unter 1% aller Hyperthyreosen), ihr Verlauf hingegen auch heute noch bei optimaler Therapie in 30–50% letal.

Ätiologie und Pathogenese

Sie sind letztlich unbekannt. Theorien eines postoperativen Hormonmangels oder einer abrupten Jodverarmung gelten als widerlegt. Aber auch die naheliegende und mit der klinischen Symptomatologie zu vereinbarende Vorstellung von der Krise als einer plötzlichen Überflutung mit exzessiven Hormonmengen ist nicht bewiesen. Man findet die Hormonjodwerte im Blutserum zwar meist, jedoch nicht immer erhöht. Es werden daher auch extrathyreoidale Faktoren (Erschöpfung der Nebennieren, abnorme toxische Hormonmetaboliten u. a.) diskutiert.

Klinik

Die klinische Symptomatologie der hyperthyreoten Krise ist gekennzeichnet durch hochgradige psychomotorische Erregung, muskuläre Adynamie, Schweißausbrüche mit anschließender Exsikkose, Hyperthermie (39–40°C). Tachykardie (über 140/min) oder Tachyarrhythmie. Der Exzitationszustand, in dem der Kranke deliriert, wird von einem stuporösen Dämmerzustand und schließlich von einem tiefen Koma abgelöst. Unter Blutdruckabfall und Kollapserscheinungen erliegt der Kranke einem Kreislaufversagen. Begleitinfekte (Bronchopneumonie und Harnwegsinfekt) akzentuieren den Verlauf. Neben diesen typischen Zustandsbildern gibt es seltene, hiervon abweichende Verlaufsformen. So kann die einleitende Exzitation fehlen und gleich zu Beginn eine Somnolenz im Vordergrund stehen (apathische Form), die Symptomatologie der Bulbärparalyse das Bild beherrschen (enzephalomyopathische Form), oder es können auch gastrointestinale Erscheinungen dominieren.

Postoperativ tritt die Krise 24 Stunden nach der Thyreoidektomie in Erscheinung. Leitsymptome sind hier das hohe Fieber, die motorische Unruhe und die Tachykardie. Entwickelt sie sich aus einer schweren, nicht oder unzulänglich behandelten Hyperthyreose, kann sie sich durch eine auffallend rasche Abmagerung und durch Schlaflosigkeit ankündigen.

Bei bekannter Hyperthyreose ist die Situation der drohenden Krise aufgrund der genannten Symptome erkennbar; erhöhte Hormonwerte und extrem niedrige Serumcholesterinwerte können die Verdachtsdiagnose stützen.

Therapie

Die Therapie ist entsprechend der Polysymptomatik vielgleisig. Auch wenn der ätiologische Hinter-

Tabelle 4.9 Therapieplan bei thyreotoxischer Krise

I. *Spezifische Maßnahmen*
   A. *Thyreostatika*
      a) *Hormonsyntheseblockade:* intravenöse Dauerinfusion von Fastivan (160–240 mg/die)
      b) *Hormonausschüttungsblockade:* durch hohe Jodgaben (intravenöse Dauerinfusion von 1–3 Ampullen Endojodin/die)
   B. *Sympathikolytika*
      a) Reserpin (1 mg i.m.) bis 4 mg oder Guanethidin (bis 2 mg/kg)
      b) β-Rezeptoren-Blocker (z. B. Visken 0,1 mg/Std. i.v. oder Practolol oder Trasicor, oder Dociton)
   C. *Glucocorticoide:* Hydrocortison Hoechst bis 300 mg täglich i.v. oder 100 mg Prednisolon Hemisuccinat

II. *Additive Maßnahmen*
   1. Hohe Flüssigkeits- und Kalorienzufuhr (4–6 l 5% Lävulose i.v.)
   2. Sedierung (Barbiturate, Phenothiazine, Benzodiazepine, lytischer Cocktail)
   3. Breitbandantibiotika
   4. Digitalisierung
   5. Künstliche Hibernation (Temperaturzelt, Eisblasen)
   6. Intermittierende O_2-Beatmung

III. *Erweiterte Notfallmaßnahmen*
   a) Plasmapherese oder Austauschtransfusion
   b) Plasmapherese + Peritonealdialyse
   c) Hämoperfusion über Aktivkohle

grund noch verschwommen ist, steht die Schilddrüse im Mittelpunkt der therapeutischen Bemühungen. Sie zielen auf eine Drosselung der Synthese und Ausschüttung von Schilddrüsenhormon und auf eine direkte Verringerung der extrathyreoidalen Hormonmenge.

Zusätzliche therapeutische Maßnahmen bei jeder hyperthyreoten Krise richten sich auf die Beeinflussung der Hyperthermie mit den Möglichkeiten einer kontrollierten Unterkühlung, auf Prophylaxe oder Therapie entzündlicher Komplikationen durch ein Breitbandantibiotikum, auf die Dämpfung der zentralnervösen Erregung mit lytischen Cocktails und auf die Prävention oder Therapie kardiovaskulärer Entgleisungen (Digitalis, periphere Kreislaufmittel).

Die trotz aller therapeutischen Bemühungen auch heute noch hohe Letalität der hyperthyreoten Krise unterstreicht die Notwendigkeit und das Postulat, im Umgang mit der Hyperthyreose alle Maßnahmen zu vermeiden, die diese gefürchtete Komplikation herbeiführen können. In Tab. 4.9 ist der komplette Therapieplan zusammengestellt.

Thyreoiditiden

Definition und Einteilung

Unter dem Sammelbegriff der Thyreoiditiden sind uneinheitliche Krankheitszustände zusammengefaßt, die das morphologische Stigma entzündlicher Phänomene verbindet. In Ermangelung anderer Kriterien wurden ihre klinischen Äußerungen nach Akuität oder Chronizität zum Prinzip ihrer Einteilung. Die Erweiterung unseres Wissens über pathogenetische Zusammenhänge, vor allem immunogener Thyreopathien, macht schon jetzt eine neue Klassifizierung unter pathogenetischen Aspekten möglich. Da jedoch in dieser neuen Einteilung noch einige Positionen unsicher sind, wird im folgenden noch die herkömmliche zugrunde gelegt:
Akute Thyreoiditis.
Subakute Thyreoiditis granulomatosa (De Quervain).
Chronische Thyreoiditiden:
  Thyreoiditis lymphomatosa (Hashimoto),
  Thyreoiditis fibrosa (Riedel),
  Thyreoiditiden,
  im Rahmen von Allgemeinerkrankungen und chronischen Infektionskrankheiten,
  durch Parasiten und physikalische Noxen.
Dabei kann die Schilddrüse insgesamt (diffus) oder partiell (fokal) betroffen sein. *Strumitis* besagt, daß der entzündliche Prozeß in einer vergrößerten Schilddrüse abläuft.

Akute Thyreoiditis

Die akute Thyreoiditis ist selten. Sie entsteht als Bestrahlungsthyreoiditis nach radiologischer Therapie von Schilddrüsenerkrankungen, seltener durch eine hämatogene oder lymphogene Keimverschleppung im Rahmen extrathyreoidaler bakterieller oder mykotischer Infekte.

Die *Bestrahlungsthyreoiditis* tritt vor allem bei einer hoch dosierten Radiojodbehandlung (z. B. Karzinomtherapie) wenige Tage nach der Radiojodapplikation mit allen Zeichen der akuten Entzündung auf. Prophylaxe und Therapie bestehen in der Anwendung von Corticosteroiden. Auch Antiphlogistika (Phenylbutazone) sind therapeutisch wirksam.

Die Klinik der *erregerbedingten akuten Thyreoiditis* wird von der Symptomatologie des akuten, zuweilen bakteriell-eitrigen Prozesses geprägt: Fieber, umschriebene oder diffuse, druckdolente Schwellung der Schilddrüse, oft mit Rötung und Hyperthermie der Haut und Schwellung der regionalen Lymphknoten. In den Laboratoriumsbefunden finden sich deutliche humorale Entzündungszeichen. Der Prozeß kann einschmelzen und abszedieren. Vorübergehend können hyperthyreote Erscheinungen auftreten, wenn hormonal aktiver Inhalt zerstörter Follikel in den Blutkreislauf gelangt. Eine antithyreoidale Therapie ist hierbei kontraindiziert. Die *Therapie* richtet sich gegen Erreger und Entzündungsablauf. Neben Bettruhe werden Antibiotika (Penicilline), Antiphlogistika (Phenylbutazone) und als lokale Maßnahme Eiskrawatten verordnet. Bei Abszedierung ist eine Entlastungspunktion notwendig. Bei diffusem Befall der Schilddrüse ist die Entwicklung einer Hypothyreose möglich. Zur Verhinderung dieser Folgeerscheinung werden Corticosteroide, aber erst nach Abklingen der akuten Symptome, gegeben.

Subakute Thyreoiditis granulomatosa (De Quervain)

Sie tritt im Verlauf einer viralen Erkrankung (2–3 Wochen nach Beginn) auf. Ihr *histologisches Substrat* besteht in der Zerstörung von Schilddrüsenfollikeln und dem Auftreten von typischen Riesenzellgranulomen. Frauen erkranken häufiger (4 : 1) als Männer. Die *klinischen Erscheinungen* werden einmal von den Allgemeinsymptomen der viralen Grundkrankheit (Masern, Mumps, Grippe u. a.), zum anderen vom Lokalbefund der erkrankten Schilddrüse bestimmt. Es bestehen Schluckbeschwerden, Schmerzen im Halsbereich mit charakteristischer Schmerzirradiation zum Ohr hin, oft Heiserkeit. Die Schilddrüse ist diffus oder partiell vergrößert, derb und sehr druckdolent. Die regionalen Lymphknoten sind fakultativ druckschmerzhaft vergrößert. Die Blutsenkung ist meist beschleunigt, eine Leukozytose kann fehlen. Auch hier kann sich durch die Läsion follikulärer Strukturen transitorisch eine Hyperthyreosesymptomatik entwickeln. In 30–50% lassen sich im Verlaufe der Erkrankung Schilddrüsenantikörper nachweisen, möglicherweise als vorübergehende Begleitphänomene. Ihre pathogenetische Valenz wird bezweifelt, der Übergang der subakuten Thyreoiditis in eine Immunthyreoiditis in seltenen Fällen für möglich gehalten. In über 70% ist das Histokompatibilitätsantigen HLA-Bw35 als Hinweis auf genetische Disposition zu finden.

Abweichend von der *Therapie* der akuten Thyreoiditis steht hier die Anwendung von Corticosteroiden zu Beginn der Erkrankung im Vordergrund, wenn nicht durch eine hochdosierte Pyrazolontherapie eine befriedigende Entzündungshemmung erreicht werden kann. Man gibt 30 bis 50 mg Prednison/Prednisolon als Tagesdosis in der 1. Woche und reduziert bis zur 4. Woche auf 10 bis 15 mg. Szintigraphie und Funktionsdiagnostik der Schilddrüse geben abschließend Auskunft über Ausheilung oder Ausmaß einer Defektheilung und entscheiden, ob eine Dauersubstitution mit Schilddrüsenhormonen erforderlich ist.

Chronische Thyreoiditiden

Thyreoiditis lymphomatosa (Hashimoto)

Sie ist eine Autoaggressionskrankheit, eine Immunthyreoiditis. Sie gewinnt in der Schilddrüsenpathologie zunehmend an Bedeutung, nachdem sie als die häufigste Ursache der primären Hypothyreose erkannt wurde und die Erforschung ihrer Pathogenese zum Schlüssel für das Verständnis anderer Immunthyreopathien, vor allem der diffusen Hyperthyreose wird.

Ätiologie und Häufigkeit

Die *Ätiologie* dieser immunogenen Schilddrüsenerkrankung ist unbekannt. Die hierbei in hohen Titern nachweisbaren zirkulierenden Antikörper sind das Ergebnis einer Schilddrüsenläsion, bei welcher antigene Schilddrüsenelemente (kolloidaler und zellulärer Herkunft) immunkompetente Zellen kontaktieren und zur Antikörperbildung Anlaß geben. Da derartige Antikörper – zwar weniger häufiger und in geringerer Titerhöhe – auch bei anderen Schilddrüsenerkrankungen (Hyperthyreose, blande und maligne Struma) vorkommen, werden für die Immunintoleranz bei der Thyreoiditis lymphomatosa genetische Defekte des Immunsystems postuliert. Hierauf weisen auch das familiär gehäufte Vorkommen und die Kombination mit anderen Autoimmunerkrankungen hin.

Familiär und besonders bei Zwillingspartnern gemeinsames Vorkommen von Morbus Basedow und chronischer Thyreoiditis sind Hinweise auf ein ätiologisch gemeinsames Terrain. Ebenso Verlaufsbeobachtungen von chronischer Thyreoiditis mit Übergang in eine diffuse Hyperthyreose mit allen Merkmalen eines Morbus Basedow. Hier ist anzunehmen, daß die Auswirkung autoaggressiver, organdeletärer Antikörper gegenüber zusätzlich gebildeten stimulierenden Antikörpern (TSI) zurücktritt. Die *Häufigkeit* im Biopsiegut von Schilddrüsenoperationen wird mit 2–3% angegeben. Sie dürfte häufiger vorkommen, da ein Teil ohne Struma unerkannt abläuft und in die Hypothyreose mündet. Es sind vorwiegend Frauen betroffen (Sexualquotient 12 : 1 bis 19 : 1). Die Erkrankung kann in jedem Lebensalter, auch in der Kindheit, auftreten. Der Altersgipfel liegt im 40.–60. Lebensjahr.

Klinik

Die klinische Symptomatologie ist in der Regel blande. Die nicht obligate Struma entwickelt sich langsam, oft unbemerkt. Sie ist meist diffus, derb (gummiartig) und indolent. Die regionalen Lymphknoten bleiben unbehelligt. Aufgrund der Strumagröße können örtliche Komplikationen auftreten. Störungen des Allgemeinbefindens – falls nicht schon eine Hypothyreose vorliegt – gehören nicht zum Krankheitsbild. Wie bei akuter und subakuter Thyreoiditis sind auch hier initial transiente Hyperthyreosen möglich. Übergänge in eine dauernde, immunogene Hyperthyreose (s. o.) wurden beobachtet. Szintigraphie und Funktionstests gehören zum Untersuchungsprogramm. An Laboratoriumsbefunden sind eine beschleunigte Blutsenkung und eine Hypergammaglobulinämie typisch. Die *Diagnose* stützt sich vor allem auf den Nachweis hochtitriger Schilddrüsenantikörper. Von praktisch größter Bedeutung haben sich Antikörper gegen Thyreoglobulin und Mikrosomen (beide im Hämagglutinationstest nach Boyden erfaßbar) gezeigt. Thyreoglobulinantikörper können bei chronischer Thyreoiditis in einer Titerhöhe über 1 : 25 000 gefunden werden. Jedoch läßt das Fehlen beider Antikörper oder ihr Nachweis in niedriger Titerstufe den Ausschluß der Erkrankung nicht zu. Größere diagnostische Sicherheit liefert das Feinnadelpunktat, endgültige die Probeexzision. Letztere ist unerläßlich, wenn differentialdiagnostisch ein Malignom zur Diskussion steht.

Die histologischen Kriterien sind massive plasmolymphozytäre Infiltrationen, das Auftreten von Lymphfollikeln und charakteristische Veränderungen an den Schilddrüsenfollikeln (Kolloidschwund, Askanazy-Hürthle-Zellen, Zerstörung der Basalmembran). Neben die morphologisch faßbaren Läsionen treten Defekte in der biochemischen Leistung mit Störungen der Jodverwertung, die denen der angeborenen Enzymdefekte gleichen. Der Nachweis einer Jodfehlverwertung kann zur Diagnose beitragen. Der *Verlauf* ist chronisch und führt in 50% über eine fibröse Umwandlung der Schilddrüse zur Hypothyreose. Gegenüber der strumösen Form der chronischen Thyreoiditis (Struma lymphomatosa Hashimoto), der sogenannten *hypertrophischen Immunthyreoiditis*, stellt die nichtkropfige eine *atrophische Variante* dar. Sie kann sehr rasch „ausbrennen" und zur primären Hypothyreose mit Verschwinden der Antikörper (sog. „idiopathisches Myxödem") führen oder als *mild-atrophische Verlaufsform* eine noch leidliche Organfunktion (low reserved thyroid) hinterlassen. Diese letztere Verlaufsform soll sich durch den Nachweis nur eines der beiden Antikörper, allerdings dann in hohen Titern, auszeichnen.

Therapie

Die Therapie besteht in der Gabe von Schilddrüsenhormonen, die einmal eine bereits bestehende Hypothyreose ausgleichen und zum anderen über die „TSH-Bremse" die Schilddrüse ruhigstellen und damit den Nachschub antigenen Materials aus der Schilddrüse drosseln. Eine immunsuppressive Therapie i. e. S. ist wegen des hohen Nebenwirkungsrisikos nicht indiziert. Klinisch akzentuierte Verlaufsformen (progrediente Struma) können durch vorübergehende Gabe von Corticosteroiden gemildert werden (wie bei subakuter Thyreoiditis). Bei großen Strumen mit regionalen Komplikationen gelten die Prinzipien einer operativen Indikation wie bei blander Struma.

Als eine möglicherweise *abortive Variante* der Thyreoiditis Hashimoto ist die sogenannte *fokale Thyreoiditis* anzusehen. Hierbei handelt es sich um fokale Rundzellinfiltrationen der Schilddrüse, die als Begleiterscheinung anderer Thyreopathien (z. B. auch Hyperthyreose) beobachtet werden und mit positiven Antikörperbefunden geringer Titerhöhe einhergehen.

Fibröse (eisenharte) Thyreoiditis (Riedel)

Sie ist mit 0,05–0,1% im Operationsgut eine sehr seltene Schilddrüsenaffektion. Der Altersgipfel liegt im 4. und 5. Dezennium. Frauen sind mit 4 : 1 bevorzugt. Die Ätiologie ist unbekannt. Eine immunologische Genese wird diskutiert.

Morphologisch handelt es sich um ein entzündliches Granulationsgewebe, welches die Schilddrüse zerstört, die Organgrenzen überschreitet und unter schwieliger Vernarbung zu einer massiven Verwachsung der Halsorgane führt. In 50% ist nur ein Schilddrüsenlappen betroffen. *Klinische* Symptome entstehen durch die regionalen Komplikationen wie Stridor, Rekurrensparese und Einflußstauung, bei beidseitigem Befall durch die Hypothyreose. Die Struma ist sehr derb („eisenhart") und mit der Umgebung verwachsen. Im Szintigramm stellen sich nur die erhaltenen Parenchymreste dar. Differentialdiagnostisch ist an eine Struma maligna zu denken. *Therapeutisch* kommt nur eine Resektion zur Entlastung der eingemauerten Halsorgane in Frage. Bei bilateralem Befall ist eine Substitution der Hypothyreose angezeigt.

Chronische Thyreoiditiden anderer Genese

Sie treten in ihrer Bedeutung als Schilddrüsenkrankheiten gegenüber den ihnen zugrundeliegenden *Allgemeinerkrankungen* (Lymphogranulomatose, Tuberkulose, Sarkoidose, Lues, Amyloidose) in den Hintergrund und sind selten.

Als eine durch *physikalische Noxen* entstandene Thyreoiditis spielt die Strahlenthyreoiditis oder -strumitis eine Rolle, die auch eine chronische Verlaufsform nehmen und mit einem passageren Anstieg von Schilddrüsenantikörpern einhergehen kann. Beziehungen zur Immunthyreoiditis und zur Manifestation posttherapeutischer Hypothyreosen werden diskutiert.

Maligne Strumen

Häufigkeit, Klassifikation und Vorkommen

Unter malignen Strumen werden alle strumösen Organveränderungen verstanden, die durch bösartige Neubildungen in der Schilddrüse bedingt sind. Es sei betont, daß diese nicht immer als Struma imponieren. Maligne Neubildungen gehören zu den seltenen Schilddrüsenkrankheiten. Nach globaler Schätzung werden auf 1 Million etwa 20 bis 30 Menschen jährlich betroffen. In der Krebsstatistik der BRD rangiert die Schilddrüse mit weniger als 1% aller malignen Geschwülste an 11. Stelle in der Rangliste der Krebstodesfälle. Im Widerspruch hierzu stehen Zahlenangaben über die Häufigkeit von histologisch nachgewiesenen Malignomen in klinisch unauffälligen Schilddrüsen bei systematischen Untersuchungen von Autopsiefällen (2,1%) sowie in operativ entfernten nodösen Strumen (3 bis 8%). Es wären nach diesen Erhebungen mehr letale Schilddrüsenmalignome zu erwarten als durch die Statistik der Krebstodesfälle belegt werden. Hier wird ein spezielles Problem der Biologie maligner Schilddrüsentumoren deutlich.

Die Kriterien der Bösartigkeit werden von der Morphologie bestimmt. Eine ungewöhnliche Vielfalt histomorphologischer Erscheinungsformen und eine Diskrepanz zwischen den morphologischen Kriterien der Malignität und dem biologischen Verhalten der Geschwulst enthalten eine mit kaum einem anderen malignen Organprozeß vergleichbare Problematik. Sie betrifft die Diagnostik, die Entscheidung zwischen therapeutischen Alternativen, die Beurteilung therapeutischer Erfolge sowie die Möglichkeit prognostischer Aussagen.

Der verwirrenden Fülle feingeweblicher Besonderheiten, welche die klassische Einteilung der Schilddrüsengeschwülste von Wegelin und Langhans bestimmte, haben praktische Bedürfnisse und die Notwendigkeit überregionaler kooperativer Studien dank der Bemühungen der WHO zu einer vereinfachten Klassifizierung verholfen, die dem biologischen Verhalten der Neoplasie und den daraus resultierenden therapeutischen Postulaten Rechnung trägt. Ihr folgend und in Übereinstimmung mit der Sektion Schilddrüse der Deutschen Gesellschaft für Endokrinologie (1976) ergibt sich als derzeitige histologische Klassifikation die in der Tab. 4.10 aufgeführte Einteilung.

Der *Grad der Bösartigkeit der primären Malignome*, gemessen an der Metastasierungstendenz und der Überlebenszeit, nimmt von den differenzierten zu den undifferenzierten Karzinomen und der Sarkomgruppe hin zu. Dabei umfaßt die Gruppe der differenzierten Adenokarzinome mit dem papillär wachsenden Karzinom eine wenig maligne Geschwulstform, mit dem follikulären Adenokarzinom jedoch einen ungleich bösartigeren Typ. Unterschiedliche Differenzierungsgrade oder morphologische Varianten des follikulären Karzinoms wie die hellzelligen und die großzellig-eosinophilen (onkozytären) Karzinome bleiben in der Einteilung unberücksichtigt. Histologisch gemischtförmige, follikulär-papilläre Strukturen werden nach der Klassifikation der WHO als papilläre Karzinome deklariert. Das medulläre Karzinom ist hinsichtlich seines Malignitätsgrades zwischen die differenzierten und die anaplastischen Karzinome einzureihen.

Die *prozentuale Verteilung* der einzelnen Geschwulsttypen unter den Schilddrüsenmalignomen war nach früheren Mitteilungen regional verschieden. So wurden z. B. in einer Zürcher Statistik (1961) das papilläre Adenokarzinom mit 6%, das Sarkom mit 48% angegeben. Demgegenüber figurierte in einer Statistik aus Los Angeles (1960) das papilläre Karzinom mit 61%, während das Sarkom mit nur 1% beteiligt war. Diese extremen Differenzen, für die unter anderem regionale Unterschiede der Kropfhäufigkeit verantwortlich gemacht wurden, haben sich aufgrund weltweiter kommunikativer Bemühungen um einheitliche Kriterien ausgeglichen. Bei einer histologischen Nachkontrolle maligner Schilddrüsengeschwülste (327 Fälle) des Zürcher Pathologischen Instituts aus den Jahren 1962–1973 ergab sich nach der histologischen Klassifikation der WHO gegenüber der ungleich höheren früheren Angabe eine Sarkomhäufigkeit von nur 0,3%. Die weiteren Ergebnisse dieser Studie über die prozentuale Häufigkeit der verschiedenen Malignomtypen stimmen mit Angaben anderer Regionen im wesentlichen überein. Danach sind rund 95% der Schilddrüsenmalignome Karzinome, unter denen die papillären und die follikulären differenzierten Karzinome etwa gleichanteilig 67%, die entdifferenzierten, anaplastischen Karzinome 24%, die medullären Karzinome 3,2%, das Plattenepithelkarzinom – als Rarität und von manchen als primäres Schilddrüsenkarzinom in Frage gestellt – 0,3% ausmachten. Im Zürcher Untersuchungsgut wurde nur 1 Sarkom und 1 malignes Lymphom gefunden, während die malignen Hämangioendotheliome mit 4,3% häufiger (vorwiegend Männer) waren. Als nicht klassifizierbar erwiesen sich nur 0,9%.

In der *Altersverteilung* der Schilddrüsenmalignome dominieren das 5.–7. Jahrzehnt, wobei sich aber für die einzelnen Geschwulsttypen Unterschiede ergeben. Von den differenzierten Karzinomen bevorzugt das papilläre das jüngere Lebensalter (Jugendliche), während das follikuläre in jeder Altersklasse zu finden ist. Das medulläre Karzinom kommt im mittleren Lebensalter vor. Die entdifferenzierten Karzinome und die Sarkome betreffen vorzugsweise das höhere Lebensalter.

Die *Geschlechtsverteilung* zeigt nicht den starken Überhang zu Lasten des weiblichen Geschlechtes, wie er bei den anderen Schilddrüsenkrankheiten besteht. Für die differenzierten Karzinome ist aber trotz unterschiedlicher Angaben in regional verschiedenen Statistiken eine Bevorzugung des weiblichen Geschlechts mit einem Sexualquotienten von 2 : 1 bis 3 : 1 zu erkennen, während sich die Unterschiede für die entdifferenzierten Karzinome und Sarkome eher nivellieren.

Sekundäre Geschwülste, d. h. Metastasen in der

Tabelle 4.10 Einteilung der Schilddrüsenmalignome

1. Karzinome
    1.1. Differenzierte Karzinome
        1.1.1. Follikuläre Karzinome
        1.1.2. Papilläre Karzinome
    1.2. Undifferenzierte (anaplastische) Karzinome
        1.2.1. Kleinzellig
        1.2.2. Spindelzellig
        1.2.3. Polymorph-(riesen-)zellig
    1.3. Medulläres Karzinom
    1.4. Plattenepithel-(Pflasterzellen-)Karzinom
2. Sarkome
    2.1. Fibrosarkom
    2.2. Andere Sarkome
3. Verschiedenartige Malignome
    3.1. Karzinosarkom
    3.2. Malignes Hämangioendotheliom
    3.3. Malignes Lymphom
    3.4. Malignes Teratom
4. Nichtklassifizierbare maligne Tumoren
5. Tumorähnliche Veränderungen
6. Metastasen extrathyreoidaler Tumoren

Schilddrüse, fanden sich in 5,1% bei 1759 autoptisch untersuchten malignen Tumoren (GOUMOENS 1968). Der Primärsitz war am häufigsten in Mamma, Nieren und Bronchien. Besondere Affinität zur Schilddrüse zeigen Melanome. Eine Geschwulstabsiedelung in der Schilddrüse tritt aber gegenüber dem primären Tumorleiden in den Hintergrund und wird gewöhnlich nur autoptisch entdeckt. Sekundäre Geschwülste werden daher von der weiteren Besprechung ausgeklammert.

Pathogenetische und pathophysiologische Aspekte

Das gehäufte Vorkommen von Schilddrüsenmalignomen in nodösen und Rezidivstrumen legte die Frage nahe, ob für beide Veränderungen ein gemeinsamer pathogenetischer Mechanismus besteht. Es war ebenso naheliegend, hier in erster Linie an den *morphokinetischen Effekt von TSH* zu denken, zumal diese Vorstellung in tierexperimentellen Methoden (Entwicklung *epithelialer* Schilddrüsentumoren nach Jodmangeldiät oder langdauernder Anwendung antithyreoidaler Substanzen) eine einleuchtende Stütze fand. Ein Beweis ihrer Dignität für die Humanpathologie steht allerdings aus. Die Tumorrate war aber im Tierversuch höher, wenn die Schilddrüse gleichzeitig *Radiojod* oder *Röntgenstrahlen* ausgesetzt wurde. Die Bedeutung dieser Noxen für die Tumorgenese findet ihre Bestätigung in der hohen Karzinominzidenz (bis 79%) nach therapeutischer Röntgenbestrahlung der Halsregion im *Kindesalter* (im Mittel nach 8,7 Jahren). Demgegenüber hat sich die Radiojodtherapie der Hyperthyreose *Erwachsener* in dem bisher zur Verfügung stehenden Beobachtungszeitraum von 3 Jahrzehnten nicht als kanzerogen erwiesen.

Ein *Einfluß der Gravidität* auf die Entwicklung von Schilddrüsenmalignomen ist nicht zu belegen. Das gleiche gilt für die *Hyperthyreose*. In Operationsstatistiken findet sich für hyperthyreote Strumen eine eher niedrige Malignomrate. Auch die besonders häufige Entstehung eines Malignoms, vor allem eines Lymphosarkoms, auf dem Boden einer *Struma lymphomatosa Hashimoto* ist nicht bewiesen. Eine gehäufte Entwicklung von Malignomen in *Rezidivstrumen* ist jedoch gesichert. *Pathophysiologisch* resultiert aus dem Tumorbefall der Schilddrüse keine klinisch bedeutsame Funktionsstörung. Hochdifferenzierte, organoide Malignome können die Fähigkeit des Jodstoffwechsels in begrenztem Ausmaß besitzen, entdifferenzierte im allgemeinen nicht. An biochemischen Abweichungen gegenüber gesundem Schilddrüsengewebe werden enzymatische Defekte mit der Bildung pathologischer, hormonal inaktiver Jodproteine gefunden. Eine Sonderstellung kommt den *medullären Karzinomen* sowohl in zytogenetischer als auch in funktioneller Hinsicht zu. Die Geschwulst geht von den parafollikulären oder C-Zellen (clear cells) der Schilddrüse aus und ist wie diese Zellen zur Bildung des an der Calciumhomöostase beteiligten Calcitonins befähigt. Charakteristisch, jedoch nicht obligat, ist der Nachweis von Amyloid im Zwischengewebe („metastasierender Amyloidkropf"). In den Zellen des medullären Karzinoms können weitere ektope hormonell aktive Verbindungen gebildet werden wie ACTH, MSH, Serotonin, Prostaglandine u. a. Bei der Zugehörigkeit der C-Zellen zum APUD-Zellsystem (periphere endokrine Zellen) ist ein familiär gehäuftes Vorkommen des medullären Karzinoms im Rahmen einer multiplen endokrinen Neoplasie (MEN Typ II, Sipple-Syndrom) verständlich. Kennzeichnend ist die Koinzidenz mit Phäochromozytom (60–80% bilateral). Multiple, z. T. aspektiv erfaßbare Anomalien und Besonderheiten (Neurofibromatose u. a.) werden beobachtet. Der Erbgang ist autosomal dominant. Es gibt auch sporadische Fälle des Syndroms.

Klinik

Die Mehrzahl der Schilddrüsenmalignome wird anläßlich einer Strumektomie gefunden. Etwa die Hälfte ist nicht mehr operabel. Das Postulat der Frühdiagnose ist mit der Früherfassung tumorsuspektiver Symptome und Befunde verknüpft.

Symptomatologie

Tumorspezifische Frühsymptome gibt es nicht. Eine seit Jahren bestehende mehrknotige Struma kann bei ihrer Häufigkeit, vor allem in Endemiegebieten, und der demgegenüber geringen Malignominzidenz (3–8% im *selektionierten* Operationsgut) nicht als suspekter Befund gelten. Anders ist es, wenn an einer solchen Struma Änderungen in Größe, Oberflächenbeschaffenheit oder Festigkeit bemerkt werden; wenn derbe Höckerungen oder harte Infiltrationen auftreten oder Beschwerden und Symptome wie Heiserkeit (Rekurrensparese oder Tumorinvasion in den Kehlkopf), Hinterkopfschmerzen (Befall des N. hypoglossus), ein Horner-Syndrom (Befall des Halssympathikus) oder eine Dysphagie. Derartige Erscheinungen werden allerdings auch als Komplikationen einer großen blanden Struma beobachtet, in Zusammenhang mit dem klinischen Befund gewinnen sie jedoch die ernste Wertigkeit eines Tumorsymptoms. Das gleiche gilt für die im Falle eines Tumorbefalles meist späten Folgeerscheinungen wie Lymph- oder Venenabflußbehinderung. Allgemeinsymptome wie Leistungs- und Gewichtsverlust, Anämie und beschleunigte BSG entsprechen denen des fortgeschrittenen Tumorleidens. Eigenartigerweise hat der „Calcitoninexzeß" des medullären Karzinoms keine klinisch faßbaren Auswirkungen. Eine klinische Symptomatologie kann von anderen im Tumor gebildeten Stoffen (s. o.) ausgehen. So leidet ein Drittel der Patienten unter Durchfällen, die man Prostaglandinen oder Serotonin angelastet hat.

Im Gegensatz zu den multinodösen Strumen verdienen die *solitären Knoten* immer eine besonders sorgfältige Beachtung. In solitären Knoten ist die

Malignomrate größer. Die Häufigkeitsangaben differieren allerdings zwischen 3–4%, 12,6% und mehr. Die Entwicklung eines einzelnen Knotens ist um so suspekter, je jugendlicher der Träger ist, denn die gewohnte blande Form der Struma dieses Lebensalters ist die Struma diffusa. Hat im Kindes- oder Jugendalter eine Röntgenbestrahlung der Halsregion stattgefunden, ist jede Veränderung an der Schilddrüse mit besonderem Argwohn zu verfolgen und zu klären.

Tastbar vergrößerte regionäre Lymphknoten finden sich in 40–50% bereits bei der Erstuntersuchung (im Isthmusbereich der Schilddrüse und entlang des M. sternocleidomastoideus). Auch bei palpatorisch unauffälliger Schilddrüse können die regionären Lymphstationen bereits befallen sein. Zur zunächst lymphogenen regionären Absiedelung neigt das relativ benigne papilläre Adenokarzinom, während das follikuläre frühzeitig hämatogen, die extrem bösartigen entdifferenzierten und anaplastischen Karzinome sowie die Sarkome nach örtlich destruierendem Wachstum hämatogen metastasieren. Auf Fernmetastasen weisen oft Knochenschmerzen oder rheumatiforme Beschwerden hin. Lungen und Skelett sind der Hauptort der Fernabsiedelung.

Diagnostik

Hat die unmittelbare Krankenuntersuchung verdächtige Hinweise auf ein Schilddrüsenmalignom ergeben, müssen weiterführende diagnostische Maßnahmen angeschlossen werden. Hierzu gehört in erster Linie die *Lokalisationsdiagnostik mit Radiojod*, die sich die gegenüber normalem Schilddrüsengewebe verminderte oder fehlende Jodaufnahme der Malignome zunutze macht. Im Szintigramm werden daher Malignomanteile als sogenannte kalte Bezirke oder inhomogene Speicherdefekte ausgespart. Hochdifferenzierte Karzinome können hier eine Ausnahme machen. In sehr seltenen Fällen sind auch warme oder heiße Knoten einmal bösartig. In der Regel gilt aber der kalte Knoten als verdächtig. Gegenüber früheren Angaben einer Malignitätshäufigkeit von 10–35% fand sich in einer Heidelberger Statistik (RÖHRER 1973) bei 873 operierten kalten Knoten nur in 5,1% ein maligner Tumor. Differentialdiagnostisch sind in erster Linie eine Zyste oder eine fokale Thyreoiditis auszuschließen. Als nichtinvasive diagnostische Methode wird auf die sonographische Untersuchung der Schilddrüse aufmerksam gemacht. Über ihren Stellenwert in dieser speziellen Tumordiagnostik müssen weitere Erfahrungen entscheiden. Die *Funktionsdiagnostik mit Radiojod* liefert hier keinen entscheidenden diagnostischen Beitrag. Die Hormonphase kann bei einem durch Tumorwachstum verkleinerten thyreoidalen Jodraum erhöht sein. Bildet der Tumor pathologische Jodproteine, wird man das $PB^{127}I$ im Serum normal oder sogar erhöht, den butanolextrahierbaren Anteil (BEI) aber erniedrigt finden können. Der Calcitonin-Radioimmunassay beweist mit erhöhten Calcitoninwerten im Serum (hCT) ein C-Zell-Karzinom, evtl. nach Stimulation mit Pentagastrin oder Calciuminfusionen. Bei familiärem Vorkommen können auch noch asymptomatisch Betroffene mit Hilfe des Pentagastrintestes im Sinne eines Screening erfaßt und damit Frühdiagnosen des C-Zell-Karzinoms ermöglicht werden.

Entscheidend ist der *bioptische Nachweis* von Malignomgewebe. In der Hand des Erfahrenen erbringt die *Punktion suspekter Bezirke* gute diagnostische Ergebnisse. Die endgültige Diagnose bleibt jedoch der *histologischen Untersuchung eines Exzidates* durch einen mit der Geschwulstmorphologie der Schilddrüse vertrauten Pathologen vorbehalten.

Dem Nachweis von Fernmetastasen dient die Röntgenuntersuchung (Thorax, Schädel, Wirbelsäule, Humerus, Femur, Becken). Metastasen eines hochdifferenzierten Karzinoms können einmal Jod speichern und stellen sich dann szintigraphisch dar, auch wenn der Primärtumor im Schilddrüsenszintigramm sich gegen das stärker Jod speichernde normale Schilddrüsengewebe „kälter" abhebt.

Therapie

Sie besteht in der sinnvollen und kombinierten Anwendung *chirurgischer, radiologischer* und *medikamentöser* Maßnahmen und richtet sich nach der Geschwulstart sowie dem Stadium der Tumorausbreitung.

Operative Maßnahmen sind je nach der geforderten Radikalität entweder die totale Entfernung des befallenen Schilddrüsenlappens (Hemithyreoidektomie), die zusätzliche subtotale Resektion der tumorfreien Seite oder aber die totale Thyreoidektomie und je nach Tumortyp und Stadium die Ausräumung der Lymphknoten im Abflußgebiet als totale oder selektive Neck-dissection. *Radiologische* Maßnahmen sind die Anwendung von Radiojod und/oder die externe Bestrahlung (Hochvolttherapie). *Medikamentös* wird unabhängig vom Tumortyp und Tumorstadium hoch dosiert Schilddrüsenhormon verabreicht, um über die Suppression der thyreotropen Partialfunktion des Hypophysenvorderlappens den Wachstumsimpuls von TSH auszuschalten. Dies gilt in erster Linie für die vom TSH-abhängigen Thyreozyten abstammenden differenzierten Karzinome. In zweiter Linie wird damit gleichzeitig die Hypothyreose ausgeglichen, die sich infolge der tumorzerstörenden therapeutischen Maßnahmen zwangsläufig entwickelt. Bei einer Strahlentherapie erweisen sich Corticosteroide als nützlich. Zytostatika werden bei chirurgisch und strahlentherapeutisch inkurablen Malignomen versucht. Mit Adriamycin, Bleomycin und verschiedenen polychemotherapeutischen Kombinationen konnten in 30–40% Teilremissionen erreicht werden.

Das *Tumorstadium*, d. h. die anatomisch faßbare Propagation der bösartigen Geschwulst zum Zeitpunkt der Erstfeststellung oder der späteren Entwicklung wird nach der TNM-Klassifikation der UICC (Unio Internationalis Contra Cancrem) kodifiziert. Diese 1978 neu vollzogene Klassifikation gilt ab 1. 1. 1979 für einen vorgesehenen Zeitraum von 10 Jahren. Sie wird von der EORTC (European Organisation for Research on Treatment of Cancer) empfohlen und auch vom deutschsprachigen TNM-Komitee (DSK) getragen. In dieser TNM-Formel sind T dem Primärtumor, N den regionären Lymphknoten und M den Fernmetastasen zugeordnet. Lassen sich die „Minimalerfordernisse der T-, N- und M-Kategorien" nicht erfüllen, so werden sie mit X gekennzeichnet. Im einzelnen werden die prätherapeutischen Befunde wie folgt beschrieben:

T – *Primärtumor*

T_{is} Präinvasives Karzinom (Carcinoma in situ)
T_0 Keine Evidenz für einen Primärtumor
T_1 Einzelner Knoten eines unilateralen Tumors mit oder ohne Deformierung der Drüse und ohne Einschränkung der Beweglichkeit
T_2 Multiple Knoten eines unilateralen Tumors mit oder ohne Deformierung der Drüse und ohne Einschränkung der Beweglichkeit
T_3 Bilateraler Tumor mit oder ohne Deformierung der Drüse und ohne Einschränkung der Beweglichkeit *oder* ein einzelner Knoten am Isthmus
T_4 Tumor mit Ausdehnung über die Drüsenkapsel hinaus
T_x Die Minimalerfordernisse zur Bestimmung des Primärtumors liegen nicht vor

N – *Regionäre Lymphknoten*

N_0 Keine Evidenz für einen Befall der regionären Lymphknoten
N_1 Bewegliche, homolaterale regionäre Lymphknoten
N_2 Kontralaterale, mediane oder bilaterale Lymphknoten
N_3 Fixierte regionäre Lymphknoten
N_x Die Minimalerfordernisse zur Beurteilung der regionären Lymphknoten liegen nicht vor

M – *Fernmetastasen*

M_0 Keine Evidenz für Fernmetastasen
M_1 Fernmetastasen vorhanden
M_x Die Minimalerfordernisse zur Feststellung von Fernmetastasen liegen nicht vor

Eine *klinische Stadieneinteilung* wird von der UICC nicht empfohlen. Sie seien aber wegen ihres noch aktuellen Gebrauchs erwähnt. Im Stadium I besteht ein beweglicher Primärtumor ohne Absiedelung. Für Stadium II gilt zusätzlich ein regionärer Halslymphknotenbefall. Im Stadium III ist der Tumor mit seiner Umgebung verbacken. Stadium IV beinhaltet den Nachweis von Fernmetastasen. Eine Zuordnung zur TNM-Klassifikation ist nur bedingt möglich und wird auch im Schrifttum nicht einheitlich gehandhabt.

Der erste Schritt des therapeutischen Vorgehens ist die Operation mit dem Ziel einer möglichst radikalen Entfernung des Tumors und befallener regionaler Lymphknoten. Radikalität dieser chirurgischen Maßnahme kann für das Tumorstadium $T_{0-2}N_1M_0$ erwartet werden. Mit dem Eingriff ist zumeist auch die endgültige histologische Klärung anhand der Schnellschnittdiagnostik verbunden. Im Hinblick auf die erwähnte histopathologische Vielfalt von Schilddrüsengeschwülsten sei auf die Möglichkeit hingewiesen, daß die am Gefrierschnellschnitt gewonnene Erstdiagnose bei der anschließenden Beurteilung des Paraffinschnittes revidiert werden muß. Dies kann zu neuen therapeutischen Alternativen und unter Umständen zu einem chirurgischen Zweiteingriff führen.

Ergibt die Histologie ein *papilläres* Karzinom und ist die Gegenseite palpatorisch frei, begnügen sich einige Therapeuten mit der alleinigen Tumorexstirpation, andere mit der Hemithyreoidektomie und subtotaler Resektion des gesunden Lappens, andere fordern jedoch die totale Thyreoidektomie unter Hinweis darauf, daß systematische Serienschnitte makroskopisch unauffälliger Schilddrüsenlappen feingeweblich in 73% intrathyreoidale Geschwulstabsiedelungen ergeben haben. Für das *folliküläre* Karzinom wird mit großem Nachdruck eine totale Thyreoidektomie und die anschließende Radiojodbehandlung zur Zerstörung noch restierenden Schilddrüsengewebes empfohlen, vor allem im Hinblick auf eine damit mögliche Radiojodbehandlung noch auftretender Fernmetastasen.

Die Praxis, bei den differenzierten papillaren und follikulären Karzinomen grundsätzlich postoperativ eine Radiojodtherapie mit einer Eliminationsdosis durchzuführen, gewinnt mehr und mehr an Boden und wird durch gute Behandlungsergebnisse im Vergleich zu anderen Verfahren gerechtfertigt. Dieses therapeutische Prozedere ist unabhängig davon, ob nuklearmedizinisch der Nachweis einer Jodspeicherung des Primärtumors oder radiologisch sichtbarer Metastasen erbracht ist. Die Beseitigung der letzten Hormonquelle durch die komplette Ausschaltung noch gesunden Schilddrüsengewebes führt regulativ zu einem TSH-Exzeß, der die Aufnahme einer erneuten therapeutischen Dosis von ^{131}J in die weniger jodaviden und nunmehr „konkurrenzlosen" Metastasen ermöglicht oder verbessert.

Die Radiojodtherapie wird bei diesem Behandlungsverfahren in mehreren unterschiedlich praktizierten Intervallen von drei oder sechs Monaten durchgeführt. Zwischenzeitlich wird Trijodthyronin in der tolerierten Höchstdosis gegeben, um den proliferativen Impuls von TSH auszuschalten und gleichzeitig eine möglichst lange Konservierung radioaktiven Jods in den Karzinomzellen zu gewährleisten. Am Ende des drei- oder sechsmonatigen Intervalls wird die T_3-Medikation abgesetzt und nach 10 bis 14 Tagen unter einem erneuten regulativen TSH-Exzeß eine therapeutische Radiojoddosis verabfolgt. Belegen die anschließende Ganzkörperprofilmessung und/oder -szintigraphie weiterhin die Existenz jodspeichernder Strukturen, dann wird dieses Therapieschema so lange wiederholt, bis das Ergebnis negativ ist. Die völlige Ausrottung jodspeichernden Gewebes kann auch an der prozentual mit dem Urin ausgeschiedenen Radioaktivität erkannt werden. Danach erfolgt die Dauersubstitution der thyreopriven Hypothyreose mit Thyroxin.

Außer dieser *fraktionierten und protrahierten* Behandlung gibt es das einzeitige therapeutische Vorgehen, welches das gleiche Ziel mit einer einmaligen Radiojodgabe zu erreichen versucht. Hierbei kommt es in besonderer Weise auf die Berechnung der erforderlichen Herddosis und auf die Beachtung strahlentherapeutischer Toleranzen (Knochenmark, Ganzkörper) an.

Nicht allgemein durchgesetzt hat sich die grundsätzliche Forderung, postoperativ zusätzlich eine externe Hochvolttherapie des Operationsgebietes und der Lymphabflußbahnen durchzuführen. Bei organüberschreitendem Wachstum des Primärtumors ist sie unerläßlich.

Beim medullären Karzinom, bei anaplastischen Karzinomen und Sarkomen wird die totale Thyreoidektomie durchgeführt. Ob grundsätzlich eine radikale Neck-dissection oder nur bei Lymphknotenbefall eine selektive Neck-dissection angeschlossen werden soll, wird nicht einheitlich beurteilt. Auf jeden Fall muß extern nachbestrahlt und Schilddrüsenhormon zur Substitution als Dauermedikation verabfolgt werden. Ist der Patient nicht operationsfähig, bleibt die Strahlentherapie als einzige tumorvernichtende Maßnahme.

Hat der Tumor die Organgrenzen überschritten ($T_3N_{0-3}M_{0-1}$), werden erweiterte Radikaloperationen versucht oder der Situation angepaßte palliative chirurgische Maßnahmen durchgeführt. Im Hinblick auf das mitbetroffene anatomische Umfeld und die daraus resultierenden Komplikationen und auch für eine anschließende Hochvolttherapie kann jede nur mögliche operative Reduktion von Tumorgewebe von Nutzen sein.

Nachsorge

Die Nachsorge der Geschwulstkranken nach Abschluß der Behandlung hat vor allem die rechtzeitige Erkennung eines Tumorrezidivs zum Ziel. Die Kontrolluntersuchungen müssen in ihrem zeitlichen Abstand der Besonderheit des Einzelfalles angepaßt werden. Während der ersten zwei Jahre werden dreimonatige, danach halbjährliche Kontrollen gefordert, die vor allem auf Lokalrezidive und Metastasen zu achten haben. Bei differenzierten Karzinomen hilft die Ganzkörperszintigraphie nach vorherigem Absetzen der substitutiven Schilddrüsenhormonmedikation. Bei Substitution mit Thyroxin oder einem Kombinationspräparat wird empfohlen, vier Wochen zuvor auf das kurzlebigere Trijodthyronin zu wechseln und dieses mindestens eine Woche vor der Untersuchung abzusetzen. Die nachsorgende Überwachung hat darüber hinaus posttherapeutische Komplikationen und die Gewähr einer ausreichenden Hormonsubstitution zu beachten. Über letztere gibt der TRH-Test am zuverlässigsten Auskunft. Als Tumormarker hat das Calcitonin (hCT) in der Nachsorge beim C-Zell-Karzinom seinen festen Platz, während die Bestimmung des Thyreoglobulins im Serum (hTg) für die Verlaufskontrolle bei differenzierten Karzinomen von eingeschränkter und bedingter Valenz ist. Erhöhte Serumspiegel weisen auf Rezidiv oder Metastasen hin. Falsch-negative Befunde können durch hTg-Autoantikörper, durch eine TSH-suppressive Therapie mit Schilddrüsenhormon oder durch eine fehlerhafte hTg-Synthese der Tumorzellen bedingt sein.

Prognose

Prognosen zur Lebenserwartung an einer bösartigen Schilddrüsengeschwulst Erkrankter basieren auf den Angaben der Überlebensraten repräsentativer Patientenkollektive. Die Vergleichbarkeit früherer Statistiken war belastet mit der Heterogenität des Krankengutes, wie sie durch Unterschiede in der histologischen Zuordnung und angewandter Therapieformen bedingt war. Als generelle Aussage ist gültig, daß das Schicksal des Patienten abgesehen von Art und Ausmaß therapeutischer Maßnahmen wesentlich mit abhängt vom Geschwulsttyp, dem Stadium der Tumorausbreitung und dem Lebensalter zum Zeitpunkt der Tumormanifestation. Dies wird besonders deutlich, wenn man die kumulativen Überlebensraten der Kollektive nach CADY u. Mitarb. in Risikogruppen differenziert, bei denen das 45. Altersjahr eine evidente Rolle spielt. Danach ist nämlich eine deutliche Abnahme der Überlebenschancen erkennbar. Der Einfluß des Geschlechtes auf den Krankheitsverlauf findet in längeren Überlebenszeiten der Frauen seinen Niederschlag. Hinsichtlich des Geschwulsttyps haben die papillären Karzinome die beste Prognose. Die Angaben für 5- und 10-Jahres-Überlebenszeit bewegen sich zwischen 65% und 95%. Beim follikulären Karzinom sind die Aussichten weniger günstig, jedoch werden auch hier bei entsprechenden Ausgangsbedingungen (frühes Stadium, jüngeres Lebensalter) dem papillären Karzinom gleichrangige Überlebensraten berichtet. Für das medulläre oder C-Zell-Karzinom werden Überlebenszeiten mitgeteilt, die denen der follikulären Karzinomen entsprechen, wenn sie in frühen Stadien entdeckt und behandelt werden. Eine schlechte Prognose haben die entdifferenzierten und anaplastischen Karzinome, die schlechteste die Sarkome. Nach den mitgeteilten Ergebnissen verschiedener Behandlungszeiträume und dem derzeitigen Stand ist zu hoffen, daß frühzeitige Diagnose und Ausschöpfung aller therapeutischen Möglichkeiten, wie sie in der Kombination der genannten Verfahren gegeben sind, und deren konsequente Durchführung die Heilungschancen der Schilddrüsenmalignome weiterhin verbessern werden.

Literatur

Akert, F. G., P. J. Grob: Diagnostische Bedeutung der Schilddrüsenantikörper. Schweiz. med. Wschr. 107 (1977) 1119

Biersack, H. J., M. Vogt, B. Helpap, R. Janson, W. Rau, C. Winkler: Zur Behandlung des Schilddrüsen-Karzinoms. Dtsch. med. Wschr. 106 (1981) 387

Biersack, H. J., C. Winkler: Neue Aspekte in Diagnostik und Therapie des Schilddrüsenkarzinoms. Symposium der Rhein.-Westfäl. Ges. für Nuklearmedizin, Bonn 1981. Schattauer, Stuttgart 1982

Bockelmann, D., D. Dörr, F. Linder, B. Oellers, H. D. Röher, H. Rudolphi, F. A. Trumm: Zur Pathologie und Therapie der Struma maligna. Dtsch. med. Wschr. 95 (1970) 666

Cady, B., C. Sedgwick, W. Meissner, M. Wool, F. Salzmann, J. Werber: Risk factor analysis in differentiated thyreoid cancer. Cancer (Philad.) 43 (1979) 810

Egloff, B.: Bösartige Schilddrüsengeschwülste mit besonderer Berücksichtigung maligner Rezidive primär gutartiger Kröpfe. Schweiz. med. Wschr. 91 (1961) 424

Emrich, D.: Der Einfluß von Jod auf die Schilddrüsenfunktion. Med. Klin. 77 (1982) 352

Emrich, D., A. von zur Mühlen, R. D. Hesch: Zur Problematik des autonomen Adenoms. Therapiewoche 23 (1975) 544

Gottlieb, J. A., C. S. Hill: Chemotherapy of thyroid cancer with adriamycin. New Engl. J. med. 290 (1974) 193

Goumens, E.: Sekundäre Geschwülste der Schilddrüse. Schweiz. med. Wschr. 98 (1968) 19

Habermann, J., H. G. Heinze, K. Horn, R. Kantlehner, I. Marschner, J. Neumann, P. C. Scriba: Alimentärer Jodmangel in der Bundesrepublik Deutschland. Dtsch. med. Wschr. 100 (1975) 1937

Hackenberg, K.: Diagnose der Thyreoiditis. Dtsch. med. Wschr. 105 (1980) 1073

Hall, R., I. Werner, H. Holgate: Thyrotrophin releasing hormone. Frontiers in Hormone Res., vol. I, Basel 1972

Hedinger, Chr.: Klassifizierung der Schilddrüsentumoren. Schweiz. med. Wschr. 105 (1975) 997

Hehrmann, R.: Problemfälle bei der Behandlung der Hypothyreose. Therapiewoche 32 (1982) 1040

Heinze, H. G., K. J. Pfeifer, Z. Lichtenstein: Radiojodtherapie des autonomen Adenoms. Dtsch. med. Wschr. 100 (1975) 2203

Heinze, H. G., C. R. Pickardt, P. C. Scriba: Das autonome Adenom der Schilddrüse. Dtsch. med. Wschr. 100 (1975) 2223

Herrmann, J.: Jodexzess: Gefahren, ihre Prophylaxe und Therapie im endemischen Jodmangelgebiet der Bundesrepublik. Verh. dtsch. Ges. inn. Med. 87 (1981) 418

Herrmann, H., H. L. Krüskemper: Therapie der thyreotoxischen Krise. Dtsch. med. Wschr. 103 (1978) 1434

Hershman, J. M.: Clinical application of thyrotrophin-releasing-hormone. New Engl. J. Med. 289 (1974) 886

Hesch, R. D.: Pathophysiologie der Trijodthyroninproduktion. Dtsch. med. Wschr. 99 (1974) 2649

Hoff, H. G., R. Windeck, D. Reinwein: Die Behandlung von Schilddrüsenerkrankungen während der Schwangerschaft. Therapiewoche 32 (1982) 1028

Hoffenberg, R.: Aetiology of hyperthyroidism. I: Brit. med. J. 1974/II, 452; II: Brit. med. J. 1974/II, 508

Horster, F. A.: Thyreotropin-releasing-hormon. Schattauer, Stuttgart 1972

Joseph, K., J. Mahlstedt, R. Gonnermann, K. Herbert, U. Welcke: Early recognition and evaluation of the risc of hyperthyroidism in thyroid autonomy in an endemic goitre area. J. molec. Med. 4 (1980) 21

Klein, E., J. Kracht, H. L. Krüskemper, D. Reinwein, P. C. Scriba: Klassifikation von Schilddrüsenkrankheiten. Dtsch. med. Wschr. 98 (1973) 2249

Klein, E., J. Kracht, H. L. Krüskemper, D. Reinwein, P. C. Scriba: Praxis der Schilddrüsendiagnostik. Dtsch. med. Wschr. 98 (1973) 2362

Klein, E., H. G. Heinze, G. Hoomann, D. Reinwein, C. Schneider: Therapie der Schilddrüsenmalignome. Dtsch. med. Wschr. 101 (1976) 835

Krüskemper, H. L.: Medikamentös bedingte Schilddrüsenerkrankungen. Therapiewoche 21 (1971) 3512

Labhart, A.: Klinik der inneren Sekretion, 3. Aufl. Springer, Berlin 1978

Ladurner, D., G. Riccabona: Prognose und Möglichkeiten bei malignen Strumen. Intern. Konferenz über Diagnostik und Therapie von Schilddrüsenfunktionsstörungen, Homburg/Saar 1973. Saarländisches Ärztebl. 26, H. 12 (1973)

Leisner, B., W. Igl, P. C. Scriba: Fortschritte in der Diagnostik der autonomen Schilddrüsenadenome. Akt. Endokrinol. 1 (1980) 91

Neracher, H., Chr. Hedinger: Klassifizierung der Schilddrüsenmalignome nach der Nomenklatur der WHO 1974. Schweiz. med. Wschr. 105 (1975) 1001; 1052

Niesert, St., A. von zur Mühlen: Therapie der Hyperthyreose in der Schwangerschaft. Dtsch. med. Wschr. 107 (1982) 705

Oberdisse, K., E. Klein, D. Reinwein: Die Krankheiten der Schilddrüse. Thieme, Stuttgart 1980

Pickardt, C. R.: Schilddrüsenfunktionsänderungen unter antiarrhythmischer Therapie mit Amiodaron. Dtsch. med. Wschr. 108 (1983) 1856

Reiners, Chr.: Spezifische und unspezifische Tumormarker beim Schilddrüsenkarzinom. Tumor-Diagnostik 2 (1981) 199

Röhrer, H.-D.: Die chirurgische Behandlung von Schilddrüsenerkrankungen. Intern. Konferenz über Diagnostik und Therapie von Schilddrüsenfunktionsstörungen, Homburg/Saar 1973. Saarländisches Ärztebl. 26, H. 12 (1973)

Rudorff, K. H., J. Herrmann, H. J. Rusche, H. L. Krüskemper: Differentialtherapie mit Schilddrüsenhormonen. Inn. med. 1 (1974) 86

Schatz, H.: Methodik und Wertigkeit der Bestimmung von Schilddrüsenantikörpern. Der Nuklearmediziner 2 (1979) Nr. 1

Schauer, A.: Zur Diagnostik und Therapie von Schilddrüsentumoren. Scripta medica merck 1980

Scriba, P. C.: Strumatherapie. Therapiewoche 32 (1982) 1071

Scriba, P. C., C. Schneider, P. Pfannenstiel, H. G. Heinze: Bildgebende Verfahren in der Schilddrüsendiagnostik. Akt. endokrinol. Sonderheft 1 (1983)

TNM-Klassifizierung maligner Tumoren. Springer, Berlin 1979

Volpé, R., N. R. Farid, C. von Westarp, V. V. Row: The pathogenesis of Graves disease and Hashimoto's thyroiditis. Clin. Endocr. 3 (1974) 239

Wahl, R. A., H. Schmidt-Gayk, H. Cordes, H. Meybier, C. Tschahargane: Früherkennung des C-Zell-Karzinoms durch Familien-Screening. Dtsch. med. Wschr. 106 (1981) 1377

Zeidler, U., H. L. Krüskemper, H. J. Dowidat, H. Fritz: Das autonome Adenom der Schilddrüse. Med. Klin. 64 (1969) 1963

Krankheiten der Nebenschilddrüsen

F. Kuhlencordt und H.-P. Kruse

Einleitung

Historischer Überblick

Vor rund einem Jahrhundert wurden die Nebenschilddrüsen des Menschen und verschiedener Tierspezies erstmals umfassend anatomisch und histologisch von Sandstrøm (1880) untersucht. Erste Beiträge zur Pathogenese und klinischen Bedeutung der Nebenschilddrüsen stammen von Vassall u. Generalli (1896), die nach Entfernung der Epithelkörperchen beim Kaninchen tetanische Erscheinungen beobachteten, sowie von Ascanazy (1904), der bei einem Sektionsfall einer schweren Ostitis fibrosa generalisata erstmalig einen Nebenschilddrüsentumor entdeckte, ohne allerdings die Zusammenhänge zu übersehen. Bereits 1891 hatte Von Recklinghausen das Krankheitsbild der „fibrösen oder deformierenden Ostitis" beschrieben. Später wurde die Ostitis fibrosa generalisata cystica mit seinem Namen verknüpft, obwohl Von Recklinghausen weder an einen Zusammenhang mit den Nebenschilddrüsen gedacht hatte, noch bei den beschriebenen Fällen klar ist, ob überhaupt ein Hyperparathyreoidismus vorgelegen hat. In der Mehrzahl seiner Fälle lag sicher eine Osteodystrophia deformans Paget oder eine fibröse Knochendysplasie vor, die keine Beziehungen zu Funktionsstörungen der Nebenschilddrüsen haben. Die Auffassung von Schlagenhaufer (1915), daß die Ursache einer generalisierten Ostitis fibrosa nebenschilddrüsenbedingt sei, wurde durch eine erfolgreiche Operation eines derartigen Falles erstmalig durch Mandl (1925) bewiesen.

Zusammenhänge zwischen den Nebenschilddrüsen und dem Calciumstoffwechsel wurden zuerst von Erdheim (1906) vermutet, die ihre Bestätigung durch McCollum und Voegtlin (1909) fanden, die bei Hunden nach Nebenschilddrüsenentfernung eine Hypokalzämie und Tetanie beobachten konnten, die sie durch i. v. Gaben von Calcium beseitigten. Durch Gewinnung von Nebenschilddrüsenextrakten durch Hanson (1924) und Collip (1925) konnte durch zahlreiche tierexperimentelle Studien die hyperkalzämische Wirkung dieses Drüsenextraktes bewiesen werden.
In den letzten Jahren wurde die Struktur des menschlichen Parathormons (PTH) und verschiedener Tierspezies praktisch aufgeklärt (Abb. 4.1). Das humane PTH besteht aus einer unverzweigten Polypeptidkette von 84 Aminosäuren, von denen die Sequenz der ersten 34 Aminosäuren die uns bekannten Nebenschilddrüsenhormonwirkungen ausmacht.

Gliederung

Das vorliegende Kapitel soll nach Über- und Unterfunktionszuständen der Nebenschilddrüsen gegliedert werden, da das klinische Bild wesentlich durch die Funktion bestimmt wird. Pathologisch-anatomisch kommen Atresien und Hypoplasien, benigne Hyperplasien und Adenome sowie Karzinome vor. Definierte entzündliche oder degenerative Erkrankungen der Parathyreoidea sind nicht bekannt.

Krankheiten der Nebenschilddrüsen 4.49

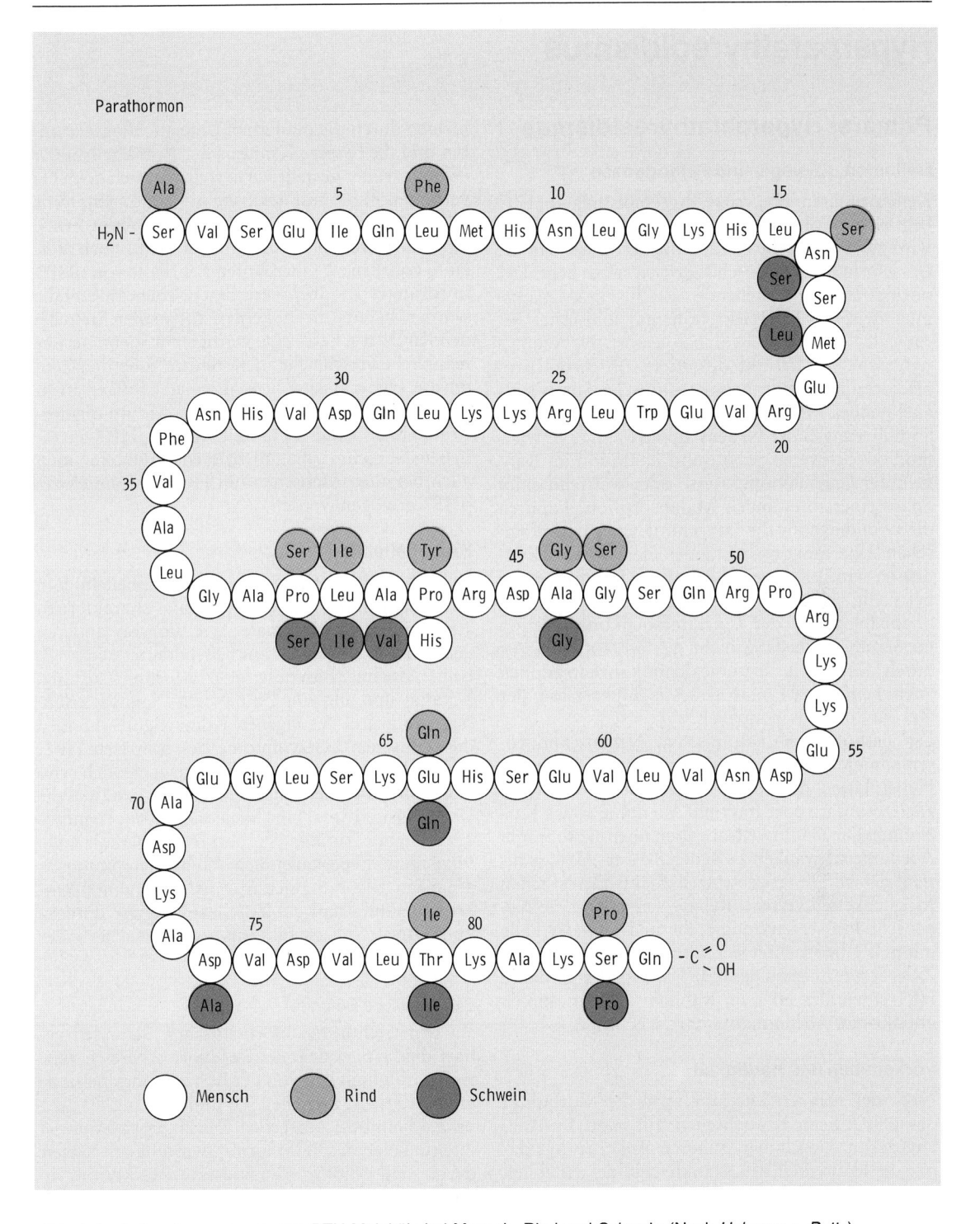

Abb. 4.1 Aminosäuresequenz des PTH-Moleküls bei Mensch, Rind und Schwein (Nach *Habener* u. *Potts*)

Hyperparathyreoidismus

Primärer Hyperparathyreoidismus

Definition, Ätiologie und Pathogenese

Dem primären Hyperparathyreoidismus (pHPT) liegt eine erhöhte PTH-Sekretion zugrunde. Dabei wird gewöhnlich die Auffassung vertreten, daß die Ursache in den Nebenschilddrüsen selbst liegt. Der normalerweise bestehende Feedback-Mechanismus zwischen PTH-Sekretion und ionisierter Serumcalciumfraktion ist dabei gestört. Neuerdings wird wieder verstärkt diskutiert, ob nicht chronisch-rezidivierende hypokalzämische Stimuli als auslösendes Moment in Frage kommen. Derartige Stimulierungen der Nebenschilddrüsen, z. B. während der Schwangerschaft und Laktation im Rahmen der Calciumhomöostase oder während einer Phase einer intestinalen Malabsorption, könnten die Grundlage für die Entstehung eines pathologischen Überfunktionszustandes der Nebenschilddrüsen sein. Inwieweit die Nebenschilddrüsen dabei völlig autonom PTH sezernieren, d. h. völlig unabhängig von der Calciumionenkonzentration im Serum, ist bislang nicht geklärt. Offenbar ist durch sehr hohe Serumcalciumkonzentrationen auch beim pHPT eine gewisse Suppression der Nebenschilddrüsen möglich.

Die pathologisch-anatomischen Nebenschilddrüsenbefunde lassen sich in Neoplasien und primäre Hyperplasien differenzieren. Zu den Neoplasien zählen solitäre oder multiple Adenome sowie Karzinome. Die Häufigkeitsangaben über die solitären Adenome schwanken zwischen 80 und 95%, während der übrige Prozentsatz sich auf die restlichen Möglichkeiten verteilt. Relativ selten sind die Nebenschilddrüsenkarzinome, die in 1–3% der Fälle mit pHPT beobachtet werden.

Zwei Sonderformen des pHPT stellen der familiäre HPT sowie der HPT im Rahmen einer multiplen endokrinen Adenomatose dar (s. S. 4.53).

Vorkommen und Häufigkeit

Nach der neueren Literatur wird die Morbidität des pHPT beim Erwachsenen mit rund 1 : 1000 angegeben. Gegenüber früheren Angaben hat damit die Häufigkeit des Krankheitsbildes erheblich zugenommen. Dies dürfte im wesentlichen auf der verbesserten Diagnostik sowie auf den zunehmend routinemäßig durchgeführten Serumcalciumbestimmungen beruhen, durch die eine größere Zahl bis dahin praktisch symptomfreier Fälle erfaßt wird. Das Verhältnis von Frauen zu Männern liegt bei 2 bis 3 : 1. Im eigenen Krankengut von 97 Fällen der jüngsten Zeit waren 68 Frauen und 29 Männer (2,34 : 1) betroffen. Der Erkrankungsgipfel liegt für die Männer im 5. und für die Frauen im 6. Lebensjahrzehnt, in unserem Kollektiv lagen die entsprechenden Mittelwerte bei 48 bzw. 54 Jahren. Wenn auch die Diagnose des pHPT im allgemeinen durch die modernen Untersuchungsverfahren und die bessere Kenntnis der Krankheitsbilder eher als früher gestellt wird, so lassen sich doch bei vertiefter Anamnese retrospektiv erste Symptome meist mehr als 1 Jahr vor Diagnosestellung erfassen, im Einzelfall kommen auch heute noch Verläufe von 1 bis 2 Jahrzehnten vor. Fälle von pHPT in frühester Kindheit sind beschrieben, Einzelfälle wurden bereits im 1. Lebensjahr beobachtet. Bei den Kindern scheint eine geringe Prävalenz für das männliche Geschlecht zu bestehen. Außerdem sind diffuse Hyperplasien hier offenbar häufiger anzutreffen als bei Erwachsenen. Da wir im eigenen Krankengut rund 11% mit einem pHPT im 8. Lebensjahrzehnt diagnostizieren konnten, muß auch bei alten Menschen mit Hyperkalzämien ein pHPT erwogen werden.

Krankheitsbild

Selbst bei sehr fortgeschrittenen Krankheitsbildern mit einem pHPT finden sich keine charakteristischen äußeren Merkmale, wie sie von anderen endokrinologischen Krankheitsbildern, wie z. B. beim Morbus Basedow oder Morbus Cushing, bekannt sind und eine Prima-vista-Diagnose erlauben. Aufgrund des eigenen Krankengutes können die klinischen Leitsymptome des primären HPT, die zur Diagnose führen, sehr unterschiedlich sein. Von 103 Fällen der jüngsten Zeit war es 62mal die Urolithiasis, 13mal eine Skelettaffektion, ebenfalls 13mal eine zufällig entdeckte Hyperkalzämie, 9mal eine hyperkalzämiebedingte Symptomatik, 4mal ein Ulcus pepticum, 1mal eine akute Pankreatitis und 1mal ein Zufallsbefund der Entdeckung eines Nebenschilddrüsenadenoms bei einer subtotalen Strumektomie.

Biochemische Befunde

Zu den wichtigsten biochemischen Befunden gehört die Hyperkalzämie. Der Normalbereich variiert in Abhängigkeit von der Bestimmungsmethode und wird meist zwischen 9,0 und 10,5 mg/dl (2,25 bis 2,63 mmol/l) angegeben. Die Hyperkalzämie ist direkte Folge der Parathormonwirkung am Skelett durch eine erhöhte osteoklastäre Resorption, an den Nieren durch eine gesteigerte tubuläre Calciumrückresorption sowie am Dünndarm durch eine verstärkte intestinale Resorption. Aus methodischen Gründen wird in der Regel nur das Gesamtcalcium bestimmt, obwohl der ionisierte Anteil von etwa 55–60% für den Nebenschilddrüsen-Funktionszustand bedeutungsvoll ist. Bei gröberen Dysproteinämien sind fehlerhafte Interpretationen der Werte möglich (Abb. 4.**2**). So kann z. B. bei ausgeprägter Hypoproteinämie trotz verminderter Gesamtcalciumkonzentration die ionisierte Calciumfraktion normal sein. Von gleicher Bedeutung wie die Hyperkalzämie ist eine Erhöhung der Parathormonkonzentration im Serum, die sich radioimmunologisch messen läßt. Charakteristicherweise ist beim pHPT der anorganische Phosphorspiegel im Serum entsprechend der erhöhten renalen Phosphatausscheidung durch Bremsung der tubulären Phosphatrückresorption erniedrigt (unter 2,5 mg/dl). Die Hypophosphatämie ist allerdings nicht konstant, sie findet sich nach eigenen Erfahrungen in etwa 60% der Fälle. Eine Hyperkalzurie über 300 mg/d (7,5 mmol/d) läßt sich in gut der Hälfte nachweisen.

Wenn subjektive Beschwerden geklagt werden, so lassen sich diese gewöhnlich auf eines oder mehrere der folgenden vier Symptomenkomplexe beziehen. Zu diesen gehören das Hyperkalzämiesyndrom, das urologische Syndrom, das Skelettsyndrom und die Begleiterkrankungen.

Hyperkalzämiesyndrom

Während leichtere Hyperkalzämien praktisch symptomlos verlaufen, gibt es eine größere Zahl von Erscheinungen, die bei ausgeprägten Hyperkalzämien beobachtet werden. Zu nennen sind Gewichtsabnahme, Anorexie, Obstipation, Meteorismus, Polyurie und Polydypsie. Ophthalmologisch kommen Hornhauttrübungen und Kalkablagerungen in der Konjunktiva vor, die als Konjunktivitis imponieren können. Eine Spaltlampenuntersuchung führt hier zur Klärung. Elektrokardiographisch sind gelegentlich QT-Verkürzungen, die von einer U-Welle gefolgt sind, zu beobachten. Regelmäßige Serumcalciumkontrollen zeigen nicht selten, daß eine Hyperkalzämie auch phasenhaften Schwankungen unterworfen ist. Bei geringgradigem HPT ergibt sich daraus, daß intermittierend auch Calciumwerte im oberen Normbereich angetroffen werden. Ziemlich schlagartig kann sich eine sogenannte hyperkalzämische Krise (syn. Parathyreotoxikose) entwickeln, die absolut lebensbedrohlich wird, wenn der weitere Serumcalciumanstieg kontinuierlich erfolgt. Patienten mit Serumcalciumkonzentrationen um 16 mg/dl (4 mmol/l) sind nach klinischer Erfahrung Anwärter für derartige Verläufe, obwohl diese insgesamt relativ selten sind. Ausgeprägte Bilder gehen einher mit Herzrhythmusstörungen, Störungen des Elektrolytstoffwechsels mit Dehydratation sowie Somnolenz oder Koma.

Urologisches Syndrom

Wie erwähnt, ist eine Urolithiasis das häufigste klinische Leitsymptom eines primären HPT. Pathognomonisch sind rezidivierende, oft doppelseitige Konkrementbildungen, deren Analyse meist Calciumphosphat oder Calciumoxalat ergibt. Ein Teil der Fälle (5–7%) kann eine feinfleckige Nephrokalzinose entwickeln, Veränderungen, die im Zusammenhang mit Harnwegsinfekten die Grundlage für eine Nierenparenchymaffektion darstellen. Bei röntgenologischer Feststellung einer Nephrokalzinose kommt in etwa 40% ein pHPT als Ursache in Frage. Im Gefolge können eine rezidivierende Pyelonephritis bis hin zur Schrumpfniere, ein renaler Hypertonus und eine chronische Niereninsuffizienz auftreten. In diesen Stadien ist bei mangelhafter Anamnese oft klinisch nicht mehr sicher zu entscheiden, ob es sich um einen primären HPT und seine Folgeerscheinungen an den Nieren oder um einen tertiären HPT auf der Grundlage einer primären Nierenerkrankung handelt.

Auch im eigenen Krankengut konnte beobachtet werden, daß renale und ossäre Beteiligungen beim pHPT in ihrem Schweregrad oft in einem umgekehrten Verhältnis zueinander stehen. Gemeint ist z. B., daß Fälle mit ausgeprägtem Skelettsyndrom oft keine Nierensymptomatologie bieten und umgekehrt.

Skelettsyndrom

Gegenüber früher kommen fortgeschrittene Fälle mit Ostitis fibrosa generalisata cystica seltener zur Beobachtung. Geringgradigere Skelettmanifestationen lassen sich oft röntgenologisch erfassen, wenn nach den pathognomonischen Veränderungen, wie z. B. den subperiostalen Resorptionen (Abb. 4.3), Zystenbildungen und einer fleckigen Atrophie der Schädelkalotte gesucht wird. Die Fälle mit ausgeprägter osteoklastärer Resorption klagen gewöhnlich auch über stärkere diffuse Skelettschmerzen, die oft bereits kurze Zeit nach operativer Korrektur der Nebenschilddrüsenüberfunktion merklich nachlassen. Auf das Knochensystem bezogene Schmerzen sind naturgemäß so unspezifisch, daß sie nicht selten fälschlicherweise zur Verdachtsdiagnose eines Rheumatismus führen. Gelegentlich können Spontanfrakturen auftreten,

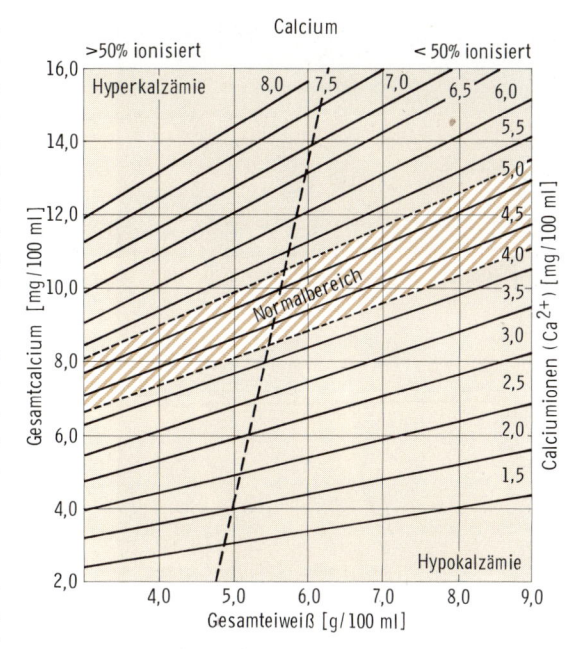

Abb. 4.2 Das Nomogramm zeigt die Beziehung zwischen der ionisierten Calciumfraktion, dem Gesamtcalcium und dem Gesamteiweiß im Blut (nach *McLean* u. *Hastings*)

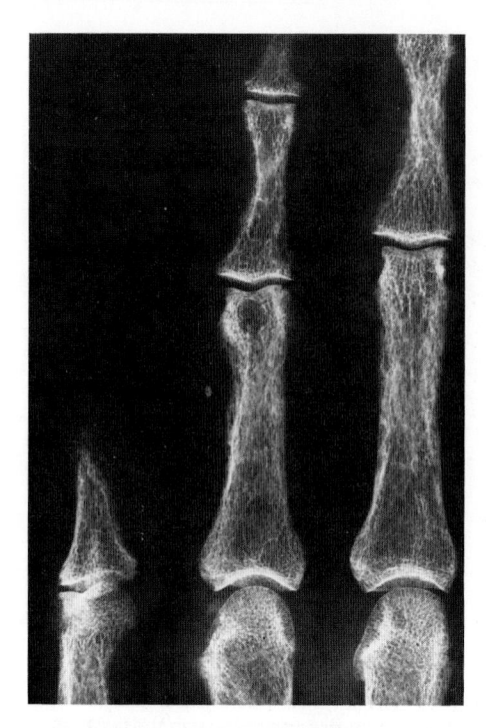

Abb. 4.3 Subperiostale Resorption im Bereich der Grund- und Mittelphalangen, besonders an den Radialseiten der rechten Hand bei primärem Hyperparathyreoidismus. Aufsplitterung der Kompakta und Zystenbildung im Köpfchen der Grundphalanx des 2. Fingers

die meist im Bereich eines braunen Tumors lokalisiert sind. Unbehandelt kann die Ostitis fibrosa generalisata des pHPT zu schweren Deformitäten des Skeletts führen, wie dies auch von uns früher in der Literatur dokumentiert wurde.

Radiologische Befunde. Die Angaben über die Frequenz röntgenologisch nachweisbarer Skelettbefunde beim pHPT schwanken in der Literatur außerordentlich und hängen sehr von der angewandten Technik ab. Diffuse Knochenresorptionsvorgänge sind auf konventionellen Röntgenaufnahmen zunächst als erhöhte Strahlentransparenz erkennbar, die sich nicht von anderen generalisierten Osteopathien unterscheiden muß. Endostale, periostale und intrakortikale Knochenresorption führen zur Verschmälerung und Aufsplitterung der Kompakta, die besonders gut an den Metakarpalknochen, aber auch am Radius, Femur und Humerus mit den Methoden der Röntgenmorphometrie und Mikroradioskopie erfaßbar ist. Die Bedeutung eines solchen Verfahrens liegt sowohl in der Diagnostik als auch in der Möglichkeit der individuellen Verlaufskontrolle.

Auf den pathognomonischen Befund der subperiostalen Resorption, besonders im Bereich der Radialseiten der Mittelphalangen der Hände, war bereits hingewiesen worden (s. Abb. 4.3). Da bei der Ostitis fibrosa generalisata gleichzeitig eine erhöhte intrakortikale Resorption besteht, gilt auch die Auflockerung bzw. Aufblätterung der Kompakta als Hinweis auf eine stärkergradige osteoklastäre Resorption. Die gleichen Ursachen liegen einer Auflösung der Lamina dura der Zahnalveolen des Kieferknochens zugrunde, ein diagnostisches Kriterium, das bislang allgemein überschätzt wurde. Nach eigenen Untersuchungen eines sehr umfangreichen Krankengutes mit generalisierten Osteopathien ist das Verschwinden der Lamina dura weitgehend unspezifisch, solange nicht mehr als 50% der dargestellten Lamina dura im Bereich aller noch vorhandenen Zähne zur Resorption gekommen ist. Dies bedeutet, daß nur eine weitgehend aufgelöste Lamina dura – dann meist in Kombination mit Veränderungen der Kieferspongiosa – überhaupt eine diagnostische Aussagekraft hat. Obwohl zystische Veränderungen im Sinne von braunen Tumoren für die Ostitis fibrosa generalisata cystica seit der Erstbeschreibung durch von RECKLINGHAUSEN 1891 charakteristisch sind, beinhaltet ihr Nachweis gelegentlich differentialdiagnostische Schwierigkeiten, wenn andere Symptome des HPT wenig ausgeprägt und dem Röntgenologen nicht bekannt sind. In rund 80% der Fälle lassen sich densitometrisch im Bereich der Skelettperipherie erniedrigte Mineralgehaltswerte nachweisen. Im eigenen Krankengut konnten Mineralverluste bis fast 60% ermittelt werden. Wie bei den röntgenmorphometrischen Befunden liegt das Schwergewicht derartiger Untersuchungen auf der Verlaufskontrolle, da der Nachweis des Mineralverlustes natürlich unspezifisch ist.

Szintigraphischen und calciumkinetischen Befunden kommt eigentlich mehr theoretische als praktische Bedeutung zu, so daß diesbezüglich auf die Speziallliteratur verwiesen sei.

Knochenhistologische Befunde. Für eine aussagekräftige Befundung sind die einwandfreie Gewinnung eines Knochenzylinders, einwandfreie Aufarbeitungsmethoden und Spezialkenntnisse Voraussetzung. Im allgemeinen kann man annehmen, daß die knochenhistologischen Veränderungen dem Grad der Nebenschilddrüsenüberfunktion parallel gehen. Charakteristisch sind ein gesteigerter Knochenumbau durch aktivierte Osteoblasten, die als Säume dem Osteoid, das vermehrt aber gewöhnlich nicht verbreitert ist, aufsitzen. Daneben imponiert eine entsprechend gesteigerte Knochenresorption durch mehrkernige und einkernige Osteoklasten, die in tiefen bzw. flachen Lakunen als Resorptionshöhlen lokalisiert sind und dann bei gleichzeitiger Faservermehrung im Sinne einer sogenannten dissezierenden Fibroosteoklasie in Erscheinung treten. Je länger diese erhöhten Knochenumbauvorgänge bestanden haben, um so mehr Fasergewebe findet sich, zunächst periossär und in fortgeschritteneren Stadien ausgedehnt in den Markräumen, die damit das blutbildende Mark weitgehend verdrängen. Besonders im Mikroradiogramm wird gut erkennbar, daß umschriebene Bezirke oder ausgedehnte Spongiosaabschnitte in Geflechtknochen umgewandelt sein können. Noch erhaltener lamellärer Knochen kann erweiterte Osteozytenlakunen aufweisen, ein Befund, der generell als periosteozytäre Osteolyse bezeichnet wird.

In einer geringen Zahl von Fällen mit pHPT kann es vorkommen, daß der knochenbioptische Befund für eine Nebenschilddrüsenüberfunktion nicht beweisend ist. Geringen Steigerungen der Knochenumbauvorgänge können auch andere Ursachen zugrunde liegen.

Weitere Manifestationen

Neben den dargestellten wichtigen Syndromen gibt es beim pHPT eine Reihe weiterer Organmanifestationen bzw. Begleiterkrankungen. An erster Stelle sind gastrointestinale Komplikationen zu nennen, zu denen Ulcera ventriculi und duodeni, akute und chronische Pankreatitis sowie die Cholelithiasis gerechnet werden. Die Pathophysiologie ihres Zustandekommens ist bislang unzureichend geklärt. Bei der Häufigkeit der genannten Erkrankungen ist die Frage berechtigt, ob wirklich eine erhöhte Koinzidenz mit dem pHPT besteht. Die Rolle der Hyperkalzämie steht gegenüber dem erhöhten PTH-Spiegel sicher im Vordergrund, da der mit sehr hohen PTH-Konzentrationen oft einhergehende sekundäre HPT diese Komplikationen nicht gehäuft aufweist. Lediglich die Pankreatitis wird des öfteren angetroffen, bei der jedoch eine urämische Genese anzunehmen ist. Umgekehrt sollten bei Ulcus ventriculi bzw. duodeni Kontrollen des Serumcalciums durchgeführt werden, um einen möglichen pHPT als Grundleiden zu erfassen. Von Seiten des Herz-Kreislauf-Systems läßt sich in etwa der Hälfte der Fälle ein Hypertonus nachweisen. Da erhöhte Plasmareninspiegel nachgewiesen wurden, wird eine renale Genese diskutiert. Bei höhergradiger Hyperkalzämie sind die bekannten EKG-Veränderungen zu beobachten. Herzrhythmusstörungen gelten als häufigste Todesursache im Rahmen der hyperkalzämischen Krise.

Psychiatrische, neurologische und muskuläre Störungen treten in unterschiedlicher Ausprägung ebenfalls nicht selten beim pHPT auf. Die psychiatrischen Störungen reichen von leichten depressiven Verstimmungen bis hin zu floriden Psychosen. Symptome von seiten der Muskulatur bestehen in Schwächegefühl und Müdigkeit und können gelegentlich als Muskelatrophie, Myositis und Polymyopathie in Erscheinung treten.

Sonderformen des primären Hyperparathyreoidismus

Neben der üblichen Form des pHPT gibt es 2 Sonderformen, nämlich den familiären HPT und den HPT im Rahmen einer *m*ultiplen *e*ndokrinen *A*denomatose (MEA).

Über den familiären HPT gibt es eine Reihe von Publikationen, die über Untersuchungen z. T. großer Sippen von über 100 Angehörigen berichten. Danach konnten in den betroffenen Familien in bis zu einem Drittel der Fälle Hyperkalzämien nachgewiesen werden. Relativ häufig werden Nebenschilddrüsenhyperplasien und multiple Adenome beobachtet. Nach erfolgreicher Nebenschilddrüsenoperation entwickeln diese Fälle gehäuft einen erneuten primären HPT.

Von der genetisch bedingten MEA wurden 2 Typen beschrieben, von denen Typ I (Werner-Syndrom) außer mit einem HPT mit einem Hypophysenadenom und einem Inselzelladenom einhergeht. Beim Typ II ist der HPT mit einem medullären Schilddrüsenkarzinom und einem Phäochromozytom gekoppelt, z. T. auch mit einem Nebennierenrindenadenom. Gelegentlich werden auch Einzelfälle von MEA in Sippen mit familiärem HPT beobachtet, so daß zwischen diesen beiden Erkrankungen Beziehungen anzunehmen sind, die bislang nicht abgeklärt werden konnten.

Diagnose und Differentialdiagnose

Eine typische Anamnese und die beschriebenen vielfältigen Symptome können im Einzelfall die Verdachtsdiagnose eines pHPT sehr naheliegen. Die biochemischen Befunde sind letztlich erst für die Diagnose ausschlaggebend. Die größte Bedeutung kommt der Bestimmung des Serumcalciumspiegels zu. In Abhängigkeit von der Bestimmungsmethode variiert der Normalbereich und wird meist zwischen 9,0 und 10,5 mg/dl (2,25–2,63 mmol/l) angegeben. Liegen die Serumcalciumwerte im Grenzbereich der oberen Norm, so sind wiederholte Kontrollen an mehreren Tagen erforderlich. Obwohl nur die ionisierte Calciumfraktion für den Funktionszustand der Nebenschilddrüsen bedeutungsvoll ist, wird aus methodischen Gründen meist nur das Gesamtcalcium im Serum bestimmt. Bei ausgeprägten Hypoproteinämien beim pHPT ist es – wie bereits gesagt – denkbar, daß bei normaler Gesamtcalciumkonzentration das ionisierte Calcium erhöht ist. Aus dem bekannten Nomogramm von McLean und Hastings lassen sich diese Beziehungen ermitteln (s. Abb. 4.2). Eine nachgewiesene Hyperkalzämie bedarf in jedem Fall der sorgfältigen differentialdiagnostischen Abklärung des zugrundeliegenden Krankheitsprozesses (Tab. 4.11).

Tabelle 4.11 Differentialdiagnose der Hyperkalzämie

1. Hyperparathyreoidismus
2. Pseudohyperparathyreoidismus
3. Osteolytische Prozesse
4. Hyperthyreose
5. Vitamin-D-Intoxikation
6. Sarkoidose
7. Nebennierenrindeninsuffizienz
8. Immobilisation
9. Milch-Alkali-(Burnett-)Syndrom
10. Idiopathische Hyperkalzämie
11. Familiäre hypokalzurische Hyperkalzämie
12. Lithiumtherapie
13. Fehlbestimmung

Inzwischen wird die Parathormonbestimmung im Serum routinemäßig angewandt. Eine erhöhte Hormonkonzentration gehört neben der Hyperkalzämie zum wichtigsten Befund beim primären HPT. Methode und Interpretation weisen allerdings verschiedene Probleme auf. Im peripheren Blut zirkulieren mindestens 3 Fraktionen, nämlich das intakte Hormonmolekül mit 84 Aminosäuren, Bruchstücke mit endständiger NH$_2$-Gruppe und Bruchstücke mit endständiger COOH-Gruppe (s. Abb. 4.1). Während das komplette PTH und die NH$_2$-terminalen Bruchstücke eine kurze Halbwertszeit haben, ist die der COOH-terminalen Fragmente lang. Da die biologische Aktivität des PTH an die Aminosäuren 1 bis 34 gebunden ist, ist nur ein Teil der im Blut zirkulierenden Bruchstücke stoffwechselaktiv. Daraus wird verständlich, daß zwischen der radioimmunologisch gemessenen PTH-Konzentration und der vorhandenen biologischen Aktivität Diskrepanzen vorkommen. Außerdem ist für die PTH-Konzentration im Serum die renale Ausscheidung bedeutungsvoll, so daß eine eingeschränkte Nierenfunktion zu erhöhten PTH-Konzentrationen führen kann, ohne daß diese im Sinne eines primären oder sekundär renalen HPT aufzufassen sind. Das gleichzeitige Vorliegen von Hyperkalzämie und erhöhter PTH-Konzentration spricht für einen primären oder tertiären HPT und differentialdiagnostisch gegen einen malignen osteolytischen Prozeß. Allerdings muß ein Pseudohyperparathyreoidismus mit ektopischer Parathormonproduktion ausgeschlossen werden.

Routinemäßig sollten der anorganische Phosphor (normal 2,5–5,0 mg/dl = 0,8–1,6 mmol/l), Harnstoff-N und Kreatinin im Serum sowie die Calciumausscheidung im 24-Stunden-Harn gemessen werden. Entsprechend der verminderten renal-tubulären Phosphatrückresorption ist beim pHPT der Serumphosphatspiegel typischerweise vermindert, dieser Befund wird in etwa 60% der Fälle angetroffen. Für die Interpretation der PTH- und Elektrolytwerte sind Kreatinin und Harnstoff-N unbedingt erforderlich. In rund der Hälfte der Fälle findet sich eine Hyperkalzurie über 300 mg/d (7,5 mmol/d), die einen Faktor in der Urolithiasisgenese darstellt.

Bei normaler Nierenfunktion weist der pHPT eine erhöhte renale cAMP-Ausscheidung auf, die bei Gesunden 1,2 ± 0,24 g/g Kreatinin/24 h (3,6 ± 0,7 mmol/g Kreatinin/24 h) beträgt. Aus der Phosphat- und Kreatinin-Clearance läßt sich die tubuläre renale Phosphatrückresorption berechnen.

$$\text{TRP\%} = \left(1 - \frac{C_p}{C_{cr}}\right) \times 100.$$

Als sicher pathologisch im Sinne einer verminderten tubulären Phosphatrückresorption werden Werte unter 65% angenommen, während der Normalwert bei 85% liegt. In knapp der Hälfte der Fälle findet sich eine Erhöhung der alkalischen Serumphosphatase, die im Zusammenhang mit der Ostitis fibrosa generalisata zu sehen ist, sofern keine Hepatopathie besteht.

Eine präoperative Lokalisationsdiagnostik eines vermuteten Nebenschilddrüsenadenoms wird nicht an allen Kliniken routinemäßig durchgeführt. Der Grund hierfür liegt an der relativ geringen Treffsicherheit der Methoden, so daß die Indikation für derartige Untersuchungen z. T. erst gestellt wird, wenn bei der Erstoperation kein Nebenschilddrüsenadenom auffindbar war. In Frage kommt die selektive Halsvenensondierung mit Blutentnahme zur PTH-Bestimmung aus dem Abflußgebiet der Schilddrüse bzw. der Nebenschilddrüsen. Außerdem wurde auch über die Möglichkeit der sonographischen Lokalisation von Nebenschilddrüsenadenomen berichtet, wobei eine bestimmte Adenomgröße Voraussetzung des Nachweises ist.

Der größte Teil der früher für die Diagnostik empfohlenen Nebenschilddrüsenfunktionstests ist durch die Parathormonbestimmung inzwischen bedeutungslos geworden, so daß auf die Darstellung dieser Verfahren verzichtet wird.

Eine der wichtigsten differentialdiagnostischen Aufgaben ist die Abgrenzung des pHPT vom sogenannten Pseudohyperparathyreoidismus (PsHPT). Damit ist ein Krankheitsbild gemeint, das einen pHPT imitiert und auf einer ektopischen Produktion von PTH, PTH-ähnlichen Substanzen oder anderen Stoffen beruht, die zur Hyperkalzämie führen. Als paraneoplastisches Syndrom kommt der PsHPT am häufigsten beim Bronchialkarzinom und beim hypernephroiden Karzinom vor, die etwa 60% der Neoplasien mit ektopischer PTH-Produktion ausmachen. Die Karzinome, die in der Reihenfolge ihrer Häufigkeit danach kommen, sind Ovarialkarzinome, Pankreaskarzinome und gastrointestinale Blastome. Bei einem PTH-RIA mit Antikörpern gegen die endständige COOH-Gruppe werden beim PsHPT relativ niedrigere Konzentrationen des Hormons im Verhältnis zur Hyperkalzämie als beim pHPT gemessen. Dieses wird dadurch erklärt, daß bei der ektopischen PTH-Produktion der Anteil COOH-terminaler Fragmente im Serum niedriger als beim pHPT liegen soll. In 50–90% der Fälle mit Produktion PTH-ähnlicher Substanzen sollen diese radioimmunologisch erfaßbar sein. Bekanntlich stammen die Nebenschilddrüsen entwicklungsgeschichtlich nicht von den APUD-(Amine precursor uptake decarboxylation)Zellen ab. Dennoch sind aus APUD-Zellen entstandene Tumoren in späteren Stadien der Entdifferenzierung in der Lage, auch Hormone wie PTH zu bilden. Darüber hinaus können aber auch Hormone von Tumoren produziert werden, die nicht von den APUD-Zellen abstammen, wie z. B. das hypernephroide Karzinom. Wenn sich bei einer paraneoplastischen Hyperkalzämie kein erhöhtes PTH nachweisen läßt, sind auch andere Ursachen zu erwägen. In der Diskussion sind u. a. D-hormonähnliche Substanzen, Prostaglandine und ein osteoklastenaktivierender Faktor. Osteolytische Prozesse durch Knochenmetastasen oder Hämoblastosen sind stets in der Differentialdiagnose eines pHPT oder eines PsHPT zu bedenken. Die PTH-Bestimmungen ergeben gewöhnlich supprimierte oder normale Werte, während sich knochenhistologisch keine Veränderungen im Sinne einer Osteodystrophia fibrosa generalisata nachweisen lassen.

Therapie

Die Therapie der Wahl des pHPT ist die operative Entfernung des überfunktionierenden Nebenschilddrüsengewebes, d. h. des Adenoms oder der Adenome bzw. die subtotale Nebenschilddrüsenresektion bei diffuser Nebenschilddrüsenhyperplasie. Entsprechend der pathologisch-anatomischen Grundlage sind am häufigsten solitäre Adenome zu erwarten, die nach dem eigenen Krankengut bevorzugt rechtsseitig lagen und die häufiger die oberen Nebenschilddrüsen betrafen. In knapp 6% ist mit 2 Adenomen zu rechnen. In 5 von 97 eigenen Fällen konnten intraoperativ weder adenomatöse noch hyperplastische Nebenschilddrüsen nachgewiesen werden; vermerkt sei, daß sich jedoch zweimal postoperativ der Serumcalciumspiegel normalisierte. Vermutlich war es bei der Operation zu Unterbindungen der Gefäßzufuhr zum Drüsenparenchym gekommen. Schwierigkeiten können atypisch lokalisierte Nebenschilddrüsen bereiten, deren Sitz vom Zungengrund bis in das tiefere Mediastinum reicht.

Wenn Alter und Allgemeinzustand oder vom HPT unabhängige Zweiterkrankungen eine Kontraindikation für ein chirurgisches Vorgehen darstellen, müssen in Abhängigkeit von der Höhe des Serumcalciumspiegels konservative Maßnahmen in Erwägung gezogen werden. Gleiches gilt für Fälle in der hyperkalzämischen Krise, deren Serumcalciumspiegel bis zum Operationstermin gesenkt werden sollte. Drei Behandlungsprinzipien können isoliert oder kombiniert angewandt werden, nämlich Erhöhung der renalen Calciumausscheidung, Hemmung der Knochenresorption sowie Bremsung der intestinalen Calciumresorption. Für die renale Calciumausscheidung ist in erster Linie eine forcierte Diurese mit physiologischer Kochsalzlösung als Dauerinfusion geeignet, deren Dosis in Abhängigkeit von den Kreislaufverhältnissen zu gestalten ist. In Frage kommen 3–5 l innerhalb von 24 Stunden, wobei selbstverständlich die Serumelektrolyte, der zentrale Venendruck und die Flüssigkeitsbilanz zu überwachen sind. Zusätzlich kann Furosemid (Lasix) der Infusionsflüssigkeit beigegeben werden. Bei ungenügendem Therapieeffekt wurden Phosphatpufferlösungen infundiert, deren Risiko jedoch in der Ausbildung extraossärer Verkalkungen liegt. Zur Hemmung der Knochenresorption sind Calcitonin oder Zytostatika, wie Mithramycin, geeignet. Calcitonin allein in einer Dosis von 300–400 MRC-Einheiten i. v. pro Tag erbringt meist eine Senkung des Serumcalciumspiegels um rund 10% des Ausgangswertes.

In lebensbedrohlichen Fällen kommt eine einmalige Dosis von Mithramycin in Frage, dessen Wirkungseintritt jedoch erst nach 24–36 Stunden zu erwarten ist. Zur Hemmung der intestinalen Calciumresorption sind Cellulosephosphat sowie Corticosteroide einsetzbar. Während das Cellulosephosphat Calcium bindet, sollen Corticosteroide in einer Dosis von 50–100 mg Prednison über einen D-Hormonantagonismus wirksam werden.

Verlauf und Prognose

Die Prognose des erfolgreich operierten pHPT ist generell gut. Bleibende Schäden betreffen in erster Linie präoperativ erworbene Nieren- und Skelettveränderungen. Eine rezidivierende doppelseitige Nephrolithiasis sistiert in den Fällen, bei denen in erster Linie die parathormonbedingte Hyperkalzurie als Ursache anzusehen war. Mit der Rückbildung einer Nephrokalzinose oder Besserung einer bereits präoperativ eingetretenen Niereninsuffizienz ist nicht zu rechnen. Ein im Zusammenhang mit dem pHPT zuerst aufgetretener Hypertonus bildet sich etwa in der Hälfte der Fälle nach Korrektur der Nebenschilddrüsenüberfunktion zurück. Eindrucksvoll sind die Rückbildungserscheinungen der Ostitis fibrosa generalisata, die histologisch schon 1–2 Tage postoperativ das Verschwinden der erhöhten osteoklastischen Resorption und in späteren Stadien selbst die Remission der periossären Fibrosierung der Markräume erkennen lassen. Verlaufskontrollen des Knochenmineralgehaltes des peripheren Skeletts zeigen eine wieder ansteigende Tendenz, die in 2 Jahren gut 4% beträgt. Bei den sehr fortgeschrittenen Fällen von pHPT ist – wenn ein erheblicher Knochensubstanzverlust eingetreten war – nicht mehr mit einer Restitutio ad integrum zu rechnen. Dadurch ergibt sich später das pathologisch-anatomische Bild einer starken inaktiven Osteoporose, deren eigentliche Ursache bei Nichtbeachtung der Anamnese verkannt wird. Diese Osteoporose läßt sich natürlich nur in die Gruppe der sehr vielfältigen sekundären Osteoporoseformen einordnen. Nachuntersuchungen von Knochenzysten im Rahmen der Ostitis fibrosa generalisata lassen zumeist eindrucksvolle Reparationsvorgänge in Form von Verdichtungen der Zystenwände erkennen.

War die Nebenschilddrüsenoperation erfolglos, so persistiert der pHPT, ohne daß man die langzeitige Prognose sicher beurteilen kann. Wenn einige Zeit nach erfolgreich operierten Nebenschilddrüsen erneut eine Hyperkalzämie auftritt, so kann es sich entweder um ein Rezidiv eines pHPT durch ein Nebenschilddrüsenkarzinom handeln, oder es liegt ein neuer pHPT vor. Die letztgenannte Situation soll etwa in 1% der Fälle vorkommen. Denkbar ist auch eine unzureichende Nebenschilddrüsenresektion bei – möglicherweise intraoperativ verkannter – diffuser Hyperplasie der Nebenschilddrüsen.

Hyperparathyreoidismus als Folgezustand eines erfolgreich operierten primären Hyperparathyreoidismus

Da die Begriffe sekundärer und tertiärer HPT in der Literatur festgelegt waren, wurden die Folgezustände des pHPT als quartärer (KEATING) und als quintärer HPT (KUHLENCORDT) bezeichnet. Zur Diagnosestellung des quartären HPT muß postuliert werden, daß ein primärer HPT erfolgreich operiert wurde, bei dem bereits eine HPT-bedingte Niereninsuffizienz vorlag und damit die Voraussetzungen eines späteren regulativen HPT gegeben waren. Pathophysiologisch entspricht der quartäre HPT einem sekundär-renal bedingten HPT, von dem er sich grundsätzlich jedoch in der Primärerkrankung unterscheidet. Der quintäre HPT stellt eine Steigerung dieses Krankheitsbildes dar, indem die Nebenschilddrüsenüberfunktion autonomen Charakter entwickelt mit Anstieg des Serumcalciumspiegels zur Normo- bzw. Hyperkalzämie. Bei dem pathologisch-anatomischen Bild der Hyperplasie der Restnebenschilddrüsen kann sich dabei eine zusätzliche Adenombildung entwickeln.

Sekundärer Hyperparathyreoidismus

Unter einem sekundären Hyperparathyreoidismus (sHPT) versteht man eine Nebenschilddrüsenüberfunktion, die sich regulativ als Folge einer Hypokalzämie entwickelt. Sie geht primär also nicht von den Nebenschilddrüsen aus, sondern kommt durch renale oder gastrointestinale Funktionsstörungen zustande. Der sHPT ist demzufolge eine Art Adaptationsmechanismus auf eine Verminderung der ionisierten Calciumfraktion im Blut. Gegenüber den physiologischen Verhältnissen wird durch Fortbestehen der Grunderkrankung allerdings keine Normokalzämie erreicht.

Sekundärer renaler HPT

Definition, Ätiologie und Pathogenese

Für die Definition ist eine chronische Nierenerkrankung mit Einschränkung der glomerulären Filtration und Anstieg harnpflichtiger Substanzen im Serum zu fordern. In typischen Fällen muß außerdem eine Hypokalzämie vorliegen, die zu einer erhöhten PTH-Sekretion führt. Für den renalen HPT ist offenbar die Ursache der chronischen Niereninsuffizienz ohne wesentliche Bedeutung.

Der eigentliche pathogenetische Faktor für die Aktivierung der Nebenschilddrüsen bei chronischer Niereninsuffizienz ist also die Hypokalzämie. Diese ist multifaktoriell bedingt und hängt zusammen mit einer gestörten intestinalen Kalziumresorption infolge einer verminderten $1,25\,(OH)_2D_3$-Bildung in der Niere, einer urämiebedingten Verschlechterung des zellulären Calciumtransportes, einer eingeschränkten renalen Phosphat-Clearance mit konsekutiver Hyperphosphatämie und einer relativen Resistenz des Skeletts gegenüber PTH (Abb. 4.4).

Als Folge des sekundären HPT entwickelt sich eine renale Osteodystrophie, die neben den Zeichen des HPT auch eine erhöhte oder verminderte Spongio-

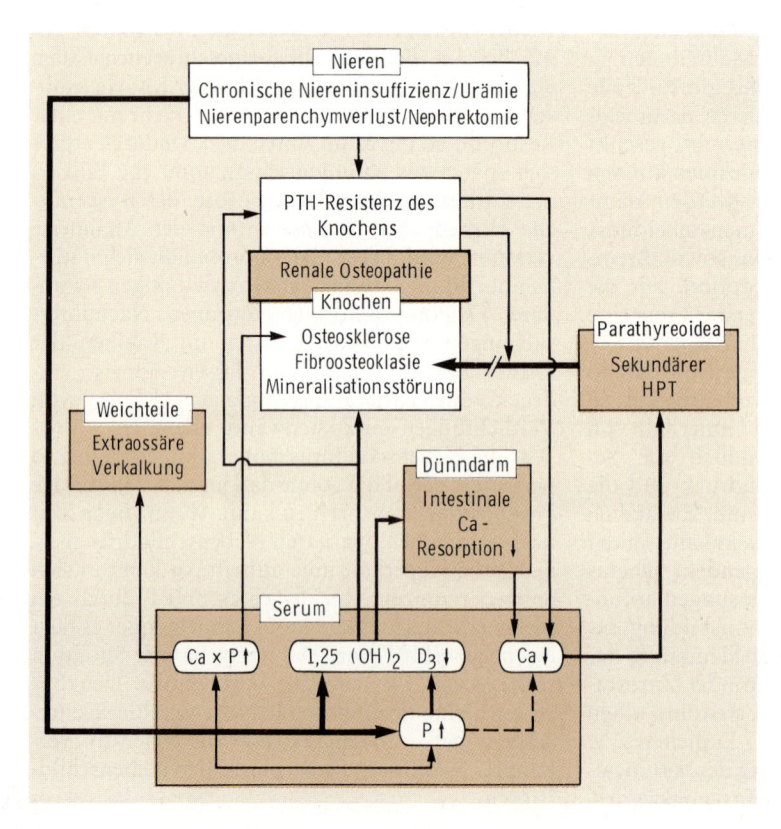

Abb. 4.4 Schema zur Pathophysiologie der renalen Osteopathie bzw. des sekundären renalen HPT. Erklärungen s. Text

sadichte und/oder eine Mineralisationsstörung aufweisen kann. Während letztere über den gestörten D-Stoffwechsel erklärt wird, werden auch Osteosklerosen bei erhöhtem Calciumphosphatprodukt im Serum beobachtet.

Vorkommen und Häufigkeit

Die Häufigkeit der renalen Osteodystrophie richtet sich in erster Linie nach der Frequenz chronischer Nierenerkrankungen mit glomerulärer Insuffizienz. Mit Zunahme von Dauer und Schweregrad entwickeln sich die Voraussetzungen für eine Aktivierung der Nebenschilddrüsen mit den Auswirkungen auf das Skelett. Erhöhte PTH-Werte im Serum sind nicht in jedem Fall identisch mit einem sHPT, da es durch den veränderten PTH-Stoffwechsel bei Niereninsuffizienz auch zu einer Akkumulierung biologisch inaktiver Bruchstücke des PTH-Moleküls kommen kann, die in Abhängigkeit von der Art des Immunoassays zu einem gewissen Prozentsatz erfaßt werden.

Klinisches Bild

Subjektive Beschwerden treten erst auf, wenn es über den sHPT zu Skelettveränderungen kommt oder wenn ein erhöhtes Calciumphosphatprodukt zu extraossären Verkalkungen in den Weichteilen und Gefäßen führt. Knochenschmerzen kommen besonders in belastungsabhängigen Partien zur Beobachtung, wie Wirbelsäule, Becken und untere Extremitäten. Die extraossären Verkalkungen sind vorwiegend periartikulär anzutreffen und können zu schmerzhaften Beeinträchtigungen der Gelenkbeweglichkeit führen. In fortgeschrittenen Stadien sind Kalkablagerungen in verschiedenen Organen mikroskopisch und evtl. auch makroskopisch in Form einer feinfleckigen Kalzinose sichtbar, speziell in der Lunge, am Herzen, in der Magenschleimhaut und in den Nieren. Kalksalzablagerungen in der Haut sollen häufig Ursache für einen Pruritus bei Urämikern darstellen. Myopathische Beschwerden werden ebenfalls auf Störungen des Calciumphosphatstoffwechsels bezogen. Dabei soll eine Korrelation zwischen PTH-Konzentration im Serum und einer verminderten Leitgeschwindigkeit motorischer Nerven bestehen. Symptome einer Polyneuritis dürften in erster Linie auf die chronische Niereninsuffizienz und deren Stoffwechselveränderungen zu beziehen sein.

Biochemische Befunde

Die charakteristischen biochemischen Befunde beim sHPT sind neben Erhöhungen von Kreatinin und Harnstoff-N eine Hypokalzämie und Normo- bzw. Hyperphosphatämie sowie eine erhöhte PTH-Konzentration. Die Hyperphosphatämie ist ein Befund, der sich bei Einschränkung der glomerulären Filtrationsleistung unter 30 ml/min einstellt. Sehr hohe Phosphatwerte führen trotz niedriger Serumcalciumkonzentration zu einer Erhöhung des Calciumphosphatproduktes, das sich durch Multiplikation der Konzentrationen in mg/dl errechnet. Werte über 70 gelten dabei als Risiko für das Auftreten von Weichteilverkalkungen. Die Calciumkonzentrationen im Serum können bei chronischer Hämodialyse deutlich in Abhängigkeit von der Calciumkonzentration im Dialysat schwanken. Bei den heute empfohlenen Badkonzentrationen von 7 mg/dl (1,75 mmol/l) weisen die Serumwerte vor und nach Dialyse eine Differenz von etwa 12% auf. Bei Filtrationsraten unter 15 ml/min kommen auch Hypermagnesämien vor, die bei der chronischen Niereninsuffizienz einen gewissen Bremseffekt auf die PTH-Sekretion ausüben sollen. Das Verhalten der alkalischen Serumphosphatase ist unterschiedlich. Stärkergradige Erhöhungen sind in der Regel Ausdruck aktivierter Osteoblasten bei einer Ostitis fibrosa und einer relevanten Knochenmineralisationsstörung, die oft noch sehr viel ausgeprägter ist, als man nach dem Phosphatasewert erwarten würde.

Entsprechend der gestörten Hydroxylierung von 25 OH D in den Nieren sind erniedrigte Werte des $1,25\,(OH)_2D$ beim sHPT die Regel. Die Angaben über die 25 OH D-Konzentrationen sind nicht einheitlich, generell jedoch im Normbereich.

Radiologische Befunde

Im allgemeinen ähneln die röntgenologischen Skelettbefunde denjenigen des pHPT mit zwei Ausnahmen: Zysten bzw. braune Knochentumoren sind beim sHPT ungewöhnlich, während bei gleichzeitigem schweren osteomalazischen Veränderungen auch Loosersche Umbauzonen beobachtet werden können. Am häufigsten findet sich eine erhöhte Strahlentransparenz, die sich bei Hämodialyse-Fällen in etwa 40% durch direkte Knochenmineralmessung objektivieren läßt. Im eigenen Krankengut betrug der durchschnittliche Mineralverlust in 15 Monaten 2,5%. Pathognomonischer Befund einer gesteigerten Osteoklasie ist eine subperiostale Resorption sowie eine Akroosteolyse. An den Wirbelkörpern sind zum Teil Veränderungen mit Verdichtungen der Grund- und Deckplatten bei weitgehendem Schwund der zentralen Spongiosabezirke sichtbar, so daß eine Dreischichtung des Wirbelkörpers resultiert (rugger-jersey oder Sandwich-Wirbel). Eindrucksvoll kann die fleckige Atrophie des Schädeldaches sein, gelegentlich in Kombination mit einer Verdickung der Tabula interna. Bei der Analyse der Skelettveränderungen imponieren in Einzelfällen die bereits genannten extraossären Verkalkungen. Periartikulär kann es zu knolligen Kalkablagerungen kommen, die häufig die Gegend der Schulter, des Ellenbogens und der Hände betreffen. Gefäßverkalkungen sind besonders im Bereich der A. radialis sowie der A. femoralis und der A. iliaca anzutreffen.

Knochenhistologische Befunde

In praktisch allen Fällen von chronischer Niereninsuffizienz mit sHPT liegt mikroskopisch eine renale Osteodystrophie vor, die vorzugsweise Kriterien einer Ostitis fibrosa, einer Osteomalazie oder einer Kombination beider Prozesse zeigt. Letztgenanntes ist sowohl bei der terminalen Niereninsuffizienz als auch unter Hämodialyse-Behandlung am häufigsten anzutreffen. Bezogen auf die Knochendichte bzw. Knochenmasse können sowohl Hyperostosen als auch Osteoporosen vorkommen. Die vielfach benutzte Bezeichnung renale Osteopathie soll lediglich vorhandene Skelettveränderungen zum Ausdruck bringen, ohne diese histologisch näher zu charakterisieren.

Diagnose und Differentialdiagnose

Die Diagnose des sHPT stützt sich auf die genannten biochemischen Befunde im Zusammenhang mit der Anamnese einer chronischen Niereninsuffizienz. Eigentliche Schwierigkeiten in der Differentialdiagnose erwachsen beim Übergang des sekundären in einen tertiären HPT, wenn die Serumcalciumwerte in den Bereich der Norm oder darüber ansteigen. Diese Fälle lassen sich bei Unkenntnis früherer biochemischer Befunde nicht sicher vom pHPT mit konsekutiver Niereninsuffizienz abgrenzen. In der Differentialdiagnose stellt sich gelegentlich die Frage, ob eine vorliegende Hypokalzämie auch Ausdruck einer andersartigen Erkrankung sein kann (Tab. 4.12).

Tabelle 4.12 Differentialdiagnose der Hypokalzämie

1. Chronische Niereninsuffizienz
2. Malabsorptionssyndrom
3. Primärer und sekundärer Hypoparathyreoidismus
4. Pseudohypoparathyreoidismus
5. Vitamin-D-Mangel
6. Heilphase einer Rachitis bzw. Osteomalazie
7. Akute Pankreatitis
8. Infusion calciumbindender Substanzen oder Intoxikationen
9. Fehlbestimmung

Therapie

Die Behandlung des sekundären renalen Hyperparathyreoidismus kann diätetisch, medikamentös und chirurgisch erfolgen. Das Grundleiden der chronischen Niereninsuffizienz selbst soll hier unberücksichtigt bleiben. Ansatzpunkte der konservativen Therapie richten sich besonders auf das Serumcalcium, den anorganischen Phosphor und den D-Hormonstoffwechsel. Zur Senkung bzw. Normalisierung erhöhter anorganischer Phosphorwerte im Serum empfehlen sich eine phosphatarme, d. h. eine fleisch- und milchproduktarme Diät und zusätzlich phosphatbindende Substanzen. In Frage kommen handelsübliche Antazida, die Aluminiumhydroxid, Aluminiumcarbonat oder Magnesiumhydroxid enthalten. Bei nicht dialysierten Fällen sollte versucht werden, den Phosphatspiegel zwischen 2,8 und 4,0 mg/dl (0,9–1,3 mmol/l) zu halten, während bei Dialyse-Fällen unmittelbar vor der Dialyse die Werte etwas höher bis 5,0 mg/dl (1,6 mmol/l) liegen können. Hypophosphatämien sollten wegen des Risikos von Knochenmineralisationsstörungen vermieden werden. Die Anhebung der erniedrigten Serumcalciumwerte selbst stellt einen sinnvollen Mechanismus zur Bremsung der Nebenschilddrüsenüberfunktion dar. In Frage kommen eine zusätzliche orale Calciummedikation, die Förderung der intestinalen Calciumresorption durch Vitamin D bzw. D-Hormone sowie bei Dialysepatienten eine entsprechend hohe Calciumkonzentration im Dialysat. Jede Art der Anhebung des Serumcalciums hat zu bedenken, daß bei einer noch bestehenden Hyperphosphatämie das Risiko der Ausbildung extraossärer Verkalkungen gegeben ist. Dieselben therapeutischen Gesichtspunkte gelten im Hinblick auf die Behandlung der renalen Osteopathie, wobei die blutchemischen Befunde und die Knochenhistologie jeweils zu berücksichtigen sind. Als Richtlinien für die Vitamin-D- bzw. die D-Hormonbehandlung gelten unter diesen Umständen etwa 10 000 bis 40 000 IE Vitamin D_3 (Cholecalciferol) entsprechend 0,25–1,0 mg täglich oder 100 µg $25(OH)D_3$ oder 0,5–2,0 µg $1,25(OH)_2D_3$. Dabei sind engmaschige biochemische Kontrollen, speziell der Calcium- und Phosphorwerte im Serum erforderlich.

Eine chirurgische Behandlung in Form einer subtotalen Nebenschilddrüsenresektion, gegebenenfalls mit autologer Nebenschilddrüsentransplantation in die Muskulatur des Unterarmes kommt für Fälle in Betracht, die konservativ nicht zu beherrschen sind.

Verlauf und Prognose

Die weitere Entwicklung eines sHPT hängt wesentlich vom Verhalten der zugrundeliegenden Nierenerkrankung ab. Grundsätzlich gilt die Erfahrung, daß mit fortschreitender Niereninsuffizienz und zunehmender Erkrankungsdauer der sHPT bzw. die renale Osteopathie zunimmt. Oft ist es erstaunlich, wie günstig sich eine rechtzeitig einsetzende konsequente Behandlung hier auswirkt. Eine Dauerdialyse-Behandlung alleine kann ein Fortschreiten der renalen Osteopathie nicht verhindern. Eine erfolgreiche Nierentransplantation unterbricht demgegenüber die pathophysiologischen Mechanismen zur Entwicklung eines sHPT, allerdings wirkt die notwendige immunosuppressive Therapie der positiven Beeinflussung der Osteopathie entgegen.

Sekundärer intestinaler HPT

Die für den sekundären renalen HPT ausschlaggebende Hypokalzämie ist auch beim Vorliegen einer intestinalen Funktionsstörung das wesentliche pathogenetische Moment der Entstehung einer Nebenschilddrüsenüberfunktion. In Frage kommen alle Erkrankungen, die über eine Malabsorption zu erniedrigten Serumcalciumwerten führen. Zu nennen sind Zustände nach Magenteil- oder -totalresektion, Leber- und Gallenwegserkrankungen, Störungen der exokrinen Pankreasfunktion sowie Dünndarmerkrankungen. Nach eigenen Erfahrungen sahen wir schwerste Hypokalzämien – unter 6 mg/dl (1,5 mmol/l) – und Skelettveränderungen im Zusammenhang mit einer einheimischen Sprue. Mit diesen Sekundärformen des HPT sind generell intestinale Störungen der Fettresorption und damit auch der fettlöslichen Vitamine vergesellschaftet, so daß der sHPT nur eine Teilkomponente der viel komplexeren Störung des Calcium- und Knochenstoffwechsels ist. Es ist deswegen nicht verwunderlich, wenn Knochenmineralisationsstörungen im Sinne einer Osteomalazie evtl. in Kombination mit einer Osteoporose das knochenhistologische Bild beherrschen. Im Gegensatz zum sekundären renalen HPT findet sich gewöhnlich bei einem sHPT intestinaler Genese eine Hypophosphatämie als Folge der intestinalen Resorptionsstörung. Hypokalzämie und erhöhte PTH-Konzentration sind die für die Diagnose ausschlaggebenden Befunde. Ein erniedrigter Serumcalciumspiegel führt beim Malabsorptionssyndrom nur dann zu keiner Stimulation der Nebenschilddrüsen, wenn bei Hypoproteinämie die ionisierte Calciumfraktion im Serum noch im Normbereich liegt (s. Abb. 4.**2**). Verständlich sind die oft zu beobachtenden sehr niedrigen Urincalciumausscheidungen, die sowohl durch eine verminderte Clearance als auch durch eine erhöhte tubuläre Calciumrückresorption im Sinne eines Sparmechanismus zustande kommen. Erster Verdacht auf eine Knochenbeteiligung bei einem intestinal bedingten sHPT kann sich aus einer alkalischen Phosphataseerhöhung ergeben.

Therapeutisch steht die Behandlung der intestinalen Grunderkrankung, soweit dies möglich ist, an erster Stelle. Darüber hinaus muß Sorge getragen werden für ein genügendes Calciumangebot mit der Nahrung, das sich durch Milchprodukte steuern läßt. Eine zusätzliche Calciumsubstitution ist durch entsprechende handelsübliche Präparate möglich. Außerdem kommen zur Verbesserung der Calciumresorption Vitamin D bzw. D-Hormone in Frage. Bei fortbestehender Steatorrhoe sind parenterale Gaben zu bevorzugen. Hierfür steht allerdings nur Vitamin D selbst zur Verfügung, das in der Regel als Depot von 600 000 IE intramuskulär gespritzt wird. Die notwendige Dosierung ist individuell sehr unterschiedlich und richtet sich nach dem Verhalten der Serum- und Urincalciumwerte. Eine Vitamin-D-Behandlung läßt sich in ihrem Ausmaß oft gut durch Bestimmung des $25(OH)D_3$ kontrollieren, wobei die therapeutisch erforderlichen Serumkonzentrationen durchaus oberhalb des physiologischen Normbereiches dieses Metaboliten liegen können, ohne daß Kriterien einer Vitamin-D-Intoxikation nachzuweisen sind.

Folgezustände des sekundären renalen und intestinalen Hyperparathyreoidismus

Auf der Grundlage eines sHPT kann sich nach längerem Verlauf ein tertiärer HPT entwickeln. Dieser ist charakterisiert durch einen normalen oder erhöhten Serumcalciumspiegel, der in der Regel durch Entwicklung eines Nebenschilddrüsenadenoms auf dem Boden einer diffusen Hyperplasie zustande kommt. Diese Situation läßt sich gewöhnlich konservativ nicht befriedigend beherrschen, so daß sich die Indikation für eine Nebenschilddrüsenteilresektion bzw. eine subtotale Resektion ergibt. Sind Anamnese und Verlauf bekannt, so ist die Diagnose eines tertiären HPT leicht zu stellen. Die Entwicklung eines tertiären HPT ist praktisch nur im Zusammenhang mit einer chronischen Niereninsuffizienz von Bedeutung, während bei einer intestinalen Grundstörung diese HPT-Form zu den großen Ausnahmen gehört. Differentialdiagnostisch kommt im Grunde nur ein primärer HPT mit bereits eingetretener Nierenfunktionsstörung in Betracht, der prinzipiell die gleiche laborchemische Konstellation wie der teritäre renale HPT bietet. Bei unbekannter Vorgeschichte kann eine sichere Unterscheidung gegenüber dem tertiären HPT gelegentlich unmöglich sein.

Hypoparathyreoidismus

Definition, Ätiologie und Pathogenese

Es werden primäre (idiopathische) und sekundäre Formen der Nebenschilddrüsenunterfunktion unterschieden, deren Schweregrade allerdings sehr variabel sein können.

Definitionsgemäß ist die Ursache des *primären* Hypoparathyreoidismus weitgehend unbekannt. Pathologisch-anatomisch können Aplasien und Hypoplasien des Nebenschilddrüsenparenchyms vorliegen, während es eigenständige entzündliche oder degenerative Nebenschilddrüsenerkrankungen nicht gibt. Es sind allerdings bei Entzündungen im Sinne einer Parathyreoiditis im Zusammenhang mit Moniliasis und Morbus Addison Unterfunktionen der Nebenschilddrüsen beschrieben worden. Ein Hypoparathyreoidismus kann auch im Zusammenhang mit einem Hypopituitarismus auftreten, sowie im Rahmen eines Di-George-Syndroms, das durch ein Fehlen von Thymus und Nebenschilddrüsen charakterisiert ist.

Dem *sekundären* Hypoparathyreoidismus gehen meist Operationen im Halsbereich voraus, bei denen die Nebenschilddrüsen teilweise oder total entfernt wurden. Am häufigsten sind Situationen nach Strumektomie oder Nebenschilddrüsenentfernungen im Zusammenhang mit operativen Korrekturen von Überfunktionszuständen der Nebenschilddrüsen. Die Häufigkeit nach Operation eines pHPT liegt etwa bei 2–3% und dürfte z. T. auch durch eine mangelhafte Reaktivierung der verbliebenen atrophischen Nebenschilddrüsen bedingt sein. In sehr seltenen Fällen kann das Nebenschilddrüsenparenchym auch einmal durch einen neoplastischen Prozeß der Umgebung zerstört werden. Im Mittelpunkt der Pathophysiologie steht die fehlende oder stark reduzierte PTH-Sekretion mit den Folgen eines erniedrigten Knochenumbaues, einer verminderten intestinalen Calciumresorption und einer reduzierten renal tubulären Calciumrückresorption. Der anorganische Phosphor wird dabei erhöht tubulär rückresorbiert.

Klinische Symptome und Befunde

Ein florider Hypoparathyreoidismus imponiert klinisch durch das Auftreten von Tetanien bzw. deren Äquivalenten. In typischer Form handelt es sich um schmerzhafte Muskelkrämpfe, besonders im Bereich der Extremitäten. Die Hände können dabei eine Pfötchenstellung annehmen. Bei Provokation dieses Symptoms durch Kompression des Oberarmes, z. B. durch Anlegen einer Blutdruckmanschette, wird dies als *Trousseausches Phänomen* bezeichnet. Durch Beklopfen des N. facialis an seiner Austrittsstelle präaurikulär kommt es bei einer derartig gesteigerten muskulären Erregbarkeit zur Kontraktion der Gesichtsmuskulatur des betreffenden Fazialisastes, meist im Mundwinkelbereich. Dieser Befund entspricht einem positiven *Chvostekschen* Phänomen. Durch Hyperventilation lassen sich beim Hypoparathyreoidismus ebenfalls tetanische Symptome provozieren, die bei forcierter Atmung meist innerhalb von etwa einer Minute auftreten. Eine längerdauernde Hyperventilation führt auch beim Gesunden zu tetanischen Erscheinungen. Diese nicht seltene, vegetativ bedingte normokalzämische Tetanie ist differentialdiagnostisch von der des Hypoparathyreoidismus abzugrenzen. Weitere Symptome sind eine relativ häufige Kataraktbildung und gelegentlich Papillenödeme, die meist zunächst als Ausdruck einer intrakraniellen Druckerhöhung gewertet werden. Besteht die Nebenschilddrüsenunterfunktion bereits im Kindesalter, kommen hypoplastische Zähne mit Schmelzdefekten vor. Weitere ektodermale trophische Störungen finden sich in einer schuppenden trockenen Haut, in atrophischen und rissigen Fingernägeln, sowie in einer oft spärlichen Kopf- und Sekundärbehaarung. Röntgenologisch lassen sich Verkalkungen der Basalganglien des Gehirns nachweisen, ein Befund, der sich gut durch Computertomographie darstellen läßt. Das Skelett kann eine erhöhte Dichte und lokalisierte Hyperostosen zeigen, deren Pathogenese nicht sicher geklärt ist. Knochenhistologisch findet sich kein charakteristischer Befund, allerdings ist der Knochenumbau eher reduziert. Elektrokardiographisch führt eine ausgeprägte Hypokalzämie zur Verlängerung der QT-Zeit sowie gelegentlich zu Arrhythmien.

Als charakteristische biochemische Befunde gelten Hypokalzämie und Hypokalzurie, Hyperphosphatämie und ein normales oder unter der Nachweisgrenze liegendes PTH im Serum. Die tubuläre Phosphatrückresorption liegt oberhalb der Norm von 85%, dementsprechend besteht eine Hypophosphaturie. Die renale cAMP-Exkretion ist erniedrigt, der Befund ist allerdings nur bei normaler Nierenfunktion verwertbar.

Bei dem sehr seltenen *pseudoidiopathischen Hypoparathyreoidismus* sind die PTH-Konzentrationen im Serum wie beim Pseudohypoparathyreoidismus normal oder erhöht. Es wird angenommen, daß das im Organismus gebildete PTH durch einen Defekt der Aminosäurenkette biologisch inaktiv ist.

Diagnose und Differentialdiagnose

Die Diagnose des Hypoparathyreoidismus stützt sich in erster Linie auf die biochemischen Parameter. Dabei bedarf die Hypokalzämie im Einzelfall einer eingehenden differentialdiagnostischen Abklärung (s. Tab. 4.12). Die häufigsten Ursachen einer Erniedrigung des Serumcalciumspiegels sind die chronische Niereninsuffizienz und das Malabsorptionssyndrom, die mit einem sekundären renalen bzw. intestinalen HPT einhergehen. Von den verschiedenen biochemischen Testuntersuchungen hat sich praktisch nur noch der Ellsworth-Howard-Test erhalten, der eine Abgrenzung vom Pseudohypoparathyreoidismus erlaubt. Das Prinzip dieses Tests beruht auf der Messung der Stimulation der renalen Phosphatausscheidung nach parenteraler PTH-Gabe. Gegenüber Gesunden steigt die Phosphaturie beim Hypoparathyreoidismus um ein Vielfaches an. Zuverlässige Befunde sind nur im Zusammenhang mit gleichzeitigen Kontrolluntersuchungen an Gesunden zu erwarten, da das PTH nur als Extrakt zur Verfügung steht.

Therapie

Im akuten Stadium ist eine behandlungsbedürftige Tetanie mit intravenösen Calciumgaben zu behandeln. Am häufigsten wird 10%ige (0,23 mol/l) Calcium-gluconicum-Lösung als Injektion oder als Zusatz zur Infusionsflüssigkeit gebraucht. Eine alleinige orale Calciumgabe ist meist nicht ausreichend; verschiedene Handelspräparate stehen als Brausetabletten zur Verfügung. Zur Dauerbehandlung des Hypoparathyreoidismus werden heute vorwiegend Vitamin D und D-Metaboliten, seltener Dihydrotachysterin (A.T. 10) benutzt. Eine derartige Behandlung ist gewöhnlich individuell zu gestalten und hat eine völlige Beschwerdefreiheit zum Ziel, die meist erreicht wird, wenn die Serumcalciumkonzentrationen an der unteren

Normgrenze oder leicht darunter liegen. Die rechtzeitige Erfassung einer D-Überdosierung gelingt durch laufende Kontrollen der Serumcalciumkonzentrationen und der Urincalciumausscheidungen. Die mittlere Dosis von Vitamin D_3 liegt etwa bei 40 000 IE täglich, entsprechend 1 mg. Als D-Metabolit eignet sich für diese Indikation auch das $1,25(OH)_2D_3$ (Rocaltrol) in einer rund 1000fach niedrigeren Dosis von 1 µg täglich. Der Vorteil dieser Substanz liegt in der kurzen Halbwertszeit, so daß die Wirkung innerhalb von wenigen Tagen einsetzt bzw. abklingt und damit leichtere Steuerbarkeit gegenüber dem Vitamin D_3 gegeben ist. Allerdings können bei noch subnormalen Serumcalciumwerten bereits Hyperkalzurien auftreten, die besonders bei vorliegender Urolithiasis ein Risiko darstellen.

Pseudohypoparathyreoidismus

Der Pseudohypoparathyreoidismus weist die gleiche Symptomatologie und die gleiche biochemische Konstellation hinsichtlich der Calcium- und Phosphorwerte im Serum und Urin auf wie der Hypoparathyreoidismus. Der Unterschied liegt jedoch in einer genetisch bedingten autosomal dominanten Störung mit bestimmten Gestaltmerkmalen. Hierzu gehören Kleinwuchs, Rundgesicht, Bradymetakarpie und Bradymetatarsie sowie oft eine Oligophrenie. Die beim Hypoparathyreoidismus genannten Befunde, wie Basalganglienverkalkung, Kataraktbildung, Schmelzdefekte der Zähne und andere ektodermale Veränderungen können ebenfalls beim Pseudohypoparathyreoidismus vorkommen. Basalganglienverkalkungen sind relativ häufig und sollen in rund 50% der Fälle nachweisbar sein, während die ektodermalen Störungen seltener als beim Hypoparathyreoidismus sind. Darüber hinaus werden in etwa 60% der Fälle Verkalkungen bzw. Knochenbildungen in der Subkutis beobachtet.

Die PTH-Konzentration im Serum ist meist erhöht, seltener normal. Biochemisch können zwei Formen des Pseudohypoparathyreoidismus differenziert werden: Typ I weist einen Mangel an Adenylcyclase oder eine fehlende cAMP-Antwort auf die PTH-induzierte Adenylcyclaseaktivierung auf. Wird diesen Fällen PTH exogen zugeführt, kommt es zu keinem Anstieg der renalen cAMP-Ausscheidung. Für den Typ II wird postuliert, daß das cAMP offenbar ineffektiv ist. Durch PTH-Stimulation kann die renale cAMP-Ausscheidung zwar gesteigert werden, jedoch ohne gleichzeitigen phosphaturischen Effekt.

Der bereits beim Hypoparathyreoidismus angesprochene Ellsworth-Howard-Test erlaubt unabhängig von der PTH-Konzentration die Differenzierung des Pseudohypoparathyreoidismus vom Hypoparathyreoidismus. Weder bei Typ I noch bei Typ II läßt sich durch exogene PTH-Zufuhr eine Steigerung der Phosphaturie erreichen.

Eine Sonderform des Pseudohypoparathyreoidismus geht am Skelett mit einer Ostitis fibrosa generalisata einher und wird daher als *Pseudohyperpoparathyreoidismus* bezeichnet. Während in den meisten Fällen von Pseudohypoparathyreoidismus auch eine Resistenz des Skeletts gegen PTH vorliegt, ist in diesen Fällen die Ansprechbarkeit des Knochengewebes erhalten. Die erhöhten PTH-Konzentrationen im Serum bewirken daher knochenhistologische Veränderungen, die denen eines primären HPT entsprechen. Es wird diskutiert, ob es auch sehr seltene Fälle mit entgegengesetztem Verhalten gibt, bei denen lediglich eine Skelettresistenz vorliegt, während die Nieren eine normale Ansprechbarkeit auf PTH zeigen.

Der *Pseudopseudohypoparathyreoidismus* weist lediglich die genetisch bedingten Gestaltmerkmale des Pseudohypoparathyreoidismus auf. Die biochemischen Befunde sind normal, so daß auch keine Symptome auftreten, wie sie beim Hypo- und Pseudohypoparathyreoidismus durch die Hypokalzämie bedingt sind.

Die Therapie des Pseudohypoparathyreoidismus entspricht der des Hypoparathyreoidismus und richtet sich auf die Korrektur der Hypokalzämie und deren Folgen.

Literatur

Albright, F., E. C. Reifenstein: The Parathyroid Glands and Metabolic Bone Disease. Williams & Wilkins, Baltimore 1948

Altenähr, E., H. Bartelheimer, V. Bay, F. Kuhlencordt, C. Lozano-Tonkin, C. Schneider, N. Seemann, G. Seifert: Der autonome und regulative Hyperparathyreoidismus. Enke, Stuttgart 1969

Ascanazy, M.: Über Ostitis deformans ohne osteoides Gewebe. Arb. Geb. path. Anat. Inst. Tübingen 4 (1904) 398

Bartelheimer, H., F. Kuhlencordt: Funktionstests der Nebenschilddrüsen. In Bartelheimer, H.: Klinische Funktionsdiagnostik, 4. Aufl. Thieme, Stuttgart 1973

Bronsky, D., R. T. Kiamoko, S. S. Waldstein: Familial idiopathic hypoparathyroidism. J. clin. Endocr. 18 (1968) 61

Collip, J. B.: Extraction of parathyroid hormone which will prevent or control parathyroid tetany and which regulates level of blood calcium. J. biol. Chem. 63 (1925) 395

Cope, O.: The story of hyperparathyroidism at the Massachusetts General Hospital. New Engl. J. Med. 274 (1966), 1174

Danowski, T. S.: Outline of Endocrine Gland Syndromes, 3rd ed. Williams & Wilkins, Baltimore 1976

David, D. S.: Calcium Metabolism in Renal Failure and Nephrolithiasis. Wiley, New York 1977

Delling, G., A. Schulz: Histomorphometrische und ultrastrukturelle Skelettveränderungen beim primären Hyperparathyreoidismus. Therapiewoche 28 (1978) 3646

DeLuca, H. F.: Vitamin D. Metabolism and Function. Springer, Berlin 1979

Diethelm, L., F. Heuck: Osteopathien. Handbuch der medizinischen Radiologie. Röntgendiagnostik der Skeletterkrankungen. Bd. V/5. Springer, Berlin 1983

Eberle, F., C. Asmus, G. A. Martini: Familie mit multipler endokriner Adenomatose (MEA Typ I) und einigen zusätzlichen Besonderheiten. Klin. Wschr. 57 (1979) 499

Erdheim, J.: Zur normalen und pathologischen Histologie der Glandula thyreoidea, parathyreoidea und Hypophysis. II. Epithelkörperchen (Glandula parathyreoidea). Beiträge zur pathologischen Anatomie und zur allgemeinen Pathologie, Bd. 33. Fischer, Jena 1903 (S. 205)

Fanconi, A.: Hypoparathyreoidismus im Kindesalter. Ergebn. inn. Med. Kinderheilk. 28 (1969) 54

Funk, Ch., R. Ammann, U. Binswanger, G. Mayor, R. Bihrer, P. Clavadetscher, I. Fumagalli, A. Leemann, P. Seiler, K. Stuby: Cholelithiasis beim primären Hyperparathyreoidismus. Schweiz. med. Wschr. 104 (1974) 1060

Habener, J. F., J. T. Potts: Parathyroid hormone. Recent advances in studies of chemistry, biosynthesis, control of secretion, metabolism, and immunoassay. In Kuhlencordt, F., H. Bartelheimer: Handbuch der inneren Medizin, Bd. VI, Teil 1 A. Springer, Berlin 1980

Hanson, A. M.: Hydrochloric x Sicca: Parathyroid preparation for intramuscular injection. Milit. Surg. 54 (1924) 218

Harrison, T. S., B. Duarte, R. E. Reitz, R. Princenthal, J. F. Seaton, E. M. Badder, W. P. Graham: Primary hyperparathyroidism. Four-to eight-year postoperative follow-up demonstrating persistent functional insignificance of microscopic parathyroid hyperplasia and decreased autonomy of parathyroid hormone release. Ann. Surg. 194 (1981) 429

Heidbreder, E., H. Hennemann, A. Heidland: Hypercalciurie – Nephrocalcinose – Kalklithiasis der Niere. Differentialdiagnose und Klinik des pathologischen renalen Calciumtransportes. Dtsch. med. Wschr. 99 (1974) 586

Henderson, R. G., R. G. G. Russell, J. G. G. Ledingham, D. O. Oliver, C. Preston, R. Smith, G. T. Warner, R. J. Walton, A. W. Norman: The effect of 1,25-Dihydroxycholecalciferol in patients with vitamin D resistant states (chronic renal failure, familial hypophosphatemia, glutensensitive enteropathy and hypoparathyroidism). In Kuhlencordt, F., H.-P. Kruse: Calcium Metabolism, Bone and Metabolic Bone Diseases. Springer, Berlin 1975

Hesch, R.-D., R. Hehrmann: Renale Osteopathie. Diagnostik, präventive und kurative Therapie. Thieme, Stuttgart 1979

Kanis, J. A., T. Cundy, G. Heynen, R. G. G. Russell: The pathophysiology of hypercalcaemia. Metab. Bone Dis. & Rel. Res. 2 (1980) 151

Kaukel, E., F. Kuhlencordt: Die Diurese von zyklischem Adenosin-3'5'-monophosphat (cAMP) bei primären und sekundären Funktionsstörungen der Nebenschilddrüsen. Dtsch. med. Wschr. 102 (1977) 1587

Keating, F. R.: Zit. bei F. Kuhlencordt 1968

Kistler, H.: Primärer Hyperparathyreoidismus. Schweiz. med. Wschr., Suppl. 3 (1976)

Knop, J., R. Montz, C. Schneider, P. Stritzke, G. Dorn-Quint, J. P. Nordmeyer, H.-P. Kruse, F. Kuhlencordt: Bone calcium exchange in primary hyperparathyroidism as measured by 47-calcium kinetics. Metabolism 29 (1980) 819

Kock, C., H.-P. Kruse: Ausgedehnte Verkalkungen des Groß- und Kleinhirns bei primärem Hypoparathyreoidismus. CT-Sonographie 2 (1982) 117

Kruse, H.-P., F. Kuhlencordt: Calciumstoffwechselstörungen durch Hyper-, Hypo- und Pseudohypoparathyreoidismus. In Bock, E., F. Hartmann: Klinik der Gegenwart, Bd. VI. Urban u. Schwarzenberg, München 1976 (S. E 303)

Kruse, H.-P., F. Kuhlencordt, R. Montz, J.-D. Ringe, G. Koch: Calcium- und Knochenstoffwechsel nach Dünndarmbypass-Operation wegen alimentärer Adipositas. Dtsch. med. Wschr. 106 (1981) 1219

Kruse, H.-P., F. Kuhlencordt, J.-D. Ringe, H. Vogel, R. Montz, G. Koch: Präoperative Lokalisationsdiagnostik von Nebenschilddrüsenadenomen bei 72 Fällen von primärem Hyperparathyreoidismus durch selektive Halsvenensondierung und Parathormonbestimmung. Schweiz. med. Wschr. 113 (1983) 636

Kuhlencordt, F.: Der Knochen bei gastrointestinalen Erkrankungen. In Bartelheimer, H., N. Heisig: Aktuelle Gastroenterologie. Thieme, Stuttgart 1968 (S. 165–172)

Kuhlencordt, F.: Der Hyperparathyreoidismus (Standpunkt des Klinikers). In Kracht, J.: Nebenschilddrüse und endokrine Regulation des Calciumstoffwechsels. Spontan-Hypoglykämie. Glucagon. Springer, Berlin 1968

Kuhlencordt, F., H. Bartelheimer: Klinische Osteologie. Handbuch der Inneren Medizin, Bd. VI/1 A und B. Springer, Berlin 1980

Kuhlencordt, F., J. Kracht: Chronischer Hyperparathyreoidismus mit C-Zellhyperplasie der Schilddrüse. Überlegungen zur Einteilung des Hyperparathyreoidismus. Dtsch. med. Wschr. 93 (1968) 2411

Kuhlencordt, F., H.-P. Kruse: Intestinale Osteopathien. Verh. dtsch. Ges. Path. 58 (1974) 144

Kuhlencordt, F., H.-P. Kruse: Erkrankungen der Nebenschilddrüsen und Störungen des Kalziumphosphatstoffwechsels. In Gross, R., P. Schölmerich: Lehrbuch der inneren Medizin, 6. Aufl. Schattauer, Stuttgart 1982

Kuhlencordt, F., J.-D. Ringe: Knochenmineralgehalt bei chronischer Hämodialyse. Klin. Wschr. 56 (1978) 75

Kuhlencordt, J., H.-P. Kruse, J. Franke: Diagnostischer Wert der Lamina dura alveolaris bei generalisierten Knochenerkrankungen. Fortschr. Röntgenstr. 134 (1981) 401

Kuhlencordt, F., W. Bauditz, C. Lozano-Tonkin, H.-P. Kruse, H.-J. Augustin, W. Rehpenning, H. Bartelheimer: Osteopathien und Calciumphosphat – Stoffwechsel bei chronischer Hämodialyse. Klin. Wschr. 49 (1971) 134

Liebross, B. A., J. W. Coburn: Renal osteodystrophy. In Heath, D., S. J. Marx: Clinical Endocrinology 2, Calcium Disorders. Butterworth, London 1982

Lozano-Tonkin, C.: Hypokalzämische Tetanie. Differentialdiagnose und Therapie. Fortschr. Med. 87 (1969) 243

MacCollum, W. G., C. Voegtlin: On the relation of tetany to the parathyroid glands and to calcium metabolism. J. exp. Med. 11 (1909) 118

Mandl, F.: Therapeutischer Versuch bei Ostitis fibrosa generalisata mittels Exstirpation eines Epithelkörperchens. Wien. klin. Wschr. 50 (1925) 1343

Marx, S. J., G. D. Aurbach: Heterogeneous hormonal disorder in pseudohypoparathyroidism. New Engl. J. Med. 296 (1977) 169

McLean, F. C., A. B. Hastings: Clinical estimation and significance of calcium ion concentration in the blood. Amer. J. med. Sci. 189 (1935) 601

Mitschke, H., E. Altenähr, G. Delling, J. Wiebel: Das pluriglanduläre Insuffizienzsyndrom. Hypoparathyreoidismus – Morbus Addison – Moniliasis. Dtsch. med. Wschr. 98 (1973) 1666

Moses, A. M., N. Breslau, R. Coulson: Renal responses to PTH in patients with hormone resistant (pseudo)hypoparathyroidism. Amer. J. Med. 61 (1976) 184

Mundy, G. R., D. H. Cove, R. Fisken: Primary hyperparathyroidism: Changes in the pattern of clinical presentation. Lancet 1980/I, 1317

Nordin, B. E. C.: Calcium, Phosphate and Magnesium Metabolism. Clinical Physiology and Diagnostic Procedures. Churchill Livingstone, Edinburgh 1976

Nusniwitz, M. L., M. H. Klein: Pseudoidiopathic hypoparathyroidism: hypoparathyroidism with ineffective parathyroid hormone. Amer. J. Med. 55 (1973) 677

Paloyan, E., A. M. Lawrence, F. H. Straus: Hyperparathyroidism. Grune & Stratton, New York 1973

Recklinghausen, F. von: Die fibröse oder deformierende Ostitis, die Osteomalacie und die osteoplastische Carcinose in ihren gegenseitigen Beziehungen. Festschrift Rudolf Virchow. Reimer, Berlin 1891

Reiss, E., J. M. Canterbury: Spectrum of hyperparathyroidism. Amer. J. Med. 56 (1974) 794

Ringe, J.-D., F. Kuhlencordt: Ostitis fibrosa generalisata. In Kuhlencordt, F., H. Bartelheimer: Handbuch der inneren Medizin, Bd. VI/1B, 5. Aufl. Springer, Berlin 1980 (S. 821–901)

Ringe, J.-D., H.-P. Kruse, F. Kuhlencordt: Increase of bone mineral content after surgical treatment of primary hyperparathyroidism. Amer. J. Roentgenol. 131 (1978) 544

Rohl, P. G., M. Wilkinson, P. Clifton-Bligh, S. Posen: Hyperparathyroidism. Experiences with treated and untreated patients. Med. J. Aust. 1 (1981) 519

Rothmund, M.: Hyperparathyreoidismus. Thieme, Stuttgart 1980

Russell, R. G. G., R. Smith, R. J. Walton, C. Preston, R. Basson, R. G. Henderson, A. W. Norman: 1,25-Dihydroxycholecalciferol and 1-alpha-Hydroxycholecalciferol in hypoparathyroidism. Lancet 1974/II, 14

Sandström, I. V.: Glandulae parathyreoideae. Upsala Läkare förenings Förhandlinger. 15 (1880) 441–471, Übersetzung von C. M. Seipel, Bulletin of the Institute of the History of Medicine, Vol. VI, 179–222, Johns Hopkins Press, Baltimore 1938

Schlagenhaufer: Zwei Fälle von Parathyreoidea-Tumoren. Wien. klin. Wschr. 28 (1915) 1362

Schwarz, G.: Pseudohypoparathyreoidismus und Pseudo-Pseudohypoparathyreoidismus. Experimentelle Medizin, Pathologie und Klinik, Bd. 15. Springer, Berlin 1964

Welter, G., K. R. Schmidt, H. F. Welter, K. J. Pfeifer, F. Spelsberg: Sonographische Diagnostik vergrößerter Nebenschilddrüsen beim Hyperparathyreoidismus. Fortschr. Röntgenstr. 134 (1981) 254

Krankheiten der Nebennierenrinde

Krankheiten der Nebennierenrinde im Zusammenhang mit Aldosteron

W. SIEGENTHALER und C. WERNING

Hyperaldosteronismus

Primärer Hyperaldosteronismus

Definition

Der Hyperaldosteronismus ist gekennzeichnet durch eine erhöhte biologische Aktivität von Aldosteron infolge einer vermehrten Aldosteronsekretionsrate oder einer verminderten metabolischen Clearance-Rate von Aldosteron. Die Konstellation von reduzierter metabolischer Clearance-Rate und normaler bis erniedrigter Sekretionsrate von Aldosteron wird auch als *relativer Aldosteronismus* bezeichnet.

Beim *primären Hyperaldosteronismus* oder *Conn-Syndrom* liegt eine gesteigerte Aldosteronsekretion aufgrund eines benignen oder selten auch eines malignen Tumors der Nebennierenrinde vor. Dieser Tumor wird als Aldosteronom bezeichnet. Beim *sekundären Hyperaldosteronismus* erfolgt die Stimulation der Aldosteronproduktion durch extraadrenale Faktoren wie Angiotensin II, Natriumentzug, Kaliumzufuhr und ACTH.

Schwierig ist die Frage zu beantworten, ob eine bilaterale Hyperplasie der Nebennierenrinde dem Conn-Syndrom zuzuordnen ist oder ob sie zu den sekundären Formen gezählt werden muß. In den Fällen, in denen es sicher gelungen ist, einen der erwähnten Stimuli der Aldosteronproduktion nachzuweisen, sollte man die Bezeichnung sekundärer Hyperaldosteronismus gelten lassen, während diejenigen Fälle, bei denen die Pathogenese der erhöhten Aldosteronsekretion bisher unklar bleibt, dem primären Hyperaldosteronismus zuzurechnen sind. Da anzunehmen ist, daß hier ein noch unbekannter Stimulus vorliegt, kann man diese Form als sogenannten *idiopathischen Aldosteronismus* vom eigentlichen Conn-Syndrom, dem primären Hyperaldosteronismus beim Solitäradenom, abgrenzen.

Die Ausdrücke Hyperaldosteronismus und Aldosteronismus können synonym gebraucht werden. Häufig wird der Begriff Hyperaldosteronismus zu der Bezeichnung *Hypermineralokortikoidismus* oder *Hypermineralokortikoidsyndrom* erweitert, da beim Conn-Syndrom und den verwandten Syndromen neben dem Aldosteron auch die mineralocorticoiden Vorstufen Desoxycorticosteron und Corticosteron in vermehrter Menge synthetisiert und sezerniert werden und zur klinischen Symptomatik beitragen können.

Häufigkeit

Der primäre Hyperaldosteronismus ist eine nicht so seltene Krankheit. Seit der Erstbeschreibung dieses Syndroms von CONN im Jahre 1955 wurden Hunderte von Fällen beschrieben. Unter nicht ausgewählten Patienten mit einer arteriellen Hypertonie liegt die Häufigkeit um etwa 0,5%. Die Annahme von CONN, daß etwa 20% aller Patienten mit einer essentiellen Hypertonie an einem primären Hyperaldosteronismus leiden, hat sich aufgrund mehrerer Nachuntersuchungen nicht bestätigt. Trotz der relativen Seltenheit dieses Krankheitsbildes sind alle diagnostischen Anstrengungen gerechtfertigt, da das Conn-Syndrom zu den wenigen chirurgisch heilbaren Hochdruckformen gehört.

Vorkommen

Bei Frauen kommt der primäre Hyperaldosteronismus häufiger vor als bei Männern (Tab. 4.**13**). Der Altersgipfel liegt zwischen dem 30. und 50. Le-

Tabelle 4.**13** Sitz und Art der Adenome von 138 Patienten mit primärem Hyperaldosteronismus (nach *Conn*)

	Rechte Seite	Linke Seite	Bilateral	Fraglich
Solitäre Adenome				
Frauen	23	53	–	17
Männer	11	13	–	9
Multiple Adenome				
Frauen	1	6	1	–
Männer	2	1	1	–
	37	73	2	26

bensjahr. Von den bisher publizierten Fällen waren der jüngste Patient 3 Jahre und der älteste Patient 75 Jahre alt.
Eine Bevorzugung bestimmter Rassen ist nicht erkennbar. Die Syntropie mit anderen Erkrankungen wurde nur selten mitgeteilt. Gelegentlich kann der Nebennierentumor mit anderen Adenomen endokriner Drüsen vorkommen. So wurde z. B. 1969 erstmals das gemeinsame Auftreten eines primären Aldosteronismus mit einer Akromegalie beschrieben.
Eine Polyzythämie oder Nierenarterienstenosen können ebenfalls zusammen mit einem Conn-Syndrom auftreten.

Pathologische Anatomie

Bei etwa 90% aller Patienten mit einem primären Hyperaldosteronismus findet man ein singuläres einseitiges Adenom der Nebennierenrinde. Nur in etwa 10% kommen multiple Tumoren vor, wobei man neben den makronodulären Formen auch mikronoduläre Hyperplasien beobachten kann (Tab. 4.13). Daneben wurden auch Fälle von malignen Geschwülsten sowie ektopische Aldosteronome beschrieben.
Die linke Seite ist häufiger betroffen als die rechte (Tab. 4.13). Die Größe der Tumoren schwankt in den meisten Fällen um 2–3 cm im Durchmesser (Tab. 4.14). Das Gewicht beträgt weniger als 5 g (Tab. 4.14), wodurch die präoperative Tumordarstellung und auch die intraoperative Lokalisation sehr erschwert werden.
Die Tumorgröße steht nicht in Relation zur Schwere des Krankheitsbildes. Sehr kleine Tumoren können schwere Symptome hervorrufen, und große Geschwülste können eine nur leichte Symptomatik provozieren.
Die Schnittfläche der Tumoren ist wegen des hohen Cholesteringehalts orangegelb. Die Zellstruktur ist äußerst bunt. Man findet Nester von lipidreichen Zellen mit vakuolisiertem Zytoplasma und verstreut liegende kompakte Zellen mit zytoplasmatischen azidophilen Granula. Obwohl Aldosteron in der Zona glomerulosa der Nebennierenrinde gebildet wird, sieht man nicht nur Zellen vom Glomerulosatyp, sondern auch hyperplastische Zonen von spongiozytären Faszikulatazellen. Daher ist die lichtmikroskopische Differenzierung von Tumoren beim Conn-Syndrom, Adenomen beim Cushing-Syndrom oder auch nicht endokrin aktiven Geschwülsten sehr schwierig. Es ist jedoch durch elektronenmikroskopische Untersuchungen gelungen, sowohl eine Unterscheidung zwischen der Zona glomerulosa, Zona fasciculata und Zona reticularis vorzunehmen als auch zwischen funktionell bedeutsamen und funktionell unbedeutenden Adenomen zu differenzieren.
Beim primären Aldosteronismus weisen sowohl das Restgewebe der Nebennierenrinde auf der Tumorseite als auch die kontralaterale Nebennierenrinde eine Atrophie auf. Dabei ist besonders die Zona glomerulosa, aber auch die Zona fasciculata betroffen.

Pathophysiologie

Zunächst sollen die wesentlichen physiologischen Grundlagen des Aldosteronhaushalts dargelegt werden.
Aldosteron wird in der Zona glomerulosa der Nebennierenrinde gebildet. Die Synthese verläuft im wesentlichen über Cholesterin, Δ^5-Pregnenolon, Progesteron, 11-Desoxycorticosteron, Corticosteron und 18-Hydroxycorticosteron, wobei verschiedene Enzyme die einzelnen Reaktionen katalysieren (Abb. 4.5). Die tägliche *Sekretionsrate von Aldosteron* beträgt 50–200 µg (0,14–0,56 µmol) bei einem Plasmaspiegel von 2–15 ng/dl (55–420 pmol/l). Im Plasma wird Aldosteron zu etwa 60% an Eiweiß gebunden. Die Menge des freien Aldosterons ist für dessen biologische Aktivität verantwortlich.
Die *Ausscheidung* von nicht gebundenem Aldosteron *im Urin* beträgt nur 0,1–0,2% der täglichen Produktion. Die Hauptmetaboliten des Aldosterons sind das 18-Aldosteronglucuronid und das Tetrahydroaldosteronglucuronid. Die ausgeschiedene Menge des ersteren macht etwa 10%, die des letzteren etwa 35% der täglichen Sekretion aus. Die übrigen ca. 55% werden in Form anderer Stoffwechselprodukte ausgeschieden.
Der Ort des *Stoffwechsels* ist vorwiegend die Leber, die schon nach einer Passage des Blutes 95 bis 97% des Aldosterons aus dem Plasma extrahiert. Insgesamt metabolisiert die Leber etwa 85% des sezernierten Aldosterons. Diese metabolische Clearance-Rate ist bei eingeschränkter Leberdurchblutung deutlich herabgesetzt. Etwa 15% werden außerhalb der Leber, vorwiegend in den Nieren, umgewandelt. Die Halbwertszeit des Aldosterons beträgt etwa 30 Minuten. Verschiedene Methoden erlauben die Messung des Plasmaaldosterons, der Aldosteronsekretionsrate und -exkretionsrate im Urin und der metabolischen Clearance-Rate von Aldosteron.
Der stärkste Stimulus der Aldosteronsekretion ist das Angiotensin II. Dieses Hormon übertrifft dabei

Tabelle 4.14 Gewicht und Größe der Adenome von 106 Patienten mit primärem Hyperaldosteronismus (nach *Conn*)

Gewicht der Adenome g	Anzahl der Patienten	Größe der Adenome cm	Anzahl der Patienten
unter 2	14 ⎫	0,5–1	4 ⎫
2– 4	15 ⎬ 68%	1–2	13 ⎬ 73%
4– 6	7 ⎭	2–3	22 ⎭
6– 8	4	3–4	6
8–10	5	4–5	1
10–20	3	5–6	4
20–30	1	6–7	3
über 30	4	7–8	0
	53		53

4.66 Krankheiten des endokrinen Systems

```
                    Cholesterin
                         │
                         │    ←──── Angiotensin II ←──── Natriumentzug
                         │    ←──── Kaliumzufuhr (NH₄⁺, Rb⁺, Cs⁺, Li⁺ [?])
   20,22-Desmolase ──────┤    ←──── ACTH
                         │    ←──── Serotonin
                         ↓
                   Δ⁵-Pregnenolon
                         │
   3-Dehydrogenase ──────┤
   Δ 4,5-Isomerase ──────┤
                         ↓
                    Progesteron
                         │
   21-Hydroxylase ───────┤
                         ↓
               11-Desoxycorticosteron
                         │
   11-Hydroxylase ───────┤
                         ↓
                   Corticosteron
                         │
   18-Hydroxylase ───────┤    ←──── Natriumentzug
                         │    ←──── Kaliumzufuhr
                         ↓
               18-Hydroxycorticosteron
                         │
   18-Dehydrogenase ─────┤    ←──── Natriumentzug
                         │    ←──── Kaliumzufuhr
                         ↓
                    Aldosteron

   Enzyme                             Stimuli
```

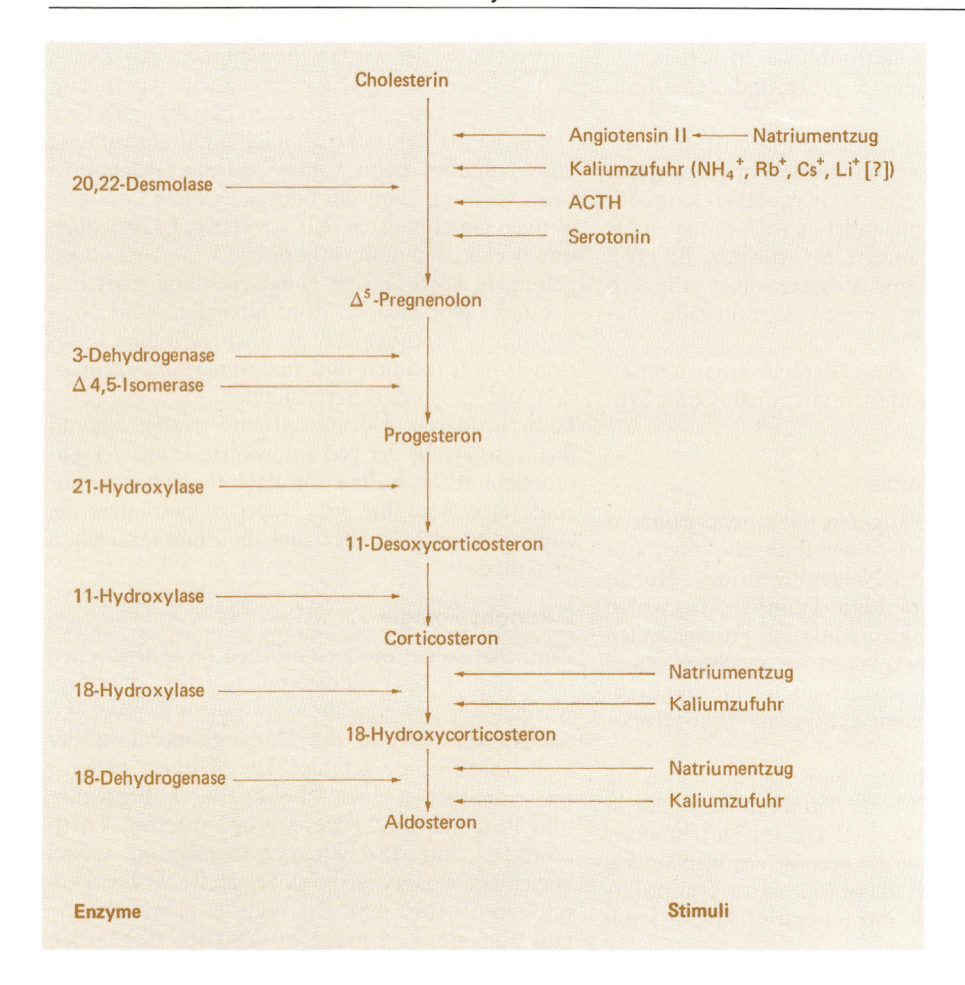

Abb. 4.5 Biosynthese von Aldosteron

die Wirkung von Kalium und ACTH, die ebenfalls zur Stimulation der Aldosteronproduktion führen. Ob auch ein adrenoglomerulotropes Hormon in der Hypophyse an der *Regulation der Aldosteronsekretion* beteiligt ist, ist nicht geklärt. Ein hypophysärer Faktor scheint für die Aldosteronstimulation bei Natriumentzug notwendig zu sein.

Neben Kaliumionen können andere monovalente Kationen wie Ammonium-, Rubidium- und Caesiumionen sowie das Serotonin in vitro eine erhöhte Aldosteronsynthese bewirken (Abb. 4.5), deren klinische Bedeutung zur Zeit jedoch noch unklar ist. Auch Lithium scheint die Aldosteronproduktion zu steigern, da bei Patienten unter einer Lithiumtherapie eine Erhöhung der Aldosteronexkretionsrate beobachtet wurde. Dopamin hemmt die Aldosteronfreisetzung.

Die *Freisetzung von Angiotensin II* erfolgt durch das im juxtaglomerulären Apparat der Niere gebildete Renin, das aus seinem Substrat, dem Angiotensinogen, das Dekapeptid Angiotensin I abspaltet. Aus diesem geht durch ein Umwandlungsenzym nach Abtrennung zweier weiterer Aminosäuren (Histidin, Leucin) das Angiotensin II hervor. Die Konversion von Angiotensin I in Angiotensin II geschieht vor allem im Lungenkreislauf. Die Wirkung dieses Hormons erstreckt sich neben den Effekten auf das Herz- und Kreislaufsystem, das sympathoadrenale System, das Adiuretinsystem, die Niere und einige Stoffwechselvorgänge, insbesondere auf die Sekretion von Aldosteron. Der Angriffspunkt liegt dabei auf einer frühen Stufe der Aldosteronsynthese, nämlich der Umwandlung von Cholesterin in Δ^5-Pregnenolon (Abb. 4.5). Auch die übrigen Stimuli greifen auf dieser Stufe in die Biosynthese von Aldosteron ein (Abb. 4.5). Das Heptapeptid Angiotensin III (des-Asp¹-Angiotensin II) scheint eine besondere Bedeutung für die Aldosteronstimulation zu besitzen.

Die Stimulation der Reninsekretion findet besonders bei Hyponatriämie und Hypovolämie statt (Abb. 4.6). Man muß allerdings berücksichtigen, daß der Natriumentzug nicht allein über das Renin-Angiotensin-System die Aldosteronproduktion erhöht, sondern wie die Kaliumzufuhr auch auf späteren Stufen direkt in die Hormonsynthese eingreifen kann (Abb. 4.6). Natriumverlust kann außerdem über neurale Faktoren die Aldosteronsekretion stimulieren. Zustände, die mit Hypernatriämie und Hypervolämie verbunden sind, führen in der Regel zu einer Erniedrigung der Aldosteronsekretion (Abb. 4.6).

Die *Wirkung des Aldosterons* besteht in einer starken Natriumretention an den verschiedenen Zellmembranen. Wahrscheinlich induziert es die Synthese eines Proteins, das den Übertritt von Na-

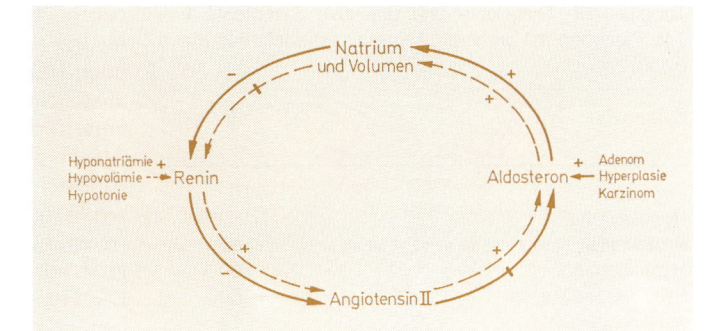

Abb. 4.6 Beziehungen zwischen Renin, Aldosteron und Natriumhaushalt:
——— primärer Aldosteronismus
– – – sekundärer Aldosteronismus
+ erhöht
— erniedrigt
⟶ ineffektive
– + → Rückkoppelung

trium in die Zellen erleichtert, oder es steigert durch eine Enzyminduktion die Aktivität der Natriumpumpe. Diese mineralocorticoide Eigenschaft wirkt sich besonders in den Nieren aus, wo Aldosteron an den proximalen und distalen Tubulusepithelien die Natriumrückresorption und damit sekundär auch die Wasserrückresorption fördert. Dadurch entwickelt sich eine hypertone Hydratation mit intrazellulärer Dehydratation. Die Natriumionen werden im Austausch gegen Kalium-, Wasserstoff- und z. T. auch gegen Magnesiumionen reabsorbiert. Im Urin kann man daher bei erhöhter Aldosteronwirkung eine verminderte Natriumexkretion und eine erhöhte Kalium- und Magnesiumausscheidung feststellen. Wenn beim Hyperaldosteronismus nicht gleichzeitig Ödeme vorliegen, stellt man allerdings ein sogenanntes renales Escape-Phänomen fest, das bedeutet, daß sich trotz erhöhter Aldosteronaktivität die Natriumexkretion normalisiert. Die Ursache für dieses Phänomen ist unbekannt. Immer wieder wird ein natriuretisches Hormon diskutiert, das für dieses Phänomen verantwortlich sein soll und das unter hypothalamischer Kontrolle zu stehen scheint. Außer den Tubulusepithelien sind auch z. B. die Darm- und Drüsenepithelien Angriffspunkte des Aldosterons. Daher kann man bei gesteigerter Aldosteronwirkung im Stuhl, Speichelsekret, Schweiß und in der Tränenflüssigkeit einen signifikant erniedrigten Natrium-Kalium-Quotienten feststellen. Die Aldosteronwirkung an den verschiedenen Zellen führt zu den charakteristischen Plasmaveränderungen, zur Hypernatriämie, Hypochlorämie, Hypokaliämie, Hypomagnesiämie und metabolischen Alkalose, während man bei vermindertem Aldosteroneffekt eine Hyponatriämie, Hyperchlorämie, Hyperkaliämie, Hypermagnesiämie und metabolische Azidose nachweisen kann.

Natrium- und Chlorionen zeigen hier kein konkordantes, sondern ein entgegengesetztes Verhalten, damit wegen der Bicarbonatveränderungen die Elektroneutralität zwischen Anionen und Kationen gewahrt bleibt.

Intrazellulär kann man bei vermehrter Aldosteronwirkung eine Azidose und bei vermindertem Aldosteroneffekt eine Alkalose nachweisen.

Die Hypernatriämie ist beim primären Hyperaldosteronismus die Ursache der arteriellen Hypertonie, da sie mit einer Erhöhung des Plasmavolumens und mit einer Einlagerung von Natrium in die Gefäßwände verbunden ist. Die Gefäße weisen dadurch eine gesteigerte Reagibilität gegenüber pressorischen Substanzen auf. Der periphere Gefäßwiderstand ist erhöht, während das Herzminutenvolumen normal bis erhöht ist.

Normalerweise besitzen die Zellen der Zona glomerulosa die Fähigkeit, Corticosteron und Aldosteron zu bilden, während die Zellen der Zona fasciculata Corticosteron und Cortisol synthetisieren. In Gewebsschnitten eines *Aldosteronoms* kann entsprechend dem histologischen Aufbau der Tumorzellen außer dem Corticosteron und Aldosteron auch Cortisol produziert werden. Bei Patienten mit primärem Hyperaldosteronismus werden zwar die Abbauprodukte des Cortisols nicht in erhöhtem Maße im Urin ausgeschieden; das Cortisol trägt aber wahrscheinlich zur Atrophie der Zona fasciculata bei.

Bei *mikro-* bis *makronodulärer Hyperplasie* vermißt man im Gegensatz zum solitären Adenom eine spezifische Hyperaktivität der 18-Hydroxylase. Daher wird hier für den Hyperaldosteronismus eine Überfunktion in der Phase vor der Progesteronbildung oder ein Syntheseweg, der nicht über Progesteron und Corticosteron verläuft, verantwortlich gemacht.

Krankheitsbild

Anamnese

Die Beschwerden beim primären Hyperaldosteronismus sind zurückzuführen auf die arterielle Hypertonie und die Störungen im Elektrolyt- und Säure-Basen-Haushalt, nämlich die Hypernatriämie, Hypokaliämie, Hypomagnesiämie und metabolische Alkalose (Tab. 4.15). Die Patienten klagen über starke Kopfschmerzen, Müdigkeit, leichte Erschöpfbarkeit, Sehstörungen, Muskelkrämpfe, intermittierende Lähmungen und Kribbeln in den Armen und Händen. Der Durst ist ebenso wie die Urinausscheidung erhöht. Manchmal liegt eine Obstipation vor. Häufig besteht eine lästige Nykturie. Ödeme werden normalerweise nicht beobachtet, es sei denn, daß eine hypertonie- und hypokaliämiebedingte Herzinsuffizienz das

Tabelle 4.15 Subjektive und objektive Symptome von 145 Patienten mit primärem Hyperaldosteronismus (nach Conn)

Symptome	Häufigkeit %
Hypertonie	100
Hypokaliämie	100
Proteinurie	85
Hyposthenurie	80
EKG-Veränderungen	80
Muskelschwäche	73
Polyurie	72
Hypernatriämie	65
Kopfschmerzen	51
Retinopathie	50
Polydipsie	46
Kardiomegalie	41
Parästhesien	24
Sehstörungen	21
Intermittierende Paralyse	21
Intermittierende Tetanie	21
Müdigkeit	19
Muskelschmerzen	16
Keine Symptome	6
Paralysen	4
Ödeme	3

Krankheitsbild kompliziert. Nur bei etwa 3% aller Patienten werden Ödeme auch ohne eine manifeste Herzinsuffizienz gesehen (Tab. 4.15).

Klinische Befunde und Laborbefunde

Das Leitsymptom des primären Hyperaldosteronismus ist die hypokaliämische Hypertonie (Tab. 4.15). Die *Hypertonie* ist normalerweise benigner Art mit Veränderungen des Augenhintergrundes, die über das Stadium III nach Keith und Wagener nicht hinausgehen. Es können jedoch auch Blutdruckwerte von 250/150 mm Hg registriert werden, die mit Blutungen und Exsudaten im Fundusbereich sowie mit einem Papillenödem verbunden sind. Bei diesen Patienten muß man also einen Übergang in eine akzelerierte oder maligne Hypertonie annehmen. Die Hypertonie spricht schlecht auf sympathoadrenolytische Substanzen an. Bei Hyperplasie der Nebennierenrinde scheint die Hypertonie im Gegensatz zum solitären Adenom schwerer zu verlaufen, während die Veränderungen des Serumkaliums weniger deutlich in Erscheinung treten.

Die *Hypokaliämie* (K^+ unter 3,5 mval/l [=mmol/l]) mit Reduktion des austauschbaren Kaliums ist verantwortlich für die verschiedenen Symptome muskulärer, neuraler und renaler Art. Die Wirkung der intra- und extrazellulären Kaliumerniedrigung auf das Potential der Muskelmembranen führt zur Muskelschwäche und zu Muskellähmungen bis zur Paralyse. Gelegentlich können Endteilveränderungen im EKG beobachtet werden. Die kalipenische Tubulopathie bewirkt eine Hyposthenurie, eine verminderte Titrationsazidität und eine vasopressinresistente Polyurie. Der Urin ist neutral bis alkalisch. Das spezifische Gewicht ist niedrig und steigt im Konzentrationsversuch nicht über 1025 an. Die Ammonium- und Bicarbonatausscheidung ist vermehrt. Proteinurie und Azotämie können angetroffen werden.

Als Folge der Hypokaliämie und einer direkten Aldosteronwirkung können eine diabetische Stoffwechsellage oder sogar ein Diabetes mellitus auftreten. Der Glucosetoleranztest fällt dann pathologisch aus.

Die Hypokaliämie ist nicht obligatorisch. Vor allem in den frühen Stadien des Conn-Syndroms kommen auch normokaliämische Fälle vor, die die Differentialdiagnose gegenüber der essentiellen Hypertonie erschweren.

Trotzdem sollte intensiv nach dieser Elektrolytstörung gesucht werden, wobei es ratsam ist, daß der Patient vor der Blutentnahme die Armmuskeln nicht mehrfach anspannt, daß die Armvenen nicht maximal gestaut werden, daß man das Venenblut aus der Punktionskanüle abtropfen läßt und daß das Kalium nicht im Serum, sondern im Plasma bestimmt wird. Durch diese Kautelen erhält man genauere Aufschlüsse über die Kaliumkonzentration im Extrazellulärraum.

Nicht so häufig wie die Hypokaliämie wird die *Hypernatriämie* (Na^+ über 145 mval/l [= mmol/l]) angetroffen, obwohl das intrazelluläre Natrium und das austauschbare Natrium fast regelmäßig erhöht sind. Meistens liegen die Serumwerte für Natrium noch im oberen Normbereich, da das renale Escape-Phänomen und die Schädigung der Nierentubuli die aldosteronbedingte Natriumabsorption verhindern. Die Hypernatriämie ist die Ursache der Hypertonie mit deren zerebralen, kardialen und renalen Folgen.

Oft kann man eine *Hypochlorämie* (Cl^- unter 100 mval/l [= mmol/l]) nachweisen. Das *Plasmavolumen* ist vermehrt, während das *Erythrozytenvolumen* normal bleibt. In seltenen Fällen kann das Erythrozytenvolumen allerdings aufgrund einer Erythropoetinproduktion durch den Nebennierentumor erhöht sein. Der *Hämatokrit* wird als Ausdruck der Hypervolämie erniedrigt gefunden. Das *Gesamteiweiß* kann aus demselben Grunde vermindert sein.

Die *Hypomagnesiämie* (Mg^{2+} unter 1,4 mval/l [= 0,7 mmol/l]) verstärkt ebenso wie die *metabolische Alkalose* die muskuläre und neurale Symptomatik wie Muskelschwäche, Hyperreflexie, Tetanie, Parästhesien und Herzrhythmusstörungen. Als Zeichen der erhöhten Krampfbereitschaft können das Trousseausche und Chvosteksche Zeichen positiv ausfallen.

Spezielle Diagnostik

Untersuchungen der Elektrolyte

Da sich der Einfluß des Aldosterons hauptsächlich auf den Natrium- und Kaliumhaushalt erstreckt, darf man bei erhöhter Aktivität dieses Mineralocorticoids charakteristische Veränderungen der

Tabelle 4.16 Verschiedene Tests zur Diagnostik des primären Hyperaldosteronismus

1. Kaliumexkretion im Urin
Bei normaler Kochsalzzufuhr von etwa 110 mval (= mmol) Natrium/Tag sind Kaliumwerte über 30 mval (= mmol) im 24-Stunden-Urin verdächtig, Werte über 50 mval (= mmol) im 24-Stunden-Urin fast beweisend für ein Conn-Syndrom. Exzessive Kaliurese bei erhöhter Natriumzufuhr und bei Gaben von Diuretika tritt speziell beim Conn-Syndrom auf.

2. Spironolactontest
3–5 Tage lang werden 400 mg Spironolacton (Aldactone, Osyrol) täglich gegeben. Beim primären Hyperaldosteronismus bessern sich Hypertonie und Elektrolytstörungen, beim sekundären Hyperaldosteronismus nur die Veränderungen der Elektrolyte.

3. Schweißtest
Liegt der Natrium-Kalium-Quotient, der während der Pilocarpiniontophorese auf das Schweißminutenvolumen bezogen werden muß, unter 2,0, so ist ein Hypermineralokortikoidismus sehr wahrscheinlich.
Der Test erlaubt keine Differenzierung zwischen primärem und sekundärem Hyperaldosteronismus.

Exkretion dieser Elektrolyte im Urin, Schweiß, Speichel und Stuhl erwarten (Tab. 4.16).
Wenn ein Patient mit einer hypokaliämischen Hypertonie bei normaler Kochsalzzufuhr und ohne Gaben von Diuretika innerhalb von 24 Stunden weniger als 20 mval (= mmol) Kalium im Harn ausscheidet, so ist ein primärer Hyperaldosteronismus äußerst unwahrscheinlich. Bei Werten über 30 mval (= mmol) *Kalium im 24-Stunden-Urin* besteht der dringende Verdacht auf das Vorliegen eines Conn-Syndroms. Bei einer Exkretion von mehr als 50 mval Kalium darf die Diagnose eines primären Aldosteronismus fast mit Sicherheit gestellt werden. Diese Kriterien sind nur gültig bei Hypokaliämie und ohne Kaliumsubstitution. Eine überschießende *Kaliumexkretion nach Gaben von Diuretika*, z. B. bei Hydrochlorothiazid, wird zwar beim primären Aldosteronismus häufiger angetroffen als bei essentieller Hypertonie, die Untersuchung erlaubt jedoch im Einzelfall keine sichere Differenzierung zwischen beiden Hypertonieformen.
Bei *erhöhter Natriumzufuhr* wird die Kaliumausscheidung besonders beim Aldosteronismus sichtbar gesteigert, da der Natrium-Kalium-Austausch in den Tubulusabschnitten stimuliert wird. Durch eine *erniedrigte Natriumzufuhr* kann die Exkretion von Kalium reduziert und eine Hypokaliämie ausgeglichen werden.
Ein weiterer Suchtest in der Diagnostik des Hyperaldosteronismus beruht auf der Tatsache, daß der spezifische Aldosteronantagonist *Spironolacton* (Aldactone, Osyrol) beim primären Hyperaldosteronismus sowohl die arterielle Hypertonie wie auch die Elektrolytveränderungen bessert, während beim sekundären Hyperaldosteronismus im Rahmen von Hochdruckkrankheiten (Tab. 4.18) lediglich die Serumelektrolyte normalisiert werden, ohne daß der Hypertonus absinkt. Bei diesem Test wird Spironolacton in einer Dosierung von 400 mg pro Tag über 3–5 Tage gegeben (Tab. 4.16). Die Reaktion auf Spironolactongaben soll eine relativ sichere Vorhersage des Erfolges einer Adrenalektomie gestatten.
Wie schon erläutert, findet man beim primären Hyperaldosteronismus wegen des renalen Escape-Phänomens eine meist normale Natriumausscheidung, so daß der Natrium-Kalium-Quotient im Urin nur unwesentlich erniedrigt wird. Im Schweiß, Speichel und Stuhl wird dieses Phänomen nicht beobachtet, so daß hier der Natrium-Kalium-Quotient deutlich vermindert ist.
Der *Schweißtest* wird mittels der Pilocarpiniontophorese durchgeführt. Wenn dabei ein Quotient von 4,5–8,5 bezogen auf das Schweißminutenvolumen festgestellt wird, so kann ein Aldosteronismus ausgeschlossen werden. Falls der Natrium-Kalium-Quotient unter 2,0 liegt, so ist ein Mineralokortikoidexzeß sehr wahrscheinlich (Tab. 4.16). Dieser Suchtest erlaubt nicht wie der Spironolactontest eine Differenzierung zwischen primärem und sekundärem Hyperaldosteronismus.
Ähnlich ist die Aussagekraft der Elektrolytbestimmungen im Speichelsekret zu bewerten.

Bestimmungen von Aldosteron und Renin

Während die Untersuchungen der Elektrolyte nur annähernd Hinweise auf einen Aldosteronismus geben, sichern die Bestimmungen von Aldosteron und Renin die Diagnose des Conn-Syndroms.
Der *Aldosteronspiegel im Plasma* und die *Aldosteronsekretionsrate* und *-exkretionsrate im Harn* sind beim primären Hyperaldosteronismus deutlich erhöht, während die Urinausscheidung der 17-Hydroxycorticoide und 17-Ketosteroide im Normbereich liegt. Letztere können beim Nebennierenrindenkarzinom in vermehrter Menge ausgeschieden werden. Zur Bestimmung der Aldosteronmetaboliten im 24-Stunden-Urin müssen die Diuretika, besonders Spironolacton, mindestens 5 Tage vor Beginn der Harnsammelperiode abgesetzt werden. Bei Vorliegen einer Hypokaliämie sollte durch Kaliumgaben (3–6 g Kaliumchlorid täglich) versucht werden, das Serum- bzw. Plasmakalium zu normalisieren, um falsch-negative Resultate zu vermeiden. Bei Erreichen des Normwertes im Serum muß ohne Kaliumtherapie 2–3 Tage bis zum Urinsammeln gewartet werden, da die Nebenniere durch Kaliumgaben stimuliert wird und somit infolge der vermehrten Aldosteronproduktion auch falsch-positive Ergebnisse vorkommen können.
Wenn die Diagnose eines Hyperaldosteronismus gestellt ist, so gestattet die Bestimmung des *Plasmarenins* bzw. *Plasmaangiotensins* die Unterscheidung zwischen dem primären und sekundären Aldosteronismus (Abb. 4.6). Als Regel darf gelten, daß Renin bzw. Angiotensin beim primären Hyperaldosteronismus signifikant erniedrigt sind und durch Stimulationsmaßnahmen wie Natrium-

entzug und Orthostase nur wenig erhöht werden können, während sie beim sekundären Hyperaldosteronismus vermehrt und signifikant stimulierbar sind. Als Stimulationsmaßnahmen können z. B. die intravenöse Verabreichung von 40 mg Furosemid (Lasix) und eine 2stündige Orthostase vor der Blutentnahme angesehen werden. Die verminderte Stimulierbarkeit des Renins beim Conn-Syndrom ergibt sich aus den pathophysiologischen Zusammenhängen von Renin, Aldosteron, Natriumhaushalt und effektivem Blutvolumen (Abb. 4.6).

Da 20% aller Patienten mit einer essentiellen Hypertonie ebenfalls eine reduzierte Reninansprechbarkeit zeigen, erlaubt dieser *Reninstimulationstest* (Tab. 4.16) eine Differenzierung zwischen primären Hyperaldosteronismus und essentieller Hypertonie nur bei gleichzeitiger Aldosteronbestimmung.

Tumornachweis

Da die meisten Nebennierenrindentumoren beim Conn-Syndrom nur 2–3 cm im Durchmesser betragen (Tab. 4.14), ist der röntgenologische Nachweis der Adenome äußerst schwierig.

Die *Abdomenübersichtsaufnahme* und das *Ausscheidungsurogramm* sind bei der Lokalisationsdiagnostik unbrauchbar.

Auch die *retrograde Aortographie* und die *Nebennierenarteriographie* sind zur Lokalisationsdiagnostik weitgehend verlassen worden. Indiziert sind diese Untersuchungen insbesondere bei Karzinomverdacht.

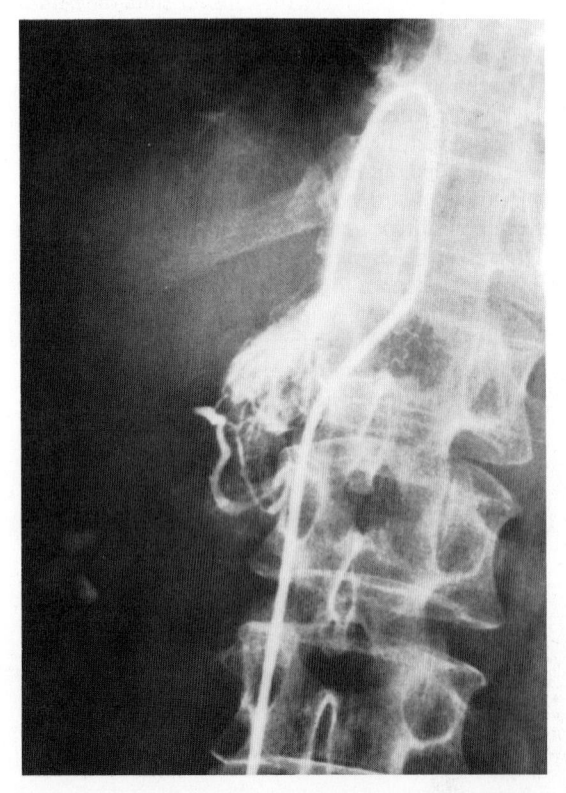

Abb. 4.7 Nebennierenadenom links (Aldosteronom), dargestellt durch adrenale Phlebographie

Die *adrenale Phlebographie* ist eine wesentliche diagnostische Maßnahme. Durch diese röntgenologische Methode können sehr kleine Geschwülste, die nur einen Durchmesser von 5 bis 10 mm aufweisen, dargestellt werden (Abb. 4.7).

Mit Erfolg werden auch die *Nebennierenszintigraphie* mit Jod markiertem Cholesterin, die *Ultraschalltomographie* und vor allem die *Computertomographie* zur Diagnostik der Aldosteronome herangezogen.

Einen sehr wichtigen Anhaltspunkt für die Tumorlokalisation erhält man aus der *Aldosteronbestimmung im Venenblut der Nebennieren*. Die Aldosteronwerte sind verständlicherweise in dem Venenplasma am höchsten, das aus der Tumorregion stammt. Dabei hat sich bewährt, zugleich das Cortisol im Nebennierenvenenplasma zu messen, um sicherzugehen, daß sich der Katheter in der Nebennierenvene befindet. Bei bilateraler Hyperplasie findet man beiderseits hohe Aldosteronwerte im Nebennierenvenenplasma.

In den seltenen Fällen der bilateralen Hyperplasie der Nebennierenrinde führen die röntgendiagnostischen Maßnahmen nicht immer zu einem positiven Ergebnis. Lediglich bei den makronodulären Formen gelingt der computertomographische oder szintigraphische Nachweis der Rindenhyperplasie.

Verlauf und Prognose

Wenn der primäre Hyperaldosteronismus nicht rechtzeitig erkannt wird, kann sich eine akzelerierte oder maligne Hypertonie entwickeln, die klinisch an den konstant hohen diastolischen Blutdruckwerten über 120 mm Hg und dem Papillenödem am Augenhintergrund erkennbar ist. In diesem Falle ist der Verlauf durch die Komplikationen der Hypertonie bestimmt, die nach der Effektivität der symptomatischen antihypertensiven Therapie variieren.

Bei rechtzeitiger Feststellung der Ursache dieser endokrinen Hochdruckform und kausaler operativer Behandlung kann der Patient als geheilt betrachtet werden. Das trifft besonders für das solitäre Adenom der Nebennierenrinde zu. Bei mikro- oder makronodulärer Hyperplasie sieht man manchmal trotz bilateraler Adrenalektomie lediglich eine Normalisierung der Elektrolytwerte, ohne daß sich die Hypertonie bessert. In diesen Fällen kann es sich um eine sogenannte Autonomisierung des Hochdrucks durch neurale oder humorale Faktoren handeln, oder es existiert ein noch unbekanntes hypertensives Agens.

Komplikationen

Die Komplikationen des Conn-Syndroms werden durch die Elektrolytveränderungen und die Folgen der arteriellen Hypertonie bestimmt, die sich insbesondere in schweren zerebralen, kardialen und renalen Symptomen manifestieren.

Ausgesprochene Hypokaliämien können intermittierende Lähmungen bis zur Tetraplegie und bedrohliche Herzrhythmusstörungen hervorrufen. Hypomagnesiämien können die Ursache einer Tetanie, einer Pankreatitis oder von Ulcera ventriculi et duodeni sein. Arterio- und arteriolosklerotische Prozesse in den betreffenden Organen führen zu Gleichgewichtsstörungen, Halbseitensymptomatik und zerebralem Koma, zu Angina pectoris, Herzinsuffizienz oder kardiogenem Schock sowie zu Albuminurie, Leukozyturie, Erythrozyturie oder Niereninsuffizienz mit urämischem Koma. Durch sekundäre Alterationen an den großen und mittleren Nierenarterien kann die Hypertonie über die Auslösung des Goldblatt-Mechanismus kompliziert werden.

Differentialdiagnose

Die differentialdiagnostischen Erwägungen bei der Klärung des primären Hyperaldosteronismus betreffen alle Hypertonieformen. Dabei müssen besonders diejenigen Formen ins Auge gefaßt werden, die mit einer Hypokaliämie verbunden sind.

Es handelt sich vor allem um Krankheitsbilder, die mit einem sekundären Hyperaldosteronismus einhergehen (Tab. **4.17**).

Von den Hochdruckformen mit sekundärem Hyperaldosteronismus ist an erster Stelle die *renovaskuläre Hypertonie* zu nennen, die bei Jugendlichen durch fibromuskuläre Veränderungen der Nierenarterien und bei älteren Patienten durch arteriosklerotische Gefäßstenosen bedingt ist. Die dadurch veränderte renale Hämodynamik führt zur Stimulation der Reninsekretion und wahrscheinlich über die Synthese von Angiotensin und Steigerung der Aldosteronproduktion zur arteriellen Hypertonie.

Bei einigen *renoparenchymatösen Erkrankungen* muß man neben dem Renin-Angiotensin-Aldosteron-System auch die reduzierte Elimination von Natrium und Wasser durch die Nieren und eventuell eine verminderte renale Bildung vasodepressorischer Stoffe als Ursache der Hypertonie in Erwägung ziehen.

Tabelle 4.17 Differentialdiagnose der hypokaliämischen Hypertonie

	Renin	Aldosteron	Bemerkungen
A. *Primärer Hypermineralokortikoidismus*			
Primärer Hyperaldosteronismus (Conn-Syndrom)	↓	↑	
Primär-adrenales Cushing-Syndrom	n– ↓	n– ↑	
Corticosteronsezernierender Tumor	↓ (?)	n	Corticosteron erhöht
B. *Sekundärer Hypermineralokortikoidismus*			
1. Sekundärer Hyperaldosteronismus			
a) Angiotensin stimuliert Aldosteron			
Renovaskuläre Hypertonie	↑	n– ↑	
Renoparenchymatöse Hypertonie	n– ↑	n– ↑	
Nierentumoren	n– ↑	n– ↑	
Akzelerierte oder maligne Hypertonie	↑	↑	
Phäochromozytom	n– ↑	n– ↑	
Hyperthyreose	n– ↑	n– ↑	
Einnahme von Diuretika und Laxantien	n– ↑	n– ↑	
Einnahme von Ovulationshemmern	n– ↑	n– ↑	Angiotensinogen erhöht
b) ACTH stimuliert Aldosteron			
Cushing-Syndrom, Paraneoplastisches Cushing-Syndrom	n– ↓	n– ↑	
Syndrome von Miura, New-Peterson und Sutherland, Salti u. a.	↓	↑	Dexamethason – heilbar
c) Unbekannter Stimulus des Aldosterons			
Syndrome von Davis, Grim, Katz, Laragh, Ledingham, Salti u. a.	↓	↑	Nicht Dexamethason – heilbar
(Kongenitaler Hyperaldosteronismus)	(?)	↑	Tubulopathie?
2. Sekundärer Hyperkortikosteronismus			
Syndrome von Biglieri, Goldsmith und Kowarski, kongenitales adrenogenitales Syndrom bei 11-Hydroxylasedefekt	↓	↑	ACTH erhöht, Dexamethason – heilbar
C. *Tertiärer Hyperaldosteronismus*	↓	↑	
D. *Pseudohyperaldosteronismus* (Pseudo-Conn-Syndrom)			
Einnahme von Lakritzen oder Carbenoxolon	↓	↓	Glycyrrhicinsäure wirkt mineralocorticoid
Syndrom von Liddle	↓	↓	Tubulopathie, Ansprechen auf Triamteren

↑ = erhöht, ↓ = erniedrigt, n = normal

Nierentumoren können sowohl durch die Kompression von Nierenarterien, also über den Goldblatt-Mechanismus, wie auch durch die Produktion von Renin (primärer Hyperreninismus) zur Hypertonie führen.

Weiterhin findet man bei der *akzelerierten* oder *malignen Hypertonie,* zu der sich eine Hypertonie jeglicher Genese entwickeln kann, fast regelmäßig eine Erhöhung von Renin und Aldosteron, die zur Komplizierung des Hochdrucks beitragen.

Auch beim *Phäochromozytom* kann sowohl durch den Druck des Tumors auf eine Nierenarterie als auch durch den chemotropen und vasotropen Effekt der Katecholamine die Reninsekretion erhöht werden und somit ein sekundärer Aldosteronismus resultieren.

Bei der *Hyperthyreose* wurden ebenfalls hohe Renin- und Aldosteronwerte beobachtet.

Klinisch sehr bedeutsam sind die medikamentös bedingten Formen des sekundären Hyperaldosteronismus, die bei der Differentialdiagnose der hypokaliämischen Hypertonie unbedingt zu berücksichtigen sind. Vor allem muß man beachten, daß sich bei 5–25% aller Hypertoniker, die Thiazide und ähnliche Substanzen als *Diuretika* bzw. Antihypertensiva erhalten, eine Hypokaliämie entwickelt, die noch Monate nach Absetzen der Medikamente bestehenbleiben kann. Dafür ist nicht nur das Aldosteron, sondern auch die direkte kaliuretische Wirkung der Saluretika verantwortlich. Wenn Hypertoniker *Laxantien* einnehmen, können auch diese Medikamente über eine Stimulation des Renin-Angiotensin-Aldosteron-Systems eine Hypokaliämie verursachen. Diese Tatsache sollte man ebenfalls bei der Differentialdiagnose der hypokaliämischen Hypertonie bedenken. Da die Patienten häufig die Einnahme von Laxantien negieren, kann man einen Aufschluß durch die Zugabe von Alkali zum Urin gewinnen. Der Harn färbt sich nämlich in Anwesenheit von Phenolphthalein rot, das in vielen Abführmitteln enthalten ist. Auch eine Melanosis der Rektumschleimhaut deutet auf einen chronischen Laxantienabusus hin. Die renale Kaliumexkretion ist bei diesen Patienten meist niedrig, da die Kaliumionen vorwiegend durch den Darm verlorengehen.

Von besonderem Interesse ist die Hypertonie nach Einnahme von *Ovulationshemmern.* Die Kontrazeptiva steigern den Angiotensinogenspiegel, die Reninaktivität und die Aldosteronsekretion. Es ist jedoch noch unklar, ob der sekundäre Aldosteronismus als Ursache dieser reversiblen medikamentös bedingten Hypertonie angesehen werden darf.

Für die erwähnten Hochdruckformen, die mit einer Hypokaliämie einhergehen können, ist neben der Aldosteronstimulation auch die erhöhte Reninsekretion mit teils vermehrter Ansprechbarkeit auf Salzentzug und Orthostase charakteristisch. Dadurch kann diese Gruppe vom primären Hyperaldosteronismus abgegrenzt werden (Abb. 4.6).

Bei der zweiten Gruppe der Krankheiten mit sekundärem Hyperaldosteronismus erfolgt die Stimulation der Aldosteronsekretion durch das Hypophysenvorderlappenhormon ACTH (Tab. 4.17). Die Plasmareninaktivität ist erniedrigt und kann durch Stimulationsmaßnahmen nur schlecht erhöht werden. Hier gelingt die Unterscheidung vom primären Aldosteronismus z. T. durch die klinischen Symptome, z. T. nur durch differenzierte Hormonstudien. Zuerst ist das *Cushing-Syndrom* zu erwähnen, das ähnlich wie das *paraneoplastische Cushing-Syndrom* über eine vermehrte ACTH-Freisetzung den Hypermineralokortikoidismus verursacht. Im Gegensatz zum hypophysären Cushing-Syndrom fehlt die ACTH-Stimulation beim primär-adrenalen Cushing-Syndrom infolge eines Nebennierenrindentumors, obwohl die Symptomatik, abgesehen von der direkten Wirkung des Hypophysentumors, im wesentlichen die gleiche ist.

Bei den seltenen *Syndromen* von *Miura, New-Peterson* und *Sutherland,* bei denen Enzymdefekte (Hydroxylasemangel) in der Cortisolbiosynthese angenommen werden, kann durch die Gaben von Dexamethason eine Besserung der Symptome erreicht werden. Dadurch unterscheiden sie sich von den *Syndromen,* die von *Davis, Grim, Katz, Laragh, Ledingham* und *Salti* beschrieben wurden. Diese Krankheiten mit hypokaliämischer Hypertonie und Nebennierenrindenhyperplasie weisen keine erhöhte ACTH-Inkretion auf und sprechen auch nicht auf Dexamethasongaben an. Damit wird deutlich, daß es ebensowenig durch die Verabreichung von Dexamethason wie durch andere Maßnahmen definitiv möglich ist, zwischen einem Aldosteronismus bei Nebennierenrindentumor und einem Aldosteronismus bei Nebennierenhyperplasie zu unterscheiden. Lediglich die Aldosteronbestimmung im Nebennierenvenenplasma bietet hier eine differentialdiagnostische Hilfe.

Bei den *Syndromen* von *Biglieri, Goldsmith* und *Kowarski* sowie beim *kongenitalen adrenogenitalen Syndrom infolge 11-Hydroxylasedefekt* liegt ebenfalls eine hypokaliämische Hypertonie vor. Die Ursache ist jedoch nicht das Aldosteron, sondern dessen mineralocorticoide Vorstufen Desoxycorticosteron und Corticosteron. Diesen sehr seltenen Erkrankungen liegt ein 11β- bzw. 17α-Hydroxylasemangel zugrunde. Da infolge der verminderten Cortisolsynthese die ACTH-Ausschüttung gesteigert wird, werden diese Syndrome ebenfalls zu den Formen mit sekundärem Hypermineralokortikoidismus gezählt (Tab. 4.17).

Weiterhin gibt es krankhafte Zustände, die das klinische Bild des Conn-Syndroms bieten, ohne daß allerdings eine vermehrte Aldosteronproduktion vorliegt (Tab. 4.17). Diesen *Pseudohyperaldosteronismus (Pseudo-Conn-Syndrom)* sieht man nach Einnahme von Lakritzen und Carbenoxolon, die in der Therapie von Magen- und Duodenalulzera verwandt werden. Die in diesen Substanzen enthaltene *Glycyrrhicinsäure* bzw. *Natriumhemisuccinat der Glycyrrhetinsäure* wirken mineralocorticoid, so daß eine Hypertonie, eine hypokali-

ämische Alkalose und infolge der Natrium- und Wasserretention eine Suppression des Renin-Angiotensin-Aldosteron-Systems resultieren.
Beim *Syndrom* von *Liddle*, einer familiär auftretenden Ionentransportstörung, bewirken eine vermehrte Natriumabsorption und Kaliumexkretion die hypokaliämische Hypertonie bzw. das Pseudo-Conn-Syndrom. Die Renin- und Aldosteronwerte sind auch hier erniedrigt. Die adäquate Therapie besteht in der Gabe von unspezifischen Aldosteronantagonisten wie Triamteren oder Amilorid.
Schließlich sollte man bei der Differentialdiagnose der hypokaliämischen Hypertonie auch an das Vorliegen eines *corticosteronsezernierenden Tumors* denken, der erstmals 1968 von FRASER u. Mitarb. beschrieben wurde. Hier bewirkte die vermehrte Sekretion von Corticosteron die typische Symptomatik; die Aldosteronspiegel lagen im Normbereich.
Es gibt noch weitere Krankheitsbilder, die mit Hyperaldosteronismus und Hypokaliämie einhergehen, wie z. B. die Natrium- und Kaliumverlustniere (Bartter-Syndrom), die Magnesiumverlustniere (Gitelman-Syndrom) oder einzelne Fälle von Ödemkrankheiten. Hier registriert man jedoch normale oder sogar erniedrigte Blutdruckwerte, so daß ihnen in der Differentialdiagnostik des Conn-Syndroms nur eine untergeordnete Bedeutung zukommt.

Therapie

Die Therapie des primären Hyperaldosteronismus besteht in der *unilateralen* bzw. *bilateralen Adrenalektomie*. Das operative Vorgehen wird wesentlich erleichtert, wenn es präoperativ gelingt, den Sitz des aldosteronproduzierenden Tumors nachzuweisen. Leider ist dieser Nachweis nicht immer möglich. Hier sollte man zunächst die linke Seite explorieren, da diese häufiger betroffen ist als die rechte (Tab. **4.13**). Wenn bei einseitiger Operation nicht ein singuläres Adenom, sondern eine mikro- oder makronoduläre Hyperplasie der Nebennierenrinde gefunden wird, so ist meistens auch eine kontralaterale Nebennierenexstirpation notwendig, da beide Organe von denselben pathologischen Veränderungen betroffen sind.
Wenn kein Tumor oder keine makroskopisch sichtbare Hyperplasie vorliegt, ist eine subtotale Adrenalektomie gerechtfertigt, die die Symptomatik deutlich bessert.
Vor der Operation sollte das Kaliumdefizit durch orale Kaliumchloridgaben ausgeglichen werden. Andere Kaliumsalze sind infolge ihrer alkalinisierenden Wirkung bei der metabolischen Alkalose nicht angebracht.
Nach der Operation tritt bei 80% aller Patienten eine Heilung oder Besserung der Hypertonie und der Elektrolytstörungen auf. Der Hochdruck normalisiert sich manchmal erst nach Wochen bis Monaten. Er spricht jedoch besser als vor der Adrenalektomie auf hypotensive Medikamente an.
Sowohl nach bilateraler Adrenalektomie wie auch nach Exstirpation eines Nebennierentumors kann eine Nebenniereninsuffizienz mit Hyponatriämie, Dehydratation, Hypotonie, Hyperkaliämie, Azotämie und schweren Muskelkrämpfen auftreten. Diese Symptome werden durch eine vermehrte Kochsalzzufuhr und die Gabe von Corticosteroiden behandelt. Es ist einleuchtend, daß nach bilateraler Adrenalektomie die Substitutionstherapie dauernd erfolgen muß (z. B. 37,5 mg Cortison und 0,1 mg 9α-Fluorocortisol [Astonin H] täglich per os).
Wenn sich der Hochdruck postoperativ nicht bessert, so bestehen die Möglichkeiten, daß bei einseitiger Tumorexstirpation auch auf der anderen Seite tumoröse Veränderungen bestehen, daß eine seltene extraadrenale Tumorlokalisation vorliegt oder daß sekundäre Nierenläsionen die arterielle Hypertonie aufrechterhalten. Auf die Möglichkeit einer renovaskulären Komponente der Hypertonie beim primären Aldosteronismus wurde schon hingewiesen.
Bei metastasierenden Nebennierentumoren oder bei absoluter Kontraindikation für einen operativen Eingriff muß eine *medikamentöse Therapie* durchgeführt werden. Diese erfolgt am besten mit dem spezifischen Aldosteronantagonisten Spironolacton, z. B. mit 400 mg Aldactone bzw. Osyrol täglich oder auch mit höheren Dosen. Dadurch kann innerhalb von 2–4 Wochen eine deutliche Senkung des Blutdrucks erreicht werden. Der Nutzen dieser Behandlung wird jedoch etwas eingeschränkt, da bei länger dauernder Medikation wegen des östrogenstimulierenden und testosteronsupprimierenden Effekts des Spironolactons Nebenwirkungen wie Gynäkomastie, Libidoverminderung und Impotenz bei Männern sowie Menstruationsstörungen bei Frauen vorkommen können.
Von den meisten Autoren wird heute diese medikamentöse Therapie auch dann der operativen Behandlung vorgezogen, wenn es durch röntgenologische oder szintigraphische Maßnahmen, vor allem aber durch Aldosteronbestimmungen im beiderseitigen Nebennierenvenenplasma gelungen ist, eine bilaterale Nebennierenhyperplasie zu diagnostizieren. Es ist nämlich bekannt, daß bei Nebennierenrindenhyperplasie im Gegensatz zum Solitäradenom der Nebennierenrinde trotz bilateraler Adrenalektomie eine Blutdrucknormalisierung nicht zu erreichen ist. Dem ist allerdings entgegenzuhalten, daß auch Spironolacton bei Hyperplasien nicht immer den Hochdruck beseitigt, daß seine Nebenwirkungen vor allem bei langjähriger Therapie nicht unterschätzt werden sollten und daß bei Nebennierenrindenhyperplasie die subtotale oder totale Adrenalektomie zumindest den Hochdruck bessert und eine weitere antihypertensive Behandlung erleichtert. Nur wenn niedrige Spironolactondosen von etwa 200 mg täglich zur Blutdrucknormalisierung ausreichen, sollte diese medikamentöse Therapie der Operation vorgezogen werden.

Als Alternative zur Verabreichung von Spironolacton bietet sich die Gabe anderer antikaliuretischer Substanzen wie Amilorid oder Triamteren an.

Sekundärer Hyperaldosteronismus

Wie zu Beginn schon erwähnt wurde, unterscheidet sich der sekundäre Hyperaldosteronismus von der primären Form dadurch, daß ein extraadrenaler Stimulus die Aldosteronproduktion erhöht. Dabei kommt vor allem der Hyponaträmie und Hypovolämie bzw. dem Renin-Angiotensin-System eine wesentliche Bedeutung zu (Abb. 4.6). Die Aldosteronstimulation darf man als Anpassungsvorgang zur Aufrechterhaltung des Natriumbestandes und des effektiven Blutvolumens ansehen.

Man kann die Krankheitsbilder, die mit einem sekundären Hyperaldosteronismus einhergehen können, in 3 Gruppen einteilen (Tab. 4.18). Bei der 1. Gruppe findet man eine Stimulation des Renin-Angiotensin-Systems ohne Hypertonie. Bei der 2. Gruppe sind sowohl das Renin wie der Blutdruck erhöht. Bei der 3. Gruppe stellt man keine vermehrte Reninsekretion fest, während der arterielle Druck gesteigert ist.

Zur 1. Gruppe zählen besonders die *Ödemkrankheiten* kardialer, hepatischer, renaler, hypalbuminämischer und toxisch-allergischer Genese. Auch die idiopathischen Ödeme, die sich bei oft psychisch auffälligen Frauen mittleren Lebensalters in mehr oder weniger regelmäßigen Abständen bemerkbar machen, weisen insbesondere in den dynamischen Stadien der Ödementwicklung sowie der forcierten Ausschwemmung eine vermehrte Plasmareninaktivität auf. Der Aldosteronismus bei Ödemem wird durch eine verminderte metabolische Clearance-Rate noch verstärkt, da in vielen Fällen die Leberdurchblutung deutlich herabgesetzt ist. Die *natrium-* und/oder *kaliumverlierende Pyelonephritis,* zu der man wahrscheinlich auch das *Bartter-Syndrom* zählen muß, bei dem ursprünglich eine primäre Angiotensinresistenz der Gefäße angenommen wurde, und auch die *Magnesiumverlustniere* (Gitelman-Syndrom) bewirken durch die Elektrolytverluste eine Stimulation des Renin-Angiotensin-Aldosteron-Systems.

Bei *Hämorrhagien* kommen zu den Elektrolyt- noch die Volumenverluste als pathogenetischer Faktor hinzu.

Beim *Diabetes insipidus* kann die Plasmareninaktivität infolge der hypertonen Dehydratation ansteigen.

Weiterhin ist es wichtig zu wissen, daß *Diuretika* und *Laxantien,* die häufig zur Abmagerung angewandt werden und z. B. bei der *Anorexia nervosa* in größeren Mengen eingenommen werden, durch Natrium-, Kalium- und Wasserentzug einen sekundären Aldosteronismus hervorrufen.

Die hypertonen Krankheiten, die einen sekundären Hyperaldosteronismus aufweisen können, so vor allem die *renovaskuläre Hypertonie* und die *akzelerierte Hypertonie,* aber auch manche Formen der *renoparenchymatösen Hypertonie* sowie die Hypertonie bei *Nierentumoren, Phäochromozytomen und bei Hyperthyreose,* wurden im Zusammenhang mit der Differentialdiagnose der hypokaliämischen Hypertonie besprochen (Tab. 4.17 u. 4.18). Beim *Cushing-Syndrom* und einigen *Enzymdefekten in der Cortisolbiosynthese* (Syndrome von Miura, New-Peterson und Sutherland) ist das adrenokortikotrope Hormon der Stimulus des sekundären Aldosteronismus. Das Kalium ist der Stimulus des Aldosterons beim *Arnold-Healy-Syndrom,* dem wahrscheinlich ein renal-tubulärer Defekt mit Kaliumretention zugrunde liegt.

Diagnostik

Die Diagnostik des sekundären Hyperaldosteronismus erstreckt sich auf das klinische Bild der angeführten Krankheiten (Tab. 4.18), die Elektrolytstörungen und die Renin- und Aldosteronbestimmungen. Im Gegensatz zum primären Hyperaldosteronismus sind das Serumnatrium und das Plasmavolumen erniedrigt und das Renin bzw. das Angiotensin erhöht. Hypokaliämie, Hypomagnesiämie und Alkalose sind meist vorhanden, wenn auch diese Elektrolytveränderungen beim primären Aldosteronismus häufiger anzutreffen sind, da mehr Natriumionen für den tubulären Natrium-Kalium-Austausch zur Verfügung stehen. Da bei Ödemen das renale Escape-Phänomen nicht auftritt, ist die Natriumexkretion im Urin deutlich vermindert. Sie liegt unter 150 mval (= mmol) in

Tabelle 4.18 Krankheitsbilder mit sekundärem Hyperaldosteronismus

1. *Mit Stimulation des Renin-Angiotensin-Systems ohne Hypertonie*
   Ödemkrankheiten (kardiale, hepatische, renale, hypalbuminämische, toxisch-allergische und idiopathische Ödeme) Elektrolytverlustniere (Bartter-Syndrom, Gitelman-Syndrom)
   Hämorrhagie
   Diabetes insipidus
   Anorexia nervosa
   Einnahme von Diuretika und Laxantien

2. *Mit Stimulation des Renin-Angiotensin-Systems und Hypertonie*
   Renovaskuläre Hypertonie
   Renoparenchymatöse Hypertonie
   Nierentumoren
   Akzelerierte oder maligne Hypertonie
   Phäochromozytom
   Hyperthyreose
   Einnahme von Ovulationshemmern

3. *Ohne Stimulation des Renin-Angiotensin-Systems mit Hypertonie*
   Cushing-Syndrom (bei Hypophysenvorderlappentumor oder malignen Geschwülsten) ⎫
   Syndrome von Miura, New-Peterson und Sutherland, Salti u. a. (Enzymdefekte in der Cortisolsynthese) ⎬ Mit ACTH-Überproduktion
   Arnold-Healy-Syndrom ⎭

24 Stunden. Im Schweiß, Speichel und Stuhl stellt man ebenfalls einen signifikant erniedrigten Natrium-Kalium-Quotienten fest.

Therapie

In den meisten Fällen ist eine Therapie des sekundären Hyperaldosteronismus nicht notwendig, da sich dieses Syndrom mit erfolgreicher Behandlung der Grundkrankheit zurückbildet. Lediglich bei den Ödemkrankheiten können die spezifischen wie auch die unspezifischen Aldosteronantagonisten (Spironolacton, Triamteren, Amilorid) eine schnellere Natrium- und Wasserelimination bewirken und die Kalium- und Magnesiumwerte im Serum sowie den Säure-Basen-Haushalt normalisieren. Wegen der Tendenz zur Hyperkaliämie bei Gabe von Aldosteron- bzw. Mineralocorticoidantagonisten und wegen der bei Ödemen vermehrten proximal-tubulären Natriumreabsorption sollten diese Medikamente mit Saluretika (z. B. Thiazide, Chlorthalidon, Mefrusid, Furosemid, Ethacrynsäure) kombiniert werden, um eine effektive Natriurese und Diurese zu erzielen und die Serumkaliumwerte im Normbereich zu halten. Das gilt besonders für die Behandlung des Aszites bei Leberzirrhose, bei der durch diese Kombinationstherapie die Gefahr der Hypokaliämie und des Coma hepaticum gesenkt werden kann. Es kann sich allerdings eine schwerwiegende Hyponatriämie entwickeln. Daher muß betont werden, daß bei jeder diuretischen Behandlung regelmäßige Elektrolytkontrollen in Abständen von etwa 2 bis 4 Wochen unerläßlich sind.

In den seltenen Fällen des ACTH-bedingten Hyperaldosteronismus sind Inhibitoren der Aldosteronbiosynthese und Dexamethasongaben bzw. eine Adrenalektomie indiziert.

Tertiärer Hyperaldosteronismus

Der *tertiäre Hyperaldosteronismus* gleicht in seiner klinischen Symptomatik dem primären Hyperaldosteronismus. Er unterscheidet sich von diesem dadurch, daß ihm längere Zeit ein sekundärer Hyperaldosteronismus vorausgeht und daß hier regelmäßig eine bilaterale Hyperplasie der Nebennierenrinde gefunden wird. Die länger dauernde Stimulation der Aldosteronproduktion führt zu knotig-hyperplastischer Umwandlung der Nebennierenrinde und autonomer Aldosteronsekretion. Dieser Zustand ist mit dem tertiären Hyperparathyreoidismus vergleichbar.

Die *diagnostische Unterscheidung* gegenüber dem primären Aldosteronismus ist schwierig und kann nur aufgrund der Anamnese und klinischen Beobachtung erfolgen. So kann bei einer lange bestehenden renovaskulären Hypertonie die erhöhte Angiotensinaktivität zur Ursache eines tertiären Hyperaldosteronismus werden. Es bestehen auch Anzeichen dafür, daß eine exzessive ACTH-Stimulation dieses Bild hervorrufen kann, da der Übergang von dexamethasonheilbaren in nicht durch Dexamethason heilbare Formen des Aldosteronismus möglich ist.

Die *Therapie* des tertiären Hyperaldosteronismus ist die totale oder subtotale Adrenalektomie.

Hypoaldosteronismus

Pathophysiologie

Beim Hypoaldosteronismus oder Analdosteronismus, also bei stark herabgesetzter oder völlig fehlender biologischer Aktivität des Aldosterons, sinkt die tubuläre Natriumreabsorption um etwa 1%, nämlich von 99% auf 98% der glomerulär filtrierten Natriummenge ab. Da das täglich filtrierte Natrium etwa 25 000 mval (= mmol) beträgt, wird die normale tägliche Natriumexkretion von 170 mval (= mmol) beim Hypoaldosteronismus um etwa 250 mval (= mmol) erhöht. Dieser Mechanismus bewirkt eine Hyponatriämie und Hypovolämie. Das austauschbare Natrium wird auf etwa 50% der Norm erniedrigt. Die Kalium- und Magnesiumausscheidung im Urin fällt ab; die Chloridexkretion wird geringgradig erhöht. Die Konzentration dieser Elektrolyte im Serum steigt an. Die Abnahme des Bicarbonats im Serum hat eine Azidose zur Folge. Da die Natriumausscheidung die Wasserelimination übertrifft, resultiert eine hypotone Dehydratation mit intrazellulärer Hyperhydratation. Das Absinken des arteriellen Drucks, das sowohl durch eine reduzierte Myokardleistung wie auch durch ein vermindertes Ansprechen der peripheren Gefäße auf Pressorsubstanzen bedingt ist, hat eine Einschränkung der renalen Hämodynamik zur Folge. Aus diesem Grunde steigen die harnpflichtigen Substanzen im Serum an, das Serumkalium wird weiter erhöht, und die Reninsekretion wird stimuliert. Nicht nur im Urin wird die Natriumausscheidung beträchtlich vermehrt, sondern auch in den Sekreten des Darmes, der Schweißdrüsen und der Speicheldrüsen sind die Natriummengen und der Natrium-Kalium-Quotient erhöht.

Diagnostik

Ein isolierter Hypoaldosteronismus kommt äußerst selten vor. Bisher wurden etwa 15 Fälle beschrieben; davon wurden 7 bei Kindern beobachtet. Meistens sind neben den Mineralocorticoiden auch die Glucocorticoide und die Androgene vermindert (Tab. 4.19), so daß die vielfältige Symptomatik der Nebennierenrindeninsuffizienz dem Fehlen aller Rindenhormone zuzuschreiben ist. Die hier erläuterten diagnostischen Maßnahmen beziehen sich vorwiegend auf den Aldosteronmangel.

Aus den pathophysiologischen Veränderungen beim Hypoaldosteronismus wird die Symptomatik dieser endokrinen Krankheit leicht verständlich. Im Vordergrund des klinischen Bildes steht die *Hypotonie*, bei der die Werte von 110/70 mmHg selten überschritten werden. Meist wird ein systolischer Blutdruck unter 100 mm Hg gemessen. Die Hypotonie tritt bei Orthostase besonders deutlich in Erscheinung. Sie ist mit Kopfschmerzen, Schwindelgefühl, Sehstörungen, Ohnmachtsanfällen, Tachykardie und pektanginösen Beschwerden verbunden. Weitere Symptome sind Nausea, Erbrechen, Gewichtsverlust, Obstipation und ein typischer Salzhunger, die auf den Elektrolyt- und Volumenverteilungsstörungen beruhen. Im Serum kann man eine *Hyponatriämie* (Na^+ unter 135 mval/l [= mmol/l]), *Hyperchlorämie* (Cl^- über 110 mval/l [= mmol/l]), *Hyperkaliämie* (K^+ über 4,5 mval/l [= mmol/l]), *Hypermagnesiämie* (Mg^{++} über 2 mval/l [1 mmol/l]) und metabolische Azidose feststellen. Auch eine Hyperkalzämie kommt vor.

Harnstoff und *Kreatinin* können im Serum erhöht sein. Die *Plasmareninaktivität* ist deutlich gesteigert. Auf die Hämokonzentration weisen die Erhöhungen des *Hämatokrits* und der *Serumeiweiße* hin.

Der *Natrium-Kalium-Quotient* im Urin, Speichel, Schweiß oder Stuhl ist deutlich erhöht.

Den wichtigsten diagnostischen Hinweis erhält man aus den Bestimmungen des *Plasmaaldosterons* oder der *Aldosteronexkretionsrate im Urin*. Hier registriert man subnormale Werte, die nach Gaben von Angiotensin II nur wenig gesteigert werden können.

Bei diesem *Aldosteronstimulationstest* werden 1,25 mg Angiotensin II (Hypertensin-CIBA) in 500 ml einer 5%igen Glucoselösung über 6 Stunden infundiert. Das Aldosteron wird am Tage vor und nach der Infusion gemessen. Wenn die Nebenniere nicht mit einer deutlichen Aldosteronproduktion reagiert und wenn beide Aldosteronmessungen subnormale Werte ergeben, liegt ein Hypoaldosteronismus vor.

Therapie

Da eine kausale Therapie mit Wiederherstellung der Nebennierenrindenfunktion nur bei einigen Formen des sekundären Hypoaldosteronismus möglich sein dürfte (Tab. **4.19**), besteht die angemessene Behandlung des Hypoaldosteronismus in einer *Substitutionstherapie mit Aldosteron oder anderen Mineralocorticoiden*. Diese erfolgt entweder mit der oralen Gabe von 0,1–0,2 mg 9α-Fluorohydrocortison (Astonin H) täglich oder mit einer täglichen intramuskulären Injektion von 2,5–5 mg Desoxycorticosteronacetat (Cortenil, Cortiron, Percorten) oder 0,5 mg Aldosteron (Aldocorten). Für den Patienten angenehmer ist eine intramuskuläre Injektion von 25–50 mg DOCA im Abstand von 3–4 Wochen. Zur Beurteilung einer optimalen Therapie dienen der arterielle Blutdruck und die Serumelektrolyte. Bei zu hohen Hormongaben kann ein klinisches Bild entstehen, das dem Conn-Syndrom ähnlich ist.

Die Therapie des Hypoaldosteronismus wird durch eine *hohe Kochsalzzufuhr* von täglich mehr als 200 mval (= mmol) Natrium unterstützt. In bedrohlichen Situationen müssen hypertone Kochsalzlösungen infundiert werden.

Wenn trotz einer Kaliumrestriktion die Kaliumwerte im Plasma über 7 mval/l (= mmol/l) ansteigen, ist speziell wegen der Gefahr von Herzrhythmusstörungen eine *Therapie der Hyperkaliämie* mit Kationenaustauschern wie Resonium oder Serdolith sowie Lactulose und Sorbit per os indiziert. Infusionen von Natriumbicarbonat, Glucoseinfusionen, eventuell mit Insulinzusatz, oder bei nicht erhöhten Calciumwerten im Serum auch Injektionen von 10–30 ml einer 10%igen (0,23 mmol/l) Calciumgluconatlösung reduzieren ebenfalls eine Hyperkaliämie.

Tabelle 4.19 Krankheitsbilder mit primärem und sekundärem Hypoaldosteronismus

A. **Primärer Hypoaldosteronismus**

1. *Mit Stimulation des Renin-Angiotensin-Systems ohne Hypertonie*
   Generalisierte Nebennierenrindeninsuffizienz (Morbus Addison, Waterhouse-Friderichsen-Syndrom)
   Schmidt-Syndrom (Thyreoidea-, Nebennierenrinden- und eventuell endokrine Pankreasinsuffizienz)
   Primärer isolierter Hypoaldosteronismus (18-Dehydrogenasedefekt?)
   Kongenitales adrenogenitales Syndrom (bei 3-Dehydrogenase-, Δ 4,5-Isomerase- oder 21-Hydroxylasedefekt)
   Syndrom von Visser (18-Hydroxylasedefekt)
   Syndrom von Ulick (18-Dehydrogenasedefekt)
   Syndrom von Prader (20,22-Desmolasedefekt)

2. *Ohne Stimulation des Renin-Angiotensin-System mit Hypertonie*
   Syndrome von Biglieri und Goldsmith (17-Hydroxylasedefekt)
   Syndrom von Kowarski (11-Hydroxylasedefekt)
   Kongenitales adrenogenitales Syndrom (bei 11-Hydroxylasedefekt)

B. **Sekundärer Hypoaldosteronismus**

1. *Mit Stimulation des Renin-Angiotensin-Systems ohne Hypertonie*
   Hypopituitarismus (Morbus Simmonds, Sheehan-Syndrom, chromophobes Adenom, Kraniopharyngeom usw.)
   Nach totaler Adrenalektomie oder Exstirpation eines Nebennierenrindentumors
   Nach Gabe von Hemmstoffen (Metyrapon, Triparanol, Amphenon B, o,p'-DDD, Aminoglutethimid, Heparin, Heparinoide)
   Nach Beendigung einer ACTH- oder Cortisontherapie

2. *Ohne Stimulation des Renin-Angiotensin-Systems mit Hypertonie*
   Einnahme von Lakritzen oder Carbenoxolon (Glycyrrhicinsäure wirkt mineralocorticoid)
   Syndrom von Liddle (familiäre Tubulopathie?)
   Diabetes mellitus, Gicht,
   primärer Hyperparathyreoidismus

Krankheitsbilder

Primärer Hypoaldosteronismus

Die klinisch bedeutsamste Form des primären Hypoaldosteronismus ist die generalisierte Nebennierenrindeninsuffizienz beim *Morbus Addison* (Tab. 4.19), dem in der Mehrzahl der Fälle immunpathologische Veränderungen und tuberkulös bedingte Atrophien der Nebenniere zugrunde liegen. In seltenen Fällen führen auch Geschwülste, Tumormetastasen, leukämische Infiltrate, hämorrhagische Nekrosen, eine Hämochromatose oder eine Amyloidose zur Rindeninsuffizienz.

Beim *Waterhouse-Friderichsen-Syndrom* kommt es bei 75% der Patienten infolge einer Meningokokkensepsis, bei den übrigen infolge einer Infektion mit Staphylokokken, Streptokokken und Pneumokokken zu beiderseitigen Nebennierenblutungen, die einen Ausfall aller Rindenhormone zur Folge haben.

Das *Schmidt-Syndrom* beruht wahrscheinlich auf einem Autoimmunprozeß, der zur Störung der Schilddrüsen-, Nebennierenrinden- und z. T. auch der endokrinen Pankreasfunktion führt.

Noch seltenere Krankheitsbilder mit Hypoaldosteronismus entstehen durch verschiedene Enzymdefekte in der Aldosteronbiosynthese. So vermutet man beim *primären isolierten Hypoaldosteronismus* einen 18-Dehydrogenasedefekt, beim *kongenitalen Syndrom mit Salzverlust* bestehen Defekte der 3-Dehydrogenase, Δ 4,5-Isomerase oder 21-Hydroxylase, und bei den *Syndromen von Visser, Ulick* und *Prader* liegen Störungen der 18-Hydroxylase, 18-Dehydrogenase bzw. 20,22-Desmolase vor (Tab. 4.19).

Bei den schon erwähnten *Syndromen von Biglieri* und *Goldsmith* (17-Hydroxylasedefekt) und *Kowarski* (11-Hydroxylasedefekt) sowie dem *kongenitalen adrenogenitalen Syndrom bei 11-Hydroxylasedefekt* findet sich zwar auch ein Hypoaldosteronismus; da jedoch die Aldosteronvorstufen Desoxycorticosteron und Corticosteron in vermehrtem Maße gebildet werden, entspricht die Symptomatik dem Hypermineralocorticoidsyndrom (Tab. 4.17 u. 4.19).

Sekundärer Hypoaldosteronismus

Der sekundäre Hypoaldosteronismus (Tab. 4.19) beruht größtenteils auf einem Mangel an adrenokortikotropem Hypophysenhormon und an Renin bzw. Angiotensin. Der ACTH-Mangel kommt bei verschiedenen Erkrankungen vor, die die Hypophysenvorderlappenfunktion beeinträchtigen, wie beim *Morbus Simmonds,* beim *Sheehan-Syndrom,* beim *chromophoben Adenom, Kraniopharyngeom* und anderen *Hirntumoren.*

Nach *Exstirpation eines Tumors der Nebennierenrinde* oder nach *Beendigung einer ACTH- bzw. Cortisoltherapie* kann lange Zeit ein relativer ACTH-Mangel mit teils verminderter Reaktion der Nebennierenrinde auf physiologische Stimuli vorkommen.

Eine weitere Form des iatrogenen Hypoaldosteronismus tritt nach *Gabe von Hemmstoffen der Aldosteronsynthese* wie Metyrapon, Triparanol, Amphenon B, o,p'-DDD, Aminoglutehimid, Heparin oder Heparinoiden auf.

Die *Pseudo-Conn-Syndrome* nach Einnahme von Lakritzen oder Carbenoxolon sowie das Syndrom von Liddle gehen ebenfalls mit einem Hypoaldosteronismus einher. Die in den Medikamenten enthaltene Glycyrrhicinsäure bzw. Natriumhemisuccinat der Glycyrrhetinsäure und die gestörten renalen Ionentransportvorgänge lassen jedoch das Bild des primären Hyperaldosteronismus entstehen (Tab. 4.17 u. 4.19).

Ein primärer Renin- bzw. Angiotensinmangel (primärer Hyporeninismus) kann auf morphologischen oder funktionellen Störungen des juxtaglomerulären Apparates beruhen und mit Hypoaldosteronismus einhergehen. Derartige Veränderungen kann man auch beim Diabetes mellitus, bei der Gicht und beim primären Hyperparathyreoidismus beobachten.

Schließlich soll noch angeführt werden, daß auch bei der idiopathischen orthostatischen Hypotonie und beim *Morbus Parkinson* niedrige Aldosteronwerte gefunden werden. Bei der hyperkaliämischen Form der periodischen Lähmung, der *Adynamia episodica hereditaria,* wird ein Hypoaldosteronismus in Erwägung gezogen.

Das Bild des *Pseudohypoaldosteronismus* liegt vor, wenn eine verminderte renal-tubuläre Ansprechbarkeit auf Aldosteron besteht, so daß trotz hoher Plasmaaldosteronwerte eine Hyponatriämie, Hyperkaliämie und metabolische Azidose resultieren.

Literatur

Arnold, J. E., J. K. Healy: Hyperkalemia, hypertension and systemic acidosis without renal failure associated with a tubular defect in potassium excretion. Amer. J. Med. 47 (1969) 461

Beckerhoff, R., W. Siegenthaler: Die Bedeutung der Reninbestimmung bei der Hypertonie-Abklärung. Schweiz. med. Wschr. 106 (1976) 474

Biglieri, E. G., P. E. Slaton, M. Schambelan, S. J. Kronfield: Hypermineralocorticoidism. Amer. J. Med. 45 (1968) 170

Campbell, D. J., F. A. O. Mendelsohn, W. R. Adam, J. W. Funder: Is aldosterone secretion under dopaminergic control? Circulat. Res. 49 (1981) 1217

Channick, B. J., E. V. Adlin, A. D. Marks: Suppressed plasma renin acticity in hypertension. Arch. intern. Med. 123 (1969) 131

Conn, J. W., R. F. Knopf, R. M. Nesbit: Clinical characteristics of primary aldosteronism from an analysis of 145 cases. Amer. J. Surg. 107 (1964) 159

Conn, J. W., D. R. Rovner, E. L. Cohen, R. M. Nesbit: Normokalemic primary aldosteronism. Its masquerade as „essential" hypertension. J. Amer. med. Ass. 195 (1966) 111

Conn, J. W., D. R. Rovner, E. L. Cohen, J. J. Bookstein, J. C. Cerny, C. P. Lucas: Preoperative diagnosis of primary aldosteronism. Arch. intern. Med. 123 (1969) 113

Conn, J. W., W. H. Beierwaltes, L. M. Lieberman, A. N. Ansari, E. L. Cohen, J. J. Bookstein, K. R. Herwig:

Primary aldosteronism: preoperative tumor visualization by scintillation scanning. J. clin. Endocr. 33 (1971) 713

Distler, A., C. Barth, S. Roscher, P. Vecsei, G. Dhom, H. P. Wolff: Hochdruck und Aldosteronismus bei solitären Adenomen und bei nodulärer Hyperplasie der Nebennierenrinde. Klin. Wschr. 47 (1969) 688

Dluhy, R. G., G. H. Williams: Primary aldosteronism in a hypertensive acromegalic patient. J. clin. Endocr. 29 (1969) 1319

Fanestil, D. D.: Mechanism of action of aldosterone. Ann. Rev. Med. 20 (1969) 223

Fraser, R., V. H. T. James, J. Landon, W. S. Peart, A. Rawson, C. A. Giles, A. M. McKay: Clinical and biochemical studies of a patient with a corticosterone-secreting adrenocortical tumour. Lancet 1968/II, 1116

Grandchamp, A., R. Veyrat, D. Scholer, A. F. Muller: II. Measurement of sweat sodium and potassium excretion as a screening test of mineralocorticoid excess in hypertensive patients. Helv. med. Acta 35 (1969) 55

Grenzmann, M., P. Thurn: Der Wert der Röntgenuntersuchung bei inkretorisch wirksamen Nebennierenerkrankungen. Fortschr. Röntgenstr. 111 (1969) 353

Kaplan, N. M.: Primary aldosteronism. In Astwood, E. B., C. E. Cassidy: Clinical Endocrinology, vol. II. Grune & Stratton, New York 1968 (p. 467)

Kaplan, N. M.: Commentary on incidence of primary aldosteronism. Arch. intern. Med. 123 (1969) 152

Kinson, G. A., B. Singer: Influence of renal nerves on the secretion of aldosterone in the rat. Acta endocr. (Kbh.) 61 (1969) 239

Koczorek, K. R.: Primärer Aldosteronismus (Conn-Syndrom). Internist 5 (1964) 32

Luetscher, J. A.: Aldosteronism. In Beeson, P. B., W. McDermott: Textbook of Medicine. Saunders, Philadelphia 1968 (p. 1310)

Lund, J. O., M. D. Nielsen, J. Giese: Simple screening procedure for the diagnosis of primary aldosteronism. Acta med. scand. 210 (1981) 393

Müller, J., W. H. Ziegler: Stimulation of aldosterone biosynthesis in vitro by serotonin. Acta endocr. (Kbh.) 59 (1968) 23

Murphy, D. L., F. K. Goodwin, W. E. Bunney jr.: Aldosterone and sodium response to lithium administration in man. Lancet 1969/II, 458

Reidbord, H., E. R. Fisher: Aldosteronoma and nonfunctioning adrenal cortical adenoma. Comparative ultrastructural study. Arch. Path. 88 (1969) 155

Salti, I. S., M. Stiefel, J. L. Ruse, J. C. Laidlaw: Non-tumorous „primary" aldosteronism: I. Type relieved by glucocorticoid (glucocorticoid-remediable aldosteronism). Canad. med. Ass. J. 101 (1969) 1

Salti, I. S., J. L. Ruse, M. Stiefel, N. C. Delarue, J. C. Laidlaw: Non-tumorous „primary" aldosteronism: II. Type not relieved by glucocorticoid. Canad. med. Ass. J. 101 (1969) 11

Sealey, J. E., J. D. Kirshman, J. H. Laragh: Natriuretic activity in plasma and urine of salt-loaded man and sheep. J. clin. Invest. 48 (1969) 2210

Sharp, G. W. G., A. Leaf: Mechanism of action of aldosterone. Physiol. Rev. 46 (1966) 593

Siegenthaler, W., J. Möhring, P. Weidmann: Zur Diagnostik des Conn-Syndroms. Dtsch. med. Wschr. 92 (1967) 1569

Siegenthaler, W., K. Baumann, K. Kiepenheuer, M. Schönbeck, F. Rhomberg, E. Gysling, P. Weidmann, C. Werning: Die Bedeutung des primären Aldosteronismus als Ursache der „essentiellen" Hypertonie. Schweiz. med. Wschr. 99 (1969) 825

Siegenthaler, W., C. Werning, W. Vetter: Nebennierenrinde. In Siegenthaler, W.: Klinische Pathophysiologie, 5. Aufl. Thieme, Stuttgart 1982 (S. 379)

Siegenthaler, W., C. Werning: Das Renin-Angiotensin-Aldosteron-System in klinischer Sicht. Dtsch. med. Wschr. 95 (1970) 411

Siegenthaler, W., C. Werning: The etiopathology of hypertension. Int. J. clin. Pharm. 4 (1970) 83

Siegenthaler, W., C. Werning, P. Weidmann, D. Stiel, W. Vetter: Aldosteron im Natriumhaushalt. Med. Klin. 65 (1970) 1149

Spark, R. F., J. C. Melby: Aldosteronism in hypertension. The spironolactone response test. Ann. intern. Med. 69 (1968) 685

Spark, R. F., S. L. Dale, P. C. Kahn, J. C. Melby: Activation of aldosterone secretion in primary aldosteronism. J. clin. Invest. 48 (1969) 96

Taubert, H. D., O. Jürgensen: Das adrenogenitale Syndrom. Praxis 58 (1969) 1437

Vagnucci, A. H.: Selective aldosterone deficiency. J. clin. Endocr. 29 (1969) 279

Vecsei, P., I. Purjesz, H. P. Wolff: Studies on the biosynthesis of aldosterone in solitary adenoma and in nodular hyperplasia of the adrenal cortex in patients exhibiting Conn's syndrome. Acta endocr. (Kbh.) 62 (1969) 391

Vetter, W., H. Vetter, J. Nussberger, F. Witassek, R. Beckerhoff, G. Pouliadis, K. P. Braun, A. Sobbe, J. Furrer, W. Siegenthaler: Primärer Aldosteronismus. Schweiz. med. Wschr. 106 (1976) 469

Vetter, H., G. Brecht, M. Fischer, M. Galanski, K. Glänzer, B. M. Cramer, G. Pouliadis, G. Sialer, A. Studer, W. Tenschert, S. Wollnik, H. Zumkley, H. Vetter: Lateralization procedures in primary aldosteronism. Klin. Wschr. 58 (1980) 1135

Werning, C.: Das Renin-Angiotensin-Aldosteron-System. Thieme, Stuttgart 1972

Werning, C., W. Siegenthaler: Das Renin-Angiotensin-Aldosteron-System in pathophysiologischer Sicht. Klin. Wschr. 47 (1969) 1247

Werning, C., W. Siegenthaler: Diagnostik des sekundären Hyperaldosteronismus. Dtsch. med. Wschr. 94 (1969) 2049

Werning, C., W. Siegenthaler: Therapie des sekundären Hyperaldosteronismus. Dtsch. med. Wschr. 94 (1969) 2051

Werning, C., W. Siegenthaler: Erkrankungen der Nebennierenrinde. In: Klinik der Gegenwart, S. E. 215, hrsg. von H. E. Bock, W. Gerok, F. Hartmann. Urban & Schwarzenberg, München 1974

Werning, C., K. Baumann, E. Gysling, M. Schönbeck, P. Weidmann, W. Siegenthaler: Die Wirkung länger verabreichter Hydrochlorothiazid-Gaben auf die Plasmarenin-Aktivität und den Elektrolythaushalt adrenalektomierter Patienten. Arzneimittel-Forsch. 20 (1970) 1935

Werning, C., P. Weidmann, W. Vetter, D. Stiel, H. U. Schweikert, W. Siegenthaler: Die Bedeutung des Renin-Angiotensin-Aldosteron-Systems bei verschiedenen Hypertonieformen. Schweiz. Rundschau Med. 59 (1970) 730

Werning, C., K. Baumann, E. Gysling, D. Stiel, W. Vetter, P. Weidmann, W. Siegenthaler: Renin und Aldosteron bei idiopathischen Ödemen. Klin. Wschr. 47 (1969) 1256

Krankheiten der Nebennierenrinde im Zusammenhang mit Glucocorticosteroiden

G. GEYER

Krankheiten der Nebennierenrinde mit abnorm vermehrter Sekretion von Cortisol

Hyperkortisolismus (verschiedene Formen des Cushing-Syndroms)

Definition

Ein Hyperkortizismus (= Überfunktionszustand der Nebennierenrinde), bei dem hauptsächlich Cortisol (= Hydrocortison) vermehrt produziert und sezerniert wird, führt zu einem definierten klinischen Syndrom, dem Cushing-Syndrom. Es entsteht durch die Einwirkung des Cortisol auf verschiedene Gewebestrukturen und Zellfunktionen.

Häufigkeit

Die Erkrankung ist in allen ihren pathogenetischen Formen selten. Sie kommt im Kleinkindesalter ebenso vor wie in vorgeschrittenen Jahren. Sie ist bei Frauen häufiger als bei Männern und kann nach Schwangerschaften und fallweise auch nach der Menopause auftreten.

Pathogenese und Pathophysiologie

Das für die Pathogenese dieser Erkrankungen wesentliche Corticosteroid Cortisol entsteht physiologisch in der Rinde der Nebennieren durch enzymatische Vorgänge aus dem Ausgangsprodukt Cholesterin. Die ersten Stufen dieses Konversionsprozesses stehen unter dem Einfluß des adrenokortikotropen Hypophysenvorderlappenhormons (ACTH). Cortisol verläßt die Nebennieren mit dem venösen Blutstrom. Die Sekretionsrate des Cortisols (aus beiden Nebennieren) liegt physiologisch zwischen 12 und 20 mg (33–55 µmol) in 24 Stunden (diese Größe kann nach Injektion von radioaktiv markiertem Cortisol ermittelt werden). Diese Sekretionsrate kann durch Gabe von ACTH oder durch dessen vermehrte endogene Produktion bis auf das etwa 10fache gesteigert werden. Das sezernierte Cortisol wird im Plasma zu etwa 70% an Proteine gebunden, und zwar spezifisch an ein α-Globulin (Transcortin) und – wenig spezifisch – an Albumine. Gravidität und die Gabe von Sexualhormonen steigern den Transcortingehalt des Plasmas und vermehren dadurch die im Plasma gebundene zirkulierende Cortisolmenge. Die Konzentration des Cortisols liegt physiologisch zwischen 10 und 25 µg/100 ml (0,28–0,70 µmol/l) Plasma. Sie kann für klinisch-diagnostische Zwecke bestimmt werden, indem das Steroid (nach Extraktion) aufgrund seiner Schwefelsäurefluoreszenz oder nach dem Prinzip der „kompetitiven Proteinbindung" oder mit einem „radio immuno assay" (RIA) quantitativ bestimmt wird. Alle diese Methoden sind jedoch nicht völlig spezifisch. Die spezifische Bestimmung ist mittels einer Doppelisotopenmethode möglich.

Cortisol verschwindet mit einer biologischen Halbwertszeit von 80–110 Minuten aus dem Plasma. Es wird in verschiedenen Geweben auf chemisch differenten Wegen abgebaut und von den Nieren ausgeschieden. Der Abbau findet insbesondere in parenchymatösen Organen statt. Es handelt sich dabei chemisch um

a) Reduktion der 4-en-3-on-Gruppierung (in der Leber),
b) Reduktion der 20-Ketogruppe (in Leber und Muskel?),
c) Abspaltung der Seitenkette und Oxyreduktion an C_{17} (in Leber, Nieren, Nebennieren),
d) Konjugierung mit Glucuron- und Schwefelsäure (in Leber und Nieren).

Freies Cortisol und seine durch die angeführten Reaktionen entstehenden Metaboliten werden (in einer Relation von etwa 1 : 100) von der Niere in den Harn ausgeschieden; sie können dort nachgewiesen und quantitativ bestimmt werden. Dies ist für die praktische Diagnostik deshalb von Bedeutung, weil die Ausscheidungsgröße der Steroide (mit Einschränkungen) einen Schluß auf die Größe ihrer Sekretion zuläßt. Mit den Routinemethoden werden allerdings selten einzelne der Corticosteroide bestimmt, sondern es handelt sich dabei meist um chemische Gruppenreaktionen, welche Corticosteroide und deren Metaboliten bestimmter Konfiguration erfassen; sie werden meist als spektrophotometrisch quantifizierbare Reaktionen an Harnextrakten angewandt, die nach Hydrolyse der Steroidkonjugate gewonnen werden. Konventionelle Methoden, die sich für die klinische Diagnostik bewährt haben, sind:

– Bestimmung der 17-Ketosteroide; sie erfaßt sowohl Corticosteroide mit einer 17-oxo-Gruppe als auch Steroidmetaboliten dieser Konfiguration. Ihre Präkursoren sind C_{19}- und C_{21}-Steroide aus Nebennieren und Gonaden. Die Normalwerte sind alters- und geschlechtsabhängig: 10–25 mg für Männer, 6–15 mg für Frauen im Erwachsenenalter.
– Bestimmung der totalen 17-Hydroxycorticosteroide nach Appelby und Norymberski. Die Methode erfaßt Cortisol, Cortison, deren Metaboliten und andere 21-Desoxy-20,17-Ketole. Normalwerte für Männer 6–23 mg, für Frauen 4,5 bis 18 mg.
– Bestimmung der totalen 17,21-Dihydroxy-20-Ketosteroide nach Porter und Silber. Sie erfaßt

4.80 Krankheiten des endokrinen Systems

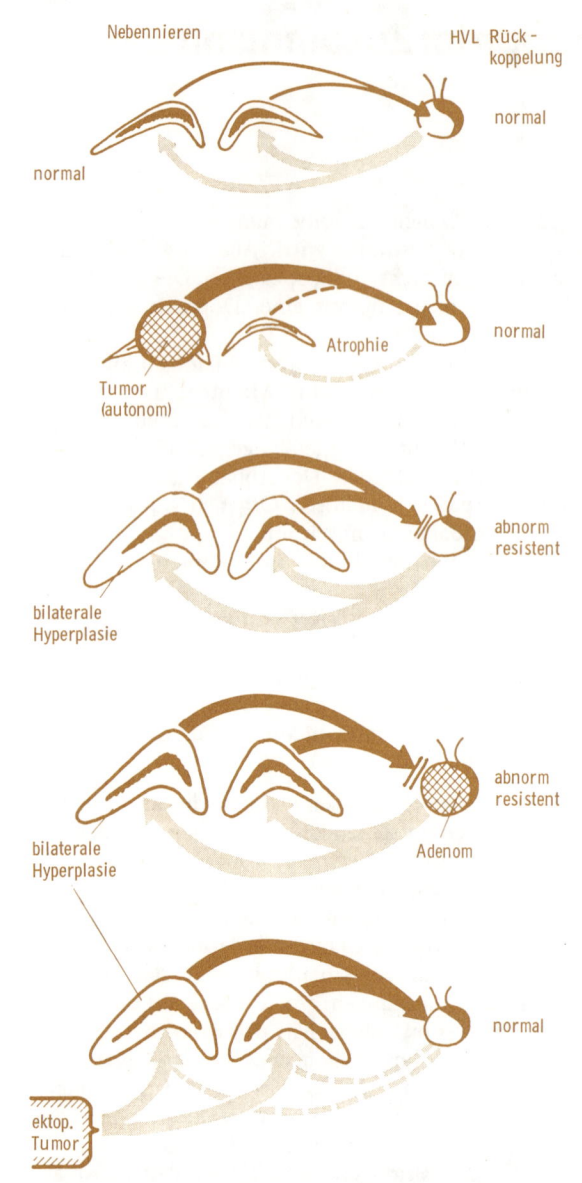

Abb. 4.8 Schema der Beziehungen zwischen Hypophysenvorderlappen (HVL) und Nebennierenrinde im Normalfall und bei den 4 möglichen Formen der Pathogenese eines Cushing-Syndroms (s. Text). Die schwarzen Pfeile symbolisieren die Größe der Sekretion und Plasmakonzentration des Cortisols, die schraffierten Pfeile jene des kortikotropen Vorderlappenhormones (ACTH). Die differente Sensibilität des hypothalamisch-hypophysären Rückkoppelungsmechanismus für die Steuerung der ACTH-Sekretion wird angegeben

Cortisol, Cortison und deren Di- und Tetrahydrometaboliten. Normalwerte etwa 2–6 mg, abhängig vom Körpergewicht, unabhängig von Alter und Geschlecht.
– Bestimmung des Freien Cortisol, die zumeist mit der Methode der „kompetitiven Proteinbindung" oder des RIA erfolgt. Wenn dabei nicht chromatographiert wird, dann ist auch diese Methode nicht spezifisch. Sie ist aber gerade für die Diagnostik einer adrenokortikalen Überfunktion sehr gut brauchbar, weil ihr Ergebnis eng mit der Sekretionsrate des Cortisols korreliert ist. Normalwerte etwa 20–80 µg (55–220 nmol) in 24 Stunden; höhere Werte bei Übergewichtigen. Ausscheidung über 100 µg (280 nmol) spricht für abnorm vermehrte Cortisolsekretion.

Eine abnorm gesteigerte Sekretion von Cortisol kann auf zwei Wegen zustande kommen: Durch abnorm gesteigerte endogene Sekretion von ACTH, dessen stimulierende Einwirkung eine normale Nebennierenrinde hypertrophieren und vermehrt sezernieren läßt, oder durch eigenständige Tumoren der Nebennierenrinde, die Cortisol produzieren. Dementsprechend unterscheidet man diagnostisch 4 *Formen der Pathogenese des Cushing-Syndroms* (Abb. 4.**8**):

a) Cortisolproduzierende Nebennierenrindentumoren; sie können benigne (Adenome) oder maligne (Karzinome) sein. Sie produzieren Cortisol (nicht selten auch gleichzeitig Androgene) meist autonom, d. h. unabhängig vom hypophysären ACTH. Dadurch wird die (normale) kortikotrope Hypophysenfunktion des Tumorkranken unterdrückt, und als Folge dessen atrophiert die kontralaterale, gesunde (nicht tumorbefallene) Nebennierenrinde und reduziert ihre Funktion. Dem muß nach der Operation solcher Nebennierenrindentumoren durch eine Substitution Rechnung getragen werden. In Ausnahmefällen können Nebennierenrindentumoren auch eine ACTH-abhängige Hormonproduktion aufweisen.

b) Kortisolismus bei bilateral hyperplastischen Nebennieren, die durch kontinuierlich von einem Hypophysenadenom sezerniertes ACTH dauerstimuliert werden; diese Adenome sind basophil oder chromophob. Diese Form der Erkrankung (charakteristisches Cushing-Syndrom bei Hypophysenadenom) wurde von H. CUSHING beschrieben und heißt deshalb Morbus Cushing. Bei dieser Pathogenese funktioniert der physiologische Rückkopplungsmechanismus Cortisol-ACTH in dem Sinne nicht regulär, als es abnorm hoher Cortisolspiegel bedarf, um die vermehrte ACTH-Sekretion zu unterdrücken.

c) Kortisolismus bei bilateral hyperplastischen Nebennieren, der durch kontinuierlich von einem anatomisch (und radiologisch) normalen, jedoch überfunktionierenden (histologisch abnormen, u. U. Mikroadenome enthaltenden) Hypophysenvorderlappen ausgeht. Es wird diskutiert, daß dieser Mechanismus tatsächlich durch eine vermehrte Bildung des hypothalamischen Peptids „CRF" (Corticotropin releasing factor), einem Peptid von 41 Aminosäuren (VALE 1981), vermittelt wird. Das würde bedeuten, daß es sich um eine primär neurogene, hypothalamische Regulationsstörung handeln würde. Auch bei dieser Form der Erkrankung ist der physiologische Rückkopplungsmechanismus Cortisol-ACTH in dem Sinne gestört, daß es meist abnorm hoher Cortisolspiegel bedarf, um die vermehrte ACTH-Sekretion zu hemmen. Da derart hohe Cortisolspiegel auch bei dieser Erkrankung nicht ständig erhalten werden, limitiert sie sich nicht selbst. Wir halten b) und c) für verschieden stark ausgeprägte, im Prinzip aber wesensgleiche Störungen.

d) Kortisolismus bei bilateral hyperplastischen Nebennieren, die kontinuierlich von kortikotropen Peptiden stimuliert werden, welche von Tumoren außerhalb des Endokriniums, „paraneoplastisch", gebildet und ins Blut abgegeben werden. Dabei kann es sich um Bronchuskarzinome, Pankreaskarzinome, Thymus- und Mediastinaltumoren, Ovarial- und Prostatakarzinome, Schilddrüsenkarzinome, Phäochromozytome und u. U. auch um andere Geschwülste handeln. Das von diesen Tumoren produzierte und sezernierte Peptid ist allen Charakteristiken nach mit physiologischem ACTH identisch. Es wird autonom, d. h. unabhängig von der Hemmung durch endogenes Cortisol, gebildet. Diese tumorbedingte Form des Syndroms wird als „paraneoplastisches Cushing-Syndrom", „ectopic ACTH-Syndrom" oder als „paraneoplastischer Hyperkortizismus" bezeichnet.

Das Cushing-Syndrom ist in der überwiegenden Mehrzahl der Fälle zwar hypophysär bedingt, meist jedoch ohne daß ein raumforderndes Hypophysenadenom nachgewiesen werden kann. Der ist also selten. Auch Nebennierentumoren und Nebennierenadenome kommen bei Erwachsenen selten vor. Bei Cushing-Fällen im Kindesalter ist dagegen die Tumorpathogenese die häufigere, während hier die hypophysäre Pathogenese die Ausnahme darstellt. Bei Erwachsenen relativ häufig ist der paraneoplastische Hyperkortizismus, insbesondere beim Bronchialkarzinom, das dessen häufigste Ursache ist.

Für alle Symptome des Syndroms besteht die gemeinsame Ursache der Organpathologie in der Einwirkung des Cortisols auf bestimmte Zellsysteme und Stoffwechselvorgänge. So wirkt Cortisol auf den Kohlenhydratstoffwechsel dadurch diabetogen, daß Eiweiß abgebaut und seine Energie der Glukoneogenese zugeführt wird. Dieser vermehrte Proteinkatabolismus findet beim Cushing-Syndrom an bestimmten Stützgeweben und auch an der Muskulatur strukturellen Ausdruck: Er verursacht Muskelatrophie, Atrophie der Haut, Osteoporose, Dehnbarkeit der Subkutis, die zur Bildung von Striae Anlaß gibt, und eine Brüchigkeit der kutanen Gefäße, welche Suffusionen verursacht. Obwohl Cortisol lipolytisch wirkt, fördert es die Fettdeposition in bestimmten Körperregionen (Stammfettsucht). Die proteinkatabole und die lymphoklastische Wirkung des Cortisols beeinträchtigen auch die Mikrobenabwehr des Organismus; deshalb sind kutane Infektionen und Mykosen beim Kortisolismus häufig. Den Elektrolytbestand des Organismus beeinflußt Cortisol in dem Sinne, daß es an allen elektrolytsezernierenden Drüsen (Niere, Schweißdrüsen, Intestinaldrüsen) die Ausscheidung von Kalium fördert und jener von Natrium entgegenwirkt. Daraus resultiert eine Verminderung des Kaliumbestandes des Organismus, die zur Hypokaliämie führt und außerdem auch Konsequenzen für die Funktion der Muskulatur hat. Natrium wird eher retiniert, und dies dürfte die Hypertension beim Cushing-Syndrom bedingen. Alle beschriebenen pathophysiologisch bedeutsamen Effekte sind identisch mit den bekannten Wirkungen und Nebenwirkungen der Cortisontherapie. Der therapiebedingte Hyperkortizismus und das endogene Cushing-Syndrom sind daher dem Aspekt nach nur dann zu unterscheiden, wenn das Cushing-Syndrom virile Züge aufweist, welche dem iatrogenen Kortisonismus fehlen.

Klinisches Krankheitsbild
Anamnese

Sie unterscheidet sich selten von der anderer adipöser Patienten. Manchmal läßt sich ein auffallend rasches Einsetzen der Gewichtszunahme zeitlich festlegen. Subjektive Beschwerden bestehen oft in besonderer Müdigkeit und Ermüdbarkeit. Rückenschmerzen weisen auf eine fortgeschrittene Osteoporose hin, Polyurie und Durst auf einen Diabetes. Bei Frauen besteht häufig eine sekundäre Amenorrhoe.

Klinische Symptomatik

Diese Kranken sehen meist deutlich älter aus, als sie ihren Jahren nach aussehen sollten; dies ist besonders bei jungen Frauen oft sehr ausgeprägt.
Fazies und Gesamtaspekt werden durch den für die Erkrankung charakteristischen Fettansatz geprägt: Er erfolgt im Bereiche der Wangen und des Kinns (Facies lunata) und in Form der „Stammfettsucht". Ein Fettansatz im Nacken („Büffelnakken") und im Bereich des Beckengürtels ist oft auffallend, wenn auch nicht charakteristisch, weil beide auch bei simpler Adipositas oft vorkommen. Dem steht eine durch geringen Fettansatz und Atrophie der Extremitätenmuskulatur bedingte Schlankheit der Arme und Beine gegenüber, die oft mit einem Kraftverlust verbunden ist. Sehr charakteristisch ist das Hautkolorit: Es besteht ein Rubor der Fazies und der oberen Thoraxpartien, deren Kolorit auch etwas livid sein kann; nie besteht eine pastös-blasse Adipositas! Häufig kommen Teleangiektasien an den Wangen und/oder den oberen Thoraxpartien vor. Subkutane Blutungen von Fingernagelgröße oder größer (aber nie Petechien!) sind als Suffusionen an den Unterarmen, Händen und Unterschenkeln häufig. Pyodermien sind nicht selten, Nagelmykosen fast obligat. Die Haut ist oft auffallend dünn, leicht zu fälteln, leicht vulnerabel und setzt der Injektionsnadel ganz auffallend wenig Widerstand entgegen. Charakteristisch sind die Striae distensae der Haut, die um die Axillen, am Abdomen und an den Nates vorkommen können, aber durchaus nicht bei allen Patienten vorhanden sind. Um pathognostisch gültig zu sein, müssen sie

breit und livid sein (schmale hellrote oder blasse Striae kommen bei alimentärer, insbesondere juveniler Fettsucht vor!). Bei weiblichen Patienten besteht meist eine Akne und ein viriler Hirsutismus, der in seiner Intensität sehr verschieden sein kann. Bei männlichen Patienten fällt dies (als geschlechtscharakteristisch) nicht auf.

Beim paraneoplastischen Hyperkortizismus ist das klinische Syndrom manchmal weniger charakteristisch ausgeprägt, als die (oft extremen) Laboratoriumsbefunde es erwarten lassen.

Eine Gruppe von wenig charakteristischen Symptomen betrifft das Kreislaufsystem: Es besteht oft eine Hypertension (systolisch 150–200, diastolisch 100–130 mm Hg), eine Linksherzvergrößerung und bei längerer Dauer der Erkrankung unter Umständen auch eine Links- oder/ und Rechtsherzdekompensation.

Psychische Veränderungen sind bei diesen Kranken nicht selten; manisch-euphorische Züge kommen ebenso wie depressive und apathische vor. Es gibt Psychosen mit Erregungs- und Angstzuständen, die der Schizophrenie sehr ähnlich sein können. Auch Suizide kommen dabei vor.

Röntgenuntersuchung

Die radiologische Untersuchung ergibt vor allem am Skelettsystem pathognomonische Befunde: Es wird eine Osteoporose gefunden, die besonders das Stammskelett (Schädel, Wirbelsäule, Becken) betrifft und zur Verformung der Wirbelkörper im Sinne einer Exkavation (Fischwirbel) und zu Einbrüchen der Wirbeldeckplatten führen kann. Dauerbrüche kommen sowohl am Becken als auch an anderen Knochen (Rippen, Fußknochen) vor; sie imponieren radiologisch als Umbauzonen. Außerdem können an den Humerus- und Femurköpfen aseptische Knochennekrosen auftreten. Pathognomonisch für den Morbus Cushing ist der Röntgenbefund des Schädels nur dann, wenn die Ausweitung der Sella turcica das Bestehen eines Hypophysenadenoms erweist (dessen seltene suprasellare Ausdehnung angiographisch oder mittels Computertomographie zu untersuchen ist). Die Untersuchung der Sella und der Hypophyse sollte immer auch durch eine Computertomographie dieser Region ergänzt werden, um kleine (nicht raumfordernde) Hypophysenadenome nachzuweisen.

Unter den Röntgenuntersuchungen, die eine Darstellung der Nebennieren anstreben, ergibt das Pyelogramm nur dann eine Aussage, wenn ein großer Nebennierentumor die Niere disloziert; sie hat daher beim Cushing-Syndrom nur selten diagnostische Aussage. Die Untersuchungsmethode der Wahl ist die Röntgen-Computertomographie, welche es erlaubt, einerseitige Nebennierentumore nachzuweisen, und auch die bilaterale Hyperplasie der Nebennieren zur Darstellung bringen kann. Die Computertomographie ermöglicht daher den wesentlichen Diagnoseschritt zu entscheiden, ob eine unilaterale oder bilaterale Erkrankung der Nebennieren vorliegt, ob es sich also um einen einseitigen autonomen (Nebennierentumor) oder um einen bilateralen Prozeß (durch kortikope Stimulierung) handelt. Nur wenn mittels Computertomographie ein Tumor nachgewiesen wird, kann die Arteriographie das Bild vervollständigen. Die Bedeutung der Sonographie liegt in der Erfassung größerer und einseitiger Nebennierentumoren; sie ist für die Entscheidung dieser Frage eine Untersuchung der ersten Wahl, weil sie den Patienten nicht belastet, hat aber in ihrer Aussage eine (durch den technischen Standard der Sonographie bestimmte) Grenze.

Szintigraphie der Nebennieren

Cholesterin, welches mit ^{131}J markiert wurde, wird als Präcursor in der Rinde der Nebennieren angereichert und erlaubt daher die szintigraphische Darstellung dieser Organe. Diese Szintigraphie eignet sich besonders für den Nachweis von Nebennierentumoren, es können selbst kleinere Adenome damit zur Darstellung gebracht werden. Man kann auch die autonome Funktion von Tumoren bei der Szintigraphie dadurch nachweisen, daß man die Untersuchung ein zweites Mal während der Gabe von Dexamethason durchführt; ACTH-abhängige Funktionsbezirke der Nebennieren verlieren dabei ihre Aktivität (und Isotopenspeicherung), während autonom funktionierende Anteile des Organs unverändert aktiv markiertes Cholesterin speichern (LIEBERMAN u. BEIERWALTES 1971). Die Szintigraphie ist – wie die Röntgencomputertomographie – eine Methode, die die diagnostische Entscheidung zwischen uni- und bilateraler Nebennierenerkrankung wesentlich erleichtert.

Laborbefunde

Eine neutrophile Leukozytose ist ein fast obligater Befund. Die Eosinopenie besteht nur im Kollektiv, sie ist im Einzelfall nicht für die Diagnose brauchbar. Bei etwa 30% der Patienten besteht ein erhöhter Nüchternblutzuckerwert, die Zuckerbelastungsproben fallen bei etwa 60% pathologisch aus, die Plasmainsulinspiegel sind erhöht. Glukosurie ohne wesentlichen Blutzuckeranstieg kommt vor, die Neigung zur Ketoazidose ist nicht ausgeprägt. Der Kaliumspiegel des Serums ist häufig erkennbar vermindert, er unterschreitet 3 mval/l (= mmol/l) allerdings kaum je. Exzessive Hypokaliämie kommt nur beim paraneoplastischen Hyperkortizismus vor. Harnwegsinfektionen sind, wohl als Folge der Hypokaliämie, bei allen Hyperkortizismusformen häufig. Die Plasmawerte von ACTH und Lipotropin (kein Routinebefund!) sind bei den Formen des Cushing-Syndroms mit gesteigerter Hypophysenvorderlappenfunktion erhöht (KRIEGER 1982). Auch die Prolactinkonzentration kann bei solchen Fällen gesteigert sein.

Steroidbefunde

Im Harn ist die Ausscheidung des freien Cortisol und seiner Metaboliten obligat vermehrt. Eine Cortisolausscheidung von mehr als 100 μg (280 nmol) ist auf einen Hyperkortizismus verdächtig. Auch die Steroidbestimmungsmethoden, die hauptsächlich Cortisolmetaboliten erfassen (Porter-Silber-Chromogene, ketogene Steroide usw.), liefern bei allen Formen des Cushing-Syndroms erhöhte Werte. Allen diesen Methoden kommt die größte diagnostische Aussage zu.

Die Ausscheidung der Ketosteroide ist bei den hypophysär bedingten Formen der Erkrankung nur in etwas mehr als der Hälfte der Fälle (53%) über 20 mg (70 µmol) erhöht, sie überschreitet 30 mg (105 µmol) aber nur selten. Stärkere Vermehrung der Ketosteroide spricht für einen Nebennierentumor, aber auch bei der paraneoplastischen Form des Syndroms kann die Ketosteroidausscheidung stark vermehrt sein. Als aussagekräftiger Parameter kann die Konzentration von Cortisol im Plasma herangezogen werden; sie liegt im obersten Normbereich oder ist deutlich erhöht. Sehr wichtig ist der Befund, daß beim Cushing-Syndrom das Plasmacortisol nicht die normale diurnale rhythmische Änderung aufweist (morgens hoch, abends und nachts niedrig), sondern zu allen Zeitpunkten einer 24stündigen Beobachtungsperiode (also auch abends und nachts) hohe Werte zeigt. Ein charakteristischer Befund (der sich sogar als Screening-Test eignet) ist der fehlende Anstieg des Plasmacortisols bei Insulin-induzierter Hypoglykämie. Auch die Feststellung, daß die (hohe) Konzentration des Plasmacortisol durch eine Dexamethasongabe (2 mg als „Kurztest") nicht gesenkt werden kann, spricht für das Vorliegen eines Cushing-Syndroms (differenziert allerdings nicht zwischen der Möglichkeit des Nebennierentumors oder der Nebennierenhyperplasie).

Spezifische Steroide, die eine Differentialdiagnose gestatten würden, werden von Nebennierenrindentumoren nicht produziert. Allerdings sind einzelne physiologisch nur gering vorkommende Steroide bei Nebennierentumoren unter Umständen deshalb vermehrt, weil das Enzymsystem der Steroidgenese in Tumoren von jenem in normalen Nebennieren abweicht; dies kann zu Ausscheidungsmustern führen, die denen bei adrenokortikalen Enzymopathien ähneln. So wird Dehydroepiandrosteron bei den Formen des Cushing-Syndroms, die mit Nebennierenhyperplasie einhergehen (trotz vermehrter Ketosteroidausscheidung), nie vermehrt nachgewiesen; bei den einseitigen Nebennierentumoren dagegen ist diese Ketosteroidfraktion häufig stark vermehrt. Auch bei Nebennierenrindenadenomen kann dies der Fall sein, oder es kann eine normal hohe Ruheausscheidung von Dehydroepiandrosteron dann markant ansteigen, wenn ACTH gegeben wird. Pregnantriol (dessen Vermehrung sonst pathognomonisch für das kongenitale adrenogenitale Syndrom ist) findet sich auch bei (malignen) Nebennierentumoren vermehrt im Harn, nie jedoch bei den Cushing-Formen mit Nebennierenhyperplasie. Das gleiche trifft für 11-Ketopregnantriol zu. Testosteron ist im Harn und Plasma beim Cushing-Syndrom oft stark vermehrt, besonders trifft dies bei den Tumoren zu; es kann daher für die Differentialdiagnose nicht herangezogen werden. Die Ausscheidung des Aldosterons ist nach eigener Erfahrung nur selten gesteigert; Cushing-Fälle mit vermehrter Aldosteronausscheidung sind jedoch beobachtet worden.

Die Stimulierung der Steroidgenese mittels ACTH gelingt bei all den Cushing-Fällen, bei denen eine Nebennierenhyperplasie vorliegt; dabei wird die Steroidausscheidung – entsprechend der bestehenden bilateralen Nebennierenhyperplasie – ausgiebiger als bei Normalfällen gesteigert. Die Nebennierentumoren (benigne wie maligne) reagieren auf ACTH uneinheitlich: Manche sind in ihrer Steroidgenese stimulierbar, die Mehrzahl ist aber offenbar so autonom, daß ihre Steroidproduktion durch ACTH nicht vermehrt werden kann. Der ACTH-Test hat für die Differentialdiagnose des Cushing-Syndroms deshalb keine praktische Bedeutung.

Differentialdiagnostisch wichtig ist vielmehr die Feststellung, ob die bei dem Syndrom generell bestehende Steroidmehrproduktion durch Gabe von Corticoiden hemmbar und damit hypophysär verursacht ist, oder ob sie gegen Corticoide in jeder Dosishöhe resistent und damit adrenal-autonomer Herkunft ist, d. h. von einem Nebennierentumor stammt. Als hemmendes Corticoid wird für diese Untersuchung heute allgemein Dexamethason verwendet, weil es in kleinen Dosen wirksam ist und eine chemische Struktur aufweist, die die meisten Steroidhormonuntersuchungen nicht beeinträchtigt. Bei Gesunden und auch bei Adipösen (deren Rückkopplungsmechanismus Plasma-Cortisol-ACTH-Sekretion normale „Sensibilität" aufweist) wird durch 2–3 mg Dexamethason täglich eine so weitgehende Depression der ACTH-Sekretion erreicht, daß die Ausscheidung der 17-OH-Corticoide auf ganz geringe Werte (unter 1 mg in 24 Stunden) absinkt. Das ist beim Cushing-Syndrom generell (d. h. ohne Unterschied der Pathogenese) nicht der Fall. Mit dieser Form des „Hemmtests" kann daher zwischen Fällen von echtem Cushing-Syndrom und Patienten, die klinisch einen ähnlichen Eindruck machen (aber keinen Hyperkortizismus haben), unterschieden werden. Ist durch mangelndes Ansprechen auf die Gabe von 3 mg Dexamethason ein Hyperkortizismus nachgewiesen, kann mittels weiterer Steigerung der hemmenden Dexamethasondosis noch zwischen den einzelnen pathogenetischen Formen des Cushing-Syndroms unterschieden werden: Wenn man die tägliche Dexamethasongabe schrittweise steigert (etwa von 3 mg auf 6 mg, 9 mg und 12 mg täglich, wobei man jede dieser Dosen drei Tage lang gibt), so kann man bei den beiden hypophysären Formen doch immer eine erkennbare Hemmung, kenntlich an einem Abfallen der Steroidausscheidung, erreichen (wenn dabei auch meist keine so volle Hemmung erreicht wird, wie sie beim Gesunden schon mit 3 mg Dexamethason resultiert). Dies charakterisiert die Tatsache, daß bei diesen Cushing-Formen die Aktivität der hypophysären ACTH-Sekretion so verstärkt ist, daß sie erst durch stark erhöhte Corticoidspiegel im Plasma supprimiert werden kann. Wenn auch durch 12 mg Dexamethason ein Absinken der Steroidausscheidung nicht erreicht werden kann, darf angenommen werden, daß eine Cortisolsekretion vorliegt, die entweder von ACTH nicht abhängig ist (was bei autonomen Nebennierentumoren der Fall ist), oder daß es sich um eine Quelle der ACTH-Bildung handelt, die nicht empfindlich für Corticoide ist (was für die meisten Tumoren, die ein paraneoplastisches Cushing-Syndrom hervorrufen, zutrifft). Die Resistenz gegen hohe Dexamethasondosen im Hemmtest charakterisiert also die Nebennierentumoren und das paraneoplastische Cushing-Syndrom. Die Differentialdiagnose des Cushing-Syndroms, wie sie aus diesen Steroidwerten und aus radiologischen und szintigraphischen Befunden gemacht werden kann, ist in Tab. 4.20 schematisch umrissen.

Funktionsuntersuchungen mit Metopiron, Insulin oder Vasopressin ergeben bei den verschiedenen Formen des Cushing-Syndroms zwar differente charakteristische Befunde, bringen aber nicht mehr als die Tests mit ACTH und Dexamethason; sie sind für die Differentialdiagnose des Hyperkortizismus nicht erforderlich. Die Bedeutung der Funktionsuntersuchungen hat in der Nebennierendiagnostik abgenommen, seit die Computertomographie des Abdomens und die Nebennierenrindenszintigraphie einen ziemlich sicheren Aufschluß darüber erlauben, ob ein uni- oder bilateraler Nebennierenprozeß vorliegt, weil daraus auch ein ziemlich sicherer Schluß auf die Pathogenese bezogen werden kann und das differentialdiagnostische Problem damit reduziert wird auf die Frage, ob eine bestehende Hyperplasie bei der NNR hypothalamisch-hypophysärer Genese ist, oder Folge einer ektopen paraneoplastischen ACTH-Produktion durch einen Tumor.

Bestimmung von Corticotropin

Das adrenokortikotrope Peptidhormon des Hypophysenvorderlappens (ACTH) kann mit radioimmunologischer Methodik (RIA mit ACTH-Antikörpern) im Plasma quantitativ bestimmt werden. Die Methode eignet sich insbesondere dazu, hohe Werte des ACTH-Gehaltes im Plasma von verminderten Werten zu unterscheiden, und kann daher zur Differentialdiagnose des Cushing-Syndroms mit eingesetzt werden: Bei den hypothalamischen und den hypophysären Formen findet man, ebenso wie bei den meisten der paraneoplastischen Fällen, ACTH vermehrt im Plasma; bei cortisolproduzierenden Nebennierentumoren ist das Plasma-ACTH dagegen abnorm niedrig. Normalwerte des ACTH liegen zwischen 10 und 80 pg/ml (2,2–17,6 pmol/l) Plasma.

Verlauf und Prognose

Obwohl es seltene (leichtere) Fälle gibt, in denen der Zustand über Jahre ziemlich stationär bleibt, ist der Verlauf bei den meisten Patienten mit hypophysär bedingtem Cushing-Syndrom unbehandelt progredient und ungünstig. Mit längerer Krankheitsdauer werden diese Patienten zunehmend immobil, und bei vielen von ihnen gibt die Hypertonie schließlich zu deletären vaskulären Folgezuständen Anlaß (kardiale Dekompensation, zerebrale Insulte, periphere arterielle Verschlüsse). Auch die vermehrte Infektanfälligkeit der Cushing-Patienten kann schwere Komplikationen herbeiführen (Phlegmone, Sepsis). Die bei der Corti-

Tabelle 4.20 Differentialdiagnostik bei Vorliegen eines Cushing-Syndroms

Pathogenese des Hypercortizismus (= der gesteigerten Cortisolsekretion) →		hypophysär (Adenom) und hypothalamisch	Corticotropin aus ektopem Tumor (= paraneoplastisch)	Nebennierenrindentumor benigen: Adenom	malignen: Carcinom
Steroidexkretion und Steroide im Plasma	Cortisol / 17-OHCS	vermehrt	vermehrt	vermehrt	vermehrt
	DHA / Ketost.	normal bis vermehrt	normal bis vermehrt	vermehrt	excessiv vermehrt
	ACTH im Plasma	vermehrt	stark vermehrt	niedrig	niedrig
	Nebennieren Szintigraphie (Anreicherung der Aktivität)	beidseitige Speicherung evtl. durch Adenome asymmetrisch	beidseitig des Tracers	einseitig angereichert	einseitig angereichert
	Röntgen-Computer-Tomographie des Abdomens	NN normal oder beidseitig vergrößert, evtl. adenomatös	NN beidseitig vergrößert, ektoper Tumor, evtl. Metastasen (Leber)	einseitiger NNR-Tumor	einseitiger NNR-Tumor

sontherapie öfter gesehene Tuberkulose ist beim spontanen Cushing-Syndrom allerdings nicht häufig. Bei anderen Fällen hat man den Eindruck einer besonderen „ossären Verlaufsform": Bei ihnen treten besonders häufig Frakturen spontan und bei Bagatelltraumen auf; schließlich führen osteoporotische Wirbeldeckplatteneinbrüche zu erheblichen Beschwerden und zur Immobilisierung. Die durchschnittliche Überlebensdauer der Patienten mit hypophysärem Cushing-Syndrom wurde mit etwa 6 Jahren (vom Zeitpunkt der Diagnosestellung an gerechnet) angegeben. Die Lebenserwartung der erfolgreich operierten Patienten ist dagegen so gut, daß man unbedingt diese Therapie einschlagen sollte, solange die Patienten in gutem Allgemeinzustand sind.

Die Hypophysenadenome, die ein Cushing-Syndrom verursachen, führen meist nicht zu Symptomen durch Expansion. Die seltenen maligne wachsenden Hypophysenadenome bilden diesbezüglich eine Ausnahme.

Die Prognose des paraneoplastischen Cushing-Syndroms ist identisch mit der des zugrundeliegenden Primärtumors und daher entsprechend schlecht; allenfalls können Bronchuskarzinome Aussicht auf eine Operation haben, die dann – sofern noch keine Metastasen bestanden haben – auch das Cushing-Syndrom zum Verschwinden bringt. Bei der Mehrzahl der paraneoplastischen Fälle wird die endokrine Symptomatik aber erst dann augenfällig, wenn durch Metastasierung bereits eine große Tumormasse entstanden ist; die Erkrankung ist dann meist nicht mehr operabel.

Maligne Nebennierentumoren haben meist eine schlechte Prognose; sie metastasieren und sind daher häufig nicht radikal operabel. Patienten können allerdings auch im Stadium der Metastasierung noch jahrelang überleben.

Von Interesse sind Fälle von Cushing-Syndrom, deren Hyperkortizismusanamnese so lang ist (wir kennen einen Fall mit einer Anamnese von 8 Jahren!), daß man primär eine hypophysäre Pathogenese annehmen muß, die aber schließlich doch an einem Nebennierenrindenkarzinom sterben. Sie werfen die Frage auf, ob es einen Übergang von der Nebennierenhyperplasie zum Rindenkarzinom geben kann.

Die Prognose der Nebennierenadenome hängt von der Art und der Quantität ihrer Hormonbildung ab und ist damit identisch mit der der hypophysär bedingten Fälle. Gerade diese Patienten haben aber, wenn sie zeitgerecht operiert werden, Aussicht auf eine vollständige Heilung und eine normale Lebenserwartung. Die differentialdiagnostische Abklärung ist daher bei jedem Fall von Cushing-Syndrom geboten.

Therapie

In Anbetracht ihrer ohne Behandlung nicht guten Prognose sollen Fälle von Cushing-Syndrom, wenn ihr Zustand es erlaubt, immer einer Behandlung zugeführt werden, und die als rationell erkannte Therapie sollte nie aufgeschoben werden. Prinzip der Behandlung des Hyperkortizismus ist es, die Quelle der vermehrten Cortisolproduktion, die Nebenniere also, zu eliminieren oder in ihrer Leistung zu drosseln. Dieses Ziel ist chirurgisch erreichbar, wenn ein unilateraler Nebennierentumor vorliegt; er wird möglichst radikal exstirpiert, wobei nur bei kleinen Adenomen darauf geachtet wird, die betroffene Nebenniere in ihrem Rest zu erhalten (meist wird das Organ unilateral in seiner Gesamtheit entfernt). Nicht selten muß dann postoperativ und für längere Zeit mit Cortisol substituiert werden, weil die Cortisolproduktion des Tumors (via hypophysärer Rückkopplung) die kontralaterale, gesunde Nebennierenrinde zur Atrophie gebracht hat und diese erst langsam (im Verlauf von Monaten) ihre Funktion wieder suffizient aufnimmt. Wenn es sich um einen malignen Tumor gehandelt hat, ist eine Nachbestrahlung angezeigt. Beim paraneoplastischen Cushing-Syndrom werden operative Maßnahmen gegen den Hyperkortizismus (Adrenalektomie) wohl nur dann durchgeführt, wenn die richtige Diagnose nicht bekannt ist, denn sie sind in Anbetracht des malignen und meist inoperablen Grundleidens nicht indiziert. Allenfalls kommt dabei eine adrenostatische Medikation mit einem Blocker der Corticosteroidsynthese in Frage (s. u.).

Eine weitere, andere Operationsindikation ist dann gegeben, wenn ein endokrin aktives Hypophysenadenom das Cushing-Syndrom auslöst. Die Maßnahmen sind dann gegen den Hypophysentumor zu richten. Hierfür ist (bei nicht suprasellärer Ausdehnung des Adenoms) eine Schädeloperation meist nicht erforderlich, sondern es kann (vom Augenwinkel her oder entlang dem Nasenseptum) durch die Keilbeinhöhle (transsphenoidal) mit dem Operationsmikroskop bis in die Sella eingegangen und der endoselläre Tumor stückweise entfernt werden. Diese Operation belastet den Patienten wenig, sie hat ein geringes Risiko (Liquorfistel) und gelingt meist radikal genug, um klinisch erfolgreich zu sein. Sie eliminiert den Tumor und damit die Quelle der vermehrten ACTH-Produktion, worauf sich die Nebennierenrindenhyperplasie und das Cushing-Syndrom zurückbilden.

Die Therapie des Cushing-Syndroms mittels transphenoidaler Operation ist auch dann zu erwägen, wenn ein Hypophysenadenom wegen fehlender Raumforderung (mittels konventioneller Radiologie) oder wegen seiner geringen Größe (trotz Untersuchung mittels Computertomographie) nicht nachgewiesen werden kann. Ein Mikroadenom des Hypophysenvorderlappens kann nämlich trotzdem vorliegen. Seine transphenoidale mikrochirurgische Operation hat dann eine volle Remission des Cushing-Syndroms zur Folge, wobei die anderen Vorderlappenfunktionen oft voll erhalten werden können. Bei einem Teil der derart operierten Patienten kann eine Remission allerdings nicht erreicht werden, möglicherweise, weil bei ihnen eine gestörte Hypothalamusfunktion (mit vermehrter Bildung des releasing factors CRF) besteht, die zu einer kontinuierlich vermehrten Bildung von ACTH (und Cortisol) Anlaß gibt. Bei manchen dieser nach transsphenoidaler Operation nicht remittierenden (oder rezidivierenden) Patienten können auch multiple Mikroadenome bestehen, die vom Zwischenlappen (der Hypophyse) ausgehen (LAMBERTS 1982). Eine verläßliche präoperative Differenzierung dieser Störungen (die zugleich eine Prognose des postoperativen Verlaufes erlauben würde) ist bisher nicht gesichert.

Je nach Größe und Lage des endosellären Tumors und abhängig von der Radikalität der Operation kann sich nach der Operation ein Ausfall der Vorderlappenfunktion entwickeln. Man kann auch in den endosellären Tumor radioaktive Isotope (Gold, Yttrium) einbringen. Dieser Eingriff ist zwar klein, das Risiko der Liquorfistel und des späteren Hypophysenausfalles besteht aber ebenso wie die Möglichkeit eines Rezidivs. Wir geben der transsphenoidalen Operation den Vorzug, weil dabei die Chance, das Adenom unter Belassung des normalen Vorderlappengewebes zu entfernen, so günstig ist, daß wesentliche Ausfälle der Vorderlappenfunktion nur selten resultieren.

Wenn eine hypothalamisch-hypophysär verursachte Form des Cushing-Syndroms mit bilateraler Nebennierenhyperplasie, aber ohne Hypophysenadenom (die weitaus häufigste Form des Syndroms) vorliegt, kann die abnorme Cortisolmehrsekretion nur durch einen ablativen Eingriff an den Organen der Funktionsachse Hypothalamus-Hypophysenvorderlappen-Nebenniere endgültig unterbrochen werden. Dieser Eingriff kann entweder am Hypophysenvorderlappen oder an beiden Nebennieren erfolgen. Bei der Indikationsstellung und der Wahl der Operation wiegen folgende Argumente: Die transphenoidale Hypophysenoperation (BURIAN 1966, KINNMAN 1973, KNAPPE 1974, PELKONEN 1975) ist ein eher kleiner Eingriff, der den Patienten nicht wesentlich belastet; sie hat ein nur geringes Risiko (welches in der Bildung einer Liquorfistel sowie in der Entstehung einer Hypophysenvorderlappeninsuffizienz besteht). Die Entstehung einer Vorderlappeninsuffizienz soll jedoch bei jüngeren Patienten, insbesondere bei Frauen, bei denen ein Kinderwunsch noch besteht oder später entstehen könnte, möglichst vermieden werden. Die Alternative zur Hypophysenoperation ist eine bilaterale Adrenalektomie. Sie sollte immer total vorgenommen werden, weil eine nur subtotale Adrenalektomie häufig von einem Rezidiv des Cushing-Syndroms gefolgt ist. Die Operation kann entweder von abdominell aus (als beidseitige Operation in einer Sitzung), oder von einem thorakolumbalen Zugang her durchgeführt werden, wobei die dann beidseits durchzuführende Operation je nach dem Zustand des Patienten in einer oder in zwei zeitlich auseinanderliegenden Sitzungen gemacht werden kann. Die totale Adrenalektomie stellt zwar einen größeren Eingriff dar, ihre Mortalität ist jedoch sehr gering; ihr Erfolg im Sinne einer Remission des Cushing-Syndroms ist sicher, und sie beeinflußt andere endokrine Funktionen nicht.

Da durch diese Operation die primär hypothalamisch oder hypophysär liegende Störung des Cushing-Syndroms aber nicht behoben, sondern nur ihres Erfolgsorganes beraubt wird, so kommt es bei etwa zehn Prozent dieser Operierten dazu, daß sich – lange nach der Operation und bei längst remittiertem Cushing-Syndrom – später noch ein Hypophysenandenom ausbildet (NELSON u. SPRUNT 1965), welcher oft expansiv wächst und eine neuerliche Operation erfordert.

Wenn die Hypophyse oder beide Nebennieren entfernt werden, dann muß der abrupte Ausfall der Cortisolinkretion sofort substituiert werden. Dies geschieht perioperativ mit Infusionen von Cortisol (100–300 mg Tagesdosis). Später wird der Cortisolausfall, der nach diesen Operationen resultiert, so wie bei einer chronischen Nebenniereninsuffizienz substituiert (s. S. 4.91). Die Patienten erhalten täglich 20–40 mg Cortisol oder bis zu 50 mg Cortisonacetat als Tabletten über den Tag verteilt und sind damit voll aktions- und arbeitsfähig.

Nach Adrenalektomie oder Hypophysektomie bildet sich der Aspekt des Cushing-Syndroms völlig zurück, die Hypertonie schwindet – sofern sie präoperativ nicht schon so lange bestand, daß sie fixiert war – oft erst im Verlaufe eines Jahres. Osteoporotische Läsionen schreiten zwar nicht weiter fort, sie konsolidieren sich aber nur im Sinne der sogenannten „hypertrophen Osteoporose", und eine Besserung bereits bestehender Knochenschädigungen wird mit der Adrenalektomie praktisch nie erreicht.

Für Fälle von Cushing-Syndrom mit bilateraler Nebennierenhyperplasie und auch für solche mit nicht radikal operablen oder metastasierenden malignen Nebennierenrindentumoren kann eine Möglichkeit der medikamentösen Behandlung in Form der sogenannten „Adrenostatika" eingesetzt werden. Diese Verbindungen interferieren mit den Enzymen der Steroidbiosynthese und drosseln daher die Steroidbildung in Nebennierenrinde oder Tumor. In Verwendung steht dazu o,p-DDD (bis-Chlorophenyl-Dichloräthan) (BERGENSTAHL u. Mitarb. 1960) sowie Aminoglutehimid (Elipten, Orimeten). Das o,p-DDD wird in Dosen von 3–6 Gramm täglich gegeben und bewirkt sowohl bei Nebennierentumoren (HUTTER u. KEYHOE 1966) als auch bei hypothalamisch-hypophysären Fällen (GEYER 1967) einen Rückgang der Steroidausscheidung und klinische Remissionen, welche allerdings, wenn die Medikation unterbrochen wird, von nur kurzer Dauer sind. Elipten wurde in einer täglichen Dosis von 1–2 Gramm bei allen Formen des Hyperkortizismus verwendet; es soll bei Nebennierentumoren besser wirken als bei der Nebennierenhyperplasie (SMILO u. Mitarb. 1967). Bei beiden Präparaten verhindern ihre Nebenwirkungen nicht selten eine langfristige Behandlung. Als neues Adrenostatikum wurde Trilostan, ein Blocker der 3-Dehydrogenase, entwickelt. Andere ähnlich wirksame Verbindungen (Amphenon-B, Triparanol) werden ihrer noch ungünstigeren Verträglichkeit oder ihrer Toxizität wegen nicht mehr verwendet. Insgesamt stellt die palliative Behandlung mit Adrenostatika meist keine für längere Frist brauchbare Alternative zu einer operativen Behandlung des Cushing-Syndroms dar; bei nicht operablen Fällen ist sie jedoch zu erwägen.

Literatur

Bergensthal, D. M., R. Hertz, M. B. Lipsett, R. H. Moy: Chemotherapy of adrenocortical cancer with o,p-DDD. Ann. intern. Med. 53 (1960) 672

Burian, K.: Transsphenoidale Operation von Hypophysenadenomen. Münch. med. Wschr. 108 (1966) 1162

Geyer, G.: Behandlung des Nebennierenkarzinoms mit o,p-DDD. Med. Klin. 62 (1967) 5

Hutter, A. M., D. E. Keyhoe: Adrenal cortical carcinoma. Amer. J. Med. 41 (1966) 572

Hutter, A. M., D. E. Keyhoe: Adrenal cortical carcinoma: result of treatment with o,p-DDD in 138 patients. Amer. J. Med. 41 (1966) 581

Kinnman, J.: Acromegaly. Norstedt & Söner, Stockholm 1973

Knappe, G., H. Mennig, W. Rohde: Endokrinologische Resultate der Akromegalietherapie durch selektive transethmoidale-transsphenoidale Tumorexstirpation. Endokrinologie 63 (1974) 337

Krieger, D. T.: Cushing's Syndrome. Springer, Berlin 1982

Lamberts, St. W. J., S. A. de Lange, St. Z. Stefanko: Adrenocorticotropin-secreting pituitary adenomas originate from the anterior or the intermediate lobe in Cushings' disease: Differences in the regulation of hormone secretion. J. clin. Endocrinol. Metabol. 54 (1982) 286

Lieberman, L. M., W. H. Beierwaltes, J. W. Conn, A. N. Ansari, Hiroshi Nishiyama: Diagnosis of adrenal disease by visualization of human adrenal glands with ^{19}J-Iodocholesterol. New Engl. J. Med. 285 (1971) 1387

Nelson, D. H., J. G. Sprunt: Pituitary tumors postadrenalectomy for Cushings syndrome. Proc. 2 Int. Congr. Endocrinol., Teil 2, S. 1053. Excerpta Med., Amsterdam 1965

Pelkonen, R., B. Grahne: Treatment of acromegaly by transsphenoidal hypophysektomy with cryoapplication. Clin. Endocr. 4 (1975) 53

Smilo, R. P., J. M. Earll, P. H. Forsham: Suppression of tumorous adrenal hyperfunction by aminoglutehimide. Metabolism 16 (1967) 374

Soffer, L. J., A. Ionnaccone, J. L. Gabrilove: Cushing's syndrome: a study of fifty patients. Amer. J. Med. 30 (1961) 129

Vale, W., J. Spiess, C. Rivier, J. Rivier: Characterization of a 41-residue ovine hypothalamic peptide that stimulates secretion of corticotropin and β-endorphin. Science 213 (1981) 1394

Nebennierenrindeninsuffizienz (mit chronischem und mit akutem Verlauf)

Definition

Die Erkrankung entsteht in beiden Verlaufsformen als Folge eines Versiegens der physiologischen Sekretion der Nebennierenrindenhormone (Corticosteroide). Der Mangel an Corticosteroiden bewirkt Störungen sowohl im Kohlenhydratstoffwechsel als auch besonders im Mineral- und Wasserhaushalt des Organismus. Diese Stoffwechselveränderungen haben für Kreislauf- und Nierenfunktion Folgen, die die Nebennierenrindeninsuffizienz (NNRI) zu einer lebensbedrohlichen Erkrankung machen.

Ob ihr Verlauf chronisch oder akut ist, hängt nicht nur von diesem hormonellen Ausfall ab, sondern auch davon, ob der Organismus in diesem Zustand wenig belastet bleibt oder von belastenden Zweiterkrankungen betroffen wird (etwa Infektion oder Trauma). Derartige Situationen mobilisieren nämlich beim endokrin Gesunden eine hormonale Reaktionskette (Streß-Reaktion nach SELYE [1950]), die über den Hypophysenvorderlappen zu einer vermehrten Sekretion von Corticosteroiden führt, welche für die Erhaltung der Homöostase des Stoffwechsels notwendig sind und daher wesentlich zur Resistenz des Organismus gegen Belastungsbedingungen beitragen. Beim Nebennierenrindeninsuffizienten kann dieser Abwehrmechanismus nicht funktionieren, und deshalb können Zweiterkrankungen zur Entgleisung der Homöostase und zu einem akut-bedrohlichen Verlauf der NNRI führen.

Häufigkeit und Vorkommen

Die Erkrankung ist nicht häufig (etwa ein Fall auf 5000 Spitaleinweisungen). Sie tritt bevorzugt zwischen dem 20. und 50. Lebensjahr auf, kommt aber auch im Alter vor. Bei Kindern ist sie selten (außer bei Säuglingen mit Adrenogenitalsyndrom, dessen Krisen durch eine insuffiziente Biosynthese von Cortisol und Aldosteron verursacht werden).

Die Erstbeschreibung der NNRI erfolgte durch THOMAS ADDISON 1849 (damals noch nicht klar von der perniziösen Anämie getrennt!), seither wird die chronische NNRI auch Morbus Addison genannt; eine bereits dem heutigen Wissen entsprechende monographische Darstellung der Klinik und Therapie erfolgte durch THORN (1953).

Ätiologie und Pathophysiologie

Die Erkrankung ist der Folgezustand des weitgehenden oder völligen Sekretionsausfalles der Corticosteroide, und zwar sowohl der Glucocorticosteroide (überwiegend also des Cortisols) als auch der Mineralocorticosteroide (z. B. des Aldosterons). An den Erfolgsorganen überschneidet sich der Effekt dieser Steroidhormone, d. h. Cortisol wirkt auch auf den Mineralstoffwechsel und Aldosteron beeinflußt auch den Kohlenhydratstoffwechsel. Bei Kenntnis der physiologischen Wirkungen der Corticosteroide (die durch deren therapeutische Anwendung sehr gefördert worden ist) können die ungünstigen Folgen des Corticosteroidmangels verstanden werden: Durch das Fehlen der Steroidwirkung an den Drüsen, die die Elektrolytausscheidung durchführen (Nierentubuli, Schweißdrüsen, Speichel- und Intestinaldrüsen), kommt es dort zu einer vermehrten Ausscheidung von Natrium und Chloriden (renal werden diese Elemente vermindert rückresorbiert), während die

Kaliumausscheidung abnimmt. Der chronische Verlust von Natrium und Chlor führt zu einer Verringerung der Bestände des Organismus an diesen Elementen, zu einer Verkleinerung seines Wasserbestandes und daher zur Exsikkose und zur Hämokonzentration. Das Kreislaufminutenvolumen sinkt, die peripheren Kreislauffunktionen und die Nierenfiltration nehmen daher ab. Der Kohlenhydratstoffwechsel wird einerseits dadurch defizient, daß die vom Cortisol beeinflußte) Glukoneogenese aus Aminosäuren vermindert abläuft; außerdem fehlt dem Insulin der „Puffer" der Cortisolwirkung, so daß es leicht zur Hypoglykämie kommt. Der Ausfall des Cortisols wirkt auch auf den Hypophysenvorderlappen, für den damit ein physiologischer Drosselmechanismus der Sekretion von ACTH und MSH verlorengeht; dies führt zu einer abnorm reichlichen Sekretion dieser beiden Hormone. Für ACTH fehlt zwar das Erfolgsorgan (die Nebennierenrinde), es hat aber ebenso wie MSH eine die Melanophoren der Haut stimulierende Wirkung. Diese verursacht eine intensive Pigmentierung der Haut (und mancher Schleimhäute) bei der chronischen NNRI.

Pathogenese

Die für eine NNRI ursächlichen Prozesse müssen prinzipiell beide Nebennieren betreffen, da eines der Organe den Hormonbedarf des Organismus allein zu decken vermag. Die Destruktion muß sogar etwa neun Zehntel des Rindenparenchyms beider Nebennieren zerstören, damit ein klinisch manifester Insuffizienzzustand auftritt. Folgende Erkrankungen können eine bilaterale Nebennierendestruktion und dadurch eine NNRI verursachen:

    Tuberkulose,
    Autoimmunadrenalitis („zytotoxische
    Nekrose"),
    Tumormetastasen,
    Amyloidose,
    Pilzinfektionen (Histoplasmose, Kokzidio-
                  mykose),
    Lues,
    hämorrhagische Nekrosen bei:
        Sepsis,
        Hypertonie,
        Gravidität,
        Antikoagulantientherapie.

Während in älteren Statistiken die Tuberkulose die große Mehrzahl (70%) der tödlichen Nebennierendestruktionen verursacht hat (GUTTMAN 1930, HEDINGER 1957), wird in anderen autoptischen Untersuchungen die Bedeutung einer primären „zytotoxischen" Nekrose und Atrophie der Nebennierenrinde hervorgehoben (FRIEDMAN 1948). Es handelt sich dabei sehr wahrscheinlich um eine Autoimmunerkrankung. Das Vorkommen von humoralen Antikörpern gegen Nebennierenrindengewebe bei Patienten mit idiopathischer NNRI ist nachgewiesen worden (GOUDIE u. Mitarb. 1966, WUEPPER u. Mitarb. 1969). Andere Untersuchungen sprechen dafür, daß auch Mechanismen der zellulären Autoimmunität für die Entstehung der Erkrankung von Bedeutung sind. Das gehäufte Vorkommen einer bestimmten Genkonstellation im HL-A-System (welches für die Histokompatibilität wesentlich ist) wurde bei der idiopathischen NNRI ebenso wie bei anderen sogenannten Autoimmunkrankheiten beschrieben (PLATZ u. Mitarb. 1974). Diese Befunde lassen erkennen, daß die „zytotoxische" Entzündung und Atrophie der Nebennierenrinde tatsächlich eine Immunadrenalitis ist, deren Auswirkungen auf die Funktion des Organes etwa jener gleicht, die die Autoimmunthyreoiditis auf die Schilddrüsenfunktion hat. Voraussetzung für die Entwicklung ist bei diesen beiden Autoimmunendokrinopathien eine genetische Disposition.

Amyloid, Granulationsgewebe durch Pilzinfektion und Lues sind sehr seltene Ursachen der Erkrankung. Tumormetastasen sind häufig (Bronchus- und Mammakarzinom metastasieren besonders oft in die Nebennieren!), die Parenchymdestruktion ist dabei aber selten so weitgehend, daß klinisch eine NNRI resultiert. Hämorrhagische Nekrosen können in beiden Nebennieren auftreten und sind offenbar meist nicht einfache Blutungen („Nebennierenapoplexie"), sondern hämorrhagische Infarzierungen nach spontaner Thrombenbildung in kleinen Nebennierenvenen (DIETRICH u. SIEGMUND 1926), die selbst bei laufender Antikoagulantienbehandlung auftreten können. Beziehungen zwischen der Entstehung der hämorrhagischen Nekrosen und dem Aktivitätszustand der Nebennierenrinde sind bisher nur experimentell, nicht aber klinisch umrissen (GEYER u. Mitarb. 1965).

Klinik

Anamnese

Von den Beschwerden der chronisch verlaufenden NNRI ist jede einzelne für sich nicht charakteristisch, erst die Koinzidenz mehrerer Symptome läßt den richtigen diagnostischen Eindruck zustande kommen. Die Anamnese allein führt nie zur sicheren Diagnose der NNRI, sie soll jedoch das Denken an diese diagnostische Möglichkeit veranlassen und dazu führen, daß für diese Erkrankung spezifische Laboratoriumsuntersuchungen veranlaßt werden.

Müdigkeit und Schwäche sind frühe und fast obligate Symptome. Die vermehrte Ermüdbarkeit bei kleinen, alltäglichen Verrichtungen ist von einem Zustand der Erschöpfung gefolgt, der im späteren Verlauf der Erkrankung zur Adynamie führt. Die Ermüdung nimmt im Laufe des Tages zu und findet in Stimme, Sprache und Mimik Ausdruck. Auch Muskel- und Gelenkschmerzen kommen vor. Zumeist wird Gewichtsabnahme angegeben, die jedoch nur selten bis zur Kachexie geht, Adipositas spricht aber gegen die Annahme einer chronischen NNRI! Ein Teil der Gewichtsabnahme ist nicht selten durch eine (erkennbare) Dehydratation bedingt.

Gastrointestinale Symptome sind häufig: Es wird über Übelkeit, Inappetenz, Brechreiz und Erbrechen geklagt. Obstipation wird ebenso beobachtet wie Diarrhoe oder auch ein Wechsel zwischen beiden. Anfälle von abdominellem Schmerz können auftreten und zu Fehldiagnosen (Appendizitis, Ulcus ventriculi aut duodeni) Anlaß geben.

Typische hypoglykämische Zustände kommen (nicht sehr häufig) vor, sie treten meist morgens oder nach Fasten tagsüber auf. Der Menstruationszyklus wird durch die Erkrankung meist nicht beeinflußt, Gravidität ist möglich. Männliche Patienten geben häufig eine Abnahme von Libido und Potenz an.

Frühe psychische Veränderungen sind Ermüdbarkeit, Lustlosigkeit und Konzentrationsschwäche, die zu Antriebsverarmung und Depression fortschreiten können. Merkfähigkeit und Frischgedächtnis sind gestört. Koma, aber auch Dämmerzustände, Verwirrtheit und Erregungszustände kommen bei Endzuständen der chronischen Erkrankung und bei der akuten Nebennierenrindenkrise vor („endokrines Psychosyndrom").

Klinische Befunde

Bei der chronischen NNRI ist der auffallendste Befund an den meist mageren, häufig dehydrierten Patienten die vermehrte Pigmentierung. Sie tritt ohne erkennbaren Anlaß auf, nicht selten wird aber geschildert, daß eine nach Sonnenbestrahlung entwickelte Bräunung nicht wieder geschwunden ist. Sie betrifft das gesamte Integument diffus als bräunlich-lehmfarbenes Kolorit, ist aber an bestimmten Stellen besonders verstärkt: Die lichtexponierten Gebiete der Fazies und des Halses, die Areolen der Mamillen, Perianal- und Genitalgegend, Gürtel- und Achselgegend, die Fingergelenkdorsalen, die Handlinien und frische Narben sind besonders deutlich dunkel pigmentiert. Auch die Mundschleimhaut kann (an den Wangen) pigmentiert sein (nicht pathognomonisch!). Seltener kommt bei chronischer NNRI neben der Hyperpigmentierung auch eine Depigmentierung in Form einer fleckigen Vitiligo im Gesicht vor, die wie der gleichzeitig bestehende Nebennierenrindenprozeß als Folge eines Autoimmunvorganges (mit Untergang der Melanophoren) aufgefaßt wird. Die Haut ist bei chronischer NNRI trocken und hat wenig subkutanes Fett; die abgehobene Hautfalte ist daher dünn, ihr Stehenbleiben demonstriert eine Exsikkose. Die Sekundärbehaarung ist meist rarefiziert. Eine generalisierte Lymphadenopathie kann vorhanden sein.

Das Herz ist nicht vergrößert, die Herztöne sind leise, eher frequent. Der Blutdruck ist niedrig, meist unter 110/70 mmHg (kann aber, sofern früher eine Hypertonie bestanden hat, auch noch erhöht sein). Es besteht meist eine ausgeprägte Orthostase (fehlender Blutdruckanstieg, meist Blutdruckabfall beim Aufstehen). Der abdominelle Tastbefund ist unauffällig, und eine Abwehrspannung besteht selbst dann nicht, wenn über Abdominalschmerzen geklagt wird. Beinödeme sind ein Argument gegen die Diagnose. Manchmal wird eine schmerzhafte Druckempfindlichkeit im kostovertebralen Winkel angegeben (Rogoffsches Zeichen). Pathognomonische Röntgenbefunde gibt es nicht. Die abdominelle Leeraufnahme läßt bei nur einem Fünftel der Patienten Verkalkungen in den Nebennieren erkennen (die für das Vorliegen einer Tuberkulose sprechen); sie ist als diagnostische Methode demnach nicht brauchbar, sondern macht nur die spezifisch-tuberkulöse Genese der Erkrankung wahrscheinlich.

Allgemeine Laborbefunde

Die routinemäßigen Laboratoriumsbefunde erlauben es meist nicht, gezielte Untersuchungen des Kohlenhydrat-, Mineral- und Wasserstoffwechsels häufig erst in späten Stadien, die Diagnose der NNRI zu sichern. Solche Untersuchungen haben für die Diagnostik daher nur beschränkten Wert, ihr pathologisches Ergebnis charakterisiert aber die akut-bedrohliche Krisensituation.

Die Erythrozytenzahl entspricht im kompensierten Stadium der Erkrankung einer leichten normochromen Anämie, sie steigt in der Nebennierenrindenkrise durch Bluteindickung. Die Leukozytenzahl ist nicht charakteristisch verändert (bei Hämokonzentration vermehrt). Die absolute Zahl der Eosinophilen ist nicht selten vermehrt (die relative steigt nur insignifikant an und ist daher ein diagnostisch schlecht brauchbares Symptom). Das Fehlen des Abfalls der Eosinophilen nach ACTH-Injektion bei der NNRI ist früher als Diagnostikum verwendet worden; die Methoden der Steroidanalyse gestatten aber eine viel sichere Beurteilung des Ansprechens auf ACTH als die Eosinophilenzahl (der Eosinophilentest kann daher heute nicht mehr als zeitgemäße Untersuchung auf das Vorliegen einer NNRI gelten).

In krisennaher und krisenhaften Stadien steigt infolge Hämokonzentration der Hämatokrit. Nur bei diesen Stadien ist im Serum Natrium vermindert und Kalium vermehrt. Im Harn ist der Natriumverlust zwar besser meßbar, sein Nachweis erfordert aber Bilanzbedingungen. Im Speichel ist das normale Natrium-Kalium-Verhältnis verschoben im Sinne einer vermehrten Natrium- und verminderten Kaliumausscheidung. Kreatinin und Harnstoffstickstoff steigen erst in kritischen Phasen der Erkrankung; obwohl die renale Clearance auch im kompensierten Stadium schon vermindert ist. Als Folge der Natrium- und Chloridverluste sind das Plasmavolumen und die extrazelluläre Flüssigkeit vermindert. Dies erklärt, daß bei der NNRI stark erhöhte Werte der Reninaktivität im Plasma gefunden werden.

Der Blutzucker liegt an der unteren Normgrenze. Am Morgen, nach längerem Fasten und postprandial können Spontanhypoglykämien auftreten. Nach oraler Glucosebelastung ist der Blutzuckeranstieg oft flach. Die Insulinsensibilität ist bei Nebennierenrindeninsuffizienz gesteigert: Auf Insulingabe resultiert eine tief und protrahiert verlaufende Hypoglykämie, die deshalb gefährlich ist, weil sie den Patienten in eine Nebennierenkrise treiben kann. Der Insulintest sollte deshalb (ebenso wie der Tolbutamidtest) bei Verdacht auf NNRI nicht als diagnostische Maßnahme zur Klärung einer Hypoglykämie herangezogen, sondern vermieden werden, weil er gefährlich ist.

Bei der NNRI ist die Fähigkeit, eine Wasserlast auszuscheiden, beeinträchtigt, Ausscheidungsversuche verlaufen daher pathologisch (z. B. die Wasserbelastung nach Volhard). In dem Belastungsversuch nach Robinson-Power-Kepler werden Wasserausscheidung, Harnstoff- und Chlorid-Clearance in Beziehung gesetzt. Alle derartigen Belastungstests sind in ihrer Aussage diagnostisch unspezifisch und für den Nebennierenrindeninsuffizienten (der die Wasserlast schlecht ausscheiden kann) gefährlich. Sie sollten heute vermieden werden, da sie sich durch die diagnostisch klare Aussage der Steroiddiagnostik ohnehin erübrigen.

Die Veränderungen des EKG sind unspezifisch: Verlängerung der PQ-Zeit, der QT-Dauer, flache oder negative T-Zacken, U-Wellen und Niedervoltage kommen vor. Auch das EEG ist bei der unsubstituierten NNRI unspezifisch verändert.

Spezielle Laborbefunde: Steroiddiagnostik

Entsprechend dem Versiegen der adrenokortikalen Hormonproduktion bei einer NNRI ist die Konzentration dieser Hormone im Plasma und die Ausscheidung ihrer Metaboliten im Harn abnorm niedrig. Die Ausscheidung der Ketosteroide, des Dehydroepiandrosterons, des Cortisols und der 17- oder 11-Hydroxycorticosteroide ist – gleichgültig mit welcher Methode sie bestimmt werden– abnorm gering. Eine diagnostische Schwierigkeit ergibt sich daraus, daß einerseits nicht bei allen Nebennierenrindeninsuffizienten eine kraß verminderte Steroidausscheidung gefunden wird, andererseits aber auch chronisch-konsumierende Krankheiten anderer Art die Steroidausscheidung herabsetzen können. Die Differenzierung, ob wirklich eine NNRI vorliegt, kann jedoch mit dem ACTH-Test immer klar getroffen werden; er ist deshalb die für die Diagnose der NNRI wichtigste Untersuchungsmethode. Aldosteron wird bei der NNRI sehr vermindert ausgeschieden; seine Bestimmung ist diagnostisch aber nicht erforderlich.

Besteht eine NNRI, so ist durch Gabe von ACTH eine Steigerung der Steroidausscheidung (oder der Steroidkonzentration im Plasma) generell nie zu erreichen; der ACTH-Test liefert daher nie falsche Werte in dem Sinne, daß Kranke für gesund gehalten würden. Man verwendet entweder Depot-ACTH-Präparate, die man 2–3 Tage lang gibt, wobei vor und während des Tests der 24-Stunden-Harn gesammelt und mit einer der obengenannten Methoden auf seinen Steroidgehalt untersucht wird; fehlender Anstieg der Steroidausscheidung spricht für NNRI. Rascher kann man das Ansprechen auf ACTH auch nach intravenöser ACTH-Injektion oder mehrstündiger ACTH-Infusion an der Cortisolkonzentration im Plasma prüfen, die normal schon eine Stunde nach der Gabe von 250 µg Corticotropin-Peptid deutlich ansteigt. Diese Methode benötigt wenige Zeit und ist ambulant gut verwendbar; um zweifelhafte Ergebnisse zu vermeiden, sollen dabei mehrere Cortisolwerte unter dem Einfluß der Corticotropinwirkung bestimmt werden. Auch der ACTH-Test kann bei Addison-Patienten in seltenen Fällen Nebennierenkrisen auslösen. Bei klinischem Verdacht auf NNRI und besonders bei schlechtem Allgemeinzustand soll er deshalb erst nach vorheriger Substitution mit Fluorocortisol oder Aldosteron gemacht werden (beide Steroide sind in so geringer Dosis wirksam, daß sie die Harnausscheidung der diagnostisch interessierenden Steroide nicht vermehren; sie interferieren auch nicht mit der kortikotropen stimulierenden Wirkung des ACTH).

Differentialdiagnose

Die akute NNRI wird bei allen Zuständen mit peripherem Kreislaufversagen und Koma zur Differentialdiagnose stehen. Die Diagnose einer chronischen NNRI wird bei konsumierenden Erkrankungen mit uncharakteristischen Beschwerden besonders dann zu erwägen sein, wenn Pigmentierung der Haut und eine Dehydratation besteht, wie das aber auch bei chronischen Nieren- und Lebererkrankungen vorkommt. Ödeme sprechen allerdings gegen die NNRI! Nicht selten werden Hämochromatosen mit Pigmentierung für einen Morbus Addison, häufig auch Patienten mit typischer idiopathischer Hypotonie für nebennierenrindeninsuffizient gehalten. Die gezielte Untersuchung erweist dann aber immer, daß die Erkrankung nichts mit der Nebennierenrindenfunktion zu tun hat und sicher kein „Addisonismus" ist. Die scheinbar naheliegende Schwierigkeit, zwischen primärer und sekundärer NNRI (bei Hypophysenvorderlappenausfall) zu differenzieren, besteht klinisch überhaupt nicht: Die Hypophyseninsuffizienz ist schon durch ihr „Alabasterkolorit" der Haut nicht mit der pigmentierten Haut eines Nebenniereninsuffizienten zu verwechseln; selbstverständlich sind die Krankheitsbilder auch durch Laboratoriumsuntersuchungen differenzierbar.

Verlaufsformen, Prognose, Sonderformen und Komplikationen

Der Verlauf der unbehandelten chronischen NNRI ist progredient, er wird zwar manchmal von Remissionen unterbrochen, führt aber zu progredientem Siechtum und schließlich zum Tode. Bei suffizienter Substitutionsbehandlung ist die Lebenserwartung für diese Patienten dagegen – selbstverständlich in Abhängigkeit von der für den Nebennierenprozeß ursächlichen Erkrankung – günstig. Die unbehandelte Erkrankung ist durch eine be-

sondere Widerstandslosigkeit der Patienten gegen Belastungen aller Art gekennzeichnet, die dazu führen können, daß der chronische Insuffizienzzustand zu einem akuten, der Nebennierenkrise, wird. Diese Komplikation kann durch folgende Ereignisse ausgelöst werden:
bakterielle Infekte (Bronchopneumonie),
Fieber jeder Genese,
Erbrechen, Elektrolyt- und Flüssigkeitsverluste,
Diarrhoe,
Salzrestriktion (Diät),
forcierte Diurese (Saluretika),
Trauma (Unfälle),
Operationen (auch kleine),
Insulinbelastungstest, Tolbutamidbelastung,
Wasserbelastung (Test!),
ACTH-Test,
Narkotika, Neuroleptika, Sedativa,
Narkose.

Auch Patienten, deren NNRI suffizient substituiert wird, sind für alle diese Ereignisse empfindlich; sie bedürfen deshalb in solchen Fällen rasch einer höheren Substitutionsdosis (Cortisol, 60–100 mg). Die Krise ist durch Erbrechen, Adynamie, Fieber, Zyanose und Blutdruckabfall gekennzeichnet. Sie ist unbehandelt fast immer letal. Das gleiche Bild der Nebennierenkrise kann ohne vorangegangene chronische NNRI dann auftreten, wenn beide Nebennieren plötzlich destruiert werden. Das kommt (sehr selten) bei Antikoagulantientherapie und auch bei Sepsis (vorwiegend bei Kindern und Jugendlichen) vor. Das Syndrom Sepsis + Nebennierenkrise + hämorrhagische Diathese heißt nach den Beschreibern Waterhouse-Friderichsen-Syndrom (WATERHOUSE 1906, FRIDERICHSEN 1918). Dieses Syndrom kommt zwar überwiegend bei der Meningokokkensepsis vor (und kann dabei mit den klinischen Zeichen einer Meningitis einhergehen), ist aber auch bei Staphylokokken-, Streptokokken- und Pneumokokkensepsis beobachtet worden. Es wird als ein Sanarelli-Shwartzman-Phänomen mit Verbrauchskoagulopathie aufgefaßt (BOHLE u. KRECKE 1959). Seine Prognose ist auch bei rechtzeitiger Therapie (s. S. 4.92) schlecht. Die chronische NNRI kann *mit anderen endokrinen Krankheiten gemeinsam* vorkommen, was die Annahme nahelegt, daß es sich dabei um „Autoimmunpolyendokrinopathien" handelt. Koinzidenter Diabetes mellitus ist nicht selten; seine Insulinbehandlung kann beim Addison-Patienten sehr schwierig sein. Fälle von chronischer NNRI und idiopathischem Hypoparathyreoidismus kommen sowohl sporadisch als auch familiär gehäuft vor. Dabei besteht unter Umständen eine chronische Candidiasis (Rachen, Luftwege, Lungen), welche sich offensichtlich infolge einer herabgesetzten zellulären (lymphatischen) Abwehrfähigkeit etabliert. Das gemeinsame Bestehen einer chronischen NNRI mit einer Hypothyreose und Struma heißt Schmidt-Syndrom. Da sein Substrat meist eine Thyreoiditis ist, ist auch dabei eine gemeinsame Pathogenese des Nebennieren- und Schilddrüsenausfalles im Sinne einer Autoimmunerkrankung beider Organe anzunehmen. Von diesem Syndrom zu unterscheiden sind Fälle von NNRI mit Hyperthyreose, deren Immunpathogenese ebenfalls wahrscheinlich ist.

Es gibt Fälle von NNRI bei Kindern, die nicht durch eine Destruktion des Organes NNR, sondern durch eine mangelnde fetale Differenzierung seiner Rinde bedingt sind: Man findet in diesen Fällen die inneren Rindenschichten atrophisch, die Zona glomerulosa jedoch normal ausgebildet. Es wird angenommen, daß die Erkrankung dadurch bedingt ist, daß Zellen des adrenalen Kortex nicht auf ACTH zu reagieren vermögen (Rezeptordefekt?) und deshalb nicht ausdifferenziert werden. Klinisch handelt es sich um eine schon im Säuglingsalter manifeste chronische NNRI mit deutlicher Neigung zu Krisen und Hypoglykämie bei normalen Elektrolytbefunden. Bei manchen dieser Kleinkinder ist beschleunigtes Wachstum, bei anderen eine Neigung zu Gesichtsödemen beobachtet worden. Vorkommen bei Geschwistern ist beschrieben, es wird ein rezessiver Erbgang diskutiert. Corticosteroidanalysen bei dieser Form kindlicher NNRI zeigen eine sehr verminderte Cortisolsekretion bei normaler Sekretion von Aldosteron und Cortexon. Die Plasmakonzentration des endogenen ACTH ist exzessiv vermehrt, und mit exogenem ACTH kann die Corticosteroidsekretion nicht stimuliert werden. Die diagnostische Differenzierung solcher Fälle von den Regelfällen kindlicher NNRI ist offenbar schwierig; sie kann nur dann erfolgen, wenn außer den für solche Fälle routinemäßigen Cortisolstudien auch solche der Aldosteroninkretion gemacht werden (wobei das diskrepante Verhalten dieser beiden Funktionen auffallen muß) (MIGEON u. Mitarb. 1968, KERSHNAR u. Mitarb. 1972).

Insbesondere für die NNRI im Kindesalter, welche mit krisenhaftem Salzverlust verläuft, stehen seltene adrenokortikale Enzymopathien, die die Biosynthese des Aldosterons verringern oder unmöglich machen, zur Differentialdiagnose. Ähnliche Elektrolytstoffwechselstörungen wurden bei Kindern als Folge eines offenbar ererbten Mangels an Aldosteronrezeptoren der Erfolgsorgane erkannt. Sie äußern sich als Salzverlustkrisen.

Therapie

Das Prinzip der Behandlung aller Verlaufsformen der NNRI ist die substituierende Zufuhr der endogen nicht gebildeten Corticosteroide in ausreichender Menge. Obwohl bei der Betrachtung der Pathophysiologie der NNRI die Störung des Mineral- und Flüssigkeitshaushaltes im Vordergrund zu stehen scheint, haben die Glucocorticosteroide viel mehr Bedeutung für die Therapie der Erkrankung als die Mineralocorticosteroide.

Die Therapie der *akuten Nebennierenrindeninsuffizienz* (Nebennierenrindenkrise) besteht in der möglichst massiven intravenösen Zufuhr von Cortisol (Hydrocortison) bei gleichzeitiger Kreislauf-

und Flüssigkeitstherapie. Das wesentlichste Gebot ist dabei die Eile: Es sollte mit der Behandlung sofort begonnen werden, sobald die Diagnose „Nebennierenkrise" auch nur erwogen wird, nicht erst, wenn sie vom Laboratorium verifiziert worden ist! Es wird am besten Cortisol (Hydrocortison) in einer Infusion, 200–500 mg in 24 Stunden, gegeben. Sollte dieses Steroid nicht greifbar sein, kann Prednisolon (100 mg oder mehr) oder ein anderes intravenös injizierbares Glucocorticoid verwendet werden. Als Infusionslösungen werden Kochsalzlösung und Pasmaexpander gegeben. Es ist zweckmäßig (wenn auch nicht unbedingt nötig), diesen Infusionen auch solche Corticosteroide, die vorwiegend auf den Mineralstoffwechsel wirken, zuzusetzen: Man gibt 50–100 mg Desoxycorticosteron (Cortexon, als Glucosid) oder Aldosteron (Aldocorten) 1–2 mg. Wieviel diese letzteren Steroide tatsächlich zu einer Besserung beitragen, ist im Einzelfall nicht faßbar; sicher ist aber, daß sie allein keine lebensrettende Remission bewirken können, sondern nur in Kombination mit Cortisol oder anderen Glucocorticoiden.

Beim Waterhouse-Friderichsen-Syndrom soll nicht nur die Nebenniereninsuffizienz substituiert werden, sondern unbedingt auch eine Behandlung mit Heparin gegen die mit dieser Erkrankung verbundene intravaskuläre Gerinnung (Verbrauchskoagulopathie) durchgeführt werden; die bestehende Sepsis ist selbstverständlich hoch dosiert mit entsprechenden Antibiotika zu behandeln.

Die Therapie der *chronischen Nebennierenrindeninsuffizienz* wird möglichst mit oral zugeführten Corticosteroiden durchgeführt, um den Patienten für diese lebenslang notwendige Substitutionsbehandlung vom Arzt weitgehend unabhängig zu machen. Die Basis dieser Substitution ist Cortisol (Tabletten zu 20 mg) oder Cortisonacetat (Tabletten zu 25 mg). Mit einer Tagesdosis von 1–2 Tabletten eines dieser Steroide kommt die Mehrzahl der chronisch Nebennierenrindeninsuffizienten aus, ist voll aktionsfähig und bedarf keiner Diät (Salzzulagen und Kaliumrestriktion sollten bei suffizienter Behandlung nicht erforderlich sein!). Etwa ein Drittel der Patienten ist damit allein noch nicht hinreichend kompensiert, was sich an ihrer persistentenHypotonie sowie u. U. gesteigerten Serumkaliumwerten und erhöhtem Hämatokrit erkennen läßt. Sie bedürfen zusätzlich eines Mineralocorticoids; wir geben dann Fluorocortisol(acetat) 1–2 Tabletten (zu 0,1 mg) täglich, zusätzlich zur bereits genommenen Cortisoldosis. Gleich gute Ergebnisse lassen sich erreichen, wenn man etwa alle 3 Wochen ein Desoxycorticosteron-Depotpräparat (25–50 mg) injiziert. Die subjektiven Angaben über das Befinden sind bei Addison-Patienten für die Therapie zwar wichtig, vermögen aber die subtilere Stoffwechselkompensation nicht zu charakterisieren. Befunde, die dies gestatten und daher zur Therapiekontrolle herangezogen werden sollen, sind: Körpergewicht, Blutdruck, Serumkalium, Hämatokrit (die Steroidbestimmung hat hier keinerlei Indikation!). Das Steigen von Hämatokrit und Serumkalium weist auf eine insuffiziente Substitution hin, tiefe Kalium- und Hämatokritwerte und Gewichtszunahme sind dagegen Zeichen einer Überdosierung der Corticosteroidsubstitution.

Wenn es theoretisch auch die Folge einer suffizienten Substitutionsmedikation sein müßte, daß die Hyperpigmentierung des Morbus Addison schwindet, so trifft dies nicht immer vollständig zu. Eine Restpigmentierung soll deshalb nicht als Hinweis aufgefaßt werden, daß nicht suffizient substituiert wird. Bei manchen Patienten ist es nicht einfach, bei der Substitution eine Corticosteroidüberdosierung zu vermeiden (die natürlich vermieden werden sollte).

Substitutionsregime, die aus synthetischen Glucocorticoiden (Prednison, Prednisolon, Triamcinolon, Methylprednisolon, Dexamethason u. ä.) und zusätzlich aus einem Mineralocorticoid (Cortexon) bestehen, erscheinen theoretisch zwar brauchbar und hätten den Vorteil geringerer Medikamentenkosten, haben sich aber bei langfristiger Anwendung bei vielen Patienten nicht bewährt. Die synthetischen Glucocorticoide korrigieren nämlich den Natriumverlust der Nebennierenrindeninsuffizienten nicht ausreichend, so daß ihre Kreislaufverhältnisse daher schlecht kompensiert bleiben. Oft wird deshalb dann die Glucocorticoiddosis gesteigert, und dies führt bei längerem Gebrauch zur hypokaliämischen Alkalose und u. U. zu Bindegewebsschäden, wie sie die Corticoide hervorrufen können (Cortisonisierung und schwere Osteoporosen), aber immer noch nicht zu einer ausreichenden Natriumretention! Wir lehnen deshalb eine Kombination von synthetischen Glucocorticoiden und Mineralocorticoiden für die chronische Substitution generell ab. Auch Cortexon (DOC) allein sollte im allgemeinen nicht für diese Therapie verwendet werden (obwohl es vereinzelt Patienten gibt, die damit auskommen), einerseits weil es die Kranken unnötig belastungsempfindlich läßt, andererseits weil es in der erforderlichen höheren Dosis oft zu Blutdrucksteigerung und Wasserretention führt (man hat den Eindruck, daß diese Wirkungen bei Nebennierenrindeninsuffizienten besonders leicht auftreten).

Wenn Patienten, deren NNRI stabil substituiert ist, einer Belastung durch besondere Anstrengung, Trauma oder eine fieberhafte Zweiterkrankung ausgesetzt sind, steigt ihr Steroidbedarf. Man gibt dann 60–100 mg Cortisol oral oder (im Falle des Traumas) auch höhere Dosen per infusionem. Das muß nicht nur der Arzt, sondern auch der Patient wissen; er soll auch einen Hinweiszettel für den Fall eines Traumas bei sich tragen. Eine Steigerung der normalen Substitutionsdosierung ist auch angezeigt, wenn eine nebennierenrindeninsuffiziente Schwangere gebärt. Das ist deshalb erwähnenswert, weil die während der fortgeschrittenen Gravidität erforderlichen Substitutionsdosen an Cortisol manchmal ungewöhnlich klein sind. Früher nahm man bei allen Addison-Patienten verständlicherweise meist das Bestehen einer Organtuberkulose an (andere Ursachen der Erkrankung stellen sich ja meist erst autoptisch heraus); es wird deshalb nicht selten gezögert, Cortisol zu geben, weil man weiß, daß dieses Steroid Tuberkulosen aktivieren kann. Hinsichtlich der angegebenen Substitutionsdosierung sind diese Bedenken aber – selbst bei bekannter und bestehender Tuberkulose – unberechtigt: Diese Substitutionsdosen liegen unter der physiologischerweise endogen sezernierten Cortisolmenge, haben keine sehr überhöhten Plasmakonzentrationen zur Folge und aktivieren eine bestehende Tuberkulose daher nicht (selbstverständlich müssen erkannte aktive Tuberkulosen bei Addison-Kranken aber gleichzeitig tuberkulostatisch behandelt werden!).

Bei jüngeren männlichen Nebennierenrindeninsuffizienten bewährt es sich oft, neben der Cortisolsubstitution auch Testosterondepotpräparate periodisch oder regelmäßig zu geben, weil dadurch die bei dieser Erkrankung trotz suffizienter Cortisolsubstitution häufig gestörte Libido gebessert wird.

Literatur

Addison, Th.: On the Constitutional and Local Effects of Disease of the Suprarenal Capsules. Highley, London 1855
Bohle, A., H. J. Krecke: Über das Sanarelli-Shwartzman-Phänomen (sog. generalisiertes Shwartzman-Phänomen) des Menschen. Klin. Wschr. 37 (1959) 803
Dietrich, A., H. Siegmund: Die Nebenniere und das chromaffine System. In Henke-Lubarsch: Handbuch der speziellen Pathologischen Anatomie, Bd. VIII. Springer, Berlin 1926
Friderichsen, C.: Nebennierenapoplexie bei kleinen Kindern. Jb. Kinderheilk. 87 (1918) 109
Friedman, N. B.: The pathology of the adrenal gland in Addison's disease with special reference to adrenocortical contraction. Endocrinology 42 (1948) 181
Geyer, G., K. H. Tragl, J. Zeitlhofer: Beidseitige tödliche Nebennierenblutung während der Antikoagulantienbehandlung. Wien. klin. Wschr. 77 (1965) 456
Goudie, R. B., J. R. Anderson, K. K. Gray, W. G. Whyte: Antibodies in Addison's disease. Lancet 1966/II, 1173
Gutman, P. H.: Addison's disease: a statistical analysis of 566 cases and a study of the pathology. Arch. Path. 10 (1930) 742
Hedinger, Ch.: In Labhart, A.: Klinik der inneren Sekretion. Springer, Berlin 1957
Kershnar, K., T. F. Roe, M. D. Kogut: Adrenocorticotropic hormone unresponsiveness. J. Pediat. 80 (1972) 610
Migeon, C. J., F. M. Kenny, A. Kowarski, C. A. Snipes, J. S. Spaulding, J. W. Finkelstein, R. M. Blizzard: The syndrome of congenital adrenocortical unresponsiveness to ACTH. Pediat. Res. 2 (1968) 501
Platz, P., L. Ryer, L. Staub Nielsen, A. Svejgaard, M. Thomsen, J. Nerup, M. Christy: HL-A and idiopathic Addisons disease. Lancet 1974/II, 289
Selye, H.: Stress. Acta Inc., Montreal 1950
Thorn, G. W.: Nebenniereninsuffizienz. Huber, Bern 1953
Waterhouse, R.: A case of suprarenal apoplexy. Lancet 1906/I, 1172
Wuepper, K. D., L. C. Wegienka, H. H. Fudenberg: Immunological aspects of adrenocortical insufficiency. Amer. J. Med. 46 (1969) 206

Krankheiten der Nebennierenrinde im Zusammenhang mit Androgenen

J. HAMMERSTEIN

Hirsutismus

Definitionen und Einteilung

s. Tab. 4.**21** u. 4.**22**

Trotz der Abhandlung in diesem Kapitel ist darauf hinzuweisen, daß der Hirsutismus verschiedene Ursachen haben kann (Tab. 4.**22**).
Unter Hirsutismus ist eine vermehrte Terminalbehaarung von männlichem Verteilungsmuster zu verstehen. Das lange, derbe, pigmentierte Haar tritt bevorzugt im Bereich der Barbae, der vorderen Thoraxwand, der Linea alba und der Oberschenkel, in ausgeprägteren Fällen auch an den Nates, dem Rücken und den Oberarmen in Erscheinung. Die Anomalie kann auf bestimmte Körperpartien, z. B. auf das Gesicht bzw. die untere Körperhälfte, beschränkt bleiben oder sich auf alle männlichen Prädilektionsstellen erstrecken. Hirsutismus tritt entweder allein oder zusammen mit anderen Androgenisierungszeichen, wie Akne vulgaris, Seborrhoe und androgenetischer Alopezie in Erscheinung. Beim Virilismus ist der Hirsutismus neben noch ausgesprocheneren Vermännlichungszeichen, wie Klitorishyperplasie und Stimmvertiefung, ein nahezu obligates Symptom.

Allgemein anerkannte Richtlinien zur Klassifizierung des Hirsutismus nach Schweregraden gibt es nicht. In Anlehnung an ABRAHAM u. Mitarb. (1976) ist die milde Form des Hirsutismus charakterisiert durch nicht sehr grobes, schwach pigmentiertes Terminalhaar an mindestens einer typisch männlichen Lokalisation, die mittelschwere Form durch grobes, stark pigmentiertes Haar an mehreren männlichen Prädilektionsstellen und der schwere Hisutismus durch grobes, stark pigmentiertes Haar an allen männlichen Lokalisationen. Auf einem anderen Prinzip basiert die Einteilung von MAUVAIS-JARVIS u. Mitarb. (1981), in der drei Formen voneinander unterschieden werden, je nachdem, ob der Hirsutismus Bestandteil eines

Tabelle 4.21 Definitionen

Hypertrichose:
Generelle oder nur auf umschriebene Hautareale beschränkte, meist dünne Mehrbehaarung ohne Bevorzugung männlicher Prädilektionsstellen (z. B. Unterarme, Unterschenkel)

Hirsutismus:
Vermehrte, grobe, stärker pigmentierte Terminalbehaarung von männlichem Verteilungsmuster (Barbae, Mammae, Linea alba, Innenseite der Oberschenkel usw.), oft in Koinzidenz mit Seborrhoe, Akne vulgaris, Alopecia diffusa und Zyklusstörungen

Virilismus:
Rückbildung weiblicher Merkmale (Defeminisierung)
– Amenorrhoe
– Atrophie der Mammae
– Rückgang der weiblichen Fettverteilung
Ausbildung weiterer männlicher Merkmale (Maskulinisierung)
– Glatzenbildung
– Vergrößerung der Klitoris
– Stimmvertiefung
– Zunahme der Muskelmasse

Tabelle 4.22 Klinische Einteilung des Hirsutismus nach Ursachen

A. Iatrogen:
1. Hormonale und endokrine Pharmaka:
   – Androgene, Anabolika, Gestagene der 19-Norandrostan-Reihe, Danazol, ACTH, Glucocorticoide, Metyrapon
2. Nicht-endokrine Pharmaka
   – Hirsutismus: Acetazolamid, Penicillamin, Minoxidil
   – Hypertrichose: Phenytoin, Diazoxid, Fenoterol

B. Nicht-tumorbedingt:
1. Ovarieller Hyperandrogenismus:
   – ohne morphologisches Korrelat
   – Sonderformen: PCO-Syndrom, Hyperthekosis, Hilus- und Stromazellhyperplasie
2. Adrenaler Hyperandrogenismus:
   – ohne morphologisches Korrelat
   – mit Hyperplasie: kongenitales AGS, „Late onset" AGS
   Cushing-Syndrom incl. Abortivformen
3. Gemischt ovariell-adrenaler Hyperandrogenismus:
   – meist ohne morphologisches Korrelat, gelegentlich PCO
4. Metabolischer Hyperandrogenismus:
   – infolge gesteigerter extraglandulärer Konversion aus Proandrogenen, z. B. bei Hyperthyreose und Adipositas
   – bei SHBG-Erniedrigung im Blut
   – infolge reduzierter Androgen-Clearance, z. B. bei Niereninsuffizienz
5. Gesteigerte Endorgan-Ansprechbarkeit („idiopathischer Hirsutismus")

C. Tumorbedingt:
1. Ovarialtumoren:
   – z. B. Sertoli-Leydig-Zell-Tumor (Arrhenoblastom), Leydig-Zell-Tumor (Hiluszelltumor), Luteom (in graviditate)
2. NNR-Tumoren:
   – Adenome und Karzinome
3. Hypophysenvorderlappen-Adenome: Prolaktinom, Morbus Cushing, Akromegalie
4. Paraneoplastische Syndrome:
   – infolge ektoper hCG- und ACTH-Sekretion verschiedener, nicht endokriner Geschwülste

Virilismus ist, ob er mit anderen pathologischen Bedingungen wie Akne, Menstruationsstörungen, palpatorisch vergrößerten Ovarien und Infertilität vergesellschaftet ist, oder ob er allein auftritt.

Vom Hirsutismus zu unterscheiden ist die Hypertrichose, bei der das Terminalhaar zarter ausgebildet und auch nicht so kräftig pigmentiert zu sein pflegt. Die ganze Körperoberfläche oder aber auch nur begrenzte Hautpartien können von diesem Haartyp bedeckt sein. Die häufig an Unterarmen und Unterschenkeln anzutreffende Mehrbehaarung gehört beispielsweise dazu. Obwohl Mischformen häufig vorkommen, ist aus therapeutischen Gründen an der Abgrenzung der beiden Behaarungstypen festzuhalten; denn nur der Hirsutismus ist androgenabhängig und damit einer Hormontherapie zugänglich.

Hirsutismus ist keine Diagnose schlechthin, sondern nur ein Symptom, dem ganz unterschiedliche pathophysiologische Bedingungen zugrunde liegen können. Ungeachtet dessen reicht im allgemeinen für klinische Zwecke eine Klassifizierung in drei Hauptgruppen aus, nämlich in den iatrogenen, den nicht-tumorbedingten und den tumorbedingten Hirsutismus. Die weitere Unterteilung geht aus Tab. 4.22 hervor.

Die früher gebräuchliche Bezeichnung „idiopathischer Hirsutismus" ist in der Vergangenheit sehr unterschiedlich definiert worden. In den angelsächsischen Ländern war es eine Zeit lang üblich, jeden nicht-tumorbedingten Hirsutismus, also auch das Stein-Leventhal Syndrom (PCO-Syndrom), so zu bezeichnen. Streng genommen sollten aber nur solche Formen unter den Begriff „idiopathisch" subsumiert werden, die weder morphologische noch hormonale Veränderungen erkennen lassen. Angesichts der diagnostischen Begrenzungen in der täglichen Praxis vermeidet man die Bezeichnung „idiopathisch" auf diesem Gebiet daher am besten ganz. Für die androgenabhängige Mehrbehaarung ohne sonstige morphologische Auffälligkeiten ist der von LABHART (1976) vorgeschlagene Begriff Hirsutismus simplex noch am geeignetsten.

Vorkommen und Vererbung

Die Verbreitung des Hirsutismus wird entscheidend von rassischen Gegebenheiten bestimmt. So unterbleibt bei Ostasiaten, Eskimos und Indianern während der Pubertät die androgenabhängige Umwandlung des Vellushaares in das Terminalhaar sogar bei Männern weitgehend. Tritt bei Frauen dieser Rassen Hirsutismus auf, und seien es auch

nur einige wenige Haare an männlichen Prädilektionsstellen, dann rückt daher ein androgenproduzierender Tumor bereits in den Bereich des Möglichen.
Umgekehrt sind die mediterranen Rassen durch eine ausgesprochene Tendenz zu verstärktem Körperhaarwuchs – sowohl Hirsutismus als auch Hypertrichose – ausgezeichnet, ohne daß damit eine entsprechende Hyperandrogenämie verbunden sein müßte.
Auch in unseren Breiten ist der Hirsutismus eine häufige Erscheinung. In England wurde eine deutliche Mehrbehaarung an einer oder mehreren Lokalisationen unter Ausschluß der Extremitäten je nach Alter bei 11–16% aller Frauen festgestellt (THOMAS u. FERRIMAN 1957). Unter Einbeziehung auch leichter Fälle betrug dort die Häufigkeit des Hirsutismus sogar über 30%. In Wales wurde bei vier Fünfteln aller jungen Frauen Mehrbehaarung in irgendeiner Form angetroffen. Selbst bei ausschließlicher Berücksichtigung von Oberarmen und Oberschenkeln waren es noch 70% (MCKNIGHT 1964)!
Bei Frauen können männliche Behaarungsmuster familiär gehäuft vorkommen. Erbbiologische Untersuchungen an Patientinnen mit PCO-Syndrom lassen auf einen X-gebundenen, dominanten Erbgang schließen. Bei mütterlicher Übertragung ist die Penetranz der genetischen Expression nur etwa halb so stark wie bei väterlicher (GIVENS 1976). In der weiblichen Verwandtschaft ersten Grades von hirsuten Frauen mit und ohne PCO findet sich eine auffallende Häufigkeit von Oligomenorrhoe, Infertilität und in geringerem Umfang auch von polyzystischen Ovarien (PCO); bei den Vätern und Brüdern dieser Frauen besteht die Tendenz zur vorzeitigen Glatzenbildung. Von FERRIMAN u. PURDIE (1979) wird für diesen Symptomenkomplex eine einheitliche Veranlagung mit modifiziert dominantem Erbgang angenommen.

Pathophysiologie (s. auch Tab. 4.22)

Androgene sind für das Zustandekommen eines Hirsutismus und anderer Androgenisierungszeichen eine unabdingbare Voraussetzung; die Blut- und Gewebsspiegel müssen dafür aber nicht unbedingt erhöht sein. Bei 5–12% aller Fälle von einfachem Hirsutismus mißlingt auch mit aufwendiger Analytik der Nachweis einer Androgenvermehrung. Diesem „idiopathischen Hirsutismus im engeren Sinne" (s. o.) dürfte ein erhöhtes Ansprechen des Zielorgans auf Androgene zugrunde liegen.
Für die Ansprechbarkeit der Haarfollikel auf männliche Hormone ist u. a. deren Ausstattung mit der Steroid-5α-Reduktase von Bedeutung (MAUVAIS-JARVIS u. Mitarb. 1981). Dieses Ferment bewerkstelligt in der Zielzelle die Konversion von Testosteron in seine Wirkform Dihydrotestosteron. Zusammen mit den zytoplasmatischen Androgenrezeptoren hat das Enzym damit bestimmenden Einfluß darauf, in welchem Umfang das von außen kommende Androgensignal am genetischen Apparat die spezifischen Zelleistungen in Gang setzen kann. Wie auch sonst in der Endokrinologie wird also die Intensität der hormonalen Regulation nicht allein von der Höhe des hormonalen Stimulus, sondern auch von der Ansprechbarkeit des Zielorgans als der zweiten entscheidenden Determinante bestimmt. Das erklärt auch, warum es nur sehr lockere Korrelationen zwischen dem Ausprägungsgrad einer Androgenisierung und der Höhe des Androgenspiegels gibt. Im Falle einer Virilisierung kann man allerdings mit einiger Zuverlässigkeit von einer kräftigen Erhöhung der Androgenspiegel im Organismus ausgehen.
Bezüglich der Herkunft der vermehrten Androgene denkt man gemeinhin nur an die Ovarien und/oder Nebennierenrinden als die direkten Produktionsorgane. Daneben wird aber der Androgenpool in der Körperperipherie zu einem nicht geringen Teil auch aus einer extraglandulären Bildung von Testosteron aus den weniger wirksamen Vorstufen Δ^4-Androstendion und Dehydroepiandrosteron gespeist. Diese periphere Konversion ist bei Hyperthyreose und bei Adipositas deutlich vermehrt, beim einfachen Hirsutismus dagegen herabgesetzt; hier entstammt also ein größerer Teil des peripheren Testosterons als üblich direkt den endokrinen Drüsen. Trotzdem scheint die extraglanduläre Testosteronbildung für die Pathogenese des Hirsutismus nur eine untergeordnete Rolle zu spielen.
Die Bindung des Testosterons an sein Transportprotein SHBG besitzt für die Entstehung des Hirsutismus ebenfalls nur begrenzte klinische Bedeutung. Nach Art einer Verstärkerfunktion führen zwar erhöhte Testosteronspiegel im Blut regelmäßig zur SHBG-Senkung und damit gleichzeitig zur Zunahme des allein biologisch aktiven freien Testosterons. Spezielle Hirsutismusformen, die auf einem SHBG-Mangel beruhen, gibt es jedoch nicht, von seltenen Fällen von Adipositas und Hypothyreose abgesehen. Auch ist das freie Testosteron nicht besser als das Gesamttestosteron mit dem Grad der Androgenisierung korreliert (SCHWARTZ u. Mitarb. 1983).
Hirsutismus infolge einer reduzierten Nierenclearance, z. B. bei chronischer Niereninsuffizienz, gehört zu den ausgesprochenen Seltenheiten.
Ungeklärt ist bisher noch die Frage nach der Ursache der vermehrten Androgenbildung beim nichttumorbedingten Hirsutismus. Für das Zustandekommen des PCO-Syndroms postulieren YEN u. Mitarb. (1976) als Ausgangspunkt eine vermehrte Androgenbildung adrenaler, ovarieller oder gemischt ovariell-adrenaler Genese bereits während der Pubertät (Abb. 4.9). Extraglandulär würde danach im Fettgewebe ein Teil der Androgene zu Östrogen aromatisiert, dadurch käme es zu konstant erhöhten Östrogenblutspiegeln, die mit den zyklischen Veränderungen der ovariellen Östrogene auf dem hypophysären Niveau interferieren und eine gesteigerte LH-Stimulierbarkeit durch Gn-RH bedingen würde. Als Folge davon nähmen

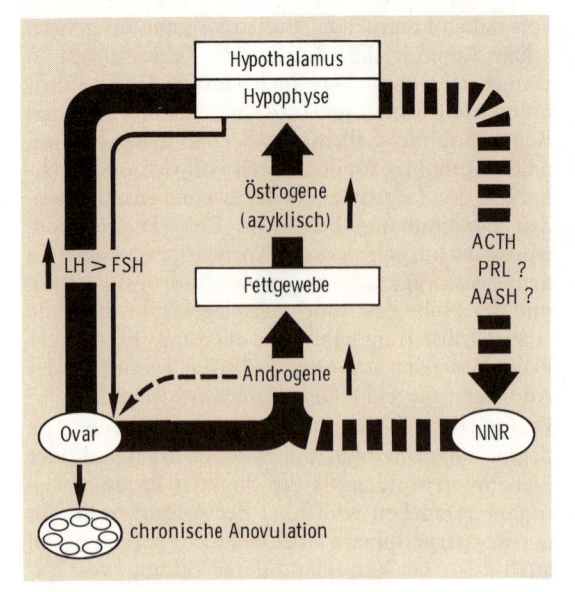

Abb. 4.9 Vereinfachtes Konzept zur Pathophysiologie der hyperandrogenämischen Ovarialinsuffizienz in Anlehnung an *Yen* u. Mitarb. (nach *Schwartz*)
PRL = Prolactin
AASH = Adrenal androgen stimulating hormone

Amplitude und Frequenz der pulsatilen LH-Ausschüttungen zu, während gleichzeitig die FSH-Blutspiegel eher absänken und pulsatile Schwankungen vermissen ließen. Durch die anhaltend hohe azyklische LH-Stimulation würde letztlich auch wieder die ovarielle Androgenbildung auf erhöhtem Niveau gehalten. Der Circulus vitiosus wäre damit geschlossen.

Auch die beim PCO-Syndrom häufig anzutreffenden anovulatorischen Zyklusstörungen lassen sich mit der Yenschen Hypothese zufriedenstellend erklären; denn die erhöhten Androgengewebsspiegel im Ovar können über eine Mitosehemmung zur Rückbildung der Granulosa in den reifenden Follikeln führen. Die daraus resultierende Tendenz zur Follikelatresie wird durch den gleichzeitig bestehenden FSH-Mangel noch verstärkt. Dagegen dürften die früher in der Pathogenese vorrangig diskutierten Enzymmängel eher Folge als Ursache aller dieser Veränderungen sein (HAMMERSTEIN 1983). Trotzdem bleibt unklar, warum unter diesen Bedingungen nicht alle, sondern nur ein bis zwei Drittel der Hyperandrogenämien letztlich in eine Anovulation einmünden. Auch lassen sich weder die morphologischen Veränderungen der PCO noch die Beseitigung der Zyklusstörung vermittels Keilexzision durch diese Hypothese befriedigend erklären. Trotz vieler Widersprüche gewinnt in letzter Zeit die Ansicht an Gewicht, daß der einfache Hirsutismus ohne morphologisches Korrelat und das PCO-Syndrom nur verschiedene Ausdrucksformen ein und derselben Grundstörungen sind (SCHWARTZ u. Mitarb. 1981).

Verlauf

Der einfache Hirsutismus und ebenso das PCO-Syndrom beginnen überwiegend während der Pubertät. Nur wenige Jahre nach dem ersten Auftreten pflegt ein Endzustand erreicht zu sein, an dem sich im Verlauf der Geschlechtsreife nur noch wenig ändert. FERRIMAN u. GALLWEY (1961) haben allerdings bei 430 Frauen anhand ihres Klassifikationssystems eine stetige leichte Zunahme des Hirsutismus während der ganzen Fortpflanzungsphase ermittelt.

Jenseits der Menopause tritt in der Körperbehaarung ein auffallender Wandel ein: An den meisten Körperpartien, am Mons pubis, den Axillae, den Extremitäten und dem Stamm, nimmt das Terminalhaar ab, nur im Gesicht ist eine Zunahme zu verzeichnen. Hier wird der Hirsutismus schließlich bei 75% aller Frauen angetroffen (MELICK u. TAFT 1959). Die unterschiedliche Entwicklung der Körperbehaarung in Abhängigkeit von Alter und Lokalisation geht auch aus Abb. 4.10 hervor.

Abgesehen von diesem altersbedingten Wandel gibt es sonst nur ausnahmsweise eine spontane Rückbildung des Hirsutismus. Zu einer deutlichen Regression kommt es dagegen fast immer nach ablativer Therapie eines androgenproduzierenden Tumors, wie auch nach Fortlassen androgenisierender Medikamente im Falle einer iatrogenen Mehrbehaarung. Je kürzer ein Hirsutismus unter diesen Bedingungen bestanden hat, desto vollständiger bildet er sich auch wieder zurück. Am unbefriedigendsten reagieren in dieser Hinsicht die Barbae. Ist es erst einmal zu täglichen Rasuren gekommen, dann wird selbst eine vollständige Beseitigung der Ursache die Gesichtsbehaarung nicht mehr völlig zum Verschwinden bringen. Rasuren

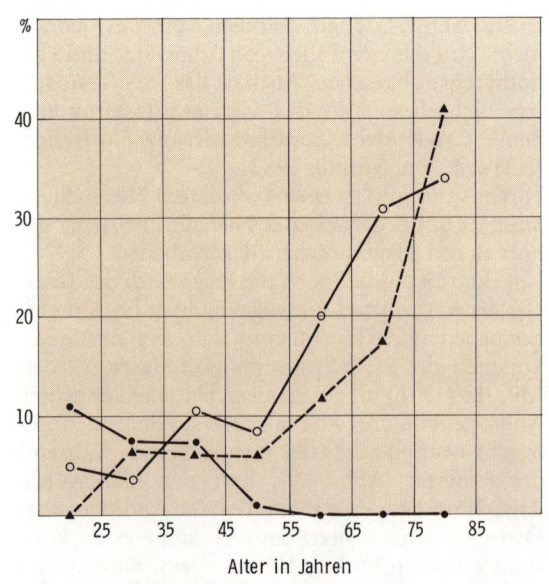

Abb. 4.10 Altersabhängigkeit des Vorkommens von Hirsutismus im Gesicht und am Abdomen, n = 269 (nach *Thomas* u. *Ferriman*)
●——● Abdomen, ○——○ Oberlippe, x——x Kinn

in größeren Intervallen bleiben unter solchen Umständen meist ein kosmetisches Erfordernis (HAMMERSTEIN u. Mitarb. 1979).

Diagnostik

Am Anfang aller Maßnahmen steht die Inspektion der entkleideten Patientin zur Klassifizierung der Mehrbehaarung – Hirsutismus, Hypertrichose oder gar Virilismus (Tab. 4.21) – und zur Einteilung nach Schweregraden.

Eine aufwendige endokrinologische Diagnostik ist im Grunde genommen nur selten indiziert, läßt sich aber aus psychologischen Gründen nicht immer umgehen. Hormonuntersuchungen sind insbesondere bei allen leichten stationären Formen überflüssig. Obsolet sind sie ferner zur sogenannten Therapiekontrolle, da aus den Resultaten keine Schlüsse für die weitere Behandlung gezogen werden können (s. u.). Nur Patientinnen mit Kinderwunsch unter Corticoidmedikation bilden hier eine Ausnahme. Androgenanalysen sind darüber hinaus bei allen iatrogenen Formen und der Hypertrichose ohne Wert.

Bei allen mittelschweren und schweren Formen, insbesondere bei Koinzidenz mit Virilismus, Zyklusstörungen sowie morphologischen Veränderungen kommt man dagegen ohne Hormonbestimmung nicht aus. Progredienz der Androgenisierung, Erstmanifestation längere Zeit nach der Pubertät und Verschlechterung eines Hirsutismus trotz adäquater Therapie sind spezielle Situationen, bei denen Hormonbestimmungen nicht unterlassen werden sollten, um einen androgenproduzierenden Tumor mit Sicherheit auszuschließen. Streng genommen ist der Tumorausschluß sogar die einzige rationale Indikation für eine aufwendige endokrinologische Diagnostik, wenn man von einigen seltenen Störungen, wie dem spät einsetzenden adrenogenitalen Syndrom („late onset AGS") sowie der Koinzidenz von Hirsutismus und Kinderwunsch absieht. Bei Grenzwerten zum Tumorbereich sind trotz anfänglichem Tumorausschluß Wiederholungsuntersuchungen in 6- bis 12monatigen Abständen angezeigt. In allen anderen Fällen erübrigen sich weitere Hormonbestimmungen.

Auf die Frage, welche hormonalen Parameter zur Routinediagnostik herangezogen werden sollen, gibt es heute eine klare Antwort: Behält man als hauptsächliches diagnostisches Ziel den Ausschluß eines androgenproduzierenden Tumors im Auge, dann genügt als Suchverfahren die gleichzeitige Bestimmung von Testosteron und Dehydroepiandrosteron-Sulfat (DHEA-S). Letzteres ist ein weit spezifischerer Parameter für die adrenalen Androgene als die früher übliche Bestimmung der 17-Ketosteroide im Harn und sollte diese, wo immer möglich, ersetzen. Testosteron rührt dagegen sowohl von den Nebennierenrinden als auch von den Ovarien her. Bisher sind keine androgenproduzierenden Geschwülste beschrieben worden, bei denen nicht wenigstens eines der beiden Hormone stark vermehrt gewesen wäre.

Wegen episodischer, diurnaler und zyklischer Testosteron-Blutspiegelschwankungen sollte die Blutentnahme für diese Untersuchung standardisiert werden, d. h., es sollte Mischblut aus drei, in 20minütigen Abständen, morgens zwischen 8 und 10 Uhr und zwischen dem 3. und 7. Zyklustag erfolgten Blutabnahmen an das Labor eingesandt werden. Beim DHEA-S fallen derartige Schwankungen angesichts der sehr niedrigen metabolischen Clearancerate nicht ins Gewicht. Dieses Hormon kann daher ohne weitere Kautelen zu jeder Zeit bestimmt werden. Die unter strengen Analysenbedingungen ermittelten Normalbereiche für beide Hormone und die Grenzwerte für einen Tumorverdacht gehen aus Tab. 4.23 hervor. Zur Zeit sind noch Methoden bzw. Reagentiensätze (Kits) mit wesentlich höheren Normalbereichen in Gebrauch. Die damit gewonnenen Ergebnisse sind wegen Unspezifität wertlos.

Auf die weltweit immer noch sehr beliebte Lokalisationsdiagnostik kann man beim nicht-tumorbedingten Hirsutismus unter klinischen Gesichtspunkten praktisch immer verzichten, zumal keines der nichtinvasiven Verfahren wirklich schlüssige Ergebnisse liefert. Überholt ist insbesondere der Dexamethason-hCG-Test, der nicht selten sogar in die Irre führt.

Allenfalls kann dem von ABRAHAM u. Mitarb. (1976) inaugurierten Dexamethason-Langzeittest zur Abschätzung der Nützlichkeit einer Corticoid-Dauertherapie bei Kinderwunschpatienten sowie in Ländern, die keinen Zugang zu Antiandrogenen haben, ein gewisser prognostischer Wert nicht abgesprochen werden.

Differentialdiagnose

(s. auch Tab. 4.22)

Androgenproduzierende Tumoren

Liegen das Serumtestosteron und DHEA-S im tumorverdächtigen Bereich (Tab. 4.23), dann ist dieser Befund durch mehrere Kontrollen abzusichern, ehe eine weiterführende Diagnostik zur Organ- und Seitenlokalisation in Angriff genommen werden sollte. Hierfür ist die selektive Katheterisierung der Organvenen mit nachfolgender Hormon-

Tabelle 4.23 Normalbereiche und Tumorgrenzen der beiden diagnostisch wichtigsten Androgene nach *Moltz* (1982)

Hormon im Serum	Normalbereich m ± SD	Tumorverdacht ab
Testosteron ng/ml (nmol/l)	0,35 ± 0,14 (1,2 ± 0,5)	> 1,5 (> 5,2)
DHEA–S µg/ml (µmol/l)	1,860 ± 0,820 (5,0 ± 2,2)	> 7,000 (> 19,0)

Tabelle 4.24 Leistungsfähigkeit und Strahlenbelastung verschiedener Verfahren zur Lokalisationsdiagnostik androgenproduzierender Tumoren (nach L. Moltz)

Methode	Auflösungsvermögen (Tumordurchmesser in cm)		Strahlenbelastung an den Gonaden (rem) bei der Untersuchung der	
	Ovarien	Nebennieren	Ovarien	Nebennieren
Laparoskopie	> 1,0	–	–	–
Ultraschalltomographie	> 3,0	> 1,0	–	–
Computertomographie	> 3,0	> 1,0	2,5	0,5
Szintigraphie	–	> 1,0	65	34
Retrograde Venographie	–	> 1,0	1,0	0,8
Selektive Katheterisierung	< 1,0	< 1,0	0,8	0,8

bestimmung in den verschiedenen Blutproben allen anderen diagnostischen Verfahren wie Laparoskopie, Sonographie, Computertomographie, Szintigraphie und Angiographie bei Vorliegen kleiner Tumoren deutlich überlegen (Tab. 4.24). Das Verfahren liefert allerdings nur in den Händen versierter Angiographen zufriedenstellende Ergebnisse. Selbst dann gelingt es nicht immer, die gewünschten Venen tatsächlich auch aufzufinden. Mit einer Trefferquote links von 59% und rechts 92% schneiden die Ovarialvenen in dieser Hinsicht schlechter ab als die NNR-Venen, die links in 93% und rechts in 84% getroffen werden (SÖRENSEN u. MOLTZ 1981).

Spät beginnendes adrenogenitales Syndrom (Late Onset AGS)

Von der Anamnese und dem klinischen Verlauf her läßt sich diese Sonderform nicht von anderen Hirsutismusformen unterscheiden. Mißbildungen am Genitale fehlen. Pathognomonisch ist eine Erhöhung des 17α-Hydroxyprogesterons im Blut um ein Mehrfaches sowohl unter Basalbedingungen als auch nach ACTH-Stimulation. Unter Corticoidmedikation kommt es sofort zur Normalisierung der Werte.

Abortives Cushing-Syndrom

Hirsutismus und Amenorrhoe können zu den Frühzeichen der Störung gehören. Auf die Diagnostik zur Früherkennung wird an anderer Stelle eingegangen.

Stein-Leventhal-Syndrom bzw. PCO (polyzystische Ovarien)

Klassische PCO entgehen nur selten dem gynäkologischen Tastbefund, sie lassen sich erforderlichenfalls laparoskopisch verifizieren. In ausgeprägten Fällen sind neben Volumenvergrößerung, einer porzellanartigen, nichtgyrierten Oberfläche mit verstärkter Gefäßzeichnung, einer Verdickung der Tunica albuginea und Hyperplasie des Ovarialstromas insbesondere eine Vielzahl kleiner Follikelzysten mit umgebender Thekazellen-Hyperplasie und Granulosazellenschrumpfung nachweisbar. Häufiger liegt allerdings nicht das Vollbild der PCO vor. Die Ovarien sind dann nicht nennenswert vergrößert und auch andere Charakteristika können fehlen; es bestehen fließende Übergänge zum normalen Ovar. Hormonanalytisch charakteristisch aber nicht pathognomonisch für PCO sind erhöhte Blutspiegel von LH, Testosteron, Androstendion, Östradiol und Östron. Beim Gn-RH-Doppelstimulationstest kommt es in jedem Fall von PCO zu einer überschießenden Zweitreaktion; eine Abgrenzung gegenüber anderen mit Hyperandrogenämie einhergehenden endokrinen Störungen ist aber auch mit diesem Test nicht möglich (MOLTZ u. Mitarb. 1979). Überhaupt gibt es kein Kriterium, das eine einwandfreie Diagnose gestatten würde.

Hyperthekosis (in der WHO-Klassifikation unter „tumor-like condition" aufgelistet)

Diese ovarielle endokrine Störung kann sowohl mit als auch ohne PCO einhergehen; sie betrifft hauptsächlich Frauen der mittleren und ausklingenden Reproduktionsphase. Die Hyperthekosis hat damit einen anderen Häufigkeitsschwerpunkt als die PCO. Die Androgenwerte liegen oft bereits im tumorverdächtigen Bereich und machen dann invasive Maßnahmen, insbesondere eine selektive Venenkatheterisierung erforderlich. Charakteristischerweise ist der Androgengehalt beider Ovarialvenen stark erhöht. Eine endgültige Sicherung der Diagnose ist nur auf histologischem Wege möglich. Selbst dann kann die Abgrenzung gegenüber den PCO schwierig sein.

Hypophysentumoren

Hypophysengeschwülste der verschiedensten Art, Prolaktinome, Akromegalie, Morbus Cushing und Achard-Thiers-Syndrom, können mit Hirsutismus als Frühsymptom einhergehen. Die diagnostische Abgrenzung von den zuvor genannten Hirsutismusformen stößt selten auf Schwierigkeiten (s. dort). Hier sind auch noch die sehr seltenen paraneoplastischen Tumoren zu nennen, die mittels hypophysenhormonähnlichen Substanzen die Androgenbildung in den endokrinen Drüsen stimulieren können.

Sonstiges

Ein Hirsutismus bedingender extraglandulärer Hyperandrogenismus infolge einer Hyper- wie auch Hypothyreose ist durch entsprechende Schilddrüsenfunktionsdiagnostik leicht diagnostierbar. Als pathophysiologisch ungeklärtes Begleitsymptom wird Hirsutismus auch noch bei Unterernährung, Anorexie und Fettsucht, bei Porphyrie und beim Morgagni-Syndrom angetroffen.

Iatrogene Ursachen
(Tab. 4.22)

Bei jedem plötzlich einsetzenden Hirsutismus ist auch an Medikamenteneinwirkung zu denken. Die Erhebung einer Arzneimittelanamnese sollte daher nie unterlassen werden. Bei negativem Ergebnis ist zu bedenken, daß es durchaus Patientinnen gibt, die ihren Medikamentenabusus zu verbergen suchen, z. B. beim Doping mit Anabolika oder bei der Verwendung von Androgenen als Aphrodisiaka.

Therapie

Mechanische Maßnahmen
Bei leichtem Hirsutismus reicht gelegentlich das Bleichen der Haare aus. Häufiger wird zum Zupfen, Entwachsen oder chemischen Epilieren Zuflucht genommen. Bei nicht zu eng stehenden Haaren verspricht das zeit- und kostenaufwendige elektrolytische Epilieren die besten Dauerresultate; Narbenbildungen sind dabei nicht immer zu vermeiden. Bei allen ausgeprägteren Formen sind regelmäßige Rasuren noch das schonendste und zugleich wirksamste Verfahren. Die landläufige Ansicht, daß dadurch das Haarwachstum weiter angeregt wird, hat wissenschaftlichen Nachprüfungen nicht standgehalten (HAMMERSTEIN u. Mitarb. 1979).

Hormontherapie, allgemeines
Unabhängig von der Wahl des Präparates gibt es bei der Hormonbehandlung des Hirsutismus gewisse Regelmäßigkeiten, die Arzt und Patient bekannt sein sollten. So ist mit der ersten wahrnehmbaren Rückbildung eines Hirsutismus nicht vor Ablauf einer dreimonatigen Dauertherapie zu rechnen. Das endgültige Therapieresultat ist selten vor dem neunten Behandlungsmonat erreicht, danach kommt es bei gleichbleibender Medikation üblicherweise zu keiner weiteren Besserung der Symptome mehr. Nach Absetzen der Hormonbehandlung pflegen alle Androgenisierungszeichen mehr oder weniger komplett wieder zurückzukehren, manchmal schon nach wenigen Wochen, meist nach einigen Monaten, selten erst nach länger als einem Jahr. Häufig wird auch übersehen, daß es eine enge Korrelation zwischen therapiebedingter Normalisierung einer Hyperandrogenämie und dem Rückgang der Androgenisierungszeichen nicht gibt, es sei denn, die Ausgangswerte wären wie beim kongenitalen adrenogenitalen Syndrom sehr stark erhöht.

Corticoid-Dauertherapie
Die ausgezeichneten Erfahrungen mit der Corticoidbehandlung bei der zuletzt genannten, angeborenen Enzymstörung der Nebennierenrinden sind nicht auf leichtere Formen der Androgenisierung übertragbar. Zwar läßt sich eine Hyperandrogenämie auch beim Hirsutismus simplex in vielen Fällen mit Hilfe einer Corticoid-Dauermedikation normalisieren, überzeugende Therapieeffekte stellen sich aber nur sehr selten ein. Der Nutzen des o. a. Dexamethason-Langzeittests zur Identifizierung von Patientinnen mit guten Therapiechancen wird unterschiedlich beurteilt. Immer ist dagegen bei Koinzidenz von Hirsutismus und Kinderwunsch ein Versuch mit der Corticoidtherapie gerechtfertigt; denn das ist die einzige Form einer Hormonbehandlung, die beiden Aspekten mehr oder weniger gerecht wird.

Zur Anwendung gelangen bei allen Indikationen gleichermaßen Substitutionsdosen von Prednisolon (5,0–7,5 mg) oder Hydrocortison (25–37,5 mg) zu gleichen Teilen auf eine Morgen- und eine Abenddosis aufgeteilt. Dexamethason wird zwar auch empfohlen, ist aber wegen seiner geringeren therapeutischen Breite dafür weniger geeignet.

Orale Kontrazeptiva
Noch häufiger und wirksamer als mit Corticoiden läßt sich ein erhöhter Androgenblutspiegel mit Hilfe der üblichen oralen Kontrazeptiva via negativem Rückkopplungsmechanismus senken bzw. normalisieren; gleichzeitig steigt das SHBG im Serum an. Bei Verwendung von Präparaten mit einem 19-Norandrostanderivat als Gestagenkomponente – hierzu zählen mehr als 90% aller heutzutage verordneten Pillenarten – werden aber zur gleichen Zeit Androgenaktivitäten in unterschiedlicher Höhe dem Körper von außen wieder zugeführt. Es ist dann letztlich ein Bilanzproblem, ob unter einer solchen Therapie das Androgenpotential im Organismus gesteigert oder verringert wird. Dementsprechend kann es unter Kontrazeptiva dieser Zusammensetzung sowohl zu Besserungen als auch zu Verschlechterungen oder sogar zum Neuauftreten leichter Androgenisierungszeichen wie Akne und Seborrhoe kommen; ein Hirsutismus wird dagegen schon sehr viel seltener in eine der beiden Richtungen verändert. Bei den heute immer mehr in den Vordergrund drängenden niedrigdosierten Pillenpräparaten fällt die geschilderte Bilanz generell günstiger aus; die qualitativen Unterschiede dieser sog. Mikropillen fallen klinisch kaum noch ins Gewicht. Ihnen ist also der Vorrang zu geben, falls die Verordnung einer androgenfreien 17α-Acetoxyprogesteron-haltigen Pille nicht in Frage kommt.

Antiandrogene, allgemeines
Alle Substanzen, die am Zielorgan den Androgenen entgegenwirken, fallen unter diese Kategorie; Pharmaka, die lediglich die Androgenbildung in den endokrinen Drüsen drosseln, gehören defi-

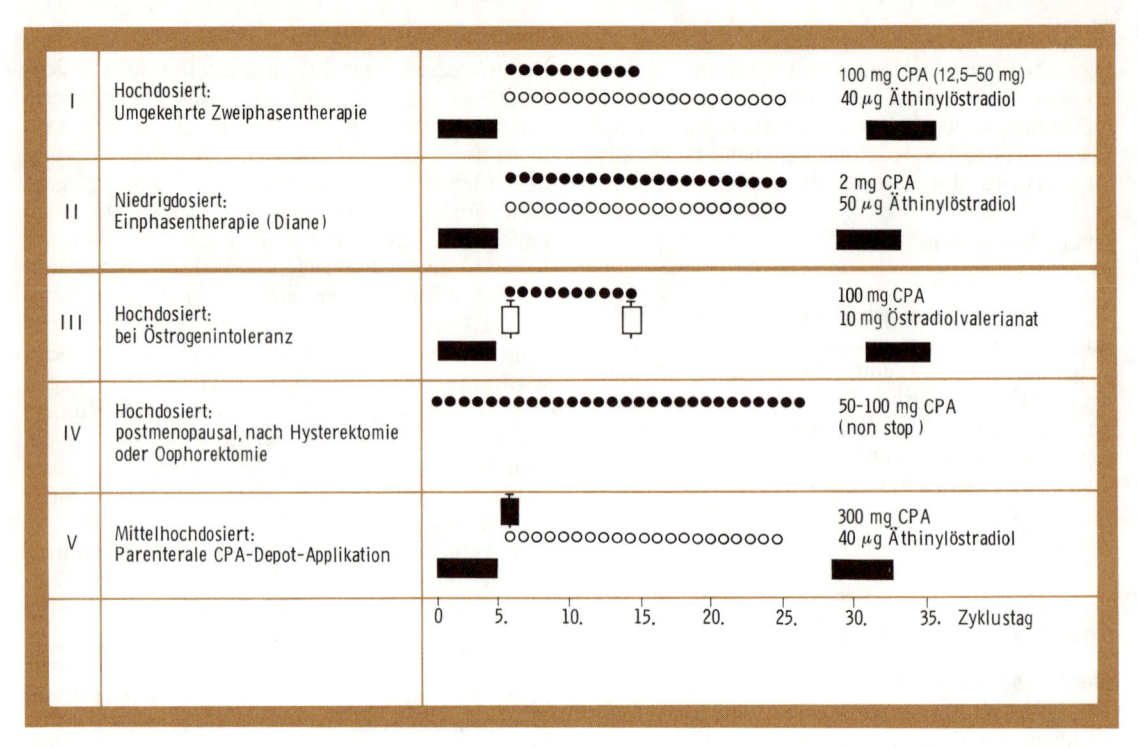

I	Hochdosiert: Umgekehrte Zweiphasentherapie		100 mg CPA (12,5–50 mg) 40 µg Äthinylöstradiol
II	Niedrigdosiert: Einphasentherapie (Diane)		2 mg CPA 50 µg Äthinylöstradiol
III	Hochdosiert: bei Östrogenintoleranz		100 mg CPA 10 mg Östradiolvalerianat
IV	Hochdosiert: postmenopausal, nach Hysterektomie oder Oophorektomie		50–100 mg CPA (non stop)
V	Mittelhochdosiert: Parenterale CPA-Depot-Applikation		300 mg CPA 40 µg Äthinylöstradiol

Abb. 4.11 Therapieschemata zur Behandlung von Androgenisierungszeichen bei der Frau mit Cyproteronacetat I und II: hoch- und niedrigdosierte Standardtherapie, III–V: seltene Ausweichverfahren, CPA = Cyproteronacetat ■ = Menses

nitionsgemäß nicht dazu. Der bekannteste Vertreter dieser Klasse, das Cyproteronacetat, entfaltet seine Wirkung über eine kompetitive Verdrängung der Androgene von ihren Rezeptoren in der Zielzelle. Im Gegensatz zu dieser endokrinologisch auch noch in anderer Hinsicht aktiven Substanz (s. u.) haben verschiedene reine Antiandrogene, also Pharmaka ohne zusätzliche Hormonwirkungen, wie Benorteron, Cyproteron und Flutamid, wegen mangelnder Effektivität oder gravierender Nebenwirkungen bisher keine Marktreife erreichen können. In jüngster Zeit haben dagegen zwei Pharmaka ganz anderer Art, nämlich Spironolacton und Cimetidin, auf diesem Gebiet die Aufmerksamkeit auf sich gezogen. Ersteres wirkt über eine Beeinflussung biosynthetischer Enzymsysteme hemmend auf die ovarielle Androgenproduktion ein, scheint darüber hinaus aber auch echte antiandrogene Eigenschaften am Integument zu besitzen (CUMMING u. Mitarb. 1981). Letzteres ist endokrinologisch wohl nur als Antiandrogen wirksam (VIGERSKY u. Mitarb. 1980).
Alle plazentagängigen Antiandrogene beschwören bei Anwendung während einer Schwangerschaft im Falle eines männlichen Föten die Gefahr der Entwicklung eines Pseudohermaphroditismus masculinus herauf. Jede Antiandrogenbehandlung bei einer Frau im Reproduktionsalter muß daher durch zuverlässige kontrazeptive Maßnahmen abgesichert sein!
Cyproteronacetat, das zur Zeit einzige im Handel befindliche Antiandrogenpräparat (Androcur), ist gleichzeitig ein starkes Gestagen und ein schwächeres Antigonadotropin. Um den relativ schwachen Antiandrogeneffekt voll auszunutzen, muß man erhebliche Gestagenüberdosierungen in Kauf nehmen. Beispielsweise entspricht die während der umgekehrten Zweiphasentherapie (s. u.) zugeführte Gestagenmenge mindestens dem 30fachen des in der Lutealphase vom Gelbkörper gebildeten Progesterons! Kontraindikationen gegen Gestagene sind daher streng zu beachten. Als weitere Besonderheit verfügt Cyproteronacetat aufgrund einer ausgeprägten Speicherungsfähigkeit im Fettgewebe über eine lange Verweildauer im Organismus. Klinische Relevanz erlangt diese Eigenschaft aber nur bei hoher Dosierung (50–100 mg täglich); die Entzugsblutung kann dann um 2–3 Wochen herausgezögert und verzettelt werden.
Diesen Besonderheiten des Cyproteronacetats trägt die umgekehrte Zweiphasen- bzw. Sequenztherapie Rechnung (HAMMERSTEIN u. Mitarb. 1975, MOLTZ u. Mitarb. 1980). Cyproteronacetat wird dabei wegen seiner Depotwirkung nur von Zyklustag 5–14 gegeben, Äthinylöstradiol von Zyklustag 5–25; mit Entzugsblutungen ist 3–5 Tage nach der letzten Östrogeneinnahme zu rechnen (Abb. 4.11). Dieses Einnahmeschema garantiert mit außerordentlicher Zuverlässigkeit den erforderlichen Schutz vor Empfängnis. Selbst wenn die Einnahme mehrerer Tabletten vergessen wird, besteht angesichts der Depotwirkung des Cyproteronacetats keine Konzeptionsgefahr.
Bei gastrointestinaler Unverträglichkeit können die Östrogene auch parenteral, z. B. mittels zweier i. m. Injektionen à 10 mg Östradiolvalerat an den

Zyklustagen 5 und 14 verabfolgt werden, ohne daß der Blutungsablauf dadurch nennenswert verändert würde. Bei Therapieversagern lohnt sich umgekehrt der Versuch, das Cyproteronacetat parenteral zu verabfolgen, und zwar 300 mg einmalig intramuskulär am 5. Zyklustag; die orale Einnahme von Äthinylöstradiol während des ganzen Intermenstruum bleibt unverändert. Ausdrücklich ist darauf hinzuweisen, daß Cyproteronacetat während der Reproduktionsphase zur Vermeidung schwer kontrollierbarer Blutungen nicht allein verabfolgt werden sollte. Nur beim Fehlen von Uterus und/oder Ovarien sowie nach Erlöschen der Ovarialfunktion in der Postmenopause kann auf einen Östrogenzusatz verzichtet werden. In niedriger Dosierung ist Cyproteronacetat zusammen mit Äthinylöstradiol auch noch in dem kontrazeptiven Einphasenpräparat Diane enthalten (2 mg/50 µg). Seine Antiandrogenität ist entsprechend sehr viel schwächer ausgeprägt als die der umgekehrten Zweiphasentherapie, reicht aber in vielen Fällen mit Androgenisierungszeichen geringerer Ausprägung für ein zufriedenstellendes Therapieresultat aus; vorteilhafterweise wird dabei eine Gestagenüberlastung des weiblichen Organismus vermieden.

Aus der kumulativen Darstellung der Behandlungsergebnisse mit Cyproteronacetat in hoher und niedriger Dosierung in Abb. 4.12 ist zu ersehen, daß Akne und Seborrhoe auf beide Einnahmeschemata annähernd gleich gut reagieren; nur selten ist ein Übergang von Diane auf die umgekehrte Zweiphasentherapie erforderlich. Die androgentische Alopezie spricht auf das niedrigdosierte Präparat sogar besser an. Bei leichten Formen des Hirsutismus läßt sich mit Diane in etwa der Hälfte der Fälle ein zufriedenstellender Rückgang der Mehrbehaarung erzielen. Bei mittelschweren und schweren Formen reicht die schwache Antiandrogenität dieses Mittels für einen nachhaltigen Therapieerfolg aber meistens nicht aus. Selbst bei der hochdosierten umgekehrten Zweiphasentherapie wird in 20–40% der Fälle mit ausgeprägtem Hirsutismus Therapieresistenz beobachtet. Ovarielle, adrenale und gemischt ovariell/adrenale Formen sprechen etwa gleich gut auf die Antiandrogentherapie an, der Hirsutismus ohne nachweisbare hormonale Veränderungen im allgemeinen etwas schlechter. Wie oben bereits erläutert, ist das Behandlungsergebnis weitgehend unabhängig davon, ob der Androgenblutspiegel durch die Medikation gesenkt wurde oder nicht (HAMMERSTEIN u. Mitarb. 1975, MOLTZ u. Mitarb. 1980); die nichtsdestoweniger in der Praxis sehr beliebten hormonanalytischen Kontrollen „zur Therapieüberwachung" entbehren also jeder rationalen Grundlage (s. o.) und sollten aus Kostenersparnisgründen unterlassen werden.

Ein Wiederauftreten des Hirsutismus nach Absetzen der hochdosierten Antiandrogentherapie läßt sich meist vermeiden bzw. herauszögern, wenn die Medikation nicht abrupt abgesetzt, sondern die

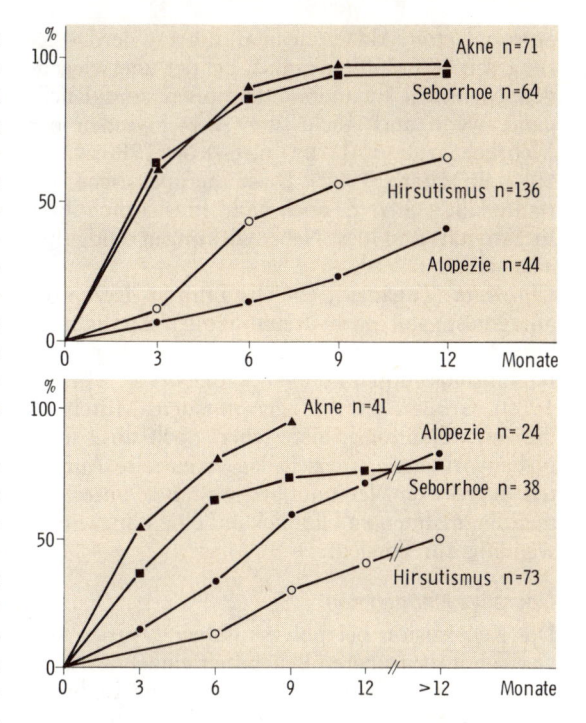

Abb. 4.12 Kumulative Darstellung der Behandlungserfolge mit Cyproteronacetat in Abhängigkeit von der Therapiedauer (*Moltz* u. Mitarb.)
Oberes Schema: Hochdosierte umgekehrte Zweiphasentherapie, überwiegend ausgeprägte Hirsutismusfälle
Unteres Schema: Niedrigdosierte Behandlung mit der Kombinationspille Diane, überwiegend leichte Hirsutismusfälle

Cyproteronacetatdosis über 50, 25 und 12,5 mg stufenweise verringert wird. Selbst bei ausgeprägteren Fällen reicht nicht ganz selten eine Dauerbehandlung mit Diane aus, um die Mehrbehaarung in erträglichen Grenzen zu halten.

Die Nebenwirkungen unterscheiden sich nicht wesentlich von jenen der üblichen Ein- und Zweiphasenkontrazeption. Bei der hochdosierten umgekehrten Zweiphasentherapie kommen Müdigkeit, Abgeschlagenheit und Gewichtszunahmen jeweils in etwa 20%, sowie Libidoabnahme, Brustspannen und Übelkeit in rund 10% hinzu. Für die Anwendung der beiden Behandlungsschemata gelten im übrigen dieselben Richtlinien wie für die orale Kontrazeption: Thromboembolien, Myokardinfarkt, hormonabhängige Tumoren sowie bestimmte angeborene Erkrankungen gehören zu den absoluten Kontraindikationen. Raucherinnen sollten spätestens mit dem 35. Lebensjahr auf den Genuß von Zigaretten verzichten, wenn sie die Therapie mit Antiandrogenen und Östrogenen weiterführen wollen. Besondere Vorsicht ist in diesem Lebensabschnitt auch noch bei Adipositas, Hypertonus und/oder Diabetes geboten. Jenseits des 40. Lebensjahres sollte keine hochdosierte umgekehrte Sequenztherapie mehr vorgenommen werden, jenseits des 45. Lebensjahres auch kein Äthinylöstradiol mehr als Östrogenkomponente in Kombinationspräparaten Verwendung finden.

Spironolacton (Aldactone u. a.) führt in der Dosierung von 100–200 mg täglich bei der überwiegenden Mehrzahl hirsuter Patientinnen zum Rückgang, wenn auch nicht zum Verschwinden der Mehrbehaarung (SHAPIRO u. EVRON 1980, CUMMING u. Mitarb. 1982). Diese therapeutische Variante läßt sich z. Z. noch nicht hinsichtlich ihrer Effektivität und der Nebenwirkungen endgültig abschätzen.

Cimetidin (Tagamet), ein Histamin-H_2-Rezeptorantagonist, soll nach dreimonatiger Applikation von 3mal 300 mg täglich zur Besserung eines Hirsutismus führen können (VIGERSKY u. Mitarb. 1980). Größere Erfahrungen mit dem Mittel auf diesem Indikationsgebiet stehen noch aus; seine Nebenwirkungen, speziell das vereinzelte Auftreten depressiver Verstimmungszustände unter Cimetidin, mahnen im Hinblick auf eine Langzeitanwendung zur Vorsicht.

Operative Maßnahmen

Die Keilexzision bei polyzystischen Ovarien hat viel von ihrer früheren Beliebtheit eingebüßt. Nur noch selten ist dieser Eingriff, der eine Reduzierung des androgenproduzierenden Stromas zum Ziel hat, indiziert. Auch nach Entfernung ausgiebiger Exzidate bis hinunter zum Hilus bildet sich ein Hirsutismus nur selten zufriedenstellend zurück. Bei der Hyperthekosis mit massivem Hirsutismus oder Virilismus ist die beidseitige Oophorektomie oft der letzte therapeutische Ausweg. Angesichts des Altersschwerpunktes dieser Störung im 4.–5. Lebensjahrzehnt bleibt der Eingriff meist ohne tiefgreifendere subjektive Folgen. Bei einseitigen androgenproduzierenden Tumoren wird man die nicht betroffene endokrine Drüse im allgemeinen erhalten können; jenseits der Menopause werden beide Ovarien entfernt. Ähnlich geht man beim tumorbedingten adrenalen Hirsutismus vor. Auch in diesem Falle sollte die kollaterale gesunde Drüse nach Möglichkeit in situ belassen werden. Handelt es sich um eine nicht-tumorbedingte Form des adrenalen Hirsutismus, dann ist für operative Maßnahmen kein Platz.

Literatur

Abraham, G. E., G. B. Maroulis, J. E. Buster, R. J. Chang, J. R. Marshall: Effect of dexamethasone on serum cortisol and androgen levels in hirsute patients. Obstet. Gynecol. 47 (1976) 395

Cumming, D. C., J. C. Yang, R. W. Rebar, S. S. C. Yen: Spironolactone and hirsutism. Amer. Med. Assoc. 247 (1982) 1295

Ferriman, D., J. D. Gallwey: Clinical assessment of body hair growth in women. J. clin. Endocr. 21 (1961) 1440

Ferriman, D., A. W. Purdie: The inheritage of polycystic ovarian disease and a possible relationship to premature balding. Clin. Endocr. 11 (1979) 291

Givens, J. R.: Hirsutism and hyperandrogenism. Advanc intern. Med. 21 (1976) 221

Hammerstein, J.: Hyperandrogenismus und Ovarialinsuffizienz. In Zander, J.: Die Sterilität, Fortschritte für das diagnostische und therapeutische Handeln. Urban & Schwarzenberg, München 1983 (S. 39)

Hammerstein, J., U. Lachnit-Fixson, F. Neumann, G. Plewig: Androgenisierungserscheinungen bei der Frau. Excerpta Medica, Amsterdam 1979 (S. 292)

Hammerstein, J., J. Meckies, I. Leo-Rossberg, L. Moltz, F. Zielske: Use of cyproterone acetate (CPA) in the treatment of acne, hirsutism and virilism. J. Steroid. Biochem. 6 (1975) 827

Labhart, A.: Hirsutismus. Schweiz. med. Wschr. 106 (1976) 1197

Mauvais-Jarvis, P., F. Kutenn, I. Mowszowicz: Hirsutismus. Monographs on Endocrinology 19. 1981. Springer, Berlin 1981

McKnight, F.: The prevalence of hirsutism in young women. Lancet 1964/I, 410

Melick, R., H. P. Taft: Observations on body hair in old people. J. clin. Endocr. 19 (1959) 1597

Moltz, L.: Rationeller Einsatz endokrinologischer und radiologischer Verfahren bei der Differentialdiagnose von Androgenisierungserscheinungen der Frau. Geburtsh. Frauenheilk. 42 (1982) 321

Moltz, L., U. Schwartz, J. Hammerstein: Die klinische Anwendung von Antiandrogenen bei der Frau. Gynäkologe 13 (1980) 1

Moltz, L., F. Haase, U. Schwartz, J. Hammerstein: Die Behandlung androgenisierter Frauen mit intramuskulär applizierbarem Cyproteronacetat. Geburtsh. Frauenheilk. 43 (1983) 281

Moltz, L., A. Römmler, U. Schwartz, F. Bidlingmaier, J. Hammerstein: Peripheral steroid-gonadotropin interactions and diagnostic significance of double-stimulation tests with luteinizing hormone-releasing hormone in polycystic ovarian disease. Amer. J. Obstet. Gynec. 134 (1979) 813

Schwartz, U., L. Moltz, J. Hammerstein: Die hyperandrogenämische Ovarialinsuffizienz. Gynäkologe 14 (1981) 119

Schwartz, U., L. Moltz, J. Brotherton, J. Hammerstein: The diagnostik value of plasma free testosterone in non-tumorous and tumorous hyperandrogenism. Fertility & Sterility 40 (1983) 66

Shapiro, G., S. Evron: A novel use of spironolactone: treatment of hirsutism. J. clin. Endocr. Metab. 51 (1980) 429

Sörensen, R., L. Moltz: Diagnostik bei progredientem Hirsutismus. Kathetertechnik und Ergebnisse. Fortschr. Röntgenstr. 135, 3 (1981) 257

Thomas, P. K., D. G. Ferriman: Variations in facial and pubic hair growth in white women. Amer. J. Phys. Anthropol. 15 (1957) 171

Vigersky, R. A., I. Mehlman, A. R. Glass, C. E. Smith: Treatment of hirsute women with cimetidine. New Engl. J. Med. 303 (1980) 1042

Yen, S. S. C.: The polycystic ovary syndrome. Clin. Endocr. 12 (1980) 177

Yen, S. S. C., C. Chaney, H. L. Judd: Functional aberrations of the hypothalamic pituitary system in polycystic ovary syndrome: a consideration of the pathogenesis. In James, V. H. T., M. Serio, G. Giusti: The Endocrine Function of the Human Ovary. Academic Press, New York 1976 (p. 373)

Krankheiten der Nebennierenrinde im Zusammenhang mit Östrogenen

J. HAMMERSTEIN

Feminisierende Nebennierenrindentumoren

Definition

Unter dem Begriff feminisierende Nebennierenrinden-(NNR-)Tumoren werden alle gut- und bösartigen NNR-Geschwülste zusammengefaßt, die mit dem Leitsymptom der Verweiblichung einhergehen. Dabei kann es sich um die Manifestation weiblicher Charakteristika beim männlichen Geschlecht wie auch um das Auftreten einer isosexuellen Pseudopubertas praecox bzw. von Postmenopausenblutungen beim weiblichen Geschlecht handeln. Sowohl von der klinischen Symptomatik als auch von der hormonalen Situation her bestehen fließende Übergänge zu NNR-Geschwülsten mit vorwiegend virilisierenden bzw. cushingoiden Zügen. Sogar ein Umschlag von der Virilisierung zur Feminisierung ist beim NNR-Karzinom möglich (HALMI u. LASCARI 1971). Demgemäß ist das Krankheitsbild alles andere als scharf umrissen. Der alleinige Nachweis einer erhöhten Östrogenausscheidung reicht für die Zuordnung zu dieser Tumorart nicht aus (s. unten).

Morphologie

Feminisierende NNR-Karzinome pflegen schneller zu wachsen und größer zu werden als die verweiblichenden NNR-Adenome. Erstere können gut Kindskopf- letztere höchstens Grapefruitgröße erreichen. Eine Seitenbevorzugung gibt es bei keiner der beiden Tumorarten.
Benigne Tumoren sind gut abgrenzbar und mit einer Kapsel versehen. Ihre Zellbilder variieren hinsichtlich Form und Größe erheblich; die Kerne sind normalgroß bis stärker vergrößert und hypochromatisch, Mitosen finden sich selten, das Zytoplasma ist durchsichtig bis eosinophil. Vereinzelt liegen auch benigne, noduläre NNR-Hyperplasien einer feminisierenden NNR-Störung zugrunde (BOYAR u. HELLMANN 1974).
Die Diagnose eines NNR-Karzinoms ist beim Nachweis von infiltrierendem Wachstum, Mitosereichtum sowie Hyperchromasie und Polymorphie der Kerne leicht, bei weniger charakteristischen Befunden kann sie jedoch erhebliche Schwierigkeiten bereiten (MITSCHKE u. Mitarb. 1978). So sind eine Reihe von später metastasierenden NNR-Geschwülsten bekannt geworden, die pathologisch-anatomisch zunächst als Adenome angesprochen worden waren.

Vorkommen und Häufigkeit

Feminisierende NNR-Tumoren gehören zu den ausgesprochenen Seltenheiten. Unter 91 NNR-Karzinomen, deren Häufigkeit mit 2 auf 1 Million angegeben wird, fanden sich nur 11mal solche mit Feminisierung. Insgesamt sind noch nicht einmal 100 Fälle in der Weltliteratur beschrieben worden (GABRILOVE u. Mitarb. 1970). Unter ihnen überwiegen bei weitem die Karzinome bei Männern mit einer Bevorzugung der Altersgruppe zwischen 25 und 45 Jahren. Bei Knaben sind bisher erst 7mal Geschwülste dieser Art, darunter 3mal Karzinome, angetroffen worden, bei Mädchen sogar nur 3mal. Ebenso selten sind „feminisierende", mit Blutungsstörungen einhergehende NNR-Geschwülste bei der geschlechtsreifen bzw. postmenopausalen Frau.

Pathophysiologie

Schon unter physiologischen Bedingungen sondern die NNR Östron in nennenswerten Mengen ab. Die Sekretionsrate wurde mit 7,7 µg Tag (28,5 nmol) ermittelt (WASADA u. Mitarb. 1978). Umstritten ist dagegen, ob auch Östradiol unter normalen Bedingungen von den NNR sezerniert wird; vergleichende Untersuchungen zwischen adrenalem und peripherem Venenblut (Gradientenbestimmung) haben zu widersprüchlichen Ergebnissen geführt. Keinen Anhalt gibt es für eine direkte adrenale Produktion von Östriol, dem dritten der drei klassischen Östrogene.
Dementsprechend ist es unter den Östrogenen in erster Linie das Östron, das von feminisierenden NNR-Geschwülsten in unterschiedlichem Umfang, gelegentlich sogar massiv vermehrt gebildet wird. Die Zunahme von Östradiol hält sich dagegen in Grenzen. In zwei daraufhin untersuchten Karzinomfällen wurde ferner Östetrol, das sonst nur bei Schwangeren in nennenswerten Mengen angetroffen wird, stark erhöht gefunden (BOYAR u. Mitarb. 1977). Über Östriol als direktes Sekretionsprodukt feminisierender NNR-Geschwülste ist bisher nichts Sicheres bekannt geworden. Diese an adrenalem bzw. peripherem Venenblut erlangten Erkenntnisse werden durch direkte Östrogenanalysen im Tumorgewebe und durch Biosyntheseversuche in vitro gestützt. Danach ist feminisierendes NNR-Tumorgewebe zur Östrogenproduktion aus den Steroidvorstufen Acetat, Pregnenolon, Progesteron und Androstendion in der Lage. Insofern bestehen also zu den virilisierenden NNR-Geschwülsten gewisse Unterschiede, da bei diesen die biosynthetischen Steroidumwandlungen im Zuge der Entdifferenzierung beeinträchtigt und die Hormonbildung unter Bevorzugung von Dehydroisoandrosteron als Endprodukt auf eine primitive Stufe abzusinken pflegt.
Die Östrogenbiosynthese solcher Geschwülste

spricht offenbar nicht oder nur unzureichend auf ACTH an; dagegen kommen deutliche Stimulierungen mit hCG vor. Als Ursache dafür sind inadäquate LH-Rezeptoren im Tumorgewebe postuliert worden (BREUSTEDT u. Mitarb. 1977). Die Rolle des Prolactin ist ebenfalls noch unklar. Die Blutspiegel dieses Hormons können normal, vermindert oder sogar massiv erhöht sein. Im letzteren Falle ist an pathogenetische Zusammenhänge mit der Feminisierung zu denken.

Im übrigen wird eine stark erhöhte Östrogensekretion der NNR nicht nur bei feminisierenden NNR-Tumoren, sondern regelmäßig auch beim kongenitalen adrenogenitalen Syndrom, häufig auch bei virilisierenden NNR-Geschwülsten und gar nicht selten sogar bei Tumoren mit Cushing-Symptomatik angetroffen. Bei den genannten Erkrankungen überwiegen aber die im Blute kreisenden Androgene in einem solchen Maße, daß sich die feminisierende Prägungskraft der Östrogene nicht durchzusetzen vermag.

Darüber hinaus wird das klinische Bild auch noch von der genetisch determinierten, sehr unterschiedlichen Ansprechbarkeit der Erfolgsorgane auf Östrogene bestimmt. Infolgedessen können bei gleicher Hormonproduktion die endokrinen Manifestationen von Fall zu Fall erheblich variieren. Beim Vorliegen einer ausbalancierten Produktion östrogener und androgener Hormone ist die Vortäuschung endokrinologisch stummer Tumoren möglich.

Hormonanalytische Befunde

Trotz spärlicher Informationen über die entsprechenden Östrogenblutspiegel kristalliert sich Östron als der eigentliche Karzinom-„Marker" für feminisierende NNR-Geschwülste heraus. Bei zwei eigenen Beobachtungen erreichten die Östronwerte das 50- bis 500fache vom Normalen, während die Östradiolblutspiegel nur um das 5- bis 15fache erhöht waren.

Auch im Harn sind die Östrogene bei Anwendung zuverlässiger Bestimmungsmethoden stets erhöht. Anders als im Blut ist von dieser sehr unterschiedlich ausfallenden Vermehrung in erster Linie das Östriol betroffen, seltener dominiert Östron. Östradiol, das wirksamste der drei klassischen Östrogene, zeigt die geringsten Veränderungen. Daneben können aber auch noch verschiedene andere Östrogenmetaboliten, wie 16α-Hydroxyöstron, 16α-Hydroxyöstradiol, 16-Epiöstrol, 2-Methoxyöstradiol und Östetrol, vermehrt im Harn angetroffen werden, gelegentlich sogar in großen Mengen. Ein für feminisierende NNR-Geschwülste pathognomonisches Östrogenspektrum im Harn gibt es aber nicht. Beim Vorliegen eines NNR-Karzinoms ist eine Östrogenausscheidung von mehreren Milligramm im 24-Stunden-Harn keine Seltenheit; beim Adenom liegen die Werte durchschnittlich sehr viel niedriger.

Auch die 17-Ketosteroidausscheidung ist im Falle eines NNR-Karzinoms im Gegensatz zum Adenom oft erhöht. Liegen die Werte in solchen Fällen über 100 mg/24 Stunden, so ist das fast schon beweisend für die Malignität einer Geschwulst. Der Anteil an inaktivem Ätiocholanolon an der Gesamt-17-Ketosteroidausscheidung ist meist auffallend hoch. Auch Dehydroepiandrosteron pflegt vermehrt zu sein, jedoch nicht in dem Ausmaß und mit der Regelmäßigkeit, wie bei den virilisierenden NNR-Karzinomen, wo dieses Steroid als „Tumor-Marker" verwandt werden kann. Gelegentlich sind die 11β-oxygenierten Steroide im Harn mehr oder weniger stark vermindert, was auf einen adrenalen 11-β-Hydroxylasemangel schließen läßt, und als Ursache für die oft gleichzeitig bestehende Hypertension in Frage kommt. Von den Harnsteroiden können ferner noch die 17-Hydroxysteroide, das Pregnandiol und das Pregnantriol erhöht sein.

Über das Verhalten der Blutsteroide liegen abgesehen von den Östrogenen nur vereinzelte Beobachtungen vor. Die Testosteronblutspiegel können bis auf Präpubertätsniveau erniedrigt sein; es pflegt jedoch schnell wieder zur Normalisierung zu kommen, wenn mit der Entfernung des Tumors auch die suppressive Wirkung der Östrogene auf die hypophysäre Gonadotropinausschüttung fortfällt. Die adrenale Cortisolsekretion braucht von dem Tumorgeschehen nicht beeinflußt zu werden; auch das Tagesprofil kann erhalten bleiben. Androstendion und 17α-Hydroxyprogesteron waren bei zwei eigenen Fällen um das 2- bis 3fache erhöht, Dehydroepiandrosteron und sein Sulfat dagegen normal.

Erwartungsgemäß pflegt es bei der Durchführung des ACTH-Stimulationstests, des Metopirontests und des Dexamethasonhemmtests als Zeichen der Autonomie des Tumors zu keiner signifikanten Änderung der pathologischen Steroidwerte zu kommen. Ausnahmen von dieser Regel sind nicht ganz selten. Die Gonadotropinwerte in Blut und Harn pflegen hochgradig supprimiert zu sein. Ausnahmsweise sind die biologischen und immunreaktiven hCG-Tests positiv. Kürzlich wurde sogar ein feminisierendes NNR-Karzinom beschrieben, das auf hCG-Applikation mit einer Vervielfachung der Östrogen- und Androgenabsonderung reagierte (BREUSTEDT u. Mitarb. 1977).

Krankheitsbild

Beim männlichen Geschlecht ist die Gynäkomastie ein nahezu obligates Leitsymptom, bei dessen Fehlen die Diagnose in Zweifel gezogen werden sollte. Häufig sind die Brüste schmerzempfindlich und die Warzenhöfe pigmentiert; auch kann es zur Galaktorrhoe kommen. Ein zweiter Symptomenkomplex gruppiert sich um die äußeren männlichen Genitalien und ihre Funktion. Hodenatrophie sowie nachlassende Libido und Potenz findet sich in etwa der Hälfte der Fälle; Penisatrophie und Haarveränderung in weiblicher Richtung bei jedem 4. bis 5. Kranken. In fortgeschrittenem Stadium kann die Spermatogenese unter Hyalinisierung bzw. Fibrosierung der Tubuli vollständig zum Erliegen kommen. Im Gegensatz zum Klinefelter-Syndrom bilden sich auch die Leydigschen Zwischenzellen zurück.

Daneben gibt es eine Reihe weiterer Symptome, deren gelegentliches Auftreten die Diagnostik in eine falsche Richtung lenken kann: Hypertension, eingeschränkte Kohlenhydrattoleranz, Ödem, Fettsucht, vermehrte Hautpigmentierung, Akne, Varikozele u. a. Mischformen mit Hyperkortikolismus, Hyperaldosteronismus und Pseudohyperparathyroidismus sind beschrieben worden (DEASIS u. SAMAAN 1978).

Bei in der Kindheit auftretenden feminisierenden NNR-Tumoren sind Knochenalter und -reifung dem chronologischen Alter fast immer um Jahre voraus. Im Gegensatz dazu kann die übrige Pubertätsentwicklung unterbleiben. Im übrigen ähnelt das klinische Bild demjenigen in der Geschlechtsreife.

Beim weiblichen Geschlecht sind irreguläre Uterusblutungen das Leitsymptom, entweder in Form von Metrorrhagien im Kindesalter in Verbindung mit Zeichen einer isosexuellen Pseudopubertas praecox oder als Postmenopausenblutungen. Als weiteres Zeichen kann vermehrter vaginaler Fluor hinzukommen.

Lokalisationsdiagnostik

Aufgrund seiner Größe läßt sich ein feminisierender NNR-Tumor häufig schon mittels Palpation lokalisieren. Intravenöses Pyelogramm, Röntgenübersichtsaufnahme und NNR-Tomographie nach Anlage eines Pneumoperitoneums sind weitere orientierende Maßnahmen, die in letzter Zeit an Bedeutung verloren haben. Im Vordergrund stehen heute die Ultraschalltomographie, die Computertomographie, die Szintigraphie und die Venographie, mit deren Hilfe NNR-Tumoren bis herunter zu 1 cm Größe nachgewiesen werden können. Noch kleinere hormonaktive NNR-Geschwülste lassen sich mit der transfemoralen Katheterisierung der beiden NNR-Venen in Verbindung mit Hormonalysen in den dabei gewonnenen Blutproben erfassen (selektive Katheterisierung). Die Strahlenbelastung der Gonaden beträgt bei der Szintigraphie der NNR 34 rem (340 mJ/kg); bei allen anderen Verfahren liegt sie deutlich unter 1,0 rem (10 mJ/kg) (MOLTZ 1982).

Differentialdiagnose

Differentialdiagnostisch sind in erster Linie die anderen Ursachen der Gynäkomastie auszuschließen. Hierzu gehören vor allem Hodenerkrankungen, speziell Tumoren (Palpationsbefund), Klinefelter-Syndrom (Anomalie der Zahl der Geschlechtschromosomen, hohe Gonadotropinausscheidung, Hodenhistologie), andere Intersexformen, besonders die verschiedenen Formen des Pseudohermaphroditismus masculinus, Leberzirrhose und die Genesungsphase nach schwerer Unterernährung; ferner wird die Gynäkomastie häufig als passageres Ereignis in der normalen Pubertät angetroffen (s. unten). Sie kommt gelegentlich als Begleitsymptom bei Rückenmarksläsionen, Bronchialkarzinomen, Morbus Hodgkin, Lungentuberkulose, Schilddrüsenfunktionsstörungen und nach Spirinolacton- sowie Digitalisverabfolgungen vor. Ein palpabler Tumor im linken Oberbauch kann zur Verwechslung mit einer Splenomegalie Anlaß geben.

Beim weiblichen Geschlecht außerhalb der Fortpflanzungsphase ist im Falle von Metrorrhagien in Verbindung mit hohen endogenen Östrogenblutspiegeln in erster Linie an östrogenproduzierende Tumoren der Ovarien und erst in zweiter Linie an die sehr viel selteneren NNR-Tumoren zu denken.

Therapie

Als einziges rationelles Behandlungsverfahren kommt die operative Entfernung des Tumors in Frage, und zwar unabhängig davon, ob er gut- oder bösartig ist. In neun Zehnteln aller Fälle ist dabei eine komplette Exstirpation des Tumors erreichbar, in den verbleibenden 10% ist das lokal infiltrative Wachstum hierfür schon zu weit fortgeschritten. Bei erwiesener Malignität sollte eine Strahlennachbehandlung in Erwägung gezogen werden, obwohl die bisher bekanntgewordenen Therapieresultate alles andere als ermutigend sind. Schließlich ist bei unaufhaltsamem Fortschreiten des Leidens an die Anwendung von Adrenostatika vom Typ des o,p-DDD zu denken.

Verlauf und Prognose

Feminisierende NNR-Karzinome haben als außerordentlich maligne zu gelten. Durchschnittlich verstreichen 2 Jahre nach Auftreten der ersten Symptome, bis die Diagnose gestellt wird. Damit geht wertvolle Zeit bis zur Operation verloren. Nach erfolgreich durchgeführter Tumorexstirpation kehren Libido, Potenz und Fertilität schnell zurück, Hoden und Penis nehmen an Größe wieder zu. Die Gynäkomastie kann sich völlig zurückbilden, besteht aber in manchen Fällen trotz des Fortfalls ihrer Ursache unverändert fort. Auch der gelegentlich erhöhte Blutdruck fällt schnell auf Normalwerte ab. Dasselbe pflegt für die Hormonausscheidung zuzutreffen. Wenn diese Zeichen nach einem symptomfreien oder -armen Intervall wieder auftreten, ist mit dem Vorliegen von Metastasen zu rechnen, das Schicksal der Patienten ist dann besiegelt.

Fast zwei Drittel aller Patienten versterben innerhalb Jahresfrist nach Diagnosestellung bzw. Operation; nahezu 80% aller Patienten erleben das 3. Jahr nicht. Überwiegt Östron im Hormonspektrum des Harns, dann scheint die Prognose etwas besser zu sein, als wenn Östriol das dominierende Östrogen ist. Ebenso scheint die Überlebenszeit bei Patienten mit Hypertension gegenüber solchen ohne Hochdruck verlängert zu sein. Bevorzugte

Organe der Metastasierung sind Leber, Lunge und regionale Lymphknoten.
Liegt ein Adenom vor, so ist die Prognose zwar günstiger; doch sei in diesem Zusammenhang nochmals auf die Schwierigkeiten bei der pathologisch-anatomischen Diagnose hingewiesen.

Extraglanduläre Aromatisierung von adrenalem Androstendion (Δ^4-Androsten-3,17-dion) in Östron

Physiologische Vorbemerkungen

Die Rolle der Nebennierenrinde für das endogene Östrogenmilieu konnte erst in jüngster Zeit näher präzisiert werden (SIITERI u. MACDONALD 1973). Im Vordergrund steht dabei die extraglanduläre Umwandlung von Androgenen in Östrogene in Fettgewebe, Muskel, Leber, Niere, Gehirn und anderen Geweben (LONGCOPE u. Mitarb. 1978). Als Androgen kommt hierfür bei der Frau nahezu ausschließlich das Androstendion in Frage, das während der Geschlechtsreife zu ⅔ von den NNR und zu ⅓ von den Ovarien stammt, in der Postmenopause dagegen fast ausschließlich adrenalen Ursprungs ist. Schon im normalen Menstruationszyklus leiten sich 10–50% des insgesamt sezernierten bzw. produzierten Östrons von der extraglandulären Aromatisierung von Androstendion ab. Postmenopausal wird nahezu das gesamte Östron auf diese Weise gebildet, eine nennenswerte Östrogensekretion der endokrinen Drüsen findet nur noch in der klimakterischen Übergangsphase statt. Damit wird die Nebennierenrinde bei der postmenopausalen Frau unter physiologischen Bedingungen zum alleinigen Lieferanten für Vorstufen der Östrogenbildung in der Körperperipherie. Gleichzeitig erhöht sich im Verlaufe des Klimakteriums die Konversionsrate Androstendion : Östron von 1,3 auf 2,7%; sie bleibt dann aber in der späten Postmenopause konstant (LONGCOPE 1980). Eine gesteigerte Umwandlung findet sich bei Fettsucht, Lebererkrankungen und Rechtsherzversagen. Die tägliche Östronbildung wird in der Postmenopause mit 45–55 μg (166–203 nmol) angegeben (LONGCOPE 1971, GRODIN u. a. 1973).
Die entsprechende Östradiolproduktion liegt mit 12 μg/24 h (44 nmol/24 h) sehr viel niedriger. Wie schon beim Östron kommen die Ovarien als direktes Herkunftsorgan für dieses Östrogen nach der perimenopausalen Umstellung nicht mehr in Frage; auch die adrenale Absonderung von Östradiol ist unbedeutend. Eine periphere Konversion aus Östron und/oder Testosteron wird vermutet.
Beim Mann dient neben Androstendion auch noch das in viel größeren Mengen als bei der Frau gebildete Testosteron als Vorstufe für die extraglanduläre Aromatisierung. Die direkte testikuläre Östrogensekretion dürfte demgegenüber gering sein. Ihr tatsächlicher Anteil an der Gesamtöstrogenbildung im Körper ist noch umstritten.

Klinische Bedeutung

Die klinische Bedeutung der extraglandulären Bildung von Östron aus adrenalem Androstendion ist in dem vergangenen Dezennium überschätzt worden. Die Vorstellung von der Nebennierenrinde als einer Art „dritten Gonade" (BOTELLA-LLUSIA 1951) sollte nicht wieder belebt werden.

Klimakterische Ausfallserscheinungen

Bisher hat sich noch kein endokrinologischer Parameter gefunden, der mit den vasomotorischen Beschwerden der Klimakterikerin mehr oder weniger eng korreliert wäre. Insofern kann man auch nicht davon ausgehen, daß die sich in bescheidenen Grenzen haltende extraglanduläre Östrogenbildung einen nennenswerten Einfluß auf die Ausfallserscheinungen ausübt. Dagegen reicht die extraglanduläre Östrogenproduktion in vielen Fällen aus, die atrophischen Veränderungen im Bereich der Vagina und des Uterus längerfristig aufzuhalten. Nahezu nichts ist bekannt über etwaige Zusammenhänge zwischen Östrogenspiegel und den typischen klimakterischen Depressionen, den sonstigen psychischen Alterationen, den häufig in der klimakterischen Übergangsphase auftretenden Veränderungen im ableitenden Harnsystem und den Gelenkbeschwerden.

Postmenopausale Blutungen

Ungeklärt ist immer noch, ob postmenopausale Blutungen in größerem Umfang durch eine vermehrte extraglanduläre Östrogenbildung zustande kommen können. Bei 5 Frauen mit Blutungen in der Postmenopause wurden ursprünglich Konversionsraten von Androstendion in Östron zwischen 2,0 und 9,2% – im Mittel 5,2% – ermittelt, was eine Verdoppelung gegenüber der Altersnorm bedeutet. Dementsprechend war auch die Östrogenproduktion mit 108 μg/24 h ≙ 400 nmol/24 h (47–240 μg/24 h ≙ 174–888 nmol/24 h) etwa zweimal so hoch wie normalerweise. Alle Frauen hatten beträchtliches Übergewicht, eine nicht überraschende Beobachtung angesichts der positiven Korrelation von Konversionsrate und Körpergewicht (SIITERI u. MACDONALD 1973). Eine Bestätigung dieser Zusammenhänge an einem größeren Untersuchungsgut steht aber immer noch aus. Insbesondere ist der Vorschlag einer niedrigdosierten Corticoidtherapie zur Vorbeugung von Blutungsrezidiven bisher von keiner anderen Seite aufgegriffen worden. Eine Abrasio zum Ausschluß eines Endometrium- oder Kollumkarzinoms darf auch bei erfolgreicher medikamentöser Therapie keinesfalls unterbleiben.

Korpuskarzinom (Endometriumkarzinom)

Es ist heute nicht mehr zu bezweifeln, daß eine kontinuierlich gesteigerte, nicht durch intermittierende Gestageneinflüsse antagonisierte Östrogensekretion der Entstehung dieser Geschwulst art Vorschub leistet. „Unopposed estrogens" finden sich am häufigsten bei polyzystischen Ovarien, die bei nicht weniger als 19–25% aller Korpuskarzinome in jugendlichem Alter anzutreffen sind. In der Postmenopause sind östrogenproduzierende Tumoren in 10–24% mit einem Endometriumkarzinom vergesellschaftet. Einer jahrelangen alleinigen Östrogentherapie zur Behandlung klimakterischer Beschwerden werden ebenfalls schwache kokarzinogene Eigenschaften zugeschrieben. Umstritten ist dagegen, ob das in der Postmenopause extraglandulär aus adrenalem Androstendion entstandene Östron zur Karzinominduktion nach der Hypothese von MACDONALD u. SIITERI (1973) ausreicht. Für diese Annahme spricht die Beobachtung, daß die periphere Konversion von Androstendion in Östron bei Adipositas, dem wichtigsten Dispositionsfaktor für das Endometriumkarzinom erhöht ist. Andererseits sind erhöhte Östronwerte keineswegs ein konstanter Befund beim Endometriumkarzinom. Auch ist MACDONALD (1979) inzwischen von der Vorstellung abgerückt, daß das Östron selbst das eigentliche Karzinom begünstigende Agens sei; manches spricht dafür, daß Östron erst nach intrazellulärer Umwandlung in Östradiol in der Zelle wirksam werden kann.

Osteoporose

Der Mineralsalzgehalt des Knochens nimmt sowohl im Anschluß an eine Frühkastration als auch nach der Menopause mehr oder weniger schnell ab. Dieser physiologischerweise auftretende Knochenabbau läßt sich durch Östrogendauermedikation aufhalten (LINDSAY u. Mitarb. 1976). Offen bleibt einstweilen die Frage, ob die extraglandulär gebildeten Östrogene einen hemmenden Einfluß auf die Entstehung einer Osteoporose besitzen. Östrogenblutspiegeluntersuchungen haben bisher keine Unterschiede zwischen Frauen mit schnellem und langsamem Knochenabbau nach einer Oophorektomie ergeben (Manolagas u. Mitarb. 1979).

Daß Männer in höherem Alter seltener unter einer Osteoporose zu leiden haben, dürfte daran liegen, daß die Testes bis in das Greisenalter hinein endokrin aktiv bleiben und gemeinsam mit den NNR zum Pool der anabolen Hormone beisteuern.

Gynäkomastie

Nicht nur bei feminisierenden NNR-Tumoren kommt es aufgrund überschießender Östrogenproduktion zur Ausbildung von Gynäkomastien; auch sehr viel subtilere Störungen im endokrinen Zusammenspiel zwischen NNR, Testes und extraglandulärer Östrogenbildung können die gleichen Folgen haben. So läßt sich die passagere Pubertätsgynäkomastie damit erklären, daß während der Adrenarche Androstendion vermehrt von den NNR sezerniert und dieses in der Körperperipherie dann entsprechend vermehrt in Östron umgesetzt wird, ohne daß es bereits eine nennenswerte Testosteroninkretion seitens des Hodens gäbe. Erst wenn im weiteren Verlauf der Pubertät der Hoden seine Funktion aufgenommen und sich die Relation Testosteron/Östrogen-Produktion den Erwachsenenverhältnissen angenähert hat, pflegt sich die Gynäkomastie wieder zurückzubilden. Eine herabgesetzte Relation Testosteron/Östrogen-Produktion ist der gemeinsame pathogenetische Nenner, auf den sich auch die meisten Gynäkomastien des Erwachsenenalters zurückführen lassen. Im Alter, wenn die endokrine Hodenfunktion nachzulassen beginnt, kann es ebenfalls zum relativen Überwiegen des extraglandulären, aus adrenalem Androstendion entstandenen Östrons über das testikuläre Testosteron und damit zur Ausbildung einer Gynäkomastie kommen.

Literatur

Barcelo, B., J. Ardaiz, A. Colas, J. Abascal, P. Gil, J. Menendez, J. L. Inchausti: Feminizing adrenocortical carcinoma in a postmenopausal woman. Postgrad. med. J. 55/644 (1979) 406

Botella-Llusia, J.: Beziehungen zwischen Nebennierenrinde und Gonaden. Arch. Gynäk. 183 (1953) 73

Boyar, R. M., L. Hellman: Syndrome of benign nodular adrenal hyperplasia associated with feminization and hyperprolactinemia. Ann. intern. Med. 80/3 (1974) 389

Boyar, R. M., C. Nogeire, D. Fukushima, L. Hellman, J. Fishman: Studies of the diurnal pattern of plasma corticosteroids and gonadotropins in two cases of feminizing adrenal carcinoma: Measurements of estrogen and corticosteroid production. J. clin. Endocr. Metab. 44 (1977) 39

Breustedt, H. J., S. Nolde, J. Tamm: Ein mit HCG stimulierbares, feminisierendes Nebennierenrindenadenom mit Cushing-Syndrom. Verh. dtsch. Ges. inn. Med. 83 (1977) 1340

Deasis D. N. jr., N. A. Samaan: Feminizing adrenocortical carcinoma with Cushing's syndrome and pseudohyperparathyroidism. Arch. intern. Med. 138 (1978) 301

Gabrilove, J. J., G. L. Nicolis, R. U. Hausknecht: Feminizing adrenocortical carcinoma in a man. Cancer 25 (1970) 153

Grodin, J. M., P. K. Siiteri, P. C. MacDonald: Source of estrogen production in postmenopausal women. J. clin. Endocr. Metab. 36 (1973) 207

Halmi, K. A., A. D. Lascari: Conversion of virilization to feminization in a young girl with adrenal cortical carcinoma. Cancer 27 (1971) 931

Howard, C. P., H. Takahashi, A. B. Hayles: Feminizing adrenal adenoma in a boy. Mayo Clin. Proc. 52 (1977) 354

Hutter, A. M., D. E. Kayhde: Adrenal cortical carcinoma, clinical features of 138 patients. Amer. J. Med. 41 (1966) 572

Lindsay, R., J. M. Aitken, J. B. Anderson, D. M. Hart, E. B. MacDonald, A. C. Clarke: Long-term prevention of postmenopausal osteoporosis by oestrogen. Lancet 1976/I, 1038

Longcope, C.: Metabolic clearance and blood production rates of estrogens in postmenopausal women. Amer. J. Obstet. Gynec. 111 (1971) 778

Longcope, C.: Androgen and estrogen conversion ratios in aging women. Maturitas 2 (1980) 13

Longcope, C., J. H. Pratt, S. H. Schneider, S. E. Fineberg: Aromatization of androgen by muscle and adipose tissue in vivo. J. clin. Endocr. Metab. 46 (1978) 146

MacDonald, P. C.: Determinants of the rate of estrogen formation in postmenopausal women. Eur. J. Obstet. Gynec. 9 (1979) 187

Manolagas, S. C., D. C. Anderson, R. Lindsay: Adrenal steroids and the development of osteoporosis in oophorectomised women. Lancet 1979/II, 597

Mathur, R. S., H. D. Williamson, L. O. Moody, E. Diszfalusy: In vitro sterol and steroid biogenesis by a femizing adrenocortical carcinoma. Acta endocr. (Kbh) 73 (1973) 518

Mitschke, H., W. Saeger, H. J. Breustedt: Feminizing adrenocortical tumor. Histological and ultrastructural study. Virchows Arch. (pathol. Anat.) 377 (1978) 301

Moltz, L.: Rationeller Einsatz endokrinologischer und radiologischer Verfahren bei der Differentialdiagnose von Androgenisierungserscheinungen der Frau. Geburtsh. u. Frauenheilk. 42 (1982) 321

Rose, L. I., G. H. Williams, P. I. Jagger, D. P. Lauler: Feminizing tumor of the adrenal gland with positive „Chorionic-like" gonadotrophin test. J. clin. Endocr. Metab. 28 (1968) 903

Rose, L. I., G. H. Williams, K. Emerson, D. B. Vilee: Steroidal and gonadotropin evaluation of a patient with a feminizing tumor of the adrenal gland. In vivo and in vitro studies. J. clin. Endocr. Metab. 29 (1969) 1526

Siiteri, P. K., P. C. MacDonald: Role of extraglandular estrogen in human endocrinology. In R. O. Greep: Handbook of Physiology, Section 7, vol. II, Washington 1973 (p. 615)

Solomon, S. S., S. P. Swersie, C. A. Paulsen, E. G. Biglieri: Feminizing adrenocortical carcinoma with hypertension. J. clin. Endocr. Metab. 28 (1968) 608

Sultan, C., B. Descomps, P. Garandeau, N. Bressot, R. Jean: Pubertal gynecomastia due to an estrogen-producing adrenal adenoma. J. Pediatr. 95 (1979) 744

Wasada, T., Y. Akamine, K. I. Kato, H. Ibayashi, Y. Nomura: Adrenal contribution to circulating estrogens in women. Endocrinol. Japon 25 (1978) 123

Worley, R. J.: Age, estrogen, and bone density. Clin. Obstet. Gynec. 24 (1981) 203

Wotiz, H. H., S. C. Chattoraj, J. I. Gabrilove: Urinary estrogen titers in a patient with feminizing adrenocortical carcinoma. J. clin. Endocr. 28 (1968) 192

Krankheiten des Nebennierenmarks

C. Werning und W. Siegenthaler

Überfunktion des Nebennierenmarks

Phäochromozytom

Definition

Der Name Phäochromozytom setzt sich zusammen aus den griechischen Wörtern φαιός = grau, χρῶμα = *Farbe* und κύτος = Zelle. Es handelt sich also um einen Tumor, dessen Zellen eine graue Farbe aufweisen bzw. dessen Schnittfläche eine grauschwärzliche Farbtönung erkennen läßt. Das Phäochromozytom hat seinen Ursprung von den chromaffinen Zellen des sympathoadrenalen Systems, das seinen Namen wegen der funktionellen Einheit von Nebennierenmarkzellen und sympathischen Ganglienzellen erhalten hat. Der Tumor ist gekennzeichnet durch die Produktion der Catecholamine Dopamin, Adrenalin und Noradrenalin. Letztere werden auch als Epinephrin oder Norepinephrin bezeichnet. Wegen der chemischen Ähnlichkeit mit Brenzcatechin werden die Catecholamine Brenzcatechine oder Brenzcatechinamine genannt.

Die Tumoren des sympathischen Gewebes außerhalb des Nebennierenmarks nennt man auch Paragangliome.

Die erste Beschreibung des Phäochromozytoms erfolgte im Jahre 1886 durch Fränkel. Eine detaillierte Darstellung gaben 1922 Labe u. Mitarb. Roux in Frankreich und Mayo in den USA konnten 1926 und 1927 erstmals einen derartigen Tumor erfolgreich entfernen. Die erste genaue präoperative Diagnose mit anschließender Operation wurde 1929 von Pincoffs durchgeführt. Rabin entdeckte im Jahre 1929, daß die Phäochromozytome mehr Adrenalin enthalten als normales Nebennierenmark. Holton konnte 1949 als erster Noradrenalin in den Tumoren nachweisen, welches von Euler 1950 in erhöhten Mengen im Urin von Patienten mit Phäochromozytomen fand.

Häufigkeit

Das Phäochromozytom ist eine relativ seltene Erkrankung. Nur bei 0,1–0,5% aller Patienten mit einer arteriellen Hypertonie findet man diesen Tumor. Wenn man allerdings bedenkt, daß nach Schätzungen der American Heart Association ungefähr 20% aller 18- bis 79jährigen Menschen an einer Hypertonie leiden, so liegt die absolute Zahl der Phäochromozytompatienten doch hoch.

Die Bedeutung dieser Erkrankung liegt darin, daß sie zu den chirurgisch heilbaren Hochdruckformen gehört und daß sie somit einer kausalen Therapie zugänglich ist. Diese Tatsache rechtfertigt alle diagnostischen Anstrengungen, um trotz der relativen Seltenheit des Phäochromozytoms das Krankheitsbild zu erkennen.

Vorkommen

Grundsätzlich kann das Phäochromozytom in jedem Lebensalter vorkommen. Man fand es sowohl bei einem 5 Monate alten Säugling als auch bei einem 82jährigen Mann. Es besteht allerdings eine Bevorzugung des 2.–5. Dezenniums. Vor der Pubertät sind Knaben doppelt so häufig betroffen wie Mädchen; nach der Pubertät liegt kein signifikanter Geschlechtsunterschied vor.

Eine familiäre Häufung wurde bei etwa 3% der Fälle beschrieben. Es scheinen beim benignen Phäochromozytom ein dominanter und beim malignen Tumor ein rezessiver Erbgang vorzuliegen. Bei familiär vorkommenden Phäochromozytomen ist eine Prädilektion für das Zuckerkandlsche Organ erkennbar, bei dem es sich um paarige Strukturen im anterioren Bereich der unteren Bauchaorta handelt. Im Gegensatz zur sporadischen Form entwickeln sich die Tumoren bei der familiären Form vorwiegend in der linken Nebennierenregion. Kinder werden bei der familiären Form mit etwa 10% häufiger betroffen als Erwachsene. Eine Dominanz bestimmter Rassen besteht nicht.

In 5–10% aller Fälle tritt das Phäochromozytom zusammen mit anderen neuroektodermalen Erkrankungen auf, vor allem mit einer Neurofibromatose. Bei der familiären Form liegt dieser Prozentsatz noch höher. Weiterhin besteht eine Verbindung zum medullären Schilddrüsenkarzinom, das ebenfalls familiär auftreten und eine erhöhte Calcitoninproduktion aufweisen kann. Die Einheit von Phäochromozytom und Schilddrüsenkarzinom wird als Sipplesche Krankheit bezeichnet.

Vereinzelt wurde ein gemeinsames Auftreten des Phäochromozytoms mit einer Angiomatosis retinae Hippel beobachtet. Weitere Krankheiten, die mit einem Phäochromozytom kombiniert sein können, sind die tuberöse Sklerose, das Sturge-Weber-Syndrom, Ependymome, Meningeome, Schwannome sowie Adenome verschiedener endokriner Drüsen, z. B. die Kombination von Phäochromozytom und Cushing-Syndrom oder Akromegalie. Das gleichzeitige Vorkommen mit einer Aortenisthmusstenose und einer Nierenarterienstenose wurde ebenfalls beschrieben. Auffallend hoch ist die Koinzidenzquote von Phäochromozytom und Cholelithiasis, die bis zu 40% angegeben wird. Sie wird mit der lipolytischen und cholesterinstimulierenden Wirkung der Catecholamine in Zusammenhang gebracht.

Pathologische Anatomie

Im Nebennierenmark gibt es 2 Zelltypen: die chromaffinen Zellen, die ihren Namen wegen der braunen Anfärbbarkeit mit Chromsalzen erhalten haben, und die sympathischen Ganglienzellen. Ein catecholaminproduzierender Tumor braucht allerdings nicht in jedem Falle eine chromaffine Reaktion zu zeigen. Beide Zelltypen haben ihren Ursprung von einer gemeinsamen Stammzelle, den Sympathogonien. Ihre Vorstufen bezeichnet man als Chromaffinoblasten, Neuroblasten oder Phäochromoblasten (Abb. **4.16**). Die Markzellen sind reichlich mit präganglionären Nervenfasern versehen. Die intrazytoplasmatischen Granula der chromaffinen Zellen speichern die Catecholamine. Aufgrund histochemischer Studien lassen sich 2 Typen der chromaffinen Zellen unterscheiden: die fuchsinophilen A-Zellen, die Adrenalin bilden, und die pikrinophilen N-Zellen, die Noradrenalin enthalten.

Die chromaffinen Zellen finden sich bei der Geburt nicht nur im Nebennierenmark, sondern auch extraadrenal entlang den retropleuralen und retroperitonealen sympathischen Nervengeflechten sowie im Zuckerkandlschen Organ. Bis zur Pubertät unterliegen diese extraadrenalen Zellen einer progressiven Involution. Beide Zelltypen können zu benignen oder malignen Tumoren innerhalb und außerhalb des Nebennierenmarks führen.

Die Phäochromozytome sind reichlich vaskularisiert und mit einer festen Kapsel umgeben. Die Schnittfläche des Tumors zeigt eine graubraune Farbe, meistens mit den Zeichen von Hämorrhagien und Nekrosen. Mikroskopisch sind die Tumorzellen polygonal oder sphäroidal aufgebaut. Häufig sind sie in alveolären Zellverbänden angeordnet, die durch bindegewebiges Material voneinander getrennt sind. Die Granula im Zytoplasma der Tumorzellen enthalten die Catecholamine, deren Gehalt höher liegt als im übrigen Nebennierenmarkgewebe. Er beträgt gewöhnlich 1 bis 10 mg (6–60 µmol) g Tumorsubstanz. Der Anteil des Noradrenalins am Gesamtcatecholamingehalt der Tumoren schwankt zwischen 10 und 95%.

Das Gewicht der chromaffinen Tumoren beträgt zwischen 1 und 3600 g. Bei mehr als der Hälfte der Phäochromozytome liegt es unter 50 g. Die Größe des Tumors korreliert nicht mit der Schwere des Krankheitsbildes. Kleine Phäochromozytome können schwere Symptome provozieren, und große Tumoren können symptomarm verlaufen.

Mehr als 80% der Phäochromozytome haben ihren Sitz in den Nebennieren, und mehr als 95% aller Tumoren sind in den sympathischen Nervengeflechten der Bauch- und Beckenregion, einschließlich des Nebennierenmarks, lokalisiert (Abb. **4.13**). Etwa 10% der Geschwülste entstammen bilateral aus dem Gebiet der Nebennieren bzw. bilateral aus verschiedenen Regionen. Bei Jugendlichen liegt der Prozentsatz mit 25% noch höher als bei Erwachsenen. Die rechte Nebennierenregion scheint aufgrund größerer Statistiken gegenüber der linken bevorzugt zu sein. Bei Kindern ist die rechte Seite sogar 2mal häufiger befallen als die linke. Außerhalb der Bauch- und Beckenregion sind die Tumoren vor allem im Thoraxraum lokalisiert, wo sie paravertebral und im Mediastinum gefunden werden können. Hier imponieren sie als Rundherde, die oft erst während der Operation als Phäochromozytome erkannt werden. Seltene Lokalisationen sind das Gehirn, der Bereich der A. carotis interna, die Glomus-jugulare-Region, der Gaumenbogenbereich, die Ösophaguswand, das Zuckerkandlsche Organ, der Nierenhilus, die Appendix, die Harnblase, die Nebenhoden, die weiblichen Adnexe und die Wand der linken Koronararterie.

Weniger als 5% aller Phäochromozytome sind maligne. Die Malignität kann nicht allein aufgrund des histologischen Bildes bestimmt werden, sondern es müssen das invasive Wachstum und die Metastasen berücksichtigt werden. Diese finden sich gewöhnlich in den Knochen (44%), den Lymphknoten (37%), der Leber (37%) und der Lunge (27%). Weitere Lokalisationen sind das Zentralnervensystem (10%), die Pleura (10%), die Nieren (5%), das Pankreas (2%) und das Omen-

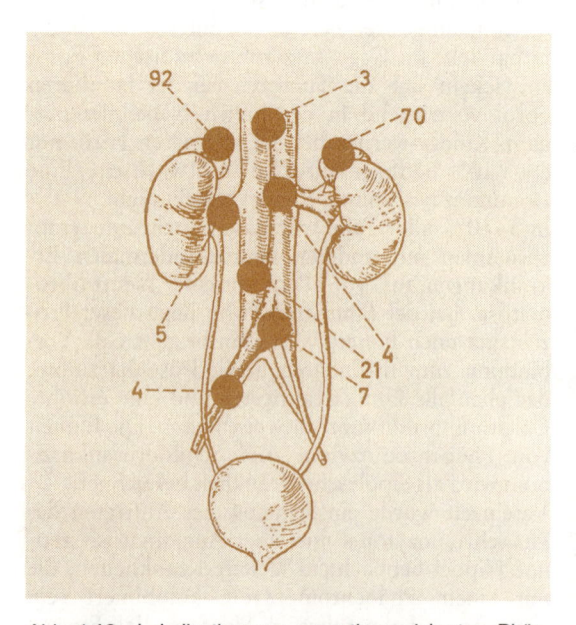

Abb. **4.13** Lokalisation von operativ gesicherten Phäochromozytomen (nach *Graham*; aus *Heintz, R., H. Losse*: Arterielle Hypertonie. Thieme, Stuttgart 1969)

tum (2%). Die malignen Tumoren liegen zu 40% extraadrenal.

Pathophysiologie

Die klinische Symptomatik des Phäochromozytoms ist nur dann verständlich, wenn man die Pathophysiologie des Catecholaminhaushalts kennt. Zunächst sollen kurz die wichtigsten physiologischen Grundlagen erörtert werden.

Die Biosynthese von Adrenalin und Noradrenalin verläuft über folgende Schritte (Abb. **4.14**): Phenylalanin wird durch eine Hydroxylase in Tyrosin umgewandelt, das durch die Tyrosinhydroxylase zu Dopa (3,4-Dihydroxyphenylalanin) oxidiert wird. Dopa, das vorwiegend als L-Form biologisch vorkommt, wird mittels der Dopadecarboxylase zu Dopamin (3,4-Dihydroxyphenyläthylamin) dekarboxyliert, aus dem durch eine erneute Oxydation durch die Dopamin-β-Hydroxylase das Noradrenalin entsteht. Aus Noradrenalin wird durch eine Methylierung Adrenalin gebildet. Diese Reaktion wird durch die N-Methyltransferase katalysiert. Die Methylierung von Noradrenalin zu Adrenalin ist nur im Nebennierenmark, nicht aber in den sympathischen Ganglien und Nerven möglich, so daß an diesen Orten nur Dopamin und Noradrenalin nachgewiesen werden. Es kann allerdings einige Monate nach einer bilateralen Adrenalektomie die Adrenalinausscheidung im Urin wieder ihre Normwerte erreichen, so daß Adrenalin anscheinend doch auch extraadrenal synthetisiert wird. Man weiß, daß Tumoren des Zuckerkandlschen Organs in der Lage sind, Adrenalin zu produzieren.

Die Speicherorte der Catecholamine, die Granula im Zytoplasma der Markzellen, weisen einen ho-

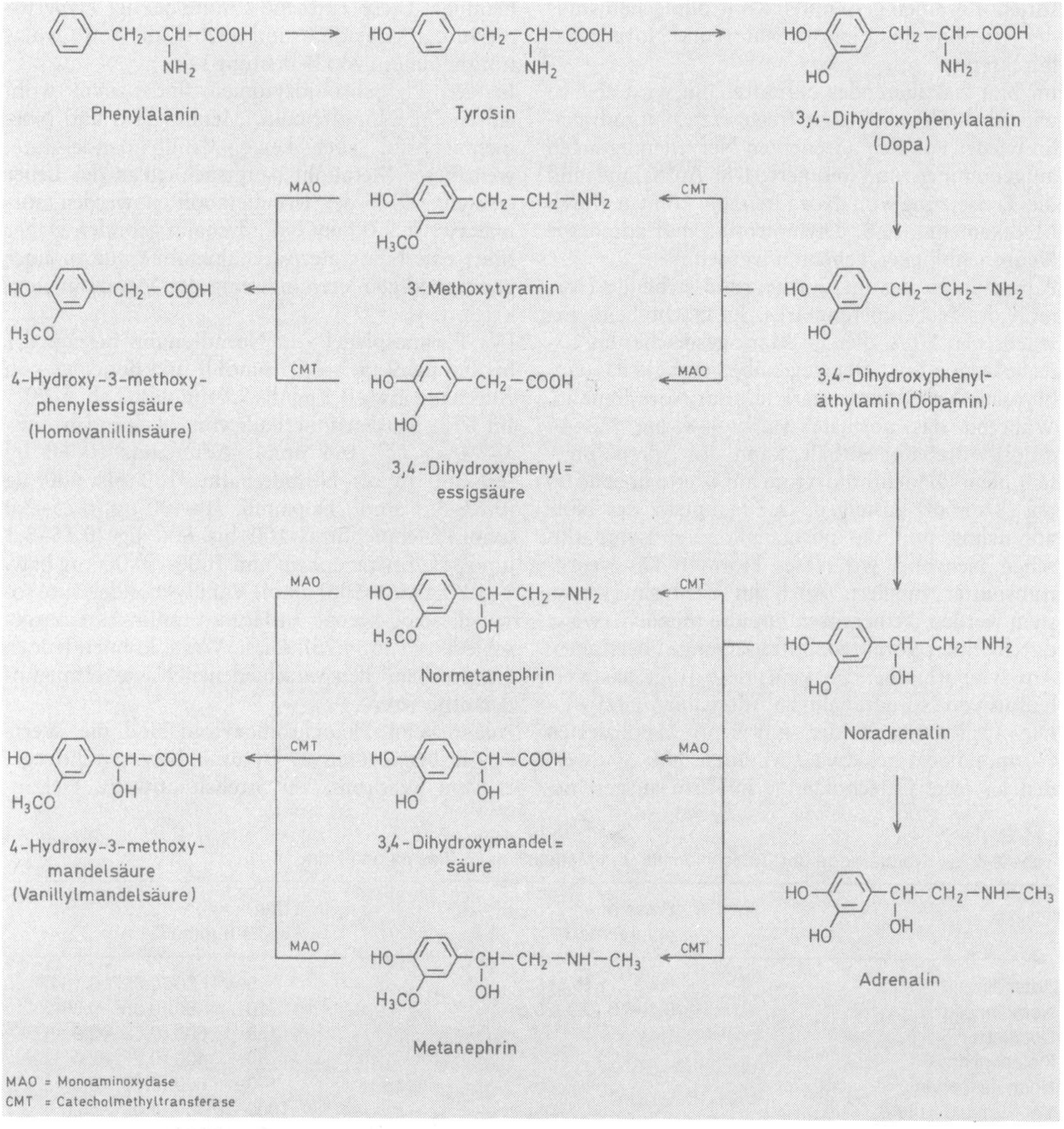

Abb. 4.14 Bildung und Abbau der Catecholamine

hen Gehalt an Adenosintriphosphat auf. Wahrscheinlich werden die Granula durch die Hydrolyse des Adenosintriphosphats infolge der ATPaseaktivität gesprengt. Damit wird eine Hormonfreisetzung bewirkt, die in der Regel auf sympathische Nervenimpulse hin abläuft. Neben einer neuralen gibt es auch eine hormonelle Regulation der Catecholaminabgabe, da beispielsweise ACTH einen Effekt auf die Biosynthese der Catecholamine in der Nebenniere ausübt.

Verschiedene Stoffe können direkt die chromaffinen Zellen oder die adrenergischen Neurone zur Catecholaminfreisetzung veranlassen, z. B. Acetylcholin, Nicotin, Histamin, 5-Hydroxytryptamin, Tyramin und Reserpin. Auch eine Anzahl physiologischer Stimuli wie Hypoxie, Hypotonie oder Muskelarbeit sind imstande, einen Anstieg für Adrenalin- und Noradrenalinabgabe herbeizuführen. Eine Insulinhypoglykämie verursacht einen selektiven Adrenalinanstieg. Diese Tatsache spricht für einen getrennten Kontrollmechanismus der adrenomedullären Adrenalin- und Noradrenalinsekretion.

Im Blut zirkulierendes Noradrenalin wird ebenso wie durch Nervenreizung freigesetztes Noradrenalin wieder von den adrenergen Nervenendigungen aufgenommen und retiniert. Die Aufnahme und die Freisetzung von Noradrenalin können durch Medikamente, z. B. Thymoleptika und adrenerge Neuronenblocker, gehemmt werden.

Adrenalin ist das im Vordergrund stehende Hormon des Nebennierenmarks. Es macht beim Erwachsenen 80% aller im Mark gespeicherten Catecholamine aus. Demgegenüber enthält das embryonale Nebennierenmark fast nur Noradrenalin. Während das normale Mark 4–8 mg (22–44 µmol) Adrenalin enthält, kann der Adrenalingehalt beim Phäochromozytom auf Werte über 1500 mg (8 mmol) ansteigen. Der Hauptsitz des Noradrenalins sind die postganglionären sympathischen Neurone, wo dieses Hormon als Neurotransmitter fungiert. Auch im Zentralnervensystem werden die nervösen Impulse möglicherweise durch eine Noradrenalinfreisetzung übertragen. Am sympathischen Nervenende beträgt das Verhältnis von Noradrenalin zu Adrenalin 5 : 1.

Die Halbwertszeit der intravenös applizierten Hormone liegt bei etwa 2 Minuten. Nur 5% werden als freie Catecholamine im Urin ausgeschieden. Ebenfalls 5% entfallen auf die vorwiegend in der Leber zu Glucuroniden und Sulfaten konjugierten Catecholamine. Die restlichen 90% werden rasch metabolisiert, wobei die Catecholmethyltransferase und die Monoaminoxydase von Bedeutung sind (Abb. 4.14). Über 40% der Metaboliten sind das freie und konjugierte Metanephrin (Metadrenalin) und Normetanephrin (Normetadrenalin), und weitere 40% entsprechen der Vanillylmandelsäure (3-Methoxy-4-hydroxy-mandelsäure). Letztere entsteht direkt aus der 3,4-Dihydroxymandelsäure und dem 3-Methoxy-4-hydroxyphenylglycolaldehyd, einem Abbauprodukt von Normetanephrin und Metanephrin. Die Monoaminoxydase und die Catecholmethyltransferase katalysieren auch die Synthese von Homovanillinsäure aus Dopamin über die Substanzen Methoxytyramin und 3,4-Dihydroxyphenylessigsäure (Abb. 4.14).

Östrogene können den Abbau der Catecholamine hemmen. Diese Tatsache könnte bei der Hypertonie in der Gravidität und nach Gabe von Ovulationshemmern von Bedeutung sein.

In den Phäochromozytomen findet man wohl Adrenalin, Noradrenalin, Metanephrin und Normetanephrin, aber keine Vanillylmandelsäure, weil dieser Metabolit hauptsächlich in der Leber entsteht. 80% der Urinmetaboliten werden normalerweise aus dem Noradrenalin gebildet. Daher führt eine bilaterale Adrenalektomie nur zu einer geringgradigen Verminderung der Metabolitenexkretion.

Der Plasmaspiegel von Noradrenalin beträgt 0,1 bis 0,6 µg/dl (5,9–35,5 nmol/l) und derjenige von Adrenalin etwa 0,1 µg/dl (5,5 nmol/l) (Tab. 4.25).

Im Urin werden innerhalb von 24 Stunden etwa 5–30 µg (27–164 nmol) Adrenalin, 10–60 µg (60–360 nmol) Noradrenalin, 100 bis 600 µg (0,65–3,9 µmol) Dopamin, 50–400 µg (0,25–2,0 µmol) Metanephrin, 100 bis 600 µg (0,55–3,3 µmol) Normetanephrin und 1000–10 000 µg bzw. 1–10 mg (5,0–50,0 µmol) Vanillylmandelsäure sowie dieselbe Menge an Homovanillinsäure ausgeschieden (Tab. 4.25). Diese Werte können jedoch entsprechend den verschiedenen Nachweismethoden differieren.

Außer beim Phäochromozytom sind die Werte erhöht bei vegetativer Dystonie bzw. psychovegetativem Syndrom, bei Streßsituationen, Herzin-

Tabelle 4.25 Normalwerte der Catecholamine und Metaboliten im Plasma und Urin

	Plasma µg/dl (nmol/l)	Urin µg/24 h (µmol/24 h)
Adrenalin	etwa 0,1 (5,5)	5– 30 (0,027–0,164)
Noradrenalin	0,1–0,6 (5,9–35,5)	10– 60 (0,06 –0,36)
Dopamin		100– 600 (0,65 –3,9)
Metanephrin		50– 400 (0,25 –2,0)
Normetanephrin		100– 600 (0,55 –3,3)
Vanillylmandelsäure		1000–10 000 (5,0 –50,0)
Homovanillinsäure		1000–10 000 (5,5 –55,0)

farkt, Herzinsuffizienz, Delirium tremens, Ikterus, Urämie, Thalliumvergiftung, Lymphomen und nach Gabe verschiedener Medikamente (s. unten). Bei der Herzinsuffizienz sinkt bei Steigerung des Plasmacatecholamingehaltes die Konzentration der Catecholamine im Myokard und im Nebennierenmark ab.

Adrenalin und Noradrenalin üben eine mannigfaltige Wirkung auf die verschiedenen Organe aus, wobei ihre Effekte größtenteils durch zyklisches 3,5-Adenosinmonophosphat vermittelt werden. Die Wirkungen dieser Hormone können in dem Sinne verstanden werden, daß sie den Organismus in Notfallsituationen schützen. Die Catecholamine, speziell das Adrenalin, werden daher auch Streßhormone genannt. Prinzipiell kann man Adrenalin als Herz- und Stoffwechselhormon und Noradrenalin als Kreislaufhormon bezeichnen, obwohl eine scharfe Trennlinie nicht zu ziehen ist. Teils entfalten sie gleichgerichtete, teils antagonistische Wirkungen (Tab. 4.26).

Adrenalin und auch Noradrenalin besitzen einen direkten inotropen und chronotropen Effekt auf das Herz. Da allerdings aus der rein vasokonstriktorischen Wirkung des Noradrenalins eine systolische und diastolische Hypertonie resultiert, kann es zu einer reflektorischen Bradykardie mit unverändertem oder auch reduziertem Schlagvolumen kommen. Der vasodilatatorische Effekt von Adrenalin, vor allem auf die Widerstandsgefäße der Skelettmuskulatur, führt zu einem Anstieg des Herzminutenvolumens mit Erhöhung des systolischen Blutdrucks. Dabei kann der diastolische Druck leicht abfallen, aber auch geringgradig ansteigen. Der Pulmonalarteriendruck steigt nach Gaben von Adrenalin und Noradrenalin an.

Im Muskel- und Splanchnikusgebiet wird durch Adrenalin die Durchblutung gefördert und durch Noradrenalin gehemmt. Eine Gefäßkonstriktion im Bereich der Haut- und Nierengefäße ist beiden Hormonen gemeinsam. Dieser vasotrope Mechanismus, der zur Einschränkung der Nierendurchblutung führt, wie auch ein direkter chemotroper Effekt der Catecholamine bewirken im juxtaglomerulären Apparat eine Freisetzung von Renin, das über die Synthese von Angiotensin wie die Catecholamine selbst antidiuretisch, antinatriuretisch und antikaliuretisch wirksam wird. Plasmaaldosteron und Plasmacortisol können auch ansteigen. Die Konstriktion der Hautgefäße ist mit einer Förderung der Schweißsekretion verbunden. Adrenalin stimuliert das Zentralnervensystem und erweitert wie Noradrenalin die Pupillen. Adrenalin steigert die Motilität der Darmmuskulatur, während es im Gegensatz zu Noradrenalin auf die Uterusmuskulatur erschlaffend wirkt. Die Bronchien werden durch Adrenalin erweitert, aber durch Noradrenalin nicht beeinflußt. Beide Hormone erhöhen die Atemfrequenz und die Atemtiefe.

Weitere Effekte von Adrenalin und bis zu einem gewissen Grade auch von Noradrenalin sind eine

Tabelle 4.26 Biologische Wirkungen von Adrenalin und Noradrenalin

	Adrenalin	Noradrenalin
1. Herz und Kreislauf		
Herzfrequenz	+	−
Herzminutenvolumen	+	o
Arterientonus	−	+
Venentonus	(+)	+
Peripherer Widerstand	−	+
Systolischer Blutdruck	+	+
Diastolischer Blutdruck	(+)	+
Pulmonalarteriendruck	+	+
2. Stoffwechsel		
Körpertemperatur	+	o
Grundumsatz	+	(+)
Blutzucker	+	(+)
Freie Fettsäuren und Glycerin	+	+
Cholesterin und Phosphatide	(+)	(+)
Lactat	+	(+)
3. Blut		
Leukozyten (mit Eosinophilen)	+(−)	(+)(−)
Lymphozyten	+	(+)
Retikulozyten	+	(+)
Thrombozytenaggregation	+	+
4. Verschiedene Organe		
Zentralnervensystem	+	o
Pupillenweite	+	+
Schweißabsonderung	+	+
Bronchienlumen	+	o
Darmmotilität	+	−
Uterusmotilität	−	+
Nierendurchblutung	−	−
(Plasmareninaktivität)	+	(+)

+ Erhöhung, − Erniedrigung, o kein Effekt

vermehrte Bildung der aktiven Leber- und Muskelphosphorylase, die zu einer gesteigerten Glykogenolyse und Freisetzung von Milchsäure aus dem Muskelgewebe führt. Daraus resultieren eine Hyperlaktatämie und eine deutliche Hyperglykämie sowie eine Erhöhung des respiratorischen Quotienten mit Steigerung des Grundumsatzes und der Körpertemperatur. Andere hyperglykämisierende Faktoren sind eine Hemmung der Insulinsekretion und eine Steigerung des Glucagonspiegels vor allem durch Adrenalin.

Die Catecholamine stimulieren die Freisetzung unveresterter Fettsäuren aus den Neutralfettdepots. Die freien Fettsäuren und das Glycerin steigen unter dieser lipolytischen Wirkung im Plasma an. Das Cholesterin und die Phosphatide können ebenfalls einen Anstieg zeigen. Die Fettmobilisation durch Adrenalin und Noradrenalin kann ebenso wie die Blutdrucksteigerung durch die ubiquitär im Organismus vorkommenden Prostaglandine aufgehoben werden.

Bei vermehrter Hormonwirkung können sowohl eine Hyperkaliämie wie Hypokaliämie auftreten.

Im Blut beobachtet man bei vermehrter Adrenalinausschüttung eine Leukozytose, Lymphozytose, Eosinopenie und Retikulozytose. Bei sehr hohen Noradrenalindosen kann man diese Blutbildveränderungen ebenfalls feststellen. Die Thrombozytenaggregation wird durch Adrenalin und Noradrenalin gesteigert.

Die Catecholamine haben wie das Melatonin der Epiphyse einen antagonistischen Effekt zum melanozytenstimulierenden Hormon der Hypophyse. So kann man bei Sympathektomie in dem betroffenen Gebiet eine Dunkelung der Haut sehen.

Die Wirkungen von Adrenalin auf den Blutdruck, den Kohlenhydratstoffwechsel, die Wärmeproduktion und die Uterusmotilität werden durch Schilddrüsenhormone gesteigert.

Im Jahre 1948 wurde von AHLQVIST eine Theorie entwickelt, die die verschiedenen Wirkungen von Adrenalin und Noradrenalin spezifischen Rezeptoren zuordnet, die als α- bzw. β-Rezeptoren bezeichnet werden. Diese Rezeptoren dürfen lediglich in funktionellem, nicht aber in anatomischem Sinne verstanden werden. Adrenalin übt vorwiegend eine Wirkung auf die β-Rezeptoren aus, während der Noradrenalineffekt hauptsächlich durch die α-Rezeptoren vermittelt wird. Stimulation der α-Rezeptoren führt zu arterieller und venöser Gefäßkonstriktion, β-Rezeptoren-Stimulation hat eine Konstriktion der Venen, eine Dilatation der Arterien sowie einen positiv inotropen und chronotropen Effekt auf das Myokard zur Folge. Bestimmte Organsysteme wie die Gefäße und die Darmmuskulatur weisen α- und β-Rezeptoren auf, während das Herz und die Bronchien nur β-Rezeptoren besitzen. Es wird angenommen, daß zwei verschiedene β-Rezeptoren existieren, von denen sich eine Gruppe vor allem im Herzmuskelgewebe (β_1) und die andere Gruppe in den Gefäßen und Bronchien (β_2) befindet.

Beide Rezeptorarten können durch unterschiedliche Substanzen gereizt und blockiert werden. Als α-Rezeptoren-Stimulator ist Phenylephrin und als β-Rezeptoren-Reizer Isoproterenol bekannt. Durch Phentolamin, Dibenamin, Phenoxybenzamin und Mutterkornalkaloide können die α-Rezeptoren blockiert werden. An β-Rezeptoren-Blockern verwendet man heute unter anderen Propranolol (Dociton), Alprenolol (Aptin), Oxprenolol (Trasicor), Bupranolol (Betadrenol), Pindolol (Visken), Atenolol (Tenormin), Timolol (Temserin), Metoprolol (Beloc, Lopresor) Acebutolol (Prent), Nadolol (Solgol), Penbutolol (Betapressin), Carteolol (Endak), Mepindolol (Corindolan) und Metipranolol (Disorat).

Nach Blockade der einen Rezeptorengruppe überwiegen die Effekte der anderen. Dieser Wirkungsmechanismus wird in zunehmendem Maße therapeutisch genutzt, z. B. in der Therapie der Tachykardie, der Angina pectoris oder der arteriellen Hypertonie mit β-Rezeptoren-Blockern.

Die Wirkung der Catecholamine wird nicht allein durch α- und β-Rezeptoren-Blocker gehemmt, sondern z. B. auch durch Sedativa, Antihypertensiva oder durch eine bilaterale Adrenalektomie.

Krankheitsbild

Anamnese

Mit Recht wird das Phäochromozytom als der große Schauspieler bezeichnet, da es kaum ein Krankheitsbild gibt, das eine so verschiedenartige Symptomatik aufweist wie dieser catecholaminproduzierende Tumor (Tab. 4.27). Die Symptome können als mittelbare und unmittelbare Folgen der Hormonausschüttung und der dadurch ausgelösten gegenregulatorischen Maßnahmen angesehen werden.

Die Patienten geben bei der Anamnese Beschwerden an wie Kopfschmerzen, Schwächeanfälle, Nervosität, Schwindelgefühl, Sehstörungen, Schweißausbrüche, Hitzeunverträglichkeit, Herzklopfen, nächtliche Atemnot, epigastrische Schmerzen, Diarrhoen wie auch Obstipation, Erbrechen, Parästhesien der Extremitäten und Gewichtsverlust. Die Symptome variieren nach der Qualität und der Quantität der sezernierten Hormone (Tab. 4.27).

Das Krankheitsbild kann in eine paroxysmale und eine persistierende Erscheinungsform eingeteilt werden. Beide Formen werden in nahezu gleicher Häufigkeit, nämlich etwa 45%, angetroffen. Von einigen Autoren wird noch eine adrenalinbedingte, sogenannte metabolische Form unterschieden. Die verschiedenen Gruppen können jedoch nicht scharf voneinander getrennt werden. So klagt ein Drittel der Patienten mit einer Dauerhypertonie auch über anfallsartige Beschwerden, und eine ex-

Tabelle 4.27 Subjektive Symptome bei 76 Patienten mit Phäochromozytom (nach *Gifford*)

Symptome	Paroxysmale Form %	Persistierende Form %
Kopfschmerzen	92	72
Schweißausbrüche	65	69
Herzklopfen	73	51
Gesichtsblässe	60	28
Nervosität	60	28
Zittern	51	26
Brechreiz, Erbrechen	43	26
Schwächegefühl	38	15
Brustschmerzen	32	13
Bauchschmerzen	16	15
Sehstörungen	3	21
Gewichtsverlust	14	15
Atemnot	11	18
Hitzegefühl	11	8
Schwindel	11	3
Stuhlverstopfung	–	13
Kribbeln in den Armen	11	–
Pulsverlangsamung	8	3
Kälte und Schmerzen in den Fingern	8	3
Hitzeunverträglichkeit	3	8
Krampfanfälle	5	3

zessive Noradrenalinsekretion kann dieselben metabolischen Veränderungen hervorrufen wie geringere Adrenalinmengen.
Bei der *paroxysmalen Form* sind Häufigkeit, Schweregrad und Dauer der Symptome unterschiedlich. Die Anfälle treten oft ohne besondere Vorboten auf. Durch Stimuli verschiedener Art werden sie ausgelöst, z. B. durch körperliche Arbeit, Lagewechsel, Kopfbewegungen, Drehungen der Wirbelsäule, Nahrungsaufnahme, Husten, Niesen, Druck auf den Bauch, Wärme- und Kältereize oder emotionelle Erregungen. Die häufigsten Symptome bei schweren Anfällen sind Kopfschmerzen, Schweißausbrüche, Zittern, Blässe, Herzklopfen, Übelkeit, Erbrechen, Thoraxschmerzen von pektanginösem Charakter und Parästhesien in den Extremitäten. Nicht selten sind neurologische Erscheinungen wie gesteigerte Reflexe und ein erhöhter Muskeltonus. Bewußtlosigkeit oder generalisierte Krampfanfälle können ebenfalls vorkommen.
Während der Anfälle ist der Blutdruck meistens sehr hoch. Die Patienten machen einen schwerkranken Eindruck und haben kalte Extremitäten und dilatierte Pupillen. Die Anfälle können von einer Venenstauung im Halsbereich und einer Ruhedyspnoe begleitet sein. In seltenen Fällen tritt ein Lungenödem auf. Bei sehr schweren Attacken können Zyanose, Kreislaufversagen, Niereninsuffizienz und Schock auftreten. Ein Exitus letalis ist aufgrund zerebraler Hämorrhagien oder infolge einer akuten Herzinsuffizienz möglich.
Nach den Anfällen erfolgt eine deutliche vagotone Gegenregulation mit Bradykardie, Hypotonie, Schweißausbrüchen, Brechreiz und Erbrechen. Die Haut ist dann im Gegensatz zur Blässe während des Anfalls diffus oder fleckig gerötet, wobei die Rötung die obere Körperhälfte bevorzugt. Während die Diurese im Anfall eingeschränkt ist, tritt nach dem Anfall eine Polyurie auf.
Es soll hier betont werden, daß paroxysmale Blutdrucksteigerungen nicht nur beim Phäochromozytom, sondern auch bei vielen anderen Krankheitsbildern gesehen werden, z. B. bei Thyreotoxikose, hyperkinetischem Herzsyndrom, Schwangerschaftstoxämie, Polyneuritis, Karzinoidsyndrom, akuter Porphyrie oder als Palsche Krisen bei essentieller Hypertonie. Somit ist die gedankliche Assoziation von Hochdruckkrise und Phäochromozytom nicht immer zutreffend.
Die *persistierende Form* des Phäochromozytoms läßt sich von einer Hypertonie anderer Genese oft nur schwer unterscheiden. Bei juvenilen Hypertonikern sollte man immer an das Vorliegen eines Phäochromozytoms denken. Bei Erwachsenen wird diese Form häufig mit einer essentiellen Hypertonie verwechselt, da man zu wenig an die Tatsache denkt, daß die persistierende Form genauso oft vorkommt wie die paroxysmale Symptomatik. Allerdings deuten auch bei der persistierenden Form manche Manifestationen wie Herzklopfen, starkes Schwitzen, orthostatische Blutdrucklabilität und Gewichtsverlust auf die Diagnose eines Phäochromozytoms hin.
Eine Entwicklung der persistierenden aus der paroxysmalen Form ist nicht ungewöhnlich.
Bei der *metabolischen Form* des Phäochromozytoms überwiegen die Stoffwechselwirkungen des Adrenalins, so daß Erscheinungen wie Herzklopfen, Schweißausbrüche und Gewichtsverlust im Vordergrund stehen, während die Hypertonie weniger stark ausgeprägt ist. Die Stoffwechselsymptomatik kann allerdings auch, wie schon angedeutet, auf einem Noradrenalineffekt beruhen. Als Beispiel seien die kindlichen Phäochromozytome erwähnt, die in etwa 90% eine persistierende Hypertonie mit überwiegender Noradrenalinsekretion, aber auch in demselben Prozentsatz einen signifikant erhöhten Grundumsatz aufweisen.
In besonderen Fällen kann das klinische Bild auf die Lokalisation des catecholaminproduzierenden Tumors hinweisen. So wurde bei Patienten, bei denen die Miktion ein anfallsartiges Geschehen auslöste, ein Phäochromozytom der Harnblasenwand gefunden und bei Patienten, bei denen die Krisen während des Essens auftraten, ein Phäochromozytom in der Wand des Ösophagus.

Klinische Befunde und Laborbefunde

Von den objektiven Befunden, die den Verdacht auf ein Phäochromozytom lenken, steht der hohe *Blutdruck* als Leitsymptom ganz im Vordergrund (Tab. 4.**28**). Dieser ist meistens mit den soeben beschriebenen subjektiven Symptomen kombiniert, die den Patienten zum Arzt führen. Der Blutdruck kann im Anfall auf Werte über 300/200 mm Hg ansteigen, während er bei der persistierenden Form denen der übrigen Hypertonieformen entspricht. Man muß betonen, daß im Intervall normotone oder sogar hypotone Werte vorliegen können. Da das Phäochromozytom eine operativ heilbare Hypertonieform darstellt, ist eine Phäochromozytomdiagnostik bei allen Hypertonikern wünschenswert. Auf jeden Fall sollten alle diejenigen Hypertoniepatienten im Hinblick auf dieses Krankheitsbild untersucht werden, die in der Familienanamnese keine Hinweise auf eine Hypertonie geben, die unter 45 Jahre alt sind, deren Hoch-

Tabelle 4.**28** Objektive Symptome bei 18 Patienten mit Phäochromozytom (nach *Kirkendall*)

Symptome	%
Schlanker Habitus	89
Dauerhypertonie	50
Blutdruckkrisen	44
Hämoglobin über 15 g%	50
Proteinurie	44
Glukosurie	39
Nüchternblutzucker über 100 mg%	33
Glucoseintoleranz	28
Cholelithiasis	17
Orthostatische Hypotonie	11
Neurofibromatose	6

druck sich plötzlich entwickelte, die eine Tendenz zur orthostatischen Hypotonie aufweisen, die erhöhte Blutzuckerwerte oder einen deutlichen Gewichtsverlust zeigen, die nach einer Therapie mit Guanethidin mit einer hypertonen Antwort reagieren und die an einer Neurofibromatose leiden.

Speziell die *orthostatische Hypotonie* ist ein wichtiger diagnostischer Hinweis, da bei etwa 50% der Phäochromozytom-Patienten der systolische Blutdruck im Stehen beträchtlich abfällt. Die Ursache dürfte in einer Hyporeagibilität gegenüber Pressorsubstanzen, einer Verminderung des Plasmavolumens, einem paradoxen vasodilatatorischen Effekt von Noradrenalin oder einer vagotonen Gegenregulation zu suchen sein. Eine plötzlich auftretende Hypotonie kann auch durch eine intratumoröse Blutung entstehen, die damit eine „Selbstheilung" zur Folge hat.

Wegen der hypermetabolischen Hormonwirkung ist der *Habitus* der Patienten in etwa 90% auffallend schlank. In wenigen Fällen kann daher der Tumor getastet werden.

Die *Pulsfrequenz* ist meist tachykard, kann aber auch bradykard sein, besonders im Anschluß an krisenhafte Blutdrucksteigerungen.

Die *Temperatur* der Haut ist infolge der Gefäßkonstriktion herabgesetzt, während die Rektaltemperatur wegen des gesteigerten Grundumsatzes erhöht ist.

Am *Herzen* finden sich im Anfall ein hebender, nach außen verlagerter Spitzenstoß und laute Herztöne mit Akzentuierung des aortalen Segments des 2. Herztones. Vereinzelt auskultiert man funktionelle Geräusche über der Aorta und der A. pulmonalis. Im *EKG* entwickeln sich bei länger bestehender Hypertonie die Zeichen der Linkshypertrophie. Der QRS-Vektor kann bis zur überdrehten Linkslage ausgerichtet sein. Weiterhin kommen verschiedenartige Rhythmusstörungen vor wie sinuaurikulärer Block, Sinusarrhythmie, wandernder Schrittmacher, Vorhofflimmern, Vorhofflattern, AV-Knotenrhythmus, AV-Block, ventrikuläre Extrasystolie, Bradykardie und paroxysmale supraventrikuläre und ventrikuläre Tachykardien bis zu Kammernflimmern. Die QT-Dauer kann verkürzt sein; die ST-Strecken können gesenkt und die T-Wellen flach oder negativ verlaufen.

Im *Blutbild* finden sich eine Leukozytose, Lymphozytose und Retikulozytose. Während des Anfalls kann eine Eosinopenie auftreten. Zu diesem Zeitpunkt wird auch eine Steigerung der *Blutsenkung* beobachtet. Der *Hämatokrit* ist als Folge einer Hypovolämie erhöht. In seltenen Fällen besteht eine Polyzythämie aufgrund einer Erythropoetinproduktion des chromaffinen Tumors. Die SGOT weist hohe Werte auf.

Ein wichtiger diagnostischer Hinweis ist eine *Hyperglykämie* mit *Glukosurie,* die auch in den anfallsfreien Intervallen festgestellt werden kann. Die diabetische Stoffwechsellage der Phäochromozytom-Patienten spiegelt sich in den pathologischen Belastungstests (Glucosebelastung) wider.

Im *Fettstoffwechsel* werden ebenso wie im Kohlenhydratstoffwechsel Störungen beobachtet. Sie äußern sich in einem Anstieg der freien Fettsäuren und des Glycerins, den man besonders im Anfall sieht. Eine Erhöhung des Cholesterins und der Phosphatide kann ebenfalls bemerkt werden.

Die stoffwechselsteigernde Wirkung der Catecholamine führt zu einer signifikanten Steigerung des *Grundumsatzes,* der auf etwa 100% ansteigen kann. Das proteingebundene Jod ist dabei normal. Weitere klinische und Laboratoriumsbefunde, die beim Phäochromozytom erhoben werden können, müssen als Folgeerscheinungen der Hypertonie angesehen werden und differieren nach der Dauer und dem Schweregrad des Hochdrucks. Sie werden natürlich auch bei Hypertonien anderer Genese angetroffen. Dazu gehören vor allem kardiale, zerebrale und renale Symptome.

Das Herz ist perkutorisch und röntgenologisch nach links verbreitert. In fortgeschrittenen Fällen deuten eine Halbseitensymptomatik der Reflexe, vorübergehende Paresen sowie Sprach- und Bewußtseinsstörungen auf eine beginnende Enzephalomalazie hin. Der Augenhintergrund zeigt enggestellte Arterien, geschlängelte Venen, positive Kreuzungsphänomene, Exsudate, Blutungen oder ein Papillenödem. Pathologische Nierenbefunde wie Proteinurie, Leukozyturie, Erythrozyturie, Zylindrurie, vermindertes Konzentrationsvermögen, eingeschränkte Clearances und Retention harnpflichtiger Substanzen können vorliegen.

Besondere Schwierigkeiten bereitet die Diagnostik *kindlicher Phäochromozytome,* da die jugendlichen Patienten auch extreme Blutdrucksteigerungen ohne wesentliche subjektive Beschwerden vertragen können. Die Diagnose wird oft erst dann gestellt, wenn bereits schwere Komplikationen wie Sehstörungen infolge Fundusblutungen oder zerebrale Krämpfe auftreten. In Tab. 4.29 sind die häufigsten Symptome bei Phäochromozytomen im Kindesalter zusammengestellt.

Es sei hier nochmals darauf hingewiesen, daß im Kindesalter die persistierende Form des Phäochromozytoms in etwa 90% aller Fälle auftritt, wäh-

Tabelle 4.29 Symptome bei 95 Kindern mit Phäochromozytom (nach *Stackpole*)

Symptome	%
Hypertonie	100
persistierend	88
paroxysmal	12
Kopfschmerzen	75
Schweißausbrüche	67
Übelkeit und Erbrechen	48
Gewichtsverlust	38
Sehstörungen	37
Bauchschmerzen	32
Polydipsie und Polyurie	31
Zerebrale Krampfanfälle	22
Livide Verfärbung der Akren	22

rend sie beim Erwachsenen nur in etwa 50% vorgefunden wird. Als spezifisch kindliches Symptom soll noch der Wachstumsstillstand erwähnt werden, der als Zeichen eines Phäochromozytoms eintreten kann.

Spezielle Untersuchungsmethoden

Blutdrucktests

Die Blutdrucktests haben heute an Bedeutung verloren. Sie sind speziell dann indiziert, wenn trotz normaler Catecholaminexkretion der dringende klinische Verdacht auf ein Phäochromozytom besteht, so daß bei positivem Ausfall die Phäochromozytom-Diagnostik weiter fortgeführt werden muß.
Als *Provokationstest* verwendet man nur noch den Glucagontest und als *Lysistest* den Regitintest (Tab. 4.30).
Der Provokationstest wird angewendet, wenn der systolische Blutdruck der Patienten unter 170 mm Hg liegt. Bei höheren systolischen Blutdruckwerten ist die Durchführung des Lysistests angezeigt.
Die Testung wird in einem ruhigen Raum am liegenden Patienten vorgenommen, dessen Ruheblutdruck vorher über mindestens 30 Minuten mehrfach gemessen wurde. Die Testsubstanz wird durch einen Dreiwegehahn in eine laufende Glucoseinfusion injiziert, ohne daß der Patient auf den Testbeginn aufmerksam gemacht wird. Dadurch kann die Quote der falsch-positiven Resultate möglichst niedrig gehalten werden. Grundsätzlich sollen die Patienten vor Ausführen der Tests mindestens 5 Tage lang ohne Medikamente sein, die eine Krisenauslösung erschweren können. Besonders unterdrücken Analgetika, Antihypertensiva und Sedativa die krisenhaften Blutdrucksteigerungen. Bei urämischen Patienten sind die Testergebnisse nicht verwertbar.
Nach Injektion der Testsubstanz wird der Blutdruck mehrere Minuten lang in Intervallen von 30 Sekunden gemessen.
Beim Provokationstest muß immer Phentolamin (Regitin) bereitgehalten werden, um einen exzessiven Blutdruckanstieg sogleich kupieren zu können. Demgegenüber kann beim Lysistest ein bedrohlicher Blutdruckabfall auftreten, für dessen Soforttherapie ein α-Rezeptoren-Stimulator (z. B. Arterenol) bereitstehen muß.
Glucagontest. Glucagon führt zu einer Catecholaminsekretion aus dem Nebennierenmark oder den chromaffinen Tumoren. Der Glucagontest wird mit einer schnellen intravenösen Injektion von 0,1 mg Glucagon vorgenommen. Die Dosis kann bei negativem Ausfall bis zu 1 mg Glucagon gesteigert werden. Der Test fällt positiv aus, wenn der Blutdruck innerhalb von 4 Minuten um etwa 60/40 mm Hg ansteigt. Während falsch-positive Resultate fast ausgeschlossen sind, kommen falsch-negative Ergebnisse häufiger vor.
Regitintest. Den wichtigsten Lysistest stellt die Blutdruckkontrolle nach einer raschen intravenösen Injektion von 5 mg Phentolamin (Regitin) dar. Bei Kindern wird 1 mg Regitin gegeben. Durch diesen α-Rezeptoren-Blocker fällt bei Patienten mit einem Phäochromozytom der Blutdruck systolisch um 40 mm Hg und diastolisch um 25 mm Hg ab. Der Blutdruckabfall tritt innerhalb von 5 Minuten auf und dauert mehrere Minuten an. Bei Hypertonien anderer Genese ist der Blutdruckabfall weniger stark ausgeprägt. Falsch-positive Resultate sind in etwa 3% der Fälle zu erwarten; falsch-negative Ergebnisse sind noch seltener. Bei diesem Test muß auf jeden Fall ein α-Rezeptoren-Stimulator bereitgehalten werden, da sich eine schwere Hypotonie mit Schockzustand entwickeln kann.

Falsch-positive Regitintests sollen durch Erhöhung des Blutzuckers mittels Glucoseinfusionen und Beobachtung der Blutzuckerspiegel nach der Regitingabe erkannt werden können. Beim Phäochromozytom werden durch Regitin sowohl Blutzucker als auch Blutdruck gesenkt, während bei den falsch-positiven Tests lediglich der Blutdruck abfällt.
Über den Lysistest mit Phenoxybenzamin (Dibenzyran) und den Clonidin-Suppressionstest liegen nur wenige Erfahrungen vor.

Bestimmungen der Catecholamine und Metaboliten
Die Diagnose eines Phäochromozytoms wird gesichert durch die Bestimmungen der Catecholamine und deren Metaboliten.
Bei Patienten mit einem chromaffinen Tumor sind die *Plasmacatecholamine* gewöhnlich auf mehr als

Tabelle 4.30 Blutdrucktests in der Diagnostik des Phäochromozytoms

A. *Provokationstest*
Allgemeine Regeln:
Mindestens 24 Stunden vor dem Test keine Medikamente geben.
30 Minuten lang den Ruheblutdruck messen.
Systolischer Blutdruck soll unter 170 mmHg liegen.
5 mg Phentolamin (Regitin) zur Blutdrucksenkung bereithalten.
Testsubstanz in eine laufende Glucoseinfusion injizieren.

Glucagontest
0,1–1 mg Glucagon rasch i.v. injizieren.
Positiv: Blutdruckanstieg von 60/40 mmHg innerhalb 5 Minuten.

B. *Lysistest*
Allgemeine Regeln:
Mindestens 24 Stunden vor dem Test keine Medikamente geben.
30 Minuten lang den Ruheblutdruck messen.
Systolischer Blutdruck soll über 170 mmHg liegen.
Noradrenalin (Arterenol) zur eventuellen Blutdrucksteigerung bereithalten.
Testsubstanz in eine laufende Glucoseinfusion injizieren.

Regitintest
5 mg Phentolamin (Regitin) rasch i.v. injizieren.
Positiv: Blutdruckabfall von 40/25 mmHg innerhalb 5 Minuten.

das Doppelte der Norm (Tab. 4.**25**) erhöht. Während der Krisen können sie ganz beträchtlich ansteigen und Werte über 10 µg/dl (590 nmol/l) erreichen. Da die Bestimmungen der Plasmacatecholamine einen großen laboratoriumstechnischen Aufwand erfordern, werden sie nicht routinemäßig durchgeführt. Sie geben eine wertvolle Hilfe bei der Lokalisationsdiagnostik des Tumors, da verständlicherweise der Catecholamingehalt in der Vene der betroffenen Nebenniere oder in dem Bereich der V. cava am höchsten liegt, in den die Tumorvenen einmünden. Speziell die atypisch gelegenen Phäochromozytome werden mit diesem Vorgehen ziemlich sicher erfaßt. Aufschlußreich ist die Plasmacatecholaminbestimmung ferner nach Provokation durch intravenöse Injektion von 0,1–1,0 mg Glucagon bei den Patienten, die eine paroxysmale Hypertonie ohne Erhöhung der Urincatecholamine aufweisen. Etwa 5 Minuten nach der Injektion steigen die Catecholamine bei Patienten mit einem Phäochromozytom deutlich an, während bei Patienten mit einer Hypertonie anderer Genese kein Anstieg eintritt.

Die Bestimmungen der *Catecholamine* Adrenalin, Noradrenalin und Dopamin sowie deren *Metaboliten* Metanephrin, Normetanephrin, Methoxytyramin und Vanillylmandelsäure im *24-Stunden-Urin* sind weniger aufwendig und diagnostisch genügend aussagekräftig. Da nur etwa 5% des zirkulierenden Adrenalins und Noradrenalins unverändert im Urin ausgeschieden werden, ist deren Nachweis relativ schwierig gegenüber den in erhöhter Menge ausgeschiedenen Metaboliten bzw. ihrer Vorstufe Dopamin. Beim Phäochromozytom überschreitet die Exkretion der Catecholamine und Metaboliten bei der Mehrzahl der Fälle das Doppelte der oberen Normgrenze. Als Faustregel kann für die Catecholaminausscheidung gelten, daß die normale Menge von Adrenalin und Noradrenalin 100 µg (0,6 µmol)/24 Std. nicht übertreffen soll. Die Ausscheidung der Vanillylmandelsäure kann beim Phäochromozytom 1000 mg (5 mmol)/24 Std. erreichen. Man sollte aber daran denken, daß die paroxysmale Form des Phäochromozytoms während der Intervalle mit einer völlig normalen Catecholamin- und Vanillylmandelsäureausscheidung einhergehen kann. Besonders aufschlußreich ist die Bestimmung von Metanephrin, Normetanephrin oder Vanillylmandelsäure im Harn nach einer typischen Krisensymptomatik. Bei strengem klinischen Verdacht auf ein Phäochromozytom sollte man an mehreren Tagen den Urin sammeln zu lassen, um zu einer möglichst exakten Diagnose zu gelangen.

Zum Teil wird der technisch einfacheren Bestimmung der Metanephrin- und Normetanephrinexkretion der Vorzug gegenüber der Bestimmung der Vanillylmandelsäureausscheidung als Suchtest in der Phäochromozytomdiagnostik gegeben, da Fälle beschrieben wurden, bei denen der Wert der Vanillylmandelsäure normal war, während die Summe der Metanephrin- und Normetanephrinwerte den oberen Normalbereich von 1 mg (5,5 µmol)/24 Std. deutlich überstieg.

Es ist wichtig zu wissen, daß der 24-Stunden-Urin unter Säurezusatz (z. B. 10 ml 6 n (= mol/l) HCl) gesammelt werden muß, um eine Zerstörung der Catecholamine zu vermeiden.

Es ist weiterhin von praktischer Bedeutung, daß die Patienten während der Urinsammelperiode keine Mandeln, Nüsse, Bananen, Vanille und Käse essen, keinen Tee oder Bohnenkaffee trinken und nicht rauchen. Mindestens 48 Stunden lang vor Beginn der Sammelperiode dürfen sie keine Antidepressiva, Sedativa oder Breitbandantibiotika und mindestens 5 Tage lang keine Antihypertensiva und Diuretika zu sich nehmen. Auch Pharmaka, die an den Synapsen und Nervenendigungen angreifen, wie Sympathiko- und Parasympathikomimetika und deren Blocker, sollen nicht verabreicht werden. Alle diese Faktoren können meistens zu falsch-positiven, aber auch zu falsch-negativen Resultaten führen, da sie entweder den Catecholaminmetabolismus steigern, die Catecholaminspeicher entleeren, mit den zu bestimmenden Substanzen fluorimetrisch interferieren oder mit einer Zufuhr von Vanille verbunden sind. Vor allem gibt eine Therapie mit α-Methyldopa, das die Decarboxylierung von Dopa zu Dopamin kompetitiv hemmt und das Noradrenalin durch den schwächeren α-Rezeptoren-Stimulator α-Methyl-noradrenalin ersetzt, ein deutlich falsch-positives Ergebnis. Falls der Hochdruck ein Absetzen der Antihypertensiva nicht erlaubt, sollte Dibenzyran gegeben werden.

Bei einigen Bestimmungsmethoden von Metanephrin, Normetanephrin und Vanillylmandelsäure brauchen die Kautelen bezüglich der Medikation nicht unbedingt eingehalten zu werden.

Mit geringgradigen Einschränkungen läßt die Art der ausgeschiedenen Catecholamine Rückschlüsse auf die Lokalisation des Tumors zu. Enthält der Urin annähernd dieselben Mengen von Adrenalin und Noradrenalin, so befindet sich der Tumor in 98% im Nebennierenmark oder äußerst selten im Zuckerkandlschen Organ. Diese Konstellation trifft man bei etwa 40% der Fälle an. Bei etwa 60% aller Patienten steht die erhöhte Noradrenalinexkretion im Vordergrund. Bei zwei Dritteln dieser Patienten kann der Tumor wiederum in der Nebenniere erwartet werden, bei dem restlichen Drittel muß eine der weiterhin möglichen Lokalisationen (Abb. 4.**13**) in Betracht gezogen werden.

Bei malignen Phäochromozytomen ist eine erhöhte Ausscheidung von Dopa, Dopamin und Homovanillinsäure typisch. Die Exkretion der Homovanillinsäure ist auch beim malignen Melanom und beim Morbus Wilson vermehrt.

Tumornachweis

Der Nachweis des catecholaminproduzierenden Tumors gelingt in den meisten Fällen mittels der Abdomenübersichtsaufnahme, dem intravenösen Urogramm mit Nephrotomographie, der retrogra-

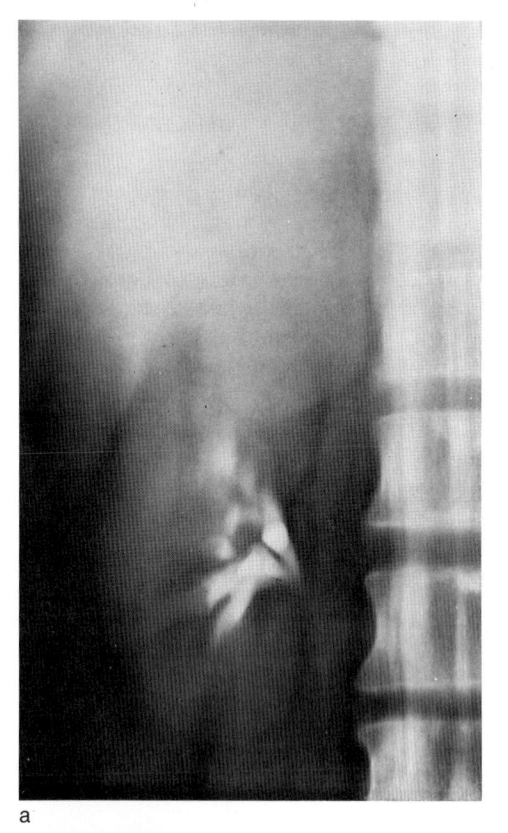

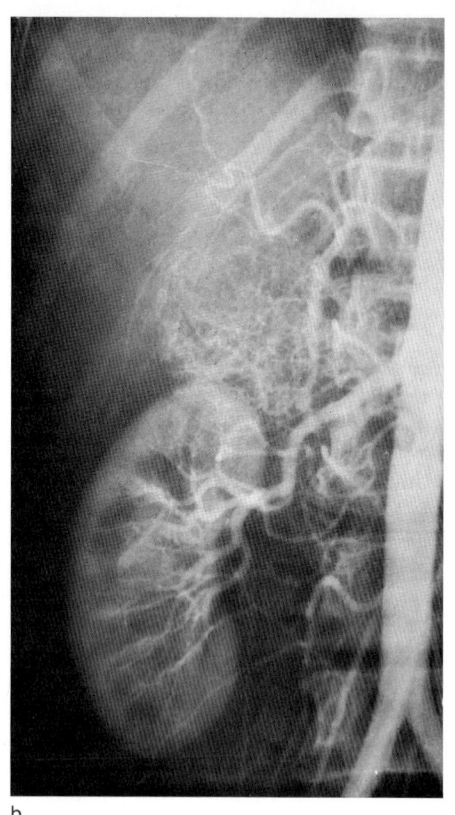

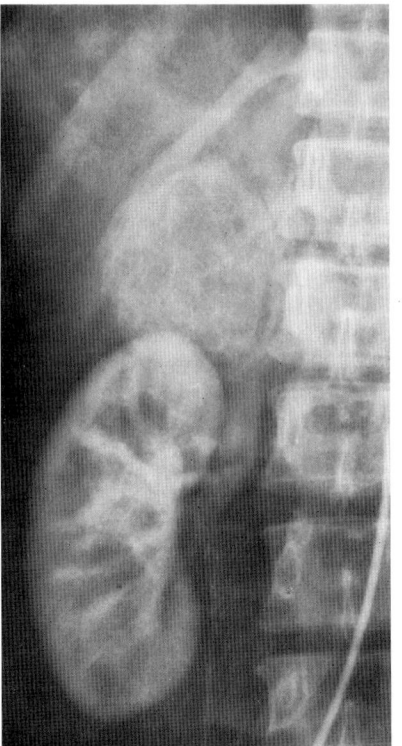

Abb. 4.**15a–d** Darstellung eines Phäochromozytoms der rechten Nebenniere mittels Nephrotomographie bei Urogramm (Abb. 4.**15a**) und retrograder Aortographie (Abb. 4.**15b** und **c**) (aus *Grenzmann, M., P. Thurn*: Fortschr. Röntgenstr. 111 [1969] 353) sowie Computertomogramm eines Phäochromozytoms (P) der linken Nebenniere (Abb. 4.**15d**) (aus *Mödder, U.* et al.: Dtsch. med. Wschr. 105 [1980] 478) (AO = Aorta, RN = rechte Niere, LN = linke Niere)

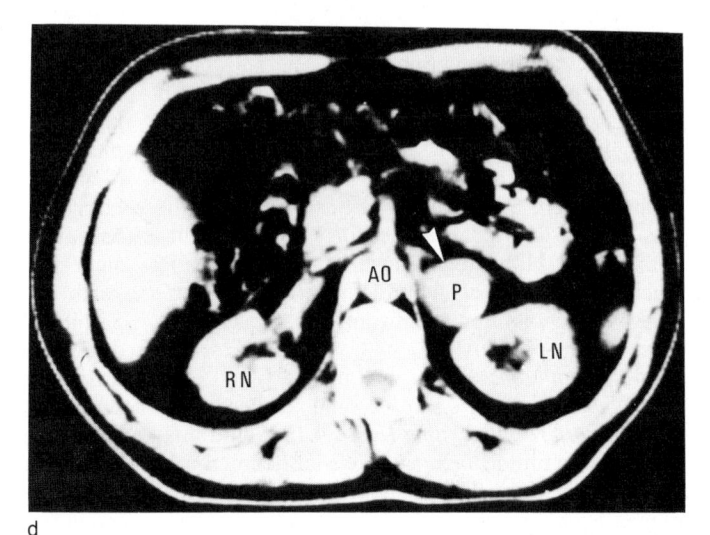

den Aortographie, der Nebennierenphlebographie, der Sonographie und vor allem der Computertomographie.
Bei größeren Tumoren sieht man gelegentlich schon auf der *Abdomenübersichtsaufnahme* eine Tumorverschattung, die Verkalkungen aufweisen kann.
Eine bessere Diagnostik erlaubt die *Urographie*,

die bei Tumoren im Bereich der Nebenniere Verdrängungen der Niere, Abknickungen der Harnleiter oder ein Fehlen der Verschieblichkeit der Niere auf dem Veratmungsbild erkennen läßt. Die intravenöse Urographie zusammen mit der *Nephrotomographie* führt in 85% der Fälle zur Tumordiagnose (Abb. **4.15a**). Tumoren mit einem Durchmesser unter 2,5 cm entziehen sich jedoch diesem röntgenologischen Nachweis.

Dabei sieht man anstelle der typischen Dreiecksform der Nebenniere rundliche oder birnenförmige Vergrößerungen. Gutartige chromaffine Tumoren werden als multinoduläre, deutlich abgrenzbare Schatten abgebildet. Karzinome zeigen unregelmäßige Veränderungen mit verwaschenen Konturen. Es ist darauf zu achten, daß sowohl Pankreasschwanz wie Magenfundus einen Tumor im Nebennierenbereich vortäuschen können.

Die sicherste Methode zur Darstellung der Phäochromozytome ist die *retrograde Aortographie* (Abb. **4.15b** und **4.15c**). Wegen der sehr variablen Gefäßversorgung der Nebennieren und der möglichen extraadrenalen Lokalisation der Phäochromozytome ist sie der selektiven Nebennierenarteriographie überlegen. Man sieht dabei sowohl Gefäßverdrängungen wie auch direkte Anfärbungen der Tumorgefäße durch das Kontrastmittel. Leider ist bei dieser Methode die Gefahr hypertoner Komplikationen nicht auszuschließen. Man sollte daher auf jeden Fall vor den Untersuchungen den α-Rezeptoren-Blocker Phenoxybenzamin (Dibenzyran) geben und unter Blutdruckkontrolle kleine Kontrastmittelmengen vorinjizieren, um die Zahl ernster Zwischenfälle zu verringern.

Die Aortographie bietet gegenüber der selektiven Arteriographie der Nebennierengefäße auch den Vorteil, daß extrarenale Nierenarterienstenosen erkannt werden können, die infolge einer Tumorkompression entstehen und über die Auslösung des Renin-Angiotensin-Mechanismus die Hypertonie komplizieren können.

Daneben wird auf die diagnostische Aussagekraft der *Nebennierenphlebographie* hingewiesen, die es ermöglichen soll, auch sehr kleine Nebennierentumoren bis zu einem Durchmesser von nur 1 cm nachzuweisen. Sie wäre damit der Phlebographie der V. cava inferior, die allerdings auch der Diagnostik der Höhenlokalisation dient, überlegen. Auch bei dieser Untersuchung können durch plötzliche Catecholaminausschüttungen hypertensive Krisen ausgelöst werden.

Die *Nebennierenszintigraphie* mit [131]J-Cholesterin, *Nebennierensonographie* und insbesondere die *Computertomographie* (Abb. **4.15d**) sind aussagekräftige tumordiagnostische Maßnahmen und erübrigen in vielen Fällen die invasiven Angiographien. Nicht invasiv sind die Kernspintomographie und die digitale Subtraktionsangiographie, die in Zukunft mehr Anwendung finden dürften.

Weitere Untersuchungen, die zur Tumordiagnose führen können, sind ein Thoraxübersichtsbild, das eventuell mit einem thorakalen Aortogramm kombiniert werden kann und gelegentlich ein Phäochromozytom im oder neben dem Mediastinum erkennen läßt, sowie bei spezieller Lokalisation eine Laparoskopie oder eine Zystoskopie.

Verlauf und Prognose

Verlauf und Prognose sind selbstverständlich wie bei vielen Krankheitsbildern von der rechtzeitigen Diagnosestellung abhängig. Bei frühzeitiger Diagnostik des catecholaminproduzierenden Tumors und dessen operativer Entfernung kann der Patient als geheilt betrachtet werden. Kommt es nicht zur Erkennung des Ätiologie der Hypertonie und werden die häufigsten Fehldiagnosen einer juvenilen labilen und essentiellen Hypertonie oder auch eines Diabetes mellitus gestellt (Tab. **4.31**), so sind Verlauf und Prognose vor allem durch die Komplikationen des Hochdrucks bestimmt. Falls das Phäochromozytom zu spät erkannt wird, kann die Hypertonie trotz operativer Tumorentfernung bestehenbleiben. In diesen Fällen sind sekundäre Nierenschädigungen und eine Hyperaktivität des adrenergischen Systems als verantwortlich für die Persistenz des Hochdrucks anzusehen. Günstige prognostische Aussagen sind bei Jugendlichen erlaubt, deren vaskuläre Schäden eine erstaunliche Reversibilität zeigen. Die paroxysmale Form des Phäochromozytoms zeigt im allgemeinen eine bessere Prognose als die permanente Hypertonie.

In seltenen Fällen können Blutungen und Nekrosen zur Tumorzerstörung und damit zur „Spontanheilung" führen.

Bei malignen Phäochromozytomen ist die Prognose infaust, obwohl in Einzelfällen eine postoperative Überlebenszeit von 5 Jahren mitgeteilt wurde.

Komplikationen

Die Komplikationen des Phäochromozytoms sind vor allem durch die Wirkungen des erhöhten Blutdrucks auf das Herz- und Kreislaufsystem, das Gehirn und die Nieren bedingt. An diesen Organen treten arterio-arteriolosklerotische Schäden auf, die zum Exitus letalis infolge akuter Linksherzinsuffizienz, Lungenödem, Herzinfarkt, apoplektischem Insult bei Enzephalomalazie bzw. Enzephalorrhagie oder Urämie führen. Dabei ist die Herzinsuffizienz nicht allein die Folge des erhöhten arteriellen Drucks, sondern auch die Folge einer direkten Catecholaminwirkung auf das Myokard, einer sogenannten adrenergen Kardiomyopathie. Diese ist pathologisch-anatomisch durch degenerative Veränderungen der Myofibrillen, interstitielles Ödem und Leukozyteninfiltrate gekennzeichnet.

Die Komplikationen sind nicht nur bei lange bestehender persistierender Hypertonie, sondern auch während einer akuten schweren Blutdruckkrise möglich. So kann besonders dem plötzlichen Tod jüngerer Menschen ein Phäochromozytom zugrunde liegen. Eine seltene plötzliche Todesursache ist die Verblutung aus einem Phäochromozytom.

Die maligne oder besser akzelerierte Verlaufsform der Hypertonie, zu der sich der Hochdruck beim

Phäochromozytom entwickeln kann, beobachtet man heute seltener, da nicht nur eine kausale, sondern auch eine adäquate symptomatische antihypertensive Therapie die sekundären Organschäden weitgehend verhindert.

Spezielle Komplikationen der malignen Tumoren sind eine Destruktion der Niere, eine sekundäre Nebennierenrindeninsuffizienz oder auch neurologische Ausfälle bei Metastasen in der Wirbelsäule.

Differentialdiagnose

Bei den differentialdiagnostischen Erwägungen stehen die verschiedenen Hypertonieformen im Vordergrund. Dazu gehören die übrigen Hypertonien endokriner Genese wie das Conn-Syndrom, das Cushing-Syndrom und die Hyperthyreose, die renovaskuläre und renoparenchymatöse Hypertonie sowie die kardiovaskulären Formen der Hypertonie. Diese Hypertonien sollen durch die entsprechenden Untersuchungsmöglichkeiten ausgeschlossen werden (siehe dort). Man muß wissen, daß nicht nur das Phäochromozytom, sondern auch die genannten Formen der Hypertonie mit paroxysmaler Blutdrucksteigerung einhergehen können.

Beim Phäochromozytom kommen allerdings nicht nur Hochdruckkrankheiten als differentialdiagnostische Möglichkeiten in Betracht, sondern es kann infolge seiner vielfältigen Symptomatik mehrere Krankheitsbilder imitieren und dadurch zu Fehldiagnosen verleiten (Tab. 4.31). Oft wird die Diagnose eines Diabetes mellitus, einer Thyreotoxikose, einer Sepsis oder einer Psychoneurose gestellt. Das differentialdiagnostische Spektrum ist jedoch noch weitreichender. Es erstreckt sich über Epilepsie, Hysterie, Hirntumor, Angina pectoris, Herzinfarkt, paroxysmale Tachykardie, Menière-Syndrom, Asthma, Tetanie und Leukämie bis zu Ulcus ventriculi et duodeni, Nieren- und Gallenkolik, Glomerulonephritis und Pyelonephritis, Abdominaltumor, Mediastinaltumor und Pankreatitis. Die paroxysmalen Symptome können als tabische Krisen, Koliken bei Porphyrie oder Bleiintoxikation und Flush-Anfälle bei Karzinoidsyndrom fehlgedeutet werden. Die Differentialdiagnose wird dadurch noch erschwert, daß bei diesen Krankheiten ebenso wie bei einer Polyneuritis, der Polyradikulitis Guillain-Barré, dem Feer-Syndrom (Akrodynie) und einer Thalliumintoxikation aufgrund einer Reizung des sympathischen Nervensystems die Catecholaminproduktion erhöht sein kann.

Während der Schwangerschaft kann durch ein Phäochromozytom eine Eklampsie vorgetäuscht werden, so daß man bei jeder Schwangerschaftstoxämie an ein Phäochromozytom denken sollte. An dieser Stelle soll darauf hingewiesen werden, daß beim Phäochromozytom in der Gravidität meistens eine Schädigung des Feten vermieden wird, da eine enzymatische Plazentabarriere besteht, die für Noradrenalin nachgewiesen werden konnte. Dauernd erhöhte Blutdruckwerte wirken sich allerdings auf die Entwicklung des Feten negativ aus. Als Pseudophäochromozytom bezeichnet man eine Phäochromozytomsymptomatik, die durch wachsende Prozesse in der Umgebung der Nebenniere hervorgerufen wird, die auf das Nebennierenmark einen Druck ausüben. Dieses Krankheitsbild kann z. B. bei Pankreastumoren, Magendivertikeln oder intraabdominellen Lipomen beobachtet werden.

Eine spezielle Krankheit ist die Käsekrankheit („cheese disease"). Bei gleichzeitiger Einnahme von Monoaminoxydasehemmern (Pargylin, Pheniprazin) und Genuß von Käse, der Tyramin enthält, können ebenso wie nach abruptem Absetzen von Antihypertensiva (z. B. Clonidin oder β-Blocker) schwere hypertensive Krisen entstehen.

Es wurde auch über eine Patientin berichtet, bei der infolge Selbstinjektion von Isoproterenol das Bild eines Phäochromoztyoms vorgetäuscht worden war. Die Aufzählung der vielen differentialdiagnostischen Möglichkeiten zeigt, wie häufig man ein Phäochromozytom in Erwägung ziehen muß.

Therapie

Die Therapie der Wahl ist die operative Entfernung des catecholaminproduzierenden Tumors. Danach verschwinden die Symptome des Phäochromozytoms vollständig, es sei denn, daß ein metastasierendes Phäochromozytom oder multiple Tumoren ein radikales operatives Vorgehen unmöglich machen.

Es wird empfohlen, präoperativ eine Cholezystographie durchzuführen, um eine Cholelithiasis auszuschließen, die bei Patienten mit einem Phäo-

Tabelle 4.31 Diagnosen von 150 Patienten mit Phäochromozytomverdacht (nach *Sack* u. *Koll*)

Diagnose	Patienten	%
Labile juvenile Hypertonie	26	18
Diabetes und Nephropathie	19	13
Essentielle Hypertonie	17	11
Labile Hypertonie im Klimakterium	14	9
Unilaterale Nephropathie (z. B. Pyelonephritis, Nierenarterienstenose)	11	7
Chronische Pyelonephritis	10	7
Paroxysmale Hypertonie bei Asthma, Migräne, Herzinfarkt und Tetanie	10	7
Chronische Glomerulonephritis	8	5
Akzelerierte Hypertonie	8	5
Phäochromozytom	5	3
Paroxysmale Hypertonie bei Hirntumoren	5	3
Maligne Hypertonie	5	3
Cushing-Syndrom	4	3
Thyreotoxikose	3	2
Aortenisthmusstenose	2	1
Akute Glomerulonephritis	1	1
Bilaterale Nierenarterienstenose	1	1
Zystenniere	1	1
	150	100

chromozytom gehäuft vorkommt (s. oben). Bei positivem Befund kann während der Operation die Gallenblase ebenfalls entfernt werden.

Schwierig ist die Wahl des Operationstermins bei einer graviden Patientin. Bis zum 6. Schwangerschaftsmonat sollte man sofort operieren. Danach kann man, falls es das Krankheitsbild zuläßt, die Lebensfähigkeit des Kindes abwarten und die Operation des Phäochromozytoms im Anschluß an die Schnittentbindung vornehmen. Wenn die Geburt spontan erfolgt, sollte der operative Eingriff nach Ende des Wochenbetts durchgeführt werden.

Als Prämedikation zur Operationsvorbereitung ist das Scopolamin dem Atropin vorzuziehen, da Atropin Arrhythmien und Blutdrucksteigerungen provozieren kann. Vor der Narkose muß ein Katheter zur blutigen Druckmessung in die A. radialis oder brachialis eingeführt werden. EKG und Pulsmesser müssen angeschlossen werden. Auch der zentrale Venendruck sollte möglichst laufend registriert werden, um Aussagen über die erforderlichen Transfusionsmengen und die Herzmuskelkapazität treffen zu können.

Die Narkose wird am besten durch Pentothal eingeleitet und durch Inhalationen mit einem Sauerstoff-, Lachgas- und Halothangemisch fortgeführt. Halothan kann zwar die catecholaminbedingte Arrhythmiebereitschaft erhöhen; die Arrhythmien lassen sich jedoch leicht mit Propranolol (z. B. 2 bis 5 mg Dociton i. v.) oder auch mit Lidocain (z. B. 100 mg Xylocain i. v.) beherrschen. Bei intraabdominellen Phäochromozytomen sollte chirurgisch mittels des transversalen Oberbauchschnittes vorgegangen werden, um beide Nebennierenregionen, die paravertebralen sympathischen Nervenbahnen, die Aortenbifurkation und die Beckenregion zu explorieren und zu palpieren. Ein Flankenschnitt, der lediglich einen retroperitonealen Zugang zu einer Nebenniere erlaubt, ist ungenügend. Ein kombinierter thorakoabdominaler Schnitt ist dagegen unnötig und für den Patienten zu belastend.

Bei der Operation muß auf zwei Gefahren geachtet werden: Einmal können die Manipulationen in der Tumorgegend zur Catecholaminausschüttung mit extremen Blutdrucksteigerungen und Herzrhythmusstörungen führen. Zum anderen kann der Blutdruck nach der Resektion des Tumors so stark abfallen, daß ein schockähnlicher Zustand entsteht. Diese Komplikationen, die 1953 noch eine Operationsletalität von 30% zur Folge hatten, können weitgehend durch 8tägige präoperative Gaben von Regitin (50 mg 4stündlich per os) oder Dibenzyran (3mal 10 mg täglich per os ansteigend bis 3mal 50 mg täglich) und durch Normalisierung des Intravasalvolumens mittels Bluttransfusionen oder Blutersatzmittel verhindert werden. Hämoglobin, Hämatokrit oder Bestimmungen des Plasmavolumens geben Aufschluß darüber, wieviel Blut oder besser Blutersatz der Patient vor dem Eingriff erhalten soll. Es hat sich dabei als günstig erwiesen, das Volumen nicht nur zu normalisieren, sondern den Blutkreislauf geringgradig zu überfüllen. Dadurch werden in den meisten Fällen postoperative Gaben von α-Rezeptoren-Stimulatoren unnötig. Wenn trotz dieser Maßnahmen intra- oder postoperativ bedrohliche Hypotonien auftreten, müssen Noradrenalininfusionen (z. B. 0,1–1 µg Arterenol/kg Körpergewicht/min) verabreicht werden. Es besteht die Möglichkeit, daß wegen der präoperativen Gaben von α-Rezeptoren-Blockern die Gefäße auf Noradrenalin nicht ansprechen. In diesen Fällen kann Angiotensin II (Hypertensin-CIBA) als Hypertensivum infundiert werden.

Durch alle diese Maßnahmen wurde in den letzten Jahren die Operationsmortalität auf weniger als 5% gesenkt. Sehr hoch lag die Operationsmortalität bei Kindern und Schwangeren. Bei Kindern mit bilateralen Phäochromozytomen betrug sie 82% und bei Schwangeren 48%. Allerdings konnte auch hier durch die Verbesserungen der Operationsvorbereitung, der Anästhesie und der Operationsmethode in letzter Zeit ein günstigeres Ergebnis erzielt werden.

Nach der Operation kann in einigen Fällen die Hypertonie bestehenbleiben. Die Ursache können weitere catecholaminsezernierende Tumoren sein, die bei der Operation übersehen wurden, so daß nochmals eine eingehende Phäochromozytomdiagnostik durchgeführt werden muß. Es kann allerdings auch eine sogenannte Autonomisierung des Hochdrucks eingetreten sein.

Eine weitere postoperative Komplikation ist die Nebennierenrindeninsuffizienz bei beidseitiger Nebennierenexstirpation, die einer hormonellen Substitutionstherapie bedarf, z. B. 37,5 mg Cortison und 0,1 mg 9α-Fluorocortisol (Astonin H) täglich per os. Diese Komplikation kann jedoch durch Zurücklassen eines Restes von normalem Nebennierenrindengewebe vermieden werden.

Bei metastasierenden oder multiplen Tumoren ist ebenso wie bei einer strengen Kontraindikation für eine Operation, z. B. bei einer manifesten Herzinsuffizienz, eine konservative medikamentöse Therapie notwendig. Diese wird mit Phentolamin (Regitin) oder Phenoxybenzamin (Dibenzyran) vorgenommen (Dosierung s. oben). Dibenzyran ist dem Regitin wegen seiner längeren Wirkungsdauer überlegen. Es kann ansteigend auch bis 3mal 100 mg täglich dosiert werden, um volle Beschwerdefreiheit zu erzielen. Bei Tumoren, die vorwiegend Adrenalin sezernieren und zu der entsprechenden Symptomatik führen, ist die Anwendung von β-Rezeptoren-Blockern (z. B. Dociton, Visken) sinnvoller als die Gabe der α-Rezeptoren-Blocker Phentolamin und Phenoxybenzamin. Man muß jedoch beachten, daß die letzteren die Patienten gegenüber Adrenalin sensibilisieren und dadurch Hypotonie und Schock hervorrufen können. Falls daher neben Noradrenalin auch Adrenalin vermehrt freigesetzt wird, können α- und β-Rezeptoren-Blocker gemeinsam gegeben werden.

Erfolgversprechend sind Behandlungsversuche mit Tyrosinhydroxylaseinhibitoren (z. B. 4- bis 8mal

250 mg α-Methyl-p-tyrosin täglich per os) verlaufen, welche die Catecholaminsynthese deutlich hemmen. Unter dieser Therapie nehmen die im Urin ausgeschiedenen Mengen von Noradrenalin, Adrenalin und Vanillylmandelsäure signifikant ab, während die Konzentrationen von Dopamin und Homovanillinsäure zunehmen. Bei leichter Ausprägung des Phäochromozytoms zeigen auch Sedativa eine nützliche Wirkung, obwohl man z. B. nach Reserpin hypertensive Reaktionen beobachten kann.

Viele Symptome des Phäochromozytoms verschwinden trotz dieser nur symptomatischen Behandlungsmaßnahmen.

Bei maligner Entartung kommen Röntgenbestrahlungen oder Zytostatika als Palliativtherapie in Betracht.

Neuroblastom

Neben dem Phäochromozytom gibt es weitere Arten von Tumoren, die vom Neuroektoderm bzw. vom Nebennierenmark und dem sympathischen Nervensystem abstammen (Abb. 4.**16**). Hierbei handelt es sich vor allem um das Neuroblastom und das Ganglioneurom.

Unter dem Namen Neuroblastom werden das Sympathogoniom und das Sympathoblastom zusammengefaßt, deren histologische Unterscheidung sehr schwierig sein kann (Abb. 4.**16**). Das Neuroblastom besteht aus unreifen Neuroblasten und besitzt eine ausgeprägte Malignität. Es kommt überwiegend bei Säuglingen und Kindern vor. Nur 20% der Fälle manifestieren sich nach dem 5. Lebensjahr. Bei Erwachsenen wird es äußerst selten angetroffen. Neben dem Wilms-Tumor ist das Neuroblastom die häufigste retroperitoneal gelegene Geschwulst bei Kindern. Gewöhnlich hat es seinen Sitz im Nebennierenmark; es kann allerdings seinen Ursprung auch von den retroperitonealen und retropleuralen sympathischen Nervengeflechten nehmen. Metastasen finden sich zu 57% in den Knochen, zu 50% in den regionalen Lymphknoten, zu 47% in der Leber und zu 20% in der Lunge. Auch in der Orbita kommen Tochtergeschwülste vor. Die Knochenmetastasen können mit einem Ewing-Sarkom oder mit Knochenveränderungen bei der Hand-Schüller-Christian-Krankheit verwechselt werden. Die Tendenz zu generalisierter Lymphadenose kann zu Verwechslungen mit einer Lymphosarkomatose Anlaß geben.

Die klinischen Manifestationen bestehen in Müdigkeit, Schwächegefühl, Fieber, Anämie, Erbrechen, chronischen Diarrhoen, Gewichtsverlust und Schmerzen im Tumorbereich. Als Ursache der auffälligen Diarrhoen wird ähnlich wie beim Karzinoidsyndrom eine erhöhte Kininwirkung angenommen. Manchmal führt der Tumor zu einer sichtbaren Auftreibung des Abdomens. Bei vielen Patienten sind die Symptome mit denen des Phäochromozytoms vergleichbar, obwohl eine arterielle Hypertonie häufig fehlt.

Beim Neuroblastom steht die Exkretion von Dopa, Dopamin und Homovanillinsäure im Vordergrund. Es kann jedoch auch mit einer vermehrten Ausscheidung von Adrenalin, Noradrenalin und Vanillylmandelsäure einhergehen. Häufig korreliert die Ausscheidung der Substanzen mit der Entwicklungsstufe der Tumorzellen, so daß man in begrenztem Maße von der Art des ausgeschiedenen Stoffes auf die Malignität der Tumoren schließen kann. In den Neuroblastomen ist der Catecholamingehalt geringer als in den reifen Phäochromozytomen, da die Neuroblastome wahrscheinlich einen hohen Gehalt an catecholamininaktivierenden Enzymen aufweisen.

Bei 50% der Fälle sind im Röntgenbild Tumorverkalkungen nachweisbar, die beim differentialdiagnostisch abzugrenzenden Wilms-Tumor nur in etwa 8% der Fälle zu sehen sind.

Die Therapie besteht in einer möglichst frühzeitigen und radikalen Operation mit nachfolgender alternierender Strahlenbehandlung und Zytostatikatherapie. Wenn der Tumor auf die Bauchregion beschränkt ist, kann mit Heilungsraten zwischen

```
                    Neuroektoderm
                          │
                          ▼
                    Sympathogonien
                   (Sympathogoniom)
                    ╱     │     ╲
                   ╱      │      ╲
          Sympathoblasten │      Phäochromoblasten
         (Sympathoblastom) ─ ─ Neuroblastom ─ ─ (Phäochromoblastom)
                │                              │
                ▼                              ▼
       Sympathische Ganglienzellen         Phäochromozyten
          (Ganglioneurom)                 (Phäochromozytom)
```

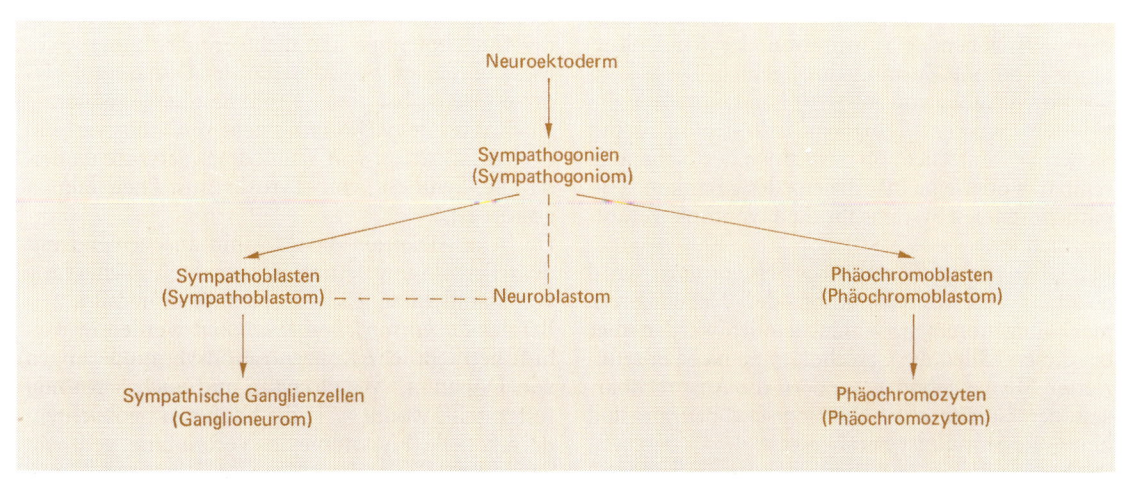

Abb. 4.**16** Entwicklung der Tumoren des sympathoadrenalen Systems (nach *Käser*)

60% und 80% gerechnet werden. Bei weiterer Metastasierung konnten immerhin Zehnjahresüberlebensraten von 25% erzielt werden. Besonders schlecht ist die Prognose bei Skelettmetastasen. In Einzelfällen kann hier die Chemotherapie, z. B. alternierend Endoxan und Vincristin, erfolgreich sein.
Spontanheilungen durch Blutungen und nekrotischen Zerfall der Neuroblastome wurden beschrieben.

Ganglioneurom

Im Gegensatz zum Neuroblastom stammt das Ganglioneurom von reifen Nervenzellen ab und zeigt keine Malignität. Dieser langsam wachsende Tumor wird bei älteren Kindern und jüngeren Erwachsenen angetroffen. Er wird oft zufällig bei der Autopsie entdeckt. Die häufigste Lokalisation ist das hintere Mediastinum. Er kommt allerdings auch an vielen anderen Orten vor.

Das Krankheitsbild kann völlig symptomlos verlaufen. Es ist aber auch mit chronischen Diarrhoen, Gewichtsverlust und abdominellen Krämpfen verbunden, so daß es leicht als Zöliakie fehldiagnostiziert wird. Eine erhöhte Catecholaminausscheidung mit arterieller Hypertonie ist möglich.

Die Therapie des Ganglioneuroms besteht in der chirurgischen Exstirpation des Tumors. Eine Strahlenbehandlung ist wegen der fehlenden Strahlensensibilität ineffektiv.

Phäochromoblastom

Die unreifzelligen Phäochromoblastome sind außerordentlich selten. Sie werden fast nur im Erwachsenenalter beobachtet. In der Regel sind sie hormonell inaktiv. Gelegentlich werden Vorstufen der Catecholamine produziert, die jedoch ohne pressorische Wirkung sind und keine anderweitige Symptomatik auslösen. Hier ist ebenfalls eine operative Therapie angezeigt.

Nebennierenmarkhyperplasie

Schließlich soll noch darauf hingewiesen werden, daß nicht nur ein chromaffiner Tumor, sondern auch eine einseitige oder beidseitige Nebennierenmarkhyperplasie ein phäochromozytomähnliches Krankheitsbild hervorrufen kann. Die Symptome bilden sich nach unilateraler bzw. bilateraler Adrenalektomie völlig zurück. Bei der Hyperplasie des Nebennierenmarks wird die Frage eines übergeordneten extraadrenalen Stimulus diskutiert.

Unterfunktion des Nebennierenmarks

Wenn man beim Menschen durch eine bilaterale Adrenalektomie das Nebennierenmark vollständig entfernt, so entstehen bei Substitution der Nebennierenrindensteroide keine bedeutsamen Krankheitserscheinungen. Diese Tatsache spricht dafür, daß das Nebennierenmark und damit speziell das Adrenalin für die Körperfunktionen nicht unbedingt erforderlich sind. Trotzdem wird eine Hypofunktion des Nebennierenmarks als Ursache einer Reihe von Krankheitsbildern angesehen.

Bei einigen Patienten, die sich einer *bilateralen Adrenalektomie* unterziehen mußten, kann man trotz ausreichender Substitution der Rindenhormone hypotone Zustände beobachten. Diese können durch Gaben von Adrenalin und Noradrenalin gebessert werden. Trotzdem läßt sich nicht mit Sicherheit beurteilen, ob das Fehlen des Nebennierenmarks oder eine Insuffizienz des gesamten sympathoadrenalen Systems für die Hypotonie verantwortlich ist.

Bei schweren *orthostatischen Hypotonien* wird ebenfalls eine Unterfunktion des Nebennierenmarks angenommen. Wahrscheinlich werden aber bei diesen Fällen die Catecholamine nicht in reduzierter Menge gebildet, sondern die Ansprechbarkeit der Gefäße auf physiologische neurale und humorale Stimuli ist herabgesetzt.

Die bei Säuglingen und Kindern auftretende *Hypoglykämie* wird auf eine verminderte Adrenalinfreisetzung aus dem Nebennierenmark zurückgeführt, die mit einer fehlerhaften Cortisolregulation verbunden sein kann. Als gemeinsame Ursache dieser Funktionsstörung der Nebennierenrinde und des Nebennierenmarks wird eine prä- oder perinatale hypothalamische Schädigung erwogen.

Bei der sogenannten *familiären Dysautonomie*, einer rezessiv vererbbaren Entwicklungsstörung des vegetativen Nervensystems, wird anstelle der Vanillylmandelsäure die Homovanillinsäure im Urin ausgeschieden. Bei dieser Erkrankung soll vor allem ein Defekt in der Speicherung und Verteilung der Catecholamine und nicht primär in ihrer Synthese vorliegen. Die Aktivität der Dopamin-β-Hydroxylase ist bei dieser Krankheit herabgesetzt.

Auch die *Phenylketonurie* geht mit einer verminderten Exkretion von Vanillylmandelsäure einher, da die Synthese von Tyrosin aus Phenylalanin gestört ist.

Da beim *Melanom* das Melanin anscheinend mit dem Tyrosin interferiert, ist hier die Ausscheidung von Vanillylmandelsäure ebenfalls erniedrigt.

Bei der *Parkinsonschen Krankheit* werden im Gehirn beträchtliche Konzentrationsverminderungen von Dopamin, Noradrenalin und auch Serotonin festgestellt, womit z. T. die häufig zu beobachtende arterielle Hypotonie in Verbindung gebracht wird. Die Dopamin-, Noradrenalin- und Vanillylmandelsäureausscheidung ist bei dieser Erkrankung signifikant erniedrigt, während die Tyraminexkretion erhöht ist. Auch hier ist nicht allein das Nebennierenmark, sondern das gesamte sympathoadrenale System betroffen.

Letztlich soll erwähnt werden, daß das gleichzeitige Vorkommen von Nebennierenmarkinsuffizienz und *Cushing-Syndrom* beschrieben wurde. Dabei wird diskutiert, ob die Markinsuffizienz eine ACTH-Stimulation mit sekundärer Rindenhyperplasie auslösen kann.

Literatur

Amery, A., E. J. Moerman, H. Bossaert, A. F. de Schaepdryver: α-methyl-p-tyrosine in malignant pheochromocytoma. Pharmacol. Clin. 1 (1969) 174

Bravo, E. L., R. C. Tarazi, F. M. Fouad, D. G. Vidt, R. W. Gifford jr.: Clonidine-suppression test. A useful aid in the diagnosis of pheochromocytoma. New Engl. J. Med. 305 (1981) 623

Brewster, D. C., St. R. Jensen, R. A. Novelline: Reversible Stenose der Arteria renalis bei Phäochromozytom. J. Amer. med. Ass. D2 (1983) 123

Brodie, B. B., J. I. Davies, S. Hynie, G. Krishna, B. Weiss: Interrelationships of catecholamines with other endocrine systems. Pharmacol. Rev. 18 (1966) 273

Crout, J. R.: Pheochromocytoma. Pharmacol. Rev. 18 (1966) 651

Gifford, R. W. jr., W. F. Kvale, F. T. Maher, G. M. Roth, J. T. Priestley: Clinical features, diagnosis and treatment of pheochromocytoma: A review of 76 cases. Proc. Mayo Clin. 39 (1964) 281

Graham, J. B.: Pheochromocytoma and hypertension. An analysis of 207 cases. Surg. Gynec. Obstet. 92 (1965) 105

Greeff, K., H. Strobach: Diagnose des Phäochromozytoms und Neuroblastoms durch Bestimmung von Noradrenalin, Adrenalin und deren Metaboliten im Harn. Herz, Kreisl. 2 (1970) 431

Greer, W. E. R., C. W. Robertson, R. H. Smithwick: Pheochromocytoma, diagnosis, operative experiences and clinical results. Amer. J. Surg. 107 (1964) 192

Grenzmann, M., P. Thurn: Der Wert der Röntgenuntersuchung bei inkretorisch wirksamen Nebennierenerkrankungen. Fortschr. Röntgenstr. 111 (1969) 353

Heinemann, G., H. Schievelbein, D. Eberhagen, V. Rahlfs: Der Einfluß von Nahrungsmitteln und Rauchen auf die klinisch-chemische Diagnostik von Phäochromozytom, Neuroblastom und Karzinoid-Syndrom. Klin. Wschr. 59 (1981) 1165

Hickler, R. B., G. W. Thorn: Diseases of the adrenal medulla. In Harrison, T. H., R. D. Adams, I. L. Bennett, W. H. Resnik, G. W. Thorn, M. M. Wintrobe: Principles of Internal Medicine. McGraw-Hill, New York 1966 (p. 484)

Hume, D. M.: Pheochromocytoma. In Astwood, E. B., C. E. Cassidy: Clinical Endocrinology, vol. II. Grune & Stratton, New York 1968 (p. 519)

Käser, H.: Catecholamine-producing neural tumors other than pheochromocytoma. Pharmacol. Rev. 18 (1966) 659

Kaufmann, W., K. A. Meurer: Endokrine Hypertonie. In Heintz, R., H. Losse: Arterielle Hypertonie. Thieme, Stuttgart 1969 (S. 226)

Kirkendall, W. M., R. D. Liechty, D. A. Culp: Diagnosis and treatment of patients with pheochromocytoma. Arch. intern. Med. 115 (1965) 529

Mathison, D. A., C. A. Waterhouse: Cushing's syndrome with hypertensive crisis and mixed adrenal cortical adenoma-pheochromocytoma (corticomedullary adenoma). Amer. J. Med. 47 (1969) 635

Messerli, F. H., M. Finn, A. A. MacPhee: Das Phäochromozytom der Harnblase. Hämodynamik und Katecholaminspiegel. J. Amer. med. Ass. D2 (1983) 147

Mödder, U., R. Lang, J. Rosenberger, G. Friedmann: Einsatz der Computertomographie in der Diagnostik von Nebennierenerkrankungen. Dtsch. med. Wschr. 105 (1980) 478

Price, W. F., T. A. Farmer jr.: Cushing's syndrome and adrenal medullary insufficiency with bilateral adrenal calcification. J. clin. Endocr. 29 (1969) 368

Rath, F., F. Rosenmayr, H. Wiltschke: Phäochromozytom im Kindesalter. Dtsch. med. Wschr. 95 (1970) 2236

Richards, P., A. R. Adamson, G. J. MacDonald: Pheomocytoma: A persistent diagnostic problem. Lancet 1969/II, 820

Sack, H., J. F. Koll: Das Phäochromozytom. Ergebn. inn. Med. 19 (1963) 446

Sarembe, B., F. Mesewinkel: Phäochromozytom und Schwangerschaft. Dtsch. Gesundh.-Wes. 25 (1970) 783

Schwarz, K.: Das Phäochromozytom. Internist 5 (1964) 22

Siegenthaler, W., W. Vetter: Nebennierenmark. In Siegenthaler, W.: Klinische Pathophysiologie, 5. Aufl. Thieme, Stuttgart 1982 (S. 407)

Siegenthaler, W., C. Werning: Das Renin-Angiotensin-Aldosteron-System in klinischer Sicht. Dtsch. med. Wschr. 95 (1970) 411

Sjoerdsma, A.: Sympatho-adrenal system. In Beeson P. B., W. McDermott: Textbook of Medicine. Saunders, Philadelphia 1968 (p. 1351)

Sjoerdsma, A., K. Engelman, T. A. Waldmann, L. H. Cooperman, W. G. Hammond: Pheochromocytoma: current concepts of diagnosis and treatment. Ann. intern. Med. 65 (1966) 1302

Stackpole, R. H., M. M. Melicow, A. C. Uson: Pheomocytoma in children. Report of 9 cases and a review of the first 100 published cases with follow-up studies. J. Pediat. 63 (1963) 315

von Studnitz, W.: Chemistry and pharmacology of catecholamine-secreting tumors. Pharmacol. Rev. 18 (1966) 645

von Studnitz, W.: Glukagontest und Phäochromozytomdiagnostik. Schweiz. med. Wschr. 100 (1970) 1023

Sturm, A. jr.: Paroxysmale, krisenhafte Blutdrucksteigerungen. Dtsch. med. Wschr. 93 (1968) 1259

Sutton, D.: Diagnosis of Conn's and other adrenal tumours by left adrenal phlebography. Lancet 1968/I, 453

Vance, J. E., K. D. Buchanan, D. O'Hara, R. H. Williams, D. Porte jr.: Insulin and glucagon responses in subjects with pheochromocytoma: effect of alpha adrenergic blockade. J. clin. Endocr. 29 (1969) 911

Weidmann, P., W. Siegenthaler, W. H. Ziegler, P. Endres, H. Sulser, C. Werning: Hypertension associated with tumors adjacent to renal arteries. Amer. J. Med. 47 (1969) 528

Werning, C., W. Siegenthaler: Diagnostik des Phäochromozytoms. Dtsch. med. Wschr. 96 (1971) 121

Werning, C., W. Siegenthaler: Therapie des Phäochromozytoms. Dtsch. med. Wschr. 96 (1971) 124

Werning, C., P. Weidmann, W. Vetter, D. Stiel, H. U. Schweikert, W. Siegenthaler: Die Bedeutung des Renin-Angiotensin-Aldosteron-Systems bei verschiedenen Hypertonieformen. Schweiz. Rundsch. Med. (Praxis) 59 (1970) 730

Werning, C., M. Schönbeck, W. H. Ziegler, K. Baumann, E. Gysling, P. Weidmann, W. Siegenthaler: Die Adrenalin- und Noradrenalinausscheidung während Angiotensin-II-Infusionen in die Arteria carotis beim narkotisierten Hund. Klin. Wschr. 47 (1969) 640

Werning, C., W. H. Ziegler, K. Baumann, P. Endres, E. Gysling, P. Weidmann, W. Siegenthaler: Die Plasmareninaktivität beim Phäochromozytom. Dtsch. med. Wschr. 95 (1970) 117

Ziegler, W. H.: Diagnose und Therapie des Phäochromozytoms. Ther. Umsch. 26 (1969) 664

Krankheiten der Testes

E. NIESCHLAG

Einleitung

Klassifizierung

Die endokrine Funktion der Testes besteht in der Produktion der Androgene, die in allen Lebensphasen die Ausbildung und Erhaltung der Männlichkeit bewirken. Neben der endokrinen Funktion haben die Testes eine exokrine Funktion, die in der Produktion der für die Fortpflanzung notwendigen männlichen Gameten besteht. Da auch die zweite Funktion, die Spermatogenese, androgenabhängig ist, ist eine Störung der endokrinen Funktion praktisch immer mit einer Störung der Fertilität verbunden. Es gibt allerdings zahlreiche Formen der männlichen Infertilität, die entweder keine Symptome eines Androgenmangels aufweisen oder aber extratestikuläre Ursachen haben. Störungen der endokrinen Hodenfunktion mit der sich daraus ergebenden Störung der exokrinen Funktion werden als *Hypogonadismus* bezeichnet, während Störungen der Fortpflanzungsfähigkeit ohne endokrine Symptome als Sub- oder *Infertilität* bezeichnet werden.

Tabelle 4.32 Manifestation des Testosteronausfalls

	vor Pubertät	nach Pubertät
Knochen	eunuchoider Hochwuchs	Osteoporose
Kehlkopf	ausbleibende Stimmutation	keine Änderung
Behaarung	horizontale Pubeshaargrenze mangelnder Bartwuchs gerade Stirnhaargrenze	nachlassende Bart-, Pubes-, Achsel- und Körperbehaarung
Haut	fehlende Sebumproduktion Blässe	Atrophie, feine Fältelung Blässe
Erythropoese	Anämie	Anämie
Muskulatur	unterentwickelt	Atrophie
Penis	infantil	keine Änderung der Form
Prostata	unterentwickelt	Atrophie
Spermatogenese	nicht initiiert	sistiert
Libido und Potenz	nicht entwickelt	Verlust

Störungen der Hodenfunktionen können ihre Ursache auf der Ebene des Hypothalamus, der Hypophyse oder der Testes selbst haben. Ferner kann eine periphere Resistenz gegen Testosteron in den Zielorganen bestehen. Im Gegensatz zu anderen endokrinen Organen sind Überfunktionszustände (endokrin aktive Hodentumore) sehr selten. Einige Fertilitätsstörungen sind durch Erkrankungen der akzessorischen Geschlechtsdrüsen und der ableitenden Samenwege bedingt.

Allgemeine Symptomatik

Die Symptomatik der endokrinen Hodenfunktionsstörungen ist trotz der verschiedenen Ursachen recht einheitlich und die Symptomatik der verschiedenen Krankheitsbilder weist Gemeinsamkeiten auf, die der Besprechung einzelner Krankheitsbilder vorangestellt sei.
Entscheidend für die Ausbildung der Symptome ist der Zeitpunkt des Auftretens des Androgenmangels (Tab. 4.32). Tritt der Androgenmangel bereits *intrauterin* auf, kann es zu Störungen der sexuellen Differenzierung kommen (Intersexualität).
Besteht der Androgenmangel *zur Zeit der* normalerweise eintretenden *Pubertät*, kommt es zum Bild des *Eunuchoidismus*. Charakteristisch für diese Patienten ist eine verzögert einsetzende Pubertät mit einem eunuchoiden Hochwuchs, der durch den verspätet eintretenden Schluß der Epiphysenfugen bedingt ist. Die Spannweite wird größer als die Gesamtkörperlänge und die Beine werden länger als der Rumpf. Diese Patienten sind im Sitzen klein (Sitzzwerge) und im Stehen groß (Stehriesen). Der Sexualhormonmangel führt nicht unmittelbar zur Zunahme des Depotfetts, eine Begünstigung steht höchstens im Zusammenhang mit der Bewegungsarmut und allgemeinen Hypoaktivität. Entsprechend übersteigt das Durchschnittsgewicht der Männer mit Hypogonadismus kaum das normaler Männer. Die Fettverteilung der adipösen Eunuchoiden entspricht dem femininen Typ und zeichnet sich durch eine Bevorzugung von Hüften, Nates, Brust (Pseudogynäkomastie) und Unterbauch aus. Die Muskulatur ist nur gering ausgebildet. Der Stimmbruch bleibt aus. Die Stirnhaargrenze bleibt gerade, und es bilden sich keine Geheimratsecken aus. Der Bartwuchs fehlt oder ist spärlich. Falls sich eine Pubesbehaarung ausbildet, bleibt ihre Begrenzung horizontal. Die leichte normochrome Anämie äußert sich im blassen Kolorit der Patienten. Schon frühzeitig (etwa ab dem 20. Le-

bensjahr) entwickelt sich eine feine periorale und periorbitale Fältelung der Haut. Die Talgdrüsen der Haut produzieren nur wenig Sebum. Der Penis bleibt infantil, die Prostata klein. Die Spermatogenese, falls Testes vorhanden sind, kommt nicht in Gang, und die Testes bleiben klein. Erektionen und Pollutionen treten nicht auf. Sexuelle Interessen entwickeln sich nicht.

Tritt der Androgenmangel *nach erfolgter Pubertät* ein, so kann sich dies nicht mehr in den Proportionen des Körperbaus ausdrücken. Die sekundäre Geschlechtsbehaarung und die übrige Körperbehaarung werden jedoch spärlicher, Geheimratsecken oder Glatze bleiben bestehen. Auch die Stimme ändert sich nicht oder nur unwesentlich. Die Muskelmasse reduziert sich und die Körperkraft läßt nach. Lange bestehender Androgenmangel führt zu einer Osteoporose, die zusammen mit einem Abbau des Stützapparates zu einer schweren Lumbago führen kann. Die Erythropoese läßt nach. Die Anämie zusammen mit einer verminderten Hautdurchblutung äußert sich in einer Blässe des Patienten, die auch durch Sonneneinstrahlung kaum beeinflußbar ist. Mit einem breiten individuellen Spielraum läßt die Potenz nach, aber auch die Libido verschwindet, so daß der Patient selbst (anders als bei psychogenen Potenzstörungen) die Impotenz kaum als krankhaft empfindet. Falls es noch zu Ejakulationen kommt, nimmt das Volumen des Ejakulates ab. Die Spermatogenese kommt zum Erliegen, so daß schließlich eine Azoospermie eintritt. Durch den Ausfall der psychotropen Wirkungen des Testosterons kommt es zu depressiven Verstimmungen, Konzentrationsschwäche und fehlender Antriebskraft.

Im Gegensatz zum Patienten mit Testosteronmangel läßt sich der Patient mit *Infertilität* ohne endokrine Störung somatisch nicht charakterisieren, es sei denn, es finden sich pathologische Veränderungen im Genitalbereich. Erst eingehende psychologische Untersuchungen zeigen, daß Männer mit lange bestehendem unerfülltem Kinderwunsch zu reaktiven Depressionen neigen.

Störungen im Bereich des Hypothalamus und der Hypophyse

Hypogonadotroper Eunuchoidismus und Kallmann-Syndrom

Ätiologie

Beim hypogonadotropen Eunuchoidismus bleibt die Entwicklung der Testes aufgrund fehlender Gonadotropinstimulation aus, die durch einen Mangel an LH-RH im Hypothalamus bedingt ist. Wenn auch der LH-RH-Mangel durch direkte Messungen dieses Releasing-Hormons noch nicht endgültig sichergestellt werden konnte, sprechen doch die normale Stimulierbarkeit der Hypophyse durch LH-RH und der Testes durch Gonadotropine für diesen Pathomechanismus. Bei einer Sonderform, dem Kallman-Syndrom, kommt ein Anlagedefekt des N. olfactorius hinzu, der sich klinisch in einer Anosmie oder Hyposmie äußert. Bei diesen Krankheitsbildern handelt es sich um angeborene, häufig familiär auftretende Störungen, die autosomal dominant vererbt werden. Auch andere angeborene Defekte werden beobachtet, wie ein kurzes viertes Os metacarpale, eine Gaumenspalte, Schwerhörigkeit und Lageanomalien der Testes.

Klinik

Klinisch werden die Patienten durch die nicht einsetzende Pubertät und die Entwicklung eunuchoider Züge auffällig. Es kommt zum Vollbild des Eunuchoidismus, wie eingangs geschildert (S. 4.126). Die Patienten kommen meist wegen der verzögert einsetzenden Pubertät zum Arzt. Oft suchen sie den Arzt auch wegen anderer Störungen auf, ohne daß der Hypogonadismus erkannt wird. Es ist

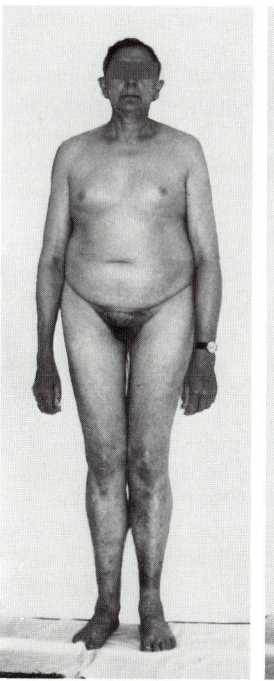

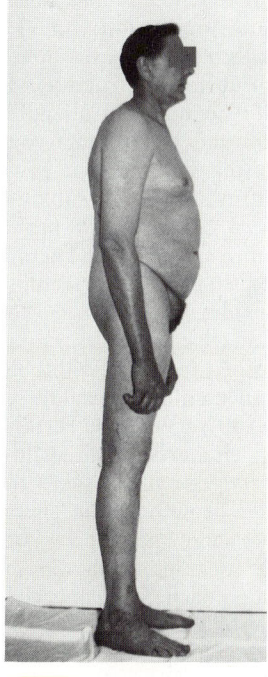

Abb. **4.17** Patient mit Kallmann-Syndrom, der alle Züge des bereits vor der Pubertät einsetzenden Hypogonadismus aufweist. Die Diagnose wurde erst im Alter von 57 Jahren gestellt

erstaunlich, daß manche Patienten trotz der ausgeprägten, durch den „klinischen Blick" leicht erfaßbaren Symptomatik erst in der 4. oder 5. Lebensdekade erkannt werden (Abb. 4.17). Pathognomonisch ist das verminderte oder fehlende Riechvermögen. Da diese Störung dem Patienten oft nicht bewußt ist, muß eine gezielte Befragung und Prüfung mit verschiedenen Geruchsstoffen vorgenommen werden.

Labordiagnostik

Bei der Labordiagnostik fallen die sehr niedrigen Testosteronkonzentrationen und die niedrigen oder nicht meßbaren LH-RH- und FSH-Konzentrationen auf. Im hCG-Test ist ein deutlicher Anstieg des Testosterons zu verzeichnen. LH und FSH steigen auf LH-RH-Stimulation hin an. In manchen Fällen ist dies jedoch erst nach einer Infusion von LH-RH über mehrere Stunden und nicht sofort nach der ersten Bolusinjektion der Fall.

Therapie

Da ein LH-RH-Mangel Ursache der Erkrankung ist, wäre eine Substitution mit *LH-RH* die naheliegendste Therapieform. Diese Behandlung gestaltet sich jedoch als schwierig, da das pulsatile, physiologische Sekretionsmuster des LH nachgeahmt werden muß. Eine Dauerinfusion von LH-RH über längere Zeit oder die Anwendung von LH-RH-Superagonisten mit verlängerter Wirkungsdauer führt zu einer Desensibilisierung der Hypophyse und der Testes, die gerade das Gegenteil der gewünschten Stimulierung bewirken. Eine intranasale Applikation von LH-RH wird versucht. Da jedoch alle zwei bis drei Stunden auch nachts ein Sprühstoß appliziert werden muß, erweist sich diese Therapieform als auf die Dauer kaum durchführbar. Der Einsatz von tragbaren Pumpen, die automatisch in den gewünschten Zeitabständen intravenös oder subkutan LH-RH applizieren, wird gegenwärtig erprobt. Um hiermit eine über Jahre anwendbare Therapieform zu erhalten, sind jedoch noch einige technische Verbesserungen notwendig.

Zunächst wird der Einsatz von Gonadotropinen das Mittel der Wahl bleiben, wenn bei diesen Patienten eine Fertilität erzielt werden soll (s. S. 4.140). Wenn eine Fertilität nicht oder noch nicht erzielt werden soll, stellt die Substitution mit Testosteron nach den auf S. 4.140 aufgeführten Prinzipien heute noch die Therapie der Wahl dar. Hiermit kann zunächst die Pubertät ausgelöst und später der männliche Phänotyp erhalten werden. Auch nach einer längerfristigen Testosterontherapie bleibt die Möglichkeit erhalten, eine Stimulation der Spermatogenese durch hCG/hMG zu erreichen. Somit kann die Testosteronsubstitution zur lebenslangen Dauersubstitution benutzt werden, die, wenn Fertilität gewünscht wird, durch hCG/hMG-Therapiephasen unterbrochen wird.

Prader-Labhart-Willi-Syndrom

Das Syndrom ist gekennzeichnet durch Kleinwuchs, Adipositas, ein- oder beidseitigen Kryptochismus, eingeschränkte Intelligenz bis zu Imbezillität und Diabetes mellitus. Darüber hinaus werden andere Anomalien wie Hüftgelenkserkrankungen, Strabismus und Skoliose gefunden. Auch bei diesem Syndrom liegt eine hypothalamische Störung mit mangelnder LH-RH-Synthese vor. Die Patienten kommen meist im erwarteten Pubertätsalter zur Diagnostik. Die endokrinologische Therapie besteht in einer Substitution mit Testosteron.

Hypophyseninsuffizienz

Eine Hypophyseninsuffizienz kann durch Tumoren oder seltener durch Entzündungen, Traumen oder Metastasen bedingt sein. Da auf die Hypophyseninsuffizienz in einem anderen Kapitel (S. 4.2ff.) eingegangen wird, seien diese Krankheitsbilder hier nur kurz im Hinblick auf die Hodenfunktion abgehandelt.

Präpuberale Hypophyseninsuffizienz

Durch Ausfall nicht nur der Gonadotropine, sondern auch der anderen tropen Hormone der Hypophyse, kommt es zu einer generellen Hypophyseninsuffizienz (Panhypopituitarismus). Dann finden sich auch Insuffizienzerscheinungen seitens der anderen von der Hypophyse abhängigen Drüsen, nämlich Nebennierenrinde und Schilddrüse. Da auch die Hormone dieser Drüsen sowie das Wachstumshormon fehlen, kommt es nicht zum eunuchoiden Hochwuchs, sondern vielmehr zu einem Minderwuchs und zu den anderen Symptomen des Eunuchoidismus gesellen sich Zeichen der Hypothyreose und der Nebennierenrindeninsuffizienz. Die Pubertät setzt gar nicht ein, oder es kommt zu einer verzögerten und inkompletten Pubertätsentwicklung.

Postpuberale Hypophyseninsuffizienz

Eine nach der Pubertät auftretende Hypophyseninsuffizienz, meist bedingt durch einen Tumor, führt zu den charakteristischen oben aufgeführten Symptomen des postpuberalen Testosteronmangels (S. 4.126) (Abb. 4.18 u. 4.19). Die Diagnose wird durch neuroradiologische Untersuchungen, Prüfungen des Gesichtsfeldes und endokrinologische Funktionstests gesichert.

Therapeutisch ist möglichst die Beseitigung des Tumors anzustreben, was heute oft unter Schonung des gesunden Hypophysengewebes gelingt. Falls dies nicht gelingt oder bis zur Regeneration der Hypophysenfunktionen, muß eine Substitution mit Schilddrüsen-, Nebennierenrinden- und Wachstumshormon zusätzlich zur Testosterongabe erfolgen. Falls eine Fertilität erzielt werden soll, kommt eine kombinierte hCG/hMG-Therapie in Frage.

Hyperprolaktinämie

Einige Hypophysenadenome sind durch eine vermehrte Prolactinsekretion gekennzeichnet. Bei einigen Patienten findet sich aber auch eine Hyperprolaktinämie, ohne daß ein Adenom oder ein Mikroadenom nachgewiesen werden kann. Eine Hyperprolaktinämie kann mit Potenz- und Fertilitätsstörungen sowie einer Gynäkomastie vergesellschaftet sein. Die Zusammenhänge zwischen Hyperprolaktinämie und klinischer Symptomatik sind noch nicht eindeutig geklärt. Eine direkte Einwirkung der vermehrten Prolactinkonzentration auf die Testes wird diskutiert. Es ist aber auch wahrscheinlich, daß der mit der Hyperprolaktinämie vergesellschaftete Verlust des pulsatilen LH-Sekretionsmusters für den Hypogonadismus verantwortlich ist.

Wenn keine Indikation zur Tumorexstirpation besteht oder ein Tumor nicht nachgewiesen wird, kann eine Behandlung mit dem Dopaminagonisten Bromocryptin (Pravidel) durchgeführt werden. Oft sprechen die Patienten schon auf kleine Dosen (2,5 mg) gut an, in anderen Fällen sind jedoch weit höhere Mengen dieses Medikamentes erforderlich. Die Dosierung richtet sich dann nach der Besserung der Symptome und den Serumprolactinwerten, die in den oberen Normbereich supprimiert werden sollten.

Fertile Eunuchen

Bei den „fertilen Eunuchen" (Pasqualini-Syndrom) handelt es sich um einen isolierten Mangel an LH bei normaler FSH-Sekretion. Die Patienten weisen die Zeichen eines Eunuchoidismus auf, die Testes können jedoch von fast normaler Größe sein, und Spermatogenese ist vorhanden. Falls Ejakulate produziert werden, enthalten sie Spermien, wenn auch in niedriger Konzentration. Eine minimale, mit unseren heutigen Methoden nicht erfaßbare LH-Sekretion muß vorhanden sein, denn die Leydig-Zellen sind bis zu einem gewissen Grade entfaltet. Offensichtlich reicht diese minimale Testosteronproduktion zur lokalen Wirkung auf die Tubuli aus, nicht aber zur Versorgung der extratestikulären Zielorgane und zur Entwicklung der sekundären Geschlechtsmerkmale. Die genaue Lokalisation der Störung konnte bisher nicht identifiziert werden (Hypophyse? Hypothalamus? höhere Zentren?).

Um die Testosteronproduktion weiter zu stimulieren, kommt eine Behandlung mit hCG in Frage (2mal wöchentlich 2000 IE i. m.). Falls auf die Fertilität verzichtet werden kann, wird eine Dauertherapie mit Testosteron durchgeführt.

Konstitutionelle Pubertas tarda

Neben den bereits beschriebenen, zu verzögerter Pubertät führenden Krankheitsbildern, denen eine definierte Störung im Hypothalamus-Hypophysen-Bereich zugeordnet werden kann, gibt es die sogenannte konstitutionelle Pubertas tarda als Variante der Norm. Von einer verzögerten Pubertät spricht man, wenn bis zum 15. Lebensjahr kein Testeswachstum und bis zum 16. Lebensjahr keine Pubesbehaarung feststellbar ist. Bei diesen Jungen kann die Pubertät verzögert bis zum 20. Lebensjahr einsetzen, und es kommt dann immer noch zu normaler Virilisierung und Fertilität. Man hat den Eindruck, daß bei diesen Patienten die biologische

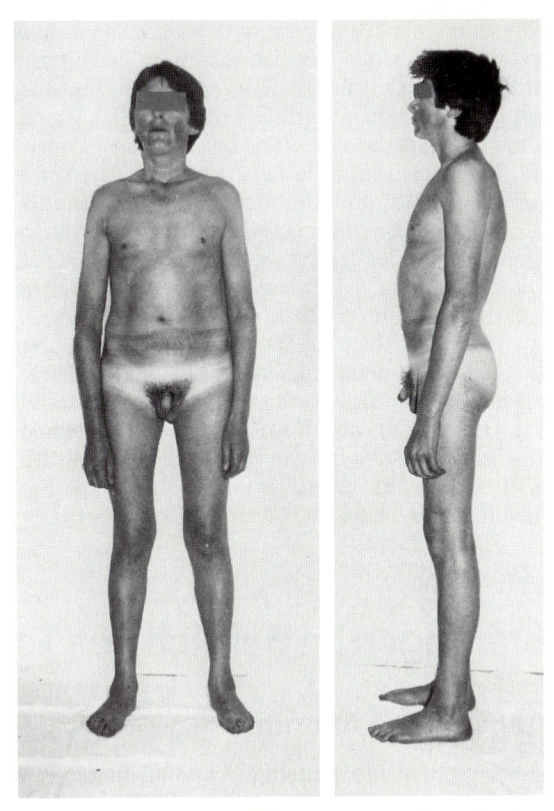

Abb. 4.18 Patient mit Kraniopharyngeom, das sicher bereits zur Zeit der Pubertät bestand, aber erst im Alter von 36 Jahren diagnostiziert wurde. Infertilität und Impotenz führten zum Arzt. Ein Jahr nach transphenoidaler Entfernung des Tumors wurde eine hCG/hMG-Therapie eingeleitet und 5 Monate später konzipierte die Ehefrau

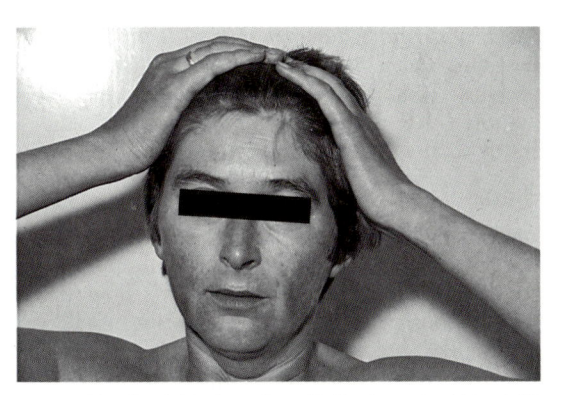

Abb. 4.19 Gesicht desselben Patienten wie Abb. 4.18. Beachte den Haaransatz und die Bartlosigkeit

Uhr langsamer läuft. Warum der Gonadostat erst so spät ein neues Regulationsniveau bekommt, und welches Zentrum für das verzögerte Einsetzen der Pubertät hierbei letztlich verantwortlich ist, ist so unklar, wie die Initiierung der normalen Pubertät. Die konstitutionelle Pubertas tarda tritt familiär gehäuft auf, und die Aussage des Vaters oder der Mutter über eine spät einsetzende Pubertät ist deshalb ein wichtiges diagnostisches Kriterium.

Die Behandlung richtet sich nach der psychischen Situation des Jungen. Falls der Leidensdruck hoch ist, muß die Therapie bald einsetzen. Falls der Junge gut adaptiert ist, kann der Beginn der Therapie länger hinausgezögert werden. Früher bestand die Therapie ausschließlich in der Verabreichung von hCG (1000 bis 2000 IE 3mal wöchentlich über 3 Monate). Heute setzt sich mehr eine Behandlung mit Testosteron durch. Wir verabreichen 250 mg Testosteron-Önanthat im Abstand von 4 Wochen über 3 Monate und legen dann eine mindestens 3monatige Therapiepause ein, in der die spontane Weiterentwicklung abgewartet wird. Falls ein Wachstum der Testes und die Ausbildung der sekundären Geschlechtsmerkmale noch nicht einsetzen, wird ein zweiter und dritter Therapiezyklus angeschlossen. Die Verabreichung von Testosteron bringt offensichtlich das Hypothalamus-Hypophysen-System zur Reifung, so daß nach entsprechender Therapiedauer die Entwicklung spontan weiterläuft. Zu beachten ist, daß durch eine evtl. zu hohe Testosteronmedikation ein vorzeitiger Epiphysenfugenschluß bewirkt werden könnte, der ein vermindertes Längenwachstum zur Folge haben könnte. Deshalb prüfen wir in etwa halbjährlichen Abständen mittels der Röntgenaufnahme einer Hand die Skelettreifung.

Störungen im Bereich des Testes

Angeborene Anorchie

Die angeborene doppelseitige Anorchie findet sich bei einem von 20 000 Männern. Die einseitige Anorchie (Monorchie) ist etwa 4mal so häufig. Bei Patienten mit beidseitiger Anorchie läßt sich weder morphologisch noch endokrinologisch (hCG-Test) testikuläres Gewebe nachweisen. Da diese Patienten jedoch als phänotypisch männlich geboren werden, muß zur Zeit der Geschlechtsdifferenzierung, also etwa von der 8.–16. Fetalwoche, Testesgewebe vorhanden gewesen sein.

Bei Fehlen der testikulären Faktoren während dieser Phase entwickelt sich nämlich ein weiblicher Phänotyp. Die Ursachen der angeborenen Anorchie sind unbekannt. Intrauterine Infektionen werden vermutet.

Bei diesen Jungen steigen die LH und FSH-Werte zur Zeit der erwarteten Pubertät in den Bereich von Kastraten an, bei einigen Patienten finden sich Gonadotropinerhöhungen bereits vor dem Zeitpunkt der Pubertät. Unbehandelt bleibt bei diesen Jungen die Pubertät aus, und es entwickelt sich das typische Bild des Eunuchoidismus (s. S. 4.127). Bei der Differentialdiagnose muß ein Kryptorchismus ausgeschlossen werden, bei dem sich dasselbe klinische Bild bietet: nicht-palpable Testes. Die Unterscheidung gelingt mittels der Bestimmung der LH- und FSH-Konzentrationen und des hCG-Testes. Bei Jungen mit einem Kryptorchismus muß es zu einem Anstieg des Testosterons kommen, während bei beidseitiger Anorchie dieser Anstieg ausbleibt. Auch sonographisch kann der Nachweis von Testes versucht werden. Diese Maßnahmen machen meist eine operative Suche überflüssig.

Als Therapie kommt eine Dauersubstitution mit Testosteron in Frage, die zur Zeit der zu erwartenden Pubertät einzusetzen hat. Testesprothesen sollten in das Skrotum eingesetzt werden. Zunächst genügt eine kleine Prothese, später sollte altersentsprechend ein größeres Modell eingesetzt werden.

Erworbene Anorchie

Der postnatale Verlust der Testes kann die Folge von Traumen, schweren Entzündungen (z. B. Tbc) und mißglückten Operationen (z. B. Herniotomie, Orchidopexie) sein und wird als therapeutische Maßnahmen beim Prostatakarzinom und teilweise noch bei Sexualdelinquenten iatrogen herbeigeführt. Für die Symptomatik von entscheidender Bedeutung ist der Zeitpunkt des Ausfalls der Testesfunktionen. Tritt er vor der Pubertät ein, kommt es zum Eunuchoidismus, wenn nach der Pubertät zu den typischen Symptomen des postpuberalen Testosteronmangels (s. S. 4.126). Mit Ausnahme der Fälle, wo die Kastration Teil einer Behandlung ist, muß eine Substitution mit Testosteron erfolgen. Diese beginnt zum Zeitpunkt der erwarteten Pubertät und muß lebenslang fortgesetzt werden. Testesprothesen sollten in das Skrotum eingesetzt werden.

Der Verlust eines Hoden führt nicht zu einer Beeinträchtigung der Fertilität und Virilität, wenn der verbliebene Hoden regelrecht funktioniert. Entsprechend wird der Verlust eines Hodens im Rahmen der Rentenbegutachtung höchstens mit 10% Minderung der Erwerbsfähigkeit (MdE) angesetzt, während der Verlust beider Hoden mit einer MdE von bis zu 80% beurteilt werden kann. Obwohl durch eine Testosteronsubstitution bis auf die Infertilität alle anderen Funktionen normalisiert werden können, ist es interessant zu vermerken, daß der Verlust beider Hoden den Zugang zu bestimmten Berufsgruppen (z. B. Soldat, katholischer Priester) verwehren kann. Das kanonische Recht schreibt vor: „Duo testes bene pendentes".

Lageanomalien der Testes

Während der fetalen Entwicklung deszendieren die Testes aus der Gegend der Urniere in das Skrotum. Diese Entwicklung ist normalerweise bei der Geburt oder spätestens in den ersten Lebensmonaten abgeschlossen. Der Deszensus kann jedoch in den verschiedenen Positionen zu einem Halt kommen. Je nach der resultierenden Lageanomalie, die einseitig oder beidseitig auftreten kann, unterscheidet man:
- *Kryptorchismus:* Dabei liegt der Hoden oberhalb des Inguinalkanals intraabdominal, ist also weder tast- noch sichtbar.
- *Leistenhoden:* Der Hoden liegt fixiert im Inguinalkanal.
- *Gleithoden:* Der Hoden liegt mobil im Inguinalkanal, er kann also in das Skrotum herabgedrückt werden, rutscht jedoch beim Loslassen wieder in die ursprüngliche Position zurück.
- *Pendelhoden:* Der Hoden pendelt zwischen der Lage im Skrotum und im Leistenkanal, z. B. auf Kältereiz oder beim Verkehr, spontan hin und her.
- *Hodenektopie:* Der Hoden liegt außerhalb des physiologischen Deszensusweges, z. B. femoral oder perineal.

Im englischen Sprachgebrauch wird unter „Kryptorchismus" häufig dasselbe verstanden, wie unter „Lageanomalien" schlechthin. Darum sei noch einmal betont, daß wir unter Kryptorchismus lediglich den nicht-palpablen, in der Bauchhöhle befindlichen Hoden verstehen. Differentialdiagnostisch kann der Kryptorchismus von einer echten Anorchie nur durch die oben aufgeführten Testverfahren unterschieden werden (s. S. 4.130).

Da Läsionen der nicht vollständig deszendierten Testes nicht erst im Laufe der Pubertät entstehen, wie früher angenommen wurde, sondern bereits vom 1. Lebensjahr an nachweisbar sein können, wie z. B. geringerer Tubulusdurchmesser und geringere Anzeichen von Spermatogonien als normal, muß die Therapie der Lageanomalien möglichst früh beginnen. Auch biochemische Veränderungen wurden bereits in diesem frühen Alter gefunden. Die Entwicklungsstörungen werden im Laufe der Pubertät noch deutlicher und können postpuberal in pathologischer Spermatogenese, reduzierter inkretorischer Hodenfunktion und Infertilität resultieren. Im Leistenhoden und kryptorchen Hoden von Erwachsenen wird häufig eine Leydig-Zell-Hyperplasie beobachtet. Gesichert ist auch, daß nicht vollständig deszendierte, vor allem auch intraabdominal gelegene Hoden häufiger maligne entarten als normale Hoden. Nach verschiedenen Statistiken ist die Wahrscheinlichkeit der malignen Entartung eines nicht deszendierten Hodens etwa 30mal höher als die eines normalen Hodens. Bei dieser zunächst hoch erscheinenden Zahl muß jedoch berücksichtigt werden, daß die Inzidenz eines Hodentumors für die gesamte männliche Bevölkerung bei 0,0013% liegt und somit für nicht deszendierte Hoden eine Inzidenz von etwa 0,04% erwartet werden kann.

Bei der *Diagnose* ist an andere Krankheitsbilder, die mit einer Lageanomalie der Testes einhergehen (Kallmann-Syndrom, Klinefelter-Syndrom) zu denken. Der Patient muß im Stehen und im Liegen untersucht werden. Kältereiz und Aufregung sind zu vermeiden, da sie zu einer Retraktion eines Pendelhodens führen können. Evtl. ist eine Untersuchung nach einem warmen Bade vorzunehmen. Die Testesgröße muß registriert werden.

Während früher eine *Behandlung* zu Beginn der Pubertät als ausreichend betrachtet wurde, ist man aufgrund neuerer Erkenntnisse übereingekommen, mit der Therapie des echten Kryptorchismus, des Leisten- und des Gleithodens bereits im zweiten Lebensjahr zu beginnen. Nachuntersuchungen hatten nämlich gezeigt, daß so behandelte Jungen als Erwachsene in einem hohen Maße Fertilitätsstörungen und auch eine beeinträchtige endokrine Hodenfunktion aufwiesen. Zur Therapie wird hCG verwandt. Bis zum 2. Lebensjahr werden 2mal wöchentlich 250 IE hCG über 6 Wochen verabreicht, bis zum 4. Lebensjahr 2mal wöchentlich 500 IE hCG über 6 Wochen und ab dem 5. Lebensjahr 2mal wöchentlich 1000 IE über 6 Wochen. Falls aufgrund der ersten 6wöchigen Behandlung kein oder nur ein vorübergehender Erfolg eintritt, sollte nach 3 Monaten eine zweite Kur nach demselben Schema angeschlossen werden. Wenn auch dieser Therapieversuch erfolglos bleibt, muß nach etwa einem halben Jahr operativ korrigiert werden (Orchidopexie). Dabei ist zu beachten, daß die Testes sehr vulnerabel sind und Nekrosen entstehen, wenn die Gefäße nicht lang genug sind. Bestehen gleichzeitig andere Indikationen zur Operation, z. B. eine Hernie, so sollte primär operiert werden. Auch eine Hodenektopie muß unmittelbar operativ korrigiert werden. Der Pendelhoden bedarf keiner Therapie, da er mit Einsetzen der Pubertät seine endgültige Lage im Skrotum einnimmt. Unter der hCG-Therapie können gelegentlich bei einigen Jungen Erektionen und Aggressivität auftreten. Diese Effekte sind nach Absetzen des hCG reversibel. Die Erfolgsmeldungen für die hCG-Therapie gehen bis zu 70%, die Angaben schwanken jedoch je nach Untersucher und Auswahl des Krankengutes.

Neuerdings wird versucht, die hCG-Behandlung durch LH-RH-Applikationen zu ersetzen. Dies hat den praktischen Vorteil, daß die intramuskulären Injektionen durch intranasale Sprühstöße ersetzt werden, die allerdings mehrmals täglich verabreicht werden müssen. Die Behandlung sollte ebenso früh wie die hCG-Behandlung beginnen. Verschiedene Therapieschemata werden erprobt. Als besonders praktikabel erweist sich die Verabreichung von 3mal täglich 200 µg LH-RH in jedes Nasenloch (also 1,2 mg pro Tag) für 4 Wochen.

Die bisher mitgeteilten Erfolge sind denen bei der hCG-Behandlung in etwa vergleichbar. Welcher Therapie letztlich der Vorzug gegeben wird, kann noch nicht entschieden werden.

Abschließend sei hervorgehoben, daß durch die früher geübte Behandlung bei oder kurz vor dem Pubertätsbeginn dauernde Schäden nicht vermieden werden konnten. Deshalb wurde der Behandlungsbeginn weit vorverlegt. Wir haben Grund anzunehmen, daß sich diese Vorverlegung bewähren wird, können dies jedoch erst in einigen Jahren endgültig beurteilen.

Klinefelter-Syndrom

Ätiologie und Inzidenz

Das Klinefelter-Syndrom ist die häufigste Form des männlichen Hypogonadismus. In der männlichen Bevölkerung werden etwa 2 Fälle auf 1000 gefunden. Eine numerische Chromosomenanomalie liegt dem Krankheitsbild zugrunde. Die klassische Form des Syndroms ist durch einen 47,XXY-Karyotyp charakterisiert, der durch eine Non-Disjunction in den Reifeteilungen zustandekommt. Untersuchungen des an das X-Chromosom gebundenen Blutgruppenmerkmals Xg[a] bei Familien von Klinefelter-Patienten haben ergeben, daß das überzählige X-Chromosom in 33% vom Vater stammt. In den Fällen, bei denen das überzählige X-Chromosom von der Mutter stammt, wird durchschnittlich ein höheres Alter der Mutter bei der Konzeption gefunden, in Fällen mit väterlicher Herkunft des überzähligen X-Chromosoms dagegen nicht. Während andere numerische Chromosomenanomalien als häufige Abortursache identifiziert werden konnten, stellt die XXY-Konstellation kein Abortrisiko dar. Die Tatsache, daß die Inzidenz des Klinefelter-Syndroms bei Neugeborenen und bei erwachsenen Männern in etwa gleich ist, weist auch darauf hin, daß dieses Krankheitsbild nicht mit einem Letalfaktor gekoppelt ist.

Klinik

Das Syndrom ist klinisch durch sehr kleine, feste Testes, eine Gynäkomastie und eunuchoide Züge in unterschiedlicher Ausprägung gekennzeichnet (Abb. 4.20). Das Volumen der Testes übersteigt kaum 2 ml. Die Testes weisen histologisch eine knotige Hyperplasie der Leydig-Zellen, eine hyaline Degeneration und Fibrose der Tubuli und fehlende Spermatogenese auf. Das Ejakulat weist stets eine Azoospermie auf. Vor der Pubertät gibt es kaum diagnostisch somatische Zeichen. Bei manchen betroffenen Jungen kann eine gewisse Langbeinigkeit auffallen. Zur Zeit der Pubertät entstehen dann eunuchoide Skelettproportionen, die allerdings von Fall zu Fall sehr unterschiedlich ausgeprägt sind. Im Gegensatz zu den auf reinem Androgenmangel beruhenden Disproportionierungen des Skelettes wachsen bei den Klinefelter-Patienten die Beine stärker als die Arme, so daß die Spannweite nicht größer als die Gesamtkörperlänge wird, die Beine jedoch deutlich länger als der Rumpf werden. Diese vom reinen Androgenmangel abweichende Proportionierung weist auf eine mögliche Verursachung durch die auch das Knochengewebe erfassende Chromosomenanomalie hin. Eine Gynäkomastie ist nahezu bei allen Patienten, jedoch in unterschiedlicher Ausprägung vorhanden. Manche Patienten haben selbst bei schlankem Körperbau eine sehr prominente Gynäkomastie, bei anderen muß jedoch sehr sorgfältig palpiert werden, um Drüsengewebe zu erfassen. Die Genese der Gynäkomastie ist nicht klar. Die Patienten haben zwar erhöhte Östrogenwerte, histologisch unterscheidet sich das Brustgewebe jedoch von einer östrogeninduzierten Gynäkomastie.

Die Androgenproduktion genügt in den meisten Fällen, um ein Peniswachstum bis in die Dimension normaler Erwachsener zu induzieren. In manchen Fällen bleibt der Penis aber auch klein. Ähnlich findet sich bei der Ausprägung des männlichen Haarkleides eine Variationsbreite von deutlich hypogonadalem bis hin zum normalen virilen Muster. Die Potenz entwickelt sich meist normal, läßt jedoch vom 25. Lebensjahr an deutlich nach. Der dann einsetzende Androgenmangel kommt auch in einem Nachlassen der Muskelkraft und in der Ausbildung einer Osteoporose zum Ausdruck, die unbehandelt bis zur Invalidisierung des Patienten führen kann.

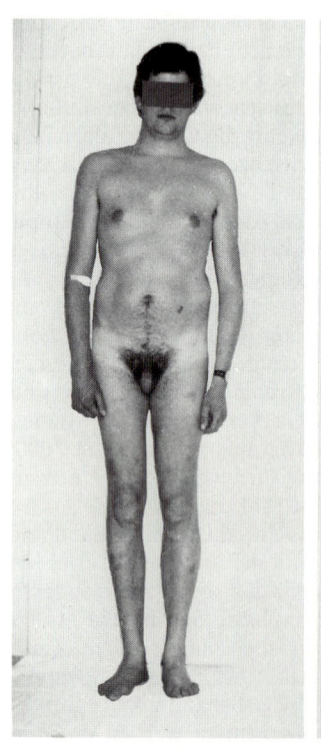

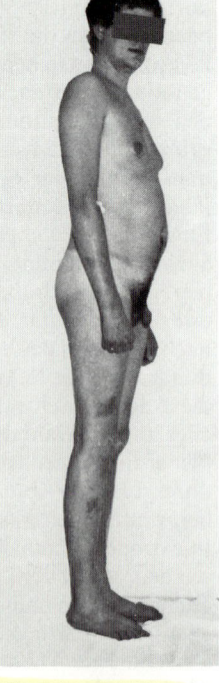

Abb. 4.**20** 29jähriger Patient mit Klinefelter-Syndrom, der wegen Kinderlosigkeit und Potenzschwäche zur Diagnose kam

Die Intelligenz vieler Klinefelter-Patienten ist eingeschränkt; dies muß jedoch nicht der Fall sein. Oft fallen die Jungen durch Schulschwierigkeiten auf und bleiben oft hinter dem Leistungs- und Berufsniveau der Familie zurück. Einige dieser Veränderungen können dadurch mitbedingt sein, daß die Jungen durch Vergleich mit ihren Kameraden das Abnorme feststellen und dadurch in eine Außenseiterrolle gedrängt werden. Klinefelter-Patienten werden häufiger kriminell auffällig. Dies mag jedoch eher mit der verminderten Intelligenz und der Außenseiterrolle zusammenhängen, als daß der genetische Defekt direkt dafür verantwortlich ist.

Varianten

Neben dem klassischen XXY-Syndrom gibt es zahlreiche Varianten. Hierher gehören Patienten mit einem XXYY-Karyotyp mit 2 oder 3 überzähligen X-Chromosomen und mit Mosaiken, z. B. XXY/XX, XXY/XY, XXY/XY usw. Über 30 Varianten sind beschrieben worden. Die Patienten mit einem zweiten Y-Chromosom zeichnen sich meist durch ausgeprägtere Intelligenzdefekte und größeres Längenwachstum aus. Bei einigen dieser Patienten kann die Spermatogenese in Gang gekommen sein, so daß Spermatozoen im Ejakulat gefunden werden, und es gelegentlich auch zu einer Vaterschaft kommen kann.

Diagnose

Infertilität, Potenzprobleme und Gynäkomastie sind am häufigsten der Anlaß zur richtigen Diagnose. Es ist jedoch erwiesen, daß die Patienten häufig wegen nicht unmittelbar zum Syndrom gehörender Symptome ärztlich behandelt werden, ohne daß die Diagnose gestellt wird. Wenn die Untersuchung der Testes und ein Beachten der vom normalen männlichen Phänotyp abweichenden Züge regelmäßiger Bestandteil einer ärztlichen Untersuchung wären, dürfte die Diagnose häufiger und früher gestellt werden. Dies wäre im Hinblick auf die Effizienz einer frühzeitig einsetzenden Testosteronsubstitution nicht unwichtig.
Die Diagnose wird durch die Chromosomenanalyse gesichert. Der Nachweis des Barrschen Chromatins im Mundschleimhautepithel gibt einen Hinweis auf ein zweites X-Chromosom. Diese einfach durchzuführende Methode eignet sich für Routineuntersuchungen in der Praxis und für Screening-Verfahren. Es muß jedoch bedacht werden, daß das Barrsche Chromatin in der Mundschleimhaut beim Vorliegen eines Mosaiks negativ sein kann.
Die Azoospermie im Ejakulat ist ein weiteres wichtiges diagnostisches Kriterium. Bei Patienten mit einem Mosaik kann Spermatogenese vorhanden sein. Zahl, normale Formen und Motilität der Spermien liegen jedoch weit unter den Normalgrenzen. Die Durchführung einer Hodenbiopsie, die das oben erwähnte charakteristische Bild aufweist, erübrigt sich zur Diagnostik.

Vom Beginn der Pubertät an sind die Gonadotropine deutlich erhöht, insbesondere das FSH weist eine sehr starke Erhöhung auf. Im LH-RH-Test findet sich entsprechend den erhöhten Basalwerten eine überschießende Reaktion. Die Serumtestosteron-Konzentrationen können noch im Bereich der Norm, meist im unteren Bereich der Norm liegen. Bei den meisten Patienten sinken die Werte jedoch früher oder später in den hypogonadalen Bereich. Auch das nicht proteingebundene, biologisch aktive Serumtestosteron ist proportional erniedrigt. Im hCG-Test weisen die Testes eine verminderte endokrine Kapazität auf, selbst bei Patienten, die noch normale Serumtestosteron-Konzentrationen haben.

Therapie

Da es keine prophylaktischen Maßnahmen gibt, erübrigt sich die Forderung nach einem Neugeborenen-Screening. Eine rechtzeitige Testosteronbehandlung zur endokrinen Substitution ist jedoch erforderlich und wichtig, während die Infertilität nicht behandelbar ist. Die Testosteronsubstitution muß einsetzen, sobald im Verlaufe der Pubertät oder der späteren Entwicklung ein Androgenmangel klinisch und labormäßig manifest wird. Die Substitution erfolgt nach den auf S. 4.140 aufgeführten Prinzipien. Die Gynäkomastie bleibt durch die Androgenbehandlung praktisch unbeeinflußt. Falls der Patient durch dieses Symptom besonders irritiert wird, sollte eine operative Behandlung erwogen werden. Die Indikation sollte jedoch mit äußerster Zurückhaltung gestellt werden, wenn nicht ein in der Mammachirurgie erfahrener Operateur zur Verfügung steht. Das Ergebnis kann sonst entstellender als die Gynäkomastie sein. Sobald bei den heranwachsenden Patienten schulische Probleme und soziale Auffälligkeiten manifest werden, sollte ein psychologischer Berater hinzugezogen werden.

XYY-Syndrom

Da man ein überzähliges Y-Chromosom bei etwa 2% der Strafgefangenen, aber nur bei 0,2% der Neugeborenen gefunden hat, wurde angenommen, aber bisher nicht gesichert, daß die XYY-Chromosomenkonstellation mit einer erhöhten Inzidenz von Kriminalität einhergeht. Phänotypisch fallen die Patienten durch ein überdurchschnittliches Längenwachstum auf. Die endokrine testikuläre Funktion ist meist unauffällig. Häufig liegt eine erhebliche Spermatogenesestörung vor, die zu einer therapeutisch nicht beeinflußbaren Infertilität führt. Die Diagnose stützt sich auf den fluoreszenzmikroskopischen Nachweis eines überzähligen Y-Chromosoms und auf die Chromosomenanalyse.

XX-Männer

Dieses Krankheitsbild weist dem Klinefelter-Syndrom ähnlich Symptome auf, kommt jedoch viel seltener vor (etwa 1 : 9000 Männer). Es ist gekennzeichnet durch einen 46,XX-Karyotyp, männliches Erscheinungsbild, kleine Testes und Gynäkomastie. Im Gegensatz zu den Klinefelter-Patienten weisen diese Patienten normale Körpergröße auf oder bleiben eher kleiner (Abb. 4.21a u. b). Neuerdings konnte bei einigen XX-Männern das HY-Antigen nachgewiesen werden, was auf den Verlust des Y-Chromosoms hinweist und die bisher unerklärbare Diskrepanz löst, daß sich Testes ohne Y-Chromosom entwickelt hätten. Es wird jetzt vermutet, daß ein Y-Chromosomen-Bruchstück auf ein X-Chromosom transloziert wurde.

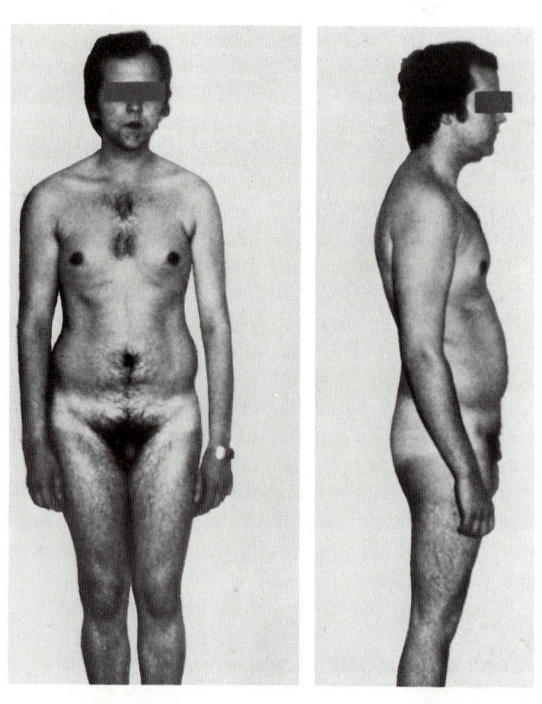

Abb. 4.21a 22jähriger XX-Mann. Normale männliche Proportionen, aber Testesvolumen von beidseits nur je 1 ml und Azoospermie

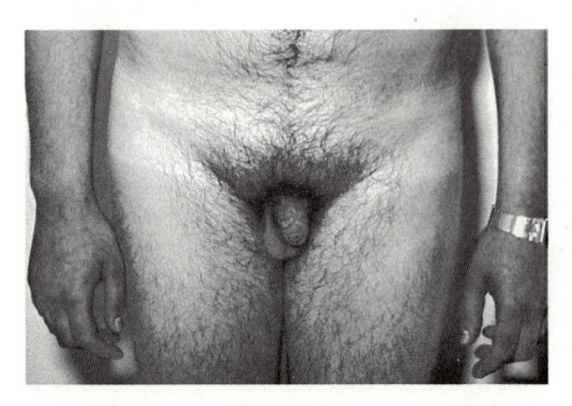

Abb. 4.21b Genitale des XX-Mannes in Abb. 4.21a

Die Plasmatestosteronwerte liegen unter der Norm und lassen sich durch hCG nur wenig stimulieren. Der Androgenmangel sollte substituiert werden.

Männliches Turner-Syndrom (Noonan-Syndrom)

Bei diesem Syndrom finden sich ähnliche Symptome wie beim weiblichen Turner-Syndrom: kurzer Hals mit Pterygium colli, Schildbrust mit Hyperthelie, Minderwuchs, angeborene Herzfehler und Stenosen der Aorta oder Pulmonalarterie. Lageanomalien der Testes und eine Gynäkomastie kommen gehäuft vor. Die Biopsie der kleinen Hoden ergibt kein einheitliches Bild. Meist finden sich jedoch Störungen der Spermatogenese, die Leydig-Zellen können wie beim Klinefelter-Syndrom hyperplastisch sein. Während beim weiblichen Turner-Syndrom eine XO-Konstellation im Karyotyp vorhanden ist, findet sich bei den männlichen Patienten ein normaler 46,XY-Chromosomenbefund. Es ist anzunehmen, daß bisher nicht erfaßbare Anomalien der Geschlechtschromosomen zugrunde liegen.

Morbus Addison

Patienten mit einem Morbus Addison weisen häufiger Potenzstörungen und einen mangelnden Eiweißanabolismus auf. Ihre Plasmatestosteronwerte liegen meist im untersten Normbereich oder sogar darunter, und die Stimulierbarkeit der Leydig-Zellen im hCG-Test ist eingeschränkt. Als Ursache für diese Störung wurde ein Mangel an aus der Nebennierenrinde gelieferten Präkursoren wahrscheinlich gemacht, die in die testikuläre Testosteronsynthese eingeschleust werden. Die Patienten reagieren sehr gut auf eine zusätzlich zur Corticoidsteroidtherapie durchgeführte Testosteronsubstitution.

Germinalzellaplasie (Sertoli-cell-only-Syndrom)

Bei der Germinalzellaplasie weisen die in ihrem Durchmesser verminderten Tubuli seminiferi nur Sertoli-Zellen und keine weiteren Zellen der Spermatogenese auf (Sertoli-cell-only-Syndrom). Die endokrine Hodenfunktion ist normal, so daß diese Männer normal maskulinisiert sind und sie erst die Infertilität zum Arzt führt. Es besteht immer eine Azoospermie. Das Hodenvolumen liegt leicht unter der Norm. Die FSH-Werte sind immer erhöht. Es gibt eine angeborene Form des Krankheitsbildes, bei dem offensichtlich die Germinalzellen nicht in das Tubulusepithel einwandern. Die Ursache ist völlig unklar. Neben dieser angeborenen Form kann das histologische Bild eines Sertoli-cell-only-Syndroms aber auch durch definierbare endogene und exogene Schädigungen hervorgerufen

werden, z. B. durch Virusinfektionen, Lageanomalien der Testes, ionisierende Strahlen und Zytostatika.
Eine Therapie für die Behandlung des Syndroms und die Beseitigung der Infertilität gibt es nicht.

Tubuläre Insuffizienz

Varikozele

Eine Varikozele findet sich bei etwa 5% der erwachsenen männlichen Bevölkerung, jedoch bei 30% der Patienten mit Fertilitätsstörungen. Eine Varikozele besteht in einer krampfaderartigen Erweiterung des Plexus pampiniformis und der V. testicularis, die vorwiegend linksseitig auftritt und hier wahrscheinlich durch die ungünstigen Abflußverhältnisse der V. testicularis in die V. renalis (und nicht in die V. cava inferior wie auf der rechten Seite) bedingt ist. Es finden sich histologisch zunächst Veränderungen der Venenwände, später jedoch auch der intratestikulären Arterien. Diese Durchblutungsstörung zieht vor allem eine Veränderung der Tubuli und der Spermatogenese nach sich, was schließlich in einer Atrophie des betroffenen Hodens resultieren kann. Im Ejakulat finden sich zunächst Veränderungen der Spermatozoenmorphologie, später wird jedoch auch die Zahl und die Motilität der Spermien beeinflußt.
Die sorgfältige Palpation am stehenden Patienten und im Valsalva-Versuch ist die wichtigste diagnostische Maßnahme (Abb. 4.22). Auf aufwendigere Diagnostik wie Thermographie, Doppler-Sonde oder Venographie kann meist verzichtet werden. Zur Behandlung kommt eine operative Ligatur der V. testicularis möglichst oberhalb vorhandener Anastomosen in Frage. Neuerdings wird auch eine Embolisierung der V. testicularis versucht. Die Erfolgsaussichten im Hinblick auf die Zeugungsfähigkeit sind gut. Im eigenen Krankengut steigt die Chance, ein Kind zu zeugen, mit der Operation um das etwa 6fache.

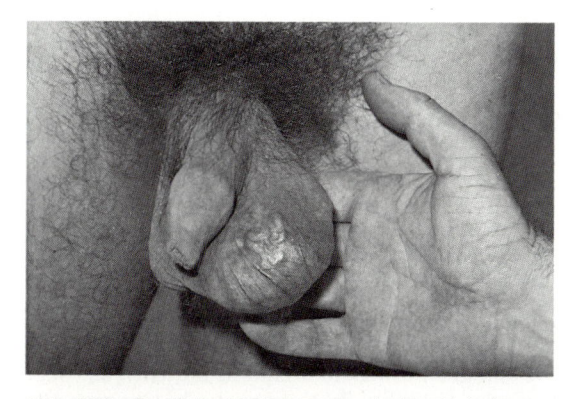

Abb. 4.22 Deutlich sichtbare und palpable, Valsalva-positive, linksseitige Varikozele bei einem 30jährigen Mann mit Infertilität

Entzündungen

Die verschiedensten Erreger können zu akuten Entzündungen der Testes führen. In vielen Fällen bleibt nach Abklingen der Symptome (Hoden- und Peritonealschmerz, Hodenschwellung, Fieber) eine Fertilitätsstörung zurück, die auf einer dauernden Schädigung der Tubuli seminiferi beruht. Diese weisen eine Verminderung des Samenepithels auf, in ausgeprägten Fällen bis zum Bild des Sertoli-cell-only-Syndroms, ferner kommt es zu einer Sklerosierung und Hyalinisierung der Tubuli. In diesem Stadium gibt es keine Therapie zur Behebung der Infertilität. Im Ejakulat findet sich im Spätstadium dann eine Oligoasthenoteratozoospermie und in schweren Fällen sogar eine Azoospermie.
Eine Mumpsinfektion, die nach der Pubertät eintritt, geht in etwa ¼ der Fälle mit einer Orchitis einher, die die oben geschilderten Folgen nach sich zieht. Eine Mumpsinfektion vor Entwicklung der Testes in der Pubertät hat keinen bleibenden Einfluß auf die Testes. Auch andere Viren können zu Orchitiden und bleibender Infertilität führen. Im Rahmen einer Gonorrhoe kann es zu einer Orchitis kommen. Auch die Tuberkulose kann die Testes befallen.
Wahrscheinlich in der Folge von Entzündungen oder anders verursachter Beeinträchtigungen der Blut-Hoden-Schranke kann es zu autoimmunologischen Phänomenen im Bereich der Testes kommen. In schweren Fällen kann dies zu einer Autoimmunorchitis führen. Es kann aber auch zum Auftreten von Antikörpern gegen die Spermatozoen kommen, die eine Agglutination der Spermatozoen im Ejakulat und damit eine eingeschränkte Zeugungsfähigkeit bewirken können.

Strahlenschäden

Bei strahlenexponierten Patienten (Röntgenstrahlen, radioaktives Material) kann es zu einer Schädigung der Tubuli und damit zu einer Beeinträchtigung der Fertilität kommen. Wenn auch die exakten Schwellendosen nicht bekannt sind, so sind die Tubuli doch empfindlicher als die Leydig-Zellen gegenüber der Strahlenexposition. Tubulusschädigungen und Fertilitätsstörungen bis hin zur Azoospermie wurden bei Patienten nach therapeutischen Bestrahlungen, bei Überlebenden nach Atomexplosionen und bei Arbeitern in Uranbergwerken beobachtet. Bei geringer Exposition sind die Veränderungen reversibel.
Starke Hitzeeinwirkungen, wie sie bei Hochofenarbeitern und Glasbläsern vorkommen, können zu einer Schädigung der Tubuli und zu Fertilitätsstörungen führen. Bei regelmäßiger Anwendung von Saunabädern wurden derartige Veränderungen jedoch nicht beobachtet.

Medikamente

Eine hochdosierte, über der Substitutionsdosis liegende Testosterontherapie kann zu einer Suppression der Spermatogenese und Beeinträchtigung der Fertilität führen. Ebenso kann die Verabreichung von Östrogenen (z. B. beim Prostatakarzinom) über eine Suppression der Hypophyse zu einer Beeinträchtigung der Spermatogenese führen. Bei Östrogengaben kommt es gleichzeitig zu einem Potenzverlust. Auch die Verabreichung von Antiandrogenen (Cyproteronacetat), wie sie als Dauertherapie bei Sexualdelinquenten durchgeführt wird, führt zu einer Verminderung der Spermatogenese. Eine Verabreichung von Zytostatika (Alkylantien, Mitosehemmer und Antimetabolite) kann zu einer Beeinträchtigung der Spermatogenese bis hin zu Azoospermie führen. Die Schädigungen können in Abhängigkeit von Dauer und Dosis der Verabreichung reversibel sein. Auch eine selbst kurze Verabreichung von Antibiotika kann in einer reversiblen Schädigung der Spermatogenese resultieren. Nitrofurantoin und Primetoprim/Sulfamethoxaxol sind hier besonders hervorzuheben. Nach der Anwendung von Salazosulfapyridin tritt eine Beeinträchtigung der Fertilität so regelmäßig auf, daß daran gedacht wird, diese Substanz als „Pille für den Mann" einzusetzen. Auch für Antiepileptika, Antirheumatika und Psychopharmaka wurden fertilitätshemmende Wirkungen beschrieben.

Bei Arbeitern in einem pestizidherstellenden chemischen Betrieb wurde eine verminderte Fertilität festgestellt. Verschiedene Pestizide konnten daraufhin als die Tubulusfunktion negativ beeinflussende Substanzen identifiziert werden. In der Volksrepublik China wurde festgestellt, daß das bei der Ölproduktion aus Baumwollsamen als Nebenprodukt anfallende Gossypol in hohem Maße zu Infertilität führt. Diese akzidentellen Befunde führten zu großangelegten klinischen Studien, bei denen Gossypol als „Pille für den Mann" erprobt wird.

Ungeklärte Ursachen

Bei einem großen Anteil der männlichen Fertilitätsstörungen, die auf einer tubulären Insuffizienz beruhen, läßt sich eine der in diesen Abschnitten aufgeführten Ursachen nicht identifizieren, und die Ätiologie bleibt unklar. So wenig wie die Ursachen bekannt sind, sind diese Störungen gegenwärtig einer rationalen Therapie zugänglich.

Anmerkung: Auf die extratestikulären Fertilitätsstörungen, die auf Störungen im Bereich der akzessorischen Geschlechtsdrüsen und der samenableitenden Wege zurückzuführen sind, wird im Zusammenhang dieses Kapitels nicht eingegangen.

Endokrin aktive Hodentumoren

Leydig-Zell-Tumoren

Die seltenen Leydig-Zell-Tumoren produzieren vor der Pubertät vermehrt Androgene, nach der Pubertät jedoch Östrogene, obwohl sie morphologisch in beiden Lebensphasen identisch erscheinen. Daher kommt es vor der Pubertät zu einer Pubertas praecox, nach der Pubertät zu Feminisierungserscheinungen mit der charakteristischen Symptomtrias: Gynäkomastie, Impotenz und Hodentumor (Abb. 4.23). Bei der Palpation läßt sich die Neubildung entweder direkt tasten, oder der befallene Hoden fällt durch pralle, harte Konsistenz auf, während der kontralaterale Hoden schlaff und atrophisch wirkt. Leider wird diese einfache Untersuchung in der Praxis oft unterlassen. Das den Tumor umgebende tubuläre Gewebe und der kontralaterale Hoden atrophieren durch Suppression der hypophysären Gonadotropinsekretion. Falls ein Ejakulat gewonnen werden kann, findet sich eine Oligo- oder Azoospermie. Bei einem von 10 Patienten entartet der Tumor maligne, bei den übrigen bilden sich die Symptome nach operativer Entfernung des befallenen Hodens rasch zurück.

Sertoli-Zell-Tumoren

Sertoli-Zell-Tumoren sind sehr selten. Sie scheinen auch Östrogene zu produzieren, was sich klinisch in einer Gynäkomastie äußert. Im übrigen entspricht die Symptomatik der beim Leydig-Zell-Tumor.

Chorionkarzinome

Die malignen Chorionkarzinome bestehen aus plazentarem Gewebe, das humanes Choriongonadotropin (hCG), aber auch Progesteron und Östrogene bilden kann. Chorionkarzinome können, wenn

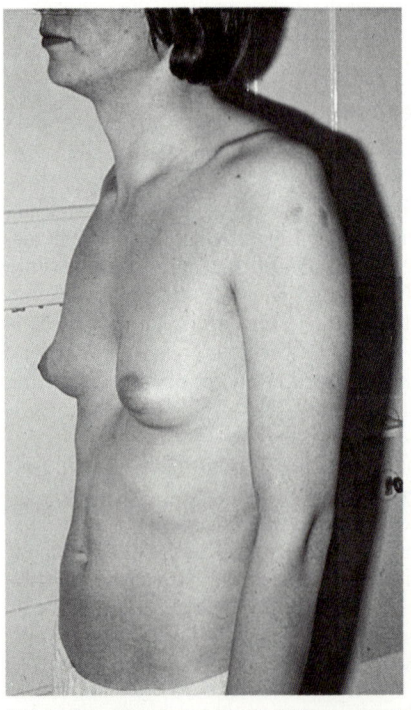

Abb. **4.23** Durch Leydig-Zell-Tumor bedingte Gynäkomastie bei einem 22jährigen Patienten. Die sehr prominente Gynäkomastie hatte sich innerhalb von 3 Monaten entwickelt und wurde von Impotenz begleitet

auch selten, zu einer Gynäkomastie führen. Die Diagnose wird gesichert durch den Nachweis des hCG im Urin (z. B. mit einem Schwangerschaftstest), im Serum mittels spezifischem Radioimmunoassay. hCG sollte routinemäßig beim Vorliegen eines Hodentumors oder einer Gynäkomastie bestimmt werden. Die hCG-Bestimmung ist auch ein guter Parameter zur Überprüfung des Therapieerfolges (Operation, Bestrahlung, Chemotherapie) und zur Überwachung der Patientennachbehandlung, da eine direkte Korrelation zwischen der Zellzahl des Tumors sowie seiner Metastasen und der produzierten Menge von hCG besteht. Auch Rezidive können so frühzeitig erfaßt werden.

Enzymdefekt in der Testosteronsynthese: Pseudohermaphroditismus masculinus

Beim Pseudohermaphroditismus masculinus handelt es sich um ein Syndrom mit männlichem gonadalem und chromosomalem Geschlecht, aber mit weiblichen bzw. intersexuellen inneren und äußeren Genitalien. Die phänotypischen Erscheinungsformen können sehr unterschiedlich sein. In letzter Zeit konnten für einige dieser Krankheitsbilder Enzymdefekte in der Testosteronbiosynthese der Leydig-Zellen identifiziert werden, ähnlich wie sie in der Nebennierenrinde bei den verschiedenen Formen des adrenogenitalen Syndroms vorkommen. Defekte für sämtliche an der Testosteronbiosynthese beteiligten Enzyme sind beschrieben worden; häufiger findet sich ein Fehler in der 17β-Hydroxyreduktase mit einer Blockierung der Umwandlung von Androstendion in Testosteron und von Östron in Östradiol. Durch den Enzymdefekt kommt es in der entscheidenden Phase der sexuellen Differenzierung (12.–16. Woche) intrauterin zu einem Androgenmangel und zur intersexuellen Ausbildung der Geschlechtsorgane. Noch ungeklärt ist, warum die einzelnen Enzymdefekte keine uniformen Krankheitsbilder hervorrufen. Die Variationsbreite bei ein und demselben Enzymdefekt im Hinblick auf die klinische Manifestation ist groß.

Bei manchen Fällen mit Pseudohermaphroditismus masculinus erscheint das äußere Genitale vorwiegend weiblich. Hinter großen Labien ähnelnden Hautfalten findet sich ein klitorisartiger Phallus mit Präputium, dahinter entweder eine gemeinsame oder zwei getrennte Öffnungen für Harnröhre und Vagina. Bei anderen Fällen findet sich noch ein Scrotum bifidum und ein Phallus, der die Größe eines kleinen Penis erreichen kann, jedoch meist Hypospadie aufweist. Die Testes können entweder in den Labial- bzw. Skrotalfalten, inguinal oder intraabdominal liegen. Wenn die Testes neben dem Uterus, der verschiedene Entwicklungsstufen zeigen kann, in der Position normaler Ovarien liegen, können sie bei der Laparoskopie als Eierstöcke verkannt werden. Eine Prostata wird meist sogar in palpabler Größe gefunden. Vom Pubertätsalter an ist der übrige Phänotyp eher männlich. Ausgeprägter Hirsutismus bzw. männliches Haarkleid inklusive mäßigem bis starkem Bartwuchs werden beobachtet. Gynäkomastie ist eher selten. Die Stimme liegt tiefer, als für Frauen zu erwarten ist. Die Patienten werden wegen der Form des äußeren Genitale bei der Geburt meist als Mädchen registriert. Vom Pubertätsalter an sind sie ihren Altersgenossen körperlich überlegen, so daß sie als Sportlerinnen auffallend gute Ergebnisse erzielen. Zum Arzt führt meistens der ausgeprägte Hirsutismus sowie die primäre Amenorrhoe.

Die Patientinnen wollen meist ihr Leben als Frauen fortführen. Die Testes sollten, auch wegen der Gefahr der malignen Entartung, entfernt werden, und es sollte eine Substitutionstherapie mit Östrogenen eingeleitet werden. Darunter kommt es meist zu einer guten Brustentwicklung. Falls Kohabitationsfähigkeit herbeigeführt werden soll, kann eine Vaginalplastik operativ durchgeführt werden.

Oviduktpersistenz

Die Testes bilden das Anti-Müller-Hormon, ein Proteohormon, dessen Fehlen zur Zeit der sexuellen Differenzierung zu einer Persistenz des Müllerschen Ganges (Ovidukt) und zu einer Entwicklung von Tuben und Uterus bzw. Rudimenten dieser Organe neben der normalen männlichen Entwicklung der Wolffschen Gänge führen kann. Äußerlich phänotypisch sind diese Patienten von normalen Männern nicht zu unterscheiden. Meist werden Tuben und Uterus zufällig anläßlich einer Laparotomie oder Herniotomie oder erst sogar bei der Autopsie entdeckt.

Störungen im Bereich der Zielorgane

Damit das in den Testes synthetisierte Testosteron in den Zellkernen der Zielorgane wirksam werden kann, muß es innerhalb der Zelle mittels des Enzyms 5α-Reduktase in 5α-Dihydrotestosteron umgewandelt werden. In einem zweiten Schritt verbindet sich das Dihydrotestosteron mit einem Rezeptor, der das Dihydrotestosteron in den Zellkern transportiert. Der Ausfall der 5α-Reduktase oder das Fehlen des Rezeptors kann zu distinkten Krankheitsbildern führen.

Pseudovaginale perineoskrotale Hypospadie

Bei Mangel an 5α-Reduktase in den Zielorganen kommt es zu einer charakteristischen Störung der sexuellen Differenzierung. Diese Männer haben zwar einen männlichen Phänotyp, jedoch einen kleinen Penis mit perineoskrotaler Hypospadie und Ausbildung einer Pseudovagina. Die Testes sind meist nicht voll deszendiert, es wird jedoch ein Ejakulat produziert und Fertilität kann gegeben sein. Das Krankheitsbild wird autosomal rezessiv vererbt. Bisher sind nur wenige Familien mit diesem Syndrom beschrieben worden.

Testikuläre Feminisierung

Bei der testikulären Feminisierung handelt es sich um eine klassische Endokrinopathie, die durch ein Nichtansprechen der Zielorgane auf Hormone bedingt ist. Da die Wirkung des Testosterons auch während der fetalen Entwicklung fehlt, können sich die aus dem Wolffschen Gang hervorgehenden akzessorischen Geschlechtsdrüsen und die äußeren männlichen Geschlechtsorgane nicht entwickeln. Bei diesen Patienten wird zwar Testosteron in ausreichenden und hohen Konzentrationen produziert, es fehlt jedoch der Androgenrezeptor in den Zielorganen. Diese Patienten erscheinen als Erwachsene als normale Frauen, denen lediglich die sekundäre Geschlechtsbehaarung fehlt („hairless women"). Das äußere Genitale erscheint normal weiblich, ein Uterus fehlt (Abb. **4.24**). Die in den großen Labien, im Inguinalkanal oder intraabdominal liegenden Testes weisen hyperplastische Leydig-Zellen auf, englumige Tubuli mit Sertoli-Zellen und fehlender Spermatogenese.

Diese Patienten sind psychosozial voll als Frauen integriert, können heiraten und ein normales Eheleben führen. Sie suchen den Arzt wegen der primären Amenorrhoe oder der Kinderlosigkeit auf. Die Testes, insbesondere wenn sie inguinal oder intraabdominal liegen, sollten entfernt werden, und es sollte sich eine Substitution mit Östrogenen anschließen.

Neben der hier geschilderten kompletten Form gibt es inkomplette Formen der testikulären Feminisierung. Diese Patienten weisen eine, wenn auch geringgradig ausgeprägte sekundäre Geschlechtsbehaarung auf sowie eine Fusion der hinteren Labien und eine Klitorismegalie.

Reifenstein-Syndrom

Die Patienten mit Reifenstein-Syndrom weisen ebenfalls eine Testosteron-Rezeptorschwäche auf, jedoch nicht so ausgeprägt wie bei der testikulären Feminisierung. Es handelt sich um eine interme-

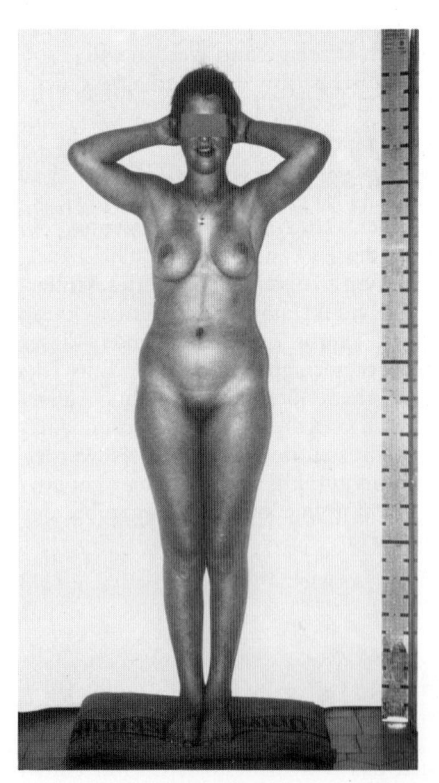

Abb. 4.24 18jährige Patientin mit der kompletten Form der testikulären Feminisierung. Beachte die fehlende sekundäre Geschlechtsbehaarung und die gut entwickelten Mammae

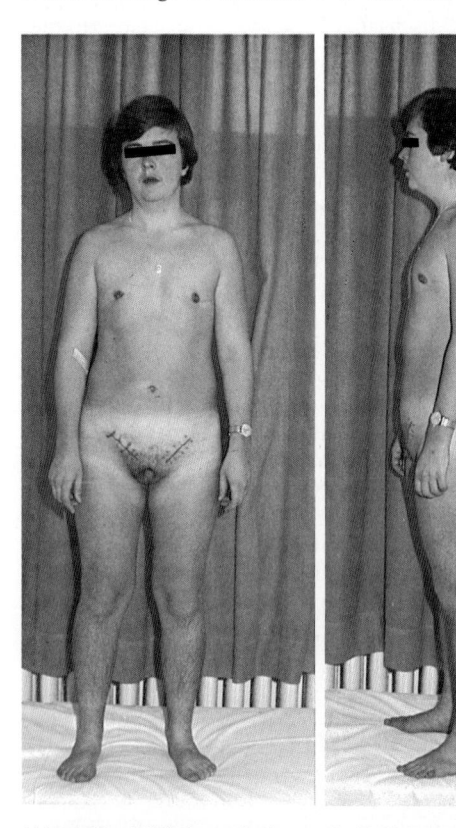

Abb. 4.25 25jähriger Patient mit Reifenstein-Syndrom nach operativer Entfernung der Gynäkomastie, Harnröhrenplastik wegen Hypospadie und Mobilisation der ursprünglich hoch inguinal gelegenen Testes an den Ausgang des Leistenkanals

diäre Form. Die Patienten haben eine ausgeprägte Gynäkomastie, eine Hypospadie und Zeichen einer verminderten Androgenwirkung in unterschiedlichem Maße. Meistens liegt eine Lageanomalie der Testes vor und ein Scrotum bifidum. Die Prostata ist sehr klein (Abb. 4.**25**).

Bei der ersten Untersuchung können die Patienten an ein Klinefelter-Syndrom erinnern. Ihr Kernchromatin ist jedoch negativ und die Chromosomenanalyse zeigt eine regelrechte 46,XY-Konstellation. Das Krankheitsbild wird X-chromosomalgebunden rezessiv vererbt.

Die Behandlung besteht in einer operativen Korrektur der Hypospadie und des Skrotum bifidum. Die ausgeprägte Gynäkomastie macht meist eine operative Entfernung erforderlich. Durch exogene Gaben von Testosteron kann versucht werden, die Rezeptorschwäche zu überwinden, was jedoch nur begrenzt gelingt. Die Infertilität läßt sich nicht beheben.

Androgeninsensibilität als Ursache von Infertilität

In jüngster Zeit wurden einige Patienten beschrieben, bei denen eine Testosteron-Rezeptorschwäche als Ursache für die bisher ungeklärte Infertilität vermutet wird. Im Vergleich zur pseudovaginalen perineoskrotalen Hypospadie und zum Reifenstein-Syndrom ist die Rezeptorschwäche hier am geringsten ausgeprägt. Die Patienten können eine Azoospermie oder ausgeprägte Oligoasthenoteratozoospermie aufweisen und sind ansonsten klinisch unauffällig. Bei der Hormonanalyse fallen hohe LH-Werte bei normalen Testosteronkonzentrationen auf. Das LH-Sekretionsmuster im Serum über 24 Stunden gleicht dem von Patienten mit primärem Hypogonadismus. Eine adäquate Behandlung gibt es noch nicht.

Hodenfunktion im Alter

Ein dem Klimakterium der Frau vergleichbares, durch Ausfall der Gonadenfunktion bedingtes physiologisches Ereignis gibt es beim Manne nicht. Bei gesunden älteren Männern bleiben Samenproduktion und Hormonsynthese der Testes bis ins hohe Alter erhalten. Die Spermatozoen weisen auch dann noch eine hohe Fertilisierungsfähigkeit auf. Die basalen Testosteronkonzentrationen im Blut sind bei gesunden älteren Männern nicht von denen jüngerer Männer zu unterscheiden. Auch die Hypophysenfunktion bleibt bis ins hohe Alter unverändert. Die endokrine Reservekapazität der Leydig-Zellen, wie sie im hCG-Test überprüft werden kann, erfährt jedoch eine signifikante Einschränkung im höheren Lebensalter. Diese verminderte Kapazität kann als Charakteristikum der Hodenfunktion im Alter betrachtet werden.

In zahlreichen früheren Untersuchungen wurde ein Abfall der Testosteronkonzentrationen jenseits des 55. Lebensjahres beobachtet. Diese Beobachtung kann im wesentlichen durch die Auswahl der Versuchspersonen erklärt werden. Offensichtlich wurden bei diesen Studien rekonvaleszente Patienten, Insassen von Altersheimen und Patienten aus geriatrischen Stationen untersucht, die nicht dem gesunden Durchschnitt der nicht-institutionalisierten alten Männer entsprechen. Eine verminderte Testosteronproduktion kann so mehr als ein Zeichen schlechten Gesundheitszustandes als ein Symptom höheren Alters gewertet werden.

Trotz dieser weitgehenden Aufrechterhaltung der Gonadenfunktionen bis ins hohe Alter läßt die sexuelle Aktivität korrelierend mit dem Alter nach. Eine frühzeitig auftretende Impotentia coeundi verbunden mit anderen Symptomen, wie sie beim weiblichen Klimakterium gefunden werden (Hitzewallungen, Depressionen, Tachykardien, Schweißausbrüche, Schlafstörungen, Angstzustände), hatten zum Begriff des „Climacterium virile" geführt. Dieses Krankheitsbild wurde jedoch nie als nosologische Einheit klar definiert. In einer größeren Untersuchung an etwa 10 000 Patienten konnte lediglich ein altersabhängiger Anstieg der Kombination der Symptome Schlafstörung, Störung der Sexualfunktion und verminderte Gedächtnisleistung gefunden werden. Insbesondere konnte kein Zusammenhang zwischen diesen Symptomen und den zirkulierenden Testosteronkonzentrationen im Blute gefunden werden. Dennoch wurde immer wieder eine Behandlung mit Testosteron zur Besserung dieser Symptome versucht. Es wurde auch über Erfolge berichtet. Neuere Untersuchungen lassen jedoch den Verdacht aufkommen, daß eine Testosteronbehandlung einer Placebobehandlung nicht überlegen ist. In der Praxis sollte eine Testosteronsubstitution nur bei nachgewiesenem Androgenmangel durchgeführt werden. Sie sollte die bei der Substitution des Hypogonadismus üblichen Dosen nicht überschreiten. Regelmäßige Kontrollen der Prostata empfehlen sich.

Therapie

Wie aus den vorhergehenden Kapiteln hervorgeht, erfordern viele Erkrankungen der Testes eine Substitution mit Testosteron. Daher werden die Prinzipien und die praktische Durchführung dieser Behandlung hier zusammengefaßt dargestellt. Daran schließt sich die Beschreibung der bei sekundärem Hypogonadismus in Frage kommenden Gonadotropintherapie an.

Substitution der endokrinen Hodenfunktion

So wie die meisten Symptome des Hypogonadismus durch einen Mangel an Testosteron bedingt sind, ist Testosteron das Mittel der Wahl zur Substitution der endokrinen Hodenfunktion. Ausnahme bilden die Fälle mit mangelnder LH-RH- oder Gonadotropinsekretion, bei denen durch hCG/hMG-Gaben eine Fertilität erreicht werden kann. Aber auch bei diesen Fällen wird die Therapie letztlich in eine Dauersubstitution mit Testosteron einmünden.

Das reine Testosteronmolekül ist *oral* verabreicht unwirksam, da es nach Resorption aus dem Darm in der Leber vollständig katabolisiert wird. Erst mit extrem hohen Dosen (über 400 mg pro Tag) läßt sich die Metabolisierungskapazität der Leber überwinden, und es könnte eine Substitution durchgeführt werden. Hierbei würde es sich jedoch um unökonomisch hohe Dosen handeln, für die toxische Nebenwirkungen nicht ausgeschlossen werden können. Daher sind andere Applikationsformen zu wählen, um Testosteron unter Umgehung der Leber an die Zielorgane zu bringen. *Rektal* in Suppositorien verabreicht lassen sich mit Testosteron hohe Plasmaspiegel erzielen. Diese Verabreichungsform wird jedoch nur von wenigen Patienten als Dauersubstitution bevorzugt. Die Resorption des Testosterons nach *sublingualer, intranasaler* oder *perkutaner* Verabreichung ist unsicher und hat sich deshalb nicht durchsetzen können.

Daher wird Testosteron *intramuskulär* verabreicht. Um die Wirkungsdauer des injizierten Testosterons zu verlängern, wird das Molekül verestert. Die Wirkungsdauer von 25 mg Testosteron-Propionat (Testoviron) beträgt 1 Tag, die von 50 mg 2 Tage. *Testosteron-Önanthat* entfaltet eine Depotwirkung. 250 mg Testosteron-Önanthat (Testoviron Depot 250 mg) bewirken erhöhte Serumspiegel für etwa 2 Wochen, so daß zur Substitution Injektionen im Abstand von 2–3 Wochen erforderlich sind. Die therapeutische Effektivität dieser Substitutionstherapie wird durch die Besserung der Symptome (körperliche und geistige Leistungsfähigkeit, Libido und Potenz, Bartwuchs, rotes Blutbild) und mittels gelegentlicher Bestimmungen von Testosteron im Serum vor der nächsten Injektion erfaßt.

Um *oral* wirksam zu werden, muß das Testosteronmolekül entweder in seiner Struktur verändert werden, oder es muß mit einer langen aliphatischen Seitenkette verestert werden. *Testosteron-Undecanoat* (Seitenkette mit 11 C-Atomen) wird nach oraler Verabreichung über die Lymphe resorbiert und kann so vor der Leberpassage die Zielorgane erreichen. Eine effektive Substitution wird mit 80–120 mg Testosteron-Undecanoat (Andriol), verteilt auf 2–3 Tagesdosen, erzielt. Um eine gute Resorption über die Lymphe zu garantieren, ist eine Verabreichung mit den Mahlzeiten erforderlich. Wie der klinische Eindruck sowie die Messung der Testosteronkonzentrationen im Serum und im Speichel – letztere entspricht dem freien, biologisch aktiven Testosteron – ergeben haben, läßt sich so eine effiziente Substitution herbeiführen. Somit können die intramuskuläre Verabreichung von Testosteron-Önanthat oder die orale Gabe von Testosteron-Undecanoat heute als die beiden *Standardtherapieformen* betrachtet werden.

17α-Methyltestosteron und Fluoxymesteron (Ultandren) sind ebenfalls oral wirksame Androgene. Sie sollten jedoch nicht längerfristig angewandt werden, da sie wegen der Methylgruppe in 17α-Position lebertoxisch wirken können (Cholestase, Peliosis, Hepatom). Die Verabreichung von 17α-Methyltestosteron zur Substitution wird daher heute als obsolet betrachtet. Mesterolon (Proviron) ist oral wirksam, kann aber als Dihydrotestosteronderivat nicht alle Aktivitäten des Testosterons entfalten und ist deshalb für die Substitution des Hypogonadismus nicht geeignet.

Für die in verschiedenen Mischpräparaten enthaltenen Trockenpräparationen tierischer Hoden (Testis sicca) oder Hodenextrakte wurde eine Wirksamkeit bisher nicht nachgewiesen. Diese Präparate haben keinen Platz in einer auf rationalen Grundsätzen basierenden Therapie.

Behandlung mit Gonadotropinen

Bei Patienten mit einem sekundären Hypogonadismus kann zur Erzielung einer Fertilität eine Therapie mit Gonadotropinen angewandt werden. Bei Patienten mit Hypophyseninsuffizienz und hypogonadotropem Eunuchoidismus sind die Erfolgsaussichten im Hinblick auf Fertilität sehr gut. Zur Anwendung kommen das humane Choriongonadotropin (hCG), das vorwiegend LH-Aktivität hat, und das humane Menopausen-Gonadotropin (hMG), das zusätzlich FSH-Aktivität entfaltet. Die Behandlung wird mit einer Verabreichung von hCG (2- bis 3mal 1000 bis 2000 IE pro Woche) über mehrere Wochen begonnen. Danach wird zusätzlich mindestens 3mal wöchentlich hMG verabreicht. Diese Therapie muß über mehrere Monate durchgeführt werden, bis allmählich Spermien im Ejakulat erscheinen und es zu einer Befruchtung kommen kann. Obwohl es sich um Gonadotropinpräparationen humanen Ursprungs handelt, können in einzelnen Fällen schon nach kürzerer Anwendung niedrige Antikörperkonzentrationen gemessen werden, und es wurden sogar Fälle beschrieben, bei denen nach langjähriger Behandlung neutralisierende Antikörper in höheren Konzentrationen auftraten, so daß die Patienten therapieresistent wurden. In jedem Falle sollte hCG bei wiederholter Verabreichung nicht intravenös verabreicht werden.

Literatur

Aimann, J., J. E. Griffin, J. M. Gazak, J. D. Wilson, P. C. MacDonald: Androgen insensitivity as a cause of infertility in otherwise normal men. New Engl. J. Med. 300 (1979) 223

Bandhauer, K., J. Frick: Disturbances in Male Fertility. Springer, Berlin 1982

Burger, H., D. de Kretser: The Testes. Raven Press, New York 1981

Frajese, G., C. Conti, E. S. E. Hafez, A. Fabbrini: Oligospermia: Recent Progress in Andrology. Raven Press, New York 1981

Imperato McGinley, J., R. E. Peterson, T. Gautier, E. Sturla: Androgens and the evolution of male gender identity among male pseudohermaphrodites with 5-α-reductase deficiency. New Engl. J. Med. 300 (1979) 1233

Job, J. C.: Cryptorchidism – Diagnosis and Treatment. Karger, Basel 1979

Josso, N.: The Intersex Child. Karger, Basel 1981

Josso, N., J. Y. Picard, D. Tran: The Anti-Müllerian-Hormon. Rec. Progr. Horm. Res. 33 (1977) 117

Ludvik, W.: Andrologie. Thieme, Stuttgart 1976

Naftolin, F., E. Butz: Sexual dimorphism. Science 211 (1981) 4488

Nieschlag, E.: The male climacteric. In van Keep, P. A., D. R. Serr, R. G. Greenblatt: Female and Male Climacteric. MTP Press, Lancaster 1979

Nieschlag, E.: Endokrinologische Therapie in der Reproduktionsmedizin. Deutscher Ärzteverlag, Köln 1982

Nieschlag, E., E. J. Wickings: The role of testosterone in the evaluation of testicular function. In Abraham, G. E.: Radioassay Systems in Clinical Endocrinology. Dekker, New York 1981

Toovey, S., E. Hudson, W. F. Hendry, A. J. Levy: Sulphasalazine and male infertility: Reversibility and possible mechanism. Gut 22 (1981) 445

Yen, S. S. C., R. B. Jaffe: Reproductive Endocrinology: Physiology, Pathophysiology and Clinical Management. Saunders, Philadelphia 1978

Krankheiten der Ovarien

H. I. Wyss und A. Castano-Almendral

Tumoren des Ovars

Einteilung der Ovarialtumoren

Zur Beurteilung der Ovarialtumoren ist neben der Ausdehnung des Tumors die Histologie maßgebend. Erst mit der Aufstellung international geltender Einteilungsregeln durch die Fédération internationale de gynécologie et obstétrique (FIGO) können die Behandlungsresultate der verschiedenen Zentren verglichen werden.

Klinische Einteilung

Die klinische Einteilung der Ovarialtumoren bezieht sich auf die Ausbreitung des Tumors und wird bei der Laparotomie vorgenommen. Die Ergebnisse der histologischen und zytologischen Untersuchungen nach der Operation sollen berücksichtigt werden.
Stadium I. Wachstum auf die Ovarien beschränkt.
Stadium Ia. Wachstum auf ein Ovar beschränkt; kein Aszites.
Stadium Iai. Kein Tumor an der Oberfläche; Kapsel intakt.
Stadium Iaii. Tumor an der Oberfläche oder Kapselruptur oder beides.
Stadium Ib. Wachstum auf beiden Ovarien beschränkt; kein Aszites.
Stadium Ibi. Kein Tumor an der Oberfläche; Kapsel intakt.
Stadium Ibii. Tumor an der Oberfläche oder Kapselruptur oder beides.
Stadium Ic. Wachstum auf ein oder beide Ovarien beschränkt; Aszites mit Tumorzellen.
Stadium II. Wachstum in einem oder beiden Ovarien mit Ausbreitung im Becken.
Stadium IIa. Ausbreitung und/oder Metastasen im Uterus und/oder in den Tuben.
Stadium IIb. Ausbreitung auf andere Gewebe oder Organe des Beckens.
Stadium IIc. Tumor entweder Stadium IIa oder IIb, aber mit Aszites und/oder Tumorzellen in der peritonealen Lavage.
Stadium III. Wachstum in einem oder beiden Ovarien mit ausgedehnter intraperitonealer Metastasierung (Netz, Dünndarm, Mesenterium, retroperitoneale Lymphknoten).
Stadium IV. Wachstum in einem oder beiden Ovarien mit Metastasen außerhalb der Bauchhöhle.
Spezielle Kategorie. Nicht explorierte Fälle, von denen angenommen wird, daß es sich um ein Ovarialkarzinom handelt (chirurgische Exploration nicht durchgeführt, weder diagnostisch noch therapeutisch).

Histologische Klassifizierung der Ovarialtumoren

Die histopathologische Diagnose hat für die Prognose und für die Therapie große Bedeutung. Es geht vor allem um die Differentialdiagnose der verschiedenen Zelltypen und um die Unterscheidung zwischen gutartigen Tumoren, Tumoren von geringerem Malignitätsgrad („Bordeline"-Tumoren) und „echten" Karzinomen. Folgende Einteilung der primären Ovarialtumoren hat sich bewährt:
epitheliale Tumoren (Häufigkeit 60–70%); Keimzelltumoren (Häufigkeit 15–20%); Tumoren der spezifischen (Häufigkeit 5–10%) und der unspezifischen (Häufigkeit 5–10%) Ovarialstroma. Klinisch sind die wichtigsten Tumore, die aus dem Zölom- bzw. paramesonephrischen Epithel stammen: seröse, muzinöse; endometroide; hellzellige und undifferenzierte Tumoren. Eine spezielle Gruppe bilden die metastatischen Ovarialtumoren. Wir haben neben den eigentlichen Tumoren auch die nichtgeschwulstbedingten Ovarialvergrößerungen hier angeführt.

Nichtblastomatöse Vergrößerung des Ovars

Follikelzyste

Atretische Follikel (untergehende, nicht zur Ovulation gelangende Follikel) und seltener reife Follikel können zystisch vergrößert sein und dabei bis orangengroß werden. Sie enthalten klare, seröse Flüssigkeit. Man spricht von einer Follikelzyste, wenn der Durchmesser des Follikels 2,5 cm überschreitet. Follikelzysten treten in jedem Alter bis zur Menopause auf und können den normalen menstruellen Zyklus verändern (kurzdauernde Amenorrhoe gefolgt von unregelmäßigen Blutungen). Sie sind meist einseitig und immer gutartig. Oft erfolgt rasche Resorption, und bei einer erneuten Untersuchung kann keine Zyste mehr festgestellt werden. Als seltene Komplikation kann eine Ruptur mit den entsprechenden klinischen Symptomen erfolgen. Die Follikelzysten stellen die häufigste Ursache der zystischen Vergrößerung des Ovars dar. Histologisch ist die Wandung mit Granulosazellen ausgekleidet, die von außen von einer Thekazellschicht begleitet wird.

Corpus-luteum-Zyste

Das Corpus luteum kann in seltenen Fällen ebenfalls zystisch erweitert sein und klare, seröse Flüssigkeit oder blutiges Sekret enthalten. Es kann sich dabei um eine Zyste handeln, die sich primär in einem Corpus luteum entwickelt oder die sich nach einer Blutung in ein Corpus luteum gebildet hat. Die Zystenwand ist dünn und auf der Innenseite durch die Luteinzellen gelb. Diese Zysten sind einseitig und einkammerig. Corpus-luteum-Zysten sind immer gutartig. Sie treten gehäuft am Anfang der Gravidität auf und in 15% der Blasenmolen und Chorionkarzinome als Folge der vermehrten Sekretion von Choriongonadotropin (hCG). Seit der Gonadotropinbehandlung mit FSH- und hCG-Präparaten werden solche Zysten als Folge einer Überstimulation beobachtet (s. Ovulationsauslösung).
Polyzystische Ovarien s. S. 4.154.

Blastomatöse Veränderungen des Ovars
Tumoren, die von Keimzellen abstammen
Dysgerminom

Bei diesem seltenen Tumor, der weniger als 1% aller soliden und zystischen Ovarialtumoren ausmacht, handelt es sich um eine histologisch maligne Veränderung, die sich aber klinisch relativ gutartig verhält. Der glatte, derbe und unilaterale Tumor zeigt meist rasches Wachstum und daraus resultierend häufig partielle Nekrosen, da die Blutzufuhr nicht mehr genügt. Dysgerminome kommen in allen Altersklassen vor, meistens aber im 2. und 3. Lebensjahrzehnt. Histologisch weist das Dysgerminom große, blasse Zellen auf mit einem zentral gelegenen, großen, chromatinarmen Kern. Die Zellen sind in Nestern angeordnet, die von hyalinisiertem Bindegewebe umgeben sind; das Stroma weist rundzellige Infiltrate auf. Dysgerminome besitzen eine große Strahlenempfindlichkeit.

Dermoidzyste (Teratoma benignum)

Wahrscheinlich stammt die Dermoidzyste von den Keimzellen ab. Epidermale Anteile sind immer vorhanden wie Haare, Hautteile, Schweiß- und Talgdrüsen oder etwas weniger häufig Zähne. Daneben findet sich reichlich flüssigtalgiger Inhalt, der unter 25 °C fest wird. Mesodermale Anteile umfassen Knochen- und Knorpelgewebe sowie Thyreoideateile. Wenn vorwiegend Thyreoideagewebe vorhanden ist, spricht man von einer Struma ovarii. In einem Ovar können mehrere Dermoidzysten vorhanden sein. Dermoidzysten machen 15 bis 20% aller Ovarialtumoren aus, in etwa 10% der Fälle findet man sie doppelseitig. Meist überschreiten sie einen Durchmesser von 15 cm nicht. In rund 1% werden sie maligne. Sie treten hauptsächlich während der Geschlechtsreife auf und werden nach der Menopause selten.

Teratom (embryonales oder malignes Teratom)

Der sehr seltene, rasch wachsende Tumor ist von derber Konsistenz und kommt meist unilateral vor. Gewöhnlich ist der Tumor klein bis mittelgroß, kann aber gelegentlich das ganze Abdomen ausfüllen. Histologisch sind Abkömmlinge aller drei Keimblätter und embryonales Gewebe nachzuweisen. Bei den ganz undifferenzierten Formen spricht man von Teratokarzinomen. Teratome kommen hauptsächlich bei Kindern und zu Beginn der Geschlechtsreife vor und haben eine schlechte Prognose.

Chorionepitheliom des Ovars

Ein Chorionepitheliom im Ovar kann als Folge einer Metastasierung eines uterinen Chorioepithelioms auftreten, daneben gibt es aber primäre Choironepitheliome des Ovars. Es handelt sich um einen rasch wachsenden, unebenen, schwammigbrüchigen Tumor, der hauptsächlich bei Kindern vorkommt und sehr maligne ist. Der Tumor kann endokrin aktiv sein und eine Pubertas praecox auslösen oder einen positiven Schwangerschaftstest aufgrund des durch den Tumor sezernierten hCG bewirken.

Tumoren, die vom Ovarialstroma ausgehen
Granulosa-Theka-Zelltumoren

In diesen Tumoren kommen meist beide Zelltypen, Granulosazellen und Thekazellen, vor, wobei der Anteil jeder Zellgruppe schwanken kann. Die Tumoren lassen sich deswegen nicht scharf in reine Granulosa- oder Thekazelltumoren einteilen; der Begriff eines Thekoms wird für derbe, fibromähnliche Tumoren reserviert, die hauptsächlich aus Thekazellen und Bindegewebe zusammengesetzt sind. Granulosa-Theka-Zelltumoren sind oft gefurcht und zystisch verändert; auf dem Schnitt sind sie gelb. Sie machen 5–10% aller soliden Malignome des Ovars aus und können in jedem Alter auftreten, finden sich aber am häufigsten bei der Frau nach der Menopause. Sie sind meist unilateral und können in der Größe von nur mikroskopisch erkennbaren Tumoren bis zu großen, das ganze Abdomen ausfüllenden Geschwülsten schwanken. Die Tumoren sezernieren Östrogene, sind aber in ihrer endokrinen Aktivität sehr verschieden. Die Symptomatologie der überschüssigen Östrogenproduktion ist bei diesen Tumoren oft das erste Zeichen und kann bei der präpuberalen Patientin zur Pubertas praecox, bei der geschlechtsreifen Frau zu anovulatorischen Blutungen oder Amenorrhoen und bei der Frau nach der Menopause zu Blutungen in der Menopause führen. Granulosa-Theka-Zelltumoren sind klinisch nicht sehr bösartig. Nach Entfernung des Tumors treten in rund 25% Rezidive auf, die in einzelnen Fällen erst nach 20 Jahren manifest werden. Die Histologie läßt meist keinen Schluß hinsichtlich Malignität zu.

Arrhenoblastom

Ein sehr seltener, solider, kleiner bis mittelgroßer Tumor, der beinahe immer unilateral vorkommt und meistens Frauen im 2. und 3. Lebensjahrzehnt betrifft. Das Arrhenoblastom zählt wegen seiner Androgenproduktion zu den endokrin aktiven Tumoren und bewirkt zuerst eine Defeminisierung (Oligomenorrhoe, Regression der weiblichen sekundären Geschlechtsmerkmale), dann zunehmende Virilisierung (Hirsutismus, Akne, Stirnglatze, Klitorishypertrophie, tiefe Stimme). Bei rund 30% der Tumoren tritt innerhalb der ersten 5 Jahre ein Rezidiv auf. Auch bei diesem Tumor besteht keine Korrelation zwischen histologischem Bild und klinischem Verlauf.

Gynandroblastom

Ein äußerst seltener Tumor, der eine Kombination von Granulosa- und Thekazellen mit arrhenoblastomähnlichen Zellen aufweist. Der Tumor ist ebenfalls endokrin aktiv und wirkt virilisierend.

Fibrom

Kleine Fibrome als warzenförmige Auflagerungen des Ovars sind häufig; größere Fibrome sind bedeutend seltener und machen zwischen 2 und 5% aller Ovarialtumoren aus. Es sind gutartige, derbe Tumoren mit häufig gestielten Ausläufern, die oft Degenerationsherde aufweisen. Sie sind im mittleren Lebensabschnitt häufiger und finden sich in 3 bis 10% in beiden Ovarien. Fibrome werden ganz ausnahmsweise maligne. Die seltene Kombination Fibrom – Aszites – Hydrothorax wird Meigs-Syndrom genannt, der Zusammenhang zwischen Ovarialtumor und Hydrothorax ist nicht klar. Neben Fibromen können andere solide Tumoren (Granulosazelltumoren, Brenner-Tumoren) ausnahmsweise ebenfalls ein Meigs-Syndrom bewirken.

Tumoren, die vom Keimepithel (Oberflächenepithel) ausgehen

Das multipotente Oberflächenepithel des Ovars kann sich bei Tumoren zu Flimmerepithel wie in der Tube, zu Endometrium oder zu schleimproduzierendem Epithel wie in der Zervix differenzieren. Endometroide Tumoren, undifferenzierte Karzinome und Zystome, die rund 60% aller Ovarialtumoren ausmachen, gehören in diese Kategorie. Zystome werden ihrerseits unterteilt in seröse und muzinöse Formen. Um über die Malignität und den Behandlungserfolg mehr aussagen zu können, hat die FIGO die serösen und muzinösen Zystome entsprechend ihrem histologischen Bild weiter unterteilt in

a) gutartige Zystadenome,
b) proliferierende Zystadenome ohne Stromainvasion (möglicherweise bösartig),
c) Zystadenokarzinome.

Makroskopisch lassen sich seröse und muzinöse (früher pseudomuzinös genannt) Zystome aufgrund ihres Zysteninhaltes unterscheiden, da bei den Muzinzystomen im Gegensatz zum klaren Zysteninhalt der serösen Zystome eine zähe, festhaftende Flüssigkeit gefunden wird. Die makroskopische Beurteilung des Tumors läßt häufig keinen Schluß auf die Bösartigkeit zu, da sich oft in den Zystomen oder auf deren Oberfläche Papillen bilden, die noch nicht maligne entartet sind, wohl aber eine starke Proliferationstendenz ohne infiltratives Wachstum zeigen können (b). Es kann sogar, allerdings selten, eine Aussaat von nicht malignen Papillen auf das Peritoneum erfolgen, so daß in jedem Fall das Peritoneum histologisch untersucht werden sollte. Seröse und muzinöse Ovarialtumoren können vom 20. Lebensjahr an in jedem Alter auftreten, die Häufigkeit, besonders der bösartigen Tumoren, nimmt aber mit dem Alter zu.

Seröse Zystome, Zystadenome und Zystadenokarzinome

Gemäß ihrem histologischen Bild werden sie in eine der oben erwähnten Kategorien eingeteilt. Die oft multilokulären Neubildungen treten meistens doppelseitig auf. Das Epithel ist bei guter Differenzierung dem Tubenepithel ähnlich, kann aber bei Malignomen wie ein Adenokarzinom aussehen. Die serösen Formen treten etwas häufiger auf als die muzinösen Tumoren, wobei rund ein Drittel der serösen Tumoren bösartig ist. Die serösen Zystome haben eine unregelmäßige Oberfläche, die Papillen aufweisen kann. Sie kommen in allen Größen vor, sind aber im allgemeinen kleiner als die muzinösen Zystome. Eine dünne Zystenwandung ohne Papillen oder mit flacher und geringer Papillenbildung läßt einen gutartigen Tumor vermuten; der Beweis läßt sich aber erst mit der Histologie erbringen. Auch Aszites ist noch kein Beweis für Bösartigkeit, wohl aber ein schwerwiegendes Indiz dafür.

Muzinöse (auch pseudomuzinöse) Zystome, Zystadenome und Zystadenokarzinome

Im Vergleich mit den serösen Tumoren sind sie etwas weniger häufig und bedeutend seltener bilateral. Sie entwickeln in wenigen Fällen Papillen und werden nur in 10–15% maligne. Sie kommen am häufigsten während der Zeit der Geschlechtsreife vor und werden in der Menopause seltener. Muzinöse Zystome sind glatt, gräulichweiß und können sehr groß werden. Wenn die Zystome bilateral auftreten, sind sie öfter maligne als unilaterale Zystome. Mehrere kleine, auf der Oberfläche wachsende Zystome sprechen ebenfalls für Malignität. Die malignen Formen haben die Tendenz, mit Darm und Blase fest zu verbacken. Der Zysteninhalt ist zähflüssigdick und festhaftend. Auch hier können Papillen in der Zyste auftreten, sie lassen den Verdacht auf maligne Entartung zu. Die Histologie entscheidet jedoch erst über die definitive Diagnose. Das der Zervixschleimhaut ähnliche Epithel der Zystome ist zylindrisch und weist alle Zeichen der aktiven Sekretion auf. Aszites findet sich selten, hingegen kann sich bei Durchwachsen der Kapsel und Aussaat der Papillen auf das Peritoneum oder bei Perforation eines Zystoms ein sogenanntes Pseudomyxoma peritonei bilden. Ein Pseudomyxoma peritonei kann aber seinen Ausgangspunkt direkt im Peritoneum ohne Beteiligung des Ovars haben. Obwohl die Papillen beim Pseudomyxoma peritonei histologisch ohne infiltratives Wachstum sein können, betrachtet man diese Form mindestens als klinisch maligne. Diese Papillen produzieren eine dicke, gallertige Flüssigkeit, die sich im Abdomen ansammelt und trotz Fehlens einer verschieblichen Flankendämpfung einen Aszites vortäuschen kann.

Endometroide Tumoren

Unter Endometriose versteht man das Auftreten von funktionstüchtigem Endometrium außerhalb des Cavum uteri. Auf Vorschlag der FIGO wird hier folgende histologische Einteilung vorgenommen:
a) Endometriose des Ovars,
b) proliferierendes endometroides Adenom und Zystadenom ohne infiltratives Wachstum,
c) endometroides Adenokarzinom.

Der häufigste Lokalisationsherd der Endometriose ist das Ovar, wobei in ungefähr der Hälfte der Fälle beide Ovarien beteiligt sind. Gutartige Endometrioseherde können von mikroskopisch erkennbarer Größe bis zur faustgroßen Zyste schwanken, überschreiten aber selten einen Durchmesser von 8–10 cm und sind besonders bei fortgeschrittener Endometriose fest mit den Umgebungsorganen verbacken. Der Zysteninhalt ist wegen des funktionell aktiven Endometriums, das den Zyklus mitmacht und in den Hohlraum desquamiert, dick und braun; man spricht deshalb von Schokoladezysten. Der gleiche Inhalt kann aber auch einmal bei einer Blutung in eine Follikelzyste oder in ein Zystadenom entstehen. Endometroide Tumoren entarten selten maligne und haben dann eine bessere Prognose als die übrigen Ovarialkarzinome. Auch hier wird eine Zwischengruppe mit proliferierendem, aber nicht infiltrativem Wachstum abgegrenzt.

Undifferenzierte Karzinome

Diese Gruppe umfaßt Karzinome, deren Zelltyp nicht charakterisiert werden kann. Entsprechend ihrer Entdifferenzierung haben sie eine schlechte Prognose.

Tumoren, die von kongenitalem Restgewebe ausgehen

Nebennierenresttumor

Ein seltener, unilateraler, benigner Tumor, der wahrscheinlich von aberrierendem Nebennierengewebe ausgeht. Neben Virilisierung und Zyklusstörungen wie beim Arrhenoblastom kommen Glukosurie, Polyzythämie und Hypertonie als Zeichen der gesteigerten Steroidproduktion hinzu. Die übrigen Züge eines Cushing-Syndroms wie Osteoporose, Plethora und Striae fehlen jedoch. Es handelt sich um glatte Tumoren von mittlerer Größe, die wie die übrigen hormonaktiven Ovarialtumoren auf dem Schnitt gelblich gefärbt sind.

Brenner-Tumor

Der Brenner-Tumor ist ein seltener, gutartiger, meist einseitiger Tumor. Er entwickelt sich gewöhnlich im 3.–4. Lebensjahrzehnt oder in der Menopause. Die glatten und soliden Tumoren können jede Größe erreichen, haben aber meist einen Durchmesser von 10–15 cm. Beim typischen Brenner-Tumor finden sich Zellinseln von uniformen, epitheloiden Zellen; diese Zellinseln können im Zentrum zystisch sein. Gelegentlich werden bei Brenner-Tumoren klinische Zeichen einer Östrogensekretion beobachtet.

Hiluszellentumor

Es handelt sich um einen sehr seltenen, unilateralen, gutartigen Ovarialtumor, der klein ist und einen Durchmesser von 5 cm nicht überschreitet. Histologisch finden sich in Strängen angeordnete kleine, dunkle Zellen, die möglicherweise mit den Leydig-Zellen des Hodens identisch sind; beide enthalten lipochrome Pigmente und Reinkesche Kristalle. Die Patientinnen weisen neben Zyklusstörungen eine ausgesprochene Virilisierung als Zeichen einer vermehrten Androgenproduktion auf. Das Endometrium des Uterus kann eine Hyperplasie aufweisen, was vermuten läßt, daß der Tumor auch vermehrt Östrogen bildet.

Metastatische Ovarialtumoren

Die Angaben über die Häufigkeit der metastatischen Ovarialtumoren schwanken zwischen wenigen Prozenten bis zu 25% aller malignen Ovarialtumoren. Durchschnittlich wird angenommen, daß etwa 10% der malignen Ovarialtumoren Metastasen sind. Die unterschiedlichen Zahlen über die absolute und relative Häufigkeit sind vor allem auf 2 Faktoren zurückzuführen:
1. Je besser die klinische Diagnose, je häufiger und exakter die Ovarien histologisch untersucht werden, um so größer ist die Häufigkeit der metastasierenden Ovarialtumoren.
2. Bei Autopsiefällen finden sich mehr Ovarialmetastasen als in einem klinischen Krankengut.

Etwa 21% der gastrointestinalen Malignome, 5–10% der Korpuskarzinome und 14–30% der

Mammakarzinome metastasieren in die Ovarien. Ovarialmetastasen kommen bei Leukämie, Retikulosarkom und -lymphom (Burkitt-Tumor) ebenfalls häufig vor. Histologisch findet man entweder das Bild des primären Tumors oder dasjenige der Krukenberg-Tumoren. Wegen der Häufigkeit der metastatischen Ovarialtumoren sollte die klinische Forderung gelten, daß ein Ovarialkarzinom solange als Metastase aufzufassen ist, bis eine genaue Untersuchung von Magen-Darm-Trakt, Uterus, Mamma und Blut einen Tumor dieser Organe bzw. Systeme unwahrscheinlich macht. Wenn unauffällige klinische Befunde vorliegen, ist die Wahrscheinlichkeit einer Metastasierung gering, sie kann jedoch nicht grundsätzlich ausgeschlossen werden. Manchmal entscheidet hier letztlich der histologische Befund.

Diagnostik der Ovarialtumoren

Maligne Tumoren überschreiten bei der Diagnose im allgemeinen einen Durchmesser von 5 cm. Sie sind an ihrer Oberfläche oft uneben bis knotig und weniger beweglich. Zudem treten sie oft bilateral auf und können Aszites hervorrufen. Alle diese Merkmale lassen ein Malignom vermuten, sind aber nicht beweisend. Schlechte Beweglichkeit kommt z. B. auch bei intraligamentären Tumoren, bei Endometriose, entzündlichen Prozessen oder bei Adhäsionen nach Nekrosen und Rupturen vor. Für die sichere Diagnose ist man auf den Operationsbefund und die histologische Untersuchung angewiesen, da bis heute keine andere Methode zur Diagnosestellung zur Verfügung steht.

15% aller Ovarialtumoren, die mehr als 5 cm Durchmesser haben, sind Karzinome. Es empfiehlt sich deshalb für jede Altersklasse eine Laparotomie, wenn man einen Tumor von mehr als 5 cm Durchmesser findet. Bei Patientinnen im 2. und 3. Lebensjahrzehnt kann bei kleinen, glatten und zystischen Tumoren (< 5 cm Durchmesser) zugewartet werden, eine Kontrolluntersuchung nach 1 bis 2 Monaten ist aber unbedingt angezeigt, damit das Weiterbestehen oder eine eventuelle Zunahme festgestellt werden kann. Auch in dieser Altersgruppe muß man bei kleinen Tumoren mit bis zu 10% Malignität rechnen. Während der 1–2 Monate verordnet man mit Vorteil einen Ovulationshemmer, da dadurch die Gonadotropinausschüttung vermindert wird und funktionelle Tumoren, wie Follikelzysten und Corpus-luteum-Zysten, wegen der fehlenden Stimulation kleiner werden oder verschwinden. Nach dem 40. Lebensjahr müssen alle Ovarialtumoren, unabhängig von der Größe, weiter abgeklärt werden, denn einzelne Statistiken berichten auch für kleine Tumoren eine Malignität von 50%.

Vor jeder Untersuchung ist darauf zu achten, daß die Patientin die Blase und wenn möglich den Darm entleert. Wird ein zweifelhafter Befund erhoben und ist man nicht sicher, ob ein Tumor vorhanden ist oder nicht, sollte nach Einnahme eines milden Abführmittels nochmals untersucht werden, nötigenfalls in Narkose, um die Abwehrspannung auszuschalten. Es muß neben der Palpation des Abdomens und der bimanuellen Untersuchung auch rektovaginal exploriert werden, da dadurch der Douglassche Raum besser beurteilt werden kann.

Knotige Veränderungen im Douglas-Raum sind sehr suspekt auf ein Malignom. Schon bei geringstem Verdacht (unklare Schmerzen im Unterbauch, fraglicher Tastbefund, adipöse Patientin, unklare Gewichtsabnahme, andauernde Müdigkeit) ist die Ultraschalluntersuchung des kleinen Beckens und des Abdominalraumes einzusetzen. Im Ultraschall kann nicht nur die Größe des Tumors, sondern auch dessen Inhalt (einkammerig mit Flüssigkeit gefüllt, mehrkammerig, solid) beschrieben werden. Bringt auch der Ultraschall noch keine Klarheit, so kann mit dem Computertomogramm möglicherweise eine weitere Abklärung erfolgen. Es ist speziell auch auf Aszites zu achten, denn etwa 40–50% aller Ovarialmalignome gehen mit Aszites einher. Von einer diagnostischen Aszitespunktion ist jedoch abzuraten, da sich an der Punktionsstelle Implantationsmetastasen bilden können, die nur schwer zu behandeln sind. Aszites stellt aber noch keinen Beweis für Malignität dar.

Das Ovarialkarzinom metastasiert neben der frühzeitigen Ausbreitung auf das Peritoneum (direkte Lymphverbindungen zwischen Ovar und der Peritonealhöhle) lymphogen und hämatogen. Wegen der hämatogenen Aussaat ist bei allen Verdachtsfällen eine Thoraxaufnahme notwendig.

Neben dem Ultraschall spielt die Laparoskopie bei der Abklärung eines unklaren Tumors im kleinen Becken eine wichtige Rolle. Bei diesem leicht durchzuführenden Eingriff können in der Regel das Becken eingesehen und bei Verdacht auf ein Ovarialkarzinom eine Gewebeentnahme durchgeführt werden. Steht die Diagnose eines Ovarialtumors von vornherein fest, so empfiehlt sich die direkte Laparotomie.

Bei nicht operationsfähigen Patientinnen mit pelvinem Tumor kann eine Gewebeentnahme durch Punktion via hinteres Scheidengewölbe die Diagnose sichern.

Besonders bei linksseitigen Tumoren im kleinen Becken ist eine röntgenologische Untersuchung des Magen-Darm-Traktes zum Ausschluß einer pathologischen Veränderung am Sigma angezeigt, da das Sigmoid und das linke Ovar enge topographische Beziehungen aufweisen und eine Sigmaveränderung palpatorisch oft sehr schwer von einem fixierten Ovarialtumor zu unterscheiden ist.

Das Blutbild zeigt bei Ovarialkarzinomen keine Veränderungen. Die Senkungsgeschwindigkeit der Erythrozyten ist in den meisten Fällen beschleunigt.

Symptome

Leider entwickeln sich die Ovarialkarzinome nur allzu häufig symptomlos und rufen erst Beschwerden hervor, wenn der Tumor eine beträchtliche Größe erreicht hat, Komplikationen auftreten oder eine Aussaat auf das Peritoneum erfolgt. Die beiden häufigsten Symptome, die die Patientin eines Ovarialtumores wegen zum Arzt führen, sind einerseits Schmerzen und Druckgefühl im Unterbauch, die mit oder ohne Verdauungsstörungen auftreten können und andererseits Zunahme des Bauchumfanges oder das Bemerken einer Resistenz im Abdomen. Zur Abklärung von Schmerzen im Abdomen gehört deshalb eine gynäkologische Untersuchung und eine Ultraschalluntersuchung des kleinen Beckens. Bei der Kombination von Schmerzen im Unterbauch mit Vergrößerung des Bauchumfanges, die oft von einer Gewichtsabnahme begleitet wird, sollte bei jeder Patientin an ein Ovarialkarzinom gedacht werden.

Bei den von den Patientinnen geäußerten Beschwerden handelt es sich meistens um leichte Unterbauchschmerzen. Starke, akute Schmerzen können jedoch bei Ruptur eines zystischen Tumors, bei hämorrhagischer Infarzierung mit partieller Nekrose oder bei Stieldrehung eines Ovarialtumors auftreten.

Ein Teil der Patientinnen mit Ovarialkarzinom sucht den Arzt wegen Blutungsstörungen (einschließlich Blutung in der Menopause) auf. In 10–20% der Ovarialkarzinome sind Metastasen im Uteruskavum vorhanden, die zu Blutungen führen können. Oft aber wird die Blutung durch andere pathologische Zustände wie Polypen oder Myome bedingt, und das Ovarialkarzinom wird als Zufallsbefund entdeckt. Eine durch den Tumor bedingte vermehrte Östrogenbildung kann bei der Blutung ebenfalls eine Rolle spielen.

Wenn der Ovarialtumor durch seine Größe auf die Nachbarorgane drückt oder infiltrativ in dieselben eindringt, können sich Symptome von seiten des Darmtraktes wie Durchfall, Verstopfung oder Blutungen oder von seiten des Urogenitaltraktes wie Hämaturie oder Pollakisurie entwickeln. Bei Dysmenorrhoe und Ovarialtumor wird man in erster Linie an eine Endometriose denken.

Eine eigene Symptomatik liefern die hormonaktiven Tumoren. Sie ist bei den betreffenden Tumoren besprochen worden.

Komplikationen

Stieldrehung

Die Stieldrehung erfolgt bei gut beweglichen und mittelgroßen Ovarialtumoren, nicht aber bei kleinen und ganz großen Tumoren. Bei relativ schweren und oft anteuterin gelegenen Dermoidzysten tritt häufig als Komplikation eine Torsion ein. Bei Abdrosselung aller Blutgefäße wird der Tumor nekrotisch und reißt leicht bei der bimanuellen Untersuchung oder bei der Laparotomie ein. Werden nur die Venen durch die Torsion abgeklemmt und bleibt der arterielle Zufluß intakt, so kommt es häufig zu Blutungen in die zystischen Hohlräume, und der Tumor nimmt an Größe zu.

Die Stieldrehung ruft akut einsetzende, starke, im Unterbauch lokalisierte Schmerzen hervor, begleitet von Übelkeit und Erbrechen. Es kann sein, daß mehrere Schmerzattacken vorangehen, die durch eine vorübergehende Torsion mit spontaner Normalisierung der topographischen Verhältnisse hervorgerufen werden. Bei der Untersuchung findet sich das Bild des akuten Abdomens. Je nach Dauer des Zustandes ist die Patientin febril, und es entwickelt sich eine Leukozytose. Die Behandlung besteht in der sofortigen Laparotomie.

Ruptur

Jeder zystische Ovarialtumor kann wegen einer spontanen oder torsionsbedingten Blutung rupturieren. Dies tritt gelegentlich bei funktionellen Zysten (Follikelzyste oder Corpus-luteum-Zyste), bei Endometriosezysten oder bei Granulosazelltumoren ein. Die Zystenwandung kann aber auch einreißen, wenn sie von proliferierendem oder karzinomatösem Gewebe durchwachsen wird. Auch hier setzen plötzliche Schmerzen ein, die in ein akutes Abdomen übergehen können. Zudem wird sich je nach Blutverlust ein Schock einstellen. Bei geringer Blutung verschwindet das ganze Bild wieder spontan. Bei stärkerer intraabdomineller Blutung sind eine verschiebliche Flankendämpfung und eine Vorwölbung des Douglasschen Raumes zu beobachten. Leukozytose und eventuelle Febrilität ergänzen die Symptomatik. Je nach klinischem Befund wird man sich zur Laparotomie entschließen.

Differentialdiagnose

Differentialdiagnostisch müssen hauptsächlich kleinere bis mittelgroße Tumoren im kleinen Bekken, die von anderen Organen ausgehen, erwogen werden. Kann ein Ovarialtumor mit Hilfe der Palpation nicht sicher diagnostiziert werden, so wird man mit folgenden Mitteln versuchen, eine Diagnose zu stellen: Ultraschall, Computertomogramm, Magen-Darm-Passage, Laparoskopie, Laparotomie. Beim Vollbild des Ovarialkarzinoms mit großen Tumormassen im Abdomen, Aszites und Kachexie kommen neben einem Ovarialtumor alle Malignome im Bauchraum einschließlich einer Metastasierung eines Karzinoms außerhalb des Abdomens in Frage.

Palpatorische Veränderungen, die vom Uterus ausgehen

Schwangerschaft

Eine Schwangerschaft in den ersten 3 Monaten kann mit einem Ovarialtumor verwechselt werden, da die Zervix stark aufgelockert ist und die Verbindung von Uterus mit Zervix möglicherweise nicht palpiert werden kann und weil sich außerdem der Uterus am Anfang der Schwangerschaft besonders gegen eine Seite zu (Piskaceksche Ausladung) entwickelt. Ein Ovarialtumor läßt sich oft palpatorisch von einer Schwangerschaft in einem

Horn eines Uterus bicornis nicht unterscheiden. Schwangerschaftstests, Blutungsanamnese und das Erkundigen nach subjektiven Schwangerschaftszeichen stellen eine diagnostische Hilfe dar. Zudem wird man auf Livor von Urethralwulst, Vagina und Portio achten. Mit dem Ultraschall gelingt von der 6.–8. Schwangerschaftswoche an die Darstellung des Feten mit seinen Bewegungen und erlaubt eine sichere Diagnose.

Myomatöse Veränderung

Ein gestielter Myomknoten kann von einem gut beweglichen, soliden Ovarialtumor meist nur schwer unterschieden werden; ebenso kann es unmöglich sein, einen intraligamentär entwickelten Myomknoten von einem fixierten Ovarialtumor zu unterscheiden. Die Anamnese hilft hier oft nicht weiter, und man wird sich zur Laparotomie entschließen müssen.

Palpatorische Veränderungen der Tube und ihrer Anhänge

Hydrosalpinx, Hämatosalpinx und Pyosalpinx

Auch hier läßt sich palpatorisch oft eine Differenzierung nicht treffen. Fixierte Tumoren, die in einer straffen Fibrose eingebettet sind, sprechen für eine vorausgegangene Entzündung, ebenfalls glatte, im Douglas-Raum fest fixierte doppelseitige Tumoren nach bekannten entzündlichen Prozessen. Inflammatorische Veränderungen kommen bei jüngeren Patientinnen vor, Restzustände können bis ins hohe Alter bestehen bleiben. Die Anamnese wird hier besonders hinsichtlich febriler Episoden, kombiniert mit Schmerzen im Unterbauch, weiterhelfen. Bei Verdacht auf Pyosalpinx kann eine Punktion vom hinteren Scheidengewölbe aus durchgeführt werden. Das Punktat ist dann sowohl bakteriologisch (einschließlich Tbc) wie zytologisch zu untersuchen. Im Zweifelsfall wird man sich aber auch hier zur Laparotomie entschließen.

Eileiterschwangerschaft

Eine intakte Eileiterschwangerschaft ist sehr häufig von einem zystischen Ovarialtumor nicht zu unterscheiden. Auf die Blutungsanamnese, auf subjektive Schwangerschaftszeichen und auf die Angabe von vorausgegangenen, kurzdauernden Schmerzattacken, die Schulterschmerzen einschließen können, ist besonderer Wert zu legen. Zudem sollte ein quantitativer Schwangerschaftstest oder eine β-hCG-Bestimmung im Plasma durchgeführt werden, der bei Eileiterschwangerschaft einen erniedrigten hCG-Titer ergibt. Daneben wird man sich nach früheren Adnexitiden erkundigen. Hier sind Ultraschall, Laparoskopie, Kuldoskopie oder die Douglas-Punktion ein wertvolles Hilfsmittel. Man wird bei der Douglas-Punktion neben frischem Blut auch auf kleine, alte Koagula achten, Zeichen vorausgegangener Blutungen aus dem Fimbrienende.

Paraovarialzyste

Die Paraovarialzysten gehen aus embryonalen Rudimenten hervor. Sie sind unilateral, mäßig beweglich und können weder klinisch noch palpatorisch von Ovarialtumoren abgegrenzt werden.

Palpatorische Veränderungen, die vom Darm ausgehen

Appendizitischer Abszeß

Ein appendizitischer Abszeß muß bei einer fraglichen Komplikation eines rechtsseitigen Ovarialtumors differentialdiagnostisch in Erwägung gezogen werden. Eine genaue Anamnese wird in den meisten Fällen Auskunft geben. Man wird sich besonders nach Oberbauchschmerzen und perumbilikalen Schmerzen, die sich nachher in den rechten Unterbauch lokalisieren, sowie Übelkeit, Erbrechen und Durchfall erkundigen. Nach dem akuten Stadium läßt sich bei diesen Fällen weder aus dem Befund noch aus dem Blutbild eine Unterscheidung treffen.

Divertikulitis des Sigmas und Sigmakarzinoms

Bei linksseitig gelegenem Tumor muß bei Patientinnen über 40 Jahren mit einer dieser beiden Möglichkeiten gerechnet werden. Eine Divertikulitis kann sowohl asymptomatisch verlaufen als auch in der Anamnese krampfartige Schmerzen im linken Unterbrauch mit Durchfällen von schleimigem, eventuell blutigem Stuhl aufweisen. Diese Attacken gehen mit peritonealen Reizsymptomen sowie Fieber und Leukozytose einher. Palpatorisch imponiert eine Divertikulitis wie ein unverschieblicher, solider Ovarialtumor. Der gleiche Tastbefund wird beim Sigmakarzinom erhoben. Beim Sigmakarzinom werden in der Anamnese häufig der Wechsel von Durchfall und Verstopfung, kolikartige Schmerzen und Meläna angegeben. Zur Sicherung der Diagnose sollte man im Zweifelsfalle eine Rektosigmoidoskopie und eine röntgenologische Darmuntersuchung vornehmen.

Seltene Befunde, die einen Ovarialtumor vortäuschen können

Wegen ihrer Seltenheit werden diese Veränderungen ohne Besprechung angeführt: Beckenniere, unterer Pol einer Zystenniere, Urachuszyste, Mesenterialzyste, retroperitoneale Tumoren (Neurofibrome, Sarkome, Dermoide, maligne Teratome, Osteochondrome), Lymphome entlang der großen Gefäße, Hämatom des M. rectus.

Therapie

Bei gutartigen Ovarialtumoren genügt entweder das Ausschälen der Zysten, die einfache Ovarektomie oder die Adnexektomie.
Zur Therapie der Ovarialkarzinome verfügen wir über Operation, Strahlentherapie, Zytostatika, Hormone und Maßnahme zur Aktivierung der Immunabwehr. Diese Therapieformen werden kombiniert angewandt. Dabei stehen die chirurgischen Maßnahmen im Vordergrund. Die ad-

äquate Behandlung der Ovarialkarzinome ist heute eine interdisziplinäre Aufgabe. Eine enge Zusammenarbeit zwischen Anästhesisten, Pathologen, Biochemikern, Radiotherapeuten, medizinischer Onkologen und Gynäkologen muß gewährleistet sein.

Die Operation stellt die Grundlage der Therapie dar. Alle anderen Behandlungsarten haben nur ergänzenden Charakter. Die Hauptaufgaben der Chirurgie sind: Diagnose und Durchführung der primären Behandlung; die Bestimmung des Zustandes der Erkrankung nach der Therapie („second-look"); die Behandlung von Persistenz und Rezidiven und die Chirurgie der Komplikationen. Als wesentliche Aspekte der „modernen" Chirurgie der Ovarialkarzinome sind zu nennen:

1. die Notwendigkeit einer exakten Bestimmung der Tumorausdehnung (chirurgisches Staging) bei den günstigen Fällen von offenbar nur im kleinen Becken lokalisierten Tumoren der Stadien I und II,
2. die anzustrebende maximale Tumorreduktion (tumorreduktive Chirurgie oder debulking) der ausgedehnten im ganzen Abdomen ausgebreiteten Tumoren (Stadium III),
3. die zunehmende Bedeutung der chirurgischen Exploration nach Abschluß der Behandlung („second-look-Operation").

Die Chirurgie der Ovarialtumoren nach modernen Gesichtspunkten ist kompliziert. Sie soll nur jenen Operateuren übertragen werden, die über genügende Kenntnisse und Erfahrungen in der viszeralen Chirurgie verfügen. Außerdem ist die sogenannte zytoreduktive Chirurgie auf eine intensive postoperative Überwachung und Behandlung angewiesen.

Mit Ausnahmen von den günstigen Fällen von Stadium Iai müssen alle anderen Fälle von Ovarialkarzinomen zusätzlich behandelt werden. Als Behandlungsmethoden stehen die internistische Krebstherapie und die Strahlentherapie zur Verfügung.

Alle Methoden der *internistischen Krebstherapie*, nämlich Zytostatika, Immuntherapie und Hormontherapie, finden bei der Behandlung der malignen Ovarialtumoren Verwendung. Die größte Bedeutung hat hierbei die Chemotherapie. Die Chemotherapie wird eingesetzt: 1. mit kurativer Zielsetzung bei fortgeschrittener Erkrankung; 2. zur prophylaktischen Behandlung nach Operation, evtl. kombiniert mit einer Strahlentherapie bei Frühfällen als sog. adjuvante Therapie und 3. zur palliativen Behandlung fortgeschrittener und rezidivierender Erkrankungen. Mit der Einführung von neuen Medikamenten (Adriamycin, Hexamethylmelanin und cis Platinum) ist die Chemotherapie der malignen Ovarialtumoren nicht nur effektiver, sondern auch komplizierter geworden. Richtige Anwendung setzt eine enge Zusammenarbeit mit medizinischen Onkologen voraus. Adäquate Indikation und Wahl der Medikamente gelingt am besten im Rahmen eines Konsiliums verschiedener Disziplinen. Bei der in den meisten Fällen leider nur erreichbaren Palliation hat eine gute Lebensqualität mehr Bedeutung als eine durch eine aggressive Kombinationstherapie erreichte Verlängerung der Lebenserwartung auf Kosten von möglichen Nebenwirkungen.

Zur Strahlentherapie der Ovarialkarzinome stehen die intraperitoneale Gabe von Radioisotopen und die perkutane Bestrahlung zur Verfügung. Bei der Strahlentherapie muß das ganze potentiell erkrankte Gebiet, nämlich das ganze Abdomen, bestrahlt werden. Es gilt heute als gesichert, daß die Strahlentherapie bei ausgewählten Fällen mindestens ebenbürtig ist oder sogar bessere Resultate als die Chemotherapie ergibt.

Die Prognose der malignen Ovarialtumoren hat sich in den letzten Jahren kaum geändert. Nach Angaben des Annual-Reports beträgt die 5-Jahres-Überlebensrate der malignen Epithelialtumoren 30%. Dennoch lassen besseres Verständnis der Tumorbiologie und Verbesserungen der Behandlungsmethoden gewisse Fortschritte für die nächste Zukunft erwarten.

Funktionelle Störungen des Ovars

Definition und Einteilung

Unter Funktionsstörungen des Ovars werden alle Fehlfunktionen erfaßt, die entweder die Eireifung, die Ovulation oder das normale Corpus luteum betreffen. Bei normalem Ablauf von Eireifung – Ovulation – Corpus luteum liegt die Hormonproduktion mit wenigen Ausnahmen im Bereich der Norm.

Ätiologie
Regulation und Ablauf des Zyklus

Die Ovarialtätigkeit und somit der menstruelle Zyklus werden durch den Hypothalamus und die Hypophyse gesteuert. Bei der Ratte sind zwei umschriebene Kerne im vorderen und basalen Hypothalamus nachgewiesen worden, die Releasing-Hormone („releasing factors") produzieren und sezernieren. Der eine Kern, das sog. „tonische Zentrum", versucht, einen konstanten Gonadotropinspiegel aufrechtzuerhalten, während das sog. „zyklische Zentrum" mit einer Sekretionsspitze von luteinisierendem Hormon (LH, Lutropin) in der Mitte des Zyklus für die Ovulation verantwortlich ist.

Man nahm bis vor kurzer Zeit an, daß im Prinzip beim Menschen analoge Verhältnisse vorliegen. Erst in letzter Zeit setzte sich die Ansicht durch, daß beim Menschen der Hypothalamus nur eine permissive Rolle spielt und die Hypophyse, kontrolliert durch die ovariellen Steroide, über die Menge der ausgeschiedenen Gonadotropine (FSH und LH) entscheidet.

Folgende Tatsachen haben zu dieser Ansicht geführt:

1. LRH wird pulsweise ausgeschüttet. Ca. alle 90 Minuten wird vom Hypothalamus ein LRH-Stoß abgegeben. Anzahl und Stärke der Pulse sind in der Follikelphase, der periovulatorischen Phase und in der Lutealphase verschieden. Wahrscheinlich werden Frequenz und Amplitude durch die Höhe des Progesterons kontrolliert.
2. Im LRH-Test entscheidet das Steroidmilieu (Östrogen- und Progesteronspiegel) über die Gonadotropinausschüttung der Hypophyse.
3. KNOBIL hat bei Affen die Verbindung zwischen Hypothalamus und Hypophyse durchtrennt und den Tieren LRH im Abstand von 60 Minuten verabreicht. Er erreichte damit normale Zyklen mit Follikelreifung, Ovulation und Schwangerschaft.
4. Beim Menschen wird bei Ausfall des Hypothalamus (Gruppe 1 der Amenorrhoe) durch Infusionen mit konstanten LRH-Pulsen ebenfalls eine normale Ovarialtätigkeit mit nachfolgenden Schwangerschaften erzielt.

FSH löst im Ovar die Follikelreifung aus, unterhält sie und reguliert, zusammen mit LH, die Androgen- und Östrogenproduktion des Ovars. In der Mitte des Zyklus erfolgt während 1–2 Tagen eine massive LH-Ausschüttung und eine leichte Zunahme der FSH-Ausschüttung. Diese LH-Ausschüttung, die durch einen raschen Anstieg der Östrogene und dadurch verstärkter Ansprechbarkeit der Hypophyse gegenüber LRH zustande kommt, bewirkt die Ovulation.

In der Folge wandelt sich das Eibett in das Corpus luteum um, es wird nun neben den Östrogenen auch Progesteron durch das Ovar sezerniert. Niedrige Mengen von LH scheinen für die normale Funktion des Corpus luteum notwendig zu sein; die Lebensdauer des Corpus luteum wird aber noch durch andere, unbekannte Faktoren bestimmt.

Das Ovar produziert neben den Östrogenen als weiteres Hauptprodukt Progesteron, wobei die Synthese in den Hauptzügen folgendermaßen verläuft: Cholesterin – Progesteron – Androgene (hauptsächlich Androstendion) – Oestrogene (Östradiol, Östron und Östriol).

Im Zyklus werden während und nach der Menses zuerst konstante Mengen von Östrogenen produziert, die vom 10. Zyklustag an einen raschen Anstieg mit Maximum am 13.–14. Zyklustag, durchschnittlich 1 Tag vor der Ovulation, aufweisen. Dieser rasche Anstieg bewirkt die LH-Ausschüttung, wodurch die Ovulation ausgelöst wird. Nach der Ovulation erfolgt vorerst ein Abfall der Östrogene, gefolgt von einem zweiten, flacheren Anstieg mit einem neuen, niedrigeren Maximum am 20.–22. Zyklustag; anschließend sinken die Werte bis zum Menstruationsbeginn. Progesteron wird in der ersten Zyklushälfte vom Ovar nicht sezerniert und zeigt nach der Ovulation einen raschen Anstieg bis zum Maximum am 20.–22. Tag. Danach sinken die Werte ebenfalls bis zum Menstruationsbeginn. Androgene, die Zwischenprodukte in der Östrogensynthese, werden normalerweise vom Ovar nur in kleinen Mengen ausgeschüttet.

Östrogene und Progesteron können im Plasma gemessen werden. Im Urin sind sie durch einfachere Verfahren nachweisbar, wobei Progesteron in der Form seines Hauptmetaboliten Pregnandiol bestimmt wird. Bedeutend einfacher ist die Beurteilung der biologischen Wirkung der Östrogene. Schon kleine Östrogenmengen bewirken den Aufbau der Vaginalschleimhaut, während zur Proliferation des Endometriums größere Mengen notwendig sind. Zur Untersuchung des Vaginalabstrichs wie des Endometriums sind aber Laboratoriumsvorrichtungen erforderlich. Größere Östrogenmengen, wie sie zur Zeit der Ovulation vorkommen, lassen sich am Zervixschleim leicht erkennen: der Zervixschleim nimmt in seiner Menge zu, wird dünnflüssig (Spinnbarkeit) und zeigt beim Trocknen farnähnliche Kristalle, die leicht unter dem Mikroskop erkennbar sind. Die Progesteronwirkung kann man ebenfalls am Zervixschleim (dick, geringe Menge, gleicher Aspekt wie bei kleinen Östrogenmengen) beobachten, zudem läßt sie sich histologisch am Endometrium durch die sekretorische Umwandlung und klinisch im Anstieg der rektal oder oral gemessenen morgendlichen Aufwachtemperatur verfolgen.

Neben FSH und LH wird durch den HVL noch Prolactin sezerniert. Die Ausschüttung der beiden erstgenannten Hormone wird durch den Hypothalamus via LRH stimuliert; bei Ausfall des Hypothalamus erfolgt keine FSH- und LH-Sekretion mehr. Beim Prolactin wird indessen die Ausschüttung durch einen im Hypothalamus sezernierten Hemmfaktor, den sogenannten Prolactin-inhibiting-factor (PIF), gebremst, es liegen also gerade umgekehrte Verhältnisse vor. Bei Schädigung des Hypothalamus kann diese Hemmung wegfallen, es wird dann reichlich Prolactin sezerniert. Normale Mengen von Prolactin scheinen den Zyklus nicht zu beeinflussen und stimulieren – soweit wir wissen – beim Menschen nur die Milchproduktion.

Störungen durch eine Fehlfunktion in der hypothalamo-hypophysären Achse

Hypothalamisch bedingte Störungen

Die überwiegende Zahl von Zyklusstörungen (Gruppe 1 und 2 der Amenorrhoe, siehe dort) haben ihre Ursache in einer Fehlfunktion der hypothalamo-hypophysären Achse. Dabei werden nur ganz ausnahmsweise morphologisch faßbare Veränderungen im Bereich des Hypothalamus gefunden: vereinzelte Fälle von Tumoren des 3. Ventrikels, Karotisaneurysma, extremer intrakranieller Druck, Hydrocephalus internus, Gliome des Chiasmas, Hamartome, Granulome, postenzephalitische Erweichungsherde oder postmeningitische Abszesse. Der Ausfall der Gonadotropine stellt dabei oft das erste Zeichen der Störung dar. Wegen ihrer Seltenheit werden sie im Abklärungsschema der Zyklusstörungen nicht erwähnt.

Bei den engen Beziehungen zwischen Kortex und Hypothalamus, die zum Teil über das limbische System führen, ist es verständlich, daß kortikale Einflüsse auch den Zyklus verändern können. Jede psychische Belastung kommt als Ursache einer Zyklusstörung in Frage. Besonders bekannt sind Amenorrhoen bei Auslandaufenthalt, Todesfällen, zerrütteter Ehe, Beanspruchung in der Schule, Auseinandersetzungen mit den Eltern. Aber auch ohne akute Konfliktsituation können bei nervösen, gespannten oder überforderten Frauen, sowie bei Patientinnen mit längerdauernden, nicht leicht erkennbaren psychischen Fehlentwicklungen Zyklusstörungen auftreten. Zur Abklärung längerdauernder Zyklusstörungen gehört deshalb das Eingehen auf die psychischen Verhältnisse der Patientin. Bei einfacher Situation hilft oft schon ein klärendes Gespräch, bei schweren Fällen wird man eine Psychotherapie oder Psychoanalyse veranlassen.

Zwei besondere Formen der psychischen Störung stellen die Anorexia mentalis und die Pseudoschwangerschaft dar. Bei der Anorexia mentalis, einer ernstzunehmenden, tiefgreifenden psychischen Störung meist junger Patientinnen, findet sich neben der Amenorrhoe eine starke, bis zur Kachexie führende Abmagerung, die durch Verweigerung der Nahrungsaufnahme zustande kommt. Dabei können entweder die Abmagerung oder die Amenorrhoe zuerst eintreten. Außer der Plasmagonadotropine sind bei normalem Plasmacortisol auch die urinären Corticoide wegen der Untergewichtigkeit erniedrigt. Die Patientinnen benötigen unbedingt intensive psychiatrische Betreuung, da die Krankheit zum Tode führen kann.

Bei der Pseudoschwangerschaft werden von der Patientin alle subjektiven und teilweise auch die objektiven Zeichen (Galaktorrhoe, Amenorrhoe, Zunahme des Bauchumfanges) der Schwangerschaft nachvollzogen.

Medikamente: Nach der Anwendung von Ovulationshemmern kann es zu einer sekundären Amenorrhoe kommen, die aber meist nicht länger als 6 Monate dauert. Folgende Medikamente führen über eine Hyperprolaktinämie zu einer Zyklusstörung: Phenothiazine, Sulpirid, trizyklische Antidepressiva, substituierte Thioxanthene, substituierte Butyrophenone, α-Methyldopa.

Schwere Allgemeinerkrankungen oder chronische Unterernährung können zu einem hypothalamisch bedingten Ausfall der gonadotropen Funktion führen.

Hyperprolaktinämie: Jede Hyperprolaktinämie (idiopathisch, medikamentös, durch exogene Ursachen bedingt, Prolaktinom) kann zu einer Zyklusstörung führen. Im Bereich von 15–60 ng/ml (= µg/l) finden sich alle Varianten, von der Corpusluteum-Insuffizienz über die Anovulation bis zur sekundären Amenorrhoe. Über 60 ng/ml (= µg/l) kommen praktisch nur noch Amenorrhoen vor. Eine Prolactinbestimmung gehört deshalb zur Abklärung von Zyklusstörungen.

Durch den LRH-Test und durch die Verabreichung von Clomid kann der funktionelle Zustand des hypothalamo-hypophysären Systems besser beurteilt und die therapeutischen Möglichkeiten abgeschätzt werden. Beim LRH-Test werden 25–100 µg LRH i. v. injiziert, anschließend der maximale Anstieg von LH und FSH bestimmt und in Relation zum Ausgangswert der beiden Hormone gesetzt. Der Clomidtest ist zugleich ein Therapieversuch; er besteht in der Verabreichung von 2 × 50–100 mg Clomid während 5 Tagen. Dabei wird bei leichten Störungen eine Ovulation ausgelöst.

Hypophysär bedingte Störungen

Tumoren der Hypophyse mit Störungen der gonadotropen Funktion. Die allgemeine Symptomatik der Hypophysentumoren sei hier nur kurz erwähnt: Unterfunktion der Schilddrüse, Unter- oder Überfunktion der Nebenniere, Diabetes insipidus, Zeichen von erhöhtem Hirndruck (besonders häufig Kopfschmerzen, Erbrechen, selten Papillenödem), erweiterte und eventuell veränderte Sella turcica, Sehstörungen und Gesichtsfeldausfall (besonders bitemporale Hemianopsie), Ausfallssymptome des Hypothalamus durch Druck und Infiltration (s. Hypothalamisch bedingte Störungen).

ACTH-produzierende Tumoren oder sogenannte Cushingsche Krankheit: Durch vermehrte ACTH-Produktion werden die Symptome der Nebennierenüberfunktion hervorgerufen. Die Patientinnen weisen Zyklusstörungen von der Oligomenorrhoe bis zur sekundären Amenorrhoe auf. Durch Nebennierenfunktionstests (Stimulations- und Hemmtest) und Untersuchung der adrenokortikotropen Hypophysenfunktion (Metopirontest) bleibt abzuklären, ob das Leiden durch ein hypothalamisch-hypophysäres Geschehen (in ungefähr 70% der Fälle) oder primär durch eine Nebennierenerkrankung (in etwa 20% entweder Adenom oder Karzinom) bedingt ist; als weitere Möglichkeit ist eine ektopische ACTH-Bildung durch ein Karzinom (z. B. Bronchuskarzinom), ein embryonaler Nebennierenrest (Ovar) oder medikamentöse Verabreichung von Corticoiden in Erwägung zu ziehen.

Wachstumshormonproduzierende Tumoren: Das führende Symptom dieser Tumoren ist die sich langsam entwickelnde Akromegalie aufgrund der

Überproduktion von STH. Durch Ausfall von FSH und LH kommt es meist zur sekundären Amenorrhoe. Da die azidophilen Zellen des Tumors Prolactin bilden können, kommt es bei einem Teil der Patientinnen zu einer Hyperprolaktinämie mit Galaktorrhoe.

Prolactinproduzierender Tumor oder Prolaktinom: Dieser prolactinproduzierende Tumor stellt den häufigsten Hypophysentumor dar. Bei der Frau wird er meist bei stark erhöhten Prolactinwerten in der Abklärung von Zyklusstörungen (fast immer Amenorrhoen) vermutet und die Diagnose durch Röntgenbilder der Sella mit Tomogrammen, wenn möglich mit Computertomogramm und Gesichtsfelduntersuchung, erhärtet. Neben der Amenorrhoe läßt sich bei den meisten Patientinnen eine Galaktorrhoe nachweisen und – je nach Ausdehnung des Tumors – eine Einschränkung des Gesichtsfeldes. Prolaktinome finden sich nur ausnahmsweise bei Prolactinwerten unter 50 ng/ml (= µg/l) (Normwert 3–15 ng/ml [= µg/l]), während bei Werten über 200 ng/ml (= µg/l) mit Sicherheit ein Tumor besteht. Zwischen Tumorgröße und Höhe des Prolactins besteht keine Korrelation. Sowohl Mikroadenome, d. h. Tumore, die im Röntgenbild oder Computertomogramm einen Durchmesser < 10 mm aufweisen, wie auch Makroadenome, können mit Bromocriptin erfolgreich behandelt werden. Der Tumor bleibt dabei mit einer Dosis von 5–12 mg Bromocriptin täglich stationär oder verkleinert sich sogar; das Prolactin kann sich normalisieren, so daß normale Zyklen mit Schwangerschaften möglich sind. Man wird sich von Fall zu Fall entscheiden müssen, ob die Bromocriptin-Therapie oder eine Operation vorzuziehen ist.

Kraniopharyngeom: Dieser nicht von Hypophysenteilen ausgehende Tumor wird wegen seiner Lokalisation trotzdem zu den Hypophysentumoren gezählt. Er entwickelt sich hauptsächlich bei Kindern und entsteht aus embryonalem Restgewebe (Rathkesche Tasche); der Tumor kann sowohl in die Sella turcica wie gegen den Hypothalamus zu wachsen. Da das Kraniopharyngeom selbst keine Hormone bildet, wird die Symptomatik durch den Ausfall der Gebiete bestimmt, die verdrängt und geschädigt werden. Wegen seiner Ausbreitung in den vorderen Hypothalamusteil stellt sich häufig neben Wachstumsstillstand, Augensymptomen, Diabetes insipidus und Adipositas eine hypogonadotrope Amenorrhoe mit oder ohne Galaktorrhoe ein, oder – falls sich der Tumor bei Kindern bildet – bleibt die Pubertät aus. Zudem können Nebennieren- und Thyreoideafunktion betroffen werden.

Andere Tumoren: Andere Adenome sind selten, und Karzinome kommen nur ausnahmsweise vor. Sie sind meist endokrinologisch stumm und ergeben die oben erwähnte Symptomatik.

Ausfall der Hypophysenfunktion durch nichttumoröse Prozesse. Diese Ausfälle sind selten. Pathologisch-anatomisch kommen Granulome (Tbc, Lues, Lipoidgranulome), Nekrosen nach Hämorrhagien (Trauma) oder bei vaskulären Erkrankungen (Diabetes, Thrombose), Nekrosen nach postpartalem Blutungsschock oder ein Status nach Durchtrennung des Hypophysenstiels (Retinopathia diabetica, Trauma) in Frage. Die Symptomatik kann mehr oder weniger ausgeprägt sein und auch nur einzelne Funktionen betreffen, wobei in der Regel der Ausfall der Gonadotropine und somit die Amenorrhoe zuerst eintreten. Mit zunehmender Schwere der Erkrankung stellt sich als nächstes eine Unterfunktion der Thyreoidea und dann der Nebenniere ein.

Als besondere Form wird unter diesen Hypophysenstörungen der Morbus Sheehan abgegrenzt. Es handelt sich um eine partielle Nekrose des Hypophysenvorderlappens, bedingt durch eine schwere Blutung mit Schock im Anschluß an eine Geburt. Auch hier hängt die Symptomatik stark vom Ausmaß der Nekrose ab; postpartale Amenorrhoe mit Atrophie der Genitalorgane, Unterfunktion der Thyreoidea, Müdigkeit, Schwäche, Kälteempfindlichkeit, Anorexie, Verlust der Scham- und Axillarbehaarung, trockene, rauhe und gelbliche Haut, Verlust der Fähigkeit, Pigment zu bilden, Hypotonie wurden beschrieben. Daneben kann es zum Ausfall der Nebenniere bis zum Vollbild des Hypopituitarismus kommen. Differentialdiagnostisch sind neben Hypophysentumoren eine Anorexia nervosa oder ein Hypothyreoidismus in Erwägung zu ziehen.

Beim Ausfall der gonadotropen Funktion der Hypophyse kann man bei Kinderwunsch durch Verabreichung von menschlichen Gonadotropinen das Ovar stimulieren und eine Ovulation erzeugen. In den meisten Fällen wird man aber eine Ersatztherapie mit Östrogenen zur Vermeidung der Atrophie der Genitalorgane durchführen.

Störungen der Ovarialtätigkeit durch Fehlfunktion anderer endokriner Organe

Nebennieren

Bei Überfunktion der Nebenniere können Ovarialstörungen eintreten. Im allgemeinen gilt, daß die Zyklusstörungen erst bei ausgeprägtem Krankheitsbild auftreten und keine Frühsymptome darstellen.

Bei Tumoren und Hyperplasie der Nebennieren werden nicht nur die 17-Hydroxysteroide, sondern auch die Androgene (hauptsächlich Dehydroepiandrosteron) vermehrt ausgeschüttet. Da neben den Östrogenen auch die Androgene in den Feedback-Mechanismus Ovar – Hypothalamus eingreifen, kommt es durch die vermehrte Androgenmenge zuerst zu einem Ausfall der zyklischen LH-Funktion und später ebenfalls der basalen FSH- und LH-Produktion. Dadurch manifestiert sich klinisch vorerst eine Zyklusunregelmäßigkeit mit anovulatorischen Zyklen, die meist in eine Amenorrhoe übergeht. Da die Androgene in ihrer hemmenden Wirkung auf den Hypothalamus weniger effektiv sind als die Östrogene, setzt dieser Mechanismus erst dann ein, wenn die Produktion erhöht ist. Man findet deshalb in diesen Fällen immer einen Hirsutismus.

Cushingsche Krankheit. Als Nebennierenüberfunktion sind der Morbus Cushing und das AGS zu erwähnen (zur Abklärung des Morbus Cushing s. Tumoren der Hypophyse mit Störungen der gonadotropen Funktion). Es ist selten, daß eine Patientin mit einem Morbus Cushing den Arzt wegen Zyklusstörungen aufsucht, denn meistens stehen die übrigen Symptome im Vordergrund.

Adrenogenitales Syndrom (AGS). Beim AGS liegt in der Nebennierenrinde ein Enzymdefekt vor, der die Bildung von Cortisol verhindert. Da das hypophysär-hypothalamische System bei der Nebenniere durch Cortisol gesteuert wird, kommt es durch Wirksamwerden des Feedback zu einer Ausschüttung von ACTH, und die Nebenniere antwortet mit einer vermehrten Steroidproduktion. Dieser angeborene Mangel eines Enzyms kann verschieden stark ausgeprägt sein. Durch die Überfunktion entstehen beim häufigsten Enzymblock hauptsächlich Androgene; die 17-Ketosteroide (> 25 mg/24 h ≙ > 87 µmol/24 h).

Klinisch findet man Virilisierungszeichen. Beim klassischen kongenitalen AGS weist schon das Neugeborene Virilisierungszeichen auf, und bei Mädchen findet sich eine Klitorishypertrophie mit Verschmelzung der Labioskrotalfalte, die bis zur Ausbildung eines Phallus gehen kann. Uterus und Ovarien sind normal. Treten klinische Symptome vor der Pubertät auf, so resultiert neben Virilisierungszeichen und Wachstumsstörungen (zuerst Akzeleration, dann verfrühter Wachstumsstillstand) eine primäre Amenorrhoe. Beim seltenen postpuberalen Einsetzen der Symptome findet sich eine Virilisierung zusammen mit Zyklusstörungen (anovulatorische Zyklen oder sekundäre Amenorrhoe); die Ovarien dieser Patientinnen sind vergrößert und polyzystisch. Zur Sicherung der Diagnose empfiehlt sich eine Abklärung der Nebennierenfunktion mittels Dexametason-Hemmtest und ACTH-Stimulationstest. Durch Behandlung mit Cortisol normalisiert sich der Zyklus, und die Sterilität kann behoben werden.

Nebennierenrindenhyperplasie. Neben diesen beiden Formen der Nebennierenüberfunktion wird immer wieder eine dritte, allerdings fragliche Form diskutiert, die sogenannte leichte Nebennierenrindenhyperplasie. Sie tritt kurz nach der Pubertät auf, manifestiert sich in Hirsutismus und Zyklusstörungen, und man findet eine leicht erhöhte 17-Ketosteroidausscheidung im Urin und leicht erhöhtes DHEA* und DHEA-S** im Plasma bei biochemisch und morphologisch normalen Nebennieren und Ovarien. Als Ursache wird eine chronische Streßsituation angegeben. Wahrscheinlich handelt es sich dabei um eine Variation des Normalen und nicht um einen pathologischen Vorgang. Die Ovulation kann meist mit Clomid ausgelöst werden.

Thyreoidea

Sowohl Über- wie Unterfunktion der Thyreoidea bewirken Zyklusstörungen, wobei bei der Hypothyreose eine Hyperprolaktinämie die Ursache darstellt, während bei der Hyperthyreose die Zusammenhänge nicht klar sind. Bei der Hypothyreose können alle Blutungsstörungen vorkommen. Unter Therapie der Grundkrankheit normalisiert sich der Zyklus. Bei hyperthyreoiden Störungen geben die Patientinnen unregelmäßige Blutungen an, obwohl hie und da ovulatorische Zyklen weiter bestehen. Aber auch hier kommt es mit der Zeit – trotz normaler Gonadotropinwerte – zum Erlöschen der Ovarialfunktion. Werden diese Patientinnen wieder euthyreoid, so normalisiert sich die Ovarialfunktion ebenfalls.

Von der Verabreichung von Schilddrüsenpräparaten bei Zyklusstörungen ohne Diagnose einer Hypothyreose raten wir dringend ab; zudem ist diese Therapie wirkungslos.

Störungen, die im Ovar selbst liegen

Störungen durch kongenitale Veränderungen

Zum Verständnis der kongenitalen Störungen muß man die 3 Voraussetzungen kennen, die für eine normale männliche Geschlechtsentwicklung notwendig sind:

1. Es muß ein normales Y-Chromosom vorhanden sein, das für die Bildung des determinierenden Gewebe-Antigenes HY-Antigen verantwortlich ist.
2. Der fetale Hoden muß Androgene und eine noch unbekannte Substanz sezernieren, die die Entwicklung des Müllerschen Ganges hemmen.
3. Die Endorgane müssen auf Androgene ansprechen.

Ist eine dieser drei Voraussetzungen nicht erfüllt, so differenzieren sich die Genitalorgane (Vulva, Vagina, Uterus) in weiblicher Richtung. Kommen endogene oder exogene Östrogene hinzu, so entwickeln sich auch die sekundären Geschlechtsmerkmale weiblich (Brüste, Körperbau, Behaarung). Zur Entwicklung eines normalen Ovars müssen hingegen normale X-Chromosomen vorhanden sein.

Vom vollständigen Fehlen des zweiten X-Chromosoms (XO) bis zum normalen XX gibt es zahlreiche Übergänge, die sich in verschiedener Entwicklung des Ovars manifestieren; dabei kommen vom Ovarialrudiment ohne Oozyten bis zum normalen Ovar alle Übergänge vor. Zudem scheinen Mosaikformen (unterschiedliche Zusammensetzung der Chromosomen in verschiedenen Zellen) viel häufiger zu sein als man ursprünglich angenommen hat. Jede klinische Einteilung ist bei diesen fließenden Übergängen willkürlich, und eine Klassifizierung kann höchstens helfen, den Problemkreis zu vereinfachen.

Gonadendysgenesie. Bei dieser genetisch beding-

---

* DHEA Dehydroepi-Androsteron
** DHEA-S Dehydroepi-Androsteron-Sulfat

ten Anomalie weisen die Patientinnen ein kleines, weißes, meist nicht funktionsfähiges Ovarialrudiment auf. Die häufigste Form der Gonadendysgenesie ist das Turner-Syndrom, das aus zahlreichen Mißbildungen besteht, die einzeln oder in den verschiedenen Kombinationen vorkommen können: dysgenetische Ovarien, Kleinwuchs, Gesichtsanomalien (Mikrognathie, Epikanthus, Tiefsitz und Mißbildungen der Ohren), kurzer Hals, Nakkenfalten, niedriger Haaransatz im Nacken, schildförmiger Thorax mit weit auseinanderliegenden Brustwarzen, Cubitus valgus, Isthmusstenose, Lymphödem von Füßen und Händen, kurzer 4. Metakarpalknochen, Nierenmißbildungen, Skelettmißbildungen, zahlreiche Pigmentnävi, schlecht entwickelte Fingernägel, Teleangiektasien (die zu Blutungen aus dem Magen-Darm-Trakt führen können), oft leichter geistiger Entwicklungsrückstand. Die Chromosomenanalyse ergibt am häufigsten XO, kann aber neben defektem oder mißgebildetem X oder Y die verschiedensten Formen des Mosaiks aufdecken. Bei der Kombination XO fällt der Nachweis des Geschlechtschromosoms meistens negativ aus. Da im Ovarialrudiment kein funktionelles Ovarialgewebe vorhanden ist, besteht fast immer eine primäre Amenorrhoe, die sekundären Geschlechtsmerkmale fehlen. Durch den Ausfall der Östrogene sind schon vor der Pubertät durch die Gegenregulation des Hypothalamus die Gonadotropine (FSH) erhöht. Selten kann es bei einer Patientin mit einem Turner-Syndrom zu einer Ovarialfunktion kommen; in diesen Fällen sind im Ovar einzelne Oozyten vorhanden. Eine Klitorishypertrophie stellt ebenfalls eine Ausnahme dar; die Androgene, die diesen Effekt hervorrufen, stammen aus Leydig-Zellen des Ovarialrudiments. Bei Turner-Patientinnen muß eine Ersatztherapie mit Östrogenen und Gestagenen durchgeführt werden; damit wird ein guter Effekt auf die Entwicklung der sekundären Geschlechtsmerkmale erreicht. Der Kleinwuchs läßt sich auch mit Wachstumshormon nicht korrigieren. Liegt bei einem Turner-Syndrom eine Kliteromegalie mit einem XY-Karyotypen vor, so sollte wegen der Häufigkeit von Tumoren eine Laparotomie mit Entfernung der Gonaden durchgeführt werden; beim klassischen Turner-Syndrom mit XO ist eine Laparotomie nicht notwendig.

Eine zweite Form der Gonadendysgenesie stellt die selten vorkommende reine Gonadendysgenesie dar. Die Ovarien entsprechen bei dieser Form denen beim Turner-Syndrom, die anderen Mißbildungen fehlen jedoch. Es handelt sich um eunuchoide Patientinnen, die Entwicklung der sekundären Geschlechtsmerkmale fehlt; die Geschlechtschromosomen können sowohl XX wie XY sein. Ebenso wurden verschiedene Mosaikformen beschrieben. Als Rarität wurde von Patientinnen berichtet, die die Stigmata des Turners (Kleinwuchs) aufwiesen, jedoch ohne nachweisbare Chromosomenaberrationen mit normal funktionierenden Gonaden.

Echter Hermaphroditismus. Beim seltenen echten Hermaphroditismus kommen Ovarial- und Hodengewebe nebeneinander vor. Die Entwicklung der äußeren Genitalorgane ist nie normal, variiert von Fall zu Fall und kann alle Zwischenformen aufweisen; ebenso unterschiedlich sind die sekundären Geschlechtsmerkmale entwickelt. Fast immer ist ein Uterus vorhanden und meistens eine kryptorchide Gonade. Der Karyotyp ist meist XX, selten XY; oft ist ein Mosaik vorhanden. Bei ungefähr zwei Dritteln der Patienten entwickeln sich die Brüste, und eine ähnliche Anzahl menstruiert. Die kryptorchiden Gonaden sollen wegen der möglichen malignen Entartung entfernt werden.

Gemischte Gonadendysgenesie. Bei dieser kongenitalen Veränderung ist ein Ovarialrudiment mit einer variablen Menge von Hodengewebe zu finden. Phänotypisch kommen bei diesen Patienten alle Übergänge vor, meist sind sie aber mehr oder weniger stark maskulinisiert. Die Klitoris ist praktisch immer vergrößert. Der Karyotyp ist XY oder ein Mosaik, in dem ein Y vorhanden ist. Auch bei diesen Patienten sollen die Gonaden wegen der Gefahr der malignen Entartung entfernt werden.

Männlicher Pseudohermaphroditismus. Die testikuläre Feminisierung stellt die einzige Form des männlichen Pseudohermaphroditismus dar (männliche Gonaden mit weiblichem Phänotyp). Patienten mit voll ausgeprägter testikulärer Feminisierung sind in ihrer äußeren Erscheinung völlig weiblich mit gut entwickelten Brüsten, jedoch spärlicher oder fehlender Scham- und Axillarbehaarung. Die Vagina endet blind, und es sind Hoden vorhanden, die oft in den Labia majora oder dem Leistenkanal zu finden sind und selten intraabdominal liegen. Die Hoden sind bis auf einen Stillstand in der Spermatogenese morphologisch und funktionell normal. Die Plasmawerte von Androgenen liegen im Bereich von normalen Männern und diejenigen der Östrogene entsprechen denen der normalen Frau. Die Gonadotropine liegen ebenfalls im Bereich der Norm. Diese genetisch männlich angelegten Patienten mit dem Karyotyp XY weisen einen Endorgandefekt auf; die Gewebe sprechen nicht auf Androgene an, und zwar sowohl die peripheren Organe wie auch der Hypothalamus. Als Ursache dieses Defektes kommen zwei Möglichkeiten in Frage:

1. verminderte oder fehlende Aktivität der 5α-Reduktase für Testosteron im Endorgan,
2. Fehlen der spezifischen Androgenrezeptoren im Endorgan.

Meistens suchen die Patienten den Arzt wegen einer primären Amenorrhoe auf. Die Therapie wird nach der Pubertät eingeleitet und besteht in der Entfernung der Gonaden, wiederum wegen der Tendenz zu maligner Entartung; anschließend ist eine Ersatztherapie mit Östrogenen angezeigt.

Polyzystische Ovarien

Auf einen dauernd leicht erhöhten Androgenspiegel (Testosteron und Androstendion) und eine fehlende zyklische LH-Ausschüttung antwortet das Ovar mit der Bildung von zahlreichen kleinen Zysten. Die Theka dieser Zysten ist hyperplastisch und luteinisiert, in vereinzelten Fällen findet man isolierte Inseln dieser hyperplastischen Thekazellen (Hyperthekosis). Die Tunica albuginea des Ovars wird durch die Einlagerung von kollagenen Fasern verdickt, und die Ovarien können bis pflaumengroß werden. Die Oberfläche ist glatt, weiß und glänzend. Es kommen alle Übergänge vom normalen Ovar bis zum vollausgebildeten polyzystischen Ovar vor, und so mannigfaltig die morphologischen Erscheinungen sind, so stark können auch die einzelnen damit verbundenen klinischen Symptome variieren. Zyklusunregelmäßigkeiten bei anovulatorischen Zyklen, die schon in der Pubertät beginnen, sind die Regel. Diese Zyklusunregelmäßigkeiten können über Oligomenorrhoe zur sekundären Amenorrhoe führen. Beinahe immer ist eine Sterilität damit verbunden. Hie und da ist die Störung schon so früh ausgeprägt, daß es zur primären Amenorrhoe kommt. Oft findet sich Hirsutismus, jedoch ohne Virilisierungszeichen. Als drittes Symptom ist die Adipositas zu erwähnen, die aber bedeutend seltener vorkommt. Das Vollbild polyzystische Ovarien, Hirsutismus, Adipositas und Sterilität bei Zyklusunregelmäßigkeit wird Stein-Leventhal-Syndrom genannt. Im Hormonprofil des Plasma findet man bei diesen Patientinnen folgende Veränderungen: leicht erhöhte Androgene, erhöhtes LH, normales bis erniedrigtes FSH, erhöhtes Östron bei relativ hohem Östradiol, leicht erhöhtes Prolactin (in ca. 20% der Fälle), Sex Hormone Binding Globulin erniedrigt. Funktionelle Tests bringen keine weiteren diagnostischen Anhaltspunkte.

Bei der Vermutung eines PCO sollte man die Diagnose durch eine Ultraschalluntersuchung der Ovarien ergänzen.

Der Grund der Störung läßt sich in den meisten Fällen nicht eruieren. Es besteht wahrscheinlich ein Circulus vitiosus, wobei die Androgene in der Peripherie in Östrogene umgewandelt werden, die ihrerseits durch den mehr oder weniger konstanten Spiegel die LH- und FSH-Ausschüttung beeinflussen und in einzelnen Fällen auch die vermehrte Prolactinsekretion bewirken.

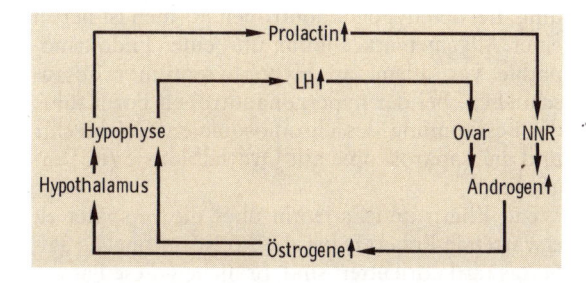

Die Zufuhr von Androgenen oder eine vermehrte Androgenproduktion durch die Nebennieren führt ebenfalls zum polyzystischen Ovar. Möglicherweise liegt bei einem großen Teil der polyzystischen Ovarien ein Enzymdefekt im Sinne eines Aromatasemangels im Ovar vor, wodurch die Androgene erhöht werden.

Bei der Therapie richtet man sich nach dem Behandlungsziel. Stehen Zyklusstörungen oder Hirsutismus im Vordergrund, so empfiehlt sich die Verabreichung von Antiandrogen (s. Hirsutismus). Dadurch wird neben einer Verminderung des Haarwachstums der Gonadotropinspiegel gesenkt, und die Androgenproduktion im Ovar nimmt ab. Zudem stellen sich regelmäßig Blutungen ein. Will man die Sterilität behandeln, so stehen folgende Möglichkeiten zur Verfügung: Clomid, LRH, humane Gonadotropine, Bromocriptin oder die Keilresektion. Mit Clomid, LRH oder mit humanen Gonadotropinen stellt sich kein Dauererfolg ein, während mit der Keilresektion Heilungen beschrieben wurden.

Symptomatik

Pubertas praecox

Bei der normalen Pubertät gehen chronologisch folgende Veränderungen vor sich:
1. zusammen einsetzend: Pubesbehaarung (Pubarche) und Entwicklung der Brüste (Thelarche),
2. Entwicklung der Achselbehaarung (Adrenarche),
3. Wachstumsspurt,
4. Eintritt der Menses (Menarche),
5. Brustentwicklung abgeschlossen.

Diese zeitlich sich überschneidenden Vorgänge spielen sich normalerweise in einem Zeitraum von 3–5 Jahren ab, und zwar zwischen dem 9. und 16. Lebensjahr. Treten diese Reifungszeichen vor dem 8. Lebensjahr auf, so spricht man von einer isosexuellen Pubertas praecox. Die alleinige Brustentwicklung oder das isolierte vorzeitige Wachstum der Schambehaarung (Vaginalabstrich oder Urethralabstrich darf keinen Hormoneffekt zeigen) vor dem 8. Lebensjahr hat keine Bedeutung, da es sich wahrscheinlich um eine gesteigerte Sensitivität des Erfolgsorganes handelt und nicht um eine erhöhte Hormonsekretion.

Bei der heterosexuellen Pubertas praecox entwickeln sich bei den Mädchen die Zeichen der männlichen Pubertät (Klitorishypertrophie, tiefe Stimme, männliche Behaarung, männlicher Körperbau). Bei diesen Erscheinungen kommen neben exogen zugeführten Androgenen ein AGS (im Plasma besonders 17α-Hydroxyprogesteron erhöht neben erhöhtem Testosteron, Androstendion), ein androgenproduzierender Nebennierenrinden- oder Ovarialtumor (erhöhtes Plasmatestosteron und -androstendion) in Frage. Bei diesen Patientinnen treten keine Blutungen auf, ebenso fehlt die Mammaentwicklung.

Bei der gewöhnlichen isosexuellen Pubertas praecox setzen die Reifungszeichen in der richtigen Reihenfolge ein. Nach den ersten anovulatorischen Zyklen kommt es zu normalen ovulatorischen Blutungen. Das Wachstum ist zuerst beschleunigt – die Patientinnen sind größer als ihre Altersgenossinnen –, sie hören aber wegen des hormonell bedingten Epiphysenschlusses verfrüht mit Wachsen auf und sind schließlich kleiner als die durchschnittliche Bevölkerung. Bei mehr als 85% der Patientinnen handelt es sich um eine idiopathische Veränderung ohne nachweisbaren pathologischen Prozeß. Seltener wird das gleiche Bild durch zerebrale Veränderungen erzeugt wie Hirnschaden bei perinataler Asphyxie, Hydrozephalus, degenerative Leiden, minimaler zerebraler Schaden, postinfektiös (Enzephalitis, Meningitis, Toxoplasmose) oder nach Schädel-Hirn-Traumen. Auch Tumoren im Hypothalamusbereich wie Hamartome, Pinealome, Glioma opticum und Kraniopharyngiome können zur Pubertas praecox führen.

Bei der Pseudoform der Pubertas praecox treten beim Mädchen Östrogeneffekte (Brustwachstum und Blutungen) auf, ohne daß die Pubertät zentral ausgelöst wird. Als Ursache der Östrogenwirkungen kommen in Frage: Östrogen-produzierende Tumoren des Ovars (Theka-Granulosa-Zell-Tumoren), gonadotropinproduzierende Tumoren, die das Ovar zur Östrogenproduktion stimulieren (Choriokarzinome des Ovars, Lebertumoren), östrogenhaltige Medikamente (Ovulationshemmer, Östrogene).

Für die Differentialdiagnose von Pubertas praecox und Pseudopubertas praecox ist eine exakte Anamnese und Familienanamnese notwendig. Beim klinischen Status muß die Entwicklung der sekundären Geschlechtsmerkmale festgehalten werden und mit dem biologischen Alter durch eine Skelettaufnahme der linken Hand (Entwicklung der Phalangen und Handwurzelkerne) verglichen werden. Durch eine rektale Untersuchung, Palpation des Abdomens und eine Ultraschalluntersuchung des kleinen Beckens sollte ein Ovarialtumor ausgeschlossen werden. Bei den Hormonuntersuchungen stehen die Bestimmung von LH, FSH (evtl. LRH-Test), Östradiol und nötigenfalls der Androgene im Vordergrund. Liegt eine Pubertas praecox vor, so sollte ein bei Mädchen allerdings seltener Tumor im Bereich des Hypothalamus mit einer neurologischen Untersuchung, Röntgentomogramm und eventuell mit einem Computertomogramm ausgeschlossen werden.

Die Durchführung einer Behandlung sollte sorgfältig abgewogen werden. Die erfolgversprechendste Therapie der Pubertas praecox besteht heute in der Verabreichung von Cyproteronacetat: 100 mg Cyproteronacetat/m² Körperoberfläche/Tag. Dadurch wird bei den meisten Patientinnen die Pubertät gebremst. Da durch diese Dosierung auch die ACTH-Sekretion supprimiert werden kann, müssen diese Patientinnen entsprechend überwacht und mit einem Notfallausweis versehen werden. Durch diese Theapie wird die Gonadotropinsekretion gehemmt und die Östrogenproduktion nimmt ab; es kommt nicht zum vorzeitigen Schluß der Epiphysen und die Patientinnen werden normal groß; zudem erfolgen keine Blutungen. Über die Verwendung von langwirkenden LH-RH-Analogen zur Suppression der Gonadotropine fehlen zur Zeit noch genügend Erfahrungen, doch stellen sie eine attraktive Möglichkeit dar. Bei der Pseudopubertät muß der Tumor operativ entfernt werden und je nach dem histologischen Befund über eine weitere Therapie entschieden werden.

Verspäteter Eintritt der Pubertät (Pubertas tarda)

Wenn bei einem Mädchen im 14. Lebensjahr noch keine sekundären Geschlechtsmerkmale vorhanden sind, spricht man von einer Pubertas tarda; wenn im 17. Lebensjahr, trotz Entwicklung der sekundären Geschlechtsmerkmale, noch keine Blutungen eintreten, von einer primären Amenorrhoe (s. S. 4.157).

Bei der Pubertas tarda kommen folgende Ursachen in Frage:

1. erniedrigte oder normale Gonadotropine:
   – konstitutionell familiär (häufig),
   – chronische Allgemeinerkrankung (Zöliakie, Morbus Crohn, nephrotisches Syndrom, Asthma bronchiale),
   – Deprivationssyndrom: Mangelernährung, „Maternal deprivation"
   – Endokrinopathien: Hyperprolaktinämie, Hypothyreose, isoliertes Wachstumshormondefizit,
   – Tumor im Bereich des Hypothalamus: alle Hypophysentumoren, besonders Kraniopharyngeome,

2. erhöhte Gonadotropine (besonders FSH erhöht):
   – Aplasie der Ovarien,
   – Dysgenesie der Ovarien: Turner-Syndrom, reine Gonadendysgenesie.

Die weitaus häufigste Ursache ist die konstitutionelle Entwicklungsverzögerung. Falls die Skelettentwicklung – bestimmt durch die Röntgenaufnahme der linken Hand – ebenfalls biologisch ein jüngeres Alter ergibt, können Patientin und Eltern beruhigt werden. Meist bestätigt die Familienanamnese, daß es sich um eine genetisch fixierte Verspätung des Eintrittes der Pubertät handelt. Bei den übrigen Patientinnen entscheidet die Bestimmung von FSH und LH über die Gruppeneinteilung. Bei den hypogonadotropen Formen ist neben einer Allgemeinerkrankung und einer Endokrinopathie vor allem ein Hypophysentumor auszuschließen. Bei der hypergonadotropen Form führt die Bestimmung des chromosomalen Geschlechts und die Laparoskopie mit Ovarialbiopsie zur Diagnose.

Wenn Eltern und Patientin über die verspätet zu erwartende Pubertät bei der konstitutionellen Pubertas tarda orientiert sind, brauchen diese Patientinnen in der Regel keine Therapie. Die übrigen hypogonadotropen Pubertätsstörungen werden entsprechend der jeweiligen Diagnose behandelt. Patientinnen mit einer hypergonadotropen Pubertas praecox brauchen eine Ersatztherapie (s. S. 4.160).

Hirsutismus und Virilisierung

Bei der Abklärung des Hirsutismus helfen Laboruntersuchungen oft nicht weiter, und man wird sich vor allem auf die Anamnese und Untersuchung der Patienten verlassen müssen.

Die Haut ist das Androgenen gegenüber empfindlichste Organ, und man findet bei vermehrter Androgenproduktion eine gesteigerte Talgsekretion, Akne und Hirsutismus. Diese Symptome können allein oder zusammen vorkommen. Die Sensitivität der Haut gegenüber den Androgenen ist jedoch individuell stark verschieden und hängt zudem von rassischen Faktoren ab. Aus diesem Grunde kann aus der Stärke des Hirsutismus nicht auf die Androgenproduktion geschlossen werden.

Der Hirsutismus tritt meistens in der Pubertät oder in den darauffolgenden Jahren auf. Durch den Beginn der Ovarialtätigkeit und durch die Zunahme der Androgenproduktion der Nebenniere werden normalerweise vermehrt Androgene gebildet, und Patientinnen mit empfindlichem Endorgan beginnen zu reagieren. Sowohl Patientinnen mit idiopathischem Hirsutismus als auch Patientinnen mit sich entwickelnden polyzystischen Ovarien gehören in diese Gruppe. Liegt bei jungen Patientinnen ein normaler ovulatorischer Zyklus vor, so ist ein idiopathischer Hirsutismus wahrscheinlich. Ist der Zyklus unregelmäßig und anovulatorisch, so muß die Diagnose von polyzystischen Ovarien in Erwägung gezogen werden, besonders wenn zudem noch eine Adipositas vorliegt. Hirsutismus außerhalb der obenerwähnten Zeitspanne ist immer verdächtig auf eine der folgenden Veränderungen: nach der Pubertät sich manifestierendes AGS, Nebennierentumor (Adenom, Karzinom), hormonaktiver Ovarialtumor (Arrhenoblastom, Gynandroblastom, Hiluszelltumor), Medikation von Androgenen oder antiepileptischen Mitteln. Sowohl bei Nebennieren- wie auch bei Ovarialtumoren wird der Hirsutismus immer von einer Defeminisierung (Abnahme der Brüste) und Virilisierungszeichen wie Stirnglatze, Klitorishypertrophie und tiefer Stimme begleitet. Beim ovariell bedingten Hirsutismus (polyzystisches Ovar, Ovarialtumor) bestehen schon vor dem Auftreten des Hirsutismus, spätestens aber bei der Entwicklung desselben Zyklusstörungen bis zur Amenorrhoe, während bei Nebennierenaffektionen die Zyklusstörungen meist erst einige Zeit nach Erscheinen des Hirsutismus auftreten.

Die verschiedenen Laboratoriumsuntersuchungen helfen bei der Abklärung des Hirsutismus oft nicht weiter. Eine Erhöhung von DHEA und/oder DHEA-S spricht für eine Beteiligung der Nebenniere während beim idiopathischen Hirsutismus oder beim polyzystischen Ovar Testosteronwerte und Androstendionwerte an der oberen Normgrenze, oder leicht darüber, nachzuweisen sind. Im Einzelfall kann man jedoch damit häufig keine diagnostische Aussage treffen, da wesentliche Punkte der Androgenwirkung nicht erfaßt werden (Bindung von Androgenen an Plasmaproteine, peripherer Metabolismus, Sensibilität der Erfolgsorgane). Auch die funktionellen Tests wie Stimulation oder Hemmung der Nebenniere und Ovarien haben enttäuschende Resultate gebracht, und ihr aufwendiger Einsatz lohnt sich nicht.

Bei der Virilisierung wird man sich auf die Bestimmung von Testosteron, DHEA und DHEA-S im Plasma und eventuell zusätzlich auf die 17-Ketosteroide im Urin stützen. Bei Nebennierenerkrankungen sind sowohl DHEA und DHEA-S wie auch die 17-Ketosteroide stark erhöht bei nur mäßig verändertem Testosteron. Beim Androgen-produzierenden Ovarialtumor ist vor allem das Plasmatestosteron erhöht.

Bei der Behandlung des idiopathischen Hirsutismus steht heute das Antiandrogen Cyproteronacetat an erster Stelle. Man verabreicht vom 5. bis 14. Zyklustag tgl. 100 mg Cyproteronacetat und vom 5.–24. Zyklustag tgl. 0,05 mg Ethinyloestradiol. Diese Therapie hat sich auch bei zahlreichen Akne-Patientinnen bewährt. Während die Akne und die vermehrte Talgsekretion rasch ansprechen, dauert es meistens 6–9 Monate, bis der Hirsutismus eine Besserung zeigt. Die Patientin ist während der Behandlung antikonzeptionell geschützt; vor Behandlungsbeginn muß eine Schwangerschaft sorgfältig ausgeschlossen werden, da bei einer Therapie in der Frühschwangerschaft beim Feten genitale Mißbildungen entstehen können. Ist einmal ein Erfolg mit dieser hochdosierten Therapie eingetreten, kann man versuchen, mit einem 2 mg Cyproteronacetat enthaltenden Ovulationshemmer weiterzufahren. Leider ist der Behandlung mit Antiandrogenen kein Dauererfolg beschieden, und der Hirsutismus tritt nach Absetzen der Medikation wieder auf. Erst bei Versagen oder bei Unverträglichkeit der Antiandrogene wird man kosmetische Methoden zu Hilfe ziehen (z. B. Epilation). Besteht ein Hirsutismus mit Akne aufgrund einer funktionellen Ovarialstörung, wird man sich nach dem Behandlungsziel richten. Bei Infertilität kommen Clomid, LRH, exogene Gonadotropine oder bei polyzystischem Ovar auch eine Keilresektion in Frage. Alle diese Maßnahmen beeinflussen aber den Hirsutismus und die Akne nicht. Sollen Hirsutismus und Akne behandelt werden, so empfiehlt sich die oben erwähnte Behandlung.

Amenorrhoe und andere Zyklusstörungen

Mit der sekundären Amenorrhoe werden auch Zyklusstörungen wie Anovulation und Corpus-luteum-Insuffizienz besprochen.

Primäre Amenorrhoe

Jede primäre Amenorrhoe nach dem 17. Lebensjahr muß abgeklärt werden. Man wird sich dabei nicht nur auf Anamnese und klinische Untersuchung stützen, sondern je nach Verdachtsdiagnose folgende zusätzliche Untersuchungen verlangen:

Vaginalabstrich, LRH-Test mit LH- und FSH-Bestimmung im Plasma, 17-Ketosteroide, TSH und T_4, evtl. zusätzlich T_3, Schädelaufnahme, Röntgenbild der Epiphysenlinie, Geschlechtschromatin, Chromosomenanalyse, psychiatrische Beurteilung, Laparoskopie und je nach Befund weitere Bestimmungen.

1. Primäre Amenorrhoe bei fehlender Entwicklung der weiblichen sekundären Geschlechtsmerkmale: Pubertas tarda (s. S. 4.156),
2. Primäre Amenorrhoe bei normaler Entwicklung der weiblichen sekundären Geschlechtsmerkmale:
   - genitale Mißbildungen*: verschlossenes Hymen, Aplasie von Vagina und Uterus (Meyer-Küster-Rokitansky-Syndrom), rudimentärer oder fehlender Uterus,
   - psychogen*,
   - Anorexia nervosa
   - polyzystische Ovarien,
   - Veränderung des Endometriums: Tbc,
   - echter Hermaphroditismus.
3. Primäre Amenorrhoe bei normaler Entwicklung der sekundären Geschlechtsmerkmale bei fehlender Axillar- und Schambehaarung: testikuläre Feminisierung.
4. Primäre Amenorrhoe bei Virilierung (meist nur Klitorishypertrophie):
   kongenital:
   - adrenogenitales Syndrom*,
   - gemischte Gonadendysgenesie,
   - echter Hermaphroditismus,
   - Medikation von Androgenen oder 19-Nor-Testosteronderivaten (in einzelnen Ovulationshemmern während der Gravidität),
   nach Geburt auftretend:
   - adrenogenitales Syndrom,
   - Nebennierentumor,
   - Ovarialtumor,
   - Medikation von Androgenen.

Sekundäre Amenorrhoe und andere Zyklusstörungen

Wir fassen unter diesem Begriff Corpus-luteum-Insuffizienz, Anovulation und sekundäre Amenorrhoe zusammen (Tab. 4.33). Die WHO hat 1976 eine Klassifikation dieser Störungen aufgestellt, die durch eine Untersuchung von FSH und LH, Prolactin und der endogenen Östrogenproduktion (Gestagentest) festgelegt wird.

Gruppe 1: Ausfall von Hypothalamus Hypophyse: Diese Frauen haben keine sichtbare endogene Östrogenproduktion, deshalb kann durch Verabreichung eines Gestagenes (Gestagentest: 2 × 5 mg Primolut N während 12 Tagen) keine Entzugsblutung erreicht werden. Durch den positiven Gestagentest wird folgendes bewiesen:
a) im Uterus findet sich ein Endometrium, das auf Steroide anspricht,
b) es besteht eine gewisse Östrogenaktivität, die darauf schließen läßt, daß die Hypothalamus-Hypophysen-Ovar-Achse eine minimale Funktion aufweist.

Das FSH ist bei diesen Patientinnen normal oder erniedrigt, das Prolactin ist normal, und es dürfen keine raumfordernden Prozesse in der Hypophysen-Hypothalamus-Region nachweisbar sein.

Gruppe 2: Unter dieser Gruppe werden eine Reihe von Zyklusstörungen zusammengefaßt: Lutealphasendefekt (zusammen mit dem LUF-Syndrome, d. h. dem „unruptured luteinised follicle"), Anovulation, sekundäre Amenorrhoe. Alle müssen eine normale FSH-Menge und eine Östrogenmenge aufweisen, die für eine Entzugsblutung im Gestagentest oder für spontane gelegentliche Blutungen ausreicht. Bei den Patientinnen mit Hirsutismus muß man differentialdiagnostisch weiter abklären (s. Hirsutismus, polyzystische Ovarien).

Gruppe 3: Ausfall der Ovarien: Eine östrogene Aktivität fehlt, und das FSH ist deutlich erhöht entsprechend der Menopausewerte. Patientinnen mit einem Climacterium praecox stellen diese Gruppe dar. Zum Ausschluß eines möglichen Ovarialtumors sollte das chromosomale Geschlecht bestimmt werden und bei Fällen mit XY oder Mosaik eine Gonadektomie vorgenommen werden. Patientinnen mit „Resistant ovary syndrome" können ein Climacterium praecox vortäuschen. Nach jahrelanger hypergonadotroper Amenorrhoe kann bei diesen Frauen wieder ein Zyklus entstehen, wahrscheinlich durch eine Änderung der Ansprechbarkeit der Ovarien gegenüber Gonadotropinen.

Gruppe 4: Erworbene oder angeborene Störungen des Genitaltraktes: bei kongenitalen Anomalien besteht eine primäre Amenorrhoe (verschlossenes Hymen, Aplasie von Vagina und Uterus, rudimentärer oder fehlender Uterus). Bei erworbenen Störungen liegt eine sekundäre Amenorrhoe vor. In erster Linie handelt es sich dabei um Synechien, selten um eine Endometritis-Tbc. Ein negativer Gestagentest und eine negative Stimulation von Östrogenen und Gestagenen sind für diese Fälle charakteristisch.

Gruppe 5: Hyperprolaktinämische Patientinnen mit raumforderndem Prozeß in der hypothalamisch-hypophysären Region: die Abklärung der Hyperprolaktinämie umfaßt Tomogramme der Sella, Gesichtsfeld- und Augenhintergrunduntersuchung und Computertomogramme. Meistens sind bei diesen Patientinnen die Prolactinwerte massiv erhöht, und es liegt eine sekundäre Amenorrhoe vor, praktisch immer zusammen mit einer Galaktorrhoe.

Gruppe 6: Hyperprolaktinämische Patientinnen ohne raumfordernden Prozeß: Die Prolactinwerte sind in dieser Gruppe meist leicht bis mäßig erhöht. Es kommen alle Zyklusstörungen – von der Corpus-luteum-Insuffizienz bis zur sekundären Amenorrhoe – vor. Oft werden diese Störungen von einer Galaktorrhoe begleitet. Bei Patientinnen

---
* Relativ häufige Ursache.

Tabelle 4.33 Schema zur Abklärung von Zyklusstörungen

Corpus-luteum-Insuffizienz, Anovolation
Sekundäre Amenorrhoe

Abklärung der Medikamenteneinnahme

- spontane Blutungen vorhanden
  - Prolactin
    - Prolactin normal
      - Blutung
        - **Gruppe 2**
        - alle Formen der Zyklusstörung
          - Androgenisierungszeichen
            - keine
              - Diagnose: leichte Störung der hypothalamo-hypophysären Funktion
              - Therapie
                - kein Kinderwunsch
                  - keine Therapie notwendig. Falls Blutung erwünscht: Gestagene in regelmäßigen Abständen
                - Kinderwunsch
                  - Clomid
                  - Clomid + hCG
                  - Gonadotropine
                  - LRH-Pulse mit Dauerinfusion
            - vorhanden
              - Hirsutismus
                - Abklärung: Ultraschall
                - Plasma:
                  - Testosteron
                  - Androstendion
                  - DHEA
                  - DHEA-S
                - normal, evtl. leicht erhöhtes T + A₂
                  - Diagnose: idiopath. Hirsutismus bei leichter Störung der hypoth.-hypoph. Achse PCO
                  - Therapie
                    - Kinderwunsch
                    - kein Kinderwunsch
                      - Antiandrogene
                - DHEA erhöht DHEA-S erhöht
                  - Diagnose: NNR-Hyperplasie NNR-Adenom
                  - entsprechende Theapie
              - Virilisierung
                - Abklärung: Plasma:
                  - Testosteron
                  - Androstendion
                  - DHEA
                  - DHEA-S
                  - Cortisol-Tagesprofil
                  - Hemm-, Stimmulationstests der NNR
                  - evtl. weitere Untersuchungen
                  - Ultraschall
                  - Angiogramm
                  - Computertomogramm
                  - Laparoskopie
                - Diagnose: Ovarialtumor NNR-Tumor Androgenhaltige Medikamente
    - Amenorrhoe
      - Gestagentest
        - Blutung
        - keine Blutung
          - Östrogen + Gestagen
            - keine Blutung
              - **Gruppe 4**
              - Störung in den Endorganen: sekundäre Amenorrhoe: Synechien Endometritis Tbc primäre Amenorrhoe: Hymenalstenose Aplasie von Uterus mit/ohne Aplasie der Vagina
              - entsprechende Therapie: Synechien: Lösen derselben + Einlegen eines IUP für 3 Monate Endometritis Tbc: Tbc-Therapie Hymenalstenose: Inzision Aplasie der Vagina: künstl. Vagina Aplasie des Uterus: keine Therapie
            - Blutung
              - FSH
                - normal oder tief
                  - Sella-Aufnahme Computertomogramm Gesichtsfeld
                    - kein Tumor
                      - **Gruppe 1**
                      - Ausfall der hypothalamo-hypophysären Achse
                      - Therapie
                        - Kinderwunsch
                          - Gonadotropine LRH-Pulse mit Dauerinfusion
                        - kein Kinderwunsch
                          - keine Therapie
                    - Tumor
                      - **Gruppe 7**
                      - Ausfall der hypoth.-hypophys. Achse bei HVL-Tumor (nicht Prolaktinom)
                      - entsprechende Therapie
                - erhöht
                  - **Gruppe 3**
                  - Climacterium praecox Resistant ovary Syndrom
                  - Chromosomenanalyse
                    - XX
                      - Laparoskopie zur Sicherung der Diagnose
                      - Therapie Ersatztherapie mit Östrogenen + Gestagenen
                    - XO, XY oder Mosaik
                      - Therapie: Ovarektomie bds. Ersatztherapie mit Östrogenen + Gestagenen
    - Prolactin erhöht (Medikamente!)
      - Sella-Röntgen-Tomogramme Computertomogramm Gesichtsfeld
        - nachweisbarer Hypophysentumor
          - **Gruppe 5**
          - sekundäre Amenorrhoe bei Prolaktinom
          - Therapie: Bromocriptin evtl. Operation
        - kein Tumor nachweisbar
          - **Gruppe 6**
          - Zyklusstörung (alle Formen) bei idiopath. Hyperprolaktinämie
          - Therapie: Bromocriptin

mit einer Hyperprolaktinämie müssen folgende mögliche Ursachen ausgeschlossen werden: Medikamente: Phenothiazine (Chlorpromazin, Largactil, Melleril, Trilafon), Sulpirid, trizyklische Antidepressiva (Tofranil), substituierte Thioxanthene (Taractan), substituierte Butyrophenone (Haloperidol), α-Methyldopa (Aldomat); chronischer Saugreiz und Manipulation an den Brüsten, Erkrankungen und Operationen im Bereich des Thorax (Herpes zoster im Thoraxbereich, Thorakotomie), Laparotomien, Streß (Sportlerinnen), Hypoglykämie.

Gruppe 7: Patientinnen mit normalen Prolactinwerten und raumforderndem Prozeß im hypothalamo-hypophysären Bereich: Diese Patientinnen haben eine niedrige endogene Östrogenaktivität und sind im Gestagentest negativ. FSH- und LH-Werte sind normal oder erniedrigt.

Das Abklärungsschema stammt ebenfalls aus der WHO und ist so angelegt, daß Hormonuntersuchungen spärlich und erst bei differenzierterer Aufschlüsselung eingesetzt werden. Eine Ausnahme bildet das Prolactin, das bei der Abklärung gleich zu Beginn bestimmt wird. Wir haben die Abklärung bei der Gruppe 2 weiter aufgeschlüsselt und speziell Fälle mit Hirsutismus mit einbezogen.

Therapie der Funktionsstörungen

Im folgenden soll kurz auf die Behandlung der Ovulationsstörung sowie auf die Ersatztherapie eingegangen werden.

Ovulationsauslösung

In den meisten Fällen lohnt sich zuerst ein Therapieversuch mit Clomid. Sind jedoch LH und FSH tief und zeigen nur einen ungenügenden Anstieg im LRH-Test, so sind allerdings die Erfolgsaussichten gering. Erst bei Nichtansprechen gegenüber Clomid wird man zu einer nächsten Therapie schreiten. Falls eine Sterilität vorliegt, muß man zuerst alle Faktoren, die eine Sterilität ermöglichen, abklären (Untersuchung des Ehemannes, Prüfung der Durchgängigkeit der Tuben, Endometriumbiopsie, Zervixschleim).

Clomid
60% der Patientinnen mit den klinischen Zeichen einer Östrogenproduktion sprechen auf Clomid an. Nach einer spontanen Blutung oder nach Entzugsblutung auf ein Gestagen (s. Ersatztherapie) verabreicht man vom 5. Tag an 50 mg Clomid während 5 Tagen. Spricht die Patientin auf diese Dosis während 2 Zyklen nicht an, steigert man auf 5mal 100 mg und bei Nichtansprechen während 2 weiteren Zyklen auf 5mal 150 mg bis 5mal 200 mg. Die Ovulation erfolgt 5–10 Tage nach der letzten Tablette. Überstimulation mit Bildung von Ovarialzysten ist nicht häufig und immer harmlos. Selten werden vasomotorische Symptome, Haarausfall oder Sehstörungen beobachtet. Mehrlingsschwangerschaften treten in etwa 10% ein.
Erreicht man mit Clomid eine gewisse Stimulation (Blutung, Gestagentest positiv, Veränderung des Zervixschleimes, höherer Aufbau des Vaginalepithels), jedoch ohne Ovulation, so kann man eine Kombination von Clomid und 8–10 Tage nach Therapieende 2 × 5000 IE i. m. hCG an zwei aufeinanderfolgenden Tagen versuchen.

Menschliche Gonadotropine
Diese Therapie ist teuer und verlangt sowohl von der Patientin wie auch vom Arzt einen großen Einsatz. Es müssen täglich eine bis mehrere Ampullen eines menschlichen Gonadotropinpräparates HMG (human menopausal gonadotrophine), das hauptsächlich FSH enthält, injiziert werden. Diese Injektionen werden während 8–12 Tagen verabreicht, bis im Ultraschall ein sprungbereiter Follikel nachgewiesen wird oder eine ausreichende Östrogenproduktion auf einen reifen Follikel schließen läßt. Zur Ovulationsauslösung erhält die Patientin an 2 aufeinanderfolgenden Tagen je 10 000 IE hCG und am dritten Tag 5000 IE.
Eine Überstimulation tritt erst nach der Ovulation ein, d. h. also erst unter der hCG-Behandlung. Mit der direkten Boeobachtung des wachsenden Follikels durch den Ultraschall ist eine Auslösung der Ovulation beim Wachstum von mehreren Follikeln vermeidbar; die Überstimulation sowie Mehrlingsschwangerschaften sollten heute kein Problem mehr darstellen.

LRH-Dauerinfusion
Mit LRH-Dauerinfusion, wobei in Nachahmung der physiologischen Gegebenheiten alle 60 Minuten ein Puls von LRH abgegeben wird, sind Erfolge erzielt worden. Durch diese – allerdings aufwendige – Methode lassen sich Überstimulationen vermeiden.

Ersatztherapie

Zyklusregularisierung bei jungen Patientinnen: Falls bei jungen Patientinnen zyklische Blutungen erwünscht sind, verabreicht man am zweckmäßigsten Gestagene (die gleiche Dosierung wird auch für den Gestagentest gebraucht):
120 mg Aethinyl-Nor-Testosteron (4mal 5 mg während 6 Tagen) oder
100 mg Medroxy-Progesteronacetat (2mal 5 mg während 10 Tagen) oder
200 mg 5-Dehydro-Retro-Progesteron (2mal 10 mg während 10 Tagen) oder
250 mg 17α-Hydroxy-Progesteron capronat i. m.
Ersatztherapie bei hypergonadotropen Amenorrhoen (Aplasie der Ovarien, dysgenetische Ovarien) *und Zyklusregularisierung im Klimakterium:* Oestradiol-valerianat 2 mg während 11 Tagen, anschließend Oestradiol-valerianat 2 mg und Norgestrel 0,5 mg während 10 Tagen.
Behandlung der klimakterischen Beschwerden (Wallungen, Nervosität, Schlaflosigkeit, Depressionen): mit der Behandlung durch Östrogene wird nicht nur in den meisten Fällen eine Besserung der subjektiven Beschwerden erreicht, son-

dern man kann auch gleichzeitig die in der Menopause einsetzende Osteoporose aufhalten. Es empfiehlt sich allerdings, jeden 3. Monat eine Blutung durch ein Gestagen, das wie bei der Zyklusregulierung von jungen Patientinnen dosiert wird, einzuleiten, da dadurch die leicht erhöhte Häufigkeit der Endometriumkarzinome unter Östrogen möglicherweise ausgeglichen werden kann.

Östradiol-valerianat 1–2 mg (jeweils von Montag bis Freitag 1 Tablette tgl., Samstag und Sonntag keine Tabletteneinnahme) oder

Östriol 0,25–1 mg oder konjugierte Östrogene 0,625–1,25 mg.

Tritt mit obiger Dosierung kein Erfolg ein, so ist die intramuskuläre Injektion eines Östrogen-Depotpräparates einer Erhöhung der oralen Dosis vorzuziehen. Östrogen-Androgen-Mischpräparate sind wegen ihrer möglichen virilisierenden Wirkung nur mit größter Vorsicht zu verwenden.

Literatur

Castano-Almendral, A.: Therapie der Ovarialcarcinome. Festschrift Kaeser, Schwabe, Basel 1982

Di Saia, P. J., W. D. Creasman: Clinical Gynecologic Oncology. Mosby, St. Louis 1981

Grumbach, M. M., F. A. Conte: Disorder of sex differentiation. In Williams, R. H.: Textbook of Endocrinology, 6th ed. Saunders, Philadelphia 1981 (p. 422–514)

Hertig, A. T., H. M. Gore: Tumors of the Female Sex Organs, Teil 3. Tumors of the Ovary and Fallopian Tube. Atlas of Tumor Pathology. Armed Forces Inst. Path., Washington 1961

Knobil, E.: The neuroendocrine control of the menstrual cycle. Recent. Progr. Hormone Res. 36 (1980) 53

Lunenfeld, B., V. Insler: Diagnosis and Treatment of Functional Infertility. Grosse, Berlin 1978

Serov, S. F., R. E. Scully, L. H. Sobin: Histological Typing of Ovarian Tumors. WHO, Geneva 1973

Speroff, L., R. H. Glass, N. G. Kase: Clinical Gynecologic Endocrinology and Infertility, 3rd ed. Williams & Wilkins, Baltimore 1983

Torhorst, J., A. Castano-Almendral: Epidemiologie und Pathologie der Ovarialtumoren. Therap. Umschau 36 (1979) 524

Ufer, J.: Hormontherapie in der Frauenheilkunde, 5. Aufl. De Gruyter, Berlin 1978

Sterilität

H. I. Wyss und A. Campana

Einleitung, Definitionen und Häufigkeit

Von einer Sterilität spricht man, wenn in einer Ehe trotz regelmäßiger Kohabitationen ohne kontrazeptionellen Schutz nach 2 Jahren keine Schwangerschaft eingetreten ist.

Nach der Abklärung sollte ein kinderloses Ehepaar in eine der folgenden Gruppen eingeteilt werden:

1. *Inkurable Sterilität:* Wenn alle Abklärungen eine absolute, nicht beeinflußbare Unfähigkeit zur Konzeption bewiesen haben (z. B. eine Azoospermie bei Klinefelter-Syndrom oder eine primäre Amenorrhoe bei Turner-Syndrom).
2. *Sterilität mit Behandlungsmöglichkeiten:* Eine Therapie bringt eventuell eine Heilung (z. B.: ein hypogonadotroper Hypogonadismus oder ein Tubenverschluß bds.).
3. *Subfertilität:* Eine verminderte, aber nicht fehlende Möglichkeit zur Konzeption. Bei solchen Fällen kann eine Schwangerschaft auch ohne medizinische Behandlung auftreten.

Die Häufigkeit ungewollt kinderloser Ehen wird mit 10–15% angegeben.

Eine Sterilitätsabklärung sollte 2 Hauptziele haben:
a) die Diagnose der Sterilitätsursache,
b) die Stellung einer Fertilitätsprognose.

Für diese Zwecke müssen 4 Hauptfaktoren analysiert werden:
a) das Alter des Ehepaares,
b) die Dauer der Sterilität,
c) die Häufigkeit der Kohabitationen,
d) die klinisch diagnostizierten Sterilitätsursachen.

Das Alter des Ehepaares

Demographische Studien haben gezeigt, daß die maximale Konzeptionserwartung bei Frauen im Alter von 24 Jahren liegt. Danach ist ein zunächst langsames, jenseits des 35. Lebensjahres schnelleres Absinken der Konzeptionserwartung festzustellen.

Nach einer Studie von Guttmacher liegt die Sterilitätsrate bei Frauen im Alter von 16–20 Jahren bei 4,5%, verglichen mit 31,8% für die Altersgruppe zwischen 35–40 Jahren und ca. 70% für Frauen älter als 40.

Schwangerschaften nach dem 45. Lebensjahr sind sehr selten.

Wyler hat festgestellt, daß Frauen über 52 Jahre nie von einem lebenden Kind entbunden worden sind.

Bei Männern ist eine Herabsetzung der Zeugungsfähigkeit erst nach dem 60. Lebensjahre festzustellen.

Die Dauer der Sterilität

Die Konzeptionsrate pro Monat zeigt eine sinkende Tendenz in Beziehung mit der Dauer des Kinderwunsches.

Nach einer Studie von Vincent betrug die Konzeptionsrate 22% im ersten Monat nach der Eheschließung, 18% nach 3, 14% nach 6 und 12% nach 12 Monaten.

Eine Zusammenfassung von Resultaten betreffend einer normalen Bevölkerung von nulliparen Frauen ergab eine kumulative Konzeptionsrate von 40% nach 3 Monaten, 63% nach 6, 80% nach 12, 91% nach 24 Monaten.

Das bedeutet, daß nach einem Jahr 20% der nulliparen Frauen noch nicht schwanger geworden sind, während nach 2 Jahren dieser Prozentsatz bei 8,5% liegt.

Das heißt, daß mehr als 50% der Frauen, welche nach einem Jahr noch nicht konzipiert hatten, im 2. Jahr eine Gravidität erzielen.

Die Häufigkeit der Kohabitationen

Macleod u. Mitarb. haben gefunden, daß bei einer Geschlechtsverkehrfrequenz von ≥ 4/Woche 83% der Ehepaare innerhalb 6 Monaten konzipiert haben, verglichen mit 32% bei einer Frequenz von 1/Woche und 17% bei weniger als 1/Woche.

Die Untersuchung der weiblichen Sterilitätsursachen

Folgende Hauptfaktoren müssen im Rahmen einer Sterilitätsabklärung untersucht werden:
— der Zyklusfaktor,
— der Zervixfaktor,
— der Uterusfaktor,
— der Tubenfaktor.

Der Zyklusfaktor

Eine Zyklusstörung ist mit 20–30% eine häufige Sterilitätsursache. Bei der Untersuchung des Zyklusfaktors, im Rahmen einer Sterilitätsabklärung, müssen 2 Situationen unterschieden werden:
— ein Zyklus mit einem normalen Rhythmus mit einer biphasischen Basaltemperaturkurve (BTK),
— ein Zyklus mit einem abnormalen Rhythmus und/oder einer monophasischen BTK.

Die Zyklusanamnese und die BTK werden das weitere Vorgehen bestimmen.

Die Untersuchungen beim normalen Zyklus mit biphasischer Basaltemperaturkurve

Eine normale Zyklusfrequenz wird im allgemeinen mit 21 bis 35 Tagen angegeben.
Die Ovulationsdiagnose und die Beurteilung der Lutealfunktion können mit folgenden Untersuchungen beurteilt werden:

BTK: Damit können indirekt der Ovulationszeitpunkt und die Dauer der Follikel- und der Lutealphase bestimmt werden.
Das hypertherme Plateau dauert normalerweise 10–14 Tage.
Eine Verkürzung des hyperthermen Plateaus oder ein treppenförmiger Temperaturanstieg können entweder auf eine ungenügende Gelbkörperfunktion oder auf ein LUF-(luteinisierter unrupturierter Follikel)Syndrom deuten.

Progesteronbestimmungen: Für die Ovulationsdiagnose genügen 2–3 Progesteronbestimmungen im Serum, welche in der hyperthermen Zyklusphase (am besten am Tag +6 bis +8 nach dem Temperaturanstieg) durchgeführt werden sollten. Um eine Gelbkörperinsuffizienz bzw. ein LUF-Syndrom auszuschließen, sollten mehrere Bestimmungen in der zweiten Zyklusphase gemacht werden.

Endometriumbiopsie: Diese Methode dient dem Nachweis der sekretorischen Umwandlung des Endometriums. Sie kann entweder in der mittleren oder in der späten zweiten Zyklusphase durchgeführt werden. Gleichzeitig sollte eine Blutentnahme zur Progesteronbestimmung vorgenommen werden.

Ultraschalluntersuchung: Diese Methode ermöglicht die Lokalisation und die Messung der Follikelgröße und in manchen Fällen die Diagnose einer Gelbkörperbildung. Ultraschalluntersuchungen sind billig, können beliebig wiederholt werden und sind als nichtinvasive Methode ungefährlich für die Patientinnen.
Die Ultraschalluntersuchung wird hauptsächlich bei Clomiphen-Gonadotropin-Behandlungen und vor der Oozytengewinnung für die In-vitro-Fertilisation angewendet.

Laparoskopische Ovulationsdiagnose: s. Tubenfaktor.

Prolactinbestimmungen: Eine Prolactinbestimmung im Serum sollte bei Verdacht auf Gelbkörperinsuffizienz durchgeführt werden, da die Hyperprolaktinämie eine relativ häufige Ursache dieser Zyklusstörung ist.

Die Untersuchungen beim abnormalen Zyklus
s. S. 4.157ff.

Der Zervixfaktor

Pathologische Veränderungen, die eine inadäquate Funktion der Zervix verursachen, können zu einer abnormalen Spermatozoenpenetration und daher zu Sterilität führen.
Man spricht von „Zervixfaktor", wenn die Spermatozoen eines Mannes mit einem normalen Spermiogramm nicht fähig sind, trotz einer normalen Spermiendeposition, den Zervixschleim in der periovulatorischen Phase zu penetrieren.
Die Inzidenz des Zervixfaktors als Sterilitätsursache beträgt nach verschiedenen Autoren 5–10%.

Die Untersuchungen des Zervixfaktors

Anamnese und Genitalstatus des Ehepaares: Anatomische Anomalien bei der Frau, wie eine zervikale Stenose oder Hypoplasie, ein Status nach Elektrokoagulation der Portio, einer Konisation oder einer Zervixamputation, Zervixpolyen usw. können einen abnormalen Spermatozoentransport verursachen. Eine abnormale Spermiendeposition kann, entweder von anatomischen Vaginal- oder Penisanomalien oder von Kohabitationsstörungen wie bei der Ejaculatio praecox verursacht werden.

Zervixschleimuntersuchung: Die physikalischen Eigenschaften des Mukus werden anhand des Zervixindex ermittelt. Beurteilt wird das Farnkrautphänomen, die Spinnbarkeit, das Schleimvolumen und die Größe des Muttermundes, wobei jedem dieser Parameter eine Punktzahl von 0 bis 3 (nach Insler) zugeordnet wird. Die Summe der einzelnen Punktzahlen ergibt den Zervixindex.
Außerdem werden im Zervixschleim der pH-Wert und die Leukozytenzahl bestimmt. Eine mikrobiologische Untersuchung gehört zu der Routineabklärung des Zervixfaktors, wobei neben den bakteriologischen Untersuchungen nach Chlamydien und Mykoplasmen gesucht werden sollte.

In-vitro-Penetrationstest: Der In-vitro-Penetrationstest wird in den meisten Kliniken mit der Kapillarröhrchenmethode nach Kremer durchgeführt.
Für die Beurteilung des Testes werden folgende Faktoren analysiert:

– lineare Penetration,

– Penetrationsdichte,

– Spermatozoenmotilität.

Postkoitaltest: Beim Postkoitaltest wird die Spermatozoenzahl im mikroskopischen Feld einer Schleimprobe, die nach dem Koitus gewonnen wurde, bestimmt.
Das Intervall zwischen Koitus und Test sollte 6–10 Stunden betragen.
1976 wurde von einem Expertenkommitee der WHO folgende Klassifikation des Testes vorgeschlagen:

– Normaler Postkoitaltest: mehr als 7 Spermatozoen mit progressiver Motilität und ohne Anzeichen von Agglutinationen pro Feld ($\times 400$).

– Unschlüssiger Postkoitaltest: 1–7 Spermatozoen mit progressiver Motilität pro Feld, ohne Anzeichen von Agglutinationen.

Tabelle 4.34 Die Ursachen eines abnormalen In-vitro-Penetrationstestes und/oder abnormalen Postkoitaltestes

Spermio-gramm	Zyklus	Zervix-schleim	In-vitro-Penetrationstest			Postkoitaltest		
			Samen des Ehemannes + Mukus der Ehefrau	Samen des Ehemannes + Donor-Mukus	Donor-Samen + Mukus der Ehefrau	vaginal	zervikal	
P	N	N	P	P	N	–/+	P	Spermafaktor
N	N	N	N	N	N	–	P	Abnormale Samendeponierung
N	P	P	P	N	P	+	P	Zyklusfaktor
N	N	P	P	N	P	+	P	Anatomische Zervixpathologie, Zervizitis
N	N	↓pH	P	N	P	+	P	Mukushyperazidität
N	N	N	P	N	P	+	P	Immunologischer Zervixfaktor

N = normal   P = pathologisch   – = keine Spermatozoen   + = Spermatozoen vorhanden

– Abnormaler Postkoitaltest: Spermatozoenagglutinationen, immobile Spermatozoen oder völliges Fehlen von Spermatozoen.

Die Ursachen eines abnormalen In-vitro-Penetrationstestes und/oder abnormalen Postkoitaltestes werden in Tab. 4.34 zusammengefaßt.

Immunologische Zervixschleimuntersuchung: Zur Zeit wird in den meisten Zentren der „Sperm-Cervical-Mucus-Contact-Test" (SCMC-Test) nach Kremer für den Nachweis von Antikörpern gegen Spermatozoen im Zervixschleim praktiziert.

Der Uterusfaktor

Der Uterusfaktor ist häufiger eine Abort- als eine Sterilitätsursache. Doppelbildungen und Fehlbildungen des Uterus, Myomata, Endometritis, Synechien usw. sind relativ seltene Sterilitätsgründe.
Der Uterusfaktor kann durch folgende Untersuchungsmethoden abgeklärt werden:

Die Untersuchungen des Uterusfaktors

Anamnese und Genitalstatus: Kongenitale oder erworbene Uterusmißbildungen können eine Amenorrhoe, welche zur Gruppe IV der WHO-Klassifikation gehört, verursachen. Der Genitalbefund, die BTK und die fehlende Entzugsblutung nach einem kombinierten Östrogen-Gestagen-Test führen zu dieser Diagnose.
Ein erworbener Uterusfaktor tritt meistens nach Entzündungen (Tbc, unspezifische Infekte) oder nach Eingriffen auf.

Hysterographie: Bei dieser Untersuchung wird die Uterushöhle röntgenologisch dargestellt. Sie erlaubt die Diagnostik angeborener oder erworbener Anomalien des Cavum uteri.

Hysteroskopie: Die Hysteroskopie erlaubt die Direktbeurteilung des Cavum uteri unter Sicht des Auges. Dadurch können intrauterine Synechien, Endometriumspolypen, submuköse Myome und kongenitale Uterusanomalien diagnostiziert werden.

Laparoskopie: s. Tubenfaktor.

Der Tubenfaktor

Die Häufigkeit des Tubenfaktors als Sterilitätsursache wird mit 20–30% angegeben.
Die Hauptursachen einer tubaren Fertilitätsstörung sind die Salpingitis, die Folgen entzündlicher abdominaler Prozesse außerhalb der Adnexe, die Folgen vorausgegangener Operationen im kleinen Becken (wie Appendektomie, Ovarialoperationen, Myomektomie) und die Endometriose.
Diese Prozesse können zum Tubenverschluß oder zur Bildung von Adhäsionen führen.
Der Tubenfaktor kann folgendermaßen untersucht werden:

Die Untersuchungen des Tubenfaktors

Anamnese und Genitalstatus:
Entzündungen, Operationen, Schmerzzustände.
Pertubation: Die Pertubation ist eine Tubendurchgängigkeitsprüfung mit Hilfe von CO_2. Sie hat folgende diagnostische Möglichkeiten:
– Feststellung einer positiven oder negativen Tubendurchgängigkeit,
– Feststellung einer einwandfreien oder erschwerten Durchgängigkeit.

Hysterosalpingographie: Bei der Hysterosalpingographie wird ein Kontrastmittel in das Uteruskavum und die Tuben eingespritzt. Die Röntgendurchleuchtung und die Salpingographie geben wertvolle Informationen über die Endosalpinx und die Lokalisation eines Passagehindernisses im Bereich der Tuben.

Laparoskopie: Durch diese Untersuchungsmethode können gleichzeitig Uterus, Tuben, Ovarien und Beckenperitoneum beurteilt werden.
– *Ovulationsdiagnose:* Die Laparoskopie ist die einzige direkte Methode, außer dem Auftreten

einer Schwangerschaft, eine Ovulation in einem bestimmten Zyklus mit Sicherheit zu diagnostizieren. Bei den Sterilitätsfällen, wo die Ovulationsdiagnose die wichtigste Fragestellung ist, sollte der Eingriff am 2.–5. Tag nach dem Temperaturanstieg programmiert werden. In dieser Zyklusphase, wenn eine Ovulation stattgefunden hat, kann ein Corpus haemorrhagicum mit einem Stigma gesehen werden.

– *Untersuchung des Uterusfaktors:* Die Laparoskopie ermöglicht die Direktbeurteilung der äußeren Uterusoberfläche. Durch diese Untersuchung können subseröse Uterusmyome diagnostiziert werden.

Durch die Laparoskopie ist es auch möglich, eine sichere Differentialdiagnose zwischen Uterus septus und Uterus bicornis sowie zwischen Uterus unicornis verus und Uterus unicornis cum cornu rudimentario festzustellen.

– *Untersuchung der Tuben- und Peritonealfaktoren:* Durch die Laparoskopie können ein Tubenverschluß (mit Hilfe einer Chromopertubation) und peritubare Adhäsionen diagnostiziert werden.

Die Laparoskopie ermöglicht die Diagnose von Endometrioseherden in den Tuben, Ovarien und im Beckenperitoneum.

Durch die laparoskopische Aspiration der Peritonealflüssigkeit nach einer Insemination kann der Spermatozoentransport durch den weiblichen Genitaltrakt untersucht werden (peritonealer Spermamigrationstest).

Die Therapie der weiblichen Sterilität
Zyklusfaktoren
s. S. 4.160

Zervixfaktoren

Anatomische Zervixpathologie

Die Zervixstenosen können durch Dilatation mit Hegar- oder Laminariastiften behandelt werden.
In Fällen von Emmet-Rissen kann die Emmet-Plastik erfolgreich sein. Falls eine mechanisch-operative Behandlung erfolglos ist, kann eine intrauterine Insemination mit dem Splitejakulat indiziert werden.

Zervizitis

Eine Zervixinfektion sollte gezielt nach dem mikrobiologischen Befund behandelt werden. Eine lokale und systemische Antibiotikatherapie muß bei solchen Fällen appliziert werden.

Mukushyperazidität

Wenn bei der postkoitalen Zervixschleimuntersuchung ein normaler Zervixindex mit einer normalen Leukozytenzahl und eine endozervikale Hyperazidität (pH < 6,5) gefunden werden, kann eine präkoitale Anwendung alkalischer Scheidenspülungen empfohlen werden.

Immunologischer Zervixfaktor

Bei solchen Fällen existieren zur Zeit 2 Behandlungsmöglichkeiten: der Coitus condomatus während mindestens 6 Monaten und die intrauterine Insemination.

Tubenfaktoren

Die chirurgische Behandlung des Tubenfaktors wird heutzutage in vielen Zentren mit der Hilfe von Lupenbrillen (Adhäsiolyse) oder mit einem Operationsmikroskop (Rekonstruktion eines Tubenverschlusses) praktiziert. Diese technische Erneuerung hat zu einer Besserung der Resultate geführt.
Die Tubenchirurgie kann folgendermaßen klassifiziert werden:
– Implantatio tubae: isthmica, ampullaris.
– Anastomosis tubae: cornu, isthmica, ampullaris.
– Adhaesiolysis: tubae, ovarii, uteri, intestini.
– Salpingostomia: isthmica, ampullaris, terminalis.

Die besten Resultate werden nach Adhäsiolyse und Anastomosis tubae erzielt.

Die Untersuchung der männlichen Sterilitätsursachen

Die Inzidenz des männlichen Faktors bei der Fertilitätsstörung beträgt nach verschiedenen Autoren 40–50%. In Tab. 4.35 wird eine Klassifikation der testikulären und extratestikulären Fertilitätsstörungen gegeben.
In Tab. 4.36 werden die aktuellen männlichen Sterilitätsuntersuchungen zusammengefaßt.
Die Diagnose einer primären oder sekundären Hodeninsuffizienz kann durch die klinische Untersuchung, das Spermiogramm und die FSH-, LH- und Testosteronbestimmungen festgelegt werden.
Durch Bestimmung des Karyotyps kann der Verdacht auf eine genetische Anomalie, wie z. B. das Klinefelter-Syndrom, bestätigt werden.
Die Hodenbiopsie ermöglicht eine genauere Beurteilung der Störungen in den Tubuli und im Interstitium.
Spezifische Defektanomalien der Spermatozoen können durch die morphologische Untersuchung der Spermatozoen mit der Mikroskopie oder mit der Elektronenmikroskopie diagnostiziert werden.
Eine Obstruktion der Samenwege kann mit der klinischen Untersuchung, dem Spermiogramm und den biochemischen Untersuchungen des Ejakulates festgestellt werden. Nur bei wenigen Fällen ist eine instrumentelle Exploration der Samenwege notwendig; sie wird hauptsächlich unmittelbar vor einer chirurgischen Behandlung durchgeführt.
Eine Entzündung von Prostata und/oder Samenblase wird durch die klinische Untersuchung, das Spermiogramm, die mikrobiologische, zytologische und biochemische Untersuchung des Ejakulates und des Prostatasekrets diagnostiziert.
Eine immunologische Sterilitätsursache kann

4.166 Krankheiten des endokrinen Systems

Tabelle 4.35 Klassifikation der männlichen Fertilitätsstörungen

1. *Hypergonadotropher Hypogonadismus*
   1.1. *Leydig-Zell- und tubuläre Insuffizienz*
      - Konnatale Anorchie
      - Hereditär-degenerative Syndrome
      - Kastrationssyndrom
      - Totale Hodenatrophie:
        - Orchitiden
        - Hodentraumen
        - Hodentorsion
        - Behinderung der Blutzufuhr nach Hernienoperation, Varikozeleoperation und Orchidopexie
      - Strahlenbedingte und chemische Hodenschädigung:
        - Röntgenstrahlen
        - Radium
        - Radioaktive Niederschläge nach Kernwaffenversuchen
        - Chemische Mutagene
   1.2. *Tubuläre Insuffizienz*
      - Klinefelter-Syndrom
        - 47, XXY
        - Mos. 46, XY/47, XXY
      - Multiple XY-Syndrome
      - Syndrom der XX-Männer
      - Pseudohermaphroditismus masculinus mit männlichem Phänotyp
      - Maldescensus testis
        - Rententio testis
        - Ectopia testis
      - Del Castillo Syndrom (Sertoli-cell-only-Syndrome)
      - Physikalisch-chemische Schädigung der Tubuli
      - Virusinfekte:
        - Parotitis epidemica
        - Varizellen
        - Infektiöse Mononukleose
        - ECHO- und Coxsackie-B-Viren
        - Pocken
      - Typhus abdominalis
      - Hohe Temperatur:
        - Varikozele
        - Hydrozele
        - Fieber
        - Berufliche Expositionen
        - Rückenmarkverletzungen
      - Hypoxie

2. *Hypogonadotropher Hypogonadismus*
   2.1. *Leydig-Zell- und tubuläre Insuffizienz*
      - Alleiniger Gonadotropinmangel (hypogonadotroper Eunuchoidismus)
      - Hypothalamische Tumoren
      - Hypophysäre Tumoren
      - Adrenogenitales Syndrom
      - Schwere Hypothyreose
      - Schwere Unterernährung
      - Hormonaktive Tumoren
      - Leberzirrhose
      - Exogene Zufuhr von Sexualhormonen
   2.2. *Leydig-Zell-Insuffizienz*

3. *Spezifische Anomalien der Spermatozoen*
   - Globozoospermien
   - Syndrom der immotilen Zylien

4. *Verschluß der Samentransportwege*
   - Angeborene Obstruktion
   - Syndrom der kongenitalen Agenesie der Vasa deferentia und der Vesiculae seminales
   - Erworbene Obstruktion
     - Tbc-Infektionen
     - Gonorrhoische Infektionen
     - Andere Infektionen
     - Posttraumatisch
     - Post operationem

5. *Prostatavesikulitis*

6. *Spermatozoen-Autoantikörperbildung*

7. *Sexuelle Störungen*

---

durch das Spermiogramm (Agglutinationen), den In-vitro-Penetrationstest in Zervixschleim und den Postkoitaltest vermutet werden. Die immunologischen Tests, wie der MAR- und der SCMC-Test nach Kremer, der Agglutinationstest und der Immobilisationstest können die Diagnose bestätigen. Ein Hauptziel der männlichen Sterilitätsuntersuchungen besteht in der Abklärung der Fertilitätsprognose.

Die wichtigste Untersuchung ist das Spermiogramm. Man muß aber seine Informationsgrenzen, welche durch die intraindividuelle Samenvariabilität und durch die intra- und interindividuelle Variabilität des Laborpersonals bedingt sind, kennen.

Außerdem gibt uns das Spermiogramm, mit Ausnahme von Azoospermie oder Fällen mit schwerer Oligo-astheno-teratozoospermie, keine schlüssigen Auskünfte über die Fähigkeit der Spermatozoen, den weiblichen Genitaltrakt und das Ei zu penetrieren.

Wir können zum Teil diese Information durch die Durchführung des Penetrationstests (s. Tab. **4.36**) und einiger biochemischer Samenuntersuchungen (Akrosin, Hyaluronidase) erhalten.

Tabelle 4.36 Die Untersuchungen der männlichen Infertilität

1. *Anamnese*
2. *Physikalische Untersuchung*
3. *Spermiogram*
   - Volumen
   - Verflüssigung
   - pH-Wert
   - Agglutination
   - Spermatozoendichte
   - Motilität
   - Vitalitätstest
   - Morphologie
   - Spermatogenesezelle
   - Leukozytenzahl
4. *Biochemische Untersuchungen des Ejakulates*
   - Saure Phosphatase, Zitronensäure, Zink
   - Fruktose
   - Proteinspektrum
   - Karnitin
   - Akrosin
   - Hyaluronidase
5. *Mikrobiologische Untersuchungen des Ejakulates und des Prostatasekrets*
   - Bakterien (aerobe und anaerobe Keime)
   - Mykoplasmen
   - Chlamydien
6. *Immunoandrologische Untersuchungen*
   - MAR-Test (IgG und IgA)
   - SCMC-Test
   - Agglutinationstest
   - Immobilisationstest
7. *Penetrationstest*
   - In-vitro-Spermienpenetrationstest im Zervixschleim
   - Postkoitaltest
   - Peritonealer Spermienmigrationstest
   - Gekreuzter Penetrationstest mit menschlichen Spermatozoen und Zona-free-Hamsteroozyten
8. *Elektronenmikroskopische Untersuchungen der Spermatozoen*
9. *Hormonanalysen*
   - FSH
   - LH
   - Testosteron
   - 17-β-Östradiol
   - Prolactin
   - Funktionstests:
     – hCG-Test
     – LH-RH-Test
     – Clomid-Test
10. *Karyotyp*
11. *Hodenbiopsie*
    - Histologische Untersuchung
    - Zytogenetische Untersuchung
    - Elektronenmikroskopische Untersuchung
12. *Untersuchung der Samenwege*
    - Skrotale Exploration
    - Deferentovesikulographie
    - Urethrographie
13. *Varikozele-Diagnostik*
    - Skrotale Thermographie
    - Doppler-flow-Messung
    - Retrograde Phlebographie der V. testicularis

Die Therapie der männlichen Sterilität

Die inkurablen männlichen Fertilitätsstörungen

Zu dieser Kategorie gehören die irreversiblen tubulären Läsionen, welche meistens von einem Maldescensus testis, Klinefelter-Syndrom, Sertoli-cell-only-Syndrome, erworbener Hodenatrophie nach Orchitis oder nach Behinderung der Blutzufuhr verursacht sind.

Die spezifischen Defektanomalien der Spermatozoen, wie die Globozoospermie (akrosomlose Spermatozoen mit kugelrunden Köpfen) und das Syndrom der immotilen Zylien, sind ohne Behandlungschancen.

Die Behandlung von testikulären Fertilitätsstörungen

In der Gruppe des hypergonadotropen Hypogonadismus findet man etwa die Hälfte der sterilen Patienten. Es handelt sich bei den meisten Fällen um eine irreversible tubuläre Läsion ohne Behandlungsmöglichkeiten. Der hypogonadotrope Hypogonadismus kommt nur bei einer Minderzahl von Sterilitätspatienten vor. Bei diesen Fällen ist eine Substitutionstherapie mit Gonadotropinen (z. B. 1 Amp. HMG i. m. 3mal wöchentlich mit 2500 IE hCG i. m. 2mal wöchentlich, Behandlungsdauer mindestens 3 Monate) meistens erfolgreich.

Eine HMC-hCG-Behandlung kann auch bei Oligozoospermie mit relativem hypogonadotropen Normogonadismus und latenter Leydig-Zellen-Insuffizienz und bei Spermatidenhemmung versucht werden.

Bei eugonadotropen testikulären Fertilitätsstörungen muß eine Varikozele als Sterilitätsursache ausgeschlossen werden. Die Varikozele kann entweder durch Operation oder durch Trombosiersung bzw. Embolisierung der V. testicularis behandelt werden. Bei einer korrekten Behandlung der Varikozele ist in ca. 75% mit einer Verbesserung der Spermaqualität und bei 40–50% der Fälle mit einer Schwangerschaft zu rechnen.

Bei idiopathischer eugonadotroper Oligo- und Asthenozoospermie wurden bis jetzt verschiedene Therapien vorgeschlagen und angewendet. Die Therapie muß eine minimale Behandlungsdauer von 3 Monaten haben.

- Kallikrein: 6mal 100 KE oral täglich.
- Mesterolon: 2- bis 3mal 25 mg oral täglich.
- hMG-HCG: 2 Amp. HMG 3mal wöchentlich + 2500 IE hCG 2mal wöchentlich.
- Clomiphen: 50 mg oral täglich.

Bei diesen Fällen kann auch eine artifizielle maritogene Insemination mit dem Splitejakulat indiziert werden.

Die chirurgische Behandlung der obstruktiven männlichen Sterilitätsursachen

Je nach pathologischem Zustand sind folgende Operationen im Bereich des Nebenhodens und Vas deferens möglich:
– Epididymiszystektomie,
– Epididymolyse,
– Anastomose zwischen der Epididymis und dem Ductus deferens,
– künstliche Spermatozele,
– Vaso-Vasostomie.

Die Resultate der Vaso-Vasostomie sind im allgemeinen besser als die Resultate der Anastomose zwischen Epididymis und Ductus deferens.

Das Anlegen einer künstlichen Spermatozele bei Agenesie des Ductus deferens hat bis jetzt sehr enttäuschende Ergebnisse gezeigt.

Die Behandlung der chronischen Prostatitis und/oder Vesikulitis

Die Wahl des Antibiotikums wird durch den mikrobiologischen Befund und durch das Antibiogramm bestimmt.

Folgende Medikamente können verschrieben werden:
– Doxicyclin oder Minocyclin: 200 mg am ersten Tag, dann 100 mg täglich.
– Trimethoprim-Sulfomethoxazol: 2mal 2 Tabl. täglich.
– Erythromycin: 2 g täglich 7 Tage lang, dann 1 g täglich.

Die Behandlungsdauer beträgt im allgemeinen 3 Wochen: gleichzeitig können Antiphlogistika (z. B. Indomethazin 100 mg täglich) verabreicht werden. Die Frau sollte gleichzeitig mit Antibiotika behandelt werden.

Die Behandlung der immunologischen männlichen Sterilität

Die Resultate der bisherig angewendeten Therapien (Immunosuppression, Spermatogenesesuppression, sperm washing) sind enttäuschend. Die relativ besten Ergebnisse wurden mit der Verabreichung von hochdosierten Corticosteroiden (Methylprednisolon 95 mg täglich, 5–7 Tage lang) erzielt. Die Anwendung dieser Behandlung ist aber wegen der Nebenwirkungen sehr kontrovers.

Literatur

Balnera, M., G. M. Colpi, A. Campa, L. Roveda, A. Tommasini-Degna, A. Zanollo: High-resolution protein patterns of human expressed prostatic secretion: A new tool for the diagnosis of prostatitis. Arch. Andr. 8 (1981) 97

Belsey, M. A., R. Eliasson, A. J. Gallegos, K. S. Moghissi, C. A. Paulsen, M. R. N. Prasad: Laboratory manual for the examination of human semen and semen-cervical mucus interaction. Press Concern, Singapore 1980

Campana, A., M. Balerna: Diagnosi e classificazione del fattore cervicale di sterilità. In Campana, A., G. Scarselli, M. Balerna, G. Ferraris: Sterilità: Fattore Cervicale. Cofese, Palermo 1981

Campana, A., M. Balerna, L. Nutini, E. Kaplan, U. Eppenberger: New parameters for the selection of A. I. D. patients: sperm acrosin content and hamster zona-free ova penetration. Abstracts of the Symposium on Human Fertility Factors, Cargese, Sept. 1981

Campana, A., H. I. Wyss, E. Del Pozo, U. Eppenberger, P. Huber, M. Hohl: Hyperprolactinemia and corpus-luteum-insufficiency. In Salvadori, B., K. Semm, E. Vadora: Fertility and Sterility. Ed. Internazionali Gruppo Editoriale Medico, Roma 1980

Colpi, G., A. Campana, B. Magro, R. Ragni, G. Scarselli, A. Sulmoni: Schema diagnostico per l'infertilità maschile. In Maneschi, M., E. Cittadini, P. Quartararo: Fertilità e Sterilità. Cofese, Palermo 1979

Comhaire, F.: Office diagnosis in male infertility. Abstracts of the Symposium on Human Fertility Factors, Cargese, Sept. 1981

Insler, V., B. Lunenfeld: Sterilität. Grosse, Berlin 1977

Jones, H. W., G. Seegar Jones: Infertility, recurrent and spontaneous abortion. In Jones, H. W., G. Seegar Jones: Novak's Textbook of Gynecology. Williams & Wilkins, Baltimore 1981

Kaiser, R., G. F. B. Schumacher: Menschliche Fortpflanzung. Thieme, Stuttgart 1981

Keller, P. J.: Hormonale Störungen in der Gynäkologie. Springer, Berlin 1977

Korte, W.: Sterilität bei Frau und Mann. In Döderlein, G., K. H. Wulf: Klinik der Frauenheilkunde und Geburtshilfe, Bd. V. Urban & Schwarzenberg, München 1966

Kroeks, M. V. A., J. Kremer: The role of cervical factors in infertility. In Pepperell, R. J., B. Hudson, C. Wood: The Infertile Couple. Churchill Livingstone, Edinburgh 1980

Leridon, H.: Human Fertility. The Basic Components. University Press, Chicago 1977

Störungen der Geschlechtsdifferenzierung (Intersexualität)

S. KORTH-SCHÜTZ

Das genetische Geschlecht eines Menschen wird bei der Befruchtung festgelegt. Damit jedoch aus einer Zygote mit männlichem Chromosomensatz (46, XY) ein Mann bzw. aus einer mit weiblichem Komplement (46, XX) eine Frau wird, müssen Determinations-, Differenzierungs- und Reifungsvorgänge ablaufen. Deren Ergebnis ist im Normalfalle dann die Entwicklung der dem genetischen Geschlecht entsprechenden Gonaden und des inneren und äußeren Körpergeschlechts. Aufgrund des letzteren wird bei der Geburt das bürgerliche Geschlecht festgelegt, in dem das Kind erzogen wird. Die Geschlechtsidentität (Gender), die das Kind in frühester Jugend annimmt, wird in der Pubertät durch die Entwicklung der sekundären Geschlechtsmerkmale gefestigt und ermöglicht eine normale sexuelle Funktion im Erwachsenenalter.

Von Intersexualität spricht man, wenn wesentliche Geschlechtsmerkmale eines Menschen nicht in Übereinstimmung miteinander oder mit dem genetischen Geschlecht stehen.

Physiologie der Geschlechtsdifferenzierung

Bis zur 6. Fetalwoche hat der Embryo noch bipotente Gonaden, und auch das Körpergeschlecht ist noch nicht differenziert (Abb. 4.26). Erst in der 6.–8. Embryonalwoche entwickeln sich aus dem Kortex der primordialen Gonadenanlage unter dem Einfluß des Y-Chromosoms (nach OHNO vermittels des H-Y-Antigens) die Hoden, während beim Fehlen dieser Substanz oder der Rezeptoren dafür sich die Medulla der primordialen Gonade zum Ovar differenziert. Zwei X-Chromosomen sind notwendig, damit das Ovar sich nicht vorzeitig zurückbildet.

In den Hoden von der 8. bis zur 12. Fetalwoche sezernierte Hormone führen zur männlichen Differenzierung der inneren und äußeren Geschlechtsorgane: Ein lokal wirksames, von den Sertoli-Zellen sezerniertes Polypeptid, der sog. antimüllersche Faktor-AMF, bewirkt die Rückbildung der Müllerschen Gänge (JOSSO 1977). Das in den fetalen Leydig-Zellen des Hodens gebildete Testosteron wirkt ohne vorherige Umwandlung zu Dihydrotestosteron (DHT) auf die Wolffschen Gänge ein, die sich zu Epididymis, Ductus deferens und Samenblasen differenzieren (JOST 1965). Fehlt zu dieser kritischen Zeit dagegen die testikuläre Sekretion, so bilden sich die Wolffschen Gänge zurück, während aus den Müllerschen Gängen Tuben, Uterus und oberes Vaginaldrittel entstehen. Für die Vermännlichung der äußeren Genitalien ist ebenfalls die fetale Testosteronsekretion notwendig. Die Entwicklung des Genitalhöckers zum Penisschaft, der Geschlechtsfalten zur penilen Urethra, der Genitalwülste zum Skrotum und des Urogenitalsinus zur Prostata erfolgt jedoch erst nach Umwandlung des Testosteron zum DHT in den Zielorganen. Diese Reaktion wird durch das Enzym 5α-Reduktase katalysiert (IMPERATO-MCGINLEY u. Mitarb. 1976). Zur Ausbildung von weiblichen Genitalien mit Klitoris, Labia minora und majora kommt es dagegen unabhängig vom chromosomalen Geschlecht, wenn keine Hoden vorhanden sind, kein Testosteron/DHT gebildet werden oder wegen Rezeptordefekt nicht wirksam werden kann (Abb. 4.26).

Wie der Prozeß der Sexualdifferenzierung selbst, so ist auch seine genetische Steuerung komplex (Tab. 4.37): Ein Gen auf dem kurzen Arm des Y-Chromosoms induziert nach OHNO die Bildung

Tabelle 4.**37** Genetische Kontrolle der Sexualdifferenzierung

Y-Chromosom	Differenzierung der Gonaden zu Hoden (über die Bildung des H-Y-Antigens?)
2 X-Chromosomen	Erhaltung der Follikelentwicklung im Ovar (über das HO-Antigen?)
X-Chromosom	Empfindlichkeit der Endorgane für Testosteron und Dihydrotestosteron (Androgenrezeptor)
Autosome	Enzyme für die Testosteron-Biosynthese
Autosom	5α-Reduktase
Autosom oder X-Chromosom	Biosynthese des die Müllerschen Gänge inhibierenden Faktors

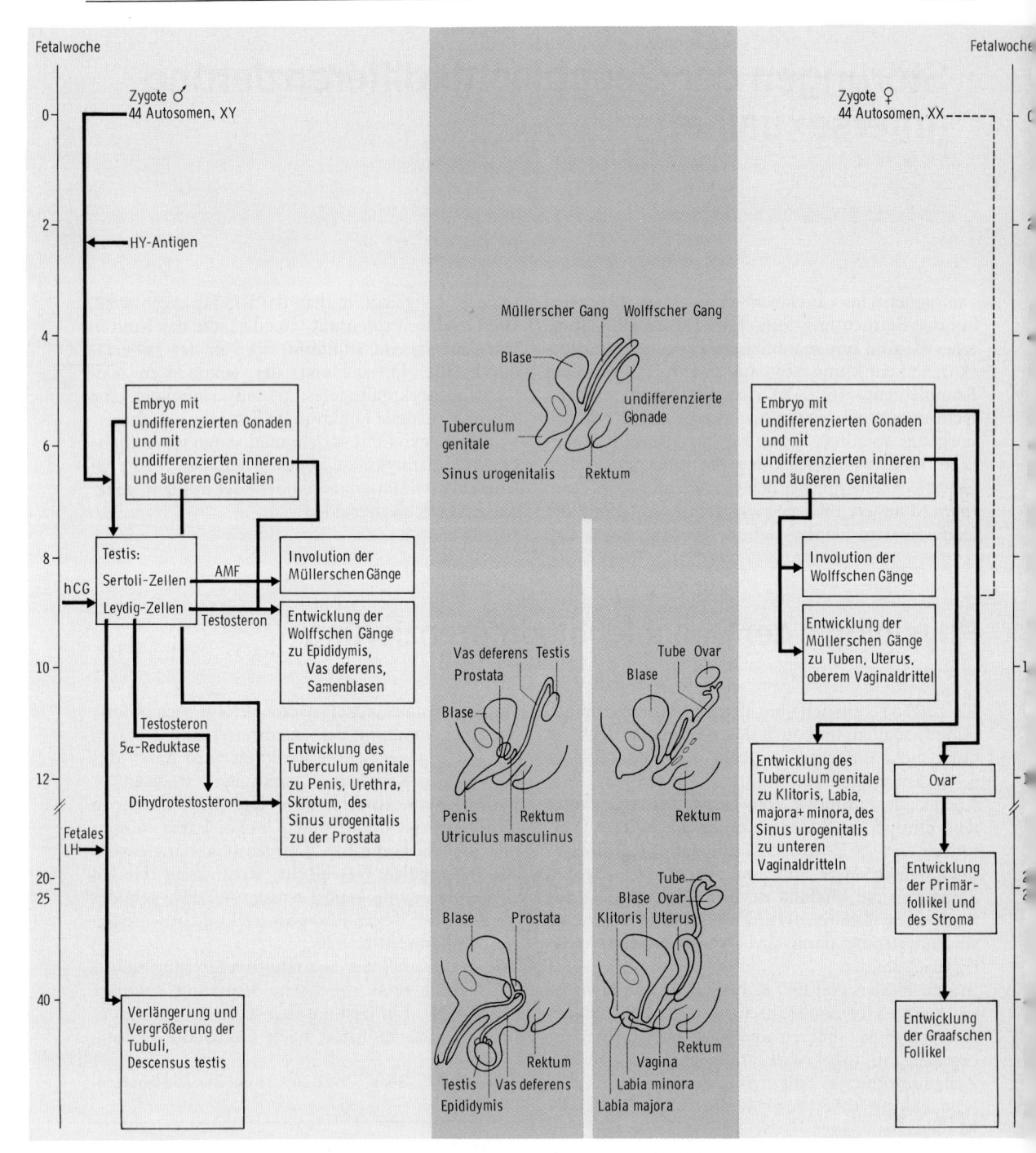

Abb. 4.26 Zeitlicher Ablauf und wirksame Faktoren bei der menschlichen Sexualdifferenzierung.
Der im Alter von 6 Fetalwochen noch bipotente Fetus hat die Tendenz, ein weibliches Gonaden- und Körpergeschlecht anzunehmen (rechte Seite). Hat sich dagegen unter dem Einfluß des Y-Cromosoms aus der bipotenten Gonadenanlage ein Hoden entwickelt (8. Fetalwoche), so bewirken die testikulären Hormone die Vermännlichung der inneren und äußeren Genitalien: Es handelt sich um die Müllerschen Gänge inhibierende Substanz (antimüllerscher Faktor = AMF), das Testosteron und seinen zellulär gebildeten Metaboliten Dihydrotestosteron (DHT)

des H-Y-Antigens. Dazu ist noch ein zweites, wahrscheinlich auf einem Autosom oder dem X-Chromosom gelegenes Gen notwendig (WACHTEL u. OHNO 1979, BERNSTEIN 1981, POLANI u. ADINOLFI 1983). Für die bei der Synthese des Testosterons und des DHT benötigten Enzyme sind autosomal rezessiv vererbte Gene verantwortlich. Ein X-gebunden rezessiv vererbtes Gen bestimmt die Ausbildung des intrazellulären Rezeptors für Testosteron und DHT.

Während bei niederen Säugetieren und einigen Primaten auch das Geschlechtsverhalten der erwachsenen Tiere und die Entwicklung bestimmter Hirnzentren in der Zeit um die Geburt durch Steroidhormone irreversibel geprägt werden, sind solche Einflüsse bei Menschen noch umstritten, jedenfalls nicht eindeutig nachgewiesen (DÖRNER 1981, FOREST 1983, JOST 1983, MCEWEN 1983). Wichtig für die Geschlechtsidentität eines Menschen (Gender) scheinen vor allem Erziehungs- und Umwelteinflüsse zu sein (MONEY 1965). Unter bestimmten Umständen kann jedoch die Entwicklung der sekundären Geschlechtsmerkmale in der Pubertät die Geschlechtsidentität beeinflussen, besonders wenn sie wegen Unsicherheit der Eltern oder wegen des intersexuellen Genitales sich in der Kindheit nicht ganz festigen konnte (IMPERATO-MCGINLEY u. Mitarb. 1979, MEYER-BAHLBURG 1982, ROESLER u. KOHN 1983).

Störungen der Geschlechtsdifferenzierung

Einteilung und Häufigkeit

Pathogenetisch werden Störungen der Gonadendetermination von denen der Differenzierung der Sexualorgane unterschieden (Abb. 4.27; Tab. 4.38).

Die in der Tabelle vorgenommene Klassifizierung der Störungen der Geschlechtsdifferenzierung versucht, praktischen Gesichtspunkten gerecht zu werden. Da für den klinisch tätigen Arzt bei der Differentialdiagnose das Aussehen der äußeren Genitalien wichtig ist, sind verschiedene Syndrome mehrmals aufgeführt worden. Bei normalem männlichem Genitale werden Störungen meist erst im Pubertätsalter diagnostiziert, wenn die mangelnde Vergrößerung der Hoden (z. B. beim Klinefelter-Syndrom), eine intermittierende Hämaturie (z. B. bei der Oviduktpersistenz) oder die ausbleibende oder unvollständige Pubertätsentwicklung auffallen. Bei weiblichem Genitale sind es ebenfalls die fehlende Pubertätsentwicklung (z. B. bei reiner Gonadendysgenesie, Turner-Syndrom) oder die primäre Amenorrhoe (z. B. bei der testikulären Feminisierung), deretwegen die Patienten untersucht werden. Ein intersexuelles Genitale fällt dagegen meist bei der Geburt auf. Kausal gesehen, sind nur zwei Gruppen von Störungen für ein intersexuelles äußeres Genitale verantwortlich: Beim genetisch männlichen Individuum handelt es sich um die unvollständige Virilisierung, die durch nicht ausreichende Sekretion oder Wirkung von Testosteron bzw. DHT verursacht wird (Abb. 4.27). Dagegen müssen beim genetisch weiblichen Individuum in der Fetalzeit vermehrt männliche Hormone wirksam werden, um die Vermännlichung der äußeren Genitalien zu bewirken.

Häufigste Ursache für eine unvollständige Maskulinisierung beim genetisch männlichen Kind ist wahrscheinlich eine verminderte Empfindlichkeit der Zielorgane für Testosteron und DHT (SAVAGE u. Mitarb. 1978). Bei den eigenen Untersuchungen fand sich in der Mehrzahl der Fälle eine gestörte Hodenentwicklung und Funktion (sog. dysgenetische Hoden), meist ohne nachweisbare Störung der Geschlechtschromosomen, während Enzymdefekte der Testosteron- und DHT-Synthese und partielle Endorganresistenz selten vorkamen (KORTH-SCHÜTZ 1981). Die intrauterine Virilisierung beim Mädchen ist fast immer durch das adrenogenitale Syndrom verursacht.

Störungen der Gonadendetermination

Gemeinsam ist den im folgenden beschriebenen Syndromen eine Störung der Gonadenentwicklung (Abb. 4.27 I,II; Tab. 4.38 I). Diese ist beim Klinefelter-Syndrom, dem Syndrom der XX-Männer, dem Noonan-Syndrom und dem Turner-Syndrom durch abnorme Geschlechtschromosomen verursacht. Die äußeren Genitalien sind normal. Bei den danach folgenden Störungen (reine und gemischte Gonadendysgenesie, Anorchie, Gonadenagenesie und echter Hermphroditismus), bei denen sich nicht immer eine Geschlechtschromosomenanomalie nachweisen läßt, ist die Testosteronsynthese und auch die Produktion des AMF in der Fetalzeit vermindert oder fehlt. Dadurch sind die äußeren und inneren Genitalien intersexuell oder weiblich (JOSSO u. Mitarb. 1983). Die auch als dysgenetisch bezeichneten Hoden neigen zu tumoröser Entartung, besonders wenn sie eine Zell-Linie mit XY-Konstitution haben. Sie sollten deshalb schon in der Kindheit entfernt werden.

Das Klinefelter-Syndrom und seine Varianten

In Tab. 4.39 sind die wesentlichen Symptome des XXY-Klinefelter-Syndroms zusammengefaßt. Im Kapitel über Hypogonadismus werden Klinik und Therapie genauer abgehandelt.

Patienten mit Chromosomenmosaik (XY/XXY) haben ähnliche, aber weniger ausgeprägte Symptome. Der Hypogonadismus führt meist erst im mittleren Alter zu Potenzstörungen. Die Spermatogenese kann in einigen Tubuli erhalten sein, und Fertilität ist bei diesen Patienten beschrieben worden. Die Chromosomenkonstitution XXYY prädisponiert zu Symptomen wie bei Klinefelter-Syndrom, außerdem zu Hochwuchs, Varikosis und

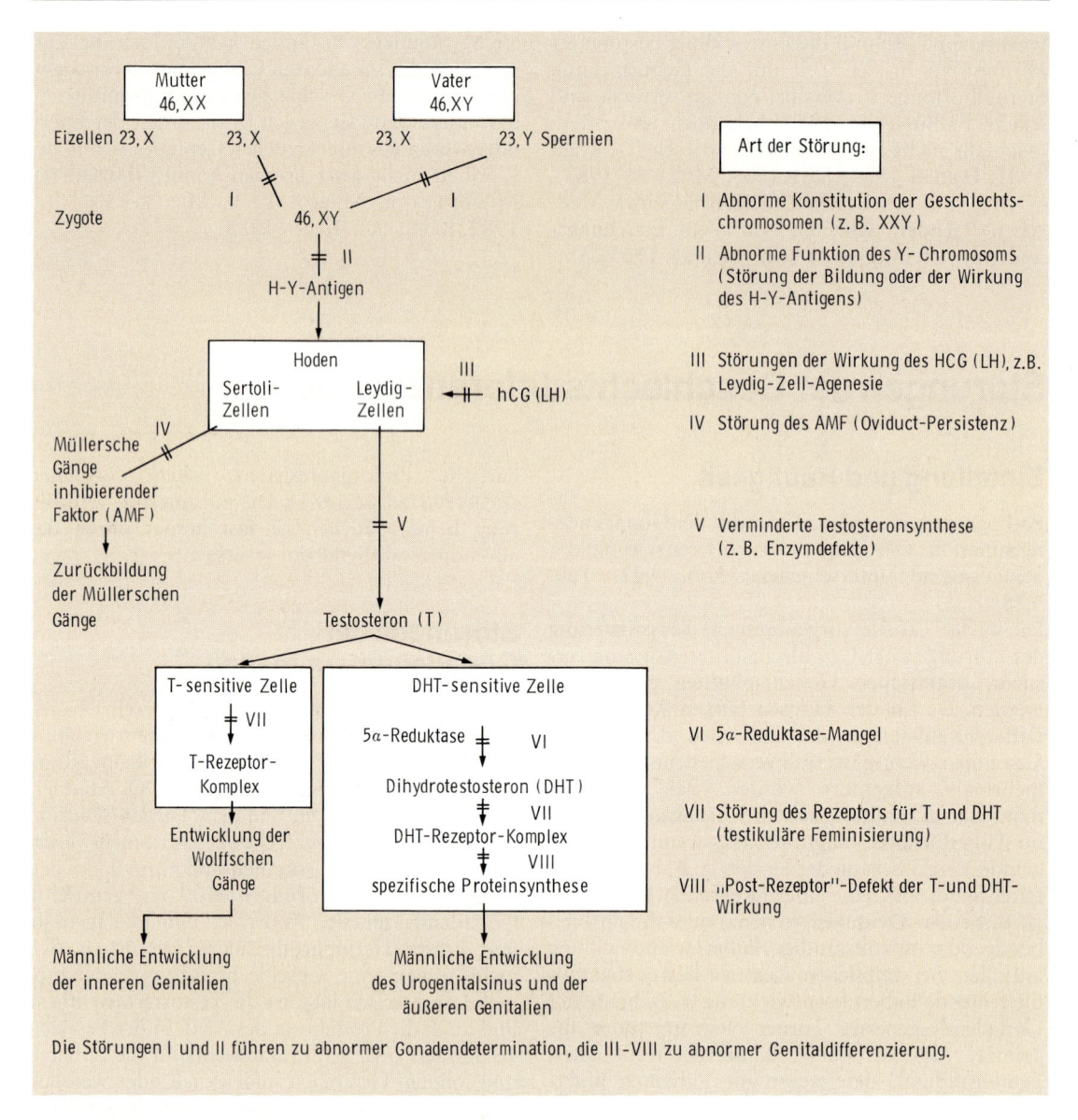

Abb. 4.27 Schematische Darstellung der pathogenetischen Mechanismen, die zu Störungen der männlichen Sexualdifferenzierung führen können. Die Störungen I und II führen zu einer abnormen Gonadendetermination, die Störungen III bis VIII zu abnormer Genitaldifferenzierung

Delinquenz. Bei Patienten mit mehreren X-Chromosomen (XXXY, XXXXY oder XXXXXY) treten schwere geistige Retardierung und eine Hypoplasie der äußeren Genitalien in den Vordergrund. Andere Mißbildungen, besonders des Herzens, werden beobachtet. In der Pubertät kommt es nicht zu einer Gynäkomastie, aber Zeichen des Androgenmangels treten auf.

Das Syndrom der XX-Männer

Die Betroffenen haben ähnliche Symptome wie Patienten mit Klinefelter-Syndrom, ihre mittlere Größe liegt dagegen zwischen der von Männern und Frauen (Abb. 4.**28**; SCHWEICKERT u. Mitarb. 1982). Das Syndrom wird nur selten (1 : 32 000 Männer) beobachtet. Etwa 10% der Betroffenen haben eine Hypospadie. Das H-Y-Antigen wurde bei allen untersuchten Fällen nachgewiesen. Man erklärt sich dies durch Translokation eines kleinen Teiles des Y-Chromosoms auf ein X-Chromosom oder durch ein nicht entdecktes Chromosomenmosaik. Auch eine Mutation des postulierten autosomalen oder X-chromosomalen Gens könnte die Ausprägung des H-Y-Antigens trotz eines fehlenden Y-Chromosoms erklären. Eine Substitution mit Testosteron ist während und nach der Pubertät notwendig.

Tabelle 4.38 Einteilung der Störungen der Sexualdifferenzierung

I. *Störungen der Differenzierung der Gonaden* (meist bei abnormen Geschlechtschromosomen)

   1. Normales äußeres Genitale
      a. Männliches äußeres Genitale
         XXY-Klinefelter-Syndrom und seine Varianten
         Syndrom der XX-Männer
         Kongenitale Anorchie
         Noonan-Syndrom (XY)
      b. Weibliches äußeres Genitale
         45,X-Turner-Syndrom
         Chromatinpositives Turner-Mosaik
         (45,X/ 46,XX; 45,X/ 47,XXX)
         Noonan-Syndrom (XX)
         Sogenannte reine Gonadendysgenesie (vollständige Form, Karyotyp XY oder XX)
         Agonadismus (reine Gonadenagenesie, Karyotyp XY oder XX)

   2. Intersexuelles äußeres Genitale
      Dysgenetische Gonaden bei Störungen des Y-Chromosoms
      Reine XY-Gonadendysgenesie (unvollständige Form)
      Asymmetrische gemischte Gonadendysgenesie
      Echter Hermaphroditismus (Karyotyp in 70% 46,XX; seltener 46,XX/46,XY)
      Agonadismus
      Syndrom der rudimentären Hoden

II. *Pseudohermaphroditismus femininus* (intersexuelle Genitalentwicklung bei normalen Ovarien)
    Kongenitale virilisierende Nebennierenhyperplasie (sog. kongenitales adrenogenitales Syndrom) bei verschiedenen Enzymdefekten der Cortisolsynthese
    21α-Hydroxylase-Mangel mit und ohne Salzverlust
    11β-Hydroxylase-Mangel
    3β-Hydroxysteroiddehydrogenase-Mangel
    Transplazentare Virilisierung des weiblichen Fetus
       durch der Mutter verabreichte Gestagene oder Androgene
       durch androgenproduzierende ovarielle oder adrenale Tumoren
       durch Schwangerschaftsluteome
       infolge kongenitaler virilisierender Nebennierenhyperplasie der Mutter
    Nicht durch Androgeneinwirkung verursachte Störungen der Differenzierung der urogenitalen Strukturen

III. *Pseudohermaphroditismus masculinus* (Störungen der Genitalentwicklung bei bilateralen Hoden)
   a. Männliches äußeres Genitale
      Oviduktpersistenz (Hernia uteri inguinalis)

   b. Weibliches äußeres Genitale
      Vollständige Androgenresistenz (komplette testikuläre Feminisierung)
      Leydig-Zell-Agenesie
      Fehlende Testosteronsynthese bei schweren testikulären Enzymdefekten:
      20,22 Desmolase-(Lyase-)Defekt
      17α-Hydroxylase-Defekt
      17β-Hydroxysteroid-Reduktase-Defekt

   c. Intersexuelles äußeres Genitale
      1. Mangelnde Testosteronsynthese
         bei Leydig-Zell-Hypoplasie (Resistenz gegen hCG und LH)
         bei dysgenetischen Hoden: (s. auch I.2)
         Chromatinnegative Gonadendysgenesie (Karyotyp 45,X/ 46,XY; 46,XYp-)
         Reine Gonadendysgenesie (unvollständige Form, Karyotyp 46,XY)
         Agonadismus, Syndrom der verschwindenden Hoden, der rudimentären Hoden
         bei Störungen der Testosteronbiosynthese:
         20,22 Desmolase-(Lyase-) Defekt
         3β-Hydroxysteroiddehydrogenase-Defekt
         17α-Hydroxylase-Defekt
         17,20 Desmolase-(Lyase-) Defekt
         17β-Hydroxysteroid-Reduktase-Defekt

      2. Partielle Resistenz der androgenabhängigen Zielorgane (= unvollständige testikuläre Feminisierung, Reifenstein-Syndrom, familiärer männlicher Pseudohermaphroditismus Typ I nach *Wilson*)
         bei mangelndem oder abnormen Rezeptor
         bei „Post-Rezeptor"-Defekt

      3. Störung des Testosteronmetabolismus in den Zielorganen:
         5α-Reduktase-Mangel (= Pseudovaginale perineoskrotale Hypospadie, familiärer männlicher Pseudohermaphroditismus Typ II nach *Wilson*)

      4. Transplazentare Hemmung der fetalen Hodenfunktion durch Einnahme synthetischer Gestagene durch die Mutter

IV. *Unklassifizierte Störungen der Sexualdifferenzierung*
    Hypospadie
    Intersexualität bei multiplen Mißbildungen und bei Störungen der Autosomen
    Idiopathische Klitorishypertrophie
    Fehlende Anlagen der Vagina und des Uterus (Rokitansky-Küstner-Syndrom)
    Komplexe Genitalmißbildungen mit Nierenagenesie

Das Noonan-Syndrom

Die Charakteristika dieser auch als „männliches Turner-Syndrom" bezeichneten Störung sind in Tab. 4.**40** zusammengefaßt. Die Diagnose wird nur aufgrund von klinischen Kriterien gestellt. Meist wird gefordert, daß mindestens vier der genannten Symptome vorhanden sein müssen. Eine Substitutionsbehandlung ist bei den meist hypogonadalen Adoleszenten oder Männern mit diesem Syndrom erforderlich. Frauen haben dagegen meist eine normale Pubertätsentwicklung und Fertilität.

Das Syndrom der Gonadendysgenesie (Turner-Syndrom und seine Varianten)

Die Tab. 4.**41** faßt die charakteristischen Symptome sowie Häufigkeit und Vererbungsmodus beim Turner-Syndrom zusammen. Zu betonen ist, daß

4.174 Krankheiten des endokrinen Systems

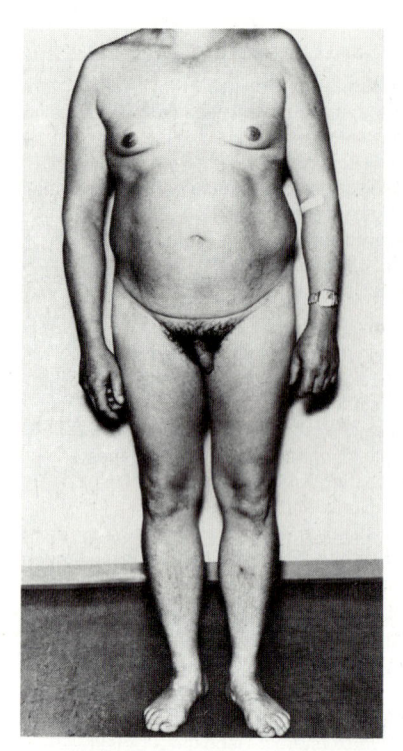

Abb. 4.28 Mann mit XX-Karyotyp. Größe 162 cm, Gewicht 81 kg, weiblicher Körperbau, Gynäkomastie, Schamhaarbegrenzung vom weiblichen Typus, geringfügige Achselbehaarung und spärlicher Bartwuchs, Hoden 4 und 6 ml groß, weiche Konsistenz.
Aspermie, Testosteron 350 ng/dl (12 nmol/l), LH leicht, FSH stark erhöht

Tabelle 4.39 Wichtige Befunde beim Klinefelter-Syndrom

Karyotyp:	47,XXY
Häufigkeit:	1 : 1000 Männer
Vererbung:	Sporadisch, häufig bei älteren Müttern
Ätiologie:	Non-disjunction während der ersten oder zweiten meiotischen Teilung (in 67% bei der Oogenese, in 33% bei der Spermiogenese), Non-disjunction während der Mitose der Zygote
Äußere Genitalien:	Normal männlich
Innere Genitalien:	Normal männlich
Gonaden:	Kleine feste Hoden (unter 3 cm Längsdurchmesser), Dysgenesie und Hyalinisierung der Tubuli seminiferi Aspermie; Leydig-Zell-Hyperplasie
Habitus:	Hochwuchs, ungewöhnlich lange Beine unvollständige bis normale Virilisierung Gynäkomastie
Intelligenz:	Leichte geistige Retardierung gehäuft
Hormonbefunde bei Erwachsenen:	Variabler, häufig erniedrigter Testosteronspiegel, FSH erhöht, LH normal bis erhöht, H-Y-Antigen positiv
Assoziierte Erkrankungen:	Milder Diabetes mellitus Mammakarzinom gehäuft

Tabelle 4.40 Befunde beim Noonan-Syndrom

Karyotyp:	46,XY	46,XX
Vererbung:	Sporadisch oder autosomal dominant	
Häufigkeit:	1 : 8000	
Genitalien:	Normal männlich Hoden oft nicht deszendiert	Normal weiblich
Gonaden:	Normal oder hypoplastisch Aplasie des Keimepithels Maldeszensus häufig	Normal weiblich
	Hypogonadismus häufig	Funktion meist normal Fertilität
Habitus:	Minderwuchs häufig (oft > 2SD unterhalb der Norm), gelegentlich bereits pränatal	
	Charakteristisches Gesicht: prominente Brauen, Hypertelorismus, Epikanthus, Ptose, antimongoloide Lidachsenstellung, breite Nasenspitze	
	kurzer Hals, Flügelfell, Schildthorax oder Pectus excavatum, weiter Mamillenabstand, Cubitus valgus, schmale Finger, selten dystrophe Nägel, Mißbildungen:	
	Rechtsseitige Herzfehler (Pulmonalstenose) Vorhofseptumdefekt	
	Keine Nierenmißbildungen	
Intelligenz:	In 75% der Fälle eingeschränkt	

die körperlichen Symptome alle fehlen können, mit Ausnahme des Minderwuchses und des sexuellen Infantilismus nach dem Pubertätsalter bei beidseitigen Streak-Gonaden und weiblichem Körpergeschlecht (Abb. 4.29). Die Behandlung mit Östrogenen kann ohne Gefahr für die Endgröße im normalen Pubertätsalter begonnen werden, wenn man kleinste Dosen benutzt (s. Tab. 4.45; GRUMBACH u. CONTE 1981).

Im Gegensatz dazu zeigen chromatinpositive Patienten mit Mosaik (45,X/46,XX oder 45,X/47,XXX u. a.) viel seltener die in der Tab. 4.41 aufgeführten Symptome. Sie sind nicht immer klein und können regelmäßig menstruieren. Schwangerschaften sind bei solchen Patientinnen beschrieben worden.

Bei Verlust von Teilen des kurzen Arms des X-Chromosoms (XXqi oder XXp-) kommt es zu mehr oder weniger stark ausgeprägten körperlichen Zeichen des Turner-Syndroms. Fehlen dagegen Teile des langen Arms (XXpi oder XXq-), dann ist nur sexueller Infantilismus die Folge, Größe und Körperproportionen sind normal.

Patienten mit chromatinnegativem Mosaik (d. h. 45,X/46,XY oder 45,X/46,XY/47,XYY o. ä.) haben meist einen intersexuellen Phänotyp, der durch die Wirkung von testikulären Hormonen in der Fetalzeit bestimmt wird. Die Ausbildung und Funktion der Hoden ist jedoch variabel. Wenn

Störungen der Geschlechtsdifferenzierung (Intersexualität)

Tabelle 4.41 Befunde bei 45,X-Gonadendysgenesie (Turner-Syndrom)

Karyotyp:	45,X
Vererbung:	Sporadisch
Ätiologie:	Meiotische oder mitotische Non-disjunction
Häufigkeit:	1 : 3000 Mädchengeburten bis zu ca. 10% bei Fehlgeburten
Äußere Genitalien:	normal weiblich
Innere Genitalien:	normal weiblich, jedoch hypoplastisch
Gonaden:	„Streak"-Gonaden bestehend aus Stroma ohne Eifollikel
Habitus:	Minderwuchs, gelegentlich bereits pränatal, am ausgeprägtesten nach der Pubertät (fehlender Pubertätswachstumsschub) Fehlende Pubertätsentwicklung (sexueller Infantilismus) Körperliche Stigmata: Antimongoloide Augenstellung, tiefsitzende Ohren, Mikrognathie, gotischer Gaumen, kurzer breiter Hals mit oder ohne Pterygium, breite Schultern, schildförmiger Thorax, weiter Mamillenabstand, Cubitus valgus, Brachymetakarpie IV, prominenter medialer Tibiakondylus, Lymphödeme Mißbildungen: Aortenisthmusstenose, Ventrikelseptumdefekt, Hufeisenniere, Doppelureteren
Intelligenz:	Meist im Normbereich; leicht herabgesetzt im Vergleich zu den Familienmitgliedern

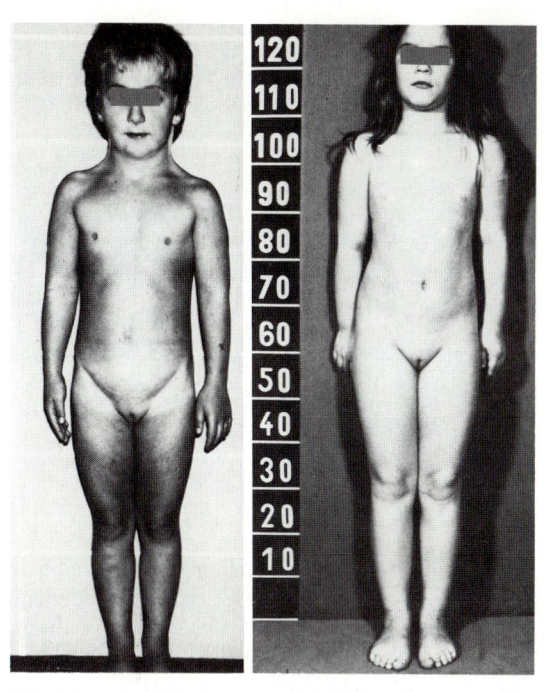

Abb. 4.29 Zwei Mädchen mit XO-Turner-Syndrom, aber unterschiedlicher Ausprägung der Symptome

einseitig Hodengewebe vorhanden ist und auf der anderen Seite eine Gonadenleiste (= Streak-Gonade), spricht man von gemischter Gonadendysgenesie (ZÄH u. Mitarb. 1975).

Reine Gonadendysgenesie mit XX-Karyotyp

Unter Patientinnen mit fehlender Pubertätsentwicklung und primärer Amenorrhoe, aber ohne Zeichen des Turner-Syndroms und ohne Minderwuchs, häufig sogar mit eunuchoiden Proportionen, finden sich solche mit bilateralen Streak-Gonaden und normalem weiblichem Karyotyp. Dieses Syndrom kann familiär auftreten und wird dann autosomal rezessiv vererbt. Sporadische Fälle sind meist als Folgezustände nach Entzündungen oder Autoimmunprozessen anzusehen; sie können auch durch abnorme Gonadotropinsensitivität oder eine Störung der Östradiolsekretion verursacht werden. Gelegentlich zeigen Patientinnen mit reiner XX-Gonadendysgenesie nach der Pubertät Hirsutismus oder Zeichen von Virilisierung. Man nimmt an, daß in den Hiluszellen der Streak-Gonaden vermehrt gebildetes Testosteron für diese Erscheinungen verantwortlich ist.

Reine Gonadendysgenesie bei XY-Karyotyp und gemischte Gonadendysgenesie

Bei der kompletten Form der reinen XY-Gonadendysgenesie ist das äußere und innere Genitale weiblich. Inkomplette Formen sind jedoch möglich, bei denen das äußere Genitale intersexuell aussieht und in der Pubertät Virilisierungserscheinungen auftreten können. Die Störung wird geschlechtsgebunden autosomal dominant vererbt. Betroffene Mitglieder einer Familie zeigen weite Variationen des Phänotyps. Wegen der Gefahr tumoröser Entartung der Gonaden sollten Familienmitglieder untersucht werden. Der innere Genitalbefund eines einseitigen Streaks und eines (meist dysgenetischen) Testis auf der anderen Seite kommt vor (gemischte Gonadendysgenesie, s. Abb. 4.30). Das H-Y-Antigen kann positiv oder negativ sein.

Syndrom der „vanishing" Testes (Anorchie und XY-Gonadenagenesie)

Bei der sog. Anorchie sind nach der Geburt trotz normal ausgebildetem männlichem Genitale keine Hoden mehr nachweisbar, auch keine Streak-Gonaden. Die Hoden müssen sich nach der Zeit der Differenzierung der äußeren und inneren Genitalien zurückgebildet haben. Geschieht die Rückbildung dagegen schon vor der 8. Fetalwoche, so

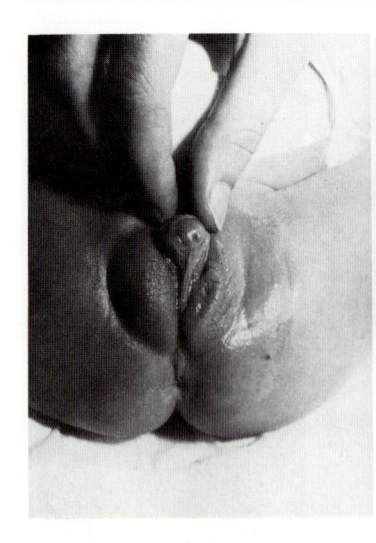

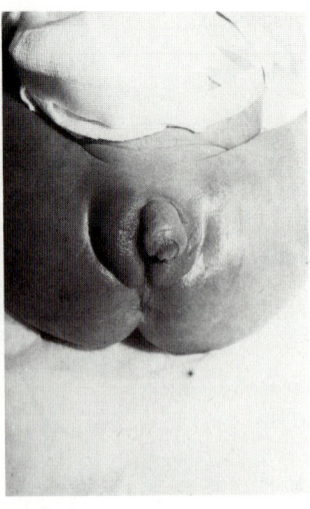

Abb. 4.30 Genitale eines Neugeborenen mit gemischter Gonadendysgenesie: Intersexuelles Genitale entsprechend dem Stadium IV nach Prader. Im rechten Skrotum ein Hoden, linkes Skrotum leer.
Laparotomie: rechtsseitiger Hoden mit Vas deferens und Tube, linksseitige Streak-Gonade, Tube, rudimentär Uterus und Vagina.
Hormonbefunde in der 3. Lebenswoche: Testosteron 218 ng/dl (7,5 nmol/l), nach hCG gering weiter ansteigend; Dehydroepiandrosteron, $\triangle_4$-Androstendion und 17-OH-Progesteron normal für das Alter.
Karyotyp in 4 Geweben: 46,XY.
Erziehung als Mädchen nach Entfernung des Hodens und der Streak-Gonade, Reduktion des Phallus und Eröffnung der „Vagina"

entwickeln sich die Genitalien in die weibliche Richtung. Das Syndrom heißt dann Gonadenagenesie. Bei „Verschwinden" der Hoden während der kritischen Zeit der Sexualdifferenzierung können variable Formen der Intersexualität resultieren. Der Nachweis erfolgt beim Kind oder beim Adoleszenten mit Kryptorchismus und unvollständiger Pubertätsentwicklung durch eine verlängerte hCG-Stimulation, bei der es nicht zu einem Anstieg des Testosterons oder von Testosteronvorstufen kommt. Ist auch der Sonographiebefund des kleinen Beckens negativ, kann auf eine Laparotomie verzichtet werden.

Tabelle 4.42 Befunde beim echten Hermaphroditismus

Karyotyp:	46,XX (in 70%), 46,XX/46,XY; selten 46,XY
Vererbung:	Sporadisch, sehr selten familiär (autosomal rezessiv oder autosomal dominant)
Häufigkeit:	extrem selten
Äußere Genitalien:	intersexuell, variabel
Innere Genitalien:	entsprechen der Gonade auf der gleichen Seite
Gonaden:	Ovotestis und Ovar
oder	Ovar und Testis
oder	(selten) Ovotestis und Testis
Pubertät:	Virilisierung und Feminisierung, evtl. zyklische Blutungen
Hormonbefunde:	Testosteron erniedrigt für Männer, erhöht für Frauen, Östradiol erhöht für Männer, erniedrigt für Frauen, gelegentlich zyklische Gonadotropinsekretion
	H-Y-Antigen meist positiv, oft erniedrigt
Gefahr der malignen Entartung des Hodengewebes, besonders bei XY-Zell-Linie!	

Echter Hermaphroditismus

Als echte Hermaphroditen werden Individuen bezeichnet, die testikuläres und ovarielles Gewebe haben. Der häufigste Karyotyp ist 46,XX (70%). Die meisten Patienten sind H-Y-Antigen positiv und zeigen Intersexualität der äußeren und inneren Genitalien (Tab. 4.42, Abb. 4.31). Bei als Knaben aufgezogenen Individuen sind Hypospadie, Gynäkomastie und intermittierende Hämaturie (als Ausdruck von Menstruationen) die führenden Symptome. Patienten mit 46,XX-Karyotyp sind schwanger geworden und haben geboren, während Männer meist infertil sind und bei ihnen Ovotestis oder Testis wegen der Tumorgefahr entfernt werden sollten (BERKOVITZ u. Mitarb. 1982; s. u.).

Tumoren bei Patienten mit dysgenetischen Gonaden

Bei Patienten mit abnormen Geschlechtschromosomen, besonders bei Vorhandensein einer XY-Zellinie, treten in der dysgenetischen Gonade gehäuft Tumoren auf. Gefährdet sind Patienten mit reiner XY-Gonadendysgenesie und mit gemischter Gonadendysgenesie, außerdem solche mit Chromosomenmosaik (45,X/46,XY; 46,XX/46,XY u. ä.) und echte Hermaphroditen. Bei den letzteren entsteht der Tumor häufiger in dem testikulären Gewebe. Die Tumorhäufigkeit liegt insgesamt bei 20% und zeigt eine Zunahme mit dem Lebensalter, jedoch auch Kinder sind betroffen. Weniger gefährdet sind dagegen Patienten mit der sog. testikulären Feminisierung (s. unten), bei denen die meist intraabdominell gelegenen Hoden erst nach der Pubertät eine Neigung zu tumoröser Entartung zeigen. Bei den Tumoren handelt es sich um Gonadoblastome, Germinome und Dysgerminome. Diese machen sich manchmal durch unerwartete Virilisierung oder Feminisierung bemerkbar. Wenn bei den genannten Patienten die Gonaden nicht entfernt worden sind, so sollten sie zumindest durch regelmäßige Ultraschalluntersuchungen des kleinen Beckens kontrolliert werden.

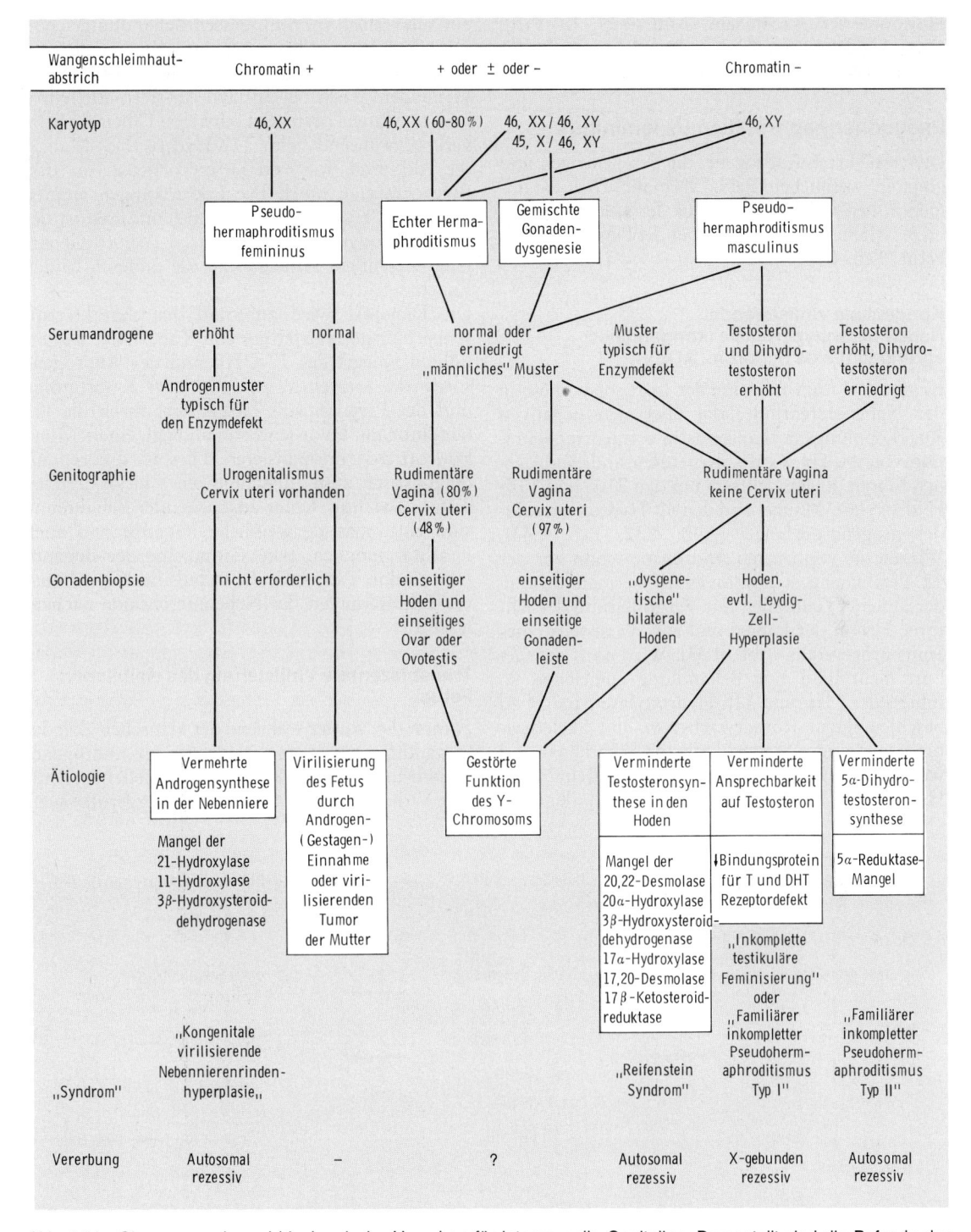

Wangenschleimhaut-abstrich	Chromatin +	+ oder ± oder −		Chromatin −	
Karyotyp	46, XX	46, XX (60–80 %)	46, XX / 46, XY 45, X / 46, XY	46, XY	
	Pseudo-hermaphroditismus femininus	Echter Hermaphroditismus	Gemischte Gonadendysgenesie	Pseudo-hermaphroditismus masculinus	
Serumandrogene	erhöht / normal Androgenmuster typisch für den Enzymdefekt	normal oder erniedrigt "männliches" Muster	Muster typisch für Enzymdefekt	Testosteron und Dihydrotestosteron erhöht	Testosteron erhöht, Dihydrotestosteron erniedrigt
Genitographie	Urogenitalismus Cervix uteri vorhanden	Rudimentäre Vagina (80 %) Cervix uteri (48 %)	Rudimentäre Vagina Cervix uteri (97 %)	Rudimentäre Vagina keine Cervix uteri	
Gonadenbiopsie	nicht erforderlich	einseitiger Hoden und einseitiges Ovar oder Ovotestis	einseitiger Hoden und einseitige Gonadenleiste	"dysgenetische" bilaterale Hoden	Hoden, evtl. Leydig-Zell-Hyperplasie
Ätiologie	Vermehrte Androgensynthese in der Nebenniere	Virilisierung des Fetus durch Androgen-(Gestagen-) Einnahme oder virilisierenden Tumor der Mutter	Gestörte Funktion des Y-Chromosoms	Verminderte Testosteronsynthese in den Hoden	Verminderte Ansprechbarkeit auf Testosteron	Verminderte 5α-Dihydrotestosteronsynthese
	Mangel der 21-Hydroxylase 11-Hydroxylase 3β-Hydroxysteroiddehydrogenase			Mangel der 20,22-Desmolase 20α-Hydroxylase 3β-Hydroxysteroiddehydrogenase 17α-Hydroxylase 17,20-Desmolase 17β-Ketosteroidreduktase	↓Bindungsprotein für T und DHT Rezeptordefekt	5α-Reduktase-Mangel
"Syndrom"	"Kongenitale virilisierende Nebennierenrindenhyperplasie"			"Reifenstein Syndrom"	"Inkomplette testikuläre Feminisierung" oder "Familiärer inkompletter Pseudohermaphroditismus Typ I"	"Familiärer inkompletter Pseudohermaphroditismus Typ II"
Vererbung	Autosomal rezessiv	−	?	Autosomal rezessiv	X-gebunden rezessiv	Autosomal rezessiv

Abb. 4.31 Chromosomale und biochemische Ursachen für intersexuelle Genitalien. Dargestellt sind die Befunde der Chromosomenanalyse, der Hormonuntersuchungen, der Genitographie, der Gonadenbiopsie, außerdem Ätiologie und Vererbungsmodus der Störungen

Störungen der Differenzierung der Genitalstrukturen

Werden bei genetisch weiblichen Individuen während der kritischen Differenzierungszeit vermehrt männliche Hormone wirksam, so kommt es trotz normal determinierter Ovarien zur Virilisierung der äußeren Genitalien (Pseudohermaphroditismus femininus, Abb. 4.31).

Trotz normaler Gonadendetermination kann bei genetisch männlichen Individuen eine unvollständige Virilisierung der inneren und äußeren Genitalien durch mangelnde Testosteron- und DHT-Sekretion oder eine Störung des Rezeptors für diese

Hormone verursacht sein (Abb. 4.27, III–VIII). Diese Syndrome werden als Pseudohermaphroditismus masculinus bezeichnet.

Pseudohermaphroditismus femininus

Die vermehrten Androgene, die den genetisch und gonadal weiblichen Fetus vermännlichen, stammen in den meisten Fällen aus der fetalen Nebenniere, seltener gelangen sie über die Plazenta in den Fetus (Tab. 4.38, II).

Kongenitale virilisierende Nebennierenhyperplasie (kongenitales adrenogenitales Syndrom, AGS)

Es gibt drei Enzymdefekte der Cortisolsynthese in der Nebennierenrinde, die über den negativen Rückkopplungsmechanismus zu vermehrter Sekretion von ACTH, Cortisolvorstufen und Androgenen führen. Es handelt sich um den 21α- und 11β-Hydroxylase-Mangel und den 3β-Hydroxysteroiddehydrogenase-Mangel (Abb. 4.32, Tab. 4.43). Wirken die vermehrten Androgene schon vor der 12. Fetalwoche, so kommt es zur Vermännlichung der äußeren Genitalien mit Vergrößerung der Klitoris, Fusion der Labien und evtl. Persistenz eines Sinus urogenitalis (Abb. 4.33). Wird nach der Geburt nicht bald eine Behandlung eingeleitet, so führen der 21α- und 11β-Hydroxylase-Mangel zu beschleunigtem Körperwachstum und Skelettreifung, vorzeitiger Entwicklung von Schamhaar und weiterer Vergrößerung der Klitoris. Beim 21α-Hydroxylase-Mangel besteht in ca. 50% der Fälle ein Salzverlustsyndrom, dessen Behandlung schon kurz nach der Geburt erfolgen muß, um eine Salzverlustkrise mit möglichem tödlichem Ausgang zu vermeiden. Auch bei 3β-Hydroxysteroiddehydrogenase-Mangel besteht in schweren Fällen ein Salzverlust, während beim 11β-Hydroxylase-Mangel die Akkumulation von Deoxycorticosteron zum Bluthochdruck führt. Die Erkrankungen werden autosomal rezessiv vererbt. Am häufigsten ist der 21α-Hydroxylase-Mangel (ca. 1 : 5000 Geburten), wesentlich seltener sind die anderen beiden Enzymdefekte.

Die Diagnose wird aufgrund der charakteristischen Hormonmuster gestellt (Tab. 4.43). Die erhöhten Spiegel des 17-OHP und der Androgene sowie die vermehrte Exkretion der Ketosteroide und des Pregnantriols lassen sich durch die Behandlung mit Hydrocortison und ggf. einem Mineralocorticoid normalisieren. Dies ist differentialdiagnostisch zum Ausschluß eines virilisierenden Tumors wichtig. Unter ausreichender Behandlung sind eine normale weibliche Pubertät und auch Fertilität möglich. (Die Grundzüge der Behandlung sind in Tab. 4.45, die Details im Kapitel über die Erkrankungen der Nebennierenrinde nachzulesen.)

Transplazentare Virilisierung des weiblichen Fetus

Nimmt die Mutter während der kritischen Zeit der Sexualdifferenzierung Gestagene mit androgener Teilwirkung ein, so kann beim weiblichen Fetus eine Virilisierung des Genitales hervorgerufen wer-

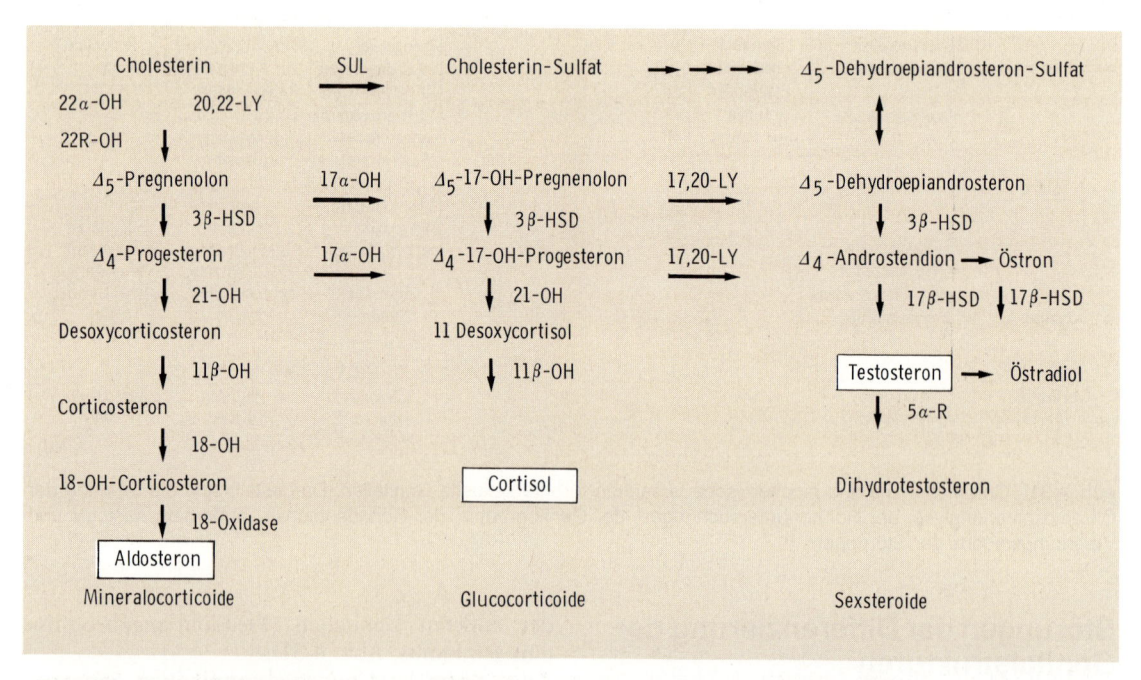

Abb. 4.32 Enzymatische Schritte bei der Synthese der Mineralocorticoide, der Glucocorticoide und der Sexualsteroide in der Nebennierenrinde und des Testosteron im Hoden.

Abkürzungen: OH = Hydroxylase, LY = Lyase (= Desmolase), SUL = Sulfotransferase, 3β-HSD = 3β-Hydroxysteroiddehydrogenase-Isomerasekomplex, 17β-HSD = 17β-Hydroxysteroid-Oxidoreduktase = 17-Reduktase, 5α-R = 5α-Reduktase

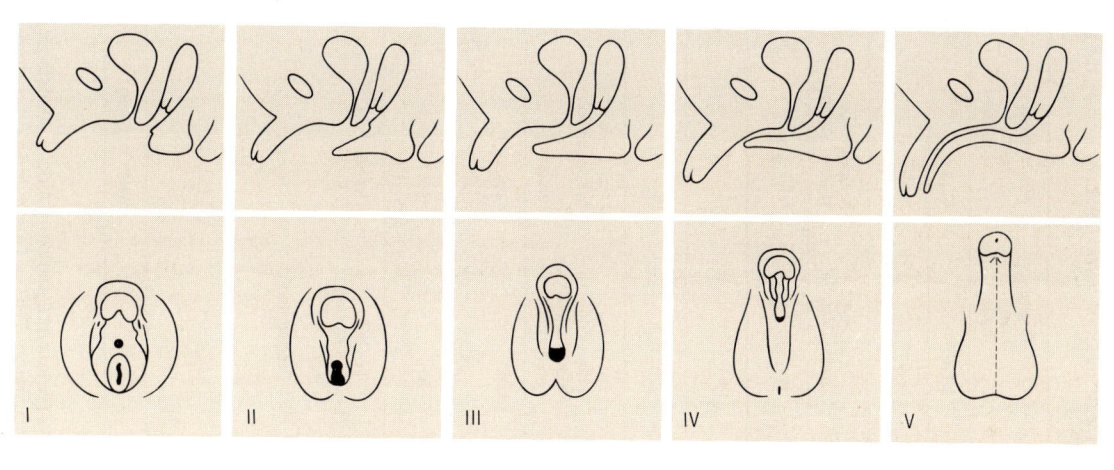

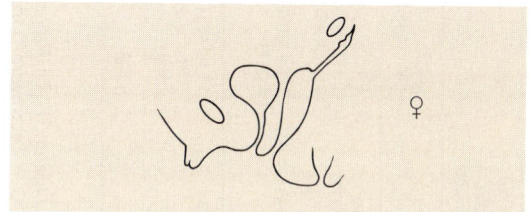

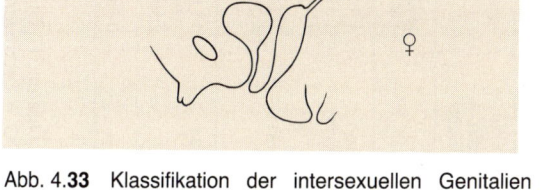

Abb. 4.33 Klassifikation der intersexuellen Genitalien nach Prader bei genetisch weiblichen Individuen: Stadium I = isolierte Klitorisvergrößerung, II = Klitorisvergrößerung und weiter trichterförmiger Urogenitalsinus, III = Klitorisvergrößerung und engerer Urogenitalsinus, IV = Klitorisvergrößerung mit kleiner Öffnung des Urogenitalsinus an ihrer Basis, V = vergrößerte Klitoris mit Öffnung des Urogenitalsinus an der Spitze. Bei genetisch männlichen Individuen entspräche das Stadium I–III der pseudovaginalen perinealen Hypospadie, das Stadium IV der perinealen Hypospadie mit Scrotum bifidum, das Stadium IV–V der glandulären und penilen Hypospadie.

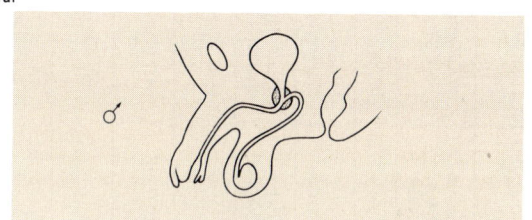

den. Adrenale oder ovarielle Tumoren (Arrhenoblastom, Krukenberg-Tumor) der Mutter, ein Luteom oder ein nicht ausreichend behandeltes AGS können den gleichen Effekt haben. Die Mutter muß dabei keine Virilisierungserscheinungen zeigen, da der weibliche Fetus viel empfindlicher auf Androgene reagiert als sie. Die Hormonspiegel sind beim Kind normal. Eine Behandlung ist meist nicht notwendig; sie besteht gegebenenfalls in einer operativen Korrektur des Genitales. Die Geschlechtsrolle ist weiblich.

Pseudohermaphroditismus masculinus

Genetisch männliche Individuen (Karyotyp 46,XY) mit histologisch nachweisbaren Hoden, bei denen sich eine Fehlentwicklung der äußeren oder/und inneren Genitalien findet, nennt man männliche Pseudohermaphroditen. Nach den Ausführungen über die normale Geschlechtsdifferenzierung ist es klar, daß Mißbildungen der inneren Genitalien durch mangelnde fetale Sekretion des die Müllerschen Gänge inhibierenden Faktors (AMF) und des Testosterons verursacht wird, während die unvollständige Virilisierung des äußeren Genitales durch ungenügende Sekretion des Testosterons und Dihydrotestosterons oder durch mangelndes Ansprechen auf diese beiden Hormone verursacht sein kann (Tab. 4.38, III; Abb. 4.27, III–VIII).

Oviduktpersistenz (Hernia uteri inguinalis)

Bei den Patienten, deren Sexualentwicklung bis auf gehäuft auftretenden Kryptorchismus normal männlich ist, wird bei einer Hernienoperation oder bei der Korrektur des Kryptorchismus ein kleiner Uterus mit Tuben gefunden. Selten tritt in der Pubertät eine intermittierende Hämaturie auf. Gefährdet sind diese Männer nur durch das gehäufte Auftreten von Tumoren in den nicht deszendierten Hoden, das auch nach Orchidopexie noch möglich ist. Ursache ist die mangelnde Sekretion des AMF in der frühen Fetalzeit (JOSSO 1977; Abb. 4.27, IV). Die Behandlung besteht in der Entfernung des Uterus und regelmäßiger Kontrolle der Hoden.

Störungen der Testosteronsynthese

Die Testosteronsekretion kann quantitativ (bei Leydig-Zell-Hypoplasie bzw. -agenesie und bei dysgenetischen Hoden) oder qualitativ (Enzymdefekte der Testosteronsynthese) gestört sein. Die Ausprägung des intersexuellen Genitales ist unterschiedlich und erlaubt keine Rückschlüsse auf den zugrundeliegenden Defekt. Bei der Leydig-Zell-Hypoplasie und den Enzymdefekten der Testosteronsynthese wird der AMF normal gebildet, die Abkömmlinge der Müllerschen Gänge sind verschwunden. Bei Syndromen mit dysgenetischen Hoden (s. oben) dagegen sind wegen der Störung

Tabelle 4.43 Klinische und homonelle Befunde bei verschiedenen Formen von Enzymdefekten der Cortisolsynthese und der Testosteronsynthese in Nebennieren und/oder Hoden, die zu intersexuellen äußeren (und inneren) Genitalien führen

Defekt	21α-Hydroxy-lase	11β-Hydroxy-lase	3β-Hydroxysteroiddehydrogenase	20,22-Desmo-lase (Lyase)	17α-Hydroxy-lase	17,20-Desmo-lase (Lyase)	17β-Hydroxy-steroid-reduktase
Karyotyp	46,XX	46,XX	46,XX	46,XY	46,XY	46,XY	46,XY
Gonaden	Ovarien	Ovarien	Ovarien	Hoden Maldeszensus	Hoden Maldeszensus	Hoden Maldeszensus	Hoden Maldeszensus
Äußeres Genitale bei der Geburt	Prader I–V	Prader I–IV	deszendierte Hoden Hypospadie Prader IV–V	♀ oder Hypo-spadie, Vagina*	♀ oder Hypo-spadie, Vagina*	♀ oder Hypo-spadie, Vagina*	♀ oder Hypo-spadie, Vagina*
Virilisierung in der Kindheit	ja	ja	nein	nein	nein	nein	nein
Virilisierung in der Pubertät	ja	ja	ja	nein oder ((+))	nein oder (+)	nein oder ((+))	ja
Brustentwicklung in der Pubertät	nein nur unter Corticoidtherapie	nein	ja	?	nein oder (+)		ja
Inneres Genitale:							
Wolffsche Gänge	fehlen	fehlen	normal	fehlen oder hypoplastisch	fehlen oder hypoplastisch	fehlen oder hypoplastisch rudimentär	hypoplastisch
Müllersche Gänge	normal	normal	fehlen	fehlen	fehlen		fehlen
Salzverlust (↓Na⁺, ↑K⁺)	in 50%	vorübergehend unter Therapie	ja bei leichten Formen nicht	ja bei leichten Formen nicht	nein	nein	nein
Blutdruck-erhöhung	nein	ja	nein	nein	ja ↓K⁺, Alkalose	nein	nein
Diagnostisch wichtige Hormonabweichungen	Serum: ↑17-OHP ↑T ↑Δ₄-A Urin: ↑17-KS ↑Pregnantriol	↑11-Deoxy-cortisol(S) ↑DOC, ↑T ↑17-KS ↑THS ↑TH DOC	↑3β-C₂₁- und C₁₉-Steroide ↓T ↑17-KS ↑Pregnentriol	↓↓C₂₁- und C₁₉-Steroide ↓↓17-OHS ↓↓17-KS	↑T ↑17OH-C₂₁-St. ↑17OH-C₁d29-St. ↑TH DOC ↑THB	↑17-OHP ↑17-OHPregn. ↑T ↑Pregnantriol	↑Δ₄-A, ↑E₁ ↓T
Assoziierte Hormonbefunde	↑FSH, LH ↑Renin ↓Aldo	↑FSH, LH ↓Renin ↓Aldo	↓Renin ↓Aldo	↑LH, FSH	↑LH, FSH ↓Renin ↓Aldo	↑LH, FSH	↑LH, FSH
Erziehung	meist ♀	meist ♀	meist ♂	meist ♀	meist ♀	♂ oder ♀	meist ♀, geleg. ♂

Vagina* = rudimentäre, blind endende Vagina

Abkürzungen: 17-OHP = 17α-Hydroxyprogesteron, T = Testosteron, Δ₄ = Δ₄-Androstendion, DOC = Desoxycorticosteron, 17-OHPregn. = 17α-Hydroxypregnenolon, Aldo = Aldosteron, E₁ = Östron, 17-KS = 17-Ketosteroide, 17-OHS = 17-Hydroxysteroide, THS = Tetrahydro-11 Deoxycortisol, TH DOC = Tetrahydro-Desoxycorticosteron, THB = Tetrahydro-Corticosteron (s. auch Abb. 4.32).

auch des AMF rudimentäre Tuben und Uterus vorhanden.

Leydig-Zell-Agenesie und -hypoplasie

Als Ursache des Syndroms nimmt GRUMBACH eine Störung des Rezeptors für hCG und LH in den Leydig-Zellen an (Abb. 4.27, III). Die Histologie der Hoden zeigt eine verminderte Zahl von Spermatogonien und fehlende oder verminderte Leydig-Zellen. Nach dem Pubertätsalter sind LH und meist auch FSH erhöht (LEE u. Mitarb. 1982). Substitution mit Östrogenen induziert bei den meist als Mädchen erzogenen Patienten die Pubertätsentwicklung.

Enzymdefekte der Testosteronsynthese
(Abb. 4.27, V, Abb. 4.31)

Drei Enzymdefekte der Testosteronsynthese betreffen nicht nur die Hoden, sondern können auch zu verminderter Cortisolsynthese in der Nebennierenrinde führen: der 20,22-Desmolase-(Lyase-)Defekt, der Mangel an 3β-Hydroxysteroiddehydrogenase und der an 17α-Hydroxylase (Tab. 4.43). Bei den ersten beiden Störungen ist auch die Aldosteronsynthese vermindert, und es kann, besonders im Neugeborenenalter, zum Salzverlust kommen. Allerdings sind in den letzten Jahren mildere Formen beschrieben worden, bei denen nie ein Salzverlust beobachtet wurde und die Patienten wegen ihrer intersexuellen Genitalien bzw. Störungen der Pubertätsentwicklung untersucht wurden (PANG u. Mitarb. 1983). Bei diesen Störungen sollte in der Pubertät neben der Substitution mit Sexualsteroiden eine Behandlung mit einem Glucocorticoid, bei Salzverlust auch mit einem Mineralocorticoid durchgeführt werden. Bei 17α-Hydroxylase-Mangel besteht zusätzlich zur Intersexualität ein Hypertonus, der durch Behandlung mit einem Glucocorticoid normalisiert werden kann.

Bei allen Formen der Störungen der Testosteronsynthese führt die Substitutionsbehandlung mit Sexualsteroiden entsprechend dem gewählten Geschlecht zu einer weitgehend normalen Entwicklung der sekundären Geschlechtsmerkmale.

20,22-Desmolase-Defekt

Während schwere Formen dieser seltenen Störung infolge Cortisol- und Aldosteronmangels (Tab. 4.43) schon kurz nach der Geburt zum Tode in der Salzverlustkrise führen, sind in den letzten Jahren auch leichtere Defekte ohne Salzverlust beschrieben worden. Eine Virilisierung ist nur geringfügig oder überhaupt nicht vorhanden. Die Diagnose wird durch die erniedrigten Spiegel und verminderte Ausscheidung der Minerala-, Gluco- und Sexualsteroide gestellt, die durch ACTH und hCG nicht stimulierbar sind.

3β-Hydroxysteroiddehydrogenase-Mangel

Dieser Defekt betrifft ebenfalls Nebennieren und Hoden und führt bei schwerer Ausprägung zum Salzverlust (Tab. 4.43). Bei männlichen Individuen besteht eine Hypospadie mäßigen Ausmaßes (≙ Prader Stadium IV–V, Abb. 4.33), die Hoden sind meist deszendiert. In der Pubertät tritt fast immer eine Gynäkomastie auf. Die Diagnose wird durch den Nachweis erhöhter Dehydroepiandrosteron- und Pregnenolonspiegel und einer vermehrten 17-Ketosteroidausscheidung gestellt. Die Behandlung muß in der Verabreichung von Glucocorticoiden und Testosteron bestehen. Auch von diesem Defekt sind in den letzten Jahren leichtere Formen ohne Salzverlust beschrieben worden; man sollte ihn bei Männern mit Gynäkomastie und Hypospadie ausschließen.

17,20-Desmolase-(Lyase-)Mangel

Bei dieser sehr seltenen Störung werden in den sonst normalen Testes keine oder vermindert C_{17}-Steroide gebildet (Abb. 4.32). Mehr oder weniger weibliche äußere Genitalien sind die Folge (Tab. 4.43), in der Pubertät kommt es zu unvollständiger Sexualentwicklung bei erniedrigten Serumandrogenen und Östrogenen (KAUFMAN u. Mitarb. 1983).

17β-Hydroxysteroid-Oxidoreduktase-Mangel (= 17β-Ketoreduktase-Mangel)

Bei den Patienten mit diesem Defekt des letzten Schrittes der Testosteron- und Östradiolsynthese, die wegen ihrer nur geringfügig virilisierten Genitalien meist als Mädchen erzogen worden sind, ist in der Pubertät eine zunehmende Virilisierung bei gleichzeitiger Brustentwicklung die Regel (Tab. 4.43). Stark erhöhte $\triangle_4$-Androstendion- und Östronspiegel sind diagnostisch (ROESLER u. KOHN 1983). Bei Diagnose im Kindesalter sollte die Orchidektomie vor der Pubertät erfolgen.

17α-Hydroxylase-Mangel

Der Defekt ist in den Hoden, aber auch der Nebennierenrinde vorhanden (Abb. 4.32). Die Patienten werden meist als Mädchen erzogen und fallen wie ihre genetisch weiblichen Geschwister erst durch die ausbleibende Pubertät auf (BURSTEIN u. Mitarb. 1983) (Tab. 4.43). Gleichzeitig besteht eine arterielle Hypertonie und eine Alkalose, für die die erhöhten Corticosteron- und 11-Deoxycorticosteron-Spiegel verantwortlich sind. Erhöhte Progesteron- und Pregnenolonspiegel bei erniedrigtem Testosteron, Cortisol und Aldosteron bestätigen die Diagnose. Die Verabreichung von Hydrocortison führt zur Beseitigung der Alkalose und des Hypertonus. Bei den als Knaben erzogenen Patienten erfolgt die operative Korrektur des äußeren Genitales und eine Testosteronsubstitution.

Störungen des Testosteronmetabolismus
(Abb. 4.27, VI)

5α-Reduktase-Mangel (Pseudovaginale perineoskrotale Hypospadie, familiärer Pseudohermaphroditismus masculinus Typ II nach Wilson)

Die äußeren Genitalien dieser Patienten zeigen bei der Geburt eine perineale Hypospadie, Maldeszensus und Scrotum bifidum. In der Pubertät kommt es dagegen zu ausgeprägter Virilisierung, die sogar zu einer Änderung der Geschlechtsrolle führen kann (IMPERATO-MCGINLEY u. Mitarb. 1979). Eine Brustentwicklung bleibt aus, der Bartwuchs ist spärlich, die Prostata bleibt klein.

Der Enzymdefekt betrifft nicht nur die Hoden, sondern auch die peripheren androgensensitiven Gewebe. Durch Messung der 5α- und 5β-reduzierten Steroide im Urin ist auch nach Orchidektomie noch eine Diagnose möglich. Neugeborene mit dieser Störung kann man auch bei relativ kleinem Phallus als Knaben erziehen, die potentiell zeugungsfähig werden (s. u.).

Störungen der Testosteron- und Dihydrotestosteronwirkung (Abb. 4.27 VII, VIII)

Syndrome der vollständigen und unvollständigen Androgenresistenz (= komplette und inkomplette testikuläre Feminisierung, familiärer Pseudohermaphroditismus masculinus Typ I nach Wilson)

Es handelt sich um einen Defekt des Rezeptors für Testosteron und DHT, in manchen Fällen auch um eine gestörte Hormonwirkung trotz intaktem Rezeptor (sog. „Receptor positive resistance", GRIFFIN u. Mitarb. 1982). Folge ist bei totalem Wirkungsverlust ein genetisch männliches Individuum, das wie ein Mädchen, nach der Pubertät wie eine Frau aussieht. Die Sexualbehaarung ist meist gering oder kann ganz fehlen (sog. „hairless women"). Bei den inkompletten Formen ist eine geringfügige Virilisierung bei der Geburt vorhanden, die sich in der Pubertät noch verstärken kann. Es kommt aber regelmäßig zu einer Brustentwicklung und die Virilisierung bleibt unvollständig. Bei der vollständigen und unvollständigen Form sind im Neugeborenenalter und nach der Pubertät Testosteron und DHT erhöht ebenso die Gonadotropine. Patienten mit unvollständiger testikulärer Feminisierung können meist weder durch Gabe von Testosteron noch von DHT weiter vermännlicht werden. Es ist daher dringlich, daß die Störung schon kurz nach der Geburt diagnostiziert wird und die Kinder möglichst als Mädchen erzogen werden. Kastration vor der Pubertät ist dann notwendig, um eine unerwünschte Virilisierung zu vermeiden.

Transplazentare Hemmung der fetalen Hodenfunktion nach Einnahme von Gestagenen durch die Mutter

Gestagene allein oder in Kombination mit Östrogenen führen wahrscheinlich zu unvollständiger Virilisierung des äußeren Genitales männlicher Kinder, wenn sie während der kritischen Zeit der Differenzierung (8.–12. Woche) eingenommen werden (AARSKOG 1979). Obwohl in Tierversuchen und in vitro ein Antiandrogeneffekt von Gestagenen nachgewiesen wurden (die 5α-Reduktase wurde gehemmt), so steht ein direkter Beweis für diesen Zusammenhang noch aus.

Unklassifizierte Störungen der Genitalentwicklung (Tab. 4.38, IV)

Eine bei Knaben häufige Störung, die *Hypospadie* (1 : 700 neugeborenen Knaben), hat keine funktionellen Konsequenzen. Die meisten Betroffenen zeigen in der Pubertät eine normale Virilisierung und sind als Männer kohabitationsfähig und fertil. Nur bei den schwereren Formen (Prader Stadium IV), die meist mit Kryptorchismus einhergehen, sollte eine inkomplette Adrogenresistenz ausgeschlossen werden, ehe man sich für eine Erziehung als Knabe entscheidet (s. oben). Die Hypospadie tritt in manchen Familien gehäuft auf. In der Mehrzahl der Fälle kann weder ein Enzymdefekt der Testosteronsynthese noch eine Androgenresistenz nachgewiesen werden; selten sind Chromosomenstörungen vorhanden (SVENSSON 1979, AARSKOG 1979). Bei Patienten mit multiplen Mißbildungen, manchmal in Assoziation mit Störungen der Autosomen, kann ein intersexuelles Genitale richtungsweisend sein.

Eine weitere seltene Form von Intersexualität bei Knaben und Mädchen oft mit bizarrem Aussehen kommt in Kombination mit Nierenmißbildungen vor. Die Ursache liegt wahrscheinlich in einer nicht-hormonellen Störung der Urogenitalanlage vor der Differenzierung. Meist sind die Nierenfehlbildungen nicht mit dem Leben vereinbar. Abnorme Hormonspiegel sind nicht nachweisbar.

Ob die *idiopathische Klitorishypertrophie* ein eigenständiges Syndrom darstellt, ist noch nicht geklärt. Meist läßt sich weder eine Medikamenteneinnahme durch die Mutter während der Schwangerschaft noch eine Störung der Androgensekretion bei dem betroffenen Mädchen nachweisen.

Eine weitere noch unklassifizierte Störung bei Mädchen und Frauen ist das Fehlen der Vagina und des Uterus *(Rokitansky-Küstner-Syndrom)*. Andere Mißbildungen, z. B. der Nieren, können vorhanden sein, das äußere Genitale ist jedoch immer normal.

Diagnostische Maßnahmen für die Differentialdiagnose bei Intersexualität

Der Verdacht auf das Vorliegen einer Störung der Geschlechtsdifferenzierung stellt sich dem Geburtshelfer und Kinderarzt bei der Geburt eines Kindes mit intersexuellem Genitale. Der Internist und Gynäkologe müssen Intersexualität in ihrer Differentialdiagnose einbeziehen, wenn sie Patientinnen mit primärer Amenorrhoe, pubertärer Virilisierung oder mit fehlender Pubertätsentwicklung zu untersuchen haben, oder wenn Männer mit Sterilität oder unvollständiger bzw. ganz ausbleibender Pubertät behandelt werden sollen. Urologen sollten bei der Untersuchung von Knaben oder jungen Männern mit Hypospadie eine weitere Diagnostik veranlassen, wenn die Hypospadie ausge-

prägt ist und wenn gleichzeitig ein Kryptorchismus besteht.
Die durchzuführenden Untersuchungen schließen die Bestimmung des genetischen Geschlechts (Sexchromatin, Karyotyp), eine genaue Inspektion der äußeren Genitalien und Dokumentation des Befundes (s. Abb. 4.33), die Darstellung der inneren Genitalien mittels Genitographie und evtl. Laparoskopie oder Laparotomie und Untersuchungen der Hormonspiegel ein (Tab. 4.44). Durch Testosteronbestimmung nach hCG-Stimulation kann bei Kindern das Vorhandensein von Hodengewebe mit Leydig-Zellen nachgewiesen werden. Die Funktion der Nebennieren wird mittels ACTH-Stimulation und Dexamethasonsuppression überprüft. Erhöhte Spiegel von LH, Testosteron, DHT basal sowie des sexualsteroidbindenden Proteins nach hCG-Stimulation machen bei mangelnder Virilisierung das Vorliegen einer Rezeptorstörung wahrscheinlich (BELGOROSKY u. RIVAROLA 1982). Diese kann erst in wenigen Zentren direkt nachgewiesen werden. Die Messung der Nebennieren- und Gonadenhormone und ihrer Vorstufen (s. Abb. 4.32) ist heute auch in kleinen Serumproben von Kindern möglich, da es gute chromatographische Trennmethoden und sensitive Radioimmunoassays gibt. Diese Methoden stellen auch eine wesentliche Voraussetzung für die Diagnostik der Enzymstörungen dar.

Die Bestimmung der Gesamtmetaboliten im Urin (z. B. 17-Ketosteroide) hat für die Differentialdiagnose der Ursachen von Intersexualität an Bedeutung verloren. Bei Ausnutzung chromatographischer Techniken kann jedoch auch die Messung einzelner Steroidmetaboliten im Urin hilfreich sein (BURSTEIN u. Mitarb. 1983).

Tabelle 4.44 Diagnostische Maßnahmen bei Verdacht auf Intersexualität

Methode	Durchführung	Ergebnis
Bestimmung des X-Chromatins	Abstrich von der Wangenschleimhaut	Bei Individuen mit 46,XX in 20% positiv Bei Individuen mit 46,XY oder 45,X negativ
Y-Fluoreszenz	Abstrich von der Wangenschleimhaut	Bei den meisten Zellen mit Y-Chromosom positiv
Karyotyp	Anzüchtung von Leukozyten oder Fibroblasten	Normal männlich: 46,XY Normal weiblich: 46,XX
Genitographie	Zystourethrographie	Darstellung der Blase und Urethra, der Vagina bzw. des Urogenitalsinus, der Portio, des Uteruskavums, evtl. der Tuben
Hormonbestimmungen *Im 24-Stunden-Urin:* 17-Ketosteroide	Photometrisch nach Extraktion	↑ bei AGS (21-OH-, 11β-OH-3β-HSD-Mangel)
Pregnantriol Pregnantriolon	Photometrisch nach Extraktion und Chromatographie	↑ bei AGS (21-OH- u. 11β-OH-Mangel)
5α- und 5β-reduzierte Steroidmetaboliten	Photometrisch nach Extraktion und Chromatographie	Diagnose des 5α-Reduktase-Mangels
Im Serum oder Plasma: Testosteron	Radioimmunoassay (RIA) nach Extraktion und Chromatographie	↓ oder mangelnder Anstieg nach hCG bei dysgenetischen Hoden oder bei Synthesestörungen ↑ bei ♀ mit AGS
Δ_4-Androstendion	s. Testosteron	↑↑ bei 21-OH- u. 11β-OH-Defekt (♂ u. ♀) ↑↑ bei 17β HSD-Defekt
Dehydroepiandrosteron	s. Testosteron	↑↑ bei 3β-HSD-Mangel (♂ u. ♀)
Dehydroepiandrosteronsulfat	RIA nach Serumverdünnung	↑ bei 21-OH- u. 11β-OH-Mangel
17-OH-Progesteron	RIA nach Extraktion	↑↑ bei 21-OH- u. 11β-OH-Mangel nach dem 3. Lebenstag diagnostisch
11-Deoxycortisol	RIA nach Extraktion und Chromatographie	↑ bei 11β-OH-Mangel
Pregnenolon, 17 OH-Pregnenolon	RIA nach Extraktion und Chromatographie	↑ bei 3β-HSD-Mangel

Bei Virilisierung ist der Nachweis der Supprimierbarkeit mit Dexamethason zum Ausschluß eines Tumors notwendig. Bei Kindern und zur Hervorhebung von Enzymdefekten, außerdem bei Verdacht auf Anorchie, sind hCG- und evtl. ACTH-Stimulation sinnvoll. Abkürzungen s. Abb. 4.32.

Therapie bei Störungen der Geschlechtsdifferenzierung

Besonderheiten der Behandlung einzelner Störungen wurden bereits erwähnt, hier sollen jedoch die Prinzipien noch einmal zusammengefaßt werden. Ein wichtiger Aspekt der Therapie ist die richtige Geschlechtszuordnung nach der Geburt oder in der frühen Kindheit, ein zweiter die operative Korrektur der äußeren Genitalien, ein dritter die lebenslängliche oder erst nach dem Pubertätsalter notwendige Hormonsubstitution.

Geschlechtszuordnung nach der Geburt

Wird bei der Geburt oder im frühen Kindesalter ein intersexuelles Genitale festgestellt und kann durch entsprechende Untersuchungen die Ursache geklärt werden, so besteht die Möglichkeit, die Geschlechtsrolle des Kindes seinem äußeren und inneren Genitale bestmöglich anzupassen. Das genetische Geschlecht spielt nur beim Mädchen mit adrenogenitalem Syndrom eine Rolle, das trotz hochgradiger Virilisierung (z. B. Praders Stadium IV, Abb. 4.33) als Mädchen erzogen werden sollte. Bei ausreichender Substitution mit Hydrocortison und nach operativer Rekonstruktion des äußeren Genitales kann es eine normale weibliche Pubertät durchlaufen und fruchtbar sein (NEW u. Mitarb. 1981).

Bei genetisch männlichen Kindern entscheidet dagegen vorwiegend die Größe des Phallus bei der Geburt, ob eine Erziehung als Knabe sinnvoll ist. Nur wenn der Phallus zu einem funktionstüchtigen Organ umgestaltet werden kann, ist dies zu raten. Bei Patienten mit Rezeptordefekt (partielle testikuläre Feminisierung) ist dies nach den bisherigen Erfahrungen meist nicht möglich, da die Gewebe auch auf die Verabreichung von Testosteron und DHT nicht ausreichend ansprechen. Deshalb sollte in diesen Fällen und in allen, bei denen der Phallus sehr klein ist, das Kind als Mädchen erzogen werden. Beim 5α-Reduktase-Mangel ist dagegen eine ausreichende Virilisierung in der Pubertät zu erwarten und eine Erziehung als Knabe scheint auch bei kleinem Phallus gerechtfertigt.

Operative Maßnahmen bei Intersexualität

Nach Meinung der meisten Autoren sollte die plastische Korrektur des Genitales bei Mädchen mit AGS schon im ersten Lebensjahr begonnen werden, um den Eltern die Zweifel über die Geschlechtsidentität des Kindes zu nehmen (BOLKENIUS u. Mitarb. 1982). Dies heißt meist, daß der Phallus verkleinert und eine Vaginalöffnung geschaffen wird. Kurz vor oder in der Pubertät ist meist eine weitere Erweiterung des Vaginaleinganges für spätere Kohabitationen notwendig.

Bei männlichem Karyotyp und dysgenetischen Hoden sollte die Kastration schon in der Kindheit vorgenommen werden, um eine maligne Entartung zu vermeiden. Auch bei als Mädchen erzogenen Patienten mit partieller Endorganresistenz oder gestörter Testosteronsynthese werden die Hoden vor der Pubertät entfernt, um eine unerwünschte Virilisierung zu vermeiden. Dagegen reicht bei Patienten mit vollständiger Endorganresistenz die Kastration nach der Pubertät, da erst dann die Gefahr der malignen Entartung der im Abdomen gelegenen Hoden steigt.

Tabelle 4.45 Medikamentöse Behandlung bei Intersexualität

Substitution mit Geschlechtshormonen
Mädchen mit Turner-Syndrom:
Beginn im 13. und 14. Lebensjahr mit 5 μg Äthinylöstradiol täglich jeweils an den ersten 21 Tagen eines Kalendermonats.
Steigerung im Laufe von 2–3 Jahren auf 10–20 μg.
Dabei vom 12. bis 21. Einnahmetag täglich zusätzlich 5 mg Medroxyprogesteron.

Mädchen nach Orchidektomie im Kindesalter, bei Agonadismus:
Beginn im 12.–13. Lebensjahr mit 10 μg Äthinylöstradiol jeweils an den ersten 21 Tagen eines Kalendermonats.
Steigerung im Laufe von 1–2 Jahren auf 30–50 μg Äthinylöstradiol. Zusätzlich vom 12.–21. Tag 5 mg oder vom 15.–21. Tag 10 mg Medroxyprogesteron täglich.

Knaben mit Anorchie oder nach Orchidektomie im Kindesalter:
Beginn im 13.–14. Lebensjahr mit Testosteronpropionat 50 mg i.m. alle 2–3 Wochen, alternativ 40 mg Testosteronundecanoat täglich per os.
Nach 6 Monaten Steigerung auf 100 mg Testosteronpropionat i. m. 2wöchentlich, nach weiteren 6 Monaten auf 250 mg alle 2–3 Wochen.
Diese Dosierung wird als Dauertherapie beibehalten.

Knaben mit partieller Virilisierung (dysgenetische Hoden, Klinefelter-Syndrom, Enzymdefekte der Testosteronsynthese):
Beginn mit höheren Dosen entsprechend der bereits erfolgten Pubertätsentwicklung. Bei *Erwachsenen* ist meist die Substitution mit der vollen Dosierung zu beginnen.

Patienten mit partieller Endorganresistenz:
Besonders vor operativen Eingriffen am Penis kann versucht werden, durch hohe Dosen Testosteronpropionat ein weiteres Wachstum zu erreichen.
Man gibt 250 mg wöchentlich i. m. und kontrolliert den Effekt nach 3 Monaten.

Suppression der Nebennierenrinde bei Enzymdefekten der Cortisolsynthese
(21α- und 11β-Hydroxylase-Mangel, 3β-Hydroxysteroiddehydrogenase-Mangel, 17α-Hydroxylase-Mangel)
Kinder:
Hydrocortison, 20–25 mg/m² Körperoberfläche täglich, verteilt auf drei Dosen
Erwachsene: 0,5–0,75–1,0 mg Dexamethason zur Zeit des Schlafengehens, alternativ Hydrocortison wie bei Kindern, alternativ 25 mg Cortison morgens, 12,5 mg nachmittags
Bei Salzverlustsyndrom:
Zusätzlich zu dem Glucocorticoid 9α-Fluoro-Hydrocortison 0,05–0,10–0,20 mg täglich in 1–2 Dosen.

Entscheidet man sich bei einem Kind mit intersexuellem Genitale für die Erziehung als Knabe, so wird mit der Aufrichtung des Penis im 2. Lebensjahr begonnen. Weitere plastische Operationen, die der Schaffung einer penilen Urethra dienen, folgen in den Jahren vor der Einschulung.

Kommt es bei als Männer lebenden Patienten mit Intersexualität in der Pubertät zur Gynäkomastie (Klinefelter-Syndrom, partielle Endorganresistenz, 3β-Hydroxysteroiddehydrogenase-Mangel), so ist die operative Entfernung des Drüsenkörpers meist notwendig. Beim Klinefelter-Syndrom ist dies auch wegen der erhöhten Gefahr eines Mammakarzinoms anzuraten.

Medikamentöse Behandlung bei Intersexualität

Kinder mit kongenitaler virilisierender Nebennierenhyperplasie müssen schon während der Kindheit mit Hydrocortison und evtl. einem Mineralocorticoid behandelt werden, um die präpubertäre Virilisierung zu vermeiden. Die Dosierung und die Möglichkeiten der Behandlungskontrolle sind im Kapitel über die Nebennierenrinde abgehandelt (s. auch Tab. 4.45). Patienten mit Störungen der Testosteron- und der Cortisolsynthese (20,22-Desmolase-, 3β-Hydroxysteroiddehydrogenase- und 17α-Hydroxylase-Mangel) müssen ebenfalls neben der Substitution mit Sexualsteroiden ein Glucocorticoid erhalten. Patienten, die in der Kindheit orchidektomiert worden sind, und solche mit defekter Testosteronsynthese sollten im Pubertätsalter mit Sexualsteroiden behandelt werden, die dem gewählten Geschlecht entsprechen. Bei Mädchen muß diese Behandlung zyklisch mit Östrogenen und Gestagenen erfolgen, wenn ein Uterus vorhanden ist (z. B. bei Turner-Syndrom und bei anderen Formen der Gonadendysgenesie), um das Risiko eines Uteruskarzinoms herabzusetzen. Bei Knaben erfolgt die Behandlung mit steigenden Dosen Testosteronpropionat intramuskulär, anfangs auch mit Testosteronundecanoat, das oral verabreicht werden kann (Tab. 4.45).

Bei im männlichen Geschlecht erzogenen Patienten mit partieller Endorganresistenz kann man versuchen, durch die Gabe supraphysiologischer Testosterondosen eine weitere Virilisierung zu erreichen (Tab. 4.45). Dies ist jedoch nur in Ausnahmefällen erfolgreich gewesen.

Literatur

Aarskog, D.: Maternal progestins as a possible cause of hypospadias. New Engl. J. Med. 300 (1979) 75

Belgorosky, A., M. A. Rivarola: Sex hormone-binding globulin response to human chorionic-gonadotropin stimulation in children with cryptorchidism, anorchia, male pseudohermaphroditism, and micropenis. J. clin. Endocrin. Metab. 54 (1982) 698

Berkovitz, G. D., J. A. Rock, M. D. Urban, C. J. Migeon: True hermaphroditism. Johns Hopkins Med. J. 151 (1982) 290

Bernstein, R.: The Y chromosome and primary sexual differentiation. J. Amer. med. Ass. 245 (1981) 1953

Bolkenius, M., R. Daum, H. Roth: Korrekturoperationen am intersexuellen kindlichen Genitale – Indikation, Operationsverfahren und Zeitpunkt. Z. Kinderchir. 35 (1982) 73

Burstein, P., P. Marsh, P. Fennessey, G. Betz: Male pseudohermaphroditism due to 17 alpha-hydroxylase deficiency: diagnosis by gas chromatography – mass spectrometry. Obstet. Gynecol. 61 (3 Suppl.) (1983) 63

Dewhurst, C. J.: The aetiology and management of intersexuality. Clin. Endocr. 4 (1975) 625

Doerner, G.: Sex hormones and neurotransmitters as mediators for sexual differentiation of the brain. Endokrinologie 78 (1981) 129

Donahoe, P. K., W. H. Hendren: Evaluation of the newborn with ambiguous genitalia. Pediat. Clin. N. Amer. 23 (1976) 361

Forest, M. G.: Role of androgens in fetal and pubertal development. Horm. Res. 18 (1983) 69

Goodfellow, P. N., P. W. Andrews: Sexual differentiation and HY-antigen. Nature 295 (1982) 11

Griffin, J. E., M. Leshin, J. D. Wilson: Androgen resistance syndromes. Amer. J. Physiol. 243 (1982) E 81

Grumbach, M. M., F. A. Conte: Disorders of sex differentiation. In Williams, R. H.: Textbook of Endocrinology, 6th ed. Saunders, Philadelphia 1981

Imperato-McGinley, J. L., R. E. Peterson: Male pseudohermaphroditismus: The complexities of male phenotypic development. Amer. J. Med. 61 (1976) 251

Imperato-McGinley, J. L., R. E. Peterson, T. Gautier, E. Sturla: Androgens and the evolution of male gender identity among male pseudohermaphrodites with 5α-reductase deficiency. New Engl. J. Med. 300 (1979) 1233

Josso, N.: The antimüllerian hormone. Rec. Progr. Horm. Res. 33 (1977) 117

Josso, N.: The intersex child. Ped. and Adolesc. Endocr. Series No. 8, Karger, Basel 1981

Josso, N., C. Fekete, O. Cachin, C. Nezelof, R. Rappaport: Persistance of Muellerian ducts in male pseudohermaphroditism, its relationship to cryptorchidism. Clin. Endocrinol. (Oxf.) 19 (1983) 247

Jost, A.: Gonadal hormones in the sex differentiation of the mammalian fetus. In DeHaan, R. L., H. Ursprung: Organogenesis. Holt, Rinehart & Winston, New York 1965

Jost, A.: Genetic and hormonal factors in sex-differentiation of the brain. Psychoneuro. 8 (1983) 183

Kaufman, F. R., G. Costin, U. Goebelsman, F. Z. Stanczyk, M. Zachmann: Male pseudohermaphroditism due to 17, 20-Desmolase deficiency. J. clin. Endocrinol. Metab. 57 (1983) 32

Korth-Schütz, S.: Radioimmunoassay of serum steroid hormones in the differential diagnosis of ambiguous genitalia in infancy and childhood. In Abraham, G. E.: Radioassay Systems in Clinical Endocrinology. M. Dekker, New York 1981

Knorr, D.: Intersexualität im Kindesalter. Med. Klin. 69 (1974) 1779

Lee, P. A., J. A. Rock, T. R. Brown, K. M. Fichman, C. J. Migeon, H. W. Jones jr.: Leydig cell hypofunction resulting in male pseudohermaphroditism. Fertil. Steril. 37 (1982) 675

Meyer-Bahlburg, H. F.: Hormones and psychosexual differentiation: implications for management of intersexuality and transsexuality. Clin. Endocrinol. Metab. 11 (1982) 681

McEwen, B. S.: Gonadal steroid influences on brain development and sexual differentiation. Int. Rev. Physiol. 27 (1983) 99

Money, J.: Psychologic evaluation of the child with intersex problems. Pediatrics 36 (1965) 51

Migeon, J. C.: Diagnosis and treatment of androgenital disorders. In De Groot, L., G. S. Cahill, W. D. Odell, L. Martini, J. T. Potts jr., D. H. Nelson, E. Steinberger, A. Winnegrad: Endocrinology, vol. II. Grune & Stratton, New York 1979

New, M. I., B. Dupont, S. Pang, M. Pollack, L. S. Levine: An update of congenital adrenal hyperplasia. Rec. Progr. Horm. Res. 37 (1981) 105

Niekerk, v., W. A.: True hermaphroditism. Amer. J. Obstet. Gynec. 126 (1976) 890

Pang, S., L. S. Levine, E. Stones, J. M. Opitz, M. S. Pollack, B. Dupont, M. J. New: Nonsalt-losing congenital adrenal hyperplasia due to 3β-hydroxysteroid dehydrogenase deficiency with normal glomerulosa function. J. clin. Endocrinol. Metab. 56 (1983) 808

Polani, P. E., M. Adinolfi: The H-Y antigen and its functions: a review and a hypothesis. J. Immunogenet. 10 (1983) 85

Prader, A.: Störungen der Geschlechtsdifferenzierung (Intersexualität). In Labhart, A.: Klinik der inneren Sekretion, 3. Aufl. Springer, Berlin 1978

Proceedings of the Kroc Foundation Conference on Errors of Sex Determination. Hum. Genet. 58 (1981) 1

Roesler, A., G. Kohn: Male pseudohermaphroditism due to 17 beta-hydroxysteroiddehydrogenase deficiency: studies on the natural history of the defect and the effect of androgens on gender role. J. Steroid Biochem. 19 (1983) 663

Rosenfield, R. L.: The diagnosis and management of intersex. In Gluck, L.: Current Problems in Pediatrics, vol. 10. Year Book Medical Publ., Chicago 1980

Savage, M. O., J. L. Chaussain, D. Evain, M. Roger, P. Canlorbe, J. C. Job: Endocrine studies in male pseudohermaphroditism in childhood and adolescence. Clin. Endocr. 8 (1978) 219

Schweikert, H. U., L. Weissbach, G. Leyendecker, E. Schwinger, H. Wartenberg, F. Krueck: Clinical, endocrinological, and cytological characterization of two 46, XX males. J. Clin. Endocrinol. Metab. 54 (1982) 745

Simpson, J. L.: Disorders of Sexual Differentiation. Academic Press, New York 1976

Svensson, S.: Male hypospadies. 625 cases, associated malformations and possible etiological factors. Acta paediatr. Scand. 68 (1979) 587

Wachtel, S. S., S. Ohno: The immunogenetics of sexual development. In Steinberg, A. G.: Progress in Medical Genetics, vol. III, New Series. Saunders, Philadelphia 1979

Willich, E.: Röntgendiagnostik bei Intersexualität. Monatsschr. Kinderheilk. 130 (1982) 436

Wolf, U.: Genetik der Geschlechtsdifferenzierung. Wien. klin. Wschr. 94 (1982) 303

Zäh, W., A. E. Kalderon, J. R. Tucci: Mixed gonadal dysgenesis. Acta endocrin. (Kbh.) 79, Suppl. 197, 1975

Karzinoidsyndrom

W. Siegenthaler, R. Streuli und G. Siegenthaler

Definition

Das Karzinoid ist ein maligner Tumor, der aus den chromaffinen Zellen des Verdauungstraktes hervorgeht und der oft eine spezielle biochemische Aktivität entfaltet (Bildung und Freisetzung von Serotonin, Kininen, Histamin, ACTH, Prostaglandinen, Gastrin und Catecholaminen). Es gehört in die von Pearse postulierte Gruppe der Apudome; als solche werden Tumoren bezeichnet, die vom APUD-Zellsystem (von „**A**mine **P**recursor **U**ptake and **D**ecarboxylation") ausgehen. Das klinische Vollbild umfaßt Flush-Anfälle, Diarrhoen, krampfartige Bauchschmerzen, Bronchialasthma und rechtsseitige Endokardveränderungen. Trotz Metastasierungstendenz ist der Verlauf verhältnismäßig gutartig.

Häufigkeit, Vorkommen

Die Häufigkeit ist nicht genau bekannt, da die Krankheit symptomlos verlaufen kann, doch handelt es sich um eine eher seltene Affektion. Das Karzinoid macht etwa 1–1,8% aller Malignome des Verdauungstraktes aus (8% der Dünndarmmalignome, 100% der Ileummalignome, 90% der Appendixmalignome und 5% der Rektummalignome). Karzinoide können in jeder Lebensdekade auftreten. Bei Lokalisation des Primärtumors im Jejunum oder Ileum überwiegen die Männer im Verhältnis 3 : 1, Appendixkarzinoide kommen dagegen bei Frauen häufiger vor. Die übrigen Primärlokalisationen zeigen keine Geschlechtsprädisposition.

Pathogenese

Das Karzinoid kann zu unspezifischen Tumorsymptomen und mechanischen Komplikationen führen, die bei Besprechung des klinischen Bildes erwähnt werden. Andererseits vermag das Karzinoid eine biochemische Aktivität zu entwickeln, die sehr typisch, aber fakultativ ist.

Am besten erforscht ist die Umwandlung von Tryptophan in 5-Hydroxytryptamin = *Serotonin*, welches durch Monoaminoxydase zu 5-Hydroxyindolessigsäure abgebaut wird, die dann im Urin nachgewiesen werden kann (Abb. 4.34). Die abnorme Steigerung der Serotoninsynthese kann auf zwei Wegen zu Symptomen führen. Einmal kann durch übermäßigen Verbrauch ein relativer Tryptophanmangel entstehen, aus dem unter Umständen ein Niazinmangel mit pellagraartigen Dermatosen und eine Hypoproteinämie resultieren (Abb. 4.35). Vor allem aber ist dem gebildeten Serotonin eine erhebliche biologische Aktivität eigen: Konstriktion der mittelgroßen Arterien bei Dilatation der Hautgefäße und Konstriktion der kutanen Venolen, Erhöhung der Gefäßpermeabilität (stärker als Histamin), Stimulation der glatten Muskulatur,

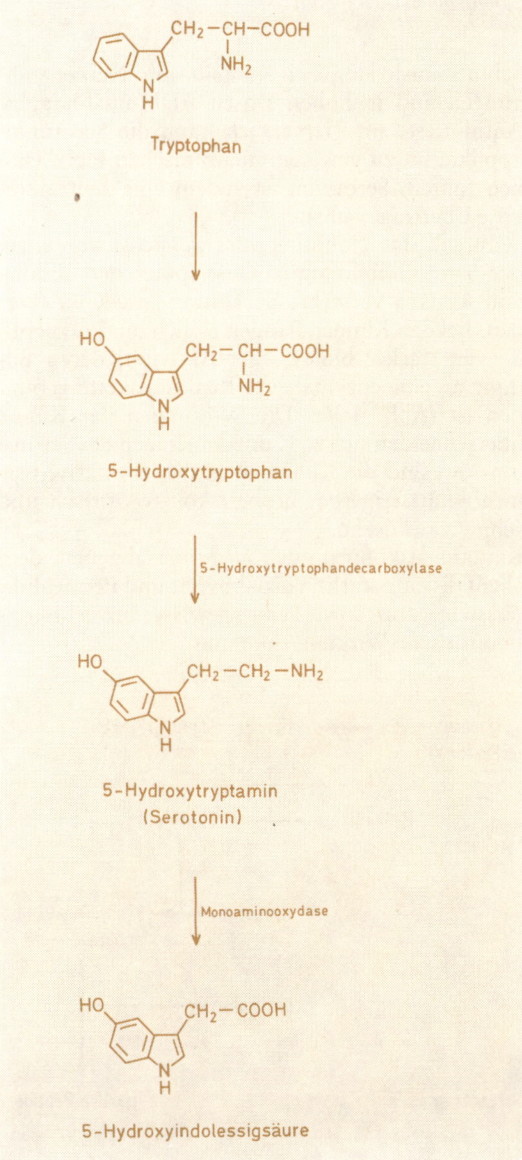

Abb. 4.34   Serotoninstoffwechsel

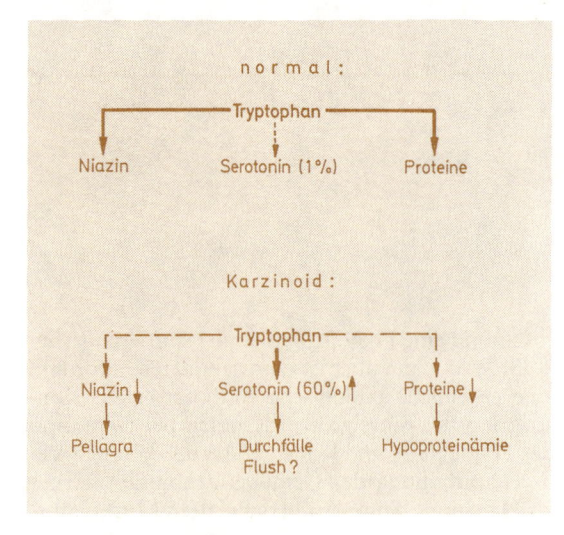

Abb. 4.35 Stoffwechselentgleisung beim Karzinoid (nach *Sjoerdsma* u. *Udenfriend*)

Schmerzauslösung bei Kontakt mit Nervenendigungen und in hohen Dosen ADH-unabhängige Antidiurese. Im Tierversuch kann die Serotoninapplikation zu gewissen anatomischen Herzläsionen führen. Serotonin ist zudem eine zentralnervöse Überträgersubstanz.

Während das Hauptinteresse zunächst vor allem der Serotoninbildung galt, ist später der Bildung von *Kininen* vermehrt Beachtung geschenkt worden. Bei den Kininen handelt es sich um Polypeptide von starker biologischer Aktivität, deren Bildung an eine enzymatische Reaktionskette gebunden ist (Abb. **4.36**). Die Wirkungen der Kinine überschneiden sich z. T. mit denjenigen des Serotonins. So sind die Kinine ebenfalls vasoaktiv, permeabilitätssteigernd, bronchokonstriktorisch und schmerzauslösend.

Karzinoide können auch *Histamin* abgeben, dem ebenfalls eine starke Vasoaktivität und Permeabilitätssteigerung sowie eine gewisse bronchokonstriktorische Wirkung zukommt.

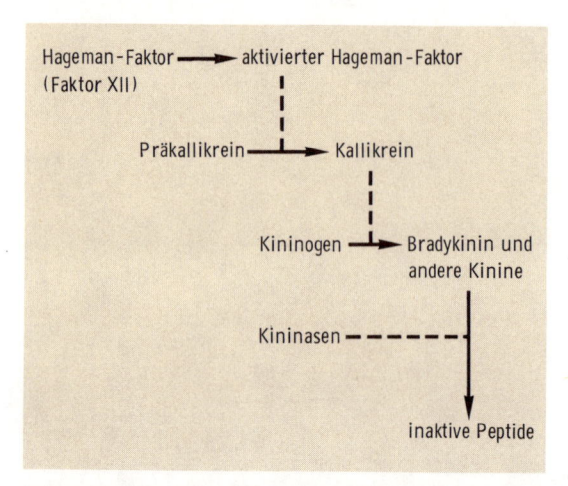

Abb. 4.36 Kininbildung (vereinfacht nach *Fudenberg* u. Mitarb.)

Schließlich vermögen Karzinoide noch mehrere andere biochemisch aktive Stoffe wie ACTH, Prostaglandine, Gastrin, Catecholamine sowie möglicherweise Insulin, Somatotropin und Calcitonin zu produzieren.

Der *Zusammenhang zwischen der Freisetzung dieser Stoffe und den klinischen Symptomen* ist nur teilweise bekannt. In der Regel verursachen Karzinoide erst dann endokrine Symptome, wenn Lebermetastasen vorliegen. Man nimmt an, daß die Leber-Monoaminoxydase viel Serotonin aus dem Blut abbauen kann (Filterwirkung der Leber). Auch die Lungen enthalten relativ viel Monoaminoxydase, doch bilden sie anscheinend kein voll wirksames Filter (Schutz vor Schädigungen des linken Herzens, aber nicht vor Flush-Anfällen). Zwischen dem Auftreten des Flush-Syndroms und der 5-Hydroxyindolessigsäureausscheidung im Tagesurin besteht eine schlechte Korrelation; dies schließt aber nicht aus, daß eine schubweise Serotoninfreisetzung, welche zu keiner Veränderung der totalen 5-Hydroxyindolessigsäureausscheidung führt, von der Monoaminoxydase momentan nicht bewältigt werden kann und dann zu Symptomen führt. Im ganzen werden heute die Flush-Symptome aber doch überwiegend der Wirkung der Kinine zugeschrieben, während die Diarrhoen wahrscheinlich eher durch das Serotonin bedingt sind (therapeutischer Effekt von Serotoninantagonisten). Ebenfalls serotoninbedingt sind wohl die nicht selten auf Flush-Anfälle folgende Oligurie und gewisse zentralnervöse Erscheinungen. Asthmoide Symptome könnten sowohl durch Kinine als auch durch Serotonin und Histamin ausgelöst werden. Ein Zusammenhang der bei Lebermetastasen im Spätstadium oft auftretenden rechtsseitigen Endokardveränderungen mit der Serotoninüberschwemmung ist möglich, aber nicht bewiesen. Bei Lungenmetastasen fällt das Lungenfilter aus, und es können ausnahmsweise auch linksseitige Endokardläsionen auftreten. Die Kombinationswirkung von Serotonin, Kininen und Histamin ist bisher im Zusammenhang mit dem Karzinoidsyndrom kaum erforscht worden.

Primärsitz, Metastasierung

Als *Primärlokalisation* des Karzinoids kommen in erster Linie Ileum, Jejunum und Appendix (meist symptomlos) in Frage. Viel seltener sind Karzinoide von Duodenum, Kolon, Rektum, Magen und Meckelschen Divertikeln. Die Karzinoide des Darmes können multifokal auftreten, wobei sich meistens 2 bis 5, gelegentlich aber bedeutend mehr Primärtumoren finden. Als Rarität kommen Karzinoide im Bereich der Gallenblase, der Bronchialschleimhaut, des Thymus und in Gonadenteratomen vor. Es wurden auch mehrere Fälle von primären Ovarialkarzinoiden beschrieben (wahrscheinlich handelt es sich dabei ebenfalls um Teratome, wobei die Karzinoidzellen die anderen Strukturen überwuchert haben).

Zu einer *Metastasierung* kommt es bei etwa einem Viertel bis der Hälfte der Patienten. Sie scheint von der Größe des Primärtumors abhängig zu sein, indem Karzinoide mit einem Durchmesser von mehr als 2 cm häufig, kleinere aber selten metastasieren. Appendixkarzinoide sind im allgemeinen gutartig; sie haben eine geringe Metastasierungstendenz. Am häufigsten finden sich Metastasen in Leber (90%), regionären Lymphknoten, Mesenterium und Netz (60%) sowie peritoneal-retroperitoneal (20%). In 5–10% der Metastasierungsfälle sind auch Lungen, Herz, Haut, Ovarien und Pankreas betroffen, während andere Organe nur ganz ausnahmsweise befallen werden.

Klinisches Bild

Die Symptome und Befunde der Karzinoidkrankheit lassen sich nach verschiedenen Gesichtspunkten einteilen. So kann man die Anfallssymptome den Dauersymptomen gegenüberstellen, man kann endokrine von mechanischen Symptomen und allgemeinen Tumorsymptomen unterscheiden, oder die Einteilung kann aufgrund der betroffenen Organe oder Organsysteme erfolgen. Hier wird der letztgenannte Weg gewählt. Die Häufigkeitsangaben stützen sich vor allem auf die 138 Fälle von Karzinoidsyndrom, die KÄHLER 1967 in einer Monographie zusammengestellt hat.

Kutane Syndrome

Leitsymptom der Karzinoidkrankheit sind meistens die bei über 90% der Patienten auftretenden *Flush-Anfälle*. Es handelt sich um eine meist plötzlich beginnende, fleckigrote bis zyanotische Hautverfärbung vorzugsweise der oberen Körperhälfte, die von intensivem Hitzegefühl und in schweren Fällen von profusen Schweißen, Herzklopfen, heftigen Kopfschmerzen, Nausea, Erbrechen sowie Seh- und Bewußtseinsstörungen (zerebrale Hypoxie?) begleitet sein kann. Die Anfälle dauern meist wenige Minuten, können sich aber gelegentlich auf 30 Minuten oder gar mehrere Stunden erstrecken. Die Anfallsfrequenz schwankt zwischen ganz seltenen Anfällen und mehreren Anfällen pro Tag, die manchmal sogar in Form von Salven ohne deutliche Intervalle auftreten. Die Intensität variiert von Anfall zu Anfall und von Patient zu Patient. Die Anfälle treten vorwiegend spontan auf, können aber auch durch Erregung, Anstrengung, fette Mahlzeiten, Druck auf Tumorgewebe, Alkohol, Reserpin, Histamin, Iproniazid, LSD usw. ausgelöst werden. Die Anfälle sind von erheblichen hämodynamischen Umstellungen begleitet, die klinisch ihren Niederschlag in Änderungen von Puls und Blutdruck finden. Neben den anfallsweise auftretenden können sich auch permanente Hautveränderungen ausbilden.
Nach längerer Krankheitsdauer kann es zu einer *persistierenden Rötung* von Gesicht und oberer Körperhälfte kommen; diese kann später in eine *zyanotische Verfärbung* übergehen (plethorisches Aussehen).

Teleangiektasien an Wangen und Nase und teilweise auch an Konjunktiven oder Schleimhäuten bilden sich bei etwa 25% der Kranken aus. Sie sind unter Umständen reversibel.
Im Spätstadium der Krankheit kommt es durch Niazinmangel in 6,5% der Fälle zu *pellagraartigen Dermatosen* (Erythem an lichtexponierten Hautstellen, abnorme Hyperpigmentierung, Hyperkeratosen, Stomatitis, Glossitis, Vulvitis).
Eine abnorme *Hyperpigmentierung* scheint aber nicht unbedingt an ein endokrines Karzinoidsyndrom gebunden zu sein. So treten auch ohne Flush-Syndrom große, gelbbraune bis graubraune Flecken im Gesicht, über Gelenken oder an den Oberschenkeln und am Rücken auf.

Abdominelle Syndrome

Abdominelle Symptome treten oft frühzeitig, gelegentlich aber auch erst im späteren Krankheitsverlauf auf. Häufig, jedoch nicht immer, sind sie mit vasomotorischen Erscheinungen vergesellschaftet.
Durchfälle werden bei fast 80% der Patienten beobachtet. Wie bei den Flush-Anfällen sind Intensität und Frequenz individuell sehr verschieden. In Extremfällen können täglich bis 20mal Durchfälle auftreten. Der Beginn ist oft abrupt und zeigt eine gewisse Bevorzugung der Morgenstunden. Die Durchfälle sind meistens von lebhaften Darmgeräuschen und kolikartigen Schmerzen begleitet. Bei manchen Patienten besteht mehr eine allgemeine Überempfindlichkeit und Labilität der Darmfunktion ohne ausgeprägten Anfallscharakter.
Kolikartige Bauchschmerzen, wie sie in 50% auftreten, können sich durchaus auch unabhängig von Durchfällen manifestieren.
Allmählich zunehmende Darmobstruktion ist bei 50% der Patienten mit intestinalem Karzinoid ein Hauptsymptom, das Anlaß zur Laparotomie geben kann. Erstaunlicherweise findet sich jedoch im resezierten Darmabschnitt oft nur ein kleiner Tumor (Durchmesser selten größer als 2 cm). Es ist für das Darmkarzinoid typisch, daß die Obstruktion nicht durch den ins Darmlumen einwachsenden Tumor zustande kommt, sondern infolge Knickung des Darmrohres im Bereich des Tumors und dessen fibrös veränderter Umgebung.
Palpable Lebertumoren sind bei 60% der Patienten festzustellen. Selbstverständlich läßt ein negativer Palpationsbefund Lebermetastasen nie ausschließen. Bei Vorliegen einer endokrinen Symptomatik sind mit größter Wahrscheinlichkeit Lebermetastasen vorhanden. Nicht selten besteht auch ein *Aszites*.
Die *radiologische Untersuchung* ergibt eine beschleunigte Breipassage. Manchmal, aber nicht immer, kann so der Tumor dargestellt werden.

Bronchopulmonale Symptome

Die bei 20% der Patienten auftretende anfallsweise *asthmoide Dyspnoe* kann, genau wie die Durchfälle, ein Früh-, ausnahmsweise aber auch ein Spätsymptom darstellen. Sie tritt häufiger mit gleichzeitigen Flush-Anfällen auf und zeigt große Unterschiede in Dauer und Intensität. Gefürchtet sind vor allem die asthmoiden Anfälle, die während einer Operation bzw. bei Manipulationen am Tumor auftreten. In der Regel kommt es aber sonst nicht zur Ausbildung eines bedrohlichen respiratorischen Zustandes. Oft besteht nur eine uncharakteristische Dyspnoe.

Das *Bronchuskarzinoid* stellt einen Spezialfall dar (s. unten).

Kardiale Symptome

Eine *rechtsseitige Endokardfibrose* tritt im Spätstadium bei rund 40% der Patienten auf. Sie ist, von seltenen Ausnahmen abgesehen, an Lebermetastasen gebunden. Pathologisch-anatomisch ist das atriale und ventrikuläre Endokard von einem zuckergußartigen fibrösen Gewebe überzogen; die Klappensegel sind geschrumpft und können mit der Ventrikelwand verkleben; es kommt zu Fusionen der Papillarmuskeln und zu einer Verkürzung und Verdickung der Chordae tendineae. Typischerweise resultiert eine *Pulmonalstenose* (eventuell mit Begleitinsuffizienz) und nicht selten auch eine *Trikuspidalinsuffizienz*. Die Herzveränderungen sind stets anatomisch fixiert und damit irreversibel. Sie können das klinische Bild beherrschen und zu einer progredienten Herzinsuffizienz führen, aber auch ebensogut völlig symptomlos bleiben. *Linksseitige Endokardfibrosen* sind autoptisch nur in etwa 13% festzustellen; eine wichtige Voraussetzung ist anscheinend das Vorliegen von Lungenmetastasen (Ausfall des Lungenfilters).

Wasserhaushaltsstörungen

Eine Tendenz zur *Wasserretention* wird (auch unabhängig vom kardialen Zustand) bei knapp 20% der Patienten angetroffen. Nach Flush-Anfällen kann gelegentlich eine mehrstündige Anurie bestehen. Oligurie, Ödeme und Körperhöhlenergüsse sind verhältnismäßig häufig. Manchmal besteht eine reduzierte glomeruläre Filtration. Abgesehen von einer Herzinsuffizienz ist bei Wasserretention natürlich immer auch an die Möglichkeit einer Hypoproteinämie oder einer tumorösen Ureterstenose zu denken.

Gelenksymptome

Zeichen einer *Arthropathie* lassen sich in rund 7% der Fälle beobachten. Es handelt sich um Arthralgien, schmerzhafte Versteifungen und entzündliche Veränderungen von Finger- und Handgelenken sowie proximalen Fußgelenken. Gelegentlich sind auch große Gelenke betroffen, während Rückenschmerzen nur ausnahmsweise bestehen. Die arthropathischen Erscheinungen treten meistens periodisch auf und führen in seltenen Fällen zur Immobilisierung.

Zerebrale Symptome

Psychische Störungen im Sinne von Persönlichkeitsveränderungen oder gar psychotische Episoden werden, meist im Spätstadium, gelegentlich gesehen. Ob sie beim Karzinoid häufiger vorkommen als bei anderen schweren Krankheiten, ist nicht ganz klar. *EEG-Abnormitäten* finden sich fakultativ im Flush-Anfall und können diesen auch längere Zeit überdauern. *Zerebrale Ausfallssymptome* scheinen nur präterminal beobachtet worden zu sein.

Okuläre Symptome

Die okulären Veränderungen werden subjektiv kaum wahrgenommen und sind daher nur bei gezielter Untersuchung festzustellen. Im *Anfall* finden sich typischerweise eine Injektion der Conjunctiva bulbi mit Tränenfluß und in schweren Fällen Lidödeme. Während des Flushs sind die Netzhautarterien verengt, die Venen vermehrt gefüllt, und der Netzhautarteriendruck ist vermindert. Nicht so selten sind dauernde Fundusveränderungen im Sinne von Pigmentverschiebungen der Makularegion, Drusenbildung und multiplen kleinsten retinalen Exsudatherdchen. Möglicherweise handelt es sich um die Folgen rezidivierender Netzhautischämien oder um eine Bradykininwirkung.

Allgemeinsymptome

Karzinoidpatienten sind oft über Jahre in einem auffallend guten Zustand. Indessen können sich in späteren Stadien doch die Zeichen einer konsumierenden Krankheit einstellen. Zu einem Gewichtsverlust kommt es in etwa der Hälfte der Fälle. Die verschiedenen Komplikationsmöglichkeiten sind bereits erwähnt worden. Fieber besteht nur selten, manchmal vielleicht im Zusammenhang mit der Nekrose von Lebermetastasen.

Spezielle Formen

Magenkarzinoide sind recht selten. Manchmal stehen dabei die allgemeinen Tumorsymptome im Vordergrund. Gelegentlich besteht auch ein atypisches Karzinoidsyndrom, welches biochemisch durch vorwiegende Produktion von 5-Hydroxytryptophan (statt Serotonin) und Histamin gekennzeichnet ist.

Duodenumkarzinoide verursachen meistens Ulkussymptome.

Ileumkarzinoide manifestieren sich typischerweise in Form eines chronischen intermittierenden Ileus mit Diarrhoen und manchmal Gewichtsverlust, wobei die Anamnese oft auf Jahre zurückgeht, der Allgemeinzustand auffallend gut ist und die Laboratoriumsbefunde negativ sind.

Die *Appendixkarzinoide* stellen 90% der malignen Appendixtumoren (die restlichen 10% werden durch Adenokarzinome, Lymphome und maligne Mukozelen gebildet). Ihre Metastasierungstendenz ist sehr gering. Sie bleiben oft symptomlos oder verursachen die Symptome einer gewöhnlichen Appendizitis (eventuell mit sonst atypischen rechtsseitigen Unterbauchkoliken). Sie werden in der Regel bei der Appendektomie (histologische Untersuchung!) oder Autopsie zufällig entdeckt.

Rektumkarzinoide manifestieren sich ähnlich wie Rektumkarzinome. Bei etwa einem Viertel der Patienten kommt es zu Blutungen, daneben bestehen oft lokale Schmerzen, Obstipation oder Diarrhoen und Gewichtsverlust. Ringförmige Stenosierung ist selten, multiples Auftreten möglich. Der Verlauf kann sowohl besonders benigne als auch äußerst bösartig sein.

Die *Bronchuskarzinoide* stellen einen Spezialfall dar. Sie sind, abgesehen vom sehr seltenen Thymuskarzinoid, die einzigen primär extraabdominellen Karzinoide und gehen aus den hellen Zellen der Bronchialschleimhaut hervor. Histologisch sind sie mit den gewöhnlichen Karzinoiden weitgehend identisch; mikroskopisch ist eine Verwechslung mit einem kleinzelligen Bronchuskarzinom möglich. Als Tumorletten werden multiple, mikroskopisch kleine Zellnester bezeichnet, die als Mikrokarzinoidose aufgefaßt werden. Die Symptome des Bronchuskarzinoids sind ähnlich wie beim Bronchuskarzinom (Bronchusstenose, manchmal massive Hämoptoen in 60%, Tendenz zu entzündlichen Sekundärprozessen), doch ist die Vorgeschichte oft länger als bei jenen (2–4 Jahre). Die Thoraxaufnahme kann negativ sein oder aber das Bild eines Karzinoms (meist ohne Hilusbeteiligung!) zeigen. Die Diagnose wird mittels Bronchoskopie und -graphie gesichert. Unter Umständen können Metastasen in Hili (obere Einflußstauung), Knochen (osteoplastisch) oder Leber auftreten und selten einmal das Bild auch beherrschen. Die Entscheidung, ob wirklich ein primäres Bronchuskarzinoid vorliegt oder ob es sich um Lungenmetastasen eines okkulten Primärtumors handelt, ist oft schwierig. Endokrin sind die Bronchuskarzinoide meistens inaktiv. Bei den seltenen endokrin aktiven Fällen kann sich das typische Karzinoidsyndrom ausbilden.

Laborbefunde

Diagnostisch entscheidend ist neben dem klinischen Bild die Bestimmung der *5-Hydroxyindolessigsäure* (Serotoninmetabolit) im Urin, wobei am Tage vor und während der Sammelperiode serotoninhaltige Nahrungsmittel wie Bananen, Walnüsse, Ananas, Tomaten und Pflaumen sowie Medikamente zu vermeiden sind. Beim Gesunden beträgt die Tagesausscheidung 2–10 mg (10–50 µmol); Werte bis 25 mg (130 µmol) sind suspekt und solche von mehr als 25 mg (130 µmol) weitgehend beweisend für ein Karzinoidsyndrom. Nicht selten werden Werte von mehr als 600 mg (3140 µmol) erreicht. Da die Serotoninproduktion durch das Karzinoid stark schwanken kann, beweisen einmalige negative Befunde nichts. Im Zweifelsfall kann ein Provokationstest mit Reserpin durchgeführt werden. Es existiert ein vereinfachter semiquantitativer Test auf 5-Hydroxyindolessigsäure (5-HIES-Pack ASAL), der bei einer Tagesausscheidung von mehr als 40 mg (210 µmol) positiv ausfällt. Bei atypischem Karzinoidsyndrom, wie es gelegentlich bei Primärtumor im Magen gesehen wird, kann die 5-Hydroxyindolessigsäureausscheidung normal sein, wogegen diejenige von *Serotonin* und *Histamin* erhöht ist. Die Bestimmung dieser Stoffe ist an Speziallaboratorien gebunden. Die *routinemäßigen Laboratoriumsuntersuchungen* sind diagnostisch nicht ergiebig. Die Blutsenkung kann normal, gelegentlich aber leicht und im Terminalstadium sogar stark erhöht sein. Eine meist hypochrome Anämie ist relativ häufig. Das weiße Blutbild ist in der Regel normal, doch wird in manchen Fällen eine Leukozytose, ausnahmsweise sogar mit leukämoider Reaktion, beobachtet; dabei wird vor allem an Nekrosen von Lebermetastasen zu denken sein. Eine Hypoproteinämie (beeinträchtigte Synthese infolge übermäßigen Tryptophankonsums durch den Tumor) kommt gelegentlich vor. Die Leberfunktionsproben können auch bei massiven Lebermetastasen weitgehend normal sein.

Die *Lokalisationsdiagnostik* von Primärtumor und Metastasen wird mit den üblichen Methoden durchgeführt (Röntgenuntersuchung, Szintigraphie, Laparoskopie, Leberpunktion am besten unter Sicht).

Prognose

Das Karzinoid ist ein maligner metastasierender Tumor. Dennoch ist der Verluaf relativ gutartig, und auch bei ausgedehnten Metastasen ist unter Umständen eine längere Überlebenszeit möglich; nach einer entsprechenden Statistik war z. B. nach 8 Jahren noch ein Drittel der Patienten mit Metastasen am Leben. Vorübergehend kann es zu völligem Wachstumsstillstand kommen, der in einem Fall 20 Jahre gedauert hat. Es gibt allerdings auch Fälle, die sehr bösartig verlaufen. Als unmittelbare Todesursache werden genannt: Herzinsuffizienz (bei Vorliegen einer Rechtsherzbeteiligung 50% der Patienten), Leberversagen und lokale Komplikationen (Perforation, Blutung, Ileus).

Differentialdiagnose

Das Karzinoidvollsyndrom ist überaus typisch und bietet kaum diagnostische Schwierigkeiten. Zu einen Flush-Syndrom soll es indessen ausnahmsweise auch bei Bronchialadenom und -karzinom, Ovarialkarzinom, allergischem Asthma, funktionellen Magen-Darm-Symptomen und Fettstoffwechselstörungen kommen können. Beim Partialsyndrom veranlaßt das Vorherrschen von reinen Tumorsymptomen, kardialen Symptomen oder asthmoiden Störungen zu entsprechenden differentialdiagnostischen Überlegungen, Patienten mit plethorisch-zyanotischem Aspekt lassen im ersten Moment vielleicht an die Polycythaemia vera oder einen „roten Hochdruck" denken. Von den übrigen Malignomen unterscheiden sich die Karzinoide generell durch die oft lange Vorgeschichte. Bei den Bronchuskarzinoiden ist eine differentialdiagnostische Abgrenzung gegenüber Bronchuskarzinomen und -adenomen sowie auch gegenüber der Lungentuberkulose notwendig (Hämoptoe aus voller Gesundheit!).

Therapie

Den ersten Platz nimmt stets die *Operation* ein. Wegen des langsamen Krankheitsverlaufes ist sie praktisch in allen, auch den fortgeschrittenen Fällen erforderlich. Nach Möglichkeit ist natürlich die Totalresektion des Tumors anzustreben. Falls dies unmöglich ist, profitieren viele Patienten auch von einer bloßen Reduktion der Tumormasse (Abnahme der Symptome infolge verringerter Produktion bioaktiver Stoffe). Die Operation ist auch wichtig zur Prophylaxe mechanischer Komplikationen. Eine Sonderstellung nimmt das zufällig nach einer Appendektomie entdeckte Karzinoid der Appendix ein. Eine Relaparotomie mit Radikaloperation ist in diesen Fällen nur nötig, wenn der Durchmesser des Appendixkarzinoids größer als 2 cm ist oder wenn eine makroskopisch sichtbare Invasion in die Nachbarschaft besteht. Beim Rektumkarzinoid muß eine Radikaloperation vorgenommen werden, wenn der Tumor in die Muskularis infiltriert (zur Beurteilung ist eine genügend große Biopsie nötig) oder wenn der Tumordurchmesser mehr als 2 cm beträgt.

Zur *symptomatischen medikamentösen Behandlung* sind zahlreiche Medikamente mit wechselndem Erfolg versucht worden. Am ehesten haben sich noch Corticosteroide (z. B. Methylprednisolon, zuerst 12–16 mg, dann 4–12 mg/die; Hemmung der Kininliberation, Wirkung auf Flush), Chlorpromazin (50–150 mg/die; Wirkung gegen Flush und Durchfälle) und Methysergid (Deseril 2–8–16 mg/die) oder Cyproheptadin (Periactin 8 bis 32 mg/die) bewährt; die beiden letzterwähnten Medikamente sind Serotoninantagonisten, die nur die Durchfälle beeinflussen. Gegen Durchfälle und Flush soll das Cinanserin Squibb (2–3mal 200 mg/die), das ein Antagonist von Serotonin, Kininen und Histamin ist, oft gut wirksam sein. Parachlorphenylalanin (Fenclonine, Pfizer), welches selektiv die Hydroxylierung von Tryptophan hemmt und damit zu einer Serotoninverarmung führt, vermindert die Durchfälle erheblich. Bei einer Anwendung über längere Zeit können jedoch als schwerwiegende Nebenwirkungen psychische Störungen wie Depressionen, Angst- und Verwirrtheitszustände auftreten. 50% der Patienten zeigten außerdem 2 bis 9 Wochen nach Behandlungsbeginn eine Eosinophilie im Blutbild, die bei Fortsetzung der Therapie zu Urtikaria, Asthma bronchiale oder Lungeninfiltraten führte. Die Flush-Episoden werden durch Parachlorphenylalanin nicht verbessert, was darauf hinweist, daß sie nicht mit einer Serotoninausschüttung zusammenhängen. Die erwähnten Medikamente können unter Umständen auch kombiniert angewendet werden. Falls die Flush-Symptomatik durch die Ausschüttung von Histamin bedingt ist, was bei Magenkarzinoiden vorkommt, kann die gefäßerweiternde Wirkung des Histamins durch eine Kombination von H_1- mit H_2-Rezeptoren-Blockern unterbunden werden (z. B. Kombination von Diphenhydramin und Cimetidin).

Karzinoide sprechen auf *zytostatische Therapie* mäßig gut an. Dem 5-Fluorouracil kommen noch die besten Erfolgschancen zu. Neben dieser Substanz wurden auch Cyclophosphamid, Streptozotocin und Adriamycin entweder allein oder in Kombination angewandt. Man kann bei 20–30% der Patienten mit einem Ansprechen auf die Chemotherapie rechnen.

Karzinoide sind im allgemeinen auch relativ resistent gegenüber der Radiotherapie.

Je nach Situation sind *zusätzliche Maßnahmen* angezeigt. Wegen des großen Verbrauchs durch das Tumorgewebe soll die Nahrung nicht zu tryptophanarm sein; sind einmal pellagraartige Dermatosen aufgetreten, so wird Nicotinsäureamid oder besser ein Polyvitaminpräparat gegeben. Eine Herzinsuffizienz wird nach den üblichen Kriterien behandelt, wobei aber der in manchen Fällen bestehenden Herzglykosidintoleranz Beachtung zu schenken ist.

Literatur

Fudenberg, H. H., D. P. Stites, J. L. Caldwell, J. V. Wells: Basic and Clinical Immunology, 2nd ed. Lange, Los Altos 1978

Göschke, H.: Pathophysiologie und medikamentöse Beeinflussung des Karzinoidsyndroms. Schweiz. med. Wschr. 97 (1967) 1548

Hajdu, S. I., S. J. Winawer, W. P. Laird Myers: Carcinoid tumors. Amer. J. clin. Path. 61 (1974) 521

Hedinger, C.: Karzinoidsyndrom und Serotonin. Helv. med. Acta 25 (1958) 351

Kähler, H. J.: Karzinoid. Springer, Berlin 1967

Kähler, H. J.: Laboratoriumsbefunde beim Karzinoidsyndrom. Dtsch. med. Wschr. 93 (1968) 959

Kellermeyer, R. W., R. C. Graham: Kinins – possible physiologic and pathologic roles in man. New Engl. J. Med. 279 (1968) 754

Mengel, C. E., C. A. Lotito: A new antiserotonin in the carcinoid syndrome. Arch. intern. Med. 121 (1968) 507

Pearse, A. G. E., J. M. Polak, C. M. Heath: Polypeptide hormone production by „carcinoid" apudomas and their relevant cytochemistry. Virchows Arch. B Cell Path. 16 (1974) 95

Schein, P. S.: Chemotherapeutic management of the hormone-secreting endocrine malignancies. Cancer 30 (1972) 1616

Sjoersdma, A.: Serotonin now: clinical implications of inhibiting its synthesis with para-chlorphenylalanine. Ann. intern. Med. 73 (1970) 607

Sjoersdma, A., S. Udenfriend: A clinical, physiologic and biochemical study of patients with malignant carcinoid (argentaffinoma). Amer. J. Med. 20 (1956) 520

Sokoloff, B.: Carcinoid and Serotonin. Springer, Berlin 1968

Wong, V. G., K. L. Melmon: Ophthalmic manifestations of the carcinoid flush. New Engl. J. Med. 277 (1967) 406

Mastozytosesyndrom

R. Lüthy, R. Streuli und W. Siegenthaler

Definition

Das Mastozytosesyndrom ist eine chronische Systemkrankheit, die mit einer abnormen Proliferation von Gewebsmastzellen in der Haut, den Knochen und den viszeralen Organen einhergeht. Diese Zellen haben die Fähigkeit, Histamin und Heparin zu produzieren. Die klinisch zu beobachtende Symptomatik beruht auf einer akuten Histaminausschüttung, welche ein Flush-Syndrom mit Tachykardien, gastrointestinalen Beschwerden und Kopfschmerzen zur Folge hat. Diagnostisch wegweisend sind pigmentierte Hauteffloreszenzen von makulösem bis papulösem Charakter.

Liegt ein isolierter Befall der Haut vor, spricht man von *Urticaria pigmentosa*, bei solitären Herden von *Mastozytomen*. Diese beiden Krankheiten unterscheiden sich im klinischen Bild, im Verlauf und in der Prognose deutlich vom Mastozytosesyndrom.

Häufigkeit

Die Urticaria pigmentosa wie auch das Mastozytosesyndrom sind seltene Krankheiten, wobei die Urticaria pigmentosa zahlenmäßig weit überwiegt. 1963 wurden in einer Sammelstatistik über 600 Fälle von Urticaria pigmentosa und 29 Fälle von Mastozytosesyndrom aufgeführt. Nach dieser Untersuchung ließ sich keine Geschlechtsdisposition feststellen, ebenfalls konnte kein bestimmter Vererbungsmodus nachgewiesen werden. Hingegen ist die Altersverteilung der Urticaria pigmentosa und des Mastozytosesyndroms charakteristisch.

Ein erster Gipfel findet sich in den ersten Lebensmonaten, 10% der Fälle zeigen bei der Geburt bereits die charakteristischen Hautveränderungen. In diesem Zeitraum treten die *isolierten Mastozytome* und die *Urticaria pigmentosa* auf. Der zweite Gipfel beginnt in oder nach der Pubertät. Der Krankheitsbeginn in diesem Lebensalter weist aber nicht mehr auf die rein kutanen Formen, sondern auf ein Mastozytosesyndrom hin (Abb. 4.37).

Ätiologie

Entsprechend der Zuordnung der Mastzellen zum retikulohistiozytären System kann eine pathologische Vermehrung dieses Zelltyps als Retikuloendotheliose bezeichnet werden. Dieser Name soll aber nicht darüber hinwegtäuschen, daß die Ätiologie dieser Krankheit noch vollständig unklar ist.

Morphologie

Zum besseren Verständnis der folgenden Abschnitte seien kurz einige morphologische und histochemische Aspekte der Mastzellen erwähnt. Sie finden sich normalerweise im subkutanen und submukösen Bindegewebe und in den Darmzotten. Weniger dicht verteilt sind sie im Bindegewebe der übrigen Organe. Ein charakteristisches Zeichen ist ihre meist perivaskuläre Anordnung. Es sind große, polymorphe Zellen (Durchmesser 10–20 µm) mit einem Kern. Das Zytoplasma ist reich an Granula (Durchmesser 0,6–0,7 µm), die sich metachromatisch anfärben. Diese enthalten eine ganze Anzahl biologisch aktiver Substanzen, wie Histamin, Heparin, verschiedene Mucopolysaccharide, Serotonin, Prostaglandine, einen chemotaktischen Faktor für eosinophile Granulozyten, die „slow reacting substance of anaphylaxis" (SRS-A) und kininbildende Enzyme. Alle diese Substanzen werden in den Granula synthetisiert und – zum Teil als Vorstufen – gespeichert. Nach Fixation in 10%igem Formalin oder absolutem Alkohol geschieht der Nachweis dieser leicht lädierbaren Zellen am besten mit einer Giemsa- oder Toluidinblaufärbung.

Pathogenese

Über die physiologischen Funktionen der Mastzellen läßt sich zur Zeit noch nichts Sicheres sagen, insbesondere ist unbekannt, unter welchem Um-

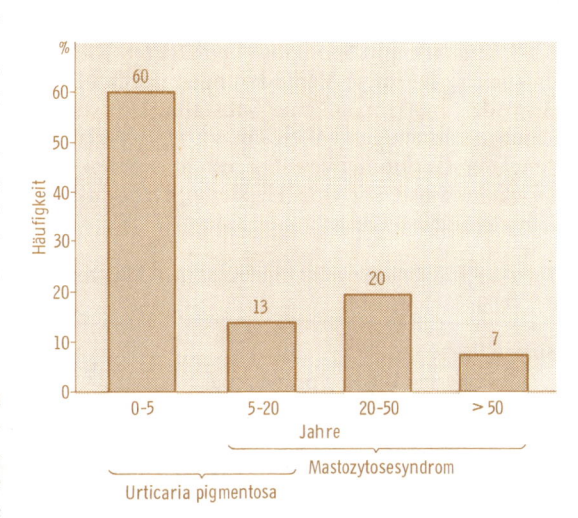

Abb. 4.37 Altersverteilung der Urticaria pigmentosa und des Mastozytosesyndroms

ständen Histamin und Heparin normalerweise an den Organismus abgegeben werden.

Liegt nun aber eine pathologische Vermehrung dieser sekretorisch aktiven Zellen vor, so sind die verschiedenartigsten Reize in der Lage, die im Zytoplasma vorhandenen Granula zu entspeichern (vegetative, psychische und mechanische Reize, Kälte, Infektionen, Röntgenbestrahlungen, Alkoholgenuß, Alkaloide wie Opium oder Reserpin, Salicylate, Glucocorticoide, alkylierende Substanzen u. a. m.). Je nach dem Ausmaß der Mastzellvermehrung treten dabei klinisch zu beobachtende Auswirkungen auf, die vor allem auf dem Effekt des Histamins beruhen. Welche Rolle das aus den Granula freigesetzte Heparin spielt, ist nicht klar.

An der Haut bildet sich, von Juckreiz begleitet, eine Quaddel oder bei größerer Ausdehnung eine Urtikaria. Die Hyperpigmentation ist durch Melanin bedingt und wohl eine Folge der sich häufig wiederholenden entzündlichen Reizungen. Wird eine größere Menge Histamin in den Kreislauf abgegeben, können als Wirkung auf die glatte Muskulatur des Herzens, der Gefäße und des Magen-Darm-Traktes folgende Symptome auftreten:

– Tachykardie,
– Blutdruckabfall,
– Gesichts- und Thoraxrötung (sogenannter Flush),
– Fieber,
– Kopfschmerzen,
– Übelkeit,
– Erbrechen,
– Durchfall.

Objektiv kann man bei diesen Zuständen, die man aufgrund ihres hervorstechendsten Merkmales auch Flush-Syndrom nennt, eine erhöhte Konzentration von Histamin im Blut oder noch häufiger im Urin nachweisen.

Pathologisch-anatomisch läßt sich in der Umgebung der Mastzellinfiltrate eine deutliche Vermehrung der Bindegewebsfasern feststellen. Autoptisch wurden beim Mastozytosesyndrom ausgedehnte Fibrosen von Leber, Milz, Lymphknoten, Knochenmark und Spongiosa beobachtet. Es wird diskutiert, daß diese Veränderungen durch Heparin oder heparinähnliche Substanzen zustande kommen. In einigen Fällen konnte eine Verlängerung der Gerinnungszeit festgestellt werden, die möglicherweise auf eine Heparinüberproduktion zurückzuführen ist.

Tabelle 4.46 Einteilung der pathologischen Mastzellvermehrungen

| Kutane Formen |
| Generalisierte: Urticaria pigmentosa |
| Isolierte: Mastozytome |
| Systemerkrankungen |
| Mastozytosesyndrom mit kutaner und viszeraler Beteiligung |
| Mastzellenleukämie mit viszeraler Beteiligung und im Blut zirkulierenden Mastzellen |

Eine hämorrhagische Diathese, wie sie beim Mastozytosesyndrom vorkommen kann, ist aber wohl eher auf eine Verdrängung der Thrombopoese durch Mastzellwucherungen als auf die Heparinwirkung zurückzuführen.

Eine durch Heparin bedingte Aktivierung der Lipoproteinlipase konnte bisher nicht beobachtet werden.

Krankheitsbild

Es scheint gerechtfertigt, die rein kutanen Formen der Mastzellvermehrungen gesondert vom Mastozytosesyndrom zu besprechen. Die folgende Einteilung ist sehr vereinfacht und dient nur der Übersicht (Tab. 4.46).

Kutane Formen

Urticaria pigmentosa

Die Urticaria pigmentosa und die isolierten Mastozytome beschäftigen vorwiegend Dermatologen und Pädiater, da die Krankheit auf die Haut beschränkt bleibt und mit dem Abschluß der Pubertät meist eine deutliche Rückbildungstendenz aufweist. Der makroskopische Aspekt der *Urticaria pigmentosa* zeigt ein pigmentiertes makulöses bis makulopapulöses Exanthem von gelblicher bis bräunlicher Farbe. Die einzelnen Herde sind meistens rundlich, 2–6 mm groß, und ihre Zahl schwankt von einigen wenigen bis zu sehr vielen. Vorwiegend ist der Stamm betroffen, seltener findet man die Veränderungen an den Extremitäten, im Gesicht oder an den Schleimhäuten. Variationen der einzelnen Effloreszenzen in Größe, Form, Farbe oder Morphologie sind möglich, so sind z. B. Blasenbildungen bei Kleinkindern häufig. Entscheidend bleibt jedoch der histologische Befund der Mastzellvermehrung.

Isolierte Mastozytome

Sie unterscheiden sich von den multiplen Effloreszenzen sowohl in der Zahl wie auch in der Größe. Meistens findet sich nur ein Herd, der aber mehrere Zentimeter groß sein kann und der häufig eine Blasenbildung zeigt.

Pathognomonisch für Mastzellinfiltration ist das *Dariersche Zeichen:* Nach einer mechanischen Reizung tritt als Folge einer lokalen Histaminfreisetzung ein Erythem auf, anschließend bildet sich eine Quaddel. Dieser Vorgang ist von Juckreiz begleitet. Wiederholt man diese Manipulation mehrmals, bleibt die Reaktion aus, da sich der Histaminvorrat erschöpft hat. Auf demselben Mechanismus scheinen der Pruritus und der Dermographismus zu beruhen, die ungefähr in der Hälfte der Fälle vorkommen. Im Gegensatz zu den Patienten mit einem Mastozytosesyndrom ist bei den kutanen Formen der Allgemeinzustand nur selten beeinträchtigt.

Mikroskopisch sind die Effloreszenzen bei einer Urticaria pigmentosa charakterisiert durch Mastzellinfiltrate im Bereich des Koriums. In ihrer Umgebung findet man Plasmazellen und Lymphozyten sowie eine Melaninvermehrung. Wird ein Herd kurz vor der Probebiopsie mechanisch irritiert, so sind in den Mastzellen keine Granula nachweisbar, dafür findet man ein Ödem mit einem eosinophilen Infiltrat.

Systemerkrankungen – Mastozytosesyndrom

Hautveränderungen

Das Krankheitsbild des Mastozytosesyndroms unterscheidet sich im äußerlichen Aspekt nur geringfügig von der Urticaria pigmentosa. Im Vergleich dazu sind die Herde eher rotbraun, meist kleiner, zahlreicher, und teleangiektatische Veränderungen sind häufiger. Vermehrt sind auch die Schleimhäute des Nasenrachenraums und des Rektums betroffen. Wie bereits erwähnt, tritt ein Mastozytosesyndrom kaum vor der Pubertät auf, was ein wichtiges Unterscheidungsmerkmal zu der Urticaria pigmentosa darstellt. Außerdem zeigen die Hautefloreszenzen, im Gegensatz zum regredienten oder stationären Verlauf der rein kutanen Formen, einen mehr progressiven Charakter.

Anamnestisch wird neben einem Pruritus häufig eine Reizurtikaria angegeben, die durch verschiedenste Ursachen ausgelöst werden kann (warme Bäder, Sonnenbestrahlung, Kälte usw.).

Es ist aber erwähnenswert, daß einige histologisch verifizierte Mastozytosesyndrome ausschließlich auf die inneren Organe beschränkt bleiben. Diese treten typischerweise in der 6. und 7. Lebensdekade auf und zeichnen sich durch besonders rasch progredienten Krankheitsverlauf mit entsprechend schlechter Prognose aus.

Flush-Syndrom

Derselbe pathologische Mechanismus der Histaminausschüttung führt bei etwa einem Drittel der Patienten zu einem sogenannten Flush-Syndrom, das gekennzeichnet ist durch eine intensive Rötung des Gesichts und der Thoraxregion. Die Dauer dieser Anfälle schwankt zwischen 20 und 30 Minuten. Gleichzeitig mit einer Tachykardie und präkordialen Schmerzen kann ein Blutdruckabfall auftreten, der in eine lebensbedrohliche Schocksituation münden kann.

Die Histaminwirkung auf die glatte Darmmuskulatur äußert sich in Erbrechen, krampfartigen Schmerzen und Durchfällen. Auch Dyspnoe, Kopfschmerzen, Übelkeit, Schüttelfrost und Fieber wurden während dieser Synkopen wiederholt beobachtet.

Die auslösende Ursache der Anfälle ist unbekannt, bei einigen Patienten wurden psychogene Einflüsse dafür verantwortlich gemacht. Ausnahmsweise können Flush-Syndrome auch bei rein kutanen Formen von Mastzellvermehrungen vorkommen. Grundsätzlich weckt jedoch ein solcher Anfall den Verdacht auf ein Mastozytosesyndrom und sollte Anlaß zu einer internistischen Durchuntersuchung sein.

In der anfallsfreien Zeit weisen uncharakteristische Allgemeinsymptome wie Gewichtsverlust, Müdigkeit und Schwäche auf die Progredienz der Krankheit hin.

Skelettveränderungen

Die Mitbeteiligung der inneren Organe manifestiert sich am häufigsten am Skelettsystem. Das röntgenologische Bild ist vielseitig: osteolytische Herde, diffuse Osteoporosen mit verstärkter Trabekelzeichnung und osteosklerotische Veränderungen, die zu einer Verdickung der Kompakta führen, können vorkommen. In abnehmender Häufigkeit sind Becken, Rippen, Wirbelsäule, Schädel und die langen Röhrenknochen betroffen. Knochenbiopsien aus osteoporotischen Herden zeigen in typischen Fällen eine diffuse Mastzellinfiltration.

Rheumatoide Beschwerden oder lokalisierte Skelettschmerzen können diesen Knochenveränderungen zugeordnet werden. Pathologische Frakturen wurden wiederholt beschrieben.

Weitere klinische Befunde

Als ein typisches Zeichen einer generalisierten Mastzellvermehrung gilt eine Hepatosplenomegalie. Pathologisch-anatomisch findet man Mastzellinfiltrate, die von ausgedehnten Fibrosen umgeben werden. Diese sind einerseits für die derbe Konsistenz bei der Palpation verantwortlich, andererseits kann daraus eine Funktionseinschränkung resultieren. Peptische Ulzera sind nicht selten.

In einigen Fällen wurde ein Malabsorptionssyndrom gefunden, das wahrscheinlich durch ein urtikarielles Schleimhautödem im Magen-Darm-Trakt verursacht wird, wobei Schleimhautbiopsien allerdings nicht durchwegs eine Mastzellinfiltration ergeben haben.

Ein seltener Befund ist eine Lymphadenopathie. Wie im Rahmen einer Systemerkrankung nicht anders zu erwarten ist, können dabei nicht nur die peripheren, sondern auch die abdominellen Stationen befallen werden.

Hämatologische Befunde

In ausgedehnten Fällen können sowohl eine Knochenmarksinfiltration durch Mastzellen wie auch eine gewisse Myelofibrose eine *Panzytopenie* verursachen.

Möglicherweise als Folge der Histaminausschüttung tritt manchmal eine Eosinophilie auf. Der Vollständigkeit halber muß erwähnt werden, daß auch eine Leukozytose vorkommen kann.

Pathognomonisch ist der *Nachweis von Mastzellen im Knochenmark,* die bei richtiger Technik (s. Morphologie) in etwa 90% der Fälle vorhanden sind. Auf die Myelopoese bezogen, schwankt ihr Anteil zwischen 3 und 25%. Der Reifungsgrad der Zellen ergibt prognostische Hinweise auf die Progredienz der Krankheit, d. h. bei akuten Verlaufsformen findet man häufiger undifferenzierte und atypische Zellen, die sich auch färberisch anders verhalten.

Tabelle 4.47 Häufigkeit von Symptomen und Befunden beim Mastozytosesyndrom. Übersicht über 29 Fälle (nach R. D. Mutter u. Mitarb.)

Symptome		Befunde	
Hautveränderungen	26	Splenomegalie	25
Bauchschmerzen	14	Hepatomegalie	24
Erbrechen, Nausea	13	Urticaria pigmentosa	24
Schwäche	12	Lymphadenopathie	10
Gewichtsverlust	12	Anämie	23
Fieber	11	Mastzellvermehrung	
Durchfälle	8	im Knochenmark	21
Flush-Syndrom	8	Eosinophilie	12
Knochenschmerzen	8		
Hämatemesis	6		
Anorexie	5		
Nasenbluten	5		
Meläna	5		
Kopfschmerzen	5		
Hautblutungen	4		

Bei 4–5% der Patienten mit dem Mastozytosesyndrom entwickelt sich im Verlauf der Krankheit irgendeine Form von Leukämie; selten einmal handelt es sich dabei um eine Mastzellenleukämie.

Der Nachweis von Veränderungen im Gerinnungssystem ist nur mit subtilen Verfahren möglich und deutet auf eine Vermehrung von heparinartigen Hemmkörpern hin, die in einigen Fällen zu einer hämorrhagischen Diathese führen können.

Die Tab. 4.47 gibt einen Überblick über die absolute Häufigkeit der einzelnen Symptome und Befunde bei Mastozytosesyndrom. Die Zahlen stammen aus einer Übersicht über 29 Fälle.

Die Diagnose eines Mastozytosesyndroms läßt sich in typischen Fällen aufgrund der Anamnese und der klinischen Befunde stellen. Sie wird gesichert durch eine Hautbiopsie, eine Knochenmarkspunktion und den röntgenologischen Nachweis von Skelettveränderungen. Je nach dem Ausmaß der Generalisierung, lassen sich auch in der Leber, der Milz und in den Lymphknoten entsprechende histologische Befunde erheben.

Einen Anhaltspunkt über die biochemische Aktivität der Mastzellen gibt die quantitative Bestimmung von Histamin in Blut oder Urin. Die Histaminausscheidung, die normalerweise 30 µg/24 Std. nicht überschreitet, kann bis auf das 10fache der Norm erhöht sein. Sensitiver, spezifischer und vor allem bei Verdacht auf ein Mastozytosesyndrom ohne Urticaria pigmentosa angezeigt, ist der quantitative Nachweis der Histaminmetaboliten N-Methylhistamin und N-Methylimidazolessigsäure im Urin.

Mastzellenleukämie

Die maligne Mastzellenleukämie unterscheidet sich von den eher gutartigen Formen des Mastozytosesyndromes durch die massive Durchsetzung des Knochenmarks mit reifen Mastzellen und durch eine große Zahl solcher Zellen im Blutstrom (bis zu 76% der zirkulierenden Leukozyten können Mastzellen sein bei einer Leukozytenzahl von 60 000 bis 70 000/µl $\triangleq 60 \times 10^9 - 70 \times 10^9/l$). Der Verlauf ist häufig kompliziert durch schwere Thrombozytopenie und Anämie. Die Krankheit führt rasch zum Tode.

Verlauf und Prognose

Sowohl für den Verlauf wie für die Prognose läßt sich eine Faustregel aufstellen: Liegt der Krankheitsbeginn in der frühen Kindheit, so ist eine vollständige Ausheilung zu erwarten. Je später die Krankheit auftritt, desto öfter bleibt sie bestehen oder zeigt gar einen progressiven Charakter.

Isolierte Mastozytome sind meist bereits bei der Geburt vorhanden oder treten in den ersten Wochen auf. Sie haben eine sehr gute Prognose und Rückbildungstendenz. Eine Exzision ist nur indiziert bei ausgeprägter Blasenbildung oder bei rezidivierenden Flush-Episoden.

Multiple Herde *(Urticaria pigmentosa)*, die in den ersten 6 Lebensmonaten auftreten, heilen vor oder nach der Pubertät in 50% der Fälle ab. Die andere Hälfte hat noch im Erwachsenenalter ein meist asymptomatisches, leicht pigmentiertes, makulöses Exanthem.

Treten multiple Herde erst kurz vor oder irgendwann nach der Pubertät auf, handelt es sich meistens um ein *Mastozytosesyndrom*, also um eine Systemerkrankung, deren Prognose ungewiß ist. Ein Stillstand der Krankheit ist möglich, auch wenn bereits Knochenveränderungen nachgewiesen werden können. Nach der eingangs erwähnten Sammelstatistik von 29 Fällen kamen nach einer durchschnittlichen Krankheitsdauer von 2,6 Jahren 11 Patienten ad exitum. Die häufigste Todesursache war eine Panzytopenie, die ihrerseits wieder eine hämorrhagische Diathese oder schwere Infekte zur Folge hatte.

Differentialdiagnose

Auf die Differentialdiagnose der Hautveränderungen kann in diesem Rahmen nicht näher eingegangen werden. Erwähnt seien jedoch Pigmentnävi, Sommersprossen, eruptive Xanthome und Morbus Boeck der Haut. Ein negatives Dariersches Zeichen und eine Hautbiopsie gestatten die Unterscheidung.

Skelettveränderungen müssen von osteoplastischen und osteolytischen Knochenmetastasen differenziert werden. Allein aufgrund der röntgenologischen Untersuchung wird dies kaum möglich sein. Auch die übrigen unspezifischen klinischen Befunde wie Hepatosplenomegalie, Lymphadenopathie und Anämie wecken den Verdacht auf Systemerkrankungen wie Leukosen und Retikuloendotheliosen. Erschwerend für die Diagnostik wirkt dabei die Tatsache, daß bei chronischen myeloischen und chronischen lymphatischen Leukämien sowie beim Morbus Waldenström und bei aplastischen Anämien häufig eine Vermehrung der Mastzellen im Knochenmark beobachtet wird.

In diesem Zusammenhang sei auf die reaktiven

Tabelle 4.48 Symptome und Befunde beim Mastozytosesyndrom und bei Karzinoidsyndrom (nach *Demis*)

Symptome	
Mastozytosesyndrom	*Karzinoidsyndrom*
Hellroter Flush während 20–30 Minuten	Zyanotischer Flush während 1–10 Minuten
Keine Teleangiektasien	Teleangiektasien
Diffuse gastrointestinale Beschwerden, Ulkusschmerzen	Diarrhoen und diffuse gastrointestinale Beschwerden
Pruritus	Atemnot
Befunde	
Rotbraunes makulöses bis papulöses Exanthem	Pellagraähnliche Hautveränderungen
Dermographismus	Herzklappenaffektionen
Knochenveränderungen (Osteosklerose, Osteoporose)	Bindegewebsvermehrung
Ulcus pepticum	Lebermetastasen
Hepatosplenomegalie	
Histopathologische Befunde	
Abnorme Mastzellenproliferation	Vermehrung argentaffiner Zellen, metastasierender Tumor
Wirksame Substanzen	
Histamin, Heparin	Serotonin, Kinine, Histamin

Mastzellvermehrungen hingewiesen, die in der Umgebung von Tumoren und chronischen Entzündungen anzutreffen sind.

Vom pathophysiologischen Standpunkt ist die Differentialdiagnose zwischen Karzinoidsyndrom und Mastozytosesyndrom interessant. In beiden Fällen handelt es sich um eine Vermehrung sekretorisch aktiver Zellen. Die Freisetzung der synthetisierten, biologisch aktiven Substanzen in den Kreislauf kann bei beiden Krankheiten ein Flush-Snydrom auslösen. Tab. **4.48** vermittelt eine Gegenüberstellung der charakteristischen Symptome und Befunde (s. auch Karzinoidsyndrom!).

Therapie

Eine kausale, „biochemische" Therapie des Mastozytosesyndroms ist bisher nicht bekannt.

Röntgenbestrahlungen, alkylierende Substanzen, Alkaloide wie Opium oder Reserpin, Salicylate, Polymyxin B und viele andere Substanzen bewirken eine Degranulation der Mastzellen und können dadurch ein Flush-Syndrom auslösen. Mit dieser Therapie ist unter Umständen ein Rückgang der Hautveränderungen zu erwarten. Eine Kombination von Histamin-H_1- mit Histamin-H_2-Rezeptoren-Blockern (herkömmliche Antihistaminika kombiniert mit Cimetidin oder Ranitidin) vermag die vaskulären Wirkungen des Histamins zu unterdrücken, d. h., Pruritus sowie Hypersekretion des Magens und Ulkusbildung lassen sich verhüten. Es sind allerdings Fälle bekannt, bei denen eine solche Behandlung lebensbedrohliche Anfälle von Flush und Hypotonie nicht verhinderte, da diese Symptome durch vermehrte Produktion von Prostaglandin D_2 verursacht wurden. Erst die Zugabe eines Prostaglandin-Synthesehemmers (Acetylsalicylsäure) führte zum therapeutischen Erfolg.

Lokale Steroidapplikationen sind häufig in der Lage, eine exzessive Blasenbildung zu verhindern. Über den Wert der oralen Corticosteroidtherapie sind die Meinungen geteilt. Eine wesentliche Beeinflussung der Krankheit durch die erwähnten Maßnahmen konnte bisher nicht beobachtet werden. In einem Fall ist es gelungen, die Skelettschmerzen durch Mithramycin günstig zu beeinflussen. Die prophylaktischen Maßnahmen beschränken sich auf eine Vermeidung von Hautreizungen (warme Bäder, Sonnenbestrahlungen, Kälte, Abreibungen), die erfahrungsgemäß zu einem Flush-Syndrom führen können.

Literatur

Ammann, R. W., D. Vetter, P. Deyhle, H. Tschen, H. Sulser: Gastrointestinal involvment in systemic mastocytosis. Gut 17 (1976) 107

Caplan, R. M.: The natural course of urticaria pigmentosa. Arch. Derm. 87 (1963) 156

Conrad, M. E., J. T. Carpenter, J. N. Todd, T. M. Murad: Mithramycin in the treatment of systemic mastocytosis. Ann. intern. Md. 83 (1975) 659

Demis, D. J.: The mastocytosis syndrome: clinical and biological studies. Ann. intern. Med. 59 (1963) 195

Ellis, J. M.: Urticaria pigmentosa. Arch. Path. 48 (1949) 426

Horny, H.-P., M. R. Parwaresch, K. Lennert: Klinisches Bild und Prognose generalisierter Mastozytosen. Klin. Wschr. 61 (1983) 785

Keyzer, J. J., J. G. R. De Monchy, J. J. Van Doormaal, P. C. Van Voorst Vader: Improved diagnosis of mastocytosis by measurement of urinary histamine metabolites. New Engl. J. Med. 309 (1983) 1603

Klause, S. N., R. K. Winkelmann: The clinical spectrum of urticaria pigmentosa. Proc. Mayo Clin. 40 (1965) 923

Mutter, R. D., M. Tannenbaum, J. E. Ultmann: Systemic mast cell disease. Ann. intern. Med. 59 (1963) 887

Nixon, R. K.: The relation of mastocytosis and lymphomatous disease. Ann. intern. Med. 64 (1966) 856

Parker, F., G. F. Oldland: The mastocytosis syndrome in dermatology. In Fitzpatrick, Th. B.: Dermatology in General Medicine. McGraw Hill, New York 1971 (p. 577–588)

Remy, D.: Gewebsmastzellen und Mastzellen-Reticulose. Ergebn. inn. Med. Kinderheilk. N. F. 17 (1962) 132

Siegenthaler, W.: Klinische Demonstrationen: Das Mastocytose-Syndrom. Schweiz. med. Wschr. 97 (1967) 233

Ultmann, J. E., R. D. Mutter, M. Tannenbaum, R. R. P. Warner: Clinical, cytologic and biochemical studies in systemic mast cell disease. Ann. intern. Med. 61 (1964) 326

Paraneoplastische Endokrinopathien

A. Helber, W. Kaufmann und W. Siegenthaler

Definition

Pathologische Auswirkungen eines Tumors, die nicht auf das lokale oder metastatische Wachstum der Geschwulst zurückzuführen sind, werden als *paraneoplastische Syndrome* im weitesten Sinne bezeichnet. Unspezifische Fernwirkungen maligner Tumoren wie Inappetenz, Gewichtsreduktion, Müdigkeit und andere sind lange bekannt. Ihre Genese ist unklar. Tumorbedingte hämatologische, kutane, neuromuskuläre, endokrine und Stoffwechselerkrankungen als paraneoplastische Fernwirkungen sind in großer Zahl beschrieben, laufend werden neue berichtet oder vermutet. Unter diesen haben die paraneoplastischen Endokrinopathien und Stoffwechselstörungen großes theoretisches und praktisches Interesse gefunden, weil hier die Zusammenhänge überschaubar sind und die Hormonbestimmung eindeutige Diagnosen erlaubt.

Paraneoplastische Endokrinopathien sind „Überfunktionszustände durch ektope Hormonbildung von Tumoren, die weder örtliche noch ontogenetische Beziehungen zum physiologischen Bildungsort des Hormons besitzen" (Kracht 1968). Unter „ektoper" Hormonbildung versteht man die Bildung oder Sekretion eines Hormons in einem Gewebe, das normalerweise dieses Hormon nicht bildet. Von wenigen, pathogenetisch noch nicht eindeutig gesicherten Ausnahmen abgesehen sind ektopisch gebildete Hormone Peptidhormone. Die Mehrbildung von 5-Hydroxy-Tryptophan in Karzinoiden verschiedener Lokalisation oder die Mehrbildung catecholaminartiger Substanzen in extraadrenalen Tumoren fällt nach dieser Definition nicht unter den Begriff der ektopen Hormonbildung, da ihre Ursprungszellen ubiquitär im Organismus vorkommen. Auch die vermehrte Erythropoetinbildung bei einzelnen Hypernephromen ist nach dieser Definition keine ektope Hormonbildung, da Erythropoetin normalerweise in der Niere gebildet wird.

Die Diagnose einer paraneoplastischen Endokrinopathie ist gesichert, wenn bei nachgewiesener Neoplasie

1. eine bekannte Endokrinopathie vorliegt,
2. eine erhöhte Hormonkonzentration im Blut und/oder im Tumor nachweisbar ist,
3. die Hormonbildung nicht den physiologischen Reglermechanismen unterliegt,
4. die Atrophie der endokrinen Drüse, welche normalerweise das Hormon produziert nachgewiesen werden kann,
5. nach Resektion und Bestrahlung des Tumors die Endokrinopathie verschwindet oder sich bessert, nach Tumorrezidiv oder Metastasierung wieder auftritt.

Praktisch klinisch wird der Nachweis aller obengenannten Kriterien nicht immer gelingen.

Die Genese der paraneoplastischen ektopen Hormonbildung ist bisher nur spekulativ zu erklären: Die Übernahme hochdifferenzierter Leistungen – etwa der Bildung eines spezifischen Peptidhormons – durch einen zur Entdifferenzierung neigenden malignen Tumor wird durch den Wegfall von „repressorisch" wirkenden Mechanismen in den Tumorzellen erklärt. Dies hat zur Voraussetzung, daß die Fähigkeit zur Hormonbildung ursprünglich an allen später zur Hormonbildung fähigen Tumorblastemen potentiell angelegt ist. Tatsächlich zeigen gerade jene Tumoren, die sehr häufig zur paraneoplastischen Peptidhormonbildung neigen – Oat-cell-Karzinome, maligne Thymome, Inselzellkarzinome, Karzinoide –, große strukturelle Verwandtschaft. Es wurde hieraus geschlossen, daß sie aus versprengten multipotenten endokrinen Stammzellen hervorgehen könnten, aus denen normalerweise auch die endokrinen Drüsen mit Peptidhormonbildung entstehen. Die Bildung verschiedener Hormone im gleichen Tumor oder gar in gleichen Zellsystemen wäre nach diesen Vorstellungen leicht zu erklären.

Die paraneoplastische Hormonbildung erlaubt gelegentlich die Frühdiagnose eines Tumors, lange bevor dieser selbst durch lokale Tumorwirkung Krankheitswert gewinnt. Bei benignen Tumoren können allein die endokrinen Auswirkungen krankheitsbestimmend sein. Jede ätiologisch nicht eindeutig erklärbare Endokrinopathie sollte immer auch an ein Tumorgeschehen denken lassen. In den meisten Fällen ist jedoch die Endokrinopathie erst bei großen und fortgeschrittenen Tumoren manifest.

Die Häufigkeit paraneoplastischer Stoffwechselstörungen ist noch nicht eindeutig anzugeben: Bei routinemäßiger Nachweisbarkeit der Blutspiegel der verschiedenen Peptidhormone wird die Zahl erkannter paraneoplastischer Endokrinopathien zunehmen. Sie sind von Tumor zu Tumor unterschiedlich häufig: Unter 185 Patienten mit histologisch gesicherten Bronchialkarzinomen wurden bei fast 10% der Patienten endokrine Störungen beobachtet. Das bei Lungentumoren häufige Syndrom der „Osteoarthropathie", bei dem es sich möglicherweise ebenfalls um eine ektope Endokrinopathie handelt, wurde in diesen Zahlen nicht berücksichtigt (AZZOPARDI u. Mitarb. 1970).

Die wichtigsten paraneoplastischen Endokrinopathien

Paraneoplastische Hyperkalzämie

Die Hyperkalzämie ist die häufigste bei Tumorerkrankungen zu beobachtende, durch endokrine Faktoren mitausgelöste Stoffwechselstörung. Die Häufigkeit von Calciumstoffwechselstörungen ist bei Mammakarzinomen z. B. mit 14–42% (BOWER u. GORDON 1965) angegeben worden.

Die Calciumhomoiostase wird physiologischerweise hauptsächlich durch das Zusammenspiel von Parathormon, Vitamin D und Calcitonin gewährleistet. Entsprechend ist auch der Mechanismus der Hyperkalzämiegenese bei Tumorerkrankungen vielgestaltig (Tab. 4.49).

a) Am häufigsten entwickelt sich eine Hyperkalzämie bei osteolytisch metastasierenden Tumoren, bei primären Knochentumoren, hämatologischen Systemerkrankungen oder malignen Lymphomen mit Skelettbeteiligung. Sie ist dann Folge eines gesteigerten Skelettabbaues mit Calciumfreisetzung und nicht ausreichender Calciumausscheidung über Nieren oder Gastrointestinaltrakt.

b) Besonders häufig ist eine parathormonunabhängige Hyperkalzämie bei Patienten mit metastasierenden Mammakarzinomen beobachtet worden: Unter 127 Patientinnen mit Mammakarzinomen wurden bei 9,5% der Fälle Veränderungen der Calciumbilanz beobachtet (GALASKO u. BURN 1971): Bei 16,5% der Patienten fand sich eine Hyperkalzurie, bei 19% eine Hyperkalzurie und eine intermittierende symptomlose Hyperkalzämie und bei weiteren 14% Hyperkalzämien über 6 mval/l (> 3 mmol/l). Die Hyperkalzämiehäufung bei dieser Tumorform und die fehlende Korrelation zwischen dem Ausmaß der Skelettmetastasierung und des Hyperkalzämierisikos sprechen für die Mitwirkung eines humoralen Faktors. Dieser wurde von GORDON u. Mitarb. (1966) bei 10 von 11 untersuchten Mammakarzinomgeweben in Form von osteolytisch wirksamen Sterolen vermutet, welche in Wirkung und chromatographischem Verhalten dem 7-Dehydrocholesterol nahe verwandt waren. Entsprechend ist die Hyperkalzämie dieser Tumoren von der Art der Vitamin-D-Intoxikation. Erniedrigungen des Phosphatspiegels fehlen.

c) Eine eigentlich paraneoplastische oder ektope Parathormonbildung mit Entwicklung eines sogenannten „pseudo-primären Hyperparathyreoidismus" wird vor allem bei Bronchialkarzinomen, vorwiegend bei Plattenepithelkarzinomen, und Nierenrindenkarzinomen, seltener bei Tumoren des Pankreas, der Leber, des weiblichen Genitale

Tabelle 4.49 Hyperkalzämiegenese bei malignen Tumoren

1. Calciumfreisetzung bei osteolytischer Metastasierung
2. Produktion Vitamin-D-ähnlicher Steroide in Mammakarzinomen
3. Ektope Parathormonbildung bei pseudo-primärem Hyperparathyreoidismus
4. Fraglich: Produktion parathyreoider-stimulierender Substanzen

und der Prostata beobachtet. Die Hyperkalzämie bei paraneoplastischem oder „pseudo-primärem Hyperparathyreoidismus" ist wie die bei primärem Hyperparathyreoidismus mit einer Hypophosphatämie kombiniert. Eine eindeutige differentialdiagnostische Abtrennung dieser beiden Hyperparathyreoidismusformen ist aufgrund laborchemischer Untersuchungen in der Regel nicht möglich. Patienten mit ektoper Parathormonbildung durch Tumoren zeigen häufiger Auswirkungen des Tumorbefalls wie Gewichtsverlust oder Anämisierung. Ihre Anamnese ist meist kürzer als die von Patienten mit primärem Hyperparathyreoidismus. Die Neigung zur Nierensteinbildung ist geringer. Symptomatik und Therapie des Hyperkalzämiesyndroms sind an anderer Stelle eingehend beschrieben. Wichtigste klinische Folgen der Hyperkalzämie sind Durst, Polyurie, Anorexie, Schwindel, Schluckstörungen, Muskelschwäche, Herzrhythmusstörungen und psychische Störungen.

Das ektope ACTH-Syndrom

Nach pathophysiologischen Kriterien lassen sich drei Formen des Cushing-Syndroms unterscheiden (Abb. 4.38): das hypophysär-dienzephale, das primär adrenale und das paraneoplastische Cushing-Syndrom. Beim hypophysär dienzephalen Cushing-Syndrom wird die vermehrte Glucocorticoidproduktion in beiden Nebennieren durch eine gesteigerte hypophysäre ACTH-Sekretion unterhalten. Beim primär adrenalen Cushing-Syndrom sind einseitige Nebennierenrindenadenome Ursache der gesteigerten Glucocorticoidproduktion. Die ACTH-Sekretion ist supprimiert. Beim paraneoplastischen Cushing-Syndrom ist eine unkontrollierte, ektope ACTH-Bildung in malignen Tumoren mit Stimulation der Glucocorticoidproduktion in beiden Nebennieren Ursache der Erkrankung.

Das erste gut dokumentierte ektope ACTH-Syndrom wurde 1928, 4 Jahre vor der Erstbeschreibung des Cushing-Syndroms, ohne Kenntnis der pathophysiologischen Zusammenhänge berichtet: Ein rasch progredienter Diabetes mellitus, Hirsutismus, Hypertonie und ausgeprägte Nebennierenrindenhyperplasie wurden mit einem „Oat-cell-Karzinom" der Lungen in Verbindung gebracht (BROWN 1928). 1969 beschrieben LIDDLE u. Mitarb. ihre Erfahrungen an 104 Patienten mit ektopem ACTH-Syndrom.

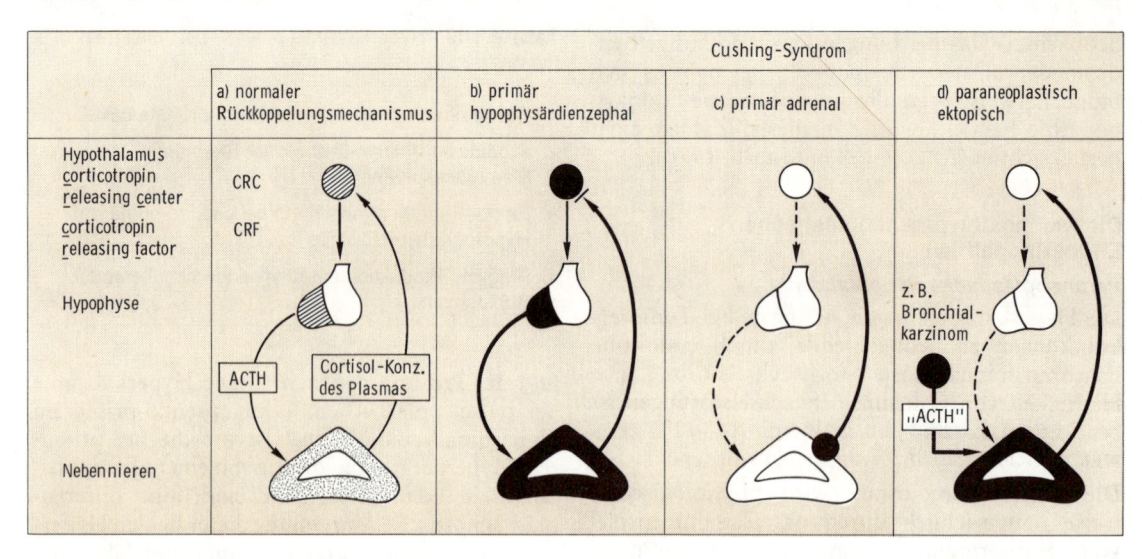

Abb. 4.38 Physiologie und Pathophysiologie der Glucocorticoidsekretion (nach *W. Kaufmann*)

Ursache waren vor allem Bronchialkarzinome, bevorzugt „Oat-cell-Karzinome" (50%), Pankreaskarzinome (10%) und maligne Thymome (10%). Ektope ACTH-Syndrome wurden außerdem bei Karzinomen der Schilddrüse, der Leber, der Prostata, der Ovarien, der Mammae, der Speicheldrüsen und bei Phäochromozytomen beobachtet, auch bei Karzinoiden und Bronchialadenomen.

Das in einzelnen Tumoren nachgewiesene ACTH war in der biologischen Wirksamkeit, im physikalisch-chemischen und immunologischen Verhalten nicht von hypophysärem ACTH zu unterscheiden. Mit fluoresceinmarkierten ACTH-Antikörpern war ACTH in Tumoren nachweisbar. Überraschenderweise fand sich ACTH auch in 6 von 72 unselektiert entnommenen Karzinomgeweben (LIDDLE u. Mitarb. 1969), bei deren Trägern ein klinisches ektopes ACTH-Syndrom nicht oder noch nicht diagnostiziert wurde.

Trotz maximaler Glucocorticoidproduktion ist das klinische Bild der Patienten mit ektopem ACTH-Syndrom meist weniger ausgeprägt als das bei hypophysär-dienzephalem Cushing-Syndrom (Tab. 4.50). Selten werden Stammfettsucht, Striae oder Osteoporose beobachtet, weil die Krankheitsdauer zu kurz ist und die tumorbedingte Inappetenz und Gewichtsverlust der Cushing-typischen Stammfettsucht entgegenwirken. Im Vordergrund des klinischen Bildes stehen Veränderungen des Elektrolyt- und Wasserhaushaltes mit hypokaliämischer Alkalose, Ödemneigung und Hypertonie.

Die Diagnose des Cushing-syndroms ist bei klinischem Verdacht durch die Bestimmung der 17-Hydroxycorticosteroid-Ausscheidung oder der Cortisolexkretion im Urin, durch Messung der Cortisolplasmaspiegel und deren Tagesrhythmik und durch eine niedrig dosierte Dexamethasonsupression der 17-Hydroxysteroid-Ausscheidung mit 3 mg (8,3 µmol)/die Dexamethason über 2 Tage zu sichern.

Die Differentialdiagnose der oben genannten drei Cushing-Syndrome ist durch Bestimmung des ACTH-Plasmaspiegels und durch Bestimmung der 17-Hydroxycorticosteroid-Ausscheidung unter hochdosierter Dexamethasonsuppression zu sichern (Tab. 4.51). Alle drei Cushing-Formen zei-

Tabelle 4.50 Symptomatik bei paraneoplastischem und hypophysärem Cushing-Syndrom (nach *Chretien*)

	Ektopisches ACTH	Hypophysenadenom
Männer	60%	37%
Zentrale Fettsucht	65%	94%
Striae	36%	52%
Ödeme	74%	24%
Hypertonie	72%	73%
Osteoporose	46%	73%
Hypokaliämie	89%	9%
Kohlenhydratstoffwechselstörung	84%	84%
17-OH-Steroide	9mal normal	3mal normal

Tabelle 4.51 Differentialdiagnose des Cushing-Syndroms

Cushing-Syndrom	17-OH-Corticosteroid-suppr. unter 8 mg/die Dexamethason über 2 Tage	ACTH-Plasmaspiegel
Hypophysärdienzephales Cushing-Syndrom	positiv	erhöht
Primär adrenales Cushing-Syndrom	negativ	supprimiert
Paraneoplastisches, ektopes ACTH-Syndrom	negativ	stark erhöht

gen eine gesteigerte Cortisol- oder 17-Hydroxycorticosteroid-Exkretion. Die höchsten Werte wurden bei ektopem ACTH-Syndrom gemessen. Über 95% der Fälle von hyophysär-dienzephalem Cushing-Syndrom zeigen einen Rückgang der 17-Hydroxycorticosteroid-Exkretion auf unter 50% des Ausgangswertes nach 2tägiger Suppression mit 8 mg/die Dexamethason, nicht jedoch die Patienten mit primär adrenalem oder paraneoplastischem Cushing-Syndrom. Diese beiden Formen lassen sich durch die Bestimmung des ACTH-Plasmaspiegels unterscheiden.

Das ektope ACTH-Syndrom ist wahrscheinlich häufiger als bisher angenommen wurde: in 8% aller unselektiert untersuchten malignen Tumoren fanden LIDDLE u. Mitarb. (1969) ACTH-Aktivität. Danach wäre die ektope ACTH-Bildung die häufigste Ursache eines Cushing-Syndroms. Bei 80% aller Patienten mit Oat-cell-Karzinomen waren in der Hypophyse sogenannte Crook-Zellen nachweisbar, ein Befund, der regelmäßig in der Hypophyse bei nicht hypophysärem, primär adrenal bedingtem Hyperkortizismus beobachtet wird.

Das Syndrom der inadäquaten ADH-Sekretion (Schwartz-Bartter-Syndrom)

Das Syndrom der inadäquaten Sekretion von antidiuretischem Hormon (ADH) ist durch Wasserretention, Hyponatriämie und renalen Natriumverlust gekennzeichnet (BARTTER u. SCHWARTZ 1967). Ursache ist eine gesteigerte und unkontrollierte Ausschüttung von antidiuretischem Hormon. Das Syndrom wurde erstmals 1957 bei einem Patienten mit einem „Oat-cell-Karzinom" der Lunge beschrieben (SCHWARTZ u. Mitarb. 1957). 1963 wurde ADH-Aktivität erstmals aus einem Lungentumor extrahiert. Das in Tumoren gebildete, antidiuretisch wirksame Material war chemisch, immunologisch und in der biologischen Wirksamkeit nicht von hypophysärem Arginin-Vasopressin zu unterscheiden.

Die Ursachen einer inadäquaten ADH-Sekretion sind vielfältig (Tab. 4.52), wobei bei der großen Gruppe der ADH-Syndrome bei zentralnervösen Störungen wahrscheinlich Störungen der orthotopen ADH-Regulation eine Rolle spielen. Die gleichen Mechanismen liegen wahrscheinlich in medikamentös induzierten Formen der Erkrankung oder den ADH-Syndromen bei Stoffwechselerkrankungen (Porphyrie) zugrunde. Die häufigste Ursache des Schwartz-Bartter-Syndroms ist die periphere ektope Hormonbildung in Tumoren, vor allem in Bronchialkarzinomen vom Oat-cell-Typ, Thymomen, Pankreaskarzinomen und Lympho- oder Retikulosarkomen.

Das Syndrom ist Folge einer gesteigerten Wasserretention durch erhöhte ADH-Sekretion: Hypervolämie, Suppression der Reninsekretion, weniger der Aldosteronsekretion, und Natriumverlust mit Hyponatriämie schließen sich an. Die Diagnose stützt sich auf den Nachweis der Hypoosmolarität des Serums bei inadäquat hypertonem Urin und der Hyponatriämie bei inadäquat hoher Natriumexkretion. Das Extrazellulärvolumen ist erhöht, Nierenfunktion und Nebennierenfunktion sind normal. Serumharnstoffwerte unter 10 mg/dl (1,7 mmol/l) werden angetroffen. Ein Wasserstoß mit 20 ml/kg Körpergewicht in 30 Min. kann, falls er sich wegen Hypervolämie nicht verbietet, von Gesunden innerhalb von 4 Stunden zu mindestens 50% ausgeschieden werden, wobei ein hypoosmolarer Urin von unter 100 mosm/kg (= mmol/l) ausgeschieden wird. Patienten mit inadäquatem ADH-Syndrom erreichen die genannten Ausscheidungswerte nicht. Neuerdings ist durch radioimmunologische Bestimmung des antidiuretischen Hormons im Blutplasma oder evtl. im resezierten Tumor die Diagnose zu sichern.

Eine gewisse Unterscheidung der durch ektope ADH-Bildung verursachten Schwartz-Bartter-Syndrome von den Formen mit gestörter zentralnervöser Regulation der ADH-Ausschüttung ist durch Injektion von Diphenylhydantoin möglich: Diphenylhydantoin senkt die zentralnervöse bzw. hypophysäre ADH-Sekretion, nicht jedoch die ektope ADH-Bildung in Tumoren.

Paraneoplastische Hypoglykämie

Eine tumorbedingte extrapankreatische Hypoglykämie ist erstmals 1929 bei einem Patienten mit malignem Hepatom berichtet worden (NADLER u. WOLFFER 1929). Ihre rasche und zuverlässige diagnostische Abklärung ist notwendig, weil bei der relativen Gutartigkeit der meist zugrundeliegenden Tumoren die hypoglykämische Tumorfernwirkung nicht selten die Prognose des Patienten entscheidet.

Hauptursache der paraneoplastischen Hypoglykämie sind mesenchymale Tumoren des retroperitonealen und intraperitonealen Raumes (Tab. 4.53) wie Fibrome oder Fibrosarkome, Rhabdomyo- oder Leiomyosarkome, Neurofibrome oder Neurofibrosarkome und Liposarkome. Fast ein Drittel der mesenchymalen Tumoren mit paraneoplasti-

Tabelle 4.52 Ursachen des Schwartz-Bartter-Syndroms

1. Ektope ADH-Bildung in Tumoren

   Bronchialkarzinome, Pankreaskarzinome, Duodenalkarzinome, Prostatakarzinome, Thymome, Lymphosarkome, Ewing-Sarkom, Retikulosarkom

2. Erkrankungen der ZNS

   Meningitis, Enzephalitis, Hirnabszeß, Hirntumoren, subarachnoidale und subdurale Hämatome usw.

3. Tuberkulose, Aspergillose, Lungenabszedierungen

4. Stoffwechselerkrankungen

   z. B. Porphyrie

5. Medikamente:

   z. B.: Vincristin, Chlorpropramid, Barbiturate, Phenothiazin

6. »Idiopathisch«

Tabelle 4.53 Ätiologie der paraneoplastischen Hypoglykämie bei 90 Fällen aus der Literatur (nach *Bower* u. *Gordon*)

Mesenchymale Tumoren	49
Maligne Hepatome	21
Gastrointestinale Karzinome	14
Nebennierenrindenkarzinome	6

scher Hypoglykämie sind histologisch gutartig. Fast alle sind langsam wachsende, gut ausdifferenzierte Neubildungen, die gelegentlich zu enormer Größe mit mehreren kg Gewicht heranwachsen können. Zweitwichtigste Ursache der paraneoplastischen Hypoglykämie sind primäre Leberkarzinome, dann gastrointestinale Tumoren an Magen, Kolon und Gallenwegen und Nebennierenrindenkarzinome mit und ohne Steroidproduktion.

Die Pathogenese der paraneoplastischen Hypoglykämie ist noch nicht eindeutig geklärt. Drei Mechanismen sind warhscheinlich, weitere werden diskutiert:
a) ektope Bildung von immunoreaktivem Insulin;
b) Bildung von Substanzen mit Insulinwirkung, aber ohne immunologische Insulineigenschaft;
c) gesteigerter Glucoseverbrauch durch die großen retroperitonealen Tumoren.

Diskutiert wird außerdem eine mechanische Irritation des Pankreas durch die großen retroperitonealen Tumoren mit Stimulation der Insulinausschüttung, die Produktion insulinasehemmender Substanzen durch Tumoren und die Insulinfreisetzung durch leucinartige Substanzen, die in Tumoren gebildet werden.

Bei Stoffwechseluntersuchungen an Patienten mit paraneoplastischer Hypoglykämie ist sowohl eine verminderte Gluconeogenese, deren Ursache bisher unklar ist, wie auch eine gesteigerte Glucoseutilisation nachgewiesen worden (KREISBERA u. Mitarb. 1970). Die oft immense Größe der Tumoren und der Nachweis einer hohen Glykogenkonzentration in den Tumoren sprechen für einen gesteigerten Glucoseverbrauch durch den Tumor selbst, hervorgerufen durch insulinartig wirkende Substanzen im Tumor. Eine gesteigerte Glucoseutilisation auch im Gesamtorganismus ist durch Ausschwemmung der Substanzen in den Kreislauf zu erklären. Übereinstimmend wurde von den meisten Untersuchern im Blut von Tumorpatienten mit Hypoglykämie im „in vitro assay" an der Rattenzwerchfellmuskulatur eine insulinartig wirkende Substanz, die die Glucoseaufnahme des Muskels stimuliert, nachgewiesen, ohne daß ein immunologisch nachweisbarer Hyperinsulinismus feststellbar war. Die Natur dieser insulinartig wirkenden Substanzen oder ihre chemische Verwandtschaft zum Insulin sind nicht bekannt. Ein ektoper radioimmunologisch gesicherter Hyperinsulinismus ist nur für Einzelfälle gesichert.

Die differentialdiagnostische Abgrenzung der paraneoplastischen Hypoglykämieformen von denen durch Pankreasinsulinome ist schwierig, im Einzelfall oft unmöglich: In den meisten bisher untersuchten Fällen führte eine intravenöse Tolbutamidinjektion bei Patienten mit paraneoplastischer Hypoglykämie nicht zu einer hypoglykämischen Reaktion vergleichbar der von Patienten mit Insulinomen. Falsch-positive Hypoglykämien nach Tolbutamid sind jedoch auch bei paraneoplastischen Hypoglykämiepatienten berichtet. Die Verfolgung der radioimmunologisch bestimmten Insulinplasmaspiegel im Rahmen des Tobutamidtestes erbringt eine zusätzliche differentialdiagnostische Sicherheit des Testes: Patienten mit Insulinomen zeigen nach Tolbutamid einen starken Anstieg der Insulinkonzentration, die Patienten mit paraneoplastischer Hypoglykämie in den meisten Fällen nicht. Das gleiche gilt in etwa auch für die differentialdiagnostische Bedeutung des Leucintoleranztestes. Patienten mit paraneoplastischer Hypoglykämie zeigen in der Regel normale Serumfettspiegel, die von Patienten mit Hyperinsulinismus durch Insulinome sind meist erniedrigt.

Paraneoplastische Polyglobulie

Eine tumorbedingte Polyglobulie durch gesteigerte oder unkontrollierte Erythropoetinbildung oder Bildung einer erythropoetinähnlichen Substanz findet sich bei zahlreichen Nierentumoren oder benignen Nierenerkrankungen wie Zystennieren oder Hydronephrosen u. a. (Tab. 4.54). Da Erythropoetin auch normalerweise in der Niere gebildet wird, handelt es sich hierbei nicht um ektope Hormonbildung im eigentlichen Sinne. Eine echte ektope Ertyhropoetinbildung wurde jedoch in zerebellaren Hämangioblastomen, in Phäochromozytomen und Hepatomen nachgewiesen. Bei anderen Tumoren, vor allem den Uterusmyomen, gelang trotz vorhandener Polyglobulie eine Erythropoetinextraktion aus dem Tumor nicht immer, so daß neben der ektopen Erythropoetinbildung auch noch die Produktion anderer erythropoesestimulierender oder erythropoetinstimulierender Faktoren diskutiert wird.

Auffallend ist das überzufällig häufige gemeinsame Auftreten von erythropoetinbildenden Tumoren wie Hypernephromen, zerebellaren Hämangioblastomen und Phäochromozytomen im Syndrom von Hippel-Lindau.

An eine tumorbedingte Polyglobulie ist zu denken, wenn eine Polycythaemia vera bei normalen Leukozyten- und Thrombozytenwerten und normaler

Tabelle 4.54 Tumoren mit Erythrozytose oder Polyglobulie (nach *Goodall*)

Über 50%: renale Karzinome, Ademone oder Sarkome
Etwa 25%: zerebellare Hämangioblastome
Etwa 7%: Uterusmyome oder -fibrome
Rest: Nebennierenkarzinome, Phäochromozytome, Hepatome, Melanome, Ovarial- und Prostatakarzinome, Lungenkarzinome

Milzgröße ausscheidet und eine ursächliche Hypooxydose durch respiratorische Störungen bei wiederholter Kontrolle der arteriellen Sauerstoffsättigung ausgeschlossen ist.

Seltene paraneoplastische Endokrinopathien

Weitere, seltener beschriebene paraneoplastische Endokrinopathien sind in Tab. 4.55 zusammengefaßt: Unter ihnen ist eine „ektope Reninsekretion" erstmalig und bislang 1970 bei einem Patienten mit einem Oat-cell-Karzinom der Lunge beschrieben (HAUGER-KLEVENE 1970). Das klinische Bild entspricht dem eines sekundären reninbedingten Hyperaldosteronismus oder dem Bild des kürzlich von CONN eingehend beschriebenen sogenannten primären Reninismus.

Extrem selten ist auch die Entwicklung einer Hyperthyreose bei extrathyreoidalen Tumoren aufgrund einer „ektopen Thyreotropinbildung". Bei den wenigen beschriebenen Tumoren handelt es sich um Chorionepitheliome, um embryonale Karzinome und um Blasenmolen. Die Hyperthyreose ist meist leichtgradig. Da auch aus normalem Plazentagewebe TSH-wirksames Material extrahiert werden kann, ist die echte ektope Genese dieser Hyperthyreosen noch fraglich.

Eine „ektope Choriongonadotropinbildung" ist in malignen Hepatomen und selten in anaplastischen Lungenkarzinomen, in Nebennierenrindenkarzinomen und bei malignem Melanom beschrieben worden. Das auch als „hepatogenitales Syndrom" beschriebene Krankheitsbild ist meist bei männlichen Jugendlichen beobachtet worden und ist durch eine Hypertrophie der Leydigschen Zwischenzellen mit vermehrter Testosteronbildung durch eine Pubertas praecox und durch eine Steigerung des Längenwachstums gekennzeichnet. Bei erwachsenen Männern ist die ektope Gonadotropinbildung eigenartigerweise meist durch Entwicklung einer Gynäkomastie gekennzeichnet. In wenigen Fällen wurde eine vermehrte Östrogenausscheidung nachgewiesen.

Eine „ektope STH-Bildung" wird zumindest als Teilursache der „Osteoarthropathie" oder des „Syndroms von Pierre-Marie-Bamberger" diskutiert. Es findet sich bei etwa 10% aller Lungen- und Pleuratumoren und ist charakterisiert durch die Entwicklung von Trommelschlegelfingern, durch Gelenk- und Knochenschmerzen, Gelenkschwellungen und Gelenkversteifungen, hervorgerufen durch eine chronisch proliferative subperiostale Ostitis und durch eine Substanzzunahme der Weichteile der Akren. Das Vollbild einer Akromegalie wird meist nicht erreicht, da das Tumorleiden vor Erreichen des vollen klinischen Bildes zum Tode führt. Ob diesem relativ häufigen paraneoplastischen Syndrom immer eine vermehrte STH-Bildung zugrunde liegt, ist bisher nicht eindeutig gesichert.

Therapeutische Gesichtspunkte

Die kausale Therapie der paraneoplastischen Endokrinopathien besteht naturgemäß in der Be-

Tabelle 4.55 Seltene paraneoplastische Endokrinopathien

1. Ektope Reninsekretion
2. Paraneoplastische Hyperthyreose durch Thyreotropinbildung
3. Ektope Gonadotropinbildung
4. Ektope STH-Bildung

handlung des Tumorleidens, wenn möglich in der operativen Beseitigung des Tumors oder in der palliativen Bestrahlungs- oder zytostatischen Therapie. Einige spezielle therapeutische Überlegungen sind für die einzelnen Syndrome jedoch noch anzustellen.

Das *paraneoplastische Hyperkalzämie-Syndrom* zeigt abhängig von der Pathogenese ein unterschiedlich gutes Ansprechen auf Steroide: Die normo- oder hypophosphatämische Form der Hyperkalzämie, z. B. bei Mammakarzinomen, ist durch Glucocorticoidgaben besser zu beeinflussen als die hypophosphatämische Hyperkalzämie bei ektoper oder primärer Parathormonbildung. Der „Cortisontherapietest" wird aus gleichem Grunde gelegentlich zur differentialdiagnostischen Abtrennung beider Hyperkalzämieformen verwendet. Ein akutes Hyperkalzämiesyndrom ist in der Regel durch Phosphatinfusionen zu beheben. Ein zytostatischer Effekt auf den zugrundeliegenden Tumor mit gleichzeitiger Senkung des Blutcalciumspiegels kann durch Verabreichung des Zytostatikums Mithramycin erreicht werden.

In der Wahl des therapeutischen Vorgehens bei *ektopem ACTH-Syndrom* ist das zugrundeliegende Tumorleiden von ausschlaggebender Bedeutung: Bei bekanntem ACTH-produzierendem Tumor ist, falls möglich, die operative Entfernung des Tumors anzustreben. Dies auch deshalb, weil nicht selten histologisch benigne Tumoren Ursache der ACTH-Produktion sein können. Unter 88 Fällen von LIDDLE u. Mitarb. (1969) konnten so immerhin 9 Patienten dauerhaft geheilt werden.

Besteht dringender Verdacht auf ein ektopes ACTH-Syndrom, ohne daß der verursachende Tumor schon bekannt ist, sollte eine beiderseitige Adrenalektomie zunächst unterbleiben, weil in einer späteren Phase durch evtl. mögliche Tumorresektion eines benignen Tumors eine dauerhafte Heilung erreicht werden kann. In solchen Fällen empfiehlt sich zunächst eine medikamentöse Therapie:

a) Metopiron, 250–500 mg alle 8 Stunden, hemmt die Cortisolproduktion durch Hemmung der C_{11}-Hydroxylierung. Die Bildung von Cortisol aus 11-Desoxycortisol ist vermindert. Die Glucocorticoidwirkung des 11-Desoxycortisols ist wesentlich geringer als die des Cortisols.

b) Das Adrenostatikum Aminogluthetimid (Elipten Ciba), etwa 1 g täglich, hemmt die Nebennierenrindensteroidhormonsynthese an der Umwandlung von Cholesterin zu Pregnenolon. Die

Aminogluthetimidtherapie ist leider nicht selten kompliziert durch allergische Hautreaktionen mit Fieber, Nausea und Neigung zur Schilddrüsenunterfunktion.

Besteht ein nicht entfernbarer maligner ACTH-produzierender Tumor und ist durch die genannte medikamentöse Therapie das Cushing-Syndrom nicht ausreichend beherrschbar, so bleibt als letzter therapeutischer Ausweg nur die beiderseitige Adrenalektomie.

Bei nachgewiesenem *inadäquatem ADH-Syndrom* ist die Restriktion der Flüssigkeitszufuhr auf unter 750 ml/Tag erste therapeutische Maßnahme. Hierdurch kann in der Regel die Hyponatriämie gebessert werden. Eine Wasserintoxikation kann weiter durch ein rasch wirkendes Diuretikum, etwa Furosemid, in Kombination mit hyperosmolaren Salzlösungen behoben werden. Eine sichere medikamentöse Hemmung der paraneoplastischen ADH-Sekretion in Tumoren ist bisher nicht bekannt.

Eine *paraneoplastische Hypoglykämie* ist bei nicht oder nicht mehr resezierbaren Tumoren ein großes therapeutisches Problem: Akute hypoglykämische Zustände sind oft nur durch hochdosierte orale Glucosezufuhr oder längerfristige Glucoseinfusionen zu überwinden. Anschließend sollte ein Therapieversuch mit dem Antihypertonikum Diazoxide gemacht werden, dessen blutzuckersteigernde Nebenwirkung durch Hemmung der Insulinausschüttung bei Hypoglykämien therapeutisch ausgenutzt werden kann.

Besonderheiten

Die ektope Hormonbildung in malignen Tumoren ist als solche eine erstaunliche, in ihrer Genese bisher nicht zuverlässig erklärbare Leistung. In den letzten Jahren sind darüber hinaus Tumorkranke beschrieben worden, deren Tumoren mehrere Hormone ektop produzierten (HILLS 1968, LAW u. Mitarb. 1965, O'NEAL u. Mitarb. 1968). So wurde die gleichzeitige Produktion von ACTH mit MSH, Gastrin, Glucagon, Insulin, Parathormon und ADH in einem Inselzellkarzinom, die Produktion von ACTH und ADH in einem Oat-cell-Karzinom und die Kombination von ACTH, MSH, Serotonin und ADH bzw. von ACTH, MSH und Gastrin beschrieben. Die häufigsten Tumoren mit paraneoplastischer ektoper Mehrfachhormonbildung sind die Inselzellkarzinome, die Oat-cell-Karzinome, die Karzinoide und Phäochromozytome. Es ist nicht gesichert, ob verschiedene Zellen im gleichen Tumor Ursache der Mehrfachhormonbildung sind oder ob in einer Zellform mehrere Hormone ektop gebildet werden können. Durch Behandlung eines Patienten mit Inselzellkarzinom mit Bildung von Insulin, Gastrin und Glucagon durch Streptozotocin, das normalerweise isoliert die Betazellen der Langerhansschen Inseln zerstört, konnte die Produktion aller drei Hormone gehemmt werden. Es kann hieraus vermutet werden, daß auch einzelne endokrine Zellformen mehrere Hormone ektop bilden können.

Literatur

Azzopardi, J. G., E. Freeman, G. Pook: Endocrine and metabolic disorders in bronchial carcinoma. Brit. med. J. 1970/IV, 528

Bartter, F. C., W. B. Schwartz: The syndrome of inappropriate secretion of antidiuretic hormone. Amer. J. Med. 42 (1967) 790

Bower, B. F., G. S. Gordon: Hormonal effects of nonendocrine tumors. Ann. Rev. Med. 16 (1965) 83

Brown, W. H.: A case of pluriglandular syndrome: „Diabetes of bearded women". Lancet 1928/II, 1022

Galasko, C. S. B., J. I. Burn: Hypercalcaemia in patients with advanced mammary cancer. Brit. med. J. 1971, 573

Goodall, C. M.: On para-endocrine cancer syndromes. Int. J. Cancer 4 (1969) 1

Gordon, G. S., Th. I. Cantino, L. Erhardt, I. Hansen, W. Lubich: Osteolytic sterol in human breast cancer. Science 151 (1966) 1226

Hauger-Klevene, J. H.: Asymptomatic production of ACTH. Radio immunassay in squamous cell, oat cell and adenocarcinoma of the lung. Cancer 22 (1968) 1262

Hauger-Klevene, J. H.: High plasma renin-activity in oat cell carcinoma: a renin-secreting Carcinoma. Cancer 22 (1970) 1112

Hayduk, K., W. Kaufmann: Das Schwartz-Bartter-Syndrom. Dtsch. med. Wschr. 97 (1972) 1357

Hayduk, K., W. Kaufmann: Ektope paraneoplastische Endokrinopathien mit Störungen des Wasser- und Elektrolythaushaltes. Klin. Wschr. 51 (1973) 361

Hills, E. A.: Adenocarcinoma of the bronchus with Cushing's syndrome, carcinoid-syndrome, neuromyopathy and urticaria. Brit. J. Dis. Chest 62 (1968) 88

Kracht, J.: Pathologie der ektopisch hormonbildenden Geschwülste. Med. Klin. 63 (1968) 41

Kreisberg, R. A., I. M. Hershman, I. G. Spenney, B. R. Boshell, L. F. Pennington: Biochemisty of extra pancreatic tumor hypoglycemia. Diabetes 19 (1970) 248

Law, D. H., G. W. Liddle, H. W. Scott, St. D. Tauber: Ectopic production of multiple hormones (ACTH, MSH and Gastrin) by a single malignant tumor. New Engl. J. Med. 273 (1965) 292

Liddle, G. W., I. R. Givens, W. E. Nicholson, D. P. Island: The ectopic ACTH-Syndrome. Cancer Res. 25 (1965) 1057

Liddle, G. W., W. E. Nicholson, D. P. Island, D. N. Orth, K. Abe, S. C. Lowder: Clinical and laboratory studies of ectopic humoral syndromes. Rec. Progr. Hormone Res. 25 (1969) 283

Lipsett, M. B., W. D. Odell, L. E. Rosenberg, Th. A. Waldmann: Humoral syndromes associated with nonendocrine tumors. Ann. intern. Med. 61 (1964) 733

Nadler, W. H., I. A. Wolffer: Hepatogenic hypoglycemia associated with primary liver cell carinoma. Arch. intern. Med. 44 (1929) 700

O'Neal, L. W., D. M. Kipnis, S. A. Luse, P. E. Lacy, L. Jarett: Secretion of various endocrine substances by ACTH-secreting tumors – Gastrin, Melanotropin, Norepinephrine, Serotonin, Parathormone, Vasopressine, Glucagon. Cancer 21 (1968) 1219

Schwartz, W. B., W. Bennet, S. Curelop, F. C. Bartter: A syndrome of renal sodium loss and Hyponatremia probably resulting from inapropriate secretion of antidiuretic Hormone. Amer. J. Med. 23 (1957) 529

Studer, H.: Paraneoplastische Syndrome. Schweiz. med. Wschr. 103 (1973) 1429

Thomas, C.: Das paraneoplastische Syndrom. Med. Klin. 70 (1975) 2053

Weichert, R. F.: The neural ectodermal Origin of the peptide secreting endocrine glands (a review). Amer. J. Med. 49 (1970) 232

v. Wichert, P.: Paraneoplastische Syndrome. Problematik und Bedeutung für Frühdiagnose und Therapie von Tumoren. Med. Klin. 66 (1971) 1461

Wyss, F., H. Studer, I. I. Staub: Ektopische Hormonbildung. Internist 12 (1971) 215

Ätiocholanolonfieber

M. Zachmann

Definition

Unter Ätiocholanolonfieber versteht man eine seltene Anomalie des C_{19}-Steroid-Stoffwechsels, die sich klinisch in regelmäßigen periodischen Fieberschüben äußert.

Häufigkeit

Genaue Angaben über die Häufigkeit sind nicht möglich; wegen der methodischen Schwierigkeiten der Ätiocholanolonbestimmung im Plasma sind nur wenige Fälle gut dokumentiert. Die Diagnose soll nur in Betracht gezogen werden, wenn bei unklaren periodischen Fieberzuständen alle anderen diagnostischen Möglichkeiten ausgeschöpft worden sind und zu keiner Erklärung geführt haben.

Vorkommen

Die Krankheit wurde bei Männern häufiger beschrieben als bei Frauen. Wahrscheinlich ist aber dieser Geschlechtsunterschied nur scheinbar, da gleiche Mengen Ätiocholanolon bei Männern stärkeres Fieber verursachen als bei Frauen (s. unten). Die Adoleszenz und das junge Erwachsenenalter werden bevorzugt. Bei Kindern vor der Pubertät und bei älteren Erwachsenen sind nur ganz vereinzelte Fälle beschrieben. Im Gegensatz zum familiären Mittelmeerfieber (s. Differentialdiagnose) scheint die Krankheit nicht auf bestimmte ethnische Gruppen beschränkt zu sein.

Pathophysiologie

1958 wurde nachgewiesen, daß Ätiocholanolon (3α-OH-5β-androstan-17-on), ein 17-Ketosteroid, das bisher als biologisch inaktiv gegolten hatte, Fieber hervorrufen kann. Injektion von Ätiocholanolon ruft mit einer Latenzzeit von ca. 6 Stunden außer Fieber auch Kopfschmerzen, Schwitzen, Muskelschmerzen und eine polymorphkernige Leukozytose hervor. Diese Pyrogenität ist nicht eine spezifische Eigenschaft von Ätiocholanolon, sondern andere Steroide (3α-OH-5β-pregnan-20-on, 11β-OH-Ätiocholanolon, 11-Ketopregnanolon und Pregnandiol) wirken ähnlich, wenn auch weniger stark. Männliche Individuen reagieren stärker auf die gleiche Ätiocholanolondosis als weibliche. Durch welchen Mechanismus Steroide zu Fieber führen, ist nicht bekannt.

In der Folge hat sich gezeigt, daß bei manchen Patienten mit periodischem Fieber das freie, unkonjugierte Ätiocholanolon im Plasma, das normalerweise nur in Spuren (unter 150 ng/100 ml [≙ 5,2 nmol/l]) vorhanden ist, stark erhöht gefunden wird (bis zu einigen Hundert µg/100 ml [nmol/l]). Warum bei manchen Patienten mit periodischem Fieber das freie Ätiocholanolon im Plasma erhöht ist, ist unbekannt. Wahrscheinlich entsteht es aus Dehydroepiandrosteron aus der Nebennierenrinde. Theoretisch gibt es 3 pathophysiologische Mechanismen, die zu erhöhtem freiem Ätiocholanolon im Plasma führen könnten:
1. vermehrte Bildung von Ätiocholanolon in der Nebenniere oder Leber wegen verminderter 5α- oder erhöhter 5β-Reduktaseaktivität;
2. Störung der hepatischen Konjugation (Glukuronierung und in geringerem Maße Sulfatierung) von Ätiocholanolon in der Leber und
3. beschleunigte periphere Hydrolyse von bereits konjugiertem Ätiocholanolon.

Ätiologie

Über die Ätiologie ist nichts Näheres bekannt. Wahrscheinlich handelt es sich um einen genetisch bedingten Enzymdefekt in der Nebennierenrinde oder der Leber.

Besonderheiten

Während die Krankheit üblicherweise erst in oder nach der Adoleszenz beginnt, wurden einige wenige Fälle bei Kindern beschrieben. Diese litten gleichzeitig an einem adrenogenitalen Syndrom mit 21-Hydroxylasedefekt. Dies deutet darauf hin, daß eine erhöhte Produktion von Dehydroepiandrosteron in der Nebennierenrinde von pathogenetischer Bedeutung sein könnte. Die von uns beobachteten zwei erwachsenen Patienten hatten jedoch keine klinischen oder biochemischen Anhaltspunkte für ein adrenogenitales Syndrom. Über einzelne Fälle von Ätiocholanolonfieber wurde auch bei Nebennierenkarzinom, Lebergranulomatose und Hodgkinscher Krankheit berichtet.

Krankheitsbild

Anamnese

Beim Erheben der Vorgeschichte ist nach einem (evtl. sehr leichten) adrenogenitalen Syndrom zu suchen, d. h. es ist zu eruieren, ob die Patienten im Kindesalter zuerst großwüchsig, später kleinwüchsig waren und ob Zeichen einer Pseudopubertas praecox bestanden haben. In den meisten Fällen ist jedoch die Anamnese wenig ergiebig.

Befunde

Der klinische Verlauf eines Anfalls entspricht den durch Injektion von Ätiocholanolon hervorgerufenen Symptomen: meist besteht eine ausgeprägte Granulozytose, oft klagen die Patienten über ein Prodromalstadium, das durch Anorexie, Unwohlsein und Kopfschmerzen charakterisiert ist, dann folgt – gelegentlich nach Kältegefühl oder Schüttelfrost – die akute febrile Episode, deren Dauer von wenigen Stunden bis zu 3 Tagen variieren kann. Obschon das Allgemeinbefinden sonst nicht wesentlich gestört ist, können die Anfälle wegen Myalgie, Arthralgie oder Serositis der Pleura oder Peritonealhöhlen recht schmerzhaft sein. In klassischen Fällen tritt das Fieber regelmäßig alle 3–5 Wochen ein. Streß oder ACTH-Injektionen können zu Exazerbationen führen. Nach Abklingen des Schubes fühlen sich die Patienten sofort wieder völlig gesund.

Spezielle Untersuchungsbefunde

Die Diagnose kann nur durch Nachweis des erhöhten freien Ätiocholanolons im Plasma während des Fieberschubes gestellt werden. Die Bestimmung ist schwierig und zeitraubend und kann nur in wenigen spezialisierten Steroidlaboratorien durchgeführt werden. Der gaschromatographische Nachweis im Plasmaextrakt (ohne Hydrolyse), am besten auf einer Glaskapillarsäule, ist am spezifischsten, erfordert jedoch 10–15 ml Plasma. Eine kolorimetrische Bestimmung der Plasma-Gesamt-17-Ketosteroide mittels der Zimmermann-Reaktion ist ungenügend, da dabei auch die (besonders bei Männern) recht großen Mengen von Androsteron und Dehydroepiandrosteronsulfat mit erfaßt werden. Radioimmunologische Methoden sind einfacher und erfordern wenig Plasma (1–2 ml). Es existieren jedoch nur wenige spezifische Antiseren, die noch nicht kommerziell erhältlich sind.
Ätiocholanolonbestimmungen im Urin sind für die Diagnose wertlos, da die Mengen von Ätiocholanolonglucuronid und Sulfat auch bei Gesunden individuell sehr stark variieren.

Verlauf und Prognose

Der Verlauf der Krankheit ist gleichmäßig, und ein einmal etablierter Rhythmus der Fieberschübe wird mit oft erstaunlicher Konstanz über Jahre eingehalten. Die Prognose quoad vitam ist gut, eine Heilung ist jedoch nicht möglich.

Komplikationen

Im Gegensatz zum familiären Mittelmeerfieber (s. unten) sind keine Komplikationen bekannt.

Differentialdiagnose

Nach Ausschluß aller häufigeren Fieberursachen kommt das familiäre Mittelmeerfieber fast als einzige Differentialdiagnose in Frage, wobei eine klinische Unterscheidung unmöglich sein kann.

Das Mittelmeerfieber ist auf Personen mediterraner oder nahöstlicher Herkunft beschränkt, seine Genetik ist besser definiert, und die Intervalle zwischen den Fieberschüben sind unregelmäßiger. Außerdem besteht Hyperfibrinogenämie, und das Leiden kann progressiv sein, indem sich als Komplikation eine Amyloidose entwickeln kann.
Biochemisch ist die Unterscheidung klar, da beim Mittelmeerfieber kein erhöhtes Ätiocholanolon im Plasma gefunden wird.

Therapie

In leichteren Fällen genügen Antipyretika, wobei sich Acetylosalicylsäure oder Indomethazin am besten bewährt haben. In schwereren Fällen lohnt sich ein Versuch mit Corticosteroiden. Meist kann ein Fieberschub durch i. v. Injektion von Cortisol (z. B. 100–200 mg Hydrocortison-Na-Succinat) kupiert werden. In Fällen mit sehr präziser Zyklizität kann es nützlich sein, wenn die Patienten jeweils 1–2 Tage vor dem erwarteten Fieberschub Cortisol in niedriger Dosis (10–20 mg Hydrocortison täglich per os) nehmen und diese Medikation während 3–4 Tagen beibehalten.

Literatur

Baulieu, E. E. Fièvre étiocholanolone et stéroides pyrogènes. Rev. Franç. Etud. clin. biol. 6 (1961) 533

Bondy, P. K., G. L. Cohn, P. B. Gregory: Etiocholanolone fever. Medicine 44 (1965) 249

Cara, J., L. I. Gardner: Two new subvariants of virilizing adrenal hyperplasia. J. Pediat. 57 (1960) 461

Cara, J., F. Beas, C. Spach, L. I. Gardner: Increased urinary and plasma etiocholanolone and related steroids in a boy with virilizing adrenal hyperplasia and periodic fever. J. Pediat. 62 (1963) 521

Cohn, G. L., P. K. Bondy, C. Castiglione: Studies on pyrogenic steroids. I. Separation, identification, and measurement of unconjugated dehydroepiandrosterone, etiocholanolone, and androsterone in human plasma. J. clin. Invest. 40 (1961) 400

Driessen, O., P. A. Voûte, A. Vermeulen: A description of two brothers with permanently raised non-esterified aetiocholanolone blood level. Acta endocr. (Kbh.) 57 (1968) 177

Elin, R. J., E. S. Vesell, S. M. Wolff: Effects of etiocholanolone-induced fever on plasma antipyrine half-lives and metabolic clearance. Clin. Pharmacol. Ther. 17 (1975) 447

Huhnstock, K., D. Kuhn, G. W. Oertel: Aetiocholanolon-Fieber. Dtsch. med. Wschr. 91 (1966) 1641

Kappas, A., P. B. Glickman, R. H. Palmer: Steroid fever studies: physiological differences between bacterial pyrogens and endogenous steroid pyrogens of man. Trans. Ass. Amer. Phycns 73 (1960) 176

Kappas, A., R. H. Palmer, P. B. Glickman: Steroid fever. Amer. J. Med. 31 (1961) 167

Kappas, A., L. Hellman, D. K. Fukushima, T. F. Gallagher: The pyrogenic effect of etiocholanolone (3α-hydroxyetiocholane-17-one). J. clin. Endocr. 16 (1956) 948

Kappas, A., L. Hellmann, D. K. Kukushima, T. F. Gallagher: The thermogenic effect and metabolic fate of etiocholanolone in man. J. clin. Endocr. 18 (1958) 1043

Kimball, H. R., J. M. Vogel, S. Perry, S. M. Wolff: Quantitative aspects of pyrogenic and hematological responses to etiocholanolone in man. J. Lab. clin. Med. 69 (1967) 415

Klokke, A. H., J. H. H. Thijssen: Determination of unconjugated etiocholanolone in human plasma using gas-liquid chromatography. Clin. chim. Acta 20 (1968) 167

Oertel, G. W., K. Huhnstock: Untersuchungen zum Aetiocholanonol-Fieber. Endokrinologie 57 (1971) 232

Reimann, H. A., R. V. McCloskey: Periodic fever. Diagnostic and therapeutic problems. J. Amer. med. Ass. 228 (13) (1974) 1662

Schenker, S., H. Wilson, A. Spickard: Periodic fever associated with increased plasma unconjugated etiocholanolone and granulomatous liver disease: case report and studies in etiocholanolone and cortisol conjugation. J. clin. Endocr. 23 (1963) 95

Schwabe, A. D., R. S. Peters: Familial mediterranean fever in armenians: analysis of 100 cases. Medicine 53 (1974) 453

Segaloff, A., C. Y. Bowers, D. L. Gordon, J. V. Schlosser, P. J. Murison: Hormonal therapy in cancer of the breast. XII. Effect of etiocholanolone therapy on clinical course and hormonal excretion. Cancer 10 (1957) 1116

Vlaho, M., W. Hirschmann, B. Eggeling, D. Mitrenga, H. G. Sieberth: Aetiocholanolonfieber. Med. Welt 26 (1975) 456

Wegelius, O., O. Keyriläinen, R. Vihko, H. Adlercreutz: Successful treatment of periodic („etiocholanolone") fever with metyrapone combined with a low dose of dexamethasone. Ann. Clin. Res. 2 (1970) 187

Wolff, S. M., H. R. Kimball, J. R. Marshall: The effects of hydrocortisone and estrogen on experimental fever induced by etiocholanolone. J. infect. Dis. 128 (1973) 243

Sachverzeichnis

A

Abdomen, akutes, Mesenterialinfarkt 2.38
Abdominalorganprolaps, transdiaphragmaler 3.217 f.
Abdominalschmerz, karzinoidbedingter 4.187, 4.189
– Mastozytosesyndrom 4.195
– Mesenterialinfarkt 2.39
– Periarteriitis nodosa 2.3
– postprandiale 2.24
Abdominaltumor, pulsierender 2.64
Abscheidungsthrombus 2.20
Abszeß, appendizitischer 4.148
– kalter 3.234
– metastatischer 3.134
– pulmonaler, s. Lungenabszeß
Abwehrleistung, pulmonale, gegen Inhalationsnoxen 3.77
Accretio pericardii 1.247
– – Röntgenbefund 1.254
Acetylcholin-Test 3.110
Acetylcystein 3.85
Acetyldigoxin, Resorptionsquote 1.10 f.
Acetylsalicylsäure 2.20
– bei Hypersensitivitätsangiitis 2.5
Achard-Thiers-Syndrom 4.98
Achillessehnenreflexzeit, verlängerte 4.26
Acne vulgaris 4.93 f., 4.157
Acrodermatitis chronica atrophicans 2.58 f.
– – – Ätiologie 2.58
– – – Histologie 2.59
ACTH 4.84
– releasing factor 4.80
ACTH-Mangel 4.3, 4.77
– relativer 4.77
ACTH-Sekretion, ektopische 4.11 f.
– – Ursachen 4.199 f.
– gesteigerte 4.88
ACTH-Stimulationstest 4.153
ACTH-Syndrom, ektopes 4.81, 4.199 ff.
– – Häufigkeit 4.201
– – Therapie 4.203
ACTH-Test 4.83 f., 4.90
ACTH-Überproduktion 4.10 f.
Actinobacillus mallei 3.141
Adalat 1.60, 1.63
Adams-Stokes-Syndrom 1.85
– Herzschrittmacherimplantation 1.90 f.
– hypersensitives Karotissinussyndrom 1.95
– Symptome 1.90
– Therapie 1.91
– Vorhoftumor 1.263
Addison-Krankheit 4.76 f.; s. auch Nebennierenrindeninsuffizienz, chronische
– weiße 4.5
Adenokarzinom, bronchiales 3.165
Adenomatose, endokrine, multiple, Hyperparathyreoidismus, primärer 4.53

– – – Schilddrüsenkarzinom 4.43, 4.53
Adenosinmonophosphat, zyklisches 3.101
– – Ausscheidung, renale 4.54
– – – – erhöhte 4.54
Adenosinstoffwechsel 1.25
Adenosintriphosphorsäureinfusion 2.18
Adenotomie 3.115
Aderlaßbehandlung bei Cor pulmonale 3.31
– bei respiratorischer Insuffizienz 3.15
Adhäsiolyse bei Sterilität 4.165
ADH-Sekretion, inadäquate 4.201
– – paraneoplastische 3.174
– – Therapie 4.204
– – Ursachen 4.201
Adiuretinmangel 4.13
Adiuretinsekretion, inadäquate 4.14 f.
Adiuretinsubstitution 4.15
Adiuretinübersekretion 4.15
Adiuretinzufuhr, diagnostische 4.14
Adoleszentenkyphose 3.233
Adrenal androgen stimulating hormone 4.96
Adrenalektomie 4.73, 4.75, 4.85
– bilaterale 4.12, 4.86, 4.124
– Substitutionstherapie 4.73
– subtotale 4.73, 4.75
Adrenalin bei anaphylaktischem Schock 1.310
– Wirkung 4.113 f.
Adrenalinausscheidung, renale 4.112
– – Bestimmung 4.118
Adrenalinbiosynthese 4.111
β_2-Adrenergika 3.84
Adrenogenitales Syndrom 4.104, 4.153, 4.155
– – kongenitales 4.76 f., 4.153, 4.178
– – spät beginnendes 4.97 f.
– – Therapie, operative 4.184
Adrenokortikotropes Hormon s. ACTH
Adrenostatikum 4.86, 4.203
Adriamycin, Kardiomyopathie 1.239
Adson-Manöver 2.102
– umgekehrtes 2.102
Adult respiratory distress syndrome s. Schocklunge
Adynamia episodica hereditaria 4.77
Adynamie 1.286
– nach Hypophysektomie 4.2
– muskuläre 4.38
– bei Nebennierenrindeninsuffizienz 4.8
Aeromonas-hydrophilia-Pneumonie 3.143
Aerosol, antibiotikahaltiges 3.83
– kochsalzhaltiges 3.85
Aescin 2.82
Aethinyl-Nor-Testosteron 4.160
Affektlabilität 1.288

After load, s. Herz, Nachlast
Agammaglobulinämie 3.204
– bei Thymom 3.205
Aggregationshemmer 1.63
Ägophonie 1.243
Agranulozytose 1.206, 3.204
– infantile genetische 3.204
AGS s. Adrenogenitales Syndrom
Ahornrindenschälerkrankheit 3.196
Akinesie, myokardiale 1.5 f., 1.34, 1.59
Akren, kalte 2.45, 2.52
Akroasphyxie s. Akrozyanose
Akromegalie 4.7 ff.
– Bewegungsapparatveränderungen 4.9
– endokrine Begleitstörungen 4.9 f.
– Hirsutismus 4.98
– Laborbefunde 4.10
– Organvergrößerungen 4.9
– Prozeßstillstand 4.10
– psychische Veränderungen 4.9
– Struma, blande 4.19
– Symptome 4.9
– Verlauf 4.10
Akromikrie 4.5
Akroosteolyse 4.57
Akropachie 4.35
Akrorigose 2.52
Akrosklerose 2.48
Akrozyanose 1.147, 2.52 ff.; s. auch Zyanose, akrale
– Differentialdiagnose 2.50, 2.53
– Folgeerkrankungen 2.53
– Pathophysiologie 2.52
– Prognose 2.53
– Symptome 2.52 f.
– Therapie 2.53
Aktinomykose 3.145
Alabasterhaut 4.3, 4.90
Aldosteron 4.65 ff.
– Biosynthese 4.65 f., 4.178
– – Enzymdefekt 4.77
– – Hemmstoffe 4.77
– Biosynthesestörung 4.91
– Halbwertszeit 4.65
– Wirkung 4.66
Aldosteronaktivität, erhöhte s. Hyperaldosteronismus
Aldosteronantagonisten 1.15, 1.280, 4.75
Aldosteronausscheidung, renale 4.65, 4.69
– – verminderte 4.76
Aldosteronbestimmung 1.276
Aldosteronismus s. Hyperaldosteronismus
Aldosteronmangel 4.180 f.
Aldosteronom, ektopisches 4.65
Aldosteronsekretion, ACTH-stimulierte 4.71 f.
– angiotensinstimulierte 4.71 f.
– autonome 4.75
– Regulation 4.66
Aldosteronsekretionsrate, tägliche 4.65, 4.69
Aldosteronstimulationstest 4.76
Aldosteronsubstitution 4.76
Aleukie, kongenitale 3.204

Alevaire 3.85
Alkalose, hypokaliämische, durch synthetische Glucocorticoide 4.92
– metabolische, Hyperaldosteronismus 4.67 f., 4.74
– – Hypoventilation 3.6
– respiratorische 1.6
– respiratorisch-metabolische 3.34
Alkoholismus, Kardiomyopathie 1.238 f.
– Lungenemphysem 3.90
Allen-Test 2.46
Allergen, berufliches, Sensibilisierungsgrad 3.109 f.
Allergenexposition, Vermeidung 3.115
Allergenintrakutantestung 3.109
Allergie, chronische Bronchitis 3.77
– derivative 3.109
Allergische Reaktion, Typ I, Asthma bronchiale 3.101 f.
– – Typ III, Asthma bronchiale 3.102
– – Typ IV 3.102
Alopezie, androgenetische 4.93 f.
Altersemphysem 3.89
Alterskyphose 3.233
Alveolardeckzellenproliferation 3.194
Alveolardeckzellenschädigung 3.34
Alveolardruck, lokaler, erhöhter 3.90
Alveolarepithel 3.187
Alveolarkapillaren, Endothelschäden 3.34
Alveolarkapillarenperfusion 3.3 f.
Alveolar-Kapillar-Membran, Durchlässigkeitssteigerung 3.44
Alveolarmakrophagen 3.92
Alveolarmembranverdickung 3.6
Alveolarproteinose 3.146, 3.200
Alveolarring 3.187
Alveolarwandbelag, hyaliner 3.188
Alveolarwandnekrose 3.192
Alveolenatelektase 3.34
Alveolendestruktion, selektive 3.199
Alveolenektasie 3.72
Alveolenkollaps 3.34
Alveolenmembranen, hyaline 3.200
Alveolitis, allergische 3.41, 3.125
– – exsudative 3.102
– exogen-allergische 3.190, 3.195 f.
– – Diagnose 3.197
– – Differenzierung vom Asthma bronchiale 3.197 f.
– fibrosierende 3.194
– – murale 3.195
– – Prognose 3.190
– – sklerosierende 3.188
– floride 3.188
– Granulomtyp, tuberkuloider 3.188
– murale 3.193, 3.198
– Reaktionstyp, interstitiell-proliferativer 3.188
– – lymphofollikulärer 3.188
– bei rheumatoider Arthritis 3.193
Amaurose, Arteria-carotis-interna-Verschluß 2.21
– Arteriitis cranialis 2.7 f.
– Periarteriitis nodosa 2.3
– Takayasu-Syndrom 2.7
– Tumor der Hypophysenregion 4.8

Amenorrhoe 4.143, 4.157 ff.
– Hyperprolaktinämie 4.11
– hypophysär bedingte 4.151 f.
– Hypophysenadenom 4.7
– kraniopharyngeombedingte 4.152
– ovulationshemmerbedingte 4.151
– primäre 4.137 f., 4.153, 4.157 f.
– – Diagnostik 4.157 f.
– psychisch bedingte 4.151
– sekundäre 4.151, 4.158, 4.160
– – Ursachen 4.158, 4.160
Amikacin 3.130
Amilorid 1.15, 1.280 f.
Aminoglutethimid 4.86, 4.203
Aminorexfumarat 3.17
Amöbenabszeß, hepatischer, Pleuraempyem 3.225
Amoxycillin 3.83
Amputation bei angioplastischem Sarkom 2.111
– nach Extremitätenarterienspasmus 2.33
– bei Extremitätenarterienverschluß 2.19
– bei Phlegmasia coerulea dolens 2.76
Amyloidkropf, metastasierender 4.43
Amyloidose, Myokardbeteiligung 1.236
– pulmonale 3.66, 3.208
Anabolika 4.99
Anaerobier 3.144
Anaerobierpneumonie 3.144 f.
– Abszeßbildung 3.147
– Erregernachweis 3.129
– Pathogenese 3.144
– Therapie 3.144
Analgetika, lungentoxische 3.199
Anämie, dyserythropoetische 3.203
– Endokarditis, bakterielle 1.205 f.
– Hypertonie 1.277
– Hypothyreose 4.25
– Lungensymptome 3.203
– Mitralstenose 1.149
Anaphylaktoide Reaktion 3.107
Anaphylaktoidie 1.299
Anaphylaxie 1.299
Anastomose, arterielle, bronchopulmonale 3.65
– arterioarterielle, extrakardiale 1.22
– arteriovenöse 2.88
Anastomosis tubae 4.165
Androgeninsensibilität 4.139
Androgenisierungszeichen 4.93 ff.
– Cyproteronacetat-Therapieschema 4.100
Androgenmangel, postpuberaler 4.127
– puberaler 4.126
Androgenproduktion, extraglanduläre 4.95, 4.98 f.
Androgenresistenz 4.182
Androgensubstitution 4.4
Androstendion, adrenales, extraglanduläre Aromatisierung 4.106 f.
Δ^4-Androstendion 4.95, 4.106
Aneurysma 2.60 ff.
– aortae s. Aortenaneurysma
– arteriosklerotisches 2.62 ff.
– arteriovenöses 2.89; s. auch Fistel, arteriovenöse

– – pulmonales 1.139 f., 2.91; s. auch Lungenfistel, arteriovenöse
– – – Therapie 1.140
– Ätiologie 2.61
– cirsoides 2.91
– Definition 2.60
– Diagnostik 2.61
– dissecans 2.60, 2.66 f.
– aortae s. Aortenaneurysma, dissezierendes
– falsum 2.60
– Fistel, arteriovenöse 2.88
– Komplikationen 2.61
– multiples 2.65
– Pathophysiologie 2.61
– spurium s. Aneurysma falsum
– Therapie 2.61 f.
– verum 2.60
Aneurysmaresektion 2.62
Aneurysmaruptur 2.62
Anfall, epileptischer 2.91
– sympathikovasaler 1.285, 1.287 f.
Anfallsemphysem, pulmonales, akutes 3.111
Angiitis s. auch Vaskulitis
– generalisierte 2.6
– nekrotisierende 2.2
– – pulmonale 3.191
– riesenzellgranulomatöse s. Wegener-Granulomatose
Angina abdominales 2.24
– – Prophylaxe 2.26
– – Ursachen 2.24 f.
– pectoris 1.26 ff.
– – Anfallsauslösung 1.27
– – Aorteninsuffizienz 1.180, 1.184
– – Aortenstenose 1.170, 1.175
– – Definition 1.20
– – Diagnose 1.28
– – Differentialdiagnose 1.29 f.
– – gravis 1.27
– – Hypertonie, essentielle 1.277
– – bei Mitralstenose 1.146, 1.149
– – Periarteriitis nodosa 2.3
– – simplex 1.26
– – Tod im Anfall 1.28
– pulmonalis 3.22, 3.29
Angiographie, zerebrale 2.21
Angiolen 2.52
Angiolopathie, funktionelle s. Mikrozirkulationsstörung, chronische
Angiom, kavernöses, pulmonales s. Aneurysma, arteriovenöses, pulmonales
Angiopathie des Lungenkreislaufs s. Arteriitis pulmonalis
Angioplastie, koronare, transluminale, perkutane 1.41 f.
– transluminale, perkutane 2.18
Angiotensin I 4.66
Angiotensin II 1.6, 4.65 ff.
– Freisetzung 4.66
– Wirkung 4.66
Angiotensin III 4.66
Angiotensinase 3.155
Angiotensinmangel, primärer 4.77
Anilinderivate, Asthmaanfallauslösung 3.107
Anisokorie 4.8
Anorchie 4.175
– angeborene 4.130
– erworbene 4.130
Anorexia nervosa 4.4
– – Amenorrhoe 4.151

Anosmie 4.127 f.
Anovulation 4.11, 4.96
Anoxie, Definition 3.2
– Herzinsuffizienz 1.2
– Sauerstoffversorgungsdruck, kritischer 3.6
– Stoffwechselstörung 3.8
Anstrengungsasthma 3.106
Anthranilsäurederivate, Asthmaanfallauslösung 3.107
Antiandrogene 4.99 ff.
Antiarrhythmika 1.78 ff.
– Nebenwirkungen 1.79
Antibiotika, lungentoxische 3.199
– Resistenzentwicklung 3.125
Antibiotikainhalation 3.83
Anti-Bronchialschleimhaut-Antikörper 3.64
Anticholinergika 3.84
Anti-Choriongonadotropin-Antikörper 4.141
Antidiuretisches Hormon, inadäquate Sekretion s. ADH-Sekretion, inadäquate
Anti-DNS-Antikörper 2.9
Antiepileptika, lungentoxische 3.199
Antigen, karzinoembryonales 3.168
Antigen-Antikörper-Reaktion, Asthma bronchiale 3.102
Antihypertensiva 1.279
– Anwendungsprinzipien 1.284
– Kombinationspräparate 1.280
– lungentoxische 3.199
Antihypertonika s. Antihypertensiva
Antikaliuretika 1.279 ff.
Antikoagulantien, Dauertherapie 2.20
– – bei multiplen arteriellen Embolien 2.40
– bei Extremitätenarterienverschluß 2.31
– Kontraindikationen 1.40, 2.5
– bei Koronarinsuffizienz 1.40
– bei Lungenembolie 3.51
– bei Myokardinfarkt 1.62
– bei Phlebothrombose 2.73
– bei Schock 1.308
Antikörper, anaphylaktische 3.102
– zirkulierende 3.102
Antikörperbildung, spezifische, fehlende 3.204
Antikörpermangelsyndrom 3.204
– komplettes 3.204
Antimüllerscher Faktor 4.169
– – Mangel 4.179
Anti-Nebennierenrinden-Antikörper 4.88
Antinukleäre Faktoren 2.9
Antiphlogistika, nichtsteroidale, Asthmaanfallauslösung 3.106 f.
Antirheumatika, lungentoxische 3.199
Anti-Schilddrüsen-Antikörper 4.40
Anti-Somatotropin-Antikörper 4.6
Anti-Spermatozoen-Antikörper 4.135
Antistreptolysin-O-Titer 1.198, 1.201
Anti-Thyreoglobulin-Antikörper 4.40
α_1-Antitrypsin, Funktion 3.91
α_1-Antitrypsin-Gaben bei Lungenemphysem 3.97

α_1-Antitrypsin-Mangel 3.7, 3.77 f., 3.91 f.
– Bronchiektasen 3.64
– Bronchitis, chronische 3.74, 3.77 f.
– Lungenemphysem 3.89 ff.
– Lungenzyste 3.71
Anti-TSH-Rezeptor-Autoantikörper 4.28
Anurie nach Flush-Anfall 4.190
Aorta abdominalis, Aneurysma s. Bauchaortenaneurysma
– ascendens, prothetischer Ersatz 1.187
– thoracica, Aneurysma s. Thorakalaortenaneurysma
– Ursprung aus dem rechten Ventrikel 1.133 f.
Aorta-descendens-Stenose 1.119
Aortenaneurysma, dissezierendes 1.269, 2.28 ff., 2.66 f.
– – Operationsletalität 2.67
– Therapie 2.67
– Häufigkeit 2.60
– luisches 2.62
– mykotisches 2.62
– traumatisches 2.62
Aortenaneurysmaresektion, Letalität 2.63
Aortenbogen, fehlender 1.140 f.
– – Hämodynamik 1.140
– – Shunt-Richtung 1.140
Aortenbogenaneurysma 2.63
– intrathorakales 2.63
– luisches 2.63
– Therapie 2.63
Aortenbogenersatz 2.62
Aortenbogenstenose 1.119
Aortenbogensyndrom 2.22
Aortendextroposition 1.133 f.
– Fallot-Tetralogie 1.122 f.
Aortendilatation, Aortenklappeninsuffizienz 1.178
– poststenotische 1.120 f.
Aorteninsuffizienz 1.178 ff.
– akute 1.179 f., 1.182, 1.185 f.
– mit Aortenstenose s. Aortenvitium, kombiniertes
– Aortographie, supravalvuläre, thorakale 1.182
– Ätiologie, Differentialdiagnostik 1.185
– chronische 1.179 f., 1.182
– Definition 1.178
– Differentialdiagnose 1.185
– Echokardiogramm 1.182 ff.
– – Indikationen 1.182
– Elektrokardiogramm 1.182
– Embolierisiko 1.184
– Endokarditisprophylaxe 1.184, 1.186
– Glykosidtherapie 1.186
– Häufigkeit 1.178
– Klappenersatz 1.187
– Komplikationen 1.184
– Notfalloperation 1.185
– Operationsindikation 1.185 ff.
– Pathophysiologie 1.178 ff.
– Phonokardiographie 1.181
– Prognose 1.185
– – postoperative 1.187
– Radionuklidangiographie 1.186
– rheumatisch bedingte 1.178
– Röntgenbefund 1.182

– Spondylitis ankylopoetica 1.210 f.
– Symptome 1.180 ff.
– Therapie 1.186 f.
– Vasodilatantientherapie 1.186
– bei Ventrikelseptumdefekt 1.102 f., 1.105
– Vorhofdruck 1.178 f.
– Zusatzleiden 1.184
Aortenintimariß 2.30
Aortenisthmusstenose 1.119, 3.232
– adulte 1.119
– Angiokardiographie 1.121
– Auskultationsbefund 1.120
– Differentialdiagnose 1.121
– Echokardiogramm 1.121
– Elektrokardiogramm 1.121
– Häufigkeit 1.119
– juxtaduktale 1.119
– des Kindesalters 1.119
– Kollateralkreislauf 1.119 f.
– Operationsrisiko 1.121
– postduktale 1.119
– präduktale 1.119
– Prognose 1.121
– Röntgenthoraxuntersuchung 1.120
– des Säuglingsalters 1.119
– Symptome 1.119
– Therapie 1.121
Aortenklappe, bikuspidale 1.168
– unikuspidale 1.168
Aortenklappendeformierung, kongenitale 1.168
Aortenklappendegeneration, myxomatöse 1.178
Aortenklappenerkrankung, Komplikationen 1.174
Aortenklappenersatz 1.176, 1.187
– heterologer 1.176
– homologer 1.176
– mit Mitralklappenersatz 1.177
Aortenklappenfenestration 1.178
Aortenklappeninsuffizienz, Koronardurchblutungsstörung 1.24 f.
Aortenklappenprolaps 1.163, 1.178
Aortenklappenprothese 1.176
Aortenklappenruptur 1.182, 1.184
Aortenklappensegelprolaps bei Ventrikelseptumdefekt 1.102
Aortenklappenstenose s. Aortenstenose, valvuläre
Aortenklappenvegetationen 1.182
Aortenklappenverkalkung 1.153, 1.168
Aortenregurgitation 1.178 f.
Aortenstenose mit Aorteninsuffizienz s. Aortenvitium, kombiniertes
– subvalvuläre 1.167
– – bei Ventrikelseptumdefekt 1.105
– supravalvuläre, kongenitale 1.167
– mit Trikuspidalstenose 1.193
– valvuläre 1.167 ff.
– – Apexkardiogramm 1.170
– – Ätiologie 1.167 f.
– – Auskultationsbefund 1.170
– – Definition 1.167
– – Differentialdiagnose 1.174 f.
– – Echokardiogramm 1.172 f.
– – Elektrokardiogramm 1.171 f.
– – Häufigkeit 1.167
– – Herzkatheteruntersuchung 1.172 f.

– – Herzleistung-Gefäßtonus-
   Abstimmung 1.169
– – Invasivdiagnostik 1.172 ff.
– – – präoperative 1.173 f.
– – Karotispulskurve 1.170 f.
– – Klappenersatz 1.176 f.
– – Komplikationen 1.174
– – Koronardurchblutungsstörung
   1.24
– – kritische 1.173
– – Langzeit-EKG 1.172
– – Operationsindikation 1.176
– – Operationsverfahren, klappen-
   erhaltende 1.176
– – Pathophysiologie 1.168
– – Phonokardiogramm 1.169 ff.
– – Prognose 1.174
– – rheumatisch bedingte 1.167 f.
– – Röntgenbefund 1.171
– – Symptome 1.170 ff.
– – Therapie 1.175 ff.
– – verkalkte 1.167 f.
– – Zusatzleiden 1.174
Aortenverschluß, abdominaler, aku-
   ter 2.28
– – – Prognose 2.29
– akuter 2.27 f.
Aortenvitium, kombiniertes 1.174,
   1.178
– – Befunde 1.185
Aortitis 1.211
Aortographie nach Seldinger-Tech-
   nik 2.61
– supravalvuläre, thorakale 1.182
Apathie, hyperkapniebedingte 3.9
Aphrodisiaka 4.99
Apoplexie s. Insult, zerebraler
Appendixkarzinoid 4.187, 4.190
– Therapie 4.192
Appetenzverhaltensstörung 4.8
Apudom 4.187
APUD-Zellen 4.54
ARDS s. Schocklunge
Argyrose 3.12
Armarterienaneurysma 2.63
Armarterienthrombose, aszendie-
   rende 2.105
Armgefäßpuls, fehlender 2.6 f.,
   2.22, 2.32 f.
Armhyperabduktionssyndrom
   2.101
Armmangeldurchblutung 2.22
Armpuls-Beinpuls-Differenz
   1.119 f.
Armthrombophlebitis, Ätiologie
   2.78
Armvenenthrombose 2.70
Arnold-Healy-Syndrom 4.74
Arrhenoblastom 4.144
Arrhythmie, absolute 3.21
– – Herzschrittmacher 1.91
– – Vorhoftumor 1.263 f.
– Aortenklappenstenose 1.174
– digitalisbedingte, Therapie 1.80
– Mitralklappenprolaps 1.161 f.
– ventrikuläre, Klassifizierung 1.80
Arsenexposition, Bronchialkarzi-
   nom 3.164 f.
– Endangiitis obliterans 2.10
Arsenmelanose 3.12
Arteria carotis interna, Verschluß
   2.21 f.
– – – – Kollateralen 2.21
– cerebri media, Embolie 2.40

– – – Verschluß 2.35
– femoralis, Verschluß 2.29
– iliaca communis, Verschluß 2.29
– mesenterica superior, Verschluß s.
   Mesenterialarterienverschluß
– ophthalmica, Durchblutungsstörung 2.21
– poplitea, Verschluß 2.29
– pulmonalis s. Pulmonalarterie
– subclavia, Verschluß, Kollateralkreislauf 2.23
– – – Steal-Syndrom 2.22
– vertebralis, Arteriosklerose 2.20
– – Strömungsumkehr s. Subclavian-
   steal-Syndrom
– – Verschluß 2.22
Arterien, große, Ursprungsanomalien 1.96
Arteriendruck, poststenotischer,
   Messung 2.17
Arterienpulsation, verstärkte 1.180
Arterienspasmus 2.32 ff.
– posttraumatischer 2.32
Arterienthrombus, Lysierfähigkeits-
   kriterien 2.18
Arterienverschluß, akuter 2.27 ff.
– – Definition 2.27
– – embolischer 2.27
– – fünf „P" 2.28
– – Prognose 2.29
– – thrombotischer 2.27
Arteriitis 2.2 ff.
– cranialis 2.7 f.
– – Differentialdiagnose 2.8
– – Komplikationen 2.8
– – Mortalität 2.8
– – Therapie 2.8
– Kollagenkrankheit 2.9
– pulmonalis 3.41 f.
– – Ätiologie 3.41
– – Definition 3.41
– – Differentialdiagnose 3.42
– – Pathologie 3.41 f.
– – Prognose 3.42
– – rheumatisch-immunpathologi-
   sche 3.41
– – spezifische 3.41
– – Symptome 3.42
– – Therapie 3.42
– temporalis s. Arteriitis cranialis
Arteriolenkontraktionsbereitschaft,
   erhöhte 1.271
Arteriolonekrose 1.269
– fibrinoide 1.276
Arteriolosklerose, hypertoniebedingte 1.269
Arteriosklerose, hypertoniebedingte 1.269
– obliterierende 2.13 ff.
– – Differentialdiagnose zur Endangiitis obliterans 2.11
– – der extrakraniellen Hirnarterien
   2.20 ff.
– – der Extremitäten s. Extremitätenangiopathie, obliterierende
– – der Mesenterialarterien s. Mesenterialarterienverschluß,
   chronischer
– Pathogenese 2.14 f.
– zerebrale 1.269
Arthralgie, Periarteriitis nodosa 2.3
Arthritis, rheumatoide s. Polyarthritis, primär-chronische

Arthropathie, karzinoidbedingte
   4.190
Arthus-Phänomen s. Allergische
   Reaktion, Typ III
Arthus-Reaktion, pulmonale 3.197
Arwin 2.12, 2.19, 2.44
– Hypofibrinogenämie 2.5
Arylcarbonsäurederivate, Asth-
   maanfallauslösung 3.107
Asasantin 1.63
Asbestexposition 3.221
– Bronchialkarzinom 3.164 f.
Asbestpleuritis 3.221
Ascites praecox 1.253
Askanazy-Hürthle-Zellen 4.40
Askarideninfektion, Lungeninfiltrat,
   eosinophiles 3.195
Asphyxie, Definition 3.2
– Wiederbelebungschance 3.8
Aspirationspneumonie 3.144,
   3.146 f.
– akute 3.146
– chronische 3.146 f.
– – Ursachen 3.147
Aspirintoleranz 3.106 f.
Asteroidkörperchen 3.152
Asthenie, vasoregulatorische s.
   Herzsyndrom, hyperkinetisches
Asthenozoospermie, Therapie
   4.167
Asthenurie 4.13 f.
Asthma bronchiale 3.99 ff.
– – Allergene 3.103 ff.
– – Allergenkarenz 3.115
– – Anamnese 3.111
– – Anfallshäufigkeit 3.108
– – Anfallskalender 3.116
– – Anfallsverhütung 3.117
– – Antibiotikaindikation 3.115
– – Aspirin-Typ 3.106 f.
– – Atemgymnastik 3.116
– – Ätiologie 3.102 ff.
– – Ausprägungsstärke 3.108
– – berufsbedingtes 3.104 f.,
   3.109 f.
– – – Anzeigepflicht 3.111
– – – Kausalzusammenhangsnach-
   weis 3.110 f.
– – Bindegewebsmassage 3.116
– – Blutgasanalyse 3.113
– – Bronchialspülung 3.54
– – mit Bronchiektasen 3.65
– – Broncholysetest 3.113
– – chemisch-irritatives 3.105 f.
– – – berufsbedingtes 3.110 f.
– – Corticosteroidtherapie 3.117
– – Definition 3.99
– – Diagnose 3.114
– – Differentialdiagnose 3.114
– – Differenzierung von der allergi-
   schen Alveolitis 3.197 f.
– – dual reaction 3.102
– – Elektrotherapie 3.116
– – exogen-allergisches 3.103
– – – berufsbedingtes 3.109
– – Faktoren, psychische 3.108
– – Gasaustausch 3.101
– – Glomus-caroticum-Exstirpation
   3.118
– – Häufigkeit 3.99 f.
– – Hyposensibilisierung 3.115
– – Infusionsbehandlung 3.117
– – Inhalationstherapie, apparative
   3.116

– – IPP-Beatmung 3.116
– – Karzinoidsyndrom 4.187 ff.
– – Klimabehandlung 3.117 f.
– – Komplikationen 3.114
– – kontraindizierte Medikamente 3.116
– – durch körperliche Anstrengung 3.106
– – kryptogenetisches 3.102 f., 3.105 f.
– – Lungenfunktionsbreite 3.113 f.
– – Lungenfunktionsdiagnostik 3.112 f.
– – Mikrowellenbehandlung 3.117
– – Mischformen 3.109
– – Mucoid impaction 3.58
– – durch nichtsteroidale Antiphlogistika 3.106
– – Pathologie, funktionelle 3.100 f.
– – Pathomechanismus 3.100
– – physikalische Ursache 3.106
– – physikalisch-irritatives 3.106, 3.109
– – Prognose 3.114
– – Provokationstests, inhalative 3.113
– – Psychotherapie 3.108, 3.115
– – Reaktionsfolge, sofortige 3.101 f.
– – – verzögerte 3.102
– – β-Rezeptoren-Theorie 3.101
– – Röntgenbefund 3.112
– – Sensibilisierungsgrad 3.109
– – sinubronchiales Syndrom 3.108
– – Sofortmaßnahmen 3.117
– – Sputumuntersuchung 3.112
– – Sympathikotomie 3.118
– – Symptome 3.111 f.
– – Therapie 3.115 ff.
– – – chirurgische 3.118
– – – kausale 3.115
– – – medikamentöse 3.115 f.
– – – physikalische 3.116 f.
– – – symptomatische 3.115 ff.
– – Therapiefehler 3.116
– – Vagotomie 3.118
– – Verlauf 3.114
– – Verlaufskontrolle 3.113
– cardiale 1.7, 1.272, 1.277
– – differentialdiagnostische Abgrenzung 3.114
Asthmaäquivalent 3.103, 3.112
Asthma-bronchiale-Anfall, Auslösung, antiphlogistikabedingte 3.106 f.
– – psychisch bedingte 3.108
– Gasaustausch 3.101
– Prodromi 3.111
– Signalmerkmale 3.108
– Symptome 3.111
A-Streptokokken-Infektion 1.198 f.
Asynchronie, myokardiale 1.34
– der Ventrikelkontraktion 1.34
Asystolie 1.87
Aszites, Endocarditis parietalis fibroplastica 1.224
– kardial bedingter 1.8
– Libman-Sacks-Endokarditis 1.210
– Ovarialmalignom 4.146
– Perikarditis, konstriktive 1.252 f.
Atelektase 3.53, 3.61 f.
– fremdkörperbedingte 3.60
Atemanaleptika 3.14

Atemarbeit, erhöhte 3.8, 3.112
– – nach Schock 3.34
Atemgymnastik 3.116
Ateminsuffizienz s. Respiratorische Insuffizienz
Atemlähmung, Beatmung, kontrollierte 3.14
– zentrale 3.11
Atemmechanik, Einflußfaktoren 3.100
Atemminutenvolumen, vergrößertes, bei Hypoxämie 3.8
Atemnotsyndrom des Erwachsenen s. Schocklunge
Atemschleife 3.188
Atemstoßtest bei Tracheobronchialkollapssyndrom 3.56
Atemstromstärkebestimmung 3.113
Atemversagen, akutes 3.14
Atemwegskompression, Lungenmilzbrand 3.135
Atemwegsneoplasma, berufsbedingtes 3.164 f.
Atemwegsobstruktion, allergische 3.101 f.
– Asthma bronchiale 3.100
– belastungsabhängige 3.106
– chronische Bronchitis 3.78 ff.
– – Cor pulmonale 3.17
– Emphysementstehung 3.90 ff.
– Laserstrahlkoagulation 3.54
– mechanische 3.114
– Respiratorbeatmung 3.14
– Strömungswiderstandsberechnung 3.113
– Ursachen 3.13
Atemwegstrompete 3.95
Atemwegswiderstandserhöhung, Abbau 3.13
Atemzeitquotient, erhöhter 3.113
Atemzentrum, Kohlendioxidsensibilität, herabgesetzte 3.9, 3.11
Atemzentrumsläsion 3.6
Äthylalkoholaspiration 3.146
Athyreose 4.24
Ätiocholanolonfieber 4.205 f.
– Anfall 4.206
– Differentialdiagnose 4.206
– Therapie 4.206
Atmung, flache, frequente 3.11
– periodische 1.8, 3.11
– – Ursachen 3.11
– unregelmäßige 3.11
Atmungssyndrom, nervöses 1.285, 1.288 f.
– – Pathophysiologie 1.289
– – Therapie 1.291
Atmungstetanie s. Atmungssyndrom, nervöses
Atrioventrikulardefekt 1.106 ff.
– Angiokardiographie 1.109
– Auskultationsbefund 1.107 f.
– Definition 1.106
– Differentialdiagnose 1.110
– Echokardiogramm 1.109
– Elektrokardiogramm 1.109
– Häufigkeit 1.106
– Herzkatheteruntersuchung 1.109
– kompletter 1.106 ff.
– partieller 1.106 ff.
– Pathophysiologie 1.106 f.
– Phonokardiogramm 1.108
– Prognose 1.110
– Röntgenthoraxaufnahme 1.108

– Shunt-Richtung 1.106 f.
– Shunt-Umkehr 1.107
– Symptome 1.107 ff.
– Therapie 1.110
Atrioventrikulärer Block s. AV-Block
Atropin 1.60
Attacke, transitorisch ischämische 2.34, 2.36
Augenfundusveränderung, karzinoidbedingte 4.190
Augenmuskelparese, endokrin bedingte 4.33 f.
Augensarkoidose 3.153
Ausatmungszeit, verlängerte 3.100
Ausscheidungsurographie bei Hypertonie 1.274
Austin-Flint-Geräusch 1.185
Austrittsblock 1.87
Autoaggressionssyndrom 1.60, 1.65
Autoimmunkrankheit, Bronchialkarzinom 3.164
Autoimmunpolyendokrinopathie 4.91
Auxiliaratmung 3.112 f.
AV-Block 1.86 f.
– angeborener 1.88
– Aorteninsuffizienz 1.182
– bei Diphtherie 1.227
– Elektrokardiogramm 1.86 f.
– entzündlich bedingter 1.88
– Glykosidintoxikation 1.88
– Herzschrittmacher, temporärer 1.91
– Herztumor 1.263 f.
– infarktbedingter 1.89
– kompletter 1.89 f.
– – Kammerautomatieausfall 1.90
– Myokarditis 1.234
– Spondylitis ankylopoetica 1.211
– Therapie 1.16, 1.89 ff.
– vagale Leitungsstörung 1.88
AV-Knoten 1.68 f., 1.83
AV-Knotenblock 1.86 f.
– angeborener 1.88
Azidose, respiratorische 3.4, 3.7, 3.9 ff.
– – Hyperkapnie 3.10 f., 3.14
– respiratorisch-metabolische 3.34
– Sauerstoffaffinität des Hämoglobins 3.3
– bei Schock, Pufferbehandlung 1.308
Azoospermie 4.132 f., 4.135 f.
Azotorrhoe 3.58

B

Babinski-Fröhlich-Syndrom 4.7
Bacillus anthracis 3.135
Backward-failure 1.6
Bacterium-anitratum-Pneumonie 3.144
Bacteroidespneumonie 3.144
Bagassose 3.196
Bakteriämie bei Pneumonie 3.128
– vorübergehende 1.208
Bakterien, bronchopathogene 3.76
– lungenpathogene 3.125
Ballongegenpulsation, intraaortale 1.61, 1.311
Bamberger-Pins-Ewart-Zeichen 1.243

Bandagieren des Unterschenkels 2.84
Banding-Operation 1.105, 1.110, 1.129
Bandscheibendegeneration 3.233
Barlow-Syndrom s. Mitralklappenprolaps
Barrsches Chromatin 4.133
Bartter-Syndrom, Hyperaldosteronismus 4.73 f.
Basalganglienverkalkung 4.60 f.
Basaltemperaturkurve 4.162 f.
Bauchaortenaneurysma 2.64
– Fistel, arteriovenöse 2.88
– rupturiertes 2.64
– Stadieneinteilung 2.64
Bauchaortenaneurysmaresektion 2.64
Bauchaortenverschluß s. Aortenverschluß, abdominaler
Bauchorganarterienaneurysma 2.65
Baumwollunge 3.198
Beatmung, apparative 3.14 f.
– – Lungenemphysem 3.97
– assistierte 3.14
– mit intermittierendem Überdruck 3.14
– – – bei Asthma bronchiale 3.116
– – – bei chronischer Bronchitis 3.85
– mit kontinuierlichem Überdruck 3.35
– kontrollierte 3.14
– mit positiv endexspiratorischem Druck 3.15
– – – – bei Schocklunge 3.35
Beatmungsinhalation 3.14
Becher-Zellen-Dyskrinie 3.100
Becher-Zellen-Hyperkrinie 3.100
Becher-Zellen-Metaplasie 3.78 f.
Bechterew-Krankheit s. Spondylitis ankylopoetica
Beckenarterienaneurysma 2.65
Beckenarterienverschluß 2.29
– akuter 2.27 ff.
Beckentumor bei der Frau 4.146
Beckenvenensporn 2.73
Beck-Trias 1.252
Befeuchterfieber 3.196 ff.
Begleitbronchitis 3.82
Beinarterienaneurysma 2.65
Beinarterienpuls, fehlender 2.33
Beinbandagierung 2.84
– bei Lymphödem 2.112
Beinhochlagerung 2.83
Beinschwellung, einseitige 2.69, 2.108
– posttraumatische, Differentialdiagnose 2.110
Beinthrombophlebitis, oberflächliche 2.78 f.
Beinvenen, tiefe, Funktionsprüfung 2.77
Beinvenendysfunktion 2.82
Beinveneninsuffizienz 2.81 f.
Beinvenenlogen, subfasziale, Druckpunkte 2.70
Beinvenensysteme 2.81
Belastungs-Angina-pectoris 1.26
Belastungsdyspnoe s. Dyspnoe
Belastungs-EKG 1.30
– Indikationen 1.30
– Kontraindikationen 1.31
– Letalität 1.31

Belastungs-Myokardszintigraphie 1.32
Benzinaspiration 3.146
Bernheim-Syndrom, umgekehrtes 3.19
Berufsallergene 3.104 f., 3.110
– Sensibilisierungsgrad 3.109 f.
Besenreiservarizen 2.80 f.
Besnier-Boeck-Schaumann-Krankheit s. Sarkoidose
Bestrahlungsthyreoiditis 4.39
Bewegungsarmut beim Neugeborenen 4.24
Bewußtseinsverlust, anfallsweiser, beim Säugling 1.124
Biglieri-Syndrom 4.71 f., 4.76 f.
Bindegewebsmassage bei Asthma bronchiale 3.116
Bisgaardscher Raum 2.70
Blackfoot disease 2.10
Blalock-Taussig-Anastomose 1.126, 1.129, 1.133
Bland-White-Garland-Syndrom 1.21, 1.113
Block, alveolo-kapillärer 3.200, 3.207
Blockwirbel 3.233
Blue-bloater-Lungenemphysem 3.95
Blut, schokoladebraunes 3.12
Blutdruck, arterieller, Regelkreis 1.271
– Einschwingformen nach Lagewechsel 1.286
– Seitendifferenz 2.16
Blutdruckdifferenz, kranial-kaudale 1.119
Blutdruckelemetrie 1.272
Blutdruckkrise s. Krise, hypertensive
Blutdruckmessung 1.272 f.
– bei Schock 1.302 f.
Blutdruckregelung, biologische 1.286
– dynamisch labile 1.286 f.
– statisch labile 1.286
Blutdrucktagesrhythmik 1.273
Bluteosinophilie, Echinokokkose 3.123
– mit Lungenverschattung s. Lungeninfiltrat, eosinophiles
Blutgasanalyse 3.11
Blutgase, arterielle 3.2
– – Einfluß der alveolären Ventilation 3.7
Blutgelierung, kälteinduzierte 2.50
Blutgerinnungsanalyse 1.302
Blutkultur 1.206 f.
Blutung, gastrointestinale 1.174
– – hämangiombedingte 2.98
– intrakranielle 2.91
– Schock s. Schock, hämorrhagischer
– subkutane 4.81
Blutversorgung, koronare, linksventrikuläre 3.19
– – rechtsventrikuläre 3.19
Blutviskosität, Einfluß auf die Koronardurchblutung 1.22 f.
– erhöhte 3.8
– – Cor pulmonale 3.22
Blutvolumen, funktionell-adäquates 1.303
Bochdalekesche Hernie 3.217
Boeck-Krankheit s. Sarkoidose
Brachyzephalie 4.24

Bradykardie 1.68
– Herzinsuffizienz 1.91
– Herzschrittmacher 1.91
– Myokarditis 1.235
– Schocklunge 3.34
– Therapie 1.82
Bradykardie-Tachykardie-Syndrom 1.87
Bradykinin 3.102
Bradymetakarpie 4.61
Bradymetatarsie 4.61
Branhamella catarrhalis 3.76
Branhamella-catarrhalis-Pneumonie 3.144
Brenner-Tumor 4.145
Bromhexin 3.85
Bromkarbamidintoxikation 3.198
Bromocriptin 4.11, 4.129, 4.152
Bronchialadenom 3.183 f.
Bronchialasthma s. Asthma bronchiale
Bronchialatmen 3.128, 3.131
Bronchialdrainagelagerung 3.85
Bronchialeiterung, Bronchiektasie 3.64 f.
Bronchiales Syndrom 3.53 f.
– – Bronchiektasen 3.65
– – Diagnostik 3.53 f.
– – Therapie 3.54
– – tumorbedingtes 3.59
Bronchialhyperaktivität 3.77, 3.108
Bronchialhyperreaktivität 3.101
Bronchialkarzinoid 3.184, 4.191
Bronchialkarzinom 3.160 ff.
– ACTH-produzierendes 4.200
– adiuretinähnliche Substanz produzierendes 4.15
– Altersverteilung 3.170
– Anamneseerhebung, standardisierte 3.169
– apikales 3.173, 3.175
– Ätiologie 3.161 f.
– Autoimmunerkrankung 3.164
– Bronchoskopie 3.170 f.
– Chemotherapie, zytostatische 3.179 ff.
– bei chronischer Bronchitis 3.82, 3.164, 3.168
– Diagnostik 3.169 ff.
– – präoperative 3.169
– Differentialdiagnose 3.175 ff.
– Einflußstauung 3.174 f.
– Entdeckungsphasen 3.167
– Epidemiologie 3.161 f.
– erste Merkmale 3.167 ff.
– Exfoliativzytologie 3.167
– extensive disease 3.166
– extrathorakale Ausbreitung 3.166, 3.170
– Frühentdeckungsphase 3.167
– Gefäßeinbruch 3.173
– großzelliges 3.165
– Häufigkeit 3.160 f.
– Histologie 3.165
– hormonproduzierendes 3.174
– Hyperkortisolismus 4.81
– Immuntherapie 3.182
– Infektprophylaxe 3.182
– inoperables 3.177
– 5-Jahres-Überlebenszeit 3.175
– Klassifikation, histologische 3.165
– – klinische 3.166
– kleinzelliges 3.165
– – ACTH-bildendes 4.11

– – Radiotherapie 3.178
– – Zytostatikatherapie 3.180
– Komplikationen 3.174 f.
– limited disease 3.166
– Lokalisation 3.165
– Lungenpunktion, transthorakale 3.171
– Lymphomexstirpation 3.172
– Mediastinoskopie 3.171 f.
– Merkmalsphase 3.167
– Nachsorge 3.182
– bei Narbe 3.164
– Operabilitätsdiagnostik 3.171
– paraneoplastisches Syndrom 3.174
– parathormonproduzierendes 4.54, 4.199
– Pathologie 3.165 f.
– peripheres 3.165, 3.170
– Pleurabiopsie 3.171
– Pleuraerguß 3.221
– Pleuroskopie 3.171
– Präröntgenphase 3.166 f.
– Präskalenusbiopsie 3.172
– präsymptomatische Phase 3.166
– Prognose 3.175
– Prophylaxe 3.182 f.
– Qualitätsdiagnostik, histologisch-zytologische 3.169, 3.171
– Radiotherapie 3.178 f.
– – Nebenwirkungen 3.178 f.
– – palliative 3.179
– – postoperative 3.178
– – präoperative 3.178
– Risikofaktoren, berufsbedingte 3.164 f.
– – endogene 3.162
– – exogene 3.162
– – männliche 3.162
– – urbane 3.163
– Risikogruppenerkennung 3.183
– Röntgenreihenuntersuchung 3.167 f.
– Röntgensymptome, frühe 3.170
– Schmerzen 3.172, 3.175
– Stadieneinteilung 3.166
– Sterblichkeitsentwicklung 3.160 f.
– supportive Maßnahmen 3.182
– Symptome, manifeste 3.168 f.
– Symptomenwechsel 3.83
– symptomloses 3.166 f.
– Therapie 3.177 ff.
– – chirurgisch-zytostatische 3.181
– – operative 3.177
– – radiotherapeutische-zytostatische 3.181
– Thorakotomie 3.172
– Tumormarker 3.168
– Tumorverdopplungszeit 3.166
– Verlauf 3.172
– zentrales 3.170
Bronchialkarzinommetastase, endothorakale 3.173
– extrathorakale 3.173 f.
Bronchiallavage 3.53, 3.129
Bronchialmuskulatur, glatte, Spasmus 3.100 f.
– hypertrophierte 3.78
Bronchialobstruktion, generalisierte 3.58
Bronchialschleimhautödem 3.100
Bronchialsekret 3.53
– Erregernachweis 3.64 f.
– Hypersekretion, Therapie 3.84 f.

– lackartiges, weißliches 3.57
– obstruierendes 3.84
– Produktionsstörung 3.58
– Rheologie 3.81
– Transport beim Hustenstoß 3.64
– Transportförderung 3.59, 3.84
– Transportstörung 3.53, 3.59 f.
– visköses 3.58 f.
– Zellen, maligne 3.167
Bronchialsekretabsaugung 3.54
Bronchialsekretaspiration, transtracheale 3.129
Bronchialsekretverflüssigung 3.84
Bronchialstenosen, inhomogene 3.100
Bronchialsystemfehlbildung 3.36
Bronchiektasen 3.63 ff., 3.70
– ampulläre 3.63
– angeborene 3.54, 3.63 f.
– mit Asthma bronchiale 3.65
– Ätiologie 3.63 f.
– atrophische 3.63
– Bronchographie 3.65
– Bronchoskopie 3.65
– Definition 3.63
– Differentialdiagnose 3.66
– follikuläre 3.63
– fördernde Faktoren 3.66
– Hämoptoe 3.65 f.
– Häufigkeit 3.63
– hypertrophische 3.63
– Komplikationen 3.66
– Medikamenteninstillation 3.54
– Mukoviszidose 3.58
– neurogene 3.64
– Pathophysiologie 3.64 f.
– nach Pertussispneumonie 3.142
– primitive 3.64
– Röntgenbefund 3.65
– sackförmige 3.63
– Schwerpunktoperation 3.66
– sekundäre 3.64
– soziale Behinderung 3.66
– stauungsbedingte 3.63 f.
– nach Streptokokkenpneumonie 3.135
– Symptome 3.65
– symptomfreies Intervall 3.66
– Therapie 3.66 f.
– – nichtoperative 3.67
– – operative 3.66 f.
– – – Indikation 3.67
– Verlauf 3.65
– zylindrische 3.63 f.
Bronchienkollaps, peripherer 3.56
Bronchiolektasen 3.72
Bronchiolith 3.60
Bronchiolitis 3.139
– Bronchiektasen 3.63
– durch chemische Reizstoffe 3.198
– obliterans 3.57, 3.106
– – mit interstitieller Pneumonie 3.195
Bronchioloalveolitis, exogen-allergische 3.195 f.
Bronchitis, akute 3.57
– asthmatische 3.112
– durch chemische Reizstoffe 3.198
– chronische 3.73 ff.
– – Antibiotika 3.83
– – Ätiologie 3.74 ff.
– – Befunde, hämatologische 3.81
– – – kardiale 3.81 f.
– – – physikalische 3.80

– – berufsbedingte 3.75
– – Blutgasanalyse 3.80
– – Bronchialkarzinom 3.164, 3.168
– – Bronchodilatatoren 3.84
– – durch chemischen Reizstoff 3.106
– – Definition 3.73
– – Differentialdiagnose 3.82 f.
– – Drainagelagerung 3.85
– – Einsekundenkapazität, pulmonale 3.80
– – Epidemiologie 3.73 f.
– – Exazerbation, infektionsbedingte 3.75 f., 3.83
– – Faktoren, genetische 3.77
– – – klimatische 3.77
– – – sozioökonomische 3.77
– – familiäre Disposition 3.77
– – Formen 3.73
– – Inhalationstherapie 3.85
– – IPP-Beatmung 3.85
– – Komplikationen 3.82
– – Lungenemphysem 3.82
– – Lungenfunktion 3.78 f.
– – Lungenfunktionsprüfung 3.80
– – Mortalität 3.73, 3.82
– – Mucoid impaction 3.58
– – obstruktive 3.79
– – Pathogenese 3.78
– – Pathologie 3.78
– – Periarteriitis nodosa 2.3
– – Physiotherapie 3.85
– – Pneumokokkeninfektion 3.131
– – Prognose 3.82
– – Rauchabstinenz, Wirkung 3.75
– – respiratorische Insuffizienz 3.82
– – Röntgenbefunde 3.81
– – Sputumuntersuchung 3.80 f.
– – – bakteriologische 3.81
– – – zytologische 3.80 f.
– – Steroide 3.83 f.
– – Symptome 3.79
– – Symptomenwechsel 3.83
– – Therapie 3.83 ff.
– – – des Bronchospasmus 3.84
– – – der Entzündung 3.83 f.
– – – der Hypersekretion 3.84 f.
– – Verlauf 3.82
– – volkswirtschaftliche Bedeutung 3.74
– chronisch-obstruktive, Asthma bronchiale 3.105
– dyskrine, chronische 3.191
– fibrinosa 3.57
– mykotische 3.57
– nekrotisierende, fleckförmige 3.58
– obstruktive, durch chemischen Reizstoff 3.106
– Sarkoidose 3.153
Bronchodilatatoren 3.84
Bronchographie 3.54
– bei Bronchiektasie 3.65
– bei Bronchusobstruktion 3.61
– bei Fremdkörperaspiration 3.60
– bei Wabenlunge 3.72
Bronchokonstriktion, allergisch bedingte 3.101 f.
Broncholysetest 3.112 f.
– Durchführung 3.113
– Indikation 3.113
Bronchomotorik 3.64
Bronchophonie 3.128

Bronchopneumonie 3.133
- akute 3.141
- Anaerobierinfektion 3.144
- bakterielle, Pathogenese 3.126
- basale, Lungenembolie 3.47 ff.
- parabronchiale 3.65 f.
- Periarteriitis nodosa 2.3
- Pneumokokkeninfektion 3.131
- rezidivierende 3.205
- segmentale 3.132, 3.134, 3.144 f.
Bronchopulmonales System, pharmakologische Funktionsprüfung 3.110
Bronchoskopie 3.53
- bei Bronchialkarzinom 3.170 f.
- bei Bronchiektasie 3.65
- bei Bronchusobstruktion 3.61
- bei Fremdkörperaspiration 3.60
- Indikation 3.171
- Kontraindikation 3.171
- in Lokalanästhesie 3.171
- in Narkose 3.171
Bronchospasmolytikainhalation 3.116 f.
Bronchospasmus, baumwollstaubbedingter 3.198
- Provokationstest, inhalativer 3.113
- Therapie 3.84
Bronchozele 3.61
- periphere 3.61
- zentrale 3.61
Bronchozeleninhalt 3.61
Bronchus cardiacus superior 3.54
- trachealis 3.54
Bronchusadenom 3.59
- Karzinoidtyp 3.59
- Therapie 3.60
- Zylindromtyp 3.59
Bronchusagenesie 3.54
Bronchusaplasie 3.54
Bronchusdilatation 3.63
Bronchusdislokation 3.55
Bronchusfremdkörper 3.60
Bronchuskompression 3.55
Bronchusobstruktion 3.58, 3.61 f.
Bronchusperforation 3.60
Bronchusstenose, entzündungsbedingte 3.59
- funktionelle 3.59
- karzinoidbedingte 4.191
- narbige 3.59
Bronchussyndrom, postoperatives 3.59
Bronchustumor, gutartiger 3.59
- semimaligner 3.59 f.
Bronchusverschluß, kompletter 3.61 f.
Brucellose, pulmonale s. Lungenbrucellose
Brustdrüseninvolution, postportale 4.3
Brustwandhernie 3.232
Bubonen 3.143
Buerger-Krankheit s. Endangiitis obliterans
Büffelnacken 4.81
Buschkesche Hitzemelanose 2.55
Buscopan 2.26, 2.39
Bussinose 3.198
Bypass-Operation, aortokoronare 1.42 f., 1.176
- - Indikation 1.44
- - - optimale 1.63

- - Kontraindikation 1.63
- - bei Mesenterialarterienverschluß 2.39
- - nach Myokardinfarkt 1.63
- - Notfalleingriff 1.63

C

Calcinosis cutis universalis 2.48
Calcitonin 3.168, 4.55
Calcitoninexzeß 4.43
Calcitonin-Radioimmunassay 4.44
Calcium gluconicum 4.60
Calciumantagonisten 1.38, 1.60, 1.281
- bei Cor pulmonale 3.31
- Kontraindikationen 1.63
Calciumausscheidung, renale, therapeutische Erhöhung 4.55
Calciummedikation, intravenöse 4.60
- orale 4.58
Calcium-Phosphat-Produkt, erhöhtes 4.57
Calciumresorption, intestinale, Bremsung 4.55
- - Förderung 4.58
cAMP s. Adenosinmonophosphat, zyklisches
Candidiasis, chronische 4.91
Caplan-Syndrom s. Silikoarthritis
Captopril 1.15, 1.282
- Nebenwirkungen 1.282
Carbenoxolon 4.71 f.
Carb-Hämoglobin 3.3
Carbimazol 4.32
Carbocistein 3.85
Carter-Robbins-Test 4.14
Casoni-Intrakutanreaktion 3.123
Catecholaminabbau 4.111
- Östrogenwirkung 4.112
Catecholaminausscheidung, renale 4.112
- - Bestimmung 4.118
- - erhöhte 1.4, 1.271
Catecholaminbildung 4.111
Catecholamine bei Herzinsuffizienz 1.15
- bei Schock 1.309 f.
- Wirkung 4.113 f.
- Wirkungsprofile 1.309
Catecholaminfreisetzung, hyperkapniebedingte 3.10
Cava-superior-Syndrom 2.76
CEA s. Karzinoembryonales Antigen
Cellulosephosphat 4.55
Cephalea vasomotorica 1.285
Cephalosporin 3.130, 3.137
cGMP s. Guanosinmonophosphat, zyklisches
Chagas-Krankheit, Myokarditis 1.226 f.
- - Therapie 1.235
Charcot-Leydensche Kristalle 3.112
Check-valve-Mechanismus, exspiratorischer 3.100
Chediak-Steinbrinck-Anomalie 3.204
Cheese disease 4.121
Chemosis 4.34
Chemotektom 3.213
Chemotherapie, hochdosierte, intermittierende 3.179 f.

Cheyne-Stokes-Atmung 1.8
Chiasmasyndrom 4.7
Chilblain-Lupus 2.53
Chinidin 1.78 ff.
- Nebenwirkungen 1.79
Chinidin-Digoxin-Interaktion 1.13
Chlamydienperikarditis 1.248
Chloramphenicol 3.143
bis-Chlorophenyl-Dichloräthan 4.86
Chloroquin 3.158
- Nebenwirkungen 3.158
Chlorpromazin 4.192
Cholelithiasis bei Phäochromozytom 4.121
Cholesterin 4.66, 4.178
Cholesterinperikarditis 1.255
Cholesterinpleuritis 3.226
Cholesterinpneumonie, endogene s. Lipidpneumonie, endogene
Cholestyramin 1.13
Chondropathia tuberosa 3.234
Chordae tendineae, Läsion 1.152, 1.261
- - myxomatöse Degeneration 1.160
Chorea minor 1.200
Chorionepitheliom, ovariales 4.143
- uterines 4.143
Choriongonadotropin, humanes 4.131 f., 4.136 f., 4.140 ff.
Choriongonadotropinbildung, ektopische 4.12, 4.203
Chorionkarzinom 4.136 f.
- Thyreotropinsyndrom 4.12
Chromexposition, Bronchialkarzinom 3.164 f.
Chrysiasis 3.12
Chvosteksches Phänomen 4.60, 4.68
Chyloperikard 1.255
Chylothorax 3.226
- Ursachen 3.222, 3.226
Cimetidin 4.192
- bei Hirsutismus 4.102
Cinanserin 4.192
CK-MB-Aktivität nach Myokardinfarkt 1.49
Claudicatio intermittens 2.16
- - an den Armen 2.7, 2.16
- - Ursachen 2.17
Claudication-time 2.16
Clearance, muköziliäre 3.77
- - verlangsamte 3.78
Click, enddiastolischer 1.196
- frühsystolischer 1.120, 1.160
- - Ventrikelseptumdefekt 1.102
- mesosystolischer 1.196
Click-Syndrom s. Mitralklappenprolaps
Climacterium virile 4.139
Clomid 4.160
Clomidtest 4.151
Clonidin 1.282
Closed-compartment-Syndrom 2.76
Clostridien 3.144
Clostridium perfringens 3.145
Coarctatio aortae s. Aortenisthmusstenose
Cohnsche Poren 3.126
Co-Karzinogen 3.161
Colfarit 1.63
Colitis ulcerosa, Bronchiektasen 3.64

Coma s. auch Koma
- basedowicum s. Krise, hyperthyreote
- hepaticum 3.123
Common atrium 1.97
- ventricle s. Ventrikel, gemeinsamer
Commotio cordis, Erregungsleitungsstörung 1.88
Compliance, pulmonale 3.96
- - dynamische 3.188
- - statische 3.188
CO_2-Narkose 3.112
Concretio pericardii 1.191 f., 1.247
Conduit, extrakardialer 1.129, 1.131, 1.136
Conn-Syndrom s. Hyperaldosteronismus, primärer
Constrictio cordis s. Herzkonstriktion
Conus pulmonalis, vorgewölbter 3.26
Cor biloculare s. Ventrikel, gemeinsamer
- bovinum 3.28
- matrum 3.49
- pulmonale 3.8, 3.16 ff.
- - akutes 1.7, 3.16
- - - Elektrokardiogramm 3.47 f.
- - - Lungenembolie 3.47
- - Arteriitis pulmonalis 3.42
- - Auskultationsbefund 3.21
- - Bronchitis, chronische 3.82
- - Calciumantagonisten 3.31
- - chronisches 3.9, 3.16
- - Definition 3.16
- - dekompensiertes 3.21
- - Differentialdiagnose 3.29
- - Digitalistherapie 3.30
- - Diuretikatherapie 3.30
- - Dyspnoe 3.22
- - Echokardiographie 3.25
- - Elektrokardiogramm 3.23 ff.
- - Gasaustauschstörung 3.20
- - Häufigkeit 3.17
- - Herzformwandel 3.17 f.
- - Herzgewicht 3.17 f.
- - Herzkonfiguration 3.26 ff.
- - Herzkatheterbefunde 3.28
- - Herzrhythmusstörung 3.21 f.
- - kleines 3.26
- - Koronarinsuffizienz 3.19, 3.22
- - Kreislaufkollaps 3.23
- - Kyphose 3.233
- - latentes 3.21
- - Linksherzinsuffizienz 3.22
- - mit Linkshypertrophie 3.20
- - Lungenemphysem 3.96
- - Lungenzyste 3.71
- - manifestes 3.21
- - Morphologie 3.17
- - Mukoviszidose 3.58
- - Nitrate 3.30
- - nuklearmedizinische Untersuchungen 3.28 f.
- - Pathogenese 3.16 f.
- - Pathophysiologie 3.17 ff.
- - Perkussionsbefund 3.21
- - Pickwick-Syndrom 3.11
- - Polyglobulie 3.22
- - Prognose 3.31
- - α-Rezeptoren-Blocker 3.31
- - Röntgenbefunde 3.26 ff.
- - Sarkoidose 3.155

- - skoliosenbedingtes 3.234
- - Stadieneinteilung 3.19 f., 3.26 ff.
- - Symptome 3.21 ff.
- - - neurologische 3.23
- - Theophyllin 3.31
- - Therapie 3.29 ff.
- - Therapieziele 3.29
- - Trikuspidalinsuffizienz 3.28
- - Vektorkardiographie 3.25
- - Zyanose 3.22
- triatriatum 1.150
- triloculare biatriatum s. Ventrikel, gemeinsamer
Coronary-steal-Effekt 1.31
Corpus alienum s. Fremdkörper
Corpus-luteum-Zyste 4.143
- Ruptur 4.147
Cortexon 4.92
Corticosteroidausscheidung, renale, Bestimmungsmethoden 4.79
- - verminderte 4.90
Corticosteroidmangel 4.87
Corticosteroidsubstitution 4.92
- bei Hirsutismus 4.99
Corticosteroidtherapie, Cushing-Schwellendosis 3.117
- bei Karzinoidsyndrom 4.192
- bei Mastozytosesyndrom 4.197
- bei Panangiitis 2.4 ff.
- bei Sarkoidose 3.157 f.
Corticotropin s. ACTH
Cortisol 4.79 ff.
- freies 4.79
- - im Harn, Bestimmung 4.80
- Halbwertszeit 4.79
Cortisolabbau 4.79
Cortisolausscheidung, renale 4.79
- - erhöhte 4.82 f.
Cortisolmangel 4.180 f.
- endogener 4.2
Cortisolsekretion, verminderte, beim Kind 4.91
Cortisolsekretionsrate, tägliche 4.79
Cortisolsubstitution nach Adrenalektomie 4.86
- bei chronischer Nebennierenrindeninsuffizienz 4.92
- bei Nebennierenrindenkrise 4.91 f.
Cortisolüberproduktion s. Hyperkortisolismus
Cortisonacetat 4.92
CO-Transferfaktor 3.96
Cotrimoxazol 3.137, 3.140
Coxazole 3.149
Coxsackie-B 4-Virus-Infektion 1.199, 1.211
Coxsackie-Virus-Myokarditis 1.228
Coxsackie-Virus-Perikarditis 1.248
CPK s. Kreatinphosphokinase
CPPV s. Beatmung mit kontinuierlichem Überdruck
Crepitatio indux 3.131
- redux 3.132
Crescendo-Decrescendo-Geräusch, systolisch-diastolisches 1.111
Crook-Zellen 4.201
C_{19}-Steroid-Stoffwechselstörung 4.205
Cumarinbehandlung bei Myokardinfarkt 1.62
Curschmannsche Spiralen 3.112
Cushing-Krankheit 4.10 f.

- Pathogenese 4.10 f.
- tumorbedingte 4.11
- Zyklusstörung 4.151, 4.153
Cushing-Schwellendosis bei Corticosteroidtherapie 3.117
Cushing-Syndrom 4.10, 4.79 ff.
- abortives 4.98
- adrenal bedingtes s. Cushing-Krankheit
- durch Dexamethason nicht supprimierbares 4.12
- Diagnose 4.82 ff., 4.200
- Differentialdiagnostik 4.83 f.
- ektopische, ACTH-Bildung 4.11 f.
- Formen 4.199 f.
- - Differentialdiagnose 4.200 f.
- Hyperaldosteronismus 4.71 f.
- hypophysär bedingtes 4.80 f., 4.84 f.
- hypophysär-dienzephal bedingtes 4.199 f.
- - - Operation 4.86
- beim Kind 4.81
- Nebennierenrindentumor 4.80 f., 4.85
- Operationsindikation 4.85
- paraneoplastisches 3.174, 4.81, 4.85
- - Symptome 4.199 ff.
- - Therapie 4.203 f.
- Pathogenese 4.79 ff.
- Prognose 4.85
- Symptome 4.81 f.
- Therapie 4.85 ff.
- - medikamentöse 4.86
- - operative 4.85 f.
- Ursachen 4.10
Cutis marmorata 2.54 f.
- - Ätiologie 2.55
- - Differentialdiagnose 2.55
- - teleangiectatica congenita 2.55
- verticis gyrata 4.9
Cyanosis circumscripta e lipomata 2.54
- retiformis mammae 2.55
Cyproheptadin 4.192
Cyproteronacetat 4.156 f.
- Nebenwirkungen 4.101
- Therapieschema bei Hirsutismus 4.100
Cysteinderivate s. Thiole
C-Zellen-Karzinom s. Schilddrüsenkarzinom, medulläres

D

Da-Costa-Syndrom s. Effort-Syndrom
Dalrymplesches Phänomen 4.34
Dampfexposition, chronische Bronchitis 3.75
Dariersches Zeichen 4.194
Darmgangrän 2.39
Darmgeräusche, intrathorakale 3.218
Darmkarzinoid 4.188
Darmobstruktion, karzinoidbedingte 4.189
Darmwandphlebolith 2.99
Dauerbeatmung, apparative 3.14
Dauerhypertonie 4.115
Dauerlaktation 4.2

Dauertachykardie 1.290
Davis-Syndrom 4.72 f.
o, p-DDD 4.86
Defeminisierung 4.144
Defibrase 2.5, 2.12, 2.19
– sekundäres Raynaud-Syndrom 2.44
Defiminisierung 4.157
Dehydratation, Harnkonzentration 4.15
– hypotone 4.75
– Nebennierenrindeninsuffizienz 4.89
Dehydroepiandrosteron 4.83
5-Dehydro-Retro-Progesteron 4.160
Demand-Herzschrittmacher 1.92
– Kontrolle 1.93
Dentition, verspätete 4.24
Depression 1.291
DeQuervain-Thyreoiditis s. Thyreoiditis granulomatosa
Dermatomyositis, Arteriitis 2.9
– Lungenveränderungen 3.192
– Myokardveränderung 1.229
Dermatopathia cyanotica cruris 2.54
Dermatose, karzinoidbedingte 4.189
Dermoidzyste, ovariale 4.143
– – Stieldrehung 4.147
1-Desamino-8-D-Arginin-Vasopressin 4.15
17,20-Desmolase-Defekt 4.180 f.
20,22-Desmolase-Defekt 4.180 f.
Desoxycorticosteron 4.92
Desoxycorticosteronacetat 4.76
Desoxycorticosteron-Depotpräparat 4.92
Desoxyribonucleinsäure im Sputum 3.80 f.
Detergentien 3.85
Dexamethasongabe, Differentialdiagnostik bei Hyperkortizismus 4.83 f.
– bei Nebennierenszintigraphie 4.82
Dexamethason-hCG-Test 4.97
Dexamethason-Hemmtest 4.153
Dexamethason-Langzeittest 4.97
Dextrane 1.307
– niedermolekulare 2.47
Dextrokardie 1.136 f.
– Begleitmißbildungen 1.137
– Häufigkeit 1.137
Dextropositio aortae s. Aortendextroposition
Dextrotransposition der großen Gefäße 1.127, 1.135
Diabetes insipidus 4.13 ff.
– – Ätiologie 4.13
– – Definition 4.13
– – Differentialdiagnose 4.14 f.
– – nach Hypophysenstieldurchtrennung 4.2
– – Kraniopharyngeom 4.7
– – Labordiagnostik 4.14
– – primärer 4.13
– – Prognose 4.14
– – sekundärer 4.13
– – sensu strictu 4.14
– – Therapie 4.15
– mellitus bei Hyperaldosteronismus 4.68

– – Myokardinfarkt 1.54
– – bei Nebennierenrindeninsuffizienz 4.91
Diarrhoe, hyperthyreosebedingte 4.30
– karzinoidbedingte 4.187 ff.
– Mastozytosesyndrom 4.195
Diazoxid 1.281, 1.283
Dickdarmhämangiom 2.98 f.
Diffusionskapazitäts-Perfusions-Verhältnis 3.4
Diffusionsstörung, alveolokapilläre 3.4, 3.156
– – Ätiologie 3.6
Diffusionswiderstände, pulmonale, ungleiche Verteilung 3.4
Di-George-Syndrom 3.205, 4.59
Digitalarteriitis 2.9
Digitalis bei Cor pulmonale 3.30
Digitalisempfindlichkeit, erhöhte, des hypertrophierten rechten Ventrikels 3.18, 3.30
Digitalisintoxikation s. Glykosidintoxikation
Digitoxin, Eigenschaften 1.12
– Erhaltungsdosis 1.11
– Resorptionsquote 1.10 f.
– Vollwirkdosis 1.11
– Wirkungseintritt 1.10
Digitus mortuus 2.45
Digoxin, Dosierung 1.11 f.
– – bei Niereninsuffizienz 1.16
– Eigenschaften 1.11 f.
– Erhaltungsdosis 1.11
– Resorptionsquote 1.10 f.
– Vollwirkdosis 1.11
– Wirkungseintritt 1.10
Digoxinausscheidung, renale 1.10
Digoxin-Chinidin-Interaktion 1.13
Dihydralazin 1.61, 1.280 f.
Dihydrotestosteronbiosynthese 4.178
Dihydrotestosteronwirkung, gestörte 4.182
17,21-Dihydroxy-20-Ketosteroide, totale, im Harn 4.79 f.
Dilzem 1.60, 1.63, 1.78
Dip, frühdiastolischer 1.253 f.
Diphenylhydantoin 1.79 f.
Diphenylhydantoingabe bei inadäquater ADH-Sekretion 4.201
2,3-Diphosphoglycerat, intraerythrozytäres 3.3
Diphtherie, Myokarditis 1.227 f.
– – Therapie 1.235
Diplegie, spastische 4.24
Diplococcus pneumoniae 3.76
Dipyridamoltest 1.31
Dissimilationsneigung 4.30
Diurese, forcierte 4.55
Diuretika 1.13 ff.
– bei Cor pulmonale 3.30
– kaliumsparende 1.14
– Nebenwirkungen 1.14, 1.279
Diuretikakombinationen 1.14
Diuretikatherapie, Elektrolytkontrollen 4.75
– Hypokaliämie 4.72, 4.74
Dobutamin 1.16
– Wirkungsprofil 1.309
DOCA 4.76
Dopamin 1.16
– Wirkungsprofil 1.309
Dopaminausscheidung, renale 4.112

Double lesion sign 3.129
Douglas-Punktion 4.148
Drahtschlingenbildung, renal-arterielle 2.9
Drescherlunge 3.196
Druck, enddiastolischer 1.3 f.
– – koronare Herzkrankheit 1.36 f.
Druckamplitude, respiratorische, erhöhte 3.100
Ductus arteriosus, persistierender 1.110 ff.
– – – bei angeborenem Herzfehler 1.111
– – – bei Aortenisthmusstenose 1.119 ff.
– – – Auskultationsbefund 1.111 f.
– – – Definition 1.110
– – – Differentialdiagnose 1.113
– – – Echokardiogramm 1.112
– – – Elektrokardiogramm 1.112
– – – bei Fallot-Tetralogie 1.123
– – – bei fehlendem Aortenbogen 1.140
– – – Häufigkeit 1.110
– – – Herzkatheteruntersuchung 1.112
– – – lebensnotwendiger 1.111
– – – Operationsrisiko 1.113
– – – Pathophysiologie 1.111
– – – Phonokardiogramm 1.111
– – – Prognose 1.113
– – – Röntgenthoraxuntersuchung 1.112
– – – Shunt-Umkehr 1.111
– – – Symptome 1.111 f.
– – – Therapie 1.113
– – – bei Transposition der großen Gefäße 1.127
– – – bei Trikuspidalatresie 1.129 f.
– thoracicus Ligatur 1.255
– – transthorakale Unterbindung 3.226
Dünndarmkarzinoid, Trikuspidalinsuffizienz 1.190 f.
– Trikuspidalstenose 1.193
Duodenumkarzinoid 4.190
Durchblutungsstörung, akrale, Differentialdiagnose 2.50
– arterielle, bei arteriovenöser Fistel 2.89
– periphere, hypertoniebedingte 1.272
Durchblutungsverbesserung über Kollateralen 2.18
Durchwanderungsperitonitis 2.38 f.
Durstversuch 4.14
Dysarthrie 3.139
Dysautonomie, familiäre 4.124
Dysgerminom 4.143
Dyskinesie, myokardiale 1.5 f., 1.34, 1.59
Dyskrinie 3.58
– Asthma bronchiale 3.100
– Bronchiektasie 3.60
Dyspepsia intermittens arteriosclerotica 2.24
Dysphagie, Bronchialkarzinom 3.172
Dyspnoe 3.189
– akute 3.45
– allergische Reaktion Typ III 3.102
– Aortenaneurysma 2.62
– Aorteninsuffizien 1.180

- Asthma bronchiale 3.111
- Bronchialkarzinom 3.172
- Bronchitis, chronische 3.79
- Cor pulmonale 3.22
- Ductus arteriosus, persistierender 1.111
- Endocarditis parietalis fibroplastica 1.223
- exspiratorische 3.56
- Herzinsuffizienz 1.6
- Herztrauma 1.260
- Hypertonie, essentielle 1.272
- hypoxämiebedingte 3.8
- bei Immunsuppression 3.149
- Kardiomyopathie, hypertrophische 1.218, 1.221
- - latente 1.222
- Lungenfistel, arteriovenöse 3.40
- Lungenlues 3.145
- Lungenmilzbrand 3.135
- Lungenödem 3.44
- Mitralinsuffizienz 1.154
- Mitralstenose 1.146
- nächtliche 1.146
- paroxysmale, beim Säugling 1.124
- Perikarditis 1.243
- - chronische 1.253
- Pneumonie 3.128
- Sarkoidose 3.153
- beim Säugling 1.128
- Trachealkompression 3.55
- Tracheobronchitis fibrosa 3.57
- zunehmende, nach Schock 3.34
Dyspnoegrade 3.189
Dyspragia intermittens angiosclerotica intestinalis 2.24
Dysproteinämie, Hydrothorax 3.220
Dystonie, neurozirkulatorische 1.285
- vegetative, Elektrokardiogramm 1.30
Dystrophia myotonica, Herzbeteiligung 1.238

E

Ebstein-Mißbildung 1.137 ff.
- Angiokardiographie 1.138 f.
- Echokardiogramm 1.138
- Komplikationen 1.139
- Shunt-Richtung 1.138
- Therapie 1.139
ECFA s. Eosinophil chemotactic factor of anaphylaxis
Echinococcus alveolaris 3.120 f.
- - Epidemiologie 3.120
- - Komplikationen 3.123
- - Verlauf 3.123
- cysticus 3.120 ff.
- - Epidemiologie 3.120
- - Infektionsprophylaxe 3.124
- - Verlauf 3.123
Echinokokkenzystenpunktion, allergisch-toxische Komplikation 3.124
Echinokokkose, Prophylaxe 3.124
- pulmonale 3.120
- - Ätiologie 3.120
- - Blutbild 3.123
- - Differentialdiagnose 3.124
- - Intrakutanreaktion 3.123
- - Komplikationen 3.124
- - Metastasierung 3.124
- - Prognose 3.123
- - Röntgenbefund 3.121 ff.
- - Seroreaktionen 3.122
- - Symptome 3.121
- - Therapie 3.124
- - Verlauf 3.123
Echinokokkuszyste, pulmonale, Ruptur 3.122, 3.124
Echokardiographie bei Cor pulmonale 3.25
- 4-Kammer-Blick 3.25
Ecthyma gangraenosa 3.138
Ectopia cordis abdominalis 3.231
- - cervicalis 3.231
- - thoraco-abdominalis 3.231
Effort-Syndrom 1.29
Effort-Synkope 3.23, 3.29
Eikenella-corrodens-Pneumonie 3.143
Eileiterschwangerschaft 4.148
Einflußstauung, obere, Abdominalorganprolaps, transdiaphragmaler 3.217
- - Mediastinaltumor 3.213
- - strumabedingte 4.20
- rechtskardiale 1.192, 1.195, 1.242
- - Differentialdiagnose 1.247
- - tumorbedingte 1.263
- Thyreoiditis, fibröse 4.41
Einsekundenkapazität, pulmonale 3.113
- - bei chronischer Bronchitis 3.80
- - relative 3.5, 3.113
Eisenmenger-Reaktion, Atrioventrikulardefekt 1.107
- Ductus arteriosus, persistierender 1.111
- Ventrikelseptumdefekt 1.101, 1.105
- bei Vorhofseptumdefekt 1.100
Eiswürfeltest an der hyperämisierten Handfläche 2.49
Eiweißkatabolismus, gesteigerter 4.81
Eiweißstoffwechsel, reduzierter 4.25
Eiweißstoffwechselstörung, hyperthyreosebedingte 4.29
Ejektionsclick 1.108, 3.21
Ekzem, variköses 2.84
Elastingehalt der Lunge 3.91
Elektrokardiogramm, Dauerregistrierung 1.77
- Ischämiereaktion 1.30
- Linkstyp 1.130, 1.274 f.
- - überdrehter 1.85, 1.274 f.
- Niedervoltage 4.25
- P cardiale 1.195
- - dextrocardiale 1.195, 1.215
- - mitrale 1.148
- - pulmonale 3.23 ff.
- - sinistroatriale 1.148, 1.182
- - sinistrocardiale 1.215 ff., 1.274, 1.236
- PQ-Intervall, Dauer 1.83 f.
- PQ-Zeit, verkürzte 1.71
- P-Welle, negative 1.137, 1.171
- QRS-Dauer 1.83
- Q_{III}-S_I-Typ 3.47 f.
- Rechtstyp 1.85, 1.121, 1.124, 1.140
- R-Verlust 1.51 ff.
- ST-Hebung 1.51 ff.
- ST-Senkung 1.171, 1.182
- - bei Belastung 1.30
- ST-Überhöhung 1.244, 1.260
- T-Negativität 1.171, 1.182, 1.231, 1.244, 1.253, 1.260
- - bei Belastung 1.30
- T-Verlust 1.51
Elektrokardiographie bei Cor pulmonale 3.23 ff.
- Elektroden, intrakardiale 1.77
- - ösophageale 1.77
- bei Myokardinfarkt 1.51 ff., 1.56 ff.
- Ösophaguselektroden 1.77
- ST-Vektoren-Richtungen 1.57
Elektrolythaushaltsstörung, Hyperkortisolismus 4.81
- Nebennierenrindeninsuffizienz 4.87 f.
Elektrolytlösungsinfusion 1.308
Elektrolytuntersuchung 4.68 f.
Elektrolytverschiebung, hyperkapniebedingte 3.10
Elektromyographie 2.104
Elektroneurographie 2.104
Elektroschockbehandlung bei kardialer Erregungsbildungsstörung 1.78, 1.81 f.
Elektrounfall, Herztrauma 1.259 f.
Elephantiasis 2.109
- Therapie 2.113
Ellsworth-Howard-Test 4.60
Embolektomie bei Extremitätenarterienembolie 2.30
- indirekte 2.30
- bei Mesenterialarterienverschluß 2.39
- bei multiplen arteriellen Embolien 2.40
- pulmonale 3.50
Embolie, arterielle, multiple 2.39 f.
- - - Therapie 2.40
- - - Organverteilung 2.40
- - periphere 2.27
- - - bei Aorteninsuffizienz 1.184
- - - Herzklappenprothese 1.158
- - - Herztumor 1.262 f.
- - - Mitralstenose 1.146
- - - - Häufigkeit 1.149
- - - nach Myokardinfarkt 1.64
- - - bei Vorhofflimmern 1.78
- - - bei Schultergürtel-Kompressionssyndrom 2.105
- - zerebrale s. Hirnarterienembolie
Emboliprophylaxe 2.31
Emboliestreuquelle 2.39
Empfindlichkeitsasthma 3.106
- primäres 3.106
- sekundäres 3.106
Emphysem, mediastinales s. Mediastinalemphysem
- pulmonales s. Lungenemphysem
- subkutanes, posttraumatisches 3.56
Emphysembronchitis 3.97
Encephalopathia thyreotoxica s. Krise, hyperthyreote
Endangiitis obliterans 2.10 ff.
- - Arteriogramm 2.12
- - Ätiologie 2.10
- - Definition 2.10
- - Differentialdiagnose 2.12
- - Laborbefunde 2.11 f.
- - Pathologie 2.10 f.

– – Phlebitis migrans 2.79
– – Prognose 2.12
– – pulmonale, durch Appetitzügler 2.11
– – Sympathektomie 2.13
– – Symptome 2.11 f.
– – Therapie 2.12 f.
Endocarditis lenta s. Endokarditis, bakterielle, subakute
– parietalis fibroplastica 1.223 f.
– – – Therapie 1.224
Endokardfibrose, Differentialdiagnose zur chronischen Perikarditis 1.255
– Fallot-Tetralogie 1.122
– linksseitige, karzinoidbedingte 4.188, 4.190
– methysergidbedingte 1.240
– rechtsseitige, karzinoidbedingte 4.188, 4.190
– strahlenbedingte 1.240
Endokarditis 1.198 ff.
– abakterielle, thrombotische 1.211
– bakterielle 1.204 ff.
– – akute 1.205 ff.
– – Aorteninsuffizienz 1.178, 1.184 f.
– – bei Aortenklappenstenose 1.174 f.
– – Bakteriämie 1.208
– – Blutkultur 1.206 f.
– – nach chirurgischem Eingriff 1.208
– – Differentialblutbild 1.206
– – beim Drogensüchtigen 1.208
– – Echokardiographie 1.207
– – Elektrophorese 1.206
– – bei Fallot-Tetralogie 1.126
– – Komplikationen 1.207
– – Laborbefunde 1.206 f.
– – Mitralinsuffizienz 1.152
– – Myokardbeteiligung 1.227 f.
– – Prädispositionsfaktoren 1.207
– – Prognose 1.207 f.
– – Prophylaxe 1.208 f.
– – – Indikationen 1.208 f.
– – subakute 1.205
– – – Erregerspektrum 1.205
– – – Mortalität 1.207
– – Symptome 1.205 f.
– – Therapie 1.209 f.
– – – chirurgische 1.209 f.
– – Todesursachen 1.206
– – bei Ventrikelseptumdefekt 1.105
– – Verlaufsformen 1.204
– – Vermutungsdiagnose 1.207 f.
– Körperhöhlenerguß 1.210
– Lupus erythematodes 1.210
– mykotische 1.205, 1.209
– rheumatische 1.198
– – Auskultationsbefund 1.200
– – Mitralinsuffizienz 1.152
– – Mitralstenose 1.142
– – postoperative Reaktivierung 1.211
– – rekurrierende 1.202
– – serologische Diagnostik 1.203
– – Verlauf 1.201 f.
– Spondylitis ankylopoetica 1.210 f.
– bei Staphylokokkenpneumonie 3.134
– nach Virusinfektion 1.211
Endokardkissen 1.106

Endokardkissendefekt s. Atrioventrikulardefekt
Endokrinopathie, paraneoplastische 4.198 ff.
– – Definition 4.198
– – Diagnose 4.198
– – Häufigkeit 4.198
– – Therapie 4.203 f.
Endometriose, ovariale 4.145
Endometriosezyste, ovariale 4.145
– – Ruptur 4.147
Endometriumbiopsie 4.163
Endometriumhyperplasie 4.145
Endometriumkarzinom 4.106 f.
Endomyokardfibrose 1.224
Enterobacterpneumonie 3.141
Enteropathie, exsudative 1.8
– – chronische, bei Trikuspidalinsuffizienz 1.192
Entwicklungsverzögerung, konstitutionelle 4.156
Entzündung, allergisch-hyperergische 3.102
Enzephalitis, Sarkoidose 3.154
Enzephalomalazie 2.36
– Computertomogramm 2.36
– rote 2.36
Enzephalopathie, hypertensive 1.272
Enzym, proteolytisches 3.106
Enzymdiagnostik bei Myokarditis 1.232
Eosinophil chemotactic factor of anaphylaxis 3.102
Eosinophilie 3.108
– pulmonale, tropische 3.195
Eosinophiliesyndrom s. Lungeninfiltrat, eosinophiles
EPF s. Exophthalmusproduzierender Faktor
Epilieren 4.99
Epiphysendysgenesie 4.24
Epitheloidzellgranulome, miliare 3.152
EPP s. Equal pressure point
Equal pressure point 3.100
Erblindung s. Amaurose
Erfordernisblutdruck, zerebraler 2.36
Ergotismus 2.32
– Anamnese 2.32
– Angiogramm 2.33
Erholungslatenz bei kompletter Ischämie 3.9
Ernährungsgewohnheiten, Myokardinfarkt 1.54
Erregung, psychomotorische, erhöhte 4.38
Erregungsausbreitungsstörung, intraatriale 1.148
Erregungsbildungsstörung, kardiale s. Herz, Erregungsbildungsstörung
Erregungsleitungsstörung, kardiale s. Herz, Erregungsleitungsstörung
Erstickung, rote 3.9
Erstickungsanfall, fremdkörperbedingter 3.60
– Tracheobronchialkollaps 3.56
Erysipel 2.109, 2.112
– rezidivierendes 2.110 f.
Erythema nodosum 3.153 f.
Erythermalgie s. Erythromelalgie
Erythralgie s. Erythromelalgie
Erythrocyanosis crurum puellarum 2.53

– faciei 2.53
Erythromelalgie 2.50, 2.55 f.
Erythromycin 3.140
Erythropoesestörung, Lungensymptome 3.203
Erythropoetinbildung, ektope 4.202
Erythrozyanose 2.53 f.
– Therapie 2.54
Escape-Phänomen, renales 4.67, 4.69
Escherichia-coli-Pneumonie s. Kolipneumonie
Euler-Liljestrand-Reflex 3.8, 3.92, 3.96
– Asthma bronchiale 3.101
Eunuch, fertiler 4.129
Eunuchoidismus 4.8, 4.126 ff.
– hypogonadotroper 4.127 f.
– mit Minderwuchs 4.128
Euphorie, hypoxämiebedingte 3.8
Euthyreose 4.17
Exophthalmus 4.28, 4.33
– maligner 4.34
Exophthalmusproduzierender Faktor 4.34
Expektorantien 3.84
Expektorationshilfe 3.116
Exsikkose 4.88
Exspiration, unvollständige 3.100
Exspirationszeit, verlängerte 3.113
Exsudat 3.220
Extrasystolen, Aorteninsuffizienz 1.180
– Cor pulmonale 3.21
– interponierte 1.77
– kompensatorische Pause 1.77
– bei Mitralstenose 1.146
– Myokarditis 1.229 ff.
– Pathophysiologie 1.69
– polytope 1.74
– supraventrikuläre, Aortenklappenstenose 1.175
– – funktionelle 1.289
– Therapie 1.78
– ventrikuläre, Elektrokardiogramm 1.77
– – Häufigkeit 1.71
– – monotope 1.74
– – nach Myokardinfarkt 1.59
– – polytope 1.77
– Therapie 1.78
Extremitätenabkühlungsversuch 2.46
Extremitätenangiopathie, obliterierende, chronische 2.13 ff.
– – – Antikoagulantien-Dauertherapie 2.20
– – – Arterienauskultation 2.16
– – – Arteriographie 2.17
– – – Blutdruckmessung 2.16
– – – Differentialdiagnose 2.17
– – – Komplikationen 2.17
– – – Oszillographie 2.16
– – – Pathophysiologie 2.15
– – – Prognose 2.17
– – – Prophylaxe 2.19 f.
– – – Rheographie 2.16
– – – Schweregrade 2.17
– – – Strombahnwiederherstellung 2.18
– – – Symptome 2.16 f.
– – – Therapie 2.18 f.
Extremitätenarterienaneurysma, Zirkulationsstörung 2.28

Extremitätenarterienembolie 2.27, 2.33
– Prognose 2.29
Extremitätenarterienspasmus 2.32 ff.
– Angiogramm 2.33
– Ätiologie 2.32
– Diagnostik 2.33
Extremitätenarterienthrombose 2.27, 2.33
– Prognose 2.29
Extremitätenarterienverschluß, akuter 2.27 ff.
– – Arteriographie 2.29
– – Ätiologie 2.27 f., 2.33
– – Differentialdiagnose 2.30
– – embolischer 2.27
– – fünf „P" 2.28
– – Gefäßauskultation 2.29
– – iatrogener 2.28
– – Oszillographie 2.29
– – Pathophysiologie 2.28
– – posttraumatischer 2.27
– – Prognose 2.29
– – Prophylaxe 2.31
– – Strombahnwiederherstellung 2.30 f.
– – Symptome 2.28 f.
– – Therapie 2.30 f.
– – Thrombendarteriektomie 2.30 f.
– – Thrombolysetherapie 2.30 f.
– – thrombotischer 2.27
– chronischer 2.13 f.
– – Amputationsindikation 2.19
– – Ätiologie 2.14
– – Durchblutungsverbesserung über Kollateralen 2.18 f.
– – Fließfähigkeitsverbesserung des Blutes 2.19
– – Pathogenese 2.14 f.
– – Pathophysiologie 2.15
– – Prophylaxe 2.19 f.
– – Risikofaktoren 2.14
– – Strombahnwiederherstellung 2.18
– – Sympathektomie 2.19
– – Symptome 2.16
– – Thrombendarteriektomie 2.18
– – Thrombolyse 2.18
– – Vasodilatationenwirkung 2.19
Extremitätenarteriographie, Indikationsstellung 2.17
Extremitätenerwärmungsversuch, indirekter 2.46
Extremitätenfistel, arteriovenöse 2.92 f.
– – Therapie 2.93
Extremitätenhochlagerungsprobe 2.16
Extremitätenmuskelschwäche 4.81
Extremitätenpulsausfall 2.16
Extremitätenruheschmerz 2.16
Extremitätentemperaturmessung 2.46
Extremitätenvenenthrombose 2.30
Extrinsic-Asthma-bronchiale s. Asthma bronchiale, exogen-allergisches
Exzeßlactat 3.8
Exzitation 4.38

F

Facies lunata 4.81
Faint s. Kollaps, orthostatischer
Fallot-Pentalogie 1.123, 1.125
Fallot-Tetralogie 1.122 ff.
– Angiokardiographie 1.125
– Auskultationsbefund 1.124
– azyanotische 1.123
– Bewußtseinsverlust, anfallsweiser 1.124 f.
– – – Prophylaxe 1.126
– Definition 1.122
– Differentialdiagnose 1.126
– Echokardiogramm 1.124
– Elektrokardiogramm 1.124
– Endokarditis 1.126
– Hämatokrit 1.124 f.
– hämodynamisches Spektrum 1.123
– Häufigkeit 1.122
– Herzkatheteruntersuchung 1.125
– Komplikationen 1.125 f.
– Korrekturoperation 1.126
– – Risiko 1.127
– Operationsindikation 1.125
– Palliativoperation 1.126
– Pathologie 1.122
– Pathophysiologie 1.123
– Prognose 1.125
– mit Pulmonalatresie 1.123, 1.132
– Röntgenbefund 1.124
– Shunt-Richtung 1.123
– Symptome 1.124 f.
– Therapie 1.126
– Thromboserisiko 1.125
Farmerlunge 3.196
Faßthorax 3.91, 3.112
Favismus, Lungenembolie 3.203
Feminisierung, postpuberale 4.136
– testikuläre 4.138, 4.154, 4.182
Femoralisaneurysma 2.65
Femoralisembolie 2.29
Femurhalshypoplasie 4.24
Fenster, aortopulmonales 1.113
Fertilitätsstörung, männliche 4.165 ff.
– – inkurable 4.167
– – Klassifikation 4.166
– – testikuläre 4.167
Fettembolie, arterielle, zerebrale 2.35
Fettreiche Ernährung, Myokardinfarkt 1.54
Fettstoffwechselstörung, Hyperkortisolismus 4.81
– hyperthyreosebedingte 4.29
– hypothyreosebedingte 4.25
– phäochromozytombedingte 4.116
Fettsucht, Pickwick-Syndrom 3.11
Feuermal s. Naevus flammeus
Fiberbronchoskop 3.53
Fibrinolysetherapie 1.61 f.
– intrakoronare, selektive 1.62
– Kurzlyse 1.61
– systemische 1.61
Fibrom, bronchiales 3.59
Fibroosteoklasie, dissezierende 4.52
Fibroplasia retrolentalis 3.13
Fibrose, zystische s. Mukoviszidose
Fibrosequietschen, pulmonales 3.189
Fibrothorax 3.226
Fieberschübe, periodische 4.205 f.

Fiedler-Myokarditis 1.229
Fingerapoplexie 2.43
Fingerkuppennekrose, punktförmige 2.47
First-pass-Radionuklidangiokardiographie 1.32 f.
Fischwirbel 4.82
Fissura thoracalis lateralis transversa 3.231
– – parasternalis 3.231
Fistel, aortokavale 2.88
– arterioarterielle 1.22
– arterioportale 2.92
– arteriovenöse 2.88 ff.; s. auch Aneurysma, arteriovenöses
– – abdominale 2.92
– – angeborene 2.88 f., 2.95 f.
– – Diagnose 2.90
– – Herzbelastung 2.89
– – iatrogene 2.88, 2.92
– – indirekte 2.89
– – intrakranielle 2.91
– – Katheterembolisation 2.91
– – Kompensationsmechanismen 2.89
– – koronare 2.91 f.
– – Korrekturprinzip, rekonstruktives 2.90 f.
– – multiple 2.89
– – Operationsverfahren 2.91
– – Pathophysiologie 2.89
– – pulmonale s. Lungenfistel, arteriovenöse
– – renale 2.92
– – Riesenwuchs 2.92 f.
– – spontan erworbene 2.88
– – Spontanverlauf 2.89
– – Symptome, direkte 2.90
– – – lokale 2.90
– – Therapie 2.90 ff.
– – traumatische 2.88
– – der unteren Körperhälfte 2.92 f.
– – – Therapie 2.93
– bronchopleurale 3.225
– tracheobronchiale s. Tracheobronchialfistel
Flimmerarrhythmie bei Hyperthyreose 4.29, 4.35
– Schilddrüsenadenom 4.37
Fluorohydrocortison 4.76
Fluoxymesteron 4.140
Flush-Anfall 4.194 f.
– Bronchusadenom vom Karzinoidtyp 3.60
– karzinoidbedingter 4.187 ff.
– – Auslösungsfaktoren 4.189 4.195
– – Pathogenese 4.188
– – Ursachen 4.191
– Mastozytosesyndrom 4.193, 4.195
Flüssigkeitsverlust, Schock 1.299
Follikelatresie 4.96
Follikelstimulierendes Hormon 4.150, 4.152
Follikelzyste 4.142 f.
Fontanellenpulsation, pulssynchrone 1.111
Fontan-Operation 1.131
– modifizierte 1.136
Foramen ovale, offenes, bei Ebstein-Mißbildung 1.138
– – – bei Trikuspidalinsuffizienz 1.192

– – persistierendes 1.97f.
Forward-failure 1.6
Frank-Starling-Kurve 1.4
Frank-Starling-Mechanismus 1.3ff.
Fremdkörper, intrakardialer 1.259
Fremdkörperaspiration 3.60
– Komplikationen 3.60, 3.147
Fremdkörperentfernung, bronchoskopische 3.60
Friedländer-Pneumonie s. Klebsiellenpneumonie
Friedreichsche Ataxie, Herzbefall 1.238
Fruchtkernaspiration 3.60
Frühlingsperniosis 2.56
FSH s. Follikelstimulierendes Hormon
Fundus hypertonicus oculi 1.269
– – – Schweregrade 1.274
Fußmykose 2.111
Fußrückenschwellung, einseitige 2.109

G

Galaktorrhoe 4.11, 4.152
Galopprhythmus, kardialer 1.7
– Kardiomyopathie, dilatative 1.214
– Myokarditis 1.230
– – prädiastolischer 3.21
– – protodiastolischer 3.21, 3.47
Ganglioneurom 4.123f.
Gangrän 2.19, 2.33, 2.49ff.
– venöse 2.74f.
Gasaustausch, pulmonaler, bei Asthma bronchiale 3.101
– – bei Lungenemphysem 3.92ff.
Gasaustauschzone 3.187
Gasdiffusion, alveolokapillare 3.3f.
– – gestörte s. Diffusionsstörung, alveolokapillare
Gasexposition, chronische Bronchitis 3.75
Gastritis bei Rechtsherzinsuffizienz 3.22
Gastroknemiusdruckpunkt 2.70
Gasvolumen, intrathorakales, erhöhtes 3.95, 3.100
Gefäße, große, Inversusstellung 1.135
– – Transposition s. Transposition der großen Gefäße
Gefäßgeräusch, kontinuierliches 2.90
Gefäßmißbildungen, kongenitale 2.57
Gefäßrauschen, intrathyreoidales 4.30
Gefäßwiderstand, peripherer, erhöhter 1.271
Gehirn s. Hirn
Gelatinelösungsinfusion 1.308
Gentamicin 3.137f.
Gerbode-Defekt s. Herzseptumdefekt, linksventrikulär-rechtsatrialer
Gerinnung, intravasale, disseminierte 1.296f.
Gerinnungsthrombus 2.20
Germinalzellaplasie 4.134f.
Geschlechtsdifferenzierung, genetische Kontrolle 4.169
– Physiologie 4.169f.
Geschlechtsdifferenzierungsstörung 4.171ff.; s. auch Intersexualität
– Diagnostik 4.182f.
– Geschlechtszuordnung 4.184
– männliche, Pathogenese 4.171f.
– Therapie 4.184f.
Geschlechtszuordnung, postnatale 4.184
Gesichtsödem beim Kind 4.91
Gesichtszyanose 1.147
Gestagentest 4.158
Gewebeeosinophilie 3.108
Gewebsmastzellenproliferation 4.193
Gewichtsverlust s. Körpergewichtsverlust
Ghedini-Weinberg-Komplementbindungsreaktion 3.122
Gibbus 3.233
Gigantismus, hypophysärer s. Riesenwuchs, hyperphysärer
Gilurytmal 1.78ff.
– Nebenwirkungen 1.79
Gingivitis 3.144
Gitelman-Syndrom s. Magnesiumverlustniere
Glandulae thyreoideae siccatae 4.37
Glaukom 2.7
Gleithoden 4.131
Glenn-Operation 1.131
Gliederschmerzen, akute 2.8
Globalinsuffizienz, kardiale 1.6
– respiratorische 3.2
– – Asthma bronchiale 3.101
– – chronische Bronchitis 3.78, 3.80
– – Respiratorbeatmung, ambulante 3.15
Globozoospermie 4.167
Glockenthorax 3.112
Glomerulitis, nekrotisierende 2.6
– Periarteriitis nodosa 2.3
Glomerulonephritis, diffuse, akute 1.199
– granulomatöse, fokale 2.6
– Lupus erythematodes disseminatus 2.9
– nekrotisierende 2.4
Glomus-caroticum-Exstirpation 3.118
– Nebenwirkungen 3.118
Glucagontest 4.117
Glucocorticoide, synthetische 4.92
Glucocorticoidsubstitution 4.4
Glucocorticoidsynthese 4.178
Glucosetoleranz, verminderte 4.29
Glucosetoleranztest, pathologischer 4.82
Glukosurie, Phäochromozytom 4.116
Glykogenspeicherkrankheit, Herzbeteiligung 1.237
Glykolyse, anaerobe 3.8
Glykoside 1.9ff., 1.38f.
– Arzneimittelinteraktion 1.13
– biologische Halbwertszeit 1.11
– Dosierung 1.11f.
– – bei Niereninsuffizienz 1.16
– Eigenschaften 1.10
– Erhaltungsdosis 1.11
– bei essentieller Hypertonie 1.278f.
– Pharmakologie 1.9
– Resorptionsquote 1.10f.
– bei Schock 1.310
– Serumkonzentration, therapeutische 1.11
– Vollwirkdosis 1.11
– Wirkungsdauer 1.10f.
– Wirkungseintritt 1.10
– Wirkungsverlust, täglicher 1.10
Glykosidelimination, verzögerte 1.13
Glykosidintoxikation 1.12f.
– Elektrokardiogramm 1.12f.
– Erregungsleitungsstörung, kardiale 1.88
– bei Kaliummangel 1.14
– Therapie 1.13
– Ursachen 1.13
Glykosidsättigung, langsame 1.12
– mittelschnelle 1.12
Glykosidtherapie, Durchführung 1.11f.
– parenterale, Indikationen 1.16
Glykosidtoleranz, herabgesetzte 1.13
Gn-RH-Doppelstimulationstest 4.98
Goldsmith-Kowarsaki-Syndrom 4.71f.
Gonadendeterminationsstörung 4.171ff.
Gonadendysgenesie 4.6, 4.153f., 4.173ff.; s. auch Turner-Syndrom
– gemischte 4.154, 4.175
– reine 4.154
– – XX-Karyotyp 4.175
– – XY-Karyotyp 4.175
– Tumorhäufigkeit 4.176
Gonadotropinmangel 4.151, 4.156
– nach Hypophysektomie 4.2
– Hypophysenvorderlappeninsuffizienz, spontane 4.3
– isolierter 4.5
Gonadotropinsekretionshemmung, medikamentöse 4.156
Gonadotropinsyndrom, ektopisches 4.12
Gonadotropintherapie 4.140f., 4.160
Goodpasture-Syndrom s. Hämorrhagisches pulmorenales Syndrom
Gooseneck-Deformität 1.109
Gorlin-Gorlin-Formel 1.143
Gossypol 4.136
GOT-Aktivität nach Myokardinfarkt 1.31
Graham-Steel-Geräusch 1.103, 3.21
Granulom, eosinophiles 3.195
– miliares 3.152
Granuloma gangraenosum faciei 3.192
Granulomatose, allergische 2.6
– chronisch septische 3.204
Granulombildung 2.6f.
Granulosa-Theka-Zelltumor 4.143
Granulozytopathie 3.204
Granulozytopenie 3.204
– konstitutionelle 3.204
– mit Leukozytose 3.143
– neutrophile, Ursachen 3.204
– zytostatikabedingte 3.205
Granulozytose 4.206
Gravidität s. Schwangerschaft
Grenzwerthypertonie 1.268, 1.276
– Therapie 1.283

– Untersuchungen, obligatorische 1.273
Grim-Syndrom 4.71 f.
Großwuchs, XYY-Syndrom 4.133
Grundumsatz, erhöhter 4.29
– – Akromegalie 4.10
– – Phäochromozytom 4.116
– erniedrigter 4.25 f.
Guanethidin 1.282
Guanosinmonophosphat, zyklisches 3.101
Gummata, intrapulmonale 3.145
Gymnastik bei Varikose 2.82
Gynäkomastie, Hyperprolaktinämie 4.129
– bei Intersexualität 4.185
– Klinefelter-Syndrom 4.132 f.
– Nebennierenrindentumor 4.104 f., 4.107
– puberale 4.181
– Reifenstein-Syndrom 4.139
– Turner-Syndrom 4.134
– Ursachen 4.105
Gynandroblastom 4.144

H

Haarausfall, postpartaler 4.3
Haarwuchs, minoxidilbedingter 1.281
Hadernkrankheit s. Lungenmilzbrand
Haemangioma arteriale aut racemosum 2.95
Haemophilus influenzae 3.76
Haemophilus-influenzae-Pneumonie 3.139
Haemophilus-pertussis-Pneumonie s. Keuchhustenpneumonie
Hairless women 4.138, 4.182
Halsarterienaneurysma 2.63
Halsgefäßschwirren 1.120
Halslymphknotenschwellung, einseitige 3.143
Halsorganverwachsung 4.41
Halspulsationen 1.120
Halsrippe 2.100 f., 3.232
– Subklaviaaneurysma 2.63
Halsschwellung, teigige, diffuse 3.212
Halsvenenpulsation 1.191
Halsvenenstauung 3.112
– akute 3.47
– Rechtsherzinsuffizienz 1.8
– Struma 4.20
Hämangiom 2.95 ff.
– Involutionsphase 2.96 f.
– kavernöses 2.95
– renales 2.99
– stationäre Phase 2.96 f.
– Wachstumsphase 2.96 f.
Hämonagioma simplex aut capillare 2.95
Hämangiomatose 2.93
– Behandlung 2.98
– gastrointestinale 2.98 f.
– – Letalität 2.98
Hämangiomblutung 2.96 f.
Hämangiomthrombose 2.97
Hämangiosarkom 2.95 f.
Hamartom, bronchiales 3.59
– lymphangiomatöses, Chyloperikard 1.255

– pulmonales 3.184
Hämatokritwert, Aderlaßindikation 3.15
– erhöhter 1.301
– – Cor pulmonale 3.22
– – bei Hyperkapnie 3.10
– – bei Hypoxämie 3.8, 3.10
Hämatosalpinx 4.148
Hämatothorax 3.225
– Ursachen 3.222, 3.225
Hämaturie, arteriöse Fistel 2.92
Hamman-Rich-Syndrom s. Lungenfibrose, interstitielle, diffuse, progrediente
Hämoblastose, neoplastische, Lungenveränderungen 3.206
– pulmonale 3.207 f.
Hämochromatose, Myokardbeteiligung 1.236 f.
Hämodialyse, chronische, Serumcalciumkonzentration 4.57
Hämodilution, isovolämische 2.12, 2.19, 2.44
Hämoglobin, Sauerstoffaffinität 3.3
Hämoglobinzyanose 3.7
– Ursachen 3.12
Hämokonzentration 4.88 f.
Hämoperikard s. Perikarderguß, hämorrhagischer
Hämopoese, hyperplastische 3.205
Hämopoeseherd, pulmonaler 3.203
Hämopoesemetaplasie 3.205
Hämopoesestörung, Lungensymptome 3.205 f.
Hämoptoe, Bronchialkarzinom 3.176
– Bronchiektasie 3.65 f.
– Bronchusadenom 3.60
– karzinoidbedingte 4.191
– Mitralstenose 1.146
Hämoptyse, Polycythaemia vera 3.205
– Ruptur einer arteriovenösen Lungenfistel 3.41
– – einer Lungenvenenektasie 3.39
– Wegener-Granulomatose 2.6
Hämorrhagisches pulmorenales Syndrom 2.6, 3.191
Hämosiderin 3.12
Hand-Schüller-Christian-Krankheit 3.72
– Hypophysenvorderlappeninsuffizienz 4.3
Hasselbalch-Henderson-Gleichung 3.11
Hautdurchblutung, erhöhte 4.29
– verminderte 4.25
Hautemphysem, zervikales 3.212
Hauthämangiom 2.96 ff.
– Bestrahlung 2.98
– Komplikationen 2.96 f.
– Therapie 2.97 f.
– – chirurgische 2.97 f.
– – Indikationen 2.97
– Verlauf 2.96
Hauthämangiosarkom 2.97
Hautinduration bei Varikose 2.85
Hautkarzinom 2.59
Hautknötchen, Periarteriitis nodosa 2.3
Hautmangeldurchblutung 2.16
Hautnekrose, akrale 2.4
Hautpigmentation, abnorme 3.12
– verstärkte 4.88 f.

Hautpseudosklerose 2.59
Hautsarkoide 3.153 f.
Hauttemperaturmessung bei Schock 1.303
Hautvenenrheographie 2.85 f.
Hb-II-Zyanose 3.7
Hb-III-Zyanose 3.12
hCG-Test 4.104, 4.130, 4.133
Heerfordtsche Krankheit s. Sarkoidose
Heim-Beatmung 3.14
Heinz-Innenkörper, erythrozytäre 3.12
Heiserkeit, Schilddrüsenmalignom 4.43
– Struma 4.20
– Thyreoiditis 4.40
Hemianopsie, bitemporale 4.8
Hemiblock, linker anteriorer 1.84 f.
– – – Prognose 1.89
– – – mit Rechtsschenkelblock 1.85, 1.89
– – posteriorer 1.85
– – – Prognose 1.89
– – – mit Rechtsschenkelblock 1.85, 1.89
– linksanteriorer, Aorteninsuffizienz 1.182
Hemithyreoidektomie 4.45
Henderson-Hasselbalch-Gleichung s. Hasselbalch-Henderson-Gleichung
Heparin bei Lungenembolie 3.51
– bei Myokardinfarkt 1.62
Hepatisation, gelbe 3.131
– graue 3.131
Hepatitis, chronische, Periarteriitis nodosa 2.3
Hepatoblastom 4.12
Hepatogenitales Syndrom 4.203
Hepatom, malignes, Hypoglykämie 4.201
Hepatomegalie, Atrioventrikulardefekt 1.107
– Cor pulmonale 3.22
– Endocarditis parietalis fibroplastica 1.224
– Ventrikelseptumdefekt 1.102
Hepatosplenomegalie, Mastozytosesyndrom 4.195
Herbstperniosis 2.56
Herdenzephalitis 3.154
Hermaphroditismus 4.154, 4.176
– Befunde 4.176
Hernia uteri inguinalis 4.179
Herz, Automatiezentrum 1.83, 1.86 ff.
– – sekundäres 1.83
– – tertiäres 1.83
– bocksbeutelförmiges 1.245 f., 1.263
– eiförmiges 1.126, 1.128
– Erregungsbildung, Pathophysiologie 1.69 ff.
– – Physiologie 1.69 ff.
– – Re-entry 1.69
– Erregungsbildungsstörung 1.68 ff.
– – Elektrokardiographie 1.75 ff.
– – Elektroschockbehandlung 1.78, 1.81 f.
– – Häufigkeit 1.71 f.
– – heterotope 1.68
– – Komplikationen 1.78
– – nomotope 1.68

– – posttraumatische 1.260
– – Symptome, objektive 1.75 ff.
– – – subjektive 1.74
– – Therapie, medikamentöse
 1.78 ff.
– Erregungsleitung, intraventrikuläre 1.83
– – Physiologie 1.83 f.
– Erregungsleitungsstörung 1.83 ff.,
 1.211
– – Ätiologie 1.88 f.
– – Elektrokardiogramm 1.86 ff.
– – entzündlich bedingte 1.88
– – Gradeinteilung 1.86
– – bei Herzskelettverkalkungen
 1.153
– – intraatriale 1.148
– – ischämiebedingte 1.88 f.
– – posttraumatische 1.260
– – toxisch bedingte 1.88
– – traumatisch bedingte 1.88
– – vagale 1.88
– – nach Ventrikelseptumdefekt-
 Korrektur 1.106
– Erregungsleitungssystem 1.69,
 1.83
– Fallot-Konfiguration 1.124
– Impulsautomatiestörung 1.69
– jugendliches 3.29
– künstliches 1.64
– Nachlast 1.3 ff.
– – Diuretikawirkung 1.13
– – Nitroglycerinwirkung 1.36
– – Vasodilatatorenwirkung 1.15
– Pumpfunktion 1.3
– Querverlagerung 3.17 f.
– Rechtslage s. Dextrokardie
– Restblut, steigendes 3.19
– schuhförmiges 1.124
– Vorlast 1.3 f.
– – Diuretikawirkung 1.13
– – Nitroglycerinwirkung 1.36
– – Vasodilatatorenwirkung 1.15
Herzachse, elektrische, Rechtsdrehung 3.23
Herzachsenverlängerung 3.17 ff.
Herzarbeit, Regulation 1.4
Herzarrhythmie s. Arrhythmie
Herzauswurfkammer, rudimentäre
 1.135
Herzbeschwerden, vegetativ bedingte 1.56
Herzbeweglichkeit, gesteigerte
 1.245
Herzbinnenraumszintigraphie s.
 Ventrikelszintigraphie
Herzblock, atrioventrikulärer s. AV-
 Block
– im Block 1.90
– sinuaurikulärer s. Sinuaurikulärer
 Block
– totaler, bei Myokardinfarkt 1.56
Herzcomputertomographie 3.29
– Indikationen 1.246
Herzdiagnostik, invasive, Schockauslösung 1.299
Herzdilatation 1.3
– linksventrikuläre, Aorteninsuffizienz 1.178 f.
– – Mitralinsuffizienz 1.152 f.
– rechtsventrikuläre, bei linksventrikulärer Verkleinerung 3.48 f.
Herzfehler, angeborener, Differenzierung vom Cor pulmonale 3.29

– – mit Links-rechts-Shunt 1.111
– – primär-zyanotischer 1.122 ff.
– – mit vermindertem Aortendurchfluß 1.111
– – mit verminderter Lungendurchblutung 1.111
Herzgalopp s. Galopprhythmus,
 kardialer
Herzgefäßstörung, funktionelle
 1.29
Herzgeräuschverstärkung, inspiratorische 1.194
Herzglykoside s. Glykoside
Herzgrößenbeurteilung, perkutorische 3.21
Herzhöhlendilatation, globale 1.214
Herzhypertrophie, linksventrikuläre
 s. Linksherzhypertrophie
– rechtsventrikuläre s. Rechtsherzhypertrophie
Herzinfarkt s. Myokardinfarkt
Herzinsuffizienz 1.2 ff., 1.38
– Allgemeinbehandlung 1.9
– Amyloidose 1.236
– Aortenbogen, fehlender 1.140
– Aorteninsuffizienz 1.185
– Aortenklappenstenose 1.174 f.
– Aortenursprung aus dem rechten
 Ventrikel 1.134
– arteriovenöse Fistel 2.89
– Ätiologie 1.2 f.
– Atmungstyp 1.8
– Atrioventrikulardefekt 1.107
– Blutgasanalyse 3.11
– Catecholamine 1.15 f.
– Catecholaminspiegel 1.4
– chronische 1.2 f., 1.6
– Definition 1.2
– Dextrokardie 1.137
– bei Diphtherie 1.227
– Diuretikatherapie 1.13 ff.
– Ductus arteriosus, persistierender
 1.111
– Endokarditis, bakterielle 1.206 f.
– bei essentieller Hypertonie 1.271
– extrakardial bedingte 1.2 f.
– Frank-Starling-Kurve 1.4
– Friedreichsche Ataxie 1.238
– gemeinsamer Ventrikel 1.136
– globale 1.213 f.
– Glykosidtherapie 1.9 ff.
– – Durchführung 1.11 f.
– Herzzeitvolumen 1.2
– Hydrothorax 3.220
– bei Hyperaldosteronismus 4.67 f.
– Hyperthyreose 4.29
– karzinoidbedingte 4.191
– kobaltinduzierte 1.240
– Kwashiorkor 1.241
– linksventrikuläre s. Linksherzinsuffizienz
– Lungenembolie 3.50
– Morphologie 1.2 f.
– Muskelmechanik 1.5
– myokardial bedingte 1.2 f.
– Myokardinfarkt 1.54
– – Auslösungsfaktoren 1.60
– – Therapie 1.60 f.
– Myokarditis 1.229 f.
– nicht respiratorisch bedingte 3.11
– Ödemausschwemmung 1.13 f.
– Ödementstehung 1.8
– Pathophysiologie 1.3 ff.
– Perikarderguß 1.256

– Perikarditis, chronische 1.252
– bei Pneumonie 3.130
– posttraumatische 1.260
– pulmonal bedingte 3.11
– rechtsventrikuläre s. Rechtsherzinsuffizienz
– beim Säugling 1.98, 1.105, 1.107,
 1.111, 1.128, 1.136, 1.140
– Schrittmachertherapie 1.16
– Stauungssymptome 1.6
– Symptome 1.6 ff.
– Therapie 1.9 ff.
– Therapieplan 1.16
– Transposition der großen Gefäße
 1.128
– Truncus arteriosus communis
 1.132 f.
– tumorbedingte 1.262 f., 1.265
– Vasodilatatoren 1.5, 1.12, 1.15
– Ventrikelseptumdefekt 1.105
– Vorhofseptumdefekt 1.98
Herzjagen 1.289
Herzkammer, dritte 1.122
– rechte, links randbildende 3.28
Herzkatheteruntersuchung bei Cor
 pulmonale 3.28
– Indikationen 3.28
– bei Lungenödem 3.45
Herzklappenauflagerung, thrombotische, abakterielle 1.211
Herzklappendegeneration, myxomatöse 1.160
Herzklappenerkrankung, rheumatische 1.142
Herzklappenersatz, Rehabilitationsprobleme 1.159
Herzklappenfehler, rheumatischer
 1.203 f.
– – Ätiologie 1.203
– – Spätprognose 1.204
– Herzklappenöffnungsfläche, Berechnung 1.143
Herzklappenprothese, Dysfunktion
 1.159
– Embolierate 1.158
– Keimbesiedlung 1.158
– Kippscheibenventil 1.158 f.
– Komplikationen 1.177
– Öffnungs-/Schließungs-Töne 1.15
– paravalvuläres Leck 1.159
– plötzlicher Tod 1.177
– thrombotische Obstruktion 1.159
– Todesursachen 1.159
Herzklappenringverkalkung 1.153
Herzklappenruptur, traumatische
 1.259 f.
Herzklappenvegetation, endokarditische 1.204
Herzklopfen 1.74
– nächtliches 1.7
Herzkonstriktion 1.247, 3.213
– Hämodynamik 1.252, 1.254
Herzkrankheit, koronare s.
 Koronare Herzkrankheit
– rheumatische 1.203
Herz-Kreislauf-Insuffizienz, Sauerstoffatmung 3.13
– Herzmetastase 1.262
– Symptome 1.263
Herzmuskel s. Myokard
Herzphobie 1.288 f.
Herzrandpulsation, aufgehobene
 1.246
Herzrhythmusstörung 1.68 ff.

– Angina-pectoris-Anfall 1.28
– Ätiologie 1.73
– Corpulmonale 3.21 f.
– Elektrokonversion 1.81 f.
– funktionelle 1.285, 1.289
– Häufigkeit 1.71 ff.
– Hyperaldosteronismus 4.68, 4.71
– hyperkalzämiebedingte 4.53
– Komplikationen 1.78
– als konditionierter Effekt 1.289
– Koronarinsuffizienz 1.39
– Lungenembolie 3.47
– bei Myokardinfarkt 1.59, 1.64
– – Therapie 1.60
– Pneumokokkenpneumonie 3.132
– Schock 1.298
– Symptome 1.74 ff.
– Therapie 1.79 ff.
– bei Vorhofseptumdefekt 1.100
Herzsarkom, primäres 1.263
– Herzschlagvolumen, Regulation 1.3
– Herzschrittmacher 1.16, 1.90 ff.
– antitachykarder 1.82
– festfrequenter 1.92
– Funktion 1.92
– permanenter 1.90 ff.
– – Kontrolle 1.93
– programmierbarer 1.92
– sequentieller 1.92
– synchronisierter 1.92
– temporärer 1.91
– – Indikation 1.91
– vorhofgesteuerter 1.92
Herzschrittmacher-Code 1.93
Herzschrittmacherelektrode 1.92
Herzschrittmachersystem, bifokales 1.92
Herzseptumdefekt. linksventrikulär-rechtsatrialer 1.100, 1.110
Herzskelettverkalkung 1.153
Herzspitze, abgerundete 3.28
Herzspitzenstoß, abgeschwächter 1.243
– hebender 1.170
– lateral-kaudal verlagerter 1.180
– verstärkter 1.221
Herzstillstand, akuter 1.90
– – Karotissinussyndrom 1.95
– Elektrounfall 1.260
– tumorbedingter 1.266
Herzstimulation, elektrische, intrakardiale 1.91
– – perikardiale 1.91
– – transthorakale 1.91
Herzstolpern 1.74
Herzsyndrom, hyperkinetisches 1.73, 1.271, 1.290
Herzszintigraphie s. Myokardszintigraphie
Herztaille, verstrichene 3.27 ff.
Herztamponade 1.64, 1.243
– extraperikardiale 3.212
– Perikardpunktion 1.247
– Schock 1.299
– Symptome 1.301
– Therapie 1.312
– traumatische 1.259 f.
– tumorbedingte 1.263
– Ursachen 1.243
Herzthrombusembolie 2.27, 2.35, 2.39 f.
Herztod, plötzlicher 1.56
– – bei Erregungsbildungsstörung 1.78

– – Friedreichsche Ataxie 1.238
– – beim Herzklappenprothesenträger 1.177
– – Herztumor 1.265
– – Kardiomyopathie, hypertrophische, obstruktive 1.220
– – Kwashiorkor 1.241
– – Sarkoidose 1.229
– – traumatisch bedingter 1.260
2. Herzton, gespaltener 3.21
– – verstärkter 3.21
3. Herzton 1.7, 3.47
– – physiologischer 1.7
4. Herzton 1.7, 1.102, 1.170
Herztrauma 1.259 ff.
– Computertomographie 1.260
– Definition 1.259
– Elektrokardiogramm 1.260
– Komplikationen 1.261
– nichtpenetrierendes 1.259 f.
– Pathogenese 1.259 f.
– penetrierendes 1.259
– Prognose 1.260
– Röntgenbefund 1.260
– Symptome 1.260
– Therapie 1.261
– Ultraschalldiagnostik 1.260
– Vorkommen 1.259
Herztumor 1.262 ff.
– Angiokardiogramm 1.265
– atrialer s. Vorhoftumor
– Biopsie 1.265
– Computertomographie 1.265
– Definition 1.262
– Differentialdiagnose 1.266
– Elektrokardiogramm 1.263 f.
– gestielter 1.263
– – Nachweis 1.265
– Häufigkeit 1.262
– Herzkatheteruntersuchung 1.265
– Komplikationen 1.266
– maligner 1.262 f.
– nicht operabler 1.266
– Operationsletalität 1.266
– Pathophysiologie 1.262
– Prognose 1.265
– Röntgenbefunde 1.264
– sekundärer s. Herzmetastase
– Symptome 1.262 f.
– Szintigraphie 1.264
– Therapie 1.266
– Ultraschalldiagnostik 1.264
– ventrikulärer s. Ventrikeltumor
Herzversagen, akutes, bei Vorhofflattern 1.74
– bei Pneumonie 3.128
Herzvorverlagerung bei Sternumspalte 3.231
Herzwandaneurysma 1.59
– Ektomie 1.63
– nach Myokardinfarkt 1.64
Herzwandhypertrophie 1.217
Herzwandnarben, rechtsventrikuläre 3.20
Herzwandruptur nach Myokardinfarkt 1.64
– Schock 1.299
– tumorbedingte 1.263
Herzzeitvolumen, Einfluß auf den Pulmonalarterienmitteldruck 3.28
– essentielle Hypertonie 1.271
– Herzinsuffizienz 1.2
– Messung 1.7 f.

– Mitralstenose 1.145
– Regulation 1.3 f.
Herzzeitvolumenabfall, akuter 1.7
– Cor pulmonale 3.19
– Ursachen 1.2
Herzzeitvolumenzunahme bei Hyperkapnie 3.9 f.
Herz-Zwerchfell-Winkel, vergrößerter 3.27
Heubnersche Leptomeningealanastomose 2.21
HH-Block 1.84
Hickey-Hare-Test 4.14
High output failure 1.2, 3.9
High-density-Lipoprotein-Fraktion, verminderte 1.25, 1.54
Hilfsventrikel 1.64
Hilusinfiltrat 3.128
Hiluslymphknotenvergrößerung 3.215 f.
– Diagnostik 3.216
– polyzyklische 3.156
– Ursachen 3.215
Hiluszellentumor 4.145
Hinken, intermittierendes 2.16
Hinterkopfschmerz 4.43
Hinterwandinfarkt 1.56
– AV-Block 1.89
Hirnabszeß bei arteriovenöser Lungenfistel 3.41
– bei Fallot-Tetralogie 1.125
Hirnarterien, extrakranielle, obliterierende chronische 2.20 ff.
Hirnarterienaneurysmaruptur 2.3
Hirnarterienembolie 2.35
Hirnarterienveränderung, hypertoniebedingte 1.269
Hirnarterienverschluß, akuter 2.34 ff.
– – Ätiologie 2.35
– – Computertumographie 2.36
– – Doppler-Sonographie 2.35
– – Elektroenzephalogramm 2.35
– – Häufigkeit 2.34
– – Isotopenuntersuchung 2.36
– – Symptome 2.35
– – Therapie, chirurgische 2.38
– – – konservative 2.36, 2.38
– tumorbedingter 2.37
Hirngefäßthrombose bei Fallot-Tetralogie 1.125
Hirninfarkt bei arteriovenöser Lungenfistel 3.41
Hirnischämie, myokardinfarktbedingte 1.65
Hirnischämische Attacken, transitorische 2.34, 2.36
– Hirnnervensarkoidose 3.154
Hirnödem 2.37
– hypertoniebedingtes 1.277
Hirnvenenthrombose 2.37
Hirsutismus 4.93 ff., 4.137
– altersbedingter Wandel 4.96
– Altersverteilung 4.96
– Antiandrogene 4.99 ff.
– Arrhenoblastom 4.144
– Corticoid-Dauertherapie 4.99
– Definition 4.93 f.
– Diagnostik 4.97
– Differentialdiagnose 4.97 ff.
– Haarentfernung, mechanische 4.96 f., 4.99
– Hormonbestimmung, Indikationen 4.97

- Hormontherapie 4.99 ff.
- iatrogener 4.94, 4.99
- idiopathischer 4.94, 4.157
- nicht-tumorbedingter 4.94
- orale Kontrazeptiva 4.99
- Pathophysiologie 4.95
- Therapie 4.99 ff, 4.157
- – operative 4.102
- Tumorausschluß 4.97
- tumorbedingter 4.94
- Ursachen 4.157
- Vererbung 4.95
- Verlauf 4.96
- Vorkommen 4.94 f.

His-Bündel-Elektrogramm 1.83 f.
His-Bündel-Stammblock 1.86 f.
Histaminausscheidung, renale, erhöhte 4.194
Histaminfreisetzung, karzinoidbedingte 4.188
- Mastozytosesyndrom 4.193 ff.
- Regulation 3.101 f.
Histamin-Test 3.110
Histiozytosis s. Granulom, eosinophiles
Hitzemelanose 2.55
HLA-A9 2.10
HLA-B5 2.10
HLA-B12 2.10
HLA-Bw35 4.40
Hochwuchs, disproportionierter 4.8
- eunuchoider 4.126 f.
Hockstellung beim Kind 1.124
Hoden, dysgenetischer 4.171, 4.179
- – Geschlechtshormonsubstitution 4.184
Hodenatrophie 4.104
Hodenektopie 4.131
Hodenfunktion 4.126
- im Alter 4.139
Hodenfunktionshemmung, transplazentare, durch mütterliche Gestageneinnahme 4.182
Hodenfunktionsstörung, hypophysär bedingte 4.128 f.
- Therapie 4.140 f.
Hodeninsuffizienz, Diagnose 4.165
- tubuläre 4.135 f., 4.166
- – medikamentenbedingte 4.135 f.
- – strahlenbedingte 4.135
Hodenlageanomalie 4.131 f., 4.134
Hodenprothese 4.130
Hodentumor, endokrin aktiver 4.136 f.
Höhlenbildung, intrapulmonale, Differentialdiagnose 3.148
Holzknechtsches Zeichen 3.60
Holzmann-Perikarditisstadien, elektrokardiographische 1.244
Homanssches Zeichen 2.70
Homovanillinsäure 4.111
Honey comb lung s. Wabenlunge
Hormon, adrenokortikotropes s. ACTH
- follikelstimulierendes s. Follikelstimulierendes Hormon
- luteinisierendes s. Luteinisierendes Hormon
- melanophorenstimulierendes s. Melanophorenstimulierendes Hormon
- pseudoadenohypophysäres 4.11 f.
- thyreotropes s. Thyreotropes Hormon

Hormonbildung, ektope 4.198
- – mehrfache, in einem Tumor 4.204
- – tumorbedingte s. Endokrinopathie, paraneoplastische
Horner-Syndrom 2.102
- Bronchialkarzinom 3.173
- Mediastinaltumor 3.213
- Schilddrüsenmalignom 4.43
- strumabedingte 4.20
Hornhauttrübung, Hyperkalzämiesyndrom 4.51
Hotbox-Test 2.46
H_1-Rezeptoren-Blocker 4.197
H_2-Rezeptoren-Blocker 4.192
Hühnerbrust 3.210, 3.232
β-Human-Choriongonadotropin 3.168
Husten, Bronchiektasen 3.65
- Bronchitis, chronische 3.79
- Diagnostik 3.53
- lauter, paroxysmaler 3.142
- morgendlicher 3.79
- Mukoviszidose 3.58
- Pneumonie 3.128
- schmerzhafter 3.131
- Trachealkompression 3.55
- trockener 3.53, 3.176
- – nächtlicher 3.168
Hustenreiz 3.53
Hustenstoß, Physiologie 3.64
Hutchinsonsche Krankheit s. Sarkoidose
HV-Block 1.84, 1.86 f.
H-Y-Antigen 4.169 f., 4.172, 4.176
Hydantoin 1.79 f.
- Nebenwirkungen 1.79
Hydralazin 1.15, 3.31
Hydrocortison 4.91 f., 4.99
Hydroperikard 1.256
- Ursachen 1.256 f.
Hydrops 3.220
- allgemeiner 3.22
Hydrosolpinx 4.148
Hydrothorax 3.220
- tumorbedingter 3.220
Hydroxyäthylstärke 1.308
17-Hydroxycorticosteroide, totale, im Harn 4.79
5-Hydroxyindolessigsäure-Ausscheidung, renale 4.188
- – Bestimmung 4.191
11-Hydroxylase-Defekt 4.71 f.
17α-Hydroxylase-Mangel 4.180 f.
21α-Hydroxylase-Mangel 4.178, 4.180
11β-Hydroxylase-Mangel 4.178, 4.180
17αHydroxy-Progesteroncapronat 4.160
17β-Hydroxyreduktase-Defekt 4.137
3β-Hydroxysteroiddehydrogenase-Mangel 4.178, 4.180 f.
17β-Hydroxysteroid-Oxidoreduktase-Mangel 4.180 f.
5-Hydroxytryptophan 4.187
5-Hydroxytryptophan-Bildung, Karzinoidsyndrom 4.190
Hyperaktivität, bronchiale s. Bronchialhyperaktivität
Hyperaldosteronismus 1.270, 4.64 ff.
- Anamnese 4.67 f.

- idiopathischer 4.64
- kongenitaler 4.71
- primärer 4.64 ff., 4.76 f.
- – Aldosteronbestimmung 4.69
- – Definition 4.64
- – Diagnostik 4.68 ff.
- – Differentialdiagnose 4.71 ff.
- – Differenzierung vom sekundären Hyperaldosteronismus 4.69 f.
- – Elektrolythaushaltsstörung 4.67 ff.
- – Elektrolytuntersuchungen 4.68 f.
- – Häufigkeit 4.64
- – Komplikationen 4.70 f.
- – Natriumhaushalt 4.67 f.
- – pathologische Anatomie 4.65
- – Pathophysiologie 4.65 ff.
- – Reninbestimmung 4.69 f.
- – Therapie 4.73
- – – chirurgische 4.73
- – – medikamentöse 4.73
- – Tumornachweis 4.70
- – Verlauf 4.70
- relativer 4.64
- sekundärer 3.22, 4.64, 4.74 ff.
- – ACTH-bedingter 4.72
- – Diagnostik 4.74 f.
- – medikamentös bedingter 4.72
- – Therapie 4.75
- tertiärer 4.71, 4.75
Hyperandrogenämie 4.95 ff.
Hyperchlorämie, Hypoaldosteronismus 4.76
Hyperglykämie, Phäochromozytom 4.116
Hyperhidrose 4.9
- akrale 2.52
Hyperhydratation, intrazelluläre 4.75
Hyperkaliämie, Hypoaldosteronismus 4.76
- Therapie 4.76
Hyperkalzämie 4.50 ff.
- Cortisontherapietest 4.203
- Differentialdiagnose 4.53
- paraneoplastische 3.174, 4.54, 4.199
- – Therapie 4.203
Hyperkalzämiesyndrom 4.51
Hyperkalziurie 4.54
- Sarkoidose 3.154
Hyperkapnie, akute 3.7
- Asthma-bronchiale-Anfall 3.101
- Bronchitis, chronische 3.78
- chronische 3.5, 3.7
- Cor pulmonale 3.20
- Definition 3.2
- experimentell erzeugte 3.9 f.
- Hypotonie bei Beatmung 3.10, 3.15
- Kreislaufwirkung 3.9 f.
- Säure-Basen-Haushalt 3.10 f.
- Status asthamticus 3.112
- Symptome 3.9 ff.
- zerebrale 3.9
- Therapie 3.14
- vital gefährdende 3.7
Hyperkeratose 2.111
Hyperkoagulabilität, Kreislaufschock 1.296
Hyperkortikosteronismus, sekundärer 4.71 f.
Hyperkortisolismus 4.79 ff.

– ACTH-Test 4.83
– Anamnese 4.81
– Dexamethasontest 4.83 f.
– Differentialdiagnostik 4.83 f.
– hypophysär bedingter 4.80 f.
– – – Todesursachen 4.84
– – – Überlebensdauer 4.85
– iatrogener 4.81
– infektiöse Komplikationen 4.81, 4.84
– Kreislaufsymptome 4.82
– Laborbefunde 4.82
– Nebennierenrindenhyperplasie 4.80 f.
– Operationsindikation 4.85
– ossäre Verlaufsform 4.85
– paraneoplastischer 4.81, 4.85
– Pathogenese 4.79 ff.
– Prognose 4.85
– Steroidbefunde 4.82 ff.
– Stoffwechselstörungen 4.81
– Symptome 4.81 f.
– – psychische 4.82
– – röntgenologische 4.82
– – szintigraphische 4.82
– Therapie 4.85 ff.
– – medikamentöse 4.86
– – operative 4.85 f.
– tumorbedingter 4.80
– Verlauf 4.84 f.
Hyperkortizismus 4.79
– Differentialdiagnostik 4.83 f.
– hypophysär bedingter 4.81
– paraneoplastischer 4.81 f.
– Hyperkrinie 3.58
– Asthma bronchiale 3.100
– Bronchiektasie 3.64
– Myokardinfarkt 1.54
Hypermagnesiämie, Hypoaldosteronismus 4.76
Hypermetabolismus, thyreogener 4.28 f.
– – adenombedingter 4.35 f.
Hypermineralokortikoidismus 4.64
Hypernatriämie, Hyperaldosteronismus 4.67 f.
Hypernatriurie 4.15
Hyperoxietest 1.105
Hyperparathyreoidismus 4.50 ff.
– primärer 4.50 ff.
– – Ätiologie 4.50
– – biochemische Befunde 4.50 f.
– – Definition 4.50
– – Diagnose 4.53 f.
– – Differentialdiagnose 4.53 ff.
– – familiärer 4.53
– – Häufigkeit 4.50
– – Hyperkalzämiesyndrom 4.51
– – Knochenhistologie 4.52
– – Pathogenese 4.50
– – Prognose 4.55 f.
– – Röntgenbefunde 4.52
– – Skelettsyndrom 4.51 ff.
– – Symptome 4.50 ff.
– – – gastrointestinale 4.53
– – – kardiale 4.53
– – – neurologische 4.53
– – Therapie 4.55
– – urologisches Syndrom 4.51
– – Verlauf 4.55 f.
– pseudo-primärer 4.199
– quartärer 4.56
– quintärer 4.56
– sekundärer 4.56 ff.

– – Folgezustände 4.59
– – intestinaler 4.58 f.
– – renaler 4.56 ff.
– – – Biochemie 4.57
– – – Diagnose 4.58
– – – Knochenhistologie 4.57 f.
– – – Prognose 4.58
– – – Röntgenbefunde 4.57
– – – Therapie 4.58
– tertiärer 4.54, 4.59
Hyperphosphatämie 4.57
Hyperpigmentierung, karzinoidbedingte 4.189
– Mastozytosesyndrom 4.194
– melaninbedingte 4.194
Hyperprolaktinämie 4.11, 4.129
– medikamentös bedingte 4.151
– tumorbedingte 4.151 f.
– Ursachen 4.11
– Zyklusstörung 4.158
Hypersensitivitätsangiitis 2.4 f.
– Definition 2.4
– Differentialdiagnose 2.5
– kutane 2.4 f.
– Prognose 2.4
– Symptome 2.4
– Therapie 2.5
– viszerale 2.4 f.
Hypersomnie 3.11
Hypersplenismus 3.205
Hyperthekosis 4.98
– Therapie 4.102
Hyperthelie 4.134
Hyperthermie 4.38
Hyperthyreose 4.17, 4.27 ff., 4.91
– atypische 4.35
– Definition 4.28
– Differentialdiagnose zur Kreislaufregulationsstörung 1.290 f.
– diffuse 4.28 ff.
– – dekompensierte 4.28
– – diagnostisches Basisprogramm 4.31
– – kompensierte 4.28
– – Organstörungen 4.30
– – Pathogenese 4.28 f.
– – Radiojodtherapie 4.33
– – Symptome 4.30 f.
– – – Punktesystem 4.31
– – Therapie 4.31 ff.
– – – medikamentöse 4.31 f.
– – – operative 4.33
– – – Therapiedauer 4.33
– Exazerbation, jodbedingte 4.37
– mit Exophthalmus 4.28
– ohne Exophthalmus 4.28
– extrathyreoidal bedingte 4.28
– mit Hypermetabolismus 4.28
– ohne Hypermetabolismus 4.28
– immunogene 4.40
– jodinduzierte, Prophylaxe 4.38
– Krise s. Krise, hyperthyreote
– lokalisierte s. Schilddrüsenadenom, autonomes
– Mitralstenose 1.149
– paraneoplastische 4.203
– in der Schwangerschaft 4.35
– Stoffwechselstörung 4.29
– thyreogene 4.28
– Thyreoiditis, akute 4.39
– – chronische 4.40 f.
– – lymphomatosa 4.41
– Zyklusstörung 4.153
– Hyperthyreoseformen, Systematik 4.28

– Hyperthyreoseherz, Dekompensation 4.29
Hyperthyreosis factitia 4.28
Hypertonie, akzelerierte s. Hypertonie, maligne
– Aortenisthmusstenose 1.119 f.
– bei Aortenklappenstenose 1.174
– Definition 1.268
– diastolische 1.268
– Einteilung 1.278
– endokrine 1.277
– essentielle 1.268 ff.
– – Aldosteronbestimmung 1.276
– – Allgemeintherapie 1.278 f.
– – Anamnese 1.272
– – Antihypertensiva 1.279
– – Antikaliuretika 1.280 f.
– – Aortographie, retrograde 1.276
– – Ätiologie 1.269
– – Ausscheidungsurographie 1.274
– – Blutdruckmessung 1.272 f.
– – Blutuntersuchung 1.274
– – Clearance-Untersuchung 1.274
– – Clonidin 1.282
– – Definition 1.268
– – Differentialdiagnose 1.277
– – Digitalisierung 1.278
– – Elektrokardiogramm 1.274 f.
– – Erbanlagen 1.269
– – Familienanamnese 1.272
– – Gravidität 1.283
– – Guanethidin 1.282
– – Häufigkeit 1.268
– – Herzuntersuchung 1.273
– – Herzveränderungen 1.269
– – hypothalamisch-sympathischer Einfluß 1.270
– – Komplikationen 1.277
– – leichte 1.276
– – – Therapie 1.283
– – α-Methyldopa 1.280, 1.282
– – mittelschwere 1.276
– – – Therapie 1.283
– – neurologische Kontrollen 1.273
– – Nierenarteriographie 1.275
– – Nierenbiopsie 1.276
– – Nierengefäßveränderungen 1.269
– – Nierensuffizienz 1.283
– – Nierenuntersuchung 1.274
– – Pathogenese 1.269 ff.
– – pathologische Anatomie 1.269
– – Pathophysiologie 1.271
– – Prognose 1.276
– – psychische Faktoren 1.270
– – renale Faktoren 1.270
– – Renin-Angiotensin-System 1.270
– – – Inhibitoren 1.282
– – – Reninbestimmung im Venenblut 1.275
– – Reninspiegel, niedriger 1.271
– – Reserpin 1.281
– – β-Rezeptoren-Blocker 1.279 ff.
– – – Dosierung 1.282
– – Röntgenuntersuchung 1.274
– – Saluretika 1.279
– – schwere 1.276
– – – Therapie 1.283
– – Sedativa 1.279
– – bei Stoffwechselstörungen 1.270
– – Symptome 1.272 ff.
– – Therapie 1.278 ff.

– – – allgemeine Grundsätze 1.284
– – – beim Betagten 1.284
– – – beim Jugendlichen 1.284
– – – nach dem Schweregrad 1.283
– – Todesursachen 1.277
– – Umweltfaktoren 1.270
– – Untersuchungen, fakultative 1.273
– – – obligatorische 1.273
– – Urinuntersuchung 1.274
– – Vasodilatatoren 1.279, 1.281
– – Vorkommen 1.268
– – Zerebralgefäßveränderungen 1.269
– in der Gravidität 1.277
– Hyperaldosteronismus 4.67 f.
– hyperkapniebedingte 3.9
– Hyperkortisolismus 4.81
– hypokaliämische 4.68
– – Autonomisierung 4.70
– – Differentialdiagnose 4.71 f.
– juvenile 4.115
– kardiovaskuläre 1.277
– maligne 1.276, 4.70, 4.72
– medikamentös bedingte 1.277 f.
– bei Mitralstenose 1.149 f.
– Myokardinfarkt 1.54
– neurogene 1.277
– paroxysmale 4.115
– Periarteriitis nodosa 2.3
– persistierende, nach Phäochromozytomoperation 4.122
– portale, bei arteriovenöser Fistel 2.92
– pulmonale, Aortenklappenstenose 1.173
– – Arteriitis pulmonalis 3.42
– – Ätiologie 3.16, 3.43
– – Atrioventrikulardefekt 1.108 f.
– – Bronchiektasie 3.65
– – chronische 3.43 f.
– – Ductus arteriosus, persistierender 1.112
– – Echokardiographie 3.25
– – Elektrokardiogramm 3.23 ff.
– – hyperkapniebedingte 3.10
– – hypoxämiebedingte 3.8
– – hypoxisch bedingte 3.20
– – manifeste 3.16
– – Mitralstenose 1.145 f.
– – postkapilläre 3.20, 3.39, 3.43
– – präkapilläre 3.16, 3.43
– – Pulmonalarterienektasie 3.37 f.
– – Pulmonalarterienstenosen, multiple 3.39
– – Therapie 3.29 f.
– – bei Transposition der großen Gefäße 1.129
– – Ventrikelseptumdefekt 1.101, 1.103, 1.105
– – Vorhofseptumdefekt 1.99 ff.
– renale 1.277
– renovaskuläre 4.71
– – Hyperaldostenonismus, tertiärer 4.75
– systolische 1.268
Hypertrichose 4.94
Hyperventilation 1.6
– Tetanie 4.60
Hyperventilationssyndrom s. Atmungssyndrom, nervöses
Hypoaldosteronismus 4.75 ff.
– Diagnostik 4.75 f.
– Elektrolythaushaltsstörung 4.76

– iatrogener 4.77
– Pathophysiologie 4.75
– Therapie 4.76
Hypochlorämie, Hyperaldosteronismus 4.67 f.
Hypofibrinogenämie, therpeutisch induzierte 2.5, 2.12, 2.19, 2.43
Hypogammaglobulinämie 3.204
Hypoglykämie, paraneoplastische 4.201 f.
– – Ätiologie 4.202
– – Differenzierung von pankreatogener Hypoglykämie 4.202
– beim Kind 4.124
– Nebennierenrindeninsuffizienz 4.88 ff.
– – Pathogenese 4.202
– – Therapie 4.202
Hypogonadismus 4.7 f., 4.126 f.
– hypergonadotroper 4.166
– – Therapie 4.167
– hypogonadotroper 4.166
– Kraniopharyngeom 4.7
– sekundärer 4.7
Hypokaliämie, ACTH-Syndrom, ektopisches 4.12
– Hyperaldosteronismus, primärer 4.67 f.
– – sekundärer 4.74
– Hyperkortisolismus 4.81 f.
– Komplikationen 4.70 f.
– medikamentös bedingte 4.72
– saluretikabedingte 1.279 f.
Hypokalzämie 4.57 f.
– Differentialdiagnose 4.58, 4.60
– Elektrokardiogramm 4.60
– intestinale 4.59
Hypokalziurie 4.60
Hypokinesie, myokardiale 1.5 f., 1.34, 1.59
Hypokrinie 3.58
Hypomagnesiämie, Hyperaldosteronismus, primärer 4.67 f.
– – sekundärer 4.74
– Komplikationen 4.71
– saluretikabedingte 1.279 f.
Hyponatriämie, ADH-Sekretion, inadäquate 4.201
– asymptomatische 4.15
– Hypoaldosteronismus 4.75 f.
– Nebennierenrindeninsuffizienz 4.88
Hypoparathyreoidismus 4.59 ff.
– Definition 4.59
– Diagnose 4.60
– Differentialdiagnose 4.60
– idiopathischer 4.91
– primärer 4.59
– pseudoidiopathischer 4.60
– sekundärer 4.59 f.
– Symptome 4.60
– Therapie 4.60 f.
Hypophosphatämie 4.59, 4.199
Hypophysektomie, Ausfallssymptome s. Posthypophysektomiesyndrom
– Hormonsubstitution 4.86
Hypophysenadenom 4.7, 4.11
– basophiles
– chromophobes 4.7
– eosinophiles 4.7 f.
– Mischtyp 4.7
– Nebennierenrindenhyperplasie 4.80

– Operation 4.12
– Prognose 4.85
– prolaktinporduzierendes 4.7, 4.11
– Röntgenbefund 4.82
Hypophysenadenomexstirpation, transsphenoidale 4.85 f.
Hypopyseninsuffizienz, Hodenfunktionsstörung 4.128 f.
– postpuberale 4.128 f.
– präpuberale 4.128
– tumorbedingte 4.128
– unihormonale 4.5
Hypophysennekrose, postpartale 4.3, 4.152
– – Hypothyreose 4.27
Hypophysenregion, Tumor 4.7 ff.
– – Behandlung 4.12
– – Symptome 4.8
Hypophysen-Schilddrüsen-Achse 4.19
Hypophysenschnupferlunge 3.196
Hypophysenstieldurchtrennung 4.2
Hypophysentumor, ACTH-produzierender 4.151
– Behandlung 4.12
– Diagnostik 4.8
– gonadotrope Funktionsstörung 4.151
– Hirsutismus 4.98
– hormonproduzierender 4.8 ff.
– Hypothyreose 4.27
– Ophthalmologie 4.8
– prolaktinproduzierender s. Prolaktinom
– Röntgendiagnostik 4.8
– somatotropinproduzierender 4.151 f.
– Symptome 4.7 f.
– Zyklusstörung 4.151
Hypophysenvorderlappen, β-Zellen-Hyperplasie 1.269
Hypophysenvorderlappenadenom nach totaler Adrenalektomie 4.86
Hypophysenvorderlappenbasophilie 4.23
Hypophysenvorderlappeninsufizienz 4.2 ff.
– nach Adenomexstirpation 4.86
– Definition 4.2
– Differentialdiagnose 4.4
– Glucocorticoidsubstitution 4.4
– Laborbefunde 4.3 f.
– Östrogensubstitution 4.4
– postoperative 4.12
– Schilddrüsenhormonsubstitution 4.4
– spontane 4.3 ff.
– Symptome 4.3
– Testosteronsubstitution 4.4
– Therapie 4.4 f.
– tumorbedingte 4.12
Hypophysenvorderlappen-Nebennierenrinden-Rückkopplungsmechanismus 4.80
Hypophysenvorderlappennekrose, postpartale 4.152
Hyposmie 4.127 f.
Hypospadie 4.179, 4.181 f.
– penile 4.179
– perineale 4.179
– pseudovaginale perineale 4.179, 4.181 f.
– – perineoskrotale 4.138
Hypothalamisch-hypophysäre Funktionsreserve 4.4

Hypothalamusfunktionsstörung 4.127f.
- posttraumatische 4.13
- Zyklusstörung 4.150f.
Hypothalamus-Hypophysen-Achse, gestörte 4.151
Hypothalamus-Hypophysen-Fehlregulation 4.10
Hypothalamus-Hypophysen-Schilddrüsen-Achse 4.17
Hypothalamussyndrom 4.8
Hypothermie, Herzschädigung 1.240
- Koma, hypothyreotes 4.27
Hypothyreose 4.17, 4,23 ff., 4.91
- Definition 4.23
- Koma s. Koma, hypothyreotes
- Myokardinfarkt 1.54
- primäre 4.23 ff.
- - angeborene 4.23f.
- - erworbene 4.24 ff.
- - - Diagnostik 4.26
- - - Elektrokardiogramm 4.25f.
- - - Häufigkeit 4.25
- - - beim Kind 4.24
- - - Pathophysiologie 4.25
- - - Screening-Suchverfahren 4.26
- - - Serumenzymmuster 4.26
- - - Symptome 4.25f.
- - - Therapie 4.26f.
- - - Ursachen 4.24f.
- nach Radiojodtherapie 4.33
- sekundäre 4.3, 4.23, 4.27
- therapiebedingte 4.24
- nach Thyreoiditis lymphomatosa 4.41
- Zyklusstörung 4.153
Hypotonie, Aorteninsuffizienz 1.180
- Aortenisthmusstenose 1.119
- Definition 1.286
- Hypoaldosteronismus 4.75f.
- konstitutionelle 1.286
- Nebennierenrindeninsuffizienz 4.89
- orthostatische 4.115f., 4.124
- nach schneller Hyperkapniesenkung 3.10, 3.15
- symptomatische 1.286
- Symptome 4.76
Hypoventilation, alveoläre 3.4
- - Ätiologie 3.5f.
- - extrapulmonal bedingte 3.5f.
- - Pickwick-Syndrom 3.6, 3.11
- - primäre 3.6
- - pulmonal bedingte 3.5
- - Therapie 3.14
- - zentral bedingte 3.6
Hypovolämie 1.293ff., 4.75
Hypoxämie 3.188
- Asthma bronchiale 3.101
- Bronchitis, chronische 3.78, 3.80
- chronische 3.8
- Definition 3.2
- Kompensationsmechanismen 3.8
- Lungenembolie 3.46
- Lungenfistel, arteriovenöse 3.40
- Sarkoidose 3.157
- Sauerstoffatmung 3.13
- nach Schock 3.34
- Status asthmaticus 3.112
- Symptome 3.7f.
- - subjektive 3.7f.
- - zentralnervöse 3.8

Hypoxie, Cor pulmonale 3.20
- Definition 3.2
Hypoxydose, Definition 3.2
Hysterographie 4.164
Hysterosalpingographie 4.164
Hysteroskopie 4.164

I

IgE-Antikörper 3.102
IgE-Antikörper, präzipitierende 3.102
Ileumkarzinoid 4.187, 4.190
Ileus, paralytischer 2.39
Iliofemoralvenenthrombose 2.69, 2.71
- absteigende 2.70
- linksseitige 2.73
- Thrombektomie 2.73
Imbezillität 4.128
Immunadrenalitis 4.88
Immunglobuline, die Schilddrüsenfunktion stimulierende 4.28
Immuninsuffizienz 3.204
- familiäre 3.205
- humorale 3.204
- kombinierte 3.205
- zellgebundene 3.205
Immunität, zellgebundene, pathologische 3.151
Immunkomplex-Myositis 4.34
Immunthyreoiditis 4.40
- hypertrophische 4.41
Immunthyreopathie 4.24
Implantatio tubae 4.165
Impotentia coeundi, Arteriosklerose 2.16
Infantilismus, sexueller 4.26
Infarktkaverne 3.50
Infarktperikarditis 1.249
- Therapie 1.250
Infarktpleuritis 3.50
Infarktpneumonie 3.50
Infektanfälligkeit, Hyperkortisolismus 4.81, 4.84
- Nebennierenrindeninsuffizienz 4.91
Infektionskrankheit, Perikarditis 1.249
Infertilität 4.11, 4.126f., 4.133f.
- männliche, Untersuchung 4.167
Influenza, Staphylokokkenpneumonie 3.134
Infundibulumkammer 1.122
Infundibulumstenose s. Pulmonalstenose, infundibuläre
Inhalationsallergen 3.103ff.
- berufliches 3.104f., 3.109f.
- - Sensibilisierungsgrad 3.109f.
- chemisches 3.105
- pflanzliches 3.104f.
- tierisches 3.104
Inhalationsnoxe 3.76ff.
- pulmonale Abwehrleistung 3.77
Inhalationsproben, diagnostische 3.113
Inhalationsszintigraphie 3.49
Inhalationstherapie, apparative 3.116
Innenohrschwerhörigkeit 4.24
Inotropie 1.4f.
Insemination, artifizielle, maritogene 4.167

- intrauterine 4.165
Insuffizienz, orthostatische 1.287
- respiratorische s. Respiratorische Insuffizienz
Insulinsensibilität, erhöhte 4.5, 4.89
Insult, zerebraler, durch Arterienverschluß 2.34ff.
- - Ätiologie 2.34ff.
- - blutungsbedingter 2.37
- - Diagnostik 2.35f.
- - kompletter 2.34
- - Symptome 2.35
- - Therapie, chirurgische 2.38
- - - konservative 2.36, 2.38
Intersexualität 4.126, 4.137, 4.171ff.; s. auch Geschlechtsdifferenzierungsstörung
- Diagnostik 4.182f.
- Geschlechtszuordnung 4.184
- Klassifikation 4.179
- Therapie, medikamentöse 4.184f.
- - operative 4.184f.
- Ursachen 4.177
Intrakutantest mit Allergenen 3.109
- bei Echinokokkose 3.123
Intrinsic-Asthma-bronchiale s. Asthma bronchiale, kryptogenetisches
Intubation zur Beatmung 3.14
Inversusstellung der großen Gefäße 1.135
In-vitro-Spermatozoenpenetrationstest 4.163
- abnormaler 4.164
IPPB s. Beatmung mit intermittierendem Überdruck
Irritant-Rezeptoren 3.101f., 3.106
Iscadorinstillation, intrapleurale 3.224
Ischämie 3.2
- akrale 2.4
- komplette, Erholungslatenz 3.9
- - Überlebenszeit 3.9
- - Wiederbelebungszeit 3.9
Ischämie-Syndrom, akrales, akutes 2.41ff.
- - - Ätiologie 2.41
- - - Diagnostik 2.43
- - - medikamentös bedingtes 2.41f.
- - - Pathophysiologie 2.41
- - - Therapie 2.43f.
- - chronisches 2.44ff.
- - Differentialdiagnose 2.50
- - kälteinduziertes 2.49
- - subakutes 2.41ff.
Isocyanat-Asthma 3.105f.
Isohämagglutininmangel 3.204
Isoprenalin-Test 3.110
Isoptin s. Verapamil
Isosorbiddinatrat 1.60, 1.62, 3.30
Ixodes-ricinus-Spirochäte 2.58

J

Job-Depression-Effekt 1.55
Jod-Basedow 4.34, 4.37
Jodexzeß 4.37
Jodmangel 4.18f.
- exogener 4.18, 4.23
Jodthyroninstoffwechsel, peripherer, gestörter 4.27
Jodumsatz, thyreoidaler, beschleunigter 4.28

Jodverwertungsstörung 4.40 f.
– angeborene 4.19
Jodzufuhr, tägliche 4.22
Jugularvenenstauung 1.224, 1.147, 1.252

K

Kachexie, kardiale 1.8
– Kraniopharyngeom 4.7
– Mesenterialarterienverschluß, chronischer 2.24
Kalibersprung der Lungengefäße 3.26, 3.95 f.
Kaliumausscheidung, renale, Bestimmung 4.69
Kaliummangel, saluretikabedingter 1.14
Kaliumperchlorat 4.32
Kaliurese, exzessive, bei Natriumzufuhr 4.69
Kalkembolie 1.174
Kallmann-Syndrom 4.127 f.
Kälteagglutininkrankheit 2.49 f.
– Prognose 2.50
Kälteagglutinintiter, erhöhte 2.49
Kälteempfindlichkeit 2.44 f., 2.49, 2.51
– Pernionen 2.56
Kammerautomatie 1.85
Kammerautomatieausfall bei komplettem AV-Block 1.90
Kammerflattern, Elektrokardiogramm 1.57, 1.77
– transitorisches 1.74
Kammerflimmern, Elektrokardiogramm 1.57, 1.77
– Elektrounfall 1.260
– bei Myokardinfarkt 1.56 f., 1.59
– transitorisches 1.74
Kammertachykardie s. Tachykardie, ventrikuläre
Kapillardurchblutungsdissoziation 1.296
Kapillarmikroskopie 2.46, 2.52
Kardialgie 1.285
Kardiassist-System 1.61
Kardiomegalie 1.214, 1.216
– beim Säugling 1.121, 1.130
Kardiomyopathie 1.213 ff.
– alkoholinduzierte 1.238 f.
– chemisch-toxische 1.239
– dilatative 1.213 ff.
– – Ätiologie 1.214
– – Definition 1.213 f.
– – Differentialdiagnose 1.217
– – Echokardiogramm 1.214 ff.
– – Elektrokardiogramm 1.214 f.
– – Pathophysiologie 1.214
– – Prognose 1.217
– – Röntgenbefund 1.214, 1.216
– – Therapie 1.217
– – Ventrikulographie 1.217
– hypertrophische nichtobstruktive 1.213, 1.221 f.
– – – Computertomogramm 1.221
– – – Definition 1.221
– – – Elektrokardiogramm 1.221
– – – Therapie 1.222
– – obstruktive 1.213, 1.217 ff.
– – – Computertomogramm 1.219 f.
– – – Definition 1.217

– – – Differentialdiagnose 1.220
– – – Echokardiogramm 1.219
– – – Elektrokardiogramm 1.218
– – – Herzkatheteruntersuchung 1.220
– – – Pathophysiologie 1.218
– – – Röntgenbefund 1.219
– – – Therapie 1.220
– kongestive 1.213 f., 1.217
– – Elektrokardiogramm 1.234
– latente 1.213, 1.222
– – Definition 1.222
– – Symptome 1.222
– lithiumbedingte 1.239
– bei Mangelerkrankung 1.241
– restriktive 1.213, 1.222 ff.
– – Echokardiogramm 1.223
– sekundäre s. Kardiomyopathie, spezifische
– spezifische 1.225 ff.
– toxische 1.238 ff.
– zytostatikabedingte 1.239
Kardiorespiratorischer Symptomenkomplex s. Atmungssyndrom, nervöses
Kardiovaskuläres Syndrom, funktionelles 1.29
Karditis, chronisch-rheumatische 1.202
– postoperative 1.211
– bei primär-chronischer Polyarthritis 1.210
– rheumatische 1.198 ff., 1.228
– – bei angeborenem Herzfehler 1.126
– – Aorteninsuffizienz 1.178
– – Ätiologie 1.199
– – Auskultationsbefund 1.200
– – Elektrokardiogramm 1.200
– – Erregungsleitungsstörung, kardiale 1.88
– – Genetik 1.199
– – Häufigkeit 1.200
– – Mitralinsuffizienz 1.152
– – Mitralstenose 1.142
– – Perikardbeteiligung 1.249
– – postoperative Reaktivierung 1.211
– – serologische Diagnostik 1.232
– – Symptome 1.200
– – Verlauf 1.201 f.
– strahlenbedingte 1.240
Karotinämie 4.25
Karotisgabel, Arteriosklerose 2.20
Karotisinsuffizienz 2.21
– Therapie 2.21 f.
Karotispuls, fehlender 2.7
Karotissinus, Reflexsteigerung 1.95
Karotis-Sinus-cavernosus-Fistel 2.91
Karotissinusdruckversuch 1.75, 1.79
Karotissinusnervenstimulation, elektrische 1.45
Karotissinussyndrom 1.95, 1.285, 1.291
– hypersensitives 1.95
Karotisverschluß s. Arteria carotis interna, Verschluß
Karyotypbestimmung 4.183
Karzinoembryonales Antigen 3.168
Karzinogen 3.161 ff.
– berufliches 3.164 f.
– potentielles 3.165

Karzinoid, bronchiales 3.184, 4.191
– Definition 4.187
– Häufigkeit 4.187
– Lokalisierungsdiagnostik 4.191
– Metastasierung 4.189, 4.191
– Mitralstenose 1.142
– primär extraabdominelles 4.191
– Primärsitz 4.188
– Prognose 4.191
– Todesursachen 4.191
Karzinoidsyndrom 4.187 ff.
– Allgemeinsymptome 4.190
– atypisches 4.190 f.
– Corticosteroidtherapie 4.192
– Differentialdiagnose 4.191
– – zum Mastozytosesyndrom 4.196 f.
– Laborbefunde 4.191
– Pathogenese 4.187 f.
– Serotoninantagonisten 4.192
– Stoffwechselentgleisung 4.188
– Symptome, abdominelle 4.189
– – bronchopulmonale 4.189 f.
– – kardiale 4.188 ff.
– – kutane 4.189
– – okuläre 4.190
– – zerebrale 4.190
– Therapie 4.192
– Wasserhaushaltsstörung 4.190
– Zytostatikatherapie 4.192
Karzinoidtypadenom, bronchiales 3.59
Karzinom, hypernephroides, parathormonproduzierendes 4.54
Kasabach-Merritt-Syndrom 2.93, 2.97
Käsekrankheit 4.121
Käsewäscherlunge 3.196
Katarakt 2.7, 4.60
Katecholamine s. Catecholamine
Katz-Syndrom 4.71 f.
Kavaschirm 3.51
Kaverne, luische 3.145
Keilwirbel 3.233
Kentsches Bündel, Strukturanomalie 1.70
Keratoconjunctivitis sicca 3.58, 3.193
Keratosis follicularis 2.53 f.
Kerley-A-Linien 1.7
Kerley-B-Linien 1.7, 3.188 f.
Kerley-Linien 1.148
Kernspintomographie 1.33
17β-Ketoreduktase-Mangel s. 17β-Hydroxysteroid-Oxidoreduktase-Mangel
17-Ketosteroid-Ausscheidung, renale 4.79
– – Bestimmung 4.183
– – erhöhte 4.104, 4.184
Keuchatmung 3.111
Keuchhustenpneumonie 3.142
– Frühbehandlung 3.142
Kim-Ray-Greenfield-Venenschirm 3.51
Kinin, gewebeaktives 3.102
Kininbildung 4.188
Klebsiellenpneumonie 3.136 ff.
– Abszeßbildung 3.147
– Antibiotikatherapie 3.137 f.
– Epidemiologie 3.136
– Röntgenbefund 3.128
– Therapie 3.137 f.
– Therapiedauer 3.138

Kleinwuchs 4.128
- dysproportionierter 4.23 f.
- Pseudohypoparathyreoidismus 4.61
Klimabehandlung bei Asthma bronchiale 3.118
Klimakterium, Ausfallserscheinungen 4.106
- Behandlung der Beschwerden 4.160 f.
- Östrogensekretion 4.106
Klinefelter-Syndrom 4.132 f., 4.171 ff.
- Befunde 4.174
- Geschlechtshormonsubstitution 4.184
- Therapie 4.133
Klippel-Trenaunay-Syndrom 2.93, 2.96
Klippel-Trenaunay-Weber-Syndrom 2.93
Klitorishypertrophie 4.144
- idiopathische 4.182
- kongenitale 4.153, 4.178 f.
- puberale 4.155
Klitorismegalie 4.138
Knisterrasseln, intrathorakales 3.131 f.
Knochengranulom, eosinophiles 3.195
Knochenmark, Mastzellinfiltration 4.195 f.
Knochenmarkaplasie, zytostatikabedingte 3.207
Knochenmetastase, osteolytische, Hyperkalzämie 4.199
Knochenreifung, verzögerte 4.5 f.
Knochenresorption, subperiostale 4.51 f.
Knochenresorptionshemmung, medikamentöse 4.55
Knochentumor, brauner 4.52
Knochenumbausteigerung 4.52
Knochenzyste 4.51 f., 4.55
Kobaltvergiftung 1.240
Kochsalzlösungsinhalation 3.85
Kochsalzzufuhrbeschränkung 4.15
Kohlendioxidpartialdruck, arterieller 3.3
- - erhöhter 3.4
- - vital gefährdender 3.7
Kohlendioxidtransport im Blut 3.3
Kohlenhydratstoffwechselstörung, Hyperkortisolismus 4.81
- hyperthyreosebedingte 4.29
- hypothyreosebedingte 4.25
- Nebennierenrindeninsuffizienz 4.88
- phäochromozytombedingte 4.116
Kohlenhydrattoleranz, herabgesetzte 4.10
Kohlenmonoxidintoxikation, Sauerstoffatmung 3.13
Kohlensäureintoxikationssyndrom 3.9
Kokken, anaerobe, gramnegative 3.144
- - grampositive 3.144
Kolipneumonie 3.141
Kolitis, ischämische 2.25
Kollagenkrankheit 3.190, 3.192
- Arteriitis 2.9
- Perikarditis 1.250
Kollaps, orthostatischer 1.285 ff.

Kollapssyndrom, tracheobronchiales 3.55 f.
Kollateralkreislauf, externovertebraler 2.23
- karotidobasaler 2.23
- karotidosubklavialer 2.23
- vertebrovertebraler 2.23
Kollateralventilation 3.61
Kolloidkropf 4.20
Kolonangiodysplasie 1.174
Koma s. auch Coma
- Aspirationspneumonie 3.146
- hyperkapnisches 3.9
- hyperthyreote Krise 4.38
- hypophysäres 4.3
- - Behandlung 4.4 f.
- hypothyreotes 4.27
- Krise, hyperkalzämische 4.51
- Nebennierenrindeninsuffizienz 4.89
Komplementbindungsreaktion bei Echinokokkose 3.122
Komplementmangel 3.204
Kompressionsmanöver des Schultergürtels 2.102 ff.
Kompressionssyndrom, neurovaskuläres 2.100 ff.
- - Angiographie 2.104
- - Diagnostik 2.102 ff.
- - Differentialdiagnose 2.105
- - Elektromyographie 2.104
- - Elektroneurographie 2.104
- - Komplikationen 2.105
- - Pathogenese 2.100
- - Symptome 2.100 ff.
- - Therapie, konservative 2.105 f.
- - - operative 2.106
Kompressionstherapie bei oberflächlicher Thrombophlebitis 2.79, 2.84
- bei postthrombotischem Syndrom 2.78
Konditionierung vegetativer Funktionen 1.289
Konjunktival-Kälte-Test 2.50
Kontrastmittel-Echokardiographie 3.25
Kontrazeptiva, hormonale s. Ovulationshemmer
Konvergenzschwäche 4.34
Kopfschmerzen, hypertoniebedingte 1.272
- Tumor der Hypophysenregion 4.8
- vasomotorische 1.288
Korakopektoralraum 2.100
- Kompressionssyndrom 2.101
- - Provokation 2.103 f.
- Korkstaublunge s. Suberose
Kornkäferlunge 3.196 f.
Koronarangioplastie, transluminale, perkutane 1.41 f.
Koronararterie, linke, Abgang aus dem Truncus pulmonalis 1.21
- singuläre 1.21
Koronararterien, Anomalien 1.21
- Linksversorgungstyp 1.21
- Normalverteilungstyp 1.21
- Rechtsversorgungstyp 1.21
Koronararterienruptur 1.260
Koronarblut, Sauerstoffausschöpfung 1.22
Koronardilatatoren 1.39
Koronardurchblutung, Einflußfaktoren 1.22 ff.

- - physikalische 1.22 f.
- Regulation 1.24
- Adenosin-Hypothese 1.25
Koronare Herzkrankheit, Aorteninsuffizienz 1.184
- - bei Aortenstenose 1.174
- - - Operationsverfahren 1.176
- - Definition 1.20
- - Diagnostik 1.30
- - - invasive 1.31
- - - nuklearmedizinische 1.32 f.
- - Durchleuchtung 1.35
- - enddiastolischer Druck 1.36 f.
- - Karotissinusnervenstimulation 1.45
- - Koronarographie 1.33 f.
- - Koronarreservenbestimmung 1.35
- - körperliches Training 1.40
- - Myokardszintigraphie 1.32
- - Pulmonalarteriendruckmessung 1.31
- - Risikofaktoren, psychische 1.26
- - - somatische 1.25 f.
- - Therapie, medikamentöse, Indikationen 1.36
- - Ventrikelszintigraphie 1.33
- - Vorhofstimulation 1.31
Koronarfistel, arterioarterielle 1.22
- arteriovenöse 1.22, 2.91 f.
- extrakardiale 1.22
Koronarinsuffizienz 1.20 ff.
- absolute 1.27
- Angioplastie, transluminale, perkutane 1.41 f.
- Antikoagulation 1.40
- Belastungstest 1.31
- Blutdrucknormalisierung 1.37
- Bypass-Operation 1.42 f.
- Calciumantagonisten 1.38
- Cor pulmonale 3.19, 3.22
- Definition 1.20
- Diagnostik 1.30 ff.
- - invasive 1.31
- - nuklearmedizinische 1.32
- Dipyridamoltest 1.31
- Durchleuchtung 1.35
- Enzymdiagnostik 1.31
- Epidemiologie 1.25 f.
- Häufigkeit 1.20 f.
- Herzrhythmusstörung 1.39
- Karotissinusnervenstimulation 1.45
- Koronardilatatoren 1.39
- Koronarographie 1.28, 1.33 f.
- Koronarreservenbestimmung 1.35
- körperliches Training 1.40
- Lebensführung, adäquate 1.36, 1.40
- bei Lungenembolie 3.46 f.
- Mitralinsuffizienz 1.153
- Myokardszintigraphie 1.32
- Nitroglycerin 1.36 ff.
- Pulmonalarteriendruckmessung 1.31
- relative 1.27
- ohne Schmerzen 1.28 f.
- β-Sympatholytika 1.38
- Symptome 1.26 ff.
- Therapie 1.35 ff.
- - invasive 1.41 f.
- - medikamentöse 1.35 ff.
- - - Indikationen 1.36

– – operative 1.42 ff.
– – – Indikationen 1.44
– Therapieziele 1.35
– Ursachen 1.24
– Ventrikelszintigraphie 1.33
– Vorhofstimulation 1.31
Koronarographie 1.28, 1.33 f.
– Indikationen 1.34
– Komplikationen 1.34
– Kontraindikationen 1.34
Koronarperfusionsdruck 1.22
Koronarreserve 1.20
– Bestimmung 1.35
– verminderte 1.24
Koronarsklerose 1.20
– Erregungsleitungsstörung 1.88
– Koronarreservenverminderung 1.24
Koronarspasmus 1.55
– Therapie 1.60
Koronarstenose 1.20, 1.25
– Ballonkatheterdilatation 1.41, 1.61
– Elektrokardiogramm 1.29
Koronarwiderstand 1.22
– myokardialer 1.22
– vasaler 1.22
Körpergewichtsverlust 4.88 f.
– Karzinoidsyndrom 4.190
– Mastozytosesyndrom 4.195
– Neuroblastom 4.123
– Periarteriitis nodosa 2.3
– Phäochromozytom 4.114 ff.
Korpuskarzinom 4.106 f.
Kostoklavikularspalt 2.100
– Kompressionssyndrom 2.101
– – Provokation 2.103
Krampfadern s. Varizen
Krämpfe, tonisch-klonische, sauerstoffbedingte 3.13
Kraniopharyngeom 4.7
– Hypophysenvorderlappeninsuffizienz 4.3, 4.129
– Hypothalamussyndrom 4.8
– Zyklusstörung 4.152
Kreatinin-Clearance 4.54
Kreatinphosphokinase-Aktivität nach Myokardinfarkt 1.31
Kreislaufkollaps. Cor pulmonale 3.23
Kreislaufleistungsbreite, eingeschränkte 1.287
Kreislaufregulationsstörung 1.285 ff.
– Altersverteilung 1.285
– Definition 1.285
– Differentialdiagnose 1.290 f.
– Einteilungsprinzipien 1.285
– generalisierte 1.285
– Geschlechtsverteilung 1.285
– Häufigkeit 1.285
– hypertone 1.287 f.
– hypotone 1.286 f.
– krisenhafte 1.285, 1.288
– orthostatische hypotone 1.286
– Pathogenese 1.285 f.
– Prognose 1.290
– Prophylaxe 1.292
– psychogene 1.289 f.
– Rehabilitation 1.292
– Therapie 1.291
– – psychosomatische 1.292
– – umschriebene 1.285
Kreislaufschock 1.293 ff.
  s. auch Schock

– Ablauf 1.294
– Analgesierung 1.308
– Antikoagulantien 1.308
– assistierte Zirkulation 1.311 f.
– Ätiologie 1.293 ff., 1.298 ff.
– Auslösung 1.293 ff.
– Basistherapie 1.306 ff.
– Basisüberwachung 1.304
– Blutbild 1.301
– Blutdruckmessung 1.302
– Blutgase 1.301
– Blutgerinnungsanalyse 1.302
– Blutlactatkonzentration 1.301
– Catecholamine 1.309 f.
– – Indikation 1.309
– Corticosteroidtherapie 1.308
– Definition 1.293
– disseminierte intravasale Gerinnung 1.296 f.
– Enzymaktivitäten 1.302
– Hämodynamikmuster 1.304 f.
– hämodynamische Überwachung 1.302 f.
– Häufigkeit 1.293
– Hauttemperaturmessung 1.303
– Herzglykoside 1.310
– Laboruntersuchungen 1.301 f.
– Makrozirkulation 1.295 f.
– Mikrozirkulation 1.294, 1.296 f.
– Pathogenese 1.293 ff.
– Patientenlagerung 1.306
– Pharmakotherapie 1.309 ff.
– Proteinaseinhibitoren 1.308
– Pufferbehandlung 1.308
– Pulmonalarteriendruck 1.303 f.
– Sauerstoffzufuhr 1.306 f.
– Säure-Basen-Status 1.301
– Sedierung 1.308
– Symptome 1.300 ff.
– Therapie 1.305 ff.
– – kausale 1.312
– – Systematik 1.305 f.
– – Überwachungsschema 1.306
– Vasodilatatoren 1.310
– venöser Zugang 1.306
– Verlaufsüberwachung 1.305
– Volumenbedarf 1.303
– Volumenzufuhr 1.303, 1.307 f.
– – Indikation 1.307
– Zeichen der Schockursache 1.300 f.
– Zellfunktionsstörung 1.297 f.
– zentraler Venendruck 1.303, 1.307
Kreislaufstörung, skoliosenbedingte 3.234
Kreislaufvolumenregulation bei Mitralstenose 1.145 f.
Kretinismus, Definition 4.23
– endemischer 4.23
– – Phänotyp 4.23
– sporadischer 4.23 f.
– – kropfiger 4.23
– – Prophylaxe 4.24
– – Skelettröntgenbefund 4.24
– – Symptome 4.24
– – Therapie 4.24
Krise, hämolytische, Lungenembolie 3.203
– hyperkalzämische 4.51
– hypertensive 1.272, 1.282, 4.115
– – mit Lungenödem 1.17
– – bei Myokardinfarkt, Therapie 1.60

– – Therapie 1.282 f.
– – Ursachen 4.121
– hyperthyreote 4.37 ff.
– – apathische 4.38
– – Auslösungsfaktoren 4.38
– – enzephalomyopathische 4.38
– – postoperative 4.33
– – Prophylaxe 4.38
– – Symptome 4.38
– – Therapieplan 4.38
– sympathikovasale 1.288
Kropf s. Struma
Kropfherz 4.20
Kryoglobulin 2.50 f.
Kryoglobulinämie 2.50 f.
– Differentialdiagnose 2.50 f.
– Symptome 2.51
– Therapie 2.51
Kryptorchismus 4.128 ff., 4.179, 4.182
Kugelthrombus, linksatrialer 1.142
Kupfermangel, Lungenemphysem 3.92
Kurzzugbinde 2.84
Kussmaul-Maier-Periarteriitis s. Periarteriitis nodosa
Kveim-Nickerson-Test, Durchführung 3.155
Kwashiorkor, Kardiomyopathie 1.241
Kyphose 3.232 f.
– Ätiologie 3.233
Kyphoskoliose 2.233 f.

L

Labetalol 1.281
Labienfusion 4.178 f.
Labilität, orthostatische 1.287
Lactatazidose 3.8
Lactathydrogenase im Sputum 3.81
Lagophthalmus 4.34
Lähmung, intermittierende 4.67, 4.70
Lakritzengenuß, Pseudohyperaldosteronismus 4.71 f.
Laktation, postpartal ausbleibende 4.3
Lambert-Kanäle 3.126
Längenriesenwuchs, arteriovenöse Fistel 2.92 f.
Langhanssche Riesenzellen 3.152
Längsschnittthermometrie 2.46
Langzugbinde 2.84
Laparoskopie bei Sterilität 4.164 f.
Laplace-Gesetz 1.4
Lappenbronchusverschluß 3.61
Laragh-Syndrom 4.71 f.
Larynxfremdkörper 3.60
Laserstrahlkoagulation bei Atemwegsobstruktion 3.54, 3.56
– bei Bronchusadenom 3.60
Late onset AGS s. Adrenogenitales Syndrom, spät beginnendes
LATS 4.28
Lävotransposition der großen Gefäße 1.127, 1.135
Laxantieneinnahme, Hypokaliämie 4.72, 4.74
LDH-Aktivität nach Myokardinfarkt 1.31, 1.49
Leberfunktionsstörung, hyperthyreosebedingte 4.30

Leberhämangiom 2.98
Leberpuls 1.192 f.
Lebertumor bei Karzinoid 4.189
Lebervergrößerung s. Hepatomegalie
Leberzirrhose 3.22
– Hydrothorax 3.220
– kardiale 1.8
Ledingham-Syndrom 4.71 f.
LE-Faktor-Bestimmung 1.276
Legionärskrankheit 3.139
– Mikrobiologie 3.140
– Prognose 3.140
– Röntgenbefund 3.140
– Symptome 3.139
– Therapie 3.140
Legionella pneumophilia 3.139 f.
Leiomyom, bronchiales 3.59
Leistenhoden 4.131
Leistungsminderung, kardial bedingte, Klassifizierung 1.147
Lendenrippe 3.232
Leriche-Syndrom 2.16
Leukämie bei Mastozytosesyndrom 4.195
Leukose, Lungenveränderungen 3.206
Leukostasis, intrapulmonale 3.206
Leukotriene 3.102, 3.107
Leukozyten, polynukleäre 3.133, 3.135 f.
Leukozytenmigrationshemmtest 3.155
Leukozytopathie 3.204
Leukozytose 3.204
– bei Granulozytopenie 3.143
– neutrophile 4.82
Leydig-Zell-Agenesie 4.179 f.
Leydig-Zell-Hypoplasie 4.179 f.
Leydig-Zell-Tumor 4.136
LGL-Syndrom 1.71, 1.73
LH (Luteinisierendes Hormon) 4.150
LHD-Aktivität nach Myokardinfarkt 1.31
LH-RH-Mangel 4.127
LH-RH-Substitution 4.128
Libidostörung 4.104
– Akromegalie 4.9
– Hyperprolaktinämie 4.11
Libman-Sacks-Endokarditis 1.210
Licht-Reflexions-Rheographie 2.85 f.
Liddle-Syndrom 4.71, 4.73
Lidocain 1.60
Lidretraktion 4.34
Ligamentose 2.111
Linksherzhypertrophie, Aorteninsuffizienz 1.178 f.
– Aortenstenose 1.168
– bei Cor pulmonale 3.20
– Fallot-Tetralogie 1.124
– Kardiomyopathie, hypertrophische, nichtobstruktive 1.221
– – – obstruktive 1.217 f.
– Mitralinsuffizienz 1.153
– Trikuspidalatresie 1.130
Linksherzinsuffizienz 1.2, 1.6 f.
– akute, Therapie 1.12
– Aorteninsuffizienz 1.180
– chronische 1.7
– bei Cor pulmonale 3.22
– infarktbedingte 1.59
– Kardiomyopathie, dilatative 1.214, 1.217

– Lungenstauung 3.11
– Röntgenbefunde 1.7
Linksherzobstruktion 1.96
Linksherzversagen, infarktbedingtes 1.59
Links-rechts-Shunt, Aortenbogen, fehlender 1.140
– Atrioventrikulardefekt 1.106 f.
– Ductus arteriosus, persistierender 1.111
– Fallot-Tetralogie 1.123
– Ventrikelseptumdefekt 1.101 ff.
– Vorhofseptumdefekt 1.97 f.
Links-rechts-Shunt-Vitium 1.96
Linksschenkelblock s. Schenkelblock, linksseitiger
Linton-Test 2.77
Lipidpneumonie, endogene 3.195, 3.200
– – poststenotische 3.200
Lipödem 2.109
Lipoidgranulomatose 3.195
Lipoidpneumonie 3.147
Lipom, bronchiales 3.59
– subpleurales 3.227
Liquorfistel 4.85 f.
Liquorhypertension 3.9
Listeria monocytogenes 3.136
Listeriose, pulmonale s. Lungenlisteriose
Lithium, Kardiomyopathie 1.239
Livedo 2.54 f.
– reticularis e calore 2.55
– – idiopathica 2.54
– – kongenitale s. Cutis marmorata teleangiectatica congenita
Lobektomie bei Bronchialkarzinom 3.177
Löffler-Endokarditis s. Endocarditis parietalis fibroplastica
Löffler-Syndrom s. Lungeninfiltrat, eosinophiles
Löfgren-Syndrom s. Sarkoidose, akute
Long-acting thyroid stimulator s. LATS
Loosersche Umbauzonen 4.57
Low renin hypertension 1.271
Low-density-Lipoprotein-Fraktion, erhöhte 1.25, 1.54
Lown-Ganong-Levine-Syndrom s. LGL-Syndrom
Low-T$_3$-Syndrom 4.27
LRH-Dauerinfusion 4.160
LRH-Test 4.150 f.
L-Tetrajodthyronin s. Thyroxin
L-Thyroxin-Substitution 4.26
– beim Kind 4.27
L-Trijodthyronin 4.17, 4.19, 4.21
L-Trijodthyronin-Substitution 4.26
Lues, pulmonale 3.145
Luftembolie, arterielle, zerebrale 2.35
– bei Pleurapunktion 3.224 f.
Luftverschmutzung, chronische Bronchitis 3.75
– Lungenemphysem 3.90
Luftwege, zentrale, Ummauerung 3.211
Lunge, Elastingehalt 3.91
– röntgenologisch einseitig helle 3.36, 3.197
– im Schock 3.34
– stille 3.112

Lungenabszeß, Ätiologie 3.147 f.
– bakterielle Pneumonie 3.128
– – – Staphylokokkenpneumonie 3.133
– Bronchiektasen 3.66
– bronchogener 3.147
– chronischer 3.148
– Klebsiellenpneumonie 3.136
– nach Lungenerkrankung 3.148
– metapneumonischer 3.148
– metastatischer 3.148
– parabronchialer 3.66
– peribronchialer, multipler 3.133
– postpneumonischer 3.148
– putrider s. Lungengangrän
– pyogener 3.147
– Therapie 3.148
– Vorzugslokalisation 3.148
Lungenadenomatose 3.183
Lungenagenesie 3.36
Lungenaneurysma, arteriovenöses s. Lungenfistel, arteriovenöse
Lungenarterien, Kalibersprung 3.26
Lungenasbestose 3.221
– Pleuraverschwartung 3.226
Lungenazinus 3.187
Lungenbezirk, avaskulärer 3.37
Lungenbindegewebe 3.187 f.
Lungenbiopsie, transbronchiale 3.129
Lungenbrucellose 3.143
Lungendehnbarkeit s. Compliance, pulmonale
Lungendurchblutung, vermehrte, bei Zyanose 1.128 f.
Lungendystrophie, progrediente 3.97
Lungenechinokokkose s. Echinokokkose, pulmonale
Lungenembolie 3.46 ff.
– Anamnese 3.47
– Antikoagulation 3.51
– chronisch rezidivierende 3.49
– Computertomographie 3.49
– Definition 3.46
– Differentialdiagnose 3.50
– – zum Myokardinfarkt 1.60
– Elektrokardiogramm 3.47 f.
– Embolektomie 1.312
– fulminante 3.49 f.
– bei hämolytischem Syndrom 3.203
– Häufigkeit 3.46
– Inhalationsszintigraphie 3.49
– kleine 3.49 f.
– Komplikationen 3.50
– Laboratoriumsbefunde 3.47
– Letalität 3.50
– Lungenödem, bilaterales 1.16
– massive 3.49 f.
– bei Mitralstenose 1.149
– Pathophysiologie 3.46 f.
– Perfusionsszintigraphie 3.49
– periphere, kleine 3.47
– Prognose 3.49 f.
– Prophylaxe 3.51
– Pulmonalisangiographie 3.49
– Rezidivquote 3.50
– Risikopatienten 3.46
– Röntgenbefund 3.48 f.
– Schweregradeinteilung 3.50
– Streptokinasetherapie 3.50
– submassive 3.49 f.
– Symptome 3.47 ff.

– – subjektive 3.47
– Therapie 1.312, 3.50 f.
– – chirurgische 3.50 f.
– – thrombolytische 3.50
– bei Thrombozythämie 3.204
– Ultraschall-Echokardiographie 3.48
– Verlauf 3.49
Lungenemphysem 3.88 ff.
– Altersdisposition 3.89
– Anamnese 3.95
– Ätiologie 3.82, 3.89 f.
– als Beatmungsfolge 3.97
– berufsbedingtes 3.90
– Blue-bloater-Typ 3.95
– Bronchitis, chronische 3.82
– bullöses 3.88
– Cor pulmonale 3.21
– Definition 3.88 f.
– Diagnostik 3.95 f.
– Differentialdiagnose 3.97
– Faktoren, endogene 3.89 f.
– – exogene 3.90
– Gasaustausch 3.92 ff.
– Genetik 3.90
– Häufigkeit 3.89
– interstitielles 3.97
– irreguläres 3.88
– Klassifikation 3.88
– Komplikationen 3.96
– lobäres 3.71
– – kindliches 3.97
– Lungenfunktionsprüfung 3.96
– Mukoviszidose 3.58
– narbenbedingtes 3.97
– panlobuläres 3.88
– paraseptales 3.88
– Parenchymmikrostruktur 3.92 f.
– Pathogenese 3.90 ff.
– Pathophysiologie 3.92
– Pink-puffer-Typ 3.95
– respiratorische Insuffizienz 3.96
– Röntgendiagnostik 3.95 f.
– segmentales 3.71
– Symptome 3.95 f.
– Therapie 3.97
– traktionsbedingtes 3.97
– traumatisch bedingtes 3.97
– umschriebenes 3.53, 3.60
– Verlauf 3.96
– volkswirtschaftliche Bedeutung 3.74
– zentrilobuläres 3.88
Lungenemphysemblase, isolierte 3.97
Lungenemphysemindex 3.95
Lungenfeinherde, disseminierte 3.176
Lungenfibrose 3.102, 3.186
– Alveolitistyp 3.193
– alveolointerstitielle, diffuse 3.194
– Arteriitis pulmonale 3.42
– atelektatisch-indurative 3.188
– diffuse, bei rheumatoider Arthritis 3.193
– Funktionsdiagnostik 3.189
– interlobuläre 3.188
– interstitielle 3.72
– – diffuse, progrediente 3.72, 3.193 f.
– – myleranbedingte 3.207
– – beim Sjögren-Syndrom 3.193
– intralobuläre 3.188
– Lupus erythematodes visceralis 3.190

– durch organische Stäube 3.196
– Parenchymmikrostruktur 3.92 f.
– Periarteriitis nodosa 2.3
– Sarkoidose 3.155
– bei Spondylitis ankylopoetica 3.193
– Verteilungsmuster 3.188
– zytostatikabedingte 3.199
Lungenfistel, arteriovenöse 2.91, 3.39 ff.
– – Definition 3.39
– – Differentialdiagnose 3.41
– – Komplikationen 3.41
– – pathologische Anatomie 3.39
– – Ruptur 3.41
– – Therapie 3.41
Lungenfunktion 3.3 f.
Lungengangrän 3.128, 3.147 f.
– Ätiologie 3.148
Lungengasbrand 3.145
Lungengefäße, Kalibersprung 3.95 f.
Lungengefäßerkrankung, Cor pulmonale 3.16 f.
Lungengefäßhilus 3.216
Lungengranulom, eosinophiles 3.195
– multiples 2.6
Lungenhämangiom s. Aneurysma, arteriovenöses, pulmonales
Lungenhamartom 3.184
Lungenhämorrhagie 3.205
Lungenhämosiderose 3.191
Lungenhernie, supraklavikuläre 3.232
Lungenhilus s. Hilus
Lungenhöhle, Differentialdiagnose 3.148
Lungenhypoperfusion, katecholaminbedingte 3.33 f.
Lungeninfarkt, Anaerobierinfektion 3.144
– infizierter 3.50
– Pleuraerguß 3.221, 3.223
Lungeninfiltrat, chronisch-eosinophiles 3.195
– eosinophiles 3.195
– – flüchtiges 3.195
– – pharmakabedingtes 3.195, 3.198
– – tropisches s. Eosinophilie, pulmonale, tropische
– leukotisches 3.206 f.
– paraproteinbedingtes 3.208
– perivaskuläres 3.42
– Retikulosezellen 3.206
Lungenkapillardruck, erhöhter 3.44
Lungenkrankheit, apikale 3.97
– interstitielle 3.186 ff.
– – Ätiologie 3.186
– – Corticosteroidtherapie 3.190
– – Definition 3.186
– – Funktionsstörung 3.188
– – Häufigkeit 3.186
– – Immunsuppressivatherapie 3.190
– – pathologische Anatomie 3.186 ff.
– – Pathophysiologie 3.188
– – Röntgenbefund 3.189
– – Symptome 3.189
– – Therapie 3.189 f.
– – Verlauf 3.189
Lungenkrebssterblichkeit 3.160 f.

Lungenkreislauf, Blutdruck 3.43
– Hochdruck s. Hypertonie, pulmonale
Lungenkreislaufangiopathie s. Arteriitis pulmonalis
Lungenkreislaufstauung 3.114
Lungenlappenatelektase 3.62
Lungenlappensyndrom 3.61
– posttuberkulöses 3.61
Lungenlisteriose 3.136
Lungenlues 3.145
– gummöse 3.145
– interstitielle 3.145
– kongenitale 3.145
Lungenlymphabfluß 3.172
Lungenmetastase 3.184
– Altersverteilung 3.170
Lungenmikrolithiasis s. Microlithiasis alveolaris pulmonum
Lungenmilzbrand 3.135 f.
Lungenmittellappensyndrom s. Mittellappensyndrom
Lungenmykose 3.206
Lungenödem 3.44 f.
– alveoläres 1.7, 3.44
– Ätiologie 3.44
– durch chemischen Reizstoff 3.198
– Definition 3.44
– Diagnose 3.44
– Differentialdiagnose 3.44
– hämorrhagisches 3.133, 3.135, 3.143
– interstitielles 3.44
– – proteinreiches 3.34
– kardial bedingtes 1.7, 1.145 f., 1.154, 3.44, 3.114
– – – Therapie 1.16 f., 1.151
– Mitralinsuffizienz 1.154
– Mitralstenose 1.145 f.
– paraquatbedingtes 3.199
– Pathophysiologie 3.44
– Rechtsherzkatheteruntersuchung 3.45
– Röntgenbefund 1.7, 3.45
– Sofortmaßnahmen 1.17
– Symptome 1.16
– Tachyarrhythmia absoluta 1.78
– Therapie 3.45
– toxisches 3.198
Lungenparenchym, Mikrostruktur 3.92 f.
Lungenparenchymblase 3.70 f.
– Therapie 3.71
Lungenparenchymhypoplasie 3.37
Lungenperfusionsstörung 3.34
Lungenperfusionsszintigraphie 3.28
– bei Lungenembolie 3.49
Lungenpest 3.143
– Therapie 3.143
Lungenpunktion, transthorakale 3.171
Lungenresektion bei Bronchiektasie 3.66
Lungenrundherd, Altersverteilung 3.170
– isolierter 3.39
– multipler 3.176
– Varix der Lungenvenen 3.39
Lungensarkoidose s. Sarkoidose, pulmonale
Lungensarkom 3.184
Lungenschrumpfung 3.210
Lungensequestration 3.36, 3.68
– Ätiologie 3.68

– Therapie 3.69
Lungensklerose, emphysematöse 3.188, 3.194
– – Sklerodermie 3.192
Lungensplenisation 3.200
Lungenstauung 1.7
– Endocarditis parietalis fibroplastica 1.223
– kardial bedingte 3.11
– Kardiomyopathie, dilatative 1.214
– Röntgenbefund 1.7
– beim Säugling 1.121
– Vorhoftumor 1.263
Lungentumor, lymphatischer 3.207
– retikulärer 3.207
Lungenüberblähung, umschriebene, kompensatorische 3.126 f.
– vorübergehende 3.59, 3.95
Lungenvenenanomalie 3.39
Lungenvenenektasie, umschriebene 3.39
Lungenvenenfehlmündung 1.97, 3.39
Lungenveränderung, rheumatische, noduläre 3.193
Lungenversagen, akutes s. Schocklunge
Lungenverschattung mit Bluteosinophilie s. Lungeninfiltrat, eosinophiles
Lungenvolumen, Druck-Fluß-Beziehung 3.100
Lungenzirrhose, muskuläre 3.193
Lungenzyste 3.70 ff.
– apikale 3.71
– basale 3.71
– bronchogene 3.70
– Definition 3.70
– mit Flüssigkeit gefüllte 3.70
– Häufigkeit 3.70
– solitäre, Echinococcus cysticus 3.121
– Symptome 3.71
– Therapie 3.71 f.
Lupus erythematodes disseminatus, Arteriitis 2.9
– – Endokarditis 1.210
– – Perikarditis 1.250
– – visceralis, Lungenbeteiligung 3.190 f.
– – – Pleurabeteiligung 3.222
– pernio 3.154
Luteinisierendes Hormon 4.150
Lutembacher-Syndrom 1.98
Lymphabflußinsuffizienz, Pleuraerguß 3.222
Lymphadenose 3.206
Lymphangiopathie 2.108
Lymphangiosis carcinomatosa 3.176
Lymphangitis, aszendierende 2.108
– reticularis pulmonum 3.193
Lymphfistel 2.111
Lymphgefäßaplasie 2.108
Lymphgefäßhyperplasie 2.108
Lymphgefäßhypoplasie 2.108
Lymphknotentransformation, hyaline 3.152
Lymphknotenvergrößerung, mediastinale 3.153
– paratracheale 3.153, 3.156
Lymphoblastom, pulmonales 3.207
Lymphödem, Entstauungsmaßnahmen 2.112

– entzündlich bedingtes 2.112
– Epidemiologie 2.107 f.
– familiäres 2.107
– Komplikationen 2.110 f.
– latentes 2.108
– Lymphogramm 2.108
– neoplastisch bedingtes 2.112
– parasitär bedingtes 2.112
– postoperatives 2.112
– beim postthrombotischen Syndrom 2.112
– posttraumatisches 2.112
– primäres 2.107 ff.
– – Differentialdiagnose 2.109
– sekundäres 2.112 f.
– – Ätiologie 2.112
– sporadisches 2.107 ff.
– Symptome 2.109
– Therapie, konservative 2.112 f.
– – operative 2.113
Lymphogranulomatose, benigne s. Sarkoidose
– Hilusform 3.215
– mediastinale 3.215
– pulmonale 3.208 f.
– – Röntgenbefund 3.208
Lymphographie 2.108
Lymphosarkom, anaplastisches, pulmonales 3.207
Lymphosarkomatose, Lungenbeteiligung 3.207 f.
Lymphozytom, pulmonales 3.207
Lymphozytopenie 3.205
Lysyloxidase 3.92

M

Magenkarzinoid 4.190
– Laborbefunde 4.191
Magnesiumverlustniere 4.73 f.
Magnet-Kernspin-Resonanz-Tomographie 1.33
MAK s. Maximale Arbeitsplatz-Konzentration
Makroglossie 4.24
Makro-Re-entry 1.69, 1.82
Makrozirkulationsstörung, schockbedingte 1.295 f.
Malabsorptionssyndrom, Hyperparathyreoidismus 4.58
– Mastozytose 4.195
– Mesenterialarterienverschluß, chronischer 2.24
Maldescensus testis 4.181 f.
Malzarbeiterlunge 3.196
Mammakarzinom, metastasierendes, Hyperkalzämie 4.199
Marfan-Syndrom, forme fruste 3.37
Maschinengeräusch über dem 2. ICR 1.111
Massenblutung, intrazerebrale 2.3
Mastektomie, Lymphödem 2.112
Mastozytom 4.193
– Prognose 4.196
– pulmonales 3.208
– Symptome 4.194 f.
Mastozytose, kutane s. Mastozytom; s. Urticaria pigmentosa
Mastozytosesyndrom 4.193 ff.
– Altersverteilung 4.193
– Ätiologie 4.193
– Definition 4.193
– Diagnose 4.196

– Differentialdiagnose 4.196 f.
– – zum Karzinoidsyndrom 4.196 f.
– hämatologische Befunde 4.195 f.
– Häufigkeit 4.193
– Hautveränderungen 4.195
– Pathogenese 4.193 f.
– Prognose 4.196
– Skelettveränderungen 4.195
– Symptome 4.194 ff.
– Therapie 4.197
Mastzelldegranulationshemmung 3.115
Mastzellen 3.102, 4.193
Mastzellenleukämie 4.196
Mastzellvermehrung, pathologische 4.194
Maximale Arbeitsplatz-Konzentration 3.111
McGinn-White-Syndrom 3.47 f.
McLeodsches-Syndrom 3.97
Mebendazol 3.124
Medianecrosis aortae 1.269
– cystica idiopathica 2.30, 2.62
Medianekrose 2.2
Mediastinalabszeß 3.211
Mediastinalemphysem 1.247, 3.212 f.
– iatrogenes 3.212
– posttraumatisches 3.56
– Therapie 3.212 f.
– Ursachen 3.212
Mediastinalformänderung 3.210 f.
Mediastinalgefäßverlagerung 3.210
Mediastinalhernie 3.210
Mediastinalstarre, diffuse 3.212
Mediastinaltumor 3.213 ff.
– Ätiologie 3.213 f.
– Bestrahlungstherapie 3.215
– Computertomographie 3.214
– Diagnostik 3.214
– Differentialdiagnose 3.215
– Einteilung 3.213
– Lokalisation 3.214
– maligner 3.214 f.
– Mediastinoskopie 3.214 f.
– neurogener 3.213 f.
– Operationsletalität 3.215
– Prognose 3.215
– Symptome 3.213 f.
– teratoider 3.214
– Therapie 3.215
Mediastinalzyste 3.214
– bronchogene 3.214
Mediastinitis 3.211 f.
– abszedierende 3.211
– akute 3.211 f.
– chronische 3.211
– Therapie 3.212
– Ursachen 3.211
Mediastinoskopie 3.171 f., 3.214 ff.
– bei Bronchialkarzinom 3.171
– bei Pleuraexsudat 3.223
Mediatoren 3.102, 3.106
Mediatorenrezeptorblockierung 3.115
Medikamente, Hyperprolaktinämieinduzierende 4.11
– strumigene 4.18
Medikamenteninjektion, intraarterielle 2.41 f.
Medikamenteninstillation, bronchiale 3.54
Medroxy-Progesteronacetat 4.160
Meerwasseraspiration 3.146

Megabronchus 3.54
Megatrachea 3.54
Meige-Lymphödem 2.107
Meigs-Syndrom 3.220
Melanin 3.12
Melanodermia reticularis calorica 2.55
Melanophorenstimulierendes Hormon, Sekretion, gesteigerte 4.88
– Überproduktion 4.11
Melioidosispneumonie 3.140
Membranen, hyaline, alveoläre 3.200
Membranlunge 3.35
Mendelson-Syndrom s. Aspirationspneumonie, akute
Meningismus, Periarteriitis nodosa 2.3
Meningitis bei Staphylokokkenpneumonie 3.134
Meningoenzephalitis, diffuse 3.154
Meningokokkenpneumonie 3.143
Meningokokkensepsis, Nebennierendestruktion s. Waterhouse-Friderichsen-Syndrom
Menocil, Lungenarterienendangiitis 2.11
Menopausen-Gonadotropin, humanes 4.140, 4.160
Menstruationszyklus s. Zyklus
Mercaptoimidazol 4.31 f.
Mesenterialangiographie 2.25
Mesenterialarterienverschluß, akuter 2.38 f.
– – Differentialdiagnose 2.39
– – Röntgenbefund 2.39
– – Therapie 2.39
– chronischer 2.23 ff.
– – Auskultationsbefund 2.24
– – Differentialdiagnose 2.26
– – Kollateralen 2.24
– – Operationsindikation 2.26
– – Pathogenese 2.24
– – Phonoangiogramm 2.25
– – Röntgendiagnostik 2.25 f.
– – Symptome 2.24
– – Therapie, chirurgische 2.26
– – – konservative 2.26
Mesenterialinfarkt 2.38 f.
Mesenteric-steal-Syndrom 2.24
Mesna 3.85
Mesotheliom, benignes 3.227
– malignes 3.221, 3.223, 3.227 f.
Metanephrinausscheidung, renale 4.112, 4.118
Methämoglobinämie 3.12
– Lungensymptome 3.203
– primäre 3.12
– toxisch bedingte 3.12
Methämoglobinzyanose, toxische 3.12
Methotrexattherapie, Pneumonie, granulomatöse 3.207
β-Methyldigoxin, Resorptionsquote 1.10 f.
– Wirkungseintritt 1.10
α-Methyldopa 1.280, 1.282, 2.47
– Dosierung 1.282
– Nebenwirkungen 1.282
– Wirkungsmechanismus 1.282
α-Methyl-p-tyrosin 4.123
17α-Methyltestosteron 4.140
Methylxanthine 3.84
Methysergid 4.192

– Arterienspasmus 2.32
Metopiron 4.203
Microlithiasis alveolaris pulmonum 3.201
Migränetherapie, Arterienspasmus 2.32
Mikroabszesse, multiple, im Thrombus 2.11
Mikrofilarien, Lungeninvasion 3.195
Mikrokarzinoidose 4.191
Mikro-Re-entry 1.69
Mikrothrombosierung, pulmonale 3.33
Mikrowellenbehandlung bei Asthma bronchiale 3.117
Mikrozirkulationsstörung, chronische 2.52 ff.
– schockbedingte 1.294, 1.296 f.
Milzbrand, pulmonaler s. Lungenmilzbrand 3.135
Milzsarkoidose 3.154
Minderwuchs, Grunderkrankungen 4.6
– hypophysärer 4.5 ff.
– – Ätiologie 4.5
– – Differentialdiagnose 4.6
– – idiopathischer 4.5
– – Laborbefunde 4.6
– – Therapie 4.6
– – tumorbedingter 4.5 f.
– bei kombinierter Hypophyseninsuffizienz 4.6
Mineralocorticoidsubstitution 4.76, 4.92
Mineralocorticoidsynthese 4.178
Minocyclininstillation, intrapleurale 3.224
Minoxidil 1.281
Mischblutzyanose 3.40
– Nachweis 3.12
Mithramycin 4.55
Mitralinsuffizienz 1.152 ff.
– akute 1.154
– bei Aortenstenose 1.169
– Ätiologie 1.152
– Atrioventrikulardefekt 1.106
– Auskultationsbefund 1.154 f.
– chronische 1.154
– Definition 1.152
– Differentialdiagnose 1.157
– – zur Aortenstenose 1.175
– – zur Trikuspidalinsuffizienz 1.192
– Echokardiogramm 1.156
– Elektrokardiogramm 1.155 f.
– Häufigkeit 1.152
– Herzkatheteruntersuchung 1.156
– bei Klappenprolaps 1.160
– Kompensationsmechanismen 1.153 f.
– kongenitale 1.152
– bei Mitralstenose s. Mitralvitium, kombiniertes
– Pathophysiologie 1.153 f.
– Prognose 1.156 f.
– rheumatisches Fieber 1.200
– Röntgenuntersuchung 1.156
– stumme 1.157
– Symptome, objektive 1.154 ff.
– – subjektive 1.154
– Therapie 1.157 f.
– traumatische 1.261
– Vorhofdruck, erhöhter 1.154

– Vorhofvolumen, erhöhtes 1.154
Mitralklappendegeneration, myxomatöse 1.160
Mitralklappenersatz 1.151, 1.156, 1.158
– mit Aortenklappenersatz 1.177
– Funktion 1.159
– heterologer 1.158
– homologer 1.158
Mitralklappenöffnungsfläche 1.143
– Berechnung 1.143
Mitralklappenoperation, Frühkomplikation 1.158
Mitralklappenprolaps 1.159 ff., 1.196
– Angiokardiographie 1.163
– Ätiologie 1.160
– Definition 1.159
– Differentialdiagnose 1.163
– Echokardiogramm 1.162 f.
– Elektrokardiogramm 1.161 f.
– Häufigkeit 1.160
– Langzeit-EKG 1.161
– Pathophysiologie 1.160
– Phonokardiogramm 1.161
– Prognose 1.163
– Röntgenbefund 1.161
– Symptome 1.160 ff.
– Therapie 1.164
– bei Vorhofseptumdefekt 1.98 f.
– Zusatzleiden 1.163
Mitralklappenprothese, Embolierate 1.158
– Funktion 1.159
– Keimbesiedlung 1.158
– paravalvuläres Leck 1.159
– thrombotische Obstruktion 1.159
Mitralöffnungston 1.148
Mitralregurgitation 1.151 f.
– Einflußfaktoren 1.153
– bei Klappenprolaps 1.159
– nach Valvulotomie 1.151
Mitralsegelspaltung 1.152
Mitralstenose 1.142 ff.
– Anpassungsmechanismen 1.143, 1.145
– Ätiologie 1.142 f.
– Auskultationsbefund 1.148
– Definition 1.142
– Differentialdiagnose 1.150
– – zur Trikuspidalstenose 1.195
– Echokardiogramm 1.148 f.
– Elektrokardiogramm 1.144, 1.147 f.
– Emboliehäufigkeit 1.149, 2.27
– Glykosidtherapie 1.151
– Gravidität 1.150
– Häufigkeit 1.142
– Herzkatheteruntersuchung 1.148 f.
– Herzzeitvolumen 1.145
– Komplikationen 1.149 f.
– kongenitale 1.142
– Kreislaufvolumenregulation 1.145 f.
– Pathogenese 1.142 f.
– Pathophysiologie 1.143 ff.
– Phonokardiogramm 1.147
– Prognose 1.150
– Prophylaxe 1.152
– rheumatisch bedingte 1.142
– Röntgenbefund 1.148
– Symptome, objektive 1.147 ff.
– – subjektive 1.146

- Tachyarrhythmia absoluta 1.78
- Therapie 1.150 ff.
- – symptomatische 1.150 f.
- Valvulotomie 1.151
- Vorhofdruck 1.143 ff.
- Wasserretention 1.146
- Zusatzleiden 1.149

Mitralströmungsgeräusch, mesodiastolisches 1.112
Mitralvalvulotomie 1.151
- Komplikationen, postoperative 1.158

Mitralvitium bei Aortenklappenstenose 1.174
- Differenzierung vom Cor pulmonale 3.29
- kombiniertes 1.142 f., 1.149
- Definition 1.152

Mittellappensyndrom 3.61
Mittelmeerfieber, familiäres 4.206
Miura-Syndrom 4.71 f.
Mobin-Uddin-Venenschirm 3.51
Molenlast des Harns, Verringerung 4.14 f.
Mondorsche Krankheit 2.80
Moniliasis 4.59
Monorchie 4.130
Monozytenleukose 3.206
Monozytopenie 3.204
Morgagnische Hernie 3.217
Morgensteifigkeit 2.8
Mortimers Krankheit s. Sarkoidose 3.151
MSH s. Melanophorenstimulierendes Hormon
Mucoid impaction 3.58
Mukolyse 3.54
Mukopolysaccharide, hydrophile 4.25, 4.34
Mukopolysaccharidose, Herzbeteiligung 1.237
Mukoviszidose 3.58
- Bronchitis, chronische 3.74
- Lungenemphysem 3.89

Muller-Dammann-Operation s. Pulmonalstenose, künstliche
Müllerscher Gang 4.169 f.
Mundgeruch, fötider 3.148
Mundschleimhautpigmentierung 4.89
Muskeldystrophie, myotonische s. Dystrophia myotonica
- progressive, Herzbeteiligung 1.237 f.
Muskelmechanik 1.5
Muskelschwäche, Hyperthyreose 4.30
Muskelvenenvarizen 2.86
Muskulaturmangeldurchblutung 2.16
Mustard-Operation 1.129
Muzine im Sputum 3.80 f.
Myalgie, Periarteriitis nodosa 2.3
Myasthenia gravis pseudoparalytica 3.213
- - - Elektrokardiogramm 1.238
Myelofibrose 4.195
Myelose, chronische 3.206
Mykoplasmeninfektion, chronische Bronchitis 3.76
Mykoplasmenpneumonie 3.126
Mykose, bronchopulmonale 3.57
Mylerantherapie, Lungenfibrose 3.207

Myocarditis rheumatica, Elektrokardiogramm 1.200
Myodegeneratio cordis 1.28
Myokard, Sauerstoffmangel, Ursachen 1.48 f.
- Sauerstoffverbrauch 1.22
Myokardamyloidose 1.255
Myokardaneurysmektomie 1.42
- Indikationen 1.44
Myokardantikörper 1.232
Myokardatrophie bei chronischer Perikarditis 1.252
Myokardbiopsie 1.225
- endokavitäre 1.265
Myokardfibrose 1.28, 1.228
- Erregungsleitungsstörung 1.88
Myokardfrühszintigraphie 1.32
Myokardfunktion 1.3
- Glykosidwirkung 1.9
- Sympathikotonus 1.4 f.
Myokardhypertrophie 1.3
- exzentrische 1.5
- hypertoniebedingte 1.269
- konzentrische 1.5
- linksventrikuläre s. Linksherzhypertrophie
- rechtsventrikuläre s. Rechtsherzhypertrophie
Myokardhypoxie 1.27
Myokardinfarkt 1.48 ff.
- akuter 1.56, 1.58
- Allgemeinmaßnahmen 1.64
- Anamnese 1.55 f.
- Aneurysmektomie 1.63
- Antikoagulantientherapie 1.40, 1.62
- Ätiologie 1.53 ff.
- AV-Block 1.88 f.
- Befall des intraventrikulären Leitungssystems 1.53
- Blutdruckkrise 1.60
- Bypass-Operation 1.63 f.
- - Indikation, optimale 1.63
- - Kontraindikation 1.63
- - Notfalleingriff 1.63
- Calciumantagonisten 1.60, 1.63
- Cumarinbehandlung 1.62
- Definition 1.20, 1.48
- Differentialdiagnose 1.60
- - zur Lungenembolie 3.50
- - zur Perikarditis 1.247
- Elektrokardiogramm 1.49 ff., 1.56 ff.
- Emboliprophylaxe 1.64
- Enzymaktivität 1.49
- Enzymdiagnostik 1.31
- Erbfaktor 1.54
- Frühstadium 1.51 ff.
- funktionelle Veränderungen 1.49 ff.
- Hämodynamik 1.51
- Heparinbehandlung 1.62
- Herzblock, totaler 1.56
- Herzinsuffizienz 1.2
- Herzinsuffizienztherapie 1.60 f.
- Herzszintigraphiebefund 1.58
- nach Herztrauma 1.261
- hormoneller Einfluß 1.55
- Hypertonie, essentielle 1.277
- Infarktgefäßreperfusion, frühzeitige 1.312
- Kammerflimmern 1.56 f., 1.59
- Komplikationen 1.64 f.
- Koronararteriendilatation, transluminale 1.61

- Koronarbefundklassifizierung 1.58
- körperliches Training 1.65 f.
- Kreislaufstützung, mechanische 1.61, 1.64
- Leitsymptome 1.56
- Letalität 1.56, 1.64
- Lokalisationen 1.57
- bei Lungenembolie 3.47
- Morphologie 1.49 ff.
- Nitrokörperbehandlung 1.62
- Pathophysiologie 1.48 f.
- Patientenlagerung 1.60
- Periarteriitis nodosa 2.3
- Perikarditis s. Infarktperikarditis
- Prognose 1.65 f.
- psychische Faktoren 1.54
- reaktive Hypertrophie 1.52 f.
- Rehabilitation 1.65
- β-Rezeptoren-Blocker 1.62
- Rezidivprophylaxe 1.63, 1.66
- Rhythmusstörung 1.59, 1.64
- - Therapie 1.60
- - Risikofaktoren 1.53 ff.
- Schmerzbekämpfung 1.60
- Schock 1.8 f., 1.298
- - Mortalität 1.9
- - Symptome 1.59
- - Therapie 1.61, 1.310 f.
- - Therapieschema, aggressives 1.312
- Sedierung 1.60
- Soforttodesfälle 1.50 f.
- Sterberate 1.65 f.
- Therapie 1.60 ff.
- - fibrinolytische 1.61 f.
- - bei Verdachtsdiagnose 1.60
- Todesursache 1.56
- tumorbedingter 1.264
- Ventrikulographie 1.51
- Vernarbungsstadium 1.52 f.
- zerebrale Ausfallserscheinungen 1.65

Myokardinsuffizienz 1.2 f.
Myokarditis 1.225 ff.
- akute isolierte 1.234
- allergisch-hyperergische 1.228
- Ätiologie 1.226 ff.
- Ausbreitungsmuster 1.226
- bakterielle 1.227
- nach Herzoperation 1.228
- Definition 1.225
- Differentialdiagnose 1.234
- bei Diphtherie 1.227 f.
- eitrige, herdförmige 1.227
- Elektrokardiogramm 1.230 ff., 1.234
- Enzymdiagnostik 1.232
- granulomatöse 1.226, 1.229
- Häufigkeit 1.225 f.
- Herzinsuffizienz 1.2
- bei Infektionskrankheit 1.226
- infektiös-allergische 1.226, 1.228
- Komplikationen 1.234
- Laborbefunde 1.232
- medikamentös-allergische 1.230
- - Prognose 1.233
- mykotische 1.226
- - Vorkommen 1.232
- parasitäre 1.226
- bei primär-chronischer Polyarthritis 1.210
- Prognose 1.232 f.
- rheumatische 1.226, 1.249

– – Verlauf 1.233
– Symptome 1.229 ff.
– bei systemischer Bindegewebserkrankung 1.229
– Therapie 1.235
– toxische 1.226
– tuberkulöse 1.228
– – Verlauf 1.232 f.
– virale s. Virusmyokarditis
– nach Virusinfektion 1.211, 1.228
Myokardkontraktilität 1.5
– Synergie 1.5 f.
Myokardkontraktilitätsstörung, schockbedingte 1.295
Myokardnekrose, akute 1.153
– catecholaminbedingte 1.240
– posttraumatische 1.260 f.
Myokardsequenzszintigramm 1.33
Myokardspätszintigramm 1.32
Myokardstoffwechsel 1.22
Myokardszintigramm, Redistribution 1.32
Myokardszintigraphie 1.32, 1.58, 1.264, 3.28
Myom 4.148
Myopathie, hereditäre 1.237
– Hyperparathyreoidismus, sekundärer 4.57
– hyperthyreote 4.30
Myxödem 4.23
– Hydroperikard 1.257
– idiopathisches 4.41
– postpartales 4.3
– prätibiales 4.35
Myxödemherz, Entstehung 4.25

N

Nabelhernie, angeborene 4.24
N-Acetylcystein 3.85
Naevus flammeus 2.95
– – lateralis 2.95
– teleangiectaticus 2.95
Narbenemphysem, pulmonales 3.97
Narbenkarzinom, bronchiales 3.164
Nasenbluten 2.57
– rezidivierendes 2.96
Nasenflügelatmen 3.131
Nasennebenhöhlenaplasie 4.24
Nasennebenhöhlenerkrankung 3.66
Nasennebenhöhlenerweiterung 4.9
Nasennebenhöhlenkarzinom 3.164 f.
Natriumbicarbonat 1.308
Natriumbicarbonatlösungsinhalation 3.85
Natriumhaushalt, Hypoaldosteronismus 4.74
– Reninin-Angiotensin-Aldosteron-System 4.66 f.
Natrium-Kalium-Quotient 4.69
– erhöhter, in den Sekreten 4.75
Natriumnitroprussid 1.281, 1.283
Natriumretention, Herzinsuffizienz 1.6
Nebennierenapoplexie 4.88
Nebennierenblutung, beidseitige 4.77
Nebennierendestruktion, bilaterale 4.88
– akute 4.88
Nebennierenfunktionsstörung bei Hypothyreose 4.25

Nebennierenhyperplasie, Computertomographie 4.82
Nebenniereninsuffizienz nach Adrenalektomie 4.73
Nebennierenkarzinom, feminisierendes, Hormonanalyse 4.104
Nebennierenmarkhyperplasie 4.124
Nebennierenmarküberfunktion 4.109 ff.
Nebennierenmarkunterfunktion 4.124 f.
Nebennierenmetastase 4.88
Nebennierenphlebographie 4.120
Nebennierenresttumor 4.145
Nebennierenrindenadenom 4.65
– Exstirpation 4.85
– feminisierendes 4.103
– Nachweis 4.70
– Prognose 4.85
Nebennierenrindenatrophie bei Nebennierenrindenadenom 4.65
Nebennierenrindendifferenzierungsstörung, fetale 4.91
Nebennierenrindenhormone, Biosynthese 4.178
Nebennierenrindenhyperlasie 4.80 f.
– bilaterale 4.10, 4.75, 4.80 f.
– kongenitale, Therapie 4.184
– – virilisierende 4.178
– makronoduläre 4.67
– mikronoduläre 4.67
– Zyklusstörung 4.153
Nebennierenrindeninsuffizienz 4.87 ff.
– ACTH-Test 4.90
– akute 4.87
– – Therapie 4.91 f.
– Ätiologie 4.87 f
– Belastungstests 4.90
– chronische 4.87 f.
– – Hodenfunktionsstörung 4.134
– – Therapie 4.92 f.
– Cortisolsubstitution 4.92
– Differentialdiagnose 4.90
– EKG-Änderungen 4.90
– Häufigkeit 4.87
– beim Kind 4.91
– Komplikationen 4.91
– krisenhafte, nach Hypophysentumoroperation 4.12
– Laborbefunde 4.89
– Mineralocorticoidsubstitution 4.92
– Pathogenese 4.88
– Pathophysiologie 4.87
– nach Phäochromozytomoperation 4.12
– primäre 4.4
– mit Schilddrüsenfunktionsstörung 4.91
– Steroiddiagnostik 4.90
– Stoffwechselstörungen 4.87 f.
– Symptome 4.88 ff.
– – gastrointestinale 4.89
– – kardiovaskuläre 4.89 f.
– – psychische 4.89
– Therapie in Streßsituationen 4.92
– Tuberkulose 4.93
– Verlauf 4.90 f.
Nebennierenrindenkarzinom 4.69, 4.85
– Diagnose 4.103
– feminisierendes 4.103

– – Prognose 4.105
– virilisierendes 4.103
Nebennierenrindenkrise 4.89 f.
– durch ACTH-Test 4.90
– Symptome 4.91
– Therapie 4.91 f.
Nebennierenrindennekrose, hämorrhagische 4.88
– zytotoxische 4.88
Nebennierenrindentumor, cortisolproduzierender 4.80
– feminisierender 4.103 ff.
– – Differentialdiagnose 4.105
– – Hormonanalyse 4.104
– – Karzinom-Marker 4.104
– – beim Kind 4.105
– – Lokalisationsdiagnostik 4.105
– – Symptome 4.104 f.
– Häufigkeit 4.103
– Pathophysiologie 4.103 f.
– Prognose 4.105
Nebennierenrindenüberfunktion s. Hyperkortizismus
Nebennierenrindenversagen, sekundäres 4.3
Nebennierenszintigraphie 4.70, 4.82
– mit Dexamethasongabe 4.82
– Strahlenbelastung 4.105
Nebennierentumor, ACTH-Stimulation 4.83
– Computertomographie 4.82
– Diagnostik 4.70
– metastasierender, Therapie 4.73
– Pyelogramm 4.82
– Sonographie 4.82
– Szintigraphie 4.82
– verkalkter 4.123
Nebennierentumorexstirpation 4.73
Nebennierenvenenthrombose 4.88
Nebenschilddrüsenadenom 4.50
Nebenschilddrüsenhyperplasie 4.50
Nebenschilddrüsenkarzinom 4.50
Nebenschilddrüsenresektion, subtotale 4.55, 4.58
– – Hypoparathyreoidismus 4.60
Nebenschilddrüsentumor 4.50
Nebenschilddrüsenüberfunktion s. Hyperparathyreoidismus
Nebenschilddrüsenunterfunktion s. Hypoparathyreoidismus
Neck-dissection, radikale 4.46
Neisseria catarrhalis 3.144
– meningitidis s. Meninkokokken
Nephrokalzinose 4.51, 4.55, 4.57
Nephrose 4.25
Nephrosklerose, maligne 1.269
Nephrotisches Syndrom, Hydrothorax 3.220
– – rheumatisches Fieber 1.199
Nervensystem, autonomes, Funktionsstörung 1.163
Neugeborenenhyperthyreose, transitorische 4.35
Neugeborenenikterus, protrahierter 4.24
Neugeborenenstruma 4.18
– Therapie 4.21
Neuhofsches Zeichen 2.70
Neuroblastom 4.123 f.
– Metastasierung 4.123
– Symptome 4.123
Nichtobturationsinfarkt des Darmes 2.38

Nickelexposition, Bronchialkarzinom 3.164f.
Nicoladoni-Branham-Test 2.90
Niedrig-T$_3$-Syndrom s. Low-T$_3$-Syndrom
Nierenarterienstenose 1.275
Nierenbeckenhämangiom 2.99
Nierenfehlbildung 4.182
Nierengefäßveränderung, hypertoniebedingte 1.269
Nierenhämangiom 2.99
Niereninsuffizienz, chronische, Hyperparathyreoidismus s. Hyperparathyreoidismus, sekundärer, renaler
– Glykosiddosierung 1.16
– Glykosidintoxikation 1.13
– Lupus erythematodes disseminatus 2.9
– Wegener-Granulomatose 2.6
Nierenrindenkarzinom, parathormonbildendes 4.199
Nierentubuli, Nichtansprechen auf Adiuretin 4.15
Nierentumor, Polyglobulie 4.202
Nierenversagen, akutes, Legionärskrankheit 3.139
Nifedipin 1.281, 2.48
Nikotinabusus s. Tabakrauchen
Nikotintest 4.14
Nitrate 1.15, 1.36
– bei Cor pulmonale 3.30
– bei Myokardinfarkt 1.62
Nitroglycerin 1.36f.
– bei Myokardinfarkt 1.62
– Wirkung 1.37
Nitrokopfschmerz 1.62
Nitroprussid 1.15
Nitroprussidnatrium 1.62
Nocardiosis 3.146
Nonne-Milroy-Lymphödem 2.107
Nonnensausen 1.113
Noonan-Syndrom s. Turner-Syndrom, männliches
Noradrenalin, Wirkung 1.309, 4.113f.
Noradrenalinausscheidung, renale 4.112
– – Bestimmung 4.118
Normethanephrinausscheidung, renale 4.112, 4.118
Normotonie 1.268
Notfallembolektomie, pulmonale 3.50
Nukleotide, intrazelluläre, Wechselwirkung 3.101
Nykturie 1.8, 1.214, 1.272
– Hyperaldosterinismus 4.67

O

Oat-cell-Karzinom 4.11
– ADH-Sekretion, inadäquate 4.201
– Cushing-Syndrom 4.200
– reninbildendes 4.203
Oberlappenpneumonie 3.136
Oberlidretraktion 4.34
Obstruktionspneumonitis 3.172, 3.175
Ödem, Endocarditis parietalis fibroplastica 1.224
– bei Hyperaldosteronismus 4.67f.
– kardial bedingtes 1.6, 1.8
– periokuläres 4.33f.
– peripheres 3.22
– postthrombotisches Syndrom 2.77
– Trikuspidalinsuffizienz 1.192
Ödemausschwemmung 1.13f.
Ohnmacht, psychogen-psychasthenische 1.285, 1.288
Oligo-astheno-teratozoospermie 4.135, 4.167
Oligophrenie 4.23f., 4.61
Oligospermie 4.136
Oligozoospermie, Therapie 4.167
Oligurie nach Flush-Anfall 4.188
Ölinhalation 3.147
Oophorektomie 4.102
Ophthalmodynamographie 2.21
Ophthalmodynamometrie 2.21
Ophthalmopathie, endokrine 4.28, 4.33ff.
– – Corticosteroidtherapie 4.34
– – euthyreote 4.28
– – Komplikationen 4.34
– – Myopathie 4.30
– – Pathophysiologie 4.34
– – Schweregrade 4.34
– – Therapie 4.34
– – – immunsuppressive 4.34
Optikusatrophie 2.3
Optikusneuritis 2.3, 2.8
Orbitopathie, endokrine s. Ophthalmopathie, endokrine
Orchidektomie, präpuberale 4.181f., 4.184
Orchitis 4.135
Organverkalkung 4.57
Orthner-Krankheit 2.24
Orthopnoe, Mitralstenose 1.146
Orthostase, passive, beim Hypertoniker 1.271
Orthostatisches Syndrom s. Kreislaufregulationsstörung, hypotone
Osler-Knötchen 1.205
Osler-Weber-Rendu-Krankheit s. Teleangiectasia hereditaria haemorrhagica
Osmotische Stimulation 4.14
Ösophagusatresie 3.54
Ösophaguselektrokardiographie 1.77
Ösophagussklerose 3.192
Ösophagusummauerung 3.211
Ösophagusvarizenblutung 2.92
Osteoarthropathie, paraneoplastische 4.203
Osteochondropathie, kretinistische 4.24
Osteodystrophie, renale 4.56f.
– – Histologie 4.57f.
– – Pathophysiologie 4.56
Osteomalazie, renale 4.57f.
Osteomyelitis, thorakale 3.234
– tuberkulöse 3.234
Osteopathie, hyperthyreote 4.30
Osteoporose, Akromegalie 4.9
– Hyperkortisolismus 4.82
– Hyperparathyreoidismus 4.55
– Klinefelter-Syndrom 4.132
– Mastozytosesyndrom 4.195
– postmenopausale 4.107
– renale 4.58
Osteosklerose, Mastozytosesyndrom 4.195
Ostitis cystoides multiplex 3.154
– fibrosa generalisata cystica 4.51f.
Ostium-primum-Defekt 1.97f.
Ostium-secundum-Defekt 1.97f.
– Elektrokardiogramm 1.100
– Phonokardiogramm 1.99
– Prognose 1.100
Östradiol 4.103ff.
Östradiolbiosynthese 4.178
Östradiol-valerianat 4.161
Östriol 4.103ff., 4.161
Östrogen 4.103ff.
Östrogen-Androgen-Mischpräparat 4.161
Östrogenausscheidung, renale 4.150
– – erhöhte 4.104
Östrogenbildung, extraglanduläre, aus Androstendion 4.106f.
– postmenopausale 4.106
Östrogenmetabolite 4.104
Östrogensubstitution 4.4
Östrogensynthese, zyklusabhängige 4.150
Östron 4.103ff.
Östronbiosynthese 4.178
Ovar, polyzystisches 4.154f.
– – Keilexzision 4.102
Ovarentwicklungsstörung 4.153f.
Ovarialadenom, endometroides 4.145
Ovarialfollikelzyste 4.142f.
Ovarialfollikelzystenruptur 4.147
Ovarialfunktionsstörung 4.149ff
– hypophysär bedingte 4.151f.
– hypothalamisch bedingte 4.150f.
– nebennierenbedingte 4.152f.
– Symptomatik 4.156ff.
– Therapie 4.160f.
Ovarialhormonproduktion 4.150
Ovarialinsuffizienz, hyperandrogenämische, Pathophysiologie 4.96
Ovarialkarzinoid 4.188
Ovarialkarzinom, Diagnostik 4.146
– Metastasierung 4.146
– Prognose 4.149
– Strahlentherapie 4.149
– Symptome 4.147
– Therapie 4.148f.
– – medikamentöse 4.149
– undifferenziertes 4.144f.
Ovarialteratom 4.143
Ovarialtumor 4.142ff.
– androgenproduzierender 4.143, 4.145
– Diagnostik 4.146
– Differentialdiagnose 4.147f.
– endometroider 4.144f
– – Ruptur 4.147
– Histologie 4.142
– von Keimzellen abstammender 4.143
– Komplikationen 4.147
– von kongenitalem Restgewebe ausgehender 4.145
– Malignitätszeichen 4.146
– metastatischer 4.145
– muzinöser 4.144
– vom Oberflächenepithel ausgehender 4.144
– östrogenproduzierender 4.105, 4.143
– seröser 4.144
– Stadieneinteilung 4.142
– steroidproduzierender 4.145

– Stieldrehung 4.147
– vom Stroma ausgehender 4.143
– Symptome 4.146 f.
– Therapie 4.148 f.
Ovarialvenenthrombose, puerperale 2.71
Ovarialzystadenokarzinom 4.144
– endometroides 4.145
Ovarialzystadenom 4.144 f.
– endometroides 4.145
– muzinöses 4.144 f.
– seröses 4.144
Ovarialzyste 4.142 f.
Ovarialzystenruptur 4.147
Ovarialzystom 4.144 f.
Oviduktpersistenz 4.137, 4.179
Ovulationsauslösung 4.160
Ovulationsdiagnose 4.163
– laparoskopische 4.164 f.
Ovulationshemmer, Hirsutismusbehandlung 4.99
– Hypertonie 1.278, 4.72
Oxygenation, hyperbare 3.13
– – bei Hirnarterienverschluß 2.38
– – Indikation 3.13
– – Lungenschädigung 3.198
Oxygenierung, extrakorporale, prolongierte 3.35
Oxyphenylbutazon 3.159

P

PAF s. Platelet activating factor
Paget-von-Schroetter-Syndrom 2.76
Palliativ-Mustard-Operation 1.129
Palmarerythem 2.56
Palpitation 1.180
Panangiitis, nekrotisierende 2.2
– – akute 2.4
– – medikamentös bedingte 2.2, 2.4
– – schubweise verlaufende 2.4
Panarteriitis 2.2 ff.
– nodosa, pulmonale 3.191
Pancoast-Syndrom 3.173, 3.175
Panhypopituitarismus 4.27, 4.128
Pankreasarteriosklerose 1.269
Pankreasfibrose 3.58
Pankreasinsuffizienz 3.58
Pankreaskarzinom, ACTH-produzierendes 4.11, 4.200
Pankreatikoduodenalarkade 2.24
Pankreatitis, Differenzierung vom Myokardinfarkt 1.60
– Pleuraerguß 3.221
Panmyelophthise 3.205
Panzytopenie 3.205, 4.195
Papain 3.91
Papierarbeiterlunge 3.196
Papillarmuskeldysfunktion 1.152 f.
Papillarmuskelnekrose nach Myokardinfarkt 1.64
Papillarmuskelruptur 1.153
– traumatische 1.261
Papillenödem 1.274, 1.276, 4.60, 4.70
Papillom, bronchiales 3.59
Papillomatose 2.111
– bronchiale 3.59
Paprikaspalterlunge 3.196
Parachlorphenylalanin 4.192
– Nebenwirkungen 4.192
Paragangliom 4.109

Paralymphoblasten-Leukose 3.206
Paraneoplastische Endokrinopathie s. Endokrinopathie, paraneoplastische
Paraneoplastisches Syndrom 3.174, 4.198
– hormonelles 3.174
Paraovarialzyste 4.148
Paraprotein 3.208
Paraquat-Lunge 3.199
Parasystolie 1.77
Parathormonbildung, ektope 4.54, 4.199
Parathormonmolekül 4.49
Parathyreoiditis 4.59
Parathyreotoxikose s. Krise, hyperkalzämische
Parkinsonsche Krankheit, sympathoadrenale Unterfunktion 4.124 f.
Parotisschwellung, rezidivierende 3.58
Partialinsuffizienz, respiratorische 3.2
– Asthma bronchiale 3.101
Pasqualini-Syndrom 4.129
Pasteurella pestis 3.143
– tularensis 3.142
Pasteurella-septica-Pneumonie 3.143
Paul-Bert-Effekt 3.13
PCO-Syndrom 4.94 ff., 4.154 f.
– Diagnose 4.98
– Symptome 4.155
– Therapie 4.102, 4.155
– Ursache 4.95 f.
– Vererbung 4.95
– Verlauf 4.96
PEEP s. Beatmung mit positiv endexspiratorischem Druck
Pendelhoden 4.131
Penicillin bei Lungenlues 3.145
– bei Meningokokkenpneumonie 3.143
– bei Pneumokokkenpneumonie 3.132
– Pneumonie 3.130
– bei Staphylokokkenpneumonie 3.134 f.
Penicillin G 3.132, 3.134 f.
Penicillin V 3.132
Penisatrophie 4.104
Penisplastik 4.185
Pentamydine 3.149
Peptide, kortikotrope, paraneoplastische Bildung 4.81
Peptokokken 3.144
Peptokokkenpneumonie 3.145
Peptostreptokokkenpneumonie 3.145
Perfusionsszintigraphie 3.28
Periarteriitis nodosa 2.2 ff.
– – Abdominalorganbeteiligung 2.3
– – Ätiologie 2.2
– – Definition 2.2
– – Differentialdiagnose 2.4
– – Gliedmaßenarterien 2.3
– – Häufigkeit 2.2
– – Hautbiopsie 2.3
– – Hautveränderungen 2.3
– – Hirngefäßbeteiligung 2.3
– – Komplikationen 2.4
– – Laborbefunde 2.3
– – Leberbiopsie 2.3

– – Lungengefäßbeteiligung 2.3
– – medikamentös bedingte 2.2
– – Muskelbiopsie 2.3
– – Myokardschädigung 2.3
– – Myokardveränderungen 1.229
– – Nierenbeteiligung 2.3
– – Polyneuropathie 2.3
– – Prognose 2.3 f.
– – Symptome 2.2 f.
– – Therapie 2.4
Peribronchitis 3.63
Pericarditis constrictiva s. Perikarditis, konstriktive
– epistenocardica 1.64 f.
Perikard 1.242
Perikardblätteradhäsion 1.242, 1.247, 1.249
Perikardblätterobliteration 1.247
Perikarddivertikel 1.257 f.
Perikardektomie 1.250 f.
– Druckverlauf, rechtsventrikulärer 1.254
Perikarderguß 1.242 ff.
– Bronchialkarzinom 3.172
– cholesterinhaltiger 1.255
– chronischer 1.242
– idiopathischer 1.255
– – nichtentzündlicher 1.256 f.
– – Ursachen 1.251
– chylöser s. Chyloperikard
– Computertomogramm 1.246
– Echokardiogramm 1.245
– gekammerter 1.248
– hämorrhagischer, Herzsarkom 1.263
– – bei Hypertonie 1.277
– – nach Myokardinfarkt 1.249
– – posttraumatischer 1.259, 1.261
– Libman-Sacks-Endokarditis 1.210
– posttraumatischer 1.260
– Röntgenbefund 1.245 f.
– serös-hämorrhagischer 1.248
– steriler 1.250
– strahlenbedingter 1.250 f.
– tumorbedingter 1.263
Perikardfibrose 1.251 f.
Perikardiotomie 1.249
Perikardiozentese, echokardiographisch kontrollierte 1.245, 1.247
Perikarditis, akute 1.242 ff.
– – allergische 1.249 f.
– – Ätiologie 1.243, 1.251
– – Auskultationsbefund 1.243
– – autoallergische 1.249
– – bei Chlamydieninfektionen 1.248
– – Differentialdiagnose 1.247
– – Echokardiogramm 1.245
– – Elektrokardiogramm 1.244
– – Herzkatheteruntersuchung 1.246 f.
– – idiopathische 1.247 f.
– – – benigne 1.247
– – Kollagenkrankheit 1.250
– – bei Myokardinfarkt s. Infarktperikarditis
– – Phonokardiogramm 1.243
– – posttraumatische 1.250, 1.259
– – Prognose 1.247
– – purulente 1.249
– – – Erregerspektrum 1.249
– – rheumatische 1.249
– – Röntgenbefund 1.245 f.

– – Therapie, chirurgische 1.251
– – – medikamentöse 1.250 f.
– – tuberkulöse 1.248
– – – Therapie 1.248, 1.250
– – tumorbedingte s. Tumorperikarditis
– – urämische 1.249
– – virale s. Virusperikarditis, akute
– chronische 1.251 ff.
– – Ätiologie 1.251
– – Auskultationsbefund 1.253
– – Beck-Trias 1.252
– – Computertomographie 1.255
– – Differentialdiagnose 1.255
– – Druckverlauf, rechtsventrikulärer 1.253 f.
– – Elektrokardiogramm 1.253
– – Hämodynamik 1.252, 1.254
– – Herzkatheteruntersuchung 1.253 f.
– – Operationsindikation 1.256
– – Phonokardiogramm 1.253 f.
– – Prognose 1.256
– – Röntgenbefund 1.254 f.
– – Symptome 1.252
– – Stauungszeichen 1.252
– – Therapie 1.256
– – tuberkulöse 1.255
– Differentialdiagnose zur Trikuspidalstenose 1.195
– fibrinöse 1.242 f.
– hämorrhagische 1.65
– infarktbedingte 1.64 f.
– konstriktive 1.251
– – Differentialdiagnose zum Herztumor 1.266
– – Hämodynamik 1.252, 1.254
– – Hydrothorax 3.220
– – Phonokardiogramm 1.253 f.
– – posttraumatische 1.261
– – Symptome 1.252
– – tumorbedingte 1.262
– – Ursachen 1.252
– Pathophysiologie 1.243
– bei primär-chronischer Polyarthritis 1.210
– purulente 1.243
– rheumatisch bedingte 1.200, 1.250
– Schock 1.299
– subakute 1.251
Perikardpunktion 1.247, 1.256
– diagnostische 1.247
– therapeutische 1.247
Perikardreiben 1.243 f.
– infarktbedingtes 1.60, 1.64 f.
Perikardton 1.253 f.
Perikardtumor 1.243, 1.262 f.
– Prognose 1.265
Perikardverdickung 1.248, 1.251
Perikardverkalkung 1.252, 1.254
Perikardverletzung, penetrierende 1.250, 1.259
Perikardzyste 1.257, 3.214
Periostose 2.111
Peritonitis, Mesenterialinfarkt 2.38 f.
Pernionen 2.56 f.
Perniosis retiformis mammae 2.55
Persönlichkeitsveränderung, karzinoidbedingte 4.190
Perspirato insensibilis, erhöhte 4.29
– – verminderte 4.25
Perthes-Test 2.82

Pertubation 4.164
Pertussis s. Keuchhusten
Pestpneumonie 3.143
– Therapie 3.143
Pfortaderhochdruck bei arteriovenöser Fistel 2.92
Pfötchenstellung der Hand 4.60
Phalangenresorption, subperiostale 4.52
Phäochromoblastom 4.123 f.
Phäochromozytom 4.43, 4.53, 4.72, 4.109 ff.
– Anfallsauslösung 4.115
– Aortographie, retrograde 4.119 f.
– Blutdrucktests 4.117
– Computertomogramm 4.119 f.
– Definition 4.109
– Diagnostik 4.117 ff.
– Differentialdiagnose 4.121
– beim Kind 4.116
– Komplikationen 4.120 ff.
– – intraoperative 4.122
– – postoperative 4.122
– Lokalisation 4.110
– Lysistest 4.117
– malignes 4.118, 4.120
– mediastinales 3.213
– metabolisches 4.115
– metastasierendes 4.122
– multiples 4.122
– Nachweis 4.118 ff.
– Nebennierenphlebographie 4.120
– Nephrotomogramm 4.119 f.
– Operationsmortalität 4.122
– Operationsvorbereitung 4.122
– pathologische Anatomie 4.110
– Prognose 4.122
– Provokationstest 4.117
– Schwangerschaft 4.121 f.
– Spontanheilung 4.120
– Stoffwechselstörung 4.116
– Symptome, objektive 4.115 ff.
– – paroxysmale 4.114 f.
– – persistierende 4.114 f.
– – subjektive 4.114 f.
– Therapie 4.121 ff.
– – medikamentöse 4.122 f.
– – operative 4.121 f.
– Todesursachen 4.120
Pharmaka, karzinogene 3.163
– lungentoxische 3.199
Pharyngitis 3.144
Phenoxybenzamin 1.281, 4.122
Phentolamin 1.281, 1.283, 4.122
Phenylalanin 4.111
Phenylketonurie 4.124
Phlebektasie, kongenitale s. Cutis marmorata teleangiectatica congenita
Phlebitis, blaue 2.74
– migrans 2.79
– saltans s. Phlebitis migrans
Phlebographie 2.72
– adrenale 4.70
– vor Varizen-Stripping 2.83 f.
Phlebolith 2.97, 2.99
Phlebothrombose 3.221
– akute 2.68 ff.
– – Definition 2.68
– – Diagnostik, apparative 2.71 f.
– – – klinische 2.70 f.
– – Häufigkeit 2.68
– – Pathogenese 2.69
– – Phlebographie 2.72

– – Prognose 2.72
– – Radiojodfibrinogentest 2.72
– – Rezidivprophylaxe 2.73
– – Schmerzlokalisationen 2.70
– – Symptome 2.69 ff.
– – Therapie 2.72 f.
– – Thrombektomie 2.73
– – Thrombolyse 2.72
– – Ultraschall-Doppler-Sonographie 2.71
– – Vorzugslokalisationen 2.68
Phlegmasia coerulea dolens 2.30, 2.74 ff.
– – – arterielle Zuflußstörung 2.32
– – – Definition 2.74 f.
– – – Mortalitätsrate 2.75
– – – Symptome 2.75
– – – Therapie 2.76
Phosphatausscheidung, renale, Stimulierbarkeit durch PTH-Gabe s. Ellsworth-Howard-Test
Phosphat-Clearance 4.54
Phosphatresorptionsstörung, intestinale 4.59
Phosphatrückresorption, renale, tubuläre, Berechnung 4.54
– – – erhöhte 4.60
Photophobie 4.34
Phrenikuslähmung, Bronchialkarzinom 3.175, 3.177
Phthalsäureexposition, chronische 3.106
Pickwick-Syndrom 3.11
– Hypoventilation 3.6
Pierre-Marie-Bamberger-Syndrom 4.203
PIF s. Prolactin inhibiting factor
Pilocarpiniontophorese 4.69
Pilzarbeiterlunge 3.196
Pilzmyokarditis s. Myokarditis, mykotische
Pink-puffer-Lungenemphysem 3.95
Pitressin-Tannat 4.15
Plasma-ACTH-Bestimmung 4.84
Plasma-ACTH-Spiegel, erhöhter 4.84
– – beim Kind 4.91
– erniedrigter 4.84
Plasmaadrenalinspiegel 4.112
Plasmaaldosteronspiegel, Bestimmung 4.69
– – im Nebennierenvenenblut 4.70
Plasmaangiotensinspiegel, Bestimmung 4.69
Plasmaätiocholanolonspiegel 4.205
– erhöhter 4.205 f.
– Bestimmung 4.117 f.
Plasmacorticotropin s. Plasma-ACTH
Plasmacortisolspiegel 4.79
– erhöhter 4.83
Plasmaersatzmittel, kolloidale 1.307
Plasmanoradrenalinspiegel 4.112
Plasmaproteinlösungsinfusion 1.307
Plasmareninspiegel, Bestimmung 4.69
Plasmaverlust, Schock 1.299
Plasmazellinsuffizienz 3.204
Plasmozytom, Lungenbeteiligung 3.208
Platelet activating factor 3.102
Plattenepithelkarzinom, bronchiales 3.165

Plaut-Vincent-Pneumonie 3.144 f
Pleurabiopsie 3.171, 3.222 f.
– Indikation 3.222
– kleine chirurgische 3.223
– thorakoskopische 3.223
Pleuradekortikation 3.225 f.
Pleuradrainage 3.225
Pleuraempyem 3.224 f.
– Ätiologie 3.224 f.
– Klebsiellenpneumonie 3.136
– Pneumokokkenpneumonie 3.132
– Staphylokokkenpneumonie 3.134
– Streptokokkenpneumonie 3.135
– Symptome 3.225
– Therapie 3.225
– Ursachen 3.222, 3.224 f.
Pleuraerguß 3.220 ff.
– Ätiologie 3.220 ff.
– Bronchialkarzinom 3.172, 3.175, 3.177
– burgunderfarbener 3.227
– Diagnostik 3.222 f.
– eitriger, hämatogener 3.138
– exsudativer 3.220
– hämorrhagischer 3.177
– Libman-Sacks-Endokarditis 1.210
– lungeninfarktbedingter 3.221, 3.223
– metapneumonischer 3.221
– parapneumonischer 3.221
– Pneumokokkenpneumonie 3.132
– bei Pneumonie 3.128
– posttraumatischer 1.260
– rheumatisch bedingter 3.221 f.
– Salmonellenpneumonie 3.142
– Staphylokokkenpneumonie 3.133 f.
– Strahlentherapie 3.224
– Therapie 3,223 f.
– transsudativer s. Hydrothorax
– tuberkulöser, Therapie 3.224
– tumorbedingter 3.221, 3.224, 3.227 f.
Pleurafibrom 3.227
Pleurafibrose 3.190
Pleuragranulome 3.153
Pleurakarzinose, Radiotherapie 3.179
Pleuramesotheliom, benignes 3.227
– berufsbedingtes 3.164 f.
– malignes, diffuses 3.221, 3.223, 3.227 f.
– – – Diagnose 3.227 f.
– – – Operation 3.228
– – – Strahlentherapie 3.228
– – – Zytostatikatherapie 3.228
Pleurametastase 3.221
– Therapie 3.224
Pleuraneurinom 3.227
Pleurapunktatuntersuchung 3.222 f.
Pleurapunktion 3.225
– diagnostische 3.222 f.
– Komplikation 3.224 f.
– therapeutische 3.223 f.
Pleurareiben 3.220
Pleuraschmerzen, lokalisierte 3.148
Pleuraschwarte 3.135, 3.226
Pleurastanzbiopsie 3.223
Pleuratumor, benigner 3.227
– maligner, primärer 3.227 f.
Pleuraverdickung 3.226
– asbestbedingte 3.221
Pleuraverschwartung, indizierte 3.224

Pleuritis, Differentialdiagnose zur Perikarditis 1.247
– eosinophile 3.222
– Lungenembolie 3.47 ff.
– rheumatisches Fieber 1.199
– serofibrinöse 3.220 ff.
– – Ätiologie 3.221 f.
– – bakteriell bedingte 3.221
– – Diagnostik 3.222 f.
– – mykotische 3.221
– – Therapie 3.223 f.
– – tuberkulöse, Nachweis 3.223
– – virale 3.221
– sicca 3.220
– tuberkulöse 3.220 f.
Pleuritissyndrom, Lymphogranulomatose 3.208
Pleuropneumonektomie 3.228
Pleuropneumonie 3.221
Pleurose 3.224, 3.228
Pleuroskopie 3.171
Pneumatisationskammern, pulmonale 3.71
Pneumatozele 3.134
– postpneumonische 3.97
Pneumobronchogramm 3.208
Pneumocystis-carinii-Pneumonie 3.149
– Diagnostik, invasive 3.149
– Therapie 3.149
Pneumokokkenpneumonie 3.131 ff.
– Anschoppungsstadium 3.131
– Auskultationsbefund 3.131
– Bakteriämie 3.132
– Differentialdiagnose 3.132
– Fieberverlauf 3.131
– Häufigkeit 3.131
– Hepatisation, gelbe 3.131
– – graue 3.131
– Komplikationen 3.132
– Laborbefunde 3.132
– Letalität 3.132
– Mikrobiologie 3.131
– Pathogenese 3.126, 3.131
– Penicillintherapie 3.132
– Prophylaxe 3.132
– Röntgenbefund 3.126 f., 3.132
– Superinfektion 3.132
– Symptome 3.131 f.
– Therapie 3.132
– Verlauf 3.132
Pneumokokkenschutzimpfung 3.132 f.
– Indikation 3.133
– Kontraindikationen 3.133
Pneumokokkensepsis 3.132
Pneumonektomie 3.66
– bei Bronchialkarzinom 3.177
Pneumonia alba 3.145
Pneumonie, akute, Alveolarproteinose 3.200
– im Alter 3.128
– alveoläre 3.131, 3.141, 3.144
– – basale, hintere 3.144
– – Röntgenbefund 3.126 f.
– atypische, Schock 1.299
– Bakteriämie 3.128
– bakterielle 3.125 ff.
– – alveoläre 3.126
– – Anaerobiernachweis 3.129
– – Anfangstherapie, antibiotische 3.130
– – Antibiotikatherapie 3.128, 3.130

– – Antikörpermangel 3.204
– – atypische 3.128
– – Bakteriologie 3.128 f.
– – Begleittherapie 3.130
– – Chemotherapeutika der 1. Wahl 3.130
– – – der 2. Wahl 3.130
– – Diagnose 3.128 f.
– – Differentialdiagnose 3.129
– – Epidemiologie 3.125
– – Erreger 3.125 f.
– – – gramnegative, aerobe 3.136 ff.
– – – grampositive, aerobe 3.131
– – Häufigkeit 3.125
– – Herzinsuffizienz 3.130
– – Komplikationen 3.128
– – Kreislaufschock 3.128
– – lobuläre 3.126
– – nosokomiale 3.125 f., 3.133, 3.138
– – – Ausbreitung 3.126
– – – Risikofaktoren 3.126
– – – Pathogenese 3.126, 3.128
– – pseudolobuläre 3.126
– – Röntgenbefund 3.126 ff.
– – Therapie 3.129
– – Todesursache 3.128
– – zentrale 3.128, 3.132
– biliöse 3.132
– chronische 3.128, 3.147, 3.205
– – Bronchialkarzinom 3.168, 3.176
– – primäre 3.147
– – sekundäre 3.147
– chronisch-eosinophile s. Lungeninfiltrat, chronisch-eosinophiles
– chronisch-interstitielle 3.193
– einseitige 3.136
– eosinophile s. Lungeninfiltrat, eosiniphiles
– – tropische s. Eosinophilie, pulmonale, tropische
– Erreger, anaerobe 3.144 f.
– fibrosierende, diffuse 3.194
– granulomatöse, methotrexatbedingte 3.207
– interstitielle 3.126
– – Bronchiolitis obliterans 3.195
– – Dermatomyositis 3.192
– – desquamative 3.194 f.
– – Klassifikation 3.194
– – lymphoide 3.195
– – luische 3.145
– – Prognose 3.190
– Lupus erythematodes visceralis 3.190
– Mykoplasmeninfektion 3.126
– plasmazelluläre, interstitielle 3.149
Pneumatozelen 3.97
– poststenotische 3.58, 3.200
– Problemkeime 3.206
– Protozoeninfektion 3.126
– rezidivierende 3.128, 3.168
– – am gleichen Ort 3.128
– rheumatische, akute 3.192
– Symptome 3.128
– Virusinfektion 3.126
Pneumonieherde, disseminierte 3.133
Pneumoperikard 1.246, 1.255
Pneumoretikulose 3.206
Pneumothorax 1.247, 3.228 f.
– Differentialdiagnose 3.229

- Differenzierung von Emphysemblase 3.96
- Häufigkeit 3.228
- Komplikationen 3.229
- Lungengasbrand 3.145
- Symptome 3.228 f.
- Therapie 3.229
- Ursachen 3.228
Pneumovac 3.132
Pneumozystis-Pneumonie 3.200
Pneumozyten 3.187
Pollakisurie 1.272
Polyarteriitis nodosa s. Periarteriitis nodosa
Polyarthralgie, Sarkoidose 3.153
Polyarthritis, akute 1.199
-- Altersverteilung 1.198
- primär-chronische, Karditis 1.210
-- Lungenveränderungen 3.193
-- Myokarditis 1.229
-- Perikarditis 1.250
-- Pleuraerguß 3.222
Polycythaemia vera 3.203
-- Lungenveränderungen 3.203, 3.205
Polydipsie, Diabetes insipidus 4.13 f.
- habituelle 4.14 f.
- Hyperkalzämiesyndrom 4.51
- primäre 4.13
- sekundäre 4.13 f.
Polyendokrinopathie 4.91
Polyglobulie 3.203
- Aderlaßbehandlung 3.15
- Cor pulmonale 3.22
- Hypertonie 1.277
- hypoxämiebedingte 3.8
- Lungenfistel, arteriovenöse 3.40
- paraneoplastische 4.202
- Pickwick-Syndrom 3.11
Polymyalgia rheumatica 2.8 f.
Polyneuritis 4.57
Polyneuropathie, Periarteriitis nodosa 2.3
Polyp, bronchialer 3.59
Polysaccharidstoffwechselstörung, Herzbeteiligung 1.237
Polyurie, asthenurische 4.13 f.
- Diabetes insipidus 4.13 f.
-- mellitus 4.15
- Hyperaldosteronismus 4.67
- Hyperkalzämiesyndrom 4.51
- primäre 4.13 ff.
- sekundäre 4.15
- transitorische 4.13
Polyvinylchloridexposition, Bronchialkarzinom 3.165
Polyzystische-Ovarien-Syndrom s. PCO-Syndrom
Polyzythämie 3.203, 3.205
- Fallot-Tetralogie 1.124
- gemeinsamer Ventrikel 1.136
- Transposition der großen Gefäße 1.128
Popliteaaneurysma 2.65
Positionshypotonie, idiopathische 1.291
Posterolateralinfarkt, transmuraler, Elektrokardiogramm 1.52
Post-hypercapneic-hypotension-Phänomen 3.10, 3.15
Posthypophysektomiesyndrom 4.2 f.
Postkardiotomiesyndrom 1.158, 1.211

- Perikarditis 1.249
Postkoitaltest 4.163 f.
- abnormaler 4.164
- normaler 4.163
- unschlüssiger 4.163
Postmenopausenblutung 4.103, 4.106
Postmyokardinfarkt-Syndrom 1.65, 1.249
Postthrombotisches Syndrom 2.72, 2.76 ff.
-- Definition 2.76
-- Häufigkeit 2.76 f.
-- Kompressionstherapie 2.78
-- Lymphangiopathie 2.112
-- Pathogenese 2.77
-- Therapie 2.77 f.
Posttuberkulöses Syndrom 3.61
Potenzstörung 4.104
- Klinefelter-Syndrom 4.132 f.
- Nebennierenrindeninsuffizienz 4.134
Potts-Anastomose 1.126
Prader-Labhardt-Willi-Syndrom 4.128
Prader-Syndrom 4.76 f.
Präskalenusbiopsie 3.172
Prazosin 1.15, 1.61, 1.281
Prednisolon 2.4 ff., 4.99
Pregnantriol 4.83
Pregnantriolausscheidung, renale, Bestimmung 4.183
Pre-load s. Herz, Vorlast
Primordialzwergwuchs 4.6
PRIND 2.34, 2.36
Prinzmetal-Angina 1.20, 1.55
Progesteronausscheidung, renale 4.150
Progesteronsynthese, zyklusabhängige 4.150
Progressive stroke 2.34
Prolactin 4.96
- inhibiting factor 4.150
Prolaktinom 4.7, 4.11, 4.98, 4.129
- Zyklusstörung 4.151 f.
Prolongierter, reversibler, ischämischer neurologischer Defekt s. PRIND
Propylthiouracil 4.32
Prostaglandine 3.101 f.
- renale 1.282
Prostaglandininfusion, intraarterielle 2.19
- bei Raynaud-Krankheit 2.47
Prostaglandinsynthesestörung 3.107
Prostatitis 4.165
- Therapie 4.168
Proteinaseinhibitoren 1.308 f.
Proteinose, alveoläre s. Alveolarproteinose
Proteuspneumonie 3.141 f.
- Therapie 3.142
Protozoen-Myokarditis 1.226 f.
Protozoenpneumonie 3.126
Protrusio bulbi 4.34
Pruritus, Mastozytosesyndrom 4.194 f.
- Urämie 4.57
Pseudoallergische Reaktion 3.107
Pseudo-Conn-Syndrom s. Pseudohyperaldosteronismus
Pseudogynäkomastie 4.126
Pseudohämoptyse 3.142
Pseudohermaphroditismus femininus 4.177 f.

- masculinus 4.137, 4.154, 4.178 f., 4.181
Pseudohyperaldosteronismus 1.278, 4.71
Pseudohyperhypoparathyreoidismus 4.61
Pseudohyperparathyreoidismus 4.54
Pseudohypoaldosteronismus 4.77
Pseudohypoparathyreoidismus 4.61
- paraneoplastischer 4.54
Pseudo-LE-Syndrom, Pleuraerguß 3.222
Pseudoleucoderma angiospasticum 2.55
Pseudomonas aeruginosa 3.76, 3.138
- pseudomallei 3.140
Pseudomonaspneumonie 3.138
- Abszeßbildung 3.147
- Therapie 3.138
Pseudomyxoma peritonei 4.145
Pseudophäochromozytom 4.121
Pseudohypoparathyreoidismus 4.61
Pseudopubertas praecox 4.103, 4.156
Pseudoschwangerschaft 4.151
Pseudotruncus arteriosus communis 1.132
Pseudozyanose 3.12
Psychose, Hyperkortisolismus 4.82
Psychovegetatives Syndrom 1.292, 4.112
Pterygium colli 4.134
Pubertas praecox 4.136, 4.143, 4.155 f.
-- Differentialdiagnose 4.156
-- heterosexuelle 4.155
-- isosexuelle 4.155
-- paraneoplastische 4.203
-- Therapie 4.156
-- tumorbedingte 4.12
-- Ursachen 4.156
- tarda 4.5 f., 4.126 ff., 4.156
-- konstitutionelle 4.129 f., 4.156
--- Therapie 4.130
-- Ursachen 4.156
Pubertät, ausbleibende 4.181
- verzögerte s. Pubertas tarda
Pubertätsablauf 4.155
Pubertätsgynäkomastie, passagere 4.107
Pulmonalarterienaneurysma s. Pulmonalarterienektasie
Pulmonalarterienaplasie 3.36 f.
- Pulmonalisangiogramm 3.37
Pulmonalarteriendilatation, idiopathische s. Pulmonalarterienektasie
Pulmonalarteriendruck im Schock 1.303 f.
Pulmonalarteriendruckmessung 1.31
Pulmonalarterienektasie 3.26, 3.37 ff.
- Ätiologie 3.37
- Differentialdiagnose 3.39
- Pathophysiologie 3.38
- Röntgenbefund 3.38
- Ruptur 3.39
- symptomatische 3.37
Pulmonalarterienhypoplasie 3.36 f.
Pulmonalarterienmitteldruck, Ruhewert, pathologischer 3.28
Pulmonalarterienstamm, rechter, absteigender, verbreiterter 3.26

Pulmonalarterienstenose 3.39
– periphere, multiple 3.39
Pulmonalatresie bei Fallot-Tetralogie 1.123, 1.132
– bei Trikuspidalatresie 1.129
Pulmonaldehnungston s. Ejektionsclick
Pulmonalektasie, idiopathische 1.115
Pulmonalinsuffizienz 3.21, 3.38
– Differentialdiagnose zur Aorteninsuffizienz 1.185
– nach Fallot-Tetralogie-Operation 1.126
Pulmonalisangiographie 3.49
Pulmonalishauptstammdilatation, poststenotische 1.115
Pulmonalissegment, prominentes 1.116, 1.148
Pulmonalklappenöffnung, W-förmige, im Echokardiogramm 3.25
Pulmonalklappenstenose s. Pulmonalstenose, valvuläre
Pulmonalsegment, prominentes 1.124, 3.38
Pulmonalstenose 1.115 ff.
– Angiokardiographie 1.118
– bei Aortenursprung aus dem rechten Ventrikel 1.133 f.
– Differentialdiagnose 1.118, 1.126
– – zur Aortenklappenstenose 1.175
– – zum Cor pulmonale 3.29
– Echokardiogramm 1.118
– Häufigkeit 1.115
– Herzkatheteruntersuchung 1.118
– infundibuläre 1.115 ff., 1.133
– – Fallot-Tetralogie 1.122 ff.
– – Pseudotrunkus 1.132
– – bei Ventrikelseptumdefekt 1.105
– Karzinoidsyndrom 4.190
– künstliche 1.129, 1.134
– Pathophysiologie 1.115
– periphere 1.115 f.
– Prognose 1.118
– Röntgenthoraxuntersuchung 1.116
– subvalvuläre 1.115
– supravalvuläre 1.115 ff.
– Symptome 1.116 ff.
– Therapie 1.118
– valvuläre 1.115 ff.
– – Auskultationsbefund 1.116
– – dysplastische 1.115
– – Elektrokardiogramm 1.117 f.
– – Fallot-Tetralogie 1.122 ff.
– – funktionelle 3.38
– – Operationsletalität 1.118
Pulmonalton, zweiter 3.47
Pulmonalvenenstenose, kongenitale 3.39
Pulsdefizit 1.74 f.
Pulseless disease s. Takayasu-Syndrom
Pulskurve, arterielle 2.46
Pulslosigkeit 2.29
– der oberen Körperhälfte 2.6 f., 2.22
Pulsus celer et altus beim Säugling 1.111
– paradoxus 1.252, 3.112
– tardus 1.170
Pulswellengeschwindigkeit, arterielle 1.271

Pyelonephritis, kaliumverlierende 4.74
– natriumverlierende 4.74
– rezidivierende 4.51
Pyosalpinx 4.148
Pyrazolderivate, Asthmaanfallauslösung 3.107

R

Radiodermatitis 3.178
Radiojodfibrinogentest 2.72
Radiojodtherapie 4.22, 4.33
Radionuklidangiographie 3.29
– zerebrale 2.36
Radionuklidimplantation, intrahypophysäre 4.12
Radionuklidventrikulographie s. Ventrikelszintigraphie
Radiosensitiser 3.179
Radiotherapie bei Bronchialkarzinom 3.178
– palliative 3.179
Rankenangiom 2.91, 3.39
Rashkind-Operation s. Vorhofseptumdefekt, künstlicher
Ratschow-Probe 2.16
Rauchabstinenz, Einfluß auf das Lungenemphysem 3.97
Rauchen s. Nikotinabusus
Raucherbronchitis 3.106
Rauwolfiaalkaloide 1.281
Raynaud-Anfall 2.46
– symptomatischer 2.102
Raynaud-Krankheit 2.44 ff.
– Arterienpulskurve 2.46
– Diagnostik 2.46
– Differentialdiagnose 2.49 f.
– – zum sekundären Raynaud-Syndrom 2.47
– Häufigkeit 2.45
– Pathophysiologie 2.45
– Prognose 2.47
– Therapie 2.47 f.
– – chirurgische 2.48
– – medikamentöse 2.47 f.
– – physikalische 2.47
Raynaud-Phänomen s. Raynaud-Syndrom, sekundäres
Raynaud-Syndrom, Dermatomyositis 2.9
– Lupus erythematodes disseminatus 2.9
– Periarteriitis nodosa 2.3
– primäres s. Raynaud-Krankheit
– sekundäres 2.41, 2.44 ff.
– – Arterienpulskurve 2.46
– – Ätiologie 2.45
– – Diagnostik 2.46
– – Häufigkeit 2.45
– – Pathophysiologie 2.45
– – Prognose 2.47
Reagine 3.102
Rechtsherzbelastung, Elektrokardiogramm 3.23 ff.
Rechtsherzdilatation, pulmonal bedingte 3.20
Rechtsherzhypertrophie 3.17 ff.
– Aortenbogen, fehlender 1.140
– Aortenisthmusstenose 1.121
– Aortenursprung aus dem rechten Ventrikel 1.134
– Elektrokardiogramm 3.24

– erhöhte Digitalisempfindlichkeit 3.18, 3.30
– exzentrische 3.19
– Fallot-Tetralogie 1.122 f.
– Kardiomyopathie, hypertrophische, nichtobstruktive 1.221
– – – obstruktive 1.217
– konzentrische, kompensierte 3.19
– Mitralstenose 1.145, 1.148
– Pulmonalstenose 1.115
– Truncus arteriosus communis 1.131 f.
Rechtsherzinsuffizienz 1.7 f.
– akute 1.7
– chronische 1.8, 1.191
– infarktbedingte 1.59
– Leberfunktion 1.8
– bei Linksherzinsuffizienz 3.11
– Natriumretention 1.6
– Nierenfunktion 1.8
– pulmonal bedingte 3.11
– Symptome 1.8, 3.22
– Trikuspidalinsuffizienz 1.191
– bei Vorhofseptumdefekt 1.100
– Vorhoftumor 1.263
– Wasserretention 1.6
Rechtsherzobstruktion 1.96
Rechtsherzverbreiterung 3.17 ff.
Rechtsherzversagen bei Schocklunge 3.34
Rechts-links-Shunt 3.4, 3.12
– Aneurysma, arteriovenöses, pulmonales 1.139
– Aortenbogen, fehlender 1.140
– Ebstein-Mißbildung 1.138
– Fallot-Tetralogie 1.123 f.
– Lungenfistel, arteriovenöse 3.40
– Sauerstoffatmung 3.13
– Trikuspidalatresie 1.130
– bei Trikuspidalinsuffizienz 1.192
– Ursachen 3.5
– bei Ventrikelseptumdefekt 1.105
Rechtsschenkelblock s. Schenkelblock, rechtsseitiger
5α-Reduktase 4.169
5α-Reduktase-Mangel 4.137 f., 4.181
– Geschlechtszuordnung, postnatale 4.184
Re-entry 1.69
Reflex, volumenregulatorischer 1.271, 1.145
Reflux, chylöser 2.111
Refsum-Syndrom, Herzbeteiligung 1.237
Regitintest 4.117
Reibtest 3.109
Reid-Index 3.78
Reifenstein-Syndrom 4.138 f.
Reizhusten, Mediastinaltumor 3.213
– Pleuritis sicca 3.220
– schmerzhafter 3.131
Reizleitungssystem, kardiales, Sarkoidose 3.153
Reizstoff, chemischer 3.106, 3.198
– – Asthmaanfallauslösung 3.105 f., 3.110
– – MAK-Wert 3.111
Reizurtikaria 4.195
Rektumkarzinoid 4.191
– Therapie 4.192
Rektusdiastase 4.24
Rekurrensparese, Bronchialkarzinom 3.175, 3.177

- Mitralstenose 1.150
- Schilddrüsenmalignom 4.43
- strumabedingte 4.20
- Thyreoiditis, fibröse 4.41
- Trachealkarzinom 3.60
Rendu-Osler-Weber-Krankheit s. Teleangiectasia hereditaria haemorrhagica
Rendu-Weber-Osler-Krankheit s. Teleangiektasie, generalisierte, hereditäre
Renin 4.66
Renin-Angiotensin-Aldosteron-System 4.66 f.
- Hypertonieentstehung 1.270
- Stimulation 4.71 f., 4.74
Renin-Angiotensin-System, Inhibitoren 1.282 f.
Reninbestimmung im Venenblut 1.275
Reninmangel, primärer 4.77
Reninsekretion, ektope 4.203
- Stimulation 4.66 f.
Reninstimulationstest 4.70
Reserpin 1.280 f., 2.47
Resistenzschwäche bei Leukozytopenie 3.204
Resochin s. Chloroquin
Respirationstrakterkrankung, exogene Noxen 3.74 ff.
- Faktoren, auslösende 3.74
- - begleitende 3.74
- - endogene 3.74, 3.77 f.
- volkswirtschaftliche Bedeutung 3.74
Respirator, Steuerungsprinzipien 3.14
- technische Anforderungen 3.14
Respiratorbeatmung 3.14 f.
- ambulante, Indikation 3.14
- Lungenschädigung 3.194
Respiratorische Insuffizienz 3.2 ff.
- - Aderlaßbehandlung 3.15
- - akute, Status asthmaticus 3.112
- - Ätiologie 3.4 ff.
- - Befunde 3.7
- - Blutgasanalyse 3.11
- - Bronchialkarzinom 3.175
- - Bronchiektasie 3.65
- - Bronchitis, chronische 3.82
- - Definition 3.2
- - Diagnose 3.11
- - Differentialdiagnose 3.11 f.
- - Diffusionsstörung s. Diffusionsstörung, alveolokapilläre
- - Elektrolytverschiebungen 3.10
- - extrapulmonal bedingte 3.5 f.
- - Koma, hypophysäres 4.3, 4.5
- - Kreislaufwirkung 3.9 f.
- - Legionärskrankheit 3.139
- - Lungenemphysem 3.96
- - paraquatbedingte 3.200
- - Pathophysiologie 3.3 f.
- - Pneumocystispneumonie 3.149
- - progrediente, nach Schock 3.34
- - pulmonal bedingte 3.5
- - Respiratorbeatmung 3.14 f.
- - Sauerstoffatmung 3.13 f.
- - Sauerstoff-Langzeit-Therapie 3.15
- - Säure-Basen-Haushalt 3.10 f.
- - Schocklunge 3.34
- - Sedativa 3.15
- - Sekundenherztod 3.10

- - Stoffwechselstörungen 3.8
- - Symptome 3.6 ff
- - - hyperkapniebedingte 3.9 ff.
- - - hypoxämiebedingte 3.7 f.
- - - subjektive 3.7 f.
- - Therapie 3.12 ff.
- - Trachealstenose 3.56
- - Verteilungsstörung s. Verteilungsstörung
Retikuloendotheliose 4.193
Retikulosarkomatose, Lungenbeteiligung 3.207 f.
Retikulose, Lungenveränderungen 3.206
- neoplastische 3.206
Retinaarteriolenveränderung, hypertoniebedingte 1.269
Retinopathie, toxische 2.8
Retrosternalschmerz, stechender 1.243
α-Rezeptor 3.101, 4.114
β-Rezeptor 3.101, 4.114
α-Rezeptoren-Blocker 1.281, 4.114
- bei Cor pulmonale 3.31
β-Rezeptoren-Blocker 1.78, 1.80, 4.114
- bei essentieller Hypertonie 1.279 ff.
- bei Koronarinsuffizienz 1.38
- bei Myokardinfarkt 1.62
- Wirkungsweise 1.281
β-Rezeptoren-Theorie 3.101
Rheumafaktor 1.206, 1.276
Rheuma-Granulome, pulmonale 3.192
Rheumatisches Fieber 1.198 ff., 3.192
- - Antikörpertiter 1.201
- - Ätiologie 1.199
- - Blutkörperchensenkungsgeschwindigkeit 1.200
- - Definition 1.198
- - Diagnose 1.202
- - Differentialdiagnose 1.202 f.
- - Elektrokardiogramm 1.200
- - Epidemiologie 1.198
- - Genetik 1.199
- - Hauptkriterien 1.202
- - Jones-Kriterien 1.202
- - kardiale Manifestation s. Karditis, rheumatische
- - Mitralinsuffizienz 1.200
- - Mitralstenose 1.142
- - Myokarditis 1.228
- - Nebenkriterien 1.202
- - Penicillinprophylaxe 1.201
- - Pleuraerguß 3.221 f.
- - Reboundeffekt, posttherapeutischer 1.201 f.
- - Rezidivhäufigkeit 1.202
- - Symptome 1.199 f.
- - Verlauf 1.201 f.
Rheumatismus, pulmonaler 3.192 ff.
Rheumatoidarthritis s. Polyarthritis, primär-chronische
Rhinopathia allergica, Allergene 3.103 ff.
Rhinosinupathie, polypöse 3.108
Rickettsien-Myokarditis 1.228
Riedel-Struma s. Thyreoiditis, fibröse
Riesenwuchs, arteriovenöse Fistel 2.92 f.

- dysproportionierter 2.93
- hypophysärer 4.7 ff.
- - Laborbefunde 4.10
- - Verlauf 4.10
- proportionierter 2.93
Riesenzellaortitis 2.7 f.
Riesenzellarteriitis 2.6 ff.
Riesenzellgranulom 2.5
- thyreoidales 4.39
Riesenzellpneumonie, interstitielle 3.195
Riolansche Kollaterale 2.24
Rippe, erste, Resektion 2.106
Rippenbrust 3.231
Rippendivergenz 3.232
Rippengabelung 3.232
Rippenosteomyelitis 3.234
Rippenusur 3.232
- Aortenisthmusstenose 1.120
Risikopersönlichkeit, Koronarerkrankung 1.26
- Myokardinfarkt 1.55
Roemheldscher Symptomenkomplex 1.27
Rogoffsches Zeichen 4.89
Rokitansky-Küstner-Syndrom 4.182
Röntgenkontrastmittel, jodhaltiges, Hyperthyreoseexazerbation 4.37
Röntgenreihenuntersuchung, Bronchialkarzinomdiagnostik 3.167 f.
Roßkastanienextrakt 2.82
Rotzpneumonie 3.141
Rubor, fazialer 4.81
Rückenschmerz, wirbelsäulennaher 2.62
Ruhedyspnoe 1.107
- beim Säugling 1.124
Ruhe-Tachydyspnoe 1.102
Ruhe-Tachykardie 1.102
- Atrioventrikulardefekt 1.107
Rundgesicht 4.61
Rundherdpneumonie 3.193
Rundrücken 3.112
Rundzellinfiltration, thyreoidale 4.41

S

Säbelscheidentrachea 3.56
Salazosulfapyridin 4.136
Salicylate, Asthmaanfallauslösung 3.107
Salmonellenpneumonie 3.142
Salpingitis 4.164
Salpingostomie 4.165
Salti-Syndrom 4.71 f.
Saluretika bei essentieller Hypertonie 1.279
- kaliumsparende 1.280 f.
- kurz wirkende 1.279
- Nebenwirkungen 1.14 f., 1.279
Salzverlustsyndrom, kongenitales 4.178, 4.181
- Therapie 4.184
Sanarelli-Shwartzman-Phänomen 4.91
Sandhoffsche Krankheit, Herzbeteiligung 1.237
Sandwich-Wirbel 4.57
Saralasin 1.282 f.
Saralasin-Test 1.275, 1.282
Sarkoidose 3.151 ff.

– akute 3.153
– Ätiologie 3.151 f.
– Begleitdermatose, hyperergische 3.154
– Chloroquintherapie 3.158
– chronische 3.153
– Corticosteroidtherapie 3.157 f.
– Diagnose 3.155 ff.
– – bioptische, Treffsicherheit 3.156
– Differentialdiagnose 3.157
– extrathorakale 3.153 f.
– Häufigkeit 3.151
– Hautreaktionen 3.155
– Histologie 3.156
– Immunsuppression 3.159
– intrathorakale 3.153
– Laborbefunde 3.155
– Lungenfunktionsprüfung 3.156 f.
– Lungenhilusform 3.215
– Myokardbeteiligung 1.229
– Organmanifestationen 3.153
– Oxyphenylbutazontherapie 3.159
– Pathologie 3.152
– Prognose 3.157
– pulmonale 3.153 f.
– – Differentialdiagnose 3.157 f.
– – Stadien 3.154, 3.156
– Röntgenbefunde 3.155
– Symptome 3.152 f.
– Therapie 3.157
– Therapieziel 3.157
Sarkoidreaktion 3.152
Sarkom, angioplastisches 2.111
Sauerstoff, reiner, Nebenwirkungen 3.13
Sauerstoffatmung 3.13 f.
– Indikation, dringende 3.13
– – vitale 3.13
– Kontraindikation 3.14, 3.199
– Lungenschädigung 3.194, 3.198
– mit reinem Sauerstoff 3.13
Sauerstoffdiffusionsstörung, alveolokapillare s. Diffusionsstörung, alveolokapillare
Sauerstoffdruck, mitochondrialer, effektiv kritischer 3.6
Sauerstoffdruckdifferenz, alveoloarterielle 3.189
– – erhöhte 1.7
Sauerstoffinsufflation, intraarterielle 2.19
Sauerstoffintoxikation 3.13
Sauerstoffkapazität, arterielle 3.3
Sauerstoffkonzentrator 3.15
Sauerstoff-Langzeit-Therapie 3.15
Sauerstoffmangel 3.6 f.
– Kompensationsmechanismen 3.8
– letaler 3.7
– myokardialer, Ursachen 1.48 f.
– Reaktionsschwelle 3.7
– Stoffwechselstörungen 3.8
– Störschwelle 3.7
Sauerstoffpartialdruck, arterieller 3.2 f.
– – Altersabhängigkeit 3.2
– – letale Schwelle 3.7
– – Reaktionsschwelle 3.7
– – Störschwelle 3.7
Sauerstoffsättigung, zentralnervöse 1.7
Sauerstoffüberdruckbehandlung bei Radiotherapie 3.179
Sauerstoffversorgungsdruck, kritischer 3.6 f.

– – arterieller 3.6 f.
– – venöser 3.6
Sauerstoffzufuhr bei Schock 1.306 f.
Säuglingsretikulose 3.195
Saugwellenmassage, gleitende, bei Asthma bronchiale 3.116
Säulenbein 2.109
S-Carboxymethylcystein s. Carbocistein
Schädelverletzung, Polyurie, transitorische 4.13
Schaumzellenpneumonie, endogene s. Lipidpneumonie, endogene
Schenkelblock, doppelseitiger 1.84 f. 1.87
– – temporärer 1.89
– einseitiger, Elektrokardiogramm 1.84
– Herztumor 1.263 f.
– linksseitiger 1.84
– – Kardiomyopathie, dilatative 1.214 f.
– – – latente 1.222
– – Prognose 1.89
– rechtsseitiger 1.84 f.
– – Atrioventrikulardefekt 1.109
– – nach Fallot-Tetralogie-Operation 1.126
– – mit Hemiblock 1.85, 1.89
– – inkompletter, beim Säugling 1.121
– – Prognose 1.89
Scheuermann-Krankheit s. Adoleszentenkyphose
Schildbrust 4.134
Schilddrüsenadenom 4.20
– autonomes 4.28, 4.35 ff.
– – asymptomatisches 4.37
– – dekompensiertes 4.36
– – Diagnose 4.36
– – Enukleation 4.37
– – kompensiertes 4.36
– – Pathophysiologie 4.35
– – Strahlentherapie 4.37
– – Symptome 4.36
– – Szintigramm 4.36
– – Therapie 4.36 f.
– toxisches 4.28, 4.35
Schilddrüsendurchblutung, gesteigerte 4.29
Schilddrüsendysgenesie 4.23
Schilddrüsenfollikel, Kolloidschwund 4.40
Schilddrüsengewebe, dystopes 4.28
Schilddrüsenhormonmangel nach Hypophysektomie 4.2
Schilddrüsenhormonproduktion, Regulation 4.17
Schilddrüsenhormonsubstitution 4.4, 4.21, 4.23, 4.26 f.
– beim Kind 4.23 f.
– Kontraindikation 4.21
– Nebenwirkungen 4.21
– bei Schilddrüsenmalignom 4.44
– bei Thyreoiditis lymphomatosa 4.41
– bei Thyreostatikatherapie 4.32
Schilddrüsenhormonüberdosierung 4.22, 4.28
Schilddrüsenhyperplasie, diffuse s. Struma, diffuse
Schilddrüsenkarzinom 4.42
– anaplastisches, Prognose 4.46
– – Therapie 4.46

– differenziertes 4.44
– – Metastase 4.28
– entdifferenziertes, Prognose 4.46
– follikuläres, Therapie 4.45
– medulläres 4.43
– – Prognose 4.46
– – Therapie 4.46
– papilläres, Therapie 4.45
Schilddrüsenknoten, autonomer s. Schilddrüsenadenom, autonomes
– kalter 4.20
– solitärer 4.20
– – Malignomrate 4.44
– warmer 4.20
Schilddrüsenmetastase, Häufigkeit 4.43
Schilddrüsensarkom 4.42, 4.46
Schilddrüsenschwirren, palpables 4.30
Schilddrüsenszintigraphie 4.20, 4.36
Schilddrüsentumor, calcitoninbildender 4.43
– maligner 4.41 ff.
– – Altersverteilung 4.42
– – Biopsie 4.44
– – Diagnostik 4.44
– – Einteilung 4.42
– – Geschlechtsverteilung 4.42
– – Häufigkeit 4.42
– – Lokalisationsdiagnostik 4.44
– – Metastasennachweis 4.44, 4.46
– – Nachsorge 4.46
– – Pathogenese 4.43
– – Prognose 4.46
– – Radiojodtherapie 4.45 f.
– – – einzeitige 4.46
– – – fraktionierte 4.45 f.
– – Stadieneinteilung, klinische 4.45
– – Symptome 4.43 f.
– – Szintigramm 4.44
– – Therapie 4.44 ff.
– – – medikamentöse 4.44
– – – operative 4.44 f.
– – TNM-Klassifikation 4.45
Schilddrüsenzyste 4.20
Schildthorax 4.154
Schläfenkopfschmerz 2.7
Schlafmittelintoxikation, Schock 1.295
– – Hämodynamik 1.304 f.
– Schocklunge 3.198
– Symptome 1.301
Schlafrhythmusinversion 4.8
Schlaf-Wach-Rhythmus, gestörter 3.6, 3.11
Schlaganfall s. Insult, zerebraler
Schlangengiftpräparate 2.5, 2.12, 2.19, 2.43 f.
– Kontraindikationen 2.5
Schleifendiuretika 1.14
Schleimdrüsenatrophie 3.193
Schleimdrüsendysfunktion, generalisierte 3.58
Schleimhautnekrosen, orifizielle, multiple 3.204
Schluckbeschwerden, Mediastinaltumor 3.213
Schmerzbekämpfung bei Myokardinfarkt 1.60
Schmerzen, substernale, Differentialdiagnose 3.29
Schmidt-Syndrom 4.76 f., 4.91

Schock s. auch Kreislaufschock
- anaphylaktischer 1.294f., 1.299f.
- - Pathogenese 1.295
- - Symptome 1.301
- - Therapie 1.310
- hämorrhagischer 1.299
- - Therapie, kausale 1.312
- hypovolämischer 1.299
- - Symptome 1.301
- kardiogener 1.8f., 1.59, 1.298f.
- - infarktbedingter, Therapie 1.310f.
- - - Therapieschema, aggressives 1.312
- - Myokarditis 1.230
- - Symptome 1.301
- - Therapie 1.61
- - Ursachen 1.8
- septischer 1.293f., 1.299
- - Kapillardurchblutungsdissoziation 1.296
- - Symptome 1.301
- - Therapie, kausale 1.312
- toxischer 1.295
- traumatischer, Volumensubstitution 1.308
Schockindex 1.302
Schocklunge 3.33ff.
- akute 3.198
- CPPV-Beatmung 3.35
- Definition 3.33
- Diagnose 3.34
- Differentialdiagnose 3.34
- Frühsymptom, röntgenologisches 3.34
- Häufigkeit 3.33
- Lungenfunktion 3.34
- Pathogenese 3.33f.
- PEEP-Beatmung 3.15, 3.35
- Prognose 3.35
- Symptome 3.34
- Terminalphase 3.33f.
- Therapie 3.34f.
Schockmuster, hämodynamische 1.304f.
Schocksynkope 1.288
Schockzeichen, allgemeine 1.300
- klinische 1.293
Schokoladenzyste 4.145
Schrägwirbel 3.233
Schrecksynkope 1.288
Schrumpfniere 4.51
Schultergürtel-Kompressionssyndrom, neurovaskuläres s. Kompressionssyndrom, neurovaskuläres
Schwammlunge 3.70
Schwangerschaft bei essentieller Hypertonie 1.283
- palpatorische, Differenzierung vom Ovarialtumor 4.147f.
Schwangerschaftshypertonie 1.277
Schwartz-Bartter-Syndrom s. ADH-Sekretion, inadäquate
Schweißproduktionsstörung 3.58
Schweißtest 4.69
- quantitativer 3.58
Schwerhörigkeit 4.24
Schwindel, orthostatischer 1.180
Scimitar-Syndrom 3.39
Scrotum bifidum 4.179, 4.182
Seborrhoe 4.93f.
Sedativa 1.279
- bei respiratorischer Insuffizienz 3.15

- bei Schock 1.308
Sedativawirkung, atemdepressive 3.15
Segmentatelektase 3.62
Sehstörung, Arteria-carotis-interna-Verschluß 2.21
- Arteriitis cranialis 2.7f.
- hypertoniebedingte 1.277
- Hypophysenadenom 4.7
- Periarteriitis nodosa 2.3
- Takayasu-Syndrom 2.7
- Tumor der Hypophysenregion 4.7f.
Sekreteosinophilie 3.108
Sekretolytika 3.84f.
- Wirkungsmechanismus 3.85
Sekretomotorika 3.84f.
- Wirkungsmechanismus 3.85
Sekundenherztod 1.50, 1.56
- bei respiratorischer Insuffizienz 3.10
Sella turcica, ausgeweitete 4.82
- - ballonförmige 4.7f.
- - Maximalmaße 4.8
Sellaboden, eingedrückter 4.8
Sellaveränderung, röntgenologische 4.6
Sensibilisierungsindex 3.110
Sepsis, Myokarditis 1.228
Septumdefekt, aortopulmonaler 1.113
Sequenzszintigraphie, zerebrale 2.36
Sequoiose 3.196
Serotoninantagonisten 4.188, 4.192
Serotoninstoffwechsel 4.187
Serratiapneumonie 3.142
Sertoli-cell-only-Syndrom s. Germinalzellaplasie
Sertoli-Zell-Tumor 4.136
Serumaldosteronkonzentration, erhöhte 1.6
Serumcalciumfraktion, ionisierte 4.450f., 4.53
Serumcalciumkonzentration, chronische Hämodialyse 4.57
- Einfluß auf die Nebenschilddrüsenfunktion 4.50
Serumcatecholaminspiegel, Herzinsuffizienz 1.4
Serumcholesterinspiegel, erhöhter, Hypothyreose 4.25f.
- Koronarsklerose 1.25
Serum-Dehydroepiandrosteron-Sulfat-Spiegel 4.97
- Bestimmung 4.183
- tumorverdächtiger 4.97
Serum-11-Deoxycortisol-Spiegel, Bestimmung 4.183
Serumenzymaktivität, erhöhte, Differentialdiagnose 1.32
- nach Myokardinfarkt 1.31, 1.49
Serumgesamtthyroxinbestimmung 4.26
Serumgonadotropinspiegel, erhöhter 4.156
Serum-hCG-Bestimmung 4.137
Serumkaliumspiegel, erhöhter, respiratorische Azidose 3.10
Serumkreatinphosphokinaseaktivität, erhöhte 4.26
Serumlactatdehydrogenaseaktivität, erhöhte 4.26
Serum-17-OH-Pregnenolon-Spiegel, Bestimmung 4.183

Serum-17-OH-Progesteron-Spiegel, Bestimmung 4.183
Serumparathormonspiegel, Bestimmung 4.51, 4.54
Serumphosphatspiegel, erniedrigter 4.51
Serumpregnenolonspiegel, Bestimmung 4.183
Serumprogesteronspiegel, Bestimmung bei Sterilität 4.163
Serumprolactinspiegel, Bestimmung bei Sterilität 4.163
Serumsomatotropinspiegel, Bestimmung 4.10
Serumtestosteronspiegel 4.97
- Bestimmung 4.183
- - Blutentnahmeplan 4.97
- tumorverdächtiger 4.97
Serumthyroxin, freies, erhöhtes 4.29
Serumtransaminasenaktivität, erhöhte, Differentialdiagnose 1.31f.
Sexualdifferenzierung s. Geschlechtsdifferenzierung
Sexualfunktionsstörung, hypothyreosebedingte 4.26
Sexualsteroidsynthese 4.178
SGOT-Aktivität nach Myokardinfarkt 1.49
SGPT-Aktivität nach Myokardinfarkt 1.49
Sheehan-Syndrom s. Hypophysennekrose, postpartale
Shunt, arteriovenöser s. Links-rechts-Shunt
- bidirektionaler 1.123, 1.140
- intrapulmonaler 3.34, 3.39
- linksventrikulär-rechtsatrialer 1.100, 1.106
- venoarterieller s. Rechts-links-Shunt
Shunt-Geräusch, thyreoidales 4.29
Sichelzellenanämie, Lungenembolie 3.203
Siggsches Zeichen 2.70
Sigmadivertikulitis 4.148
Sigmakarzinom 4.148
Silikoarthritis 3.193
Silofüllerkrankheit 3.57
Sinobronchiales Syndrom, therapieresistentes 3.205
Sinuaurikulärer Block 1.86f.
- - Karotissinussyndrom 1.95
- - Therapie 1.93
Sinubronchiales Syndrom 3.108
Sinus urogenitalis, persisitierender 4.178f.
Sinusbradykardie 1.73, 1.87
- Ätiologie 1.73
Sinusextrasystolie 1.73
Sinusfrequenz 1.68
Sinusitis maxillaris, eitrige, chronische 3.108
Sinusknoten 1.83
- Aktionspotentiale 1.69
- Erregungsbildungsstörung 1.68
- kranker s. Syndrom des kranken Sinusknotens
Sinusknoten-Erholungszeit 1.87
Sinustachykardie 1.73
- Ätiologie 1.73
- funktionelle 1.289
- Therapie 1.78

Sinus-Valsalvae-Aneurysma, angeborenes 2.62
Sinus-venosus-Defekt 1.97 ff.
Sipple-Syndrom 4.43
Situationshypertonie 1.287
Situs inversus 1.136 f., 3.54
Sitzzwerg 4.126
Sjögren-Syndrom 3.58
- Lungenfibrose 3.193
Skalenuslücke 2.100
- Kompressionssyndrom 2.100 ff.
- - Provokation 2.102
Skelettschmerzen, diffuse 4.51
- Hyperparathyreoidismus, primärer 4.51
- - sekundärer 4.57
Skelettwachstum, gesteigertes 4.9
Sklerodaktylie 2.48
Sklerodermie 2.48 f.
- Definition 2.48
- Differentialdiagnose 2.49
- Lungenbeteiligung 3.192
- Myokardveränderungen 1.229
- Prognose 2.49
- progressive, Arteriitis 2.9
Sklerosiphonie 3.189
Skoliose 3.233 f.
- Gradeinteilung 3.233
Slow reacting substance of anaphylaxis 3.102, 3.107
Small airway disease 3.100
Soldier's heart s. Effort-Syndrom
Somatostatin 4.10
Somatotropinbildung, ektope 4.203
Somatotropinmangel 4.3, 4.5 f.
Somatotropinprovokationstest 4.6
Somatotropinsubstitution 4.6
Somatotropinüberproduktion 4.8 ff.
Somnolenz, hyperkapniebedingte 3.9
- hyperthyreote Krise 4.38
Spasmolyse 3.54
Speicheldrüsenatrophie 3.193
Speicherkrankheit, Herzbeteiligung 1.237
Speisesalzjodierung 4.22
Spermatogenesestörung, berufsbedingte 4.135
- medikamentenbedingte 4.135 f.
- strahlenbedingte 4.135
Spermatozoendefekt 4.165 f.
Spermatozoenzahl, intravaginale, postkoitale 4.163 f.
Sperm-Cervical-Mucus-Contact-Test 4.164
Spermiendeposition, abnormale 4.163
Spermiogramm 4.167
Spirochaeta pallida 3.145
Spironolactone 1.280 f.
- bei Hirsutismus 4.102
Spironolactontest 4.69
Splanchnomegalie 4.9
Spondylitis ankylopoetica, Endokarditis 1.210 f.
- - Lungenfibrose 3.193
- - Perikarditis 1.250
Spontanamputation 2.19
Spontanfraktur 4.51
Spontanpneumothorax 3.71, 3.195, 3.212, 3.228 f.
- Differentialdiagnose 3.229
- partieller 3.229
- Therapie 3.229

- Ursache 3.228
Sputum, biologische Zusammensetzung 3.80
- blutig tingiertes 3.168
- blutiges 3.135
- - schaumiges 3.143
- eitriges 3.128
- fötides 3.53
- hämorrhagisches 3.53
- mukopurulentes 3.53
- muköses 3.53
- perlartiges 3.111 f.
- putrides 3.148
- Rheologie 3.81
- schaumig-flüssiges 3.44
Sputumgewinnung, bakteriologische 3.128 f.
Sputumhäkchen 3.122 f.
Squibb 4.192
SRSA s. Slow reacting substance of anaphylaxis
Stäbchen, anaerobe, gramnegative 3.144
- - grampositive 3.144
Stammfettsucht 4.81
Stammvarizen 2.80
Standardbicarbonat 3.3
Stand-by-Herzschrittmacher 1.92
Staphylococcus-aureus-Pneumonie s. Staphylokokkenpneumonie
Staphylokokken, antibiotikaresistente 3.134
- penicillinasebildende 3.135
Staphylokokkenpneumonie 3.133 ff.
- abszedierende 3.126, 3.147
- beidseitige 3.134
- fulminante 3.133
- hämatogene 3.133
- Häufigkeit 3.133
- Komplikationen 3.134
- Laborbefunde 3.134
- nosokomiale 3.125 f.
- Pathogenese 3.126, 3.133
- Penicillintherapie 3.134 f.
- Röntgenbefund 3.126 f., 3.133 f.
- Symptome 3.134
- Therapie 3.134 f.
Staphylokokkensepsis 3.133
Status anginosus 1.27
- asthmaticus 3.112
Stäube, berufliche 3.110
- fibrinogene 3.75
- inerte 3.75, 3.106
- pflanzliche 3.104 f.
Staubexposition, chronische Bronchitis 3.75
- Lungenemphysem 3.90
Staublunge, organische 3.195 ff.
- Symptome 3.197
Stauung, gastrointestinale 1.8
- pulmonale s. Lungenstauung
Stauungsbronchitis 1.6, 3.83
Stauungsdermatose 2.77
Stauungsgastritis 3.22
Stauungsleber 1.8
Stauungsmilz 1.8
Stauungspapille bei Hyperkapnie 3.9
Steatorrhoe 3.58
Steh-EKG 1.287
Stehriese 4.126
Stehversuch 1.287
Stein-Leventhal-Syndrom s. PCO-Syndrom

Stenosegeräusch, tracheales 3.55
Sterilität 4.162 ff.
- Abklärungsziele 4.162
- Altersabhängigkeit 4.162
- Anamnese des Ehepaares 4.163 f.
- mit Behandlungsmöglichkeit 4.162
- Definition 4.162
- Genitalstatus des Ehepaares 4.163 f.
- inkurable 4.162
- Laparoskopieindikationen 4.164 f.
- Ovulationsdiagnose 4.163
- Tubenfaktor 4.164 f.
- Uterusfaktor 4.164
- Zervixfaktor 4.163 f.
- Zyklusfaktor 4.162 f.
Sterilitätsdauer 4.162
Sterilitätsursachen, männliche 4.165 ff.
- - Behandlung 4.167 f.
- - immunologische 4.165 f., 4.168
- - obstruktive 4.166, 4.168
- weibliche 4.162 f.
- - Behandlung 4.165
Sternoklavikulararthrose 3.234
Sternumspalte 3.231 f.
Steroide, pyrogene 4.205
Steroid-5α-Reduktase 4.95
Stewart-Treves-Syndrom 2.111
Stickstoffbilanz, negative 4.29
- positive 4.25
Stickstoffdioxidinhalation, Bronchiolitis 3.57
Stimmfremitus, verstärkter 3.128, 3.131
Stimulation, osmotische 4.14
Stoffwechselstörung, anoxiebedingte 3.8
- hypothyreosebedingte 4.25
- paraneoplastische 4.198 f.
Strabismus 4.24
Strahlen, ionisierende, Herzschädigung 1.240
- - Perikarderguß 1.250 f.
Strahlenpneumonitis 3.179
Strahlenthyreoiditis 4.41
Streak-Gonaden 4.174 f.
Streptococcus-pneumoniae-Pneumonie s. Pneumokokkenpneumonie
Streptococcus-pyogenes-Pneumonie s. Streptokokkenpneumonie
Streptokinase bei akralem Ischämie-Syndrom 2.43 f.
- bei Extremitätenarterienverschluß 2.31
- bei Hypersensitivitätsangiitis 2.5
- bei Lungenembolie 3.50
- bei Phlebothrombose 2.72
Streptokinasetherapie nach Myokardinfarkt 1.61 f.
Streptokokken, hämolytische 1.198
Streptokokkennachweis 3.135
Streptokokkenpneumonie 3.135
Streptomycin 3.143
Streßhormone 4.113
Streß-Reaktion 4.87, 4.113
Striae distensae 4.81
- fettsuchtbedingte 4.82
Stridor 3.56
- inspiratorischer, strumabedingter 4.20

– Lungenmilzbrand 3.135
– Thyreoiditis, fibröse 4.41
Stripping von Varizen 2.83
Strömungszyanose 3.12
Strophanthin 2.38
– Wirkungseintritt 1.10
Struma 4.17 ff.
– blande 4.17 ff.
– – Basedowifizierung 4.37
– – Definition 4.17
– – Diagnostik 4.20
– – Differentialdiagnose 4.20
– – Häufigkeit 4.18
– – Komplikationen 4.20
– – Operationsindikation, absolute 4.22
– – – relative 4.22
– – Pathogenese 4.17
– – Radiojodtherapie 4.22
– – Rezidivprophylaxe 4.22
– – Schilddrüsenhormontherapie 4.21
– – in der Schwangerschaft 4.21
– – Symptome 4.19 f.
– – Therapie 4.20 ff.
– – – operative 4.22
– – Ursachen, endogene 4.18 f.
– – – exogene 4.18
– diffuse 4.19 f.
– – Akromegalie 4.10
– diffus-knotige 4.20
– eisenharte s. Thyreoiditis, fibröse
– endemische 4.18
– – Prophylaxe 4.22
– endothorakale 3.210, 3.213
– euthyreote s. Struma, blande
– Größenklassen 4.19
– gummiartige, indolente 4.40
– hyperthyreote 4.30
– – Resektion, subtotale 4.33
– hypothyreote 4.20
– iatrogene 4.18
– kardiale Auswirkungen 4.20
– lymphomatosa 4.24, 4.41
– maligne 4.41 ff.
– mehrknotige 4.43
– nodöse 4.19 f.
– ovarii 4.28, 4.143
– retrosternale 4.20
– sporadische 4.18
Strumaresektion 4.22
Strumektomie, Hypoparathyreoidismus 4.60
– subtotale 4.33
Strumigene Substanzen 4.18
Subaortenstenose, hypertrophische muskuläre, Differentialdiagnose 1.174 f.
– – – – zur Trikuspidalinsuffizienz 1.192
Subclavian-steal-Syndrom 2.22 f.
– Differentialdiagnose 2.23
Suberose 3.196
Subfertilität 4.162
Subklaviaaneurysma 2.63
Subtraktionsangiokardiographie, digitale 1.33
Sulfhämoglobinämie, Lungensymptome 3.203
Sulfonamide, lungentoxische 3.199
– saluretische 4.15
Summationsgalopp 1.7
Supraklavikulargrube, verstrichene 2.102

Surfactant-Synthese, Zusammenbruch 3.34
Süßwasseraspiration 3.143
Sympathektomie 2.13
– bei Endarteriitis obliterans 2.13
– bei Extremitätenarterienverschluß 2.19
– bei Raynaud-Karnkheit 2.48
Sympathikotomie, thorakoskopische 3.118
Sympathikotonus, Herzfunktion 1.4
Sympathoblastom 4.123
Sympathogoniom 4.123
β-Sympatholytika s. β-Rezeptoren-Blocker
β$_2$-Sympathomimetika, Broncholysetest 3.113
Syndrom des kranken Sinusknotens 1.68, 1.72 f., 1.86 f.
– – – Nachweis 1.75
– – – Therapie 1.93
Syndrom X 1.55
Synkope 3.29
– Aortenstenose 1.170, 1.176
– belastungsinduzierte 1.169
– Kardiomyopathie, hypertrophische, obstruktive 1.218
– vagovasale 1.285, 1.288
– Vorhoftumor 1.263

T

T$_3$ s. L-Trijodthyronin
T$_4$ s. Thyroxin
Tabakrauchen, Bronchialkarzinom 3.162 f.
– Bronchitis, chronische 3.74 f., 3.82
– Endangiitis obliterans 2.10
– Entwöhnung 3.182 f.
– koronare Herzkrankheit 1.26
– Lungenemphysem 3.82, 3.89 f.
– Myokardinfarkt 1.54
Tacholiquin 3.85
Tachyarrhythmia absoluta 1.74
– – Komplikation 1.78
Tachykardie 1.68
– Herztumor 1.263
– hyperkapniebedingte 3.9
– Hyperthyreose 4.29 f.
– hyperthyreote Krise 4.38
– Hypertonie, essentielle 1.272
– Kreislaufregulationsstörung, hypertone 1.287
– kritische 1.298
– Lungenembolie 3.47
– Lungenödem 3.44
– Myokarditis 1.229 f.
– paroxysmale, funktionelle 1.289
– – – Therapie 1.291
– – beim Kleinkind 1.138 f.
– – Mitralstenose 1.146
– beim Säugling 1.120
– supraventrikuläre, mit Block 1.76
– – multifokale 1.75
– – paroxysmale 1.74
– – – Elektrokardiogramm 1.76, 1.78
– – – Entstehung 1.69 f.
– – – Therapie 1.78
– – Symptome 1.74 f.
– – Ventrikelseptumdefekt 1.102
– ventrikuläre, paroxysmale 1.74

– – – Elektrokardiogramm 1.76
Tachypnoe 3.188 f.
– Atrioventrikulardefekt 1.107
– Ductus arteriosus, persistierender 1.111
– Lungenembolie 3.4
– beim Säugling 1.120, 1.128
– nach Schock 3.34
Takayasu-Syndrom 2.6 f., 2.22
– Definition 2.6
– Differentialdiagnose 2.7
– Komplikationen 2.7
– Tanderil s. Oxyphenylbutazon
Target-Zellen 3.102
Tauchstruma 4.20
Taussig-Bing-Transposition 1.133
Technetium-99 m-Lungenperfusionsszintigraphie 3.49
Technetium-99 m-Ventrikelszintigraphie 1.33
Teleangiectasia hereditaria haemorrhagica 2.97 f
Teleangiektasie, generalisierte, hereditäre 3.40
– Karzinoid 4.189
Tendomyose 2.111
Teratom, ovariales 4.143
Teratoma benignum s. Dermoidzyste
Terminalhaarverteilungsmuster, männliches 4.93 f.
Testis sicca 4.140
Testosteron 4.83
Testosteron/Östrogen-Relation 4.107
Testosteronaromatisierung, extraglanduläre 4.106
Testosteronausfall, Manifestationen 4.126
Testosteronbildung, extraglanduläre 4.95
Testosteronmangel, postpuberaler 4.126 ff.
Testosteronmetabolismusstörung, Pseudohermaphroditismus masculinus 4.181
Testosteron-Önanthat 4.140
Testosteron-Propionat 4.140
Testosteronrezeptordefekt 4.182
Testosteronrezeptorschwäche 4.138 f.
Testosteronsubstitution 4.140
– bei Kallmann-Syndrom 4.128
Testosteronsynthesestörung, Enzymdefekt 4.137, 4.181
– Pseudohermaphroditismus masculinus 4.179 f.
– Testosterontransportprotein 4.95
Testosteron-Undecanoat 4.140
Testosteronwirkung, gestörte 4.182
Tetanie 4.60
– Hyperaldosteronismus 4.68
– hyperventilationsbedingte 4.60
Tetracycline 3.83
Tetraplegie bei Hyperaldosteronismus 4.70
Thalassaemia major 3.203
Thallium-201-Myokardszintigraphie 1.32, 3.28 f.
Thekom 4.143
Theophyllin 3.84
– bei Asthma bronchiale 3.117
– bei Cor pulmonale 3.31
Thiamphenicol 3.83

Thiazide 1.14
- Kontraindikation 1.279
Thibièrge-Weissenbach-Syndrom 2.48
Thiole 3.85
Thorakalaortenaneurysma 2.62 f.
- Lokalwirkung 2.62
- Therapie 2.63
- traumatisches 2.62
Thorakalaneurysmaruptur 2.62
Thorakotomie bei Bronchialkarzinom 3.172
Thorax, faßförmiger 3.95, 3.112
- glockenförmiger 3.112
- piriformis 3.112
Thoraxbeweglichkeit, eingeschränkte, Cor pulmonale 3.16
Thoraxdeformität, angeborene 3.230 ff.
- erworbene 3.232 ff.
Thoraxperkussion bei chronischer Bronchitis 3.85
Thoraxprellung, Herztrauma 1.259
Thoraxröntgenbefund, karzinomverdächtiger, Diagnostik 3.169
Thoraxschmerzen, atemsynchrone 3.47, 3.128
- stechende 3.131 ff.
Thoraxwandaktinomykose 3.234
Thoraxwandneurinom 3.232
Thrombangiitis obliterans s. Endangiitis obliterans
Thrombektomie bei akuter Phlebothrombose 2.73
Thrombembolie bei Lungenemphysem 3.96
Thrombendarteriektomie 2.18
- bei Extremitätenarterienthrombose 2.18, 2.30
- bei Mesenterialarterienverschluß 2.39
Thrombolyse, intrakoronare 1.312 f.
Thrombolysetherapie bei akralem Ischämie-Syndrom 2.43
- bei Endangiitis obliterans 2.12
- bei Extremitätenarterienverschluß 2.18, 2.30 f.
- bei Hypersensitivitätsangiitis 2.5
- Kontraindikationen 2.5
- Lysierfähigkeitskriterien intraarterieller Gerinnsel 2.18
- bei Phlebothrombose 2.72
- selektive 2.18
- systemische 2.18
Thrombophlebitis 2.68
- infektiöse 3.144
- ischämische 2.74
- oberflächliche 2.78 ff
- - allergisch-hyperergische 2.79
- - Ätiologie 2.78
- - beim Bettlägerigen 2.85
- - Definition 2.78
- - eitrige 2.78
- - - bei Varikose 2.84
- - auf den Oberschenkel übergreifende 2.85
- - rezidivierende, springende s. Phlebitis migrans
- - Therapie 2.79
- - thorakale 2.80
- - bei Varikose 2.84
- - pseudoembolische 2.74
- tiefe 2.68, 2.84

Thrombose, arterielle 2.27
- Endangiitis obliterans 2.11
- Pathogenese 2.28
- Periarteriitis nodosa 2.4
- Riesenzellarteriitis 2.7
Thromboseprophylaxe, postoperative 2.74
Thrombozyten, Arterioskloseroseentstehung 2.14 f.
- Thromboseentstehung 2.69
Thrombozytenfunktionshemmer 2.20
Thrombozythämie 3.204 ff.
- hämorrhagische 3.204, 3.206
Thrombozytopathie 3.204
Thrombozytopenie 3.,204
Thrombozytopoesestörung, Lungensymptome 3.204
Thrombus, intraaneurysmatischer 2.61, 2.65
- intraarterieller, Lysierfähigkeitskriterien 2.18
- intrakardialer 1.217
- parietaler 2.69
Thrombusmikroabszesse, multiple 2.11
Thymom 3.213 f.
- Agammaglobulinämie 3.205
Thymusentfernung, Vorbereitung 3.215
Thymuskarzinoid 4.191
Thymuskarzinom 4.11
Thyreoidektomie, hyperthyreote Krise 4.38
- Hypoparathyreoidismus 4.60
- totale 4.45 f.
- TSH-Exzeß 4.45
Thyreoiditis 4.39 ff., 4.91
- akute 4.39
- - erregerbedingte 4.39
- - strahlenbedingte 4.39
- chronische 4.40 f.
- Definition 4.39
- fibröse 4.41
- granulomatosa 4.39 f.
- - Therapie 4.40
- lokale 4.41
- lymphomatosa 4.40 f.
- - Ätiologie 4.40
- - atrophische 4.41
- - Diagnose 4.40
- - Histologie 4.40
- - mild-atrophische 4.41
- - strumöse 4.41
- - Symptome 4.40
- - Therapie 4.41
- subakute 4.39 f.
- virale 4.39
Thyreostatika 4.31 ff.
- Nebenwirkungen 4.32 f.
Thyreostatika-Schilddrüsenhormon-Kombination 4.32
Thyreostatikadauertherapie 4.32
- Strumaentwicklung 4.18
Thyreotropes Hormon 4.17 ff., 4.28
- - Ausfall 4.27
- - Mangel 4.3
Thyreotropinbildung, ektope 4.203
Thyreotropinmangel, isolierter 4.5
Thyreotropinsyndrom, ektopisches 4.12
Thyrotropin releasing hormone 4.17
Thyroxin 4.17, 4.19, 4.21

Tibialis-anterior-Syndrom 2.29
Tietze-Syndrom 3.234
Tiffeneau-Test 3.5
T-Lymphozytendefekt 3.205
Tolazolin 1.282
Tolazolininjektion, diagnostische, bei Ventrikelseptumdefekt 1.105
Tonsillektomie 3.115
Totalkapazität, pulmonale, Lungenemphysem 3.96
Totraum, pulmonaler, funktioneller, vergrößerter 3.188
Totraumventilation, alveoläre 3.4
- Pulmonalarterienfehlbildung 3.36
Totraumvergrößerung, intrapulmonale 3.5
Toxine, mikrobielle, Kreislaufschockauslösung 1.293 f., 1.299
Toxocara canis 3.195
Tracheadislokation 3.55
Tracheakompression 3.55
Trachealdivertikel 3.54
Trachealfremdkörper 3.60
Trachealkarzinom 3.60
Trachealruptur 3.56
Trachealstenose, angeborene 3.54
- exspiratorische 3.55
- posttraumatische 3.56
- strumabedingte 4.20
- tumorbedingte 3.59
Trachealtumor, gutartiger 3.59
- maligner 3.60
- semimaligner 3.59 f.
Trachealzylindrom 3.59
Tracheitis, akute 3.57
- nekrotisierende, fleckförmige 3.58
Tracheobronchialdrüsen 3.78
Tracheobronchialfistel, angeborene 3.54
Tracheobronchialkollaps 3.55 f.
- Lungenfunktionsprüfung 3.56
Tacheobronchialsystem 3.52
- Anatomie 3.52 f.
- Funktion 3.52 f.
- Mißbildung 3.54
- Obstruktion 3.61 f.
Tracheobronchitis fibrinosa plastica 3.57
- membranacea 3.57
Tracheobronchomalazie 3.55 f.
- strumabedingte 4.20
Tracheobronchopathie, sklerosierende 3.58
Tracheopathia osteoplastica 3.58
Tracheotomie zur Beatmung 3.14
- Komplikationen 3.14
- Spätfolgen 3.14
Training, autogenes 1.289
Traktionsemphysem, pulmonales 3.97
Tränendrüsenatrophie 3.193
Tränenträufeln 4.34
Transitorisch ischämische Attacke 2.34, 2.36
Transposition der großen Gefäße 1.127 ff.
- - - Angiokardiographie 1.128
- - - Auskultationsbefund 1.128
- - - Definition 1.127
- - - Differentialdiagnose 1.126, 1.129
- - - Echokardiogramm 1.128
- - - Elektrokardiogramm 1.128

– – – mit gemeinsamem Ventrikel 1.135
– – – Häufigkeit 1.127
– – – Herzkatheteruntersuchung 1.128
– – – inkomplette 1.127
– – – komplette 1.127
– – – Pathophysiologie 1.127
– – – Prognose 1.128 f.
– – – Röntgenbefund 1.128
– – – Symptome 1.128
– – – mit Trikuspidalatresie 1.129 f.
Transsudat 3.220
– intraperikardiales 1.256
Tremor, feinschlägiger 4.30
Trendelenburg-Test 2.82
Trental 2.12, 2.44
TRH s. Thyrotropin releasing hormone
TRH-Test 4.26 ff., 4.36
Triamteren 1.15, 1.280 f.
Trichterbrust 3.210, 3.230 f.
– Häufigkeit 3.230
– Operationsmethode 3.230 f.
– Operationszeitpunkt 3.230
Trijodthyroninhyperthyreose 4.31
Trikuspidalalatresie 1.129 ff.
– Anastomosenoperation 1.131
– Angiokardiographie 1.130 f.
– Conduit, extrakardialer 1.131
– Echokardiogramm 1.130
– Herzkatheteruntersuchung 1.130
– Korrekturalter 1.131
– Prognose 1.131
– Shunt-Richtung 1.130
– Therapie 1.131
Trikuspidaleinstromgeräusch, funktionelles 1.195
Trikuspidalhypoplasie 1.129
Trikuspidalinsuffizienz 1.190 ff.
– Angiokardiographie 1.192
– Ätiologie 1.190
– Auskultationsbefund 1.191
– bei Cor pulmonale 3.28
– Definition 1.190
– Differentialdiagnose 1.192
– – zum Cor pulmonale 3.29
– Druckregistrierung, intrakardiale 1.190 ff.
– Häufigkeit 1.190
– Herzgeräusche 3.21
– Karzinoidsyndrom 4.90
– Leberpuls 1.191 f.
– bei Mitralstenose 1.145, 1.149
– Pathologie 1.190
– Pathophysiologie 1.190 f.
– Phonokardiogramm 1.192
– Prognose 1.192
– bei Pulmonalstenose 1.116
– relative 1.190, 1.192
– rheumatisch bedingte 1.190
– Röntgenbefund 1.192
– Stauungszeichen 1.192
– Symptome 1.191 f.
– Therapie 1.193
– bei Trikuspidalklappenprolaps 1.196
– bei Trikuspidalstenose s. Trikuspidalvitium, kombiniertes
– Venenpuls 1.191
– Ventrikeldruck 1.191
– Vorhofdruck 1.190
Trikuspidalklappe, Ebstein-Mißbildung s. Ebstein-Mißbildung

Trikuspidalöffnungsfläche 1.193
Trikuspidalöffnungston 1.194
Trikuspidalprolaps 1.163, 1.196
– Nachweis 1.196
Trikuspidalregurgitation 1.190
– Einflußfaktoren 1.190
Trikuspidalstenose 1.193 ff.
– Auskultationsbefund 1.194
– Definition 1.193
– Echokardiogramm 1.195
– Elektrokardiogramm 1.195
– bei Mitralstenose 1.147, 1.149
– Pathophysiologie 1.193 f.
– Phonokardiogramm 1.194
– relative 1.193, 1.195
– rheumatisch bedingte 1.193
– Röntgenbefund 1.195
– Therapie 1.196
– mit Trikuspidalinsuffizienz s. Trikuspidalvitium, kombiniertes
– Venenpuls 1.194
– Vorhofdruck 1.193 f.
Trikuspidalvitium, kombiniertes 1.190
Trilostan 4.86
Trimethoprim-Sulfamethoxazol 3.83, 3.149
Trisomie 21, kardiovaskuläre Fehlbildungen 1.107
Trommelschlegelfinger, Endokarditis, bakterielle, subakute 1.205
– Fallot-Tetralogie 1.124
– Lungenfistel, arteriovenöse 3.40
– respiratorische Insuffizienz 3.8
Trousseausches Zeichen 4.60, 4.68
Truncus arteriosus communis 1.131 H.
– – – Angiokardiographie 1.133
– – – azyanotischer 1.132 f.
– – – Definition 1.131
– – – Differentialdiagnose 1.133
– – – Hämodynamik 1.132
– – – Häufigkeit 1.131
– – – Herzkatheteruntersuchung 1.133
– – – Pathologie 1.131 f.
– – – Prognose 1.133
– – – Therapie 1.133
– – – Typen 1.131
– – – zyanotischer 1.132
– brachiocephalicus, Verschluß 2.22
– pulmonalis, prominenter 3.26
Tryptophan 4.187 f.
TSH s. Thyreotropes Hormon
TSH-Exzeß bei Thyreoidektomie 4.45
Tubenchirurgie 4.165
Tubenverschluß 4.164
Tuberkulinempfindlichkeit, herabgesetzte 3.155
Tuberkulose, Altersverteilung 3.170
– Bronchialkarzinom 3.164, 3.175 ff.
– Myokarditis 1.228
– Nebennierenrindeninsuffizienz 4.93
– Perikarditis 1.248, 1.250
– Pleuraerguß, Therapie 3.224
– Pleuritis, serofibrinöse 3.223
– Thoraxosteomyelitis 3.234
Tuberkulosereaktivierung, strahlenbedingte 3.179
Tularämie, pulmonale 3.142 f.

Tumor, ACTH-bildender 4.11, 4.199
– ADH-bildender 4.201
– adiuretinähnliche Substanz produzierender 4.15
– androgenproduzierender 4.94 f., 4.97 f.
– – Diagnostik 4.97 f.
– – Lokalisationsdiagnostik 4.98
– – ovarialer 4.144
– catecholaminproduzierender s. Phäochromozytom
– choriongonadotropinbildender 4.12, 4.203
– corticosteronsezernierender 4,73
– erythropoetinbildender 4.202
– Fernwirkung, unspezifische s. Paraneoplastisches Syndrom
– der Hypophysenregion 4.7 ff.
– – Symptome 4.8
– intrasellärer 4.7 f.
– kortikotrope Peptide bildender 4.81
– mehrere Hormone produzierender 4.204
– östrogenproduzierender 4.103 ff., 4.143
– parathormonbildender 4.199
– reninbildender 4.203
– schwirrender 2.90
– suprasellärer 4.11
– des sympathoadrenalen Systems 4.109, 4.123
– thyreotropinbildender 4.203
Tumorletten 4.191
Tumormarker 3.168
Tumorperikarditis 1.243, 1.256, 1.262
– Therapie 1.250
Tumorplop 1.195
Turner-Syndrom 4.154, 4.173 ff.; s. auch Gonadendysgenesie
– Aortenisthmusstenose 1.120
– Befunde 4.175
– Chromosomenanalyse 4.154
– männliches 4.134, 4.173 f.
– – Befunde 4.174
– Therapie 4.184
– Varianten 4.174
Tyloxapolinhalation 3.85
Tyrosinhydroxylaseinhibitor 4.122

U

Überbiß 4.9
Überempfindlichkeitsangiitis 3.191
Überempfindlichkeitsreaktion, anaphylaktische 1.299 f.
– Therapie 1.310
Übergewicht, Myokardinfarkt 1.54
Überlebenszeit bei kompletter Ischämie 3.9
Uhrglasnägel, respiratorische Insuffizienz 3,8
Ulcus cruris 2.77
– – postthromboticum 2,85
– – Therapie 2.85
– – Ursachen 2.85
– – venosum 2,85
Ulick-Syndrom 4,76 f.
Ulkus, gastrointestinales, Hyperparathyreoidismus, primärer 4.53
– nasales 3.141

– orales 3.141
Ultraschall-Doppler-Sonographie 2.17
– bei extrakraniellem Karotiskreislauf 2.21
– bei Extremitätenarterienverschluß 2.29
– bei Hirnarterienverschluß 2.35
– bei Phlebothrombose 2.71
– bei Spasmus der Stammarterien der Extremitäten 2.33
Unopposed estrogens 4.106 f.
Unruhe, motorische 4.30
Unterlappenpneumonie 3.139, 3.141
Unterschenkelthrombophlebitis, oberflächliche 2.78
Uracil 4.31 f.
Urämie, Perikarditis 1.249
– Pleuraerguß 3.221
– Pruritus 4.57
Urapidil 1,281
Urina spastica 1.289
Urokinase 2,31
Urolithiasis, Hyperparathyreoidismus, primärer 4.51
Urticaria pigmentosa 4.193 ff.
– – Altersverteilung 4.193
– – Häufigkeit 4.193
– – Histologie 4.194 f.
– – Prognose 4.196
– – Symptome 4.194
Uterus, fehlender 4.182
Uterusblutung, anovulatorische 4.143
– irreguläre 4.105
– menopausale 4.143
– postmenopausale s. Postmenopausenblutung
Uteruskavummetastase 4.147

V

Vagina, fehlende 4.182
Vagotomie, thorakoskopische 3.118
Vagusendigungen, sensible, Rolle beim Asthma bronchiale 3.101, 3.106
Vanillylmandelsäure 4.111
Vanillylmandelsäureausscheidung, renale 4.112
– – Bestimmung 4.118
– – verminderte 4.124
Varikophlebitis 2.78
– Therapie 2.79
Varikose 2.80 ff.
– Ätiologie 2.80 f.
– Definition 2.80
– Häufigkeit 2.80
– Komplikationen 2.84 f.
– Pathogenese 2.81
– Pathophysiologie 2.81
– Therapie, medikamentöse 2.82
– – operative 2.83 f.
– – physikalische 2,82
– – verödende s. Varizenverödung
– Untersuchungsmethoden 2.82
Varikozele 4.135, 4.167
Varix der Lungenvenen 3.39
Varizen, Definition 2.80
– retikuläre 2,80 f
– Ruheströmung 2.81
– sekundäre 2.77, 2.85 f.

– – bei arteriovenöser Fistel 2.89
– Strömung bei Bewegung 2.81
– Strömumgspathophysiologie 2.81 f
– Strömungsrichtung 2.81
– therapiepflichtige 2.82 f.
Varizenausschaltung, operative 2.83 f.
Varizenblutung 2.81
– Therapie 2.84
Varizenkranker 2.82 f.
Varizen-Stripping 2.83
Varizenträger 2.82 f.
Varizenverödung 2.83
Vaskulitis s. auch Angiitis
– generalisierte 2.6
– granulomatöse 3.191
Vasodilatatoren bei akralem Ischämie-Syndrom 2.44
– bei essentieller Hypertonie 1.279, 1.281
– bei Extremitätenarterienverschluß 2.19
– bei Herzinsuffizienz 1.5, 1.12, 1.15
– bei Schock 1.310
Vasomotion 1.296
Veilonellae 3.144
Vektorkardiographie bei Cor pulmonale 3.25
Vena cava inferior, Ligatur 3.51
– pulmonalis s. Pulmonalvene
Vena-cava-Syndrom 3.174 f.
Venae perforantes, insuffiziente, Strömungsverhältnisse 2.81
Venektasie 2.77
Venendruck, zentraler, erhöhter 1.6
– – – bei Cor pulmonale 3.22
– – im Schock 1.303, 1.307
Venendysfunktion 2.82
Veneninsuffizienz 2.81 f.
Venenkollaps, doppelter 1.252 f.
Venenkranker 2.82 f.
Venenmittel 2.82
Venenpuls, positiver 1.191 f, 3.21
Venenrekanalisierung, spontane 2.79
Venenschirm 3.51
Venenthrombose, Lungenemboliehäufigkeit 3.46
– massive, akute 2.74
Ventilation, alveoläre 3.3 f
– – Einfluß auf die arteriellen Blutgase 3.7
– – Steigerung 3.14
– – verminderte s. Hypoventilation, alveoläre
– Einflußfaktoren 3.100
Ventilations-Perfusions-Verhältnis 3.4
Ventilationsstörung, obstruktive 3.4 ff.
– – Respiratorbeatmung 3.14
– – Ursachen 3.13
– restriktive 3.4 f., 3.188
– skoliosenbedingte 3.234
Ventilmechanismus, bronchialer, schleimbedingter 3.59
Ventilpneumothorax, Notmaßnahme 3.229
Ventilstenose, endexspiratorische 3.100
Ventrikel, gemeinsamer 1.134 ff.
– – Angiokardiographie 1.136

– – Echokardiogramm 1.135 f.
– – Herzkatheterisierung 1.135
– – Operationsverfahren 1.136
– – Pathologie 1.135
– rechter, funktionsloser 1.130
– – partielle Atrialisierung s. Ebstein-Mißbildung
– – Zweiteilung 1.115
Ventrikelakinesie 1.5 f., 1.34, 1.59
Ventrikeldyskinesie 1.5 f, 1.34, 1.59
Ventrikelhypokinesie 1.5 f., 1.34, 1.59
Ventrikelkontraktion, Asynchronie 1.34
Ventrikelseptumdefekt 1.101 ff.
– Angiokardiographie 1.104
– bei Aortenursprung aus dem rechten Ventrikel 1.133 f.
– bei Atrioventrikulardefekt 1.106
– Auskultationsbefund 1.102
– AV-Kanal-Typ 1.101
– Definition 1.101
– Differentialdiagnose 1.104
– – zur Trikuspidalinsuffizienz 1.192
– Druckwerte 1.104
– Echokardiogramm 1.104
– Elektrokardiogramm 1.103 f.
– Fallot-Tetralogie 1.122 ff.
– bei fehlendem Aortenbogen 1.140
– Häufigkeit 1.101
– Herzkatheteruntersuchung 1.104 f.
– infarktbedingter, Verschluß 1.44
– infundibulärer 1.101
– membranöser 1.101
– muskulärer 1.101
– Myokardhypertrophie 1.103 f.
– Operationsletalität 1.106
– Pathophysiologie 1.101 f.
– Phonokardiogramm 1.102
– Prognose 1.105
– postoperative 1.106
– Rezidiv 1.106
– Röntgenbefund 1.99
– Röntgenthoraxaufnahme 1.103
– Sauerstoffsättigungswerte 1.104
– Shunt-Richtung 1.101 ff
– Shunt-Umkehr 1.101, 1.105
– Spontanverschluß 1.101
– Symptome 1.102 ff
– Therapie 1.105
– bei Transposition der großen Gefäße 1.127
– bei Trikuspidalatresie 1.129 f.
– bei Truncus arteriosus communis 1.132
Ventrikelseptumhypertrophie, Kardiomyopathie, hypertrophische, obstruktive 1.217 f.
Ventrikelseptumperforation nach Myokardinfarkt 1.64
– traumatische 1.259 f.
– tumorbedingte 1.263
Ventrikelszintigraphie 1.32 f.
Ventrikeltumor 1.263
Ventrikulographie 1.51
– Indikationen 1.34
– Kontraindikationen 1.34
Verapamil 160, 1.63, 1.78 ff, 1.281
Verbrauchskoagulopathie, Blutgerinnungsanalyse 1.302
– Kreislaufschock 1.296

– Schocklunge 3.33 f.
Verkalkung, konjunktivale 4.51
– periartikuläre 4.57
– supraselläre 4.6
Verletzungsthrombose 2.27
Verschlußikterus, echinokokkusbedingter 3.122
Verschlußkrankheit, arterielle, der Extremitäten s. Extremitätenangiopathie, obliterierende, chronische
Verteilungsstörung erster Ordnung 3.4
– pulmonale, zirkulatorische, Schocklunge 3.34
– ventilatorische 3.4
– – Asthma bronchiale 3.100
– – Ätiologie 3.4 f.
– – chronische Bronchitis 3.78, 3.80
– – Schocklunge 3.34
– zirkulatorische 3.4
– zweiter Ordnung 3.4
Very-low-density-Lipoprotein-Fraktion, erhöhte 1.25, 1.54
Vesikulitis 4.165
– Therapie 4.168
Virchowsche Trias 2.28
Viren, karzinogene 3.163
– respiratorische 3.76
Virilisierung 4.144
– adrenogenitales Syndrom 4.153
– Hiluszelltumor 4.145
– transplazentare, des weiblichen Fetus 4.178 f.
Virilisierungszeichen 4.157
Virilismus 4.93 f.
Virusinfektion, Asthma bronchiale 3.103
– chronische Bronchitis 3.76
Virusmyokarditis 1.226, 1.228
– Elektrokardiogramm 1.231
– Symptome 1.230
– Therapie 1.235
– Verlaufsschema 1.233
Virusperikarditis, akute 1.248
– chronische 1.256
– Therapie 1.250
Viruspneumonie 3.126
Visser-Syndrom 4.76 f.
Vitalkapazität, pulmonale 3.5
Vitamin-A-Mangel, Bronchialkarzinom 3.163
Vitamin-D-Therapie, Dosierung 4.58 f., 4.61
– bei Hypoparathyreoidismus 4.60
– bei sekundärem renalem Hyperparathyreoidismus 4.58
Vitiligo 4.89
Vogelzüchterlunge 3.196 f
Volhards doppelter Venenkollaps 1.252 f.
Vollbluttransfusion 1.307
Volumen pulmonum auctum 3.100
– – – akutes 3.111
Volumenersatzmittel 1.307
Volumenmangelkollaps bei arteriovenöser Fistel 2.89
Volumenmangelschock s. Schock, hypovolämischer
Volumenregulation des Kreislaufs 1.145 f.
Volumenzufuhr im Schock 1.303, 1.307 f.
von-Euler-Liljestrand-Mechanismus 3.17 f.

Vorder-Seitenwand-Infarkt, transmuraler, Elektrokardiogramm 1.53
Vorderwandinfarkt, AV-Block 1.89
– Perikardreiben 1.60
Vorhof, rechter, Dilatation 3.28
Vorhofarrhythmie bei Mitralstenose 1.146
Vorhofextrasystolen 1.73 f, 1.87
– Elektrokardiogramm 1.75 f.
Vorhofextrasystolie, Therapie 1.78
Vorhofflattern 1.73 ff., 1.87
– Ätiologie 1.73 f
– chronisches 1.74
– Diagnose 1.75
– Therapie 1.78
Vorhofflimmern 1.73 ff., 1.87
– Ätiologie 1.73
– chronisches 1.74
– Elektrokardiogramm 1.75
– Emboliehäufigkeit 1.78, 2.27
– Mitralinsuffizienz 1.153
– Mitralstenose 1.145 f.
– – Therapie 1.151
– paroxysmales 1.74
– Perikarditis, chronische 1.253
– permanentes 1.154
– Therapie 1.78
– Trikuspidalstenose 1.194
– Vorhoftumor 1.263
Vorhofmyxom 1.263
– Echokardiogramm 1.264
– Mitralstenosesymptome 1.142, 1.150
– Trikuspidalstenosezeichen 1.195
Vorhofpfropfung 1.192
Vorhofschrittmacher, wandernder 1.75
Vorhofseptumdefekt 1.97 ff.
– Angiokardiographie 1.100
– Auskultationsbefund 1.99
– Begleitfehlbildungen, kardiovaskuläre 1.98
– Differentialdiagnose 1.100
– – zur Mitralstenose 1.150
– bei Ebstein-Mißbildung 1.138
– Echokardiogramm 1.100
– Elektrokardiogramm 1.99 ff.
– Fallot-Pentalogie 1.123
– Häufigkeit 1.97
– Herzkatheteruntersuchung 1.100
– hoher s. Sinus-venosus-Defekt
– künstlicher 1.128 f.
– Operationsletalität 1.101
– Pathophysiologie 1.97 f.
– Phonokardiogramm 1.99
– Prognose 1.100
– – postoperative 1.101
– Shunt-Richtung 1.97 f.
– Spontanverschluß 1.98
– Symptome 1.99 f.
– Therapie, konservative 1.100
– – operative 1.101
– bei Transposition der großen Gefäße 1.127
– bei Trikuspidalatresie 1.129
Vorhofstimulation, elektrische 1.31
Vorhoftachykardie, paroxysmale 1.73
– Symptome 1.74 f.
Vorhofthrombus, Mitralstenosezeichen 1.142
– Trikuspidalstenosezeichen 1.195

– wandständiger 1.153
Vorhoftumor, gestielter 1.263
– linksseitiger 1.263
– – Echokardiogramm 1.264
– – Herzkatheteruntersuchung 1.265
– Mitralstenosezeichen 1.262 f.
– rechtsseitiger 1.263
– – Röntgenbefund 1.264
– Trikuspidalstenosezeichen 1.262 f.

W

Wabenlunge 3.71 f., 3.188, 3.192 ff.
– alveoläre 3.72
– bronchiale 3.72
– bronchioläre 3.72
Wachstumshormon s. Somatotropin
Wachstumsstörung 4.5 f.
– Differentialdiagnose 4.6
Wachstumsverlangsamung, konstitutionelle 4.6
Wadenmuskelpumpe 2.81
Wadenthrombose 2.86
Wadenzugschmerz 2.70
Waldenström-Krankheit, pulmonal lokalisierte 3.207 f.
Wanderpneumonie 3.128
Wärmeexposition, Mikrozirkulationsstörung 2.56
Waschmittellunge 3.196
Wasserdiurese, extreme 4.13
Wasserhaushaltsstörung, hypothyreosebedingte 4.25
– karzinoidbedingte 4.190
Wasserintoxikation nach Hypophysektomie 4.2
Wasserretention, gesteigerte 4.201
– Herzinsuffizienz 1.6
– bei Mitralstenose 1.146
Waterhouse-Friderichsen-Syndrom 4.91
– Hypoaldosteronismus 4.76 f.
– Therapie 4.92
Waterston-Cooley-Anastomose 1.126, 1.131
Weber-Syndrom 2.89, 2.92 f.
Wechselbadprobe 2.46
Wegener-Granulomatose 2.5 f.
– abortive 3.191
– Arteriitis pulmonalis 3.41 f.
– Ätiologie 2.5
– Definition 2.5
– Differentialdiagnose 2.6
– Häufigkeit 2.5
– Krankheitsstadien 2.6
– Lungenbeteiligung 3.191 f.
– Nierenbeteiligung 2.6
– Pleuraerguß 3.222
– Prognose 2.6
– Therapie 2.6
– Todesursache 2.6
Weichteilverkalkung 4.57
Weichteilwachstum, gesteigertes 4.9
Wenckebach-Periodik 1.86
Werner-Syndrom 4.53
Wiederbelebung bei Asphyxie 3.8
Wiederbelebungszeit bei kompletter Ischämie 3.9
Winkel, epigastrischer, stumpfer 3.95
Wirbelfehlbildung 3.233

Wirbelkörper, Dreischichtung 4.57
Wolffscher Gang 4.169f.
WPW-Syndrom 1.70ff.
– intermittierendes 1.72
Wulst, supraorbitaler 4.9

X

X-Chromatin-Bestimmung 4.183
Xe-Inhalationsszintigraphie 3.49
Xerostomie 3.58
XO-Karyotyp 4.154
XX-Mann 4.134, 4.172ff.
XXY-Karyotyp 4.171ff.
47,XXY-Karyotyp 4.132, 4.174
XXYY-Karyotyp 4.133
Xylocain 1.60, 1.78f., 1.81
– Nebenwirkungen 1.79
XYY-Syndrom 4.133

Y

Y-Chromosom, fehlendes 4.134
– überzähliges 4.133
Y-Fluoreszenz 4.183

Z

Zahnhypoplasie 4.60
Zellen, maligne, im Bronchialsekret 3.167
Zellfunktionsstörung, schockbedingte 1.297f.
Zentralnervensystemsarkoidose 3.154
Zervikallymphknotenexstirpation 3.172
Zervixindex 4.163
Zervixschleim 4.150
– Farnkrautphänomen 4.150, 4.163
– Hyperazidität 4.165
– Spinnbarkeit 4.150, 4.163
Zervixschleimuntersuchung 4.163
– immunologische 4.164
Zervixstenose 4.165
Zervizitis 4.165
Zigarettenrauchen s. Tabakrauchen
Ziliarapparat, bronchialer, Funktionsstörung 3.59

Ziliensyndrom, dyskinetisches 3.77
Zinkleimverband 2.84
Zungenfarbe bei Zyanose 3.12
Zungengrundschilddrüse 4.23
Zungenvenenstauung 3.112
Zwangstrinken 4.14f.
Zwerchfellbewegung, biphasische 3.112
Zwerchfelldefekt, erworbener 3.217
– kongenitaler 3.217
Zwerchfellhernie 3.210, 3.213, 3.217f.
– Diagnostik 3.218
– Therapie 3.218
Zwerchfellhochstand, einseitiger 3.47ff.
Zwerchfellparese 3.213
Zwerchfellrelaxation 3.218f.
– myogene 3.219
– neurogene 3.219
Zwerchfellruptur 3.217f
– traumatische, akute 3.218
Zwerchfell-Thoraxwand-Antagonismus 3.5
Zwerchfelltiefstand 3.112, 3.233
– beidseitiger 3.95
– einseitiger 3.71
Zwischenwirbelscheibe s. Bandscheibe
Zyanose 3.7; s. auch Cyanosis
– akrale s. auch Akrozyanose
– – kälteinduzierte 2.49ff.
– angeborene 1.124, 1.128, 1.139
– aschgraue 3.12
– Atrioventrikulardefekt 1.107
– Cor pulmonale 3.22
– graue 1.128
– Herzfehler, angeborener 1.122ff
– Herzinsuffizienz 1.7
– Hypoxämie 3.7, 3.9
– kardial bedingte 3.12
– Lungenembolie 3.47
– Lungenfistel, arteriovenöse 3.40
– Lungenmilzbrand 3.135
– Lungenödem 3.44
– periphere 3.12, 3.40
– – Ursachen 3.12
– pulmonal bedingte 3.12
– pulmonale arteriovenöse Fistel 2.91

– respiratorische Insuffizienz 3.7, 3.9
– Status asthmaticus 3.112
– der unteren Körperhälfte 1.140
– mit vermehrter Lungendurchblutung 1.128f.
– zentrale 3.7, 3.11f., 3.40
– – Ursachen 3.12
Zyklusablauf 4.149f.
Zyklusregulation 4.149f.
Zyklusrhythmus, normaler, bei Sterilität 4.162f.
Zyklusstörung 4.11
– Abklärungsschema 4.159
– anovulatorische 4.96
– Clomidtherapie 4.160
– Ersatztherapie 4.160f.
– Gestagentherapie 4.160
– Gonadotropintherapie 4.160
– hyperthyreosebedingte 4.153
– hypophysär bedingte 4.151f.
– hypothalamisch bedingte 4.150
– hypothyreosebedingte 4.153
– LRH-Dauerinfusion 4.160
– medikamentös bedingte 4.151
– nebennierenbedingte 4.152f.
– ovarbedingte 4.153ff.
– Ovarialtumor 4.145
– psychisch bedingte 4.151
– Sterilität 4.162f.
– Therapie 4.160f.
Zylindromtypadenom, bronchiales 3.59
Zystadenokarzinom 4.144
Zystadenom, ovariales s. Ovarialzystadenom
Zyste, bronchogene 3.214
– mediastinale s. Mediastinalzyste
– supraselläre 4.3, 4.7
Zystom, ovariales s. Ovarialzystom
Zytomegalievirus-Myokarditis 1.228f.
Zytostatika, lungentoxisch 3.199
Zytostatikanebenwirkungen, Kontrolluntersuchungen 3.181
Zytostatikatherapie, Blutstatus 3.180f.
– bei Bronchialkarzinom 3.179ff.
– Immuninsuffizienz 3.205
– Lungeninfektion 3.206
– Lungenschädigung 3.199